VERHANDLUNGEN DER DEUTSCHEN GESELLSCHAFT FÜR INNERE MEDIZIN

EINUNDACHTZIGSTER KONGRESS

1975

VERHANDLUNGEN DER
DEUTSCHEN GESELLSCHAFT FÜR INNERE MEDIZIN

HERAUSGEGEBEN
VON DEM STÄNDIGEN SCHRIFTFÜHRER
PROFESSOR DR. **B. SCHLEGEL**
WIESBADEN

EINUNDACHTZIGSTER KONGRESS
GEHALTEN ZU WIESBADEN VOM 6.—10. APRIL 1975

MIT 934 ABBILDUNGEN UND 351 TABELLEN

Enthält u. a. Referate zu folgenden Hauptthemen:

Rhythmusstörungen des Herzens, Kardiologie; Interstitielle Lungenerkrankungen; Normbereiche und Befundmuster in der klinischen Chemie; Labormedizin; Der infektgefährdete Patient

Symposien: Schocklunge; Biomembran und ihre Defekte als pathogenetisches Prinzip; Arterioskleroseprobleme; Paraproteinosen (Gammopathien)

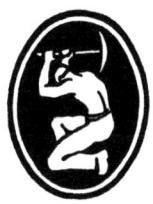

SPRINGER-VERLAG BERLIN HEIDELBERG GMBH 1975

ISBN 978-3-8070-0295-8   ISBN 978-3-642-85450-7 (eBook)
DOI 10.1007/978-3-642-85450-7

Das Werk ist urheberrechtlich geschützt. Die dadurch begründeten Rechte, insbesondere die der Übersetzung, des Nachdruckes, der Entnahme von Abbildungen, der Funksendung, der Wiedergabe auf photomechanischem oder ähnlichem Wege und der Speicherung in Datenverarbeitungsanlagen bleiben, auch bei nur auszugweiser Verwertung, vorbehalten.

Bei Vervielfältigungen für gewerbliche Zwecke ist gemäß § 54 UrhG eine Vergütung an den Verlag zu zahlen, deren Höhe mit dem Verlag zu vereinbaren ist.

Catalog Card Number 73-19036

© by Springer-Verlag Berlin Heidelberg 1975
Ursprünglich erschienen bei J.F. Bergmann Verlag München 1975

Inhaltsverzeichnis

Vorsitzender 1975—1976	XXVII
Vorstand 1975—1976	XXVII
Vorstand 1974—1975	XXVII
Ehrenmitglieder	XXVII
Verzeichnis der Vorsitzenden seit 1882	XXX
Korrespondierende Mitglieder	XXXI
Diplommitglieder	XXXII
Ständige Schriftführer	XXXII
Kassenführer	XXXII
Mitglieder des Ausschusses 1975—1976	XXXII
Festvortrag: Naturwissenschaft und Medizin. STAUDINGER, HJ. (Freiburg)	1
Begrüßungsworte des Vorsitzenden. SCHÖLMERICH, P. (Mainz)	11
Theodor-Frerichs-Preis 1975	15
Eröffnungsansprache des Vorsitzenden. SCHÖLMERICH, P. (Mainz)	19

Referate, Vorträge und Aussprachen

RHYTHMUSSTÖRUNGEN DES HERZENS, KARDIOLOGIE

Herzrhythmusstörungen — Historischer Rückblick. HOLZMANN, M. (Zürich)	30
Morphologische Äquivalente bei Rhythmusstörungen des Herzens. DOERR, W. (Heidelberg) (Referat)	36
Elektrophysiologische Äquivalente bei Herzrhythmusstörungen. ANTONI, H. (Freiburg) (Referat)	69
Möglichkeiten der His-Bündel-Elektrographie. SEIPEL, L. (Düsseldorf) (Referat)	82
Sinusbradykardie und Sinuatrialer Block. BLEIFELD, W., RUPP, M. (Aachen) (Referat)	93
Atrioventrikuläre Überleitungsstörungen. EFFERT, S. (Aachen) (Referat)	99
Klinische Pharmakologie der Antiarrhythmika. RAHN, K. H. (Aachen) (Referat)	111
Klinik und Therapie tachykarder Rhythmusstörungen einschließlich WPW-Syndrom. SCHLEPPER, M. (Bad Nauheim) (Referat)	119
Klinik und Therapie der Extrasystolie. JUST, H. (Mainz) (Referat)	131
1. Rundtischgespräch. Der Schrittmacherpatient. Leitung: GROSSE-BROCKHOFF, F. (Düsseldorf)	140
Über die Vorhoftachykardie mit atrioventrikulärer Blockierung. FRICKE, G., BARTSCH, B., KIKIS, D., ESSER, H. (Bonn)	141
Multifokale Vorhoftachykardie. ESSER, H., KIKIS, D., TRÜBESTEIN, G. (Bonn)	144
Herzrhythmusstörungen im Schlaf: Zur Abhängigkeit der Extrasystolie im Schlaf von den einzelnen Schlafstadien. REINHARD, U., REICHENMILLER, H. E., REINERY, G. (Tübingen)	146
Ventrikelfunktion und lokaler Kontraktionsablauf bei Rhythmusstörungen. KABELITZ, K., SPILLER, P., ERBEL, R., BORNIKOEL, K., KREUZER, H. (Düsseldorf)	149
Antiarrhythmische Wirkung von Disopyramid. OLBERMANN, M., JUST, H., GUCKENBIEHL, H., LANG, K. F. (Mainz)	152
Erfahrungen mit einem transkutan aufladbaren Schrittmachersystem. GROSSER, K.-D., VOGEL, W., HELLER, A., ASBECK, F., STEINBRÜCK, G. (Köln)	155
Kontrolle implantierter Herzschrittmacher durch Patienten-eigene Testgeräte. HIMMLER, CH., WIRTZFELD, A., LAMPADIUS, M. (München)	155

Untersuchungen zur optimalen Impulsdauer bei der Herzschrittmacher-Therapie. WIRTZFELD, A., HIMMLER, CH., LAMPADIUS, M., SCHMÜCK, L., PRÄUER, H. (München) 158

Einfluß der Stimulationsfrequenz auf die Leistungsbreite und die Hämodynamik von Patienten mit implantiertem Schrittmacher nach Frequenzadaptation. NIEHUES, B., SCHULTEN, H. K., PASCH, H., BEHRENBECK, D. W., TAUCHERT, M., V. SMEKAL, P., HILGER, H. H. (Köln) 160

Spezielle Indikationen zur permanenten Vorhofstimulation. ROSENKRANZ, K. A. (Bochum) 164

Zur Hämodynamik bei Schrittmacher-Doppelstimulation. HALBRITTER, R., THEISEN, K., JAHRMÄRKER, H. (München) 167

Hämodynamische Veränderungen durch einfache und gekoppelte Stimulation bei Patienten mit obstruktiver Kardiomyopathie. HASSENSTEIN, P., WALTHER, H., DITTRICH, J. (Heidelberg) 170

Therapie tachykarder Rhythmusstörungen durch elektrische Einzel- und Mehrfachstimulation. LÜDERITZ, B., ZACOUTO, F., GUIZE, L., STEINBECK, G. (München, Paris) 174

Sinusknotenerholungszeit beim Sinusknotensyndrom. DELIUS, W., WIRTZFELD, A., SEBENING, H., LUTILSKY, L. (München) 176

Die Bestimmung der sinuatrialen Leitungszeit beim Menschen — Methoden und Ergebnisse. STEINBECK, G., LÜDERITZ, B. (München) 179

His-Bündel-Ableitungen über die Armvene. BAEDEKER, W., WIRTZFELD, A., LUTILSKY, L. (München) 182

Lokalisation und Prognose verschiedener Formen der atrioventrikulären Überleitungsstörungen. LANG, K., LIMBOURG, P., HAIN, P., JUST, H. (Mainz) 185

Beziehungen zwischen antiarrhythmischer Wirkung und pharmakologischen Daten von Brufacain® bei parenteraler und oraler Anwendung am Menschen. BURHORN, D., SIEGERS, C.-P., DIEDERICH, K.-W. (Lübeck) 187

His-Bündel-Elektrographie unter Brufacain®. Tierexperimentelle Untersuchungen. DJONLAGIĆ, H., KIRCHER, H., V. KURNATOWSKI, H.-A., WESTER, H.-A., DIEDERICH, K.-W. (Lübeck) 191

Untersuchungen über die Wirkung des Chinidin-ähnlichen Antiarrhythmikums Disopyramid auf das Reizleitungssystem mittels His-Bündel-Elektrographie. FREYLAND, M. D., BEHRENBECK, D. W., V. SMEKAL, P., PIEHL, W., HILGER, H. H. (Köln) 193

AV-Erregungsleitung unter hohen Dosen von Ajmalin-Bitartrat und Spartein. Tierexperimentelle Studien mittels His-Bündel-Elektrographie. WESTER, H.-A., DJONLAGIĆ, H., DIEDERICH, K.-W. (Lübeck) 194

Echocardiographic Studies in Patients with Preexcitation Syndrome. TAEGTMEYER, H., TEICHHOLZ, L. E. (Boston, New York) 196

Herzrhythmusstörungen bei der Anaphylaxie. SENGES, J., KERN, R., LINDNER, U., KATUS, H. (Heidelberg) 199

Beziehungen zwischen Serumelektrolytwerten und EKG-Veränderungen. So, C. S., VOLGER, E., BATRICE, L. (München) 202

Die Bedeutung des Isoproterenol-Testes zur diagnostischen Differenzierung gleichschenkelig negativer T-Wellen im Elektrokardiogramm. AUTENRIETH, G. (München) 205

Elektrokardiographische Veränderungen im anaphylaktischen Schock des Menschen. WEGMANN, A., RENKER, H. (Bern, Schweiz) 208

Die Bedeutung des Elektrokardiogramms und der endomyocardialen Katheterbiopsie für Diagnose und Verlaufsbeobachtung der congestiven Cardiomyopathie. KUHN, H., BREITHARDT, G., KNIERIEM, H.-J., SEIPEL, L., LOOGEN, F., BOTH, A., STROOBANDT, R. (Düsseldorf) 211

Herzdiagnostik mit Hilfe des impulsreflektierten Ultraschalls. KNAPP, W. H., LORENZ, A., VAN KAICK, G., BRINKHUS, H. B. (Heidelberg) 214

Änderungen der Ventrikelfunktion während und nach intraventrikulärer Kontrastmittelinjektion. ERBEL, R., SPILLER, P., NEUHAUS, L., KREUZER, H. (Düsseldorf) 216

Klinische Bedeutung der Transitzeitbestimmung am rechten Herzen. FLÖTHNER, R., SCHNEIDER, P., DOENECKE, P. (Homburg/Saar) 216

Quantitative Langzeit-Kontrolle kardialer Therapie mit Hilfe der minimalen kardialen Transitzeiten. FREUNDLIEB, C., VYSKA, K., HÖCK, A., SCHICHA, H., BECKER, V., FEINENDEGEN, L. E. (Jülich) 218

Die Bestimmung des Herzzeitvolumens und der Kontraktilitätsparameter mit der Impedancekardiographie im Vergleich zu konventionellen Methoden in Ruhe und unter ergometrischer Belastung. STERNITZKE, N., SCHIEFFER, H., REITIG, G., HOFFMANN, W., BETTE, L. (Homburg/Saar) 221

Vergleichende Untersuchungen zwischen linksventrikulären diastolischen Drucken und Pulmonalarteriendrucken in Ruhe und unter Belastung bei simultaner Messung. BONZEL, T., SCHMIDT, H., SIGWART, U., MERTENS, H. M., GLEICHMANN, U. (Bad Oeynhausen). 224

Ventrikuläre Ejektionsfraktion — Isotopenangiographische Untersuchungen und Vergleichsmessungen mit der Cineangiographie. SIGWART, U., SCHICHA, H., BECKER, V., VYSKA, K., SCHMIDT, H., MERTENS, H. M., GLEICHMANN, U., FEINENDEGEN, L. E. (Bad Oeynhausen, Jülich) 227

Farbstoffverdünnungskurven mit Links-Rechts-Shunt nach β-Rezeptorenblockade. KLEMPT, H.-W., MOST, E., SCHWIPPE, G., GRÄWE, G., BENDER, F. (Münster) . . 231

Das Verhalten von Serumenzymaktivitäten vor und nach Herzkatheteruntersuchung. RETTIG, G., DOENECKE, P., KELLER, H. E., BETTE, L. (Homburg/Saar) 233

Das Problem der Katheterembolien. GRÄWE, G., BENDER, F., BRISSE, B., GRADAUS, D. (Münster). 237

Untersuchung der Feinstruktur der inneren Oberfläche von gebrauchten Herzkathetern. ZEBE, H., MÖSSELER, U., WALTHER, H. (Heidelberg) 238

Bewertung der Katecholaminspiegel im Plasma nach Stufenentnahme aus der unteren Hohlvene. BRISSE, B., SCHLUPPER, J., DIEKMANN, L., GRADAUS, D., SCHMIDT, E., BENDER, F. (Münster) 242

Vergleichende Untersuchungen über den Gehalt der Blut-Katecholamine Adrenalin, Noradrenalin und Dopamin in Plasma, Erythrozyten und Thrombozyten. MÄURER, W., DRINGS, P., MANTHEY, J., KÜBLER, W. (Heidelberg) 245

Cinematographische Analyse der Klappenfunktion bei angeborenen und erworbenen Herzfehlern mit Hilfe der Multielementechokardiographie. HANRATH, P., BLEIFELD, W., EFFERT, S., SCHWEIZER, P. (Aachen) 247

Zur Diagnose defekter Klappenprothesen an Hand der Cineangiographie. HUHMANN, W., LICHTLEN, P. (Hannover) 250

Quantitative Analyse des linksventrikulären Cineangiogramms bei idiopathischem Mitralklappenprolapssyndrom (MKPS). SPÄTH, M., HAGNER, G., FLECK, E., RUDOLPH, W. (München) 252

Mitralklappenfunktionsstörungen bei Aorteninsuffizienz. JUST, H., GILFRICH, H. J., LANG, K. F., LIMBOURG, P., HAIN, P. (Mainz) 255

Hämodynamische Untersuchungen des kleinen Kreislaufs nach prothetischem Aortenklappenersatz. HAERTEN, K., BOTH, A., LOOGEN, F., OPHERK, D., HERZER, J., RAFFLENBEUL, D. (Düsseldorf) 257

Hämodynamische Untersuchungen in den ersten 6 Wochen nach geschlossener Mitralklappensprengung. PAEPRER, H., EISELE, R., KÖTTER, D., LIEBENSCHÜTZ, H. W., NASSERI, H., NASSERI, M. (Berlin) 260

Ferrokinetische Untersuchungen bei Kranken mit Björk-Shiley-Herzklappenprothesen. GLAUBITT, D., THORMANN, I., SCHMUTZLER, H., SWIERZINSKI, R. (Krefeld, Berlin) 265

Erhöhte Inzidenz von Gallensteinen durch erhebliche Hämolyserate bei künstlichem Herzklappenersatz. KÜSTER, J., GOPPEL, E., REDL, A. (München) 269

Morphologische Veränderungen des linken Ventrikels mit Störung des Kontraktionsablaufes bei Mitralstenosen. GRADAUS, D., SCHMIDT, E., REPLOH, H. D., BENDER, F. (Münster, Bad Waldliesborn) 272

Extrakorporale Gegenpulsation. TAUCHERT, M., HÖTZEL, J., SCHULTEN, H. K., BEHRENBECK, D. W., HILGER, H. H. (Köln) 274

Einfluß von akuter Hypoxie auf die Sauerstoffversorgung des trainierten und untrainierten gesunden Herzens. HEISS, H. W., BARMEYER, J., WINK, K., TÖPFER, M., REINDELL, H. (Freiburg) 277

Zur Aussagekraft der Myokard-Perfusions-Szintigraphie. Vergleich mit der selektiven Koronarangiographie und linksventrikulären Angiographie. LIESE, W., RAFFLENBEUL, W., SIPPEL, A., LICHTLEN, P., HUNDESHAGEN, H. (Hannover) 280

Vergleich zwischen ergometrischer Belastbarkeit und medikamentös erschließbarer Koronarreserve bei Patienten mit koronarer Herzkrankheit (KHK). BEHRENBECK, D. W., TAUCHERT, M., FREYLAND, M. D., NIEHUES, B., RÖHRIG, F. J., HILGER, H. H. (Köln) 283

Ergometerbelastung mit EKG und Blutdruckmessung als Screening-Methode zur gleichzeitigen Erkennung von Coronarinsuffizienz und hypertoner Regulationsstörungen. STAUCH, M., GREWE, N., NISSEN, H., HÄRICH, B. K. S. (Ulm) 287

Die prognostische Bedeutung der röntgenologisch sichtbaren Koronarverkalkung. DIETZ, A., LONGIN, F., PETERS, M., FRANKE, H. (Würzburg) 289

Hämodynamische Verlaufsuntersuchungen beim akuten Infarkt. LIMBOURG, P., ERBS, R., JUST, H., LANG, K. F., ZIPFEL, J., ZIPFEL, S. (Mainz) 292

Prognostische Beurteilung bei Trendüberwachung der Hämodynamik nach akutem Herzinfarkt. BACHOUR, G. (Münster) 295

Prognose nach Kreislaufstillstand bei akutem Myokardinfarkt. RUPP, M., STEYNS, H., BLEIFELD, W., MEYER-ERKELENZ, J.-D., EFFERT, S. (Aachen) 298

Postmyocardinfarktsyndrom mit ungewöhnlichen Antikörpern. MAERKER-ALZER, G., MITRENGA, D., SCHUMACHER, K. (Köln) 300

Akutwirkung von Furosemid auf die Hämodynamik von Postinfarktpatienten in Ruhe und unter ergometrischer Belastung. Ein Vergleich mit der Wirkung von Nitroglycerin. SCHENK, K. E., BIAMINO, G., SCHRÖDER, R. (Berlin) 303

Die Wirkung von Isosorbid-Dinitrat beim frischen Herzinfarkt im Vergleich zu Nifedipine (Bay a 1040). BUSSMANN, W.-D., LÖHNER, J., SCHÖFER, H., KALTENBACH, M. (Frankfurt) 306

Zur Indikation akuter aortokoronarer Bypassoperationen bei akuter Koronarinsuffizienz oder drohendem Myokardinfarkt. SCHOLLMEYER, P., BARMEYER, J., BÖTTCHER, D., HOPPE-SEYLER, G., JAEDICKE, W., NOLTE, J., PABST, K., SCHLOSSER, V., SPILLNER, D., WINK, K. (Freiburg) 310

Angiokardiographische Kontrolluntersuchungen bei Patienten mit coronarer Herzkrankheit vor und nach konservativer Therapie. SCHÖNBECK, M., RUTISHAUSER, W., LICHTLEN, P., WELLAUER, J. (Zürich) 312

Interaktionen von Lidocain und Kalium. Messungen von Kenngrößen der Erregung und Erregungsleitung an myokardialen Einzelfasern und ihre Bedeutung für das Verständnis klinischer Beobachtungen am Patienten. BOLTE, H.-D., BECKER, E. (München) 312

Dosisabhängige Wirkungen des β-Sympathikolytikums Prindolol (Visken) auf die Hämodynamik und Kontraktilität des Herzens nach experimentellem Koronarverschluß. HÜBNER, H., STEPHAN, K., MEESMANN, W. (Essen) 317

Veränderungen der Flimmerschwelle des Herzens während der ersten 10 Std nach akutem Koronarverschluß. GÜLKER, H., MEESMANN, W., STEPHAN, K. (Essen) . . . 320

Lysosomale Enzymaktivitäten bei experimenteller ischämischer Myokardschädigung. GOTTWIK, G., RUTH, R. C., OWENS, K., WEGLICKI, W. B. (Boston, USA) . . . 322

Die Funktion des überlebenden Herzmuskels nach experimentellem Infarkt. MATHES, P., ROMIG, D., SACK, D. W., HEINKELMANN, W., KRÜGER, P., ERHARDT, W. (München) 325

Die akute Belastbarkeit druckhypertrophierter Herzen. BISCHOFF, K. O., STEPHAN, K., GÜLKER, H., MEESMANN, W. (Essen) 328

Mitochondrienfunktion und Myokardkontraktilität bei chronischer Kaliummangel-Kardiomyopathie. SACK, D. W., MATHES, P. (München) 330

Experimentelle Untersuchungen zur Auswirkung chronischen Alkoholkonsums auf Hämodynamik und Stoffwechsel des Myokards. TILLMANNS, H. H., FAUVEL, J.-M., BING, R. J. (Heidelberg, Pasadena/Calif., Los Angeles/Calif.) 332

Die Verhütung von Myokardnekrosen bei der erblichen Kardiomyopathie des syrischen Goldhamsters. LOSSNITZER, K., MOHR, W., STAUCH, M. (Ulm) 335

INTERSTITIELLE LUNGENERKRANKUNGEN

Zur Pathologie und Klinik der interstitiellen Lungenerkrankungen. OTTO, H., HAUSSER, R. (Dortmund) (Referat) 339

Pathophysiologie der Diffusionsstörungen. THEWS, G. (Mainz) (Referat) 350

Klinische Funktionsdiagnostik bei interstitiellen Lungenerkrankungen. BÜHLMANN, A. A. (Zürich) (Referat) 359

Röntgenologische Befunde bei interstitiellen Lungenerkrankungen. STENDER, H. S. (Hannover) (Referat) 370

Alveolitis und interstitielle Lungenerkrankungen durch organische Stäube und Pharmaka. FABEL, H. (Hannover) (Referat) 375

Lungenbeteiligung bei Kollagenkrankheiten. SIEGENTHALER, W., LEUTENEGGER, H.,
SIEGENTHALER, G., MEDICÍ, T. (Zürich) (Referat) 381
Aussprache: Herr SCHILLING, F. (Mainz) 394
Strahlenfibrosen. NOLTE, D. (Bad Reichenhall) (Referat) 394
Lungenhämosiderose und Goodpasture-Syndrom. FERLINZ, R. (Mainz) (Referat) . . . 404
Lungenerkrankungen durch anorganische Stäube. ULMER, W. T. (Bochum, Münster)
(Referat) 414
Sarkoidose der Lunge. HAMM, J. (Remscheid) (Referat) 423
4. Rundtischgespräch. Differentialdiagnose und Therapie interstitieller Lungenerkrankungen. Leitung: ULMER, W. T. (Bochum) 436

Schocklunge

Einführung in das Thema. HERZOG, H. (Basel) 436
Pathologie der Schocklunge. MITTERMAYER, CH. (Freiburg) (Referat) 437
Lungenstoffwechsel bei Schocklunge. WICHERT, P. v. (Hamburg-Eppendorf) (Referat) 444
Oberflächenspannung (OS) in der Lunge und Schocklunge. BENZER, H. (Wien) (Referat) 455
Hämostase und Schocklunge. LASCH, H. G. (Gießen) (Referat) 462
Pulmonaler Gasaustausch bei Schocklunge. SCHULZ, V. (Mainz) (Referat) 463
Klinik und Therapie der Schocklunge. KELLER, R., KOPP, C., HERZOG, H. (Basel)
(Referat) 478
2. Rundtischgespräch. Prophylaxe und Therapie der Schocklunge. Leitung: HERZOG, H.
(Basel) 486
Pulmonaler Gasaustausch und pulmonale Perfusion unter Dopamin. GOECKENJAN, G.,
SCHNEIDER, P., HEIDENREICH, J. (Düsseldorf) 487
Vergleichende Untersuchungen der Diffusionskapazität der Lunge. SCHMIDT, W.,
GLADISCH, W., SCHNABEL, K. H. (Mainz) 490
Ein System zur Pa_{O_2}-geregelten Sauerstoffzufuhr bei Patienten mit Schocklungen.
KUNKE, S., SCHULZ, V., ERDMANN, W., ULMER, H. V., SCHNABEL, K. H. (Mainz) 493
Ergebnisse einer ambulanten Langzeittherapie von Patienten mit respiratorischer Globalinsuffizienz infolge obstruktiven Syndroms. SCHÖNEN, J., SLAWSKI, H., BARTSCH,
B., FRICKE, G., VÖLKER, D., SIMON, H., FERLINZ, R. (Bonn) 496
Sauerstofftherapie bei chronischem Cor pulmonale. DAUM, S., SCHEIDEMANDEL, V.,
HASELBACH, G., GOERG, R., CHROBOK, G. (München) 499
Hämodynamische und metabolische Veränderungen bei Patienten mit Asthma bronchiale unter Therapie mit Isosorbit Dinitrat Retard. STEGARU, B., DIETMANN, K.,
SCHAUMANN, H. J., SCHWAB, I. (Mannheim, Heidelberg) 501
Vergleich von Lungenfunktion und Histologie bei Lungenfibrosen. SCHLEHE, H.,
CEGLA, U. H., KONIETZKO, N., MATTHYS, H. (Ulm) 503
Diagnostik und Prophylaxe der Taubenzüchterlunge. VOGEL, F., SENNEKAMP, J.,
FELIX, R., ROST, H.-D., GEISLER, L. (Bonn) 506
Akute pulmonale Hypertension — ausgelöst durch einen unter Hitzeeinwirkung in
Plasma und Serum entstehenden Faktor. (Untersuchungen in vivo und am Modell
der isoliert perfundierten und ventilierten Kaninchenlunge). WOLF, H., NEUHOF,
H., CONRAD, H., SCHWAHN, CH., ROKA, L. (Gießen) 509
Zur Feinstruktur des akuten neurogenen Lungenödems. HÜCKER, H., SCHÄFER, U.,
FRENZEL, H., KREMER, B. (Mainz) 512

NORMBEREICH UND BEFUNDMUSTER DER KLINISCHEN CHEMIE, LABORMEDIZIN

Statistische Probleme bei der Ermittlung von Normbereichen und Befundmustern. KOLLER, S. (Mainz) (Referat) 515
Fehlermöglichkeiten in der Ermittlung von Normbereichen auf Grund biologischer Varianz. KREUTZ, F. H. (Kassel) (Referat) 529
Referenzmethoden und Plausibilitätsprobleme bei klinisch-chemischen Messungen. EGGSTEIN, M. (Tübingen) (Referat) 533
Normbereiche und Befundmuster bei primärer und sekundärer Hyperlipoproteinämie.
SEIDEL, D. (Heidelberg) (Referat) 534

Normbereiche und Befundmuster bei Erkrankungen des Magen-Darmtrakts und des Pankreas. RICK, W. (Düsseldorf) (Referat) 536
Normwerte und Befundmuster bei Lebererkrankungen. SCHMIDT, F. W. (Hannover) (Referat) 550
Normbereiche und Befundmuster bei angeborenen und erworbenen Koagulopathien. RÓKA, L. (Gießen) (Referat) 562
Normbereiche und Befundmuster bei Nierenkrankheiten. SCHIRMEISTER, J. (Karlsruhe) (Referat) 574
Normalbereiche und Befundmuster bei Erkrankungen von Hypophyse und Nebennierenrinde. BREUER, H., NOCKE-FINCK, L. (Bonn) (Referat) 584
Normbereiche und Befundmuster bei Anwendung immunologischer Methoden. VORLAENDER, K. O. (Berlin) (Referat) 591
Die künstliche β-Zelle in Experiment und Klinik. PFEIFFER, E. F., THUM, CH., BEISCHER, W., CLEMENS, A. H. (Elkhart/Ind./USA) (Referat) 602
Computereinsatz im klinisch-chemischen Laboratorium. BÜTTNER, H. (Hannover) (Referat) 615
5. Rundtischgespräch. Labormethoden in der Vorsorgemedizin. Leitung: SCHMIDT, F. W. (Hannover) 622
Die Bewertung des Assimilationskoeffizienten (k_G) im intravenösen Glucosetoleranztest. KRUSE-JARRES, J. D. (Freiburg/Brg.) 622
Ein Kriterium zur Spezifität von radioimmunologischen Steroidbestimmungen im Urin. DECK, K. A., EBERLEIN, L., HILLEN, H. (Köln) 625
Normalwerte für Serumlipide. KAFFARNIK, H., SCHNEIDER, J., EIMER-BREDE, S., EIMER, U., ZÖFEL, P., HAUSMANN, L., MÜHLFELLNER, G., SCHUBOTZ, R., MÜHLFELLNER, O., MEYER-BERTENRATH, J. G. (Marburg, Hanau) 628
Fehlermöglichkeiten bei der Aufstellung von Normbereichen der Liquorproteine: Erfahrungen mit einer neuen Mikroelektrophorese für nativen Lumballiquor. KLEINE, T. O., STROH, J. (Marburg) 631
Die Beeinflußbarkeit von Plasma- und Blutparametern durch körperliche Belastung bei Gesunden und Stoffwechselkranken. MÜHLFELLNER, G., MÜHLFELLNER, O., NEITZERT, A., STELBRINK, U., ZÖFEL, P., KAFFARNIK, H. (Marburg) 636
Aussprache: Herr KRUSE-JARRES, J. (Freiburg) 639
Stoffwechselmonitoring. BERG, G., SAILER, D., KELLNER, R. (Erlangen-Nürnberg) . . 639
Aussprache: Herr KRUSE-JARRES, J. (Freiburg) 640

DER INFEKTGEFÄHRDETE PATIENT

Der infektgefährdete Patient: Eine Einführung in die aktuellen Probleme. GROSS, R. (Köln) (Referat) 641
Störungen der humoralen Abwehr. HUBER, H., FRISCHAUF, H., PASTNER, D., ZIEGLAUER, H., KURZ, R. (Innsbruck) (Referat) 648
Störungen der zellulären Immunabwehr. SCHUMACHER, K. (Köln-Lindenthal) (Referat) 652
Problemkeime. NAUMANN, P., HAGEDORN, H.-J. (Düsseldorf) (Referat) 660
Möglichkeiten und Ergebnisse der Behandlung im keimfreien Milieu. DIETRICH, M. (Ulm) (Referat) 667
Immunmanipulation – Immuntherapie. GROB, P. J., HITZIG, W. (Zürich) (Referat) . 670
Die Leukozytensubstitution bei infektgefährdeten Patienten. BORBERG, H. (Köln) (Referat) 670

Infektionskrankheiten

Probleme der Klinik und Therapie einer neuen Arena-Virus-Infektion (Lassa-Fieber). MOHR, W., BRINKMANN, U. (Hamburg) 676
Erfahrungen mit der Tollwutschutzimpfung. RASSI, D., WIRTH, W. (Münster) 680
Aussprache: Herr MOHR, W. (Hamburg) 682
Septische Komplikationen bei geriatrischen Patienten. FALCK, I., MUHLACK, S. (Berlin) 683
Aussprache: Herr HENNEMANN, H. (Mannheim) 684
Serologische Untersuchungen über die Durchseuchung der Berliner Bevölkerung mit Mycoplasma pneumoniae. ALEXANDER, M., SAGE, S., SCHÖN, M. (Berlin) 684

Aussprache: Herr HENNEMANN, H. (Mannheim) 686
Untersuchungen über den Mykoplasmabefall bei Patienten mit chronischer Bronchitis.
ADAM, O., MEIER, J. (München) 687
Aussprache: Herr MOHR, W. (Hamburg) 688
Aussprache: Herr HENNEMANN, H. (Mannheim) 689
Bakteriuriehäufigkeit bei hormonaler Antikonzeption. BINKELE, U., RITZ, E., BRANDNER, G., BURGEL, M., LORENZ, D. (Heidelberg) 689

Intensivmedizin

Intensivtherapie der schweren Thalliumvergiftung unter besonderer Berücksichtigung der extrakorporalen Dialyse. HOPPE-SEYLER, G., SCHÄFER, B., NOLTE, J., FERTÖSZÖGI, F., KNAUF, H., HEINZE, V., HAUCK, G., SCHOLLMEYER, P. (Freiburg/Brg.) 692
Veränderungen von Metaboliten des Fett- und Kohlenhydratstoffwechsels bei akuten Intoxikationen. SCHNELLBACHER, E., KREMER, G. J., ATZPODIEN, W., OKONEK, S., MÜLLER, K. A., SCHUSTER, H. P. (Mainz) 695
Klinisch-toxikologische Untersuchungen über die DIQUAT-Elimination durch extrakorporale Hämodialyse. OKONEK, S., HOFMANN, A. (Mainz, Darmstadt) 699
Thrombozytenfunktion bei Bromcarbamidintoxikation. BÖTTCHER, D., HASLER, K., MAIR, D. (Freiburg/Br.) 701
Zur Therapie der biguanidinduzierten Laktatazidose. TALKE, H., MAIER, K. P., SCHOLZ, H., JONTOFSOHN, R. (Freiburg/Br.) 704
Die Beurteilung tiefer Komata mit reversiblen und irreversiblen Hirnschäden mit Hilfe des EEG im Rahmen interner Krankheitsbilder. KÖNIGSHAUSEN, TH. (Düsseldorf) 706
Die Therapie der akuten Pankreatitis mit der Langzeit-Peritonealdialyse. HEISSMEYER, H., HEINZE, V., HENI, N., HERKEL, L., HOPPE-SEYLER, G., JONTOFSOHN, R., NOLTE, J., SCHOLLMEYER, P. (Freiburg/Br.) 709
Über eine neue Gruppe von Proteaseinhibitoren. GAUWERKY, CH., UHLENBRUCK, G., GROSS, G. (Köln) 712
Die Bedeutung des Blutlaktats bei Verlaufsbeurteilung und Therapie des Schocks. RACKWITZ, R., JAHRMÄRKER, H., HAIDER, M., HALBRITTER, R. (München) 715
Der Einfluß von Volumenersatz und Dopamin auf kapillare Muskeldurchblutung und kapillare Transportkapazität im Kreislaufschock des Menschen. SCHÖNBORN, H., PRELLWITZ, W., SCHUSTER, H.-P., PUCHSTEIN, CHR., SCHEIDT, E. (Mainz) 719
Septische Infektionen einer internistischen Intensivstation. NOLTE, J., AUWÄRTER, W., BÖTTCHER, D., GEROK, W., HEINZE, V., HERKEL, L., HOPPE-SEYLER, G., KOLL, E., MAURER, H., PABST, K., SCHOLLMEYER, P. (Freiburg/Br.) 721
Thrombosesuche mittels ^{131}Jod-markiertem patienteneigenen Fibrinogen bei kardiologischen Intensivpatienten. WUPPERMANN, TH., SIPPEL, R., MELLMANN, J., KLEIN, H. (Hannover) 724

Biomembran und ihre Defekte als pathogenetisches Prinzip

Einleitung zum Symposium B. GEROK, W. (Freiburg/Br.) 725
Grundsätzliches zur Struktur von Biomembranen. KREUTZ, W. (Freiburg/Br.) (Referat) 725
Grundsätzliches zur Funktion von Biomembranen. KNAUF, H. (Freiburg/Br.) (Referat) 726
Membrantransport und Muskelkontraktion. HASSELBACH, W. (Heidelberg) (Referat) 738
Regulation des Elektrolythaushaltes durch Membrantransport. HIERHOLZER, K. (Berlin) (Referat) 738
Membraneigenschaft, Membrantransport und Erythrozytenfunktion. ENGELHARDT, R., ARNOLD, H. (Freiburg/Br.) (Referat) 754
Aktiver Transport an der Darmmucosa. RIECKEN, E. O. (Marburg/L.) (Referat) . . . 764
Plasmamembran der Leberzelle. MEYER ZUM BÜSCHENFELDE, K. H. (Mainz) (Referat) 775
Membranspezifität für Hormone. KERP, L. (Freiburg/Br.) (Referat) 786
Membranspezifität für Pharmaka. TRENDELENBURG, U. (Würzburg) (Referat) 799
Stimulation von Lymphozyten: Änderung der Struktur und Funktion der Plasmamembran. FERBER, E., BRUNNER, G., FISCHER, H., HUBER, A., DE PASQUALE, G., REILLY, C. E., RESCH, K. (Freiburg/Br.) (Referat) 799
Signalwandlung an Biomembranen. HOFMANN, K. P. (Freiburg/Br.) (Referat) 809

Die Affinität von g-Strophanthin zum Herzglykosidrezeptor menschlicher Herzmuskelzellmembranen. ERDMANN, E. (Großhadern) 820
Der Natriumtransport als Teil erythrozytärer Membranfunktion. BURCK, H. CHR. (Kiel) 823
Membranarchitektur und Hormonwirkung. KATHER, H., GEIGER, M., SIMON, B. (Heidelberg) (Referat) 826
Vergleichende Untersuchungen über Plasmamembranproteine aus menschlichen Nieren und hypernephroiden Nierencarcinomen. SCHERBERICH, J. E., HEISER, I., MONDORF, A. W., SCHOEPPE, W. (Frankfurt). 829
Transport-ATPasen bei experimenteller Myopathie. FIEHN, W., SEILER, D., KUHN, E. (Heidelberg) (Referat) 832
Einfluß der Sterinzusammensetzung auf die Aktivität der Transport-ATPase der Erythrozytenmembran. SEILER, D., FIEHN, W., SCHMIDT, J. (Heidelberg) 835

Arteriosklroseprobleme

Einführung zum Thema: Atheroscleroseis — can it regress? SCHETTLER, G. (Heidelberg) 838
Blutplättchen und Gefäßwand. BAUMGARTNER, H. R. (Basel) (Referat) 838
The Role of the Endothelium in Atherosclerosis. CONSTANTINIDES, P. (Vancouver/Canada) (Referat) 839
Smooth Muscle of the Human Artery Wall in the Process of Atherosclerosis. BENDITT, E. P. (Seattle) (Referat) 843
Smooth Muscle Cell and Atherosclerosis. Ross, R. (Seattle/Washington) (Referat) .. 843
Tissue Culture in Atherosclerosis Research. STEIN, Y., STEIN, O. (Jerusalem/Israel) (Referat) 847
Bedeutung des Mesenchyms im Arteriosklroseprozeß. HAUSS, W. H. (Münster) (Referat) 847
Regression of Atherosclerosis. GRESHAM, G. A. (Cambridge) (Referat) 854
Regression of Atherosclerosis in Experimental Animals and Man. WISSLER, R. W., VESSELINOVITCH, D. (Chicago/Ill.) (Referat) 857
Plasmalipoproteine und Atherosklerose. SEIDEL, D. (Heidelberg) (Referat) 865
Interconversion und Katabolismus von Plasmalipoproteinen. GRETEN, H. (Heidelberg) (Referat) 868
Mechanisms of Lipid Synthesis and Upstake in Human and Animal Coronary Arteries. BING, J., SARMA, J. S. M., GRENIER, A., COLBY, E. (Pasadena) (Referat) 869
Ernährung und Arteriosklerose — Aktuelle Probleme. SCHLIERF, G., OSTER, P., STIEHL, A. (Heidelberg) (Referat) 869
Drugs and Atherosclerosis. KRITCHEVSKY, D. (Philadelphia/Penns.) (Referat) 873
6. Rundtischgespräch. Atherosclerosis — can it regress? Leitung: SCHETTLER, G. (Heidelberg). 875

Angiologie

Rauchen und Arteriosklerose der peripheren Gefäße. KOCH, A., HARLOFF, M. (Heidelberg) 877
Neue Kriterien zur Objektivierung einer Pharmakotherapie bei arterieller Verschlußkrankheit. v. UNGERN-STERNBERG, A., SCHUSTER, C. J. (Mainz) 879
Die Anwendung der Impedanz-Plethysmographie als Screening-Methode zur Früherkennung der peripheren Arteriosklerose. CACHOVAN, M. (Hannover) 882
Intramuskuläre pH-Messungen an der hinteren Extremität des Hundes in Ruhe, nach akutem arteriellen Verschluß und nach Einsatz von Vasodilatantien. FRISIUS, H., STOCKMANN, U., HEIDRICH, H. (Berlin) 884
Über die Wirkung von Nifedipine (Adalat) auf regionale Hirndurchblutung und Unterschenkeldurchblutung. SCHMITZ, H., SCHIERL, W., BECK, O., LYDTIN, H. (München) 888
Durchblutung der Extremitäten in Ruhe und nach Belastung bei Normotonikern, Patienten mit Grenzwerthypertonie und mit manifester Hypertonie. CAESAR, K., SABOROWSKI, F., HÖFER, I., LAASER, U., KAUFMANN, W. (Köln) 891
Funktionelle Früh- und Langzeitergebnisse nach thrombolytischer Behandlung tiefer Becken-Beinvenenthrombosen. KRIESSMANN, A., THEISS, W., VOLGER, E., WIRTZFELD, A., RÄDLER, M. (München) 894
Thrombolyse durch Ultraschall. TRÜBESTEIN, G., STUMPFF, U., SOBBE, A. (Bonn, Aachen) 896

Die Wirkung der β-Stimulation auf die venöse Gefäßperipherie. WESTERMANN, K. W., BISCHOFF, K., HERMES, E., VELTE, H. (Hamburg) 898

Paraproteinosen (Gammopathien)

Aufbau und Struktur der Immunglobuline. HILSCHMANN, N. (Göttingen) (Referat) . . 902
Immunologische und klinisch-chemische Untersuchungen bei Gammopathien. PRELLWITZ, W. (Mainz) (Referat) 902
Cytologische Befunde bei Gammopathien. BRAUNSTEINER, H. (Innsbruck) (Referat) 918
Klinik und Therapie der primär benignen und Begleitparaproteinosen. BARANDUN, S., MORELL, A., SKVARIL, F. (Bern) (Referat) 921
Klinik und Therapie des Morbus Waldenström und der H-Ketten-Erkrankungen. SCHEURLEN, P. G. (Homburg/Saar) (Referat) 929
Klinik und Therapie des Plasmozytoms. WILMANNS, W. (Stuttgart) (Referat) 938
γ-D-Plasmozytom. KNOLLE, J. (Mainz) (Referat) 951

Nephrologie

Stoffwechseländerungen nach Ammoniakbelastung an der perfundierten, urämischen Rattenleber. GRUNST, J., TEILKEN, M., HOLL, J., SCHUBERT, G., EISENBURG, J., DOBBELSTEIN, H. (München) 958
Experimentelle Untersuchungen zur „urämischen Gastritis". RITZ, E., TREUSCH, B., VOELCKER, H., LÜCKEN, R., HERMANNI, H. H. (Heidelberg) 961
Aminosäurenstoffwechsel bei Urämie und seine Beeinflußbarkeit durch verschiedene biochemisch definierte Nährstoffgemische. RIPPICH, TH., KATZ, N., SCHAEFFER, G., SCHANZ, M., SCHINLE, S., SÜDHOFF, A., ZIMMERMANN, W., KLUTHE, R. (Freiburg/Br.) 963
Orale und parenterale Therapie mit essentiellen Aminosäuren bei verschiedenen Schweregraden der chronischen Niereninsuffizienz. BAUERDICK, H. (Aachen) . . . 967
Feinstrukturelle Veränderungen des Rectum bei chronischer Niereninsuffizienz. PHILIPPI, A., HÜCKER, H., SCHÄFER, U. (Mainz) 969
Knochenkollagenstoffwechsel in der Urämie — Untersuchungen des Plasmahydroxyprolinspiegels bei chronisch nierenkranken, nicht dialysierten Patienten. HEIDBREDER, E., LÜKE, F., HEIDLAND, A. (Würzburg) 971
Die Fluoridbestimmung im Serum — ein neuer zusätzlicher Parameter zur Knochenstoffwechsellage bei Patienten mit chronischer Niereninsuffizienz. DORN, D., FUCHS, C., HENNING, H. V., LEITITIS, J., MCINTOSH, C., SCHELER, F. (Göttingen) 974
Vergleichende klinische und histomorphometrische Untersuchungen zur Therapie der renalen Osteopathie mit Vitamin D und 5,6-Trans-25-OHCC. SCHULZ, W., HEIDLER, R., GESSLER, U., OFFERMANN, G., SCHULZ, A., DELLING, G. (Nürnberg, Berlin, Hamburg) 976
Hämotherapie bei nephrogener Anämie. LUBOLDT, W., BERTRAMS, J., HEIMSOTH, V. H. (Schweinfurt) 981
Mean whole body pHi und intrazelluläre Bikarbonatkonzentrationen bei Patienten mit chronischer Niereninsuffizienz. SABOROWSKI, F., DICKMANS, H. A., ABOUDAN, H., THIELE, K. G. (Köln) 983
Sterno-costo-claviculäre Hyperostose — ein bisher nicht beschriebenes Krankheitsbild. KÖHLER, H., UEHLINGER, E., KUTZNER, J., WEIHRAUCH, T. R., WILBERT, L., SCHUSTER, R. (Mainz, Zürich, Göttingen) 986
Dialyseinduzierte Herz- und Kreislaufveränderungen bei normo- und hypervolämischen chronischen Dialysepatienten. TWITTENHOFF, W.-D., STEGARU, B., BURKHARD, E., BÄHR, R., BRITTINGER, W. D. (Mannheim) 989
Der Einfluß der Dialyse und dialyseabhängiger Wasser- und Elektrolytveränderungen auf das Plasmaaldosteron bei terminal niereninsuffizienten Patienten. SCHNURR, E., KÜPPERS, H., GRABENSEE, B. (Düsseldorf) 992
Der Leukozytensturz während der extrakorporalen Hämodialyse und seine Bedeutung für die immunsuppressive Therapie Frischtransplantierter. LÖFFLER, H.-D., CRÖSSMANN, W., HEINZE, V., HALBFASS, H. J. (Freiburg/Br.) 996
Zur DNS-Synthese der lymphoiden Zellen im Blut der nierentransplantierten und chronisch hämodialysierten Patienten. VLAHO, M., OERKERMANN, H., MÖDDERREESE, R., HELLER, A., SIEBERTH, H. G. (Köln) 998

Autonome Insuffizienz bei Dialysepatienten. RÖCKEL, A., HENNEMANN, H., RICHWIEN, D., HEIDLAND, A. (Würzburg) 1001

Das körperliche Leistungsmaximum von Dialysepatienten (Bestimmung der anaeroben Kapazität unter Spiroergometrie). THOMA, R., v. BAEYER, H., HALBACH, R., FREIBERG, J., SIEMON, G., SIEBERTH, H.-G. (Köln) 1005

Der Einfluß von Änderungen des anorganischen Phosphats im Serum auf die erythrozytäre 2,3-Diphosphoglyzerat-(2,3-DPG-)Konzentration bei Hämodialysepatienten. STANDL, E., JANKA, H.-U., KOLB, H.-J., KUHLMANN, H., MEHNERT, H. (München) 1008

Das Verhalten von 3,5′cAMP im Serum bei Patienten mit terminaler Niereninsuffizienz bei chronisch hämodialysierten und transplantierten Patienten. VLACHOYANNIS, J., MEYER, G., MEYER, C., BRECHT, H. M., SCHOEPPE, W. (Frankfurt) 1010

Besonderheiten bei der Behandlung von Dialysepatienten mit Phenprocoumon (Marcumar). HELD, H., BAETZNER, P., LIEBAU, G., BUNDSCHU, H. D., HAYDUK, K. (Tübingen) 1013

Erste Erfahrungen mit einem neuen großflächigen Kapillardialysator: Der Cordis Dow Artificial Kidney, Modell 5. FIEGEL, P., GAMM, H., KÖHLER, H., HECKING, E. (Mainz) 1016

Harnuntersuchungen zur Diagnostik des akuten Nierenversagens. HEIMSOTH, V. H., GRAFFE-ACHELIS, CHR., LUBOLDT, W. (Essen) 1019

Untersuchungen zur Marschhämoglobinurie. HEILMANN, E., LUNKE, G., BEHR, J., SCHMIDT, J., BLUMENBERG, G. R. (Münster) 1021

Renin-Aldosteron-Verhalten bei hypertensiver chronischer Glomerulonephritis. BRASS, H., OCHS, H. G., ARMBRUSTER, H., HEINTZ, R. (Aachen) 1023

Klinischer Verlauf und Morphologie der kaliopenischen Nephropathie. CREMER, W., WALLNER, R., BLÜMCKE, S., BOCK, K. D. (Essen) 1026

Antigennachweis im Nierenparenchym retrograd infizierter Meerschweinchen mittels fluoreszenzmarkiertem Anti-Komplement. SCHWARZ, W., SIETZEN, W. (Frankfurt) 1029

Der Einfluß von Dopamin auf den intrarenalen cAMP-Gehalt der Niere. AUGUSTIN, H. J. HULAND, H., KAUKEL, E. (Hamburg) 1029

Hypertonie

Cyclisches AMP und Reninsekretion nach Furosemid, β-Sympathikolyse und Amitryptilin. ZEHNER, J., KLAUS, D., KLUMPP, F., LEMKE, R. (Marburg/Lahn) 1033

Die Änderung der Plasmakatecholaminkonzentration und der cyclischen AMP-Ausscheidung nach β-Blockade bei essentieller Hypertonie. BRECHT, H. M., VLACHOYANNIS, J., MUSIL, H. A., ERNST, W., WEISMÜLLER, G., SCHOEPPE, W. (Frankfurt) 1035

Zum Einfluß einer chronischen β-Rezeptorenblockade auf den Blutdruck und die Renin- und Aldosteronsekretion bei essentieller Hypertonie. STUMPE, K. O., VETTER, H., HESSENBROCH, V., KOLLOCH, R., DÜSING, R., KRÜCK, F. (Bonn) . . . 1038

„Crossover"-Doppelblindstudie über die blutdrucksenkende Wirkung von Propranolol und von Practolol. DISTLER, A., KRÖNIG, B., SCHUMANN, G., WALTER, B. (Mainz) 1042

Lokale Wirkungen verschiedener Antihypertensiva auf Haut- und Muskelgefäße des Menschen. MERGUET, P., BÄHR, R., BOCK, K. D. (Essen) 1044

Effekt von Minoxidil auf Ruhe- und Belastungsdrucke bei schweren arteriellen Hypertonien. Ergebnisse telemetrischer intraarterieller Langzeitmessungen. DUFEY, K., KRÖNIG, B., WOLFF, H. P. (Mainz) 1047

Das Verhalten der peripheren Durchblutungsgrößen bei Hypertonie nach Diazoxid. BAHLMANN, J., BROD, J., CACHOVAN, M., CELSEN, B., SIPPEL, R. (Hannover) . . 1049

Der Effekt einer akuten Blutdrucksenkung durch Diazoxid auf die Nierenfunktion hydrierter Hypertoniker. SCHEITZA, E. (Würzburg) 1052

Hämodynamische Untersuchungen zur blutdrucksteigernden Wirkung der Mineralocorticoide. PHILIPP, TH., DISTLER, A. (Mainz) 1055

Tagesvariabilität der hypertensiven Reaktion auf alltägliche Belastung Hochdruckkranker. KRÖNIG, B., DUFEY, K., WOLFF, H. P. (Mainz) 1058

Persistierende arterielle Hypertonien bei akuter intermittierender Porphyrie unter Behandlung mit Ovulationshemmern. SCHLEY, G., BOCK, K. D., WERNER, U. (Essen) 1061

17-Hydroxylasemangel der Nebenniere als Teilursache der essentiellen Hypertonie. GÖBEL, P., KÜHNEL, R. (Tübingen) 1063

Dopamin-β-Hydroxylaseaktivität und Katecholaminkonzentration im Plasma als Parameter des Sympathikustonus: Einfluß einer Ergometerbelastung bei Normotonikern und Patienten mit essentieller Hypertonie. PLANZ, G., CORR, H., GIERLICH, H. W., HAWLINA, A., PLANZ, R., STEPHANY, W., RAHN, K. H. (Aachen) 1066

Erhöhte Speichelausscheidung von cAMP, dem „second messenger" der β-adrenergen Signalwandlung, bei ätiologisch differenten Hypertonieformen. SCHMID, G., HEMPEL, K., FRICKE, L., WERNZE, H., HEIDLAND, A. (Würzburg) 1068

Inadäquates Verhalten von Plasmarenin und Plasmaaldosteron bei renoparenchymalem Hochdruck. KLUMPP, F., BRAUN, B., KLAUS, D., LEMKE, R., ZEHNER, J. (Marburg) 1071

Niedrig-Renin-Hypertonie, eine eigenständige Hochdruckform oder nur ein Verlaufsstadium der essentiellen Hypertonie? WENNING, N., KLEIMANN, R., EIENBRÖKER, B., WAGNER, H., WESSELS, F. (Münster) 1074

Plasma-Renin-Aktivität, Durchblutung und Sauerstoffverbrauch der Nieren als Parameter zur Beurteilung der funktionellen Wirksamkeit von Nierenarterienstenosen. MEURER, K. A., HELBER, A., TAUCHERT, M., SCHRÖDER, A., EISENHARDT, H. J. (Köln) 1077

Untersuchungen zur Relevanz verschiedener Parameter beim renovaskulären Hochdruck. ARLAT, I., ROSENTHAL, J., RUDOFSKI, G., NOBBE, F., FRANZ, H. E. (Ulm) 1079

Hämatologie, Immunologie

Proliferations- und Differenzierungspotential menschlicher Blutleukozyten unter regulierten und leukämischen Bedingungen. BOECKER, W. R. (Essen) 1083

Diffusionskammerkulturen von Knochenmark und peripherem Blut Osteomyelosekranker: Ausreifung und Gehalt an Vorläuferzellen. ÖHL, S., CHIKKAPPA, G., CRONKITE, E. P. (Essen, Brookhaven) 1085

Die Bedeutung der histologischen Knochenmarkuntersuchung für die Prognose des aplastischen Syndroms. MEUSERS, P. J., BURKHARDT, R., KÖNIG, E., BRITTINGER, G. (Essen, München) 1087

Die Bedeutung der Auer-Stäbchen für die Prognose der akuten Leukämie. PAULISCH, R., KREUSCH, R., KOEPPEN, K.-M. (Berlin) 1090

Das Desoxyribonucleaseaktivitätsmuster in Zellen PAS-positiver, akuter lymphatischer Leukosen. Beobachtungen vor, während und nach Beendigung der Schubtherapie. BECK, J.-D., ZÖLLNER, E. J., ZAHN, R. K. (Mainz) 1092

Ductus thoracicus-Lymphdrainage: Tag-Nacht-Rhythmus des Lymphflusses bei Patienten mit malignen Nicht-Hodgkin-Lymphomen und relative Lymphozytopenie der Lymphe bei chronischer lymphatischer Leukämie. BREMER, K., WACK, O., SELING, A., HEIMPEL, H., BRITTINGER, G. (Essen, Ulm) 1094

Rosettenformation menschlicher T-Lymphozyten mit Neuraminidase-behandelten menschlichen Erythrozyten. COHNEN, G., FISCHER, K., AUGENER, W., BRITTINGER, G. (Essen) 1096

Vergleichende Bestimmung von Transferrin und EBK im Humanserum. Ein Beitrag zur Problematik der unspezifischen Eisen-Protein-Bindung. KOCH, C.-D., RITTER, U. (Lübeck) 1098

Membrantopochemische Differenzierung der chronischen lymphatischen Leukämie (CLL). DESAGA, J. F., TILKES, F., KRÜGER, J., LÖFFLER, H. (Gießen) 1101

Das Versagen der Splenektomie bei Morbus Werlhof. BERGMANN, L., WALTHER, F., SCHUBERT, J. C. F., MARTIN, H. (Frankfurt/M.) 1103

Untersuchungen zur Steigerung der Megakariozytopoese bei Morbus Werlhof, Evans-Syndrom und Lupus erythematodes visceralis. HECK, J., GEHRMANN, G. (Wuppertal) 1106

Überadditive Wirkung der Kombination von Nukleosiden und Cyclophosphamid bei der L 1210-Leukämie der Maus. DRINGS, P., OSSWALD, H. (Heidelberg) 1109

Klinische und tierexperimentelle Untersuchungen zur Zellzyklusarretierung durch Cytosin-Arabinosid bei Leukämien. BÜCHNER, TH., BARLOGIE, B., HIDDEMANN, W., HOFSCHRÖER, J., METZ, U., ORTHEIL, N. B., KAMANABROO, D., ASSEBURG, U. (Münster) 1112

Zur Applikationsweise und Inaktivierung von Cytosin-Arabinosid bei akuten Leukämien. HIRSCHMANN, W.-D., KOVACS, E. L., GERECKE, D., KAULEN, H.-D., VOIGTMANN, R., GROSS, R. (Köln) 1114

Erste klinische Erfahrungen mit einem modifizierten COAP-Schema bei akuten Leukosen des Erwachsenen. GERECKE, D., KAULEN, H.-D., HIRSCHMANN, W.-D., VOIGTMANN, R., GROSS, R. (Köln) 1116

Die Behandlung akuter Myeloblastenleukämien unter sterilen Bedingungen in einem Laminar down flow-System zur Infektionsprophylaxe im Vergleich mit der Behandlung in Einzelzimmern. BEYER, J.-H., SCHMIDT, C. G., LINZENMEIER, G., HANTSCHKE, D. (Essen) 1119

Polychemotherapie bei refraktären Leukämien des Erwachsenen. BRUNTSCH, U., OSIEKA, R., GALLMEIER, W. M., SEEBER, S., SCHMIDT, C. G. (Essen) 1121

Transfusion frischer und tiefgefrorener Thrombozyten bei akuten Leukämien. KAULEN, H. D., BARTONITSCHEK, W., GERECKE, D., HIRSCHMANN, W. D., VOIGTMANN, R., GROSS, R. (Köln) 1124

Erfahrungen mit der Behandlung der akuten Myeloblastenleukämie und der akuten Monozytenleukämie mit Cytosinarabinosid und 6-Thiognamin. ESSERS, U., ALTHOF, S., EWERS, M. (Aachen) 1126

Remissionshäufigkeit und Nebenwirkungen bei niedrig dosierter Radiophosphor-Therapie der Polycythaemia. HAUSWALDT, CH., HOREJSCHI, J., EMRICH, D., HECKNER, F., DOUWES, F. W., ZIESEMER, G. (Göttingen) 1128

Knochenmarkskonservierung ohne Vitalitätsverlust. SCHAEFER, U. W., DICKE, K. A., VAN BEKKUM, D. W., SCHMIDT, C. G. (Essen, Rijswijk/Niederlande) 1131

Möglichkeiten der Thrombozytensubstitution mit der Zelltrifuge. BORBERG, H., REUTER, H., MÜLLER, T., LINKER, H. (Köln) 1133

Untersuchungen zur Elimination von löslichem ^{131}J-Fibrin aus der Zirkulation des Kaninchens. MAHN, I., KÖVEKER, G., MÜLLER-BERGHAUS, G. (Gießen) 1135

Komplementsystem und Auslösung der generalisierten intravasculären Gerinnung durch Endotoxin. MÜLLER-BERGHAUS, G., LOHMANN, E. (Gießen) 1138

Untersuchung kommerzieller Präparationen des Prothrombinkomplexes (PPSB) auf aktivierte Faktoren. EGGELING, B., LECHLER, E., ASBECK, F. (Köln) 1140

Gerinnungsuntersuchungen bei akuten Leukämien. HASLER, K., BÖTTCHER, D. (Freiburg i. Br.) 1144

Untersuchungen zur Wechselbeziehung von Fibrinstabilisierung und Fibrinolyse. KÖHLE, W., RICHTER, CH., RASCHE, H. (Ulm) 1148

Vergleichende Untersuchungen über die fibrinolytische Aktivität bei Gesunden und bei Patienten mit arteriellen und venösen Gefäßerkrankungen. SCHARRER, I., FEIGEL, U., KREBS, H., BREDDIN, K. (Frankfurt) 1150

Charakterisierung verschiedener Streptokinase-Dosierungsschemata durch quantitative Streptokinase-, Plasminogen- und Plasmin-Bestimmungen im Patientenplasma. BÜCHNER, U., MARTIN, M., AUEL, H. (Engelskirchen) 1152

Stabilität von Streptokinase in verschiedenen Medien bei unterschiedlichen Temperaturen. MARTIN, M., AUEL, H. (Engelskirchen) 1154

Wirkung HL-A-spezifischer Isoantikörper auf Thrombozyten in vitro. HEINRICH, D., STEPHINGER, U., KUNKEL, W., KESSLER, C., MUELLER-ECKHARDT, C. (Gießen) 1156

Morphologische Veränderungen der Blutplättchen nach der Blutentnahme und ihr Einfluß auf die Plättchenaggregation. KRZYWANEK, H. J., JÄGER, W., ZIEMEN, I., BREDDIN, K. (Frankfurt) 1159

Thrombozytose als paraneoplastisches Syndrom. KOEPPEN, K.-M., SCHMIDT, S., PAULISCH, R., SCHNEIDER, D., GERHARTZ, H. (Berlin) 1161

Untersuchung der Thrombozytenaggregation bei Gesunden und Diabetikern mit dem photometrischen Plättchenaggregationstest (PAT III). JÄGER, W., BREDDIN, K., KRZYWANEK, H. J., STERN, A., GERLACH, U. (Frankfurt) 1163

Vergleichende Untersuchungen zur Differentialdiagnose angeborener und erworbener Thrombozytopathien unter besonderer Berücksichtigung der Volumenhäufigkeitsverteilung. ANGELKORT, B. (Aachen) 1166

Kongenitale Thrombozytopathie durch Störung der Nukleotidfreisetzung — Kasuistischer Bericht über ein eineiiges weibliches Zwillingspaar. SCHECK, R., BURKHART, H., QUEISSER, W., RASCHE, H. (Ulm, Heidelberg) 1169

Hyperlipoproteinämie, Gerinnungsstörung und Arterioskleroserisiko. ZÖLLER, H., GROSS, W. (Würzburg) 1172

Stoffwechselabhängige Änderungen der rheologischen Eigenschaften des Blutes beim Diabetes mellitus. VOLGER, E., SCHMID-SCHÖNBEIN, H. (München) 1175

Immunreaktivität, HL-A-Antigenfrequenzen und klinischer Verlauf bei Myasthenia gravis. GROSS, W. L., KRÜGER, J., STEWART, U., HÄCKELL, U., KUNZE, K. (Gießen, Würzburg) 1178

Quantitative Bestimmung von IgG-Antiglobulinen im Serum von Patienten mit chronischer Polyarthritis und anderen Erkrankungen. FINK, P. C., PETER, H. H., KALDEN, J. R., ZEIDLER, H., DEICHER, H. (Hannover) 1181

Immunfluoreszenzmikroskopische Untersuchungen mit isolierten typspezifischen Antikörpern gegen Kollagentyp I, II und III bei Bindegewebserkrankungen. GAY, S., REMBERGER, K., ADELMANN, B. C. (München) 1183

Humorale und zellgebundene Immunreaktionen bei chronischer Knocheninfektion. SEIFERT, J., RING, J., LOB, G., VAN THIEL, D., STICKL, H., ERNST, S., PROBST, J., BRENDEL, W. (München, Murnau) 1185

Immunologische Analysen und klinische Untersuchungen an zwei Nierengewebsantigenen im Urin. BATSFORD, S. R., BOESKEN, W. H. (Freiburg) 1187

Immunsuppression durch Alkylantien: Hinweise auf die Überlegenheit von 5122 ASTA gegenüber Cyclophosphamid. BOTZENHARDT, U., LEMMEL, E.-M. (Mainz) 1191

Altersabhängige Veränderungen streßbedingter Immunsuppression. MÜLLER, U. ST., WIRTH, W., LINDEMANN, P. (Münster) 1193

Über das Verhalten von IgE und IgA bei verschiedenen Formen der chronischen Bronchitis und bei Asthma bronchiale. MEIER, J., ADAM, O. (München) 1194

Experimentelle Untersuchungen zum Mechanismus der zellulären Immunreaktion. OERKERMANN, H., PAWELETZ, N., GERECKE, D., GROSS, R. (Köln, Heidelberg) 1196

Untersuchungen zur Wirkung einer höhermolekularen Fraktion aus Humanurin auf die Transformation gesunder Lymphozyten. KORZ, R., NABER, A., BRUNNER, H. (Aachen) 1199

Differenzierungskapazität von Lymphozyten bei Immunmangelsyndromen in vitro. HÜTTERROTH, T. H., LITWIN, S. D. (Mainz, New York) 1201

PHA-Transformation menschlicher Lymphozyten in vitro: Definition eines Mikrokultursystems. PEES, H., PAPPAS, A., SCHEURLEN, P. G. (Homburg/Saar) 1203

Untersuchungen bei gesunden Personen zur Feststellung einer normalen humoralen und zellulären Immunantwort. BÜRKLE, P. A., TÖNNESMANN, E., AHNEFELD, S., SCHAIRER, K. W., FEDERLIN, K. (Ulm) 1205

Untersuchungen an Lymphozytenoberflächenimmunglobulinen bei Lymphosarkom. SCHEDEL, I., BODENBERGER, U., GLOTH, R. (Hannover) 1209

Klassifizierung lymphoproliferativer Erkrankungen mit Hilfe von Lymphozytenmarkern. FINK, U., MÖLLER, U., LUTILSKY, A., SAUER, E., STABER, F., SACK, W., HUBER, CH., RASTETTER, J. (München, Innsbruck) 1211

Spontantoxicität und „K"-Zell-Aktivität im Peripheren von Kontrollpersonen und Melanompatienten. PETER, H. H., PAVIE-FISCHER, J., KNOOP, F., FRIDMAN, W. H., CESARINI, J. P., ROUBIN, R., AUBERT, CH., KOURILSKY, F. M. (Hannover, Paris) 1213

Tumorimmunologische Untersuchungen bei Coloncarcinom. EDER, E., SCHEIFFARTH, F., WARNATZ, H. (Erlangen-Nürnberg) 1216

Seroreaktivität gegenüber verschiedenen Herpesviren und immunologischer Status bei Patienten mit Morbus Hodgkin. HEGGE, K., DIEHL, V., KALDEN, J. R., AVENARIUS, H. J., DRESSELBERGER, U. (Hannover) 1219

Nachweis von DNS-Antikörpern mit Hilfe der Gegenstromelektrophorese. FISCHER, J. TH., KINDLER, U., TROBISCH, H. (Düsseldorf) 1219

Radioimmunologische Bestimmung von Anti-DNS-Antikörpern bei Lupus Erythematodes. HEICKE, B., LEMMEL, E. M., BOTZENHARDT, U. (Mainz) 1221

Antikörper-ähnliche Aktivität von monoklonalem IgM-Paraprotein gegen Röntgenkontrastmittel, die 3-Amino-2,4,6-Trijodbenzoesäure-Gruppen enthalten. BAUER, K., DEUTSCH, E. (Wien) 1224

Monomeres IgM bei akuten und chronischen Lebererkrankungen, Auto-Immunerkrankungen und monoklonalen Gammopathien. SCHWARZ, J. A., KABOTH, U., JOST, H., SCHEURLEN, P. G. (Homburg/Saar) 1226

Beziehungen zwischen Immunglobulin-Struktur und Antikörper-Spezifität bei monoklonalen Kälteagglutininen. ROELCKE, D., EBERT, W. (Heidelberg), FEIZI, T. (Harrow), FUDENBERG, H. H., WANG, A. C. (San Francisco), KUNKEL, H. G. (New York) 1228

Antikörperspezifitäten monoklonaler Kälteagglutinine. EBERT, W., ROELCKE, D., GEISEN, H. P., WEICKER, H. (Heidelberg) 1231

Gastroenterologie, Hepatologie

Zum Wirkungsmechanismus Ca^{++}-haltiger Antazida auf die Gastrinfreisetzung. Scholten, Th., Rehlinghaus, U., Fritsch, W.-P., Hausamen, T.-U. (Düsseldorf). . . 1235

Die Wirkung von oralem Calcium und Magnesium auf die Magensäuresekretion und Gastrinfreisetzung bei Patienten mit Ulcus duodeni. Holtermüller, K. H., Sinterhauf, K., Büchler, R. (Mainz) 1237

Der Einfluß von Carbenoxolon und deglycyrrhiziniertem Succus liquiritiae auf das Plasma-Cortisol gesunder Probanden. Baas, E. U., Sinterhauf, K., Holtermüller, K. H., Noé, G., Lommer, D. (Mainz) 1239

Beziehungen zwischen Proteolyse und neurovegetativer Steuerung der Magenfunktion. Maiwald, L., Ries, W., Turner, F. (Würzburg) 1241

Histotopographie und Serumgastrinspiegel bei Patienten mit extremer Hypochlorhydrie und Achlorhydrie: Verlaufsuntersuchungen. Wobser, E., Elster, K., Vetter, H., Stadelmann, O., Löffler, A., Kutz, K., Miederer, S. E. (Bonn, Bayreuth) 1244

Der Einfluß von 2-Deoxy-D-Glucose auf Säuresekretion, Serumgastrin und Insulin beim Hund. Feurle, G., Klempa, I., Becker, R., Helmstädter, V. (Heidelberg) 1247

Extragastrische Gastrinfreisetzung bei Normalpersonen und bei Patienten mit Ulcus duodeni bzw. Magenteilresektion nach Billroth I. Fritsch, W.-P., Hausamen, T.-U., Kleybrink, H., Rick, W. (Düsseldorf) 1250

Die Ösaphagusfunktion bei Ulcus duodeni vor und nach selektiver Vagotomie. Wienbeck, M., Rohde, H., Troidl, H., Heitmann, P., Lorenz, W. (Marburg, Düsseldorf) 1253

Beurteilung von Struktur und Funktion des distalen Ductus choledochus im endoskopischen retrograden Cholangio-Pancreaticogramm (ERCP). Huchzermeyer, H., Luska, G., Seifert, E., Stender, H.-St. (Hannover) 1256

Die transvenöse Cholangiographie zur Differenzierung der Cholestase. Günther, R., Georgi, M., Halbsguth, A. (Mainz) 1257

Indikationen zur Ultraschalluntersuchung der Gallenblase. van Kaick, G., Kommerell, B., Knapp, W. (Heidelberg) 1261

Exokrine und endokrine Pankreasfunktion nach Pankreastrauma. Lankisch, P. G., Frerichs, H., Ganseforth, H. J., Schmidt, H., Creutzfeldt, W. (Göttingen) 1262

Intraindividuell kontrollierte Untersuchungen am Menschen zur Hemmung der exokrinen Pankreassekretion durch Salm-Calcitonin. Paul, F. (Hannover) 1266

Prüfung der exokrinen Pankreasfunktion bei Patienten mit Pankreatitis, juvenilem Diabetes mellitus, „Pankreopathie" (Sekretin-Pankreozymin-Test mit Volumenverlustkorrektur) und BII-Magenresektion (Lundh-Test mit Volumenverlustkorrektur). Tympner, F., Domschke, W., Rösch, W., Domschke, S., Koch, H., Demling, L. (Erlangen-Nürnberg) 1268

Neue Aspekte des Bikarbonat-Transportes im exokrinen Pankreas. Simon, B., Kather, H. (Heidelberg) 1271

Erhöhte Aufnahme von Kalorien bei chronischer Pankreatitis — ein ätiologisch bedeutsamer Faktor? Goebell, H., Hotz, J., Hoffmeister, H. (Ulm) 1273

Quantitative Bestimmung der Insulinfreisetzung bei Patienten mit chronischer Pankreatitis. Dörfler, H., Zöllner, N. (München) 1273

Bestimmung von Chymotrypsin im Stuhl mit Hilfe von SUPHEPA zur Diagnostik von Pankreaserkrankungen. Löffler, A., Ernst, R., Stadelmann, O., Miederer, S. E., Wobser, E. (Bonn) 1277

Aussprache: Herr Willig, F. (Heidelberg) 1278

Untersuchungen über die Diuretika-bedingte Pankreopathie. Wizemann, V., Wiesenecker, G., Stein, W., Mahrt, R., Schütterle, G. (Gießen) 1279

Elektrolytsekretion an einem Pankreasgangmodell der Ratte. Fölsch, U. R., Creutzfeldt, W. (Göttingen) 1281

Hemmung der Dünndarmabsorption beim Menschen durch die intestinalen Hormone Sekretin und Cholecystokinin-Pankreozymin. Dollinger, H. C., Rommel, K., Raptis, S., Goebell, H. (Ulm) 1284

Ursachen, Vorkommen und Behandlung der Hyperoxalurie bei gastroenterologischen Erkrankungen („enterale" Hyperoxalurie). Caspary, W. F., Tönissen, J., Lankisch, P. G., Schmidt, G., Balfanz, A., Windemuth, H. (Göttingen, Kassel) . . 1286

Noduläre lymphatische Hyperplasie des Dünndarmes bei Antikörpermangel und Malabsorption. WOLFERT, W., DOLLINGER, H., HARTMANN, W., GOEBELL, H. (Ulm) ... 1289

Histokompatibilitäts-(HL-A-)Antigene bei Enteritis regionalis und Colitis ulcerosa. ECKHARDT, R., FREUDENBERG, J., MEYER ZUM BÜSCHENFELDE, K. H., BERGER, J. (Mainz) ... 1292

Gallensäureglucuronide beim Menschen. FRÖHLING, W., STIEHL, A. (Heidelberg) ... 1293

Tagesrhythmische Veränderungen der biliären Cholesterinsättigung. BEGEMANN, F. (Hamburg) ... 1295

Tagesschwankung der Lithogenität in der postoperativ gewonnenen Galle. MASSARRAT, S., KÜMPEL, W. (Marburg) ... 1298

Tagesprofil und Variabilität des Nüchternwertes sulfatierter und nichtsulfatierter Gallensäuren bei Gesunden und Patienten mit Leberzirrhose. WILDGRUBE, H. J. (Frankfurt) ... 1300

Zur Bedeutung der intestinalen Passagezeit für die biliäre Gallensäurenexkretion und Lithogenität des Gallensaftes. KLAPDOR, R., JENNICHES, J., HUMKE, R. (Hamburg) ... 1302

Behandlung der Hapato-Choledocholithiasis mit Chenodesoxycholsäure bei intrahepatischen Gallengangszysten (M. Caroli). CZYGAN, P., STIEHL, A., KOMMERELL, B. (Heidelberg) ... 1305

Transaminasenerhöhungen nach Chenodesoxycholsäurebehandlung: Abhängigkeit von der Chenodesoxycholsäuredosis und Chenodesoxycholsäurekonzentration im Serum. STIEHL, A., REGULA, M., KOMMERELL, B. (Heidelberg) ... 1308

Licht- und elektronenmikroskopische Untersuchungen zur Toxizität von sulfatierter und nichtsulfatierter Lithocholsäure. LEUSCHNER, U., CZYGAN, P., STIEHL, A. (Frankfurt, Heidelberg) ... 1311

Die chemische Zusammensetzung röntgenologisch nichtschattengebender Gallensteine. WEIS, H. J., GRÜNERT, A., FÖRSTER, C. F., ROTHMUND, M., ROES, K. W. (Mainz) ... 1313

Komplikationen und Überlebensrate bei akutem Leberversagen mit Coma hepaticum. BRACHTEL, D., RICHTER, E., LEINWEBER, B., KRUSEN, S., ZILLY, W., LIEHR, H. (Würzburg, Gießen) ... 1315

Arginase und Carbamylphosphatsynthetase-Aktivitäten im Verlauf chronischer Lebererkrankungen. MAIER, K. P., VOLK, B., TALKE, H., GEROK, W. (Freiburg) ... 1317

Vergleichende Untersuchungen über den Einfluß einer Äthanolbelastung auf verschiedene laborchemische Parameter bei Gesunden und bei Patienten mit histologisch gesichertem Leberparenchymschaden. BAHRE, G., KLEY, R., HOLZHÜTER, H. (Homburg) ... 1319

Änderungen der exokrinen Funktion der Glandula parotis und des Pankreas bei Patienten mit Leberzirrhose und chronischem Alkoholismus. DÜRR, H. K., BODE, J. CH., GIESEKING, R., HAASE, H., v. ARNIM, I., BECKMANN, B. (Marburg) ... 1322

Serumaktivität Cholestase-anzeigender Enzyme bei Patienten mit cystischer Fibrose. VAN HUSEN, N., DOMINICK, CHR., GERLACH, U., OBERWITTLER, W. (Münster) ... 1324

Über Eliminationshalbwertzeiten Cholestase-anzeigender Serumenzyme. KLEIN, U. E., SCHNEIDER, F., SATTLER, R. (Kiel) ... 1327

Resorption und Ausscheidung fakultativ lebertoxischer diphenolischer „Kontakt"-Laxantien. EWE, K., VOIT, E. (Mainz) ... 1329

Biliäre Clearance und intrahepatische Verteilung von Sucrose und Natrium-Ferrocyanid bei Äthinylöstradiol-Cholestase. HERZ, R., BRADLEY, S. E. (New York, USA) ... 1331

Fettoleranz und Postheparinlipasen bei Leberkranken. HANSEN, W. (München) ... 1335

Homo- und Heterozygotendifferenzierung bei Morbus Wilson. ABENDSCHEIN, TH., PRZUNTEK, H., WESCH, H., GÄNG, V. (Heidelberg, Würzburg) ... 1336

Angiotensinogensyntheserate der isoliert perfundierten Rattenleber bei experimenteller Leberschädigung. BEYER, J. C. C., WERNZE, H., GALLENKAMP (Würzburg) ... 1339

Zur Wirkung der akuten Urämie auf den Aminosäurestoffwechsel der Leber. FRÖHLICH, J., HOPPE-SEYLER, G., SCHOLLMEYER, P., GEROK, W. (Freiburg) ... 1341

Lebernekrose als Folge einer Endotoxinämie bei der portocavalen Shunt-Ratte. LIEHR, H., GRÜN, M., THIEL, H., RASENACK, U., BRUNSWIG, D. (Würzburg) ... 1344

Durchseuchung und Manifestationsrate der Hepatitis B in einer Dialyseeinheit. Neue Gesichtspunkte durch Anwendung der Radioimmunmethode und der indirekten Hämagglutination. FRÖSNER, G. G., BERG, P. A., BUNDSCHU, H.-D., HAYDUK, K. (Tübingen) ... 1347

Qualitativer und quantitativer radioimmunologischer Nachweis des Antikörpers gegen das Hepatitis-B-Oberflächen-Antigen bei Klinikpersonal. THAMER, G., KOMMERELL, B. (Heidelberg) 1350

Kontakthepatitis — Hepatitis A und B im Vergleich. BRODERSON, M., FOLGER, W., RUDHART, A. (Würzburg).. 1352

Die anti-HB_sAg-positive akute Hepatitis mit schwerem Verlauf. DRAGOSICS, B., PESENDORFER, F., WEWALKA, F. (Wien) 1353

Ausscheidung von Hepatitis-B-Antigen im Speichel und Urin während des Verlaufes der akuten Virus-Hepatitis Typ B. KLEY, R., KLEY, S., BAHRE, G., LAMBERTS, B. (Homburg, Aachen).. 1356

Prospektive Untersuchung von Hepatitis-B-Antigen (HB_sAG)-positiven, gesunden Blutspendern. HOLTERMÜLLER, K. H., BAUMEISTER, H. G., ARNDT-HANSER, A., SCHÄFER, A., ECKARDT, V., PYKA, R., BAAS, U., WANDEL, E., EWE, K., OVERBY, L. R. (Mainz, Münster, Chicago/USA) 1359

Schützt anti-HB_s vor einer posttransfusionellen Hepatitis? LEHMANN, H., SCHLAAK, M. (Kiel).. 1361

HB_sAg und Anti-HB_s im Verlauf chronisch-entzündlicher Lebererkrankungen. MÜLLER, R., STEPHAN, B., DEICHER, H. (Hannover) 1363

HL-A und Immunreaktion gegen Australia-Antigen (HB_sAg). FREUDENBERG, J., KNOLLE, J., WEILLER, H., EHRKE, K., BERGER, J., BITZ, H., MEYER ZUM BÜSCHENFELDE, K. H. (Mainz, Bad Kreuznach) 1366

Untersuchungen zur zellbedingten Immunreaktion bei akuter und chronischer Hepatitis. GUTMANN, W., SCHEIFFARTH, F., WARNATZ, H. (Erlangen-Nürnberg).... 1368

Spontane und mitogeninduzierte Lymphozytenproliferation bei der akuten Virushepatitis. LUKOWSKI, K.-J., MAERKER-ALZER, G., SCHUMACHER, K. (Köln).... 1371

Partielle Immundefizienz und erhöhtes Hepatitisrisiko bei Massentransfusion und extrakorporaler Zirkulation. SCHLAAK, M., LEHMANN, H., ZABEL, P. (Kiel) 1374

Nachweis von IgG an isolierten Hepatozyten bei Patienten mit akuten und chronischen Lebererkrankungen. ARNOLD, W., MEYER ZUM BÜSCHENFELDE, K. H., HOPF, U., FÖRSTER, E., GRÜNERT-FUCHS, M. (Mainz) 1376

Immunologische Aldolase-Isoenzymbestimmung bei Lebererkrankungen. KORNACHER, J., LEHMANN, F.-G. (Marburg) 1378

Serumkonzentrationen von α-1-Fetoprotein im Verlauf Australia-Antigen-positiver und -negativer Hepatitiden. RICHTER, J., OHLEN, J. (München) 1382

Zur Häufigkeit hepatocellulärer Karzinome bei Lebercirrhose. LEHMANN, F.-G., MARTINI, G. A. (Marburg).. 1384

Mesenchymsuppressive Therapie der chronisch-aktiven Hepatitis mit D-Penicillamin. MÖRL, M. (Erlangen-Nürnberg) 1387

Häufigkeit und Diagnostik der Sarkoidose bei ambulanten Patienten. SCHUBOTZ, R., HAUSMANN, L., KAFFARNIK, H. (Marburg) 1389

Stoffwechsel, Diabetes, Endokrinologie

Einschränkung der zerebralen Glukoseoxydation: ein Überlebensmechanismus im Fasten. WICKLMAYR, M., DIETZE, G., WITTERMANN, C., MEHNERT, H. (München) 1392

Reziproke Lipoproteinbewegung bei Therapie von Hyperlipoproteinämien durch Fasten. SCHELLENBERG, B., SCHLIERF, G., OSTER, P. (Heidelberg) 1393

Die Umstimmung der Insulinsekretion unter isokalorischer kohlenhydratreicher resp. fettreicher Reduktionskost bei der Gewichtsabnahme Adipöser. JOEL, E. W., SCHUBERT, W. R., VOGEL, B., SCHMÜLLING, R., KELLER, E., MAULBETSCH, R., EGGSTEIN, M. (Tübingen) 1394

Das Verhalten der Ketonkörper, Blutfette sowie verschiedener laborchemischer Parameter unter isokalorischer kohlenhydratreicher und fettreicher Reduktionsdiät. SCHUBERT, W.-R., VOGEL, B., SCHMÜLLING, R. M., EGGSTEIN, M. (Tübingen) . . . 1397

Adipositastherapie mit kohlenhydratreduzierten und kohlenhydratreichen isokalorischen Formuladiäten (vergleichende Untersuchungen). RABAST, U., KASPER, H., SCHÖNBORN, J., KASSLER, G. (Würzburg) 1400

Transport freier Fettsäuren und Energieumsatz unter hypo- und hyperkalorischen Formuladiäten. SCHÖNBORN, J., DADRICH, E., RABAST, U., KASPER, H. (Würzburg) 1402

Erfahrungen mit der ambulanten Nulldiät bei 111 Patienten. RAKOW, A. D., SCHMIDT, J. W., DITSCHUNEIT, H. (Ulm) 1405

Einfluß verschiedener Zucker auf Parameter des Kohlenhydrat- und Fettstoffwechsels bei Normal- und Übergewichtigen. HUTH, K., JOST, G., SCHMAHL, F. W., HECKERS, H., DUDECK, J. (Frankfurt, Gießen) 1408

Gaschromatographische Analyse von Lipoproteinen des Blutes bei Behandlung mit fett- und eiweißreicher Nahrung. JAEGER, H., DITSCHUNEIT, H. (Ulm) 1411

Einfluß fett- und eiweißreicher, kohlenhydratarmer Ernährung auf Sättigungsgefühl, Lipoproteine, Harnsäure und Insulin im Blut bei Kindern. DITSCHUNEIT, H. H., SCHMIDT, J. W., RAKOW, A. D., KÜTER, E., HOMOKI, J., JUNG, F., DITSCHUNEIT, H. (Ulm) 1415

Das Triglyzerid-Stoffwechselverhalten bei Stoffwechselgesunden und Hyperlipidämikern nach Belastung mit einer standardisierten hochkalorischen kohlehydrat- und fettreichen Mahlzeit. WESSELS, G., WESSELS, F. (Münster) 1418

Bestimmung zweier Triglyceridlipasen (TGL) aus Post-Heparin-Plasma nach selektiver Enzymantikörperpräzipitation. KLOSE, G., DE GRELLA, R., WALTER, B., GRETEN, H. (Heidelberg) 1421

Die Bedeutung der Freisetzungsstörung von Glykosaminglykane aus Blutbasophilen für die Entstehung der Hyperchylomikronämie. HAACKE, H., PARWARESCH, M. R. (Kiel). 1423

Untersuchungen zu Lipid-Protein-Wechselwirkungen am Beispiel der Rekombination von menschlichen Lipoproteinen (HDL). MIDDELHOFF, G., BROWN, W. V. (Heidelberg). 1425

Untersuchungen der Lecithin-Cholesterin-Acyl-Transferase (LCAT) in verschiedenen Gefäßgebieten beim Menschen. WEIZEL, A., ZIMMERER, U., ZEBE, H. (Heidelberg) 1425

Zur Häufigkeit von Hyperlipoproteinämien im Kindesalter. HORN, G., SCHWARTZKOPFF, W. (Berlin) 1427

Unspezifisch erhöhte Antistreptolysintiter bei Hyperlipoproteinämien. ZSCHIEDRICH, M., HENZE, B. (Berlin) 1429

Plasmaglykosphingolipide bei Hyperlipoproteinämien. ATZPODIEN, W., KREMER, G. J. (Mainz). 1432

Untersuchungen mit ^{14}C-Cholesterol bei homozygoter Hyperlipidämie vom Typ II a. GÄRTNER, U., ALTROGGE, H., SIEG, K., BECKER, K., BLÄKER, F. (Hamburg) . . . 1434

Dynamisches Verhalten der Lipide und Lipoproteine in der Gravidität und im Puerperium unter Berücksichtigung hormoneller Einflußgrößen. GEHRMANN, J., SCHWARTZKOPFF, W. (Berlin) 1438

Veränderungen der Lipoproteine im Tagesverlauf bei Patienten mit Typ IV-Hyperlipoproteinämie. OSTER, P., SEIDEL, D., SCHLIERF, G., SCHELLENBERG, B. (Heidelberg). 1442

Der Einfluß intravenöser Endotoxininjektionen auf die Aktivität der Lipoproteinlipase (LPL). OEHLER, G., HASSINGER, R., SCHMAHL, F. W., HUTH, K., RÓKA, L. (Gießen) 1444

Hypertriglyceridämie bei Ratten nach Glukoseinfusion — Ein tierexperimentelles Modell zur Untersuchung der Pathogenese einer Typ IV-Hyperlipämie. HEUCK, C. C. (Heidelberg) 1446

Untersuchungen zur Wirkung von Isoproterenol auf Lipolyse und cAMP-Gehalt des peripheren Skelettmuskels der Ratte. REIMER, F., LÖFFLER, G., GERBITZ, K. D., WIELAND, O. H. (München) 1449

Klinische und experimentelle Untersuchungen bei alkoholinduzierten Hyperlipoproteinämien und Zieve-Syndrom. GOEBEL, K. M., MÜHLFELLNER, O., SCHNEIDER J. (Marburg/Lahn) 1451

Einwirkungen des Alkohols auf den Cholesterolstoffwechsel. WEIS, H. J., BAAS, E. U. (Mainz). 1454

Die Wirkung essentieller Phospholipide (EPL) auf die Plasma-Lecithin-Cholesterin-Acyl-Transferase (LCAT)-Aktivität in vivo und in vitro beim Kaninchen. HORSCH, A. K., HUDSON, K., DAY, A. J. (Heidelberg, Melbourne/Australien) 1457

Die Bestimmung der Uroporphyrinogen I-Synthetase im Vollblut — eine Methode zur Diagnostik und Früherkennung der akuten intermittierenden Porphyrie. DRUSCHKY, K.-F., SCHALLER, K.-H., KAMMERER, H. (Erlangen) 1459

Wirkung von Thiopurinol auf die renale Harnsäure- und Oxypurin-Ausscheidung des Menschen unter modifizierter Formeldiät mit konstantem Puringehalt. GRIEBSCH, A., ZÖLLNER, N. (München) 1462

Partielle Aufhebung der Allopurinol-induzierten Orataciurie durch Ribonucleotide. ZÖLLNER, N., JANSSEN, A., GRÖBNER, W. (München) 1466

Freie Aminosäuren im Blutserum Gesunder und Arteriosklerosekranker. OBERWITTLER, W., JENETT, D., SCHULTE, H., PAPAVASSILIOU, K., HAUSS, W. H. (Münster). . . 1467

Untersuchungen an juvenilen Diabetikern. Einstellungskontrolle unter konstanter und variabler Insulindosierung mit oder ohne Zusatz von Dimethylbiguanid. SCHATZ, H., WINKLER, G., JONATHA, E. M., PFEIFFER, E. F. (Ulm, Emmingen) 1470

Glukosetoleranz, Insulin und Lipide bei Adipösen nach einwöchiger Fenfluramingabe. SCHWANDT, P., WEISWEILER, P. (München) 1473

Das kontinuierliche Blutzuckertagesprofil in Korrelation zum Seruminsulin bei ideal- und normalgewichtigen Stoffwechselgesunden. THUM, CH., LAUBE, H., SCHRÖDER, K. E., RAPTIS, S., PFEIFFER, E. F. (Ulm) 1476

Diabetes-Therapie in Abhängigkeit von der Insulinsekretion. KRÄNZLIN, H., ZILKER, TH., ERMLER, R., BOTTERMANN, P. (München) 1478

Untersuchungen über den Glucoseumsatz unter Steroid- und Biguanidbehandlung mittels tritiierter Glukose. BOTTERMANN, P., SCHWEIGART, U., ERMLER, R. (München) 1481

Beeinflussung der Glukagonsekretion bei Stoffwechselgesunden und Diabetikern durch Tolbutamid und Glibenclamid. BAUMEISTER, G., ZIERDEN, E., WAGNER, H., STAHL, M. (Münster, Basel) 1484

Periphere Proinsulinspiegel beim Hyperinsulinismus übergewichtiger Probanden. HAUSMANN, L., SCHUBOTZ, R., KAFFARNIK, H. (Marburg/Lahn) 1486

Einfluß einer Arbeit auf den Kohlenhydratstoffwechsel der Muskulatur bei Diabetes. FROMMELD, D., BACHL, G., BACHL, I., DIETERLE, C., MINKUS, P., HENNER, J., HESSE, K. P., DIETERLE, P. (München) 1490

Insulin, Proinsulin und C-Peptid im Serum bei Hypoglycaemia factitia. BEISCHER, W., KELLER, L., SCHÜRMEYER, E., RAPTIS, S., THUM, CH., PFEIFFER, E. F. (Ulm, Münster) 1493

Einfluß von Vasodilatantien auf die orale Glukosetoleranz und das Serum-Insulin bei intravenöser Langzeitbehandlung peripherarterieller Durchblutungsstörungen. HEIDRICH, H., SCHIROP, TH. (Berlin) 1496

Untersuchungen zur diagnostischen Relevanz des 3-Std-Blutglucosewertes und der Seruminsulinkonzentrationen im oralen Glucosetoleranztest. HASLBECK, M., PRÖLS, H., LÖFFLER, G., MEHNERT, H. (München) 1497

Effekt von Vincristin auf die Glukoseassimilation beim Menschen. SCHAUDER, P., DOUWES, F., HAUSWALDT, CH., FRERICHS, H. (Göttingen) 1501

Untersuchungen zur verzögerten Insulin-Allergie mit Zellmigrationshemm-Methoden bei Diabetikern. REHN, K., MATTHIENSEN, R., KEINTZEL, E., HUNSTEIN, W., UHL, N. (Heidelberg) 1504

Zur Differentialdiagnose der renalen Glukosurie. GRAFFE-ACHELIS, CHR., HEIMSOTH, V. H. (Schweinfurt) 1506

Simultandiagnostik der Hypophysenvorderlappenfunktion bei Erkrankungen des Zwischenhirnhypophysensystems. WIEGELMANN, W., HERRMANN, J., KLEY, H. K., RUDORFF, K. H., SOLBACH, H. G., WILDMEISTER, W., KRÜSKEMPER, H. L. (Düsseldorf) 1509

Prä- und postoperative Überprüfung der Funktionsreserve der Hypophysenvorderlappen-Partialfunktionen bei Tumoren im Hypophysenbereich. HAPP, J., SINTERHAUF, K., RICKASSEL, W. R., KRAUSE, U., CORDES, U., LOMMER, D., SAMII, M., SCHÜRMANN, K., BEYER, J. (Mainz) 1511

Untersuchungen zum Einfluß von Somatostatin und Bromocriptin [CB-154] auf die Wachstumshormonsekretion bei Akromegalen. ALTHOFF, P.-H., NEUBAUER, M., HANDZEL, R., SCHÖFFLING, K. (Frankfurt) 1515

Spontane Tagesschwankungen sowie Einfluß von TRH, MIH und LH-RH auf die Wachstumshormonsekretion bei florider Akromegalie. HEESEN, D., HADAM, W., MIES, R., SCHORN, H., WINKELMANN, W. (Köln) 1521

Hemmung der Endotoxin-, Hyperthermie- sowie Arginin-induzierten Wachstumshormonsekretion durch Somatostatin bei Normalpersonen und insulinpflichtigen Diabetikern. WAGNER, H., ZIERDEN, E., BAUMEISTER, G., WÜST, G., HAUSS, W. H. (Münster) 1523

Aldosteronsekretion beim primären Aldosteronismus. VETTER, H. (Bonn) 1528

Erfahrungen mit der Seitendiagnostik von Nebennierenrindenadenomen bei primärem Hyperaldosteronismus. HELBER, A., WÜRZ, H., LAUFFENBERG, E., ROSARIUS, C., DVORAK, K., DICKMANS, A., WAMBACH, G., MEURER, K. A., KAUFMANN, W. (Köln-Merheim, Stuttgart) 1530

Renin-Angiotensin- und Aldosteronsystem während des Carbenoxolon-induzierten Escapephänomens. KRAUSE, D. K., SCHMITZ, H. J., HUMMERICH, W., HELBER, A., WAMBACH, G., KAUFMANN, W. (Köln) 1532

Zur Therapie des Bartter-Syndroms. KNAUF, H., SCHOLLMEYER, P., STEINHARDT, H. J. (Freiburg i. Br.) 1535

Beurteilung des circadianen Cortisolrhythmus an Hand von Dreipunkt-Tagesprofilen des Plasmacortisols. SINTERHAUF, K., HERZOG, P., LOMMER, D. (Mainz) 1537

Der diagnostische Wert der Plasmakatecholaminbestimmung bei primärer Nebennierenrindeninsuffizienz. CORDES, U., KELLER, H., BEYER, J. (Mainz) 1540

Lebercirrhose und Hormonkonzentrationen im Plasma des Mannes. KLEY, H. K., NIESCHLAG, E., WIEGELMANN, W., KRÜSKEMPER, H. L. (Düsseldorf) 1544

Endokrinologische Ergebnisse bei einem Patienten mit einer testikulären Feminisierung (Karyotyp 46, XY) unter besonderer Berücksichtigung basaler und HCG-stimulierter Testosteron- und Dihydrotestosteronkonzentrationen im Serum. THARANDT, L., SCHOLZ, W., LANGROCK, J., STRIEWE, K. u. M., ZÄH, W. D., HACKENBERG, K., REINWEIN, D. (Essen, Bochum) 1546

Klinik und Therapie der thyreotoxischen Krise. ROTHENBUCHNER, G., LOOS, V., BIRK, J., RAPTIS, S. (Ulm) 1549

Die Bedeutung schilddrüsenstimulierender Faktoren (LATS und LATS-Protector) für den Verlauf der Hyperthyreose. WUTTKE, H. (Bonn) 1552

T-Lymphozyten, TRH-Test und Suppressionstest bei thyreostatisch behandelten Hyperthyreosen. HACKENBERG, K., COHNEN, G., WIERMANN, H., REINWEIN, D., v. z. MÜHLEN, A. (Essen, Hannover) 1555

Trijodthyronin- und Thyroxin-Serumkonzentrationen sowie suppressive Wirkung nach Kurzzeit- und Langzeitapplikation von L-Thyroxin allein oder in Kombination mit L-Trijodthyronin. RUDORFF, K. H., HERRMANN, J., WILDMEISTER, W., HORSTER, F. A., KRÜSKEMPER, H. L. (Düsseldorf) 1558

Vergleichende Untersuchungen zum Verhalten der Schilddrüsenhormonspiegel und der TSH-Spiegel im TRH-Test im Verlauf experimenteller und thyreostatisch behandelter Hyperthyreosen. HARTMANN, K. P., HENDERKOTT, U., HÖR, G., BOTTERMANN, P. (München) 1559

Charakteristische Lipoproteinveränderungen bei Hyperthyreose. BOMMER, J., OSTER, P., SEIDEL, D., WIELAND, H., STOSSBERG, V. (Heidelberg) 1563

Verdrängung von Schilddrüsenhormonen durch Medikamente aus der Bindung an Serumproteine und Herzmitochondrien. LOCHER, M., KALTENBACH, H., WAHL, R., KALLEE, E. (Tübingen) 1564

Wertigkeit verschiedener Stoffwechselparameter bei der Diagnostik des primären Hyperparathyreoidismus. SCHWEIGART, U., ZILKER, TH., HARTUNG, R., HENDERKOTT, U., PATEREK, K., BOTTERMANN, P. (München) 1567

Selektive Parathormonbestimmung zur Lokalisationsdiagnostik beim primären Hyperparathyreoidismus. ROTHMUND, M., HEICKE, B., GÜNTHER, R., BRÜNNER, H. (Mainz) 1569

Erfahrungen mit der Calcitonin-Langzeittherapie des Morbus Paget. ZIEGLER, R., MINNE, H., SCHÄFER, A., DELLING, G. (Hamburg) 1572

Onkologie

Transformationsversuche mit Epstein-Barr-Virus (EBV) von B-T-K-Zellen aus peripherem menschlichem Blut. DIEHL, V., PETER, H. H., HILLE, D., KNOOP, F. (Hannover) 1576

RNS-Tumor-Virus-ähnliche Partikel in menschlichen Melanomen mit spezifischen Beziehungen zu einem Mäusemelanomvirus. HEHLMANN, R., BALDA, B.-R., CHO, J. R., SPIEGELMAN, S. (New York/USA) 1576

Experimentelle Untersuchungen zur Wirkung von gereinigtem Phytohämagglutinin auf das Melanomwachstum in Mäusen. SCHWARZE, G., PAPPAS, A., SCHEURLEN, P. G. (Homburg/Saar) 1580

Sekretion eines μ-Ketten-Proteins in der Lymphocytenkultur bei malignem Lymphom. WETTER, O., LINDER, K. H. (Essen) 1583

Unterschiede im Muster von B-Lymphozyten-Charakteristika in Abhängigkeit vom Reifungsgrad maligner Lymphomzellen. AUGENER, W., COHNEN, G., BRITTINGER, G. (Essen) 1585

Das Vorkommen von Immunglobulinen der Klassen D und E in malignen Lymphomen. STEIN, H., BARTELS, H., WIEMER, E., KAISERLING, E. (Kiel, Lübeck) 1586

Über Häufigkeit und Prognose von Paraproteinämien. WILDHACK, R. (Rissen) 1591

Diagnostische Probleme beim IgD-Plasmozytom. INTORP, H. W., MÖNNINGHOFF, W., HEINZE, A. (Münster) 1593

Immunglobulinsekretionsleistung bei splenektomierten und nicht splenektomierten Patienten mit Morbus Hodgkin, gemessen im Speichel. GUNZER, U., GÄNG, V., HÖGL, CH., PFITZNER, A., MAIWALD, L. (Würzburg) 1596

Plättchenfunktion bei Paraproteinosen. LINKER, H., REUTER, H. (Köln) 1599

Klinische und experimentelle Untersuchungen zur „Hyperkoagulabilität" bei malignen Erkrankungen. HILGARD, P., SCHMIDT, C. G. (Essen) 1602

Generalisierte Form einer Histiozytosis X mit Lymphknoten- und Lungenbefall. WEIGAND, W., KEMPMANN, G., POLL, M., QUEISSER, W., STEGARU, B. (Heidelberg) 1602

Die Cytogenese des „seeblauen Histiocyten" und seine differentialdiagnostische Bedeutung. ZACH, J., ZACH, ST. (Köln) 1603

Serumenzyme bei Morbus Hodgkin, Mammacarcinom und Hodentumoren. PFEIFFER, R., HIRCHE, H., SCHMIDT, C. G. (Essen) 1606

Der Wert der Laparoskopie für die Stadieneinteilung der Lymphogranulomatose. HÖFFKEN, K., BRUNTSCH, U., SCHMIDT, C. G. (Essen) 1608

Genetische Disposition und Bronchialkarzinom. RÜDIGER, H. W., KOHL, F.-V., VON WICHERT, P. (Hamburg-Eppendorf) 1610

Makroglobulinämie Waldenström mit therapieresistenter Meningeosis und Beteiligung des zentralen Nervensystems. LANGE, J., WILMANNS, W., SEYBOLD, G., WEGNER, G. (Stuttgart) 1612

Autoregulative Wachstumshemmung bei Experimentaltumoren. ANDREEFF, M., STOFFNER, D., DAYSS, U., ABENHARDT, W. (Heidelberg) 1615

Experimentelle und klinische Befunde zur Tumortherapie mit Hyperthermie. WÜST, G., DREILING, H., MEISTER, R. (Münster) 1618

Untersuchungen zur Tumortherapie mit Polynucleotid-Farbstoffkomplexen. GANZINGER, U., UNGER, F. M., MOSER, K., RAINER, H., DEUTSCH, E. (Wien) 1621

Alternativprogramm für die Behandlung fortgeschrittener Lymphogranulomatose (LG) bei Versagen der klassischen Chemotherapie nach de Vita: Das Post-MOPP-Schema. GALLMEIER, W. M., OSIEKA, R., BRUNTSCH, U., SEEBER, S., SCHMIDT, C. G. (Essen) 1624

Neue Chemotherapiemöglichkeiten bei der Behandlung metastasierender Hodenteratome. SEEBER, S., GALLMEIER, W. M., HÖFFKEN, K., BRUNTSCH, U., OSIEKA, R., SCHMIDT, C. G. (Essen) 1626

Ein integriertes Programm zur Chemotherapie und Radiotherapie des inoperablen kleinzelligen Bronchialcarcinoms. OSIEKA, R., SEEBER, S., BRUNTSCH, U., GALLMEIER, W. M., SCHMIDT, C. G., MAKOSKI, H.-B., SCHIETZEL, M., SCHULZ, S., SCHERER, E. (Essen) 1627

Klinische Pharmakologie

Hämodynamische und Kontraktilitätswirkungen von Tilidin (Valoron). STRAUER, B. E. (München) 1630

Untersuchungen zum pharmakologischen Mechanismus der positiv inotropen Wirkung von Diazoxid im akuten Versuch. RAPTIS, S., FAZEKAS, A. T., LOSSNITZER, K., ROSENTHAL, J. (Ulm) 1632

Der Einfluß von Atropin, Propafenon und Disopyramid auf die „sinuatriale Leitungszeit" beim Menschen. BREITHARDT, G., SEIPEL, L., BOTH, A., LOOGEN, F. (Düsseldorf) 1634

Einfluß des neuen β-Sympathikolytikums ICI 66 082 auf Hämodynamik und Kontraktilität des Herzens ohne und mit experimentellem Koronarverschluß. STEPHAN, K., BISCHOFF, K. O., GEIGENMÜLLER, L., DIESCH, J., MEESMANN, W. (Essen) . . 1637

Antihypertensive Wirkung eines langwirkenden Betablockers. SCHULTZE, G., DISSMANN, TH., OELKERS, W. (Steglitz) 1642

Episodische Reninsekretion unter Propranolol und Pindolol bei Normalpersonen. VETTER, W., ZÁRUBA, K., BECKERHOFF, R., ARMBRUSTER, H., NUSSBERGER, J., SCHMIED, U., VETTER, H., SIEGENTHALER, W. (Zürich/Schweiz) 1644

Sisomicin — vergleichende pharmakokinetische Untersuchungen und klinische Erfahrungen mit einem neuen Aminoglycosid-Antibiotikum. LODE, H., KEMMERICH, B., LANGMAACK, H. (Berlin) 1646

Irrtumsmöglichkeiten bei der statistischen Analyse klinisch-pharmakologischer Ergebnisse. LOHMÖLLER, G., LOHMÖLLER, B., LOHMÖLLER, R., REICHENBERGER, H. J., LYDTIN, H. (München) 1648

Zahl und Art von Arzneimittelnebenwirkungen in einer medizinischen Klinik. STEPHANY, W., GIERLICHS, W., PLANZ, G., RAHN, K. H., HEINTZ, R. (Aachen) . . . 1651

Wirkung von Diazepam und Phenytoin auf Penicillin-induzierte Krampfanfälle. WEIHRAUCH, T. R., KÖHLER, H., HÖFFLER, D., RIEGER, H., KRIEGLSTEIN, J. (Mainz) 1653

Arzneimittelmetabolismus unter Cholestyramin bei Ratten. TRÜLZSCH, D., AMLER, G., MOHR, G., RICHTER, E. (Würzburg) 1656

Untersuchungen zur Resorption von Digoxin. OCHS, H., BODEM, G., SCHÄFER, P. K., SAVIC, M., DENGLER, H. J. (Bonn) 1659

Plasmahalbwertzeit und Abklingquote von Digoxinen. BELZ, G. G., NÜBLING, H., KLEEBERG, U. R. (Ulm) 1662

Vergleichende Untersuchungen zwischen Serumglykosidkonzentration und systolischen Zeitintervallen bei Herzgesunden nach Gabe von β-Methyl-Digoxin. HAASIS, R., LARBIG, D., BURCK, H. C. (Tübingen) 1664

Untersuchungen zur biologischen Verfügbarkeit von Digoxin aus Kombinationspräparaten. GILFRICH, H. J., CLASEN, R. (Mainz) 1666

Enterale Verfügbarkeit und Dosisvorstellungen von Methyl-Proscillaridin bei dekompensierten Herzkranken. KRÄMER, K.-D., HOCHREIN, H. (Berlin) 1669

Erythrozytenelektrolyte als Parameter einer wirksamen Digitalisierung. WESSELS, F., SAMIZADEH, A., HEINZE, A., TASCHE, V. (Münster) 1672

Einfluß von Rifampicin auf den Metabolismus des Digitoxins. PETERS, U., HENGELS, K.-J., HAUSAMEN, T.-U., GROSSE-BROCKHOFF, F. (Düsseldorf) 1675

Einfluß von Rifampicin auf die metabolische Clearance von Galaktose und Antipyrin im Vergleich zu Hexobarbital. ZILLY, W., WERNZE, H., BUCHENAU, D., BREIMER, D. D., RICHTER, E. (Würzburg, Nijmegen) 1677

Einfluß von Nahrungsaufnahme und Lagerung auf die Resorption von Tolbutamid. GUNDERT-REMY, U., GRZEGORZEWSKI, CH., BALDAUF, G., WEBER, E. (Heidelberg) 1680

Pharmakokinetik des Amobarbital. SCHNELLE, K., BREES, J., KLEIN, G., GARRETT, E. R. (München, Gainesville/USA) 1682

Klinische und pharmakokinetische Aspekte der intrathekalen Methotrexattherapie. PRZUNTEK, H., BERNDT, S., DOMMASCH, D., FUHRMEISTER, U., GRÜNINGER, W. (Würzburg) 1686

Medizinische Statistik und Dokumentation

Konzept und Realisierung eines preisgünstigen, praxisgerechten, computerisierten EKG-Auswertsystems. KUTSCHERA, J., DUDECK, J., BARTHEL, G., HABICHT, L., STRACHOTTA, W. (Gießen) 1689

Computeranalyse des EKG bei klinisch und koronarographisch gesicherten Myokardinfarkten. MEYER, J., PLATTE, G., STÜHLEN, H. W., RUPP, M., STELZER, A., EFFERT, S. (Aachen) 1691

Bipolare Brustwandableitungen bei der Belastungs-Elektrokardiographie und ihre Bedeutung für die automatisierte Biosignalanalyse des Belastungs-EKG mittels EDV. NEITZERT, A., BECHTLOFF, L., SIGWART, U., GLEICHMANN, U. (Bad Oeynhausen) 1694

Untersuchungen zu einem programmierten EKG-Kurs. FLÖRKMEIER, V., GROSSER, K. D., APPENRODT, H. (Köln) 1697

Spektralanalyse erster und zweiter Herztöne. LIPPOLD, R., MEIER, I., v. EGIDY, H. (Mainz, Wiesbaden) 1699

Das modulare Laborcomputersystem Gießen. MICHEL, H., DUDECK, J., LANG, H. (Gießen) 1702

Ein Tischrechnerprogramm für „Diehl Alphatronic" zur Erfassung von Störungen des Calcium- und Phosphathaushaltes. SCHMIDT-GAYK, H., STENGEL, R., HAUEISEN, H., MARTISKAINEN, I., RITZ, E. (Heidelberg) 1704

3. Rundtischgespräch. Sinn und Unsinn von Signifikanztests. Leitung: KOLLER, S. (Mainz) 1706

Epidemiologie und Vorsorgemedizin

Gesundheitsverhalten und Präventivmedizin. THEILE, U. (Mainz) 1711

Blutdruck und klinisch-chemische Befunde bei 11 471 poliklinischen Patienten. HAUG, H., LOCH, R. (Stuttgart) 1713

Untersuchung zur Epidemiologie der juvenilen Hypertonie in Köln. LAASER, U., MEURER, K. A., KAUFMANN, W. (Köln) 1715

Angiographische Befunde bei peripherer arterieller Verschlußkrankheit der Beine von Patienten mit primärer Hyperlipoproteinämie und anderen Risikofaktoren. VOGELBERG, K. H., BERGER, H., GRIES, F. A. (Düsseldorf) 1718

Ergebnisse einer multiphasischen Vorsorgeuntersuchung. SCHMÜLLING, R.-M., FREY, M., KNODEL, W., MILDNER, J., GRÄSER, W., MAULBETSCH, R., EGGSTEIN, M. (Tübingen) 1720

Zur Häufigkeit der blanden Struma in der Bundesrepublik Deutschland. WILDMEISTER, W., KLUSMANN, G., HORSTER, F. A. (Düsseldorf) 1723

Zur Häufigkeitsverteilung sogenannter Risikofaktoren unter Ovulationshemmern. RAVENS, K. G., DORÉ, G., JIPP, P. (Kiel, Stuttgart) 1725

Psychotherapie

Der interaktionelle Ansatz im psychosomatischen Denken. MITSCHERLICH, M. (Düsseldorf) 1728

Arbeitshypothesen klinischer Psychosomatik. KÖHLE, K., SIMONS, C., SCHULTHEIS, K. H., PAAR, G., RASSEK, M. (Ulm) 1730

Erfahrungen mit einem Stationsmodell zur Integration des psychosomatischen Arbeitsansatzes in die internistische Krankenversorgung. SCHULTHEIS, K.-H., RASSEK, M., PAAR, G., SIMONS, C., KÖHLE, K. (Ulm) 1732

Funktionen der ärztlichen Visite im Rahmen der internistisch-psychosomatischen Krankenversorgung. RASSEK, M., PAAR, G., SCHULTHEIS, K.-H., SIMONS, C., KÖHLE, K. (Ulm) 1735

Darstellung und Interpretation der Interaktionsvorgänge während einer ärztlichen Visite bei einer Patientin mit Colon irritabile. PAAR, G., RASSEK, M., SCHULTHEIS, K.-H., SIMONS, C., KÖHLE, K. (Ulm) 1737

Therapeutische Gruppenarbeit in der Medizinischen Klinik. WEDLER, H. L., HEIZER, M. (Darmstadt) 1738

Die normokalzämische Tetanie als psychofunktionelles Syndrom. Konsequenzen für den ärztlichen Umgang mit Tetanikern. ROSE, H. K. (Hannover) 1740

Interaktionsanalyse auf einer Dialyseeinheit. VOLLRATH, P. (Heidelberg) 1744

Erfahrungen mit einer Familienkonfrontationstherapie bei Anorexia-nervosa-Patienten. PETZOLD, E., VOLLRATH, P., FERNER, H., REINDELL, A. (Heidelberg) 1746

Psychophysiologische Untersuchung zum Verhalten hämodynamischer Kreislaufparameter in verschiedenartigen Aufgabensituationen vor und nach der intravenösen Gabe von Propranolol. SCHMIDT, T. H., SCHONECKE, O. W., HERRMANN, J. M., KRULL, F., SELBMANN, H. K., SCHÄFER, N., v. UEXKÜLL, TH., WERNER, I. (Ulm) 1747

Psychotherapeut als Herzschrittmacher. HUEBSCHMANN, H. (Heidelberg) 1750

Herzrhythmusstörungen unter psychosomatischem Aspekt. PESESCHKIAN, N. (Wiesbaden) 1752

Ärztliche Verhaltensweisen in der Behandlung funktionell Kranker — Möglichkeiten einer integrationsorientierten Diagnostik und Therapie. SCHÜFFEL, W., SCHONECKE, O. W. (Ulm) 1756

Namenverzeichnis 1761

Sachverzeichnis 1769

Vorsitzender **1975—1976**	Prof. Dr. med. H. A. KÜHN — Würzburg
Vorstand **1975—1976**	Prof. Dr. med. H. A. KÜHN — Würzburg Prof. Dr. med. P. SCHÖLMERICH — Mainz Prof. Dr. med. G. A. NEUHAUS — Berlin Prof. Dr. med. R. GROSS — Köln Prof. Dr. med. B. SCHLEGEL — Wiesbaden
Vorstand **1974—1975**	Prof. Dr. med. P. SCHÖLMERICH — Mainz Prof. Dr. med. H. P. WOLFF — Mainz Prof. Dr. med. H. A. KÜHN — Würzburg Prof. Dr. med. G. A. NEUHAUS — Berlin Prof. Dr. med. B. SCHLEGEL — Wiesbaden

Ehrenmitglieder

1891	Geh. Med. Rat Prof. Dr. med. R. VIRCHOW — Berlin
1894	Dr. Prinz LUDWIG FERDINAND VON BAYERN
1902	Wirkl. Geh. Med. Rat Prof. Dr. med. E. v. LEYDEN — Berlin
1907	Wirkl. Geh. Rat Prof. Dr. med. E. v. BEHRING — Marburg Geh. Rat Prof. Dr. med. H. CURSCHMANN — Leipzig Geh. Rat Prof. Dr. med. P. EHRLICH — Frankfurt a. M. Geh. Rat Prof. Dr. med. W. ERB — Heidelberg Geh. Rat Prof. Dr. med. E. FISCHER — Berlin Geh. Rat Prof. Dr. med. R. KOCH — Berlin Geh. Rat Prof. Dr. med. v. LEUBE — Würzburg Geh. Rat Prof. Dr. med. A. MERKEL — Nürnberg Geh. Rat Prof. Dr. med. NAUNYN — Baden-Baden Geh. San.-Rat Dr. med. E. PFEIFFER — Wiesbaden Geh. Rat Prof. Dr. med. PFLÜGER — Bonn Geh. Rat Prof. Dr. med. QUINCKE — Kiel Prof. Dr. med. v. RECKLINGHAUSEN — Straßburg Prof. Dr. med. SCHMIEDEBERG — Straßburg Wirkl. Geh. Rat Prof. Dr. med. M. SCHMIDT — Frankfurt a. M.
1912	Geh. Rat Prof. Dr. med. C. F. v. RÖNTGEN — München
1923	Geh. Rat Prof. Dr. med. BÄUMLER — Freiburg Geh. Rat Prof. Dr. med. LICHTHEIM — Bern
1924	Geh. Rat Prof. Dr. med. v. STRÜMPELL — Leipzig Geh. Rat Prof. Dr. med. SCHULTZE — Bonn Geh. Rat Prof. Dr. med. R. STINTZING — Jena Geh. Rat Prof. Dr. med. F. PENZOLDT — Erlangen
1927	Geh. Rat Prof. Dr. med. F. KRAUS — Berlin Geh. Rat Prof. Dr. med. O. MINKOWSKI — Wiesbaden
1928	Geh. Rat Prof. Dr. med. GOLDSCHNEIDER — Berlin

1932	Geh. Rat Prof. Dr. W. His — Berlin
	Geh. Rat, Ob.-San.-Rat Prof. Dr. med. R. Ritter v. Jaksch — Prag
	Prof. Dr. med. G. Klemperer — Berlin
	Prof. Dr. med. Koranyi — Budapest
	Geh. Rat Prof. Dr. med. L. v. Krehl — Heidelberg
	Geh. Rat Prof. Dr. med. F. Moritz — Köln
	Geh. Rat Prof. Dr. med. F. v. Müller — München
	Prof. Dr. med. E. v. Romberg — München
	Prof. Dr. med. R. F. Wenckebach — Wien
1935	Geh. Rat Prof. Dr. med. W. Zinn — Berlin
	Prof. Dr. med. O. Naegeli — Zürich
1936	Prof. Dr. med. L. Brauer — Wiesbaden
	Prof. Dr. med. Mollow — Sofia
1938	Prof. Dr. med. Förster — Breslau
	Prof. Dr. med. L. R. Müller — Erlangen
	Prof. Dr. med. Pässler — Dresden
	Prof. Dr. med. F. Volhard — Frankfurt a. M.
1949	Prof. Dr. med. G. v. Bergmann — München
	Prof. Dr. med. A. Schittenhelm — München
1950	Prof. Dr. med. H. Dietlen — Saarbrücken
1951	Prof. Dr., Dr. med. h. c., Dr. phil. h. c. G. Domagk — Elberfeld
	Prof. Dr. med. et theol. et phil. A. Schweitzer — Lambarene (Kongo)
1952	Prof. Dr. med. W. Heubner — Berlin
1954	Prof. Dr. med. M. Nonne — Hamburg
	Prof. Dr. med. R. Rössle — Berlin
	Prof. Dr. med. O. Rostoski — Dresden
	Prof. Dr. med. W. Frey — Zollikon/Zürich (Schweiz)
	Sir Henry Dale — London
1955	Prof. Dr. med. et theol. R. Siebeck — Heidelberg
	Prof. Dr. med. S. J. Thannhauser — Boston (USA)
1956	Prof. Dr. med. F. A. Schwenkenbecher — Marburg
	Prof. Dr. med. E. Grafe — Würzburg
	Prof. Dr. med. E. Franck — Istanbul
	Dr. med. h. c., Dr. phil. h. c. F. Springer — Heidelberg
1957	Prof. Dr. med., Dr. med. h. c., Dr. med. h. c., Dr. rer. nat. h. c. M. Bürger — Leipzig
	Prof. Dr. med. Ph. Klee — Wuppertal
	Prof. Dr. med. C. Oehme — Heidelberg
	Prof. Dr. med., Dr. med. h. c. W. Stepp — München
	Prof. Dr. med. H. Schmidt — Wabern b. Bern (Schweiz)
	Prof. Dr. med. C. D. de Langen — Utrecht (Holland)
	Prof. Dr. med. E. Lauda — Wien
	Prof. Dr. med. W. Loeffler — Zürich (Schweiz)
1958	Prof. Dr. med. E. P. Joslin — Boston/Mass. (USA)
	Prof. Dr. med., Dr. med. h. c. G. Katsch — Greifswald
	Prof. Dr. med., Dr. med. h. c., Dr. med. h. c. A. Weber — Bad Nauheim
1959	Prof. Dr. med. P. Martini — Bonn
	Prof. Dr. med. W. Weitz — Hamburg

1960	Prof. Dr. med. H. H. BERG — Hamburg Prof. Dr. med. Fr. KAUFFMANN — Wiesbaden
1961	Prof. Dr. med. R. SCHOEN — Göttingen
1962	Prof. Dr. med. H. PETTE — Hamburg Prof. Dr. med. K. HANSEN — Neckargemünd
1963	Prof. Dr. med., Dr. med. h. c. W. BREDNOW — Jena Prof. Dr. med. H. REINWEIN — Gauting b. München Prof. Dr. med. H. H. BENNHOLD — Tübingen
1964	Prof. Dr. med., Dr. med. h. c., Dr. rer. nat. h. c. H. W. KNIPPING — Köln
1965	Prof. Dr. med., Dr. h. c. J. GROBER — Bad Bodendorf Prof. Dr. med., Dr. med. h. c. F. LOMMEL — Endorf/Obb. Prof. Dr. med. vet., Dr. h. c. J. NÖRR — München
1966	Prof. Dr. med. N. HENNING — Erlangen Prof. Dr. med. A. HITTMAIR — Innsbruck Prof. Dr. med. F. HOFF — Frankfurt a. M. Prof. Dr. med. H. KALK — Kassel Prof. Dr. med. K. VOIT — Ammerland (Starnberger See)
1967	Prof. Dr. med., Dr. med. h. c. L. HEILMEYER — Freiburg/Brsg. Prof. Dr. med. W. KITTEL — Wiesbaden
1968	Prof. Dr. med. G. BODECHTEL — München Prof. Dr. med. J. JACOBI — Hamburg
1969	Prof. Dr. med. W. HADORN — Bern (Schweiz) Prof. Dr. med. A. JORES — Hamburg Prof. Dr. med. J. WALDENSTRÖM — Malmö (Schweden)
1970	Prof. Dr. med. A. STURM — Wuppertal
1971	Prof. Dr. med., Dr. sc. h. c., Dr. med. vet. h. c. H. Freiherr v. KRESS — Berlin Prof. Dr. med. E. WOLLHEIM — Würzburg Prof. Dr. med. G. BUDELMANN — Hamburg
1972	Prof. Dr. med. R. ASCHENBRENNER — Hamburg Prof. Dr. med. H. E. BOCK — Tübingen Sir H. KREBS, M.D., M.A., F.R.S., F.R.C.P. — Oxford
1973	Prof. Dr. med. H.-W. BANSI — Hamburg Prof. Dr. med. K. OBERDISSE — Düsseldorf Prof. Dr. med. O. GSELL — St. Gallen
1974	Prof. Dr. med. F. GROSSE-BROCKHOFF — Düsseldorf Prof. Dr. med. D. JAHN — Regensburg
1975	Prof. Dr. med. W. DOERR — Heidelberg Prof. Dr. med. M. HOLZMANN — Zürich

Verzeichnis der Vorsitzenden seit 1882

1. 1882 ⎫
2. 1883 ⎬ Wirkl. Geh. Ob.-Med.-Rat Prof. Dr. med. TH. v. FRERICHS — Berlin
3. 1884 ⎭
4. 1885 Geh. Hofrat Prof. Dr. med. C. GERHARDT — Würzburg
5. 1886 ⎫
6. 1887 ⎬ Wirkl. Geh. Med.-Rat Prof. Dr. med. E. v. LEYDEN — Berlin
7. 1888 ⎭
8. 1889 Prof. Dr. med. v. LIEBERMEISTER — Tübingen
9. 1890 Hofrat Prof. Dr. med. v. NOTHNAGEL — Wien
10. 1891 Wirkl. Geh. Med.-Rat Prof. Dr. med. E. v. LEYDEN — Berlin
11. 1892 Geh. Med.-Rat Prof. Dr. med. H. CURSCHMANN — Leipzig
12. 1893 Prof. Dr. med. H. IMMERMANN — Basel
    1894 kein Kongreß
13. 1895 Geh. Rat Prof. Dr. med. v. ZIEMSSEN — München
14. 1896 Geh. Hofrat Prof. Dr. med. BÄUMLER — Freiburg i. Brsg.
15. 1897 Wirkl. Geh. Med.-Rat Prof. Dr. med. E. v. LEYDEN — Berlin
16. 1898 San.-Rat Prof. Dr. med. M. SCHMIDT — Frankfurt a. M.
17. 1899 Geh. Rat Prof. Dr. med. H. QUINCKE — Kiel
18. 1900 Ob.-San.-Rat Prof. Dr. med. R. RITTER v. JAKSCH — Prag
19. 1901 Geh. Rat Prof. Dr. med. SENATOR — Berlin
20. 1902 Geh. Rat Prof. Dr. med. NAUNYN — Straßburg
    1903 kein Kongreß
21. 1904 Ob.-Med.-Rat Prof. Dr. med. A. v. MERKEL — Nürnberg
22. 1905 Geh. Rat Prof. Dr. med. W. ERB — Heidelberg
23. 1906 Geh. Med.-Rat Prof. Dr. med. v. STRÜMPELL — Breslau
24. 1907 Wirkl. Geh. Med.-Rat Prof. Dr. med. E. v. LEYDEN — Berlin
25. 1908 Prof. Dr. med. F. v. MÜLLER — München
26. 1909 Geh. Med.-Rat Prof. Dr. med. FR. SCHULTZE — Bonn
27. 1910 Geh. Med.-Rat Prof. Dr. med. FR. KRAUS — Berlin
28. 1911 Geh. Rat Prof. Dr. med. L. v. KREHL — Straßburg
29. 1912 Geh. Med.-Rat Prof. Dr. med. R. STINTZING — Jena
30. 1913 Geh. Rat Prof. Dr. med. F. PENZOLDT — Erlangen
31. 1914 Prof. Dr. med. E. v. ROMBERG — Tübingen
    1915 kein Kongreß
    1916 außerordentliche Tagung (Kriegstagung) in Warschau
         Vors.: Geh. Med.-Rat Prof. Dr. med. W. HIS — Berlin
    1917 kein Kongreß
    1918 kein Kongreß
    1919 kein Kongreß
32. 1920 Geh. Rat Prof. Dr. med. O. MINKOWSKI — Breslau
33. 1921 Prof. Dr. med. G. KLEMPERER — Berlin
34. 1922 Prof. Dr. med. L. BRAUNER — Hamburg
35. 1923 Prof. Dr. med. K. F. WENCKEBACH — Wien
36. 1924 Geh. Rat Prof. Dr. med. M. MATTHES — Königsberg
37. 1925 Geh. Rat Prof. Dr. med. F. MORITZ — Köln
38. 1926 Prof. Dr. med. H. PÄSSLER — Dresden
39. 1927 Prof. Dr. med. O. NAEGELI — Zürich
40. 1928 Prof. Dr. med. L. R. MÜLLER — Erlangen
41. 1929 Geh. Rat Prof. Dr. med. W. ZINN — Berlin
42. 1930 Prof. Dr. med. F. VOLHARD — Frankfurt a. M.
43. 1931 Prof. Dr. med. G. v. BERGMANN — Berlin
44. 1932 Prof. Dr. med. P. MORAWITZ — Leipzig
45. 1933 ⎫ Prof. Dr. med. A. SCHITTENHELM — Kiel
46. 1934 ⎬ (Prof. Dr. med. L. LICHTWITZ — Altona, ist satzungsgemäß im Jahr 1934
         ⎭ ausgeschieden, ohne den Vorsitz geführt zu haben)
47. 1935 Prof. Dr. med. H. SCHOTTMÜLLER — Hamburg
48. 1936 Prof. Dr. med. F. A. SCHWENKENBECHER — Marburg
49. 1937 Prof. Dr. med. R. SIEBECK — Heidelberg
50. 1938 Prof. Dr. med. ASSMANN — Königsberg

51. 1939 Prof. Dr. med., Dr. h. c. W. STEPP — München
52. 1940 Prof. Dr. med. H. DIETLEN — Saarbrücken
    1941/42   keine Kongresse
53. 1943 Prof. Dr. med. H. EPPINGER — Wien
    1944—1947   keine Kongresse
54. 1948 Prof. Dr. med. P. MARTINI — Bonn
55. 1949 Prof. Dr. med. C. OEHME — Heidelberg
56. 1950 Prof. Dr. med. W. FREY — Oberhofen (Schweiz)
57. 1951 Prof. Dr. med. M. BÜRGER — Leipzig
58. 1952 Prof. Dr. med. PH. KLEE — Wuppertal
59. 1953 Prof. Dr. med. G. KATSCH — Greifswald
60. 1954 Prof. Dr. med. H. H. BERG — Hamburg
61. 1955 Prof. Dr. med. H. PETTE — Hamburg
62. 1956 Prof. Dr. med. R. SCHOEN — Göttingen
63. 1957 Prof. Dr. med. K. HANSEN — Lübeck
64. 1958 Prof. Dr. med. H. REINWEIN — Kiel
65. 1959 Prof. Dr. med. W. BREDNOW — Jena
66. 1960 Prof. Dr. med. H. BENNHOLD — Tübingen
67. 1961 Prof. Dr. med. J. JACOBI — Hamburg
68. 1962 Prof. Dr. med. F. HOFF — Frankfurt a. M.
69. 1963 Prof. Dr. med. H. Frhr. v. KRESS — Berlin
70. 1964 Prof. Dr. med., Dr. med. h. c. L. HEILMEYER — Freiburg i. Brsg.
71. 1965 Prof. Dr. med. A. STURM — Wuppertal-Barmen
72. 1966 Prof. Dr. med. et phil. G. BODECHTEL — München
73. 1967 Prof. Dr. med. A. JORES — Hamburg
74. 1968 Prof. Dr. med. H. E. BOCK — Tübingen
75. 1969 Prof. Dr. med. D. JAHN — Höfen
76. 1970 Prof. Dr. med. K. OBERDISSE — Düsseldorf
77. 1971 Prof. Dr. med. F. GROSSE-BROCKHOFF — Düsseldorf
78. 1972 Prof. Dr. med., Dr. med. h. c. G. SCHETTLER — Heidelberg
79. 1973 Prof. Dr. med. H. BEGEMANN — München
80. 1974 Prof. Dr. med. H. P. WOLFF — Mainz
81. 1975 Prof. Dr. med. P. SCHÖLMERICH — Mainz

Korrespondierende Mitglieder

1939
Prof. Dr. med. FANCONI — Zürich
Prof. Dr. med. HESS — Zürich
Prof. Dr. med. INGWAR — Lund
Prof. Dr. med. MEULENGRACHT — Kopenhagen
Prof. Dr. med. SCHÜFFNER — Amsterdam
Prof. Dr. med. DIAZ — Rio de Janeiro

1961
Prof. Dr. med. W. EHRICH — Philadelphia
Prof. Dr. med. E. KOMIYA — Tokio

1965
Prof. Dr. med. CASTEX — Buenos Aires

1970
Prof. Dr. med. V. MALAMOS — Athen
Prof. Sir G. W. PICKERING — Oxford
Dr. med. I. H. PAGE — Cleveland/Ohio

1971
Prof. Dr. med. G. BIÖRCK — Stockholm
Prof. Dr. med. K. LUNDBAEK — Aarhus

1972
Prof. Dr. med. R. J. BING — Pasadena
Dr. med. D. S. FREDRICKSON — Bethesda
Prof. Dr. med. A. LAMBLING — Paris
Prof. Dr. med. H. N. NEUFELD — Tel Aviv
Prof. Dr. med. I. SHKHVATSABAJA — Moskau

1974
Prof. Dr. med. J. W. CONN — Ann Arbor
Prof. Dr. med. H. POPPER — New York

Diplommitglieder	Dr. med. J. WIBEL — Wiesbaden
	Dr. med. h. c. J. F. BERGMANN, Verlagsbuchhändler — Wiesbaden

Ständige Schriftführer	1882—1914 Geh. San.-Rat Dr. med. E. PFEIFFER — Wiesbaden
	1914—1920 Prof. Dr. med. W. WEINTRAUD — Wiesbaden
	1921—1943 Prof. Dr. med. A. GÉRONNE — Wiesbaden
	1948—1960 Prof. Dr. med. FR. KAUFFMANN — Wiesbaden
	ab 1961 Prof. Dr. med. B. SCHLEGEL — Wiesbaden

Kassenführer	1882—1884 San.-Rat Dr. med. A. PAGENSTECHER — Wiesbaden
	1885—1920 Dr. med. J. WIBEL — Wiesbaden
	1921—1927 Dr. med. W. KOCH — Wiesbaden
	1928—1939 Dr. med. E. PHILIPPI — Wiesbaden
	1940—1954 Dr. med. ACHELIS — Wiesbaden
	1955—1967 Prof. Dr. med. W. KITTEL — Wiesbaden
	ab Mai 1967 Prof. Dr. med. K. MIEHLKE — Wiesbaden

Mitglieder des Ausschusses 1975—1976	Prof. Dr. med. S. EFFERT — Aachen
	Prof. Dr. med. F. KAINDL — Wien
	Prof. Dr. med. P. SCHOLLMEYER — Freiburg
	Prof. Dr. med. A. PRILL — Berlin
	Dr. med. H. ZOLLIKOFER — Zürich
	Dr. med. E. SCHÜLLER — Düsseldorf
	Prof. Dr. med. F. ANSCHÜTZ — Darmstadt
	Prof. Dr. med. E. F. PFEIFFER — Ulm
	Prof. Dr. med. C.-G. SCHMIDT — Essen
	Prof. Dr. med. L. DEMLING — Erlangen
	Prof. Dr. med. H. BLÖMER — München
	Prof. Dr. med. A. SUNDERMANN — Erfurt
	Prof. Dr. med. W. GEROK — Freiburg
	Prof. Dr. med. E. DEUTSCH — Wien
	Prof. Dr. med. G. RIECKER — München
	Prof. Dr. med. H. HARTERT — Kaiserslautern
	Prof. Dr. med. R. HEINECKER — Kassel
	Prof. Dr. med. W. HARTL — Aachen
	Prof. Dr. med. R. HEINTZ — Aachen
	Prof. Dr. med. E. BUCHBORN — München
	Prof. Dr. med. K. SCHÖFFLING — Frankfurt
	Prof. Dr. med. W. ULMER — Bochum
	Prof. Dr. med. F. KRÜCK — Bonn
	Prof. Dr. med. W. SIEGENTHALER — Zürich
	Prof. Dr. med. M. BROGLIE — Wiesbaden

Festvortrag

Naturwissenschaft und Medizin

STAUDINGER, HJ. (Freiburg)

Einleitung

Ich weiß, daß es eine große Ehre ist, an dieser Stelle zu dieser Gelegenheit vor Ihnen zu sprechen. Ich danke dem Vorsitzenden Ihrer Gesellschaft, Herrn Kollegen Schölmerich, sehr herzlich für diesen ehrenvollen Auftrag. Er hat mich gebeten, zum Thema „Naturwissenschaft und Medizin" zu sprechen. Das gleiche Thema ist schon früher an dieser Stelle von verschiedenen sehr prominenten Rednern in der einen oder anderen Weise behandelt worden. Ich mußte mich also fragen, wie ich es vermeiden kann, einfach bereits geäußerte Gedanken zu wiederholen.

Bedeutung der Naturwissenschaft für die Medizin

Es ist jedermann klar, und es bedarf, denke ich, keiner weiteren Begründung, daß Naturwissenschaft und Medizin in enger Wechselwirkung stehen, daß Medizin heute ohne Naturwissenschaft nicht denkbar ist und daß die Naturwissenschaften in den letzten hundert Jahren entscheidend für den Fortschritt der Medizin waren. Ja, man kann sogar vereinfacht sagen, der Fortschritt der Medizin beruht auf der konsequenten Anwendung naturwissenschaftlicher Ergebnisse in der Medizin. Dies nehmen wir heute auch als selbstverständliche Aussage hin, da wir überzeugt sind, daß alle Phänomene des Lebens naturwissenschaftlich erforschbar und prinzipiell nach Ursache und Wirkung erklärbar sind. Es gibt somit für die Medizin auch keine Krankheit, die als Abweichung von der normalen Funktion eines Organismus nicht *auch* auf naturwissenschaftlich faßbare Ursache zurückzuführen wäre, ob wir sie nun im einzelnen kennen oder nicht. Dieser Überzeugung, daß alle Funktionen eines gesunden oder kranken Menschen nach Ursache und Wirkung zu erklären sei und in ein Theoriengefüge von „Science" einzuordnen sei, verdankt die Medizin den Impuls zu dem Fortschritt, den sie in den letzten 100 Jahren gemacht hat. Dies alles ist bekannt! Dies alles ließe sich an vielen Beispielen erneut darlegen. Man braucht nur auf Emil Fischer, Adolf Windaus, Richard Kuhn, Adolf Butenandt, Rudolf Schönheimer, Robert Feulgen, u. v. a. m. hinzuweisen, um die Bedeutung naturwissenschaftlicher Erkenntnisse für die Medizin deutlich zu machen. Es kann also nicht Aufgabe meines heutigen Vortrages sein, Bekanntes zu wiederholen und die Großtaten medizinisch-naturwissenschaftlicher Forschung erneut zu rühmen.

Medizin als angewandte Wissenschaft

Es scheint mir vielmehr notwendig zu sein, sich zu fragen, ob dies alles so einfach sei und ob es denn richtig sei, was ein großer Mediziner einmal gesagt hat: „Die Medizin wird Naturwissenschaft sein, oder sie wird nicht sein!" Bei allem Respekt vor der Persönlichkeit scheint mir dieser monumentale Satz doch zu simpel. Er ist naiv und zeugt eigentlich weder von einer Einsicht in die Gegebenheiten der Naturwissenschaft noch von einem tieferen Eindringen in das Wesen der Medizin. Man könnte ebenso gut sagen, „die Ingenieurkunst wird Physik sein, oder sie wird nicht sein". Indem ich diese Analogie gebrauche, wird Ihnen sofort klar, wo der Fehler liegt. Natürlich ist die Naturwissenschaft für die Medizin eine notwendige Voraussetzung, so wie physikalische Kenntnisse für den Ingenieur notwendige Voraussetzungen sind. Die Voraussetzungen sind notwendig, aber in keiner Weise hinreichend. Medizin ist mehr als Naturwissenschaft, so wie die Ingenieurkunst mehr ist als Physik. Für beides braucht es etwas neues, etwas anderes, etwas, das Physik oder Naturwissenschaften „transzendiert".

Mit „Transzendieren" meine ich noch nicht etwas Metaphysisches, noch nicht den Schritt, der aus dem Bereich der erfahrbaren Welt hinausführt. Um im Bilde der Analogie zu bleiben: So wie ein Ingenieur beim Konstruieren physikalisches Wissen und Erfahrung umsetzt, so braucht der Arzt zum Erkennen und Heilen von Krankheiten Erfahrung und naturwissenschaftliche Erkenntnis.

Ich denke, es ist im Selbstverständnis Ihres Berufes üblich, noch einmal zwischen der „Medizin" als einer Wissenschaft und dem ärztlichen Tun als einer Kunst zu unterscheiden. Der Arzt kann nur sinnvoll handeln, wenn er rationale Entscheidungsgrundlagen hat. Diese erhält er aus dem Wissensschatz der Medizin. So können wir eine logische Hierarchie von notwendigen Bedingungen konstruieren: Naturwissenschaft ist notwendige Voraussetzung für das medizinische Wissen, das medizinische Wissen ist notwendige Voraussetzung für das ärztliche Handeln. Die genannten Voraussetzungen sind aber jeweils nicht hinreichend, um die folgende Stufe zu bestimmen. Eine solche formale Hierarchie der notwendigen, aber nicht hinreichenden Bedingungen für Ihren Beruf als handelnde Ärzte kann beliebig erweitert werden, indem Psychologie, Soziologie, Ethologie, Ökologie und andere Wissenschaftsbereiche in gleicher Weise herangezogen werden. Der Wissensschatz dieser Disziplinen geht auch mehr oder minder stark als notwendige aber nicht bestimmende Größe in das Wissensgebäude, das wir „Medizin" nennen, ein.

Ich habe die Ingenieurwissenschaften als Analogie — wohlverstanden als *Analogie* und nicht als Identifikation — zur medizinischen Wissenschaft herangezogen. Ingenieurwissenschaften sind eindeutig angewandte Wissenschaften. Das Wissen des Ingenieurs wird nur in der kreativen Handlung, beim Bau einer Brücke etwa, lebendig. Das Wissen des Mediziners wird nur in der kreativen Handlung des Arztes in Diagnose und Therapie fruchtbar. Medizin ist also auf Anwendung hin angelegt. Schon Plato ordnet die Medizin der „Techne" den Künsten zu. Eine scharfe Trennung zwischen Mediziner und Arzt scheint mir nicht möglich zu sein. Jeder Mediziner, auch dann, wenn er sich einem theoretisch medizinischen Fach widmet, ist schon ein Stück weit auch Arzt, insofern er sein Wissen der Heilkunde zuordnet. Jeder Azrt sollte auch ein guter Mediziner sein, um seine Kunst aus dem Wissen und dem Können der medizinischen Wissenschaft zu begründen und sie daran zu messen.

Medizin und das Verhältnis zu den anderen Wissenschaften

Die medizinische Wissenschaft ist ein integrierter Mikrokosmos von Einzelwissenschaften. Die „Wissenschaft", so könnte man definieren, ist das gesammelte und geordnete Wissen einer jeweiligen Zeit. In einer solchen — nur hypothetisch zu denkenden Gesamtwissenschaft — ist die medizinische Wissenschaft eine „Teilmenge". Sie ihrerseits ist sicher nicht *nur* Naturwissenschaft, so wenig, wie sie *nur* Sozialwissenschaft, *nur* Psychologie oder irgend eine andere Wissenschaft sein kann. Andererseits gehen von diesen Wissenschaften jeweils auch nur Teilbereiche in die Medizin ein. (Astronomie als Naturwissenschaft hat z. B. nichts oder wenig mit Medizin zu tun.) Das Ganze wäre als ein System sich überschneidender Bereiche leicht graphisch darzustellen (s. S. 3).

Das Schema der sich überschneidenden Kreise, das andeutet, welche Wissenschaften teilhaben an der medizinischen Wissenschaft, ist absichtlich so gezeichnet, daß ein großes Feld des „Bereiches Medizin" nicht durch andere Wissenschaftsbereiche mit abgedeckt wird. Man soll sehen, daß auch heute noch vieles in der Medizin und im ärztlichen Handeln zum Erfahrungsschatz gehört, der außerhalb jeder wissenschaftlichen, also nicht nur naturwissenschaftlichen, Begründbarkeit liegt. Man denke an die Akupunktur, aber auch an die nicht bezweifelte Wirkung von vielen Pharmaka oder von Heilbädern und an vieles andere mehr. Ist es nicht so, daß über die angeführten Beispiele hinaus vieles in Diagnostik und Therapie geschieht, ohne bis ins Letzte rational begründet zu sein? Wie ist es denn mit dem ärztlichen Gespür, mit Erfahrungen und Intuitionen beim Arzt? Darauf will ich aber nicht weiter eingehen, da ich als Naturwissenschaftler nicht kompetent bin, mich kritisch oder auch nur referierend über den weiten Bereich des „Nichtwissenschaftlichen" in der Medizin zu äußern. Um aber nicht mißverstanden zu werden, möchte ich nur anfügen, daß dieser Bereich legitim ist und das ärztliche Können mitbegründet.

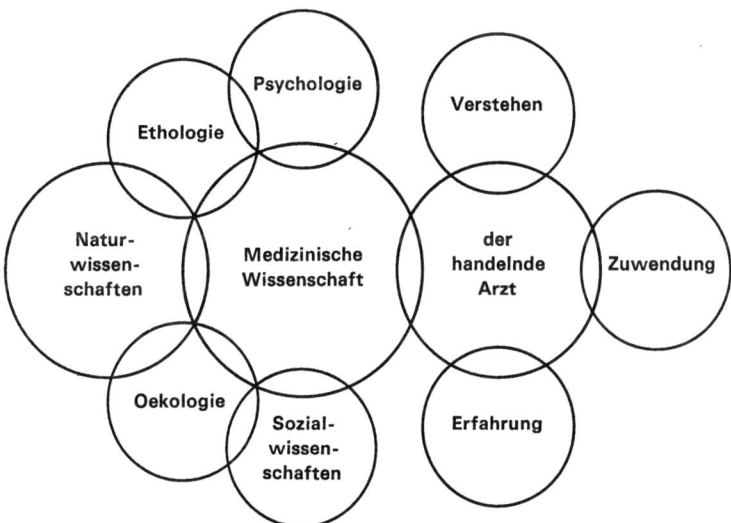

Medizin und Forschung

Wissenschaft ist nicht statisch zu verstehen. Wissenschaft muß immer neu verifiziert werden. Das vermeintlich Gewußte muß am Tatsächlichen geprüft werden. Wissenschaft ist dynamisch. Sie ist auf immer Neues aus. Die Erschließung neuen Wissens, die Hinzufügung von neuen Wissensstücken geschieht durch Forschung. Wir werden also im Weiteren zu untersuchen haben, wie medizinische Forschung sich darstellt, ob es eine eigenständige medizinische Forschung in diesem Sinne überhaupt gibt. Ist nicht, wenn Forschung in der Medizin betrieben wird, die Medizin immer schon Biologie oder Physiologie oder Morphologie oder Soziologie oder was immer? Muß nicht der Forscher zwangsläufig das was er beforscht focussieren, zum Gegenstand, zum Gegenüber, zum Objekt einer bestimmten Methode machen?

In den exakten Naturwissenschaften werden die Gegenstände, seien sie belebt oder unbelebt, zu Objekten des Messens und des Wägens gemacht. Es wird gefragt, wie die Gesetzmäßigkeiten der Beziehung zwischen Körpern, zwischen Atomen und Molekülen darzustellen sind. Das mündet in physikalischen Gesetzen, in Formulierungen der Biochemie über Enzymmechanismen und vielem anderen mehr.

Das Ziel der exakten Naturwissenschaften ist, alle erkannten Tatsachen in mathematisch formulierbare Gesetze zu ordnen. Diesen hohen Grad von Abstraktion haben auch schon Teile der biologischen Wissenschaften erreicht. Sie sind, um die landläufige englische Nomenklatur zu benutzen, zu „Science" geworden.

Ich sagte gerade, wenn etwas naturwissenschaftlich im Sinne von „Science" untersucht werden soll, muß es zum Gegenüber, zum „Gegen"-Stand des Forschens, zum Objekt werden. Dies gilt in gleicher Weise für den Menschen und für seine Krankheiten.

Forschen heißt, Fragen an die Natur stellen. Die Fragen leiten sich von Arbeitshypothesen ab, die durch die Beobachtung oder durch das Experiment bestätigt oder widerlegt werden. Die Antworten sind also immer nur partikuläre und iterative Schritte zu einem Erkenntniszuwachs. Anders kann Naturwissenschaft ihre Erkenntnisse nicht gewinnen. Das was an dem versachlichten Objekt gefunden wurde, das was durch konsequente Anwendung physikalischer, chemischer, aber auch morphologischer Methoden gefunden worden ist, muß aber dann ständig wieder hineingenommen werden in ein umfassenderes Bild vom Menschen und seinen Krankheiten. Die Medizin muß dauernd neue „Facts" zu Bildern integrieren. Dieses Erstellen von umfassenderen Bildern ist die Aufgabe der medizinischen Wissenschaft. Nur ein zum Bild integriertes Wissen ermöglicht Diagnose und Therapie des Arztes. Das erweiterte Wissen befriedigt nicht mehr nur Neugierde und Wissenwollen, wie es die angemessene Haltung des Naturwissenschaftlers ist, sondern es wird zur Aufgabe.

Auch andere Wissenschaften, die ihre Erkenntnisse in die Medizin einbringen, wie etwa die Soziologie oder die Psychologie, arbeiten prinzipiell gleich, wie die Naturwissenschaften. Sie objektivieren ein Stück der Wirklichkeit, sie messen es und suchen Gesetzmäßigkeiten, die, wenn irgend möglich, auch in einen hohen Grad der Abstraktion gehoben werden. Die Ergebnisse der empirischen soziologischen oder der psychologischen Forschung sind ebenso notwendige und wertvolle Elemente einer medizinischen Wissenschaft, wie die klassischen Naturwissenschaften Physik und Chemie.

Ich bin allerdings der Meinung, daß es neben den analytisch messenden naturwissenschaftlichen oder quasi naturwissenschaftlichen Methoden für die Medizin notwendig sein wird, auch die hermeneutischen, also die deutenden, Methoden der klassischen Geisteswissenschaften für die Medizin weiter zu entwickeln. Ansätze in dieser Richtung finden wir z. B. in der Ethologie (Verhaltensforschung), aber auch in der Psychologie oder in der Morphologie.

In seiner Schrift „Die zwei Kulturen" beklagt C. P. Snow, daß die Vermittlung naturwissenschaftlicher Bildung an den höheren Schulen zu Gunsten der humanistischen Bildung vernachlässigt würde. Er hält ein starkes Plädoyer dafür, daß neben der humanistischen Kultur, man könnte hier auch sagen, neben den hermeneutischen Wissenschaften auch die Naturwissenschaften an den höheren Schulen als Teile eines allgemeinen „Kulturbesitz'" gelehrt werden sollen. Er hält es, sicher mit Recht, für notwendig, daß die Kenntnis der Thermodynamik oder die Grundkenntnisse von der molekularen Genetik heute zur Bildung gehören, ebenso wie das Verstehen unserer großen Dichter oder unserer großen Kunstdenkmäler. Dieser von Snow sehr pointiert vorgetragenen Ansicht — sie ist übrigens nicht neu — kann man nur folgen. Man kann sich nur fragen, ob in der Medizin von heute die Verhältnisse nicht gerade umgekehrt seien. Ist die „medizinische Bildung" in den letzten hundert Jahren nicht ausschließlich eine naturwissenschaftliche gewesen? Haben wir über dem Erfolg der Anwendung naturwissenschaftlicher Methoden in der Heilkunde nicht vergessen, daß der Mensch nicht nur „Leib" ist? Ich weiß, daß die Mode heute wieder einen umgekehrten Trend hat! Es wird also in Zukunft darauf ankommen, die zwei „Kulturen", die naturwissenschaftliche, das ist die messende und erklärende und die hermeneutische, das ist die deutende und verstehende in gleicher Weise zu pflegen und zu einer „medizinischen Wissenschaft" zu integrieren.

Naturwissenschaftliche Forschung und ihre Beziehung zur medizinischen Wissenschaft

Ich habe bis jetzt sehr allgemein gesprochen. Ich will nun in einem zweiten Teil meines Vortrages noch etwas auf die Problematik der naturwissenschaftlichen Forschung für den Fortschritt der Medizin eingehen. Hier bieten sich viele und bekannte Beispiele an, um zu zeigen, in welchem Verhältnis Naturwissenschaft zur Medizin eigentlich steht. Man könnte die dramatische Geschichte des Kampfes gegen die Infektionskrankheiten heranziehen und bei Pasteur und Koch anfangen und sie bis zu der Erfindung der Sulfonamide durch Domagk und bis zur Einführung der Antibiotika durch Chain fortführen. Man könnte ebenso illustrierend das großartige Konzept der ,,inborn errors" heranziehen, um zu zeigen, wie naturwissenschaftliche Genetik zu einem Element einer Krankheitslehre wird. So gäbe es viele Möglichkeiten, um die eingangs gemachten allgemeinen Überlegungen über das Verhältnis von naturwissenschaftlicher Forschung und medizinischer Wissenschaft an bekannten Beispielen der jüngeren Medizingeschichte zu konkretisieren.

Ein mir befreundeter Kliniker hat das Problem von Forschung und Anwendung der Ergebnisse in der Medizin einmal so formuliert: ,,Alle medizinische Forschung muß vom Patienten ausgehen und zum Patienten zurückkehren." (H. G. Lasch.) Mit diesem, ich meine sehr guten Satz ist bereits gesagt, daß die Anregung und der Auftrag zur Forschung in der Medizin aus Beobachtung und Fragen am Krankenbett ausgehen könne und solle, und daß die Ergebnisse als diagnostisches und therapeutisches Handeln dem kranken Menschen dienen sollen. Die für die Medizin wichtige Forschung empfängt das Problem zwar vom Patienten, entfernt sich dann vom Krankenbett, wandert in das Laboratorium und wird dort zu einem Stück ,,Science". Wenn es gut geht, werden dann Ergebnisse als diagnostische oder therapeutische Verbesserungen sichtbar.

Ein Exkurs in die Insulinforschung

Dies läßt sich leicht am Problem des Diabetes und der Insulinforschung zeigen. Der Diabetes war und ist ein Problem der Medizin! Die Insulinforschung war und ist Aufgabe der Naturwissenschaft. Die Ursache des Diabetes wurde klar, als v. Mering und Minkowski einem Hund den Pankreas exstirpierten. Der Hund wurde zuckerkrank. Man wußte somit, daß das Pankreas ein Hormon liefert, das den Zuckerstoffwechsel reguliert. Schon vorher hat Langerhans gezeigt, daß das Pankreas aus verschiedenen, morphologisch zu unterscheidenden Teilen besteht, die Inseln und das exkretorische Gewebe. Mansfeld und Herxheimer konnten durch die Unterbindung des ductus pancreaticus das exkretorische Gewebe zerstören. Die Inseln blieben erhalten. Es trat kein Diabetes auf. Die Schlußfolgerung war klar: Die Inseln sind notwendig, um den normalen Stoffwechsel des Zuckers zu garantieren. Beweis für das Vorkommen eines Hormons in den Inseln ist dann, wie Sie wissen, von Banting und Best 1921 erbracht worden. Sie konnten mit einfachen Methoden aus dem Pankreas das Insulin mehr oder minder rein darstellen. Diese, Ihnen geläufige und gut bekannte Geschichte, demonstriert die oben gemachte Aussage: Das Problem ist vom Patienten, vom diabetischen Kranken, ausgegangen. Das Problem war klar: Was ist Ursache der Krankheit, wie kann sie geheilt werden? Die Ergebnisse der naturwissenschaftlichen Forschung sind zum Patienten zurückgekehrt. Mit der Isolierung des Insulins ist die Therapie des Diabetes prinzipiell gelöst gewesen. Für den Arzt war also die Tat von Banting und Best soweit abschließend und definitiv, bis die oralen Antidiabetica ganz neue Wege der Therapie eröffneten. Die kausale Therapie des Diabetes war möglich geworden. Daß später reinere Insuline hergestellt wurden, daß man die chemische Konstitution des Insulins aufgeklärt hat, daß es gelungen ist, synthetisches Insulin herzustellen, dies alles ist vom Standpunkt des Arztes aus nurmehr von sekundärer Bedeutung! Für die Wissenschaft freilich ist es von allergrößter Wichtigkeit, daß es gelungen ist, die Primärstruktur, die Sequenz der Aminosäure, des Insulins aufzuklären und die Verknüpfung der α- und β-Kette genau zu beschreiben. Nur mit diesem Wissen ist es gelungen, synthetisches Insulin herzustellen. Nur dieses Wissen bringt darüber hinaus ein besseres Verstehen der

Wirkung des Hormons. Wir müssen also unterscheiden: Für den Arzt war mit dem Zugang zu reinem Insulin, gleichgültig, woher es kommt, die therapeutische Aufgabe gelöst. Für den Naturwissenschaftler und den Biologen eröffneten sich mit der Darstellung des Insulins ganz neue Probleme. Die weitere naturwissenschaftliche Grundlagenforschung am Insulin trägt zunächst nicht wesentlich Neues zur besseren Therapie des Diabetes bei. Kein Mensch wird aber deswegen dagen, daß sie unnötig sei. Jeder wird zustimmen, daß es schön und wichtig ist, zu wissen, wie die Primärstruktur des Insulins aussieht, wie das Röntgenbeugungsdiagramm eines Insulinkristalls die Anordnung der Moleküle im Raum erkennen läßt, wie also die Tertiärstruktur des Insulins aussieht. Hätte man nur nach der unmittelbaren Nützlichkeit der Forschung gefragt, so hätte man, etwas überspitzt formuliert, bei Benting und Best aufhören können. Die Insulinforschung ging und geht aber weiter.

Inzwischen hat man gelernt, die Biosynthese von Proteinen zu verstehen. Man weiß, daß die Proteine an der Matritze einer Ribonukleinsäure, die ihre Information von den Genen, d. h. der DNS, in den Chromosomen bekommt, synthetisiert werden und daß die Information stets als lineare Sequenz weitergegeben wird. Das Insulin besteht aber aus zwei Ketten, die miteinander verknüpft sind. Also erhob sich zunächst die Frage, ob die Information für das Insulin in zwei verschiedenen Genen zu suchen sei. Die Lösung dieser Frage brachte die Isolierung des Proinsulins, einer Peptidkette, die so gefaltet ist, daß die Abschnitte, aus denen später die α- und β-Kette des Insulins wird, einander in der richtigen Position gegenüberstehen. Durch Abspaltung des die beiden Abschnitte verbindenden Peptids, durch eine spezifische Protease wird das Proinsulin in der B-Zelle des Pankreas zum fertigen Insulin umgewandelt. Auch dieses hier stark verkürzt wiedergegebene neue Stück Wissen dient dem Arzt nicht unmittelbar. Es läßt ihn aber verstehen, wie im Organismus Insulin entsteht. Es könnte nun allerdings sein, daß auch diese Kenntnisse, die zunächst nur um die Erweiterung des Wissens erarbeitet wurden, wieder einer Anwendung in der Medizin zufließen. Es ist denkbar, daß die in der DNS gespeicherte Information für die Biosynthese von Proinsulin einmal künstlich in eine Zelle übertragen werden kann. Für die Biosynthese eines Enzyms ist das in Zellkulturen bereits gelungen. Wenn auch eine solche Voraussage, es könne einmal gelingen, die genetische Information für die Biosynthese des Insulinmoleküls künstlich in Zellen einzubringen, weit in die Zukunft vorgreift, so ist sie doch nicht ganz aus der Luft gegriffen. Was würde das aber heißen? Es würde bedeuten, daß die Diabetiker, bei denen die genetische Information für die Biosynthese oder Sekretion des Insulins gestört ist, durch eine solche Übertragung wieder genügend Insulin synthetisieren könnten. Es ist im Moment nicht wichtig vorauszusagen, ob und wann dies möglich sein wird. Es sollte damit nur gezeigt werden, daß ein Ergebnis aus der Grundlagenforschung potentiell wieder am Krankenbett angewandt werden kann. Ein Fortschritt der Naturwissenschaften wird dann wieder zu einem Stück der Medizin.

Dieser kurze und sehr vereinfachte Bericht über ein Stück naturwissenschaftlicher Forschung am Insulin zeigt natürlich nur einen ganz kleinen Ausschnitt aus der Fülle der Forschungen, die von dem klinischen Problem Diabetes ausgegangen sind.

Es wäre verlockend, so weiterzufahren und zu berichten, was die Forschung über den Mechanismus der Insulinsekretion, über den Glucosereceptor an B-Zellen des Pankreas erarbeitet hat. Man weiß, daß frühe, klinisch noch nicht manifeste Stadien an den Störungen des Insulinsekretionsmechanismus erkannt werden können. Man versteht auch die Wirkung der oralen Antidiabetica als Auslöser der Insulinsekretion. Die Disposition zum Diabetes ist genetisch bedingt. Etwa 20% der Bevölkerung tragen eine ,,falsche" genetische Information, die sicher nicht nur auf *ein* Gen zurückzuführen ist. Der Ausbruch der klinisch manifesten Erkrankung Diabetes hängt darum von vielen sekundären Faktoren, z. B., wie bekannt, von der Ernährung ab.

Dies alles müßte eigentlich im einzelnen ausgeführt werden, um die mit naturwissenschaftlichen Methoden erarbeiteten Einzelergebnisse zu dem ,,Krankheitsbild" Diabetes zusammenzufügen. Das kann aber hier und jetzt nicht meine Aufgabe sein. Wollte ich dies tun, müßte ich ja auch noch die Ergebnisse der Untersuchungen über den Mechanismus der Wirkung des Insulins an den Erfolgsorganen darlegen. Ich müßte die Störungen im ganzen endocrinen Regulationsmechanismus schildern, usw. usw. Alles dieses richtig ausgeführt, ergäbe ein dickes Buch, auch dann, wenn nur die allerwichtigsten Resultate der schier uferlos erscheinenden Forschung auf dem Gebiet der Diabetes zusammengetragen würden. Und trotz dieser Fülle an ,,harten Facts" ist die ,,Krankheit Diabetes" bis jetzt noch immer nur teilweise verstanden und kausal erklärt. Und dabei ist Diabetes wahrscheinlich eine der am besten untersuchten Krankheiten!

Hier schon möchte ich kurz innehalten und Sie fragen: Was wissen wir mit all diesen ,,harten Facts", die wir — wenn es gut geht — einigermaßen im Kopf haben, von dem zuckerkranken Patienten, von seinen Nöten, immer von einer Therapie und deren Überwachung abhängig zu sein, von seiner Sorge, peinlich darauf bedacht zu sein, Diätfehler zu vermeiden, wo er doch wahrscheinlich auch mal gerne ,,gut essen" möchte, was wissen wir schließlich von seinen Ängsten vor den Spätfolgen seiner Krankheit, vor dem frühen Tod, der ihn bedroht?

Aber fahren wir zunächst noch in unseren Überlegungen über das Verhältnis naturwissenschaftlicher Forschung und medizinischer Wissenschaft fort.

Einige Ausblicke über die Zukunft der Forschung

Wie wird das weitergehen? Die Forschung steht sicher nicht still. Man will mehr und Genaueres wissen. Man wird z. B. versuchen, den Rezeptor für das Insulin in der Zellmembran zu identifizieren. Mit fortschreitenden Kenntnissen über Membranen wird das möglich sein. Man wird versuchen, den Rezeptor aus der Membran zu isolieren, ihn in seiner Struktur aufzuklären und zu verstehen, warum gerade ein Polypeptid mit der Struktur des Insulins mit dem Rezeptor in Interaktion tritt. Man wird also aus der Konstitution eines Makromoleküls der Membran den Wirkungsmechanismus eines Rezeptormoleküls zu verstehen lernen. Um das zu können, wird man indessen die Primärstruktur, die Sekundärstruktur, die Tertiärstruktur dieses Membranproteins kennen müssen. Man wird Modelle bauen und wird versuchen, aus dem molekularen Aufbau den molekularen Wirkungsmechanismus zu erklären. Das ist aber dann sicher nicht das Ende der Insulinforschung. Man wird versuchen, aus atomphysikalischen Größen die molekularen Eigenschaften der Reaktionspartner zu verstehen. Und so erstreckt sich die Forschung ins Unbegrenzte. Was für das eine Rezeptormolekül gilt, wird an den vielen anderen Rezeptormolekülen auch untersucht werden müssen, z. B. wird man wissen wollen, wie das am Rezeptormolekül für die Glucose an der B-Zelle des Pankreas aussieht. Immer neue Probleme tauchen auf. Dies alles und noch viel mehr sollte erforscht werden, denn die Kenntnisse der genannten Mechanismen dienen dem Verstehen von Funktionen und Dysfunktionen beim Gesunden und Kranken.

Man kann leicht sehen, daß naturwissenschaftliche Forschung, insbesondere biologische Forschung, zunächst noch ein unabsehbar weites Feld vor sich hat. Jede gelöste Frage wirft eine Kette von neuen Fragen auf. Die Wissenschaft expandiert mit zunehmender Geschwindigkeit. Ein Ende läßt sich, jetzt jedenfalls, nicht absehen. Man kann sich sogar aus logischen Gründen fragen, ob naturwissenschaftliche Forschung nicht prinzipiell infinit sei.

Ein solches sich ständig expandierendes Wissen hat ernste Folgen, die bedacht werden müssen. Die Folgen sind allgemeiner Art. Die Folgen betreffen aber auch unser Thema des Zusammenhangs zwischen Forschung, insbesondere naturwissenschaftlicher Forschung und Medizin. Ein sich stets expandierendes Wissen wird unübersehbar. Dieser Tatbestand ist schon heute jedem bekannt. Kein Mensch übersieht mehr das ,,Wissen" schlechthin, ja, noch nicht einmal das Wissen auf seinem Gebiet. Wenn aber nur partikulär ,,gewußt wird", droht Wissen unfruchtbar zu werden. Nur der Gesamtzusammenhang des Wissens vermittelt Einsicht in die Wirklichkeit der realen Welt. Am Beispiel des Insulins konnte ich zeigen, daß zunehmend verfeinerte Kenntnisse über den chemischen Aufbau, über den Mechanismus der Insulinbiosynthese und Sekretion zwar den Kennern auf diesem Gebiet immer mehr Information geben. Man wird aber nicht übersehen können, daß zwangsweise für die gleichen Leute auch Information verlorengeht. Sie werden z. B. wahrscheinlich nicht mehr wissen, wie das klinische

Bild eines Diabetes wirklich aussieht. Das zunehmende Wissen wird im Bezug auf das Handeln des Einzelnen immer weniger wirksam. Immer geringere Teile am Gesamtzuwachs an Wissen werden in den Wissensschatz eines Arztes einfließen, aus dem er — der Arzt — die rationale Anleitung zum Handeln erhält.

Aber auch die Forschung selbst — nicht nur die medizinische Wissenschaft — ist durch die explosive Vermehrung von mitgeteilten Forschungsergebnissen bedroht. Es wird immer schwerer, einen größeren Zusammenhang zu erkennen, dem ein Forschungsthema dienen soll.

An dieser Stelle möchte ich einen kleinen Einschub machen. Über die Bedeutung der Forschung, über ihre Notwendigkeit und ihre Berechtigung brauche ich kein Wort zu verlieren. Trotz der eben gemachten skeptischen Ausführungen zweifle ich nicht daran, daß „Forschung" weiterhin notwendig sein wird, da noch sehr viele Fragen, deren Lösung für das Verstehen der Welt notwendig ist, ungelöst sind. Aber im Hinblick auf die sich exponentiell vermehrende Forschung ist klar, daß nicht alles erforscht werden kann, wozu vielleicht gerade Neigung besteht. Ich habe mich an anderer Stelle mehrfach dazu geäußert, wie Prioritäten in der Forschung gefunden und gesetzt werden können. Darüber will ich jetzt nicht sprechen. Das Problem, wie man Prioritäten setzt, was das überhaupt im Gesamtzusammenhang einer Forschungsplanung bedeutet, ist schwierig und nur teilweise gelöst (siehe meinen Aufsatz „Wissenschaftspolitik im Spannungsfeld von Freiheit und Verantwortung"). Einen weiteren Punkt sollte man aber im Zusammenhang des Themas bedenken. Nach wie vor beruht das Prestige eines Hochschullehrers, überhaupt eines Wissenschaftlers, auf seinem Erfolg in der Forschung. Weil Forschung in den letzten 50 Jahren so ungemein erfolgreich war, weil die Forschung soviel neue Handlungsmöglichkeiten eröffnet hat, weil ihre Ergebnisse erfolgreich in Technologie im weitesten Sinne, also auch in der Medizin, umgesetzt worden sind und so die großen Fortschritte, die wir alle kennen, ermöglicht hat, deshalb hat Forschung einen so hohen Rang in der Meinung der Menschen. Deshalb ist „erfolgreiche" Forschung nicht nur erfolgreich im Sinne der Wissensvermehrung oder der Umsetzung in Technologie, sondern erfolgreich bedeutet auch immer, erfolgreich für den Forscher; der Erfolg mehrt sein Prestige. Dies ist sicher gut gewesen. Dies hat Generationen von Forschern befriedigt. Dies hat den hohen Standard unserer Forschung bewirkt. Ob aber das hohe Prestige, das sich der erfolgreiche Forscher freut, auf die Dauer erhalten bleiben wird, ist fraglich geworden. Die Furcht, daß durch Forschung Mißstände in dieser Welt vermehrt werden, ist heute fast allgemein. Sie ist wohl ebenso kurzsichtig wie die Euphorie, die sich in den letzten 50 Jahren an dem Erfolg der Forschung entzündete. Während sich früher aufgeklärte Geister daran berauschten, wie schnell durch den Erfolg der Forschung alles „machbar" wurde und Futurologen eine phantastische Zukunft entwarfen, so schlägt die gleiche unrealistische Einstellung zur Forschung heute in Furcht und Horrorgeschichten um. Ich halte es also für gesund, wenn in Zukunft Forschung und ihre Möglichkeiten nüchtern abgewogen werden. Erfolg in der Forschung sollte vielleicht nicht mehr mit so hohem Prestigegewinn gelohnt werden. Der Antrieb zur Forschung sollte wieder mehr, wie es immer *auch* war, aus der Neugierde, aus dem Wissenwollen, aus der Suche nach Wahrheit, hervorgehen.

Über die Forschung in der Klinik

Meine Erfahrung in den Forschungsförderungsorganisationen mit den vielen Anträgen, die heute für Forschungsvorhaben im allgemeinen, gerade aber auch für Vorhaben in der Medizin, gestellt werden, sind nicht immer ermutigend. Eine große Zahl von Anträgen könnte man unter dem Titel „mal sehen, was los ist" zusammenfassen. Es wird ohne klares Konzept, ohne Vorstellung, in welchem Zusammenhang die erwarteten Ergebnisse stehen sollen, darauflos geforscht. Diese Kritik betrifft den heutigen Forschungsbetrieb im allgemeinen. Da ich hier aber über Medizin und Naturwissenschaft zu sprechen habe, muß sich diese Kritik auch an die Forschung in der Klinik richten. Jeder, der ehrlich ist und der genau hinschaut, muß zugeben, daß die Forschung in den deutschen Kliniken, insbesondere soweit sie biochemische oder physiologische Forschung ist, sich nicht immer und nicht überall auf einem hohen Niveau befindet. Die Ursachen für diesen beklagenswerten Zustand sind häufig genug analysiert worden, z. B. in den Denkschriften des Wissenschaftsrates oder in den Denkschriften der Deutschen Forschungsgemeinschaft. Ich kann an dieser Stelle nicht noch einmal die ganze Problematik aufrollen. Ganz sicher hat es die Forschung, insbesondere die experimentelle Forschung, in den Kliniken schwer, da die Ärzte die meiste Zeit am Krankenbett, neuerdings auch in der sogenannten akademischen Selbstverwaltung, zubringen. Forschung kann häufig nur nebenher, gewissermaßen hobbyhaft, betrieben werden. Diese Beobachtungen sollten uns nachdenklich machen. Das Publizieren einiger neuen „Facts" kann nicht Sinn des Wissenschaftsbetriebes sein. Man müßte mehr überprüfen, welche Forschung heute in den Kliniken mit Sinn und mit Aussicht auf echte Wissensvermehrung geleistet werden kann. Das heißt aber ausdrücklich, daß ich meine, daß in den Kliniken Forschung betrieben werden soll. Ich verweise hier noch einmal auf die These, daß „medizinische" Forschung vom Krankenbett auszugehen habe und daß die Ergebnisse zum Krankenbett zurückkehren sollen. Ich bezweifle auch in keiner Weise, daß Mediziner sehr hervorragende Forscher sein könnten. Das ist schon aus dem Umstand ersichtlich, daß viele der in den letzten Jahren vergebenen Nobelpreise an Mediziner gegangen sind. Schließlich war Banting, der Entdecker des Insulins, Chirurg!

Der Forschung an den deutschen Kliniken ist in den vergangenen Jahren mit zunehmenden Mitteln durch die Deutsche Forschungsgemeinschaft geholfen worden. Mit den Schwerpunktprogrammen, aber auch durch die Sonderforschungsbereiche, werden Forschungsaufgaben und Projekte vorgeschlagen, an denen die einzelnen Forscher mit ihren Forschungsvorhaben, nach strenger Prüfung der Anträge, teilnehmen können. Dadurch wird manche unsinnige Forschung verhindert, weil die Mittel dazu nicht gegeben werden. Dabei soll nicht verkannt werden, daß Urteile über die Qualität und die Auswahl von Anträgen auch vielen menschlichen Unzulänglichkeiten unterliegen. So bitter bisweilen die Ablehnung eines Antrages für einen Forscher sein mag, so notwendig scheint mir die Auswahl zu sein. Es ist nur zu begrüßen, wenn manchem zu Forschung Ungeeignetem keine Mittel mehr dafür gegeben werden, um die vielen Zeitschriften mit immer neuen zusammenhanglosen Ergebnissen zu füllen. Der Zwang zu besser geplanten Experimenten, die in einem sinnvollen Zusammenhang stehen, kann nur heilsam sein.

Fassen wir das bisher Gesagte zusammen: Naturwissenschaftliche Forschung ist wahrscheinlich infinit. Ihr Fortschritt — was immer das heißt — nährt sich selbst. Die Produktion von Forschungsergebnissen wächst exponentiell. Es werden vielmehr „Facts" hervorgebracht, als in diagnostische oder therapeutische Handlungen umgesetzt werden können. Trotz dieser Einsicht müssen wir fordern, daß die Forschung weitergeht. Die Forschung soll aber, wie einst, von großen Konzepten ausgehen. Konzepte entstehen aber nur in den Köpfen einzelner Forscher, die genial genug sind, sich aus dem Vielerlei des Wissens noch ein Bild von der Wirklichkeit zu machen. Die Forschung braucht wieder mehr den Gelehrten.

Medizinische Wissenschaft und die Verantwortung des Arztes

Medizinische Wissenschaft, so stellte ich bereits eingangs fest, hat also die Ergebnisse naturwissenschaftlicher, soziologischer, psychologischer Forschung zu einem Bild der Medizin zu integrieren. Medizinische Wissenschaft an sich ist als Wissensgebäude schon großartig und schön, weil Erkennen und Wissen menschliche Werte sind. Eigentlicher Sinn der medizinischen Wissenschaft liegt aber darin, so haben wir bereits festgehalten, rationale Entscheidungshilfen für den am Krankenbett tätigen Arzt zu geben. Der Arzt muß das medizinische Wissen anwenden und es damit in ein noch umfassenderes Wissen vom Menschen, von den Patienten und von dem, was den Wert der personalen Beziehung zwischen Patient und Arzt ausmacht, hineinnehmen. Die beiden Integrationsstufen sind also keine abstrakten und formulierbaren Lehrgebäude. Sie konkretisieren sich jeweils im Handeln des Arztes, in Diagnose und Therapie.

Kein einzelner Mensch vermag aber heute mehr die Integration der ungezählten Facts zu einem Wissensgebäude, das wir medizinische Wissenschaft nennen könnten, zu vollziehen. Kein Arzt vermag mehr das, was in der medizinischen Wissenschaft als Bild von den Krankheiten integriert ist, vollständig in seinem Handeln umzusetzen. Es ist also sinnvoll, daß wir Spezialisten haben, daß Forscher, daß Wissenschaftler und daß Ärzte ganz verschiedener

Fachrichtungen eine „scientific community" bilden, wie Sie zum Beispiel, die Sie hier versammelt sind.

Ich komme nun zu einem letzten und mir besonders wichtigen Punkt. Es wird oft betont, daß die Grundlagenforschung ethisch neutral — also wertfrei — sei. Dies ist wahrscheinlich nicht ganz so einfach! Allein der Erkenntniszuwachs, allein die Verpflichtung zur Wahrhaftigkeit beim Treiben von Grundlagenforschung sind Werte und haben eine ethische Dimension. Sicher ist aber dies: Die ethische Frage taucht allemal dann auf, wenn es um die Anwendung von Forschungsergebnissen geht. Sie alle kennen die Diskussion darüber, ob die Physiker, die wissenschaftlich — allein um der Erkenntnis willen — forschten und dabei die Grundlagen zur Atomspaltung gefunden haben, bereits die Folgen hätten mitbedenken müssen, ob sie also bereits schon mitschuldig daran geworden seien, daß später einmal Atombomben gemacht werden konnten. Sei dem, wie es sei, ganz sicher ist aber die Frage, ob die Atomspaltung für die friedliche Energiegewinnung oder für die zerstörende Atombombe angewendet wird, ethisch nicht mehr irrelevant.

Nun bin ich also wieder bei meiner Analogie Ingenieurwissenschaften und medizinische Wissenschaften. Sie, die Ärzte als handelnde Menschen, die Forschungsergebnisse an Ihrem Gegenüber, dem Patienten, in Diagnose oder Therapie anwenden, sind allemal und unausweichlich mit der ethischen Frage konfrontiert. Ihnen stellt sich zunächst die Frage, ob diese Therapie nützlich und jene unnütz oder gar schädlich sei. Ihnen stellt sich möglicherweise aber auch die weit schwerere Frage, ob diese Handlung gut und jene böse sei! In Ihrer Hand liegt es, die vielen Möglichkeiten, die biologische Forschung Ihnen in die Hand gibt, so oder anders anzuwenden.

Ich habe weiter oben angedeutet, daß es vielleicht einmal möglich sein werde, die Erkenntnisse der molekularen Biologie und der modernen Zytologie therapeutisch anzuwenden, um genetische Defekte zu „repararieren", etwa dadurch, daß man DNS mit der Information für das Protein Proinsulin zu übertragen lerne. Daß solches Können aber auch verwerflichen Anwendungen dienen könnte, ist in jüngster Zeit in vielen Diskussionen eindringlich herausgestellt worden.

Ob irgendein naturwissenschaftliches Ergebnis so oder so angewendet werden soll, sagt Ihnen nicht die Wissenschaft. Wenn Sie als Mediziner und als Ärzte „nur" Naturwissenschaftler oder nur Psychologen oder Soziologen wären, so wäre Ihnen Ihr Nächster, das ist Ihr Patient, nur Objekt. Sie könnten zwar vieles von seiner Krankheit erklären. Sie könnten auch manchen Schaden reparieren, aber den Kranken und seine Krankheit verstehen würden Sie nicht. Indem Sie Wissenschaft kennen und anwenden, wird Ihnen bewußt sein, daß dies alles nur notwendige, aber bei weitem nicht hinreichende Werkzeuge für Ihre ärztliche Kunst sind. So meine ich, habe sich der Kreis unserer Überlegungen geschlossen. Wir Naturwissenschaftler können Ihnen, ebenso wie die anderen Wissenschaftler, nur die Werkzeuge zum Handeln in die Hand geben. Wie Sie damit als Ärzte umzugehen haben, dies können Sie nur aus anderen Quellen erfahren. Paulus sagt das im 1. Brief an die Korinther so: „Wenn ich alle Sprachen der Menschen und der Engel redete, hätte aber die Liebe nicht, so wäre ich ein tönendes Erz und eine klingende Schelle."

Begrüßungsworte des Vorsitzenden

Schölmerich, P. (II. Med. Univ.- u. Poliklinik, Mainz)

Hochverehrte Gäste, sehr verehrte Ehrenmitglieder und Mitglieder unserer Gesellschaft, meine sehr verehrten Damen und Herren!

Wiesbaden hat uns diesmal mit etwas zögerndem Frühling wieder aufgenommen, um Raum und Gastlichkeit zu geben für den Höhepunkt im Jahresleben unserer wissenschaftlichen Gesellschaft. Unsere Treue zu Wiesbaden verbindet sich mit der Zuneigung, die diese Stadt uns entgegenbringt, so daß wir in ungetrübter Ehe das diamantene Jubiläum schon hinter uns gebracht haben.

Unsere Freude, zu dieser festlichen Eröffnung diesmal im Kurhaus versammelt zu sein, wird gesteigert durch die Anwesenheit zahlreicher Ehrengäste. Wir sind dankbar und glücklich für das Interesse, das uns von seiten der Legislative, der Exekutive, der Verbände, der Medien und befreundeten Organisationen entgegengebracht wird und wissen die Anwesenheit so zahlreicher Repräsentanten zu schätzen. Als Vertreter der Legislative des Landes darf ich Herrn Landtagspräsidenten Dr. Wagner herzlich begrüßen.

Von der Bundesregierung gibt uns Herr Minister Matthöfer, Minister für Forschung und Technologie, die Ehre seiner Anwesenheit, die die wissenschaftspolitische Bedeutung unserer Gesellschaft zu akzentuieren vermag. Frau Minister Focke, Minister für Jugend, Familie und Gesundheit, hat in einem Grußtelegramm ihre besten Wünsche für einen Erfolg des Kongresses übermittelt.

Herr Generalarzt Dr. Hammen vertritt die Inspektion für Sanitäts- und Gesundheitswesen des Bundesministeriums für Verteidigung.

Die Exekutive der Länder ist durch Herrn Prof. Dr. Steinbach, Ministerialdirigent im hessischen Sozialministerium, und Herrn Prof. Dr. Vogel, Ministerialdirigent im entsprechenden Ministerium des Landes Rheinland-Pfalz, vertreten, was wir dankbar registrieren.

Die Stadt Wiesbaden wird repräsentiert durch Herrn Oberbürgermeister Schmitt mit Bürgermeister Herbel und Stadtrat Rywoll. Ihnen als Hausherren danken wir für alle Sorgen und Mühen, die der Kongreß auch der Stadt auferlegt. Die Anwesenheit von Herrn Polizeipräsident Dr. Ender läßt uns die stille Erwartung hegen, daß auch die Parkplatzprobleme in die weiteren Planungen der Stadt aufgenommen werden.

Weiter darf ich von der Landesärztekammer die Herren Dr. Bechthold und Dr. Rheindorf willkommen heißen und ebenso unseren Kollegen Ministerialrat Dr. Reif als Landesgewerbearzt.

Es ist für mich eine besondere Freude, aus dem benachbarten Rheinland-Pfalz die leitenden Herren der Hochschulverwaltung, Herrn Ministerialdirigent Frölich und als Referenten für die Universität Herrn Dr. Müller, unter uns zu sehen. Vom Institut für Medizinische Prüfungsfragen ist Direktor Dr. Kraemer sozusagen von Amts wegen hier. Die Johannes-Gutenberg-Universität Mainz ist durch ihren Vizepräsidenten, Herrn Prof. Wollert, den Vorsteher des Concilium medicinale, Prof. Dr. Wolf, und die Dekane Prof. Fischer und Prof. Ketterl vertreten. Es sollte auch nicht unerwähnt sein, daß Frau von Bila und Herr Schäck als frühere Leiter der Hochschulverwaltungen der Länder Hessen und Rheinland-Pfalz als Gäste unter uns weilen.

Ich habe Ihnen allen für das Interesse zu danken, das Sie unseren Problemen entgegenbringen und hoffe, Sie gewinnen auch von dieser Veranstaltung die Überzeugung, daß die Innere Medizin sich in lebendiger Entwicklung befindet.

Vom engeren Kreis unserer Gesellschaft möchte ich an erster Stelle unsere Ehrenmitglieder willkommen heißen. Es sind anwesend die Herren Professoren Aschenbrenner, Bock, Grosse-Brockhoff, Budelmann, Gsell, Henning, Hoff, Jacobi, Knipping, Oberdisse, Voit, Wollheim und als korrespondierende Mitglieder Prof. Bing und Prof. Popper aus USA.

Stellung und Bedeutung der Inneren Medizin in Deutschland äußern sich auch in der steigenden Besucherzahl aus dem Ausland. Diesmal sind nicht weniger als 20 Länder mit Gästen und Delegationen vertreten. 20% der Referate werden von ausländischen Teilnehmern gehalten. Der Besuch aus der DDR beschränkt sich, wie immer in den letzten Jahren, auf wenige Kollegen. Versuche zu einer offiziellen Kontaktaufnahme blieben ohne Resonanz. Um so herzlicher begrüßen wir die Kollegen, die haben kommen können.

Totenehrung

In die Freude des Tages mischen sich, wie immer, Trauer und Betroffenheit über den Tod vieler Kollegen, deren Namen ich verlesen darf:

Dr. med. Franz Allendorf, Baden-Baden
Dr. med. Martin Bachmann, Bad Wildungen
Doz. Dr. med. habil. Gunnar Berg, Sülfeld
Dr. med. Jens-Peter Bolte, Mainz
Dr. med. Robert Bruch, Siegburg
Dr. med. Paul Christoffel, Wildbad
Dr. med. Arnold Dechésne, Troisdorf
Prof. Dr. sc. med. Rolf Emmrich, Leipzig
Dr. med. Gustav Eversbusch, Schömberg
Prof. Dr. med. Friedrich Erbslöh, Gießen
Dr. med. Josef Franzen, Gladbeck
Prof. Dr. med. Wilhelm Grunke, Halle
Dr. med. Hans-Günther Harwerth, Gundelfingen
Dr. med. Werner Kampmann, Bad Nauheim
Dr. med. Anton Knoche, Arnsberg
Prof. Dr. med. Arno Ed. Lampé, München
Prof. Dr. med. Vassilios Malamos, Athen
Dr. med. Heinz Meyeringh, Bonn
Prof. Dr. med. Klaus-Dieter Morgner, Hannover
Prof. Dr. med. Heinrich Müller, Mainz
Dr. med. Erich Müller, Melle
Dr. med. Richard Niemeyer, Köln
Prof. Dr. med. Karl Nissen, Bad Oeynhausen
Prof. Dr. med. vet. Dr. h. c. Johannes Nörr, Memmingen
Dr. med. Josef Ostadal, Unterpfaffenhofen
Dr. med. Werner Plath, Bielefeld
Prof. Dr. med. Walther Scharpff, Stuttgart
Prof. Dr. med. Dr. phil. h. c. Hans Schmidt, Wabern b. Bern
Dr. med. Siegfried Schmidt, Icking b. München
Dr. med. Günther Schmilowski, Berlin
Dr. med. et phil. Fritz Schneider, Bellheim
Dr. med. Georg Schöneberg, Bochum
Dr. med. Bernhard Seyfert, Wiesbaden
Prof. Dr. med. habil. Heinrich Teitge, Senne
Dr. med. Erich Tschuschke, Göttingen
Prof. Dr. med. Hans Voegt, Gießen
Dr. med. Walter Ziegler, Darmstadt

Kurz nach dem letzten Kongreß ist auch der Leiter unserer Ausstellung, Herr Heinz Beck, verstorben, der den letzten Kongreß trotz eines eben überstandenen Infarktes im technischen Ablauf noch geleitet hatte. Wir haben einen ungewöhnlich besorgten und schwer ersetzbaren Mitarbeiter verloren.

Alle unsere verstorbenen Kollegen haben an der Stelle ihres Wirkens oder auch im Bereich der Gesellschaft ihren ärztlichen oder wissenschaftlichen Auftrag erfüllt. Ihr Wirken lebt als menschliche Bewegung oder wissenschaftliche Leistung fort. Sie haben sich zu Ehren der Verstorbenen von Ihren Plätzen erhoben. Ich danke Ihnen.

Grußwort von Herrn Oberbürgermeister Rudi Schmitt, Wiesbaden.

Grußwort von Herrn Minister Matthöfer, Minister für Forschung und Technologie.

Haben Sie vielen Dank, sehr verehrter Herr Oberbürgermeister, für die freundlichen Worte der Begrüßung. Die Deutsche Gesellschaft für Innere Medizin nimmt erfreut zur Kenntnis, daß weitere Verbesserungen in den ökologischen Beziehungen geplant sind.

Herrn Minister Matthöfer danke ich für die guten Wünsche zum Kongreß. Wir haben mit großem Interesse die Bemerkung über den Anteil an Forschungsmitteln zur Kenntnis genommen, die in den Bereich der mittelbaren oder unmittelbaren Gesundheitsvorsorge fallen sollen. Im bezug auf die technologischen Entwicklungen herrscht im Augenblick ja eine weit verbreitete Skepsis. Zum Teil ist das sicher Ausdruck eines modischen Trends. Die Aussage, daß unser Selektionsvorteil, das Großhirn, nun über die technischen Entwicklungen und die damit verbundenen Gefahren lebensbedrohliche Selektionsnachteile auslöse, ist wohl mehr von essayistischer, denn philosophischer oder politischer Bedeutung. Andererseits müssen die Grenzen dessen, was aus dem Bereich der Technik für unsere Lebensformen sinnvoll ist, ernsthaft bedacht werden. Der unbekümmerte Optimismus der industriellen Frühzeit ist verflogen, auch schon vor Ivan Illich.

Meine Damen und Herren, ich komme nun zur zweiten Aufgabe des Vorsitzenden, die in der Verleihung des Frerichs-Preises besteht. Sie wissen, daß die Deutsche Gesellschaft für Innere Medizin seit vielen Jahren zum Gedenken an den Gründer der Gesellschaft den Frerichs-Preis verleiht für die beste Arbeit des Jahres, die als Preisarbeit eingereicht wurde.

In diesem Jahr wurden 8 Arbeiten eingesandt. Das Auswahlkomitee hat den Vorschlag gemacht, die Arbeit mit dem Kennwort „Prometheus" zur Auszeichnung vorzuschlagen. Vorstand und Ausschuß haben sich diesem Vorschlag angeschlossen, so daß jetzt der Umschlag mit der Anschrift des Preisträgers geöffnet werden kann. Der Name lautet: Priv. Doz. Dr. Rolf Fußgänger von der Abteilung für Endokrinologie und Stoffwechsel im Zentrum für Innere Medizin und Kinderheilkunde der Universität Ulm.

Der Titel der Arbeit heißt: „Statische und dynamische Aspekte der Insulin- und Glukagon-Sekretion unter besonderer Berücksichtigung des isoliert perfundierten Pankreas."

Die Begründung des Auswahlkomitees hat folgenden Wortlaut: „Die Arbeit hat sich hinsichtlich Problemstellung, Methodik, Durchführung, Inhalt und kritischer Bewertung unter Berücksichtigung der überaus umfangreichen Literatur so aus dem Gesamtbereich der eingesandten Preisarbeiten herausgehoben, daß Vorstand und Ausschuß dieser Arbeit den Frerichs-Preis einstimmig zuerkannt haben. In dieser Darstellung konnten die Grundlagen der wechselseitigen Beziehungen der Sekretion von Insulin und Glukagon in ausgedehnten Untersuchungen so analysiert und dargestellt werden, daß die Pathophysiologie der Zuckerkrankheit einer neuen Interpretation zugängig wird. Verschiedene metabolische Zustände des Diabetes mellitus lassen sich auf der Basis der Erkenntnis nicht nur der Bedeutung des Glukagons für die Bildung und Sekretion des Insulins, sondern umgekehrt auch der Rolle des Insulins im Mechanismus der Glukagon-Sekretion unterscheiden.

Damit hat die Arbeit sowohl für die Theorie als auch für die Klinik der Inneren Medizin mehr als ausreichend Gewicht gewonnen, um als preiswürdig anerkannt zu werden."

Ich darf Sie, lieber Herr Fußgänger, zur Verleihung des Frerichs-Preises herzlich beglückwünschen und Ihnen den traditionellen Scheck überreichen. Ich wünsche Ihnen, daß diese Auszeichnung für Sie Ermutigung und Ansporn für weitere Arbeiten darstellt auf einem Gebiet, das im Augenblick im Mittelpunkt des wissenschaftlichen Interesses steht. Weiter guten Erfolg und nochmals meinen Glückwünsch.

Meine Damen und Herren!

Die festliche Veranstaltung, die seit einigen Jahren auf den Sonntagnachmittag verlegt worden ist, hat ihren Höhepunkt jeweils in einem Festvortrag, der ein die Medizin bewegendes Problem zur Darstellung bringen soll. Vielleicht haben sich einige gewundert, daß ich ein Thema in Vorschlag brachte, das keine neuen Perspektiven zu bieten schien. Ich habe aber das Thema *Naturwissenschaft und Medizin* mit Bewußtsein gewählt, weil mir eigentlich vorschwebte, die Frage zu stellen, was sich in den 75 Jahren seit dem berühmten Satz von Naunyn: „Die Medizin wird Naturwissenschaft sein — oder sie wird nicht sein" ereignet hat, um also die Frage zu stellen, ob diese damals revolutionäre These ihren Anspruch erfüllt hat, insbesondere, wo aber die Grenzen der Fragen liegen, die uns heute aus diesem Ansatz bewegen. Niemand schien mir geeigneter als ein Naturwissenschaftler, der zugleich einen engen Kontakt zur Medizin gehabt hat und zudem noch über sein konkretes Fach, die Biochemie, hinaus eine breite wissenschaftspolitische Tätigkeit vollführen konnte.

Herr Prof. Staudinger hat sich meiner ersten Bitte nicht verschlossen und zugesagt, den Vortrag zu halten. Ich danke ihm für diese Bereitschaft ganz besonders, weiß ich doch, mit welchen Mühen die Vorbereitungen solcher allgemein formulierter Themen verbunden ist. Ich darf also Herrn Prof. Staudinger zu seinem Vortrag bitten (s. S. 1).

Theodor-Frerichs-Preis 1975

Das Thema der preisgekrönten Arbeit lautet:

Statische und dynamische Aspekte der Insulin- und Glukagonsekretion in vitro unter besonderer Berücksichtigung des isoliert perfundierten Pankreas

Eingereicht wurde die Arbeit unter dem Kennwort *Prometheus* von Priv.-Doz. Dr. Rolf Fußgänger, Zentrum für Innere Medizin und Kinderheilkunde der Universität Ulm, 79 Ulm — z. Z. National Institutes of Health, Diabetes branch, Bethesda/Maryland, USA.

Laudatio

In der Arbeit konnten die Grundlagen der wechselseitigen Beziehungen der Sekretion von Insulin und Glukagon in ausgedehnten Untersuchungen in einer derartigen Weise analysiert und dargestellt werden, daß die Pathophysiologie der Zuckerkrankheit einer neuen Interpretation zugängig wird. Verschiedene metabolische Zustände des Diabetes mellitus lassen sich auf der Basis der Erkenntnis nicht nur der Bedeutung des Glukagons für die Bildung und Sekretion des Insulins, sondern umgekehrt auch der Rolle des Insulins im Mechanismus der Glukagonsekretion unterscheiden.

Damit hat die Arbeit sowohl für die Theorie als auch für die Klinik der Inneren Medizin mehr als ausreichend Gewicht gewonnen, um als preiswürdig anerkannt werden zu können.

Zusammenfassung

Ausgehend von den bisherigen Einzelbefunden zum Mechanismus und zur Regulation der Insulin- und Glukagonsekretion wurde im *Teil I* in Form einer „Monographie" versucht, Funktion und Kontrolle des Inselorgans als Einheit aus A- und B-Zellen im Zusammenhang darzustellen.

Eine besondere Fragestellung galt dem unmittelbaren Zusammenspiel beider Hormone in gegenseitiger Abhängigkeit.

Nach ausführlichen Angaben zur Methodik der Glukagonbestimmung und zur Perfusionstechnik des isolierten Pankreas wird im *Teil II* die simultane Sekretion beider Hormone nach verschiedenen Stimulatoren und Inhibitoren betrachtet. Besondere Beachtung fand dabei die Rolle des endogenen Insulins. Die Befunde stützen sich auf Untersuchungen am isoliert perfundierten Pankreas von Ratten, Mäusen und primitiven Primaten (Tupaia belangeri).

Das isoliert perfundierte Pankreas eignet sich in besonderer Weise für physiologische, pathophysiologische und pharmakologische Untersuchungen zur Insulin- und Glukagonsekretion. Es hat gegenüber anderen Pankreas- und Inselpräparationen den Vorzug, daß weitgehend physiologische Funktionsabläufe in vitro bestehen bleiben. Darüber hinaus ist die unmittelbare Bestimmung beider Inselhormone unter konstanten und kontrollierbaren Bedingungen möglich. Zahlreiche Befunde, die am Menschen nur unter kompliziertem Aufwand möglich und nicht selten ethisch und rechtlich nicht vertretbar sind, lassen sich am Tierpräparat zwanglos klären. Insbesondere galt das Interesse der Sekretionskinetik und dem molaren Verhältnis beider Hormone in der Portalvene, Parameter, die für die Wirkung beider Hormone an der Leber von wesentlicher Bedeutung zu sein scheinen.

Glukose hat eine wesentliche Aufgabe bei der Regulation der Inselfunktion. Das Zusammenspiel von Glukose mit Insulin und Glukagon läßt sich in vivo allerdings kaum zufriedenstellend analysieren, da vielfältige Veränderungen der Homöostase unberücksichtigt bleiben müssen. Für ein optimales Glukosegleichgewicht ist eine Sekretion von 2 bis 3 Molekülen Insulin auf ein Molekül Glukagon erforderlich. Dieses Verhältnis beider Hormone stellt sich auch am isolierten Organ bei einer Glukosekonzentration von 100 mg/100 ml, offensichtlich durch Autoregulation ein.

Die Regulierbarkeit der Inselfunktion beschränkt sich aber nicht auf die Rolle der Glukose. Zunächst soll deshalb auf neue Befunde zur Wirkung verschiedener Stimulatoren und Inhibitoren der Insulin- und/oder Glukagonsekretion eingegangen werden.

I. Insulinsekretion

1. Neben der bislang bekannten Wirkung von Wachstumshormon und von ACTH, die indirekt in vivo die Inselfunktion beeinflussen können, galt das endokrine Pankreas als unabhängig von Hypophysenhormonen.

Es konnte jedoch gezeigt werden, daß im in vitro-Experiment mit Faktoren der Schweinehypophyse, die mit den bisher bekannten Hormonen der Hypophyse nicht identisch zu sein scheinen, die Insulinsekretion nachhaltig angeregt werden kann (pankreotroper Hypophysenfaktor). Auch ein kürzlich aus Menschenhypophysen isoliertes β-Lipotropin hat ähnliche Wirkung. Ebenso hat ein dem Wachstumshormon strukturverwandtes Hormon der Plazenta (Chorionsomatotropin) pankreotrope Wirkung in vitro, nicht aber Wachstumshormon.

2. Zahlreiche gastrointestinale Hormone zeigen im einzelnen unterschiedliche, stimulierende Effekte (Pankreozymin-Cholecystokinin, Sekretin und Gastrin).

3. Calcitonin hemmt die Insulinsekretion.

4. Die unterschiedlich starke Wirkung von Aminosäuren und die dabei beobachtbare, je verschiedene Dynamik der Sekretion wird dargestellt.

5. Auch Fettsäuren und Ketonkörper (Palmitat und Azetoazetat) stimulieren die Insulinsekretion.

6. Das Zusammenspiel von Glukose mit den verschiedenen Stimulatoren wird analysiert.

7. Auf die besondere Wirkung verschiedener Sulfonylharnstoffe wird eingegangen.

8. Einige Verbindungen mit hemmender Wirkung auf die Insulinsekretion wurden näher charakterisiert (Oligomycin, Dinitrophenol, Adrenalin, tert. Butylhydroperoxid und Des-Histidin-Glukagon).

9. An verschiedenen Beispielen wird die Möglichkeit zur Analyse der pathologischen Insulinsekretion bei Unter- oder Überfunktion der B-Zellen aufgezeigt (Fettmaus, diabet. Maus, kohlenhydratreich ernährte Ratte, Tupaia belangeri).

II. Glukagonsekretion

Die spezifische Bestimmung von Pankreasglukagon mit radioimmunologischer Technik wurde unter den besonderen Bedingungen des völlig vom Darm isolierten perfundierten Pankreas möglich. Verschiedene Faktoren mit direkter A-Zell-stimulierender Wirkung wurden gefunden:

1. Ein A-zytotroper Faktor der Schweinehypophyse, der mit keinem der bisher bekannten Hormone der Hypophyse identisch zu sein scheint, wurde von der Insulin-stimulierenden, lipolytischen und adrenocorticotropen Aktivität von Hypophysenfaktoren abgetrennt.

2. Chorionsomatotropin stimuliert die Glukagonsekretion, allerdings nur bei niedriger Glukosekonzentration.

3. Gastrointestinale Hormone haben unterschiedliche Wirkung auf die Glukagonsekretion. Besonders ausgeprägt stimuliert Pankreozymin. Sekretin hemmt die Sekretion bei niedriger Glukose.

4. Calcitonin stimuliert die Glukagonabgabe.

5. Aminosäuren haben teils stimulierende, teils hemmende Wirkung. Besonders ausgeprägt ist die stimulierende Wirkung von glukoneogenetischen Aminosäuren.

6. Die Wirkung der einzelnen Faktoren wird entscheidend bestimmt durch die aktuelle Glukosekonzentration. Man hat deshalb dem endogenen Insulin eine wesentliche Rolle bei der Ausprägung dieser Effekte beigemessen.

7. Exogenes Insulin stimuliert die Glukagonfreisetzung bei niedriger Glukose (< 100 mg-%), unterdrückt aber die Sekretion bei hoher Glukose.

8. Unabhängig von der endogenen Insulinsekretion zeigen Sulfonylharnstoffe, L-Arginin-N-methyl-N-benzylamid und Fe^{++}-Chinolinat eine Hemmwirkung auf die Glukagonfreisetzung.

9. Untersuchungen zur Glukagonsekretion bei Mangel an endogenem Insulin wurden am Pankreas von Streptozotozin-diabetischen Ratten bei Perfusion des Organs oder in der Monolayer-Zellkultur durchgeführt. Dabei ergaben sich wesentliche Unterschiede zum Pankreas normaler Tiere. Die Befunde deuten auf eine Rolle des endogenen Insulins für die Regulation der Glukagonsekretion hin. Charakteristisch für das Pankreas diabetischer Tiere ist ein paradoxer Glukagonanstieg nach Glukose, der sich durch exogenes Insulin unterdrücken läßt.

10. Auch einige Hyperglykämiesyndrome bei Tieren (ob/ob-Maus, db/db-Maus, Tupaia belangeri) sind durch eine paradoxe Sekretion von Glukagon nach Glukose ausgezeichnet. Hier besteht kein Mangel an endogenem Insulin, im Gegenteil, hohe Sekretionsraten werden beobachtet.

Als eine mögliche Ursache für dieses Phänomen konnte bei Tupaia belangeri eine Insulinresistenz der A-Zellen gegenüber der Wirkung von exogenem Insulin nachgewiesen werden.

III. Insulin und Glukagon in gegenseitiger Abhängigkeit

1. Eine Korrelation von simultaner Insulin- und Glukagonsekretion unter verschiedenen Bedingungen ergab Hinweise für ein umgekehrt proportionales Verhalten beider Hormone, einen negativen „feed-back"-Regelkreis (Glukose + Insulin, Adrenalin, Calcitonin).

2. Andere Befunde dagegen wiesen auf die prinzipiell unabhängige Regulierbarkeit beider Hormone hin (pankreotroper A-Zell- und B-Zell-stimulierender Faktor, Sulfonylharnstoffe, Aminosäuren).

3. Ein positiver Regelkreis besteht durch die Insulin-stimulierende Wirkung von endogenem Glukagon. Dieser Effekt kann durch Des-Histidin-Glukagon, einem kompetitiven Inhibitor, vermindert werden. Ein simultaner Anstieg beider Hormone unter verschiedenen Bedingungen nach gastrointestinalen Hormonen, Aminosäuren und nach Rohrzuckervorbehandlung hat möglicherweise seine Ursache in einer solchen positiv verstärkenden Wirkung von endogenem Glukagon.

Die Befunde werden den Beobachtungen in vivo an Tier und Mensch gegenübergestellt.

Eine wesentliche Schlußfolgerung kann für die Pathophysiologie des Diabetes mellitus gezogen werden:

Das Krankheitsbild kann nicht alleine durch die Bestimmung des Insulins in eine Insulinmangelform und eine Form mit gestörter Insulinsekretion unterteilt werden. Als neues differentialdiagnostisches Kriterium tritt die Art der Sekretion von Glukagon hinzu. Mit dem Nachweis einer spezifischen Wirkung von Insulin und anderer Faktoren auf die Glukagonsekretion wurden die Grundlagen für eine Neueinteilung der Zuckerstoffwechselstörungen gelegt.

Unter Berücksichtigung der besonderen Rolle von Glukagon als Insulinantagonist im Gesamtstoffwechsel lassen sich nicht nur verschiedene Formen von Hyperglykämiesyndromen, sondern auch zahlreiche andere Stoffwechselstörungen aus einem pathologischen Zusammenspiel der Zellen der Langerhansschen Inseln ableiten.

Die sich aus diesen Vorstellungen ergebenden therapeutischen Möglichkeiten und Konsequenzen werden angedeutet.

Eröffnungsansprache des Vorsitzenden

Schölmerich, P. (II. Med. Univ.- u. Poliklinik, Mainz)

Meine sehr verehrten Damen und Herren!
Es ist eine lange Tradition unserer Gesellschaft, anläßlich der Eröffnung des Kongresses mit einigen Strichen die Landschaft der Inneren Medizin, ihre Probleme, ihre Stellung in der Gesellschaft, in Forschung und Lehre zu charakterisieren. Herr Professor Staudinger, dem ich für seinen Vortrag auf das herzlichste danke, hat Bedeutung, aber auch Grenzen der naturwissenschaftlich orientierten Medizin dargelegt. Seine Analyse kommt zu dem Schluß, daß die Medizin in ihrem praktisch-ärztlichen Teil durch Leitbilder des Handelns bestimmt wird, deren Grundlage Erfahrung, Verstehen, Zuwendung darstellen. Diese wiederum finden ihre Fundierung in dem Gesamtbereich der Medizinischen Wissenschaft, zu dem Naturwissenschaft, Psychologie und Sozialwissenschaften gehören. Ich möchte versuchen, der Frage nachzugehen, in welchem Umfang die gegenwärtige Innere Medizin diesem Bild entsprechen kann, wobei das Selbstverständnis des internistisch tätigen Arztes, die Projektion unseres Faches nach außen, Forschungsprioritäten, Ausbildungsprobleme und Strukturfragen zur Diskussion stehen. Es ist nicht zu übersehen, daß in den letzten Jahren die Darstellung der Inneren Medizin in der Öffentlichkeit kein einheitliches Bild ergab. Von manchen Seiten wurde der Vorwurf erhoben, die Innere Medizin, ja die Medizin überhaupt verkenne, geblendet durch die spektakulären Erfolge der naturwissenschaftlich-technischen Methoden die Bedeutung des Subjektes, des Menschen in der Welt der Krankheiten. Sie werde damit ihrem humanen Auftrag nicht genügend gerecht. Der Vorwurf richtet sich auch gegen das Ausbildungssystem in der Medizin, das nur in naturwissenschaftlichen Kategorien lebe und den anthropologischen Aspekt vernachlässige. Die Kritiker beziehen sich dabei gelegentlich auf den eben von Professor Staudinger zitierten Ausspruch Naunyns, der Medizin mit Naturwissenschaft identifizierte. Diese 75 Jahre alte These ist aus dem Fortschrittserlebnis der damals jungen, erstmals erfolgreich mit wissenschaftlichen Methoden arbeitenden Medizin zu verstehen, die sich gegen die Nachwehen spiritualistisch-romantischer Medizintheorie durchgesetzt hatte. Die These bezieht sich zudem auf die wissenschaftliche Methodik, nicht auf das ärztliche Handeln. Viktor von Weizsäcker hat 50 Jahre später die Gegenthese formuliert: „Die medizinische Zukunft wird eine psychosomatische sein — oder sie wird nicht sein." Auch dieses Wort verleugnet den emanzipatorischen Akzent nicht, diesmal unter dem Aspekt der für notwendig gehaltenen Befreiung der Medizin aus vermeintlich rein naturwissenschaftlicher Bindung. Wir haben uns zu fragen, ob diese Polarisation heute noch wirklich besteht, ob unterschiedliche pathogenetische Ansätze, ob differente Konsequenzen für die Therapie als in sich geschlossene Systeme vorhanden sind, oder ob beide Thesen für die Gegenwart Abstraktionen darstellen. Lassen Sie mich zu diesem Problem einige Bemerkungen machen, wobei aus Gründen der Übersichtlichkeit naturwissenschaftliche Probleme, psychosomatische Aspekte und sozialwissenschaftliche Ansätze getrennt, wenn auch nur aphoristisch beleuchtet werden.

Naturwissenschaftliche Perspektiven in der Medizin

Die Bedeutung der Naturwissenschaften bedarf keiner besonderen Betonung. Ein Blick in die acht Hauptverhandlungsgegenstände des Kongreßprogramms läßt erkennen, wie bedeutsam die Fortschritte sind, die in wenigen Jahren die medizinische Szene verwandeln können. Die Analyse des kranken Sinusknotens und die Erfassung von His-Bündel-Potentialen lassen uns Rhythmusstörungen des

Herzens heute sehr viel besser verstehen als je zuvor und haben bedeutende therapeutische Konsequenzen hervorgerufen. Immunologische Fortschritte vermögen einen Teil der bisher schwer einzuordnenden interstitiellen Lungenerkrankungen zu erklären und einer, wenn auch nur symptomatischen, Therapie zugänglich zu machen. Neue Labormethoden und bestimmte Konstellationen von Laborbefunden lassen genauere prognostische Aussagen und sogar neue nosologische Differenzierungen, z. B. bei Leberkrankheiten, zu. Die Schocklunge ist als ernste Barriere in der Therapie des Schocks jenseits von Herz-, Kreislauf- und Nierenversagen erkannt. Die Arteriosklerose hat sich als, unter bestimmten Bedingungen, rückbildungsfähig nachweisen lassen. Wirksamere Methoden der Infektbekämpfung machen aggressive therapeutische Verfahren, z. B. bei Transplantationen und Tumortherapie, möglich. Die Erforschung von Morphologie und Funktion der Biomembran eröffnet ein weites Feld klinischer und vor allem therapeutischer Anwendung. Professor Staudinger hat soeben am Einzelbeispiel des Diabetes Möglichkeiten einer zukünftigen Entwicklung erörtert. In ähnlicher Weise läßt sich für jeden Organbereich oder für jedes übergreifende System des Organismus eine futurologisch orientierte Perspektive entwerfen. Dabei sind aber Unsicherheit und eine gewisse Skepsis nicht zu verdrängen, wohin die Entwicklung insgesamt führen mag, eine Frage, die für die Gesamtsituation der technisierten Welt zur Zeit gestellt ist. Die Antworten sind im Augenblick vom Club of Rome über Theo Loebsack bis Iwan Illich überwiegend von Pessimismus bestimmt. Wir haben aber keinen Grund zu zweifeln, daß die Anwendung und Weiterentwicklung naturwissenschaftlicher Methoden auch für eine absehbare Zukunft größte Bedeutung für das Grundanliegen der Medizin haben wird, vor Krankheit zu schützen und zu heilen. Ethische Normen, vielleicht auch neue Wertsetzungen werden die Grenzen der technisch-medizinischen Manipulierbarkeit festlegen müssen.

Psychosomatische Aspekte

Das Verhältnis der Inneren Medizin zur psychosomatischen Lehre war in Deutschland lange Zeit nicht frei von Spannungen. Eine Ursache für diese sicher vielfach motivierte Sprödigkeit lag wohl in der gestörten Beziehung zwischen akademischer Medizin und Psychoanalyse als einer Wurzel der Psychosomatik, der in den ersten drei Jahrzehnten dieses Jahrhunderts der Eingang in die Lehrinstitutionen der Medizin verwehrt wurde. Die Psychoanalyse trat mit dem Anspruch völlig neuer Wertungen krankhafter Phänomene auf die Szene und begegnete einer in ihrer Grundhaltung auf Bewahren eingestellten Medizin. Zudem entzogen sich die Methoden der Erforschung krankhaften Verhaltens, nämlich Hermeneutik, Symboldeutung, Traumanalyse, freie Assoziationen als individualpsychologische Verfahren den experimentell reproduzierbaren Nachweismethoden kausal-analytischer Verfahren. Einer großen Resonanz im öffentlichen, vor allem im künstlerischen Leben, stand eine bemerkenswerte Reserviertheit der Medizin gegenüber.

Diese Haltung wurde durch teilweise abstruse Theorien verstärkt, die aus dem Kreis der Schüler Freuds vertreten wurden. Hierzu gehört Groddecks Symbollehre, die vordergründige Assoziationen zur Grundlage einer Pathogenese machte. Intuitive Erfassung ersetzte, wie von Uexküll kritisch bemerkt hat, den wissenschaftlichen Beweis.

Gegen diese Ausuferungen richtete sich Oswald Bumkes anzügliche Bemerkung auf dem Kongreß der Deutschen Gesellschaft für Naturforscher und Ärzte 1930; ich zitiere: „Was ich an der Psychoanalyse bekämpfe, ist die Methode, ist ihre Gepflogenheit, Dinge zu behaupten, die niemand widerlegen kann, nicht weil sie wahr sind, sondern weil niemals ein Beweis auch nur versucht worden ist, ist ihr Anspruch, fernliegende und unwahrscheinliche Erklärungen als Tatsachen hinstellen zu dürfen, und ist ihre Verachtung selbst der einfachsten Regeln der Logik. Bitte widerlegen Sie mich, wenn ich behaupten wollte, die Elektronen, die um einen Atomkern kreisen, flüsterten ihm inzwischen zotige Bemerkungen zu."

Die politische Situation 1933 beendete die Diskussion in Deutschland.

Inzwischen hatte sich aber eine andere Entwicklungslinie gebildet, die einen wesentlichen Anteil am heutigen Bild der Psychosomatik gewinnen sollte. Sie ist an die Namen Krehl, Kraus, v. Bergmann, Siebeck, v. Weizsäcker geknüpft, deren Schüler heute unter uns sind. Dieser theoretische Ansatz ging von den körperlichen Begleiterscheinungen seelischer Prozesse aus und führte schließlich zur Frage des Selbsterlebnisses des Kranken in seiner Krankheit. Die Frage nach dem Sinn der Krankheit, nach der Bedeutung in der Biographie des Kranken war damit gestellt. Diese zweite Basis der Psychosomatik ist ohne Zweifel ein legitimes Kind der Inneren Medizin. Auf dieser Stufe der Entwicklung wird die Beziehung zur Psychoanalyse mit dem Versuch der Sinngebung von Krankheit deutlich. Der bedeutende Internistenkongreß 1949 unter Oehme, der erste nach dem letzten Krieg, spiegelt diesen Prozeß wider. Paul Martini hat damals nach den großen Referaten von v. Weizsäcker, Mitscherlich, Oehme, Zutt, Rossier und Jores darauf hingewiesen, daß sich die Psychosomatik aus der Phase der Botanisierarbeit, also der reinen Kasuistik befreien und zu statistischen Sicherungen ihrer pathogenetischen Ansätze und therapeutischen Methoden kommen müsse. Diesem Anspruch hat 18 Jahre später der Kongreß 1967 unter Jores mit mehreren Referaten über psychosomatische Modelle, auch im Tierversuch, zu entsprechen versucht.

Wenn man die Situation heute übersieht, so hat die Psychosomatik, was der Psychoanalyse lange verwehrt war, akademischen Rang. Es gibt nur wenige Universitäten, an denen sie nicht als Lehrstuhl oder Abteilung, oder zumindest als Arbeitsgruppe vertreten ist. Sie ist als Unterrichtsfach etabliert. Viel wichtiger ist aber, daß im Zuge der ständigen Auseinandersetzungen und trotz aller Einseitigkeit und Übersteigerungen sich zahlreiche Ergebnisse der psychosomatischen Forschung in die Therapie der Medizin und vor allem in ärztliches Handeln haben einfügen lassen, mehr als manche Psychosomatiker wahrhaben wollen. Wenn diese Integration nicht mehr geleistet hätte, als die Anamnese zum ärztlichen Gespräch zu erweitern, so wäre der Beitrag schon bedeutend genug. Die Ärzte haben aber gelernt, den Kranken in seinen biographischen Bezügen, in seinem sozialen Hintergrund im weitesten Sinn zu erfassen, und jeder weiß heute, daß es auch Krankheiten gibt aus Dissonanzen zwischen Sein und Sollen, zwischen Ich und Es, zwischen Individuum und Gesellschaft. Niemand übersieht auch, daß Krankheit, gleich welchen Ursprungs, Folgewirkungen im sozialen Kontakt haben kann.

Was in Klinik und Praxis fehlt, ist die Entwicklung einfacher Methoden der Analyse und therapeutischen Umsetzung. Der Internist sollte Verfahren zur Verfügung haben, die für die Mehrzahl der leichteren oder mittelschweren Formen gestörter Befindlichkeit anwendbar sind. Konfliktzentriertes Gespräch, psychotherapeutische Führung, psychotherapeutische Kurztherapien, analytische Standardverfahren, Gruppenpsychotherapie, suggestive Verfahren, Hypnose, autogenes Training sind ein weiterer Bereich möglicher therapeutischer Anwendungen, deren Einzelindikation und Durchführung zum überwiegenden Teil nur in der Hand des Psychotherapeuten selbst möglich ist. Es sollten aber Verfahren entwickelt werden, die ein abgestuftes System therapeutischer Intensität in Anpassung an den Schweregrad einer gestörten Befindlichkeit möglich machen. Hier läge die Aufgabe des Internisten, der aus dem Spezialgebiet der psychosomatischen Medizin allgemein-verwendbare Verfahren übernehmen müßte, so wie er auch aus anderen Spezialgebieten allgemeine diagnostische und therapeutische

Verfahren anwendet und hochspezialisierte Methoden, etwa in der Kardiologie oder Gastroenterologie, der Spezialdisziplin überläßt.

Psychosoziale Ansätze

Die biographischen Gesichtspunkte der Psychosomatik sind schon früh auch auf den sozialen Hintergrund des Patienten bezogen worden. Im Zusammenhang mit gesellschaftskritischen Tendenzen, dem Ruf nach Emanzipation, der Befreiung von Zwängen der modernen Gesellschaft sind im letzten Jahrzehnt psychosoziale Faktoren als Krankheitsursache aber stark in den Vordergrund der Diskussion getreten, teilweise beschwingt vom missionarischen Pathos und stark von eschatologischen Erwartungen beflügelt. Hartmann hat in seiner bemerkenswerten Darstellung der ärztlichen Anthropologie diese Grenzüberschreitung charakterisiert. Ich zitiere: „Aus der Einsicht, daß es soziale Krankheit und soziale Gesundung (Begriffe von Viktor von Weizsäcker) gibt, wird verallgemeinernd gefolgert, daß alles Krankwerden gesellschaftlicher Prozeß ist und alles Gesundwerden ebenso." Nach einer historischen Betrachtung kommt er zum Schluß, daß „Gesellschaft" neuerdings die Stelle des antiken Fatum eingenommen habe.

Nun wird niemand bezweifeln, daß es eine psychosoziale Ursache von Krankheiten gibt. Umstritten aber ist ihr Stellenwert. Problematisch ist häufig auch die anzuwendende Therapie. Die Schwierigkeiten sind hier noch viel größer als in der biographisch analysierenden Psychosomatik. Die Ursache dafür liegt in der vielfachen Konditionierung menschlichen Verhaltens und Fehlverhaltens. Der Mensch ist nicht eindimensional, und er läßt sich nicht in das Verhaltensmuster einer Graugans fügen. Portmann hat davon gesprochen, daß wir nurmehr über Instinktfragmente verfügen, woraus sich Dissonanzen zwischen Ich und Umwelt, zwischen Sein und Sollen erklären.

Wenn man die Situation kritisch betrachtet, so findet sich meines Erachtens die Lehre von der psychosozialen Krankheitsentstehung weitgehend in der Phase der Faktensammlung. Eine große Schwierigkeit liegt in der Definition der Einzelkomponenten dessen, was man summarisch als psychosozialen Streß bezeichnet. Eine solche Erfassung ist aber Voraussetzung für die Anwendung epidemiologischer und statistischer Verfahren, um nach Möglichkeit spezifische Korrelationen zwischen den Komponenten des psychosozialen Streß und bestimmten Krankheiten zu gewinnen. Erst danach lassen sich therapeutische Konsequenzen diskutieren. Hierbei wird man pathogenetisch wirksame Schlüsselphänomene suchen müssen, deren Eliminierung die Krankheit mildern oder beseitigen kann.

Zwar ist vielfach auch bei therapeutischen Eingriffen auf der Ebene naturwissenschaftlich-kausalen Denkens die Konditionierung auf molekularer Ebene vielfältig. Nehmen wir das Beispiel der Herzinsuffizienz, so läßt sich ein sehr kompliziertes System morphologischer und funktioneller Störungen definieren, die die Herzinsuffizienz bestimmen. In der Therapie haben Glykoside aber die Eigenschaft, einen Schlüsselprozeß in diesem komplizierten Ablauf zu beeinflussen, der den weiteren Verlauf determiniert, so daß ein positiv inotroper Effekt resultiert. Auch die Hypertonie läßt sich als Beispiel anführen, um zu verdeutlichen, wie schwierig die therapeutische Umsetzung bei sicher psychosozial mit bewirkten Krankheiten ist. Der Versuch, die einzelnen Komponenten zu bestimmen, ist trotz jahrelanger Bemühungen noch nicht abgeschlossen, also auch eine wirksame Therapie auf dieser Ebene nicht möglich, wenn man nicht an die allgemeinen Empfehlungen denkt, sich dem Streß zu entziehen. Eine solche Empfehlung hat aber häufig platonischen Charakter, da ihre Befolgung neue Störphänomene in der Anpassung an die soziale Umwelt auslösen kann.

Die Umsetzung von Erkenntnissen über psychosoziale Krankheitsentstehung in therapeutischen Verfahren ist nicht überall so problematisch wie bei der Hypertonie. Die Sozialpädiatrie und ebenso die Sozialpsychiatrie haben bedeutende Beiträge zu diesem Bereich geleistet. Ich bin fest überzeugt, daß es sehr bald auch in der Inneren Medizin eine Sozialgeriatrie geben wird. In der Altersphase vereinfacht sich das sonst so komplizierte Beziehungssystem des Menschen. Krankheitssymptome als Ausdruck von Vereinsamung, Entfremdung, Rollenverlust werden daher besser definierbar. Hauss und Oberwittler haben in ihrem jüngst erschienenen Buch über Geriatrie bezeichnenderweise die ersten vier Kapitel der Soziologie des Alterns, psychologischen Problemen, der Wohnungsfrage und sozialgesetzgeberischen Hinweisen gewidmet.

Man könnte vielfache Einzelbedingungen aufführen, bei denen sozialmedizinische Gesichtspunkte auch heute schon therapeutisch umsetzbar sind. Noch viel größer sind aber die Fragen, die in Zukunft gelöst werden müssen.

Morbidität und Leistungsanspruch

In der Kritik an der naturwissenschaftlich orientierten Medizin spielt die Tatsache eine große Rolle, daß trotz der bedeutenden Fortschritte auf fast allen Gebieten der Medizin die Zahl der Leidenden immer größer geworden ist. Statistisch gesehen und gemessen an ärztlicher Inanspruchnahme ist diese Aussage gewiß richtig. Die Schwierigkeit liegt in der Definition von Gesund und Krank. Wenn man die Gesundheit nach der Definition der WHO als einen Zustand körperlichen, geistigen und sozialen Wohlbefindens ansieht, so ist die Grenze unscharf zu den Bereichen, in denen Störungen der Befindlichkeit nichts anderes sind, als subjektiv empfundene Auslenkungen oder Übersteigerungen in der Reizbeantwortung innerhalb des physiologischen Regelsystems, etwa bei besonderer emotionaler oder körperlicher Belastung. Zum Teil ist Krankheitsgefühl auch nur Ausdruck sozialen Unbehagens. Dieses läßt sich aber nicht unabhängig von den Faktoren des Anspruchs an die Gesellschaft einerseits und der Bereitschaft zur Leistung für die Gesellschaft andererseits und damit auch nicht unabhängig von der Fähigkeit zu sozialer Anpassung und Einordnung definieren. Diese Einschränkung macht klar, daß die Definition der WHO eine utopische Definition ist.

Hier muß die Frage nach den Beziehungen zwischen sozialer Fürsorge und eigener Leistungsbereitschaft gestellt werden. Dieses Problem ist lange verdrängt worden in einer Phase, in der expansives Wachstum des Bruttosozialproduktes eine sogar überproportionale Vermehrung von Sozialleistungen möglich gemacht hat. Die Frage des Umfangs dieser Leistungen stellt sich aber heute unabweisbar. Hans Schaefer hat kürzlich, übrigens an dieser Stelle, in einem Vortrag über Forschungsprobleme in der Medizin gesagt, ich zitiere wörtlich: „Wenn einmal die Mehrheit der Menschen nur noch vom sozialen Schutz lebt, wenn Goethes und Nietzsches Wort, daß eines Tages jeder jedes anderen Krankenwärter sein könnte, Wirklichkeit wird, dann geht diese Gesellschaft schutzlos unter, ungeachtet der dann nur noch papierenen Gesetze der sozialen Sicherung. Es gibt nirgends einen Topf, aus dem die Ansprüche einer leistungsunwilligen Gesellschaft auch nur für kurze Zeit gespeist werden können." Soweit das Zitat. Das Problem der Anspruchshaltung des Bürgers und andererseits seines unmittelbaren eigenen Beitrags zur Erhaltung der Gesundheit, seiner Eigeninitiative, wird in der Öffentlichkeit bei aller Kritik an Wirksamkeit und Stellung der Medizin und ihrer Vertreter merkwürdig wenig diskutiert. Ebenso spielt die Tatsache, daß Selbstschädigung durch bestimmte Faktoren wie Übergewicht, Zigarettenkonsum, Alkoholabusus allein wahrscheinlich 20 bis 30% aller somatischen Krankheiten ausmachen, eine bemerkenswert geringe Rolle. Hier liegt aber eines der Schlüsselprobleme der gegenwärtigen Situation.

Bei der großen Empfindlichkeit, die im Hinblick auf den Umfang der sozialen Sicherung allenthalben herrscht, muß betont werden, daß hierbei nicht an den Abbau des Schutzes der Bedürftigen gedacht werden darf. Es sollen also nicht die großen Errungenschaften der deutschen Sozialgesetzgebung in Frage gestellt werden. Man muß auch bedenken, daß das Verständnis für undifferenzierte Appelle an das Gesundheitsbewußtsein der Bevölkerung sehr abhängig ist von sozialer Schichtung der Angesprochenen und einem gewissen Ausmaß an Präventivbewußtsein. Es besteht aber kein Zweifel daran, daß auch in den Schichten, in denen Einsicht und Überblick erwartet werden können, die Leistungsbereitschaft geringer und die Anspruchshaltung komplementär ausgeprägter worden sind. Die Ansprüche steigen dabei verständlicherweise mit größeren Pflichtbeiträgen, die der einzelne für die soziale Sicherung zu leisten gezwungen ist.

Zur Zeit werden zahlreiche Rezepte der Kostensenkung im Gesundheitswesen diskutiert. Rationalisierung im Krankenhauswesen, Abstufung der Pflegeintensität, von Intensivpflege auf der einen Seite, bis zu Selfcare-System auf der anderen Seite, prä- und poststationäre Behandlung, Belegarztverfahren, Selbstbeteiligung der Patienten sind einige Schlagworte, die hier im Für und Wider nicht erörtert werden können. Die Gesellschaft vermag aber dem Problem nicht länger auszuweichen.

Prävention als Methode der Kostensenkung

Wenn man die Morbiditätsstatistiken und die hauptsächlichen Ursachen für Frühberentung studiert, so ist leicht erkennbar, daß ein Großteil der Erkrankungen durch Prävention vermieden oder durch Frühbehandlung in den Auswirkungen begrenzt werden könnte. Denken wir nur an die rechtzeitige Erfassung und, wo nötig, Frühbehandlung der sechs Millionen Hypertoniker in der Bundesrepublik, an diätetische Verfahren zur Reduktion des Übergewichtes, an die Früherkennung des Krebses, die Erfassung nicht bekannter Diabetiker, an die durch Labortests mögliche Früherfassung von Leberkrankheiten, an die prophylaktischen und therapeutischen Möglichkeiten der Langzeitbehandlung der Pyelonephritis und so weiter und so weiter. Hier hat die Medizin der Praxis ein großes Aufgabenfeld, das systematisiert und rationalisiert einen wesentlichen Beitrag zur Kostensenkung auf längere Sicht zu leisten im Stande ist.

Ich halte es deshalb für falsch, die Vorsorgeprogramme einzuschränken oder nicht zu erweitern, wie von mancher Seite jetzt vorgeschlagen wird, und sich auf die kurative Medizin zu beschränken, zumal die für Vorsorge notwendigen Aufwendungen in keinem Verhältnis zu denen der kurativen Medizin stehen. Sie machen zur Zeit 4,5% der Ausgaben der gesetzlichen Krankenversicherung aus. Der Arzt ist dabei ohne Zweifel auch als Erzieher in Pflicht genommen. Alle Versuche, seine Expertenfunktion durch das Infragestellen seiner Rolle der Partnerschaft mit dem Patienten einzuschränken, werden diese Wirksamkeit eher mindern. Dies muß kritisch zu mancher Forderung und Erwartung aus dem Bereich der medizinischen Soziologie der Gegenwart gesagt werden. Um so wacher müßten allerdings Reflektion und Selbstkritik des Arztes vor sich selber sein.

Aufgaben ärztlicher Versorgung

Wenn wir die Aufgaben des Internisten, die häufig mit denen des Allgemeinarztes identisch sind, zu bestimmen versuchen, so ist kein Zweifel, daß sein Aufgabengebiet sich in den letzten Jahrzehnten erweitert hat. Parson hat die Rollen des Arztes definiert. Ihm kommt die medizinische Rolle des Heilers zu, die soziale Rolle des Wächters der Gesundheit und die psychologische Rolle des Beraters.

Nach wie vor sind Diagnostik und Therapie von Organ- oder organischen Systemkrankheiten in der Klinik die Hauptaufgabe. Sie werden es auch in der

Praxis bleiben. Soweit sie als Akuterkrankungen auftreten, läßt eine rasche und wirksame Therapie Probleme psychosozialer Folgewirkungen, die heute als Rollenverlust, Entfremdung, Deprivation soviel diskutiert werden, kaum zu. Langdauernde oder gar chronische Krankheiten bedürfen aber in höherem Maße der Berücksichtigung somatischer und psychischer Einflußfaktoren, rehabilitativer Maßnahmen, der Sorge für eine berufliche Einordnung auf einer Ebene, die der verbleibende Funktionsrest zuläßt. Funktionelle Syndrome machen das konfliktzentrierte ärztliche Gespräch, übende oder psychotherapeutische Kurzverfahren notwendig.

Dazu kommt die bedeutende Rolle des Arztes in der Wahrnehmung präventiver Aufgaben, die ihn auch als Erzieher in Pflicht nimmt. Das Wort vom mündigen Patienten muß auch bedeuten, daß der Patient sich als aktiver Partner im Prozeß der Genesung begreift.

Andererseits darf man vom Arzt der Gegenwart eine besondere Sensibilität gegenüber psychischen und sozialen Problemen erwarten.

Wahrscheinlich wird aber der einzelne Arzt bald überfordert sein, all diesen Ansprüchen gerecht zu werden. Hier bieten sich arbeitsteilige Verfahren, Konsiliarfunktion, Gemeinschaftspraxis, aber auch die Einbeziehung sozialer Hilfsfunktionen an, die in der Klinik schon lange in Anspruch genommen werden. Es wird notwendig sein, solche Formen der Kooperation auch für die Praxis zu entwickeln. Diese Hilfen sollten aber die Grundsituation nicht verdecken, daß ein in Not Befindlicher Hilfe von einem Ratgeber erwartet. Die Infragestellung der eigenen Rolle als Arzt im Verhältnis zum Patienten wird nur in sehr seltenen Ausnahmefällen die therapeutische Aufgabe erleichern können. Krankheit ist auch Einengung der Freiheit, Heilung also ein Beitrag zur Emanzipation, die Schleiermacher mit Selbstentfaltung, Selbstverwirklichung und Selbstvollendung identifiziert.

Prioritäten der Forschung

Ich möchte mich auf einige wenige Bemerkungen zu dieser Problematik beschränken, die sich aus unseren bisherigen Überlegungen ergeben. In der Regel wird die Priorität unter dem Gesichtspunkt der gesellschaftlichen Relevanz der Forschung festgelegt und neuerdings im Bereich des Gesundheitswesens nicht selten mit gesellschaftlicher Bedingtheit von Krankheiten identifiziert. Damit erhält die Erforschung der Soziogenese eine höhere Priorität als etwa ein Problem der naturwissenschaftlichen Grundlagenforschung. Der Kurzschluß in dieser Wertung ist offensichtlich. Niemand vermag vorauszusagen, welche Ergebnisse der Forschung aus dem Bereich der Soziogenese von Krankheiten oder aus dem Sektor physikalischer, biochemischer oder morphologischer Analyse gesellschaftlich relevant sein werden. Wenn es gelänge, eine Immunprophylaxe oder -therapie des Krebses oder ein Virostatikum zu entwickeln, das die Hepatitis beseitigt, so hätte eine solche Entwicklung ungeheuerliche Bedeutung für das größtmögliche Glück einer größtmöglichen Zahl von Menschen, womit im allgemeinen gesellschaftliche Relevanz im Gesundheitswesen definiert ist. Wenn es möglich wäre, die Negativwirkungen unserer technisierten Umwelt auf die Menschheit zu mildern, so wäre dies von epochaler Bedeutung für die Beseitigung von Leidensdruck. In beiden Bereichen ist Forschung notwendig und unerläßlich, wobei die Methoden nicht einmal prinzipiell sehr unterschiedlich sein müssen. Hans Schaefer hat kürzlich darauf hingewiesen, daß auch der psychosoziale Streß sich in seiner Umsetzung in Störungen der Befindlichkeit physiologischer Mechanismen bedient, die unter dem Ansatz einer Soziophysiologie definiert und weiter erforscht werden können. Hierhin gehören z. B. Katecholaminfreisetzung, hormonale Reaktionen, Störungen der sekretorischen Funktionen, um nur einige wenige zu nennen. Die Entscheidungen fallen notwendigerweise daher mehr unter pragmatischen Gesichtspunkten. Ein Kriterium ist der Nachholbedarf bei Rückstand der Forschung im Vergleich zu dem Niveau in anderen entwickelten Ländern. Dieser Gesichtspunkt gilt in Deutschland in einem gewissen Umfang für die Krebsforschung, wie kürzlich die Deutsche Gesellschaft für Krebsforschung in einem Memorandum ausführlich belegt hat. Dabei ist zu bemerken, daß die Investitionen für diesen Sektor sich in den Vereinigten Staaten und der Bundesrepublik wie etwa 100:1 verhalten. Auch für die Sozialmedizin einschließlich ihrer wichtigsten methodischen Grundlagen der Epidemiologie kann man unter diesem Aspekt eine höhere Priorität begründen. Andere Schwerpunkte ergeben sich, wenn man an die Probleme der unterentwickelten Länder denkt, für die Geburtenkontrolle, Bekämpfung von Infektionskrankheiten und Elementarprobleme der Ernährung höhere Prioritäten besitzen. Unter dem Aspekt der gegenwärtigen Situation in der Bundesrepublik haben sicherlich Geriatrie, besonders Sozialprobleme des Alterns, Prävention von Herz- und Gefäßkrankheiten und damit Arterioskleroseforschung sowie Genetik besondere Bedeutung. Hierher gehören auch Früherkennung von Stoffwechselabweichungen und Frühbehandlung des entzündlichen Rheumatismus. Ebenso stellt die klinische Pharmakologie ein bedeutendes Gebiet zukünftiger Forschung dar, um so mehr als die Anforderungen an die Arzneimittelsicherheit deutlich gestiegen sind.

So vordergründige Probleme sollten aber nicht vergessen lassen, daß sich aus scheinbar noch so praxisfernen Ansätzen naturwissenschaftlicher Forschung therapeutische oder prophylaktische Konsequenzen ergeben, die, wie Antibiotika oder Antidiabetika, ganze Bereiche der Therapie sehr schnell zu revolutionieren vermögen.

Ausbildungsprobleme

Neue Akzente im Selbstverständnis der Medizin, induziert durch Wandlungen des Krankheitspanoramas in einer sich ständig immer rascher wandelnden technisierten Welt machen Anpassungen des Ausbildungssystems und der Struktur der Fächer notwendig. Die Aufnahme zahlreicher neuer Fächer trägt zu einem Teil diesen verwandelten Bedingungen Rechnung. Hierher gehören medizinische Psychologie, medizinische Soziologie und Biomathematik in der Vorklinik sowie Sozialmedizin, Arbeitsmedizin, Humangenetik und Psychotherapie im klinischen Studium, um nur einige zu nennen. Die Hochschulen sind damit vor zahlreiche Probleme gestellt, die bisher nur zum Teil gelöst werden konnten. An vielen Stellen fehlen adäquate Ausbildungsmöglichkeiten für diese Fächer, d. h. Institute, Lehrstühle oder geordnete Unterrichtsvermittlungen überhaupt. Zum Teil ist deren Inhalt auch noch nicht genügend fixiert, es fehlen verbindliche Konzepte. Sozialmedizin ist in München etwas anderes als in Berlin, und die medizinische Soziologie wird in Frankfurt sicher unter anderen Gesichtspunkten gelehrt als in Kiel.

Die bisherigen Erfahrungen in den Unterrichtsveranstaltungen lassen in diesem Zusammenhang eine Gefahr deutlich erkennen, die die größeren Fächer, die Innere Medizin besonders, berührt: die veränderte Gewichtung der Ausbildungsfächer durch den Zwang, in allen Disziplinen scheinpflichtige Kurse zu absolvieren. Eine solche Regelung führt notwendigerweise zu einer Reduktion der Inanspruchnahme von Lehrvermittlung in den klinischen Grundlagenfächern zugunsten der Spezialfächer. Zudem enthält die Approbationsordnung in der zeitlichen Einordnung der Unterrichtsvermittlung Fehler, die in einer Novellierung korrigiert werden müssen. Am meisten wird von uns eine Einführung in die Symptomatologie vermißt, die sich auf Pathophysiologie, Pathobiochemie und psychophysische Bezüge stützen muß. Ohne diese Grundlagen sind weder Untersuchungsmethoden noch Pathologie oder Mikrobiologie mit genügendem Lernerfolg zu vermitteln. Hier darf allerdings betont werden, daß die Fakultäten in ihrem Ausbildungsprogramm die Freiheit haben, solche Fehler zum Teil zu korrigieren. Sie sollten auch den Mut haben, solche Korrekturen vorzunehmen.

Die größten Schwierigkeiten der Approbationsordnung liegen auf einem anderen Gebiet. Die neuen Bestimmungen zielen auf praktische Tätigkeit, auf Kurse statt großer Vorlesungen. Dies auf Grund der Erfahrung, daß aktives Lernen in der unmittelbaren Konfrontation mit dem Patienten eine höhere Effizienz hat, als rezeptives Verhalten im Hörsaal. Es ist dies sicher im Prinzip richtig, wenn an Anamneseerhebung, Untersuchungstechnik und die Einübung der Interaktion Arzt—Patient gedacht wird. Die große Vorlesung aber, aktualisiert durch Ergebnisse moderner Didaktik, hat den unschätzbaren Vorteil, den Studenten an der Entwicklung eines geistigen Prozesses, nämlich der erlebten Bewältigung ärztlicher Aufgaben, teilnehmen zu lassen. Zudem verhindert die große Zahl der Auszubildenden jetzt und für absehbare Zeit die Veranstaltung von Kursen als alleinige Unterrichtsvermittlung allein aus arbeitsökonomischen Gründen. Dabei ist nicht ein Defizit an Hochschullehrern, sondern in erster Linie ein Mangel an Patienten oder Rücksicht auf die Belastbarkeit der Patienten der limitierende Faktor. Die meisten hochentwickelten Länder haben denn auch Ausbildungszahlen pro Jahr, die von den an deutschen Universitäten üblichen zum Teil um das Vierfache überschritten werden. Man verstehe diese Ausführungen recht. Niemand wird den Vorschlag vertreten können, die Zahl der Medizinstudenten zu reduzieren. Wahrscheinlich wird die Zahl ja in Zukunft noch weiter ansteigen müssen. Das Problem ist die ausbildungsgerechtere Verteilung. Diese Frage stellt sich noch drängender für das Internatsjahr, das nicht Ersatz für die Medizinalassistentenzeit sein darf. Unterrichtsanforderungen, die in diesem Bereich definiert sind, lassen sich meines Erachtens nur in Großkliniken mit Unterrichtserfahrung und Ausbildungsmotivation der Lehrenden realisieren. Diese allen Beteiligten klar erkennbaren Schwierigkeiten haben zunächst zu einer zeitlichen Verschiebung des Inkrafttretens dieses Teiles der Approbationsordnung geführt.

Wenn man die Probleme für den Gesamtbereich der klinischen Ausbildung lösen, d. h. zu ausbildungsgerechten Zahlen kommen will, so muß die Frage der Neugründung selbständiger klinischer Ausbildungsstätten, etwa in Verbindung mit technischen Universitäten oder neugegründeten Hochschulen überdacht werden. Es mag unbequem sein und auch inopportun erscheinen, in einer Zeit allgemeiner Rezession solche Projekte zur Diskussion zu stellen. Wahrscheinlich ist aber eine solche Lösung billiger als die Finanzierung zahlreicher Lehrkrankenhäuser, sicher auf längere Sicht die Effizienz für die Gesamtausbildung größer.

Strukturfragen der Inneren Medizin

Zuletzt fragt sich, welche Auswirkungen die eingangs erwähnten Probleme auf die Struktur der Inneren Medizin haben. Die Frage ist so alt wie diese Gesellschaft. Frerichs hat die Einheit des Faches damals noch unter Einschluß von Pädiatrie, Dermatologie und Neurologie beschworen. Dieser Apell wiederholt sich im Längsschnitt der Geschichte unserer Gesellschaft an vielen Stellen. Das Problem ist, wie vor 100 Jahren, die Spezialisierung zu fördern und die Desintegration des Faches zu vermeiden. Je umfassender das Wissen sich vermehrt — die Latenz bis zur Verdoppelung unseres Wissens liegt, wie Rudolf Gross kürzlich betont hat, bei etwa acht Jahren — je differenzierter die Technik wird, um so problematischer erscheint eine solche Synthese. Man soll sich also hüten, Prognosen und programmatische Festlegungen für längere Zeiträume zu geben. Ich meine aber doch, daß die Erfahrungen der letzten Jahre in einer Phase ruhiger Analyse, die im Augenblick erreicht zu sein scheint, resumiert werden könnten. Man sollte dabei auch die Klage über die Nichtachtung des Subjektes, die Abstrahierung der organbezogenen Krankheiten vom Kranken mit seinen persönlichen und sozialen Problemen im Auge haben, um zu verstehen, daß ein Großteil der mittleren und älteren Generation davor warnt, in der praktischen ärztlichen Tätigkeit ein zu enges Blickfeld zu haben. Einsicht und ökonomischer Zwang haben Lösungen bewirkt, die an den meisten Kliniken allgemein-interne Abteilungen mit definierten Schwerpunkten bevorzugen. Dieses System, das etwa in Tübingen, Freiburg, Homburg oder Hannover funktioniert, hat sich inzwischen auf größere Stadtkrankenhäuser ausgedehnt. Die jüngste Entwicklung zeigt, daß auch bei den niedergelassenen Kollegen Gemeinschaftspraxen immer häufiger mit Vertretern unterschiedlicher Schwerpunkte errichtet werden. Eine solche Schwerpunktabteilung erscheint für die Klinik günstiger als eine organbezogene Kleinabteilung, besonders unter dem Gesichtspunkt der Patientenbetreuung, aber auch im Hinblick auf die Weiterbildung der Assistenten und die Ausbildung der Studenten. Dabei muß auch bedacht werden, daß der Inneren Medizin die Weiterbildung nicht nur des späteren Facharztes, sondern auch des Arztes für Allgemeinmedizin im Rahmen der pflichtmäßigen internen Weiterbildungszeit zukommt, die diagnostisch breite Erfahrung und Gelegenheit zu therapeutischem Vergleich auf allen Gebieten, nicht aber differenzierte spezialistische Methodenkenntnis verlangt.

Eine klinische Abteilung in der Dimension von 80 bis 120 Betten, wie sie für die Innere Medizin z. B. in den entsprechenden Regelungen in Baden-Württemberg vorgesehen ist, erlaubt auch am ehesten, eine gewisse kritische Masse, ein wissenschaftlich effektives Potential an Mitarbeitern zu vereinigen. Sicher sind Einordnung und Erfolg der Forschung bei diesem System der problematischste Punkt. Die Forschung kann nicht Spitzenleistungen hervorbringen, wenn sie sozusagen im Nebenberuf betrieben wird, und ihr Erfolg hängt vom Ausmaß der Spezialisierung ab. Diese ist der wesentliche Grund für die Sonderstellung, die etwa die Institutionen am NIH in Bethesda in der Welt besitzen. Ein solches Prinzip kann aber bei den vielfältigen Aufgaben der Hochschulkliniken in Forschung, Lehre und Weiterbildung nicht generell anwendbar sein, wenn auch die Institutionalisierung in Einzelfällen überlegt werden sollte. Eine Lösung dieses schwierigen Problems der Vereinigung von breiterer klinischer Tätigkeit und spezialistischer wissenschaftlicher Arbeit ist an einigen Stellen durch eine besonders enge Zusammenarbeit mit biochemischen oder technischen oder physiologischen Institutionen gelungen. Ich denke etwa an Göttingen, Freiburg, Aachen, um nur einige zu nennen. Hier werden in den Institutionen dem klinischen Assistenten Arbeitsbereich, apparative Ausstattung, methodische Kontrolle, wissenschaftliche Diskussionsmöglichkeit und — bei zeitlich begrenzter Freistellung von klinischer Routine — auch Ruhe und Zeit zur Arbeit gegeben. Das Verbundsystem der Sonderforschungssysteme der Deutschen Forschungsgemeinschaft zielt auf solche Formen der Kooperation ab, die zwischen Kliniken und theoretischen Instituten an vielen Stellen zustandegekommen sind. Hie und da ist es auch gelungen, wissenschaftliche Sonderinstitutionen zu gründen, z. B. das Heidelberger Infarktzentrum, das enge Beziehung zur Klinik unterhält. Für andere Bereiche bieten sich experimentelle Abteilungen, pathophysiologische Institute wie in Essen, selbständige Bereiche klinischer Chemie oder Biochemie oder andere kliniknahe Positionen für Theoretiker an, z. B. für Immunologen, die Blutbank und Serologie leiten, oder für Pharmakologen, die in der klinischen Pharmakologie tätig sind. Die Fakultäten sollten den Mut haben, hier auch unkonventionelle Wege zu gehen, wobei die Kriterien der Qualifikation, nicht aber das Prinzip der Versorgung und sozialen Sicherstellung für solche Lebenszeitpositionen als Auswahlgesichtspunkt maßgeblich sein darf. In dieser Hinsicht haben einige Universitäten mit Gremien, in denen gruppenparitätische Interessen dominierten, ihre Bewährungsprobe weiß Gott nicht bestanden.

Meine Damen und Herren!

Niemand kann voraussagen, wie schnell sich unsere Welt wandeln wird und damit auch die Bedingungen unserer Tätigkeit verändert werden. Die Medizin muß darum in begrenztem Umfang ein offenes System sein, in das Informationen, neue Erkenntnisse aus Natur- und Geisteswissenschaft einfließen und in ärztliches Handeln transformiert werden. Dieser Prozeß ist nicht ohne Spannung im doppelten Sinn. Sie kann, wenn die Grenzen zur Destruktion des Gesamtgefüges durch sie nicht überschritten werden, durchaus fruchtbar sein und vermag uns zu wirksamerem, zu besserem Handeln zu führen.

Der 81. Kongreß der Deutschen Gesellschaft für innere Medizin ist eröffnet.

Rhythmusstörungen des Herzens, Kardiologie

Herzrhythmusstörungen — Historischer Rückblick

HOLZMANN, M. (Zürich)

Die Entwicklung der Wahrnehmung und Differenzierung der Rhythmusstörungen, der Erforschung ihrer Ursachen und Mechanismen sowie ihrer Therapie hat sich weitgehend der Entwicklung der Naturwissenschaften und der Medizin im allgemeinen parallel vollzogen.

Älteste, einfachste, aber unzureichend fundierte Vorstellungen finden wir wohl bei den Chinesen [40]. Nach immer weitergereichter Überlieferung haben sie dem unregelmäßigen Puls schon im 6. Jahrhundert v. Chr. Beachtung geschenkt und ihm folgende Bedeutung zugemessen: Eine Intermittenz auf 50 Pulse wurde als mit guter Gesundheit verträglich erachtet; bei einer Intermittenz auf 40, 30, 20, 10 Schläge wurde auf eine Erkrankung von bzw. 1, 2, 3 und 4 Organen geschlossen und mit einem Tod nach bzw. 4, 3, 2 und 1 Jahr gerechnet; bei einer Intermittenz auf 2 bis 4 Schläge aber wurde die Lebenserwartung auf nur wenige Tage veranschlagt.

Im Abendland hat Galen im 2. Jahrhundert n. Chr. verschiedene Arrhythmieformen beobachtet und beschrieben, über die wir uns heute klare Vorstellungen machen können, wie den Pulsus intermittens, dicrotus, capresans und intercidens. Solche und zusätzliche Feststellungen, an welche eine ernste Prognose geknüpft wurde, mußten über Jahrhunderte genügen und beherrschten das Mittelalter, da die kirchlich sanktionierte galenische Doktrin zum Dogma erhoben wurde. Immerhin äußerten vereinzelte Ärzte schon im 16. Jahrhundert weniger pessimistische Prognosen des unregelmäßigen Pulses. Aber in die Tiefe der Arrhythmieprobleme einzudringen war nicht möglich, da es an den notwendigen Grundlagen und Techniken gebrach.

Eine wissenschaftlich fundierte Erforschung der Arrhythmien, die vor allem durch technische Fortschritte ermöglicht wurde, setzte erst um die letzte Jahrhundertwende ein.

Auf der *physiologischen* Ebene war es auf Grund von Tierversuchen die Erkenntnis der Auswirkung von Extrareizen auf die Funktionen des Herzens durch Marey (1876) [40] und die Feststellung der myogenen Reizbildung und Erregungsleitung im Herzen durch Engelmann (1875—1903) [13, 14]; auf der *anatomischen* die Entdeckung des muskulären Av-Überleitungsbündels durch His (1893) [21], der Nachweis der Kontinuität eines spezifischen Muskelsystems vom Av-Knoten bis in die Purkinje-Fasern durch Tawara (1906) [53] und des spezifischen Muskelgewebes im Sinusknoten durch Keith u. Flack (1907) [27].

In der *klinischen Diagnostik* war ein erster Schritt, daß die ausschließliche Beobachtung des Arterienpulses und die Auskultation des Herzens durch *Simultanschreibungen* des Arterienpulses mit dem Venenpuls und Spitzenstoß von Mackenzie [37] erweitert wurde. Sie erlaubten bereits Rückschlüsse auf den Ursprungsort von Arrhythmien und auf verschiedene Arten von Leitungsstörungen. An Hand von Venenpulsschreibungen hat Wenckebach [57] schon 1899 die wesentlichen Abarten partieller Leitungsstörungen erkannt.

Eine weite Öffnung für das Studium der Arrhythmien brachte aber erst die Einführung des *Saitengalvanometers* durch Einthoven (1903) [10]. Mit dieser Apparatur nahmen insbesondere Forschungszentren mit Thomas Lewis in London und mit Kaufmann, Rothberger, Wenckebach, Winterberg und Scherf in Wien, die Analyse der Arrhythmien besonders erfolgreich in Angriff. In ihren Standardwerken [34,

58] haben sie die Grundlagen für eine praktisch ausreichende Arrhythmiediagnostik niedergelegt. Eine Unzahl von Publikationen, unter welchen diejenigen der Arbeitsgruppe von Katz, Langendorf u. Pick in Chicago [25, 31, 32] besondere Erwähnung verdienen, hat in den folgenden vier Dezennien unser Wissen bereichert. Spang [52] hat sie 1957 kritisch gesichtet und zusammengefaßt.

Eine wichtige Vertiefung der physiologischen Erkenntnisse der Reizbildung und Erregungsleitung im Herzen brachte die Einführung der *Mikroelektroden-Technik* durch Ling u. Gerard (1949) [35], mit der es möglich wurde, Schrittmacherzellen zu erkennen. Besonders B. F. Hoffman [23] in New York und W. Trautwein [54] in Deutschland haben mit ihr um 1960 für die Klinik wichtige Aufschlüsse geliefert.

Genauere Einblicke in die Reizbildung und die Av-Überleitungsverhältnisse, die auch klinisch erfaßbar sind, hat die Einführung der intrakardialen und im speziellen der *His-Bündel-Ableitungen* gebracht. Als ersten war es Puech u. Latour (1957) an der Klinik von Giraud [19] in Montpellier gelungen, bei einem Patienten mit Fallotscher Trilogie in endokavitären Ableitungen His-Bündel-Potentiale zu registrieren. Aber erst die von Scherlag u. Mitarb. (1969) [50] eingeführte Technik hat die Untersuchungsmethode geschaffen, die heute in vielen spezialisierten kardiologischen Untersuchungsstationen ausgeübt wird. Die mit ihr gewonnenen Fakten haben teils frühere hypothetische Interpretationen bestätigt (wie z. B. das Vorkommen blockierter His-Bündel-Extrasystolen oder eines doppelstufigen Av-Blocks), teils neue Möglichkeiten eröffnet, wie z. B. Av-Blockierungen in proximale, mittlere und distale zu differenzieren.

Die Entwicklung der *Elektrostimulation*, die auch gestattet, evtl. unerwünschte und gefährliche Rhythmusentgleisungen zu inhibieren, hat es möglich gemacht, die endokavitäre elektrische Exploration noch ertragreicher zu gestalten. Mit einem ,,Pacing" von verschiedenen Abschnitten des Herzens aus und mit verschieden hohen Frequenzen ist es in den letzten Jahren gelungen, über die Leitungseigenschaften und die Refraktärzeit der einzelnen Systemabschnitte gleichsam spielend bisher unerreichbare Aufschlüsse zu gewinnen.

Blickt man auf die *Erforschung der verschiedenen Arrhythmien* zurück, ergeben sich einige allgemeine Erfahrungstatsachen.

Wesentliche Fortschritte der Erkenntnis sind auf der Basis genauer *Beobachtungen und Beweisführungen am Tier und Menschen* gewonnen worden. Auf Grund tierexperimenteller Befunde sind klinische Interpretationen mehrmals gleichsam in der Luft gelegen und dann an verschiedenen Orten fast gleichzeitig erfolgt. Da aber ähnliche Phänomene auf verschiedenen Ursachen beruhen und über verschiedene Mechanismen zustande kommen können, haben Deduktionen selbst auf der Grundlage von einwandfreien tierexperimentellen Beobachtungen der Klinik nicht immer den richtigen Weg gewiesen. Dagegen haben einige physiologisch und anatomisch gut durchdachte *Hypothesen* zu Konzeptionen geführt, die erst viel später als Tatsachen nachgewiesen werden konnten.

Wichtige grundlegende Feststellungen sind wiederholt erst nach einer beträchtlichen *Latenzzeit* der klinischen Verwertung dienstbar gemacht worden. Anderseits haben sich *falsche Lehren* trotz berechtigter Kritik gelegentlich erstaunlich lange aufrecht erhalten.

Ein Rückblick auf die Entwicklung, der nur die Erfolge enthalten würde, gäbe deshalb kein lehrreiches Bild der Historie, das ebenso einseitig und unbefriedigend wäre wie die Formulierung von Diepgen [8], daß die Geschichte der Medizin die Geschichte der menschlichen Irrtümer sei.

Die zur Verfügung stehende Zeit gestattet, nur in Kürze auf einige wenige Kapitel hinzuweisen, welche die erwähnten Entwicklungen besonders deutlich demonstrieren.

In dieser Hinsicht verdient — obschon nur im weitesten Sinne zu den Arrhythmien gehörend — die Geschichte der *Schenkelblock*-Befunde hervorgehoben zu werden. Als eine der ersten elektrokardiographisch belegten Entdeckungen war es Eppinger u. Rothberger (1909) [15] im Hundeexperiment gelungen, mittels Durchtrennung eines Tawara-Schenkels bizarr entstellte Kammerkomplexe zu erzeugen, und kurz darauf konnten Eppinger u. Stoerk [16] das Vorkommen entsprechender EKG auch beim Menschen feststellen. Bei der Übertragung der in den Hundeversuchen gewonnenen Befunde auf den Menschen ist für die Seitendiagnose infolge einer ungenügenden Berücksichtigung der verschiedenen Herzlageverhältnisse im Thorax indessen ein Irrtum unterlaufen. Während rund 20 Jahren ist die Verwechslung von rechts und links von allen großen Schulen als Lehre akzeptiert worden, obschon sie bereits 1918 von Boden u. Neukirch [2] auf Grund von Durchschneidungen von Tawara-Schenkeln an wiederbelebten perfundierten Kinderherzen widerlegt worden war. Noch 1931 blieb ihr Mahaim [39] in seiner bedeutenden Monographie über „Les maladies organiques du faisceau de His-Tawara" trotz reichlicher pathologisch-anatomischer Unterlagen treu. Erst F. N. Wilson u. Mitarb. [60] ist es in jenen Jahren auf Grund der von ihnen entwickelten Brustwandableitungen gelungen, die Seitendiagnose endgültig richtigzustellen. Die pathologische Anatomie hatte in der Seitendiagnose versagt, weil sehr häufig beide Schenkel histologisch Veränderungen aufweisen und Rückschlüsse aus deren Ausmaß auf die Funktion schwierig sind. Dementsprechend hat sich ihre Kombination — wie Lenègre [33] besonders betont hat — als häufige Ursache des totalen Av-Blocks herausgestellt.

Reich an Peripetien ist auch die Entwicklung des *Extrasystolie*-Konzepts:

Marey [40] hatte die Beantwortung eines einmaligen mechanischen oder elektrischen Reizes mit einer vorzeitigen Kontraktion als *Extrasystole* bezeichnet. Am Puls sind entsprechende spontane Rhythmusstörungen schon längst bekannt gewesen. Durch polygraphische Aufzeichnungen gelang es Mackenzie [37], sie genauer zu analysieren, und sowohl Cushny [6] wie Wenckebach [57] haben 1899 unabhängig voneinander die Ansicht geäußert, daß manchen Fällen von unregelmäßigem Puls Extrasystolen zugrunde liegen könnten. Einthoven [11] erfaßte dann 1906 erstmals spontane vorzeitige Kammererregungen im EKG und zeigte, daß diese eine abnorme Erregungsausbreitung wie bei experimentell gesetzten Extrareizen aufweisen. Damit war die übereinstimmende Erscheinungsweise der beiden Phänomene festgestellt, das Problem der Genese und des Mechanismus der spontan auftretenden Extrasystolen aber keineswegs gelöst.

Kaufmann u. Rothberger [26] haben auf Grund von tierexperimentellen Beobachtungen (1917 bis 1920) geschlossen, daß zwei Schrittmacher des Herzens nebeneinander tätig sein können, und sie haben versucht, der Extrasystolie ein solches Funktionsverhalten zugrunde zu legen. Dabei haben sie den Begriff der *Parasystolie* eingeführt mit einem Schutz- und Austrittsblock des rascher arbeitenden Zentrums. Diese Hypothese hat sich für die Extrasystolie jedoch nicht aufrecht erhalten lassen.

Dagegen ist das Nebeneinander eines langsameren schutzblockierten Automatiezentrums und eines rascheren Grundrhythmus beim Menschen von Singer u. Winterberg (1920) [51] durch mathematische Analyse als *Parasystolie mit einfacher Interferenz* sichergestellt worden. Wenn wir auch über das Wesen der Schutzblockierung noch keine endgültig gesicherte Vorstellung haben, so ist das Muster dieser Arrhythmieform doch in der Ära der Elektrostimulation durch Schrittmacher mit langsamer Frequenz bei erhaltenem Sinusrhythmus mit Av-Überleitung klar durchschaubar reproduziert worden.

Hinsichtlich der Genese der *klinischen Extrasystolen* sind aber sehr früh schon zwei andere Hypothesen aufgestellt worden: die *fokale Entstehung* und der *Reentry-*

Mechanismus bzw. die kreisende Erregung. Da beide auch für die Theorien des *Herzflimmerns* und *-flatterns* sowie der *paroxysmalen Tachykardien* in Anspruch genommen wurden, können diese Arrhythmien gleich in die Besprechung mit einbezogen werden. Beide Theorien gründen sich auf Tierexperimente und Erhebungen am Menschen, und ihre Vertreter haben sich zeitweise heftig bekämpft.

Die *fokale Theorie* wurde ganz besonders von D. Scherf [48, 49] auf Grund von Tierversuchen verfochten, in welchen er je nach speziellen Voraussetzungen diese Arrhythmien durch lokale Reizsetzungen z. B. mit Chinidin oder Aconitin auslösen und durch Ausschaltung der Reizstelle wieder zum Verschwinden bringen konnte. Dabei wurde für die gleichförmigen Extrasystolen, die paroxysmalen Tachykardien und das Vorhofflattern eine unifokale Entstehung angenommen, während für die vielgestaltigen Extrasystolen und das Vorhofflimmern eine uni- oder multifokale in Betracht gezogen wurde.

Auf der andern Seite hatte McWilliam [38] schon 1887 die Ansicht ausgesprochen, daß Tachykardien durch ein *Kreisen der Erregung* unterhalten werden könnten. Versuche an Muskelringen vom Mantel von Medusen durch Mayer (1908) [41], an Vorhöfen von Fischen durch Mines (1914) [42] und an Herzkammern von Schildkröten durch Garrey (1914) [18] zeigten, daß sich unter besonderen Voraussetzungen tatsächlich ein „circus mouvement" erzeugen läßt.

Für das *Vorhofflattern* in seiner gewöhnlichen Form ist eine kreisende Erregung durch Lewis [34] sehr wahrscheinlich gemacht, durch spätere Untersuchungen freilich nicht sicher bewiesen worden.

Als Mechanismus der *paroxysmalen Tachykardien* hatte schon Mines an eine kreisende Erregungswelle gedacht und de Boer (1926) [7] die Hypothese aufgestellt, daß bei supraventrikulären Tachykardien die Erregung durch das His'sche Bündel in die Kammern und von dort über eine zusätzliche muskuläre Av-Verbindung — bzw. ein Kentsches Bündel [28] — zu den Vorhöfen zurückgelangen und dadurch ein Kreisen der Erregung erzeugen könnte.

1932 haben Holzmann u. Scherf [24] zur Erklärung des besonderen EKG-Bildes bei dem 1930 von Wolff-Parkinson u. White [61] beschriebenen Syndrom ebenfalls die Funktion einer phylogenetisch überdauernden akzessorischen Av-Verbindung bzw. eines „Kentschen Bündels" postuliert, über welches eine Kammer vorzeitig erregt würde; eine Annahme, die 10 Jahre später anatomisch bestätigt werden konnte (Oehnell, 1942 [44]; Wood u. Mitarb., 1943 [62]). Es hätte nahegelegen, auf Grund der Annahme von zwei muskulären Av-Verbindungen die bei diesen Fällen häufigen paroxysmalen Tachykardien auf eine kreisende Erregung im Sinne de Boers zurückzuführen. Die erwähnten Scherfschen Tierversuche haben diesen Schluß damals indessen vereitelt. Das Kreisen der Erregung ist schließlich von Durrer u. Mitarb. (1967) [9] durch Elektrostimulationsversuche und intrakavitäre Ableitungen überzeugend demonstriert worden. Aber auch für die supraventrikulären paroxysmalen Tachykardien ohne Anhaltspunkte für eine akzessorische Av-Muskelverbindung konnte mit Hilfe von His-Bündelableitungen durch zeitgerecht gesetzte Elektrostimuli ein Reentry-Mechanismus auf der Höhe des Tawaraknotens durch Coumel u. Mitarb. (1970) [4] sowie Goldreyer u. Bigger (1971) [20] glaubhaft gemacht werden. Dieser Schluß wurde durch die experimentellen Untersuchungen von Cranefield u. Hoffman [5] gestützt, in welchen Umkehrphänomene unter bestimmten Voraussetzungen auf einem sehr beschränkten Raum des spezifischen Muskelsystems, einbezüglich des Purkinjeschen Fasernetzes, zu beobachten waren. Dementsprechend konnte ein solcher Mechanismus auch unter klinischen Bedingungen bei ventrikulären Extrasystolen und Tachykardien durch Wellens u. Mitarb. (1972) [56] sehr wahrscheinlich gemacht werden und neuestens durch Narula [43] auch für einige supraventrikuläre Tachykardien im Sinusknoten.

Dagegen hat sich die Auffassung des *Herzflimmerns* als „Circus mouvement", die auf Grund der erwähnten Muskelringversuche von Lewis [34] nachdrücklich vertreten wurde, nicht bestätigt. Obschon dem Vorhofflattern klinisch nahestehend, hat sich das Vorhofflimmern sowie das Kammerflimmern als eine komplette Desorganisation und Parzellierung der Erregungsabläufe erwiesen. Hinsichtlich seiner Entstehung hatte Mines [42] bereits beobachtet, daß es durch einen elektrischen Einzelreiz unmittelbar am Ende der Refraktärphase ausgelöst werden kann, und de Boer [7], daß dies am Schildkrötenherzen bei einem besonders metabolen Zustand auch durch einen natürlichen Leitungsreiz möglich ist. Seit Wiggers [59] wird diese Zone als vulnerable Phase bezeichnet, und sie hat bei der Einführung der Elektrostimulation und -version in die Therapie besondere Berücksichtigung erfahren.

Auch die *Therapie* der Herzrhythmusstörungen hat sich in Abhängigkeit von den *technischen Fortschritten sprungweise* entwickelt. Auf interessante Entdeckungen folgten freilich auch hier oft *lange Latenzzeiten* bis zur praktischen Nutzbarmachung. Gefährlichkeit der Anwendung und ungenügende Kenntnisse der Grundlagen waren oft Ursache der Zurückhaltung.

Pharmakologische, mechanische und *elektrische* Angriffswege haben dabei ihre eigene Geschichte. Kurze Schlaglichter müssen genügen.

In der Entwicklung der *pharmakologischen* Einwirkungen sind zwei große Wege erkennbar:

1. Die Nutzbarmachung *antiarrhythmischer Nebenwirkungen* von Mitteln zur Behandlung anderer Krankheiten wie z. B. von Chinin gegen Malaria, Isoproterenol gegen Asthma, Diphenylhydantoin gegen Epilepsie und Amiodarone gegen Koronarinsuffizienz.

2. Die Verfügbarmachung von Substanzen durch die *pharmakologische Forschung* wie die β-Rezeptorenblocker.

Unter den therapeutischen *mechanischen Einwirkungen* geht die Erfahrung, daß kräftige Stöße gegen die Herzgegend etwa einen akuten Herzstillstand beheben können, sicher weit zurück. Die Möglichkeit, asystolische oder flimmernde Herzkammern durch eine manuelle Herzmassage wieder zu Kontraktionen bringen zu können, ist von Chirurgen anläßlich von Operationen gelegentlich mit Erfolg genutzt worden. Sie wurde dann auch als Notfalleingriff mit Thorakotomie fern vom Operationssaal empfohlen. Jene „Wild-West-Therapie" ist von der *transthorakalen Herzmassage* nach Kowenhoven u. Mitarb. (1960) [30] dann aber rasch überrundet worden, und diese bedeutet, trotz der ihr anhaftenden Beschränkungen, einen praktisch wertvollen Fortschritt.

Die neueste und faszinierende therapeutische Entwicklungswelle auf dem Gebiet der Arrhythmien beruht indessen auf der *Elektrotherapie*. Ihre Vorgeschichte geht auf 1899 zurück, als Prévost u. Batelli [45] zeigten, daß Kammerflimmern im Tierexperiment durch einen elektrischen Schock behoben werden kann. Die hierauf folgende fast 50jährige Latenz war durch die Angst vor solchen Maßnahmen am Menschen begründet, da andererseits seit 1850 durch Hoffa u. Ludwig [22] bekannt war, daß mittels des elektrischen Stromes auch Kammerflimmern ausgelöst werden kann. Die *elektrische Defibrillation* hat erst ein ernstliches Interesse geweckt, als Beck u. Mitarb. (1947) [1] erstmals im Operationssaal mit Anlage der Elektroden auf der Vorder- und Hinterfläche des Herzens ein menschliches Herz entflimmern konnten. Erst daraufhin setzte eine experimentelle Erforschung der elektrotherapeutischen Möglichkeiten auf breiter Basis ein, die den Weg für eine erweiterte praktische Anwendung eröffnete.

So gelang es Zoll u. Mitarb. (1960) [65] mit auf der Körperoberfläche aufgesetzten Elektroden transthorakal durch einen Wechselstrom-Defibrillator flimmernde Kammern und später auch supraventrikuläre und ventrikuläre Tachykardien zu normalisieren. Noch viel weiterreichend wurde die Methode, als Lown u. Mitarb. (1962) [36] zeigten, daß diese Rhythmusstörungen auch durch transthorakale Gleichstromstöße, unter Vermeidung der vulnerablen Phase, konvertiert werden können und damit die heute gebräuchliche Therapie der *Elektroversion* kreierten.

Einen ebenso spektakulären Fortschritt brachte die Elektrotherapie in der Behandlung des Herzstillstandes und der Prophylaxe Adams-Stokesscher Anfälle durch die *Elektrostimulation*.

Zoll u. Mitarb. haben seit 1952 [63, 64] einen transthorakal wirksamen elektrischen Pacemaker erprobt zur Behandlung des Herzstillstandes und exzessiver Kammerbradykardien. Diese Methode hatte aber nur eine kurzfristige Anwendungsmöglichkeit. Erst die intrakorporelle Anlage der Schrittmacherbatterien durch Senning (1958) [12] und fast gleichzeitig durch Chardack [3], zuerst mit chirurgischer Fixation der Elektroden auf der Herzoberfläche, später mit transvenöser Einführung der Elektroden in die rechte Herzkammer nach Furman u. Schwedel [17], hat die Elektrostimulationstherapie auf ihren heutigen respektablen Stand erhoben.

Zusammenfassend ergeben die Rückblicke auf die Entwicklung der Erforschung und Therapie der Rhythmusstörungen in den letzten rund 100 Jahren ein ungemein bewegtes Bild von Entdeckungen, Erkenntnissen, technischen Fortschritten und praktischen Erfolgen. Eine Unsumme von Arbeit ist geleistet worden, und viele Namen von Forschern verdienten erwähnt zu werden. Wie auf allen Gebieten der modernen Entwicklung haben auch hier die Fortschritte der Technik wesentlich dazu beigetragen, die letzte Runde zu gewinnen.

Literatur

1. Beck, C. S., Pritchard, W. H., Feil, S. H.: J. **135**, 985 (1947). — 2. Boden, E., Neukirch, P.: Pflügers Arch. ges. Physiol. **171**, 146 (1918). — 3. Chardack, W. M., Gage, A. A., Greatbatch, W.: Surgery **48**, 643 (1960). — 4. Coumel, P. H., Motte, G., Gourgon, R., Fabiato, A., Slama, R., Bouvrain, Y.: Arch. Mal. Cœur **63**, 35 (1970). — 5. Cranefield, P. F., Hoffman, B. F.: Circulation **44**, 309 (1971). — 6. Cushny, A. R.: J. exp. Med. **4**, 327 (1899). — 7. De Boer, S.: Ergeb. inn. Med. Kinderheilk. **29**, 391 (1926). — 8. Diepgen, P.: Geschichte der Medizin. Berlin: de Gruyter 1949/55. — 9. Durrer, D., Schoo, L., Schuilenburg, R. M., Wellens, H. J. J.: Circulation **36**, 644 (1967). — 10. Einthoven, W.: Ann. Physik, Folge 4, 12, 1059 (1903). — 11. Einthoven, W.: Arch. int. Physiol. **4**, 132 (1906). — 12. Elmquist, R., Senning, A.: An implantable pacemaker for the heart. Med. electronics 2. Int. Conf. Paris 1959. London: Smyth 1960. — 13. Engelmann, T. W.: Pflügers Arch. ges. Physiol. **11**, 465 (1875). — 14. Engelmann, T. W.: Arch. Anat. Physiol., physiol. Abt., 109 (1903). — 15. Eppinger, H., Rothenberger, C. J.: Z. klin. Med. **70**, 1 (1910). — 16. Eppinger, H., Stoerk, O.: Z. klin. Med. **71**, 157 (1910). — 17. Furman, S., Schwedel, J. B.: New Engl. J. Med. **261**, 943 (1959). — 18. Garrey, W. E.: Amer. J. Physiol. **33**, 397 (1914). — 19. Giraud, G., Puech, P., Latour, H., Hertault, J.: Arch. Mal. Cœur **53**, 757 (1960). — 20. Goldreyer, B. N., Bigger, J. T.: Circulation **43**, 15 (1971). — 21. His, W.: Arb. med. Klin. Leipzig 1893, 14. — 22. Hoffa, M., Ludwig, C.: Z. rationelle Med. **9**, 107 (1850). — 23. Hoffman, B. F., Cranefield, P. F.: Electrophysiology of the heart. New York-Toronto-London: McGraw-Hill 1960. — 24. Holzmann, M., Scherf, D.: Z. klin. Med. **121**, 404 (1932). — 25. Katz, L. N., Pick, A.: Clinical electrocardiography I., The arrythmias. London: Kimpton 1956. — 26. Kaufmann, R., Rothberger, C. J.: Div. Mitteilungen in Z. ges. exp. Med. **7**, 199 (1919) bis **29**, 1 (1922). — 27. Keith, A., Flack, M.: J. Anat. Physiol. **41**, 172 (1907). — 28. Kent, S.: J. Physiol. (Lond.) **14**, 233 (1893). — 29. Kent, S.: Quart. J. exper. Physiol. **7**, 193 (1913). — 30. Kouwenhoven, W. B., Jude, J. R., Knickebocker, G. G.: J. Amer. Med. Ass. **173**, 1064 (1960). — 31. Langendorf, R.: Amer. Heart J. **35**, 542 (1948). — 32. Langendorf, R., Pick, A., Edelist, A., Katz, L.: Circulation **32**, 386 (1965). — 33. Lenègre, J.: Contribution à l'étude des blocs de branche. Confrontations électriques et histologiques. Paris: Baillière 1958. — 34. Lewis, Th.: The mechanism and the graphic registration of the heart beat, 3 ed. London: Shaw & Sons 1925. — 35. Ling, G., Gerard, R. W.: J. cell. comp. Physiol. **34**, 383 (1949). — 36. Lown, B., Amarasingham, R., Neuman, J.: J. Amer. Med. Ass. **182**, 150 (1962). — 37. Mackenzie, J.: The study of the pulse, arterial, venous and hepatic, and of the movements of the heart. Edinburgh-London 1902. — 38. Mac William, J.: J. Physiol. **8**, 296 (1887). — 39. Mahaim, J.: Les maladies organiques du

faisceau de His-Tawara. Paris: Masson 1931. — 40. Marey, E. J.: C. R. Acad. Sci. (Paris) **82**, 408 (1876). — 41. Mayer, A. G.: Pap. Tortugas Labor. Washington **1**, 115 (1908). — 42. Mines, G. R.: Trans. roy. Soc. Can. (Ser. 3) **8**, 43 (1914). — 43. Narula, O. S.: Circulation **46** (Suppl. II), 27 (1972) und **50**, 1114 (1974). — 44. Oehnell, R. F.: Cardiologia (Basel) **6**, 332 (1942). — 45. Prévost, J. L., Batelli, F.: C. R. Acad. Sci. (Paris) **129**, 1276 (1899). — 46. Rothberger, C. J.: Ergebn. Physiol. **32**, 471 (1931). — 47. Scherf, D.: Wien. klin. Wschr. **1930**, 50. — 48. Scherf, D.: Proc. Soc. exp. Biol. (N. Y.) **64**, 233 (1947). — 49. Scherf, D., Schott, A.: Extrasystoles and allied arrhythmias, 2. ed. London: Heinemann 1973. — 50. Scherlag, B. J., Lau, S. H., Helfant, R. H., Berkowitz, W. D., Stein, E., Damato, A. N.: Circulation **39**, 13 (1969). — 51. Singer, R., Winterberg, H.: Wien. Arch. inn. Med. **1**, 391 (1920). — 52. Spang, K.: Rhythmusstörungen des Herzens. Stuttgart: Thieme 1957. — 53. Tawara, S.: Das Reizleitungssystem des Säugetierherzens. Jena: Fischer 1906. — 54. Trautwein, W.: Physiologie der Herzirregularitäten. In: Rhythmusstörungen des Herzens (Hrsg. K. Spang). Stuttgart: Thieme 1957. — 55. Wellens, H. J. J., Schuilenburg, R. M., Durrer, D.: Circulation **43**, 99 (1971). — 56. Wellens, H. J. J., Schuilenburg, R. M., Durrer, D.: Circulation **46**, 216 (1972). — 57. Wenckebach, K. F.: Z. klin. Med. **37**, 475 (1899). — 58. Wenckebach, K. F., Winterberg, H.: Die unregelmäßige Herztätigkeit. Leipzig: Engelmann 1927. — 59. Wiggers, C. J., Wegria, R.: Amer. J. Physiol. **128**, 500 (1940). — 60. Wilson, F. N., Mac Leod, A. G., Barker, P. S.: Amer. Heart J. **7**, 305 (1932). — 61. Wolff, L., Parkinson, J., White, P. D.: Amer. Heart J. **5**, 685 (1930). — 62. Wood, F. C., Wolferth, C. C., Geckeler, G. D.: Amer. Heart J. **25**, 454 (1943). — 63. Zoll, P. M.: New Engl. J. Med. **247**, 768 (1952). — 64. Zoll, P. M., Linenthal, A. J., Norman, L. R.: Circulation **9**, 482 (1954). — 65. Zoll, P. M., Linenthal, A. J., Zarsky, L. R. N.: New Engl. J. Med. **262**, 105 (1960).

Morphologische Äquivalente bei Rhythmusstörungen des Herzens [*]

DOERR, W. (Patholog. Inst. Heidelberg)

Referat

Am 15. April 1933 erschien die berühmte Abhandlung von Wilhelm His (jun.), als Emeritus und von Lörrach aus, ,,Zur Geschichte des Atrioventrikularbündels". Darin findet sich der Satz ,,Seitdem (gemeint ist seit 1909) wurde das Reizleitungssystem aufs genaueste durchforscht und gehört heute (1933) zu den best bekannten Gebilden des Herzens". Als mich Herr Konrad Spang vor 20 Jahren bat, eine pathologisch-anatomische Einleitung zu seinem Buche ,,Rhythmusstörungen" (erschienen 1957) zu schreiben, hatte ich nicht unerhebliche Schwierigkeiten, *die* Erschütterungen zu überwinden, die eben diese so gut beschriebenen Einrichtungen durch die Arbeiten der Glomsets (1940, 1948, 1952) in Amerika erlitten hatten. — Inzwischen hatte ich mich mehrfach mit allen hierher gehörigen Fragen zu beschäftigen (Doerr, 1959, 1963, 1969, 1970, 1971) und bin doch nicht frei von Zweifeln.

Der Herr Vorsitzende Ihrer Tagung hat mich beauftragt,

1. über die Fortschritte auf dem Gebiet der pathologischen Anatomie des spezifischen Myokard zu berichten,

2. des ,,kranken Sinusknotens" zu gedenken,

3. die Frage der Entstehung des totalen Herzblockes — hervorgegangen aus einem zunächst einfachen, dann bifaszikulären —, zu erörtern und

4. die Zusammenhänge zwischen Herzinfarkt und Rhythmusstörungen klarzulegen.

Wenn ich recht sehe, ist das *Lager der klinischen Kardiologen zweigeteilt*. Den einen ist es nahezu gleichgültig, ob eine bestimmt-charakterisierbare Muskulatur existiert, wenn nur die Strukturen ein einigermaßen erklärbares Bild abgeben. Die anderen hängen mit einer gewissen Pietät an den morphologischen Befunden und trauen diesen unvermutet große Leistungen zu. Es wird gut sein, sich in der Mitte

---

[*] Herrn Professor Dr. Dr. med. h. c. (Heidelberg) Dr. med. h. c. (Pamplona) Erich Letterer (Tübingen) zur Vollendung des 80. Lebensjahres (30. Juni 1975) verehrungsvoll zugeeignet.

zu bewegen. So sicher es ist, daß bekannte Schäden am muskulären Apparat mit bestimmten pathologischen Leistungen, und zwar denen der *Heterometrie*, *Heterochronie* und *Heterotopie* einhergehen, so muß doch betont werden, daß morphologische Äquivalente sog. Rhythmusstörungen *multifaktoriellen* pathogenetischen *Bedingungen* unterliegen.

Die offenen Fragen, die uns belasten, betreffen den atypischen Verlauf atrioventrikulärer Verbindungen, morphometrische Details im Inneren der Zellen, aber auch einfachere quantitative Relationen: Wie viele RL-Fasern müssen erhalten bleiben, um eine regelrechte Ausbreitung der Erregung zu gewährleisten? Welches ist die kritische Zahl der Faserreduktion, bei deren Unterschreitung ein Störeffekt sichtbar wird? Wie ist die Technik der Synapsenbildung am nervösen Terminalreticulum? Gibt es systemimmanente degenerative oder entzündliche Veränderungen? Gibt es kompensatorisch-adaptative Vorgänge, d. h. die Inbetriebnahme zwar vorhandener, gleichsam akzidenteller, bis dato aber zu keinem Zeitpunkt benutzter Leitungswege? — Es gibt *mehr* Fragen, als man in *einem* Referat beantworten kann.

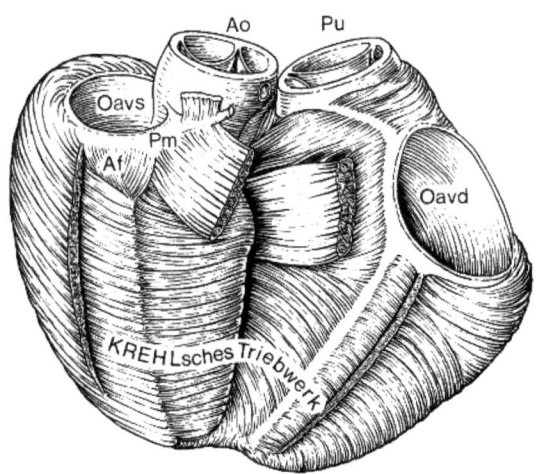

Abb. 1. Mehrschichtiger Bau der muskulären Kammerwände, Ansicht von hinten oben; aus F. P. Mall (1911); Ao = Aorta, Af = Annulus fibrosus, Oavs = späteres Mitral-, Oavd = späteres Tricuspidalostium, Pm = Pars membranacea, Pu = A. pulmonalis

Das Herz der Säugetiere und des Menschen ist durch folgende Besonderheiten ausgezeichnet:

1. Es ist in sehr bestimmter Weise gegliedert, und zwar

a) einmal *metameral*, d. h. durch in Blutstromrichtung hintereinander gelegene Abschnitte und

b) zum andern *antimeral*, d. h. in eine durchgehende linke und rechte Seite.

2. Es bedient großen und kleinen Kreislauf in *einem* Arbeitsgang.

3. Großer und kleiner Kreislauf sind parallel, aber auch hintereinander geschaltet; sie werden im Sinne eines absolut quantitativen Austausches miteinander bedient.

4. Die veno-arterielle Kontraktion unterliegt Beschleunigungen und Verlangsamungen. Die Herzen aller warmblütigen Tiere zeigen den Ihnen bekannten Rhythmus.

So lange die Herzen eine träge peristaltische Kontraktionswelle zeigen, etwa das Fischherz, so lange findet man eine innere Ring- und eine äußere Längsmuskulatur. Sobald ein Rhythmus auftritt, findet sich eine komplizierte Schichtung (Abb. 1). Man könnte von einer inneren und äußeren Längs-, d. h.

schräg-spiralisierten und von einer mittleren Ring-, d. h. zirkulär orientierten Muskulatur sprechen. *Soviel ist sicher:* Herzen mit definiertem Rhythmus führen an bestimmten Stellen eine innere longitudinale, dem Blutstrom parallel angeordnete Muskulatur.

Vom Standpunkte ausschließlich morphologischer Betrachtung darf man sagen: Systematische Morphologie hat historischen Charakter; sie arbeitet idiographisch, sie ist Ereigniswissenschaft. Morphologie in unserem Sinne ist histori-

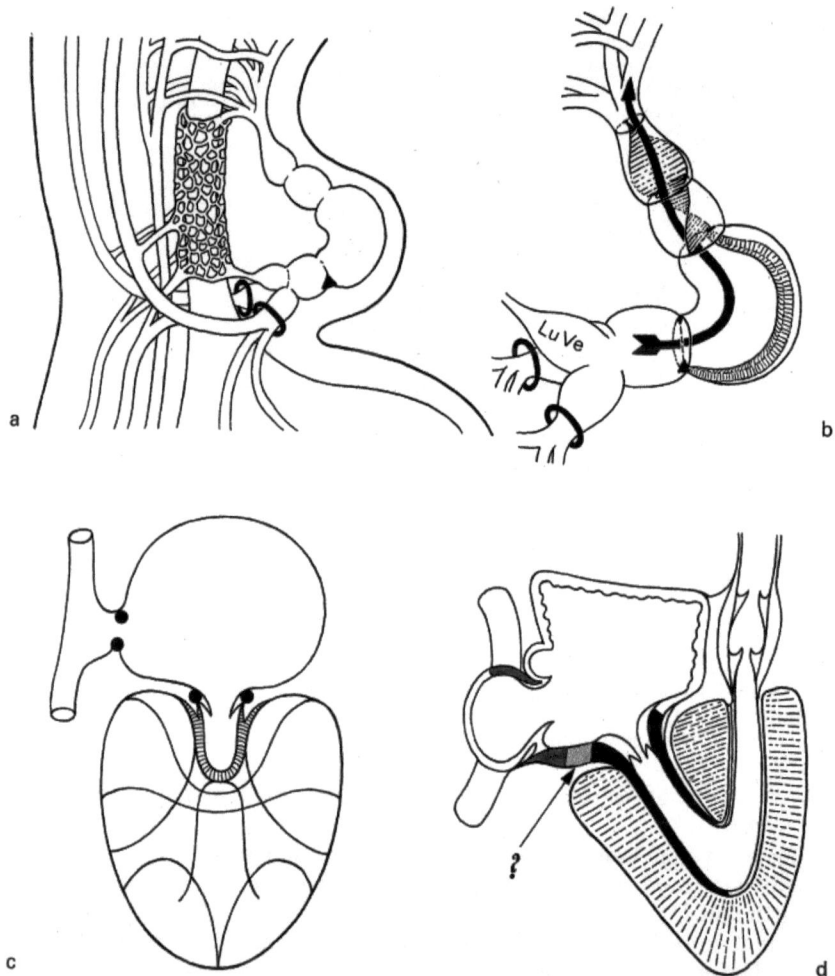

Abb. 2. Darstellung der Anlage des RLS an den Venensinus; RLS als kürzeste geometrische Verbindung zwischen venösem Zutritt und arteriellem Auslaß. Teilbild a: Sagittalschnitt, Keimling Mensch, 14 Ursegmente; an den Venensinus je 1 ringförmige Muskelschlinge als prospektive Anlage der Reizbildungszentren; am Ohrkanal (Ostium atrioventriculare) Anlage des His-Bündels; Teilbild b: Separate Darstellung der Herzanlage, 28. Tag des Ovulationsalters; am Lungenvenentrichter *keine* Reizbildung; dagegen sind die beiden Sinusknoten deutlich; die Kammerscheidewand entsteht als Septum*leiste*; auf ihrem kranialen Begrenzungsrand ruht die Anlage des Hisschen Bündels; Teilbild c: Darstellung des embryonalen Herzens in vergleichend-anatomischer Sicht (nach Benninghoff, 1933). Das RLS liegt den Konturfasern an, während das „Triebwerk" in unendlichen Spiralen hin und her geht; Teilbild d: Schema des embryonalen Warmblüterherzens nach Walter Koch. Der „untere" Sinusknoten entspricht dem Vorhofteil des AV-Knotens. Ob es ein Zwischenstück zwischen Vorhofteil des AV-Knotens und His-Bündel gibt (?), weiß man nicht

sche Ereignislehre (H. Braus, 1913). Sie hat es mit der begrifflichen Ordnung der Erscheinungen zu tun (Naef, 1919). Die Anordnung der sogenannten spezifischen Muskulatur folgt dem Prinzip des kleinsten Zwanges. Sie stellt die kürzeste geometrische Verbindung zwischen venösem Zutritt und arteriellem Auslaß (Holl, 1911) dar (Abb. 2).

Seit 1945 habe ich 22 menschliche Embryonen früher Entwicklungsstadien durchgearbeitet. Legt man einen Sagittalschnitt durch einen Keimling von 4,5 mm SSL, d. h. von einem Ovulationsalter von 28 Tagen, so findet man das Bild beherrscht durch die unvermutet große Herzanlage. Sie entspricht dem

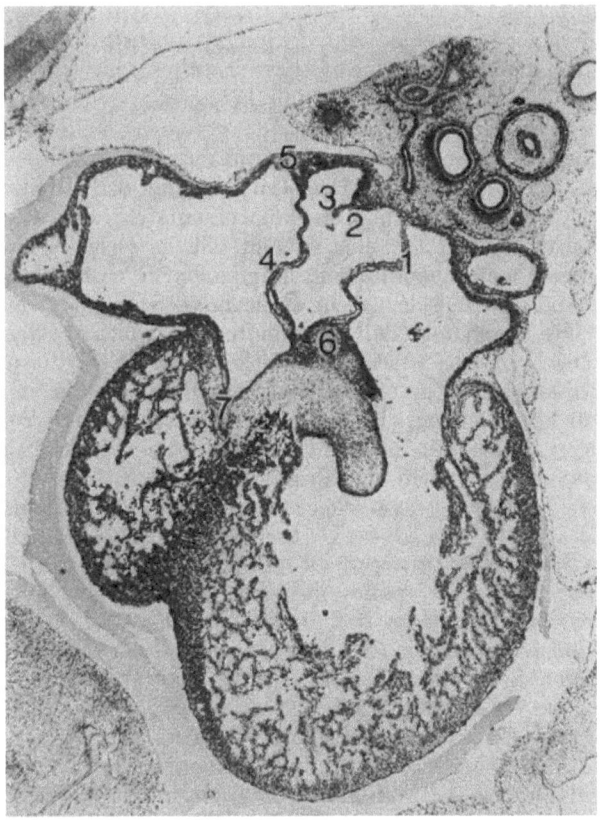

Abb. 3. Herzanlage, menschl. Embryo 15 mm SSL, 28. Tag des Ovulationsalters. 1 = S. primum; 2 = S. secundum; 3 = Valvula venosa sinistra; 4 = Valvula venosa dextra; 5 = Anlage des Sinusknotens; 6 = Anlage des AV-Knotens; 7 = Anlage des His-Bündels. Paraffin, HE, Photogramm, Vergr. 1:10; Slg. Prof. Chuaqui, aus Doerr (1972)

Teilbild 2b unserer Darstellung. Geht man auf ein 10 Tage späteres Stadium, Frontalschnitt durch die Herzanlage eines menschlichen Keimlings von 15 mm SSL, Ovulationsalter 38. Tag, kann man bereits alle Elemente des RLS deutlich erkennen (Abb. 3): An der Basis der Valvula venosa dextra ein dreieckiges Feld, eine Zellansammlung, der Sinusknoten; am Fußpunkt des S. primum die Anlage des Atrioventrikularknotens; nach dem Ostium atrioventriculare dextrum zu die Anlage des Hisschen Bündels. Der nachmalige rechte Schenkel ist der entwicklungsgeschichtlich, auch in der Stammesgeschichte ältere. Er liegt in der

Hauptrichtung des Crus commune, während der linke noch nicht einmal angedeutet ist.

Wir durchwandern in einer Reihe paralleler Schnitte die ganze Tiefe des Embryonalkörpers, zunächst von dorsal nach ventral, dann von ventral zurück. Am arteriellen Auslaß findet man die Endokardkissen (Bulbuswülste), aber bestimmt keine spezifisch-muskulären Anlagen. Wandert man eine kleine Schnittdistanz nach dorsal, findet man am 39. Tag des Ovulationsalters eine wenigstens streckenweise, d. h. genau in unserer Bildebene geschlossene Kammerscheidewand. Bei starker Vergrößerung präsentiert sich das Hissche Bündel in ganzer Ausdehnung. Am 41. Tag endlich zeigt die venöse Seite der Herzanlage Sinusknoten, Atrioventrikularknoten und His-Bündel in ganzer Schönheit.

Was mir zu betonen wichtig ist, ist dies: Sinusknoten und Atrioventrikularknoten sind homologe Gebilde. Entwicklungsgeschichtlich gesehen existieren zwei Sinusknoten. Der rechtsseitige ist der „richtige", der linksseitige liegt am Trichter des Sinus coronarius, er ist der „falsche". *Dieser* stellt die Hauptmasse des Aschoff-Tawara-Knotens dar. Wird er nicht oder nicht ausreichend an die Anlage des Hisschen Bündels angeschlossen, muß ein connataler Herzblock resultieren (Chuaqui, 1973). M. a. W.: Die uns im Fortgang der geweblichen Differenzierung als spezifisch imponierende Muskulatur entsteht auf dem First der die lichte Weite konturierenden Trabekel. Sie entsteht an vielen Stellen gleichzeitig. Die Kompartimente treten nachträglich miteinander in Verbindung.

In vergleichend-anatomischer Sicht trägt unser Herz die Züge sogenannter *Heterochronie*. Dies bedeutet, daß bestimmte konstruktive Wege beschritten wurden — vielleicht hatten beschritten werden müssen —, die nicht zu einem Optimum an Funktionalität geführt haben. So weit ich sehe, hat man sich seitens der Klinik noch kaum, seitens der Pathologie vorwiegend unter anderen, nicht hierher gehörigen Gesichtspunkten mit diesen Fragen beschäftigt. Besondere Arbeitskreise aus dem Bereiche der Primatologie, Haustierkunde und Zoologie haben aber viele Tatsachen zusammengetragen (Berg, 1964; Heine, 1971; Heine et al., 1973). Ich habe Gründe, die es wahrscheinlich machen, daß die rechte Herzkammer zu den frühen Einrichtungen, die rechte Kammerwand zum Paläomyokard gehört, die linke Kammer stammesgeschichtlich jünger ist; daß die Coronaria dextra die krisenfester angelegte, daß der rechte Schenkel des Hisschen Bündels der ältere ist; daß es daher kein Zufall sein kann, daß im Regelfall die Coronaria dextra sowohl den Sinus- wie den AV-Knoten mit arteriellem Blut versorgt. Es handelt sich um ein besonders reizvolles Thema, gleichsam um einen anthropologischen Akzent, den ich hier nur andeuten kann.

Die *normale* Anatomie des RLS sei durch folgende Hinweise skizziert: Abb. 4 zeigt den schematisierten Frontalschnitt durch ein in situ fixiert gewesenes Herz. Wir dürfen annehmen, daß aus dem „Carrefour", dem Gewirr der wie ein Strahlenbündel anmutenden sinuatrialen Muskelzüge, *drei* Verbindungswege zwischen Sinus- und AV-Knoten definitiv ausgewählt, existentiell anerkannt, jedenfalls als am wenigsten widersprochen und in Frage gestellt, bezeichnet werden dürfen: Das Wenckebachsche, das Thorelsche und das Bündel von James. Das linke Teilbild zeigt die Verhältnisse des arteriellen Ausflußgebietes. Die spezifische Muskulatur überschreitet mit Sicherheit niemals die Grenze zwischen Einstrom- und Ausflußbahn. Sie macht rechts halt im Moderatorband (Trabecula septomarginalis), links an einem nicht immer deutlich entwickelten, unter dem Aortenconus auf der linken Seite der Kammerscheidewand gelegenen Bälkchen. Der Sinusknoten hat die Form eines Hufeisens (Abb. 5). Mein Mitarbeiter Chuaqui hat 1972 mit akribischer Hingabe und großem manuellen Geschick die Muskulatur der Sinusknotenregion präpariert. Bemerkenswert ist die Anreicherung sogenannter P-Zellen, den eigentlichen Schrittmachern, einmal an der Crista terminalis der seit-

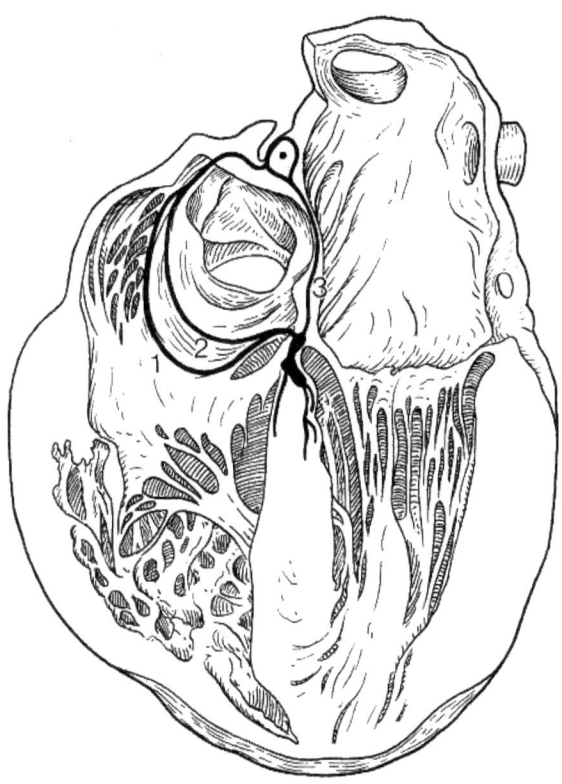

Abb. 4. Frontalschnitt durch das Herz eines gesunden erwachsenen Mannes; Fixierung in situ; zwischen Sinus- und AV-Knoten existieren 3 Verbindungswege, von links nach rechts: Thorelsches Bündel (1), Wenckebachsches Bündel (2), Jamessches Bündel (3)

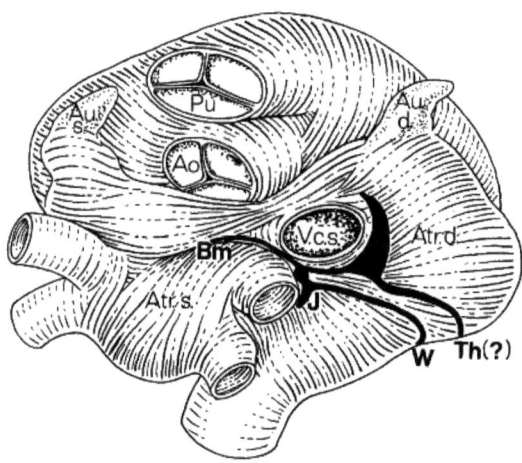

Abb. 5. Schema der Verzweigungen des Sinusknotens („carrefour des voies sinonodales"). Ao = Aorta, Atr d = rechter Vorhof, Atr s = linker Vorhof, Au d = rechtes Herzohr, Au s = linkes Herzohr, Bm = Bachmannsches Bündel, J = Jamessches Bündel, Pu = A. pulmonalis, Th = Thorelsches Bündel (fraglich), Vcs = Vena cava superior, W = Wenckebachsches Bündel

lichen Vorhofwand, zum anderen in der Atrioventrikularregion. Die Morphologie des Mündungstrichters des Sinus venosus hat ihre Besonderheiten. Seitdem man eine His-Bündel-Elektrographie praktiziert, findet man eine natürliche Ordnung vergleichbarer Potentiale (Abb. 6).

Der Aschoff-Tawara-Knoten entspricht dem Sinusknoten des linken Sinushorns. Seine Topographie wird durch den Verlauf der Vena obliqua atrii sinistri

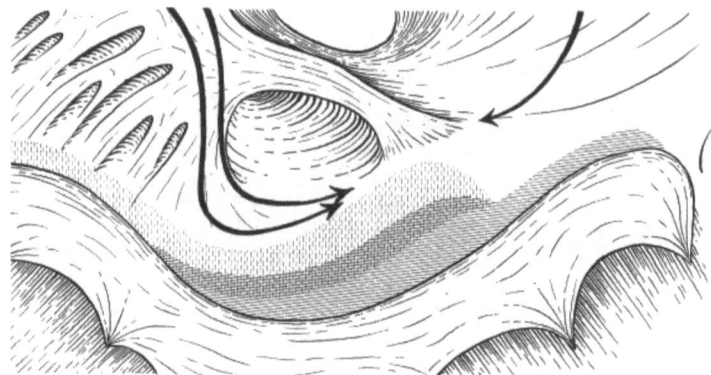

Abb. 6. Schematische Darstellung der Atrioventricularregion, Ansicht von rechts, Einblick in den Trichter des Sinus coronarius. Die Pfeile stellen dar (von rechts nach links): Jamessches, Wenckebachsches, Thorelsches Bündel. Die Schraffur entspricht den Stätten der elektrischen Aktivität. Nach Paes de Carvalho (1961)

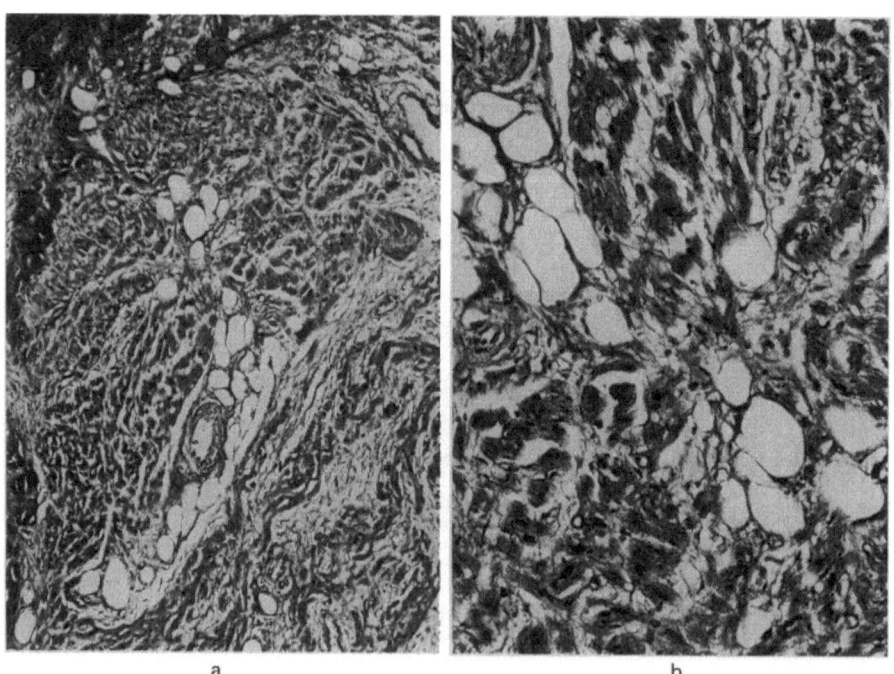

Abb. 7. Atrioventricularknoten, SN 1005/69, 78j. Mann; leichte Lipomatose und Fibrose; keine Veränderungen, die nicht altersgerecht wären. Teilbild a: Angedeutet knotige, leidlich umschriebene Gestalt auf einem Frontalschnitt. Paraffin, Masson-Goldner, Vergr. 1:280; Teilbild b: Geflechtartige lockere Textur, Versilberung nach Bodian; die feinen schwarzen Fäserchen entsprechen sehr diskreten Nervengeflechten. Vergr. 1:360

bestimmt. Diese Auffassung geht auf Alfred Zahn (1913) zurück. Sie blieb nahezu unbeachtet.

Das primitive schlauchförmige Herz mit seiner bilateral-symmetrischen Anlage empfängt seine Impulse von den Mündungsgebieten der Venensinus. Durch den Gang der Entwicklung (den wir hier nicht zu erörtern haben) wird der eine Sinus herzwärts, also nach dem Zentrum des kardialen Muskelkörpers verlagert. Dabei geht seine „historische Gestalt" verloren. In den Fällen der Persistenz beider oberer Hohlvenen existieren zwei einander ähnlich sehende Sinusknoten, von denen der rechtsseitige wie immer „hoch oben", der linke aber hinter dem rechten Vorhof nahe der AV-Grenze liegt.

In den Fällen der Persistenz ausschließlich der linken Vena cava cranialis und Einmündung in den rechten Vorhof ist der Zahnsche Knoten der alleinige Sinusknoten. Derlei ist selten. Viel häufiger findet man die linke obere Hohlvene als einzigen venösen Zubringer (aus der oberen Körperhälfte) bei Situs inversus. Dann würde der links gelegene Vorhof architektonisch dem rechten bei Situs solitus entsprechen. Der links gelegene Sinusknoten würde vollständig dem normalen rechtsseitigen gleichen. Ich kann das hier nur andeuten. Die Zahl der *möglichen* Variationen ist erstaunlich.

Das Herz der höheren warmblütigen Organismen kennt nur 3 immer irgendwie vorhandene Repräsentanten des reizbildenden und erregungsleitenden Gewebes: Sinusknoten rechts (Keith-Flack, 1906; Walter Koch, 1907); Sinusknoten links (= Vorhofteil des Aschoff-Tawara-Knotens; Aschoff, 1905; Tawara, 1906; Zahn, 1913); ventrikulärer Apparat (= His-Bündel, Schenkel, Purkinjefasern; W. His, 1893).

Was also die Gestalt des AV-Knotens anbetrifft, so möge man keinen „geschlossenen" Körper erwarten. Er ist locker gebaut, auf dem Frontalschnitt rundlich, auf dem Schnitt parallel zur Kammerbasis geflechtartig (Abb. 7). Er ist schwer zu erkennen, seine Muskelfasern sind gewellt, die Vascularisation ist üppig (C. Sternberg, 1910). Wie gestaltet sich der Übergang zum Hisschen Bündel? In der Originalabhandlung von Tawara ist dieser Punkt nicht mit aller Klarheit herausgearbeitet. Unsere eigenen Schnittreihen zeigen so etwas wie eine Keilform, also ein dreieckiges Feld, dessen Spitze auf das Hissche Bündel orientiert ist. Hier liegt also eine bisher kaum ausreichend gewürdigte schwache Stelle der Konstruktion. Man könnte von einem Verbund heterologer Elemente sprechen.

Ärztlich wichtig ist, daß man die topographischen Bindungen — die Beziehungen des Herzens und seines Steuerungsapparates zu seiner Umgebung — nicht nur im Röntgenbild, sondern vor seinem geistigen Auge hat. Vor 50 Jahren hat Walter Koch holoptische Thoraxschnitte von Fällen mit Erkrankung der Brustorgane veröffentlicht. Ich habe mich seiner Darstellung immer gern bedient. Unser Bild (Abb. 8) veranschaulicht die Zuordnung von Sinus- und AV-Knoten, aber auch die nächstnachbarlichen Querverbindungen. Man kann sich gut vorstellen, daß die elektrische Erregung den kürzesten Weg nimmt, d. h. dem muskulären Vorhofseptum folgt, aber auch, daß die Crista terminalis, d. h. die Grenze zwischen glatter und trabekulierter Vorhofwand einem direkten Propagationsfeld der Erregungsausbreitung entspricht. Natürlich ist diese „Anatomie" statisch. Aber Sie kennen seit Krehls Untersuchungen (1891) „Beiträge zur Kenntnis der Füllung und Entleerung des Herzens" die imposante *Amplitude* der Formveränderung bei dem Hin und Her von Systole und Diastole. Derlei ist nur vorstellbar, wenn man annimmt, daß die feineren Verzweigungen der spezifischen Muskulatur durch Verschiebeschichten wie durch flüssigkeitsgefüllte „Sehnenscheiden" geschützt sind. Tatsächlich kann man diese post mortem ohne Schwierigkeit, in vivo durch Injektion eines wasserlöslichen jodhaltigen Röntgenkontrastmittels (trijodiertes Conray EV der Fa. Byk Gulden) in die Eberth-Belajeffschen Lymphspalten sichtbar machen (Ostermeyer et al., 1974). Dabei geht es auch um die Frage der vitalen Sichtbarmachung der Schenkel und Zweige des Systems intra operationem bei Arbeiten am offenen Herzen (Ostermeyer et al.,

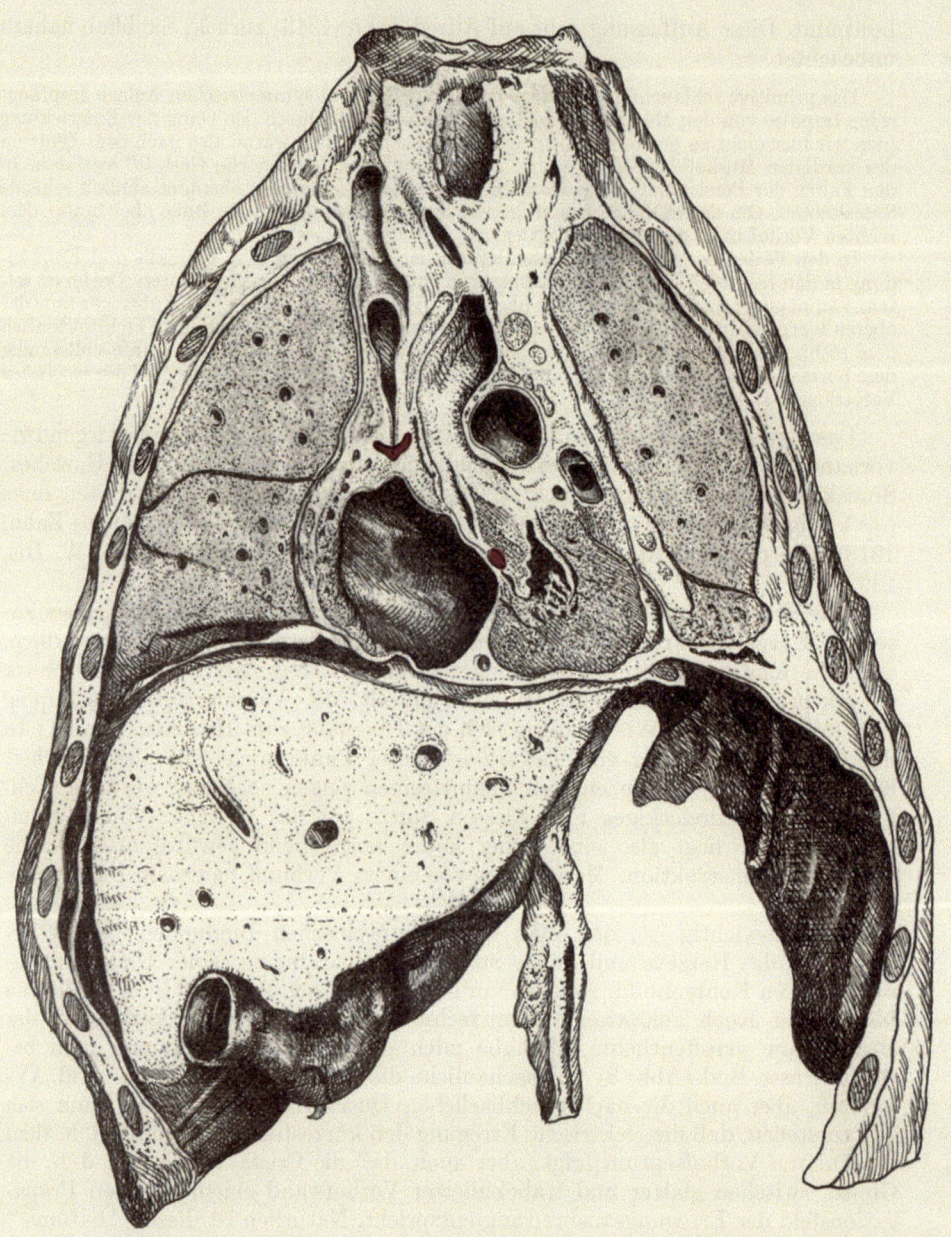

Abb. 8. Holoptischer Schnitt, Brusteingeweide, 21j. Mann. Tuberkulose des Skelettes (nicht der Lungen), Darstellung der topischen Beziehungen zwischen Sinus- und AV-Knoten. Nach Walter Koch (1924), verändert

1975). Das Problem ist technisch gelöst, Erfahrungen bezüglich der Gewebeverträglichkeit (Membran-Spätschäden) liegen beim Menschen nicht vor. Die Visualisation der spezifischen Muskulatur kann für die Vermeidung des operativ gesetzten „chirurgischen Herzblockes" wichtig sein.

Erlauben Sie, daß ich im Sinne einer *Zwischenbilanz* alle Daten zusammenfasse (Tabelle 1), deren Kenntnis für den Fortgang unserer Debatte nützlich ist.

Wenn man von *morphologischen Äquivalenten* funktioneller Störungen spricht, denkt man an Veränderungen der *Ultrastruktur*. Es sind 4 Parenchymzellen, denen man in Sinus-, AV-Knoten und His-Bündel begegnet:

1. Die Pacemaker-, d. h. Schrittmacherzelle = ,,nodal cell" (sensu stricto),
2. die Transitional, d. h. Übergangszelle, die uns auch als schmale, weniger differenzierte Zelle der Erregungsausbreitung am Orte der Reizbildung als sog. ,,slender-transitional-cell" entgegentritt,
3. die Purkinje-Zelle = ,,bundle-cell" und
4. die gewöhnliche Muskelzelle des Arbeitsmyokard.

Tabelle 1. Darstellung der typischen ,,normalen" morphologischen Befunde am RLS. Die Angaben bezüglich der Verteilung der Nervenendstücke auf Sinus- und AV-Knoten sind Näherungswerte. Man rechnet, daß auf der Hinterwand des ganzen rechten Vorhofes etwa 1000 Ganglienzellen angesiedelt sind. Der rechte Nervus vagus geht zum Sinusknoten, der linke zum AV-Knoten

Orthologie der Elemente des Reizleitungssystemes

	Maße	Feinbau	Bindegewebe	Gefäße	Nerven
Sinusknoten	30:5:3 mm	P-Zellen. Transitional-Zellen. einfache Mf	mittlerer Gehalt: 58.9 %	Circulus art. sinuauricularis	100 Ganglienzellen: reichlich und vorwiegend adrenerg. Fasern
Atrioventri-kularknoten	5:3:1 mm	P-Zellen. T-Zellen. mehr "Nexus"	variabel. Fettgewebe.	Haas'sche Arterie "angiomähnlich"	"1" Ganglienzelle weniger und vorwiegend cholinerg. Fasern
Hisbündel	18:3.5:2.5 mm	P-Zellen. Slender T--Zellen. Purkinjefasern. a.d.Schnitt 115 Mf	mittlerer Gehalt: 13.8 %	—	
Rechter Schenkel	30 mm lang	a.d.Schnitt 69-44 Mf auf Strecke von 6 mm	—	kleine Einzelarterie der Pars mimetica	keine Nervenendigungen, die nicht auch sonst im Arbeitsmyocard vorkämen.
Linker Schenkel	—	Purkinje-fasern	—	Curran'sche Lymphscheide	
Purkinje-fasern	embryonale (12 u Dm) adulte (20 u Dm)	je 1 Purkinje-zelle: geht über in je 2 oder je 4 Arbeitsmuskelfasern	—	capilläre Versorgung	—

(Zusammengestellt nach Daten von ROBB u. PETRI 1961; WEDLER 1964; ROSSI 1969; DOERR 1969; KNODT 1970; JAMES 1970; BUSS et al. 1971; HECHT 1972)

Diese Elemente finden sich je nach dem Standort in unterschiedlicher Reichlichkeit. Natürlich kommen Schrittmacherzellen als Einzelexemplare auch sonst und außerhalb des Systems vor. Selbstverständlich werden die peripheren Verzweigungen von den ,,bundle-cells" beherrscht.

Die *Schrittmacherzellen* (Abb. 9) haben eine polygonale Gestalt, ein lockeres Protoplasma und einen durch ein feingezeichnetes Chromatinnetz charakterisierten Kern. Die Zellmembran ist zuweilen doppelt konturiert. Sie führt nach außen eine Basal-, nach innen eine Plasmamembran. Ein besonderes endoplasmatisches Reticulum ist mir nie aufgefallen. Die Basalmembran hat unmittelbaren Kontakt mit dem kollagenen Bindegewebe des Interstitium. Die P-Zellen stehen mit den T-Zellen, aber weder untereinander noch mit den Elementen der Arbeitsmuskulatur, in Verbindung. Die Biotechnik der zwischenzelligen Kontaktnahme ist kompliziert. Man unterscheidet folgende Strukturen:

1. Desmosoma (Abb. 10a) oder Discus intercalaris (0,2 bis 0,5 µ dick) oder Macula adhaerens oder Macula (Zonula) occludens.

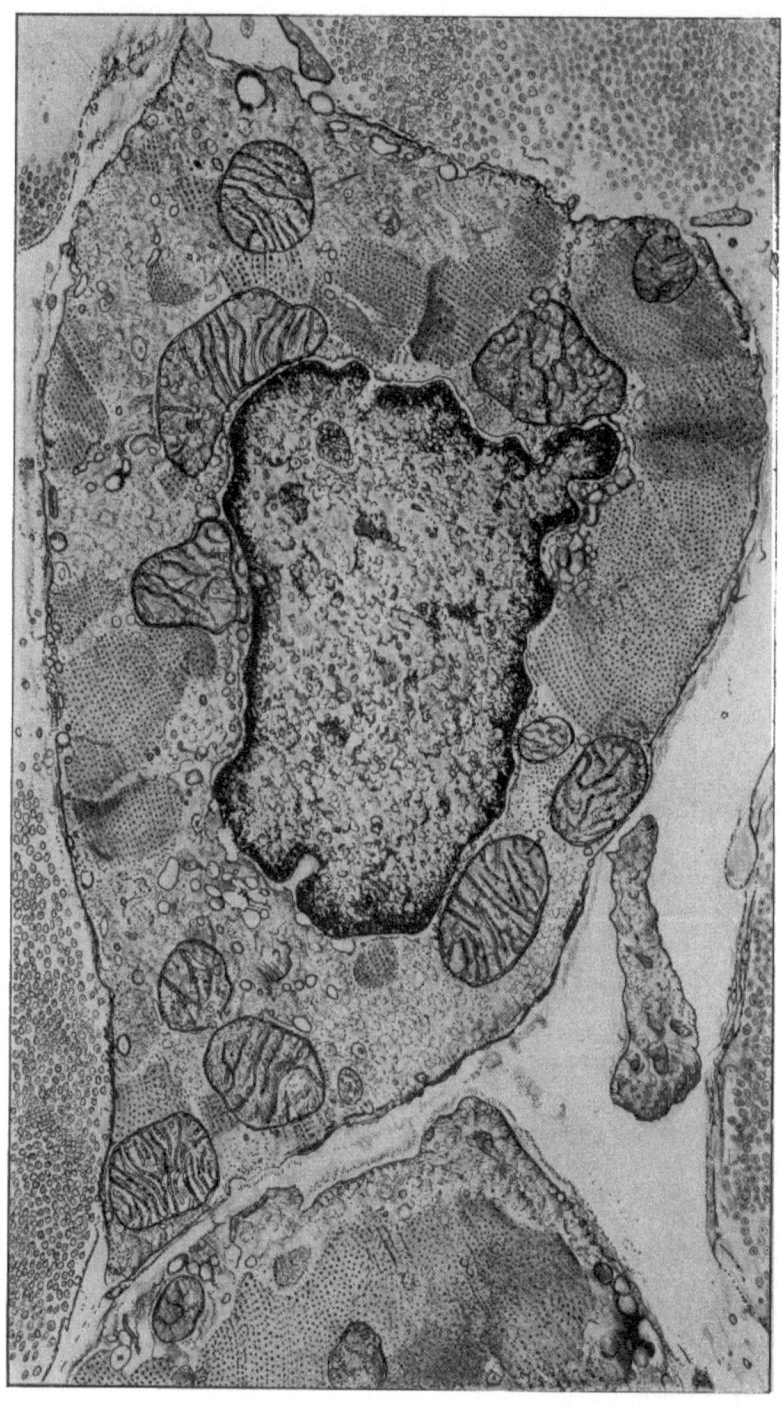

Abb. 9. Sog. Pacemaker-Zelle, Darstellung unter Verwendung eines Bildes von McNutt u. Fawcett, verändert. Feines Chromatinnetz des Zellkernes; die im Querschnitt kristallinen Myofibrillen liegen „außen", d. h. in Nähe der Zellmembran; unregelmäßig angeordnete große Mitochondrien. Vergr. etwa 1:23.000

2. Fascia adhaerens. Dabei findet man je 2 Membranen (Abb. 10b), jeweils 80 bis 120 Å stark mit je einem 250 bis 300 Å messenden Zwischenraum.

3. Sog. Nexus, d. h. zwischenzellige Konstruktionen besonderer Bauart („external compound membranes"): Quintuple layered cell interconnections = pentalaminäre Strukturen = „hexagonal packed subunits" = „gap junctions" (Abb. 10c).

4. Sog. Tight junctions.

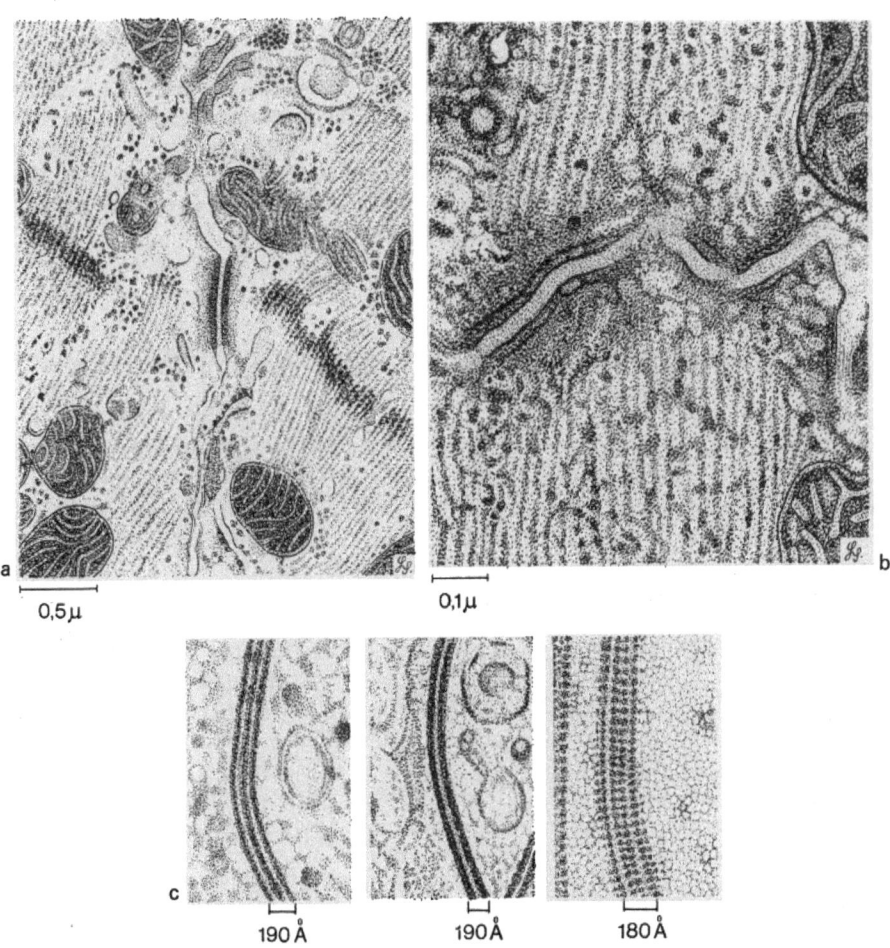

Abb. 10. Darstellung der im RLS besonders differenzierten Nexus unter Benutzung einer Bildfolge von McNutt (1970). Obere Reihe: Macula adhaerens (links); Fascia adhaerens (rechts); untere Reihe: links pentalaminäre, Mitte 3fache, rechts heptalaminäre Strukturen. Die Mannigfaltigkeit der kondensatorplattenartigen Membranen scheint *auch* durch die Fixierungstechnik bestimmt zu sein

Ich folge bei dieser Aufzählung den Darstellungen von Dewey u. Barr (1966), James u. Sherf (1968, 1971), Chuaqui (1971), McNutt u. Scott (1970) sowie McNutt u. Fawcett (1974). Die Nexus können bereits bei 9 Wochen alten Embryonen gesehen werden. Zwischen den P-Zellen und den Transitionalzellen sind vergleichsweise mehr Desmosomen eingebaut als zwischen den übrigen Herzmuskelfasern. Die Arbeitsmuskulatur des Vorhofwandbereiches ist durch Palade-Granula ausgezeichnet (Jamieson u. Palade, 1964). *Der Sinusknoten ist ganz auf Reizbildung eingerichtet.* Die interzellularen Nexus fördern die Ausbreitung der Erregung. Der *AV-Knoten hat 3 Aufgaben:* (1.) Filtration der supraventriculären Impulse, (2.) Elimination eines Teiles derselben und (3.) Frequenzsteuerung. *Das Hissche Bündel dient der Leitung.* Seine Transitionalzellen sind schmal und lang (,,slender transitional cells"). Die Bindegewebsscheide verhütet eine Aberration von Leitungsbahnen, gestattet aber eine interzellulare Kommunikation durch ,,crossovers". Zwischen den *peripheren Purkinjezellen* und den Elementen des Arbeitsmyokard sind zahlreiche Desmosomen nachweisbar.

In der Arbeitsmuskulatur überwiegen die Fermente für den aeroben Energieumsatz, in der spezifischen für die anaerobe Glykolyse. Der Wechsel des Embden-Meyerhof-Weges auf den Cori-Weg trägt zur Glykogenstabilisierung bei. Angeblich ist dieses Glykogen nicht so leicht mobilisierbar (Kiritschenko u. Egelkraut, 1970; Gornak, 1970). In der Arbeitsmuskulatur sind Mitochondrien und Myofibrillen um etwa 60% mehr vorhanden als im RLS. Jenes unterscheidet sich also vom Arbeitsmyokard durch *3 Kardinaleigenschaften:*

1. Es kontrahiert sich weniger stark;
2. es leitet 6- bis 9mal schneller und
3. es benötigt weniger Sauerstoff.

Die Parenchymzelle des RLS ist die *Schrittmacherzelle.* Ich habe versucht, sie in der *Gewebekultur* darzustellen. Bei guter Technik ist dies nicht zu schwierig. Man kann die P-Zellen des Sinusknotens vom Kalb innerhalb 6 Tagen heranzüchten. Sie zeigen keine nennenswerte Eigenbewegung, sie sind nur angedeutet myosinführend. Ihre Fibrillenausstattung ist gering. Ich hoffe, daß es uns möglich sein wird, zu einer zuverlässigen Selektionierung zu gelangen. Lino Rossi in Mailand hat immer wieder betont (1955 bis 1969), daß mehr und sorgfältiger auf die Beziehungen zwischen RL-Gewebe und *Nervenfasern* geachtet werden müsse. Tatsächlich ist die Technik der Kontaktaufnahme zwischen terminalem vegetativem Reticulum und den Fasern des RLS nicht genügend bekannt. Jedenfalls sind morphologisch definierte Endkörperchen niemals beschrieben worden. Ein Befund aber, den man leicht erheben kann, ist der des Nachweises kleiner Ganglienzellgruppen. Sie liegen im Sinus- und AV-Knoten-Bereich. Bei sauberer Technik lassen sich marklose Nervenfäserchen und eine einfache Seit-zu-Seit-Anordnung nervöser und muskulärer Formationen darstellen (Trautwein u. Uchizono, 1963; H. H. Jansen, 1963; Rolett, 1974). Meessen (1968) berichtete über Nervenendigungen mit neurosekretorischer Funktion. Trautwein (1968) fragt mit Recht, was der nur gelegentliche Nachweis einer ,,Synapse auf Distanz" für den positiv inotropen Effekt einer ganzen Herzkammer bedeuten könne? Vielleicht darf man antworten, daß die Integrität der β-adrenergischen Rezeptoren des Herzmuskels unabhängig ist von der sympathischen Innervation des Herzens als solcher. Die Vorgänge bei der Neurotransmission sind nicht absolut verstanden. An den adrenergischen Nervenendigungen zeigen die Transmitterbläschen eine Größe von 400 bis 700 Å, die Bläschen an den cholinergischen Endigungen sind größer.

Die Inaktivierung der Neurotransmission erfolgt auf 3fache Weise:

1. Durch fermentative Zerstörung,
2. durch Überlauf des Transmitters in den Blutkreislauf,
3. durch Wiederaufnahme der Überträgerstoffe in den Nervenendabschnitt (Rolett, 1974).

Damit komme ich zur *klinischen Pathologie* des Herzrhythmus. Pathologisch-anatomische Befunde brauchen keinen Krankheitswert zu haben. Sie können aber auch als causa proxima mortis Bedeutung besitzen und müssen dennoch nicht in der dem Tode vorangegangenen Lebensphase klinisch erkennbar geworden sein.

Erst vor wenigen Wochen habe ich den in seiner Weise typischen Fall einer Riesenzellenmyokarditis bei einem 18jährigen Mädchen (SN 290/75) beobachtet mit Verwüstung der Muskulatur der Hinterwand der linken Kammer, vor allem aber des AV-Knotens. Die Anamnese war leer. Ich hatte früher und in diesem Kreise schon mehrfach auf larvierte Verlaufsformen der Sarkoidose des Herzens hingewiesen (1959, 1971).

Als krankhaft können alle diejenigen Veränderungen gelten, welche mit morphologischer Methodik darstellbar sind und deutlich über die Variationsbreite gestaltlicher Manifestation organismischer Strukturen unter regelhaften Bedingungen hinausgehen. *Gesundheit und Krankheit sind alternative Erscheinungsweisen des Lebens.* Krankheit ist im Sinne klassischer Naturwissenschaft der physikalisch-chemisch wahrscheinlichere, Gesundheit — also störungsfreies Leben — der weniger wahrscheinliche Fall. Art und Umfang der mit pathologisch-anatomischen Befunden korrelierten klinischen Störungen sind durch den Pathologen nur mit vorsichtiger Zurückhaltung anzugeben. Denn für das klinische Bild sind kompensatorische Reserven entscheidend, also ein Mehr an Funktion gebunden an ein Zuwenig an Struktur. Das Ausmaß dieser regulativen Mechanismen ist mit morphologischer Methodik nicht anzugeben.

Von Krankheit im Sinne einer entité morbide kann man als Pathologe nur sprechen, wenn hinlänglich definierbare räumliche *und* zeitliche Befunde *und* Ereignisse („Raumgestalt" und „Zeitgestalt") zusammentreffen (Doerr et al., 1975).

Wenn man die Möglichkeiten krankhafter Veränderungen am RLS übersichtlich charakterisieren will, muß man *drei Bezugssysteme* nebeneinander setzen:

1. Materiellen Befund (Qualifikation und Klassifikation dessen, was an Ort und Stelle beobachtet werden kann),
2. Besonderheiten aus den Bedingungen des Standortes,
3. Ereignisabfolge (Entstehungsweg und Propagation).

Dies bedeutet in „offener" Sprache: An der spezifischen Muskulatur gibt es nichts, was nicht auch sonst am Endomyokard beobachtet würde. Es erhält aber ein besonderes Gewicht durch die *Bindung* an den Verlauf der Knoten und Bahnen. Die Summe der pathologisch-anatomischen Einzelheiten endlich bildet ein Symptomengefüge durch Entstehungs- und Ausbreitungsmuster, d. h. durch ein Geschehen in der Zeit.

Unter 12747 Obduktionen in Heidelberg in den Jahren 1963 bis 1972 fanden sich 1373 Herzinfarkte. In mehr als 400 Fällen wurden die Infarkte erst bei der Obduktion gefunden, obwohl sie für die Krankheit zum Tode bestimmend waren. Daß eine frische Ischämie eine Membranschädigung der spezifischen Muskulatur hervorrufen kann, ist verständlich. Uns interessiert besonders die Frage, wie oft Fälle mit bestimmten Rhythmusstörungen auf den Pathologen zukommen. Es ist klar, daß Obduzenten bei derlei Fragestellungen ganz und gar auf die Angaben ihres Klinikers angewiesen sind. Wir mußten uns bestimmter Vereinfachungen bedienen (Tabelle 2). Unter den 12747 Obduktionen wurden 2240mal die in der linken Kolumne genannten Rhythmusstörungen notiert. Am häufigsten waren die Beziehungen zu Endokarditis und Herzinfarkt. Herzblockformen gleich welches Typus fanden sich am meisten bei alten Infarktnarben (Tabelle 3), seltener bei der Mitralendokarditis und nur halb so oft bei der Aortenendokarditis. Verweilen wir beim Infarkt: Wenn ich im gegebenen Zusammenhang von „Infarkt" spreche, meine ich alle coronariell-zirkulatorisch entstandenen Narbenmuster, also nicht nur den Infarkt „als Drama in einem Akte". In unserem Institut stehen die Sektionsprotokolle seit 1841 lückenlos zur Verfügung (Tabelle 4). Um näherungsweise etwas aussagen zu können über die mutmaßliche Häufigkeit von Herzrhythmusstörungen durch die Vorgänge bei Coronarinsuffizienz, mußten Infarktnarben als *Nebenbefunde* von 1841 an erfaßt werden. Wir haben, um unsere Aufgabe lösen

Tabelle 2. Wie oft finden sich Herzrhythmusstörungen bei vorgegebenen Herzkrankheiten? In den 10 Jahren (1963—1972) wurden 12747 Obduktionen vorgenommen. In der ersten Ziffernzeile stehen unter der Geschlechtsangabe die absoluten Zahlen in Klammern. Diese Zahlen wurden für die jeweils zugehörige vertikale Kolumne als 100 % angesetzt. Die letzte Zeile gibt die Summen und in Klammern die Relativwerte an

Path. Institut Heidelberg 1963-1972
Nach klinischen Angaben des Totenbegleitscheines
Rhythmusstörungen als Befund bei:

Klin. Angaben des Totenbegleitscheines:	Endocarditis V. aortae		Endocarditis V. mitralis		Herzinfarkt, alt Myocardnarbe		Σ	Σ	Σ
	♂ (305)	♀ (160)	♂ (409)	♀ (488)	♂ (621)	♀ (257)	♂ (1335)	♀ (905)	Σ (2240)
"Herzblock", ohne nähere Angabe	10	2	18	19	60	27	88	48	136
absolute Arrhythmie	15	10	33	42	30	15	78	67	145
Kammerflimmern, -flattern	14	1	11	19	39	7	64	27	91
Extrasystolen: ventrikular, supraventrikulär	3	2	3	2	1	3	7	7	14
Sonstiges:	–	–	3	4	1	1	4	5	9
Σ	42 (13,8%)	15 (9,4%)	68 (16,6%)	86 (17,6%)	131 (21,1%)	53 (20,6%)	241 (18,1%)	154 (17,0%)	395 (17,6%)

Tabelle 3. Angabe der Fälle mit Herzblock gemäß klinischer Mitteilung auf dem Totenbegleitschein. Herzblockformen finden sich am häufigsten bei Herzinfarkt, deutlich weniger bei Mitralendokarditis, etwa nur ½ so oft bei Aortenendokarditis (gegenüber dem Myokardinfarkt)

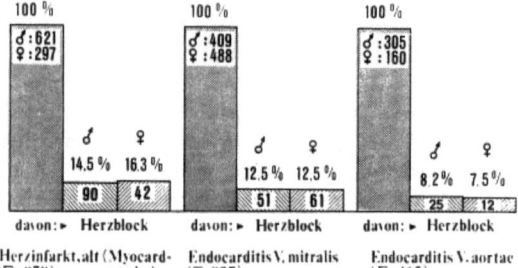

Tabelle 4. Prüfung der Frage, wie oft Residuen eines Herzinfarktes als Nebenbefund (bei Menschen jenseits des 20. Lebensjahres) im Sektionsgut seit 1841 hatten gefunden werden können. Bei Männern über 80 Jahren finden sich Narben nach Infarkt in 8,33 % der Fälle. Von dieser Basis aus soll geschlossen werden, wie viele Menschen (der lebenden Gesamtbevölkerung) Herzrhythmusstörungen besitzen

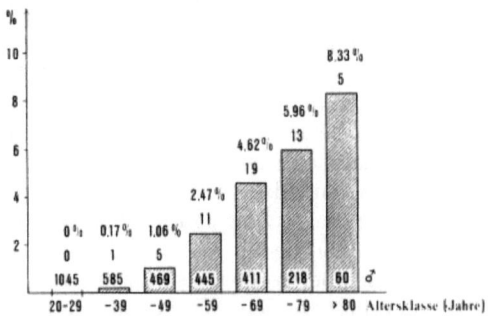

zu können, ein Kollektiv bearbeitet, das nicht unter die natürliche Absterbeordnung fällt. Es wurden nämlich alle Unfall-Todesfälle, Kriegseinwirkungen, Suicide u. ä. herausgezogen. Diese Menschen würden mit ihren Infarktnarben ohne exogenes Trauma aller Voraussicht nach weitergelebt haben, sie würden mindestens nicht zum gleichen Zeitpunkt gestorben sein. In den 132 Jahren unserer Berichtszeit handelte es sich um 4312 Fälle. Die Häufigkeit sog. Infarktnarben steigt linear mit dem Lebensalter der Verstorbenen. Mit einigem Vorbehalt wird man sagen dürfen:

Tabelle 5. Wie oft ist der Herzinfarkt das zum Tode führende Ereignis? Der Herzinfarkt erscheint als Hauptbefund und als Nebenbefund im Verhältnis 4:1 (für Heidelberg); bei 87 Pathologischen Instituten, deren Angaben freundlichst hatten ausgewertet werden dürfen („Heimkehrerstudie" PD Dr. W.-W. Höpker), liegt die Situation nicht ganz so. Der Unterschied zwischen Heidelberg und den 87 „fremden" Instituten ist aber nicht signifikant

Herzinfarkt als Haupt- und Nebenbefund
Obduktionsgut Heidelberg – 87 Path. Institute und Prosekturen
— Repräsentative Stichprobe —
(altersgeschichtet; Männer)

Alter (Jahre)	−49	50−59	60−	Σ	Herzinfarkt als Haupt-befund	Neben-befund	Σ
Obduktionen Heidelberg	249 (25,9%)	363 (37,7%)	351 (36,5%)	963	136 (80%)	34 (20%)	170
repräsentative Stichprobe: 87 Path. Institute und Prosekturen	174 (25,9%)	253 (37,7%)	244 (36,4%)	671	65 (75,6%)	21 (24%)	86

Tabelle 5a. Zahlenmaterial

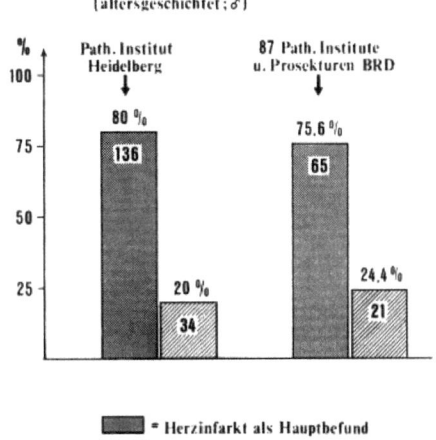

Tabelle 5b. Diagramm zur besseren Veranschaulichung

Störungen des Herzrhythmus durch sog. Infarktnarben finden sich bei älteren Menschen in 4 bis 8% der Fälle.

Wie häufig ist nun der Herzinfarkt das zum Tode führende Ereignis (Tabelle 5)? *Hauptbefunde* sind solche, die das *jetzt* erfolgte Ableben eines Menschen hinreichend erklären. Es gibt pathologisch-anatomische Befunde, die *nur* als Hauptbefunde vorkommen (Hirnmassenblutung), es gibt solche, die nach ihrer Natur *nur* Nebenbefunde (Stippchengallenblase) sein können, und es gibt Befunde, die sich statistisch sowohl als Haupt- als auch als Nebenbefund manifestieren können.

Tabelle 6. Häufigkeit entzündlicher Erkrankungen des Heidelberger Sektionsgutes von 1841 bis 1972 = 66868 Obduktionen. Die rechte Spalte ,,Befund" bringt die Summe der Befunde, ermittelt durch einfache Addition; in der Spalte ,,Fälle" finden sich Schätzwerte für die Zahl derjenigen Fälle, welche die (links genannten) Diagnosen aufwiesen. Da *ein* Fall mehr als eine Diagnose aufweisen kann, sind diese Ziffern kleiner als die in Rubrik ,,Befunde". Die Arbeit mit Schätzwerten ist aus Codierungsgründen unumgänglich

Obduktionsgut Path. Institut Heidelberg 1841-1972 (Σ - 66868)
Häufigkeit entzündlicher Herzerkrankungen

	Mitralklappen-endocarditis	Aortenklappen-endocarditis	Endocarditis, Sonstige	Myocarditis	Pericarditis	Σ (Befund)	Σ (Fälle)
♂	2007 (5,10%)	1217 (3,09%)	400 (1,02%)	1078 (2,74%)	1764 (4,48%)	6466 (9,67%)	~5300 (7,93%)
♀	2118 (7,01%)	718 (2,07%)	428 (1,61%)	817 (3,08%)	949 (3,58%)	5020 (7,51%)	~3900 (5,83%)
Σ	4115 (6,24%)	1935 (2,94%)	828 (1,26%)	1895 (2,88%)	2713 (4,12%)	11486 (17,18%)	~9200 (13,76%)

Tabelle 7. Wie häufig findet sich bei der Diagnose Myokarditis ein Herzblock ? Zugrunde liegt das Untersuchungsgut 1963—1972 (= 12747 Obduktionen) und das Sektionsgut 1841—1972 (= 66868 Leichenöffnungen). Wenn man bedenkt, daß im vergangenen Jahr 100 planmäßige histologische Untersuchungen nicht immer vorgenommen wurden, muß man (ein wenig) erstaunt feststellen, daß die ,,antiken" Werte gar nicht so sehr weit von den ,,rezenten" entfernt liegen

Jahr	ohne Herzblock (nach klin. Angaben)		mit Herzblock (nach klin. Angaben)				Σ Myocarditis	Σ Sektionen	% Myocarditis
	♂	♀	♂ abs.	%	♀ abs.	%	♂ + ♀	♂ + ♀	♂ + ♀
1963	19	11	2	11	3	27	35	955	3,66
1964	24	16	5	21	3	19	48	1033	4,65
1965	16	9	5	56	1	11	31	1149	2,70
1966	11	12	1	9	5	42	29	1197	2,42
1967	18	10	3	17	1	10	32	1250	2,56
1968	18	15	4	22	5	33	42	1402	3,00
1969	26	23	0	0	0	0	49	1435	3,41
1970	21	18	3	14	6	43	48	1411	3,40
1971	18	30	4	22	5	17	57	1475	3,86
1972	13	13	5	38	0	0	31	1440	2,15
Σ	184	157	32	17	29	18	402	12747	3,15
1841-1972							1895	66868	2,83

Tabelle 8. Anzahl der Fälle mit Rhythmusstörungen (laut klinischer Angabe) bei angeborenen Herzfehlern. Die Zahlen in Klammern geben die Fälle an, bei denen Rhythmusstörungen post operationem entstanden waren

Obduktionsgut Path. Institut Heidelberg 1963-1972 (Σ - 12474)
Herzrhythmusstörungen (nach klinischen Angaben) bei angeborenen Herzfehlern:

Art des Herzfehlers	ASD	VSD	Fallot III	Fallot IV	Fallot V	Transposition	Sonstige	Σ
klinische Angabe: Herzrhythmusstörung								
1. Vorhof-Block		1						1
2. AV-Block	1	1[2]				2	1[2]	10
3. Kammer-Block		1						1
4. Bradyarrhythmie						[1]		1
5. Kammerflimmern		1[1]	[1]		[1]	[1]		5
6. Arrhythmie, ohne nähere Angabe		[1]					2	3
Herzfehler mit Rhythmusstörungen Σ	1	8	1	1	1	4	5	21 davon [11]
Herzfehler insgesamt	57	98	12	49	35	43	84	378

[ ] - post operationem

Hierher gehört der Herzinfarkt. In einem Vergleich mit den Daten aus 87 Pathologischen Instituten liegen die Ergebnisse ähnlich. Hauptbefunde verhalten sich zu Nebenbefunden (am Beispiel des Herzinfarktes) wie 4:1! — *Für unser Thema bedeutet dies:* Rhythmusstörungen sollten bis zum Beweis des Gegenteils prognostisch ernst genommen werden.

Die *entzündlichen Erkrankungen* des Herzens sind naturgemäß seltener (Tabelle 6). Von der Endokarditis hatten wir gesprochen. Endo- und Perikarditis zusammen sind häufiger als die Myokarditis. Diese aber geht in praxi immer mit Arrhythmien einher, so daß sie für die heutige Aufgabe nicht unwichtig ist (Tabelle 7). Unter 12747 Obduktionen der Jahre 1963 bis 1972 fanden sich 402 Fälle einer Myokarditis, in 35% der Myokarditisfälle aber fand sich ein Herzblock (kompletter AV-Block).

In der gleichen Berichtszeit kamen in Heidelberg 378 Fälle von *angeborenen Herzfehlern* zur Sektion. Ein kompletter AV-Block wurde klinisch nur in 10 Fällen beobachtet (Tabelle 8). Wollen Sie sich bitte nicht wundern, daß die Zahl der Fälle so klein ist; ich habe nur solche akzeptiert, welche klinisch und pathologisch-anatomisch genügend genau untersucht worden waren. Die Zahlen in Klammern bedeuten chirurgische Herzblockformen, also solche nach operativem Eingriff.

Karel Frederick Wenckebach hatte 1905/06 die Bitte an den nachmaligen Sir Arthur Keith gerichtet, sich mit einer kleinen aber interessanten Muskulatur am oberen Cavatrichter zu beschäftigen. Dort träten die frühesten, aber auch die lebensletzten Kontraktionen am menschlichen Herzen auf. Kaum war der Sinusknoten entdeckt, das Wenckebachsche Bündel zur Diskussion gestellt, begann die Debatte um die Dignität pathoanatomischer Befunde des sinuatrialen Grenzbereiches. Salomon Schönberg (1909) und Ernst Hedinger (1910) haben 25 Fälle von, wie man das damals nannte, Arrhythmia perpetua untersucht und kleinzellige Infiltrate gefunden. Keith hat auf die besondere Lage des Sinusknotens hingewiesen. Er befände sich im Grunde einer Tasche und müsse zwangsläufig bei alten Herzbeutelergüssen durch resorptive Vorgänge in Mitleidenschaft gezogen werden. James (1962) hat diese Vorstellung bestätigt. Berger hatte schon vor einem Menschenalter (1913) darauf aufmerksam gemacht, daß man einen Pulsus irregularis haben könnte mit und ohne Zellinfiltrate im Sinusknoten, mit und ohne Parenchymzerstörung, mit und ohne Sklerosierung. Die Problematik des Pulsus irregularis perpetuus wurde unter ausführlicher Erörterung histopathologischer Befunde durch Jarisch (1914) dargestellt und 50 Jahre später durch Hildebrand (1964) bestätigt. In meinem Referat 1959 vor Ihrer Gesellschaft hatte ich auf die Schwierigkeit, ja Unmöglichkeit hingewiesen, histopathologische Befunde der Sinusregion mit entsprechenden klinischen Ereignissen sicher zu korrelieren. Die *Pathologie des Sinusknotens* sei eine solche der *Narbenbildung*, die des *Atrioventrikularknotens* sei viel *reichhaltiger*. Wenn ich recht verstehe, bedeutet die aktuelle Konzeption des *Sick-Sinus-Syndroms* (Ferrer, 1968) eine Aktivierung der Bemühungen, zu einem besseren Verständnis der eigentlichen Vorgänge zu gelangen. Es gibt Indizien, die dafür sprechen, daß es isolierte Erkrankungen des Sinusknotens gibt. Wer an einem „kranken Sinus" leidet, kann eine proteusartige Symptomatologie bieten: Schwere anhaltende Sinusbradyarrhythmie, episodischer sinuatrialer Block gelegentlich mit Einleitung einer Wenckebach-Periodik, supraventrikuläre Tachyarrhythmien z. B. durch Entladung eines ektopischen Vorhofknotens, paroxymale Tachykardie — hierher gehören auch die plötzlichen Todesfälle Jugendlicher durch Sinusarrest bei obliterativer Angiopathie des Circulus arteriosus sinuauricularis (James et al., 1971).

Tatsächlich ist die *topographische Nähe des Sinusknotens* zu den Einrichtungen der Umgebung beängstigend. Das Hin und Her der serös-zelligen Abscheidungen im Bereich der Umschlagfalte des Perikard bedeutet eine Gelegenheit hoher Gefährdung.

Bei einem *35jährigen Manne* (SN 361/72) bestand eine 10 Jahre zurückreichende Leidensgeschichte: Anfallsweise auftretende Tachyarrhythmien, Schwäche, Dyspnoe, Schwindel, später Vorhofflimmern; Herzkatheter in Tübingen und Heidelberg, Annahme einer Endomyokardfibrose, zuletzt einer familiären nicht-obstruktiven Kardiomyopathie. Mikroskopisch findet sich eine feingesponnene Sklerosierung, in allen untersuchten (12) Teststellen, besonders im Sinusknotenbereich. Nach langen Bemühungen habe ich mich zur Diagnose *„chronische Myokarditis"* entschlossen.

Ein *72 Jahre alt gewordener Mann* litt seit 15 Jahren an einer Tachyarrhythmia absoluta. Er starb an zunehmender Rechtsherzinsuffizienz (SN 759/64; Herzgewicht 550 g; Körpergewicht 58 kg). Anatomisch findet sich eine komplette Sklerosierung der Sinusknotenregion. Intakte Parenchymzellen ließen sich nirgends darstellen. Da eine alte Aortenendokarditis vorhanden war, dachte ich auch bei diesem Narbenfeld an die Folgen einer *chronischen Myokarditis*. Es bestand eine nur mäßig starke Coronarsklerose.

Bei einem *70jährigen Manne* bestand seit Jahren ein chronisches Lungenemphysem mit spastischer Bronchitis (SN 1421/71). Es bestanden alternierende Zustände einer Sinusbrady- und Sinustachyarrhythmie. Am Tage vor dem Tode trat ein stenokardischer Anfall auf. Die Sektion (Herzgewicht 510 g; Körpergewicht 66 kg) zeigte eine stenosierende Coronarsklerose und einen frischen septalen Herzinfarkt. Im Sinusgebiet fand sich ein Narbenfeld. Es umfaßt den ganzen eigentlichen Knoten. Die kleine Zubringerarterie ist eher weitgestellt. Die *coronarielle Versorgungsinsuffizienz* erklärt sich durch mangelnde vis a tergo (Abb. 11a).

Ein *27jähriger Mann* litt an einem an Intensität zunehmenden Morbus Bechterew. Dieser wurde kompliziert durch supraventrikuläre Tachyarrhythmien, unterbrochen durch rezidivierte sinuatriale Blockaden (SN 369/73; Herzgewicht 540 g; Körpergewicht 55 kg). Die histologische Untersuchung brachte eine Fülle von Befunden: Wir beginnen mit der Wirbelsäule. In einem Costotransversalgelenk fand sich ein großzelliges rheumatiformes Granulom. An Stelle des Sinusknotens des Herzens fand sich eine komplette Narbenschwiele (Abb. 11b). Der Aschoff-Tawara-Knoten war von frischen entzündlichen Infiltraten durchsetzt, den Zeichen eines frischen rheumatischen Schubs (Abb. 11 c). Die kleine Zubringerarterie zeigte eine stenosierende Endarteriitis (Abb. 11 d).

In Fällen eines klinisch gesicherten Sick-Sinus-Syndromes gelingt es regelmäßig, quantitativ hinreichende patho-anatomische Befunde darzustellen, wenn man geduldig sucht. Wir werden aber noch erfahren, daß es ganz die gleichen morphologischen Sinusläsionen gibt ohne klinische Entsprechungen. Ob dieser Satz umgekehrt werden darf, weiß ich nicht. Folgendes scheint sicher:

1. Die pathologisch-anatomischen Veränderungen des Sick-Sinus-Syndromes sind entweder zirkulatorischer oder entzündlicher Natur.

2. Wer einen Narbenprozeß am Sinusknoten hat, erwirbt gleichartige Veränderungen am AV-Knoten, seltener an den Schenkeln. Dies hängt mit der Natur des Grundleidens zusammen.

3. Die paroxysmale Tachykardie möchte ich nicht zum Sick-Sinus-Syndrom rechnen. Sie hat andere nosologische Bindungen.

4. Die Träger des „kranken Sinusknotens" sind gefährdet. Der Wandel des Symptomengefüges, das Einspringen nämlich des atrioventrikulären Ersatzrhythmus, eine intermittierende AV-Dissoziation beweisen, daß nach und nach das ganze RLS getroffen wird.

Damit der „kranke Sinusknoten" seine Betriebsstörungen sichtbar machen kann, ist es erforderlich, daß die sinuatrialen und atrioventrikulären Bündel intakt sind (Seipel et al., 1975). Im gegebenen Zusammenhang taucht die Frage auf, was geschehen würde, wenn die Vorhofwände komplett frei wären von Muskelfasern? In dem seltenen Krankheitsbild des von Uhl beschriebenen *Partial Parchment Heart* — man spricht von Uhls disease — liegt ein natürliches Beispiel vor, geeignet als exemplum crucis: Ich verfüge über 3 Fälle (Bansi, 1968; Ostermeyer, 1974; Bayer u. Ostermeyer, 1974), in der Weltliteratur existieren an 100 Beobachtungen.

Unter den Bedingungen von Uhls disease auf Vorhofebene erscheinen die Vorhöfe zu Bindegewebssäcken umgewandelt, deren Wände nahezu frei sind an Muskulatur. Da klinisch durchaus nicht immer das Phänomen des Sick-Sinus-Syndromes besteht, muß man damit rechnen, daß die Erregungsausbreitung über das Jamesbündel zum AV-Knoten gelangt. Das Jamesbündel scheint also eine Realität zu sein.

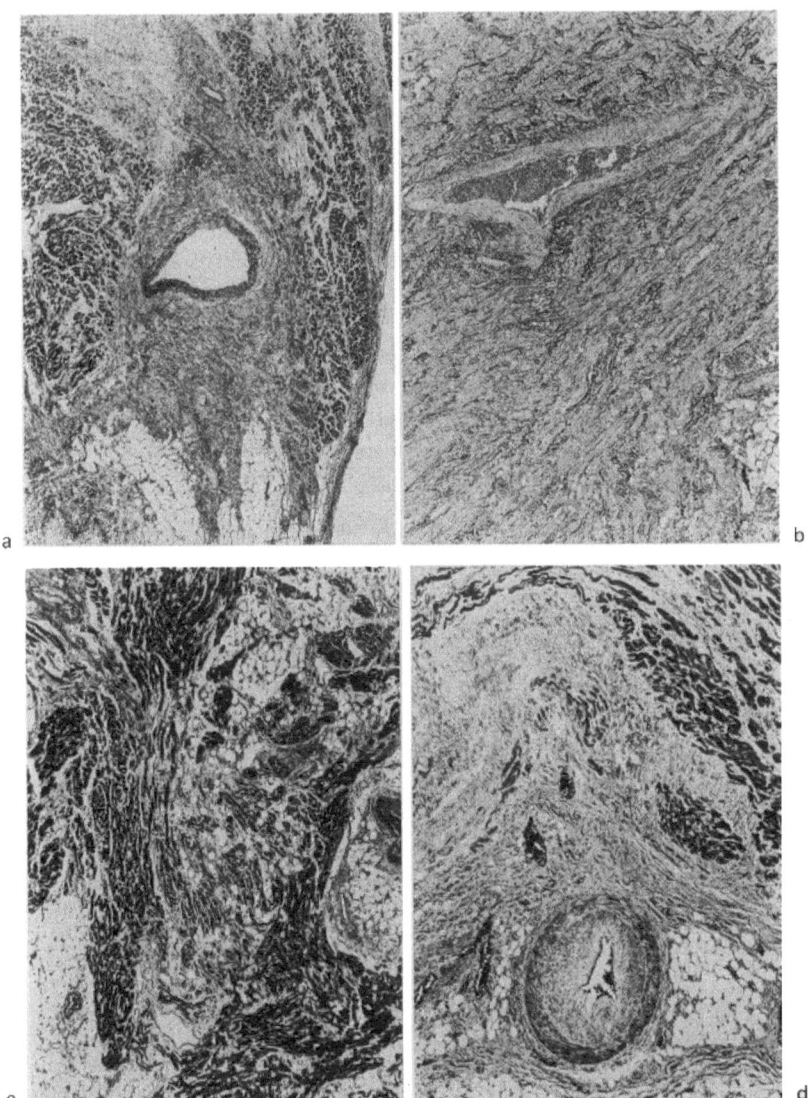

Abb. 11. Sick-Sinus-Syndrom. Teilbild a: Sinusknoten, 70j. Mann, SN 1421/71, alternierende Zustände von Sinusbrady- und Sinustachyarrhythmie. Totale Verödung des Sinusknotens; Weitstellung der kleinen Arterie, Versorgungsinsuffizienz durch mangelnde vis a tergo. Teilbild b: Sinusknoten, 27j. Mann, rezidivierende sinuatriale Blockaden; SN 369/73; Teilbilder c und d: Gleicher Fall, AV-Knoten; c: Schnitt parallel zur Kammerbasis; frischer rheumatiformer Schub; d: Darstellung der Haasschen Arterie, Endarteriitis obliterans. — Beim Sick-Sinus-Syndrom besteht eine propagative Tendenz, d. h. die Entparenchymisierung beginnt am Sinusknoten und schreitet von hier aus weiter

Obwohl der *Herzblock* zum *klassischen Bestand* der klinischen Diagnostik gehört, sind seine pathogenetischen Bedingungen nicht vollständig geklärt. Matoušek u. Posner (1969) haben in einer kritischen Studie nachgewiesen, daß der

Begriff „Block" zum ersten Male von Romanes (1877), freilich im Sinne der Zoophysiologie, gebraucht wurde.

Es ist bemerkenswert, daß die klinische Diagnose „Herzblock, 2:1-Block" zum ersten Male in das Pathologische Institut Heidelberg auf dem Begleitschein zur Vornahme einer Obduktion am 27. Mai 1925, und zwar aus der Klinik Krehls gekommen ist. Der Fall betraf einen 54jährigen Mann mit Coronarthrombose, Herzinfarkt und Schrumpfnieren (SN 326/25). Obduzent: Curt Froboese. Die älteste klinische Begleitdiagnose „Herzinfarkt" erreichte uns 1906 (SN 106/06). Krehl trat sein Heidelberger Amt am 1. April 1907 an. William Osler hat in seiner Abhandlung 1903 im Hinblick auf „the so-called Stokes-Adams-Disease" (l.c.p. 523) erklärt: „it is by no means easy to discuss intelligently the pathology of the remarkable attacks". Osler unterschied eine postfebrile, eine neurotische und eine arteriosklerotische Gruppe (von Blockaden).

Heute und in diesem Kreise über Herzblock vorzutragen, mag vielen müßig scheinen. Die Vorstellungswelt der den Methoden der Elektrophysiologie verhafte-

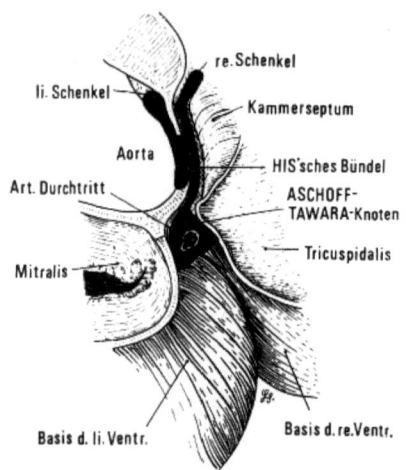

Abb. 12. Schematische Darstellung des AV-Knotens in der Ansicht von dorsokranial (unter Zugrundelegung eines Bildes von Sir Arthur Keith). In den AV-Knoten tritt die kleine Arterie (Haas) ein. Der linke Schenkel als solcher ist unterschiedlich differenziert. Er ist vielfach gedrungen, kurz und breit. Der rechte Schenkel liegt in der alten „Schußrichtung" des Crus commune. Man beachte die räumliche Nähe der septalen Segel von Tricuspidalis und Mitralis. Es ist klar, daß entzündliche Prozesse, die in den „Randwinkeln" zwischen Septum interventriculare und Klappenunterfläche schwelen („motten"), auf His-Bündel und Schenkel übergreifen können

ten Freunde rebus in cardiologicis hat — jedenfalls aus unserer Sicht — eine Entfesselung erfahren, seitdem gezeigt wurde, daß sich die Erregungen nicht nur ex centro in peripheriam ausbreiten, sondern auch zurückkehren können. Die Lehre von dem Re-entry macht uns Morphologen, offen gestanden, zu schaffen. Die Anatomie des ventrikulären RLS ist gut durchgearbeitet, ausgenommen das Purkinje-System der äußersten Peripherie. Seit Mahaim (1931) arbeiten wir kartographisch (Abb. 12). Rosenbaum (1970) einerseits und Kniériem (1974) andererseits haben unsere Vorstellungen ausgebaut. Nach der Funktion, also der Betriebsstörung, *muß man unterscheiden:*

1. Eine Verlangsamung der Erregungsausbreitung bis hin zur Wenckebach-Periodik;

2. eine plötzliche oder aber rezidiviert-plötzliche Unterbrechung, welche das ganze System oder nur periphere Teile betreffen kann.

3. Eine ständig anhaltende totale oder partielle Blockade.

Sie sprechen von Blockformen 1., 2. und 3. Grades. Der Herzblock 3. Grades ist der komplette AV-Block, angeblich auf Grund einer Zerstörung des AV-Knotens oder des His-Bündels (Lang u. Just, 1973). Sie sprechen weiter von einem *monofaszikulären Block* in Form des Rechts- oder des Linksschenkelblockes, in Form des linksanterioren oder des linksposterioren Hemiblockes. Dies bedeutet, daß rechter Schenkel, linker Schenkel, Fasciculus anterior sinister und Fasciculus posterior sinister gleichmäßig, nämlich als „Schenkel" bewertet werden (Abb. 13). Ob es immer einen eigentlichen linken Schenkel gibt, scheint mir nicht so sicher, mindestens ist seine Länge stark veränderlich. Der rechte Schenkel liegt in der historischen Ausbreitungsrichtung des Systems. Der linke sucht und findet phylogenetisch jüngere Wege. Er verfügt über eine stärkere Variationsbreite. Der *bifaszikuläre Block* entspricht im Regelfall dem Rechtsschenkelblock kombiniert mit einem linkskammerigen Hemiblock.

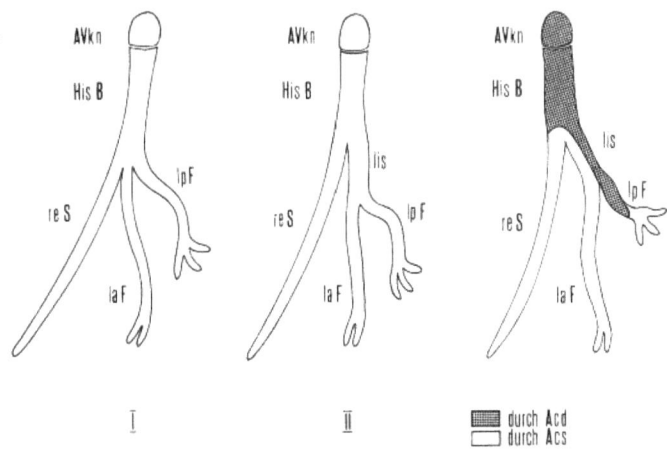

Abb. 13. Schema der Organisation von AV-Knoten, His-Bündeln und Schenkeln in Anlehnung an Knieriem u. Finke (1974). Der AV-Knoten wurde deshalb vom His-Bündel abgesetzt gezeichnet, weil aus entwicklungsgeschichtlichen Gründen hier eine Inhomogenitätszone besteht. Im linken Teilbild fehlt (absichtlich) der linke Schenkel, im mittleren und rechten Teilbild ist er vorhanden. Die dunkel getönten Abschnitte des rechten Teilbildes markieren die durch die A. coronaria dextra versorgten Gebiete. — Acd = A. coronaria dextra; Acs = A. Coronaria sinistra; AVKn = Atrioventrikularknoten; His B = Hissches Bündel; la F = linksanteriorer Faszikel; li S = linker Schenkel; lp F = linksposteriorer Faszikel; re S = rechter Schenkel

Die Alternativen liegen erfahrungsgemäß so:
Der *bifaszikuläre Block* tritt auf als
1. alternierender Rechtsschenkelblock *und* Linksschenkelblock, als
2. alternierender Rechtsschenkelblock mit linksanteriorem Hemiblock, als
3. alternierender Rechtsschenkelblock mit linksposteriorem Hemiblock.

Der *trifaszikuläre Block* entsteht durch Ausfall aller aus dem His-Bündel hervorgegangenen Verzweigungen. Seine Alternativen liegen so:

1. Der trifaszikuläre Block tritt auf als Rechtsschenkelblock mit Alternierung von linksanteriorem und linksposteriorem Hemiblock;
2. als Rechtsschenkelblock alternierend mit dem kompletten Linksschenkelblock;
3. als Block durch permanente Unterbrechung aller drei distalen Bahnen.

Als Ergebnis aller pathologisch-anatomischen Arbeiten am RLS seit Mahaim (1931) bis zur Stunde seien 3 Tatsachen genannt:

1. Alles, was organisch-mechanische, also substantiell-histologische Unterbrechung des RLS hervorrufen kann, also alle Folgen derartiger Läsionen können *auch* humoral, d. h. toxisch metabolisch, nämlich zunächst funktionell verursacht werden.

2. Nur ausnahmsweise findet sich *eine* umschriebene Desintegration des RLS, im Regelfall sind die Veränderungen polytop-diskontinuierlich ausgebreitet.

3. Es gibt totale oder partielle Blockaden, bei denen man mit konventioneller histopathologischer Technik wenig findet, und die dennoch klinisch eindeutig waren. In diesen Fällen muß an die idiopathische Kardiomyopathie gedacht werden. Man wird solche Fälle, wenn überhaupt, als Pathologe nur elektronenoptisch klären können. Die von Rossi mit liebenswürdiger Beharrlichkeit geforderten pseudotumoralen Geflechte des vegetativ-nervalen, RLS-gebundenen Apparates habe ich bis jetzt nicht darstellen können.

Die organischen Ursachen für den Herzblock sind:

1. Kardiosklerose durch coronarielle Mangelversorgung, im Extremfalle Herzinfarkt mit Infarktnarbe.
2. Entzündung einschließlich der Kollagenkrankheiten;
3. Ablagerung von Stoffwechselschlacken: Fett, Eisen, Kalk, Amyloid, Urate, Oxalate.
4. Familiäre Kardiomyopathie;
5. Geschwülste;
6. chirurgische (und sonstige) Traumen;
7. Entwicklungsstörungen, d. h. Störungen der Vereinigung der Anlagen von Knoten und Bündeln.

Grundsätzlich darf man sagen, daß Blockbildungen vorwiegend in übergewichtigen, namentlich in solchen Herzen auftreten, deren Bindegewebsgehalt im ganzen vermehrt ist. Die Ursachen des Herzblocks sind in mehr als 70% aller Fälle Coronarsklerose cum sequelis. Damit hängt es zusammen, daß die meisten Blokkaden zwischen dem 50. und 70. Jahr auftreten. Wer eine Strangulation der pars penetrans cruris communis erwirbt, bekommt gleichsam sofort einen trifaszikulären Block. Wer einen monofaszikulären Rechtsschenkelblock besitzt, erwirbt in 40% aller Fälle, und zwar im Ablauf von längstens 10 weiteren Jahren, einen linksanterioren Hemiblock dazu. Wer einen Linksschenkelblock hat und im 6. Lebensjahrzehnt steht, dürfte eine stenosierende Coronarsklerose oder Lev's disease, d. h. die von Maurice Lev inaugurierte Sclerosis of the left side of the cardiac skeleton besitzen (Lev et al., 1970). In 26 von 65 Fällen hat Rosenbaum eine „bilateral bundle branch fibrosis" registriert. Diese Befunde lassen dann, wenn das Arbeitsmyokard unversehrt sein sollte, an die Möglichkeit der Fibrosierung des Systems ohne plausible Ursache denken (Rosenbaum et al., 1970). Ob es erlaubt ist, „primäre" Blockformen im Sinne der französischen Schule (Lenègre u. Moreau, 1963) anzunehmen, weiß ich nicht. Bei Kindern und jugendlichen Erwachsenen sind Blockbildungen auf connatale Anomalien, echte angeborene Herzfehler oder eine idiopathische Kardiomyopathie verdächtig (Lennègre u. Gay, 1970). Knieriem u. Finke (1974) halten den „primären" Block für sehr selten, Davies u. Harris (1969) sind eher zu Konzessionen bereit („isolated disease of conduction system"). Sie unterscheiden Formen mit Schwund der RL-Fasern im proximalen Teil der Schenkel, im distalen Teil sowie periphere Veränderungen. Ich selbst neige unter dem Eindruck meiner Bemühungen um die nosologische Ordnung der Myokarditis mehr zu Davies als zu Knieriem, weil ich Fälle automatisierter Herzmuskelentzündung, z. B. nach Mumps kenne, bei denen die Entparenchymisierung der spezifischen Muskulatur zu führen scheint. Trifft ein kompletter Rechtsschenkelblock mit einer „left axis deviation" zusammen, entsteht in 10% aller Fälle ein kompletter Herzblock (Lasser et al., 1968).

Eine *69 Jahre alt gewordene Frau* (SN 1384/71), seit 20 Jahren milder Diabetes mellitus, erkrankte einige Tage vor dem Tode scheinbar plötzlich an einem kompletten AV-Block. Xylocainmedikation und Schrittmacher blieben ohne Erfolg. Das Herz wog 480 g bei einem Körpergewicht von 64 kg. Die Sektion erbrachte folgende Befunde:
Schwere allgemeine Arteriosklerose, stenosierende Sklerose der Haasschen Arterie (Abb. 14a). Obwohl diese keine Endarterie sein kann (Rossi, 1970), hat sich eine Ischämie des ganzen hinteren oberen Septum (i.v.) entwickelt. Wir werden nicht fehlgehen in der Annahme des Vorliegens eines „peri-infarction block".
Ein *72jähriger Mann* starb an den Folgen einer rheumatischen Granulomatose (SN 747/74). Die planmäßige Prüfung des Herzens zeigt eine Vielzahl herdförmiger Infiltrate. Der Sinusknoten ist verödet. Der linke Schenkel ist bindegewebig umgewandelt, im Bereich des rechten Schenkels findet sich eine eigenartige Narbe (Abb. 14b), der AV-Knoten aber ist das Opfer eines frischen entzündlichen Schubs geworden.
Ein Fall, der uns jahrelang beschäftigt hat (J. Mösseler, 1975) betrifft wiederum *einen älteren (78jährigen) Mann* (SN 1005/69), der immer gesund gewesen sein soll. 2 Jahre vor dem Tode traten flüchtige Anfälle von Bewußtlosigkeit auf, 1 Jahr vor dem Ableben pectanginöse Beschwerden. Der Kranke entwickelte zunächst einen Linksschenkelblock, dann einen kompletten AV-Block mit Adams-Stokes-Anfällen. Diese wurden behoben; danach trat erneut der Linksschenkelblock auf, der wiederum durch den AV-Block abgelöst wurde. So ging das hin und her, bis zu dem zwar nicht überraschenden, jedoch plötzlichen Todeseintritt. Die Analyse des RLS zeigte (1.) eine komplette Sklerose des Sinusknotens, (2.) eine uralte Sklerofibrose des linken Schenkels (Abb. 14d), (3.) eine eigenartige Vernarbung des rechten Schenkels, (4.) — und dies ist das Besondere — einen leidlich intakten AV-Knoten (Abb. 14c). Als Ursache kommt eine Sklerose der kleineren Coronararterienverzweigungen in Betracht. *Diese Beobachtung ist* für viele Infarktblockstudien *beispielhaft:* Komplette Blockaden werden realisiert durch polytope, über Jahre zustandegekommene Desintegrationen, durch zirkulatorisch entstandene Narben, jede für sich ganz ohne Besonderheiten, alle zusammengenommen aber doch folgenschwer. Es handelt sich also um ein additives Phänomen, — in unserem Falle waren weder AV-Knoten noch His-Bündel nachweisbar gestört.
Ein letztes Beispiel, das hierher gehört, betrifft *seltene Herzblockformen durch familiäre Kardiomyopathie.* Ich verfüge über 2 instruktive Fälle. Rhythmusstörungen gehören zum Bilde der Kardiomyopathie (Milzner-Schwarz, 1974). Es handelt sich um eine *45 Jahre alte Frau* (SN 389/71) und einen *34 Jahre alten Mann* (SN 1462/72). In den Familien fanden sich mehrfache unklar gebliebene Herztodesfälle der Aszendenz und Verwandtschaft. Unsere Beobachtungen gehören in die Gruppe der primär-hypertrophischen, nicht obstruktiven Kardiomyopathie (Goodwin, 1970). Ich spreche also nicht von den Herzblockformen, die bei obstruktiver Subaortenstenose, und zwar nach operativer Abtragung des linkskonvexen Muskelwulstes der Kammerscheidewand entstehen können (Braunwald, 1964). Die Literatur ist reich an pittoresken Befunden: Die *Mitochondrien* seien vermehrt (Doerr, 1971), in der Größe variabel und vielfach auffallend klein (Jones et al., 1975), die *Myofibrillen* seien kurz, breit, plump und eigenartig angeordnet, also desorientiert (Morrow u. Roberts, 1972), die Fibrillen könnten quantitativ nur ungenügend gegeneinander verschoben werden (Sonnenblick, 1968). Neben großen *Lysosomen*, teils mit hexagonalen Einschlüssen (Hug u. Schubert, 1970), teils in Kombination mit stärkerer *Lipofuszinose* (Van Noorden et al., 1971) fanden sich „myeline like figures" (Jones, 1975; Knieriem et al., 1975), *Glykogenkugeln* und Veränderungen an den *Z-Membranen:* Diese seien verbreitert (Ferrans et al., 1974), die *Disci intercalares* vermehrt (Maron u. Ferrans, 1973). Es bestünde eine gewisse Ähnlichkeit mit der „nemaline myopathy" der Skelettmuskulatur (Ferrans et al., 1972), aber auch der Corticoidmyopathie (Ketelsen et al., 1974). Bei der obstruktiven Kardiomyopathie wurden Verfettung und Fibrosierung (Ferris, 1973), bei der nicht-obstruktiven „bundle branch fibrosis" (McKinney) beschrieben.
Im Falle eines 10 Jahre alt gewordenen Jungen beobachteten Knieriem et al. (1975) einen AV-Block 1. Grades, dann einen Verzweigungsblock links, schließlich einen kompletten AV-Block. In *unseren* Fällen trat der Tod durch Asystolie nach unmittelbar vorangegangener Tachykardie ein. Wir fanden eine mäßig ausgedehnte Fibrosierung des parietalen Endokard links, der linkskammerigen Verzweigungen, eine Lipomatose des His-Bündels (Abb. 15), elektronenmikroskopisch eine eigenartige Anordnung der Myofibrillen mit Mitochondrienvermehrung. Warum diese Herzen zum Versagen kommen, weiß ich nicht. Die tieferen Ursachen sind dem Morphologen im Augenblick nicht erkennbar.

Meine Darstellungen wären nicht vollständig, würde nicht eine Bemerkung angefügt über pathologisch-anatomische Beobachtungen bei

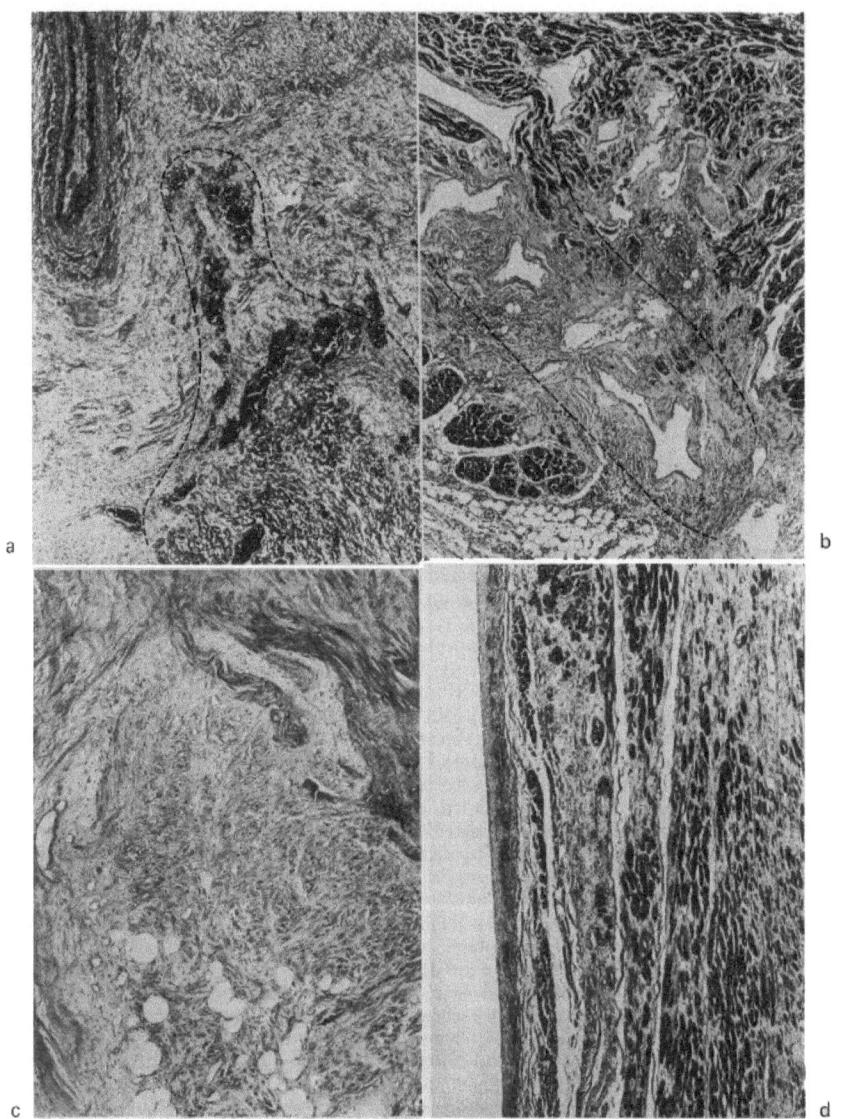

Abb. 14. Herzblockformen. Teilbild a: 69j. Frau, SN 1384/71, kompletter AV-Block; im Bilde oben die von dorsal nach ventral in den Knoten eindringende Haassche Arterie. Mangelversorgung: Die dunklen Felder gehören zu einer Zone der hyperämisch-hämorrhagischen Umgebungsreaktion; punktiertes Feld = sog. *peri-infarction-block*. Teilbild b: 72j. Mann, SN 747/74, rheumatische Granulomatose. Verödung des RLS insgesamt durch makrophagocytäre rheumatische Infiltrate; dabei imponiert die angiomähnliche Ektasie der zwischen oberem und mittlerem Drittel des rechten Schenkels gelegenen Blutgefäße. Unterbrechung des von links oben nach rechts unten orientierten, durch Punktierung markierten rechten Schenkels. — Die beiden Teilbilder c und d betreffen einen 78j. Mann, SN 1005/69; Vollbild eines schrittweise realisierten Blockes: links unten (c) Aschoff-Tawara-Knoten leidlich erhalten; Silberimprägnation nach Bodian; rechts unten (d): Entparenchymisierung des linken Schenkels. — Ein kompletter AV-Block kann realisiert werden durch periphere polytope Narbenfelder. Der sog. Block ist also ein additives Phänomen. Teilbilder a, b und d Masson-Goldner-Färbung, Abbildungsmaßstab je etwa 1:120

Wolff-Parkinson-White-,
Lown-Ganong-Levine- und
Jervell-Lange-Nielsen-Syndrom.

Auf der Kreislauftagung 1969 in Bad Nauheim hatte ich mit Bezug auf das WPW-Syndrom erklärt, daß uns die unglaublich mühsamen Untersuchungen zur

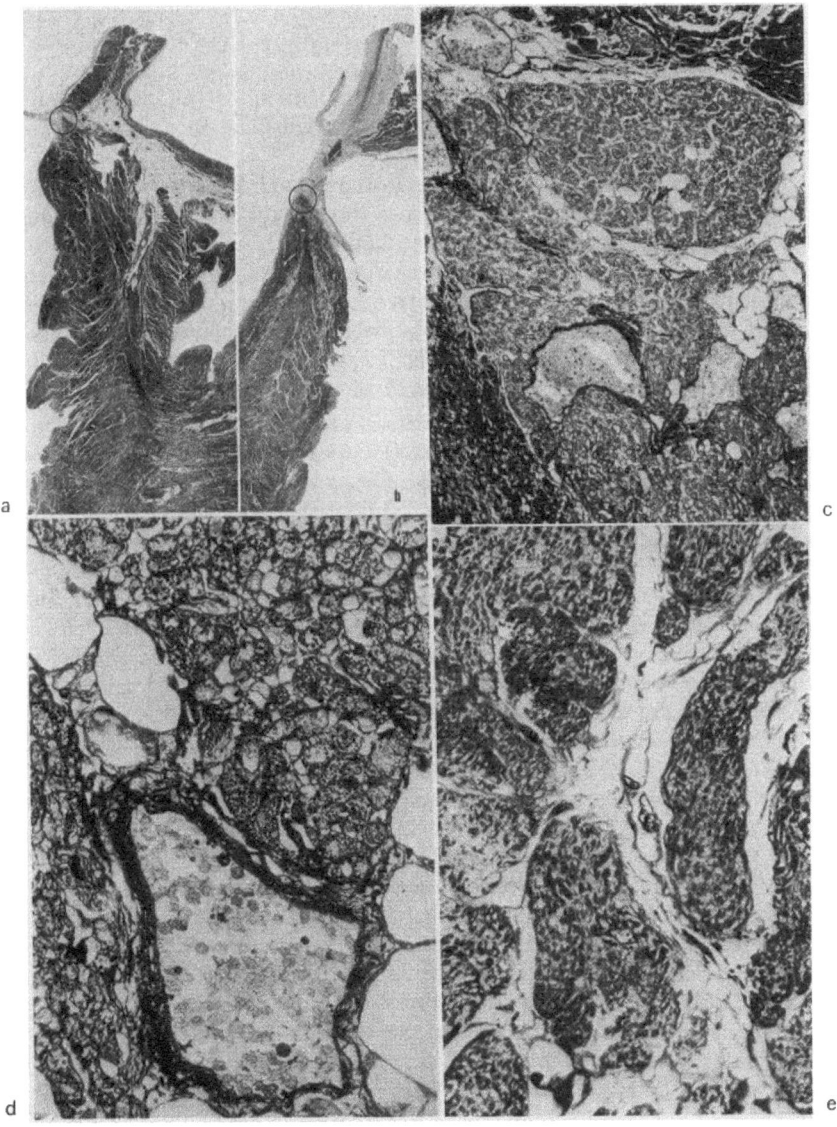

Abb. 15. *Herzblock bei idiopathischer Kardiomyopathie.* Teilbilder a, b, c, d betreffen SN 389/71, 45j. Frau; Teilbild e betrifft SN 1462/72, 34j. Mann. Teilbild a und b: Aschoff-Kochsche Technik, a: Darstellung des Aschoff-Tawara-Knotens, b: Darstellung des His-Bündels; Teilbilder c und d: Details aus b, also His-Bündel. Eigenartige Vakuolisation der Zellen des His-Bündels, fast epithelähnliches Aussehen. Teilbild e aus His-Bündel des 34j. Mannes. Desorientierung der Fibrillen. KMU-Technik Dr. Rossner. Alle Schnitte Masson-Goldner, Photogramme a und b Vergr. je 1:1, c. Vergr. 1:120, d Vergr. 1:210, e Vergr. 1:680. — Die Veränderungen sind bunt und uneinheitlich. Merkwürdig erscheint die epithelähnliche Transformation der Muskelzellen des His-Bündels

etwaigen Darstellung sog. Nebenverbindungen, die durchaus nicht immer von Erfolg gekrönt waren, an den Rand totaler Resignation gebracht hätten. Was uns aber abhalten würde, das Gesamtproblem fallen zu lassen, sei folgendes:

1. Die Koinzidenz von Antesystolie mit bestimmten Formen angeborener Herzfehler spräche für die Annahme des Vorliegens einer Textur-, jedenfalls weniger für die der Bedeutung einer ausschließlich funktionellen Störung.

2. Der mehrfach gelungene Nachweis muskulärer Nebenverbindungen in der perinatalen Lebensspanne lege den von H. H. Jansen (1965) bestätigten Gedanken nahe, daß ursprünglich und bei sehr vielen Menschen muskuläre Nebenverbindungen angelegt seien, diese aber mit zunehmender Bindegewebsreifung des Annulus fibrosus stranguliert und bestätigt würden. Ihre Persistenz sei also grundsätzlich und immer möglich.

3. Die kritische Analyse bestimmter Formen und Fälle ventrikulärer Blockaden habe gezeigt, daß das Perfektwerden eines Blockes die bis dahin vorhanden gewesene Antesystolie verschwinden machen könnte.

4. Endlich sei die chirurgische Durchtrennung elektrisch georteter Nebenbündel gelegentlich von Erfolg, ja die operative Ausschaltung des AV-Knotens sei dann *nicht* von einer Blockade gefolgt gewesen, wenn eine Nebenverbindung vorhanden war (Cobb et al., 1968, Dreifus et al., 1968; Edmonds et al., 1969). Derlei Beobachtungen gelten heute fast als selbstverständlich (Coumel et al., 1972).

WPW-, Lown-Ganong-Levine-, Jervell- und Lange-Nielsen-Sn gehören insofern zusammen, als sie *familiär* auftreten und den Charakter der *geweblichen Differenzierungsstörung* besitzen. Der Nachweis von Nebenverbindungen bei allen Species gehört zum eisernen Bestand historisierender Morphologie des RLS (Doerr, 1970). Daß jüngst auch bei dem kardial durchaus störanfälligen Goldhamster akzidentelle Knoten oberhalb und unterhalb des AV-Knotens gefunden wurden (Gossrau, 1971), bestätigt unseren Eindruck, daß man ein „*gewebliches Ungleichgewicht*" des Aschoff-Tawara-Knotens annehmen darf. Ich vermute gerade in diesen Befunden einen gleichsam experimentellen Beleg für das morphologische Substrat des Lown-Ganong-Levine-Syndroms. Tatsächlich hat die His-Bündel-Elektrographie die Annahme eines Infra-Hisschen Erregungszentrums, jedenfalls eines akzidentellen Knotens neben und unter dem Crus commune wahrscheinlich gemacht (Castillo u. Castellanos, 1970; Jordan u. Scott, 1973). Die Elektronenmikroskopische Untersuchung operativ entfernter Stückchen aus einer rechtsdorsal gelegenen kleinen Nebenverbindung zeigte zwar P-Zellen, aber auch die bei idiopathischer Kardiomyopathie beschriebene Fibrillen-Desorientierung (Cole et al., 1970). Ob das Lown-Ganong-Levine-Syndrom durch ein Jamessches Bündel kausal wirklich erklärt werden kann, was erwogen wird (Just, 1973), bleibt zu klären. Wir hatten uns immer wieder mit dem Komplex WPW und LGL beschäftigt: Schumann, Jansen u. Anschütz (1970) haben die Vorstellung entwickelt, daß das WPW-Syndrom nicht nur durch das Holzmannsche Antesystoliezentrum (einen myokarditischen Herd) oder die Nebenverbindungen, sondern auch dadurch erklärt werden könnte, daß eine Störung in der Ausbildung des Annulus fibrosus abliefe: Er könnte von Haus aus ungenügend angelegt sein (Hypoplasie), er könnte aber auch im Fortgang des Lebens reduziert und zu partiellem Schwund gebracht werden (Atrophie). Es gäbe also ein gewissermaßen erworbenes WPW-Syndrom durch pathologische (unterwertige) Differenzierungsvorgänge (Schumann, 1970). In den letzten Jahren haben die Nebenverbindungen i. w. S. immer wieder einmal liebevolle Beachtung gefunden (Abb. 16).

1. Es gibt septale und parietale Muskelbündelchen. Die an der rechten Zirkumferenz gelegenen erzeugen eine Preexcitation des Typus B, die an der linken des Typus A. — Die Frage der geweblichen Spezifität dieser Bahnen ist genauso leidig und unnütz, wird aber mit gleicher Beharrlichkeit erörtert wie früher bei dem Wenckebachschen Bündel.

2. Es gibt zusätzliche Verbindungen zwischen AV-Knoten und Kammerscheidewand, und zwar ausgehend vom vorderen tiefsten Punkt des Knotens, vielfach rechts, nahe dem Ansatzrand des septalen Tricuspidalsegels, kaudal vom Niveau des His-Bündels. Ich finde es oft und habe Schwierigkeiten, es als etwas Besonderes gelten zu lassen.

3. Es finden sich akzessorische Vorhofbündel, die zentral aus der Vorhofscheidewand kommen und Anschluß an das His-Bündel, und zwar in dessen pars penetrans finden. Das His-Bündel wird also nicht nur durch den AV-Knoten bedient, sondern auch durch einen Nebenschluß (by-pass) aus dem muskulären Vorhofseptum.

4. Wesensmäßig verwandt sind die Mahaimschen paraspezifischen Fasern, die man heute auch internodale nennt. Es handelt sich um eine Aufsplitterung des Aschoff-Tawara-Knotens. Ich vermute, daß wir hierbei *das* morphologische Korrelat des LGL-Syndroms vor uns haben (Seipel et al., 1975).

5. Es gibt auch höhergradige dissoziative Mißbildungen des Atrioventrikularknotens, worauf James soeben hingewiesen hat. Von derlei Befunden aus ist es ein winziger Schritt zum Kapitel „connataler familiärer Herzblock", denn Dissoziation und echte Kontinuitätstrennung sind nur Grade des gleichen Geschehens (James et al., 1975). *Zu viel* und *zu wenig* stehen auch hier nahe beieinander.

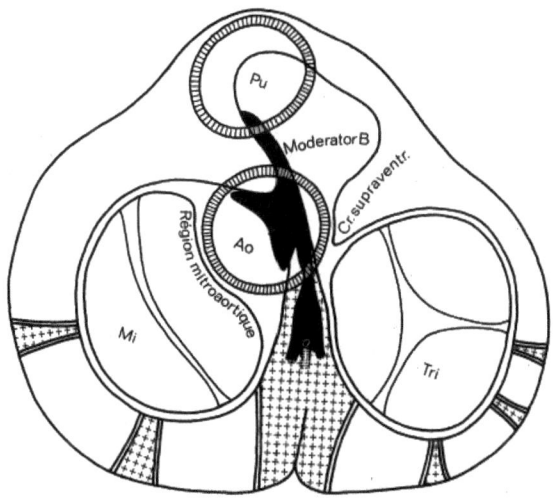

Abb. 16. Schematische Darstellung der Prädilektionsorte des Auftretens sog. Nebenverbindungen. Bemerkenswert sind die in der Umgebung des His-Bündels beobachteten akzessorischen Bahnen. Sie entsprechen den „paraspezifischen" Fasern von Mahaim

6. Wenn der AV-Knoten im ganzen unterwertig angelegt wurde, also zu klein ist, wird er regelmäßig durch eine unterhalb des AV-Niveau im hinteren Teil des Septum i.v. gelegene muskuläre Leiste unterfangen und substituiert.

Herr Kollege Schlepper, Bad Nauheim, hatte die Liebenswürdigkeit, mich auf die Bemühungen des europäischen Arbeitskreises (Anderson, Becker, Brechenmacher, Davies und Rossi) aufmerksam zu machen. Bei aller Übereinstimmung in der Sache vermisse ich doch den klinischen Bezug der „europäischen" Bestrebungen zur „Normenkontrolle".

Wie oft sind Nebenverbindungen überhaupt? In der Neugeborenenperiode finden sich die Bündelchen in etwa 25%, jenseits des 10. Lebensjahres in 25 promille, während das WPW-Syndrom des Erwachsenen wohl nur in 1 promille aller Herzpatienten (klinisch) gefunden werden kann.

Sie wissen, daß H. E. Hering im Jahre 1917 eine Monographie „Der Sekundenherztod" vorgelegt hat. Dort kann man lesen, daß der Pathologe bei den klassischen Fällen der mors subita cardiaca — genau genommen — wenig finden würde. Im Jahre 1972 hatten wir hier und unter Leitung von Herrn G. Schettler über den plötzlichen Tod verhandelt. Dem echten Sekundenherztod bin ich damals etwas ausgewichen. Heute können wir etwas mehr sagen:

Jervell und Lange-Nielsen in Norwegen haben 1957 über 4 (bis 9 Jahre alt gewordene) Kinder berichtet, die taubstumm waren, zwar schon immer einmal „fainting attacks" hatten, und die plötzlich, wie es schien durch Herzstillstand, zu Tode kamen. Die Obduktion war nur in einem Falle möglich. Der Obduzent (Professor Kreyberg) diagnostizierte zwar einen Herztod, konnte aber keinen kausal befriedigenden Befund erheben.

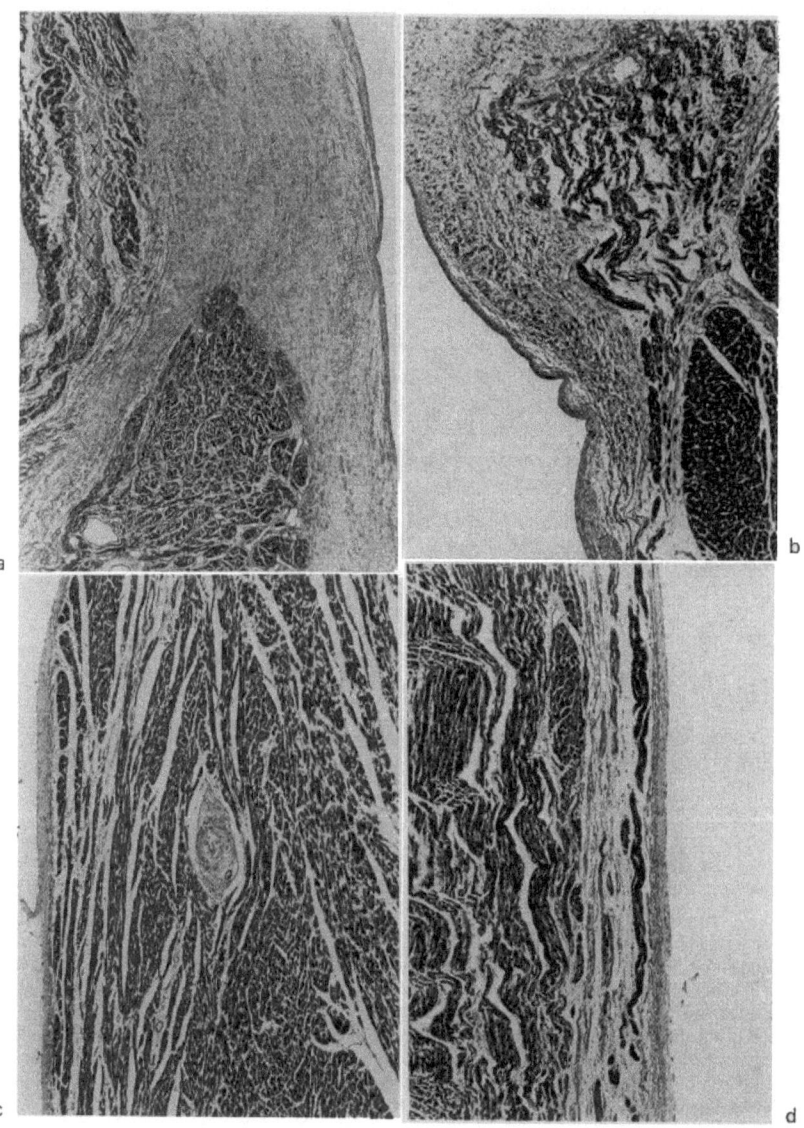

Abb. 17. Jervell- und Lange-Nielsen-Syndrom, 30j. Mann, Beobachtung Theisen und Jahrmärker (1973, 1974). Teilbild a: Übergang des AV-Knotens in das Hissche Bündel. Auf der rechten Seite (im Bilde links) läuft eine vollständige Nebenverbindung (+ + + + +) vom muskulären Septum atriorum zur Kammerscheidewand. Masson-Goldner, Vergr. 1:120; Teilbild b: Distales Hissches Bündel. Seine Textur ist gelockert; es findet sich eine leichte Lipomatose; das Bündel geht in den linksanterioren Fasciculus über. Masson-Goldner, Vergr. 1:140; Teilbild c: Rechte Seite der Kammerscheidewand. Eigenartig wandverquollene kleine Coronararterie (,,James' Gefäßalteration''); Masson-Goldner, Verg. 1:160; Teilbild d: Verzweigungsblock links, hochgradige Rarefikation des unter dem Endokard auf der linken Seite der Kammerscheidewand gelegenen RL-Gewebes. Masson-Goldner, Vergr. 1:160

Inzwischen ist die Literatur angewachsen. Das Syndrom besitzt für bestimmte Fragen Modellcharakter, es ist heuristisch, wegen seiner Seltenheit nicht praktisch, wichtig. Ich darf erinnern, *es treffen zusammen:*

familiäre Bindung,
Innenohrschwerhörigkeit (die aber auch fehlen kann!),
abnorme Verlängerung der Q.-T-Zeit mit ventrikulärer Tachykardie,
plötzlicher Herztod.

Die QTU-Abnormität wird als Ausdruck einer inhomogenen Repolarisation im His-Purkinje-System verstanden. Sie bildet die Voraussetzung für die Entstehung von Kreiserregungen (Re-entry); diese sind die Ursache für die ventrikuläre Tachykardie.

Die im ganzen verlängerte Repolarisation gibt es natürlich auch sonst, bei akuter Myokardhypoxie, Coronarsklerose, Herzglykosidüberdosierung, Hypokaliämie, nach Chinidin- und Valium-Medikation u. v. a. m.

Manchmal beobachtet man ein bizarres EKG und faszikuläre Blockbildungen. 1973 wurde hier in Wiesbaden über Jervell- und Lange-Nielsen-Syndrom berichtet (Theisen et al., 1973; Jehle et al., 1973). Jahrmärker und Theisen haben auf dem Wiener Symposion am 6./7. Dezember 1973 über eigene Beobachtungen vorgetragen. Sie haben außerdem eine instruktive Übersicht geschrieben (Theisen et al., 1975). Das Herz eines ihrer, wegen des plötzlichen Ablebens gerichtsärztlich in München sezierten Patienten, eines etwa *30 Jahre alt gewordenen Mannes,* der klinisch gut untersucht war, jährlich je etwa 3 bis 5 Anfälle von Bewußtlosigkeit hatte und aus belasteter Familie stammte (er selbst übrigens war nicht schwerhörig), wurde mir zur Verfügung gestellt, wofür ich vielmals danke. Ich habe folgendes gefunden:

Das Herz ist nicht vergrößert, Klappen und Scheidewände sind in Ordnung, die Coronararterien zartwandig und durchgängig, es besteht eine leichte Fibrose des parietalen Endokard der linken Kammer. Mikroskopisch imponierte eine Nebenverbindung außerhalb des His-Bündels. AV-Knoten und His-Bündel zeigen eine deutliche Entparenchymisierung, der rechte Schenkel eine Unterbrechung durch Ausbildung einer Narbe. James (1967) und Matthews et al. (1972) berichteten über eine eigenartige Verdickung der Wände der kleinen Coronararterienverzweigungen. Auch wir haben diese immer wieder gefunden (Abb. 17). Geht man in die Peripherie, fällt eine fleckige Färbbarkeit der Purkinje-Zellen auf.

Ich habe also keinen durchgehend einheitlichen Befund erheben können. Das macht die Beurteilung schwierig. Es handelt sich um vielörtliche, vorwiegend diskrete, ihrer Natur nach nicht einheitliche Veränderungen, unter denen ich die Nebenverbindung als dysgenetische Texturstörung, die stenosierende Veränderung der kleinen Kranzaderverzweigungen, die Entparenchymisierung der Schenkel und die z. Z. nicht näher klassifizierbaren Alterationen der Purkinje-Zellen herausstelle. Athanasiou u. Werner (1972) haben das Jervell- und Lange-Nielsen-Syndrom als Kardiomyopathie „besonderer Art" bezeichnet. Ich denke, man kann zustimmen.

Vielleicht werden Sie wissen, daß bei rein gezüchteten *Dalmatinerdoggen* angeborene Taubheit nicht selten ist. Das EKG soll Veränderungen zeigen, welche dem des menschlichen Jervell-Syndromes ähnlich sind. Auch dort werden die Veränderungen der Coronararterienzweige gesehen. Freilich ist bei James (1967) die Rede von kleinen Infarktbildungen der Sinusknotengegend. Derartiges fehlt in unserem Münchner Falle.

Meine Damen und Herren! Wir haben uns einen Begriff verschafft von den pathomorphologischen Befunden bei

sick-sinus-Syndrom,
Herzblockformen,
idiopathischer Kardiomyopathie sowie
selteneren Vorgängen am sog. RLS.

Wir hatten versucht, uns Rechenschaft über seine Organisationsprinzipien und die Häufigkeit ihrer Störungen abzulegen. Wir waren nicht einfach bei der Muskulatur der reizbildenden Zentren und erregungsleitenden Bahnen (als solcher) stehen geblieben, sondern haben unseren Blick ein wenig umherwandern lassen, bis hin zu anthropologischen Fragen. Pathologen sind, wie dies Robert Rößle vor 40 Jahren formulierte — es handelt sich um eine „Species-Eigentümlichkeit" —, „neugierig bewegt, wenn auch einseitig vertieft". Damit hängt es zusammen, daß ich an dem Punkte aufhören muß, wo das Thema dieses Tages beginnt, ansprechend zu werden. Die Frage nämlich, die den Pathologen nicht ruhen läßt, ist die, wie es sein kann, daß die spezifische Muskulatur, die einen *Suszeptionsort* hat, an dem Reize aufgenommen werden —

Aufnahme eines Reizes bedeutet Veränderung im Ablauf der zelleigenen Lebensvorgänge —,

und die viele *Rezeptionsorte* besitzt, zu denen hin die Erregung ausgebreitet werden muß —

Reizleitung bedeutet im Sinne der experimentellen Morphologie Weiterführung einer bestimmten Energieform durch Teile des lebenden Organismus (Winterstein, 1929) —,

daß also diese Muskulatur, obwohl sie keinen mechanischen Auftrag hat und keine echte Kontraktionsarbeit leistet, die Myofibrillen — jedenfalls im Grundsatz — behalten hat. Derlei gibt es in der Natur sonst nicht. So muß man fragen, ob die Vorgänge der elektromechanischen Koppelung nicht dazu dienen, Membranpotentiale aufzubauen? Wenn ich die Angaben der Physiologen recht verstanden habe, ist es möglich, eine Zelle des Arbeitsmyokard in eine Schrittmacherzelle, z. B. durch eine flimmererregende Dosis von Bariumchlorid, umzuwandeln (Fleckenstein, 1972). Wie eine solche Zelle elektronenmikroskopisch aussieht, ist nicht sicher bekannt. Aber so viel darf man doch sagen: Ca-Ionen als Mittlersubstanz der Energieumwandlung treten immer dann in Erscheinung, wenn in Abhängigkeit von Erregungsvorgängen an den Zellmembranen intrazellulare Prozesse „speditiver" Wertigkeit, d. h. solche mit Verlagerung bestimmter Kompartimente (Myofibrillen) gegeneinander oder mit Stofftransport in vorbestimmte Richtung (Sekretion) in Gang gesetzt werden. So ist es nur natürlich, daß auch die Elemente des His-Purkinje-Systems unter experimentellen Bedingungen durch Katecholamine und Hyperoxie eine Schädigung der Myofibrillen, durch Hypertensin und Hypooxie Partialnekrosen an den Mitochondrien erwerben. Sie verhalten sich ähnlich wie die der Arbeitsmuskulatur (Bühler et al., 1974; Büsing et al., 1975). Ein grundsätzlicher Unterschied ist nicht zu sehen. Sauerstoffmangel aber z. B. durch Unterbindung einer Coronararterie erzeugt zwar eine Infarktnekrose des Arbeitsmyokard, an den Purkinje-Zellen jedoch im Regelfalle zunächst eine Verfettung. Die Purkinje-Zellen *können* mindestens eine Zeitlang überleben. Die Verfettung entsteht innerhalb von 2 bis 3 Tagen. Während dieser Zeit sind ventrikuläre Arrhythmien häufig. Nach wenigen Wochen ist das Fett beseitigt und die Infarktnekrose gereinigt. Die elektrischen Eigenschaften der Purkinje-Zellen finden zur Norm zurück (Friedman et al., 1975).

Wenn man rückschauend frägt und prüfend wägt, was das Reizleitungssystem wirklich ist, lautet die Antwort:

1. *des Anatomen:* Es ist die kürzeste geometrische Verbindung zwischen venösem Zutritt und arteriellem Auslaß;

2. *des Kenners der Entwicklungsgeschichte:* Es ist ein phylogenetisches Relikt mit besonderer Weiterentwicklung, also ein Produkt sog. Prosoplasie;

3. *des Histologen und Physiologen:* Es ist eine Ansammlung von Zellen, die — im Besitze geeigneter Membranpermeabilitäten — die Fähigkeit haben, Reize zu

perzipieren, automatisch zu reproduzieren und die Ausbreitung der Erregung besser und schneller zu ermöglichen als die Zellen der unmittelbaren Umgebung;

4. *des experimentellen Mediziners:* Das System ist eine muskuläre Einrichtung, die nach gezielter Unterbrechung bestimmt-charakterisierbare Effekte sichtbar werden läßt.

Hermann von Helmholtz hat das Leben mit einer Kerzenflamme verglichen, die dauernd den Brennstoff wechselt, aber doch die Form bewahrt. Auch unser Thema — Funktion des Herzens, ihre Regulation und Alteration — gleicht einer Kerzenflamme, deren Form und Leuchtkraft noch immer groß und weithin sichtbar sind. Aber auch der Träger unserer Problematik, die Kerze selbst, der Brennkörper also, steht noch in guter Höhe. Ein Erlöschen ist nicht abzusehen, denn die Zahl der brennenden Fragen ist groß wie eh und je. Aber das Helmholtzsche Gleichnis ist doch versöhnlich und insoweit auch befriedigend: Denn wo eine Kerze brennt, entstehen Helligkeit und Licht. Möchte so, bitte, unsere heutige Debatte nützlich sein und einige Erhellung bringen.

Ohne die hingebungsvolle Unterstützung durch die Herren Professor Dr. W. Hofmann, Priv.-Doz. Dr. W.-W. Höpker und Dr. J. A. Rossner sowie cand. med. H. Reinhard, ohne die wirkungsvolle technische Hilfe durch die Herren Gg. Berg (Serienschnitte), H. Derks (Lichtbildnerei), P. Rieger (Elektronenmikroskopie), durch Frau D. Goger (Gewebezüchtung) und Frau E. Wübken (Foto) hätte das Material, das diesem Bericht zugrunde liegt, nicht bewältigt werden können. Ich danke allen aufrichtig.

Literatur

Anderson, R. H., Becker, A. E., Brechenmacher, C., Davies, M. J., Rossi, L.: Brit. Heart J. (in press). — Aschoff, L.: Münch. med. Wschr. **52**, 1904 (1905). — Bansi, H.: Angeborene Myokardreduktion des rechten Herzens (Uhl's disease, Partial Parchment Heart). I. Diss. Heidelberg 1968. — Bayer, H.-P., Ostermeyer, J.: Virchows Arch., Abt. A path. Anat. **363**, 63 (1974). — Berg, R.: Anat. Anz. **115**, 184 (1964). — Berg, R.: Anat. Anz. **115**, 193 (1964). — Berger, V.: Dtsch. Arch. klin. Med. **112**, 287 (1913). — Braunwald, E., Lambrew, C. T., Morrow, A. G., Pierce, G. E., Rockoff, S. D., Ross, J. (Jr.): Circulation **30** (Suppl. IV), (1964). — Braus, H.: Experimentelle Beiträge zur Morphologie, Bd. I. Die Morphologie als historische Wissenschaft, S. 1. Leipzig: Engelmann 1913. — Bühler, F., Bersch, W., Kreinsen, U.: Virchows Arch., Abt. A path. Anat. **363**, 249 (1974). — Büsing, C. M., Kreinsen, U., Bühler, F., Bleyl, U.: Virchows Arch., Abt. A path. Anat. **366**, 137 (1975). — Castillo, C. A., Castellanos, A.: The mechanism of ventricular preexcitation as studied by His bundle electrogram. In: Cardiac arrhythmias. (eds. E. Sandoe, E. Flensted-Jensen, K. E. Olesen) p. 329. Astra Elsinore 1970. — Chuaqui, B.: Virchows Arch., Abt. A path. Anat. **354**, 24 (1971). — Chuaqui, B.: Virchows Arch., Abt. A path. Anat. **355**, 179 (1972). — Chuaqui, B.: Basic Res. Cardiol. **68**, 266 (1973). — Cobb, F. R., Blumenschein, S. D., Sealy, W. C., Boineau, J. P., Wagner, G. S., Wallace, A. G.: Circulation **38**, 1018 (1968). — Cole, J. S., Wills, R. E., Winterscheid, L. C., Reichenbach, D. D., Blackmon, L. R.: Circulation **42**, 111 (1970). — Coumel, P., Wynberger, M., Fabiato, A., Slama, R., Aigueperse, J., Bouvrain, Y.: Circulation **45**, 1216—1230 (1972). — Davies, M. J.: Pathology of conducting tissue of the heart. London: Butterworths 1971. — Davies, M., Harris, A.: Brit. Heart J. **31**, 219 (1969). — Dewey, M. M., Barr, L.: J. Cell. Biol. **23**, 553 (1964). — Doerr, W.: Die Morphologie des Reizleitungssystems, ihre Ortbologie und Pathologie. In: Rhythmusstörungen des Herzens (Hrsg. K. Spang). Stuttgart: Thieme 1957. — Doerr, W.: Verh. dtsch. Ges. inn. Med. **65**, 459 (1959). — Doerr, W.: Verh. dtsch. Ges. Path. **51**, 67 (1967). — Doerr, W.: Verh. dtsch. Ges. Kreisl.-Forsch. **35**, 1 (1969). — Doerr, W.: Allgemeine Pathologie der Organe des Kreislaufs. Handb. Allg. Path. Bd. III, Teil 4, S. 225. Berlin-Heidelberg-New York: Springer 1970. — Doerr, W.: Verh. dtsch. Ges. inn. Med. **77**, 301 (1971). — Doerr, W.: Verh. dtsch. Ges. inn. Med. **78**, 944 (1972). — Doerr, W.: Intensivmedizin **9**, 145 (1972). — Doerr, W., Jacob, M., Nemetschek, Th.: Internist (Berl.) **16**, 41 (1975). — Doerr, W., Schiebler, T. H.: Pathologische Anatomie des Reizleitungssystems. In: Das Herz des Menschen, Bd. II (Hrsg. W. Bargmann, W. Doerr), S. 793. Stuttgart: Thieme 1963. — Dreifus, L. S., Nichols, H., Morse, D., Watanabe, Y., Truex, R.: Circulation **38**, 1030 (1968). — Eberth, C., Belajeff, A.: Virchows Arch. path. Anat. **37**, 124 (1866). — Edmonds, J. H., Ellison, R. G., Crews, Th. L.: Circulation **34** (Suppl. I) u. **40** (Suppl. I), 105 (1969). — Ferrans, V. J., Morrow, A. G., Roberts, W. C.: Circulation **45**, 769 (1972). — Ferrans, V. J., Massumi, R. A., Shugoll, G. I., Ali, N., Roberts, W. C.: Ultrastructural studies of myocardial biopsies in 45 patients with obstructive or congestive cardiomyopathy. In: Cardiomyopathies (eds. E. Bajusz, G. Rona), p. 231. München-Berlin-Wien: Urban und Schwarzenberg 1974. — Ferrer, I.: J. Amer. med. Ass. **206**, 645 (1968). — Ferris, J. A.: Beitr. path. Anat. **148**, 296 (1973). — Fleckenstein, A.: Arzneimittel-Forsch. **22**, 2019 (1972). — Friedman, P. L., Fenoglio, J. J., Wit, A. L.: Circulat. Res. **36**, 127 (1975). — Glomset, D. J., Birge, R. F.: Arch. path. **45**, 135 (1948). — Glomset, D. J., Cross, K. R.: Arch. int. Méd. exp. **89**, 923 (1952). — Glomset, D. J., Glomset, T. A.: Amer. Heart J. **20**, 389 (1940). — Glomset, D. J., Glomset, A. T. A.: Amer. Heart J. **20**, 677 (1940). — Goodwin, J. F.: Lancet **1970**, 731. — Gornak, K. A.: Exp. Path. **4**, 155 (1970). — Gossrau, R.: Z. Zellforsch **115**, 587 (1971). — Harris, A., Davies, M., Redwood, D., Leatham, A., Siddons, H.: Brit. Heart J. **31**, 206 (1969). — Hecht, M.: Altersveränderungen am Hisschen Bündel. I. Diss. Heidelberg 1973. — Hedinger, E.: Frankf. Z. Path. **5**, 296 (1910). — Heine, H.: Z. Säugetierk. **36**, 96 (1971). — Heine, H., Tschirkov, F., Manz, D.: Klin. Wschr. **51**, 191 (1973). — Hildebrand, H. E.: Virchows Arch. path. Anat. **337**, 515 (1964). — His, W., Jr.: Die Thätigkeit des embryonalen Herzens und deren Bedeutung für die Lehre von der Herzbewegung beim Erwachsenen. Arbeiten aus der Med. Klinik Leipzig, S. 14. Leipzig: Vogel 1893. — His, W., Jr.: Klin. Wschr. **12**, 569 (1933). — Holl, M.: Makroskopische Darstellung des atrioventriculären Verbindungsbündels am menschlichen und tierischen Herzen. Denkschr. d. math. nat. Classe d. Kaiserl. Akadem. d. Wiss., Bd. 87. Wien 1911. — Hug, G., Schubert, W. G.: Lab. Invest. **22**, 541 (1970). — Jahrmärker, H., Theisen, K.: Kammerflattern und Kammerflimmern. In: Herzrhythmusstörungen (Hrsg. H. Antoni, S. Effert). 2. Wiener Symposion, 6./7. Dez. 1973. Stuttgart-New York: Schattauer 1974. — James, T. N.: Arch. intern. Med. **110**, 305 (1962). — James, T. N.: Amer. J. Cardiol. **19**, 627 (1967). — James, T. N.: Amer. J. Cardiol. **25**, 213 (1970). — James, T. N., Froggatt, P., Marshall, T. K.: Sudden death in young Athletes. Medicine and sport, vol. 5. Exercise and cardiac death, p. 102. Basel: Karger 1971. — James, T. N., McKone, R. C., Hudspeth, A. S.: Circulation **51**, 379 (1975). — James, T. N., Sherf, L.: Circulation **37**, 1049 (1968). — James, T. N., Sherf, L.: Circulation **44**, 9 (1971). — Jamieson, J. D., Palade, G. E.: J. Cell Biol. **23**, 151 (1964). — Jansen, H. H.: Innervation des Herzens. In: Das Herz des Menschen, Bd. I (Hrsg. W. Bargmann, W. Doerr), S. 228. Stuttgart: Thieme 1963. — Jansen, H. H.: Verh. dtsch. Ges. Path. **49**, 225 (1965). — Jarisch, A.: Dtsch. Arch. klin. Med. **115**, 331 (1914). — Jehle, J., Schinz, A., Rudolph, W.: Verh. dtsch. Ges. inn. Med. **79**, 1113 (1973). — Jervell, A., Lange-Nielsen, F.: Amer. Heart J. **54**, 59 (1957). — Jones, M., Ferrans, V. J., Morrow, A. G., Roberts, W. C.: Circulation **51**, 39 (1975). — Jordan, S. C., Scott, O.: Heart disease in paediatrics. London: Butterworths 1973. — Just, H.: Diagnose und Therapie von Herzrhythmusstörungen. Milano-München-Lugano: Aesopus 1973. — Keith, A., Flack, M.: Lancet **1906 II**, 359. — Ketelsen, U.-P., Freund-Mölbert, E., Struck, E.: Beitr. path. Anat. **153**, 133 (1974). — Kiritschenko, W. I., Egelkraut, R.: Acta histochem. (Jena) **35**, 75 (1970). — Knieriem, H.-J., Finke, E.: Morphologie und Ätiologie des totalen AV-Blockes. München-Berlin-Wien: Urban und Schwarzenberg 1974. — Knieriem, H.-J., Stroobandt, R., Meyer, H., Bourgeois, M.: Hypertrophic non-obstructive Cardiomyopathy caused by disorder of the myofiber texture. Virchows Arch. Abt. A path. Anat. (in Druck). — Knodt, A.: Die Bindegewebsmessung des menschlichen Sinusknotens und ihre Beziehung zum Alter desselben. I. Diss. Heidelberg 1970. — Koch, W.: Beitr. path. Anat. **42**, 203 (1907). — Koch, W.: Thoraxschnitte von Erkrankungen der Brustorgane. Berlin: Springer 1924. — Krehl, L.: Beiträge zur Kenntnis der Füllung und Entleerung des Herzens. Abh. der math. phys. Classe d. Königl.-Sächs. Ges. d. Wissenschaft. Leipzig: Hirzel 1891. — Lang, K. F., Just, H. G.: Klin. Wschr. **51**, 791 (1973). — Lang, K. F., Just, H. G., Limbourg, P., Fallen, H., Matthes, P.: Verh. dtsch. Ges. inn. Med. **79**, 1091 (1973). — Lasser, R. P., Haft, J. I., Friedberg, Ch. K.: Circulation **37**, 429 (1968). — Lenègre, J., Gay, J.: Arch. Mal. Cœur **63**, 740 (1970). — Lenègre, J., Moreau, Ph.: Arch. Mal Cœur **56**, 867 (1963). — Lev, M., Kinare, S. G., Pick, A.: Circulation **42**, 409 (1970). — McKinny, B.: Pathology of the Cardiomyopathies. London: Butterworths 1974. — McNutt, N. S.: Amer. J. Cardiology **25**, 169 (1970). — McNutt, N. S., Fawcett, D. W.: Myocardial Ultrastructure. In: The Mammalian Myocardium (eds. G. A. Langer, A. J. Brady), p. 1. New York-London-Sidney-Toronto: Wiley 1974. — Mahaim, I.: Les maladies organiques du faisceau de His-Tawara. Paris: Masson et Cie 1931. — Maron, B. J., Ferrans, V. J.: Amer. J. Path. **73**, 81 (1973). — Matoušek, M., Posner, E.: Brit. Heart J. **31**, 718 (1969). — Matthews, E. C., Blount, A. W., Townsend, J. I.: Amer. J. Cardiol. **29**, 702 (1972). — Meessen, H.: Ausgewählte Beiträge der quantitativen und submikroskopischen Morphologie zum Verständnis der Herzinsuffizienz. In: Herzinsuffizienz (Hrsg. H. Reindell, J. Keul, E. Doll). Stuttgart: Thieme 1968. — Mello, W. C. de: Some aspects of the interrelationship between ions and electrical activity in specialized tissue of the heart. In: The specialized tissues of the heart (eds. A. P. de Carvalho, W. C. de Mello, B. F. Hoffman), p. 95. Amsterdam-London-New York-Princeton: Elsevire 1961. — Merideth, J., Titus, J. L.: Circulation **37**, 566 (1968). — Milzner-Schwarz, U.: Idiopathic bundle branch fibrosis (IBBF): Review of literature emphazing relation to conducting system of other forms of primary cardiopathy. In: Recent Advances in Studies on cardiac Structure and Metabolism, vol. 2 (eds. E. Bajüsz, G. Rona), p. 275 (1974). — Mösseler, J.: Analyse eines Falles von totalem AV-Block des Herzens. I. Diss. Heidelberg 1975. — Naef, A.: Idealistische

Morphologie und Phylogenetik. Jena: Fischer 1919. — Osler, W.: Lancet **1903** II, 516. — Ostermeyer, J.: Virchows Arch., Abt. A path. Anat. **361**, 321 (1973). — Ostermeyer, J.: Virchows Arch., Abt. A path. Anat. **362**, 185 (1974). — Ostermeyer, J.: Versuch einer intravitalen Visualisation des ventrikulären Reizleitungssystems des Herzens. Verh. Dtsch. Ges. f. Thorax-, Herz- und Gefäßchirurgie (20.—22. 2. 1975, Bad Nauheim) — im Druck. — Ostermeyer, J., Schmitz, W., Hofmann, W., Packschies, P., Ahmadi, A., Hankeln, P., Rossner, J. A., Bayer, H.-P., Mall, G., Reinhard, H., Schröder, J.: Virchows Arch., Abt. A path. Anat. **363**, 233 (1974). — Pape, C., Kübler, W., Smekal, P. v.: Beitr. path. Anat. **140**, 23 (1969). — Robb, J. S., Petri, R.: Expansions of the atrio-ventricular system in the atria. In: The specialized tissues of the heart (eds. A. P. de Carvalho, W. C. de Mello, B. F. Hoffman). Amsterdam-London-New York-Princeton: Elseviere 1961. — Rolett, E. L.: Adrenergic mechanism in mammalian myocardium. In: The mammalian myocardium (eds. G. A. Langer, A. J. Brady), p. 219. New York-London-Sidney-Toronto: Wiley 1974. — Romanes, G. J.: Phil. Trans. B **166**, 269 (1877). — Rosenbaum, M. B., Elizari, M. V., Kretz, A., Taratuto, A. L.: Anatomical basis of AV conduction disturbances. In: Cardiac arrhythmias (eds. E. Sandøe, E. Flensted-Jensen, K. H. Olesen), p. 147. Astra Elsimore 1970. — Rossi, L.: Sci. med. Ital. **3**, 543 (1955). — Rossi, L.: Histopathologic features of cardiac arrhythmias. Milano: Casa Editrice Ambrosiana 1969. — Rossi, L.: Histopathologic features of cardiac arrhythmias. In: Cardiac arrhythmias (eds. E. Sandøe, E. Flensted-Jensen, K. H. Olesen), p. 127. Astra Elsinore 1970. — Schönberg, S.: Frankf. Z. Path. **2**, 153 (1909). — Schönberg, S.: Frankf. Z. Path. **2**, 462 (1909). — Schumann, G.: Z. Kreisl.-Forsch. **59**, 1081 (1970). — Schumann, G., Jansen, H. H., Anschütz, F.: Virchows Arch., Abt. A path. Anat. **349**, 48 (1970). — Seipel, L., Both, A., Loogen, F.: Z. Kardiol. **64**, 20 (1975). — Seipel, L., Breithardt, G., Both, A., Loogen, F.: Z. Kardiol. **64**, 1 (1975). — Sonnenblick, E. H.: Circulation **38**, 29 (1968). — Spang, K.: Rhythmusstörungen des Herzens. Stuttgart: Thieme 1957. — Sternberg, C.: Verh. dtsch. path. Ges. **14**, 102 (1910). — Tawara, S.: Das Reizleitungssystem des Säugetierherzens. Eine anatomisch-histologische Studie über das Atrioventrikularbündel und die Purkinjeschen Fäden. Jena: Fischer 1906. — Theisen, K., Grohmann, H., Otter, H. P., Rackwitz, R., Halbritter, R., Jahrmärker, H.: Verh. dtsch. Ges. inn. Med. **79**, 1110 (1973). — Theisen, K., Haider, M., Jahrmärker, H.: Dtsch. med. Wschr. (im Druck). — Trautwein, W.: Diskussion zu Meessen; Herzinsuffizienz. Vgl. Meessen. — Trautwein, W., Uchizono, K.: Z. Zellf. **61**, 96 (1963). — Van Noorden, S., Olsen, E. G. J., Pearse, A. G. E.: Cardiovasc. Res. **5**, 118 (1971). — Wedler, H. L.: Über Altersveränderungen des menschlichen Sinusknotens. I. Diss. Heidelberg 1964. — Wenckebach, K. F.: Beiträge zur Kenntnis der menschlichen Herztätigkeit, S. 297. Engelmanns Archiv f. Physiologie 1906. — Winterstein, H.: Reizung und Erregung. Arch. Entwickl.-Mech. Org. **116**, 7 (1929). — Zahn, A.: Experimentelle Untersuchungen über Reizbildung im Atrioventrikularknoten und Sinus coronarius. Zbl. Physiol. **26**, 495 (1912). — Zahn, A.: Experimentelle Untersuchungen über Reizbildung und Reizleitung im Atrioventrikularknoten. Arch. ges. Physiol. **151**, 247 (1913).

Elektrophysiologische Äquivalente bei Herzrhythmusstörungen[*]

ANTONI, H. (Physiolog. Inst., Univ. Freiburg i. Br., Lehrstuhl II)

Referat

Auf dem Gebiet der Herzrhythmusstörungen könnte man die Beziehung zwischen der klinischen Kardiologie und der Elektrophysiologie gegenwärtig etwa mit einem lange bestehenden Liebesverhältnis vergleichen, das endlich zur Verlobung geführt hat. Beide Seiten haben offenbar erkannt, daß eine engere und womöglich eine bleibende Verbindung sinnvoll erscheint. Der Referent sieht sich bei diesem Vergleich gewissermaßen in der Rolle eines Brautwerbers, der sich nach Kräften bemüht, Hindernisse auszuräumen. In die nüchterne Sprache der Wissenschaft übertragen, geht es im folgenden Beitrag darum, exemplarisch aufzuzeigen, welche bioelektrischen Grundmechanismen klinischen Phänomenen von Herzrhythmusstörungen möglicherweise zugrunde liegen. Eine gewisse Einschränkung des Interpretationsspielraumes ergibt sich notwendigerweise aus dem Mangel an adäquaten experimentellen Modellen der meisten Herzerkrankungen. Lediglich

---

[*] Herrn Prof. Dr. Dr. h. c. Karl Wezler zum 75. Geburtstag gewidmet.

Elektrolytverschiebungen oder die Effekte von Pharmaka bzw. Giften lassen sich im akuten Versuch am isolierten Präparat einigermaßen realitätsbezogen simulieren. Bei anderen Grundstörungen ist man nolens volens vorderhand auf Analogieschlüsse angewiesen.

Aktionspotential und Elektrokardiogramm

Für die klinische Diagnostik der Herzrhythmusstörungen ist das EKG *das* unentbehrliche Hilfsmittel. Seine Aussagen sind jedoch indirekter Natur; sie geben daher keine unmittelbare Auskunft über die bioelektrischen Elementarvorgänge. Die EKG-Kurve ist — mit anderen Worten — kein „Pendant" des Aktionspotentials der Herzmuskelzelle, wie man es bei intrazellulärer Ableitung mit einer Mikroelektrode registriert. Würden beispielsweise alle Zellen des Herzens gleichzeitig erregt, so daß keine Erregungsausbreitung stattfände, und wäre der zeitliche Ablauf des Erregungsvorgangs in allen Zellen identisch, so käme überhaupt kein EKG zustande.

Tatsächlich werden durch das EKG nur solche Potentialdifferenzen erfaßt, die durch ungleichzeitige bzw. ungleichförmige Erregung in der Längsrichtung der Herzmuskelfasern auftreten. Beim Ruhe- bzw. Aktionspotential der Herzmuskelzellen haben wir es dagegen mit Potentialdifferenzen zu tun, die zwischen dem Zellinneren und dem Außenmedium, d. h. senkrecht zur Oberflächenmembran, entstehen. Nur aus dem Verhalten dieser transmembranären Potentialdifferenzen lassen sich unmittelbare Rückschlüsse auf die Entstehungsmechanismen von Herzrhythmusstörungen ziehen; sie liefern die elektrophysiologischen Äquivalente, die uns hier beschäftigen.

Prinzipien der Erregungsauslösung bei regulärer Schlagfolge

Bei den meisten Herzrhythmusstörungen entstehen Erregungen entweder vorzeitig oder mit abnormer Frequenz bzw. außerhalb des regulären Automatiezentrums. Wir wollen daher zunächst den elektrophysiologischen Mechanismus der Erregungsentstehung näher betrachten. Normalerweise werden Erregungen im Herzen auf zweierlei Art ausgelöst, nämlich:

1. in Form der automatischen *Erregungsbildung* durch Schrittmacherzellen des Sinusknotens,

2. in Form der *Erregungsfortleitung* von Zelle zu Zelle über die Vorhöfe, das Erregungsleitungssystem und die Ventrikelmuskulatur.

Beide Mechanismen können auf einen gemeinsamen Nenner gebracht werden: Sowohl bei der automatischen Erregungsbildung wie bei der Erregungsfortleitung entstehen Aktionspotentiale, indem die unerregte Membran bis zu einem kritischen Schwellenpotential depolarisiert wird.

In der erregungsbildenden Schrittmacherzelle erfolgt diese Membranentladung spontan in Form einer langsamen diastolischen Depolarisation (vgl. Abb. 1 A). Die langsame diastolische Depolarisation — oder kurz das Schrittmacherpotential — ist das typische Charakteristikum aller automatisch tätigen oder zur Automatie befähigten Zellen; sie ist das elektrophysiologische Äquivalent der normalen automatischen Erregungsbildung. Das nicht automatiebegabte Vorhof- bzw. Kammermyokard zeigt dementsprechend normalerweise keine diastolischen Depolarisationen; vielmehr stellt sich im Anschluß an ein Aktionspotential jeweils sofort wieder ein konstantes Ruhepotential ein. Solche Zellen werden auf dem Wege der Fortleitung in Erregung versetzt. Die schwellenwertige Depolarisation geschieht dabei durch Stromschleifen, die vom erregten Bezirk auf die unerregte Nachbarschaft übergreifen (Abb. 1 B). Die Membranentladung erfolgt dabei jeweils so rasch, daß sich der Aufstrich des ausgelösten Aktionspotentials praktisch ohne Übergang abrupt vom Ruhepotential absetzt.

Hierarchische Gliederung der Automatie

Da sich die Herzmuskulatur wie ein funktionelles Synzytium — wie ein zusammenhängendes Fasernetz — verhält, breiten sich normalerweise die Erregungen nach allen Richtungen aus, bis auch die letzte Herzmuskelzelle von der Erregung ergriffen ist, d. h. es werden auf dem Wege der Erregungsfortleitung auch solche Fasertypen miterregt, die im Prinzip selbst die Fähigkeit zur automatischen Erregungsbildung — also Schrittmachereigenschaft — besitzen, wie z. B. der

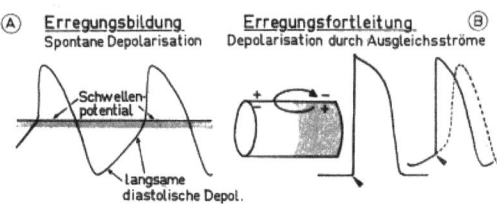

Abb. 1. Formen der Erregungsauslösung im Herzen. A. Typischer Aktionspotentialverlauf im Schrittmachergewebe. B. Aktionspotentialverlauf im nicht-automatischen Arbeitsmyokard bzw. in einem potentiellen Schrittmacher. Die Pfeile markieren den abrupten Beginn zugeleiteter Aktionspotentiale

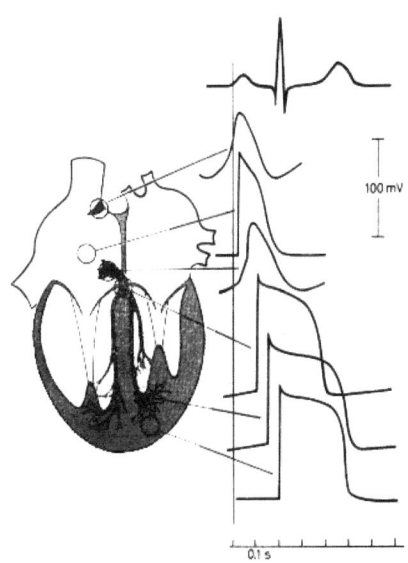

Abb. 2. Typische Aktionspotentialformen aus verschiedenen Herzregionen in zeitlicher Zuordnung zum EKG (nach Hoffman u. Cranefield)

AV-Knoten und das gesamte ventrikuläre Erregungsleitungssystem. In solchen potentiellen Schrittmacherzellen wird, wie Abb. 1 B zeigt, die langsame diastolische Depolarisation durch den Beginn der zugeleiteten Erregung unterbrochen, bevor sie selbst die Schwelle erreicht und ein Aktionspotential in Gang setzen kann.

Die Rolle des Sinusknotens als führender Schrittmacher des Herzens beruht also einfach auf der Tatsache, daß er von allen potentiellen Schrittmachern mit der höchsten Frequenz Erregungen aussendet, die dann auf dem Weg der Fortleitung das ganze Herz und somit auch alle sonstigen Schrittmacher ergreifen. Wie ein nicht zu bremsender Diskussionsredner bringt der Sinusknoten alle weniger wortgewandten Kontrahenten zum Schweigen, indem er sie ständig überspielt — und dies normalerweise ein Leben lang! Als elektrophysiologisches Äquivalent der relativ hohen Entladungsfrequenz des Sinusknotens findet man hier bei intrazellulärer Ableitung einen besonders steilen Verlauf der langsamen diastolischen Depolarisationen, die auf diese Weise das kritische Schwellenpotential jeweils zuerst erreichen (Abb. 2).

In allen übrigen potentiellen Schrittmachern verlaufen die diastolischen Depolarisationen mit zunehmender Entfernung vom Sinusknoten immer flacher. Dementsprechend ist die unbeeinflußte Eigenfrequenz in den peripheren Anteilen des Erregungsleitungssystems geringer als zentralwärts, im Hisschen Bündel niedriger als im Bereich des AV-Knotens. Solche Anteile haben normalerweise nur dann eine Chance, zum führenden Schrittmacher des Herzens aufzurücken, wenn die übergeordneten Automatiezentren ausfallen oder wenn die Erregungsfortleitung zu dem betreffenden untergeordneten Zentrum unterbrochen ist, also beispielsweise beim Ausfall des Sinusknotens oder beim totalen AV-Block. Das betreffende Zentrum erzeugt dann einen Ersatzrhythmus mit der ihm eigenen Frequenz.

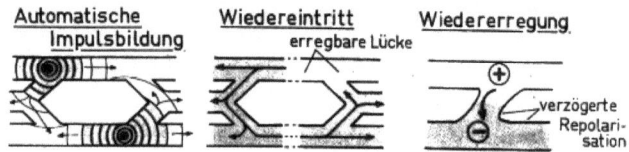

Abb. 3. Grundformen der Erregungsauslösung bei Arrhythmien des Herzens

Pathologische Formen der Erregungsauslösung

Wir wollen uns nun der Frage zuwenden, auf welche Weise Erregungen ausgelöst werden, die den normalen Herzrhythmus stören. Auch hier gilt zunächst ohne Einschränkung, daß fortgeleitete Erregungen nur entstehen, wenn eine Depolarisation zum kritischen Schwellenpotential vorausgeht. Hinsichtlich des speziellen Auslösemechanismus lassen sich drei Grundformen gegeneinander abgrenzen (Abb. 3):

1. die automatische Impulsbildung,
2. der sog. Wiedereintritt,
3. die Wiedererregung.

Unter dem Sammelbegriff der *automatischen Impulsbildung* fassen wir zunächst alle Mechanismen zusammen, bei denen Aktionspotentiale durch Spontandepolarisation entstehen. Es kann sich dabei sowohl um die Frequenzsteigerung bei regulären Schrittmacherzellen als auch um abnorme Erregungsformen handeln, sofern sie mit schwellenwertigen Spontandepolarisationen einhergehen.

Der sog. *Wiedereintritt* (engl. re-entry) ist von der automatischen Impulsbildung insofern zu unterscheiden, als hierbei die Erregungsauslösung auf dem Weg der Fortleitung erfolgt. Eine fortschreitende Erregungswelle gelangt nach Passage einer gewissen Wegstrecke im Netzwerk der Herzmuskulatur oder des Erregungsleitungssystems zu ihrem Ausgangspunkt zurück, findet diesen wieder erregbar vor und tritt erneut in dieselbe oder eine ähnliche Bahn ein. Wenn der Weg des Wiedereintritts einer anatomisch vorgeformten Bahn folgt — z. B. in den Vorhöfen um die Veneneinmündung —, so spricht man auch von einer *kreisenden Erregung* (engl. circus movement). Die Unterschiede sind rein quantitativ. Auf die speziellen Bedingungen, die zum Wiedereintritt bzw. zur Kreiserregung führen, kommen wir noch zurück.

Bei der sog. *Wiedererregung* (engl. re-excitation) erfolgt die Auslösung durch Stromschleifen zwischen eng benachbarten Faserbezirken, die einen unterschiedlichen Repolarisationszustand aufweisen. Abnorm rasche oder abnorm langsame Repolarisation in einem Faserbezirk kann ein entsprechendes Potentialgefälle zur Nachbarregion erzeugen [27]. Der Mechanismus der Erregungsauslösung ist hierbei im Prinzip derselbe wie an der Front einer fortschreitenden Erregung (Abb. 1 B), mit dem einzigen Unterschied, daß im Falle der Wiedererregung nicht der „Kopf", sondern der „Schwanz" der Erregungswelle als Stromquelle wirksam wird.

Für jeden der genannten Auslösemechanismen konnten in speziellen Versuchsanordnungen überzeugende Beweise erbracht werden [1, 3, 11, 12, 22, 26, 27, 33, 34 u. a.]. Dagegen ist es selbst bei intrazellulärer Ableitung unmöglich, einem entfernt vom Auslösungsort abgeleiteten Aktionspotential anzusehen, wie es entstanden ist. Auch das Bild einer einzelnen Extrasystole im EKG sagt dementsprechend nichts über deren Auslösungsmodus. Lediglich die gesamte rhythmologische Situation kann im Einzelfall gewisse Hinweise geben. Um dies zu verstehen, müssen wir uns nun eingehender mit verschiedenen Spielarten der einzelnen Mechanismen beschäftigen.

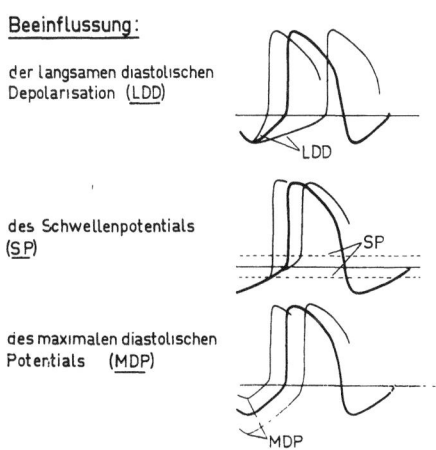

Abb. 4. Elektrophysiologische Mechanismen bei Beeinflussung der Schrittmacherfrequenz. Die dick ausgezogenen Linien stellen jeweils das Kontrollaktionspotential dar

Arrhythmien durch abnorme Impulsbildung

Störungen der Impulsbildung können zunächst den Sinusknoten selbst betreffen. Bei regelmäßiger Schlagfolge kann die Entladungsfrequenz abnorm hoch oder abnorm niedrig sein. Wir haben dann eine Sinustachykardie bzw. eine Sinusbradykardie vor uns. Der zugrunde liegende Mechanismus der Frequenzbeeinflussung kann verschiedener Natur sein (Abb. 4):

Meistens handelt es sich um eine Veränderung des Verlaufs der *langsamen diastolischen Depolarisation*. Ein steilerer Verlauf führt zum Frequenzanstieg. Darauf beruht beispielsweise die positiv chronotrope Wirkung des Sympathicus. Bei Abflachung der langsamen diastolischen Depolarisation nimmt die Frequenz ab. Auf diese Weise kommt die negativ chronotrope Wirkung des Vagus zustande. Aber auch Verschiebungen des *Schwellenpotentials* können — wie Abb. 4 zeigt — Ursache einer Frequenzänderung sein. Schließlich spielt auch die Höhe des sog. *maximalen diastolischen* Potentials eine Rolle, das jeweils am Ende des Aktionspotentials erreicht wird und von dem die langsame diastolische Depolarisation ausgeht. Häufig sind alle drei Einflüsse kombiniert und können sich dann gegenseitig verstärken oder auch teilweise aufheben. Die resultierende Frequenzänderung spiegelt jedenfalls nur die Summe aller Einflüsse wieder und enthält keine Information über den vorherrschenden Mechanismus.

Nicht selten ergeben sich bei intrazellulärer Ableitung Zufallsbeobachtungen, die bei näherer Betrachtung lange bekannte Phänomene erklären. Als Beispiel kann der sog. sinu-atriale Block dienen. Abb. 5 zeigt oben ein entsprechendes EKG, unten eine intrazelluläre Registrierung aus dem Sinusknoten eines Rhesusaffen. In diesem Versuch wurde zunächst die extrazelluläre K^+-Konzentration bis zum Stillstand der Automatie erhöht und anschließend durch Zusatz von Adrenalin die Erregungsbildung wieder angeregt [8]. Man erkennt, daß unter diesen Bedingungen nicht jede diastolische Depolarisation die Schwelle zur Auslösung eines Aktionspotentials erreicht. Es kommt daher intermittierend zu oszillatorischen Schwankungen des Membranpotentials, die nicht als Erregung

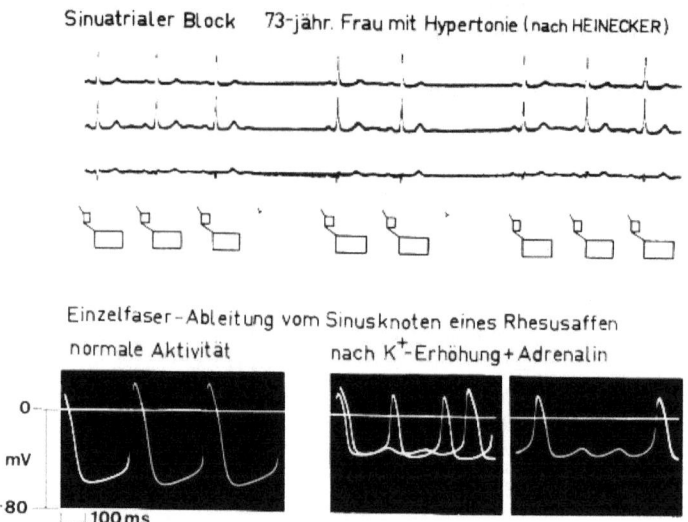

Abb. 5. Erscheinungsbild des sog. sinu-atrialen Blocks im EKG (oben) und ein möglicher elektrophysiologischer Mechanismus (unten). Nach Versuchen von Antoni, Herkel u. Fleckenstein [8]. Nähere Erläuterung im Text

fortgeleitet werden. Eine solche Störung würde im EKG als sinu-atrialer Block erscheinen, wobei jeweils zwei Erregungszyklen ausfallen. Die Grundstörung liegt jedoch — wie dieser Versuch zeigt — nicht in einer Unterbrechung der Erregungsleitung, sondern in einer primären Störung der automatischen Erregungsbildung. Damit soll jedoch keineswegs behauptet werden, daß nicht auch echte sinu-atriale Leitungsblockierungen vorkommen.

Die am Beispiel des Sinusknotens dargestellten Einflüsse auf die Erregungsbildung können sich in gleicher Weise an heterotopen Schrittmachern auswirken. Zu Störungen des Herzrhythmus wird es jedoch in der Regel nur kommen, wenn die Frequenz eines solchen Automatiezentrums über die Frequenz des Sinusknotens hinaus ansteigt. Von dem speziellen Fall einer Schutzblockierung wollen wir zunächst absehen. Auf Grund des synzytialen Verhaltens des Myokards ist das Herz jedem frequent feuernden Automatiezentrum hilflos ausgeliefert. Eine einzige Purkinjefaser kann so zum Fokus einer Kammertachykardie werden.

Mit Hilfe der intrazellulären Registriertechnik konnte einwandfrei gezeigt werden, daß auch Zellen des gewöhnlichen Arbeitsmyokards, der Vorhöfe und der

Ventrikel unter bestimmten Bedingungen die natürliche Stabilität ihres Ruhepotentials einbüßen, diastolische Depolarisationen entwickeln und auf diese Weise selbst zu Schrittmachern werden können [2, 4, 5, 9, 17, 24]. In Abb. 6 sind Registrierbeispiele eines solchen Funktionswandels der Ventrikelmuskulatur vom gewöhnlichen Arbeitsmyokard zum ektopischen Automatiezentrum zusammen-

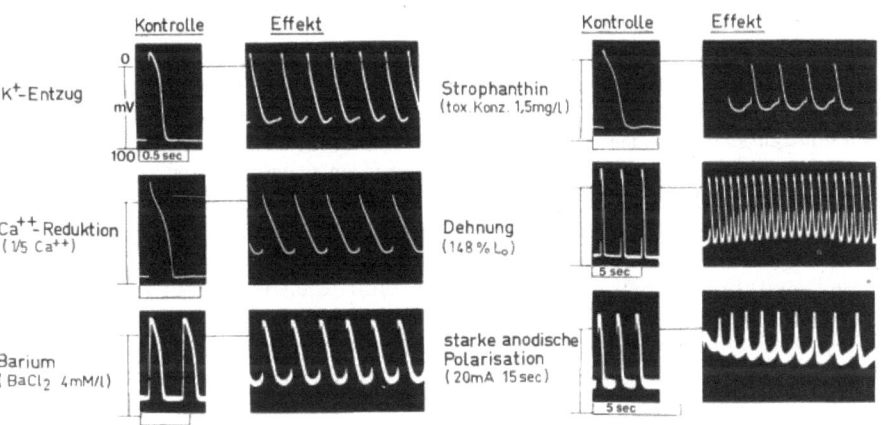

Abb. 6. Funktionswandel des ventrikulären Arbeitsmyokards verschiedener Säugetiere zum erregungsbildenden Gewebe. Nach Untersuchungen gemeinsam mit Oberdisse [5] und Tägtmeyer [6] sowie Studien von Kaufmann u. Theophile [17]

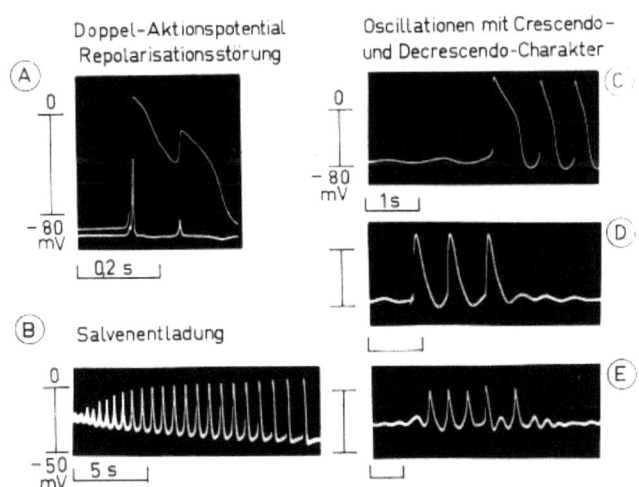

Abb. 7. Abnormitäten der Erregungsbildung. A. Ventrikelmyokard des Frosches bei erhöhter extrazellulärer Mg^{++}-Konzentration. Die untere Kurve zeigt die elektrische Differenzierung des Potentialverlaufs nach der Zeit. B. Purkinjefaser des Rhesusaffen nach Applikation einer starken Kondensatorentladung (nach [6]). C. u. D. Papillarmuskeln des Meerschweinchens bei Einwirkung von 8 bzw. 4 mM $BaCl_2$/l (nach [5]). E. Purkinjefaser des Rhesusaffen nach längerdauerndem K^+-Mangel (nach [2])

gestellt. Die Befunde decken sich mit der klinischen Erfahrung, daß Hypokaliämie, Strophanthin-Intoxikation und Dilatation zu Rhythmusstörungen mit ektopischem Ursprung disponieren. Derartige Störungen können mit großer Wahrscheinlichkeit auch die Initialphase eines Flatterns bzw. Flimmerns darstellen. Für die Fortdauer dieser Arrhythmien sind jedoch — wie wir noch sehen werden — eher andere Mechanismen nach Art des Wiedereintritts verantwortlich zu machen.

Zu den Abnormitäten der Erregungsbildung zählen schließlich auch einige seltener zu beobachtende Phänomene, die in Abb. 7 an Hand einiger Registrierbeispiele dargestellt sind. Von speziellem Interesse dürften dabei Störungen des Repolarisationsverlaufs sein, die in Form von Doppel- oder Mehrfachaktionspotentialen in Erscheinung treten (Abb. 7 A). Hierbei haben wir möglicherweise ein elektrophysiologisches Äquivalent gekoppelter Extrasystolen nach Art eines *Bigeminus* vor uns. Das auffallend kurze Kopplungsintervall spricht nicht prinzipiell gegen eine solche Deutung. Da nämlich der zweite Gipfel des Aktionspotentials von einem niedrigen Membranpotential ausgeht, ist seine Anstiegssteilheit vergleichsweise träge. Dies bedeutet aber, daß der zweite Impuls mit geringer Geschwindigkeit fortgeleitet wird. Das Kopplungsintervall kann sich infolgedessen im weiteren Verlauf der Erregungsausbreitung noch erheblich verlängern.

In Abb. 7 D folgen bei einer — mit Bariumchlorid vergifteten — Zelle des Ventrikelmyokards, die zur Spontanaktivität neigt, auf ein durch Reizung ausgelöstes Aktionspotential zwei weitere, die deutliche Schrittmacherpotentiale erkennen lassen. Eine derartige Erregungsfolge könnte die Ursache eines *Trigeminus* sein, zumal sich in diesem Experiment dasselbe Bild bei weiterer Reizung regelmäßig einstellte. Trotzdem vermögen diese Befunde natürlich nicht auszuschließen, daß unter anderen Bedingungen Extrasystolen mit fixer Koppelung auch auf dem Weg des Wiedereintritts entstehen [23, 31]. Diesem Mechanismus wollen wir nun unsere Aufmerksamkeit zuwenden.

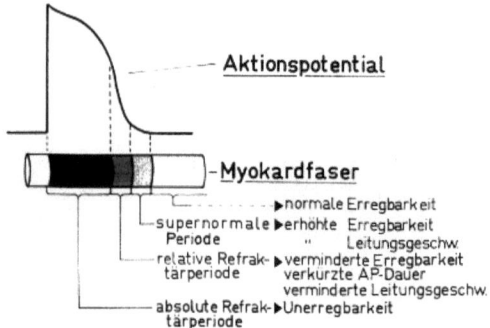

Abb. 8. Phasen des Erregungsablaufs und ihre Auswirkungen auf Erregbarkeit, Aktionspotentialdauer und Leitungsgeschwindigkeit

Natürliche Schutzmechanismen gegen Wiedereintritt

Die prinzipielle Möglichkeit des Wiedereintritts bzw. des Kreisens von Erregungswellen ist im Herzen durch die synzytiale Faserstruktur des erregbaren Gewebes von vornherein gegeben. Wir sollten uns daher zunächst klarmachen, weshalb es unter normalen Verhältnissen nicht zu einer solchen Störung kommt.

Der natürliche Schutz des Herzens gegen den Wiedereintritt liegt vor allem in der relativ langdauernden *Refraktärperiode*. In Abb. 8 sind die zeitlichen Beziehungen der Refraktärperiode zum Aktionspotential dargestellt und auf eine gedachte Myokardfaser als Erregungswelle projiziert. Vom Beginn des Aktionspotentials bis zum Ende der sog. Plateauphase spricht die erregte Zelle auf keinen noch so starken Reiz an. Sie verhält sich absolut refraktär. In der anschließenden relativen Refraktärperiode ist die Ansprechbarkeit nicht mehr gänzlich aufgehoben, jedoch noch erheblich vermindert. Aktionspotentiale, die in dieser Phase ausgelöst werden, zeigen eine verkürzte Dauer und eine verminderte Leitungsgeschwindigkeit. Vor der Rückkehr zur normalen Erregbarkeit kann die Zelle noch eine kurze Phase erhöhter Ansprechbarkeit durchlaufen, die man als *supernormale Periode* bezeichnet.

Den genannten Perioden entsprechen im Myokard Zonen unterschiedlicher Erregbarkeit, deren räumliche Ausdehnung sich aus dem Produkt von Dauer und Leitungsgeschwindigkeit errechnet. Bei einer Dauer der absoluten Refraktärperiode von ca. 250 ms und einer Leitungsgeschwindigkeit von 1 m/s erstreckt sich die Zone absoluter Refraktärität über eine Länge von 25 cm. Eine Erregungswelle dieser Dimension kann in einem normalen Herzen nicht kreisen, ohne daß sie sich sozusagen in den Schwanz beißt. Ein Wiedereintritt ist daher nur denkbar, wenn zwischen der Front der fortschreitenden Welle und ihrem Ende *erregbare Lücken* auftreten, wenn — mit anderen Worten — die refraktäre Strecke kürzer wird als der Leitungsweg. Ein weiterer wesentlicher Schutz gegen Wiedereintritt ist dementsprechend auch durch die besondere Form der ventrikulären Erregungsausbreitung gegeben. Infolge der hohen Leitungsgeschwindigkeit und der starken Verzweigung des ventrikulären Erregungsleitungssystems erreicht die Erregungsausbreitung in rascher Folge viele Regionen der Ventrikelmuskulatur, so daß die myokardiale Leitung jeweils nur über kurze Strecken erfolgt. Jede dieser Strecken wird von einer eigenen Faser des Erregungsleitungssystems gespeist. Das ventrikuläre Leitungssystem selbst ist ferner durch seine lange Refraktärperiode gegen einen Rücklauf der Erregungen aus dem Myokard in die spezifischen Fasern geschützt. Ein Wiedereintritt würde demnach auf jeden Fall voraussetzen, daß einer oder mehrere dieser natürlichen Schutzmechanismen versagen.

Bedingungen des Wiedereintritts

Wie bereits erwähnt, kann ein Wiedereintritt grundsätzlich nur erfolgen, wenn die Erregungswelle kürzer ist als der Leitungsweg. Eine weitere conditio sine qua non ist ein — wenigstens temporärer bestehender — unidirectionaler Leitungsblock. Ohne eine solche Blockierung würden auch stark verkürzte Erregungswellen eine Kreisbahn stets in beiden Richtungen passieren und beim Zusammentreffen einander auslöschen, weil keine von beiden die refraktäre Zone der anderen überspringen kann. Auf mögliche Mechanismen des unidirectionalen Blocks kommen wir noch zurück. Einflüsse, welche das Zustandekommen der zuerst genannten Voraussetzung begünstigen, sind in der folgenden Übersicht zusammengefaßt. Die Wahrscheinlichkeit des Wiedereintritts wird natürlich um so größer, je stärker diese Einflüsse sind und je mehr davon gleichzeitig wirksam werden.

Bedingungen des Wiedereintritts
Leitungsweg länger als Erregungswelle (erregbare Lücke)
Unidirectionaler Leitungsblock

Begünstigend wirken:
1. Verlängerung der Leitungswege (Dilatation, Narben, ektop. Erregungsbildung)
2. Verkürzung der Refraktärperiode (Hyperkalzämie, Strophanthin, O_2-Mangel, Auslösung in der relativen Refraktärperiode u. a.)
3. Verminderung der Leitungsgeschwindigkeit (Erniedrigung des Ruhepotentials bzw. erregungshemmende Pharmaka u. a.)

In den klassischen Studien zur kreisenden Erregung von Mayer [19], Mines [20], Lewis [18], Samojloff [26], Schmitt u. Erlanger [32] wurde dieses Phänomen an verhältnismäßig großen ringförmigen Präparaten untersucht. Es galt daher lange Zeit als fragwürdig, ob ein Wiedereintritt auch in den Bezirken von der Größenordnung etwa eines Zentimeters erfolgen kann. Witt, Cranefield u. Hoffmann [36] haben dafür neuerdings den experimentellen Beweis geliefert. Sie verwendeten für ihre Versuche Schleifen des ventrikulären Erregungsleitungssystems von nur 12 bis 35 mm Länge, die in K^+-reicher Lösung mit Zusatz von Adrenalin sehr geringe Leitungsgeschwindigkeiten aufweisen [7]. Durch Mikroelektrodenableitung an mehreren Stellen des Präparates ließ sich zeigen, daß *ein* Reizimpuls nicht selten einen fortdauernden Wiedereintritt auslöste. Auch bei Anwendung einer K⁺-reichen Lösung an einer umschriebenen Stelle eines solchen Präparates kann es zum unidirectionalen Block und zum Wiedereintritt kommen. Die einseitig blockierte Region wird hierbei in der Gegenrichtung meist mit so ausgeprägter Verzögerung durchlaufen, daß die Erregung den Bereich jenseits der depolarisierten Stelle erst erreicht, wenn dort der refraktäre Zustand bereits wieder abgeklungen ist und daher eine Neuerregung stattfinden kann (Abb. 9 A).

Der elektrophysiologische *Mechanismus des unidirectionalen Blocks* ist bis heute weitgehend ungeklärt. Als mögliche Ursache kommt eine asymmetrische Verminderung des Ruhepotentials in Betracht. In Abb. 9 B könnte beispielsweise die von links zugeleitete Erregung über den Depolarisationsgipfel hinweg eine abgeschwächte Erregung in Gang setzen, die auf ihrem weiteren Weg ein ansteigendes Membranpotential vorfindet und infolgedessen weiterläuft. In der Gegenrichtung erfolgt wegen des abnehmenden Membranpotentials eine dekrementelle Fortleitung, die den Depolarisationsgipfel nicht überwindet. Auch das von Cranefield u. Hoffmann [10] beschriebene Phänomen der Summation könnte für eine unidirectionale Leitung verantwortlich sein. Über den speziellen elektrophysiologischen Mechanismus eines solchen Effekts gibt es bisher nur Spekulatio-

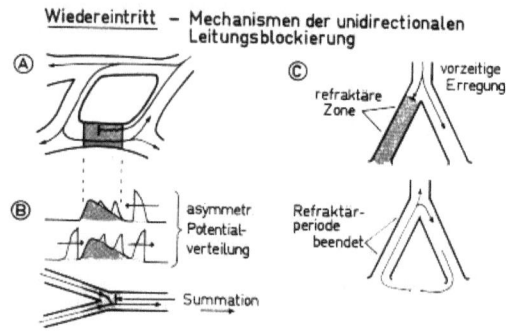

Abb. 9. A. Schema des Wiedereintritts bei unidirectionalem Leitungsblock. B. Zwei mögliche Mechanismen des unidirectionalen Leitungsblocks. C. Wiedereintritt bei ungleichzeitiger Repolarisation in verschiedenen Anteilen des Erregungsleitungssystems

nen. Schließlich kann ein unidirectionaler Block mit Wiedereintritt auch durch eine inhomogene Repolarisation entstehen. Moe u. Mendez [21] haben beispielsweise gefunden, daß der rechte Tawara-Schenkel besonders bei niedriger Frequenz die Erregung später zurückbildet als der linke. Wie das Schema in Abb. 9 C zeigt, kann auf diese Weise eine vorzeitige Erregung supraventrikulären Ursprungs zunächst nur den linken Schenkel passieren, da sich der rechte zu diesem Zeitpunkt noch refraktär verhält. Nach Beendigung der Refraktärperiode erfolgt dann eine antidrome Erregung des rechten Schenkels mit Wiedereintritt in den linken und evtl. Rückleitung auf die Vorhöfe. Der Vorgang wird noch dadurch begünstigt, daß die vorzeitige Erregung selbst eine verkürzte Refraktärzeit aufweist. Nach dem gleichen Prinzip kann ein Wiedereintritt auch in anderen Regionen des Herzens erfolgen — z. B. zwischen dem AV-Knoten und paraspezifischen atrio-ventrikulären Faserverbindungen [30], innerhalb des AV-Knotens [15] oder in peripheren Verzweigungen des Purkinje-Systems [12, 28]. Auch bei dem angeborenen Syndrom der inhomogen verlängerten Repolarisation nach Jervell u. Lange-Nielsen [19] ist bei dem anfallsweise auftretenden Kammerflattern und Kammerflimmern wahrscheinlich ein ähnlicher Wiedereintrittsmechanismus im Spiel [14].

Welche Art von Rhythmusstörung durch den Wiedereintritt von Erregungen entsteht, hängt naturgemäß von mehreren Bedingungen ab: Neben der Lokalisation wird die Länge der Leitungswege von Bedeutung sein. Beim Vorhof- bzw. Kammerflimmern handelt es sich mit großer Wahrscheinlichkeit um multiplen Wiedereintritt über relativ kurze Strecken, während beim Flattern größere Bahnen mehr oder weniger gleichförmig durchlaufen werden.

Auch Echorhythmen und Extrasystolen mit fixer Koppelung sind am einfachsten durch Wiedereintritt zu erklären. Aber auch andere Interpretationsmöglichkeiten lassen sich zumindest an Hand des EKG-Befundes nie ganz ausschließen [29]. Ein starkes Argument für den Wiedereintritt stellt das Phänomen der vulnerablen Periode dar, mit dem wir uns zum Schluß noch kurz beschäftigen wollen.

Zum Mechanismus der vulnerablen Periode

Bekanntlich kann unter geeigneten Bedingungen schon ein einzelner überschwelliger Reizimpuls Flattern oder Flimmern auslösen, wenn er in eine bestimmte Phase der Erregungsrückbildung — in die sog. vulnerable Periode — trifft [13, 35]. Auf das EKG bezogen fällt die vulnerable Periode der Herzkammern etwa mit

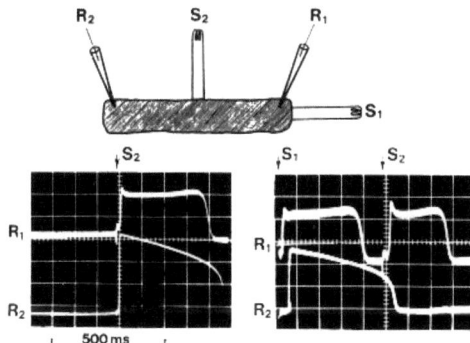

Abb. 10. Nachweis der unidirectionalen Leitungsblockade bei Reizung in der relativen Refraktärperiode. Experiment am Ventrikelstreifen des Frosches. Unveröffentlichte Versuche gemeinsam mit Haap

der aufsteigenden Flanke der T-Welle zusammen. Wenn das elektrisch induzierte Flimmern auf Wiedereintritt beruht, so wäre zu erwarten, daß die Reizung in der vulnerablen Periode sowohl eine Verkürzung der Erregungswelle als auch eine unidirectionale Leitungsblockierung erzeugt. Dies ist in der Tat der Fall. Abb. 10 zeigt einen einfachen Versuch, den mein Mitarbeiter Haap am Herzstreifen des Frosches durchgeführt hat. Die Versuchsanordnung ist im oberen Teil der Abbildung schematisch dargestellt. An den Streifen sind zwei Stimulationselektroden S 1 und S 2 und zwei Registrierelektroden R 1 und R 2 angelegt. Reizt man den Streifen zuerst bei S 2, so entstehen Erregungen, die nach beiden Seiten fortgeleitet werden und etwa gleichzeitig bei R 1 und R 2 eintreffen (Abbildung links unten). Appliziert man dagegen den Reiz bei S 2 zu einem Zeitpunkt, an dem gerade die refraktäre Zone einer bei S 1 ausgelösten Erregung die Reizstelle passiert, so wird eine verkürzte Erregung ausgelöst, die nur in einer Richtung — nämlich nach R 1 — zurückläuft. Der Versuch beweist, daß Reizung in der relativen Refraktärperiode nicht nur eine Verkürzung der Refraktärzeit, sondern auch eine unidirectionale Fortleitung der Erregung erzeugt — eine Tatsache, die m. W. bisher noch nicht gebührend beachtet wurde.

Wir wollen den Mechanismus der Flimmerauslösung an einem Schema betrachten. Abb. 11 A zeigt noch einmal zum Vergleich ein normales Aktionspotential und die entsprechenden Refraktärperioden verglichen mit einem Aktionspotential, das in der relativen Refraktärperiode der vorausgehenden Erregung entsteht. Die beiden Balken im unteren Teil der Abbildung symbolisieren die entsprechende Länge der refraktären Zonen im Myokard. In Abb. 11 B ist das beschriebene Herzstreifenexperiment in ein Kreisbahnschema übertragen. Der seitliche Pfeil am mittleren Kreis markiert den Zweitreiz, der eine verkürzte unidirectionale Erregungswelle auslöst, die alle Bedingungen des Wiedereintritts erfüllt. Abb. 11 C

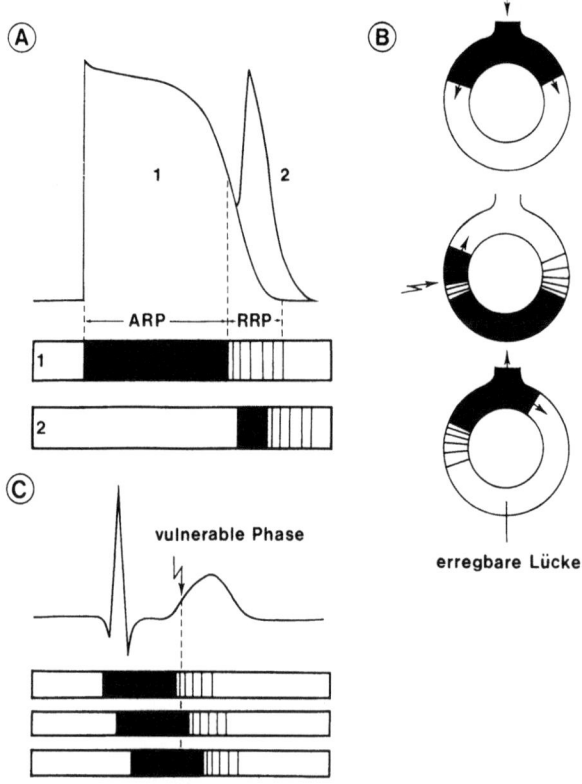

Abb. 11. A. Schema zur Verdeutlichung der Beziehung zwischen Aktionspotentialdauer und Refraktärzeit. ARP und RRP bedeuten absolute und relative Refraktärperiode. B. Schematische Darstellung des in Abb. 10 dargestellten Versuchs bei Übertragung auf eine Kreisbahn. C. Schema zur Erläuterung der zeitlichen Beziehungen der vulnerablen Phase zum Ventrikel-EKG

überträgt die Verhältnisse auf das ganze Herz und erklärt die zeitlichen Beziehungen der vulnerablen Periode zum EKG: Die drei Balken unterhalb der EKG-Kurve symbolisieren drei Myokardbezirke in verschiedenen Regionen des Herzens, die zu unterschiedlichen Zeiten von der Erregungsausbreitung ergriffen werden. Ein einzelner elektrischer Impuls zu Beginn der T-Welle wird dann nur einige wenige Bezirke des Herzens schon in der relativen Refraktärperiode antreffen und bei genügender Reizintensität stark verkürzte unidirectional fortgeleitete Erregungswellen auslösen. Die anderen Bezirke befinden sich zu diesem Zeitpunkt noch in der absoluten Refraktärperiode und sprechen daher nicht auf den Reiz an. Durch die nachfolgende Repolarisation dieser Bezirke wird jedoch der entstandenen Erregung der Weg frei gemacht, so daß ein fortdauernder

Wiedereintritt erfolgen kann. Zu einem früheren Zeitpunkt wäre derselbe Reiz wirkungslos geblieben, da er alle Bezirke noch absolut refraktär vorgefunden hätte. Eine spätere Reizung hätte zwar mehrere Bezirke erregt, aber gleichzeitig Aktionspotentiale mit einer längeren Refraktärzeit ausgelöst und damit die Bedingungen für den Wiedereintritt verschlechtert. Es bedarf keiner ausführlichen Begründung, daß ein vorgeschädigtes Herz, bei dem die Refraktärzeit und die Leitungsgeschwindigkeit von vornherein herabgesetzt sind, stärker zum Wiedereintritt — sprich zum Flimmern — neigt als ein gesundes, das noch über alle natürlichen Schutzmechanismen verfügt.

Schlußbemerkungen

Leider war es nicht möglich, in diesem Rahmen auf alle Ansätze einzugehen, die in den letzten Jahren von seiten der elektrophysiologischen Grundlagenforschung zur Interpretation von Herzrhythmusstörungen angeboten wurden. Das interessante Gebiet der speziellen Leitungsstörungen haben wir nur berührt. Die ionalen Mechanismen, die den bioelektrischen Phänomenen zugrunde liegen, kamen überhaupt nicht zur Sprache.

So bleibt zu hoffen, daß die Ausführungen des „theoretischen Brautwerbers" den „klinischen Bräutigam" zumindest nicht verärgert, und vielleicht sogar dazu angeregt haben, sich weiter um die spröde Partnerin zu bemühen!

Literatur
1. Allessie, M. A., Bonke, F. J., Schopmann, F. J. G.: Circulat. Res. **23**, 54 (1973). — 2. Antoni, H.: Mechanismus der nomotopen und heterotopen Erregungsbildung im Myokard. In: Beiträge zur Ersten Hilfe und Behandlung von Unfällen durch elektrischen Strom. Frankfurt a. M.: Verlags- und Wirtschaftsges. d. Elektrizitätswerke mbH. 1963. — 3. Antoni, H.: Die Entstehung ektopischer Schrittmacher durch Funktionswandel des nicht-automatischen Arbeitsmyokards. In: Herzrhythmusstörungen (Hrsg. M. Holzmann). Stuttgart-New York: K. F. Schattauer-Verlag 1968. — 4. Antoni, H.: Naunyn-Schmiedeberg's Arch. Pharmak. **269**, 177 (1971). — 5. Antoni, H., Oberdisse, E.: Pflügers Arch. ges. Physiol. **284**, 259 (1965). — 6. Antoni, H., Tägtmeyer, H.: Die Wirkung starker Ströme auf Erregungsablauf und Kontraktion des Herzmuskels. In: Beiträge zur Ersten Hilfe und Behandlung von Unfällen durch elektrischen Strom. Frankfurt a. M.: Verlags- und Wirtschaftsges. d. Elektrizitätswerke mbH. 1965. — 7. Antoni, H., Zerweck, T.: Pflügers Arch. ges. Physiol. **293**, 310 (1967). — 8. Antoni, H., Herkel, K., Fleckenstein, A.: Pflügers Arch. ges. Physiol. **227**, 633 (1963). — 9. Carmeliet, E. E.: Arch. int. Physiol. **73**, 171 (1965). — 10. Cranefield, P. F., Hoffman, B. F.: Conduction of the cardiac impulse. II. Summation and inhibition. Circulat. Res. **27**, 220 (1971). — 11. Cranefield, P. F., Klein, H. O., Hoffman, B. F.: Conduction of the cardiac impulse. II. Delay, block, and one-way block in depressed Purkinje fibres. Circulat. Res. **28**, 199 (1971). — 12. Cranefield, P. F., Wit, A. L., Hoffman, B. F.: Circulation **47**, 190 (1973). — 13. De Boer, S.: J. Physiol. (Lond.) **54**, 410 (1920/21). — 14. Jahrmärker, H., Theisen, K.: Kammerflattern und Kammerflimmern. In: Herzrhythmusstörungen. Neue experimentelle Ergebnisse und klinisch-therapeutische Gesichtspunkte (Hrsg. H. Antoni, S. Effert). Stuttgart-New York: Schattauer-Verlag 1974. — 15. Janse, M. J., Van Capelle, F. J. L., Freud, G. E., Durrer, D.: Circulat. Res. **28**, 403 (1971). — 16. Jervell, A., Lange-Nielsen, F.: Amer. Heart J. **54**, 59 (1957). — 17. Kaufmann, R., Theophile, U.: Pflügers Arch. ges. Physiol. **297**, 174 (1967). — 18. Lewis, T.: The mechanism and graphic registration of the heart beat. London 1925. — 19. Mayer, A. G.: Rhythmical pulsation in seyphomedusae. Paper from Torguas Laboratory, Carnegie Inst., Washington 1, 115 (1908). — 20. Mines, G. R.: J. Physiol. (Lond.) **46**, 349 (1913). — 21. Moe, G. K., Mendez, C.: Circulation **43**, 949 (1971). — 22. Moe, G. K., Abildskov, J. A., Han, J.: Factors responsible for the initiation and maintenance of ventricular fibrillation. In: Sudden cardiac death (eds. B. Surawicz, E. D. Peliegrino), p. 56. New York: Grune & Stratton 1964. — 23. Moe, G. K., Mendez, C., Han, J.: Circulat. Res. **16**, 261 (1965). — 24. Müller, P.: Helv. physiol. pharmacol. Acta **23**, C 38 (1965). — 25. Rosenblueth, A., Garcia Ramos, J.: Studies on flutter and fibrillation. II. The influence of arteficial obstacles on experimental auricular flutter. Amer. Heart J. **33**, 677 (1947). — 26. Samojloff, A.: Pflügers Arch. ges. Physiol. **197**, 321 (1922). — 27. Sano, T., Sawanobori, T.: Circulat. Res. **31**, 158 (1972). — 28. Sasyniuk, B. J., Mendez, C.: Circulat. Res. **28**, 3 (1971). — 29. Schamroth, L.: The physiological basis of ectopic ventricular rhythm: A unifying concept. S. A. Med. J. Suppl. 25. Dez. 1971. — 30. Schlepper, M., Neuss,

H.: Das Syndrom von Wolff-Parkinson-White. In: Herzrhythmusstörungen. Neue experimentelle Ergebnisse und klinisch-therapeutische Gesichtspunkte (Hrsg. H. Antoni, S. Effert). Stuttgart-New York: Schattauer-Verlag 1974. — 31. Scherf, D.: Proc. Soc. exp. Biol. (N. Y.) **64**, 233 (1947). — 32. Schmitt, F. O., Erlanger, J.: Amer. J. Physiol. **87**, 326 (1929). — 33. Trautwein, W.: Verh. dtsch. Ges. Kreisl.-Forsch. **30**, 40 (1964). — 34. Watanabe, Y., Dreifus, L. S.: Amer. Heart J. **76**, 114 (1968). — 35. Wiggers, C. J., Wegria, R.: Amer. J. Physiol. **128**, 500 (1939). — 36. Wit, A. L., Cranefield, P. F., Hoffman, B. F.: Slow conduction and reentry in the ventricular conducting system. II. Single and sustained circus movement in networks of canine and bovine Purkinje fibres. Circulat. Res. **30**, 11 (1972).

Möglichkeiten der His-Bündel-Elektrographie

SEIPEL, L. (I. Med. Klinik B, Univ. Düsseldorf)

Referat

Die His-Bündel-Elektrographie hat seit ihrer Einführung in die Klinik [33, 91, 111] wesentliche neue Erkenntnisse über Physiologie und Pathophysiologie des menschlichen Reizleitungssystems (RLS) erbracht. Nach Abklärung dieser grundlegenden Probleme stellt sich die Frage, wieweit die Methode auf Grund der bisherigen Erfahrung Bedeutung für die klinische Diagnostik hat. Im Folgenden soll versucht werden, die methodischen Probleme und die klinische Wertigkeit dieses Verfahrens aufzuzeigen.

Technisches Vorgehen

Die Ableitung des His-Bündel-Elektrogramms (HBE) erfolgt normalerweise mit einem zwei- oder mehrpoligen Elektrodenkatheter, wobei die Elektrodenabstände meist 1 cm betragen. Kürzere Elektrodenabstände können bei speziellen Problemen wie etwa der Analyse eines retrograden His-Potentials im V-Komplex oder der His-Bündel-Stimulation (s. u.) von Interesse sein. Der Katheter kann einmal nach perkutaner Punktion via Femoralvene durch die Tricuspidalklappe zum Ventrikelseptum vorgeführt werden [21, 75, 87, 91—93, 98]. Bei Vorgehen über eine Armvene [27, 70] ist nach eigener Erfahrung die Treffsicherheit geringer. Die Ableitung von Nahpotentialen vom Hisschen Bündel und des linken Schenkels aus der Aortenwurzel und dem linken Ventrikel [65, 76, 81] hat für die klinische Routine keine Bedeutung. In jedem Fall wird ein zusätzlicher Elektrodenkatheter in den hohen Vorhof gelegt zur Stimulation und zur Ableitung von Vorhofpotentialen (Abb. 1). Inzwischen ist auch eine Methode zur Ableitung des HBE mittels eines einschwemmbaren Elektrodenkatheters angegeben worden [62].

Komplikationen

Bisher sind in der Weltliteratur drei Fälle beschrieben worden, bei denen durch Touchierung des RLS mit dem Katheter ein totaler AV-Block auftrat [45, 47]. Es handelt sich in allen Fällen um Patienten mit schwer geschädigtem Leitungssystem. Die Komplikation ist gemessen an der großen Zahl der bisher durchgeführten Untersuchungen eine Rarität. Der Patient ist in dieser Situation nicht gefährdet, da sofort über den Katheter stimuliert werden kann. Eine weitere Komplikationsmöglichkeit ist das Auftreten von Vorhof- oder Kammerflimmern bei atrialer oder ventrikulärer Stimulation (s. u.).

Normalbefunde

Abb. 2 zeigt schematisch das normale HBE in Beziehung zum Oberflächen-EKG und zur Topographie des RLS. Etwa 20 msec nach Beginn der P-Welle ist im HBE eine A-Welle nachweisbar als Ausdruck der basalen Vorhofdepolarisation. Eine V-Welle als Ausdruck der Ventrikeldepolarisation wird simultan mit dem QRS-Komplex registriert. Zwischen A- und V-Welle ist ein isoliertes H-Potential

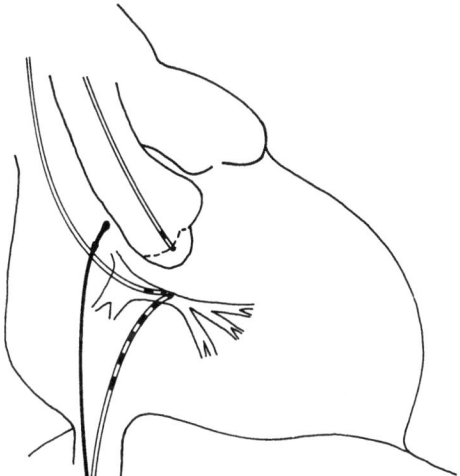

Abb. 1. Ableitungsmöglichkeiten des His-Bündel-Potentials mittels Elektrodenkatheter, die über die Femoralvene, eine Armvene oder retrograd arteriell vorgeführt werden. Zusätzlich wird ein Stimulationskatheter in den hohen rechten Vorhof gelegt

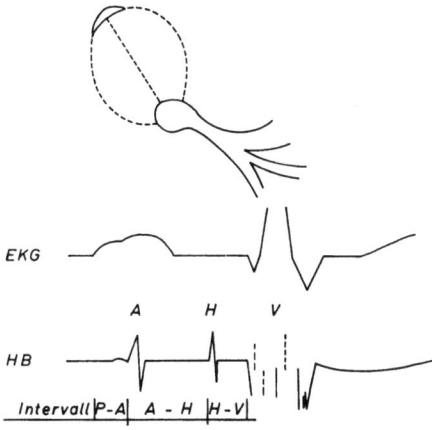

Abb. 2. Schematische Darstellung des His-Bündel-Elektrogramms (HBE) in Beziehung zum simultan registrierten Oberflächen-EKG und zur Anatomie des Reizleitungssystems

als Ausdruck der Depolarisation des Hisschen Bündels zu erkennen. Entsprechend gibt die P-A-Zeit von Beginn der P-Welle im EKG bis zum Beginn der A-Welle im HBE die intraatriale kranio-kaudale Leitung wieder. Da der Beginn der P-Welle häufig nicht exakt bestimmt werden kann, ist es günstiger, kraniale Vorhofpotentiale über den Stimulationskatheter direkt abzuleiten [63, 96]. Das A-H-Intervall ist praktisch ausschließlich durch die Leitungszeit im AV-Knoten bedingt, das H-V-Intervall entspricht der Leitung im His-Purkinje-System. Außerdem können durch Vorschieben des Katheters in den Ventrikel Potentiale vom rechten Schenkel abgeleitet werden, was eine Analyse der Erregungsleitung im distalen Anteil des Hisschen Bündels (H-Potential—re. Schenkel) erlaubt [38].

Die Normalwerte für die Intervalle im HBE sind bei einzelnen Arbeitsgruppen unterschiedlich. Dies liegt z. T. daran, daß die Ausmessung der Intervalle nicht einheitlich erfolgt. Hierbei setzen sich zunehmend die von Scherlag u. Mitarb. [92] angegebenen Kriterien durch. Statistische Angaben über Normalwerte sind in der Literatur selten und stützen sich teilweise nur auf kleinere Fallzahlen. Tabelle 1 zeigt die Literaturangaben im Vergleich zum eigenen Erwachsenen-Normalkollektiv [102]. Die eigenen Normalwerte stimmen völlig mit den Daten der Rosen-Gruppe [24] überein. Demnach ist die oberste Grenze für die H-V-Zeit bei 55 msec unter Berücksichtigung der doppelten Standardabweichung anzusetzen. Der Mittelwert der H-V-Zeit entspricht intraoperativ beim Menschen gemessenen Leitungszeiten [49]. Es besteht eine Altersabhängigkeit der Werte [1, 6, 78a].

Tabelle 1. Normalwerte im HNE nach Angaben der Literatur [5, 24, 67] und nach eigenen Untersuchungen [102]

Autor	Pat.	P-A	A-H	H-V
Narula et al. (1970)	13	43 ± 11	88 ± 21	41 ± 4
Bekheit et al. (1971)	20	37 ± 11	78 ± 18	37 ± 5
Dhingra et al. (1973)	61	27 ± 9	92 ± 19	43 ± 6
Eigene Befunde	51	27 ± 8,2	89 ± 17,2	43 ± 6,9

Methodische Probleme

Ein entscheidendes Problem bei der His-Bündel-Elektrographie ist die Frage, ob die registrierten Potentiale wirklich vom Hisschen Bündel stammen. Auf Grund von experimentellen Untersuchungen besteht grundsätzlich kein Zweifel daran, daß mit dieser Methode ein Summenpotential vom Hisschen Bündel abgeleitet werden kann [64, 88, 110]. In der Klinik kann der Nachweis bei der Untersuchung eines Patienten nur indirekt und damit unvollständig geführt werden. Ein wichtiges Kriterium ist die formale Beurteilung des Potentials und seines Abstandes zur V-Welle. Normalerweise ist das His-Potential scharf abgegrenzt und nicht über 20 msec breit. Hierdurch kann es von Potentialschwankungen, die vom Vorhof oder vom AV-Knoten stammen, unterschieden werden [2, 33, 88]. Das größte Problem ist die Abgrenzung gegenüber Potentialen vom rechten Schenkel. Die röntgenologische Kontrolle der Katheterlage ist hierbei eine Hilfe, reicht aber alleine nicht aus. Wichtiger ist die Beachtung der zeitlichen Verhältnisse im HBE. Bei Ableitung vom Hisschen Bündel beträgt die H-V-Zeit normalerweise über 35 msec, bei Ableitung vom rechten Schenkel liegt das entsprechende Intervall meist unter 30 msec [49]. Am besten lassen sich die Potentiale von beiden Strukturen unterscheiden, wenn es gelingt, durch Positionsänderungen des Katheters hintereinander Ableitungen vom rechten Schenkel und vom Hisschen Bündel durchzuführen. Dies sollte routinemäßig bei jeder Registrierung versucht werden. Besonders wichtig ist dieses Vorgehen bei Patienten mit geschädigtem RLS, bei denen die His-Potentiale verbreitert und die Laufzeiten verlängert sein können. Abb. 3 zeigt ein solches Beispiel. Bei röntgenologisch normaler Lage der Katheterspitze wurde bei diesem Patienten ein Potential 50 msec vor dem V-Komplex registriert. Bei geringem Zurückziehen des Katheters trat ein zusätzliches Potential 120 msec vor dem V-Komplex auf, das bei weiterem Zurückziehen nur noch alleine nachweisbar war. Es kann sich hierbei um ein H-H'-Potential als Ausdruck der gestörten Erregungsleitung im geschädigten Hisschen Bündel handeln oder um Potentiale vom rechten Schenkel und vom Hisschen Bündel. In solchen Fällen kann es zu schwerwiegenden Fehlinterpretationen kommen, wenn nicht die Katheterposition bei der Ableitung routinemäßig verändert wird [28, 97].

Eine weitere Möglichkeit zur Identifizierung der abgeleiteten Potentiale stellt die His-Bündel-Stimulation dar [19, 67, 75, 92]. Hierbei ist zu fordern, daß während der Stimulation über die bisherigen Ableitungselektroden die QRS-Komplexe im Vergleich zum Spontanrhythmus unverändert sind und der Abstand zwischen Stimulus und QRS-Komplex der vorher in gleicher Katheterposition ermittelten H-V-Zeit entspricht. Praktisch wird der Wert der Methode dadurch eingeschränkt, daß bei dem relativ weiten Elektrodenabstand im Vergleich zu Länge und Querschnitt des Hisschen Bündels eine gleichzeitige Stimulation anderer Strukturen wie umgebendes Myokard oder rechter Schenkel häufig nicht zu vermeiden ist [40, 75, 84, 102]. Selbst bei intraoperativer direkter Stimulation des Hisschen Bündels wird ein normaler QRS-Komplex nur dann registriert, wenn die

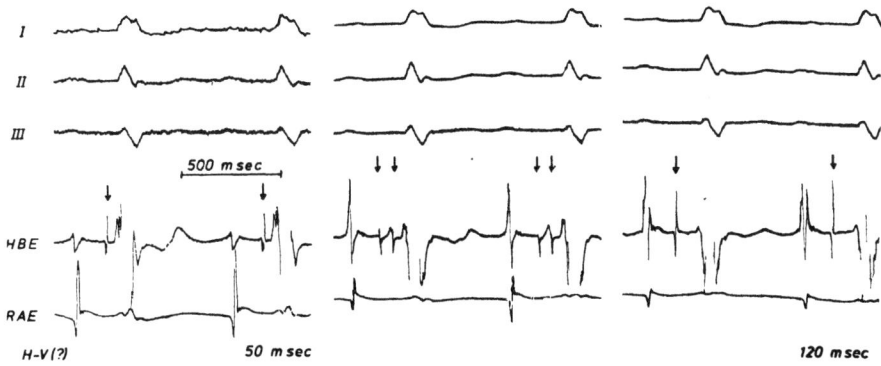

Abb. 3. Oberflächen-EKG (I—III), HBE und rechtsatriales Elektrogramm (RAE) eines Patienten mit Linksschenkelblock bei verschiedenen Katheterpositionen. Bei röntgenologisch normaler Katheterlage wurde zunächst ein Potential 50 msec vor dem V-Komplex registriert (li. Seite). Bei geringem Zurückziehen des Katheters erschien ein zweites Potential 120 msec vor dem V-Komplex (Mitte). Nach weiterer geringer Lageänderung wurde nur noch dieses Potential 120 msec vor der V-Welle registriert (re. Seite)

Stimulation im proximalen Anteil des Bündelstamms erfolgte. Bei Stimulation des distalen Anteils kommt es auch unter diesen optimalen Bedingungen häufig zu gleichzeitiger Erregung umgebender Strukturen [50]. Der Test ist bei positivem Ausfall beweisend für eine korrekte Ableitung der His-Potentiale. Das Auftreten von deformierten QRS-Komplexen bei der His-Stimulation schließt dagegen keinesfalls aus, daß vorher mit gleicher Katheterposition nicht ein korrektes Nachpotential vom Hisschen Bündel abgeleitet wurde [84]. Hinzu kommt noch, daß die Lage der Katheterspitze nicht völlig stabil ist, sondern Herz- und Atemsynchron verschoben wird. Hierdurch können bei der His-Bündel-Stimulation phasenweise Übergänge von Vorhof-His-Bündel- und Ventrikelerregung registriert werden [19, 67, 75]. Abb. 4 zeigt diesen Effekt bei einem Patienten mit WPW-Syndrom. In einen Sinusrhythmus mit deformierten QRS-Komplexen auf Grund der überwiegend akzessorischen AV-Leitung wurden drei Stimulationsimpulse über den His-Katheter abgegeben. Der erste Impuls erzeugt einen schmalen QRS-Komplex mit deutlicher Q-Welle als Ausdruck der isolierten Erregung des Ventrikels über das Hissche Bündel. Beim zweiten Schlag resultiert dagegen ein schenkelblockartig deformierter Kammerkomplex, da gleichzeitig Ventrikelmyokard oder der rechte Schenkel mitgereizt werden. Der dritte Impuls ist ineffektiv, da sich der Katheter wahrscheinlich etwas vom Myokard abgehoben hat. Wird die Stimulationsenergie erhöht, ist der Stimulus zwar immer effektiv, eine gleichzeitige Stimulation umgebender Strukturen aber in jedem Falle unvermeidbar. Dies gilt sogar für die direkte Stimulation des Hisschen Bündels am offenen Herzen [50]. Diese Probleme sind besonders dann störend, wenn eine His-Bündel-Stimulation zur Exploration des His-Purkinje-Systems durchgeführt werden soll [38, 67, 75, 77, 96]. Es handelt sich hierbei meist um Fälle, bei denen unter Vorhofstimulation die AV-Überleitung auch nach Atropingabe vorzeitig im AV-Knoten blockiert wird, so daß eine Beurteilung der Leitung im Hisschen Bündel nicht mehr möglich ist. Für diese diagnostische His-Bündel-Stimulation sollten nur Katheter mit Elektrodenabständen unter 0,5 cm verwendet werden. Theoretisch wären Abstände von 1 bis 2 mm optimal [50], mit abnehmendem Elektrodenabstand wird allerdings das Auffinden der richtigen Katheterposition immer schwieriger.

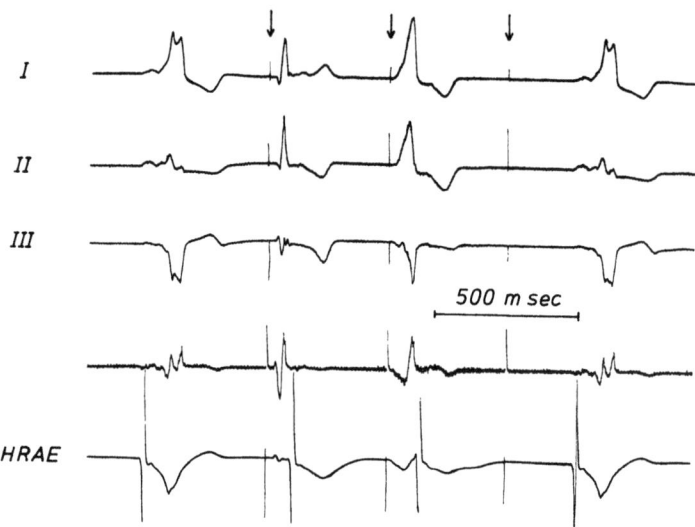

Abb. 4. EKG (I—III) und hohes rechtsatriales Elektrogramm (HRAE) während einer His-Bündel-Stimulation bei einem Patienten mit WPW-Syndrom Typ B. Bei Sinusrhythmus typische Δ-Welle als Zeichen der vorzeitigen Ventrikelerregung über das akzessorische Bündel. Der erste Stimulationsimpuls über den His-Katheter (Pfeil) löst eine korrekte isolierte Depolarisation des Hisschen Bündels aus, wobei als Zeichen der normalen Ventrikelerregung ein schmaler QRS-Komplex nachweisbar ist. Beim nächsten Schlag ist der Kammerkomplex schenkelblockartig deformiert, und beim dritten Schlag ist der Impuls ineffektiv, da sich der Katheter inzwischen gering verschoben hat

Für die Exploration des Reizleitungssystems ist neben der Ableitung des HBE bei Spontanrhythmus die Registrierung unter Stimulationsbedingungen von entscheidender Bedeutung. Neben der routinemäßig durchgeführten Vorhofstimulation kann in einigen Fällen auch die Ventrikelstimulation [75, 95, 106, 112] eine klinisch wichtige neue Information erbringen. Für die Vorhofstimulation ist wichtig, daß der Stimulationskatheter in den hohen Vorhof gelegt wird, da anderenfalls durch einen abnormen atrialen Erregungsablauf funktionelle Blockierungen im AV-Knoten auftreten können [4, 46]. Zur Vorhofstimulation werden zwei verschiedene Techniken angegeben: Die hochfrequente Stimulation und die aufwendigere Einzelstimulation (Extrastimulustechnik). Da jedes dieser Stimulationsverfahren zur Messung bestimmter Parameter erforderlich ist, werden meist beide Methoden hintereinander durchgeführt. Für klinische Fragestellungen kommt man häufig mit der hochfrequenten Stimulation aus. Abb. 5 demonstriert den Unterschied zwischen beiden Stimulationsverfahren. Bei diesem Patienten kommt es unter hochfrequenter Stimulation mit einer Frequenz von 160/min zu einer Wenckebach-Periodik mit Blockierung im AV-Knoten. Da bei weiterer Steigerung der Stimulationsfrequenz höhergradige Blockierungen im AV-Knoten auftreten, ist bei diesen Patienten die Testung des His-Purkinje-Systems mit hochfrequenter Stimulation nicht möglich. Allerdings ist aus klinischer Sicht eine normale H-V-Zeit mit 1:1-Überleitung bis 150/min schon ein ausreichender Hinweis für ein intaktes Reizleitungssystem. Das Auftreten von Blockierungen im

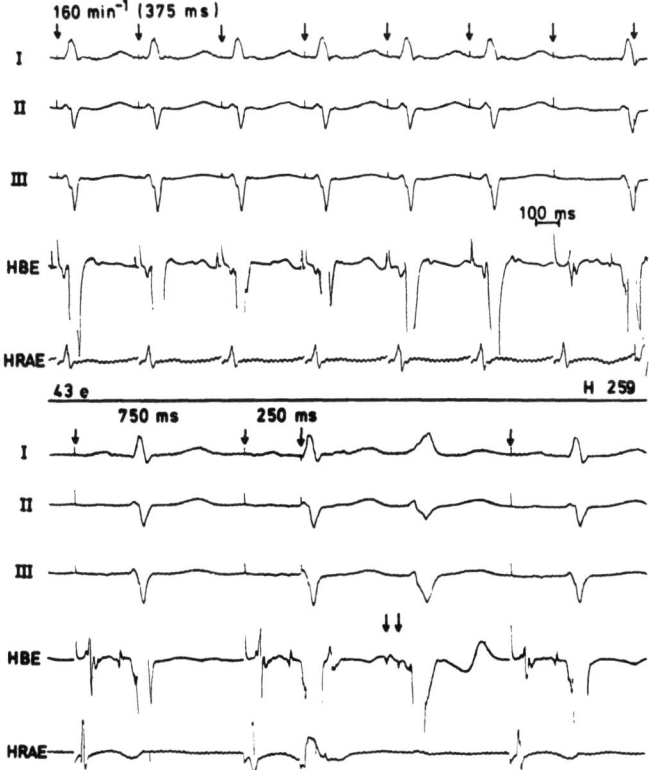

Abb. 5. EKG (I–III), HBE und HRAE eines Patienten bei hochfrequenter atrialer Stimulation (oberes Bild) und bei Einzelstimulation (unteres Bild). Bei hochfrequenter Stimulation tritt bei 160/min (entsprechend einer Periodendauer von 375 msec) ein Wenckebach-Phänomen mit Blockierung im AV-Knoten auf, eine weitere Prüfung des His-Purkinje-Systems ist nicht möglich. Bei der Einzelstimulation wird in einen Grundrhythmus hier von 80/min (entsprechend einer Periodendauer von 750 msec) ein einzelner vorzeitiger Impuls mit einem Abstand von 250 msec auf den Vorhof gegeben. Dieser Impuls penetriert verzögert durch den AV-Knoten und erreicht vorzeitig das His-Purkinje-System. Als Ausdruck der relativen Refraktärphase des His-Purkinje-Systems ist ein H-H′-Potential (Doppelpfeil) bei verlängerter H-V-Zeit und ein Schenkelblockbild nachweisbar

AV-Knoten bei 160/min stellt einen Normalbefund dar. Bei Vagotonikern können auch schon bei niedrigeren Frequenzen Blockierungen im AV-Knoten auftreten, die dann aber im Gegensatz zu organischen Störungen mit Atropin zu beseitigen sind. Bei der Einzelstimulation wird in eine stimulierte Grundfrequenz ein einzelner, zusätzlicher vorzeitiger Impuls auf den Vorhof abgegeben. Obwohl in dem gezeigten Beispiel dieser Einzelimpuls mit einem deutlich kürzeren Abstand zum vorangehenden Impuls abgegeben wird, als es dem Stimulationsintervall bei hochfrequenter Stimulation mit 160/min entspricht, wird dieser Einzelimpuls über den

AV-Knoten auf das His-Purkinje-System übergeleitet. Wegen des vorzeitigen Eintreffens der Erregungswelle ist das His-Purkinje-System noch in der relativen Refraktärphase. Als Ausdruck der verzögerten Erregungsleitung ist eine verlängerte H-V-Zeit mit H-H'-Potential und ein Schenkelblockbild nachweisbar. Solche Refraktärzeitmessungen können bei Patienten mit intraventrikulären Leitungsstörungen [103] und beim Präexzitationssyndrom [16, 73, 95, 102, 113—115] von klinischer Bedeutung sein (s. u.).

Als Komplikation bei der Vorhofstimulation kann Vorhofflimmern auftreten, das dann häufig eine weitere Prüfung des RLS unmöglich macht (Abb. 6). Bei Patienten mit WPW-Syndrom kann hierdurch auch einmal eine bedrohliche Kammertachykardie induziert werden, die u. U. zur Defibrillation zwingt. Selbstverständlich ist bei ventrikulärer Stimulation das Auslösen von Kammerflimmern möglich.

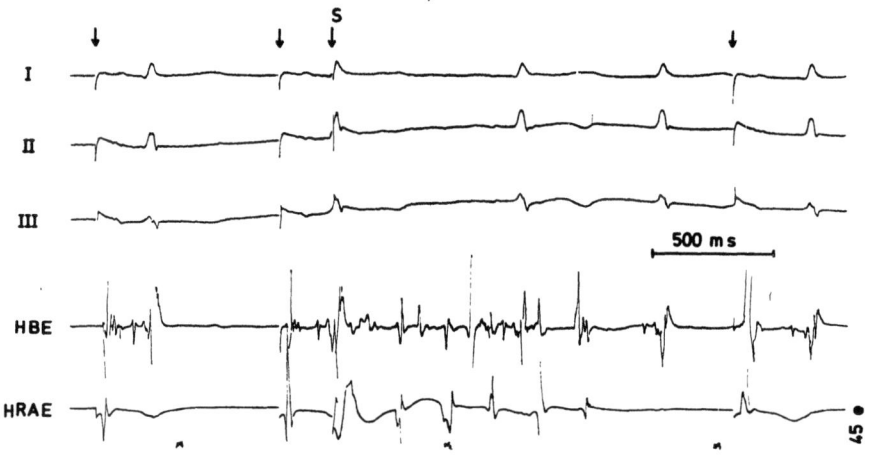

Abb. 6. Auslösung von Vorhofflimmern durch atriale Stimulation. Der vorzeitige Impuls (S) trifft in die vulnerable Phase des Vorhofs und löst eine abnorme Vorhofdepolarisationswelle aus, die nur im atrialen Elektrogramm (HRAE), nicht aber im Oberflächen-EKG (I—III) zu erkennen ist. Nach einer kurzen Phase von Vorhofflimmern spontaner Übergang in Sinusrhythmus

Indikation

Nach Einführung der Methode sind die *AV-Blockierungen* mittels His-Bündel-Elektrographie an den großen Fallzahlen systematisch untersucht worden. Inzwischen kann auf Grund dieser Untersuchungen die Lokalisation der Blockierung in den einzelnen Kompartimenten des RLS bei bestimmten Formen des AV-Blocks mit großer Wahrscheinlichkeit vorausgesagt werden. Die atypischen Blockierungen [3, 22, 25, 42, 51, 52, 58, 68, 85, 93, 96] sind um so weniger von Bedeutung, als die Indikation zur Schrittmachertherapie außer von der Lokalisation der Leitungsstörung zusätzlich vom Grad der Blockierung, dem Frequenzverhalten und dem klinischen Bild (Synkopen) mitbestimmt wird [29, 51, 85, 86]. Die His-Bündel-Elektrographie ist daher beim AV-Block nur noch in besonderen Fällen von klinischem Interesse.

Bei *intraventrikulären Leitungsstörungen* sollte dagegen die Indikation großzügig gestellt werden. In dieses Indikationsgebiet gehören besonders bifaszikuläre Blockbilder, monofaszikuläre Blockierungen mit AV-Block I. Grades sowie Linksschenkelblockbilder. In diesen Fällen kann die His-Bündel-Elektrographie eine wichtige Entscheidungshilfe sein. Die Frage der Schrittmacherbehandlung ist aus den klinischen Befunden alleine häufig nicht sicher zu beantworten, da im Einzelfall nicht vorauszusehen ist, ob eine Gefährdung des Patienten durch Übergang in eine höhergradige AV-Blockierung besteht. Langzeit- und Belastungs-EKG können zur Beantwortung dieser Frage nur bei positiven Befunden beitragen. Selbst Synkopen sind bei solchen Patienten keine sichere Indikation zur Schrittmachertherapie, da sie gerade bei älteren Patienten häufig andere Ursachen als eine intermittierende AV-Blockierung haben [23]. Ein wichtiger Parameter ist in diesen Fällen das Verhalten der H-V-Zeit im HBE bei Spontanrhythmus und unter Stimulation. Allerdings ist der prognostische Wert der H-V-Zeit noch nicht allgemein anerkannt, entsprechend ist die Schrittmacherindikation nicht einheitlich [29, 48, 51, 80, 89, 102, 104, 109]. Die wenigen bisher durchgeführten histologischen Untersuchungen bei solchen Patienten haben ergeben, daß bei einer deutlich verlängerten H-V-Zeit eine erhebliche Schädigung des His-Purkinje-Systems vorliegt [44, 82]. Dasselbe gilt für das Auftreten eines H-H'-Potentials, das immer Ausdruck einer Leitungsstörung ist [10, 110]. Dem entsprechen klinische Verlaufsbeobachtungen, die in solchen Einzelfällen Übergänge in eine höhergradige Blockierung ergaben [9, 39, 40, 69, 89, 100]. Die wenigen bisher vorliegenden prospektiven Untersuchungen bei intraventrikulären Blockformen weisen darauf hin, daß bei einer deutlich verlängerten H-V-Zeit sowohl während oder nach einem akuten Herzinfarkt [54, 55] als auch unabhängig hiervon [66] das Risiko, einen totalen AV-Block zu entwickeln, signifikant höher ist als bei gleichem elektrokardiographischem Bild und normaler H-V-Zeit. Daher empfehlen wir bei deutlich verlängerter H-V-Zeit eine Schrittmacherimplantation. Die Indikationsstellung wird noch unterstützt, wenn bei verlängerter H-V-Zeit unter hochfrequenter Vorhofstimulation eine „periphere" Blockierung (distal des His-Potentials) auftritt [39, 40, 51, 80]. In einzelnen Fällen kann die Bestimmung der Refraktärzeiten des noch intakten Anteils des His-Purkinje-Systems eine zusätzliche Information erbringen [103]. Möglicherweise sind auch pharmakologische Tests dazu geeignet, durch Aufdeckung latenter Leitungsstörungen die Beurteilung zu erleichtern [61, 103]. Selbstverständlich ist eine normale H-V-Zeit keine absolute Garantie für eine günstige Prognose. Trotz unauffälligem Befund im HBE kann sich ein totaler AV-Block entwickeln [23, 26, 40, 42, 43, 78], allerdings nach den bisher vorliegenden Befunden mit geringerer Wahrscheinlichkeit. Zur endgültigen Klärung der prognostischen Bedeutung der H-V-Zeit sind weitere Langzeitstudien erforderlich.

Bei den verschiedenen Formen des *Präexzitationssyndroms* hat die His-Bündel-Elektrographie eine große diagnostische Bedeutung. Bei manchen Patienten mit ungeklärten Tachykardien kann durch die Untersuchung erstmals eine akzessorische Erregungsleitung als Ursache aufgedeckt werden. Neben der Analyse der komplexen Erregungsabläufe bei den Tachykardien ermöglicht die Methode eine Klassifizierung der verschiedenen Formen des Präexzitationssyndroms auf Grund unterschiedlicher Leitungsmuster [11, 13, 14, 33, 34, 57, 59, 71, 72, 74, 84, 92, 93, 95, 101, 105, 113, 114]. Darüber hinaus ist es möglich, die Refraktärzeit des akzessorischen Bündels zu bestimmen [16, 73, 95, 102, 113—115]. Patienten mit einer langen Refraktärzeit des akzessorischen Bündels sind vor einer schnellen Überleitung geschützt und haben entsprechend eine gute Prognose. Bei kurzer Refraktärzeit der akzessorischen Bahn besteht die potentielle Gefahr, daß beim Auftreten von supraventrikulären Tachykardien oder Vorhofflimmern eine Kammertachykardie oder Kammerflimmern resultiert. Solche supraventrikulären Arrhythmien treten bei Patienten mit Präexzitationssyndrom sehr viel häufiger als in der übrigen Bevölkerung auf [74a]. Daher sind Patienten mit kurzer Refraktärzeit des akzessorischen Bündels durch plötzlichen Herztod beim Auftreten solcher Arrhythmien bedroht. Bei der Untersuchung kann gleichzeitig geprüft werden, welche Antiarrhythmika die Refraktärzeit beeinflussen [73, 79, 83, 93, 107, 114, 115].

Extrasystolen und Tachykardien treten als Indikation zur His-Bündel-Elektrographie zahlenmäßig gegenüber den intrakardialen Leitungsstörungen zurück. In einem Teil der Fälle gelingt es, mit dieser Methode die abnormen intrakardialen Erregungsabläufe bei solchen Rhythmusstörungen besser zu analysieren [12, 17, 18, 31, 36, 37, 56, 60, 94, 106, 108, 112]. Allerdings kann mit der His-Bündel-Elektrographie keineswegs immer eine neue Information gewonnen werden. Da mit dem Elektrodenkatheter nur eine Kontrolle der Erregungsabläufe im Hisschen Bündel möglich ist, können re-entry Mechanismen, die oberhalb (AV-Knoten) oder unterhalb (Ventrikel) der Hisschen Brücke ablaufen, nicht weiter analysiert werden. Zudem geht die retrograde Erregung des Hisschen Bündels häufig im V-Komplex unter. Durch gekoppelte atriale Einzelstimulation oder auch ventrikuläre Stimulation [106, 112] kann der Mechanismus der Tachykardie weiter geklärt werden. Bei vielen klinischen Fragestellungen etwa der Differenzierung ventrikulärer und supraventrikulärer Tachykardien genügt allerdings eine einfache atriale Ableitung. Zudem ist bei akuten Herzrhythmusstörungen das therapeutische Vorgehen wie etwa Defibrillation unspezifisch und kann klinisch entschieden werden.

Tabelle 2. Informationszuwachs und Beeinflussung therapeutischer Entscheidungen bei 200 konsekutiv untersuchten Patienten durch die His-Bündel-Elektrographie im Vergleich zu konventionellen EKG-Ableitungen

	n	%
Untersuchte Patienten	200	100
Keine Information	124	62
Neue Information	76	38
Therapieentscheidung	44	22

Die Prüfung der *Nebenwirkung von Antiarrhythmika* bei Patienten mit intrakardialen Leitungsstörungen und zusätzlichen Arrhythmien kann eine Indikation für die His-Bündel-Elektrographie sein. Bei diesen Fällen ist die Wirkung der Antiarrhythmika schwer abzuschätzen, da bei geschädigtem Reizleitungssystem Effekte auftreten können, die im Normalfalle nicht zu beobachten sind [7, 33, 41, 53, 90, 100]. Daher ist es sicherer, die vorgesehene Substanz zunächst unter kontrollierten Bedingungen zu prüfen, bevor sie dem Patienten verordnet wird. Auf diese Weise können gefährliche Nebenwirkungen bei der klinischen Anwendung vermieden werden.

Klinische Bedeutung

Auf die klinische Wertigkeit der Methode wurde schon bei den einzelnen Indikationen eingegangen. Entscheidend ist die Frage, wieweit bei der genannten Indikation wirklich eine neue Information durch die His-Bündel-Elektrographie gewonnen werden kann. Tabelle 2 zeigt dies am Beispiel der letzten 200 konsekutiv in unserer Klinik untersuchten Patienten. In etwa 40% der Fälle ergab die His-Bündel-Elektrographie einen zusätzlichen Befund zum Oberflächen-EKG einschließlich Belastungs- und Langzeitregistrierungen, soweit durchgeführt. In etwa 20% wurde eine therapeutische Entscheidung wie etwa Schrittmacherindikation oder Wahl eines Antiarrhythmikums durch das Ergebnis der Untersuchung beeinflußt. Fisch u. Zipes [27] konnten nur in 5 von 40 untersuchten Fällen durch die His-Bündel-Elektrographie eine neue Information gewinnen. Dies hängt wahrscheinlich auch mit der Indikationsstellung zusammen. Außerdem muß berücksichtigt werden, daß auch der Ausschluß einer Leitungsstörung durch die His-Bündel-Elektrographie von großer Wichtigkeit sein kann, selbst wenn in diesem Falle keine neue Information im Sinne der Tabelle 2 gewonnen wurde und das Ergebnis kein aktives therapeutisches Vorgehen zur Folge hat.

Insgesamt hat die His-Bündel-Elektrographie wesentlich zum Verständnis der elektrophysiologischen Vorgänge im menschlichen Herzen beigetragen. Allerdings sind einige Fragen wie etwa die prognostische Bedeutung einer verlängerten H-V-Zeit bisher noch nicht mit genügender Sicherheit zu beantworten. Trotz dieser Einschränkung hat die Methode große klinische Bedeutung. Sie ist daher inzwischen in entsprechend ausgerichteten Kliniken zur Routine geworden. In letzter Zeit sind Versuche unternommen worden, His-Bündel-Potentiale von der Körperoberfläche abzuleiten [8, 30]. Dieses Verfahren ersetzt zwar prinzipiell nicht die invasive Katheterdiagnostik, kann aber insbesondere für Verlaufsbeobachtungen Bedeutung erlangen und damit zur Klärung der offenstehenden Fragen beitragen.

Literatur

1. Abella, J. B., Texeira, O. H. P., Misra, K. P., Hastreiter, A. R.: Amer. J. Cardiol. **30**, 876 (1972). — 2. Alanis, J., Gonzáles, H., López, E.: J. Physiol. (Lond.) **142**, 127 (1958). — 3. Barold, S. S., Friedberg, H. D.: Amer. J. Cardiol. **33**, 311 (1974). — 4. Batsford, W. P., Akhtar, M., Caracta, A. R., Josephson, M. E., Seides, S. F., Damato, A. N.: Circulation **50**, 283 (1974). — 5. Bekheit, S., Murtagh, J. G., Morton, P., Fletcher, E.: Brit. Heart J. **33**, 719 (1971). — 6. Bekheit, S., Morton, P., Murtagh, J. G., Fletcher, E.: Brit. Heart J. **35**, 507 (1973). — 7. Benaim, R., Chapelle, M., Chiche, P.: Ann. Cardiol. **21**, 379 (1972). — 8. Berbari, E. J., Lazzara, R., Samet, P., Scherlag, B. J.: Circulation **48**, 1005 (1973). — 9. Berkowitz, W. D., Lau, S. H., Patton, R. D., Rosen, K. M., Damato, A. N.: Amer. Heart. J. **81**, 340 (1971). — 10. Bharti, S., Lev, M., Wu, D., Denes, P., Dhingra, R., Rosen, K. M.: Circulation **49**, 615 (1974). — 11. Bissett, J. K., Thomson, A. J., Soyza, N. de, Murphy, M. L.: Brit. Heart J. **35**, 123 (1973). — 12. Blanchot, P., Warin, J. F., Mennechet, F., Foutanille, P., Giroud, A.: Arch. Mal. Cœur **64**, 832 (1971). — 13. Caracta, A. R., Damato, A. N., Gallagher, J. J., Josephson, M. E., Varghese, P. J., Lau, S. H., Westura, E. E.: Amer. J. Cardiol. **31**, 245 (1973). — 14. Castellanos, A., Agha, A. S., Castillo, C. A., Myerburg, R. J.: In: Cardiac arrhythmias, p. 457. New York: Grune & Stratton 1973. — 15. Castellanos, A., Vagueiro, M. C., Befeler, B., Myerburg, R. J.: Europ. J. Cardiol. **2**, 337 (1975). — 16. Castellanos, A., Myerburg, R. J., Craparo, K., Befeler, B., Agha, A. S.: Brit. Heart J. **35**, 811 (1973). — 17. Cohen, H. C., Gonzo, E. G., Pick, A.: Circulation **45**, 1035 (1972). — 18. Cohen, S. I., Voukydis, P.: Circulation **50**, 634 (1974). — 19. Coumel, P., Waynberger, M., Slama, R., Bouvrain, Y.: Presse méd. **78**, 365 (1970). — 20. Coumel, P., Waynberger, M., Carnier, J. C., Slama, R., Bouvrain, Y.: Arch. Mal. Cœur **64**, 1234 (1971). — 21. Damato, A. N., Lau, S. H., Berkowitz, W. D., Rosen, K. M., Lisi, K. R.: Circulation **39**, 435 (1969). — 22. Damato, A. N., Gallagher, J. J., Schnitzler, R. N., Lau, S. H.: Bull. N. Y. Acad. Med. **47**, 905 (1971). — 23. Dhingra, R. C., Denes, P., Wu, D., Chuquimia, R., Amat-Y-Leon, F., Wyndham, C., Rosen, K.: Ann. intern. Med. **81**, 302 (1974). — 24. Dhingra, R. C., Rosen, K. M., Rahimtoola, S. H.: Chest Dis. Index **64**, 55 (1973). — 25. Dhingra, R. C., Denes, P., Wu, D., Chuquimia, R., Rosen, K. M.: Circulation **49**, 638 (1974). — 26. Dodinot, B., Hua, G., Mentre, B., Faivre, G.: Arch. Mal. Cœur **66**, 257 (1973). — 27. Fisch, C., Zipes, D. P.: Amer. Heart J. **86**, 289 (1973). — 28. Fishenfeld, J., Fleming, H., Desser, K. B., Benchimol, A.: Chest Dis. Index **66**, 288 (1974). — 29. Fleischmann, D., Mathey, D., Bleifeld, W., Irnich, W., Effert, S.: Klin. Wschr. **51**, 1066 (1973). — 30. Flowers, N. C., Hand, R. C., Orander, P. C., Miler, C. B., Walden, M. O., Horan, L. G.: Amer. J. Cardiol. **33**, 384 (1974). — 31. Gallagher, J. J., Damato, A. N., Lau, S. H.: Circulation **44**, 671 (1971). — 32. Gallagher, J. J., Damato, A. N., Lau, S. H., Tower, A. J., Caracta, A. R., Varghese, F. J., Josephson, M. E.: Amer. Heart J. **85**, 199 (1973). — 33. Giraud, G., Puech, P., Latour, H., Hertault, J.: Arch. Mal. Cœur **53**, 757 (1960). — 34. Gleichmann, U., Seipel, L., Loogen, F.: Verh. dtsch. Ges. Kreisl.-Forsch. **39**, 217 (1973). — 35. Gleichmann, U., Seipel, L., Loogen, F.: Dtsch. Med. Wschr. **98**, 1487 (1973). — 36. Goldreyer, B. H.: Ann. intern. Med. **77**, 117 (1972). — 37. Goolsby, J. P., Oiva, P. D.: Amer. Heart J. **88**, 351 (1974). — 38. Guérot, C., Coste, A., Valere, P. E., Motté, G., Tricot, R.: Arch. Mal. Cœur **66**, 269 (1973). — 39. Gupta, P. K., Chadda, L. D., Lichstein, E., Liu, H., Sayeed, M.: J. Electrocardiol. **6**, 181 (1973). — 40. Gupta, P. K., Lichstein, E., Chadda, K. D.: Amer. J. Cardiol. **32**, 27 (1973). — 41. Gupta, P. K., Lichstein, E., Chadda, K. D.: Amer. J. Cardiol. **33**, 487 (1974). — 42. Haft, J. I.: Circulation **47**, 897 (1973). — 43. Haft, J. I., Kranz, P. D.: Chest Dis. Index **63**, 751 (1973). — 44. Hunt, D., Lie, J. T., Vohra, J., Sloman, G.: Circulation **48**, 1252 (1973). — 45. Jacobson, L. B., Scheiman, M.: Circulation **49**, 579 (1974). — 46. Janse, M. J.: Circulat. Res. **25**, 439 (1969). — 47. Kimbiris, D., Dreifus, L. S., Linhart, J. W.: Chest

Dis. Index **65**, 95 (1974). — 48. Kulbertus, H.: In: His-Bündel-Elektrographie. Stuttgart: Schattauer (im Druck). — 49. Kupersmith, J., Krongrad, E., Waldo, A. L.: Circulation **47**, 776 (1973). — 50. Kupersmith, J., Krongrad, E., Bowman, F. O., Malm, J. R., Waldo, A. L.: Circulation **50**, 499 (1974). — 51. Lang, K., Just, H., Zipfel, J., Erbs, R., Heicke, B., Hopf, U.: In: His-Bündel-Elektrographie. Stuttgart: Schattauer (im Druck). — 52. Langendorf, R., Cohen, H., Gozo, E. G.: Amer. J. Cardiol. **29**, 111 (1972). — 53. Lichstein, E., Chadda, K. D., Gupta, P. K.: Amer. J. Cardiol. **31**, 277 (1973). — 54. Lichstein, E., Gupta, P. G., Chadda, K. D., Liu, H. M., Sayeed, M.: Amer. J. Cardiol. **32**, 913 (1973). — 55. Lie, K. I., Wellens, H. J., Schuilenburg, R. M., Becker, A. E., Durrer, D.: Circulation **50**, 935 (1974). — 56. Lozano, J., Mandel, W. J., Hayakawa, H., Shine, K. I., Eber, L. M.: Chest Dis. Index **63**, 23 (1973). — 57. Mandel, W. J., Danzig, R., Hayakawa, H.: Circulation **44**, 696 (1971). — 58. Mandel, W. J., Kermaier, A., Allen, H. N., Hayakawa, H.: Chest Dis. Index **61**, 37 (1972). — 59. Massumi, R. A., Vera, Z., Ertem, G.: In: Advances in Electrocardiography, p. 275. New York: Grune & Stratton 1972. — 60. Massumi, R. A.: Amer. J. Med. **49**, 265 (1970). — 61. Meilhac, B., de Pailleur, Heulin, A., Vacheron, A., Guize, L., DiMatteo, J.: Arch. Mal Cœur **67**, 775 (1974). — 62. Meister, S. G., Banka, V. S., Chadda, K. D., Helfant, R. H.: Circulation **44**, 43 (1974). — 63. Millar, R. N. S., Maurer, B. J., Reid, D. S., Wray, R., Birkhaed, J. S., Shillingford, J. P.: Brit. Heart J. **35**, 604 (1973). — 64. Myerburg, R. J., Nilsson, K., Zoble, R. G.: Circulation **45**, 420 (1972). — 65. Narula, O. S., Javier, R. P., Samet, P., Maramba, L. C.: Circulation **42**, 385 (1970). — 66. Narula, O. S., Gann, D., Samet, P.: Circulation **49**—**50** (Suppl. III), 56 (1974). — 67. Narula, O. S., Sherlag, B. J., Samet, P.: Circulation **41**, 77 (1970). — 68. Narula, O. S., Scherlag, B. J., Samet, P., Javier, R. P.: Amer. J. Med. **50**, 146 (1971). — 69. Narula, O. S., Samet, P., Amer. J. Med. **51**, 432 (1971). — 70. Narula, O. S., Runge, M., Samet, P.: Brit. Heart J. **35**, 1226 (1973). — 71. Narula, O. S.: Circulation **47**, 872 (1973). — 72. Neuss, H., Nowak, F., Schlepper, M.: In: His-Bündel-Elektrographie. Stuttgart: Schattauer (im Druck). — 73. Neuss, H., Schlepper, M.: Act. Cardiol. (Brux.) **18**, (Suppl.), 279 (1974). — 74. Neuss, H., Schlepper, M., Thormann, J.: Circulation **51**, 75 (1975). — 74a. Poveda, J., Pajaron, A., deMichell, A.: Act. Cardiol. (Brux.) **29**, 455 (1974). — 75. Puech, P., Latour, H., Grolleau, R., Dufoix, R., Cabasson, J., Robin, J.: Arch. Mal. Cœur **63**, 500 (1970). — 76. Puech, P., Grolleau, R., Latour, H., Dufoix, R., Cabasson, J., Robin, J.: Arch. Mal. Cœur **64**, 10 (1971). — 77. Puech, P., Grolleau-Raoux, R., Latour, H., Cabasson, J., Robin, J. M., Baissus, C., Gilbert, M.: Arch. Mal. Cœur **65**, 315 (1972). — 78. Ranganathan, N., Dhurandhar, R., Phillips, J. H., Wigle, E. D.: Circulation **45**, 282 (1972). — 78a. Roberts, N., Olley, P.: Brit. Heart J. **34**, 1099 (1972). — 79. Roelandt, J., Schamroth, L., Hugenholtz, P. G.: Brit. Heart J. **34**, 1272 (1972). — 80. Rosen, K. M.: Amer. J. Cardiol. **30**, 701 (1972). — 81. Rosen, K. M., Rahimtoola, S. H., Sinno, M. Z., Gunnar, R. M.: Circulation **43**, 193 (1971). — 82. Rosen, K. M., Rahimtoola, S. H., Bharati, S. Lev, M.: Amer. J. Cardiol. **32**, 783 (1973). — 83. Rosen, K. M., Barwolf, C., Ehsani, A., Rahimtoola, S. H.: Amer. J. Cardiol. **30**, 801 (1972). — 84. Rosen, K. M.: Circulation **46**, 831 (1972). — 85. Rosen, K. M., Dhingra, R. C., Loeb, H. S., Rahimtoola, S. H.: Ann. intern. Med. **131**, 663 (1973). — 86. Rosen, K. M., Loeb, H. S., Rahimtoola, S. H.: Arch. intern. Med. **132**, 595 (1973). — 87. Runge, M., Narula, O. S.: Dtsch. med. Wschr. **97**, 946 (1972). — 88. Sano, T., Nakai, M., Suzuki, F.: Jap. Heart J. **13**, 521 (1972). — 89. Scheiman, M., Weiss, A., Kunkel, F.: Circulation **48**, 322 (1973). — 90. Scheiman, M. M., Weiss, A. N., Shafton, E., Benowitz, N., Rowland M.: Circulation **49**, 522, (1974). — 91. Scherlag, B. J., Lau. S. H., Helfant, R. H., Berkowitz, W. D., Stein, E., Damato A. N.: Circulation **39**, 13 (1969). — 92. Scherlag, B. J., Samet, P., Helfant, R. H.: Circulation **46**, 601 (1972). — 93. Schlepper, M., Neuss, H.: Z. Kreisl.-Forsch. **61**, 865 (1972). — 94. Schlepper, M., Neuss, H.: Fortschr. Med. **91**, 1106 (1973). — 95. Schlepper, M., Neuss, H.: In: His-Bündel-Elektrographie. Stuttgart: Schattauer (im Druck). — 96. Schuilenburg, R. M., Durrer, D.: Circulation **45**, 612 (1972). — 97. Schuilenburg, R. M., Durrer, D.: Circulation **51**, 68 (1975). — 98. Seipel, L., Gleichmann, U., Loogen, F.: Med. Techn. (Berl.) **93**, 27 (1973). — 99. Seipel, L., Breithardt, G., Both, A., Loogen, F.: Z. Kardiol. **64**, 1 (1975). — 100. Seipel, L., Both, A., Breithardt, G., Gleichmann, U., Loogen, F.: Act. Cardiol. (Brux.), **18** (Suppl.), 251 (1974). — 101. Seipel, L., Both, A., Loogen, F.: Z. Kardiol. **64**, 20 (1975). — 102. Seipel, L., Both, A., Loogen, F.: Klin. Wschr. **53**, 499 (1975). — 103. Spies, H. F., Neuss, H.: Herz-Kreisl. **7**, 34 (1975). — 104. Spurrell, R. A. J., Krikler, D. M., Sowton, E.: Brit. Heart J. **34**, 1244 (1972). — 105. Spurrell, R. A. J., Krikler, D. M., Sowton, E.: Brit. Heart J. **35**, 113 (1973). — 106. Spurrell, R. A. J., Sowton, E., Deuchar, D. C.: Brit. Heart J. **35**, 1014 (1973). — 107. Spurrell, R. A. J., Krikler, D. M., Sowton, E.: Brit. Heart J. **36**, 256 (1974). — 108. Touboul, P., Clément, C., Magrina, J., Tessier, Y., Delahaye, J. P.: Arch. Mal. Cœur **65**, 1409 (1972). — 109. Touboul, P., Ibrahim, M.: Brit. Heart J. **34**, 1005 (1972). — 110. Varghese, P. J., Elizari, M. V., Lau, S. H., Damato, A. N.: Circulation **48**, 753 (1973). — 111. Watson, H., Emslie-Smith, D., Lowe, K. G.: Amer. Heart J. **74**, 66 (1967). — 112. Wellens, H. J., Schuilenburg, R. M., Durrer, D.: Circulation **46**, 216 (1972). — 113. Wellens, H. J., Durrer, D.: Circulation **44**, 22 (1974). — 114. Wellens, H. J., Durrer, D.: Circulation **47**, 1229 (1973). — 115. Wellens, H. J., Durrer, D.: Circulation **50**, 114 (1974).

Sinusbradykardie und Sinuatrialer Block

BLEIFELD, W., RUPP, M.
(Abt. Innere Med. I, Rhein.-Westf. Techn. Hochschule Aachen)

Referat

Einführung

Normalerweise regiert der Sinusknoten den Rhythmus des Herzens, weil er die höchste Entladungsfrequenz an Impulsen hat. Er hat auf Grund seiner anatomischen Konstruktion einen wesentlichen Vorteil gegenüber anderen automatischen Reizbildungszentren, nämlich jenen, daß die langsame Leitungsgeschwindigkeit ihn vor einer chaotischen, für das Herz deletären Reizbildung schützt [1]. Die Impulsentladungsfrequenz ist primär autonom — automatisch — wird aber hauptsächlich von Einflüssen des vegetativen Nervensystems angezeigt, also des Sympathicus und Vagus moduliert. Dadurch ist der Sinusknoten auch an das Regelsystem des Herzkreislaufsystems angekoppelt. Die Bradykardie bei plötzlicher Blutdrucksteigerung oder die Tachykardie bei Blutungen sind Ausdruck solcher Regelvorgänge. Mechanische Reize z. B. bei Dehnung der zentral im Sinusknoten gelegenen Sinusknotenarterie [2] oder sonstige Einflüsse, z. B. bei der Digitalisintoxikation [3], spielen demgegenüber eine untergeordnete Rolle. So paßt sich die Sinusfrequenz den jeweiligen Bedürfnissen der Kreislaufperipherie an. Entsprechend ist bereits normalerweise die Entladungsfrequenz starken Schwankungen unterworfen.

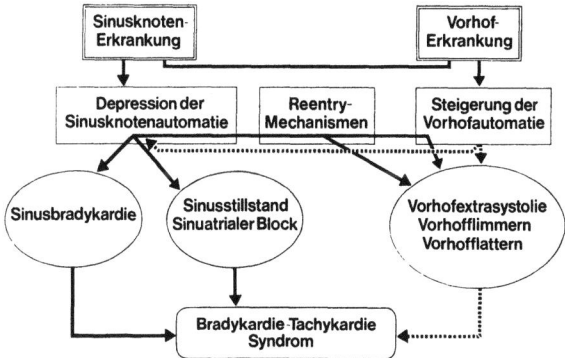

Abb. 1. Pathogenetische Mechanismen der Entstehung der verschiedenen Rhythmusstörungen beim Syndrom des kranken Sinusknotens, modifiziert nach Kaplan (Dtsch. med. Wschr. **99**, 798, 1974)

Definition — Formen des Syndrom des „Kranken Sinusknotens"

Beim Syndrom des kranken Sinusknotens weisen verschiedene pathologischanatomische Befunde z. B. das gehäufte Vorkommen bei chronischer Koronarsklerose [4], autoptisch gesicherte rheumatische Vernarbung im Bereich des Vorhofes usw. darauf hin [5], daß die Hauptursache der Erkrankung ein Defekt im Sinusknoten und im Vorhof ist. Dadurch wird die Impulsbildung im Sinusknoten unterdrückt, die Grundbedingung für die Entstehung der verschiedenen Rhythmusstörungen. So einfach sich auf den ersten Blick die Verhältnisse darstellen, so ist doch für den Menschen bisher nicht bekannt, ob es im Sinusknoten überhaupt nicht mehr zu einer Impulsbildung kommt oder ob gebildete Impulse den Sinusknoten nicht verlassen können, also ein Austrittsblock besteht. Als wesentlich ist jedenfalls festzuhalten, daß der Vorhof vom Sinusknoten aus nicht oder vermindert erregt wird und ein Ersatzrhythmus ausbleibt. Daraus resultiert, daß die besagten Einflüsse — vor allem solche über das vegetative Nervensystem — nicht oder nur vermindert wirksam werden können. Modulierende Einflüsse können zwar noch kompensieren, solange Schrittmacherzellen im Sinusknoten aktiv sind und den Vorhof erregen. Diese Kompensationsmechanismen sind jedoch stark eingeschränkt. Es kommt dann auf Grund der Depression der Sinusknotenautomatie und dem Fehlen (Abb. 1) eines Ersatzrhythmuses zur Sinusbradykardie und zum sinuatrialen Block. Ähnlich wie in der Kammer weckt die Bradykardie Re-entry-Mechanismen im Vorhof mit der Folge, daß Vorhofextrasystolie, Vorhofflimmern und -flattern auftreten. Es resultiert dann in der Kombination mit der Bradykardie das „Tachykardie-Bradykardie-Syndrom".

Ein anderer pathogenetischer Mechanismus geht von einer Schädigung im Vorhof aus. Sie bedingt eine Steigerung der Vorhofautomatie mit Auftreten ektopischer Zentren. Wiederum sind Vorhofflimmern und -flattern die Folge. Sofern gleichzeitig eine Schädigung der Sinusknotenautomatie vorliegt, erwacht beim plötzlichen Sistieren des Flimmerns die Sinusknotenfunktion verspätet und es kommt zur Sinusbradykardie und zum SA-Block: Bradykardie-Tachykardie-Syndrom [6]. Diese pathogenetischen Zusammenhänge machen klar, daß es sich bei dem Syndrom des kranken Sinusknotens um einen übergeordneten Begriff handelt, in dem nach Ferrer zusammengefaßt sind:

1. Die persistierende Sinusbradykardie (Abb. 2),
2. Der sinuatriale Block oder Sinusstillstand (Abb. 3),
3. Das Bradykardie-Tachykardie-Syndrom (Abb. 4),
4. Langsame Form des chronischen Vorhofflimmerns,
5. Den Sinusstillstand nach Elektrostimulation.

Tabelle 1. Häufigkeitsverteilung der verschiedenen Rhythmusstörungen beim Syndrom des kranken Sinusknotens

	%
Sinusbradykardie	72
SA-Block	68
Vorhofflimmern/-flattern	37
Supraventrikuläre Tachykardie	18
Bradykardie-Tachykardie-Syndrom	80

Das hypersensitive Carotissinus-Syndrom ist nur mit großer Reserve hier einzuordnen, weil nicht sicher ist, ob die Asystolie nicht durch eine ausschließliche Strömung an der AV-Grenze bedingt ist.

Analysiert man die Häufigkeit der einzelnen Rhythmusstörungen, so ist festzuhalten, daß die Sinusbradykardie und der SA-Block mit etwa 70% (Tabelle 1) die häufigsten Arrhythmien sind. Vorhofflimmern oder -flattern sind in etwa 40% zu beobachten und eine supraventrikuläre Tachykardie in 20%. Wesentlich ist jedoch, daß in den meisten Fällen, nämlich 80%, sich bradykarde Formen mit tachykardem Vorhofflimmern und -flattern zum Bradykardie-Tachykardie-Syndrom kombinieren.

Nachdem der pathologisch-anatomische Defekt im Sinusknoten selbst und häufig zusätzlich im Vorhof [7] gelegen ist, die Schädigung im allgemeinen also bleibend oder sogar progredient ist, sind ausgeschlossen alle passageren, einmalig auftretenden Bradykardien, z. B. vagal bedingte oder medikamentös verursachte Sinusbradykardien, während Digitalis- oder Chinidintherapie, weiterhin kurzfristig während eines Infarktes auftretende Sinusbradykardien oder SA-Blockierungen, ferner passager während einer hyperthyreoten Krise auftretendes

Vorhofflimmern. Somit ist das Syndrom des kranken Sinusknotens eine chronische Erkrankung.

Diagnostik

Sofern das konventionelle Elektrokardiogramm die Rhythmusstörung aufweist, ist die Diagnose klar. Aber bisweilen ist die Diagnose schwierig zu stellen, weil die Rhythmusstörung flüchtig ist. Daher erfolgt die Diagnostik in Stufen [8]. Ist das konventionelle EKG normal bei Verdacht auf ein Syndrom des kranken

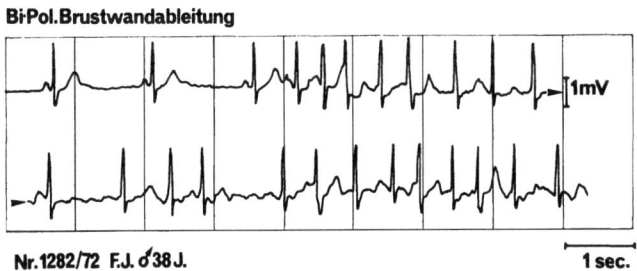

Abb. 2. Permanente Sinusbradykardie im Übergang zum tachykarden Vorhofflimmern

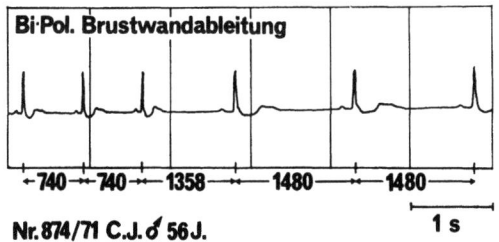

Abb. 3. 2:1 sinuaurikulärer Block

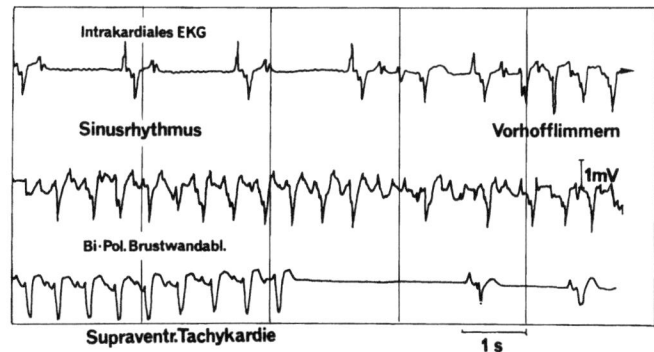

Abb. 4. Bradykardie-Tachykardie-Syndrom

Sinusknotens, so wird man zunächst ein Langzeit-EKG [9] anfertigen und dabei versuchen, eine tiefergelegene Leitungsstörung auszuschließen. Bisweilen muß man große Geduld haben, wie bei einer Patientin, wo wegen wiederholter Synkopen eine Basilarinsuffizienz diagnostiziert wurde. Erst nach 6tägiger kontinuierlicher Bandspeicherüberwachung ohne jegliche Rhythmusstörung brach die Patientin auf der Toilette zusammen. Das EKG zeigte jetzt einen SA-Block mit einer Asystolie von 4 s. Natürlich kann man Langzeituntersuchungen auf einer Intensivstation nur begrenzte Zeit durchführen. Bei Verdacht auf ein „Sick-Sinus-Syndrom" gibt in der Praxis die fehlende oder ungenügende Frequenzsteigerung bei körperlicher Belastung, z. B. bei Heben der Arme einen Hinweis. Massage des Carotissinus setzt den Sinusknoten einem vagalen Impulsregen aus, der zu einem stärkeren Abfall der Sinusfrequenz von etwa 40% gegenüber maximal 15 bis 20% bei den Patienten im gleichen Alter führt [10]. Diese Untersuchung ist naturgemäß wie der Valsalvatest nur semiquantitativ und keineswegs ungefährlich. Dauer und Stärke des Druckes auf den Sinusknoten sind subjektiv, entsprechend die Resultate. Quantitative Angaben über die Sinusknoten-Vorhoffunktion lassen sich erzielen, wenn man durch hochfrequente Stimulation entsprechende Myokardareale unterdrückt und so die Sinusknotenerholungszeit bestimmt. Normalerweise springt der Sinusknoten nach 3 min Stimulation bei einer Frequenz von etwa 120 bis 140/min binnen 1,4 s an, im Gegensatz zu den Patienten mit SSS.

Bei der Beurteilung der Ergebnisse dieser einfachen Methode, die lediglich einen Elektrodenkatheter im rechten Vorhof und einen üblichen Stimulator erfordert, ist zu beachten, daß

1. die Sinusknotenerholungszeit unabhängig von der Stimulationsdauer ist. Wir legen die obere Grenze bei 1200 ms fest [11];

2. mit zunehmender Stimulationsfrequenz die Sinusknotenerholungszeit in der Regel zunächst zunimmt, um dann auf eine Stimulationsfrequenz von 150/min abzunehmen, weil häufig bei hohen Frequenzen für den Stimulus ein Eintrittsblock in den Sinusknoten entsteht;

3. die Sinusknotenerholungszeit abhängig ist von dem vorausgehenden PP-Intervall. Die Sinusknotenerholungszeit ist heute die beste Funktionsprüfung der Sinusknotenautomatie [10, 12].

Krankheitsbilder

Die genauere Kenntnis und die verbesserte Diagnostik haben dazu geführt, daß die Diagnose speziell bei den Fällen mit SA-Block und intermittierendem Vorhofflimmern heute häufiger als früher gestellt wird. Noch vor Jahresfrist hatten wir unter Anwendung strenger Kriterien 28 Fälle beobachtet [8], in der Zwischenzeit ist sie auf weit über 40 angestiegen. Damals war die Altersverteilung eindeutig zum höheren Lebensalter verschoben. Das Syndrom kommt — wenn man den Krankheitsbeginn zugrunde legt — ab dem 40. Lebensjahr in allen folgenden Altersstufen etwa gleichmäßig vor, selten dagegen unterhalb 40 Jahren. Der Krankheitsbeginn ist durchaus unterschiedlich. Stärkere Beschwerden stellen sich im allgemeinen erst ein, wenn es zu einem Blutdruckabfall oder zu einer Verminderung der Förderleistung des Herzens kommt. Sofern die Myokardfunktion normal ist, haben Bradykardie und Tachykardie eine passagere Hypotonie zur Folge, die sich in Synkopen, Schwindel und Angina pectoris äußert. Bradykarde Phasen können, wie eingangs erwähnt, auch unmittelbar nach tachykarden Phasen infolge verzögertem Anspringen der Sinusknotenautomatie auftreten. Liegt bereits eine myokardiale Schädigung vor, so besteht keine Möglichkeit mehr, durch Frequenzanpassung das Herzzeitvolumen zu steigern, es kann zur manifesten Herzinsuffizienz kommen. Naturgemäß können sich die Beschwerden kombinieren. Der Arzt hat also sorgfältig in der Anamnese auf Sprachstörungen, Paresen und Gedächtnisstörungen zu achten. Das führende Symptom ist ohne Zweifel die Synkope, die bei etwa $^3/_4$ aller Patienten vorkommt. Sie ist für den Patienten sehr belästigend, führt nicht selten zu Stürzen mit Frakturen, jedoch im Gegensatz zum totalen Av-Block selten zum Tode infolge akuter Asystolie, offenbar deshalb, weil im Vorhof und im tiefergelegenen Impulsbildungssystem genügend Sicherungen vorhanden sind. Ausgenommen von diesem Verhalten sind taube Kinder mit langer QT-Dauer, bei denen der Tod plötzlich eintreten kann [13]. Schwindelzustände sind in $^2/_3$ der Fälle zu beobachten, während Herzjagen und Herzinsuffizienz wesentlich seltener sind — etwa $^1/_3$. Die Zuordnung der Rhythmusstörungen zu den Beschwerden zeigt, daß Synkopen und Schwindelzustände überwiegend bei Sinusbradykardie oder SA-Block allein vorkommen bzw. wenn beide Formen sich kombinieren. Vorhofflimmern/-flattern bzw. supraventrikuläre Tachykardien allein führen dagegen seltener zu Synkopen. Offenbar werden Bradykardien schlechter toleriert als tachykarde Phasen. Umgekehrt sind Vorhofflimmern/-flattern wesentlich häufiger bei dem zwar unangenehmen, aber nicht bedrohlichen Herzjagen zu beobachten, und der größere Teil der Patienten mit einer Herzinsuffizienz hatte entweder eine Sinusbradykardie allein oder in Kombination mit einem SA-Block. Die Bradykardie ist somit für die

Patienten bedrohlicher — häufige Kopplung mit Synkopen, Schwindel und Herzinsuffizienz —, während die tachykarden Phasen allein zwar subjektiv beängstigend, aber keinesfalls bedrohend sind — eine Tatsache, die dem Erfahrenen mindestens beim intermittierenden Vorhofflimmern seit langem bekannt ist —. Ausgenommen ist die Groß- und Kleinkreislaufembolie, die nur bei einer Patientin auftrat, hier allerdings eine Beinamputation zur Folge hatte [14].

Der Verlauf der Erkrankung ist nicht voraussagbar. Patienten, die mit schweren Synkopen erkrankten und bald einer elektrischen Behandlung bedürfen, stehen solchen gegenüber, die sich eine Reihe von Jahren — im Mittel 7 Jahre, maximal in unserem Krankengut 17 Jahre — symptomarm halten, zu solchen, die erst nach einigen Jahren konservativer Therapieversuche — im Mittel 6 Jahre — einen permanenten Schrittmacher erhalten.

Therapie

Der therapeutische Ansatz muß von den besprochenen pathophysiologischen Grundlagen ausgehen. Wie eingangs dargestellt, liegen die Depression der Sinusknotenautomatie und das Auftreten ektopischer Herde im Vorhof den verschiedenen Rhythmusstörungen zugrunde. Medikamentös kann die automatische Impulsbildung im Sinusknoten gesteigert werden durch Isoproterenol und Atropin, die Ektopie im Vorhof wird pharmakologisch unterdrückt durch Chinidin, Ajmalin oder Procainamid. Die elektrische Stimulation der Vorhöfe oder Kammern garan-

Tabelle 2. Effekt der medikamentösen Therapie (Isoproterenol, Atropin, Chinidin) und der Behandlung mit elektrischen Schrittmachern

Therapie	Synkopen (%)	Schwindel (%)	Herzjagen (%)	Herzinsuffizienz (%)
medikamentös				
vorher	26	26	76	25
nachher	17	25	75	25
elektrisch				
vorher	85	76	12	22
nachher	7	16	27	28

tiert einen stabilen Grundrhythmus und ermöglicht oft erstmals auch die hier genannten Antiarrhythmika umzusetzen, die häufig eine Bradykardie nur verstärken. Der Effekt der medikamentösen Therapie mit den genannten Pharmaka (Isoproterenol, Atropin, Chinidin) ist in Tabelle 2 gezeigt. Zunächst ist zu beachten, daß die hauptsächlichen Beschwerden Synkopen und Schwindel mit rd. 25% seltener und auch bei der Gruppe mit Schrittmacher behandelten mit rd. 70% sind. Das läßt die Vermutung zu, daß es sich bei dieser Gruppe insgesamt um klinisch leichtere Fälle gehandelt hat — leicht in diesem Fall an Hand der Beschwerden definiert —. Man erkennt, daß im Durchschnitt die medikamentöse Therapie keine entscheidende Besserung der Beschwerden herbeizuführen vermochte, obwohl die Häufigkeit der Synkopen abnahm und bisweilen leichte Frequenzsteigerungen speziell durch Isoproterenol zu beobachten sind. Detailliertere Therapiebefunde, die mit unseren übereinstimmen, haben kürzlich Rokseth u. Mitarb. [15] vorgelegt. Dadurch ist Isoprenalin dem Atropin hinsichtlich der Frequenzanhebungen um etwa 10 Schläge eindeutig überlegen. Digitalis vermag in etwa 40% die Tachykardiephasen zu verhindern. Die Nebenwirkungen in Form von Mundtrockenheit bei Atropin, Verstärkung der Angina bei Isoproterenol sind zu beachten. Extreme Vorsicht ist am Platze, wenn gleichzeitig ventrikuläre Extrasystolen vorkommen und eventuell das Herz vergrößert ist. Wie früher nachgewiesen, besteht dann das Risiko der Auslösung von Kammerflimmern. Wenn dieser therapeutische Versuch notwendig ist, sollte er auf einer Intensivstation durchgeführt werden.

Drei Viertel der Patienten mußten mit einem elektrischen Schrittmacher behandelt werden. Ohne Zweifel hat die Vorhofstimulation wegen der Synchronisation von Vorhof- und Kammeraktion Vorteile, speziell bei der Herzinsuffizienz sind Steigerungen des Herzzeitvolumens von maximal 30% gegenüber unsynchronisierter Stimulation zu erwarten. Die Stimulation der Kammern ist mindestens dann indiziert, wenn tiefergelegene Leitungsstörungen wahrscheinlich oder sicher sind. Das ist immerhin — wenn man die verschiedenen Formen der Leitungsstörung im Vorhof-Kammerbereich zusammenfaßt — bei etwa 40% aller Patienten der Fall [8].

Offensichtlich handelt es sich bei den mit permanenter Elektrostimulation behandelten Fälle um schwere Krankheitsbilder: Synkopen und Schwindelzustände sind mit 80% das führende Symptom und auch die Herzinsuffizienz war mit im Mittel 30% etwas häufiger als bei medikamentöser Therapie. Diese Patienten hatten mit 50% wesentlich häufiger den Risikofaktor Hypertonie gegenüber 13% bei konservativ behandelten. 70% hatten eine manifeste Koronarinsuffizienz gegenüber 40% bei der konservativen Gruppe.

Mittels permanenter elektrischer Stimulation lassen sich die im Vordergrund stehenden Symptome, nämlich Schwindel und Synkopen, fast vollständig beseitigen (Tabelle 2), während das Herzjagen bedingt durch tachykarde Phasen häufig weiterbesteht und dann die zusätzliche Gabe von Digitalis erfordert.

Aus diesen retrospektiven Erfahrungen der medikamentös und der mit Schrittmacher behandelten Fälle läßt sich unter Berücksichtigung der Variabilität des Krankheitsbildes das folgende Behandlungsschema entwerfen. Bei leichteren Fällen Versuch der Frequenzerhöhung mittels Isoproterenol, Digitalisierung, um die Kammerfrequenz in den tachykarden Phasen niedrig zu halten. Dem gleichen Zweck dient Chinidin. Stehen dagegen die Synkopen und die bradykarde Herzinsuffizienz im Vordergrund oder ist Chinidin wegen der Gefahr einer stärkeren Bradykardie nicht einzusetzen, so muß ein elektrischer Stimulator implantiert werden, der einen stabilen Grundrhythmus garantiert. Dann können Antiarrhythmika allein oder in Kombination wie üblich dosiert werden.

Die Herzinsuffizienz wird zwar durch die Frequenzanhebung häufig gebessert, vielfach bestehen aber Zeichen einer latenten Herzinsuffizienz weiter. Die Rhythmusstörung läßt sich bei den implantierten Patienten — wenn man den Schrittmacher inhibiert — in der Mehrzahl der Fälle unverändert nachweisen. Ein Herz-Kreislaufversagen war die häufigste Todesursache bei den 8 Verstorbenen. Danach muß man schließen, daß die Schrittmacherimplantation eine wirksame symptomatische Therapie ist, das Grundleiden jedoch unverändert besteht und fortschreitet und schließlich den Ausgang bestimmt.

Zusammenfassung

Die permanente Sinusbradykardie, der SA-Block, das intermittierende Vorhofflimmern in der Kombination: Bradykardie-Tachykardie-Syndrom sind als Syndrom des „Kranken Sinusknotens" zusammengefaßt. Sie sind bedingt durch eine Depression der Sinusknotenautomatie, die Re-entry-Mechanismen im Vorhof weckt. Der Nachweis erfolgt in Stufen mit dem konventionellen EKG, fehlender Frequenzsteigerung bei körperlicher Belastung und verlängerter Sinusknotenerholungszeit. Das klinische Bild wird bedingt durch den Abfall des Blutdrucks und die Verminderung des Herzzeitvolumens, die zu Synkopen und Schwindel als dem führenden Symptom sowie Herzjagen und Herzinsuffizienz führen. Der Verlauf ist außerordentlich variabel. Klinisch leichte Fälle, die kaum Beschwerden haben, stehen solchen gegenüber, die rezidivierend schwere Synkopen haben. Medikamentös stehen bei leichten Formen vor allem das Isoproterenol zur Frequenzerhöhung und das Chinidin zur Prophylaxe von tachykarden Phasen zur Verfügung. Im Einzelfall ist der Effekt unterschiedlich, häufig sogar zweifelhaft. Die Schrittmachertherapie ist indiziert bei schweren Formen und beseitigt wirksam Synkopen sowie Schwindel und bessert eine bradykarde Herzinsuffizienz. Der Verlauf wird aber letztlich bestimmt durch das Grundleiden, die Koronarsklerose.

Wir haben bewußt auf einige Punkte in der Landschaft des Syndroms des „Kranken Sinusknotens" verzichtet. Mehr pathologisch-anatomische Untersuchungen sind erforderlich, um die morphologischen Veränderungen am Sinusknoten und im Vorhof bei der Mehrzahl der Patienten kennenzulernen.

Auch die nähere Kenntnis der Batterie Sinusknoten und ihre Funktion in Beziehung zum Vorhof ist noch ungenügend, die Bestimmung der sogenannten sinuatrialen Leitungszeit [16], ist hier ein erster Ansatz. Schließlich müssen wir den natürlichen Verlauf der Erkrankung noch besser kennenlernen. Es bleibt also noch einiges zu tun.

Literatur

1. James, T. N.: Circulat. Res. **32**, 307 (1973). — 2. Blinks, J. R.: Amer. J. Physiol. **186**, 299 (1956). — 3. Hewlett, A. W.: J. Amer. med. Ass. **48**, 47 (1907). — 4. Bouvrain, Y., Slama, R., Temkine, J.: Arch. Mal. Cœur **60**, 753 (1967). — 5. Rasmussen, K.: Amer. Heart J. **81**, 38 (1971). — 6. Kaplan, B. M., Langendorf, R., Lev, M., Pick, A.: Amer. J. Cardiol. **31**, 497 (1973). — 7. Rubinstein, J. J., Schulman, Ch. L., Yurchak, P. M., De Sanctis, R. W.: Circulation **46**, 5 (1973). — 8. Bleifeld, W., Rupp, M., Fleischmann, D., Effert, S.: Dtsch. med. Wschr. **99**, 798 (1974). — 9. Agrüss, N. S., Rosin, E. Y., Adolph, R. J., Fowler, N. O.: Circulation **44** (Suppl. II), 98 (1971). — 10. Mandel, W. J., Hayakawa, H., Danzig, R., Marcus, H. S.: Circulation **44**, 59 (1971). — 11. Rupp, M., Fleischmann, D., Pop, T., Bleifeld, W.: Verh. dtsch. Ges. inn. Med. **80**, 1117 (1974). — 12. Ferrer, M. I.: The sick sinus syndrome. Monographie, Hrsg. Futura Publishing Company (1974). — 13. James, T. N.: Amer. J. Cardiol. **19**, 627 (1967). — 14. Effert, S., Meyer, J., Petersen, H., Reifferscheid, M.: Verh. dtsch. Ges. Kreisl.-Forsch. **34**, 424 (1968). — 15. Rokseth, R., Hatle, L.: Brit. Heart J. **36**, 582 (1974). — 16. Seipel, L., Breithardt, G., Both, A., Loogen, F.: Dtsch. med. Wschr. **99**, 1895 (1974).

Atrioventrikuläre Überleitungsstörungen

EFFERT, S. (Abt. Innere Med. I u. Helmholtz-Inst. f. Biomedizinische Technik, Rhein.-Westf. Techn. Hochschule Aachen)

Referat

Die Erregungswelle, die vom Sinusknoten über die Vorhöfe den Av-Knoten erreicht, wird hier verzögert, so daß im Normalfall ein Intervall von maximal 200 ms zwischen dem Beginn der Kontraktion der Vorhöfe und der der Kammern resultiert. Die Erregung erreicht die Kammer selbst über die Hissche Brücke, die einzige muskuläre Verbindung. Ein Umweg ist wegen der bindegewebigen, nicht leitenden Nachbarschaft nicht gangbar. Im Gegensatz zu einer Unterbrechung weiter distal im Bereich der Tawaraschen Schenkel in den Kammern muß eine Leitungsverlangsamung oder gar ein Leitungsunterbruch an dieser Stelle schwerwiegende Folgen für die Herzerregung haben. Die klassischen Durchschneidungsversuche, ausgeführt um die Jahrhundertwende, konnten die prinzipiellen Störungsmöglichkeiten an der Vorhofkammergrenze denn auch relativ leicht klarstellen. Die Unterteilung in III Grade der atrioventrikulären Überleitungsstörungen, die Leitungsverzögerung ohne Ausfall als Grad I, den partiellen Av-Block Grad II mit Ausfall einzelner Kammersystolen, entweder mit vorher konstanten Leitungsverhältnissen — Typ 2 — oder mit kontinuierlicher Leitungsverlängerung bis zum Leitungsausfall, Typ 1 des Av-Blocks II. Grades, auch Wenkebach-Typ. Der III. Grad, die vollständige Leitungsunterbrechung, setzt für das Überleben das Anspringen eines tertiären Automatiezentrums in den Kammern voraus.

So weit relativ einfach und klar, auch richtig, aber aus heutiger Sicht in schwerwiegender Weise unvollständig, denn es bleiben zwei Gesichtspunkte unberücksichtigt:

1. Der Zustand der intraventrikulären Leitungsbahnen. — Ein doppelseitiger Schenkelblock muß natürlich zum gleichen Resultat führen wie ein atrioventrikulärer Block sensu strictori, zu einer unabhängigen Aktion von Vorhöfen und Kammern, sofern ein Reizbildungszentrum in den Kammern anspringt. Da aber beim doppelseitigen Schenkelblock das allein zur automatischen Reizbildung befähigte spezifische Muskelsystem der Kammern geschädigt ist, droht bei den kombinierten intraventrikulären Leitungsstörungen der asystolische Herzstillstand infolge eines doppelseitigen Schenkelblocks unter dem Bild des Adams-Stokes-Syndroms. Entgegen der früheren Lehrmeinung tendiert der eigentliche Av-Block nicht zum Herzstillstand.

2. Die alleinige Bezugnahme auf das PQ-Intervall gibt keinen Aufschluß darüber, ob die Leitungsstörung im Av-Knoten selbst oder im Überleitungssystem, also in der eigentlichen Hisschen Brücke lokalisiert ist, weil deren elektrische Aktivierung erst bei intrakardialer Ableitung nachzuweisen ist, eben im ja heute vormittag schon mehrfach im einzelnen erläuterten His-Bündel-Elektrogramm.

Die Revision, besser die Erweiterung, die die herrschende Auffassung von den Überleitungsstörungen in den letzten Jahren erfahren hat, erhielt den Anstoß durch die histologischen Untersuchungen der Arbeitsgruppe um Lenègre in Paris aus den Jahren 1955 bis 1960, wenn auch die Frage des doppelseitigen Schenkelblocks auf Grund elektrokardiographischer Befunde bereits vorher vielfach erörtert wurde.

Ich nenne die klassische Arbeit von Holzmann und Wyss über den totalen Block aus dem Jahre 1961. Lenègre stellte eine isolierte Erkrankung des intraventrikulären Leitungssystems heraus, eine doppelseitige Degeneration des spezifischen Muskelsystems der Tawara-Schenkel allein ohne Schädigung der Arbeitsmuskulatur des Herzens. Diese primäre, isolierte, idiopathische Fibrose des Reizleitungssystems ist nach den subtilen Untersuchungen von Knierim aus dem Düsseldorfer Pathologischen Institut die Ausnahme. Sie kommt nur in 1% der Fälle vor. Die große Mehrzahl ist durch Koronarsklerose bedingt. Aber die primäre, isolierte, idiopathische Fibrose des RLS ist die Modellerkrankung des doppelseitigen Schenkelblocks, elektrokardiographisch natürlich unter dem Bild der vollständig unabhängigen Aktion von Vorhöfen und Kammern und — eben durch den Untergang des reizbildenden Gewebes in den Kammern — mit der Tendenz zum Adams-Stokes-Syndrom durch Asystolie.

Ist die atrioventrikuläre Leitung erst unterbrochen, so ermöglicht die Analyse der Kammergruppen des EKG keine sichere Aussage darüber, ob die Leitungsstörung an der Av-Grenze oder in Form des doppelseitigen Schenkelblocks intraventrikulär gelegen ist. Denn ein Schenkelblockbild der Kammergruppen entsteht sowohl, wenn das Reizbildungszentrum oberhalb der Bündelteilung besteht, als auch bei Lage des Reizbildungszentrums in der anderen Kammer.

Eine Untersuchung unserer Gruppe bei 65 Fällen, bei denen ein EKG vor Eintritt des kompletten Av-Blocks registriert werden konnte, zeigte aber, daß nur in 24,5% der Fälle die intraventrikuläre Leitung nicht gestört ist, in rd. 75% der Fälle bestehen einseitige Schenkelblockbilder bzw. bifaszikuläre Blockformen; ich komme auf diese Kombination noch zu sprechen. Liegt aber, solange die atrioventrikuläre Leitung noch in Gang ist, ein Schenkelblock vor, so hängt die Erregung der Kammern eben an der Leitfähigkeit des anderen Schenkels.

Die wesentliche neue Erkenntnis der letzten Jahre ist hier die Differenzierung der beiden Astblöcke des linken Tawara-Schenkels. Zum Verständnis des elektrokardiographischen Erscheinungsbildes gestatten Sie eine kurze Rekapitulation der derzeitigen Vorstellung über die Kammererregung. Das Aktionspotential der Tawaraschen Schenkel selbst ist im peripher abgeleiteten EKG nicht sichtbar, sondern erst die Erregung mehr oder weniger großer Areale des Arbeitsmyokards, denen die Erregung über das Leitungssystem zugeführt wird.

Die Kammererregung (Abb. 1) beginnt etwa in Septumnähe — dem Quellpunkt der Erregung nach Schaefer — mit einer Erregungsrichtung von links nach rechts. Durch Projektion auf die jeweiligen Ableitungslinien erhält man negative Ausschläge in den Ableitungen I bis III und V 6, einen positiven Ausschlag in V 1 bzw. 2, also die Q-Zacken in diesen Ableitungen bzw. r in V 1/V 2.

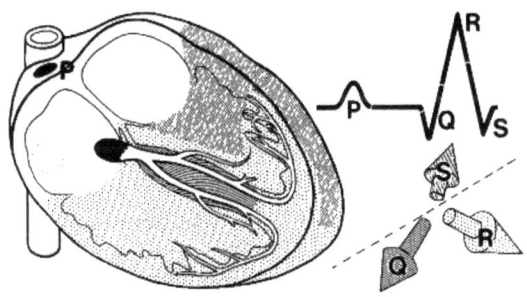

Abb. 1. Kammererregung schematisch. Die Erregung beginnt im Septumbereich (straffiert mit einer Erregungsfront entsprechend der Vektorrichtung Q. Es folgt die Erregung der Mass der Kammermuskulatur (gepunktet). Die mittlere Richtung der Erregungsfront zeigt Vektor R. Die Erregungsausbreitung wird beendet mit der Erregung basisnaher Abschnitte der linken Kammer (unterbrochen gestrichelt). Es resultiert Vektor S

Es folgt die Erregung der Masse der Kammermuskulatur im Spitzenbereich mit einem Überwiegen nach links und hinten infolge der größeren Muskelmasse des linken Ventrikels; im EKG erscheinen die R-Zacken in den Gliedmaßenableitungen und in V 5/6 und die S-Zacken in V 1/2. Erst am Ende der Erregungsausbreitung werden die basalen Abschnitte der Kammern in Erregung versetzt, wieder mit einer Erregungsrichtung von unten nach oben. Es entstehen die S-Zacken in den Ableitungen I bis III.

Die Verbindung der Vektorspitzen ergibt das Vektorkardiogramm. Dieses zeigt uns Größe und Richtung der in jedem Augenblick des Erregungsablaufs im Herzen vorhandenen Spannungsdifferenzen — so mehr oder weniger wörtlich aus dem Buch meines Vorredners, Herrn Professor Holzmann — mit anderen Worten: Die jeweilige Vektorrichtung zeigt uns die statistisch mittlere Richtung der Erregungsfront vom erregten auf das unerregte Gebiet hin. Für das Verständnis der Typenänderung des EKG bei den Hemi-Blöcken eine elementare Feststellung.

Der vordere obere und der hintere untere Ast des linken Tawaraschen Schenkels versorgen relativ kleine Muskelareale. Verlieren sie ihre Leitfähigkeit, so resultiert im Gegensatz zum vollständigen Unterbruch eines Schenkels vor seiner Aufteilung keine oder nur eine geringfügige Verlängerung der Gesamtdauer von QRS bis in den Bereich von 100 bis 110 ms, obwohl die abhängigen Kammerabschnitte über die langsamer arbeitende Arbeitsmuskulatur erregt wird.

Aber die *Erregungsrichtung* kehrt sich um (Abb. 2). Die Erregungsfront verläuft beim linken anterioren Hemi-Block von unten nach oben mit dem Effekt einer Abdrehung der späten QRS-Vektoren nach links und oben. Es entsteht der sogenannte überdrehte Linkstyp, die Vektorabdrehung über $-30°$ hinaus nach links und oben, ohne weiteres im EKG erkennbar daran, daß nicht nur Ableitung III, sondern auch Ableitung II in dieser Phase einen negativen Ausschlag aufweisen.

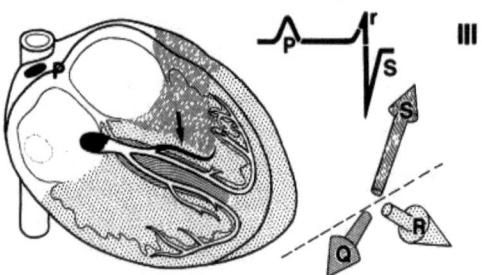

Abb. 2. Erregungsausbreitung bei linkem anterioren Hemi-Block schematisch. Die unterbrochen straffierten basisnahen Bezirke werden von unten nach oben mit leichter Verspätung erregt. Es resultiert Vektor S mit der Folge der Ausbildung tiefer S-Zacken in den Ableitungen II und III

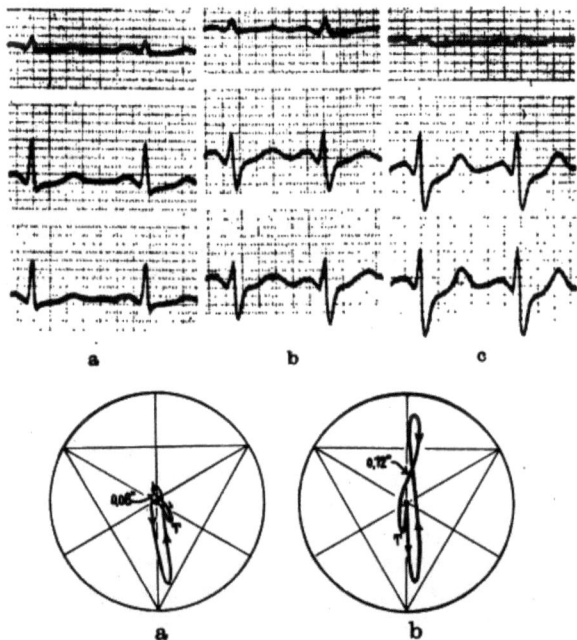

Abb. 3. Entstehung eines linken anterioren Hemi-Blocks infolge Durchtrennung des linken oberen Astes des linken Tawara-Schenkels im Rahmen einer transventrikulären Valvulotomie bei Mitralstenose. a) Unmittelbar vor Operation; b) unmittelbar nach Valvulotomie. Zunahme der QRS-Dauer auf 115 ms zugunsten breiter S-Zacken in Ableitung II und III; c) QRS-Dauer 120 ms. Unten: a) Vektorkardiogramm vor, b) nach Valvulotomie

Umgekehrt resultiert beim linken posterioren Hemi-Block eine Erregungsrichtung nach rechts und unten (Abb. 10), ein ausgeprägter Rechtstyp. Formal ist das Bild nicht so ins Auge springend wie das des überdrehten Linkstyps.

Der mittlere QRS-Flächenvektor dreht in den Bereich von $+113°$ im Mittel mit einer Schwankungsbreite von rd. $10°$ nach beiden Seiten ab. Natürlich müssen andere Ursachen für einen Rechtstyp im EKG ausgeschlossen werden. Der linke posteriore Hemi-Block ist mit Sicherheit nur dann diagnostiziert, wenn er in intermittierender Form auftritt. Ich verweise auf die EKG-Literatur.

Ähnlich wie bei der Differenzierung der angeborenen Herzfehler ist der Nachweis der Ast-Blöcke des linken Schenkels durch elektrokardiographische Analysen gelungen, bevor er pathologisch anatomisch bestätigt werden konnte. Das liegt offensichtlich daran, daß trotz der enormen pathologisch-anatomischen Variationsbreite eine relativ uniforme elektrische Funktion resultiert; mit anderen Worten, trotz der Variabilität der pathologisch-anatomischen Befunde sind die elektrokardiographischen Bilder weitgehend übereinstimmend, so daß es leichter ist, die Störungen über die Funktion als über die Morphologie zu differenzieren. Aber auch die pathologische Anatomie hat schon frühzeitig auf das in Rede stehende morphologische Substrat, die Aufspaltung in 2 Äste, wenn auch nicht expressis verbis, hingewiesen.

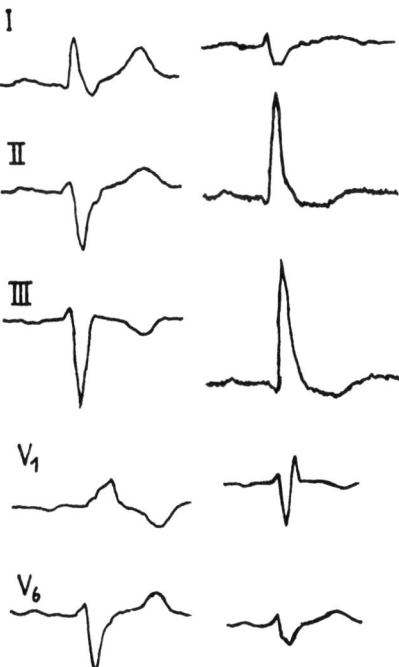

Abb. 4. Kombination eines Rechtsschenkelblocks mit linkem anterioren Astblock (links) bzw. linkem posterioren Astblock. Beide EKG weisen die Kriterien des Rechtsschenkelblocks auf, im Fall des zusätzlichen linken anterioren Astblocks mit sog. überdrehten Linkstyp, beim linken posterioren Astblock mit ausgeprägtem Rechtstyp

Die Originalabbildung des linken Schenkels von Tawara aus dem Jahre 1906 zeigt bereits die klare Differenzierung in einen nach vorn und einen nach hinten unten ziehenden Ast.

Meine Damen und Herren, bei retrospektiver Betrachtung dessen, was man selbst wissenschaftlich angegangen ist, stößt man auf Augenblicke, in denen man einer grundsätzlichen Erkenntnis nahe war.

Im nächsten Bild (Abb. 3) ein mit gemeinsam mit Drewes und Loogen im Jahre 1954 publiziertes EKG. Ein linker anteriorer Hemi-Block, unabsichtlich gewissermaßen experimentell durch den Chirurgen am Menschen erzeugt bei der transventrikulären Sprengung einer Mitralstenose.

Es weist alle Kriterien des linken anterioren Hemi-Blocks auf, den Anstieg der QRS-Dauer auf 110 ms, die angeflanschte, nach links und oben gerichtete Erregungsfront im Vektorkardiogramm, damals konstruiert, nicht registriert, von uns beschrieben als „Entstehung eines unvollständigen linksseitigen Schenkelblocks durch Valvulotomie bei Mitralstenose". Eine analoge Beobachtung eines

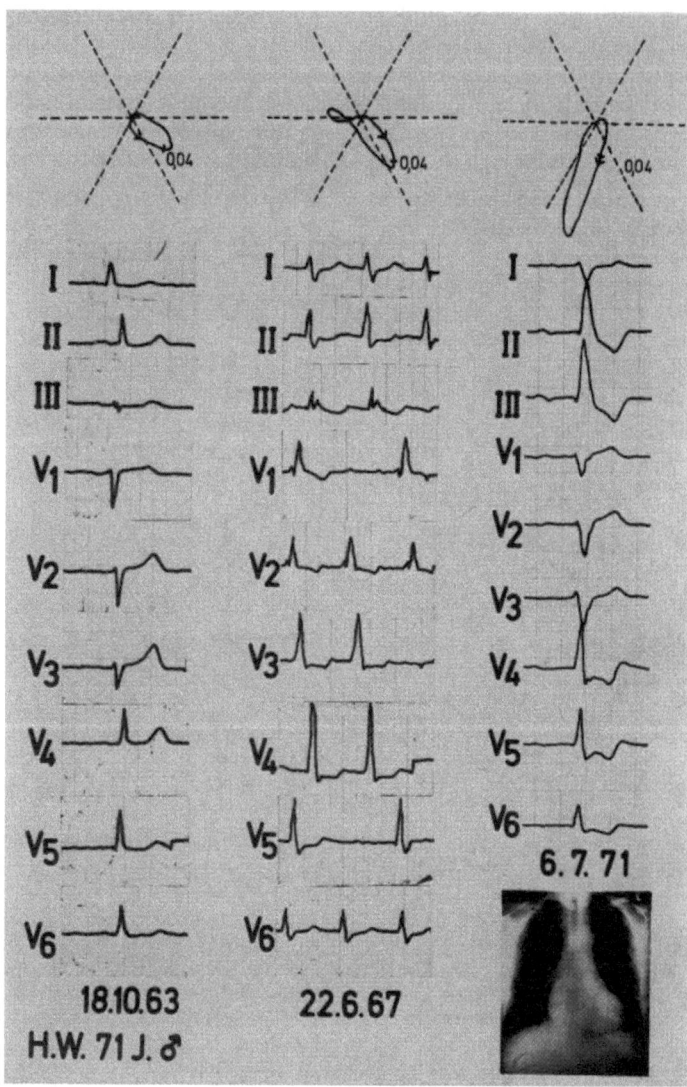

Abb. 5. Entwicklung eines bifaszikulären Schenkelblocks im Verlauf von 8 Jahren. 1963 regelrechte Erregungsausbreitung. 1967 Rechtsschenkelblock. Normtyp. 1971 Rechtsschenkelblock und linker posteriorer Hemi-Block

linken anterioren Hemi-Blocks aus dem gleichen Jahr, auftretend bei einem Patienten nach Rachendiphtherie wurde gemeinsam mit Boden als unvollständiger Linksschenkelblock mit Typenwandel publiziert. Leider haben wir diese Überlegungen seinerzeit nicht zu Ende gedacht, verfolgt und auf die Routine-Elektrokardiographie angewandt. So bleibt die klare Differenzierung in den linken anterioren und posterioren Hemi-Block das Verdienst der Arbeitsgruppe um Rosenbaum in Buenos Aires.

Liegt ein Rechtsschenkelblock vor und besteht gleichzeitig ein linker anteriorer oder posteriorer Hemi-Block (Abb. 4), erkennbar an der Kombination Rechtsschenkelblock mit angeflanschter überdreht linkstypischer terminaler Phase bzw. Rechtsschenkelblock mit Rechtstyp, so hängt die Erregung und damit die Kammeraktion nur noch an dem verbliebenen Ast des linken Schenkels.

Im folgenden Bild (Abb. 5) die Entwicklung eines solchen bifaszikulären Blocks im Verlauf von 8 Jahren. 1963 ist die intraventrikuläre Erregungsausbrei-

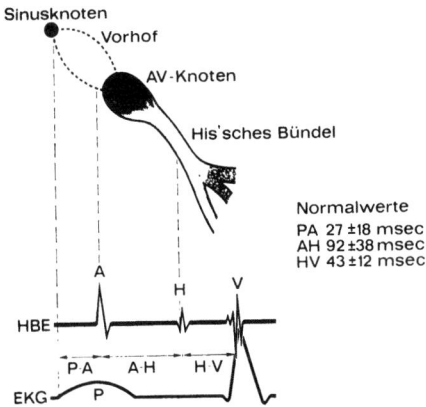

LOKALISATION DER REIZLEITUNGSSTÖRUNG MIT HILFE DER HIS-BÜNDEL-ELEKTROGRAPHIE

LOKALISATION DER LEITUNGSSTÖRUNG		BEFUND IM HIS-BÜNDEL-ELEKTROGRAMM
Av-Knoten Prox.Teil der His'schen Brücke	supra-His	A-H-Verlängerung, Ausfall der H-Gruppe
Mittlerer und distaler Teil der His'schen Brücke (supra-bifurkal)	intra-His	Verbreiterung, Verdoppelung der H-Gruppe
Aufzweigung der His'schen Brücke, doppelter	infra-His	H-V-Verlängerung, Ausfall der V-Gruppe nach der H-Gruppe

Abb. 6. Mit der Ableitung des His-Bündel-Elektrogramms kann der Durchlauf der Erregungswelle durch den Av-Knoten (Intervall AH), durch den Bereich der Hisschen Brücke H und von der Hisschen Brücke bis zur Ventrikelerregung HV gemessen werden. A Vorhoferregung im His-Bündel-Elektrogramm etwa zum Zeitpunkt des Gipfels der P-Welle. Die H-Gruppe entspricht der Erregung der Hisschen Brücke, die Gruppe V, synchron mit QRS, der Kammererregung

tung noch regelrecht. 1967 liegt ein Rechtsschenkelblock mit Normtyp vor. 1971 ist ein linker posteriorer Hemi-Block hinzu gekommen mit der charakteristischen Abdrehung des größten QRS-Vektors in den Bereich von etwa +115°.

Mit der Registrierung der Aktionspotentiale der Hisschen Brücke, der His-Bündel-Elektrographie sind die Differenzierungsmöglichkeiten erweitert worden. Auf die Methodik brauche ich nach dem Referat von Herrn Seipel nicht mehr einzugehen. Es gelingt, die Leitungsstörung (Abb. 6) zu lokalisieren in den Bereich des Av-Knotens selbst und die proximalen Abschnitte der Hisschen Brücke — Supra-His-Block — nach der sprachlich wenig befriedigenden, aber schon ziemlich eingeführten internationalen Terminologie mit einer Verlängerung des Intervalls zwischen Vorhofgruppe und His-Gruppe über den Normbereich von 100 ms hinaus: AH-Block. Bei der Lokalisation in den mittleren und distalen

Abschnitten der Hisschen Brücke, beim Intra-His-Block ist die H-Gruppe verbreitert oder es treten 2 distinkte H-Gruppen auf. Beim Block unterhalb der Aufzweigung in die beiden Schenkel, Infra-His-Block, ist das H-V-Intervall auf mehr als 50 ms verlängert bzw. nach der H-Gruppe erscheint keine Gruppe V. Im folgenden Bild (Abb. 7) ein Av-Knoten-Block I. Grades. Sie sehen, daß die Verlängerung des PQ-Intervalls auf 270 ms auf einer Verlängerung der Durchlaufzeit im Av-Knoten AH auf 180 ms statt maximal 100 ms beruht. Beim Av-Block II. Grades, Typ 1 mit Wenkebachschen Perioden (Abb. 8) erfolgt die kontinuierliche Ver-

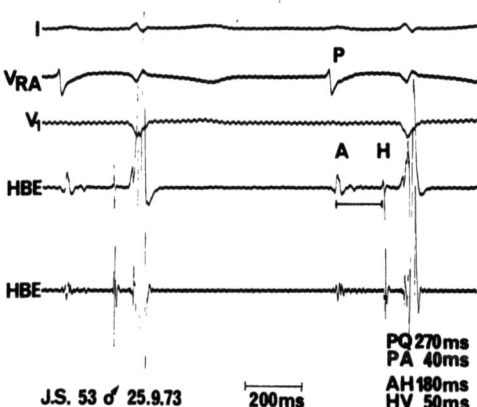

Abb. 7. Av-Block I. Av-Knotenblock. Das PQ-Intervall ist auf 270 ms (oberste Normgrenze 200 ms) verlängert zugunsten eines auf 180 ms verlängerten AH-Intervalls (oberste Normgrenze rd. 100 ms)

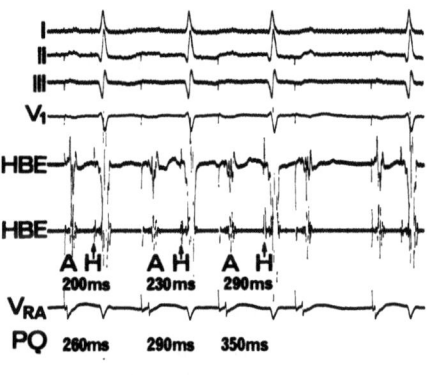

Abb. 8. Av-Block II. Grades, Typ Wenkebach. In typischer Weise steigt das PQ-Intervall von 260 ms auf 350 ms an. Der Anstieg erfolgt zugunsten des AH-Intervalls. Es handelt sich also um einen AH- bzw. Av-Knotenblock. (Kontinuierliche Vorhofstimulation mit einer Frequenz von 95/min)

längerung des PQ-Intervalls von 260 auf 350 ms durch Anstieg der AH-Zeit von 200 auf 290 ms. Der Block II. Grades, Typ 1 mit Wenkebach-Perioden ist ein Av-Knoten-Block. Anders beim Typ Mobitz mit konstanten Leitungszeiten. Hier liegt ein HV- oder Infra-His-Block vor (Abb. 9). Jedenfalls gilt diese Zuordnung für den regen Regelfall wie die folgende Tabelle 1 mit der Analyse von 42 Fällen mit Av-Block I. Grades zeigt. Sie sehen, daß jedenfalls dann, wenn die intraventrikuläre Leitung in Ordnung ist, also kein Schenkelblock gleichzeitig neben der PQ-Verlängerung vorliegt, die Leitungsstörung in mehr als 70% der Fälle im Av-Knoten liegt. Besteht aber ein Schenkelblock, so ist die PQ-Verlängerung nur noch in 33% der Fälle durch eine Leitungsstörung im Av-Knoten bedingt. In 62% liegt ein doppelseitiger, inkompletter Schenkelblock vor.

Die Tabelle 2 gibt die Verhältnisse für den Av-Block II. Grades, beim Typ 1 also ganz in der Mehrzahl der Fälle ein eigentlicher Av-Knoten-Block, beim Typ 2 ein Bündelstamm bzw. ein inkompletter doppelseitiger Schenkelblock.

Die grundsätzlichen Möglichkeiten beim Av-Block III. Grades sind im nächsten Bild (Abb. 10) dargestellt. Beim kompletten Av-Knoten-Block folgt auf die A- keine H-Gruppe. Die Kammergruppen sind nicht verbreitert, immer unter der Voraussetzung, daß keine zusätzliche Leitungsstörung vorliegt. Beim Bündelstammblock wird die Erregung bis zur Ableitungsstelle des His-Bündel-Elektrogramms fortgeleitet. Auf die A-Gruppe folgt eine H-Gruppe. Da das Reizbildungszentrum oberhalb der Bündelteilung liegt, geht der V-Gruppe eine H-

Tabelle 1. Lokalisation der Leitungsstörung beim Av-Block I. Grades (PQ > 200 ms)

ORT der LEITUNGSSTÖRUNG	AV – BLOCK I (n = 42)			
	OHNE SCHENKELBLOCK		MIT SCHENKELBLOCK	
	Gesamt	%	Gesamt	%
Vorhof (PA–Block)	1	4,8	–	–
AV–Knoten (AH–Block)	10		6	
AV–Knoten + Vorhof	2	72,2	1	33,2
AV–Knoten + Bündel	3			
Bündel (HH–Block)	2	14,4	1	4,8
Bündel + Vorhof	1			
Bündel + Schenkel				
Schenkel (HV–Block)	–		5	
Schenkel + AV–Knoten	–		7	62
Schenkel + Vorhof	–		1	
Grenzwerte (Vorhof, AV–Knoten, Bündel, Schenkel)	2	9,6	–	
	n = 21		n = 21	

Gruppe voraus. Bündelstammblock oder Intra-His-Block. Keine QRS-Verlängerung. Beim doppelseitigen Schenkelblock folgt der A- natürlich eine H-Gruppe, der V-Gruppe geht aber keine H-Gruppe voraus. Rechts- bzw. Linksschenkelblockbild in Abhängigkeit von der Lage des Reizbildungszentrums in der kontralateralen Kammer. Statistisch ergibt sich die Lokalisation Av-Knoten in 32%, Bündelstamm in 8% und doppelseitiger Schenkelblock in 60% der Fälle (Tabelle 3).

Meine Damen und Herren, ich resümiere in Form einer kurzen Betrachtung der therapeutischen Überlegungen bei den einzelnen Blockformen. Beim Av-Block I. Grades Ausschluß einer vagalbedingten Leitungsverlangsamung, Behandlung des klinisch-diagnostizierten Grundleidens, antientzündliche Therapie bei Karditis, Reduktion der Medikamentendosis, speziell Digitalis, Glycoside und Antiarrhythmica. Alles Ihnen geläufige Dinge. Ich brauche darauf nicht einzugehen. Beim Herzinfarkt Atropin dann, wenn gleichzeitig eine Sinusbradykardie besteht.

Bei Av-Block II. Grades, Typ 1 mit Wenkebach-Perioden, im Prinzip das Vorgehen wie beim Av-Block I. Grades. Auftreten nach Digitalisverabfolgung ist sicheres Zeichen der Intoxikation. Bei 2:1 Block mit Kammerbradykardie, in diesem Rahmen temporäre elektrische Stimulation.

Beim Herzinfarkt bildet sich der AV-Block II. Grades, Typ 1, in der Regel zurück. Das Blockbild spricht auf Atropin an. Meistens kann man auf Elektrostimulation verzichten.

Tabelle 2. Lokalisation der Leitungsunterbrechung beim Av-Block II. Grades. Beim Typ 1 ist die Leitungsstörung ganz in der Regel im Av-Knoten lokalisiert, beim Typ 2 im Bündelstamm bzw. in den Tawara-Schenkeln

AV – BLOCK II (n = 16)

LEITUNGSUNTER-BRECHUNG	TYP I	TYP II
Vorhof	–	–
AV – Knoten	5	–
Bündel	–	3
Schenkel (HV – Block)	1	7
	n = 6	n = 10

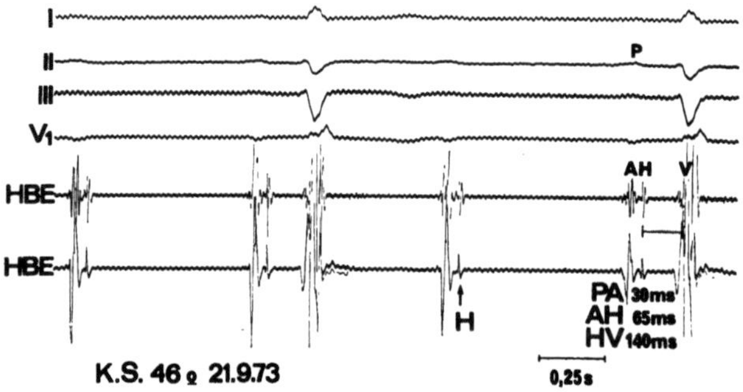

Abb. 9. Av-Block II. Grades, Typ Mobitz. 2:1 Av-Block. Normale Überleitung von den Vorhöfen zur Hisschen Brücke AH. Blockierung unterhalb der Hisschen Brücke bzw. Verlängerung des Intervalls HV bei der übergeleiteten Aktion (oberste Normgrenze rd. 50 ms), auf 140 ms

Beim Av-Block II. Grades, Typ 2, beim Mobitz-Block, also dem HV-Block, ist ein abwartender Standpunkt zu vertreten, wenn die Kammergruppen nicht verbreitert sind und auch klinisch kein Hinweis auf asystolische oder bradykarde Phasen gewonnen werden kann. Es empfiehlt sich, die Kontrolle mit Langzeit-EKG.

Bei Verdacht auf temporären doppelseitigen Schenkelblock His-Bündel-Elektrographie. Die einzige echte therapeutische Konsequenz ist die Schrittmacherimplantation.

Beim Av-Block III. Grades mit Bradykardie unter 40/min und Adams-Stokes-Syndrom selbstverständlich Schrittmacherimplantation. Auch bei sicherem Nachweis eines doppelseitigen Schenkelblocks, wie gesagt also der häufigste Fall, ist die Schrittmacherimplantation indiziert, ebenso bei Herzinsuffizienz mit Kammerbradykardie. Beim kongenitalen Av-Block liegt die Kammerfrequenz meist über 50/min. Sie geht nach Belastung deutlich herauf. Die QRS-Dauer ist in diesen Fällen meist schmal, es liegt ein AH-Block vor. Solche Patienten erreichen das 60. oder 70. Dezennium ohne Adams-Stokes-Symptomatologie. Anders bei chirurgisch induziertem Av-Block, hier ist meist Schrittmacherimplantation erforderlich.

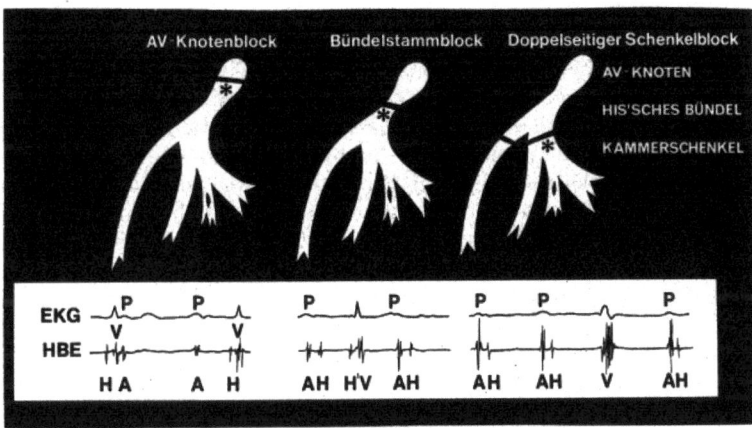

Abb. 10. Lokalisation der Leitungsunterbrechung beim Av-Block III. Grades schematisch. Beim eigentlichen Av-Knotenblock folgt auf die A-Gruppe keine H-Gruppe. Der Kammererregung V geht eine H-Gruppe voraus. Beim Bündelstammblock folgt auf die A-Gruppe eine H-Gruppe. Eine H'-Gruppe geht der V-Gruppe voraus. Beim doppelseitigen Schenkelblock folgt die H-Gruppe der A-Gruppe mit normalem Abstand. Es fehlt eine H'-Gruppe vor der V-Gruppe

Tabelle 3. Lokalisation der Leitungsunterbrechung beim Av-Block III. Grades

AV — BLOCK III (n = 25)

LEITUNGSUNTER-BRECHUNG	OHNE SCHENKELBLOCKBILD	MIT SCHENKELBLOCKBILD	GESAMT	%
Vorhof	—	—	—	
AV—Knoten	6	2	8	32
Bündel	1	1	2	8
Schenkel (HV—Block)	—	15	15	60
	n = 7	n = 18	n = 25	100

Liegt ein isolierter Rechtsschenkelblock, Linksschenkelblock oder ein Hemi-Block vor, so ist die Prognose aus der verursachenden Krankheit abzuleiten. Das häufigste Blockbild überhaupt ist der Rechtsschenkelblock. Morphologische Basis ist der lange ungeteilte Verlauf des relativ dünnen Stranges. Die Prognose ist in der Regel — immer wieder gilt natürlich die Abhängigkeit vom Grundleiden — günstig. Bei isoliertem Linksschenkelblock liegt der Leitungsunterbruch vor der Aufteilung in die Äste oder es besteht ein doppelseitiger Astblock. Der Linksschenkelblock ist bei jüngeren Leuten ohne sonstige manifeste Herzerkrankung selten. Seine Feststellung erfordert eine sorgfältige Untersuchung ohne invasive Methoden und häufige Kontrollen. Für den linken anterioren Hemi-Block in isolierter Form gilt die in der Regel gut Prognose.

Der linke posteriore Hemi-Block ist nur bei intermittierendem Auftreten sicher zu diagnostizieren. Er ist grundsätzlich ernster zu bewerten wegen der Nachbarschaft zum rechten Schenkel, zur Hisschen Brücke und zum linken anterioren Ast. Aber der linke posteriore Hemi-Block ist selten, weil der linke hintere untere Ast in der Regel von beiden Koronararterien versorgt und damit besonders gut geschützt ist.

Bei der Kombination Rechtsschenkelblock und Hemi-Block droht der doppelseitige komplette Schenkelblock. Beim Rechtsschenkelblock und gleichzeitig im linken anterioren Hemi-Block ist sorgfältige Beobachtung erforderlich, das Fahnden nach Hinweisen für eine Adams-Stokes-Symptomatologie, sei es in Form von kurzen Bewußtseinstrübungen oder Schwindelerscheinungen. Unter Umständen wird man sich zur Ableitung eines His-Bündel-Elektrogramms mit Vorhofstimulation entschließen. Wegen der großen Vulnerabilität des linken anterioren Astes ist bei der Kombination Rechtsschenkelblock und linker posteriorer Ast — nur der linke anteriore leitet noch — grundsätzlich die Anfertigung eines Langzeit-EKG und die Ableitung eines His-Bündel-Elektrogramms mit Vorhofstimulation am Platze. Die Schrittmacherimplantation ist in der Regel nicht zu umgehen, denn es existiert keine echte medikamentöse Alternative.

Meine Damen und Herren, ein ziemlich weiter Weg von der Differenzierung der Fälle mit Bradykardie aus dem Sammeltopf der Epilepsien durch Adams und Stokes im Jahre 1969, der Erkenntnis von der Bedeutung der nach ihm benannten Brücke durch His im Jahre 1902, der Analyse des Av-Blocks mit der Aufstellung der Grundtypen durch Wenkebach und Mobitz, der Erkennung der elektrokardiographischen Kriterien der Hemi-Blöcke durch Rosenbaum und der nochmaligen Verfeinerung der Differenzierungsmöglichkeiten durch die His-Bündel-Elektrographie durch die Arbeitsgruppe um Scherlag im Jahre 1969.

Aber bei konsequenter Deduktion auf die wenigen Grundtatsachen lassen sich die heutigen Vorstellungen wohl leicht verstehen und klinisch nutzbringend verwenden.

Literatur

Adams, R.: Dublin Hosp. Rep. 4, 353 (1927). — Anderson, P. A. W., Rogers, M. C., Canent, R. V., Jr., Jarmakani, J. M. M., Jewett, P. H., Spach, M. S.: Circulation 45, 514 (1972). — Bharati, S., Leo, M., Wu, D., Denes, P., Dhingoor, R., Rosen, K. M.: Circulation 49, 615 (1974). — Boden, E., Effert, S.: Z. ges. inn. Med. 9, 1 (1954). — Effert, S., Drewes, J., Loogen, F.: Arch. Kreisl.-Forsch. 21, 296 (1954). — Fleischmann, D., Effert, S., Bleifeld, W., Wormuth, J., Müller, R.: Klin. Wschr. 50, 768 (1972). — Fleischmann, D., Mathey, D., Bleifeld, W., Irnich, W., Effert, S.: Klin. Wschr. 51, 1066 (1973). — Fleischmann, D., Effert, S., Bleifeld, W., Popp, T., Irnich, W.: Dtsch. med. Wschr. 100, 723 (1975). — Fleischmann, D., Effert, S., Bleifeld, W.: Klin. Wschr. 51, 541 (1975). — Godman, J. J., Lassers, B. W., Julian, D. G.: New Engl. J. Med. 282, 237 (1970). — His, W.: Die Tätigkeit des embryonalen Herzens und dessen Bedeutung für die Lehre von der Herzbewegung beim Erwachsenen. Arb. a. d. Med. Klinik Leipzig I, 1893. — Holzmann, M.: Klinische Elektrokardiographie, 5. Aufl. Stuttgart 1965. — Knieriem H. J., Effert, S.: Klin. Wschr. 44, 349 (1966). — Lenégre, J., Moreau, P.: Arch. Mal. Cœur 56, 867 (1963). — Lenégre, J. P.: Prog. cardiovasc. Dis. 6, 409 (1964). — Merideth, J., Pruitt, R. D.: Circulation 47, 1098 (1973). — Mobitz, W.: Z. klin. Med. 107, 449 (1928). — Mulcahy, R., Hickey, N., Maurer, B.: Brit. Heart J. 30, 34 (1968). — Nakamura, F. F.: New Engl. J. Med. 270, 1261 (1964). — Narula, O. S., Gavier, R. P., Samet, Ph., Maramba, L. C.: Circulation 42, 385 (1970). — Narula, O. S., Samet, Ph.: Circulation 43, 772 (1971). — Rosen, K. M., Wu, D., Kanakis, Ch., Jr., Denes, P., Bharati, S., Ler, M.: Circulation 51, 197 (1975). — Rosenbaum, M. B., Elizari, M. V., Cazzari, J. O., Nau, G. J., Levi, R. J., Halpern, M. S.: Amer. Heart J. 78, 450 (1969). — Schulenberg, R. M., Durrer, D.: Ratedependency of functional block in the human His bundle and bundle-branch-Purkinje system. — Stokes, W.: Dublin J. med. Sci. 2, 73 (1846). — Wenkebach, K. F.: Z. klin. Med. 37, 475 (1899). — Wyss, S., Holzmann, M., Schaub, F.: Arch. Kreisl.-Forsch. 36, 1 (1961).

Klinische Pharmakologie der Antiarrhytmika

RAHN, K. H. (Abt. Innere Med. II
der Rhein.-Westf. Techn. Hochschule Aachen)

Referat

Im Jahr 1918 wurde Chinidin als erstes Antiarrhythmikum in die Therapie eingeführt. Ähnlich den Verhältnissen auf anderen Gebieten der Arzneimitteltherapie war dies der Beginn einer raschen Entwicklung weiterer bei Herzrhythmusstörungen therapeutisch einsetzbarer Substanzen. Heute haben wir die Möglichkeit, eine Auswahl aus einer Vielzahl von antiarrhythmisch wirksamen Arzneimitteln zu treffen. Im folgenden sollen aus klinisch-pharmakologischer Perspektive Gesichtspunkte erörtert werden, die hierbei eine Rolle spielen können.

Wünschenswerte Eigenschaften von Antiarrhythmika

Von einem Antiarrhythmikum erwartet man, daß es zuverlässig Herzrhythmusstörungen beseitigt und ihr Wiederauftreten verhindert. Die praktische Erfahrung hat gezeigt, daß keine Substanz alle Arrhythmien gleich gut beeinflussen kann [1, 3, 4, 11, 18]. Dies beruht einmal auf der unterschiedlichen Genese der verschiedenen Herzrhythmusstörungen. Zum anderen haben die gebräuchlichen Antiarrhythmika bevorzugte Wirkungsorte im Bereich der Herzmuskulatur. Antiarrhythmisch wirksame Substanzen sollen wie alle Arzneimittel möglichst wenig Nebenwirkungen verursachen. Die zur Langzeittherapie eingesetzten Pharmaka müssen bei oraler Verabreichung enteral gut resorbiert werden. Die Wirkung sollte rasch eintreten, da die Medikamente oft bei lebensbedrohlichen Rhythmusstörungen eingesetzt werden. Die Wirkungsdauer sollte so sein, daß bei Dauertherapie nicht mehr als 1 bis 3 Einzeldosen verabreicht werden müssen, da dies offenbar hinsichtlich der Zuverlässigkeit der Medikamenteneinnahme der optimale Bereich ist. Andererseits ist zu wünschen, daß der Effekt bei Überdosierungserscheinungen innerhalb von Stunden abklingt. Bei wiederholter Applikation darf kein Wirkungsverlust eintreten, es soll sich also keine Toleranz entwickeln. Antiarrhythmika müssen oft mit anderen Arzneimitteln wie Herzglykosiden, Antihypertensiva, Medikamenten zur Behandlung der Angina pectoris und Antikoagulantien kombiniert werden. Diese Substanzen sollten sich in ihrer Wirkung möglichst nicht gegenseitig beeinflussen, da hierdurch die Therapie unübersichtlicher und schwerer steuerbar wird. Es sollte also möglichst wenig Arzneimittelinteraktionen geben.

Eigenschaften therapeutisch eingesetzter Antiarrhythmika

Das Verhalten einiger häufig bei Herzrhythmusstörungen eingesetzter Medikamente soll mit den genannten wünschenswerten Eigenschaften verglichen werden.

Chinidin ([18, 19], Tabelle 1)

Chinidin, eine schwache Base, ist bei uns als Sulfat im Handel. Die Wirkungsdauer dieser Verbindung variiert erheblich und liegt zwischen $\frac{1}{2}$ und 8 Std. Bei Chinidin Duriles ist Chinidinbisulfat in poröses Plastikmaterial eingebettet. Daraus wird die Substanz im Magen-Darmtrakt langsam freigegeben. Durch die verzögerte Freigabe resultiert eine verlängerte Wirkungsdauer von etwa 12 Std, die interindividuell weniger Schwankungen zeigt. Außerdem gibt es Hinweise, daß bei der letztgenannten Applikationsform weniger oft Nebenwirkungen auftreten, wahrscheinlich, weil es bei der protrahierten Resorption im Plasmaspiegelverlauf keine Spitzenwerte gibt.

Im wesentlichen wird Chinidin heute zur Therapie und zur Prophylaxe von Vorhofflimmern in oralen Dosen von 1 bis 1,5 g täglich eingesetzt. Die intravenöse Applikation ist mit einer besonders hohen Zahl von Nebenwirkungen belastet und wird daher praktisch nicht mehr angewendet. Die Halbwertszeit beträgt 4 bis 6 Std. Der therapeutische Effekt wird bei Plasmaspiegeln zwischen 4 und 6 µg/ml erreicht. Die Substanz ist zu etwa 70% an Plasmaproteine gebunden [6, 18]. Chinidin im Plasma kann verhältnismäßig leicht durch Extraktion in Benzol, Rückextraktion in Schwefelsäure und anschließende spektralfluorometrische Messung bestimmt werden [13]. Diese Methode erfaßt nicht die wasserlöslichen Metabolite des Pharmakons, die antiarrhythmisch unwirksam sind. Bei Verwendung des Verfahrens besteht eine gute Beziehung zwischen Plasmaspiegeln und antiarrhythmischem Effekt. Oberhalb einer Konzentration von 8 µg/ml nehmen die

Tabelle 1. Chinidin

Handelsname	Chinidin Duriles
	Chinidinum sulfuricum
Indikation	Vorhofflimmern
Dosis	1,0—1,5 g/Tag p.o.
Wirkungsdauer	0,5—12 Std
Halbwertzeit	4—6 Std
Therapeutischer Plasmaspiegel	4—6 µg/ml
Eiweißbindung	70%
Niereninsuffizienz	Halbwertzeit 0
Bevorzugter Wirkungsort	Vorhöfe, Kammern, Reizleitung
Hämodynamik	Kontraktilität (—)
	Herzminutenvolumen (—)
	Gefäßerweiterung
	AV-Überleitungsgeschwindigkeit —
Nebenwirkungen	Häufigkeit 30%
	AV-Block
	Kammertachykardie
	Blutdruckabfall
	Erbrechen
	Durchfall
	Schwindelgefühl
	Sehstörungen
	Exanthem
	Prothrombin —

+ Zunahme, — Abnahme, 0 keine Änderung der erwähnten Meßgröße, (—) Effekt geringgradig bzw. fraglich

Nebenwirkungen erheblich zu [4]. Es ist nicht erforderlich, die Chinidintherapie bei allen Patienten durch Bestimmung der Plasmakonzentrationen zu überwachen. Ähnlich wie bei anderen Antiarrhythmika gewinnen beim Chinidin jedoch Messungen der Plasmakonzentrationen vor allem dann praktische Bedeutung, wenn trotz adäquater Dosierung keine ausreichende therapeutische Wirkung erzielt wird, oder wenn bereits bei niedrigen Dosen Toxizitätserscheinungen auftreten. Im ersteren Fall kann eine ungenügende enterale Resorption oder eine beschleunigte Elimination vorliegen, kenntlich an niedrigen Plasmaspiegeln. Eine Dosiserhöhung kann dann doch noch zum gewünschten Effekt führen. Dagegen kann man von einer Steigerung der Dosis bei bereits im oberen therapeutischen Bereich liegenden Plasmakonzentrationen keine entscheidende Verbesserung des therapeutischen Effekts erwarten. Im zweiten Fall kann die Elimination verzögert oder der Verteilungsraum verkleinert sein. Es müssen ungewöhnlich niedrige Dosen gewählt werden. Der Verteilungsraum von Chinidin ist bei manifester Herzinsuffizienz reduziert [8], ohne daß der Grund hierfür bekannt ist. Daher werden mit den üblichen Dosen des Pharmakons bei kardial dekompensierten Patienten häufig unerwartet hohe Plasmaspiegel erreicht. Es galt lange als gesichert, daß die Halbwertszeit des Chinidins bei Niereninsuffizienz zunimmt, daß das Arzneimittel also bei eingeschränkter Nierenfunktion verzögert eliminiert wird. Diese Ansicht basiert auf Messungen der Plasmaspiegel, bei denen wegen mangelnder Spezifität der Methode unwirksame Metabolite des Medikaments miterfaßt wurden. Dagegen wurde kürzlich bei Verwendung der bereits geschilderten spezifischen Extraktionsmethode gezeigt, daß auch eine hochgradige Nierenfunktionsstörung ohne Einfluß auf die Elimination von Chinidin ist [13]. Dies ist auch deshalb verständlich, weil normalerweise nur ein kleiner Teil, nämlich 10 bis 20% des verabreichten Chinidins unverändert über die Nieren ausgeschieden wird.

Chinidin wirkt auf Vorhöfe, Herzkammern und auf das Reizleitungssystem. Wie bei allen Antiarrhythmika sind die hämodynamischen Effekte von besonderem Interesse. Die Kontraktilität der Herzmuskulatur nimmt unter Chinidin ab. Das Herzminutenvolumen wird, wenn überhaupt, nur geringfügig reduziert. Derartige unerwünschte hämodynamische Wirkungen werden durch Beendigung einer die Herzfunktion erheblich beeinträchtigenden Arrhythmie mehr als wettgemacht. Sie müssen jedoch bei der Langzeittherapie berücksichtigt werden, wenn bei den Patienten bereits eine Herzinsuffizienz besteht. Chinidin verursacht durch Angriff an der Gefäßmuskulatur eine Vasodilatation, die bei Überdosierung zu einem bedrohlichen Blutdruckabfall führen kann. Die atrioventrikuläre Überleitungsgeschwindigkeit nimmt ab. Dies muß bei der gleichzeitigen Verabreichung von Herzglykosiden, die ja ebenfalls eine Verlängerung der AV-Überleitung bewirken, bedacht werden.

Bei etwa 30% der mit Chinidin behandelten Patienten kommt es zu Nebenwirkungen, d. h. in diesem Zusammenhang zu unerwünschten Effekten bei Verabreichung der üblichen Dosen. Diese Zahl kann nur als ungefährer Anhaltspunkt gelten. Sie ist stark abhängig von Art und Schwere der Krankheit, die der zu behandelnden Rhythmusstörung zugrundeliegt. Sie wird außerdem erheblich beeinflußt von der Methode der Nebenwirkungserfassung. Es ist zu berücksichtigen, daß darin auch banale Nebenwirkungen enthalten sind, die zu keiner Änderung der eingeschlagenen Therapie Anlaß geben. Dennoch haben solche Daten, da sie in ähnlicher Weise für viele Antiarrhythmika gewonnen wurden, Bedeutung für differentialtherapeutische Überlegungen. Man wird das Medikament mit der kleinsten Nebenwirkungsquote und mit den weniger gefährlichen Nebenwirkungen bevorzugen, falls es ausreichend wirksam ist. Insgesamt ist die Zahl von 30% Nebenwirkungen unter Chinidin mit Daten vergleichbar, die während Langzeittherapie mit anderen Arzneimitteln, beispielsweise dem Antihypertensivum Reserpin gewonnen wurden.

Wesentliche Nebenwirkungen des Chinidins sind Störungen der AV-Überleitung bis zum totalen AV-Block, Kammertachykardien, Blutdruckabfall, gastrointestinale Störungen wie Erbrechen und Durchfall, Schwindelgefühl, Sehstörungen, Exantheme. Chinidin hemmt die Synthese Vitamin K-abhängiger Gerinnungsfaktoren und kann daher zu einem Abfall des Prothrombingehalts führen [10]. Daraus kann eine Arzneimittelinteraktion mit Antikoagulantien der Cumaringruppe resultieren, derart, daß der Effekt der gerinnungshemmenden Medikamente verstärkt wird. Bei einigen mit Cumarinderivaten behandelten Patienten kam es nach zusätzlicher Verabreichung von Chinidin zu Blutungen. Die geschilderte Interaktion hat also durchaus klinische Bedeutung. Dies gilt auch für die Verstärkung der muskelrelaxierenden Wirkung von Succinylcholin durch gleichzeitige Verabreichung von Chinidin [10].

Procainamid ([17, 18], Tabelle 2)

Procainamid wird in oralen Dosen von 2 bis 4 g/Tag zur Prophylaxe ventrikulärer Extrasystolen gegeben. Das Pharmakon kann auch in Dosen bis zu 0,5 g langsam intravenös oder in einer Dosis bis zu 1 g intramuskulär appliziert werden. Procainamid im Plasma kann ebenfalls nach Extraktion spektralfluorometrisch verhältnismäßig leicht und spezifisch bestimmt werden. Die therapeutischen Plasmakonzentrationen liegen zwischen 4 und 8 µg/ml. Die Substanz ist verhältnismäßig geringgradig an Plasmaproteine gebunden. Bei Niereninsuffizienz und auch bei manifester Herzinsuffizienz nimmt die Halbwertszeit zu. Normalerweise beträgt sie etwa 3 Std. Dementsprechend ist die Wirkungsdauer nur 3 bis 4 Std [14, 15]. Dies wird häufig bei Dosierungsvorschlägen nicht berücksichtigt, wenn nur 3 bis 4 Einzeldosen pro Tag empfohlen werden. Bei dem letztgenannten Vorgehen ist für das Ende jedes Dosisintervalls kein ausreichender antiarrhythmischer

Tabelle 2. Procainamid

Handelsname	Novocamid
Indikation	Extrasystolie
Dosis	2—4 g/Tag p.o.
Wirkungsdauer	3—4 Std
Halbwertzeit	3 Std
Therapeutischer Plasmaspiegel	4—8 µg/ml
Eiweißbindung	15%
Niereninsuffizienz	Halbwertzeit +
Bevorzugter Wirkungsort	Kammern, Reizleitung
Hämodynamik	Kontraktilität —
	Herzminutenvolumen —
	AV-Überleitungsgeschwindigkeit (—)
Nebenwirkungen	Häufigkeit 30%
	Kammertachykardie
	Asystolie
	Blutdruckabfall
	Erbrechen
	Diarrhoe
	Agranulozytose
	L.e.-ähnliches Syndrom

+ Zunahme, — Abnahme, 0 keine Änderung der erwähnten Meßgröße, (—) Effekt geringgradig bzw. fraglich

Effekt zu erwarten. Diese Verhältnisse machen es verständlich, daß bei unterschiedlichen Dosierungsschemata erheblich voneinander abweichende Ergebnisse über die antiarrhythmische Wirkung von Procainamid gewonnen wurden [15].

Procainamid wirkt vorwiegend auf die Herzkammern und das Reizleitungssystem. Kontraktilität, Herzminutenvolumen und AV-Überleitungsgeschwindigkeit nehmen ab. Bei etwa 30% der Patienten treten Nebenwirkungen auf in Form von Kammertachykardien, bradykarden Rhythmusstörungen, Blutdruckabfall, gastrointestinalen Symptomen. Selten kommt es zu Leukopenie- oder Agranulozytose. In einigen Studien wurden bei mehr als 50% der Patienten, die Procainamid länger als 2 Monate erhielten, antinukleäre Antikörper und Lupes erythematodes-Zellen nachgewiesen. Selten entwickelten sich klinische Zeichen eines Lupes erythematodes disseminatus. Es ist nicht sicher, ob das durch Procainamid induzierte L. e.-ähnliche Syndrom in jedem Fall nach Absetzen des Antiarrhythmikums wieder verschwindet. Daher sind bei Langzeittherapie mit Procainamid serologische Kontrolluntersuchungen angezeigt, damit das Präparat frühzeitig abgesetzt werden kann.

Diphenylhydantoin ([18, 22], Tabelle 3)

Diphenylhydantoin wird hauptsächlich intravenös oder auch oral bei ventrikulären Extrasystolen appliziert. Halbwertszeit und dementsprechend die Wirkungsdauer sind relativ lang. Es gibt eine empfindliche und spezifische gaschromatographische Methode zur Messung seiner Plasmakonzentrationen. Der therapeutische Plasmaspiegel liegt zwischen 10 und 20 µg/ml. Die Bindung an Plasmaeiweißkörper ist vergleichsweise hoch. Diphenylhydantoin gehört zu den wenigen Medikamenten, deren Halbwertszeit bei Niereninsuffizienz verkürzt ist. Eine Änderung der üblichen Dosierung ist jedoch bei Einschränkung der Nierenfunktion im allgemeinen nicht erforderlich.

Das Arzneimittel wirkt vorzugsweise auf die Herzkammern. Kontraktilität und Herzminutenvolumen nehmen allenfalls geringgradig ab. Diphenylhydantoin hat bei intravenöser Applikation einen gefäßerweiternden Effekt. Die AV-Über-

Tabelle 3. Diphenylhydantoin

Handelsname	Epanutin, Phenhydan, Zentropil
Indikation	Extrasystolie
Dosis	125 mg i.v.
	400 mg/Tag p.o.
Wirkungsdauer	24 Std
Halbwertzeit	24 Std
Therapeutischer Plasmaspiegel	10—20 µg/ml
Eiweißbindung	90%
Niereninsuffizienz	Halbwertzeit —
Bevorzugter Wirkungsort	Kammern
Hämodynamik	Kontraktilität (—)
	Herzminutenvolumen (—)
	Gefäßerweiterung
	AV-Überleitungsgeschwindigkeit +
Nebenwirkungen	Häufigkeit 20%
	Bradykardie
	Asystolie
	Kammerflimmern
	Blutdruckabfall
	Nystagmus
	Ataxie
	Verwirrtheit

+ Zunahme, — Abnahme, 0 keine Änderung der erwähnten Meßgröße, (—) Effekt geringgradig bzw. fraglich

leitungsgeschwindigkeit nimmt häufig zu, insbesondere, wenn dieser Parameter unter dem Einfluß von Herzglykosiden reduziert ist [11, 22]. Daher kann Diphenylhydantoin besonders bei digitalisinduzierten ventrikulären Extrasystolen eingesetzt werden. Es ist jedoch zu berücksichtigen, daß dieses Antiarrhythmikum besonders in höheren Dosen die AV-Überleitungszeit bis zum AV-Block verlängern kann. Nebenwirkungen treten in einer Häufigkeit von etwa 20% auf. Nystagmus ist ein Frühsymptom für überhöhte Plasmaspiegel, die dann meist zwischen 20 und 30 µg/ml liegen [20].

Es gibt eine Reihe klinisch bedeutsamer Interaktionen zwischen Diphenylhydantoin und anderen Pharmaka [10, 20]. Cumarinderivate, Chloramphenicol, Diazepan (Valium®) sowie die Tuberkulostatika Paraaminosalicylsäure (Pasalon®, PAS-Natrium®) und Isonikotinsäurehydrazid (Neoteben®, Rimifon®) hemmen den Metabolismus von Diphenylhydantoin und führen daher bei manchen Patienten trotz Verabreichung normaler Dosen zu überhöhten Plasmaspiegeln des Antiarrhythmikums. Die Folge davon können Symptome sein, wie sie unter Nebenwirkungen aufgeführt sind. Phenobarbital (Luminal®) beschleunigt durch Induktion von Leberenzymen den Metabolismus von Diphenylhydantoin. Diese Arzneimittelinteraktion kann ineffektive Plasmaspiegel von Diphenylhydantoin trotz Applikation der üblichen Dosen bedingen.

Lidocain ([17, 18, 22], Tabelle 4)

Lidocain wird bevorzugt bei Kammertachykardie und ventrikulärer Extrasystolie eingesetzt. Halbwertszeit und Wirkungsdauer sind mit 1 bis 2 Std sehr kurz. Das Pharmakon wird daher zweckmäßigerweise nach Verabreichung einer Initialdosis intravenös infundiert. Die Substanz ist oral unwirksam. Anders als bei den bisher erwähnten Antiarrhythmika besteht keine enge Beziehung zwischen Plasmaspiegel und Effekt. Dies mag darauf beruhen, daß in vivo aus Lidocain ein Metabolit, das Monoäthylxylidid, entsteht [5]. Dieses Folgeprodukt ist selbst

Tabelle 4. Lidocain

Handelsname	Xylocain
Indikation	Kammertachykardie
	Extrasystolie
Dosis	100 mg i.v., dann 1—3,5 mg/min
Wirkungsdauer	1—2 Std
Halbwertzeit	1,5—2 Std
Therapeutischer Plasmaspiegel	2—6 µg/ml
Eiweißbindung	60%
Niereninsuffizienz	Halbwertzeit 0
Bevorzugter Wirkungsort	Kammern
Hämodynamik	Kontraktilität (—)
	Herzminutenvolumen (—)
	AV-Überleitungsgeschwindigkeit 0
Nebenwirkungen	Häufigkeit 20%
	AV-Block
	Blutdruckabfall
	Sedation
	Sehstörungen
	Coma
	Krämpfe

+ Zunahme, — Abnahme, 0 keine Änderung der erwähnten Meßgröße, (—) Effekt geringgradig bzw. fraglich

antiarrhythmisch wirksam und wird mit der üblichen gaschromatographischen Bestimmungsmethode für Lidocain nicht miterfaßt. Niereninsuffizienz beeinflußt die Halbwertszeit von Lidocain nicht. Dagegen kann die Halbwertszeit des Medikaments erheblich verlängert sein bei manifester Herzinsuffizienz und bei Lebererkrankungen. Bei Patienten mit diesen Krankheiten treten auch gehäuft Nebenwirkungen des Arzneimittels auf. Es ist daher bei der Dosierung besondere Vorsicht geboten.

Lidocain wirkt bevorzugt auf die Herzkammern. Die Kontraktilität und das Herzzeitvolumen nehmen allenfalls nur geringgradig ab. Die AV-Überleitungsgeschwindigkeit ändert sich in der Regel nicht. Dennoch kann Lidocain bei manchen Patienten AV-Überleitungsstörungen verursachen. Nebenwirkungen treten insgesamt bei etwa 20% der mit dem Antiarrhythmikum behandelten Patienten auf. Tierversuche haben gezeigt, daß Lidocain nur langsam aus dem Blut ins Zentralnervensystem eindringt. Dies könnte erklären, warum die zentralnervösen Nebenwirkungen des Antiarrhythmikums gelegentlich erst nach längerer Infusionsdauer auftreten. Lidocain verstärkt ähnlich wie Chinidin die neuromuskulärblockierende Wirkung von Succinylcholin [10].

Propranolol ([7, 9, 18], Tabelle 5)

β-Rezeptorenblocker werden seit Jahren bei Herzrhythmusstörungen therapeutisch eingesetzt. Als Beispiel sollen die Eigenschaften des Propranolols dargestellt werden. Das Pharmakon wird vor allem bei supraventrikulären Tachykardien eingesetzt. Intravenös können 5 bis 10 mg als Einzeldosis, per os zur Rezidivprophylaxe 30 bis 160 mg/Tag gegeben werden. Anders als bei dem Einsatz zur Therapie der Hypertonie ist von einer Erhöhung der Tagesdosis über 160 mg hinaus kein verstärkter Effekt zu erwarten. Die Wirkungsdauer beträgt etwa 6 Std, so daß die Tagesdosis auf 4 Einzeldosen verteilt werden muß. Die therapeutischen Plasmaspiegel liegen mit Werten zwischen 20 und 100 ng/ml niedriger als bei den bisher genannten Antiarrhythmika. Daher bereiten die Verfahren zur Bestimmung von Propranolol größere methodische Schwierigkeiten. Propranolol ist stark an Plasmaeiweißkörper gebunden. Niereninsuffizienz ändert die Halbwertzeit des Pharmakons nicht.

Tabelle 5. Propranolol

Handelsname	Dociton
Indikation	supraventrikuläre Tachykardie
Dosis	5—10 mg i.v.
	30—160 mg/Tag p.o.
Wirkungsdauer	6 Std
Halbwertzeit	3 Std
Therapeutischer Plasmaspiegel	20—100 ng/ml
Eiweißbindung	93%
Niereninsuffizienz	Halbwertzeit 0
Bevorzugter Wirkungsort	Vorhöfe, Reizleitung
Hämodynamik	Kontraktilität —
	Herzminutenvolumen —
	AV-Überleitungsgeschwindigkeit —
Nebenwirkungen	Häufigkeit 15%
	Herzinsuffizienz
	Bradykardie
	Bronchospastik

+ Zunahme, — Abnahme, 0 keine Änderung der erwähnten Meßgröße, (—) Effekt geringgradig bzw. fraglich

Propranolol wirkt vorzugsweise auf Vorhöfe und Reizleitungssystem. Kontraktilität, Herzminutenvolumen und AV-Überleitungsgeschwindigkeit nehmen ab. Nebenwirkungen treten in einer Häufigkeit von etwa 15% auf. Die wichtigsten, weil bedrohlichsten, sind Herzinsuffizienz, bradykarde Rhythmusstörungen und die Verstärkung einer bereits bestehenden Bronchoplastik. Patienten mit bradykarden Rhythmusstörungen oder mit Bronchospastik sollten nicht mit Propranolol behandelt werden. Herzinsuffiziente Patienten müssen vor Beginn der Therapie mit dem β-Rezeptorenblocker digitalisiert werden. Empfehlenswert ist in jedem Fall der Beginn der oralen Therapie mit 40 bis 60 mg Propranolol täglich. Die Dosis kann dann im Abstand von jeweils 1 bis 3 Tagen gesteigert werden. Falls überhaupt, treten die bedrohlichen Nebenwirkungen des Propranolols im allgemeinen bei Tagesdosen unter 100 mg auf.

Das Propranololmolekül besitzt ein asymmetrisches Kohlenstoffatom. Es gibt daher ein linksdrehendes und ein rechtsdrehendes Isomer des Pharmakons. Im Handel befindet sich das Razemat. Das linksdrehende Propranolol besitzt die β-adrenolytischen Eigenschaften. Diese werden als Ursache für die unerwünschte Abnahme des Herzzeitvolumens angesehen. Rechtsdrehendes Propranolol hat allenfalls einen sehr geringen β-Rezeptoren-blockierenden Effekt. Trotzdem hat rechtsdrehendes Propranolol eine antiarrhythmische Wirkung, besonders bei digitalisinduzierten Arrhythmien [1, 12, 16]. Die Substanz führt bei Plasmaspiegeln von 23 ng/ml ebenfalls zu einer Abnahme von Herzminutenvolumen und Herzfrequenz (Abb. 1). Der Effekt auf diese Parameter entspricht quantitativ in etwa der Wirkung vergleichbarer Plasmaspiegel von razemischem Propranolol [21].

Schlußbemerkungen

Zusammenfassend kann man im Hinblick auf die eingangs genannten wünschenswerten Eigenschaften von Antiarrhythmika feststellen, daß es kein Pharmakon gibt, daß alle Herzrhythmusstörungen ausreichend gut beeinflußt. Dies gilt auch für die hier nicht erwähnten Medikamente Ajmalin (Gilurytmal®) und Verapamil (Isoptin®). Die Nebenwirkungshäufigkeit von Antiarrhythmika liegt

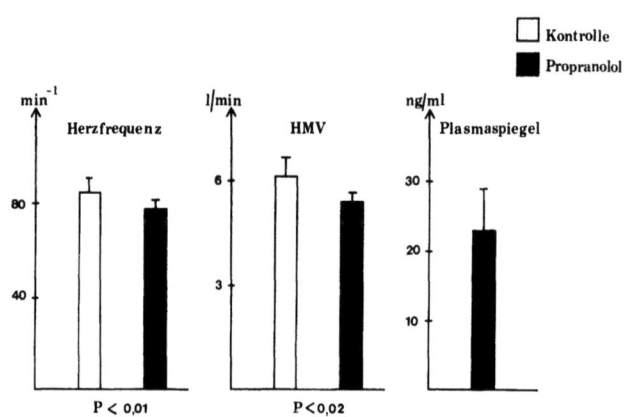

Abb. 1. Die hämodynamischen Wirkungen von 5 mg rechtsdrehendem Propranolol wurden bei 6 Pat. ohne Zeichen einer Herzinsuffizienz untersucht. Die Messungen erfolgten 5 min nach intravenöser Verabreichung der Substanz. Das Herzminutenvolumen wurde mit Hilfe der Farbstoffverdünnungsmethode bestimmt. Die Propranololplasmaspiegel wurden spektralfluorometrisch gemessen. Dargestellt sind Mittelwerte und mittlerer Fehler des Mittelwerts. P ist die Signifikanz des Unterschieds [21]

in einem Bereich, mit dem man auch bei anderen Medikamentengruppen rechnen muß. Die enterale Resorption ist bei allen genannten Substanzen mit Ausnahme des Lidocains gut. Der Wirkungseintritt ist rasch genug. Die Wirkungsdauer ist besonders beim Procainamid, beim Lidocain und beim Propranolol ungünstig. Eine Toleranzentwicklung ist bei keiner der Substanzen bekannt. Besonders Chinidin und Diphenylhydantoin sind an klinisch bedeutsamen Arzneimittelinteraktionen beteiligt. Ein ideales Antiarrhythmikum gibt es heute noch nicht.

Literatur

1. Amor, H., Dienstl, F., Judmaier, G., Schwingshackl, H.: Dtsch. med. Wschr. **94**, 2669 (1969). — 2. Bender, F.: Naunyn-Schmiedeberg's Arch. Pharmakol. **269**, 282 (1971). — 3. Bleifeld, W.: Naunyn-Schmiedeberg's Arch. Pharmakol. **269**, 282 (1971). — 4. Breithardt, G., Loogen, F., Seipel, L.: Z. Kardiol. **63**, 401 (1974). — 5. Burney, R. G., Di Fazio, C. A., Peach, M. J., Petrie, K. A., Silvester, M. J.: Amer. Heart J. **88**, 765 (1974). — 6. Chien, Y. W., Lambert, H. W., Karim, A.: J. pharm. Sci. **63**, 1877 (1974). — 7. Coltart, D. J., Gibson, D. G., Shand, D. G.: Brit. med. J. **1**, 490 (1971). — 8. Crouthamel, W. G.: New Engl. J. Med. **290**, 1379 (1974). — 9. Halter, J., Pfisterer, M., Nager, F.: Schweiz. med. Wschr. **104**, 1554 (1974). — 10. Hansten, P. D.: Drug interactions. Philadelphia: Lea and Febiger 1972. — 11. Heidenreich, O.: Therapiewoche **21**, 2 (1972). — 12. Howitt, G., Husaini, M., Rowlands, D. J., Logan, W. F. W. E., Shanks, R. G., Evans, M. G.: Amer. Heart J. **76**, 736 (1968). — 13. Kessler, K. M., Lowenthal, D. T., Warner, H., Gibson, T., Briggs, W., Reidenberg, M. M.:

New Engl. J. Med. 290, 706 (1974). — 14. Koch-Weser, J., Klein, S. W.: J. Amer. med. Ass. 215, 1454 (1971). — 15. Koch-Weser, J., Klein, S. W., Foo-Canto, L. L., Kastor, J. A., De Sanctis, R. W.: New Engl. J. Med. 281, 1254 (1969). — 16. Lucchesi, B. R.: J. Pharmacol. exp. Ther. 148, 94 (1965). — 17. Marks, V., Lindup, W. E., Baylis, E. M.: Advances clin. Chem. 16, 47 (1973). — 18. Moss, A. J., Patton, R. D.: Antiarrhythmic agents. Springfield: Thomas 1973. — 19. Rahn, K. H.: Naunyn-Schmiedeberg's Arch. Pharmak. 269, 247 (1971). — 20. Rahn, K. H.: Klinik der Gegenwart 8, 1 (1973). — 21. Rahn, K. H., Kersting, F., Lamberts, B., Seyberth, H. J.: In: Hypertension (eds. A. Distler, H. P. Wolff), S. 248. Stuttgart: Thieme 1974. — 22. Singh, B. N., Hauswirth, O.: Amer. Heart J. 87, 367 (1974).

Klinik und Therapie tachycarder Rhythmusstörungen einschließlich WPW-Syndrom

Schlepper, M. (Kerckhoff-Klinik, Bad Nauheim)

Referat

Eine Tachycardie liegt dann vor, wenn die ventrikuläre Frequenz einen Wert von 90 bis 100/min überschreitet. Diese Definition ist für die Förderleistung des Herzens die allein maßgebende. Die aktuelle Frequenz und die Dauer der Tachycardie sind jedoch nur einer der bestimmenden Faktoren für das klinische Bild. Bei Vorhofstimulation und in annähernd gleicher Weise auch bei ventrikulärer Stimulation wird zunächst die Verminderung des Schlagvolumens durch die Zunahme der Frequenz kompensiert, und das Herzzeitvolumen bleibt gleich. Ab einer individuell sehr schwankenden kritischen Frequenz, die im Mittel etwa bei 140/min liegt, nimmt das Schlagvolumen stärker ab als die Frequenz zunimmt, und dann sinkt das Herzzeitvolumen.

Ist jedoch die Myocardfunktion selbst gestört, kann ein veränderter Kontraktionsmechanismus bei ventrikulärer Stimulation oder entsprechend ventrikulärer Tachycardie die Hämodynamik schon bei niedrigen Frequenzen stärker beeinträchtigen [1, 2]. Eine regelmäßige Schlagfolge wird dabei von einem in seiner Funktion gestörten Herzen wesentlich besser toleriert. Auch diese Aussage ist nur allgemein, nicht aber für den Einzelfall gültig. Bei einer an Mitralstenose erkrankten Patientin mit einem Ruhedruckgradienten über die Mitralklappe von 20 mm Hg und einem Cardiac-Index von ca. 2,5 l/min/m² Körperoberfläche bewirkt eine atriale Stimulation bei einer Frequenz von 125 eine Erhöhung des Druckgradienten auf 28 mm Hg. Der Cardiac-Index nimmt dabei nur auf 2,2 ab. Eine rechtsventrikuläre Stimulation erhöht den Druckgradienten auf 33 mm Hg, ohne das Herzzeitvolumen weiter nennenswert zu senken. Auch bei 140/min nimmt sowohl bei Vorhof- als auch ventrikulärer Stimulation der Druckgradient weiter zu, ohne daß es zu einer nennenswerten Verminderung des Cardiac-Index kommt. Auch unter Berücksichtigung der bei Vorhofstimulation längeren PQ-Zeit der ineffektiveren atrialen Kontraktion kompensiert die Erhöhung des Druckgradienten die verkürzte diastolische Füllungszeit. Bei einem Patienten mit Aortenstenose und einem Druckgradienten von 72 mm Hg bei einem Cardiac-Index von 2,2 bei Sinusrhythmus von 100/min bewirkt eine Vorhofstimulation von 125/min eine geringfügige Abnahme des Druckgradienten bei gleichem Cardiac-Index. Eine gleichfrequente ventrikuläre Stimulation dagegen läßt den Druckgradienten weiter absinken und ebenfalls das Herzzeitvolumen. Bei 140/min senken beide Stimulationsarten sowohl den Druckgradienten als auch den Cardiac-Index, so daß die hämodynamische Auswirkung zwischen ventrikulärer und supraventrikulärer Stimulation in diesem Frequenzbereich bereits verwischt ist [3] (Abb. 1).

Ebenso wesentlich wie der Funktionszustand des Myocards ist die Anpassung des Kreislaufes oder im Einzelfall eines erkrankten Teilabschnittes. Die bisher vorliegenden tierexperimentellen Befunde bedürfen größtenteils der Nachprüfung am Menschen, erklären aber die klinischen Befunde und die anamnestischen Angaben der Patienten, die unter Tachycardien zu leiden haben. Höhere Herzfrequenz verringert die Durchblutung im Coronarkreislauf, in den Mesenterialarterien und in den Nieren [4]. Schon geringe Beschleunigungen der Frequenz genügen bei ventrikulärem Reizursprung, um die Coronardurchblutung zu Beginn der Tachycardie abfallen zu lassen. Distal einer Stenose wurde der Perfusions-

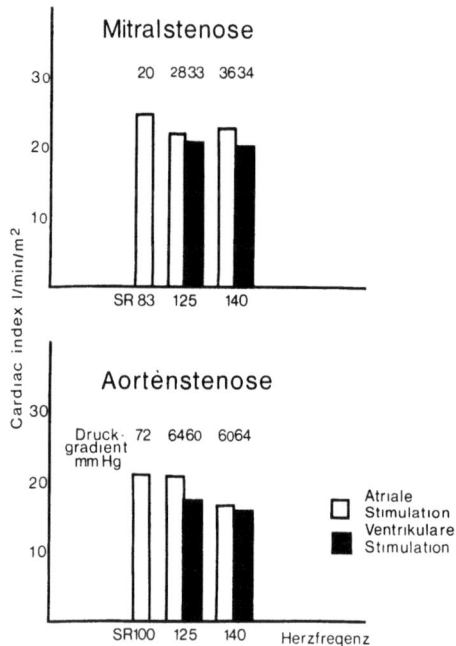

Abb. 1. Veränderungen des diastolischen bzw. systolischen Druckgradienten des Cardiac-Index unter rechtsseitiger Vorhof- und Ventrikelstimulation mit unterschiedlichen Frequenzen bei 1 Pat. mit Mitralstenose (M. Sch., 34 Jahre, weiblich, oben) und 1 Pat. mit valvulärer Aortenstenose (L. M., 46 Jahre, männlich, unten). Beide mit Schweregrad II—III (s. Text)

druck im Versorgungsgebiet der Kollateralen bei Werten um Null gefunden. Klagen der Patienten über Angina pectoris, Reduktion der Urinausscheidung und Oppressionsgefühl im Abdomen bis zum Auftreten von Meteorismus und Leberschwellung werden durch adäquate oder inadäquate Gefäßanpassung an das verminderte HZV verständlich. Besonders gravierend sind die Auswirkungen der Rhythmusstörung auf den Zerebralkreislauf. Extra- und intracranielle subkritische Stenosen können bei Abfall des Blutdruckes zu kritischen Passagehindernissen werden und zur Ursache von Verwirrtheitszuständen, Synkopen oder Apoplexen [5]. Das klinische Bild einer Tachycardie wird also von mehreren Faktoren bestimmt.

1. Von Frequenz und Dauer der Tachycardie.
2. Vom Reizursprung der Tachycardie und damit vom gestörten Kontraktionsablauf.

3. Vom Funktionszustand des Myocards.
4. Von der Anpassungsfähigkeit des Kreislaufes oder einer seiner Teilabschnitte.

Da die Tachycardie selbst die Ursache des klinischen Bildes ist, ist es nutzlos, die einzelnen Symptome behandeln zu wollen, und sicher sind Maßnahmen, z. B. eine Angina pectoris durch Nitrite bekämpfen zu wollen, kontraindiziert, da sie durch periphere Vasodilatation den Blutdruck weiter erniedrigen und die erkrankten Partialkreisläufe dadurch stärker beeinträchtigt werden.

Da die Therapie bei Bestehen einer Tachycardie nur auf die Beendigung der Rhythmusstörung zu zielen hat, die Behandlung aber bei supraventrikulären und ventrikulären Tachycardien und entsprechend dem pathophysiologischen Mechanismus unterschiedlich sein kann, sollten Diagnose und Kenntnis der Pathophysiologie bekannt sein.

Die Diagnose einer suprabifurkationalen oder supraventrikulären Tachycardie ist dann leicht, wenn die QRS-Komplexe weder verbreitert noch Achsenabweichungen zeigen und sich entweder orthograd oder retrograd erregte Vorhof-

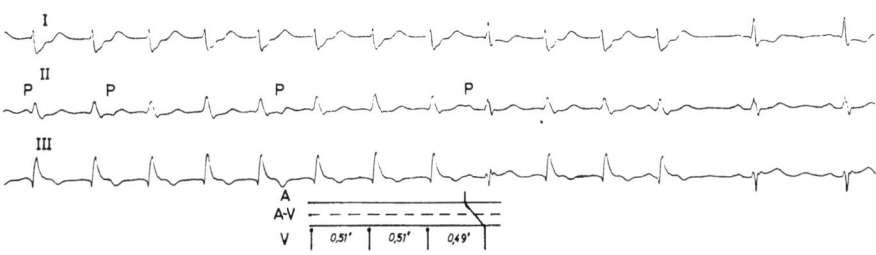

Abb. 2. In eine ventrikuläre Tachycardie mit einem RR-Abstand von 0,51 sec fällt vorzeitig nach 0,49 sec eine vom Sinusknoten kommende Erregung mit normalisiertem QRS-Komplex ein (vgl. QRS nach Beendigung der Tachycardie). Durch diese vom Ventrikel eingefangene vorzeitige Sinuserregung (captured beat) wird der ventrikuläre Ursprung der Tachycardie erwiesen und eine aberrante Leitung bei supraventrikulärer Tachycardie mit AV-Leitungsstörung ausgeschlossen

depolarisationen in bestimmter Sequenz (1:1 bis 1:n) den QRS-Komplexen zuordnen lassen. Die fehlende Verbreiterung von QRS allein spricht nicht gegen einen ventrikulären Reizursprung, da bei Ursprung hoch im posterioren Faszikel des linken Schenkels QRS 0,10″ betragen kann, die Achse sich aber im Sinne eines linksanterioren Hemiblocks mit Rechtsverspätung verschiebt [6]. Die größere Schwierigkeit liegt in der Unmöglichkeit, bei ventrikulärer aberranter Erregung und regelmäßig zuzuordnenden P-Wellen zwischen ventrikulären und supraventrikulären Tachycardien zu unterscheiden. Nur wenn der Nachweis einer orthograden Erregungsfolge von den Vorhöfen zu den Kammern, z. B. mit intracardialen Ableitungen, gelingt, ist die Diagnose der supraventrikulären Reizentstehung gesichert. Die retrograde Erregung der Vorhöfe kann sowohl bei suprabifurkationalem Reizursprung als auch bei Kammertachycardien vorhanden sein. P-Wellen ohne Beziehung zum QRS-Komplex kommen bei ventrikulärer Tachycardie nur dann vor, wenn gleichzeitig eine AV-Dissoziation besteht. Eine solche kann aber auch bei kreisenden Erregungen im AV-Knoten selbst vorhanden sein. Die Diagnose einer ventrikulären Tachycardie wird eindeutig nur durch den Nachweis früher einfallender normal konfigurierter QRS-Komplexe mit vorausgehenden P-Wellen (captured beats). Nur in diesem Falle wird eine aberrante Leitung im His-Purkinje-System ausgeschlossen (Abb. 2).

Die Differentialdiagnose zwischen suprabifurkationaler und infrabifurkationaler Tachycardie läßt sich genauer als durch das herkömmliche EKG mit intracardialen Ableitungen aus den einzelnen Herzabschnitten und vom spezifischen ELS klären. In Verbindung mit programmierter atrialer und ventrikulärer Stimulation vermag die Methode eindeutige Hinweise auf den zugrunde liegenden elektrophysiologischen Mechanismus zu geben [7, 8]. Generell können zwei Vorgänge zur Tachycardie führen:

1. Gesteigerte Automatie entweder eines untergeordneten Schrittmachers im Sinne einer echten aktiven Heterotopie, oder durch Rückerwerb von Schrittmachereigenschaften im normalen Arbeitsmyocard. Dehnung der Muskelzellen, Hypoxie, Elektrolytstörungen und Intoxikationen können solche Schrittmachereigenschaften provozieren [9].

2. Durch das Ingangkommen kreisender Erregungen.

Dieser heute für die meisten supraventrikulären paroxysmalen Tachycardien und viele Formen der ventrikulären Tachycardien bewiesene Vorgang ist an eine Reihe von elektrophysiologischen Voraussetzungen gebunden. Es müssen zwei parallel leitende Bahnen vorhanden sein, die sich hinsichtlich Refraktärität und Leitungsgeschwindigkeit unterscheiden. Eine diese dissoziierten Leitungsbahnen treffende Erregung findet eine Bahn refraktär — es besteht ein funktioneller unidirektionaler Block — und durchläuft die andere mit langsamer Geschwindigkeit. Sie kann die orthograd blockierte Bahn bei Erreichen der gemeinsamen Mündungsstelle beider Bahnen außerhalb der Refraktärität antreffen und diese nun retrograd durchlaufen. Es kommt zur Wiedererregung eines schon vorher durch die gleiche Erregung depolarisierten Bezirkes, eine Echoerregung tritt auf. Wird nun die andere Bahn erneut orthograd durchlaufen, schließt sich der Erregungskreis, und die Tachycardie kann sich selbst unterhalten. Das Erregungsintervall und damit die Frequenz einer solchen Tachycardie entspricht der Summe der Laufzeiten der Erregung in den einzelnen, den Kreis formenden Strukturen. Dies Intervall muß länger sein als die Refraktärität in jedem einzelnen Teil des Re-Entry-Kreises, so daß die Erregungsfront stets auf depolarisationsfähiges Gewebe trifft. Bei Patienten mit paroxysmal auftretenden supraventrikulären Tachycardien sprechen die Befunde für das Vorliegen einer funktionellen Längsdissoziation im AV-Knoten-Bereich selbst und bestätigen damit die im Tierexperiment erhobenen Befunde [10, 11, 12]. Dieses Konzept der doppelten oder mehrfachen AV-Überleitung wird am Beispiel einer 59jährigen Patientin mit supraventrikulären paroxysmalen Tachycardien deutlich (Abb. 3). Wird bei einer Basisfrequenz von 100/min eine atriale Zusatzerregung mit 340 msec angekuppelt, dann wird diese Erregung mit einer nodalen Verzögerung geleitet, das AH-Intervall beträgt 220 msec. Bei einer Verkürzung des Kupplungsintervalles um nur 10 msec verlängert sich das AH-Intervall sprunghaft auf 450 msec, und atriale Echos traten bei 300 msec Kupplungsintervall und einer nodalen Leitung von 490 msec auf und lösten eine supraventrikuläre Tachycardie aus. Offensichtlich läuft hier die Erregung zunächst über eine Bahn mit schnellerer Leitung und längerer Refraktärzeit, um dann über eine Bahn mit langsamer Leitung und kurzer Refraktärzeit zu verlaufen. Bei einer bestimmten kritischen Leitungsverzögerung sind die Voraussetzungen für das Ingangkommen einer Re-Entry-Tachycardie erfüllt. Die Erregung verläuft zunächst über die langsam leitende Bahn mit kurzer Refraktärzeit, um rückwärts die Bahn mit langer Refraktärzeit und schneller Leitung zu durchlaufen. Die Vorhöfe werden jetzt retrograd depolarisiert. Die durch das Kupplungsintervall bestimmte kritische Echozone kann sich ändern und ist z. B. von der Frequenz abhängig. Bei Erhöhung der Grundfrequenz auf 125/min trat die plötzliche Verlängerung der AH-Zeit auf 410 msec bei 350 msec Kupplungsintervall auf und führte sofort zum Auftreten von atrialen Echos und einer supraventrikulären Tachycardie. Die Verlängerung der Refraktärzeit mit steigender Frequenz ist typisch für den AV-Knoten selbst [13], und es kann daher aus einem solchen Befund geschlossen werden, daß die Längsdissoziation hier ausschließlich nodale Strukturen betrifft. In einer von uns untersuchten Patientengruppe fanden

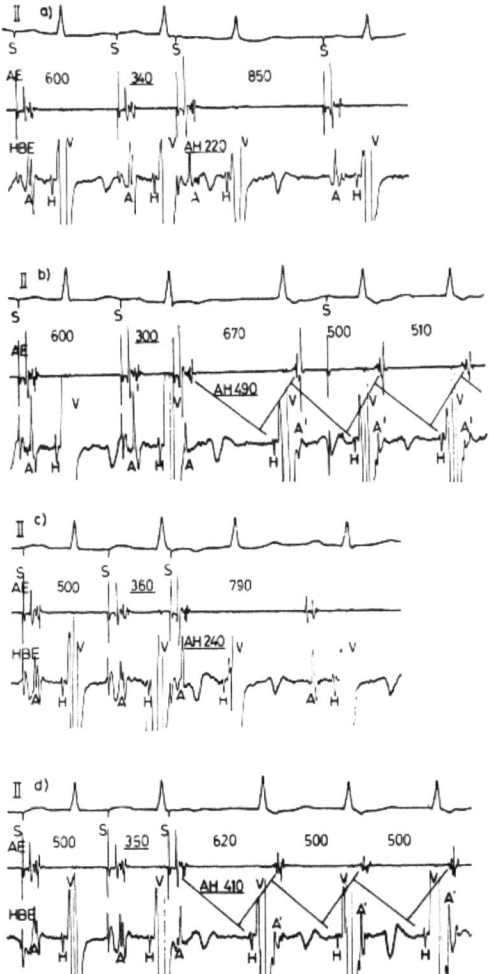

Abb. 3. Originalregistrierung von EKG (II), bipolarem EG aus dem cranialen Vorhof (AE) und vom Hisschen Bündel (HBE) bei einer 59jährigen Pat. Bei einer Basisfrequenz von 100/min wird eine mit 340 msec angekuppelte vorzeitige atriale Depolarisation mit einer üblichen nodalen Verzögerung (AH 220 msec) geleitet (3a). Bei einem Kupplungsintervall von 300 msec (3b) hat sich die AH-Zeit sprunghaft verlängert, es treten atriale Echo-Erregungen auf, und eine Tachycardie wird ausgelöst. Bei veränderter Basisfrequenz (120/min) verschiebt sich die Echozone, so daß jetzt die sprunghafte Verlängerung der nodalen Leitung (AH von 240 auf 410 msec) bei Kupplungsintervallen zwischen 360 und 350 msec auftritt und die Tachycardie ausgelöst wird (3c u. d; aus [14])

sich jedoch auch Fälle, wo sich die Refraktärperioden einer der Bahnen bei Frequenzanstieg verkürzten, und dieser Befund deutet darauf hin, daß hier Strukturen an der Dissoziation beteiligt sind, die elektrophysiologisch eher die Eigenschaft des His-Purkinje-Systems aufweisen [14]. Diese Befunde bestätigen die Untersuchungen von Spurrel u. Mitarb. [15], die bei Patienten mit und ohne verkürzter PQ-Zeit und ohne Δ-Welle solche fanden, deren Vorwärts- und Rückwärtsleitung nicht frequenzabhängig oder nach Verapamil-Gaben zunahm. Es lassen sich also offenbar bei einigen Patienten mit PQ-Zeiten unter 0,12 sec funktionelle Strukturen des Knotenbereiches selbst nachweisen, und bei solchen mit normaler PQ-Zeit können die Befunde auch für das Vorliegen von nicht nodalen Strukturen im Sinne echter akzessorischer AV-Verbindungen sprechen. Es ist daher wahrscheinlich, daß das LGL-Syndrom, das bisher durchweg zu den Präexzitationssyndromen gerechnet wurde, hinsichtlich der anatomischen und funktionellen Voraussetzungen uneinheitlich ist und keine geschlossene Krankheitsgruppe darstellt. Es bleibt aber die Tatsache, daß Patienten mit kurzer oder verkürzter PQ-Zeit auch ohne Δ-Welle signifikant gehäuft zu Tachycardien neigen.

Bei Vorliegen echter Präexzitationssyndrome ist die Sequenz der Erregungsausbreitung in bezug auf den zeitlichen Ablauf im Sinne der Vorzeitigkeit der Ventrikelerregung und/oder der Rechtortigkeit gestört. Umgeht der akzessorische Leitungsweg nur die nodale Zone der physiologischen Verzögerung und gewinnt Anschluß an das Hissche Bündel oberhalb der Bifurkation — wie man es allgemein für das LGL-Syndrom angenommen hat (Einschränkung siehe oben) —, werden die Ventrikel vorzeitig, aber rechtortig erregt. Liegen laterale Verbindungen, etwa nach Art des Kentschen Bündels, vor, erfolgt die Ventrikelerregung sowohl vorzeitig als auch nicht am rechten Ort. Die PQ-Zeit ist verkürzt, es besteht eine Δ-Welle, ein klassisches WPW-Syndrom liegt vor. Gehen akzessorische Erregungswege, wie z. B. Mahamfasern — deren funktionelle Bedeutung jedoch neuerdings in Frage gestellt wird [16] —, distal der Zone der physiologischen Verzögerung ab und gewinnen Anschluß an das freie Ventrikelmyocard, wird die PQ-Zeit normal sein, aber wegen der nicht rechtortigen Ventrikelerregung eine Δ-Welle bestehen.

Beim WPW-Syndrom werden die vom Sinusknoten ausgehenden Erregungen über zwei parallel verlaufende Bahnen auf die Kammern übergeleitet. Beim Typ A oder sternal positiven Typ verläuft die akzessorische Bahn allgemein zwischen linkem Vorhof und linkem Ventrikel und beim Typ B zwischen rechtem Vorhof und rechtem Ventrikel. Die Ventrikelerregungen stellt normalerweise eine Kombinationssystole aus zwei Erregungsfronten dar, wobei die eine über die akzessorische Bahn und die andere über den AV-Knoten und das His-Purkinje-System verläuft. Beide Bahnen haben unterschiedliche Leitungsgeschwindigkeit, da ja die Erregung in der akzessorischen Bahn nicht der physiologischen Verzögerung im AV-Knoten unterliegt. Sie haben aber auch unterschiedliche Refraktärzeiten, die durch Frequenzveränderungen different beeinflußt werden [17]. Zudem können akzessorische AV-Verbindunen dieses Typus eine ausgesprochene Heterodromie zeigen, d. h. ihre Leitungseigenschaften können in anterograder und retrograder Richtung erheblich bis zum unidirektionalen Block differieren [18, 19], ein Verhalten, das nach den experimentellen Untersuchungen von Fuente u. Mitarb. [20] über die Leitungseigenschaften akzessorischer Bahnen zu erwarten war.

Hinsichtlich des Auftretens von Tachykardien kommt den akzessorischen Leitungsbahnen bei WPW-Syndrom eine dreifache Bedeutung zu:

1. Sie können Teil eines Re-Entry-Kreises werden, in dem die akzessorische Bahn meist retrograd, seltener auch orthograd durchlaufen wird. Der Auslösungsmechanismus ist gleich dem bei supraventrikulären Tachycardien bei ausschließlicher Längsdissoziation des AV-Knotens. Vorzeitig induzierte oder spontane Extrasystolen atrialen oder ventrikulären Ursprungs treffen eine der parallelen Bahnen refraktär und werden über die andere verzögert geleitet, so daß es im oberen oder unteren gemeinsamen Leitungsweg zur Erregungsumkehr und zum Re-Entry kommen kann (Abb. 4). Wird die akzessorische Bahn retrograd durchlaufen, normalisiert sich der QRS-Komplex während der Tachycardie, wird diese

Bahn dagegen orthograd durchlaufen, entsteht während der Tachycardie das Vollbild der Präexzitation.

Eine medikamentöse Behandlung z. B. kann die Heterodromie so verstärken, daß die elektrokardiographischen Merkmale des WPW-Syndroms infolge unidirektionalen Blockes verschwinden. Dennoch kann auch dann eine Rückwärtsleitung

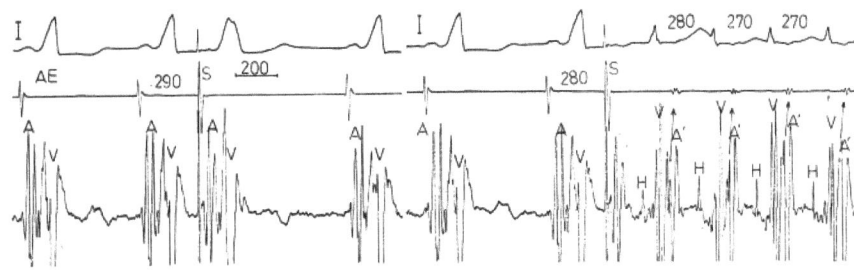

Abb. 4. Bei einer 17jährigen Pat. mit WPW-Syndrom, Typ B, wird eine mit 290 msec angekuppelte atriale Extrasystole vollständig über die akzessorische Bahn geleitet. Potentiale vom Hisschen Bündel sind weder bei dieser noch bei den vorausgehenden Erregungen zu sehen, da das Hissche Bündel über den AV-Knoten erst zu einem Zeitpunkt erreicht wird, wenn die ventrikuläre Depolarisation über die akzessorische Bahn eingetreten ist (linker Teil). Wird das Kupplungsintervall für die atriale Extrasystole um 10 msec auf 280 msec verkürzt, ist die Refraktärzeit der akzessorischen Bahn erreicht, und es kommt zu einer ausschließlichen Leitung über den normalen Erregungsweg mit Auftreten von H-Potentialen und normalisiertem QRS-Komplex; die Vorhöfe werden jetzt retrograd depolarisiert und die Tachycardie beginnt (Bezeichnung der Ableitungen wie in der vorhergehenden Abbildung)

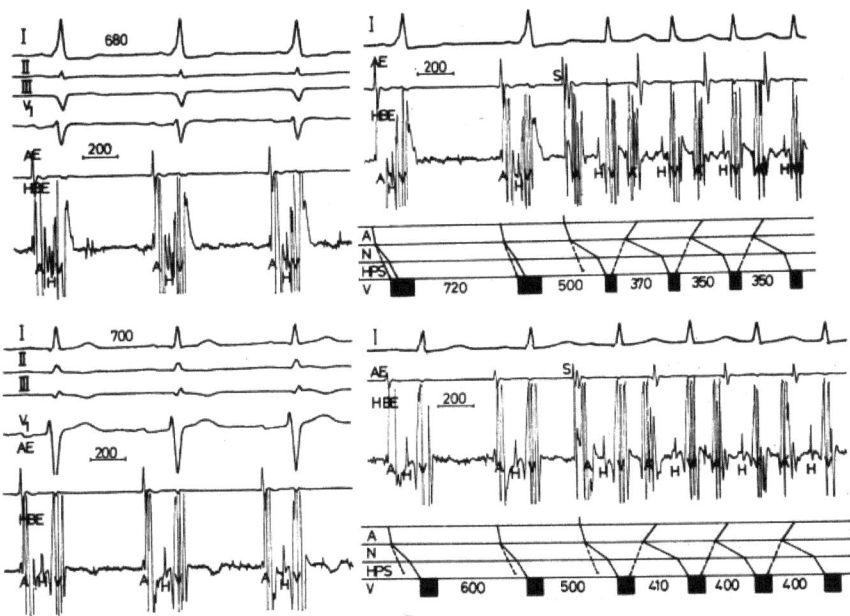

Abb. 5. EKG (Abl. I, II, III und V_1), atriales Elektrogramm (AE) und His-Bündel-Abl. (HBE) eines 44jährigen Pat. mit WPW-Syndrom, Typ B. Oben: Leerversuch; unten: nach Aprindinapplikation. Bereits bei Sinusrhythmus wird die anterograde Leitung der akzessorischen Bahn durch Aprindin blockiert, wie aus dem Verschwinden der Präexzitation ersichtlich ist. Dennoch bleibt die Leitfähigkeit der akzessorischen Bahn in retrograder Richtung erhalten und ermöglicht das Ingangkommen supraventrikulärer Re-Entry-Tachycardien, wenn die orthograde Leitungszeit atrialer Zusatzerregungen ausreichend verlängert ist. (Aus: Neuss, H., Schulze, V., Schlepper, M.: Herz/Kreislauf 6, 476 (1974)]

erfolgen und die Tachycardie bei veränderter Echozone in Gang kommen [21]. Ein Verschwinden der elektrokardiographischen Merkmale des WPW-Syndroms unter einer medikamentösen Therapie stellt also keine Gewähr dafür dar, daß die Tachycardien nicht mehr auftreten (Abb. 5).

Bei spontanem, unidirektionalem, orthogradem Block infolge ausgeprägter Heterodromie des akzessorischen Leitungsweges fehlen elektrokardiographisch alle Merkmale des WPW-Syndroms. Die erhaltene Rückwärtsleitung schafft aber auch hier die Voraussetzungen für das Auftreten von Tachycardien bei einem solchen verborgenen WPW-Syndrom. Im Falle eines 16jährigen Patienten (Abb. 6) ohne erkennbares WPW-Syndrom löst eine mit 360 msec angekuppelte atriale Extrasystole eine Tachycardie aus, der jedoch eine Leitungsverzögerung im His-

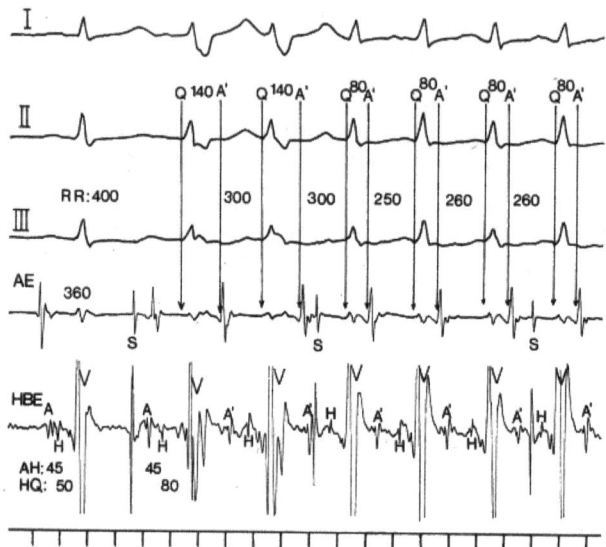

Abb. 6. EKG (I–III), bipolare Ableitung vom cranialen rechten Vorhof (AE) und vom Hisschen Bündel (HBE). Bei einem 16jährigen Pat. führt eine mit 360 msec angekuppelte atriale Zusatzerregung zu einer Leitungsverzögerung unterhalb des Hisschen Bündels und löst eine Tachycardie aus. Bei zunächst vorhandenem Rechtsschenkelblock beträgt die Rückwärtsleitung von den Kammern zu den Vorhöfen (QA'-Intervall) 140 msec, um sich bei Verschwinden der intraventrikulären Erregungsausbreitungsstörung schlagartig auf 80 msec zu verkürzen. Gleichzeitig nimmt, da der Erregungskreis nun kleiner geworden ist, die Tachycardiefrequenz zu. Die Befunde können mit einer akzessorischen Bahn zwischen rechtem Ventrikel und rechtem Vorhof erklärt werden, die nicht orthograd (A → V) leitet (aus [22])

Purkinje-System (HQ von 50 auf 80 msec) vorausgeht. Bereits dies spricht gegen eine nur auf den Knoten beschränkte Längsdissoziation. Zunächst tritt zu Anfang der Tachycardie ein funktioneller Rechtsschenkelblock auf, und während dieser intraventrikulären Erregungsausbreitungsstörung beträgt die retrograde Leitungszeit 140 msec, um sich abrupt mit Normalisierung von QRS auf 80 msec zu verkürzen, wobei entsprechend dieser Verkürzung die Frequenz zunimmt. Dieser Befund kann nur durch die Existenz einer rechtsseitigen akzessorischen Bahn erklärt werden, deren rechtsventrikuläre Mündung bei Rechtsschenkelblock erst später von der Erregung zur Rückwärtsleitung erreicht wird, so daß sich daraus der Zusammenhang einer wechselnden Rückwärtsleitung und Frequenz mit der intraventrikulären Erregungsausbreitung erklärt [22].

2. Die Erregung erfährt in der akzessorischen Bahn keine physiologische Verzögerung, und dadurch können Erregungen von schnellen atrialen Reizbildungen

ausgehend ohne Passage des AV-Filters ungehindert die Kammern erreichen, zu Kammertachycardie führen und evtl. ein tödliches Kammerflimmern auslösen. Dies gilt insbesondere für das Auftreten von Vorhofflimmern, das nach Laham [23] bei 11,5% der Patienten mit WPW-Syndrom gefunden wird. Die dabei resultierende Kammerfrequenz hängt im wesentlichen von der Refraktärperiode der akzessorischen Bahn ab. Nach Wellens u. Durrer [24] besteht eine strenge Beziehung zwischen der effektiven Refraktärperiode der anomalen Bahn und dem kürzesten RR-Intervall bei Vorhofflimmern. Daraus ergeben sich therapeutische Konsequenzen. Bei Auftreten von Vorhofflimmern bei WPW-Syndrom und hohen Kammerfrequenzen muß defibrilliert werden. Eine medikamentöse Behandlung mit Verapamil ist hier kontraindiziert, da dieses Medikament die Leitungseigen-

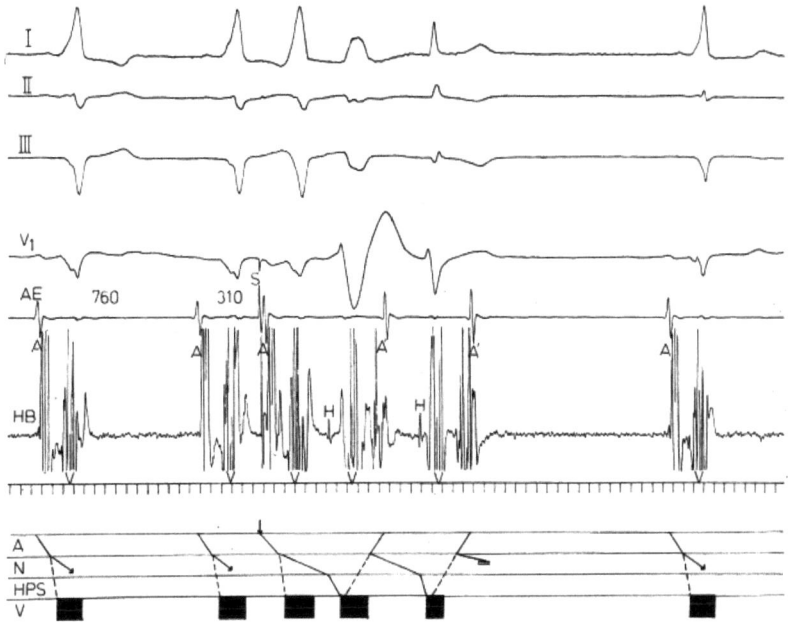

Abb. 7. Doppelte Ventrikelerregung auf eine vorzeitig ausgelöste atriale Zusatzerregung (Kupplungsintervall 310 msec) infolge stark differierender Leitungseigenschaften von akzessorischer und normaler Leitungsbahn. Im Leiterdiagramm sind die Erregungswege eingezeichnet. (Symbole wie in den vorangegangenen Abl., s. Text; aus [25])

schaften der akzessorischen Bahn verbessern kann [21]. Ist eine kurze effektive Refraktärperiode bei solchen Patienten nachgewiesen, dann müssen Faktoren, die das Auftreten von Vorhofflimmern begünstigen, chirurgisch oder medikamentös, z. B. durch Prophylaxe mit Chinidin und procainamidähnlichen Substanzen hintangehalten werden. Dieser therapeutische Ansatz trifft sich mit dem Bemühen einer Prophylaxe von Extrasystolen, die als Hauptauslöser für kreisende Erregungen anzusehen sind.

3. Ventrikuläre Tachycardien können bei WPW-Syndrom dadurch ausgelöst werden, daß bei stark unterschiedlichen Leitungsgeschwindigkeiten, wie z. B. bei supranormaler Leitung über die akzessorische Bahn, das Ventrikelmyocard zu einem Zeitpunkt erregt wird, wenn das His-Purkinje-System noch teilweise refraktär ist. Bei einem Patienten mit rechtsseitiger anomaler AV-Verbindung (Typ B) (Abb. 7) wird eine mit 310 msec angekuppelte induzierte atriale Extrasystole sofort über die akzessorische Bahn geleitet, kann aber infolge Refraktärität

des rechten Schenkels diesen nicht retrograd durchlaufen, erreicht den linken über das freie Ventrikelmyocard jedoch schon außerhalb der Refraktärität. Die gleichzeitig verzögert über die normale Bahn geleitete Erregung führt daher zu einem QRS-Komplex mit Linksschenkelblockkonfiguration. Die Erregung wird über die akzessorische Bahn retrograd geleitet und führt zu einem atrialen Echo und zu einer normalen Kammererregung. Die nachfolgende Re-Entry-Erregung wird oberhalb des Hisschen Bündels blockiert. Eine solche Doppelerregung des Ventrikels kann der Anlaß zu supraventrikulären Tachycardien sein und unter ungünstigen Bedingungen auch ventrikuläre Tachycardien auslösen [25].

Bei medikamentös nicht verhinderbaren und beherrschbaren, hochfrequenten Tachycardien ist bei Patienten mit WPW-Syndrom als eine Möglichkeit die Durchschneidung der akzessorischen Bahn in Erwägung zu ziehen [26, 27]. Da jedoch bei Patienten mit WPW-Syndrom gleichfalls Längsdissoziationen des Knotens und multiple akzessorische Bahnen nachgewiesen wurden [28, 29, 30], muß neben dem epicardialen Mapping mit Ziel der Lokalisation der Einmündung der Bahn auch der exakte Auslösungsmechanismus mit elektrophysiologischen Methoden geklärt werden.

Re-Entry-Vorgänge können prinzipiell in allen leitenden Strukturen entstehen. Nach Tierexperimenten vermutete Re-Entry-Vorgänge am sinu-atrialen Übergang [31] konnten von Narula [32] auch beim Menschen nachgewiesen werden. Zwanzig von 300 untersuchten Patienten zeigten solche Phänomene und bei zweien resultierten daraus supraventrikuläre Tachycardien mit Frequenzen um 110 und 140/min. Die atriale Erregungssequenz ist bei diesen Tachycardien stets orthograd, und die P-Wellen sind identisch mit denen der normalen Erregung, so daß elektrokardiographisch bei der Tachycardie kein Unterschied zur Sinustachycardie besteht.

Auch ventrikuläre Tachycardien können fokalen Ursprungs sein oder ebenfalls durch Re-Entry-Mechanismen ausgelöst werden. Beim Myocardinfarkt beruhen nach Tierexperimenten die früh auftretenden ventrikulären Tachycardien auf Re-Entry-Vorgängen [33, 34], die sich in den Zonen zwischen infarziertem und normalem Myocard etablieren. Diese Tachycardien sind von kurzer Dauer und enden entweder spontan oder gehen in Kammerflimmern über.

Sowohl eine Bradycardie als auch eine Tachycardie können dabei arrhythmogen wirken [35]. Die Kurzzeitigkeit dieser Tachycardien läßt sich mit der Instabilität des Re-Entry-Kreises erklären, dessen kritische Abstimmung schon durch geringe Schwankungen z. B. des Blutdruckes oder des cardialen Umfanges aus dem Gleichgewicht gebracht werden kann.

Die langsameren idioventrikulären Rhythmen, die nach der ersten Phase auftreten, beruhen wahrscheinlich auf einer gesteigerten Automatie. Die später nach Herzinfarkt auftretenden Tachycardien beruhen erneut auf Re-Entry-Mechanismen. Eine Unterscheidung zwischen ventrikulären fokalen und Re-Entry-Tachycardien kann nur durch programmierte atriale und/oder ventrikuläre Stimulation vorgenommen werden. Gelingt es, eine Tachycardie durch Einzel- oder Mehrfachstimuli auszulösen oder zu terminieren, wird damit sehr wahrscheinlich, daß ein Re-Entry-Vorgang vorliegt, der größere Strukturen, wie z. B. Teile des Erregungsleitungsgewebes, erfaßt. Die Form der dabei auftretenden Blockbilder und die Achsenabweichungen ergeben Hinweise auf die Leitungsrichtung im Erregungskreis [36, 37].

Im wiedergegebenen Beispiel (Abb. 8) entsteht die Tachycardie aus einer Bradycardie bei höhergradigem AV-Block und vermehrten Extrasystolen. Die ventrikuläre Tachycardie von 180/min kann mit einer Schrittmacherfrequenz von 140/min eingefangen werden (underdriving), wobei ein zeitgerecht einfallender Impuls die Tachycardie unterbricht. Wird die Stimulation abrupt beendet, kommt es infolge von „Overdrive-Suppression" zu einem totalen AV-Block mit Kammerasystolie. Es muß daher bei einem solchen Vorgehen die Schrittmacherfrequenz langsam gesenkt werden. Bei genauer Kenntnis der am Re-Entry-Kreis beteiligten Strukturen können chirurgische Maßnahmen zur Unterbrechung der Leitungsbahnen angewandt werden [38]. Da solche Tachycardien gehäuft bei Vorliegen eines Aneurysmas auftreten, gehört auch die Aneurysmektomie zu den erfolgreichen Behandlungsmethoden. Voraussetzungen für das Auftreten von ventrikulären Tachycardien werden auch durch eine inhomogene verlängerte Repolarisation — wie sie angeboren dem Jervell-Lange-Nielsen-Syndrom zugrunde liegen [39] — geschaffen. Elektrolytstörungen, höhergradige AV- und SA-Blockierungen sowie psychotrope und auch antiarrhythmische Medikamente, wie z. B. Chinidin, Lidoflazin und Lidocain, können solche Störungen hervorrufen [40].

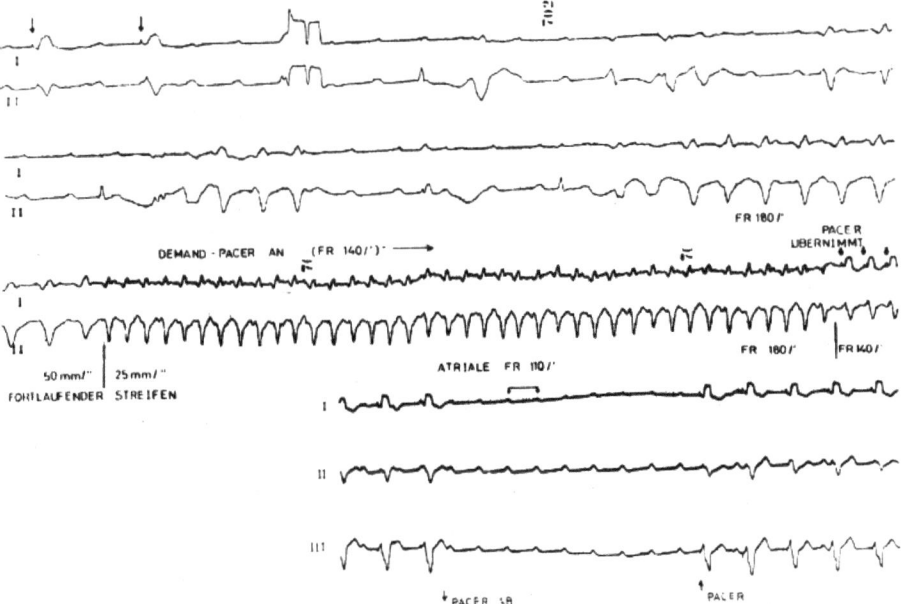

Abb. 8. EKG eines 43jährigen Pat. mit Vorderwandinfarkt. Höhergradiger AV-Block mit consecutiver ventrikulärer Bradycardie und gehäuften ventrikulären Extrasystolen, die eine ventrikuläre Tachycardie von 180/min auslösen. Wird ein starrfrequenter Schrittmacher eingeschaltet (Frequenz 140/min), wird die Tachycardie durch einen zeitgerecht einfallenden Stimulus unterbrochen, und der Schrittmacher übernimmt die Führung. Wird der Schrittmacher plötzlich abgeschaltet, kommt es infolge overdrive suppression zu einem kompletten AV-Block mit Kammerasystolie

Zwar kann bei Hypokaliämie ein Re-Entry das Erregungsleitungssystem einbeziehen [41], jedoch ist der Re-Entry-Kreis häufig auf kleinere Areale beschränkt. Eine Unterscheidung zwischen fokaler Reexzitation und gesteigerter Automatie ist bei dem Mikro-Re-Entry dann auch mit den Methoden der programmierten Stimulation nicht mehr möglich.

Da bei allen Re-Entry-Tachycardien die Dauer der Erregung kleiner als die Leitungszeit im Erregungskreis sein muß, ergibt sich daraus das therapeutische Prinzip. Es kann entweder die Refraktärität der oder einer am Re-Entry-Kreis beteiligten Strukturen verlängert werden oder die Leitungsgeschwindigkeit kann erhöht werden. Es entsteht in bezug auf die Refraktärität ein Zuviel an Erregung. Darauf beruht die Möglichkeit, durch elektrische Stimulation eine Tachycardie zu beenden. Rechtzeitig einfallende atriale oder ventrikuläre Einzel- oder Mehrfachstimuli schaffen eine verlängerte Refraktärität oder ein Zuviel an Erregung. In Abb. 9 läuft eine ventrikuläre Zusatzerregung bei einem Patienten mit WPW-Syndrom, Typ A, über die akzessorische Bahn zu den Vorhöfen und führt zu einer Vorhoferregung wie während der Tachycardie (LA vor RAS und RAI). Diese Erregung wird aber im AV-Knoten blockiert, und die Tachycardie endet.

Eine rationale medikamentöse Therapie hängt ebenfalls von der zugrunde liegenden elektrophysiologischen Störung ab. Die klassische Einteilung der Antiarrhythmika in Medikamente, die die spontane diastolische Depolarisation und/oder das Schwellenpotential verändern und solche, die das Aktionspotential und

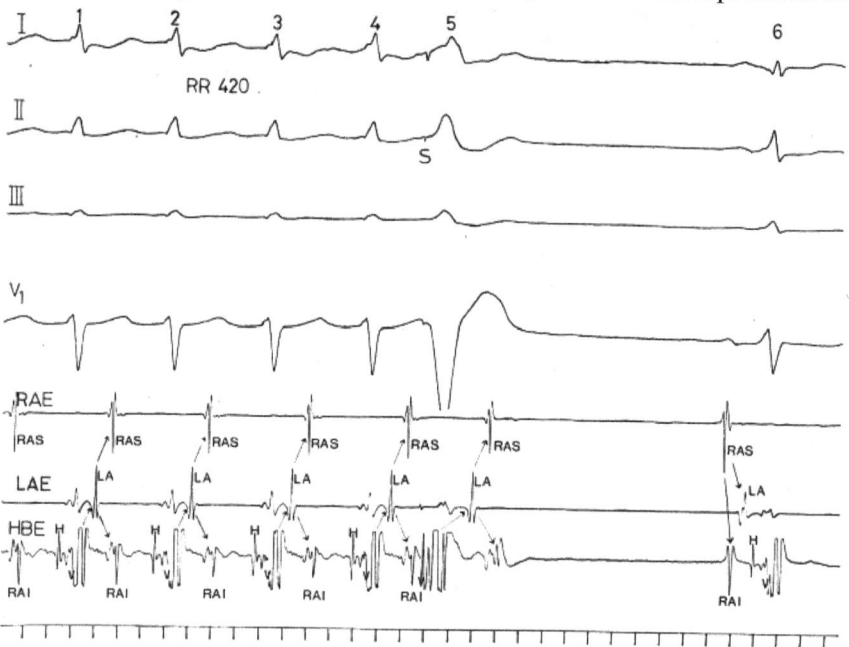

Abb. 9. Während einer supraventrikulären Tachycardie wird die akzessorische Bahn bei 1 Pat. mit WPW-Syndrom, Typ A, retrograd durchlaufen. Daher wird der linke Vorhof (LA) vor den Anteilen des rechten erregt (RAS und RAJ). Eine rechtsventrikuläre Zusatzerregung wird retrograd über die akzessorische Bahn geleitet. Die Erregung wird aber orthograd im AV-Knoten blockiert, so daß die Tachycardie beendet wird. Die erste Sinuserregung (Nr. 6) zeigt eine veränderte, jetzt orthograde atriale Erregungssequenz (rechter Vorhof vor linkem Vorhof). [Aus: Neuss, H., Spies, F. H., Grosser, K. D.: Dtsch. med. Wschr. **100**, 17 (1975)]

damit die Refraktärität verlängern, scheint für die Klinik im Hinblick auf die Re-Entry-Phänomene nicht ausreichend zu sein. Es kommt vielmehr darauf an, eine Auswahl nach den negativ oder positiv dromotropen Effekten auf die einzelnen Abschnitte des Erregungsweges vorzunehmen. Hier überschneiden sich jedoch die Wirkungen, da bei einer membranstabilisierenden Wirkung sowohl mit einer Verminderung der diastolischen Depolarisation als auch mit einer geringeren Aufstrichgeschwindigkeit des Aktionspotentials und damit mit einer verzögerten Leitung gerechnet werden kann. Verapamil z. B. entfaltet seine negativ dromotropen Wirkungen ausschließlich am AV-Knoten, während Ajmalin und Lokalanästhetika sowohl auf den AV-Knoten, jedoch ebenfalls stark auf das His-Purkinje-System einwirken [42]. Spartein z. B. wirkt ausgesprochen selektiv auf das His-Purkinje-System. Es sollte jedoch in Betracht gezogen werden, daß Veränderungen der Leitfähigkeit nach Medikamenten andererseits erst die Voraussetzungen für das Ingangkommen von Re-Entry-Tachycardien schaffen können. Am effektivsten ist diejenige Therapie, die nicht die Rhythmusstörung als Symptom beseitigt, sondern die zugrunde liegende Erkrankung des Herzens.

Literatur

1. Bechimol, A., Ligett, M. S.: Circulation **33**, 1933 (1966). — 2. Swan, H. J. C.: Acta Cardiol. **18** (Suppl.), 107 (1974). — 3. Arani, D. T., Carleton, R. A.: Circulation **36**, 511 (1967). — 4. Corday, E., Gold, H., De Vera, L. B., Williams, J. H., Fields, J.: Ann. intern. Med. **50**, 535 (1959). — 5. Corday, E., Irving, D. W.: Amer. J. Cardiol. **16**, 31 (1960). — 6. Cohen, H. C., Gozo, E. C., Pick, A.: Circulation **45**, 1035 (1972). — 7. Scherlag, B. J., Lau, S., Helvant, R. H., Berkowitz, W. D., Stein, E., Damato, A. N.: Circulation **39**, 13 (1969). — 8. Wellens, H. J. J.: Electrical stimulation of the heart in the study and treatment of tachycardias. Leiden 1971. — 9. Fleckenstein, A.: Verh. dtsch. Ges. Kreisl.-Forsch. **35**, 77 (1969). — 10. Moe, G. K., Mendez, C.: Progr. cardiovasc. Dis. **8**, 461 (1966). — 11. Janse, M. J., van Capelle, F. J. L., Freud, G. E., Durrer, D.: Circulat. Res. **28**, 403 (1971). — 12. Van Capelle, F. J. L., Janse, M. J., Varghese, P. J., Freud, G. E., Mater, C., Durrer, D.: Circulat. Res. **31**, 602 (1972). — 13. Denes, P., Wu, D., Dhinghra, R. C., Pietras, R. J., Rosen, K. M.: Circulation **49**, 32 (1974). — 14. Neuss, H., Schlepper, M., Spies, H.: Brit. Heart J. (In press). — 15. Spurrel, R. A. J., Krickler, D. M., Sowton, E.: Amer. J. Cardiol. **33**, 590 (1974). — 16. Andersen, R. H., Becker, A. E., Brechenmacher, C., Davies, M. J., Rossi, L.: Persönliche Mitteilung (in press). — 17. Neuss, H., Schlepper, M., Spies, H.: Unveröffentlichte Befunde (In Vorbereitung). — 18. Wellens, H. J. J., Durrer, D.: Circulation **49**, 22 (1974). — 19. Neuss, H., Schlepper, M., Spies, H.: Basic Res. Cardiol. 1975. — 20. De la Fuente, D., Sasyninka, B., Moe, G. K.: Circulation **44**, 803 (1971). — 21. Neuss, H., Schlepper, M.: Acta cardiol. (Brux.) (Suppl.) **18**, 279 (1974). — 22. Neuss, H., Schlepper, M., Thormann, J.: Circulation **51**, 75 (1975). — 23. Laham, J.: Le syndrome de Wolff-Parkinson-White. Paris: 1969. — 24. Wellens, H. J. J., Durrer, D.: Amer. J. Cardiol. **34**, 777 (1974). — 25. Neuss, H., Schlepper, M., Spies, H.: Europ. J. Cardiol. **2**, 175 (1974). — 26. Cobb, F. R., Blumenschein, S. D., Sealy, W. C., Boineau, J. P., Wagner, G. S., Wallace, A. G.: Circulation **38**, 1018 (1968). — 27. Wallace, A. G., Sealy, W. C., Gallagher, J. J., Svenson, R. H., Strauss, H. C., Kasell, J.: Circulation **49**, 206 (1974). — 28. Spurrel, R. A. J., Krickler, D., Sowton, E.: Brit. Heart J. **35**, 113 (1973). — 29. Neuss, H., Schlepper, M.: Brit. Heart J. **36**, 880 (1974). — 30. Schlepper, M., de Mey, Ch.: Verh. dtsch. Ges. Kreisl.-Forsch. 1975. — 31. Wallace. A. G., Daggett, W. M.: Amer. Heart J. **68**, 661 (1964). — 32. Narula, O. S.: Circulation **50**, 1114 (1974). — 33. Cox, J. L., Daniel, T. M., Sabiston, D. C., Boineau, J. P.: Circulation **39**, 63 (1969). — 34. Scherlag, B. J., Lazzara, R., Abelleira, J. L., Samet, P.: Circulation **46**, 59 (1972). — 35. Chada, K. D., Banka, V. S., Helfant, R. H.: Circulation **49**, 654 (1974). — 36. Wellens, H. J. J., Schuilenburg, R. M., Durrer, D.: Circulation **46**, 216 (1972). — 37. Wellens, H. J. J., Lie, K. I., Durrer, D.: Circulation **49**, 647 (1974). — 38. Spurrel, R. A. J., Sowton, E., Deuchar, D. C.: Brit. Heart J. **35**, 1014 (1973). — 39. Jervell, A., Lange-Nielsen, F.: Amer. Heart J. **54**, 59 (1957). — 40. Krickler, D. M.: Reprint from Lancet **1974**. — 41. Neuss, H., Nowack, F. G., Schlepper, M.: Z. Kreisl.-Forsch. **61**, 536 (1972). — 42. Schlepper, M., Neuss, H.: Acta cardiol. (Brux.) (Suppl.) **18**, 269 (1974).

Klinik und Therapie der Extrasystolie

JUST, H.[*] (II. Med. Univ.- u. Poliklinik Mainz)

Referat

Deutung und Bewertung von Pulsunregelmäßigkeiten haben seit altersher ebensoviel Interesse gefunden, wie sie auch auf Schwierigkeiten gestoßen sind. Im alten China erfreuten sie sich bereits im 6. Jahrhundert vor Christi großer

---

[*] Mit dankenswerter Unterstützung des SFB 36 Mainz und der Deutschen Forschungsgemeinschaft.

Wertschätzung. In der Schrift „Schwierige Kapitel der Medizin" von Pien Ch' Io, 1633 von Wei Yuan veröffentlicht, wird bereits die prognostische Bedeutung mit der Häufigkeit der Pulsintermittenzen (kompensatorische Pause nach Extrasystole?) in Zusammenhang gebracht: Weniger als eine auf 50 Pulse sollte noch mit guter Gesundheit zu vereinbaren sein; bei einer auf 40, 30, 20 oder 10 Pulse sollten 4 bis 1 Organe erkrankt und die Lebenserwartung auf 1 bis 4 Jahre reduziert sein. Bei einer Pulsintermittenz auf 3 bis 4 Pulse wurde das Ableben in 6 bis 7 Tagen, bei noch größerer Häufigkeit in 3 bis 4 Tagen erwartet (zit. [13]).

Bevor wir die Wertigkeit solcher Feststellungen und damit die Frage nach der Bedeutung und der Behandlungsbedürftigkeit der Extrasystolie beantworten, müssen wir den Begriff definieren, die vielfältigen Entstehungsmechanismen und Erscheinungsformen besprechen und die Extrasystolie in den natürlichen Verlauf der Grunderkrankung einordnen.

Definition

Der Begriff der Extrasystolie wurde von Marey 1876 am Tierexperiment entwickelt. Wenckebach hat dann diese Arrhythmien an Hand von Pulskurven wiedererkannt und den Begriff in die Klinik eingeführt.

Extrasystolen sind vorzeitig, d. h. vor dem zu erwartenden nächsten Schlag des Grundrhythmus einfallende Herzerregungen abnormen Ursprungs. Die Extrasystolen überlagern sich dem Grundrhythmus oder ersetzen ihn zeitweilig.

Ventrikuläre Extrasystolen (VES) entstehen in den Purkinje-Faserstämmen infrabifurkational und im peripheren Purkinje-Fasernetzwerk, unter besonderen Bedingungen wohl auch einmal im Arbeitsmyokard [38].

Bei zahlreichen Krankheitszuständen können innere oder äußere Reize [19, 36] die Bedingungen für ektopische Reizentstehung schaffen oder bei bestehender Bereitschaft diese „ausklinken". Zu nennen sind metabolische Ursachen (Azidose, Hypoxie, Hyperthyreose), toxische Einwirkungen (Kaffee, Tee, Alkohol, Medikamente wie Digitalis oder Antiarrhythmika) sowie Intoxikationen oder Elektrolytstörungen (Hypokaliämie), die sämtlich direkt an der Zellmembran einwirken. Ferner Störungen der Homogenität der normalen Erregungsrückbildung, die als angeborene Anomalie oder durch morphologische Veränderungen der Myokardstruktur entzündlicher ischämischer oder granulomatöser Art (Myokarditis, Kardiomyopathie, Infarkt) vorkommen. Schließlich können die genannten Störungen der Erregungsrückbildung und auch der automatischen Reizbildung direkt durch Alteration der sympathisch-parasympathischen Innervation zustande kommen. Besonders interessant ist die Entwicklung von QT-Verlängerung und Neigung zu ventrikulärer Extrasystolie und Flimmern bei Störung des Gleichgewichtes zwischen rechtem und linkem Sympathikus. Extrasystole können durch Erregungen, Freude, Trauer, Schreck, Streß, Rachegefühl, Wut, Ärger, Erniedrigung, kurz jedwede Gemütsbewegung ausgelöst werden. Vermutlich auf ähnlichen Wegen entstehen diejenigen, die wir bei zerebralen und neuralen Erkrankungen oder Verletzungen sehen (Hirntraumen, Hirntumoren, Apoplexie, operative Eingriffe am Hals und Rachenraum). Treffen solcherart Reize auf ein Myokard, welches strukturell verändert ist und die Voraussetzungen für die Entstehung intramyokardialer Leitungsstörung bietet, so können diese sonst harmlosen Einflüsse zu ernsten Arrhythmien führen (z. B. im Zustand der elektrischen Unstabilität bei akutem Myokardinfarkt oder Auslösung von Kammerflimmern durch Emotionen bei primär verlängertem QT-Intervall).

Auch einfache mechanische Reize können ES auslösen: Berührung der Kammerwand mit intrakardialen Sonden, Fremdkörper, intrakardiale Tumoren, aber auch Dehnung der Kammerwand bei erhöhtem Blutangebot, Stauung, Dilatation, akuter Druckbelastung.

Man erkennt die VES am vorzeitigen, deformierten und/oder verbreiterten QRS-Komplex, an Fusionsschlägen sowie an bestimmten Charakteristika des Auftretens (R- auf T-Phänomen, Parasystolie). Keines dieser Zeichen ist jedoch obligat oder für ventrikulären Reizursprung beweisend. Auch die kompensatorische Pause, Rückleitung oder nicht auf die Vorhöfe, Beeinflussung des Grundrhythmus oder der Kammerendschwankung eines oder mehrerer nachfolgender Normalschläge sind sehr interessante, z. T. wichtige Begleitphänomene [36, 38].

Die Breite von QRS hängt davon ab, wo und wie die Erregung Anschluß an das Reizleitungssystem findet und in welchem Zustand dieses ist (Schenkelblock o. ä.). Wenn die Erregung im Purkinje-Gewebe entspringt, so ist es erstaunlich, daß überhaupt QRS-Verbreiterungen vorkommen. Bei einer Leitungsgeschwindigkeit von 0,75 im peripheren und 1,5 bis 5 m/sec im proximalen Purkinje-Fasersystem und einer mittleren Laufstrecke von 5 cm wären höchstens 0,01 bis 0,02 sec zusätzlicher Erregungsdauer zu erwarten, nicht aber QRS-Komplexe von 0,12 bis 0,2 sec Breite. Die Erregung muß also im Regelfall über längere Strecken intramyokardial laufen und an einem raschen Anschluß an das Leitungssystem gehindert sein. Seltener kommt es tatsächlich vor, daß QRS „schmal", d. h. unter 0,12 sec bleibt. Hier findet man dann den oben errechneten, geringen Zuwachs an QRS-Dauer. Diese ES entstehen in der Mehrzahl der Fälle wohl in den Purkinje-Faserstämmen, denn typischerweise ist der QRS-Komplex entsprechend im Sinne

Tabelle 1. Korrigierbare Ursachen der Extrasystolie

Bradykardie	Azidose/Alkalose
Hypertonie	Hypokaliämie
Akute Pulmonalhypertonie	Medikamentenwirkungen
Herzinsuffizienz	Intoxikationen
Herzwandaneurysma	Hyperthyreose
Hypoxie	

eines inkompletten bifaszikulären Blockes deformiert: Etwa inkompletter Rechtsschenkelblock mit überdrehtem Linkstyp bei Sitz des Fokus im linksposterioren Bündelstamm [17]. Ursprungsort der ektopischen Erregung im proximalen Purkinje-Fasersystem kann aber auch mit Verbreiterung von QRS auf mehr als 0,12 sec einhergehen. Der Grund ist hier in perifokalem Ausgangsblock oder ausgedehnten myokardialen Leitungsstörungen zu suchen [30]. Der bifurkationsnahe Sitz kann, wenn überhaupt, nur mit dem His-Bündel-EKG erkannt werden.

In vielen Fällen ist es möglich, aus der Form des VES deren Ursprungsort zu bestimmen. Danach können rechts- und linksventrikuläre ES unterschieden werden, was diagnostisch bedeutsam sein kann. In der linken Kammer läßt sich für die Mehrzahl der Fälle die basisnahe Myokardregion als Ursprungsort definieren, während am seltensten die Herzspitze in Frage kommt [36]. Dies würde mit der Verteilung des spezifischen Gewebes gut in Einklang stehen. Auch kann die Formanalyse der VES lokalisierte Leitungsstörungen aufdecken, so etwa in der Infarktdiagnostik. Diese Möglichkeiten bestehen dann nicht, wenn bizarre Formen oder WPW-Konfiguration der VES vorliegen.

Wir haben oben bereits gesehen, daß die Erregung das His-Purkinje-System in beiden Richtungen durchlaufen kann. Im AV-Knoten scheint allerdings die VA-Leitung etwas benachteiligt, jedoch nichtsdestoweniger häufig benutzt zu sein. Rückleitung auf die Vorhöfe bei ventrikulärem Reizursprung wurde früher als die Ausnahme angesehen. Wir wissen heute, daß sie eher die Regel ist, nämlich in über 60% der Fälle vorkommt und komplizierte Formen annehmen kann [17, 20].

Bei Längsdissoziation bzw. unidirektionalem Block im AV-System kann eine rückgeleitete Erregung umkehren und die Kammern wiedererregen (Umkehrextrasystolen). Der Vorgang kann sich wiederholen, so daß Tachykardie entsteht (reciprocating tachycardia, Mines). Beim Zusammentreffen der retrograden mit der orthograden Vorhoferregung kann die letztere ausgelöscht werden oder es entsteht ein Vorhoffusionsschlag. Die Rückleitung auf die Kammern (AV) kann teilblockiert sein. Das Phänomen ist für ca. 60% der sog. interpolierten ES verantwortlich [20].

Der Entstehungsmechanismus der VES kann an den voraufgegangenen Herzschlag gekoppelt sein. In Frage kommen Nachpotentiale, „Versickern" der Normalerregung bei Dekrement mit Re-Entry. Es resultiert ein systematischer Einfall der ES als Bigeminie mit festem, höchstens um ± 0,04 sec schwankendem Kopplungsintervall. Gewöhnlich fällt die VES in die U-Welle des voraufgehenden Schlages. Manchmal ist die VES von einer zweiten unmittelbar gefolgt (Trigeminie). Der Vorgang kommt zustande durch Bahnung (Wedensky-Effekt) und kann auch zu Tachykardie Anlaß geben.

Die Sequenz der Bi- oder Trigeminie ist oft unterbrochen. Als Ursache liegt Ausgangsblock mit versteckter Leitung nach Schamroth [37] dann vor, wenn immer eine ungerade Zahl von Herzaktionen zwischen 2 Bigeminien liegt.

Eine weitere Form der systematisierten, an den voraufgehenden Schlag gekuppelten VES liegt dann vor, wenn die VES in der vulnerablen Phase (R- auf T-Phänomen) entspringt. Hier entsteht die ektopische Reizbildung auf der Höhe der Repolarisation im Zustand maximaler Dispersion der Erregungsrückbildung aus dem unmittelbaren Nebeneinander de- und repolarisierter Zellen. Gleichzeitig schafft dieser Zustand alle Voraussetzungen für die Entwicklung lokal begrenzter, intramyokardialer Re-Entry-Kreise und prädisponiert somit zu repetitiver Entladung und Erregungskreisen mit Flatter- bzw. Flimmerneigung [1, 41]. Aus diesem Zustand hervorgehende Kammertachykardien zeigen durch ihre Re-Entry-Natur besondere Eigenschaften und werden als Kammertachykardie der vulnerablen Phase (VT/VP) bezeichnet [25]. Alle Zustände, die die elektrische Inhomogenität des Myokards erhöhen, begünstigen die Entstehung solcher VES: Bradykardie, QT-Verlängerung angeborener oder erworbener (Chinidin) Art, asymmetrische, d. h. seitenungleiche sympathische Innervation und/oder diffuse Myokardschädigung (s. o.). Besonders interessant ist das Syndrom der angeborenen, familiären QT-Verlängerung mit episodischem Kammerflimmern, Sekundenherztod und mit oder ohne Innenohrschwerhörigkeit (Syndrom von Jervell und Lange-Nielsen) [15].

Ventrikuläre Extrasystolen können auch dann systematisch auftreten, wenn sie über die Bewegungen des Herzens selbst ausgelöst werden. So scheint bei dem Syndrom von O'Neil Humphries u. McKusick [45] mit mesosystolischem Klick und spätsystolischer Mitralinsuffizienz und elektrokardiographischen Anomalien in einem Teil der Fälle das zu große, ausgeweitete posteriore Mitralsegel frühdiastolisch auf die Herzhinterwand bei der Öffnungsbewegung aufzuschlagen und so gekuppelte VES auszulösen.

Ganz unabhängig vom Grundrhythmus des Herzens, jedoch dennoch systematisiert, fallen die ektopischen Kammererregungen bei der Parasystolie ein [4, 31]. Hier liegt eine repetitive Entladung eines durch perifokalen Block geschützten Herdes vor. Die Abstände zwischen den einzelnen, dem Grundrhythmus überlagerten VES betragen stets ganzzahlige Vielfache eines Grundintervalles. Die Kupplungsintervalle wechseln ständig. Durch die Überlagerung entstehen Fusions- oder Kombinationssystolen. Der Parasystolie-Rhythmus kann zeitweise unterbrochen sein (Ausgangsblock). Der Eingangsblock verhindert das Erlöschen der Parasystolie durch eindringende Normalerregungen. Allerdings kann die Parasystolie durch VES ausgelöscht, manchmal auch in Gang gebracht werden. Die Stabilität des Grundintervalls schwankt gewöhnlich um ± 0,08 bis 0,2 sec. Genau stimmen die Intervalle nur selten überein, vornehmlich dann, wenn Normal- und Parasystoliefrequenz nahe beieinanderliegen und Synchronisation eintritt. Die Erkennung der Parasystolie und Abgrenzung von sporadischen VES kann schwierig sein, wenn nicht genügend lange EKG-Streifen aufgezeichnet sind.

Parasystolien können überall im Herzen entstehen, auch supra- oder atrioventrikulär. Kommt ventrikuläre Aberranz hinzu, so wird wegen deren unvermeidlicher Intermittenz die Abgrenzung wiederum erschwert. Parasystolien sind häufiger als allgemein angenommen wird: Im allgemeinen Klinik-Krankengut sah Chung [5] sie in 0,1 bis 0,2%. Im eigenen Infarktkrankengut kam sie in 11% der Fälle vor. Sie kommt doppelt so häufig bei Männern wie bei Frauen vor, wird mit zunehmendem Alter häufiger und findet sich ganz überwiegend bei Herzerkrankungen [5].

Abgrenzung der VES von solchen supra- oder atrioventrikulären Reizursprungs [29] kann schwierig sein. Aberranz bei SVES und AVES ist häufig. Sie kommt gern vor bei kurzem Kopplungsintervall und länger voraufgehender Diastole, aber auch bei funktionellem Schenkelblock und/oder Medikamenteneinwirkung (Chinidin, Ajmalin). Bei AVES kann die Erregung über Mahaim-Fasern direkt in das Myokard des Septums übertreten. Hier wird die Differenzierung unmöglich. Besonders schwierig, jedoch nichtsdestoweniger wichtig ist die Trennung von Aberranz und ventrikulärem Reizursprung bei Vorhofflimmern.

Vorkommen

Extrasystolen sind bei Gesunden und bei Kranken sehr häufig. McKenzie gab dies bereits klar an [19] und berücksichtigt dabei die eindrucksvolle Altersabhängigkeit: Unter 20 Jahren sind ES selten, zwischen 40 bis 50 Jahren sehr häufig und über 60 Jahren die Regel.

Wir besitzen heute genauere Kenntnisse: Hiss und Lamb beobachteten 1962 bei 122043 gesunden Militärpersonen in 4,6‰ VES im Standard-EKG [23]. Im Gesamtkrankengut eines großen Allgemeinkrankenhauses fand Dreyfus [8] bei 66707 Patienten in 1,7% SVES und 3,4% VES. Insgesamt hatten 3,8%, d. h. 72% derjenigen mit SVES und 76% derjenigen mit VES, auch sonst pathologische EKG's oder Anhaltspunkte für das Vorliegen einer Herzerkrankung.

Wiederum waren die Angaben auf Grund von Standard-EKG-Aufnahmen gewonnen. Angesichts der außerordentlichen Fluktuation im Auftreten von ES können so jedoch nur sehr häufige ES registriert oder Zufallstreffer erzielt werden. Mit einem 6fach-Schreiber umfaßt die Registrierzeit ca. 20 sec, bei Verwendung eines 1-Kanal-Gerätes und 25 mm/sec Papiervorschub höchstens 3 min. Genaueren Aufschluß gewinnt man daher mit dem Langzeit-EKG. Über tragbare Magnetbandspeichergeräte kann das EKG im Verlaufe einer 8 bis 12 Std-Periode während alltäglicher Verrichtungen aufgezeichnet und an Hand eines Protokolls mittels Zeitraffertechnik analysiert werden. Die Aussagekraft wird noch verbessert, wenn ein Belastungstest miteingeschlossen wird [22, 46].

Mehrere, z. T. umfangreiche [11, 24, 33, 42] Untersuchungen mit dieser Technik liegen heute vor. Danach findet man ES bei 30 bis 75% aller Gesunden [7, 11, 33, 40, 42]. Ihre Häufigkeit nimmt mit dem Alter zu [11, 19]. Wir selbst fanden sie bei Herz- und Gefäßgesunden mit verschiedenen banalen Erkrankungen in 64% (mittleres Alter 54 Jahre). Angesichts solcher Häufigkeiten ist eine weitere Differenzierung erforderlich: ES bei Gesunden treten ganz überwiegend (über 90%) sporadisch auf [weniger als 1 (eigene Untersuchung) bis 10 [12]/1000 Herzakt.], sie sind monomorph, also monofokal, meist rechtsventrikulären Ursprungs [28], können im Schlaf zunehmen [42], nach Belastungen erstmals auftreten [23, 27] oder unter Belastung häufiger werden [2, 27]. Selten sind polytope ES, Bigeminie, Parasystolie, R- auf T-Phänomen oder episodische Tachykardien, können jedoch vorkommen.

Es ist hier zu fragen, wie sicher eine Herzerkrankung, etwa eine Koronarerkrankung im präsymptomatischen Stadium, oder eng begrenzte myokardische Veränderungen überhaupt ausgeschlossen werden können. Die Frage ist gleichbedeutend mit derjenigen nach der prognostischen Bedeutung der Extrasystolie (s. o.). Es fällt auf, daß die ES parallel zur Inzidenz der Koronarerkrankung zunehmen. Im Einzelfall kann die Entscheidung vielfach unmöglich sein. Bei kollektiver Betrachtung können nur Längsschnittstudien mit Definition des Verlaufs weiterhelfen.

Besonders große Bedeutung besitzt die Extrasystolie bei der Koronarerkrankung. Hier liegen auch die ausführlichsten Untersuchungen über Vorkommen und Bedeutung vor.

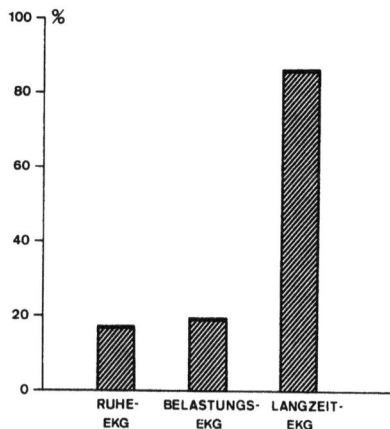

Abb. 1. Aussagekraft des Langzeit-EKG (8—10 Uhr Registrierdauer) in der Aufdeckung von VES bei ambulanten Patienten im Vergleich mit dem Standard-EKG und dem ergometrischen Belastungstest

Beim akuten Infarkt findet man ES in 95% der Fälle [25, 47]. Sie sind meistens zahlreich und treten in komplexen Erscheinungsformen auf. Es kann als gesichert angesehen werden, daß ca. 60% der Infarktfrühtodesfälle arrhythmiebedingt sind und in der Mehrzahl mit VES in Zusammenhang stehen [26]. Supraventrikuläre Extrasystolen treten eher sekundär im Gefolge von Herzinsuffizienz auf [48]. Bereits in der Prodromalphase des Infarktes sind ES häufig (4,9 vs 0,8%) [48]. Während der akuten Phase findet man häufig die VES der sog. „elektrischen Unstabilität" [1, 25, 39, 47, 49], d. h. VES im Zusammenhang mit Schwankungen der Sinusfrequenz, meistens mit Frequenzverlangsamung, R- auf T-Phänomen, Kammertachykardie der vulnerablen Phase (VT/VP).

Während der Rekonvaleszenz nimmt die Zahl und Komplexität des VES rasch ab; im Durchschnitt rascher als der Rückgang der Zeichen der Herzinsuffizienz [49]. Dies muß darauf zurückgeführt werden, daß die ES bei Patienten ohne Herzinsuffizienz mit oder ohne Therapie sehr schnell zurückgehen (1 bis 3 Tage), während sie bei Herzinsuffizienz deren Verlauf begleiten und schwerer behandelbar sind.

Unbeschadet des Rückgangs an Zahl und Komplexität zeigen zum Zeitpunkt der Klinikentlassung noch 65 bis 80% aller Infarktkranken VES im Langzeit-EKG [26, 46]. Dabei liegt deren Häufigkeit in 60% über 10/1000 HA, Parasystolie und Kammertachykardie in 3 bis 7% und R-auf-T-Phänomen in 0 bis 1 bis 3%.

Längsschnittuntersuchungen im mehrjährigen Verlauf nach dem Infarkt zeigten etwa gleichbleibende Verhältnisse [46]. Im Vergleich mit der stationären Phase sind neben der etwas größeren Zahl von Kranken mit weniger als 10 VES pro 1000 HA lediglich R-auf-T-Phänomene (ohnehin selten!) und Kammertachykardien weniger häufig [11]. Im chronischen Verlauf korrelieren Häufigkeit und Komplexität der ES am ehesten mit dem Vorliegen von Herzinsuffizienz manifester oder latenter Art, wobei allerdings Einflüsse einer evtl. Digitalistherapie nicht sicher abgegrenzt werden können.

Behandlung der Extrasystolie

Extrasystolen sind dann behandlungsbedürftig, wenn sie
1. gefährliche Tachyarrhythmien auslösen oder auslösen können,
2. durch Häufigkeit und rasche Folge die Förderleistung des Herzens beeinträchtigen,
3. subjektive Beschwerden verursachen (Herzklopfen, Husten, Schwindel, Angst o. ä.).

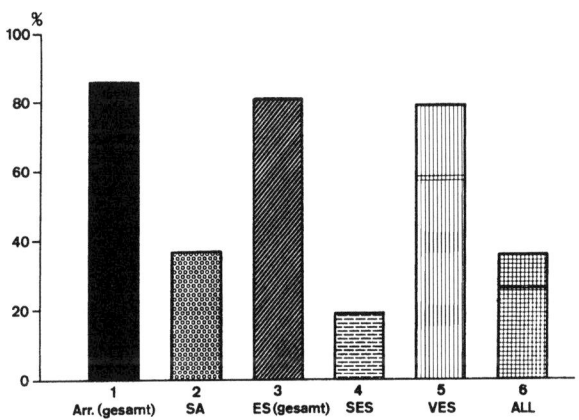

Abb. 2. Häufigkeit von Arrhythmien bei ambulanten Koronarkranken $1/2$ bis 2 Jahre nach Myokardinfarkt (u = 100, mittl. Alter 62,5 Jahre) bei Registrierung mit dem Langzeit-EKG. SA Sinusarrhythmie, sinuatriale Leitungsstörungen; ES Extrasystolen; SES supraventrikuläre Extrasystolen; VES ventrikuläre Extrasystolen; All Allorhythmien, episodische Tachykardien

Da jede wirksame antiarrhythmische Therapie die Möglichkeit von Nebenwirkungen mit sich bringt, muß vor Einsetzen der Behandlung die Indikation definiert und die Dringlichkeit zum Einschreiten festgestellt werden. Für Punkt 2 und 3 der obigen Aufstellung ist die Entscheidung nicht schwierig. Probleme der prognostischen Beurteilung erschweren sie aber im ersten Falle, der daher näher besprochen werden soll, nicht ohne zuvor die Modalitäten der Therapie zu erwähnen:

Man geht nach einem Stufenplan vor: Zunächst müssen evtl. auslösende oder begünstigende Faktoren gesucht und eliminiert werden, allem voran Herzinsuffizienz, aber auch Medikamentenwirkungen! Sodann wird geprüft, ob bei Berücksichtigung der verschiedenen Angriffspunkte der Antiarrhythmika ein gezielter Einsatz möglich ist: Sind Sympathikus-Einflüsse wirksam, werden β-Rezeptorenblocker oder Sedativa gegeben. Bei Digitalis-bedingten Arrhythmien ist neben Kalium das Phenytoin wahrscheinlich spezifisch wirksam. Besteht ein intramyokardialer Re-Entry-Mechanismus, so werden Chinidin, Ajmalin oder Prokainamid bevorzugt. Ist das AV-System miteingeschlossen, so wird man Digitalis und/oder β-Rezeptorenblocker verwenden. Bei QT-Verlängerung muß man trachten, dieses zu verkürzen (Herzfrequenz erhöhen, Phenytoin, Vagus- bzw. Sympathikus).

Die therapeutischen Möglichkeiten sollen wiederum am Beispiel der Koronarerkrankung dargestellt werden: Die Erfahrungen in den Koronarüberwachungsstationen haben überzeugend bewiesen, daß konsequente Unterdrückung von VES beim akuten Infarkt möglich ist und gefährliche, primäre Arrhythmien verhüten kann. Je früher nach Infarktbeginn die VES auftreten, desto höher ist ihre Potenz,

Tabelle 2. Angriffspunkte der Antiarrhythmika

Substanz	Spontandepol.	AV-Leitung	HP-Leitung	Intramyok. Leitung
Chinidin	—	(—)	+ +	+ +
Ajmalin	—	(+)	+ +	+ +
Prokainamid	—	0	+	+
Lidokain	— —	0	0	0
Aprindin	—	(+)	+	(+)
Disopyramid	—	+/—	+	?
Mexiletin	—	0	0	?
Antazolin	—	0	0	?
Propranolol	(—)	+	0	0
Phenytoin	—	0	0	—
Kalium	—	0	0	0
Digitalis	(—)/+	+	0	—

Wirkung der Antiarrhythmika auf verschiedene elektrophysiologische Parameter. — Herabsetzung, Verzögerung; + Erhöhung, Verzögerung, Verlängerung; 0 kein Einfluß; AV-Leitung: atrioventrikuläre Leitung; HP-Leitung: Leitung im His-Purkinje-System

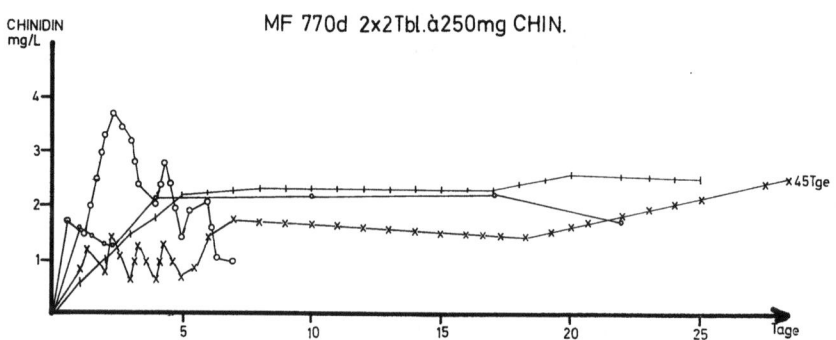

Abb. 3. Verhalten des Chinidin-Serumspiegels bei der Einstellung und im chronischen Behandlungsverlauf bei Verwendung eines Depotpräparates von Chinidinbisulfat und bei 2stdl. Applikation

Kammerflimmern auszulösen. Koronarwachstationen und Monitorambulanzsysteme leiten hieraus ihre Existenzberechtigung ab. Die konsequente Therapie duldet in dieser Phase keinen Aufschub: Die VES wird sofort behandelt, gleichgültig in welcher Erscheinungsform sie auftritt. Diese bestimmt lediglich die Art des Vorgehens: VES bei Bradykardie werden mit Atropin, Orciprenalin oder mit dem temporären Schrittmacher [18] behandelt. Resultiert nach Atropin vermehrte Extrasystolie, so wird zusätzlich ein β-Blocker gegeben. Alle sonstigen VES werden mit Lidocain i.v. behandelt, bei Nichtansprechen auch mit Ajmalin oder Phenytoin i.v. oder per infusionem.

Beim Übergang auf perorale Therapie kommen Prokainamid, Chinidin und Ajmalinbitartrat in Betracht. Applikation und Dosierung werden nach der Resorptions- und Eliminationsgeschwindigkeit eingerichtet, der Erfolg wird am Monitor kontrolliert und u. U. Blutspiegelbestimmungen herangezogen.

Bereits nach der Entlassung aus der Überwachungsstation ergeben sich jedoch Schwierigkeiten. Da eine vollständige Unterdrückung der VES nur um den Preis u. U. ernster Nebenwirkungen gelingt und da eine genaue Beurteilung der ES ohne Monitor nicht mehr ohne weiteres möglich ist, muß man mit unvollständigem Behandlungserfolg zufrieden sein. Dementsprechend werden in der Klinikbehandlung nach Verlegung aus der Wachstation noch in 2 bis 4% der Fälle Arrhythmiebedingte Komplikationen tödlicher Art beobachtet. Hieraus ist das Konzept der „intermediate care" entstanden, ein Prinzip abgestufter und verlängerter, dem Krankheitsablauf und der Gefährdung des Kranken angepaßter, gelockerter Überwachung. Diese „Spätüberwachung" sollte vom Personal der Überwachungsstation unter Einsatz telemetrischer und Langzeit-EKG-Technik mitübernommen werden. Auch für dieses Konzept sind eindeutige Erfolge nachgewiesen.

Die Mainzer Koronarüberwachungsstation umfaßt Akut- und Spätüberwachung und betreut gleichzeitig gefährdete Kranke im Rahmen einer Spezialambulanz im chronischen Verlauf weiter.

Hier nämlich nimmt das Problem der prognostischen Gewichtung von ES kaum zu überwindende Dimensionen an. Wir wissen, daß das Vorhandensein von VES im Standard-EKG bei Koronarkranken das Risiko eines plötzlichen, also Arrhythmie-bedingten Todes erhöht [3, 35, 44]. Die Beziehung ist jedoch lose und trifft für Nicht-Koronarkranke nicht zu [34]. Schließlich ist die Zahl der so definierten Kranken zu hoch und auch der Zeitraum, in dem die Gefahr besteht, zu groß. Überdies ist es nicht sicher, ob selbst dann, wenn eine konsequente antiarrhythmische Therapie praktiziert wird, die zu erwartende Komplikation verhütet werden kann [16].

Ist eine bessere Definition der Gefährdung mit dem Langzeit-EKG möglich? Wie die Beobachtungen mit dem Standard-EKG aber bereits nahelegen, könnte die Zahl der VES bedeutsam sein. In der Tat nimmt die Wahrscheinlichkeit des Eintretens einer tödlichen Komplikation um den Faktor 10 zu, wenn der Kranke mehr als 10 VES/1000 HA aufweist [12]. Weitergehende Aufschlüsselungen liegen noch nicht vor. Die prognostische Aussagekraft einzelner Erscheinungsformen der ES tritt demgegenüber zurück. Keine der besprochenen Sonderformen, vielleicht mit Ausnahme des seltenen R-auf-T-Phänomens, besitzt eine eigenständige prognostische Aussagekraft.

Die Gefährdung kann jedoch weiter präzisiert werden, wenn andere Größen hinzugenommen werden: Das Ausmaß der ST-Senkung im Belastungstest [44], Auftreten von VES während des Angina pectoris-Anfalles [32] sowie das Vorliegen einer manifesten oder latenten Herzinsuffizienz haben eine ominöse prognostische Aussagekraft. Diabetes, Hypercholesterinämie oder Hypertonie scheinen in dieser Hinsicht keine Bedeutung zu besitzen [44].

Im chronischen Verlauf würden wir also die Indikation zur antiarrhythmischen Therapie dann sehen, wenn VES zahlreich sind (10/1000 HA), ernste Arrhythmien vorausgegangen sind, Herzinsuffizienz besteht oder VES im Angina pectoris-Anfall auftreten. Trotz des Fehlens klarer Beweise für ihre prognostische Signifikanz in epidemiologischen Untersuchungen werden wir auch bei salvenartigem Auftreten und episodischer Kammertachykardie eingreifen.

Wahl und Dosierung des Antiarrhythmikums sind häufig nicht von vornherein festzulegen.

Die Bestimmung von Blutspiegeln, die heute für alle gebräuchlichen Antiarrhythmika möglich ist, hat die Wirksamkeit und Sicherheit der antiarrhythmischen Therapie wesentlich erhöht [6, 21, 43]. Gleichermaßen günstig hat sich die Entwicklung von Antiarrhythmika mit langer Halbwertzeit ausgewirkt.

Der Therapieerfolg muß kontrolliert werden und bei hochdosierter antiarrhythmischer Therapie sind engmaschige Kontrollen erforderlich.

Literatur

1. Boineau, J. L. Cox: Circulation **48**, 702 (1973). — 2. Bourne, G.: Quart. J. Med. **20**, 219 (1927). — 3. Chiang, B. N., Perlman, L. V., Ostrander, L. D.: Circulation **37/38**, 54 (1968). — 4. Chung, E. K.: Progr. cardiovasc. Dis. **11**, 64 (1968). — 5. Chung, E. K.: Diagnosis and clinical significance of parasystole. In: Cardiac arrhythmias (eds. Sandoe, Flensted, Jensen, Olesen). Elsinore: 1970. — 6. Collinsworth, K. A., Kalman, S. M., Harrison, D. C.: Circulation **50**, 1217 (1974). — 7. Dietz, H., Kirchhoff, W.: Z. Kardiol. **62**, 289 (1973). — 8. Dreyfus, L. S.: The clinical significance of cardiac arrhythmias. In: Mechanisms and therapy of Cardiac arrhythmias (eds. Dreyfus, Likoff, Moyer). New York: Grune and Stratton 1966. — 9. Friedemann, M., Kinsbergen, M.: Praxis **40**, 1373 (1968). — 10. Harrison, R., Stenson, E., Constantino, R. T.: The relationship of blood levels, infusion rates and metabolism of lidocain to its antiarrhythmic action. In: Cardiac arrhythmias (eds. Sandoe, Flensted, Jensen, Olesen). Elsinore: 1970. — 11. Hinkle, L. E., Carver, S. T., Stevens, M.: Amer. J. Cardiol. — 12. Hinkle, L. E.: Persönl. Mitteilung. — 13. Holzmann, M.: Die Rhythmusstörungen des Herzens. In: Handbuch der Inneren Medizin. Berlin-Göttingen-Heidelberg: Springer. — 14. Holzmann, M.: Verh. dtsch. Ges. Kreisl.-Forsch. **35**, 56 (1969). — 15. Jervell, A., Lange-Nielsen, F.: Amer. Heart J. **54**, 59 (1957). — 16. Jelinek, M. V., Lohrbauer, L., Lown, B.: Circulation **49**, 659 (1974). — 17. Just, H.: Paroxysmale Tachykardie. In: Herzrhythmusstörungen (eds. Antoni, Effert). Stuttgart-New York: Schattauer 1974. — 18. Just, H.: Intensivmedizin **9**, 209 (1972). — 19. MacKenzie, Sir J.: Diseases of the Heart, B. ed. London: Frowde, Hodder, and Staughton 1925. — 20. Kistin, A. D.: Amer. Heart J. **65**, 162 (1963). — 21. Koch-Weser: Procainamide. In: Problems of Therapy (eds. G. T. Okita, G. H. Acheson). Basel-New York: Karger 1973. — 22. Kosowsky, B. D., Lown, B., Whiting, R., Guiney, T.: Circulation **44**, 826 (1971). — 23. Lamb, L. E., Hiss, R. G.: Amer. J. Cardiol. **10**, 209 (1962). — 24. Lochsley, R., Moss, A. J., De Camilla, J., Mietlowski, W.: Circulation **49/50**, 475 (1974). — 25. Lown, B., Kosowsky, B. D., Klein, M. D.: Circulation **40**, 261 (1969). — 26. Lown, B., Wolf, M.: Circulation **44**, 130 (1971). — 27. Mann, R. H.: Mayo Clin. Proc. **27**, 383 (1952). — 28. Manning, G. W., Ahuja, S. P., Gutierra, M. R.: Cardiologia (Basel) **23**, 462 (1968). — 29. Marriott, H., Bradley, S. M.: Circulation **16**, 544 (1957). — 30. Massumi, R. A., de Maria, A., McFarland, J., Amsterdam, E. A., Mason, D. T.: Circulation **46**, 89 (1972). — 31. Massumi, R. A.: Amer. J. Med. — 32. Porter, W. B.: Amer. J. med. Sci. **216**, 509 (1948). — 33. Prineas, R., Crow, R., Taylor, H., Diast, V., Blackburn, H.: Circulation **49/50**, 390 (1974). — 34. Rodstein, M., Wolloch, L., Gubner, R. S.: Circulation **44**, 617 (1971). — 35. Shanoff, H. M., Little, J. A.: Amer. J. Cardiol. — 36. Schäfer, H.: Das Elektrokardiogramm in Therapie und Klinik. Berlin-Göttingen-Heidelberg: Springer 1951. — 37. Schamroth, L., Marriott, H. J. L.: Circulation **27**, 1043 (1963). — 38. Schütz, E.: Physiologie des Herzens. In: Lehrbuch der Physiologie (eds. Trendelenburg, Schütz). Berlin-Göttingen-Heidelberg: Springer 1958. — 39. De Soyza, N., Nane, J., Bissett, J., Murphy, M., Doherty, J.: Clin. Res. **22**, 4a (1974). — 40. Triebwasser, J. H.: AGARD Conference Proceedings 89, A 11 (1971). — 41. Wiggers, C. J., Wegria, R.: Amer. J. Physiol. **128**, 500 (1940). — 42. Zapfe, H., Hatano, Y.: Z. Kreisl.-Forsch. **56**, 411 (1967). — 43. Zettner, H., Michel, D.: Klin. Wschr. **49**, 575 (1971). — 44. The Coronary Drug Project Research Group. Prognostic importance of premature beats following myocardial infarction. J. Amer. med. Ass. **223**, 1116 (1973). — 45. Just, H., Abt, W., Habighorst, L. V., Lang, K. F., Schölmerich, P.: Verh. dtsch. Ges. Kreisl.-Forsch. **36**, 251 (1970). — 46. Zipfel, J., Zipfel, S., Just, H., Ertl, G., Lohr, J.: Verh. dtsch. Ges. inn. Med. **80**, 1131 (1974). — 47. Just, H.: Klinische Physiologie. In: Herzinfarkt, Grundlagen und Probleme (Hrsg. W. Hort), Heidelberger Taschenbücher, Band 61. Berlin-Göttingen-Heidelberg: Springer 1969. — 48. Eigene, noch unveröffentlichte Beobachtungen. — 49. Limbourg, P., Just, H. G., Lang, K. F., Rosellen, E., Recke, S.: Intensivmedizin **10**, 29 (1973). — 50. Hiss, R. G., Lamb, L. E.: Circulation **25**, 947 (1962). — 51. Simonson, E.: Differentiation between normal and abnormal electrocardiograms. St. Louis: Mosby Co. 1961.

1. Rundtischgespräch

Der Schrittmacherpatient

Leitung: GROSSE-BROCKHOFF, F., Düsseldorf

Teilnehmer: BÜCHNER, CH., Freiburg; EFFERT, S., Aachen; IRNICH, W., Aachen; KNIERIEM, H. J., Düsseldorf; SCHALDACH, M., Erlangen

Manuskript nicht eingegangen.

FRICKE, G., BARTSCH, B., KIKIS, D., ESSER, H. (Med. Univ.-Poliklinik Bonn):
Über die Vorhoftachykardie mit atrioventrikulärer Blockierung

Seitdem im Jahre 1959 Lown [6] über die Vorhoftachykardie mit atrioventrikulärer Blockierung (ATB) an Hand eines großen Patientenguts berichtet hatte, wurde dieser Vorhofrhythmusstörung allgemein vermehrte Aufmerksamkeit zuteil. In den älteren Publikationen wurde stets der Zusammenhang mit der Digitalisintoxikation betont [1, 3, 4, 6]. Erst neuerdings sind Zweifel an der ausschließlichen Digitalisätiologie der ATB erhoben worden [2, 5, 7]. Insbesondere ist hier die kritische Arbeit von Storstein u. Rasmussen [7] zu nennen. Ziel dieser Untersuchung ist es, unter Zugrundelegung der von uns gesammelten Fälle Erfahrungen in der Diagnostik und der Therapie dieser relativ seltenen Vorhofdysrhythmie mitzuteilen und eine elektrokardiographische Definition der ATB zu geben. Fragen der Differentialtherapie werden kurz erörtert.

Wir berichten über insgesamt 31 Episoden von ATB bei 24 Patienten innerhalb eines Beobachtungszeitraumes von 3 Jahren.

In der Regel konnte die Diagnose aus dem konventionellen 12-Ableitungs-EKG zumindest vermutet werden, wobei insbesondere in den vorderen Brustwandableitungen die Rhythmusstörung am deutlichsten erkennbar war. Bei unklaren Fällen wurde jeweils das intrakardiale Vorhofelektrogramm abgeleitet. Dadurch konnte die Diagnose in jedem Fall gesichert werden.

Die Analyse der Elektrokardiogramme führte uns unter Modifizierung der von Lown [6] angegebenen Kriterien zu folgender Definition der ATB:

1. Die Vorhoffrequenz liegt im Mittel um 200/min (105 bis 340/min). Sie kann inter- und intraindividuell in weiten Grenzen variieren.

2. Die P-Dauer ist gegenüber einem orthotop generierten Erregungsimpuls deutlich verkürzt.

3. Die P-Amplitude ist niedrig.

4. Meistens besteht ein AV-Block zweiten Grades vom Typ Mobitz II, seltener eine Wenckebachperiodik oder ein AV-Block dritten Grades. Daher liegt die Kammerfrequenz nur selten erheblich über 100/min. Der paroxysmale Charakter der Rhythmusstörung ist daher meist verdeckt.

5. Die P-Morphologie ist charakteristisch spitzwinklig, zeltförmig. Sie ist meist markant von der P-Gestalt im Vor-EKG unterschieden.

6. Das $\overline{PP}$-Intervall ist häufig inkonstant und wegen der Kürze der Potentialdauer des Vorhofs isoelektrisch.

7. Im His-Bündel-Elektrogramm fällt eine mäßige $\overline{HV}$-Verlängerung auf.

Stellt man einen quantitativen Vergleich der Elektrokardiogramme während ATB mit dem Vor- und dem Folge-EKG an, in welchen Sinusrhythmus beobachtet wurde, lassen sich hochsignifikante Unterschiede bezüglich Vorhoffrequenz, $\overline{PQ}$-Dauer, P-Dauer und P-Amplitude finden. Bis auf eine leichte, jedoch eben noch signifikante Frequenzabnahme nach Konversion in Sinusrhythmus ist bei den untersuchten Patienten kein Unterschied zwischen Vor- und Folge-EKG hinsichtlich dieser Parameter nachweisbar.

Differentialdiagnostisch sind besonders das Vorhofflattern, das Vorhofflimmern, die multifokale Vorhoftachykardie, die Bündelstammtachykardie und für den Fall der 1:1-Überleitung auch die Sinustachykardie von der ATB abzugrenzen. Die ATB bleibt durch Carotissinusdruck unbeeinflußt; der Blockierungsgrad kann sich erhöhen.

Bei der ATB handelt es sich um eine ektope atriale Tachykardie, die klinisch gewöhnlich als nicht-paroxysmal, in Einzelfällen als persistierend oder ausgesprochen zu Rezidiven neigend in Erscheinung tritt. Das Zentrum ihrer Entstehung ist im Bereich des rechten Vorhofgewölbes in Nachbarschaft des Vorhofseptums zu suchen, was durch intrakavitäres Austasten des Vorhofs mit einem Elektrodenkatheter nachgewiesen werden kann.

In dem von uns untersuchten Kollektiv waren Patienten mit Herzinsuffizienz von der Rhythmusstörung überwiegend betroffen (50%). Es folgen chronisches Cor pulmonale (42%) und coronare Herzkrankheit (29%) (Abb. 1, unten). Das Durchschnittsalter liegt bei 64 Jahren (35 bis 73 Jahre). Die Geschlechtsverteilung ist annähernd gleich. Bei je einem Patienten fand sich ein Zustand nach Vorhofseptumdefektverschluß und eine Herzinsuffizienz bei Hyperthyreose.

Die ATB trat bei digitalisierten Patienten ca. doppelt so häufig auf als bei Patienten ohne Digitalismedikation. Auch eine Hypokaliämie muß als konditionierender Faktor angesehen werden. Bei Digitalisintoxikation und/oder Hypokaliämie trat die ATB vergleichsweise häufig auf (ca. in 10% der Fälle gegenüber

ELEKTROKARDIOGRAPHISCHE KRITERIEN DER A.T.B.

VORHOFFREQUENZ UM 200/min
P-DAUER KURZ
P-AMPLITUDE NIEDRIG
MOBITZ II - BLOCK
P- GESTALT ZELTFÖRMIG
PP-INTERVALL VARIABEL, ISOELEKTR.
HBE:(LEICHTE) HV-VERLÄNGERUNG

46 ± 2.2 ms 214 ± 12 min^{-1} $250\pm24\,\mu V$

DIAGNOSEN BEI 24 PATIENTEN MIT A.T.B.

	DIGITALISIERT	KEIN DIG.
HERZINSUFFIZIENZ	●●●●●│●●│ │●●●	●●
KORONARE HERZKRANKH.	│●│●│ │ ●	●●●●
CHRON. COR PULMONALE	│ │●│●●●│●●●●	
RHEUMAT. HERZVITIEN		
ANDERE DIAGNOSEN		● ●
DIGITALISÜBERDOSIERUNG	●●●●●●│	
HYPOKALIÄMIE	│●●│●●●│	
VERSTORBENE PATIENTEN	✦ ✦ ✦✦✦✦✦✦	✦✦

Abb. 1. Atriale Tachykardie mit Block. Oben: Diagnostische Kriterien. Mittelwerte und Standard Error von P-Dauer, Vorhoffrequenz und Amplitude des Vorhofpotentials (24 Fälle). Unten: Zugrunde liegende Erkrankungen, Digitalismedikation und Kaliumhaushalt

0,5% bei einem durchschnittlichen kardiologischen Krankengut). Prognostisch scheint nach unseren Erfahrungen die digitalisinduzierte ATB günstiger zu beurteilen zu sein, da hierbei der Digitalisentzug (ggf. auch Absetzen von Laxantien und Saluretika) und Kaliumverabreichung zusammen mit Diphenylhydantoin meist zur Reversion in Sinusrhythmus führen. Tritt die ATB im Gefolge eines chronischen Cor pulmonale auf, so ist dieses prognostisch als ein Signum mali ominis zu bewerten. Wir verloren 8 von 10 Patienten mit schwerem chronischen obstruktiven Syndrom und pulmonaler Hypertonie nach Auftreten dieser Rhythmusstörung.

Therapeutisch ist bei den nicht mit Herzglykosiden behandelten Patienten die Elektrokardioversion der ATB zu empfehlen. Ein Versuch mit Digitalis kann gemacht werden. Als Antiarrhythmika sind Substanzen mit Chinidin-ähnlicher Wirkung sowie β-Rezeptorenblocker, Verapamil und Ajmalin teils mit Erfolg von uns eingesetzt worden. Rezidive sind häufig (30%). Eine sichere Rezidivprophylaxe kann mit keinem Medikament erzielt werden. Am ehesten haben sich die Kombinationen Chinidin/Propranolol und Chinidin/Verapamil bewährt. Es gibt ausgesprochene pharmakotherapeutische Versager. In solchen Fällen sollte man nicht zögern, die Elektroversion durchzuführen. Eine medikamentöse Rezidivprophylaxe sollte versucht werden. Bei höhergradigen AV-Blockierungen ist auch an die Schrittmachertherapie zu denken.

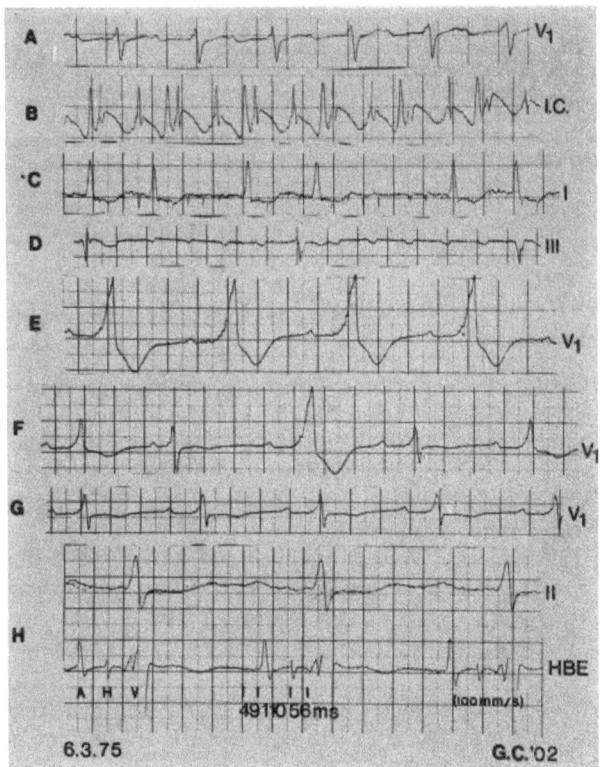

Abb. 2. EKG-Folge bei einer 73jährigen Pat. mit Koronarinsuffizienz. A. Atriale Tachykardie mit 2:1-Block. Ein Vorhofpotential ist jeweils im Kammerkomplex verborgen. B. Intraatriale Ableitung. C. Konversionsversuch mit hochfrequenter Vorhofstimulation (600/min). D. Epontol-Kurznarkose vor Elektrokardioversion. E. Unmittelbar nach Kardioversion mit 150 J. F. u. G. Zunehmende Erholung der Erregungsausbreitung, Verschwinden des Rechtsschenkelblocks. AV-Block ersten Grades. H. His-Bündel-Elektrogramm: leichte Verlängerung der $\overline{HV}$-Zeit

Zusammenfassung

1. Die ATB tritt als Vorhofektopie bevorzugt bei schwer vorgeschädigtem Herzen auf und wird durch Digitalis und/oder Kaliummangel in ihrem Auftreten begünstigt.

2. Diagnostische Elemente sind: eine Vorhoffrequenz um 200/min; gegenüber dem Vor-EKG schmale, kleine P-Potentiale von zeltförmigem Aspekt. Häufig besteht eine 2:1-Überleitung auf die Kammern. Die Findung der Diagnose wird durch ein intraatriales Elektrogramm in Zweifelsfällen ermöglicht.

3. Die Therapie der digitalisinduzierten ATB besteht in Absetzen des Glykosids und evtl. verabreichter Saluretika sowie in Verabfolgung von Kaliumionen, evtl. in Kombination mit Phenytoin oder β-Blockern. Im Falle des Versagens: Elektroversion mit niedriger Energiedosis nach Vorbehandlung mit Phenytoin.

Bei nicht digitalisbedingter ATB: Elektrokardioversion als Therapie der Wahl, Antiarrhythmika (Chinidin, Propranolol, Verapamil, Ajmalin) insbesondere als Versuch einer Prophylaxe.

4. Prognostisch günstiger ist die ATB bei Digitalisintoxikation. Die Mortalität ist besonders hoch (8%) [2] bei Manifestation der ATB im Rahmen einer chronischen Ventilationsstörung mit pulmonaler Hypertonie.

Literatur

1. Agarwal, B. L., Agrawal, B. V.: Brit. Heart J. **34**, 330 (1972). — 2. Esser, H., Fricke, G., Kikis, D., Simon, H.: Verh. dtsch. Ges. inn. Med. **79**, 883 (1973). — 3. Fricke, G., Esser, H., Simon, H.: Med. Welt **22**, 1744 (1971). — 4. Goldberg, L. M., Bristow, J. D., Parker, B. M., Ritzmann, L. W.: Circulation **21**, 499 (1960). — 5. Kühns, K., Cartsburg, R., Engel, J., Weiße, C.: Münch. med. Wschr. **114**, 707 (1972). — 6. Lown, B., Marcus, F., Levine, H. D.: New Engl. J. Med. **260**, 301 (1959). — 7. Storstein, O., Rasmussen, K.: Brit. Heart J. **36**, 171 (1974).

Esser, H., Kikis, D., Trübestein, G. (Med. Univ.-Poliklinik Bonn): **Multifokale Vorhoftachykardie**

Die multifokale oder chaotische Vorhoftachycardie ist im deutschsprachigen Schrifttum bisher kaum zu finden. Möglicherweise ist dies auf die nicht häufige Beobachtung oder auf eine Fehldeutung dieser Rhythmusstörung zurückzuführen. Die hohe Mortalität, die von einigen Autoren mit 50 bis 60% angegeben wird, läßt es erforderlich erscheinen, auf die Diagnose und Therapie der multifokalen Vorhoftachycardie näher einzugehen.

Folgende Kriterien sind Voraussetzung für die Diagnosestellung:

1. Zwei oder mehr ektope P-Wellen mit unterschiedlicher Konfiguration und mit zwei oder mehr unterschiedlichen PP-Intervallen.

2. Eine Vorhoffrequenz zwischen 100 bis 250/min (gelegentlich weniger als 100/min).

3. Eine gut erkennbare isoelektrische Linie zwischen den einzelnen P-Wellen.

4. Häufiges Auftreten von unterschiedlichen PR-Intervallen und AV-Blockierung I. bis III. Grades.

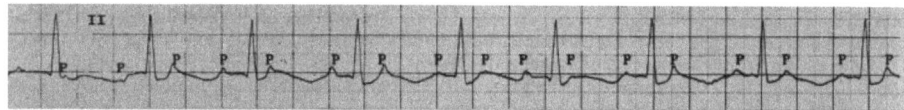

Abb. 1. Multifokale Vorhoftachycardie bei obstruktivem Syndrom, Vorhoffrequenz 176 bis 230/min, Kammerfrequenz 100 bis 115/min, unterschiedliche P-Wellen-Konfiguration und Vorhofarrhythmie

Diese eben genannten Merkmale ermöglichen eine Abgrenzung von anderen Vorhofrhythmusstörungen, die in der Tabelle aufgezeigt sind.

Die multifokale Vorhoftachycardie wird am häufigsten beobachtet bei akuten und chronischen Lungenerkrankungen mit Ausbildung einer pulmonalen Hypertonie sowie bei Coronarerkrankungen. Über eine Digitalisintoxikation als auslösende Ursache sind die Meinungen sehr different. So nimmt Chung an, daß eine Digitalisüberdosierung nach den chronischen Lungenerkrankungen die häufigste Ursache dieser Rhythmusstörung ist. Shine und Lipson hingegen messen den Glykosiden keinerlei Bedeutung bei. In einem Zeitraum von 22 Monaten beobachteten wir insgesamt 10 Patienten mit einer multifokalen Vorhoftachycardie.

Lipson u. Mitarb. fanden bei 60 000 Patienten innerhalb von 6 Jahren 31 mit einer derartigen Rhythmusstörung. Wenn es sich dabei auch um eine kleine Fallzahl handelt, so sind wir doch der Meinung, daß diese Vorhofrhythmusstörung häufiger auftritt. Es ist nämlich bekannt, daß die multifokale Vorhoftachycardie nicht selten in Vorhofflimmern übergeht und sich somit der Diagnostik entzieht. Umgekehrt ist ein Übergang von Vorhofflimmern in eine multifokale Vorhoftachycardie auch möglich.

Häufig gehen zahlreiche Vorhofextrasystolen der multifokalen Vorhoftachycardie voraus und werden daher als prämonitorische Zeichen gewertet.

Tabelle. Differentialdiagnose der multifokalen Vorhoftachycardie

Arrhythmie	Vorhoffrequenz	PP-Intervall	P-Wellen	Überleitung
1. Sinusrhythmus mit multifokalen Vorhof-ES	wie Sinusrhythmus	regelmäßig	gleichförmig	1:1 oder weniger
2. wandernder Vorhofschrittmacher	100/min oder weniger	wechselnd	wechselnd	1:1
3. Sinusarrhythmie	100/min oder weniger	wechselnd atemabhängig	gleichförmig	1:1
4. Vorhofflattern	250—400/min	wechselnd	sägezahnartig	1:1 oder weniger
5. Vorhofflimmern	350/min oder mehr	wechselnd	wechselnd	weniger als 1:1
6. Vorhoftachycardie mit Block	130—250/min	regelmäßig oder wechselnd	gleichförmig Isoelektrische	meist weniger als 1:1
7. multifokale Vorhoftachycardie	100—250/min	wechselnd	wechselnd Isoelektrische	1:1 oder weniger

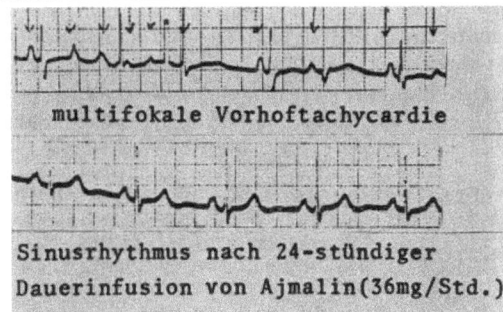

Abb. 2

Bei den von uns beobachteten 10 Patienten bestand seit einigen Jahren eine obstruktive Ventilationsstörung mit respiratorischer Globalinsuffizienz. Bei 8 Patienten war mittels Rechtsherzkatheterisierung eine pulmonale Hypertonie nachgewiesen worden. Die systolischen Druckwerte in der Arteria pulmonalis lagen zwischen 45 bis 80 mm Hg. Anamnestisch und elektrocardiographisch ergaben sich keine Hinweise auf eine Coronarinsuffizienz, wobei einschränkend gesagt werden muß, daß eine ausreichende Ergometerbelastung wegen der Lungenerkrankung nicht möglich war. Sämtliche Patienten standen beim Auftreten der multifokalen Vorhoftachycardie unter Digitalisbehandlung bei einer Erhaltungsdosis von 0,2 bis 0,4 mg Digoxin/Tag. Eine eingeschränkte Nierenfunktion oder eine Hypokaliämie lag nicht vor. Bei 4 Patienten wurde eine Digitalisbestimmung im Serum durchgeführt[1]. Der Digitalisspiegel lag mit 1,2 bis 1,9 ng/ml im Normbereich. Somit ergab sich kein sicherer Hinweis auf eine digitalisinduzierte Rhythmusstörung. Die multifokale Vorhoftachycardie scheint eine enge pathogenetische Beziehung zum Vorhofflimmern zu haben, und für diese Annahme gibt es folgende Gründe:

1. Sie tritt häufig vor oder nach Vorhofflimmern auf.
2. Sie wird nicht selten als kurzdauernder Rhythmus nach erfolgloser Kardioversion von Vorhofflimmern beobachtet, bevor das Vorhofflimmern erneut auftritt.
3. Die multifokale Vorhoftachycardie scheint wie Vorhofflimmern nie im Wechsel mit paroxysmaler Vorhoftachycardie oder mit paroxysmaler Vorhoftachycardie mit Block aufzutreten.
4. Wie Vorhofflimmern tritt die multifokale Vorhoftachycardie bei akuten und chronischen Erkrankungen auf.

Die therapeutischen Maßnahmen waren bislang nicht ermutigend. Behandlungsversuche mit Chinidin, Diphenylhydantoin, Lidocain und β-Rezeptorenblocker waren nicht überzeugend. Auch die Elektrocardioversion konnte die hohe Mortalität nicht nennenswert senken. Vier von unseren 10 Patienten verloren wir infolge eines nicht zu beherrschenden Kammerflimmerns. Seitdem wir Ajmalin intravenös verabreichen, beginnend mit einer Einzeldosis von 50 mg und eine Dauerinfusion per Pumpe über 24 bis 48 Std anschließen, haben wir nur noch einen Patienten verloren, und zwar wahrscheinlich infolge Unterdosierung. Es scheint uns daher gerechtfertigt, beim Auftreten einer multifokalen Vorhoftachycardie Ajmalin zunächst intravenös und anschließend als Dauerbehandlung oral 60 bis 80 mg in Depotform zu empfehlen.

In der Zusammenfassung läßt sich folgendes feststellen:

Die multifokale Vorhoftachycardie ist eine nicht sehr häufig auftretende Rhythmusstörung, die vorwiegend bei chronisch obstruktiven Ventilationsstörungen und Coronarerkrankungen auftritt und mit einer hohen Mortalität behaftet ist. Die Pathogenese ist wahrscheinlich identisch mit der des Vorhofflimmerns. Sämtliche Behandlungsversuche waren bislang enttäuschend, eine Beseitigung dieser Rhythmusstörung scheint am ehesten mit Ajmalin zu gelingen.

Literatur

Chung, E. K.: Brit. Heart J. **33**, 500 (1971). — Shine, K. I., Kastor, J. A., Yurchak, P. M.: New Engl. J. Med. **279**, 344 (1968). — Lipson, M. J., Naimi, S.: Circulation **42**, 397 (1970). — Phillips, J., Spano, J., Burch, G.: Amer. Heart J. **78**, 171 (1969). — Abrams, D. L., Eaddy, J. A.: Amer. J. Cardiol. **15**, 871 (1965).

REINHARD, U., REICHENMILLER, H. E., REINERY, G. (Med. Univ.-Klinik Tübingen): **Herzrhythmusstörungen im Schlaf: Zur Abhängigkeit der Extrasystolie im Schlaf von den einzelnen Schlafstadien**

Einleitung

Mit der Entdeckung des EEG durch Hans Berger 1929, der Beschreibung der Stadien des orthodoxen Schlafs durch Loomis et al. (1937) und der Entdeckung der Traumphase durch Dement u. Kleitman (1957) war der Schlaf, ein bis dahin nur unzureichend charakterisierbarer Zustand, neurophysiologischen Unter-

---

[1] Die Digitalisspiegelbestimmung wurde freundlicherweise von Herrn Dr. Bodem, Med. Univ.-Klinik Bonn-Venusberg, durchgeführt.

suchungen zugänglich geworden. Sowohl beim Übergang vom Wachzustand in den Schlaf und umgekehrt als auch innerhalb des cyclischen Schlafverlaufs mit Wechsel zwischen orthodoxem Schlaf und Traumphase mit raschen Augenbewegungen kommt es zu Änderungen in der Tonusverteilung des vegetativen Nervensystems (Baust, 1973). Ob und inwieweit sich diese schlafgebundenen, zum Teil abrupten Änderungen auf die extrasystolische Herztätigkeit auswirken, galt die Frage in der vorliegenden Untersuchung. Sollten bestimmte Schlafphasen eine besondere Extrasystoliegefährdung erkennen lassen, ergäbe sich daraus unter Umständen der therapeutische Ansatz einer medikamentösen Unterdrückung dieser Stadien.

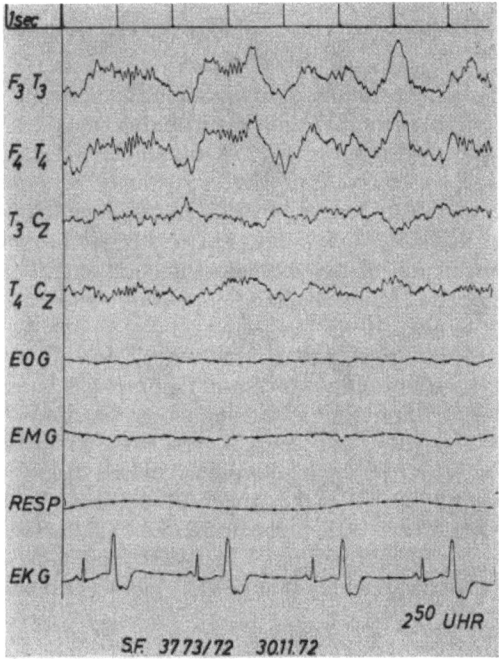

Abb. 1. Ausschnitt aus der fortlaufenden Originalregistrierung des Schlafpolygramms bei einem 54jährigen Patienten mit coronarer Herzerkrankung, arterieller Hypertonie (180/110 mm Hg) sowie arterieller Verschlußkrankheit während eines D-Stadiums. Im EEG (oberste 4 Ableitungen) eine vorwiegende Δ-, weniger Zwischenwellenaktivität sowie 14/sec-β-Wellen (sog. Schlafspindeln), im EKG eine konstante ventrikuläre Bigeminie

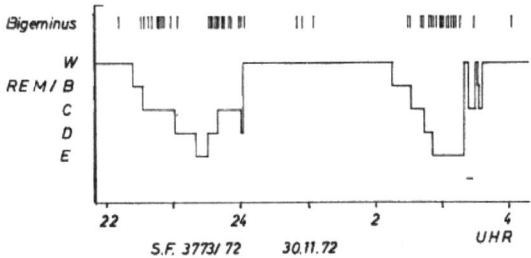

Abb. 2. Im Schlafprofildiagramm desselben Patienten wie in Abb. 1 sind angedeutet 2 Schlafzyklen mit dazwischenliegender längerer Wachperiode zu erkennen. Die Extrasystolie in Form des Bigeminus findet sich fast ausschließlich während der Schlafphasen. Es handelt sich um eine Einzelbeobachtung einer Abhängigkeit der Extrasystolie von der Schlafphase, die am gesamten Krankengut nicht zu sichern war

Krankengut und Methodik

Bei 10 Pat., die eine extrasystolische Herzrhythmusstörung — zumeist auf der Grundlage einer coronaren Herzerkrankung — aufwiesen (8 Männer, 2 Frauen, Alter zwischen 27 und 75 Jahren, im Mittel 56,8 Jahre), wurden jeweils für eine Nacht fortlaufende polygraphische Ableitungen von EEG, Okulogramm, Mundbodenmyogramm, Respirogramm und Elektrocardiogramm mit einem Siemens-8-Kanal-Mingograph durchgeführt. Die Beurteilung der Schlafstadien erfolgte visuell in Anlehnung an die internationalen Kriterien von Rechtschaffen u. Kales (1968): Stadium W = A = Wachzustand, Stadium 1 = B = Einschlafstadium, Stadium 2 = C = leichter Schlaf, Stadium 3 = D = mitteltiefer Schlaf, Stadium 4 = E = Tiefschlaf, Stadium REM = Traumphase. Nach Bestimmung des elektroencephalographischen Schlafstadienübergangs wurden die dem Übergang vorangehenden und folgenden 60 sec zur Auswertung der Extrasystolenhäufigkeit herangezogen. Zur statistischen Auswertung wurden χ^2-Tests durchgeführt, als Signifikanzniveau wurde $\alpha = 0,1$ in zweiseitiger Fragestellung verwendet.

Ergebnisse

Bei einer gesamten Ableitezeit von 70 Std und 33 min und einer effektiven Schlafzeit von 56 Std und 40 min entfielen auf den orthodoxen Schlaf (NREM-Stadien) 88,9%, entsprechend auf die Traumphase (REM) 11,1%. Insgesamt wurden 480 Stadienwechsel beobachtet, davon wiesen 90 (entsprechend 18,75%) eine statistisch signifikante Änderung der Extrasystolenhäufigkeit auf. In nur 2,3% aller Stadienwechsel wurden keine Extrasystolen beobachtet. 30% der signifikanten Änderungen der Extrasystolenhäufigkeit entfielen auf den Übergang vom Stadium B nach C und umgekehrt, also auf den Wechsel zwischen dem Einschlafstadium und dem Stadium leichten Schlafs (jeweils ca. 15%). 22% der signifikanten Änderungen wurden mit Beginn oder Ende einer Traumphase gesehen. Beim vollständigen Erwachen aus einer Traumphase kommt es in 50% zu einer Extrasystolenfrequenzänderung, wird jedoch im Stadium B oder C weitergeschlafen, beträgt dieser Anteil nur noch jeweils etwa 10%. Eine weitere Aufschlüsselung nach supraventrikulären und ventrikulären Extrasystolen zeigt die deutlichsten Frequenzänderungen von supraventrikulären Extrasystolen beim Übergang von tieferen zu oberflächlicheren Schlafstadien, sie ereigneten sich fast doppelt so häufig (48%) wie während der Schlafvertiefung, eine solche Abhängigkeit ließ sich für die ventrikulären Extrasystolen nicht erkennen (jeweils 15%).

Diskussion

Eine Klassifizierung des Schlafs in Stadien kann den oftmals gleitenden Übergängen in der Schlaftiefe nicht immer voll gerecht werden. Deshalb verwendeten wir einen Beobachtungszeitraum von insgesamt 120 sec pro Stadienwechsel, der zwar relativ kurz bemessen erscheint, der aber dadurch gerechtfertigt ist, daß bei rascher Folge von Stadienübergängen einzelne hätten unberücksichtigt bleiben müssen.

Wie auch Smith et al. (1972) fanden wir keine sichere Abhängigkeit der Extrasystolenhäufigkeit von bestimmten Schlafphasen bei der Auswertung des gesamten Datenmaterials, für einzelne Fälle ergaben sich jedoch dafür deutliche Anhaltspunkte. Auch Smith et al. halten es nicht für unmöglich, daß bei einigen Patienten, die möglicherweise eine Subpopulation darstellen, Schlafen und Wachen Einfluß auf das Auftreten oder die Häufigkeit von Arrhythmien haben.

Rosenblatt et al. (1969) haben vermehrt Extrasystolen in Folge der im Verlaufe der Nacht zunehmenden Bradycardie gesehen.

Nach unseren Befunden läßt sich für alle Arten von Extrasystolen eine besondere Abhängigkeit der Extrasystolenfrequenzänderungen beim vollständigen Erwachen aus einer Traumphase beobachten. Zur Erklärung kann der abrupte Wechsel zwischen trophotroper zu ergotroper Funktionslage des vegetativen Nervensystems (Hess, 1933) dienen. Auch unter Berücksichtigung des relativ niedrigen Signifikanzniveaus kann man zusätzlich aus unseren Untersuchungen den Hinweis entnehmen, daß die supraventrikulären Extrasystolen insbesondere beim Aufwachen häufiger als ventrikuläre Extrasystolen deutlichen Schwankungen unterliegen.

Aus den vorliegenden Ergebnissen läßt sich unseres Erachtens keine Indikation für eine medikamentöse Beeinflussung des Schlafs zur Vermeidung von Extrasystolen ableiten.

Literatur

1. Baust, W.: The problem of "sympathetic tone" and autonomic functions during sleep. In: The nature of sleep (Hrsg. U. J. Jovanović), S. 50—52. International Symposium, Würzburg 23.—26. 9. 1971. Stuttgart: Fischer 1973. — 2. Berger, H.: Arch. Psychiat. Nervenkr. 87, 527—570 (1929). — 3. Dement, W. C., Kleitman, N.: EEG clin. Neurophysiol. 9, 673—690 (1957b). — 4. Hess, W. R.: Klin. Wschr. 12, 129 (1933). — 5. Loomis, A. L., Harvey, E. N., Hobart, G. A.: J. exp. Psychol. 21, 127 (1937). — 6. Reinery, G.: Herzrhythmusstörungen im Schlaf. Inaug. Diss. Tübingen 1974. — 7. Rechtschaffen, A., Kales, A. (eds.): A manual of standardized terminology, techniques and scoring system for sleep stages of human subjects. Public Health Service (1968). — 8. Rosenblatt, G., Zwilling, G., Hartmann, E.: Psychophysiology 6, 233 (1969). — 9. Smith, R., Johnson, L., Rothfeld, D., Zir, L., Tharp, B.: Arch. int. Méd. exp. 130, 751 (1972).

KABELITZ, K., SPILLER, P., ERBEL, R., BORNIKOEL, K., KREUZER, H. (I. Med. Klinik B der Univ. Düsseldorf): **Ventrikelfunktion und lokaler Kontraktionsablauf bei Rhythmusstörungen**

Über den Einfluß von Rhythmusstörungen auf die periphere Hämodynamik liegt eine Reihe von Untersuchungen vor. Weniger untersucht sind die Wirkungen ektopischer Reize auf den lokalen Kontraktionsablauf und auf Parameter der Ventrikelfunktion.

Im Folgenden wurde deshalb geprüft, welche Effekte während eines Ventrikulogramms auftretende Extrasystolen auf die lokale Myokardfunktion und auf die Kammervolumina haben. Dazu wurden Cineventrikulogramme mit 100 bzw. 150 Bildern/sec von 8 Patienten ausgewertet, bei denen während der Kontrastmittelinjektion Extrasystolen auftraten. Während einer normalen Kontraktion, einer Extrasystole und eines postextrasystolischen Schlages wurden Bild für Bild die Ventrikeldurchmesser im basalen, mittleren und apikalen Ventrikelabschnitt sowie die Längsachse bestimmt. Daraus wurden die prozentualen Änderungen der Durchmesser und der Längsachse während der Ejektion berechnet. Außerdem wurden das enddiastolische, das endsystolische, das Schlagvolumen und die Ejektionsfraktion bestimmt. Die Auswertung der Filme erfolgte durch manuelles Abzeichnen der Ventrikelkonturen bzw. durch automatische videometrische Messung mit Hilfe eines Analogverfahrens. Aus dem während des Ventrikulogramms mit einem Kathetertipmanometer gemessenen intraventrikulären Druck wurden folgende Größen ermittelt: systolischer Spitzendruck, enddiastolischer Druck, maximale Druckanstiegsgeschwindigkeit und $\frac{dp/dt\ max}{p}$.

Die erste Abbildung zeigt in einer Originalregistrierung die Änderungen der Ventrikelgeometrie während eines Normalschlages, einer ventrikulären Extrasystole und einer postextrasystolischen Kontraktion. Während der Ejektion des Normalschlages verkürzen sich alle 3 Durchmesser simultan und gleichförmig, ebenfalls die Längsachse. Zu Beginn der schnellen Füllung tritt ein ektopischer Reiz auf, der zu einer Kontraktion ohne meßbare Volumenänderung mit einem

Spitzendruck von 40 mm Hg führt. Dabei verkürzen sich anfangs die Durchmesser, apikal beginnend, asynchron, die Längsachse des Ventrikels nimmt zu, d. h. sie verhält sich paradox. 100 msec später kommt es zu einer Verkürzung der Längsachse und einer Durchmesserzunahme im mittleren und apikalen Ventrikelabschnitt. Dann folgt innerhalb von etwa 200 msec die schnelle Füllung des Ventrikels, danach nehmen Längsachse und Durchmesser nur noch geringfügig zu. 1050 msec nach Einfall der Extrasystole folgt die postextrasystolische Kontraktion mit einer synchronen Verkürzung der Durchmesser und der Längsachse. Die Änderungen während der Ejektion sind an allen Meßorten im Vergleich zum Normalschlag deutlich größer.

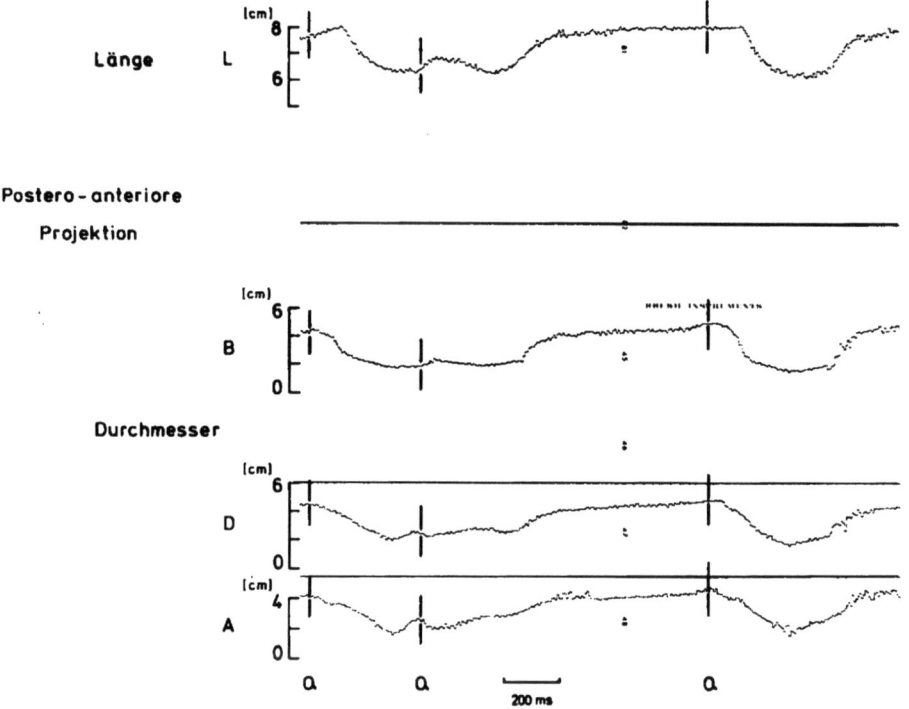

Abb. 1. Änderungen der Längsachse und der Durchmesser im basalen (B), mittleren (D) und apikalen Ventrikelabschnitt während einer normalen Kontraktion, einer ventrikulären Extrasystole und eines postextrasystolischen Schlages. Die eingezeichneten Senkrechten geben den Zeitpunkt der Q-Zacken im EKG an

Der hämodynamische Effekt einer Extrasystole wird einerseits durch das Ausmaß der Kontraktionsstörung, andererseits durch den Grad der in der Diastole erreichten Ventrikelfüllung bestimmt. Die zweite Abbildung gibt eine Übersicht über den Effekt des RR-Abstandes zwischen Normalschlag und Extrasystole auf den entwickelten Druck, das dp/dt max und das geförderte Schlagvolumen der vorzeitigen Kontraktion bei den 8 untersuchten Fällen. Trotz der geringen Anzahl der Meßwerte erkennt man, daß zwischen der Vorzeitigkeit und den gemessenen Größen keine annähernd lineare Beziehung besteht. Beträgt der RR-Abstand bis zur Extrasystole etwa 50% des normalen RR-Abstandes, so erreichen systolischer Ventrikeldruck und dp/dt max in 6 bzw. 7 Fällen schon über 75% des Normalwertes. Die Schlagvolumina liegen dagegen bis zu einem Vorzeitigkeitsindex von 80% unter 50% des Normalwertes, erst wenn der RR-Abstand bis zur

Extrasystole etwa 90% des normalen RR-Abstandes beträgt, werden annähernd normale Schlagvolumina gefördert.

Der Effekt des RR-Abstandes auf die Kammervolumina geht aus folgendem Beispiel hervor:

Die Herzfrequenzen der 3 untersuchten Patienten betragen 81, 80 und 88 Schläge/min, die Kammervolumina liegen in der gleichen Größenordnung, d. h. die hämodynamische Ausgangslage ist sehr ähnlich. Unterschiedlich ist in den 3 Fällen der Abstand der Extrasystole vom Normalschlag.

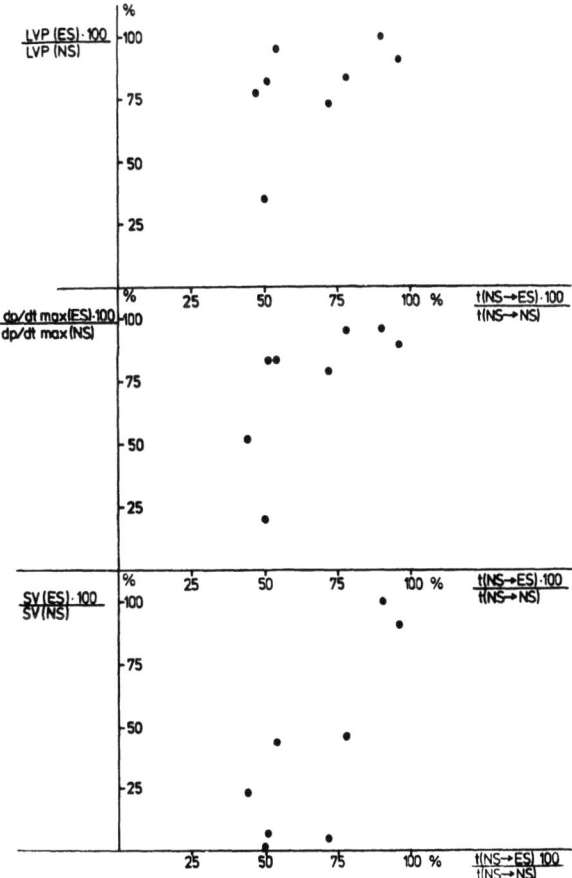

Abb. 2. Übersicht über den Effekt des RR-Abstandes zwischen Normalschlag und Extrasystole auf den entwickelten Druck (oben), das dp/dt max (Mitte) und das geförderte Schlagvolumen (unten) der vorzeitigen Kontraktion bei den 8 untersuchten Fällen. Auf der Abszisse ist der RR-Abstand vom Normalschlag bis zur Extrasystole in Prozent des normalen RR-Abstandes, auf der Ordinate der während der Extrasystole gemessene Wert in Prozent des Normalwertes aufgetragen

Im 1. Fall liegt eine isovolumetrische Kontraktion in der frühen Diastole vor. Im 2. Fall ist es etwa 600 msec nach dem Normalschlag zu einer mäßigen Füllung des Ventrikels gekommen, das Schlagvolumen beträgt etwa ein Drittel des Ausgangswertes. Im Fall 3 hat der Ventrikel beim Auftreten der Extrasystole fast das normale enddiastolische Volumen erreicht, das Schlagvolumen ist entsprechend deutlich größer.

Zusätzlich wird der Effekt der Vorzeitigkeit der Extrasystole auf den postextrasystolischen Schlag deutlich. Im Fall 1 kommt es nach der sehr früh einfallenden Extrasystole zu einer deutlichen Zunahme von EDV und Schlagvolumen. Im Fall 2 ist nur das Schlagvolumen gering gegenüber dem Normalschlag erhöht, im Fall 3 entspricht der postextrasystolische Schlag bezüglich der Kammervolumina der normalen Kontraktion.

Der einer Extrasystole folgende Normalschlag wird in der Regel durch 3 Faktoren beeinflußt:
1. den positiv inotropen Effekt der postextrasystolischen Potenzierung,
2. die erhöhte Vorbelastung nach der verlängerten Diastolendauer und
3. die verminderte Nachbelastung, d. h. den erniedrigten enddiastolischen Aortendruck.

Der positiv inotrope Einfluß einer Extrasystole auf den postextrasystolischen Schlag wird im Folgenden deutlich: Bei einem Patienten mit einem regelmäßigen RR-Abstand von 1,4 sec, d. h. einer Ruhefrequenz von 43/min, folgt 600 msec nach dem Normalschlag eine interpolierte supraventrikuläre Extrasystole mit einem kleinen Schlagvolumen. Der der Extrasystole folgende Normalschlag ist bezüglich seines enddiastolischen und endsystolischen Volumens mit dem vorangehenden Normalschlag identisch. Systolischer und enddiastolischer Druck im linken Ventrikel liegen gering unter dem Ausgangswert, deutlich erhöht sind jedoch die maximale Druckanstiegsgeschwindigkeit (1650 gegenüber 1350 mm Hg/sec) und $\frac{dp/dt\,max}{p}$ (20,6 gegenüber 16,9/sec).

In diesem Fall liegt also eine reine Kontraktilitätssteigerung ohne Volumeneinfluß vor.

Die gesamten hämodynamischen Wirkungen einer Extrasystole auf den postextrasystolischen Normalschlag zeigen die Mittelwerte der gemessenen Parameter aus 8 normalen Kontraktionen im Vergleich zu den entsprechenden postextrasystolischen Schlägen. Die nach der längeren Diastolendauer erhöhte Vorbelastung führt zu einem signifikanten Anstieg des enddiastolischen Drucks und des enddiastolischen Volumens. Über die Erhöhung der Vordehnung und der Kontraktilität kommt es zu einem Anstieg von dp/dt max. Der Ventrikeldruck bleibt im Mittel unverändert. Das endsystolische Volumen nimmt signifikant ab, das Schlagvolumen und die Ejektionsfraktion entsprechend zu. Die lokalen Durchmesseränderungen während der Ejektion und damit die mittleren Verkürzungsgeschwindigkeiten der Zirkumferenzen sind bei den postextrasystolischen Schlägen im Mittel signifikant höher als bei den Normalschlägen.

Zusammenfassend ergibt sich:
1. Die durch ektopische Reize bedingten Störungen des Kontraktionsablaufs können durch fortlaufende geometrische Analyse des Cineventrikulogramms qualitativ und quantitativ erfaßt werden.
2. Der hämodynamische Effekt einer Extrasystole wird durch das Ausmaß der Kontraktionsstörung und durch die diastolische Füllung bestimmt.
3. Die postextrasystolische Kontraktion unterscheidet sich sowohl bezüglich der Inotropie wie der Vor- und Nachbelastung vom Normalschlag.

OLBERMANN, M., JUST, H., GUCKENBIEHL, H., LANG, K. F. (II. Med. Klinik u. Poliklinik, Univ. Mainz): **Antiarrhythmische Wirkung von Disopyramid**

Disopyramid ist ein neues Antiarrhythmikum. Hinsichtlich seiner chemischen Struktur hat Disopyramid keine Beziehung zu den bisher bekannten Antiarrhythmika.

Chemisch handelt es sich um 4-Diisopropylamino-2-(2-pyridyl)-butyramid = Disopyramid. Es ist eine weiße kristalline Substanz mit einem Schmelzpunkt zwischen 205 und 213° C. Disopyramid ist wasserlöslich, seine Stabilität ist bei Raumtemperatur gut.

Nach oraler Applikation wird Disopyramid rasch resorbiert und erreicht nach 2 bis 4 Std den wirksamen Plasmaspiegel. Die Ausscheidung erfolgt über Nieren und Faeces. Die Halbwertzeit wird mit 7 Std angegeben [11].

Nach neueren elektrophysiologischen Untersuchungen hat Disopyramid keinen Einfluß auf die Herzfrequenz. Die atriale Erregungsleitung wird nicht verändert.

Die AV-Überleitung kann verlängert werden, in manchen Fällen wird sie aber auch verkürzt, d. h. bei hochfrequenter Stimulation konnte sowohl eine Verlängerung wie auch eine Verkürzung der AH-Zeit beobachtet werden. Die Erregungsleitung im His-Purkinje-System (HPS) wurde signifikant um 13% verlängert. „Distale" Blockierungen traten nicht auf, weder bei Spontanrhythmus noch unter Stimulation. Die effektive Vorhofrefraktärzeit war bei allen Untersuchungen verlängert (im Durchschnitt um 39 msec). Gleiches gilt für den AV-Knoten [9, 10].

Ziel unserer Untersuchungen war es, die Wirksamkeit per oral verabreichten Disopyramids bei ventrikulären Extrasystolen zu prüfen.

Methodik

Dispyramid wurde bei 64 Pat. angewendet. Bei 20 Männern im Alter von 21 bis 82 Jahren ($\bar{x}$ = 51 Jahre) war eine quantitative Prüfung möglich. Davon hatten 3 Pat. gleichzeitig supraventrikuläre Extrasystolen. Bei 10 Pat. mit implantiertem Herzschrittmacher (Typ Vario EM 169 C/70) wurde gleichzeitig der Einfluß von Disopyramid auf die Reizschwelle bestimmt, indem durch Auflegen eines Magneten auf die Schrittmacherbatterie die Reizschwelle vor und nach Gabe von Disopyramid ermittelt wurde. In 10 Fällen wurden Disopyramid-Blutspiegel gemessen. Bei 13 Pat. war ein Herzinfarkt vorausgegangen, bei 4 Pat. bestand eine Myokardiopathie, bei 1 Pat. lag eine Sarkoidose des Herzmuskels vor, in einem Fall bestand eine schwere kardiale Insuffizienz bei prothetischem Aortenklappenersatz, bei 1 Pat. blieb die Ätiologie der Rhythmusstörung ungeklärt. Die Extrasystolie war über mehrere Stunden oder Tage stabil unter Beobachtung am Monitor auf einer kardiologischen Intensivstation oder im Langzeit-EKG über 8 Std Registrierdauer bei ambulanten Patienten. Die Zahl der Extrasystolen wurde mit der Herzfrequenz über Monitor mit einem Trendrekorder registriert bzw. aus der zeitgerafften Analyse des Langzeit-EKG bestimmt.

Es handelte sich zumeist um schwierige und hartnäckige Formen der Extrasystolie bei 5 Pat. mit rezidivierender Kammertachykardie, Kammerflattern oder Kammerflimmern. Die Mehrzahl der Patienten war vorher mit anderen Antiarrhythmika behandelt worden.

Ergebnisse

Die Zahl der Extrasystolen ging durchschnittlich um 67% zurück, rezidivierendes Kammerflattern bzw. Kammerflimmern konnte bei 4 Patienten verhindert werden, unter Umständen wiederholt im Auslaßversuch (Tabelle 1).

Bei länger dauernder Applikation wurde in mehreren Fällen ein Wirkungsverlust beobachtet.

Die Schwellenprüfung zeigte bei 6 von 10 Patienten eine Erhöhung der Schwelle um rd. 0,9 mV ohne Ausfall der Schrittmacherreizung.

Die Disopyramidspiegel im Serum zeigten deutliche Unterschiede. Sie lagen zwischen 1 und 2,6 mg/l [9] (Tabelle 2).

Eine Beziehung zwischen der antiarrhythmischen Wirkung und den Blutspiegeln konnte nicht gefunden werden.

Nebenwirkungen wurden bei der von uns gewählten Dosierung (400 bis 1200 mg/24 Std) nur in zwei Fällen beobachtet, und zwar kam es bei einer Dosis über 600 mg in 24 Std zu einer Obstiation, die jedoch nicht zum Absetzen der Medikation zwang.

Zwei Patienten verstarben unter der antiarrhythmischen Therapie. In einem Fall eines schwerkranken Koronarpatienten mit progredienter Herzinsuffizienz nach einem zwei Monate zuvor abgelaufenen Herzinfarkt und großem Kammerwandaneurysma mit multiplen Extrasystolen entwickelte sich nach Rückgang der Extrasystolen ohne sonst erkennbare Ursache ein kardiogener Schock, der innerhalb von 8 Std ad exitum führte. Da auch autoptisch die Todesursache nicht definiert werden konnte, kann ein Zusammenhang mit der antiarrhythmischen Therapie nicht ausgeschlossen werden.

Allergische Nebenwirkungen haben wir nicht gesehen, doch sind flushartige Erscheinungen, Pruritus, Urtikaria und morbilliforme Exantheme bekannt:

EKG-Veränderungen (AV-Überleitungsstörungen, Veränderungen der QRS- und QT-Dauer) haben wir nicht beobachtet [4, 13].

Zusammenfassung

Disopyramid erwies sich bei unseren Untersuchungen als effektives, evtl. dramatisch wirkendes Antiarrhythmikum bei ventrikulärer Extrasystolie. In 30% unserer Fälle blieb es jedoch wirkungslos, ohne daß dies mit dem Blutspiegel zu erklären wäre. Bei supraventrikulärer Extrasystolie zeigte sich keine Wirkung. Der Einfluß auf die Schrittmacherreizschwelle bei Patienten mit Herzschrittmacher lag bei Anwendung therapeutischer Dosen im Rahmen dessen, was auch bei anderen Antiarrhythmika beobachtet wird (Chinidin, Ajmalin, Prokainamid).

Tabelle 1. Zahl der VES pro 1000 Herzaktionen vor und nach Gabe von Disopyramid

	Vor	Nach	%
1	180	25	− 86
2	16	0	− 100
3	320	150	− 53
4	400	10	− 98
5	450	100	− 78
6	150	0	− 100
7	250	40	− 84
8	300	10	− 96
9	200	40	− 80
10	350	20	− 94
11	250	10	− 96
12	300	50	− 83
13	300	0	− 100
14	300	50	− 83
15	650	650	− 0
16	450	430	− 4
17	250	200	− 20
18	220	220	− 0

Tabelle 2. Serumkonzentration von Disopyramid (mg/l)

Fall	2 Std nach oraler Einnahme von 200 mg (mg/ml)
1	1,4
2	2,6
3	1,2
4	1,6
5	2,2
6	2,4
7	1,0
8	1,6
9	1,6
10	1,8

Daher kann Disopyramid auch bedenkenlos bei Herzschrittmacherpatienten eingesetzt werden. Das Ausmaß der antiarrhythmischen Wirkung in unserer Untersuchung (Rückgang der VES um 67%) entspricht etwa den Angaben anderer Untersucher [1—8].

Nebenwirkungen waren selten und harmlos. Jedoch sollte Disopyramid bei schwerer Herzinsuffizienz nicht angewendet werden.

Literatur

1. Poletti, P., Aquaro, G., D'Arrigo, A., Pavia, M.: Bollettino della Società Italiana di Cardiologia Voluma XVI Congresso della Società Italiana di Cardiologia Taormina 30 maggio sino 2 giugno 1971. − 2. Rulliere, R., Delepierre, F.: Cœur Méd. inter. XI, 581−586

(1972). — 3. Puech, P. J.: Méd. de Montpellier **IV**, 132—140 (1969). — 4. Lomanto, B., Lotto, A., Bossi, M.: Minerva med. **61** (Suppl. 71), 3769—3773 (1970). — 5. Desruelles, J., Gerard, A.: Arch. Mal. Cœur **63**, 182—189 (1970). — 6. Colonna, D., Sorouche, M., Tep-Tho, Galisti, G.: Cœur Méd. inter. **VII**, 455—462 (1968). — 7. Di Matteo, Laffour, Dumas: Gaz. Hôp. (Paris) **144**, 759—762 (1972). — 8. Masini, G.: Minerva med. **61** (Suppl. 71), 3748—3752 (1970). — 9. Beffeler, B., Castelanos, A., Wells, D. E., Celeste Vagueiro, M., Yeh, B. K.: Amer. J. Cardiol. **35**, 282—287 (1975). — 10. Seipel, L., Breithardt, G., Both, A., Loogen, F.: Noch unveröffentlicht. — 11. Ronney, R. E., Dean, R. R., Karim, A. et al.: Arch. Int. Pharmacodyn. **191**, 162 (1971). — 12. Mathus, P. P.: Amer. Heart J. **84**, 764 (1972). — 13. Duchezean, R., Bouletreau, P., Assenat, H., Faure, A.: Bull. Méd. lég. **15**, 322 (1972).

GROSSER, K.-D., VOGEL, W., HELLER, A., ASBECK, F., STEINBRÜCK, G. (Med. Univ.-Klinik Köln): **Erfahrungen mit einem transkutan aufladbaren Schrittmachersystem**

Manuskript nicht eingegangen.

HIMMLER, CH., WIRTZFELD, A., LAMPADIUS, M. (I. Med. Klinik d. Techn. Univ. München, Klinikum rechts der Isar): **Kontrolle implantierter Herzschrittmacher durch Patienten-eigene Testgeräte**

Die Notwendigkeit regelmäßiger Herzschrittmacher-Kontrollen ist heute allgemein anerkannt und außer Diskussion [7, 8]. Die Indikation zum Austausch eines implantierten Herzschrittmachers ist immer dann gegeben, wenn eine der Zellen, aus denen sich eine Schrittmacher-Batterie zusammensetzt, erschöpft ist.

Nach Furman, Parsonnet, Irnich und eigenen Untersuchungsergebnissen [4, 9, 12, 15, 16] werden etwa 90 bis 95% aller Herzschrittmacher-Wechsel wegen einer Batterieerschöpfung nötig. Die frühzeitige Erfassung des Zeitpunktes einer beginnenden Batterieerschöpfung wird jedoch sehr erschwert durch die Tatsache, daß eine Änderung meßbarer Parameter — etwa ein Abfall der Stimulationsfrequenz des Impulsgenerators — erst dann auftritt, wenn die betreffende Batteriezelle bereits zu über 90% entladen ist; bis zur vollständigen Erschöpfung der Zelle stehen dann nur mehr 1 bis 4 Wochen zur Verfügung [18].

So ist es nicht verwunderlich, daß bei dem üblichen Vorgehen der Schrittmacher-Überwachung (4- bis 6monatige Kontrollintervalle während der ersten 2 Jahre, anschließend etwa alle 4 bis 8 Wochen) mit einem unerwarteten Schrittmacher-Ausfall von über 10% zu rechnen ist, unabhängig davon, welche Methoden im einzelnen bei der Impulsgeberkontrolle in der Klinik Anwendung finden. Eine Zusammenstellung zeigt Ihnen die entsprechenden Angaben verschiedener Zentren [1, 2, 3, 5, 6, 8, 10, 11, 14, 16], wobei bei den Schrittmacher-Ausfällen wiederum etwa 90% auf Batterieerschöpfung zurückzuführen sind.

Wir sind deshalb dazu übergegangen, den Schrittmacher-Träger selbst in die Überwachung seines Impulsgenerators mit einzubeziehen, indem wir ihn mit einem Taschengerät ausrüsten, mit dem er überall und jederzeit den Ladungszustand seines Schrittmachers überprüfen kann [18]. Wir verwenden hierzu das von der Fa. Mela (München) hergestellte Pace-Guard-System, über dessen genaue Arbeitsweise bereits berichtet wurde [17]. Es sei nur erwähnt, daß sich dieses System den funktionellen Zusammenhang zwischen der Impulsgeberfrequenz und der Batteriespannung des Generators zunutze macht [9, 15]. Mittels einer Magnetelektrode, die zugleich den Schrittmacher auf festfrequent stellt [4, 13], werden die Impulse direkt über dem Schrittmacher galvanisch abgeleitet und über eine grüne Signallampe angezeigt. Eine Verlängerung des Zeitintervalls über einen eingestellten Grenzwert hinaus wird durch das Aufleuchten einer roten Signallampe signalisiert.

Die Einstellung des genannten Grenzwertes erfolgt individuell für jeden Schrittmacher-Träger mit Hilfe des Klinik-eigenen Pace-Master-Gerätes, mit dem die Periodendauer des Schrittmachers in Millisekunden genau gemessen wird. Eine dem jeweiligen Schrittmacher-Modell entsprechende Verlängerung der Periodendauer wird am Patienten-eigenen Pace-Guard als Grenzwert eingestellt [18].

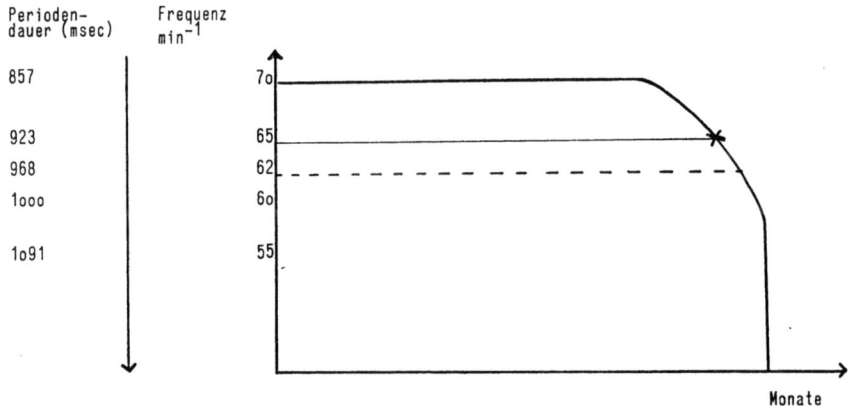

Abb. 1. Entladungscharakteristik einer Schrittmacherbatterie (schematisch)

Auf der ersten Abbildung sehen Sie schematisch die Entladungscharakteristik einer Schrittmacher-Batterie als Funktion der Periodendauer; sobald — wie hier im Beispiel der Grenzwert einer Periodendauer von 923 msec — überschritten wird, leuchtet nicht mehr die grüne, sondern die rote Signallampe auf, und der Patient soll nun innerhalb von 3 Tagen die Klinik aufsuchen.

Etwa 220 unserer Schrittmacher-Patienten konnten wir bisher mit diesem Testgerät ausstatten, wobei bislang Patienten mit älteren Impulsgebern und wenig cardialer Eigenrhythmik sowie besonders alte und weit von der Klinik entfernt wohnende Patienten bevorzugt wurden. Bei diesen Patienten waren Schrittmacher-Modelle der Firmen Biotronik, Cordis, Medtronic, Siemens-Elema und Vitatron implantiert.

Bei 63 unserer Patienten kam es bisher zu einer Batterieerschöpfung, die vom Pace-Guard stets richtig signalisiert wurde, und zwar mit einer gleich noch näher zu erläuternden Ausnahme immer so frühzeitig, daß eine regelrechte, effektive Stimulation erhalten blieb.

Nur einer von diesen 63 Patienten, bei dem während der anschließenden Impulsgeberwechsel-Operation eine pathologisch hohe Reizschwelle von 3,2 V bei 1 msec Impulsdauer gemessen wurde, zeigte bei Klinikaufnahme eine ineffektive Stimulation; dabei muß aber beachtet werden, daß auch dieser Patient hätte erfaßt werden können, wenn das Pace-Guard-Gerät noch knapper eingestellt gewesen wäre.

Das Funktionsalter der 63 Impulsgeber zum Zeitpunkt der angezeigten Batterieerschöpfung zeigt die Tabelle, wobei erwähnenswert ist, daß immerhin 84%

dieser Impulsgeber eine Funktionsdauer von über 2 bis zu 4,5 Jahren erbracht hatten. Aber auch sehr frühzeitige Schrittmacher-Ausfälle, etwa bei Fehlerserien, ließen sich sicher mit dem Pace-Guard erfassen; so war z. B. bei einem Patienten ein vom Pace-Guard richtig angezeigter Austausch bereits nach 3 Monaten nötig geworden.

Schließlich sind die Zeitabstände von der letzten Klinikkontrolle bis zum Pace-Guard-Alarm zu nennen, wobei zu betonen ist, daß auch bei älteren Impulsgebern — etwa von 30 bis 51 Monaten — die letzte Klinikkontrolle bereits 3 bis 5 Monate und mehr zurücklag; die sonst immer häufiger notwendig werdenden Kontrollen zu Ende der erwarteten Funktionszeit des Impulsgebers lassen sich also durch die tägliche Patienten-eigene Überprüfung mit Hilfe des Pace-Guard deutlich reduzieren, ohne den Patienten zu gefährden. Andererseits werden aber auch sehr frühzeitige Ausfälle, die der konventionellen Kontrolle völlig entgehen würden [2], richtig und frühzeitig erkannt.

Tabelle. Funktionszeiten der Herzschrittmacher, deren verlängerte Periodendauer (= Frequenzabfall) vom Pace-Guard angezeigt wurde

Funktionsdauer	Zahl der Patienten	%	
0 —12 Monate	1	2	
1 — 1,5 Jahre	1	2	
1,5— 2 Jahre	6	9	
2 — 2,5 Jahre	8	13	
2,5— 3 Jahre	27	42	84
3 — 3,5 Jahre	10	16	
3,5— 4 Jahre	8	13	
4 — 4,5 Jahre	2	3	
	63	100	

Unsere bisherigen Erfahrungen mit diesem Gerät zeigten: daß das Gerät 1. sehr zuverlässig arbeitet, 2. daß eine Falschmessung durch fehlerhafte Anwendung praktisch ausgeschlossen ist, da nur der Farbumschlag von grün nach rot zu beachten ist, und 3. daß unsere Patienten selbst die Einführung dieses Kontrollsystems durchweg sehr begrüßten und sehr zuverlässig mit dem kleinen Gerät ihren Schrittmacher täglich kontrollierten.

Bei der immer weiter ansteigenden Zahl von Schrittmacher-Patienten — 28000 in der BRD [18] — und damit notwendig werdenden Schrittmacher-Kontrollen bietet sich unseres Erachtens die Beteiligung des Patienten an der Überwachung seines Impulsgebers als sehr wertvolle Ergänzung an und trägt zu größerer Sicherheit, Wirksamkeit und Wirtschaftlichkeit [9] der Herzschrittmacher-Therapie bei.

Literatur

1. Bilitch, B.: Ann. Cardiol. **20**, 529 (1971). — 2. Chardack, W. M., Baken, E. E.: Ann. Cardiol. **20**, Nr. 4 (1971). — 3. Escher, D. J., Furmann, S.: Ann. Cardiol. **20**, 503 (1971). — 4. Furman, S., Parker, B., Escher, D. I.: J. Thorac cardiovasc. Surg. **61**, 827 (1971). — 5. Frick, M. H.: Brit. Heart J. **35**, 1280 (1973). — 6. Hager, W., Seling, S.: Praxis der Schrittmachertherapie. Stuttgart: Schattauer 1974. — 7. Irnich, W., Effert, S.: Med. Welt **21**, 43 (1970). — 8. Irnich, W., Effert, S.: Dtsch. med. Wschr. **95**, 1091 (1970). — 9. Irnich, W.: Intensivmedizin **10**, 95 (1973). — 10. Mond, H. R., Twntyman, Smith, D.: Cardiol. Dig. **57**, 262 (1972). — 11. Parsonnet, V., Myers, G. H., et al.: Amer. J. Cardiol. **25**, 311 (1970). — 12. Parsonnet, V.: Chest Dis. Index **61**, 3 (1972). — 13. Preston, Th. A.: Amer. Heart J. **86**, 366 (1973). — 14. Smith, D., McDonald, R.: Cardiovasc. Res. **5**, 236 (1971). — 15. Thull, R., Schaldach, M.: Diagnostica (Göttingen) **6**, 517 (1973). — 16. Wirtzfeld, A.: Überwachung implantierter Herzschrittmacher. Habil.-Schrift, München 1973. — 17. Wirtzfeld, A., Lampadius, M.: Dtsch. med. Wschr. **98**, 2402 (1973). — 18. Wirtzfeld, A., Lampadius, M., Himmler, Ch.: Dtsch. med. Wschr. **99**, 2606 (1974).

WIRTZFELD, A., HIMMLER, CH., LAMPADIUS, M., SCHMÜCK, L., PRÄUER, H. (I. Med. Klinik u. Abt. für Thoraxchirurgie der Chirurg. Klinik der Techn. Univ. München, Klinikum rechts der Isar): **Untersuchungen zur optimalen Impulsdauer bei der Herzschrittmacher-Therapie**

Der Stromverbrauch eines Herzschrittmachers (SM) ist u. a. von der elektrischen Ladung abhängig, die mit jedem Stimulationsimpuls an den Herzmuskel abgegeben wird. Diese Energie wird durch den Elektrodenmyokardwiderstand sowie durch Amplitude, Form und Dauer des Elektroimpulses bestimmt. Da die für eine zuverlässige langfristige Reizung des Herzens erforderliche Minimalenergie zunächst nicht genauer bekannt war, bestand während des ersten Jahrzehnts der SM-Therapie allgemein die Tendenz zur Konstruktion von Impulsgebern mit hoher Ausgangsleistung. Die Auswirkung auf die SM-Funktionszeit

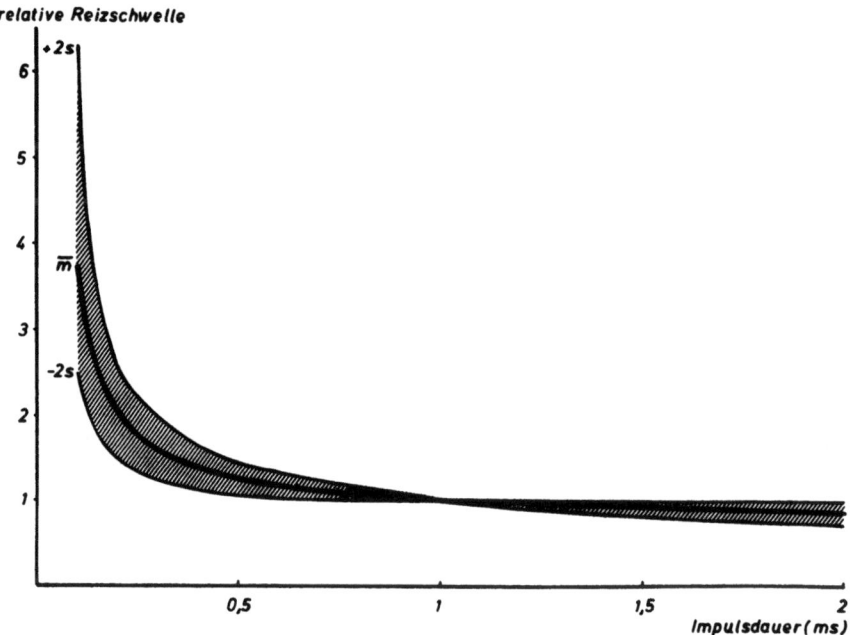

Abb. 1. Relative Reizschwelle als Funktion der Impulsdauer bei der chronischen Elektrostimulation

war dabei insofern nur von relativ geringer Bedeutung, als der Gesamtstromverbrauch des Impulsgebers vorwiegend durch den Schaltungsverbrauch und insbesondere durch den enormen Leckstrom der Batterien beeinflußt wurde. Nachdem jedoch der Leerverbrauch der SM-Schaltung und die Selbstentladung der verwendeten Batterien durch konstruktive Verbesserungen in den letzten Jahren immer weiter verringert werden konnten, kommt es heute darauf an, durch optimale Anpassung des SM-Impulses an die individuellen Gegebenheiten auch im Ausgangsteil des Pulsgenerators so viel Strom einzusparen, daß eine maximale Ausnutzung der SM-Batterie gewährleistet ist. Dabei darf die Sicherheit der Stimulation natürlich nicht gefährdet werden. In der vorliegenden Arbeit soll daher untersucht werden, wie weit die Dauer eines SM-Impulses verkürzt werden kann, welche Energieeinsparung dabei möglich und mit welcher Zunahme der Funktionszeit des Pulsgenerators zu rechnen ist.

Bei 124 Patienten wurden die Spannungsreizschwellen in Abhängigkeit von der Impulsbreite bestimmt, und zwar in 78 Fällen während der Erstimplantation des SM und in den restlichen 46 Fällen zum Zeitpunkt eines Impulsgeberwechsels. Die Messung der Reizschwelle erfolgte mit dem Cardiotest der Firma Vitatron, wobei das Gerät durch Zwischenschaltung von Widerständen im Zeitglied so umgebaut worden war, daß die Impulsdauer in 12 Stufen 0,1 und 2 msec variiert werden konnte.

Die Ergebnisse der chronischen Reizschwellenmessungen sind in der Reizzeitspannungskurve der Abb. 1 dargestellt. Dabei wurden — um einen besseren Vergleich der einzelnen Messungen zu ermöglichen — alle Reizschwellenwerte durch Division durch die Reizschwelle bei Impulsbreite 1 msec (Standardreizschwelle) normiert; die Ordinate gibt somit die relative Reizschwelle, d. h. die Änderung der Reizschwelle als Funktion der Pulsdauer wieder.

Wie aus der Abbildung zu entnehmen ist, steigt die Reizschwelle des Herzens bei Reduzierung der Impulsbreite von 1 msec auf 0,5 msec maximal um den Faktor 1,5 (im Mittel 1,26) an, bei Verkürzung des Reizimpulses auf 0,3 msec maximal um den Faktor 2 (im Mittel 1,56). Diese Relativzahlen gelten, wie wir gefunden haben, unabhängig vom Typ der Elektrode, so daß trotz Abhängigkeit der Reizschwelle von der Größe des Elektrodenkopfes lediglich eine proportionale Verschiebung der absoluten Reizzeitspannungskurven zu beobachten ist. Auch fanden wir bei Impulsbreiten zwischen 0,2 und 2 msec keinen signifikanten Unterschied beim Vergleich neuimplantierter und bereits fest eingeheilter Elektroden; lediglich bei einer Impulsdauer unter 0,2 msec zeigt sich ein steilerer Anstieg der chronischen Reizzeitspannungskurven.

Tabelle. Stromverbrauch und Funktionszeit eines HSM in Abhängigkeit von der Impulsdauer

Impulsdauer (msec)	Schaltung (μA)	Batt.-leck (μA)	Impuls (μA)	Gesamt (μA)	Funktionszeit (Monate)
1,0	8	12	10	30	46
0,5	8	12	6,1	26,1	53
0,3	8	12	3,7	23,7	58

Wird nun die Sicherheit der Stimulation durch Reduzierung der Impulsbreite gefährdet? Eine genaue Definition eines optimalen Sicherheitsfaktors für die chronische Elektrostimulation, definiert als Quotient aus Impulsspannung und Reizschwellenspannung ist nicht bekannt. Jedoch möchten wir in Übereinstimmung mit anderen Autoren [1, 5, 7, 13] einen Faktor von 2 als ausreichend ansehen, wobei auch physiologischen Schwankungen der Reizschwelle und deren Beeinflussung durch Pharmaka [2, 3, 4, 8, 10, 11, 12] Rechnung getragen ist. Bei Verkürzung des SM-Impulses auf 0,5 bzw. 0,3 msec bei einem Patienten mit einer Standardreizschwelle (s. o.) von 1 V übertrifft die Impulsamplitude auch im ungünstigsten Fall die Reizschwelle noch um das 3,4- bzw. 2,6fache. Der durchschnittliche Sicherheitsfaktor beträgt 4,2 für den 0,5 msec- und 3,3 für den 0,3 msec-Impuls. Der geforderte Sicherheitsfaktor von mindestens 2 bleibt bei diesem Patienten auch bei Ausfall einer Batteriezelle voll erhalten. Herzschrittmacher, deren Impulsbreite mit Abfall der Batteriespannung zunimmt (z. B. Medtronic), gestatten unter Berücksichtigung der gleichen Sicherheitskriterien die Reduzierung der Impulsdauer auf 0,5 msec bis zu einer Standardreizschwelle von 1,7 V und auf 0,3 msec bis zu einer Reizschwelle von 1,3 V.

Mit welcher Verringerung des Ladungsverbrauchs ist bei Verkürzung der Impulslänge eines SM zu rechnen, und wie stark kann sich diese auf die Funktionsdauer des Pulsgenerators auswirken? Bei der Berechnung der Funktionszeit eines SM sind die Ladung der Batterie sowie der Gesamtstromverbrauch (Schaltungsverbrauch, Leckstrom der Batterie und Impulsstrom) zu berücksichtigen. Wie aus der Tabelle hervorgeht, kann bei den heute gebräuchlichen SM mit einem Schaltungsverbrauch von 8 µA durch Verkürzung der Impulsdauer eine Funktionszeit von knapp 5 Jahren erreicht werden.

Wir möchten die Ergebnisse unserer Untersuchungen in einigen praktischen Schlußfolgerungen zusammenfassen. Die generelle Verwendung eines SM, der immer so viel Strom abgibt, daß die Effektivität auch unter ungünstigsten Reizschwellenverhältnissen immer gewährleistet ist, bedeutet für die überwiegende Zahl der Patienten eine nicht gerechtfertigte Energieverschwendung. Insbesondere bei einem Impulsgeberwechsel, bei dem ein neuer SM an eine fest eingeheilte Elektrode angeschlossen wird, sollten an die Reizschwelle angepaßte Pulsgeneratoren Verwendung finden. Aber auch bei einer SM-Erstimplantation sollten rationelle Gesichtspunkte Berücksichtigung finden. Hier empfiehlt sich besonders die Verwendung von SM, die eine Variation der Impulsentladung gestatten, so daß die Energie des Impulses nach Überwindung der Phase des initialen Reizschwellenanstiegs [6, 9, 12] den individuellen Verhältnissen entsprechend reduziert werden kann. Unserer Erfahrung nach ist bei über 80% der Patienten eine Verkürzung des Reizimpulses auf 0,3 msec möglich, ohne daß hierdurch eine Gefahr für den SM-Träger gegeben wäre. Dieser Prozentsatz wird bei Verwendung der in letzter Zeit entwickelten Elektroden hoher Stromdichte (Cordis, Vitatron, Elema) sicher noch sehr viel höher liegen. Dabei ist bei Impulsgebern mit konventionellen Quecksilberbatterien mit Funktionszeiten von über 5 Jahren zu rechnen.

Literatur

1. Chardack, W. M., Baken, E. E., Bolduc, L., Giori, F. A., Gage, A. A.: Ann. Cardiol. **20**, 345 (1971). — 2. Doenecke, P., Rettig, G., Bette, L.: Z. Kardiol. **63**, 131 (1974). — 3. Doenecke, P., Flöthner, R., Bette, L.: Studies on short- and longterm threshold changes. Intern. Symp. Advances Pacemaker Technology, Erlangen 26.—27. 9. 1974. — 4. Gettes, L. S., Shabetai, R., Downs, T. A., Surawicz, B.: Ann. N. Y. Acad. Sci. **167**, 643 (1969). — 5. Kirsch, U.: Elektromedizin **15**, 185 (1970). — 6. Oltmanns, D., Küstner, W.: Z. Kardiol. **63**, 959 (1974). — 7. Parsonnet, V., Furman, S., Smyth, N. P. D.: Amer. J. Cardiol. **34**, 487 (1974). — 8. Preston, T. A., Judke, R. D.: Ann. N. Y. Acad. Sci. **167**, 686 (1969). — 9. Schulten, H. K., Grosser, K. D., Steimbrück, G.: Z. Kardiol. **62**, 617 (1973). — 10. Sowton, E., Barr, I.: Ann. N. Y. Acad. Sci. **167**, 679 (1969). — 11. Westerholm, C. J.: J. thorac. cardiovasc. Surg. 8 (Suppl.), 1971. — 12. Westermann, K. W., Giebel, O., Kalmar, P., Priester, G., Scheppokat, K. D.: Verh. dtsch. Ges. Kreisl.-Forsch. **35**, 259 (1969). — 13. Windisch, E., Fürnrohr, H., Worbs, U.: Z. Kreisl.-Forsch. **58**, 724 (1969).

Niehues, B., Schulten, H. K., Pasch, H., Behrenbeck, D. W., Tauchert, M., v. Smekal, P., Hilger, H. H. (Med. Univ.-Klinik u. Poliklinik, Lehrstuhl Innere Med. III u. Abt. für Kardiologie, Köln): **Einfluß der Stimulationsfrequenz auf die Leistungsbreite und die Hämodynamik von Patienten mit implantiertem Schrittmacher nach Frequenzadaptation***

Die für die Schrittmacherstimulation optimale Frequenz ist von zahlreichen Autoren untersucht worden. Unter optimal wurde die Frequenz verstanden, aus der das höchste HZV resultierte. Die überwiegend durch Akutmessung gewonnenen Daten lassen sich nur sehr bedingt auf die Verhältnisse bei chronischer Stimulation

---

* Mit Unterstützung der Deutschen Forschungsgemeinschaft im Rahmen des SFB 68, Köln.

Die VITATRON Herzschrittmacher-Technik

Die optimale Kombination

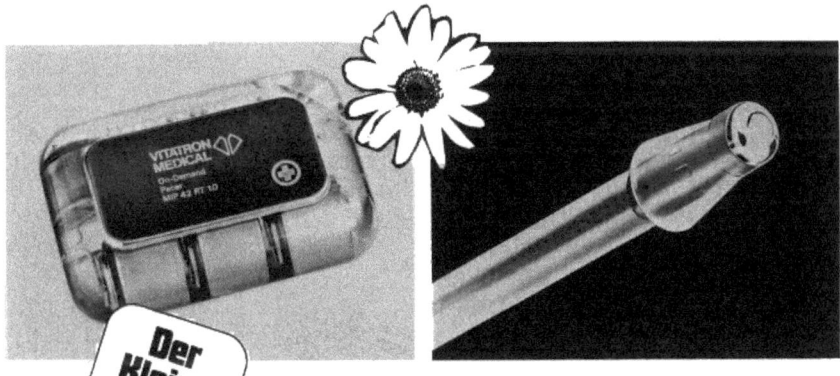

Der Kleine mit der großen Leistung

Vitatron. Bekannte Sicherheit und Zuverlässigkeit. Resultate jahrzehntelanger Erfahrung.
Jetzt die optimale Kombination. Der Vitatron On Demand Herzschrittmacher MIP 42 RT mit der Vitatron Elektrode MIP 147 LOE.
Diese Schrittmacher-Einheit garantiert die längste zu erwartende Lebensdauer von heute.
Neu: Äußerst geringer Stromverbrauch. Anatomisch günstiges Kleinformat.
Vitatron. Die komplette Herzschrittmacher-Technik.

Informieren Sie sich! Wir geben Entscheidungshilfen

Informationscoupon

☐ Prospekt ☐ Besuch

ERNST-GÜNTER LEHMANN GMBH
5062 Forsbach
Postfach 2
Telefon 02205/ ⌀ 1081

Anschrift

Handbuch der inneren Medizin

Begründet von L. Mohr, R. Staehelin
Herausgeber: H. Schwiegk

5. Auflage

- Umfassende Darstellung des heutigen Wissensstandes
- Berücksichtigung und Zusammenstellung der wesentlichen Weltliteratur
- Völlig neue Bearbeitung durch führende Fachspezialisten
- Alle Teilbände in sich abgeschlossen und einzeln lieferbar

Band 2
Blut und Blutkrankheiten
Teil 1
Allgemeine Hämatologie und Physiopathologie des erythrocytären Systems
Herausgeber: L. Heilmeyer
254 zum Teil farb. Abb.
XVIII, 786 Seiten. 1968
Gebunden DM 290,–; US $124.70
Subskriptionspreis
Gebunden DM 232,–; US $99.80
ISBN 3-540-04151-6

Teil 2
Klinik des erythrocytären Systems
Herausgeber: L. Heilmeyer
302 zum Teil farb. Abb.
XVI, 1082 Seiten. 1970
Gebunden DM 320,–; US $137.60
Subskriptionspreis
Gebunden DM 256,–; US $110.10
ISBN 3-540-04849-9

Teil 3
Leukocytäres und retikuläres System I
Herausgeber: H. Begemann
In Vorbereitung

Teil 4
Leukocytäres und retikuläres System II
Herausgeber: H. Begemann
100 zum Teil farb. Abb. und 1 Anhang mit 11 Farbtafeln
XIV, 486 Seiten. 1974
Gebunden DM 268,–; US $115.30
Subskriptionspreis
Gebunden DM 214,40; US $92.20
ISBN 3-540-06355-2

Teil 5
Krankheiten des lymphocytären Systems
Herausgeber: H. Begemann
83 zum Teil farb. Abb.
XII, 467 Seiten. 1974
Gebunden DM 248,–; US $106.70
Subskriptionspreis
Gebunden DM 198,40; US $85.40
ISBN 3-540-06254-8

Teil 6
Blutgerinnung und hämorrhagische Diathesen
In Vorbereitung

Band 3
Verdauungsorgane
Teil 1
Diseases of the Esophagus
By G. Vantrappen, J. Hellemans
358 partly colored figures
XXVI, 877 pages. 1974
Cloth DM 390,–; US $167.70
Subscription price
Cloth DM 312,–; US $134.20
ISBN 3-540-06694-2

Teil 2
Magen
Herausgeber: L. Demling
332 zum Teil farb. Abb.
XXVI, 1125 Seiten. 1974
Gebunden DM 390,–; US $167.70
Subskriptionspreis
Gebunden DM 312,–; US $134.20
ISBN 3-540-06788-4

Teil 3
Dünndarm
In Vorbereitung

Teil 4
Dickdarm
In Vorbereitung

Teil 5
Leber und Gallenwege
Herausgeber: G. A. Martini, H. Thaler
In Vorbereitung

Teil 6
Pankreas
Herausgeber: M. M. Forell
Etwa 300 Abb.
Etwa 1360 Seiten. 1975
Gebunden DM 480,–; US $206.40
Subskriptionspreis
Gebunden DM 384,–; US $165.20
ISBN 3-540-07257-8

Band 7
Stoffwechselkrankheiten
Teil 1
Erbliche Defekte des Kohlenhydrat-, Aminosäuren- und Proteinstoffwechsels
Herausgeber: F. Linneweh
205 Abb. XX, 905 Seiten. 1974
Gebunden DM 348,–; US $149.70
Subskriptionspreis
Gebunden DM 278,40; US $119.80
ISBN 3-540-06313-7

Teil 2 A
Diabetes mellitus A
Herausgeber: K. Oberdisse
Etwa 115 Abb.
Etwa 930 Seiten. 1975
Gebunden DM 360,–; US $154.80
Subskriptionspreis
Gebunden DM 288,–; US $123.90
ISBN 3-540-07062-1

Teil 2 B
Diabetes mellitus B
Herausgeber: K. Oberdisse
In Vorbereitung

Teil 3
Gicht
Herausgeber: N. Zöllner
215 Abb. Etwa 750 Seiten. 1975
Gebunden DM 290,–; US $124.70
Subskriptionspreis
Gebunden DM 232,–; US $99.80
ISBN 3-540-07258-6

Teil 4
Störungen des Fettstoffwechsels
Herausgeber: G. Schettler, H. Greten, G. Schlierf, D. Seidel
In Vorbereitung

Band 8
Nierenkrankheiten
In drei Teilen, die nur zusammen abgegeben werden

Teil 1
407 zum Teil farb. Abb.
XX, 1190 Seiten. 1968

Teil 2
241 zum Teil farb. Abb.
XX, 1083 Seiten. 1968

Teil 3
134 zum Teil farb. Abb.
XVI, 896 Seiten. 1968

Gebunden DM 780,–; US $335.40
Subskriptionspreis
Gebunden DM 624,–; US $268.40
ISBN 3-540-04152-4

Die Bände 1, 4, 5, 6 und 9 sind weiterhin in 4. Auflage lieferbar.

Subskriptionspreise werden gewährt bei Verpflichtung zur Abnahme des gesamten Handbuches.

Bei den Bänden 2, 3 und 7 gelten die Subskriptionspreise bei Verpflichtung zur Abnahme aller Teilbände bis zum Erscheinen des gesamten Bandes.

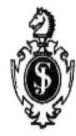

Springer-Verlag
Berlin
Heidelberg
New York

übertragen. Die Entwicklung frequenzvariabler Schrittmacher gibt uns heute die Möglichkeit, die Herzdynamik unter verschiedenen Frequenzen bei bereits implantierten Schrittmachern zu untersuchen.

Es ist das Ziel unserer Studie,

1. die Herzdynamik nach akuter Umstellung und nach Adaptation an die neue Frequenz zu vergleichen,
2. die Leistungsbreite der Patienten unter Belastung bei den verschiedenen Frequenzen zu ermitteln und
3. die hämodynamischen Befunde dem subjektiven Befinden der Patienten gegenüberzustellen.

Die Untersuchungen wurden an 9 Patienten im Alter von 48 bis 78, im Durchschnitt 61 Jahren, durchgeführt. Die Erstimplantation erfolgte wegen höhergradiger AV-Blockierungen und lag mindestens 1 Monat vor der ersten Untersuchung. Wir wählten die Frequenzen 60, 70 und 80/min, die beim OMNI-STANICOR der Fa. Cordis und beim 5942 der Fa. Medtronic extern eingestellt werden konnten.

Es wurden folgende Meßdaten gewonnen:

1. Der arterielle Druck durch Punktion der A. femoralis über ein externes Statham-Element (P 23 Db);
2. der Pulmonalisdruck über einen Einschwemmkatheter nach Grandjean;
3. die O_2-Aufnahme durch Oxycon der Fa. Mijnhardt;
4. das HZV nach Fick und nach der Farbstoffverdünnungsmethode;
5. fortlaufende EKG-Registrierung.

Nach den Ruhemessungen wurden die Patienten einer standardisierten Belastung von 0,5 bis 1,5 Watt/kg KG unterzogen. Wir begannen die Messung mit der bei der Implantation eingestellten Frequenz von 70/min. Nach dem Untersuchungsgang wurde die Frequenz auf 80/min umgestellt und die Messung nach 10 min ohne Belastung wiederholt. Nach einer Adaptation von mindestens 3 Wochen wurde bei der Frequenz von 80/min das gleiche Programm durchgeführt. Der Messung nach akuter Umstellung auf 60/min folgte ebenfalls mindestens 3wöchiger Adaptation die letzte Untersuchung nach dem obigen Schema. Während der gesamten Untersuchungsdauer waren die Patienten optimal medikamentös eingestellt. Die Therapie wurde in dieser Zeit nicht geändert. Zwischen den Untersuchungen wurden sorgfältig die klinischen und subjektiven Veränderungen erfaßt.

Bei fixer Frequenz ist eine Erhöhung des HZV nur durch eine Steigerung des Schlagvolumens zu erreichen.

Beim Vergleich zwischen mittlerem SV bei einer Frequenz von 80/min ist nach akuter Umstellung und nach Adaptation (Abb. 1a) keine signifikante Änderung bei geringfügiger Abnahme des mittleren SV zu beobachten.

Etwa 10 min nach Umstellung von 80 auf 60/min beträgt das mittlere SV 65,9 ml, nach Adaptation 77,7 ml (Abb. 1b), was einem Anstieg von 19% entspricht. Dieser Anstieg ist signifikant.

Stellt man das mittlere Schlagvolumen bei 80 dem von 60/min nach Adaptation gegenüber (Abb. 2a), so ist bei einer Frequenz von 60/min das mittlere SV um 38% höher.

Dagegen differieren die Schlagvolumina nach akuter Frequenzumstellung nur um 12%.

Diese Ergebnisse entsprechen den Befunden von Adolph u. Mitarb. [1] sowie Nager u. Mitarb. [3], die vor der Schrittmacherimplantation bei einer Frequenz von 36/min einen CI von 2,6 l/min/m², mehrere Wochen nach der Implantation einen CI von nur 2,7 l/min/m² gemessen haben. Als Ursache für die Angleichung des HZV an den Wert vor der Implantation werden die asynchrone, von der Lage der Sondenspitze abhängige Kontraktion des Herzens, ferner eine Katecholaminverarmung des künstlich gereizten Herzens, wie sie von Klein [2] auch am Menschen nachgewiesen wurde, weiter der aufgehobene Bowditch-Effekt verantwortlich gemacht. Diese Erklärungen können jedoch für unsere Patienten nicht zutreffen.

Nach unseren Befunden weichen die HZV-Werte bei den verschiedenen eingestellten Frequenzen nicht wesentlich voneinander ab. Bei nur 1 von 9 Patienten

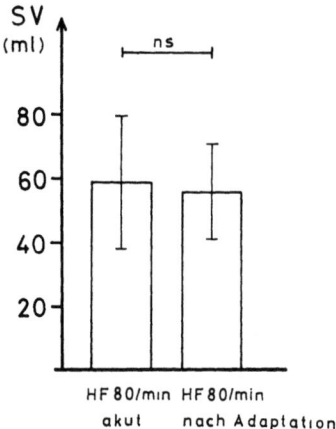
Abb. 1a. Das mittlere SV beträgt 10 min nach Umstellung von 70 auf 80/min 58,9 ml, nach im Mittel 48tägiger Adaptation 56,4 ml

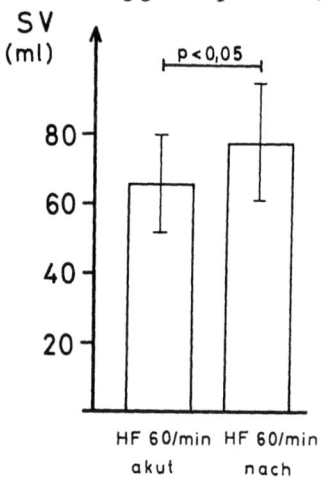
Abb. 1b. Mittleres SV 10 min nach Umstellung von 80 auf 60/min (1. Säule: SV 65,9 ml) und nach 42tägiger Adaptation (2. Säule: SV 77,7 ml). Die Signifikanzberechnung erfolgte über den t-Test aus der Differenz zweier Mittelwerte aus verbundenen Stichproben

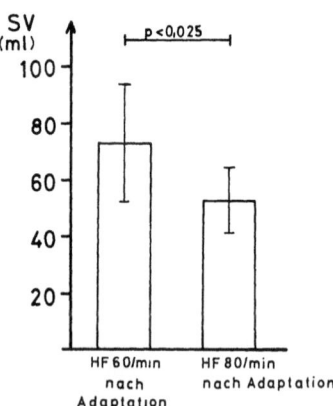
Abb. 2a. Gegenüberstellung der mittleren SV bei den Frequenzen 60 und 80/min, jeweils nach Adaptation. Bei 60/min beträgt das SV 73,1 ml, bei 80/min 53,1 ml. Dieser Unterschied ist hoch signifikant

war das HZV auch bei der höchsten Frequenz von 80/min am größten. Offensichtlich ist das Herz bestrebt, ein HZV zu fördern, das den Erfordernissen der Peripherie gerade gerecht wird. Bei niedrigen Frequenzen wird das mittlere SV, dessen Steigerung im Alter begrenzt ist, erhöht werden müssen. Das bedeutet wiederum, daß bei körperlicher Belastung eine zusätzliche Steigerung des HZV wegen der Limitierung des SV nur in geringem Maß möglich ist. Umgekehrt ist bei höheren Frequenzen mit niedrigen SV eine höhere SV-Reserve zu erwarten.

Diese Überlegungen werden durch unsere Untersuchungen bestätigt. Bis auf 1 Patientin, die bei einer Frequenz von 70/min optimal eingestellt war, fühlten sich alle bei der höchsten Frequenz von 80/min am wohlsten. Allen für die Patien-

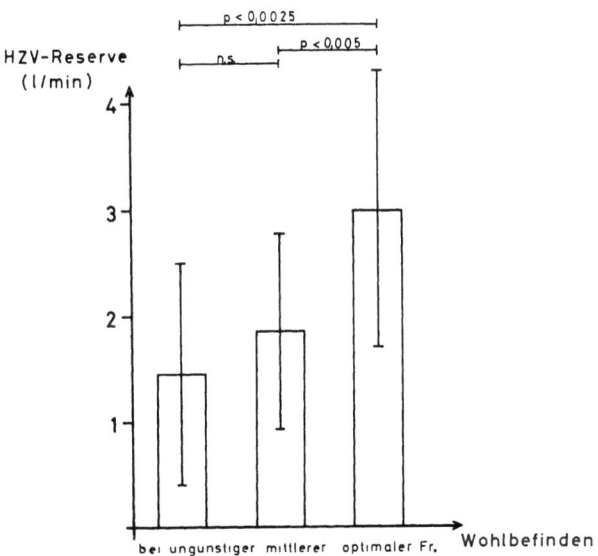

Abb. 2b. HZV-Reserve, errechnet aus der Differenz der HZV-Werte in Ruhe und bei maximaler Belastung, bei der von den Patienten als ungünstig, mittel oder optimal angegebenen Frequenz. Alle Patienten empfanden die Frequenz von 60/min als ungünstig. Eine Patientin fühlte sich bei einer Frequenz von 70/min, die übrigen Patienten bei einer Frequenz von 80/min mit einer HZV-Reserve von 3 l/min am wohlsten

ten optimalen Frequenzen war gemeinsam die höchste HZV-Reserve, die sich auch in der besten Leistung bei der dosierten Belastung am Fahrradergometer niederschlug. Die HZV-Reserve lag bei einer Frequenz von 60/min, die von allen Patienten als die ungünstigste empfunden wurde, bei 1,46 l/min, während sie bei optimaler Frequenz 3 l/min betrug.

Ich möchte unsere Befunde zusammenfassen:

1. Messungen der hämodynamischen Parameter bei akuter Frequenzvariation lassen keine Rückschlüsse auf die optimale Frequenz zu, da sich bei chronischer Stimulation die wesentliche Größe, das SV, signifikant ändert.

2. Der HZV-Reserve kommt bei Schrittmacherpatienten die entscheidende Bedeutung zu. Die HZV-Reserve ist nach unseren Untersuchungen überwiegend bei einer Frequenz von 80/min am größten.

3. Bei Patienten, die auch unter maximaler Belastung keinen Eigenrhythmus zeigen, erscheint daher eine höhere Frequenz als die bisher übliche von 70/min empfehlenswert.

Diese Empfehlung gilt nicht für Patienten, die aus prophylaktischen Erwägungen bei ausreichender Eigenfrequenz einen Schrittmacher erhalten.

Literatur

1. Adolph, R. J., Holmes, J. C., Fukusumi, H.: Amer. Heart J. **76**, 829 (1968). — 2. Klein, W. W.: Arch. Kreisl.-Forsch. **64**, 129 (1971). — 3. Nager, F., Bühlmann, A., Schaub, F.: Cardiologia (Basel) **48**, 412 (1966).

Rosenkranz, K. A. (Kardiolog. Abt. d. Berufsgenossenschaftl. Krankenanstalten „Bergmannsheil", Bochum): **Spezielle Indikationen zur permanenten Vorhofstimulation**

Nach neuerlichen Erhebungen von Irnich [10] werden zur Zeit bei mehr als 90% der Kranken, die der permanenten Elektrostimulation des Herzens bedürfen, sog. Bedarfsschrittmacher und unter diesen hauptsächlich R-Zacken-inhibierte Reizgeneratoren über transvenöse Ventrikelelektroden implantiert. Was die rein chirurgischen Maßnahmen angeht, bedeutet dieses Vorgehen zwar den geringsten Zeit- und Operationsaufwand, unter hämodynamischen Gesichtspunkten ist dieser besonders hohe Prozentsatz künftig sicher nicht mehr vertretbar.

Der in den letzten Jahren zu beobachtende Indikationswandel besagt nämlich, daß die Schrittmachertherapie heute nicht mehr allein auf die Verhütung Adams-Stokesscher Anfälle abzielt, sondern auch die Verbesserung der körperlichen Leistungsfähigkeit der betroffenen Kranken durch Rekompensation der oftmals gleichzeitig bestehenden Herzinsuffizienz angestrebt wird [5]. Gerade in dieser Beziehung müßte nach Irnich der Anteil der „gesteuerten Systeme" erheblich gesteigert werden, um eine optimale Versorgung der Schrittmacherpatienten zu gewährleisten. Dies gilt einmal für die anzustrebende Vorhofsteuerung bei totalem AV-Block, über die aus unserem Arbeitskreis wiederholt ausführlich berichtet wurde [14—20]. Zum anderen rückt danach die isolierte Vorhofstimulation in Fällen von sinu-aurikulärem Block, extremer Sinusbradycardie und anderen Ausdrucksformen des „kranken Sinusknotens" sowie beim „Karotis-Sinus-Syndrom" zunehmend in den Mittelpunkt des Interesses [3, 4, 11, 21, 24—26].

Ein wesentliches Hindernis für die breitere Aufnahme dieses besonderen Indikationsbereiches, wie sie schon 1968 durch Effert u. Mitarb. [6] vorgeschlagen wurde, war früher darin zu sehen, daß sich die herkömmlichen Elektroden und auch solche mit bestimmter Vorbiegung auf transvenösem Wege nicht dauerhaft an der Wand des rechten Vorhofs fixieren lassen. Nachdem dieses Problem durch die Einführung der von Schaldach [22, 23] entwickelten „Widerhaken-Elektrode" unseres Erachtens als gelöst zu betrachten war, benutzen wir diesen Spezialkatheter seit 1969 nicht nur als „Steuer-Elektrode" für Vorhof-synchronisierte Schrittmacher, sondern ab 1970 in geeigneten Fällen auch zur permanenten Vorhof-Stimulation [14—20). Dieses Vorgehen ist unterdessen ebenfalls von anderen Arbeitsgruppen aufgegriffen worden [2, 12, 24].

Da die Placierung der „Widerhaken-Elektrode" im Vorhof zur Vermeidung von Verletzungen der Venen- bzw. Herzwand nur mittels bestimmter Führungsrohre möglich ist, setzt deren Anwendung das Vorhandensein relativ großkalibriger Gefäße voraus. Deswegen stellt die rechte V. jugularis externa dafür den besten Zugang dar [16].

Unter den eigenen 37 Fällen mit „Sinusknoten-Syndrom", bei denen die Indikation zur permanenten Vorhofstimulation gegeben war, scheiterte die Einführung der „Widerhaken-Elektrode" 5mal an anatomisch unzureichenden Gefäßverhältnissen. Von den 32 Kranken, die bisher auf diese Weise versorgt werden konnten — es handelt sich dabei um 21 Frauen und 11 Männer im durchschnittlichen Alter von

67 Jahren —, sind zwischenzeitlich zwei an unabhängigen Leiden verstorben, zwei andere haben sich aus räumlichen Gründen unserer Verlaufsbeobachtung entzogen.

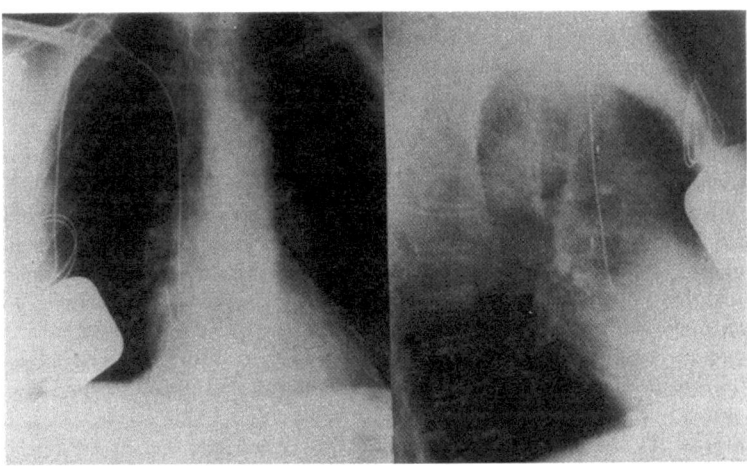

Abb. 1. Thorax-Röntgenaufnahme in 2 Ebenen von einer 67jährigen Frau mit „Widerhaken-Elektrode" zur Vorhofstimulation

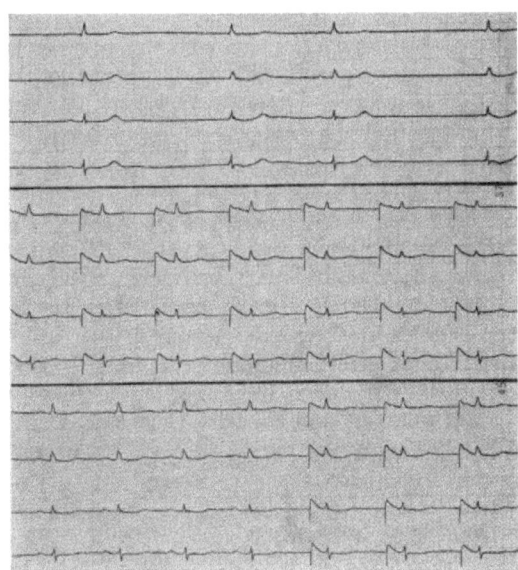

Abb. 2. EKG-Befund einer 72jährigen Patientin mit „Sinusknotensyndrom" vor (Spalte 1) und nach Implantation (Spalte 2) des Schrittmachers zur Vorhofstimulation. Der hier benutzte Reizgenerator mit besonderer Empfindlichkeit (Biotronik IDP 64) wird bei dem intermittierend vorhandenen Sinusrhythmus durch die P-Wellen inhibiert (Spalte 3)

Die seither festgestellten Funktionsausfälle sind nach einer mittleren Betriebsdauer von 2,8 Monaten bei 4 Patienten aufgetreten, denen starrfrequente Geräte implantiert wurden. In 4 weiteren Fällen mit R-Zacken-inhibierten Schrittmachern wurde die Vorhofstimulation nach durchschnittlich 11 Monaten unwirksam. Bei

3 Kranken, die zum gleichen Zweck mit Kernenergie betriebene Schrittmacher (Biotronik IKP 52, Energiequelle Betacel 400-Promethium[147]) erhielten, funktioniert die Vorhofstimulation während der mittleren Laufzeit von 22,3 Monaten weiterhin einwandfrei. Unter den letzten 17 Kranken, denen besonders empfindliche, d. h. zur P-Wellen-Inhibierung entwickelte Reizgeneratoren implantiert wurden — Biotronik IDP 64 —, ist die Vorhofstimulation im durchschnittlichen Beobachtungszeitraum von 7 Monaten erst einmal unwirksam geworden.

An Hand der folgenden Abbildungen sollen die Position der ,,Widerhaken-Elektrode" im rechten Vorhof und der EKG-Befund vor und nach der Implantation eines Herzschrittmachers zur permanenten Vorhofstimulation wiedergegeben werden.

Die einzige Kontraindikation zur isolierten Anwendung des beschriebenen ,,Vorhof-Schrittmachers" ergibt sich durch das gleichzeitige Vorhandensein atrioventrikulärer Überleitungsstörungen [24]. Auf solchen dürfte vermutlich die Ineffektivität der Vorhofstimulation beruhen, die sich bei etwa einem Drittel unserer Patienten meistens erst nach mehrmonatiger, ungestörter Funktion herausstellte. Entsprechend dem Vorgehen anderer Untersucher [4, 24] führen wir deshalb in den letzten Jahren mittels eines externen Schrittmachers die ,,Vorhof-Teststimulation" mit einer Frequenz von 130/min durch, um vor der endgültigen Implantation latente AV-Blockierungen aufzudecken. In einigen Zweifelsfällen sind wir außerdem dazu übergegangen, bereits beim Ersteingriff zusätzlich eine Ventrikel-Elektrode zu plazieren, um bei einer etwa später notwendig werdenden Korrektur-Operation das Gerät ohne besonderen Aufwand auf Ventrikelstimulation umpolen zu können. Ferner haben wir neuerlich diesen Anwendungsbereich auf solche Fälle beschränkt, bei denen im Vorhof besonders niedrige Reizschwellen gemessen wurden. Schließlich werden dazu jetzt nur noch solche Schrittmacher-Typen benutzt, die unterdessen für diesen speziellen Zweck entwickelt worden sind. Bei Berücksichtigung dieser Kautelen dürften die Langzeit-Ergebnisse der isolierten Vorhofstimulation künftig erheblich besser sein, als in der hier vorgelegten Verlaufsstudie.

Die Vorteile für die Hämodynamik, die sich durch Anwendung des ,,Vorhof-Schrittmachers" gegenüber der Ventrikelstimulation ergeben, resultieren in erster Linie aus der Wiederherstellung einer zyklusgerechten Koordination der Vorhof- und Kammeraktion. An Hand zahlreicher Untersuchungen wird dadurch schon in Körperruhe eine Erhöhung des Herzzeitvolumens um etwa 25% bewirkt [1, 4, 8, 13, 21, 24]. Unter Belastungsbedingungen — für die wir bisher allerdings noch keine praktikable Bestimmungsmethode gefunden haben — dürfte die Zunahme des Auswurfvolumens noch deutlicher sein. Außerdem ist erst auf diese Weise die häufig mit Bradycardie einhergehende kardiale Dekompensation der suffizienten Glycosidtherapie wie auch der Anwendung bestimmter Antiarrhythmica zugänglich. Ferner werden durch die atriale Elektrostimulation die negativen Auswirkungen der retrograden Vorhoferregung bei isolierter Ventrikelreizung vermieden [8]. Schließlich verhindert der ,,Vorhof-Schrittmacher" die bei asynchroner Ventrikelstimulation gelegentlich zu beobachtende Insuffizienz der AV-Klappen [1, 7]. In einem kürzlichen Fallbericht dieser Art hatte die schrittmacherbedingte Regurgitation in den linken Vorhof zur Abnahme des Schlagvolumens und zu schwerer Herzinsuffizienz geführt [9].

Literatur

1. Aigner, A., Gmeiner, R., Knapp, E., Raas, E.: Herz-Kreislauf **7**, 49 (1975). — 2. Bleifeld, W.: Fortschr. Med. **88**, 871 (1970). — 3. Bleifeld, W., Rupp, M., Fleischmann, D., Effert, S.: Dtsch. med. Wschr. **99**, 785 (1974). - 4. De Sauctis, R. W.: Circulation **43**, 748 (1971). — 5. Doenecke, P., Rettig, G., Bette, L.: Dtsch. med. Wschr. **98**, 49 (1973). — 6. Effert, F., Meyer, J., Petersen, H., Reifferscheid, M.: Verh. dtsch. Ges. Kreisl.-Forsch. **34**, 424 (1968). —

7. Furmann, S., Escher, D. W.: Principles and techniques of cardiac pacing. New York: Harper and Row 1970. — 8. Gattenlöhner, W., Schneider, K. W.: Münch. med. Wschr. 115, 2137 (1973). — 9. Haas, J. M., Strait, G. B.: Amer. J. Cardiol. 33, 295 (1974). — 10. Irnich, W.: Stand der Schrittmachertherapie. Baden-Baden: Witzstrock 1974. — 11. Kleinert, M.: Herz-Kreislauf 6, 387 (1974). — 12. Meyer, J.: Med. Welt 21, 1839 (1970). — 13. Moss, A. J., Rivers, R. J., Kramer, D. H., Resenicoff, S.: Circulation 48, 1 (1973). — 14. Rosenkranz, K. A., Schaldach, M.: Dtsch. med. Wschr. 96, 680 (1971). — 15. Rosenkranz, K. A., Uhlenbruch, K., Schaldach, M.: Intensivmedizin 9, 227 (1972). — 16. Rosenkranz, K. A.: Z. Kardiol. 62, 752 (1973). — 17. Rosenkranz, K. A., Schaldach, M.: Dtsch. med. Wschr. 98, 2227 (1973). — 18. Rosenkranz, K. A.: Herz-Kreislauf 6, 106 (1974). — 19. Rosenkranz, K. A.: In: Herzrhythmusstörungen. Stuttgart: Schattauer 1974. — 20. Rosenkranz, K. A.: Intensivmedizin (im Druck). — 21. Samet, P., Castillo, C., Bernstein, W. H.: Amer. Heart J. 72, 725 (1966). — 22. Schaldach, M.: Verh., dtsch. Ges. Kreisl.-Forsch. 35, 268 (1969). — 23. Schaldach, M., Franke, O.: Acta medicotechn. 17, 266 (1969). — 24. Schröder, G. J., Witte, J., v. Knorre, G. H.: Dtsch. Gesundh.Wes. 28, 1722 (1973). — 25. Seipel, I., Breithardt, G., Both, A.: Verh. dtsch. Ges. Kreisl.-Forsch. 40, 398 (1974). — 26. Seipel, L., Breithardt, G., Both, A., Loogen, F.: Z. Kardiol. 64, 1 (1975).

HALBRITTER, R., THEISEN, K., JAHRMÄRKER, H. (I. Med. Klinik d. Univ. München): **Zur Hämodynamik bei Schrittmacher-Doppelstimulation***

Die elektrische Doppelstimulation ist eine der Maßnahmen zur Frequenzreduktion tachykarder Rhythmusstörungen [11, 2, 5, 6]; sie kann auch zur Steigerung der Inotropie führen [3, 9, 10, 13]. Durch Stimulation zum frühestmöglichen Zeitpunkt der Wiedererregbarkeit in der relativen Refraktärperiode — der sog. funktionellen Refraktärzeit (FRP) — wird ein erneuter Erregungsablauf induziert, der keine neue, nennenswerte Kontraktion zur Folge haben soll [11, 6]. Auf diese Weise wird die Herzschlagfrequenz vermindert.

Es gibt zwei Möglichkeiten der Doppelstimulation:

1. Die gekoppelte Stimulation, bei der gekoppelt an eine Spontanerregung ein vorzeitiger Reizimpuls abgegeben wird.

2. Die gepaarte Stimulation, bei der die Grundfrequenz durch einen künstlichen Impuls bestimmt wird, dem ein zweiter elektrischer Reiz in einem wählbaren Abstand folgt.

Material und Methode

Zur Stimulation und Messung wurde der von Zacouto entwickelte orthorhythmische Schrittmacher[1] benutzt [7, 15, 12, 8]. Dieser Schrittmacher bietet die Möglichkeit der automatischen Frequenzanpassung durch Abgabe der Reizimpulse in einem wählbaren prozentualen Anteil der vorangehenden Zykluslänge. Besonders bei Arrhythmien läßt sich jedoch bei Einzelimpulsreizung auch mit dieser Methode nicht immer zum Zeitpunkt der funktionellen Refraktärzeit stimulieren, weil sich die FRP nur annähernd linear zur vorausgehenden Zykluslänge ändert [1, 14]. Durch Abgabe von Impulsserien (bis zu 10 Einzelreize) läßt sich erreichen, daß mit Sicherheit zum Zeitpunkt der FRP stimuliert wird [14]. Dies ist sichergestellt, weil die ersten Impulse der seriellen Stimulation in die absolute Refraktärzeit fallen. Durch Registrierung des Erregungseintrittes der Spontanerregungen (= Detektion) am Kontaktort der Schrittmachersonde mit dem Endokard lassen sich die zeitlichen Zusammenhänge des Erregungsablaufes näher analysieren.

Bei 6 Pat. (Tabelle) wurden während einer diagnostischen Herzkatheteruntersuchung die linksventrikulären Drucke bei gekoppelter und gepaarter Stimulation untersucht.

Ergebnisse

Bei gepaarter Stimulation war der linksventrikuläre Druckablauf völlig verschieden von jenem bei gekoppelter Stimulation, und zwar trotz jeweils frühest-

---
* Mit Unterstützung der DFG SFB 37-Dl.
[1] Firma Savita, Paris.

Tabelle

Patient Alter	Diagnosen	Rhythmus	Herzfrequenz
Siegfried E. 41 Jahre	Mitralstenose II—III Mitralinsuffizienz I Asthma bronchiale klin. Schweregrad II	Sinus	118/min
Michael F. 21 Jahre	Ventrikelseptumdefekt Diabetes mellitus klin. Schweregrad I	Sinus	71/min
Lorenz F. 67 Jahre	Coronarsklerose Herzinsuffizienz chron. Cor pulmonale klin. Schweregrad II—III	Vorhofflimmern ventrikuläre Extrasystolen	75—127/min
Maria H. 35 Jahre	Mitralinsuffizienz I—II klin. Schweregrad II	Sinus	55/min
Jürgen K. 23 Jahre	Infravalvuläre Aortenstenose Zustand nach Verschluß eines Ductus Botalli pulmonaler Hypertonus klin. Schweregrad II	Sinus	98/min
Annemarie W. 39 Jahre	Idiopathische hypertrophische subvalvuläre Stenose (biventrikulär) Mitralinsuffizienz I—II klin. Schweregrad II	Sinus	98/min

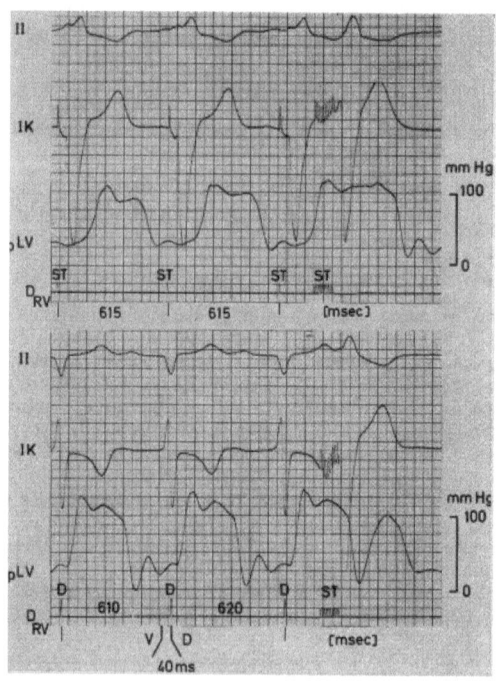

Abb. 1. Beispiel für gepaarte (oben) und gekoppelte (unten) Stimulation bei Patientin A. W. II = Extremitäten-EKG Abl. II, IK = intrakardiales EKG vom rechten Ventrikel, p_{LV} = Druck im linken Ventrikel, D_{RV} = Detektion am Ort der Schrittmachersonde im rechten Ventrikel. ST = künstlicher Stimulationsreiz. D = Detektion im rechten Ventrikel bei Spontanaktionen

möglicher Stimulation zum Zeitpunkt der funktionellen Refraktärzeit. Bei gepaarter Stimulation wurde eine einzige, deutlich verbreiterte linksventrikuläre Druckkurve erzielt. Bei gekoppelter Stimulation dagegen ließ sich nach der ersten normalen eine gesonderte zweite, kleinere Druckkurve abgrenzen. Diese Beobachtungen bei Patientin A. W., 39 Jahre, sind in Abb. 1 wiedergegeben. Die Abbildung zeigt oben ein Beispiel für gepaarte, unten ein Beispiel für gekoppelte Stimulation bei nahezu identischen Frequenzen. Bei beiden Stimulationsformen wurde die serielle Reizung mit 10 Einzelimpulsen eingesetzt, so daß mit Sicherheit zum Zeitpunkt der FRP stimuliert wurde. Bei gepaarter Stimulation (3. Herzaktion) folgt der seriellen Reizung eine deutlich verbreiterte, einheitliche Druckkurve. Bei gekoppelter Stimulation wird trotz frühestmöglicher serieller Stimulation (3. Herzaktion) eine gedoppelte Druckkurve im linken Ventrikel erzielt. Dieser unterschiedliche Druckablauf bei gekoppelter und gepaarter Stimulation war bei fortlaufender Stimulation ständig und in gleicher Weise zu beobachten. Prinzipiell gleiche Beobachtungen wurden bei 4 weiteren Patienten gemacht (Pat. S. E., M. F., M. H., J. K.).

Eine Ausnahme stellte ein Fall von Vorhofflimmern dar (Pat. L. F.), bei dem auch bei gekoppelter Stimulation eine einheitliche, verbreiterte linksventrikuläre Druckkurve in allen Frequenzbereichen beobachtet wurde.

Besprechung

Wie ist dieses unterschiedliche Druckverhalten im linken Ventrikel zu erklären? Bei normaler Erregungsausbreitung beträgt die Leitungszeit vom Beginn eines spontanen QRS-Komplexes bis zur rechtsventrikulär liegenden Sonde etwa 30 bis 50 msec. Beim Fall von Abb. 1 beträgt diese Zeit (VD-Intervall) 40 msec. Bei gekoppelter Stimulation kann erst um ein gleichgroßes Intervall verzögert erneut stimuliert werden. Jene Teile des Kammermyokardes, die bei dem vorausgehenden Normalschlag zeitlich vor dem Ort der Schrittmacherelektrode erregt wurden, befinden sich dadurch bei Beginn der elektrischen Stimulation bereits weiter in der relativen Refraktärperiode. Die künstliche Stimulation erfolgt zwar zum frühestmöglichen Zeitpunkt bezogen auf die Sondenlage in der Tiefe des rechten Ventrikels, nicht jedoch zum frühestmöglichen Zeitpunkt bezogen auf die normale Erregungsausbreitung.

Hinzu kommt die myokardiale Leitungszeit vom rechten zum linken Ventrikel, die etwa 80 msec und länger beträgt (eigene Messungen, [4]). Bei gepaarter Stimulation entfällt der frühere Erregungseintritt anderer Herzanteile, da beide Erregungen immer vom gleichen Ort des rechten Ventrikels ausgehen und den gleichen Leitungsweg nehmen — die linksventrikuläre Druckkurve ist einheitlich. Der Nachteil der gekoppelten Stimulation liegt somit darin, daß zwei verschiedene Leitungswege benutzt werden, indem der linke Ventrikel bei Spontanerregungen normalerweise etwa gleichzeitig mit dem rechten erregt wird. Eine nachfolgende künstliche Erregung vom rechten Ventrikel aus erreicht ihn dagegen erst zu einem Zeitpunkt, zu dem die relative Refraktärperiode bereits um etwa 100 msec weiter fortgeschritten ist. Die Folge ist, daß eine zweite, hämodynamisch ungünstige Kontraktion erfolgt.

Die Auswirkungen der Doppelstimulation lassen sich nur durch Kontrolle des linksventrikulären Druckablaufs erfassen. Arterielle Druckmessungen registrieren linksventrikuläre Druckentwicklungen nicht, wenn diese unter dem Aortendruck bleiben, die rechtsventrikulären Druckkurven (meist einheitlich, da die Differenz durch die Rechts-Links-Leitungszeit entfällt) geben keine Auskunft über die Auswirkungen auf den großen Kreislauf. Das unterschiedliche linksventrikuläre Druckverhalten ist schon in einer Abbildung von Braunwald et al. [2] enthalten, dort wird jedoch nicht weiter darauf eingegangen. Bei anderen Species — z. B.

beim Hund — ist das Verhalten bei Doppelstimulation anders als beim Menschen, Analogieschlüsse sind nicht möglich [6, 13].

Die Erklärung für das abweichende Verhalten bei gekoppelter Stimulation bei dem Patienten mit Vorhofflimmern bleibt vorerst noch offen. Generell ist zu sagen, daß bei Linksverspätung oder Linksschenkelblock sich die Rechts-Links-Leitung nicht zusätzlich auswirkt und die Situation derjenigen bei gepaarter Stimulation vom rechten Ventrikel aus ähnlich ist; in solchen Fällen entfällt also die wesentliche Voraussetzung für eine doppelte Kontraktion.

Zusammenfassung

Beim Menschen scheint die gepaarte Stimulation die bessere Methode zur Behandlung tachykarder Rhythmusstörungen zu sein. Es wird dabei eine einheitliche, verbreiterte linksventrikuläre Druckkurve erzielt. Bei gekoppelter Stimulation vom rechten Ventrikel aus muß damit gerechnet werden, daß es zu einer unerwünschten, vermutlich energetisch und hämodynamisch ungünstigen, gedoppelten Kontraktion des linken Ventrikels kommt, die ihre Erklärung in den unterschiedlichen Leitungswegen des spontanen und stimulierten Erregungsablaufes findet.

Literatur

1. Avenhaus, H., Grohmann, H., Seibel, K.: Klin. Wschr. **46**, 1267 (1968). — 2. Braunwald, E., Ross, J., Jr., Frommer, P. L., Williams, J. F., Sonnenblick, E. H., Gault, J. M.: Amer. J. Med. **37**, 700 (1964). — 3. Braunwald, N. S., Gay, W. A., Jr., Morrow, A. G., Braunwald, E.: Amer. J. Cardiol. **14**, 385 (1964). — 4. Castellanos, A., Belfer, B., Myerburg, R. J., Castillo, C. A., Agha, A. S., Vagueiro, M. C.: Europ. J. Cardiol. **1**, 41 (1973). — 5. Chardack, W. M., Gage, A. A., Dean, D. C.: Bull. Acad. Med. **41**, 462 (1965). — 6. Enenkel, W., Wolner, W., Deutsch, M., Fasching, W., Raberger, G.: Z. Kreisl.-Forsch. **58**, 885 (1969). — 7. Guize, L., Zacouto, F., Lenègre, J.: Presse méd. **79**, 2071 (1971). — 8. Gurtner, H. P., Gertsch, M., Zacouto, F.: Schweiz. med. Wschr. **105**, 33 (1975). — 9. Katz, L. N.: Bull. Acad. Med. **41**, 428 (1965). — 10. Krayenbühl, H. P., Croshwait, J. L., Schlant, R. C.: Schweiz. med. Wschr. **96**, 1035 (1966). — 11. Lopez, J. F., Edelist, A., Katz, L. N.: Circulat. Res. **15**, 414 (1964). — 12. Lüderitz, B., Zacouto, F., Steinbeck, G., Riecker, G.: Verh. dtsch. Ges. Kreisl.-Forsch. **39**, 319 (1973). — 13. Niedermayer, W., Schaefer, J., Schwarzkopf, H. J.: Klin. Wschr. **48**, 380 (1970). — 14. Theisen, K., Zacouto, F., Grohmann, H., Jahrmärker, H.: Klin. Wschr. **52**, 1082 (1974). — 15. Zacouto, F., Guize, L., Maurice, M., Gerbaux, A.: Amer. J. Cardiol. **31**, 165 (1973).

HASSENSTEIN, P., WALTHER, H., DITTRICH, J. (Kardiolog. Abt. d. Med. Univ.-Klinik Heidelberg): **Hämodynamische Veränderungen durch einfache und gekoppelte Stimulation bei Patienten mit obstruktiver Kardiomyopathie**

1968 berichteten wir erstmals über die Reduzierung des Druckgradienten bei 3 Patienten mit obstruktiver Kardiomyopathie durch elektrische Stimulation von der Spitze des rechten Ventrikels aus [1]. In der Folgezeit nahmen wir an insgesamt 23 Patienten Stimulationsversuche vor, die zu nachstehenden Ergebnissen führten:

A. Durch einfache Elektrostimulation ließ sich eine Reduzierung des Gradienten im Mittel um 56% erreichen. Der linksventrikuläre Druck fiel dabei um 29%, der systolische Aortendruck um 13% und der diastolische Druck um 2%.

Üblicherweise wird die muskuläre Obstruktion durch die drei Determinanten 1. preload, 2. Inotropie und 3. afterload bestimmt. Zur Erklärung des Schrittmachereffektes ist zu diskutieren, inwieweit diese Größen durch die Elektrostimulation beeinflußt werden.

1. preload: Es ließ sich zeigen, daß der Schrittmachereffekt unabhängig von der Frequenz eintritt [1]. Variationen der Diastolendauer und die davon abhängigen Änderungen des enddiastolischen Volumens sind demnach ohne entscheidenden Einfluß.

2. Inotropie: Durch die elektrische Kammerstimulation entsteht eine geringe Verminderung der Inotropie von 8 bis 14% [2—4]. Sie erscheint uns nicht ausreichend, um die z. T. erheblichen Druckreduzierungen zu erklären. Messungen von dp/dt vor und während der Stimulation bei 6 Patienten ergaben trotz deutlicher Drucksenkung viermal unveränderte Werte. In zwei Fällen fiel dp/dt um 30 bis 40%, ohne daß hierbei auffallende Gradientenreduzierungen zu verzeichnen gewesen wären.

3. afterload: Auch Veränderungen des afterload können den Schrittmachereffekt nicht erklären. Bei allen Patienten verminderte sich der Aortendruck unter Elektrostimulation. Die Abnahme dieses sog. „distending wall pressure" hätte

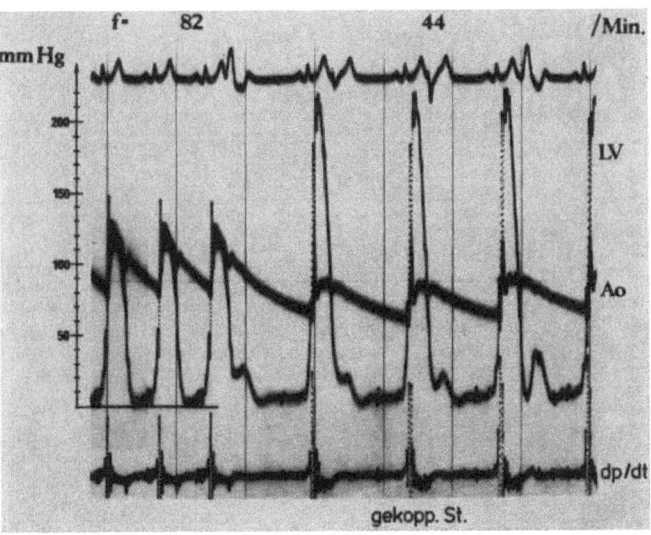

Abb. 1. Provozierung eines Druckgradienten durch gekoppelte Stimulation. Die Steigerung der Inotropie ist an der Zunahme von dp/dt erkennbar

jedoch eine Zunahme der Obstruktion bewirken müssen. Unseres Erachtens ist für den druckreduzierenden Einfluß des Schrittmachers die erzwungene Änderung der Erregungsausbreitung verantwortlich. Es kommt zu einer zeitlichen Umkehr der Kontraktionsfolge von Basis-, Septum- und Spitzenpartien des linken Ventrikels, wodurch die Stenose zu einem späteren Zeitpunkt oder überhaupt nicht wirksam wird. Auch die Verlagerung des Geräuschmaximums in die späte Systole während kleiner Gradienten stützt diese Ansicht.

B. In einer weiteren Untersuchungsreihe haben wir bei 14 Patienten die gekoppelte Stimulation angewendet. Fast regelmäßig kam es zu einer beträchtlichen Steigerung des Gradienten, im Mittel um 170%. Der Kammerdruck erhöhte sich um 30%, der systolische Aortendruck fiel um 10% und der diastolische um 30%. Der Effekt entspricht den Druckveränderungen, die vom Brockenbrough-Phänomen her bekannt sind. Als Ursache der Gradientensteigerung kommen auch hier die drei eingangs genannten Determinanten in Frage.

1. preload: Frühere Untersuchungen [5—8] zeigten, daß trotz verlängerter Diastolendauer der linksventrikuläre enddiastolische Druck konstant bleibt oder

abnimmt. Flußmessungen ergaben, daß das Schlagvolumen des postextrasystolischen Schlages nicht erhöht ist [9, 10]. In zwei Fällen konnte demonstriert werden, daß der Einfluß der Diastolendauer auf die Höhe des Gradienten von nur

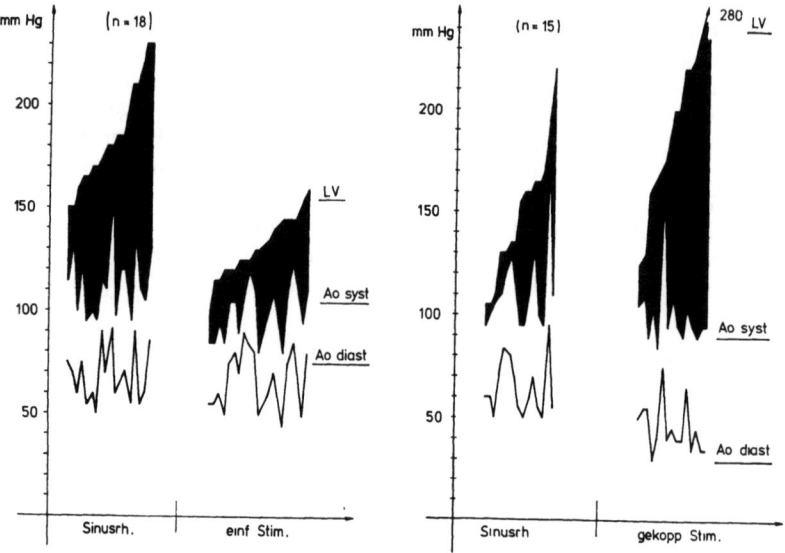

Abb. 2. Das Verhalten des Gradienten (schwarz), des linksventrikulären Druckes sowie des systolischen und diastolischen Aortendruckes während Sinusrhythmus, einfacher und gekoppelter Stimulation. Die Patienten der beiden Kollektive sind nach steigenden Ausgangsdrucken geordnet. Die Gradienten beider Gruppen während Sinusrhythmus sind unterschiedlich, da die gekoppelte Stimulation nur an Patienten mit niedrigen Basiswerten vorgenommen wurde

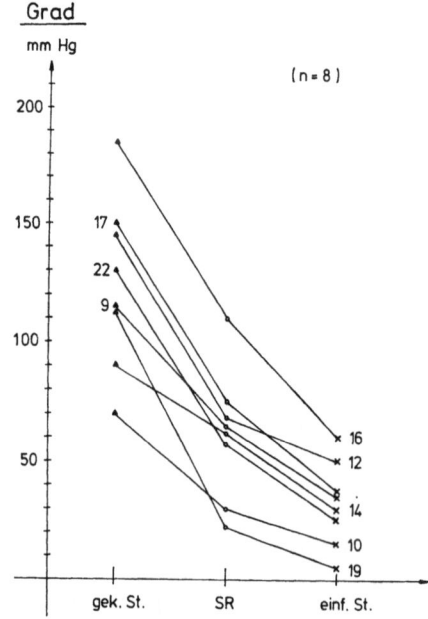

Abb. 3. Veränderungen des Druckgradienten während Sinusrhythmus, einfacher und gekoppelter Stimulation bei 8 Pat. (Die seitlichen Zahlen bedeuten die Untersuchungsnummer des Patienten)

geringer Bedeutung ist [12]. Die Regelgröße „preload" kann daher für die Gradientensteigerung des postextrasystolischen Schlages nicht entscheidend sein.

2. Inotropie: Die Zunahme der Inotropie des postextrasystolischen Schlages ließ sich am Anstieg von dp/dt regelmäßig nachweisen. Sie dürfte für die Wirkung der gekoppelten Stimulation entscheidend sein. Allerdings ließ sich keine lineare Korrelation zwischen der Gradientensteigerung und der Inotropiezunahme finden, was u. E. am funktionellen Charakter der Stenose liegt.

3. afterload: Isolierte Änderungen des Aortendruckes ohne gleichzeitige Verlängerung der Diastolendauer lassen sich bei der gekoppelten Stimulation nicht erzielen. Die unmaßgebliche Bedeutung der Diastolendauer war bereits diskutiert worden. Auch ließen sich in unseren Ergebnissen keine Korrelationen zwischen der Höhe des diastolischen Aortendruckes und dem Gradienten bzw. dem Gradientenzuwachs nachweisen, so daß wir eine ursächliche Verknüpfung beider Größen nicht belegen können.

Der inotropiesteigernde Effekt der gekoppelten Stimulation kann neben Orciprenalin oder Nitrolingual zur Provozierung latenter Obstruktionen Bedeutung gewinnen. In zwei Fällen gelang uns auf diese Weise, die Diagnose zu sichern (Abb. 1).

Durch Anwendung sowohl der einfachen als auch der gekoppelten Stimulation bei ein und demselben Patienten lassen sich eindrucksvolle Änderungen des Gradienten erzeugen (Abb. 2). Abb. 3 zeigt die erreichten Druckverschiebungen bei 8 Patienten. Der funktionelle Charakter der Stenose wird damit überzeugend demonstriert.

Aus den Untersuchungen ergeben sich folgende Konsequenzen

1. Mit Hilfe der Elektrostimulation von der Spitze des rechten Ventrikels aus kann eine Verminderung des Gradienten erreicht werden, die sich u. U. beim Versagen medikamentöser Maßnahmen therapeutisch nutzen läßt [13].

2. Die gekoppelte Stimulation erhöht durch Steigerung der Inotropie den Gradienten, was für die Diagnostik latenter Obstruktionen hilfreich sein kann. Gegenüber Orciprenalin besteht der Vorteil einer fehlenden und die Diagnostik nicht beeinträchtigenden Frequenzsteigerung.

Literatur

1. Hassenstein, P., Wolter, H. H.: Verh. dtsch. Ges. Kreisl.-Forsch. 33, 242 (1967). — 2. Benchimol, A., Liggett, M.: Circulation 33, 933 (1966). — 3. Samet, Ph., Castillo, C., Bernstein, W. B.: Amer. Heart J. 72, 729 (1966). — 4. Kelly, D. T.: Amer. Heart J. 77, 206 (1969). — 5. Braunwald, E., Ross, J., Frommer, P. L., Williams, J. F., Sonnenblick, E. H., Gault, J. H.: Amer. J. Med. 37, 700 (1964). — 6. Goetz, R. H., Jallah, E. M., Goetz, V. M.: Amer. Heart J. 73, 506 (1967). — 7. Schwarzkopf, H. J., Schaefer, J., Niedermayer, W., Held, K., Ulmer, F.: Verh. dtsch. Ges. Kreisl.-Forsch. 33, 161 (1967). — 8. Avenhaus, H.: Klin. Wschr. 49, 364 (1971). — 9. Hernandez, R. R., Greenfield, J. C., McCall, B. W.: J. Clin. Invest. 43, 401 (1964). — 10. Kreutzer, H., Birks, L., Bostroem, B., Gleichmann, K., Loogen, F.: Verh. dtsch. Ges. Kreisl.-Forsch. 33, 247 (1967). — 11. Rackley, Ch. E., Whalen, R. E., McIntosh, H. D.: Circulation 24 (1966). — 12. Matlof, H. J., Zener, J. C., Harrison, D. C.: Amer. J. Cardiol. 32, 719 (1973). — 13. Hassenstein, P., Storch, H. H., Schmitz, W.: 4. Jahrestagung d. Dtsch. Ges. f. Thorax-, Herz- u. Gefäßchirurgie, Bad Nauheim 1975. (Im Druck.)

LÜDERITZ, B., ZACOUTO, F., GUIZE, L., STEINBECK, G. (Med. Klinik I d. Univ. München, Klinikum Großhadern u. Hôpital Boucicaut, Paris): **Therapie tachykarder Rhythmusstörungen durch elektrische Einzel- und Mehrfachstimulation**

Durch eine zeitlich exakt definierte intracavitäre Elektrostimulation kann die Terminierung ventrikulärer Tachykardien erreicht werden. Als Mechanismus dieses therapeutischen Effektes wird die Unterbrechung sog. kreisender Erregungen angenommen. Für eine kreisende Erregung sind dabei folgende Voraussetzungen zu fordern:

a) die unidirektionale Blockierung eines Impulses in einer oder mehreren Herzregionen,
b) die Erregungsfortleitung über eine alternative Leitungsbahn,
c) eine verzögerte Erregung distal der Blockierung und
d) die Wiedererregung der proximal des Blocks gelegenen Bezirke [6].

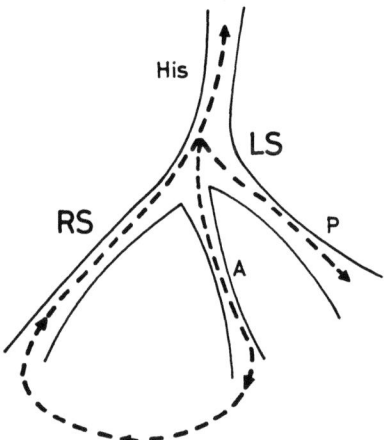

Abb. 1. Schematische Darstellung einer Re-Entry-Tachykardie bei antegradem Rechtsschenkelblock. Die Erregung verläuft über den anterioren (A) und posterioren (P) Faszikel des linken Tawaraschenkels (LS) und erregt retrograd den rechten Tawaraschenkel (RS). Es erfolgt dann ein Wiedereintritt der Erregung in das linke Tawarasystem vor Eintreffen der nächsten orthograd übergeleiteten Sinuserregung. Somit resultiert die Perpetuierung einer kreisenden Erregung

Auf Ventrikelebene kommen als Leitungsbahnen für eine kreisende Erregung z. B. der rechte und die beiden linken Tawaraschenkel in Frage (vgl. Abb. 1); aber auch infarziertes oder fibrotisches Arbeitsmyokard kann eine Re-Entry-Tachykardie über atypische Leitungsbahnen bedingen. — Eine vorzeitig induzierte Depolarisation des Myokards bedingt, daß sich bestimmte Myokardareale gegenüber einer atypischen Erregungswelle, die die tachykarde Rhythmusstörung unterhält, refraktär verhalten. Damit gewinnt der normale Schrittmacher die Kontrolle über die Herzfrequenz zurück. — Diesem Ziel dient die Anwendung eines neuen Schrittmachersystems, das automatisch den Zeitpunkt einer gekoppelten Impulsabgabe als Funktion des Abstandes der beiden letzten Herzaktionen variiert und damit programmierbar frequenzbezogen arbeitet [1, 3, 4].

Methodik

Ein konventioneller Stimulationskatheter wird unter Röntgenkontrolle transvenös intrakardial vorgeführt und im rechten Vorhof bzw. im rechten Ventrikel möglichst wandständig angelegt. Die Reizsonde wird an einen „orthorhythmischen Pacemaker" angeschlossen, der die Funktionen eines Stand-by-Schrittmachers besitzt und zusätzlich mit einem Computer ausgerüstet ist, der eine automatische intervallbezogene Einzel- und Mehrfachstimulation ermöglicht. Außerdem ist das Gerät[1] für die serielle und kontinuierliche Hochfrequenzstimulation ausgerüstet. Eine permanente Detektionskontrolle der atrialen bzw. ventrikulären Herzaktionen ist gewährleistet. Bei Auftreten von Extrasystolen interveniert der künstliche Schrittmacher einfach oder wählbar repetitiv mit einer Verzögerung (Z), die als Funktion des Abstandes der beiden vorausgegangenen Herzaktionen (Y) regelbar ist: z. B. $Z = Y - 10\%$, d. h.: das Interventionsintervall ist um 10% kürzer als der Abstand der letzten beiden Herzaktionen (Einzelheiten s. [5]). Die programmierte Intervallstimulation wurde bei medikamentös therapieresistenten Tachykardien unterschiedlicher Genese eingesetzt. Im einzelnen handelte es sich um ventrikuläre Tachykardien und ventrikuläre Extrasystolen als Vorläufer von Kammertachykardien sowie um einzelne Fälle von Vorhofflattern und supraventrikulären Tachykardien. Eine erfolgreiche Schrittmacherintervention wurde dann angenommen, wenn die Terminierung einer tachykarden Rhythmusstörung mit einer stimulationsbedingten Herzaktion koinzidierte, die entsprechend der vorprogrammierten Intervallschaltung ausgelöst worden war.

Ergebnisse und Besprechung

Bei spontan aufgetretenen Kammerextrasystolen und ventrikulären Tachykardien, die medikamentös nicht zu beherrschen waren, erwies sich die intervallbezogene Einzelstimulation bei insgesamt 76 Patienten in ca. der Hälfte der Fälle als wirksam, d. h. es erfolgte — meist nach mehreren (ca. 10) Stimulationsversuchen in unterschiedlicher Intervallprogrammierung — eine Terminierung der

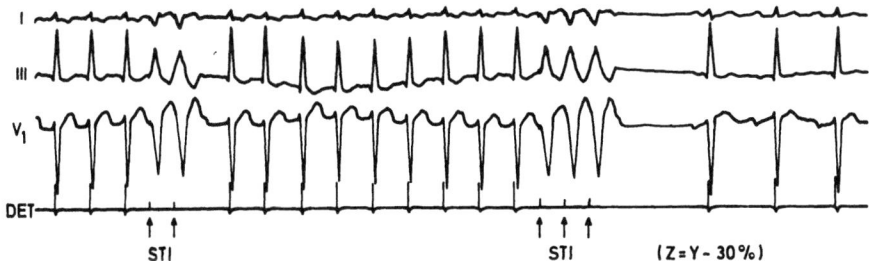

Abb. 2. Suppression einer paroxysmalen supraventrikulären Tachykardie durch intraventrikuläre Dreifachstimulation. Es sind die Standardableitungen I und III wiedergegeben, ferner die Detektionskontrolle (DET), wobei die hohen Ausschläge die Eigenaktionen anzeigen und die niedrigen Auslenkungen den stimulationsbedingten Kammeraktionen entsprechen. Durch Einfach- und Doppelstimulation war die Unterbrechung der Tachykardie nicht möglich; erst die dreifache Einzelstimulation mit der Programmierung $Z = Y - 30\%$ erwies sich als effektiv

ventrikulären Extrasystolie bzw. Tachykardie. Bei tachykarden Kammerarrhythmien, die bei einer Herzkatheterisierung (Rechts-, Linksherzkatheter, Laevokardiographie) hervorgerufen worden waren, war nur ein Fünftel der Einzelstimulationen erfolgreich (vgl. [5]). Ein großer Teil der Tachykardien zeigte sich also auch gegenüber der intervallbezogenen Einzelstimulation therapierefraktär. Davon ausgehend wurde versucht, durch frequenzbezogene Mehrfachstimulation die Wirksamkeit dieses elektrotherapeutischen Verfahrens zu erhöhen. —

Das Beispiel einer erfolgreichen programmierten Mehrfachstimulation ist in der Abb. 2 wiedergegeben. Es handelt sich hier um die Terminierung einer supraventrikulären Tachykardie durch intraventrikuläre Stimulation. In diesem Fall ist eine retrograde Leitung des ventrikulär applizierten Stimulus zu diskutieren.

In einigen Fällen war es erst nach salvenförmiger Mehrfachstimulation und entsprechender Verlängerung der stimulationsbedingten Refraktärperiode möglich, die mutmaßlich kreisende Erregung als Ursache einer Tachykardie zu unterbrechen. — Bei intraatrialer Elektrodenlage ist es mit Hilfe der programmierten

---

[1] Laboratoires Savita, Paris

Intervallstimulation möglich gewesen, auch Vorhofflattern zu terminieren [2]. Die erfolgreichen Stimulationsversuche sind jedoch auf diejenigen Fälle beschränkt, in denen ein vergleichsweise grobes Vorhofflattern mit entsprechend hohen atrialen Potentialen eine Detektion der Vorhofaktionen durch den im Vorhof gelegenen Stimulationskatheter ermöglicht. — Die Befunde zeigen also, daß durch atriale und ventrikuläre intervallbezogene Sequentialstimulation die Suppression von Tachykardien möglich ist, die sich durch Einfach- und Doppelstimulation nicht terminieren lassen.

Die Anwendung des beschriebenen Einzel- und Mehrfachstimulationsprinzips kann bei Auftreten medikamentös intraktabler ventrikulärer und supraventrikulärer Tachykardien als gerechtfertigt gelten. Gegenüber der elektrischen Defibrillation hat dieses Verfahren den Vorteil der praktisch unbeschränkt wiederholbaren automatischen Anwendung. Als seltene Komplikation ist — insbesondere bei kurzen Stimulationsintervallen — die Entstehung ektopischer Rhythmen im Gefolge der elektrischen Stimulation möglich. Der Einsatz der programmierten Intervallstimulation sollte daher nur unter Intensivstationsbedingungen vorgenommen werden.

Zusammenfassung

Durch eine zeitlich exakt definierte intrakardiale Elektrostimulation, die auf die Unterbrechung sog. kreisender Erregungen ausgerichtet ist, kann die Suppression tachykarder Rhythmusstörungen erreicht werden. — Diesem Ziel dient ein Schrittmachersystem, das automatisch und programmierbar den Zeitpunkt einer gekoppelten Impulsabgabe als Funktion des Intervalls der beiden vorangegangenen Herzaktionen variieren kann. Bei ventrikulären Tachykardien konnte die Wirksamkeit einer RR-gekoppelten Einzelstimulation vielfach nachgewiesen werden. Durch programmierte Mehrfachstimulation wurde versucht, die Wirksamkeit dieses elektrotherapeutischen Verfahrens zu erhöhen. Die Befunde zeigen, daß durch intracavitäre sequentiale intervallbezogene Mehrfachstimulation die Suppression von ventrikulären und supraventrikulären Tachykardien möglich ist, die sich durch Einzel- und Doppelstimulation nicht terminieren lassen. Auch Vorhofflattern konnte durch programmierte intraatriale Mehrfachstimulation in Vorhofflimmern bzw. Sinusrhythmus überführt werden.

Literatur

1. Guize, L., Zacouto, F., Lenègre, J.: Presse méd. **79**, 2071 (1971). — 2. Guize, L., Zacouto, F., Meilhac, B., le Pailleur, C., di Mattéo, J.: Nouv. presse méd. **3**, 2083 (1974). — 3. Lüderitz, B., Zacouto, F., Guize, L., Steinbeck, G., Riecker, G.: Verh. dtsch. Ges. Kreisl.-Forsch. **39**, 319 (1973). — 4. Lüderitz, B., Steinbeck, G., Zacouto, F., Riecker, G.: Verh. dtsch. Ges. Kreisl.-Forsch. **40**, 417 (1974). — 5. Lüderitz, B., Steinbeck, G., Guize, L., Zacouto, F.: Dtsch. med. Wschr. **100**, 730 (1975). — 6. Wellens, H. J., Schuilenburg, R. M., Durrer, D.: Circulation **46**, 216 (1972).

Delius, W., Wirtzfeld, A., Sebening, H., Lutilsky, L. (I. Med. Klinik u. Poliklinik, Techn. Univ. München): **Sinusknotenerholungszeit beim Sinusknotensyndrom**

Die Sinusknotenerholungszeit, definiert als Intervall zwischen letzter stimulusinduzierter P-Zacke und erstem Sinus-P nach beendeter Vorhofstimulation, ist ein relativ einfach zu bestimmender Parameter. Eine verlängerte Sinusknotenerholungszeit wird als typisch für das Sinusknotensyndrom angesehen. Dennoch differieren in der Literatur die Angaben über pathologisch verlängerte Erholungszeiten zwischen 35% und 93% [3—5, 7]. In unserem Krankengut war die Erholungszeit bei 14 von 17 Fällen über die obere Normgrenze (1400 msec) verlängert, die korrigierte Sinusknotenerholungszeit betrug dabei in 16 Fällen mehr als 375 msec. Es ist offenbar, daß bei derart unterschiedlichen Ergebnissen die Diagnose eines Sinusknotensyndroms nicht allein vom Ausfall der Sinusknotenerholungszeit abhängig gemacht werden kann. Wir halten die Bestimmung der Sinusknotenerholungszeit dennoch für sehr wichtig, da sie besonders in der Differentialdiagnose der Sinusbradykardie weiterhelfen kann, da sie ferner verschiedene physiologische und pathophysiologische Mechanismen beim Sinusknotensyndrom zu differenzieren hilft, und da sie nicht zuletzt auch den Grad der Gefährdung eines Patienten bei spontan auftretenden und endenden Tachykardien erkennen läßt.

Von den verschiedenen, die Sinusknotenerholungszeit beeinflussenden Faktoren soll auf die Bedeutung der Stimulationsfrequenz, die Veränderung des Vagotonus und die Bedeutung von Kreislaufreflexen eingegangen werden. Von den meisten Arbeitsgruppen wird angegeben, daß die Erholungszeit mit Ansteigen der Stimulationsfrequenz zunimmt und bei etwa 130/min ihr Maximum erreicht [3—5, 7]. Daraus hat sich auch die Empfehlung abgeleitet, 130/min als Testfrequenz zu verwenden. Nach unseren Erfahrungen ist im Einzelfall jedoch nicht vorauszusagen, bei welcher Stimulationsfrequenz die längste Erholungszeit zu erwarten ist. Sie war in unserem Krankengut bei Austestung der Frequenzen 80/min bis 150/min bei relativ niedrigen Frequenzen ebenso zu finden wie bei höheren. Erst nach Injektion von 1 mg Atropin zeigte sich andeutungsweise eine Beziehung zwischen Stimulationsfrequenz und Erholungszeit, das heißt, je höher die Stimulationsfrequenz gewählt wurde, desto länger waren die Erholungszeiten. Diese Rechtsverschiebung der Erholungszeiten kann zum Teil wahrscheinlich dadurch erklärt werden, daß durch Atropin-bedingten Wegfall der Schutzblockierung des Sinusknotens dieser bei höheren Reizfrequenzen auch häufiger depolarisiert wird und bei geschädigter Funktion mit verlängerten Erholungszeiten reagiert.

Vor Atropingabe erscheinen uns gerade auch die niedrigen Frequenzstufen um 100/min aufschlußreich. Bei einem unserer Patienten betrug die Sinusknotenerholungszeit bei einer Stimulationsfrequenz von nur 80/min bereits 4 sec. Auf der nächsten Frequenzstufe war die Erholungszeit schon auf über 7 sec angestiegen, das heißt, der externe Schrittmacher mußte zur Vermeidung eines Adams-Stokesschen Anfalls vor Erreichen der maximalen Erholungszeit wieder eingeschaltet werden. Hierbei handelte es sich um einen Patienten mit einer klinisch symptomatischen Form eines Sinusknotensyndroms. — Bei einer 38jährigen Patientin, die wegen einer klinisch praktisch symptomlosen Sinusbradykardie mit einer mittleren Frequenz von 42/min überwiesen wurde, war die Erholungszeit bei einer Stimulationsfrequenz von nur 80/min ebenfalls auf fast 4 sec verlängert. Bei höherfrequenter Stimulation verkürzten sich die Erholungszeiten allmählich, ab einer Stimulationsfrequenz von 130/min lagen die absolute und die korrigierte Erholungszeit im Normbereich. Bei Stimulationsfrequenzen um 100/min bis 120/min waren erst im zweiten oder gar dritten PP-Intervall die längsten Zeiten zu finden. In diesem Fall besteht somit auch eine Frequenzabhängigkeit der Sinusknotenerholungszeit, sie ist jedoch dem üblichen Verhalten entgegengesetzt, indem die Erholungszeit mit ansteigender Stimulationsfrequenz abfällt. Nach Atropin war die Frequenzabhängigkeit der Erholungszeiten aufgehoben, sämtliche Werte lagen im oberen Normbereich. Bei dieser Patientin scheint also die durch Atropin hemmbare Vaguswirkung die Erholungszeit ganz wesentlich zu beeinflussen. Das Verhalten der Erholungszeit vor und nach Atropin erinnert an die

Befunde von Antoni [1] und anderen Autoren, die an Warmblüterherzen bei elektrischer Stimulation von in situ belassenem oder isoliertem Schrittmachergewebe ebenfalls eine Poststimulationspause spontaner Impulsbildung beobachteten. Der initiale Sinusstillstand wurde in diesem Experiment zum großen Teil, jedoch nicht ausschließlich auf die Freisetzung von Acetylcholin aus parasympathischen Nervenendigungen zurückgeführt, während die nachfolgende Frequenzbeschleunigung als Katecholamineffekt durch gleichzeitige Sympathikusstimulation gedeutet wurde.

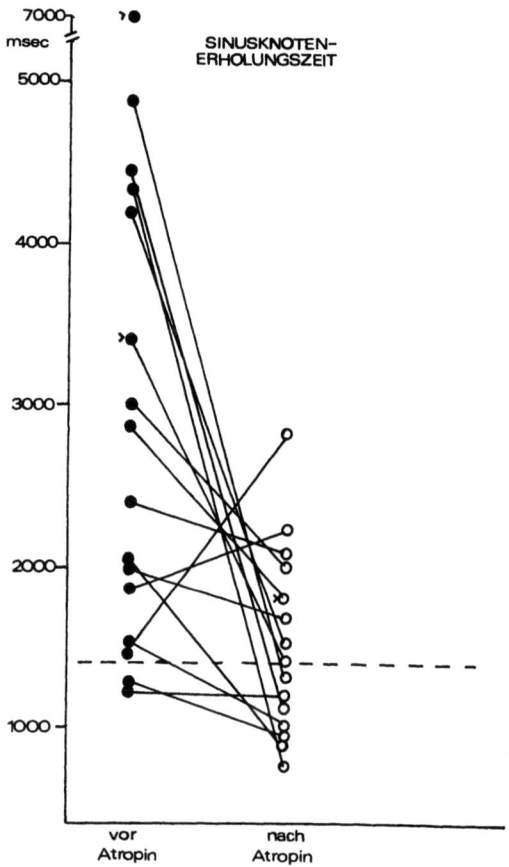

Abb. 1. Änderung der maximalen Sinusknotenerholungszeit nach Injektion von 1 mg Atropin bei 16 Pat. mit klinisch typischem Sinusknotensyndrom. Die gestrichelt gezeichnete Linie entspricht einer Sinusknotenerholungszeit von 1400 msec. Bei den Patienten mit dem Symbol >● war die Erholungszeit auf Grund eines Ersatzrhythmus nicht genau zu bestimmen, angegeben ist die Zeit vom letzten stimulierten P bis zum Einsetzen des Ersatzrhythmus

Ausgehend von diesen experimentellen Ergebnissen ist anzunehmen, daß auch beim Menschen durch elektrische Stimulation der Vaguseinfluß zunimmt. Um abschätzen zu können, in welchem Ausmaß die Sinusknotenerholungszeit hierdurch beeinflußt wird, haben wir uns es zur Regel gemacht, die Frequenzbelastung nach Injektion von 1 mg Atropin zu wiederholen. In Abb. 1 ist die Änderung der maximalen Sinusknotenerholungszeit durch Atropin aufgezeichnet. Abgesehen von zwei Fällen nahm die Erholungszeit ab, in etwa 50% betrug das Intervall jedoch noch mehr als 1400 msec, die korrigierte Erholungszeit lag sogar bei 75%

noch über 375 msec. Die bei zwei Patienten beobachtete Zunahme der Erholungszeit nach Atropin kann wahrscheinlich durch Wegfall der Schutzblockierung des Sinusknotens, das heißt, durch verbesserte sinuatriale Leitung erklärt werden.

Schließlich wäre denkbar, daß autonome Einflüsse auch auf reflektorischem Weg die Sinusknotenautomatie beeinflussen, da die Barorezeptoren durch die häufig sehr ausgeprägten Blutdruckschwankungen während und nach der Stimulation in raschem Wechsel stimuliert und gehemmt werden. Eine Verlängerung der eigentlichen Sinusknotenerholungszeit durch den Baroreflex ist nicht zu erwarten, da während der Stimulation der systolische Druck gewöhnlich abnimmt, das heißt, die Barorezeptoren werden während dieser Phase nicht erregt. Wenn aber das erste PP-Intervall (die eigentliche Sinusknotenerholungszeit) normal ist und erst das zweite PP-Intervall verlängert ist, ein Phänomen, das wir immerhin bei sechs unserer Patienten gesehen haben, dann könnte ein Baroreflex-Einfluß auf die Sinusknotentätigkeit hierbei ursächlich eine Rolle spielen. Die Reflexzeit von den Barorezeptoren bis zur Wirkung am Herz beträgt nach eigenen Untersuchungen [2] und denjenigen von Pickering u. Davies [6] etwa 475 msec. Hierbei korreliert der plötzliche Blutdruckanstieg, das heißt, die Barorezeptorstimulation, am besten mit dem unmittelbar folgenden oder übernächsten Pulsintervall. Da die bradykardisierende Wirkung des Baroreflexes hauptsächlich vom Vagus vermittelt wird, war es nicht überraschend, daß eine Verlängerung des zweiten oder dritten PP-Intervalls bei normalem oder leicht verlängertem ersten PP-Intervall nach Atropin-Injektion nicht zu beobachten war.

Literatur

1. Antoni, H., Berg, W.: Beiträge zur ersten Hilfe und Behandlung von Unfällen durch elektrischen Strom. VWEW, Frankfurt 1971. — 2. Delius, W., Hagbarth, K. E., Hongell, A., Wallin, B. G.: Acta physiol. scand. 84, 65 (1972). — 3. Gupta, P. K., Lichstein, E., Chadda, K. D., Badui, E.: Amer. J. Cardiol. 34, 265 (1974). — 4. Mandel, W., Hayakawa, H., Danzig, R., Marcus, H. S.: Circulation 44, 59 (1971). — 5. Narula, O. S., Samet, P., Javier, R. P.: Circulation 45, 140 (1972). — 6. Pickering, T. G., Davies, J.: Cardiovasc. Res. 7, 213 (1973). — 7. Seipel, L., Breithardt, G., Both, A., Loogen, F.: Z. Kardiologie 64, 1 (1975).

STEINBECK, G., LÜDERITZ, B. (Med. Klinik I, Univ. München, Klinikum Großhadern): **Die Bestimmung der sinuatrialen Leitungszeit beim Menschen — Methoden und Ergebnisse**

1973 wurde von Strauss u. Mitarb. eine Methode angegeben, die mit Hilfe der vorzeitigen atrialen Einzelstimulation eine Beurteilung der sinuatrialen Leitung beim Menschen ermöglicht [10]. Bei vier Patienten mit Sinusbradykardien ermittelten die Autoren „einfache sinuatriale Leitungszeiten" zwischen 68 und 156 msec. Seipel u. Mitarb. bestimmten mit der gleichen Methodik einen Mittelwert von 77 msec bei Normalpersonen [6]. Demgegenüber sind in tierexperimentellen Untersuchungen mit der Mikroglaselektrodentechnik antegrade sinuatriale Leitungszeiten zwischen 20 und 60 msec gemessen worden [2, 5, 9]. Im Hinblick auf die Diskrepanz zwischen klinischen und tierexperimentellen Befunden wird ein alternatives Verfahren zur indirekten Bestimmung der sinuatrialen Leitungszeit beim Menschen vorgestellt..

Methodik

Über die V. basilica rechts wird ein quadripolarer Elektrodenkatheter in den rechten Vorhof eingeführt. Das distale Elektrodenpaar liegt der lateralen Wand des rechten Vorhofs an und dient zur Stimulation über eine Isolationseinheit (Tektronix-Pulsgeneratorsystem 2600) (vgl. [7, 8]).

Vom proximalen Elektrodenpaar, das sinusknotennah am Übergang von der Vena cava superior zum rechten Vorhof liegt, wird ein bipolares kraniales Vorhofpotential abgeleitet. Einzelstimuli von 2 msec Dauer und doppelter diastolischer Schwellenreizstromstärke werden mit variabler Vorzeitigkeit auf das distale Elektrodenpaar abgegeben (Auswertung s. Abb. 1).

Ergebnisse und Besprechung

Die Abb. 2 zeigt das Resultat der vorzeitigen atrialen Einzelstimulation bei einem 50jährigen Patienten ohne Hinweis auf eine gestörte Sinusknotenfunktion. Das postextrasystolische Intervall a_3-a_4 ist als Funktion des Stimulations-

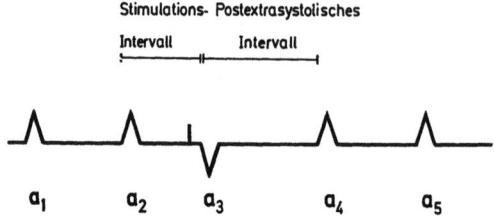

Abb. 1. Schematische Darstellung von Vorhoferregungen. Über einen im rechten Vorhof gelegenen Elektrodenkatheter wird nach jedem 10. Sinusschlag mit zunehmender Vorzeitigkeit eine künstliche Vorhofextrasystole hervorgerufen. Bestimmt werden: 1. der Abstand zwischen den letzten beiden Vorhoferregungen vor Stimulation a_1-a_2; 2. der Abstand zwischen der letzten spontanen und der stimulationsbedingten Vorhoferregung, das sog. Stimulationsintervall a_2-a_3; 3. der Abstand zwischen der atrialen Zusatzerregung und der nächsten spontanen vom Sinusknoten übergeleiteten Vorhofdepolarisation, das sog. postextrasystolische Intervall a_3-a_4; 4. das folgende Intervall a_4-a_5

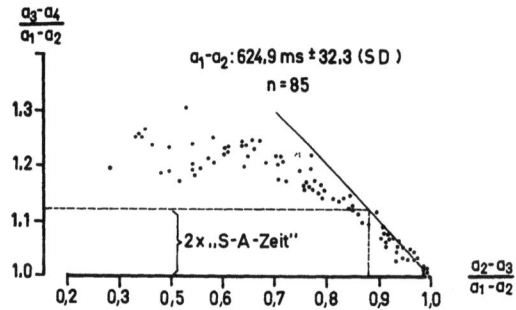

Abb. 2. Graphische Darstellung des postextrasystolischen Intervalles a_3-a_4 als Funktion des Stimulationsintervalles a_2-a_3 bei einem 50jährigen Patienten. Abszisse: Stimulationsintervall a_2-a_3, dividiert durch a_1-a_2; Ordinate: postextrasystolisches Intervall a_3-a_4, dividiert durch a_1-a_2. Der Übergang von der kompensatorischen zur nicht-kompensatorischen Pause wird bei einem Stimulationsintervall von 88% des a_1-a_2-Abstandes angenommen. Daraus errechnet sich eine „einfache sinuatriale Leitungszeit" von 6% $\left(\frac{200\% - 88\% - 100\%}{2}\right)$ des a_1-a_2-Abstandes oder, unter Zugrundelegung eines mittleren a_1-a_2-Abstandes von 625 msec, eine „einfache sinuatriale Leitungszeit" von 40 msec. Siehe Text

intervalles a_2-a_3 graphisch dargestellt. Wird a_2-a_3, vom normalen a_1-a_2-Abstand ausgehend, um einen bestimmten Betrag verkürzt, so verlängert sich das a_3-a_4-Intervall um den gleichen Betrag. Die Meßpunkte fallen entlang der Geraden mit der Steigung -1, für die gilt, daß die Summe von a_2-a_3 und a_3-a_4 das Doppelte des Grundzyklus a_1-a_2 ergeben. Das postextrasystolische Intervall ist *kompensatorisch*.

Unterschreitet das Stimulationsintervall 90% des a_1-a_2-Abstandes, so wird die Summe von Stimulations- und postextrasystolischem Intervall kleiner als das Zweifache des normalen a_1-a_2-Abstandes. Die Meßpunkte fallen (mit einer Ausnahme) unter die Gerade mit der Steigung -1: die postextrasystolischen Intervalle sind *nicht kompensatorisch*.

Der Übergang von der kompensatorischen zur nicht-kompensatorischen Pause ist gleitend. Im Bereich der nicht-kompensatorischen Pause verlängern sich die a_3-a_4-Intervalle kontinuierlich und streuen bei einem Stimulationsintervall zwischen 30 und 70% des a_1-a_2-Abstandes zwischen 1,27 und 1,17 des Vorhofgrundzyklus.

Entsprechend dem Vorschlag von Strauss u. Mitarb. [10] würde die „sinuatriale Leitungszeit" wie folgt ermittelt werden können: Es wird ein mittleres a_3-a_4-Intervall mittels einer Regressionsgeraden bestimmt, die durch die Meßpunkte der nicht-kompensatorischen postextrasystolischen Intervalle gelegt wird.

Die Größe von a_3-a_4 setzt sich zusammen aus:
1. der Leitungszeit vom Vorhof retrograd zum Sinusknoten,
2. dem Sinuszyklus nach vorzeitiger Erregung durch die Vorhofstimulation,
3. der Leitungszeit der nächsten spontanen Erregung vom Sinusknoten zum Vorhof [10].

Setzt man den Sinuszyklus nach Stimulation gleich dem Vorhofzyklus vor der Stimulation, so entfiele die Differenz zwischen dem a_3-a_4-Intervall ($=1,22$) und dem Vorhofzyklus ($=1$), also 0,22 des a_1-a_2-Abstandes, auf retrograde und antegrade sinuatriale Leitung. Unter der Voraussetzung, daß retrograde und antegrade sinuatriale Leitungsgeschwindigkeit gleich sind, würde sich dann bei diesem Patienten eine „einfache sinuatriale Leitungszeit" von 70 msec errechnen lassen.

Die Gültigkeit dieses Auswertverfahrens setzt voraus, daß der Sinusknotengrundrhythmus als durch die atriale Zusatzerregung unbeeinflußt angenommen werden kann. In tierexperimentellen Untersuchungen ist jedoch mittels intrazellulärer Potentialableitungen vom Sinusknoten nachgewiesen worden, daß neben einer Zunahme der retrograden Leitungszeit insbesondere der Schrittmachergrundrhythmus durch die atriale Einzelstimulation im Bereich der nicht-kompensatorischen Pause verändert wird [1, 3]. Dementsprechend kann für den in Abb. 2 dargestellten Fall angenommen werden, daß die Differenz zwischen dem a_3-a_4-Abstand im Bereich der nicht-kompensatorischen Pause und dem a_1-a_2-Intervall nicht allein der Summe von retrograder und antegrader sinuatrialer Leitungszeit entspricht, sondern darüber hinaus vom veränderten, jedoch als konstant angenommenen Sinuszyklus wesentlich beeinflußt wird. Tritt z. B. durch die Stimulation eine Sinusknotendepression auf, so wird mit dem konventionellen Auswerteverfahren eine fälschlich zu lange sinuatriale Leitungszeit bestimmt.

Kürzlich berichteten Miller und Strauss, daß auch am Übergang der postextrasystolischen Intervalle von der kompensatorischen zur nicht-kompensatorischen Pause eine Beeinflussung des Sinuszyklus — im Sinne einer Verkürzung — auftreten kann. Als Ursache dieses Befundes wird eine elektrotonische Interaktion nach der Vorhofstimulation zwischen Schrittmacherzelle und benachbarter Zellen während der Repolarisation angenommen [4]. Andererseits scheint das Ausmaß der hierdurch hervorgerufenen Sinuszyklusverkürzung deutlich weniger zu betragen als die ausgeprägte Sinuszyklusverlängerung im Bereich der nicht-kompensatorischen Pause.

Unter Berücksichtigung der tierexperimentellen Befunde haben wir den Übergang von der kompensatorischen zur nicht-kompensatorischen Pause als Ausgangspunkt der Berechnung der sinuatrialen Leitungszeit beim Menschen gewählt. An diesem Übergang ist das Ausmaß der Beeinflussung des Sinusknotengrundrhythmus im Vergleich zur nicht-kompensatorischen Pause als relativ geringfügig zu veranschlagen; für praktische Zwecke kann davon ausgegangen werden, daß der Sinuszyklus nach Stimulation dem Vorhofzyklus vor Stimulation entspricht. — Folglich entfällt am Übergang die Differenz von a_3-a_4 und a_1-a_2 auf die Summe von retrograder und antegrader sinuatrialer Leitung. Die Halbierung dieser Summe ergibt die „einfache sinuatriale Leitungszeit", die in dem in Abb. 2 dargestellten Fall 40 msec beträgt. Dieser Wert stellt die Hälfte der Leitungszeit vom Ort der zur Ableitung benutzten Vorhofelektroden zum Sinusknoten und zurück dar. Die mit Hilfe dieses Verfahrens bei Patienten ohne klinisch nachweisbare Störung der Sinusknotenfunktion indirekt bestimmten „sinuatrialen Leitungszeiten" betragen zwischen 40 und 70 msec [8] und stehen damit in weitgehender Übereinstimmung mit direkten Messungen der S-A-Leitungszeit im Tierexperiment [2, 5, 9].

Zusammenfassung

Die Methode der vorzeitigen atrialen Einzelstimulation erlaubt erstmalig eine Beurteilung der sinuatrialen Überleitung beim Menschen. Es besteht jedoch bisher eine deutliche Diskrepanz zwischen der indirekt bestimmten sinuatrialen Leitungszeit und tierexperimentellen Messungen. — Es wird ein alternatives Verfahren beschrieben, das den Übergang von der kompensatorischen zur nicht-kompensatorischen Pause nach vorzeitiger atrialer Einzelstimulation als Ausgangspunkt zur Berechnung der sinuatrialen Leitungszeit beim Menschen benutzt. Die mit Hilfe dieser Methode bei Patienten ohne klinisch nachweisbare Störung der Sinusknotenfunktion ermittelten „einfachen sinuatrialen Leitungszeiten" betragen zwischen 40 und 70 msec und stehen in weitgehender Übereinstimmung mit tierexperimentellen Befunden, die mittels intrazellulärer Potentialableitungen vom Sinusknoten erhoben wurden.

Literatur

1. Bonke, F. I. M., Bouman, L. N., van Rijn, H. E.: Circulat. Res. **24**, 533 (1969). — 2. Hoffman, B. F., Cranefield, P. C.: New York: McGraw Hill Book Company 1960. — 3. Klein, H. O., Singer, D. H., Hoffman, B. F.: Circulat. Res. **32**, 480 (1973). — 4. Miller, H. C., Strauss, H. C.: Circulat. Res. **35**, 935 (1974). — 5. Sano, T., Yamagishi, S.: Circulat. Res. **16**, 423 (1965). — 6. Seipel, L., Breithardt, G., Both, A., Loogen, F.: Dtsch. med. Wschr. **99**, 1895 (1974). — 7. Steinbeck, G., Körber, H.-J., Lüderitz, B.: Verh. dtsch. Ges. inn. Med. **80**, 1126 (1974). — 8. Steinbeck, G., Körber, H.-J., Lüderitz, B.: Klin. Wschr. **52**, 1151 (1974). — 9. Strauss, H. C., Bigger, J. T., Jr.: Circulat. Res. **31**, 490 (1972). — 10. Strauss, H. C., Saroff, A. L., Bigger, J. T., Jr., Giardina, E. G. V.: Circulation **47**, 86 (1973).

BAEDEKER, W., WIRTZFELD, A., LUTILSKY, L. (I. Med. Klinik, Techn. Univ. München, Klinikum rechts der Isar): **His-Bündel-Ableitungen über die Armvene**

Ableitungen von Potentialen des Hisschen Bündels haben seit einigen Jahren einen festen Platz in der Diagnostik von Rhythmusstörungen. Es entspricht der üblichen Methodik, solche Potentiale mit einem geraden Elektrodenkatheter von der Vena femoralis aus abzuleiten, mit dem man den obersten Anteil des Ventrikelseptums am leichtesten erreichen kann [1, 4]. Diese Methode macht es einerseits in fast allen Fällen möglich, His-Bündel-Potentiale zu erhalten, hat aber andererseits verschiedene Nachteile: Die Ableitung von His-Bündel-Potentialen ist in vielen Fällen gerade bei solchen Patienten wichtig, die bettlägerig sind und evtl. auch zur Lungenstauung neigen oder bezüglich ihres Rhythmus überwacht werden müssen und die man deshalb ungern in ein Herzkatheterlabor transportiert und auf einen flachen Röntgentisch legt. Andererseits findet man bei diesen Patienten gelegentlich Thrombophlebitiden der unteren Extremitäten oder pulmonale Embolien in der Anamnese. Auch bei arteriellen Erkrankungen der unteren Extremitäten wird man diese Methode nicht so gern wählen. Bei sehr adipösen Patienten ist der Zugang über die Femoralvene oft schwierig. Aus allen diesen Gründen erscheint es wünschenswert, His-Bündel-Potentiale auch von der Armvene aus ableiten zu können.

Dies ist nach der von Narula [3] beschriebenen Methodik schon mit einem einfachen Elektrodenkatheter möglich, der in einem Bogen in die Trikuspidalklappe gelegt werden muß, so daß die Spitze mit den Elektroden im oberen Winkel der Trikuspidalklappe liegt. Es ist jedoch bei manchen Patienten technisch schwierig, diese Katheterposition zu erreichen. Andererseits verursacht der in den Ventrikel hineinragende Bogen des Katheters häufig Extrasystolen, und schließlich ist diese Katheterlage auch nicht sehr stabil, da sich die Trikuspidalklappe ständig bewegt.

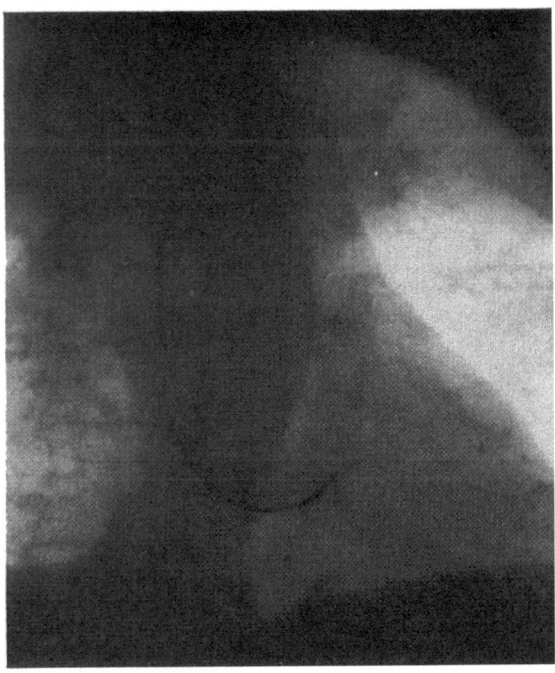

Abb. 1. Typische Position des tripolaren Elektrodenkatheters in der Trikuspidalklappe zur Ableitung von His-Bündel-Potentialen

Wir haben daher eine andere, auch schon von Gallagher [2] angewandte Technik bevorzugt, bei der ein spezieller tripolarer Elektrodenkatheter (Fa. Elecath) benutzt wird, dem durch Drehung einer Schraube am proximalen Ende eine J-förmige Biegung des distalen Endes gegeben werden kann. Dieser Katheter wird in die Trikuspidalklappenebene gelegt, so daß die Spitze schon im Ventrikel liegt. Dann wird die Schraube angezogen, wodurch die Katheterspitze weiter nach oben rückt. Durch leichtes Anziehen des Katheters nach cranial bringt man die Spitze in die richtige Ableitungsposition (Abb. 1).

Wir haben mit dieser Methode bei 26 Patienten versucht, His-Bündel-Potentiale abzuleiten, was in drei Fällen nicht gelang. Bei den übrigen Patienten konnten wir teilweise sofort nach Erreichen der richtigen Katheterposition, teilweise auch erst nach einigem Suchen, His-Bündel-Potentiale ableiten (Abb. 2). Bei richtiger Katheterposition erhält man ausreichende Amplituden, um die Potentiale eindeutig erkennen zu können. Die richtige Katheterposition ist auch daran zu erkennen, daß die Vorhof-Potentiale nur geringfügig kleiner sind als die Kammer-Potentiale. Die Amplitudengröße zeigt manchmal mit der Atmung synchrone Schwankungen. Durch die Bewegungen der Trikuspidalklappe liegt der Katheter nicht so ruhig, wie bei der Ableitung von der V. femoralis aus, was eine relativ unruhige Null-Linie zur Folge hat. Diese vorwiegend niederfrequenten Schwankungen der Null-Linie lassen sich verringern, wenn man Frequenzen unter 40 Hz herausfiltert. Die hochfrequenten His-Bündel-Potentiale heben sich dann eindeutig von der Null-Linie ab, so daß der Beginn dieses Potentials, wie auch des Vorhof- und Kammer-Potentials, zeitlich genau festzulegen ist und die AH- und HV-Zeiten exakt ausmeßbar sind. Nachdem die Registrierung mittels Fotoschreiber umständlicher und mit einem größeren Aufwand verbunden ist, haben wir die Potentiale gleichzeitig mit einem Hebelschreiber direkt registriert, was in

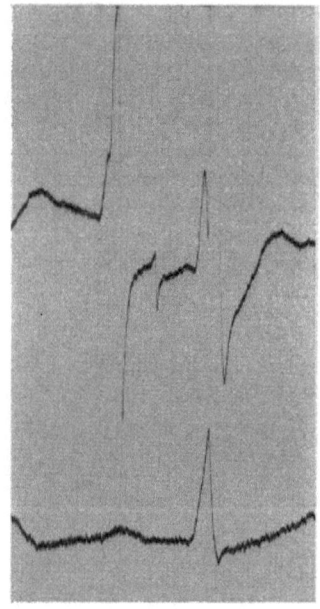

Abb. 2. Obere Zeile: Vom Arm aus abgeleitete Potentiale des Vorhofs, des Hisschen Bündels und der Kammer. In der unteren Zeile: Extrakardiales EKG mit Monitorelektroden

allen Fällen möglich war. In den meisten Fällen konnte der Katheter längere Zeit in der Ableitungsposition belassen werden, so daß die Überleitungsverhältnisse auch unter besonderen Bedingungen, z. B. während Vorhofstimulation oder nach Atropin-Gabe, fortlaufend registriert werden konnten.

Schwierigkeiten traten besonders bei ungünstigen anatomischen Verhältnissen (z. B. weite Aorta ascendens) auf und dann, wenn der Katheter schon zu oft gebraucht und weich geworden und dadurch die Biegung an der Spitze nicht mehr scharf genug war. Als sehr schwierig erwies sich der Versuch einer Sondierung vom rechten Arm aus, weil der in dem Katheter befindliche Führungsdraht eine Gegenbiegung kaum zuläßt.

Die Vorteile dieser Methode sehen wir darin, daß die Untersuchung im Behandlungsraum einer Intensivstation durchgeführt werden kann, sofern man dort über die notwendigen apparativen Einrichtungen verfügt, daß die Patienten in ihrem Bett liegen bleiben können, daß man durch die gleiche Vene im Anschluß an die Untersuchung erforderlichenfalls eine temporäre Schrittmachersonde einführen kann und daß man bei großen Venen eine dünne Elektrodensonde zur Vorhofstimulation durch die gleiche Vene einführen kann, also nur einen Zugang braucht.

Die Nachteile bestehen darin, daß es bei manchen Patienten technisch schwieriger ist, die richtige Ableitungsposition zu erreichen, daß der Katheter nicht so ruhig liegt und daher auch größere Null-Linienschwankungen in Kauf genommen werden müssen und daß die relativ teuren Katheter nur einige Male benutzt werden können, weil sie dann zu weich werden.

Fragt man sich schließlich, welcher Methode der Vorzug zu geben ist, so läßt sich sicher keine generelle und für alle Fälle gültige Antwort finden, sondern man muß die für jeden Einzelfall brauchbarste Methode auswählen. Zweck unserer Ausführungen sollte es sein, darzulegen, daß auch der Zugang vom Arm ein durchaus möglicher und in vielen Fällen sogar günstigerer Weg zur His-Bündel-Elektrographie sein kann.

Literatur

1. Damato, A. N., Lau, S. H., Berkowitz, W. D., Rosen, K. M., Lisi, K. R.: Circulation **39**, 435 (1969). — 2. Gallagher, J. J., Damato, A. N., Lau, S. H., Tower, A. J., Caracta, A. R., Varghese, P. J., Josephson, M. E.: Amer. Heart J. **85**, 199 (1973). — 3. Narula, O. S., Runge, M., Samet, P.: Brit. Heart J. **25**, 1226 (1973). — 4. Scherlag, B. J., Lau, S. H., Helfant, R. H., Berkowitz, W. D., Stein, E., Damato, A. N.: Circulation **39**, 13 (1969).

LANG, K., LIMBOURG, P., HAIN, P., JUST, H. (II. Med. Univ.-Klinik Mainz): **Lokalisation und Prognose verschiedener Formen der atrioventrikulären Überleitungsstörungen**

Eine teilweise oder vollständige Blockierung von Vorhofimpulsen kann an unterschiedlichen Stellen im AV-Überleitungssystem auftreten (Rosen, Rosenbaum). Die Anwendung des Konzeptes des faszikulären Blocks und die Registrierung von His-Bündel-Potentialen hat die Möglichkeit der genaueren Differenzierung und Lokalisierung von AV-Überleitungsstörungen sehr erweitert. Es ist wiederholt darauf hingewiesen worden (Denes, Rosen, Rosenbaum), daß gerade bei Patienten mit faszikulärem Block der Nachweis oder Ausschluß einer Leitungsverzögerung distal vom Hisschen Bündel hinsichtlich der möglichen Entwicklung eines kompletten Blocks distal im Überleitungssystem und damit von Adams-Stokes-Attacken oder einer Asystolie von großer Wichtigkeit ist.

Wir haben eine größere Zahl von Patienten mit AV-Überleitungsstörungen verschiedenen Grades mit und ohne faszikulärem Block sowie solche mit normalem PQ-Intervall und faszikulärem Block mit dem His-Bündel-Elektrogramm (HBE) untersucht und teilweise über einen längeren Zeitraum bis zu 3 Jahren verfolgt. Wir konnten die früher gemachte Beobachtung (Rosen, Narula, Lang) bestätigen, daß ein geringgradiger Block meist im Bereich des AV-Knotens lokalisiert ist mit geringer Tendenz zum Fortschreiten in einen kompletten Block, im Gegensatz zum höhergradigen Block, der vornehmlich distal vom His-Bündel lokalisiert ist und sich häufig zu einem kompletten Block entwickelt.

Von 31 Pat. mit AV-Block I. Grades zeigten über zwei Drittel (21 Pat.) eine Leitungsverzögerung proximal vom His-Bündel. Besonders groß war der Anteil der Patienten mit proximalem Block bei denjenigen ohne ventrikuläre Leitungsstörungen (13 von 15 Pat.). Dagegen zeigten alle 3 Pat. mit Linksschenkelblock (LSB) und 4 der 10 Pat. mit Rechtsschenkelblock und linksanteriorem Hemiblock (RSB + LAH) eine distale Leitungsverzögerung. Mit Ausnahme von 1 Pat. mit Rechtsschenkelblock und linksposteriorem Hemiblock (RSB + LPH) und proximaler Leitungsstörung setzten sich die 9 Pat., die einen höhergradigen Block entwickelten, aus der Gruppe mit distaler Leitungsverzögerung zusammen.

Aus der zahlenmäßig kleinen Gruppe von Patienten mit Mobitz Typ I (7 Pat.) — darunter 2 Pat. mit bifaszikulärem Block — entwickelte keiner einen höhergradigen Block. Bei allen lag die Leitungsstörung proximal vom His-Bündel. Anders sieht das Bild beim Mobitz-Typ II-Block aus. Außer bei 3 von 13 Pat. ohne intraventrikuläre Leitungsstörungen wiesen alle einen Block distal vom His-Bündel auf. 13 der insgesamt 32 Pat. zeigten Übergang in kompletten Block, darunter jedoch auch 1 Pat. mit proximaler Blockierung.

Wir konnten die Erfahrung anderer Autoren, daß der erworbene chronische Block fast ausschließlich distal lokalisiert ist, bestätigen (Rosen, Narula, Lang). Bei 54 der 69 Patienten war ein kompletter distaler Block, teilweise mit zusätzlicher proximaler Leitungsverzögerung (8 Patienten) nachweisbar. Dementsprechend hatten wir 1972 feststellen können, daß dem kompletten erworbenen AV-Block in 62% der Fälle eine faszikuläre Blockierung vorausgeht (Lang et al., 1972). Unsere ursprüngliche Ansicht über die Benignität des proximalen Blocks sahen wir bei 2 Patientinnen im Alter von 26 und 31 Jahren mit angeborenem Block sowie 1 Patienten mit proximalem Block im Alter von 64 Jahren nicht bestätigt, bei denen vorübergehend eine normale AV-Überleitung oder ein Wechsel von AV-Block III. Grades zu Mobitz-Typ I-Block nach Belastung nachgewiesen werden konnte, bei denen jedoch das Auftreten von Adams-Stokes-Anfällen teilweise erst nach einer Beobachtungszeit von 2 Jahren die Implantation eines Schrittmachers nötig machte.

Seitdem His-Bündel-EKG in größerem Umfang durchgeführt werden, wissen wir, daß ein normales PQ-Intervall eine Verzögerung der Impulsleitung proximal oder distal vom His-Bündel nicht ausschließt (Narula, Rosen). Von 33 Patienten mit faszikulärem Block unterschiedlicher Art mit normaler PQ-Zeit wiesen 8 eine distale und 3 eine proximale Leitungsstörung auf. Auffällig ist die relativ hohe Zahl von Patienten mit distaler Leitungsstörung bei der Gruppe der Patienten mit kompletten LSB (4 von 8 Patienten). Bei 2 dieser Patienten mit bilateralem Block ebenso wie bei 1 Patienten mit RSB und LAH und distalem Block mußte ein Schrittmacher implantiert werden. Auf der anderen Seite liegen Erfahrungen von Dhingra et al. vor, daß auch proximale Blockierungen gerade beim Linksschenkelblock nicht immer als benigne anzusehen sind. Bemerkenswert erscheint, daß 4 der 7 Patienten mit distalen Leitungsstörungen, bei denen eine Störung in allen 3 terminalen Faszikeln angenommen werden kann, über einen Zeitraum bis zu 3,5 Jahren stabil geblieben sind.

Wir haben versucht, die Leitfähigkeit des Überleitungssystems bei Patienten mit bifaszikulärem Block oder LSB mit Vorhoffrequenzstimulation zu prüfen (Rosen). Von 18 Patienten wiesen nur 2 bei steigender Frequenz eine Zunahme des HV-Intervalles auf. Unterschiedlich war der Zeitpunkt der Blockierung bei zunehmender Steigerung der Frequenz. Bei 1 Patienten trat sie bei einer Frequenz von 80/min auf. Er benötigte wegen rezidivierender Adams-Stokes-Anfälle einen Schrittmacher. Sieben Patienten zeigten einen proximalen AV-Block bei Frequenz zwischen 120 und 140/min. Davon benötigten 5 einen Schrittmacher, während nur 3 von 9 Patienten mit Blockierung bei Frequenz zwischen 150 und 170/min einen Schrittmacher benötigten. Auf der anderen Seite wies 1 Patient mit intermittierendem kompletten AV-Block eine 1:1-Überleitung bis zu einer Frequenz von 200 auf, ohne Verzögerung des HV-Intervalles, der ebenfalls auf Grund seiner klinischen Symptomatik mit einem Schrittmacher versorgt werden mußte. Es scheint somit, daß eine definitive Aussage über die Prognose und damit therapeutische Konsequenz bei diesen Patienten durch Vorhoffrequenzstimulation nicht möglich ist.

Vergleichen wir die mit dem HBE gewonnenen Resultate mit dem klinischen Bild der Patienten, so müssen wir feststellen, daß bei fast der Hälfte der Patienten mit distalem Block (23 von 47 Patienten) eine Symptomatik auftrat, die zu einer Schrittmacherimplantation zwang. Auf der anderen Seite konnten wir, analog den Erfahrungen anderer Autoren (Dhingra et al.), feststellen, daß ein normales HV-Intervall ein Fortschreiten zu einem kompletten Block nicht ausschließt, ebensowenig wie in jedem Fall eine distale Leitungsverzögerung auch bei Patienten mit faszikulärem Block das Fortschreiten zu einem kompletten Block innerhalb einer begrenzten Beobachtungszeit anzeigt.

Literatur

Denes, P., Dhingra, R. C., Wu, D., Chuquimia, R., Amat-y-Leon, F., Wyndham, C., Rosen, K. M.: Amer. J. Cardiol. **35**, 23 (1975). — Dhingra, R. C., Denes, P., Wu, D., Chuquimia, R., Rosen, K. M.: Circulation **49**, 638 (1974). — Lang, K. F., Rosellen, E., Limbourg, P., Recke, S., Just, H.: Verh. dtsch. Ges. inn. Med. **78**, 1107 (1972). — Narula, O. S., Sament, P.: Amer. J. Med. **31**, 432 (1971). — Rosen, K. M.: Amer. J. Cardiol. **30**, 701 (1972). — Rosenbaum, M. B., Elizari, M. V., Lazzari, J. O.: The hemiblocks. Oldsmar: Tampa Tracings 1970.

BURHORN, D., SIEGERS, C.-P., DIEDERICH, K.-W. (Abt. Kardiologie u. Toxikologie, Med. Hochschule Lübeck): **Beziehungen zwischen antiarrhythmischer Wirkung und pharmakologischen Daten von Brufacain® bei parenteraler und oraler Anwendung am Menschen**

Erste klinische Untersuchungen von Bauch u. Mitarb. (1973) über eine antiarrhythmische Wirkung des Lokalanaesthetikums Brufacain® hatten positive Effekte ausschließlich bei ventrikulären Ektopien gezeigt. Der klinischen Erprobung waren tierexperimentelle Untersuchungen vorausgegangen, welche u. a. eine Verlängerung der Refraktärzeit an Meerschweinchenvorhöfen, einen antagonistischen Effekt auf aconitininduzierte Arrhythmien bei Ratten (Zetler u. Strubelt, 1971) sowie eine Anhebung der ventrikulären Flimmerschwelle bei Katzen (Djonlagic, 1974) erkennen ließen. Siegers u. Mitarb. (1974) haben an Ratten bei einem Vergleich von Lidocain, Procainamid und Brufacain® im oralen Versuch eine Überlegenheit von Brufacain® gegen aconitininduzierte Arrhythmien nachgewiesen. Die Halbwertzeit von Brufacain® war deutlich länger, als sie für Lidocain und Procainamid angegeben wird. Die Ursache für die unterschiedlich lange Wirkdauer wird in der chemischen Struktur von Brufacain® gesehen.

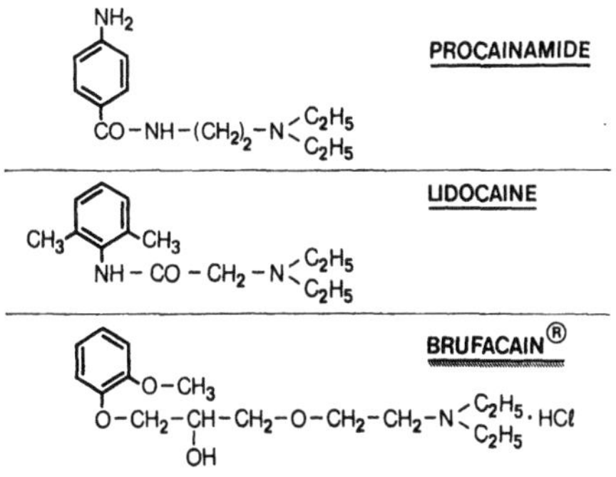

Abb. 1

Abb. 1 zeigt eine vergleichende Zusammenstellung der molekularen Struktur der Lokalanaesthetika Procainamid, Lidocain und Brufacain®. Während die für die antiarrhythmische Wirksamkeit wesentliche tertiäre Aminogruppe der aliphatischen Seitenkette allen Substanzen gemeinsam ist, fällt am Brufacain®-Molekül im Vergleich mit den beiden anderen vor allem eine in einer längeren Seitenkette befindliche Ätherbindung auf. Diese Ätherbrücke könnte durch eine langsamere Hydrolysierung eine längere Wirkdauer des Brufacain® verursachen. Diese Überlegung, welche durch die tierexperimentellen Befunde von Siegers (1974) bestärkt schien, legte eine klinische Erprobung von Brufacain® auch im oralen Versuch nahe. Die Bestimmung der Plasmaspiegel sollte gleichzeitig Aufschluß über die Pharmakokinetik des Medikamentes am Menschen geben.

Patientengut und Methodik

Die antiarrhythmische Wirkung von oral verabreichtem Brufacain® bei ventrikulären Ektopien wurde in allen Fällen geprüft, in welchen ein intravenöser Vorversuch einen Volleffekt gezeigt hatte. In das klinische Versuchsprogramm wurden alle Patienten aufgenommen, bei denen in einer 5minütigen Vorperiode mindestens 5 ventrikuläre Extrasystolen bzw. eine anhaltende Kammertachykardie nachzuweisen waren. Als sicheres Wirkungskriterium wur-

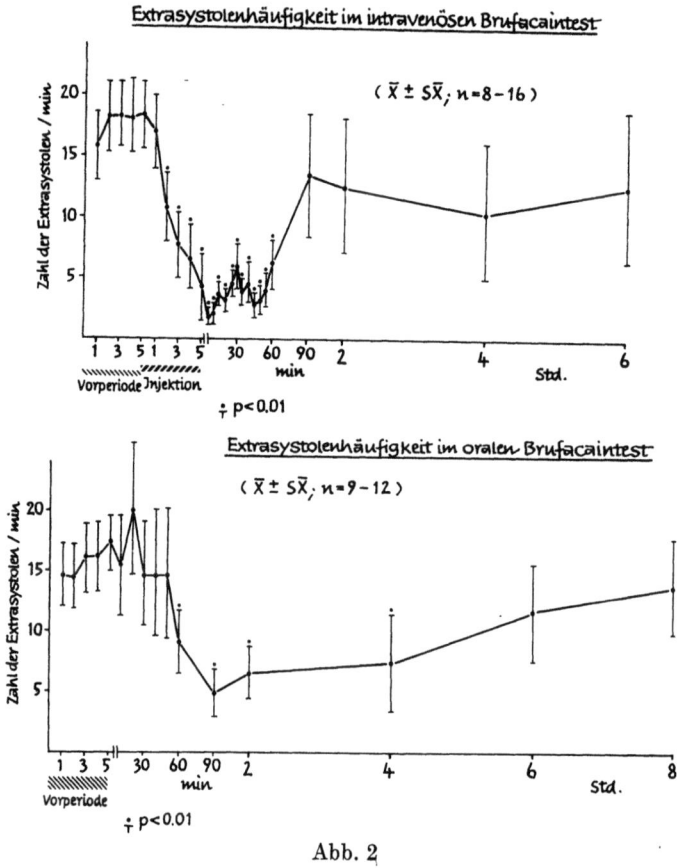

Abb. 2

den eine Reduktion der Extrasystolenzahl/min um mindestens 50% bzw. die Beseitigung einer ventrikulären Tachykardie postuliert. Insgesamt wurde bei 17 Pat. (8 weiblichen und 9 männlichen) mit einem Durchschnittsalter von 69,3 Jahren Brufacain® intravenös appliziert. Bei 14 Pat. lag eine arteriosklerotische oder hypertensive Herzkrankheit vor, 2 davon hatten einen frischen Herzinfarkt. 3 Pat. litten an einem chronischen Cor pulmonale. Eine orale Anwendung von Brufacain® erfolgte durchschnittlich 24 Std nach dem intravenösen Versuch bei insgesamt 13 Pat. Die numerische Differenz zwischen den beiden Gruppen erklärt sich dadurch, daß in 4 Fällen, welche nach intravenöser Applikation einen Volleffekt gezeigt hatten, ein spontanes Sistieren der Extrasystolie innerhalb eines Tages eingetreten war. Bei einem dieser Patienten hatte eine digitalisinduzierte Bigeminie vorgelegen. Im intravenösen

Versuch wurden 100 mg Brufacain® am liegenden Patienten nach 5minütiger Vorperiode über 5 min (20 mg/min) unter kontinuierlicher EKG-Registrierung injiziert. Innerhalb der 1. Std nach Injektion erfolgte alle 5 min eine EKG-Registrierung für die Dauer von 1 min. Weitere Elektrokardiogramme von gleicher Dauer wurden zum Zeitpunkt der pharmakokinetisch relevanten Blutentnahmen bis zur 6. Std nach Injektion geschrieben (Blutentnahmen erfolgten nach 10, 20, 30, 45, 60, 90 min und 2, 4, 6 Std). Dem oralen Test mit 400 mg Brufacain® ging analog eine 5minütige Vorperiode voraus, welcher sich EKG-Registrierungen innerhalb der 1. Std in 10minütigen Abständen und später in zeitlicher Koinzidenz mit den Blutentnahmen anschlossen (diese waren auf 30, 60, 90 min und 2, 4, 6, 8 Std festgesetzt). Für den Notfall standen Orciprenalin, Schrittmacher und Defibrillator bereit. Die Bestimmung der Plasmakonzentrationen von Brufacain® (Dr. Ch. Brunnengräber, Lübeck) bei 9 parenteral und 6 peroral behandelten Patienten erfolgte nach Extraktion mit Chloroform mit Hilfe einer gaschromatographischen Methode unter Verwendung eines nitrogen-selektiven Detektors (Hewlett-Packard Gaschromatograph 5750 G).

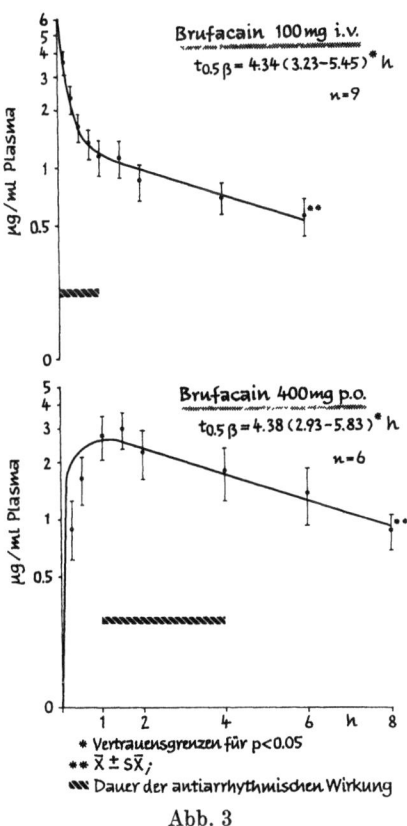

Abb. 3

Ergebnisse

Aus Abb. 2 geht hervor, daß nach intravenöser Applikation von 100 mg Brufacain® eine signifikante Verminderung der ventrikulären Ektopierate noch während der Injektion eintritt und für die Dauer von 60 min nachzuweisen ist. Nach oraler Verabreichung des Medikaments ließ sich bei jedem Patienten ein Volleffekt im Sinne der vorangestellten Definition erkennen. Eine signifikante Abnahme der ventrikulären Ektopierate wurde über die Dauer von 2,5 Std zwischen der 90. min und der 4. Std nach Tabletteneinnahme beobachtet. Aus statistischen Gründen ist eine Patientin mit einer Kammertachykardie nicht in die graphische Darstellung eingegangen, welche ebenfalls in bezug auf ihren Herzrhythmus erfolgreich mit Brufacain® in beiden Applikationsformen behandelt werden konnte.

Abb. 3: Eine Gegenüberstellung der klinischen Daten mit den pharmakokinetischen Analysen findet sich auf der Abb. 3, welche eine Darstellung der Plasmakonzentrationen nach intravenöser und oraler Applikation von Brufacain® zeigt. Im oberen Teil ist der Konzentrationsverlauf nach 100 mg Brufacain® i.v. dargestellt. Nach Erreichen des Verteilungsgleichgewichts ergibt sich für die sog. β-Phase, d. h. für den im halblogarithmischen Maßstab linearen Teil der Kurve eine Halbwertzeit von 4,34 Std (angegeben sind die Vertrauensgrenzen für p = 0,05). Der durch Schraffierung gekennzeichnete Abschnitt beschreibt die Dauer der antiarrhythmischen Wirkung. Im unteren Teil der Abbildung ist der Konzentrationsverlauf nach oraler Applikation von 400 mg Brufacain® dargestellt. Es zeigt sich ein Maximum der Resorption nach ca. 1,5 Std mit einem Wert von 3 µg/ml. Für die lineare Eliminationsphase errechneten wir eine im gleichen Bereich liegende Halbwertzeit von 4,38 Std. Wiederum schraffiert dargestellt ist der Zeitabschnitt der antiarrhythmischen Wirkung. Nach dem Dostschen Flächensatz läßt sich aus diesen beiden Kurven die biologische Verfügbarkeit errechnen. Die Resorptionsquote beträgt für Brufacain® bei unseren Patienten 54%. Weiter läßt sich die Abb. 3 in bezug auf die Schwellenkonzentration für Brufacain® im Plasma dahingehend interpretieren, daß eine antiarrhythmische Wirkung im Mittel oberhalb eines Spiegels von 1,5 bis 2 µg/ml nachweisbar ist. Zur Beurteilung der Begleitwirkungen auf das EKG hatten Bauch u. Mitarb. (1974) den P-P-Abstand, entsprechend der Frequenz, die PQ-Zeit, die QRS- und die QT-Dauer ausgemessen und keine signifikante Änderung dieser Parameter unter der verwendeten Dosis von 100 mg nachweisen können. Ebenso blieben systolischer und diastolischer Blutdruck unbeeinflußt. Auch in unserer Versuchsreihe wurden keine kardialen Nebenwirkungen beobachtet, welche zu einem Abbruch des Versuchs geführt hätten. An extrakardialen Nebenwirkungen fielen in 2 Fällen zentralnervöse Erscheinungen auf, einmal als Schwindel und Übelkeit, bei einem anderen Patienten wurde Erbrechen beobachtet.

Schlußfolgerungen

Aus unseren Untersuchungen läßt sich ableiten, daß von Brufacain® bei allen Patienten mit positivem Effekt bei der i.v. Gabe eine antiarrhythmische Wirksamkeit auch nach peroraler Medikation zu erwarten ist. Insofern liegt eine Bestätigung der tierexperimentellen Befunde von Siegers u. Mitarb. (1974) vor. Bei wahrscheinlich gleichem Indikationsspektrum dürfte die neue Substanz dem Mittel der ersten Wahl bei ventrikulären Arrhythmien, Lidocain, bei peroraler Anwendung deutlich überlegen sein. Wegen seiner längeren Halbwertzeit von 4,4 Std ist Brufacain® für die Dauertherapie wahrscheinlich auch dem Procainamid vorzuziehen, dessen Halbwertzeit nach Dreyfuß u. Mitarb. (1972) bei 2,2 bis 3,2 Std liegt. Wenn auch nach einmaliger Applikation nur unbedeutende Nebenwirkungen registriert wurden, sollten sich weitere Untersuchungen auf die Verträglichkeit des Medikaments unter einer Dauertherapie richten. Erste derartige Untersuchungen sind bei uns angelaufen.

Literatur

Bauch, W., Djonlagič, H., Diederich, K.-W.: Intensivmed. **11**, 328 (1974). — Zetler, G., Strubelt, O.: Naunyn-Schmiedebergs Arch. Pharmak. **271**, 335 (1971). — Djonlagič, H., Bauch, W., Diederich, K.-W.: Arzneimittel-Forsch. (im Druck). — Siegers, C.-P., Strubelt, O., Zetler, G., Burhorn, D., Diederich, K.-W.: Vortrag II. Congress of the Hungarian Pharmacological Society, Budapest 1974. — Dreyfuss, J., Bigger, T., Cohen, A. J., Schreiber, E. C.: Clin. Pharmacol. Ther. **13**, 366 (1972).

DJONLAGIČ, H., KIRCHER, H., v. KURNATOWSKI, H.-A., WESTER, H.-A., DIEDERICH, K.-W. (Abt. Kardiologie, Med. Hochschule Lübeck): **His-Bündel-Elektrographie unter Brufacain®. Tierexperimentelle Untersuchungen**

Tierexperimentelle Untersuchungen über den antiarrhythmischen Effekt von Brufacain® wurden zuerst 1971 von Zetler und Strubelt, später von uns mit der von Diederich beschriebenen Methodik zur Bestimmung der Flimmerschwelle an Katzen durchgeführt [3]. Auch klinische Erfahrungen mit Brufacain® liegen bereits vor [1, 2].

Prinzipiell gehört zur Beurteilung eines Antiarrhythmikums die Erforschung seines Einflusses auf die AV-Überleitung. Unsere Kenntnisse über die Wirkung des Brufacains auf die Erregungsleitung basierten bislang lediglich auf der Analyse des Oberflächen-EKG.

Methodik

Wir untersuchten die Brufacain®-Wirkung an 7 weiblichen Katzen mit einem Körpergewicht zwischen 2,2 und 4,35 kg mit Hilfe des His-Bündel-Elektrogramms. Unser technisches Vorgehen entsprach dem von Scherlag [10] angegebenen Verfahren. Allerdings benutzten wir hierbei ein von uns entwickeltes aktives elektronisches Band-Paß-Filter, das eine gute Auswertung der His-Bündel-Elektrogramme bei Katzen ermöglichte[1]. Dabei handelt es sich um ein variables Filter, das hinsichtlich seiner Flankensteilheit dem Signal angepaßt werden kann. Später wurde ein entsprechendes Verfahren von Moore u. Mitarb. [8] in den USA unter der Bezeichnung amplitude window discrimination benutzt.

Die Tiere wurden durch intraperitoneale Injektion von 40 mg Pentobarbital (Nembutal®) narkotisiert. Innerhalb von 5 min injizierten wir dann 40 mg/kg Brufacain® i.v. Um exakte Aussagen über die Wirkung des Pharmakons zu erhalten, wurden verschiedene Stimulationsverfahren (Einzelreiz, Frequenzbelastung) angewendet.

Ergebnisse

Wie aus der Abb. 1 hervorgeht, führte das intravenös applizierte Brufacain® — bezogen auf die Ausgangswerte — rasch zu einer signifikanten Verlängerung der AH- und HV-Zeit. Innerhalb von 20 min war die Brufacain®-Wirkung wieder weitgehend abgeklungen, so daß AH- und HV-Zeit sich dann nicht mehr signifikant von den Ausgangswerten unterschieden. Die Beeinflussung der AV-Überleitung durch Brufacain® wird auch in der Abb. 2 deutlich, welche ein His-Bündel-Elektrogramm in Originalregistrierung zeigt.

Vergleicht man den prozentualen Anteil der AH- und HV-Zeit miteinander, wird deutlich, daß die HV-Zeit durch Brufacain® nach 5 min um 100% stärker verlängert wird als die AV-Zeit (35%). Diese Brufacain®-Wirkung konnte von uns mittels Frequenzbelastung durch Vorhofstimulation sowie durch programmierte vorzeitige Vorhofstimulation bei unterschiedlicher Grundfrequenz bzw. mit gekoppelter atrialer Stimulation bestätigt werden. Die Analyse der Leitungsveränderungen in den einzelnen Abschnitten des erregungsleitenden Systems mittels programmierter Vorhofstimulation ergab eine Verlängerung der sog. full recovery time sowohl für den AV-Knoten als auch für das His-Purkinje-System.

Diskussion

Bei jedem neuen Antiarrhythmikum stellt sich die Frage, mit welchen Nebenwirkungen man bei Überdosierung oder bei Überempfindlichkeit des Erregungsleitungssystems infolge Vorschädigung zu rechnen hat. Diese Begleitwirkungen lassen sich nur im Tierversuch bei hoher Dosierung aufdecken, so daß man sie dann mit Einschränkung beim Menschen voraussehen kann.

---

[1] Herrn H. Venzky von der Firma Siemens danken wir für seine wertvolle Hilfe und Beratung.

Da Brufacain® mit Lidocain vieles gemeinsam zu haben scheint, kann man möglicherweise aus den Wirkungen der einen Substanz Rückschlüsse auf die der anderen ziehen. Durch Untersuchungen von Rosen und anderen bei Menschen mit normaler kardialer Erregungsleitung ist bekannt, daß Lidocain die AV-Über-

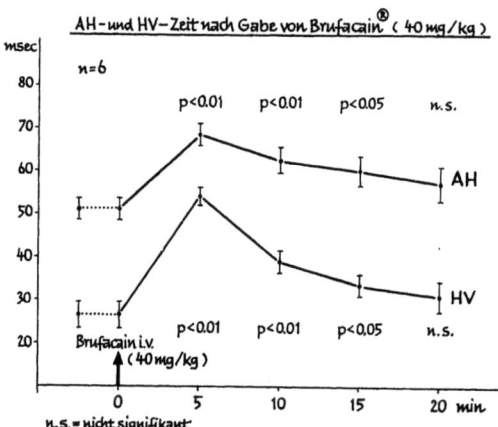

Abb. 1. Verhalten der AH- und HV-Zeit vor und nach Gabe von Brufacain® bei spontanem Sinusrhythmus (Mittelwert x̄ mit Standardabweichung des Mittelwertes Sx̄)

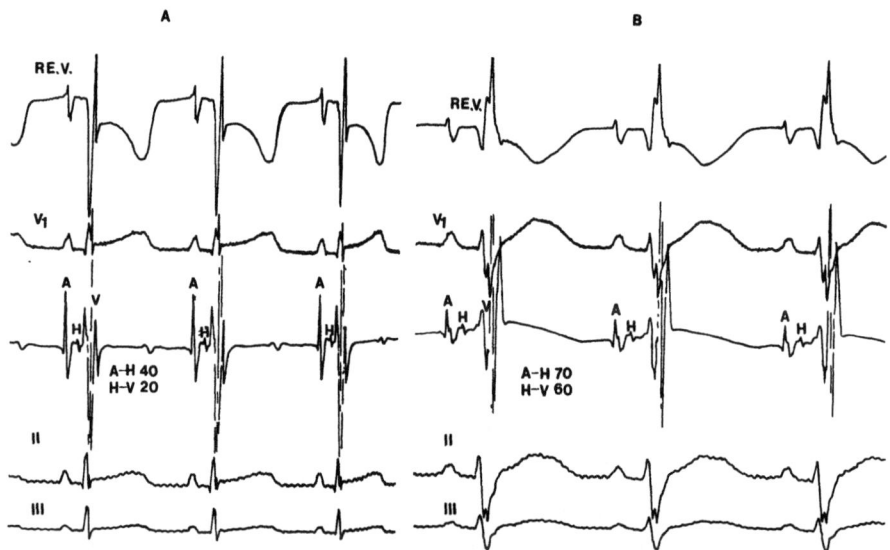

Abb. 2. Originalregistrierung des His-Bündel-Elektrogramms (mittlere Kurve) vor (A) und nach (B) Brufacain®-Gabe. Das AH-Intervall wurde von 40 msec auf 70 msec, der HV-Abstand von 20 auf 60 msec verlängert. RE.V. = rechtsatriales EKG. V_1, II, III ≙ EKG-Ableitung V_1, II, III. A, H, V ≙ Vorhof-, His-Bündel- und Ventrikelpotential im His-Bündel-Elektrogramm

leitung in therapeutischer Dosierung nicht beeinträchtigt. Auf Grund klinischer Erfahrungen gilt dasselbe offensichtlich auch für Brufacain®.

Bei gestörter Erregungsleitung konnten Josephson [6], Liss [7] und andere Autoren unter Lidocain in therapeutischer Dosierung die Entwicklung einer AV-Blockierung bis zur völligen ventrikulären Asystolie beobachten. Nach Unter-

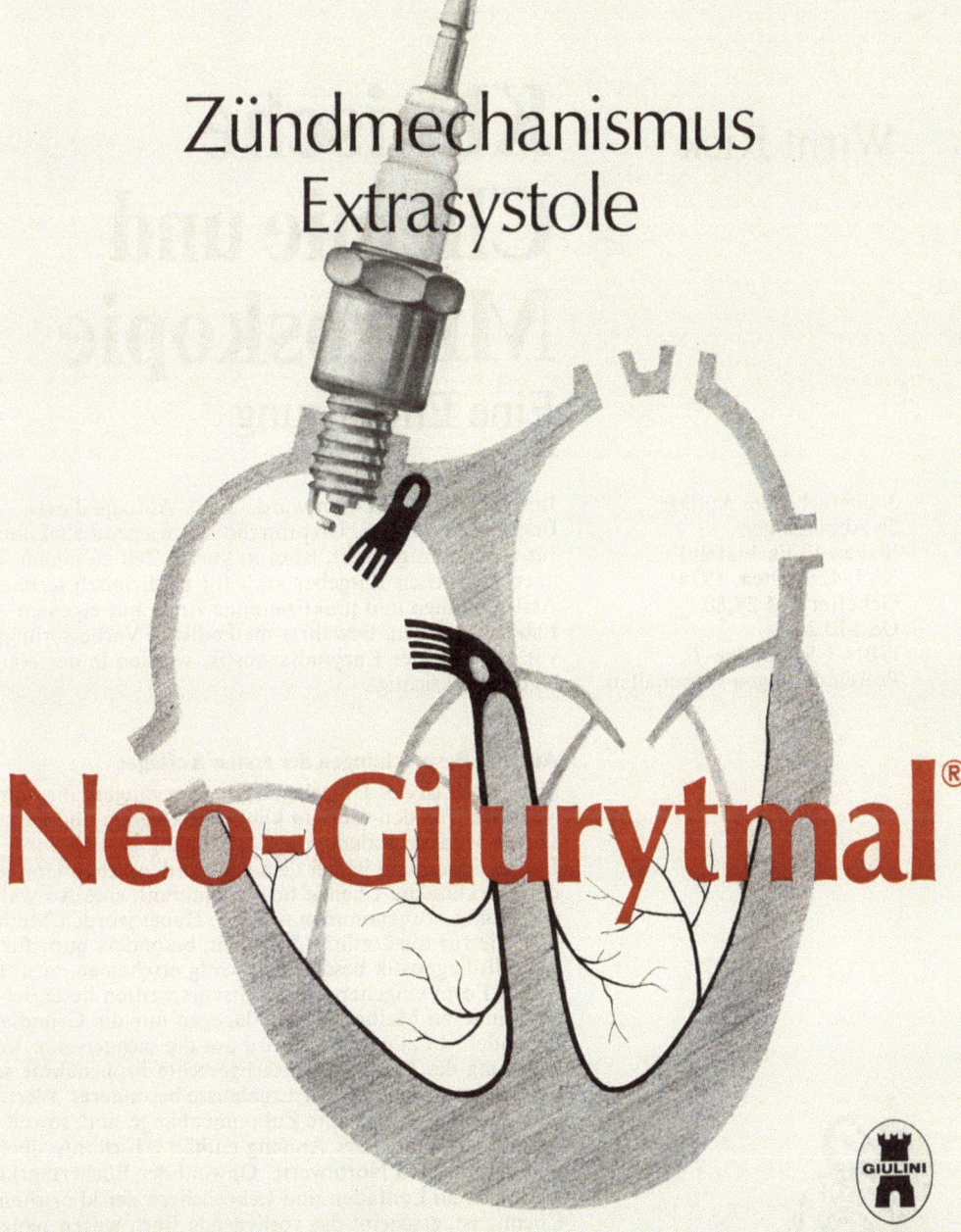

Zündmechanismus Extrasystole

Neo-Gilurytmal®

Zusammensetzung:
1 Tablette Neo-Gilurytmal enthält: 20 mg N-propyl-ajmalinium-hydrogentartrat (Kurzform: Prajmaliumbitartrat) geschmacksgeschützte lackierte Tabletten mit Bruchrille.

Wirkungsweise:
Neo-Gilurytmal setzt die Reizleitungsgeschwindigkeit herab, verlängert die funktionelle Refraktärzeit und erhöht die Erregbarkeitsschwelle ohne Blockade der Beta-Rezeptoren und ohne Blutdrucksenkung.

Indikationen:
Extrasystolen (ausgenommen bei Bradykardie, Tachykarde Arrhythmien, Prophylaxe des WPW-Syndroms.

Kontraindikationen:
Reizleitungs- und Überleitungsstörungen, Bradykardie, Adams-Stokes-Anfälle.

Zur Beachtung:
Bei Herzinsuffizienz sollte gleichzeitig digitalisiert werden.

Anwendung und Dosierung:
Initialtherapie: 3–4 × tgl. 1 Tablette
Erhaltungstherapie: 2–4 × tgl. ½ Tablette
Prophylakt. Anwendung: je 1 Tbl. morgens und am späten Nachmittag.
Die Tabletten sind unzerkaut während oder nach dem Essen einzunehmen.

Handelsformen:
OP mit 20 Tabletten   DM 15,10
OP mit 60 Tabletten   DM 40,40

GIULINI PHARMA

Wirnt Rick

Klinische Chemie und Mikroskopie
Eine Einführung

3. überarbeitete Auflage
56 Abbildungen
(davon 13 Farbtafeln)
XVI, 426 Seiten. 1974
Geheftet DM 24,80
US $10.20
ISBN 3-540-06988-7
Preisänderungen vorbehalten

Innerhalb von 3 Jahren wurde die 3. Auflage dieses Buches erforderlich. Ursprünglich vorwiegend als Lehrbuch für Studenten gedacht, ist es in kurzer Zeit zu einem unentbehrlichen Ratgeber auch für medizinisch-technische Assistentinnen und praktizierende Ärzte mit eigenem Labor geworden. Bewährte methodische Verbesserungen, vor allem in der Enzymdiagnostik, wurden in der Neuauflage berücksichtigt.

Aus den Besprechungen der ersten Auflage:
„Das Buch ist aus Unterlagen hervorgegangen, die vom Verfasser für den Kurs in klinischer Chemie und Mikroskopie Medizinstudenten zur Verfügung gestellt wird. Dementsprechend ist bei dem außerordentlichen Umfang, den die klinische Chemie heute einnimmt, eine Auswahl des Stoffes vorgenommen worden. Dabei wurden Methoden, die für die ärztliche Tätigkeit, besonders auch für die Notfallsdiagnostik besonders wichtig erscheinen, ausführlich in Form eingehender Arbeitsvorschriften beschrieben. Von anderen Methoden sind dagegen nur die Grundlagen behandelt. In allen Fällen wird auf die sachgerechte Vorbereitung des Pat. und die sachgerechte Probenahme sowie auf die Interpretation der Ergebnisse besonderer Wert gelegt. Pathophysiologische Zusammenhänge sind, soweit notwendig, erläutert. Der Anhang enthält Abschnitte über Fehlersuche und Normwerte. Obwohl der Büchermarkt nicht arm an Leitfäden und Lehrbüchern der klinischen Chemie ist, erscheint das vorliegende Buch wegen seiner erwähnten Besonderheiten doch als wertvolle Bereicherung und wird daher besonders auch dem praktischen Arzt empfohlen."
Zeitschrift für Allgemeinmedizin/Der Landarzt

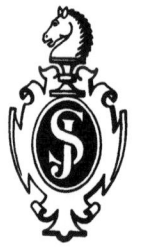

Springer-Verlag
Berlin
Heidelberg
New York

Inhaltsübersicht:
Hämatologie. Hämostaseologie. Klinische Chemie. Harn. Liquor. Stuhl. Magensaft. Pankreassekretion. Resorption im Dünndarm. Fehler bei der Laboratoriumsarbeit; Vermeidung bzw. Verminderung dieser Fehler. Normbereiche. Sachverzeichnis.

suchungen von Gupta [5] scheint es bei Patienten, die eine bifasciculäre Schädigung haben, nach Lidocain-Gabe leicht zu einem vollständigen Block unterhalb des His-Bündels zu kommen. Dies gilt besonders für Patienten mit gestörtem Lidocain-Metabolismus durch Leberschädigung oder Leberstauung bei Herzinsuffizienz. Aus bisherigen tierexperimentellen Untersuchungen bei Hunden ist bekannt, daß Lidocain in niedriger Dosierung zur Verkürzung, in hoher Dosierung zur Verlängerung der AV-Knotenleitungszeit führt [5].

Wir konnten bei einigen Katzen unter Brufacain® sowie in einigen Paralleluntersuchungen mit Lidocain die Entwicklung eines 2:1- bis totalen AV-Blocks beobachten. Auffällig war, daß es bei einigen Tieren bei zunehmender HV-Verlängerung gleichzeitig entweder zu einem intermittierenden linksanterioren Hemiblock oder zu einem Rechtsschenkelblock bzw. zu einer Kombination von beidem kam, woraus sich zum Teil ein totaler Block unterhalb des Hisschen Bündels entwickelte. Dies läßt den Schluß zu, daß Brufacain® in hoher Dosierung eine direkte Wirkung auf das gesamte His-Purkinje-System besitzt.

Interessant ist, daß Frink u. James [4] bei Lidocain-Infusion in die AV-Knotenarterie eine AH-Verlängerung bis zum Schwinden des H-Potentials fanden. Bei Infusion in die Septalarterie stellten sie eine Verlängerung des HV-Intervalls mit Entwicklung eines Rechtsschenkelblocks fest, der schließlich in einen totalen AV-Block unter Beibehaltung des H-Potentials überging. Diese Befunde unterstreichen unsere Überlegungen.

Wichtig ist zu erwähnen, daß unsere noch nicht abgeschlossenen Untersuchungen über die Wirkung von Brufacain bei Hypokaliämie völlig andere Befunde ergaben.

Mit dem Befund einer überwiegenden Brufacain®-Wirkung auf die HV-Zeit entsprechen unsere tierexperimentellen Untersuchungen der klinischen Erfahrung, daß im wesentlichen ventrikuläre Arrhythmien durch diese Substanz beeinflußt werden.

Literatur

1. Bauch, W., Djonlagic, H., Diederich, K.-W.: Intensivmed. 11, 328 (1974). — 2. Burhorn, D., Siegers, C. P., Diederich, K.-W.: Verh. dtsch. Ges. inn. Med. 81 (1975) (im Druck). — 3. Djonlagic, H., Bauch, W., Diederich, K.-W.: Arzneimittel-Forsch. (Drug. Res.) (im Druck). — 4. Frink, R.-J., James, T.-N.: J. Lab. clin. Med. 81, 506 (1973). — 5. Gupta, P. K., Lichstein, F. E., Chadda, K. D.: Amer. J. Cardiol. 33, 487 (1974). — 6. Josephson, M. E., Caracta, A. R., Lau, S. H., Gallagher, J. J., Damato, A. N.: Amer. Heart J. 84, 778 (1972). — 7. Liss, J. P., Jeresaty, R. M., Nakhoul, J.: Amer. Heart J. 86, 143 (1973). — 8. Moore, E. N., Melbin, J., Spear, J. F.: Circulation 45 (Suppl. II), 193 (1972). — 9. Rosen, K. M., Lau, S. H., Weiss, M. B., Damato, A. N.: Amer. J. Cardiol. 25, 1 (1970). — 10. Scherlag, B. J., Richard, H. H., Damato, A. N.: J. appl. Physiol. 25, 425 (1968). — 11. Zetler, G., Strubelt, O.: Naunyn-Schmiedeberg's Arch. Pharmacol. 271, 335 (1971).

Freyland, M. D., Behrenbeck, D. W., v. Smekal, P., Piehl, W., Hilger, H. H. (Med. Univ.-Klinik Köln, Abt. Inn. Med. III): **Untersuchungen über die Wirkung des chinidin-ähnlichen Antiarrhythmikums Disopyramid auf das Reizleitungssystem mittels His-Bündel-Elektrographie**

Manuskript nicht eingegangen.

WESTER, H.-A., DJONLAGIĆ, H., DIEDERICH, K.-W. (Abt. Kardiologie, Med. Hochschule Lübeck): **AV-Erregungsleitung unter hohen Dosen von Ajmalin-Bitartrat und Spartein. Tierexperimentelle Studien mittels His-Bündel-Elektrographie**

Bei der Prüfung von antiarrhythmischen Substanzen hat sich der Einsatz des His-Bündel-Elektrogramms als außerordentlich wertvoll erwiesen. Es ermöglicht eine topographische Analyse des Angriffspunktes verschiedener Antiarrhythmika. Unerwünschte Nebenwirkungen dieser Pharmaka infolge Überdosierung können beim Menschen nur auf Grund einzelner klinischer Beobachtungen, z. B. bei Suizidversuchen (Larbig u. Mitarb., 1970) und gestörter Pharmakokinetik beobachtet werden.

Im Tierversuch jedoch kann eine Abschätzung solcher Risikofaktoren hinsichtlich einer Beeinträchtigung der AV-Leitung bei jeder vorgegebenen Dosierung erfolgen. Wir prüften deshalb am Hund mittels His-Bündel-Elektrogramms den Einfluß der klinisch erprobten und auch am Menschen mit dieser Technik untersuchten Pharmaka Ajmalin-Bitartrat und Spartein in der von uns gewählten hohen Dosierung.

Methodik

An jeweils 6 Bastardhunden beiderlei Geschlechts mit einem Körpergewicht zwischen 18 und 36 kg wurde die Wirkung von Ajmalin-Bitartrat in der Dosierung von 1 mg/kg Körpergewicht und Spartein in der Dosierung von 7 mg/kg Körpergewicht untersucht. Die Injektionsdauer betrug 5 min. Mit einer initialen intravenösen Gabe von 20 mg Pentobarbital (Nembutal®)/kg Körpergewicht wurden die Tiere narkotisiert.

Die His-Bündel-Elektrogramme registrierten wir in Anlehnung an Scherlag und Damato, und zwar leiteten wir vom rechten zum linken Herzen His-Bündel- und Schenkelpotentiale ab bei gleichzeitiger Registrierung von Blutdruck, Vorhof- und Oberflächen-EKG auf dem Direktschreiber Cardirex 6 T der Firma Siemens. Dazu benutzten wir wahlweise das bereits von Herrn Djonlagic erwähnte aktive Band-Paß-Filter oder ein passives Filter mit einer Frequenzbeschneidung unterhalb 40 Hz. Im Gegensatz zu früheren Untersuchungen schalteten wir den Monitor zwischen Ableitelektrode und Registriergerät. Dabei diente die Sichtanzeige zur Orientierung über die Elektrodenlage im Herzen und ein eingebautes Verstärkerelement zur Aussteuerung des Registriergerätes. Eine multipolare Elektrode wurde über die rechte Vena femoralis, eine andere über die rechte Arteria femoralis ins Herz vorgeschoben. Das His-Bündel-Potential wurde von diesen Elektroden mittels Selektor-Schalter bipolar oder unipolar abgeleitet. Eine 3. Elektrode wurde über die Vena jugularis in den rechten Vorhof eingeführt und ihre Lage durch kontinuierliche Beobachtung auf einem 2. Monitor überwacht. Dadurch wurde eine exakte Vorhofreizung bei gleichbleibender Elektrodenlage gewährleistet. Zwei Rechteckgeneratoren mit Trigger-Schaltung ermöglichten eine wahlweise Reizung des rechten Vorhofs oder einer Kammer.

Ergebnisse

5 min nach Injektion von Ajmalin-Bitartrat kommt es zu einem signifikanten Anstieg sowohl des AH- als auch des HV-Intervalles. In der Folgezeit steigt die AH-Zeit weiter an bis zu einem Maximum von 100 msec, entsprechend einer Steigerung um 42%, nach 15 min. Dagegen zeigt der Verlauf der HV-Kurve bereits vorher einen Rückgang zum Ausgangswert.

Nach Injektion von Spartein konnten wir keine signifikante Veränderung des AH- oder HV-Intervalles feststellen.

Erst bei der Prüfung des AH-Abstandes unter Frequenzbelastung (370, 330, 270 msec Reizabstand) findet man nach Spartein-Injektion überraschenderweise eine signifikante Zunahme des AH-Intervalles gegenüber den Kontrollen. Bereits bei 270 msec Reizabstand trat unter Spartein eine 2:1-Blockierung auf, bei den Kontrollen dagegen erst bei einem Reizintervall von 200 msec. Das HV-Intervall blieb auch bei Frequenzbelastung unter Spartein unverändert.

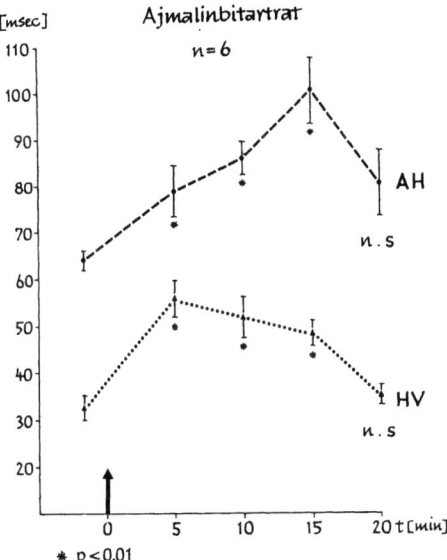

Abb. 1. Mittelwerte ($\bar{x}$) und Standardabweichung des Mittelwerts ($S\bar{x}$) des AH- und HV-Intervalles nach Gabe von 1 mg/kg Körpergewicht Ajmalin-Bitartrat. Der Pfeil markiert das Injektionsende. t $\triangleq$ Zeit nach Injektionsende. n. s. $\triangleq$ nicht signifikant

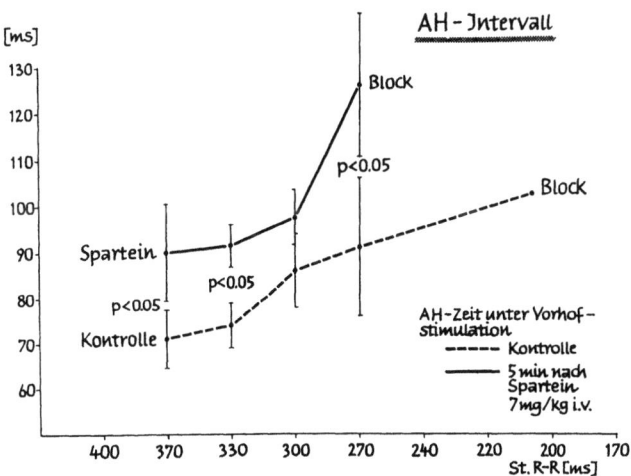

Abb. 2. Mittelwerte ($\bar{x}$) und Standardabweichung des Mittelwerts ($S\bar{x}$) der AH-Zeit unter Vorhofstimulation vor und nach Injektion von 7 mg/kg Körpergewicht Spartein. St.R-R $\triangleq$ Stimulationsintervalle

Diskussion

Unsere Ergebnisse entsprechen den klinischen Erfahrungen mit Ajmalin-Bitartrat, das einerseits einen guten Einfluß auf ventrikuläre Rhythmusstörungen hat, andererseits zur Unterbrechung supraventrikulärer Tachycardien geeignet ist. Im Vergleich zu His-Bündel-Untersuchungen am Menschen von Gleichmann und Seipel fanden wir nicht nur einen signifikanten Anstieg der HV-Zeit um 81%, sondern auch der AH-Zeit um 42%. Aus Einzelbeobachtungen am Menschen geht ebenfalls hervor, daß auch das AH-Intervall verlängert sein kann (Puech u. Mitarb.).

Auffällig war eine biphasische Wirkungsweise des Ajmalin-Bitartrats auf die AV-Leitung: Während das Maximum der Wirkung auf das His-Purkinje-System bereits nach 5 min erreicht war, wurde die stärkste Verlängerung der nodalen Leitungszeit erst 15 min nach Injektionsende beobachtet. Ferner traten zu diesem Zeitpunkt häufig spontane Blockierungen auf, und zwar oberhalb des His-Bündels.

Entsprechend früheren Untersuchungen von Avenhaus u. Grohmann sowie Boyadjian nimmt die Refraktärzeit im Vorhof nach Spartein-Injektion zu. Dagegen sind die Berichte über die Wirkung von Spartein auf die AV-Leitung in therapeutischer Dosierung z. T. widersprüchlich (Bohnenkamp u. Mitarb., Crawford, Weidner und v. Philipsborn). Die meisten Autoren haben keine signifikante Veränderung der Überleitungszeit gefunden. Weidner und v. Philipsborn fanden selbst bei letalen Dosen keine Beeinflussung der AV-Leitung bei Katzen.

Auch wir haben nach Spartein-Injektion bei spontanem Sinusrhythmus keine signifikante Änderung des AH- oder HV-Intervalles gesehen. Dagegen war nach zusätzlicher Frequenzbelastung eine Verlängerung der AH-Zeit, nicht jedoch des HV-Abstandes feststellbar. Insofern stellen unsere Befunde für den Bereich des AV-Knotens einen gewissen Gegensatz zu den Feststellungen von Senges und Ehe dar, die am Papillarmuskel des Meerschweinchens eine frequenzunabhängige Abnahme der maximalen Aufstrichsgeschwindigkeit des Aktionspotentials unter Spartein gefunden hatten.

Unsere Untersuchungen über Spartein sind noch nicht abgeschlossen, über weitere Ergebnisse werden wir später berichten.

Literatur

Avenhaus, H., Grohmann, H.: Z. Kreisl.-Forsch. 58, 54 (1969). — Bohnenkamp, H., Hildebrandt, F., Kreuzer, H., Spiller, P.: Arzneimittel-Forsch. 23, 433 (1973). — Boyadjian, N.: Med. Welt 20, 254 (1969). — Crawford, K. J.: J. Pharmacol. exp. Ther. 26, 171 (1925). — Gleichmann, U., Seipel, L.: Med. Welt 24, 998 (1973). — Larbig, D., Neubaur, J., Reimold, W. V., Hüfner, M., Kochsiek, K.: Münch. med. Wschr. 40, 1798 (1970). — Puech, P., Latour, H., Grollean, R., Dufoix, R., Cabasson, J., Born, J.: Arch. Mal. Cœur 63, 500 (1970). — Scherlag, B. J., Richard, H. H., Damato, A. N.: J. appl. Physiol. 25, 425 (1968). — Senges, J., Ehe, L.: Naunyn-Schmiedeberg's Arch. Pharmacol. 280, 265 (1973). — Weidner, A., Philipsborn, G. v.: Med. Klin. 69, 2063 (1970).

TAEGTMEYER, H., TEICHHOLZ, L. E. (Cardiovascular Div., Dept. of Med., Peter Bent Brigham Hospital and Harvard Medical School, Boston and Div. of Cardiology, Dept. of Med., Mount Sinai School of Med., New York): **Echocardiographic Studies in Patients with Preexcitation Syndrome**

Introduction

The pioneering work of Edler in Sweden [1] and Effert in Germany [2] has made echocardiography a widely used tool to detect structural and functional abnormalities of the human heart. The reflection of pulsed ultrasound waves is unique in its ability to record the motion of intracardiac structures noninvasively. High quality recordings of the contractile pattern of the left ventricular posterior wall, the motion of the interventricular septum and the mitral valve leaflets are examples for the great diagnostic value of echocardiography [3]. Because in patients with Preexcitation Syndrome (PES) disturbed patterns of contraction of the heart have been reported in the literature [4, 5], we examined an unselected group of those patients with conventional echocardiographic methods. The purpose of the study was:

1. To determine abnormalities of left ventricular contraction and/or septal motion, and
2. to further investigate the claim of high prevalence of associated congenital heart disease in PES [6a, b].

Subjects

Echocardiograms were recorded from 15 consecutive patients who came to our attention when their electrocardiograms (EKG) were processed at the Heart Station of the Peter Bent Brigham Hospital (Boston) and the Mount Sinai Hospital (New York). The patients varied in age from 14 to 78 years (mean = 40.5). Nine patients were male and six were female. Six patients could be classified as Wolff-Parkinson-White Syndrome (WPW) Type A and eight patients as WPW Type B, using the criteria of Rosenbaum et al. [7]. One patient's EKG showed preexcitation alone without atrioventricular dissociation and met the criteria for Lown Ganong Levine Syndrome (LGL). All except one patient were free of clinically known organic heart disease. One patient with myocardial ischemia was included into the study. Twelve patients had a history of palpitations, seven a history of chest pain, and three a history of syncope. A midsystolic non-ejection click and/or an apical late systolic murmur was heard in five patients.

Methods

Echocardiograms were recorded in the M mode on a strip chart recorder or on Polaroid film using a Unirad® ultrasonoscope with 2.5 MHz transducer focussed at 5 cm. All figures shown are unretouched original tracings. With the patient in recumbent or left lateral decubitus position the ultrasound transducer was placed in the fourth or fifth left intercostal space. After identification of the mitral valve the ultrasonic beam was directed caudad for viewing interventricular septum and left ventricular posterior wall and then swept cranially to view mitral valve and left atrium. Data were analyzed for changes in those structures by at least two observers independently.

Results

The first slide shows normal echocardiographic findings in a patient with WPW Type A PES. Please note on the top two panels: normal septal motion; on the bottom panel to the left; normal diastolic opening and closure of the anterior and posterior mitral valve leaflets and the gradual anterior motion of both leaflets during systole; on the bottom panel to the right: the left ventricular posterior wall moving anteriorly in systole and posteriorly in diastole.

This slide is representative for the following results of our study: thickness (1 cm) and motion of septum and left ventricular posterior wall were normal, as were mitral valve excursion (25 mm) and closing velocity (70 mm/sec).

The next slide shows the phonocardiogram of a patient with WPW Type A, chest pain, palpitations and two midsystolic clicks. Her echocardiogram — next slide, please — (Fig. 1) is different from the one shown before since here one does not see the slow systolic anterior motion of both coapt mitral leaflets but rather a pansystolic bowing of multiple echoes into the left atrium, demonstrating the most common form of mitral valve prolapse [8, 9]. We were able to demonstrate the same abnormality in two additional patients with WPW syndrome and, as seen on the next slide, in our one patient with LGL Syndrome. In a patient with intermittent WPW Syndrome — next slide, please — (Fig. 2) we were fortunate to record echocardiograms during normal conduction (left panel) and preexcitation (right panel). This patient, too, had a midsystolic click and late systolic murmur. On both panels one can easily recognize pansystolic posterior bowing of both mitral valve leaflets with an accentuated posterior bulge of the posterior leaflet in late systole, indicated by arrows, giving rise to the murmur of mitral insufficiency.

These tracings demonstrate clearly, that prolapse of the mitral valve (MVP) and its posterior leaflet (PLMVP) are not related to the pattern of ventricular activation.

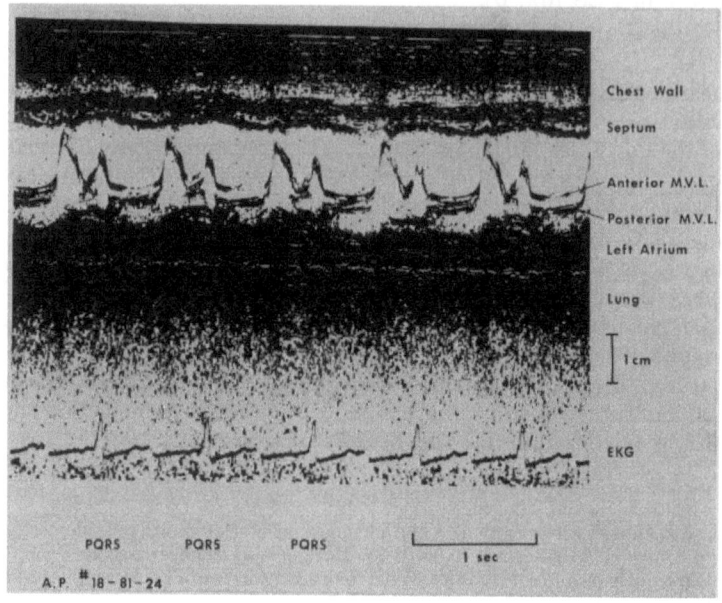

Fig. 1. Echocardiogram of a 45 year old female with chest pain and midsystolic clicks. WPW Type A. M.V.L. = mitral valve leaflet. EKG = electrocardiogram. Note an artifact following the T wave in the EKG

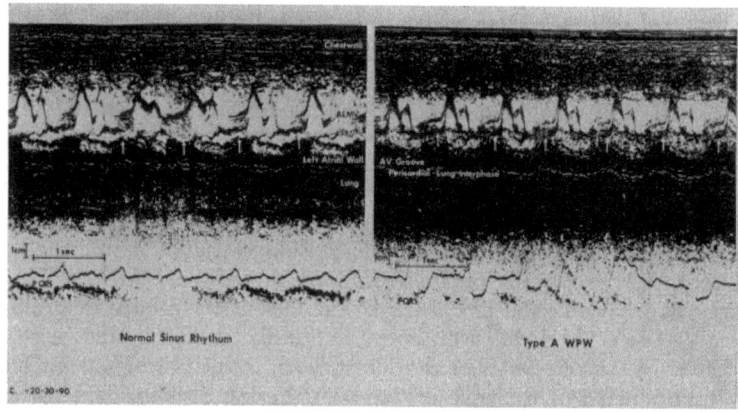

Fig. 2. Echocardiogram of a 31 year old male with palpitations, chest pain, midsystolic click and late systolic murmur. Intermittent WPW Type A. Normal conduction on the left, pre-excitation on the right panel. Late systolic posterior bulging of the PLMV indicated by arrows. ALMV/PLMV = anterior and posterior leaflet of the mitral valve

The next slide shows yet another pattern of MVP in a patient with WPW Type B and left bundle branch block (LBBB). Here we find, indicated by arrows, a late systolic posterior motion of the PMVL assuming the configuration of a horizontal " ? ". This finding was seen in an additional patient with WPW Type B.

On the right side of the panel one can note normal left ventricular wall motion but paradoxical motion of the interventricular septum, which is consistent with LBBB.

Summary and Discussion

Our findings can be summarized as follows:

1. Using time-motion echocardiographic scanning we were unable unequivocally demonstrate areas of early contraction and relaxation within the left ventricle. We were thus unable to contribute new data to the pathogenesis of the PES.

2. Six out of fifteen or 40% of patients with PES showed MVP, which is an unusually high prevalence. The next slide demonstrates that MVPS occurs in all electrocardiographic types of PES. This fact again supports our view that MVP in PES is probably not caused by early relaxation of a defined preconstracting area at the basis of the papillary muscles. Myxomatous degeneration of the mitral valve apparatus has been demonstrated as the anatomical substrate of MVP syndrome [10]. Five of our six patients with MVP had midsystolic clicks and/or late systolic murmurs. This correlates well to earlier reports. In patients with WPW syndrome the incidence of a late systolic murmur and clicks has been noted by the original authors [11] as well as by others [7]. Furthermore PES was described in patients with congenital fibroelastosis and other forms of congenital heart disease [6]. Our findings therefore suggest the coexistence of two congenital cardiac abnormalities, probably an accessory bundle between atria and ventricle as well as myxomatous degeneration or other structural abnormalities of the mitral valve. We encourage our colleagues to broaden the basis of our initial observation in a relatively small group of patients through further clinical and anatomical studies.

References

1. Edler, I.: Acta med. scand. 170 (Suppl. 370), 1 (1961). — 2. Effert, S., Erkens, H., Grosse-Brockhoff, F.: Germ. med. Mth. 2, 325 (1957). — 3. Feigenbaum, H.: Progr. cardiovasc. Dis. 14, 531 (1972). — 4. Prinzmetal, M., Kennamer, R., Corday, E.: Accelerated conduction. The Wolff-Parkinson-White syndrome and related conditions: Modern medical monographs. New York: Grune and Stratton 1952. — 5. Durrer, D., Wellens, H. J.: Europ. J. Cardiol. 1, 347 (1974). — 6a. Hejtmancik, M. E., Herman, G. R.: Amer. Heart J. 54, 708 (1951). — 6b. Schiebler, G. L., Adams, P., Jr., Anderson, R. C.: Pediatrics 24, 585 (1959). — 7. Rosenbaum, F. F., Hecht, H. H., Wilson, F. N., Johnson, F. D.: Amer. Heart J. 29, 281 (1945). — 8. Popp, R. L., Brown, O. R., Silverman, J. F., Harrison, D. C.: Circulation 49, 428 (1973). — 9. De Maria, A. N., King, J. F., Bogren, H. G.: Circulation 50, 33 (1974). — 10. Jeresati, R. M.: Progr. cardiovasc. Dis. 15, 623 (1973). — 11. Wolff, L., Parkinson, I., White, P. D.: Amer. Heart J. 5, 685 (1930).

SENGES, J., KERN, R., LINDNER, U., KATUS, H. (Abt. Inn. Med. III, Abt. Kardiologie, Med. Klinik u. I. Physiolog. Inst., Univ. Heidelberg): **Herzrhythmusstörungen bei der Anaphylaxie***

Bei der kardiovaskulären Form des anaphylaktischen Schocks stehen nicht selten Herzrhythmusstörungen im Vordergrund der klinischen Symptomatik. Elektrokardiographisch wurden überwiegend Sinustachykardie und atrioventrikuläre Blockierungen (Feigen u. Prager, 1969), aber auch heterotope Reizbildungsstörungen beschrieben (Senges et al., 1974). Auch *in vitro* verursacht eine anaphylaktische Reaktion ebenso wie die direkte Einwirkung ihres wichtigsten Mediators

---

* Unterstützt vom SFB 90 der Deutschen Forschungsgemeinschaft, Projekt B/5.

Histamin (10^{-5} M) an isolierten Papillarmuskeln von sensibilisierten Meerschweinchen eine ektopische Spontanaktivität des normalerweise elektrisch stabilen Ventrikelmyokards (Abb. 1).

In den folgenden Experimenten wurde mit der Voltage-Clamp-Technik der Einfluß von Histamin auf die elektrischen Membraneigenschaften von isolierten Vorhofpräparaten des Froschherzens untersucht. Bei dieser Methode wird das Membranpotential auf eine bestimmte Spannung fixiert und die gleichzeitig fließenden Membranströme gemessen. Dadurch verliert die Membran ihr charakteristisches Alles-oder-Nichts-Verhalten. Während die erregbare Membran normalerweise einen überschwelligen Reiz mit einem fortgeleiteten Aktionspotential beantwortet, dessen Membranströme nicht direkt meßbar sind, können bei einer Membrandepolarisation mit einer Spannungsklemme folgende Ströme unterschieden werden:

1. ein initialer schneller Na-Einstrom;
2. ein langsamer Ca-Einstrom;
3. ein verzögert zunehmender K-Ausstrom.

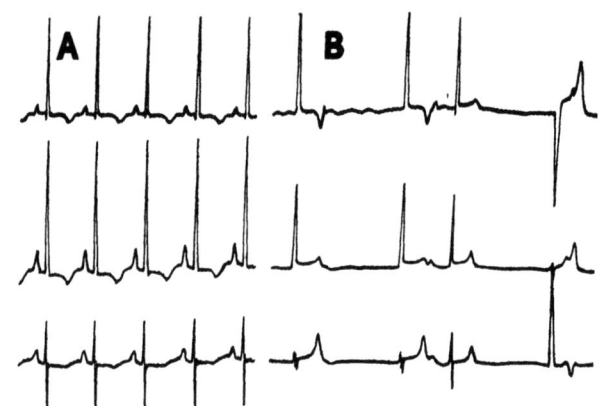

Abb. 1. EKG eines sensibilisierten Meerschweinchens vor (A) und 3 min nach (B) i.v. Injektion des spezifischen Antigens

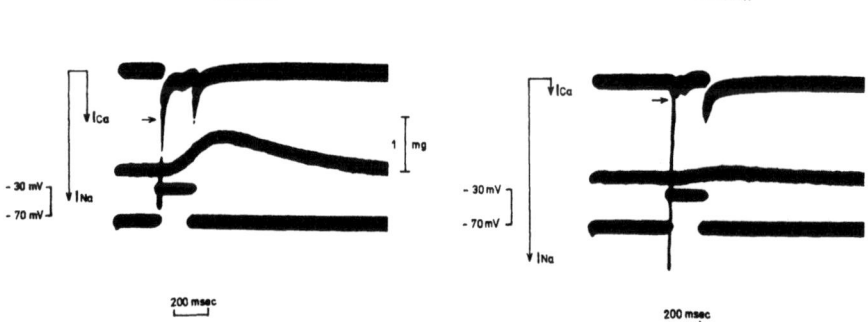

Abb. 2. Wirkung von Histamin auf Membranströme (oberer Strahl) und Kontraktion (mittlerer Strahl) am isolierten Vorhofpräparat vom Frosch. Unterer Strahl: Membranpotential. A: Kontrolle in normaler Badeflüssigkeit. B: 10 min nach Zugabe von 10^{-7} g/ml Histamin. Ausgeprägte Zunahme des initialen Na-Einstroms sowie Abnahme des langsamen Ca-Einstroms und der phasischen Kontraktion

Abb. 2 zeigt die Wirkung von 10^{-7} M/l Histamin auf die Membranströme (oberer Strahl) und phasische Kontraktion (mittlerer Strahl) eines Vorhofpräparates. Bei einer plötzlichen Depolarisation des Membranpotentials (unterer Strahl) mit der Spannungsklemme wurde unter Histamineinwirkung eine Zunahme des raschen initialen Na-Einstroms um den Faktor 2 und des verzögerten K-Ausstroms ebenfalls um den Faktor 2 gefunden, dagegen eine Abnahme des langsamen transmembranären Ca-Einstroms sowie der phasischen Kontraktion auf weniger als 50% des Kontrollwertes in normaler Badeflüssigkeit.

Diese Veränderungen der Membranströme unter der Einwirkung von Histamin sind für die Entstehung von Rhythmusstörungen bei der kardialen Anaphylaxie von entscheidender Bedeutung. Die pathophysiologischen Mechanismen von so unterschiedlichen anaphylaktischen Wirkungen wie Zunahme der Erregbarkeit des Arbeitsmyokards, aber Abnahme der Erregbarkeit des spezifischen atrioventrikulären Reizleitungssystems können durch die gegensätzlichen Histaminwirkungen auf die transmembranären Na- und Ca-Ströme erklärt werden.

Die Histaminwirkung auf das Natrium-Carrier-System ist besonders für die Erregung des „gewöhnlichen" Vorhof- und Kammermyokards von Bedeutung. Bei diesen kardialen Zelltypen wird der erregende Einwärtsstrom während eines Aktionspotentials überwiegend von Na-Ionen getragen. Außerdem werden auch die spontanen diastolischen Depolarisationen bzw. Schrittmacherpotentiale der Purkinje-Zellen durch eine langsame Zunahme des Na-Einstroms teilweise verursacht (Trautwein, 1963).

Die elektrokardiographisch in vivo beobachteten ektopen Reizbildungsstörungen unter der Einwirkung von Histamin, aber auch während einer kardialen Anaphylaxie können daher durch folgende pathophysiologischen Mechanismen ausgelöst werden:

1. Die Histamin-induzierte Zunahme des Na-Einstroms führt zu einer Beschleunigung der physiologischen diastolischen Schrittmacherpotentiale von Purkinje-Zellen, die sich in vorzeitig einfallenden Extrasystolen manifestiert.

2. Histamin induziert einen Funktionswandel des normalerweise elektrisch stabilen Arbeitsmyokards, dessen Zellen durch einen zunehmenden diastolischen Na-Einstrom ebenfalls Schrittmachereigenschaften gewinnen.

Daß ektopische Reizbildungsstörungen bei der Anaphylaxie nicht regelmäßig auftreten, kann möglicherweise auf zwei weitere Veränderungen der elektrischen Membraneigenschaften zurückgeführt werden, welche die arrhythmogene Wirkung von Histamin teilweise kompensieren:

1. Eine längere Einwirkungsdauer der Droge bewirkt zusätzlich eine Verzögerung der Na-Reaktivierung nach einer Erregung.

2. Die beobachtete Zunahme des K-Auswärtsstroms führt zwar zu einer vermehrten elektrischen Stabilisierung der Membran, gleichzeitig werden aber auch die Aktionspotentialdauer und die effektive Refraktärperiode verkürzt.

Neben einer initialen Sinustachykardie findet sich bei der Anaphylaxie als häufigste Rhythmusstörung eine atrioventrikuläre Blockierung. Dieser elektrokardiographische Befund entspricht möglicherweise einer weiteren spezifischen Wirkung von Histamin, nämlich der Abnahme des langsamen transmembranären Ca-Einstroms auf weniger als die Hälfte des Kontrollwertes in normaler Badeflüssigkeit. Im Gegensatz zum gewöhnlichen Arbeitsmyokard und den Purkinje-Fasern wird bei den Zellen des atrioventrikulären Knotens der erregende Einwärtsstrom hauptsächlich von Ca-Ionen getragen (Benitez et al., 1974). Der pathophysiologische Mechanismus des atrioventrikulären Blocks bei der kardialen Anaphylaxie besteht daher möglicherweise in einer Histamin-induzierten Blockierung der Ca-Kanäle.

Abschließend soll noch darauf hingewiesen werden, daß die beschriebenen Veränderungen der elektrischen Membraneigenschaften unter Histamin nicht nur die bei der Anaphylaxie auftretenden Herzrhythmusstörungen erklären können, sondern auch ausgeprägte Veränderungen der myokardialen Kontraktion zur Folge haben (Senges et al., 1975).

Literatur

Benitez, D., Mascher, D., Alanis, J.: Pflügers Arch. **345**, 61 (1973). — Feigen, G. A., Prager, D. J.: Amer. J. Cardiol. **24**, 474 (1969). — Senges, J., Katus, H., Ehe, L., Kuhn, E.: Verh.

dtsch. Ges. Kreisl.-Forsch. **40**, 284 (1974). — Senges, J., Kern, R., Lindner, U., Eisenlohr, B., Katus, H.: Verh. dtsch. Ges. Kreisl.-Forsch. 1975 (im Druck). — Trautwein, W.: Pharmacol. Rev. **15**, 277 (1963).

So, C. S., Volger, E., Batrice, L. (I. Med. Klinik u. Poliklinik, Techn. Univ. München): **Beziehungen zwischen Serumelektrolytwerten und EKG-Veränderungen**

Einleitung

Unter den Elektrolytstörungen sind die Verschiebungen im Kalium- und Calciumstoffwechsel in der Klinik die wichtigsten. Diese Verschiebungen der extracellulären Elektrolyte können zu Änderungen des Ruhemembranpotentials (RMP) und auch des Aktionspotentials (AP) führen. So erhöht erniedrigtes extracelluläres Kalium das RMP und verlängert die Dauer des AP. Bei erhöhtem extracellulärem Kalium finden wir entsprechend eine Abnahme dieser Größen. Veränderte extracelluläre Calciumkonzentrationen wirken sich zwar kaum auf das RMP aus, verlängern jedoch (Hypocalcämie) oder verkürzen (Hypercalcämie) die Plateauphase des AP.

Entsprechend der gut reproduzierbaren elektrophysiologischen Veränderungen wäre zu erwarten, daß auch zwischen den Serumelektrolytkonzentrationen und dem EKG eine ähnlich gute Korrelation besteht. Eine Reihe von Autoren konnte jedoch eine eindeutige Beziehung zwischen dem Ausmaß der Kalium- bzw. Calciumstoffwechselstörung und den dafür charakteristischen EKG-Veränderungen nicht nachweisen [2, 3, 6]. Diese Untersuchungen wurden jedoch meist nicht an selektiertem Patientengut und nur für Teilbereiche der Elektrolytstörungen durchgeführt. Im folgenden soll daher festgestellt werden, ob eine Beziehung zwischen den Serumelektrolytwerten und den EKG-Veränderungen bei selektiertem großen Patientengut besteht.

Untersuchungsgut und Methodik

Insgesamt wurden 225 Pat. im Alter von 7 bis 85 Jahren untersucht. Dabei dienten für die Untersuchungen der Kaliumstoffwechselstörungen 100 Pat. mit Hypokaliämie (K^+ 1,5 bis 3,4 mval/l) und 64 Pat. mit Hyperkaliämie (K^+ 5,1 bis 9,8 mval/l). Die Gruppe mit Kaliumstoffwechselstörungen besteht aus 76 Pat. ohne nachweisbare und 88 Pat. mit nachweisbarer Herzkrankheit. Als Zeichen für Hypokaliämie im EKG wurden gewertet: 1. ST-Senkungen von $\geq$ 0,05 mV. 2. T flach, biphasisch oder negativ. 3. U-Wellenhöhe von $\geq$ 0,05 mV. 4. T/U < 1. Als deutlicher Hinweis galten 3 oder mehr Merkmale. Als Zeichen für Hyperkaliämie wurde gewertet: 1. T schmal und hoch positiv (> 0,6 mV) bzw. hoch und breit. 2. QRS verbreitert und S plump. 3. QT-Verlängerung. 4. P-Abflachung und PQ-Verlängerung. 5. Rhythmusstörungen. Im positiven Fall sollte mindestens der 1. Punkt vorhanden sein. Diese Meßgrößen wurden den Ableitungen II und V_3 entnommen.

Für die Untersuchung der Calciumstoffwechselstörung dienten 41 herzgesunde Patienten mit Hypocalcämie (Ca^{++} 2,4 bis 4,2 mval/l) und 13 herzgesunde Patienten mit Hypercalcämie (Ca^{++} 5,7 bis 8,9 mval/l). Als Hypo- bzw. Hypercalcämiezeichen im EKG galt die verlängerte bzw. verkürzte QT-Dauer.

Patienten mit kombinierten Elektrolytstörungen oder deutlichen Entgleisungen des Säure-Basenhaushaltes wurden von der Studie ausgeschlossen. Als Kontrolle dienten 20 Probanden, die als klinisch gesund angesehen werden konnten.

Ergebnisse

1. Kaliumstoffwechselstörung

Bei 45% der 100 Hypokaliämiefälle bestanden deutliche Hinweise im EKG. Bei Herzgesunden lag die Quote bei 68%, bei Herzkranken konnten nur in 22% Hinweise im EKG gefunden werden. Mit fallendem Serumkaliumwert wurden die Veränderungen im EKG häufiger und deutlicher. Dies gilt sowohl für Herzgesunde als auch für Herzkranke (Tabelle 1a).

Bei K+ von 1,5 bis 2,4 mval/l bestanden im EKG Herzgesunder in 81% typische Veränderungen. Eine ST-Senkung von $\geq 0,5$ mV wurde hier in 86%, eine U-Welle $\geq 0,05$ mV in 97% der Fälle gefunden. Je ausgeprägter die Hypokaliämie, desto häufiger kam es zur T/U-Verschmelzung, das T/U-Verhältnis war bei K+ $\leq 2,4$ mval/l in 82% < 1.

Bei 25% der Hyperkaliämiefälle bestanden charakteristische Zeichen im EKG, bei Herzgesunden in 50%, bei Herzkranken dagegen nur in 8%. Mit der Zunahme der Hyperkaliämie wurden die EKG-Veränderungen häufiger und deutlicher. So bestand in 75% bei Herzgesunden mit K+ > 6,5 mval/l ein charakteristischer Hinweis im EKG (Tabelle 1b).

Tabelle 1

HYPOKALIÄMIE-VERÄNDERUNGEN IM EKG BEI HERZGESUNDEN U. HERZKRANKEN

	Herzgesunden (Gruppe A)			Herzkranken (Gruppe B)			Herzgesunden+Herzkranken (Gruppe A+B)		
	keine	vorhanden	gesamt	keine	vorhanden	gesamt	keine	vorhanden	gesamt
Serumkalium 2,5-2,4 mval/l	38% (13)	62% (21)	100% (34)	85% (35)	15% (6)	100% (41)	64% (48)	36% (27)	100% (75)
Serumkalium 1,5-2,4 mval/l	19% (3)	81% (13)	100% (16)	45% (4)	55% (5)	100% (9)	28% (7)	72% (18)	100% (25)
Gesamt	32% (16)	68% (34)	100% (50)	78% (39)	22% (11)	100% (50)	55% (55)	45% (45)	100% (100)

a

HYPERKALIÄMIE-VERÄNDERUNGEN IM EKG BEI HERZGESUNDEN U. HERZKRANKEN

	Herzgesunden (Gruppe A)			Herzkranken (Gruppe B)			Herzgesunden+Herzkranken (Gruppe A+B)		
	keine	vorhanden	gesamt	keine	vorhanden	gesamt	keine	vorhanden	gesamt
Serumkalium 5,5-6,5 mval/l	71% (10)	29% (4)	100% (14)	90% (27)	10% (3)	100% (30)	84% (37)	16% (7)	100% (44)
Serumkalium 6,5-9,8 mval/l	25% (3)	75% (9)	100% (12)	100% (8)	0% (0)	100% (8)	55% (11)	45% (9)	100% (20)
Gesamt	50% (13)	50% (13)	100% (26)	92% (35)	8% (3)	100% (38)	75% (48)	25% (16)	100% (64)

b

Je ausgeprägter die Hyperkaliämie, desto flacher wird die P-Welle bei Herzgesunden. Ab K+ 8,4 mval/l war die P-Welle nicht mehr nachweisbar. Durch Erregungsausbreitungsverzögerung kommt es mit zunehmender Serumkaliumkonzentration ab ca. 6,5 mval/l zu einer Verbreiterung des QRS-Komplexes und Verlängerung der relativen QT-Zeit. Am auffälligsten sind bei Kaliumstoffwechselstörungen die Veränderungen der T-Welle. An einem unselektierten Patientengut findet man jedoch nur bei Hypokaliämie eine allgemeine Abnahme der T-Wellenamplitude bis hin zur T-Negativierung. Bei Hyperkaliämie dagegen ist eine eindeutige Beziehung zwischen der Höhe der T-Welle und der Serumkaliumkonzentration nicht zu erkennen, solange Herzgesunde und Herzkranke zusammen betrachtet werden. Erst bei Herzgesunden allein zeigt sich über einen weiten Bereich der Serumkaliumkonzentration eine positive Korrelation (Abb. 1a).

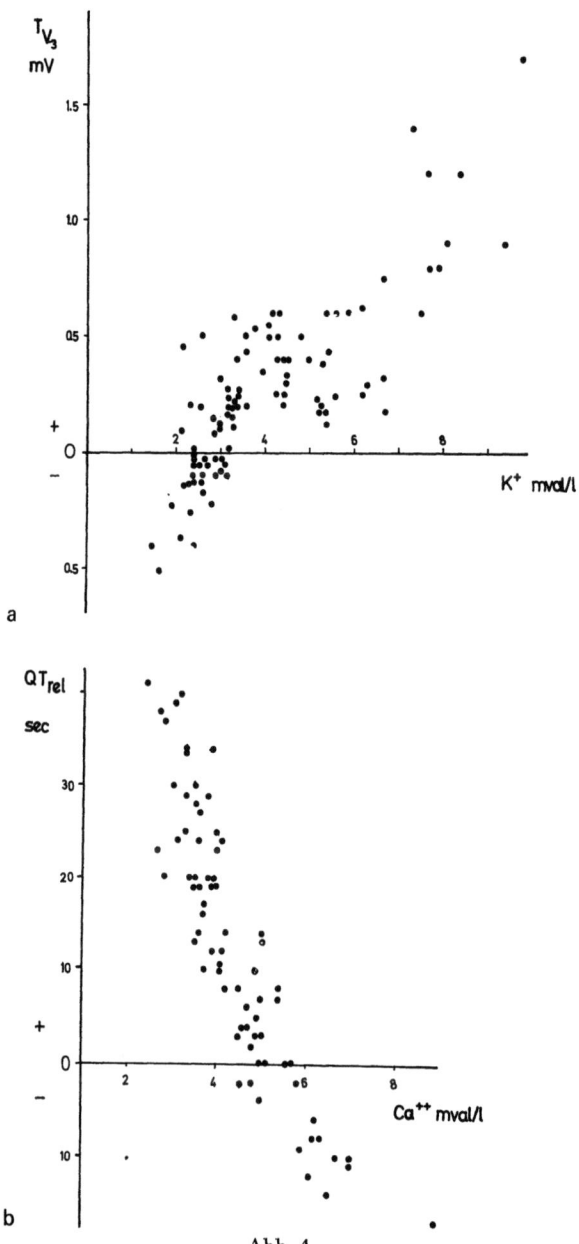

Abb. 1

2. *Calciumstoffwechselstörung*

Bei 90% der Patienten mit Hypocalcämie (Serum $Ca^{++} < 4{,}5$ mval/l) war die relative QT-Zeit auf Kosten der ST-Strecke um mehr als $+10\%$ verlängert. Je niedriger die Serumcalciumkonzentration, desto länger wurde die QT-Zeit, sie lag bei + 41% bei 2,4 mval/l. Umgekehrt nahm die relative QT-Dauer bei Hypercalcämie (Serum $Ca^{++} > 5{,}5$ mval/l) mit steigender Calciumkonzentration stetig ab. Bei 77% der Patienten mit Hypercalcämie (Serum $Ca^{++} > 5{,}5$ mval/l) war die relative QT-Zeit mit mehr als − 5% verkürzt. Die maximale Verkürzung bei Ca^{++} 8,9 mval/l lag bei − 17%. So zeigt sich für einen weiten Bereich eine eindeutige Beziehung zwischen der Serumcalciumkonzentration und der relativen QT-Dauer (Abb. 1b). Bei schweren Fällen von Hypocalcämie war die T-Welle in 5% der Fälle negativ. Bei 36% der Hypercalcämiefälle fand sich eine leichte Anhebung der ST-Strecke mit Erhöhung der S-Zacke.

Diskussion

Unsere Untersuchungen zeigen, daß bei Herzgesunden ein hohes Maß an Übereinstimmung der EKG-Zeichen mit den Elektrolytveränderungen gefunden werden konnte. So entsprechen unsere Ergebnisse etwa den Befunden von Surawicz [7], Bellet [1], Dreifus u. Mitarb. [4] und Reynolds u. Mitarb. [5]. Die Aussagekraft des EKG bei Elektrolytstörungen ist dagegen bei Herzkranken gering. Nur bei Herzgesunden ist es möglich, Meßgrößen wie die Höhe der P- und T-Welle, ST-Senkung, QRS-Breite und QT-Zeit bei Kaliumstoffwechselstörungen und die relative QT-Dauer bei Calciumelektrolytstörungen mit dem Ausmaß der Elektrolytverschiebung zu korrelieren. So kann hier trotz der komplexen Zusammenhänge zwischen einem Laborwert einerseits und elektrischer Registrierung von Potentialdifferenzen andererseits das EKG als gutes Hilfsmittel für die Diagnostik von Elektrolytstörungen angesehen werden.

Zusammenfassung

Das EKG stellt bei Herzgesunden ein brauchbares Hilfsmittel zur Erkennung von Kalium- bzw. Calciumstoffwechselstörungen dar. So bestehen bei ausgeprägter Hypokaliämie ($K^+ < 2{,}5$ mval/l) in 81%, bei schwerer Hyperkaliämie ($K^+ > 6{,}5$ mval/l) in 75% deutliche Hinweise im EKG. Bei Hypocalcämie ist die relative QT-Dauer in 90% verlängert, bei Hypercalcämie in 77% verkürzt.

Literatur

1. Bellet, S.: Arch. intern. Med. **96**, 618 (1955). — 2. Bolte, H. D., Lüderitz, B., Riecker, G.: Klin. Wschr. **49**, 306 (1971). — 3. Currens, J. H., Crawford, J. D.: New Engl. J. Med. **2243**, 843 (1950). — 4. Dreifus, L. S., Pick, A.: Circulation **14**, 815 (1956). — 5. Reynolds, T. B., Martin, H. E., Homann, R. E.: Amer. Heart J. **42**, 671 (1952). — 6. Schwartz, W. B., Levine, H. D., Reman, A. S.: Amer. J. Med. **16**, 395 (1954). — 7. Surawicz, B.: Amer. Heart J. **73**, 814 (1967).

AUTENRIETH, G. (Med. Klinik I, Klinikum Großhadern, Univ. München):
Die Bedeutung des Isoproterenol-Testes zur diagnostischen Differenzierung gleichschenkelig negativer T-Wellen im Elektrokardiogramm*

Die Problematik der Beurteilung gleichschenkelig negativer T-Wellen im EKG bei normaler QRS-Konfiguration hat zur Entwicklung verschiedener Tests geführt, mit denen die Differenzierung zwischen funktionell und durch organische Erkrankung des Herzmuskels bedingten Störungen des Erregungsrückganges ermöglicht werden soll. Neben der Anwendung von Kalium in verschiedenen Dosie-

---
* Mit Unterstützung der Deutschen Forschungsgemeinschaft im Rahmen des SFB 89 — Kardiologie Göttingen.

rungen [2, 5] und respiratorischen Manoevern [4] wurde auch die Anwendung des β-Rezeptorenblockers Propranolol [3] vorgeschlagen. Tierexperimentell haben Yanowitz u. Mitarb. durch einseitige Manipulation der Ganglia stellata nachgewiesen, daß eine inhomogene sympathische Innervation des Myokards zu ausgeprägten T-Negativierungen im EKG führen kann [6]. Ausgehend von weiteren Untersuchungen am Menschen haben Daoud, Surawicz und Gettes 1972 erstmals über die Möglichkeit berichtet, kleine Dosen des β-Stimulators Isoproterenol (ISP) zur Differenzierung von Repolarisationsstörungen im EKG anzuwenden [1].

Die vorliegende Untersuchung hatte das Ziel, die diagnostische Bedeutung des ISP-Testes zur Abgrenzung funktioneller von organisch bedingten gleichschenkelig negativen T-Wellen zu beurteilen.

Material und Methodik

58 stationäre und ambulante Patienten im Alter von 14 bis 18 Jahren wurden untersucht; 30 waren weiblichen, 28 männlichen Geschlechts. Die Elektrokardiogramme dieser Patienten wiesen gleichschenkelig negative T-Wellen in 2 Standard- und/oder 3 Wilsonableitungen auf. Die QRS-Dauer betrug maximal 0,10 sec, und es bestanden keine pathologischen Q-Zacken. Alle Patienten wurden sorgfältig anamnestisch, klinisch, röntgenologisch und laborchemisch auf Hinweise für eine organische Herzerkrankung untersucht. Patienten mit Elektrolytstörungen wurden nicht in die Untersuchung eingeschlossen. In 5 Fällen wurde eine Herzerkrankung durch eine Herzkatheter-Untersuchung verifiziert.

ISP wurde mit physiologischer Kochsalzlösung auf eine Konzentration von 4 µg/ml verdünnt und mittels einer Infusionspumpe mit konstanter Geschwindigkeit (0,3 µg/sec) bis zu einer maximalen Menge von 18 µg (entsprechend 60 sec Infusionsdauer) infundiert. Gewöhnlich war eine Dosis von 9 µg ausreichend, um einen Frequenzanstieg um 30 bis 40 Schläge/min zu erzielen. Die kontinuierliche, mindestens dreikanalige EKG-Registrierung wurde dabei ständig überwacht.

Gegenstand der Beurteilung ist die Umkehr der Polarität pathologisch negativer T-Wellen zur Zeit der Tachykardie. Wenn nötig, wird die Dosierung bis zur Erreichung der erwünschten Frequenz schrittweise gesteigert.

Ergebnisse

Bei den untersuchten 58 Patienten fiel der ISP-Test in 22 Fällen pathologisch aus, d. h. pathologisch negative T-Wellen zeigten keine Umkehr der Polarität. Alle 22 Patienten zeigten ausgeprägte und sichere Zeichen einer organischen Herzkrankheit. Von den 7 Fällen mit pathologischen T-Wellen bei koronarer Herzkrankheit zeigten alle einen pathologischen Test. In 4 Fällen lagen eindeutige anamnestische und klinische Befunde vor, in den anderen 3 Fällen wurde die Diagnose durch Koronarangiographie gesichert. Zweimal lagen hochgradige Stenosen (80 bis 90%) und einmal eine Hypoplasie der linken absteigenden Koronararterie vor. Es handelte sich um 3 Frauen unter 40 Jahren. Bei einer dieser Patientinnen war es unter Belastung mit dem konventionellen 2-Stufen-Test zu einer teilweisen Normalisierung der T-Wellen gekommen. Bei den 3 Fällen von Perikarditis blieb T ebenfalls negativ.

Bei 36 Patienten normalisierte ISP die gleichschenkelig negativen T-Wellen (Abb. 1). 24 dieser Patienten, also 67%, waren ohne jeglichen sonstigen pathologischen kardialen Befund. Bei keinem herzgesunden Patienten fand sich ein pathologischer ISP-Test. Die Abbildung zeigt als typisches Beispiel das EKG eines herzgesunden 39jährigen Patienten vor und während der ISP-Gabe. Von den restlichen 12 Patienten mit normalem ISP-Test boten 5 Zeichen einer leichteren organischen Herzerkrankung (wie z. B. „beginnende exzentrische Linkshypertrophie" im Röntgenbild bei Hypertonie, AV-Überleitungsstörungen als isoliertes Zeichen einer Myokarditis). Bei den noch übrigen 7 Patienten bestand auf Grund der klinischen Gesamtkonstellation der Verdacht, daß eine organische Herzerkrankung vorliegen könnte (z. B. bei bekannter Hypertonie, Hämochromatose).

Obwohl der ISP-Test bei diesen 12 Patienten in der Erkennung weniger ausgeprägter Erkrankungen Unschärfen zeigt, eröffnet gerade dieser Bereich Möglichkeiten in der Anwendung zur Verlaufsbeobachtung und prognostischer Be-

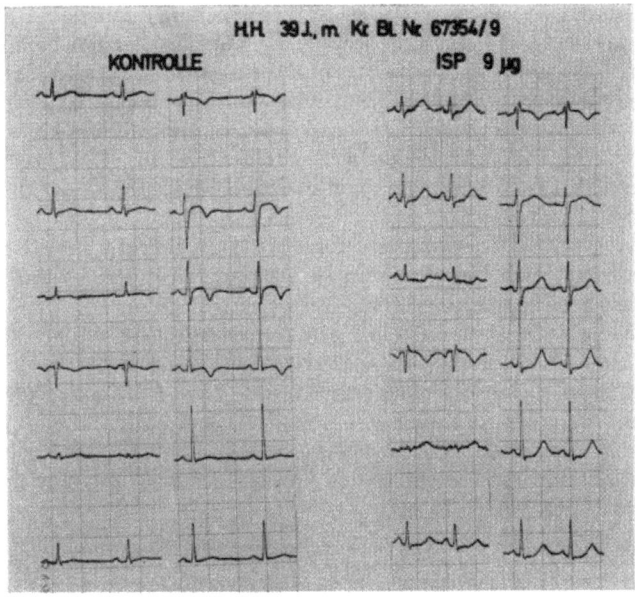

Abb. 1. Normaler oder negativer ISP-Test

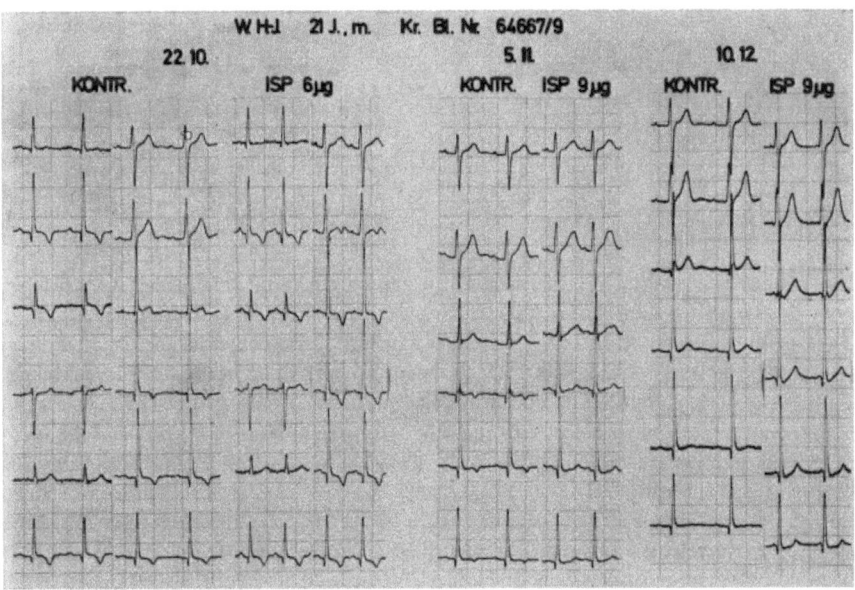

Abb. 2. Normalisierung eines pathologischen ISP-Tests im Verlauf einer Myokarditis (s. Text)

urteilung. Die zweite Abbildung zeigt das EKG eines 21jährigen Patienten, bei dem sich im Verlauf von 2 Wochen nach einem fieberhaften Infekt Schwächegefühl und Tachykardie bei leichter Belastung einstellten, während im EKG die

T-Wellen in V4 bis V6 zunehmend negativ wurden. Am 22. 10. bestanden humorale Entzündungszeichen und leichte CPK-Erhöhung. Der ISP-Test war pathologisch. Nach subjektiver Gesundung und Normalisierung der Laborwerte (5. 11.) blieb das Ruhe-EKG zunächst abnorm. Unter ISP zeigte sich jedoch eine kurzdauernde Normalisierung. Nach weiteren 4 Wochen war auch das Ruhe-EKG weitgehend normalisiert, und der ISP-Test blieb normal. Bei einem 30jährigen sportlich aktiven Patienten traten im Anschluß an einen grippalen Infekt präkordialer Ruheschmerz und deutliche Verminderung der Belastbarkeit auf. Die BSG war erhöht, es fanden sich Myokardantikörper im indirekten Immunfluoreszenztest und in V2 bis V6 traten abnorme T-Wellen auf. Die T-Wellen normalisierten sich unter ISP. Nach 3 Wochen waren Ruhe-EKG, ISP-Test und Laborbefunde normal.

Bei verlängerter QRS-Dauer werden abnorme T-Wellen durch ISP gewöhnlich nicht normalisiert. Bei Digitalistherapie können unter ISP falsch pathologische ST-Strecken-Senkungen auftreten.

Somit stellt der ISP-Test ein einfaches, gut steuerbares und schnell durchführbares Verfahren mit individueller Dosierbarkeit bei feststehendem Endpunkt (Frequenzzuwachs von 30 bis 40 Schlägen/min) dar. Falsch pathologische Ergebnisse kamen nicht vor. Bei pathologisch negativen T-Wellen infolge Ischämie oder Perikarditis fiel der Test stets pathologisch aus. Der unterschiedliche Ausfall des Tests bei Myokarditis scheint in der Verlaufsbeobachtung eine prognostische Beurteilung zu ermöglichen.

Literatur

1. Daoud, F. S., Surawicz, B., Gettes, L. S.: Amer. J. Cardiol. 30, 810 (1972). — 2. Dodge, H. T., Grant, R. P., Seavey, P. W.: Amer. Heart J. 45, 725 (1953). — 3. Furberg, C.: Acta med. scand. 181, 21 (1967). — 4. Hilmer, W.: Z. Kreisl.-Forsch. 50, 136 (1961). — 5. So, C. S., Oversohl, K.: Münch. med. Wschr. 116, 1657 (1974). — 6. Yanowitz, F., Preston, J. B., Abildskov, J. A.: Circulat. Res. 18, 416 (1966).

WEGMANN, A., RENKER, H. (Schweiz. Serum- u. Impfinstitut Bern): **Elektrokardiographische Veränderungen im anaphylaktischen Schock des Menschen**

Elektrokardiographische Untersuchungen während des anaphylaktischen Schocks lassen an verschiedenen Tierspezies Veränderungen erkennen, die meistens als Folge einer Myokardanoxie gedeutet werden. Je nach Tierspezies kommen verschiedene pathophysiologische Mechanismen in Betracht: eine Koronarkonstriktion, eine Okklusion der Pulmonalarterien oder eine respiratorische Anoxie [4]. Eine periphere Gefäßdilatation infolge Histaminfreisetzung kommt als primäre Ursache der Myokardanoxie, wie wir an Hand simultaner Registrierungen des EKG und des Karotisblutdruckes am Kaninchen zeigen konnten, nicht in Frage, da vor einem eventuellen Blutdruckabfall immer EKG-Veränderungen vorangehen [15]. Neueste elektronenmikroskopische Untersuchungen haben schließlich gezeigt, daß neben anoxisch bedingten Veränderungen im Bereich der Mitochondrien der Herzmuskelzellen auch Rupturen der kontraktilen Elemente der Myofibrillen stattfinden [13].

Die am Tier gemachten Beobachtungen sind auf den Menschen nur mit Vorbehalt übertragbar, weil die anaphylaktischen Antikörper desselben ausschließlich der IgE-Klasse, diejenigen der Nichtprimaten jedoch der IgG-Klasse angehören [10]. Wir haben deswegen die in der Literatur beschriebenen EKG-Registrierungen, die im Zusammenhang mit anaphylaktischen Reaktionen des Menschen gemacht wurden [1—3, 5, 7, 8, 11, 12, 14], zusammengestellt und ausgewertet. Um Reaktionen vom „Serumkrankheitstyp" auszuschließen, wurden entsprechend der Einteilung von Hoigné u. Däppen [9] nur Fälle ausgewertet, bei welchen sich die ersten Zeichen einer allergischen Reaktion innerhalb weniger als 1 Std nach Aufnahme des Antigens zeigten. Es konnten 20 Fallbeschreibungen ausgewertet werden.

Elektrokardiographische Veränderungen verschiedenen Schweregrades betreffend Frequenz, Vorhofschwankung (P), Reizleitung, Hauptschwankung (R), Zwischenstück (ST), Nachschwankung (T) oder ventrikuläre Extrasystolen wurden in allen 20 Fällen nachgewiesen (Tabelle). Schwere EKG-Veränderungen zeigten sich in allen Fällen, welche auf Penicillin oder Streptomycin reagierten [1, 2, 5, 7, 8, 11, 14]; in 5 dieser Fälle wurde ein Herzinfarkt diagnostiziert [5, 7, 14], in einem weiteren Fall mit Linksschenkelblock und Anstieg des CPK ein Herzinfarkt vermutet [11]. Schwere EKG-Veränderungen wurden außerdem in einem Fall nach Provokation mit Pollenextrakt [5] sowie in einem Fall nach Provokation mit einer Mehlspeise [2] beobachtet. Nur leichte EKG-Veränderungen wurden in 6 Fällen nach Provokation mit Pollenextrakt [3—5] sowie in je einem Fall nach Provokation mit Acetylsalicylsäure [12] und nach einer Oestradiol-Injektion [8] registriert.

Tabelle. Ausmaß der EKG-Veränderungen nach verschiedenen Antigenen

	N	EKG		Infarkt
		+	+ +	
Antibiotika	10		10	5 [6]
Pollenextrakt	7	6	1	
Oestradiol	1	1		
Acetylsalicylsäure (Provokation)	1	1		
Mehlspeise (Provokation)	1		1	

+ = Geringer Befund bezüglich Frequenz, P, R, ST, T.
+ + = Schwerer Befund wie Reizleitungsstörung, schwere Abweichung von ST, Inversion von T, ventrikuläre Extrasystolen, evtl. Infarktverlauf.

Auf Grund der vorliegenden Beobachtungen kann die Ursache der anaphylaktischen EKG-Veränderungen beim Menschen nicht restlos abgeklärt werden. Insbesondere bleibt die Frage offen, ob der in 10 von 13 kontrollierten Fällen beobachtete Blutdruckabfall auf systolische Werte von weniger als 60 mm Hg [1, 2, 4, 7, 8, 11, 14] auf einer peripheren Gefäßdilatation infolge Histaminfreisetzung oder auf einer Abnahme der Herzleistung beruhte. Hanashiro u. Weil, die ihre Befunde allerdings erst 8 bzw. 22 Std nach Beginn der anaphylaktischen Reaktion erheben konnten, fanden in ihren beiden Fällen eine Zunahme des peripheren Gefäßwiderstandes [8]. Ein schwerer Bronchospasmus trat nur in einem der 20 beschriebenen Fälle auf [7]. Schließlich wurde in einem Fall ein akutes Cor pulmonale als Ursache der anaphylaktischen EKG-Veränderungen angesehen [11].

Im Hinblick auf die Therapie des anaphylaktischen Schocks sollte die Tatsache, daß dieser eine ausgesprochene Herzanoxie und sogar einen Herzinfarkt auslösen kann, nie außer acht gelassen werden. Deswegen sollten bei der Therapie anaphylaktischer Schockzustände Substanzen, welche wie Adrenalin die β-Rezeptoren stimulieren, nur dann therapeutisch verwendet werden, wenn eine spastische Obstruktion im Bereich der Atemwege vorliegt. Besonders günstig wäre in einem solchen Fall die Applikation in Sprayform. Bei anaphylaktisch bedingtem Kreislaufversagen hingegen ist der Nutzen von Adrenalin, welches einen allfälligen Blutdruckanstieg in erster Linie mittels Steigerung der Herzleistung erzeugt, ernstlich in Frage zu stellen, weil eine schon bestehende Herzanoxie dadurch verstärkt werden könnte. Über eine Zunahme der anaphylaktisch bedingten EKG-Veränderungen beim Kaninchen infolge der Wirkung von Adrenalin und von Isoproterenol haben wir schon früher berichtet [16]. Wenn aber eine unmittelbare Steigerung des Blutdruckes als notwendig erachtet wird, müßte der Verwendung von Noradrenalin, welches selektiv auf die α-Rezeptoren wirkt, der Vorzug gegeben werden, wie dies Gupta [7] sowie Topolyanski [14] getan haben. Die Frage, ob Dopamin, das beim anaphylaktischen Schock des Kaninchens den Blutdruck zu steigern vermag, ohne die elektrokardiographischen Zeichen einer Herzanoxie zu verstärken (Abb. 1), auch beim anaphylaktischen Kreislaufversagen des Menschen therapeutisch günstig wirken würde, kann zur Zeit nicht beantwortet werden. Die Erfahrungen, die mit diesem Katecholamin in der Klinik bei der Behandlung des kardiogenen Schocks gewonnen wurden [6], lassen bei vorsichtiger Dosierung günstige Effekte erhoffen. Ebenso wichtig wie die Entscheidung für oder gegen eine vasoaktive Therapie erscheint aber die sofortige Verabreichung von Sauerstoff.

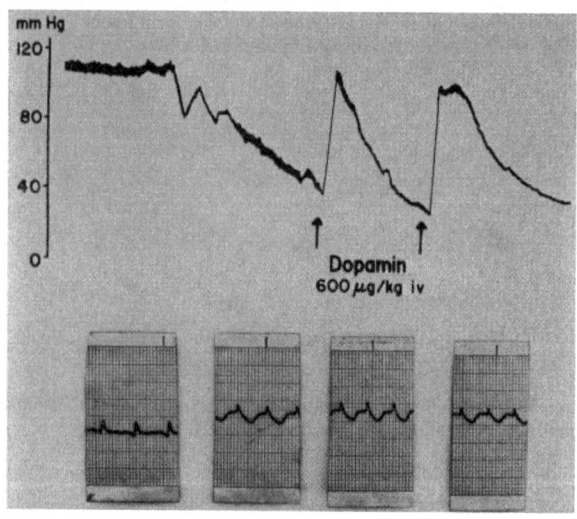

Abb. 1. Blutdruck und EKG am Kaninchen vor und nach Injektion von Dopamin (3,4-Dyhydroxyphenyläthylamin) während des anaphylaktischen Schocks

Literatur

1. Bernsreiter, M.: J. Amer. med. Ass. **170**, 1628 (1959). — 2. Booth, B. H., Patterson, R.: J. Amer. med. Ass. **211**, 627 (1970). — 3. Castberg, T., Schwartz, M.: Acta med. scand. **86**, 459 (1947). — 4. Criep, L. H.: Arch. intern. Med. **48**, 1098 (1931). — 5. Criep, L. H., Woehler, T. R.: Ann. Allergy **29**, 399 (1971). — 6. Dopamin, Arbeitstagung Berlin 1974. Stuttgart-New York: Schattauer 1975. — 7. Gupta, S. K.: Tubercle (Edinb.) **38**, 416 (1957). — 8. Hanashiro, P. K., Weil, M. H.: Arch. intern. Med. **119**, 129 (1967). — 9. Hoigné, R., Däppen, U.: Schweiz. med. Wschr. **93**, 1724 (1963). — 10. Ishizaka, K., Ishizaka, T., Hornbrook, M. M.: J. Immunol. **97**, 840 (1966). — 11. Petsas, A. A., Kotler, M. N.: Chest **64**, 66 (1973). — 12. Schockhoff, C., Liefermann, D. L.: J. Allergy **4**, 506 (1933). — 13. Suzuki, T.: Tohoku J. exp. Med. **106**, 109 (1972). — 14. Topolyansky, V. D.: Sovetsk. Med. **31**, 93 (1968). — 15. Wegmann, A., Renker, H.: Experientia (Basel) **28**, 655 (1972). — 16. Wegmann, A., Renker, H.: München: Bergmann 1972.

KUHN, H., BREITHARDT, G., KNIERIEM, H.-J., SEIPEL, L., LOOGEN, F., BOTH, A., STROOBANDT, R. (I. Med. Klinik B u. Patholog. Inst., Univ. Düsseldorf): **Die Bedeutung des Elektrocardiogramms und der endomyocardialen Katheterbiopsie für Diagnose und Verlaufsbeobachtung der congestiven Cardiomyopathie**

Die idiopathischen Cardiomyopathien (CM) fanden in den letzten Jahren zunehmende Beachtung [1, 2]. Eine der häufigsten idiopathischen CM ist die congestive Cardiomyopathie (CCM). Die Bezeichnung „congestiv" beschreibt die im Verlauf der Erkrankung als Folge einer zunehmenden Herzinsuffizienz auftretenden Stauungserscheinungen. Die Erkrankung befällt vorwiegend jüngere Patienten, die Prognose ist sehr ernst. Von 57 seit März 1971 an unserer Klinik diagnostizierten Fällen verstarben bereits 30, das sind 53%.

Als Beitrag zur Diagnostik und Verlaufsbeurteilung dieser schwerwiegenden Erkrankung wurden die elektrocardiographischen Befunde der 57 Patienten ausgewertet, bei insgesamt 32 Patienten wurden rechtsventrikuläre, endomyocardiale Katheterbiopsien mit dem Konno-Bioptom [3] mit elektronenmikroskopischer Untersuchung des Biopsiematerials durchgeführt.

Bei dem ganz überwiegenden Teil der Patienten (82%) lag der QRS-Hauptvektor zwischen 0 und $-75°$.

Patient		EKG-Befund	Zeitraum vor Erkr.	Beschwerden	H-T-Quotient vor Erkr.	H-T-Quotient nach Erkr.	Erkr. Dauer
H.K.	33 J.	VH-Fl.	8 J.	—	0,475	0,590	1 J.
W.G.	37 J.	VH-Fl.	3,5 J.	—	0,465	0,580	3 J.
M.P.	58 J.	ventr. ES	12 J.	(+)	0,480	0,563	3 J.
N.A.	47 J.	ventr ES (polymorph)	13 J.	(+)	—	0,540	2 J.
P.W.	40 J.	LSB	3,5 J.	—	(<0,500)	0,560	6 J.
V.F.	40 J.	LSB	13 J.	—	0,487	0,651	2 J.
S.W.	57 J.	LSB (intermitt)	3 J.	(+)	0,462	0,600	7 J.
L.W.	47 J.	LSB	8 J.	—	—	0,540	6 J.
P.H.	53 J.	LSB	2,5 J.	—	0,498	0,594	2,5 J.
W.H.	49 J.	LSB	2 J.	—	(<0,500)	0,617	8 J.
L.E.	49 J.	LSB	5 J.	(+)	0,434	0,520	3 J.

Abb. 1. EKG-Veränderungen bei congestiver Cardiomyopathie vor klinischer Manifestation der Erkrankung. Die in der Spalte „Beschwerden" mit (+) bezeichneten Patienten zeigten wie die übrigen Patienten keine Beschwerden im Sinne einer congestiven Cardiomyopathie, cardiale Beschwerden bestanden jedoch insofern, als die ventrikulären Extrasystolen bemerkt wurden, bei den beiden Patienten mit LSB bestanden vorübergehend uncharakteristische Stiche in der Herzgegend. Bei den in der Spalte „H-T-Quotient (Herz-Thorax-Quotient) vor Erkrankung" mit (< 0,500) bezeichneten Patienten gelang es nicht, die Originalröntgenaufnahmen des Thorax zu erhalten, in entsprechenden Arztbriefen wurde jedoch die Herzgröße als normal beschrieben, d. h. ein H-T-Quotient < 0,500 konnte angenommen werden

Weitere auffallend häufige und damit in Verbindung mit den übrigen klinischen Befunden relativ charakteristische Befunde waren ein AV-Block I° (40%), der in 20% mit einem überdrehten Linkstyp kombiniert war, ein kompletter Linksschenkelblock (LSB) (39%) und Linkshypertrophiezeichen (40%). Bei 14% der Patienten fanden sich die Zeichen eines abgelaufenen Myocardinfarktes, was zu entsprechenden Fehldiagnosen führen kann.

Ventrikuläre Extrasystolen waren die bei weitem häufigsten Herzrhythmusstörungen (56%). Bei 3 Patienten (5%) entwickelte sich ein AV-Block III°. Bei jedem dieser 3 Patienten bestand zuvor ein AV-Block I° und ein überdrehter Linkstyp. Ob es sich allerdings hierbei ähnlich wie bei coronarer Herzerkrankung um einen linksanterioren Hemiblock handelt, ist durch morphologische Untersuchungen des Reizleitungssystems bei CCM nicht sicher erwiesen (Literatur s. [4]).

Bei 27 Patienten konnten elektrocardiographische Verlaufsbeobachtungen durchgeführt werden, die bis zu 10 Jahre umfaßten. Es zeigte sich, daß es bei der ganz überwiegenden Zahl der Patienten (78%) mit zunehmender Erkrankungsdauer zu einem Abdrehen des QRS-Hauptvektors nach links kommt. Ein QRS-Hauptvektor von mehr als 0° bei einer Erkrankungsdauer von mehr als 3 bis 4 Jahren ist danach als sehr uncharakteristisch anzusehen.

Auch die QRS-Breite bleibt keineswegs konstant. Es findet sich in der Regel eine mit zunehmender Erkrankungsdauer fortschreitende QRS-Verbreiterung. Bei 8 Patienten kam es zu einem kompletten Schenkelblock (2 RSB, 6 LSB).

Abb. 1 zeigt, daß es jedoch keineswegs nur während der Erkrankung, d. h. nach Auftreten einer klinischen Symptomatik zur Entwicklung eines LSB kommen kann. Mit der Frage nach elektrocardiographischen Frühveränderungen der CCM wurde bei Haus-, Amts- oder Werksärzten der Patienten sowie verschiedenen Kliniken nach Elektrokardiogrammen vor klinischer Manifestation der Erkrankung gesucht. Bei insgesamt 11 Patienten fanden sich Elektrocardiogramme mit einem pathologischen Befund. 2 der 11 Patienten zeigten Vorhofflimmern, 2 weitere ventrikuläre Extrasystolen. Bei 7 Patienten mit LSB bestand dieser LSB bereits 2 bis 13 Jahre vor klinischer Manifestation der CCM. Unseres Wissens handelt es sich hierbei um die erste Mitteilung dieser Art in der Literatur. Diese Häufigkeit von LSB läßt einen ätiologisch identischen Vorgang bei der Erkrankung des Reizleitungssystems und des Arbeitsmyocards vermuten. Für die prognostische Beurteilung des LSB dürften diese Ergebnisse ebenfalls von wesentlicher Bedeutung sein.

Die Biopsieuntersuchungen zeigten folgende Ergebnisse:

In früheren Arbeiten wurden die wesentlichen elektronenmikroskopischen Veränderungen zusammengestellt, zur zusätzlichen semiquantitativen Beurteilung der morphologischen Befunde wurde ein Punktesystem angewendet, das zwischen leichtem und schwerem Ausmaß der jeweiligen Veränderungen unterscheidet [2]. Die Bestätigung der klinischen Diagnose wurde vom Nachweis myofibrillärer Texturstörungen oder degenerativer Veränderungen abhängig gemacht. Zusammen mit den übrigen Befunden ergaben sich für die Diagnosebestätigung mindestens 3 Punkte.

Bei 27 Patienten war aus klinischer Sicht nach Anamnese und Untersuchungsbefunden die Diagnose gesichert, allerdings noch nicht durch Berücksichtigung einer Verlaufsbeobachtung. In 21 Fällen wurde die Diagnose durch die Biopsie bestätigt, in 6 nicht bestätigt. Bei einem dieser 6 Patienten fand sich sogar eine Speicherkrankheit.

Bei 5 Patienten bestand der Verdacht einer CCM. Die Diagnose einer CCM konnte bei diesen 5 Patienten während des für die Diagnostik erforderlichen stationären Aufenthaltes nicht als gesichert angesehen werden, da zu diesem Zeitpunkt nur noch gering pathologische Befunde vorlagen, nach Anamnese, Arztberichten und angeforderten Originalunterlagen aus früherer Zeit jedoch eine erhebliche Cardiomegalie und eine Herzdekompensation bestanden hatten. Die aus prognostischen Gründen wichtige Frage einer serologisch negativen akuten Myocarditis oder eines schubweisen Verlaufes bei CCM war retrospektiv zu diskutieren [2]. Bei 3 Patienten konnte die klinische Verdachtsdiagnose bestätigt, bei 2 Patienten — sie zeigten einen normalen morphologischen Befund — nicht bestätigt werden.

Zur Überprüfung der morphologischen Beurteilung wurde der weitere klinische Verlauf der Erkrankung durch regelmäßige ambulante Untersuchungen der Patienten kontrolliert. Die Beobachtungszeit nach der Biopsie beträgt bis jetzt bei den noch lebenden Patienten im Mittel 1,9 Jahre (7 bis 41 Monate).

Nur bei einem Patienten — er fiel in die Gruppe der elektronenmikroskopisch nicht bestätigten Diagnosen — widerspricht der bisherige klinische Verlauf der morphologischen Beurteilung. Noch längere Verlaufsbeobachtungen sowie angiocardiographische und bioptische Kontrolluntersuchungen sind zur weiteren Beurteilung des Ergebnisses aller biopsierten Patienten erforderlich.

Zur Frage der prognostischen Aussagefähigkeit der elektronenmikroskopischen Veränderungen wurden die Patienten nach dem genannten morphologischen Punktesystem in eine Gruppe bis 4 und eine weitere ab 5 Punkte eingeteilt. Es zeigte sich, daß damit eine Patienten-Gruppe mit nur relativ geringer Letalität von einer Gruppe mit beträchtlich höherer Letalität abgrenzbar war. In Gruppe I verstarben bisher nur 2 von 9 Patienten (22%), in Gruppe II dagegen 9 von 14 Patienten (64%). Als prognostisch besonders ungünstig erwiesen sich vor allem die degenerativen und die mitochondrialen Veränderungen.

	Zahl der Patienten Punkte	Alter	Erkr.- Dauer	Letalität	$\hat{A}_{QRS}$	LSB	H-T-Q	LVEDP (mm Hg)	$\frac{PEP}{LVET}$
Gruppe I (≤4 Punkte)	n=9 3,5	42,6 J.	4,10 J.	22% (2✝)	20,3°	56%	0,581	17	0,688
Gruppe II (≥5 Punkte)	n=14 6,71	38,7 J.	3,89 J.	64% (9✝)	23,9°	50%	0,623	18	0,648

Abb. 2. Vergleich klinischer und ultrastruktureller Befunde bei 23 Pat. mit congestiver Cardiomyopathie. Der einzige erhebliche Unterschied zwischen den beiden Patientengruppen besteht in der Letalität. Abkürzungen: A_{QRS} = QRS-Hauptvektor, LSB = Linksschenkelblock, HTQ = Herz-Thorax-Quotient, LVEDT = Linksventrikulärer enddiastolischer Druck, PEP = Präejektionsperiode, LVET = Linksventrikuläre Ejektionszeit

Abb. 2 zeigt, daß diese Unterscheidung in bezug auf die Letalität durch den Vergleich verschiedener klinischer Daten nicht möglich war.

Nach diesen bisherigen Ergebnissen muß den genannten elektrocardiographischen und elektronenmikroskopischen Befunden für die Diagnostik und die Verlaufsbeurteilung der CCM eine wesentliche Bedeutung beigemessen werden.

Literatur

1. Oakley, C. M.: Circulat. Res. **34/35** (Suppl. II), (1974). — 2. Kuhn, H., Breithardt, G., Knieriem, H.-J., Loogen, F., Both, A., Schmidt, W. A. K., Stroobandt, R., Gleichmann, U.: Dtsch. med. Wschr. (1974) (im Druck). — 3. Konno, S., Sekiguchi, M., Sakakibara, S.: Radiol. Clin. North Amer. **9**, 491 (1971). — 4. Kuhn, H., Breithardt, L.-K., Breithardt, G., Seipel, L., Loogen, F.: Z. Cardiol. **63**, 916 (1974).

KNAPP, W. H.*, LORENZ, A.*, VAN KAICK, G.*, BRINKHUS, H. B.** (*Inst. f. Nuklearmedizin, Deutsches Krebsforschungszentrum Heidelberg, u. **Med. Univ.-Klinik, Inst. u. Abt. allgemeine klin. Med., Ordinariat innere Med. II, Heidelberg):
Herzdiagnostik mit Hilfe des impuls-reflektierten Ultraschalls

Ultraschall wird der Kreislaufdiagnostik in zwei Applikationsformen nutzbar gemacht: erstens als Dauerton zur Messung von Flußgeschwindigkeiten, wobei das Dopplerprinzip angewandt wird; zweitens als Impulsschall kürzester Dauer nach dem Echolotprinzip, wobei die Schallsonde abwechselnd als Sender und Empfänger dient.

Impulsschall ermöglicht die räumliche Darstellung von Gewebsgrenzflächen. Darüber hinaus können Bewegungen von Grenzflächen auf einem Schallstrahl eindimensional aufgezeichnet werden. Beim Herzen können mit Hilfe dieser Technik Klappen-, Wand- und Gefäßbewegungen sowie deren topographische Zuordnung zueinander analysiert werden.

Eine gewisse klinische Bedeutung hat diese Methode in den letzten Jahren erlangt wegen ihres erfolgreichen Einsatzes bei der Erkennung vor allem von Mitralvitien, Perikardergüssen und einigen angeborenen Herzfehlern. Heute möchte ich eine Möglichkeit zur quantitativen Beurteilung der linksventrikulären Myokardfunktion vorstellen. Normalerweise ergibt sich auf einem der Querdurchmesser des linken Ventrikels ein Zeit-Positionsbild, auf dem die Bewegungen von Septum und Hinterwand, dazwischenliegend die Mitralklappensegel bzw. die Cordae und das simultan aufgezeichnete EKG zu sehen sind. Die Ventrikeldurchmesser können am Ende der isovolumetrischen Kontraktionsphase und zu Ende der Austreibungsphase ausgemessen werden.

Zur numerischen Auswertung von Echokardiogrammen erwiesen sich nun zwei Parameter als besonders brauchbar, die aus der fortlaufenden Registrierung der transversalen Durchmesser errechnet werden:

1. Die Relativen Querschnittsdifferenzen (RCD), die folgendermaßen definiert sind: Basisnahe Querschnittsdifferenzen zwischen Ende der isovolumetrischen Kontraktionsphase und Ende der Austreibungszeit dividiert durch Gesamtquerschnitt. Der mittlere Normalwert liegt bei $58 \pm 4\%$.

2. Die Relativen (d. h. frequenznormierten) mittleren Kontraktionsgeschwindigkeiten (RVC).

Die Frequenznormierung wurde eingeführt, weil sich aus Messungen der mittleren Kontraktionsgeschwindigkeiten an über 80 Normalpersonen eine lineare Beziehung zur Herzfrequenz herstellen ließ. Die Extrapolation der Regressionsgeraden läßt eine nahezu proportionale Beziehung beider Größen im Meßbereich erkennen. Die Normierung erfolgt auf eine Frequenz von 60 Schlägen/min. Es ergibt sich dann ein Normalindex von $1 \pm 0{,}14$. Die diagnostischen Aussagen der Größen RCD und RVC geht an Hand zweier Beispiele hervor:

1. Ein Patient mit posttraumatischer Rechtsherzvergrößerung, bei dem die Frage nach der Mitralklappenfunktion gestellt wurde. Echokardiographisch zeigt sich eine normale Mitralklappenfunktion, dagegen ein stark vergrößerter linker Ventrikel mit stark reduzierter Bewegungsamplitude der Ventrikelwände. Die numerische Auswertung ergibt eindeutig verminderte RCD- und RVC-Werte. Neben einer traumatischen Tricuspidalinsuffizienz, die die Rechtsherzdilatation bewirkte, konnte die Diagnose: massive Linksinsuffizienz gestellt werden. Die Autopsie ergab einen ausgedehnten traumatischen Infarkt.

2. Das Echokardiogramm eines jungen Patienten, der uns wegen Verdachts auf Cardiomyopathie überwiesen wurde.

Die Auswertung ergab einen hohen RCD-Wert bei relativ hoher Ruhefrequenz und einen normalen RVC-Wert. Eine Cardiomyopathie ist damit ausgeschlossen, dagegen ist die Kombination dieser Werte typisch für eine vegetativ bedingte Inotropiesteigerung. Unsere Diagnose: hyperkinetisches Herzsyndrom wurde durch die klinische Untersuchung in der Univ.-Poliklinik bestätigt.

Eine systematische Untersuchung echokardiographischer Parameter bei Herzinsuffizienz wurde an 34 Patienten vorgenommen, die entsprechend den Kriterien der N.Y.H.A. in 4 Gruppen unterschiedlichen Schweregrades eingeteilt wurden.

Aus der Abb. 1 — der mittlere Normalwert ist für beide Parameter = 1 gesetzt — geht eindrucksvoll die Trennschärfe zwischen den Gruppen hervor. Besonders wichtig erscheint uns die Abgrenzung der Gruppen 1 und 2 zu sein, die die Patienten mit klinisch weitgehend latenter Herzinsuffizienz beinhalten. Die Trennschärfe des Verfahrens wird bestätigt bei einem Kollektiv von 24 Patienten mit chronischer Urämie ohne klinisch-anamnestische Zeichen einer Herzinsuffi-

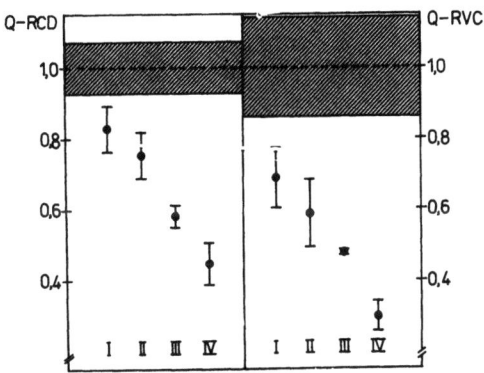

Abb. 1. RCD- und RVC-Mittelwerte ± SD bei Patienten mit Myokardschädigung unterschiedlichen Schweregrades. Mittlerer Normalwert gesunder Personen = 1. Normbereich schraffiert. I, II, III, IV: Symptomatik entsprechend Kriterien der N.Y.H.A. I: n = 16, II: n = 9, III: n = 4, IV: n = 5

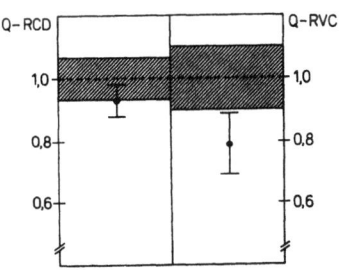

Abb. 2. RCD- und RVC-Mittelwerte ± SD bei Patienten mit chronischer Urämie (n = 24). Mittlerer Normalwert gesunder Personen bei vergleichbarer Herzfrequenz = 1 (n = 23). Normalbereich schraffiert. RCD: $t = 4{,}3 > t_{0{,}001:45} \approx 3{,}5$, RVC: $t = 67{,}8 > t_{0{,}001:44} \approx 3{,}5$

zienz. Bei diesen Patienten war dennoch auf Grund pathophysiologischer Überlegungen eine gewisse Einschränkung der Kontraktilität zu erwarten.

Die echokardiographischen Parameter weisen tatsächlich hochsignifikante Unterschiede gegenüber dem Normalkollektiv auf (Abb. 2). Auch hier zeigt sich vor allem bei den RVC eine vorzügliche Trennschärfe mit nur geringen Überlappungen der Einzelwerte beider Kollektive.

Zum Schluß sei kritisch angemerkt, daß RCD und RVC bei wesentlicher Druckbelastung des rechten Herzens aus pathoanatomischen Gründen *nicht* bestimmt werden können und daß diese Größen bei lokalisierten Ischämiebezirken bzw. Vernarbungen des linken Ventrikels nur mit Einschränkung verwertet werden können. Bei Patienten mit Lungenemphysem ist die Untersuchung meist technisch unmöglich, ansonsten bei älteren Patienten zum Teil recht schwierig und nur mit einiger Erfahrung durchführbar.

Der Wert der Methode besteht darin, daß sie auf unblutige, ungefährliche und nichtbelastende Weise Aufschluß gibt über den Funktionszustand des linken Ventrikels. Bei generalisierten Störungen seiner Dynamik kommt es zu charakteristischen, quantitativ verwertbaren Veränderungen der echokardiographischen Parameter RCD und RVC. Eine gleichzeitige Erfassung beider Größen erscheint sinnvoll wie einige zur Zeit noch nicht abgeschlossene Studien über die Wirkung hormonaler und vegetativer Einflüsse erkennen lassen.

Erbel, R., Spiller, P., Neuhaus, L., Kreuzer, H. (I. Med. Klinik B, Univ. Düsseldorf): **Änderungen der Ventrikelfunktion während und nach intraventrikulärer Kontrastmittelinjektion**

Manuskript nicht eingegangen.

Flöthner, R., Schneider, P., Doenecke, P. (Med. Univ.-Klinik u. Poliklinik — Innere Medizin III — u. Abt. Nuklearmedizin, Radiologische Univ.-Klinik Homburg/Saar): **Klinische Bedeutung der Transitzeitbestimmung am rechten Herzen**[*]

Nach i.v. Injektion von ^{99m}Tc-markierten Humanserumalbuminmikrosphären (10 m Ci/70 kg KG) in die vena cubitalis wurde der zeitliche Verlauf der Impulsrate über vena cava superior, rechtem Herzen und Lunge mit einer γ-Kamera (NC Pho Gamma II) gemessen und mit einem Rechnersystem (HP 5407 A) ausgewertet. Nach einem von unserer Arbeitsgruppe auf der Internationalen Jahrestagung der Gesellschaft für Nuklearmedizin in München im September 1974 vorgetragenen Verfahren wurden mittlere Transitzeiten durch das rechte Herz bestimmt. Diese Zeiten sind abhängig von der Pulsfrequenz und den Volumenverhältnissen des rechten Herzens. Durch Multiplikation der mittleren Transitzeit mit der Pulsfrequenz erhält man eine Größe mit der Dimension Herzzyklen (HZ), die angibt, nach wieviel Herzaktionen ein Tracerpartikel im Mittel das Herz wieder verläßt. Diese Größe wird im folgenden als normierte Transitzeit bezeichnet und ist abhängig vom Funktionszustand des rechten Herzens.

Insgesamt untersuchten wir 140 Patienten, darunter befanden sich Normalpersonen und Patienten mit folgenden Erkrankungen:

Lungenembolie mit pathol. Lungenszintigramm, primär vasculäre pulmonale Hypertonie, primäre oder secundäre Cardiomyopathie, coronare Herzerkrankung, Pericarditis constrictiva vor und nach der OP sowie kombinierte Mitralaortenvitien.

Wir berichten hier über die an dem größten Kollektiv von 50 Patienten mit kombinierten Mitralvitien ohne Aortenbeteiligung gewonnenen Ergebnisse.

Abb. 1 zeigt die normierte Transitzeit in Abhängigkeit vom klinischen Schweregrad der Erkrankung. Der an 40 Normalpersonen ermittelte Normalbereich liegt

---

[*] Die diesem Bericht zugrunde liegenden Arbeiten wurden mit Mitteln des Bundesministers für Forschung und Technologie gefördert.

zwischen 1,3 und 2,3 Herzzyklen. Solange rechter Ventrikel und rechter Vorhof nicht vergrößert sind und das Herzminutenvolumen noch normal ist (klinisches Stadium I) muß auch die Transitzeit im Normbereich liegen. Eine Größenzunahme der rechtsseitigen Herzabschnitte bei noch konstantem Herzminutenvolumen bedingt bereits einen Anstieg der normierten Transitzeit. Sinkt dazu noch das Herzminutenvolumen ab, so bedeutet dies eine weitere Erhöhung.

Im klinischen Stadium II fanden wir Transitzeiten zwischen 2,2 und 5,7 Herzzyklen, im Stadium III Transitzeiten bis zu 13 Herzzyklen. Im Bereich zwischen 3,7 und 5,7 Herzzyklen überschneiden sich die Meßwerte beider Gruppen. Hier zeigt sich, daß die Zuordnung zu einem klinischen Schweregrad nicht immer frei von Subjektivität ist. Betrachtet man nur den Zwei-Sigma-Bereich der Meßwerte, so entfällt die Überschneidung der beiden Gruppen. Die normierten Transitzeiten im klinischen Stadium IV lagen über 13 Herzzyklen.

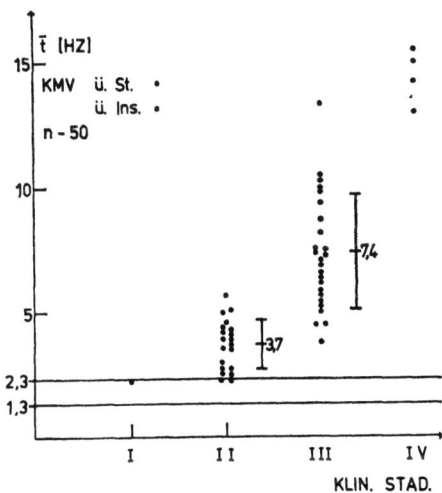

Abb. 1. Normierte Transitzeit $\bar{t}$ (HZ) in Abhängigkeit vom klinischen Schweregrad eines kombinierten Mitralvitiums

Stellt man die Transitzeit dem Pulmonalarterienmitteldruck gegenüber, zeigen die Ergebnisse, daß bei steigenden Pulmonalarteriendrucken die Transitzeiten ansteigen, jedoch ohne funktionellen Zusammenhang. Die hämodynamischen Auswirkungen eines Vitiums lassen sich durch Druck- oder Volumengrößen beschreiben. Die zeitliche Änderung beider Größen im Krankheitsverlauf geht nicht parallel. Die Bestimmung beider Größen könnte daher eine zusätzliche Differenzierung in der Diagnostik bedeuten.

Die Indikation zur Commissurotomie bzw. zum prothetischen Klappenersatz eines Mitralvitiums berücksichtigt mehrere Parameter wie Anamnese, klinischen Befund und die Ergebnisse der Herzkatheteruntersuchung mit Angiokardiographie. Bei dem vorliegenden Patientengut haben wir untersucht, ob die Transitzeit einen Beitrag zur Frage der Operationsindikation leisten kann. Aus der Abb. 2 geht hervor, daß bei normierten Transitzeiten zwischen 5 und 15 Herzzyklen die Indikation zu einem operativen Vorgehen gestellt wurde. Bei Zeiten unter 5 Herzzyklen ist die Aussage nicht eindeutig. Hier muß berücksichtigt werden, daß ein Teil der Patienten unter optimaler medikamentöser Einstellung untersucht wurde und dabei sowohl niedrige Transitzeiten als auch günstigere Herzkatheterdaten gewonnen wurden. Die Indikation zur Operation resultierte bei diesen Patienten überwiegend aus dem Krankheitsverlauf, z. B. wegen kardialer

Dekompensation oder nach Embolien. Außerdem enthält dieser Bereich Patienten, bei denen die Indikation zur Operation auf Grund der Ergebnisse von Belastungsuntersuchungen mit der Einschwemmkathetermethode gestellt wurde.

Die Transitzeitbestimmung am rechten Herzen ist eine für den Patienten unbelastende Methode. Neben der üblichen konventionellen nicht invasiven Diagnostik könnte diese Methode zur Schweregradbestimmung eines Mitralvitiums bereits in der Vorfelddiagnostik mit herangezogen werden. Außerdem bietet sie sich zur Verlaufskontrolle, u. a. auch nach Operationen, an. Weitere Einsatzmöglichkeiten sehen wir in der Beurteilung hämodynamischer Rückwirkungen von Lungenembolien und primär vasculären pulmonalen Hypertonien.

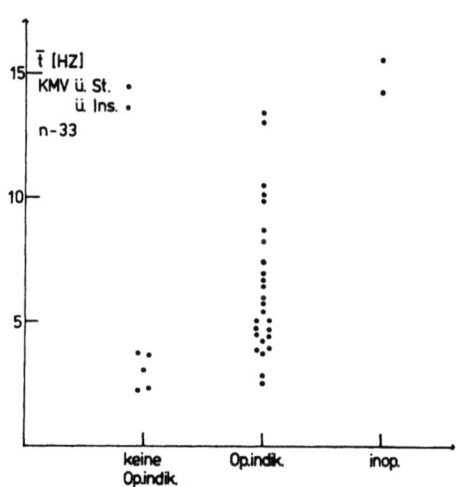

Abb. 2. Normierte Transitzeit $\bar{t}$ (HZ) und Operationsindikation bei kombinierten Mitralvitien

Literatur

Breuel, H. P., de Vivie, R., Schmidt, B., Heimburg, P., Emrich, D.: Z. Kardiologie **63**, 718 (1974). — Schicha, H., Vyska, K., Becker, V., Feinendegen, L. E.: IA EA — SM — 185/54. — Criteria Committee New York Heart Association Inc.: Diseases of the heart and blood vessels. Nomenclature and criteria for diagnosis. 6. Angl. Boston: Little & Brown 1964. — Schneider, P., Oberhausen, E., Flöthner, R.: Nuklearmedizin **1** (1975).

FREUNDLIEB, C., VYSKA, K., HÖCK, A., SCHICHA, H., BECKER, V., FEINENDEGEN, L. E. (Inst. für Medizin der Kernforschungsanlage Jülich): **Quantitative Langzeit-Kontrolle kardialer Therapie mit Hilfe der minimalen kardialen Transitzeiten**

Die minimalen kardialen Transitzeiten stellen einen Parameter dar, der sich bei der Diagnostik kardialer Erkrankungen als außerordentlich hilfreich erwiesen hat. Sie sind als Differenzen der Erscheinungszeiten eines Indikators in nachgeordneten Kreislaufsegmenten definiert.

Es konnte gezeigt werden, daß mit Hilfe der minimalen Transitzeiten der Quotient aus Schlagvolumen zu Segmentvolumen eindeutig berechnet werden kann. Da bei Myokardinsuffizienzen nicht nur charakteristische Änderungen der Ventrikelvolumina vorliegen, sondern darüber hinaus sekundäre hämodynamische

Rückwirkungen möglich sind, z. B. Stauungserscheinungen, die auch zu Veränderungen der zentralen Volumina führen, wurde in der vorliegenden Studie als Segment der gesamte zwischen rechtem Vorhof und Aortenwurzel liegende Kreislaufabschnitt gewählt.

Der Quotient aus Schlagvolumen zu diesem Segmentvolumen kann mit Hilfe der angegebenen Formel aus den minimalen Transitzeiten berechnet werden.

$$\frac{SV}{V_{KK}} = \frac{0{,}39 \sqrt{f/60}}{MTT - n(f/60 - 0{,}39 \sqrt{f/60})}$$

Hierbei bezeichnet SV das Schlagvolumen, V_{KK} das Segmentvolumen, MTT die minimale Transitzeit, f die Herzfrequenz und n die Anzahl der in die minimalen Transitzeiten eingehenden Herzzyklen.

Die Bestimmung des Quotienten an 274 Normalpersonen, 110 latent und 33 manifest herzinsuffizienten Patienten zeigte, daß die gewählte Volumenrelation in der Tat geeignet ist, Myokardinsuffizienzen verschiedener Schweregrade statistisch signifikant zu erfassen. Unter Berücksichtigung der Tatsache, daß von einer Behandlung mit Digitalisglycosiden eine Beeinflussung der bei myokardinsuffizienten Patienten veränderten zentralen Volumina zu erwarten ist, lag es daher nahe, die Effekte einer langfristigen Digitalistherapie mit Hilfe des vorgestellten Parameters zu untersuchen.

Es wurden daher 39 Pat. mit Myokardinsuffizienzen vorwiegend arteriosklerotischer Genese vor und nach Volldigitalisierung sowie bis zu einem Zeitraum von 5 Jahren gemessen. 30 dieser Patienten wiesen Zeichen einer latenten Herzinsuffizienz auf, 9 Pat. litten unter einer manifesten Herzinsuffizienz. Die Digitalisierung erfolgte mit β-Acetyldigoxin oder β-Methyldigoxin. Der Vollwirkspiegel wurde durch mittelschnelle Sättigung angestrebt. Die Erhaltungsdosis lag zwischen 0,2 und 0,4 mg/Tag.

Die Messungen der minimalen kardialen Transitzeiten erfolgten nach intravenöser Injektion von 2 mCi Indium-113m DTPA mit Hilfe der Fucks-Knipping-Kamera oder einer Anger-Kamera. Die Messungen wurden an sitzenden Personen durchgeführt. Die wiederholten Kontrolluntersuchungen erfolgten nach einem Zeitabstand von jeweils 1 bis 2 Jahren. Alle angegebenen Werte sind auf eine Herzfrequenz von 80 Schlägen/min normiert.

Die bei der Gruppe der latent herzinsuffizienten Patienten gemessenen Einzelwerte des gewählten Quotienten vor und nach Digitalisierung sind in Abb. 1 dargestellt. Bei der Betrachtung der Daten lassen sich bezüglich des Therapieeffektes zwei Phasen unterscheiden. Zunächst kommt es nach Volldigitalisierung zu einer statistisch hochsignifikanten Vergrößerung des Quotienten von durchschnittlich 7,9 auf 9,7%. Dies bedeutet, daß die zentralen Volumina sich im Verhältnis zum Schlagvolumen verkleinert haben. Der Effekt ist so ausgeprägt, daß im Durchschnitt die untere Grenze des Normbereichs erreicht wird. Dieser anfängliche Effekt stabilisiert sich im weiteren Verlauf der Digitalisbehandlung. Ein hierbei erkennbarer Trend zu einer weiteren Verbesserung ist jedoch statistisch nicht nachweisbar.

Diese weitgehende Normalisierung der gestörten Relation zentraler Volumina, die bei Patienten mit latenter Herzinsuffizienz nach Digitalisbehandlung beobachtet wurde, konnte bei manifest herzinsuffizienten Patienten nicht erreicht werden.

In Abb. 2 sind die bei dieser Patientengruppe gemessenen Daten dargestellt. Man erkennt, daß auch hier eine anfängliche, jedoch weit weniger ausgeprägte Vergrößerung des gewählten Quotienten erreichbar ist. Nach diesem initialen Effekt zeichnet sich allerdings im weiteren Verlauf der Therapie eine bei den einzelnen Personen unterschiedlich ausgeprägte Tendenz zu einer erneuten Verkleinerung des Quotienten ab. Dies bedeutet, daß die Therapieeffekte bei dieser Patientengruppe nicht nur weniger ausgeprägt, sondern auch kurzfristiger Natur sind. Eine Volldigitalisierung führt hier lediglich zu einer Verschiebung des

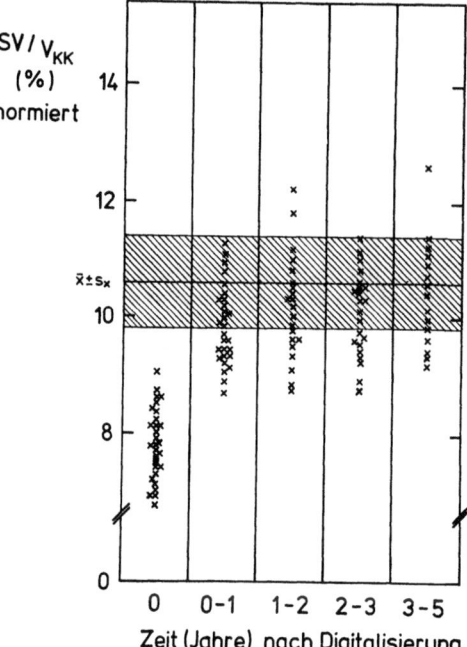

Abb. 1. Latente Insuffizienzen

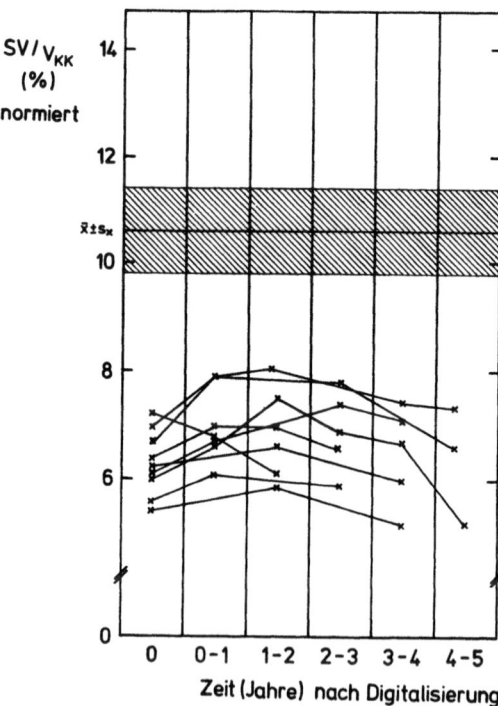

Abb. 2. Manifeste Insuffizienzen

Quotienten in den Bereich der unbehandelten latent herzinsuffizienten Patienten. Der Normbereich wurde dabei in keinem Fall erreicht.

Abschließend kann somit festgestellt werden, daß sich eine Digitalisbehandlung bei latenten und manifest herzinsuffizienten Patienten unterschiedlich auswirkt. Während bei den latent herzinsuffizienten Patienten eine weitgehende und über den gesamten Beobachtungszeitraum andauernde Normalisierung der gestörten zentralen Volumenbeziehungen möglich ist, zeichnet sich bei manifest herzinsuffizienten Patienten lediglich ein begrenzter und in der Langzeitbeobachtung nicht stabiler Therapieeffekt ab. Damit berechtigen die vorgelegten Daten zu der Annahme, daß bei der Entwicklung einer Herzinsuffizienz eine frühzeitige Digitalisierung auch in der Langzeitbeobachtung optimal effektiv ist. Darüber hinaus muß angenommen werden, daß eine Digitalisierung bereits manifester Herzinsuffizienzen einen derartigen optimalen Therapieerfolg nicht mehr ermöglicht.
(Literatur beim Verfasser)

Sternitzke, N., Schieffer, H., Reitig, G., Hoffmann, W., Bette, L. (Med. Univ.-Klinik u. Poliklinik Homburg/Saar, Innere Med. III): **Die Bestimmung des Herzzeitvolumens und der Kontraktilitätsparameter mit der Impedancekardiographie im Vergleich zu konventionellen Methoden in Ruhe und unter ergometrischer Belastung**

Die unblutige Bestimmung des Herzzeitvolumens mittels der Impedancekardiographie nach Kubicek wird im Vergleich mit invasiven Methoden unterschiedlich bewertet.

Wir untersuchten, ob die Impedance-kardiographisch ermittelten Herzzeitvolumina in Ruhe und unter ergometrischer Belastung mit den Werten nach Fick übereinstimmen und ob der indirekte Kontraktilitätsparameter nach Heather, gebildet durch den Quotienten der größten Widerstandsabnahme dz/dt in Ohm/sec und dem Zeitintervall zwischen der elektrischen Erregung und der größten Widerstandsabnahme R—Z, im Vergleich zur Druckanstiegszeit, der Auswurfgeschwindigkeit und dem Quotienten nach Hamacher mit der Belastungsgröße korreliert.

Methode

Wir benutzten den Impedance-Kardiographen IFM Minnesota Modell 304 A. Über zwei äußere Elektrodenbänder wird über dem Thorax durch Abgabe eines Wechselstromes von 100 KHz und 4 mA ein elektrisches Feld erzeugt. Die von der Blutverschiebung im Thorax abhängige Widerstandsänderung wird als Spannungsänderung, bezogen auf den basalen Thoraxwiderstand Zo, über die beiden inneren Elektroden erfaßt und als differenzierte Kurve dz/dt, die der maximalen Widerstandsabnahme in Ohm/sec entspricht, registriert. Die Berechnung des Schlagvolumens erfolgt nach der Formel:

$$SV = p \times \frac{L^2}{Zo^2} \times dz/dt \times T$$

Es bedeuten p = Impedance des Blutes mit 135 Ohm, L = der kürzeste Abstand der inneren Elektroden in Zentimeter, Zo = der Basisthoraxwiderstand in Ohm, dz/dt = die größte Widerstandsabnahme in Ohm/sec und T = Austreibungszeit in Sekunden. Zur Bestimmung des Herzminutenvolumens wird die Herzfrequenz aus 10 Schlägen ermittelt.

Es werden bei Patienten ohne und mit Herzerkrankungen unter Ausschluß von Vitien und kardialen Shunts synchron die Drucke der A. brachialis, der A. pulmonalis, das Impedance-Signal dz/dt, das Elektrokardiogramm, das Phonokardiogramm und die Carotispulskurve registriert. Die fortlaufende Bestimmung der Sauerstoffaufnahme erfolgt über den Spirographen-Pneumotest. Die Sauerstoffsättigung des Blutes in der A. pulmonalis und der A. brachialis wird mit dem AO-Oxymeter bestimmt. Als indirekte Kontraktilitätsparameter werden die Druckanstiegszeit nach Blumberger und Holldack, die Auswurfgeschwindigkeit: Schlagvolumen/Austreibungszeit, der Quotient nach Hamacher: diastolischer Druck/Druckanstiegszeit und der Heather-Index aus den registrierten Kurven ermittelt. Die Messungen erfolgen in Ruhe, in der 5. Minute ergometrischer Belastung sowie nach Belastung.

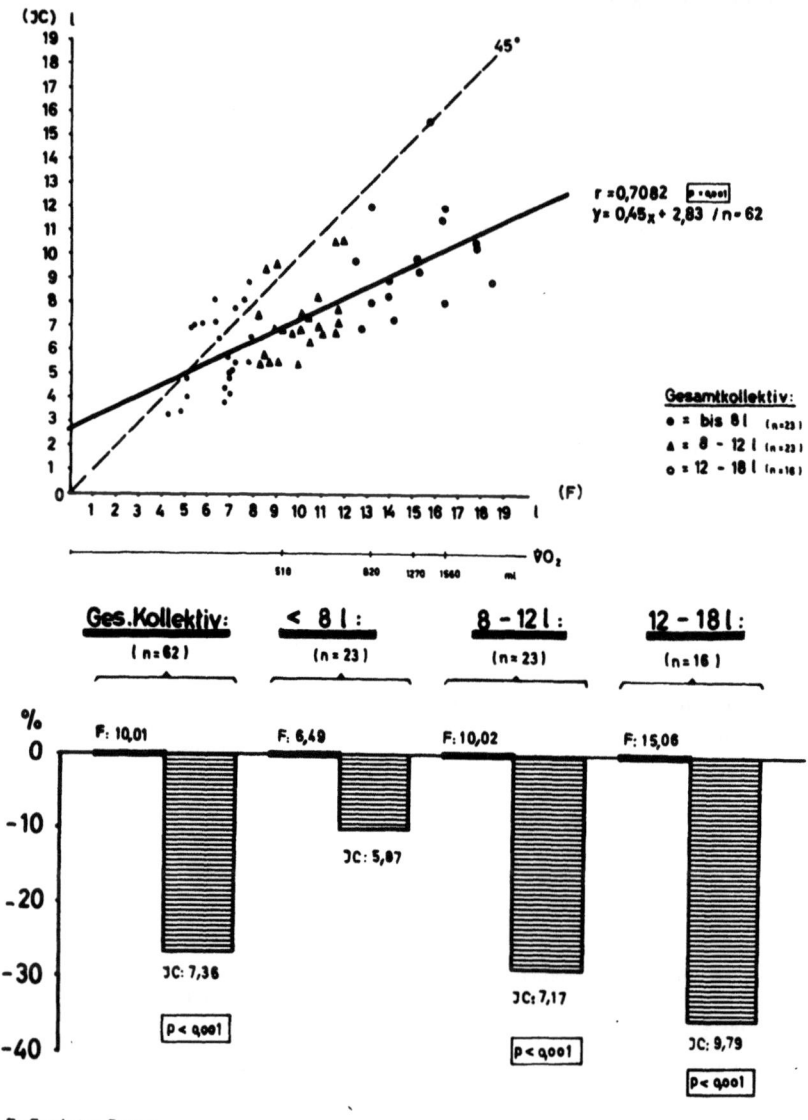

Abb. 1. Impedance-kardiographisch bestimmte Herzminutenvolumina im Vergleich zum Fickschen Prinzip und die prozentuale Abweichung der Mittelwerte

Ergebnisse

Die Regressionsgrade der Impedance-kardiographisch bestimmten Herzminutenvolumina im Vergleich zum Fickschen Prinzip ohne Berücksichtigung der Volumengröße (Abb. 1 oben) ergibt mit p = 0,001 eine statistisch gesicherte Abweichung bei einem Korrelationskoeffizienten von 0,708. Bei Unterteilung der Volumina bis zu 8 l (Gruppe 1), von 8 bis 12 l (Gruppe 2) und von 12 bis 18 l

(Gruppe 3) weist die Regressionsgrade der höchsten Volumina die stärkste Abweichung auf, wobei die Einzelwerte erheblich streuen. Die prozentuale Abweichung der Mittelwerte im Vergleich zu den Werten nach Fick (Abb. 1 unten) beträgt für die Gruppe 1 10%, für die Gruppe 2 29%, für die Gruppe 3 35% und für das Gesamtkollektiv 26%. Die Abweichungen sind außer für die Gruppe 1 statistisch gesichert. Es zeigt sich, daß mit Zunahme des Herzminutenvolumens, wobei die nach Fick ermittelten Werte der belastungsbedingten Sauerstoffaufnahme entsprechen, die Impedance-kardiographisch bestimmten Volumina am stärksten differieren und eine ausreichende Korrelation nur bei Vorliegen von physiologischen oder gering verminderten Herzzeitvolumina besteht.

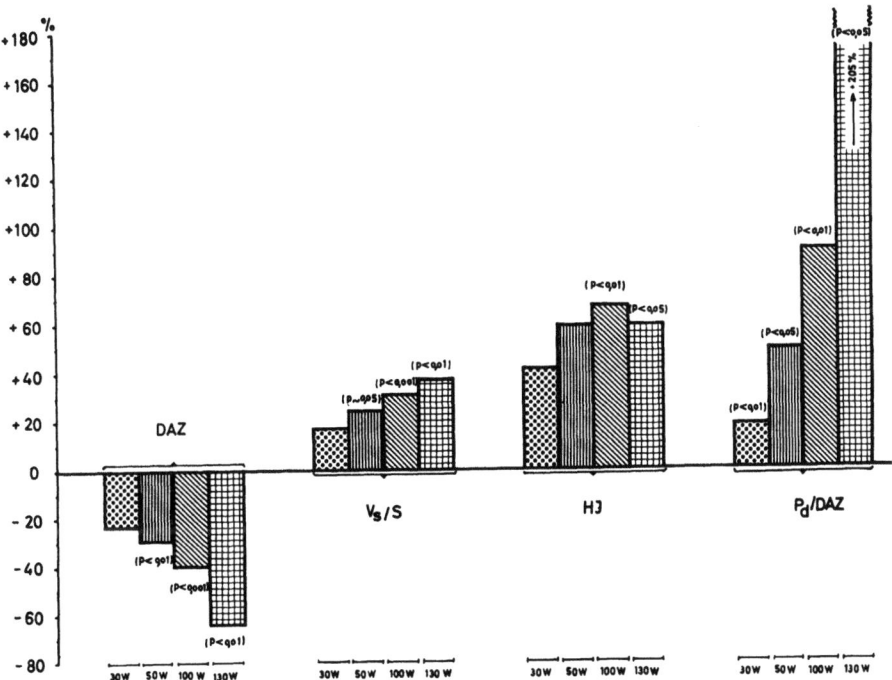

Abb. 2. Beeinflussung der indirekten Kontraktilitätsparameter durch ergometrische Belastung. DAZ = Druckanstiegszeit, V_s/S = Auswurfgeschwindigkeit, HJ = Heather-Index P_d/DAZ = Quotient nach Hamacher

Die indirekten Kontraktilitätsparameter weisen der Belastung entsprechende Veränderungen auf (Abb. 2). Im Gegensatz zur Druckanstiegszeit, der Auswurfgeschwindigkeit und dem Quotienten nach Hamacher bleibt der Heather-Index bei 130 Watt unverändert, so daß durch diesen Parameter irrtümlich auf eine Belastungsgrenze geschlossen werden könnte. Die Beurteilung der Belastungsfähigkeit bzw. der Belastungsgrenze durch Bestimmung indirekter Kontraktilitätsparameter ist nur eingeschränkt möglich und bei der Auswahl der Parameter zu berücksichtigen, daß der Heather-Index im Vergleich zur Druckanstiegszeit und zur Austreibungsgeschwindigkeit eine größere Streuung aufweist.

Diskussion

Vergleichsuntersuchungen der Herzminutenvolumina zwischen der Impedancekardiographischen- und den Indikator-Verdünnungsmethoden oder des Fickschen Prinzips ergaben für Patienten ohne Vitien oder Shunt sowie für gesunde Probanden im Ruhezustand eine ausreichende Korrelation, besonders unter Berücksichtigung der Mittelwerte. Im einzelnen schwankten die Korrelationskoeffizienten zwischen 0,58 und 0,969. Bei Messungen unter oder sofort nach ergometrischer Belastung fand Baker im Vergleich zur Indikator-Verdünnungsmethode eine deutliche Abweichung mit einem Korrelationsquotienten von 0,58 und Lang stellte eine Diskrepanz der Absolutwerte im Verhältnis zur Belastungsgröße fest. Die von uns erhobenen Befunde weisen für physiologische Minutenvolumina bis zu 8 l im Vergleich zum Fickschen Prinzip eine ausreichende Korrelation auf. In Übereinstimmung mit Schlehe kann die Fehlerbreite des Fickschen Prinzips vernachlässigt werden, so daß die Differenzen bei großen Minutenvolumina auf die extrakardiale Beeinflussung der Impedance-kardiographischen Methode zurückzuführen sind. Es ergeben sich Meßschwierigkeiten durch die atemzyklische Beeinflussung der dz/dt-Kurve, des Basisthoraxwiderstandes (Zo) sowie durch fehlerhafte Bestimmung der Austreibungszeit aus der dz/dt-Kurve im Vergleich zur Carotispulskurve.

Zur Beurteilung der Belastungsinsuffizienz bzw. Belastungsgrenze sind im Vergleich zum Atemäquivalent, dem respiratorischen Quotienten, der Herzfrequenz und dem Pulmonalarteriendruck die Bestimmung der Kontraktilitätsparameter allein nicht ausreichend. Trendmessungen im Rahmen der Rehabilitation sind mit der Impedancekardiographie unter Berücksichtigung der Fehlerbreite möglich, absolute Werte sind für wissenschaftliche Untersuchungen nicht verwertbar. Neue technische Änderungen sollen die aufgezeigten Schwierigkeiten vermindern, so daß nicht nur die Aussage pharmakologisch bedingter Richtungsänderungen, sondern auch die klinische Nutzung verbessert werden könnte.

Literatur

Blumberger, Kj.: Arch. Kreisl.-Forsch. **6**, 203 (1940). — Blumberger, Kj.: Ergebn. inn. Med. Kinderheilk. **62**, 424 (1942). — Baker, L. E., Judy, W. V., Geddes, L. E., Langley, F. M., Hill, D. W.: Cardiovasc. Res. IX, 135 (1971). — Hamacher, J.: Naunyn-Schmiedebergs Arch. exp. Path. Pharmak. **244**, 429 (1963). — Harley, A., Greenfield, J. C., Jr.: Aerospace Med. **39**, 248 (1968). — Hiltmann, W. P., Kollmeier, W. Schaumann, H. J., Stegaru, W.: Verh. dtsch. Ges. inn. Med. 1974. — Holldack, K.: Dtsch. Arch. klin. Med. **198**, 71 (1951). — Judy, V. W., Langley, F. M., McCowen, K. D., Stinnet, D. M., Baker, L. E., Johnson, P. C.: Aerospace Med. **40**, 532 (1969). — Kubizcek, W. G., Karnegis, J. N., Patterson, R. P., Witsoe, D. A., Mattson, R. H.: Aerospace Med. **37**, 1208 (1966). — Kubiczek, W. G., Patterson, R. P., Witsoe, D. A.: Ann. N. Y. Acad. Sci. **170**, 724 (1970). — Lang, E., Durst, O. E., Weikl, A., Denkl, D., Kessel, R., Wieluch, W., von Niedner, K.: Münch. med. Wschr. **116** (1974). — Ritz, R., Baitsch, G., Burkart, F.: Schweiz. med. Wschr. **104**, 1589 (1974). — Schieffer, H., Sternitzke, N., Bette, L.: Verh. dtsch. Ges. Kreisl.-Forsch. **37**, 170 (1971). — Schlehe, H., Matthys, H., Härisch, B., Nissen, H., Konietzko, N.: Schweiz. med. Wschr. **103**, 1773 (1973). — Zuhdi Lababidi, Ehmke, D. A., Durnin, R. E., Leaverton, P. E., Lauer, R. M.: Pediatrics **47**, 870 (1971).

BONZEL, T., SCHMIDT, H., SIGWART, U., MERTENS, H. M., GLEICHMANN, U. (Staatl. Gollwitzer-Meier-Inst. Bad Oeynhausen): **Vergleichende Untersuchungen zwischen linksventrikulären diastolischen Drucken und Pulmonalarteriendrucken in Ruhe und unter Belastung bei simultaner Messung**

Der diastolische Pulmonalarteriendruck (PADP) und der mittlere Pulmonalkapillarverschlußdruck ($\overline{PCW}$) gelten als Mittel zur Schätzung des linksventrikulären enddiastolischen Druckes (LVEDP). Übereinstimmend wurden in Ruhe auch bei Patienten mit erhöhtem LVEDP gute Korrelationen zwischen PADP, $\overline{PCW}$ und LVEDP von verschiedenen Autoren gefunden [2—6, 8—11]. Hinsichtlich der absoluten Höhe dieser Drucke liegen jedoch unterschiedliche Angaben vor. Die Absolutwerte zeigen bei einzelnen Arbeitsgruppen völlige Übereinstimmung zwischen PADP, $\overline{\text{PCW}}$ und erhöhtem LVEDP [4, 6, 10], bei anderen Arbeitsgruppen jedoch liegt der PADP bzw. der PCW bei Patienten mit linksventrikulärer Dysfunktion deutlich niedriger als der LVEDP [1, 2, 8, 9, 11], der eher mit dem mittleren Pulmonalarteriendruck ($\overline{\text{PAP}}$) übereinstimmt [8, 9]. Für den PADP wurde dagegen eine Übereinstimmung mit dem PCW [5] und dem vor der a-Welle gemessenen linksventrikulären diastolischen Druck (LVDP vor „a") gefunden [1, 9]. Vergleichende Untersuchungen unter Belastung liegen nicht vor. Wegen der großen Verbreitung der Pulmonalarteriendruckmessung mit Mikrokathetern kommt vergleichenden Untersuchungen simultaner Messungen des PADP, des PCW und der linksventrikulären diastolischen Drucke besondere Bedeutung zu.

Patientengut und Methodik

Bei 105 Pat. mit linksventrikulärer Dysfunktion bei primärer Myokardkrankheit oder als Folge von koronarer Herzkrankheit wurden die Drucke in Ruhe und unter Belastung im linken Ventrikel und in der Pulmonalarterie gemessen.

Ausgeschlossen wurden Patienten mit Lungenerkrankungen, Vitien und Vorhofflimmern. Die Messungen erfolgten simultan im linken Ventrikel und in der Pulmonalarterie in liegender Position vor und unter Belastung (mittlere Belastung 62 Watt) im steady state über mindestens 3 min (Abbruchkriterien waren Angina pectoris, Dyspnoe und Ermüdung). Pulmonalkapillarverschlußdrucke wurden wenige Sekunden vor oder nach Pulmonalarteriendrucken gemessen. Angiographische Untersuchungen wurden nach den Druckmessungen durchgeführt. Als Nullreferenz wurde zwei Drittel Thoraxhöhe gewählt. Druckmessungen wurden über flüssigkeitsgefüllte Katheter oder mit Millar-Tipmanometern über Statham P 23 Db oder Elema-Transducer durchgeführt. Zur Aufzeichnung der Druckkurven wurde ein optisches Schreibsystem (Electronics for Medicine) oder ein Düsenschreiber (Elema) verwandt. Der Mitteldruck wurde elektronisch oder in Einzelfällen durch Planimetrieren rechnerisch bestimmt.

Ergebnisse (Abb. 1, 2)

Die Druckwerte lagen in Ruhe und unter Belastung

für LVEDP	bei	17,3 ± 7,9 mm Hg
	bzw.	32,0 ± 10,3 mm Hg,
für LVDP vor „a"	bei	12,2 ± 5,5 mm Hg (n = 45)
	bzw.	21,52 ± 7,7 mm Hg (n = 23),
für PCW	bei	11,6 ± 5,1 mm Hg (n = 81)
	bzw.	24,1 ± 11,9 mm Hg (n = 16),
für PADP	bei	11,7 ± 4,5 mm Hg
	bzw.	23,0 ± 8,9 mm Hg,
für $\overline{\text{PAP}}$	bei	18,9 ± 6,5 mm Hg
	bzw.	35,7 ± 10,8 mm Hg.

Damit lagen der LVDP vor „a", der $\overline{\text{PCW}}$ und der PADP in Ruhe und unter Belastung statistisch (T-Test) hochsignifikant niedriger als der $\overline{\text{PAP}}$ und der LVEDP, die statistisch nicht sicher unterschieden werden konnten.

Der Druckanstieg unter Belastung wurde als Differenzenquotient der Ruhe- und Belastungsdrucke ΔPADP/ΔLVEDP (0,69 ± 0,5) und $\Delta\overline{\text{PAP}}$/$\Delta$LVEDP (1,1 ± 0,6) bestimmt.

Bei Betrachtung der Mittelwerte ergibt sich, daß bei Anstieg des LVEDP um 1 mm Hg der PADP nur um 0,7 mm Hg, der $\overline{\text{PAP}}$ jedoch um 1,1 mm Hg ansteigt und somit einen besseren Rückschluß über den Druckanstieg unter Belastung erlaubt. Zu anderen Parametern wie Cardiac Index, Schlagvolumenindex, Herzfrequenz und systolischem Frequenzprodukt fand sich keine ausreichende Korrelation.

Diskussion

Bei der Annahme einer Übereinstimmung des LVEDP mit dem PADP wird von einem enddiastolischen Druckausgleich zwischen linkem Ventrikel, linkem

Vorhof, Pulmonalvenen und Pulmonalarterien ausgegangen [1, 4, 8, 9]. Da unsere Befunde eine bessere Übereinstimmung zwischen LVEDP und $\overline{\text{PAP}}$ zeigen, müssen andere Faktoren zur Erklärung mit herangezogen werden. So könnte bei linksventrikulärer Dysfunktion eine verstärkte Kontraktion des linken Vorhofes („booster pump") zu einem erhöhten LVEDP führen, ohne daß ein enddiastolischer Druckangleich vom linken Ventrikel zum kleinen Kreislauf stattfindet [7, 8]. Diese Annahme wird durch die Übereinstimmung des LVDP vor „a" mit

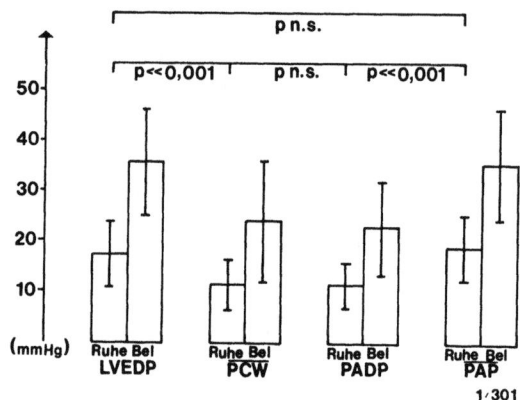

Abb. 1. Vergleich simultan gemessener Drucke von 105 Pat. in Ruhe und unter Belastung. Die eingezeichneten Signifikanzen sind für die jeweiligen Ruhe- und Belastungsdruckwerte gleich. LVEDP = linksventrikulärer enddiastolischer Druck, $\overline{\text{PCW}}$ = mittlerer Pulmonalkapillarverschlußdruck, PADP u. $\overline{\text{PAP}}$ = diastolischer und mittlerer Pulmonalarteriendruck

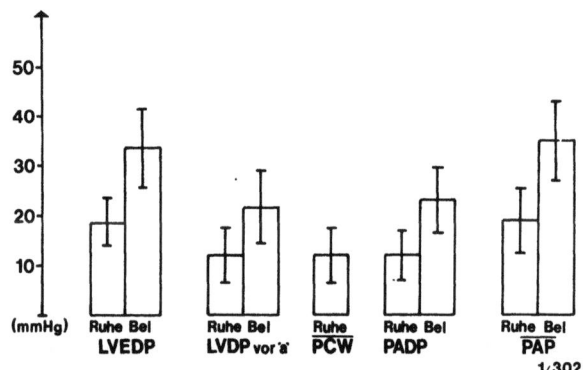

Abb. 2. Vergleich simultan gemessener Drucke von 45 Pat. in Ruhe und unter Belastung unter Einbeziehung des linksventrikulären vor der „a"-Welle gemessenen diastolischen Druckes (LVDP vor „a"). Abkürzungen und Signifikanzen s. Abb. 1 bzw. Text

dem $\overline{\text{PCW}}$ und PADP in Ruhe [9] und in unserem Krankengut auch unter Belastung bestätigt. Bei leicht erhöhtem LVEDP erscheint dann der PADP nicht erhöht. Bei stärker erhöhtem LVEDP ist der linksventrikuläre Füllungsdruck in Ruhe höher als der PADP und steigt während Belastung zusätzlich stärker an als der PADP, nach unseren Untersuchungen liegt der LVEDP dann unter Belastung im Mittel um 9 mm Hg höher als der PADP.

Zusammenfassung

Der PADP und der $\overline{\text{PAP}}$ zeigten bei simultaner Druckmessung an 105 Patienten eine gute Korrelation zum LVEDP. Die Absoluthöhe des PADP lag jedoch in Ruhe und unter Belastung signifikant niedriger als die des LVEDP. Demgegenüber stimmte der LVEDP mit dem $\overline{\text{PAP}}$ in Ruhe und unter Belastung weitgehend überein. Es wird angenommen, daß die Differenz dieser diastolischen Drucke durch die verstärkte Vorhofkontraktion bei linksventrikulärer Dysfunktion zu erklären ist. Diese Annahme wird unterstützt durch die Übereinstimmung zwischen PADP, $\overline{\text{PCW}}$ und LVDP vor „a". Daraus ergibt sich, daß bei Vorliegen einer linksventrikulären Dysfunktion nicht der PADP, sondern der $\overline{\text{PAP}}$ die sicherste Aussage über die Absolutgröße der linksventrikulären enddiastolischen Drucke und des enddiastolischen Druckanstiegs unter Belastung ermöglicht.

Literatur

1. Bouchard, R. J., Gault, J. H., Ross, J., Jr.: Circulation 44, 1072 (1971). — 2. Falicov, R. E., Resnekov, L.: Circulation 42, 65 (1970). — 3. Jonsson, B., Sanai, S.: Cardiologia (Basel) 54, 329 (1969). — 4. Kaltman, A. J., Herbert, W. H., Conroy, R. J., Kossmann, Ch. E.: Circulation 34, 377 (1966). — 5. Klempt, H.-W., Most, E., Alexewicz, J., Sundrup, V., Bender, F.: Med. Klin. 69, 183 (1974). — 6. Merx, W., Bleifeld, W., Hanrath, P., Heinrich, K. W., Nowak, H.: Z. Kardiol. 62, 835 (1973). — 7. Mitchell, J. H., Gilmore, J. P., Sarnoff, S. J.: Amer. J. Cardiol. 9, 237 (1962). — 8. Rahimtoola, S. H., Loeb, H. S., Ehsani, A., Sinno, Z., Chuquimia, R., Lal, R., Rosen, K. M., Gunnar, R. M.: Circulation 46, 283 (1972). — 9. Roudy, G., Bardet, J., Normand, J.-P., Bourdarias, J.-P., Mathivat, A.: Arch. Mal. Cœur 66, 809 (1973). — 10. Scheinman, M., Evans, G. T., Weiss, A., Rapaport, E.: Circulation 74, 317 (1973). — 11. Schoenfeld, H., Filimore, S., Scheidt, S., Killip, Th.: Circulation 59, Suppl. III (1970).

SIGWART, U.[*], SCHICHA, H.[**], BECKER, V.[**], VYSKA, K.[**], SCHMIDT, H.[*], MERTENS, H. M.[*], GLEICHMANN, U.[*], FEINENDEGEN, L. E.[**] ([*] Gollwitzer-Meier-Inst. Bad Oeynhausen u. [**] Inst. für Medizin der Kernforschungsanlage Jülich): **Ventrikuläre Ejektionsfraktion — Isotopenangiographische Untersuchungen und Vergleichsmessungen mit der Cineangiographie**

Die linksventrikuläre Ejektionsfraktion (LVEF) hat sich als einer der brauchbarsten Parameter der invasiven kardiologischen Diagnostik erwiesen. Mehrere nicht-invasive Untersuchungsmethoden wurden bereits auf ihre Korrelation mit der LVEF hin untersucht. Es handelte sich dabei in erster Linie um rein empirische Korrelationsstudien. Messungen der LVEF mit Radioisotopen wurden auf verschiedenem Wege mit schnellen γ-Kameras versucht; eine Methode besteht in der Bestimmung der minimalen Transitzeiten (MTT), d. h. der Erscheinungszeitdifferenzen eines Indikators in nachgeordneten Herzabschnitten. Die Bestimmung der MTT kann auf einfache Weise schnell und wenig belastend für die Patienten durch externe Messung der radioaktiven Strahlung durchgeführt werden. Die bisherigen Erfahrungen an etwa 2000 Patienten ergaben bei gesunden Personen nach Normierung der Herzfrequenz außerordentlich konstante MTT (Vyska, 1971). Demgegenüber kam es bei Myokarderkrankungen und Klappenfehlern zu charakteristischen MTT-Veränderungen.

Frequenznormierte Transitzeiten sind von Volumenverhältnissen abhängig (Burton, 1969), d. h.

$$\text{MTT} \cdot f = \frac{V_H}{V_S},$$

wobei

MTT = Transitzeit
f = Herzfrequenz
V_H = Segmentvolumen
V_S = Schlagvolumen.

Somit bietet sich theoretisch die Bestimmung der EF aus den MTT an. Die theoretische Analyse ergab für die ventrikulären MTT folgende Beziehung zur EF (Vyska, 1974):

$$EF = \frac{t_S}{MMT - n \cdot t_d},$$

wobei

$EF = V_S/V_H$
t_S = Systolendauer eines Herzzyklus
t_d = Diastolendauer eines Herzzyklus
n = Anzahl der vollständigen Herzzyklen zwischen Indikatorein- und -austritt.

Ein Vergleich der Ergebnisse nach Plasmamarkierung mit Indium-113m-DTPA einerseits und mit Technetium-99m-markierten Erythrozyten andererseits ergab eine Diskrepanz von etwa 6%. Dies entsprach den theoretischen Voraussagen (Vyska, 1974).

Die Berechnung der LVEF aus MTT ist ein theoretisches Konzept, zudem bislang noch keine Vergleichsmessungen mit der Cineangiographie existierten. Die vorliegende Untersuchung wurde durchgeführt, um an Semisimultanmessungen die Validität der aus den MTT berechneten EF an Hand der cineangiographisch bestimmten LVEF zu prüfen.

Methodik

20 Pat. (13 männliche und 7 weibliche im Alter zwischen 11 und 59 Jahren, Mittel 43 Jahre) wurden untersucht. Patienten mit hämodynamisch wirksamen Klappeninsuffizienzen wurden ausgeschlossen.

Während der diagnostischen Herzkatheteruntersuchung wurden zunächst die üblichen hämodynamischen Messungen in Ruhe vorgenommen. Die Patienten wurden dann zur linksventrikulären Angiographie vorbereitet. 1 min vor Injektion des Kontrastmittels wurde nach intravenöser Bolus-Injektion von In-113m-DTPA mit einer modifizierten Fucks-Knipping-Kamera (Fucks, 1955) Aufnahmen im Abstand von 0,1 sec angefertigt und auf Magnetband gespeichert. Mit Hilfe der Anatomie entsprechend angeordneter Meßkammern wurden Zeitaktivitätskurven über folgenden Abschnitten bestimmt: rechter Vorhof, rechter Ventrikel, Lunge, linker Vorhof und linker Ventrikel (Abb. 1). Bei allen Messungen wurde simultan das EKG registriert. Sobald der Tracer Bolus die Aorta erreicht hatte, wurde die LV-Cineangiographie durchgeführt. Über einen NIH-Angiokatheter F 7 oder einen Pigtail-Katheter wurden 30 bis 40 ml Urographin 76 mit 14 bis 18 ml/sec mit einer Contrac-Hochdruckspritze in den LV injiziert. Die Cineangiogramme wurden in der 30° rechts-anterior-schrägen Position mit einer Bildfrequenz von 50 Bildern/sec registriert. Die LV-Volumina wurden auf einem Steenbeck-Schneidetisch mit Hilfe der Methode nach Greene [1] ausgewertet. Die Auswertung der Isotopen-Aktivitätskurven erfolgte von anderen Untersuchern, denen die Ergebnisse der Cineangiographie nicht bekannt waren.

Ergebnisse

Abb. 2 illustriert die Beziehung zwischen der angiographisch bestimmten und der aus den MTT errechneten LVEF. Die Korrelation der Werte, die ein relativ großes Spektrum von 35 bis 90% erfassen, ist hochsignifikant mit einem Korrelationskoeffizienten von r = 0,91. Die durchgezogene Gerade bedeutet die Linie der Identität, die gestrichelte Linie bedeutet eine korrigierte Linie der Identität, die um 8% zugunsten der angiographisch bestimmten LVEF verschoben ist. Diese 8%ige Differenz der Mittelwerte war aus theoretischen Gründen zu erwarten. Der Durchschnittswert der angiographisch bestimmten LVEF betrug 64,6%, die aus den MTT bestimmte durchschnittliche LVEF lag bei 56,3%.

Diskussion

Nicht-invasive Bestimmungen der LVEF sind nicht nur aus primärdiagnostischen Gründen wünschenswert, sondern auch im Rahmen einer Verlaufskontrolle nach Herzoperation oder nicht-chirurgischer Behandlung. Die applizierte radioaktive Dosis ist so gering, daß wiederholte Messungen unbeschadet durchgeführt werden können. Die Messung der LVEF mit Radioisotopen kann sowohl in Ruhe als auch unter Belastung durchgeführt werden. Da angiographische Untersuchungen unter Belastung gezeigt haben (Sigwart *et al.*, 1975), daß

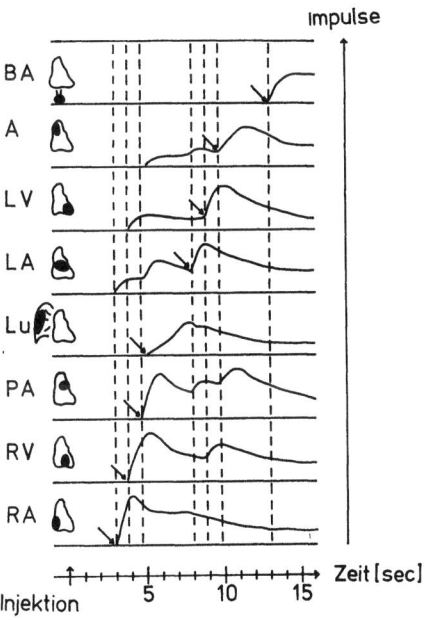

Abb. 1. Sie zeigt eine Serie von Zeit-Aktivitätskurven von verschiedenen nachgeordneten Regionen des Herzens. Die Fußpunkte der Aktivitätsanstiege bestimmen die Erscheinungszeiten des Indikators, und ihre Differenzen in nachgeordneten Segmenten sind die entsprechenden MTT. Es können daher mit einer einzigen Messung die MTT in folgenden Abschnitten bestimmt werden: rechter Vorhof, rechte Kammer, Lunge, linker Vorhof und linke Kammer. Bei allen Messungen wurde simultan das EKG registriert

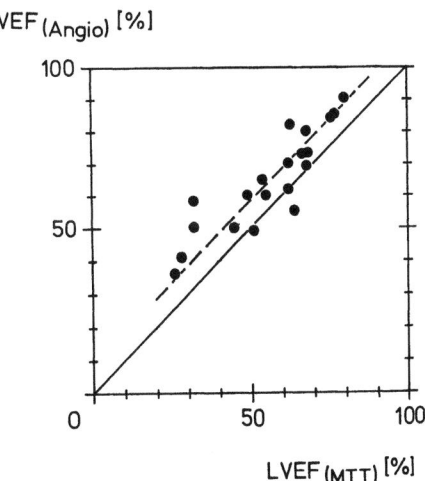

Abb. 2. Sie illustriert die Beziehung zwischen der angiographisch bestimmten und aus der MTT errechneten linksventrikulären EF. Die Korrelation der Werte, die ein relativ großes Spektrum von EF von 35 bis 90% erfassen, ist hochsignifikant mit einem Korrelationskoeffizienten von r = 0,91

die LVEF unter dynamischer Belastung einen erheblich höheren Aussagewert hat als die reine Ruhe-EF, kann angenommen werden, daß Radioisotopenmessung der LVED unter Belastungsbedingungen Aussagen von erheblicher Präzision über den Funktionszustand des LV machen kann. Zusätzlich kann auf Grund theoretischer Annahmen die EF des RV mit ähnlicher Präzision nicht-invasiv bestimmt werden.

Nach den zufriedenstellenden Korrelationen zwischen angiographisch und mit Radioisotopen bestimmter LVEF wurde die Radioisotopen-LVEF an 24 männlichen Patienten ohne Myokardinfarkt und 15 Patienten nach durchgemachtem Myokardinfarkt in Ruhe und nach dosierter Ergometerbelastung in liegender Position gemessen. In der Gruppe der 9 Patienten ohne Myokardinfarkt betrug die LVEF in Ruhe durchschnittlich 46% gegenüber 55% bei einem Kollektiv von Normalpersonen. Nach Ergometerbelastung kam es bei 7 Patienten zu einer deutlichen Verkleinerung der LVEF und bei 2 Patienten zu einer nicht-signifikanten Veränderung. Die linksventrikuläre EF nach Belastung betrug durchschnittlich 38% gegenüber 61% bei gesunden Normalpersonen. Während in Ruhe noch etwa zwei Drittel der Patienten im Normbereich lagen, wurde nach der Belastung nur noch der Wert eines Patienten innerhalb des Normbereiches gefunden. Jedoch auch dieser zeigte eine relative Verringerung der LVEF.

Bei den 15 Patienten mit Myokardinfarkt lagen ebenfalls zwei Drittel der Ruhewerte im Normbereich. Die durchschnittliche LVEF betrug 44%. Nach Belastung wurde nur noch der Wert eines Patienten innerhalb des Normbereichs gefunden; aber auch bei diesem kam es zu einer relativen Verminderung. Die durchschnittliche LVEF nach Belastung betrug 35%.

Untersuchungen der rechtsventrikulären EF zeigten, daß die belastungsbedingten Veränderungen bei ischämischer Herzkrankheit sich stärker in der LVEF manifestieren als in der RVEF.

Der Trainingseffekt bezüglich der LVEF bei IHK wurde an 8 Patienten in einem 4wöchigen gestuften Ergometertraining untersucht. Gemessen am Maßstab der mit Radioisotopen bestimmten LVEF ließ sich an zwei der hier aufgeführten drei repräsentativen Patienten kein wünschenswerter Trainingseffekt nachweisen.

Diese Beispiele mögen genügen, den Anwendungsbereich einer nicht-invasiven Methode zur Bestimmung der LVEF zu demonstrieren. Die mit Radioisotopen bestimmten minimalen Transitzeiten des linken Ventrikels lassen die linksventrikuläre Ejektionsfraktion mit hinreichender Genauigkeit bestimmen. Damit ist eine Methode geschaffen worden, Längsschnittuntersuchungen zur Dokumentation therapeutischer Maßnahmen und zur Kontrolle progredienter Herzkrankheiten schnell und unbelastend für die Patienten durchzuführen. Für die primäre Diagnostik erweist sich die angiographische Bestimmung der LVEF als sinnvoller, da mit dieser Methode gleichzeitig regionale Kontraktilitätsstörungen und abnorme Wandbewegungen diagnostiziert werden können.

Literatur

Greene, D. G., Carlisle, R., Grant, C., Bunnell, I. L.: Circulation **35**, 61 (1967). — Sigwart, U., Schmidt, H., Steiner, J., Mertens, H. M., Gleichmann, U.: Verh. dtsch. Ges. Kreisl.-Forsch. 1975 (im Druck). — Vyska, K., Schicha, H., Becker, V., Feinendegen, L. E.: Z. Kreisl.-Forsch. **60**, 192 (1971). — Vyska, K., Profant, M., Schicha, H., Becker, V., Freundlieb, Ch., Feinendegen, L. E.: Theoretische Grundlagen der Anwendung der minimalen kardialen Transitzeiten für die Bestimmung der Ejektionsfraktion in der Herzkammer. 12. Internationale Jahrestagung Gesellschaft für Nuklearmedizin 11.—14. Sept. 1974, München. Stuttgart-New York: F. K. Schattauer (im Druck).

KLEMPT, H.-W., MOST, E., SCHWIPPE, G., GRÄWE, G., BENDER, F. (Abt. Kardiologie, Med. Klinik, Univ. Münster): **Farbstoffverdünnungskurven mit Links-Rechts-Shunt nach β-Rezeptorenblockade**

β-Rezeptorenblocker werden zur Beeinflussung der synkopalen Anfälle bei Fallotscher Tetralogie therapeutisch eingesetzt. Dabei wird durch Verminderung der infundibulären Pulmonalstenose der Rechts-Links-Shunt verkleinert, wie zuletzt mit Prindolol von Diekmann u. Hilgenberg [4] nachgewiesen wurde.

Zur Beurteilung der Wirkung von β-Rezeptorenblockern beim Links-Rechts-Shunt fertigten wir von 34 Patienten mit kongenitalen Shuntvitien und einer Patientin mit einem rupturierten Sinus-Valsalvae-Aneurysma Farbstoffverdünnungskurven (FVK) an. Alle Patienten wiesen einen reinen Links-Rechts-Shunt ohne pulmonale Hypertonie auf. Das Alter lag im Mittel bei 32 Jahren (14 bis 51 Jahre). Bei den Patienten mit kongenitalen Shuntfehlern handelte es sich in 23 Fällen um einen Vorhofseptumdefekt (ASD), 5mal um einen Ductus Botalli und 6mal um einen Ventrikelseptumdefekt.

Cardiogreen wurde teilweise peripher-venös (n = 27) während reaktiver Hyperämie [1], teilweise in zentrale Kreislaufabschnitte, überwiegend den rechten Vorhof (RA) oder den Tr. pulmonalis injiziert, die Messung erfolgte über eine Ohreinheit an der hyperämisierten Ohrmuschel.

Tabelle. Veränderungen von FVK mit Links-Rechts-Shunt unter β-Rezeptorenblockade (n = 35)

	vor	nach	Änderung	Änderung (%)	Signifikanz
	β-Rezeptorenblockade				
HF/min	85,0 ± 11,4	72,2 ± 9,3	− 9,9	− 11,5	p < 0,001
EZ (sec)	6,89 ± 0,96	7,77 ± 1,06	+ 0,88	+ 12,8	p < 0,001
KZ (sec)	5,73 ± 1,04	6,28 ± 1,15	+ 0,55	+ 9,6	p < 0,001
VZ (sec)	14,80 ± 5,83	17,77 ± 7,61	+ 2,97	+ 20,7	p < 0,001
VZ/KZ	2,53 ± 0,72	2,78 ± 0,88	+ 0,25	+ 9,9	p < 0,001

Aus den FVK wurde neben der Erscheinungszeit (EZ) und Konzentrationszeit (KZ) die Verdünnungszeit (VZ) durch Anlegen einer Tangente an den geraden Teil des Verdünnungsschenkels berechnet [2]. Aus VZ und KZ wurde der Quotient bestimmt, der mit der Größe des Links-Rechts-Shunts korreliert, wenn keine Klappeninsuffizienz vorliegt. Bei den nach zentraler Farbstoffinjektion aufgezeichneten FVK wurde das Links-Rechts-Shuntvolumen nach Carter u. Mitarb. [3] bzw. bei den FVK nach peripher-venöser Injektion nach Carter in der Modifikation nach Laurencet u. Mitarb. [5] bestimmt. Shuntvolumenberechnungen wurden bei peripher-venöser Injektion aber nur durchgeführt, wenn der Kurvengipfel nicht bereits durch den Shunt deformiert war bzw. die FVK eine deutliche, pathologische Rezirkulationswelle erkennen ließen.

Die FVK wurden jeweils vor und 5 min nach i.v.-Injektion von 1 bis 2 mg Propranolol (n = 27) oder 0,4 bis 0,8 mg Prindolol (n = 8) angefertigt. Außerdem wurden bei 5 Pat. mit ASD und bei 5 Gesunden Pulmonalkapillar- (PC), Pulmonalarterien- und rechter Vorhofdruck vor und 5 min nach Injektion von 2 mg Propranolol gemessen.

Die Tabelle enthält die aus den FVK berechneten Größen. Nach β-Rezeptorenblockade findet sich erwartungsgemäß eine Senkung der Herzfrequenz (HF) sowie eine Verlängerung der EZ, der KZ und VZ. VZ steigt stärker an als KZ, so daß auch VZ/KZ signifikant zunimmt. Dieses Verhalten war bei 20 gesunden Kontrollpersonen nicht nachweisbar (VZ/KZ 1,30 ± 0,10, nach 2 mg Propranolol i.v. 1,27 ± 0,11, p = 0,40—0,30). Im Gegensatz zu Gesunden wird also bei Patienten mit Links-Rechts-Shunt die Asymmetrie der FVK größer. Obwohl eine stärkere Asymmetrie der FVK auch durch das Auftreten einer Herzinsuffizienz oder Trikuspidalinsuffizienz bei Patienten mit Links-Rechts-Shunt bedingt sein könnte, ist mit hoher Wahrscheinlichkeit eine Zunahme des prozentualen Shuntvolumens anzunehmen. Denn bei den FVK, die eine pathologische Rezirkulationswelle als spezifisches Kriterium des Links-Rechts-Shunts aufwiesen, war die pathologische Rezirkulationswelle nach β-Rezeptorenblockade ausgeprägter. Dementsprechend nahm das nach Carter u. Mitarb. berechnete Links-Rechts-Shuntvolumen von 40,1 ± 16,1 auf 47,1 ± 19,5% des pulmonalen Zeitvolumens zu (n = 22, p < 0,001). Unter Berücksichtigung des Ausgangswertes ergibt sich durch β-Rezeptorenblockade eine Zunahme des prozentualen Links-Rechts-Shunts um 17,5%. Weder die Wahl des β-Rezeptorenblockers (Propranolol oder Prindolol) noch die Shuntlokalisation hatten einen erkennbaren Einfluß auf dieses Ergebnis.

Nach eigenen Untersuchungen und denen anderer Arbeitsgruppen führt Ergometerbelastung im Liegen zu einer erheblichen Verminderung des prozentualen Links-Rechts-Shunts. Als Erklärung wird seit Scebat u. Mitarb. [8] und Swan

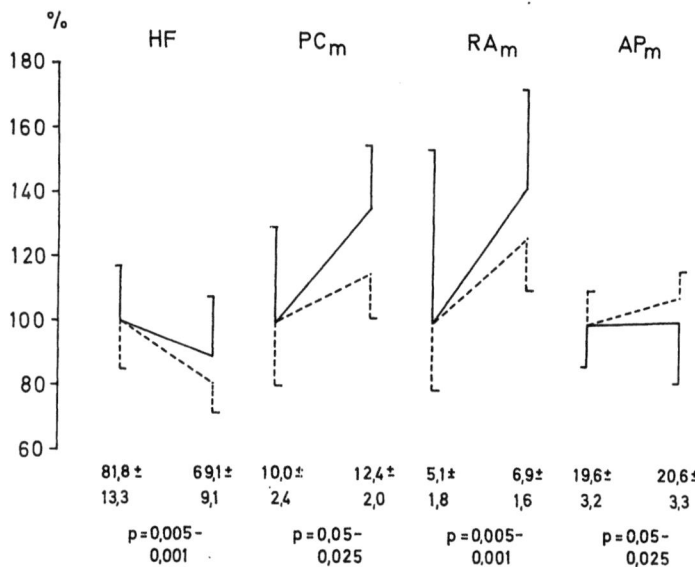

Abb. 1. Verhalten von HF und Druckwerten im kleinen Kreislauf bei 5 Pat. mit Vorhofseptumdefekt (durchgezogene Linien) und bei 5 Gesunden (gestrichelte Linien) nach i.v.-Gabe von 2 mg Propranolol. Dargestellt sind die prozentualen Veränderungen mit Standardabweichungen. Die bei den 10 Pat. ermittelten Absolutwerte ($\bar{x} \pm s$) finden sich unterhalb der Abbildung. Die Irrtumswahrscheinlichkeiten für die Änderungen der HF und der Druckwerte nach der Propranololgabe sind in der unteren Spalte angegeben

u. Mitarb. [9] im wesentlichen die Änderung der Relation der Strömungswiderstände im großen und kleinen Kreislauf unter Ergometerbelastung angenommen bzw. beim ASD eine Änderung der Relation der Füllungswiderstände von linkem und rechtem Ventrikel, die wieder Beziehungen zu den Gefäßwiderständen aufweisen [7, 8]. Wegen der Mehrdurchblutung der Lungenstrombahn ist der Lungengefäßwiderstand bereits in Ruhe vermindert und kann unter Belastung nicht in gleichem Umfang absinken wie beim Gesunden.

Wenn Ergometerbelastung zu einer Abnahme des prozentualen Links-Rechts-Shuntvolumens führt, ist eine Zunahme nach β-Rezeptorenblockade kein überraschender Befund. Die Erklärung über eine Änderung der Relation der Gefäßwiderstände oder der Füllungsdrucke der Ventrikel stößt aber auf Schwierigkeiten. In Abb. 1 finden sich die Ergebnisse simultaner Messungen der Füllungsdrucke von rechtem und linkem Ventrikel bei 5 Patienten mit ASD und 5 Gesunden. Während der Druck im RA prozentual stärker ansteigt als in PC-Position, ist der absolute Druckanstieg des PC größer als im RA. Die Unterschiede des prozentualen oder absoluten Anstieges zwischen PC- und RA-Druck sind unter Berücksichtigung der Streuungen für eine statistische Absicherung zu klein.

Es ist auch nicht auszuschließen, daß allein eine Änderung der HF zu unterschiedlichen Shuntvolumina führt. So ist von der Bradykardie bekannt, daß sie das Auftreten oder die Vergrößerung eines Rechts-Links-Shunts begünstigt [6]. Praktische Bedeutung kommt der Anwendung von β-Rezeptorenblockern in diagnostischer Hinsicht zu. Wenn etwa bei psychischer Alteration des Patienten ein nur kleiner Links-Rechts-Shunt nachweisbar ist, gelingt es durch Anwendung von β-Rezeptorenblockern, den Shunt z. T. wesentlich deutlicher zur Darstellung zu bringen. Zur Therapie scheinen β-Rezeptorenblocker bei Patienten mit Links-Rechts-Shunt nicht geeignet zu sein.

Zusammenfassung

Bei 35 Patienten mit reinem Links-Rechts-Shunt wurde der Einfluß einer β-Rezeptorenblockade mit Propranolol bzw. Prindolol i.v. auf die Form von Farbstoffverdünnungskurven und das prozentuale Links-Rechts-Shuntvolumen untersucht. Entsprechend einer signifikanten Zunahme der Kurvenasymmetrie erhöhte sich das Shuntvolumen von durchschnittlich 41 auf 47% des pulmonalen Zeitvolumens. Die möglichen Ursachen der Befunde werden diskutiert.

Literatur

1. Bender, F., Koch, F.: Z. Kreisl.-Forsch. **49**, 129 (1960). — 2. Broadbent, J. C., Clagett, O. T., Burchell, H. B., Wood, E. H.: Amer. J. Physiol. **167**, 770 (1951). — 3. Carter, S. A., Bajec, D. F., Yanicelli, E., Wood, E. H.: J. Lab. clin. Med. **55**, 77 (1960). — 4. Diekmann, L., Hilgenberg, F.: Z. Kreisl.-Forsch. **61**, 40 (1972). — 5. Laurencet, F.-L., Mehmel, H., Rutishauser, W.: Arch. Mal. Cœur **63**, 424 (1970). — 6. Levin, A. R., Spach, M. S., Boineau, J. P., Canent, R. V., Capp, M. P., Jewett, P. H.: Circulation **37**, 476 (1968). — 7. Rowe, G. G., Castillo, C. A., Maxwell, G. M., Clifford, J. E., Crumpton, C. W.: Amer. Heart J. **61**, 369 (1961). — 8. Scebat, L., Kremer, R., Voridis, E., Clinckspoor, W.: Acta cardiol. (Brux.) **12**, 453 (1957). — 9. Swan, H. J. C., Marshall, H. W., Wood, E. H.: J. clin. Invest. **37**, 202 (1958).

Rettig, G., Doenecke, P., Keller, H. E., Bette, L. (Med. Univ.-Klinik u. Poliklinik Homburg/Saar, Innere Med. III): **Das Verhalten von Serumenzymaktivitäten vor und nach Herzkatheteruntersuchung**

Zur qualitativen und mit Einschränkungen auch zur quantitativen Erfassung einer ischämischen, traumatischen oder entzündlichen Schädigung des Myokards hat sich die Bestimmung der Serumenzymaktivitäten bewährt. Da in der Literatur unterschiedliche Auffassungen bestehen über das Ausmaß der bei diagnostischen Herzkatheteruntersuchungen auftretenden Enzymalterationen [1—11], haben wir diese Frage an einem eigenen Patientenkollektiv zu klären versucht.

Die Untersuchungen erfolgten an 124 erwachsenen Patienten mit einem Durchschnittsalter von 43 Jahren. 16 Pat. (13% des Kollektivs) wurden wegen einer koronaren Herzerkrankung oder zu deren Ausschluß bei kongestiver Kardiomyopathie koronarographiert. Bei 73 Kranken (59%) bestand ein erworbener Klappenfehler des klinischen Schweregrades II oder III, 29 Pat. (23%) hatten einen angeborenen Herzfehler. Der Gefäßzugang erfolgte perkutan transfemoral. In keinem Falle bestanden vor der Untersuchung Zeichen einer Ruheherzinsuffizienz, einer floriden Karditis oder einer Lebererkrankung. Die Patienten hielten während 24 Std nach der Untersuchung Bettruhe ein. Intramuskuläre Injektionen wurden während der Beobachtungsperiode nicht verabreicht.

Unmittelbar vor der Katheteruntersuchung sowie 2, 16 und 40 Std danach wurden die Serumaktivitäten der LDH, α-HBDH, CK, GOT und GPT mittels optimierter Methoden in dem Eppendorff-Enzymautomaten 5020 bestimmt. Sämtliche Werte sind durch interne und externe Qualitätskontrolle gesichert. Makroskopisch hämolytische Proben wurden verworfen. Die jeweiligen Enzymaktivitäten innerhalb des Gesamtkollektivs und ausgewählter Einzelgruppen wurden miteinander verglichen und auf statistische Signifikanz überprüft[1][2].

Das Enzymverhalten des Gesamtkollektivs ist in Abb. 1 dargestellt. Die Aktivitäten der LDH und α-HBDH zeigen einen geringfügigen Anstieg, der 16 und 40

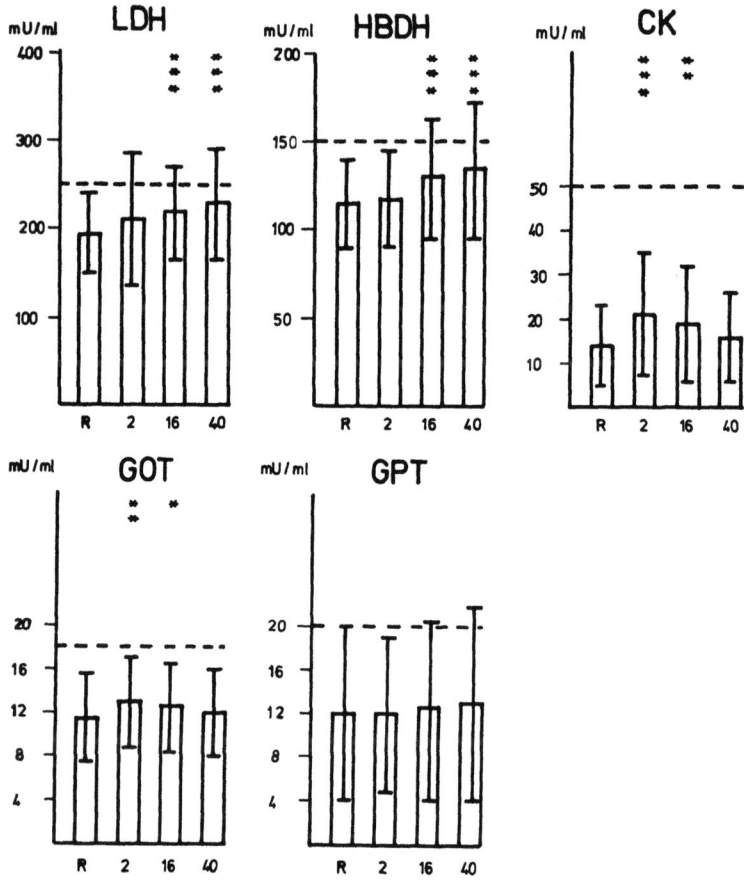

Abb. 1. Serumenzymaktivitäten vor und nach Herzkatheteruntersuchung. Gesamtkollektiv

---
[1] CD-3105 Rechenanlage des Rechenzentrums der Universität des Saarlandes, Nebenstelle Homburg — Spende der DFG.
[2] Wir danken Herrn Akad. Oberrat Dipl.-Math. W. Heinrich für die Berechnung der Daten.

Std nach Katheterende hochsignifikant ist. Dabei wird jedoch die obere Normgrenze unter Berücksichtigung einer Meßfehlerbreite von etwa ± 10%, abgeleitet aus dem Vertrauensbereich, auch von der oberen Standardabweichung nicht überschritten. Die CK und GOT steigen nach 2 und 16 Std signifikant, aber nur gering an. Die Aktivitätszunahme der CK liegt eindeutig außerhalb der Meßfehlergrenze; die Mittelwerte beider Enzyme einschließlich ihrer empirischen Standardabweichungen bewegen sich jedoch deutlich unterhalb der in der Abbildung gestrichelt eingezeichneten oberen Normgrenze. Die GPT-Aktivität ändert sich nicht signifikant. Insgesamt ist zu erkennen, daß die dargestellten Enzyme durch die Katheteruntersuchung nur geringfügig beeinflußt werden; eindeutig pathologische Werte werden nicht erreicht.

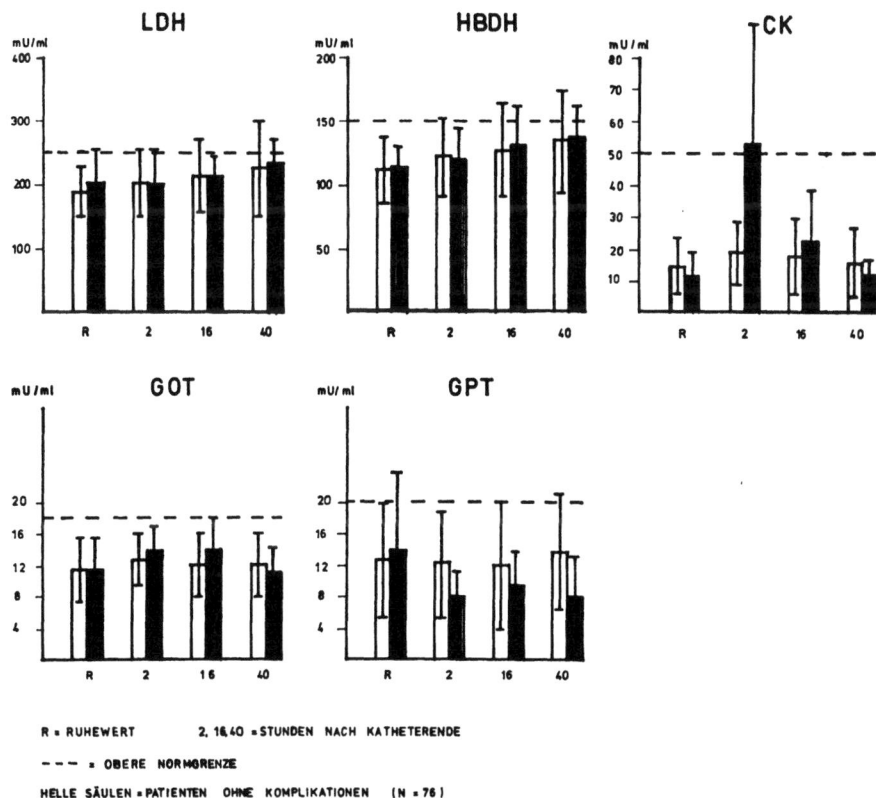

Abb. 2. Serumenzymaktivitäten vor und nach Herzkatheteruntersuchung. Patienten mit intramyokardialen Kontrastmitteldepots verglichen mit Patienten ohne Komplikationen

Ein ausnahmslos zu dem Verhalten des Gesamtkollektivs paralleler Enzymverlauf zeigt sich auch bei Aufschlüsselung des Patientengutes nach Diagnosen und klinischen Schweregraden. Die Durchleuchtungsdauer als Maß für die Dauer der intrakardialen Kathetermanipulation war ebensowenig mit dem Enzymverhalten korreliert wie hämodynamische Parameter, so die Höhe des systolischen Pulmonalarteriendruckes, des linksventrikulären enddiastolischen Druckes und des Herzzeitvolumens bzw. des Cardiacindex. Auch eine transseptale Punktion oder eine Kontrastmittelinjektion in die Kammern und die Koronararterien hatte keinen vom Gesamtkollektiv abweichenden Enzymanstieg zur Folge, und zwar unabhängig von der Zahl der Injektionen, der Kontrastmittelmenge und dem

Injektionsflow. Unter den während der Untersuchung aufgetretenen Komplikationen führten auch EKG-Veränderungen wie ST-Streckensenkungen oder -hebungen und Rhythmusstörungen nicht zu einem Enzymanstieg über die Normgrenze. Die einzige Komplikation, die im Mittel zu einem pathologischen Aktivitätsanstieg führte, waren intramyokardiale Kontrastmitteldepots nach Ventrikulogramm. Wie aus Abb. 2 hervorgeht, betraf diese Zunahme ausschließlich die Kreatinkinase 2 Std nach Katheterende, nach 16 Std waren die Werte wieder in den Normbereich abgefallen. Die übrigen Enzyme blieben unverändert.

Die Analyse der Einzelfälle ergab, daß lediglich bei zwei Patienten mit größeren Kontrastmitteldepots ein Anstieg der CK in den pathologischen Bereich stattfand, der maximal das Doppelte der oberen Normgrenze erreichte. Beide Patienten hatten ST-Hebungen in den Abl. II, III und aVF, derjenige Patient mit dem höchsten Wert zusätzlich Q-Zacken in diesen Ableitungen. Vier weitere Patienten mit kleineren Depots ohne EKG-Veränderungen wiesen keine pathologischen Enzymwerte auf.

Die vorgelegten Ergebnisse zeigen, daß nach Herzkatheteruntersuchungen nicht mit einem pathologischen Anstieg der Serumenzymaktivitäten zu rechnen ist. Zwar haben wir zum Teil signifikante Aktivitätszunahmen nach dem Eingriff beobachtet; diese bewegten sich jedoch im Normbereich und waren so geringfügig, daß sie klinisch ohne Bedeutung sind. Auch stärkere Schwankungen der LDH und α-HBDH als die von uns beobachteten lassen infolge der großen physiologischen Schwankungsbreite und der geringen Spezifität dieser Enzyme nur selten eine gezielte Interpretation zu. Die gezeigte Zunahme der GOT bewegte sich innerhalb der Meßfehlergrenze. Allenfalls der geringe Aktivitätsanstieg der CK 2 Std nach der Untersuchung könnte einen minimalen Enzymaustritt aus der Myokardzelle anzeigen, da eine Alteration der Skeletmuskulatur bei dem von uns geübten Vorgehen weitgehend auszuschließen ist. Gegen diese Interpretation spricht, daß unter den potentiell das Myokard schädigenden Faktoren weder eine längere intrakardiale Kathetermanipulation [4] noch eine transseptale Vorhofpunktion [11] noch eine Kontrastmittelinjektion in die Kammern [6] oder die Koronararterien [5] einen vom Gesamtkollektiv abweichenden Einfluß auf den Enzymverlauf hatte. Dies gilt unabhängig von der Grunderkrankung und der hämodynamischen Ausgangslage, vorausgesetzt, es liegt zu Beginn der Untersuchung keine Ruheherzinsuffizienz vor. Auch ausgeprägt pathologische Veränderungen der Kammerendteile, wie wir sie passager bei Koronarographien, insbesondere bei hämodynamisch wirksamen Stenosen beobachtet haben oder Rhythmusstörungen weisen nicht auf eine enzymatisch faßbare Zellschädigung hin. Unter den aufgetretenen Komplikationen war ein eindeutig pathologischer Enzymanstieg lediglich in zwei Fällen von intramyokardialen Kontrastmitteldepots zu sichern, die mit entsprechenden EKG-Veränderungen einhergingen. Kleinere Depots ohne Beeinflussung des EKG haben dagegen keinen faßbaren Enzymaustritt aus der Myokardzelle verursacht.

Die durch ein solches Depot freigesetzte Enzymmenge ist offensichtlich gering, da der Enzymanstieg sehr flüchtig war und die obere Normgrenze maximal um das Doppelte überschritt, die freigesetzte Enzymmenge aber annähernd der Fläche unter der Aktivitätszeitkurve entspricht. Außerdem betraf der Aktivitätsanstieg isoliert die CK, während die übrigen Enzyme unbeeinflußt blieben. Dies bestätigt die bekannte Tatsache, daß die CK unter den untersuchten Enzymen als der empfindlichste Indikator zur Erfassung einer auch geringfügigen myokardialen Zellschädigung angesehen werden muß.

Zusammenfassend können wir in Übereinstimmung mit Chahine u. Mitarb. [3] feststellen, daß nach Herzkatheteruntersuchungen mit Angiokardiographie oder Koronarangiographien die Wertigkeit der untersuchten Enzyme für die Infarktdiagnostik erhalten bleibt, wenn die relativ seltene Komplikation eines größeren intramuralen Kontrastmitteldepots berücksichtigt und auf intramuskuläre Injektionen verzichtet wird.

Literatur

1. Adrouny, Z. A., Stephenson, M. J., Straube, K. R., Dotter, C. T., Griswold, H. E.: Circulation **27**, 565 (1963). — 2. Burckhardt, D., Vera, C. A., La Due, J. S., Steinberg, I.: Amer. J. Roentgenol. **102**, 446 (1968). — 3. Chahine, R. A., Eber, L. M., Kattus, A. A.: Amer. Heart J. **87**, 170 (1974). — 4. Kochsiek, K., Engelhardt, P.: Klin. Wschr. **43**, 849 (1965). — 5. Marpole, D., Judkins, M., Kloster, F., Marquardt, V., Griswold, H.: Circulation **37/38** (Suppl. VI), 134 (1968). — 6. Martinez Rios, M. A., Attie, F., Avila, J. E., Soni, J.: Arch. Inst. Cardiol. Mex. **41**, 181 (1971). — 7. Maurice, P., Renais, J., Olivier, D., Scebat, L.: Arch. Mal. Cœur **65**, 295 (1972). — 8. Michie, D. D., Conley, M. A., Carretta, R. F., Booth, R. W.: Amer. J. Med. Sci. **260**, 11 (1970). — 9. Powis, S. J. A.: Brit. J. Clin. Pract. **19**, 165 (1965). — 10. Sitzmann, F. C., Gutheil, H.: Z. Kreisl.-Forsch. **55**, 1218 (1966). — 11. Taquini, A. C., Plesch, S. A., Badano, B. N., De Winckler, E. O. B.: Z. Kreisl.-Forsch. **50**, 1178 (1961).

GRÄWE, G., BENDER, F., BRISSE, B., GRADAUS, D. (Abt. Cardiologie d. Med. Univ.-Klinik Münster): **Das Problem der Katheterembolien**

Zur Diagnostik werden heute venöse Einschwemmkatheter, zur Therapie Verweilkatheter in vielen Krankenhäusern und Kliniken angewendet. Die Methode besteht in der perkutanen Einfädelung eines dünnen Plastikkatheters in zentraler gelegene venöse Gefäßabschnitte oder auch in der venösen Herzkatheterisierung einschließlich der Sondierung der Pulmonalarterie. Durch die Verwendung von Balloneinschwemmkathetern ist es in fast allen Fällen möglich, den sogenannten PC-Druck zu messen. Damit ergeben sich viele Indikationen für diese Methode, über die vor einem Jahr an dieser Stelle aus unserer Arbeitsgruppe vorgetragen wurde [7].

Unter den vielfältigen, wenn auch insgesamt nicht häufigen Komplikationen sind zu nennen: Fehlpunktionen mit Verletzung der umgebenen Organe insbesonders bei Subclaviakathetern (z. B. arterielle Verletzungen, a.v.-Fisteln, Pneumothorax, Hämatome, Nervenläsionen), Thrombosen mit Lungenembolien, Infektionen, Katheterembolien (zentral und peripher), Knoten- und Schlingenbildungen usw. [3, 6, 8]. Eine der harmloseren Komplikationen ereignete sich in unserem Labor als Schlingenbildung der Katheterspitze, so daß ein Rückzug nur bis in die Subclaviavene gelang. Nach Klärung der Situation unter Röntgensicht war es durch einen kräftigen Zug möglich, die Katheterspitze aufzurichten und den Katheter zu extrahieren. Derartige Schlingenbildungen wurden in der Literatur, z. B. von Bleifeld, ebenfalls mitgeteilt [1].

Als schwere Komplikation und in ihren Konsequenzen noch nicht gelöst muß das Problem der Katheterembolien in zentralvenös gelegene Gefäßabschnitte angesehen werden. Nach einer Zusammenstellung von Burri kann man in einer Häufigkeit von 1‰ mit Katheterembolien bei der Sondierung mit Plastikkathetern rechnen, wobei sich 70% durch Abschneiden an der Nadelspitze, 28% durch Abbrechen und 2% durch Ablösung des Katheters am Infusionsbesteck ereigneten [4]. Bedenkt man, daß jährlich viele tausend diagnostische und therapeutische Eingriffe dieser Art vorgenommen werden, so besteht an der praktischen Bedeutung dieser Komplikation kein Zweifel.

Eigene Beobachtungen

Bei dem ersten unserer eigenen Fälle handelte es sich um einen 32jährigen Bauunternehmer, bei dem sich eine Katheterembolie des rechten Herzens nach Infusionsbehandlung von der Cubitalvene aus ereignete. Das Katheterfragment von ca. 20 cm Länge versuchte der Chirurg des Krankenhauses mit verschiedenen Greifwerkzeugen über die rechte Femoralvene als Zugang zu entfernen, doch ohne Erfolg. Im Herzkatheterlabor unserer Klinik wurde unter biplaner Röntgensicht nach perkutaner Einführung über die linke Femoralvene ein nach unseren Angaben früher für Probeexcisionen aus dem Myocard konstruiertes flexibles Instrument benutzt. Es gelang, das Fragment, das mit der Spitze in den rechten Ventrikel reichte, in seinem Vorhofanteil zu fassen und ohne weitere Schwierigkeiten zu extrahieren.

Bei dem folgenden Fall trat eine Katheterembolie nach Aortenklappenersatz im Jahre 1971 durch Subclaviakatheterismus in der unmittelbaren postoperativen Phase auf. Bei der ersten ambulanten Kontrolle in unserer Klinik befand sich das Katheterfragment im Eingang zur oberen Hohlvene, bei der nächsten Kontrolle im Jahre 1973 in der rechten Lungenarterie, wohin es weiter eingeschwemmt war. Mit großer Wahrscheinlichkeit wäre die Extraktion des Katheterfragmentes mit unserer oben geschilderten Methode auch in diesem Fall möglich gewesen, doch verweigerte der über die Situation voll orientierte Patient angesichts seines beschwerdefreien Zustandes den Eingriff. Der Patient stellte sich zuletzt im Sommer 1974 in gutem Zustand in unserer Ambulanz vor.

Der dritte Patient erlitt eine Katheterembolie während einer Alkoholentzugskur in einem deliranten Zustand. Der Chirurg des Hauses hatte ohne Erfolg versucht, die Plastiksonde durch Eröffnung abführender Beinvenen zu erreichen. Die Überweisung in unsere Klinik erfolgte zur Vornahme der Angiokardiographie. Es gelang nicht, die röntgennegative Sonde in den zentraler gelegenen Herz- bzw. Gefäßabschnitten zu lokalisieren.

Die Prognose der zentralen Katheterembolien ist nach den vorhandenen Statistiken allgemein ungünstig. Bei der Durchsicht der Literatur fanden wir 134 Fälle mit einer Gesamtmortalität von ca. 26%. Die nähere Aufschlüsselung ergab, daß bei aktivem Vorgehen (Thorakotomie, Faßzangen, usw.) mit ca. 9% Todesfällen gerechnet werden muß, bei abwartender Haltung dagegen mit ca. 42%. Als Todesursachen werden dabei Lungenabszesse, Lungenembolien, Endocarditis, Sepsis, Perforationen und Rhythmusstörungen angegeben [2, 4, 5].

Das Hauptproblem liegt damit in der Frage, wie man Katheterembolien verhütet und ob bzw. welche Behandlung der Embolie im Einzelfall durchzuführen ist. Zur Verhütung wird die Anwendung der Seldinger-Technik, d. h. die Sondierung über zuvor perkutan eingefädelte Spiraldrähte empfohlen, so daß eine Abscherung über eine Nadel nicht vorkommen kann. Wo diese Technik nicht geübt wird, ist auf die Vermeidung des Abschervorganges besonders bei unruhigen Patienten zu achten. In jedem Falle sollten röntgendichte Katheter verwendet werden, da nur sie eine Lokalisationsdiagnostik ermöglichen. Wegen der vermutlich hohen Dunkelziffer der Katheterembolien möchten wir uns jedoch noch nicht der in der Literatur vertretenen Ansicht anschließen, daß — falls eben möglich — thorakotomiert werden sollte, zumal unser zweiter Fall mit einem komplikationslosen Verlauf über jetzt 4 Jahre wohl keine Ausnahme darstellen wird.

Die Bemühungen in unserer Klinik gehen dahin, die Kathetertechnik zum Ergreifen von Katheterfragmenten als schonender Methode zu vervollkommnen, so daß auch in der Pulmonalarterie gelegene Fragmente entfernt werden können.

Literatur

1. Bleifeld, W.: Intensivmed. **10**, 232 (1973). — 2. Bloomfield, D. A.: Amer. J. Cardiol. **27**, 538 (1971). — 3. Bloos, I.: Med. Welt **23**, 261 (1972). — 4. Burri, C.: Schweiz. med. Wschr. **101**, 1537 (1971). — 5. Geraci, R.: Ann. intern. Med. **78**, 353 (1973). — 6. Goeckenjahn, W.: Intensivmed. **10**, 269 (1973). — 7. Klempt, H. W.: Verh. dtsch. Ges. inn. Med. **80**, 1169 (1974). — 8. Morr, H.: Intensivmed. **10**, 142 (1973).

ZEBE, H., MÖSSELER, U., WALTHER, H. (Kardiolog. Abt., Med. Univ.-Klinik Heidelberg): **Untersuchung der Feinstruktur der inneren Oberfläche von gebrauchten Herzkathetern**

Unter den Komplikationen, die während oder nach einem Herzkatheter auftreten, scheinen zwei in direkter Beziehung zu stehen zu Material und/oder Form der verwendeten Katheter: 1. die Pyrogenreaktion (PR) und 2. die thrombembolische Komplikation, insbesondere der Myokardinfarkt bei der Koronarographie (nach Judkins).

I. Trotz sorgfältiger Reinigung und Sterilisation der Katheter sind PR nicht immer zu vermeiden (Lee, 1973). Wahrscheinlich ist diese Komplikation zumindest teilweise auf Verunreinigung der Sterilisations- und/oder der Reinigungslösung mit wasserlöslichem Endotoxin zurückzuführen, das in einer minimalen Konzentration von 0,08 bis 0,10 µg/kg Körpergewicht Fieber verursacht (Dare, 1954). Aber auch bei Verwendung von pyrogenfreiem Wasser zur Reinigung und zur Naßsterilisation werden PR unter bestimmten Bedingungen beobachtet: 1. wenn Katheter aus gewebtem Material verwendet werden, 2. je länger die Untersuchung dauert, um so größer ist die Gefahr einer PR und 3. werden PR praktisch nie beobachtet, wenn ein neuer Katheter verwendet wurde.

Es wurden deshalb bei Routineherzkatheterisierung verwendete Katheter mit Hilfe des Rasterelektronenmikroskops untersucht. Als Kontrolle dienten unbenutzte Katheter.

Es wurden ausschließlich Teflon-beschichtete Führungsdrähte mit weicher Spitze verwendet.

Wiederholt gebrauchte Katheter wurden 1 Std lang mit einer 5%igen Edisonitelösung gespült. Die Sterilisation erfolgte in Detergicide (1/7500; 5 min). Zur Herstellung der Reinigungs- und Sterilisationslösung wurde pyrogenfreies Wasser benutzt.

Unmittelbar nach der Untersuchung wurden die Katheter mit NaCl (0,9%) kräftig gespült und anschließend in einem Glutaraldehyd-Phosphatpuffer (pH 7,2) über 24 Std fixiert. Bis zur mikroskopischen Untersuchung wurden die Katheter in reinem Phosphatpuffer gelagert.

Unbenutzte Katheter zeigten unabhängig von Art und Material eine glatte Lumenoberfläche.

Abb. 1 zeigt die Innenfläche eines Brockenbrough-Katheters, die durch Führungsdrähte und die zur transseptalen Punktion verwendete Johnson-Nadel erheblich beschädigt ist.

Bei Kathetern aus gewebtem Material ist die innere Dacronauflage gebrochen und teilweise abgehoben — Bruchstücke liegen teilweise frei im Lumen — (Abb. 2), und an manchen Stellen tritt das Netzwerk der Katheterwand zu Tage. Streckenweise ist der Katheter mit einem dichten Fibrinnetz ausgekleidet, und wo die Dacronschicht fehlt, sind die Nischen des Maschenwerkes mit Fibrin und Blutzellen ausgefüllt, wodurch eine vollständige Reinigung des Katheters nahezu unmöglich wird. Abb. 3 zeigt die Innenfläche eines 5mal benutzten Cournand-Katheters, der in der geschilderten Weise zur Herzsondierung vorbereitet worden war. In 1,4 ml 0,1 n NaOH, mit der ein gereinigter, mehrfach benutzter Cournand-Katheter 12 Std gefüllt war, konnten mit Hilfe der Lowry-Methode 0,5 mg Protein nachgewiesen werden.

Das vorwiegende Auftreten von PR bei Verwendung mehrfach benutzter Eppendorff- bzw. Cournand-Katheter läßt sich also dadurch erklären, daß in diesen Kathetern insbesondere durch Verwendung der Führungsdrähte die innere Dacronschicht abgetragen worden ist. Dadurch wird eine vollständige Reinigung nahezu unmöglich. Das verbliebene Protein wird durch die Proteasen im Blut des nächsten Patienten gelöst.

Daraus ist zu folgern, daß in Kathetern aus gewebtem Material Führungsdrähte möglichst nicht und wenn, nur solche mit weicher Spitze verwendet werden sollen. Die Untersuchungsdauer soll selbstverständlich möglichst kurz gehalten werden. Katheter aus gewebtem Material können nicht beliebig oft verwendet werden, zumindest sollten sie dann aussortiert werden, wenn einmal eine PR aufgetreten ist. Es wäre schließlich auch bei Verwendung von Rechtsherzkathetern eine Prämedikation mit Heparin empfehlenswert, ein Vorschlag, der wegen der sich häufig anschließenden transseptalen Punktion nicht immer zu realisieren ist.

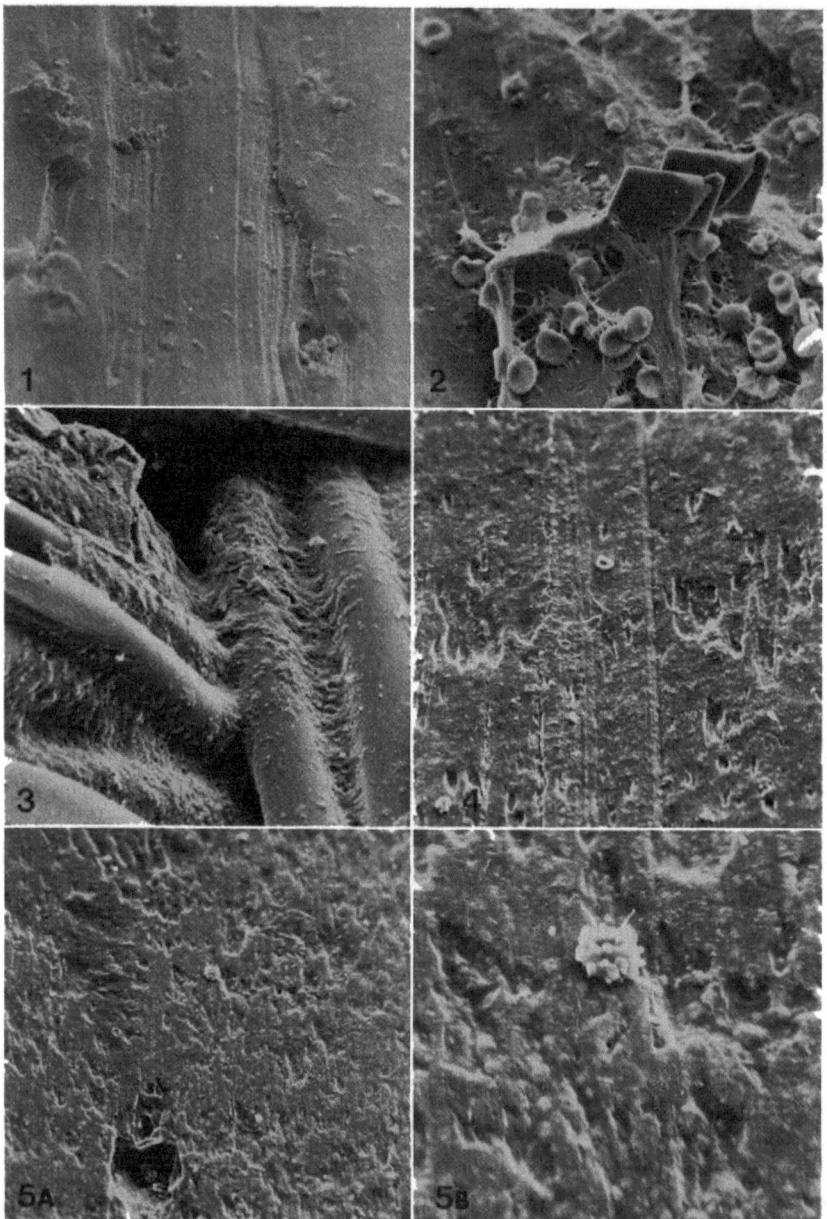

Abb. 1. Brockenbrough-Katheter (600:1). Das Bild zeigt die innere Oberfläche eines insgesamt 6mal benutzten Katheters, die durch die Johnson-Nadel und/oder die Führungsdrähte erheblich beschädigt ist

Abb. 2. Cournand-Katheter (515:1) 1 mal benutzt. Durch die Führungsspirale ist die Dacronauflage beschädigt worden. Bruchstücke liegen im Lumen. Fibrin und Erythrocyten füllen die entstandene Lücke (rechts unten) aus

Abb. 3. Mehrfach (6mal) benutzter, gereinigter und sterilisierter Cournand-Katheter (540:1). Die Dacronauflage ist vollständig abgetragen. Die Nischen in dem frei liegenden Maschenwerk sind mit amorphem Material weitgehend ausgefüllt

Abb. 4. Linkskoronarer Judkins-Katheter (280:1). In den stark gebogenen Abschnitten ist der Katheter durch die Führungsspirale beschädigt worden. Am linken unteren Bildrand ein Thrombocytenaggregat

Abb. 5. Linkskoronarer Judkins-Katheter (280:1). A: Links unten ein relativ großes Loch in der Katheterwand, worin zwei Thrombocytenaggregate liegen. Ein weiteres Thrombocytenaggregat liegt rechts oberhalb davon, etwa in Bildmitte. B: Dasselbe Thrombocytenaggregat in der Vergrößerung 1150:1

II. Da der Herzinfarkt bei der Koronarographie nach Judkins eine relativ häufige Komplikation darstellt, und darüber hinaus die linke Koronararterie oder einer ihrer Äste besonders häufig betroffen ist (de la Torre, 1973), schien auch hier ein Zusammenhang mit Material und/oder Form des Katheters möglich.

Judkins-Katheter, die zu einer Routineuntersuchung verwendet worden waren, wurden in der beschriebenen Weise für die REM präpariert. Zu Beginn der Untersuchung wurden die Patienten mit 7500 E Liquemin i.v. prämediziert. Es wurden ausschließlich Teflon-beschichtete Spiralen mit weicher Spitze benutzt.

Die stark gebogenen Abschnitte eines linkskoronaren Judkins-Katheters zeigen tiefe Furchen, die durch den Führungsdraht verursacht worden sind (Abb. 4). Außerdem fanden sich in diesen Abschnitten einzelne kleine Löcher, in denen regelmäßig Thrombocytenaggregate lagen (Abb. 5). In der Spitze eines linkskoronaren Judkins-Katheters fand sich ein ca. 1,2 mm großes Plastikstück (Abb. 6).

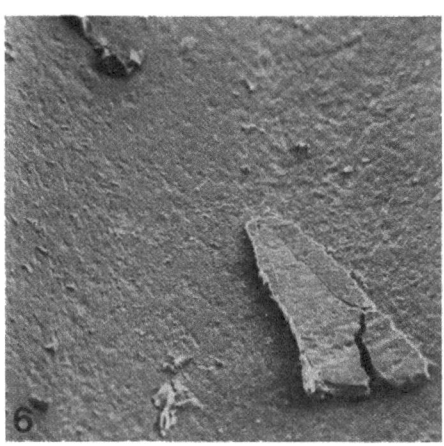

Abb. 6. Linkskoronarer Judkins-Katheter (57:1). Im rechten unteren Bildabschnitt ein etwa 1,5 mm großer Fremdkörper, bei dem es sich um aus der Katheterwand herausgebrochenes Material handelt. Das Bruchstück wurde etwa 2 cm vor der Katheterspitze aufgefunden

Als Ursache für das relativ häufige Auftreten eines Myokardinfarktes bei der Koronarographie nach Judkins und die Bevorzugung der linken Koronararterie muß demnach mit großer Wahrscheinlichkeit die starke Krümmung des linken Judkins-Katheters angesehen werden, da an den stark gebogenen Abschnitten der Katheter durch den Führungsdraht besonders leicht beschädigt wird. Besondere Gefahr aber droht, wenn sich ein ungeübter Untersucher der Judkins-Methode bedient; mit der Länge der Untersuchung wächst die Gefahr thrombembolischer Komplikationen durch Thrombocytenaggregate, da in therapeutischen Dosen Liquemin die Thrombocytenaggregation nicht hemmt. Durch wiederholtes Einführen der Spirale besonders in den linkskoronaren Katheter können außerdem Plastikpartikel aus der Katheterwand herausgebrochen werden.

Daraus folgt, daß die Untersuchungsdauer möglichst kurz gehalten werden muß und ausschließlich Spiralen mit weicher Spitze verwendet werden sollen. Das wiederholte Einführen der Spirale während der Untersuchung ist möglichst zu vermeiden.

Literatur

Dare, J. G., Mogey, G. A.: J. Pharm. Pharmacol. **6**, 325 (1954). — De la Torre, A., Jacobs, D., Aleman, J., Anderson, G. A.: Amer. Heart J. **86**, 467 (1973). — Lee, R. V., Drabinsky, M., Wolfson, S., Cohen, L. S., Atkins, E.: Chest **63**, 757 (1973).

BRISSE, B., SCHLUPPER, J., DIEKMANN, L., GRADAUS, D., SCHMIDT, E., BENDER, F. (Kardiolog. Abt., Med. Klinik u. Poliklinik, Univ. Münster): **Bewertung der Katecholaminspiegel im Plasma nach Stufenentnahme aus der unteren Hohlvene**

Primäre und sekundäre Funktionsstörungen des sympathiko-adrenalen Systems bereiten nicht nur in der Interpretation der klinischen, sondern oft auch der biochemischen Befunde differentialdiagnostische Probleme. Die Rate der intra vitam nicht diagnostizierten Phaeochromocytome beträgt daher noch etwa 40%. Zur Lokalisierung dieser Tumoren reichen oft röntgenologische und angiographische Untersuchungen nicht aus, so daß die für die Patienten wenig belastende Stufenentnahme aus der unteren Hohlvene eine Erweiterung der präoperativen Diagnostik darstellt [1, 2].

Methodik

Die Bestimmungen der Katecholamine (KA) in diesen Blutproben erfolgte fluorometrisch nach Häggendal [3]. Außerdem wurden die Konzentration der freien Fettsäuren (FFS) photometrisch [4] und die Cortisolspiegel mit Hilfe der Proteinbindungsmethode gemessen [5].

Abb. 1: Die Abgrenzung der normalen und pathologischen KA-Spiegel in Ruhe in den einzelnen Abschnitten der V. cava ist im typischen Fall leicht möglich: Bei den 20 Patienten ohne Tumor des sympathischen Nervensystems unterscheiden sich die Noradrenalin (NA)- und Adrenalin (A)-Spiegel in den einzelnen Stufen nur gering; es findet sich ein leichter Anstieg der NA-Konzentration in Höhe des 1.—3. LWK auf durchschnittlich 500 ng/l.

Beim Phaeochromocytom sind die NA-Konzentrationen hingegen um das Vielfache erhöht: Es fand sich bei den 6 Patienten mit Phaeochromocytomen der Nebennieren ein signifikanter Anstieg in Höhe des 1.—3. LWK.

Abb. 2: In einigen Fällen kann jedoch dieser KA-Sprung infolge einer intermittierenden Sekretion des Tumors verwischt sein, so daß der höchste NA-Spiegel nicht auf die Mündung der Tumorvenen hinweist, sondern zufällig an einer bestimmten Stelle der V. cava gemessen wird. Eine gleichzeitige Registrierung von Blutdruck und Herzfrequenz wird im allgemeinen auf diese NA-Ausschüttung hinweisen. Sie sollten deshalb während der Blutentnahmen beachtet werden. Die Stoffwechselwirkung des freigesetzten NA oder A führt aber auch zu einer Lipolyse und einem Anstieg der FFS auf Werte, die auch im Nüchternserum sonst nicht erreicht werden. Ein NA-Anstieg infolge Mündung einer Tumorvene geht nicht mit einer nennenswerten Veränderung des FFS-Spiegels einher. Der falsch positive KA-Anstieg bei nervösen Patienten läßt sich ebenfalls mit Hilfe einer gleichzeitigen Bestimmung der FFS erfassen: A-Konzentration und FFS-Spiegel zeigen parallele Schwankungen von vergleichbarem Ausmaß. Ein weiterer Hinweis auf den psychischen Streß kann durch Bestimmung des Cortisolspiegels gewonnen werden. Es zeigte sich z. B. nach Herzkatheterung einer psychisch labilen Patientin ein kurzdauernder NA-Anstieg während der ersten anschließend durchgeführten Blutentnahmen, so daß ein NA-Sprung in Höhe des rechten Vorhofs gemessen wurde. Die anhaltende Steigerung des Cortisolspiegels wies auf den Streß hin.

Beim Phaeochromocytom, das nicht selbst Cortisol sezerniert, kann hingegen bei Sondierung einer Tumorvene ein isolierter KA-Anstieg nachgewiesen werden.

Die Blutentnahme aus einer Nierenvene, in die der Tumor nicht drainiert, zeigt eine erhöhte Konzentration von NA *und* Cortisol, die den höchsten Spiegel im venösen Mischblut nur unwesentlich übertrifft. Die größte Tumorvene mündete in diesem Fall rechts distal der Entnahmestelle aus der Vena renalis.

Die seitendifferente Entnahme aus Lebervenen und den beiden Nierenvenen ermöglicht in typischen Fällen auch den Nachweis multipler Tumoren, die bekanntlich im Kindesalter häufiger vorkommen.

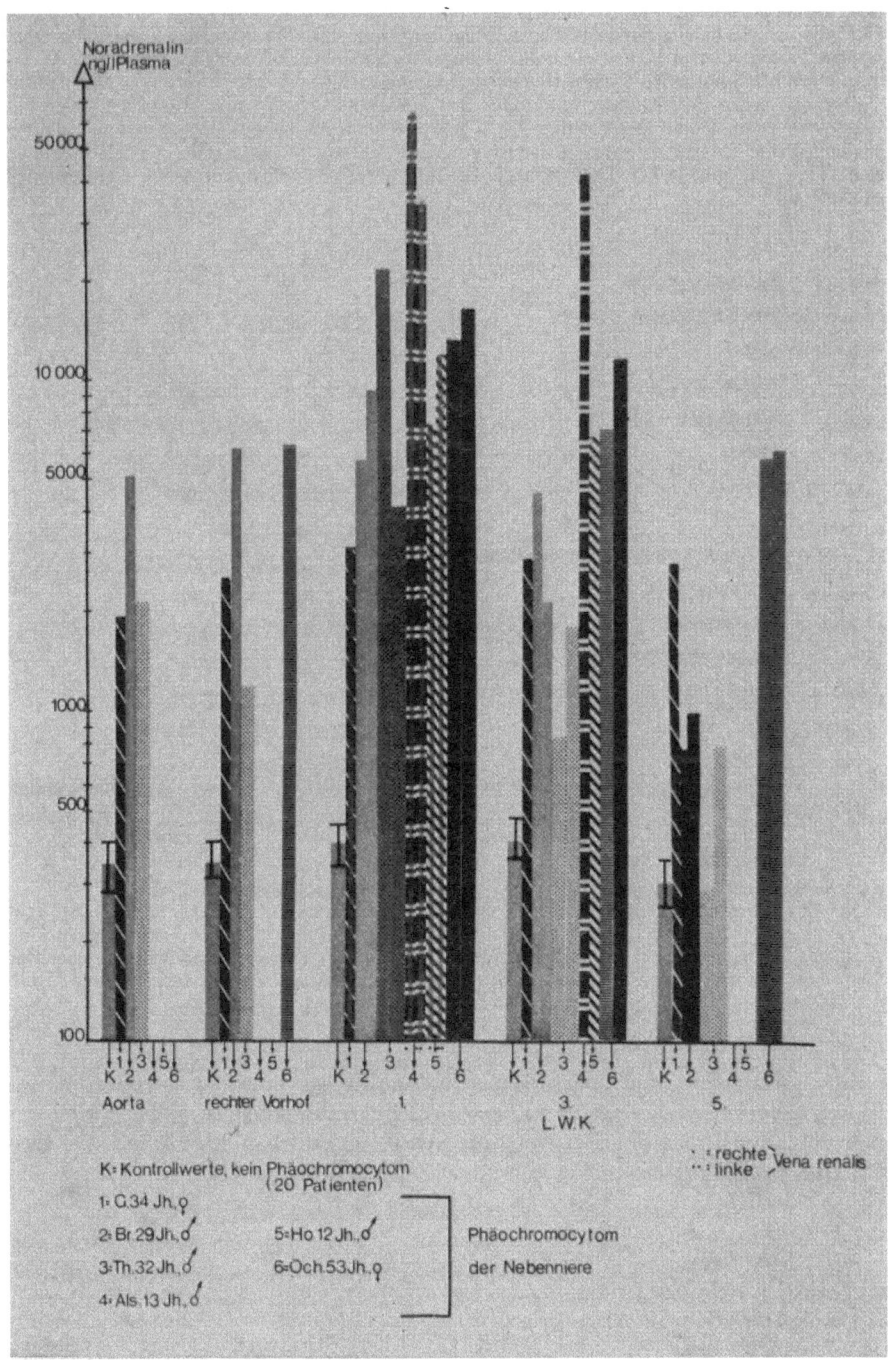

Abb. 1. Vergleich der Noradrenalinspiegel nach Stufenentnahme bei 20 Pat. mit diagnostischem Herzkatheterismus und 6 Pat. mit Phaeochromocytom der Nebennieren

Das Beispiel einer Stufenentnahme bei einem 10jährigen Knaben zeigte in der rechten V. ren. einen NA-Anstieg und in der linken V. ren. eine Zunahme der A-Konzentration. Postoperativ wurden in den 23 bzw. 32 g schweren Tumoren der Nebennieren überwiegend NA bzw. A gemessen [6, 7]. Während NA zu 30 bis 50% im partikulären 100000 g Niederschlag gefunden wurde, war A vorwiegend im Überstand nachweisbar. Eine Metabolisierung zu Metanephrinen betrug nur 1 bis 2% der biogenen Amine. Das Enzymmuster dieser Tumoren reichte offenbar nicht aus, um die hohen Konzentrationen an NA und A abzubauen, so daß die ungewöhnlich hohen Konzentrationen im peripheren Blut erreicht wurden. In den übrigen 5 Fällen ergab die Bestimmung im Tumor fast ausschließlich NA und entsprach damit der präoperativ gemessenen Freisetzung. Da die Konzentration in den untersuchten Geweben 1 bis 5 mg/g und die Gesamtkonzentration weniger als 100 mg betrug, handelt es sich um relativ kleine Tumoren mit hoher Umsatzrate, die mit eindrucksvoller klinischer Symptomatik korreliert sind [8].

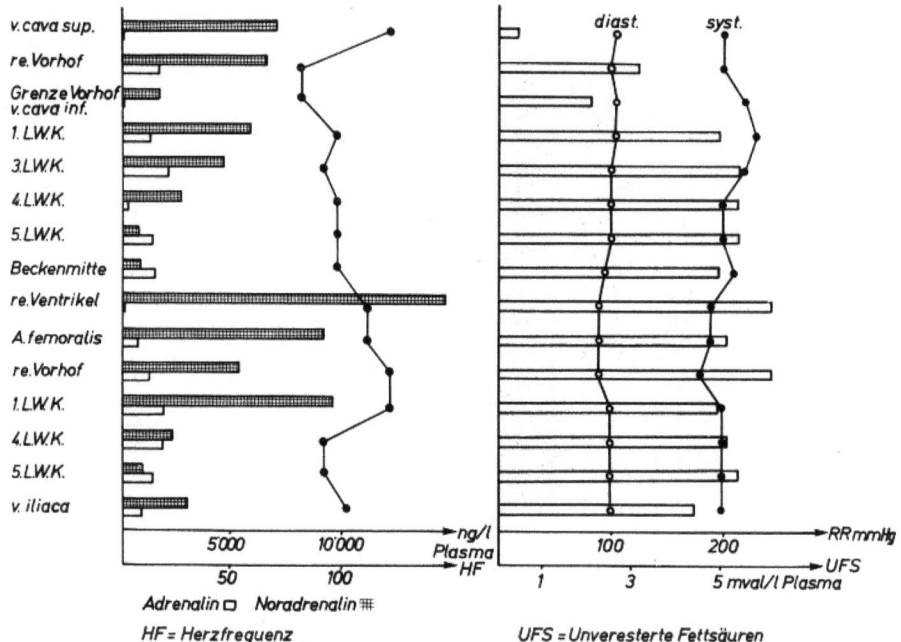

Abb. 2. Stufenentnahme bei einem 29jährigen Patienten mit Phaeochromocytom der rechten Nebenniere: Intermittierende Noradrenalinsekretion mit Anstieg von Herzfrequenz, Blutdruck und freien Fettsäuren

Eine KA-Bestimmung nach Stufenentnahme aus der V. cava kann die Diagnose und die Differentialdiagnose des Phaeochromocytoms daher in vielen Fällen ermöglichen. Zur Interpretation der Ergebnisse ist jedoch im Einzelfall die Messung von Kreislaufdaten sowie eine gleichzeitige Bestimmung von Cortisol und FFS erforderlich.

Literatur

1. Mahaux, E., Schaepdryver, A. F. de, Vermiory, A., Enderle, J., Smets, W., Reinhold, H., Rood, M. de, Meunier, A.: Ann. Endocr. (Paris) **24**, 93 (1963). — 2. Euler, U. S., Genzell, C. A., Ström, G., Westman, A.: Acta med. scand. **153**, 127 (1955). — 3. Häggendal, J.: Acta physiol. scand. **59**, 242 (1963). — 4. Dieterle, P., Wülfert-Heldrich, C., Henner, J., Schwarz, K.: Z. klin. Chem. **6**, 153 (1968). — 5. Fiorelli, G., Piolanti, P., Forti, G., Serio, M.: Clin. Chim. Acta **37**, 179 (1972). — 6. Louis, C., Diekmann, L., Brisse, B., Müller, K.-M.: Z. Kinderheilk. (im Druck). — 7. Bertler, A., Carlsson, A., Rosengreen, E.: Acta physiol. scand. **44**, 273 (1958). — 8. Crout, J. R., Sjoerdsma, A.: J. clin. Invest. **43**, 94 (1964).

MÄURER, W., DRINGS, P., MANTHEY, J., KÜBLER, W. (Abt. Kardiologie, Med. Univ.-Klinik Heidelberg): **Vergleichende Untersuchungen über den Gehalt der Blut-Katecholamine Adrenalin, Noradrenalin und Dopamin in Plasma, Erythrozyten und Thrombozyten* ****

Bei Blutbestimmungen von Katecholaminen wird im allgemeinen die Konzentration im Plasma gemessen, der Amingehalt in den zellulären Bestandteilen bleibt dabei bislang unberücksichtigt. Genauere Angaben über den Katecholamin-Gehalt in Erythrozyten und Thrombozyten sind aus der verfügbaren Literatur nicht zu entnehmen. Dies könnte darauf zurückzuführen sein, daß die heute zur Katecholamin-Bestimmung meist noch angewandten fluorometrischen Verfahren eine mangelnde Spezifität und Empfindlichkeit aufweisen, so daß die Messung des Amingehaltes in Blutzellen aus methodischen Gründen bisher nicht sicher möglich war.

Mit der 1970 von Engelman u. Portnoy [2] eingeführten enzymatischen Doppelisotopenmethode steht ein neues Meßprinzip für die Katecholamin-Bestimmung zur Verfügung, das alle fluorometrischen Verfahren an Empfindlichkeit und Spezifität übertrifft.

Prinzip der enzymatischen Doppelisotopen-Methode: Die Katecholamine Adrenalin und Noradrenalin werden enzymatisch radioaktiv markiert. Die Markierung erfolgt mit Hilfe von ^{14}C-Methyl-S-Adenosyl-Methionin, dessen ^{14}C-Methylgruppe durch das Enzym Catechol-O-Methyl-Transferase auf das Katecholaminmolekül übertragen wird. Dadurch entstehen ^{14}C-Metanephrin und ^{14}C-Normetanephrin, die auf Grund ihrer Radioaktivität meßbar sind. Zur genauen Ermittlung der Ausbeute wird die gleiche Methylierungsreaktion an einer der Meßprobe zugegebenen Menge ^3H-Adrenalin und ^3H-Noradrenalin durchgeführt.

Die quantitative Differenzierung zwischen Adrenalin und Noradrenalin erfolgt bei der Doppelisotopen-Methode durch dünnschichtchromatographische Trennung der ^{14}C-markierten O-Methylierungsprodukte Metanephrin und Normetanephrin, die danach isoliert weiter aufgearbeitet werden. Durch Variation der Fließmittelsysteme bei der Dünnschichtchromatographie konnte zusätzlich eine vollständige Abtrennung des O-methylierten Dopamins, des 3-Methoxytyramins, erzielt werden, womit die gleichzeitige Messung des Adrenalin-, Noradrenalin- und Dopamin-Gehaltes möglich geworden ist. Nach der Dünnschichtchromatographie werden ^{14}C-Metanephrin und ^{14}C-Normetanephrin mit Hilfe der Perjodat-Reaktion getrennt in ^{14}C-Vanillin überführt, das in Toluol extrahiert wird. Das ^{14}C-3-Methoxytyramin wird dagegen zweimal in Toluol-Isoamylalkohol extrahiert und erneut dünnschichtchromatographisch gereinigt.

Zur Bestimmung des Katecholamin-Gehaltes in den drei Fraktionen Plasma, Erythrozyten und Thrombozyten wurden 20 ml Vollblut aufgearbeitet (Abb. 1). Durch Zentrifugation mit ca. 300 xG wurde zunächst ein Thrombozyten-reiches Plasma gewonnen und darin die Thrombozyten-Zahl ermittelt. Das Thrombozyten-reiche Plasma wurde dann mit 3000 xG zentrifugiert, wodurch ein Thrombozyten-Sediment und ein Überstand aus Thrombozyten-freiem Plasma erhalten wurden. Aus dem Thrombozyten-Sediment konnte nach Aufnahme mit 4-N-Perchlorsäure und Zentrifugieren mit 48000 xG ein klarer Thrombozyten-Extrakt gewonnen werden. Aus dem Erythrozyten-Plasma-Gemisch ließ sich ein Sediment aus gepackten Erythrozyten abzentrifugieren. Dieses wurde entsprechend dem Vorgehen bei dem Thrombozyten-Sediment mit 4-N-Perchlorsäure enteiweißt und zu einem klaren Erythrozyten-Extrakt weiterverarbeitet.

Die Angabe der Katecholamin-Konzentration in den Blutzellen erfolgt wie beim Plasma in ng/ml, wobei im Falle der Erythrozyten das mittlere Zellvolumen jeweils ermittelt wurde, während bei den Thrombozyten ein mittleres Zellvolumen von 7,5 µm³ entsprechend den Angaben von Wintrobe [3] eingesetzt wurde.

Auf Grund der Meßergebnisse aus 24 Einzelbestimmungen bei kreislaufgesunden Normalpersonen zeigte sich, daß die Dopamin-Konzentration im Plasma und in den Erythrozyten um etwa das Zehnfache über der Noradrenalin-Konzentration liegt. Dieser Befund steht im Gegensatz zu den von Christensen [1] gefundenen Werten, wonach im Plasma etwa gleich hohe Konzentrationen an Noradrenalin

---
* Mit Unterstützung der Deutschen Forschungsgemeinschaft im Rahmen des SFB 90 der Universität Heidelberg.
** Technische Assistenz Hörler, U., Mäurer, W., Drings, P., Manthey, J., Kübler, W.

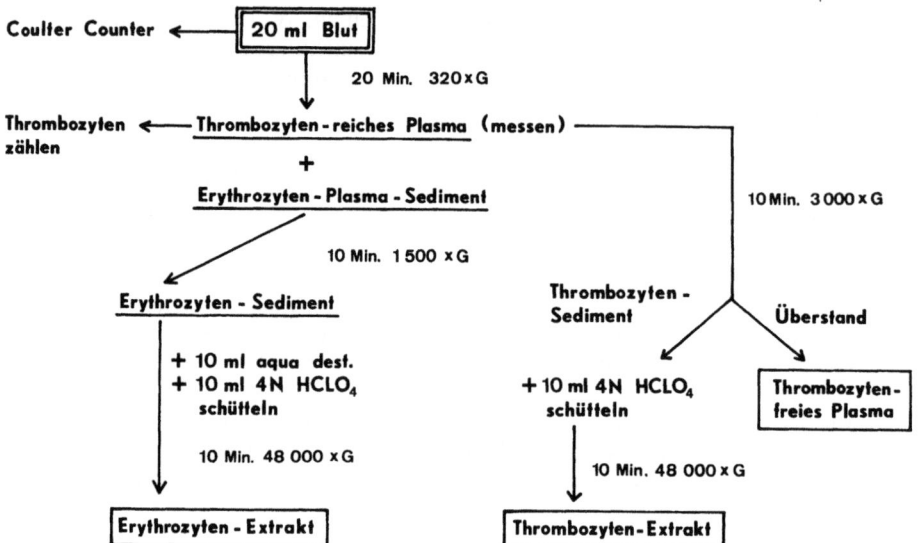

Abb. 1. Aufarbeitung der Blutproben (20 ml) zur Messung des Katecholamin-Gehaltes im Thrombozyten-freien Plasma, in den Erythrozyten und Thrombozyten. Aus den Blutzellen wurde jeweils ein perchlorsaurer Extrakt hergestellt. Die Bestimmung der Erythrozyten-Zahl und des mittleren Erythrozyten-Volumens erfolgte mit Hilfe des Coulter Counters. Aus einer Probe des Thrombozyten-reichen Plasmas wurde die Thrombozyten-Zahl in der Zählkammer ermittelt. Nach den Angaben von Wintrobe [3] wurde ein mittleres Thrombozyten-Volumen von 7,5 μm^3 angenommen

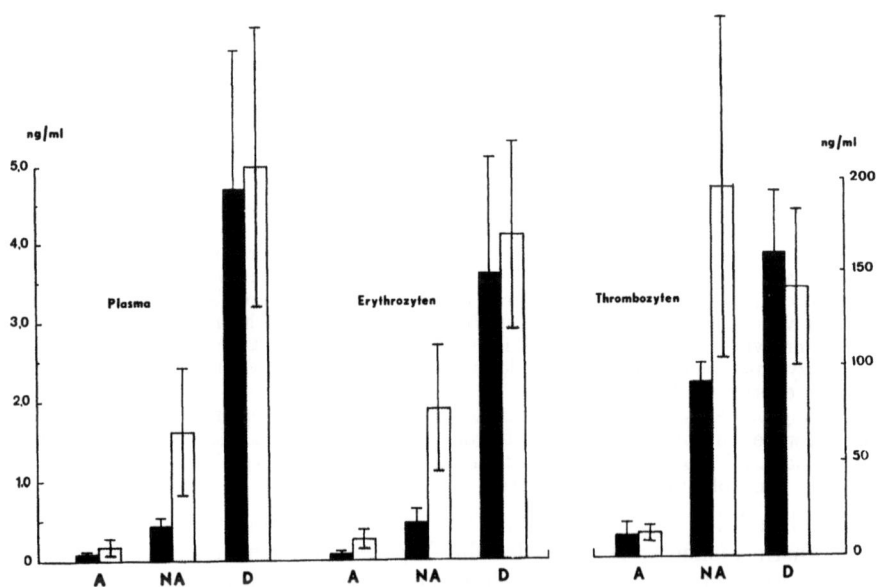

Abb. 2. Der Adrenalin (A)-, Noradrenalin (NA)- und Dopamin (D)-Gehalt in den drei Blutbestandteilen Plasma, Erythrozyten und Thrombozyten bei kreislaufgesunden Normalpersonen (n = 24) und Patienten mit Herzinsuffizienz (n = 15). Die schraffierten Säulen kennzeichnen die Meßergebnisse bei den herzinsuffizienten Patienten. Dargestellt sind die Mittelwerte mit dem 95%-Vertrauensbereich unter Zugrundelegung einer Studentverteilung (s$\bar{x}$ mal $t_{0,05}$)

und Dopamin bestehen. Alle drei Katecholamine liegen im Plasma und in den Erythrozyten größenordnungsmäßig in etwa den gleichen Konzentrationen vor. Dies spricht dafür, daß diese beiden Blutbestandteile im Hinblick auf ihren Amingehalt ein äquilibrierendes System darstellen. In den Thrombozyten finden sich demgegenüber die drei gemessenen Katecholamine in wesentlich höheren Konzentrationen. Adrenalin und Noradrenalin sind in den Thrombozyten um etwa das Hundertfache höher konzentriert als im Plasma und in den Erythrozyten, für den Dopamin-Gehalt macht der Unterschied etwa den Faktor 40 aus. Dieser Befund könnte auf einen aktiven Transport der Katecholamine in die Thrombozyten hinweisen.

Auf Grund der Ergebnisse von Blut-Katecholamin-Bestimmungen bei 15 herzinsuffizienten Patienten ergab sich, daß alle drei Blutbestandteile nun deutlich höhere Konzentrationen an Adrenalin und Noradrenalin aufwiesen. Der Dopamin-Gehalt zeigt dagegen weder im Plasma, noch in den Erythrozyten und Thrombozyten eine statistisch signifikante Veränderung.

In Abb. 2 sind die Meßergebnisse bei herzgesunden Normalpersonen und bei herzinsuffizienten Patienten zum besseren Vergleich noch einmal direkt gegenübergestellt.

Zusammenfassung

1. Plasma und Erythrozyten weisen etwa gleich hohe Konzentrationen an Adrenalin, Noradrenalin und Dopamin auf.
2. In den Thrombozyten liegen die Konzentrationen an Adrenalin und Noradrenalin um etwa das Hundertfache, an Dopamin um etwa das Vierzigfache höher als im Plasma oder in den Erythrozyten.
3. Bei einer Herzinsuffizienz steigen die Adrenalin- und Noradrenalin- Konzentrationen im Plasma, in den Erythrozyten und in den Thrombozyten deutlich an.
4. Die Dopamin-Konzentration wird durch eine Herzinsuffizienz in allen drei Blutbestandteilen nicht verändert.

Literatur

1. Christensen, N. J.: Scand. J. Lab. clin. Invest. 31, 343 (1973). — 2. Engelman, K., Portnoy, B.: Circulat. Res. 26, 53 (1970). — 3. Wintrobe, M. M.: Clinical hematology, 6th Ed. Philadelphia: Lea and Febiger 1967.

HANRATH, P., BLEIFELD, W., EFFERT, S., SCHWEIZER, P. (Abt. Innere Med. I, RWTH Aachen): **Cinematographische Analyse der Klappenfunktion bei angeborenen und erworbenen Herzfehlern mit Hilfe der Multielementechokardiographie**

Manuskript nicht eingegangen.

RINKE, H., STAHLBAUER, W., DACIAN, S., RUDOLPH, W. (Deutsches Herzzentrum München. Klinik für Herz- und Kreislauferkrankungen): **Echokardiographische Beurteilung von Aortenklappenfehlern**

Zur echokardiographischen Beurteilung von Aortenklappenfehlern wurden bei 48 Patienten mit Aortenstenose und bei 38 Patienten mit Aorteninsuffizienz die Echokardiogramme der Aortenklappe in der M-Mode ausgewertet und mit den bei der Herzkatheterisation gewonnenen hämodynamischen Befunden, wie Druckgradient und Öffnungsfläche sowie mit dem angiographisch bestimmten Insuffizienzgrad verglichen. Bei 20 dieser Patienten war es möglich, das echokardiographische Bild der Aortenklappe mit dem intraoperativen zu vergleichen.

Die echokardiographische Darstellung erfolgte von einer Transducerposition im dritten oder vierten ICR, parasternal links, wobei nach Darstellung der Mitralklappe durch Kippen des Transducers nach oben das typische Bewegungsmuster der Aortenklappe gewonnen wurde. Die Registrierung erfolgte mit Polaroidaufnahmen sowie kontinuierlich mit einem Fieber-Optik-Schreiber, um die Bildvarianz bei nur geringer Änderung der Transducerposition zu erfassen. Ausgewertet wurde der Aortenwurzeldurchmesser (D_{A0}), gemessen vom Beginn der Reflexion an der vorderen Aortenwand zum Beginn der Reflexion an der hinteren Aortenwand, Öffnungs- und Schlußgeschwindigkeit des vorderen Aortensegels, die maximale frühsystolische Öffnungsamplitude (DS) sowie das Ausmaß des diastolisch getrennten Verlaufs der Aortensegel bei Aorteninsuffizienz. Die unterschiedliche Stärke der Reflexion an den Klappen wurde so graduiert, daß sie als mäßig erhöht bei Darstellung von diastolisch mindestens drei voneinander getrennten reproduzierbaren Echoverläufen oder einem deutlich verdickten Echoverlauf, der mindestens die Hälfte der Aortenwand beträgt, angenommen wurde. Eine stark erhöhte Reflexion lag dann vor, wenn die Klappenechos dicker als die Aortenwand waren.

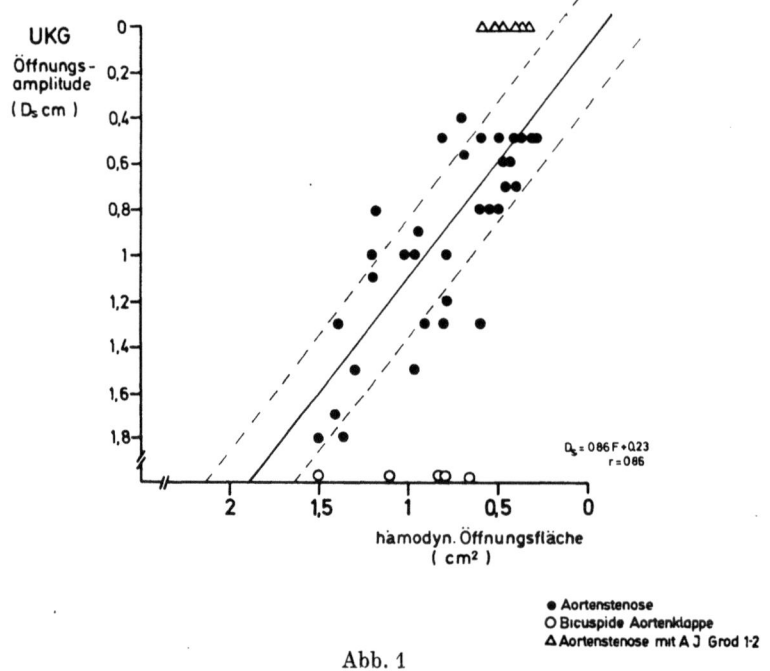

Abb. 1

Bei Aortenstenosen zeigte sich zu 75% eine stark erhöhte Reflexion an den Klappen, was in 88% röntgenologisch und in allen 15 operierten Fällen dieser Gruppe intraoperativ bestätigt wurde. Die restlichen 25% waren überwiegend geringgradige Stenosen und zeigten eine mäßig verstärkte Reflexion, wobei sich hier nur in 4% röntgenologisch Klappenkalk nachweisen ließ. Bei Aorteninsuffizienz war, ohne daß Klappenkalk röntgenologisch nachzuweisen war, eine mäßig verstärkte Reflexion in 79% zu registrieren. Intraoperativ zeigten sich bei allen 5 Patienten dieser Gruppe verdickte und geschrumpfte Aortenklappen. Die bei 10% der Kontrollgruppe vorliegende verstärkte Reflexion ist als Ausdruck der Altersveränderung der Klappe aufzufassen.

Der Aortenwurzeldurchmesser war bei Aortenstenosen und Aorteninsuffizienzen zur Kontrollgruppe signifikant erhöht. Die Öffnungs- und Schlußgeschwindigkeit war bei Aortenstenosen deutlich erniedrigt, während die Schlußgeschwindigkeit bei Aorteninsuffizienz gering oberhalb der Kontrollgruppe war. Die Häufigkeit, mit der diese Messungen durchgeführt werden konnten, war unterschiedlich; bei Aortenstenosen ungefähr 30% und bei Aorteninsuffizienz 60%. Eine Beziehung der Öffnungs- und Schlußgeschwindigkeit zu dem Grad der hämodynamisch gemessenen Funktionseinschränkung bestand nicht.

Die maximale frühsystolische Öffnungsamplitude beider Segel war in 82% der Aortenstenosen meßbar (Abb. 1). Es zeigte sich eine gute Korrelation mit dem mittleren Druckgradient und der hämodynamischen Öffnungsfläche mit einem r von 0,82 bzw. 0,86. Bei Einteilung der Öffnungsamplitude gemäß dem hämodynamischen Schweregrad ergab sich bei leichten Aortenstenosen mit einer Öffnungsfläche größer als 1,2 cm^2 eine mittlere Öffnungsamplitude von 1,37 cm bei mäßig schweren Aortenstenosen mit einer Öffnungsfläche von 1,3 bis 0,7 cm^2 eine mittlere Öffnungsamplitude von 0,96 cm sowie bei schweren Aortenstenosen mit einer Öffnungsfläche unter 0,6 cm^2 eine mittlere Öffnungsamplitude von 0,68 cm. Die Gruppen waren mit einem p von 0,025 signifikant unterschiedlich. Bei sieben Aortenstenosen zeigte sich systolisch wie diastolisch kein unterschiedlicher Verlauf. Dies bedeutet, daß die Klappenbeweglichkeit völlig aufgehoben war, was in drei Fällen intraoperativ, wo ein fixierter Kalkring gefunden wurde, bestätigt werden konnte. Bikuspide Aortenstenosen zeigten keine Einschränkung der systolischen Öffnungsamplitude. Echokardiographisch zeigte sich hier bei regelrechter systolischer Öffnung, diastolisch ein exzentrischer Verlauf, der abhängig von der Transducerposition sehr variabel sein konnte. Fünf Patienten mit Aortenstenosen wurden von den Messungen ausgeschlossen, da sich bei nur geringer Änderung der Transducerposition eine erhebliche Bildvarianz zeigte.

Bei Patienten mit Aorteninsuffizienz ergab sich in 85% ein diastolisch getrennter multipler Verlauf der Segel, wobei das Ausmaß nicht mit dem Schweregrad der Insuffizienz korrelierte. Ein angedeutet diastolisch getrennter Verlauf bis 2 mm konnte bei 9% der Kontrollgruppe registriert werden.

Mit Hilfe der Echokardiographie kann bei Aortenklappenfehlern infolge der veränderten Klappenmorphologie und infolge des veränderten Klappengewebes eine verstärkte Reflexion an den Klappen sowie eine veränderte Klappenbeweglichkeit registriert werden [1—4]. Die Unterteilung der Stärke der Reflexion in drei Stufen zeigt im Gegensatz zur Einteilung von Gramiak [1], daß eine Erkennung auch von fibrosierten und geschrumpften Klappen möglich ist, wobei sich jedoch zeigte, daß eine exakte Trennung zwischen Fibrosierung und Verkalkung nicht möglich ist. Bei bikuspiden Aortenstenosen kann die vermehrte Reflexion zusätzlich durch eine vermehrte diastolische Faltelung eines vergrößerten Segels erklärt werden [5]. Die Messung der Öffnungs- und Schlußgeschwindigkeit sowie die Erfassung des bei Aorteninsuffizienzen getrennten diastolischen Verlaufs der Aortensegel ergab keinen Hinweis zur Graduierung der Klappenfunktionseinschränkung. Durch Messung der systolischen Öffnungsamplitude ist eine Graduierung der Stenose möglich, was auch durch die Ergebnisse von Winsberg [6] bestätigt wird. Bei fehlangelegten Aortenklappen, insbesondere bei bikuspiden Aortenstenosen ist die Öffnungsamplitude nicht verwertbar. Differenzialdiagnostisch ist eine veränderte Klappenbeweglichkeit bei vermindertem Schlagvolumen und bei subvalvulären Stenosen zu berücksichtigen.

Literatur

1. Gramiak, R., Shah, P. M.: Radiology **96**, 1 (1970). — 2. Hernberg, J., Weiss, B., Keegan, A.: Radiology **94**, 361 (1970). — 3. Johnson, M. L., Kissler, J., Habersberger, P. G., Wallace, A. G.: Circulation **7 and 8**, 46 (1973). — 4. Feizi, Ö., Symons, C., Yacoub, M.: Brit. Heart J. **36**, 341 (1974). — 5. Nanda, N. C., Gramiak, R., Manning, J. Mahoney, E. B., Lipchik, E., Weese, J. A. De: Circulation **69**, 870 (1974). — 6. Winsberg, F., Yeh, H. C., Mercer, E. N.: Circulation **7 and 8**, 231 (1973).

HUHMANN, W., LICHTLEN, P. (Med. Hochschule Hannover, Department Innere Med., Abt. Klin. Kardiologie): **Zur Diagnose defekter Klappenprothesen an Hand der Cineangiographie**

Mit zunehmender Patientenzahl mit künstlichen Herzklappen wird es immer dringlicher, die Klappenfunktion zu kontrollieren. Wir haben deshalb bei 115 Patienten mit künstlichen Mitralklappen und 76 Patienten mit Aortenklappen die Bewegungen der Klappen auf 35-mm-Röntgenfilm mit 80 Bildern/sec gefilmt.

Dabei wurden die Klappen im Seitenprofil eingestellt (Abb. 1) und die Drehbewegung um die Hochachse sowie die Kippbewegung um die Achse senkrecht zur Bildebene in Winkel vermessen und die Rotation um die Achse in der Bildebene in: fehlend, leicht, deutlich und stark unterteilt. Außerdem wurde in gleicher Weise die Bewegung der Klappe mit der Herzbasis beurteilt sowie das Funktionieren des Öffnens und Schließens der Disci oder Kugeln.

Hierdurch ist die Beurteilung der Klappenfunktion in 2 Punkten möglich:
1. Aufdecken paravalvulärer Lecks,
2. Feststellen von Klappendestruktionen sowie Dysfunktionen der Disci oder Kugeln.

I. Untersuchungsverfahren

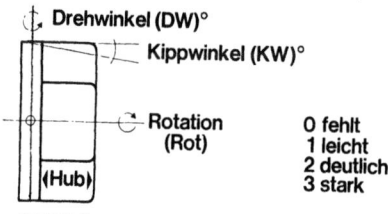

Abb. 1

Ergebnisse

Zu 1. Aufdecken paravalvulärer Lecks:

Abb. 2 zeigt als Säulendiagramm die Aufstellung der Mittelwerte von Dreh- und Kippwinkeln aller gefilmten Klappen. Auf der Ordinate sind die Winkel in Grad angegeben. Pathol. Klappen wurden nur gewertet, wenn auskultatorisch der Verdacht auf ein paravalvuläres Leck bestand und dieses auch angiographisch bestätigt wurde.

Auf dem Diagramm wird deutlich, daß die pathol. Aortenklappen einen signifikant größeren Drehwinkel haben als die normalen. Die Kippwinkel unterscheiden sich ebenfalls deutlich, jedoch nicht signifikant.

Bei den Mitralklappen besteht lediglich ein größerer Unterschied bei den Kippwinkeln.

In Abb. 3 sind die Mittelwerte und Standardabweichungen aller Klappenbewegungen aufgetragen. Bei allen Winkeln bestehen große Streuungen um die Mittelwerte.

Die Mitralklappen haben nur einen deutlichen Unterschied bei den Kippwinkeln. Ein Kippwinkel über 4° ist verdächtig auf ein paravalvuläres Leck und sollte eine genauere Untersuchung, z. B. ein LV-Angio nach sich ziehen.

Demgegenüber sind die Drehwinkel bei den Aortenklappen signifikant verschieden und auch die Kippwinkel differieren deutlich, jedoch nicht signifikant. Auch hier ist die Streuung um die Mittelwerte sehr groß.

Ein Drehwinkel über 10° bzw. ein Kippwinkel über 4° zeigt aber eine pathol. Klappenbewegung an und sollte ebenfalls Anlaß zu weiteren diagnostischen Maßnahmen sein.

Beim Vergleich der Klappenbewegungen von Mitral- und Aortenklappen fällt auf, daß die normalen Aortenklappen wesentlich ruhiger stehen als die Mitralklappen, was auch besonders bei den Bewegungen mit der Herzbasis zum Ausdruck kommt.

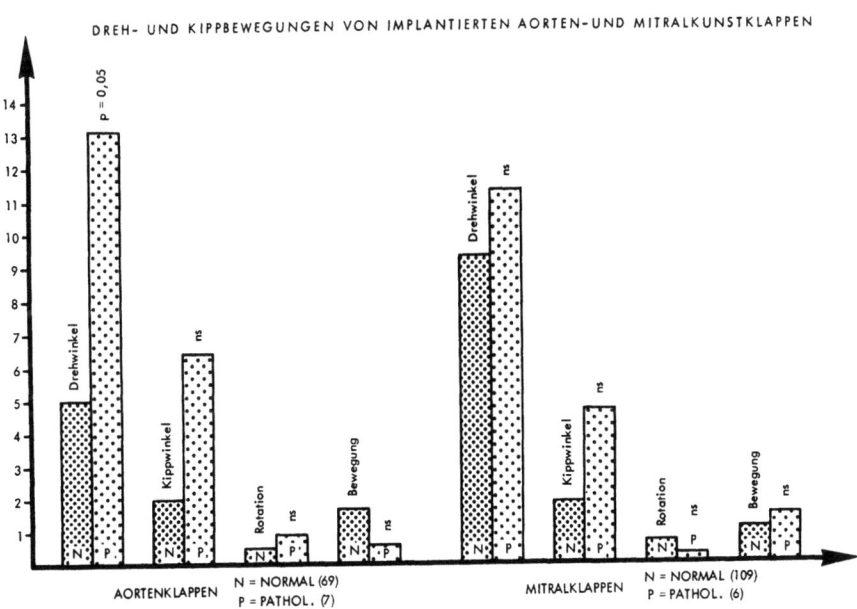

Abb. 2

	MITRALKLAPPEN				AORTENKLAPPEN				
	DW	KW	ROT	BEW	DW	KW	ROT	BEW	
N (109)	9,3 ± 6,9	2,0 ± 2,3	0,7 ± 0,6	1,1 ± 0,7	5,1 ± 4,8	2,0 ± 2,5	0,5 ± 0,6	0,7 ± 0,8	N (69)
P (6)	11,3 ± 8,5	4,7 ± 8,4	0,3 ± 0,5	1,5 ± 0,5	13,1 ± 10,6	6,4 ± 8,7	0,9 ± 0,7	0,6 ± 1,0	P (7)
	NS	NS	NS	NS	P = 0,05	NS	NS	NS	

Abb. 3

Zu 2. Beobachten der Klappenfunktion:

Durch Studium der Klappenfilme kann die Funktion der Disci bzw. Kugeln beurteilt und Destruktionen der Klappe beobachtet werden.

Wir konnten auf diese Weise bei drei Aortenklappen pathol. Ballbewegungen und bei einer Aortenklappe ein Verbiegen der Klappenbügel sowie bei einer Mitralklappe das Auftreten einer akuten Mitralklappeninsuffizienz durch Kippen des Klappendiskus dokumentieren. Außerdem beobachteten wir verschiedentlich

Funktionsanomalien der Klappen wie vorzeitigen Klappenschluß bei zusätzlicher Aorteninsuffizienz und bei Vorhofflimmern.

Zusammenfassung

1. Durch Ausmessen der Winkel der gefilmten Klappenbewegungen kann der Verdacht auf das Vorliegen von paravalvulären Lecks objektiviert und gestützt werden.
2. Aortenklappen stehen meist sehr ruhig. Drehwinkel über 10° bzw. Kippwinkel über 4° sind auf eine pathol. Bewegung verdächtig.
3. Mitralklappen zeigen größere Winkel. Die Bewegung mit der Herzbasis ist ausgeprägt. Ein Kippwinkel über 4° ist auf eine pathol. Bewegung verdächtig.
4. Durch Studium der Funktion der Disci oder Kugeln können Klappendestruktionen oder Dysfunktionen sowie Funktionsanomalien gut erkannt werden.

SPÄTH, M., HAGNER, G., FLECK, E., RUDOLPH, W. (Deutsches Herzzentrum München, Klinik für Herz- und Kreislauferkrankungen): **Quantitative Analyse des linksventrikulären Cineangiogramms bei idiopathischem Mitralklappenprolapssyndrom (MKPS)**

Das MKPS ist in seiner typischen Form gekennzeichnet durch Symptome wie Palpitationen, Rhythmusstörungen, Schwindel, Herzschmerzen und durch den Auskultationsbefund, der einen mitt- bis spätsystolischen Click mit oder ohne systolischem Geräusch aufweist. Im EKG finden sich Extrasystolen sowie ST-T-Veränderungen. Das Ultraschallkardiogramm zeigt eine systolische Bewegung eines bzw. beider Segel in Richtung des linken Vorhofs. Im Lävokardiogramm kommt ein Prolaps der Mitralsegel und oft ein Kontrastmittelreflux zur Darstellung. Über Störungen im Kontraktionsablauf des linken Ventrikels (LV) wurde verschiedentlich berichtet [1—7]. Die Aussagen der einzelnen Autoren bezüglich Lokalisation und Ausmaß dieser Störungen sowie die daraus abgeleiteten Interpretationen gehen jedoch weit auseinander. Wir haben deshalb die Wandbewegungen des LV bei 23 Patienten mit idiopathischem MKPS quantitativ analysiert und die Ergebnisse mit einer Kontrollgruppe herzgesunder Personen verglichen.

Aus der Vielzahl der in der Literatur beschriebenen Methoden zur quantitativen Auswertung des Lävokardiogramms wählten wir nach entsprechenden Voruntersuchungen drei aus [7—9], die uns am ehesten geeignet schienen, die Kontraktionsänderung entsprechender Myokardbezirke in 30° rechts schräger Projektion zu bestimmen (Abb. 1).

Nach Methode I werden zwischen Mitte der Aortenwurzel und Herzspitze in Systole und Diastole Längsachsen gelegt und darauf in gleichem Abstand drei Senkrechte errichtet, aus deren Längenänderung die systolische prozentuale Verkürzung errechnet wird.

Die zweite Methode geht von einer systolischen Einteilung aus. Die Längsachse geht wieder durch die Herzspitze und halbiert die diastolische Ventrikelfläche. Auf dieser Achse wird die systolische Kontur ausgerichtet und innerhalb deren Grenzen in gleichem Abstand 4 Senkrechte zur Längsachse errichtet. Man erhält je 4 die anteriore und posteriore Ventrikelwand charakterisierende Hemiachsen und bestimmt deren prozentuale Verkürzung.

Nach der dritten Methode wird eine systolisch-diastolische Einteilung getroffen. Es wird auf der Mitte der Längsachse eine zu dieser senkrechte mediale

Achse eingezeichnet. Vier weitere Achsen halbieren die Winkel zwischen Längsachse und medialer Achse, deren procentuale Verkürzung bestimmt wird.

Bei unseren Patienten verkürzen sich alle nach den 3 Methoden gemessenen Achsen gegenüber denen der Vergleichsgruppe prozentual weniger, jedoch in unterschiedlichem Ausmaß. Nach Methode I ergibt sich beim MKPS für den basalen Durchmesser ($\overline{1,7}$) eine mittlere Verkürzung von $32 \pm 11,6\%$. Sie ist gegenüber $51 \pm 6,6\%$ bei der Kontrollgruppe deutlich reduziert ($p < 0,001$). Bei 15 unserer 23 Patienten liegt die Verkürzung dieses Durchmessers unter der doppelten Standardabweichung des bei Gesunden gefundenen Wertes. Der mediale Durchmesser ($\overline{2,6}$) mit $50,4 \pm 11,1\%$ gegenüber $57 \pm 7,1\%$ ($p < 0,03$) und der apikale ($\overline{3,5}$) mit $58,3 \pm 12,9\%$ gegenüber $63,7 \pm 9,4\%$ der Kontrollgruppe ($p < 0,07$) sind dagegen in ihrer Bewegung nicht signifikant eingeschränkt.

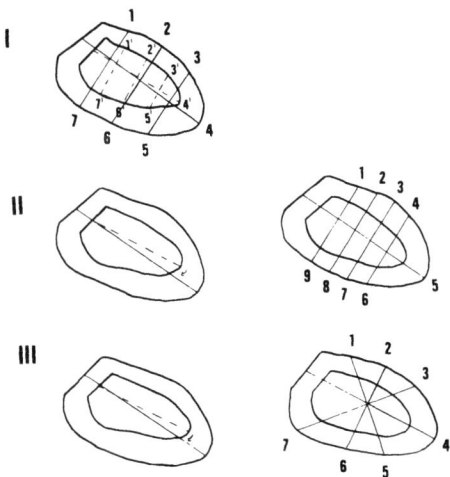

Abb. 1. Methoden zur quantitativen Analyse der Ventrikelwandbewegung

Vergleichbare Ergebnisse können nach Methode II erzielt werden. Hier ist die Kontraktion im posterobasalen Segment (9) mit $10,4 \pm 20,9\%$ gegenüber $31,3 \pm 14,2\%$ ($p < 0,001$) bei Herzgesunden am deutlichsten vermindert. Unterschiede ergeben sich auch für das anterobasale Segment (1) mit $50,6 \pm 19,4\%$ gegenüber $65,4 \pm 14,7\%$ ($p < 0,01$) und für die beiden an das posterobasale Segment zur Ventrikelspitze hin anschließenden Segmente (8 und 7) mit $35,1 \pm 11,4\%$ gegenüber $46 \pm 8,1\%$ ($p < 0,001$) bzw. $45,7 \pm 11,5\%$ gegenüber $58,9 \pm 12,8\%$ ($p < 0,001$). Das folgende Segment der inferioren Ventrikelwand (6) zeigt ein durchschnittliches Kontraktionsdefizit von $10,1\%$.

Nach Methode III verkürzen sich die beiden basalen Achsen am schlechtesten, und zwar die posterobasale (7) mit $16,3 \pm 14,6\%$ gegenüber $29,2 \pm 11,5\%$ ($p < 0,005$) im Mittel fast um die Hälfte, die anterobasale Achse (1) mit $55,2 \pm 14,7\%$ gegenüber $64,7 \pm 11\%$ ($p < 0,005$) ebenfalls signifikant weniger.

Die Betrachtung der Mittelwerte gibt jedoch nur ein bedingt richtiges Bild wieder. Geht man von den Einzelwerten aus, lassen sich 3 Gruppen von Ventrikeln unterscheiden (Abb. 2). Sieben Ventrikel weisen weitgehend eine normale Wandbewegung auf, insbesondere keine basale Einschränkung; nur 3 davon hatten eine diskrete posteromediale Hypokinese.

Neun Ventrikel zeigen eine ausgeprägte basale Kontraktionseinschränkung. Auch die medialen und apikalen Segmente verkürzen sich bei ihnen im Mittel gegenüber Normalen signifikant weniger. Bei 7 Ventrikeln finden wir eine besonders starke Verkürzung der apikalen Achse und gleichzeitig eine posterobasale Kontraktionseinschränkung.

Auch Scampardonis u. Mitarb. [7] haben zwei solche Fälle beobachtet und mit „cavit = obliteration" bezeichnet. Sie fanden darüber hinaus eine Anzahl von Ventrikeln mit besonders starker posteromedialer Kontraktion und anteriorer Ausbuchtung, solche mit verringerter Verkürzung in Richtung Längsachse, mit einem Kontraktionsring in Ventrikelmitte und mit einer posterioren Akinese. Diese 4 Kontraktionsmuster sehen wir in keinem unserer Fälle typisch ausgeprägt.

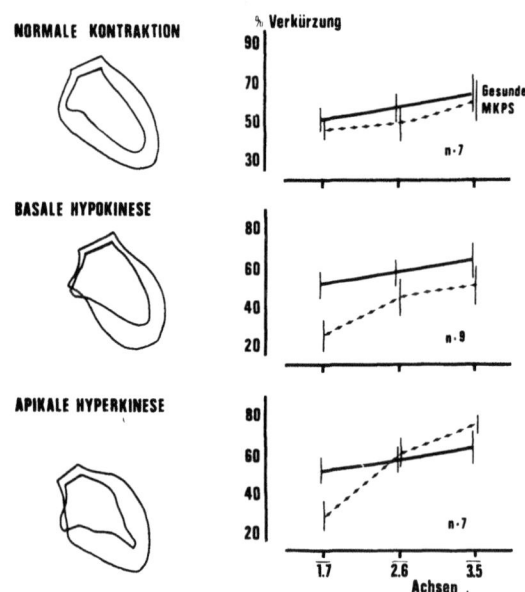

Abb. 2. Typisierung von Kontraktionsformen bei MKPS

Die pathophysiologischen Vorgänge bei dem MKPS sind bisher weitgehend ungeklärt. Man stellt sich vor, daß die vergrößerten Mitralsegel ständig einen vermehrten Zug auf die Papillarmuskeln ausüben, zu deren Schädigung und damit zur Schlußunfähigkeit sie führen. Dieser Mechanismus ist für unsere 7 Fälle mit weitgehend normaler Wandbewegung denkbar. Ob er auch für die Ventrikel mit exzessiver Kontraktion im apikalen Bereich zutrifft ist fraglich. Bei diesen liegt die primäre Störung möglicherweise in dem sich abnorm kontrahierenden Myokard. Durch die apikale Hyperkinese können sich die Papillarmuskeln und mit ihnen die Mitralsegel zu weit in Richtung Vorhof bewegen, deren Folge dann ein Prolabieren der Segel ist.

Literatur

1. Ehlers, K. H., Engle, M. A., Levin, A. R., Grossman, H., Fleming, R. J.: Amer. J. Cardiol. **26**, 333 (1970). — 2. Engle, M. A.: Circulation **39**, 1 (1969). — 3. Grossman, H., Fleming, R., Engle, M. A., Levin, A. H., Ehlers, K. H.: Radiology **91**, 898 (1968). — 4. Gulotta, S. J., Gulco, L., Padmanabhan, V., Miller, S.: Circulation **49**, 717 (1974). — 5. Jeresaty, R. M.: Chest Dis. Index **59**, 643 (1971). — 6. Liedtke, A. J., Gault, J. H., Leaman, D. M., Blumenthal, M. S.: Circulation **47**, 27 (1973). — 7. Scampardonis, G., Jang, S. S., Maranhao, V., Goldberg, H., Gooch, A. S.: Circulation **48**, 287 (1973). — 8. Karliner, J. S., Gault, J. H., Eckberg, D., Mullins, C. B., Ross, J.: Circulation **44**, 323 (1971). — 9. Leighton, R. F., Wilt, S. M., Lewis, R. P.: Circulation **50**, 121 (1974).

JUST, H., GILFRICH, H. J., LANG, K. F., LIMBOURG, P., HAIN, P. (II. Med. Univ.-Klinik u. Poliklinik Mainz): **Mitralklappenfunktionsstörungen bei Aorteninsuffizienz**

Flint beschrieb 1862 das nach ihm benannte mesodiastolische und präsystolische, apikale, rumpelnde Geräusch bei Aorteninsuffizienz [4]. Er führte es darauf zurück, daß die Mitralklappe durch das regurgitierende, die Kammer rasch anfüllende Aortenblut vorzeitig in Schließungsposition angehoben wurde und dadurch eine spätdiastolische, funktionelle Mitralstenose und Vibration des vorderen Mitralsegels hörbar werde.

Zahlreiche Untersuchungen haben sich seither mit den Funktionsstörungen der Mitralklappe bei Aorteninsuffizienz befaßt. Dennoch wird der Entstehungsmechanismus des Austin-Flint-Geräusches noch immer diskutiert und Funktionsstörungen der sonst gesunden Mitralklappe bei Aorteninsuffizienz als selten angesehen.

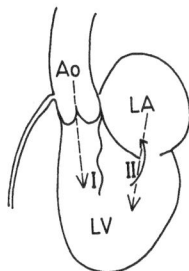

Abb. 1. Verhalten der Mitralklappe bei Aorteninsuffizienz. I: Austin-Flint-Mechanismus; II: Diastolische Mitralinsuffizienz, vorzeitiger Mitralklappenschluß

Die mesodiastolische und präsystolische, relative Mitralstenose konnte überzeugend demonstriert werden [5, 7, 10]. Auch Vibrationen der Mitralklappe konnten nachgewiesen werden [14]. Es wurde jedoch gleichfalls postuliert, daß diastolischer Reflux über die Mitralklappe mit diastolischer Stromumkehr das Geräusch verursache [9]. Der gelegentlich zu hörende meso- bis spätdiastolische dumpfe Extraton wurde mit vorzeitigem Mitralklappenschluß in Verbindung gebracht [11]. Dieser selbst konnte durch Registrierung von ventrikulo-atrialen Druckgradienten bei z. T. sehr starker enddiastolischer Kammerdruckerhöhung nachgewiesen werden [8, 9, 11, 12]. Es wurde postuliert, daß der vorzeitige Mitralklappenschluß und die Entwicklung des ventrikulo-atrialen Gradienten bei gleichzeitig bestehender Aortenstenose mit stärker-gradiger Linkshypertrophie leichter eintreten könne [12].

Schließlich wurden auch Wirbelbildungen im Kammerblut zwischen Rück- und Einstrom als Quelle des Austin-Flint-Geräusches angesehen, denn auch ohne Mitralsegel, nämlich nach Ersatz der Klappe durch ein Kugel- oder Scheibenventil kann das Geräusch gefunden werden [13].

Es kann auch kein Zweifel bestehen, daß der regurgitierende Blutstrom das vordere Mitralsegel mechanisch belastet, denn Endokardverdickungen, entsprechend dem Zahnschen Zeichen auf dem Kammerseptum werden bei schwerer Aorteninsuffizienz häufig gefunden [3, 6].

Wir haben bei 35 konsekutiven Pat. mit reiner Aorteninsuffizienz die Funktion der Mitralklappe untersucht, um Art und Häufigkeit dieser Funktionsstörung kennenzulernen. Es handelte sich um 23 Männer und 12 Frauen im Alter von 29 bis 64 Jahren. Die Patienten wurden mit dem Phonokardiogramm, Ultraschallkardiogramm und Standard-Herzkathetertechnik mit Ventrikulographie und Aortenwurzelangiographie untersucht. Letztere wurde mit 35 mm kineangiographischer Technik mit 80 bzw. 48 Bildern/sec durchgeführt. Die Ultraschallaufnahmen wurden mit Monostrahltechnik im B-Bild auf laufendem Papier aufgezeichnet (SFK Ekoline und Cambridge-Registriergerät).

23 Patienten waren im Schweregrad 3—4 der Aorteninsuffizienz, 6 im Schweregrad 2, 4 in 1 und bei dreien war die Bewertung unsicher.

Ein Austin-Flint-Geräusch war 26mal hörbar [1]. Bei 12 von 16 Patienten konnte die Mitralklappe im UKG dargestellt werden. 8mal waren deutliche, z. T. starke Vibrationen des vorderen Segels zu beobachten. Diese begannen mit oder kurz vor dem Erreichen der maximalen Klappenöffnung. Die Vibrationsfrequenz lag zwischen 40 und 180 Hertz. Diese Schwingungen sahen wir nicht bei Herzgesunden. Wohl aber in ähnlicher Weise bei Vorhofflimmern. Hier allerdings beginnt die Vibration erst nach dem Punkt der größten Klappenöffnung und ist weniger frequent (3—20 Hertz). Die Mitralöffnung wurde durch die vibrierende Bewegung des Segels bei 3 Patienten deutlich eingeengt. Ferner zeigte der Bewegungsablauf des vorderen Segels nur auffällig kleine Reflektionen der Vorhofkontraktionswelle. Auch bei 3 Patienten mit sehr großen A-Wellen im linken Vorhof war diese am Mitralsegel kaum zu erkennen, was dafür spricht, daß die Mitralklappe und ihre Bewegung von der Kammer her bestimmt werden.

Die intrakardialen Drücke zeigten bei 4 Patienten mit schwerer Aorteninsuffizienz vorzeitigen Druckausgleich bzw. einen ventrikulo-atrialen Druckgradienten, der jeweils vor Einsetzen der Vorhofkontraktion begann. Hierdurch kam es bei 2 Patienten zu extremer enddiastolischer Druckerhöhung über 40 Torr. Beide Male kam es zum enddiastolischen Druckausgleich zwischen Aorta und linker Kammer. Alle diese Patienten hatten Austin-Flint-Geräusche, einer den mesodiastolischen Extraton, der nach Korrelation mit dem Angiogramm auf vorzeitigen Mitralklappenschluß zurückgeführt wurde. Austin-Flint-Geräusche wurden aber auch, zahlenmäßig überwiegend, bei normalem links-ventrikulärem enddiastolischen Druck gefunden.

Angiokardiographisch konnten wir bei 6 der 23 Patienten im Schweregrad 3—4 eine deutliche flatternde bis schlagende Bewegung des vorderen Mitralsegels beobachten; 3 davon hatten ein Austin-Flint-Geräusch, 5 Vibrationen des Mitralsegels im UKG. Bei einem Patienten war die Klappe ruhig, jedoch wurden mehrere Wirbelbildungen an der Grenzzone zwischen Ein- und Ausflußbahn beobachtet und ein Austin-Flint-Geräusch gehört. Alle Patienten mit angiographisch sichtbaren Vibrationen der Mitralklappe hatten dilatierte Kammern, 2 gleichzeitig diastolische Mitralinsuffizienz. Dieses Phänomen wurde 6mal beobachtet, mit einer Ausnahme stets bei schwerer Aorteninsuffizienz, 2mal bei vorzeitigem Mitralklappenschluß. Bei 3 Patienten regurgitiertes kontrastmittelhaltiges Blut diastolisch aus der Aortenwurzel bis in den linken Vorhof. Weder die Vibrationen der Mitralklappe, noch diastolische Regurgitation konnten mit enddiastolischer Druckerhöhung oder mit aorto-ventrikulärem Druckausgleich in Zusammenhang gebracht werden.

Das Vorhandensein eines Austin-Flint-Geräusches besagt, daß die Mitralklappe von der Aorteninsuffizienz beeinflußt wird. Das Geräusch kann vermutlich auf mehreren Wegen entstehen: Relative Mitralstenose durch abnorme Segelstellung, Flattern bzw. Vibrieren des vorderen Mitralsegels sowie Wirbelbildungen im Kammerblut zwischen Ein- und Rückstrom. Es entsteht vorzugsweise bei dilatierten Kammern unabhängig vom Druckniveau. Das typische Flattern des Mitralsegels muß nicht immer hörbar sein. Wenn es hörbar ist, wird meistens auch bereits eine abnorme Einstellung des Mitralsegels in Meso- und Spätdiastole vorliegen. Vorzeitiger Mitralklappenschluß kommt nur bei sehr schwerer Aorteninsuffizienz vor und kann selten klinisch am mesodiastolischen Extraton nachweisbar sein. Der Mechanismus ermöglicht es der Kammer den enddiastolischen Druck stärker zu erhöhen, als sonst möglich und hierdurch zusätzliche Kraftreserven zu mobilisieren [8]. Diastolische Mitralinsuffizienz kommt meistens bei schwerer Aorteninsuffizienz vor, kann aber auch bei leichter Regurgitation beobachtet werden. Sie wird auskultatorisch nicht hörbar und setzt weder den Austin-Flint-Mechanismus, noch abnorme Segeleinstellung zu ihrer Entstehung voraus.

Zusammenfassung

Mitralklappenfunktionsstörungen waren an unserem unausgewählten Krankengut häufig. Sie können in 3 Typen untergliedert werden:

1. Austin-Flint-Geräusch und -mechanismus (65%);
2. Diastolische Mitralregurgitation (17%);
3. Vorzeitiger Mitralklappenschluß (11%).

Literatur

1. Blömer, H.: Auskultation des Herzens und ihre hämodynamischen Grundlagen. München-Berlin-Wien: Urban & Schwarzenberg 1967. — 2. Colvez, P., Alhomme, P., Samson, M.: Arch. Mal. Cœur 52, 1369 (1959). — 3. Edwards, J. E., Burchell, H. B.: Circulation 18, 946 (1958). — 4. Flint, A.: Amer. J. med. Sci. 44, 29 (1862). — 5. Fortuin, N. J., Craige, E.: Circulation 45, 558 (1972). — 6. Gouley, B. A.: Amer. Heart J. 22, 208 (1941). — 7. Herrmann, G. R.: Amer. Heart J. 1, 617 (1926). — 8. Kelly, E. R., Morrow, A. G., Braunwald, E.: New Engl. J. Med. 262, 162 (1960). — 9. Lochaya, S., Igorashi, M., Shaffer, A. B.: Amer. Heart J. 74, 161 (1967). — 10. Parker, E. M., Craige, E., Hood, W. B.: Circulation 43, 349 (1971). — 11. Oliver, G. C., Gazetopoulos, N., Deuchar, D. C.: Brit. Heart J. 29, 239 (1967). — 12. Rees, J. R., Epstein, E. J., Criley, J. M., Ross, R. S.: Brit. Heart J. 26, 412 (1964). — 13. Schaefer, R. A., McAnulty, J. H., Starr, A., Rahimtoola, S. H.: Circulation 51, 402 (1975). — 14. Winsberg, F., Gabor, G. E., Herrnberg, J. G., Weiss, B.: Circulation 41, 225 (1970).

HAERTEN, K., BOTH, A., LOOGEN, F., OPHERK, D., HERZER, J., RAFFLENBEUL, D. (I. Med. Klinik B u. Chirurg. Klinik B, Univ. Düsseldorf): **Hämodynamische Untersuchungen des kleinen Kreislaufs nach prothetischem Aortenklappenersatz***

Nach Operation eines Aortenklappenfehlers durch prothetischen Aortenklappenersatz (pAE) zeigt die Hämodynamik des linken Ventrikels im allgemeinen auch weiterhin eine deutliche Abweichung von der Norm [2, 3, 4, 6, 7, 8, 10, 11]. So kann z. B. — teils als Folge der Stenose an der Klappenprothese, teils als Folge der vorausgegangenen Myokardschädigung — der enddiastolische Druck im linken Ventrikel (LVEDP) noch erhöht sein [3, 4, 5, 11]. Hierdurch wird auch die Hämodynamik des kleinen Kreislaufs verändert. Unsere Untersuchungen befassen sich mit der Hämodynamik des kleinen Kreislaufs vor und nach prothetischem Aortenklappenersatz [1, 3, 4, 7, 9].

Es wurden 21 Pat. mit Aortenvitien vom Schweregrad III oder IV untersucht — 6 Frauen, 15 Männer, Alter 19 bis 59 Jahre. Zum Zeitpunkt der Untersuchung bestanden bei keinem Patienten manifeste Herzinsuffizienzzeichen. Alle Patienten befanden sich seit ca. 2 Wochen unter Ruhebedingungen der stationären Operationsvorbereitung. In 9 Fällen bestand eine überwiegende Aortenstenose (AS), in 12 Fällen eine überwiegende Aorteninsuffizienz (AI). Der Klappenersatz erfolgte mittels Starr-Edwards-Kugelventilen der Größe A9—A12 (Typ 1260). Die Untersuchungen wurden wenige Tage vor der Operation, 1 Monat und in 8 Fällen auch 6 Monate nach der Operation durchgeführt. Folgende Parameter wurden bestimmt: Pulmonalarterienmitteldruck ($\overline{P}_{PA}$), Herzzeitvolumen (HZV) bzw. Herzindex (CI) und effektives Schlagvolumen (SV). Aus $\overline{P}_{PA}$ und HZV ergibt sich ein globaler Wert für den Widerstand (R) zwischen PA und LV. Durch die präop. transseptale Herzkatheteruntersuchung war in allen Fällen eine Erhöhung des Strömungswiderstandes in der Lungenstrombahn und ein Mitralvitium ausgeschlossen worden. Bei 14 Pat. — 7 mit überwiegender

---

* Gefördert aus Mitteln der Deutschen Forschungsgemeinschaft, SFB 30.

Insuffizienz, 7 mit überwiegender Stenose — wurden die genannten Parameter direkt vor und 1 Monat nach der Operation auch unter Fahrradergometerbelastung von 30 Watt liegend bestimmt.

Der durchschnittliche $\bar{P}_{PA}$ liegt präop. mit $\bar{x} = 19$ mm Hg in Ruhe an der oberen Grenze der Norm, steigt unter Belastung jedoch um mehr als das Doppelte auf $\bar{x} = 40$ mm Hg an (Abb. 1). Dieser Anstieg ist Ausdruck einer Funktionseinschränkung des linken Herzens mit erhöhtem LVEDP. Durch die Operation wird für die Werte in Ruhe eine Verminderung um 25% (4 mm Hg), für die Werte unter Belastung um 30% (14 mm Hg) erreicht. Trotzdem liegt auch postop. der $\bar{P}_{PA}$ unter Belastung mit $\bar{x} = 26$ mm Hg noch über der Norm von 20 mm Hg. Dabei werden jedoch im Einzelfall auch Werte im Normbereich gemessen. Bei der Betrachtung des Gesamtkollektivs konnte durch die Verminderung der Druckbelastung bzw. der Druck- und Volumenbelastung im LV der LVEDP zwar reduziert aber nicht normalisiert werden.

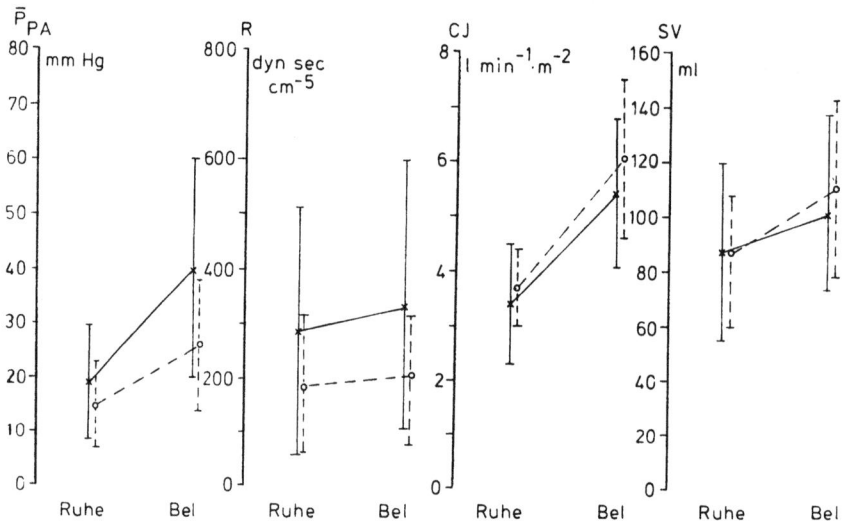

Abb. 1. $\bar{P}_{PA}$, R, CI und SV in Ruhe und unter Belastung im Liegen (30 W) vor und nach prothetischem Aortenklappenersatz (n = 14) präoperativ (———), postoperativ (— — —)

Die Berechnung des globalen Widerstandes zwischen PA und LV kann auch Anhalt geben für die Höhe des LVEDP. Präop. liegt R in einem Bereich von 50 bis 800 dyn sec cm^{-5}, postop. von 50 bis 300 dyn sec cm^{-5}. In Ruhe errechnet sich präop. ein Mittelwert von $\bar{x} = 299$ dyn sec cm^{-5}. Postop. ist dieser Wert um 30% auf $\bar{x} = 190$ dyn sec cm^{-5} vermindert. Unter Belastung steigt R präop. um 16%, postop. nur noch um 8% an.

Der CI weist prä- und postop. sowohl in Ruhe als auch unter Belastung für das Gesamtkollektiv keine verwertbare Änderung auf. In Ruhe beträgt er $\bar{x} = 3,4$ bzw. $x = 3,7$ l min^{-1} m^{-2}, unter Belastung $\bar{x} = 5,4$ bzw. $\bar{x} = 6$ l min^{-1} m^{-2}. Es besteht kein Unterschied zwischen Patienten mit überwiegender Stenose und überwiegender Insuffizienz.

Auch das effektive SV zeigt postop. sowohl in Ruhe als auch unter Belastung für das Gesamtkollektiv keine verwertbare Änderung gegenüber den präop. Werten. Es wird von $\bar{x} = 88$ auf $\bar{x} = 106$ bzw. 111 ml gesteigert, d. h. um 20 bis 25%. Allerdings verhalten sich Patienten mit überwiegender Aorteninsuffizienz anders als Patienten mit überwiegender Stenose. Letztere steigern das SV prä- und postop. unter Belastung jeweils um 30%. Patienten mit überwiegender Aorteninsuffizienz weisen dagegen präop. eine Steigerung des SV unter Belastung nur von 6%, postop. von 20% auf.

Ein Unterschied zwischen Patienten mit überwiegender Aorteninsuffizienz und mit überwiegender Aortenstenose wird auch erkennbar, wenn das SV in Ruhe und unter Belastung mit dem $\bar{P}_{PA}$ in Beziehung gesetzt wird. Es ist zu sehen, daß präop. bei überwiegender AI unter Belastung ein $\bar{P}_{PA}$-Anstieg um 1 mm Hg mit einer SV-Steigerung von 0,5 ml korrespondiert, postop. aber mit einer Zunahme von 1,8 ml.

Für Patienten mit überwiegender Stenose betragen die vergleichbaren Werte 1,2 und 2,4 ml. Mit anderen Worten: 10 ml SV-Steigerung führen bei AI präop. zu einem Druckanstieg in der PA von 22 mm Hg, postop. von 6 mm Hg; bei AS führt die gleiche SV-Steigerung von 10 ml präop. zu einem $\bar{P}_{PA}$-Anstieg von 9 mm Hg, postop. von 3,5 mm Hg. Bei einem Kollektiv gesunder Patienten (n = 50) beträgt die Steigerung des $\bar{P}_{PA}$ 2 mm Hg bei 10 ml SV-Steigerung. Die durch den pAE erreichte Besserung ist damit bei AI ausgeprägter als bei AS. Postop. ist in beiden Fällen keine völlige Normalisierung eingetreten. Es verbleibt durch die Stenose an der Aortenklappenprothese eine Druckbelastung.

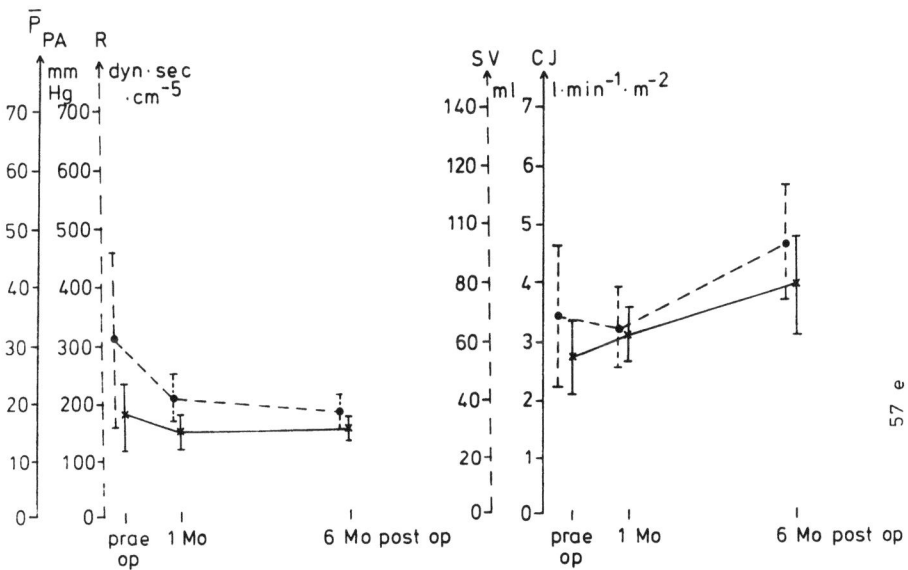

Abb. 2. $\bar{P}_{PA}$, R, CI und SV in Ruhe vor, 1 Monat und 6 Monate nach prothetischem Aortenklappenersatz (n = 8)

Die 4 Wochen postop. erhobenen Befunde lassen erkennen, daß durch die Verminderung der Druckbelastung und die Beseitigung der Volumenbelastung eine wesentliche Entlastung des LV erreicht wird. Hinsichtlich der gemessenen Parameter kommt es aber auch in den nachfolgenden Monaten zu einer weiteren Änderung (Abb. 2). Es handelt sich um die Ruhewerte von 8 Patienten präop., 1 Monat und 6 Monate postop. Hierbei zeigt der global errechnete Widerstand zwischen PA und LV 6 Monate postop. eine weitere Verminderung gegenüber 1 Monat postop. Gleichzeitig nehmen CI und SV deutlich zu, CI von $\bar{x} = 65$ ml auf $\bar{x} = 94$ ml. Dieser Befund deutet darauf hin, daß die Auswurfleistung des linken Ventrikels und damit die myokardiale Leistungsfähigkeit im weiteren postop. Verlauf zunimmt.

Unsere Untersuchungen zeigen, daß der $\bar{P}_{PA}$ 4 Wochen nach pAE sowohl in Ruhe als auch unter Belastung gegenüber präop. wesentlich vermindert ist. Er ist aber in der Mehrzahl der Fälle über die Norm erhöht. Das zeigt sich vor allem bei den Belastungsuntersuchungen. Die 4 Wochen nach der Operation gemessene Verbesserung der Hämodynamik des kleinen Kreislaufs ist am ehesten als Folge der Verminderung der Druck- und Volumenbelastung des linken Herzens anzusehen.

Eine deutliche Verbesserung der myokardialen Leistung wird erst im weiteren postop. Verlauf erkennbar. So weisen CI und SV 4 Wochen postop. gegenüber präop. keine signifikante Änderung auf, 6 Monate postop. liegt dagegen eine signifikante Steigerung vor.

Unsere Vergleichsmessungen in Ruhe und bei leichter Belastung mit Bestimmung von $\bar{P}_{PA}$, CI und SV geben Hinweise auf die Funktion des linken Ventrikels vor und nach pAE. Sie können genauere Untersuchungen wie transseptale Herzkatheteruntersuchungen mit Bestimmung des LVEDP und der Ejektionsfraktion nicht ersetzen. Sie ermöglichen aber die Beurteilung der durch die Operation erreichten Leistungsfähigkeit und sind auch dann aufschlußreich, wenn der Verdacht auf Klappenfehlfunktionen besteht.

Literatur
1. Anderson, F. L., Tsagaris, T. J., Tikoff, G., Thorne, J. L., Schmidt, A. L., Kuida, H.: Amer. J. Med. **46**, 872 (1969). — 2. Beck, W., Barnard, C., Shrire, V.: Circulation **33**, 517 (1966). — 3. Björk, V. O., Henze, A., Holmgren, A.: Scand. J. thorac. cardiovasc. Surg. — 4. Björk, V. O., Henze, A., Holmgren, A.: Scand. J. thor. cardiovasc. Surg. **7**, 111 (1973). — 5. Braunwald, E., Goldblatt, A., Aygen, M., Rockoff, S., Morrow, A.: Circulation **27**, 426 (1963). — 6. Bristow, D., Cord, M., Starr, A., Ritzman, L., Griswold, H.: Circulation **29**, Suppl. I, 36 (1964). — 7. Hultgren, H. N., Hubis, H., Shumway, N.: Amer. Heart J. **77**, 585 (1969). — 8. Judson, W., Ardaiz, J., Strach, T., Jennings, L.: Circulation **29**, Suppl. II, 14 (1964). — 9. Lee, S. J. K., Jonsson, B., Bevegard, S., Karlöf, L., Aström, H.: Amer. Heart J. **79**, 318 (1970). — 10. Linhart, J., Wheat, M., jr.: J. thorac. cardiovasc. Surg. **54**, 259 (1967). — 11. Ross, J., Morrow, A., Mason, D., Braunwald, E.: Circulation **33**, 507 (1966).

PAEPRER, H., EISELE, R., KÖTTER, D., LIEBENSCHÜTZ, H. W., NASSERI, H., NASSERI, M. (Kardiolog. Abt., Med. Klinik u. Poliklinik u. Chir. Klinik u. Poliklinik der FU Berlin im Klinikum Charlottenburg): **Hämodynamische Untersuchungen in den ersten 6 Wochen nach geschlossener Mitralklappensprengung**

Bei schweren Herzklappenfehlern mit Myokardschädigung und pulmonaler Hypertonie läßt sich ein Operationserfolg erfahrungsgemäß erst nach Monaten beurteilen; beim Fehlen von höhergradigen sekundären Veränderungen sollte dies eher der Fall sein können. Unseren Untersuchungen lag daher u. a. die Fragestellung zugrunde, in welchem Zeitraum nach einer geschlossenen Mitralklappensprengung mit einer „Normalisierung" der hämodynamischen Befunde zu rechnen ist. Ferner interessierte uns, ob der intraoperativen Messung des linksatrialen Druckes eine Bedeutung zukommt und ob regelhaft hämodynamische Veränderungen erkennbar sind, die nicht als krankheitsspezifisch aufgefaßt werden können.

Untersuchungsmethodik

Bei 45 Pat. im Alter von 17 bis 59 Jahren (Durchschnittsalter 42,5 Jahre) mit Mitralstenosen des klinischen Schweregrades II bis III/IV wurden präoperativ, intraoperativ unmittelbar vor und nach der geschlossenen Commissurotomie sowie nach ca. 6, 24 und 72 Std (mit Verweilkathetern) bzw. nach 5 bis 6 Wochen folgende Parameter gemessen: die Druckwerte in einer Systemarterie (a), in der Pulmonalarterie (PA) und in beiden Vorhöfen (LA, RA) bzw. im Pulmonalkapillarbereich (PC), das Herzzeitvolumen (HZV), die Herzfrequenz (Hf), der Hämatokrit sowie pH, pO_2, pCO_2 und Standardbikarbonat im arteriellen und gemischt-venösen Blut. Das Herzzeitvolumen wurde mit der Farbstoffverdünnungsmethode, bei der letzten postoperativen Kontrolle teilweise mit der Kälteverdünnungsmethode bestimmt. Hieraus wurden u. a. das Schlagvolumen (SV) und die Kreislaufwiderstände berechnet.

Alle Patienten waren bereits präoperativ voll digitalisiert und wurden nötigenfalls mit Spironolactone und Saluretika behandelt. 18mal bestand ein Sinusrhythmus, 27mal Vorhofflimmern mit absoluter Arrhythmie; eine antiarrhythmische Therapie erfolgte zu den Untersuchungszeitpunkten nicht. Der intraoperative Blutverlust von maximal 500 ml wurde durch Plasmaersatzmittel ausgeglichen; postoperativ erhielten die Patienten unter Beachtung der üblichen Kriterien pro Tag durchschnittlich 1500 ml ausscheidbarer Flüssigkeit infundiert.

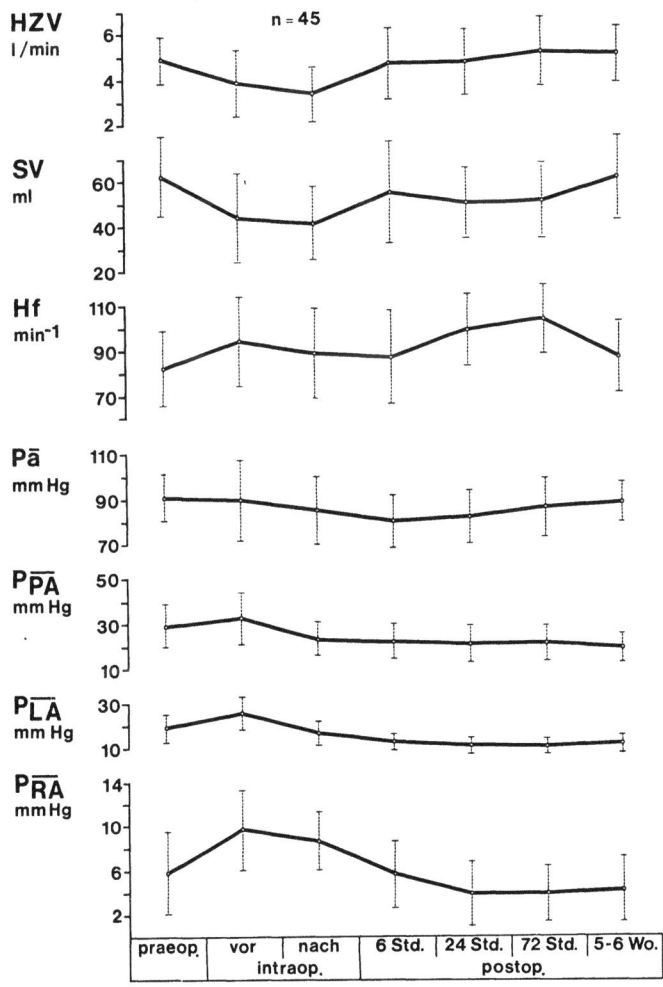

Abb. 1. Prä-, intra- und postoperatives Verhalten des Herzzeitvolumens, Schlagvolumens und der Herzfrequenz sowie der Mitteldrucke in der Systemarterie, Pulmonalarterie und in den Vorhöfen

Ergebnisse

In Intubations-Halothan-Lachgasnarkose und nach der Thorakotomie sinken das Schlag- und Herzzeitvolumen um rd. 30 bzw. 20% ihrer präoperativen Werte von 63 ml bzw. 4,9 l/min ab; die Herzfrequenz nimmt im Mittel von 83 auf 94/min zu (Abb. 1). Zirka 15 min nach der Commissurotomie hat sich der kardiodepressorische Effekt des Eingriffes noch verstärkt. Rund 6 Std später sind — bei assistierter Beatmung — das Schlag- und Herzzeitvolumen wieder deutlich angestiegen und liegen nur 12 bzw. 4% unter den Ausgangswerten. Am ersten postoperativen Tag kommt es zu einer statistisch hoch signifikanten ($p < 0,0005$)

Frequenzerhöhung auf 99/min, die sich in den folgenden 2 Tagen noch verstärkt. Bei 4 Patienten mit ursprünglichem Sinusrhythmus trat zu diesem Zeitpunkt eine absolute Arrhythmie auf, die bis zur Nachuntersuchung bestehen blieb; in einem Fall kam es am ersten postoperativen Tag umgekehrt zu einer spontanen Regularisierung. Nach 5 bis 6 Wochen entsprechen SV, HZV und Hf annähernd den Ausgangswerten.

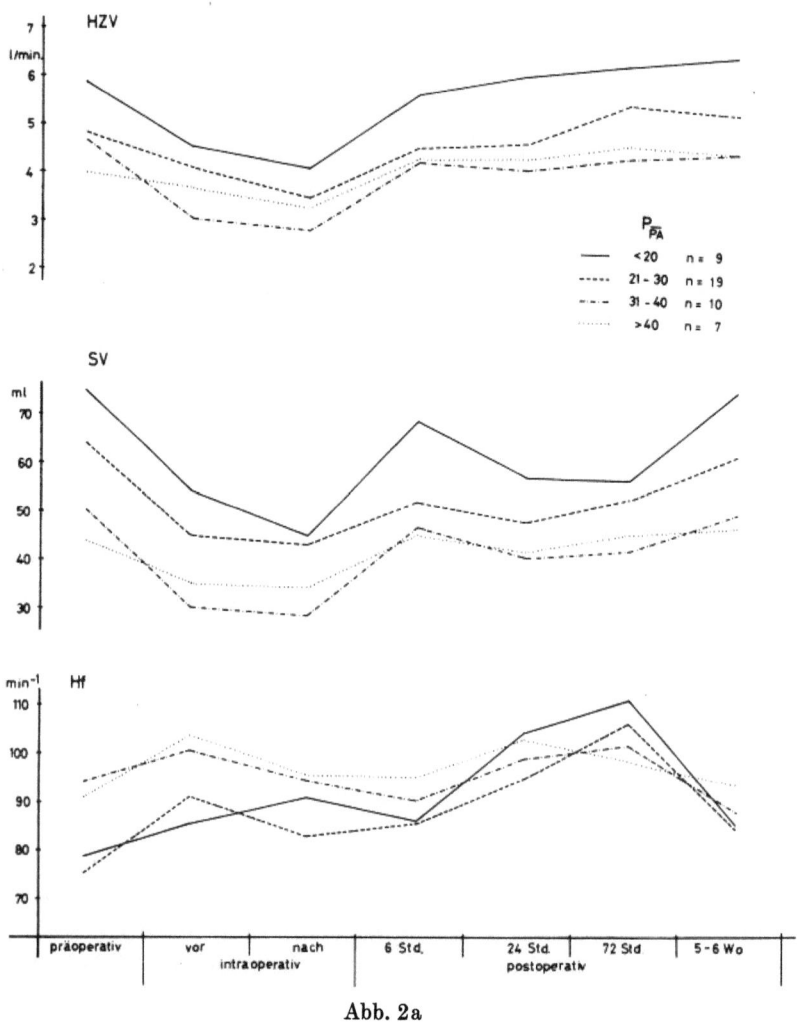

Abb. 2a

Zum Teil als Ausdruck einer biventrikulären Herzinsuffizienz läßt sich intraoperativ zunächst ein beträchtlicher Anstieg der Mitteldrücke beider Vorhöfe um 6,5 Torr links und 3,9 Torr rechts beobachten; der Pulmonalarterienmitteldruck nimmt reaktiv ebenfalls zu. Die Klappensprengung bewirkt sodann einen prompten Druckabfall im linken Vorhof um rd. 9 Torr mit gleichartigem Verhalten des Pulmonalisdruckes; in den folgenden Stunden und Tagen ist eine weitere leicht abfallende Tendenz bei geringfügiger Zunahme des transpulmonalen Gradienten erkennbar. Der spätere „Wiederanstieg" des linken Vorhofdruckes dürfte vermutlich nur vorgetäuscht sein; es handelt sich hier um den PC-Mitteldruck, der präoperativ bei simultaner Messung allerdings nie größere Differenzen als 2 Torr aufgewiesen hatte. Der postoperative Druckabfall ist trotzdem statistisch signifikant ($p < 0{,}005$).

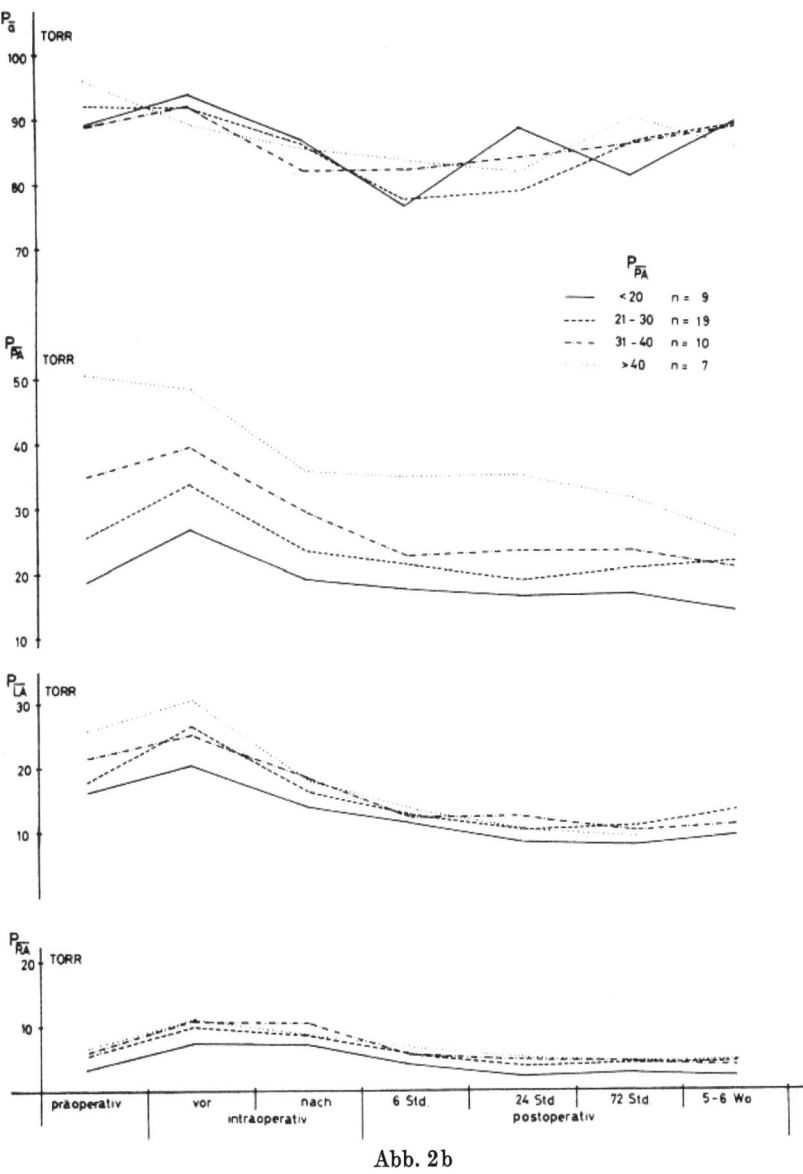

Abb. 2b

Abb. 2a u. b. Verhalten derselben hämodynamischen Parameter wie in Abb. 1, aufgegliedert nach der Höhe des präoperativen Pulmonalarterienmitteldruckes

Der Lungengefäßwiderstand zeigt nach 6 Wochen einen Rückgang um ca. 20% von 165 auf 130 dyn · sec · cm^{-5}; bei 5 von 8 Patienten mit einem ursprünglichen Widerstand von mehr als 200 dyn · sec · cm^{-5} ließ sich postoperativ aber keine einwandfreie PC-Kurve gewinnen, so daß diese Fälle nicht in die Berechnung einbezogen werden konnten.

Gliedert man das Gesamtkollektiv nach der Höhe des präoperativen Pulmonalarterienmitteldruckes auf (Abb. 2) ,ergibt sich der stärkste Druckabfall im linken Vorhof und in der Pulmonalarterie bei den Patienten mit den höchsten Ausgangswerten. Der transpulmonale Druckgradient bleibt jedoch größer als bei den leichteren Mitralstenosen. Umgekehrt verhalten sich die Schlag- und Herzzeitvolumina.

Grundsätzlich gleichartige Verlaufstendenzen bei primär herabgesetztem HZV und vor allem SV sowie erhöhtem transpulmonalen Druckgradienten weisen Patienten mit Lungengefäßwiderständen von mehr als $200\ \text{dyn} \cdot \text{sec} \cdot \text{cm}^{-5}$ auf; 2 von diesen 8 Kranken hatten einen präoperativen PA-Mitteldruck von 21 bis 30 Torr, bei 3 lag er zwischen 31 und 40 und bei den restlichen 3 über 40 Torr. Die transpulmonale Druckdifferenz bleibt postoperativ nahezu konstant vergrößert, der Widerstand liegt am dritten Tag rd. 11% unter dem Ausgangswert.

Diskussion

Unsere Untersuchungen bestätigen die Befunde zahlreicher Autoren, daß eine zumindest weitgehende Beseitigung einer Mitralklappenstenose, sofern keine hämodynamisch bedeutsame Insuffizienz entsteht, innerhalb kurzer Zeit einen signifikanten Abfall der Drücke im linken Vorhof und in der Pulmonalarterie zur Folge hat. Dieser Effekt läßt sich bereits intraoperativ nachweisen, obwohl Narkose und mechanische Irritation des Herzens eine Myokardinsuffizienz bewirken. In unseren Fällen sank der linksatriale Mitteldruck intraoperativ um $8{,}6 \pm 3{,}9$ Torr im Vergleich zu einem Gesamtabfall innerhalb der ersten 5 bis 6 Wochen von $9{,}2 \pm 5{,}3$ Torr. Eine Abhängigkeit vom Schweregrad der Klappenverengerung ließ sich nicht sicher erkennen. Die recht große Streuung schränkt die Aussagekraft im Einzelfall jedoch erheblich ein.

Während der linksatriale Druck unabhängig von seiner ursprünglichen Höhe bereits 6 Std nach Operationsende nur noch geringfügig über dem oberen Normwert liegt, benötigt die Normalisierung des Pulmonalarteriendruckes eine unterschiedlich lange Zeitspanne; diese wird eindeutig von der Höhe des Ausgangswertes bestimmt. Zwischen der Größe des Herzzeitvolumens und dem klinischen Schweregrad der Mitralstenose besteht präoperativ eine enge Korrelation. Der intraoperative Abfall des HZV entspricht den Befunden von Rothlin, Leitz u. a., desgleichen der rasche Wiederanstieg in den ersten postoperativen Stunden. Im weiteren Verlauf bleibt das „gruppenspezifische Verhalten" überwiegend erhalten.

Die Herzfrequenz zeigt dagegen besondere Merkmale. Bei Patienten mit leichteren Klappenveränderungen entwickelt sich, von einem niedrigeren Niveau ausgehend, eine erheblich stärkere Tachykardie als bei schwereren Stenosen, die bereits präoperativ höhere Herzfrequenzen aufweisen. Die Tachykardie ist nicht allein auf Patienten mit Sinusrhythmus beschränkt. Die Ursache konnte bisher nicht eindeutig geklärt werden. Zusammenhänge mit Änderungen des Hämatokrits, des pO_2 oder der Körpertemperatur ließen sich nicht nachweisen.

Eine Hypovolämie ist zwar nicht ausgeschlossen, sie sollte aber für alle Patienten zutreffen; auch sahen wir bei Gabe von Plasmaersatzmitteln keine Frequenzsenkung und darüber hinaus bei den verschiedenen Patientenkollektiven ein gleichartiges Verhalten der links- und rechtsatrialen Füllungsdrucke sowie des Herzzeitvolumens. Bestimmungen der Plasmakatecholamine stehen noch aus; nach Bauchoperationen hatte sich eine gewisse quantitative Beziehung zwischen dem Anstieg der Herzfrequenz und dem der Plasmakatecholamine ergeben ($r = 0{,}33$). Sinustachykardie und erhöhte Katecholaminspiegel schienen aber nur gleichermaßen „Symptome" eines erhöhten Sympathikotonus zu sein. Es wäre denkbar, daß Patienten mit schweren Mitralstenosen postoperativ zu keiner so ausgeprägten Steigerung ihrer sympathiko-adrenergen Aktivität in der Lage sind bzw. keine so starke Reaktion am Erfolgsorgan aufweisen wie Patienten mit einem leichteren Stadium dieses Herzfehlerleidens (Covell).

Literatur

Büchler, E. S.: Der postoperative Verlauf. Stuttgart: Thieme 1969. — Covell, J. W., Chidsey, C. A., Braunwald, E.: Circulat. Res. **19**, 51 (1966). — Dalen, J. E., Matloff, J. M., Evans, G. L., Hoppin, F. G., Jr., Bhardwaj, P., Harken, D. E., Dexter, L.: New Engl. J. Med. **277**, 387 (1967). — Eisele, R.: Der systemische und portale Kreislauf nach Bauchoperationen beim Menschen. Habil.-Schrift, Berlin 1974. — Leitz, K. H., Hempelmann, G., Borst, H. G.: Thoraxchirurgie **20**, 313 (1972). — Rothlin, M.: Das Herzminutenvolumen nach Operationen am Herzen. Bern: Huber 1971.

GLAUBITT, D., THORMANN, I., SCHMUTZLER, H., SWIERZINSKI, R. (Inst. für Nuklearmedizin der Städt. Krankenanstalten Krefeld, sowie Nuklearmedizin. Abt. u. Cardiolog. Abt. der Med. Klinik im Klinikum Westend der FU Berlin): **Ferrokinetische Untersuchungen bei Kranken mit Björk-Shiley-Herzklappenprothesen**

Die zunehmende Anwendung von Björk-Shiley-Herzklappenprothesen (Björk, 1969) wirft die Frage nach dem Ausmaß einer intravasalen Hämolyse auf. Eigene Untersuchungen der scheinbaren halben Erythrozytenlebensdauer mit Hilfe ^{51}Cr-markierter autologer Erythrozyten ergaben bei 9 von 16 Kranken mit Björk-Shiley-Herzklappenprothesen eine vermehrte Hämolyse, die wahrscheinlich intravasal abläuft (Thormann u. Mitarb., 1971, 1972). Weitere Untersuchungen dehnten sich auf den Eisenstoffwechsel aus um festzustellen, inwieweit er durch Hämolyse beeinträchtigt ist. Bei 2 von 3 Kranken mit Björk-Shiley-Herzklappenprothesen fanden wir Hinweise auf eine Beeinträchtigung der Ferrokinetik, die sich zum großen Teil auf eine langdauernde Hämolyse zurückführen ließ (Glaubitt u. Mitarb., 1972). Nach Einbeziehung weiterer Kranker in unsere Untersuchungen berichten wir über die Ferrokinetik bei Kranken nach Implantation von Björk-Shiley-Herzklappenprothesen.

Methodik

Wir untersuchten 6 Patienten und 6 Patientinnen im Alter von 23 bis 60 Jahren etwa 10 bis 18 Monate nach Einpflanzung von Björk-Shiley-Herzklappenprothesen. Eine künstliche Herzklappe war in Mitralposition bei 9 Kranken und in Aortenposition bei 2 Kranken eingesetzt worden; bei einem Patienten war die Implantation in Aorten- und Mitralposition erfolgt. Die Herzklappenprothesen aller Kranken waren klinisch voll funktionstüchtig. Nach intravenöser Injektion von ^{59}Fe (0,2 µCi/kg Körpergewicht) in Form von Eisencitrat bestimmten wir die biologische Halbwertzeit, den Pool und die Umsatzgeschwindigkeit des ^{59}Fe im Plasma sowie den Radioeiseneinbau in die Erythrozyten. Zur Feststellung des Eisenpools im Plasma wurde u. a. das Blutvolumen an Hand ^{51}Cr-markierter autologer Erythrozyten (Kuni u. Mitarb., 1963) ermittelt. Die Fe-Anreicherung in Kreuzbein, Milz, Leber und Herz wurde durch Oberflächenradioaktivitätsmessungen festgestellt. Die Eisenstoffwechseluntersuchungen mit ^{59}Fe dauerten bis zu 3 Wochen (s. Huff u. Mitarb., 1951; Giblett u. Mitarb., 1956; Bothwell u. Mitarb., 1957; Heimpel, 1971). Außerdem wurden im Serum die Konzentration von Eisen, Bilirubin und LDH sowie die latente Eisenbindungskapazität bestimmt, ferner im Blut die Hämoglobinkonzentration sowie die Erythrozyten- und Retikulozytenzahl.

Ergebnisse

Alle Kranken weisen eine normale Hämoglobinkonzentration und Erythrozytenzahl im Blut auf. Die Eisenkonzentration im Serum liegt bei 5 Kranken dicht über der unteren Grenze des Normalbereichs. Das radioaktive Eisen zeigt eine Verkürzung der biologischen Halbwertzeit im Plasma bei 4 Kranken und eine Erhöhung der Umsatzgeschwindigkeit im Plasma bei 5 Kranken. Der ^{59}Fe-Einbau in die Erythrozyten ist bei 9 Kranken vermindert. Die Radioeisenanreicherung ist im Knochenmark in den ersten Tagen bei 6 Kranken erniedrigt, in der Milz und Leber bei 3 Kranken dagegen gesteigert.

Die Ferrokinetik ist bei 10 der 12 untersuchten Kranken, denen Björk-Shiley-Herzklappenprothesen eingesetzt wurden, pathologisch verändert. Die Kranken bieten uneinheitliche Befunde, die sich graduell voneinander unterscheiden. Einige Ergebnisse seien besonders erwähnt. — Ein 30jähriger Patient weist nach Implantation einer künstlichen Aortenklappe eine nahezu normale Ferrokinetik bei einer normalen scheinbaren halben Erythrozytenlebensdauer auf. — Bei einem 43jährigen Patienten, dem ebenfalls eine Herzklappenprothese in Aortenposition eingesetzt wurde, sind die biologische Halbwertzeit des radioaktiven Eisens im Plasma geringgradig verkürzt sowie die ^{59}Fe-Anreicherung in den ersten Tagen im Knochenmark vermindert und in der folgenden Zeit in der Milz vermehrt (Abb. 1 oben). Die scheinbare Erythrozytenlebensdauer ist normal. Eine verstärkte Hämolyse ist nicht wahrscheinlich; ein Eisenmangel läßt sich nicht ausschließen. — Ein 49jähriger Patient weist nach Einpflanzung einer Björk-Shiley-Herzklappenprothese in Mitralposition eine Zunahme des Pools und der Umsatzgeschwindigkeit des ^{59}Fe im Plasma auf. Die Radioeisenanreicherung ist im Knochenmark erheblich eingeschränkt, dagegen in Leber und Milz geringgradig erhöht (Abb. 1 unten). Die scheinbare Erythrozytenlebensdauer liegt dicht über der unteren Grenze des Normalbereichs. Eine gesteigerte Hämolyse ist in Betracht zu ziehen. — Bei einem 60jährigen Patienten, der Björk-Shiley-Herzklappenprothesen in Mitral- und Aortenposition erhielt, sind der Radioeiseneinbau in die Erythrozyten erheblich verringert, während die ^{59}Fe-Einlagerung in das Knochenmark beträchtlich vermindert sowie in Milz und Leber mäßiggradig erhöht ist. Die scheinbare halbe Erythrozytenlebensdauer ist erheblich verkürzt (18,5 d). Die ferrokinetischen Befunde sind durch eine Hämolyse mindestens teilweise erklärbar. — Bei einem 36jährigen Patienten mit künstlichen Herzklappen in Mitralposition liegt die biologische Halbwertzeit des radioaktiven Eisens im Plasma an der oberen Grenze des Normalbereichs. Der Pool und die Umsatzgeschwindigkeit des ^{59}Fe im Plasma sind geringfügig herabgesetzt. Der Radioeiseneinbau in die Erythrozyten ist stark erniedrigt (Abb. 2 oben). Die ^{59}Fe-Speicherung im Knochenmark ist geringgradig vermindert. Die scheinbare halbe Erythrozytenlebensdauer ist angedeutet verkürzt (24,5 d). Offenbar besteht eine geringe intravasale Hämolyse; eine Beeinträchtigung der Erythropoese ist außerdem anzunehmen. — Ein 55jähriger Patient mit Björk-Shiley-Herzklappenprothesen in Mitralposition zeigt im Plasma eine leichte Steigerung der Umsatzgeschwindigkeit und eine geringe Verkürzung der biologischen Halbwertzeit des ^{59}Fe (Abb. 2 unten). Der Radioeiseneinbau in die Erythrozyten ist hochgradig eingeschränkt. Die Anreicherung von radioaktivem Eisen im Knochennark ist mäßiggradig vermindert. Die scheinbare halbe Erythrozytenlebensdauer ist wenig verkürzt (22,5 d). In erster Linie kommt eine intravasale Hämolyse in Betracht.

Diskussion

Die Mehrzahl der von uns untersuchten Kranken, denen Björk-Shiley-Herzklappenprothesen implantiert worden waren, bietet pathologische Veränderungen des Eisenstoffwechsels. Bemerkenswerterweise findet sich unter 6 Kranken, bei denen die scheinbare halbe Eryhtorzytenlebensdauer normal ist, bei nur einem Patienten eine fast normale Ferrokinetik. Bei 2 Kranken stehen die Befunde mit einer ineffektiven Erythropoese und bei 2 weiteren Kranken mit einem sich entwickelnden Eisenmangel in Einklang. Bei einem Patienten ist eine erythropoetische Knochenmarkinsuffizienz unklarer Ursache nicht auszuschließen. Es muß offenbleiben, ob die pathologischen Befunde der Ferrokinetik bei den zuletzt erwähnten 5 Kranken auf die künstlichen Herzklappen zu beziehen sind.

Unsere Ergebnisse ergänzen eigene Beobachtungen einer wahrscheinlich intravasal erfolgenden Hämolyse, die auf die Einpflanzung von Björk-Shiley-Herzklappenprothesen zurückzuführen ist; hierbei wurden u. a. mit Hilfe ^{51}Cr-markierter Erythrozyten die scheinbare halbe Erythrozytenlebensdauer sowie

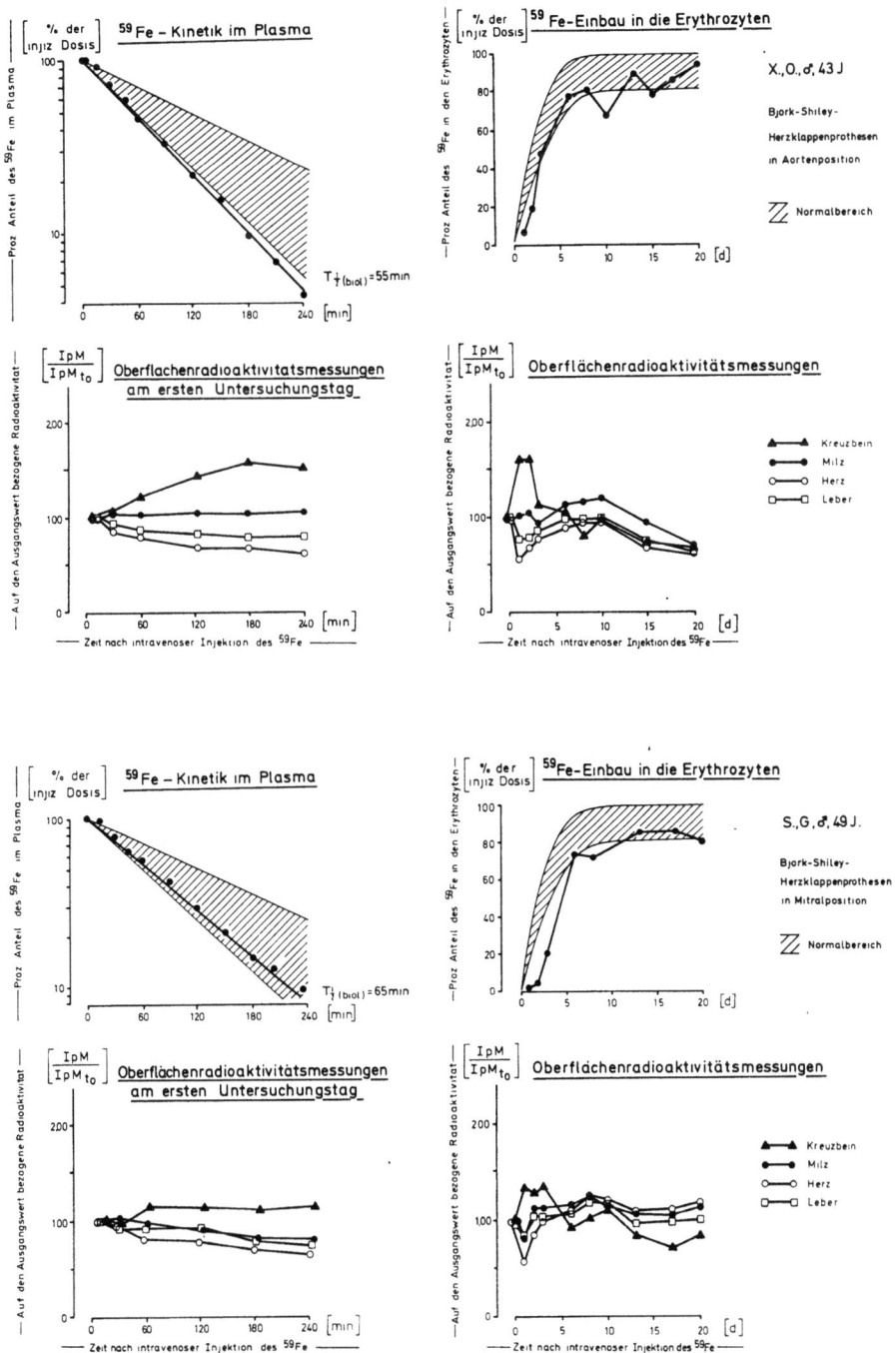

Abb. 1. Ferrokinetik bei Kranken mit Herzklappenprothesen

im Serum die LDH-Konzentration bestimmt (Thormann u. Mitarb., 1971, 1972). Später fanden auch andere Autoren eine Erhöhung der LDH-Konzentration im Serum bei Kranken nach Implantation von Björk-Shiley-Herzklappenprothesen (Björk u. Mitarb., 1974; Nitter-Hauge u. Mitarb., 1974). Mitteilungen über eine

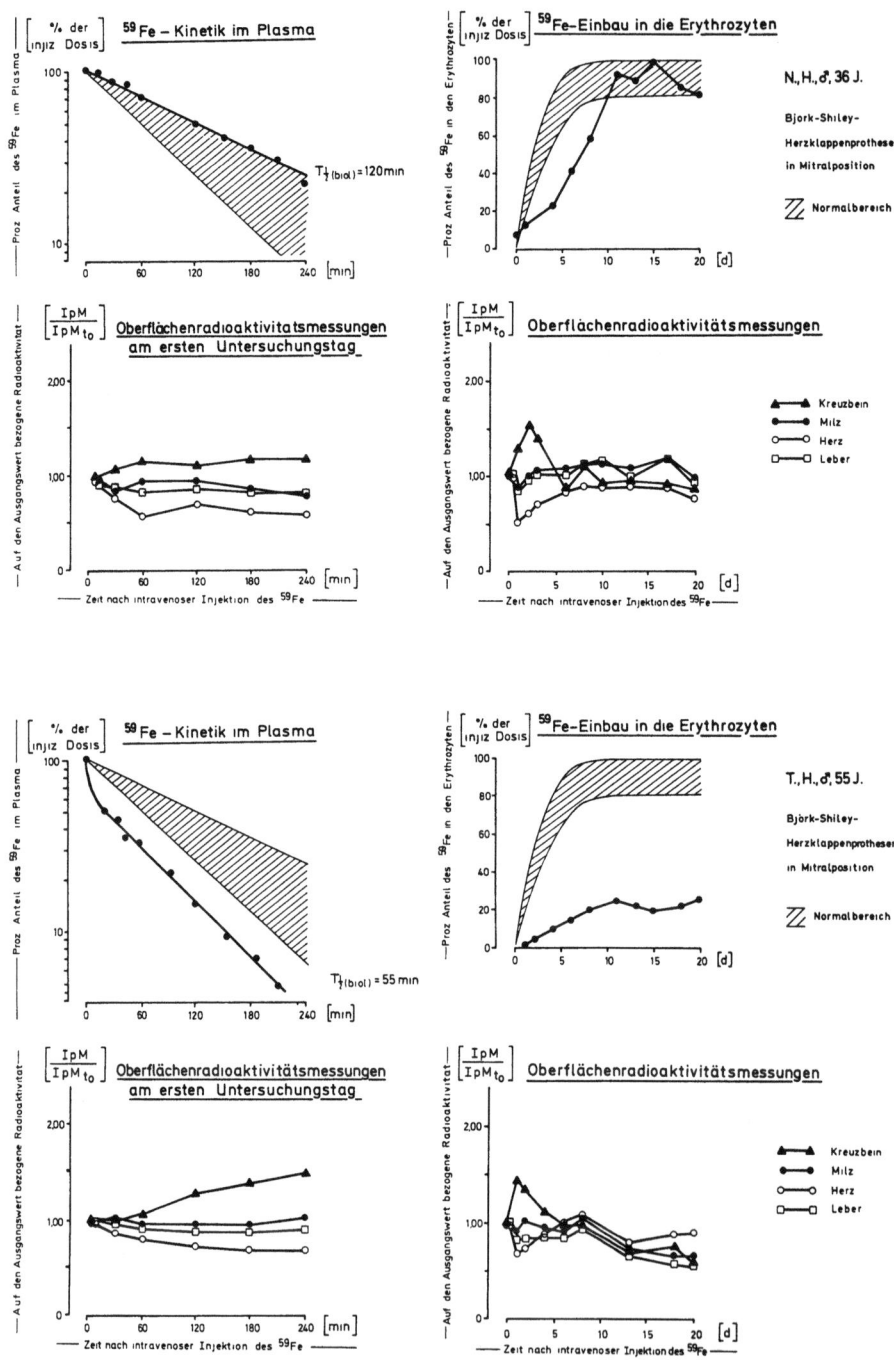

Abb. 2. Ferrokinetik bei Kranken mit Herzklappenprothesen

vermehrte Hämolyse bei Trägern älterer Modelle von Herzklappenprothesen sind ohnehin bekannt (Rose u. Mitarb., 1954; Andersen u. Mitarb., 1965; Brodeur u. Mitarb., 1965, 1966; Sears u. Crosby, 1965; Gehrmann u. Mitarb., 1966).

Über Untersuchungen des Eisenstoffwechsels mit ^{59}Fe bei Trägern von Björk-Shiley-Herzklappenprothesen wurde unseres Wissens bisher nicht berichtet.

Zusammenfassung

Ferrokinetische Untersuchungen mit ^{59}Fe erfolgten bei 12 Kranken im Alter von 23 bis 60 Jahren, denen Björk-Shiley-Herzklappenprothesen in Mitral-, Aorten- oder gleichzeitig in Mitral- und Aortenposition eingesetzt worden waren. Bei 10 Kranken ergaben sich pathologische Befunde, die sich bei 6 Kranken mit verkürzter scheinbarer Erythrozytenlebensdauer durch eine intravasale Hämolyse erklären lassen. Bei 2 weiteren Kranken kam eine ineffektive Erythropoese in Betracht, bei 2 weiteren Kranken ein Eisenmangel und bei einem Patienten möglicherweise eine erythropoetische Knochenmarkinsuffizienz. Ob die pathologischen Befunde der Ferrokinetik bei den zuletzt genannten 5 Kranken auf die Implantation der Björk-Shiley-Herzklappenprothese zurückzuführen sind, läßt sich nicht entscheiden.

Literatur

Andersen, M. N., Gabrieli, E., Zizzi, J. A.: J. thorac. cardiovasc. Surg. 50, 501 (1965). — Björk, V. O.: Scand. J. thorac. cardiovasc. Surg. 3, 1 (1969). — Björk, V. O., Henze, A., Holmgren, A.: J. thorac. cardiovasc. Surg. 68, 393 (1974). — Bothwell, T. H., Hurtado, A. V., Donohue, D. M., Finch, C. A.: Blood 12, 409 (1957). — Brodeur, M. T. H., Koler, R. D., Starr, A., Griswold, H. E.: Circulation 33/34 (Suppl. I), 140 (1966). — Brodeur, M. T. H., Sutherland, D. W., Koler, R. D., Starr, A., Kinsey, J. A., Griswold, H. E.: Circulation 32, 570 (1965). — Gehrmann, G., Bleifeld, W., Loogen, F.: Z. Kreisl.-Forsch. 55, 25 (1966). — Giblett, E. R., Coleman, D. H., Pirzio-Biroli, G., Donohue, D. M., Motulsky, A. G., Finch, C. A.: Blood 11, 291 (1956). — Glaubitt, D., Thormann, I., Oppert, H., Schmutzler, H., Swierzinski, R.: Nuklearmedizinische Untersuchungen des Eisenstoffwechsels bei Kranken mit Björk-Shiley-Herzklappenprothesen. 10. Internationale Jahrestagung der Gesellschaft für Nuclearmedizin, Freiburg i. Br., 1972 (im Druck). — Heimpel, H.: Hämatologie. In: Nuklearmedizin · Funktionsdiagnostik (Hrsg. D. Emrich), S. 99. Stuttgart: Thieme 1971. — Huff, R. L., Elmlinger, P. J., Garcia, J. F., Oda, J. M., Cockrell, M. C., Lawrence, J. H.: J. clin. Invest. 30, 1512 (1951). — Kuni, H., Graul, E. H., Hundeshagen, H., Schaumlöffel, E.: Atompraxis 9, 377 (1963). — Nitter-Hauge, S., Sommerfelt, S. C., Hall, K.-V., Frøysaker, T., Efskind, L.: Brit. Heart J. 36, 781 (1974). — Rose, J. C., Hufnagel, C. A., Freis, E. D., Marvey, W. P., Partenope, E. A.: J. clin. Invest. 33, 891 (1954). — Sears, D. A., Crosby, W. H.: Amer. J. Med. 39, 341 (1965). — Thormann, I., Glaubitt, D., Oppert, H., Marx, R., Schmutzler, H.: Neunte Jahrestagung der Gesellschaft für Nuclearmedizin, Antwerpen, 1971. In: Nuklearmedizin · Radionuklide in der Hämatologie · Gegenwärtiger Stand der Therapie mit Radionukliden (Hrsg. H. W. Pabst), S. 47. Stuttgart-New York: Schattauer 1973. — Thormann, I., Glaubitt, D., Oppert, H., Schumann, A., Schmutzler, H., Schäfer, H.: Auswirkungen der Implantation von Björk-Shiley-Herzklappenprothesen auf nuklearmedizinische Befunde. Congressus Sextus Societatis Radiologorum Hungarorum, Budapest, 1972.

KÜSTER, J., GOPPEL, L., REDL, A. (Deutsches Herzzentrum München):
Erhöhte Inzidenz von Gallensteinen durch erhebliche Hämolyserate bei künstlichem Herzklappenersatz

Über das hämolytische Syndrom beim künstlichen Herzklappenersatz ist zahlreich berichtet worden. Das Ausmaß der Hämolyse ist bei verschiedenen Klappentypen unterschiedlich. Auch spielen Dysfunktionen und Regurgitationen eine Rolle [1]. Im folgenden soll untersucht werden, ob die bei angeborenen hämolytischen Anämien beschriebene erhöhte Inzidenz von Gallensteinen auch für Träger künstlicher Herzklappen gilt.

Hierzu wurden in einem Zeitraum von 9 Monaten alle Patienten mit künstlichem Herzklappenersatz, die unsere Ambulanz aufsuchten, einer Cholezystographie zugeführt. Nichtberücksichtigt wurden Patienten, bei denen die Operation erst 6 Monate oder kürzer zurücklag oder bei denen eine relative oder absolute Kontraindikation gegen die Cholezystographie vorlag. Zumeist wurde eine intravenöse Kontrastmittelgabe durchgeführt, bei zweifelhaftem Befund auch Schichtaufnahmen ausgeführt. Insgesamt wurden 95 Pat. zu dieser Studie herangezogen.

Diesen Patienten wurde eine Gruppe von 180 Pat. ohne Herzklappenersatz und ohne Hämolysezeichen gegenübergestellt, bei denen aus unterschiedlichen Gründen im gleichen Zeitraum eine Cholezystographie notwendig wurde. Bei allen Patienten wurden außerdem folgende Laboruntersuchungen vorgenommen: LDH, HBDH, SGOT, SGPT, direktes und indirektes Bilirubin, Hämoglobin, Erythrozyten, Retikulozyten und Eisenspiegel.

Das Untersuchungskollektiv mit künstlichem Herzklappenersatz wurde nach dem Hämolysegrad eingeteilt in eine Gruppe mit deutlicher und schwerwiegender Hämolyse (im folgenden „Hämolysegruppe" genannt) und in eine Gruppe ohne oder mit nur sehr geringgradiger Hämolyse (im folgenden „Nichthämolysegruppe" genannt). Als Maß der intravasalen Hämolyse wurde die Enzymaktivität der Gesamt-LDH benutzt. Alle Patienten, die bei durchschnittlich drei Kontrollen in zumeist halbjährlichem Abstand einen LDH-Mittelwert über 350 mU/ml aufwiesen, wurden der Hämolysegruppe zugeteilt. Diese Zuordnung basiert darauf, daß nach den Untersuchungen verschiedener Autoren [2, 3] eine enge Korrelation zwischen LDH-Anstieg im Serum und der Verminderung der Erythrozytenüberlebenszeit besteht. So bedeutet eine LDH-Erhöhung bei Hämolyse über 350 mU/ml eine um ein Viertel kürzere Erythrozytenüberlebenszeit, die — anders ausgedrückt — von 120 auf 90 Tage absinkt. Bei einem LDH-Wert von über 500 mU/ml beträgt die Überlebenszeit der roten Blutkörperchen nur noch 60 Tage. Über das Enzymverhalten von LDH, HBDH und SGOT der mittels dieser Einteilung gewonnenen Gruppen informiert die Abb. 1.

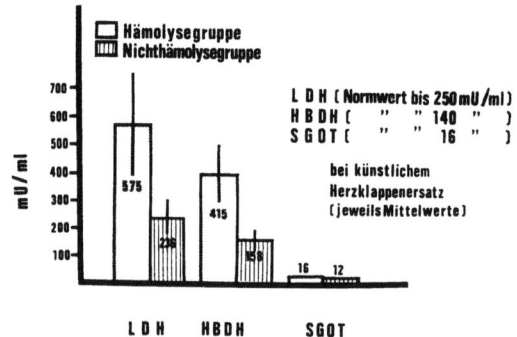

Abb. 1. Verhalten der Serum-Enzymaktivitäten für die LDH, HBDH und SGOT in der Hämolyse- und Nichthämolysegruppe bei künstlichem Herzklappenersatz

Es ergibt sich, daß in der Hämolysegruppe die Mittelwerte für die LDH und HBDH jeweils sehr deutlich über der Norm liegen, während in der Nichthämolysegruppe diese Werte in der Nähe der oberen Normgrenze liegen. Die SGOT liegt in der Hämolysegruppe ebenfalls an der oberen Normgrenze.

Erklärlicherweise überwiegen in der Hämolysegruppe diejenigen künstlichen Herzklappen, bei denen in der Literatur höhere Hämolyseraten beschrieben wurden. So finden sich hier 35 Fälle mit Metallballventilen des Typs Starr-Edwards. In der Nichthämolysegruppe wurden 28 Björk-Shiley-Kunstklappen sowie 13 Starr-Edwards-Klappen mit Silikon-Kautschukball gezählt.

Der Altersmittelwert betrug in der Hämolysegruppe 43,3 Jahre, in der Nichthämolysegruppe 45 Jahre und lag in der Vergleichsgruppe mit 52 Jahren nur unwesentlich höher. In allen Gruppen betrug der Anteil der Frauen zwischen 32 und 38%.

Bevor nun auf die Gallensteinhäufigkeit bei künstlichem Herzklappenersatz eingegangen werden soll, muß eine Aussage über die Gallensteininzidenz in der Normalbevölkerung gemacht werden. Diese liegt bei etwa 10%, wobei aber eine starke Häufung im 5. und 6. Lebensjahrzehnt besteht sowie eine Bevorzugung des weiblichen Geschlechts [4]. Newman et al. [5] stellten bei 95000 Autopsien eine Gallensteinhäufigkeit von 10,8% fest. Merendino [6] stellte Autorenangaben von annähernd 15000 Autopsien aus westlichen Kulturen zusammen und schlüsselte diese nach Altersgruppen auf. Hierbei betrug die Gallensteinhäufigkeit zwischen dem 31. und 59. Lebensjahr bei Männern zwischen 3 und 7%, bei Frauen zwischen 9 und 15%. In der Vergleichsgruppe dieser Studie betrug die Gallensteinhäufigkeit für Männer 9,4% und für Frauen 12,8%, so daß sich eine gute Übereinstimmung mit den Literaturangaben über die Gallensteinhäufigkeit in der Normalbevölkerung ergibt.

Nach Ansicht von Spohn [7] finden sich Gallensteine auch in 95% der Kranken mit negativem Cholezystogramm bei positivem Cholangiogramm. Daher wurden die wenigen Fälle in unserer Studie mit diesem Röntgenergebnis (1 Fall in der Hämolyse- sowie je 2 Fälle in der Nichthämolyse- und Vergleichsgruppe) den Gallensteinträgern zugerechnet.

Ein deutlich unterschiedliches Verhalten in der Gallensteinhäufigkeit ergibt sich nun in den beiden Patientengruppen mit künstlichem Herzklappenersatz. Dies soll die folgende Abbildung verdeutlichen:

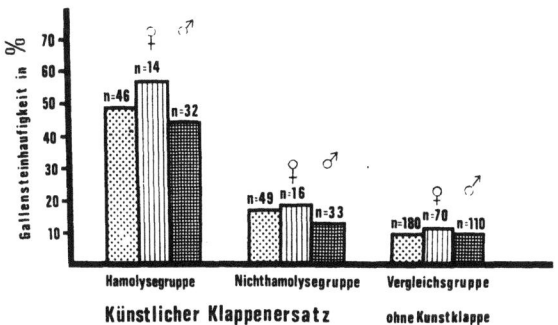

Abb. 2. Gallensteinhäufigkeit in den einzelnen Gruppen

Während in der Nichthämolysegruppe die Gallensteininzidenz mit 15,5% kaum über derjenigen der Vergleichsgruppe mit 10,5% liegt, beträgt diese in der Hämolysegruppe 48% und liegt dort somit erheblich höher als in der Nichthämolysegruppe, der Vergleichsgruppe und der Durchschnittsbevölkerung. Dieser Unterschied ist nach einem x^2-Test mit einer Irrtumswahrscheinlichkeit von 1% im Vergleich mit den beiden anderen Gruppen statistisch gesichert, während sich zwischen der Nichthämolysegruppe und der Vergleichsgruppe kein signifikanter Unterschied errechnen läßt.

Schlüsselt man die Gallensteinhäufigkeit der Patienten mit künstlichem Herzklappenersatz nach der Zeitdauer des Tragens der künstlichen Herzklappe auf, so zeigt sich in der Hämolysegruppe ein Ansteigen der Gallensteinhäufigkeit mit zunehmender Zeitdauer. Diese beträgt für die Zeitdauer von 7 bis 12 Monaten nach Operation 20%, für die Zeitdauer 13 bis 36 Monate 43%, für 37 bis 60 Monate 52% und für die Zeitdauer von 61 Monaten und länger 57%. In der Nichthämolysegruppe ist dieses Verhalten nicht zu beobachten.

Zusammenfassend kann gesagt werden, daß bei Patienten mit künstlichem Herzklappenersatz und deutlicher oder schwerwiegender intravasaler Hämolyse in vermehrtem Maße Gallensteine auftreten. Da die bei intra- und extravasaler Hämolyse anfallenden Blutfarbstoff-Abbauprodukte über den Bilirubinstoffwechsel eliminiert werden, kommt es zu einem Überangebot von Bilirubin in der

Gallenflüssigkeit über das physiologische Maß hinaus. Aber einer gewissen kritischen Konzentration fällt dieses Pigment in Salzform aus und bildet so den Kristallisationspunkt für die Gallensteinbildung. Bei Patienten mit künstlichem Herzklappenersatz muß diese Tatsache bei entsprechenden Beschwerden berücksichtigt werden.

Wie sich schon durch die Beobachtung anderer Faktoren (Niedernhämosiderose, Verkürzung der Thrombozytenüberlebenszeit und der Erhöhung der Plasma-Fibrinogen-Fraktion) zeigte, muß auch die erhöhte Inzidenz von Gallensteinen als Zeichen gewertet werden, daß der künstliche Herzklappenersatz einen operativen Eingriff darstellt, der nicht nur eine lokalisierte Region des Körpers, sondern den Gesamtorganismus betrifft.

Literatur

1. Goppel, L., Küster, J., Froer, K. L., Rudolph, W.: Verh. dtsch. Ges. inn. Med. **80**, 1200—1203 (1974). — 2. Myrhe, E., Dale, J., Rasmussen, K.: Circulation **42**, 515 (1970). — 3. Walsh, J. R., Starr, A., Ritzmann, L. W.: Circulation **39** (Suppl. I), 135 (1969). — 4. Frommhold, W.: Gallensystem. In: Lehrbuch der Röntgendiagnostik, Bd. V (Hrsg. Schinz/Baensch), S. 380. Stuttgart: Thieme 1965. — 5. Newman, H. F., Northrup, J. D.: Surg. Gynec. Obstet. **109**, 1 (1959). — 6. Merendino, K. A., Manhas, D. R.: Ann. Surg. **177**, 694 (1973). — 7. Spohn, K., Fux, H. D., Müller-Kluge, M., Wallenstein, F., Tewes, G.: Therapiewoche **9**, 1033 (1975).

GRADAUS, D., SCHMIDT, E., REPLOH, H. D., BENDER, F. (Kardiolog. Abt. der Med. Klinik, Univ. Münster u. Kurklinik Bad Waldliesborn): **Morphologische Veränderungen des linken Ventrikels mit Störung des Kontraktionsablaufes bei Mitralstenosen**

Es erfolgte eine qualitative Analyse von 82 Lävokardiographien bei Patienten mit Mitralstenosen der Schweregrade II bis IV. Nach der Registrierung des Druckgradienten über der Mitralklappe durch einen transseptal in den linken Vorhof und einen retrograd über die Aortenklappe in den linken Ventrikel eingeführten Katheter wurde in üblicher Weise eine Lävokardiographie mit 40 bis 50 ml Kontrastmittel in der rechten vorderen Schräglage durchgeführt. Die linksventrikuläre Angiographie diente zur Feststellung einer begleitenden Mitralklappeninsuffizienz, zur Beurteilung der Mitralklappenbeweglichkeit, zur Erkennung der Ventrikelgröße und zum Ausschluß evtl. intrakardialer Tumoren. Bei der qualitativen Bewertung des Kontraktionsablaufes fielen Besonderheiten auf, die streng auf den posterobasalen Ventrikelabschnitt, der Einflußbahn entsprechend, begrenzt waren. Während normalerweise die Kontraktion der linken Herzkammer, das posterobasale Gebiet miteingeschlossen, symmetrisch und synchron abläuft, fanden wir in 45 der 82 untersuchten Fälle einen asynchronen Bewegungsablauf in der Einflußbahn des linken Ventrikels. Im Vergleich zu den übrigen Ventrikelabschnitten war dieser Bereich rigide, wenig beweglich und mehr oder weniger stark unregelmäßig konturiert. Dies demonstriert die beigefügte Abbildung, die endsystolisch und enddiastolisch das Lävokardiogramm einer 55jährigen Patientin mit einer Mitralstenose II. bis III. Grades zeigt. Der posterobasale Ventrikelabschnitt (Pfeilmarkierungen) ist durch eine deutliche Irregularität gekennzeichnet, die besonders deutlich während der Systole hervortritt, jedoch auch diastolisch gut erkennbar bleibt. Teilweise entwickeln sich auch divertikelartige bzw. aneurysmatische Ausziehungen. Bei den von uns untersuchten Mitralstenosen konnten wir in 55% der Fälle einen anormalen Kontraktionsablauf der Einflußbahn des linken Ventrikels mit Rigidität und unregelmäßiger Konturierung unterhalb der Mitralklappen nachweisen. Diese fokale und auf die Einflußbahn limitierte Irregularität im Ventrikelrelief kommt noch wesentlich deutlicher im Cineangiogramm heraus, in dem man zusätzlich die Minderbeweglichkeit des Ventrikelabschnittes beurteilen kann.

Auf diese im Einflußtrakt des linken Ventrikels lokalisierten und im Lävokardiogramm sichtbaren Alterationen hatten bisher Heller u. Mitarb. hingewiesen. Die Autoren fanden unter 25 Mitralstenosen 20mal eine Irregularität im posterobasalen Ventrikelabschnitt, die mit den unsrigen Befunden völlig vergleichbar waren. Die strikt auf die Einflußbahn beschränkte Abnormität spricht gegen eine diffuse Schädigung auf dem Boden einer alten Myokarditis. Die Frage, ob diese lokalen Veränderungen auf eine koronare Herzkrankheit zurückzuführen sind, muß mit Wahrscheinlichkeit verneint werden, da weder Heller u. Mitarb. noch wir bei unseren koronarographierten Patienten, auch nicht bei 2- oder 3-Gefäßerkrankungen, solche im posterobasalen Ventrikelabschnitt lokalisierten

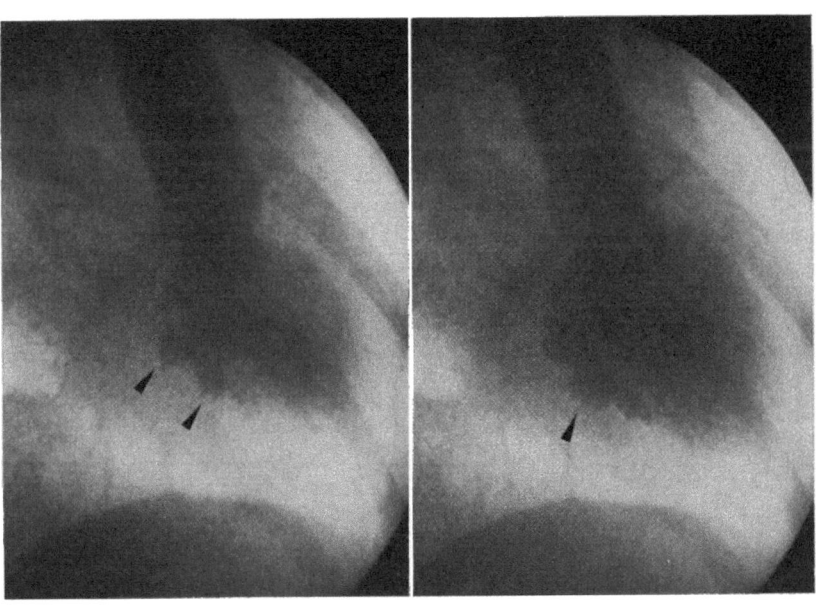

Abb. 1. Lävokardiographie bei einer Mitralstenose II. bis III. Grades. Deutliche Irregularität im posterobasalen Ventrikelabschnitt (s. Pfeilmarkierungen). a) endsystolisch; b) enddiastolisch; K. J., weibl., 50 J.

Veränderungen gesehen haben. Auch bei anderen Herzklappenfehlern — Mitralklappeninsuffizienzen oder Aortenklappenfehlern — lassen sich derartige Veränderungen beobachten. Eine Ausnahme bilden die kombinierten Mitralklappenfehler, bei denen diese linksventrikuläre morphologische Besonderheit ebenfalls zur Darstellung kommt. Diese unterhalb der Mitralklappe in der Einflußbahn gelegenen Konturunregelmäßigkeiten scheinen für die Mitralklappenstenose spezifisch zu sein.

Als Ursache für die morphologischen und funktionellen Veränderungen im Ventrikeleinflußtrakt kann die von dem Pathologen Grant festgestellte Tatsache herangezogen werden, daß bei der Mitralstenose der Klappenring, die Mitralsegel, die Sehnenfäden und der Papillarmuskel einen starren, rigiden Komplex bilden, der die Beweglichkeit im posterobasalen Ventrikelbereich einschränkt und allmählich zu einer Fibrosierung und Atrophie dieses Gebietes führt. Dies deckt sich gut mit den Befunden des Pathologen Kirch, der bereits 1929 die Verkürzung und Atrophie der Einflußbahn des linken Ventrikels bei den Mitralstenosen als gesetzmäßig erkannte.

Es ist zu vermuten, daß eine solche Dysfunktion eines wesentlichen Ventrikelanteils mit einer pathologisch-anatomisch nachweisbaren Verkürzung und einer Fibrosierung nicht ohne negativen Einfluß auf die linksventrikuläre Funktion bleiben kann.

Auch Heller u. Mitarb. glauben, daß diese Veränderungen eine größere Rolle als bisher angenommen bei der Verminderung des cardiac output der Mitralstenosepatienten spielen. Diese Dysfunktion könnte auch wesentliche Teilursache für die klinische Erfahrung sein, daß sich Patienten nach erfolgreicher Beseitigung der Klappenstenosierung gelegentlich nur schlecht oder langsam erholen. Um so mehr ist die präoperative Erkennung anzustreben, um die evtl. festgestellte Funktionsbehinderung des linken Ventrikels in die Überlegung zur Operationsindikation miteinbeziehen zu können.

Zusammenfassend läßt sich sagen, daß die qualitative Auswertung von 82 Lävokardiographien bei Patienten mit Mitralstenosen hinsichtlich der Kammermorphologie und des Kontraktionsablaufes in 55% Besonderheiten ergab, die durch rigide Wandbezirke mit Konturunregelmäßigkeiten im posterobasalen Ventrikelabschnitt gekennzeichnet waren. Diese unterhalb der Mitralklappe in der Einflußbahn gelegenen Irregularitäten scheinen für die Mitralstenose spezifisch zu sein. Sie wurden weder bei anderen Herzklappenfehlern noch bei der koronaren Herzkrankheit gesehen. Mitralklappenring, Mitralsegel, Sehnenfäden und hinterer Papillarmuskel bilden offensichtlich einen starren Komplex, der die Beweglichkeit im posterobasalen Ventrikelabschnitt einschränkt und allmählich zu einer Fibrosierung dieses Gebietes führt. Diese Auffassung deckt sich mit pathologisch-anatomischen Befunden.

Literatur

Grant, R. P.: Amer. Heart J. **46**, 405 (1953). — Heller, S. J., Carleton, R. A.: Circulation **42**, 1099 (1970). — Kirch, E.: Verh. dtsch. Ges. inn. Med. **41**, 324 (1929).

Tauchert, M., Hötzel, J., Schulten, H. K., Behrenbeck, D. W., Hilger, H. H. (Med. Univ.-Klinik u. Poliklinik Köln, Lehrstuhl Innere Med. III u. Abt. Kardiologie): **Extrakorporale Gegenpulsation***

Die bis zur klinischen Verwendbarkeit entwickelten Verfahren der mechanischen Kreislaufunterstützung sind in drei Gruppen zu unterteilen: 1. Die partielle oder totale Umgehung des Herzens durch Hilfspumpen. 2. Die invasive Gegenpulsation. 3. Die nichtinvasive Gegenpulsation. Der Anschluß von Hilfspumpen erfordert umfangreiche Eingriffe, die spezialisierten chirurgischen Abteilungen vorbehalten sind. Die invasive Gegenpulsation hat in Form der intraaortalen Ballonpulsation einige Verbreitung gefunden; ihr therapeutischer Wert beim kardiogenen Schock und beim sog. postoperativen „low output"-Syndrom wird kaum noch bestritten [2, 3]. Wichtigster Effekt der Gegenpulsation ist die Erzeugung eines zusätzlichen Kreislaufantriebes durch einen diastolischen Druckstoß; sekundär sinkt der systloische Druck und damit der Austreibungswiderstand des linken Ventrikels ab. Tierexperimentell konnte ein Anstieg der Koronardurchblutung nachgewiesen werden; die bisher an Patienten durchgeführten Messungen zeigten keine einheitliche Veränderung des Koronarflusses. Einer breiteren Anwendung der intraaortalen Gegenpulsation stehen vor allem die folgenden Probleme des Verfahrens entgegen: 1. Der Ballonkatheter kann nur von einem gefäß-

---

* Mit Unterstützung der Deutschen Forschungsgemeinschaft im Rahmen des SFB 68 Köln.

chirurgisch erfahrenen Arzt in die Aorta eingebracht werden. 2. Sowohl während der Einbringung des Katheters als auch während des Pumpens können Embolien auftreten. 3. Distal von der Arteriotomie kann es zu Durchblutungsstörungen kommen, die unter Umständen eine gefäßchirurgische Nachversorgung er-

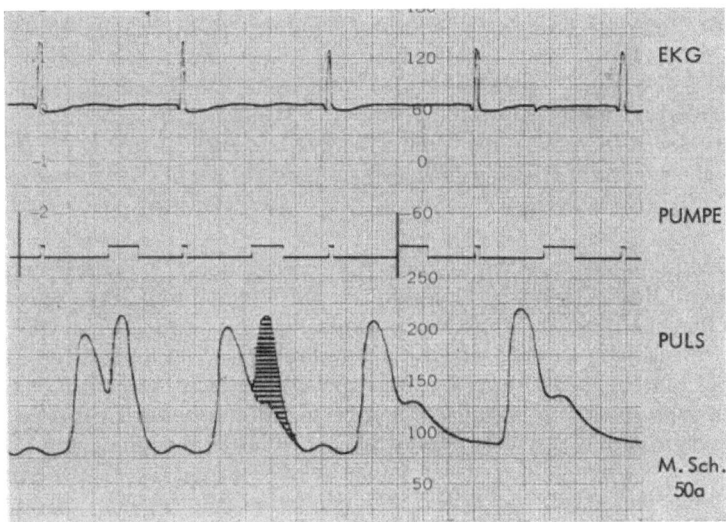

Abb. 1. Diastolische Augmentationswelle (schraffierte Fläche), unmittelbar danach Abschalten der Pumpe, normale Pulswelle. In der mittleren Zeile („Pumpe") zeigt die schmale Auslenkung den Zeitpunkt der R-Zacke im EKG an, die breite Auslenkung Dauer und Lage des Pumpimpulses (nicht der mechanischen Pumpaktion)

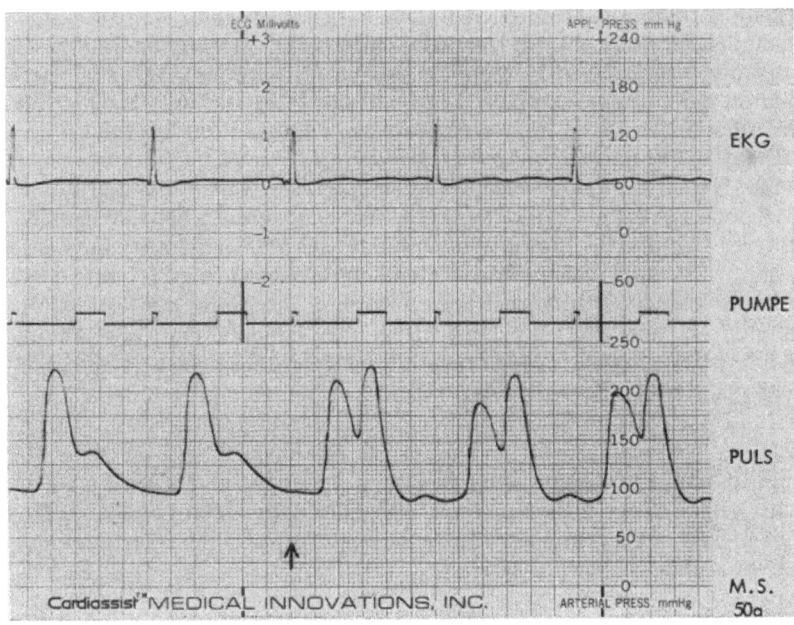

Abb. 2. Unbeeinflußte Pulskurve (links), Freigabe der mechanischen Pumpaktion (Pfeil) und sofortiger Aufbau einer diastolischen Augmentationswelle (rechts). Die Kenndaten der Pumpaktion sind vorher ermittelt und eingestellt

fordern. — Zur Vermeidung der angeführten Nachteile wurde die nichtinvasive extrakorporale Gegenpulsation entwickelt, vor allem von der Arbeitsgruppe um Soroff [5]. Bei dieser Methode liegen die Beine des Patienten in einem starren, als Widerlager dienenden Kasten. Sie sind von wassergefüllten Manschetten umschlossen, auf die über das EKG gesteuerte diastolische Druckstöße einwirken; die optimale Einstellung der Druckwelle wird mittels Fingerplethysmograph kontrolliert. In einem den Bauch umfassenden Plastiksack kann außerdem während der Systole Unterdruck erzeugt und damit der systolische Blutdruck zusätzlich gesenkt werden. Bei korrekter Einstellung führt der Druckstoß zu einer hohen diastolischen Druckwelle (Abb. 1), der Pumpeffekt tritt sofort ein (Abb. 2); die systolische Druckerniedrigung ist deutlich, jedoch geringer als bei der intraaortalen Gegenpulsation.

Eigene Erfahrungen

Wir setzen die externe Gegenpulsation (Cardiassist der Fa. Medical Innovations, Waltham, Mass., USA) bei 7 Patienten zur Behandlung einer schweren, gegen jede Pharmakotherapie resistenten Angina pectoris ein. Es handelte sich um Männer im Alter zwischen 43 und 52 Jahren (Durchschnittsalter knapp 48 Jahre). Bei allen lag eine durch Koronarographie gesicherte koronare Herzkrankheit vor, alle hatten mindestens einen Myokardinfarkt durchgemacht. Die Gegenpulsationsbehandlung wurde jeweils 3 Wochen lang für täglich eine Stunde durchgeführt; an Wochenenden wurden Pausen eingelegt und die Patienten nach Möglichkeit nach Hause geschickt. Die laufende Pharmakotherapie wurde fortgeführt, die Einnahme von Nitroglyzerin war freigestellt. Zur unmittelbaren Überwachung dienten Monitorkontrolle von EKG und Plethysmogramm sowie unblutige Blutdruckmessungen in Intervallen von 5 min. Zusätzlich wurden frequent CPK, LDH und Haptoglobin bestimmt sowie EKGs ausgeschrieben. Nach Abschluß der Behandlung wurden die Patienten zunächst wöchentlich, dann in monatlichen Abständen nachuntersucht. — Ergebnisse: Während der Behandlung kam es zu keinerlei Komplikationen. Bei allen Patienten konnte eine zufriedenstellende diastolische Augmentation erzielt werden. Der systolische Blutdruck sank während der einstündigen Pumpphase um im Mittel 5 mm Hg und kehrte nach Abschalten der Pumpe innerhalb 5 min auf den Ausgangswert zurück; der diastolische Druck blieb nahezu unbeeinflußt. Die vor Behandlungsbeginn bei drei Patienten erhöhte CPK normalisierte sich; bei den übrigen vier blieb sie normal. Anzeichen einer Hämolyse ergaben sich in keinem Fall. Bei einem Patienten konnte eine vorbestehende ventrikuläre Extrasystolie behoben werden; bei einem weiteren mit schwerer Claudicatio intermittens erhöhte sich die Gehstrecke im Laufe der Behandlung auf etwa das Dreifache, das vorher pathologisch veränderte Oszillogramm der Beine war hinterher nahezu normal. An Hand der Nachuntersuchungsbefunde ist das Ergebnis hinsichtlich der Beeinflussung der Angina pectoris wie folgt zu beurteilen: Zwei Patienten sind wesentlich gebessert und brauchen nur noch gelegentlich Nitroglyzerin. Bei drei Patienten ist die Anfallshäufigkeit gesenkt und der Nitrobedarf vermindert; ihr Zustand kann als teilweise gebessert bezeichnet werden. Bei den beiden übrigen Kranken hat sich in bezug auf Anfallshäufigkeit und Nitrobedarf keine Veränderung ergeben. Als positiv ist zu bewerten, daß während der mittleren Nachbeobachtungszeit von bis jetzt 6 Monaten in keinem Fall ein erneuter Infarkt aufgetreten ist, obwohl es sich um eine sehr ungünstige Patientenauswahl handelt.

Folgerungen

1. Bei der extrakorporalen Gegenpulsation handelt es sich um eine hämodynamisch wirksame, leicht applizierbare und für den Patienten sehr risikoarme Form der mechanischen Kreislaufunterstützung.

2. Ihre hämodynamische Wirksamkeit im Vergleich zur intraaortalen Ballonpulsation muß noch näher untersucht werden, bisher vorliegende Befunde spechen dafür, daß die hämodynamischen Effekte nahezu gleich sind [1, 4, 5].

3. Eine Behandlung der therapieresistenten Angina pectoris mit der externen Gegenpulsation erscheint sinnvoll; ein endgültiges Urteil ist allerdings erst nach Beobachtung eines größeren Patientenkollektivs über eine längere Zeit hin möglich.

4. Der Schwerpunkt der Anwendung der extrakorporalen Gegenpulsation dürfte in Zukunft in der Behandlung der Vor- bzw. Frühphase des kardiogenen Schocks liegen, da hier der Vorzug dieser nichtinvasiven Methode — schneller und risikoarmer Einsatz auch durch nichtärztliches Personal — besonders zum Tragen kommt.

Literatur

1. Parmley, W. W., Chatterjee, K., Charuzi, Y., Swan, H. J. C.: Amer. J. Cardiol. **33**, 819—825 (1974). — 2. Resnekov, L.: Brit. Heart J. **35**, 1265—1270 (1973). — 3. Scheidt, S., Wilner, G., Mueller, H., Summers, D., Lesch, M., Wolff, G., Krakauer, J., Rubenfire, M., Fleming, P., Noon, G., Oldham, N., Killip, T., Kantrowitz, A.: New Engl. J. Med. **288**, 979—984 (1973). — 4. Singh, J., Mueller, H., Ayres, S.: Circulation **49/50** (Suppl. III), 108 (1974). — 5. Soroff, H. S., Cloutier, C. T., Birtwell, W. C., Begley, L. A., Messer, J. V.: J. Amer. med. Ass. **229**, 1441—1450 (1974).

HEISS, H. W., BARMEYER, J., WINK, K., TÖPFER, M., REINDELL, H. (Med. Univ.-Klinik Freiburg): **Einfluß von akuter Hypoxie auf die Sauerstoffversorgung des trainierten und untrainierten gesunden Herzens***

Nach verbreiteter Ansicht werden regionale Strukturzerstörungen von Herzmuskelzellen, wie sie bei der koronaren Herzkrankheit (KHK) zu beobachten sind, auf hypoxische, anoxische oder ischämische Zustände des Myokards zurück geführt. Ein Mißverhältnis zwischen O_2-Angebot und O_2-Verbrauch [5] zu Lasten des O_2-Angebotes wird dafür ursächlich angeschuldigt. Die klinischen Symptome einer derartigen venösen Hypoxie werden noch verstärkt, wenn sich infolge einer chronischen Linksherzinsuffizienz mit Lungenstauung zusätzlich eine arterielle Hypoxie entwickelt. Andererseits tolerieren Patienten mit KHK selbst höhergradige O_2-Mangelgemische in Abhängigkeit von ihrer Leistungsfähigkeit erstaunlich gut [18]. Ferner kann die Leistungsfähigkeit des gesunden Organismus durch Training unter hypoxischen Bedingungen verbessert werden [19]. Zur Klärung der kardialen Anpassungsvorgänge an die verschiedenen Formen der Hypoxie schien es uns deshalb zunächst erforderlich, die Auswirkungen einem akuten arteriellen Hypoxie auf das gesunde Herz zu untersuchen.

Dazu wurde die Myokarddurchblutung ($\dot{V}$cor) bei 7 trainierten und 7 untrainierten Probanden mit der Argonmethode [17, 21] in Ruhe und unter einem O_2-Mangelgemisch von 8,7 Vol.-% gemessen. Das entspricht einer Höhe von ca. 6200 m [15]. Während einer Voratemperiode wurde den Probanden ein Gasgemisch angeboten, das aus dem genannten O_2-Gehalt, 3 Vol.-% CO_2 und 88,3 Vol.-% N_2 bestand. Nach 3 bis 6 min war ein hämodynamisches und respiratorisches steady state erreicht. Danach wurde schlagartig auf ein entsprechendes Gasgemisch umgeschaltet, in dem der Stickstoff durch Argon ersetzt worden war. Gleichzeitig wurde mit der Durchblutungsmessung begonnen. Die Atemvolumina und exspiratorischen O_2/CO_2-Gehalte wurden während der ge-

---
* Mit Unterstützung der Deutschen Forschungsgemeinschaft (Projekt He 818/1).

samten Untersuchungsperiode mit dem System Pneumotest (Fa. E. Jäger, Würzburg) registriert. Die arteriellen Drucke und die O_2-Sättigungen wurden parallel zu den Argonaufsättigungen bestimmt. EKG und pulmonalarterielle Drucke wurden fortlaufend auf einem Cardioscope verfolgt. Das Herzzeitvolumen (HZV) und der Sauerstoffverbrauch des Herzens ($M\dot{V}O_2$) wurden nach dem Fickschen Prinzip bestimmt. — Im folgenden werden nur die Ergebnisse interpretiert, bei denen die Irrtumswahrscheinlichkeit unter 5% lag. Es werden die Mittelwerte und ihre prozentualen Abweichungen vom Ruhewert für Trainierte bzw. Untrainierte angegeben. — Unter dem Einfluß der Hypoxie fiel der arterielle O_2-Partialdruck bei den Trainierten auf 40,1 mm Hg ab, bei den Untrainierten auf 38,1 mm Hg. Die $\dot{V}cor$ stieg auf 98 ($+51\%$) bzw. 108 ($+40\%$) ml/min · 100 g an. Dadurch wurde hinsichtlich des arteriellen O_2-Angebotes der Abfall des arteriellen O_2-Gehaltes auf 15,54 (-22%) bzw. 15,52 (-24%) Vol.-% voll ausgeglichen. Denn der koronarvenöse O_2-Gehalt fiel nur geringfügig auf 6,84 (-9%) bzw. 6,79 (-7%) ab. Der Anstieg der $\dot{V}cor$ ist jedoch nicht durch einen

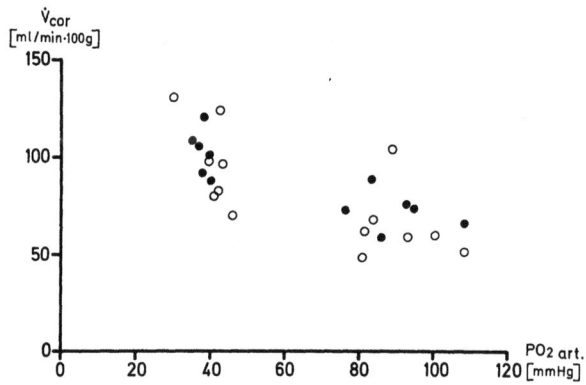

Abb. 1. Einfluß des arteriellen O_2-Partialdruckes ($PO_{2\,art.}$) auf die Myokarddurchblutung ($\dot{V}cor$) bei trainierten (Kreise) und untrainierten (Punkte) Probanden in Ruhe und unter arterieller Hypoxie von 8,7 Vol.-% O_2. Das Ausmaß des Durchblutungsanstieges ist in beiden Gruppen gleich. Es spielt sich aber auf unterschiedlichem Niveau ab

erhöhten $M\dot{V}O_2$ zu erklären [9, 11]. Dieser blieb nämlich mit 8,22 bzw. 9,51 ml/min · 100 g gegenüber der Ausgangssituation praktisch konstant (8 bzw. 10,11 ml/min · 100 g). Das ist um so bemerkenswerter, da sich die Herzfrequenz (HF) um 46% auf 92/min bzw. um 40% auf 101/min erhöhte und auf Grund der hämodynamischen Parameter, wie Tension-Time-Index, Druck-Frequenz-Produkt, dp/dt max [23], Druck-Volumen-Arbeit u. a., ein Anstieg des $M\dot{V}O_2$ um durchschnittlich ca. 25% zu erwarten gewesen wäre. Dieser letztlich O_2-sparende Effekt ist auch an der O_2-Menge zu erkennen, die der hypoxische Herzmuskel pro Herzschlag benötigt. Sie fiel auf 0,087 (-30%) bzw. 0,096 (-31%) ml/100 g ab ($p < 0,005$).

Die nicht nachweisbare Beziehung zwischen $\dot{V}cor$ und $M\dot{V}O_2$ läßt sich auch an der fehlenden Anpassung der koronaren Leitfähigkeit (Lcor) an den $M\dot{V}O_2$ ablesen, die z. B. unter Körperarbeit besonders gut ist. Die Zunahme der Lcor auf 1,24 ($+72\%$) bzw. 1,66 ($+82\%$) ml/min · 100 g/mm Hg beruhte in erster Linie auf dem Anstieg der Durchblutungsgröße und nur zu einem sehr geringen Teil auf der Abnahme des Perfusionsdruckes, dem mittleren diastolischen Aortendruck [5], um 7% bzw. 19%. Die erhöhte Lcor beansprucht im trainierten und untrainierten Herzen etwa ein Drittel der Koronarreserve [5]. Die kardiopulmonalen Anpassungsmechanismen an Hypoxie sind allerdings so ausgewogen

[6, 8, 15, 21], daß die Güte der V̇vor, das Verhältnis von O_2-Angebot und $M\dot{V}O_2$, nicht verschlechtert wird. Die Güte stieg vielmehr in beiden Gruppen um durchschnittlich 13% an (p < 0,01), was auf eine geringe Luxusdurchblutung hinweist.

Die Ergebnisse zeigen, daß die trainingsbedingte O_2-Einsparung des Herzens in einem weiten Bereich arterieller Hypoxie gewahrt bleibt. Die kardialen Anpassungsvorgänge äußern sich in einer Durchblutungssteigerung [2, 3]. Sie beruht auf einer Abnahme der vasalen Komponente des Koronarwiderstandes [5], deren Ausmaß sich unabhängig vom Trainingszustand nach der Reduktion des arteriellen O_2-Gehaltes richtet. Die auffallend enge, reziproke Beziehung der V̇cor zur arterio-koronarvenösen O_2-Differenz sichert den O_2-Bedarf des hypoxischen Herzmuskels in Ruhe und unter körperlicher Belastung, wie andere Untersuchungen gezeigt haben [16]. Dadurch wird ein Abfall des koronarvenösen O_2-Partialdruckes auf kritische Werte vermieden.

Obwohl vordergründig keine gesicherte Beziehung zwischen $M\dot{V}O_2$ und hypoxiebedingter Koronardilatation besteht, lassen Art, Ausmaß und Ziel der Widerstandsabnahme an einen metabolisch gesteuerten Mechanismus denken. Er ist allerdings nicht durch die Adenosinhypothese zu erklären [1, 13]. An den geschilderten Reaktionen könnten auch direkte Auswirkungen des erniedrigten O_2-Partialdruckes [12, 20] oder reflektorische über die Chemorezeptoren [15, 21] geleitete Signale beteiligt sein. Nervale Einflüsse sind auf Grund tierexperimentell erhobener Befunde [10] wenig wahrscheinlich.

Zusammengefaßt ergibt sich folgendes Bild:

1. Training und arterielle Hypoxie wirken auf das gesunde Herz synergistisch im Sinne einer O_2-Einsparung.

2. Die O_2-Versorgung des trainierten und untrainierten Herzens ist auch unter höhergradiger Hypoxie nicht gefährdet.

3. Voraussetzung für die Anpassung des Herzens an Hypoxie ist die ungestörte Dilatationsfähigkeit der Widerstandsgefäße.

4. Das Ausmaß der Durchblutungssteigerung ist so gerichtet, daß das arterielle O_2-Angebot den O_2-Verbrauch wie in Normoxie deckt.

5. Die Anpassungsvorgänge scheinen überwiegend metabolisch gesteuert zu sein.

Literatur

1. Alfonso, S.: Amer. J. Physiol. **216**, 297 (1969). — 2. Alella, A.: Pflügers Arch. ges. Physiol. **259**, 422 (1954). — 3. Alella, A.: Pflügers Arch. ges. Physiol. **261**, 373 (1955). — 4. Bretschneider, H. J.: Über den Mechanismus der hypoxischen Coronarerweiterung. In: Probleme der Coronardurchblutung (Bad Oeynhausener Gespräche II), pp. 44—83 (1957). — 5. Bretschneider, H. J.: Regensburg. Jb. ärztl. Fortbild. **15**, 1 (1967). — 6. Case, R. B.: Effect of low pO_2 on left ventricular function. pp. 191—207. Proc. int. Symp. cardiovasc. respir. Effects Hypoxia. Kingston, Ont., Basel, New York 1966.— 7. Clausen, J. P., Larsen, O. A., Trap-Jensen, J.: Circulation **40**, 143 (1969). — 8. Cross, C. E., Rieben, P. A., Barron, C. I., Salisbury, P. F.: Amer. J. Physiol. **205**, 963 (1963). — 9. Feinberg, H., Gerola, A., Katz, L. N.: Amer. J. Physiol. **195**, 593 (1958). — 10. Glick, G., Plauth, W. H., Jr., Braunwald, E.: Amer. J. Physiol. **207**, 753 (1964). — 11. Hellems, H. K., Ord, J. W., Talmers, F. N., Christensen, R. C.: Circulation **16**, 893 (1957). — 12. Hilton, R., Eichholtz, F.: J. Physiol. (Lond.) **59**, 413 (1925). — 13. Juhran, W., Dietmann, K.: Pflügers Arch. ges. Physiol. **315**, 105 (1970). — 14. Kelpzig, H., Kindermann, G., Reindell, H.: Z. Kardiol. **45**, 8 (1956). — 15. Opitz, E.: Ergebn. Physiol. **44**, 315 (1941). — 16. Keul, J., Doll, E., Steim, H., Reindell, H.: Verh. dtsch. Ges. Kreisl.-Forsch. **34**, 241 (1968). — 17. Rau, G.: Res. Cardiol. (Basel) **58**, 322 (1969). — 18. Roskamm, H., Samek, L., Kröner, I., Blümchen, G., Weidmann, H.: Verh. dtsch. Ges. Kreisl.-Forsch. **34**, 393 (1968). — 19. Roskamm, H., Landry, F., Samek, L., Schlager, M., Weidemann, H., Reindell, H.: J. appl. Physiol. **27**, 840 (1969). — 20. Ross, J. M., Fairchild, H. M., Weldy, J., Guyton, A. C.: Amer. J. Physiol. **202**, 21 (1962). — 21. Schmitt, G., Knoche, H.: Z. Kardiol. **53**, 799 (1964). — 22. Tauchert, M., Kochsiek, K., Heiss, H. W., Cott, L., Rau, G., Brettschneider, H. J.: Z. Kardiol. **60**, 871 (1971). — 23. Wink, K., Roskamm, H., Schweikhart, S., Schnellbacher, K., Reindell, H.: Med. Welt **23**, 1098 (1972).

LIESE, W., RAFFLENBEUL, W., SIPPEL, A., LICHTLEN, P., HUNDESHAGEN, H. (Abt. Kardiologie u. Abt. Nuklearmedizin, Med. Hochschule Hannover): **Zur Aussagekraft der Myokard-Perfusions-Szintigraphie. Vergleich mit der selektiven Koronarangiographie und linksventrikulären Angiographie**

Die Myokard-Perfusions-Szintigraphie hat sich in den letzten Jahren als ergänzende Methode in die Diagnostik der koronaren Herzkrankheit eingeführt. Ihre Aussagekraft für die Klinik ist trotz zahlreicher Untersuchungen noch immer umstritten. Die Aufgabe unserer Untersuchung war es, die Befunde der Koronarographie und insbesondere der linksventrikulären Angiographie mit der Perfusions-Szintigraphie zu vergleichen.

1. Dia: Hierzu wurden bei 84 Patienten, die nach der Sones- oder Judkins-Methode koronarangiographiert wurden, Technetium- oder Indium-markierte Mikrosphären mit einem Durchmesser von 10 bis 60 Mikron in die Koronararterien selektiv injiziert. 64 Ein-Tracer-Studien wurden durchgeführt. Weitere 8 Zwei-Tracer-Injektionen wurden gemacht, um Durchmischung und Reproduzierbarkeit zu untersuchen. Bei 10 Patienten wurden die Mikrosphären in eine offene Bypassvene injiziert. Weder im EKG noch in den linksventrikulären und aortalen Drucken, welche sofort vor und nach der Injektion gemessen wurden, fanden sich pathologische Veränderungen.

2. Dia: Die koronarographischen Befunde wurden in Abhängigkeit der Stenosierung des Gefäßes in 4 Gruppen eingeteilt. Geringgradige Einengung des Lumens auf weniger als 25% bedeutet Gruppe 1, Stenosierung zwischen 25 und 75% Gruppe 2, Obstruierung von mehr als 75% oder subtotale Stenose Gruppe 3, totaler Verschluß Gruppe 4.

3. Dia: Die linksventrikulären Angiogramme wurden in Abhängigkeit der regionalen Wandbewegung ausgewertet. Bei dieser Methode benutzt man die prozentuale Faserverkürzung von 3 Halbachsen, berücksichtigt werden die beiden wirksamsten. Eine Verkürzung der enddiastolischen zur endsystolischen Länge von mehr als 25% wurde als normal angesehen, Verkürzung zwischen 10 und 25% als Hypokinesie, Verkürzung von weniger als 10% als Akinesie. Paradoxe systolische Bewegungen, wie man sie in aneurysmatischen Ventrikeln findet, wurden als eine Subgruppe der Akinesie angesehen.

4. Dia: Die szintigraphischen Befunde wurden in 4 Gruppen eingeteilt, abhängig von der Stärke der Aktivität und ihrer Verteilung. Die Eingruppierung basierte auf der Digitalanzeige einer schnellen Kamera sowie auf der Analoganzeige des Farbszintigramms. Maximum der Aktivität bedeutet Gruppe 1, 50 bis 75% vom Maximum Gruppe 2, 25 bis 50% Gruppe 3, weniger als 25% des Maximums Gruppe 4.

5. Dia: Dieses ist ein typisches Farbszintigramm. Die Farben rot, orange, gelb und grün verkörpern Abstufungen von 25%. Rot bedeutet das Maximum von 100%.

6. Dia: Hier sehen Sie ein Beispiel einer Normalverteilung von Partikeln in einem Patienten mit normalen Koronararterien. Nach dem Szintigramm wurde $1/1$-Röntgen-Thoraxbild aufgenommen, was die Lokalisierung der Aktivität in den Herzschatten erlaubt. Das Szintigramm ist aufgenommen in a.-p.-Position.

7. Dia: Hier sehen Sie die informativsten LAO-Position, die Region, die durch den RIVA perfundiert wird, kann klar von der Region abgetrennt werden, die durch den Ramus circumflexus versorgt wird. Geringe Aktivität zwischen beiden Versorgungsgebieten repräsentiert die Herzhöhle. Zur Beantwortung der Frage, wie gut ist die Durchmischung und die Reproduzierbarkeit, wurden 2-Tracer-Studien durchgeführt, bei denen Technetium- und Indium-markierte Partikel in kurzem Abstand in das gleiche Gefäß injiziert wurden.

8. Dia: Hier sehen Sie das Verteilungsmuster von Technetiumpartikeln.

9. Dia: Auf diesem sehen Sie die Verteilung von Indiumpartikeln. Wie man sieht, sind die Verteilungsmuster fast identisch, obwohl Unterschiede in der Ver-

teilung der Aktivität sicher ausgemacht werden können. Man kann sagen, daß das Muster der Aktivität reproduzierbar ist und unabhängig von dem Tracer ist.

Wir kommen jetzt zu der sehr wichtigen Frage nach der Vitalität des Myokards. Zur Einführung möchte ich Ihnen das Beispiel einer 66jährigen Dame zeigen,

10. Dia: bei der sich im linksventrikulären Angiogramm eine leichte Hypokinesie an der Vorderwand fand.

11. Dia: Der RIVA hatte eine subtotale Stenose, wie man auf dem oberen linken Bild sehen kann. Auf den beiden oberen Szintigrammen, die in a.-p.- und LAO-Position aufgenommen wurden, findet sich eine normale Verteilung der Perfusion in dem Verteilungsmuster, besonders an der Vorderwand in der Region der Hypokinesie. Nach einer erfolgreichen Bypassoperation wurde dieser angio-

Tabelle 1. Beziehung zwischen linksventrikulärem Angiogramm und Koronarographie bei 30 Patienten mit einem Aktivitätsverlust bei der Myokard-Perfusions-Szintigraphie

CORONARY ANGIOGRAM		LV-ANGIOGRAM			
DEGREE OF NARROWING		AN	AK	HYP	N
TOTAL 100 %	10	6	4		
SUBTOTAL 75 %	17	10	7		
PARTIAL 25 - 75 %	1			1	
MINIMAL 0 - 25 %	2				2 +

+ SUPERSELECTIVE INJECTION

Tabelle 2. Beziehung zwischen linksventrikulärem Angiogramm und der Myokard-Perfusions-Szintigraphie bei 35 Patienten mit einem subtotalen Gefäßverschluß

LV ANGIO		ACTIVITY OF MPS			
		I MAX	II 50 - 75 %	III 25 - 50 %	IV 0 - 25 %
N	5	3	2		
HYP	12		7	5	
AK	7			4	3
AN	11		1		10

graphisch dargestellt, man sieht ihn auf dem linken unteren Bild, markiert durch 2 Pfeile. In die Bypassvene wurden Technetiumpartikel injiziert, die Szintigramme zeigen keinerlei Aktivitätsverlust in der Region, die durch den Bypass versorgt wird.

Die nächsten beiden Dias zeigen die Verteilung von Aktivität in Anwesenheit eines akinetischen Wandbezirkes.

12. Dia: Dieses linksventrikuläre Angiogramm zeigt ein deutliches Aneurysma der Vorderwand, der RIVA ist verschlossen.

13. Dia: Das Szintigramm enthüllt einen deutlichen Aktivitätsdefekt. Das Maximum der Aktivität ist in der Region des Ramus circumflexus, wenig Aktivi-

tät findet sich in dem RIVA-Bereich und im Bereich des interventrikulären Septums.

14. Dia: Das Farbszintigramm zeigt die Verteilung der Aktivität, es findet sich ein deutlicher Defekt im Bereich der Vorderwand, beide Szintigramme sind in LAO-Position geschrieben.

Jetzt kommen wir zur Analyse der 30 Fälle, bei denen sich ein eindeutiger Verlust von Aktivität von mehr als 50% des Maximums fand.

15. Dia: Bei 10 von diesen Patienten fand sich ein totaler Verschluß eines Gefäßes, 6 von diesen zeigten aneurysmatische, 4 akinetische Wandbewegungen in den linksventrikulären Angiogrammen. Weitere 17 Patienten mit einem deutlichen Verlust von Aktivität hatten ein subtotal verschlossenes Gefäß, 10 von ihnen zeigten aneurysmatische, 7 akinetische Wandbewegungen. So kann man sagen, daß ein deutlicher Aktivitätsverlust in der Regel in der Anwesenheit eines akinetischen oder aneurysmatischen Ventrikels vorlag, die Gefäße waren jeweils total verschlossen oder subtotal obstruiert.

16. Dia: Als nächstes betrachten wir das sehr wichtige subtotal verschlossene Gefäß. In unserer Korrelation von 35 Fällen mit einem subtotal verschlossenen Gefäß mit der Verteilung der Aktivität fanden wir, daß diejenigen mit normalem oder hypokinetischem linken Ventrikel eine normale oder fast normale Verteilung von Aktivität zeigten. In 17 weiteren Fällen mit subtotal verschlossenem Gefäß fand sich ein Defekt in der Aktivitätsverteilung in Anwesenheit von akinetischen und aneurysmatischen Wandbewegungen. Man kann daraus schließen, daß es kein spezifisches Verteilungsmuster für das subtotal verschlossene Gefäß gibt. Es fand sich eine gute Korrelation zwischen dem myokardialen Perfusions-Szintigramm und dem linksventrikulären Angiogramm. Eine normale Aktivitätsverteilung fand sich bei normalen oder hypokinetischen Ventrikeln, ein Speicherdefekt fand sich in der Anwesenheit von akinetischen oder aneurysmatischen Ventrikeln. So ist das Szintigramm eine wertvolle Hilfe, wenn es um die Beurteilung der Vitalität des Myokards geht.

Zum Schluß möchte ich noch ein Wort sagen, wie durch die myokardiale Perfusions-Szintigraphie sowohl kollateraler Fluß wie auch die Bypassperfusion des Myokards demonstriert werden kann.

17. Dia: Auf diesem Dia sehen Sie den RIVA verschlossen.

18. Dia: Der RIVA zeigt eine deutliche retrograde Füllung von der rechten Koronararterie.

19. Dia: Nach Injektion von Technetium in die rechte Koronararterie zeigt das Szintigramm eine starke Aktivitätsanreicherung in der Gegend des Septums und der Spitze, welche retrograd von der rechten Koronararterie gefüllt werden. Der inferiore Teil ist der, der normalerweise von der rechten Koronararterie versorgt wird.

Das Ausmaß der Myokardperfusion durch den aortokoronaren Venenbypass wird das nächste Beispiel demonstrieren.

20. Dia: Dies ist ein gut funktionierender Bypass zum RIVA.

21. Dia: Nach Injektion von Technetiumpartikeln stellt sich der Myokardbezirk dar, der durch diesen Bypass versorgt wird.

22. Dia: Dies ist ein Bypass zum Ramus circumflexus im gleichen Patienten, in diesem Bypass wurden Indiumpartikel injiziert.

23. Dia: Dieses Szintigramm demonstriert das Ausmaß der Perfusion dieses Bypass. Durch die 2-Tracer-Methode ist es möglich, Myokardbezirke, die von verschiedenen Bypassvenen versorgt werden, darzustellen und ihre unterschiedlichen Ausmaße zu bestimmen.

24. Dia: Zusammenfassend kann man sagen:
1. Die Myokard-Perfusions-Szintigraphie (MPS) ist eine wertvolle Methode,

um vitales Myokard darzustellen. Ein Aktivitätsverlust findet sich bei total verschlossenen Gefäßen, bei Akinesien und bei Aneurysmen.

2. Subtotale Stenosen zeigen kein charakteristisches Verteilungsmuster. Die Verteilung der Partikel ist abhängig von der Vitalität des Myokards.

25. Dia:

3. Die MPS eignet sich zur Darstellung der Perfusion von Kollateralen und Bypassvenen.

4. Durchmischung und Reproduzierbarkeit sind gewährleistet.

5. Elektrokardiographische und hämodynamische Nebenwirkungen der Methode wurden nicht beobachtet.

Wir meinen, daß der endgültige diagnostisch-klinische Wert dieser Methoden noch nicht voll untersucht worden ist. Bewährt hat sich die Methode sicher bei der präoperativen Untersuchung von Patienten, bei denen koronar-chirurgische Eingriffe vorgesehen sind. Um die exakte Relation zwischen Perfusionsmuster und -fluß zu untersuchen, sind gegenwärtig vergleichende Studien mit der dynamischen, regionalen Xenontechnik auf unserem Programm.

BEHRENBECK, D. W., TAUCHERT, M., FREYLAND, M. D., NIEHUES, B., RÖHRIG, F. J., HILGER, H. H. (Med. Univ.-Klinik u. Poliklinik Köln, Lehrstuhl Innere Med. III): **Vergleich zwischen ergometrischer Belastbarkeit und medikamentös erschließbarer Koronarreserve bei Patienten mit koronarer Herzkrankheit (KHK)***

Bisher vorliegende Untersuchungen haben gezeigt, daß Patienten mit KHK im Vergleich zu koronargesunden Probanden keinen signifikanten Unterschied der Koronardurchblutung unter Ruhebedingungen aufweisen [1—16]. Belastungen führen zu einer Steigerung des Myokardstoffwechsels und sekundär zu einer erhöhten Koronardurchblutung. Untersuchungen über die Koronardurchblutung unter körperlichen Belastungen bei Koronarpatienten liegen bisher nur vor, soweit sie mit der von Ross eingeführten Xenon-133-Clearance durchgeführt werden [11, 15—18]. Die mit dieser Methode für die Durchblutung gewonnenen höchsten Werte liegen jedoch erheblich unter den zu erwartenden maximalen Durchflüssen [9, 19]. Eine Bestimmung der Koronardurchblutung beim Menschen unter Belastungsbedingungen mit der Argonmethode von Bretschneider [8, 9, 20—22] liegt bisher nicht vor. In eigenen Untersuchungen wurde mit dieser Methode beim Herzgesunden eine durch maximale, medikamentös induzierte Koronardilatation auf das erwartete Fünffache des Ruhe-Ausgangswertes gesteigerte Koronardurchblutung beobachtet.

Nach Analyse der KHK im Koronarogramm und Laevokardiogramm bestimmten wir bei 29 Pat. die Koronardurchblutung (CF) unter Ruhebedingungen, während ergometrischer Belastung und nach medikamentöser Koronardilatation. In einer Voruntersuchung wurde dazu bei 20 Pat. die individuelle maximale Belastbarkeit durch stufenweise Erhöhung der Ergometerbelastung um 0,25 Watt/kg in jeweils 10 bis 12 min dauernden und um 10 bis 15 min voneinander getrennten Stufen ermittelt. Herzfrequenz, Blutdruck, O_2-Verbrauch sowie elektrokardiographische Veränderungen wurden untersucht. Die individuelle maximale Belastungsstufe galt als erreicht, wenn die altersabhängige maximale Herzfrequenz für die Ergometrie im Liegen [23] oder andere Abbruchkriterien der Ergometrie vorlagen. Die Koronargesunden (I) durchschnittlich 37,7 Jahre, erreichten im Mittel 1,4 Watt/kg, die 8-KHK-Pat. (Gruppe III), durchschnittlich 45 Jahre, im Mittel 0,75 Watt/kg. Eine weitere Gruppe

---

* Mit Unterstützung der Deutschen Forschungsgemeinschaft, SFB 68, Köln

(II) von 8 Pat., im Mittel 44 Jahre, wurde wegen der Schwere des koronarangiographischen Befundes bei grenzwertigem oder leicht erhöhtem Pulmonalarteriendruck in Ruhe (21,6 mm Hg) nur *einer* Belastungsstufe von 0,5 Watt/kg unterzogen. Bei der Messung der Koronardurchblutung wurden gleichzeitig die Drucke der Pulmonalarterie und Aorta, das Herzminutenvolumen mit der Farbstoffverdünnungsmethode sowie die arteriovenöse und koronararteriovenöse O_2-Differenz ermittelt. Die Messungen erfolgten unter Ruhebedingungen, während 12 bis 15 min Belastung mit der vorher erreichten, nicht zum Abbruch führenden maximalen Belastungsstufe, sowie nach 30 min Erholungsphase nach 0,5 mg/kg Dipyridamol über 10 min i.v. Die Patienten mit KHK wiesen im Koronarogramm alle eine stenosierende Koronarsklerose mit mindestens einer hochgradigen Stenose eines Hauptastes plus sklerosierenden Veränderungen eines weiteren Hauptstammes oder einen Verschluß eines Hauptastes der linken Koronararterie auf.

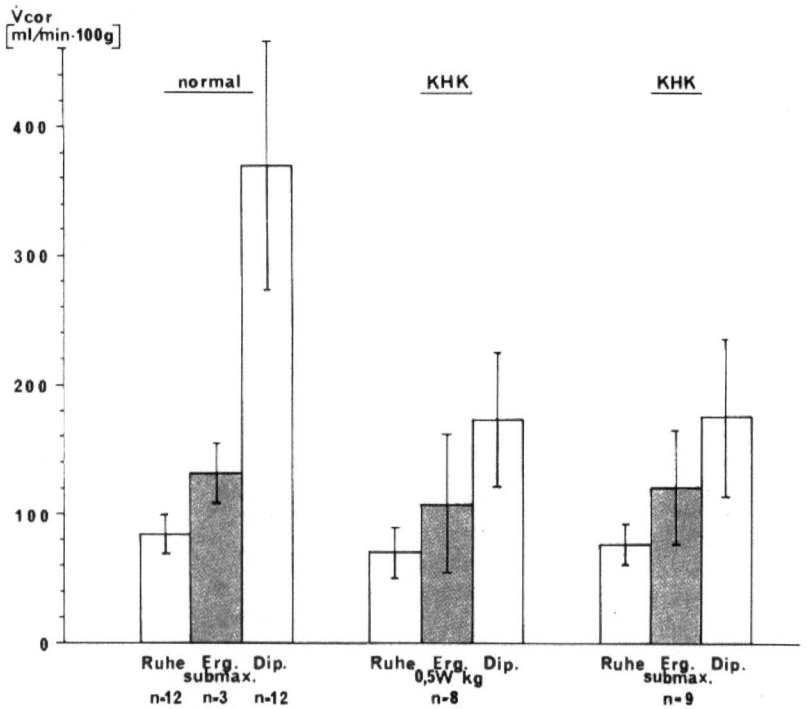

Abb. 1. Koronardurchlutung, V̇cor (ml/min 100 g), unter Ruhebedingungen, nach ergometrischer Belastung und medikamentös induzierter Koronardilatation durch 0,5 mg/kg Dipyridamol i.v. für ein Kollektiv Koronargesunder (Gruppe I, n = 12 bzw. 3) mit submaximaler Belastung (im Mittel 1,4 Watt/kg) für Patienten mit KHK (Gruppe II, n = 8) mit gleicher einstufiger Belastung von 0,5 Watt/kg und Patienten mit KHK (Gruppe III, n = 9) mit submaximaler Belastung (im Mittel 0,75 Watt/kg)

Ergebnisse

Die *Koronardurchblutung* zeigte bei den Koronargesunden (I) eine Steigerung von durchschnittlich $80{,}7 \pm 11{,}7$ auf $131{,}7 \pm 23{,}1$ nach Belastung, und auf $267{,}3 \pm 47{,}1$ ml/min 100 g nach Koronardilatation. Die 8 Patienten der Gruppe II steigerten die CF nach 0,5 Watt/kg von $70{,}6 \pm 19{,}3$ ml auf $103{,}8 \pm 52{,}6$ ml und nach Dipyridamol auf $173{,}5 \pm 52$ ml/min 100 g. Die submaximal belasteten 9 Patienten wiesen eine Steigerung der CF von $77{,}3 \pm 15{,}7$ ml auf $120{,}7 \pm 44$ ml und nach Dipyridamol auf 176 ± 61 ml/min 100 g, d. h. übereinstimmende Werte mit Gruppe II auf.

Die Änderung von Herzfrequenz, Herzminutenvolumen, arteriellem und Pulmonalarteriendruck, Sauerstoffverbrauch, Sauerstoffpuls sowie myokardialem

Tabelle. Leistungswerte vor und nach ergometrischer Belastung

	Herzfrequenz Akt/min	HZV l/min	p art. syst. mm Hg	p PA mittel mm Hg	O₂-Verbrauch ml/min STDP	O₂-Puls ml/Aktion	MVO₂ ml/min 100 g
Gruppe I, gesund, 37,7 a	86,3 ± 2,4	6,5 ± 0,8	160 ± 10	16,3 ± 3,1	307,7 ± 52,2	4,0 ± 0,4	9,2 ± 2,5
sub. max. Bel. 1,4 Watt/kg	129,0 ± 14,3	14,1 ± 3,6	173 ± 52	23,0 ± 6,2	1298,0 ± 256,0	10,5 ± 1,1	14,5 ± 4,2
Gruppe II, KHK 44 a	85,6 ± 11,9	5,9 ± 0,9	144 ± 18	21,6 ± 9,4	269,5 ± 30,5	2,8 ± 0,7	8,6 ± 2,8
0,5 Watt/kg	110,0 ± 23,4	8,8 ± 3,0	150 ± 22	24,1 ± 8,0	726,5 ± 113,5	6,1 ± 1,5	11,7 ± 6,7
Gruppe III, KHK 45 a	87,4 ± 10,4	5,5 ± 0,9	152 ± 12	18,7 ± 4,1	247,3 ± 24,2	3,0 ± 0,5	8,9 ± 2,6
sub. max. Bel. 0,75 Watt/kg	112,0 ± 18,4	10,8 ± 4,1	164 ± 13	23,9 ± 7,5	927,0 ± 25,3	8,0 ± 2,3	13,5 ± 6,3

Sauerstoffverbrauch können der Tabelle entnommen werden. Die Daten zeigen eine deutliche Erhöhung der kardialen Leistung und des myokardialen Sauerstoffverbrauches an.

Trotzdem zeigt die CF unter der submaximalen Belastung keinen signifikanten Unterschied zum jeweiligen Ausgangswert bzw. zwischen den drei Patientengruppen. Die Belastbarkeit der Patienten ist auf einer so niedrigen Stufe offenbar aus extrakoronarer Ursache begrenzt, daß derartige ergometrische Untersuchungen keine Rückschlüsse auf die Reaktionsfähigkeit des Koronargefäßsystems erlauben. Die Befunde erklären dahingehend frühere sehr unterschiedliche Ergebnisse über vergleichende Untersuchungen zwischen körperlicher Belastbarkeit und CF bzw. myokardialem Sauerstoffverbrauch bei anderen Methoden [17, 25, 27—29]. Die medikamentös erschließbare Koronarreserve zeigt im Gegensatz dazu bei unseren Patienten mit 404% bei Koronargesunden (I) und 244 bzw. 262% bei KHK-Patienten einen verwertbaren und signifikanten Unterschied.

Unsere Untersuchungen führen zu folgenden *Schlußfolgerungen*:

1. Eine maximal mögliche und klinisch vertretbare ergometrische Belastung führt zu keiner maximalen Erhöhung der CF oder Verminderung des koronaren Gefäßwiderstandes. Die unter medikamentöser Dilatation induzierten maximalen Flußwerte werden nicht annähernd erreicht. Extrakoronare Faktoren verhindern eine höhere Belastung.

2. Die unter der klinisch möglichen Ergometrie erreichbaren höchsten Koronardurchblutungswerte zeigen keinen Unterschied zwischen Koronarkranken und gesunden Probanden.

3. Nur die durch maximale, medikamentös induzierte Gefäßdilatation definierte Koronarreserve kann als repräsentatives Maß für den Schweregrad der KHK gewertet werden.

4. Die ergometrische Leistungsreserve ist nicht vergleichbar mit der Koronarreserve.

Da wir in einigen Fällen diskrepanter Befunde zwischen negativen koronarographischen und positiv klinischen Untersuchungsbefunden der KHK eine deutlich eingeschränkte Koronarreserve gefunden haben, möchten wir die Bedeutung dieser Untersuchungsmethode für die Klinik ausdrücklich hervorheben.

Literatur

1. Frank, M. J.: Circulation **31**, 824 (1965). — 2. Frank, M. J.: Amer. Heart J. **79**, 20 (1970). — 3. Kochsiek, K.: Verh. dtsch. Ges. Kreisl.-Forsch. **36**, 219 (1970). — 4. Kochsiek, K.: Verh. dtsch. Ges. inn. Med. **76**, 214 (1970). — 5. Kochsiek, K.: In: Coronary heart disease (eds. M. Kaltenbach, P. Lichtlen), p. 137. Stuttgart 1970. — 6. Kochsiek, K.: Verh. dtsch. Ges. inn. Med. **77**, 880 (1971). — 7. Leight, L.: Circulation **14**, 90 (1956). — 8. Rau, G.: Verh. dtsch. Ges. Kreisl.-Forsch. **34**, 385 (1968). — 9. Rau, G.: Arch. Kreisl.-Forsch. **58**, 322 (1969). — 10. Rudolph, W.: In: Herzinsuffizienz (Hrsg. H. Reindell), S. 369. Stuttgart 1968. — 11. Holmberg, S.: Amer. J. Cardiol. **19**, 486 (1967). — 12. Lichtlen, P.: In: Myokardial blood flour in Man (ed. A. Maseri), p. 303. Intern. Symp. Pisa 1971, Tonrio 1972. — 13. Ross, R. S.: Circulat. Res. **15**, 28 (1964). — 14. Rowe, G. G.: Circulation **33**, 139 (1969). — 15. Lichtlen, P.: Verh. dtsch. Ges. Kreisl.-Forsch. **39**, 301 (1973). — 16. Tauchert, M.: Basic Res. Cardiol. **68**, 183 (1973). — 17. Holmberg, S.: Acta med. scand. **190**, 465 (1971). — 18. Lichtlen, P.: Circulation **46**, 445 (1972). — 19. Bretschneider, H. J.: In: Kreilaufmessungen, Bd. IV (Hrsg. A. Fleckenstein), S. 295. 1964. — 20. Bretschneider, H. J.: Verh. dtsch. Ges. Kreisl.-Forsch. **32**, 267 (1966). — 21. Tauchert, M.: Pflügers Arch. ges. Physiol. **312**, R. 13 (1969). — 22. Tauchert, M.: Z. Kreisl.-Forsch. **60**, 871 (1971). — 23. Roskamm, H.: Studienreihe Boehringer 1968. — 24. Kaltenbach, M.: Studienreihe Boehringer 1968. — 25. Gorlin, R.: Amer. J. Cardiol. **13**, 293 (1964). — 26. Jorgenson, C. R.: J. appl. Physiol. **30**, 338 (1971). — 27. Lamb, L. E.: Aerospace Med. **40**, 1238 (1969). — 28. Lombardo, T. A.: Circulation **7**, 71 (1953). — 29. Regan, T. J.: J. clin. Invest. **40**, 624 (1961). — 30. Bretschneider, H. J.: Verh. dtsch. Ges. inn. Med. **69**, 563 (1963).

STAUCH, M., GREWE, N., NISSEN, H., HÄRICH, B. K. S. (Sektion Cardiologie u. Angiologie, Department Innere Med., Univ. Ulm): **Ergometerbelastung mit EKG und Blutdruckmessung als Screening Methode zur gleichzeitigen Erkennung von Coronarinsuffizienz und hypertoner Regulationsstörungen**

Die Belastungsuntersuchung mit EKG-Kontrolle ist die wichtigste nichtinvasive Methode zur Objektivierung einer Coronarinsuffizienz. Die Form der Belastung sollte dabei so gewählt sein, daß die individuelle Leistungsgrenze des Patienten erreicht wird, und eine eventuell vorhandene Ischämiereaktion durch ST-Senkung sichtbar wird. Wird eine feste Belastungshöhe, die sich z. B. nach dem Körpergewicht richtet, über eine längere Zeit durchgeführt, kann die Belastungshöhe im Verhältnis zur Leistungsgrenze zu tief oder zu hoch sein und muß ein- oder mehrmals wiederholt werden.

Für Patienten, bei denen besondere Parameter der Kreislaufdynamik gemessen werden sollen, ist eine längere Belastung auf einer Stufe notwendig. Für die erste Untersuchung von Patienten, bei denen es vor allem um die Abgrenzung funktioneller von organischen coronaren Herzerkrankungen im Sinne einer Screeninguntersuchung geht, muß möglichst schon die erste Untersuchung ausreichende diagnostische Sicherheit bieten, da der Aufwand bei der großen Zahl der in Frage kommenden Patienten zu groß wird.

Wir haben daher als erste Belastungsuntersuchung für stationäre und ambulante Patienten die Belastung am Fahrradergometer im Liegen in Stufen zu 25 Watt je 2 min ohne Pause eingeführt. Am Ende jeder zweiten Minute wird außer der EKG-Registrierung auch der Blutdruck nach Riva-Rocci gemessen.

Der bedeutsamste Risikofaktor für die coronare Herzerkrankung ist die Hypertonie. Es erscheint daher nützlich, den Blutdruck nicht nur in Ruhe, sondern auch unter Belastung zu erfassen. Für die Beurteilung von Belastungsblutdrucken stehen allerdings keine an einem großen Kollektiv gesunder Personen aller Altersklassen gewonnenen Normwerte zur Verfügung.

Um eine erste Übersicht über das Verhalten des Blutdrucks unter der von uns gewählten Belastungsform zu gewinnen, haben wir unsere von 1049 Patienten eines gemischten Krankengutes erhobenen Blutdruck- und Frequenzwerte nach verschiedenen Gesichtspunkten analysiert.

Es wurden 10 Klassen nach Alter in Dekaden und Geschlecht getrennt aufgestellt. Bei den Männern und Frauen ist die Häufigkeit der Belastungsuntersuchung in den Altersgruppen zwischen 30 und 60 Jahren fast gleich. Errechnet wurden die Mittelwerte der einzelnen Belastungsstufen mit Standardabweichungen und 99% Konfidenzintervall sowohl für die Herzfrequenz als auch für den systolischen und diastolischen Blutdruck. Letzterer wurde jedoch nicht in die Auswertung mit einbezogen.

Für die Herzfrequenz zeigt sich bei den Frauen eine deutliche Parallelverschiebung der Altersklassen über den Belastungsstufen: Die Frequenz nimmt mit zunehmendem Alter ab. Bei den Männern dagegen verlaufen die Frequenzkurven zwischen 30 und 60 Jahren fast identisch, nur die 20- bis 29jährigen und die über 60jährigen haben eine höhere bzw. niedrigere Frequenz.

Die Messung des systolischen Blutdrucks zeigte bei den Frauen zwischen 20 und 40 Jahren fast gleiche Werte, bei den weiteren Gruppen ist dann der erwartete Altersanstieg zu verzeichnen. Bei den Männern ist der Verlauf des Blutdrucks ab 30 Jahren annähernd parallel mit jeder Altersstufe um 3 bis 5 mm Hg nach oben verschoben. Die jüngste Gruppe von 20 bis 29 Jahren liegt jedoch nicht am niedrigsten, sondern fast genau auf der Linie der 40- bis 50jährigen Patienten.

Der Vergleich der Werte von Männern und Frauen innerhalb einer Altersstufe zeigt gut die Annäherung von Frequenz und Blutdruck nach dem 50. Lebensjahr.

Die hier erhobenen Werte können eine Orientierung für das Blutdruckverhalten unter Belastung geben. Normwerte müssen jedoch mit anderer Methode erhoben werden. Männer, die unter Belastung mindestens 100 Watt erreichten, werden nach dem systolischen Ruheblutdruck in zwei Klassen eingeteilt: Solche mit 140 mm Hg und mehr (dem von der WHO angegebenen Grenzwert des Ruhe-

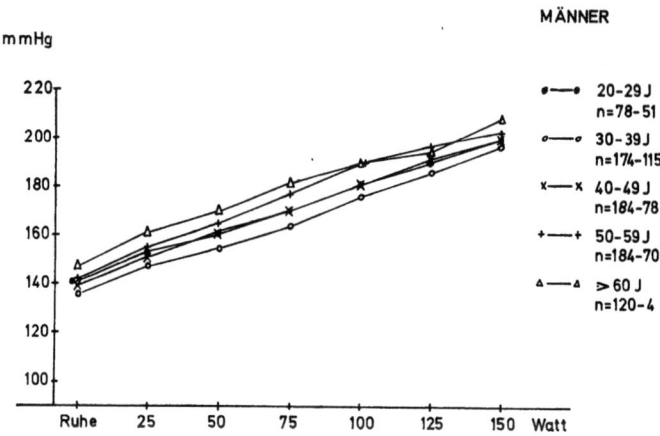

Abb. 1. Verhalten des systolischen Blutdruckes unter Belastung bei Männer zwischen 20 und 70 Jahren

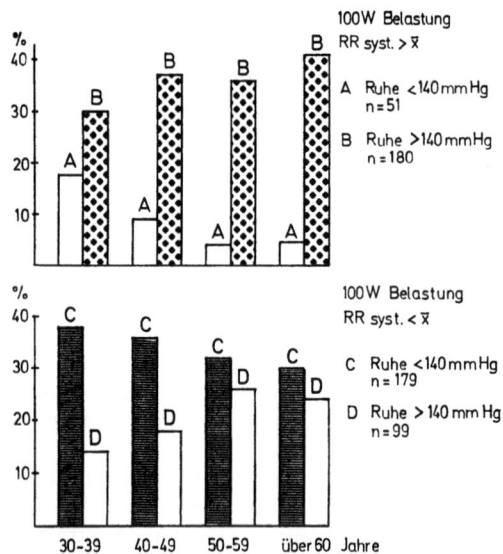

Abb. 2. Einteilung der Patienten in 4 Reaktionstypen: Beim Typ A und B liegt der systolische Blutdruck während 100 Watt Belastung über, beim Typ C und D unter dem Mittelwert der Altersklasse. Beide Gruppen sind noch nach Höhe des Ruheblutdrucks unterschieden

blutdrucks) und solche unter 140 mm Hg. Auf der 100-Watt-Stufe wurden ebenfalls zwei Gruppen unterschieden, solche, die über bzw. unter dem Mittelwert bei 100 Watt in der jeweiligen Altersklasse liegen. Dadurch ergeben sich vier Kombinationsmöglichkeiten, die hier als Reaktionstypen bezeichnet werden. Bei der Auszählung der Häufigkeit der Reaktionstypen in den einzelnen Altersklassen ergibt sich folgender Verlauf:

PHILIPS

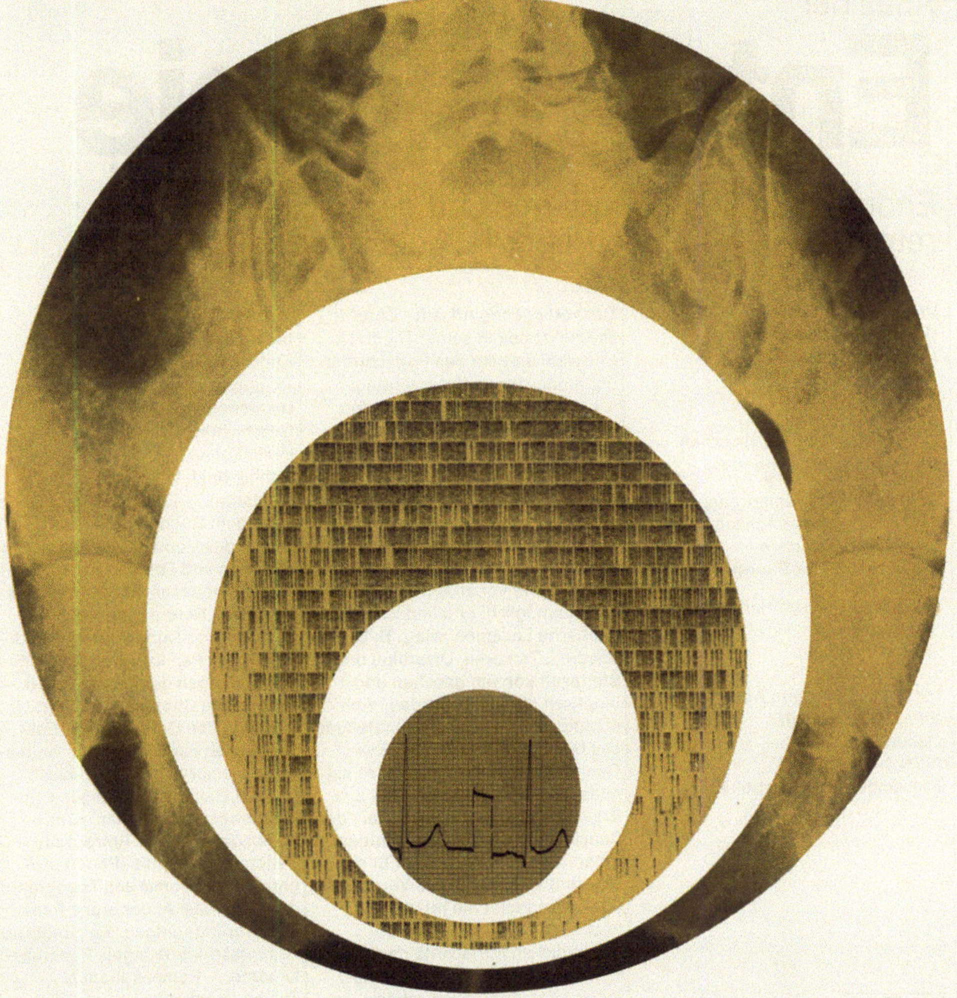

Röntgen

Einrichtungen für alle Anwendungen in der Röntgen-Diagnostik und Therapie.
Kobalt-Bestrahlungsgeräte. Linearbeschleuniger.

Nuklear-Medizin

Anlagen für Lokalisations-Diagnostik, Funktions-Untersuchungen, in-vitro-Messungen und Strahlungskontrolle.

Medizin-Elektronik

Medizin-elektronische Einrichtungen für die Patientenüberwachung, Funktionsdiagnostik und Therapie.

C. H. F. Müller Medizinisch-Technische Systeme

MÜLLER

Demling · Classen · Frühmorgen

Atlas der

Enteroskopie

Endoskopie des Dünndarms und des Dickdarms, retrograde Cholangio-Pancreaticographie

Von Prof. Dr. med. Ludwig Demling, Direktor der Medizinischen Universitätsklinik Erlangen

Priv.-Doz. Dr. med. Meinhard Classen, Oberarzt an der Medizinischen Universitätsklinik Erlangen

Dr. med. Peter Frühmorgen, Wissenschaftlicher Assistent an der Medizinischen Universitätsklinik Erlangen

Unter Mitarbeit von H. Koch und H. Bauerle

Mit 289 z. T. farbigen Abbildungen
VIII, 252 Seiten. 1974
Gebunden DM 228,—
ISBN 3-540-06555-5
Preisänderungen vorbehalten

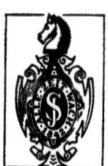

Springer-Verlag
Berlin
Heidelberg
New York

Munchen Johannesburg London
Madrid New Delhi Paris
Rio de Janeiro Sydney Tokyo
Utrecht Wien

Der vorliegende Atlas für Enteroskopie ist neu in seiner Thematik. Er befaßt sich mit den Fortschritten der modernen gastroenterologischen Endoskopie. Sie betreffen insbesondere den oberen Dünndarm bis in das Jejunum sowie das gesamte Kolon und einen Teil des terminalen Ileums und erste Erfolge bei der Inspektion des Jejunums und Ileums auf peroralem Wege. Deren optische direkte Untersuchung war vor knapp 2 Jahren noch unmöglich. Entzündliche oder peptische Läsionen, wie z. B. Ulcera duodeni. Tumoren, Divertikel und Stenosen können gesehen und bioptisch überprüft werden. Vollständig neu ist auch die Darstellung des biliären und pankreatischen Gangsystems mit Röntgenkontrastmitteln von der Papilla Vateri aus. Erstmalig wird das Gangsystem der Bauchspeicheldrüse der Röntgenuntersuchung zugänglich. Für die Differentialdiagnose des Verschlußikterus bedeutet die retrograde endoskopische Füllung einen wesentlichen Fortschritt, da das Verfahren gegenüber der perkutanen oder laparoskopischen Cholangiographie sehr schonend ist. Es wurde angestrebt, Endoskopie, Röntgenbefund sowie makroskopische und mikroskopische pathologische Anatomie nebeneinander zu stellen.

■ Bitte Prospekt anfordern!

Inhalt
Instrumente
Endoskopische Instrumente. — Röntgeneinrichtung.
Duodenoskopie
Geschichtliche Entwicklung. — Indikationen. — Untersuchungstechnik (inkl. Vorbereitung der Patienten). — Endoskopische Orientierung im Duodenum. — Endoskopie des Duodenums: Peptische Läsionen und Folgezustände. Duodenitis. Stenosen des Duodenums. Divertikel. Heterotopien und Tumoren des Duodenums. — Endoskopie der Papilla Vateri: Anatomie. Erkrankungen der Papilla Vateri. — Retrograde Cholangiographie: Steine in den Gallenwegen. Entzündungen der ableitenden Gallenwege. Tumoren der Gallenblase und der Gallenwege. Folgen von Gallenwegsoperationen. Krankheiten der Leber. — Retrograde Pancreaticographie (Pancreatographie): Anatomie und Topographie des Pankreas. Angeborene Pankreasveränderungen. Entzündliche Pankreaserkrankungen. Pankreastumoren. — Komplikationen.
Jejuno-Ileoskopie
Indikation. — Technik und Ergebnisse. — Diagnostische Ausbeute. — Komplikationen. — Zusammenfassung.
Coloskopie
Geschichtliche Entwicklung. — Anatomie und Physiologie. — Indikationen. — Kontraindikationen. — Voruntersuchungen. — Vorbereitung des Patienten. — Untersuchungstechnik: Coloskopie. Operative Coloskopie. — Befunde: Entwicklungsstörungen. Tumoren des Colons. Entzündungen. Divertikel. Endometriose. Melanosis coli. Megacolon. Darmparasiten. Appendix. — Komplikationen.
Bildteil — Sachverzeichnis.

Der Typ A, das sind Patienten, die unter Belastung über dem Mittel liegen, in Ruhe aber unter 140 mm Hg, sind mit zunehmendem Alter weniger häufig anzutreffen. Diesen Typ könnte man als Belastungshypertonie bezeichnen, der in Ruhe einen normalen, unter Belastung einen erhöhten Blutdruck aufweist. Die Wahrscheinlichkeit, daß man bei einem älteren Patienten mit einem normalen Ruheblutdruck einen erhöhten Blutdruck unter Belastung antrifft, ist also relativ gering.

Beim Typ B liegt der Belastungswert über dem Mittel und der Ruhewert über 140 mm Hg. Unter diesen Reaktionstyp fallen also die echten Hypertoniker, sie nehmen mit steigendem Alter an Häufigkeit etwas zu.

Beim Typ C liegen die Belastungswerte unter dem Mittelwert, die Ruhewerte unter 140 mm Hg. Diese Gruppe stellen die normalen Patienten dar.

Beim Typ D ist der Blutdruck in Ruhe über 140 mm Hg, unter Belastung bleibt er jedoch unter dem Mittelwert. Dieser Reaktionstyp wird mit zunehmendem Alter etwas häufiger. Patienten mit einem höheren Ruheblutdruck als 140 mm Hg (Typ B und D) nehmen mit steigendem Alter zu, sowohl die Patienten, die unter Belastung über dem Mittel als auch die, die unter dem Mittel liegen.

DIETZ, A., LONGIN, F., PETERS, M., FRANKE, H. (Med. Poliklinik, Univ. Würzburg): **Die prognostische Bedeutung der röntgenologisch sichtbaren Koronarverkalkung**

Der Stellenwert der röntgenologisch sichtbaren Koronarsklerose in der Diagnostik der koronaren Herzerkrankung ist umstritten. Um die Frage zu klären, welche Bedeutung diesem Röntgenbefund hinsichtlich Vorliegen und Prognose einer klinisch manifesten koronaren Herzerkrankung zukommt, haben wir bei 150 konsekutiven männlichen und weiblichen Patienten mit einer kalzifizierenden Sklerose der Kranzgefäße die Anamnese, die Klinik, das Ruhe- und falls notwendig das Belastungs-EKG, die Risikoparameter der koronaren Herzerkrankung und röntgenologische Zeichen weiterer Gefäßverkalkungen überprüft.

Im Gesamtpatientengut der Medizinischen Poliklinik Würzburg 1972 wurden Alter, Geschlechtsverteilung und Infarktrate bei 728 Patienten mit koronarer Herzerkrankung ohne Kalzifikation mit den entsprechenden Zahlen von 162 Patienten mit kalzifizierender Sklerose verglichen.

Mit dem Bildverstärker wird der Verkalkungsbezirk bei der Thoraxdurchleuchtung relativ häufig gefunden, bei unserem dem Zufall folgenden Patientengut mit einem Alter über 40 Jahre in 29% (Abb. 1).

Die verkalkende Koronarsklerose wurde ebenso wie die koronare Herzkrankheit am häufigsten in der 7. Lebensdekade diagnostiziert. Sie betraf allerdings deutlicher die höheren Altersgruppen, 81,5% unserer Patienten waren über 60 Jahre alt.

Männer waren etwa doppelt so häufig vertreten wie Frauen, während diese Geschlechtsverteilung bei der koronaren Herzkrankung nicht so ausgeprägt war.

Kein wesentlicher Unterschied bestand in der Infarkthäufigkeit beider Gruppen: 18,9% der Patienten mit Koronarverkalkung und 14,4% der Patienten mit koronarer Herzkrankheit hatten einen Infarkt durchgemacht.

In 98% der Fälle wurde die Arteria coronaria sinistra, in nur 16% gleichzeitig die rechte Kranzarterie verkalkt gesehen, die in nur 2% isoliert betroffen war.

Bei den 7 Koronarographien, die wir zum Teil dem Kardiologischen Zentrum der Universität Frankfurt und der Medizinischen Univ.-Poliklinik Erlangen verdanken, fand sich 5mal am Sitz der Verkalkung auch eine Stenose. Bei dem

6. Patienten, der einen elektrokardiographisch und laborchemisch gesicherten Vorderwandinfarkt durchgemacht hatte, war der Ramus interventricularis anterior der linken Kranzarterie bei normalem Koronarogramm und Laevogramm verkalkt. Der 7. wies eine 90%ige proximale Ramus interventricularis anterior-Stenose bei plaquesförmiger Verkalkung des Anfangsteiles des Ramus circum-

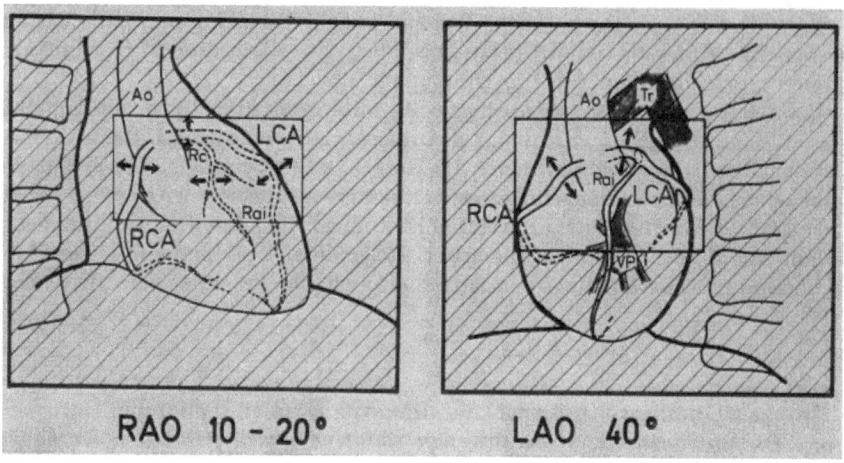

Abb. 1. Die leichte rechtsanteriore (RAO) und die stärker gedrehte linksanteriore Schrägstellung (LAO) eignen sich am besten zur Suche nach einer Koronarverkalkung (schraffiert: Einblendung). RCA = rechte Koronararterie; LCA = linke Koronararterie; Rai = Ramus interventricularis anterior; Rc = Ramus circumflexus; Ao = Aorta; Tr = Bifurcatio tracheae; VP = rechte V. pulmonalis

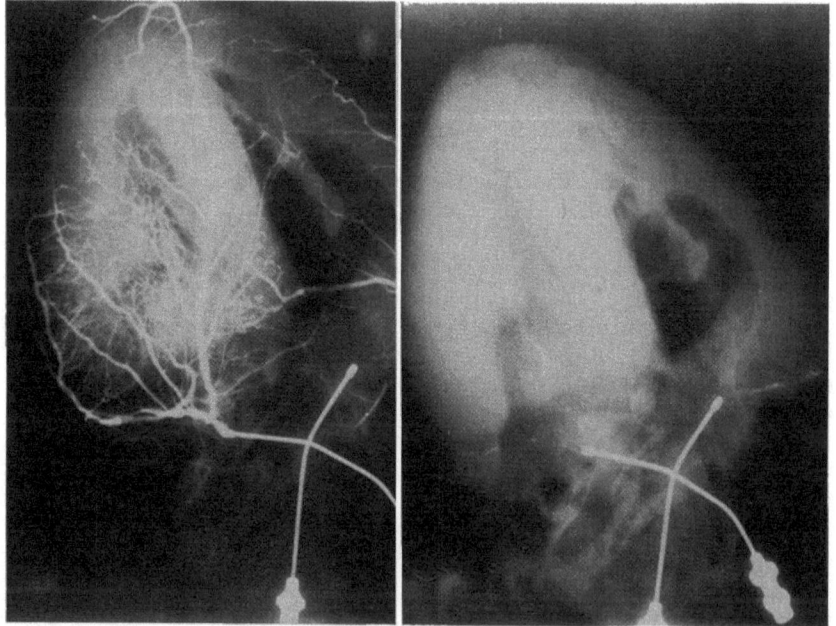

Abb. 2. a) Röntgenbild des Herzpräparates eines 52jährigen, an einem Sekundenherztod verstorbenen Patienten mit in vivo sichtbarer Koronarverkalkung: Langstreckige Verkalkung der Anfangsteile des Ramus interventricularis anterior und circumflexus der linken Kranzarterie und der rechten Kranzarterie. b) Stenosen dieser Bezirke im Bereich der linken und vollständiger Verschluß der rechten Kranzarterie im postmortalen Angiogramm

flexus im Röntgenbild auf. Möglicherweise gelang in diesem Fall die Lokalisierung der Verkalkung nicht exakt. Meist waren noch mehr — nicht verkalkte — Stenosen vorhanden.

Die nächste Abbildung zeigt das Röntgenbild eines Herzpräparates und das postmortale Angiogramm eines 52jährigen Patienten, der in vivo eine jeweils 1 cm lange Zweigefäßverkalkung am Beginn des Ramus interventricularis anterior und des circumflexus der linken Kranzarterie aufgewiesen hatte. Im Autopsiepräparat, das wir dem Pathologischen Institut der Universität Würzburg verdanken, war die rechte Kranzarterie durch einen kalkharten Thrombus völlig obturiert, Hauptstamm, Beginn des Ramus interventricularis anterior und circumflexus der linken Koronararterie waren teilweise schwer stenosiert (Abb. 2).

Die Länge der Verkalkung stand in keinem Zusammenhang mit dem klinischen Schweregrad der koronaren Herzerkrankung.

Eine deutliche Beziehung bestand dagegen zwischen der Zahl der verkalkten Gefäße und dem Ruhe-EKG: Bei Zwei- und Dreigefäßverkalkungen war die Zahl derer, die ein pathologisches EKG aufwiesen, signifikant höher.

Die von anderen Autoren [2, 5] festgestellte schwerere Ausprägung der koronaren Herzerkrankung bei jüngeren Patienten mit Koronarverkalkung konnten wir nicht bestätigen: Weder in der Zahl der Herzinfarkte, noch der der pathologischen Ruhe- bzw. Belastungs-EKG's bestand zwischen den 40- bis 59- und den 60- bis 79jährigen ein signifikanter Unterschied.

Wenn nur pathologisches Ruhe- bzw. Belastungs-EKG und der Zustand nach Myokardinfarkt als sicheres Zeichen einer koronaren Herzerkrankung gewertet wurden, lag der Prozentsatz dieser Erkrankung bei unseren 150 Patienten mit verkalkender Koronarsklerose bei 68,9%, weitere 7,9% wiesen verdächtige Befunde auf.

Umgekehrt fand sich in einem Kollektiv von 100 Koronarkranken mit einem Durchschnittsalter von 61,3 Jahren bei 42 Patienten während der Thoraxdurchleuchtung eine verkalkende Koronarsklerose.

Weder der Durchschnittswert von Cholesterin, Triglyceriden, noch die Lipidelektrophorese, noch der Anteil der Patienten mit Hyperlipoproteinämien, Störungen des Zuckerstoffwechsels, Hypertonie, Übergewicht, Nikotinabusus zeigten bei unseren Probanden wesentliche Abweichungen von Zahlen bei Vergleichsgruppen mit koronarer Herzerkrankung aus der Literatur [3, 6—10].

Die Zeichen der Mitbeteiligung des übrigen Gefäßsystems lagen bei unseren Patienten mit kalzifizierender Sklerose höher als in der Literatur bei koronarer Herzerkrankung angegeben wird [10], möglicherweise auf Grund des höheren Durchschnittsalters dieser Gruppe. 25,5% hatten Durchblutungsstörungen der unteren Extremitäten; die peripheren Gefäße waren bei 22 Untersuchten 15mal (= 68,1%) im Röntgenbild mehr oder weniger deutlich verkalkt.

16% wiesen Symptome einer zerebrovaskulären Insuffizienz auf. Nachdem Franke bereits früher auf die Kombinationssklerose von Bulbus caroticus und Koronarien als frühzeitige Prädilektionsstellen der Atheromatose hingewiesen hatte [4], prüften wir bei 30 unserer Patienten den Karotisdruckversuch und fanden ihn bei 13 (= 43,3%) positiv.

Abschließend läßt sich sagen, daß die röntgenologisch sichtbare Koronarverkalkung kein eigenes Krankheitsbild hinsichtlich Schweregrad und Prognose im Spektrum der koronaren Herzerkrankung darstellt. Sie ist jedoch in über zwei Drittel der Fälle ein Symptom einer klinisch manifesten Koronarerkrankung, nach angiographischen Ergebnissen, wie sie 1974 von Hamby und von Bartel publiziert wurden [1, 5], in 76 bis 97% Hinweis auf eine höhergradige Stenosierung. Der hohe Anteil dieser Gefäßsklerosen bei Patienten über 40 Jahre und die Erfahrung, daß fast die Hälfte aller Koronarkranken dieser Altersstufe einen derartigen Röntgenbefund aufweisen, rechtfertigen eine Beachtung der Thoraxdurchleuchtung in der Screeningdiagnostik dieser Herzerkrankung. Weiterhin ist die Tatsache, daß Mehrgefäßverkalkungen fast stets fortgeschrittene Veränderungen der Herzkranzgefäße bedeuten und der Sitz der Verkalkung meist eine Stenosierung anzeigt, in bestimmten Fällen für die Indikationsstellung zur Koronarographie und Koronarchirurgie von Wichtigkeit.

Literatur

1. Bartel, A. G., Chen, J. T., Peter, R. H., Behar, V. S., Kong, Y., Lester, R. G.: Circulation **49**, 1247 (1974). — 2. Blankenhorn, D. H.: Amer. J. Med. Sci. **41**, 1/49, 9 (1961). — 3. Bretholz, A., Moccetti, T., Lichtlen, P.: Schweiz. med. Wschr. **104**, 1600 (1974). — 4. Franke, H.: Über das Karotissinus-Syndrom und den sog. hyperaktiven Karotissinus-Reflex. Stuttgart: Schattauer 1963. — 5. Hamby, R. I., Tabrah, F., Wisoff, B. G., Hartstein, M. L.: Amer. Heart J. **87**, 565 (1974). — 6. Hayes, D., Neill, D. W.: Clin. Sci. **26**, 185 (1964). — 7. Heyden, S.: Risikofaktoren für das Herz. Mannheim: Studienreihe Boehringer 1974. — 8. Klemens, U. H., Löwis of Menar, P. V., Bremer, A., Wnuck, E. V., Schröder, R.: Klin. Wschr. **50**, 139 (1972). — 9. Möller, E., Klein, B.: Med. Welt **26**, 1191 (1970). — 10. Weidemann, H., Nöcker, J.: Münch. med. Wschr. **108**, 1393 (1966).

LIMBOURG, P., ERBS, R., JUST, H., LANG, K. F., ZIPFEL, J., ZIPFEL, S. (II. Med. Univ.-Klinik u. Poliklinik Mainz): **Hämodynamische Verlaufsuntersuchungen beim akuten Infarkt**

Die Funktion der linken Kammer wird bei der koronaren Herzerkrankung durch Herzmuskelischämie und -nekrose reversibel oder dauerhaft beeinträchtigt [3, 4]. Aus wiederholten hämodynamischen Untersuchungen im Verlauf des akuten Myokardinfarktes sind daher neben prognostischen Aussagen und therapeutischen Konsequenzen für den Patienten [5] auch Einblicke in das Verhalten der linksventrikulären Funktion im Rahmen der koronaren Herzerkrankung zu erwarten, wobei heute vor allem auch Veränderungen der elastischen Wandeigenschaften der linken Kammer beachtet werden [2].

Methodik

Wir haben bei 10 Pat. mit akutem Erstinfarkt, 8 Männer und 2 Frauen im Alter zwischen 43 und 68 Jahren, hämodynamische Untersuchungen innerhalb der ersten 48 Std (1. Untersuchung) sowie erneut 3 Wochen nach Infarkteintritt (2. Untersuchung) durchgeführt. Die Infarktdiagnose stützte sich auf die Trias: typische klinische Symptomatik, EKG- und Serumenzymveränderungen.

Gemessen wurde das Herzminutenvolumen mit der Farbstoffverdünnungsmethode und der Aorten- und linksventrikuläre Druck über ein Kathetertipmanometer (Millar PC-350) und daraus der periphere Widerstand (TPR) sowie Größen der Förderleistung (Schlagvolumen, Schlagarbeit), Kontraktilität (dp/dt_{max}) und der Wandelastizität des linken Ventrikels abgeleitet. Hierfür errechneten wir sowohl den Elastizitätskoeffizienten $\Delta P/\Delta V$ (ΔP = Differenz zwischen enddiastolischem und frühdiastolischem Druck; ΔV = Schlagvolumen) als auch die Steilheit der Beziehung zwischen $\Delta P/\Delta V$ und $\bar{p}$ ($\bar{p}$ = mittlerer diastolischer Ventrikeldruck; siehe 2) als Maß für die Steifigkeit der Kammerwand. Dabei ist nach der physikalischen Definition Elastizität ein Synonym für Steifigkeit und ein reziproker Begriff der Dehnbarkeit. Die hämodynamischen Größen in der Akutphase wurden mit klinischen Zeichen der Linksherzinsuffizienz (Sinustachykardie, Hypotonie, Stauungsrasselgeräusche und III. Herzton) verglichen, ihre Änderung zwischen den beiden Untersuchungsterminen wurde mit dem gepaarten t-Test statistisch analysiert.

Ergebnisse und Schlußfolgerungen

Nach den klinischen Symptomen wiesen 5 Patienten zum Zeitpunkt der Aufnahme bzw. 1. Untersuchung Linksherzinsuffizienzzeichen auf, jedoch war nur bei 3 dieser Kranken der Herzindex auf unter 2,5 l/min/m² KO reduziert. In der Reduktion der Schlagarbeit (auf im Mittel 26,9 g · m/m² KO) kam die beeinträchtigte Förderleistung der linken Kammer dieser 5 Patienten besser zum Ausdruck und korrelierte gut mit einer erniedrigten linksventrikulären Druckanstiegsgeschwindigkeit (im Mittel 1380 mm Hg/sec). Sie geht auf den infarkt-

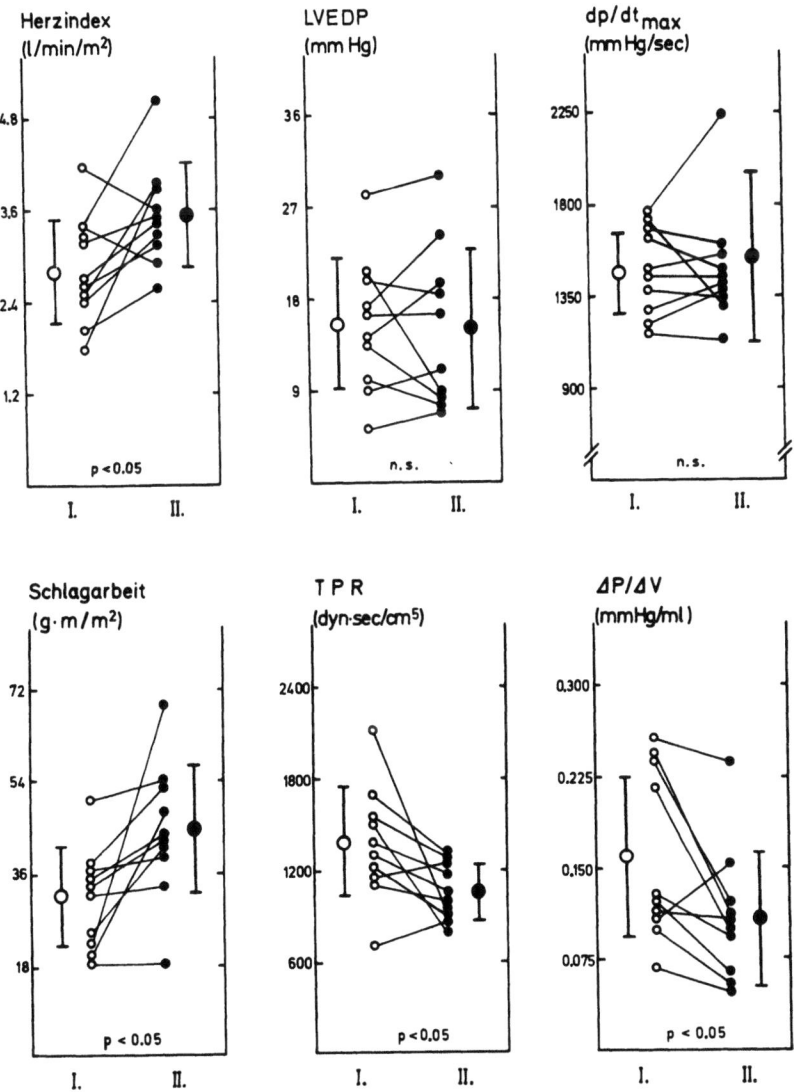

Abb. 1. Hämodynamische Befunde im Verlauf des akuten Myokardinfarktes. Abkürzungen: LVEDP = enddiastolischer Druck, dp/dt$_{max}$ = maximale systolische Druckanstiegsgeschwindigkeit und $\Delta P/\Delta V$ = Elastizitätskoeffizient des linken Ventrikels; TPR = peripherer Widerstand. I. = 1. Untersuchung innerhalb von 10 bis 48 Std und II. = 2. Untersuchung 3 Wochen nach Infarkteintritt. n.s. = nicht signifikant, p < 0,05 = Irrtumswahrscheinlichkeit nach dem gepaarten t-Test bei Vergleich der Meßwerte der 1. und 2. Untersuchung. Dargestellt sind jeweils die Einzel- (n = 10) und Mittelwerte ($\bar{x} \pm s_x$)

bedingten Verlust an kontraktiler Substanz zurück. Mit einer Ausnahme hatten diese 5 Patienten einen über 12 mm Hg erhöhten enddiastolischen Ventrikeldruck und wiesen die höchsten Werte für den Elastizitätskoeffizienten $\Delta P/\Delta V$ auf. Ähnlich wie in anderen Untersuchungen (Übersicht bei [5]) gelang auch bei unseren Patienten die Erkennung eines erhöhten enddiastolischen Kammerdruckes klinisch durch das auskultatorische Phänomen eines III. Herztones recht zuverlässig. Ein III. Herzton kam an beiden Untersuchungsterminen nur bei erhöhtem LVEDP vor und war bei einem enddiastolischen Druck von mehr als 20 mm Hg regelmäßig zu hören.

Die hämodynamischen Ergebnisse aller 10 Patienten sind in Abb. 1 dargestellt. Herzfrequenz und Aortendruck zeigten keine statistisch signifikante Änderung zwischen beiden Untersuchungsterminen; sie wurden nicht in die Abbildung aufgenommen. Betrachtet man summarisch die Meßwerte aller Patienten, so läßt sich feststellen, daß im Rahmen der Reparation des Infarktes Herzminutenvolumen, Schlagvolumen und Schlagarbeit signifikant zunahmen, wogegen der LVEDP und dp/dt$_{max}$ im Mittel keine gerichtete Änderung zeigten (Abb. 1). 5 Patienten waren aus klinischer Indikation im Anschluß an die 1. Untersuchung digitalisiert worden (s. oben). Die Zunahme des Herzminutenvolumens und der Schlagarbeit betraf jedoch quantitativ in gleicher Weise

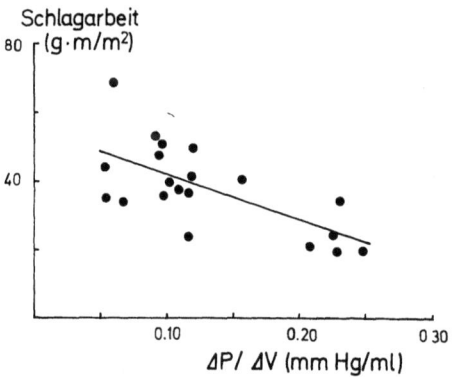

Abb. 2. Zusammenhang zwischen Schlagarbeit und Wandelastizität ($\Delta P/\Delta V$) der linken Kammer beim akuten Infarkt. Für die Berechnung der Regressionsgleichung[1] wurden die Meßwerte der 1. und 2. Untersuchung aller Patienten zusammengefaßt, da die getrennt berechneten Regressionskoeffizienten der Beziehung Schlagarbeit zu $\Delta P/\Delta V$ für beide Untersuchungstermine nicht voneinander verschieden waren. [1]$y = -130,7 \times + 54,7$; $r = -0,62$

digitalisierte und nicht digitalisierte Patienten, wobei auch der LVEDP und dp/dt$_{max}$ in beiden Patientengruppen sich nicht änderten. Die Digitalisierung hatte demnach keinen wesentlichen, statistisch erfaßbaren Unterschied im hämodynamischen Verhalten in der Postinfarktphase bewirkt.

Die signifikante Zunahme der Förderleistung in den ersten 3 Wochen nach dem Infarktereignis, die auch von anderen Untersuchern gefunden wurde [1, 5], läßt jedoch auch bei Konstanz des LVEDP nicht ohne weiteres die Feststellung einer Zunahme der Kontraktilität in der Postinfarktphase zu, da dp/dt$_{max}$ sich in diesem Zeitraum nicht änderte (Abb. 1).

Auf der Suche nach einer Erklärung für die verbesserte Förderleistung im Rahmen der Organisation des Infarktes sind 2 weitere Befunde bedeutsam: 1. das Verhalten des peripheren Widerstandes und 2. das der Wandelastizität der linken Kammer. Beide Größen nahmen zwischen der 1. und 2. Untersuchung signifikant ab (Abb. 1). Dabei ergab sich bei der korrelativen Betrachtung aller Einzelwerte von $\Delta P/\Delta V$ und Schlagarbeit eine negative Beziehung zwischen beiden Größen (Abb. 2). Das bedeutet, daß eine Abnahme von $\Delta P/\Delta V$, wie wir sie in der Postinfarktphase gefunden haben (Abb. 1), zu einer Zunahme der Förderleistung führt.

Bei 7 Patienten ergaben sich bei der 2. Untersuchung an Hand von $\Delta P/\Delta V$ im Vergleich zu einem Normalkollektiv noch erhöhte Werte für die Wandelastizität des linken Ventrikels. Die gegenüber dem Normalkollektiv erhöhte Wandsteifigkeit der linken Kammer in der Postinfarktphase kam auch in der größeren Steilheit ($p < 0.05$) der Beziehung $\Delta P/\Delta V$ zu $\bar{p}$ zum Ausdruck. Dieses Ergebnis steht in Einklang mit den Befunden von Moraski et al. [4], die zeigen konnten, daß die Wandelastizität der linken Kammer im Rahmen der koronaren Herzerkrankung durch einen vorausgegangenen Infarkt erhöht wurde, während das Ausmaß der Koronargefäßerkrankung darauf keinen Einfluß hatte.

Zusammenfassend möchten wir 2 Feststellungen treffen:
1. Für die Zunahme der Förderleistung nach dem Infarkt ist die Abnahme des peripheren Widerstandes und der Wandelastizität der linken Kammer mit Veränderung der Füllungscharakteristik des Herzens vor allem wesentlich.
2. Die teilweise Entkopplung von Förderleistung und Kontraktilität sowie Veränderungen der elastischen Wandeigenschaften der linken Kammer nach dem Infarkt erschweren die Beurteilung der linksventrikulären Funktion an Hand ventrikulärer Funktions-(Starling-)kurven im Verlauf der koronaren Herzerkrankung.

Literatur

1. Bleifeld, W., Hanrath, P., Mathey, D.: Dtsch. med. Wschr. **99**, 1049 (1974). — 2. Diamond, G., Forrester, J. S.: Circulation **45**, 11 (1972). — 3. Dwyer, E. M., jr.: Circulation **42**, 1111 (1970). — 4. Moraski, R. E., Russel, R. O., jr., Smith, M., Rackley, C. E.: Amer. J. Cardiol. **35**, 1 (1975). — 5. Rackley, C. E., Russel, R. O., jr.: Circulation **45**, 231 (1972).

BACHOUR, G. (Kardiolog. Abt., Med. Univ.-Klinik Münster): **Prognostische Beurteilung bei Trendüberwachung der Hämodynamik nach akutem Herzinfarkt**

Die Kontrolle der Hämodynamik im Rahmen der Intensivüberwachung des akuten Myokardinfarktes hat sich bewährt und zunehmend durchgesetzt. Sie bietet die Möglichkeit, genauere Informationen über den aktuellen kardialen Funktionszustand zu erhalten, den Krankheitsverlauf quantitativ zu beurteilen, Komplikationen frühzeitig zu erkennen und eine differenzierte, kontrollierte Therapie zu gestalten [1, 2, 5—9].

In diesem Zusammenhang sollen Untersuchungsergebnisse über die Bedeutung der hämodynamischen Trendüberwachung im akuten Infarktstadium für die prognostische Beurteilung vorgelegt werden.

Krankengut und Methodik

Bei 70 Pat., 48 Männern und 22 Frauen, im Alter von 34 bis 84 Jahren wurde ein akuter, transmuraler Myokardinfarkt durch klinische, elektrokardiographische und laborchemische Befunderhebungen gesichert. Infarktpatienten, die bei der Einlieferung sofortiger, eingreifender Therapie bedurften oder schwere Herzrhythmusstörungen aufwiesen, wurden hier nicht berücksichtigt.

Kontrolliert wurden das EKG (2 bipolare Brustwandableitungen) und der Blutdruck im großen Kreislauf (perkutane Kathetersondierung der A. brachialis) sowie die Druckverhältnisse im kleinen Kreislaufsystem (Swan-Ganz-Ballonkatheter), ferner das Herzzeitvolumen mit der Farbstoffverdünnungsmethode unter Einsatz eines Kleincomputers.

Die erste hämodynamische Untersuchung fand am 1. oder 2. Infarkttag bei nicht vorbehandelten Patienten statt. Analgetika oder Sedativa wurden mindestens 4 h vor Untersuchungsbeginn abgesetzt. Die Überwachungsdauer betrug ca. 4 h. Die Kontrollen erfolgten in Abständen von ca. 24 h über 3 bis 4 Tage. Bei Schwerkranken wurden die Untersuchungen individuell moduliert.

Ergebnisse und Diskussion

Der kardiale Funktionszustand wurde nach klinischen, röntgenologischen und hämodynamischen Gesichtspunkten beurteilt.

Eine suffiziente Herz- und Kreislaufregulation in Ruhe konnte angenommen werden, wenn mindestens 4 der folgenden Parameter erfüllt waren: Pulmonalkapillar-Mitteldruck bis 13 mm Hg, Vorhofmitteldruck rechts bis 6 mm Hg, Brachialarterien-Mitteldruck über 70 mm Hg, Cardiac index mehr als 2,5 l/min/m² und Schlagvolumenindex höher als 25 ml/m² [1]. Bei 22 Patienten wurden diese Voraussetzungen angetroffen. In dieser Gruppe traten während des stationären Aufenthaltes von 4 bis 6 Wochen keine Infarktrezidive oder Todesfälle ein.

Eine Ruheherzinsuffizienz lag in 48 Fällen vor. Dabei waren die Zuflußdrucke erhöht und zugleich die Auswurfvolumina, entsprechend den oben angegebenen Grenzwerten, erniedrigt. Aus dieser Gruppe verstarben 12 Patienten (25%) innerhalb 4 Wochen, trotz aller therapeutischen Bemühungen. Bei 4 herzinsuffizienten Patienten mit relativ günstigen Ausgangswerten wurde eine anhaltende Verschlechterung der hämodynamischen Situation in den ersten 3 Tagen nach Infarkteintritt festgestellt; die Füllungsdrucke stiegen an, und die Auswurfvolumina nahmen ab. In 2 Fällen war eine Infarktanfrischung am 3. Krankheitstag, nach EKG- und Fermentverlauf, anzunehmen. Alle 4 Patienten erlagen ihrem Leiden am 6. bis 14. Infarkttag unter den Zeichen des kardiogenen Schocks.

Tabelle 1. Hämodynamik am 1. Tag nach Eintritt eines transmuralen Myokardinfarktes bei 12 nicht vorbehandelten Patienten mit letalem Krankheitsverlauf ($\bar{X} \pm S$ von oben nach unten: Herzfrequenz, Brachialarterien-Mitteldruck, Vorhofmitteldruck rechts, Pulmonalkapillar-Mitteldruck, Cardiac index, Schlagvolumenindex, peripherer Gefäßgesamtwiderstand, lungenarteriolärer Widerstand, Arbeit des linken Ventrikels, Quotient des Schlagarbeitsindex. Pulmonalkapillar-Mitteldruck)

Fr.	85	± 21	Schläge/min
A.br.m	82	± 19	mm Hg
RAm	8,8	± 2,7	mm Hg
PCm	21,3	± 4,8	mm Hg
CI	1,26	± 0,4	l/min/m²
SVI	15,8	± 6,4	ml/m²
Per.W.	2628	± 455	dyn sec cm^{-5}
LAW	257	± 92	dyn sec cm^{-5}
Arb.LV	1,15	± 0,58	m kp/min
Arb. SVI/PCm	0,69	± 0,37	g m/m² mm Hg

Insgesamt zeigten die Untersuchungen bei den später verstorbenen Patienten bereits am 1. Infarkttag ausgeprägte hämodynamische Zeichen der Linksherzinsuffizienz (Tabelle 1). Lediglich in einem Fall bestand eine schwere Exsikkose zusätzlich. Im Durchschnitt war der Pulmonalkapilar-Mitteldruck stark erhöht und der Cardiac index bzw. der Schlagvolumenindex erheblich vermindert. Es bestand eine ausgeprägte Vasokonstriktion mit Erhöhung des peripheren und zentralen Gefäßwiderstandes. Die Arbeit des linken Ventrikels war stark herabgesetzt, ebenfalls der Quotient des Schlagarbeitsindex/Pulmonalkapillar-Mitteldruck. Die Herzfrequenz und der arterielle Blutdruck sowie der Vorhofdruck rechts waren in dieser Gruppe nicht signifikant unterschiedlich von denen bei herzinsuffizienten Patienten, die innerhalb von 4 bis 8 Wochen aus stationärer Behandlung entlassen werden konnten [1].

Bei Patienten mit einem Pulmonalkapillar-Mitteldruck über 20 mm Hg in der Initialphase des akuten Myokardinfarktes wurde eine Letalitätsrate von 67% festgestellt. Diese betrug 64%, wenn der Cardiac index auf weniger als 1,5 l/min/m² vermindert war, bzw. 50%, wenn der Quotient des Schlagarbeitsindex/Pulmonalkapillar-Mitteldruck unter 1,0 gm/m² mm Hg lag. Auf ähnliche Ergebnisse von Bleifeld u. Mitarb. sei verwiesen [3, 4]. Beim Zusammentreffen von 2 oder mehr der genannten Grenzwerte stieg die Sterberate erheblich an (Tabelle 2). Andere hämodynamische Parameter ergaben diesbezüglich keine zusätzliche Information.

Demgegenüber erwies sich eine Stabilisierung oder gar eine Besserung der hämodynamischen Situation ab dem 2. oder 3. Infarkttag als günstiges prognostisches Zeichen. Auch bei Patienten mit passagerer hypertoner Kreislaufregulation in der Frühphase des Myokardinfarktes wurden keine Todesfälle festgestellt, gleichgültig welcher kardiale Suffizienzgrad vorlag. Bei 27% der Untersuchten ohne Ruheinsuffizienz und bei 24% der herzinsuffizienten Patienten betrug der arterielle Blutdruck mehr als 150/90 mm Hg [1].

Tabelle 2. Letalitätsrate bei Patienten mit erhöhtem Pulmonalkapillar-Mitteldruck (PCm, mm Hg), vermindertem Cardiac index (CI, l/min/m²) oder erniedrigtem Quotienten des Schlagarbeitsindex/Pulmonalkapillar-Mitteldruck (Arb.SVI/PCm, g m/m² mm Hg) in der Initialphase des akuten Myokardinfarktes. Wesentlich schlechtere Prognose beim Zusammentreffen von 2 oder mehr dieser Grenzwerte

	Grenzwert	Patienten n	Todesfälle n (%)
PCm (mm Hg)	>20	12	8 (67)
CI (l/min/m²)	< 1,5	11	7 (64)
Arb.SVI/PCm (g m/m² mm Hg)	< 1,0	14	7 (50)
PCm + CI	(s.o.)	5	5 (100)
PCm + Arb.SVI/PCm	(s.o.)	8	6 (75)
CI + Arb.SVI/PCm	(s.o.)	8	7 (86)
PCm + CI + Arb.SVI/PCm	(s.o.)	5	5 (100)

Zusammenfassung

Die hämodynamische Überwachung in den ersten 4 Tagen nach Eintritt eines transmuralen Myokardinfarktes bei 70 Patienten ergab wesentliche orientierende Hinweise auch hinsichtlich der prognostischen Beurteilung. Eine Erhöhung des Pulmonalkapillar-Mitteldruckes über 20 mm Hg, eine Verminderung des Cardiac index unter 1,5 l/min/m² oder eine Erniedrigung des Schlagarbeitsindex/Pulmonalkapillar-Mitteldruck unter 1,0 g m/m² mm Hg, ferner eine anhaltende Verschlechterung der hämodynamischen Situation in den ersten 3 Infarkttagen, sind als ungünstige prognostische Zeichen anzusehen. Die Letalitätsrate steigt um so mehr an, wenn 2 oder mehr dieser Grenzwerte über- bzw. unterschritten werden. Demgegenüber lassen ausreichende Auswurfvolumina bei normalen Zuflußdrucken sowie eine passagere Hypertonie in der Frühphase des akuten Myokardinfarktes auf einen eher benignen Krankheitsverlauf schließen.

Literatur

1. Bachour, G., Bender, F., Hochrein, H.: Hämodynamische Beurteilung der Herzinsuffizienz im akuten Stadium des Myokardinfarktes (im Druck). — 2. Bleifeld, W., Hanrath, P., Merx, W., Heinrich, K. W., Effert, S.: Dtsch. med. Wschr. **97**, 1807 (1972). — 3. Bleifeld, W., Mathey, D., Hanrath, P., Effert, S.: Dtsch. med. Wschr. **98**, 1355 (1973). — 4. Bleifeld, W., Mathey, D., Hanrath, P.: Verh. dtsch. Ges. inn. Med. **80**, 1044 (1974). — 5. Dissmann, W., Buschmann, H. J., Meyer, V., Thimme, W., Schröder, R.: Klin. Wschr. **45**, 801 (1967). — 6. Forrester, J. S., Diamond, G., Swan, H. J. C.: J. Amer. med. Ass. **222**, 59 (1972). — 7. Forrester, J. S., Chatterjee, K., Swan, H. J. C.: J. Amer. med. Ass. **226**, 60 (1973). — 8. Mond, H. G., Hunt, D., Sloman, G.: Brit. Heart J. **35**, 635 (1973). — 9. Swan, H. J. C., Forrester, J. S., Diamond, G., Chatterjee, K., Parmley, W. W.: Circulation **45**, 1097 (1972).

Rupp, M., Steyns, H., Bleifeld, W., Meyer-Erkelenz, J.-D., Effert, S. (Abt. Innere Med. I, RWTH Aachen): **Prognose nach Kreislaufstillstand bei akutem Myokardinfarkt**

Die Effizienz der kardiologischen Intensivpflegeeinheiten mit der Möglichkeit einer sofortigen Reanimation bei akutem Myokardinfarkt [4, 8—12, 18] kann als gesichert gelten. Von besonderem Interesse ist dabei die Prognose der Patienten, die während des Infarktes einen Kreislaufstillstand erlitten haben [1—3, 6, 15, 16, 19—23].

Material und Methode

Die Befunde von 154 Pat. mit einem Kreislaufstillstand bei akutem Myokardinfarkt und der weitere klinische Verlauf wurden überprüft. Die Diagnose des Infarktes erfolgte durch das EKG und den Nachweis der typischen Fermentveränderungen. Alle Daten über Anamnese, Befund und Verlauf wurden auf einem Datenblatt erfaßt [13]. Die zum Zeitpunkt der Untersuchung überlebenden Patienten wurden einbestellt, zum Verlauf befragt und nachuntersucht.

Ergebnisse

Bei den 154 Patienten handelte es sich um 27% aller Fälle. Sie erlitten während der Intensivüberwachung unter kontinuierlicher EKG-Kontrolle [14, 17] einen Kreislaufstillstand. Nach dem kardiogenen Schock mit 48,1% (74 Patienten) waren primäres Kammerflimmern mit 33,1% (51 Patienten) und die primäre Asystolie mit 14,9% (22 Patienten) die Hauptursachen für den Stillstand.

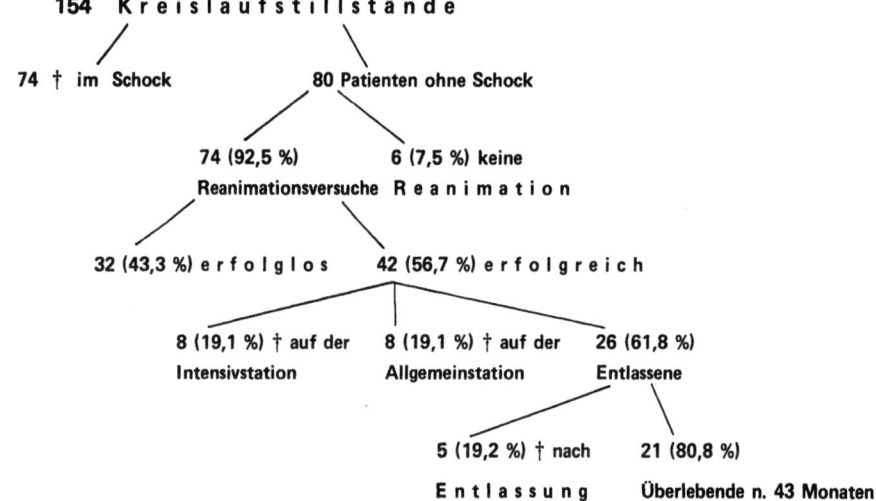

Abb. 1. Prognose des Kreislaufstillstandes bei akutem Myokardinfarkt. Von 80 Pat. ohne Schock überlebten 21 (26,3%) durchschnittlich nach fast 4 Jahren

Ein Vergleich der Altersverteilung der reanimierten Patienten nach Ausschluß der Patienten mit kardiogenem Schock hat ergeben, daß die Patienten mit Kammerflimmern bei Kreislaufstillstand im Mittel 64,5 Jahre, die Patienten mit Asystolie im Mittel 69,9 Jahre alt waren. Kammerflimmern trat also gehäuft bei jüngeren Patienten auf. Wohl deshalb war die Prognose der Patienten mit Kammerflimmern in Übereinstimmung mit anderen Autoren [3, 19, 21] deutlich günstiger als die Prognose der Asystolie. Zum Zeitpunkt der Nachuntersuchung überlebten 17 (33,3%) nach primärem Kammerflimmern und 4 (17,4%) Patienten nach Asystolie.

Abb. 1 zeigt die Prognose des Patientenkollektivs mit Kreislaufstillstand. 74 Patienten (48,1%) verstarben im kardiogenen Schock. Bei 32 von 74 Patienten

(43,3%) wurde eine Wiederbelebung ohne Erfolg versucht. 15 davon hatten eine Asystolie und 15 Kammerflimmern als Ursache. Bei 6 Patienten wurde keine Reanimation durchgeführt. 42 Kranke (56,7%) konnten primär erfolgreich wiederbelebt werden, darunter wird verstanden, daß für mindestens 1 Std ein hämodynamisch wirksamer Eigenrhythmus wieder hergestellt wurde. Von den erfolgreichen Reanimierten verstarben 8 Patienten (19,1%) noch auf der Intensivstation. 8 weitere Patienten verstarben in der stationären Folgephase auf der Allgemeinstation. 26 (61,8% der erfolgreich Reanimierten) konnten aus der stationären Behandlung entlassen werden. 5 Patienten kamen nach der Entlassung ad exitum, 2 davon an einem Reinfarkt, 3 an unbekannter Todesursache. Von 80 Patienten ohne Schock überlebten 21 (26,3%) durchschnittlich 43 Monate nach dem Kreislaufstillstand zum Zeitpunkt der Nachuntersuchung.

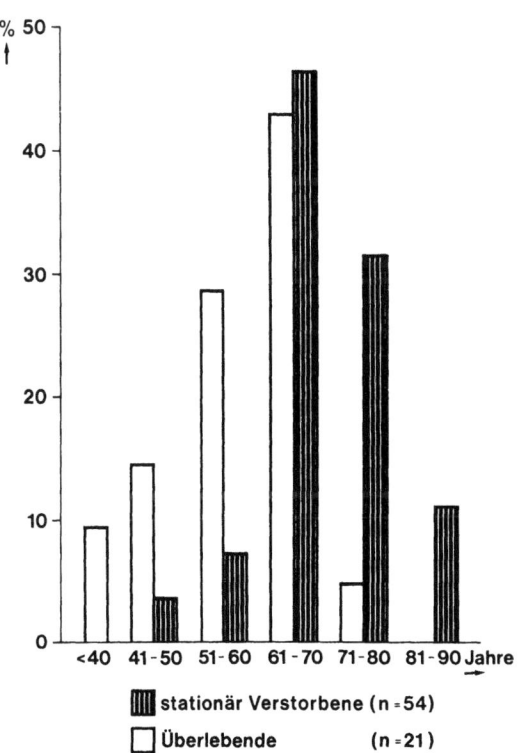

Abb. 2. Vergleich der Altersverteilung der stationär verstorbenen mit den überlebenden Patienten

Vergleicht man das Durchschnittsalter der überlebenden mit dem Durchschnittsalter der nach Kreislaufstillstand während der stationären Behandlung verstorbenen Patienten, so ergibt sich — wie es die Abb. 2 zeigt —, daß die nach einem Kreislaufstillstand verstorbenen Patienten im Vergleich zu den überlebenden deutlich älter waren, 69,7 Jahre und 57,6 Jahre im Durchschnitt.

Zum Zeitpunkt der Nachuntersuchung waren von den 21 Überlebenden (17 Männer und 4 Frauen) 16 berentet, 8 (38,1%) aus infarktabhängigen Ursachen. 10 Patienten (47,6%) waren erwerbsunfähig, nur 3 (14,3%) standen noch voll im Berufsleben.

13 Patienten (61,9%) empfanden auf Befragen keine nennenswerten Veränderungen ihrer psychischen Lage bei Vergleich mit der Zeit vor dem Infarkt. 8 (38,1%) Nachuntersuchte fühlten sich wegen des Infarktereignisses psychisch

verändert und vorwiegend wegen des Verlustes ihrer beruflichen Aufgaben depressiv [5, 7].

Die Belastbarkeit war subjektiv bei 14 Patienten (66,7%) deutlich eingeschränkt. 3 Patienten (14, 3%) fanden sich voll belastbar, 4 (19%) hatten keine Unterschiede in der Belastbarkeit jetzt im Vergleich zu der Zeit vor dem Infarkt festgestellt.

Die klinische Untersuchung hat bei 13 (61,9%) Patienten Zeichen einer bestehenden Herzinsuffizienz ergeben. 42,1% zeigten im Röntgenbild eine deutliche Herzvergrößerung, bei 21,1% lag die Herzgröße an der Grenze der Norm und bei 36,8% lag röntgenologisch keine Herzvergrößerung vor.

Eine kontinuierliche Rhythmusanalyse über 2 Std hat bei 55% der Überlebenden eine ventrikuläre Extrasystolie ergeben, 35% zeigten zusätzlich supraventrikuläre Extrasystolen. Bei 25% waren intraventrikuläre Leitungsstörungen nachweisbar.

Zusammenfassung

1. Die kardiologische Intensivpflege vermochte immerhin 42,5% der Patienten mit Kreislaufstillstand ohne Schock beim akuten Myokardinfarkt zu retten.

2. 26,3% aller Patienten mit Kreislaufstillstand überlebten nach durchschnittlich fast 4 Jahren.

3. Die Prognose der Patienten mit Kammerflimmern ist deutlich günstiger als die Prognose mit Asystolie.

4. Wie erwartet, haben die zum Zeitpunkt des Kreislaufstillstandes jüngeren Patienten eine bessere Prognose.

5. 61,9% der Überlebenden hatten Zeichen einer Herzinsuffizienz.

6. 38,1% der Reanimierten waren psychisch verändert.

7. Durch Einrichtung von Halbintensiveinheiten mit EKG-Monitor-Überwachung in der stationären Folgephase nach Herzinfarkt sollten weitere Patienten zu retten sein [23].

Literatur

1. Rossier, P. H., Nager, F.: Behandlung des akuten Myokardinfarktes in einer koronaren Wachstation. Erfahrung mit 260 Patienten. In: Herzinfarkt und Schock (Hrsg. Ludwig Heilmeyer, Hans-Jürgen Holtmeyer). Stuttgart: Thieme 1967. — 2. Fabricius-Bjerre, N., Astvad, K., Kjaerulff, J.: Acta med. scand. **195**, 261 (1974). — 3. Schuster, H. P., Baum, P., Schölmerich, P.: Klin. Wschr. **47**, 4 (1969). — 4. Lemire, G., Johnson, A. L.: New Engl. J. Med. **286**, 970 (1972). — 5. Druss, R. G., Kornfeld, D. S.: J. Amer. med. Ass. **201**, 291 (1967). — 6. McNamee, B. T., Robinson, T. J., Adgey, A. J., Scott, M. E., Geddes, J. S., Pantridge, J. E.: Brit. med. J. **4**, 204 (1970). — 7. Dobson, M., Tattersfield, A. E., Adler, M. W., McNicol, M. W.: Brit. med. J. **3**, 207 (1971). — 8. Day, H. W.: Dis. Chest **44**, 432 (1963). — 9. Brown, K., MacMillan, R., Scott, J.: Lancet **1963 II**, 349. — 10. Kouwenhoven, W. B., Jude, J. R., Knickerbocker, G. G.: J. Amer. med. Ass. **173**, 1064 (1960). — 11. Zoll, P. M., Linenthal, A. J., Gibson, W., Paul, M. H., Nomann, L. R.: New Engl. J. Med. **254**, 727 (1956). — 12. Beck, C. S., Weckesser, E. C., Barry, F. N.: J. Amer. med. Ass. **161**, 434 (1956). — 13. Heinrich, K. W., Bleifeld, W., Merx, W.: Intensivmedizin **10**, 104 (1973). — 14. Bleifeld, W., Effert, S., Merx, W.: Verh. dtsch. Ges. inn. Med. **74**, 973 (1968). — 15. Jeresaty, R. M., Liss, J. P., Basu, S. K.: Resuscitation **2**, 191 (1973). — 16. Nager, F.: Der akute Myokardinfarkt. Verlauf und Therapie in einer koronaren Wachstation. Bern-Stuttgart-Wien: Hans Huber 1970. — 17. Rupp, M., Bleifeld, W., Effert, S., Hanrath, P., Fleischmann, D.: Dtsch. med. Wschr. **98**, 1862 (1973). — 18. Klaus, A. P., Sarachek, N. S., Greenberg, D., Pekover, J., Cooper, J. K.: Amer. Heart J. **79**, 471 (1970).

MAERKER-ALZER, G., MITRENGA, D., SCHUMACHER, K. (Med. Univ.-Klinik Köln): **Postmyocardinfarktsyndrom mit ungewöhnlichen Antikörpern**

Das Postmyocardinfarktsyndrom, welches Dressler [3] 1956 in seiner klinischen Symptomatologie beschrieb, wurde frühzeitig als immunologisch bedingte Erkrankung erkannt. Die klassische Latenzphase, das Auftreten von Antikörpern gegen Herzmuskelsarkolemm und subsarkolemmale Strukturen und das prompte Ansprechen der klinischen Erscheinungen auf eine Steroidbehandlung haben die immunologische Genese dieser Erkrankung bestätigt.

Analoge klinische Erscheinungen und immunologische Phänomene finden sich beim Postcardiotomiesyndrom, beim Postpericardiotomiesyndrom, bei der Pericarditis, bei der Myocarditis und nach Herztransplantationen (Übersicht bei [2]).

Beachtenswert ist, daß das Auftreten von Antikörpern allein nicht die Diagnose eines Postmyocardinfarktsyndroms rechtfertigt, da niedertitrige Antikörper auch bei Patienten mit Angina pectoris [2], bei pulmonaler Hypertonie [5] und bei der idiopathischen subvalvulären Aortenstenose [2] gefunden werden.

		Postmyocardial-Infarkt-Syndrom		Postcardiotomie-Syndrom	
Anzahl Patienten		38	(100%)	14	(100%)
Patienten mit AK - Nachweis		16	(42%)	8	(57%)
Anti-körper gegen	Herzmuskel-Sarkolemm	7	(44%)	8	(100%)
	Sarkolemm glatte Muskulatur	2	(13%)	2	(25%)
	Kerne	5	(31%)	1	(13%)
	Mitochondrien	5	(31%)	3	(38%)
	Glomerula und Gefässbindegewebe	3	(19%)	2	(25%)

Abb. 1. Antikörpernachweise bei Patienten mit Postmyocardialinfarkt- und Postcardiotomiesyndrom mit Hilfe der Immunfluoreszenz

Die heutige Vorstellung zur Entstehung dieser Antikörper ist die, daß durch Nekrosen antigene Strukturen des Herzens freiwerden, welche die Antikörperproduktion induzieren. In den Arbeiten früherer Untersucher wurde überwiegend von herzspezifischen Antikörpern nach Myocardinfarkt berichtet. Jedoch werden selbstverständlich bei einer Nekrose neben herzspezifischen Antigenen auch solche frei, welche allen Geweben des menschlichen Körpers eigen sind: z. B. Kernsubstanzen, Mitochondrien, bindegewebige Strukturen.

Diese Überlegungen veranlaßten uns, in Seren von Patienten, welche unserem Laboratorium mit der Frage nach einem Postmyocardinfarktsyndrom oder einem Postcardiotomiesyndrom geschickt wurden, nach solchen nicht organspezifischen Antikörpern zu suchen. Als Methode verwendeten wir die indirekte Immunfluoreszenz mit FITC-markierten anti-human-Immunglobulin-Seren vom Kaninchen. Als Antigene wurden heterologe Organe von Maus und Ratte benutzt, und zwar: Herzmuskel, glatte Muskulatur, Magenschleimhaut, Leber (zum Nachweis antinukleärer Antikörper) und Niere (zum Nachweis antimitochondrialer Antikörper und solcher gegen Glomerula, Gefäßbindegewebe und Bindegewebe allgemein).

Bei unseren Untersuchungen fanden wir in einer beträchtlichen Anzahl von Patienten Antikörper gegen Strukturen, welche nicht herzspezifisch sind (Abb. 1).

Bei insgesamt 38 Patienten mit Verdacht auf Postmyocardinfarktsyndrom und bei 14 Patienten mit Verdacht auf Postcardiotomiesyndrom fanden wir etwa in der Hälfte der Seren überhaupt Antikörper. Des weiteren war auffallend, daß nur bei der Hälfte der positiven Patienten mit Postmyocardialinfarktsyndrom der typische Antikörper, nämlich der gegen Herzmuskelsarkolemm nachweisbar war, wohingegen alle positiven Patienten mit Postcardiotomiesyndrom diesen Antikörper aufwiesen. Antikörper gegen das Sarkolemm der glatten Muskulatur, welches keine Antigengemeinschaft mit Herzmuskelsarkolemm besitzt, und Antikörper gegen Mitochondrien wurden in beiden Gruppen gefunden. Gleich häufig konnten auch Antikörper gegen bindegewebige Strukturen nachgewiesen werden (Abb. 2). Patienten mit Postmyocardialinfarktsyndrom entwickelten etwa doppelt so häufig Antikörper gegen Kernsubstanzen wie Patienten mit Postcardiotomiesyndrom. Aus den Zahlen der Abb. 1 geht hervor, daß ein Großteil der Patienten Antikörper gegen mehrere Antigene entwickelt hatte.

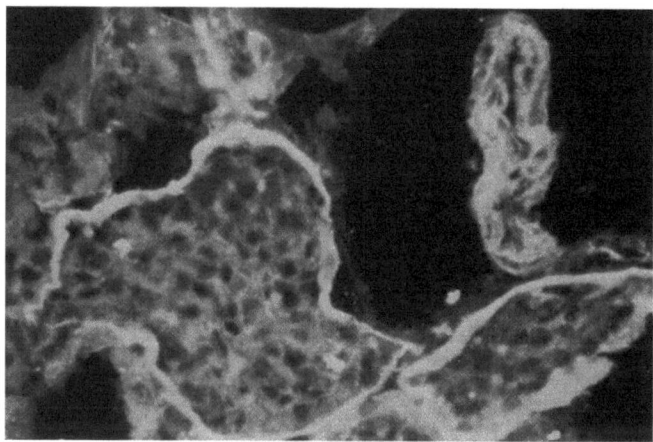

Abb. 2. Fluoreszenz der Basalmembran der Glomerula und bindegewebiger Strukturen

Unsere Ergebnisse stehen in gutem Einklang mit Untersuchungen von Espinosa et al. [4]. Diese konnten zeigen, daß Tiere, welche mit verschiedenen Präparationen von Herzantigenen immunisiert worden waren, sowohl Antikörper gegen herzspezifische als auch nicht organspezifische Antigene entwickelten. Diese Tiere produzierten Antikörper gegen Mitochondrien, Basalmembranen der Glomerula, bindegewebige ubiquitäre Antigene und glatte Muskulatur neben Antikörpern gegen Herzmuskelsarkolemm. Gleichartige Antikörper fanden wir auch in den Seren der von uns untersuchten Patienten.

Zusammenfassend können wir sagen, daß beim Postmyocardinfarktsyndrom und häufig auch beim Postcardiotomiesyndrom Antikörper auftreten, welche nicht nur gegen herzspezifische Sarkolemmstrukturen gerichtet sind, sondern auch gegen nicht organspezifische Antigene wie Kerne, Mitochondrien, Sarkolemm der glatten Muskulatur, Glomerula-Basalmembranen und ubiquitäre Bindegewebsantigene. Diese Antikörper können zu den gleichen klinischen Erscheinungen führen wie die klassischen organspezifischen Antikörper gegen Herzmuskelsarkolemm, die für das Postmyocardialinfarktsyndrom bislang allein als charakteristisch galten.

Literatur

1. Das, S. K., Cassidy, J. T., Dodson, V. N., Willis, P. W.: Brit. Heart J. **35**, 965 (1973). — 2. Das, S. K., Cassidy, J. T., Petty, R. E.: Chest Dis. Index **66**, 179 (1974). — 3. Dressler, W.: Arch. Intern. Med. **103**, 28 (1959). — 4. Espinosa, E., Kushner, I., Kaplan, M. H.: Amer. J. Cardiol. **24**, 508 (1969). — 5. Yamamoto, T., Kubo, F., Mise, J.: Jap. Heart J. **15**, 223 (1974).

SCHENK, K. E., BIAMINO, G., SCHRÖDER, R. (Kardiopulmonolog. Abt., Med. Klinik u. Poliklinik, Klinikum Steglitz, FU Berlin): **Akutwirkung von Furosemid auf die Hämodynamik von Postinfarktpatienten in Ruhe und unter ergometrischer Belastung. Ein Vergleich mit der Wirkung von Nitroglycerin**

Zur Behandlung der akuten Insuffizienz des linken Herzens werden sowohl Nitroglycerin als auch Furosemid angewandt. Hierbei zeigen beide Pharmaka einen rasch einsetzenden positiven Effekt, der bei Nitroglycerin als Ausdruck einer schnell einsetzenden peripheren Vasodilatation mit daraus resultierender Abnahme des venösen Rückflusses interpretiert wird [4, 9], bei Furosemid dagegen vorwiegend auf dessen potente diuretische Wirkung zurückgeführt wurde [2, 3, 6, 12].

Neuere Untersuchungen haben jedoch gezeigt, daß Furosemid auch eine dosisabhängige Relaxation kapazitiver Gefäße induziert [1, 5, 7, 11]. Für die Akutwirkung von Furosemid bei der Linksherzinsuffizienz dürfte diesem extrarenalen Effekt möglicherweise eine wesentliche Bedeutung zukommen. Zur besseren Quantifizierung dieses Effektes wurde daher das Verhalten der Hämodynamik in Ruhe und unter ergometrischer Belastung bei Koronarkranken unter dem Einfluß von Furosemid untersucht und mit den hämodynamischen Veränderungen nach Gabe von Nitroglycerin unter gleichen Versuchsbedingungen verglichen.

Patienten und Methodik

Die vorliegenden Untersuchungen wurden bei 27 Pat. (4 bis 16 Wochen nach einem Myokardinfarkt) unseres ambulanten Rehabilitationsprogrammes für Koronarkranke in Verbindung mit einem diagnostischen Herzkatheter durchgeführt. Zum Zeitpunkt der Untersuchung standen alle Patienten unter einer täglichen oralen Medikation von 0,375 mg Digoxin. Bei keinem Patienten lagen klinische oder röntgenologische Zeichen einer manifesten Herzinsuffizienz vor. Für die hämodynamischen Messungen wurde von der rechten Vena femoralis aus ein Swan-Ganz Flow Directed-Thermodilutionskatheter in die Arteria pulmonalis gelegt.

Registriert wurden am liegenden Patienten in Ruhe und unter ergometrischer Belastung mit 50 Watt der diastolische Pulmonalarteriendruck (PA_d), der bekanntlich zum enddiastolischen Druck im linken Ventrikel eine gute Korrelation zeigt, der Druck im rechten Vorhof sowie das Herzzeitvolumen, welches mit der Kälteverdünnungsmethode sowie bei 10 Pat. gleichzeitig mit der Farbstoffverdünnungsmethode bestimmt wurde. Der arterielle Druck ist unblutig mittels eines halbautomatischen Blutdruck- und Pulsfrequenzmeßgerätes gemessen worden. Sämtliche Parameter wurden vor bzw. nach Injektion von 1 mg Furosemid/kg Körpergewicht (Injektion über 3 min) (n = 7) sowie vor bzw. nach oraler Gabe von 1,6 mg Nitroglycerin (n = 20) bestimmt. Die ergometrischen Belastungen wurden 10 min nach Pharmakagabe durchgeführt.

Die statistische Sicherung erfolgte mittels des einseitigen t-Testes.

Ergebnisse

Unter Ruhebedingungen (Abb. 1) kommt es im Vergleich zu den Kontrollwerten bereits wenige Minuten nach Applikation von Nitroglycerin bzw. Furosemid zu einem signifikanten Abfall des diastolischen Pulmonalarteriendruckes = PA_d ($p < 0,0025$) sowie des rechten Vorhofdruckes ($p < 0,025$). Während die durch Furosemid induzierte Drucksenkung 30 min nach i.v. Gabe noch zunimmt, ist die Nitroglycerinwirkung zu diesem Zeitpunkt bereits deutlich rückläufig.

Herzzeit- und Schlagvolumen, Herzfrequenz und arterieller Druck zeigen nach Gabe beider Pharmaka beim liegenden Patienten keine gerichteten Veränderungen. Die Urinausscheidung beträgt innerhalb von 30 min nach Furosemidinjektion durchschnittlich 300 bis 500 ml. Wie aus der Abb. 2 hervorgeht, erfährt nach Gabe von Nitroglycerin bzw. Furosemid der diastolische Pulmonalarteriendruck unter ergometrischer Belastung eine hochsignifikante Verschiebung zu niedrigen Werten. Gleichzeitig bleibt ein signifikanter Unterschied im Anstieg des HZV aus (HZV vor Nitroglycerin $10,0 \pm 1,6$ l/min; nach Nitroglycerin $9,3 \pm 2,3$ l/min. Vor Lasix $10,3 \pm 1,4$ l/min; nach Lasix $9,8 \pm 1,7$ l/min). Unterschiede im Frequenzanstieg ergaben sich ebenfalls nicht. Da der Blutdruck vor und nach Gabe beider Pharmaka unter Belastungsbedingungen nahezu identische Werte aufweist, kann die Abnahme des linksventrikulären Füllungsdruckes auch nicht auf eine medikamentös induzierte Herabsetzung der afterload zurückgeführt werden.

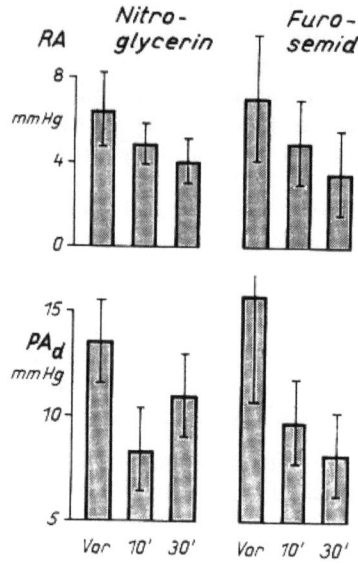

Abb. 1. Rechter Vorhofdruck (RA) und diastolischer Pulmonalarteriendruck (PA_d) vor sowie 10 und 30 min nach Gabe von Nitroglycerin bzw. Furosemid

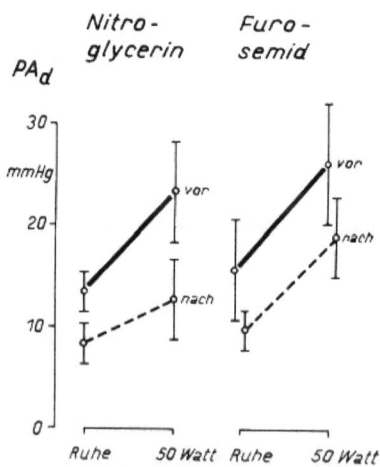

Abb. 2. Verhalten des diastolischen Pulmonalarteriendruckes (PA_d) unter ergometrischer Belastung mit 50 Watt vor bzw. nach Gabe von Nitroglycerin oder Furosemid

Besprechung

Die Untersuchungen haben gezeigt, daß Furosemid wie auch Nitroglycerin bereits wenige Minuten nach Applikation einen hochsignifikanten Abfall des PA_d und RA um durchschnittlich 20 bis 30% des Ausgangswertes bewirken. Dagegen weisen HZV und SV sowie der arterielle Druck keine signifikanten Veränderungen auf. Da nach Gabe beider Pharmaka eine Änderung des peripheren Widerstandes und/oder des HZV nicht nur unter Ruhe-, sondern auch unter Belastungsbedingungen nicht festgestellt werden konnte, muß der Akuteffekt von Furosemid in gleicher Weise wie derjenige von Nitroglycerin [4, 9] primär auf eine dilatorische Wirkung an den Kapazitätsgefäßen mit konsekutiver Abnahme des venösen Füllungsdruckes zurückgeführt werden.

Dieser direkte venodilatorische Effekt von Furosemid wird auch durch plethysmographische Untersuchungen am Menschen sowie experimentelle Ergebnisse an der isolierten venösen Gefäßmuskulatur belegt [1]. Eigene Untersuchungen über die Wirkung anderer Diuretika, wie Ethacrynsäure, haben außerdem gezeigt, daß bei einer Dosis von 1 mg/kg Körpergewicht der diuretische Effekt von Ethacrynsäure und Furosemid vergleichbar ist. Im Gegensatz zu Furosemid kommt es jedoch nach Injektion von Ethacrynsäure innerhalb der ersten 30 min zu keiner Abnahme des RA und PA_d [11]. Das Fehlen einer venodilatorischen Wirkung von Ethacrynsäure in der klinisch üblichen Dosierung kann den unbefriedigenden Effekt einer Ethacrynsäurebehandlung beim akuten Lungenödem erklären [8]. Andererseits unterstützen diese Beobachtungen aber auch die Annahme, daß nicht die diuretische Wirkung, sondern der direkte Gefäßeffekt von Furosemid für den raschen Wirkungseintritt nach i.v. Injektion bei der akuten Linksherzinsuffizienz von wesentlicher Bedeutung sein dürfte.

Schließlich wird diese extrarenale Wirkung von Furosemid durch eigene Untersuchungen über das Verhalten des Blutvolumens zusätzlich gestützt [11]. Nach Injektion von 1 mg Furosemid/kg Körpergewicht läßt das Plasmavolumen zunächst eine gewisse Zunahme erkennen und nimmt erst nach 20 min geringfügig ab. Diese vorübergehende Plasmavolumenzunahme dürfte durch den Einstrom von interstitieller Flüssigkeit als Folge der akuten Senkung des Venendruckes zu erklären sein. Die nachfolgende geringfügige Abnahme des Plasmavolumens dürfte bei der Weitstellung des kapazitiven Gefäßbettes in der weiteren deutlichen Senkung des RA und PA_d 30 min nach Furosemidinjektion ihren Ausdruck finden, ein Zeitpunkt, zu dem die reine Gefäßwirkung von Nitroglycerin bereits deutlich rückläufig ist.

Zusammenfassung

Bei 27 Patienten (4 bis 16 Wochen nach einem Myokardinfarkt) wurde das Verhalten der Hämodynamik in Ruhe und unter ergometrischer Belastung vor und nach Gabe von Furosemid sowie Nitroglycerin gemessen. Beide Pharmaka induzieren bereits nach wenigen Minuten einen signifikanten Abfall des diastolischen Pulmonalarteriendruckes (PA_d) und rechten Vorhofdruckes (RA). Dagegen weisen HZV, SV und arterieller Druck keine signifikanten Veränderungen auf. Auch unter Belastung ist eine gleichbleibende deutliche Herabsetzung des linksventrikulären Füllungsdruckes nach Gabe beider Pharmaka ohne signifikante Änderung der übrigen Parameter zu beobachten. Dieser Akuteffekt von Furosemid wird ebenso wie derjenige von Nitroglycerin durch eine direkte venodilatorische Wirkung erklärt. Während der Nitroglycerineffekt flüchtig und nach 30 min bereits rückläufig ist, bewirkt Furosemid einen langandauernden Abfall des PA_d und RA.

Literatur

1. Biamino, G., Wessel, H. J., Nöring, J., Schröder, R.: Int. J. Pharm. Tox. 1975 (in press). — 2. Coltart, D. J., Hamer, J.: Brit. Heart J. **33**, 72 (1971). — 3. Davidson, R. M.,

Goldman, J., Whale, R. E., Wallace, A. G.: Circulation **43—44** (Suppl. II), 587 (1975). — 4. Burggraf, G. W., Parker, J. O.: Circulation **49**, 136 (1974). — 5. Dikshit, K., Vyden, J. K., Forrester, J. S., Chatterjee, K., Prakash, R., Swan, H. J. C.: New Engl. J. Med. **288**, 1087 (1973). — 6. Lal, S., Murtagh, J. G., Pollock, A. M., Fletcher, E., Binnion, P. F.: Brit. Heart J. **31**, 711 (1969). — 7. Larochelle, P., Mikulic, E., Ogilvie, R. J.: Canad. J. Physiol. Pharm. **51** 183 (1973). — 8. Lesch, M., Caronasos, G. J., Mulholland, J. H.: New Engl. J. Med. **279**, 115 (1968). — 9. Lichtlen, P., Gattiker, K., Halter, J., Moccetti, T.: The effect of nitrates (isosorbide dinitrate) on coronary and ventricular dynamics under excercise patients with coronary heart disease. In: Coronary Heart Disease (ed. M. Kaltenbach), p. 42. Stuttgart: Thieme 1973. — 10. Ogilvie, R. J., Schlieper, E.: Canad. J. Physiol. Pharm. **49**, 1038 (1971). — 11. Schenk, K. E., Biamino, G., Leitner, E.v., Schröder, R.: Vergleichende Untersuchungen über die Wirkung von Nitroglycerin, Furosemid und Ethacrynsäure auf die Hämodynamik in Ruhe und unter ergometrischer Belastung bei Patienten mit coronarer Herzkrankung (in Vorbereitung). — 12. Sjögren, A.: Acta med. scand. **510** (Suppl.) 63 (1970).

BUSSMANN, W.-D., LÖHNER, J., SCHÖFER, H., KALTENBACH, M. (Zentrum Innere Med., Abt. Kardiologie, Klinikum der Univ. Frankfurt): **Die Wirkung von Isosorbid-Dinitrat beim frischen Herzinfarkt im Vergleich zu Nifedipine (Bay a 1040)**

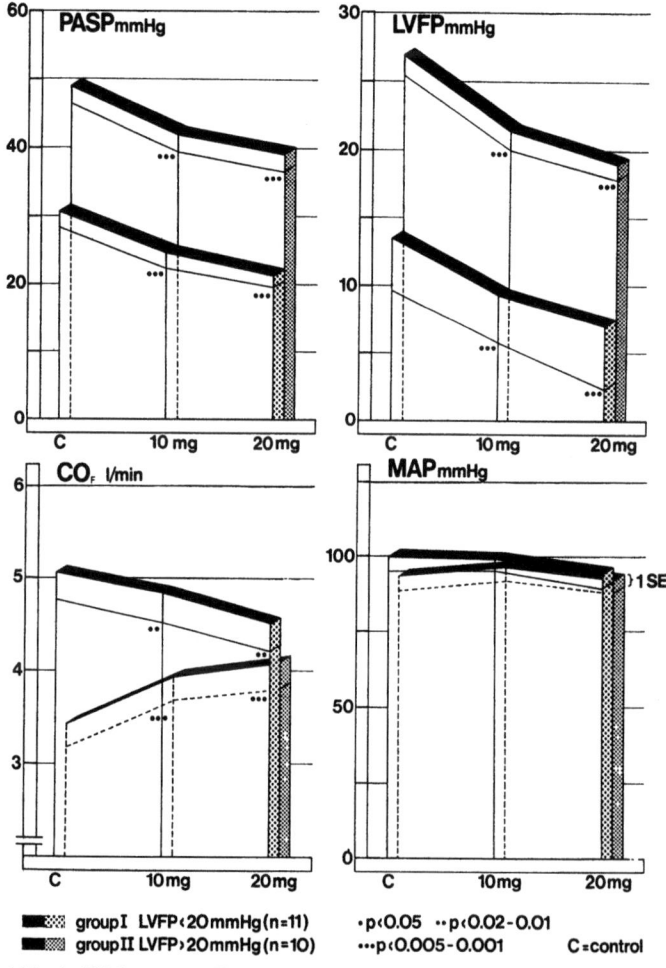

Abb. 1. Wirkung von Isosorbiddinitrat beim frischen Herzinfarkt

Es ist das Hauptanliegen bei der Therapie der Pumpschwäche als Folge eines frischen Herzinfarktes, das Herzminutenvolumen zu steigern und den linksventrikulären Füllungsdruck zu senken. Mit Nitroglyzerin in der sublingualen (Gold, 1972; Bussmann, 1975) und intravenösen Form läßt sich dieses Ziel erreichen, wie unter anderem auch eigene Untersuchungen gezeigt haben (Flaherty, 1975; Bussmann, 1974).

An der dauerhaften oralen Wirksamkeit organischer Nitrate vom Typ des Isosorbitdinitrats ist insbesondere von Needleman (1972) gezweifelt worden. Stauch (1975) konnte jedoch zeigen, daß die Metabolithen wirksam sind.

Die andauernde antianginöse Wirkung der Substanz ist mehrfach, insbesondere von Kaltenbach, nachgewiesen worden. Auch für Nifedipine wurde von Becker u. Mitarb. (1974) eine Abnahme der Ischämiereaktion im Belastungs-EKG gefunden. Da also beide Substanzen antianginös wirken, stellte sich die Frage nach den hämodynamischen Auswirkungen, insbesondere bei Patienten mit frischem Herzinfarkt.

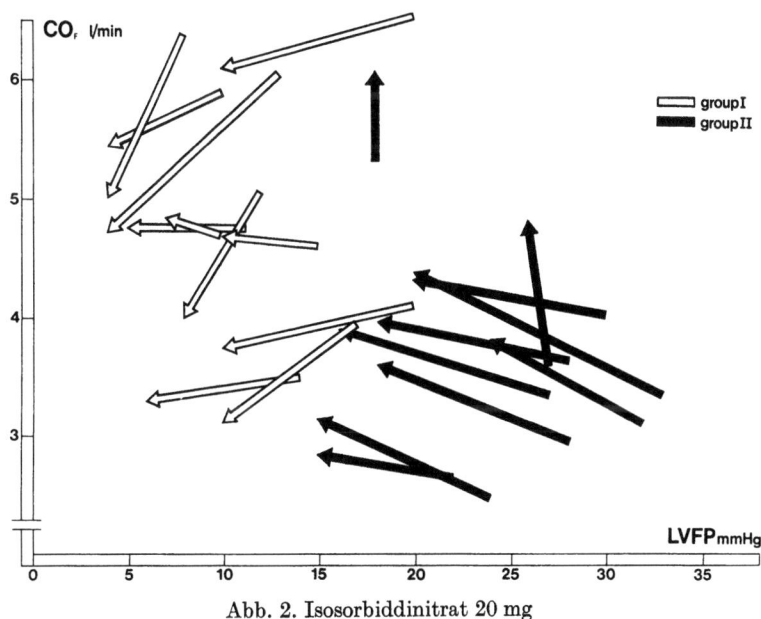

Abb. 2. Isosorbiddinitrat 20 mg

Gemessen wurden die Pulmonalisdrücke, das Herzminutenvolumen mit der Thermodilution und gleichzeitig mit dem Fickschen Prinzip und der Blutdruck nach Riva-Rocci.

Der enddiastolische Pulmonalarteriendruck wurde im folgenden als linksventrikulärer Füllungsdruck bezeichnet. Die Einteilung der Patienten erfolgte nach der Höhe des Füllungsdruckes:

Gruppe I unter 20 mm Hg, Gruppe II über 20 mm Hg.

In der ersten Abbildung (Abb. 1) ist die Wirkung von Isosorbiddinitrat in einer Dosis von 10 mg mit nachfolgender Gabe von 20 mg bei 21 Patienten mit frischem Herzinfarkt wiedergegeben. Es kam zu einer hochsignifikanten Abnahme der Pulmonalisdrücke, insbesondere des linksventrikulären Füllungsdruckes, der von 27 auf 19 mm Hg in Gruppe II und von 14 auf 7 mm Hg in der Gruppe I abfiel. Im Verhalten des Herzminutenvolumens unterschieden sich die Patienten: bei den linksinsuffizienten Patienten nahm bei einem erniedrigten Ausgangswert das Herzminutenvolumen signifikant zu, während es bei normalem Ausgangswert in der nichtinsuffizienten Gruppe abnahm. Zu beachten ist, daß der mittlere arterielle Druck annähernd gleichblieb.

In der nächsten Abbildung (Abb. 2) sind die Einzelverläufe wiedergegeben. Der linksventrikuläre Füllungsdruck auf der Abzisse und das Herzminutenvolumen auf der Ordinate.

Bei den Patienten mit Linksinsuffizienz (Gr. II) steigt mit Abnahme des Füllungsdruckes das Herzminutenvolumen an.

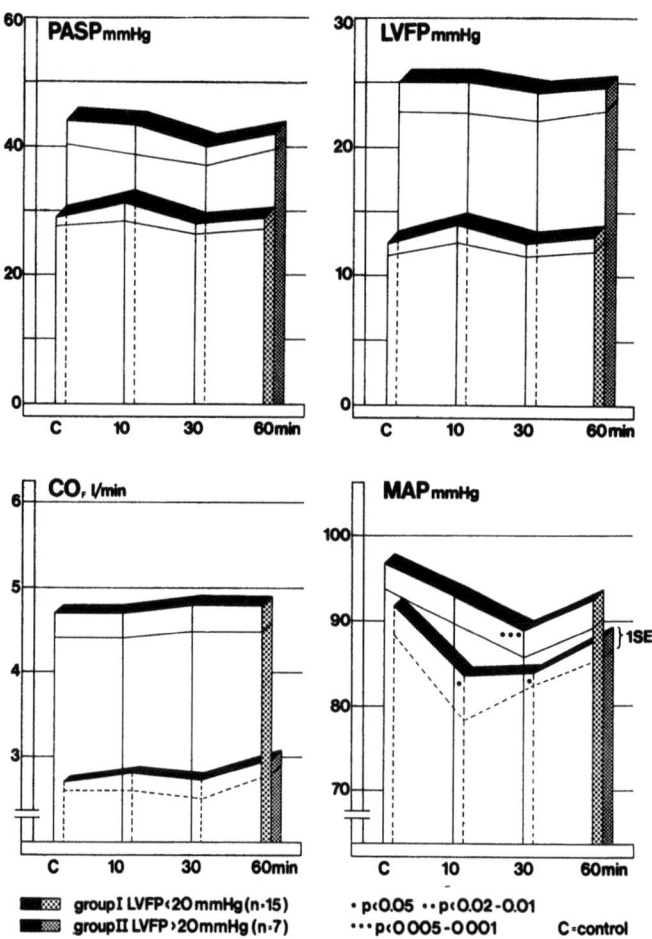

Abb. 3. Wirkung von Nifedipine (20 mg) beim frischen Herzinfarkt

In der Gruppe ohne Linksinsuffizienz nimmt das vorher normale Herzminutenvolumen etwas ab (offene Pfeile).

Die Wirkung von Isosorbiddinitrat hält bei 30 mg 4 bis 5 Std an, das gilt insbesondere für die Abnahme des Füllungsdruckes in beiden Gruppen. Die Veränderungen des Herzminutenvolumens sind bis zur 3. Stunde signifikant: leichter Abfall bei normalem Füllungsdruck, deutlicher Anstieg bei Linksinsuffizienz.

Abb. 3: Nach 20 mg Nifedipine bei insgesamt 22 Patienten veränderten sich im Mittel die Pulmonalisdrucke und das Herzminutenvolumen nicht. Das gilt sowohl für die 15 Patienten mit (Gr. II) und die 7 Patienten ohne Linksinsuffizienz (Gr. I).

Dagegen kam es innerhalb von 10 bis 30 min zu einem signifikanten Abfall des mittleren arteriellen Druckes, der nach 60 min wieder angestiegen war.

Die Herzfrequenz nahm in den ersten 10 min geringfügig zu. Das Schlagvolumen und der arterioläre Lungenwiderstand veränderte sich nicht wesentlich.

Bei einer zusätzlichen Dosis von 40 mg Nifedipine 1 Std nach der ersten Dosis von 20 mg nimmt die Herzfrequenz kurzfristig zu. Der arterielle Druck nimmt deutlich ab, auch noch einmal bei 40 mg, um dann langsam wieder anzusteigen. Das Herzminutenvolumen und der Füllungsdruck ändern sich kaum.

Die ausgeprägte und lang anhaltende Wirkung auf den arteriellen Druck manifestiert sich in einem Abfall des systolischen Druckes von 117 auf 102 mm Hg. Der größte Druckabfall tritt rasch innerhalb von 10 min nach Gabe des Medikamentes ein. Die Druckamplitude nimmt entsprechend dem gleichbleibenden Herzminutenvolumen nicht ab. Eine Normalisierung des arteriellen Druckes wird erst nach 10 Std erreicht.

Zusammenfassung

1. Nifedipine bewirkt eine Senkung des arteriellen Druckes, ohne die anderen gemessenen Parameter günstig zu beeinflussen. In 2 Fällen kam es zu unerwünschten Nebenwirkungen: einmal zum Anstieg des Pulmonal-Kapillardruckes von 17 auf 28 mm Hg mit Angina pectoris und einmal zu einem stärkeren Blutdruckabfall mit Benommenheit.

2. Oral verabreichtes Isosorbiddinitrat führt zu einer ausgeprägten Senkung des linksventrikulären Füllungsdrucks und ist in der Lage, bei linksinsuffizienten Patienten ein vorher erniedrigtes Herzminutenvolumen zu steigern.

Dabei bleibt der Aortendruck im wesentlichen unverändert. Die Wirkung hält über 4 bis 5 Std an.

Die beiden Substanzen unterscheiden sich also darin, daß Isosorbiddinitrat bei der Angina pectoris *und* der Linksinsuffizienz wirksam ist, während Nifedipine trotz seiner antianginösen Wirkung den Füllungsdruck nicht senken kann.

Demnach haben organische Nitrate eine größere therapeutische Breite als Calciumantagonisten. Die im Angina-pectoris-Anfall erwünschte Senkung des linksventrikulären Füllungsdruckes wird nur mit Nitraten erreicht. Nifedipine scheint deshalb für die Therapie in der akuten Phase des Herzinfarktes nicht geeignet zu sein.

Literatur

Becker, H. J., Kaltenbach, M., Kober, G.: Comparison of the effects of Nifedipin with other substances on the myocardial ischemia under loading conditions. 2nd Intern. Nifedipine „Adalat" Symposium Amsterdam. Stuttgart: Thieme (im Druck). — Bussmann, W.-D., Vachalowa, J., Kaltenbach, M.: Z. Kardiol. 1, 52 (1974). — Bussmann, W.-D., Vachalowa, J., Kaltenbach, M.: Dtsch. med. Wschr. 100, 749 (1975). — Bussmann, W.-D., Löhner, J., Kaltenbach, M.: Z. Kardiol. 1, 52 (1974). — Bussmann, W.-D., Löhner, J., Schöfer, H., Kaltenbach, M.: Wirkung von Nitroglycerin beim akuten Myokardinfarkt II. Intra-venöse Dauerinfusion mit Nitroglycerin (in Vorbereitung). — Bussmann, W.-D., Löhner, J., Kaltenbach, M.: Wirkung von Nitroglycerin beim akuten Myokardinfarkt III. Isosorbid-Dinitrat bei Patienten mit und ohne Linksinsuffizienz (in Vorbereitung). — Flaherty, J. T., Reid, P. R., Kelly, D. T., Taylor, D. R., Weisfeldt, M. L., Pitt, B.: Circulation 51, 132 (1975). — Gold, H. K., Leinbach, R. C., Sanders, C. A.: Circulation 46, 839 (1972). — Kaltenbach, M.: Assessment of antianginal substances by means of ST depression in the exercise ECG. In: 1st International Nifedipine „Adalat" Symposium (ed. K. Kashimoto, E. Kimura, T. Kabayashi). Osaka: Bayer Yakuhin Ltd. (Japan). — Needleman, P., Lang, S., Johnson, E. M.: J. Pharmacol. exp. Ther. 181, 489 (1972). — Stauch, M., Grewe, N., Nissen, H.: Die Wirkung von 2- und 5-Isosorbid-Mononitrat auf das Belastungs-EKG von Patienten mit Koronarinsuffizienz. Vortrag gehalten 41. Tagung der Dtsch. Ges. Kreisl.-Forsch. 1975.

SCHOLLMEYER, P., BARMEYER, J., BÖTTCHER, D., HOPPE-SEYLER, G., JAEDICKE, W., NOLTE, J., PABST, K., SCHLOSSER, V., SPILLNER, D., WINK, K. (Med. u. Chirurg. Univ.-Klinik Freiburg i. Br.): **Zur Indikation akuter Aortokoronarer Bypassoperationen bei akuter Koronarinsuffizienz oder drohendem Myokardinfarkt**

Versuche, das sogenannte Präinfarktsyndrom durch akute aortokoronare Bypassoperation zu behandeln, sind mit unterschiedlichem Erfolg vorgenommen worden. Angaben über die Frühmortalität bewegen sich zwischen 0 und 22% [1—5], zu denen 3 bis 6% im Verlauf eines Jahres hinzukommen. Im gleichen Zeitraum kam es bei weiteren 8 bis 30% der Operierten zum Myokardinfarkt [2—5]. Besserung oder Beschwerdefreiheit traten jedoch insgesamt in mehr als 65% der Fälle ein [1—4]. Demgegenüber beträgt die Mortalität bei nicht chirurgisch behandelten Patienten mit instabiler Angina pectoris 8 bis 43% in einem Zeitraum von 3 bis 20 Monaten [5—8]. Die unterschiedlichen Ergebnisse spiegeln die Schwierigkeit in der Definition des sogenannten Präinfarktsyndroms wider und weisen damit auf die unterschiedlich gehandhabte Indikation zum operativen Vorgehen hin. Das Präinfarktsyndrom läßt sich in Anlehnung an Fowler [11] durch folgende Befunde charakterisieren:

Häufiges, belastungsabhängige und in Ruhe auftretende Angina-pectoris-Anfälle von mehr als 15 min Dauer; im Anfall ischämische ST-Veränderungen im EKG ohne frische Infarktzeichen; normale Serumwerte für CPK und GOT; angiographisch nachgewiesene Koronarstenosen von mehr als 50% in einem oder mehreren Koronargefäßen.

Zwischen September 1973 und Februar 1975 wurde bei 8 männlichen Patienten im Alter zwischen 45 und 64 Jahren, die wegen Infarktverdacht auf der Intensivstation aufgenommen wurden, eine akute AC-Bypassoperation vorgenommen. Bei sieben von acht Patienten bestanden seit mehreren Wochen vor der Aufnahme die Symptome einer belastungsabhängigen Angina pectoris. Zwei Kranke hatten bereits vorher einen Infarkt erlitten. Die akute Anamnese, mit an Intensität und Frequenz zunehmenden Angina-pectoris-Anfällen, dauerte bei den acht Patienten zwischen 1 und 14 Tagen. Im gleichen Zeitraum zeigten die Serumspiegel der Kreatinkinase in 3 Fällen übernormale Werte bei ursprünglich normalem Ausgangswert, in einem Fall bestand von vornherein eine geringe Erhöhung der Kreatinkinase. In 4 Fällen blieben die CK-Werte im Normbereich. Bei fünf Kranken kam es zu einem geringen Anstieg der GOT-Werte. Die beobachteten EKG-Veränderungen zeigten entweder vorübergehende ST-Hebungen oder T-Inversionen, einige lediglich eine ST-Depression (Abb. 1). In keinem Fall bestanden im EKG Zeichen eines frischen transmuralen Infarktes.

Die akut vorgenommene Koronarangiographie ergab dreimal eine Zweigefäßerkrankung, in den übrigen 5 Fällen eine Dreigefäßerkrankung. Zweimal war die rechte Koronararterie verschlossen, einmal der Ramus circumflexus der linken. Bis auf einen Fall wiesen alle Patienten eine hochgradige Stenose des Ramus descendens anterior auf. Die Ventrikulographie zeigte in sieben von acht Fällen hypokinetische Zonen überwiegend über der Herzvorderwand. In den zwei Fällen mit komplettem Gefäßverschluß bestanden akinetische Zonen in der dazugehörigen Herzwandregion. In einem Fall (Nr. 1) trat wiederholt Kammerflimmern auf.

Bei drei Kranken wurde ein Doppelbypass, in allen anderen Fällen ein Einzelbypass hergestellt. Ein Patient starb unter der Operation an den Folgen einer retrograden Aortendissektion (Abb. 2).

Die Nachbeobachtungszeit beträgt 5 bis 15 Monate. Drei Patienten wurden postoperativ nach 3 bis 6 Monaten erneut angiographiert. Das Transplantat war offen. Die Patienten sind beschwerdefrei und zeigen bis 75 Watt ein normales Belastungs-EKG. In zwei weiteren Fällen besteht ebenfalls Beschwerdefreiheit, die Ergometerbelastung bis 50 bzw. 75 Watt zeigte keine Veränderungen im EKG und Druckverhalten im kleinen Kreislauf. Das Ergebnis bei zwei Fällen blieb unbefriedigend, ein Patient hatte 11 Monate nach der Operation ein Herzwand-

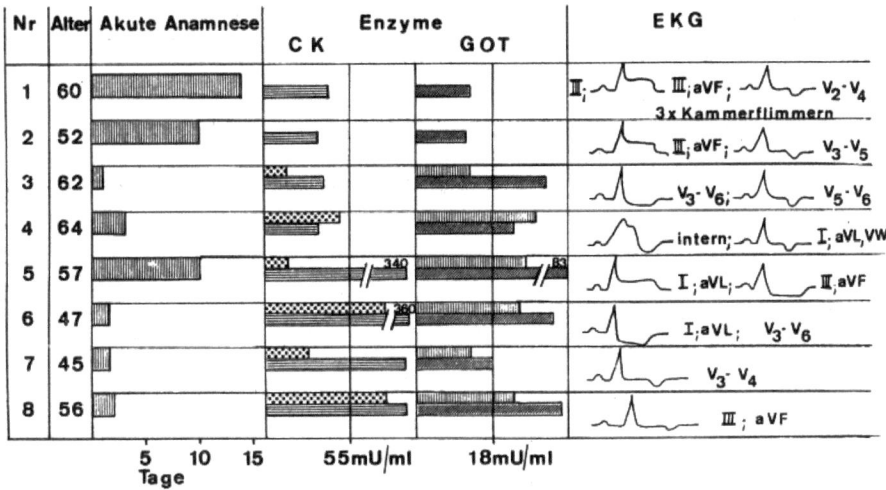

Abb. 1. Akute A-C-Bypassoperation. Klinische Daten

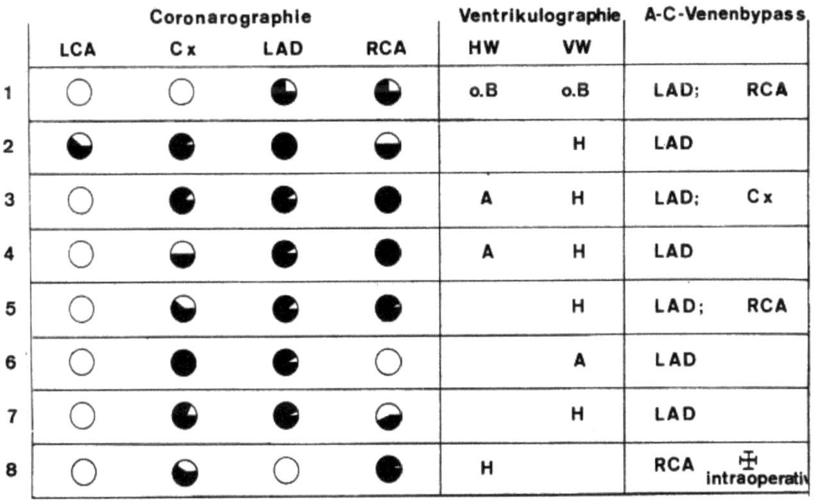

Abb. 2. Akute A-C-Bypassoperation

aneurysma im Bereich der Herzvorderwand entwickelt, ein weiterer zeigt unverändert Beschwerden. Es ist zu erwarten, daß in beiden Fällen das Transplantat thrombosiert ist. In einem dieser Fälle bestanden präoperativ CK-Werte von 340 mU/ml und GOT-Werte von 83 mU/ml. Bei einem anderen Patienten (Nr. 6) mit annähernd gleich hohen Enzymspiegeln zum Zeitpunkt der Operation wurde jedoch ein sehr gutes Ergebnis erzielt. Die Kontrollventrikulographie ergab ein fast normales Kontraktionsverhalten des linken Ventrikels.

Die Ergebnisse zeigen, daß bei akuter Koronarinsuffizienz und drohendem Myokardinfarkt durch Herstellung eines AC-Venenbypasses nachhaltige Besserungen zu erzielen sind. Nach unseren bisherigen Ergebnissen halten wir die Indikation zur akuten angiographischen Diagnostik und sofortigen Operation bei dieser Symptomatik bis zum Alter von 65 Jahren für gegeben, und zwar auch dann, wenn schon allerdings geringe Enzymveränderungen vorliegen. Höhere Enzymwerte noch ohne infarkttypische EKG-Veränderungen schließen unserer Ansicht nach ein diagnostisches und operatives Vorgehen bisher aus, da die Überlegenheit chirurgischer Maßnahmen gegenüber der konservativen Therapie in diesem Stadium des schon eingetretenen Infarktes bisher nicht erwiesen ist [13—15]. Für die Operationsindikation spielt neben der Koronarmorphologie der Schweregrad der ventrikulären Funktionsstörung die entscheidende Rolle. Bestehen neben den Enzymveränderungen im EKG auch typische Infarktzeichen, halten wir Angiographie und Operation in keinem Fall für indiziert.

Literatur

1. Auer, J. E., Johnson, W. D., Flemma, R. J., Tector, A. J., Lepley, D.: Circulation **43**, 102 (1971). — 2. Miller, D. C., Cannon, D. S., Fogarty, T. J., Schroeder, J. S., Daily, P. O., Harrison, D. C.: Circulation **47**, 234 (1973). — 3. Segal, B. L., Likoff, W., Brock, H., Kimbris, D., Najmi, M., Limhart, J. W.: J. Amer. med. Ass. **223**, 767 (1973). — 4. Konchonkas, N. T., Russel, R. O., Moraski, R. E., Karp, R. B., Obermann, A., Rackley, Ch. E.: Amer. J. Cardiol. **35**, 149 (1975). — 5. Conti, C. R., Gilbert, J. B., Hodges, M., Hutter, A. M., Kaplan, E. M., Newell, J. B., Resnekov, L., Rosati, R. A., Ross, R. S., Russel, R. O., Schroeder, J. S., Wolk, M.: Amer. J. Cardiol. **35**, 129 (1975). — 6. Fulton, M., Duncan, B., Lutz, W., Morrison, S. L., Donald, K. W., Kerr, F., Kirby, B. J., Julian, D. G., Oliver, M. F.: Lancet **1972 I**, 860. — 7. Krauss, K. R., Hutter, A. M., De Sanctis, R. W.: Arch. intern. Med. **129**, 808 (1972). — 8. Gazes, P. C., Mobley, E. M., Faris, H. M.: Circulation **46**, 23 (1972). — 9. Keon, W. J., Bedard, P., Shankar, K. R., Akyurekli, Y., Nino, A., Berkman, F.: Circulation **47**, 151 (1973). — 10. Cohen, L. H., Gorlin, R., Herman, M. V.: J. thorac. cardiovasc. Surg. **64**, 503 (1972). — 11. Fowler, N. O.: Circulation **44**, 755 (1971). — 12. Vogel, R., Pappas, G., Levitt, P., Battock, D., Steele, P.: Amer. J. Cardiol. **35**, 175 (1975). — 13. Hill, J. D., Kerth, W. J., Kelly, J. J., Selzer, A., Armstrong, W., Papper, R. W., Langston, M. F., Cohn, K. E.: Circulation **43**, 105 (1971). — 14. Pifarré, R., Moran, J. M., Scanlon, P., Johnson, S., Loeb, H., Gunnar, R.: Circulation **49**, 50 (1974). — 15. Everhart, F. J.: VII. World Congr. Cardiol. 1974 Buenos Aires.

Schönbeck, M., Rutishauser, W., Lichtlen, P., Wellauer, J. (Med. Univ.-Klinik, Kantonsspital Zürich): **Angiocardiographische Kontrolluntersuchungen bei Patienten mit coronarer Herzkrankheit vor und nach konservativer Therapie**

Manuskript nicht eingegangen.

Bolte, H.-D., Becker, E. (Med. Klinik I, Klinikum Großhadern, Univ. München): **Interaktionen von Lidocain und Kalium. Messungen von Kenngrößen der Erregung und Erregungsleitung an myokardialen Einzelfasern und ihre Bedeutung für das Verständnis klinischer Beobachtungen am Patienten** * **

Lidocain nimmt vor anderen Antiarrhythmika eine Sonderstellung ein. Es hat den Vorzug, bei Patienten in therapeutischen, antiarrhythmisch effektiven Plasmakonzentrationen verhältnismäßig geringgradig negativ inotrop zu wirken [9].

---
* Mit Unterstützung im Rahmen des Sonderforschungsbereiches SFB 89 — Kardiologie Göttingen.
** Technische Assistenz: U. Spaar.

Es ist besonders wirksam bei elektrokardiographisch ventrikulären Herzrhythmusstörungen und hat keine regelhaften Auswirkungen auf die atrioventrikuläre Überleitung wie durch His-Bündel-Studien am Menschen nachgewiesen wurde [1, 2, 4]. Nach eigenen klinischen Beobachtungen und nach anderen Untersuchern [1] ist die antiarrhythmische Wirkung von Lidocain bei niedriger Kaliumkonzentration im Serum geringgradig. Wir sind daher im Tierexperiment den Interaktionen zwischen Kalium und Lidocain nachgegangen, und zwar besonders unter Berücksichtigung der sog. Recovery-Periode, d. h. der Erholungsphase des Aktionspotentialantieges.

Methodik

Am isolierten Ventrikelmyokard (Papillarmuskel des Meerschweinchenherzens) wurden durch Einzelfaserpunktion mit Mikroelektroden folgende Größen bestimmt, die für die Entstehung von extrasystolischen Erregungen sowie deren Leitung wesentlich sind: Membranpotential, Aktionspotential, maximale Anstiegsgeschwindigkeit, effektive Refraktärperiode (hierzu s. Bolte u. Lüderitz [8, 9]). Darüber hinaus wurde besonders die Erholungsphase des Aktionspotentials studiert (Recoveryperiode) durch Applikation von extrasystolischen Reizen in der relativen Refraktärperiode. Die dabei zu beobachtende gleitend wiederkehrende Erregbarkeit wurde in Form von Exponentialkurven erfaßt, die sich jeweils aus den maximalen Anstiegsgeschwindigkeiten der extrasystolischen Erregungen ergaben (s. Abb. 1). Diese Kurven wurden als weitere Charakteristika einer antiarrhythmischen Wirksamkeit von Pharmaka erarbeitet und unter dem Einfluß veränderter Kaliumkonzentration mit und ohne gleichzeitige Lidocainwirkung auf Grund verschiedener Lidocainkonzentrationen (2, 5, 10 mg/l) erfaßt (siehe auch [3]).

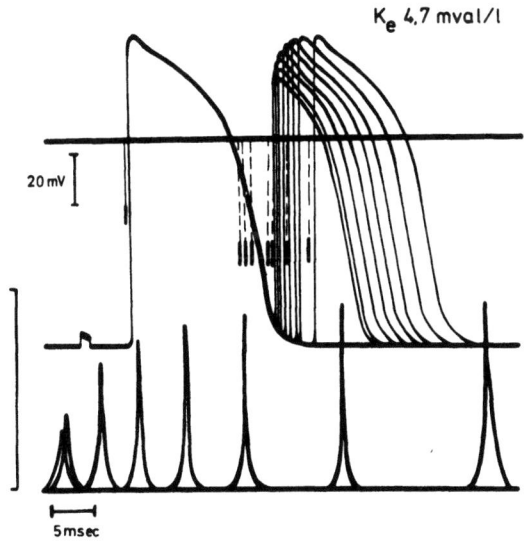

Abb. 1. Bestimmung der effektiven Refraktärperiode an einer Einzelfaser des Ventrikelmyokards (Meerschweinchen). Die bei der doppelten Schwellenstromstärke registrierten Aktionspotentiale sind, je nach dem Zeitpunkt ihres Auftretens, übereinander projiziert. Bei der Darstellung im unteren Drittel der Abbildung handelt es sich um Registrierungen der maximalen Anstiegsgeschwindigkeit (dv/dt) der darüber registrierten extrasystolischen Aktionspotentiale. Die Zeitschreibung der ersteren ist mit 5 ms/cm um das Zehnfache schneller als die mit 50 ms/cm darüber registrierten extrasystolischen Aktionspotentiale. Die senkrechte Strecke am linken Bildrand entspricht der maximalen Anstiegsgeschwindigkeit des Aktionspotentials bei einfacher Schwellenreizstromstärke

Resultate und Besprechung

In Untersuchungen der Aktionspotentialdauer und der effektiven Refraktärperiode bei unterschiedlichen extrazellulären Kaliumkonzentrationen von 2, 4, 7 und 8 mval/l fand sich entsprechend den gemessenen Ruhepotentialen von

−100, −79 und −70 mV eine Abnahme der Aktionspotentialdauer (gemessen bei 90% der Repolarisationsphase) von 184 auf 168 und 144 ms entsprechend den gemessenen extrazellulären Kaliumkonzentrationen. Diese Änderungen waren gegenüber dem Kontrollwert (79 mV; 168 ms) statistisch signifikant (p < 0,001). Entsprechend war die Refraktärperiode lediglich von 176 auf 173,5 und 168 ms geändert. Das bedeutet, daß die Refraktärperiode unter dem Einfluß der gemessenen extrazellulären Kaliumkonzentrationen keine statistisch signifikante

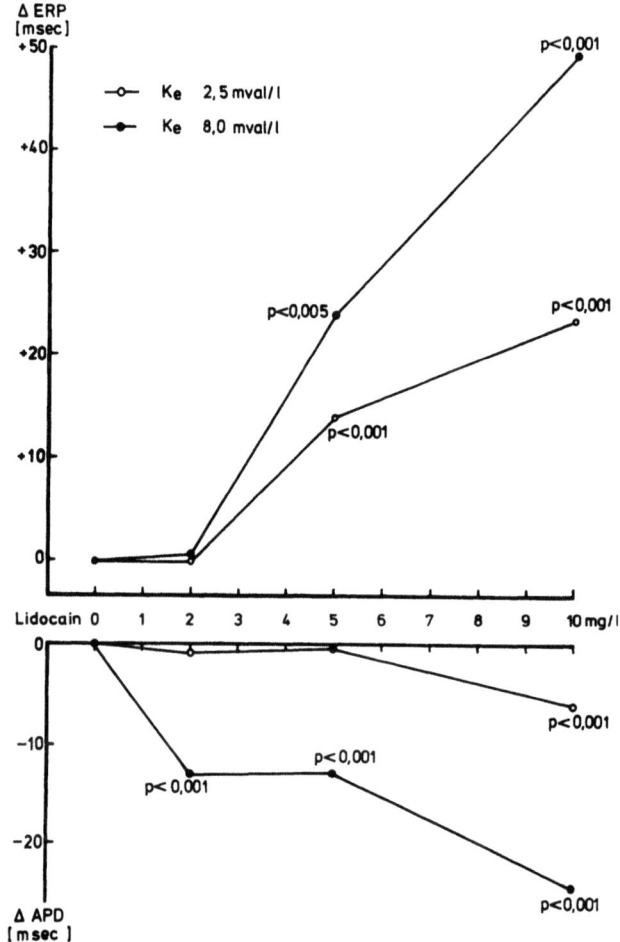

Abb. 2. Effektive Refraktärzeit und Aktionspotentialdauer unter dem Einfluß verschiedener Lidocainkonzentrationen. Es sind jeweils Änderungen gegenüber den Meßgrößen ohne Lidocain in der Inkubationsflüssigkeit aufgetragen

Änderung erfuhr, während die Aktionspotentialdauer sich deutlich mit zunehmender Kaliumkonzentration verkürzte. Die Meßergebnisse stellen ein Beispiel dafür dar, daß aus der Dauer des Aktionspotentials nicht grundsätzlich auf die Refraktärperiode geschlossen werden darf. Im Falle der geänderten Kaliumkonzentration ist als Ursache dieses Befundes eine unverhältnismäßig geringe Änderung des Schwellenpotentiales (kritisches Entladungspotential) im Vergleich zu Änderungen des Ruhepotentiales (s. o.) zu beobachten. Damit sind als wesentliche Determinanten für Störungen der Erregung und Erregungsleitung, die klinische Relevanz besitzen, auf Grund pathologischer Kaliumkonzentrationen im Plasma die hierdurch hervorgerufenen Änderungen der maximalen Anstiegsgeschwindigkeit des Aktionspotentiales anzusehen.

Demgegenüber ist die Wirkung von Lidocain auf die effektive Refraktärperiode wesentlich von der extrazellulären Kaliumkonzentration abhängig (s. Abb. 2). Während bei niedriger Lidocainkonzentration in der Inkubationslösung von 2 mg/l keine Änderung der effektiven Refraktärperiode an einzelnen Ventrikelmuskelfasern des Herzens festzustellen ist, nimmt die Verlängerung der effektiven Refraktärperiode bei höheren Lidocainkonzentrationen deutlich zu und ist bei einer Kaliumkonzentration von 8 mval/l etwa doppelt so groß wie bei einer solchen von 2 mval/l ($p < 0{,}001$). Die Aktionspotentialdauer hingegen nimmt unter dem Einfluß von Lidocain ab, und zwar besonders bei hohen Kaliumkonzentrationen in der Extrazellulärflüssigkeit. Die von der Lidocainkonzentration abhängige Verkürzung der Aktionspotentiale betrug 3,5 bis 21,5 ms

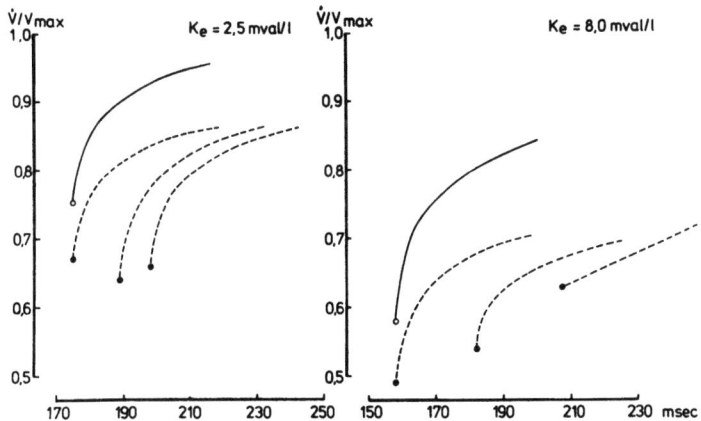

Abb. 3. Erholungsperiode (Recoveryperiode) der maximalen Anstiegsgeschwindigkeit des Aktionspotentials, aufgetragen als Quotient von maximaler Anstiegsgeschwindigkeit der Extrasystole (V) zur maximalen Anstiegsgeschwindigkeit des nicht extrasystolischen Aktionspotentials (V_{max}). Der Beginn der Kurven auf der Zeitskala entspricht jeweils dem Ende der absoluten Refraktärperiode. Je niedriger und je flacher der Kurvenverlauf ist, um so ausgeprägter ist die Erholungsperiode verlängert, was einer entsprechenden Hemmung extrasystolischer Erregungen in dieser zeitlichen Periode gleichkommt

($p < 0{,}001$), und die effektive Refraktärperiode war entsprechend um 3,4 bis 20,5 ms (Kalium: 4,7 mval/l) verlängert ($p < 0{,}02$). Das bedeutet, daß Verlängerungen der effektiven Refraktärperiode festzustellen sind bei gleichzeitiger Verkürzung der Aktionspotentialdauer.

Dieser Untersuchungsbefund hat uns veranlaßt, die Erholungsphase der maximalen Anstiegsgeschwindigkeit des Aktionspotentials in der relativen Refraktärperiode besondere Aufmerksamkeit zu schenken. Es zeigte sich nämlich dabei (s. auch Abb. 3), daß durch Lidocain die maximale Anstiegsgeschwindigkeit des Aktionspotentials extrasystolischer Erregungen, die sich in exponentieller Form vollzieht, durch Lidocain wesentlich verlangsamt wird. Zwar wird durch Lidocain auch in höheren Konzentrationen bei einer Stimulationsfrequenz von 60/min die maximale Anstiegsgeschwindigkeit des Aktionspotentials nicht oder nur unwesentlich beeinflußt, wohingegen mit zunehmender Frequenz eine Erniedrigung der maximalen Anstiegsgeschwindigkeit eintritt, die durch Lidocain im Vergleich zur Norm wesentlich verstärkt ist. Diese Beeinflussung der Erholungsphase des Aktionspotentials ist in ausgeprägter Form abhängig von der extrazellulären Kaliumkonzentration.

Durch Untersuchungen anderer Autoren an isolierten Purkinjefasern ist bekannt, daß bei vergleichbaren Konzentrationen die Refraktärperiode weniger stark beeinflußt wird und daß die Anstiegsgeschwindigkeit des Aktionspotentials zunimmt [5, 6, 10]. Das bedeutet, daß der wesentlichste Angriffspunkt der antiarrhythmischen Wirkung von Lidocain an den Ventrikelfasern des Herzens zu suchen ist, wohingegen die Leitung der Erregung vom Vorhof auf die Kammer, bezogen auf die Funktionsänderungen der Purkinjefasern beschleunigt wird. Diese Eigenschaften von Lidocain erklären die therapeutische Effizienz bei digitalisbedingten Herzrhythmusstörungen, die ja in einer Verlängerung der atrioventrikulären Überleitung und häufig mit ventrikulären Extrasystolien einhergehen. Entsprechend diesen klinischen Erfahrungen ist auch von anderen Untersuchern gemessen, daß die atrioventrikuläre Überleitung nur selten durch Lidocain beeinflußt, wenn nicht gar gesteigert wird.

Zusammenfassung

Lidocain bewirkt bereits bei niedrigen Konzentrationen im Inkubationsmedium eine Verminderung der maximalen Anstiegsgeschwindigkeit von extrasystolischen Erregungen. Dieser Effekt ist nachweisbar, ohne daß gleichzeitig eine Verlängerung der effektiven Refraktärperiode erkennbar ist. Die Wirkung ist deutlich verstärkt bei höheren Kaliumkonzentrationen. Aus Untersuchungen anderer Autoren ist bekannt, daß bei gleichen Lidocainkonzentrationen im mittleren Konzentrationsbereich Purkinjefasern im Vergleich mit Ventrikelfasern eine deutliche Verkürzung der effektiven Refraktärperiode und eine Zunahme der maximalen Anstiegsgeschwindigkeit zeigen. Das heißt, Lidocain kann an Purkinjefasern und Ventrikelmuskelfasern in therapeutischen Konzentrationsbereichen entgegengesetzte Wirkungen haben. Entsprechend zeigen klinische Beobachtungen eine besondere therapeutische Effizienz bei Glykosidüberdosierung, die mit Verlängerung der AV-Überleitung und ventrikulären Herzrhythmusstörungen einhergeht. Unsere Untersuchungen der Erholungsphase der maximalen Anstiegsgeschwindigkeit oder, mehr deutend gesagt, des Natriumsystems der Erregung stellen einen Beitrag zum Verständnis der antiarrhythmischen Wirksamkeit von Lidocain an der Arbeitsmuskulatur dar und machen verständlich, daß besonders tachykarde ventrikuläre Rhythmusstörungen bei Patienten beeinflußt werden. Außerdem zeigen die Messungen, daß diese Wirkungen durch höhere extrazelluläre Kaliumkonzentrationen deutlich verstärkt werden.

Literatur

1. Harrison, D. C., Alderman, E. L.: Mod. Treatm. **9**, 139 (1972). — 2. Hammermeister, K. E., Boerth, R. C., Warbasse, J. R.: Amer. Heart J. **84**, 643 (1972). — 3. Becker, E.: Über Wirkungen und Wechselwirkungen von Kalium, Lidocain und Insulin an Herzmuskelzellen. Inauguraldissertation, Göttingen 1974. — 4. Rosen, K. M., Lau, S. H., Weiss, M. B., Damato, A. N.: Amer. J. Cardiol. **25**, 1 (1970). — 5. Bigger, J. T., Jr., Mandel, W. J.: J. clin. Invest. **49**, 63 (1970). — 6. Arnsdorf, M. F., Bigger, J. T., Jr.: J. clin. Invest. **51**, 2252 (1972). — 7. Bolte, H.-D., Lüderitz, B.: Pflügers Arch. ges. Physiol. **301**, 43 (1968). — 8. Bolte, H.-D., Lüderitz, B.: Verh. dtsch. Ges. Kreisl.-Forsch. **35**, 177 (1969). — 9. Jewitt, D. E.: Haemodynamic side-effects of anti-arrhythmic drugs. In: Cardiac arrhythmias (ed. E. Sandoe), pp. 517—534. Södertälje: AB Astra 1970. — 10. Davis, L. D., Temte, J. V.: Circulat. Res. **24**, 639 (1969).

HÜBNER, H., STEPHAN,, K., MEESMANN, W. (Inst. für Pathol. Physiologie, Klinikum der Univ. Essen): **Dosisabhängige Wirkungen des β-Sympathikolytikums Prindolol (Visken) auf die Hämodynamik und Kontraktilität des Herzens nach experimentellem Koronarverschluß**

Prindolol als β-Sympathikolytikum wird in der Literatur charakterisiert als Substanz mit ausgesprochen negativ-chronotropem und geringem negativ-inotropen Gesamteffekt im Vergleich zu anderen β-Sympathikolytika. Dabei wird seine schwache, jedoch deutliche intrinsic activity oder sympathomimetische Eigenwirkung unterschiedlich diskutiert [1—6].

Ziel der vorliegenden Arbeit war es, am Gesamttier bei erhöhtem adrenergen Antrieb durch einen experimentellen Myokardinfarkt die dosisabhängige Gesamtwirkung des Prindolols zu untersuchen. Dabei sollte die umstrittene Frage der Anwendbarkeit der β-Sympathikolytika beim akuten Herzinfarkt für dieses Präparat speziell im Hinblick auf seine positiv inotrope Eigenwirkung geprüft werden.

Methodik

Die Untersuchungen erfolgten an 11 mischrassigen Hunden mit einem mittleren Gewicht von $20 \pm 0{,}5$ kg in Piritramide-Urethan-Chloralose-Narkose. Nach linksseitiger Thorakotomie wurden Vorderwandinfarkte von 4 bis 5 cm Durchmesser erzeugt. Hierzu wurde kleinere und mittlere Äste im proximalen Abschnitt der linken Kranzarterie unterbunden. 3 Std später wurde Prindolol in 11 steigenden Dosen von 0,001 bis 2 mg/kg im Abstand von 15 min appliziert. Die Gesamtdosis betrug 3,938 mg/kg. Das EKG und die wichtigsten Kreislaufparameter wurden unter Verwendung von 2 Katheter-Tip-Manometern fortlaufend registriert, zeitweilig nach jeder Prindololgabe im steady state auf einem UV-Schreiber bei schneller Papiervorschubgeschwindigkeit (250 mm/sec). Als Kontraktilitätsparameter wurden (dp/dt) max und $t-(dp/dt)$ max ermittelt. Blutgase und Säure-Basen-Status wurden stündlich kontrolliert und notfalls korrigiert. In jedem Fall wurde das Ausmaß des Myokardinfarktes durch eine postmortale selektive Koronarangiographie gesichert.

Da Prindolol nur bis 0,2 mg/ml löslich ist, mußten im Bereich höherer Dosen größere Volumina infundiert werden. Deshalb wurden 5 Kontrolltieren unter denselben Bedingungen gleiche Volumina infundiert. Etwaige Volumeneffekte auf das akut infarzierte Herz konnten so abgegrenzt und als unwesentlich ausgeschlossen werden.

Die statistische Auswertung der Ergebnisse erfolgte mit dem gepaarten T-Test.

Ergebnisse

Bei der relativ begrenzten Infarktgröße waren die hämodynamischen Folgen nur gering. Signifikant war nur die Herzfrequenz verändert, die im Mittel um $28 \pm 5{,}6\%$ zunahm. Neben dem bekannten Anstieg der Plasmakatecholamine nach akutem Infarkt werteten wir die Herzfrequenzzunahme als weiteren Ausdruck des erhöhten sympathischen Antriebes nach Infarkt. Bei unwesentlich erniedrigtem Herzzeitvolumen war das Schlagvolumen entsprechend dem Frequenzanstieg reduziert. Blutdruck, enddiastolischer Ventrikeldruck und von den Kontraktilitätsparametern die Anspannungszeit und (dp/dt) max veränderten sich nicht signifikant. Nur $t-(dp/dt)$ max verkürzte sich gering.

Nach der Prindololgabe reduzierte sich bei einem der 6 Versuchstiere — im Gegensatz zu den übrigen — die Herzfrequenz dosisabhängig. Nach 0,05 mg/kg stellte sich eine Asystolie ein, die nicht adäquat zu beheben war. Der Versuch mußte vorzeitig abgebrochen werden und wurde deshalb bei der weiteren Auswertung nicht berücksichtigt.

Die hämodynamischen Veränderungen nach Prindolol werden zunächst auf der Abb. 1 demonstriert. Angegeben sind jeweils $\bar{x}$ und $s_{\bar{x}}$ folgender Parameter: HR, CO, SAP und DAP, und LVEDP. Auf der Abszisse als Zeitachse sind die Prindolol-

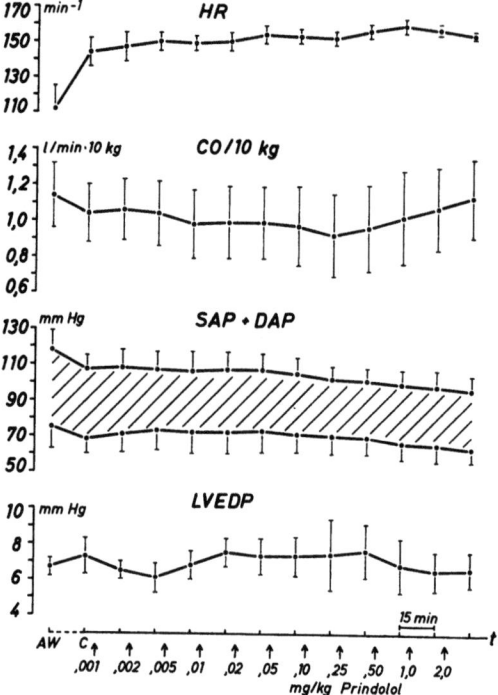

Abb. 1. Änderungen der Hämodynamik bei steigenden Einzeldosen von Prindolol während Koronarverschluß. Abkürzungen: Herzfrequenz (HR); Herzzeitvolumen (CO); Systolischer Aortendruck (SAP); Diastolischer Aortendruck (DAP); Linksventrikulärer enddiastolischer Aortendruck (LVEDP); Ausgangswert vor Koronarverschluß (AW); Kontrollwert vor Sympathikolyse [3 Std nach AW] [n = 5] (C)

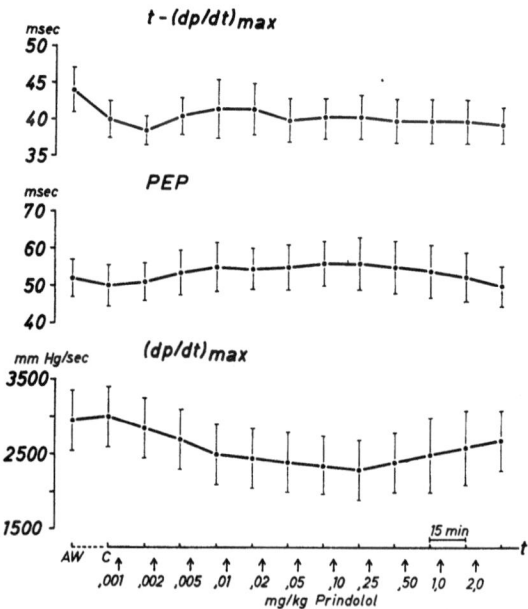

Abb. 2. Änderungen der Kontraktilitätsparameter bei steigenden Einzeldosen von Prindolol während Koronarverschluß. Abkürzungen: Anspannungszeit (PEP); Ausgangswert vor Koronarverschluß (AW); Kontrollwert vor Sympathikolyse [3 Std nach AW] [n = 5] (C)

dosen angegeben. Die Auswirkungen der ansteigenden Prindololgaben auf den weiteren Infarktablauf bei den verbliebenen 5 Tieren sind wenig ausgeprägt. Bemerkenswert ist der Verlauf der Herzfrequenz, die keineswegs abnimmt, eher eine ansteigende Tendenz aufweist. Das Herzzeitvolumen fällt bis zur Dosis von 0,1 mg/kg ab (ns). Danach steigt es wieder bis leicht über den Kontrollwert an. Dieser Anstieg ist schwach signifikant ($p < 0,025$). Systolischer und diastolischer Aortendruck verändern sich bis zur 6. Dosis (kumulativ 0,088 mg/kg) bei geringfügig verkleinerter Amplitude kaum. Im weiteren Verlauf fällt der systolische Aortendruck leicht ab bei auch weiterhin kaum veränderter Amplitude. Der LVEDP ändert sich durch Prindolol nur minimal und nicht signifikant.

Auf der nächsten Abbildung sind die Veränderungen der Kontraktilitätsparameter $t-(dp/dt)\max$, PEP und $(dp/dt)\max$ während der kumulativen Prindololapplikation dargestellt. Bereits nach der kleinsten Dosis Prindolol fällt $(dp/dt)\max$ bis auf einen tiefsten Wert nach der 7. Dosis (0,1 mg/kg, kumulativ 0,188 mg/kg) ab. Dieser Abfall ist signifikant ($p < 0,01$). Der Kontrollwert wird durchschnittlich um $20,3 \pm 12,9\%$ unterschritten. Im weiteren Verlauf nimmt $(dp/dt)\max$ wieder zu, wobei der Kontrollwert vor Prindolol nicht ganz wieder erreicht wird. Gleichsinnig sind die Veränderungen der Anspannungszeit. Sie verlängert sich nach 0,005 mg/kg signifikant um $12,4 \pm 10,7\%$ über den Kontrollwert, der aber nach der letzten Dosis wieder erreicht wird. Der Kontraktilitätsparameter $t-(dp/dt)\max$ bleibt im wesentlichen nach Prindolol unverändert.

Sieht man von dem einen Tier mit Herzstillstand ab, so sind unter unseren Versuchsbedingungen negativ-chronotrope Effekte des Prindolols nicht nachweisbar, im Gegenteil, die Herzfrequenz nimmt eher leicht zu, was bei den Kontrolltieren nicht der Fall war. Bezüglich der β-antiadrenergen negativ inotropen Prindololwirkung ist die außerordentliche Empfindlichkeit des Infarktherzens bemerkenswert. Im Bereich der niedrigsten Dosierungen zeigen sich schon die deutlichsten Effekte. Bei höherer Dosierung verstärken sich diese nicht mehr, es tritt vielmehr ein gegenläufiger Effekt ein. Dies ist zweifellos eine Besonderheit beim Prindolol, die es ganz eindeutig vom Propranolol unter den gleichen Bedingungen unterscheidet. Ein Vergleich der Veränderungen von $(dp/dt)\max$ und $t-(dp/dt)\max$ bei den gleichen kumulativen Dosierungen von Propranolol und Prindolol, beginnend wiederum 3 Std nach Infarkt zeigt eindeutige Differenzen. Gemessen an $(dp/dt)\max$ nimmt die Kontraktilität nach Prindolol maximal um $20,3 \pm 12,9\%$ ab und steigt dann bei weiterer Dosierung wieder an. Im Vergleich hierzu ist der initiale Abfall beim Propranolol schon stärker und beträgt im angewandten Dosisbereich $50 \pm 9,4\%$. Auch bei $t-(dp/dt)\max$ erfolgte beim Propranolol eine stetige Zunahme, während unter Prindololapplikation keine wesentlichen Veränderungen gemessen werden.

Diese Befunde belegen nochmals die Vorbehalte und Einwendungen gegenüber der Anwendung des Propranolols beim akuten Herzinrakt. Sie zeigen aber auch, daß im Prindolol ein β-Sympathikolytikum vorliegt, dessen Auswirkungen auf die Gesamtkontraktilität beim infarktgeschädigten Herzen relativ gering sind. Der Grund hierfür wird in der fehlenden substanzeigenen negativ inotropen Wirkung bei zugleich vorhandener sogenannter sympathomimetischer Eigenwirkung gesehen. Fragt man nun nach der Anwendbarkeit des Präparates bei entsprechenden Indikationen beim Herzinfarkt des Menschen, so ist aus unseren Ergebnissen bezüglich des Prindololeinflusses auf die Gesamtkontraktilität keine Kontraindikation abzuleiten. Bedenken und eine gewisse Unsicherheit bleiben jedoch im Hinblick auf den mitgeteilten Herzstillstand. Er wurde auch in einem weiteren Versuch mit experimentellem Herzinfarkt beobachtet, wobei die Prindololdosis im therapeutischen Bereich lag.

Literatur

1. Clark, B., Saameli, K.: Triangel **9**, 300 (1971). — 2. Frick, M. H., Heikkilä, J., Luomanmäki, K.: Pharmakologica clinica **2**, 134 (1970). — 3. Köhler, M.: Z. Kreisl.-Forsch. **59**, 708 (1970). — 4. Limbourg, P., Just, H.: Z. Kreisl.-Forsch. **61**, 789 (1972). — 5. Barrett, A. M., Carter, J.: Brit. J. Pharmacol. **40**, 373 (1970). — 6. Nayler, W. G.: Brit. J. Pharmacol. **45**, 385 (1972).

Gülker, H., Meesmann, W., Stephan, K. (Inst. für Patholog. Physiologie, Klinikum der Univ. Essen): **Veränderungen der Flimmerschwelle des Herzens während der ersten 10 Stunden nach akutem Koronarverschluß**

Nach akutem Koronarverschluß entwickeln sich sowohl tierexperimentell als auch häufig beim Menschen zwei charakteristische Phasen ektoper Reizbildung: eine frühe Phase hoher Arrhythmieintensität in den ersten 20 min nach Verschluß und — nach einem extrasystolenarmen Intervall von 4 bis 8 Std — eine zweite Phase ektopischer Aktivität, die 2 bis 5 Tage anhält [5, 6]. Kammerflimmern als Hauptursache der Mortalität tritt überwiegend in den ersten Minuten der frühen Phase auf [8]. In der zweiten Phase ist Kammerflimmern — trotz z. T. schwerster Arrhythmien — vergleichsweise selten.

Aus früheren Untersuchungen ist bekannt, daß die Flimmerschwelle des Herzens nach akutem Myokardinfarkt erniedrigt ist [3, 9]. Schley u. Meesmann haben weiter nachgewiesen, daß das Ausmaß der Flimmerschwellensenkung von der Größe des Ischämiegebietes und dem Grad der Spontankollateralenversorgung abhängig ist [10]. In diesen Experimenten wurde der Abfall der Flimmerschwelle jeweils 3 min nach Koronarverschluß gemessen. Weiterentwickelte Versuchstechnik erlaubte nunmehr, schnell und beliebig wiederholbare Flimmerschwellenbestimmungen und Defibrillation auch während weiterbestehendem Koronarverschluß durchzuführen. Es konnte jetzt der zeitliche Verlauf der Änderungen der Flimmerschwelle im Spontanablauf des Infarktes untersucht werden.

Die Untersuchungen wurden unter standardisierten Bedingungen an 34 mischrassigen Hunden (KG 17 bis 24 kg) in Piritramide-Lachgas-Narkose bei Intubationsbeatmung durchgeführt. Die Bestimmung der Flimmerschwelle erfolgte mit Rechteckstromimpulsen von 2 msec Dauer im Abstand von 3 msec und einer Gesamtreizzeit von 140 msec. Diese Reizserien wurden über eine R-Zacken-Triggerung genau in die vulnerable Phase des Herzens plaziert. Als Reizelektroden verwendeten wir Plattenelektroden aus Silberchlorid (Durchmesser 7 mm), die außerhalb des Ischämiegebietes im Abstand von 3 cm auf das Epikard aufgenäht wurden. Als Flimmerschwelle galt diejenige Stromstärke, die bei stufenweiser Steigerung gerade ausreichte, um Kammerflimmern zu erzeugen. Wenige Sekunden nach Beginn des Kammerflimmerns wurde der Sinusrhythmus über perikardial fixierte Plattenelektroden wiederhergestellt. In Vorversuchen hatte sich erwiesen, daß bei diesem Vorgehen die Flimmerschwellenmeßwerte in einer zeitlichen Aufeinanderfolge von weniger als 2 min gut reproduzierbar bestimmt werden können. Die Flimmerschwelle wurde mehrmals vor der akuten Ligatur gemessen und dann während 20 min alle 2 min nach dem Verschluß. Die Anzahl „n" der zu den einzelnen Meßzeitpunkten erhaltenen Meßwerte differiert, weil ausgeprägte Arrhythmien oder auch spontanes Kammerflimmern nicht regelmäßig die Bestimmung der Flimmerschwelle ermöglichte. Im weiteren Infarktablauf wurde die Flimmerschwelle nach 30 und 60 min und dann jede Stunde gemessen, und zwar bei 16 Tieren bis 3 Std, bei 10 Tieren bis 6 Std und bei 8 Tieren bis 10 Std nach Koronarverschluß.

Unsere Untersuchungen ergeben, daß die Flimmerschwelle des Herzens nach akutem Koronarverschluß ein immer gleichartiges charakteristisches Verhalten zeigt (Abb. 1). Der Ausgangswert der Flimmerschwelle beträgt im Mittel aller Tiere 17 mA. Nach der akuten Ligatur fällt die Flimmerschwelle schnell ab und steigt dann langsam wieder an. 6 min nach Verschluß wird mit 10,5 mA der tiefste Werte erreicht; die Meßwerte unterscheiden sich zwischen der 2. und 16. min statistisch signifikant vom Ausgangswert vor Ligatur. 30 min nach Ver-

W. A. McAlpine

Heart and Coronary Arteries

An Anatomical Atlas for Clinical Diagnosis, Radiological Investigation, and Surgical Treatment

By Wallace A. McAlpine, M.D., F.A.C.S.; F.R.C.S. Eng.; F.R.C.S. Ed., Cardiovascular and Thoracic Surgeon, Toledo, Ohio, U.S.A.

Foreword by John W. Kirklin, M.D., Professor and Chairman, Department of Surgery, University of Alabama in Birmingham

1033 figures in color and 65 figures in black and white, all of which are original
XVII, 223 pages – size 11 x 12". 1975. Cloth DM 198,–; US $85.20
ISBN 3-540-06985-2
Prices are subject to change without notice

Distribution rights for Japan: Igaku Shoin Ltd., Tokyo

Lassen Sie sich bitte diesen brillanten Farbatlas von Ihrem Buchhändler zeigen

This atlas provides a response to clinical anatomic challenges; these abound in many aspects of cardiology. Many are of long-standing but each "new" disease, each new diagnostic technique and each new operation evokes a new perspective in anatomic inquiry. The section on the coronary arteries provides, for example, an anatomic basis for an urgent necessity in medicine today – the ability, in coronary artery disease, to quantitate the perfusion deficit and to assess the role of an involved branch in this deficit.

The basic aim is to provide color-photographs of dissected, normal hearts for the study of the details and spatial disposition of anatomic structures seen in the living patient. The value of the photographs will not deteriorate with time, although clinical inferences may require revision. Color-coded drawings, made from the tracings of photographs, simplify orientation. All photographs and drawings are original..

The material is transferable to the study of patients: a technique of perfusion fixation recreates the form and dimension of the heart and coronary arteries; a technique of photographic examination allows replication of normal insitu relationships, and inspection from any radiographic vantage point in the horizontal plane or an elevated plane. The radiographic view of each photograph is specified.

In the presentation of the material, an anatomic method of long-standing is used. A dominating structure if first studied; to it the remaining parts are then applied sequentially. This simple but eductive method clarifies relationships often deemed complex, illumines the logic inherent in cardiac design and facilitates the acquisition of a detailed, spatial knowledge of cardiac anatomy. The dominating structure – termed the aorto-ventricular unit – is composed of the left ventricle, aortic bulb and membrane connecting the two.

For generations an orderly method has been used in the study of extracardiac arteries. Four fundamental facts are established: (1) the origin; (2) the course and relations; (3) the mode of branching; (4) the mode of termination. In the section on the coronary arteries, the method of presentation evokes the importance and utility of this method.

Although the great bulk of the study, carried out during the past 15 years, has been on (normal) hearts, over 300 animal hearts have been studied – these range from a swan to a rhinoceros – a few are included in the atlas. Comparative anatomy increases comprehension of human structures and their variations.

Please ask your bookseller to show you a copy of this beautifully produced atlas!

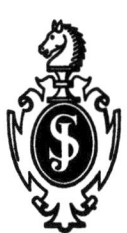

Springer-Verlag
Berlin
Heidelberg
New York

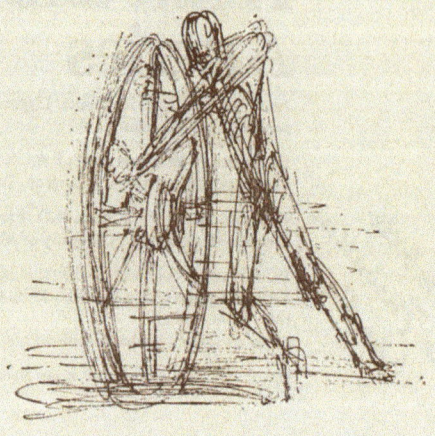

Festgefahren, das heißt auf konflikthafte Vorstellungen fixiert, ist der neurotische Patient und damit in eine Spur eingefurcht, die chronische Störung von Befinden und Verhalten bedeutet.
Von der psychovegetativen Symptomatik, ängstlich gespannter Nervosität bis hin zu ausgeprägten Organ-Funktionsbeschwerden oder -läsionen des psycho-somatischen Typs bewegt sich der Ausdruck seiner Leiden.

1. *Lösung* des Patienten aus einer neurotischen Fixation und Freiheit zu neuer Aktion und Interaktion.
2. Symptomatische *Linderung*, sowohl der psychischen als auch der organischen Beschwerden,

kennzeichnen die Wirkungskapazität und damit den therapeutischen Grundwert von

Valium® Roche

Valium® Roche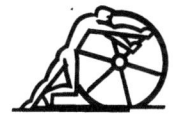

Hinweise:
Wie für alle psychotrop wirksamen Substanzen gilt auch für Valium Roche, daß man unter dem Einfluß seiner Wirkung keinen Alkohol genießen sollte, da die individuelle Reaktion im einzelnen nicht vorauszusehen ist. Je nach Anwendung, Dosis und individueller Empfindlichkeit kann das Reaktionsvermögen (z. B. Fahrtüchtigkeit, Verhalten im Straßenverkehr, Maschinenbedienung) beeinflußt werden. Bei gleichzeitiger Gabe zentralwirksamer Pharmaka (Neuroleptika, Tranquilizer, Antidepressiva, Hypnotika, Analgetika, Narkotika) kann Valium Roche – besonders bei parenteraler Applikation – den sedativen Effekt dieser Präparate verstärken. Diese Wirkungsverstärkung ist gegebenenfalls therapeutisch nutzbar. Sind bei ambulanter Therapie (z. B. Berufstätige) höhere Dosen notwendig, empfiehlt es sich, den Schwerpunkt der Behandlung auf den Abend zu verlegen: z. B. abends 5 mg, tagsüber 2mal 2 mg Tabletten unzerkaut mit Flüssigkeit einnehmen. Besonders in den ersten Behandlungstagen und vor allem bei älteren und körperlich geschwächten Patienten ist einschleichend zu dosieren (ab 2 mg oral täglich).

Für die parenterale Verabreichung von Valium Roche genügt in den meisten Fällen die i. m.-Applikation. Sollte sich die i. v.-Darreichung als notwendig erweisen, ist eine Vene mit großem Lumen zu wählen und die Injektion sehr langsam (ca. 0,5–1 ml pro Minute) auszuführen. Bei zu schneller Injektion oder zu kleinlumigen Venen droht das Risiko einer Thrombophlebitis. **Eine intraarterielle Injektion muß wegen Nekrosegefahr und deren Folgen mit Sicherheit vermieden werden.**

Valium Roche ist stets allein zu injizieren, da es in der Mischspritze mit zahlreichen Medikamenten inkompatibel ist. Valium Roche bleibt in 5- bis 10-prozentiger Glukose-Infusionslösung oder 0,9-prozentiger Natriumchlorid-Infusionslösung genügend lange ohne Ausfällung von Wirksubstanz gelöst, wenn folgendes beachtet wird: Die Ampullenlösung (nicht mehr als 4 ml) muß dem gesamten Volumen der Infusionslösung, das 250 ml nicht unterschreiten soll, unter gleichzeitigem gutem Vermischen zugesetzt werden, und mit der Infusion ist unverzüglich zu beginnen.

Wie verschiedene andere Medikamente kann auch Valium Roche nach i. m.-Injektion (nicht aber nach oraler oder i. v.-Verabreichung) einen Anstieg der Kreatinphosphokinase-Aktivität im Serum bewirken (Maximum 12–24 Stunden nach der Injektion). Diesem Umstand ist bei der Differentialdiagnose des Herzinfarktes Rechnung zu tragen.

Bei kreislauflabilen und älteren Patienten ist bei der parenteralen Anwendung von Valium Roche Vorsicht geboten. Patienten, denen Valium Roche parenteral verabreicht wird, sollten wegen der ausgeprägten Muskelentspannung noch kurze Zeit unter Beobachtung sein. **Die Dosierung ist bei Patienten mit hirnorganischen Veränderungen (vor allem Arteriosklerose) sowie mit zirkulatorischer und/oder respiratorischer Insuffizienz der individuell verschiedenen Toleranzgrenze anzupassen.** Bei diesen Patienten sollte man in der ambulanten Praxis auf die parenterale Applikation in der Regel verzichten (Ausnahme Notfalltherapie, z. B. Myokardinfarkt, Krampfzustände, sehr langsam i.v.). Unter Klinikbedingungen kann Valium Roche dieser Patientengruppe auch parenteral verabreicht werden. Dabei ist bei i. v.-Gabe im allgemeinen niedrig zu dosieren und langsam zu injizieren. Wegen der Möglichkeit des Auftretens einer leichten Blutdrucksenkung oder in Einzelfällen einer kurzdauernden Beeinträchtigung der Atmung sollten Maßnahmen für zirkulatorische bzw. respiratorische Unterstützung vorgesehen werden.

Auch gilt für Valium Roche, daß Wirksubstanz in die Muttermilch übertritt. Bei notwendiger regelmäßiger Einnahme wird empfohlen abzustillen.

Wie andere Medikamente mit dämpfender Wirkung auf das Zentralnervensystem kann auch Valium Roche bei Verabreichung an die Mutter charakteristische Veränderungen im fetalen Herzfrequenzmuster (Verlust der Kurzzeitschwankungen) hervorrufen. Ein nachteiliger Einfluß auf den Fetus ist damit nicht verbunden; allerdings muß diesem Umstand bei der Interpretation von Aufzeichnungen der fetalen Herzaktion Rechnung getragen werden, weil damit die Kurzzeitschwankungen als Kriterium zur Beurteilung des fetalen Befindens wegfallen.

Bei Verabreichung von Valium Roche an Gebärende in der zur Geburtserleichterung empfohlenen Dosierung kann bei Neu-, besonders aber bei Frühgeborenen, eine vorübergehende muskuläre Hypotonie in Erscheinung treten. Hohe Dosen (wie z. B. zur Eklampsiebehandlung benötigt) können bei den Kindern auch Hypothermie und eine Beeinträchtigung der Atmung hervorrufen. Während der Frühschwangerschaft sollte Valium Roche – entsprechend den heutigen Auffassungen über den Arzneimittelgebrauch durch werdende Mütter – nur bei zwingender Indikation angewendet werden. Dieser Hinweis ist rein vorsorglich; nachteilige Erfahrungen liegen nicht vor.

Kontraindikation: Myasthenia gravis.

Valium Roche: 7-Chlor-1, 3-dihydro-1-methyl-5-phenyl-2H-1, 4-benzodiazepin-2-on.

Packungen und Preise*:
  20 Tabletten Valium 2 Roche DM 3,20 m. U. St.
  50 Tabletten Valium 2 Roche DM 7,40 m. U. St.
  20 Tabletten Valium 5 Roche DM 5,50 m. U. St.
  50 Tabletten Valium 5 Roche DM 13,05 m. U. St.
  20 Tabletten Valium 10 Roche DM 8,85 m. U. St.
  50 Tabletten Valium 10 Roche DM 21,— m. U. St.
100 ml Sirup   Valium 2 Roche DM 6,35 m. U. St.
  5 Zäpfchen Valium 5 Roche DM 4,70 m. U. St.
  5 Zäpfchen Valium 10 Roche DM 6,90 m. U. St.
  5 Ampullen Valium 10 Roche DM 8,60 m. U. St.
Weitere Anstaltspackungen
*unverbindlich

Hoffmann-La Roche AG · 7889 Grenzach-Wyhlen

F. MÜLLER, O. SEIFERT
Taschenbuch der medizinisch-klinischen Diagnostik
Fortgeführt von H. v. Kress
Herausgeber: H. v. Kress, G. A. Neuhaus
70., neubearbeitete Auflage
173 Abbildungen, davon 36 farbig
XXVII, 914 Seiten. 1975
Gebunden DM 98,—; US $40.20
ISBN 3-8070-0294-4

W. RICK
Klinische Chemie und Mikroskopie
Eine Einführung
3., überarbeitete Auflage
56 Abbildungen, davon 13 Farbtafeln. XVI, 426 Seiten. 1974
DM 24,80; US $10.20
ISBN 3-540-06462-1

Zusammenarbeit von Klinik und Klinische Chemie
Optimierung der Diagnostik
Herausgeber: H. Lang, W. Rock, L. Róka
Merck-Symposium der Deutschen Gesellschaft für Klinische Chemie Mainz, 18.-20. Januar 1973
Leitung: L. Róka
50 Abbildungen, 53 Tabellen
XV, 275 Seiten. 1973
DM 28,—; US $11.50
ISBN 3-540-064626-1

R. GROSS
Medizinische Diagnostik
Grundlagen und Praxis
12 Abbildungen, 14 Tabellen
XII, 218 Seiten. 1969
(Heidelberger Taschenbücher, Band 48) DM 14,80; US $6.10
ISBN 3-540-04544-9

L. DEMLING, M. CLASSEN, P. FRÜHMORGEN
Atlas der Enteroskopie
Endoskopie des Dünndarms und des Dickdarms, retrograde Cholangio-Pankreaticographie
Unter Mitarbeit von H. Koch, H. Bauerle
289 zum Teil farbige Abbildungen
VIII, 252 Seiten. 1974
Gebunden DM 228,—; US $93.50
ISBN 3-540-06555-5
Englische Ausgabe lieferbar

Endoskopie und Biopsie in der Gastroenterologie
Technik und Indikation
Herausgeber: P. Frühmorgen, M. Classen
Mit Beiträgen zahlreicher Fachwissenschaftler
Mit einem Geleitwort von L. Demling
100 Abbildungen. XII, 223 Seiten 1974. (Ein Kliniktaschenbuch)
DM 19,80; US $8.20
ISBN 3-540-06762-0

P. OTTO, K. EWE
Atlas der Rectoskopie und Coloskopie
162 Abbildungen (zum Teil farbig), 1 Tabelle. Etwa 120 Seiten. 1975
In Vorbereitung
ISBN 3-540-07489-9

Standardisierte Krebsbehandlung
Herausgeber: G. Ott, H. Kuttig, P. Drings
32 Abbildungen, 18 Tabellen
IX, 305 Seiten. 1974
Gebunden DM 38,—; US $15.60
ISBN 3-540-06893-7

R. GÄDEKE
Diagnostische und therapeutische Techniken in der Pädiatrie
256 Abbildungen in 368 Einzeldarstellungen. XI, 184 Seiten. 1972
DM 48,—; US $19.70
ISBN 3-540-05965-2

Therapie der Krankheiten des Kindesalters
Herausgeber: G.-A. v. Harnack
Mit Beiträgen zahlreicher Fachwissenschaftler
16 Abbildungen. Etwa 960 Seiten 1976. DM 96,—; US $39.40
ISBN 3-540-07447-3

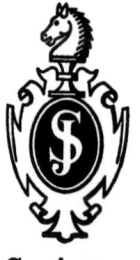

Springer-Verlag
Berlin
Heidelberg
New York

Preisänderungen vorbehalten

schluß sind die Ausgangswerte wieder erreicht. Dieser typische Verlauf der Flimmerschwelle — Abfall und Wiederanstieg innerhalb 30 min — wurde in *allen* Versuchen ermittelt, auch bei jenen Tieren, bei denen vorübergehend spontan Kammerflimmern auftrat.

Den weiteren Verlauf der Flimmerschwelle bis zu 10 Std nach Infarkt zeigt die Abb. 2. Nach der vorübergehenden Senkung der Flimmerschwelle in der ersten Arrhythmiephase bleiben die Meßwerte nunmehr konstant. Auch während der zweiten Arrhythmiephase, die durchschnittlich 5½ Std nach der Ligatur beginnt und während derer sich schwerste ventrikuläre Dysrhythmien entwickeln, sind keine Änderungen der Flimmerschwelle zu ermitteln.

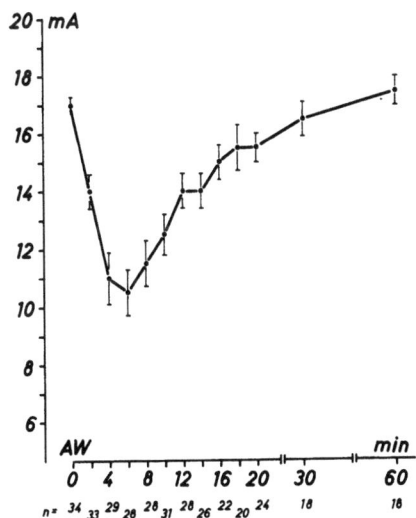

Abb. 1. Flimmerschwellen des Herzens in der 1. Std nach akutem Koronarverschluß

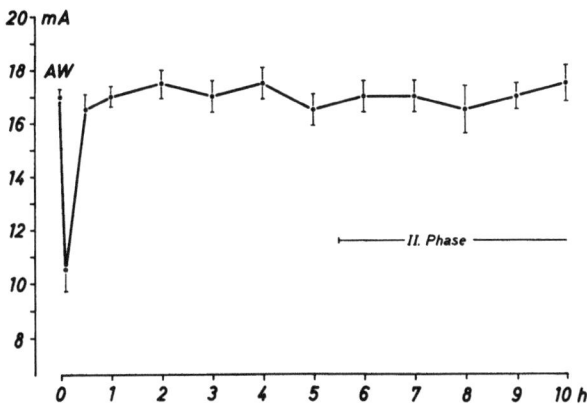

Abb. 2. Flimmerschwellen des Herzens in den ersten 10 Std nach akutem Koronarverschluß

Der charakteristische Verlauf der Flimmerschwelle in der Frühphase des Infarkts — initialer Abfall und nachfolgender Wiederanstieg — wurde 1971 schon von Burgess u. Mitarb. [2] angegeben. Allerdings hatten diese Autoren bei nur wenigen Meßpunkten nicht die gezielt in die vulnerable Phase applizierte Reizstromstärke zur Flimmerschwellenbestimmung verwandt, sondern bei konstanter Stromstärke die Veränderungen der Reizzeit, also in jedem Fall eine postextrasystolische Flimmerschwelle bestimmt. Levine hat — bei allerdings nur 2 Meßpunkten, nach 5 und 15 min der frühen Phase — eine ähnliche Methode wie wir angewandt. Die beiden Meßwerte liegen auf unserem Kurvenverlauf [1].

Das divergierende Verhalten der Flimmerschwelle in der I. und II. Arrhythmiephase nach Koronarverschluß erscheint zunächst überraschend, ist jedoch sehr gut in Einklang zu bringen mit der Häufigkeit des Kammerflimmerns in diesen Phasen — sowohl klinisch als auch experimentell. Nur in der frühen Phase verläuft die Flimmerschwellensenkung parallel mit der Häufigkeit des spontanen Kammerflimmerns.

Nun ist bei der Entstehung des Kammerflimmerns jedoch zu trennen in auslösende und konditionierende Faktoren. Der Abfall der Flimmerschwelle wird durch Anwendung von β-Sympathikolytika oder vorherige Stellatumresektion verhindert [7, 9, 12]. Wir nehmen daher an, daß die Veränderungen der Flimmerschwelle in der Frühphase des akuten Myokardinfarkts durch Katecholamine hervorgerufen werden, die die Erregbarkeit des *ganzen* Herzens in charakteristischer Weise beeinflussen [4]. Die Katecholamine sind also in dieser Phase nicht nur als ein auslösender, sondern auch als ein konditionierender Faktor des Kammerflimmerns anzusehen, nämlich Senkung der Flimmerschwelle.

Aus diesen Versuchen wird weiter verständlich, daß in der zweiten Arrhythmiephase trotz z. T. schwerer ventrikulärer Arrhythmien dennoch relativ selten Kammerflimmern auftritt, das durch β-Sympathikolytika allein oder durch vorherige Stellatumresektion nicht zu beeinflussen ist [6, 11]. Im Gegensatz zur ersten — als sympathikogen charakterisierten — Phase sind die Katecholamine nunmehr weder bestimmend für die Arrhythmieauslösung noch wird die Flimmerschwelle durch sie beeinflußt. Als auslösender Mechanismus des insgesamt selteneren Kammerflimmerns sind hier vielmehr postextrasystolische kurzfristige Flimmerschwellensenkungen und R- auf T-Phänomene anzusehen.

Literatur

1. Battle, W. E., Naimi, S., Avitall, R., Brilla, A. H., Banas, J. S., Bete, J. M., Levine, H. J.: Amer. J. Cardiol. **34**, 42 (1974). — 2. Burgess, M. J., Abildskov, J. A., Millar, K., Geddes, J. S., Green, L. S.: Amer. J. Cardiol. **27**, 617 (1971). — 3. Han. J.: Amer. J. Cardiol. **24**, 857 (1969). — 4. Han, J., de Jalon, P. G., Moe, G. K.: Circulat. Res. **14**, 516 (1964). — 5. Harris, A. S.: Circulation **1**, 1318 (1950). — 6. Harris, A. S., Estandia, A., Tillotson, R. F.: Amer. J. Physiol. **165**, 505 (1951). — 7. Kliks, B. R., Burgess, M. J., Abildskov, J. A.: Circulation **45** (Suppl. II), 115 (1972). — 8. Meesmann, W., Schulz, F. W., Schley, G., Adolphsen, P.: Z. ges. exp. Med. **153**, 246 (1970). — 9. Schley, G.: Habilitationsschrift, Essen 1972. — 10. Schley, G., Meesmann, W., Wild, U., Wilde, A.: Verh. dtsch. Ges. Kreisl.-Forsch. **39**, 203 (1973). — 11. Stephan, K., Meesmann, W.: Verh. dtsch. Ges. Kreisl.-Forsch. **42**, 305 (1974). — 12. Stephan, K., Meesmann, W.: Z. Kardiol. **63**, 603 (1974).

GOTTWIK, G., RUTH, R. C., OWENS, K., WEGLICKI, W. B. (P. B. Brigham Hospital und Harvard Medical School, Boston, USA): **Lysosomale Enzymaktivitäten bei experimenteller ischämischer Myokardschädigung**

Einleitung

Der biochemische Mechanismus der Zellschädigung im ischämischen Myokard ist nicht vollständig geklärt. Untersuchungen im Lebergewebe zeigten, daß saure Hydrolasen während ischämischer Schädigung über mehrere Stunden freigesetzt werden [1, 2]. Ähnliche Untersuchungen wurden am Skelettmuskel nach Unterbindung der arteriellen Blutzufuhr beschrieben [3]. Wenn lysosomale Enzyme wesentlich zur Entwicklung eines Myokardinfarktes aus einer anfänglichen reversiblen hypoxischen Schädigung beitragen, müssen Veränderungen der Enzymaktivität in einem frühen Stadium des ischämischen Prozesses zu finden sein. Deshalb untersuchten wir ischämisches und Kontrollgewebe nach einer einstündigen ischämischen Schädigung in 5 subzellulären Fraktionen.

Material und Methoden

In 14 Experimenten wurde die Coronaria ant. descendens am Hundeherzen unterbunden. Das ischämische Gewebe wurde in Form von subendokardialen Biopsien aus dem Versorgungsgebiet der unterbundenen Koronararterie entnommen, das Kontrollgewebe vom hinteren oberen Bereich des linken Ventrikels. In gepaarten Experimenten wurde ischämisches und normales Gewebe zerkleinert, homogenisiert und anschließend mit der Ultrazentrifuge in 5 Fraktionen aufgeteilt: 1. NP-Fraktion bei $1000 \times g \times 10$ min, 2. HL-Fraktion bei $9000 \times g \times 15$ min, 3. LL-Fraktion bei $60000 \times g \times 30$ min, 4. M-Fraktion bei $120000 \times g \times 30$ min, 5. S-Fraktion, Überstand. In allen Fraktionen wurde der Gehalt von 3 lysosomalen Enzymen bestimmt, nämlich N-Acetyl-β-Glucosaminidase [4], β-Glucuronidase [5] und

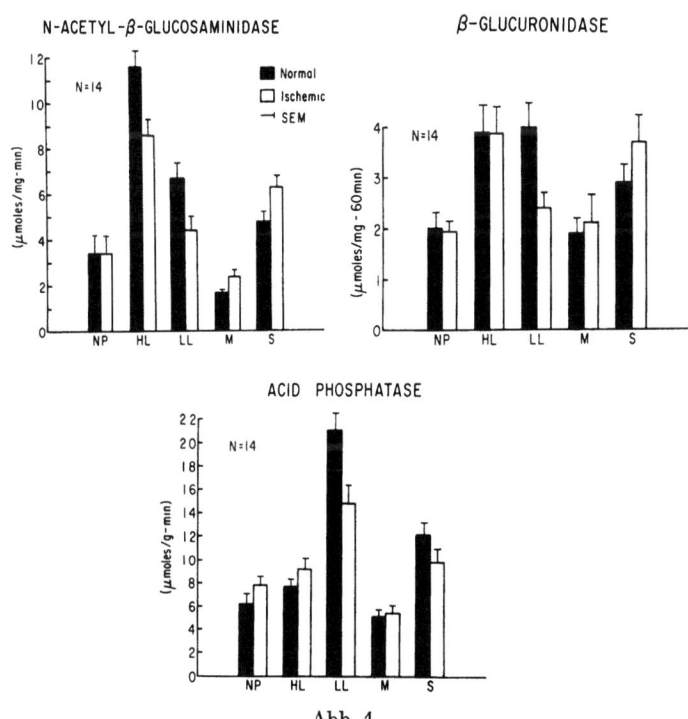

Abb. 1

p-Nitrophenylphosphatase [6]. Außerdem wurde in jeder Fraktion der Proteingehalt [7] und der Gehalt an Cytochrome C-Oxidase [8] bestimmt. „Latenz" einer Enzymaktivität ist ein wesentliches Kriterium für das Vorliegen von Enzymen in inaktiver, membrangebundener Form und wird nachgewiesen durch eine Vermehrung von Enzymaktivität als Folge von Membranlabilisierung. Membranlabilisierung wird üblicherweise durch mehrmaliges Gefrieren und Tauen des Präparates oder aber durch Zusatz von Detergentien, üblicherweise Triton × 100 erreicht. In 6 gepaarten Experimenten wurden die Membranen mit Triton × 100 in der HL- und LL-Fraktion aus ischämischem und normalem Gewebe labilisiert.

Ergebnisse

Die Aktivität pro Gramm Herzgewebe verteilte sich folgendermaßen auf die beschriebenen Fraktionen: NP-Fraktion 50 bis 60%, HL-Fraktion 7 bis 15%, LL-Fraktion 3 bis 5%, M-Fraktion 1%, S-Fraktion 29 bis 35%. Die Verteilung zeigte geringgradige Unterschiede für die einzelnen Enzyme. Die Cytochrom C-

Oxidase verteilte sich auf die NP-Fraktion mit 62%, HL-Fraktion mit 34% und die LL-Fraktion mit 4%. Abb. 1 zeigt die spezifischen Aktivitäten für die drei lysosomalen Enzyme aus den einzelnen Fraktionen des normalen und ischämischen Gewebes (μmol Substrat freigesetzt pro min und mg Protein). In den Fraktionen aus dem ischämischen Gewebe war die spezifische Aktivität von N-Acetyl-β-Glucosaminidase, β-Glucuronidase und p-Nitrophenylphosphatase in der LL-Fraktion vermindert. Zusätzlich fand sich eine Verringerung von N-Acetyl-β-Glucosaminidase in der HL-Fraktion. Im Gegensatz zu dem Verlust an partikelgebundener Aktivität fand sich eine Vermehrung an löslicher Enzymaktivität im Falle von N-Acetyl-β-Glucoseaminidase und β-Glucuronidase, während p-Nitrophenylphosphatase vermindert war. Die M-Fraktion zeigte eine isolierte Vermehrung der Aktivität von N-Acetyl-Glucosaminidase. Die Tabelle zeigt, daß — mit Ausnahme von N-Acetyl-β-Glucosaminidase in der HL-Fraktion — nicht nur eine signifikante Verminderung an partikelgebundener spezifischer Enzymaktivität im ischämischen Gewebe vorlag, sondern daß auch die durch Detergentien labilisierbare latente Enzymaktivität wesentlich verringert war. Dieser Befund diente als Hinweis darauf, daß die partikelgebundene Enzymaktivität wenigstens teilweise als „latente" Aktivität vorgelegen haben muß [14].

Tabelle. Decrease of latency in particle-bound fractions after 1 hr of ischemia (% of control)

Fraction	N-Acetyl-β-Glucosaminidase	β-Glucuronidase	Acid-Phosphatase
HL	0[a] ± 6	18[a] ± 7	38[a] ± 11
LL	46[b] ± 15	36[a] ± 11	43[c] ± 6

n = 6 ± SEM; Triton concentration: [a] 0.04%, [b] 0.075%, [c] 0.01%.

Diskussion

In den vorliegenden Experimenten bewirkte eine einstündige ischämische Schädigung eine Verlagerung partikelgebundener Enzymaktivität in eine lösliche Form, welche wenigstens teilweise in latenter Form vorgelegen haben sollte. Die subzelluläre Fraktionierung in 4 Sedimente und eine lösliche Fraktion erlaubte eine Untersuchung des individuellen Verhaltens dreier lysosomaler Enzyme. Die Bestimmung von Cytochrom C gab Aufschluß über die mitochondriale Beimischung zu den einzelnen Fraktionen. Die Bestimmung des Proteingehaltes der einzelnen Fraktionen erlaubte die Untersuchung der spezifischen Aktivitäten von 3 lysosomalen Enzymen in allen Fraktionen.

Eine Abnahme an partikelgebundener lysosomaler Enzymaktivität wurde in Experimenten mit 4- und 5stündiger ischämischer Schädigung [10, 11] bereits beschrieben und kann durch unsere detaillierten Ergebnisse nach 1stündiger Ischämie bestätigt werden. Auch am Skelettmuskel wurde eine Verlagerung von partikelgebundener lysosomaler Enzymaktivität in die lösliche Form beschrieben [2]. Die löslichen Enzymaktivitäten zeigten in Verlaufsuntersuchungen eine anfängliche Vermehrung und eine darauffolgende kontinuierliche Verringerung, welche sich bei p-Nitrophenylyphosphatase bereits innerhalb einer Stunde, für die anderen Enzyme zu einem späteren Zeitpunkt zeigte. Dies könnte als eine Erklärung für den Verlust an löslicher Aktivität in unseren Ergebnissen dienen. Eine Untersuchung von mehreren subzellulären Fraktionen erschien uns angezeigt, da im Herzmuskel verschiedene Gruppen von Lysosomen an Hand ihrer verschiedenen Sedimentierungsqualitäten bereits nachgewiesen wurden [12]. Dabei wurde angenommen, daß Lysosomen aus verschiedenen Zelltypen entstammen. Eine multiple Lokalisation von lysosomalen Enzymen im subzellulären Bereich und eine Re-adsorption von lysosomalen Enzymen während der Gewebsaufbereitung wurde beschrieben [13]. Re-adsorption wurde in einem höheren Maß bei N-Acetyl-β-Glucosaminidase als bei den anderen Enzymen beobachtet und bietet möglicherweise eine Erklärung für die wenig labilisierbare Enzymaktivität dieses Enzyms in der HL-Fraktion sowie für die isolierte Zunahme dieser Enzymaktivität in der M-Fraktion.

Zusammenfassung

Die Fraktionierung von normalem und ischämischem Herzgewebe erlaubte eine vergleichende Untersuchung von 3 lysosomalen Enzymen bei akuter Ischämie des Myokards. Eine Freisetzung von partikelgebundener Enzymaktivität und eine Verminderung von labilisierbarer Enzymaktivität konnte nachgewiesen werden. Eine Mitwirkung lysosomaler Enzyme im Mechanismus der akuten ischämischen Schädigung des Myokards kann unter den Bedingungen des vorliegenden Modells angenommen werden.

Literatur

1. Barret, A. J.: In: Lysosomes in biology and pathology, 1st ed., vol. 2 (eds. J. T. Dingle, H. B. Fell), pp. 151—293. Amsterdam,London: North Holland Publishing Company; New York: American Elsevier Publishing Co., Inc. — 2. Arcangeli, P., Del Soldato, P., Digiesi, V., Melani, F.: Life Sci 12, 13. — 3. DeDuve, C. R., Beaufay, H.: Biochem. J. 73, 610 (1959). — 4. Woolen, J. W., Heyworth, P. G., Walker, P. G.: Biochem. J. 78, 111. — 5. Gianetto, R., DeDuve, C.: Biochem. J. 59, 433 (1955). — 6. Baggiolini, M., Hirsch, J. G., DeDuve, C.: J. cell. Biol. 40, 529 (1969). — 7. Lowry, O. H., Rosebrough, N. J., Farr, A. L., Randall, R. J.: J. biol. Chem. 193, 265 (1951). — 8. Olivera, M. M., Weglicki, W. B., Nason, A., Nair, P. P.: Biochim. biophys. Acta (Amst.) 180, 98 (1969). — 9. Snedocor, G. W., Cochoran, W. G.: Statistical methods, 2nd ed. State University Press, Iowa 1967. — 10. Ricciutti, M. A.: Amer. J. Cardiol. 30, 498 (1972). — 11. Spath, J. A., Lane, D. L., Letes, A. M.: Circulat. Res. 35, 44 (1974). — 12. Smith, A. L., Bird, J. W. C.: In: Recent advances in studies on cardiac structure and metabolism, vol. 6 (ed. A. Fleckenstein), 1973 (in press). — 13. Hoffstein, S., Streuli, F., Hirsch, J., Fox, A. C., Weissmann, G.: Fed. Proc. 58, 305 (1974). — 14. Baccino, F. M., Rita, G. A., Zuretti, M. A.: Biochem. J. 122, 363 (1971).

MATHES, P., ROMIG, D., SACK, D. W., HEINKELMANN, W., KRÜGER, P.. ERHARDT, W. (I. Med. Klinik u. Inst. für exp. Chirurgie, Techn. Univ. München): **Die Funktion des überlebenden Herzmuskels nach experimentellem Infarkt***

Die Auswirkungen eines akuten Infarktes auf die kontraktilen Eigenschaften des überlebenden Herzmuskels sind in vivo nur schwer beurteilbar, da die mit einem Infarkt eintretende Änderung der Ventrikelgeometrie den Wert der konventionellen Kontraktilitätsparameter wesentlich einschränkt [1, 2]. Weiterhin führt der Anstieg der Plasmakatecholamine nach dem Infarkt zu einer Stimulation des Herzmuskels [3], so daß selbst direkte Bestimmungen der Verkürzungsgeschwindigkeit des nichtinfarzierten Herzmuskels in vivo die Kontraktilität des überlebenden Herzmuskels nur bedingt wiedergeben.

Um den Einfluß der veränderten Ventrikelgeometrie und der zirkulierenden Katecholamine auf die Funktion des überlebenden Herzmuskels auszuschalten, haben wir den überlebenden Herzmuskel nach experimentellem Infarkt isoliert und seine kontraktilen Eigenschaften in vitro analysiert. Der experimentelle Infarkt wurde bei erwachsenen Katzen durch Unterbindung mehrerer, zur Vorderwand des linken Ventrikels ziehender Koronaräste, 2. Ordnung, hervorgerufen. Die so erzielten Infarkte wiesen eine vergleichbare Größe und Lokalisation auf. 48 Std nach der Operation betrug der durchschnittliche Infarktanteil gewichtsmäßig 21,6 ± 1,9% des linken Ventrikels, wobei jedoch die infarktbedingte Ödemeinlagerung nicht berücksichtigt ist.

---

* Mit Unterstützung der DFG.

48 Std nach dem Infarkt kam es zu einem leichten Absinken der Herzfrequenz, einem geringfügigen Abfall des arteriellen Mitteldrucks von 94 ± 6 mm Hg auf 86 ± 8 mm Hg sowie zu einem mäßig ausgeprägten Anstieg des mittleren Drucks im rechten Vorhof und des rechtsventrikulär enddiastolischen Drucks. Während die systemarteriellen Drucke im weiteren Verlauf nach dem Infarkt keine wesentliche Veränderung erfuhren, kam es eine Woche nach der Infarzierung zu einem weiteren, leichten Anstieg des rechtsventrikulär enddiastolischen Drucks.

Nach Beendigung der hämodynamischen Untersuchungen wurden die Herzen isoliert und der aus dem nichtinfarzierten Anteil stammende rechtsventrikuläre Papillarmuskel entnommen und in das Muskelbad eines Myographen transferiert. Nach einer Stabilisationsperiode von durchschnittlich 90 min wurde durch schrittweise stärkere Vordehnung die bei L_{max} entwickelte aktive Kraft bestimmt, bei einer Temperatur von 29° C und einer Stimulationsfrequenz von 0,2 Hz.

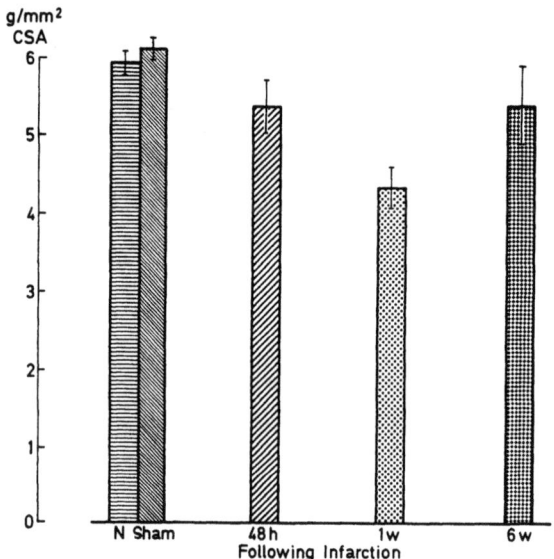

Abb. 1. Isometrisch entwickelte Kraft bei L_{max} im überlebenden Herzmuskel nach experimentellem Infarkt

Während scheinoperierte Tiere, die eine Woche nach der Operation untersucht wurden, keinerlei Einbuße der bei L_{max} entwickelten Kraft aufwiesen, kam es im überlebenden Herzmuskel bereits 48 Std nach dem Infarkt zu einer Herabsetzung der Kontraktionskraft, die eine Woche nach der Infarzierung noch deutlicher ausgeprägt war. 6 Wochen nach dem Infarkt lag die bei L_{max} entwickelte Kraft wieder im Normbereich.

Ein ganz ähnliches Verhalten zeigt die postextrasystolische Potenzierung nach gepaarter Stimulation. Der in der Kontrollgruppe beobachtete Zuwachs von $65,7 \pm 4,6\%$ sinkt bereits 48 Std nach dem Infarkt im überlebenden Herzmuskel deutlich ab; eine weitere Abnahme ist eine Woche nach der Infarzierung zu beobachten, so daß der Herzmuskel hier erst nach paariger Stimulation die von der Kontrollgruppe mit Einzelstimulierung erzielte Kontraktionskraft erreicht. 6 Wochen nach der Infarzierung ist es nicht nur zur weitgehenden Normalisierung der bei L_{max} entwickelten Kraft gekommen, sondern auch die postextrasystolische Potenzierung erreicht mit $54 \pm 3,8\%$ einen nahezu normalen Wert.

Auch das Kraft-Frequenz-Verhalten zeigt charakteristische Unterschiede für die einzelnen Muskelgruppen. Bei schrittweisem Anheben der Reizfrequenz von

0,2 auf 0,6 Hz kommt es in der Kontrollgruppe zum typischen Bowditchschen Treppenphänomen mit proportionalem Anstieg der entwickelten Kraft. 48 Std nach dem Infarkt ist das Verhalten prinzipiell gleichartig, wenngleich der prozentuale Zuwachs deutlich geringer als in der Kontrollgruppe ist. Eine Woche nach der Infarzierung ist die Kraftzunahme des überlebenden Herzmuskels noch geringer geworden; hier kommt es schon frühzeitig,, ab 0,4 Hz zu einem Abflachen der Kurve, der den Unterschied zum Kontrollkollektiv noch deutlicher werden läßt. 6 Wochen nach dem Infarkt macht sich die Tendenz zur Normalisierung erneut deutlich, obwohl das Normalverhalten nicht ganz erreicht wird.

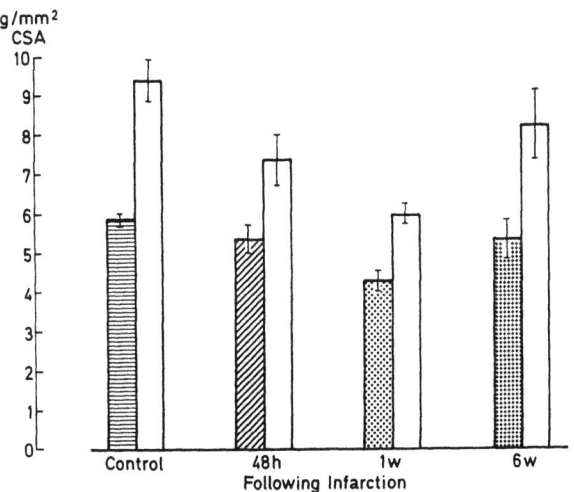

Abb. 2. Kraftzuwachs bei anhaltender postextrasystolischer Potenzierung im überlebenden Herzmuskel nach experimentellem Infarkt

Nach experimentellem Infarkt kommt es offenbar auch im überlebenden Herzmuskel zu einer Herabsetzung der Kontraktilität. Eine Woche nach der Infarzierung ist der Kontraktilitätsverlust am stärksten ausgeprägt, wobei nicht nur die entwickelte Kontraktionskraft abgenommen hat, sondern auch die Antwort auf positiv inotrop wirkende Stimuli verringert ist. 6 Wochen nach der Infarzierung werden weitgehend normale Kontraktilitätsparameter beobachtet; der Kontraktilitätsverlust in der frühen Phase nach dem Infarkt ist also offenbar reversibel. Bei der Beurteilung der hämodynamischen Folgen eines Infarktes muß nicht nur der Ausfall funktionellen Gewebes, sondern auch die herabgesetzte Kontraktilität des überlebenden Herzmuskels mit in Betracht gezogen werden.

Literatur

1. Baxley, W. A., Jones, W. B., Dodge, H. T.: Ann. intern. Med. 74, 499 (1971). — 2. Mathes, P., Just, H., Schicketanz, K.: Klin. Wschr. 52, 334 (1974). — 3. Richardson, J. A.: Progr. cardiovasc. Dis. 6, 56 (1963).

BISCHOFF, K. O., STEPHAN, K., GÜLKER, H., MEESMANN, W. (Inst. Pathotolog. Physiologie, Klinikum der Univ. Essen): **Die akute Belastbarkeit druckhypertrophierter Herzen**

In früheren Experimenten untersuchten wir die Frage der Katecholaminempfindlichkeit druckhypertrophierter Herzen unter steigender Katecholaminfusion und kamen zu dem Ergebnis, daß bei mittelgradiger, durch Coarctatio aortae am Hund erzeugter Druckhypertrophie des linken Ventrikels die Katecholaminempfindlichkeit erhöht ist [2—4].

Weitere Untersuchungen sollten die Frage der akuten Belastbarkeit druckhypertrophierter Herzen durch akute Druckbelastung sowie durch akute Volumenbelastung beantworten.

An insgesamt 18 erwachsenen Hunden (mittleres Körpergewicht 24,6 ± 4,1 kg) wurde durch Coarctatio aortae unterhalb des Abgangs der Arteria subclavia eine linksventrikuläre Hypertrophie erzeugt (Einzelheiten s. [4]). Die mittlere Coarctationszeit betrug 180 ± 14 Tage.

Als Maß der linksventrikulären Hypertrophie wurden die Parameter linksventrikuläres Gewicht dividiert durch Körpergewicht (LVG/KGW) und der Hypertrophieparameter nach Krayenbühl [8]: linksventrikuläres Gewicht dividiert durch das totale Herzgewicht minus linksventrikuläres Gewicht (LVG/THG − LVG) ermittelt. Beide Hypertrophieparameter waren bei den Coarctationstieren gegenüber einem vergleichbaren Kontrollkollektiv mittelgradig signifikant erhöht (p < 0,005). Bei 12 dieser Hypertrophietiere wurde die akut zur Verfügung stehende Kontraktilitätsreserve mit stufenweise erhöhter Katecholamininfusion (Ausgangsinfusion: 0,01 γ/kg und min Isoproterenol und 0,1 γ/kg und min Noradrenalin) ermittelt und einem vergleichbaren Kontrollkollektiv von 6 Hunden gegenübergestellt. Wir wählten das Mischungsverhältnis von Isoproterenol und Noradrenalin von 1:10, da hierbei die Herzfrequenz und der diastolische Aortendruck weitgehend konstant blieben.

Als Kontraktilitätsparameter bestimmten wir die in der Literatur angegebenen Größen: (dp/dt) max, Vpm = ((dp/dt dividiert durch P) max) und t − (dp/dt) max [5, 6, 9, 12—14], die unter standardisierten Versuchsbedingungen am narkotisierten Tier mit Hilfe von Katheter-Tip-Manometern ermittelt wurden. Die Ausgangswerte der hämodynamischen Parameter wie Herzfrequenz und enddiastolischer Druck unterschieden sich weder in Ruhe noch bei maximaler Stimulation signifikant voneinander, dagegen waren sowohl der diastolische Aortendruck (p < 0,01) als auch der systolische Aortendruck (p < 0,05) bei den Tieren mit linksventrikulärer Hypertrophie signifikant gegenüber den Kontrollen erhöht.

Von den Kontraktilitätsparametern waren in Ruhe weder das Vpm noch die Zeit t − (dp/dt) max signifikant voneinander verschieden; schwach signifikant erhöht (p < 0,05) war jedoch die maximale Druckanstiegsgeschwindigkeit bei den Coarctationstieren.

Während der maximalen Stimulation durch Isoproterenol und Noradrenalin waren bei den Tieren mit linksventrikulärer Hypertrophie im Vergleich zu den Kontrollen sowohl Vpm als auch die Zeit t − (dp/dt) max im Sinne einer erhöhten Kontraktilität signifikant verschieden. Die maximale Druckanstiegsgeschwindigkeit unterschied sich dagegen nicht signifikant. Die zur Bestimmung der Kontraktilitätsreserve benötigte Dosierung von Isoproterenol und Noradrenalin war bei den Hypertrophietieren sogar um den Faktor 2,5 niedriger.

Bei 6 weiteren Tieren mit linksventrikulärer Hypertrophie wurde der linksventrikuläre Druck in Ruhe und während zweimaliger Abklemmung der Aorta ascendens von jeweils 20 sec Dauer registriert und aus beiden Werten der Mittelwerte gebildet (s. Abb. 1).

Während der akuten Abklemmung der Aorta ascendens und somit angenähert isovolumetrischen Kontraktionsbedingungen [1] entwickelten die Coarctationstiere bei signifikant höheren Ausgangsdrucken einen signifikant höheren maximalen linksventrikulären Druck, der im Mittel 60 mm Hg höher lag als der der Kontrollen.

Rechnet man die jeweiligen Drucke auf 100 g linksventrikuläres Gewicht um [1, 10, 11], dann unterscheiden sich in beiden Kollektiven weder die Ausgangsdrucke noch die maximal erreichbaren Drucke/100 g linksventrikuläres Gewicht.

Im weiteren Versuchsablauf wurde bei beiden Kollektiven das Verhalten des enddiastolischen Druckes und der Herzfrequenz während Infusion von 6%igem Dextran bei einer Infusionsgeschwindigkeit von 100 ml/min gemessen (s. Abb. 2).

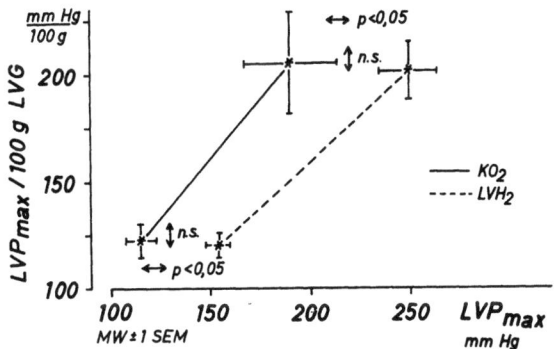

Abb. 1. Ausgangswerte und Maximalwerte des LVP nach totaler Aortenkompression — absolut und pro 100 g LVG. LVH_2, n = 6; KO_2, n = 6

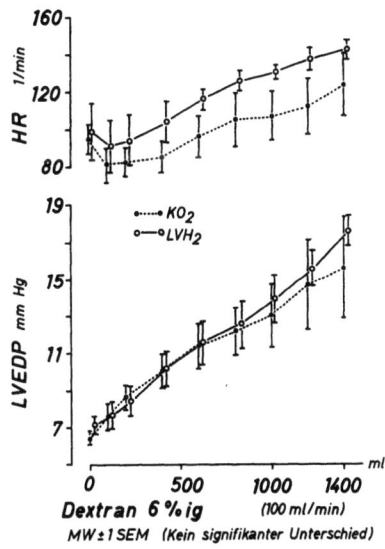

Abb. 2. Das Verhalten des LVEDP und der HR druckhypertrophierter Herzen (LVH_2, n = 6) gegenüber Kontrollen (KO_2, n = 6) unter akuter Volumenbelastung

Während der gesamten Volumenbelastung sind die Änderungen des enddiastolischen Druckes bei den Hypertrophietieren und den Kontrollen nicht signifikant voneinander different, d. h. bei den Hypertrophietieren treten keine Zeichen einer vorzeitigen Herzinsuffizienz auf.

Während der Volumeninfusion ist zwar die mittlere Herzfrequenzzunahme bei den Hypertrophietieren gegenüber den Kontrollen leicht erhöht, zu keinem Punkt wird jedoch der Signifikanzbereich erreicht.

Diese Versuche belegen im Gegensatz zu den Ergebnissen anderer Untersucher [2, 7, 10], daß mittelgradig druckhypertrophierte Herzen gegenüber nicht hypertrophierten Herzen

1. keine Einschränkung der akut zur Verfügung stehenden Kontraktilitätsreserve haben,
2. bei akuter maximaler Zunahme des Ausflußwiderstandes sogar einen höheren linksventrikulären Druck entwickeln als die Herzen der Kontrolltiere [1],
3. auch bei schneller, großer Volumeninfusion die gleichen Änderungen des enddiastolischen Druckes aufweisen, also keine gegenüber den Kontrollen vorzeitige Insuffizienz des linken Ventrikels erkennen lassen.

Diese Ergebnisse widerlegen die Auffassung, wonach jede Druckhypertrophie den Keim der Herzinsuffizienz in sich birgt.

Literatur

1. Alexander, N., Goldfarb, T., Drury, D. R.: Circulat. Res. **10**, 11 (1962). — 2. Bischoff, K. O., Meesmann, W., Wild, U., Gülker, H.: Pflügers Arch. **343** (Suppl.), R 14 (1973). — 3. Bischoff, K. O., Meesmann, W.: Verh. dtsch. Ges. inn. Med. **80**, 1101 (1974). — 4. Bischoff, K. O., Meesmann, W., Wild, U.: Z. Kardiol. **63**, 971 (1974). — 5. Bischoff, K. O., Meesmann, W., Wild, U.: Pflügers Arch. **339** (Suppl.), R 13 (1973). — 6. Braunwald, E., Ross, J., Jr., Sonnenblick, E. H.: New Engl. J. Med. **277**, 17 (1969). — 7. Kaufmann, R. L., Homburger, H., Wirth, H.: Circulat. Res. **9**, 103 (1971). — 8. Krayenbühl, H. P., Peirce II, E. C., Aigshi, T.: Arch. Kreisl.-Forsch. **56**, 1 (1968). — 9. Krayenbühl, H. P.: Bibl. cardiol. (Basel) **23**, (1969). — 10. Meerson, F. Z.: Hyperfunktion, Hypertrophie und Insuffizienz des Herzens. Berlin: VEB 1969. — 11. Meerson, F. Z., Pshennikova, M. G.: Fed. Proc. **24** (Transl. Suppl.), 957 (1965). — 12. Mehmel, H., Krayenbühl, H. P., Rutishauser, W.: J. appl. Physiol. **29**, 637 (1970). — 13. Morgenstern, C., Goebel, H., Lochner, W.: Dtsch. med. Wschr. **97**, 1561 (1972). — 14. Spann, J. F., Covell, W., Eckberg, D. L., Sonnenblick, E. H., Ross, J., Jr., Braunwald, E.: Amer. J. Physiol. **223**, 5 (1972).

SACK, D. W., MATHES, P. (I. Med. Klinik u. Poliklinik, Techn. Univ. München): **Mitochondrienfunktion und Myokardkontraktilität bei chronischer Kaliummangel-Kardiomyopathie**

In Herzerkrankungen verschiedener Genese findet sich ein auffallender Schwund an intrazellulärem Kalium [2, 3]. Die Ursache dieser intrazellulären K-Verminderung und ihre Auswirkung auf die Kontraktilität des Herzmuskels ist nicht bekannt. In den vorliegenden Experimenten wurde durch Verfütterung einer K-freien Diät chronischer intrazellulärer Kaliummangel an Katzen erzeugt. Die Wirkung der chronischen Kaliumverarmung auf das Myokard wurde an Hand von Papillarmuskelkontraktionen und Untersuchungen der oxydativen Phosphorylierung der Herzmuskelmitochondrien untersucht.

Methodik

Drei Kollektive von Tieren wurden untersucht. Gruppe 1 bestand aus Kontrolltieren an normaler Diät. Gruppe 2 bestand aus Tieren, an die für einen durchschnittlichen Zeitraum von 46 Tagen Kalium-freie Diät verfüttert wurde, und Gruppe 3 erhielt ebenfalls K-freie Diät, aber zusätzlich K Cl im Trinkwasser. Diese Anordnung wurde gewählt, um eventuelle Auswirkungen der Diät selbst auf die untersuchten Parameter zu erfassen. Nach Töten je eines Kontroll- und K-Mangeltieres wurden Papillarmuskel aus den rechten Ventrikeln präpariert und zur Bestimmung der isometrischen Kraftentwicklung sowie Kraft-Geschwindigkeitsdiagrammen in einen Myographen übergeführt. Aus dem restlichen Gewebe der rechten Ventrikel wurden durch Ultrazentrifugation die Mitochondrien isoliert. Folgende Indizes der oxydativen Phosphorylierung [1] wurden in den Mitochondrien untersucht: Stadium 3 (mitochondrialer O_2-Verbrauch in Anwesenheit von Substrat und ADP), Stadium 4 (mitochondrialer O_2 nach Phosphorylierung allen zugegebenen ADP zu ATP), Respirationskontrollindex (RCI = Quotient Stadium 3/Stadium 4) und P:O-Quotient. Der mitochondriale O_2-Verbrauch wurde über eine vibrierende Platinelektrode gemessen, als Substrat diente Glutamat.

Ergebnisse und Diskussion

Die Kraft-Geschwindigkeitskurve von Papillarmuskeln K-verarmter Tiere war über den gesamten untersuchten Bereich hinweg auf ein geringeres Niveau verschoben. Die maximale Kontraktionsgeschwindigkeit (V_{max}) von K-Mangelmuskeln war von $1{,}24 \pm 0{,}08$ Muskellänge/sec in Kontrollen auf $0{,}51 \pm 0{,}07$ vermindert. Die herabgesetzte Kontraktilität des chronisch K-verarmten Myokards zeigte sich auch in Veränderungen der isometrischen Spannungsentwicklung bei L_{max}. So betrug die maximale Spannungsentwicklung $6{,}6 \pm 0{,}4$ g/mm² Papillarmuskelquerschnitt in Kontrollen und war im K-Mangelmyokard auf $2{,}9 \pm 0{,}4$ g/mm² vermindert ($p < 0{,}001$). Es fanden sich keine Unterschiede verglichen mit Kontrollwerten in Kraft-Geschwindigkeitsdiagrammen und isometrischen Kontraktionen von Muskeln aus Tieren an der K-Mangeldiät plus K Cl im Trinkwasser.

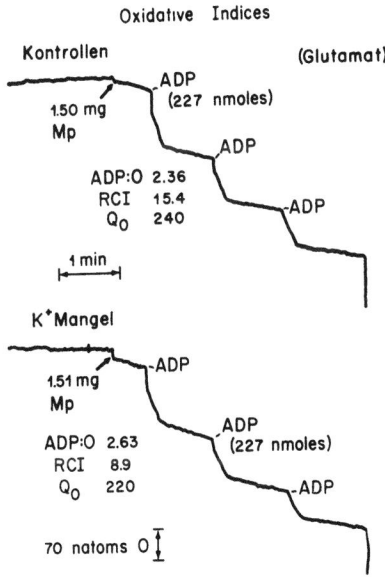

Abb. 1. Sauerstoffverbrauch während Stadium 3 und Stadium 4 der oxydativen Phosphorylierung in Herzmuskelmitochondrien. Die Pfeile zu Beginn der Kurven markieren die Zugabe des Mitochondrienproteins zum Reaktionsgemisch. Die flachen Kurvenverläufe repräsentieren Stadium 4, die steilen Verläufe Stadium 3 der oxydativen Phosphorylierung

Der mitochondriale O_2-Verbrauch im Stadium 3 der oxydativen Phosphorylierung war von 210 ± 16 n Atomen O/mg Protein/min in Kontrollen auf 189 ± 13 herabgesetzt ($p < 0{,}01$). Dagegen zeigte der mitochondriale O_2-Verbrauch im Stadium 4 eine Erhöhung von $15{,}1 \pm 0{,}9$ n Atomen O/mg Protein/min in Kontrollen auf $16{,}2 \pm 0{,}8$ ($p < 0{,}01$). Der RCI von Mitochondrien aus chronisch K-verarmtem Myokard war von $14{,}2 \pm 0{,}6$ in Kontrollen auf $12{,}1 \pm 0{,}7$ vermindert ($p < 0{,}05$). Da der RCI als ein Index des Kopplungsgrades der oxydativen Phosphorylierung angesehen wird, kann die Verminderung des RCI im chronischen K-Mangel als Entkopplung der oxydativen Phosphorylierung gedeutet werden. Der P:O-Quotient war für Kontroll- und K-Mangelmitochondrien im für Glutamat zu erwartenden Bereich ($2{,}6 \pm 0{,}1$ bzw. $2{,}6 \pm 0{,}1$). Abb. 1 zeigt Originalkurven des mitochondrialen O_2-Verbrauches im Stadium 3 und 4 für Kontroll- und K-Mangelmitochondrien. Die Untersuchung der oxydativen Phosphorylierung erbrachte keinen Unterschied zwischen Kontrollen und Tieren, an der K-Mangeldiät aber K Cl im Trinkwasser. Dies schließt eine negative Beeinflussung der Kontraktilität und des Myokardstoffwechsels durch die K-Mangeldiät selbst aus.

In den dargelegten Untersuchungen konnte durch chronischen Kaliumentzug eine signifikante Verminderung der Myokardkontraktilität erzielt werden. Gleichzeitig fanden sich Veränderungen der oxydativen Phosphorylierung in Mitochondrien aus chronisch Kalium-verarmtem Myokard. Die daraus resultierende Verminderung des Respirations-Kontrollindex läßt auf eine Entkopplung der oxydativen Phosphorylierung im chronischen Kaliummangel schließen.

Literatur
1. Chance, B., Williams, G. R.: J. biol. chem. **217**, 383 (1955). — 2. Flear, C. T. G.: Significance of potassium and sodium masses in cardiac disease. In: Compartments, pools and spaces in medical physiology (eds. P. E. E. Bergner, C. C. Lushbaugh), pp. 53—93. Oak Ridge: U.S. Atomic Energy Commission 1967. — 3. Oleson, K. H.: Acta med. scand. **175**, 301 (1964).

TILLMANNS, H. H., FAUVEL, J.-M., BING, R. J. (Med. Univ.-Klinik Heidelberg, Kardiol. Abt., Huntington Memorial Hospital, Pasadena, California u. University of Southern California, Los Angeles): **Experimentelle Untersuchungen zur Auswirkung chronischen Alkoholkonsums auf Hämodynamik und Stoffwechsel des Myokards**

Eine kausale Beziehung zwischen Alkoholismus und Herzvergrößerung bzw. Herzinsuffizienz wurde erstmals von Walshe [24] und Bollinger [6] Ende des vorigen Jahrhunderts beobachtet. Seit 1929 Wenckebach das Beri-Beri-Herz beschrieb [1] wurde der Alkoholeffekt auf den Herzmuskel meist einem Vitamin-B-Mangel zugeschrieben. In den letzten Jahrzehnten konnte jedoch in klinischen und experimentellen Studien eine direkte Schädigung des Myokards durch Äthanol bei Fehlen von nutritiven Mangelerscheinungen nachgewiesen werden [2, 7, 8, 11, 20—22, 25, 26]. Um ein besseres Verständnis der Pathogenese der Alkoholkardiomyopathie zu ermöglichen, wurde der Einfluß langfristigen Alkoholkonsums auf Hämodynamik und Stoffwechsel des Myokards im Tierexperiment untersucht.

Die Versuche wurden an 42 Hunden in Pentobarbitalnarkose durchgeführt. Die Tiere wurden in 2 Gruppen eingeteilt, eine Kontrollgruppe (Gruppe C) und eine experimentelle Gruppe (Gruppe A), die 400 ml 25%igen Äthylalkohol täglich über einen Zeitraum von 14 Wochen bis zu einem halben Jahr erhielt. Jeder Hund der Alkoholgruppe wurde mit einem Kontrolltier von ähnlichem Körperbau und -gewicht verglichen, das für dieselbe Zeitperiode unter identischen Bedingungen gehalten wurde, aber keinen Alkohol bekam. Alle Tiere erhielten die gleiche Diät von 2000 Kalorien täglich; einem nutritiven Mangel wurde durch Vitaminsubstitution vorgebeugt. Blut-Äthanol-Konzentrationen wurden bei mehreren Hunden in verschiedenen Zeitabständen wiederholt bestimmt. Sie lagen durchschnittlich zwischen 150 und 180 mg-% bei Spitzenwerten 3 Std nach Nahrungsaufnahme. Hämodynamische und biochemische Studien wurden am Anfang und Ende der experimentellen Periode (14 Wochen bis ½ Jahr), bei den Hunden der Gruppe A nach 2tägiger Alkoholkarenz durchgeführt, um einen akuten Äthanoleffekt zu vermeiden.

Die hämodynamischen Bestimmungen wurden im Ruhezustand und nach Afterloadvermehrung mit Angiotensin (1,9 µg/min) vorgenommen, wenn der diastolische Aortendruck um 25 mm Hg angestiegen war [23]. Folgende hämodynamischen Parameter wurden bestimmt: Linksventrikulärer enddiastolischer Druck (LVEDP), dp/dt_{max}, dp/dt_{min} und v_{max} (mit Hilfe eines Kathetertipmanometers) sowie das Herzminutenvolumen (HMV) und der Schlagarbeitsindex. Das HMV und der totale Koronarfluß sowie die myokardiale Clearance wurden mit ^{84}Rb und Koinzidenzmessung ermittelt [4, 15].

Die biochemischen Untersuchungen umfaßten Bestimmungen der Aktivität von intra- und extramitochondrialen Enzymen [12], der energiereichen Phosphate [3, 10], der respiratorischen Funktion der Mitochondrien sowie des Calcium-

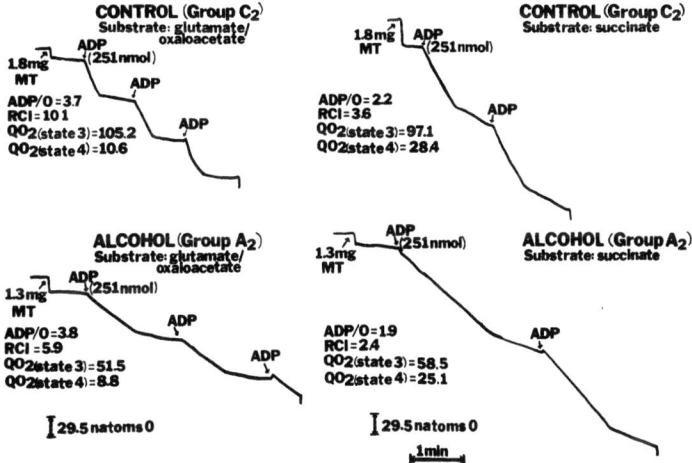

Abb. 1. Repräsentative O_2-Elektrodenkurven (fibrierende Platinelektrode) von Mitochondrien des Herzmuskels eines Kontrolltieres und eines Hundes nach 14wöchigem Alkoholkonsum. Die Unterschiede im respiratorischen Kontrollindex (RCI) und im mitochondrialen O_2-Verbrauch (QO_2) zwischen Gruppe C und Gruppe A sind signifikant (p < 0,05)

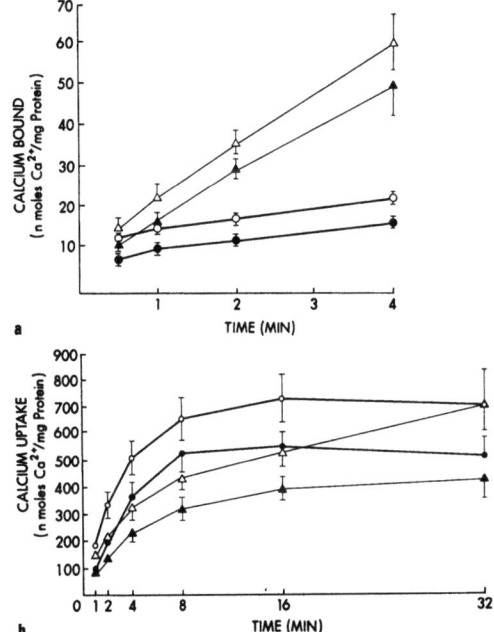

Abb. 2. a) Calciumbindung durch sarkoplasmatisches Retikulum und Mitochondrien des Herzmuskels von Hunden mit und ohne Alkoholexposition (Gruppe A bzw. Gruppe C). Die Werte sind Mittelwerte ± SEM (n = 7). ○ = Gruppe C (sarkoplasmatisches Retikulum); ● = Gruppe A (sarkoplasmatisches Retikulum); △ = Gruppe C (Mitochondrien); ▲ = Gruppe A (Mitochondrien). b) Calciumaufnahme durch sarkoplasmatisches Retikulum und Mitochondrien des Herzmuskels von Hunden mit und ohne Alkoholexposition (Gruppe A bzw. Gruppe C). Die Werte sind Mittelwerte ± SEM (n = 7). ○ = Gruppe C (sarkoplasmatisches Retikulum); ● = Gruppe A (sarkoplasmatisches Retikulum); △ = Gruppe C (Mitochondrien); ▲ = Gruppe A (Mitochondrien)

transportes im Herzmuskel. Zu diesem Zwecke wurden Mitochondrien und sarkoplasmatisches Retikulum des Herzmuskels durch Ultrazentrifugierung isoliert [13, 16]. Die Reinheit der Präparationen wurde elektronenmikroskopisch und durch spezifische Markerenzyme geprüft [14, 19]. Die Atmungsfunktion der Mitochondrien wurde polarographisch mit Hilfe einer vibrierenden Platin-Sauerstoffelektrode gemessen [18]. Calciumbindung und -aufnahme durch Mitochondrien und sarkoplasmatisches Retikulum wurden mit ^{45}Ca und einer leicht modifizierten Millipore-Filter-Methode bestimmt [5, 13].

Nach 3- bis 6monatigem Alkoholkonsum fand sich im Ruhezustand keine signifikante Veränderung der Kontraktionsleistung des Herzens. Auch HMV, Koronarfluß und myokardialer Sauerstoffverbrauch entsprachen den Kontrollwerten. Nach Afterloadvermehrung mit Angiotensin wurde eine leichte, aber signifikante Verminderung der Kontraktilitätsreserve in der Alkoholgruppe beobachtet: Neben einem höheren Anstieg des LVEDP nach Angiotensin (9 mm Hg in Gruppe A, gegenüber 5 mm Hg bei der Kontrollgruppe) waren die Kontraktilitätsindizes dp/dt_{max} und v_{max} sowie der Schlagarbeitsindex signifikant erniedrigt, im Gegensatz zu den Kontrolltieren. Die Verminderung von dp/dt_{min} nach Angiotensin deutet auf eine Störung der Relaxation des Herzmuskels hin [9].

Den hämodynamischen Veränderungen liegt eine Störung der Funktion der subzellulären Organellen, der Mitochondrien und des sarkoplasmatischen Retikulums zugrunde. Folgende Veränderungen der mitochondrialen Funktion wurden beobachtet: Schon nach 14wöchiger Einnahme von Alkohol war die Aktivität der vorwiegend intramitochondrialen NAD-Isocitratdehydrogenase (NAD-ICDH) im Vergleich zum Ausgangswert vor Beginn der experimentellen Periode sowie im Vergleich zur Kontrollgruppe signifikant vermindert. Die respiratorische Funktion der Mitochondrien war eingeschränkt (Abb. 1). So waren der respiratorische Kontrollindex (RCI) als Maß der Kopplung von Oxydation und Phosphorylierung [17] und der mitochondriale Sauerstoffverbrauch (QO_2) in der Alkoholgruppe erniedrigt, gleichgültig welches Substrat im Reaktionsmedium benutzt wurde (Glutamat, Oxalacetat und Succinat). Diese Störung der respiratorischen Funktion der Mitochondrien, die nach chronischem Alkoholkonsum beobachtet wurde, war von einer geringgradigen Verminderung des myokardialen ATP-Gehaltes und von einer deutlichen Herabsetzung der Calciumbindung (Abb. 2a) und Calciumaufnahme (Abb. 2b) durch Mitochondrien und sarkoplasmatisches Retikulum begleitet, verglichen mit den Werten der Kontrollgruppe. Diesen funktionellen Störungen entsprachen morphologische Veränderungen der subzellulären Strukturen: So konnten elektronenmikroskopisch Rarefizierung und Schwellung der Mitochondrien mit Cristaverlust, Dehiszenz der Glanzstreifen und Ausweitung der interzellulären Räume beobachtet werden.

Abschließend seien die wichtigsten Befunde unseres experimentellen Modells der Alkoholkardiomyopathie zusammengefaßt:

1. Verminderung der Aktivität der intramitochondrialen NAD-ICDH.

2. Herabgesetzter respiratorischer Kontrollindex und mitochondrialer Sauerstoffverbrauch.

3. Leichte Verminderung des myokardialen ATP-Gehaltes.

4. Verminderte Calciumbindung und -aufnahme durch Mitochondrien und sarkoplasmatisches Retikulum.

5. Abnahme von dp/dt_{max}, v_{max}, dp/dt_{min} und Schlagarbeitsindex bei Afterloadvermehrung.

6. Elektronenmikroskopische Veränderungen, vornehmlich Mitochondrien, Glanzstreifen und Interzellulärräume betreffend.

Literatur

1. Aalsmer, W. C., Wenckebach, K. F.: Wien. Arch. inn. Med. **16**, 193 (1929). — 2. Alexander, C. S.: Amer. J. Med. **41**, 229 (1966). — 3. Bergmeyer, H. V.: Methods of enzymatic analysis. New York: Academic Press 1965. — 4. Bing, R. J., Bennish, A., Bluemchen, G.: Circulation **29**, 833 (1964). — 5. Bing, R. J., Tillmanns, H. H., Fauvel, J.-M., Seeler, K., Mao, J. C.: Circulat. Res. **35**, 33 (1974). — 6. Bollinger, O.: Dtsch. med. Wschr. **10**, 180 (1884). — 7. Burch, G. E., Colcolough, H. L., Harb, J. M., Tsui, C. Y.: Amer. J. Cardiol. **27**, 522 (1971). — 8. Burch, G. E., De Pasquale, N. P.: Amer. J. Cardiol. **23**, 723 (1969). — 9. Cohn, P. F., Liedtke, A. J., Serur, J., Sonnenblick, E. H., Urschel, C. W.: Cardiovasc. Res. **6**, 263 (1972). — 10. Fawaz, G., Manoukian, E.: Circulat. Res. **11**, 115 (1962). — 11. Gould, L.: Amer. Heart J. **79**, 422 (1970). — 12. Gudbjarnason, S., Braasch, W., Cowan, C., Bing, R. J.: Amer. J. Cardiol. **22**, 360 (1968). — 13. Harigaya, S., Schwartz, A.: Circulat. Res. **25**, 781 (1969). — 14. Katz, A. M., Repke, D. I., Upshaw, J. E., Palascik, M. A.: Biochim. biophys. Acta (Amst.) **205**, 473 (1970). — 15. Leb, G., Derntl, F., Goldschlager, N., Cowan, C., Bing, R. J.: Amer. J. med. Sci. **257**, 203 (1969). — 16. Lindenmayer, G. E., Harigaya, S., Bajusz, E., Schwartz, A.: J. Mol. Cell. Cardiol. **1**, 249 (1970). — 17. Lindenmayer, G. E., Sordahl, L. A., Schwartz, A.: Circulat. Res. **23**, 439 (1968). — 18. Pachinger, O. M., Tillmanns, H. H., Mao, J. C., Fauvel, J.-M., Bing, R. J.: J. clin. Invest. **52**, 2690 (1973). — 19. Rabinowitz, M., De Barnard, B.: Biochim. biophys. Acta (Amst.) **26**, 22 (1957). — 20. Regan, T. J.: Circulation **44**, 957 (1971). — 21. Regan, T. J., Levinson, G. E., Oldewurtel, H. A., Frank, M. J., Weisse, A. B., Moschos, C. B.: J. clin. Invest. **48**, 397 (1969). — 22. Robin, E., Goldschlager, N.: Amer. Heart J. **80**, 103 (1970). — 23. Ross, J., Jr., Braunwald, E.: Circulation **29**, 739 (1964). — 24. Walshe, W. H.: Diseases of the heart and great vessels, ed. 4. London 1873. — 25. Wendt, V. E., Ajluni, R., Bruce, T. A., Prasad, A. S., Bing, R. J.: Amer. J. Cardiol. **17**, 804 (1966). — 26. Wendt, V. E., Wu, C., Balcon, R., Doty, G., Bing, R. J.: Amer. J. Cardiol. **15**, 175 (1965).

LOSSNITZER, K., MOHR, W., STAUCH, M. (Sektion Cardiologie u. Angiologie, Zentrum Innere Medizin u. Kinderheilkunde u. Abt. Pathologie II des Zentrums für Biologie u. Theoretische Medizin, Univ. Ulm): **Die Verhütung von Myokardnekrosen bei der erblichen Kardiomyopathie des syrischen Goldhamsters**

Einleitung

Syrische Goldhamster des Stammes BIO 8262 leiden an einer autosomalrezessiv erblichen Skeletmuskeldystrophie und einer Herzmuskelerkrankung. Nach der heute üblichen Einteilung ist die Herzerkrankung unter die sekundären Kardiomyopathien einzureihen [9]. Krankheitszeichen am Herzen treten zeitlich später auf als an der Skeletmuskulatur. In den ersten 5 Lebenswochen ist das Herz der erkrankten Hamster nämlich makroskopisch und mikroskopisch nicht von dem gesunder Kontrolltiere zu unterscheiden, dagegen sind Veränderungen an der Skeletmuskulatur schon in der 1. Lebenswoche vorhanden [27]. Die Herzläsionen stellen sich makroskopisch als unter dem Epikard gelegene, etwa dem Muskelfaserverlauf folgende grau-gelbe Herde dar. Das histologische Korrelat dieser makroskopischen Veränderungen sind einmal frische Koagulationsnekrosen, die in der Folge von mononukleären Rundzellen resorbiert werden, zum anderen umschriebene Verkalkungsherde. Es fällt auf, daß die Kalkablagerungen häufig im Zytoplasma mehrkerniger Riesenzellen lokalisiert sind. In späteren Stadien der Erkrankung imponieren herdförmige Bindegewebsproliferationen sowie interstitielle Kalksalzablagerungen. Hämodynamisch fallen verminderte Kontraktilität und linksventrikuläre Drucke auf, doch imponiert keine manifeste Herzinsuffizienz [35, 36]. Biochemische Untersuchungen zeigten im sog. pränekrotischen Stadium dieser Kardiomyopathie, also vor der 6. Lebenswoche, einen normalen myokardialen Kalziumgehalt. Er entspricht dem gesunder Kontrolltiere und liegt bei 7,9 mVal/kg Trockengewicht. In späteren Stadien dieses Herzleidens setzt massive myokardiale Kalziumakkumulation ein [23].

Fleckenstein [6—8] schließt aus Untersuchungen am pharmakologischen Isoproterenolmodell der Ratte, daß primär aus der Überschwemmung der

Myokardzellen mit Kalziumionen ein starker Verlust energiereicher Phosphate resultiert mit nachfolgender Myokardzellnekrotisierung. Da durch Gabe sog. „kalziumantagonistischer" Substanzen die durch Isoproterenol erzeugten Myokardzellnekrosen verhindert werden können, sieht er in der Überladung der Myokardzellen mit Kalziumionen ein entscheidendes pathogenetisches Prinzip. Unter den eingangs geschilderten Tatsachen schien es daher sinnvoll, diese Hypothese an dem spontan und erblich auftretenden Krankheitsmodell des syrischen Goldhamsters zu prüfen.

Methoden und Ergebnisse

Die in den folgenden Untersuchungsserien angewendeten Methoden zur quantitativen Kalziumanalyse und zur Bestimmung der ^{45}Ca-Nettobilanz im Myokard sowie zur histologischen Untersuchung des Myokards sind in den Arbeiten 21 bis 24 und 27 beschrieben.

Tabelle 1. Myokardialer Kalziumgehalt[a] 30tägiger BIO 8262-Hamster unter dem gleichzeitigen Einfluß von Isoproterenol und Verapamil

—	1 mg/kg Isoproterenol		
	+ 1 mg/kg Verapamil	+ 3 mg/kg Verapamil	+ 5 mg/kg Verapamil
10,8 ± 2,02 N = 10	10,3 ± 1,36 N = 7	8,9 ± 1,17 N = 7	8,3 ± 0,65 N = 11

[a] mVal/kg Trockengewicht im linken Ventrikel + Septum; Mittelwert ± Standardabweichung. Expositionszeit 6 Std nach simultaner Injektion von Verapamil und Isoproterenol.

Tabelle 2. Myokardialer Kalziumgehalt[a] 60tägiger BIO 8262-Hamster ohne und nach chronischer Behandlung mit Verapamil

Kontrolltiere, unbehandelt	Versuchstiere		
	2 × 1 mg/kg	2 × 5 mg/kg	2 × 10 mg/kg
245,3 ± 243,33 N = 10	85,8 ± 136,56 N = 5	33,5 ± 32,63 N = 10	9,9 ± 2,15 N = 13

[a] mVal/kg Trockengewicht im linken Ventrikel + Septum; Mittelwert ± Standardabweichung.

Beginnend mit dem 30. Lebenstag wurden zweimal täglich im Abstand von 12 ± 3 Std die entsprechenden Dosen Verapamil subkutan in den Nacken der Tiere injiziert. Die Versuchsdauer betrug 30 Tage.

Sechs Stunden nach subkutaner Verabreichung von 1 mg/kg Isoproterenol ergibt sich bei Hamstern des Stammes BIO 8262, die sich in der pränekrotischen Phase der Kardiomyopathie befinden, ein deutlicher Anstieg des myokardialen Kalziumgehaltes um etwa 40%. Gesunde Hamster eines kommerziell erhältlichen Kontrollstammes reagieren nicht bei dieser Isoproterenoldosis, obwohl wie bei den kardiomyopathischen Tieren eine signifikante Steigerung der myokardialen ^{45}Ca-Nettobilanz einsetzt [23]. Doch ist sie deutlich geringer als bei den erbkranken Tieren. Diese Ergebnisse zeigen das Vorliegen einer latenten Kalziumstoffwechselstörung im pränekrotischen Stadium dieser Kardiomyopathie an.

In einer weiteren Versuchsserie konnte geklärt werden, daß bei 30tägigen kardiomyopathischen Hamstern durch simultane Gabe der „kalziumantagonistischen" Substanz Verapamil die isoproterenolinduzierte Kalziumakkumulation dosisabhängig unterdrückbar ist (Tabelle 1). Verapamil ist eine Substanz, die sowohl die bei der elektromechanischen Koppelung als auch die unter Isoproterenol gesteigerte transmembranäre myozelluläre Kalziumkonduktivität der äußeren Zellmembran supprimiert, ohne die β-Rezeptoren zu blockieren [18, 29, 32]. Eine höhere Dosis als 5 mg/kg Verapamil zusammen mit 1 mg/kg Isoproterenol wird nur selten von den Tieren toleriert. Sie versterben kurz nach der subkutanen Applikation. Alleinige subkutane Gabe von 10 mg/kg Verapamil wird gut vertragen.

Nach gelungener Prüfung des kalziumantagonistischen Effektes von Verapamil in der pränekrotischen Phase der Kardiomyopathie wurde durch chronische Verabreichung dieser Substanz versucht, die spontane Manifestation der myokardialen Kalziumstoffwechselstörung zu verhindern. Beginnend mit dem 30. Lebenstag wurde den kardiomyopathischen Hamstern zweimal täglich im Abstand von 12 ± 3 Std 1, 5 bzw. 10 mg/kg Verapamil subkutan über 30 Tage verabreicht. Unbehandelte kardiomyopathische Geschwister dienten als Kontrollen. Kalziumanalysen des Myokards zeigen, daß durch die chronische Verabreichung von zweimal täglich 10 mg/kg Verapamil die spontane myokardiale Kalziumakkumulation der kardiomyopathischen Hamster total unterdrückbar ist (Tabelle 2). Der mittlere myokardiale Kalziumgehalt entspricht etwa dem, der früher bei ungefähr gleichaltrigen Tieren eines gesunden Kontrollstammes gemessen wurde (8,85 ± 1,10 mVal/kg Trockengewicht) [24].

Tabelle 3. Strukturelle Myokardveränderungen 60tägiger BIO 8262-Hamster ohne und nach chronischer Behandlung mit Verapamil

Strukturelle Veränderungen	Unbehandelte Kontrolltiere	Versuchstiere nach Verapamil (2 × 10 mg/kg)
keine	0/7	9/9
Nekrosen ohne oder mit resorptiver Reaktion	5/7	0/9
Myokardzellverkalkung, Riesenzellen mit Kalkeinschlüssen, extrazelluläre Kalkablagerungen	7/7	0/9

Die Behandlung erfolgte in gleicher Weise wie bei den in Tabelle 2 beschriebenen Versuchen.

Wie korrespondierende histologische Untersuchungen überzeugend darlegen (Tabelle 3), treten auch die morphologischen Phänomene der Kardiomyopathie dieser Hamster unter dem Einfluß der kalziumantagonistischen Substanz Verapamil nicht auf. Das Myokard derartig behandelter Tiere ist nicht von dem gleichaltriger gesunder Kontrollen zu unterscheiden.

Schlußfolgerungen

Aus den Ergebnissen wird geschlossen, daß die Überladung der Myokardzellen mit Kalziumionen nicht nur am pharmakologischen Myokardnekrosemodell der isoproterenolbehandelten Ratte, sondern auch bei der spontan im Laufe des Lebens auftretenden erblichen Kardiomyopathie des syrischen Goldhamsters ein entscheidender pathogenetischer Schritt ist. Im Hinblick auf die Myokarddegeneration scheint die wesentliche Störung in den äußeren Zellmembranen der Herzmuskelzellen dieser Hamster zu liegen, da die „kalziumantagonistische" Substanz Verapamil bekanntlich dort ihre Wirkung entfaltet. Da sich auch bei Herzmuskelnekrosen anderer Ursache eine Störung des myokardialen Kalziumhaushaltes zu entwickeln scheint, z. B. nach Gabe von Katecholaminen [2, 20, 28],

Nebennierenrindenhormonen mit und ohne Natriumphosphat [3—5, 12, 16], Kalziumazetat [30, 31], Parathormon [15, 19, 25, 33] und Vitamin D [1, 10, 13, 14, 17], bei chronischem Magnesiummangel [5, 11], nach vorübergehender Ischämie [34], bei Herzinsuffizienz und Herzinfarkt [26], könnte das Prinzip der myokardialen Kalziumüberladung bei der Herzmuskelnekroseentwicklung tatsächlich generell existieren und daher von größter Bedeutung sein. Es erscheint deshalb für die Klinik interessant, den Effekt einer kalziumantagonistischen Therapie nicht nur bei Kardiomyopathien im Rahmen einer Skeletmuskeldystrophie, sondern auch bei Myokarddegeneration anderer Ursache zu erforschen.

Literatur

1. Bauer, J. M., Freyberg, R. H.: J. Amer. med. Ass. **130**, 1208 (1946). — 2. Bloom, S., Davies, D. L.: Amer. J. Path. **69**, 459 (1972). — 3. D'Agostino, A. N.: Amer. J. Path. **45**, 633 (1964). — 4. Duruisseau, J. P., Mori, K.: Brit. J. exp. Path. **40**, 250 (1959). — 5. Farnell, D. R.: Amer. J. vet. Res. **29**, 1695 (1968). — 6. Fleckenstein, A.: Specific inhibitors and promotors of calcium action in the excitation-contraction coupling of heart muscle and their role in the prevention or production of myocardial lesions. In: Calcium and the heart (eds. P. Harris, L. Opie), pp. 135—188. London-New York: Academic Press 1971. — 7. Fleckenstein, A.: Neuere Ergebnisse zur Physiologie, Pharmakologie und Pathologie der elektromechanischen Koppelungsprozesse im Warmblütermyokard. In: Vorträge der Erlanger Physiologentagung 1970 (Hrsg. W. D. Keidel, K.-H. Plattig). Berlin-Heidelberg-New York: Springer 1971. — 8. Fleckenstein, A., Janke, J., Doering, H. J., Leder, O.: Verh. dtsch. Ges. Kreisl.-Forsch. **37**, 345 (1971). — 9. Grosse-Brockhoff, F.: Dtsch. med. Wschr. **96**, 659 (1971). — 10. Ham, A. W., Portuondo, B. C.: Arch. Path. **16**, 1 (1933). — 11. Heggtveit, H. A., Herman, L., Mishra, R. K.: Amer. J. Path. **45**, 757 (1964). — 12. Heilmann, F. R., Kendall, E. C.: Proc. Mayo Clin. **31**, 454 (1956). — 13. Herzenberg, H.: Beitr. path. Anat. **82**, 27 (1929). — 14. Hoff, F., Homann, E.: Z. ges. exp. Med. **74**, 258 (1930). — 15. Hueper, W.: Arch. Path. **3**, 14 (1927). — 16. Karstad, L., Tabel, R., Gordon, D.: Canad. J. comp. Med. **33**, 253 (1969). — 17. Kellner, B.: Virchows Arch. path. Anat. **228**, 491 (1933). — 18. Kohlhardt, M., Bauer, B., Krause, H., Fleckenstein, A.: Pflügers Arch. **335**, 309 (1972). — 19. Learner, A.: J. Lab. clin. Med. **14**, 921 (1929). — 20. Lehr, D., Krukowski, M., Chau, R.: Israel J. med. Sci. **5**, 519 (1969). — 21. Lossnitzer, K.: Zur quantitativen Bestimmung von Kalium, Natrium, Magnesium und Kalzium im Herzmuskelgewebe. In: Kalium-Magnesium-Aspartat, Kolloquium am 30. Oktober 1971 (Hrsg. K. Horatz, P. Rittmeyer), S. 33—44. Berlin: Medicus Verlag 1973. — 22. Lossnitzer, K., Bajusz, E.: J. molec. cell. Cardiol. **6**, 163 (1974). — 23. Lossnitzer, K., Janke, J., Hein, B., Stauch, M., Fleckenstein, A.: Disturbed myocardial calcium metabolism. A possible pathogenetic factor in the hereditary cardiomyopathy of the Syrian hamster. In: Recent advances in studies on cardiac structure and metabolism, vol. 5: Myocardial cell damage. Baltimore-London-Tokyo: University Park Press (in press). — 24. Lossnitzer, K., Steinhardt, B., Grewe, N., Stauch, M.: Basic Res. Cardiol. (in press). — 25. McJunkin, F. A., Tweedy, W. R., Breuhaus, H. C.: Arch. Path. **14**, 649 (1932). — 26. Meister, H.: Z. Kreisl.-Forsch. **56**, 446 (1967). — 27. Mohr, W., Lossnitzer, K.: Beitr. Path. **153**, 178 (1974). — 28. Moretti, A., Arcari, G., Laterza, L., Suchowsky, G. K.: Farmaco, Ed. sci. **28**, 3 (1973). — 29. Nayler, W. G., McInnes, I., Swann, J. B., Price, J. M., Carson, V., Race, D., Lowe, T. E.: J. Pharmacol. exp. Ther. **161**, 247 (1968). — 30. Prioreschi, P.: Folia endocr. (Roma) **14**, 228 (1961). — 31. Prioreschi, P., Selye, H.: Brit. J. exp. Path. **212**, 135 (1961). — 32. Robak, J., Gryglewski, R.: Biochem. Pharmacol. **19**, 1221 (1970). — 33. Selye, H., Tuchweber, B., Gabbiani, G.: Acta endocr. (Kbh.) **90** (Suppl.), 203 (1964). — 34. Shen, A. C., Jennings, R. B.: Amer. J. Path. **67**, 417 (1972). — 35. Stauch, M., Lossnitzer, K.: Verh. dtsch. Ges. Kreisl.-Forsch. **38**, 142 (1972). — 36. Stauch, M., Lossnitzer, K.: Left ventricular function in Syrian hamsters of different age with hereditary cardiomyopathy. In: Recent advances in studies on cardiac structure and metabolism, vol. 5: Myocardial cell damage. Baltimore-London-Tokyo: University Park Press (in press).

Interstitielle Lungenerkrankungen

Zur Pathologie und Klinik der interstitiellen Lungenerkrankungen
OTTO, H., HAUSSER, R. (Patholog. Inst. d. Städt. Kliniken Dortmund)

Referat

Die Zahl der bioptisch-diagnostizierten interstitiell-proliferativen Lungenparenchymerkrankungen ist in den letzten Jahrzehnten überall rapide angestiegen. Mit dieser Zunahme einhergegangen ist die Zahl der Publikationen, in denen versucht wurde, mit klinischen oder morphologischen Mitteln eigenständige Krankheitsbilder in diesem Formenkreis gegeneinander abzugrenzen. Der Erfolg ist nicht so sehr therapeutischer Gewinn aus besserer gliedernder Übersicht, als vielmehr Unsicherheit aus verwirrender Vielfalt, insbesondere auch deshalb, weil morphologisch ähnliche oder gar gleichartige Strukturdetails als typisch für verschiedene Krankheitsbilder beschrieben wurde, von denen die meisten ohnehin bislang ätiologisch unklar geblieben sind. Auch vom Hamman-Rich-Syndrom ist höchstens die Definition einer besonders rasch progredient verlaufenden, aber ätiologisch unklaren interstitiellen Lungenfibrose übrig geblieben, bei der die Definition des Begriffes „rasch" eine Ermessensentscheidung ist, mehr und mehr durch Therapieeinflüsse überlagert.

Auch andere Versuche einer Gliederung der Lungenfibrosen, etwa angelehnt an die topographisch vorgegebenen Röhrensysteme des Bronchial- oder Gefäßraumes haben wenig praktischen Gewinn gebracht. Es werden deshalb im folgenden Lungenfibrosen und ihre Vorstadien in Form der floriden interstitiell-proliferativen Lungenparenchymerkrankungen unter rein deskriptiven morphologischen Aspekten eingeteilt. Insbesondere die floriden Erkrankungsphasen wurden zusammengefaßt nach jenen morphologischen Details, die noch eine therapeutische Beeinflußbarkeit unter Corticoidmedikation erwarten lassen, unbeschadet, ob es sich um ätiologisch unklare oder um mehr oder minder als aufgeklärt anzusehende Krankheitsbilder handelt.

Es erweist sich für das Verständnis als nützlich, den Lungenfibrosen und ihren floriden Erkrankungsphasen einige allgemeine Überlegungen über Morphe und Funktion des Lungeninterstitiums voranzustellen.

Das Interstitium der Lunge beginnt im alveolären Parenchym als schmaler Raum zwischen der Alveolardeckzelle und der Kapillarwand, erst bei der Oelimmersion oder bei elektronenmikroskopischer Vergrößerung räumlich sichtbar. Es ist jener Raum, durch den CO_2 und O_2 diffundieren müssen, damit ein Gasaustausch zustandekommen kann. Die Distanz dieses Interstitiums bestimmt praktisch die Effektivität jedes Atemzuges. Da CO_2 sehr viel rascher als O_2 diffundiert, bedeutet eine Verbreiterung des alveolarseptalen Interstitiums in aller Regel zunächst eine Behinderung der O_2-Aufnahme. Es kommt hinzu der Effekt eines Shuntes, der der Größenordnung nach abhängt vom Anteil des erkrankten Lungenparenchyms und dessen Kapillarquerschnitt.

Im normalen lichtmikroskopischen Präparat ist das alveolarseptale Interstitium der Struktur nach vergleichbar dem Mesangium im Glomerulum. Wird dieses Interstitium im Lichtmikroskop überhaupt als verbreitert sichtbar, so beträgt die Größenordnung der Verbreiterung in der Regel schon ein vielfaches des Normalwertes, d. h. die O_2-Aufnahme in diesem Gebiet ist bereits schwerstens behindert oder praktisch paralysiert. Die Funktionsstörung entspricht einer alveolokapillären Diffusionsblockade.

Funktionell entspricht dieses alveolarseptale Interstitium einem Gefüge von Lymphspalten. Bei aktueller beruflicher Staubgefährdung sieht man hier intra- und extrazelluläre Staubablagerungen, die aber relativ rasch abtransportiert werden. Der Abtransport geht aber zunächst nur bis in das Lobuluszentrum und teilweise auch in das interlobuläre Interstitium. Der Lobulus ist die kleinste anatomisch abgrenzbare Struktureinheit der Lunge, vergleichbar dem Leberläppchen, mit einem eigenen Bronchusgefäßstiel. Sowohl im Lobuluszentrum als auch im interlobulären Interstitium finden sich bereits echte Lymphgefäße. Sowohl nach beruflicher Staubexposition als auch bei exogener oder endogener Siderose und beim starken Raucher sieht man regelmäßig eine pigmentierende lobuluszentrale Staubspeicherung, die jahrelang persistieren kann, offenbar, weil der Transportumschlag in die nächste Lymphbahngeneration mit Zeitverzögerung abläuft.

Das interlobuläre Interstitium, also die Lymphbahnen in den Lobulusgrenzen reagieren häufig bei Störungen des Elektrolyt- oder Wasserhaushaltes mit einem ausgeprägten Ödem. Bei der Autopsie klaffen dann auf der Schnittfläche der

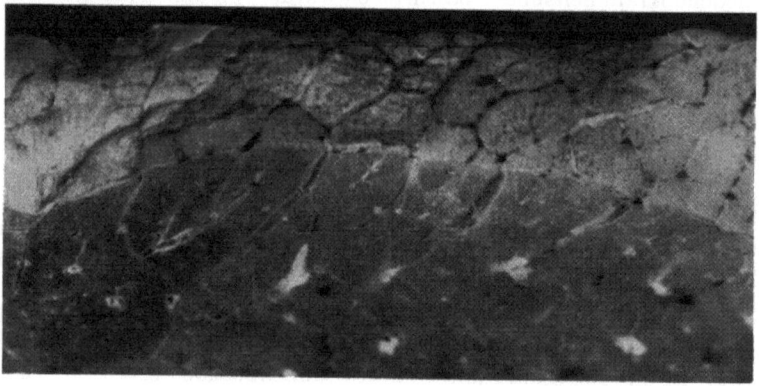

Abb. 1. Schnittfläche einer entfaltet fixierten Lunge mit klaffenden Lappenspaltgrenzen bei ausgeprägtem interstitiellem Ödem

Lunge die interlobulären Septen weit auseinander. Der Kliniker kennt diese interlobulären Septen als die B-Linien von Kerley. Sie sind normalerweise röntgenologisch nicht sichtbar, sondern nur bei Verbreiterung und wenn, dann auch nur im subpleuralen Lungenmantelgebiet. Im Lungenkern verlaufen die interlobulären Septen in der sagittalen Projektion unregelmäßig, auf der Pleuraoberfläche stehen sie aber alle senkrecht.

Vom Lobuluszentrum und von den interlobulären Septen führt das Interstitium der Lunge mit relativ großkalibrigen Lymphbahnen hiluswärts, die als röhrenförmiger Mantel vorwiegend in der Umgebung der großkalibrigen Gefäße angelegt sind. Würde man dieses Interstitium nicht kennen, so könnte man sich kaum eine anschaulichere Methode seiner Darstellung experimentell ersinnen, als durch eine Imprägnation mit Staub. Vor allem bei quarzarmen Lungenstauben sieht man häufig die perivasculären Lymphbahnen mit pigmentierten Makrophagengranulomen markiert. Auch Tumorformationen können diesen Weg benutzen, diese Form der Lymphangiosis carcinomatosa kann röntgenologisch verständlicherweise nur zu einer markanteren Imprägnation des Gefäßbaumes führen. Es gibt also zwei Formen der Lymphangiosis carcinomatosa pulmonum: Die perivasculäre und die interlobuläre.

Bedenkt man, daß die interstitiellen Reaktionen der Lunge strukturgebundene Beteiligungen des lymphatischen Apparates der Lunge sind, so ergibt sich, daß die Krankheitsmanifestation eine Krankheit sui generis sein kann oder eine Begleitreaktion bei anderer Grundkrankheit. Es ist ferner verständlich, daß die Reaktion bei verschiedener Ursache morphologisch die gleiche sein kann und daß strukturanalytisch aus einer lymphangitischen Reaktion sich meist keine Schlußfolgerungen auf die Ursache ableiten lassen. Es gibt mit anderen Worten viele Ursachen interstitieller Lungenparenchymerkrankungen und von Lungenfibrosen.

Die Beziehungen des Pathologen zu den Erkrankungen des Lungeninterstitiums resultieren aus zwei Quellen: dem Sektionssaal und dem bioptischen Einsendungsgut. Im Sektionssaal begegnet man dem leergebrannten Endbild der Erkrankung: der *Lungenfibrose*. Der große Sammelbegriff Lungenfibrose hat sich in

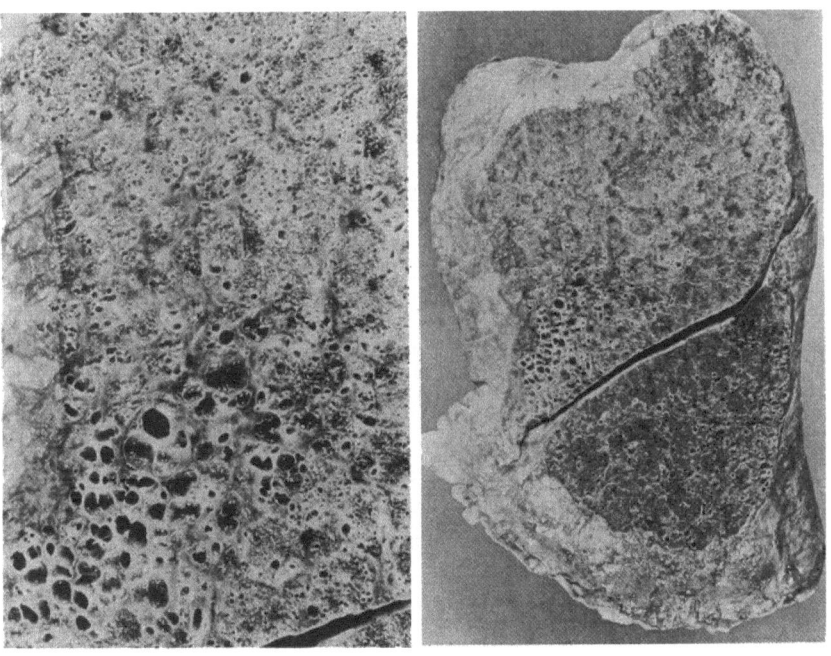

Abb. 2a und b. Lungenschnittfläche (a) mit Ausschnittsvergrößerung (b) bei Asbestose mit atelektatisch-indurativer Fibrose neben emphysematöser Lungensklerose

den letzten Jahren mehr und mehr aufgesplittert in ein Bukett mehr oder minder ätiologisch gut definierbarer Formen der Lungenfibrose. Trotz aller separierender Bemühungen ist übrig geblieben ein großer Restbestand idiopathischer, d. h. ätiologisch unklarer Lungenfibrosen. Man gewinnt den Eindruck, daß die Stigmata der ätiologisch definierbaren Formen gelegentlich weit überschätzt werden. Es gibt nur eine Lungenfibrose, die allein mit morphologischen Mitteln verbindlich klärbar ist: die Asbestose. Der makroskopische Befund ist auch bei der Asbestose vieldeutig, erst bei der stärkeren Vergrößerung sieht man die beweisenden Asbestkörperchen. Eine Hamman-Rich-Lunge würde makroskopisch genauso aussehen können.

Morphologisch gibt es nur zwei Endbilder einer Lungenfibrose:
1. die atelektatisch-indurative Fibrose und
2. die emphysematöse Lungenklerose (honey-comb-lung).

Die Abbildung zeigt beide Formen nebeneinander auf der Schnittfläche einer entfaltet fixierten Lunge. Man erkennt drei verschiedene Strukturen: Reste des alveolären Parenchyms, eine narbig atelektatische Fibrose, die sich nur wenig distinkt abhebt und die emphysematöse Lungensklerose. Es ist zum Beispiel typisch für die Asbestose, daß beide Formen mit Bevorzugung in den Untergeschossen in der gleichen Lunge nebeneinander vorkommen, diese Abbildung entstammt einer Asbestoselunge. Eine Lungenfibrose bei Hamman-Rich-Syndrom könnte genauso aussehen.

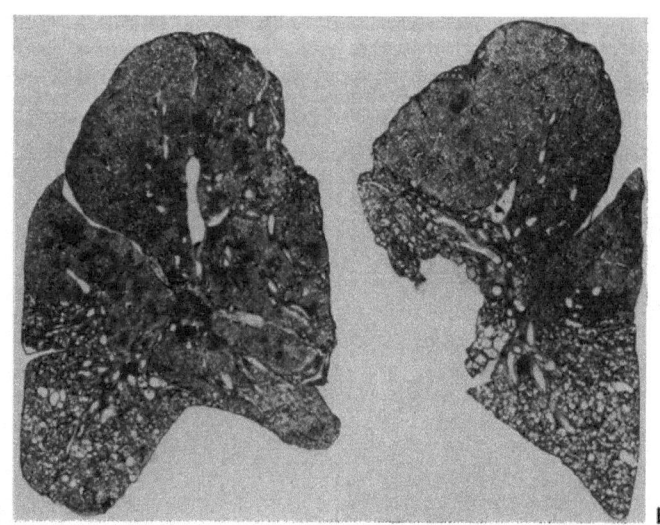

Abb. 3a und b. Großflächenschnitt rechts und links. Lunge bei Sklerodermie: basal-ascendierend entwickelte Lungenfibrose vom Typ der emphysematösen Lungensklerose

Tabelle. Besondere Strukturtypen interstitieller Lungenreaktionen

Reaktionstypen	Lungenbeteiligung	Aetiologie	Corticoidempfindlich
① Alveolitistyp	meist herdförmig, (außer HAMMAN-RICH)	meist unklar	herdförmig: fast immer diffus : meist
② interstitiell-proliferativer Typ (Zwiebelschalentyp)	herdförmig (außer bei Beatmungsschaden)	meist unklar	fast immer
③ tuberkuloider Granulomtyp	herdförmig und diffus	allergisch? oft unbekannt	meist
④ lymphofollikulärer Typ	meist herdförmig	meist unklar (Jmmunopathie?)	meist

Mischformen: ① + ②, ① + ③, ① + ③ + ④, ③ + ④

Für die *Sklerodermie* ist demgegenüber die emphysematöse Lungensklerose kennzeichnend. Die atelektatische Induration kommt hier kaum vor. Röntgenologisch gut verfolgbar steigt die emphysematöse Lungensklerose bei der Sklerodermie oft wie eine Flut von basal ascendierend annähernd seitengleich symmetrisch in beiden Lungen auf. Die Beteiligung der Lungen beim Rheumatismus ist meist ebenfalls vom Typ der emphysematösen Lungensklerose, aber unregelmäßiger und meist bevorzugt in der Lungenperipherie. Für die Kennzeichnung einer Lungenfibrose sind deshalb zwei anatomische Befunde wichtig:

1. der Fibrosetyp (atelektatisch-indurative Fibrose oder emphysematöse Lungensklerose) und
2. das topographische Verteilungsmuster der Fibrose im Großflächenschnitt.

Die Frühphasen der Lungenfibrosen haben die Pathologen erst in den letzten Jahren zunehmend am Beispiel von Lungenbiopsien kennengelernt. Man sollte offen zugeben, daß auf dem Sektor des analysierenden Erkennens von interstitiellen Lungenparenchymerkrankungen jetzt das nachvollzogen werden muß,

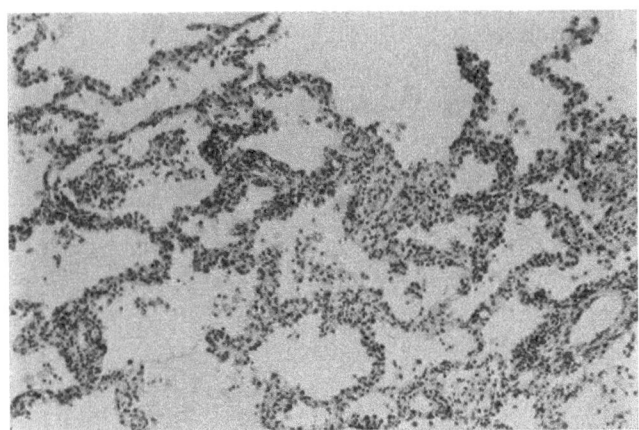

Abb. 4. Alveolitis

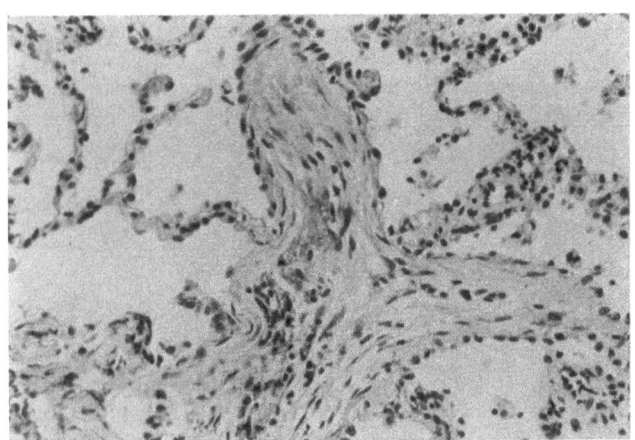

Abb. 5. Alveolarseptale Mesenchymknospen

was einige Jahre vorher etwa durch die Nierenbiopsien am Glomerulum als Erfahrungsgut neu hinzu kam. Die verschiedenen floriden — und damit behandlungs- und rückbildungsfähigen — Reaktionsformen der interstitiellen Lungenparenchymerkrankungen sind in der Tabelle zusammengefaßt; sie kommen isoliert und in verschiedenen Kombinationstypen vor.

1. Der Alveolitistyp (siehe Abbildung) ist wahrscheinlich eine Frühphase der interstitiellen Lungenparenchymerkrankungen. Er ist sicher voll rückbildungsfähig und zeigt morphologisch alveolarseptale Rundzellinfiltration, meist mit ausgeprägter Proliferation der Alveolardeckzellen, Typ II. Im Gegensatz zu

bronchogen fortgeleiteten Entzündungsprozessen ist bei der Alveolitis die Alveolarlichtung unbeteiligt. Der Alveolitistyp kommt häufig in Kombination mit anderen interstitiellen Reaktionen vor.

2. Die interstitiellen Mesenchymknospen entsprechen einer zwiebelschalenförmig geschichteten Proliferation großzelliger mesenchymaler Elemente, teilweise mit dichotomen Verzweigungen. Häufig sieht man im Knötchenzentrum diskrete siderophile Pigmente, die an das Trümmerpigment der Virushepatitis erinnern. Die Knospen ragen oft in Alveolarlichtungen hinein oder kommunizieren in zwei Alveolen über Cohnsche Poren. Sie sind offenbar der erste Schritt auf dem Wege zur Lungenfibrose.

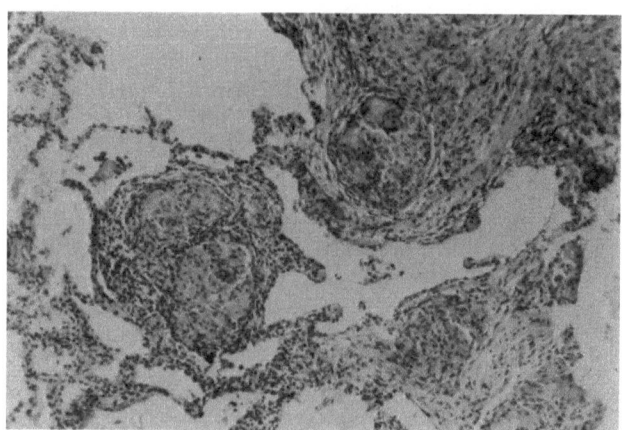

Abb. 6. Alveolitis mit epitheloidzelligen Granulomen vom Typ der Sarkoidose

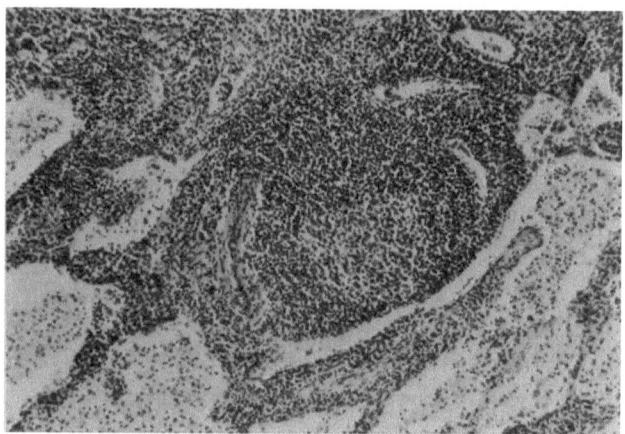

Abb. 7. Lymphofollikuläre interstitielle Entzündung

3. Am bekanntesten ist der tuberkuloide Granulomtyp. Abgesehen von typischen Tuberkeln bei der lymphogen streuenden Tuberkulose gibt es eine große Zahl tuberkelähnlicher Granulomatosen, teils idiopathisch, teils als ätiologisch definierte Erkrankungen. Die häufigste ist sicher die Sarkoidose. Die allergischen Granulomatosen vom verzögerten Reaktionstyp, z. B. Farmerlunge, Taubenzüchterlunge u. v. a. gehören hierher. Die meisten Fälle sind aber trotz aller Bemühungen ätiologisch nicht aufklärbar.

4. Der lymphofollikuläre Typ entspricht wahrscheinlich einer immunologisch überlagerten Gewebsreaktion, er ist als Lymphangiosis reticularis im lymphogenen Abflußgebiet einer Tuberkulose schon seit Jahrzehnten bekannt. Dieser lymphofollikuläre Typ kommt aber auch als Krankheit sui generis vor, meist allerdings bei mehr subchronischem Verlaufscharakter. Oft liegt bereits eine irreperable beginnende Lungenfibrose vor.

Die Diagnostik dieser Fälle basiert auf intravitalem Biopsiematerial. Unter ca. 4000 Lungenbiopsien der letzten 10 Jahre fanden sich im eigenen Untersuchungsgut mit offenkundig steigender Tendenz gut 100 Fälle dieser idiopathischen interstitiell-proliferativen Lungenparenchymerkrankungen, die unbehandelt auf längere Sicht meist eine schlechte Prognose haben. Ihre rechtzeitige Erkennung ist für den Patienten deshalb von Bedeutung, weil eine entsprechende Corticoidmedikation mit relativ hoher Erfolgssicherheit gute Chancen für eine weitgehende Rückbildung bietet. Die Betonung liegt auf rechtzeitig. Die klinische

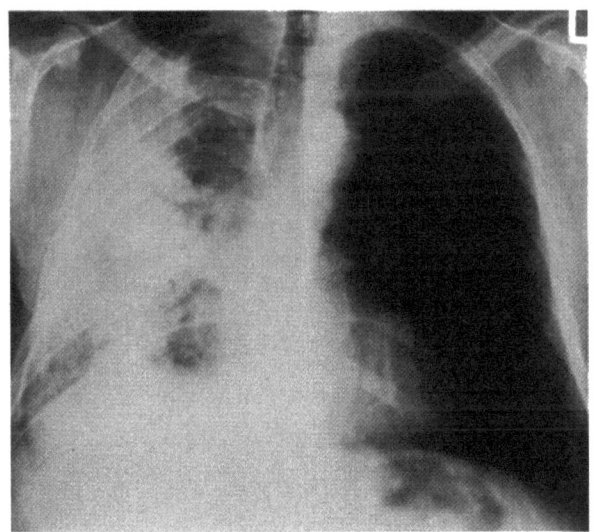

Abb. 8. Fall 1

Einweisung des Einzelfalles erfolgt meist zur differential-diagnostischen Abklärung einer bisher therapieresistenten atypischen Pneumonie. Die Symptomatik ist völlig uncharakteristisch, es wechseln Husten, Atemnot, geringe Hämoptysen, wenig Auswurf, bei längerem Verlauf Krankheitsgefühl, z. T. mit erheblicher Gewichtsabnahme. Im akuten Stadium hohe Senkungsbeschleunigung mit und ohne Leukocytose. Meist fehlt eine obstruktive Komponente. Röntgenologisch kann man zwei verschiedene Formen unterscheiden: In zwei Drittel der Fälle findet sich eine diffuse disseminierte doppelseitige Lungenverschattung, in einem Drittel liegen umschriebene herdförmige infiltrative Prozesse vor.

Fallbeispiele

1. Fall: 42jähriger Schlosser, vor 2 Wochen hochfieberhaft erkrankt mit Husten, gelbem Auswurf, Herpes labialis. Mit Binotal behandelt, nur geringe allgemeine Besserung. Röntgenologisch ausgedehnter pneumonischer Prozeß im rechten Lungenmantel; in allen drei Lappen mit dem Bild des Luftbronchogramms bei der Hartstrahlaufnahme. Bei der Einweisung 17000 Leukocyten, BSG 75/114 mm. Temperatur bis 38° C. Auf Tetracyclin nur geringe Besserung des Röntgenbildes und Persistieren der subfebrilen Temperaturen. Die Lungenbiopsie ergibt eine floride Alveolitis mit Mesenchymknospen. Auf Urbason unter Beibehal-

tung der antibiotischen Behandlung rasche Besserung, nach 1 Monat im Röntgenbild nur noch eine geringe Restfibrose, normale Senkung, normale Leukocytenzahl.

2. Fall: 64jährige Hausfrau mit subakut progredientem Krankheitsbild. Seit einem viertel Jahr zunehmende Kurzatmigkeit mit Hustenanfällen. Antibiotische Behandlung ohne Effekt, deshalb Überweisung zum Lungenfacharzt. Röntgenologisch herdförmig infiltrativer Prozeß an der Basis beider Oberlappen, besonders aber in den Unterlappenspitzen. Trotz Antibiotika Zunahme der Infiltration. Ausgeprägtes Krankheitsgefühl. Klinikeinweisung. Auch hier in den ersten Tagen Progredienz, in S 6 fast tumorartige Infiltration. Senkung 65/100 n.W., Temperatur subfebril, 9000 Leukocyten, 9% Eosinophile. Bronchoskopisch unauffällig, bakteriologisch problemlos. Die Biopsie aus S 6 ergibt eine Alveolitis mit großzelliger Mesenchym-

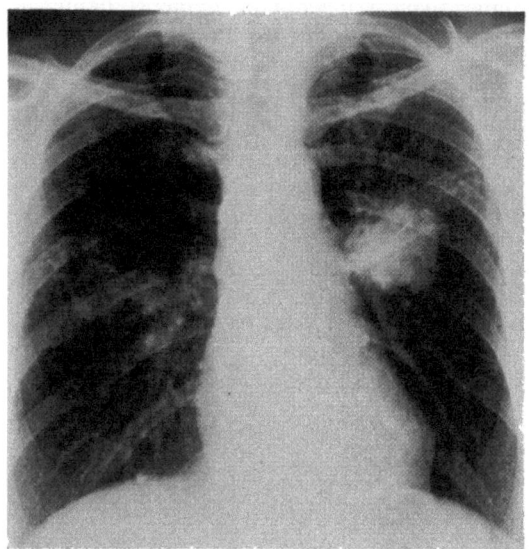

Abb. 9. Fall 2

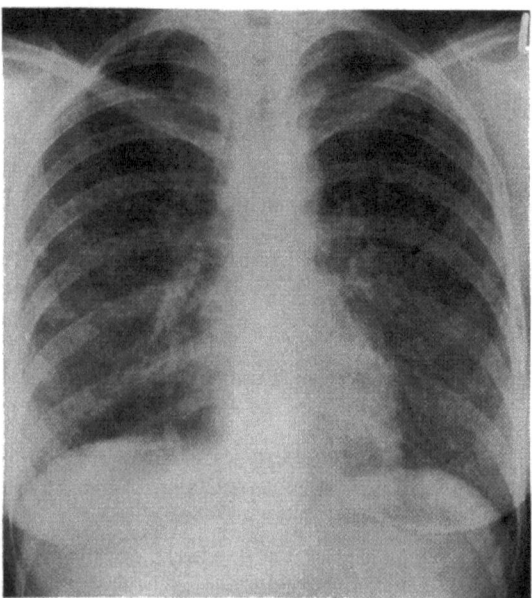

Abb. 10. Fall 3

proliferation und beginnendem Übergang in eine Lungenfibrose. Danach zeigt eine Cortisonbehandlung bei diesem sich im Verlauf von Monaten ausweitenden Krankheitsbild innerhalb von 4 Wochen eine Rückbildung des Röntgenbefundes bis auf geringfügige streifige Reste mit Normalisierung der Senkung und völliger Wiederherstellung des Allgemeinbefindens.

Von 34 Pat. mit doppelseitigen diffusen Lungenprozessen waren 5 schwerkrank, sowohl akut als auch über Monate langsam progredient sich verschlechternd.

3. Fall: Eine frühe Anfangsphase bietet der Fall einer 26jährigen verheirateten kaufmännischen Angestellten. Sie erkrankte vor 4 Wochen akut an Kurzatmigkeit bei Belastung, Reizhusten, kaum Auswurf. Hausärztliche antibiotische Bronchitisbehandlung. Keine Besserung, Gewichtsabnahme von 4 kg. Facharztüberweisung. Dieser findet eine doppelseitige feinherdige Disseminierung und empfiehlt Einweisung wegen Verdacht auf Sarkoidose II. Kein Fieber. Senkungsreaktion normal, 6600 Leukocyten, in der Differenzierung unauffällig, auch sonst keine pathologischen Laborbefunde. Tuberkulin intracutan 1:1000 negativ. Blutgasanalytisch respiratorische Alkalose bei O_2-Verminderung, funktionell starke Restriktion. Bronchoskopisch unauffällig, histologisch chronische Bronchitis. In der Bronchialspülung kulturell β-hämolysierende Streptokokken Gruppe A, Neisseria catarrhalis und eine Moraxelaart mit gemeinsamer Empfindlichkeit nur noch von Refobacin und Tetracyclin. Mikroskopisch zeigt die

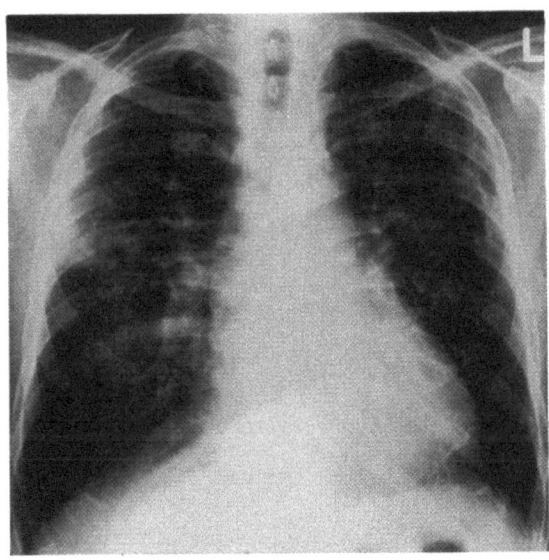

Abb. 11. Fall 4

Lungenbiopsie eine hochfloride Alveolitis mit eingestreuten epitheloidzelligen Granulomen. Der Befund ist nicht typisch für eine Sarkoidose, erinnert aber an das Bild einer ärogen induzierten allergischen Granulomatose vom Typ der Farmerlunge oder Taubenzüchterlunge. In der Immunelektrophorese finden sich in der Tat Praecipitine gegen Aspergillus fumigatus, Heu und Tauben. Trotz intensiver gezielter Befragung ergab sich aber keinerlei Hinweis für eine Exposition. Auf Cortison unter Antibiotikumschutz war nach 3 Wochen die Lungenverschattung verschwunden und die Patientin völlig beschwerdefrei.

4. Fall: 62jähriger Kaufmann, seit über einem halben Jahr appetitlos, schlapp, 20 kg Gewichtsverlust. Im letzten viertel Jahr zunehmende Atemnot mit Husten, gelegentlich blutig tingierter Auswurf. Hausärztliche antibiotische Behandlung ohne Erfolg. Röntgenologisch diffuser kleinherdig konfluierter Prozeß, vorwiegend im rechten Unterlappen mit angedeuteter Pleurareaktion. Senkung 94/109 mm, keine Leukocytose. Auch eine Krankenhausbehandlung bringt nach 6 Wochen keine Änderung des Gesamtbildes, deshalb Verlegung. Zwar zeigte sich röntgenologisch jetzt im Unterlappen eine gewisse Rückbildung, gleichzeitig aber eine zunehmende Verschattung beider Oberlappen. Senkung 44/70, 8000 Leukocyten. Respiratorische metabolische Alkalose. Die Lungenbiopsie ergibt eine Alveolitis mit Mesenchymknospen, teilweise relativ zelldicht mit spärlichen alveolären Restlichtungen. Eine Cortisonmedikation mit Antibiotikaschutz führt innerhalb 5 Wochen zu einer Rückbildung der Lungenverschattung und völliger Normalisierung von BSG und Allgemeinzustand.

Die Ausdehnung des Krankheitsprozesses im Röntgenbild entspricht offensichtlich nicht immer dem objektiven und subjektiven Krankheitsbefund:

5. Fall: 40jähriger Kraftfahrzeugmeister, seit 4 Wochen lediglich bei besonderer Belastung kurzatmig. Röntgenologisch liegt eine ausgedehnte wolkige diffuse Verschattung beiderseits vor. Die antibiotische Behandlung bringt keine Besserung, deshalb Krankenhauseinweisung. Dort weitere, insbesondere antibiotische Therapie, keine Änderung. Deshalb Verlegung. Guter Allgemeinzustand, leichte Ruhedyspnoe, keine Bronchitis, respiratorische Alkalose, starke O_2-Untersättigung. Senkung 45/78, 7400 Leukocyten, 8% Eosinophile. Die Lungenbiopsie zeigt mikroskopisch eine hochfloride Alveolitis mit proliferierenden Mesenchymknospen. 4 Wochen nach zusätzlicher Cortisonbehandlung normalisiert sich das Röntgenbild fast völlig bis auf geringfügige fibrotische Reste.

6. Fall: Einen über Monate schubweisen fieberhaften Verlauf zeigt schließlich das Krankheitsbild einer 64jährigen Hausfrau mit bekannter Penicillinallergie. Sie hat seit 10 Jahren gehäuft Bronchitis. Vor einem dreiviertel Jahr schwere Grippe mit Husten, vor einem viertel

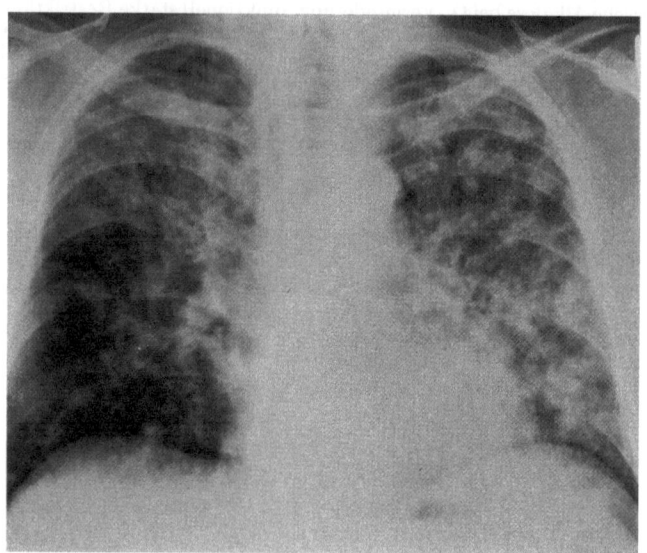

Abb. 12. Fall 5

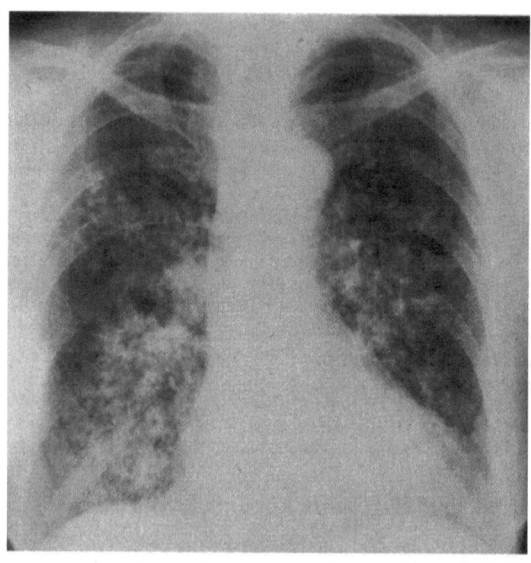

Abb. 13. Fall 6

Jahr erneut fieberhafte Erkrankung, dabei zusätzlich auch starke Atemnot. Sie ist seither müde und schlapp und hat 10 kg an Gewicht abgenommen. Ambulant immer wieder über Monate antibiotisch behandelt. Wegen eines zunehmenden Krankheitsgefühls erfolgt die Krankenhauseinweisung. Nach kurzer Behandlung Verlegung mit der Verdachtsdiagnose Metastasen eines gynäkologischen Carcinoms. Röntgenologisch fand sich eine bis mittelgrobknotige Disseminierung beiderseits bei relativ freien Lungenspitzen. Senkungsreaktion 35/55 mm, 14000 Leukocyten, keine Eosinophilie, keine pathologischen Laborbefunde. Die Fortsetzung der antibiotischen Behandlung ergibt röntgenologisch keine nennenswerte Rückbildung, keine Besserung des Allgemeinzustandes. Die Lungenbiopsie aus dem rechten Oberlappen zeigt eine floride Alveolitis mit proliferierenden Mesenchymknospen, teilweise mit diskreter Fibrose. Die darauf empfohlene Corticoidmedikation brachte in wenigen Wochen eine ganz erhebliche Rückbildung des Lungenbefundes bis auf geringe Fibrosereste im rechten Oberlappen und in der Lingula. Die Patientin ist förmlich aufgeblüht, die Senkungsreaktion normalisierte sich. Nach einem dreiviertel Jahr trat aber ein Recidiv im Umfang etwas weniger als der gezeigte Anfangszustand auf. Eine erneute Cortisonbehandlung unter Antibiotikaschutz erbrachte wieder völlige Rückbildung auf den ursprünglichen Fibroserest. Die Cortisonbehandlung wurde dann ein weiteres halbes Jahr mit 8 mg täglich weitergeführt.

Recidive wurden nur bei der disseminierten doppelseitigen Form in einem Drittel der Fälle beobachtet, aber nie im akuten Stadium, sondern lediglich bei einem schon vorausgegangenen chronisch-schubweisen Verlauf. In diesen Fällen ist deshalb die Weiterführung der Corticoidmedikation in einer Erhaltungsdosis von 8 mg täglich über Monate zu empfehlen.

Man kann die klinische Situation vielleicht als die des unklaren „pulmologischen Falles" kennzeichnen, weil weder typische klinische, noch typische röntgenologische Aspekte allein weiterhelfen. Bedeutungsvoll zu wissen, daß nur in der floriden Phase dieser interstitiell-proliferativen Lungenparenchymerkrankungen Corticoide von rasch erkennbar werdendem therapeutischem Nutzen sind. Diese Erkenntnis zu vermitteln ist der Pathologe in der Lage und er sollte diese Erkenntnis dem Kliniker in seiner diagnostischen Beurteilung auch mitteilen. Das ist vielleicht eine ungewöhnliche Forderung, es gibt aber aus der Situation keine gleichwertige oder bessere Lösung im Interesse des Patienten. Der Kliniker kann die therapeutische Konsequenz aus dem Befundbericht des Pathologen allein meist nicht erahnen.

Die Problematik in der Beurteilung dieser Fälle kommt aus einer für den Kliniker ungewohnten Richtung: Er neigt zu der Ansicht, daß ein Teil des Organes repräsentativ für das ganze ist. Das gilt weitgehend für Leber, Milz, Niere — nicht aber für die Lunge. Bei einer Lungenbiopsie weiß man nie, ob der kleine Ausschnitt der Biopsie tatsächlich repräsentativ für das klinisch-röntgenologische Krankheitsgeschehen ist, oder ob es sich um eine uncharakteristische Randreaktion auf eine ganz andersartige Grundkrankheit handelt. Das gilt insbesondere für die letztlich als lymphangitisch zu beurteilenden interstitiell-proliferativen Lungenparenchymerkrankungen. Unterlage der morphologischen Beurteilung müssen deshalb unter allen Umständen alle klinischen und röntgenologischen Befunde sein. Skepsis bewirkt in besonderem Maße der Befund einer verfettenden Alveolarzelldesquamation, die immer auf eine alveoläre Mangelventilation und damit auf eine vorgeschaltete Bronchusobstruktion hinweist. Die Abbildung zeigt eine interstitiell-proliferative Reaktion im alveolarseptalen Gefüge, vorwiegend mit Alveolitis und lymphofollikulären Infiltraten, kombiniert mit einer Alveolarzelldesquamation. Der Ausschnitt stammt aus dem Randgebiet eines Bronchuscarcinoms. Man kann sich mit der Diagnose interstitiell-proliferativer Lungenparenchymerkrankungen irren, wenn der Ausschnitt nicht repräsentativ ist. Der kürzeste Weg zum Irrtum führt über die unzulängliche klinische Information.

Die Ätiologie der interstitiell-proliferativen Lungenparenchymerkrankungen bleibt erfahrungsgemäß meist unklar. Morphologisch ergeben sich in einem Teil der Fälle aus Besonderheiten der Granulome oder einer ausgeprägten Eosinophilie Hinweise zur Ätiologie, z. B. Farmerlunge, Vogelzüchterlunge, allergische

Granulomatosen, eosinophiles Infiltrat Löffler etc. Insbesondere bei epitheloidzelligen, uncharakteristischen Granulomatosen bleibt die gezielte weitere klinisch-immunologische Fahndung oft ohne befriedigenden Erfolg. Der Anteil der ätiologisch klärbaren Fälle am Gesamtkontingent von interstitiell-proliferativen Lungenparenchymerkrankungen (wenn man die Sarkoidose ausklammert) beträgt nur ca. 10 bis 20%. Ob allen übrigen Fällen eine gemeinsame Ätiologie zugrunde liegt, ist sehr fraglich. Bemerkenswert ist vom morphologischen Aspekt her die Ähnlichkeit des Krankheitsablaufes mit Erkrankungsprozessen am Interstitium des Glomerulums, die ebenfalls ein einer sklerosierenden Veröung der Textur enden. Allen Fällen gemeinsam ist, daß die reine antibiotische Behandlung klinisch und röntgenologisch keinen oder nur einen sehr unvollkommenen Effekt

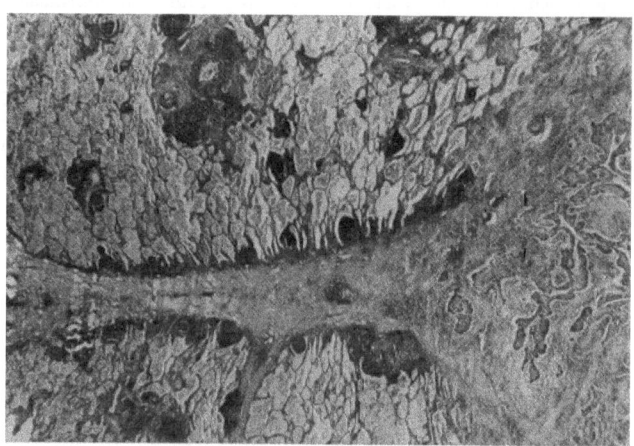

Abb. 14. Lymphofollikuläre interstitielle entzündliche Reaktion des Lungenparenchyms im Randgebiet eines Bronchuscarcinoms

aufweist. Dagegen führt die zusätzliche Gabe von Cortison, besonders eindrucksvoll bei schweren Befunden, in der noch reversiblen Phase der Erkrankung zu einem schnellen und oft außergewöhnlichen Behandlungserfolg.

Unter Berücksichtigung der vielfältigen differentialdiagnostischen Erwägungen kommt der Lungenbiopsie und der feingeweblichen Untersuchung eine ganz besondere Bedeutung zu. Die Spreiznadelbiopsie, die im Gegensatz zur Thorakotomie auch Schwerkranken zugemutet werden kann, liefert für feingewebliche Untersuchungen eine in jedem Fall ausreichende Materialprobe. Die richtige und rechtzeitige Diagnostik ist für den Patienten in jedem Fall von vitaler Bedeutung.

Pathophysiologie der Diffusionsstörungen

THEWS, G. (Physiolog. Inst. d. Univ. Mainz)

Referat

Der Austausch der Atemgase in der Lunge folgt bekanntlich den Gesetzmäßigkeiten der Diffusion. Das heißt, die O_2- und CO_2-Moleküle werden nach Maßgabe der vorgegebenen Partialdruckdifferenzen zwischen den Alveolen und dem Lungenkapillarblut ausgetauscht. Die Transportrate ist nach dem 1. Fickschen Diffusionsgesetz zusätzlich abhängig von der Austauschfläche, vom Diffusionsweg und von den Diffusionseigenschaften der Gewebe.

1. Alveolo-kapillärer Austausch der Atemgase

So einfach dieses Gesetz in seiner allgemeinen Fassung formuliert werden kann, so schwierig gestaltet sich seine Anwendung auf die speziellen Verhältnisse in der Lunge. Ein Grund hierfür ist darin zu suchen, daß sich die Länge der pulmonalen Diffusionswege schwer abschätzen läßt. Wie in Abb. 1 schematisch dargestellt, sind in der Transportrichtung des Sauerstoffes nacheinander zu passieren:
1. der alveoläre surfactanthaltige Flüssigkeitsfilm, 2. das Alveolarepithel, 3. das darunter liegende Interstitium, 4. das Kapillarendothel, 5. das Blutplasma, 6. der Innenraum des Erythrocyten.

Bereits aus dieser vereinfachten Darstellung wird deutlich, daß ein erheblicher Teil des Diffusionsweges und damit des Diffusionswiderstandes auf den intrakapillären Raum entfällt (THEWS, 1963; FORSTER, 1964). Die Gesamtlänge des Diffusionsweges hängt also in hohem Maße von der momentanen Lage und Form des einzelnen Erythrocyten ab und dürfte beim Lungengesunden zwischen 0,5 und 3 µm variieren.

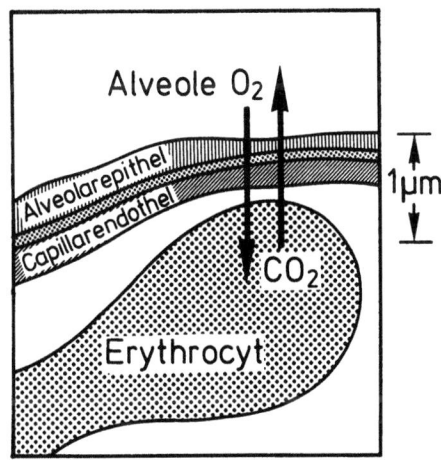

Abb. 1. Diffusionswege für O_2 und CO_2 beim Gasaustausch in der Lunge

Schwierig gestaltet sich die Erfassung der pulmonalen Diffusionsprozesse auch aus einem weiteren Grund: Innerhalb des Erythrocyten ist der Gasaustausch mit den chemischen Reaktionen der O_2-Anlagerung an das Hämoglobin bzw. der CO_2-Freisetzung aus seinen Bildungsformen gekoppelt (s. THEWS, 1963). Abb. 2 zeigt schematisch die Teilprozesse im Erythrocyten, deren zeitliche Abläufe den Austauschvorgang mit beeinflussen.

Schließlich ist zu berücksichtigen, daß intraerythrocytärer Sauerstoff nicht nur in freier Form, sondern auch als Oxyhämoglobin durch sogenannte facilitated diffusion bewegt wird (s. MOLL, 1968/69). Wahrscheinlich trägt auch eine intraerythrocytäre O_2-Konvektion zur O_2-Aufnahme des Erythrocyten bei (ZANDER und SCHMID-SCHÖNBEIN).

2. Kapillärer O_2-Partialdruckanstieg

Alle diese Faktoren zusammengenommen machen es sehr schwer, den Gesamtprozeß der O_2-Aufnahme des Erythrocyten bei seiner Passage durch die Lungenkapillare quantitativ zu beschreiben. Dies wäre gewiß nicht sehr beunruhigend, wenn es sich nur um Probleme von theoretischem Interesse handelte. Leider trifft das nicht zu; denn alle Verfahren zur Bestimmung der O_2-Diffusionskapazität gehen — was früher nicht immer klar erkannt wurde — von einer quantitativen

Vorstellung über den Modus der O_2-Aufnahme im Lungenkapillarblut aus. Von der richtigen Beschreibung dieses Prozesses hängt also der einzige meßtechnische Zugang zur Erfassung von Diffusionsstörungen ab.

Daher sollen kurz die Ergebnisse der theoretischen und experimentellen Untersuchungen dargestellt werden, die zur Klärung dieser Frage durchgeführt wurden. Am besten geschieht dies an Hand eines repräsentativen Einzelergebnisses.

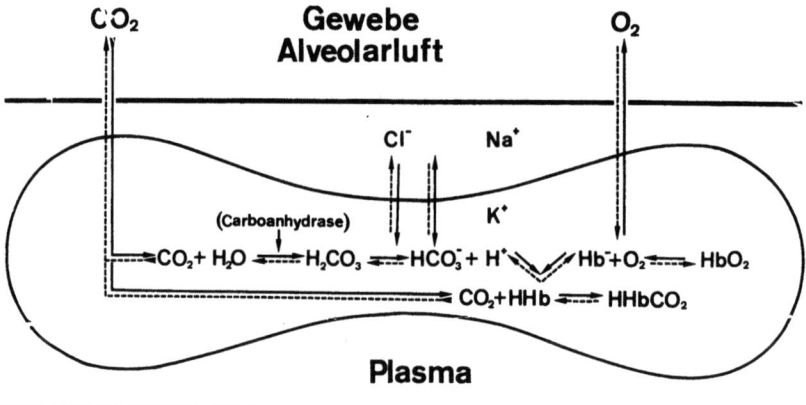

Abb. 2. Schematische Darstellung der Diffusions- und Reaktionsprozesse beim O_2- und CO_2-Austausch in der Lunge und in den Geweben

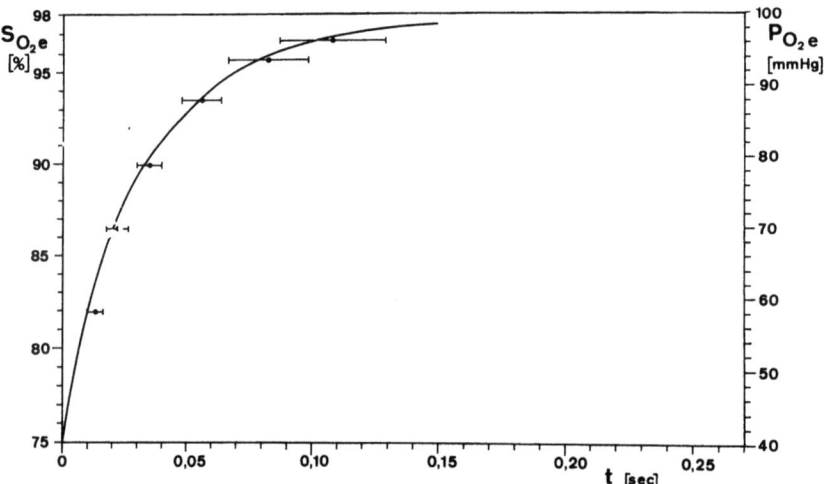

Abb. 3. Zeitlicher Verlauf der O_2-Sättigungszunahme in einer monoerythrocytären Blutlamelle nach plötzlicher Änderung der O_2- und CO_2-Partialdrucke von venösen auf alveoläre Werte. Nach Frech *et al.* (1968)

Abb. 3 zeigt die O_2-Aufsättigung eines Blutfilms, in dem die Erythrocyten in einfacher Schicht nebeneinander liegen, und zwar bei einem plötzlichen Partialdruckwechsel, der den Verhältnissen in der Lunge entspricht. Die O_2-Sättigung ist dabei photometrisch registriert. Die Punkte geben die Meßwerte mit den zugehörigen Standardabweichungen, die ausgezogene Kurve die berechneten Werte wieder. Man erkennt, daß die O_2-Aufnahme der Erythrocyten in Form einer Exponentialfunktion zunächst schnell, dann fortschreitend langsamer erfolgt.

Dieses Ergebnis läßt sich auf die Lunge übertragen, wenn man berücksichtigt, daß hier dem Kapillarblut das Diffusionshindernis der alveolo-kapillären Membran vorgeschaltet ist. Auch in diesem Fall findet man einen exponentiellen O_2-Aufsättigungsmodus. Die Zeit, in der der Erythrocyt mit der Alveolarluft in Diffusionskontakt steht, ergibt sich dann zu 0,2 bis 0,3 sec (Thews, 1963; Frech et al., 1968).

3. Kinetik der CO_2-Abgabe

Unsere Kenntnisse über die Kinetik der CO_2-Abgabe sind noch wesentlich lückenhafter als die über den zeitlichen Ablauf der O_2-Aufnahme. Fest steht jedoch, daß CO_2 wesentlich schneller als O_2 ausgetauscht wird. Das zeigt die Abschätzung der O_2- und CO_2-Diffusionskonstanten im Erythrocyten in Tabelle 1. K ist die Diffusionsleitfähigkeit, auch Kroghscher Diffusionskoeffizient genannt, ein Maß für den reziproken Diffusionswiderstand. D' ist der effektive Diffusionskoeffizient, ein Maß für die Diffusion unter Berücksichtigung der physikalischen Löslichkeit und der chemischen Bindungsfähigkeit. Diese Abschätzung läßt sich im Hinblick auf K folgendermaßen interpretieren: Bei gleichen Partialdruckgradienten kann 23mal mehr CO_2 als O_2 ausgetauscht werden. In bezug auf D

Tabelle 1. Diffusionsleitfähigkeit (Kroghscher Diffusionskoeffizient) K und effektiver Diffusionskoeffizienz $D' = K/\alpha'$ für O_2 und CO_2 im Erythrocyten

	O_2-Diffusion	CO_2-Diffusion	
K [ml/cm · min · Atm]	$1,7 \cdot 10^{-5}$	$4,0 \cdot 10^{-4}$	$\dfrac{K_{CO_2}}{K_{O_2}} = 23$
D' [cm²/sec]	$2,1 \cdot 10^{-7}$	$1,3 \cdot 10^{-6}$	$\dfrac{D'_{CO_2}}{D'_{O_2}} = 6$

kann man feststellen: Der Vorgang des Diffusionsangleiches an einen vorgegebenen Partialdruck, etwa an den alveolären Wert, läuft für CO_2 immer noch 6mal schneller ab, als für O_2.

Dies wird durch die klinische Erfahrung bestätigt, daß eine Diffusionsstörung in erster Linie durch eine Zunahme der alveolär-arteriellen O_2-Partialdruckdifferenz charakterisiert ist. Erst im fortgeschrittenen Stadium kommt es auch zu einem unvollständigen Diffusionsangleich für CO_2. Lediglich für den Fall einer eingeschränkten Carboanhydrasefunktion, wodurch die Freisetzung von CO_2 aus der Bikarbonatbindung verzögert ist, muß mit einem austauschbedingten Anstieg des arteriellen CO_2-Partialdruckes gerechnet werden.

4. O_2-Diffusionskapazität

Alle bisherigen Ausführungen gelten für die einzelne Lungenkapillare. Wenn wir nun die Diffusionsverhältnisse in der gesamten Lunge betrachten, dann kommt erschwerend hinzu, daß im Einzelfall die Größe der Austauschfläche, die Länge der Diffusionswege und die Werte der Diffusionskonstanten nicht bekannt sind. Daher war es ein bestechender Gedanke von Bohr (1909), die unbekannten Faktoren zu einer neuen Größe, der sogenannten Diffusionskapazität, zusammenzufassen, die dann der Messung zugänglich ist. Die O_2-Diffusionskapazität ist bekanntlich definiert als diejenige Gasmenge, die pro Minute und mm Hg mittlerer Partialdruckdifferenz zwischen den Alveolen und dem Lungenkapillarblut ausgetauscht wird.

Abb. 4 gibt die Definitionsgleichung wieder und zeigt, wie die mittlere O_2-Partialdruckdifferenz durch Integration über die Kapillarlänge gewonnen wird.

Damit wird auch verständlich, inwiefern der Modus des P_{O_2}-Anstiegs im Erythrocyten die Berechnung beeinflußt. Das ursprünglich von Bohr (1909) angegebene Integrationsverfahren geht nach unseren heutigen Kenntnissen allerdings von

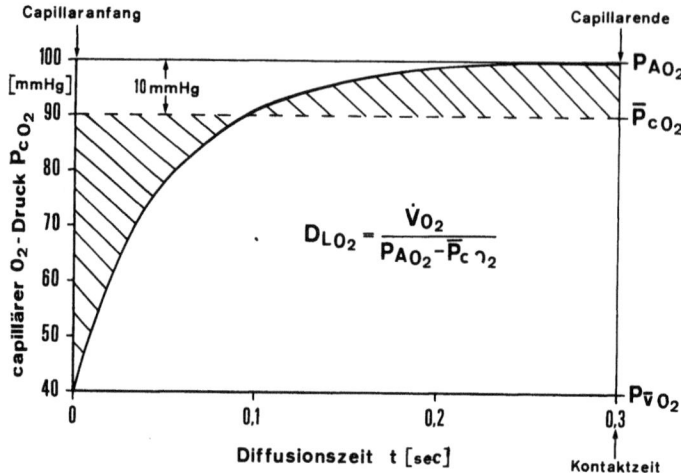

Abb. 4. Anstieg des O_2-Partialdruckes im Blut bei der Passage durch die Lungenkapillare und Berechnung der O_2-Diffusionskapazität D_{LO_2}. O_2-Partialdrucke: P_{AO_2} = alveolär, $P_{\bar{v}O_2}$ = gemischtvenös, $\overline{P}_{CO_2}$ = über die Kapillarlänge gemittelt, $\dot{V}_{O_2}$ = O_2-Aufnahme

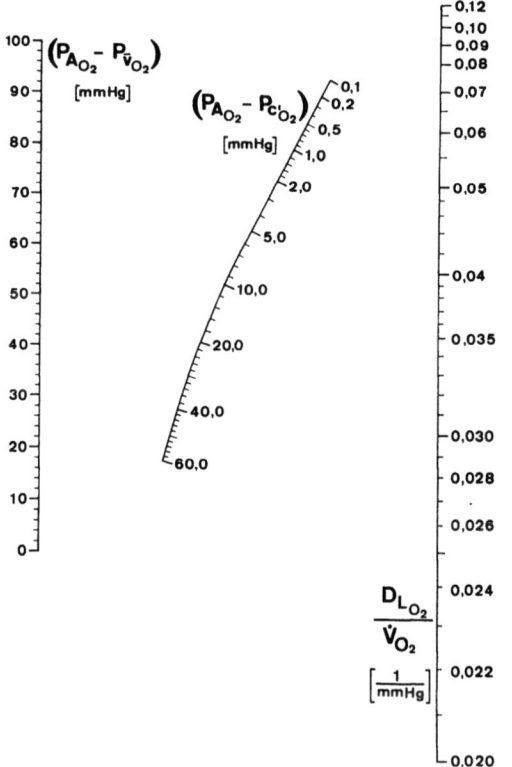

Abb. 5. Nomogramm für die Ermittlung der O_2-Diffusionskapazität D_{LO_2} aus den Meßdaten. O_2-Partialdrucke: P_{AO_2} = alveolär, $P_{\bar{v}O_2}$ = gemischtvenös, $P_{CO'_2}$ = endkapillär, $\dot{V}_{O_2}$ = O_2-Aufnahme (in ml/min). Nach Thews (1968)

fehlerhaften Voraussetzungen aus und sollte durch ein neues Verfahren ersetzt werden, bei dem die O_2-Diffusionskapazität aus einem Leiternomogramm (Abb. 5) direkt abgelesen werden kann (Thews, 1968).

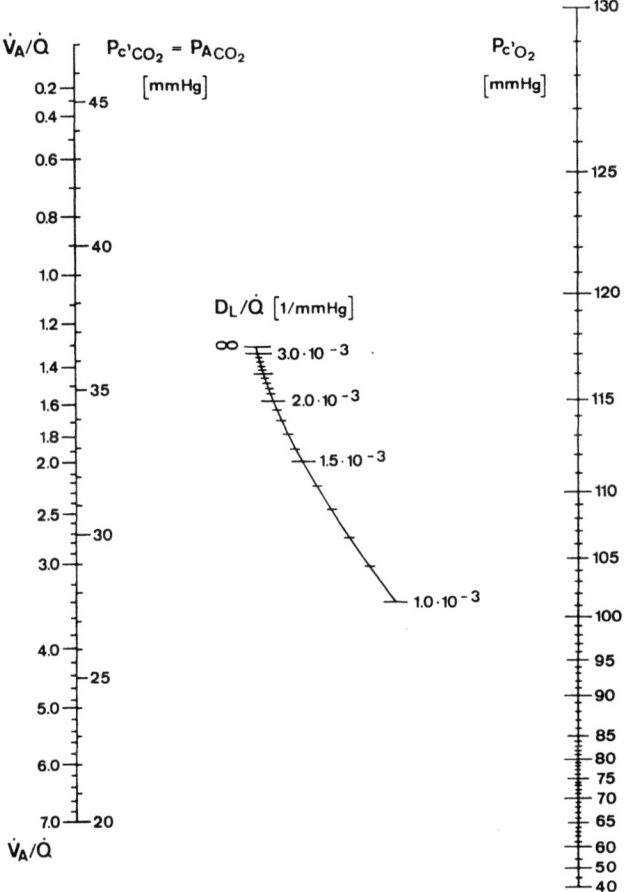

Abb. 6. Leiternomogramm für die Ermittlung der alveolären und endkapillären O_2- und CO_2-Partialdrucke aus den Werten für $\dot{V}_A/\dot{Q}$ und $D_L/\dot{Q}$. Nach Schmidt et al. (1971)

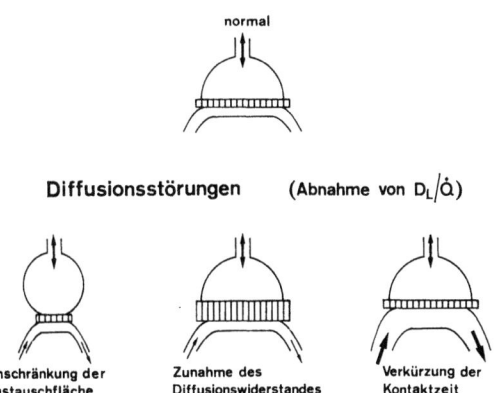

Abb. 7. Schematische Darstellung zur Erläuterung der prinzipiellen Ursachen für Diffusionsstörungen

Die Hauptschwierigkeit liegt jedoch nicht in der Berechnung, sondern in der Festlegung der alveolären, der gemischtvenösen und der endkapillären O_2-Partialdrucke, die in jedem Fall bekannt sein müssen. Dem üblichen stationären Meßverfahren liegt beispielsweise die Annahme zugrunde, daß unter Hypoxiebedingungen der endkapilläre mit dem arteriellen Wert übereinstimmt. Dies ist jedoch, wie wir zeigen konnten, wegen des stets vorliegenden Verteilungseinflusses keineswegs der Fall. Die O_2-Diffusionskapazität wird auf diese Weise um mindestens 15% zu klein bestimmt (Thews u. Schmidt, 1975). Bei dem nichtstationären, allerdings sehr aufwendigen Verfahren der Verteilungsanalyse tritt diese Unsicherheit nicht auf. Nach unseren hiermit gewonnenen Ergebnissen beträgt der Normwert der O_2-Diffusionskapazität für den Gesunden in körperlicher Ruhe im Mittel 31 mm Hg/min mm Hg (Schmidt u. Thews, 1973).

Tabelle 2. O_2-Diffusionskapazität D_L in der Gesamtlunge und in jeweils zwei funktionellen Lungenkompartimenten für Lungengesunde und Patienten mit obstruktiven bzw. restriktiven Funktionsstörungen. $AaD_{Distr.\,2}$ = Anteil der alveolär-arteriellen O_2-Druckdifferenz, der auf die Größe und Verteilung von $D_L/\dot{Q}$ zurückzuführen ist. Meßergebnisse der Verteilungsanalyse nach Schmidt et al. (1971, 1972)

	O_2-Diffusionskapazität D_L [ml/min Atm]			
	Gesamtlunge	Komp. 1	Komp. 2	$AaD_{Distr.\,2}$ [mm Hg]
Gesunde n = 29	30	17	13	0,3
Obstruktive n = 12	18	14	4	7
Restriktive n = 19	15	13	2	10

5. Einteilung der Diffusionsstörungen

Wenn wir zu einer Systematik der Diffusionsstörungen gelangen wollen, so muß zunächst vorausgeschickt werden, daß der Effekt des Gasaustausches in der Lunge vom Verhältnis der Diffusionskapazität zur Lungenperfusion $D_L/\dot{Q}$ bestimmt wird. Wie die theoretische Analyse zeigt (Thews, 1961), ist dieses Verhältnis ein Maß für den Angleich der kapillären Partialdrucke an den alveolären Wert. Das von Rahn u. Fenn (1955) entwickelte Konzept des Ventilations-Perfusions-Verhältnisses $\dot{V}_A/\dot{Q}$ muß also durch das Konzept des Diffusionskapazitäts-Perfusions-Verhältnisses $D_L/\dot{Q}$ ergänzt werden, wenn man alle Arterialisierungseinflüsse berücksichtigen will. Quantitativ kann dieser Zusammenhang in Form eines Leiternomogramms dargestellt werden (Abb. 6). Jedem Wertepaar $\dot{V}_A/\dot{Q}$ und $D_L/\dot{Q}$ sind darin die Werte für die alveolären und die endkapillären Partialdrucke zugeordnet (Schmidt et al., 1971).

Nach diesem Konzept ist also eine Diffusionsstörung durch die Abnahme des Verhältnisses von Diffusionskapazität zur Lungenperfusion gekennzeichnet: Wie in Abb. 7 schematisch dargestellt, kommen folgende prinzipiellen Ursachen hierfür in Frage:

1. eine Zunahme des Diffusionswiderstandes in der alveolokapillären Membran oder in der Lungenkapillare,
2. eine Einschränkung der Austauschfläche,
3. eine Verkürzung der Kontaktzeit zwischen Blut und Gasphase infolge einer relativen Überperfusion.

Dabei ist es durchaus möglich, daß unter pathologischen Bedingungen diese Ursachen miteinander kombiniert vorkommen. Eine Rarefizierung des Kapillarnetzes führt beispielsweise zu einer Einschränkung der Austauschfläche und gleichzeitig zu einer Perfusionszunahme in den verbleibenden Kapillaren. Werden außerdem weitlumige Stromkapillaren in verstärktem Maße perfundiert, so resultiert in diesen eine Zunahme des intrakapillären Diffusionswiderstandes. Trotz dieser möglichen Kombinationen ist es aus Gründen der Systematik zweckmäßig, die Ursachen für Diffusionsstörungen in der genannten Einteilung zu behandeln.

6. Zunahme des Diffusionswiderstandes

Der Diffusionswiderstand eines Gewebes ist von der Länge des Diffusionsweges und vom jeweiligen Diffusionskoeffizienten abhängig. Eine Vergrößerung des Diffusionsweges in der alveolo-kapillären Membran findet sich unabhängig von der Ätiologie bei allen Formen des Lungenödems. Dabei ist das Ausmaß des Ödems sowohl vom kapillären Filtrationsdruck als auch von der Permeabilität der Zellmembran abhängig. Kommt es beispielsweise bei einer Linksinsuffizienz des Herzens zu einer Zunahme des Filtrationsdruckes, so tritt zunächst Flüssigkeit in das Interstitium über. Sekundär kann dann infolge von Umstrukturierungen der Membran die Permeabilität für große Moleküle wie Proteine erhöht werden (Chinard, 1966). Die Folge ist eine Zunahme der interstitiellen und intrazellulären Teilchenkonzentrationen und Flüssigkeitsvolumina. Bei einem solchen alveolären Ödem kann die Diffusionsstrecke u. U. um das Fünffache vergrößert sein. Die Lymphdrainage der Lunge über die juxtaalveolären Lymphkapillaren sorgt bei langsamem Austritt von Flüssigkeit und kapillarpermeablen Substanzen für deren Abtransport (Lauweryns, 1970). Bei schneller Entstehung des Ödems sind allerdings die Lymphkapillaren trotz Dilatation nicht mehr in der Lage, das Flüssigkeitsgleichgewicht wiederherzustellen. Für unsere Frage des Gasaustausches bleibt festzustellen, daß überwiegend die Verlängerung des Diffusionsweges für den Grad der Austauschstörung maßgebend ist.

Eine weitere charakteristische Zunahme des alveolo-kapillären Diffusionswiderstandes finden wir bei der Lungenfibrose. In diesem Fall kann die Diffusionsstrecke von normalerweise 1 μm auf 10 μm im fibrotisch veränderten Gewebe vergrößert sein. Außerdem muß man in diesem Fall mit einer Abnahme des Diffusionskoeffizienten rechnen. Obwohl direkte Messungen hierzu noch nicht vorliegen, ist nach neuen Ergebnissen aus unserem Institut anzunehmen, daß der Wert des Diffusionskoeffizienten infolge der Abnahme des freien Lösungswassers reduziert ist. Insgesamt sind alle Störungen, die mit einer Zunahme des Diffusionswiderstandes einhergehen, durch eine eingeschränkte Diffusionskapazität gekennzeichnet.

7. Einschränkung der Austauschfläche

Als zweite Ursache von Diffusionsstörungen ist die Abnahme der respiratorischen Oberfläche zu diskutieren. Beispiele hierfür wären der Zustand nach Lungenresektion, das substantielle Emphysem, Atelektase sowie pathologische Vergrößerungen des funktionellen Totraumes. Ebenso kann bei Beatmung, u. a. mit Halothan und Chloroform, eine Veränderung der oberflächenaktiven Substanzen zu einer Abnahme der Alveolaroberfläche führen. In allen diesen Fällen ist die Störung ebenfalls durch eine Abnahme der O_2-Diffusionskapazität charakterisiert.

8. Verkürzung der Kontaktzeit

Die Zeit des Diffusionskontaktes zwischen Blut und Alveolarluft beträgt, wie wir gesehen haben, in körperlicher Ruhe normalerweise 0,2 bis 0,3 sec. Diese Zeit ist nicht nur bei einer Zunahme des Herzzeitvolumens, sondern auch beim Vorliegen von Inhomogenitäten der Lungenperfusion in einzelnen Kapillargebieten verkürzt. Wir konnten bei obstruktiven Lungenerkrankungen in überperfundierten Kompartimenten Kontaktzeiten von nur 0,07 sec rechnerisch ermitteln

(Schmidt *et al.*, 1972). Die Folge ist ein unvollständiger Partialdruckangleich an die alveolären Werte trotz einer im Normbereich liegenden Diffusionskapazität.

9. Inhomogenitäten des Gasaustausches

In der Systematik der Diffusionsstörungen müssen wir nun noch eine vierte Möglichkeit diskutieren. Neben den Verteilungsungleichmäßigkeiten des Ventilations-Perfusions-Verhältnisses, den sogenannten Inhomogenitäten 1. Art, können auch ungleichmäßige Verteilungen des Diffusionskapazitäts-Perfusions-Verhältnisses, sogenannte Inhomogenitäten 2. Art, den Arterialisierungseffekt beeinflussen. Diese schon früher geäußerte Vermutung konnte von uns durch das Meßverfahren der Verteilungsanalyse bestätigt werden (Schmidt *et al.*, 1973). Dieses Verfahren liefert in einem Untersuchungsgang die Werte für $\dot{V}_A/\dot{Q}$ und $D_L/\dot{Q}$ in verschiedenen funktionellen Kompartimenten der Lunge (Thews *et al.*, 1971). Mit Hilfe des Leiternomogramms der Abb. 6 lassen sich die alveolären und endkapillären Partialdrucke und damit auch die verteilungsbedingten Anteile der alveolär-arteriellen Partialdruckdifferenz ermitteln.

Bei dieser Verteilungsanalyse zeigt sich, daß sehr viele Lungenfunktionsstörungen mit Inhomogenitäten 2. Art einhergehen. In Tabelle 2 sind die Ergebnisse von 29 Lungengesunden sowie 12 Patienten mit obstruktiven und 19 Patienten mit restriktiven Lungenerkrankungen zusammengestellt (Schmidt *et al.*, 1971, 1972). Man erkennt, daß bei den Patientengruppen nicht nur die Gesamtdiffusionskapazität eingeschränkt ist, sondern gleichzeitig auch die D_L-Inhomogenitäten zunehmen. Die daraus resultierenden diffusionsbedingten AaD_{O_2}-Anteile betragen für die Lungengesunden 0,3, für die Obstruktiven 7 und für die Restriktiven 10 mm Hg.

Diese Ergebnisse zeigen, daß die früher übliche Einteilung der Funktionsstörungen in Ventilations-, Perfusions- und Diffusionsstörungen problematisch geworden ist. In der Regel wirkt sich die Veränderung eines Funktionsparameters auch auf die anderen Teilfunktionen aus. So nützlich der Begriff der Diffusionsstörung für das Verständnis der pathophysiologischen Prozesse ist, so schwierig ist seine diagnostische Erfassung und Bewertung. In der Regel wird man daher den Begriff Diffusionsstörung nur verwenden, wenn die Einschränkung des pulmonalen Gasaustausches im Vordergrund steht, und im übrigen davon ausgehen müssen, daß bei vielen anderen Erkrankungen die Abnahme und die Inhomogenität der Diffusionskapazität den Arterialisierungseffekt beeinträchtigen können.

Literatur

Bohr, C.: Scand. Arch. Physiol. **22**, 221 (1909). — Chinard, F. P.: The permeability characteristics of the pulmonary blood-gas barrier. In: Advances in respiratory physiology (ed. C. G. Caro). London: Arnold 1966. — Forster, R. E.: Diffusion of gases. In: Handbook of physiology. Sect. 3: Respiration, vol. I. Washington, D. C.: Amer. Physiol. Soc. 1964. — Frech, W. E., Schultehinrichts, D., Vogel, H. R., Thews, G.: Pflügers Arch. ges. Physiol. **301**, 291 (1968). — Lauweryns, J. M.: Amer. Rev. resp. Dis. **102**, 877 (1970). — Moll, W.: Resp. Physiol. **6**, 1 (1968/69). — Rahn, H., Fenn, W. O.: A graphical analysis of the respiratory gas exchange. Amer. Physiol. Soc. 1955. — Schmidt, W., Schnabel, K. H., Thews, G.: Nomogramme für Funktionsgrößen des pulmonalen Gasaustausches. In: Nomogramme zum Säure-Basen-Status des Blutes und zum Atemgastransport (Hrsg. G. Thews). Berlin-Heidelberg-New York: Springer 1971. — Schmidt, W., Thews, G., Schnabel, K. H.: Respiration **29**, 1 (1972). — Schmidt, W., Thews, G.: Klin. Wschr. **51**, 664 (1973). — Thews, G.: Die Sauerstoffdiffusion in den Lungenkapillaren. IV. Bad Oeynhausener Gespräche. Berlin-Göttingen-Heidelberg: Springer 1961. — Thews, G.: Ergebn. Physiol. **53**, 41 (1963). — Thews, G.: Der respiratorische Gaswechsel und seine Teilfunktionen: In: Chronische Bronchitis (Hrsg. K. Ph. Bopp, F. H. Hertle). Stuttgart-New York: Schattauer 1968. — Thews, G., Schmidt, W., Schnabel, K. H.: Respiration **28**, 197 (1971). — Thews, G., Schmidt, W.: Respiration (1975) (in Vorbereitung). — Zander, R., Schmid-Schönbein, H.: Respiration **19**, 279 (1973).

Klinische Funktionsdiagnostik bei interstitiellen Lungenerkrankungen

BÜHLMANN, A. A. (Departement für Innere Med., Univ. Zürich)

Referat

Erkrankungen des Lungenparenchyms mit Volumenzunahme des interstitiellen Raumes sowie Verdickung der alveolo-kapillären Membran gelten in der Pathophysiologie als Beispiele für eine Erschwerung der Gasdiffusion zwischen Alveolarraum und Blut in den Lungenkapillaren. Bei Belüftungsstörungen der Alveolen denkt man hingegen in erster Linie an Erkrankungen der Luftwege mit Erhöhung der Strömungswiderstände. Der klinisch orientierte Pathophysiologe wird aber nicht übersehen, daß mit der Bezeichnung „Interstitielle Lungenerkrankungen" Pneumopathien sehr unterschiedlicher Ätiologie und Morphologie zusammengefaßt werden. Kontroversen lassen sich reduzieren, sofern man sich bemüht, die Befunde bei hinsichtlich Ausdehnung, Stadium und Histologie ähnlichen Zuständen zu vergleichen.

Eine nur regionäre interstitielle Lungenveränderung macht, sofern die nicht betroffenen Lungenpartien gesund sind, weder eine mit den konventionellen Methoden sicher nachweisbare noch eine klinisch relevante Störung der Atmung. Auch bei einem generalisierten, die Mehrzahl der Lungenlappen betreffenden Prozeß sind in Abhängigkeit vom Stadium unterschiedliche Funktionsmuster zu erwarten. Es ist naheliegend, zwischen *akuten* und *chronischen* diffusen interstitiellen Lungenerkrankungen zu unterscheiden und letztere nach dem Ausmaß der definitiven Fibrosierung des Lungenparenchyms zu unterteilen.

Entsprechend dem Bau des Lungenparenchyms (Abb. 1) zeichnen sich die akuten und chronischen interstitiellen Lungenerkrankungen durch eine Kombination von zwei funktionellen Befunden aus:

1. Erhöhung des Diffusionswiderstandes,
2. Abnahme der Lungendehnbarkeit.

Die Abnahme der Lungendehnbarkeit, die *Erstarrung des Lungengerüstes* schützt die im Lungenparenchym gelegenen Luftwege vor dem Kollaps bei forcierter Exspiration wie er für den Verlust an Retraktionskraft z. B. beim panlobulären Emphysem typisch ist.

Die interstitielle Pneumonie, das interstitielle Lungenödem z. B. bei Inhalationsnoxen, aber auch beim Endotoxinschock, die sog. Schocklunge und die diffuse Fettembolie sind Beispiele, bei denen sich innert weniger Stunden eine lebensgefährliche arterielle Hypoxämie ohne schwere Ventilationsstörung und ohne CO_2-Retention entwickeln kann. Die arterielle Hypoxämie ist die kombinierte Folge erhöhter Diffusionswiderstände und einer vermehrten intrapulmonalen venösen Zumischung bei einem in der Regel gesteigerten Metabolismus. Die in diesen Fällen immer nachweisbare Abnahme der Lungendehnbarkeit ist im Gegensatz zur arteriellen Hypoxämie ohne größere Bedeutung für die Behandlung. Mit der Intensivtherapie und nicht zuletzt dank der künstlichen Beatmung mit einem positiven endexspiratorischen Druck haben sich die Überlebenschancen dieser Patienten im Vergleich mit der Situation vor 20 Jahren wesentlich verbessert. Heute wissen wir, daß derartige akute, lebensbedrohliche diffuse Erkrankungen des Lungeninterstitiums ohne röntgenologisch oder funktionell sicher erfaßbare Residuen ausheilen können.

Für viele chronische diffuse interstitielle Lungenprozesse mit geringer Fibrosierung ist oft die Diskrepanz zwischen einem eher diskreten Röntgenbefund mit einer verstärkten retikulären Parenchymzeichnung und einer ausgesprochenen

Anstrengungsdyspnoe charakteristisch. Die Einlagerung von Paraproteinen, Amyloid oder auch Infiltration von malignen Zellen in das Lungeninterstitium können als Beispiele angeführt werden. Der Verlauf bei einem während mehreren Jahren beobachteten Patienten mit einer Hyper- und Paraproteinämie bei M. *Waldenström* mit Lungenbeteiligung illustriert die Variabilität der wichtigsten Lungenfunktionsbefunde. Die Untersuchung zeigte zu Beginn eine deutliche Einschränkung der Lungendehnbarkeit und Abnahme der Totalkapazität sowie eine leichte arterielle Hypoxämie in Ruhe. Zwei Jahre später war eine weitere Abnahme der Lungenvolumina und eine Zunahme der Hypoxämie feststellbar. Dann wurde eine Behandlung mit Zytostatika eingeleitet, die eine deutliche Besserung des Lungenröntgenbefundes und eine Zunahme der Totalkapazität sowie Normalisierung der Lungendehnbarkeit brachte. Der Arbeitsversuch ergab bei allen Kontrollen schon bei einer unter Berücksichtigung des Alters und der Körpergröße

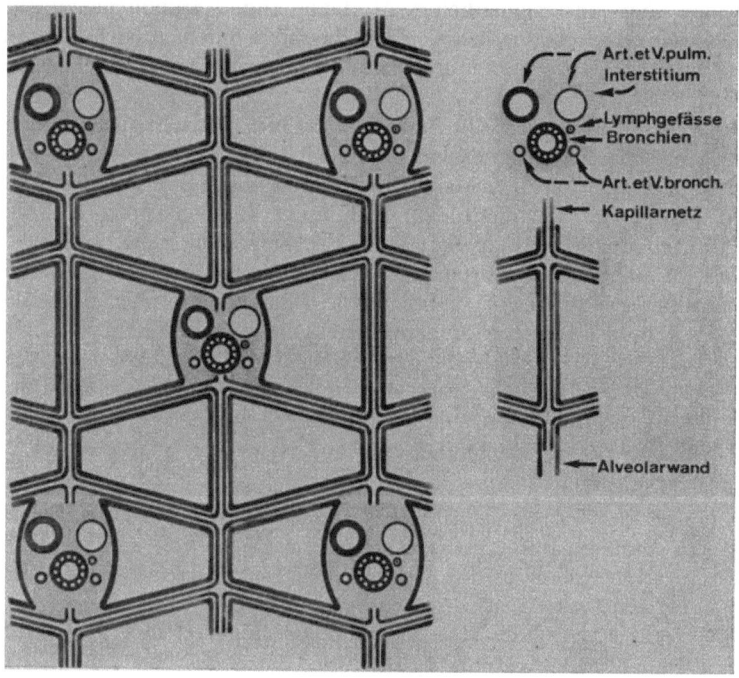

Abb. 1. Alveolo-kapilläre Membran und Lungengerüst. Schematische Darstellung mit dem interstitiellen Bindegewebe im Bereiche der Luftwege, der zu- und abführenden Gefäße und der Gasaustauschfläche

eher leichten Belastung eine beträchtliche Zunahme der arteriellen Hypoxämie, die sich mit O_2-Atmung weitgehend beheben ließ. Diese Befunde zeigen, daß die arterielle Hypoxämie bei Arbeit zur Hauptsache Folge einer Diffusionsstörung ist. Die venöse Zumischung ist gegenüber der Norm zwar vergrößert, beträgt aber weniger als 10% des Herzzeitvolumens. Bei der ersten Untersuchung wurde auch eine Herzsondierung, die normale Werte im Lungenkreislauf ergab, durchgeführt. Dieser Befund ist ein Argument, wenn auch kein Beweis für die Annahme, daß es sich vorwiegend um eine z. T. reversible Einlagerung von Paraproteinen in das Lungeninterstitium und nicht bzw. noch nicht um eine fortgeschrittene definitive Fibrosierung des Lungenparenchyms mit Verlust an durchgängigen Kapillaren handelte. Der bisherige Verlauf scheint diese Annahme zu bestätigen (Tabelle 1).

Tabelle 1

	Alter	cm	kg	TK ml	TK %S	VK %TK	FRK %TK	VT %TK	F	SKK %VK	Spez.V. ml/ml	VD/VT	Compl. ml/cm H$_2$O	Viscance cm H$_2$O/L/sec Insp.	Viscance cm H$_2$O/L/sec Exsp.
1. Sigmund A. malignes Lymphom	59	164	69	4200	70	65	41	17	12,9	68	42,0	0,45	130	2,3	4,4
2. August E. *M. Waldenström* 2 Mte. Zytostat.	52 a) 54 b) 54 c)	174 174 174	64 63 65	4430 3600 4800	66 54 72	59 60 73	54 58 55	13	14,5	62 63 50	39,8	0,44	127 148 233	3,7 5,6 3,8	3,8 5,8 4,0
3. Hermann K. *M. Gaucher*	48	160	62	2990	53	78	33	13	25,6	84	51,7	0,60	85	3,2	3,5
4. Walter K. Lymphang. carcinomatosa	62	161	70	3000	53	75	47	15	23,4	77	43,3	0,50	74	3,0	5,1

Luftatmung

Ruhe

	Hb g-%	SO$_2$ %	Po$_2$ mm Hg	Pco$_2$ mm Hg	St.bic. mval/l
1.	11,9	88,1	53	31,6	27,0
2. a)	14,7	90,2	58	45,3	32,0
2. b)	12,1	82,2	44	42,1	31,0
2. c)	12,8	91,0	57	36,5	25,5
3.	19,9	83,0	57	42,0	20,5
4.	12,3	96,0	86	35,0	24,0

Arbeit

	Watt	Hb g-%	SO$_2$ %	Po$_2$ mm Hg	Pco$_2$ mm Hg	St.bic. mval/l
1.	90	12,9	82,1	45	27,1	23,0
2. a)	90	15,8	80,1	43	35,4	24,5
2. b)	55	12,8	62,0	35	38,8	23,5
2. c)	70	13,5	82,0	48	36,3	25,5
3.	50	21,1	47,0	30	43,0	19,5
4.	75	14,5	88,5	58	35,0	23,0

O$_2$-Atmung

	Watt	Hb g-%	SO$_2$ %	Po$_2$ mm Hg	Pco$_2$ mm Hg	St.bic. mval/l
1.	90	12,9	98,0	150	33,5	24,0
2. a)	90	15,7	98,4	152	47,5	25,0
2. b)	50	12,5	97,6	106	43,8	29,0
2. c)	70	13,4	99,0	160	41,0	24,5
3.	50	20,4	99,0	175	43,0	20,0
4.	75	14,4	98,5	145	39,5	23,5

Hämodynamik

	c.i. l/min/m^2	F	Vstr ml	papulm mm Hg	patrd mm Hg	pcp mm Hg	paor mm Hg	Rbpulm dyn sec cm^{-5}
1. a)	2,3	80	50	43	12	14	93	580
2.	3,7	117	57	17	3	4	81	150
3.	3,4	102	56	66	8	10	90	785
4.	3,0	91	58	26	2	7	100	290

Bei allen chronischen und protrahiert verlaufenden diffusen interstitiellen Prozessen ist mit einem Nebeneinander verschiedener pathologischer Veränderungen unterschiedlicher Dominanz zu rechnen, was auch für die Lungenfunktionsparameter gilt. In den Spätstadien dominiert histologisch eine eher uniforme Fibrosierung, die zu einer *Lungenschrumpfung* führt, was sich funktionell mit der Messung der Total- und Vitalkapazität einfach nachweisen und quantifizieren läßt. Abb. 2a u. b soll das Nebeneinander der für die Lungenfunktion wichtigen Situationen schematisch darstellen. Befunde wir Totraumhyperventilation und vermehrte venöse Zumischung können mit einem Nebeneinander verschiedener

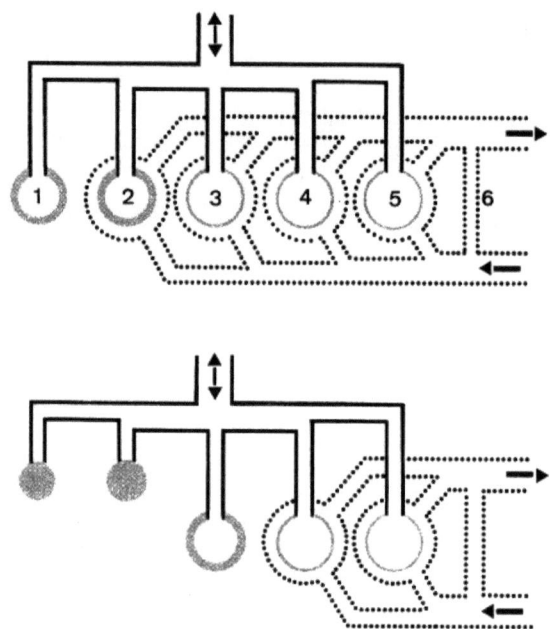

Abb. 2. Lungenmodell mit 6 Einheiten. a) Diffuser interstitieller Lungenprozeß mit geringer Restriktion. 1 = Totraum, weil ventiliert, aber nicht mehr durchblutet; 2 = venöse Zumischung wegen Blockierung der O_2-Diffusion; 3 und 4 = leicht erhöhte Diffusionswiderstände; 5 = normal; 6 = normale venöse Zumischung durch arterio-venöse Anastomosen. b) Diffuse interstitielle Lungenfibrose mit erheblicher Lungenschrumpfung. 1 und 2 = fibrosiert und geschrumpft, Bronchiolen erweitert; 3 = Totraum, weil ventiliert, aber nicht mehr durchblutet; 4 = leicht erhöhter Diffusionswiderstand; 5 = normal; 6 = vermehrte venöse Zumischung durch arterio-venöse Anastomosen bei pulmonaler Hypertonie. Hauptbefunde: a) Einschränkung der Lungendehnbarkeit, arterielle Hypoxämie insbesondere bei Arbeit. b) Erhebliche Einschränkung der Lungendehnbarkeit und der Total- sowie Vitalkapazität. Beträchtliche arterielle Hypoxämie bereits bei leichter Arbeit, pulmonale Hypertonie

Ventilations-, Diffusions- und Perfusionsverhältnisse erklärt werden. Die Erhöhung des Lungengefäßwiderstandes und damit die Entwicklung eines Cor pulmonale ist in der Mehrzahl der Fälle die Folge eines fortgeschrittenen Verlustes an Lungenkapillaren. Der erhöhte Lungengefäßwiderstand ist weitgehend fixiert. O_2-Atmung und Steigerung der Lungendurchblutung bei Arbeit bewirken keine wesentliche Senkung des Lungengefäßwiderstandes. Wegen der Bildung von „alveolären" Toträumen, also ventilierten, aber nicht mehr durchbluteten Alveolen, ist keine quantitative Korrelation zwischen Einschränkung der Lungenvolumina und Erhöhung des Lungengefäßwiderstandes zu erwarten. Die Einschränkung der für den Gasaustausch zur Verfügung stehenden Lungenoberfläche hat hinsichtlich Arterialisation des Blutes denselben Effekt wie erhöhte

Diffusionswiderstände in der Membran, nämlich eine pathologische Vergrößerung des alveolo-endkapillären P_{O_2}-Gradienten und damit schließlich eine arterielle Hypoxämie insbesondere bei gesteigertem Gaswechsel während Arbeit.

Untersuchungsmethodik

Es stellt sich die Frage, welche Funktionsprüfungen in der Klinik ein günstiges Verhältnis zwischen Aufwand und Aussagekraft bieten.

Die Messung der Lungenvolumina — Total- und Vitalkapazität — sowie der Sekundenkapazität ist selbstverständlich. Es soll nur darauf hingewiesen werden, daß in den folgenden Beispielen mit den in *Zürich* und *Bern* festgestellten Normalwerten verglichen wird, die von den Sollwerten der *Europäischen Gemeinschaft für Kohle und Stahl* und den *Basler* Sollwerten nur unwesentlich abweichen [4].

Die routinemäßige Messung der Lungendehnbarkeit ist in der Klinik hingegen etwas problematisch. Aus methodischen Gründen ist aber eine Abnahme der Compliance zuverlässiger meßbar als ihre pathologische Vergrößerung, z. B. beim panlobulären Emphysem.

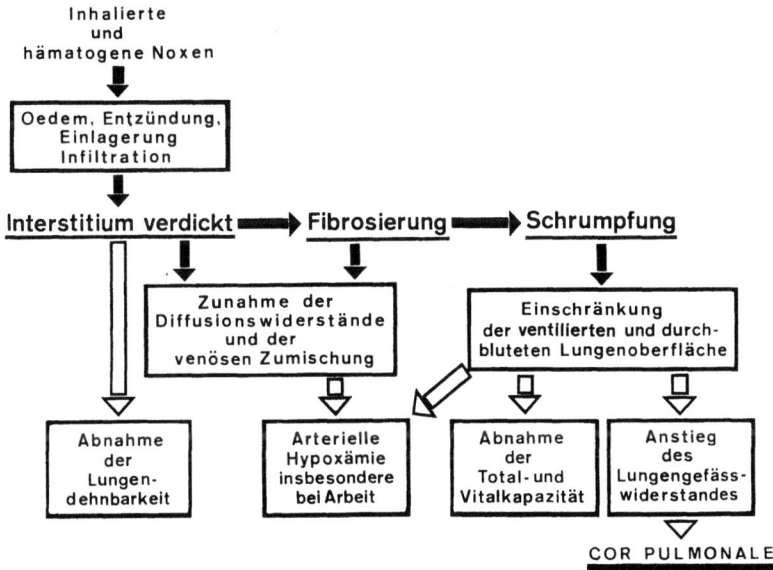

Abb. 3. Aussagekraft der wichtigsten Funktionsprüfungen bei diffusen interstitiellen Lungenerkrankungen

Die Diskrepanz zwischen leicht verminderten Werten für Total- und Vitalkapazität und stark reduzierter Compliance ist ein starkes Argument für die Annahme eines diffusen interstitiellen Lungenprozesses. Auch wenn hinsichtlich der Normalwerte noch keine befriedigende Übereinstimmung besteht, so ist eine Compliance von weniger als 100 ml/cm H_2O beim Erwachsenen sicher pathologisch. Wir messen die „dynamische Compliance" beim sitzenden Patienten, der in seiner normalen Atemmittellage mit einer Atemfrequenz zwischen 10 bis 20/min Atemzüge von 800 bis 1200 ml atmet. Angegeben ist jeweils ein Mittelwert von mindestens 10 Atemzügen. Nach unserer Erfahrung sind auf diese Weise in 9 von 10 Fällen reproduzierbare Werte meßbar.

Die Gewebedeformationswiderstände sind bei interstitiellen Lungenprozessen oft leicht erhöht, doch hat ihre Messung keine größere praktische Bedeutung erlangt. Dasselbe gilt für den Nachweis einer zwischen In- und Exspiration erheblich differierenden Druck-Volumen-Beziehung, also einer verbreiterten Hystereseschleife. Die Entfaltung von in Exspirationslage kollabierten Alveolen erfordert einen Dehnungsdruck, der dann am Ende der Inspiration nur noch z. T. als Retraktionskraft für die Exspiration zur Verfügung steht. Die Messung der Atemwegswiderstände, der in- und exspiratorischen Resistance ist selbstverständlich erwünscht, funktionsdiagnostisch aber nicht entscheidend. Bei der Messung der dynamischen Compliance läßt sich ohne größeren zusätzlichen Aufwand auch der gesamte viskose Atemwiderstand bestimmen.

Im Zentrum der funktionellen Diagnostik steht die Erfassung eines erhöhten Diffusionswiderstandes bzw. einer Einschränkung der O_2-Diffusionskapazität. Der bei erhöhtem Diffusionswiderstand oder stark eingeschränkter Gasaustauschfläche gegenüber der Norm vergrößerte alveolo-endkapilläre P_{O_2}-Gradient ist nicht direkt meßbar, sondern nur unter Annahme einiger nicht in jedem Fall zutreffender Voraussetzungen berechenbar (s. Referat Thews). Als Nachweis einer eingeschränkten O_2-Diffusionskapazität bzw. einer Diffusionsstörung werden seit mehr als 20 Jahren drei Methoden in der Klinik angewandt:
1. Messung der O_2-Diffusionskapazität [11, 13—15],
2. Messung der CO-Diffusionskapazität [5—7, 10, 14],
3. Messung der arteriellen Blutgase bei Luft- und O_2-Atmung in Ruhe und während körperlicher Arbeit [2, 3, 10, 12].

Alle diese Methoden haben ihre Vor- und Nachteile. Die Messung der O_2- und CO-Diffusionskapazität nur in Ruhe ist wenig aussagekräftig, die Messung bei Arbeit aber ziemlich aufwendig. Der Vorteil ist, daß der Befund mit einer Zahl angegeben werden kann, was Vergleiche verschiedener Patientengruppen und Verlaufsbeurteilungen erleichtert. Der Meßwert ist von sich gegenseitig beeinflussenden Faktoren abhängig und deshalb nicht nur Ausdruck des Diffusionswiderstandes. Die Bestimmung der Diffusionskapazität macht die Kontrolle der arteriellen Blutgase nicht überflüssig. Damit wäre die Frage nach der Priorität bereits beantwortet. Unbestritten ist, daß sich sowohl erhöhte Diffusionswiderstände in der alveolo-kapillären Membran als auch eine erhebliche Einschränkung der Gasaustauschfläche insbesondere bei gesteigertem Gaswechsel, aber auch bei Hypoxie z. B. in der Höhe, im Sinne eines pathologischen Abfallens des arteriellen P_{O_2} auswirken. Entsprechend Schwere des interstitiellen Prozesses und Ausmaß des Verlustes an Lungenoberfläche tritt bei Luftatmung eine arterielle Hypoxämie bereits in Ruhe oder erst während Arbeit auf.

Erfahrungen und Nomenklatur haben sich seit unseren ersten Arbeiten zum Thema „Diffusionsstörungen der Lungen" erweitert und teilweise geändert. Das Konzept, für die Funktionsdiagnostik in erster Linie die arteriellen Blutgase in Ruhe und während Arbeit zu untersuchen, ist gleich geblieben. Entsprechend der Übersicht stützt sich die praktische Funktionsdiagnostik zur Hauptsache auf die arteriellen Blutgase, die Lungendehnbarkeit, die Lungenvolumina und den Lungengefäßwiderstand.

Lungenfunktionsbefunde bei chronischen interstitiellen Pneumopathien
(Einzelfälle und Mittelwerte)

Einige besonders instruktive Einzelfälle sowie Mittelwerte bei etwas weniger seltenen interstitiellen Lungenerkrankungen sollen belegen, welche Befunde mit der angewandten Untersuchungsmethodik erhoben werden können. Es handelt sich ausschließlich um erwachsene Patienten in einem ambulanten Stadium ihrer Lungenerkrankung. Bei den Mittelwerten wurden die Patienten zusätzlich hinsichtlich Geschlecht sowie Alter und Körpergröße selektioniert. Von Einzelfällen abgesehen, wurden alle Patienten wiederholt untersucht.

In Abb. 4 sind die wichtigsten Befunde beim Patienten mit einem *M. Waldenström*, der Lungenfunktion von 3 weiteren Kranken, bei denen ebenfalls eine Lungenbeteiligung einer primär nicht die Lungen betreffenden Grundkrankheit vorlag, gegenübergestellt. Alle Patienten haben eine erhebliche Einschränkung der Lungendehnbarkeit, eine Abnahme der Total- und Vitalkapazität, eine normale oder nur wenig eingeschränkte relative Sekundenkapazität sowie eine deutliche arterielle Hypoxämie während eher leichter körperlicher Arbeit. Der Lungengefäßwiderstand war bei 3 Patienten leicht bis mittelschwer erhöht. Besonders bemerkenswert ist der Verlauf bei dem Patienten mit einer Thesaurismose. Die röntgenologischen Lungenveränderungen wurden während Jahren als tuberkulöse Residuen, dann als Sarkoidose interpretiert. Die Diagnose eines *M. Gaucher* basiert dann auf dem Nachweis von massenhaften Speicherzellen im Sternalmark. Zeitweise wurde eine Therapie mit Steroiden durchgeführt. Die Anstrengungsdyspnoe nahm laufend zu. Die 1 Jahr vor dem Tod erhobenen funktionellen Befunde sprachen mit der beträchtlichen Erhöhung des Lungengefäßwiderstandes und der sehr schweren, mit O_2-Atmung aber noch weitgehend behebbaren Hypoxämie für einen fortgeschrittenen Verlust an durchbluteter Lungenoberfläche infolge Fibrosierung, was durch den Sektionsbefund bestätigt wurde.

Im Gegensatz zu multiplen Lungenmetastasen, die die Lungenfunktion in der Regel nicht wesentlich beeinträchtigen, beobachtet man bei der *Lymphangiosis carcinomatosa* das Funktionsmuster eines diffusen interstitiellen Lungenprozesses. Die medikamentöse Tumortherapie kann wenigstens für einige Zeit eine

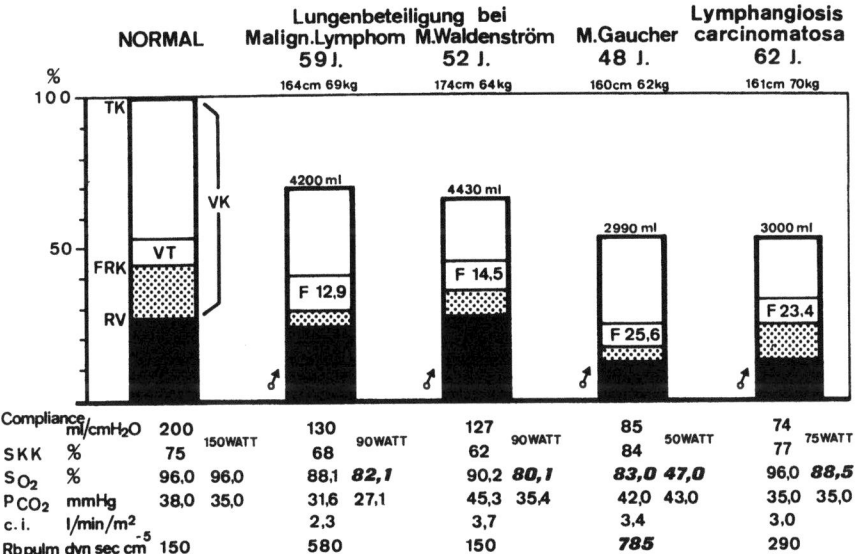

Abb. 4. Beteiligung des Lungeninterstitiums bei einer primär nicht die Lungen betreffenden Grundkrankheit. Lungenfunktion von 4 Patienten. Abkürzungen: TK = Totalkapazität in ml und in % des Sollwertes, VK = Vitalkapazität, FRK = funktionelle Residualkapazität, RV = Residualvolumen, VT = Atemvolumen, F = Atemfrequenz pro Minute, SKK = relative Sekundenkapazität, c.i. = Herzzeitvolumenindex, Rb pulm = Lungengefäßwiderstand

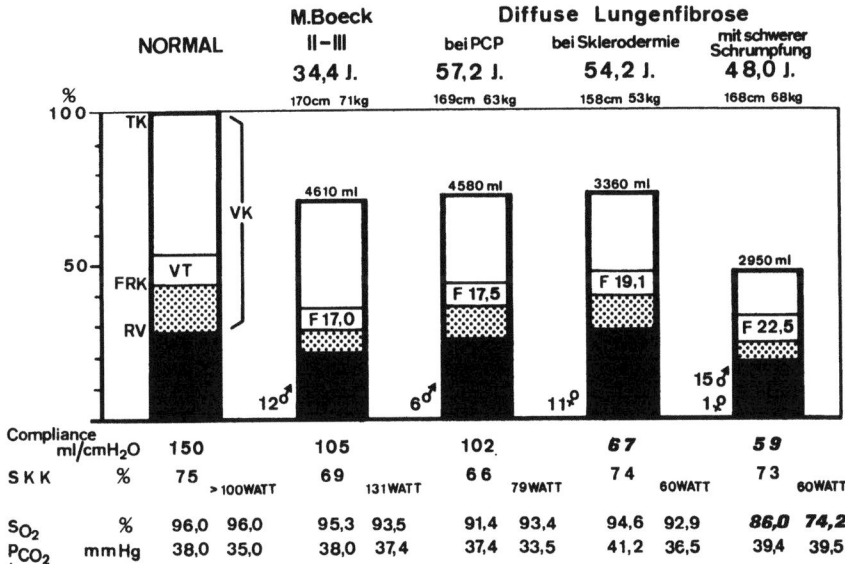

Abb. 5. Mittelwerte der Lungenfunktion bei Sarkoidose, Lungenbeteiligung bei primär chronischer Polyarthritis und bei Sklerodermie sowie bei Lungenfibrosen verschiedener Ätiologie mit schwerer Lungenschrumpfung. (Abkürzungen s. Abb. 4)

Besserung der Lungenfunktion bringen, was auch für die Beteiligung des Lungeninterstitiums bei der *Leukämie* und beim *malignen Lymphom* gilt. Die längere Lebenserwartung dieser Patienten erklärt, weshalb derartige Lungenbeteiligungen heute häufiger beobachtet werden und auch mehr Interesse finden als früher.

Die *Sklerodermie* gilt als typisches Beispiel für eine Kollagenkrankheit mit möglicher Autoimmunpathogenese. Die Mittelwerte in Abb. 5 weisen darauf hin, daß bei einer Lungenbeteiligung die Erstarrung der Lunge im Vordergrund steht. Die Hypoxämie in Ruhe und bei leichter Arbeit ist weniger auffällig.

Bei der *Sarkoidose (M. Boeck)* des Lungenparenchyms beobachtet man sehr unterschiedliche Befunde. Das Granulom beeinträchtigt die Lungenfunktion ähnlich wie das Silikoseknötchen wenig, sofern die Mehrzahl der Alveolen nicht oder nur wenig alteriert ist. Der fibröse Umbau des Lungenparenchyms in den Spätstadien führt dann aber zum funktionellen Bild einer diffusen Lungenfibrose

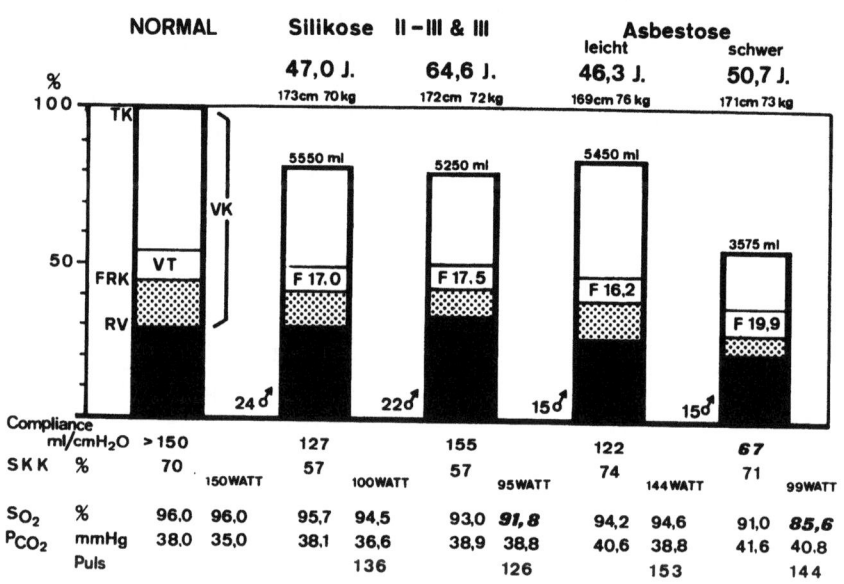

Abb. 6. Mittelwerte der Lungenfunktion bei Pneumokoniosen. Schwere, eher langsam progrediente Silikose, leichte und schwere Asbestosen (Abkürzungen s. Abb. 4)

mit Lungenschrumpfung. Die Patienten, deren Mittelwerte in Abb. 5 dargestellt sind, wurden nur nach Alter und Ausdehnung des Röntgenbefundes und nicht nach funktionellen Kriterien ausgewählt. Spätstadien waren aber die Ausnahme. Bei allen Formen und Stadien des *M. Boeck* der Lungen wird gehäuft eine Erhöhung der Atemwegswiderstände beobachtet. 4 der 12 Patienten hatten deutlich erhöhte in- und exspiratorische Atemwegswiderstände sowie eine relative Sekundenkapazität von weniger als 65%. Die Bronchialobstruktion verursacht nicht selten insbesondere in Ruhe eine ventilatorische Verteilungsstörung. Die *Sarkoidose* der Lungen bietet histologisch und funktionell ein sehr komplexes Bild und ist deshalb ein eher verwirrendes Beispiel für einen interstitiellen Lungenprozeß.

Die seltene *diffuse Lungenfibrose bei primär chronischer Polyarthritis* entwickelt sich wahrscheinlich aus einer nicht reversiblen interstitiellen Pneumonie. 4 der 6 Patienten in Abb. 5 hatten eine leichte Bronchialobstruktion. Bei leichter Arbeit verbesserten sich der arterielle O_2-Druck und die O_2-Sättigung.

Tabelle 2 (Mittelwerte)

	n	Alter	cm	kg	TK ml	TK %S	VK %TK	FRK %TK	VT %TK	F	SKK %VK	Spez.V. ml/ml	VD/VT	Compl. ml/cm H$_2$O	Viscance cm H$_2$O/L/sec Insp.	Exsp.
Sarkoidose II–III (Männer)	12 $\bar{x}$ ±	34,4 5,1	170,2 5,9	71,2 10,4	4610 855	71 11	70 7	39 8	11 3	17,0 3,4	69 11	36,6 3,3	0,48 0,05	105 30	3,9 1,4	5,8 2,1
Lungenbeteiligung bei PCP (Männer)	6 $\bar{x}$ ±	57,2 9,8	169,3 4,3	63,3 5,4	4580 956	73 12	65 7	50 8	11 1	17,5 2,6	66 6	40,1 8,9	0,46 0,10	102 32	4,6 2,8	5,9 2,8
Lungenbeteiligung bei Sklerodermie (Frauen)	11 $\bar{x}$ ±	54,2 7,6	158,0 4,5	53,4 10,5	3360 820	73 21	61 10	54 10	12 4	19,1 4,8	74 6	37,7 7,1	0,45 0,05	67 24	3,8 1,5	5,8 1,6
Diffuse Lungenfibrosen mit schwerer Schrumpfung (15 Männer, 1 Frau)	16 $\bar{x}$ ±	48,0 10,6	168,0 4,7	67,9 10,0	2950 880	47 13	61 12	1 12	18 4	22,5 6,5	73 11	48,8 10,3	0,62 0,09	59 37	4,0 1,8	6,1 2,4

	n	Luftatmung Ruhe Hb g-%	S$_{O_2}$ %	P$_{O_2}$ mm Hg	P$_{CO_2}$ mm Hg	St.bic. mval/l	Arbeit Watt	Hb g-%	S$_{O_2}$ %	P$_{O_2}$ mm Hg	P$_{CO_2}$ mm Hg	St.bic. mval/l	O$_2$-Atmung Watt	Hb g-%	S$_{O_2}$ %	P$_{O_2}$ mm Hg	P$_{CO_2}$ mm Hg	St.bic. mval/l
Sarkoidose	12 $\bar{x}$ ±	14,6 1,0	95,3 1,1	82,3 10,2	38,0 3,5	24,4 1,5	131 40	15,4 1,2	93,5 3,8	78,4 15,6	37,4 5,6	19,7 1,8						
PCP	6 $\bar{x}$ ±	13,7 1,0	91,4 2,4	67,3 5,8	37,4 7,8	23,6 2,0	79 29	14,5 1,1	93,4 1,7	82,2 13,7	33,5 8,5	19,0 2,3						
Sklerodermie	11 $\bar{x}$ ±	12,0 1,9	94,6 2,5	80,8 12,9	41,2 5,9	25,2 3,7	60 20	12,7 1,8	92,9 3,7	74,6 13,3	36,5 6,6	21,4 4,3						
Diffuse Fibrosen mit Schrumpfung	16 $\bar{x}$ ±	15,1 2,5	86,0 7,9	57,4 8,6	39,4 4,5	23,8 1,9	60 19	15,9 2,6	74,2 13,2	46,1 11,1	39,5 6,6	20,9 1,8	60 19	16,0 2,5	96,8 3,4	110 27	44,5 7,2	21,0 2,3

	n	Hämodynamik c.i. l/min/m²	F	V$_{str}$ ml	p$_{apulm}$ mm Hg	p$_{atrd}$ mm Hg	p$_{cp}$ mm Hg	p$_{aor}$ mm Hg	Rbpulm dyn sec cm^{-5}
Diffuse Fibrosen	16 $\bar{x}$ ±	3,00 0,72	85 2	63 14	36 11	4 3	7 3	98 14	452 162

Tabelle 3 (Mittelwerte)

	n		Alter	cm	kg	TK ml	TK %S	VK %TK	FRK %TK	VT %TK	F	SKK %VK	Spez.V. ml/ml	VD/VT	Compl. ml/cm H$_2$O	Viscance cm H$_2$O/L/sec Insp.	Exsp.
Silikose II—III	24	x̄	47,0	173,5	69,6	5550	82	64	50	10	17,0	57	36,4	0,45	127	5,5	7,0
u. III		±	3,6	5,7	12,2	890	12	8	8	2	4,2	14	6,9	0,09	45	3,2	3,8
do.	22	x̄	64,6	171,6	71,8	5250	80	59	52	10	17,5	57	38,7	0,48	155	5,3	7,5
		±	2,4	5,9	9,9	1053	16	7	8	2	3,4	10	6,1	0,08	52	2,9	3,5
Asbestose, leicht	15	x̄	46,3	169,1	75,9	5450	85	70	45	10	16,2	74	37,5	0,45	122	3,2	4,1
		±	9,0	4,1	11,3	765	10	7	9	2	3,2	10	5,9	0,09	25	1,6	1,7
Asbestose, schwer	15	x̄	50,7	170,8	73,0	3575	55	62	51	15	19,9	71	40,5	0,52	67	4,9	7,2
		±	7,7	5,5	9,8	1078	16	10	11	4	5,3	8	5,0	0,06	26	2,8	3,8

	n		Hb g-%	S$_{O_2}$ %	P$_{O_2}$ mm Hg	P$_{CO_2}$ mm Hg	St.bic. mval/l	Watt	Hb g-%	S$_{O_2}$ %	P$_{O_2}$ mm Hg	P$_{CO_2}$ mm Hg	St.bic. mval/l	Puls
Silikose II—III u. III	24	x̄	14,0	95,7	85,0	38,1	23,2	100	14,6	94,5	78,3	36,6	20,8	136
		±	1,2	2,4	14,2	3,8	0,9	25	1,3	4,3	14,6	5,6	1,9	31
do, 64,6 J.	22	x̄	14,1	93,0	72,9	38,9	23,9	95	14,6	91,8	69,5	38,8	21,7	126
		±	1,2	2,4	10,9	5,0	2,5	28	1,4	4,5	14,5	5,4	2,6	19
Asbestose, leicht	15	x̄	14,8	94,2	77,6	40,6	24,8	144	15,6	94,6	84,7	38,8	21,0	153
		±	1,3	1,8	9,3	4,1	2,2	22	1,4	2,5	12,1	3,6	2,3	17
Asbestose, schwer	15	x̄	15,2	91,0	67,3	41,6	24,5	99	15,8	85,6	59,3	40,8	20,8	144
		±	1,8	4,1	10,0	3,5	1,7	39	1,5	9,8	12,6	5,2	2,8	14

Die 4. Patientengruppe in Abb. 5 zeigt die Befunde bei diffusen interstitiellen Lungenfibrosen verschiedener, z. T. unklarer Ätiologie *(idiopathische Lungenfibrose)* im fortgeschrittenen Stadium der Lungenschrumpfung. Die Lungenvolumina und die Lungendehnbarkeit sind massiv eingeschränkt. Die Atmung ist flach und frequent. Die bereits in Ruhe mittelschwere arterielle Hypoxämie nimmt schon bei leichter Arbeit stark zu, die O_2-Sättigung des Hämoglobins betrug aber bei O_2-Atmung immer mindestens 90%. Alle diese Patienten zeigten bei der Herzsondierung eine leichte bis mittelschwere Erhöhung des Lungengefäßwiderstandes. Die Mehrzahl dieser Patienten verstarb innert weniger Jahre in einer kardiorespiratorischen Insuffizienz (Tabelle 2). Bei der schweren *Strahlenfibrose* ist mit denselben Befunden zu rechnen.

Ob man die Pneumokoniosen zu den diffusen interstitiellen Lungenerkrankungen zählt, kommt auf die Zusammensetzung des Krankengutes an. Die massive Quarzstaubinhalation, z. B. Sandstrahlen ohne Schutz, bewirkt eine rasch progrediente, innerhalb weniger Jahre zum Tode führende *„subakute"* Silikose. Die Lungenfunktion dieser Patienten entspricht der einer diffusen interstitiellen Lungenfibrose mit schwerer Schrumpfung. Bei den *langsam progredienten Silikosen* sind Totalkapazität und Lungendehnbarkeit auch in den röntgenologisch schweren Fällen oft nur mäßig eingeschränkt, und die Arterialisation des Blutes bei Arbeit ist bemerkenswert gut. Die Patienten der Abb. 6 setzen sich in beiden Altersgruppen zu je einem Drittel aus ehemaligen Mineuren, Steinbruch- und Gießereiarbeitern zusammen. In diesem schweizerischen Krankengut ist die chronische Bronchitis unabhängig von den Rauchgewohnheiten häufig. In beiden Altersgruppen hatten je 15 Patienten eine sichere Bronchialobstruktion und eine relative Sekundenkapazität von weniger als 65%, was sich auch auf die Mittelwerte auswirkt. Für diese Patienten sind die obstruktiv bedingten Ventilationsstörungen oft schwerwiegender als der durch die Silikose verursachte Verlust an Lungenparenchym.

Bei den *fortgeschrittenen Asbestosen* entsprechen Röntgenbefund und Lungenfunktion mehr dem Bild einer diffusen interstitiellen Fibrose. Die Befunde, deren Mittelwerte in Abb. 6 dargestellt sind, stammen zur Hauptsache von ehemaligen Asbestspritzern, die bei ihrer Tätigkeit einer intensiven Entwicklung von feinem Asbeststaub ausgesetzt waren. Die chronische Bronchitis ist in diesem Krankengut viel seltener als bei den Silikosepatienten. Sowohl bei den leichten als auch bei den schweren Asbestosen hatten nur je 3 Kranke deutlich erhöhte in- und exspiratorische Atemwegswiderstände. Die relative Sekundenkapazität ist im Mittel für beide Gruppen normal. Die Mehrzahl der Patienten mit einer schweren Asbestose hatte eine Erhöhung des Lungengefäßwiderstandes und eine pulmonale Hypertonie.

Die Schweizerische Unfallversicherungsanstalt sorgt dafür, daß die Pneumokoniosepatienten regelmäßig untersucht werden. Wiederholte Untersuchungen bei einer progredient verlaufenden interstitiellen Lungenerkrankung geben retrospektiv Hinweise auf den Stellenwert der verschiedenen funktionellen Parameter für die Frühdiagnose. Viele der Patienten in der Gruppe *schwere Asbestosen* hatten einige Jahre vorher eine Lungenfunktion entsprechend der Gruppe *leichte Asbestosen*. In diesem Stadium mit einem fraglichen, nicht selten als normal beurteilten Lungenröntgenbefund erwies sich die eingeschränkte Compliance als besonders aussagekräftig und ermöglichte zusammen mit der Arbeitsanamnese die Wahrscheinlichkeitsdiagnose einer Asbestose [9].

Mein Referat könnte den Eindruck bestätigen, daß Zürich hinsichtlich Funktionsdiagnostik der Lungen nicht viel Neues zu bieten hat. Mit dem Verbleiben am einmal als richtig Erkannten ergibt sich aber eine Kontinuität, die auch ihre Vorteile hat. Mein Lehrer Rossier hat sich nicht nur in der Atempathophysiologie engagiert. Er legte als Klinikdirektor auch großen Wert auf Sparsamkeit, lange bevor das Wort von der Kostenexplosion in den Krankenhäusern zum Schlagwort wurde. Wenn es mir gelungen ist, die Brauchbarkeit und Aussagekraft einer wenig aufwendigen klinischen Funktionsdiagnostik auch bei den interstitiellen Lungenerkrankungen glaubwürdig zu machen, so hat die Schule Rossier wieder einige Aktualität erlangt.

Literatur

1. Bachofen, H.: Die mechanischen Eigenschaften der Lunge. Bern-Stuttgart: Huber 1969. — 2. Bühlmann, A. A., Maier, C., Hegglin, M., Kälin, R., Schaub, F.: Schweiz. med. Wschr. **83**, 1199 (1953). — 3. Bühlmann, A. A., Rossier, P. H.: Klinische Pathophysiologie der Atmung. Berlin-Heidelberg-New York: Springer 1970. — 4. Bühlmann, A. A., Scherrer, M.: Schweiz. med. Wschr. **103**, 660 (1973). — 5. Filley, G. F., MacIntosh, D. J., Wright, G. W.: J. clin. Invest. **33**, 530 (1954). — 6. Forster, R. E., Fowler, W. S., Bates, D. V., van Lingen, B.: J. clin. Invest. **33**, 1135 (1954). — 7. Forster, R. E., Cohn, J. E., Briscoe, W. A., Blakemore, W. S., Riley, R. L.: J. clin. Invest. **34**, 1417 (1955). — 8. Hany, A., Bühlmann, A. A.: Erkrankungen des Lungengerüstes. Seltene Lungenerkrankungen. In: Lehrbuch der Röntgendiagnostik, Bd. 4 (Hrsg. H. R. Schinz, W. E. Baensch, W. Frommhold, R. Glauner, E. Uehlinger, J. Wellauer). Stuttgart: Thieme 1973. — 9. Hany, A.: Asbestose. In: Ergebnisse der Inneren Medizin und Kinderheilkunde. Neue Folge, Bd. 36 (1974). — 10. Keller, R., Graf, W., Mahlich, J., Herzog, H.: Klin. Wschr. **51**, 994 (1973). — 11. Lilienthal, J. L., Riley, R. L., Proemmel, D. D., Franke, R. E.: Amer. J. Physiol. **147**, 199 (1949). — 12. Rossier, P. H., Bühlmann, A. A., Luchsinger, P.: Schweiz. med. Wschr. **84**, 25 (1954). — 13. Scherrer, M.: Störungen des Gasaustausches in der Lunge. Bern-Stuttgart: Huber 1961. — 14. Scherrer, M. (ed.): Pulmonary diffusing capacity on exercise. Bern-Stuttgart-Vienna: Huber 1970. — 15. Thews, G.: Pflügers Arch. ges. Physiol. **268**, 281 (1959). — 16. Uehlinger, A., Fuchs, W. A., Bühlmann, A. A., Uehlinger, E.: Dtsch. med. Wschr. **85**, 1829 (1960).

Röntgenologische Befunde bei interstitiellen Lungenerkrankungen

STENDER, H. ST. (Inst. für klin. Radiologie, Med. Hochschule Hannover)

Referat

An der Formgebung des normalen Lungenbildes ist das interstitielle Gewebe nicht beteiligt. Erst pathologische Prozesse, wie Ödeme, Lymphstauungen, Entzündungen, Fibrosen und Tumorinfiltrate, die mit einer interstitiellen Gewebsvermehrung einhergehen, führen zu strukturellen Veränderungen im Röntgenbild [2]. Ihre Erscheinungsform hängt vor allem davon ab, ob die Veränderungen im intralobulären oder im extralobulären Interstitium im Vordergrund stehen [4, 9]. Die Prozesse im intralobulären Bereich betreffen vorwiegend die Alveolarwände und das angrenzende Zwischengewebe der Bronchiolen und Gefäße. Durch Summationswirkung verursachen sie im Röntgenbild eine retikuläre Strukturvermehrung mit teils feinherdigen und teils feinwabigen Verdichtungen (Abb. 1). Häufig sind auch die interlobulären Septen verdickt. Eine stärkere Verbreiterung der Alveolarwände führt zu einer Einengung der Alveolarinnenräume mit mehr oder weniger deutlichen homogenen oder fleckigen Trübungen, deren Dichte durch fokale Atelektasen, Ödeme oder alveoläre Entzündungen verstärkt wird. Eine Beteiligung der Alveolarinnenräume tritt vor allem bei akuten allergischen Reaktionen, sekundären Entzündungen oder chronischen Fibrosen ein. Miliare und feinherdige Verschattungen bestimmen das Bild bei Alveolitis mit Granulomen, den interstitiellen Granulomatosen und bestimmten Formen der Sarkoidose [2].

Die Prozesse des intralobulären Bereiches schreiten häufig zu einer fibrotischen Transformation und einem zystisch-wabigen Umbau mit fokaler Emphysembildung (Uehlinger) oder zur emphysematösen Lungensklerose (Otto) fort. Diese Fibrosen treten im Röntgenbild als grobwabige Verschattungen mit mehr oder minder deutlichen Schrumpfungen als Wabenlunge (Abb. 2) in Erscheinung [2, 10].

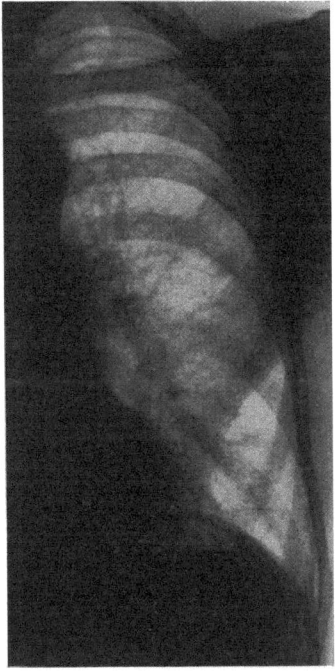

Abb. 1. Interstitielle Fibrose bei Silikose

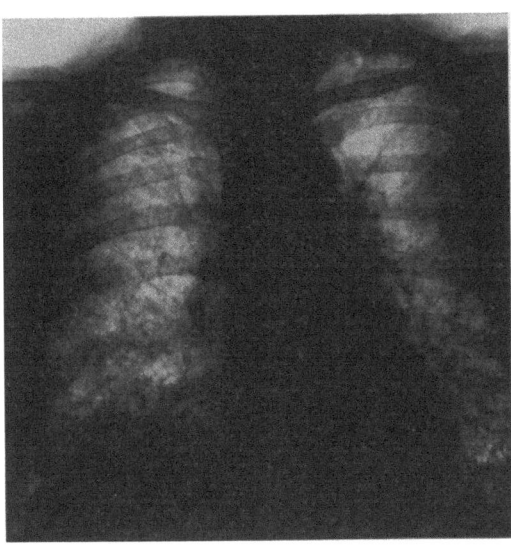

Abb. 2. Interstitielle Fibrose mit Wabenlunge bei chronischer Arthritis

Wenn das extralobuläre Interstitium im Vordergrund der Veränderungen steht oder stärker beteiligt ist, sind peribronchiale und perivaskuläre Strukturvermehrung, subpleurale Verdichtungen und unscharf begrenzte periphiläre Verschattungen nachzuweisen [3, 7]. Auch hier sind die interlobulären Septen als Septumlinien deutlich verbreitert und als A- und B-Linien von Kerley beschrieben (Abb. 3).

Interstitielle Prozesse können im Röntgenbild zu folgenden Strukturveränderungen führen: Retikuläre Strukturvermehrung, multiple feinherdige Verdichtungen, Wabenstrukturen, interlobuläre Septumlinien, peribronchiale und perivaskuläre Verdichtungen, unscharfe perihiläre Zone und subpleurale Verdichtungen.

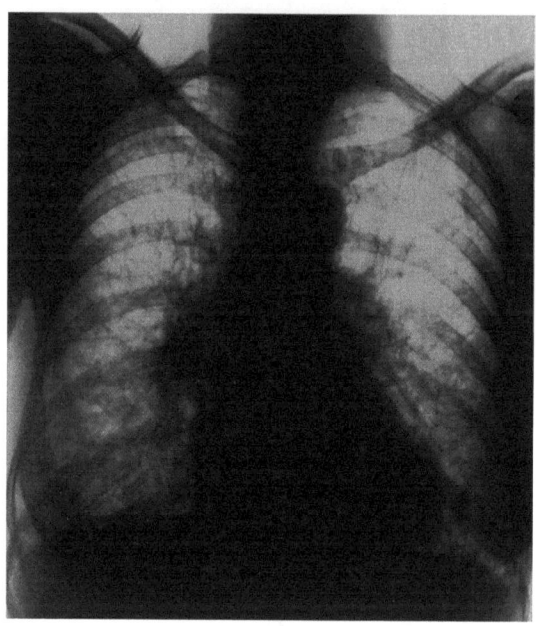

Abb. 3. Interstitielles Lungenödem bei Herzinfarkt

Tabelle. Interstitielle Lungenprozesse

Interstitielles Lungenödem
Entzündliche interstitielle Prozesse
Allergische und fibrosierende Alveolitis
Fibrose bei Sklerodermie und Polyarthritis
Fibrose bei Granulomatosen und Sarkoidose
Fibrose bei Staublungen
Fibrose nach Strahleneinwirkung
Idiopathische interstitielle Fibrose
Interstitielle tumoröse Infiltration

Wenn das Alveolarlumen durch erhebliche Verbreiterung der Alveolarsepten weitgehend ausgefüllt ist, ist eine Unterscheidung zwischen interstitiellen und alveolären Veränderungen im Röntgenbild nicht möglich.

Die Auswertung von über 300 Kranken mit deutlichen restriktiven Atemfunktionsstörungen zeigt, daß bei rd. 16% der Kranken im Lungenbild keine oder nur sehr diskrete Veränderungen zu erkennen waren, die für einen interstitiellen Prozeß oder eine Lungenfibrose sprachen. Bei weiteren 9% fanden sich unregelmäßig verteilte, zarte Strukturvermehrungen, Unregelmäßigkeiten und Verteilungsstörungen der kleinen peripheren Pulmonalgefäße oder zentrale Pulmonalarterienerweiterungen als Hinweis auf eine pulmonale Hypertonie als Folge einer Fibrose.

Die interstitiellen Lungenprozesse (Tabelle) lassen sich in mehrere Gruppen unterteilen, die trotz der häufig gleichförmigen Reaktionsweise des Interstitiums mit seiner Neigung zu fibrotischer Transformation auch röntgenologisch Besonderheiten zeigen können. Im Hinblick auf die nachfolgenden Vorträge soll hier nur auf einige Krankheiten hingewiesen werden.

1. Interstitielle Lungenödeme treten als Folge einer akuten oder chronischen Druckerhöhung im Pulmonalkreislauf bei Linksherzversagen und Mitralstenosen auf [3]. Bei chronischer Stauung ist die Folge eine Stauungsfibrose mit Bevorzugung der basalen Lungenpartien oder eine sekundäre Lungenhämosiderose. Interstitielle Ödeme werden aber auch durch Kapillarwandschädigungen bei Niereninsuffizienz oder Schlafmittelvergiftung und im Rahmen einer Schocklunge beobachtet.

Lymphabflußbehinderungen bei Lymphknotenprozessen führen bei Sarkoidose, Lymphogranulomatose und Lymphosarkom zu Lymphstauungen mit einem regionalen interstitiellen Ödem [7]. Bei zentralem Bronchialkarzinom weist dieses Ödem auf einen massiven Einbruch in die Lymphknoten hin.

2. Ionisierende Strahlen führen in Abhängigkeit von der Dosis (mehr als 3000 rad, fraktioniert täglich 200 rd) zu einer schweren Schädigung der Alveolar- und Kapillarwände und zu einer Strahlenpneumonitis. Diese ist auf das Gebiet der Strahleneinwirkung streng begrenzt. Interstitielle und intraalveoläre Veränderungen rufen schleierartige bis kompakte Verschattungen hervor, die sich zu streifigen oder wabigen Verdichtungen mit deutlichen Schrumpfungszeichen zurückbilden.

3. Interstitielle Entzündungen sind häufig durch Infektion mit Viren, Mykoplasmen oder Rickettsien, seltener durch Bakterien bedingt. Ein Teil der interstitiellen Virus- und Mykoplasmenpneumonien bilden sich im Röntgenbild sehr langsam und verzögert zurück. Übergänge in eine Lungenfibrose erscheinen möglich, worauf persistierende Lungenveränderungen hinweisen.

4. Eine allergische oder fibrosierende Alveolitis (Scadding u. Hinson [6, 12]) tritt bei sensibilisierten Patienten als Folge einer Präzipitationsreaktion (Pepys [5]) nach Kontakt mit tierischen, pflanzlichen und medikamentösen Allergenen auf. Sie sind als Vogelhalter- und Farmerlunge [5, 8, 11, 12] bekannt. Ähnlich verhalten sich die Allergien auf Medikamente [1].

Die Präzipitationsreaktionen mit ihren Folgen laufen in den Alveolarwänden und im peribronchialen Gewebe ab. Sie zeigen im Röntgenbild netzförmige und streifige Verdichtungen. Ihr Erscheinungsbild kann schnell wechseln. Bei akuter Exposition kommt es nach 8 bis 10 Std zur Alveolarwandreaktion und auch zu Ödemen der Alveolarinnenräume, die röntgenologisch als dichte homogene oder fleckig-grobstreifige Verschattungen in Erscheinung treten [5, 8]. Ein chronisch schleichender Antigenkontakt führt nach Jahren zu einer Lungenfibrose mit oft diffus verteilter unregelmäßig streifiger Strukturvermehrung oder einer Wabenlunge. Bei einem Teil sind die Lungenveränderungen sehr diskret, so daß nur die pulmonalen Gefäßveränderungen mit zentral erweiterten Arterien und einem Cor pulmonale auf die fibrosierende Alveolitis hinweisen [9].

5. Die Fibrosen bei Sclerodermie sind meist diffus ausgebreitet und treten röntgenologisch als retikuläre Verdichtungen hervor. Grobwabige Veränderungen sind häufiger in den basalen Lungenabschnitten, seltener in den Oberlappen nachzuweisen. Bei der chronischen Polyarthritis konnten wir retikuläre und feinherdige Strukturverdichtungen mit Septumlinien feststellen. Aber auch hier sind Wabenlungen zu beobachten. Rundherde sahen wir beim Caplan-Syndrom. Lungenfibrosen beim Morbus Bechterew beginnen vorwiegend in den Oberlappen und

gehen mit erheblichen Schrumpfungen einher [13]. Die interstitiellen Prozesse beim Lupus erythematodes zeigen das Bild der interstitiellen Pneumonie häufig mit alveolärer Beteiligung. Bei langsamem Formwechsel sind langfristige Rückbildungen möglich.

6. Ein Teil der interstitiellen Lungenfibrosen zeigt, ohne daß ihre Ursache bekannt ist, einen progressiven Verlauf und wird dann Hamman-Rich-Syndrom genannt. Interstitiell-pneumonische Prozesse gehen dabei schnell in Fibrosen über und breiten sich in wechselnden Lungenbezirken kontinuierlich oder schubweise aus. Nur bei einem Teil der Kranken kommt der Prozeß zum Stillstand. Ausgehend von einer Virusinfektion, einer Alveolitis oder toxischen Alveolarwandschädigungen bestimmen möglicherweise autoimmunologische Reaktionen den weiteren Verlauf.

7. Die tumorbedingten interstitiellen Veränderungen sind als feinherdige Metastasierung, Alveolarwandkarzinose oder Lymphangiosis carcinomatosa in bestimmten Phasen nur schwer von den anderen interstitiellen Prozessen differentialdiagnostisch zu unterscheiden.

Die Veränderungen im Lungeninterstitium führen zu erheblichen Störungen der Lungenfunktion vorwiegend restriktiver Art. Eine feste Beziehung zwischen dem Ausmaß der röntgenologischen Lungenbefunde und den Funktionsausfällen besteht nicht. Trotz dieser allgemeinen Einschränkung enthält das Röntgenbild aber Zeichen, die auf den Grad der Funktionseinschränkung hinweisen können. Hierzu gehören die Ausdehnung und Intensität der retikulären, herdförmigen oder wabigen Strukturverdichtungen, die Schrumpfungen umschriebener Lungenteile und die Bildung emphysematöser Zonen. Ein Zwerchfellhochstand und eine eingeschränkte Zwerchfellbeweglichkeit mit verlängerter Inspirationsphase sind Folge der Fibrose und Schrumpfung größerer Lungenabschnitte. Die Verringerung des Abstandes des höhergetretenen Zwerchfells zu Strukturelementen der mittleren Lungenzone wie dem kleinen Lappenspalt oder Gefäßen der Spitze des Unterlappens bzw. der Basis des Oberlappens lassen die Ausdehnung der Fibrose mit Schrumpfung erkennen. Ähnliches gilt für die Gefäßverziehungen im Oberlappen.

Eine genaue Analyse der peripheren und zentralen Pulmonalgefäße im Übersichts- oder Zielbild und im Angiogramm kann weitere funktionsbezogene Informationen liefern. Störungen und Disharmonien der peripheren Gefäßanordnung und -verteilung können auch bei sonst nur diskreten Veränderungen auf eine Fibrose oder ein begleitendes Emphysem hinweisen. Die Verlagerung und Verziehung der Gefäße im Lungenkern und in der Lungenwurzel sind Folge der Parenchymschrumpfungen. Eine Dilatation der zentralen Hilusarterien ist in der Regel durch einen pulmonalen Hochdruck bedingt.

Zusammenfassend läßt sich feststellen, daß eine detaillierte Analyse der Lungenstrukturen im Röntgenbild verwertbare Hinweise auf das Bestehen interstitieller Lungenprozesse gibt und auch begrenzte Rückschlüsse auf restriktive Funktionseinschränkungen ermöglicht. Eine grobe Unterscheidung in Veränderungen, die mehr den intralobulären oder den extralobulären Bereich des Interstitiums betreffen, ist möglich. Auch eine Beteiligung der Alveolarinnenräume kann bei einem Teil erkannt werden. Erscheinungsform und Verlauf der Lungenveränderungen ermöglichen bei den begrenzten Reaktionsmöglichkeiten des Lungengewebes nur in beschränktem Umfang einen Schluß auf die spezielle Art der interstitiellen Erkrankungen. Bei röntgenologisch progressiven interstitiellen Prozessen unklarer Ätiologie sollte frühzeitig eine bioptische Klärung angestrebt werden.

Literatur

1. Ansell, G.: Clin. Radiol. **20**, 133 (1969). — 2. Felson, B.: In: Aktuelle Probleme der Röntgendiagnostik, Bd. 2. Bern: Huber 1973. — 3. Grainger, R. G.: Brit. J. Radiol. **31**, 201

(1952). — 4. Mlczoch, F.: Wien. Z. inn. Med. **50**, 34 (1969). — 5. Pepsy, J.: Hypersensitivity diseases of the lung, due to fungi and organic dust. Basel: Karger 1969. — 6. Scadding, J. G., Hinson, K. F. W.: Thorax **22**, 291 (1967). — 7. Stender, H. St., Schermuly, W.: Fortschr. Röntgenstr. **95**, 461 (1961). — 8. Stender, H. St., Wettengel, R., Fabel, H.: Fortschr. Röntgenstr. **114**, 589 (1971). — 9. Stender, H. St., Mellmann, J.: Radiologe **14**, 487 (1974). — 10. Uehlinger, E., Schoch, G.: Röntgendiagnostik. Ergebnisse 1952—1956. Stuttgart: Thieme 1957. — 11. Wettengel, R., Fabel, H., Deicher, H.: Med. Klin. **64**, 1969 (1969). — 12. v. Wichert, P.: Dtsch. med. Wschr. **97**, 341 (1972). — 13. Davies, D.: Quart. J. Med. **41**, 395 (1972).

Alveolitis und interstitielle Lungenerkrankungen durch organische Stäube und Pharmaka

FABEL, H. (Med. Klinik, Med. Hochschule Hannover)

Referat

In den letzten 10 Jahren hat sich die Erkenntnis durchgesetzt, daß vielen Krankheitsbildern mit ähnlichen Bezeichnungen wie chronisch-interstitielle Pneumonie, Pneumonitis, muskuläre Lungenzirrhose und Hamman-Rich-Syndrom ursächlich eine Entzündung der Alveolen, eine Alveolitis zugrunde liegt. Diese Erkrankungen enden, relativ uniform, in einer mehr oder weniger diffusen Lungenfibrose. Der Pathologe wird in diesem Endstadium — vergleichbar einer aplastischen Anämie — zur Aufklärung der Ätiologie oft wenig beitragen können. Auch in großen und an diesen Fragen wissenschaftlich interessierten Kliniken, wie der Boston University School of Medicine [16] bleibt die Hälfte dieser Fälle noch ungeklärt und wandert als idiopathische oder kryptogenetische Lungenfibrose in die Archive.

Diese Tatsache muß eine Herausforderung an unser diagnostisches Engagement sein. ,,Pseudo-Diagnosen" wie Hamman-Rich-Syndrom sollten eine Rarität werden. Mit kriminalistischem Spürsinn lassen sich bei sorgfältiger Anamnese aus dem großen Teich der ungeklärten interstitiellen Lungengerüsterkrankungen (fibrosing alveolitis nach Scadding) organische Staublungenerkrankungen — exogen allergische Alveolitiden — herausfischen. Die relative Seltenheit — immerhin dürfte jeder praktische Arzt oder Internist im Laufe seiner Berufsausübung etwa zehn solcher Krankheitsfälle sehen — schmälert nicht die Wichtigkeit der Diagnose: unerkannt führen diese Erkrankungen meist zum Tode, rechtzeitig erkannt sind sie heilbar — heilbar durch eine in der Regel mögliche Ausschaltung der inhalativen Noxen.

Organische Partikel — und auch die Medikamente — sind ihnen allen als Ursache des Asthma bronchiale bekannt. Dabei kommt es bei einer Minorität sensibilisierter Menschen (Atopiker nach Pepys [35]) zu einer Sofortreaktion durch Reagine (Typ I — Reaktion nach Gell u. Coombs [17]). Wenig bekannt, auch seltener, aber nicht an Atopiker gebunden, ist die verzögerte Reaktion (Typ III — Arthusphänomen) durch zirkulierende präzipitierender Antikörper, die unter Voraussetzung einer entsprechenden Teilchengröße der inhalierten organischen Partikel in den Alveolen zu einer Bildung von Antigen-Antikörperkomplexen mit Aktivierung von Komplement führt. Insbesondere Pepys [35] und seine Arbeitsgruppe erkannten in den letzten 10 Jahren diese wichtigen pathogenetischen und immunologischen Zusammenhänge und schufen auch die notwendige Abgrenzung dieser exogen-allergischen Alveolitis vom exogen allergischen Asthma bronchiale. Charakteristisch für diese Arthus-Typ-Reaktion sind (gegenüber dem Asthma bronchiale) die Latenzzeit von 4 bis 8 Std zwischen Exposition und Symptomatik, das Auftreten oft schwerer allgemeiner Krankheitszeichen, eine Beschränkung der morphologisch faßbaren immunologischen Reaktion auf das Alveolargebiet, der in der Regel fehlende Bronchospasmus und die fehlende Eosinophilie.

Inzwischen kennen wir fast 20 als Allergen wirkende tierische und pflanzliche Stäube und die dazugehörigen pulmonalen Krankheitsbilder, die allesamt — bei Fortdauer der Exposition — zu einer Lungenfibrose führen können. Neben den bekannten Bildern der Farmerlunge [10] — verursacht durch Sporen thermophiler Aktinomyceten aus schimmligem Heu und Getreide — und der Vogelhalterlunge — verursacht durch Kot, Gefieder und Hautabschilfungen verschiedener Geflügelarten — gibt es eine Unzahl bekannter und sicherlich auch noch nicht entdeckter tierischer und pflanzlicher Inhalationsallergene, die eine Typ III-Reaktion hervorrufen können.

Die Bagassose [4, 26] bei der Zuckerrohrgewinnung, die mushroom workers lung [3] und das Befeuchterfiber [1] gehen ebenfalls zu Lasten thermophiler Aktinomyceten, die Waschmittellunge [14, 36] bei der Herstellung von Detergentien in der Waschmittelindustrie zu Lasten proteolytischer Enzyme von Bazillus subtilis (Werbeslogan „biologisch aktiv!"). Durch Pilze verusacht sind die Malzarbeiterlunge [40] (Aspergillus clavatus und fumminatus), die Ahornschälerkrankheit, die Paprikaspalterlunge [27] und die Käsewascherkrankheit [52] (durch Penicillium casei), die Secquoiose [8] beim Verarbeiten amerikanischen Rotholzes und die Suberose [15] beim Arbeiten mit schimmligem Korkstaub. Beim Mahlen von Weizen, der von Weizenkäfern befallen ist, kann als Reaktion auf Epidermisbestandteile die wheat weevil disease auftreten. Allergische Alveolitiden durch Vogeleiweiß sind inzwischen nach Umgang mit Tauben, Hühnern, Enten, Gänsen, Papageien und Wellensittichen aufgefallen. Die Pituitary suff takers lung [32] entsteht beim Inhalieren von Hypophysen-Hinterlappenextrakt (Schwein, Rind) zur Behandlung des Diabetes insipidus.

Ich möchte die hierzulange häufigsten Krankheitsbilder — die Farmerlunge und die Vogelhalterlunge — als naheliegende und eindrucksvolle Beispiele herausstellen.

Die Farmerlunge wurde bereits 1713 von Ramazzini [38] als schwere mit Husten und Atemnot einhergehende Pneumopathie der Kornsieber und Kornmesser beschrieben, die zu Kachexie und frühem Siechtum führte, dann von Campell [7] 1932 in England genau beobachtet und auch als „Lungenmykose" erkannt. Der serologische Nachweis und Beweis einer Typ III-Allergie, die Isolierung und Identifizierung des Antigens aus Micropolyspora faeni gelang Pepys u. Mitarb. (1963) [37]. Den Einfluß klimatischer Bedingungen auf die Häufigkeit der Farmerlunge in England erkannten Staines u. Forman [45] klar. Bei großer Niederschlagsmenge (während der Heu- und Getreideerntesaison) in Wales ist die Erkrankung häufig, im trockenen Osten des Landes wurden dagegen kaum Erkrankungen beobachtet. In Frankreich wurden nach einem besonders feuchten Sommer 1963 in der Auvergne gehäuft Fälle von Molina et al. [33] mitgeteilt. Aus Norddeutschland berichtete 1965 Hamer u. Petersen [19] neue Erkrankungsfälle.

Auch der hier vorgestellte Fall weist eine typische Anamnese und typische Symptome auf. Der 38jährige Landwirt war seit der Kindheit im bäuerlichen Familienbetrieb tätig. Erstmals im Winter 1972/73 (Verfüttern von schlechtem Heu und Stroh) kam es wiederholt zu Fieber für einige Stunden, zu Hustenreiz und Belastungsdyspnoe. Im Sommer war er beschwerdefrei. Erneut kam es im Winter 1973/74 zu ständigem Krankheitsgefühl, Kopf- und Gliederschmerzen, Gewichtsverlust von 8 kg in 3 Monaten, wiederholten grippalen Infekten sowie dauerndem Husten und Schnupfen. Auskultatorisch bestanden im Frühjahr 1974 beiderseits feinblasige Rasselgeräusche. Das Röntgenbild zeigte beiderseits Infiltrationen mit beginnender Fibrose. Es fand sich eine mäßige Restriktion der Lungenvolumina und eine arterielle Hypoxie sowie eine Reduktion der Diffusionskapazität. Bereits 14 Tage nach Unterbrechung der Exposition — des Viehfütterns — waren alle Symptome und Befunde kaum noch feststellbar.

Verblüffend ist auf den ersten Blick, daß eine „Farmerlunge" auch in einem modernen Großstadtbüro entstehen kann. Banaszak et al. [1] beschrieben 1970 eine Reihe zunächst ungeklärter chronischer Pneumonien, die in einem vollklimatisierten Großraumbüro aufgetreten waren. Thermophile Aktionomyceten hatten den Filter des Klimageräts besiedelt, ihre Sporen wurden millionenfach in den Raum geblasen.

Nicht asthmatische pulmonale Reaktionen auf Vogeleiweiß wurden im angelsächsischen Schrifttum erstmals 1960 bei Personen, die Enten rupften [38] und bei einem Wellensittichzüchter [34] beschrieben. 1965 folgte die Erstbeschreibung einer „Pigeon breeder lung" als Hyperimmunerkrankung durch Reed et al. [39], ein Jahr später die Wellensittichhalterlunge [21] und 1969 die Mitteilung einer Sensibilisierung gegen Hühnerprotein durch Bütikofer u. Weck [5]. Wir haben in Deutschland erstmals 1969 2 Fälle von Taubenzüchterlunge [49] und in den folgenden Jahren 3 weitere Fälle von Wellensittichhalterlunge und einem Fall von allergischer Alveolitis durch Enteneiweiß gesehen [48, 50, 51].

Daß bis 1972 nur knapp 60 Fälle von Taubenzüchterlunge in der Weltliteratur publiziert wurden [31], ist bei der weiten Verbreitung der Brieftaubenzucht als Liebhaberei erstaunlich. Allein in Belgien, England und der Bundesrepublik sind etwa 500 000 Taubenzüchter registriert [48]. Bei etwa 30% der exponierten, aber klinisch gesunden Züchter finden sich präzipierende Antikörper. Nicht alle immunologisch reagierenden Exponenten reagieren also mit Krankheitssymptomen. Folgt man den epidemiologischen Schätzungen von Caldwell et al. [6] müßte bei einer Krankheitsinzidenz von über 5% in den drei genannten Ländern ein Heer von 25 000 Patienten mit Taubenzüchterlunge ihrer gefährlichen Liebhaberei nachgehen.

Daß die Dunkelziffer in der Tat groß ist, geht aus der Arbeit von Sennekamp u. Mitarb. [44] hervor, die im Rheinland einen Fall beobachteten und nach einer Publikation im Verbandsblatt „Die Brieftaube" prompt bei weiteren 15 Taubenzüchtern, die sich zur Untersuchung stellten, das Krankheitsbild diagnostizierten. Eine ähnliche Bitte, nämlich per Mitteilung in der Verbandszeitschrift auf das Krankheitsbild aufmerksam machen zu dürfen, war uns übrigens 1968 in Niedersachsen abgelehnt worden, aus Furcht vor Verunsicherung der Verbandsmitglieder und Rückgang der Mitgliederzahl.

Die Erkrankung kann 4 Wochen nach dem ersten Kontakt auftreten, es können aber auch offensichtlich Jahrzehnte bis zum ersten Bemerken von Symptomen vergehen [31]. Art und Schwere der klinischen Symptome und auch der anamnestischen Angaben werden von den Umständen der Exposition bestimmt. Die Krankheitszeichen werden oft als Symptome eines grippalen Infekts beschrieben. Sie treten z. B. bei Taubenzüchtern nach einer für die Typ III-Reaktion typischen Latenzzeit von 6 bis 8 Std nach Reinigen des Taubenschlages auf. Husten und Atemnot, aber auch Frösteln, Schwitzen und Myalgien sind typische Angaben. Bevorzugt über den Lungenfeldern hört man feinblasige Rasselgeräusche, die denen einer frischen Pneumonie ähneln, sich aber auch bei anderen fibrosierenden Alveoliden und auch bei Kollagenosen finden (Sklerosiphonie).

Alle diese Symptome müssen bei einem Expositionstest am Arbeitsplatz oder als inhalative Belastung mit verdünntem Vogelserum reproduzierbar sein [51]. Der Nachweis einer positiven Hautreaktion oder der immunelektrophoretische Nachweis spezieller Antikörper als als Praecipitine in der Agardoppeldiffusionsmethode nach Ouchterlony reichen, um es noch einmal zu sagen, zur Diagnose in der Regel nicht aus.

Ist eine ständige aber geringe Exposition, wie zum Beispiel bei den Wellensittichhaltern, vorhanden, oder folgen Expositionen rasch aufeinander, werden Anamnese und Symptome uncharakteristisch. Es entwickelt sich ein eher subakutes Krankheitsbild mit ständigem Krankheitsgefühl, Leistungsminderung, Ruhedyspnoe, Dauerzyanose, trockenem Reizhusten und Gewichtsverlust. Diese Symptome sind meist als Zeichen irreversibler Parenchymveränderungen — als Zeichen einer Lungenfibrose — zu werten. Die Lungenfunktion zeigt in diesem Stadium eine hochgradige Einschränkung der Diffusionskapazität, eine unter Belastung zunehmende arterielle Hypoxie, eine erhebliche Reduktion der Lungendehnbarkeit und eine Restriktion der Lungenvolumina. Pulmonale Hypertonien mit Rechtsherzinsuffizienz können vorkommen [11].

Radiologisch können diese Veränderungen im akuten Stadium mit bakteriell oder viral bedingten bronchopneumonischen Infiltrationen verwechselt werden. Die meist basal gelegenen weichen Verschattungen sind Folge eines intraalveolären und interstitiellen Ödems. Im fortgeschrittenen Stadium äußert sich die Verdickung und Schrumpfung der Alveolarwände in mehr herdförmigen Trübungen, um im Endstadium in das radiologische Bild einer Wabenlunge überzugehen [46].

Therapeutisch — und das gilt für alle exogen allergischen Alveolitiden — ist die konsequente Ausschaltung des Antigens die wirksamste und alternativlose Maßnahme. Da selbst kleinste Antigenmengen — der Kontakt mit Kleidern exponierter Personen — eine Exazerbation bewirken können, schlagen Schutzmaßnahmen, wie das Tragen von Schutzmasken bei der Reinigung des Taubenschlages, meist fehl. Eine Therapie mit Nebennierenrinden-Steroiden bessert die Symptome in der akuten Krankheitsphase, sollte aber nicht als Dauertherapie empfohlen werden, insbesondere nicht bei Vogelhaltern, da die meist passionierten

Tierfreunde nach Besserung der Beschwerden oft nicht geneigt sind, sich von ihren geliebten Vögeln zu trennen.

Mit dem zunehmenden Einsatz von Pharmaka steigt auch die Zahl ihrer Nebenwirkungen. Man schätzt, daß etwa 5% aller hospitalisierten Patienten an mehr oder weniger krankmachenden Medikamentenschäden leidet. Bei unklaren Atembeschwerden und radiologisch erkennbaren Lungeninfiltraten muß deshalb unsere Frage lauten: Kann ein Medikament (oder eine Kombination von Medikamenten) die Ursache sein und wie kommt diese Reaktion zustande? Ist es eine mit der pharmakologischen Wirkung erklärbare toxische Reaktion, eventuell durch Überdosierung, kommt die Reaktion zustande durch einen genetischen Defekt — eine biochemische Abnormität im Stoffwechsel des Patienten mit gestörtem Abbau des Pharmakons — oder handelt es sich um eine Allergie, eine Hyperimmunreaktion?

Meine Zeit würde nicht ausreichen, ihnen nur annähernd die Medikamente aufzuzählen, die für bronchopneumonische Reaktionen in Frage kommen. Am bekanntesten sind ihnen (wie bei den organischen Stäuben) die Typ I-Reaktionen, das medikamentös bedingte Asthma. 20 Pharmakagruppen könnten hier aufgeführt werden, allen voran die Antibiotika und Sulfonamide, jodhaltige Medikamente, Localanaesthetica, Antiseren und Vaczine [9]; auch die β-Rezeptorenblocker sollten hier nicht vergessen werden [12], obwohl es sich dabei nicht um eine allergische Reaktion handelt.

Weiterhin sind akute eosinophile Infiltrate mitgeteilt worden, am häufigsten nach Nitrofurantoin, aber auch nach Paraminosalicylsäure, Penicillin, Sulfonamiden und Imipramin [9]. Eine weitere seltene Möglichkeit der Nebenwirkungen besteht in einem Polyarteriitis-nodosa-ähnlichen Bild, einer nekrotisierenden Vaskulitis. Solche Bilder wurden nach arsen- und quecksilberhaltigen Pharmaka, nach Penicillin, Sulfonamiden, Goldsalzen, Thiourazil und Phenothiazin berichtet [47].

Eine weitere Gruppe von Pharmaka kann das Vollbild eines Lupus Erythematodes mit allen seinen pleuropulmonalen Symptomen und Befunden hervorrufen: Pleuraergüsse und Pericarditiden, weiche pulmonale Infiltrationen, aber auch interstitielle nicht reversible Gerüstveränderungen mit deutlicher restriktiver Ventilationsstörung. Das Zustandekommen dieser Reaktion ist noch nicht völlig geklärt. So hat zum Beispiel ein großer Teil (etwa 35%) der langzeitig mit Procainamid behandelten Patienten antinukleäre Antikörper, aber nur wenige entwickeln das klinische Bild eines Lupus Erythematodes, andererseits zeigen nach mehrmonatiger Therapie mit Hydrallazin etwa 10% der Patienten Symptome eines Lupus Erythematodes, nur 1% der Patienten entwickeln aber auch Antikörper. Lee u. Siegel [29] geben an, daß 20% aller Lupus Erythematodes-Erkrankungen mehrerer New Yorker Krankenhäuser medikamenteninduziert waren.

Von Hexamethonium [22] und einigen anderen Ganglienblockern zur Hochdruckbehandlung sowie von dem chemisch verwandten Cytostaticum Busulfan [24] (als Myeleran® im Handel) ist seit mehr als 10 Jahren bekannt, daß sie in einigen wenigen Fällen zu einer Lungenfibrose führen können. Heard u. Cooke [24] haben gezeigt, daß es sich hierbei nicht um eine primär interstitielle Fibrose handelt, sondern um ein fibrinöses intraalveoläses Ödem mit Übergang in eine intraalveoläre Fibrose. Aus dem Vorhandensein zahlreicher großer und atypischer Alveolarzellen vom Typ II, die normalerweise den oberflächenaktiven Film bilden, könnte auf eine mangelhafte Produktion von Surfactant als Ursache des fibrinösen intraalveolären Ödems geschlossen werden. Ähnliche Fälle sind nach Gabe anderer Zytostatica, besonders nach Bleomycin und auch nach Kombinationsbehandlungen beschrieben worden [53].

Nahezu immer tödlich verläuft die aczidentelle oder suicidale orale Aufnahme von Paraquat, einem Herbizid, daß seit mehr als 20 Jahren in England, seit etwa 8 Jahren auch in Deutschland (als Gramoxone®) angewendet wird, da es nur kurze Zeit nach Anwendung (durch Inaktivierung im Boden) eine neue Aussaat ermöglicht. Durch eine Peroxydation von Lipiden der Alveolardeckzellen und Kapilarendothelzellen führt es zu einer fast totalen Destruktion des Alveolarraums [18, 23, 28]. Nach Einsetzen einer bindegewebigen Proliferation — bereits nach 3 Tagen — bildet sich eine schwere Lungenfibrose mit oft wabigen Strukturen aus, die in der Regel nach einigen Tagen bis Wochen zum Tode führt.

Wegen der Häufigkeit der Anwendung von Nitrofurantoin auch in Deutschland, z. B. als Langzeittherapeutikum bei der Pylonephritis, und der sicherlich großen Dunkelziffer von Nebenwirkungen möchte ich die Nitrofurantoinlunge in ihren verschiedenen Verlaufsformen ihrer besonderen Aufmerksamkeit empfehlen. Die erste kurze Mitteilung einer anaphylaktischen Reaktion auf Nitrofurantoin stammt bereits aus dem Jahre 1957 [13]. 1962 beschrieben dann gleichzeitig Lübbers [30] in Deutschland und Israel u. Diamond [25] in den USA akute reversible Lungeninfiltrate und Pleuraergüsse nach Nitrofurantoinmedikation. 1968 wiesen dann Rosenow u. Mitarb. [42] nach, daß auch chronische Entzündungen mit Übergang in Lungenfibrose auftreten können. Pathologisch-anatomisch wurden diese Lungen dem Hamman-Rich-Syndrom vergleichbar geschildert.

Abschließend möchte ich an einem besonderen Fall die ganze Problematik der Diagnostik und auch der Beurteilung des Schweregrades aufrollen. Das Hamman-Rich-Syndrom [20] als akute Verlaufsform einer schweren destruktiven Lungenparenchymerkrankung und auch die schon viel länger beschriebenen chronischen Verlaufsformen [41], die im Endzustand unter dem auch radiologisch eindrucksvollen Bild einer Wabenlunge eine schwere — zum Tode führende — restriktive und obstruktive Ventilationsstörung aufweisen, werden klinisch und radiologisch erkannt, wenn auch oft nicht differentialdiagnostisch aufgeschlüsselt. Es gibt aber auch Fälle, bei denen die Röntgendiagnostik, selbst unter Anwendung subtilster Techniken, ohne Verdachtsmomente bleibt und bei denen doch eine lebensbedrohliche Alveolitis und Fibrose vorliegen kann. Es sind dies offensichtlich Erkrankungen, bei denen nicht ein Mehr an Bindegewebe, sondern ein Ersatz der elastischen Fasern durch kollagene Fasern ohne Massenzunahme erfolgt.

Die 32jährige Hausfrau, deren Mann seit Jahren Tauben züchtet und die seit 6 Monaten 30 kg an Gewicht abgenommen hatte, klagte über zunehmende Dyspnoe und trockenen Reizhusten. Sie hatte eine mittelgradig erhöhte Blutsenkungsgeschwindigkeit, eine Tachykardie um 130/min, keine positiven Rheumareaktionen oder antinukleären Antikörper. Die Hauttests mit Taubenserum verliefen negativ, in der Agardoppeldiffusionselektrophorese nach Ouchterlony zeigte sich aber eine schwache Präzipitinlinie mit Taubenserum. Eine inhalative Belastung verbot sich wegen der Schwere der Erkrankung. Es bestand eine Tachypnoe um 40/min. Die Vitalkapazität lag bei 1000 ml, die Lungendehnbarkeit war (bei einem Sollwert von 200 ml/cm H_2O) mit 19 ml/cm H_2O extrem erniedrigt, die Diffusionskapazität war mit 5,6 gegenüber dem Normwert von 27,6 ml/min/ Torr extrem eingeschränkt. Radiologisch fehlten die Zeichen einer Lungenfibrose völlig. Der radiologische Verdacht auf eine eventuelle pulmonale Hypertonie konnte durch Druckmessung im kleinen Kreislauf ($\bar{P}_{PA}$ = 16 mm Hg), das ebenfalls erwogene Vorliegen rezidivierender Mikroembolien durch ein Pulmonalisangiogramm ausgeschlossen werden. Trotz dieser radiologisch „freien" Lunge bestand aber an einer schweren alveolo-kapillären Erkrankung (extrem niedrige Diffusionskapazität) und schweren Lungenfibrose (extrem niedrige Compliance) kein Zweifel.

Dieser Vortrag kann nicht mehr als eine Anregung zum Nachdenken sein. Ich sehe meine Aufgabe als erfüllt an, wenn einige von Ihnen sich an Patienten erinnern, deren Krankheitsbild sie nach diesen Ausführungen etwas klarer sehen.

Literatur

1. Banaszak, E. F., Thiede, W. H., Fink, J. M.: New Engl. J. Med. **283**, 271 (1970). — 2. Brettner, A., Heitzmann, E. R., Woodin, W. G.: Radiology **96**, 31 (1970). — 3. Bringhurst, L. S., Byrne, R. N., Gershon-Cohen, J.: J. Amer. med. Ass. **171**, 15 (1959). — 4. Buechner, H. A., Prevatt, A. L., Thompson, J., Blitz, O.: Amer. J. Med. **24**, 234 (1958). — 5. Bütikofer, E., de Weck, A.: Dtsch. med. Wschr. **94**, 2627 (1969). — 6. Caldwell, J. R., Pearce, D. E., Spencer, C., Leder, R., Waldmann, R. H.: J. Allergy Clin. Immunol. **52**, 225 (1973). — 7. Campbell, J. M.: Brit. med. J. **1932 II**, 1143. — 8. Cohen, H. J., Merigan, T. C., Kosek, J. C., Eldridge, F.: Amer. J. Med. **43**, 785 (1967). — 9. Davies, P. D. P.: Brit. J. Dis. Chest **63**, 57 (1969). — 10. Emanuel, D. A., Wenzel, F. J.: Klin. Wschr. **47**, 343 (1969). — 11. Fabel, H.: Med. Welt **23**, (N.F.), 1033 (1972). — 12. Fabel, H., Wettengel, R.: Dtsch. med. Wschr. **95**, 1816 (1970). — 13. Fisk, A. A.: New Engl. J. Med. **256**, 1054 (1957). — 14. Flindt, M. L. H.: Lancet **1969**, 1177. — 15. Froschbach, G.: Internist **15**, 379 (1974). — 16. Gaensler, E. A., Carrington, C. B., Coutu, R.: Clin. notes resp. diseases **10**, 4 (1972). — 17. Gell, P. G. H., Coombs, R. R. A.: Clinical asperts of immunology. Oxford: Blackwell 1968. — 18. Grabensee, B., Veltmann, G., Mürtz, R., Borchard, F.: Dtsch. med. Wschr. **96**, 498 (1971). — 19. Hamer, Ph., Petersen, A.: Dtsch. med. Wschr. **90**, 427 (1965). — 20. Hamman, L., Rich, A. R.: Trans. Amer. clin. climat. Ass. **51**, 154 (1935). — 21. Hargreave, F. E., Pepys, J., Longbottem, J. L., Wraith, D. G.: Lancet **1966 I**, 44. — 22. Heard, B. E.: J. Path. Bact. **83**, 159 (1962). — 23. Heard, B. E.: Internist **15**, 346 (1974). — 24. Heard, B. E., Cooke, R. A.: Thorax **23**, 187 (1968). — 25. Israel, H. L., Diamond, P.: New Engl. J. Med. **226**, 1024 (1962). — 26. Jannison, C. S., Hopkins, J.: New Orleans med. surg. J. **93**, 580 (1941). — 27. Kováts, F., Sen.: 1968 zit. nach [15]. — 28. Lanzinger, G., Ritz, E., Franz, H. E., Kühn, H. M., Klein, H.: Münch. med. Wschr. **111**, 944 (1969). — 29. Lee, S. L., Siegel, M.: zit. nach [9]. In: Drug induced diseases (eds. L. Meyler, H. M. Seck). Amsterdam 1968. — 30. Lübbers, P.: Dtsch. med. Wschr. **87**, 2209 (1962). — 31. Maesen, F. P. V.: Heideland — orbis N. V. Hasselt 1972. — 32. Mahon, W. E., Scott, D. J., Ansell, G., Manson, G. L., Frazer, R.: Thorax **22**, 13 (1967). — 33. Molina, C., Mercier, R., Tissot, R., Cheminat, J. L., Petit, R., Brun, J.: Sem. Hôp. Paris **41**, 2405 (1965). — 34. Pearsall, H. R., Morgan, E. H., Tesluk, H., Beggs, D.: Bull. Mason Clin. **14**, 127 (1960). — 35. Pepys, J.: Monographs in allergy 4. Basel-New York: Karger 1969. — 36. Pepys, J., Hargreave, F. E., Longbottom, J. L., Faux, J.: Lancet **1969**, 1181. — 37. Pepys, J., Jenkins, P. A., Festenstein, G. N., Gregory, P. H.: Lancet **1963 II**, 607. — 38. Plessna, M. M.: Arch. Mal. prof. **21**, 67 (1960). — 39. Reed, Ch. E., Sosmann, A., Barbee, R. A.: J. Amer. med. Ass. **193**, 261 (1965). — 40. Riddle, H. F. V., Grant, J. W. B.: Thorax **22**, 478 (1967). — 41. Rindfleisch, E.: Zbl. allg. Path. path. Anat. **8**, 864 (1897). — 42. Rosenow, E. C., De Remee, R. A., Dines, D. E.: New Engl. J. Med. **279**, 1258 (1968). — 43. Scadding, J. C.: Brit. med. J. **1964 I**, 686. — 44. Sennekamp, J., Grips, K. H., Felix, R., Schoroth, P.: Dtsch. med. Wschr. **99**, 2570 (1974). — 45. Staines, F. H., Forman, S. A. S.: J. Coll. gen. Practit. **4**, 351 (1961). — 46. Stender, H. St., Wettengel, R., Fabel, H.: Fortschr. Röntgenstr. **114**, 590 (1971). — 47. Symmers, W. St. C.: In: Sensitivity reactions of drugs (eds. M. L. Rosenheim, R. Moulton). Oxford: Blackwell 1958. — 48. Wettengel, R.: (im Druck). — 49. Wettengel, R., Fabel, H., Deicher, H.: Med. Klin. **64**, 1969 (1969). — 50. Wettengel, R., Fabel, H., Deicher, H.: Med. Klin. **67**, 812 (1972). — 51. Wettengel, R., Fabel, H., Kreth, W.: Med. Klin. **67**, 160 (1972). — 52. de Weck, A. L., Gutersohn, J., Bütikofer, E.: Schweiz. med. Wschr. **99**, 872 (1969). — 53. von Wichert, P., Hain, E.: Internist **15**, 370 (1974).

Lungenbeteiligung bei Kollagenkrankheiten

Siegenthaler, W., Leutenegger, H., Siegenthaler, G., Medici, T.
(Departement Innere Med., Univ. Zürich)

Referat

Meine Aufgabe, über *Lungenbeteiligung bei Kollagenkrankheiten* zu sprechen, ist insofern nicht einfach, als schon Bezeichnung, Einteilung, Ätiologie und Pathogenese der Kollagenkrankheiten umstritten sind. Darauf soll in diesem Rahmen nicht eingegangen werden.

Die von uns gewählte *Klassifikation* hat sich in der Praxis für diagnostische und therapeutische Überlegungen bei Lungenbeteiligung bewährt, könnte aber auch weiter oder enger gefaßt werden (Tabelle 1).

Tabelle 1. Kollagenkrankheiten

Sklerodermie
Dermatomyositis
Sjögren-Syndrom

Periarteriitis nodosa
Riesenzellarteriitis
Goodpasture-Syndrom

Viszeraler lupus erythematodes
Wegenersche Granulomatose
Primär-chronische Polyarthritis

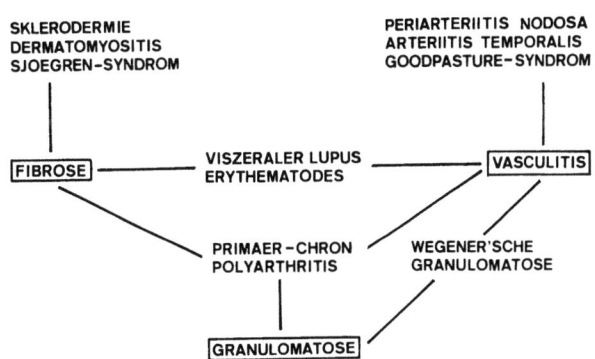

Abb. 1. Lungenveränderungen bei Kollagenkrankheiten

Es ist wichtig zu wissen, daß die verschiedenen Kollagenkrankheiten in unterschiedlicher Häufigkeit eine *pulmonale Mitbeteiligung* aufweisen, wobei unspezifische und spezifische Läsionen unterschieden werden [1—15]. Die dabei beobachteten spezifischen Lungenveränderungen sind in erster Linie Folge einer fibrosierenden Alveolitis, d. h. interstitiellen Pneumonie oder *Lungenfibrose* sowie eines vaskulären Syndroms oder einer *Vasculitis*. Selten stehen mehr *granulomatöse Veränderungen* im Vordergrund. Oftmals überlappen sich Lungenfibrose, Vasculitis und Granulomatose, so daß gemischte pumonale Veränderungen vorliegen, die sich unter Umständen nur schwer auseinander halten lassen (Abb. 1).

Schließlich seien auch noch die in neuerer Zeit bekanntgewordenen medikamentös bedingten Lungenfibrosen, z. B. bei Verwendung von Cytostatica, erwähnt, die im Rahmen immunsuppressiver Maßnahmen bei Kollagenkrankheiten mit spezifischen und unspezifischen Lungenveränderungen interferieren können.

Aus der *Anordnung der Lungenherde im Röntgenbild* sind gewisse diagnostische Rückschlüsse möglich. Führt die Kollagenkrankheit zu einer Lungenfibrose, so finden sich radiologisch je nach Krankheitsphase Zeichen des „Small lung"-Syndroms, milchglasartige Trübung, basale Retikulation, reticulo-noduläre Infiltrate und „honeycombing" bzw. Wabenlunge (Tabelle 2). Sind von der Kollagenkrankheit vorwiegend die Gefäße betroffen, sind diffus verstreute, unscharf begrenzte Herde typisch. Ähnliches gilt für die granulomatösen Veränderungen. Nicht selten ist es aber doch sehr schwer, die so charakterisierten Lungenveränderungen scharf gegeneinander abzugrenzen.

Tabelle 2. Radiologie der Lungenfibrose

„Small lung"-Syndrom
Milchglasartige Trübung
Basale Retikulation
Retikulo-noduläre Infiltrate
„Honeycombing" (Wabenlunge)

Schließlich ist immer wieder darauf hinzuweisen, daß die erwähnten Lungenveränderungen Ausdruck ätiologisch verschiedenartiger Krankheitsprozesse sind. Nur ein Teil von ihnen ist der Gruppe der Kollagenkrankheiten zuzuordnen, wie dies am Beispiel der Lungenfibrosen gezeigt werden soll (Tabelle 3).

Tabelle 3. Ätiologie der Lungenfibrose (395 Patienten, Gaensler, 1972)

	Anzahl	%
Pneumokoniosen	72	
Kollagenkrankheiten	**69**	
Bestrahlung	20	
Parker-Weiss-Syndrom	12	55
Virusinfektionen	9	
Toxische Gase	5	
Pharmaka	2	
Unbekannt	180	45

Im Folgenden wollen wir uns mit den pulmonalen Veränderungen bei den verschiedenen Kollagenkrankheiten auseinandersetzen. Aus didaktischen Gründen wenden wir uns zunächst den in erster Linie mit einer Fibrose einhergehenden Krankheitsbildern und anschließend den durch vaskuläre und granulomatöse Lungenveränderungen charakterisierten Kollagenkrankheiten zu, wobei wir uns bewußt sind, daß oftmals Überschneidungen vorliegen (Abb. 1).

I. Kollagenkrankheiten mit vorwiegend pulmonal-fibrotischem Syndrom

1. Sklerodermine

Von der chronisch-progredient über 6 bis 8 Jahre verlaufenden *Sklerodermie* werden Frauen im 3. und 4. Lebensjahrzehnt etwa 4mal häufiger als Männer betroffen. Hervorstechendstes Zeichen der Sklerodermie ist die zunehmende Hautatrophie, besonders im Bereiche der Finger, sogenannte Sklerodaktylie, im Bereiche des Gesichtes, der oberen Stammpartien und weniger der unteren Extremitäten. Die Haut ist glänzend, fühlt sich derb, pergamentartig oder hölzern an und läßt sich nicht in Falten legen. An den Fingern, vor allem Fingerspitzen, treten Ulcera, sog. Rattenbisse, auf, die Nägel verkümmern, die Endphalangen sind schließlich destruiert mit röntgenologisch nachweisbarer

Knochenzerstörung. Die Beweglichkeit der Extremitäten wird weitgehend eingeschränkt, das Gesicht zeigt ein typisches maskenhaftes Aussehen mit schmalen gefälteten Lippen, verengerter Mundöffnung und spitzer weißer Nase. Auf die oft als Frühsymptom in Erscheinung tretende Raynaud-Symptomatik sei besonders hingewiesen.

Die Kombination der Sklerodermie mit Kalkablagerungen in Subkutis, Sehnen, Bursae, oft durch die Haut durchbrechend, ist bekannt als Thibierge-Weissenbach-Syndrom.

Im Verlauf der Erkrankung treten fast immer *Veränderungen der inneren Organe* auf, wobei fast alle Organe betroffen werden können (Abb. 2). Neben dem Befall von Haut und Gefäßen sind es vor allem Oesophagus, Knochen und Lungen, die betroffen werden [16—19]. Seltener finden sich eine Mitbeteiligung von Gelenken, Nieren, Leber, Magen-Darmtrakt, Herz und anderen Organen.

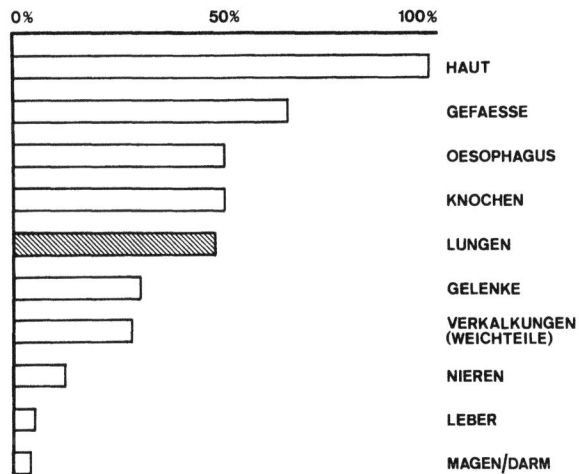

Abb. 2. Organbefall bei Sklerodermie

Die *Lungenveränderungen*, die bei etwa 45% der Patienten beobachtet werden, können schon in einem sehr frühen Stadium zum typischen Auskultationsbefund der Lungenfibrose, dem endinspiratorischen, ohrnahen sogenannten Knisterrasseln, hier auch Sklerophonie oder Sklerosiphonie genannt, führen. Die fibrotischen Veränderungen brauchen anfangs im Röntgenbild nicht erkennbar zu sein und können sich nur in Dyspnoe bzw. abnormalen Funktionstesten äußern. Die Lungenfibrose bei der Sklerodermie ist in erster Linie auf die Lungenunterfelder lokalisiert. Röntgenologisch sieht man meist symmetrische, streifige oder retikulonoduläre Lungenveränderungen (Abb. 3). Folgeleiden sind oft die pulmonale Hypertonie und schließlich die Rechtsherzinsuffizienz. Bemerkenswert ist, daß die Lungenveränderungen den Hautveränderungen vorausgehen können.

2. *Dermatomyositis* (Polymyositis)

Bei der *Dermatomyositis*, bei der Frauen etwa 3mal häufiger betroffen werden als Männer, stehen die Veränderungen von Muskulatur und Haut im Vordergrund (Abb. 4). Neben den Muskelbeschwerden, vor allem Muskelschwäche, werden fast immer auch Hautveränderungen in Form dunkelroter makulopapulöser Eruptionen an Ellbogen, Knien, Knöcheln, Dorsalseite der Finger und Zehen sowie im Gesicht, vor allem perinasal und periorbital, beobachtet. Eine

Lilaverfärbung insbesondere der ödematösen Augenlider ist für die Dermatomyositis pathognomonisch. Man spricht deshalb auch von „lilac disease". Weniger häufig werden Gelenke, Herz, Oesophagus und Gefäße betroffen. Eine Mitbeteiligung von Lungen, Leber, Nieren, Milz und Nerven ist wesentlich seltener [20—22].

Lungenveränderungen kommen bei der Dermatomyositis in etwa 7% der Fälle vor, wobei unspezifische Aspirationspneumonien und fieberhafte Bronchitiden als

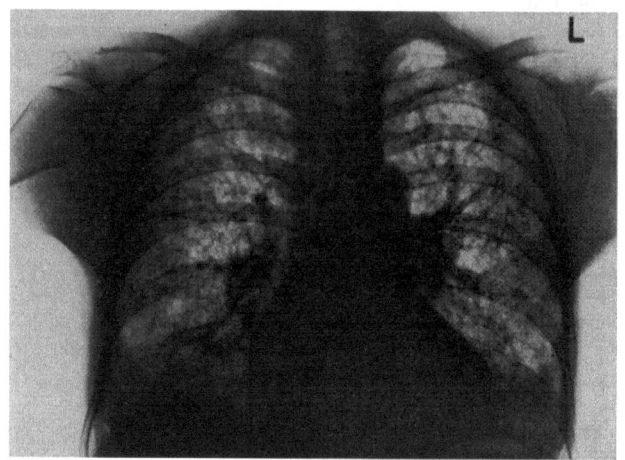

Abb. 3. Lungenfibrose bei Sklerodermie (J. B. 56j.)

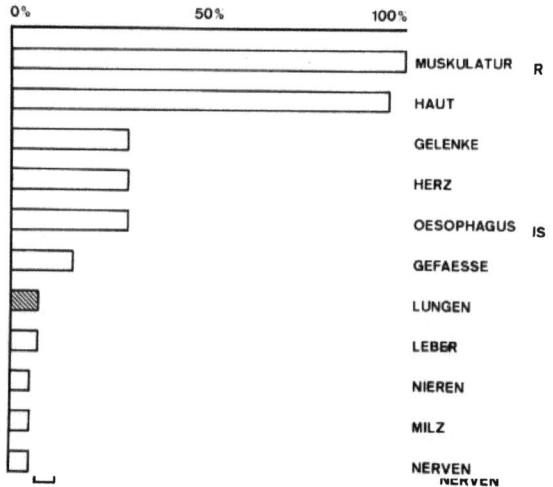

Abb. 4. Organbefall bei Dermatomyositis

Folge der häufigen Schluckstörungen nicht einbezogen werden. Dagegen sind im Vergleich zur Sklerodermie typische Lungenfibrosen nur selten beschrieben worden, haben aber zum Teil während der ganzen Krankheitsdauer das klinische Bild beherrscht. Der Röntgenbefund mit den streifigen Verdichtungen ist im allgemeinen nicht eindrucksvoll. Die bei der Dermatomyositis häufig nachweisbare Dyspnoe soll durch eine relative Thoraxstarre infolge der Haut- und Muskelveränderungen bedingt sein.

Von besonderer klinischer Bedeutung ist die Tatsache, daß Dermatomyositispatienten etwa 4- bis 5mal häufiger an einem malignen Tumor erkranken als Normalpersonen. So hat sich bei einer unserer Patientinnen ein Thymuskarzinom entwickelt.

3. Sjögren-Syndrom

Das *Sjögren-Syndrom* ist in über 50% der Fälle Begleiterkrankung einer primärchronischen Polyarthritis oder einer anderen Kollagenose (Tabelle 4).

Über 90% der betroffenen Patienten sind Frauen mit einem Durchschnittsalter über 50 Jahren. Die Hauptsymptome bestehen in einer verminderten Tränen- und Speichelsekretion, oft verbunden mit pcP-ähnlichen polyarthritischen Erscheinungen. Die Xerostomie behindert den normalen Kau- und Schluckakt, eventuell auch die Phonation mit nachfolgender Heiserkeit und Hustenreiz. Ein außerordentlich charakteristisches Zeichen, das in etwa der Hälfte der Fälle auftritt, sind rezidivierende symmetrische druckdolente Schwellungen der Speicheldrüsen, vor allem der Parotiden.

Selten können *pulmonale Veränderungen* im Sinne der Lungenfibrose beobachtet werden [23].

Tabelle 4. Sjögren-Syndrom

Sicca-Komplex	+	Kollagenose
— Keratokonjunctivitis sicca — Xerostomie		— Primär-chron. Polyarthritis — Visz. lupus erythematodes — Periarteriitis nodosa — Dermatomyositis — Sklerodermie

II. Kollagenkrankheiten mit vorwiegend pulmonal-vaskulärem Syndrom

1. Periarteriitis (Panarteriitis) nodosa

Die *Periarteriitis nodosa*, ebenfalls eine Systemerkrankung aus dem Formenkreis der Kollagenkrankheiten, geht mit abakterieller, nekrotisierender Entzündung der kleinen Arterien und Arteriolen einher. Differentialdiagnostisch sind dabei die verschiedenen hyperergischen Angiitiden abzugrenzen, wobei immer wieder auf Infekte und Medikamente als auslösende Agentien hingewiesen wird. Die Krankheit befällt Männer bevorzugt und imponiert durch eine verwirrende klinische Symptomatik. Treten Symptome von Seiten mehrerer Organe gekoppelt mit flüchtigen rezidivierenden Arthralgien, subfebrilen bis septischen Temperaturen, Gewichtsabnahme, Eosinophilie und deutlich beschleunigter Blutsenkungsgeschwindigkeit auf, muß das Vorliegen dieses Krankheitsbildes in Erwägung gezogen werden [24—33].

Je nach *Organbefall* sind die Symptome unterschiedlich. Am häufigsten werden Nieren, Herz, Leber und Gastrointestinaltrakt befallen. Seltener können auch Muskulatur, Pankreas, Lungen, Nerven, Haut und Zentralnervensystem betroffen sein (Abb. 5).

Eine *pulmonale Mitbeteiligung* wird in 20 bis 30% der Fälle beobachtet (Abb. 5). Multiple, eher kleinherdige, weiche Verschattungen im Röntgenthoraxbild deuten auf einen Mitbefall der Lungengefäße hin. Sie sind meist so vielgestaltig und uncharakteristisch, daß sie kaum je die Diagnosestellung gestatten und als Miliartuberkulose, Bronchopneumonien oder Metastasen fehlgedeutet werden können (Abb. 6). Interstitielle Fibrosen werden ausnahmsweise beobachtet (Abb. 7).

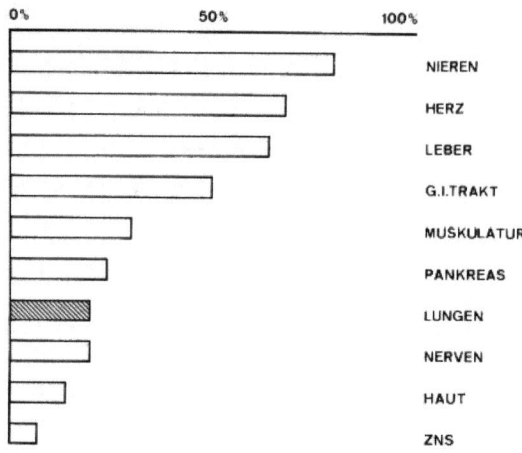

Abb. 5. Organbefall bei Periarteriitis nodosa

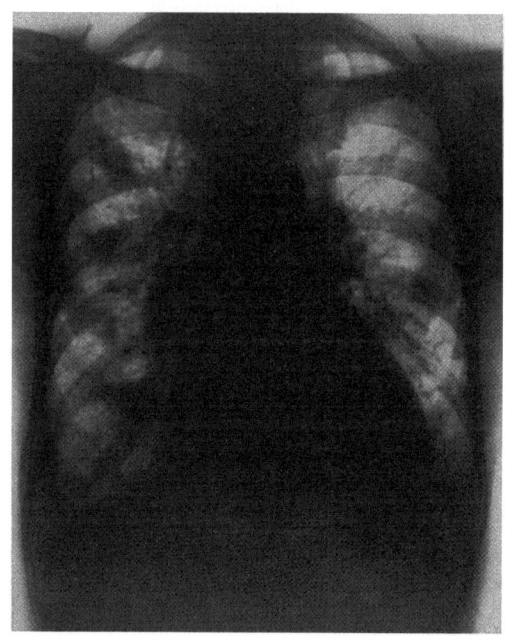

Abb. 6. Infiltrative Lungenveränderungen bei Periarteriitis nodosa (S. E. 53j.)

Tabelle 5. Lungenbefall nekrotisierender Angitiden. (Klassifikation nach Zeek, 1952)

Lungenbefall	%
Wegenersche Granulomatose	100
Allergische granulomatöse Angiitis (Churg-Strauß)	84
Hypersensitivitätsangiitis	56
Periarteriitis nodosa	25
Rheumatische Arteriitis	1
Arteriitis temporalis	?

Nicht selten sind *Pleura- und/oder Perikardergüsse*. Auch Zeichen der pulmonalen Hypertonie können nachweisbar sein. Ein wechselndes Bild mit Progression und Regression von Läsionen sollte stets an die Periarteriitis nodosa denken lassen. Daneben kommen aber differentialdiagnostisch auch andere nekrotisierende Angiitiden mit Lungenbefall in Frage (Tabelle 5).

2. Riesenzellarteriitis (Arteriitis temporalis Horton, Polymyalgia rheumatica)

Unter dem Begriff der *Riesenzellarteriitis* werden die Arteriitis temporalis und die Polymyalgia rheumatica (Polymyalgia arteriitica) subsummiert. Beide Krankheiten sind nicht so selten, werden jedoch oft verkannt. Sie kommen meist im höheren Lebensalter vor, wobei Frauen häufiger betroffen zu sein scheinen als Männer.

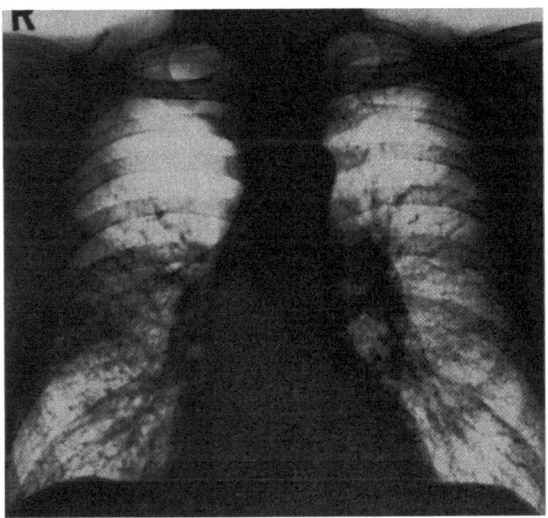

Abb. 7. Lungenfibrose bei Periarteriitis nodosa (H. H. 47j.)

Die Arteriitis temporalis ist nicht mehr sicher von der Polymyalgia rheumatica (Polymyalgia arteriitica) abzugrenzen, da beide Erkrankungen einen engen Zusammenhang zeigen und wahrscheinlich verschiedene Manifestationen derselben Grundkrankheit, der sog. *Riesenzellarteriitis* darstellen. Der Übergang dieser beiden Krankheiten kann fließend sein. Sowohl bei der Arteriitis temporalis als auch bei der Polymyalgia rheumatica finden sich in etwa der Hälfte der Fälle Symptome der anderen Manifestationsform. Aus diesem Grunde werden die beiden Krankheitsbilder heute im allgemeinen auch zusammen besprochen [34—36].

Typischerweise geht die Riesenzellarteriitis mit deutlich erhöhter Senkungsreaktion, Erhöhung der $\alpha 2$ und evtl. der γ-Globuline sowie hypochromer Anämie einher.

Bei der *Arteriitis temporalis* liegen charakteristischerweise starke uni- oder bilaterale Dauerkopfschmerzen in der Temporalgegend vor. Die Temporalarterien werden bei der Untersuchung verdickt, derb, stark druckdolent und eventuell ohne Pulsation vorgefunden. Nicht selten geht die Erkrankung der Temporalarterien mit einem Befall anderer zerebraler Gefäße (Arteriitis cranialis) vor allem der Augengefäße einher, woraus eine irreversible Erblindung resultieren kann.

Bei der *Polymyalgia rheumatica* stellen heftige muskuläre Schmerzen im Nakken, in den Schultern, im Rücken und seltener im Beckengürtel das Leitsymptom dar. Die Schmerzen treten bei Bewegung und in der Nacht verstärkt auf, und es besteht eine ausgeprägte Morgensteifigkeit. Bei der Untersuchung fehlen Muskelatrophie sowie Lokalbefunde. In einzelnen Fällen können Muskelschwäche oder Gelenkschwellungen beobachtet werden.

Die Riesenzellarteriitis gehört auch in die Gruppe der nekrotisierenden Angiitiden. Beim Befall der Gefäße werden A. temporalis, ZNS, Augen, Leber und Muskulatur in unterschiedlicher Häufigkeit betroffen. *Lungen*, Herz und Nieren machen selten mit (Abb. 8).

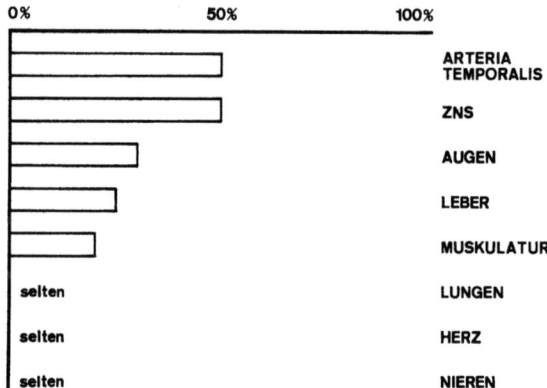

Abb. 8. Organbefall bei Riesenzellarteriitis

3. Goodpasture-Syndrom

Goodpasture beschrieb 1919 das auf einer Angiitis beruhende Syndrom, das durch Lungenblutungen und Glomerulonephritis charakterisiert ist. Die Nierensymptome können unter Umständen wesentlich später als diejenigen von Seiten der Lungen in Erscheinung treten. Das rasch progredient verlaufende Krankheitsbild wird überwiegend bei jungen Männern zwischen 15 und 25 Jahren beobachtet [37].

Das röntgenologische Bild der *Lungen* läßt sich von jenem der idiopathischen Lungenhämosiderose nicht unterscheiden. Es handelt sich um das Auftreten zahlreicher Fleckschatten auf beiden Lungen. Sie zeigen eine Größe von 2 bis 3 mm bis zu 3 cm im Durchmesser und erscheinen schnell und vollständig innerhalb von Tagen.

III. Kollagenkrankheiten mit gemischten pulmonalen Veränderungen

1. Viszeraler Lupus erythematodes

Beim *viszeralen Lupus erythematodes* handelt es sich um eine meist febrile Erkrankung, die überwiegend bei Frauen zwischen dem 20. und 50. Lebensjahr vorkommt. Die klinischen Manifestationen sind außerordentlich vielfältig, da sämtliche Organsysteme befallen sein können (Abb. 9).

Vom klassischen Lupus erythematodes ist der medikamentös induzierte Lupus erythematodes zu unterscheiden. Vor allem Hydralazine und Procainamid, aber auch Diphenylhydantoin, Mesantoin, Isoniazid, Penicillin, Penicillamin, Sulfonamide, Tetracycline, Alpha-Methyldopa und Levodopa können in seltenen Fällen ein typisches meist reversibles Lupus erythematodes-Syndrom auslösen.

Der viszerale Lupus erythematodes ist durch typische *Laborbefunde* gekennzeichnet. Neben einer fast obligaten Senkungs- und γ-Globulinerhöhung können in praktisch allen Fällen während einer aktiven Krankheitsphase antinukleäre Antikörper nachgewiesen werden. Diese sind unter anderem auch für das Auftreten der Lupus erythematodes-Zellen verantwortlich. Antinukleäre Antikörper können jedoch auch beim Sjögren-Syndrom in 60%, bei der Sklerodermie in 40% und bei der PCP in 20% nachgewiesen werden [38—46].

Im Vordergrund des klinischen Bildes stehen Veränderungen der Gelenke und der Haut. Häufig werden auch Nieren, Lymphknoten, Herz, ZNS sowie Pleura und Lungen betroffen. Seltener sind auch Leber, Gastrointestinaltrakt und Milz mitbeteiligt (Abb. 9).

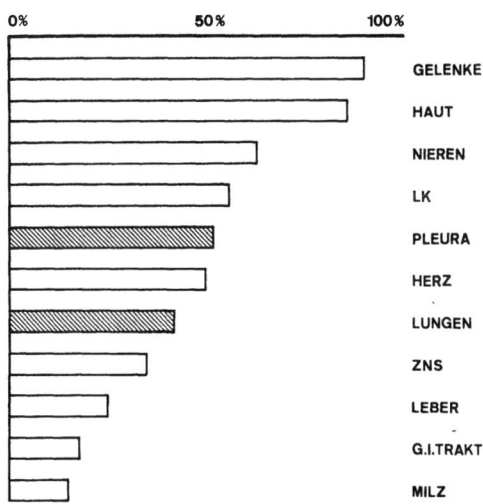

Abb. 9. Organbefall bei Lupus erythematodes

Eine *pleuro-pulmonale Mitbeteiligung* wird beim viszeralen Lupus erythematodes bei etwa 50% der Kranken gesehen. Dabei sind fibrinöse oder mit Erguß einhergehende Pleuritiden die häufigste Form einer pleuro-pulmonalen Erkrankung. Sie kommen entweder monosymptomatisch oder aber im Rahmen einer Polyserositis vor. Im Exsudat können manchmal Lupus erythematodes-Zellen nachgewiesen werden.

Bei der Besprechung der *Lungenveränderungen* ist es wichtig, zwischen spezifischen und unspezifischen Veränderungen des viszeralen Lupus erythematodes zu unterscheiden. *Unspezifische Veränderungen* stellen eine häufige Begleiterscheinung der Krankheit dar und äußern sich in Form von lobulären und lobären Pneumonien, in Form von Abszessen, Empyemen und anderem mehr. Sie beruhen auf einer sekundären bakteriellen Infektion des in seiner Resistenz geschwächten Organismus. Nicht selten, vor allem in Terminalstadien, kann der generalisierte Lupus erythematodes auch mit einer Lungentuberkulose kombiniert sein.

Daneben gibt es auch für den viszeralen Lupus erythematodes *spezifische Lungenveränderungen*, denen dieselbe pathogenetische Ursache zugrunde liegt, wie den übrigen viszeralen Läsionen. Sie sind weniger häufig und reagieren im Gegensatz zu den unspezifischen Veränderungen nicht auf eine antibiotische Therapie. Die spezifischen Lungenveränderungen äußern sich radiologisch in Form disseminierter perivaskulärer miliarer und größerer Herde oder in Form einer Lungenfibrose und sind somit Ausdruck der sich in den Lungengefäßen und im

Interstitium abspielenden Entzündungen (Abb. 10). Die Beurteilung der oft flüchtigen Lungenveränderungen wird durch den häufigen Befall von Endokard (Libman-Sacks-Endokarditis) und Myokard mit Lungenstauung und Pleuraergüssen erschwert.

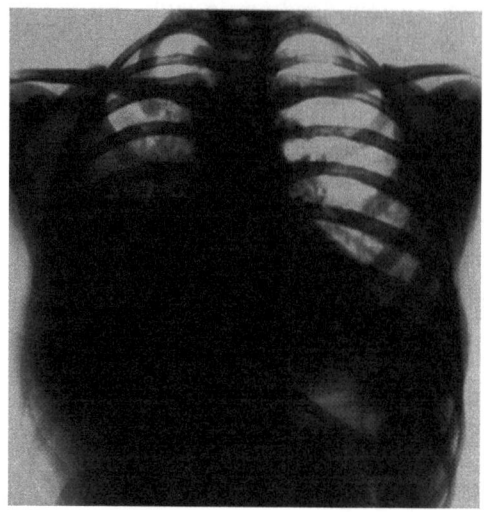

Abb. 10. Lungenveränderungen bei viszeralem Lupus erythematodes (S. G. 18j.)

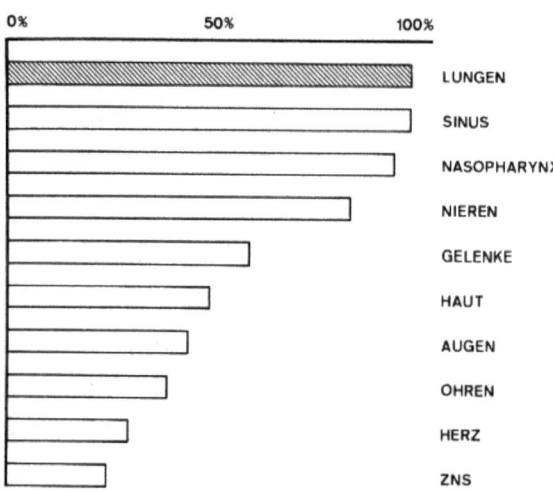

Abb. 11. Organbefall bei Wegenerscher Granulomatose

2. Wegenersche Granulomatose

Die *Wegenersche Granulomatose* ist durch nekrotisierende Granulome des oberen Respirationstraktes, vor allem im Bereiche von Sinus und Nasopharynx, mehr oder weniger große, meist doppelseitige Lungenherde und Nierensymptome im Sinne der Glomerulonephritis charakterisiert (Abb. 11). Die Erkrankung kann auch generalisierter verlaufen und mit Veränderungen von Gelenken, Haut, Augen, Ohren, Herz und ZNS einhergehen. Dieser Symptomatologie liegt ein der Periarteriitis nodosa nahestehender nekrotisierender Gefäßprozeß zugrunde. Starke Beschleunigung der Blutsenkung, Eosinophilie und Hyper-γ-Globulinämie sprechen für eine allergisch-hyperergische Gefäßreaktion [47—50].

Die *Lungenveränderungen* in Form von reiskern- bis walnußgroßen, meist subpleural, teilweise auch inmitten des Lungenparenchyms gelegenen Knoten, schmelzen vereinzelt ein. Sie sind Ausdruck einer nekrotisierenden Vasculitis und Granulomatose (Abb. 12).

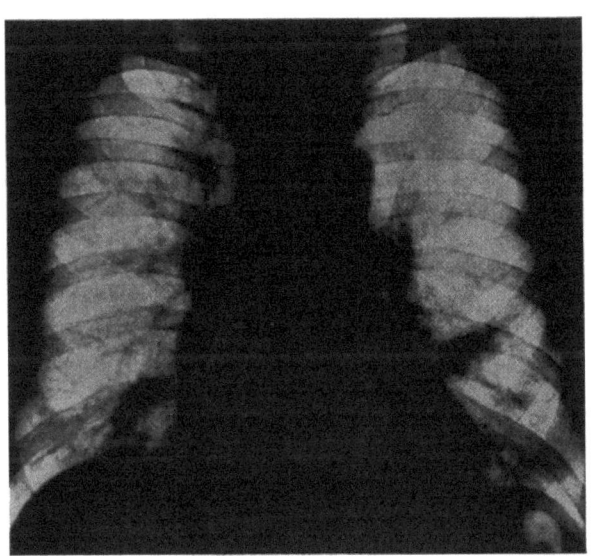

Abb. 12. Lungeninfiltrate bei Wegenerscher Granulomatose (B. W. 64j.)

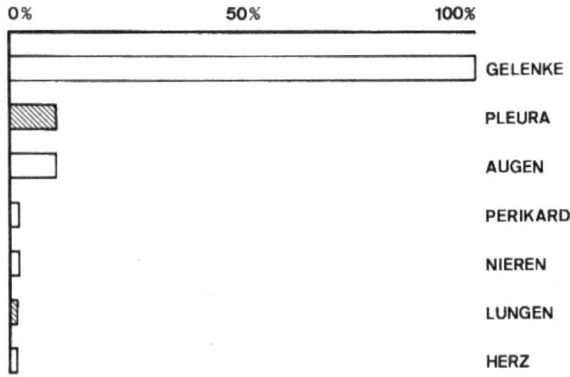

Abb. 13. Organbefall bei primär-chron. Polyarthritis

3. Rheumatoide Arthritis (PCP)

Gemessen an der großen Zahl von Kranken mit akutem und chronischem Rheumatismus sind rheumatische Lungenaffektionen selten. Trotzdem gehen die Meinungen über die Häufigkeit der Lungenbeteiligung bei rheumatischen Erkrankungen weit auseinander. Beim degenerativen Rheumatismus fehlen Lungen- und Pleurabeteiligung vollkommen. Ob es beim rheumatischen Fieber eine echte rheumatische Pneumonie gibt, ist umstritten.

Demgegenüber werden bei der *rheumatoiden Arthritis*, der sog. primär- oder progressiv-chronischen Polyarthritis, neben den typischen Gelenkveränderungen auch Veränderungen von Pleura, Augen, Perikard, Nieren, Herz und Lungen beschrieben. Während eine *pleurale Mitbeteiligung* in bis zu 10% der Kranken beobachtet wird, kommen *Lungenveränderungen* nur in etwa 1% der Patienten vor (Abb. 13). Sie sind Ausdruck vaskulärer, fibrotischer und granulomatöser (Rheumaknötchen) Läsionen der Lunge und manifestieren sich als noduläre Veränderungen und Lungenfibrose (Abb. 14). Meist folgen die Lungenveränderungen der Arthritis, können dieser aber auch vorausgehen [51—61].

In diesem Zusammenhang sei darauf hingewiesen, daß auch die *Spondylitis ankylopoetica* (Morbus Bechterew) mit einer vorwiegend apikalen Lungenfibrose einhergehen kann. In enger Relation zur nodulären Form der Rheumalunge steht das *Caplan-Syndrom*. Es handelt sich dabei um charakteristische Lungenveränderungen bei Kohlenbergwerkleuten, die an einer rheumatoiden Arthritis leiden und eine berufliche Staubexposition aufweisen. Während die sonst bei Pneumokoniosen typischen, gleichmäßig verteilten feinfleckigen Herdbildungen fehlen

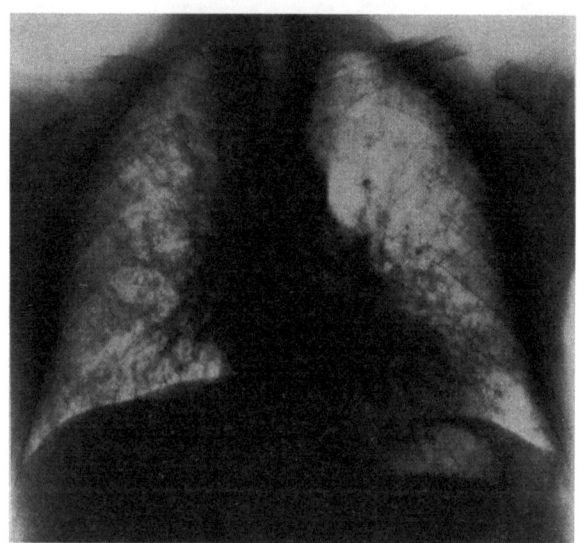

Abb. 14. Lungenfibrose bei primär-chron. Polyarthritis (S. L.49j.)

oder ganz in den Hintergrund treten, bilden sich hier schubweise multiple pulmonale Rundherde von 0,5 bis 5,0 cm Durchmesser, sog. Rundherdpneumokoniose. In einem Teil der Fälle folgt die Arthritis den Lungenveränderungen nach.

Zusammenfassung

Im Rahmen dieser Arbeit werden die hauptsächlichen Krankheitsbilder aus dem Formenkreis der Kollagenkrankheiten besprochen. Die Kollagenosen sind durch einen generalisierten Organbefall charakterisiert und zeigen in unterschiedlicher Häufigkeit auch eine pulmonale Mitbeteiligung, wobei unspezifische und spezifische Läsionen unterschieden werden. Die spezifischen Lungenveränderungen, die sich auf verschiedene Weise äußern können, sind in erster Linie Ausdruck einer Lungenfibrose, Vasculitis oder Granulomatose, wobei Überschneidungen oft vorkommen.

Literatur
Übersichten zu Lungenveränderungen bei Kollagenkrankheiten

1. Bates, D. Mäcklem, P., Christie, R.: Pulmonary involvement in the collagen diseases. In: Respiratory function in disease, p. 299. Philadelphia: Saunders 1971. — 2. Dierkesmann,

R., Cegla, U. H., Meier-Sydow, J., Kroidl, R.: Internist **15**, 386 (1974). — 3. Ferlinz, R.: Lungen- und Bronchialerkrankungen. Stuttgart: Thieme 1974. — 4. Fraser, R. G., Paré, J. A. P.: Diagnosis of diseases of the chest. Philadelphia: Saunders 1970. — 5. Gaensler, E. A., Carrington, C. B., Coutu, R. E.: Clin. Notes Resp. Dis. **10**, 3 (1972). — 6. Gartmann, J.: Klin. Wschr. **52**, 899 (1974). — 7. Hain, E., Engel, J., Morr, H., von Wichert, P.: Internist **15**, 353 (1974). — 8. Hamm, J.: Krankheiten des Lungengerüstes. In: Innere Medizin in Praxis und Klinik, Bd. 1, S. 3. Stuttgart: Thieme 1973. — 9. Heard, B. E.: Internist **15**, 346 (1974). — 10. Israël-Asselain, R.: Les manifestations respiratoires des collagénoses. Hgb. Monographie du Collège de médecine des hôpitaux de Paris. Paris: Expansion scientifique française 1974. — 11. Lüthy, R., Siegenthaler, W.: Kollagenosen. In: Differentialdiagnose innerer Krankheiten, S. 145. Stuttgart: Thieme 1975. — 12. Ricken, D.: Pararheumatische Krankheiten („Kollagenosen"). In: Innere Medizin in Praxis und Klinik, Bd. 3, S. 12. Stuttgart: Thieme 1973. — 13. Scadding, J. G.: Thorax **29**, 271 (1974). — 14. Schoen, R., Böni, A., Miehlke, K.: Klinik der rheumatischen Erkrankungen. Berlin-Heidelberg-New York: Springer 1970. — 15. von Wichert, P., Hain, E.: Internist **15**, 370 (1974).

Sklerodermie

16. D'Angelo, W., Fries, J. F., Masi, A. T., Shulman, L. E.: Amer. J. Med. **46**, 428 (1969). — 17. Opie, L. H.: Dis. Chest **28**, 665 (1955). — 18. Rodnan, G. P.: Progressive systemic sclerosis (scleroderma). In: Arthritis and allied conditions, 8th ed. (eds. J. L. Hollander, D. J. McCarty, Jr.), pp. 962—1005. Philadelphia: Lea and Febiger 1972. — 19. Weaver, A. L., Divertie, M. B., Titus, J. L.: Mayo Clin. Proc. **42**, 754 (1967).

Dermatomyositis

20. Frazier, A. R., Miller, R. D.: Chest Dis. Index **65**, 403 (1974). — 21. Hegglin, R., Siegenthaler, W.: Schweiz. Z. Tuberk. **16**, 205 (1959). — 22. Olsen, G. N., Swenson, E. W.: Amer. Rev. resp. Dis. **105**, 611 (1972).

Sjögren-Syndrom

23. Cummings, N. A., Schall, G. L., Asofsky, R., Anderson, L. G., Talal, N.: Ann. intern. Med. **75**, 937 (1971).

Periarteriitis nodosa

24. Alarcon-Segovia, D., Brown, A. L., Jr.: Mayo Clin. Proc. **39**, 205 (1964). — 25. Divertie, M. B., Olsen, A. M.: Pulmonary infiltration associated with blood eosinophilia (P.I.E.). A clinical study of Löffler's syndrome and of periarteriitis nodosa with P.I.E. — 26. Divertie, M. B.: Med. Clin. N. Amer. **48**, 1095 (1964). — 27. Frohnert, P., Sheps, S. G.: Amer. J. Med. **43**, 8 (1967). — 28. Rhomberg, F., Keiser, G., Siegenthaler, W.: Praxis **50**, 999 (1961). — 29. Rose, G. A.: Brit. J. Tuberc. **51**, 113 (1957). — 30. Rose, G. A., Spencer, H.: Quart. J. Med. **26**, 43 (1957). — 31. Siegenthaler, W., Isler, U.: Schweiz. med. Wschr. **86**, 355 (1956). — 32. Weaver, A. L., Brundage, B. H., Nelson, R. A., Bischoff, M. B.: Arthr. and Rheum. **11**, 765 (1968). — 33. Zeek, P. M.: Amer. J. clin. Path. **22**, 777 (1952).

Riesenzellarteriitis

34. v. Dittrich, P., Reindell, H., Wurm, K., Zintz, R.: Dtsch. med. Wschr. **85**, 1842 (1960). — 35. Mumenthaler, M.: Dtsch. med. Wschr. **99**, 1774 (1974). — 36. Siegenthaler, W., Siegenthaler, G.: Dtsch. med. Wschr. **86**, 425 (1961).

Goodpasture-Syndrom

37. Mathew, T. H., Hobbs, J. B., Kalowski, St., Sutherland, P. W., Kincaid-Smith, P.: Ann. inter. Med. **82**, 215 (1975).

Viszeraler Lupus erythematodes

38. Alarcon-Segovia, D., Alarcon, D. G.: Dis. Chest **39**, 7 (1961). — 39. Dubois, E. L., Tufanelli, D. L.: J. Amer. med. Ass. **190**, 104 (1964). — 40. Eisenberg, H., Dubois, E. L., Sherwin, R. P., Balchum, O. J.: Ann. inter. Med. **79**, 37 (1973). — 41. Fricsay, M.: Schweiz. med. Wschr. **86**, 269 (1956). — 42. Harvey, A. M., Shulman, L. E., Tumulty, P. A., Conley, C. L., Schoenrich, E. H.: Medicine (Baltimore) **33**, 291 (1954). — 43. Matthay, R. A., Hudson, L. D., Petty, Th. L.: Chest Dis. Index **63**, 117 (1973). — 44. Moersch, H. J., Purnell, D. C., Good, C. A.: Dis. Chest **29**, 166 (1956). — 45. Siegenthaler, W.: Schweiz. med. Wschr. **85**, 163 (1955). — 46. Siegenthaler, W., Hegglin, R.: Ergebn. inn. Med. Kinderheilk. (N.F.) **7**, 373 (1956).

Wegenersche Granulomatose

47. Beck, D., Siegenthaler, W.: Dtsch. med. Wschr. **92**, 111 (1967). — 48. Liebow, A. A.: Amer. Rev. resp. Dis. **108**, 1 (1973). — 49. Wolff, S. M., Fauci, A. S., Horn, R. G., Dale, D. C.:

Ann. intern. Med. 81, 513 (1974). — 50. Wolff, S. M., Fauci, A., Horn, R., Dale, D. C.: Ann. intern. Med. 81, 513 (1974).

Primär-chronische Polyarthritis
51. Beumer, H. M., van Belle, C. J.: Respiration 29, 556 (1972). — 52. Caplan, A.: Thorax 8, 29 (1953). — 53. Davis, J.: Quart. J. Med. 41, 395 (1972). — 54. Fritz, E.: Ärztl. Prax. 24, 3317 (1972). — 55. Fritze, E.: Dtsch. med. Wschr. 99, 19 (1974). — 56. Hart, D. F.: Sem. Arthr. Rheum. 1, 161 (1971). — 57. Hofmann, M.: Diffuse interstitielle Lungenfibrose bei progredient chronischer Polyarthritis. Diss., Zürich 1975. — 58. Kühne, W., Ranke, G., Schmidt, A.: Z. inn. Med. 27, 1039 (1972). — 59. Patterson, C. D., Harville, W. E., Pierce, J. A.: Ann. intern. Med. 62, 685 (1965). — 60. Tauber, A.: Therapiewoche 24, 2920 (1974). — 61. Zeilhofer, R.: Med. Welt 23, 1644 (1972).

Aussprache

Herr SCHILLING, F. (Mainz):

Zu Herrn SIEGENTHALER, W.: Zur *Spondylitis-ankylopoetica-typischen Lungenfibrose* („Bechterew-Lunge"): Nachdem bisher seit 1965 in der Weltliteratur etwa 20 Fälle bekannt wurden, haben wir 1972 den ersten deutschen Fall entdeckt und beschrieben [Riemann, Riemann u. Schilling: Prax. Pneumol. 28, 148 (1974)], der vorhin auch Herr Stender angesprochen hat. Es handelt sich um eine progrediente, entzündungsfreie und nichttuberkulöse zystische Fibrose, zunächst ausschließlich der Lungenoberlappen, stets mit schwerer Pleuraverschwielung; eine seltene viszerale Spätkomplikation des Leidens in Analogie zu den kardioaortalen Fibrosierungsprozessen im Reizleitungssystem bzw. in der Media der Aorta. Sekundärbesiedlung mit Pilzen ist häufig. Wir haben diesen Fall nach Thorakotomie histologisch untersuchen können (Zentrum für Rheuma-Pathologie Mainz, Prof. Fassbender) und fanden eine interstitiell und peribronchial verschwielende Gerüstfibrose und eine erhebliche Pleuraverschwartung. Die entzündungsfreie oder -arme Fibroplasie repräsentiert die produktive Phase des pathogenetisch mehrgleisigen Prozesses der Sp.a. Unser Fall, ein 43jähriger Mann, war schon seit der Adoleszenz an Sp.a. erkrankt und gehörte unserem „γ-Typ" an [Verh. Dtsch. Ges. inn. Med. 80, 1418 (1974)], mit einer sehr hohen systemischen Entzündungsaktivität. Der Einsatz von D-Penicillamin brachte keinen Erfolg bzw. eine schwerste Oberlappenschrumpfung mit Höhlenbildung, die jetzt sekundär besiedelt ist von einer Aspergillose. Der Einsatz von Azathioprin war ebenfalls erwogen worden und wäre vielleicht aussichtsreicher gewesen.

Strahlenfibrosen

NOLTE, D. (Forschungsanstalt für Erkrankungen der Atmungsorgane u. der Inneren Abt. II, Städt. Krankenhaus Bad Reichenhall)

Referat

Die strahlenbedingte Fibrose (Übersichten bei [1—11]) zeichnet sich gegenüber den anderen Formen der Lungenfibrosen durch zwei Besonderheiten aus: Zum einen fällt die sonst mühsame Suche nach der Fibrose*ätiologie* weg, weil sie von vornherein bekannt ist. Zum anderen handelt es sich um eine *Therapiefolge* mit allen sich daraus ergebenden Problemen.

Die Entdeckung der Röntgenstrahlen war noch kein Jahrzehnt alt, da erschien durch Wohlhauer [9] bereits der erste Bericht über strahlenbedingte Schäden des Lungengewebes. Heute — nach 65 Jahren — müssen wir zugeben, daß auch im Zeitalter der modernen Supervolttherapie strahlenbedingte Schädigungen des gesunden Lungengewebes vorkommen. Wenn eine in der Tiefe des Thorax liegende Geschwulst — etwa ein Bronchialkarzinom, ein Ösophaguskarzinom oder ein Mediastinaltumor — mit einer „kurativen Herddosis" bestrahlt werden soll, so ist trotz aller technischen Fortschritte eine Strahlenbelastung des umliegenden Lungengewebes nach wie vor unvermeidbar [13, 21, 22, 30, 41, 42]. Es kommt nur darauf an, Grad und Ausdehnung dieser Strahlenbelastung so gering wie möglich zu halten.

Die Fibrosierung des Lungenparenchyms in der nächsten Umgebung des bestrahlten Tumors gehört zum normalen Verlauf einer Strahlentherapie. Die dadurch bedingte Einschränkung der Lungenfunktion ist so minimal, daß sie sich nach den Untersuchungen zahlreicher Autoren [16, 20, 23, 24, 26, 33, 40, 48, 49, 51, 54] und auch nach unseren eigenen Erfahrungen fast ganz der Nachweisbarkeit entzieht. Von „*Strahlenfibrose*" sprechen wir erst dann, wenn die Veränderungen sich über das gesamte Bestrahlungsfeld ausdehnen oder sogar darüber hinausreichen. Im Gegensatz zur normaeln Strahlenreaktion sind die funktionellen Auswirkungen derart ausgedehnter Veränderungen so erheblich, daß sie keinesfalls mehr vernachlässigt werden können [47].

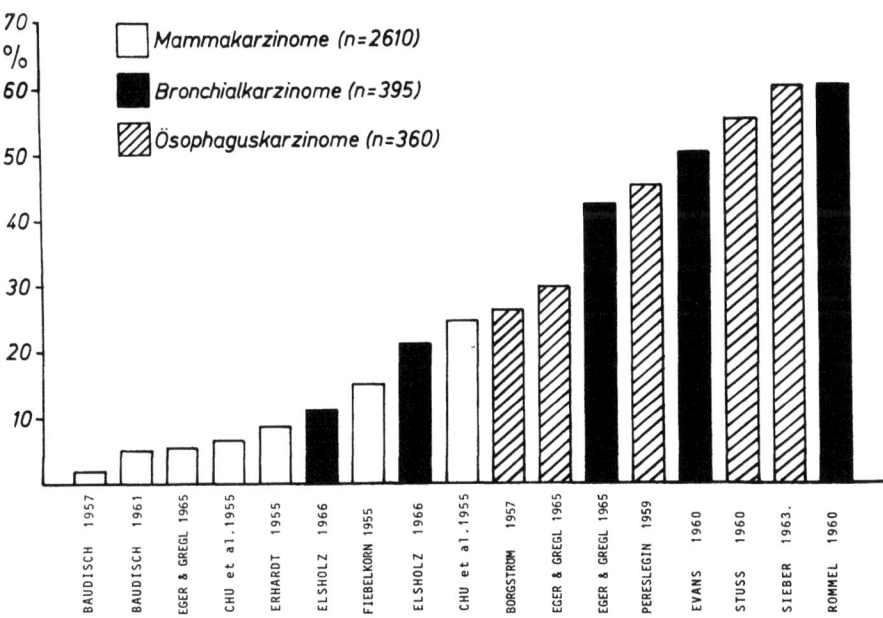

Abb. 1. Häufigkeit von Lungenfibrosen nach bestrahlten Mammakarzinomen, Bronchialkarzinomen und Ösophaguskarzinomen auf Grund einer Literaturzusammenstellung von Mateev u. Mitarb. [38]. Man erkennt, daß Strahlenfibrosen bei Patienten mit Bronchialkarzinom und Ösophaguskarzinom häufiger auftreten als bei Patienten mit Mammakarzinom. Einzelheiten s. Text

Über die *Häufigkeit* von Strahlenfibrosen der Lunge gehen die Angaben in der Literatur weit auseinander, weil es keine allgemeinverbindlichen Kriterien dafür gibt, wo die umschriebene Fibrosierung im Tumorbereich aufhört und wo die „Strahlenfibrose" beginnt. Abb. 1 zeigt, daß die Fibrosehäufigkeit stark von der Lokalisation des bestrahlten Tumors abhängt. Bei den vorwiegend tangential bestrahlten Brustwandtumoren (z. B. Mammakarzinom) ist das Risiko der Lungenschädigung geringer als bei den in der Tiefe gelegenen Tumoren wie Bronchialkarzinom oder Ösophaguskarzinom. Beim Mammakarzinom liegt die Fibrosehäufigkeit je nach Autor zwischen 2 und 24%, beim Bronchialkarzinom und Ösophaguskarzinom dagegen zwischen 12 und 62% (Übersicht bei [38]).

Die einzelnen *Entwicklungsstadien* der strahlenbedingten Lungenschädigung sind aus *Tierversuchen* gut bekannt [2, 4, 5, 7—10, 12, 25, 36, 50, 53]. In letzter Zeit hat sich besonders Bublitz [1] sehr eingehend damit beschäftigt. Das *Initialstadium* [5] beginnt 4 Std nach der Bestrahlung mit einer Degeneration der Lymphfollikel (s. Tabelle 1). Die *Hauptreaktion* wird von den meisten Autoren als

Strahlenpneumonitis bezeichnet [4, 18, 28, 32, 36, 39, 46, 55]. Sie tritt erst nach 2- bis 3wöchiger Latenz auf. Sie geht ohne scharfe Grenze in das Regenerationsstadium der *Strahlenfibrose* über.

Tabelle 2 zeigt, daß sich die Vorgänge der Hauptreaktion, also der „Pneumonitis", an drei anatomischen Strukturen der Lunge abspielen — an den Kapillarwänden, an den Alveolarwänden und am Bronchialepithel. Pathogenetisch im Vordergrund steht die *Permeabilitätserhöhung* der Alveolarkapillaren, welche eine verhängnisvolle Entwicklung einleitet, wie wir sie auch von anderen Krankheitsbildern wie Schocklunge, Paraquatlunge, O_2-Schädigung der Lunge her kennen. Zollinger [10] hat diesen Startmechanismus der Permeabilitätsstörung als „aktinische dysorische Läsion" bezeichnet. Zunächst entsteht ein interstitielles Ödem,

Tabelle 1. Stadien der pulmonalen Strahlenreaktion

INITIALSTADIUM		Degeneration der Lymphfollikel
HAUPTREAKTION ("Frühveränderungen")	"Strahlenpneumonitis", "interstitielle Strahlenpneumonie"	Zelluläre und exsudative Prozesse in Alveolarsepten und Alveolarlumina
REGENERATIONS-STADIUM ("Spätveränderungen")	"Strahlenfibrose", "Strahleninduration"	Fibrosierungs- und Vernarbungsprozesse

Tabelle 2. Ort und Art der pathologisch-anatomischen Veränderungen bei der Strahlenpneumonitis

KAPILLAREN	Permeabilitätsstörung	Interstitielles Ödem "Zellulisation" Freisetzung lysosomaler Enzyme Induktion der Fibrillogenese
	Hyalinisierung	Ischämie
ALVEOLEN	Epithelablösung	"Desquamativkatarrh"
	Störung Surfactant-Synthese	Mikroatelektasen
	Permeabilitätsstörung	Eiweißreiches alveoläres Ödem Hyaline Membranen
BRONCHIEN	Epithelanaplasie, -metaplasie	
	Zilienverlust	Bronchitis, Bronchopneumonie

später auch ein alveoläres Ödem mit hyalinen Membranen. Gleichzeitig treten Blutzellen aus den Kapillaren in das umliegende Gewebe aus. Dieser Vorgang der „Zellulisation" des Lungeninterstitiums hat die Freisetzung lysosomaler Proteinasen zur Folge, die ihrerseits gewebsschädigend wirken, weitere Blutzellen anlocken und so zum Bild einer unspezifischen Entzündung führen, welche die Bezeichnung „Pneumonitis" zu Recht verdient. Später folgt eine strahleninduzierte Hyalinose der Alveolarkapillaren, welche eine zusätzliche Gewebsischämie induziert.

Parallel zu den Kapillarwandveränderungen bewirken die ionisierenden Strahlen im Bereich der Alveolarwände eine Epithelablösung in die Alveolarlichtung hinein. Dieser Vorgang wird von den Pathologen allgemein als „Desquamativkatarrh" beschrieben. Durch eine Schädigung der Pneumatozyten vom Typ II wird die Surfactantsynthese gestört [44], wodurch das Auftreten von Mikroatelektasen erklärt ist.

Im Bereich des *Bronchialepithels* bewirkt die Bestrahlung eine auffällige Anaplasie und Metaplasie der Epithelzellen mit Verlust der Zilien. Die Störung der Ziliarfunktion und damit des Selbstreinigungsmechanismus führt schließlich zum Auftreten von Bronchitiden und Bronchopneumonien, welche das histologische Bild der Pneumonitis noch bunter gestalten [2, 11, 25].

Das Stadium der Fibrose wird überwiegend als Regenerationsstadium aufgefaßt, welches erst sekundär aus dem exsudativ-entzündlichen Stadium der Pneumonitis hervorgeht [4, 5]. Bublitz [1] hat jedoch nachgewiesen, daß die interstitielle Fibrosierung zumindest zum Teil auf eine überschießende Tropokollagenbildung zurückzuführen ist, welche durch die ionisierenden Strahlen direkt induziert wird.

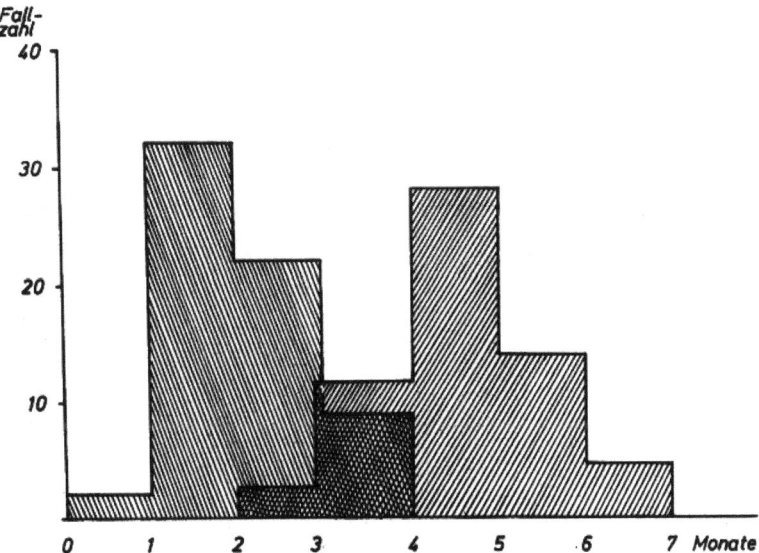

Abb. 2. Häufigkeit von Strahlenpneumonitiden (Schraffierung von links oben nach rechts unten) und von Strahlenfibrosen (Schraffierung von rechts oben nach links unten) in Abhängigkeit von der Zeit nach Bestrahlungsende (in Monaten). Untersuchungsergebnisse von Mateev u. Mitarb. [38] s. Text

Am *Menschen* lassen sich *Pneumonitis* und *Fibrose* viel schwieriger gegeneinander abgrenzen, weil die Bestrahlung fraktioniert erfolgt und dadurch zwangsläufig Summationseffekte auftreten, die schwer überschaubar sind. Die Untersuchungen von Mateev u. Mitarb. [38], welche in Abb. 2 graphisch dargestellt sind, zeigen dennoch deutlich, daß man auch klinisch zwei Stadien unterscheiden kann: Beginnt man mit der Rechnung einer dem üblichen Fraktionierungsschema folgenden Bestrahlungsserie, so dauert es 1 bis 3 Monate bis zum Auftreten einer Pneumonitis und 3 bis 6 Monate bis zum Auftreten einer Fibrose.

Die *klinischen Symptome* einer vollausgebildeten Strahlenpneumonitis sind nicht zu übersehen: Der Patient klagt über einen trockenen, unproduktiven Reizhusten, der von subfebrilen Temperaturen und von einer Senkungsbeschleunigung begleitet wird. Ein hochfieberhafter Verlauf ist dagegen selten und spricht in der Regel für eine komplizierende Bronchopneumonie (s. u.). Das hervorstechendste klinische Symptom ist eine mehr oder weniger starke Atemnot, die für den Beob-

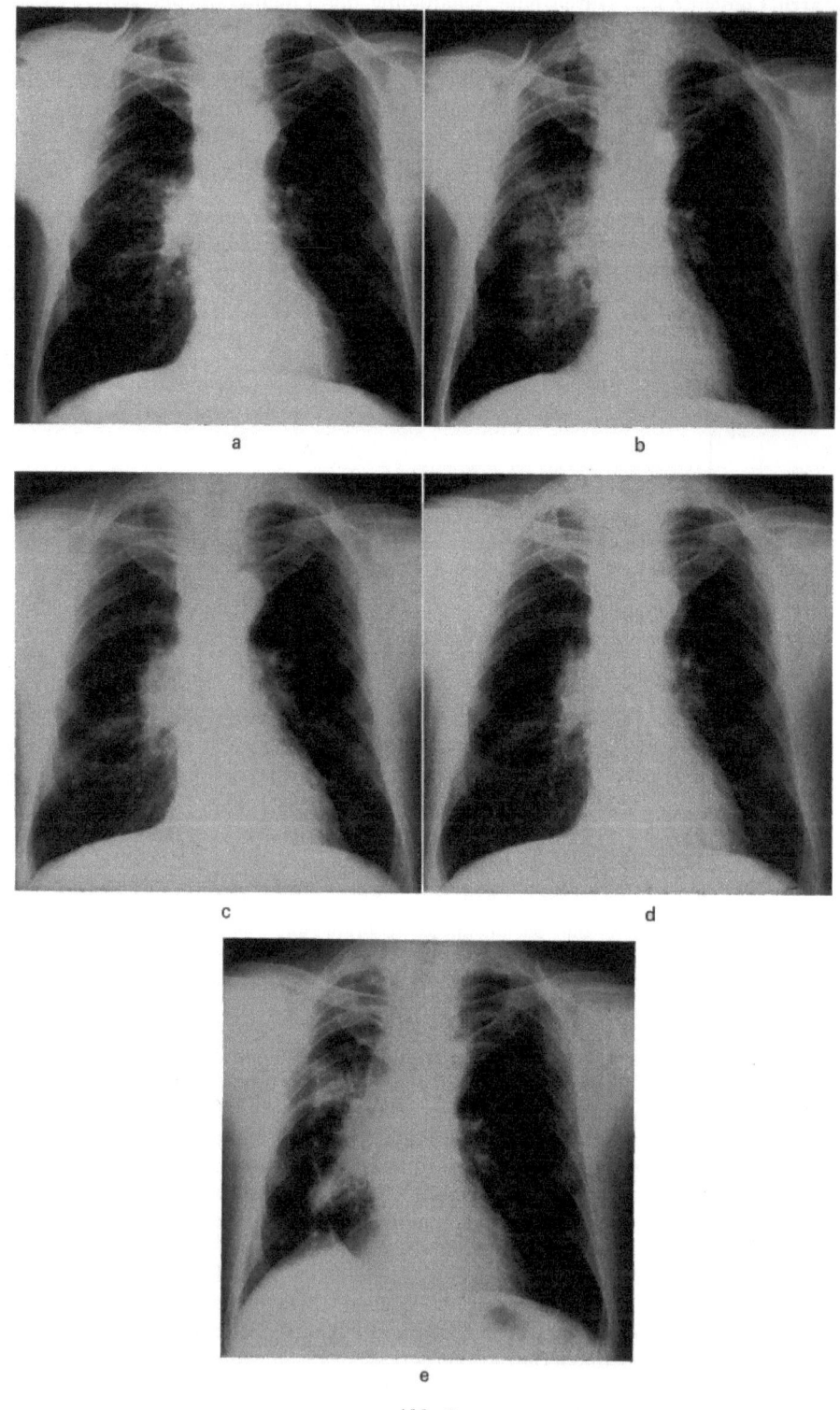

Abb. 3

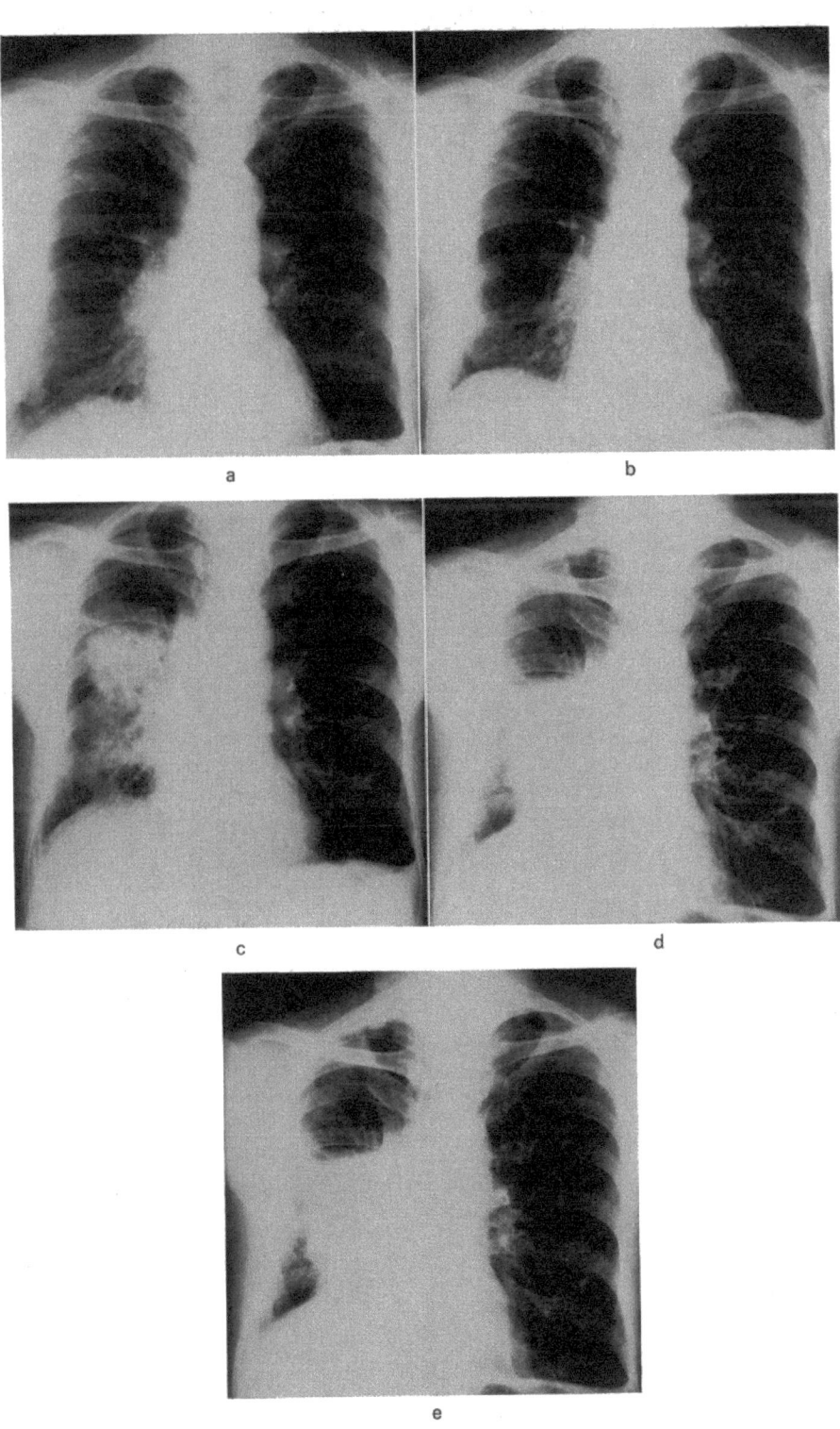

Abb. 4

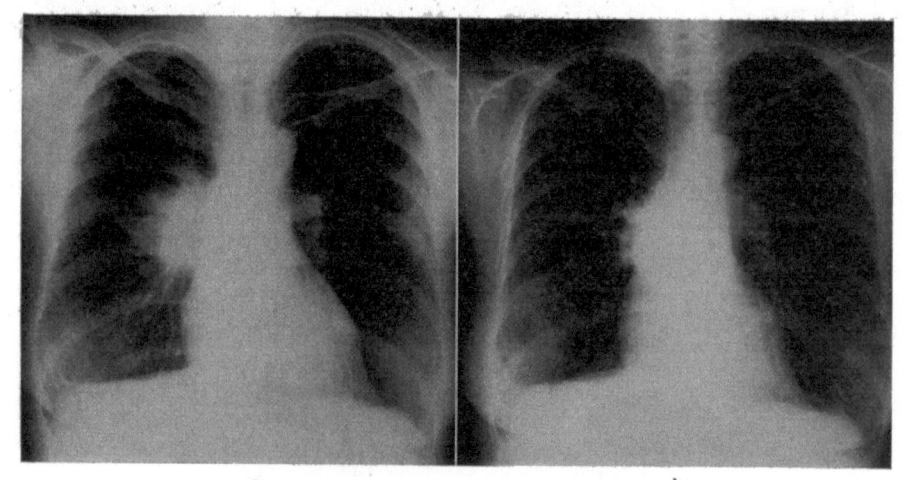
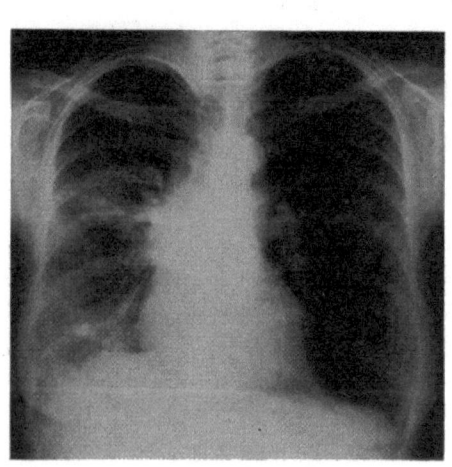
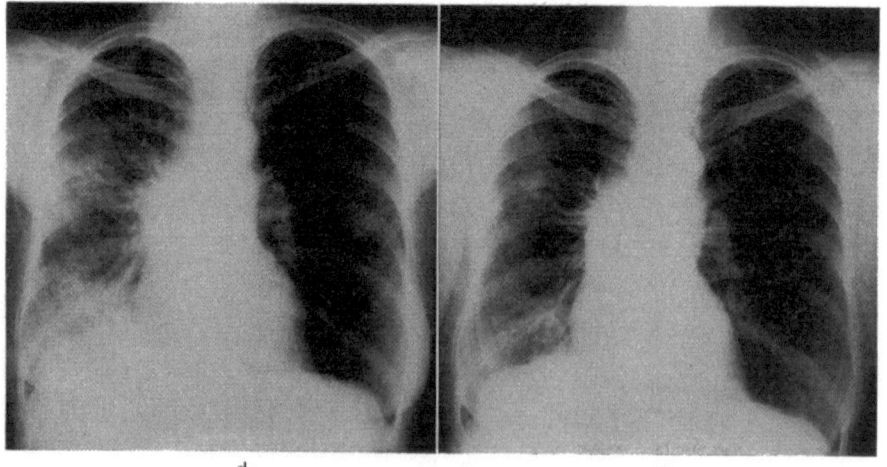

Abb. 5

achter vor allem als Tachypnoe imponiert. Die endgültige Diagnose ist stets mit Hilfe des Röntgenbildes möglich. Es gibt drei verschiedene röntgenologische Verlaufsformen, für die in Abb. 3 bis 5 je ein Beispiel gezeigt wird.

1. Lu. L., 73jähriger Mann mit kleinzelligem Karzinom des rechten Unterlappenbronchus (Abb. 3a). Stehfeldbestrahlung mit einer Gesamtherddosis von 5000 R. Das Bild unmittelbar nach Abschluß der Bestrahlungsserie (Abb. 3b) zeigt außer einer Größenabnahme des Tumors keine Besonderheiten. Fünf Wochen danach jedoch erste röntgenologische Zeichen einer Strahlenpneumonitis (Abb. 3c), die nach weiteren 14 Tagen voll ausgebildet ist (Abb. 3d) und nun auch klinische Symptome verursacht. Charakteristisch für diesen Fall ist die strenge Begrenzung der röntgenologischen Veränderungen auf das Strahlenfeld, welches wie „ausgestanzt" erscheint. Auf dem letzten Bild (Abb. 3e) — 2½ Monate nach Bestrahlungsende — ist schließlich das Bild der irreversiblen Strahleninduration mit ausgedehnten Schrumpfungsvorgängen und Zwerchfellausziehungen zu erkennen.

2. A. Bu., 63jähriger Mann mit undifferenziertem Plattenepithelkarzinom, ebenfalls im rechten Unterlappenbronchus (Abb. 4a). Stehfeldbestrahlung mit einer Gesamtdosis von 5600 R. Die Röntgenkontrolle am Ende der Bestrahlung zeigt wiederum außer einer Tumorrückbildung keine Besonderheiten (Abb. 4b). Vier Wochen später kommt der Patient schwer dyspnoeisch mit hohem Fieber zur Aufnahme. Röntgenologisch jetzt ausgedehnte Strahlenpneumonitis im Bereich des rechten Mittel- und Unterfeldes (Abb. 4c). Auch hier entsprechen die Veränderungen sehr genau der Ausdehnung des Strahlenfeldes. Im Gegensatz zu Abb. 3 fällt aber zusätzlich die homogene Dichte der Verschattung auf, die zusammen mit den klinischen Befunden für eine Strahlenpneumonitis mit sekundärer Bronchopneumonie sprach. Die drei Wochen später angefertigte Aufnahme (Abb. 4d) zeigt den Befund einer karnefizierenden Pneumonie. 2½ Monate später ist kaum eine Lösung des pneumonischen Infiltrats, wohl aber eine ausgedehnte Induration und Schrumpfung des betroffenen Lungenabschnitts zu erkennen (Abb. 4e).

3. Ma. E., 66jährige Frau mit Plattenepithelkarzinom des rechten Unterlappenbronchus und des Bronchus intermedius (Abb. 5a). Stehfeldbestrahlung mit einer Gesamtherddosis von 6000 R. Gute Rückbildung des Tumors (Abb. 5b). Ein Monat nach Bestrahlungsende (Abb. 5c) zeigt sich nun eine in diesem Fall über das Strahlenfeld weit hinausreichende streifig-fleckige Eintrübung, die zwei Wochen später die gesamte rechte Lunge erfaßt hat (Abb. 5d). Diese diffuse Form der Strahlenpneumonitis verursacht subjektiv die schwersten Symptome. Die Patientin wurde mit hohen Dosen von Kortikoiden und zusätzlich mit Diuretika und Antibiotika behandelt. Innerhalb von drei Wochen klinische und röntgenologische Besserungstendenz (Abb. 5e). Die Entwicklung einer irreversiblen Strahlenfibrose blieb in diesem Fall aus.

Die Demonstration dieser drei Fälle führt zu der Frage, welche besonderen Umstände daran schuld sind, daß einzelne Patienten mit einer so schweren Strahlenpneumonitis reagieren. Nach tierexperimentellen Befunden spielt sicherlich die Strahlen*dosis* eine wesentliche Rolle [4, 45, 53]: Oberhalb von 4000 R nimmt die Wahrscheinlichkeit unerwünschter Strahlenreaktionen kontinuierlich zu. Andere Autoren [17, 39] haben einen Zusammenhang mit dem Volumen des durchstrahlten Lungengewebes nachgewiesen. Äußerst unsicher ist dagegen die Bedeutung der Faktoren Alter, Geschlecht und vorbestehende Lungenerkrankung [35, 43]. Auch früher behauptete Unterschiede zwischen Röntgenstrahlen und γ-Strahlen haben sich nicht bestätigt [17, 24]. Selbst der Fraktionierungs*rhythmus* spielt nur eine untergeordnete Rolle: Mateev u. Mitarb. [38] haben in einer umfangreichen Studie nachgewiesen, daß die Häufigkeit von Strahlenreaktionen bei den einzelnen Fraktionierungstechniken einschließlich „Split course"-Technik etwa gleich hoch war. Zu ähnlichen Ergebnissen sind auch Eichhorn u. Mitarb. [19] gekommen.

Die meisten Autoren sind sich einig in der Annahme, daß an der Strahlenreaktion der Lunge individuelle Faktoren beteiligt sein müssen, die wir im einzelnen noch nicht kennen. Dazu paßt der klinische Eindruck, daß das Auftreten von Strahlenpneumonitis und Strahlenfibrose nicht einer Dosis-Wirkung-Beziehung, sondern einem Alles-oder-nichts-Gesetz gehorcht: Entweder verträgt der Patient die Bestrahlung völlig symptomlos, oder aber er entwickelt gleich das Vollbild der Strahlenpneumonitis.

Interessant sind in diesem Zusammenhang tierexperimentelle Untersuchungen des Arbeitskreises von Lissner [18]. Kaninchen, die auf einer Lungenseite mit einer einmaligen Dosis von 3500 R bestrahlt worden waren, zeigten bei der immunhistologischen Untersuchung sowohl in der bestrahlten als auch in der nichtbestrahlten Lunge Ablagerungen von Komplement. Parallel dazu fiel der Serumkomplementtiter ab.

Auch klinische Beobachtungen sprechen für die Beteiligung *immunologischer Vorgänge* am Krankheitsbild der Strahlenpneumonitis [34]. Mancini u. Tison [37] fanden in ihrem Krankengut eine auffallende Häufung von Strahlenreaktionen bei „dysreaktiven Zustandsbildern" wie Lupus erythematodes, rheumatoider Arthritis und Asthma bronchiale. Die Autoren leiten daraus die Hypothese ab, daß die Pneumonitis möglicherweise über einen strahleninduzierten *Autoaggressionsmechanismus* zustande kommt. Ob diese Hypothese zutrifft, müßte durch tierexperimentelle Untersuchungen zu klären sein. Die Lösung dieser Frage hätte unmittelbare klinisch-therapeutische Bedeutung (Prophylaxe der Strahlenreaktion durch Immunsuppressiva ?).

Tabelle 3. Spektrum der veränderten Lungenfunktionsmeßwerte bei Strahlenpneumonitis und -fibrose. Einzelheiten s. Text

MESSWERT	METHODE
1. Vitalkapazität	Spirometrie
2. Intrathorakales Gasvolumen Funktionelle Residualkapazität	Bodyplethysmographie, Fremdgasmethoden
3. Compliance, spezifische Compliance	Ösophagusballonkatheter
4. Diffusionskapazität	D_{CO} - Methoden
5. Arterieller pO_2 (Belastung)	Blutgasanalyse, Ergometer
6. Shuntblutanteil $\dot{Q}_S/\dot{Q}_T$	O_2 - Atmung über 30 Minuten

Leider gibt es für den Einzelfall bis heute keine konkrete Möglichkeit, vorherzusagen, ob der Patient mit einer Strahlenpneumonitis reagieren wird oder nicht. Die wirksamste Prophylaxe besteht in einer optimalen *Bestrahlungstechnik*. Sie muß das Ziel haben, die *relative Raum-Herd-Dosis* und damit die Strahlenbelastung des gesunden Lungenparenchyms so niedrig wie möglich zu halten.

Kommt es dennoch zu einer Strahlenreaktion, so ist ihre rechtzeitige Diagnose für das Schicksal des Patienten sehr wesentlich. Hier hilft die *Lungenfunktionsuntersuchung* weiter als das Röntgenbild [15], weil sie bereits die initialen Veränderungen erfaßt. Die wichtigsten Lungenfunktionsparameter mit den dazugehörigen Bestimmungsmethoden sind in Tabelle 3 zusammengefaßt. Im Einzelfall muß immer geprüft werden, ob Verschlechterungen dieser Werte auf ein Fortschreiten des Karzinoms oder auf eine Strahlenreaktion zurückgehen.

Das typische *Funktionsmuster* der Strahlenpneumonitis leitet sich unmittelbar aus den pathologisch-anatomischen Veränderungen ab: Die Zunahme des Interstitiums führt zu einer *restriktiven Ventilationsstörung* mit Abnahme der Compliance, der Vitalkapazität und der funktionellen Residualkapazität. Die Verbreiterung der Luft-Blut-Schranke führt zu einer *Diffusionsstörung* mit arterieller Belastungshypoxämie und eingeschränkter Diffusionskapazität. Als dritte Störung findet sich nach unseren Untersuchungen eine *Erhöhung des Shuntblutanteils* $\dot{Q}_S/\dot{Q}_T$, die wahrscheinlich Folge von Mikroatelektasen ist, welche perfundiert, aber nicht ventiliert werden.

Empirisch läßt sich als geeignetster Zeitpunkt für die kombinierte röntgenologische und funktionsanalytische Kontrolluntersuchung die *6. Woche* und die

10. Woche nach der Bestrahlung angeben. Wenn durch eine derartige Kontrolluntersuchung die Strahlenpneumonitis erkannt wird, bevor der Patient bereits über subjektive Beschwerden klagt, so bestehen Aussichten, den Übergang in die irreversible Strahlenfibrose aufzuhalten.

Therapeutisch kommt in erster Linie die Gabe hoher *Kortikoid*dosen in der Größenordnung von anfangs 1 bis 2 mg/kg Körpergewicht in Betracht. Zusätzlich zur systemischen Therapie empfiehlt sich die lokale Therapie mit inhalierbaren Kortikoidaerosolen [29, 31], z. B. mit Beclometasondipropionat (Sanasthmyl® Dosier-Aerosol), Dexamethasonisonicotinat (Auxiloson®) oder Triamcinolonacetonid (Volon A®). Die exsudative Komponente der Strahlenpneumonitis läßt sich dadurch weitgehend koupieren. Auf Grund tierexperimenteller Untersuchungen von Bergamini u. Mitarb. [14] ist es aber nicht ganz sicher, ob man durch die Gabe von Kortikoiden das Endstadium der Strahlenfibrose wirklich verhindern kann.

Außer durch Kortikoide läßt sich nach den bisherigen klinischen Erfahrungen die Heftigkeit der Strahlenreaktion auch durch *Antiphlogistika* wie Oxyphenbutazon (Tanderil®) beeinflussen. Klein u. Mitarb. haben in Doppelblindversuchen sogar nachgewiesen, daß die Fibrosehäufigkeit dadurch etwas gesenkt werden kann.

Angesichts der strahlengeschädigten Abwehrmechanismen der Lunge wie Alveolarphagozytenfunktion [27] und Flimmermechanismus [25] sollten Patienten mit Strahlenpneumonitis zusätzlich breit *antibiotisch* abgedeckt werden.

Über den Effekt von *Immunsuppressiva* gibt es bisher keine ausreichenden klinischen Erfahrungen. Als Voraussetzung für den Versuch einer immunsuppressiven Behandlung müßte jedoch gefordert werden, daß die bisher hypothetische Autoimmunpathogenese der Strahlenpneumonitis zweifelsfrei bewiesen wird.

Literatur

Übersichten

1. Bublitz, G.: Morphologische und biochemische Untersuchungen über das Verhalten des Bindegewebes bei der strahlenbedingten Lungenfibrose. In: Normale und pathologische Anatomie, Heft 26. Stuttgart: Thieme 1972. — 2. Cottier, H.: Strahlentherapie **136**, 229 (1968). — 3. Desjardins, A. U.: Amer. J. Roentgenol. **27**, 1 (1932); **28**, 74 (1932). — 4. Eger, W., Gregl, A.: Die Strahlenpneumonitis. Experimentelle Grundlagen-Klinik und Therapie. Stuttgart: Hippokrates 1965. — 5. Engelstad, R. B.: Acta radiol. (Stockh.) **19**, 1 (1934). — 6. Fuchs, G.: Med. Klin. **55**, 1813 (1960). — 7. Holsten, H. D.: Lunge. In: Strahlenpathologie der Zelle (Hrsg. E. Scherer, H. S. Stender). Stuttgart: Thieme 1963. — 8. Warren, S., Spencer, J.: Amer. J. Roentgenol. **43**, 682 (1940). — 9. Wohlhauer, F.: Dtsch. med. Wschr. **35**, 1704 (1909). — 10. Zollinger, H. U.: Radio-Histologie und Radio-Histopathologie. In: Handbuch der allgemeinen Pathologie, Bd. X/1, S. 127. Berlin-Göttingen-Heidelberg: Springer 1960. — 11. Zuppinger, A.: Die Strahlenveränderungen der Lunge. In: Handbuch der Inneren Medizin, Bd. IV/2, S. 1438. Berlin-Göttingen-Heidelberg: Springer 1956.

Einzelarbeiten

12. Bässler, R., Buchwald, W.: Fortschr. Röntgenstr. **104**, 192 (1966). — 13. Bate, D., Guttmann, R.: Radiology **69**, 372 (1957). — 14. Bergamini, G., Pini, M., Fazio, G.: Minerva med. **9** (Suppl. 1), 16 (1969). — 15. Boushy, S. F., Helgason, A. H., North, L. B.: Amer. J. Roentgenol. **108**, 284 (1970). — 16. Brady, L. W., Germon, P. A., Cander, L.: Radiology **15**, 130 (1965). — 17. Cooper, G., Guerrant, J. L., Harden, A. G., Teates, D.: Amer. J. Roentgenol. **85**, 865 (1961). — 18. Dippel, J., Lissner, J., Antaszek, C.: Strahlentherapie **141**, 135 (1971). — 19. Eichhorn, H.-J., Lessel, A., Rotte, K.-H.: Strahlentherapie **143**, 614 (1972). — 20. Emergil, C., Heinemann, H. O.: J. appl. Physiol. **16**, 331 (1961). — 21. Fernholz, H. J., Müller, G.: Strahlentherapie **137**, 381 (1969). — 22. Freid, J. R., Goldberg, H.: Amer. J. Roentgenol. **43**, 877 (1940). — 23. Germon, P. A., Brady, L. W.: J. Amer. med. Ass. **206**, 809 (1968). — 24. Gish, J. R., Coates, E. O., Du Samet, L. A., Doub, H. E.: Radiology **73**, 679 (1959). — 25. Henzi, H.: Strahlentherapie **100**, 275 (1956). — 26. Hoffbrand, B. J., Gillam, T. N., Heaf, P. J.: Thorax **20**, 303 (1965). — 27. Ivanov, A. E., Kursakova, N. N.: Med. Radiol. (Mosk.) **4**, 62 (1959). — 28. Jennings, F. L., Arden, A.: Arch. Path. **71**, 437 (1961). — 29. Karg, E.: Strahlentherapie **142**, 490 (1971). — 30. Kärcher, K. H.: Wien. klin. Wschr. **8**, 121 (1972). — 31. Kleibel, F.: Strahlentherapie **145**, 423 (1973). — 32. Klein, U., Müller-Faßbender, H., Bublath,

H., Heinze, H. G.: Strahlentherapie **144**, 421 (1972). — 33. Kröpelin, K., Doll, E.: Beitr. Klin. Tuberk. **141**, 177 (1969). — 34. Krokowski, E.: Strahlentherapie **135**, 193 (1968). — 35. Leach, J. E., Farrow, J. H., Foote, F. W., Wawro, N. W.: Amer. J. Roentgenol. **47**, 740 (1942). — 36. Lissner, J., Argeton, H., Bock, H., Breddin, H. K., Dippel, J.: Strahlentherapie **131**, 577 (1966). — 37. Mancini, A. M., Tison, V.: Strahlentherapie **137**, 68 (1968). — 38. Mateev, B., Eichhorn, H.-J., Welker, K.: Strahlentherapie **142**, 1 (1971). — 39. McIntosh, H. C., Spitz, S.: Amer. J. Roentgenol. **41**, 605 (1939). — 40. Muhar, F.: Klin. Med. (Wien) **17**, 89 (1962). — 41. Notter, G., Lindel, D., Viktoröf, K. J.: Fortschr. Röntgenstr. **112**, 571 (1970). — 42. Rodman, T., Karr, S., Close, H. P.: New Engl. J. Med. **262**, 431 (1960). — 43. Ross, W. M.: Thorax **11**, 241 (1956). — 44. Rüfer, H.-J., Merker, Bublitz, G.: Strahlentherapie **145**, 55 (1973). — 45. Shurygin, V. P.: Med. Radiol. (Mosk.) **10**, 32 (1965). — 46. Smith, J. C.: Amer. Rev. resp. Dis. **87**, 647 (1963). — 47. Stone, D., Schwartz, M. J., Green, R. A.: J. Amer. Med. **21**, 211 (1956). — 48. Sweany, St., Moss, W. T., Haddy, F. J.: J. clin. Invest. **38**, 587 (1959). — 49. Teates, C. D.: J. appl. Physiol. **20**, 628 (1965). — 50. Warren, S.: Arch. Path. **34**, 917 (1942). — 51. Wellington, J. L., Lynn, R. B.: Canad. med. Ass. J. **90**, 1341 (1964). — 52. Widmann, B. P.: Amer. J. Roentgenol. **47**, 24 (1942). — 53. Wintz, H., Rump, W.: Fortschr. Röntgenstr. **29**, 580 (1921). — 54. Witek, F., Garbsch, H., Schnetz, E.: Pneumonologie **149**, 287 (1973). — 55. Zwicker, H., Felix, R., Asshauer, J., Sobbe, A.: Strahlentherapie **144**, 573 (1972).

Lungenhämosiderose und Goodpasture-Syndrom

FERLINZ, R. (II. Med. Univ.-Klinik Mainz)

Referat

Lungenhämosiderose und Goodpasture-Syndrom sind sehr seltene pulmonale Erkrankungen. Beiden gemeinsam ist rezidivierendes Bluthusten.

Das Goodpasture-Syndrom wird häufiger beobachtet, bis heute dürften etwa 300 Fälle publiziert sein. Es wurde erstmals 1919 von dem amerikanischen Pathologen E. Goodpasture beschrieben. Er fand damals anläßlich einer Grippeepidemie bei einem an Grippe verstorbenen 18jährigen Soldaten das gleichzeitige Auftreten pulmonaler Hämorrhagien und einer perakuten nekrotisierenden Glomuerulonephritis. Betroffen werden vor allem junge Männer. Das Verhältnis von männlichen zu weiblichen Patienten liegt bei 8:1 bis 3:1, das durchschnittliche Alter der Erkrankten bei 21 bis 28 Jahren, etwa 75% der Patienten sind unter 40 Jahren (Abb. 1). Die Krankheit verläuft fast immer tödlich. In der Todesursachenstatistik der Bundesrepublik Deutschland werden pro Jahr 6 bis 8 Fälle registriert.

Morphologisch liegt dem Syndrom eine Vaskulitis bzw. Kapillaritis in Lungen und Nieren zugrunde (Abb. 2 und 3). Wie bei den ursprünglichen Fällen von Goodpasture geht der Krankheit nicht selten ein „grippaler Infekt" oder ein Infekt mit hämolysierenden Streptokokken voraus. Die Erkrankung beginnt meist mit dementsprechenden uncharakteristischen Beschwerden, denen sich dann als Leitsymptom mehr oder weniger ausgeprägte Hämoptysen zugesellen, die den Patienten schließlich zum Arzt führen. Auch ein auffallendes Schwächegefühl und Dyspnoe sind häufig. Etwa die Hälfte der Patienten hat zu diesem Zeitpunkt noch keine renale Symptomatik, diese tritt meist innerhalb mehrerer Wochen bis weniger Monate nach Beginn des Krankheitsbildes auf. Die häufigsten anamnestischen Angaben sind in Tabelle 1 zusammengestellt. Eine dem Patienten auffallende Makrohämaturie ist zu Beginn meist nicht vorhanden.

Klinisch fällt vor allem eine allgemeine Blässe auf, Rasselgeräusche über den Lungen sind nicht selten (Tabelle 2).

Bei voll ausgebildetem Krankheitsbild weisen die Laborbefunde eine ausgeprägte Blutungsanämie mit Hyposiderinämie und einen pathologischen Urinbefund auf. Die Nierenfunktion kann zu Beginn der Erkrankung noch normal sein, später ist sie fast regelmäßig deutlich eingeschränkt. Hämostasiologisch liegt anfangs eine vasogene Blutung vor, später kann eine Verbrauchskoagulopathie auftreten. Die unspezifischen Entzündungszeichen wie BSG-Beschleunigung und α2-Globulin-Vermehrung sind in der Regel vorhanden (Tabelle 3).

Röntgenologisch findet man zunächst perihilär, dann besonders in den Mittelfeldern und schließlich über beide Lungen verteilt je nach Intensität des Schubes konfluierende, dicht stehende Flecken, die so dicht stehen können, daß ausgedehnte

Tabelle 1. Anamnestische Angaben bei 108 Patienten mit Goodpasture-Syndrom (zusammengefaßt nach Benoit *et al.* und Proskey *et al.*)

	%
Hämoptoe	90
Makrohämaturie	11
Luftnot	63
Husten	41
Brustschmerzen	12
Infekt	19
Fieber	19
Schwäche	45
Übelkeit	14
Gewichtsabnahme	11

Tabelle 2. Klinische Befunde bei 108 Patienten mit Goodpasture-Syndrom (zusammengefaßt nach Benoit *et al.* und Proskey *et al.*)

	%
Blässe	68
Rasselgeräusche ü. d. Lungen	46
Hypertonie	8
Fundusveränderungen	7
Ödeme	24
Splenomegalie	6

Tabelle 3. Sonstige Befunde bei 108 Patienten mit Goodpasture-Syndrom (zusammengefaßt nach Benoit *et al.* und Proskey *et al.*)

	%
Anämie	98
Leukozytose	50
Proteinurie	94
Erythrozyturie	92
Leukozyturie	47
Niereninsuffizienz	85
Radiolog. Lungenveränderungen	92

Lungenbezirke diffus getrübt sind. Bei schubweise verlaufenden Formen kann sich im weiteren Verlauf entsprechend dem Abtransport der Erythrozyten aus den Alveolen in das Interstitium die weiche diffuse Zeichnung wieder zurückbilden. Schließlich bleibt entsprechend den interstitiellen Veränderungen eine feine retikuläre Zeichnung übrig, bis der nächste Schub auftritt. In Spätstadien findet man dann oftmals neben ausgedehnten Verdichtungen auch Fibrosezeichen und Zeichen einer pulmonalen Hypertonie (Abb. 4).

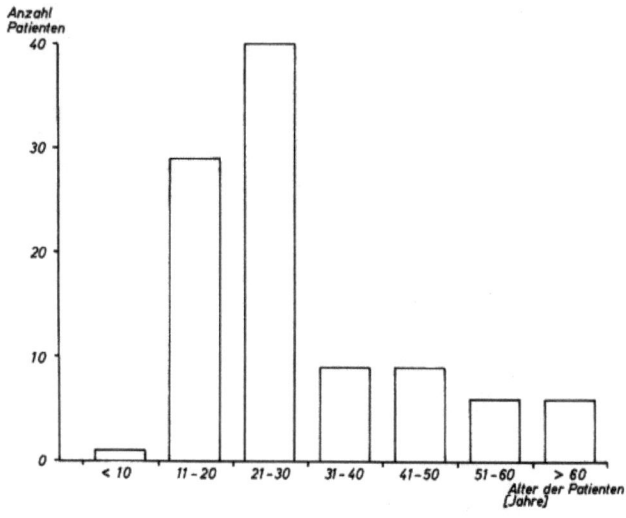

Abb. 1. Altersverteilung der Patienten mit Goodpasture-Syndrom

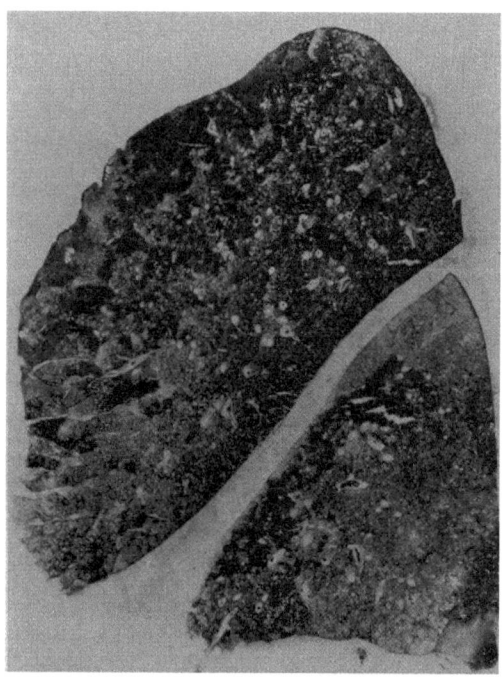

Abb. 2. Schnitt durch eine Lunge eines Patienten, der an Goodpasture-Syndrom verstorben ist. Man erkennt als dunkle Flecken die massiven Hämorrhagien, die das gesamte Lungengewebe, vor allem den Oberlappen durchsetzen. (Foto: Prof. Otto, Dortmund)

Der klinische Verlauf ist meist durch einen raschen, oft schubweisen Progreß gekennzeichnet. Innerhalb von Wochen bis Monaten tritt entweder eine tödliche pulmonale Hämorrhagie auf, oder es entwickelt sich eine terminale Niereninsuffizienz. Bei Krankheitsbeginn ist mit einer mittleren Überlebenszeit von weniger

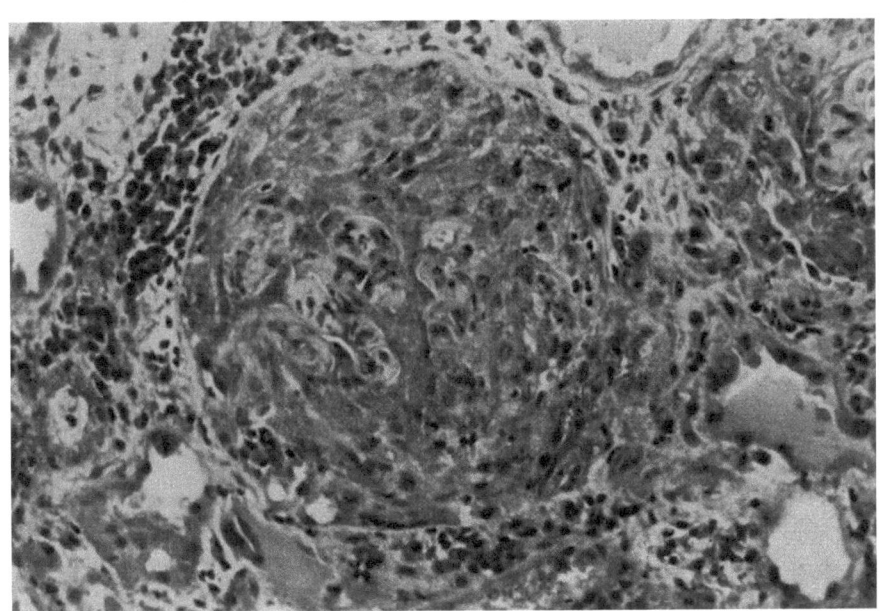

Abb. 3. Nierenglomerulum beim Goodpasture-Syndrom. Man erkennt die Nekrobiose der Glomerulumschlingen. In der Umgebung reichlich eisenbeladene Makrophagen. (Foto: Prof. Brass, Aachen)

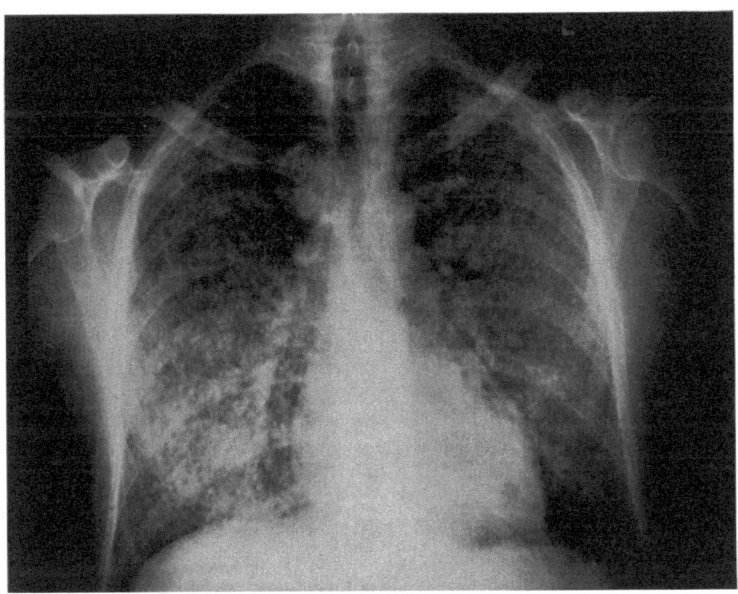

Abb. 4. Thoraxröntgenbefund bei Goodpasture-Syndrom

als sechs Monaten zu rechnen. Bei den wenigen länger überlebenden Patienten, den sog. chronischen Verlaufsformen, sind sowohl langsam progrediente Krankheitsbilder, als auch Spontanremissionen und Rezidive möglich. Je nach aktueller Situation können dadurch die klinischen, humoralen und radiologischen Befunde

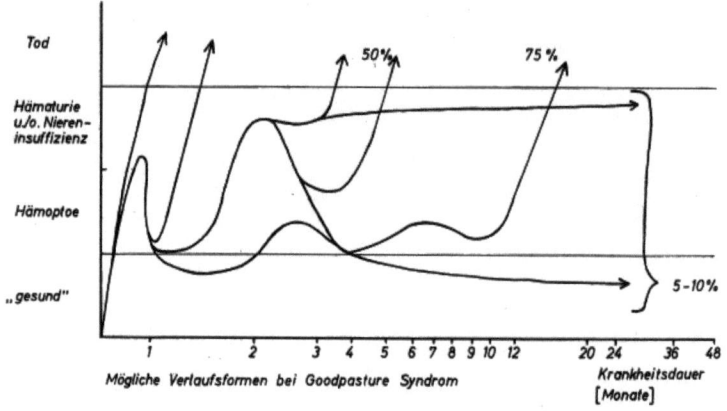

Abb. 5

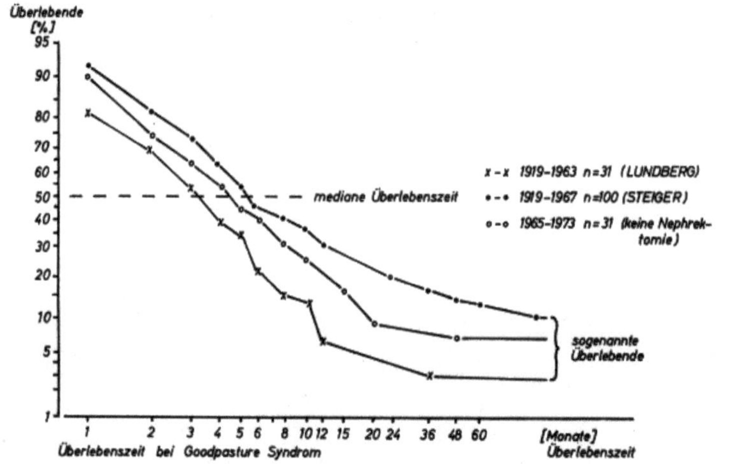

Abb. 6. Mittlere Überlebenszeit von Patienten mit Goodpasture-Syndrom nach verschiedenen Autoren zusammengestellt

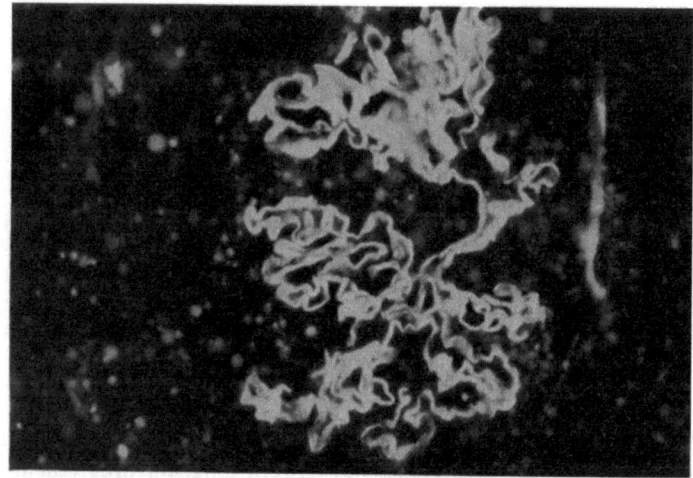

Abb. 7. Fluoreszenzmikroskopischer Nachweis der Antikörper an der Basalmembran der Kapillaren eines Nierenglomerulums. (Foto: Prof. Brass, Aachen)

verändert sein (Abb. 5 und 6). Je nach dem Stadium des Verlaufes kann die Niereninsuffizienz noch fehlen oder kompensiert oder bereits dekompensiert vorliegen. Im Einzelfall ist nie sicher vorauszusagen, wie sich der Verlauf gestalten wird. Infolgedessen ist es auch sehr schwierig, die Erfolge therapeutischer Maßnahmen im Einzelfall zu beurteilen.

Die Verdachtsdiagnose Goodpasture-Syndrom ist bei Vorliegen von Hämoptoe und Hämaturie naheliegend. Zur definitiven Diagnosestellung ist eine histologische Sicherung durch Nieren- und Lungenbiopsie notwendig. Das klinische Bild kann bei Kollagenosen sehr ähnlich sein, insbesondere muß die Erkrankung gegen die Panarteriitis nodosa abgegrenzt werden. Aber auch bei verschiedenen Glomerulonephritiden können in akuten Schüben ähnliche pulmonale Veränderungen beobachtet werden.

Die Ätiologie des Leidens ist unklar. Das häufige Vorausgehen eines Atemwegsinfektes lenkte schon früh die Aufmerksamkeit auf ein immunologisches Geschehen. Im allgemeinen wird heute ein autoaggressiver Mechanismus angenommen. Wahrscheinlich werden durch bei dem vorausgehenden Infekt zugrundegegangene Alveolarzellen Autoimmunreaktionen an sessilen Antikörpern der Basalmembran der Lungen- und Nierenkapillaren ausgelöst. Diese Antikörper lassen sich fluoreszenzmikroskopisch nachweisen (Abb. 7). Sie können experimentell aus Lungen- oder Nierengewebe der Patienten wieder herausgewaschen werden und fixieren sich dann wieder an den Basalmembranen gesunder Nierenschnitte. Dementsprechend werden auch transplantierte Nieren bei Goodpasture-Patienten in den Krankheitsprozeß einbezogen. Die Antikörper konnten in den transplantierten Organen auch dann gefunden werden, wenn sie vorher im zirkulierenden Blut des Patienten nicht nachweisbar waren. Im Gegensatz zu der ungleichmäßigen Verteilung von γ-Globulin und Komplement bei Nephritis, Lupus erythematodes und Serumkrankheit sind sie beim Goodpasture-Syndrom gleichmäßig über die Basalmembran verteilt. Das Goodpasture-Syndrom wäre demnach als eine besondere Reaktionsform des Wirtsorganismus auf eine landläufige Virusinfektion des Respirationstraktes aufzufassen. In jüngster Zeit wurde mehrfach die Vermutung geäußert, daß das Syndrom durch die Inhalation flüchtiger Kohlenwasserstoffe und anderer organischer Lösungsmittel hervorgerufen werden könne. Bei retrospektiver Untersuchung ließ sich fast regelmäßig ein Kontakt der erkrankten Patienten mit diesen Stoffen nachweisen. Auch die akute Benzolvergiftung kann in ein ähnliches Krankheitsbild übergehen. Man muß aber bedenken, daß bei der weiten Verbreitung von derartigen Lösungsmitteln bei fast jedem Menschen ein möglicher Kontakt anzunehmen ist und Tankwarte oder Personen mit ähnlichen Berufen mit vermehrter Kontaktmöglichkeit nicht gehäuft an Goodpasture-Syndrom erkranken. Eine diesbezügliche Zusammenhangsfrage ist daher z. Z. nicht endgültig zu beantworten, doch sollte man diese Möglichkeit stärker als bisher beachten. Durch toxische Zerstörung von Alveolarzellen durch Lipidlösungsmittel könnte schließlich derselbe Autoimmunmechanismus ausgelöst werden, der durch die Zerstörung der Zellen durch virale Infekte zustande kommt.

Therapeutisch werden neben den symptomatischen Maßnahmen wie Gabe von Antibiotika, Eisen, Bluttransfusionen etc. Kortikosteroide, Immunsuppressiva, Dialyse und beidseitig Nephrektomie eingesetzt. Kortikosteroide scheinen bei vorwiegend pulmonalen Veränderungen in der akuten Phase der Erkrankungen zu einer gewissen Lebensverlängerung zu führen, ohne daß hier exakte Statistiken vorliegen. Bei retrospektiver Auswertung verschiedener Publikationen, wobei die Angaben über Dosis und Dauer der Behandlung unterschiedlich sind oder fehlen, läßt sich aber vermuten, daß ein günstiger Effekt vorhanden ist.

In Verbindung mit Kortikosteroiden werden heute auch andere Immunsuppressiva eingesetzt. Über Azathioprin, Cyclophosphamid und Methotrexat sind in Einzelfällen zum Teil gute Erfolge berichtet worden. Definitive Aussagen über die Wirksamkeit der Behandlung und die Quote der Mißerfolge sind jedoch noch nicht möglich.

Wegen der insgesamt ungünstigen Prognose des Leidens einerseits, den berichteten therapeutischen Erfolgen und der starken Ähnlichkeit zu malignen Kollagenosen, die mit Erfolg mit Immunsuppressiva behandelt werden, andererseits, sollte man aber diese Substanzen versuchen. Ich möchte mit allen Einschränkungen folgendes Vorgehen empfehlen: Zur Remissionseinleitung werden täglich Dosen um 200 mg Prednisolon-Äquivalent mit etwa gleich hohen Dosen Azathiporin oder Cyclophosphamid gegeben. Nach Remissionsinduktion werden die Kortikosteroide sukzessiv auf eine Erhaltungsdosis um 20 mg Prednisolon-Äquivalent abgebaut bei nur leichter Reduktion der anderen Immunsuppressiva.

Zusätzlich zu dieser Therapie wird bei Auftreten einer urämischen Intoxikation heute meist eine Dialysebehandlung eingesetzt. Vereinzelt wurde danach eine Normalisierung von Lungenveränderungen beobachtet, wobei natürlich nicht zu entscheiden ist, ob es sich hier um einen Spontanverlauf, Späterfolge der Immunsuppression, Erfolge der Dialyse oder eine Kombination verschiedener Faktoren handelt. Der Erfolg der Dialysebehandlung auf den Krankheitsverlauf als solchen ist sicherlich sehr zurückhaltend zu beurteilen. Nur in etwa 10% der Fälle ist mit einer wesentlichen Verlängerung der Überlebenszeit zu rechnen, wobei die Patienten dann regelmäßig für den Rest ihres Lebens dialysiert werden müssen.

Nephrektomien werden seit einigen Jahren durchgeführt in der Vorstellung dadurch eine Durchbrechung des Autoimmunmechanismus zu erreichen. Bis heute liegen meines Wissens insgesamt über 10 Patienten Berichte vor, wobei die Mehrzahl der Publikationen kurzfristige Erfolge erfaßte. Zu berücksichtigen ist auch, daß eine beidseitige Nephrektomie bei den schwerkranken Patienten mit einer nicht unerheblichen Mortalität behaftet sein dürfte. Ob die berichtete erfolgreiche Nephrektomie eines Patienten mit Goodpasture-Syndrom bei noch fehlender Niereninsuffizienz diesen Eingriff als empfehlenswert erscheinen läßt, erscheint zweifelhaft, da ja auch bei der Dialysebehandlung mit einer Sterblichkeit von 10 bis 20% pro Jahr gerechnet werden muß. Dazu ist zu bedenken, daß, wenngleich auch selten, Spontanremissionen möglich sind. Derzeit ist daher meines Erachtens die primäre Nephrektomie nicht als Therapie der Wahl anzusehen. Bei Patienten mit deutlicher Niereninsuffizienz wird man sich wohl eher dazu entschließen können.

Die idiopathische Lungenhämosiderose wurde erstmals 1931 von dem Bonner Pathologen W. Ceelen beschrieben. Sie tritt überwiegend bei Kindern vor dem 10. Lebensjahr auf. Im Erwachsenenalter sind bis heute ca. 100 Fälle beobachtet worden. Während bei Kindern keine Geschlechtsprädominanz zu erkennen ist, werden bei Erwachsenen vorwiegend jüngere Männer betroffen. Im Gegensatz zum Goodpasture-Syndrom sind die Hämoptysen hier zu Beginn fast immer so gering, daß sie lange Zeit hindurch unbemerkt bleiben. Die Lungenhämosiderose beginnt in den meisten Fällen so schleichend, daß man den Zeitpunkt des Beginnes nicht exakt festlegen kann. Langsam entwickelt sich eine zunehmende Blässe und Schwäche, manchmal ist ein dauerndes trockenes Hüsteln vorhanden. Das einzige objektiv faßbare Symptom ist eine sich zunehmend entwickelnde Blutungsanämie. Den Hinweis, daß diese Anämie pulmonalen Ursprungs ist, geben eisenbeladene Makrophagen im Sputum. Verlaufsformen, die akut mit Hämoptoe oder Hämoptysen einsetzen, sind dagegen selten.

Radiologisch finden sich wie beim Goodpasture-Syndrom in Abhängigkeit von der Ausprägung der Hämoptysen an den Lungen entweder normale Befunde, lokalisierte oder diffuse Veränderungen und in Spätstadien Fibrosen und Zeichen der pulmonalen Hypertonie (Abb. 8). Humoral liegen in der akuten Phase die typischen Entzündungszeichen vor, daneben findet sich als Folge der Blutverluste immer eine Eisenmangelanämie, die überhaupt im Frühstadium das klinische Leitsymptom des Leidens ist. Hämostasiologisch sind die Lungenblutungen vasogener Natur. Der Krankheitsverlauf kann sehr wechselnd sein, ist aber

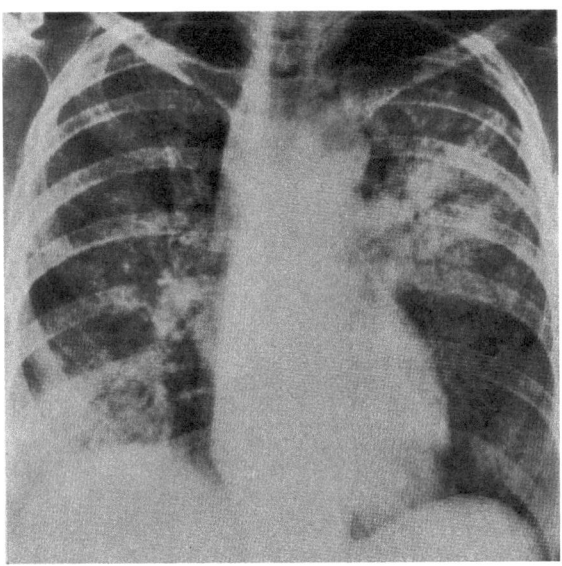

Abb. 8. Thoraxröntgenbefund bei idiopathischer Lungenhämosiderose

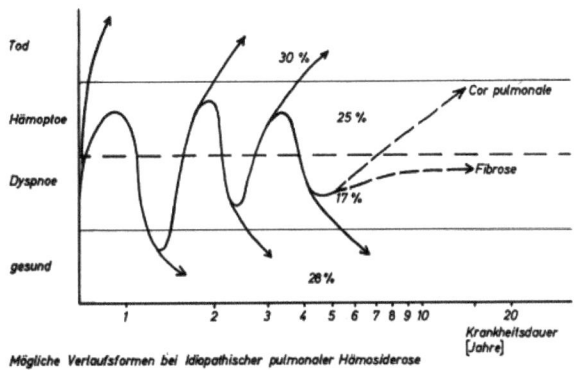

Abb. 9

insgesamt wesentlich protrahierter als bei Goodpasture-Syndrom. Eine kleine Anzahl von Patienten verstirbt bei der ersten pulmonalen Hämorrhagie. Bei den meisten Patienten entwickelt sich über Jahre hin ein schleichend schubweiser Verlauf mit rezidivierenden Hämoptysen und zum Teil folgenden Pneumonien. Auch eine Hämatemesis durch verschlucktes Blut kann auftreten. Leichtes Fieber und Ikterus können vorhanden sein, in etwa 20% sind eine Leber- und Milzvergrößerung oder eine Bluteosinophilie nachweisbar. Nach durchschnittlich 5 Jahren sind 30% der Patienten verstorben, zum größten Teil an einer massiven Lungenblutung, zum kleineren Teil an den Folgen eines chronischen Cor pulmonale. Nach etwa der gleichen Zeit sind aber 28% der Patienten ohne Beschwerden, die restlichen klagen z. T. über Dyspnoe oder leiden immer wieder unter Hämoptoen. Man hat die Ceelensche Erkrankung deshalb auch als Purpura der Lunge bezeichnet (Abb. 9).

Die Verdachtsdiagnose idiopathische Lungenhämosiderose ist weitgehend eine Ausschlußdiagnose und fordert zur Sicherung eine Probebiopsie der Lungen. Das histologische Bild der Lungen zeigt massenhaft eisenbeladene Makrophagen, es läßt sich morphologisch vom Goodpasture-Syndrom nicht unterscheiden (Abb. 10).

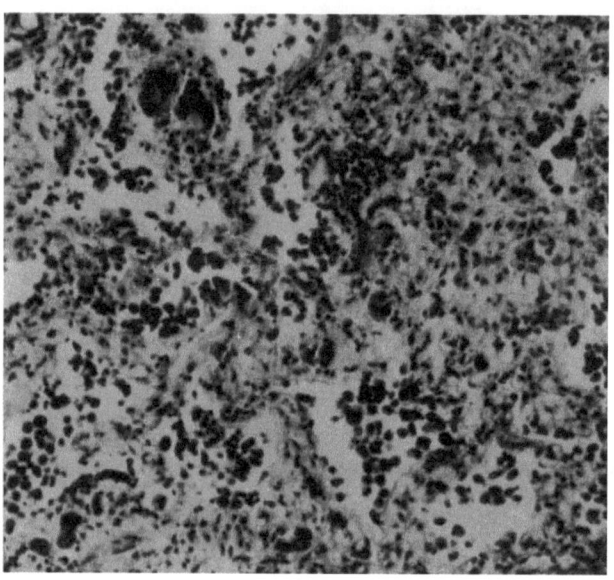

Abb. 10. Histologisches Bild der Lunge bei idiopathischer Lungenhämosiderose. Die Lungenstruktur ist fast vollständig aufgehoben und von massenhaft eisenbeladenen Makrophagen durchsetzt

Vom klinischen Bild her können, wenn nur diskrete Hämoptysen bei einem umschriebenen Röntgenbefund vorkommen, differentialdiagnostische Schwierigkeiten gegenüber einer Tuberkulose bestehen. Auch die Abgrenzung gegenüber einem Bronchialkarzinom kann Schwierigkeiten bereiten, ähnliches gilt auch für blutende Bronchiektasen. Aber auch Infekte der tieferen Luftwege müssen in die differentialdiagnostischen Überlegungen einbezogen werden, ebenso wie kleine rezidivierende Lungenembolien. Systemerkrankungen wie Lupus erythematodes, Panarteriitis nodosa, Wegenersche Granulomatose und schließlich das Goodpasture-Syndrom können bei primär nur monosymptomatischem pulmonalem Befall nicht ausgeschlossen werden.

Die Ätiologie der Krankheit ist wie beim Goodpasture-Syndrom unklar. Im Vordergrund der Diskussion stehen auch hier immunologische Mechanismen. Sehr enge Beziehungen bestehen vor allem zum Goodpasture-Syndrom, so daß man bislang nicht weiß, ob es sich um zwei von einander differente Krankheitsbilder oder nur um einen unterschiedlichen Phänotypus ein- und desselben pathologischen Geschehens handelt. Für ein zugrundeliegendes ähnliches immunologisches Geschehen spricht auch, daß zunächst isolierte Lungenhämosiderosen nach jahrelangem Krankheitsverlauf in ein Goodpasture-Syndrom übergehen können und umgekehrt, daß sich bei einem hohen Prozentsatz von nekrotisierenden Glomerulonephritiden in den Lungen Veränderungen im Sinne einer Hämosiderose finden lassen. Man ist daher versucht, diese verschiedenen Krankheitsbilder und Verlaufsformen als Spielarten einer ätiologisch noch nicht erfaßten Grundkrankheit aufzufassen. Die Lungenhämosiderose wäre dann eine rein pulmonale Erscheinungsform, die nekrotisierende Glomerulonephritis eine rein renale Manifestation und das Goodpasture-Syndrom als pulmo-renale Mischform anzusehen (Abb. 11).

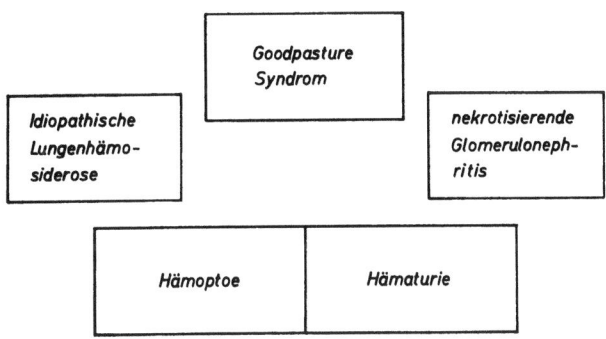

Abb. 11. Versuch einer Zuordnung der Krankheitsbilder idiopathische Lungenhämosiderose — Goodpasture-Syndrom — Glomerulonephritis

Eine ursächliche Therapie ist nicht bekannt. Während akuter Attacken besitzen Kortikosteroide einen fraglichen Effekt. Eine Langzeitbehandlung mit Kortikosteroiden beeinflußt den Krankheitsverlauf nicht, im Intervall sind sie wirkungslos. Im übrigen muß man sich auf symptomatische Maßnahmen wie Bluttransfusionen, Eisengabe, ggf. Antibiotika beschränken. In den letzten Jahren wurde auch vereinzelt über eine erfolgreiche immunsuppressive Therapie berichtet. Die früher manchmal durchgeführte Splenektomie hat sich als wirkungslos erwiesen. Da wegen der großen Seltenheit der Erkrankung prospektive therapeutische Studien nicht möglich sind, muß man sich mit seinen Maßnahmen auf Vorstellungen und Analogieschlüsse bei ähnlichen Erkrankungen beschränken. Ich würde bei leichtem Krankheitsverlauf nur symptomatische Maßnahmen empfehlen, bei schwererem Verlauf mit ausgeprägten Hämoptysen ein Therapieschema wie beim Goodpasture-Syndrom: Beginn mit 200 mg Prednisolon-Äquivalent und gleicher Dosis Azathioprin oder Cyclophosphamid, später leichte Reduktion der Dosierung der Immunsuppressiva bei starker Reduktion oder Absetzung der Kortikosteroide.

Wegen der Schwierigkeit der Diagnostik ist mit einer wahrscheinlich nicht ganz unbeträchtlichen Dunkelziffer von Erkrankungen an Goodpasture-Syndrom und Lungenhämosiderose zu rechnen. Es handelt sich zwar um seltene Krankheitsbilder, doch sind sie auch nicht so selten, daß die Wahrscheinlichkeit, Patienten mit derartigen Krankheitsbildern betreuen zu müssen, für vernachlässigbar gering erachtet werden darf.

Literatur

1. Belli, N., Coppola, G.: Ann. Ist. Forlanini **20**, 45 (1960). — 2. Benoit, F. L., Rulon, D. B., Theil, G. B., Doolan, P. D., Watten, R. H.: Amer. J. Med. **37**, 424 (1964). — 3. Boyd, D. H. A.: Brit. J. Dis. Chest. **53**, 41 (1959). — 4. Bronson, S. M.: Amer. J. Roentgenol. **83**, 260 (1960). — 5. Burmeister, P., Merker, H.: Med. Klin. **68**, 433 (1973). — 6. Ceelen, W.: In: Handb. d. spez. pathol. Anatomie u. Histologie. Bd. III (Hrsg. Henke, Lubarsch), S. 20.

Berlin: Springer 1931. — 7. Canfield, C. J., Davies, T. E., Herman, R. H.: New Engl. J. Med. **268**, 230 (1963). — 8. Duncan, D. A., Drummond, K. N., Michael, A. F., Vernier, R. L.: Ann. intern. Med. **62**, 920 (1965). — 9. Editorial: J. Amer. med. Ass. **222**, 1555 (1972). — 10. Eisinger, A. J.: Amer. J. Med. **55**, 565 (1973). — 11. Everett, E. D., Newcomer, K. L., Anderson, I., Bergin, I., Overholt, E. L.: J. Amer. med. Ass. **213**, 1849 (1970). — 12. Freemann, R. M., Vertel, R. M., Easterling, R. E.: Arch. intern. Med. **177**, 643 (1966). — 13. Gellerstedt, N.: Acta path. microbiol. scand. **16**, 386 (1939). — 14. Goodpasture, E. W.: Amer. J. med. Sci. **158**. — 15. Hodson, C. J., France, N. E., Gordon, L.: J. Fac. Radiol. (Lond.) **5**, 50 (1953). — 16. Lerner, R. A., Glassock, R. J., Dixon, F. J.: J. exp. Med. **126**, 989 (1967). — 17. Lundberg, G. D.: J. Amer. med. Ass. **184**, 915 (1963). — 18. McCall, C. B., Harris, T. R., Hatch, F. E.: Amer. Rev. resp. Dis. **91**, 425 (1965). — 19. McCaughey, W. T. E., Thomas, B. J.: Amer. J. clin. Path. **38**, 577 (1962). — 20. Nowakowski, A., Grove, R. B., King, L. H., Anotonovych, T. T., Fortner, R. W., Knieser, M. R., Charter, Ch. B., Kepshield, I. H.: Ann. intern. Med. **75**, 243 (1971). — 21. Proskey, A. J., Weatherbee, L., Easterling, R. E., Greene, J. A., Weller, J. M.: Amer. J. Med. **48**, 162 (1970). — 22. Reichel, W., Schatz, R., Scheler, F.: Verh. dtsch. Ges. inn. Med. **79**, 600 (1973). — 23. Scheer, R. L., Grossman, M. A.: Ann. intern. Med. **60**, 1009 (1964). — 24. Siegel, R. R.: Amer. J. med. Sci. **259**, 201 (1970). — 25. Smith, W. E., Fienberg, R.: New Engl. J. Med. **259**, 808 (1958). — 26. Soergel, K. H., Sommers, S. C.: Amer. J. Med. **32**, 499 (1962). — 27. Steiger, R. P.: Dtsch. med. Wschr. **92**, 312 (1967). — 28. Swierenga, J.: J. franç. Méd. Chir. thor. **18**, 5 (1964). — 29. Wilson, C. B., Smith, R. C.: Ann. intern. Med. **76**, 91(1972). — 30. Zollinger, H. U., Hegglin, R.: Schweiz. med. Wschr. **88**, 439 (1958).

Lungenerkrankungen durch anorganische Stäube

ULMER, W. T. (Inst. für Lungenfunktionsforschung Bochum u. Univ. Münster)

Referat

Jede Art von Staubbelastung führt zu Veränderungen der Lungenfunktion. Diese Veränderungen sind ihrem Ausmaß nach geringgradig. Sie treten schon frühzeitig nach Staubbelastung auf und zeigen dann auch bei weiterer Staubbelastung offensichtlich keine stärkere Neigung zur Progredienz.

Diese Staubbelastungen führen zu Veränderungen in den „peripheren Atemwegen", wie das zu registrierende Funktionsmuster zeigt. Worth u. Mitarb. (1959)

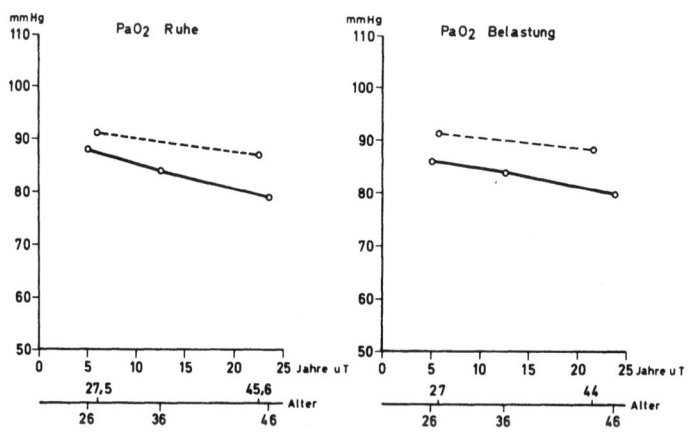

Abb. 1. Arterieller Sauerstoffdruckwert in Ruhe und unter körperlicher Belastung bei Nichtstaubexponierten in Abhängigkeit vom Lebensalter und bei Bergleuten im Steinkohlenbergbau in Abhängigkeit vom Lebensalter und der Dauer der Untertagetätigkeit

haben als erste auf derartige staubbedingte Funktionsstörungen hingewiesen. Sie fanden bei Kohlenbergarbeitern eine erhöhte funktionelle Residualkapazität, verminderten 1-Sekundenwert und verminderte Vitalkapazität. Auch der arterielle Sauerstoffpartialdruck wurde bei Kohlenbergarbeitern unabhängig vom Ausmaß eventueller röntgenologischer Pneumoconiosezeichen, aber auch bei Bergleuten mit normalem Thoraxbild, im Mittel um 2 bis 4 mm Hg erniedrigt gefunden (Muysers et al., 1961). Diese Befunde konnten von unserer Arbeitsgruppe bestätigt werden (Ulmer, 1967) (Abb. 1).

Diese staubbedingten Funktionseinschränkungen wurden aber bald als nicht spezifisch für den Kohlenbergwerkstaub erkannt. Jede Art von Staubbelastung verursacht zunächst eine derartige unspezifische Reaktion. Unsere Untersuchungen an Arbeitern in einer stärker staubbelasteten Thomasschlackenmühle (Leuschner u. Ulmer, 1967) zeigten praktisch die gleichen Ergebnisse wie an staubbelasteten Bergarbeitern (Abb. 2).

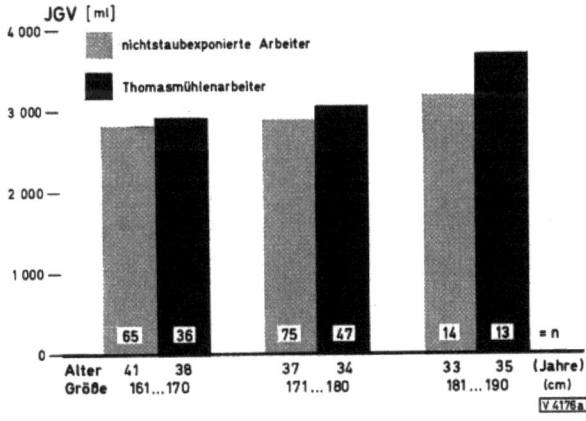

Abb. 2. Intrathorakales Gasvolumen von Arbeitern einer Thomasschlackenmühle in Abhängigkeit vom Alter und der Körpergröße. (Nach Leuschner u. Ulmer, 1967)

Auch Zementarbeiter zeigten, wenn sie längere Zeit Zementstaub ausgesetzt waren, in etwa gleichartige funktionelle Veränderungen wie die Kohlenbergarbeiter oder die Thomasschlackenmühlenarbeiter (Reichel u. Ulmer, 1963). Aber auch das Tabakrauchen ist in diesem Sinne als Staubbelastung anzusehen. Auch Raucher haben im Mittel größere Werte des intrathorakalen Gasvolumens (Abb. 3) wie verminderte arterielle Sauerstoffdruckwerte, eingeschränkte Vitalkapazität und verminderte 1-Sekundenkapazitäten. Die gleichzeitige Bestimmung der alveolär arteriellen CO_2-Differenz läßt das Absinken des arteriellen Sauerstoffdruckes durch Staub als „verteilungsstörungsbedingt" erkennen (Ulmer u. Reichel, 1970) (Abb. 4).

Diese Ergebnisse wurden auch von der Forschergruppe des Schwerpunktprogrammes der Deutschen Forschungsgemeinschaft, die unter dem Thema „Chronische Bronchitis und Staubbelastung am Arbeitsplatz" 13947 Arbeiter untersuchte, an verschiedenen staubbelasteten Arbeitsplätzen wie im Vergleich zwischen Rauchern und Nichtrauchern bestätigt (DFG, 1975).

Staub regt in jedem Fall den Reinigungsmechanismus der Lunge an (Iravani u. Melville, 1974). Es kommt zur Steigerung der Schleimproduktion und entsprechend zu Husten und Auswurf. So ist bei Staubbelasteten wie bei Tabakrauchern immer erheblich häufiger Husten und Auswurf nachzuweisen (DFG, 1975; Ulmer u. Reichel, 1970). Ob dieser gesteigerte Reinigungsmechanismus des

Tracheobronchialsystems als „Bronchitis" zu bezeichnen ist, sollte diskutiert werden. Die Abgrenzung gegen eine wirkliche Bronchitis, entsprechend dem Entzündungsbegriff der allgemeinen Pathologie, ist aus den Symptomen Husten und Auswurf jedenfalls nicht ohne weiteres möglich (Ulmer, 1974). Offensichtlich ist

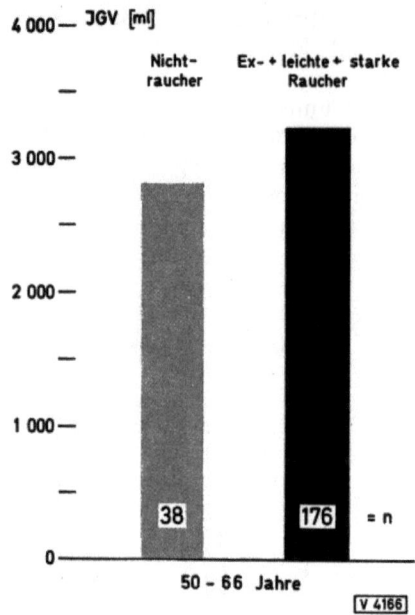

Abb. 3. Intrathorakales Gasvolumen von Rauchern und Nichtrauchern in der Altersgruppe 50 bis 66 Jahre. (Nach Ulmer u. Reichel, 1960)

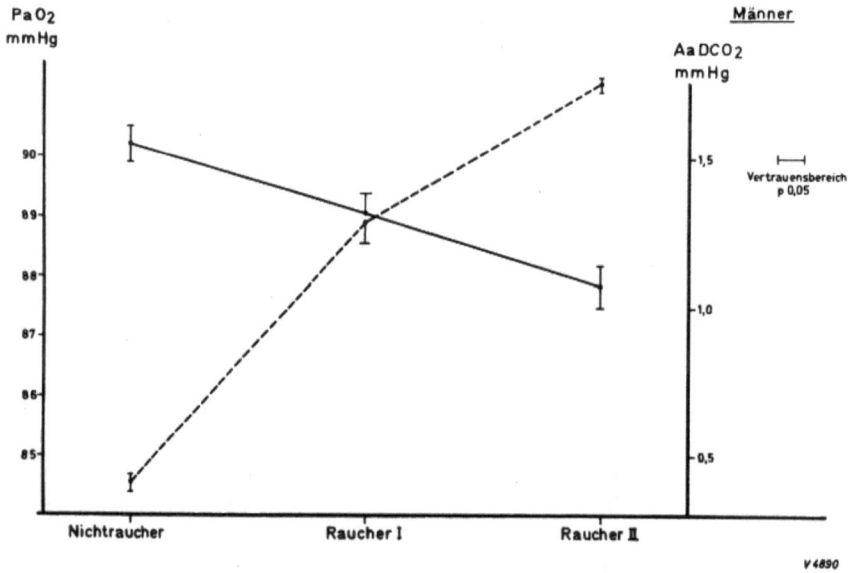

Abb. 4. Arterielle Sauerstoffdruckwerte (PaO_2) und alveolär arterielle Kohlensäuredruckdifferenz ($AaDCO_2$) bei Nichtrauchern, mäßigen und starken Rauchern. (Nach Ulmer u. Reichel, 1970)

bei diesen funktionellen Veränderungen auch nicht entscheidend, ob der Staub organischer oder anorganischer Natur ist.

Die Unterteilung der Pneumokoniosen in solche, die durch organische und solche, die durch anorganische Stäube verursacht sind, ist, von den Auswirkungen an der Lunge her gesehen, nicht ganz scharf. Es gibt Übergänge in klinischen Bildern, wenn auch bei den organischen Stäuben mehr die „allergischen" Erscheinungen überwiegen, bei den anorganischen Stäuben mehr die Staubwirkungen direkt und die Fibrogenität der Stäube entscheidend ist.

Auch bei anorganischen Stäuben werden allergische Reaktionen beobachtet, so z. B. bei Hartmetallpneumokoniosen. Bei diesen kommt es offensichtlich gelegentlich zu einem auch röntgenologisch objektivierbaren entzündlichen Stadium im Sinne einer Alveolitis, welche der nicht mehr rückbildungsfähigen Fibrose vorausgeht (Joseph, 1968; Scherrer, 1970; Coates u. Watson, 1971). Wolfram, Titan, Kobalt, Wolframoxyd, Molybden, Titandioxyd, Titancarbid sind selbst nicht fibrogen, werden also nur in Form einer Fremdkörperreaktion in die Lunge eingelagert (Schepers, 1955; Schiller, 1958; Güthert et al., 1965; Delahant, 1955; Schmitz-Moormann et al., 1964).

In der Dermatologie ist Kobalt, ähnlich wie Nickel, schon seit langem als Auslöser von Kontaktekzemen bekannt. Auch von einem Arbeiter mit einer Hartmetallfibrose wird von Capellini et al. (1970) eine Überempfindlichkeit des Bronchialsystems Titan gegenüber beschrieben. Nach Exposition kam es zu einer asthmatoiden Reaktion vom Spättyp. Auch bei Belastung mit anorganischen Stäuben bestimmter Art wird man deshalb — nach unseren Erfahrungen allerdings in sehr seltenen Fällen — allergische Reaktionen zu diskutieren haben. Der Natur allergischer Reaktionen entsprechend sind zur Manifestation disponierende Individualfaktoren von entscheidender Bedeutung (Moschinski et al., 1959; Tolot, 1966).

Bei Berylliumstaubinhalation sind verschiedene Schädigungsmechanismen bekannt; einmal kann Beryllium in seiner metallischen Form wie als Berylliumoxyd, Berylliumsilikat oder Berylliumhydroxyd als Allergen wirksam werden. Auch hier ist die allergische Alveolitis das entsprechende klinische Korrelat. Oft wird bei diesen Arbeitern gleichzeitig eine Nasopharyngitis wie eine Tracheobronchitis oder eine Bronchopneumonie beobachtet (van Ostrand, 1950; McCord, 1951; Curtis, 1959; Dutra, 1952; Tepper et al., 1961).

Klinisch werden eine akute und eine chronische Beryllose unterschieden. Die ersten röntgenologischen Symptome treten bei der akuten Form meist erst 3 Wochen nach Beginn der klinischen Symptome auf. Die röntgenologischen Veränderungen entsprechen symmetrisch lokalisierten diffusen wolkigen Trübungen mit verstärkter Lungenzeichnung. Später entwickeln sich bei diesen Berylliosen Knötchen, die teilweise zusammenfließen und dann an die Sarkoidose oder an die chronische Berylliose erinnern. Die Prognose der akuten Fälle ist meist günstig. Tepper et al. (1961) beobachteten aber in 7% akuter Berylliosen Todesfälle im Lungenödem; in 11% der Fälle ist eine Weiterentwicklung zur chronischen Berylliose zu erwarten.

Die chronische Berylliose tritt u. U. erst Jahre nach Expositionsende auf. In der Lunge entwickeln sich Granulome. Meist ist nicht nur die Lunge betroffen. Knochenmark, Leber und Milz können auch von entsprechenden Granulomen durchsetzt sein (Ambrosi et al., 1968). Todesursache ist aber meist die Lungeninsuffizienz mit chronischem Cor pulmonale (Tepper et al., 1961; Mancuso u. El-Attar, 1969). Beryllium kommt aber auch in Salzverbindungen vor, die, direkt auf die Schleimhaut des Atemtraktes gebracht, eine chronische toxische Irritation auslösen. Die Toxizität dieser Verbindungen hängt von deren Löslichkeit ab. Berylliumoxyd und Carbonat sind schwer löslich und entsprechend kaum akut toxisch; Berylliumfloride und -sulfate als gut lösliche Salze sind im Tiervesuchr wesentlich toxischer (Labelle u. Cucci, 1950; Hodge et al., 1950).

Auf die selteneren Pneumokoniosen, welche durch anorganische˙Mischstaube hervorgerufen werden können, kann in diesem Rahmen nicht eingegangen werden. Meist wird das Krankheitsbild durch die Allergisierung, durch die chronisch toxische Irritation, durch die Fibrogenität oder die inerten Bestandteile der Staube, wie sie in den Einzelkomponenten nachweisbar sind, bestimmt. Eine ausführliche Darstellung findet sich bei Reichel (1975).

Daß anorganische Staube auch carzinogen wirken können, steht außer Zweifel. Beryllium, Asbest, Chromate (Pfeil, 1935; Spannagel, 1953; Bistrup u. Case, 1956), Arsen (Roth, 1957; Gross, 1967; Koelsch, 1958) seien hier nur genannt. Die Schwierigkeit der Klärung entsprechender Zusammenhänge liegt in der großen Grundhäufigkeit des Bronchialcarzinoms und in dem Mitvorhandensein von anderen carzinogenen Belastungen, vor allem des Tabakrauchens.

Unter der Voraussetzung einer entsprechenden Asbestexposition bzw. bei erhöhtem Asbestfasergehalt in den Lungen ist auch ein Zusammenhang zwischen Asbestexposition und der Mesotheliomentwicklung anzunehmen (Jakob u. Bohlig, 1955; Wagner et al., 1960; Selikoff et al., 1972; Hain et al., 1974; Dalquent et al., 1969). Mesotheliome kommen im Sektionsgut in einer Häufung von 0,05 bis 0,1‰ vor. Man wird mit ca. 40 bis 60 Fällen pro Jahr in der Bundesrepublik Deutschland rechnen müssen. Bei Extrapolation von bisher untersuchten Fällen wird man in 25 bis 30%, d. h., bei 10 bis 20 Fällen pro Jahr, Asbest als ursächlichen Faktor ernsthaft zu diskutieren haben.

Daß radioaktiver anorganischer Staub auch zu Lungenschäden führen kann, steht seit langer Zeit fest. Lungenfibrosen können durch radioaktives Material wie auch nach Thorotrast-Injektionen (Backmann u. Grüter, 1967), aber auch nach gewerblicher Radiumvergiftung (Belt, 1931; Roth, 1951; Irmscher, 1958) entstehen.

Ein erhöhtes Carzinomrisiko besteht ebenfalls nach Strahlenbelastung durch inhaliertes radioaktives Material, wie dies bei den Schneeberger- und Joachimsthaler-Bergleuten seit langem bekannt ist.

Da Pneumokoniosen — soweit keine „allergischen Reaktionen" und keine akut toxischen oder canzerogenen Wirkungen eintreten — in zweierlei Art die Lunge beeinflussen können, seien hier die Asbestose und die Anthracosilikose besprochen. Diese beiden Pneumokoniosen verursachen ganz typische Funktionsschäden; sie spielen auch wegen ihrer unvergleichlich größeren Häufigkeit bei den Lungenerkrankungen durch anorganische Stäube die weitaus bedeutsamste Rolle.

Bei der Lungenasbestose, die röntgenologisch besonders mit den Pleuraplaques Besonderheiten aufweist (Bohlig u. Müller, 1964; Solomon, 1969), lassen sich in den Frühstadien Zeichen restriktiver Funktionsstörungen erfassen, die sich vor allem in einer Verkleinerung der Vitalkapazität niederschlagen (Becklake et al., 1969). Dieser Befund wurde für die Bundesrepublik Deutschland von Woitowitz (1972) im wesentlichen bestätigt. Unter körperlicher Belastung kommt es als Ausdruck verstärkter Ventilations-/Perfusions-Inhomogenität zu einem übermäßigen Anstieg des Atemminutenvolumens (Becklake et al., 1969). Später werden dann weitere restriktive Komponenten deutlicher, wie sie sich als Verminderung der Dehnbarkeit der Lunge (Compliance), aber auch im Absinken des arteriellen Sauerstoffdruckes, insbesondere unter körperlicher Belastung, wie in einer Einschränkung der Diffusionskapazität nachweisen lassen (Williams u. Hugh-Jones, 1960).

Obstruktive Atemwegserkrankungen sind für Asbestosen nicht typisch. Während die Vitalkapazität schon eingeschränkt sein kann bei noch fast unverdächtigem Röntgenbild, zeigt die Kohlenmonoxyd-Diffusionskapazität erst Einschränkungen, wenn das Röntgenbild typische Veränderungen erkennen läßt (Becklake et al., 1969).

Das Funktionsbild der Anthracosilikosen, also der Pneumokoniose der Kohlenbergarbeiter, steht hierzu in deutlichem Gegensatz.

Die Anthracosilikose zeigt zunächst Funktionsausfälle, die als allgemeine Staubveränderungen, entsprechend dem einleitend Gesagten, bezeichnet werden müssen. Die Dehnbarkeit dieser Lungen ist nicht wesentlich beeinflußt (Ulmer, 1963). Auch die Diffusionskapazität (steady state-Methode) ist bei Anthracosilikosen nicht wesentlich beeinflußt, solange keine Zeichen einer obstruktiven Atemwegserkrankung auftreten (Podlesch et al., 1966). Schließlich liegen auch

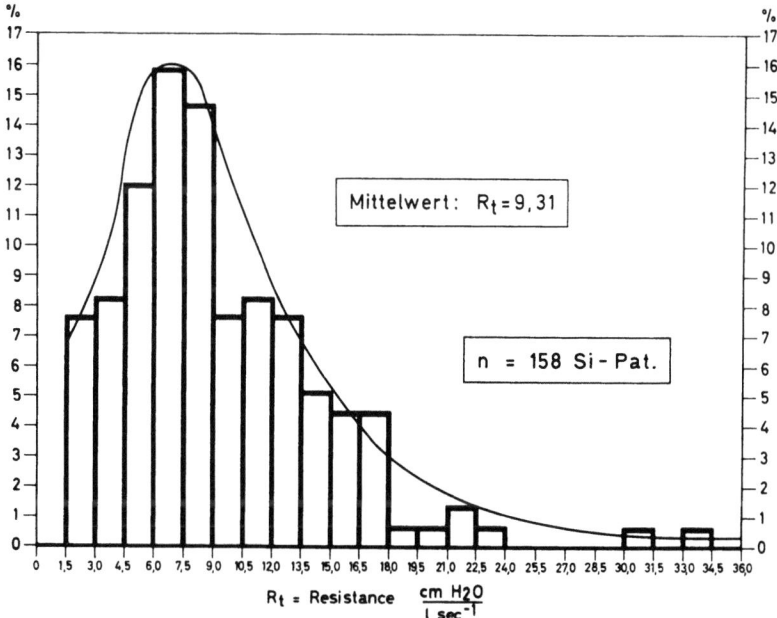

Abb. 5. Häufigkeit (Ordinate) der Strömungswiderstandswerte in den Atemwegen (R_t = Abszisse) von 353 Patienten mit Anthracosilikose, die wegen Atembeschwerden klinischer Behandlung bedurften. $R_t < 3,5$ = erhöhte Strömungswiderstände in den Atemwegen

die Strömungswiderstände in den Atemwegen bei Probanden mit allen Graden von röntgenologischer Anthracosilikose im Normbereich, solange diese Bergarbeiter beschwerdefrei sind. Auch die Druckverhältnisse im Lungenkreislauf entsprechen unter diesen Voraussetzungen der Norm (Podlesch et al., 1966; Reichel u. Rosenkranz, 1968).

So kommen extrem erscheinende röntgenologische Veränderungen zur Beobachtung, und dennoch sind die funktionellen Verhältnisse nur geringgradig beeinflußt. Letztlich zeigt dies, daß die Lunge über sehr große Reserven verfügt, wie auch experimentell von Kammler et al. (1972) nachgewiesen wurde.

Patienten mit Anthracosilikosen, welche wegen Atembeschwerden ärztliche Behandlung aufsuchen, haben, mit Ausnahme derjenigen, welche an Erkrankungen, die nicht auf die Anthracosilikose zu beziehen sind, leiden, ausnahmslos obstruktive Atemwegserkrankungen (Abb. 5).

Da die obstruktiven Atemwegserkrankungen mit zu den häufigsten Erkrankungen auch der allgemeinen Bevölkerung zählen (Ulmer et al., 1966), mußten 2 Fragen geklärt werden:

1. Kommen obstruktive Atemwegserkrankungen bei Anthracosilikosen häufiger vor als bei der nichtstaubbelasteten Bevölkerung?
2. Ist das Funktionsbild der obstruktiven Atemwegserkrankung bei Anthracosilikosen vergleichbar demjenigen obstruktiver Atemwegserkrankungen ohne Anthracosilikose?

Die erste Frage konnte durch epidemiologische Studien entschieden werden. Die Ergebnisse zeigten, daß obstruktive Atemwegserkrankungen bei Patienten mit röntgenologischen Anthracosilikosen der Schweregrade m, n, p und A nicht häufiger vorkommen als bei der nichtstaubexponierten Bevölkerung (Abb. 6).

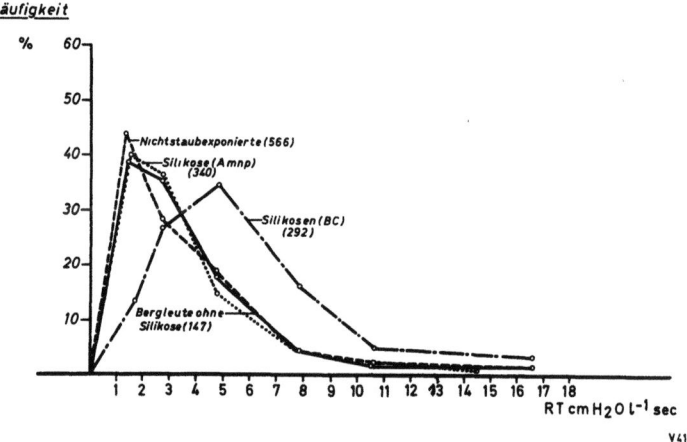

Abb. 6. Häufigkeit verschiedener Strömungswiderstände in den Atemwegen bei nichtstaubexponierten Arbeitern, Patienten mit Anthracosilikosen der röntgenologischen Schweregrade m, n, p und A und der Schweregrade B und C

Bei den Anthracosilikosen der Schweregrade B und C, entsprechend der neuen Genfer Klassifikation, was den verschwielenden Pneumokoniosen mit großen Lungenschwielen und, dem anglo-amerikanischen Schrifttum entsprechend, den progressiven massiven Fibrosen entspricht, finden sich obstruktive Atemwegserkrankungen in etwa doppelter Häufigkeit wie bei der nichtstaubexponierten Bevölkerung. Obstruktive Atemwegserkrankungen wird man also nur mit Wahrscheinlichkeit auf eine gleichzeitig bestehende Anthracosilikose beziehen können, wenn röntgenologisch größere Schwielenfelder vorhanden sind. Diese Schwielen entstehen aus dem Zusammenschrumpfen und Zusammenwachsen von zunächst einzelstehenden Knötchen.

Die Frage, ob diese Atemwegsobstruktionen der Anthracosilikosen derjenigen von Patienten ohne Anthracosilikose entsprechen, muß nach unseren Ergebnissen (Ulmer u. Hölting, 1975) mit geringen Einschränkungen bejaht werden.

Zwischen den verschiedenen Funktionsparametern der Lunge bestehen bei obstruktiven Atemwegserkrankungen typische Beziehungen (Ulmer et al., 1966; Ulmer et al., 1970). Es sei hier nur auf die klinisch wichtigsten Korrelationen verwiesen. Der arterielle Sauerstoffpartialdruck entspricht genau dem Strömungswiderstand in den Atemwegen, unabhängig vom Vorliegen einer Anthracosilikose. Die bekannte Beziehung zwischen Strömungswiderstand und intrathorakalem Gasvolumen ist in ihrer Steilheit unabhängig vom Vorliegen einer Anthracosilikose.

Schwerere Anthracosilikosen zeigen aber im Mittel ein etwas kleineres intrathorakales Gasvolumen als Patienten mit Atemwegsobstruktion ohne Anthracosilikose (Abb. 7).

Abb. 7 zeigt aber auch, daß die im Verlauf einer klinischen Behandlung eintretende Besserung beider Meßgrößen bei beiden Gruppen in gleicher Größenordnung zustande kommt. Dies besagt, daß die Behandlung der obstruktiven Atemwegserkrankung von Patienten mit Anthracosilikose ebenso erfolgreich ist wie die Behandlung der gleichen Krankheit ohne Anthracosilikose.

Auch die Beziehung zwischen arteriellem Sauerstoffdruck und dem Druck in der A. pulmonalis, wie sie seit von Euler und Liljestrand immer wieder beschrie-

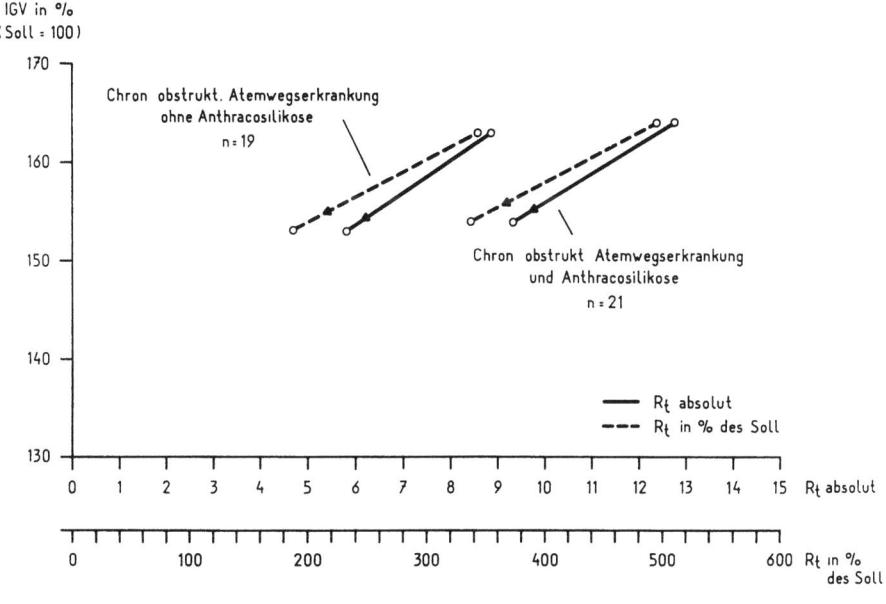

Abb. 7. Beziehung zwischen intrathorakalem Gasvolumen (in Prozent des Sollwertes) und Strömungswiderstand in den Atemwegen (absolut und in Prozent des Sollwertes) bei Patienten mit obstruktiver Atemwegserkrankung mit und ohne Anthracosilikose. Ausgangswerte vor Therapie, Endwerte zum Zeitpunkt der Entlassung aus klinischer Behandlung. (Nach Ulmer u. Hölting, 1975)

ben wurde, entspricht derjenigen, wie sie bei Patienten mit obstruktiver Atemwegserkrankung gefunden wird, unabhängig davon, ob eine Anthracosilikose vorliegt oder nicht.

Zusammenfassung

Anorganischer Staub ruft eine Beeinträchtigung der Lunge hervor, welche mit zunächst wahrscheinlich von der Staubart unabhängigen leichteren Funktionseinschränkungen einhergeht. Stärkere akute Funktionsschäden können durch allergische wie toxische Schädigungen hervorgerufen werden. Verschiedene organische Stäube zeigen auch Canzerogenität. Die chronischen Funktionsschäden hängen weitgehend von der Fibrogenität des Staubes ab. Die Asbestose führt vor allem zu restriktiven Funktionsstörungen, die Anthracosilikose der Bergarbeiter, die weitaus häufigste Pneumokoniose, führt erst dann zu einer Häufung obstruktiver Atemwegserkrankungen, wenn röntgenologisch stärkere Schwielenbildungen nachweisbar sind. Die röntgenologisch leichteren Formen bleiben ohne wesentliche funktionelle Rückwirkungen. Die Behandlungsfähigkeit der obstruktiven Atemwegserkrankungen mit und ohne Anthracosilikose ist weitgehend gleich.

Literatur

1. Ambrosi, L., Sartorelli, E., Sbertoli, C., Secchi, G. C.: Med. d. Lavoro **59**, 321 (1968). — 2. Backmann, R., Grüter, H.: Strahlenfibrose der Lungen bei extrapulmonaler Thorotrastinkorporation. In: Fortschritte der Staublungenforschung. V. Internat. Staublungentag. Münster 1967, S. 511. Dinslaken: Niederrhein. Druckerei GmbH 1967. — 3. Becklake, M. R., Fournier-Massey, G. G., McDonald, J. C., Siemiatycki, J., Rossiter, C. E.: Lung function in relation to radiographic changes in Quebec asbestos workers. In: International Conference on Pneumoconiosis, Johannesburg 1969, p. 123. Department of Mines. — 4. Belt, T. H.: Frankfurt. Z. Path. **42**, 170 (1931). — 5. Bistrup, P. L., Case, R. A. M.: Brit. J. industr. Med. **13**, 260 (1956). — 6. Bohlig, H., Müller, H.: Staublungenerkrankungen und ihre Differentialdiagnose, S. 173. Stuttgart: Thieme 1964. — 7. Capellini, A., Cavagna, G., Nava, C.: Med. d. Lavoro **61**, 290 (1970). — 8. Coates, E. O., Watson, J. H. L.: Ann. intern. Med. **75**, 709 (1971). — 9. Curtis, G. H.: A.M.A. Arch. industr. Hlth. **19**, 150 (1959). — 10. Dalquen, P., Dabert, A. F., Hinz, I.: Prax. Pneumol. **23**, 547 (1969). — 11. Delahant, A. B.: Arch. industr. Hlth. **12**, 116 (1955). — 12. DFG: Forschungsbericht „Chronische Bronchitis". Boppard: Boldt 1975. — 13. Dutra, F. R.: Postgrad. med. J. **11**, 383 (1952). — 14. Gross, E.: Berufskrebs. Bericht über die frühere Kommission für Berufskrebs der Deutschen Forschungsgemeinschaft, 1967. — 15. Güthert, H., Einbrodt, H. J., Heuer, W.: Int. Arch. Gewerbepath. Gewerbehyg. **21**, 379 (1965). — 16. Hain, E., Dalquen, P., Bohlig, H., Dabbert, A., Hinz, I.: Int. Arch. Arbeitsmed. **33**, 15 (1974). — 17. Hodge, H. C., Downs, W. L., Maynard, E. A.: Certain aspects for the acute toxicity of beryllium injected intraperitoneally. In: Pneumoconiosis, p. 298. New York: Hoeber 1950. — 18. Iravani, J., Melville, G. N.: Mucociliary function of the respiratory tract as influenced by drugs. Respiration **31**, 350 (1974). — 19. Irmscher, G.: Dtsch. Gesundh.-Wes. **13**, 1732 (1958). — 20. Jacob, G., Bohlig, H.: Int. Arch. Gewerbepath. Gewerbehyg. **14**, 10 (1955). — 21. Joseph, M. E.: Aust. Radiol. **12**, 92 (1968). — 22. Kammler, E., Gude, A.-W., Engineer, S., Ulmer, W. T., Weller, W.: Respiration **29**, 289 (1972). — 23. Koelsch, F.: Int. Arch. Gewerbepath. Gewerbehyg. **16**, 405 (1958). — 24. Koelsch, F.: Zbl. Arbeitsmed. **8**, 129 (1958). — 25. Labelle, Ch. W., Cucci, M. R.: Preliminary studies in the toxicology of beryllium: The effect of intratracheal injection of beryllium in experimental animals. In: Pneumoconiosis, p. 309. New York: Hoeber 1950. — 26. Leuschner, A., Ulmer, W. T.: Int. Arch. Gewerbepath. Gewerbehyg. **23**, 251 (1967). — 27. Mancuso, T. F., El-Attar, A. A.: J. occup. Med. **2**, 422 (1969). — 28. McCord, C. P.: Industr. Med. Surg. **20**, 336 (1951). — 29. Moschinski, G., Jurisch, A., Reinl, W.: Int. Arch. Gewerbepath. Gewerbehyg. **16**, 697 (1959). — 30. Muysers, K., Siehoff, F., Worth, G., Gasthaus, L.: Int. Arch. Gewerbepath. Gewerbehyg. **18**, 358 (1961). — 31. Van Ordstrand, H. S.: Acute beryllium poisoning. In: Pneumoconiosis, p. 65. New York: Hoeber 1950. — 32. Pfeil, E.: Dtsch. med. Wschr. **61**, 1197 (1935). — 33. Podlesch, I., Hinseler, K., Hertle, F., Ulmer, W. T.: Klin. Wschr. **44**, 677 (1966). — 34. Podlesch, I., Stevanovic, M., Ulmer, W. T.: Med. thorac. **23**, 283 (1966). — 35. Reichel, G.: Die Silikose (vorwiegend Anthracosilikose). In: Handbuch Inn. Med. (in Druck). — 36. Reichel, G., Rosenkranz, K. A.: Extrait du Bull. Physiol. Path. Resp. **4**, 1968. — 37. Reichel, G., Ulmer, W. T., Ikonomides, S. Z.: Int. Arch. Arbeitsmed. **27**, 49 (1970). — 38. Reichel, G., Ulmer, W. T.: Spezielle Betriebs-, Kollektiv- und Expositionsbeschreibung. In: DFG Forschungsbericht „Chronische Bronchitis", S. 244. Boppard: Boldt 1975. — 39. Roth, H.: Dtsch. med. Wschr. **76**, 776 (1951). — 40. Roth, F.: Dtsch. med. Wschr. **82**, 211 (1957). — 41. Selikoff, I. J., Hammond, E. C., Seidman, H.: Cancer risk of insulation in the United States. In: Biological effects of asbestos. IARC Scientif. Publ. No. 8, p. 209. Lyon 1973. — 42. Solomon, A.: Radiology of asbestosis. In: International Conference on Pneumoconiosis, Johannesburg 1969, p. 127. Department of Mines. — 43. Spannagel, H.: Lungenkrebs und andere Organschäden durch Chromverbindungen. Leipzig 1953. — 44. Schepers, G. W. H.: Arch. industr. Hlth. **12**, 121 (1955). — 45. Scherrer, M.: Schweiz. med. Wschr. **100**, 2251 (1970). — 46. Schiller, E.: Beitr. Silikose-Forsch., Sbd. Grundfragen Silikoseforsch. **3**, 77 (1958). — 47. Schmitz-Moormann, P., Hörlein, H., Hanefeld, F.: Beitr. Silikose-Forsch. **80**, 1 (1964). — 48. Tepper, L. D., Hardy, H. T., Chamberlin, R. I.: Toxicity of beryllium compounds. In: Elsevier Monographs, Amsterdam: Elsevier 1961. — 49. Tolot, F.: Rev. lyon. Méd. **15**, 791 (1966). — 50. Ulmer, W. T.: Staubbelastung und Lungenfunktion. In: Fortschritte der Staublungenforschung. IV. Intern. Staublungentag. Münster 1962, S. 275. Dinslaken: Niederrhein. Druckerei GmbH 1963. — 51. Ulmer, W. T.: Emphysem und Bronchitis des Bergmannes. In: Fortschritte der Staublungenforschung. V. Intern. Staublungentag. Münster 1967, S. 635. Dinslaken: Niederrhein. Druckerei GmbH 1967. — 52. Ulmer, W. T.: Rhein. Ärztebl. **3** (1974). — 53. Ulmer, W. T., Reif, E., Weller, W.: Die obstruktiven Atemwegserkrankungen.

Pathophysiologie des Kreislaufes, der Ventilation und des Gasaustausches. Stuttgart: Thieme 1966. — 54. Ulmer, W. T., Reichel, G.: Dtsch. med. Wschr. **95**, 2549 (1970). — 55. Ulmer, W. T., Reichel, G., Nolte, D.: Die Lungenfunktion. Physiologie und Pathophysiologie. Methodik. Stuttgart: Thieme 1970. — 56. Ulmer, W. T., Hölting, G.: Beitr. Silikose-Forsch. **27**, 21 (1975). — 57. Wagner, J. C., Sleggs, C. A., Marchand, P.: Brit. J. industr. Med. **17**, 260 (1960). — 58. Williams, R., Hugh-Jones, P.: Thorax **15**, 109 (1960). — 59. Woitowitz, H.-J.: Arbeitsmedizinisch-epidemiologische Untersuchungen zu den unmittelbaren Gesundheitsgefahren durch Asbest. Arbeit u. Gesundheit, H. 86. Stuttgart: Thieme 1972. — 60. Worth, G., Gasthaus, L., Lühning, W., Muysers, K., Siehoff, F., Werner, K.: Int. Arch. Gewerbepath. Gewerbehyg. **17**, 396 (1959).

Sarkoidose der Lunge

Hamm, J. (Med. Klinik der Städt. Krankenanstalten Remscheid)

Referat

Die Sarkoidose, gegen Ende vergangenen Jahrhunderts zuerst als dermatologische Kuriosität beschrieben, gilt auch heute noch als rätselhafte Erkrankung. Ihre Ätiologie und Pathogenese sind unbekannt, die Morphologie ist zwar charakteristisch, aber keineswegs pathognomonisch, die klinische Symptomatik ist proteusartig und der Verlauf „bizarr" [8]. Es fehlen also so gut wie alle Voraussetzungen, um von einer eigenständigen Krankheit (Morbus Besnier-Boeck-Schaumann und zahlreiche Synonyme) sprechen zu können, vielmehr muß man sich mit einer klinisch-deskriptiven Syndromdiagnose zufrieden geben.

Mit der etymologisch mißglückten Bezeichnung „Sarkoid" (statt „Sarkomoid") wollte übrigens Caesar Boeck 1899 die in multiplen Hauteruptionen gefundenen histologischen Veränderungen als sarkomähnliches Gewebe kennzeichnen, wovon er aber schon 1905 zugunsten der Bezeichnung „benignes Miliarlupoid" abrückte, um auf mögliche Beziehungen zur Tuberkulose hinzuweisen. Letztlich verdankt also die Sarkoidose ihren Namen einer histologischen Fehlinterpretation, was nicht verhindern konnte, daß er sich international eingebürgert hat. Es ist zu hoffen, daß die lange Liste der Synonyme ihren Abschluß gefunden hat und Streitigkeiten um Prioritäten und Verdienste der vielen Sarkoidoseforscher nur noch den Medizinhistoriker angehen [24, 32, 41, 59].

Definitionsversuche gehen in der Regel von der pathologischen Anatomie, dem allgemein anerkannten histomorphologischen Substrat des epitheloidzelligen Granuloms als Grundelement aus. Diese epitheloidzellige Granulomatose ist hauptsächlich im reticulo-endothelialen System von Lymphknoten, Milz, Leber, Knochenmark und in den Lungen lokalisiert [42, 66, 67]. Vom banalen Tuberkel soll sich das klassische Sarkoidgranulom u. a. durch lockere Anordnung der Epitheloidzellen, spärlichen oder fehlenden Lymphozytensaum und das Ausbleiben einer zentralen Verkäsung unterscheiden. Die eher selten vorkommenden Riesenzellen umschließen gelegentlich konzentrisch geschichtete Kalkschollen (Schaumannsche Körperchen) oder Kristallrosetten (asteroid bodies).

Das Granulom kann lange Zeit stationär bleiben oder sich in drei Richtungen verändern, entweder ohne Residuen ausheilen oder eine zentrale fibrilläre Nekrose bzw. Nekrobiose entwickeln, schließlich auch durch Hyalinabscheidung und Faserentwicklung in ein Narbenstadium übergeführt werden [42]. Leider sehen sich die Pathologen nur in der Lage, eine Sarkoidose „in Vorschlag zu bringen", d. h. die histologische Diagnostik ist weniger eindeutig als Nichtpathologen vielfach unterstellen oder auf jeden Fall wünschen. Es bleibt Sache des Klinikers, unter Verwertung des histologischen Befundes die Diagnose zu stellen [66, 67].

Bemerkungen zur Epidemiologie

Obwohl man sich auf keiner der sechs, seit 1957 in dreijährigen Intervallen abgehaltenen internationalen Sarkoidose-Konferenzen auf eine kurze und präzise Definition des Krankheitsbildes hat einigen können, sieht der Kliniker heute meist keine besonderen Schwierigkeiten. So wird die Sarkoidose mit zunehmender Häufigkeit diagnostiziert und gilt nicht mehr wie vor der Ära der Röntgenreihenuntersuchungen als Rarität. Im Zusammenhang mit der Intensivierung diagnostischer Bemühungen und größerem Interesse an einer exakten Differentialdiagnose im Rahmen der Tuberkulosebekämpfung muß man annehmen, daß die in fast allen Ländern der Welt gerade in der letzten Dekade rasch ansteigenden Erkrankungsziffern keine echte, sondern nur scheinbare Zunahme bedeuten.

Nach einer Übersicht von Bauer u. Löfgren (zit. nach [2]) schwankte die Häufigkeit der Sardoidose beträchtlich, zwischen nur 0,2 auf 100 000 in Portugal oder Brasilien und nicht weniger als 64 auf 100 000 in Schweden. Dagegen waren es im benachbarten Norwegen nur 27, in Finnland sogar nur 8, in Dänemark 16 auf 100 000. Für die meisten mitteleuropäischen Länder, darunter auch die Bundesrepublik (14,5/100 000), werden Ziffern zwischen 10 bis 20 angegeben, mit Ausnahme von Südirland, für das 33 auf 100 000 gegenüber nur 10 auf 100 000 in Nordirland gemeldet worden sind. Schwer zu überschauen ist die epidemiologische Situation in Asien, wo die Sarkoidose mit Ausnahme von Japan (ca. 6 auf 100 000) extrem selten sein soll. So ist nach mehreren Berichten [10, 45] in China erst 1958 die erste Sarkoidose gefunden worden, und zwar bei einem 13 Monate alten Mädchen aus Schanghai. Drei weitere Einzelfälle bei Chinesen wurden 1964, 1967 und 1973 entdeckt. In Taiwan ist bei einer Röntgenreihenuntersuchung von 3,6 Mill. Personen nicht ein einziger Fall von Sarkoidose aufgefallen. Somit muß man weiterhin geographische Faktoren und eine unterschiedliche Anfälligkeit in verschiedenen ethnischen Gruppen diskutieren, wofür u. a. auch der 12- bis 14fach höhere Befall des schwarzen Bevölkerungsanteiles in Nordamerika spricht. Eine Erklärung dafür gibt es nicht, zumal Neger in Mittel- und Südamerika sowie in ganz Afrika nur selten an Sarkoidose erkranken [9]. Nach wie vor wird die Hypothese vertreten, die Frequenz der Sarkoidose nehme von der nördlichen zur südlichen Hemisphäre hin bzw. von den gemäßigten zu den tropischen Klimazonen hin ab.

Leider eignen sich viele Veröffentlichungen in der umfangreichen Literatur nicht für statistische Berechnungen über den Bestand und jährlichen Zugang an Sarkoidosen, über den Einfluß der Rasse, des Lebensalters oder des Geschlechtes. Am wenigsten geeignet sind trotz großer Zahlen Berichte über ausgewählte Bevölkerungsgruppen, z. B. aus Armeelazaretten [8, 33], Musterungskommissionen usw., jedoch sind auch die für viele Fragen unentbehrlichen Publikationen aus Spezialkliniken nicht unbedingt repräsentativ für allgemeine epidemiologische Probleme. Darin sind nämlich die zahlenmäßig überwiegenden chronischen Verlaufsformen, die ohne auffallende Symptome einsetzen und in ihrem ganzen Verlauf asymptomatisch bleiben können, nur unzureichend vertreten. Anders wäre es kaum verständlich, daß in der Vorära der Röntgenologie statt einer Allgemeinkrankheit mit Hauptlokalisation in den mediastinalen und hilären Lymphknoten und in den Lungen ungefähr zwei Jahrzehnte lang, nämlich bis zur berühmten, 1914 von Schaumann vorgelegten Arbeit über den Lupus pernio, nur die recht seltenen dermatologischen Manifestationen beschrieben worden sind.

Heute ist zu befürchten, daß mit abnehmendem Interesse an Röntgenreihenuntersuchungen die Inzidenz an Sarkoidosen abnehmen wird.

Nach Horwitz (zit. nach [2]) übertrafen 1961/62 in Dänemark die bei Röntgenreihenuntersuchungen der Bevölkerung gefundenen asymptomatischen Fälle die symptomatischen, in Krankenhäusern und Ambulanzen entdeckten Sarkoidosen im Verhältnis 4:1. Schließlich fand man in Malmö/Schweden unter 150 Autopsien eine bisher unbekannte Sarkoidose (zit. nach [58]). Umgerechnet ergibt sich daraus eine Erkrankungsziffer von 660 auf 100000, also mehr als das 10fache der bereits erwähnten 64 Sarkoidosen auf 100000 im Bevölkerungsdurchschnitt, mit denen Schweden ohnehin an der Spitze liegt. Ausdrücklich wird betont, daß es sich nicht um eine Auslese, beispielsweise überwiegend Autopsien aus der Altersgruppe zwischen 25 bis 40 Jahren mit einer hohen Sarkoidoseinzidenz, sondern um die normale Autopsierate von 60% aller Verstorbenen mit einem Altersgipfel von 75 bis 80 Jahren gehandelt hat. Ausgehend von diesen Zahlen würde man für die Bundesrepublik einige hunderttausend Erkrankungen an Sarkoidose errechnen, während sich die Schätzungen zwischen 10000 bis 30000 bewegen [2].

Ein gutes Beispiel dafür, mit welchen Imponderabilien Epidemiologen rechnen müssen, ist eine interessante Zehnjahresstudie der Sarkoidose von Bunn u. Johnston [5] aus Schottland. Im Verlauf einer intensiven Röntgenreihenuntersuchung stiegen 1958 die Lungentuberkulosen steil an, um dann bis 1964 von mehr als 400 kontinuierlich auf weniger als 100 abzufallen und sich seither in diesem Bereich zu halten. Die Sarkoidosekurve zeigte dagegen außer dem ersten Gipfel 1958 noch zwei weitere, nämlich 1961 und 1966 in offensichtlichem Zusammenhang mit Sondermaßnahmen zur Tuberkulosebekämpfung. Bei einer durchschnittlichen jährlichen Zugangsrate an Sarkoidosen von 3,5 auf 100000, die mit den Durchschnittszahlen für ganz Schottland übereinstimmt, schwankte die jährliche Inzidenz zwischen 1,5 und 7 auf 100000.

Aus epidemiologischer Sicht sind also nur sorgfältig geplante und nach einheitlichen Kriterien durchgeführte Langzeitstudien sinnvoll.

Organmanifestationen der Sarkoidosen

Ähnliche Überlegungen sind auch angesichts der Literaturangaben über Häufigkeit und Lokalisation der Organmanifestationen angebracht. Die Sarkoidose kann grundsätzlich jedes Organ befallen. Obligat ist die Erkrankung der Lymphknoten im Mediastinum und Hilus, häufig auch paratracheal rechts. Abgesehen von diesen nach übereinstimmender Ansicht zumindest im Initialstadium zu 100% erkrankten Lymphknotengruppen sind auch Bronchialschleimhaut und Lungen sehr häufig an der Sarkoidose beteiligt, nach Wurm in 80%, manche meinen sogar in 100%, wenn man berücksichtige, daß die Granulome erst eine gewisse Größe und Zahl erreicht haben müssen, ehe sie röntgenologisch auffallen. Ebenfalls häufige Lokalisationen sind in der Leber mit rd. 60%, in der Milz und den peripheren Lymphknotengruppen mit bis zu 30%, fast ebenso häufig in den Augen, seltener in der Haut und allen übrigen Organen und Geweben.

Unterschiede in den Prozentzahlen resultieren teils aus der Untersuchungsmethode, teils aber auch aus Unterschieden im Krankengut. So sind in verschiedenen Gruppen mehr oder weniger große Anteile an akuten oder chronischen Sarkoidosen enthalten. In dem Kollektiv von Behrend [2] aus Marburg und den benachbarten Landkreisen mit 411 Sarkoidosen (50 auf 100000 Einwohner!) entfielen fast ein Viertel auf die 1952 von Löfgren u. Lundbäck [37] beschriebenen akuten Verlaufsformen. Es handelt sich in der Regel um ein fieberhaftes Krankheitsbild mit Erythema nodosum, Polyarthralgien (besonders Fuß-, Knie-, Hand- und Ellbogengelenke), Kreuzschmerzen und uncharakteristischen Krankheitssymptomen. Hiluslymphome sind auch beim Löfgren-Syndrom zusammen mit dem Erythema nodosum ein wichtiges Leitsymptom der Sarkoidose. In einer großen Übersicht von Siltzbach [58] über 311 subakute und chronische Sarkoidosen ist dagegen das Löfgren-Syndrom kaum vertreten, vielleicht deshalb, weil sich die Übersicht auf die Jahre 1946 bis 1961 erstreckte. In bezug auf Lebensalter und Geschlechtsverteilung ist zu erwähnen, daß beim Löfgren-Syndrom der Erkrankungsgipfel im dritten Lebensjahrzehnt liegt und das weibliche Geschlecht überwiegt, während bei den chronischen Verlaufsformen eine annähernd gleiche Geschlechtsverteilung und eine gleichmäßigere Verteilung der Kranken auf das 3. bis 6. Lebensjahrzehnt registriert werden. Ein weiterer Unterschied ist, daß bei mehr als ein Drittel der Kranken mit chronischer Sarkoidose so gut wie keine Beschwerden bestehen, die Erkrankung vielmehr zufällig, besonders häufig im Rahmen von Reihenuntersuchungen entdeckt wird. Wahrscheinlich werden geringe Beschwerden wie Müdigkeit, Husten, Druckgefühl in der Brust, Atemnot bei Belastung, Gewichtsverlust usw. erst in den Kranken hineingefragt, nachdem eine doppelseitige Hilusvergrößerung oder Lungenverschattungen entdeckt worden sind.

Überhaupt ist der klinische Aspekt eines der ersten von Wurm aufgezählten Sarkoidose-Kriterien, und zwar ein negatives Kriterium, das gekennzeichnet ist durch eine auffallende Diskrepanz zwischen dem guten Befinden bei unauffälligem Allgemeinzustand einerseits, dem pathologisch-anatomischen Organbefund und den vielfach eindrucksvollen röntgenologischen Veränderungen andererseits. Hier ist auch auf die gar nicht seltene Diskrepanz zwischen Röntgenbefund und Ergebnis der Lungenfunktionsprüfung hinzuweisen. Insofern sollte bei der folgenden Besprechung der drei Sarkoidosestadien unbedingt beachtet werden, daß sie weder den zeitlichen Ablauf noch die Funktionsminderung exakt widerspiegeln, weshalb manche Autoren statt von Stadien lieber von einer Gruppeneinteilung nach röntgenologischen Kriterien sprechen.

Stadieneinteilung

Das bekannte Schema von Wurm u. Reindell [70] sieht wie die meisten Klassifikationen in der internationalen Literatur drei Stadien in Abhängigkeit vom röntgenologischen Thoraxbefund vor. Das Stadium I mit der charakteristischen bihilären Lymphadenopathie und das Stadium III mit einer mehr oder minder ausgeprägten Lungenfibrose sind unproblematisch, während das Stadium II von Scadding (zit. nach [41]) in zwei selbständige Gruppen unterteilt worden ist, nämlich in Sarkoidosen, bei denen die Lungeninfiltrationen noch von Lymphomen im Hilus begleitet sind oder zumindest früher davon begleitet waren und in eine Gruppe ohne erkennbare und auch von früher her nicht bekannte bihiläre Lymphadenopathie.

Die häufigste Form der Lungenbeteiligung ist die unter IIa schematisch dargestellte mit einer feinstreifigen, teilweise reticulären Strukturvermehrung in den Mittelfeldern beider Lungen ausgehend von noch mehr oder weniger deutlichen hilären Lymphknotenschwellungen. Über die Stadien IIc und IId mit sowohl streifig-reticulärer als auch fein- bzw. grobfleckiger Strukturvermehrung geht der weitere Verlauf in Richtung Lungenfibrose. Verhältnismäßig selten sind Röntgenbilder wie im Schema IIb, die durch hämatogene Aussaat analog der Miliartuberkulose entstehen sollen und davon auch nicht zu unterscheiden sind. Wurm hält selbst die Unterteilung dieses Stadiums in mehrere Unterformen von geringer, vorwiegend quantitativer Bedeutung. Gemeinsam sei allen Unterformen im Stadium II, daß die Gewebsveränderungen proliferativer Natur und damit noch vollständig rückbildungsfähig seien. Sogar im Stadium IIIa bestehen noch proliferative Veränderungen neben Fibrosierungen, ist also noch eine teilweise Rückbildung möglich, während mit IIIb das irreversible Narbenstadium, eine reine Lungenfibrose gemeint ist, die sich röntgenologisch nicht von Lungenfibrosen ohne granulomatöses Vorstadium oder den idiopathischen Lungenfibrosen vom Hamman-Rich-Typ unterscheidet.

Wenn sich die Sarkoidose auch primär fast immer in einer Vergrößerung der beiderseitigen hilären Lymphknoten manifestiert, ist damit nicht ausgeschlossen, daß gewisse Seitendifferenzen sowohl in der bihilären Adenopathie als auch in den nachfolgenden Lungenveränderungen vorkommen, und zwar gewöhnlich zugunsten der rechten Seite. Nach Kent et al. [34] gibt es sogar, wenn auch sehr selten, eine unilaterale hiläre Adenopathie, woraus sich natürlich erhebliche differentialdiagnostische Schwierigkeiten gegenüber Tuberkulose, Lymphogranulom und Carcinommetastasen ergeben.

Das Stadium I ohne röntgenologisch erkennbare Beteiligung der Lungen kann Monate bis Jahre, ausnahmsweise sogar Jahrzehnte stationär bleiben, es kann vollständig oder mit narbigen Residuen ausheilen, oder aber in das Röntgenstadium II mit Lungenbeteiligung einmünden. Wurm hält die Lungenbeteiligung in jedem Fall für eine sekundäre Erscheinung, obwohl er einräumt, daß sich die Lungenveränderungen röntgenologisch erst verspätet manifestieren und daß schon im Stadium I grundsätzlich jede andere Organbeteiligung, so vor allem der Augen, Parotis, Milz, Leber und peripheren Lymphknoten möglich ist. Wenn die extrathorakalen Organmanifestationen schon im Stadium I Ausdruck einer bereits erfolgten Generalisation sind [66, 67], muß man Zweifel anmelden, daß ausgerechnet die Lungen in unmittelbarer Nachbarschaft der mediastinalen Lymphknoten frei von Granulomen sein sollen. Eine konträre Theorie haben 1964 die Japaner Iwai u. Oka [30] auf Grund sorgfältiger autoptischer Untersuchungen entwickelt. Sie verlegen die primäre Läsion in die Lunge, die Sekundärveränderungen in die hilären und tracheomediastinalen Lymphknoten. Von dort sollen sich die Läsionen via Lymphgefäße und Vena subclavia hämatogen im Körper ausbreiten. Young et al. [71] stehen auf Grund eingehender Untersuchungen über Korrelationen zwischen Funktion und Struktur der Lunge — bei 22 Sarkoidosekranken, darunter 4 im Röntgenstadium I, wurde eine Lungenbiopsie durchgeführt — der Theorie von Iwai und Oka positiv gegenüber, gibt sie doch eine Erklärung dafür, daß häufig schon im Stadium I ohne röntgenologisch erkennbare Lungenbeteiligung die Lungenfunktion beeinträchtigt, vor allem die Compliance reduziert war [1, 18, 57, 61, 71]. Solange nicht mehr lungenbioptische Befunde mit Vergleich von Röntgenologie und Lungenfunktion vorliegen, wird man an der bewährten Stadieneinteilung sicher nichts ändern, freilich auch von röntgenologischen Kriterien allein keine Entscheidung über pathogene Mechanismen in Lungen und mediastinalen Lymphknoten erwarten wollen.

Der Vollständigkeit halber sollen im Zusammenhang mit dem fortgeschrittenen Fibrosestadium III auch die bei der Sarkoidose durchaus vorkommenden Höhlenbildungen erwähnt werden. Teilweise handelt es sich um Kavernen infolge Nekrose schlecht ernährten Granulations- und Narbengewebes, häufiger um Emphysemblasen, in denen sich Aspergillome entwickeln können. Selten sind Atelektasen einzelner Lungenlappen, besonders als sog. Mittellappensyndrom, während eine Mitbeteiligung der Pleura fast die Regel ist, merkwürdigerweise aber nur ausnahmsweise im Gegensatz zur Tuberkulose mit Ergußbildung [56], wobei man sich jeweils fragen muß, ob der Erguß nicht eine Komplikation der Sarkoidose, nämlich einer Cryptokokkeninfektion ist [62]. Schließlich können bei chronischen Sarkoidosen auch ausgedehnte Kalkeinlagerungen in die Lymphknoten, ähnlich der sog. Eierschalensilikose, beobachtet werden.

Nach Wurm, Reindell u. Doll [70] ist die Röntgenverlaufsserie ein sarkoidosespezifisches Diagnostikum. Besonders wird auf die der Sarkoidose eigentümliche Gegensätzlichkeit der Verlaufsrichtung hingewiesen, d. h. Rückbildung der mediastinalen Lymphknotenschwellungen beim Hinzukommen von Lungenveränderungen. Ob es freilich keine andere Krankheit gibt, die röntgenologisch einen ähnlichen Verlauf aufweist, so daß man bei Beobachtung aller drei Stadien die Diagnose einer Sarkoidose mit völliger Sicherheit allein aus der Röntgenverlaufsserie stellen kann, muß zumindest für eine andere Granulomatose, nämlich die chronische Berylliumerkrankung der Lunge, bezweifelt werden. Immerhin sind Berylliumerkrankungen in den USA in den 50er Jahren lange Zeit als Salem-Sarkoidose (nach einer ungewöhnlichen Häufung von Sarkoidosen unter den Beschäftigten eines berylliumverarbeitenden Werkes in Salem) diskutiert worden. Von Kennern der Berylliose aus dem Arbeitskreis um Hardy in Boston [64] wird gesagt, daß die Ähnlichkeit mit der Sarkoidose eindrucksvoll ist. Röntgenologisch ist in mehr als 50% der Fälle eine hiläre Adenopathie gesehen worden, allerdings nicht ohne gleichzeitige Lungenveränderungen. Pathologisch-anatomisch findet sich wie bei der Sarkoidose eine epitheloidzellige nicht verkäsende Granulomatose, so daß sich auch erfahrene Pathologen nicht einig sind, ob man die beiden histologisch unterscheiden kann. Anscheinend ist bei manchen Berylliosen eine besonders ausgeprägte entzündliche Reaktion mit Plasmazellen und Lymphozyten im Interstitium und Verdickung der Alveolarwandungen vorhanden. Wo diese Veränderungen fehlen, ist eine eindeutige histologische Diagnose nicht möglich, sondern man ist auf den chemischen Nachweis von Beryllium in der Lunge angewiesen. Leider benötigt man dazu soviel Gewebe, wie es intra vitam nur durch Lungenbiopsie gewonnen werden kann.

Bioptische Methoden

Selbst in Fällen mit typischem Röntgenbefund und Stadienablauf, und natürlich erst recht in unklaren Situationen ohne klinische Symptome, wird man den Nachweis führen wollen, daß eine Systemerkrankung mit mehrfachem Organbefall vorliegt. Ergänzende Röntgenverfahren wie Schichtuntersuchungen, Bronchographie, Lungenangiographie und Lungenszintigraphie [16, 44, 51, 69] sind differentialdiagnostisch und für Fragen nach Korrelationen zwischen Lungenstruktur und Lungenfunktion bzw. Lungenzirkulation nützlich, leisten aber keinen zusätzlichen Beitrag zur Frage, ob überhaupt eine Sarkoidose vorliegt.

Ziel jeder Biopsie ist es, in dem entnommenen Gewebe epitheloidzellige Granulome ohne Verkäsung zu finden. Bei Vergrößerung peripherer Lymphknoten oder Haut- bzw. Schleimhautveränderungen ist es naheliegend, hier eine Probeexcision durchzuführen. Wenn eine Leber- oder Milzvergrößerung besteht, wird sich der Internist leichter zur Laparoskopie entschließen, um so einmal das seltene Bild einer geröteten Leberoberfläche übersät von weißlichen Herden wie bei einem Fliegenpilz [46] zu haben und gezielt zu punktieren. Auch in der makroskopisch unauffälligen Leber kann man durch Blindpunktion in etwa der Hälfte der Fälle Epitheloidzellgranulome nachweisen, wobei freilich zu berücksichtigen ist, daß sie in ähnlicher Form auch bei Tuberkulose, Bruzellosen, Lymphogranulomatose und zahlreichen anderen Krankheitsprozessen vorkommen. Trotzdem sprechen sich manche Autoren [53] vorrangig für die Leberblindpunktion aus.

Was die thorakalen Manifestationen der Sarkoidose angeht, hat man sich in den letzten Jahren zunehmend dem Mediastinum, der Bronchialschleimhaut und in letzter Konsequenz auch den Lungen zugewandt [27, 34, 38, 39, 43, 44, 68, 71]. Dabei hängt es natürlich wesentlich von der Fachrichtung und der persönlichen Erfahrung ab, ob man Bronchoskopie und Probeexcision von Bronchialschleimhaut, die Mediastinoskopie nach Carlens mit Lymphknotenbiopsie oder eine gezielte Lungenpunktion bzw. offene Lungen- und Pleurabiopsie im Rahmen einer Thorakotomie oder Thorakoskopie bevorzugt. Für wissenschaftliche Fragestellungen besonders interessant, wenn nicht unerläßlich ist die Lungenbiopsie im Rahmen einer Thorakotomie [39, 44, 55, 71], die in der Klinik natürlich als größter Eingriff am Ende der Diagnostik steht, zumal die Mediastinoskopie ebenfalls eine fast hundertprozentige Treffsicherheit hat. Besonders erfolgreich ist die von Maassen [38, 39] in einer Sitzung durchgeführte Kombination von Mediastinoskopie und Bronchoskopie, jeweils mit Biopsie. Die Bronchusbiopsie allein ergibt nach einer Sammelstatistik von Otte [43] nur in rund einem Drittel der Fälle für Sarkoidose charakteristische Granulome, mit Steigerung bis auf ca. 50%, wenn multiple Biopsien gemacht werden. Erfahrene Bronchoskopiker [27, 38, 43] schätzen die zusätzliche Information durch das makroskopische Bild mit Vermehrung der Gefäßzeichnung und grießkornähnlichen gelblichen Knötchen in einer vielfach trüb-roten Schleimhautschwellung, wobei es zunächst eine noch offene Frage ist, ob die Schleimhautbeteiligung an der thorakalen Sarkoidose obligat oder nur vorübergehendes Merkmal in einer bestimmten Krankheitsphase ist. Die histologische Ausbeute wäre vielleicht höher, wenn die Granulome bei der Sarkoidose oberflächlicher lägen. Sie liegen in der Tiefe der Schleimhaut und über nicht verkäsenden Granulomen bleibt das Epithel im Gegensatz zur Schleimhauttuberkulose intakt. Gegenüber Bronchoskopie und Mediastinoskopie hat die früher überwiegend praktizierte suprascalenische Fettgewebsbiopsie mit einer Erfolgsquote um 60 bis 70% an Bedeutung verloren. Die wenig ergiebige Muskelbiopsie hat in der Sarkoidosediagnostik keinen Platz mehr.

Kveim-Reaktion

In gewissem Sinne handelt es sich auch bei der Kveim-Reaktion um eine intravitale Biopsie-Methode. Nach intracutaner Injektion von 0,1 ml einer standardisierten, leider nicht im Handel befindlichen Gewebssuspension aus Sarkoidose-Milz oder Sarkoidose-Lymphknoten entwickelt sich innerhalb von 4 bis 6 Wochen an der Injektionsstelle ein rot-braunes Knötchen von 4 bis 10 mm Durchmesser. Als obligat wird heute die Excision und histologische Untersuchung gefordert, um die typischen epitheloidzelligen Granulome nachzuweisen. Die höchste Zahl positiver Kveim-Reaktionen bis zu 90% findet man beim Löfgren-Syndrom, einen nicht ganz so hohen Anteil bei Patienten mit aktiver Sarkoidose, während der Test bei Inaktivität und bei aktiven Formen unter Corticosteroiden in der Regel negativ ausfällt [2, 41, 52, 58, 59]. Negativ reagieren im allgemeinen auch Tuberkulosen und andere Granulomatosen, so nach Siltzbach [59] auch Berylliumerkrankungen. Andererseits gibt es einen beachtlichen Anteil positiver Ergebnisse bei Patienten mit Crohnscher Erkrankung, Colitis ulcerosa und tuberkulöser Lymphadenitis. Somit darf der Reaktionsausfall nur unter Berücksichtigung des gesamten klinischen Bildes verwertet werden. Ein positiver Test ohne entsprechende Klinik ist kein schlüssiger Beweis für eine Sarkoidose, ein negativer berechtigt nicht dazu, im Einzelfall eine Sarkoidose auszuschließen. Solange noch kein standardisiertes Kveim-Antigen im Handel ist, dürfte es zunächst noch eine Methode von höherem wissenschaftlichen als praktischen Interesse in der Hand von Sarkoidosespezialisten bleiben.

Tuberkulin-Reaktion

Von größerer praktisch-klinischer Bedeutung ist die Tuberkulin-Testung als Hinweis auf eine allgemeine Depression der an immunkompetente Zellen gebundenen und durch sie übertragbaren Allergie vom Spättyp. Mit Entwicklung der Sarkoidose beobachtet man in der Regel eine Abschwächung oder ein Verschwinden der bestehenden Überempfindlichkeit gegen Tuberkulin. Behrend [2] fand bei 23% der chronischen Sarkoidosen eine normale Tuberkulinempfindlichkeit zwischen 0,1 bis 10 TE, während sie bei den restlichen 77% unter 100 bis 1000 TE vermindert bzw. aufgehoben war. Diese Zahlen decken sich weitgehend mit der Literatur [7, 19, 25, 41, 48, 52, 54, 58, 59, 70]. Bei 94 Patienten mit Löfgren-Syndrom reagierte ein Drittel der Patienten noch normal (gegen 0,1 bis 10 TE), bei den übrigen 68% war die Tuberkulin-Reizschwelle wie bei den chronischen Formen erhöht.

Grundsätzlich schließt im Einzelfall eine normale oder sogar gesteigerte Tuberkulinempfindlichkeit die Diagnose einer Sarkoidose nicht völlig aus. Es ist hier nicht möglich, eingehend über das Verhalten der Tuberkulinreaktion im Sarkoidoseverlauf [7, 41] oder über paradoxe Hautreaktionen [20] zu referieren. Man gelangt damit in das äußerst kontroverse Gebiet der sog. Übergangsformen von Tuberkulosen zu Sarkoidosen und umgekehrt, der Zwischenformen, die weder eindeutig als Tuberkulose noch als Sarkoidose eingeordnet werden können, und der Doppelerkrankungen, d. h. des gleichzeitigen Bestehens einer typischen Sarkoidose neben einer typischen Tuberkulose [70]. Praktisch wichtig ist die Kenntnis der Tuberkulinempfindlichkeit für die Entscheidung, ob man bei einer dringend indizierten Corticosteroidtherapie zusätzlich Tuberkulostatika geben soll.

Sonstige immunologische Abweichungen sind bei der Sarkoidose einstweilen ziemlich dürftig. Die durch humorale Antikörper bedingte Immunreaktion vom Soforttyp ist normal oder gesteigert, worauf u. a. veränderte Serumproteine, besonders eine Erhöhung der γ-Globuline, seltener der α 2-Globuline hinweisen. In akuten Krankheitsphasen ist vor allem eine Vermehrung von IgA und IgM, seltener IgG, allein oder in verschiedenen Kombinationen, gelegentlich aber sogar ein isolierter IgA-Mangel beschrieben worden [19, 52, 57].

Lungenfunktionsdiagnostik

Unter den zahlreichen Veröffentlichungen über Art und Ausmaß der respiratorischen Funktionsminderung bei Sarkoidosen befassen sich nur vergleichsweise wenige mit Korrelationen zur Klinik und Röntgenologie, noch weniger zur Lungenstruktur im natürlichen Ablauf der Sarkoidose oder unter der Therapie [1, 11 bis 15, 18, 23, 51, 57, 61, 63, 71]. Dabei zeichnen sich gerade Granulomatosen und Fibrosen vom Typ der Sarkoidose durch die häufige Diskrepanz zwischen geringen oder fehlenden Symptomen und eindrucksvollen Veränderungen im Röntgenbild aus. Theoretisch ist bei Verdrängung von normalem Lungengewebe durch Granulome und Bindegewebe eine Verkleinerung der Lungenvolumina, eine Einschränkung der Lungendehnbarkeit und eine Erschwerung des Sauerstoffaustausches an der Luft-Blutschranke, also eine Diffusionsstörung, zu erwarten. Dabei sollten im Stadium I der bihilären Adenopathie ohne Lungenbeteiligung keine Funktionsstörungen nachweisbar sein, abgesehen von wenigen Fällen mit einer Stenosierung größerer Bronchien durch Lymphknotenpakete im Hilus und paratracheal. Im Stadium II einer zunächst reinen, später zumindest überwiegenden Granulomatose müßten die Verhältnisse immer noch günstiger sein als im Stadium III mit fortschreitender Fibrosierung, Schrumpfung und fibrozystischen Lungendegeneration.

Wenn es bei Korrelationsversuchen gröbere Differenzen gibt, muß man sich fragen, ob die röntgenologische Stadieneinteilung richtig ist oder ob nach Art und Ausmaß unerwartete Funktionseinschränkungen vielleicht Ausdruck einer besonderen Anordnung der Krankheitsprozesse sind, wie es durch das bekannte Lokalisationsschema der Lungenfibrose von Uehlinger [66] illustriert wird. Danach ist die Fibrose bei der Sarkoidose perivasculär, interstitiell und peribronchial angeordnet. Intra- und perivasculäre Fibrosen, die in reiner Form sicher selten sind, können durch Widerstandserhöhung im kleinen Kreislauf und pulmonale Hypertonie zum Cor pulmonale, gelegentlich sogar mit tödlichem Ausgang [36] führen.

Eine interstitielle Fibrose erschwert den Sauerstoffaustausch zwischen Alveolen und Kapillaren und verursacht dadurch den sog. alveolo-kapillären Block, die früher übliche Bezeichnung für Diffusionsstörungen. Peribronchioläre Fibrosen kommen bei der Sarkoidose offensichtlich seltener vor. Soweit man spirographisch oder atemmechanisch obstruktive Ventilationsstörungen findet, handelt es sich fast immer um späte Stadien der Fibrose mit ausgedehnter Verzerrung der

Lungenstruktur. Intraalveoläre Fibrosen, Vorgänge wie bei der sklerosierenden Alveolitis, sind bei der Sarkoidose ungewöhnlich, während eine Beteiligung der Pleura, wie bereits erwähnt, üblich ist.

In der Klinik bewährte Methoden der Lungenfunktionsdiagnostik sind die Spirographie zur Messung der Lungenvolumina und dynamischen Atemgrößen, die atemmechanische Untersuchungsmethodik zur Messung von Lungendehnbarkeit (Compliance) und Strömungswiderständen (Resistance), arterielle Blutgasanalysen in Ruhe und unter Belastung, schließlich Messungen der Diffusionskapazität mittels O_2- oder CO-Methoden.

In den frühen Stadien der Granulomatose kann man vielfach bei noch normalen Lungenvolumina nur eine signifikante Abnahme der Lungendehnbarkeit feststellen, während mit zunehmender Granulomatose und Fibrosierung die Lungencompliance immer besser mit der Vitalkapazität korreliert [1, 15, 18, 51, 55, 61, 71]. Wahrscheinlich werden leichtere Minderungen der Lungendehnbarkeit durch größeren Kraftaufwand der Atmungsmuskulatur bei der Vitalkapazitätsmessung ausgeglichen. Die Diffusionskapazität kann in der Klinik nur ausnahmsweise gemessen werden, so daß man auf arterielle Blutgasanalysen in Ruhe und besonders unter Belastung angewiesen ist, die auch für klinische Belange ausreichend über die Gasdiffusion und Lungenzirkulation informieren [11—14, 50, 71]. Die Lungensarkoidose ist ein besonders geeignetes Krankheitsbild, um zu beweisen, daß Röntgenologie und Lungenfunktionsdiagnostik ideale Komplementärmethoden sind, ganz besonders auch für die Beurteilung des Krankheitsverlaufes und der Therapie.

Therapie und Verlauf

Da nur selten schwere Krankheitssymptome bestehen und die Rate der Spontanremissionen hoch sind, benötigen die meisten Sarkoidosekranken keine Therapie. In der Regel sollte man im Anschluß an die Diagnose einige Monate lang den spontanen Verlauf beobachten, sofern nicht ernste Komplikationen seitens wichtiger Organe wie der Augen [65], des Herzens [2, 36, 41, 59, 70], der Nieren oder des Nervensystems [26] bestehen, um nur einige der wichtigsten Indikationen zur sofortigen Steroidtherapie zu nennen.

Besonders hoch ist die Rate der Spontanheilungen beim Löfgren-Syndrom [2, 19, 24, 31, 37, 47, 48, 53]. Erythema nodosum, Fieber und Arthralgien bilden sich meist innerhalb einiger Wochen bis Monate, begleitende Hiluslymphknoten innerhalb eines Jahres zurück. Rezidive sind selten, der Verlauf auch im Hinblick auf Lungenveränderungen günstig. Gegen die entzündlichen Symptome werden Salicylate, Phenylbutazon oder Indometazin, dagegen keine Corticosteroide empfohlen.

Das Stadium I der subakut-chronischen Verlaufsform heilt ebenfalls zu etwa 80% innerhalb eines Jahres spontan ab. Über das Stadium II sind die Ansichten weniger einheitlich. Wurm und andere Autoren sehen eine eindeutige Indikation für Corticosteroide, sofern nicht aus einer vorliegenden Röntgenserie die Tendenz zur Spontanheilung erkennbar sei. Andere Autoren wie Siltzbach [59] oder Mitchell u. Scadding [41] sind zurückhaltender und praktizieren eine sorgfältige Überwachung bei asymptomatischer oder mit nur geringen Funktionseinbußen einhergehender Lungenbeteiligung, die sich erfahrungsgemäß noch in der Mehrzahl der Fälle spontan bessert. Selbst bei massiven Infiltrationen kann es noch im Verlauf von Monaten zur Besserung kommen, jedoch tendieren in diesen Fällen alle ohne Rücksicht auf den Grad der Funktionsminderung zur Hormontherapie. Prinzipiell ist aber für die meisten Autoren weniger das Röntgenbild als die Lungenfunktion entscheidend.

Unter der üblichen Behandlung mit initial 20 bis 60 mg Prednison oder Prednisolon und schrittweiser Reduktion auf 7,5 bis 15 mg täglich bilden sich die Infiltrationen häufig rasch zurück, während sich die Lungenfunktion langsamer, wenn überhaupt bessert. Die Hormonbehandlung ist keine kausale Therapie, sondern man unterdrückt lediglich hyperergische Gewebsreaktionen und die Neubildung von Granulomen, beschleunigt vielleicht auch die Hyalinisierung und Vernarbung. Wahrscheinlich wird der natürliche Krankheitsverlauf nicht geändert, sondern nur beschleunigt, gewissermaßen gerafft [29]. Man hofft auf eine Unterdrückung der Granulombildung bis zum Einsetzen der natürlichen Remission. So fanden Young et al. [71] bei Nachuntersuchungen nach ein bis zwei Jahren keine Differenzen zwischen einer behandelten und unbehandelten Gruppe.

Andererseits haben sich aber auch Befürchtungen nicht bestätigt, unter der Hormontherapie werde die Narbenbildung ausgedehnter bzw. die Fibrosierung beschleunigt [63]. So gut wie alle vergleichenden Untersuchungen der Lungenfunktion vor und unter Corticosteroiden haben ergeben, daß die Besserung objektiv viel geringer ist als subjektiv. So können sich durch Unterdrückung begleitender unspezifischer Entzündungsprozesse noch bei fortgeschrittenen Lungenfibrosen Husten und Kurzatmigkeit bessern, während sich an der Fibrose selbst objektiv nichts mehr ändern läßt.

Grundsätzlich muß man sich vor Beginn jeder Behandlung darüber im klaren sein, daß sie wegen der hohen Rezidivneigung der Sarkoidose als Langzeittherapie auf mindestens 6, wenn nicht 12 Monate, bisweilen sogar auf unbestimmte Dauer angelegt werden muß. Aus Furcht vor Komplikationen durch eine Aktivierung von Tuberkulosen geben manche prophylaktisch Isoniazid, zumindest bei Patienten mit positiver Tuberkulinreaktion oder bekannter Tuberkuloseanamnese. Israel [28] schätzt das Risiko durch Tuberkulose gering ein. Von 1938 bis 1965 beobachtete er unter 360 Patienten, von denen ein Drittel zeitweilig Corticosteroide ohne Isoniazidprophylaxe erhalten hatten, nur in ca. 3% die Entwicklung einer Tuberkulose, seit 1865 trotz Erweiterung der Gruppe um 255 Fälle überhaupt nicht mehr. Nur der Vollständigkeit halber sei erwähnt, daß Tuberkulostatika gegen die Sarkoidose selbst wirkungslos sind.

Andere Präparate wie Oxyphenbutazon (Tanderil®) oder Chloroquin (Resochin®) können versucht werden, wenn Corticosteroide kontraindiziert sind oder sich als wirkungslos erwiesen haben. Nach James [31] war Tanderil® in einer kontrollierten Blindstudie gleichermaßen wie Prednisolon wirksam. Es sollte möglichst 6 Monate lang in einer Tagesdosis von 4 × 100 mg gegeben werden. Mit Resochin® kann man zwar fibrosierende Sarkoidosen mit einem Befall von Lunge und Haut unter Kontrolle halten, man ist jedoch wegen möglicher Augenschädigungen und besonders wegen der gelegentlich beobachteten irreversiblen toxischen Retinitis sehr zurückhaltend geworden.

Prognose

Ungeachtet ihres im Einzelfall unberechenbaren Verlaufes ist die Sarkoidose als Kollektiv eine benigne Erkrankung. Während einer Beobachtungszeit von 1 bis 20 Jahren (im Mittel 5 Jahre) kam es in der Gruppe von Siltzbach [58] bei einem Drittel von 311 Patienten zur Ausheilung ohne klinisch erfaßbare Residuen, knapp ein weiteres Drittel besserte sich, bei 20% der Patienten blieb der Status unverändert, 8% verschlechterten sich und 8% verstarben, die meisten an der Sarkoidose oder ihren Komplikationen. Die gegenüber einer vergleichbaren Population um das 2½fache erhöhte Sterblichkeit wird von Siltzbach als Hinweis darauf gewertet, daß die Sarkoidose keine ganz benigne Erkrankung ist. Auch in einem Schema von Wurm wird die Letalität der Sarkoidosekranken im Stadium III auf 5% beziffert. Verschiedene Versuche, die Sterblichkeit und das Ausmaß der Systemmanifestationen miteinander zu korrelieren, waren nicht sonderlich erfolgreich, da sich der Anteil der direkten oder indirekten Sarkoidoseeinwirkung oft nicht mit hinreichender Sicherheit von anderen Erkrankungen abgrenzen ließ.

Immerhin ist demgegenüber die Prognose bei obstruktiven Lungenerkrankungen infolge Asthma, Bronchitis und Emphysem viel schlechter [21]. Nach der Literatur betrug das Verhältnis zwischen beobachteten und erwarteten Todesfällen etwa 4 bis 8:1 [49, 60]. In einer großen Studie aus 15 amerikanischen Veteranenkrankenhäusern fanden Renzetti et al. [49] bei 487 Männern mit chronischen obstruktiven Lungenerkrankungen innerhalb von 4 Jahren eine Mortalitätsrate von 53% gegenüber nur 8,3% im Bevölkerungsdurchschnitt.

Sarkoidose und Versicherungsmedizin

Im Zusammenhang mit den Fragen nach Verlauf und Prognose taucht auch regelmäßig die Frage nach dem Einfluß der Gravidität auf. Es wird heute von niemand mehr bezweifelt, daß sich die Sarkoidose im Laufe der Schwangerschaft oft ähnlich wie unter Corticosteroiden symptomatisch bessert. Anschließend kommt es aber auch wie bei einer nicht lange genug durchgeführten Corticosteroidtherapie oft wieder zu einem Rezidiv. Eine Interruptio ist auf jeden Fall kontraindiziert, da durch sie die schwangerschaftsbedingten günstigen Faktoren abrupt unterbrochen werden, ohne daß die für die Sarkoidose negativen Einflüsse in der postpartalen Phase vermieden werden. Man sollte nach der Entbindung ein Stillverbot aussprechen und notfalls wieder Steroide einsetzen [17].

Zu versicherungsmedizinischen Fragen hat sich Seidel [54] ausführlich geäußert. Da körperliche und psychische Anstrengungen keinen Einfluß auf den weitgehend schicksalhaften Ablauf der Sarkoidose haben, sollte zumindest bei den symptomarmen oder symptomlosen Fällen die Phase der Arbeitsunfähigkeit so kurz wie möglich gehalten werden. Vor allem ist es in der Regel falsch, nach Entlassung aus der stationären Behandlung noch eine längere Arbeitsunfähigkeit zu bescheinigen. Längere heilklimatische Kuren sind, da psychisch nachteilig, nicht zu befürworten. Auch wenn die besonders in Deutschland vertretene Hypothese von der Sarkoidose als Sonderform der Tuberkulose noch nicht als definitiv widerlegt gilt, hat der Verband der Rentenversicherungsträger die kostenpflichtige Heilstättenbehandlung analog der Tuberkulose von der Leistungspflicht ausgeschlossen und die Therapie an die Krankenkassen abgegeben. Daß keine Meldepflicht mehr besteht, ist aus epidemiologischen Gründen bedauerlich, weil damit die letzte Möglichkeit entfallen ist, zu besseren Zahlen über Prävalenz und Inzidenz der Sarkoidose in der Bundesrepublik zu kommen. Der Bestand an Sarkoidosen wird auf 10000 bis 30000, unter Annahme einer hohen Dunkelziffer gelegentlich sogar auf 50000 geschätzt. Zur Frage der Berufs- und Erwerbsunfähigkeit in der Rentenversicherung ist festzustellen, daß eine Sarkoidose gewöhnlich kein Grund für eine Berentung ist. Es kommt auch hier nicht auf die röntgenologisch sichtbaren Veränderungen, sondern auf den Grad der pulmonalen und cardialen Funktionsminderung an. Dabei ist, wenn auch selten, sowohl eine primäre Herzbeteiligung durch Granulome im Myocard oder Reizleitungssystem als auch ein Cor pulmonale bei schweren diffusen Fibrosen möglich.

Aktuelle Probleme der Sarkoidoseforschung

Am Schluß eines internistischen Referates über die Klinik der Sarkoidose drängt sich als ungelöstes Hauptproblem nach wie vor die unentschiedene Frage nach der Ätiologie in den Vordergrund. Kann man eine Antwort darauf vom Pathologen, Bakteriologen oder Immunologen erwarten oder sollte man nicht vielmehr davon ausgehen, daß es keine einzelne Ursache der Sarkoidose gibt?

Die Vertreter der Hypothese, daß die Sarkoidose zum Formenkreis der Tuberkulose gehört, müssen auf dem Zusammentreffen von zwei ungewöhnlichen Gestaltungsfaktoren bestehen, nämlich einer speziellen, möglicherweise konstitutionellen oder genetisch bedingten Resistenz des Organismus sowie einer minimalen Virulenz der Tuberkulosebakterien. Die Anhänger der Monoätiologie der Tuberkulose sahen sich hinsichtlich der Bakterienvirulenz zeitweilig durch die von Mankiewicz u. Béland aufgestellte sog. Mykobakteriophagentheorie bestätigt. Danach sind Personen mit Sarkoidose primär schlechte Antikörperbildner gegen Mykobakteriophagen gewesen. Werden evtl. vorhandene Mykobakterien mit besonders virulenten Phagen infiziert, ändern sie ihre Struktur und sonstigen Eigenschaften, so daß sie „atypischen Mykobakterien" ähneln. Diese recht komplizierte Theorie von Mankiewicz, die inzwischen mehr als 10 Jahre alt ist, hat bisher kaum experimentelle Unterstützung, aber einigen Widerspruch von Nachuntersuchern wie Bowman *et al.* [3, 4] gefunden. Die nach den Angaben von Mankiewicz beim Meerschweinchen erzeugten Läsionen glichen nicht denen der Sarkoidose des Menschen.

Aufsehen erregt haben Mitteilungen von Vaněk u. Schwarz [68] sowie Kent *et al.* [34]. Erstere fanden bei 30 Sarkoidosen in entnommenen Halslymphknoten jeweils mikroskopisch säurefeste Mykobakterien, und Kent *et al.* [34] stellten unter 30 Patienten, bei denen die Diagnose einer Sarkoidose durch Klinik und nicht verkäsende Granulome in peripheren Lymphknoten gesichert erschien, bei nicht weniger als 19 die meist auch kulturell bestätigte Diagnose einer Tuberkulose. Andere Diagnosen waren 3 atypische mykobakterielle Infektionen, 2 Carcinommetastasen, je 1 Histoplasmose, Hämosiderose und Berylliose, nur in drei Fällen wurde die Diagnose einer Sarkoidose durch Lungenbiopsie bestätigt. Kent *et al.* zogen aus ihren Erfahrungen die Schlußfolgerung, daß die Diagnose einer intrathorakalen Sarkoidose nur durch offene Lungenbiopsie definitiv gesichert wird. Israel [28] hat sich gegen ein solches aggressives Vorgehen ausgesprochen, besonders im Hinblick auf die schon besprochene niedrige Tuberkuloseinzidenz in seinem seit 1938 beobachteten Sarkoidosekollektiv. Angesichts seiner Erfahrungen sei es schwierig, die Auffassung der beiden Gruppen zu teilen, daß es sich bei den gefundenen säurefesten Stäbchen tatsächlich um Tuberkulosebakterien gehandelt habe.

Viele ältere Argumente, die aus der gleichzeitigen Doppelerkrankung an aktiver Sarkoidose und Tuberkulose, aus „Zwischenformen und Übergangsformen als Bindeglieder zwischen der klassischen Sarkoidose und der banalen Tuberkulose" [70] und aus der abgeschwächten oder aufgehobenen Tuberkulinempfindlichkeit abgeleitet worden sind, haben für sich allein betrachtet nach Uehlinger ein „Janus-Gesicht" und sind daher sowohl von den Gegnern als auch Verfechtern der Tuberkulosetherapie beansprucht worden. Die zahlreichen Argumente gegen eine Erregergemeinschaft von Tuberkulose und Sarkoidose sind unlängst von Heine [25] referiert worden. Einstweilen kann man Beziehungen zwischen Mykobakterien und Sarkoidose noch nicht mit Sicherheit ausschließen.

Der Internist sieht sich nicht selten mit einem weiteren ätiologischen Problem konfrontiert, nämlich in den Fällen, in denen der Pathologe auf Grund des histologischen Bildes mit ausgedehnten hyalinen Nekrosen auf der Wahrscheinlichkeitsdiagnose einer Tuberkulose besteht. Wenn klinisch alles für eine Sarkoidose spricht, ist man berechtigt, sich für eine engmaschige Verlaufskontrolle ohne tuberkulostatische Dreifachtherapie zu entscheiden.

Bei der Verwertung histologischer Berichte sollte der Kliniker mehr als bisher beachten, daß ihr Informationswert mit dem Grad der Kooperation zwischen den beiden Disziplinen ansteigt. Wenn der Pathologe nicht über die Klinik informiert ist, mag dieser sich damit begnügen, eine epitheloidzellige Granulomatose zu beschreiben und die Frage offen zu halten, ob eine „echte Sarkoidose" oder eine „sarkoidähnliche Reaktion" wahrscheinlicher sind. In dem von Mohr [42] vorgeschlagenen Klassifizierungsschema stehen der „echten generalisierten Sarkoidose" vom Typ „Morbus Boeck" zahlreiche sarkoidähnliche Reaktionen, sog. Pseudosarkoide, gegenüber. Aus der Gruppe der isolierten bzw. lokalisierten Pseudosarkoide sind für das Thema Lungensarkoidose besonders die Reaktionen bei malignen Tumoren, z. B. im Drainagebereich von Bronchialcarcinomen wichtig. Unter den multilokulären Pseudosarkoiden interessiert in der Lunge besonders die bereits besprochene Berylliumgranulomatose, die histologisch der „echten Sarkoidose" so sehr ähnelt, daß die Differentialdiagnose letztlich von der beruflichen Exposition und dem Berylliumnachweis im Lungengewebe abhängig gemacht werden muß. Gerade im Hinblick auf die Berylliose können sich die Verfechter einer Polyätiologie in ihrer Ansicht bestätigt fühlen, daß die Sarkoidose nur eine hyperergische Reaktion auf zahlreiche Antigene aus der belebten und unbelebten Natur ist. Vorerst sieht es noch nicht danach aus, daß die lange Periode der Spekulationen über die Ätiologie einer immer noch mysteriösen Erkrankung bald ihren Abschluß finden wird.

Literatur

1. Arndt, H., Tabori, G., Behrend, H.: Internist **10**, 313 (1969). — 2. Behrend, H.: Internist **10**, 293 (1969). — 3. Bowman, B. U., Amos, W. T., Geer, J. C.: Amer. Rev. resp. Dis. **105**, 85 (1972). — 4. Bowman, B. U., Daniel, T. M.: Amer. Rev. resp. Dis. **104**, 908 (1971). — 5. Bunn, D. T., Johnston, R. N.: Brit. J. Dis. Chest **66**, 45 (1972). — 6. Bybee, J. D., Bahar, D., Greenberg, S. D., Jenkins, D. E.: Amer. Rev. resp. Dis. **97**, 232 (1968). — 7. Chusid, E. L., Shah, R., Siltzbach, L. E.: Amer. Rev. resp. Dis. **104**, 13 (1971). — 8. Coni, N. K.: Brit. J. Dis. Chest **62**, 100 (1968). — 9. Cook, G. C., Carter, R. A.: Brit. J. Dis. Chest **60**, 23 (1966). — 10. DaCosta, J. L.: Amer. Rev. resp. Dis. **108**, 1269 (1973). — 11. Doll, E.: Fortschr. Med. **83**, 171 (1965). — 12. Doll, E., Keul, J., Reindell, H., Wurm, K., Markodimitrakis, H.: Dtsch. Arch. Klin. Med. **209**, 517 (1964). — 13. Doll, E., Reindell, H., Wurm, K., Ganz, R.: Dtsch. Arch. Klin. Med. **209**, 470 (1964). — 14. Doll, E., Reindell, H., Wurm, K., Rinke, Ch.: Dtsch. Arch. Klin. Med. **209**, 501 (1964). — 15. Doll, E., Wagner, K., Kröpelin, K.: Respiration **30**, 270 (1973). — 16. Dombrowski, H.: Internist **10**, 305 (1969). — 17. Ewert, E. G.: Sarkoidose und Schwangerschaft. In: Die Sarcoidose (Hrsg. K. Wurm), S. 76. München: Schwarzeck 1969. — 18. Fabel, H., Behrend, H.: Klin. Wschr. **41**, 1140 (1963). — 19. Fifth International Conference on Sarcoidosis: Amer. Rev. resp. Dis. **100**, 888 (1969). — 20. Gross, N. J.: Amer. Rev. resp. Dis. **107**, 798 (1973). — 21. Hamm, J.: Lebensversicher.-Med.: **21**, 38 (1969); **22**, 121 (1970). — 22. Hamm, J.: Therapiewoche **20**, 652 (1970). — 23. Hamm, J., Gaensler, E. A.: Verh. dtsch. Ges. inn. Med. **69**, 288 (1963). — 24. Hantschmann, L.: Boeckscher Krankheit (Sarkoidose). In: Klinik der Gegenwart, Bd. I, S. E 321. München-Berlin: Urban und Schwarzenberg 1966. — 25. Heine, F.: Prax. Pneumol. **27**, 250 (1973). — 26. Herrmann, E., Reckel, K.: Internist **10**, 385 (1969). — 27. Huzly, A.: Bronchoskopische Befunde. In: Sarkoidose (Hrsg. R. Hoppe), S. 81. Stuttgart: Schattauer 1965. — 28. Israel, H. L.: Amer. Rev. resp. Dis. **103**, 296 (1971). — 29. Israel, H. L., Fouts, D. W., Beggs, R. A.: Amer. Rev. resp. Dis. **107**, 609 (1973). — 30. Iwai, K., Oka, H.: Amer. Rev. resp. Dis. **90**, 612 (1964). — 31. James, D. G.: Internist **10**, 316 (1969). — 32. Kalkoff, K. W.: Internist **10**, 289 (1969). — 33. Keller, A. Z.: Amer. Rev. resp. Dis. **107**, 615 (1973). — 34. Kent, D. C., Houk, V. N., Elliot, R. C., Sokolowski, J. W., Baker, J. H., Sorensen, K.: Amer. Rev. resp. Dis. **101**, 721 (1970). — 35. Kimmerle, G.: Beryllium. Handb. exper. Pharmakol., Bd. XXI. Berlin-Heidelberg-New York: Springer 1966. — 36. Levine, B. W., Saldana, M., Hutter, A. M.: Amer. Rev. resp. Dis. **103**, 413 (1971). — 37. Löfgren, S., Lundbäck, H.: Acta med. scand. **142**, 259 (1952). — 38. Maassen, W.: Mediastinoskopie. In: Sarkoidose (Hrsg. R. Hoppe), S. 103. Stuttgart: Schattauer 1965. — 39. Maassen, W., Greschuchna, D., Werdermann, K.: Die Bedeutung der chirurgischen Lungen- und Pleurabiopsie für die Differentialdiagnose zerstreutherdiger Lungenprozesse. In: Interstitielle Lungenerkrankungen — Lungenfibrosen (Hrsg. J. Hamm). Stuttgart: Thieme 1975. — 40. Mankiewicz, E., Béland, J.: Amer. Rev. resp. Dis. **89**, 707 (1964). — 41. Mitchell, D. N., Scadding, J. G.: Amer. Rev. resp. Dis. **110**, 774 (1974). — 42. Mohr, H.-J.: Pathologie der Sarkoidose (Morbus Boeck). In: Sarkoidose (Hrsg. R. Hoppe), S. 1. Stuttgart: Schattauer 1965. — 43. Otte, W.: Bronchologie der Sarcoidose. In: Die Sarcoidose (Hrsg. K. Wurm), S. 52. München: Schwarzeck 1969. — 44. Pfeffer, S. H., Hamm, J., Gaensler, E. A.: Dtsch. Ärztebl. **63**, 2021 (1966). — 45. Present, D. H., Siltzbach, D. H.: Amer. Rev. resp. Dis. **95**, 285 (1967). — 46. Pribilla, W.: Leberbiopsie und Laparoskopie. In: Sarkoidose (Hrsg. R. Hoppe), S. 97. Stuttgart: Schattauer 1965. — 47. Rakower, J.: Amer. Rev. resp. Dis. **87**, 518 (1963). — 48. Reisner, D.: Amer. Rev. resp. Dis. **96**, 361 (1967). — 49. Renzetti, A. D., McClement, J. H., Litt, D. B.: Amer. J. Med. **41**, 115 (1968). — 50. Renzi, G., Dutton, R. E.: Respiration **31**, 124 (1974). — 51. Schermuly, W.,

Behrend, H., Hamm, J., Fabel, H., Wilke, K. H.: Fortschr. Röntgenstr. **104**, 206 (1966). — 52. Schmidt, M.: Internist **10**, 373 (1969). — 53. Schubotz, R., Hausmann, L., Kaffarnik, H.: Klin. Wschr. **51**, 557 (1973). — 54. Seidel, H.: Prax. Pneumol. **27**, 743 (1973). — 55. Sellers, R. D., Siebens, A. A.: Amer. Rev. resp. Dis. **91**. 660 (1965). — 56. Selroos, O.: Brit. J. Dis. Chest **60**, 191 (1966). — 57. Sharma, O. P., Colp, C., Williams, M. H.: Amer. J. Med. **41**, 541 (1966). — 58. Siltzbach, L. E.: Med. Clin. N. Amer. **51**, 483 (1967). — 59. Siltzbach, L. E.: Amer. Rev. resp. Dis. **97**, 1 (1968). — 60. Simpson, T.: Brit. J. Dis. Chest **62**, 57 (1968). — 61. Snider, G. L., Doctor, L. R.: Amer. Rev. resp. Dis. **89**, 897 (1964). — 62. Sokolowski, J. W., Schillach, R. F., Motley, T. E.: Amer. Rev. resp. Dis. **100**, 717 (1969). — 63. Stone, D. J., Schwartz, A.: Amer. J. Med. **41**, 528 (1966). — 64. Tepper, L. B., Hardy, H. L., Chamberlin, R. J.: Toxicity of beryllium compounds. Amsterdam-London-New York-Princeton: Elsevier 1961. — 65. Trojan, H. J., Straub, W.: Internist **10**, 381 (1969). — 66. Uehlinger, E.: Beitr. Klin. Tuberk. **114**, 17 (1955). — 67. Uehlinger, E.: Die pathologische Anatomie des Morbus Boeck (Sarcoidose). In: Die Sarcoidose (Hrsg. K. Wurm), S. 12. München: Schwarzeck 1969. — 68. Vaněk, J., Schwarz, J.: Amer. Rev. resp. Dis. **101**, 395 (1970). — 69. Wentz, D., Grebe, S. F.: Nuklearmedizinische Untersuchungen bei interstitiellen Lungenerkrankungen. In: Interstitielle Lungenerkrankungen — Lungenfibrosen (Hrsg. J. Hamm). Stuttgart: Thieme 1975. — 70. Wurm, K., Reindell, H., Doll, E.: Klinik und Ätiologie der Sarkoidose (Morbus Boeck). In: Sarkoidose (Hrsg. R. Hoppe), S. 23. Stuttgart: Schattauer 1965. — 71. Young, R. C., Carr, C., Shelton, T. G., Mann, M., Ferrin, A.; Laurey, J. R., Harden, K. A.: Amer. Rev. resp. Dis. **95**, 224 (1967).

4. Rundtischgespräch

Differentialdiagnose und Therapie interstitieller Lungenerkrankungen

Leitung: ULMER, W. T., Bochum

Teilnehmer: BÜHLMANN, A. A., Zürich; FABEL, H., Hannover; FERLINZ, R., Mainz; HAMM, J., Remscheid; MEIER-SYDOW, J., Frankfurt; NOLTE, D., Bad Reichenhall; OTTO, H., Dortmund; SIEGENTHALER, W., Zürich; STENDER, H.-ST., Hannover; WORTH, G., Moers

Manuskript nicht eingegangen.

Schocklunge

Einführung in das Thema

HERZOG, H. (Basel)

Trotz vieljähriger intensiver klinischer und experimenteller Forschung ist das bedenkliche Phänomen der pulmonalen Veränderungen nach überstandenem Schock immer noch weitgehend unklar. Die Prognose dieser heimtückischen Lungenaffektion ist auch heute noch in den meisten Fällen ausgesprochen schlecht, wiewohl die heute an größeren Zentren geübte Behandlung alle pathologischen Phänomene zu erfassen scheint, deren Kontrolle beim heutigen Stand des Wissens und der Meßtechnik am Krankenbett der Intensivstationen möglich ist.

Wir machen bei der Therapie noch irgendetwas nicht richtig. Kommt sie mangels Frühdiagnose zu spät zum Einsatz? Sollte das gegen die Schocklunge gerichtete Arsenal von Behandlungselementen bereits unmittelbar nach dem Schockereignis voll eingesetzt werden, also lange bevor sich die geringsten respiratorischen Symptome zeigen?

Die Referenten des heutigen Symposiums sind bewährte Experten auf dem Gebiete der Schocklungenforschung und -klinik, und ich bin sicher, daß der Austausch von Kenntnissen und Erfahrungen das brennende Problem des Lungenversagens im Anschluß an Schock in therapeutischer Hinsicht etwas weiter bringen wird.

Gestatten Sie mir, bevor wir beginnen, ein kurzes Wort zur Klärung der Begriffe. Auf das Phänomen der Schocklunge wurde vermehrt seit dem Ende des zweiten Weltkrieges und vor allem während des Krieges in Vietnam aufmerksam gemacht. Die konsequent durchgeführte Volumenersatztherapie unmittelbar hinter der Kampfzone ließ den Prozentsatz der Patienten, welche den traumatischen Kreislaufschock überstanden, ganz erheblich ansteigen. Indessen war der Ablauf der nachfolgenden Krankheitserscheinungen immer wieder derselbe: Blutverlust und Blutdruckabfall im Anschluß an schwere Körperverletzung; erfolgreiche Reanimation nach Blutstillung, Transfusion und Schmerzbekämpfung sofort nach Verwundung; schneller Transport in ein bestens eingerichtetes Feldspital, wo sich die meisten der Verletzten zunächst ausgezeichnet erholten. Einige Tage später, aus scheinbar voll wiederkehrender Gesundung heraus, entwickelten jedoch immer wieder einige der Patienten progressive respiratorische Insuffizienz bei primär gesunder Lunge, welche in wenigen Tagen zum Tode führte. Ausdrücke wie „Wet Lung", „Shock Lung" oder „Da Nang Lung" wurden damals für die scheinbar aus dem Nichts auftretende fortschreitende Zerstörung der pulmonalen Morphologie und Funktion eingeführt. Nach dem allgemeinen Ausbau der Intensivbehandlung wurden diese Begriffe teilweise durch Bezeichnungen wie „Beatmungslunge" oder „Sauerstofflunge" ersetzt, unglücklich gewählte Namen, welche geeignet sind, das ernsthafte Bemühen, den unglücklichen Opfern des schockbedingten heimtückischen Geschehens in der Mikrozirkulation des Lungengewebes größtmögliche Hilfe zu bringen, in ein falsches Licht zu rücken.

Die Vorträge des heutigen Tages werden zeigen, wie weit wir in der Erkenntnis dieses Phänomens sind, das die auf Intensivstationen tätigen Ärzte in ständig zunehmendem Maße belastet.

Pathologie der Schocklunge[*]

MITTERMAYER, CH. (Patholog. Inst., Univ. Freiburg)

Referat

Key Words: Schocklunge, Lungenödem, Mikrothrombosierung, Verbrauchskoagulopathie, Lungengewichte, Quantitative Lungenmorphometrie, Pathomorphose.

Der Begriff der Schocklunge ist bisher weder klinisch noch pathologisch-anatomisch scharf definiert. Dies mag seine Ursache in unterschiedlichen oder gegensätzlichen Auffassungen über Pathogenese, Vorkommen und sogar Erscheinungsform des Krankheitsbildes haben. Die divergierenden Meinungen darüber äußern sich in einer Vielzahl von Synonymen:

I. Synonyme

Wet lung, traumatic wet lung, pump lung, respiratory syndrome, respiratory distress syndrome, Schocklungensyndrom, Da-Nang-Lunge, Respiratorlunge,

---

[*] Unter Mitarbeit von: D. Böttcher, U. Dodt, N. Freudenberg, M. Hagedorn, H. Ivens, H. Joachim, P. Kaden und W. Vogel.
Mit teilweiser Unterstützung im Sonderforschungsbereich 46 (Molgrudent) der Deutschen Forschungsgemeinschaft.

Respiratorische Insuffizienz bei nicht thorazischem Trauma, Syndrom der respiratorischen Insuffizienz, traumatisch bedingte Ateminsuffizienz, congensitive atelectasis, hämorrhagische Atelektase, hemorrhagic lung syndrome.

Die Vielzahl der Synonyme soll darüber nicht hinwegtäuschen, daß es sich um eine besondere Form der respiratorischen Insuffizienz im Gefolge von Schockzuständen handelt und daß das morphologische Substrat relativ einheitlich erscheint. Aus diesem Grund ist der weitverbreitete Ausdruck „Schocklunge" durchaus berechtigt. In Krieg [1] und Frieden [2, 3] spielt die Schocklunge heutzutage eine erstrangige Rolle. Diese Bedeutung hat die Schocklunge erst seit 1945 erlangt [4], wobei die Verlängerung der Überlebenszeit der Patienten, die moderne Therapie und schneller Krankentransport sowie neue ärztliche Auffassungen eine Rolle spielen.

II. Definition

Die Schocklunge ist ein vom Gefäßsystem der Lunge ausgehender akuter Prozeß, der im Initialstadium gekennzeichnet ist durch erhöhtes Lungengewicht, düster-blaurote Farbe, schlaffe Konsistenz und mikroskopisch durch Endotheldefekte, Mikrothrombosierung und interstitielle Ödeme. Die Schocklunge wird in späteren Stadien oft von unspezifischen Begleiterscheinungen und Folgeerscheinungen überlagert, wie Bronchopneumonie, hyaline Membranen, kardial bedingtem Lungenödem und interstitieller Fibrosierung.

III. Material und Methoden

Die Wasservolumenbestimmung an 48 im Schock verstorbenen Patienten erfolgte auf folgende Weise: Vor Eröffnung des Thorax wird die Trachea abgeklemmt. Danach wird der Thorax eröffnet, die Lungengefäße abgeklemmt und die Lunge abgetrennt. Gesamtwasservolumenbestimmung wurde nach Destillieren des Wassers mit einem organischen Lösungsmittel [5—7] durchgeführt. Die *Hämoglobinbestimmung* erfolgte nach der Cyanhämiglobinmethode [8]. Das Blutvolumen wurde daraus unter Zugrundelegung des initial gemessenen Hämatokrit eruiert. Für die *morphometrische Untersuchung* der Lungen wurde bei den Patienten 2 ml cacodylatgepuffertes 1 %iges Glutaraldehyd (1 %iges Methylenblau) unmittelbar nach dem Tode intrapulmonal transthorakal injiziert. Die nunmehr durch Farbstoff markierte und fixierte Stelle wurde bei der Sektion aufgesucht und weiter verarbeitet. Die Lungen wurden morphometrisch untersucht [9]. *Papiermontierte Großflächenschnitte* wurden nach intrabronchialer Fixierung angefertigt [10]. Die *histologische Untersuchung* der Lungen wurde an identischen Stellen des Oberlappens und Unterlappens mit der Hämatoxilin-Eosin, PAS und Goldner-Trichrom-Färbung durchgeführt. Spezielle *elektronenmikroskopische Techniken* entsprechen den früheren Angaben [11].

Bei der *Auswertung der Krankengeschichten* wurden in die Bilanz, die Transfusion, Infusion, intravenöse Injektionen sowie alle Absonderungen berücksichtigt, nicht jedoch die temperaturabhängigen Verluste von Wasser über die Haut und Atemwege. Pathologische und röntgenologische Befunde wurden korreliert [12]. ebenso pathologische mit denjenigen der Klinik [13].

IV. Makroskopie

Es handelt sich bei der Schocklunge um schwere, flüssigkeitsreiche Lungen von düster-blauroter Farbe. Die Konsistenz des Organes ist schlaff. Von der Schnittfläche tropft weniger als erwartet, Flüssigkeit ab. Bereits mit freiem Auge ist die Flüssigkeitsansammlung in den Interstitien erkennbar. Der Prozeß ist diffus, d. h., er umfaßt alle Teile der Lunge (Abb. 1). Die Zunahme des Lungengewichtes ist zum Teil auf eine akute Blutstauung zurückzuführen (Abb. 2). Die Blutfülle erreicht jedoch ein Plateau über welches hinaus eine weitere Zunahme des Blutgehaltes nicht mehr möglich ist. Die wesentliche Gewichtszunahme der Schocklunge erfolgt durch Vermehrung des extravasalen Wasservolumens (Abb. 3). Auffallend ist ein hochsignifikanter Unterschied des Wasservolumens zwischen Patienten, die 50 Minuten nicht überlebten und solchen, die länger als eine Stunde am Leben blieben. Sämtliche Patienten der letzten Gruppe erreichten das Krankenhaus und wurden therapiert. Auf Kontroversen der Lungengewichtsbestimmungen, besonders bei gesunden Kontrollen, kann hier nur hingewiesen werden. Die von uns gemessenen Werte lassen sich jedoch in den Rahmen der bisher mitgeteilten stellen [14—20].

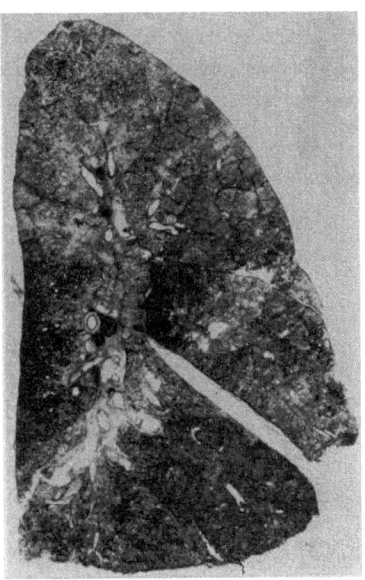

Abb. 1. Papiermontierter Großflächenschnitt der rechten Lunge einer 36jährigen Frau im posttraumatischen Schock seit 8 Tagen. Beachtenswert ist die diffuse Ausbreitung des interstitiellen Ödems

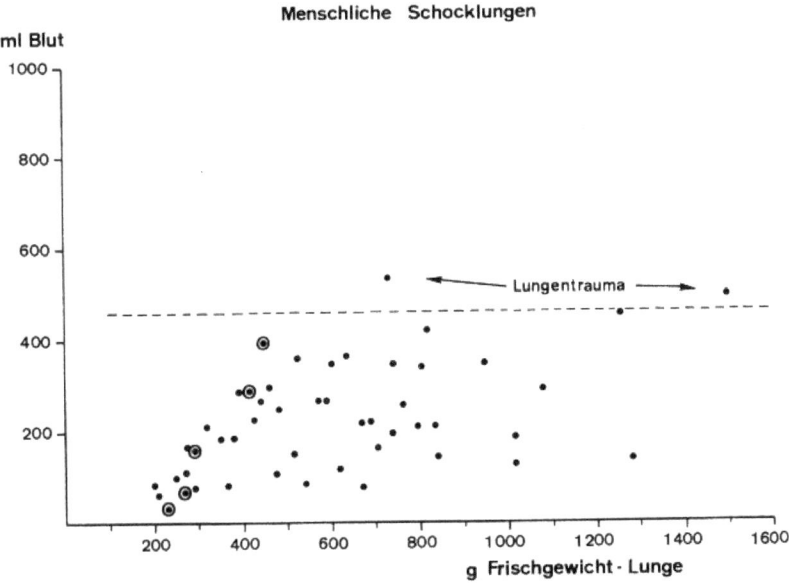

Abb. 2. Bei 48 Patienten die unterschiedlich lange nach einem Trauma gelebt haben, wurde der Blutgehalt einer Lunge bestimmt. Die Werte entsprechen einem genormten Durchschnitt aus beiden Lungen. Bei zwei Lungen wurde während der Untersuchung die Folgen eines direkten Lungentraumas festgestellt. Man erkennt, daß der Blutgehalt bis zu einem Plateau von etwa 400 ml Blut pro Lunge ansteigt und, trotz weiter zunehmender Lungengewichte, konstant bleibt. Die mit Ring versehenen Punkte repräsentieren „sofort" verstorbene Individuen

V. Mikroskopie

Mikroskopisch sind die Charakteristika der Schocklunge nur in den ersten Tagen des Schockgeschehens erkennbar.

1. Mikrothrombosierung und Mikroembolisierung

Zur Beobachtung kommen vorwiegend Thrombozytenaggregate, Thrombozytenthromben, Mikroembolie, Megakaryozyten, gemischte Thromben mit verschiedenen Fettbeimengungen, Fibrinkugeln (Globuli) und Granulozytenaggregate [21, 22]. Am stärksten betroffen sind kleine Lungenvenen, die Lungenkapillaren,

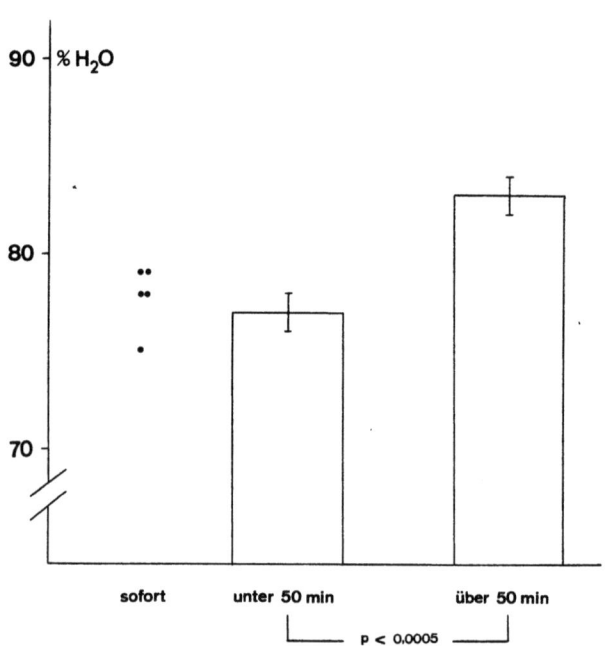

Abb. 3. Bei identischen Patienten wie in Abb. 1 wurde das Volumen des extravasalen Wassers in Beziehung zu Überlebenszeiten gesetzt. Ein hochsignifikanter Unterschied besteht zwischen Individuen, die sofort oder innerhalb der ersten Stunde nach Schockauslösung und solchen, die mehr als eine Stunde überlebten und im Krankenhaus behandelt werden konnten

die peribronchialen Venenplexus und kleine Arterien in absteigender Häufigkeit. Allgemein ist die Mikrothrombosierung und das Leukozytensticking bei septischem Schock und Verbrennungsschock besonders ausgeprägt, die Hämolyse kommt vornehmlich bei Verbrennungsschock, Hämorrhagien beim traumatischen und Endotoxinschock vor [23].

2. Endotheldefekte

Beginnend mit Endothelschwellung, Vakuolisierung und Bildung von Spalten zwischen zwei Endothelzellen, entwickeln sich fokale Zellnekrosen mit späterer vollständiger Auflösung der Endothelien. Die Defekte sind reparabel [24]. Eine besondere Endothelschädigung stellt die blasenförmige Abhebung dar. Sie kann mit ballonartigen Hohlräumen, die die Gefäßlichtung vollständig oder fast vollständig verschließen können, einhergehen [11]. In wechselndem Ausmaß können vor allem Granulozyten in der Nachbarschaft der Endothelschäden beobachtet werden, wobei eine Degranulierung der Zellen auffällt. Es ist bisher nicht geklärt, ob die Granulozyten Ursache oder Wirkung der Endothelschäden sind [25—27].

3. Interstitielles Ödem

Die Gewichtszunahme der Lungen im Schock beruht im wesentlichen auf Flüssigkeitszunahme im Interstitium. Die peribronchialen und perivenösen Räume verbreitern sich zuerst, es folgen interlobäre Septen, schließlich folgen die Alveolarsepten. Das Ödem umgreift hülsenförmig die Bronchien und Gefäße. Die pulmonalen Lymphbahnen sind massiv gestaut (Abb. 4b). Vergleicht man Lungen von plötzlich Verstorbenen mit solchen, die 3 Std überlebt haben, kann man eine Vergrößerung des Volumenanteils des Interstitiums am Einheitsvolumen des Lungen-

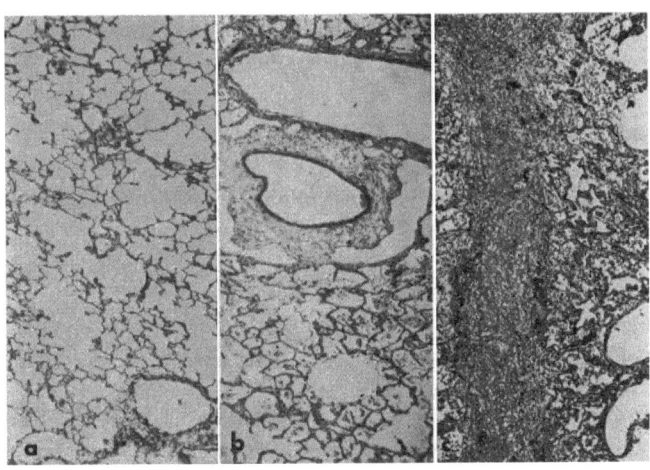

Abb. 4. Schocklungen in verschiedenen Stadien. a) Lunge eines dekapitierten 8jährigen Mädchens 25,2 × PAS. b) Lunge eines 10jährigen Jungen 3 Std nach Verkehrsunfall. Perivaskuläres Ödem und Lymphbahndilatation 25,2 × PAS. c) Lunge: 52jähriger Mann mit paralytischem Ileus. Septischer Schock. Beginnende mesenchymale Proliferation in einem septalen und interstitiell-alvolären Ödem sowie fibrinreichem intraalveolärem Ödem. 25,2 × HE

gewebes (V_{Vi}) bei den Überlebenden um 60% erkennen. Im selben Zeitabschnitt bleibt der Volumenanteil des Parenchyms (V_{Vp}) am Einheitsvolumen des Lungengewebes konstant. Der Volumenanteil des Interstitiums am Einheitsvolumen Parenchym (V_{Vi}/V_{Vp}) steigt um 200% [28]. Derartige interstitielle Flüssigkeitsvermehrungen sind in ähnlicher Form in Nieren bei akutem schockbedingtem Nierenversagen gefunden worden [29].

VI. Folgeerscheinungen und nichtobligatorische Begleiterscheinungen der Schocklunge

1. Intraalveoläres Ödem

Die Zusammensetzung des intraalveolären Ödems hat die Charakteristika eines proteinarmen Transsudates. Die Pathogenese dieses Ödems ist, zumindest im Tierversuch, geklärt und beruht auf einer relativen Erhöhung des enddiastolischen Blutdruckes im linken Herzvorhof. Das intraalveoläre Ödem ist somit im wesentlichen kardial bedingt [30, 31].

2. Interstitielle Fibrose

Die interstitielle Fibrose ist ein schnell zum Tode führendes irreversibles Stadium der Schocklunge. Bei überlebenden Schockpatienten konnten jedenfalls nur geringe Residualstörungen der Atmung, niemals jedoch progrediente Lungenfibrosen beobachtet werden [32, 33]. Daraus kann indirekt geschlossen werden, daß im Falle der Patient blutgasmäßig die Situation übersteht, die Lungenfibrose der lebensterminierende Faktor wird.

Die interstitielle Lungenfibrose bei Schock unterscheidet sich morphologisch nicht von solchen anderer Genese [34]. Sie beginnt an den, vom interstitiellen Ödem am stärksten betroffenen Stellen, was den Verdacht nahelegt, daß die proliferationsstimulierende Eigenschaft des Ödems ursächlich für die mesenchymale Proliferation ist. Experimentelle Grundlagen für diese Annahme sind vorhanden [35].

3. Hyaline Membranen

Hyaline Membranen bestehen im wesentlichen aus Fibrinbestandteilen [36] und sind meist vergesellschaftet mit einem fibrinreichen, intraalveolären Ödem [37]. Hyaline Membranen kommen in allen Lebensaltern und bei den verschiedensten Erkrankungen vor, treten aber gehäuft bei jungen, von Schock betroffenen Individuen auf.

4. Bronchopneumonie

Sie ist eine gefährliche Komplikation der Schocklunge. Von fast allen längeren Krankheitsverläufen ist eine Bronchopneumonie in mehr oder minder starker Ausprägungsform vorhanden [38].

VII. Klinisch-pathologische Korrelation

1. Röntgenologie

Die Schocklunge manifestiert sich am Bildschirm im wesentlichen durch interstitiell ablaufende Prozesse [12].

a) Das erste und reversible Stadium stellt eine allgemeine Verbreiterung mit stellenweise spindeliger Auftreibung der Lungengefäße dar. Ihre Umrisse erscheinen unscharf und verschwommen. Histologisch entspricht dies dem perivaskulären und peribronchialen Ödem.

b) Es folgt das Ödem der Alveolarsepten, dem im Röntgenbild eine diffuse *schleierartige Trübung* des Röntgenbildes entspricht. Auch dieses Stadium kann rückgängig sein.

c) Die beginnende interstitielle Fibrose kündigt sich im Röntgenbild durch eine diffuse *netzige Verschattung* an. Keine der von uns beobachteten Schockpatienten mit diesen Charakteristika überlebte. Dieses Stadium muß demnach als irreversibel angesehen werden.

Die Deutung der Röntgenthoraxuntersuchungen wird durch situationsbedingte, mangelhafte Technik oft erschwert. Die Abgrenzung von intraalveolärem, kardial bedingtem Ödem, welches eine eher wolkige Trübung im Röntgenbild zeigt und von Bronchopneumonie mit schärfer begrenzten Herden ist in der Praxis oft nicht möglich. Dennoch soll gerade der röntgenographischen Darstellung der Lunge zur Frage des interstitiellen Lungenödems mehr Bedeutung geschenkt werden.

2. Klinik

a) Korrelationsstudien der Blutgase mit dem feingeweblichen Bild der Lunge haben folgendes ergeben: eine Erhöhung des Kohlensäurepartialdruckes über 55 mm Hg hinaus und eine Steigerung des Anteils der Totraumventilation an der Gesamtventilation (V_D/V_T) auf mehr als 0,5 geht immer mit einer schweren diffusen Mikrothrombosierung einher [4]. Die Messung des Blutdruckes in der arteria pulmonalis ergibt bei diesen Fällen erhöhte Werte. Bei diesen Patienten liegt in der Regel eine Verbrauchskoagulopathie nach der Definition von Lasch et al. [39] vor.

b) Korrelationsversuche des bei unseren Sektionen gefundenen extravasalen Wasservolumens mit dem klinisch gemessenen Volumen der durchschnittlichen Flüssigkeitsbilanz der letzten 5 (oder weniger) Lebenstage der Patienten haben einen gering positiven Korrelationskoeffizienten von $+0,11$ ergeben. Damit bestätigt sich erstmals auch in einer klinisch-pathologischen Korrelationsstudie am Menschen, was im Tierversuch [40—43] und beim Patienten in vivo [44—48] gezeigt wurde: die Ausbildung des Lungenödems hängt im Wesentlichen von der Quantität und Qualität der parenteralen Flüssigkeitszufuhr ab.

Literatur

1. McNamara, J. J., Stremple, J. F.: J. Trauma **12**, 1010 (1973). — 2. Rittmann, W. W., Gruber, U. F., Allgöwer, M.: Langenbecks Arch. Chir. **330**, 1 (1971). — 3. Wiemers, K., Vogel, W., Mittermayer, Ch., Birzle, H., Böttcher, D.: Langenbecks Arch. Chir. **332**, 537 (1972). — 4. Mittermayer, Ch., Vogel, W., Burchardi, H., Birzle, H., Wiemers, K., Sandritter, W.: Dtsch. med. Wschr. **95**, 1999 (1970). — 5. Schimon, O.: Chemiker Z. **55**, 982 (1931). — 6. Bleyer, B., Braun, W.: Z. anal. Chem. **83**, 241 (1931). — 7. Diemair, W.: Obst- u. Gemüseverwertungs-Ind. **30**, 97 (1943). — 8. Betke, K., Savelsberg, W.: Biochem. Z. **320**, 431 (1950). — 9. Gil, J., Weibel, E. R.: Resp. Physiol. **15**, 190 (1972). — 10. Otto, H., Kemter, I.: Med. Laborat. **22**, 5 (1969). — 11. Sugihara, H., Hagedorn, M., Böttcher, D., Neuhof, H., Mittermayer, Ch.: Amer. J. Path. **75**, 457 (1974). — 12. Ostendorf, P., Birzle, H., Vogel, W., Mittermayer, Ch.: Radiology **114**, (1975). — 13. Vogel, W.: Chirurg **45**, 115 (1974). — 14. Bischoff, E.: Z. ration. Med. **20**, 75 (1863). — 15. Spitzka, A.: Amer. J. Anat. **5**, 3 (1904). — 16. Magnus-Levy, A.: Biochem. Z. **24**, 363 (1910). — 17. Mitchell, H. H., Hamilton, T. S., Steggerda, F. R., Bean, H. W.: J. biol. Chem. **158**, 625 (1945). — 18. Forbes, R. M., Cooper, A. R., Mitchell, H. H.: J. biol. Chem. **203**, 359 (1953). — 19. Backmann, R.: Beitr. Path. **125**, 222 (1961). — 20. Whimster, W. F., Macfarlane, A. J.: Amer. Rev. resp. Dis. **110**, 478 (1974). — 21. Sandritter, W., Lasch, H. G.: Meth. Achiev. exp. Path. **3**, 86 (1967). — 22. Remmele, W., Harms, D.: Klin. Wschr. **46**, 352 (1968). — 23. Hagedorn, M., Pfrieme, B., Mittermayer, Ch., Sandritter, W.: Beitr. Path. **153** (1975). — 24. Bowden, D. H., Adamson, I. Y. R.: Lab. Invest. **30**. 350 (1974). — 25. Schumacher, H. R., Agudelo, C. A.: Science **175**, 1139 (1972). — 26. Ratliff, N. B., Wilson, J. W., Mikat, E., Hackel, D. B., Graham, T. C.: Amer. J. Path. **65**, 325 (1971). — 27. Said, S. I., Kitamura, T. Y. S., Vreim, C.: Science **185**, 1181 (1974). — 28. Spänle, K. H.: Inauguraldissertation, Medizinische Fakultät, Universität Freiburg 1975. — 29. Bohle, A., Thurau, K.: Verh. dtsch. Ges. inn. Med. **80**, 565 (1974). — 30. Metz, G., Spieß, B., Classen, H. G., Mittermayer, Ch., Vogel, W.: Arzneimittel-Forsch. **24**, 1625 (1974). — 31. Staub, N. C.: Amer. Rev. resp. Dis. **109**, 358 (1974). — 32. Hill, J. D., O'Brien, J. G., Murray, J. J., Dontigny, L., Bramson, M. L., Osborn, J. J., Gerbode, F.: New Engl. J. Med. **286**, 629 (1972). — 33. Lamarre, A., Linsao, L., Reilly, B. J., Swyer, P. R., Levison, H.: Amer. Rev. resp. Dis. **108**, 56 (1973). — 34. Wichert, P. v., Hain, E.: Internist **15**, 370 (1974). — 35. Crichton, E. P.: Amer. J. clin. Path. **59**, 199 (1973). — 36. Bleyl, U.: Verh. dtsch. Ges. Path. **55**, 39 (1971). — 37. Hill, K.: Anaesthesist **19**, 332 (1970). — 38. Bergofsky, E. H.: Amer. J. med. Sci. **264**, 92 (1972). — 39. Lasch, G., Huth, K., Heene, D. L., Müller-Berghaus, G., Hörder, M. H., Janzarik, H., Mittermayer, Ch., Sandritter, W.: Dtsch. med. Wschr. **96**, 715 (1971). — 40. Schloerb, P. R., Hunt, P. T., Plummer, J. A., Cage, G. K.: Surg. Gynec. Obstet. **135**, 893 (1972). — 41. Collins, J. A., Braitberg, A., Butcher, H. R.: Surgery **73**, 401 (1973). — 42. Fulton, R. L., Peter, E. T.: Amer. J. Surg. **126**, 773 (1973). — 43. Weiser, P. C., Grande, F.: Amer. J. Physiol. **226**, 1028 (1974). — 44. Levine, O. R., Mellins, R. B., Fishman, A. P.: Circulat. Res. **17**, 414 (1965). — 45. Aarseth, P., Bø, G.: Acta physiol. scand. **85**, 353 (1972). — 46. Gaisford, W. D., Pandey, N., Jensen, C. G.: Amer. J. Surg. **124**, 728 (1973). — 47. Stein, L., Beraud, J.-J., Cavanilles, J., da Luz, P., Weil, M. H., Shubin, H.: J. Amer. med. Ass. **229**, 65 (1974). — 48. Biddle, T. L., Khanna, P. K., Yu, P. N., Hodges, M., Shan, P. M.: Circulation **49**, 115 (1974).

Lungenstoffwechsel bei Schocklunge

WICHERT, P. VON (I. Med. Univ.-Klinik Hamburg-Eppendorf)

Referat

Als Schocklungen werden Lungenveränderungen nach Schockzuständen verschiedenster Art bezeichnet, obwohl damit keineswegs eine pathogenetisch begründete Terminologie vorliegt. Solche Lungenveränderungen erlangen in der Intensivmedizin diagnostisches und therapeutisches Gewicht, da sie nicht selten zum Tode führen. Darüber hinaus beanspruchen sie großes wissenschaftliches Interesse. Sie beleuchten in experimenteller Weise Funktions- und Reaktionsformen der Lunge. Die Beschäftigung mit diesem im angelsächsischen adult respiratory distress syndrom genannten Bild korrespondierte zeitlich und in der Fragestellung mit Ergebnissen, die die Pädiatrie beim Atemnotsyndrom der Neugeborenen erarbeitet hatte. Bei letzterem ist die Unreife einer spezifischen Stoffwechselfunktion der Lunge Ursache für die ungenügende Lieferung sogenannter oberflächenaktiver Substanzen [1, 10, 22, 46]. Die physiologische Bedeutung des sog. surfactant oder oberflächenaktiven Systems der Lunge wird von Benzer [5] behandelt.

Die Kenntnis, daß die Lunge überhaupt über ihren Erhaltungsstoffwechsel hinausgehende metabolische Funktionen von Bedeutung hat, ist noch nicht alt (Abb. 1). Die klinische Bedeutung dieser metabolischen Funktion ist bisher, insbesondere in der inneren Medizin, nicht genügend realisiert worden, obwohl inzwischen fundierte Kenntnisse der Physiologie des Lungenstoffwechsels vorliegen. Nicht zuletzt deswegen hat der praktische Bezug in einigen Bereichen noch hypothetischen Charakter.

Einleitend soll eine Darstellung des normalen Lungenstoffwechsels vorangeschickt werden, wobei dem Thema entsprechend der Energie- und Lipidstoffwechsel behandelt werden, da sie unter den Bedingungen der sogenannten Schocklunge besondere Bedeutung haben. Die Bedeutung des Lipidstoffwechsels der Lunge ergibt sich aus einer engen Korrelation zum surfactant-System und damit zur Funktion des Organs. Dipalmitoyllecithin ist die wichtigste surfactant-Substanz (Abb. 2b). Auf andere klinische Aspekte der Stoffwechselfunktion der Lunge kann hier nur verwiesen werden [24, 44, 64].

Die gesunde Lunge verbraucht etwa 1 bis 2% des gesamten vom Organismus aufgenommenen Sauerstoffes [9]. Der O_2-Verbrauch liegt zwischen 0,35 und 0,48 µl/g Trockengewicht/min [59]. An utilisierbarem Substrat nimmt die Lunge unter physiologischen Bedingungen Glucose, zwischen 11,5 und 15 µMol/g Feuchtgewicht/Std [26, 30, 31, 42, 69], und Fettsäuren, etwa 4 µMol/g Feuchtgewicht/Std [42] auf. Auch unter nichtanoxischen Bedingungen wird Laktat produziert. 6 bis 10 µMol/g Feuchtgewicht/Std entsprechen 30 bis 40% der aufgenommenen Glucose. Auf Grund des hohen Durchströmungsvolumens der Lunge sind arteriovenöse Differenzen für diese Substrate in vivo praktisch nicht analysierbar [26, 31, 40], die Werte wurden an Gewebsschnitten ermittelt. Der Nucleotidgehalt der Lunge entspricht dem anderer Organe [27, 61, 62]. Das Lungengewebe verfügt über Enzyme des Tricarbonsäurezyklus und des Hexosemonophosphatshunts [45, 55, 68]. Diese Enzymausstattung belegt einen aktiven, zu Syntheseleistungen fähigen, Metabolismus.

Diese Syntheseleistung betrifft vor allem den Lipidstoffwechsel. Im Gegensatz zu anderen Organen ist die Lunge aus sehr differenten Zelltypen zusammengesetzt. Untersuchungen der letzten Jahre haben jedoch gezeigt, daß die granulären Pneumozyten vom Typ II der Hauptort der Lipidsynthese sind [3, 13, 20]. Die Phospholipide werden in den Typ-II-Zellen gebildet und dann an die Oberfläche der Alveolen ausgeschleust, wo sie ihre physiologische Bedeutung erlangen.

Die Aufklärung des Syntheseweges für Phospholipide in der Lunge ist vor allem Lands, Clements, Spitzer, Rubinsten, Naimark und Scarpelli zu danken. Die Abb. 2a beschreibt die Synthesewege. Aus Vorstufen (Glucose, Fettsäuren,

STOFFWECHSELLEISTUNGEN der LUNGE

CLEARANCE vasoaktiver Substanzen	SEROTONIN
	BRADYKININ
	PROSTAGLANDIN E u. F
	NORADRENALIN
CLEARANCE von Hormonen	ANGIOTENSIN I
	INSULIN
SEKRETION vasoaktiver Substanzen	HISTAMIN
	SRS-A
	X, Y, Z
SEKRETION in die Alveole	PHOSPHOLIPIDE
	EIWEISS
RESORPTION aus der Alveole	WASSER
	EIWEISS
	PHARMAKA

Abb. 1. Stoffwechselleistungen der Lunge

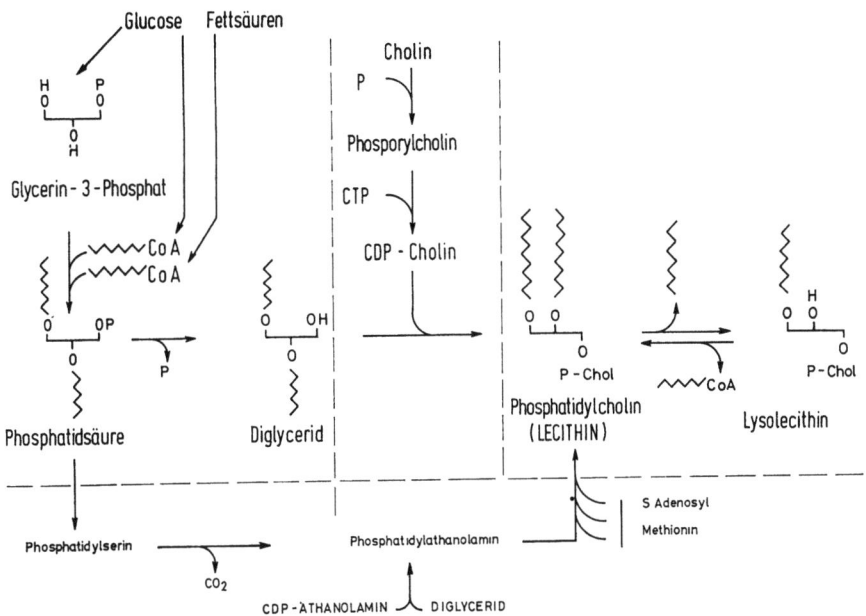

Abb. 2a. Schema der Lecithinsynthese; die unterhalb der unterbrochenen Linie angegebenen Reaktionen haben in der Erwachsenenlunge untergeordnete Bedeutung

C_2-Körper) werden Glycerin und Fettsäuren gebildet, die Diglyceride formen. Schon preformierte Substanzen, längerkettige Fettsäuren, Triglyceride nach Spaltung, C_3-Körper können ebenfalls aufgenommen werden [42]. Etwa 30% der incorporierten Glucose erscheint im Fettsäureanteil der Phospholipide [58]. Das so gebildete Diglycerid reagiert mit CDP-Cholin, so daß Phosphatidylcholin

(Lecithin) entsteht. Cholin wird vom Lungengewebe als preformierte Substanz aufgenommen. Die weitere Umsetzung des Cholins zu CDP-Cholin erfolgt im Lungengewebe [45]. Die anderen angegebenen Stoffwechselwege spielen in der Produktion von surfactant in der Erwachsenenlunge keine Rolle [50]. Gesättigte Fettsäuren werden zu über 85% in die Lecithinfraktion eingebaut [14, 38, 39, 58, 68]. Synthese und Einbau gesättigter Fettsäuren in höhermolekulare Verbindungen erfolgen in der Lunge wesentlich aktiver als in der Leber, während der Einbau ungesättigter Fettsäuren in beide Organe etwa mit gleicher Intensität geschieht [14]. Die Aufnahme von freien Fettsäuren ins Lecithin der Lunge erfolgt innerhalb weniger Minuten [11, 14]. Die in den Typ-II-Zellen gebildeten Phospholipide werden mit einer gewissen zeitlichen Verzögerung, etwa 4 bis 6 Std [40], aus dem Gewebe an die Oberfläche der Alveole abgegeben; dort sind sie dann experimentell durch Bronchusausspülung nachweisbar. Man kann annehmen, daß diese extrazelluläre, intraalveoläre Lecithinfraktion das eigentlich physikalisch wirksame

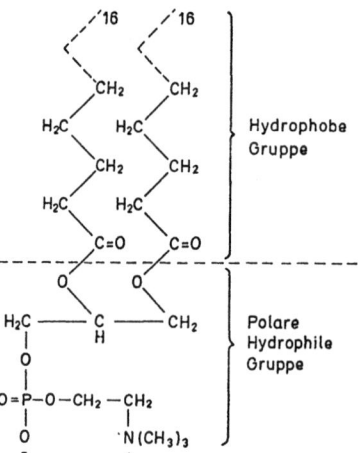

Abb. 2b. Molekularstruktur des Dipalmitoyllecithins

surfactant darstellt. Dafür spricht auch der besondere Reichtum des intraalveolären Lecithins an gesättigten Fettsäuren, insbesondere Palmitinsäure. Die alveolären Lipide werden dann von Macrophagen aufgenommen und abtransportiert (Abb. 10).

Die vorliegenden Befunde unterstreichen die Tatsache, daß eine besondere Orientierung des Lungenstoffwechsels in Richtung auf die Produktion von Phospholipiden aus einer weiten Varietät von Substraten besteht. Das Resultat ist eine sehr ungewöhnliche Lecithinspezies, Dipalmitoyllecithin, die in anderen Organen nicht oder in sehr viel geringerer Konzentration vorkommt [20, 32, 35, 50]. Dieser Sachverhalt unterstreicht die Verbindung zwischen den Stoffwechselvorgängen in der Lunge und den physiologischen Erfordernissen des surfactant-Systems. Die Produktion von Lecithinen gehört zur Aufgabe jeder Zelle, da Phospholipide übliche Membranbausteine sind. Das spezifisch Besondere des Stoffwechsels der Typ-II-Pneumozyten besteht darin, daß sie neben den für die reine Zellfunktion wichtigen Phospholipiden eine ganz besondere Lecithinspezies herstellen, die an die Alveole sezerniert, für die normale Funktion der Lunge unabdingbar ist. Die dazu notwendigen Regulationsmechanismen sind noch nicht im Detail bekannt. Es gibt Hinweise dafür, daß die Funktionsspezifität des pulmonalen Metabolismus auf molekularbiologischer Ebene ihre Erklärung finden könnte. Hierzu sind noch intensive Untersuchungen notwendig.

Die Untersuchung des Lungenstoffwechsels beim Erwachsenen im Hinblick auf seine pathogenetische Bedeutung und seine funktionellen Konsequenzen unter pathologischen Bedingungen ist im Gegensatz zum Neugeborenen ungleich schwieriger. Dieses hat folgende Gründe:

1. Die surfactant-Substanzen und das Stoffwechselsystem sind in der ausgereiften Lunge des Erwachsenen in erheblichem Überschuß angelegt. Diese Tatsache wird durch die normale Physiologie der Lunge auf das Nachdrücklichste bestätigt.

2. Die als Resultat gestörter Stoffwechselveränderungen auftretenden funktionellen oder morphologischen Konsequenzen benötigen deswegen zu ihrer Ausbildung relativ lange Zeit, da die im Zeitpunkt der Schädigung vorhandenen oberflächenaktiven Substanzen eine normale Funktion des surfactant-Systems für einige Stunden garantieren, sofern nicht die Oberflächenaktivität unmittelbar störende Faktoren hinzukommen [5—7, 23, 57].

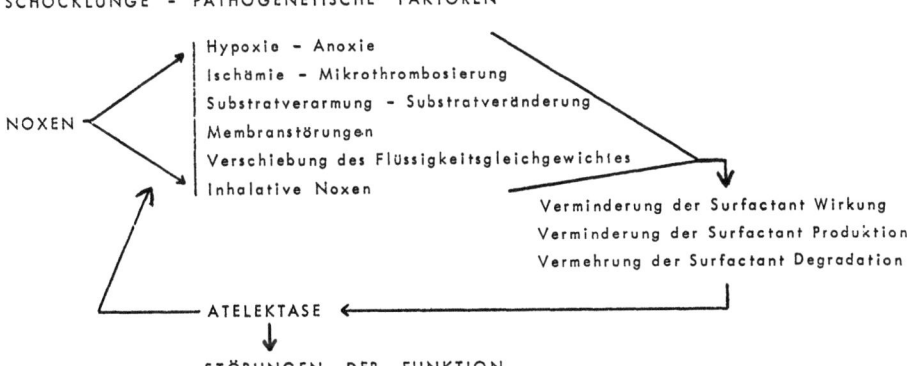

Abb. 3. Pathogenetische Faktoren und Entwicklung der Schocklunge

3. Die bei der Schocklunge wirksamen pathogenetischen Faktoren sind nicht genau bekannt, so daß es nicht klar ist, ob die meßbaren Stoffwechselaberationen Ursache oder Folge dieser Faktoren sind. Diese Einschränkung gilt allerdings nur für eine „primäre" Betrachtung des Problems; was auch immer der Anstoß sein mag, wenn die surfactant-Produktion nachhaltig gestört ist, ist das fatale Ende praktisch unausweichlich [6, 33, 34, 57] (Abb. 3).

Die folgenden Ausführungen zum Stoffwechsel der Lunge bei Schocklunge sind nicht als Diskussion zur Pathogenese zu verstehen (dazu siehe Mittermayer [34]), wenngleich pathogenetische Mechanismen, nicht zuletzt im Tierversuch, vorgegeben werden müssen. Dementsprechend kann im Einzelfall nicht zur Frage Stellung genommen werden, ob die beobachteten Stoffwechselveränderungen primärer oder sekundärer Natur sind. Ungeachtet dieser einschränkenden Überlegungen sind in den letzten Jahren eine Reihe von interessanten Untersuchungen vorgelegt worden, die nachfolgend referiert werden.

Die Hypoxie des Lungengewebes ist ein möglicher, immer wieder diskutierter pathogenetischer Mechanismus. Ventilationsstörungen und Perfusionsstörungen, z. B. durch Mikrothromben, können die Sauerstoffversorgung des Lungenparenchyms beeinträchtigen. Perfusionsstörungen führen gleichzeitig zu einer Minderversorgung mit utilisierbarem Substrat. Das Lungengewebe wird physiologisch über die Alveole mit O_2 versorgt. Die Bronchialzirkulation und die Perfusion mit venösem Blut können eine ausreichende O_2-Versorgung des Gewebes nicht gewährleisten. Diese Befunde sind auch unter therapeutischen Gesichtspunkten etwa für die Wahl des geeigneten Beatmungsverfahrens von großer Bedeutung. Im folgenden sollen deshalb die Stoffwechselverhältnisse bei Hypoxie, Anoxie bzw. Ischämie dargestellt werden. V. Wichert *et al.* [61, 62] haben 1972 über den Abbau der Purinnucleotide in der ischämischen Kaninchenlunge berichtet (Abb. 4). Die Adeninnucleotide werden in gleicher Weise, aber langsamer als in anderen Organen, während der Ischämie vermindert. Der Abbau über die Stufe der Mononucleotide erfolgt aber besonders verzögert, verglichen mit dem anderer Organe. Nach 60 min Ischämie sind noch 75% der Nucleotide als Phosphate vorhanden. Jacobs [27] hat bei Stickstoffbeatmung fast identische Werte, Fisher *et al.* [15] einen noch geringeren Abbau gefunden. Diese Befunde belegen ins-

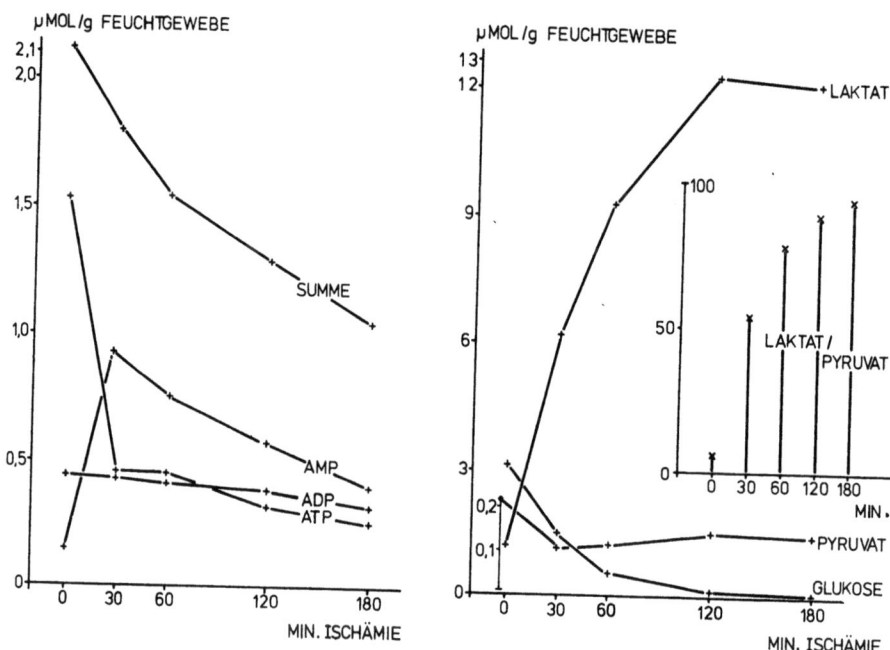

Abb. 4. Abbau der Adeninnucleotide, Glucoseverbrauch und Lactatproduktion im ischämischen Lungengewebe. (v. Wichert, 1972)

gesamt eine gegenüber anderen parenchymatösen Organen relativ hohe Resistenz der Lunge gegenüber Sauerstoffmangel. Sie lassen sich mit den Besonderheiten der normalen Durchblutungsregulation der Lunge zwanglos erklären. Im Gegensatz zu diesen akuten Experimenten dürften in der klinischen Realität die dort wesentlich länger wirkenden Faktoren sich in ihrem Effekt augmentieren und selbstverstärkenden Charakter annehmen [15]. Von pathologisch-anatomischer Seite ist darauf hingewiesen worden, daß auch schon ischämische Phasen von wenigen Stunden Dauer das Organ nachhaltig destruieren [2, 12]. Andere Effekte experimentell erzeugter Durchblutungsstopps und Hypoxien wurden ebenfalls beschrieben. Newman u. Naimark [41] haben gezeigt, daß die Applikation eines Hypoxiegemisches (10% O_2) bei Ratten die Incorporation vom Palmitat in Lungenphospholipide um etwa 30% vermindert, nach Untersuchungen von Naimark u. Klass [38] inhibiert KCN ebenfalls die Palmitataufnahme in Lecithin. Diese Ergebnisse korrespondieren mit denen von Fisher *et al.* [15], die eine

30%ige Verminderung des Glucoseeinbaues in Lecithin unter Hypoxie gefunden haben. V. Wichert et al. (Abb. 5a bis c) [63, 65] haben eine periphere Gewebsischämie, erzeugt durch Injektion von Glasstaub beim Kaninchen als Modell gewählt. Die Ergebnisse belegen, daß Mikroembolien, unabhängig davon, welche

		Gesamtphospholipide	
		µMol/g Feuchtgewicht	µMol/g Trockengewicht
Normal	$\bar{x}$	27,5	177,7
n = 10	σ	4,9	24,1
24 Std.	$\bar{x}$	23,9	145,6
	σ	3,0	15,3
n = 14	p	0,0175	0,0005
48 Std.	$\bar{x}$	26,2	144,9
	σ	3,3	15,1
n = 12	p	-	0,0005

a

		C 16	saturated	C 18:1	unsaturated
Normal	%	45,6	58,3	38,9	38,9
n = 10	µMol/g	74,4	95,0	63,2	63,2
24 Std.	%	42,1	49,6	33,3	37,2
	p	-	0,01	-	-
n = 14	µMol/g	56,6	67,0	44,4	49,7
	p	0,005	0,003	0,05	-
48 Std.	%	48,8	61,6	23,5	29,5
	p	-	-	0,02	-
n = 12	µMol/g	62,4	80,1	30,1	38,8
	p	-	0,03	0,003	0,002

b

Einbau von Palmitat-1^{14}C in Phospholipide der Lunge in nMol/mg DNS					
		Alle Phospholipide	% vom Ausgangswert	Lecithin	% vom Ausgangswert
Normal	$\bar{x}$	66,2		53,8	
n = 10	σ		14,4		
24 Std.	$\bar{x}$	47,6	72,1	36,8	69,3
	σ	17,6		11,8	
n = 14	p			0,0005	
48 Std.	$\bar{x}$	38,9	58,9	30,7	56,9
	σ	14,1		10,7	
n = 12	p			0,0005	

c

Abb. 5a—c. Phospholipidgehalte, Fettsäurecomposition des Lecithins und Einbau von Palmitat-1^{14}C in normalen Kaninchenlungen und 24 bzw. 48 Std nach Injektion von 0,12 g/kg Glasstaub, Korngröße 20 bis 40 µ. (v. Wichert, 1975) sonstigen Effekte sie auslösen, die stationären Phospholipidkonzentrationen, welche für die Funktion des surfactant entscheidend sind, soweit vermindern, daß mit Funktionsstörungen gerechnet werden kann. Morgan [36] hat Funktionsstörungen durch Messung der Blasenstabilität bei entsprechenden Phospholipidkonzentrationen gefunden. Die Funktionsstörungen bei Schocklungen sind heute aus vielen klinischen Beobachtungen geläufig [23, 49, 57], und es ist wiederholt vermutet worden, daß sie durch einen surfactant-Mangel mitverursacht sind [23, 25, 43].

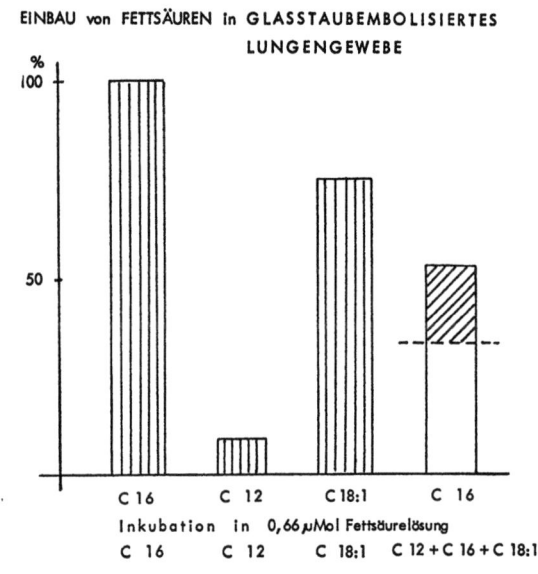

Abb. 6. Einbau von Fettsäuren in glasstaubembolisiertes Lungengewebe. Die Inkubation erfolgte in äquimolarer Fettsäurekonzentration. Setzt man den Einbau von Palmitat (C 16) gleich 100%, so wird von Laurinsäure (C 12) 8,8%, von Ölsäure (C 18:1) 75% der Menge von Palmitinsäure ins Lungengewebe eingebaut. Bietet man ein Gemisch dieser Fettsäuren in gleicher Molarität an, so nimmt die Lunge wiederum bevorzugt Palmitat auf. (v. Wichert, unpubl.)

Die Mikroembolisierung führt zu einer Verminderung der Palmitatveresterung am Lecithin. Diese Reaktion ist wegen der physiologischen Bedeutung des Dipalmitoyllecithins von vielen Autoren zum Studium der Lecithinsynthese benutzt worden; sie erfaßt aber nur Einzelschritte der Lecithinsynthese, und zwar einmal den Fettsäureeinbau ins Diglycerid, zum anderen die Re- oder Transacylierung eines bereits gebildeten Lysophosphatidylcholins (siehe Abb. 2a). In fortführenden Untersuchungen haben wir zeigen können, daß auch unter den Bedingungen der Embolisierung eine Preferenz für den Palmitateinbau besteht. Bei äquimolarem Angebot verschiedener Fettsäuren baut das Lungengewebe bevorzugt Palmitinsäure ins Lecithin ein (Abb. 6) [67]. Auch aus diesen Untersuchungen ergibt sich die besondere Kapazität der Lunge zur Incorporation von Palmitat, die diejenige von kurzkettigen oder ungesättigten Fettsäuren weit übersteigt. Über eine Verminderung des Palmitateinbaues in Lungenphospholipide unmittelbar nach arterieller Ligatur hat Naimark [37] berichtet, nach Unterbindung der Pulmonalarterie wurde von anderen Autoren eine Verminderung von Dipalmitoyllecithin und eine Veränderung der Fettsäurezusammensetzung des Lecithins gesehen [36].

Wahrscheinlich hat das Lungengewebe keinen kritischen O_2-Druck. Trotzdem bleibt die O_2-Versorgung des Lungengewebes unter pathologischen Bedingungen ein kritischer Punkt. Fisher et al. [15] haben darauf hingewiesen, daß auch andere metabolische Funktionen der Lunge, wie z. B. der Serotoninabbau in der Hypoxie verlangsamt sind. Auch solche Vorgänge könnten schwerwiegende Folgen für die Kreislaufregulation haben. Der Sauerstoffverbrauch der Lunge hat auch Bedeutung für den Gesamtorganismus. Während physiologischerweise nur 1 bis 2% des insgesamt aufgenommenen O_2 von der Lunge verbraucht wird, kann deren O_2-Verbrauch unter pathologischen Verhältnissen auf das Vierfache ansteigen und somit den des Herzens oder der Niere übersteigen [8, 16, 17, 51] (Abb. 7).

Diesen Abschnitt zusammenfassend kann gesagt werden: Sauerstoffmangel alteriert die funktionell notwendige Stoffwechselfunktion der Lunge, eine kranke Lunge ihrerseits vergrößert die Hypoxie des Organismus. Auf die große Bedeutung dieser Befunde für die Klinik braucht nur hingewiesen zu werden.

SAUERSTOFFVERBRAUCH verschiedener ORGANE
pO_2 - 75 mm Hg (nach CALDWELL u. WITTENBERG 1974)

	Verbrauch pro Gewichtseinheit in µl/g/min	Organgewicht in g	Verbrauch des Organs in ml/min
NIERE	70	300	21
HERZ	50	300.	15
LEBER	50	1700	85
LUNGE gesund	8	1000	8
LUNGE krank	16	2000	32

Abb. 7. Sauerstoffverbrauch der Lunge im Vergleich zu anderen Organen. (Nach Caldwell et al., 1974)

Es gibt nur wenige Untersuchungen des pulmonalen Metabolismus unter Bedingungen, die dem angenähert sind, was man klinisch unter Schock bzw. Schocklunge versteht. Aus pädiatrischen Publikationen, das respiratory distress-Syndrom des Neugeborenen betreffend, weiß man von einer geringeren Lecithinsynthese und von alterierten Konzentrationen der physiologisch wichtigen Metaboliten [1, 22]. Aus den dargelegten Gründen haben diese Befunde aber für die Verhältnisse beim Erwachsenen keinen Modellcharakter. Das Thema Schock und Lungenstoffwechsel wurde von Henry [25] am Modell des hämorrhagischen und von Rubin u. Clowes [43] am Modell des septischen Schocks bearbeitet. Untersuchungen am Menschen gibt es, abgesehen von Einzelmessungen, nicht [60].

Rubin u. Clowes [43] hatten Ratten durch Unterbindung des Coecums eine Peritonitis gesetzt. Sie fanden in den Lungen dieser Tiere eine Verminderung des Lecithingehaltes des Gewebes und der Alveolarflüssigkeit, verglichen mit demjenigen normaler Tiere. Bei Messung der Einbaurate von ^{32}P in die Phospholipide der Lunge konnte dann eine Verminderung um 20 bis 40% bei den erkrankten Tieren beobachtet werden. Aus ihren Untersuchungen schließen Rubin et al. auf einen durch den septischen Schock gestörten Stoffwechsel der Lunge. Diese Befunde korrespondieren größenordnungsmäßig mit unseren Ergebnissen nach Glasstaubembolisierung. Dort war der Palmitateinbau nach 24 Std um 31% bezogen auf DNA reduziert. Henry [25] hat am Modell des hypovolämischen Schocks ebenfalls Verminderungen des ^{32}P-Einbaues gefunden, die sich 18 bis 24 Std nach Schockbeginn zwischen 50 und 70% bewegten. Dabei war die Einbaureduktion in der mitochondrialen Fraktion noch ausgeprägter als im Gesamtgewebe, so daß ein Defekt im Zellstoffwechsel wahrscheinlich ist. Eindringlich muß auf die enge Verknüpfung von Lipid- und Energiestoffwechsel hingewiesen werden. Diese Verbindung ergibt sich aus fast allen der mitgeteilten Befunde. Sie ist in pathogenetischer und therapeutischer Hinsicht bedeutungsvoll, zumindest solange auch bei den letztgenannten Versuchen die pathogenetischen Prinzipien nicht ohne weiteres erkennbar sind.

Die bisher vorliegenden Befunde belegen zusammengefaßt also, daß im Schock oder bei Schocklunge der Stoffwechsel der Lunge Aberrationen zeigt, die über eine Reduktion der Lecithinbereitstellung bei längerem Bestehen zu einer Insuffizienz des surfactant-Systems führen könnten. Das würde das Zustandekommen der respiratorischen Insuffizienz im Schock begünstigen. Auf diesen Mechanismus ist mehrfach hingewiesen worden. Es ist damit zu rechnen, daß eine intensivere Beschäftigung mit diesen Fragen weitere wesentliche Befunde zu Tage fördern, zumal bis heute Untersuchungen an Zellbausteinen oder Veränderungen von Enzymaktivitäten fast völlig fehlen.

HALBWERTSZEITEN des LUNGENLECITHIN bei der RATTE
Angaben in Stunden

Vorstufe	Autor	Gesamtlunge	Intracelluläres Lecithin	Extracelluläres intraalveoläres Lecithin
GLUCOSE	Tierney 1967	14		
GLYCERIN	Toshima 1972		21	6
	Balint 1974			12
PALMITAT	Tierney 1967	14		
	Spitzer 1971		2o	16
	Toshima 1972		22	5
	Gilder 1974	25		
CHOLIN	Spitzer 1971		46	34
	Gilder 1974	44		
	Balint 1974			21

Abb. 8. Halbwertzeiten des Lecithins bei Einbau unterschiedlicher Precursoren

Von besonderem Interesse waren Untersuchungen über die Halbwertzeit des Lecithins der Lunge. Wie aus dem Stoffwechselschema (Abb. 2b) hervorgeht, können unterschiedliche Substanzen ins Lecithinmolekül eingebaut werden. Die Halbwertzeiten des Lecithins, bei Messung über verschiedene zum Einbau angebotene Vorstufen, sind unterschiedlich lang (Abb. 8). Das bedeutet, daß das Lecithinmolekül in sich nicht stabil ist.

Die unterschiedlichen Halbwertzeiten für Cholin und Palmitat als Vorstufen des Lecithins belegen, daß Transacylierungen am Lecithinmolekül, möglicherweise sogar noch intraalveolär, und differenzierte Abbauvorgänge stattfinden. Es ist bekannt [7, 29, 54, 57], daß es während Schockereignissen zu einer Veränderung der Zusammensetzung der Fette und freien Fettsäuren im Blut kommt. Wird der Lunge eine von der Norm abweichende Substratzusammensetzung angeboten, baut sie das Vorhandene ein. Wahrscheinlich kann durch Regulation des Metabolismus unter physiologischen Verhältnissen ein weiter Bereich durch Anpassung überstrichen werden, ganz sicher erfordert das aber Zeit, die unter pathologischen Verhältnissen im Schock unter Umständen nicht zur Verfügung steht. Auf Grund der Kenntnis des Stoffwechsels der Lunge läßt sich also mit guten Gründen annehmen, daß eine Veränderung der Lipidzusammensetzung des Blutes sich insoweit ungünstig auf die surfactant-Produktion auswirken könnte, als „fehlerhaftes" surfactant gebildet wird. Es ist bekannt, daß nur Dipalmitoyllecithin, nicht aber andere, insbesondere ungesättigte Lecithine einen oberflächenspannungssenkenden Effekt aufweisen. Leider liegen dazu keine überzeugenden Untersuchungen an einem diese Situation beschreibenden Modell vor.

Die typische Verteilung der Fettsäuren im Lecithinmolekül ist asymmetrisch, d. h. die gesättigten Fettsäuren werden in Position 1, die ungesättigten in Position 2 gefunden [18, 52]. Bei der Synthese wird wahrscheinlich randomisiert eingebaut und erst nachher, entsprechend den verschiedenen physiologischen Aufgaben der Phospholipide, der Fettsäurerest diesen Aufgaben entsprechend geändert. Die Tatsache, daß in der Lunge sowohl Phospholipasen als auch Acyltransferasen vorkommen, hat den Gedanken an die Bedeutung dieses Weges favorisiert. Ebenso wie im Lebergewebe zeigt die 2-Lysoposition eine Preferenz für ungesättigte Fettsäuren, im Unterschied zur Leber aber wird Palmitat in beide Positionen, in 1-Lyso- und 2-Lyso-Phosphatidylcholin gleich gut eingebaut [18]. Obwohl auch in der Position 2 54% der Fettsäuren gesättigt sind, befindet sich dort doch die Majorität der ungesättigten Fettsäuren. Frosolono et al. [18] haben weiter gezeigt, daß bei Blockade der pulmonalen Zirkulation die Enzymaktivitäten sich derart ändern, daß eine Verschiebung zugunsten des Einbaues ungesättigter Fettsäuren denkbar wäre. Diese Untersuchungen sind von Bedeutung für die grundsätzliche Frage, wie die Regulation des pulmonalen Metabolismus bei der Herstellung eines so ungewöhnlichen Phospholipids beschaffen ist. Andererseits wird dadurch auch der Sachverhalt beleuchtet, daß der Stoffwechsel durch Veränderungen der Substratkonzentrationen, wie z. B. bei Schock oder Fettembolie, überfordert werden kann, so daß sich daraus ein pathogenetisches Prinzip ergeben würde.

EINFLUß des NAHRUNGSENTZUGES auf STOFFWECHSELPARAMETER der LUNGE

	Normal	NAHRUNGSENTZUG
Palmitatincorporation in Phospholipide Newman u. Naimark 1968	9260 cpm / g Lecithin	3170 cpm / g Lecithin
Glucoseincorporation in Phospholipide Scholz u. Rhoades 1971	260,5 nMol / g / h	174,0 nMol / g / h
Citratincorporation in Phospholipidfettsäuren Scholz 1972	0,70 nMol / g / min	0,19 nMol / g / min
Spezifische Aktivität von ^{32}P-markiertem Lecithin Rubin 1972	3589 cpm / µÄq P	1916 cpm / µÄq P

Abb. 9. Einfluß des Nahrungsentzuges auf Stoffwechselparameter der Lunge. Man erkennt eine Reduktion der Meßgrößen unter Nahrungsentzug

Ein sehr interessanter Aspekt des Lungenstoffwechsels auf dem Hintergrund intensivmedizinischer Probleme ist dadurch gegeben, daß allein eine verminderte Nahrungsaufnahme bei Versuchstieren zu einer Depression der Lecithinneusynthese führt [41, 43, 48]. Besonders stark ist die Glucoseincorporation in die Fettsäuren der Phospholipide reduziert [48] (Abb. 9).

Die Beurteilung aller dieser Befunde wird durch verschiedene Besonderheiten erschwert. Das funktionell als Einheit imponierende surfactant-System ist von der Struktur des Stoffwechsels her ein äußerst kompliziertes Mehrkompartmentsystem (Abb. 10). So hat der Ausschleusungsmechanismus der Phospholipide zusätzlich Substratspezifität [56]. Nicht annähernd sind bisher die Kinetiken dieser Reaktion bekannt. Intrazellulärer Bildungsort und extrazellulärer Wirkort stehen zwar unzweifelhaft in enger Korrelation, über die quantitativen Relationen gibt es bisher aber keine zuverlässige Information. Nach Tierney [53] errechnet sich aus den physikalischen Größen des Lungenareals und der Oberflächenspannung der Verlust an surfactant unter normalen Bedingungen auf 0,23 µMol/G/Std, ein Wert, der mit den biochemisch bestimmten Syntheseraten für Lecithin gut übereinstimmt. Unter pathologischen Bedingungen können aber ganz andere Gegebenheiten bestimmt werden, die Umsatzraten für Lecithin nehmen ab. Trotz auf die Hälfte verminderter Lecithinsynthese (Palmitateinbau) 48 Std nach Glasstaubinjektion, haben wir in unseren Messungen aber gefunden, daß die Phospholipidgehalte in den mikroembolisierten Lungen wieder anstiegen [63, 65]. Newman u. Naimark [41] haben mitgeteilt, daß sich die Halbwertzeit für Lecithin unter Hypoxie auf fast das Doppelte verlängerte, mit dem Ergebnis, daß die stationären Phospholipidkonzentrationen unverändert blieben, obwohl die Syntheserate um 30% zurückging. Unzweifelhaft geht das Maß der Degradation der Phospholipide in solche Messungen ein, es bestehen aber leider überhaupt keine Vorstellungen, weil nicht untersucht, über die Regulationsmechanismen, die dem zugrunde liegen könnten. V. Wichert u. Morgenroth [66] haben an einem Modell einer fibrosierenden Alveolitis Befunde erhoben, bei denen sich durch Korrelation histologischer und biochemischer Daten vermuten ließ, daß die biochemischen Veränderungen Folge der Minderbelüftung waren. Es ist nicht undenkbar, daß die Lunge über einen funktionskorrelierten Stoffwechselregulationsmechanismus verfügt, der Funktionsstörungen entgegenwirken könnte. Wie das im Detail aussehen könnte, ist gegenwärtig noch völlig unklar.

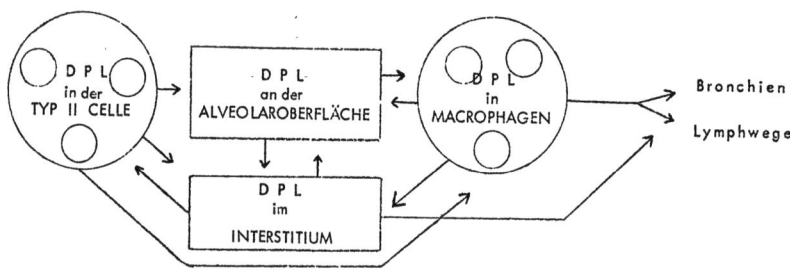

Abb. 10. Schema der Stoffwechselwege des Lecithins (DPL — Dipalmitoyllecithin) in der Typ-II-Zelle und seine Ausschleusung und Degradation. Das surfactant Sekretionssystem stellt ein kompliziertes Mehrkompartmentsystem dar. (Nach Naimark, 1973)

Die Beschäftigung mit dem Stoffwechsel der Lunge berührt nicht nur eine Vielzahl von klinischen Problemen, sondern bedeutet auch in wissenschaftlicher Hinsicht eine Herausforderung, liegen doch auf diesem Gebiet eine Reihe von Antworten über die Funktion der Lunge und Reaktion des Organs auf Schädigungen verborgen.

Literatur

1. Adams, F. H., Fujiwara, T., Emmanouilides, G. C., Räihä, N.: J. Pediat. **77**, 833 (1970). — 2. Amthor, M.: Beitr. Path. **149**, 270 (1973). — 3. Askin, F. B., Kuhn, C.: Lab. Invest. **25**, 260 (1971). — 4. Balint, J. A.: Studies on the biosynthesis of pulmonary surfactant lecithin. 17. Aspen Lung Conference 1974, Chest (im Druck). — 5. Benzer, H.: Verh. dtsch. Ges. inn. Med. **81** (1975). — 6. Bleyl, U.: Verh. dtsch. Ges. Path. **55**, 39 (1972). — 7. Blümel, G., Tölle, W., Lohningen, A.: Untersuchungen über das Verhalten freier Fettsäuren im Lungengewebe nach experimenteller Fraktur. In: Neue Aspekte der Trasyloltherapie. Stuttgart: Schattauer 1973. — 8. Caldwell, P. R. B., Wittenberg, B. A.: Amer. J. Med. **57**, 447 (1974). — 9. Cartwright, R. S., Thomas, T. P. K., Luft, U. E., Palick, W. F.: Circulat. Res. **10**, 131 (1962). — 10. Clements, J. A.: New Engl. J. Med. **272**, 1336 (1965). — 11. Darrah, H. K., Hedley-Whyte, J.: J. appl. Physiol. **34**, 205 (1973). — 12. Eisenbach, J., Tschirkow, F., Heine, H.: Zur Beeinflußbarkeit des postischämischen Lungenödems durch Trasylol. In: Neue Aspekte der Trasyloltherapie. Stuttgart: Schattauer 1973. — 13. Faulkner, C. S.: Arch. Pathol. **87**, 521 (1969). — 14. Felts, J. M.: Med. thorac. **22**, 89 (1965). — 15. Fisher, A. B., Steinberg, H., Basset, D.: Amer. J. Med. **57**, 437 (1974). — 16. Fritts, H. W., Richards, D. W., Cournand, A.: Science **133**, 1070 (1961). — 17. Fritts, H. W., Strauss, B., Wichern, W.: Trans. Ass. Amer. Phycns **76**, 302 (1963). — 18. Frosolono, M. F., Slivka, S., Charms, B. L.:

J. Lipid Res. 12, 96 (1971). — 19. Frosolono, M. F.: Relationship between intra- and extracellular surface-active fractions from rat lung. 17. Aspen Lung Conference 1974, Chest (im Druck). — 20. Gil, J., Reiss, O. K.: J. Cell Biol. 58, 152 (1973). — 21. Gilder, H., McSherry, C. K.: Amer. Rev. resp. Dis. 106, 556 (1972). — 22. Gluck, L., Scribney, M., Kulovich, M. V.: Pediat. Res. 1, 247 (1967). — 23. Haider, W., Baum, M., Benzer, H., Lackner, F.: Anaesthesist 23, 129 (1974). — 24. Heinemann, H. P., Fishman, A. P.: Physiol. Rev. 49, 1 (1969). — 25. Henry, J. N.: J. Trauma 8, 756 (1968). — 26. Hirche, H. J., Koike, S., Lochner, W., Zähle, R.: Pflügers Arch. ges. Physiol. 279, 73 (1964). — 27. Jacobs, G.: Z. ges. exp. Med. 137, 12 (1963). — 28. Lands, W. E. M.: J. biol. Chem. 231, 883 (1958). — 29. Lasch, H. G.: Verh. dtsch. Ges. inn. Med. 81 (1975). — 30. Levey, S., Gast, R.: J. appl. Physiol. 21, 313 (1966). — 31. Lochner, W.: Beitr. Silikose-Forsch. 60, 3 (1959). — 32. Mason, R. J.: Amer. Rev. resp. Dis. 107, 678 (1973). — 33. Mittermayer, C., Vogel, W., Burchardi, H., Birzle, H., Wiemers, K., Sandritter, W.: Dtsch. med. Wschr. 95, 1999 (1970). — 34. Mittermayer, C.: Verh. dtsch. Ges. inn. Med. 81 (1975). — 35. Montfoort, A., van Golde, L. M. G., van Deenen, L. L. M.: Biochim. biophys. Acta (Amst.) 231, 335 (1971). — 36. Morgan, T. E., Edmunds, L. L.: J. appl. Physiol. 22, 1012 (1967). — 37. Naimark, A.: J. appl. Physiol. 21, 1292 (1966). — 38. Naimark, A., Klass, D.: Canad. J. Physiol. Pharmacol. 45, 597 (1967). — 39. Naimark, A., Newman, D., Bowden, D. H.: Canad. J. Physiol. Pharmacol. 48, 685 (1970). — 40. Naimark, A.: Fed. Proc. 32, 1967 (1973). — 41. Newman, D., Naimark, A.: Amer. J. Physiol. 214, 305 (1968). — 42. Rhoades, R. A.: Amer. J. Physiol. 226, 144 (1974). — 43. Rubin, J. W., Clowes, G. H. A., Macnicol, M. F., Gavin, J. W.: Amer. J. Surg. 123, 461 (1972). — 44. Said, S. I.: New Engl. J. Med. 279, 1330 (1968). — 45. Salisbury-Murphy, S., Rubinstein, D., Beck, J. C.: Amer. J. Physiol. 211, 988 (1966). — 46. Scarpelli, E. M.: The surfactant system of the lung. Philadelphia: Lee and Feabiger 1968. — 47. Scholz, R. W.: Biochem. J. 126, 1219 (1972). — 48. Scholz, R. W., Rhoades, R. A.: Biochem. J. 124, 257 (1971). — 49. Schulz, V.: Verh. dtsch. Ges. inn. Med. 81 (1975). — 50. Spitzer, H. L., Norman, J. R.: Arch. intern. Med. 127, 429 (1971). — 51. Strauss, B.: J. appl. Physiol. 19, 503 (1964). — 52. Tattrie, N. H.: J. Lipid Res. 1, 60 (1959). — 53. Tierney, D. F., Clements, J. A., Trahan, H. J.: Amer. J. Physiol. 213, 671 (1967). — 54. Tölle, W., Lohninger, U., Blümel, G.: Mschr. Unfallheilk. 77, 197 (1974). — 55. Tombropoulos, E. G.: Arch. intern. Med. 127, 408 (1971). — 56. Toshima, N., Akino, T.: Tohoku J. exp. Med. 102, 253 (1972). — 57. Vogel, W.: Chirurg 45, 115 (1974). — 58. Wang, M. C., Meng, H. C.: Lipids 7, 207 (1972). — 59. Weber, K. C., Visscher, M. B.: Amer. J. Physiol. 217, 1044 (1969). — 60. v. Wichert, P.: Pneumonologie 144, 201 (1971). — 61. v. Wichert, P., Bieling, C., Busch, E. W.: Klin. Wschr. 50, 885 (1972). — 62. v. Wichert, P.: J. thorac. cardiovasc. Surg. 63, 284 (1972). — 63. v. Wichert, P., Wilke, A., v. Schuckmann, H.: Verh. dtsch. Ges. inn. Med. 80, 911 (1974). — 64. v. Wichert, P.: Med. Welt 25, 876 (1974). — 65. v. Wichert, P., Wilke, A., Gärtner, U.: Anaesthesist 24, 78 (1975). — 66. v. Wichert, P., Morgenroth, K.: Respiration (in press). — 67. v. Wichert, P.: Unpublizierte Ergebnisse. — 68. Wolfe, B. M. J., Anhalt, B., Beck, J. C., Rubinstein, D.: Canad. J. Biochem. 48, 170 (1970). — 69. Yeager, H., Massaro, D.: J. appl. Physiol. 32, 447 (1972).

Oberflächenspannung (OS) in der Lunge und Schocklunge

Benzer, H. (Intensivbehandlungsstation des Inst. für Anaesthesiologie, Univ. Wien u. II. Chir. Univ.-Klinik)

Referat

Um Ihnen eine verständliche Diskussionsgrundlage zum Thema Schocklunge und OS in der Lunge geben zu können, muß ich zunächst, anknüpfend an die Ausführungen von Herrn Wichert, einige prinzipielle Bemerkungen zur Problematik der OS in der Lunge machen.

Die gekrümmte, flüssigkeitsbedeckte Alveolaroberfläche bildet gemeinsam mit der Alveolarluft eine Grenzschicht, in der Oberflächenspannungskräfte in Form von Wandspannungen wirksam werden. Aus dieser Wandspannung resultiert eine in den Mittelpunkt der Alveole weisende Kraft, der sog. Retraktionsdruck. Die Zusammenhänge zwischen OS und Retraktionsdruck beschreibt die Laplacesche Formel. Würde die alveoläre Grenzschichte von irgendeiner biologischen

Flüssigkeit bedeckt werden, ergeben sich auf Grund der hohen OS solcher Flüssigkeiten extreme Retraktionsdrucke, solche Alveolen müßten kollabieren bzw. könnten nur mit unphysiologisch hohen transpulmonalen Drucken eröffnet werden.

Die Alveolen werden jedoch von einem oberflächenaktiven Stoffkomplex — Surfactant genannt — ausgekleidet. Dieser Stoff setzt an der Alveolarwand die OS herab und stabilisiert die Alveole. Als wesentlichen Bestandteil enthält dieser Stoffkomplex Phospholipide.

Dieser Surfactantfilm läßt sich elektronenmikroskopisch darstellen. Als Bildungsort der Phospholipide werden die Alveolarzellen von Typ II angenommen.

Wenige Autoren vermuten, daß auch das terminale Bronchialepithel Surfactant produzieren könnte.

Auf Grund funktioneller Vorstellungen muß dem dynamischen Verhalten des Surfactant bei Kompression bzw. Expansion der Oberfläche, was bei der Atmung durch die rhythmische Veränderung des Alveolarradius ständig vor sich geht, eine besondere Bedeutung zukommen.

Würde der Surfactant lediglich die Oberflächenspannung generell herabsetzen, wäre der Retraktionsdruck während der Exspiration höher als während der Inspiration, da bei geringerem Radius und gleicher Oberflächenspannung ein höherer Retraktionsdruck auftritt.

Dadurch käme es trotz an sich reduzierter Oberflächenspannung zu einem endexspiratorischen Kollaps der Lunge.

Die spezielle Fähigkeit des Surfactant ist es nun, seine OS dem Alveolarradius anpassen zu können. Der Stoff vermag bei Kompression seiner Oberfläche die Alveolarspannung noch weiter zu reduzieren und kann dadurch die Radiusveränderungen der Alveolen kompensieren und somit den Retraktionsdruck in Alveolen unterschiedlichen Durchmessers gleich groß halten.

Zum besseren Verständnis der später vorzulegenden Ergebnisse muß ich nun noch kurz auf einige spezielle Meßverfahren zum Nachweis des oberflächenaktiven Stoffes eingehen.

Eine direkte Messung der alveolaren OS ist leider nicht möglich. An bioptisch oder autoptisch gewonnenem Lungenmaterial läßt sich der Surfactant chemisch bzw. histochemisch nachweisen.

Die dynamischen Eigenschaften des Surfactant können am besten mittels der sog. Wilhelmy-Waage dargestellt werden [2, 3]. Oberflächenaktives Material, das man aus Lungenwaschungen gewonnen hatte bzw. durch Herstellung eines Lungenextraktes erhält, wird in einem Trog auf eine willkürlich gewählte Hypophase gespraitet. Der vom Surfactant gebildete Oberflächenfilm wird dann mittels einer Barriere komprimiert und expandiert. Während der rhythmischen, etwa dem Atemzyklus nachgeahmten Kompression und Expansion dieses Filmes wird die OS gemessen. Die OS wird auf der Y-Achse und der Kompressionszustand des Alveolarfilmes auf der X-Achse eines XY-Schreibers notiert.

Bei intaktem Oberflächenfilm sieht man, daß während seiner Kompression die OS unter 10 dyn/cm reduziert wird. Dadurch entsteht eine typisch ausgeprägte Hysterese.

Bei pathologischem Verhalten des Filmes wird bei maximaler Kompression die OS nur unwesentlich reduziert.

Die Konsequenzen einer intakten bzw. gestörten OS für die Atemmechanik kann am besten aus dem Druck-Volumen-Diagramm abgeleitet werden [1—4]. Diese Methode eignet sich für in vivo-Untersuchungen vor allem im Tierexperiment und im Prinzip auch beim Menschen. Das Druck-Volumen-Diagramm wird durch Synchronmessung des Druckes während einer stufenweisen Füllung bzw. Entleerung der Lunge ermittelt. Die Druck-Volumen-Verhältnisse bei normaler

Surfactantfunktion sind vor allem durch die ausgeprägte Hysterese gekennzeichnet. Während der Entleerung der Lunge wird durch die Kompression des Oberflächenfilmes in den Alveolen der Retraktionsdruck reduziert, so daß bei gleichem Druck mehr Volumen in der Lunge verbleibt. Diese Eigenschaft läßt sich besonders dann zeigen, wenn bei gleicher FRC während der Füllung bzw. Entleerung der Lunge kleine Atemschleifen beschrieben werden. Solche Atemschleifen zeigen im Exspirationsschenkel eine bessere Compliance. Bei gestörter Surfactantfunktion zeigen Atemschleifen gleicher FRC im Inspirations- und im Exspirationsschenkel keine Unterschiede der Compliance.

Kommt es nun zu einer Störung der Surfactantfunktion, wird die Reaktion auf eine solche Störung immer ähnlich verlaufen (Tabelle 1): Die OS und damit auch der Retraktionsdruck in den Alveolen steigt an, die Compliance wird reduziert, es entwickeln sich Atelektasen [4].

Tabelle 1. Pathologisch-anatomische Substrate und klinische Symptomatik bei gestörter OS in der Lunge und Schocklunge

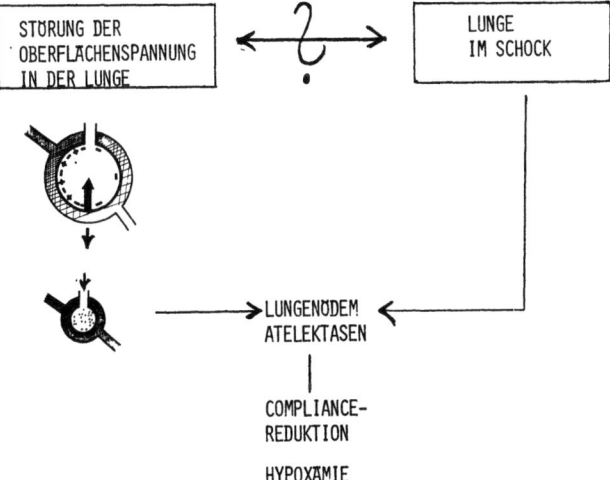

Die Erhöhung der extravasalen alveolären Retraktionskräfte führen zu einer Steigerung des Filtrationsdruckes, es kommt zur Transsudation und damit zur Entwicklung eines interstitiellen bzw. intraalveolären Lungenödems.

Somit sind Atelektasen und Lungenödem die pathologisch-anatomischen Substrate einer gestörten OS in der Lunge.

Die klinischen Substrate sind die Reduktion der Compliance sowie eine entsprechende Gasaustauschstörung in der Lunge.

Die dominierenden pathologisch-anatomischen Substrate der Schocklunge sind ebenfalls das Ödem und die Atelektasen.

Die klinischen Leitsymptome der Schocklunge sind die Verschlechterung der Compliance und die Gasaustauschstörung, wobei die arterielle Hypoxämie ihre Ursache in einer Störung der Sauerstoffdiffusion, in einer Störung des Ventilations-Perfusionsverhältnisses in der Lunge und in einer Zunahme der venösen Beimischung hat.

Diese Ähnlichkeit der pathologisch-anatomischen Substrate und auch der klinischen Symptomatik bei einer primären Störung der OS in der Lunge und bei der Schocklunge legen natürlich die Vermutung nahe, daß eine Störung der Oberflächenspannungseigenschaften in der Lunge von pathogenetischer Bedeutung für das Entstehen der Schocklunge sein könnte.

Daß es im Rahmen eines Schocklungengeschehens tatsächlich zu einer Störung der OS in der Lunge kommt, kann ich Ihnen an Hand der Krankengeschichte einer Patientin zeigen, welche nach einem Polytrauma an unserer Intensivstation aufgenommen wurde und am 5. Tag nach dem Unfall unter dem Zeichen einer nicht mehr zu beeinflussenden Gasaustauschstörung bei ausgeprägter Schocklunge ad exitum kam. Einen Tag vor dem Exitus zeigte die Patientin unter künstlicher Beatmung und reinem Sauerstoff in der Beatmungsluft einen arteriellen Sauerstoffdruck von 30 torr und trotz eines Atemminutenvolumens von 28 Liter einen CO_2-Druck von 65 torr.

Die zu diesem Zeitpunkt gemachte pneumotachographische Untersuchung zeigt, daß die Compliance enorm eingeschränkt ist.

Post mortem wurde aus dem Obduktionsmaterial der Lunge ein Lungenextrakt hergestellt und nach oberflächenaktivem Material untersucht. Die Untersuchung dieses Extraktes in der Wilhelmy-Waage zeigte, daß im Lungenhomogenat kein funktionstüchtiger Surfactant vorhanden war.

Die histologische Untersuchung des Präparates ergab Lungenödem, Atelektasen, hyaline Membranen und Mikrothromben in den Kapillaren.

Wir konnten somit zeigen, daß im Rahmen dieses Schocklungensyndroms die OS in der Lunge gestört war.

Die Bedeutung der Surfactantfunktion in der Pathogenese der Schocklunge ist jedoch damit noch nicht abgeklärt. Um hier weiter zu kommen, muß man zum Tierexperiment greifen.

Zur Erzeugung einer Schocklunge im Tierexperiment wurden von verschiedenen Autoren an verschiedenen Tieren verschiedene Schockformen herangezogen. Im wesentlichen wurden Untersuchungen nach Endotoxinschock, nach hämorrhagischem Schock, nach experimenteller Fettembolie und nach Mikroembolisierungen durchgeführt.

Die pathologisch-anatomischen Veränderungen in der Lunge waren im Anschluß an diese verschiedenen experimentellen Schockformen ähnlich, so daß die Ergebnisse bis zu einem gewissen Grad vergleichbar werden.

In unserer Versuchsanordnung haben wir an Kaninchen ein von Blümel und Huth ausgearbeitetes Trauma herangezogen, um eine Schocklunge zu erzeugen [1].

Dabei wird im wesentlichen in einer standartisierten Form eine Oberschenkelfraktur erzeugt.

Nach diesem Trauma haben wir die Tiere je nach Untersuchungsgruppe 30 min, 6 Std, 12 Std und 24 Std nach Setzen des Traumas untersucht (Tabelle 2).

Es wurden bei offenem Thorax ein Volumen-Druck-Diagramm geschrieben und dann Lungengewebe entnommen, aus diesem Gewebe ein Extrakt hergestellt und dieser Extrakt in der Wilhelmy-Waage nach seiner Oberflächenaktivität untersucht.

Darüber hinaus wurde eine Histologie der Lunge durchgeführt.

Ich möchte nur kurz auf die wesentlichen Ergebnisse dieser Untersuchung hinweisen (Tabelle 3).

Auffallend war zunächst eine Differenz in den Ergebnissen des Volumen-Druck-Diagrammes und in der Extraktuntersuchung in der Wilhelmy-Waage 0,5 Std und 6 Std nach Setzen des Traumas.

Zu diesem Zeitpunkt zeigte das Volumen-Druck-Diagramm bereits einen pathologischen Wert, während die Extraktuntersuchung noch unauffällig war. In der Extraktuntersuchung kam es erst später, nämlich 12 Std nach dem Trauma, zum Auftreten pathologischer Verhältnisse.

Das Volumen-Druck-Diagramm gibt Aufschluß über den Funktionszustand des in situ, auf der Alveolarmembran, bei natürlicher Hypophase gespraiteten

Surfactant und ergibt somit einen Parameter über den funktionellen Zustand des Surfactant in der Lunge. Im Gegensatz dazu gibt die Extraktuntersuchung Auskunft über oberflächenaktive Stoffe, welche im Lungenhomogenat enthalten sind und in vitro auf der Hypophase willkürlich gespraitet wurden. Diese in vitro-Untersuchung gibt Auskunft über Qualität und Quantität oberflächenaktiver Stoffe im Extrakt bzw. über das Vorkommen von Inhibitoren in diesem Homo-

Tabelle 2. Schematische Darstellung der Versuchsanordnung zur Untersuchung der Schocklunge und OS in der Lunge

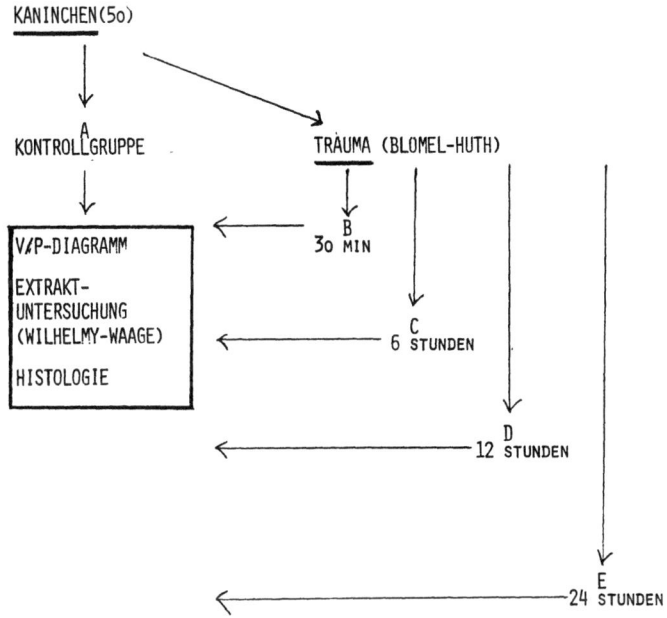

Tabelle 3. Schematische Darstellung der Versuchsergebnisse nach experimentellem Trauma
KANINCHEN (5o)

	TRAUMA			
	B 3o MINUTEN	C 6 STUNDEN	D 12 STUNDEN	E 24 STUNDEN
V/P DIAGRAMM	PATHOL	PATHOL	PATHOL	PATHOL
EXTRAKTUNTERSUCHUNG (WILHELMY-WAAGE)	NORMAL	NORMAL	PATHOL	PATHOL

genat. Die Tatsache, daß das Druck-Volumen-Diagramm bereits 0,5 Std nach Setzen des Traumas pathologische Werte zeigte, also zu einem Zeitpunkt, wo die Extraktuntersuchung noch keine pathologischen Veränderungen aufwies, bedeutet, daß es im Rahmen des Schocks bereits nach kurzer Zeit zu einer generellen Funktionsstörung des Surfactant gekommen sein muß, obwohl die Menge an vorhandenem Surfactant anscheinend noch unverändert geblieben ist.

Erst später, etwa 12 Std nach dem Trauma, kommt es im Tierexperiment auch zu einer echten qualitativen bzw. quantitativen Störung oberflächenaktiver

Substanzen, das heißt, daß bis zu diesem Zeitpunkt offenbar Surfactant in vermehrtem Maße zugrunde ging bzw. weniger Surfactant neu nachgebildet wurde.

Das Ergebnis dieser Untersuchungen deckt sich mit 2 anderen wichtigen experimentellen Befunden [6, 7].

So konnten Wichert u. Mitarb. [7] in einer Modellstudie, bei der mittels Glasstaub Mikroembolien in der Lunge durchgeführt werden, zeigen, daß 24 bis 48 Std nach dieser Mikroembolisierung eine Synthesereduktion für Lezithin auftrat und daß eine Veränderung der Phospholipidkonzentration vorhanden war, so daß Störungen des oberflächenaktiven Systems anzunehmen waren.

Moss u. Mitarb. [6] wiederum zeigten in histochemischen Untersuchungen, daß schon 2 Std nach Einleiten eines hämorrhagischen Schocks im Tierexperiment Veränderungen am oberflächenaktiven Film auftraten. Sie sahen histochemisch elektronenmikroskopisch eine Fragmentation des oberflächenaktiven Films und ein vermehrtes Vorkommen von Phospholipiden im Interstitium. Die Autoren nehmen an, daß zu diesem Zeitpunkt lediglich eine funktionelle Störung vorliege und daß noch kein echter Mangel an oberflächenaktiven Stoffen in der Lunge vorhanden sein dürfte.

Wir versuchten unsere Ergebnisse folgendermaßen zu interpretieren [5] (Tabelle 4):

Tabelle 4. Schocklunge und Oberflächenspannung in der Lunge. Schematische Darstellung auf Grund der Versuchsergebnisse nach experimentellem Trauma bei Kaninchen

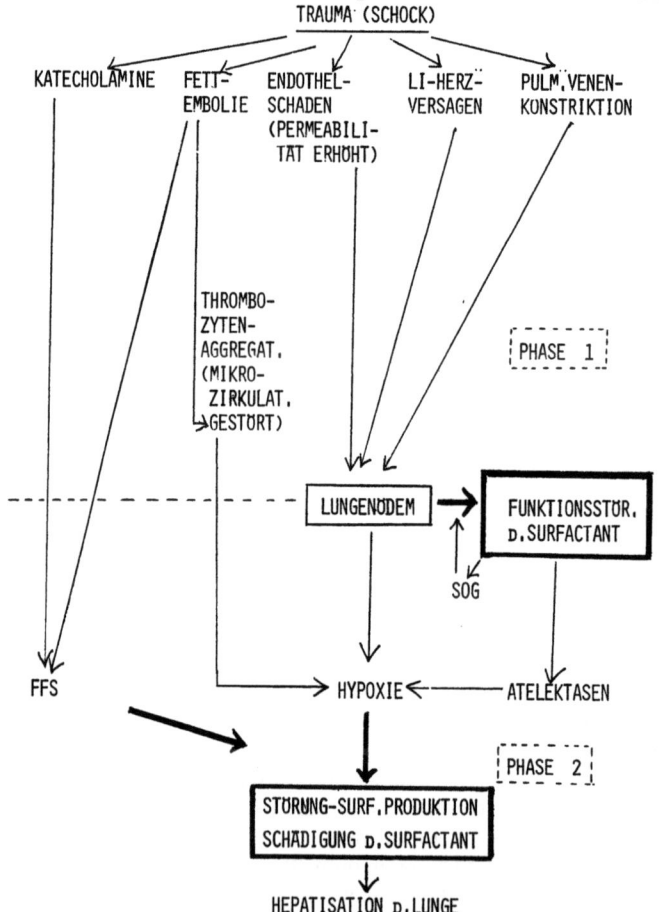

In der Phase I des Schockgeschehens kommt es auf Grund verschiedener Mechanismen zur Entstehung eines Lungenödems.

Die Ursachen in der Genese des Lungenödems sind außerordentlich verschieden, vor allem die Schädigung des Kapillarendothels, ein Linksherzversagen sowie eine Konstriktion pulmonaler Venen können zum Lungenödem führen.

Das Lungenödem der Phase I führt zu einer Störung des Abtransportes oberflächenaktiver Substanzen in das Interstitium, Ödemflüssigkeit, welche in die Hypophyse des Alveolarfilmes eindringt, stört die Gesamtfunktion des Surfactantfilmes, kann den Film schließlich von der Alveolarmembran abheben bzw. seine Kontinuität unterbrechen. Zu diesem Zeitpunkt liegt jedoch kein absoluter Mangel an Surfactantmaterial vor.

Dies entspricht etwa dem Bild, das Moss elektronenoptisch bei seinen Experimenten schon 2 Std nach Einleiten des hämorrhagischen Schocks finden konnte.

Zu diesem Zeitpunkt ist also die Gesamtfunktion des Surfactant gestört, wie wir dies im Tierexperiment bei der Registrierung vom Druck-Volumen-Diagramm feststellen konnten. Aus der Extraktuntersuchung geht jedoch hervor, daß zu diesem Zeitpunkt noch kein echter Mangel an oberflächenaktiven Substanzen nachzuweisen ist.

Anschließend folgt nun der Schritt zur Phase II, die eine Verschlechterung des gesamten Zustandsbildes bringt.

Die Alveole wird ihrer oberflächenaktiven Stabilisierung beraubt, sie wird kollabieren. Es entwickeln sich Atelektasen. Die Zunahme der OS an der Alveolarwand führt zu einer gesteigerten Sogwirkung auf die Lungengefäße und bewirkt den weiteren Austritt von Plasma.

Lungenödem und Atelektasen aber bedeuten Hypoxämie.

Die pulmonale Mikrothrombosierung führt zu einer Perfusionsstörung, welche die Gasaustauschstörung in der Lunge darüber hinaus verstärkt.

Die Hypoxie führt letztendlich zu einer Stoffwechselstörung in der Lunge und damit zu einer Störung in der Produktion von Surfactant und damit zu einer echten Abnahme oberflächenaktiver Substanzen. Wichert konnte zeigen, daß dies allein schon durch eine Mikroembolisierung und Perfusionsstörung möglich wird. Freie Fettsäuren, welche im Rahmen des Traumas über Katecholamine bzw. nach Hydrolyse von Fett frei wurden, können den Surfactant direkt in seiner Funktion stören.

Zu diesem Zeitpunkt kann die Grenze der Reversibilität erreicht sein.

Es erfolgt eine weitere eiweißreiche intraalveoläre Ausschwitzung, die wir als hyaline Membranen kennen. Die Alveolen füllen sich mit Ödem, es kommt zur Proliferation im Interstitium und der Alveolarzellen Typ II. Es entsteht eine nicht mehr lufthaltige, sog. hepatisierte Lunge.

Diese klinischen Beobachtungen, so wie die Vielzahl experimenteller Untersuchungen bestätigen, daß im Rahmen eines Schockgeschehens mit Mitbeteiligung der Lunge das Surfactantsystem involviert ist.

Trotz der Vielzahl signifikanter Ergebnisse in tierexperimentellen Studien möchten wir trotzdem mit den Worten von Scarpelli, dem Kenner des Surfactantsystems in der Lunge, endigen:

„Fragen, Fragen — nichts als Fragen —, es wird das beste sein, sich in das Laboratorium zurückzuziehen."

Zusammenfassung

Die Alveolen werden von einem oberflächenaktiven Stoffkomplex ausgekleidet. Dieser Stoff setzt an der Alveolarwand die Oberflächenspannung herab und stabilisiert die Alveole.

Um die dynamischen Eigenschaften dieses oberflächenaktiven Stoffes zu erfassen, kann man die Oberflächenaktivität von Lungenhomogenat in der sog. Wilhelmy-Waage darstellen. Die Konsequenzen einer intakten bzw. gestörten Oberflächenspannung für die Atemmechanik kann man am besten aus dem Druck-Volumen-Diagramm ableiten. Jede Störung der Surfactantfunktion führt zu einer Zunahme des Retraktionsdruckes in den Alveolen, die Substrate sind dann Atelektasen, Lungenödem und Reduktion der Compliance.

Dieses Substrat findet man ebenfalls bei einem Schocklungengeschehen.

Diese Ähnlichkeit in der Symptomatik legt die Vermutung nahe, daß eine Störung der Oberflächenspannungseigenschaften in der Lunge von pathogenetischer Bedeutung für das Entstehen der Schocklunge sein könnte. Im eigenen Krankengut konnten wir bei einer Patientin, welche bei einem schweren Schocklungensyndrom verstarb, nachweisen, daß in ihrer Lunge oberflächenaktives Material fehlte. In einer Versuchsanordnung im Tierexperiment wurde versucht, die Bedeutung des Surfactant für die Pathogenese der Schocklunge zu studieren.

Nach experimenteller Fettembolie fanden wir, daß schon 0,5 Std nach Setzen des Traumas eine funktionelle Störung im Surfactantsystem sich mit dem Volumen-Druck-Diagramm nachweisen ließ. Zu diesem Zeitpunkt ergab die Extraktuntersuchung noch normale Verhältnisse. Erst 12 Std nach dem Trauma zeigte auch die Extraktuntersuchung ein pathologisches Bild. Aus dieser Untersuchung konnten wir ableiten, daß es zunächst unmittelbar nach dem Trauma zu einer rein funktionellen Störung des Surfactantsystems kommt, wobei hier das primäre Lungenödem von entscheidender Bedeutung zu sein scheint. Erst später, 12 Std nach dem Trauma, kommt es über die Hypoxämie und Hypoxie durch eine echte Stoffwechselstörung der Lunge zu einem Mangel an Surfactant, weil dieser nicht mehr entsprechend gebildet werden kann.

Literatur

1. Baum, M., Benzer, H., Blümel, G., Bolcic, J., Irsigler, K., Tölle, W.: Z. exp. Chir. 4, 359 (1971). — 2. Baum, M., Benzer, H., Lempert, J., Regele, H., Stühlinger, W., Tölle, W.: Respiration 28, 409 (1971). — 3. Baum, M., Benzer, H., Lepier, W., Tölle, W.: Pneumonologie 144, 206 (1971). — 4. Benzer, H., Baum, M.: Bedeutung des Antiatelektasefaktors für die Dauerbeatmung. Lungenveränderungen bei Langzeitbeatmung, Symposium Freiburg 1971, S. 181. Stuttgart: Thieme 1973. — 5. Haider, W., Baum, M., Benzer, H., Lackner, F. Anaesthesist 23, 129 (1974). — 6. Moss, G. S., Newson, B., Das Gupta, T. K.: Surg. Gynec. Obstet. 140, 53 (1975). — 7. Wichert, P. von, Wilke, A., Gärtner, U.: Anaesthesist 24 (1975).

Hämostase und Schocklunge

LASCH, H. G. (Zentrum innere Med., Univ. Gießen)

Referat

Manuskript nicht eingegangen.

Pulmonaler Gasaustausch bei Schocklunge

Schulz, V. (Abt. für Pneumologie, II. Med. Klinik u. Poliklinik, Univ. Mainz)

Referat

Durch den Einsatz moderner schockspezifischer Therapie ist es heute möglich, die akuten hämodynamischen und metabolen Änderungen eines Schockzustandes zu beheben. Obwohl deshalb viele dieser Schwerstkranken überleben, werden aber andererseits in zunehmendem Maße Verläufe beobachtet, bei denen nach anfänglicher Erholung die Patienten erneut durch wohl schockausgelöste, sich schließlich aber verselbständigende Organkomplikationen gefährdet werden. Diese

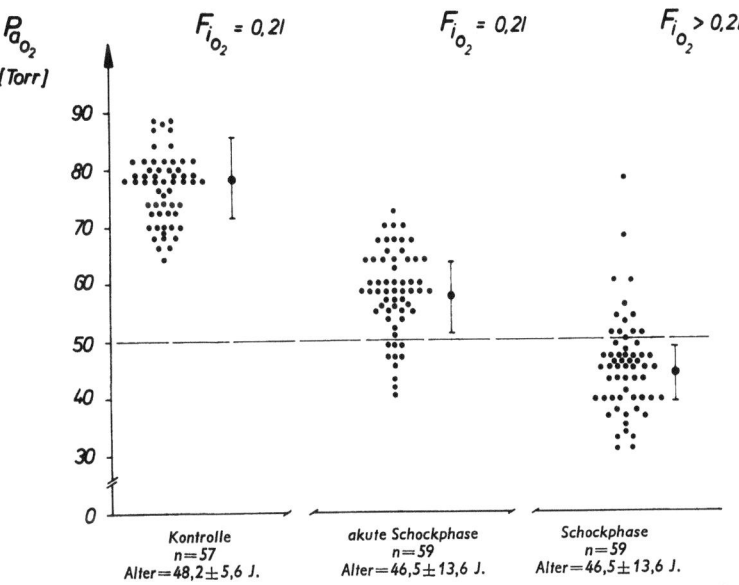

Abb. 1. Vergleichende Gegenüberstellung des arteriellen Sauerstoffpartialdrucks P_{aO_2} eines Normalkollektivs und einer Patientengruppe während der akuten Schockphase und im Terminalstadium einer Schocklunge. Einzelwerte, Mittelwert und Standardabweichung. Die bei einem arteriellen Sauerstoffpartialdruck von 50 Torr eingezeichnete unterbrochene Linie kennzeichnet die Reaktionsschwelle der Hirndurchblutung: Unterschreitung dieses Druckwertes bedingt einen Anstieg der Hirndurchblutung. Einzelheiten siehe Text

der akuten Schockphase nachgeordneten Organkomplikationen, die das Syndrom Schock erst in seiner ganzen Tragweite erkennen lassen, sind teilweise erst in den letzten Jahren beschrieben worden. Nachdem das klinische Bild der Schockniere bekannt war, wurde erstmals von Hardaway [14, 15] in den sechziger Jahren schockabhängige Lungenveränderungen näher umschrieben und als Schocklunge bezeichnet.

Die einzelnen, den pulmonalen Gaswechsel bestimmenden Funktionen — Ventilation, Perfusion und Diffusion der Lunge — werden im Verlauf einer derartigen Entwicklung in einem Ausmaß gestört, wie es bei keinem anderen pulmonalen Krankheitsbild beobachtet wird. Da sich der Übergang von der akuten Schockphase bis zum Bild der Schocklunge in einem Zeitraum von meist nur wenigen Tagen abspielt, kann der Patient meist nur unzureichend die ausgeprägte arterielle Hypoxie, schließlich auch Hyperkapnie und deren Folgen kompensieren. Schädigungen der Lunge durch die Behandlung selbst und sog. Perpetuation des Schocks durch die Schocklunge führen zum letalen Ausgang.

Der arterielle Sauerstoffpartialdruck ist während der akuten Schockphase gegenüber einem gleichaltrigen Normalkollektiv signifikant erniedrigt (Abb. 1). Die arteriellen Sauerstoffpartialdrucke bleiben jedoch mit einem Mittelwert von 58 Torr in einem Bereich, der die im Schock verschlechterten Sauerstoffversorgungsbedingungen nicht allein durch eine arterielle Hypoxie erklären läßt. Einige Patienten, die einen arteriellen Sauerstoffpartialdruck von 50 Torr unterschreiten, müssen kompensatorisch die Hirndurchblutung steigern, um die cerebralvenösen Sauerstoffpartialdrucke konstant zu halten. Stellt man vergleichend die Druckwerte gegenüber, die sich im Terminalstadium einer Schocklunge trotz hoher inspiratorischer Sauerstoffkonzentrationen einstellen, so ist bei einem Großteil der Patienten selbst bei einem extremen Anstieg des Herzminutenvolumens und Einsatz anderer Kompensationsmechanismen wie Rechtsverlagerung der Sauer-

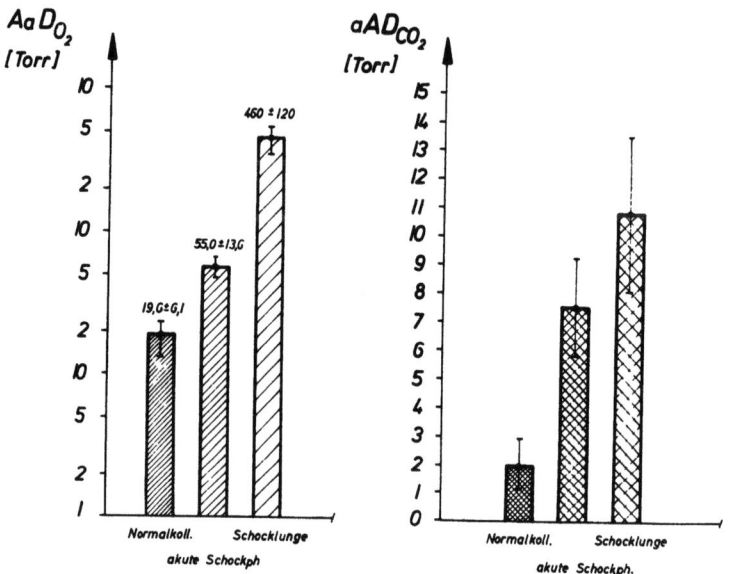

Abb. 2. Vergleichende Gegenüberstellung der alveolo-arteriellen Sauerstoffdruckdifferenz AaD_{O_2} und der arterio-alveolären Kohlensäuredruckdifferenz aAD_{CO_2} eines Normalkollektivs und einer Patientengruppe während der akuten Schockphase und im Terminalstadium einer Schocklunge. Ordinate (AaD_{O_2}) im logarithmischen Maßstab. Einzelheiten siehe Text

stoffbindungskurve durch 2,3-DPG-Anstieg eine Sättigung sauerstofftransportierender mitochondrialer Enzyme in lebenswichtigen Organen wie Gehirn, Herz und Niere nicht mehr gewährleistet. Dieses Verhalten des arteriellen Sauerstoffpartialdrucks im Verlauf einer Schocklunge wurde wiederholt publiziert [2, 7, 21, 22, 29, 35] und entspricht mittlerweile allgemeiner Erfahrung. Mehr noch als der arterielle Sauerstoffpartialdruck selbst zeigen die alveolo-arteriellen Partialdruckdifferenzen von Sauerstoff und Kohlensäure die ausgeprägte Störung des pulmonalen Gaswechsels an. Die AaD_{O_2} ist im logarithmischen Maßstab aufgetragen (Abb. 2). Im Vergleich zu einem gleichaltrigen Kollektiv Lungengesunder, deren AaD_{O_2} nicht 19 Torr im Mittel übersteigt, ist der alveolo-arterielle Gradient im Schock auf 55 Torr durchschnittlich erhöht. Extreme Werte werden bei Schocklungen gemessen; um mit dem Leben vereinbare arterielle Sauerstoffpartialdrucke zu erhalten, müssen die inspiratorischen Sauerstoffkonzentrationen gesteigert werden, die AaD_{O_2} erreicht Werte zwischen 400 und 500 Torr. Eine mangelnde Effektivität des pulmonalen Gasaustausches beweist ebenso arterio-alveoläre Kohlensäurepartialdruckdifferenz aAD_{CO_2}. Normalerweise überschreitet die aAD_{CO_2} nicht einen Wert von 2 bis 3 Torr. In der akuten Schockphase werden Durchschnittswerte von 7 Torr gemessen. Im Verlauf einer Schocklunge wird schließlich der Gradient extrem im Mittel auf 11 Torr erhöht.

Am Anfang des pathogenetischen Ablaufs, der zu einer derartigen Gradientenbildung führt, stehen Änderungen der Lungendurchblutung, die über eine Zunahme der Perfusionsinhomogenitäten letztlich zu einer Umkehr des pulmonalen Durchblutungsmusters führen. Normalerweise wird das Perfusionsmuster der Lunge bei gleich über die Lunge verteiltem Gefäßwiderstand durch die gravitationsabhängige Zuordnung des Alveolardrucks, des Pulmonalarteriendrucks und des pulmonalvenösen Drucks in den verschiedenen Lungenabschnitten bestimmt (Abb. 3) [37]. In einer sog. Zone 1, die dem oberen Lungendrittel entspricht, überwiegt der über alle Lungenabschnitte gleiche Alveolardruck Pulmunalarteriendruck und pulmonalvenösen Druck; die direkt dem Alveolardruck ausgesetzten Alveolenkapillaren kollabieren, Zone 1 wird nicht durchblutet. Ab dem Bereich,

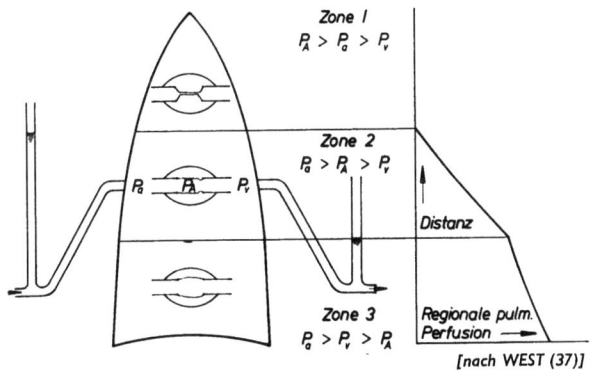

Abb. 3. Pulmonale Durchblutungsverteilung nach dem Modell von West [37]: Die Durchblutung der Lunge wird durch die gravitationsabhängige Zuordnung des Alveolardrucks P_A, des Pulmonalarteriendrucks P_a und des pulmonalvenösen Drucks P_v in den verschiedenen Lungenabschnitten bestimmt

in dem der Pulmonalarteriendruck über den Alveolardruck ansteigt, der Alveolardruck jedoch noch den pulmonalvenösen Druck übersteigt, wird die Perfusion entsprechend des zunehmenden hydrostatischen Gradienten mehr und mehr ansteigen. In der Zone 3 liegt auch der pulmonalvenöse Druck höher als der Alveolardruck, die Perfusion wird allein abhängig vom Gradienten $P_a - P_v$ und nimmt zur Lungenbasis hin weiterhin zu. Ein derartiger apiko-kaudal gerichteter Gradient der Lungenperfusion läßt sich auch im Liegen allerdings dann in antero-posteriorer Richtung nachweisen. Mißt man nach einer von Ball [3] angegebenen, nach Anthonisen [1] modifizierten Methode die regionale pulmonale Durchblutung RPBF mit Hilfe von ^{133}Xe am liegenden Hund, so wird dieses Modell bestätigt (Abb. 4) [24]. Der Pulmonalarteriendruck liegt im Mittel mit 24 cm H_2O über der meist 16 cm betragenden Lungenhöhe. Da der linksatriale Druck durchschnittlich 13,5 cm H_2O beträgt, entspricht das gemessene Feld hauptsächlich der Zone 3, in Abhängigkeit vom Gradienten Pulmonalarteriendruck — linksatrialer Druck nimmt die Durchblutung zur Lungenbasis hin zu. Entblutet man die Tiere, so sinkt bei unverändertem Lungengefäßwiderstand entsprechend des von $140{,}1 \pm 18{,}14$ ml/min/kg auf $44{,}2 \pm 8{,}51$ ml/min/kg fallenden Herzminutenvolumens $\dot{Q}$ der Pulmonalarteriendruck auf $17{,}0 \pm 1{,}85$ cm H_2O ab. Dieser Zustand, der als Hypovolämie und noch nicht als hämorrhagischer

Schock bezeichnet werden muß, geht mit einer Änderung des pulmonalen Perfusionsmusters einher. Die sog. Zone 3 nimmt ab; die Hälfte der Lunge umschließt die Zone 2, in der entsprechend der Druckbeziehungen zwischen Pulmonalarteriendruck und Alveolardruck die Durchblutung stetig bis zur Höhe

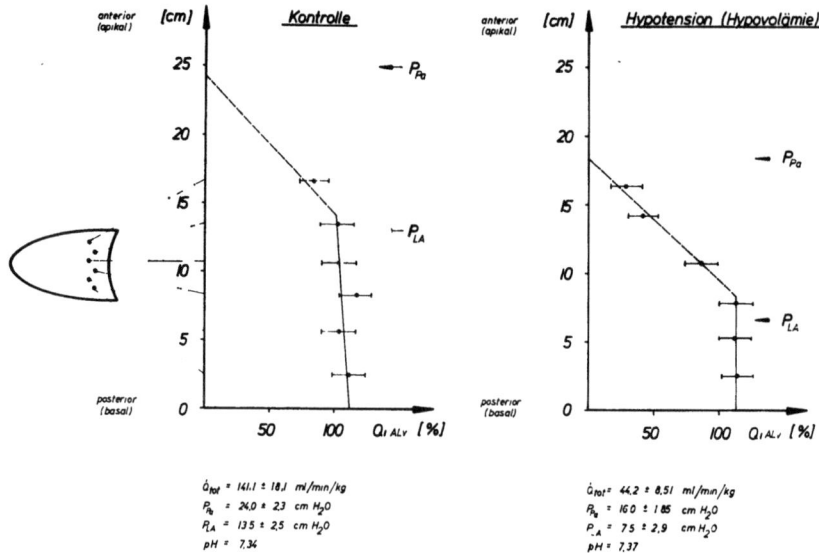

Abb. 4. Messung der relativen regionalen pulmonalen Perfusion am liegenden Hund mit Hilfe der ^{133}Xe-Clearance-Technik nach Ball [3]. Untersuchungen von Naimark et al. [24]. Sowohl bei den Kontrolltieren als auch nach experimenteller Hypotension (Entblutung) stellt sich die Perfusion in den einzelnen Lungenbereichen in Abhängigkeit vom Gradienten Pulmonalarteriendruck — linksatrialer Druck ein. Pulmonalart. druck = P_{Pa}, linksatrialer Druck = P_{LA}. Einzelheiten siehe Text

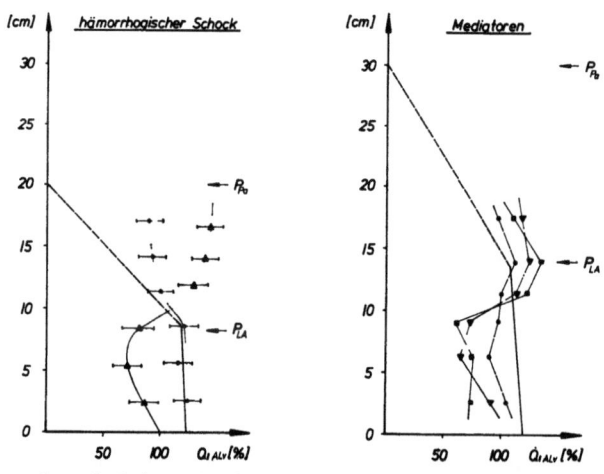

Abb. 5. Messung der relativen regionalen pulmonalen Perfusion am liegenden Hund mit Hilfe der ^{133}Xe-Clearance-Technik nach Ball [3]. Untersuchungen von Naimark et al. [24]. Im hämorrhagischen Schock ist das Durchblutungsmuster der Lunge nicht mehr nach dem Modell von West zu erklären. Es kommt zu einer sog. Apikalisierung der Durchblutung, d. h. die Perfusion basaler Lungenbereiche nimmt ab, während die apikaler Bezirke im Verhältnis zunimmt. Identische Durchblutungsmuster erhält man nach Injektion im Schock auftretender sog. Mediatoren (Histamin, Bradykinin, E.-coli-Endotoxin; eigene Befunde). Einzelheiten siehe Text

des linksatrialen Drucks zunimmt. Entwickelt sich dann das Bild des hämorrhagischen Schocks, ablesbar am abfallenden pH-Wert und dem ansteigenden Lactatspiegel, so stellt sich dann eine Durchblutungsverteilung ein, die nicht mehr nach dem Modell von West [37] zu erklären ist (Abb. 5) [24]. Allgemein erkennt man, daß die Lunge unabhängig von den durch Gravitation bestimmten Verhältnissen zwischen Pulmonalarteriendruck, Alveolardruck und pulmonalvenösen Druck durchblutet wird. Es ist eine sog. Apikalisierung der Durchblutung offensichtlich. Zwei wiederholt auftretende Durchblutungsmuster sind zu Gruppen zusammengefaßt. Einmal kann die Durchblutung basaler Lungenbezirke, die normalerweise anteilmäßig am stärksten perfundiert werden, abnehmen, die Durchblutung apikaler Lungenabschnitte nimmt zu, es kann eine Umkehrung der ursprünglichen Verteilung erfolgen. Andererseits kann der Homogenitätsgrad der Perfusion zunehmen, wenn bei gleichbleibender basaler Durchblutung die Perfusion apikaler Bereiche nur gering zunimmt. Diese schockbedingte Umverteilung der Lungendurchblutung wird durch eine allgemeine, jedoch über die Lunge unterschiedlich verteilte Zunahme des pulmonalen Gefäßwiderstandes erklärt. An dem Verhalten des Herzminutenvolumens und des Pulmonalarteriendrucks — Anstieg des Pulmonalarteriendrucks bei nach wie vor niedrigem Herzminutenvolumen — ist abzulesen, daß der Lungengefäßwiderstand ansteigt. Nach dem Perfusionsmuster ist die Widerstandszunahme in den unteren Lungenbereichen disproportional hoch, die Durchblutung wird nach apikal verschoben. Die Ursachen des ansteigenden Gefäßwiderstandes sind vielfältig und in ihrer Wertigkeit, besonders in bezug auf die menschliche Pathologie, nicht eindeutig definiert. Durch zahlreiche Untersuchungen [4, 8, 19, 23, 25, 26, 34, 36] ließ es sich wahrscheinlich machen, daß eine Reihe vasokonstriktorisch wirksamer Substanzen, die im Schock aus aggregierten Thrombocyten und Leucocyten oder auch aus dem Lungengewebe selbst freigesetzt werden, diese Erhöhung des Gefäßwiderstandes mitteln. Prüft man tierexperimentell den Einfluß derartiger Vasokonstriktoren auf die pulmonale Perfusionsverteilung, so treten durchaus einem Schock vergleichbare Durchblutungsmuster auf (Abb. 5). Intravenöse Injektionen von Histamin (0,5 mg/kg), Bradykinin (25 µg/kg) und Endotoxin (E. coli — Endotoxin, 0,25 mg/kg) führen zu identischen Durchblutungsmustern. An der isolierten Hundelunge konnte die Arbeitsgruppe um West [16] eine Apikalisierung der pulmonalen Durchblutung nach Infusion von Serotonin nachweisen. Alveoläre Hypoxie und schockbedingte Acidose sind ebenfalls vasokonstriktorisch wirksam, die Effekte beider Mechanismen potenzieren sich am Lungengefäß [10]. Die Vorstellung, daß eine durch Thrombocytenaggregate ausgelöste Gefäßobstruktion eine rein mechanisch bedingte Widerstandserhöhung verursacht, muß nach Befunden von Bø [6] aufgegeben werden. Thrombocytopenische Tiere zeigen im Schock ebenfalls die beschriebenen hämodynamischen Änderungen; der Thrombocytokritwert ist zu gering, als daß eine ausgedehnte Verlegung der Lungenstrombahn eintreten könnte. Bedeutsam für die Interpretation schockabhängiger Durchblutungsumverteilungen ist die Abhängigkeit des Perfusionsmusters vom jeweiligen Lungenvolumen. Kleine Lungenvolumina, die ein Charakteristikum der Schocklunge darstellen, gehen mit einer Durchblutungsabnahme basaler Lungenabschnitte einher, wie Messungen bei unterschiedlichen transpulmonalen Drucken belegen [16]. Dieser Effekt erklärt sich aus dem niedrigen interstitiellen Druck des die sog. extraalveolären Gefäße umgebenden Raums. Entsprechend der morphologischen Gegebenheiten führt eine Expansion der Lunge, also hohe Lungenvolumina, über eine Abnahme des interstitiellen Drucks zu einer Aufspannung der extraalveolären Gefäße, besonders der Lungenbasis. Wird im Schock durch genannte Mediatoren eine Endothelläsion der Alveolenkapillaren ausgelöst und zusammen mit oft gesteigerten pulmonalvenösen Drucken eine Ödematisierung des Interstitiums eingeleitet, so wird der Widerstand basaler extraalveolärer Gefäße ansteigen, da sich der inspiratorische Zug des Lungenparenchyms nicht mehr auf diese Gefäße übertragen kann. Der interstitielle Druck nimmt zu, die Lungenperfusion wird umverteilt.

Die geschilderten, tierexperimentell gewonnenen hämodynamischen Effekte im Pulmonaliskreislauf entsprechen der akuten Schockphase. Die menschliche Lunge zeigt im Schock grundsätzlich das gleiche Reaktionsmuster (Tabelle 1): bei dem von uns untersuchten Kollektiv war der Pulmonalarterienmitteldruck in der akuten Schockphase durchschnittlich auf 21 mm Hg pathologisch erhöht, der PC-Mitteldruck lag im Normbereich; trotz des bei breiter Streuung im Mittel niedrigen Herzminutenvolumens ließ sich deswegen ein erhöhter arteriolärer

Tabelle 1. Pulmonale Hämodynamik in der akuten Schockphase und nach Übergang in eine Schocklunge. Untersuchungen an 21 Patienten. Einzelheiten siehe Text

$n = 21$	$\dot{Q}$ [l/min]	P_{Am} [mm Hg]	PC_m [mm Hg]	PAR [dyn·sec·cm^{-5}]	$P_{\bar{v}O_2}$ [Torr]	$P_{\bar{v}CO_2}$ [Torr]	avD_{O_2} [%]
akute Schockphase [pH = 7,36 ± 0,13] [Syst Mitteldr = 88±25 mmHg]	4,3 ± 1,3	21 ± 9	7,6 ± 4,3	249 ± 93	32 ± 7,1	43 ± 5,1	5,6 ± 1,43
Schocklunge [pH = 7,43 ± 0,15] [Syst Mitteldr = 122 ± 31 mm Hg]	5,1 ± 0,9	34 ± 11	10,9 ± 5,4	361 ± 85	27 ± 9,5	50 ± 4,3	5,1 ± 1,82

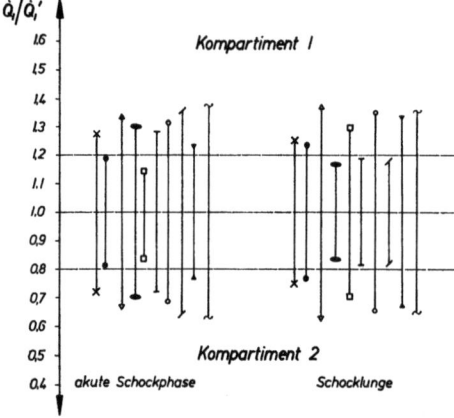

Abb. 6. Perfusionsinhomogenitäten der Lunge in der akuten Schockphase und nach Übergang in eine Schocklunge. Einzelheiten siehe Text

pulmonaler Gefäßwiderstand berechnen. Entwickelte sich infolge eines auf die Lunge begrenzten Überdauerns schockbedingter Vasokonstriktion, durch sog. Lokalisationsphänomene intravasaler Gerinnungsvorgänge und Störungen des Lungenstoffwechsels eine Schocklunge, so normalisiert sich zwar das Herzminutenvolumen, der arterioläre pulmonale Gefäßwiderstand steigt jedoch weiterhin an. Bei der Zuordnung von Pulmonalarterien- und PC-Druck war der durchschnittlich auf 34 mm Hg erhöhte Pulmonalarterienmitteldruck meist Ausdruck einer arteriolären Widerstandszunahme. Bei mehreren Patienten waren beide Druckwerte erhöht, so daß der erhöhte Pulmonalarteriendruck auch Hinweis auf eine Venolenkonstriktion oder linksventrikuläre Insuffizienz sein konnte.

Vergleicht man in einer 2-Kompartiment-Analyse die im Schock auftretenden Perfusionsinhomogenitäten gegenüber einem Normalkollektiv, so ist eine Zunahme des Inhomogenitätsgrades zu erkennen (Abb. 6). Auf der Ordinate ist das Verhältnis von tatsächlicher zu sog. idealer Durchblutung $\dot{Q}_i/\dot{Q}_i'$ eines Kompartiments aufgetragen, bei homogener pulmonaler Perfusion würde dieses Verhältnis beider Kompartimente 1 entsprechen, zwischen 0,8 und 1,2 befindet sich der schon in der gesunden Lunge nachweisbare Inhomogenitätsgrad. Schockpatienten zeigen pathologisch über- und unterperfundierte Alveolarbereiche, eine weitere Zunahme der Perfusionsinhomogenitäten ließ sich allerdings bei Schocklungen nicht feststellen.

Die alveoläre Ventilation $\dot{V}_A$ ist in der akuten Schockphase stets normoventilatorisch, in den meisten Fällen besteht entsprechend der hypokapnischen arteriellen Kohlensäurepartialdrucke eine ausgeprägte Hyperventilation, die nicht mit dem Acidosegrad korreliert, sondern eher von Änderungen atemmechanischer Parameter abhängig scheint. Bei den von uns untersuchten Patienten lag der arterielle Kohlensäurepartialdruck im Mittel bei 35 Torr (Tabelle 2). Die auf 7 Torr durchschnittlich erhöhte arterio-alveoläre Kohlensäurepartialdruckdifferenz aAD_{CO_2} ist Ausdruck einer großen Totraumventilation, die sich schon an der Relation zwischen alveolärer Ventilation und Atemminutenvolumen ablesen läßt. Der Totraumquotient V_D/V_T war auf 51% erhöht, der Alveolartotraum auf

Tabelle 2. Atemminutenvolumen ($\dot{V}_E$), alveoläre Ventilation ($\dot{V}_A$), Toträume (V_D/V_T, $V_{D\,alv}$), arterieller Kohlensäurepartialdruck (P_{aCO_2}), arterio-alveoläre Kohlensäuredruckdifferenz (aAD_{CO_2}), Ventilations-Perfusionsverhältnis ($\dot{V}_A/\dot{Q}$) in der akuten Schockphase. Untersuchungen an 15 Patienten. Einzelheiten siehe Text

$\dot{V}_E$	$\dot{V}_A$	V_D/V_T	$V_{D\,alv}$	P_{aCO_2}	aAD_{CO_2}	$\dot{V}_A/\dot{Q}$
[l/min]	[l min]	[%]	[ml]	[Torr]	[Torr]	—
13,6	5,8	51	72	35	7,0	1,36
± 4,7	± 1,6	± 8	± 56	± 3,5	± 3,4	± 0,37

72 ml. Diese Zunahme des Alveolartotraums erklärt sich aus der schockbedingten Abnahme des Herzminutenvolumens und der pathologischen Perfusionsverteilung, die in Beziehung zur Ventilation zu Unterperfusion bestimmter Alveolarbereiche führen. Korreliert man das Herzminutenvolumen $\dot{Q}$ mit der aAD_{CO_2} in der akuten Schockphase, so läßt sich eine signifikante Abhängigkeit nachweisen. Je größer der Abfall des Herzminutenvolumens ist, desto höher werden die aAD_{CO_2} und damit der Alveolartotraum bestimmt [Abb. 7]. Diese Beziehung, die nach dem Dreizonenmodell von West [37] erklärbar ist, geht bei Schocklungen verloren. Der im Vergleich zur akuten Schockphase weiter ansteigende Alveolartotraum der Schocklunge ist daher allein durch genannte Perfusionsinhomogenitäten bedingt. Bei beatmeten Patienten, zu denen schließlich alle schweren und letal endenden Verläufe zählen, ist der durch hohe Beatmungsdrucke und folgende Kompression alveolärer Gefäße entstehende Totraum nicht mehr vom allein krankheitsabhängigen Totraum zu trennen. Verfolgt man die ventilatorischen Parameter im Krankheitsablauf, so kann im akuten Schockstadium bei hohen Atemminutenvolumina durch Hyperventilation perfundierter Alveolarbereiche der ansteigende Alveolartotraum kompensiert werden, der arterielle Kohlensäurepartialdruck ist normo- oder sogar hypokapnisch. Terminal überspielt mehr und mehr die Totraumgröße die unter Beatmung mögliche Einstellung einer adäquaten alveolären Ventilation durch Steigerung des Atemminutenvolumens, so daß schließlich der arterielle Kohlensäurepartialdruck zu hyperkapnischen Werten ansteigt.

Eine pathologisch inhomogene Ventilationsverteilung mit einem zunehmenden closing volume läßt sich beim Menschen sowohl in der akuten Schockphase als auch nach Übergang in eine Schocklunge belegen. Setzt man voraus, daß die bei den verschiedenen release reactions freigesetzten Mediatoren ebenso am Bronchialbaum konstriktorisch wirken, so kann das erhöhte closing volume teilweise aus diesem Effekt erklärt werden. Simultane Messungen der airway conductance und der pulmonalen Compliance nach Injektion von Histamin, Serotonin und Acetylcholin in den rechten Ventrikel der vagotomierten, spontan atmenden Katze zeigen, daß jede dieser Substanzen in unterschiedlichem Ausmaß die genannten Parameter ändert. Histamin erniedrigt vornehmlich die pulmonale Compliance, Acetylcholin

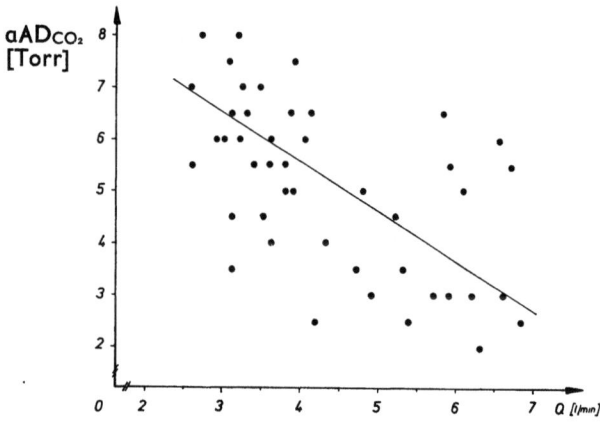

Abb. 7. Abhängigkeit der arterio-alveolären Kohlensäuredruckdifferenz aAD_{CO_2} vom Herzminutenvolumen $\dot{Q}$ während der akuten Schockphase. Je niedriger das Herzminutenvolumen im Schock bestimmt wird, desto größer ist der Anstieg der aAD_{CO_2}, eine Beziehung, die nach dem Modell von West [37] zu erklären ist

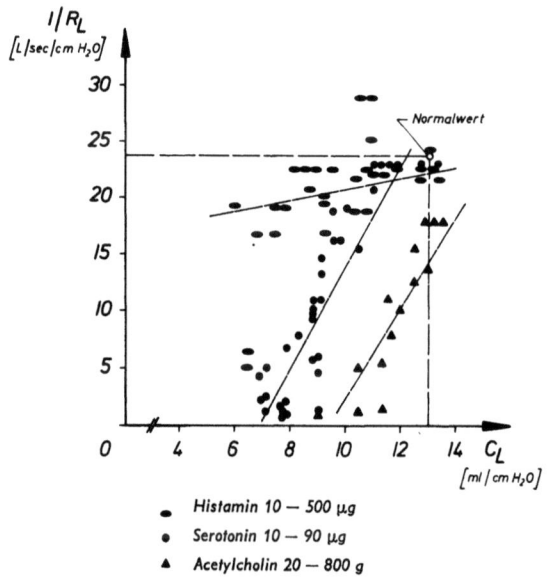

Abb. 8. Simultane Messungen der airway conductance ($1/R_L$, Ordinate) und der pulmonalen Compliance (C_L, Abszisse) nach Injektion von Histamin, Serotonin und Acetylcholin in den rechten Ventrikel vagotomierter, spontan atmender Katzen. Je nach Mediator werden beide Parameter in unterschiedlichem Ausmaß beeinflußt. Einzelheiten siehe Text. Untersuchungen von Colebatch et al. [9]

dagegen die airway conductance, einen ausgesprochenen Effekt auf beide Meßgrößen weist Serotonin auf (Abb. 8) [9]. Da eine Abnahme der Conductance auf eine Widerstandszunahme des Bronchialbaums bis zu den terminalen Bronchiolen, eine Abnahme der pulmonalen Compliance — in dieser Versuchsanordnung — auf eine Konstriktion der bronchioli respiratorii und der Alveolargänge selbst bezogen werden muß, sind je nach Mediatorzusammensetzung unterschiedlich über das luftleitende System verteilte Widerstandserhöhungen zu erwarten, die zudem von Lungenabschnitt zu Lungenabschnitt verschieden ausgeprägt sein können. In der Schocklunge müssen, wie Messungen der pulmonalen Compliance und der funktionellen Residualkapazität ausweisen, vorwiegend abwärts der bronchioli respiratorii gelegene Widerstandserhöhungen vorliegen. Dieser Vorgang, der im Gegensatz zur Bronchokonstriktion von Nadel als Pneumokonstriktion bezeichnet wird [9], wird sicher nicht allein von den genannten Mediatorsubstanzen ausgelöst; je nach Schockform modifizierend, nach der Dauer der

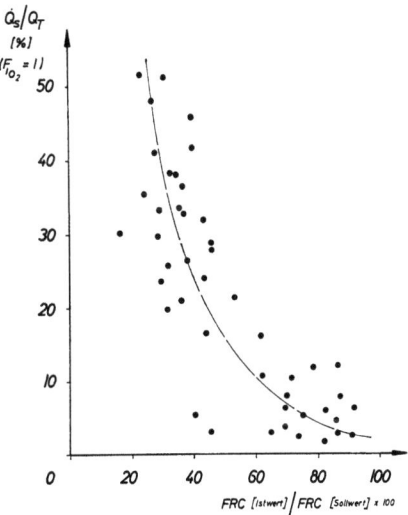

Abb. 9. Abhängigkeit der pulmonalen Shuntdurchblutung $\dot{Q}_s/\dot{Q}_T$ (%-Anteil des pulmonalen Shunts am Herzminutenvolumen) von der Größe der funktionellen Residualkapazität FRC bei Schocklungen. Entsprechend der Pathogenese (closing volume) steigt der Shuntanteil exponentiell mit Abnahme des FRC-Wertes an

Schocklunge und eintretenden Komplikationen können verschiedene Faktoren ursächlich überwiegen. Erhöhte pulmonalvenöse Drucke, terminal im Krankheitsverlauf einer Schocklunge, führen zur Wandödematisierung und damit zur Lumeneinengung von Alveolärgängen und bronchioli respiratorii, die vom Pulmonaliskreislauf versorgt werden. Unter Beatmung nicht zu vermeidende bronchopneumonische Wandinfiltrierung, Kompression basaler Lungenabschnitte bei Erhöhung des intraabdominalen Drucks (Pankreatitis z. B.) wochenlang liegender Patienten und schließlich Alveolenkollaps infolge Surfactantverlust [5, 27] sind weitere in fortgeschritteneren Fällen zu diskutierende Faktoren. Funktionelle Folge dieses hohen sog. closing volume ist eine zunehmende arterielle Hypoxie durch ausgedehnte Alveolargebiete mit einem niedrigen Ventilations-Perfusions-Verhältnis, im Extremfall durch Shuntdurchblutung atelektatischer Alveolarbezirke. Entsprechend der Pathogenese korrelieren Ausmaß der Kurzschlußdurchblutung und Erniedrigung der funktionellen Residualkapazität (Abb. 9). Je niedriger die funktionelle Residualkapazität bestimmt wird, je mehr der ventilierte Alveolarraum eingeschränkt ist, desto mehr steigt der pulmonale Shunt an.

Die funktionelle Residualkapazität FRC ist normiert auf den jeweiligen Sollwert. Entsprechend der Erniedrigung der funktionellen Residualkapazität steigt die Shuntdurchblutung bei noch relativ hohen FRC-Werten nur gering an, um bei Werten um 60% des Sollwertes exponentiell zu hohen Volumina anzusteigen. Bei zwei Patienten werden Kurzschlußwerte bestimmt, die 50% des Herzminutenvolumens überschreiten. Vergleicht man die gemessenen Shuntvolumina einzelner Autoren (Tabelle 3), so werden im Mittel zwischen 20 und 35% betragende Q_S/Q_T-Werte bestimmt [7, 18, 20, 21, 33]. Neben einem hohen funktionellen Shuntanteil ist im Schock auch eine vermehrte Perfusion anatomisch präformierter pulmonalarteriell-venöser shunts beschrieben. Bei präkapillärer Widerstandserhöhung und folgendem Druckanstieg in der A. pulmonalis sollen gleichsam zur Druckentlastung vermehrt arteriovenöse Anastomosen durchströmt werden, die von Sperrarterien zwischen Pulmonalarterien- und Bronchialarterienaufzweigungen

Tabelle 3. Obere Tabelle — berechnete Shuntblutanteile verschiedener Autoren bei Schocklungen; untere Tabelle — Abfall der pulmonalen Shuntdurchblutung, Anstieg des arteriellen Sauerstoffpartialdrucks und Verkleinerung der AaD_{O_2} nach Übergang von ZEEP (zero endexspiratory pressure) — auf PEEP (positive endexspiratory pressure) — Beatmung. Einzelheiten siehe Text

Parameter	Bredenberg (7)	Kumor (18)	Mc Laughlin (21)	Mc Lean (20)	Vito (33)
Q_S/Q_T [%] ($F_{I_{O_2}} = 1$)	27 ± 19	28,2 ± 7,5	20,3 ± 9,5	35 ± 13	34 ± 16

n = 14	$\dot{Q}_T$ [l/min]	$\dot{Q}_S$ [l/min]	$\dot{Q}_S/\dot{Q}_T$ [%]	$P_{a_{O_2}}$ [Torr]	AaD_{O_2} [Torr]	$\dfrac{FRC}{Soll\text{-}FRC\,100}$
ZEEP ($F_{I_{O_2}} = 1$)	4,8 ± 1,1	1,2 ± 0,4	26,4 ± 8,0	119 ± 57	549 ± 61	42 ± 15
PEEP ($F_{I_{O_2}} = 1$) –15 cm H$_2$O	4,9 ± 1,3	0,7 ± 0,4	15,3 ± 4,5	293 ± 106	387 ± 98	67 ± 19

ausgehen. Eine, wenn auch nicht strikt quantitative, Erfassung des funktionellen Shuntanteils ist möglich, wenn Bestimmungen der pulmonalen Shuntvolumina vergleichend unter ZEEP- und PEEP-Beatmung durchgeführt werden. Mißt man unter Hyperoxieatmung nach Wechsel von ZEEP- auf PEEP-Beatmung, so nimmt während dieses Manövers der absolute Kurzschlußanteil von 1,2 l/min auf 0,7 l/min fast um die Hälfte ab, der Q_S/Q_T-Wert sinkt von 26,4% im Mittel auf 15,3%. Der arterielle Sauerstoffpartialdruck steigt deswegen von 119 Torr auf 293 Torr an, die AaD_{O_2} fällt auf 387 Torr ab (Tabelle 3). Dieser am Gaswechsel meßbare Effekt einer Shuntverminderung unter PEEP-Beatmung beruht auf dem über beide Atemphasen positiven Druckniveau, das zu einer Verkleinerung des closing volume führt. Der Alveolarraum wird aufgespannt und der sich vorwiegend während der Exspiration einstellende Alveolenkollaps verhindert, der sog. shunt in time nimmt ab. Der Anstieg der funktionellen Residualkapazität unter PEEP-Beatmung auf 67% des Sollwertes kann als Hinweis auf ein abnehmendes closing volume gelten (Tabelle 3). Diese Änderung der pathologischen Alveolarmechanik durch eine PEEP-Beatmung spielt sich innerhalb eines kurzen Zeitraums ab. Verfolgt man mit kontinuierlich messenden Sauerstoffmikroelektroden den arteriellen Sauerstoffpartialdruck bei Übergang von ZEEP- auf PEEP-Beatmung und umgekehrt bei gleichen inspiratorischen Sauerstoffkonzentrationen, so steigt schon eine halbe Minute nach Wechsel auf PEEP-Beatmung der arterielle Sauerstoffpartialdruck an. Im schnellen Anstieg wird nach 8 min von einem 95 Torr betragenden Ausgangswert ein arterieller Sauerstoffpartialdruck um 200 Torr erreicht, in der folgenden, sich über 10 min ausdehnenden Phase ist bei einem langsameren Zeitgang ein weiterer, geringer Anstieg des arteriellen Sauerstoffpartialdrucks zu erkennen. Rückstellung des positiven endexspiratorischen Drucks führt nach 1 min wiederum zu einem Abfall des arteriellen Sauerstoffpartialdrucks, der Alveolarraum schließt sich, 7 min nach Umstellung der

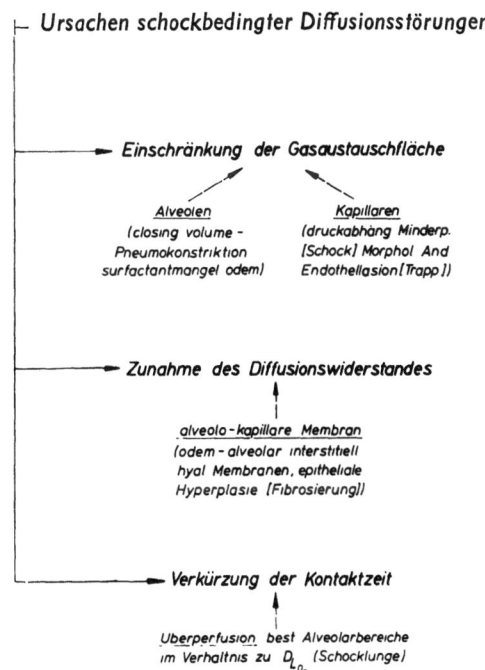

Abb. 10. Ursachen schockbedingter Diffusionsstörungen

Beatmungsform wird sogar der anfängliche Wert von 95 Torr unterschritten. Nach diesem zeitlichen Verlauf des arteriellen Sauerstoffpartialdrucks muß der PEEP-Effekt vorwiegend auf eine Abnahme des closing volume beruhen, mechanisch durch Eröffnung des Alveolarraums nimmt die Gasaustauschfläche momentan zu [11]. Eine Perfusionsumverteilung infolge Widerstandserniedrigung extraalveolärer Gefäße in basalen Lungenbereichen kann beteiligt sein. Auf eine Verkürzung pathologisch verlängerter Diffusionswege kann allein der langsame, wenige Torr betragende Anstieg des arteriellen Sauerstoffpartialdrucks bezogen werden, der sich der schnellen, nur wenige Minuten betragenden Phase anschließt. Abnehmende Ödematisierung der alveolo-kapillären Membran infolge Verbesserung der lymphokapillären Drainage, welches ebenfalls als PEEP-Effekt angesehen wird [30], ist ein Vorgang mit einem größeren Zeitbedarf als rein mechanisch erklärbares Recruitment verschlossener Alveolarbereiche.

Die unter PEEP-Beatmung wohl abnehmende, jedoch immer noch erhöht gemessene AaD_{O_2} kann auch bei gleichzeitiger Hyperoxieatmung nicht unbedingt einem vergrößerten anatomischen Shunt zugeordnet werden, da bei Schocklungen auch bei variabel eingestellten endexspiratorischen Druck eine Normalisierung des funktionellen Shuntanteils nicht zu erwarten ist und trotz hoher alveolärer Sauerstoffpartialdrucke eine Diffusionslimitation des alveolo-kapillären Sauerstoffaustausches möglich erscheint. In einer Schocklunge sind prinzipiell alle Ursachen einer Diffusionsstörung vorstellbar. Verkleinerung des ventilierten Alveolarvolumens und perfundierten Kapillarraumes führen zu einer Einschränkung der Austauschfläche, bei oft noch ansteigendem Herzminutenvolumen ist eine Verkürzung der sog. Kontaktzeit im perfundierten Kapillarbereich nicht zu vermeiden. Interstitielle und alveoläre Ödembildung durch eine Vielzahl von Faktoren, die das Gleichgewicht der Flüssigkeitsdrucke an der alveolokapillären Membran verschieben, führen zu einer Zunahme des Diffusionswiderstandes. Bei längeren Verläufen werden Fibrosierungen beobachtet. Der Einfluß schockabhängiger Veränderungen ist in diesem Zusammenhang oft kaum von den Folgen einer Beatmung mit hohen inspiratorischen Sauerstoffkonzentrationen abzugrenzen, die im Endstadium einer Schocklunge stets erfolgt. Kapanci [17] konnte an Lungen von 6 Patienten, die an einer Schocklunge erkrankten und 1 bis 14 Tage mit hohen Sauerstoffkonzentrationen beatmet wurden, nachweisen, daß die Alveolar- und Kapillaroberflächen nach 6 bis 13 Tagen auf rund die Hälfte des Normwertes reduziert wurden. Die alveolo-kapilläre Membran, die normalerweise beim Menschen eine Schichtdicke von 1 µm hat, war durchschnittlich auf 6 µm verbreitert. Die Autoren schätzen eine Abnahme der verfügbaren Diffusionskapazität auf 12% des Normwertes. Schon mehrstündige Sauerstoffbeatmung führt zu einer bei Unterbrechung dann allerdings reversiblen Einschränkung der Diffusionskapazität der Lunge für Sauerstoff. Die Messung der Diffusionskapazität der Lunge mit funktionellen Methoden ist bei fortgeschrittenen Schocklungen methodisch schwierig. Wegen der notwendigen Hypoxieatmung sind O_2-Methoden kaum anwendbar. Bei den meist verwandten CO-Methoden sind die Ergebnisse schwierig zu interpretieren, da der Meßwert außer von den Diffusionsmedien durch pathologische Ventilationsverteilungen, Hypo- und Hyperventilation bestimmt wird. Eine AaD_{CO_2} verbietet aus theoretischen Überlegungen die Berechnung einer CO-Diffusionskapazität der Lunge. Unter genannten Vorbehalten sind die wenigen bisher vorliegenden Ergebnisse der $D_{L_{CO}}$ und $D_{L_{O_2}}$ im Verlauf einer Schocklunge zu betrachten [22, 29].

Wir haben mit dem „steady state"-Verfahren nach Filley [12] die Diffusionskapazität der Lunge für Kohlenmonoxyd $D_{L_{CO}}$, bei zwei verschiedenen inspiratorischen Sauerstoffkonzentrationen gleichzeitig das pulmonale kapillare Blutvolumen V_c und die sog. Membrankomponente D_M der Diffusionskapazität $D_{L_{CO}}$ im Krankheitsverlauf bestimmt. Die fünf Einzelverläufe zeigen (Abb. 11), daß während der akuten Schockphase die Diffusionskapazität $D_{L_{CO}}$ bei einem Normwert im Mittel von 25 ml/min · mm Hg bei allen Patienten gering erniedrigt ist. Entsprechende Änderungen weist die Membrankomponente D_M auf, die von einem altersentsprechenden Normwert von 60 ml/min · mm Hg [13] im Durchschnitt um ein Drittel abfällt. Das pulmonale kapillare Blutvolumen V_c, das normalerweise für den untersuchten Altersbereich auf 85 ml berechnet wird, ist stark erniedrigt; bei 2 Patienten werden Werte unter 40 ml gemessen. Auffällig ist, daß in den ersten Tagen nach dem Schockereignis, also in dem Zeitpunkt, zu dem sich eine Schocklunge entwickelt, ein weiterer brüsker Abfall der $D_{L_{CO}}$ bis auf Werte unter 10 ml/min · mm Hg zu beobachten ist, während im folgenden zweiwöchigen Verlauf die Diffusionskapazitätsabnahme langsamer abläuft. Ein vergleichbares Verhalten zeigen die Membrankomponente D_M und das pulmonale kapillare Blutvolumen V_c. Bei der Mehrzahl der Patienten werden beide Parameter in den ersten Tagen der Schocklungenentstehung abrupt zu hoch pathologischen Werten erniedrigt, im Verlauf fällt dann die D_M weiterhin gering ab, während das pulmonale kapillare Blutvolumen unverändert erniedrigt bleibt. Wegen der vorangehenden Erörterungen über die Wertigkeit der Diffusionskapazitätsmessung können aus den dargestellten Parameterverläufen nicht zu weitgehende Schlüsse gezogen und Interpretationen angeschlossen werden. Allgemein kann gefolgert werden, daß sowohl in der akuten Schockphase als auch nach Übergang in eine Schocklunge die CO-Diffusionskapazität der Lunge eingeschränkt, schließlich stark erniedrigt ist. McLaughlin verbindet in der akuten Schockphase ein erniedrigtes Herzminu-

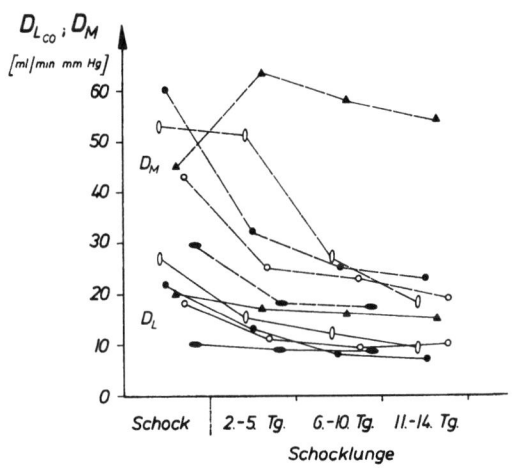

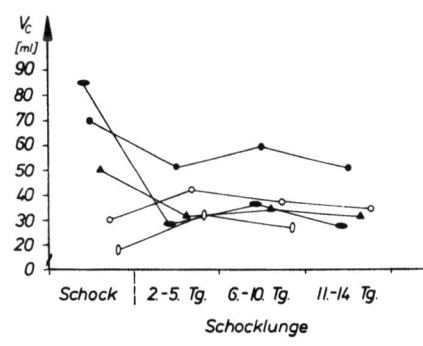

Abb. 11. Diffusionskapazität der Lunge für Kohlenmonoxyd ($D_{L_{CO}}$), sog. Membrankomponente (D_M) und pulmonales kapillares Blutvolumen (V_c) im Schock und im Verlauf einer Schocklunge. Darstellung von fünf Einzelverläufen. Einzelheiten siehe Text

tenvolumen ursächlich mit einem kleinen pulmonalen kapillaren Blutvolumen [22]. Da bei den septischen Krankheitsbildern der von uns untersuchten Patienten teilweise hohe Herzminutenvolumina im Schock gemessen wurden, ist ein niedriges V_c im Schock wie auch im Schocklungenverlauf, auf unser Patientenkollektiv beschränkt, wohl auf ein vermindertes Kapillarvolumen infolge bekannter morphologischer Veränderungen zu beziehen. Eine erniedrigte Membrankomponente D_M kann mit einer Verlängerung der Diffusionsstrecke in Zusammenhang gebracht werden, die sich nach obigem Schema in Alveole und alveolo-kapillärer Membran ausbilden kann.

Eine quantitative Differenzierung, inwieweit die pathologischen Änderungen von Ventilation, Perfusion und Diffusion die AaD_{O_2} der Schocklunge bestimmen, ist mit Hilfe der Verteilungsanalyse nach Thews [31, 32] möglich. Bei einem Normalkollektiv bestimmen die durch Inhomogenitäten des Ventilations-Perfusions-Verhältnisses bedingte $AaD_{Distr.1}$ und die durch Shuntdurchblutung verursachte AaD_{shunt} zu fast gleichen Teilen die Gesamt-AaD_{O_2}, der durch Diffusionslimitation gegebene Anteil beträgt nicht einmal 1 Torr. In der akuten Schockphase ändern sich die Relationen (Abb. 12). Die $AaD_{Distr.1}$ überwiegt bei weitem, die AaD_{shunt} steigt auf 12,3 Torr im Mittel an. Obwohl die $AaD_{Distr.2}$, die durch unvollständigen Angleich der endcapillären an die alveolären O_2-Drucke, also durch Inhomogenitäten von $D_L/\dot{Q}$ verursacht wird, in Beziehung zur $AaD_{Distr.1}$ zurück-

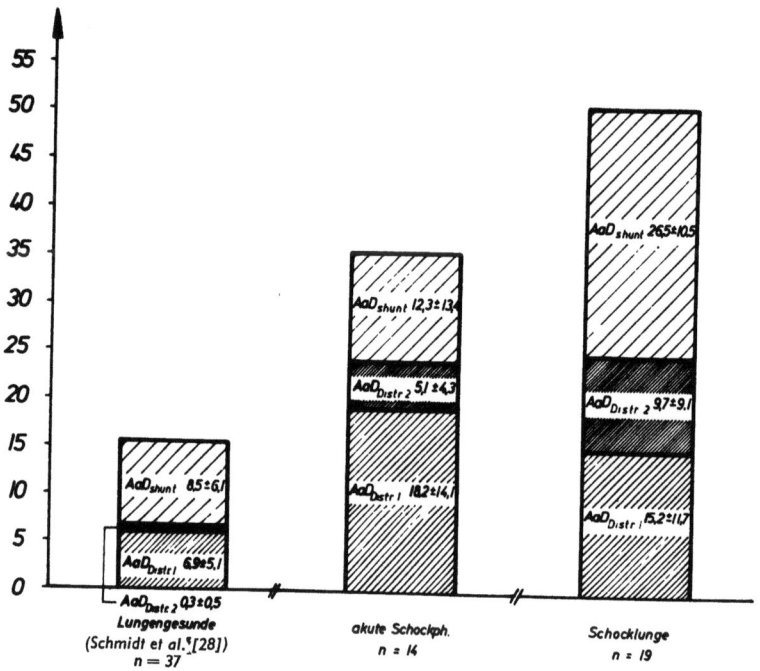

Abb. 12. Gegenüberstellung der einzelnen AaD-Anteile der Gesamt-AaD_{O_2} eines Normalkollektivs und von Patienten in der akuten Schockphase und nach Übergang in eine Schocklunge. $AaD_{Distr.1}$ = durch Verteilungsinhomogenitäten des Ventilations-Perfusionsverhältnisses bedingter AaD-Anteil, $AaD_{Distr.2}$ = durch Verteilungsinhomogenitäten des Diffusionskapazitäts-Perfusionsverhältnisses bedingter AaD-Anteil, AaD_{shunt} = shuntbedingter AaD-Anteil. Untersuchungen mit Hilfe der Verteilungsanalyse nach Thews [31, 32]

tritt, so ist doch im Vergleich zu einer Normalperson der Absolutwert um mehr als das 10fache erhöht. Die auf 53 Torr im Mittel weiterhin erhöhte Gesamt-AaD_{O_2} der Schocklunge wird vorwiegend durch die extreme Zunahme der AaD_{shunt} auf 26,5 Torr verursacht. Die $AaD_{Distr.2}$ steigt weiterhin an, während die $AaD_{Distr.1}$ bei Betrachtung der Standardabweichung keine Änderung gegenüber der akuten Schockphase zeigt.

Ausgeprägte Schocklungen, denen eine wenn auch kurze Zeit von Luft- und Hypoxieatmung nicht zumutbar ist, lassen sich mit diesem Verfahren nicht untersuchen. Abschließende Abbildung (Abb. 13) veranschaulicht jedoch eindrucksvoller als jede Zahl welches Ausmaß die Störung des pulmonalen Sauer-, stofftransports in einer Schocklunge annehmen kann, da die Dynamik des pulmonalen Gaswechsels erfaßt wird. In einem Regelkreis wird der arterielle Sauerstoffpartialdruck P_{aO_2}, der kontinuierlich mit einer Platinmikroelektrode registriert wird, beim beatmeten Patienten entsprechend einem vorgewählten Sollwert durch Nachstellung der inspiratorischen Sauerstoffkonzentration konstant eingestellt. Wird beim Pfeil „ZEEP" am Ausatmungsventil ein positiver endexspiratorischer Druck von 14 cm H_2O auf 0 cm H_2O zurückgestellt, so fällt anfangs der arterielle Sauerstoffpartialdruck gering ab. Dieser Abfall erklärt sich aus dem unter ZEEP-Beatmung zunehmenden closing volume. Die ventilierte Alveolarfläche wird verkleinert, die pulmonale Shuntdurchblutung nimmt zu. Ein weiterer Abfall des arteriellen Sauerstoffpartialdrucks wird jedoch vermieden, da im Regelkreis diese pathophysiologischen Mechanismen durch einen gleichzeitig einsetzenden Anstieg der inspiratorischen Sauerstoffkonzentration in ihrer funktionellen Auswirkung kompensiert werden. Die inspiratorische Sauerstoffkonzentration steigt so lange

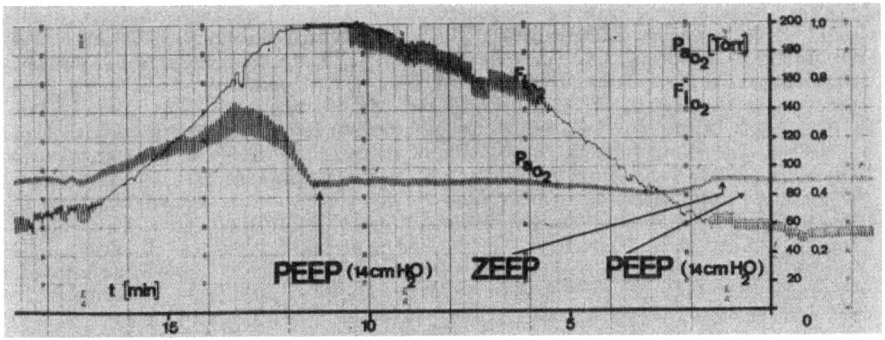

Abb. 13. Kontinuierliche Messung und Regelung des arteriellen Sauerstoffpartialdrucks P_{aO_2} bei einem beatmeten Patienten (Schocklunge, nekrotisierende Pankreatitis). In einem Regelkreis kann der arterielle Sauerstoffpartialdruck durch entsprechende Nachstellung der inspiratorischen Sauerstoffkonzentration F_{IO_2} unabhängig von einer sich ändernden Lungenfunktion entsprechend eines vorgewählten Sollwertes konstant eingestellt werden. Bei Übergang von PEEP- auf ZEEP-Beatmung wird der durch Zunahme des closing volume entstehende pulmonale Shunt in seinen funktionellen Auswirkungen auf den arteriellen Sauerstoffpartialdruck durch Anstieg der inspiratorischen Sauerstoffkonzentration im Regelkreis ausgeglichen. Ein Anstieg der inspiratorischen Sauerstoffkonzentration um 65 Vol.% ist notwendig, um eine arterielle Hypoxie zu verhindern. Einzelheiten siehe Text

an, bis der arterielle Sauerstoffpartialdruck auf den Sollwert von 90 Torr wiederum eingeregelt ist. Eine Zunahme der inspiratorischen Sauerstoffkonzentration um rd. 65 Vol.-% ist notwendig, um die durch $\dot{V}_A/\dot{Q}$-Inhomogenitäten eintretende arterielle Hypoxie zu verhindern. Während des gesamten Ablaufs sind atemphasenabhängige Schwankungen des arteriellen Sauerstoffpartialdrucks zu erkennen, zwischen einem in- und exspiratorischen Wert ergeben sich bis zu 10 Torr betragende Differenzen. Dieses bisher noch nicht beobachtete Phänomen kann nur aus der extremen Einschränkung der gasaustauschenden Fläche der Schocklunge und zusätzlich großen Inhomogenitäten von $\dot{V}_A/\dot{Q}$ erklärt werden.

Literatur

1. Anthonisen, N. R., Milic-Emili, J.: J. appl. Physiol. 21, 760 (1966). — 2. Ayres, S. M., Mucker, H., Gianelli, S., Fleming, P., Grace, W. J.: Amer. J. Cardiol. 26, 588 (1970). — 3. Ball, W. C., Stewart, P. B., Newstram, L. G. S., Bates, D. V.: J. clin. Invest. 41, 519 (1962). — 4. Bayley, T., Clements, J. A., Osbahr, A. J.: Circulat. Res. 21, 469 (1967). — 5. Benzer, H., Baum, M.: Bedeutung des Antiatelektasefaktors für die Dauerbeatmung. In:

Lungenveränderungen bei Langzeitbeatmung. Internationales Symposion, Freiburg 1971 (Hrsg. K. Wiemers, K. L. Scholler). Stuttgart: Thieme 1973. — 6. Bø, G., Hognestad, J.: Thrombocytes and pulmonary vascular resistence. In: Microcirculatory approaches to current therapeutic problems. Symposion 6th Europ. Conf. Microcirculation, Aalborg 1970. Basel: Karger 1971. — 7. Bredenberg, C. E., James, P. M., Collins, J., Anderson, R. W., Martin, A. M., Hardaway, R. M.: Ann. Surg. **169**, 395 (1969). — 8. Clowes, G. H. A., Jr., Farrington, G. H., Zuschnied, W., Cossette, G. R., Sevaris, C. A.: Ann. Surg. **171**, 663 (1970). — 9. Colebatch, H. J. H., Olsen, C. R., Nadel, J. A.: J. appl. Physiol. **21**, 217 (1966). — 10. Gugard, A., Naimark, A.: J. appl. Physiol. **23**, 663 (1967). — 11. Falke, K., Benz, G., Herden, H.-N., Lawin, P.: Z. prakt. Anästh. Wiederbeleb. **8**, 2 (1973). — 12. Filley, G. F., MacIntosh, D. J., Wright, G. W.: J. clin. Invest. **33**, 530 (1954). — 13. Frans, A.: Les valeures normales du volume capillaire pulmonaire (V$_c$) et de la capacite de diffusion de la membrane alveolo-capillaire (D$_M$). In: Normal values for respiratory function in man (eds. P. Arlangeli *et al.*). Panminerva Medica 1970. — 14. Hardaway, R. M.: Arch. Surg. **83**, 842 (1961). — 15. Hardaway, R. M., James, P. M., Anderson, R. W., Bredenberg, G. E., West, R. L.: J. Amer. med. Ass. **199**, 779 (1967). — 16. Hughes, J. M. B., Glazier, J. B., Maloney, J. E., West, J. B.: J. appl. Physiol. **25**, 701 (1968). — 17. Kapanci, J., Tosco, R., Eggermann, J., Gould, V. E.: Chest (1972). — 18. Kumar, A., Falke, K. J., Geffin, B., Aldredge, C. F., Lauer, M. B., Lowenstein, E., Pontoppidan, H.: New Engl. J. Med. **283**, 1430 (1970). — 19. Lasch, H. G.: Therapeutic aspects of disseminated intravascular coagulation. In: Disseminated intravascular coagulation (eds. E. F. Mammen, G. F. Anderson, M.-J. Bernhardt). Stuttgart: Schattauer 1969. — 20. MacLean, M., Mulligan, W. G., McLean, A. P. H., Duff, J. H.: Ann. Surg. **166**, 543 (1967). — 21. McLaughlin, J. S., Chawalit, S., Mech, K., Llacer, B. L., Houston, J., Blide, R., Attar, S., Cowley, R. A.: Ann. Surg. **196**, 42 (1969). — 22. McLaughlin, J. S.: Ann. Surg. **173**, 667 (1971). — 23. Mittermayer, C., Sandritter, W.: Besondere Manifestationen des Schocks beim Menschen. In: Blutgerinnung, Kreislauf und Stoffwechsel. Gießener Gerinnungsgespräche (Hrsg. H.-G. Lasch, K. Huth, H. Neuhof). Stuttgart: Schattauer 1971. — 24. Naimark, A., Dugard, A., Rangno, E.: J. appl. Physiol. **25**, 301 (1968). — 25. Neuhof, H., Heckers, H., Mittermeyer, C.: Thrombos. Diathes. haemorrh. (Stuttg.) **21**, 93 (1968). — 26. Power, S. R., Burge, R., Leather, R., Monaco, V., Newell, J.: J. Trauma **12**, 1 (1972). — 27. Scarpelli, E. M.: The surfactant system of the lung. Philadelphia: LEA Febiger 1968. — 28. Schmidt, W., Thews, G., Schnabel, K. H.: Klin. Wschr. **51**, 664 (1973). — 29. Schulz, V., Schnabel, K. H., Schmidt, W.: Klin. Wschr. **52**, 624 (1974). — 30. Staub, N. C.: Hum. Pathol. **1**, 419 (1970). — 31. Thews, G., Vogel, H. R.: Pflügers Arch. **303**, 203 (1968). — 32. Thews, G., Schmidt, W., Schnabel, K. H.: Respiration **29**, 197 (1971). — 33. Vito, L., Dennis, R. C., Weisel, R. D., Hechtman, H. B.: Surg. Gynec. Obstet. **138**, 896 (1974). — 34. Vogel, W.: Die Bedeutung der disseminierten intravasalen Gerinnung in der terminalen Lungenstrombahn für die postoperative und posttraumatische respiratorische Insuffizienz. Habilitationsschrift, Freiburg i. Br. 1971. — 35. Vogel, W.: Chirurg **45**, 115 (1974). — 36. Voss, H., Altug, K., Saravis, C. A., Macnicol, M. F., Clowes, G. H. A., Jr.: Surg. Forum **22**, 27 (1971). — 37. West, J. B.: Regional differences in blood flow and ventilation in the lung. In: Advances in respiratory physiology (ed. C. G. Caro). London: Arnold 1966.

Klinik und Therapie der Schocklunge

Keller, R., Kopp, C., Herzog, H. (Abt. für Atmungskrankheiten, Dept. Innere Med., Kantonsspital Basel)

Referat

Die klinischen Symptome der Schocklunge sind vielfach derart unspezifisch, daß die endgültige Diagnose in der Regel dem Pathologen vorbehalten bleibt. Bei einer genaueren Analyse des Krankheitsbildes finden sich indessen häufig relativ charakteristische Veränderungen, welche beim Kliniker zumindest den Verdacht auf das Vorliegen einer Schocklunge erwecken können. Auf Grund zahlreicher Verlaufsbeobachtungen, in neuerer Zeit besonders aus den kriegschirurgischen Zentren in Vietnam, kann aus klinischer Sicht die Entwicklung einer Schocklunge im großen und ganzen in drei verschiedenartige Stadien eingeteilt werden [1, 3, 7, 11]:

Das Stadium I entsteht wenige Stunden bis Tage nach dem Schockereignis. Es ist gekennzeichnet durch eine leichte, aber zunehmende Dyspnoe, mäßige Hypoxämie und vielfach ausgeprägte respiratorische Alkalose. Das Thoraxbild mag zu diesem Zeitpunkt noch unauffällig sein, gelegentlich besteht aber bereits eine verstärkte Gefäß- und Lungengerüstzeichnung. Diese diskreten Veränderungen sind in der Regel nur retrospektiv als Zeichen einer beginnenden Schocklunge zu deuten; vorerst gehören sie vielmehr in den Rahmen der weitgespannten Differentialdiagnose posttraumatischer Komplikationen wie Übertransfusion, Sekretretention in den Atemwegen, Aspirationen usw.

Das Stadium II bildet den Übergang in die manifeste Ateminsuffizienz mit nun ausgeprägter tachypnoischer Ruhedyspnoe, verstärkter Hypoxämie und unveränderter respiratorischer Alkalose. Radiologisch finden sich die Zeichen eines vorwiegend interstitiellen Lungenödems mit diffuser milchiger Trübung der Lungenfelder, gelegentlich Platten- und Streifenatelektasen oder aber ein diseminiertes azinäres Bild insbesondere bei Patienten unter maschineller Beatmung. Differentialdiagnostisch sind vor allem die Fettembolie, die Aspirationspneumonitis sowie das kardiale Lungenödem abzugrenzen, wobei jedoch gegenüber dem letztgenannten die charakteristischen Kerley-Lines fehlen.

Das Stadium III kündigt jeweils die Endphase der Schocklunge an und ist gekennzeichnet durch die schwerste Ateminsuffizienz mit bedrohlicher Hypoxämie und zunehmender respiratorischer Azidose. Im Thoraxbild erkennt man nun neben dem interstitiellen Ödem auch großflächige, konfluierende Infiltrationen umgeben von blasigen Aufhellungen, welche besonders bei Überdruckbeatmung nicht selten die Ursache eines akuten Spannungspneumothorax bilden. Häufig besteht ein sekundärer bronchopulmonaler Superinfekt mit eitrig-hämorrhagischem Sputum. Der letale Verlauf endigt in einer kardiogenen Schocksymptomatik mit kontinuierlichem Blutdruckabfall, Lactazidose, Oligurie und terminalen, therapierefraktären Rhythmusstörungen.

Diesen lehrbuchmäßigen Verlauf findet man vor allem in der Traumatologie, wo die beschriebenen Lungenveränderungen einem zeitlich limitierten und inzwischen meist behobenen Unfall- und Schockereignis nachfolgen. Dem Internisten ist dieses Krankheitsbild vor allem in der Manifestationsform des Stadiums II und III zwar nicht neu, wird aber pathogenetisch nicht immer mit einem vorangegangenen Schock in direkten Zusammenhang gebracht, sondern häufig als therapierefraktäre Pneumonie, rezidivierende Aspiration, multilokuläre Lungeninfarzierung oder chronisches kardiales Lungenödem gedeutet. Erst in neuerer Zeit vermutet man immer häufiger auch bei diesen Fällen eine ähnliche Entstehungsart wie bei der traumatischen Schocklunge und formuliert seither das klinische Bild im fortgeschrittenen Stadium einmal vorsichtigerweise als Atemnotsyndrom des Erwachsenen.

Von 46 Patienten, welche im Verlauf des letzten Jahres auf unserer respiratorischen Intensivpflegestation langzeitbeatmet wurden, verstarben 11 von total 12 am klinischen und später pathologisch-anatomisch bestätigten Krankheitsbild der Schocklunge (vgl. Abb. 1). Die Zahl mag einmal die Bedeutung dieser Komplikation für die internistische Intensivpflege unterstreichen; interessant ist ferner aber auch die Verteilung der Todesfälle auf die verschiedenen klinischen Ursachen, wo man die schlechteste Prognose bei den primären Pneumonien findet, gefolgt von den Aspirationen und den primären Herz-Kreislaufstörungen. Alle Patienten unterlagen von Beginn der Behandlung an einer sorgfältigen klinischen Kontrolle, u. a. durch ein kontinuierliches Monitoring der Beatmungs- und Kreislaufgrößen, ergänzt durch häufige, periodische Blut- und Atemgasanalysen. Damit konnte jeder Fall lückenlos dokumentiert werden, wodurch sich nun überraschend häufig auch bei vielfach komplizierten Grundkrankheiten ein klinischer Verlauf erkennen ließ, der den geschilderten Stadien der Schocklunge recht nahe kam. In einer näheren Analyse von 12 Patienten, welche inzwischen ohne primäre Lungenveränderungen an einer Schocklunge verstorben waren, wurden außerdem einige routinemäßig meßbare Lungenfunktionsgrößen während maschineller Beatmung mit dem radiologischen Befund korreliert (Abb. 2). Daraus ergibt sich, daß neben dem Röntgenbild das Stadium der Schocklunge auch durch besonders signifikante Veränderungen des arteriellen Sauerstoff-Partialdruckes, des Totraumquotienten, der effektiven Compliance sowie in fortgeschrittenen Stadien auch des CO_2-Partialdruckes definiert werden kann. Allerdings ist auch damit das Problem einer zuverlässigen klinischen Diagnose bei weitem noch nicht gelöst.

ATMUNGSÜBERWACHUNGS-STATION
KANTONSSPITAL BASEL 1974

Klinische Diagnosen	Anzahl	Exitus
Primäre bakterielle Pneumonie	9	6
Aspirationspneumonie	5	3
Status asthmatikus	8	1
Komplikation bei chron. Bronchitis	6	0
Komplikation nach Thoraxtrauma	5	0
Primäre Herz-Kreislauf-Störung	5	2
Neurologische Ateminsuffizienz	8	0
Total	46	12

Abb. 1. Ursachen zur kontrollierten maschinellen Langzeitbeatmung

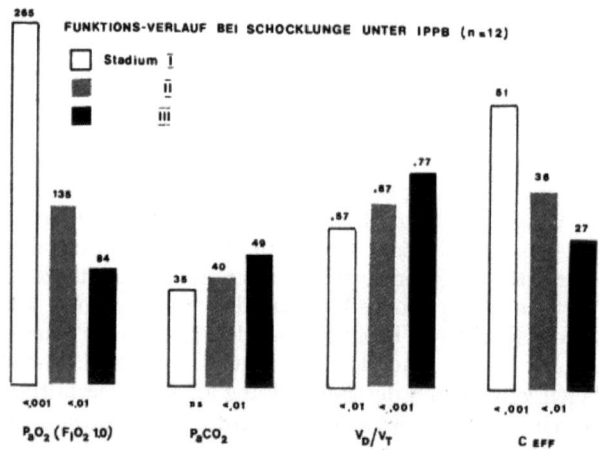

Abb. 2. Vergleich zwischen radiologischer Stadieneinteilung und Lungenfunktion bei 12 langzeitbeatmeten Patienten mit Schocklunge ohne primäre Lungenerkrankungen

Zur Erfassung insbesondere der Frühstadien wären im Augenblick wahrscheinlich lungenbioptische Methoden notwendig, welche indessen wegen der damit verbundenen Komplikationen als Routineuntersuchung zumindest beim Erwachsenen abgelehnt werden müssen.

Nach dem Stand der heutigen Kenntnisse bieten sich folgende therapeutische Maßnahmen an, welche vermutlich in der Lage sind, die Entstehung einer progredienten Schocklunge zu verhindern:

1. Erste Aufmerksamkeit gilt selbstverständlich einer Erhaltung oder Restitution der *Herz-Kreislauffunktionen.* Die Therapie wird sich hierbei vornehmlich nach der Ursache des Schockzustandes richten, je nachdem ob ein Volumenproblem oder eine primär verminderte Herzleistung vorliegen. In der Regel wird man aber vorerst jede arterielle Hypotension mit Volumenzufuhr zu beheben versuchen, bis der zentral-venöse Druck auf mindestens 10 cm H_2O angestiegen ist. In jedem Fall ist auf einen physiologischen Basen- und Elektrolytstatus zu achten.

2. Die *maschinelle Beatmung* sollte möglichst frühzeitig, d. h. bereits bei geringstem Verdacht auf das Vorliegen einer Schocklunge eingeleitet werden. Dabei ist die Verwendung eines volumengesteuerten Respirators mit konstantem Beatmungsvolumen empfehlenswert. Die inspiratorische Sauerstoffkonzentration ist so niedrig wie möglich zu halten, sollte aber gleichzeitig eine genügende Oxy-

"LOW FLOW"	OBSTRUKTIVE INHOMOGENITÄT
NIEDRIGE INSPIRATORISCHE ATEMSTROMSTÄRKE	ASTHMA, BRONCHITIS
"DEEP"	KOHÄSIONEN, ADHÄSIONEN
PERIODISCHE TIEFATEMZÜGE	SEKRETRETENTION, ATELEKTASEN
"PEEP"	INTERSTITIELLES OEDEM
POSITIVER ENDEXSPIRATORISCHER DRUCK	ASPIRATION, STAUUNG, PNEUMONIE
"NEEP"	TOTRAUMVENTILATION
NEGATIVER ENDEXSPIRATORISCHER DRUCK	EMPHYSEM, ZYSTEN, EMBOLIEN
"HOLD"	RESTRIKTIVE INHOMOGENITÄT
ENDINSPIRATORISCHES PLATEAU	OEDEM, FIBROSE, ATELEKTASEN

Abb. 3. Spezielle Modifikationen der Beatmungsform

genation des arteriellen Blutes garantieren, wobei als unterste Grenze zur Langzeitbeatmung ein P_aO_2 bis 60 mm Hg noch toleriert werden kann. Bei der Einstellung des Respirators sind tiefe Atemzüge mit langsamem Inspirium sowie ein positiver endexspiratorischer Druck zu wählen. Zur Atelektaseprophylaxe haben sich periodische Tiefatemzüge bewährt, ferner ist eine optimale Befeuchtung der Atemwege, kombiniert mit einer Aerosoltherapie zur Benetzung, Reinigung und Tonusverminderung der Bronchien notwendig. Zu diesem Zweck verfügen moderne Beatmungsgeräte über die Möglichkeit zur Einstellung verschiedener Modifikationen der Beatmungsform (vgl. Abb. 3). Besondere Bedeutung in der Langzeitbeatmung haben dabei die Variation der Atemstromstärke („low flow"-Prinzip), der positive endexspiratorische Druck (PEEP), die Einführung eines endinspiratorischen Plateaus (inflation Hold), automatisch einstellbare, periodische Tiefatemzüge (DEEP sighs) sowie schließlich die Anwendung eines negativen endexspiratorischen Druckes (NEEP).

Die Indikationen für diese Modifikationen der Beatmungsform ergeben sich aus der jeweiligen Störung der Atmungsorgane [4, 6, 8, 9]. Übertragen auf das

BEATMUNGSFORMEN BEI SCHOCKLUNGE STADIUM I - II

K.C. 70 J.W. ASPIRATIONSPNEUMONIE
M 250 SANDOZ: AMV = 10,6 L/MIN   AF = 12,0 /MIN

$F_I O_2$ 1.0	Low Flow	High Flow	Peep + 10	Peep +Hold	Neep - 10
PO_2	175	109	195	215	77
PCO_2	45,3	54,0	43,7	40,5	46,5
V_D/V_T	0,62	0,68	0,57	0,55	----
P_I MAX	21	34	29	31	21
$P\ \bar{M}$	11	8	14	16	5
C EFF	40	24	41	39	39
HF	100	100	104	108	104
BD $\bar{M}$	63	64	62	58	74
HMV	8,2	9,4	6,8	6,6	9,6

a

BEATMUNGSFORMEN BEI SCHOCKLUNGE STADIUM II - III

F.H. 67 J.M.   PRIMÄRE BAKTERIELLE PNEUMONIE
SANDOZ M 250:   AMV = 12,6 L/MIN   AF = 12,5 /MIN

$F_I O_2$ 1.0	Low Flow	High Flow	Peep + 10	Peep +Hold	Neep - 10
PO_2	72	66	91	100	51
PCO_2	44,0	48,0	44,2	40,1	44,2
V_D/V_T	0,67	0,70	0,66	0,64	----
P_I MAX	34	40	44	45	34
$P_I\ \bar{M}$	16	12	21	24	9
C EFF	29	21	29	31	28
HF	120	114	114	114	122
BD $\bar{M}$	85	87	83	81	87
HMV	4,1	4,6	4,0	3,9	4,5

b

BEATMUNGSFORMEN BEI SCHOCKLUNGE STADIUM III

H.F. 65 J.W. ASPIRATIONSPNEUMONIE
SANDOZ M 250:   AMV = 13,1 L/MIN   AF = 14/MIN

$F_I O_2$ 1.0	Low Flow	High Flow	Peep + 10	Peep +Hold	Neep - 10
PO_2	63	60	68	69	49
PCO_2	42,1	45,0	42,0	39,9	39,8
V_D/V_T	0,77	0,79	0,76	0,74	----
P_I MAX	38	46	49	50	39
$P_I\ \bar{M}$	19	11	23	25	12
C EFF	27	20	25	27	23
HF	86	94	88	90	92
BD $\bar{M}$	55	61	53	50	60
HMV	3,3	3,5	2,7	2,6	3,5

c

Abb. 4a, b, c. Der Einfluß verschiedener Modifikationen der Beatmungsform auf Gasaustausch Atemmechanik und Kreislauf bei Schocklungen im Stadium I bis III

Modell der Schocklunge wären theoretisch alle der genannten Formen indiziert: „low flow" wegen obstruktiver Inhomogenität beispielsweise durch hyaline Membran, periodische Tiefatemzüge zur Beseitigung von Atelektasen, PEEP zur Behandlung des interstitiellen Ödems, NEEP zur Überwindung der besonders in späteren Stadien ausgedehnten alveolären Toträume und inflation Hold schließlich zur Redistribution der Inspirationsluft bei restriktiver Inhomogenität. Unsere eigenen Untersuchungen an Patienten mit Schocklunge verschiedener Stadien ergaben dazu folgende Ergebnisse (vgl. Abb. 4a—c):

Im Stadium I bis II finden sich blutgasanalytisch die besten Verhältnisse mit einer Kombination von low flow, PEEP und Hold, wogegen unter NEEP oder zu hohem Flow eine eindeutige Verschlechterung des pulmonalen Gasaustausches beobachtet werden kann. Allerdings verursacht die Technik des verlängerten Inspiriums einen deutlich erhöhten Beatmungsmitteldruck, der sich u. a. in einem in diesem Fall allerdings noch vertretbaren Abfall von Blutdruck und Herzzeitvolumen äußert.

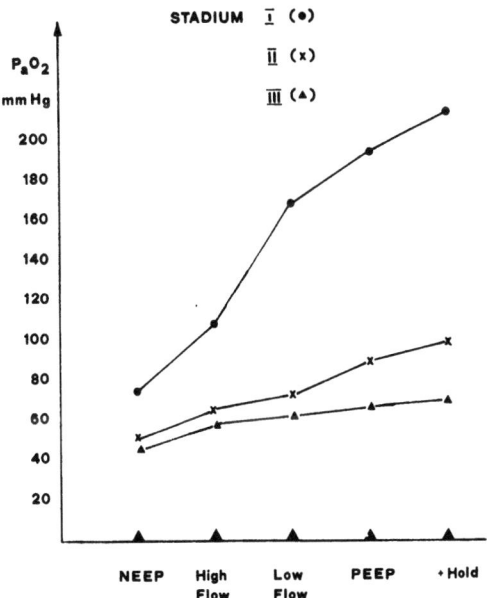

Abb. 5. Einfluß verschiedener Beatmungsformen auf P_aO_2 bei Schocklunge im Stadium I bis III

Im Stadium II bis III bringen wiederum PEEP und Hold die besten Blutgase, wobei die nunmehr deutlich reduzierte Compliance eine weitere Steigerung des mittleren Beatmungsdruckes erfordert mit Beeinträchtigung der ohnehin bereits kritischen Kreislaufparameter.

Im terminalen Stadium III kann der pulmonale Gasaustausch nur noch geringfügig durch Modifikationen an der Beatmungsform beeinflußt werden. Die hohen Beatmungsdrucke unter dem verlängerten Inspirium verursachen bei der untersuchten, erneut schockierten Patientin kritische Kreislaufverhältnisse; währenddem die kreislauffreundlicheren Alternativen von NEEP oder high flow mit einer bedrohlichen respiratorischen Insuffizienz verbunden sind.

Zusammenfassend stellen wir fest, daß die besprochenen Modifikationen der Beatmung mit verlängertem Inspirium lediglich in den Stadien I bis II eine entscheidende Verbesserung des pulmonalen Gasaustausches zu erbringen vermögen (Abb. 5). Dadurch können wesentlich niedrigere inspiratorische Sauerstoffkonzentrationen angewendet werden, so daß die früher bei Langzeitbeatmungen häufig beobachtete Sauerstoff-Toxizität [2] umgangen ist. Man darf andererseits aber auch annehmen, daß die optimale Beatmung nicht nur eine Kosmetik der Blutgase bewirkt, sondern wahrscheinlich auch eine echte Therapie zur Verhütung der progredienten Schocklunge bedeutet.

3. Besonders aktuell ist derzeit die Behandlung des Schocks wie auch seiner sekundären Lungenveränderungen mit hohen Dosen von *Corticosteroiden* [5, 10]. Danach soll beispielsweise Methylprednisolon in einer Dosierung von 30 mg/kg Körpergewicht in einer einmaligen intravenösen Kurzinfusion über 10 bis 15 min eine potente Vasodilatation wie auch eine Verminderung der Kapillarpermeabilität bewirken. Die damit erzielten klinischen Ergebnisse sind verblüffend, ergeben sich doch Überlebensraten von über 80% sowohl im kardiogenen wie auch im septischen Schock. Auch diese Maßnahme ist indessen nur dann erfolgversprechend, wenn sie möglichst frühzeitig eingesetzt wird. Übertragen auf die Schocklunge ist demnach ein positiver Effekt lediglich im Stadium I, nicht aber in den fortgeschrittenen, terminalen Stadien zu erwarten.

Der Nutzen einer Langzeitbehandlung der Schocklunge mit Corticosteroiden in einer niedrigeren Dosierung von 1 bis 2 mg Methylprednisolon pro kg Körpergewicht ist vorläufig noch nicht gesichert. Der antiphlogistische und spasmolytische Effekt am Bronchialsystem wird sich vor allem während der Beatmungsphase günstig auswirken; nach neueren Untersuchungen [13] soll dadurch aber auch eine vermehrte Produktion von Surfactant durch Stimulation der Pneumozyten II erfolgen.

4. Hinsichtlich der übrigen medikamentösen Therapie darf die *Antibiose* bei nachgewiesener oder vermuteter Schocklunge nicht vernachlässigt werden. Bei schweren Infektionen sind gezielt eingesetzte Antibiotika zweifellos die effektivste Therapie zur Beseitigung der Schockursache [14]. Überdies sollte man sich stets überlegen, ob nicht auch bei anderen Formen des therapierefraktären Schocks mit Lungenveränderungen eine bakterielle Mitbeteiligung vorliegt. Die Häufigkeit sekundärer broncho-pulmonaler Infektionen bei der Schocklunge rechtfertigt u. E. sogar eine prophylaktische Verabreichung von Antibiotika mit breitem Spektrum.

Die Antikoagulation mit *Heparin* kann erwiesenermaßen die Mikrothrombosierung der Lungenkapillaren bei der Schocklunge nicht mehr verhindern [15]. Bei langzeitbeatmeten Patienten ist indessen eine Antikoagulation allein schon aus Gründen der Embolieprophylaxe empfehlenswert. In Anlehnung an neuere Untersuchungen scheint dafür eine unterschwellige Dosierung von 10000 bis 15000 Einheiten Heparin ausreichend zu sein, wodurch außerdem schwerere Blutungskomplikationen vermieden werden können.

Eine Behandlung mit *Diuretika* wird das interstitielle Ödem bei der Schocklunge in der Regel nicht beseitigen, da es sich hierbei pathogenetisch ja um eine Permeabilitätsstörung der Kapillarwand handelt. Trotzdem wird man versuchen, den Flüssigkeitsgehalt der Lunge durch eine Kombination von Diuretika (Lasix®) mit kolloidosmotisch wirksamen Infusionen (Albumin, Plasma, Blut) möglichst niedrig zu halten. Bei Oligurie und zunehmender Urämie, wie sie in der terminalen Phase der Schocklunge fast regelmäßig beobachtet werden, können nur noch *Dialyseverfahren* die progrediente Niereninsuffizienz aufhalten. Hierbei machten wir bereits mehrfach die Beobachtung, daß unter einer Peritonealdialyse der pulmonale Gasaustausch sich vorübergehend überraschend verbesserte (Abb. 6). In den meisten Fällen konnte diese Verbesserung nicht durch eine Entwässerung oder Abnahme der harnpflichtigen Substanzen erklärt werden, da sowohl Körpergewicht, Flüssigkeitsbilanz wie auch Kreatinin- und Harnstoffwerte im Serum unverändert blieben. Möglicherweise liegt hier ein ähnliches Prinzip der spezifischen Detoxikation durch die Peritonealdialyse vor, wie es beispielsweise bei der akuten Pankreatitis seit längerem bekannt und erfolgreich angewendet wird [12]. Die Beobachtungen mögen vorerst als Anregung dienen für weitere Untersuchungen auf dem Gebiet der Schocklungentherapie, welche trotz jahrzehntelanger Forschungen bei weitem noch nicht befriedigen kann.

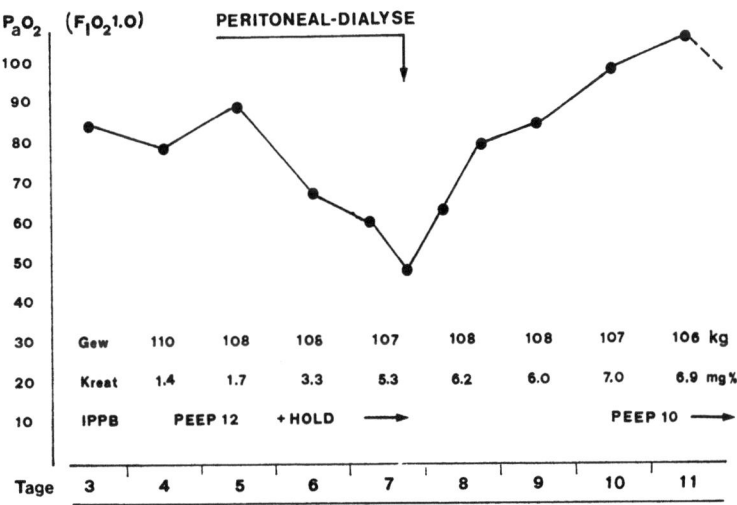

Abb. 6. Der Effekt einer Peritonealdialyse auf den arteriellen Sauerstoff-Partialdruck bei fortgeschrittener Schocklunge unter konstanten Beatmungsbedingungen, Körpergewicht und Schweregrad der Urämie

Literatur

1. Bachofen, M., Bachofen, H.: Schweiz. med. Wschr. **103**, 1 (1973). — 2. Barber, R. E., Lee, J., Hamilton, W. K.: New Engl. J. Med. **283**, 1478 (1970). — 3. Blaisdell, F. W.: J. Trauma **13**, 195 (1973). — 4. Bergman, N. A.: Amer. Rev. resp. Dis. **100**, 518 (1969). — 5. Dietzman, R. H., Lillehei, R. C.: Amer. Heart J. **75**, 274 (1968). — 6. Geiger, K., Wolff, G.: Thoraxchirurgie **21**, 414 (1973). — 7. Hardaway, R. M., James, P. M., Anderson, R. W., Bredenberg, C. E., West, R. L.: J. Amer. med. Ass. **199**, 779 (1967). — 8. Keller, R., Kopp, C., Anderhub, H. P.: Prax. Pneumol. **28**, 1070 (1974). — 9. McMahon, S. M., Halprin, G. M., Sieker, H. O.: Amer. Rev. resp. Dis. **108**, 526 (1973). — 10. Motsay, G. J., Alho, A., Jaeger, T., Dietzman, R. H., Lillehei, R. C.: Fed. Proc. **29**, 1861 (1970). — 11. Lewin, I., Weil, M. H., Shubin, H., Sherwin, R.: J. Trauma **11**, 22 (1971). — 12. Rosato, E. F., Mullis, W. F., Rosato, F. E.: Surgery **74**, 106 (1973). — 13. Spellacy, W. N., Buhi, W. C., Riggall, F. C., Holsinger, K. L.: Amer. J. Obstet. Gynec. **115**, 216 (1973). — 14. Thimme, W., Dissmann, W., Buschmann, H. J., Daugs, J., Eisele, R., Ramdohr, B.: Klin. Wschr. **50**, 674 (1972). — 15. Wilson, J. W.: J. reproduct. Med. **8**, 307 (1972).

2. Rundtischgespräch
Prophylaxe und Therapie der Schocklunge

Leitung: HERZOG, H., Basel

Teilnehmer: BENZER, H., Wien; BURCHARDI, H., Göttingen; KELLER, R., Basel; LASCH, H. G., Gießen; MITTERMAYER, CH., Freiburg; SCHULZ, V., Mainz; VOGEL, W., Freiburg; v. WICHERT, P., Hamburg

Zusammenfassung

1. Die initiale Behandlung der verschiedenen Schockformen (*1.* hypovolämischer Schock durch Hämorrhagie, Trauma, Verbrennung, *2.* Herzkreislaufversagen, *3.* Sepsis, *4.* anaphylaktische Reaktion) wird in jedem Fall neben den gegen die Ätiologie des Schocks gerichteten Maßnahmen den sofortigen Volumenersatz mit einschließen (Tabelle).

Tabelle. Die Ätiologie der verschiedenen Schockformen

A. Hypovolämischer Schock
   I. Hämorrhagischer Schock
      Blutverlust plus geringes Gewebetrauma: z. B. durch Messerstichverletzung (Metzger) oder massive gastrointestinale Blutungen (Ulcera)
   II. Traumatischer Schock
      Blutverlust plus ausgedehntes Gewebetrauma: z. B. multiple Frakturen mit Muskelquetschungen (Verkehrsunfälle) oder massive intraoperative Blutungen (früher auch Operationsschock genannt)
   III. Verbrennungsschock
      vor allem Plasmaverlust
   IV. Dehydratationsschock
      vor allem Wasser- und Elektrolytverlust
   Kombinierte Verluste von Plasma, Wasser und Elektrolyten kommen insbesondere bei Ileus, Peritonitis und Pleuritis vor.

B. Kardiogener Schock
   z. B. Herzinfarkt, Perikardtamponade, Lungenembolie

C. Septischer Schock
   Schock infolge Sepsis

D. Anaphylaktischer Schock
   Schock infolge Antigen-Antikörperreaktion

Nach: Gruber u. Rittmann: Triangel, Sandoz Zeitschrift für Med. Wissenschaft 13, 81—83 (1974)

2. Frühzeitige maschinelle Beatmung vor dem Auftreten erster Schocklungenzeichen, wobei die Verwendung eines volumengesteuerten Respirators mit konstantem Beatmungsvolumen zu empfehlen ist. Periodische Tiefatemzüge, positiver endexspiratorischer Druck, niedriger inspiratorischer Flow, endinspiratorisches Druckplateau sind geeignet, die Atelektaseneigung durch Erhöhung des Lungenvolumens zu bekämpfen. Die Sauerstoffkonzentration in der Einatmungsluft soll nur soweit erhöht werden, als eine P_aO_2 von 60 nicht unterschritten wird.

3. Frühzeitige Zufuhr von Corticosteroiden in hoher Dosierung (z. B. 30 mg Methylprednisolon/kg Körpergewicht) als Kurzinfusion über 15 min an maximal 3 aufeinanderfolgenden Tagen mit dem Ziel, eine starke Vasodilatation und gleichzeitig eine Verminderung der Kapillarpermeabilität im Bereich der Lunge zu erreichen. Der Wert einer Langzeitbehandlung mit Corticosteroiden in üblicher Dosierung ist nicht gesichert.

4. Die Zufuhr von Salicylpräparaten scheint die Thrombozytenaggregation wirkungsvoll verhindern zu können, muß aber möglichst frühzeitig angewendet werden, bevor die Mikrothrombosierung der Lungenkapillaren im Gange ist.

5. Dasselbe gilt für die Anwendung von Heparin, welche bei etablierter Schocklunge sicher zu spät kommt. Empfohlen wird die unterschwellige Dosierung von 10000 bis 15000 Einheiten/Tag, wodurch eine wirksame Emboliprophylaxe gewährleistet ist, andererseits aber Blutungskomplikationen vermieden werden.

Über diese Therapiemaßnahmen hinaus wurden eine große Zahl weiterer Behandlungsmöglichkeiten diskutiert, welche an dieser Stelle aber deshalb nicht erwähnt werden, weil ihre Wirksamkeit vorerst nicht gesichert ist. Der wesentliche Punkt ist der möglichst frühzeitige Einsatz der Therapie der Mikrozirkulationsstörung. Beatmung, Corticosteroidbehandlung, Salicyl- und Heparinbehandlung sollten, wenn irgend möglich, in Form der Prophylaxe, statt in Form der Therapie angewendet werden. Voraussetzung hierfür wäre eine Frühdiagnose der im Entstehen begriffenen Schocklunge, welche bisher nicht existiert. Deshalb kamen die Teilnehmer am Rundtischgespräch zu folgendem Schluß: Die Wiederherstellung normaler Kreislaufverhältnisse durch Stabilisierung des arteriellen Blutdruckes mittels Volumenersatz sollte unmittelbar verbunden werden mit dem prophylaktischen Einsatz der Überdruckbeatmung, der Gabe hoher Dosen von Cortison, unterschwelliger Heparinisierung und Applikation von Salicylaten.

Nur durch großangelegte statistische Erfassung der Resultate einer solchen Prophylaxe besteht Hoffnung, die bedauerlich schlechten Ergebnisse der jetzigen Therapie bei etablierter Schocklunge zu verbessern.

GOECKENJAN, G., SCHNEIDER, P., HEIDENREICH, J. (1. Med. Klinik A u. Frauenklinik der Univ. Düsseldorf): **Pulmonaler Gasaustausch und pulmonale Perfusion unter Dopamin***

Dopamin hat in den letzten Jahren eine zunehmende Bedeutung in der Schockbehandlung erlangt. Unter den Nebenwirkungen fielen wiederholt ein deutlicher Abfall des arteriellen Sauerstoffpartialdrucks und ein geringfügiger Anstieg des arteriellen Kohlendioxydpartialdrucks auf [1, 3, 7—9]. Als Ursache dieser Veränderungen wurden Rechts-Links-Shunts und Änderungen des Ventilations-Perfusionsverhältnisses diskutiert. Wir haben zur Klärung der Ursache dieser Blutgasveränderungen den pulmonalen Gasaustausch und den Lungenkreislauf unter Dopamin untersucht.

Bei 10 gesunden männlichen Probanden im Alter von 20 bis 32 Jahren wurden über einen Mikroherzkatheter die Drucke in der Pulmonalarterie gemessen. Mittels eines Pneumotachographen wurde das Atemminutenvolumen im offenen System unter gleichzeitiger Analyse des O_2- und des CO_2-Gehalts der Exspirationsluft bestimmt. Zusätzlich wurden die Blutgase und der Säurebasenstatus im Blut des hyperämisierten Ohrläppchens und im zentralvenösen Blut untersucht. Der Sauerstoffgehalt des Blutes wurde direkt mit dem Lex-O_2-Con (Firma Lexington Instruments Corp., Waltham, USA) bestimmt. Das Herzzeitvolumen wurde nach dem Fickschen Prinzip berechnet. Die Messungen erfolgten zunächst bei Luftatmung vor und nach 20minütiger Infusion von 350 µg Dopamin Guilini®/min. Anschließend wurde die gleiche Versuchsanordnung unter Sauerstoffatmung (FiO_2 = 0,995) nach mindestens 45minütiger Sauerstoffeinmischung und ebenso langer Dopamin-Karenz wiederholt. Die Berechnungen und statistischen Auswertungen wurden unter Verwendung von SPSS-Programmen [4] auf einer Datenverarbeitungsanlage des Rechenzentrums der Universität Düsseldorf ausgeführt. Die Sauerstoffsättigung des Blutes wurde im Rahmen des Computerprogramms nach der von Kelman [2] angegebenen Gleichung berechnet. Bei der Bestimmung des Gesamtlungenstrombahnwiderstandes wurde ein mittlerer diastolischer Ventrikeldruck von 5 mm Hg angenommen. Die Mittelwerte der Paardifferenzen wurden mit dem t-Test für verbundene Stichproben geprüft.

Wir kamen zu folgenden Ergebnissen (Abb. 1): Der arterielle Sauerstoffpartialdruck (P_{aO_2}) fällt im Mittel um 3,3 mm Hg ab, der arterielle CO_2-Partialdruck (P_{aCO_2}) steigt um 2,2 mm Hg an.

* Mit Unterstützung des Ministers für Wissenschaft und Forschung des Landes Nordrhein-Westfalen.

Diese Veränderungen sind signifikant. Gleichzeitig kommt es zu einem signifikanten leichten Abfall des pH-Wertes (p_{Ha}), der bei praktisch unverändertem Standard-Bicarbonat als Folge des Anstiegs des CO_2-Partialdruckes aufzufassen ist. Der nach der Alveolarluftformel berechnete alveoläre Sauerstoffpartialdruck (P_AO_2) fällt signifikant um durchschnittlich 3,9 mm Hg ab. Die alveolo-arterielle Sauerstoffdruckdifferenz bleibt demnach weitgehend konstant. Ferner findet sich

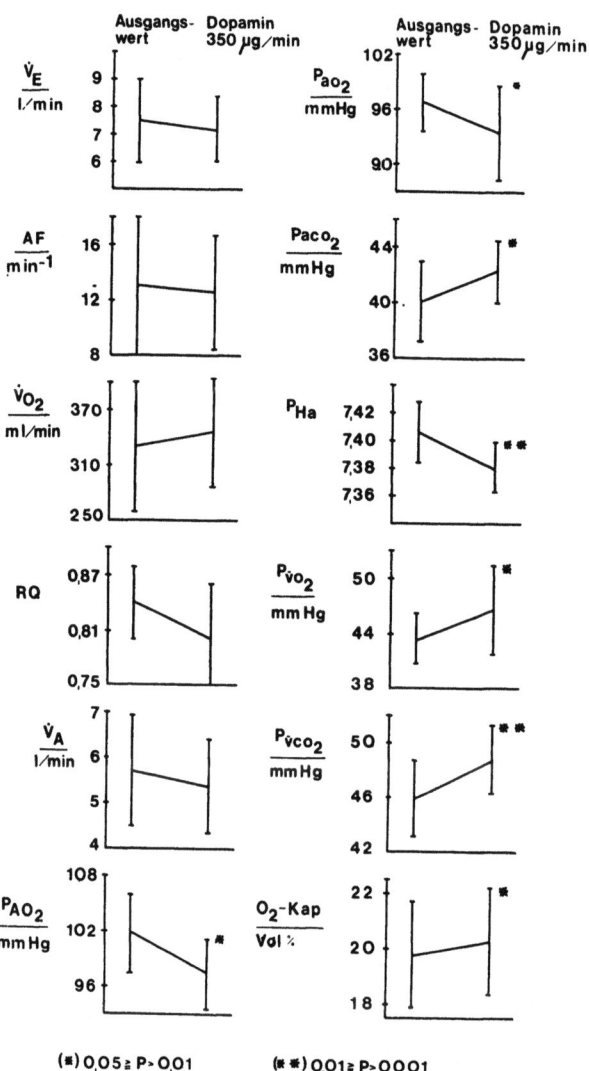

Abb. 1. Ventilation und Blutgase vor und während der Dopamininfusion (Mittelwerte und Standardabweichungen)

eine allerdings nicht signifikante Verminderung der alveolären Ventilation ($\dot{V}_A$) und der Gesamtventilation ($\dot{V}_E$) um durchschnittlich jeweils etwa 300 ml/min bei gleichzeitigem geringem Anstieg der Sauerstoffaufnahme ($\dot{V}_{O_2}$).

Im zentralvenösen Blut kommt es trotz des Abfalls des arteriellen Sauerstoffpartialdrucks zu einem signifikanten Anstieg des p_{O_2}-Wertes ($p_{\bar{v}O_2}$) um durchschnittlich 3,3 mm Hg. Der zentralvenöse CO_2-Partialdruck ($p_{\bar{v}CO_2}$) steigt um 2,9 mm Hg an.

Auffällig ist ferner eine geringe, jedoch signifikante Zunahme der Sauerstoffkapazität (O_2-Kap) des Blutes, die wahrscheinlich auf eine Hämokonzentration infolge der diuretischen Wirkung [6] des Dopamins zurückzuführen ist.

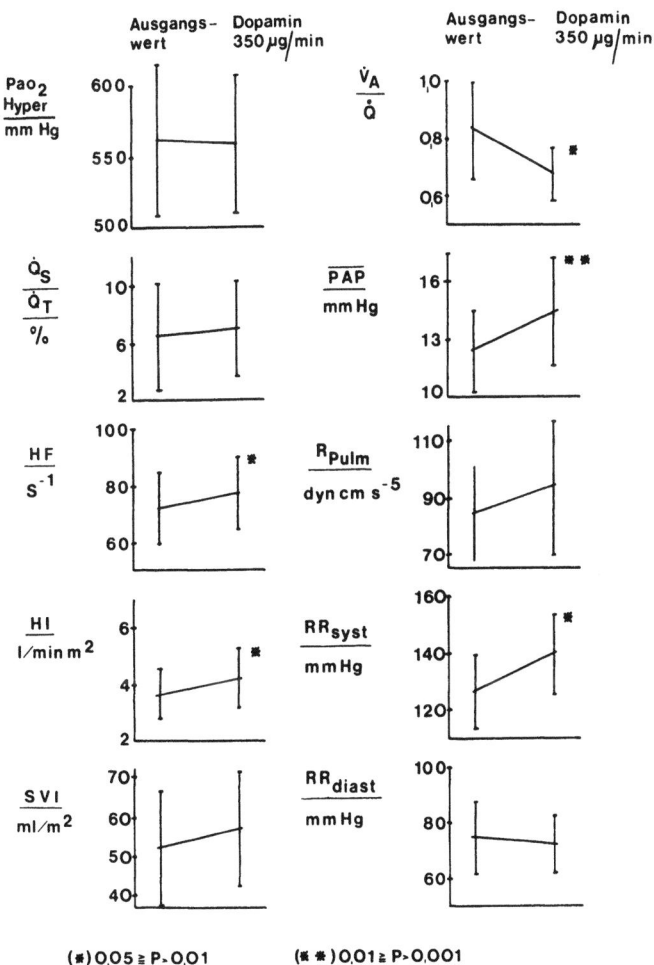

Abb. 2. Venöse Beimischung, Ventilationsperfusionsquotient und Hämodynamik vor und während der Dopamininfusion

Während der Sauerstoffatmung (Abb. 2) verursachte Dopamin bei unseren Probanden keinen wesentlichen Abfall des arteriellen p_{O_2}-Wertes (p_{aO_2} Hyper) und dementsprechend keine nennenswerte Zunahme der venösen Beimischung $\left(\dfrac{\dot{Q}_S}{\dot{Q}_T}\right)$.

Unter den hämodynamischen Parametern ist ein signifikanter Anstieg des Herzzeitvolumens (HI), vorwiegend durch Frequenzsteigerung (HF), aber auch infolge einer geringen Zunahme des Schlagvolumens zu erwähnen. Der systolische und der mittlere pulmonalarterielle Druck ($\overline{PAP}$) steigen signifikant um 4,2 bzw. 2 mm Hg an. Dieser Druckanstieg ist in erster Linie auf den Anstieg des Herzzeitvolumens zurückzuführen, zusätzlich ist jedoch ein geringer Anstieg des Gesamtlungenstrombahnwiderstandes (R_{pulm}) zu erkennen. Das Ventilations-Perfusionsverhältnis $\left(\dfrac{\dot{V}_A}{\dot{Q}}\right)$ zeigt eine signifikante Verminderung der Mittelwerte von 0,83 auf 0,67. Die Erniedrigung des globalen Ventilations-Perfusions-Quotienten läßt — wie aus dem O_2-CO_2-Diagramm von Rahn u. Fenn [5] hervorgeht — eine Verminderung des alveolären und arteriellen O_2-Partialdrucks sowie einen Anstieg des CO_2-Partialdrucks erwarten, die größenordnungsmäßig den von uns beobachteten Werten entsprechen. Die unter Dopamin gefundenen Blutgasveränderungen sind demnach auf die Erniedrigung des Ventilations-Perfusionsverhältnisses zurückzuführen. Letztere ist Folge des signifikanten Anstiegs des Herzzeitvolumens und der geringen Verminderung der alveolären Ventilation. Die Ursache der Veränderung der alveolären Ventilation ist nicht geklärt. Ob dieser Effekt konstant nachweisbar ist, müssen weitere Untersuchungen ergeben. Eine Eröffnung von Rechts-Links-Shunts sowie Verteilungs- und Diffusionsstörungen scheiden in unserer Untersuchungsserie bei Berücksichtigung der unveränderten alveolo-arteriellen O_2-Differenz als Ursache der dopaminbedingten Blutgasveränderungen weitgehend aus.

Der Anstieg des venösen Sauerstoffpartialdrucks ist Folge des durch Dopamin erhöhten Herzzeitvolumens.

Zusammenfassung

Bei 10 gesunden Probanden wurden unter intravenöser Infusion von 350 µg Dopamin/min ein geringer Abfall des Sauerstoff- und ein geringer Anstieg des CO_2-Partialdrucks im arteriellen Blut beobachtet. Diese Veränderungen sind auf einen signifikanten Abfall des Belüftungs-Durchblutungs-Quotienten bei Steigerung des Herzzeitvolumens und geringer Abnahme der alveolären Ventilation zurückzuführen.

Literatur

1. Huckauf, H., Ramdohr, B., Schröder, R.: Dopamin-Arbeitstagung. Berlin 1974 (im Druck). — 2. Kelman, G. R.: J. appl. Physiol. **21**, 1375 (1966). — 3. Nadjmabadi, M. H., Purschke, R., Lennartz, H., Bircks, W.: Anaesthesist (im Druck). — 4. Nie, N. H., Bent, D. H., Hull, C. H.: New York: SPSS 1970. — 5. Rahn, H., Farhi, L. E.: In: Hdb. Physiol.: Respiration, Sect. 3, I. Washington 1964. — 6. Ramdohr, B., Biamino, G., Warda, H., Schröder, R.: Klin. Wschr. **50**, 149 (1972). — 7. Ramdohr, B., Schüren, K. P., Biamino, G., Schröder, R.: Klin. Wschr. **51**, 549 (1973). — 8. Ramdohr, B., Schröder, R.: Klin. Wschr. **51**, 571 (1973). — 9. Schneider, P., Goeckenjan, G., Esser, R., Huneke, H.: Dopamin-Arbeitstagung. Berlin 1974 (im Druck).

Schmidt, W., Gladisch, W., Schnabel, K. H. (II. Med. Univ.-Klinik, Abt. Pneumologie, Mainz): **Vergleichende Untersuchungen der Diffusionskapazität der Lunge***

Zur quantitativen Bestimmung des Ausmaßes von Diffusionsstörungen ist die Messung der Diffusionskapazität der Lunge notwendig. An Meßmethoden kennt man heute Sauerstoff- und Kohlenmonoxydmethoden. Die Bestimmungsverfahren, die die Diffusion des Sauerstoffs ins Kapillarblut direkt messen, werden deshalb als „physiologisch" bezeichnet und unter steady-state und unter sog. Übergangsbedingungen beim Wechsel von Gaskonzentrationen angewandt. Die „unphysiologischen" CO-Methoden werden, wegen ihrer relativ einfachen Anwendbarkeit, sowohl als steady state- als auch als single breath-Methoden verwendet.

---

* Mit Unterstützung der Deutschen Forschungsgemeinschaft, SFB 36.

Die Vielzahl der Methoden und ihrer Modifikationen, die vor allem in den letzten zwei Jahrzehnten angewandt wurden, und die Versuche, durch semiquantitative Belastungsversuche zu gleichen Aussagen über die Diffusionsverhältnisse in der Lunge zu gelangen [10, 13, 14], scheinen die Schwierigkeit der Diffusionsmessungen zu kennzeichnen. Als weiterer Beitrag zur Diskussion um die Bedeutung der einzelnen Meßmethoden soll diese Mitteilung verstanden werden.

Untersuchungsgut und Methode

Untersucht wurden 23 männliche, gesunde Probanden im Alter von 19 bis 34 Jahren ($\bar{x}$ = 26 Jahre). Folgende Methoden wurden bei allen Probanden angewandt:
1. CO-Einatemzugsmethode nach Ogilvie u. Mitarb. [16]. Die Methode wurde von uns insofern modifiziert, als aus technischen Gründen eine inspiratorische CO-Konzentration von nur 0,05 Vol.-% maximal gewählt werden konnte.
2. Bestimmung der O_2-Diffusionskapazität im steady state unter Hypoxiebedingungen mit einer inspiratorischen O_2-Konzentration von 11 bis 12 Vol.-% [18].
3. Bestimmung der Diffusionskapazität mit Hilfe der Verteilungsanalyse von Ventilation, Perfusion und Diffusion nach Thews u. Mitarb. [19].

Die Untersuchungen der Probanden mit allen Verfahren erfolgten an jeweils einem Tag, die Methoden 2. und 3. wurden, in einem Arbeitsgang im Anschluß an die Ruheuntersuchung, auch während Belastung angewandt. Die Untersuchungen erfolgten im Liegen. Belastet wurde ebenfalls im Liegen mit dem Fahrradergometer mit 25 Watt. Die niedrige Belastungsstufe wurde gewählt, um sie ggf. auch Kranken zumuten zu können.

Ergebnisse

Die Ergebnisse sind in der Tabelle dargestellt. Die Tabelle enthält jeweils die Mittelwerte des Kollektivs und die Streuung (Range) der Einzelwerte, um zu zeigen, in welchem Bereich Meßwerte zu erwarten sind. Die Diffusionskapazität ist, der Definition entsprechend, in ml/min mm Hg, bezogen auf das jeweilige Testgas, CO bzw. O_2, angegeben.

Tabelle. Die Tabelle enthält die Mittelwerte und die Streuung der Einzelwerte (Range) für die einzelnen Untersuchungsmethoden der Diffusionskapazität, bezogen auf die jeweilige Größe des Kollektivs (n). Die Werte sind in ml/min mm Hg, bezogen auf das verwendete Testgas, CO bzw. O_2, wiedergegeben

	Ruhe			Belastung 25 Watt		
	$\bar{x}$	(n)	Range	$\bar{x}$	(n)	Range
D_{CO}	28,9	(23)	14,6–40,7	—	—	—
D_{O_2}	21,3	(23)	12,2–41,3	46,2	(23)	21,9–96,0
$D_{O_2}V$	19,8	(19)	10,8–53,4	28,5	(6)	14,5–58,0

Diskussion

Die Werte für die CO-Diffusionskapazität (DCO) in Ruhe entsprechen sowohl im Mittel als auch im Streubereich denen der Literatur [1, 2, 12, 16, 17]. Die Reproduzierbarkeit der Einzelwerte, die das Mittel aus 3 Untersuchungen sind, somit die Präzision der Methode war, war mit einer Differenz von ± 1,7 ml zum Mittelwert, d. h. einem Fehler von 7,1%, zufriedenstellend.

Für die O_2-Diffusionskapazität (DO_2) in Ruhe sind Angaben zur Präzision nicht möglich, weil, durch den aufwendigen Untersuchungsgang bedingt, Einzelbestimmungen durchgeführt wurden. Die Exaktheit der Methode kann daher nur an der Präzision der Einflußfaktoren, die für die Berechnung der DO_2 notwendig sind, beurteilt werden. Dies sind für die steady state-Methode nach Thews vier wesentliche Faktoren:

1. Die Bestimmung der alveolären Drücke, die in unseren Bestimmungen den endexspiratorischen, massenspektrometrisch gemessenen O_2-Drücken gleichgesetzt wurden. Dies beinhaltet eine Fehlermöglichkeit, die bei unserem Probandengut wegen fehlender Inhomogenitäten der Ventilation relativ gering erscheint. Da aber die endexspiratorischen Drücke u. U. stark schwanken, müssen wieder Mittelwerte gebildet werden, die mit einem Fehler behaftet sind.

2. Die arteriellen Blutgaspartialdrücke unter Hypoxiebedingungen, die den kapillären gleichgesetzt werden. Die Präzision ergibt sich hier aus der Differenz der Mehrfachbestimmungen. Die Richtigkeit hängt jedoch, bei der theoretisch begründeten Annahme [20], vom Grad der Hypoxie des Atemgasgemisches und von der individuellen O_2-Bindungskurve des Probanden ab.

3. Die gemischtvenösen O_2-Drücke, deren Messung mittels einer Rückatemmethode die größten methodischen Schwierigkeiten bereitet.

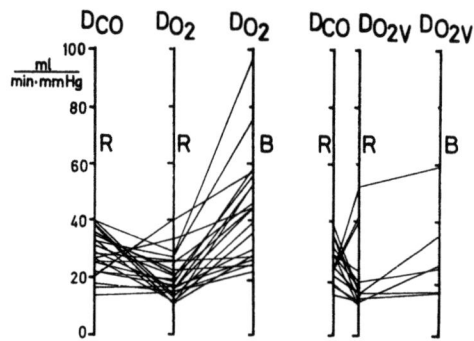

Abb. 1. Einzelwerte der Diffusionskapazität für Kohlenmonoxyd, Atemanhaltemethode (D_{CO}), Sauerstoff, steady state-Methode (D_{O_2}) und Verteilungsanalyse (D_{O_2V}) bei gesunden, männlichen Versuchspersonen. Die Werte für D_{CO} wurden nur unter Ruhebedingungen (R) gemessen, diejenigen für D_{O_2} und D_{O_2V} zusätzlich auch unter Belastung (B)

4. Die Bestimmung des Sauerstoffverbrauches, in die alle bekannten Fehler der Methode mit eingehen. Der Sauerstoffverbrauch unserer Probanden lag mit im Mittel 246 ml/min im Normbereich.

Unter Berücksichtigung des Einflusses der genannten vier Parameter, sind der Mittelwert der O_2-Diffusionskapazität und die Streuung verständlich und durchaus mit den Angaben in der Literatur vergleichbar [3—5, 8, 11, 21]. Zwischen den Bestimmungen der DCO und der DO_2 ließ sich ein statistischer Zusammenhang nicht sichern.

Für die O_2-Diffusionskapazität, die massenspektrometrisch und polarographisch mit Hilfe der Verteilungsanalyse bestimmt wurde (DO_{2V}), ließ sich ebensowenig ein Zusammenhang, weder mit der DCO noch mit der DO_2, statistisch sichern. Die Einzelwerte aller Messungen sind in Abb. 1 graphisch dargestellt. Die methodischen Schwierigkeiten sind bei Anwendung der Verteilungsanalyse, hier erstmals auch unter Belastungsbedingungen, noch erheblich größer als bei Anwendung der steady state-Methode. Ein Teil der alveolären Ein- und Auswaschkurven, deren Verlauf die theoretische Grundlage der Verteilungsanalyse ist [19], war bei unseren Untersuchungen nicht eindeutig zu interpretieren. Der Verlauf der Argon-Einwaschkurven war aber so korrekt, daß Inhomogenitäten der Ventilation vernachlässigt werden konnten. Auch bei Belastung waren keine Inhomogenitäten der Ventilation nachweisbar. Für die Lungenperfusion ist der Einfluß auf die Diffusionskapazität der Lunge hinreichend untersucht und auch in unseren Ergebnissen nachweisbar [6, 7, 15].

Bei den Belastungsuntersuchungen zeigt sich ein statistisch zu sichernder Zusammenhang zwischen der Höhe der Ruhe- und der Belastungswerte bei der steady state-Methode. Der Anstieg der Mittelwerte entspricht unseren Erwartungen, jedoch ist die Streuung der Einzelwerte wieder erheblich.

Die mit Hilfe der Verteilungsanalyse gewonnenen Werte zeigten, neben der Vielzahl der methodisch bedingten Ausfälle, besonders bei Belastung, niedrigere Durchschnittswerte, aber auch eine erhebliche Streuung. Für die geringe Leistung von 25 Watt liegen die DO_2V-Werte jedoch relativ hoch.

Als Facit unserer Untersuchungen kann man zusammenfassend feststellen: Die von uns angewandten Methoden zur Bestimmung der Diffusionskapazität lieferten die erwarteten Ergebnisse. Die Methoden und ihre Ergebnisse sind vom Prinzip her untereinander nicht vergleichbar und damit auch nicht umrechenbar. Die technischen Schwierigkeiten sind bei den O_2-Methoden so erheblich, daß ein Großteil der Untersuchungen entweder primär verworfen werden muß oder nur unter erheblichem Aufwand zu wiederholen ist. Bei eindeutigen Kurvenverläufen unter Anwendung der Verteilungsanalyse von Ventilation, Perfusion und Diffusion ist der Informationsgewinn erheblich größer als mit anderen Methoden. Die Anwendung der Verteilungsanalyse ist daher, trotz des großen Aufwandes, gerechtfertigt. Die CO-Methoden und semiquantitativen Belastungsuntersuchungen haben aber auch weiterhin für die Klinik und als Screening-Test ihre Berechtigung [9, 10, 13].

Literatur

1. Anderson, T. W., Shepard, R. J.: Respiration **26**, 1 (1969). — 2. Apthorp, G. H., Marshall, R.: J. clin. Invest. **40**, 1775 (1961). — 3. Bachofen, H., Scherrer, M.: Schweiz. med. Wschr. **102**, 1061 (1972). — 4. Bedell, G. N., Adams, R. W.: J. clin. Invest. **41**, 1908 (1962). — 5. Bitterli, J., Bachofen, H., Kyd, K., Scherrer, M.: Pulmonary diffusing capacity on exercise (ed. M. Scherrer). Bern: Huber 1971. — 6. Burgess, J. H., Bishop, J.: J. clin. Invest. **42**, 997 (1963). — 7. Burgess, J. H., Gillespie, J., Graf, P. D., Nadel, J. A.: J. appl. Physiol. **24**, 692 (1968). — 8. Cotes, J. E., Dabbs, J. M., Hall, A. M., Axford, A. T., Laurence, K. M.: Thorax **28**, 709 (1973). — 9. Geisler, L., Herberg, D.: Med. Welt **16**, 2669 (1965). — 10. Hamm, J.: Beitr. Klin. Tuberk. **133**, 292 (1966). — 11. Haslimeier, P., Scherrer, M.: Schweiz. med. Wschr. **97**, 1652 (1967). — 12. Kanagami, H., Katsura, T., Shiroishi, K., Baba, K., Ebina, T.: Acta med. scand. **169**, 583 (1961). — 13. Keller, R., Graf, W., Mahlich, J., Herzog, H.: Klin. Wschr. **51**, 994 (1973). — 14. Matthes, K., Herberg, D.: Med. thorac. **19**, 171 (1962). — 15. McNeill, R. S., Rankin, J., Forster, R. E.: Clin. Sci. **17**, 465 (1959). — 16. Ogilvie, C. M., Forster, R. E., Blakemore, W. S., Morton, J. W.: J. clin. Invest. **36**, 1 (1957). — 17. Ross, J. E., Lord, T. H., Ley, G. D.: J. appl. Physiol. **15**, 843 (1960). — 18. Thews, G.: Pflügers Arch. ges. Physiol. **268**, 281 (1959). — 19. Thews, G., Schmidt, W., Schnabel, K. H.: Respiration **28**, 197 (1971). — 20. Thews, G., Schmidt, W.: In Vorbereitung. — 21. Turino, G. M., Berofsky, E. H., Goldring, R. M., Fishman, A. P.: J. appl. Physiol. **18**, 447 (1963).

KUNKE, S., SCHULZ, V., ERDMANN, W., ULMER, H. V., SCHNABEL, K. H. (II. Med. Klinik u. Poliklinik, Inst. für Anästhesiologie u. Physiolog. Inst. der Univ. Mainz): **Ein System zur P_{aO_2}-geregelten Sauerstoffzufuhr bei Patienten mit Schocklungen**

Änderungen der den pulmonalen Gasaustausch bestimmenden Faktoren — der pulmonalen Shuntdurchblutung, der Diffusionskapazität der Lunge, aber auch der Verteilungsinhomogenitäten von $\dot{V}_A/\dot{Q}$ und $D_L/\dot{Q}$ — innerhalb eines kurzen Zeitraums und in einem beträchtlichen Ausmaß sind ein Charakteristikum von Schocklungen, besonders bei deren anfänglicher Entwicklung. Bei der heute üblichen Punktmessung des arteriellen Sauerstoffpartialdrucks in mehr oder minder großen zeitlichen Intervallen ist es jedoch oft nicht möglich, die daraus resultierende und den Patienten gefährdende arterielle Hypoxie, aber auch Hyperoxie rechtzeitig zu erkennen und zu korrigieren. Wir haben deshalb ein System entwickelt, in dem der arterielle Sauerstoffpartialdruck kontinuierlich gemessen wird und in einem Regelkreis durch Soll-Istwert-Vergleich und folgender Änderung der inspiratorischen Sauerstoffkonzentration konstant eingestellt werden kann.

In Abb. 1 ist in einem Blockschaltbild der Regelkreis schematisch dargestellt. Die Regelgröße, der arterielle Sauerstoffpartialdruck P_{aO_2}, wird mit Hilfe einer Sauerstoffmikroelektrode gemessen. Die von uns verwandte, nach dem üblichen polarographischen Prinzip arbeitende Elektrode der Fa. Beckman hat einen Spitzendurchmesser des in Glas eingelassenen Platinfadens von ca. 5 μ; nach der schnell durchzuführenden Bespannung und Eichung wird die Elektrode über eine Arterienpunktionskanüle in die A. femoralis eingeführt. Die 90% Einstellzeit der Elektrode beträgt im Mittel 8 sec. Der polarographische Meßkreis wird durch ein von uns speziell für diese Anwendung entwickeltes Meßgerät geschlossen. In diesem P_{O_2}-

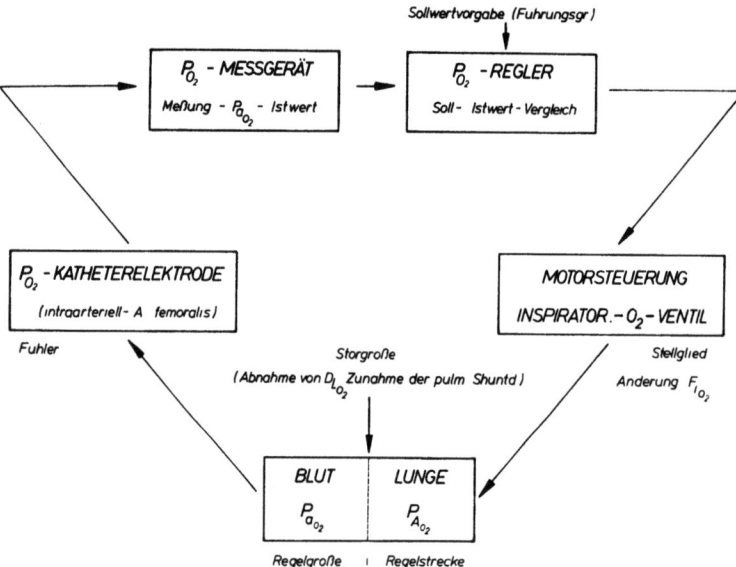

Abb. 1. System zur P_{aO_2}-geregelten Sauerstoffzufuhr bei beatmeten Patienten. Darstellung der einzelnen Glieder des Regelkreises in Form eines Blockschaltbildes. Einzelheiten siehe Text

Meßgerät wird die Polarisationsspannung über einen mit Feldeffekt-Transistoren bestückten integrierten Verstärker angelegt. Die im Meßkreis entstehenden Ströme im nA-Bereich sind direkt proportional der Konzentration der Sauerstoffmoleküle an der Elektrodenspitze. Die belastbaren Ausgangsspannungen von 0 bis 10 V des P_{O_2}-Meßgerätes entsprechen dem Strom im polarographischen Meßkreis, d. h. in unserem Fall dem arteriellen Sauerstoffpartialdruck. Diese Spannungen werden als P_{aO_2}-Istwert einem als Regler fungierenden elektronischen Verstärker übermittelt. In der ersten Stufe dieses Reglers wird die vom P_{O_2}-Verstärker übernommene Spannung mit einer hochstabilisierten Referenzspannung verglichen; diese variabel einstellbare Referenzspannung kann als P_{aO_2}-Sollwert entsprechend der Elektrodeneichung von 40 bis 200 Torr vorgewählt werden. Die positive oder negative Differenz zwischen P_{aO_2}-Soll- und -Istwert wird von einem Netzwerk verschiedener integrierter Verstärker gefolgt, die als Verzögerungsglied und Impedanzwandler arbeiten, und über vier Leistungstransistoren einen Gleichstrommotor ansteuern. Ein Getriebe mit dem Übersetzungsverhältnis 1:40000 paßt die Motordrehzahl an die notwendige Laufgeschwindigkeit eines Sauerstoffventils an, das die jeweilige inspiratorische Sauerstoffkonzentration eines Beatmungsgerätes (Servo-Ventilator, Fa. Dräger) festlegt. Eine Nachstellung dieses O_2-Ventils erfolgt so lange, bis sich bei minimaler Regelabweichung P_{aO_2}-Soll- und -Istwert entsprechen. Unabhängig von einer sich ändernden Lungenfunktion wird der arterielle Sauerstoffpartialdruck des Patienten — entsprechend dem eingestellten Sollwert — konstant gehalten.

Wir haben anfangs das Funktionsverhalten des Regelkreises an einem Lungenmodell getestet. In Form einer Nachlaufregelung ändert sich die Laufgeschwindigkeit des das O_2-Ventil betätigenden Motors proportional mit der Größe der Differenz zwischen Soll- und Istwert; schließlich wird eine dem P_{aO_2}-Sollwert entsprechende inspiratorische Sauerstoffkonzentration mit einer langsameren Zeitkonstante eingestellt. Das Einstellverhalten des Reglers ist durch eine gedämpfte Schwingung charakterisiert. Der Istwert des arteriellen Sauerstoffpartialdrucks pendelt nur ein- oder zweimal um 10% um den vorgegebenen Sollwert, um dann ± 5% auf diesen eingestellt zu werden. In vitro am Lungenmodell betrug die Einstellzeit je nach Vorgabe des zu äquilibrierenden Volumens 4 bis 8 min. Nachdem das Regelverhalten in dieser Weise optimiert worden war, wurde es am Menschen überprüft. Grundsätzlich ließ sich das in vitro festgelegte Regelverhalten nachweisen. Wegen der stark eingeschränkten pulmonalen Diffusionskapazität der untersuchten Patienten waren jedoch die Einstellzeiten meist länger als in vitro. Sie betrugen 10 bis 15 min.

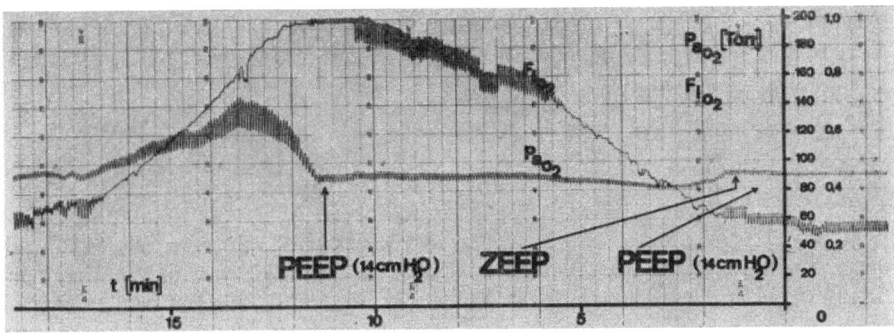

Abb. 2. Einstell- und Übergangsverhalten des arteriellen Sauerstoffpartialdrucks im Regelkreis bei Übergang von PEEP- auf ZEEP-Beatmung und erneutem Wechsel auf PEEP-Beatmung. 42jährige Patientin, akute Pankreasnekrose, Schocklunge. Einzelheiten siehe Text

Die Dynamik des Regelkreises — Übergangsverhalten, Einstellverhalten, schließlich Regelgüte — kann anschaulich demonstriert werden, wenn unter Beatmung momentan eine große Einschränkung der pulmonalen Gasaustauschfläche eintritt. Abb. 2 zeigt den Verlauf des arteriellen Sauerstoffpartialdrucks P_{aO_2}- und der inspiratorischen Sauerstoffkonzentration F_{iO_2} bei Übergang von PEEP auf ZEEP-Beatmung und wiederum nach Einstellung eines positiven endexspiratorischen Drucks. Bei Pfeil „ZEEP" wird am Ausatmungsventil des Respirators der während der bisherigen Beatmung auf 14 cm H_2O eingestellte positive endexspiratorische Druck auf 0 cm H_2O gleich zero endexspiratory pressure zurückgestellt. Infolge Alveolenkollaps, der zur Abnahme der Diffusionskapazität der Lunge und Zunahme der pulmonalen Shuntdurchblutung führt, fällt initial der 90 Torr eingestellte arterielle Sauerstoffpartialdruck ab. Ein weiterer Abfall wird jedoch verhindert, da im Regelkreis durch Nachstellung der inspiratorischen Sauerstoffkonzentration, die in diesem Beispiel ansteigt, die beschriebenen pathophysiologischen Mechanismen kompensiert werden. Die inspiratorische Sauerstoffkonzentration steigt so lange an, bis der arterielle Sauerstoffpartialdruck wiederum auf den Sollwert von 90 Torr eingestellt ist. Werden durch erneute PEEP-Beatmung closing volume und Verkleinerung der Alveolarfläche vermindert, so wird die inspiratorische Sauerstoffkonzentration zurückgestellt. Da infolge der relativ langsamen Zeitkonstante der Ventilnachstellung anfangs der Arterialisierungseffekt von den durch PEEP verbesserten Sauerstoffaustauschverhältnissen und gleichzeitig hohen inspiratorischen Sauerstoffkonzentrationen bestimmt wird, steigt der arterielle Sauerstoffpartialdruck überschießend an, um dann im Regelkreis wiederum auf den Sollwert 90 Torr eingestellt zu werden. Im Bereich des Überschwingens sind deutlich fast 20 Torr betragende Differenzen zwischen einem in- und exspiratorischen Wert des arteriellen Sauerstoffpartialdrucks zu erkennen, ein erstmals beobachtetes Phänomen, das sich aus den pathologischen Alveolarraumverhältnissen der Schocklunge erklären läßt.

Zusammenfassend kann mit diesem Regelsystem innerhalb kurzer Zeit quantitativ der Effekt verschiedener Beatmungstechniken und Ventilationseinstellungen, wie am Beispiel gezeigt wurde, auf den arteriellen Sauerstoffpartialdruck erfaßt und die für jeden Patienten optimale Einstellung gefunden werden. Es besteht dann die Möglichkeit, im Regelkreis den arteriellen Sauerstoffpartialdruck auch bei sich ändernder Lungenfunktion konstant einzustellen. Im Verein mit dem von uns früher angegebenen System zur Regelung des arteriellen Kohlensäurepartialdrucks [1] ist eine vollständige Überwachung und Regelung des pulmonalen Gaswechsels unter Dauerbeatmung möglich.

Literatur

1. Pneumol. **150**, 319 (1974).

SCHÖNEN, J., SLAWSKI, H., BARTSCH, B., FRICKE, G., VÖLKER, D., SIMON, H. FERLINZ, R. (Med. Univ.-Poliklinik Bonn): **Ergebnisse einer ambulanten Langzeittherapie von Patienten mit respiratorischer Globalinsuffizienz infolge obstruktiven Syndroms**

Seit 1968 betreuen wir in der pneumonologischen Ambulanz unserer Klinik Patienten mit chronischer respiratorischer Globalinsuffizienz, also Hypoxämie und Hyperkapnie, und Cor pulmonale bei chronisch obstruktivem Syndrom. Bei akuter Befundverschlechterung, z. B. bei akuter Verschlechterung der respiratorischen Insuffizienz oder Dekompensation des chronischen Cor pulmonale werden die Patienten stationär aufgenommen, erforderlichenfalls auch auf der Intensivstation. Der hier vorliegenden Studie liegen Beobachtungen an 18 Patienten, 16 Männern und 2 Frauen, im Alter von 52 bis 73 Jahren, im Mittel 64,8 Jahre, zugrunde. Es wurden nur solche Patienten berücksichtigt, deren chronisch obstruktives Syndrom aus einer langjährigen chronischen Bronchitis gemäß der Definition der WHO resultiert und deren arterieller CO_2-Druck zu Beginn des Beobachtungszeitraumes über 50 Torr lag. Die Beobachtungsdauer liegt zwischen 14 und 72 Monaten, im Mittel beträgt sie 38,9 Monate, also über 3 Jahre.

Zu den routinemäßigen Kontrolluntersuchungen gehören:
1. die Lungenfunktionsprüfung, bestehend aus der Prüfung der ventilatorischen Funktion — wobei wir hier als Parameter für die Verlaufsbeobachtung die Vitalkapazität, die Sekundenkapazität und die Resistance ausgewählt haben — und der Prüfung der respiratorischen Funktion durch Messung der Blutgaspartialdrücke des peripheren arterialisierten Kapillarblutes aus dem hyperämisierten Ohrläppchen;
2. die Anfertigung einer Röntgen-Thorax-Aufnahme;
3. die Ableitung eines EKG;
4. die bakteriologische Sputumuntersuchung;
5. die Messung der Drücke im rechten Ventrikel und in der Arteria pulmonalis.
Während wir für Punkt 1 bis 4 Kontrollintervalle von ca. 3 Monaten anstrebten, erfolgten die Kontrollen für Punkt 5 in größeren Abständen.

Ziel der therapeutischen Maßnahmen ist die Besserung der endobronchialen Luftströmung, und zwar:

1. durch Förderung der Expektoration; wir verordnen in der Regel Bromhexin in Tablettenform und für die lokale Applikation Bromhexinlösung, Emsersalz oder Acetylcystein, letzteres jedoch nur bei sehr zähem Schleim und nicht zur Dauerbehandlung.

2. durch Lösung des Bronchospasmus; hierzu verwenden wir Theophyllinderivate i.v. oder als Suppositorium und β-Adrenergica wie Fenoterol, Terbutalin und Salbutamol, letztere vorzugsweise als Aerosol, da bei dieser Applikationsweise nur etwa ein Zehntel der oralen Dosis erforderlich ist, nur abends verordnen wir sie als Tabletten wegen der langsameren Resorption und damit protrahierten Wirkung.

3. durch Behandlung des Bronchialschleimhautödems mit Corticoiden, die wir allerdings wegen der bekannten Nebenwirkungen bei Langzeitanwendung möglichst vermeiden.

4. durch gezielte Bekämpfung sekundärer bakterieller Infekte nach Antibiotikaaustestung.

Selbstverständlich wird allen Patienten ein absolutes Rauchverbot ausgesprochen.

Zur lokalen Applikation des Mucolyticums und des Bronchodilatators ziehen wir eine Inhalationstherapie mittels intermittierender Überdruckbeatmung vor, die nach unserer Erfahrung effektiver ist als die Inhalation mittels Kompressoraerosol. Der Grund dafür liegt wohl in der intensiveren und gleichmäßigeren Insufflation und Verteilung, wodurch eine bessere Ablösung des Schleims von der Bronchialwand und wirkungsvollere Expektoration erreicht wird. Die Patienten inhalieren möglichst 4 × täglich hintereinander ein Bronchospasmolyticum und ein Mucolyticum.

Nicht zu vergessen ist schließlich eine konsequente Durchführung physikalischer Therapiemaßnahmen wie Lagerungsdrainage, Klopfmassage und Atemübungen.

Bei allen Patienten bestand ein chronisches Cor pulmonale, sie wurden daher digitalisiert.

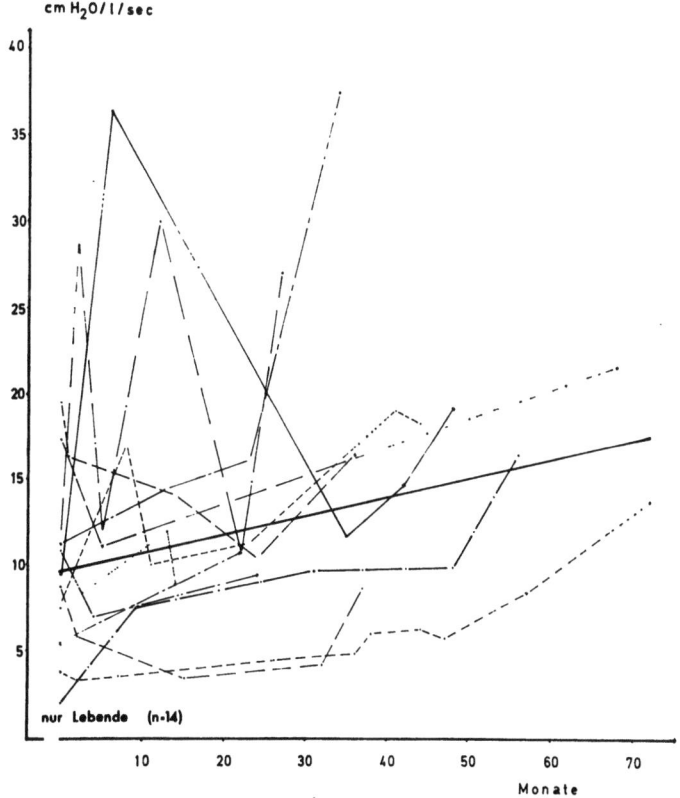

Abb. 1. Verhalten der Resistance während der Langzeitbeobachtung

Als Ergebnis der Studie ist festzustellen, daß sich bei 14 Patienten während des Beobachtungszeitraumes der pCO_2-Wert besserte, bei 3 blieb er unverändert und bei einem Patienten trat eine Verschlechterung ein. Der pO_2-Wert besserte sich bei 13 Patienten, bei 3 blieb er unverändert und bei 2 verschlechterte er sich.

Dieser überwiegenden Besserung der respiratorischen Funktion steht eine überwiegende Verschlechterung der ventilatorischen Funktion gegenüber: die Sekundenkapazität verschlechterte sich bei 8 Patienten, während nur bei 3 eine Besserung eintrat, und die Vitalkapazität verschlechterte sich bei 10 Patienten, eine Besserung trat bei 4 ein. Auch die Resistance zeigt einen ansteigenden Trend während des Beobachtungszeitraumes von im Mittel 9,6 auf 17,3 cm $H_2O/l/sec$ (Abb. 1). Die mittleren Drücke in der A. pulmonalis weisen eine abfallende Tendenz auf, sie lagen zu Beginn im Mittel bei 36 Torr, am Ende bei 30 Torr. Dies korreliert mit dem Verhalten der arteriellen Sauerstoffdrücke, die während der Beobachtungszeit anstiegen, von 52,1 auf 60,7 Torr im Mittel.

Von den 18 Patienten sind inzwischen 4 verstorben, Todesursache war in allen Fällen ein dekompensiertes Cor pulmonale.

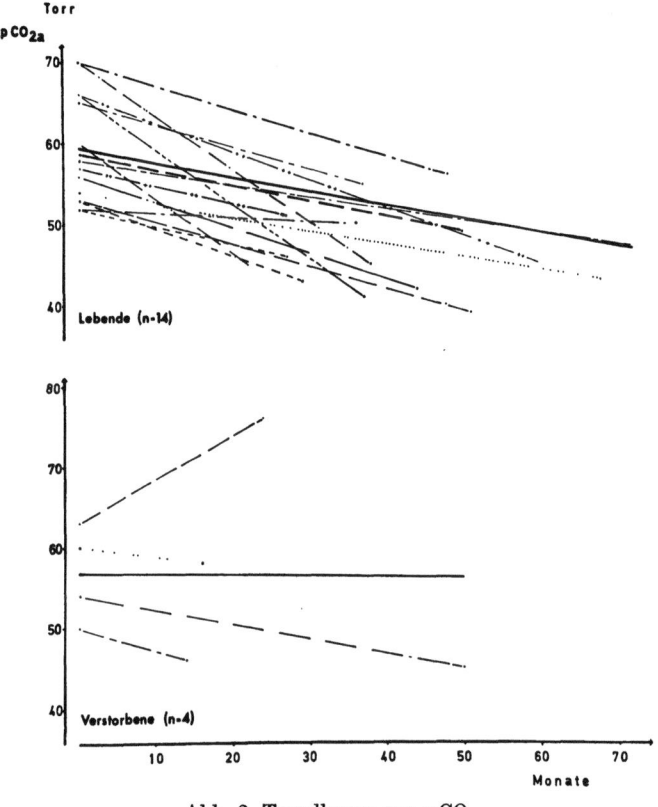

Abb. 2. Trendkurve von pCO_{2a}

Der einzige atemphysiologische Parameter, der ausschließlich von der Effizienz der alveolären Ventilation abhängt, ist der arterielle CO_2-Druck. Vergleicht man die CO_2-Drücke zu Beginn und am Ende der Beobachtungszeit, so ist bei allen überlebenden Patienten ein Abfall von pCO_2 zu verzeichnen. Dieses Verhalten von pCO_2 ist statistisch hoch signifikant (p unter 0,001). Bei den 4 verstorbenen Patienten kam es nur in einem Fall zu einem Anstieg von pCO_2. Alle verstorbenen, bis auf einen, kamen innerhalb relativ kurzer Zeit, d. h. in den ersten 2 Jahren nach Beobachtungsbeginn ad exitum (Abb. 2).

Eine Mitteldruckkurve der CO_2-Drücke während des Beobachtungszeitraumes macht deutlich, daß sich die CO_2-Drücke nach Einleitung der therapeutischen

Maßnahmen zunächst besserten und sich später auf einem bestimmten Niveau einpendelten.

Insgesamt läßt sich feststellen, daß bei konsequent eingehaltener therapeutischer Disziplin sowohl des Patienten als auch des behandelnden Arztes auch diese schwerkranken und unheilbaren Menschen noch ein erträgliches Leben führen können.

DAUM, S., SCHEIDEMANDEL, V., HASELBACH, G., GOERG, R., CHROBOK, G. (I. Med. Klinik der Techn. Univ. München): **Sauerstofftherapie bei chronischem Cor pulmonale**

Die Bedeutung des Kaliums für die Kontraktilität des Herzmuskels (Fleckenstein) ist uns allen bekannt. Die Rolle des Sauerstoffs für die Höhe des intrazellulären Kaliums ist ebenso bekannt (Herles u. Daum, Kopezky u. Daum). Daß die Bereitschaft des Herzens zu Rhythmusstörungen bei Hypoxämie oder bei der respiratorischen Azidose gesteigert ist, ist uns ebenfalls geläufig (Rogers u. Mitarb.). Um so mehr muß es verwundern, daß die Verordnung einer Sauerstoffinhalation bei zyanotischen Patienten oft nur als zweitrangige Maßnahme angesehen wird, wobei allerdings eine häufig unbegründete Angst vor einer möglichen atemdepressiven Wirkung eine gewisse Rolle spielen mag. Sauerstoff, so meinen wir, sollte als echtes Medikament angesehen werden, das seinen festen Platz in der Behandlung einer Herzinsuffizienz hat, gleich ob diese rechts- oder linksventrikulärer Art ist (Daum u. Mitarb.). Die Richtigkeit dieser Überlegung haben wir an einigen Patienten belegen können.

Tabelle. Wirkung der O_2-Inhalation auf das Herzzeitvolumen ($\dot{Q}$), den Mitteldruck in der Arteria pulmonalis ($\overline{PA}$), im rechten Ventrikel (VD_{endd}) und im rechten Vorhof ($\overline{AD}$) in Ruhe und unter Belastung bei 21% O_2 und 100% O_2

		$\dot{Q}$ l/min	$\overline{PA}$ Torr	VD_{endd} Torr	$\overline{AD}$ Torr
Ruhe	21% O_2	5,1 ± 0,27	30,2 ± 8,1[b]	10,4 ± 2,1[b]	7,9 ± 1,6[b]
	100% O_2	4,9 ± 0,27	23,2 ± 4,9	6,5 ± 2,6	3,8 ± 1,8
Belastung	21% O_2	10,0 ± 1,0	42,8 ± 10,4[b]	15,1 ± 2,7[a]	11,9 ± 1,4[b]
	100% O_2	9,7 ± 1,0	33,2 ± 8,0	10,8 ± 4,4	6,4 ± 1,7

t-Test für Druckdifferenzen: [a] $P < 0,005$, [b] $P < 0,001$

13 Pat. mit einer manifesten präkapillären pulmonalen Hypertension bei chronischer obstruktiver Lungenerkrankung wurden komplett kardio-respiratorisch untersucht. Dabei wurden neben der Ventilation und den Blutgasen auch die hämodynamischen Verhältnisse im kleinen Kreislauf gemessen, und zwar in Ruhe wie auch unter Belastung, einmal bei Zimmerluftatmung und einmal bei reiner Sauerstoffatmung.

Ergebnisse

Unter reiner Sauerstoffatmung anstatt Zimmerluftatmung fällt der Mitteldruck in der A. pulmonalis sowohl in Ruhe wie auch unter Belastung signifikant ab. Bei Patienten mit sehr hohem Mitteldruck ist der Druckabfall ausgeprägter als bei nur leicht erhöhtem Mitteldruck. Das Herzzeitvolumen bleibt dagegen unverändert; gleich ob in Ruhe oder unter Belastung ist ein Effekt einer reinen Sauerstoffatmung auf das Herzzeitvolumen nicht nachweisbar. Wir müssen daraus schließen, daß der Abfall des Mitteldruckes in der A. pulmonalis auf einer Abnahme des Lungengefäßwiderstandes beruht. Ausnahmen hiervon bilden jedoch Patienten mit einer primären pulmonalen Hypertension oder Patienten mit einer pulmonalen Hypertension nach Einnahme von Appetitzüglern (Renggli u. Daum).

Die günstige Wirkung des Sauerstoffs bei Patienten mit einer chronischen obstruktiven Lungenerkrankung liegt aber nicht nur in einer Verminderung des Lungengefäßwiderstandes, sondern auch die Herzmuskelkontraktilität selbst wird positiv beeinflußt. Ausdruck der verbesserten Herzmuskelfunktion unter reiner Sauerstoffatmung ist der signifikante Abfall des enddiastolischen Druckes im rechten Ventrikel bei gleichzeitiger Zunahme der Druckanstiegsgeschwindigkeit sowie der Abfall des Druckes im rechten Vorhof.

Die Sauerstoffinhalation erwies sich für Patienten mit chronischem Cor pulmonale auch im täglichen Leben als wirksam. In den USA und in England gibt es ein tragbares Gerät mit flüssigem Sauerstoff (0,5 l flüssiger Sauerstoff ergibt ungefähr 300 l Gas bei atmosphärischem Druck). Die Patienten können so auch unterwegs oder bei Verrichtungen außerhalb ihrer Wohnung die Vorteile sauerstoffangereicherter Atemluft ausnutzen. Die Hypothese, daß für eine optimale Herzmuskelkontraktilität eine ausreichende Sauerstoffversorgung unabdingbar ist und daß Digitalis bei einem hypoxischen Herzmuskel nicht voll wirksam wird, haben schon die Arbeiten von Jezek u. Schrijen, von Schüren u. Hüttemann und auch unsere eigenen Untersuchungen belegt (Kopezky u. Daum).

Diese Befunde lassen deutlich erkennen, wie bedeutend Sauerstoff für die Druckverhältnisse im kleinen Kreislauf und für die Arbeit des Herzmuskels ist. Entscheidend ist dabei, daß Sauerstoff nicht erst im Stadium der sichtbaren Zyanose und manifesten Herzinsuffizienz gegeben werden soll, sondern bereits bei der beginnenden Hypoxämie, die nur durch Messung des arteriellen (oder cepillären) Sauerstoffpartialdruckes erkannt werden kann. Nach vorläufigen Ergebnissen scheint es schon ausreichend zu sein, die arterielle Sauerstoffspannung auf den physiologischen Wert anzuheben. Es zeigt sich bei einer Gruppe Patienten mit chronischen obstruktiven Lungenerkrankungen, daß die Inhalation von 100%igem Sauerstoff mit verschiedenen Applikationen (Sauerstoffbrille, nasotracheale Sonde und Gasmaske) in verschiedenen Mengen (1 l, 2 l und 4 l/min) einen unterschiedlichen Anstieg der arteriellen Sauerstoffspannung bringt. Die nasotracheale Sonde zeigt sich günstiger als die Sauerstoffbrille. Bei Patienten ohne Hyperkapnie ist es nie zu einem partiellen CO_2-Spannungsanstieg gekommen. Bei Patienten mit einer Hyperkapnie ist es nur unter 100%iger Sauerstoffatmung mit einer Maske zu einem Anstieg gekommen. Damit dürfte auch die Gefahr der atemdepressiven Wirkung höherer Sauerstoffkonzentrationen, die nach unserer Erfahrung weit überschätzt wird, ausgeschaltet sein.

Literatur

Daum, S., Scheidemandel, V., Haselbacher, G., Goerg, R., Chrobok, G.: Haemodynamik im kleinen Kreislauf bei chronischen obstruktiven Lungenerkrankungen unter Sauerstofftherapie (im Druck). — Fleckenstein, A.: Der Kalium-Natrium-Austausch. Berlin-Göttingen-Heidelberg: Springer 1955. — Herles, F., Daum, S.: Čas. Lék. čes. **96**, 1050 (1957). — Jezek, V., Schrijen, F.: Brit. Med. J. **35**, 2 (1973). — Kopecky, M., Daum, S.: Adaptation to anoxia in cardiac muscle of rest. Aeta tertii europaei de cordis scientia conventus, Roma 1960. Excerpta Medica B., p. 1025. — Lewin, B. E., Bigelow, D. B., Hamstra, R. D.: Ann. intern. Med. **66**, 639 (1967). — Renggli, I., Daum, S.: Schweiz. med. Wschr. **101**, 352 (1971). — Rogers, R. M., Spear, J. F., Moore, E. N., Horowitz, L. H., Sonne, J. E.: Chest **6**, 986 (1973). — Schüren, K. P., Hütteman, U.: Klin. Wschr. **52**, 736 (1974). — Wilson, R. H., Hoseth, W., Dempsey, M. E.: Ann. intern. Med. **42**, 629 (1955).

STEGARU, B., DIETMANN, K., SCHAUMANN, H. J., SCHWAB, I. (I. Med. Klinik, Klinikum Mannheim d. Univ. Heidelberg): **Hämodynamische und metabolische Veränderungen bei Patienten mit Asthma bronchiale unter Therapie mit Isosorbit Dinitrat Retard**

Das chronische Bronchialasthma führt durch Erhöhung des pulmonalen Widerstandes zum chronischen Cor pulmonale mit Rechtsherzbelastung und Rechtsherzinsuffizienz — eine altbekannte Erfahrungstatsache.

Für die Erhöhung des pulmonalen Widerstandes sind folgende Faktoren verantwortlich: Die mechanische Obstruktion, die zur mangelhaften O_2-Sättigung führt, die ihrerseits eine metabolische Acidose verursacht. Folge des erhöhten pulmonalen Widerstandes ist die Rechtsherzbelastung, die somit einen Circulus vitiosus schließt, und zu dem Dauerzustand der pulmonalen Kreislaufbelastung und Rechtsherzinsuffizienz bzw. Cor pulmonale führt.

Die hämodynamischen und metabolischen Verhältnisse des kleinen Kreislaufs sowie die mögliche therapeutische Beeinflussung sind bei chronischem Bronchialasthma im Übergangsstadium zum manifesten Cor pulmonale nur unzureichend bekannt.

Tabelle 1

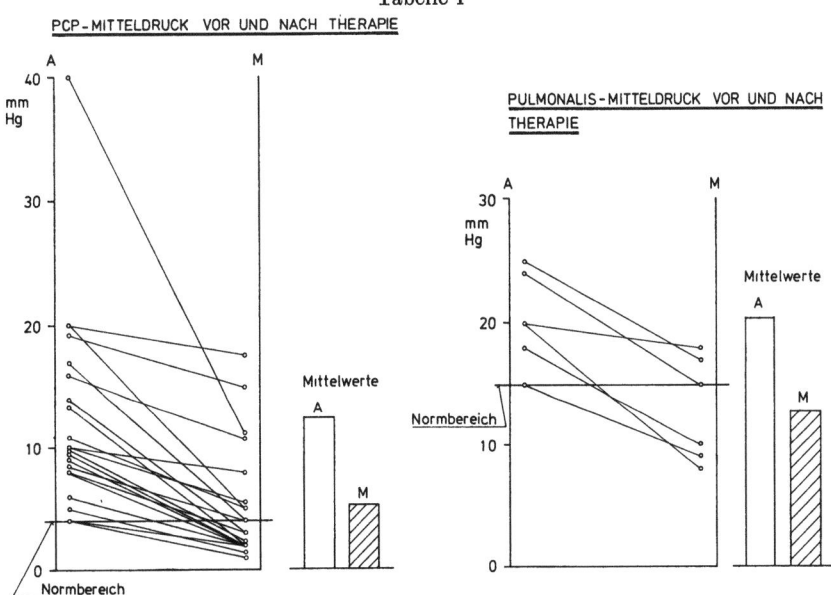

Auf Grund dieser Tatsache haben wir bei chronischen Bronchialasthmakranken hämodynamische und metabolische Untersuchungen durchgeführt.

Es handelt sich um 21 Patienten mit chronischem Asthma bronchiale, die trotz Therapie mit Herzglykosiden, Spironolactone, Corticoiden und Aminophyllin weiterhin ausgeprägte persistierende dys- bzw. orthopnoische Beschwerden zeigten. Das Patientengut nach Geschlechtsverteilung und Alter ist in der ersten Abbildung wiedergegeben.

Mittels Einschwemmkatheterismus mit Swan-Ganz-Katheter wurde die Hämodynamik des rechten Herzens untersucht. Vor Beginn der Therapie waren folgende Werte zu erheben: Bei 75% der Patienten war der diastolische Druck im rechten Ventrikel im Mittel auf 3,8 mm Hg leicht erhöht; bei 80% war der Mitteldruck in der A. pulmonalis im Mittel auf 28 mm Hg erhöht mit einer Streuung von 19 bis 40 mm Hg; bei 72% war der PCP-Mitteldruck im Durchschnitt auf 15,6 mm Hg erhöht mit einer Streuung von 9,5 bis 40 mm Hg.

Parallel zu diesen hämodynamischen Werten fanden wir bei 83% der Patienten eine deutliche Lactacidämie bei annähernd normalem pH und PCO_2. Die O_2-Sättigung lag mit 76% im Pulmonalkapillarblut deutlich unter der Norm.

Die erhobenen Befunde veranlaßten uns zu untersuchen, ob durch Applikation von organischen Nitraten mit ihrer bekannten pulmonaldrucksenkenden Wirkung auch bei Patienten mit chronischem Bronchialasthma ein entsprechender Effekt zu erzielen ist.

Die Patienten erhielten 40 mg ISDN per oral in einer speziellen Retardform der Boehringer GmbH Mannheim. Es wurden hämodynamische und metabolische Messungen während 4 Std nach Therapiebeginn durchgeführt (Tabelle 1).

Tabelle 2
LACTAT-VERÄNDERUNGEN VOR UND NACH THERAPIE

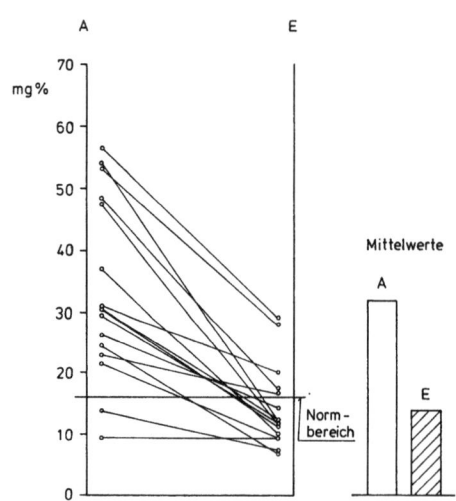

Betrachten wir den PCP-Druck, so finden unter der Wirkung von ISDN in allen Fällen ein Absinken des Druckes in den Normbereich. Dieser Effekt wird nach unterschiedlichen Zeitintervallen zwischen 40 und 150 min nach Gabe von ISDN erreicht. Dieselbe Wirkung war auch bei 6 Patienten, bei denen simultan mit dem PCP der Pulmonalisdruck registriert wurde, für den Bereich der A. pulmonalis zu beobachten. Statistische Signifikanz von P = 0,01 (Tabelle 2).

Parallel zu der Senkung des PCP-Drucks beobachteten wir eine signifikante (P = 0,01) Verminderung des Milchsäurespiegels sowie eine Verbesserung der O_2-Sättigung im PCP-Blut von 8 bis 10%. Interessant war die Beobachtung, daß koinzident mit den oben beschriebenen Veränderungen unter ISDN die schweren dys- bzw. orthopnoischen Beschwerden sich erheblich verbessert haben und von den Patienten als starke Erleichterung empfunden wurden. Es ist anzunehmen, daß die ISDN-Wirkung zur Abnahme des venous pooling führt und somit die Abnahme des Schlagvolumens und die Entlastung des rechten Herzens bewirkt. Bei den 7 Patienten, bei denen wir das Schlagvolumen gemessen haben, konnten wir diese Auswirkung nachweisen.

Dieser herzentlastende Effekt von ISDN dürfte auch die Ursache für die günstige Wirkung bei pulmonaler Hypertension im Gefolge eines schweren Asthma bronchiale sein.

Die beobachtete Wirkung des ISDN auf die pulmonale Hämodynamik rechtfertigen unseres Erachtens die orale Applikation von ISDN retard bei schwerem Bronchialasthma und gleichzeitig sich entwickelnder pulmonaler Hypertension.

SCHLEHE, H., CEGLA, U. H., KONIETZKO, N., MATTHYS, H. (Sektion Pulmonologie des Zentrums für Innere Med. u. Kinderheilkunde, Univ. Ulm): **Vergleich von Lungenfunktion und Histologie bei Lungenfibrosen**

I. Einleitung

Die idiopathische Lungenfibrose wird definiert als interstitielle, mit vermehrter Bindegewebsbildung einhergehende Erkrankung, deren Ursache nicht bekannt ist, die also nicht im Rahmen einer anderen Krankheit auftritt oder die Folge einer Reaktion der Lunge auf inhalative Noxen ist.

Tabelle 1

Einteilung der Lungenfibrosen, modif. n. Urthaler

nach der Ätiologie:

symptomatisch

- als allergische Reaktion, Typ III, auf organische Staube (Farmerlunge, Vogelzuchterlunge, Bagassose u.a.)
- durch anorganische Staube (Silikose, Asbestose u.a.)
- als Therapiefolge (Bestrahlung)
- im Rahmen von Systemerkrankungen (Sarkoidose, rheumatoide Arthritis, Kollagenosen, Speicherkrankheiten, Goodpasture-Syndrom)
- als Folge entzundlicher Lungenprozesse
- durch Medikamente, z.B. Nitrofurantoin, oder Chemikalien, z.B. Paraquat

idiopathisch
- Hamman - Rich - Syndrom (fibrosierende Alveolitis)

nach dem Verlauf
desquamative Form
murale Form

Bei einem Patienten mit Verdacht auf ein entsprechendes Krankheitsbild sollte man zuerst an die in Tabelle 1 aufgeführten symptomatischen Formen der Lungenfibrose denken. Bei diesen Formen muß die Therapie u. U. eine andere sein als bei der idiopathischen Form, die wir in den letzten Jahren bei 11 Patienten durch eine offene Lungenbiopsie [3] und einer Patientin autoptisch sichern konnten. Pathologisch — anatomisch lassen sich ein „desquamatives", d. h. ein exsudatives und proliferatives Stadium, von einer „muralen" Form mit einer Zunahme des kollagenen Bindegewebes, gleichbedeutend mit Fibrosierung der befallenen Gebiete [5, 7] unterscheiden.

Die Therapie der idiopathischen Lungenfibrose muß sich gegen die Exsudation, Proliferation und Fibrosierung richten. Sie sollte so früh einsetzen, daß die Kollagenbildung, deren letzte Stufe irreversibel ist, möglichst noch verhindert wird. — Unsere Fragestellung war folgende: 1. Hängt ein etwaiger Therapieerfolg vom histologischen Typ der Lungenfibrose ab ? 2. Welche Kriterien können zur Erfolgsbeurteilung der Therapie herangezogen werden ?

II. Patientengut (Abb. 1)

Wir behandelten unsere Patienten vor etwa 3 Jahren mit den antiexsudativ und antiproliferativ wirkenden Corticosteroiden und, sofern die Verträglichkeit gut war, möglichst auch mit Immunsuppresiva [6]. Später kam das D-Penicillamin, das die Quervernetzung der Kollagenbausteine verhindern soll [1, 2], hinzu. (In jüngster Zeit gaben wir auch bei 2 Pat. Kalium-para-aminobenzoat; in der vorliegenden Zusammenstellung ist diese Therapie nicht berücksichtigt.) — Die Patienten, 7 Frauen und 5 Männer, waren zu Therapiebeginn durchschnittlich 52,5 Jahre alt (zwischen 31 und 83), die Behandlungsdauer lag zwischen 6 und 41 Monaten, im Durchschnitt 18,5 Monate. Eine Patientin (A. K.) ist verstorben. — Vor und nach der Therapie wurden gemessen: die Lungenvolumina mittels Ganzkörperplethysmografie, die Diffusionskapazität mit der CO-Einatemzugmethode (bei 10 Pat.), Blutgasanalysen und Pulmonalisdrucke in Ruhe und während ergometrischer Belastung (bei 6 Pat.).

	Alter bei Therapiegeginn	Beobachtungs- dauer (Monate)	Medikamente
A.A. ♀	61	27	20 mg Prednison/Tag
W.B. ♀	49	18	
A.D. ♀	64	5 1/2	20 mg Prednisolon /2.Tag, 4 x 3 g Kalium-p-aminobenzoat
E.F. ♀	31	15	4 x 3 g Kalium-p-aminobenzoat
L.G. ♀	62	∅	keine Therapie
J.G. ♂	44	3	20 mg Prednisolon/2.Tag, 900 mg D - Penicillamin
M.J. ♂	42	39	20 mg Ultralan^R /2.Tag, 50 mg Azathioprin
A.K. ♀	83	6	10 mg Prednison/Tag
M.L. ♂	58	41	10 - 20 mg Ultralan/Tag, 150 mg Azath.oprin unregelmässig eingenommen
R.N. ♂	36	35	20 mg Ultralan/2. Tag
A.P. ♂	51	12	keine Therapie
M.R. ♀	52	5	3 x 300 mg D - Penicillamin
x̄ ± s	52.7 ± 14	18.7 ± 14	

Abb. 1

III. Ergebnisse

Die Diffusionskapazität (Abb. 2) ist absolut und bezogen auf das aktuell gemessene Lungenvolumen signifikant erniedrigt; sie zeigte nach Therapie keine Änderung.

Vor der Therapie war die Vitalkapazität eingeschränkt, die Totalkapazität war ebenfalls niedriger als der Sollwert, während das Residualvolumen normal war und am Ende der Beobachtungszeit zugenommen hatte. — Eine Obstruktion der Atemwege ließ sich nicht nachweisen (Abb. 3).

Die Pulmonalisdrucke lagen in Ruhe im Normbereich und stiegen unter Belastung überproportional an; in der Tabelle 2 sind die Pulmonalismitteldrucke angeführt, die sich vor und nach Therapie nicht signifikant änderten. Blutgasanalytisch bestand vor Therapie eine leichte Hypoxämie, die sich nach Belastung verstärkte. Unter derselben ergometrischen Belastung lag nach Therapie der arterielle O_2-Partialdruck mit im Mittel 74,5 mm Hg an der unteren Normgrenze und signifikant höher als vor Therapie (p < 0,01). — Für die alveolo-arterielle O_2-Differenz, die von 39,3 auf 25 mm Hg abnahm, läßt sich zwar eine statistische Signifikanz bei der geringen Fallzahl nicht berechnen, jedoch wird eine Tendenz zur Verringerung sichtbar.

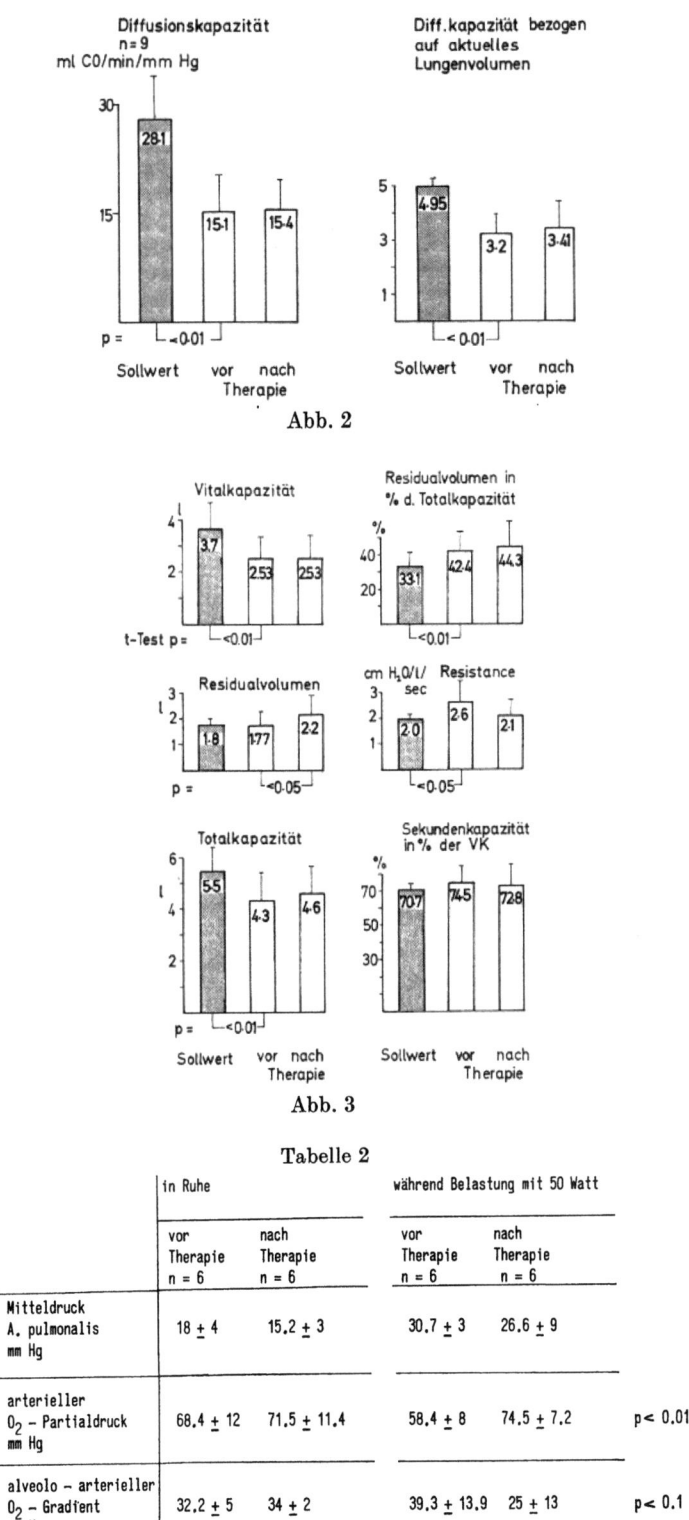

Abb. 2

Abb. 3

Tabelle 2

	in Ruhe		während Belastung mit 50 Watt		
	vor Therapie n = 6	nach Therapie n = 6	vor Therapie n = 6	nach Therapie n = 6	
Mitteldruck A. pulmonalis mm Hg	18 ± 4	15.2 ± 3	30.7 ± 3	26.6 ± 9	
arterieller O_2 - Partialdruck mm Hg	68.4 ± 12	71.5 ± 11.4	58.4 ± 8	74.5 ± 7.2	p < 0.01
alveolo - arterieller O_2 - Gradient mm Hg	32.2 ± 5	34 ± 2	39.3 ± 13.9	25 ± 13	p < 0.1

IV. Diskussion

Bei unserer Verlaufsbeobachtung konnten wir unter der Therapie, die wir bei neu entdeckten Fällen von idiopathischer Lungenfibrose heute i. a. mit Prednisolon und D-Penicillamin durchführen (Kalium-para-aminobenzoat erst versuchsweise) an Hand der Röntgenbilder, der Diffusionskapazität und der Lungenvolumina — mit Ausnahme des Residualvolumens — keine Beeinflussung des Krankheitsbildes feststellen.

Dagegen erbrachte uns die ergometrische Belastung mit Bestimmung der arteriellen Blutgase und der alveolo-arteriellen O_2-Differenz bei 5 von 6 untersuchten Patienten Hinweise auf einen positiven Therapieeffekt: die Erhöhung des arteriellen O_2-Partialdruckes läßt auf eine Besserung der Ventilations-Perfusions-Inhomogenitäten in der Lunge schließen. Von den 6 Patienten, die ergometrisch untersucht werden konnten, waren 5 der desquamativen Form der Lungenfibrose, soweit diese durch eine offene Biopsie beschrieben wurde, zuzurechnen. Bei allen 5 Patienten konnten wir diesen Therapieeffekt zeigen. Ob eine Besserung durch Therapie bei den Formen mit fortgeschrittener Kollagenfaserbildung zu erzielen ist, können wir nicht sagen. Der einzige Patient mit weit fortgeschrittener Fibrosierung (M. L.) reagierte auf Belastung vor und nach Therapie mit einer Zunahme der Hypoxämie.

Auf den Zusammenhang zwischen steigendem Fibrosierungsgrad und Verschlechterung der Lungenfunktion, insbesondere unter Belastung, wiesen vor aller Meier-Sydow u. Mitarb. [4] hin. Daraus folgt, daß bei allen Patienten mit Lungenfibrose neben Prednisolon das D-Penicillamin eingesetzt werden sollte, um durch dessen hemmenden Einfluß auf die Vernetzung des Kollagens die Fibrosierung aufzuhalten.

Literatur

1. Cegla, U. H., Meier-Sydow, J., Kroidl, R., Kronenberg, H.: Pneumonologie **150**, 261 (1974). — 2. Gross, K., Unholtz, K.: Pneumonologie **148**, 201 (1973). — 3. Maassen, W.: Ergebnisse und Bedeutung der Mediastinoskopie und anderer thoraxbioptischer Verfahren. Berlin-Heidelberg-New York: Springer 1967. — 4. Meier-Sydow, J., Behnken, L., Belzer, G., Best, H., Cegla, U.: Pneumonologie **145**, 254 (1971). — 5. Scadding, J. G., Hinson, K. F. W.: Thorax **22**, 291. — 6. Schlehe, H., Konietzko, N., Altenstetter, F., Matthys, H.: Schweiz. med. Wschr. **103**, 1543 (1973). — 7. Spencer, H.: Pathology of the lung, 2nd ed. Oxford: Pergamon Press 1968. — 8. Urthaler, F.: Dtsch. med. Wschr. **94**, 2290 (1969).

Vogel, F., Sennekamp, J., Felix, R., Rost, H.-D., Geisler, L. (Med. u. Radiolog. Klinik der Univ. Bonn): **Diagnostik und Prophylaxe der Taubenzüchterlunge***

Die Taubenzüchterlunge gehört zu der Krankheitsgruppe der exogen allergischen Alveolitis. Es handelt sich dabei um eine Immunreaktion vom Typ III im Sinne einer Arthusreaktion, die sich an den terminalen Bronchien und an den Alveolen abspielt. Nach wiederholter Antigeninhalation werden präzipitierende Antikörper hauptsächlich aus der IgG-Gruppe gebildet. Die Antigen-Antikörper-Reaktion führt unter Komplementverbrauch zu einem interstitiellen Ödem und zu einer Einwanderung von neutrophilen Granulozyten in dem Entzündungsbereich. Klinisch leiden die Patienten etwa 4 bis 6 Std nach Antigeninhalation unter Frösteln, Husten, Atemnot, Unwohlsein, Kopfschmerzen, Myalgien, Tachypnoe und Tachykardie. Über den Lungenunterfeldern hört man Knisterrasseln oder fein- bis mittelblasige RGs. Es kommt zu einer restriktiven Ventilations- und Diffu-

---

* Diese Arbeit wurde zum Teil durch Mittel der Stiftung Volkswagenwerk unterstützt.

sionsstörung. Im Thoraxröntgenbild sieht man in schwereren Fällen eine interstitielle Zeichnungsvermehrung oder acinöse Veränderungen als Zeichen intraalveolärer Exsudation. Die BSG ist beschleunigt, im Differentialblutbild Leukozytose mit Linksverschiebung, IgG und γ-Globuline sind erhöht. Die akuten Erscheinungen klingen innerhalb von 24 bis 48 Std wieder ab. Im chronischen Stadium dieser Erkrankung kommt es zur Lungenfibrose mit Cor pulmonale.

Wir haben 43 Taubenzüchter stationär untersucht, bei denen anamnestisch der Verdacht auf eine exogen allergische Alveolitis bestand. Bei allen waren serologisch mit der Agar-Gel-Doppel-Diffusionsmethode und immunelektrophoretisch Antikörper gegen Taubenproteine nachgewiesen worden. Die Patienten wurden unter natürlichen Bedingungen mit Taubenkotstaub inhalativ provoziert. Bei 23 Pat. konnte mit einer positiven Provokation eine Taubenzüchterlunge gesichert werden. 11 Pat. ließen sich nicht sicher provozieren, hatten aber in der Anamnese einen eindeutigen Zusammenhang ihrer typischen Beschwerden mit der Antigenexposition. Monate vor der stationären Untersuchung bei uns hatten sie nur noch selten oder gar keinen Kontakt mit ihren Tieren gehabt oder Atemschutzmasken getragen, so daß durch die Abnahme der Sensibilisierung die Reaktion auf die inhalative Provokation negativ war. Bei 9 Taubenzüchtern bestand nach genauerer Befragung kein eindeutiger Zusammenhang ihrer Beschwerden mit dem Antigenkontakt. In einigen Fällen handelte es sich um eine chronische Bronchitis mit Irritation der Bronchialschleimhaut.

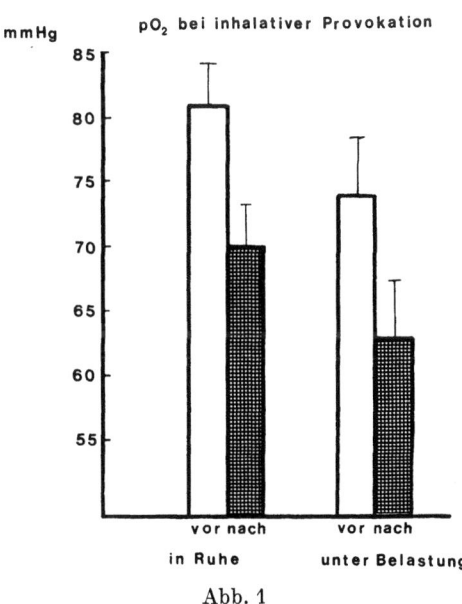

Abb. 1

14 der 23 Pat. mit positiver Provokation wurden nach einem standardisiertem Untersuchungsprogramm untersucht. Bei allen waren bei der Aufnahmeuntersuchung IgG und γ-Globuline erhöht. Bei 64% der Patienten fiel der arterielle pO_2 unter Belastung um jeweils mindestens 5 mm Hg ab, bei 45% war die Diffusionskapazität für CO (Dco) vermindert. 21% hatten bereits eine Ruhehypoxämie. Röntgenologische Zeichen einer beginnenden oder manifesten interstitiellen Fibrosierung wiesen die Hälfte der Patienten auf. Eine Leukozytose bestand in keinem Fall, einmal war die BSG leicht erhöht.

Nach inhalativer Provokation mit Taubenkotstaub kam es bei allen Patienten innerhalb von 8 Std zu einer Temperatursteigerung von mindestens 0,8° C. Nach 8 Std hatte die Leukozytenzahl um wenigstens 2500 Zellen zugenommen, verbunden mit einer Linksverschiebung. Nach 24 Std war die BSG in 86% angestiegen. Als Ausdruck einer deutlichen Diffusionsstörung bestand in 85% eine Ruhehypoxämie, in 75% war die Dco unter den Wert vor Provokation abgefallen. Im Belastungsversuch fiel der arterielle pO_2 in 62% der Fälle weiter ab. Bei der Hälfte der Patienten hatten die vor Provokation bereits beschriebenen interstitiellen Veränderungen zugenommen oder es war erst nach der Antigeninhalation zu Zeichen des interstitiellen Ödems oder einer intra-alveolären Exsudation gekommen. Alle Patienten hatten die oben beschriebenen Beschwerden, über den Lungenunterfeldern hörte man feinblasige RGs. Quantitativ verhielten sich die Provokationsparameter in Mittelwerten wie folgt: Die Temperatur stieg von normalen Ausgangswerten auf 38,6° C (rectal) an. Die Leukozytenzahl nahm von 5800 auf 11600 Zellen zu. Die BSG stieg von 7,8 auf 23 mm n.W. in der ersten Stunde. Der arterielle pO_2 in Ruhe fiel von 81 mm Hg vor auf 70 mm Hg nach Provokation ab, im Belastungsversuch von 74 mm Hg auf 63 mm Hg nach Provokation.

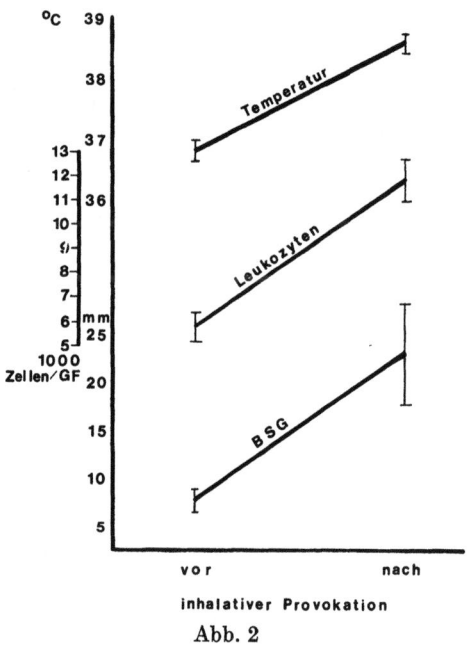

Abb. 2

Bei der exogen allergischen Alveolitis kann durch rechtzeitiges Erkennen und Ausschalten der Noxen ein Fortschreiten der Erkrankung mit den Spätfolgen Lungenfibrose und Cor pulmonale verhindert werden. Das Vermeiden des Allergenkontaktes führt bei den Betroffenen oft zu einschneidenden Lebensveränderungen, so daß die Diagnose gesichert werden muß. Die immunologische Untersuchung mit dem Nachweis von präcipitierenden Antikörpern gegen Taubenproteine läßt hier oft im Stich, weil diese auch bei gesunden Züchtern in 40% nachgewiesen werden konnten. Wichtige Hinweise ergibt die Anamnese mit einem eindeutigen Zusammenhang der Beschwerden mit dem Antigenkontakt. Da bei unseren Untersuchungen in allen Fällen mit sicherer Taubenzüchterlunge nach Antigeninhalation eine Temperaturerhöhung festzustellen war, muß die anamnestische Angabe von Fieber einige Stunden nach Exposition an eine exogene allergische Alveolitis denken lassen. Können dazu noch verstärkte Zeichnung der Lungenstruktur im Thoraxröntgenbild, Diffusionsstörung, restriktive Ventilationsstörung oder Rechtsherzbelastung nachgewiesen werden, so ist die Diagnose der Taubenzüchterlunge sehr wahrscheinlich. In unklaren Fällen sollten die Patienten unter natürlichen Bedingungen, d. h. beim Kontakt mit ihren Tieren, oder durch Inhalation von verdünntem Taubenserum antigen-exponiert werden. Kommt es danach zu den typischen Beschwerden, einer Temperatursteigerung, einem Leukozytenanstieg mit Linksverschiebung oder einer BSG-Beschleunigung, ist das Krankheitsbild der Taubenzüchterlunge bewiesen. Auch das Auftreten von interstitieller Zeichnungsvermehrung oder acinöser Veränderungen im Röntgenbild sichert die Diagnose. Auch im chronischen Stadium mit weniger deutlichen Beschwerden und Befunden hilft die inhalative Provokation weiter.

Therapeutisch kommt in erster Linie die Expositionsprophylaxe in Frage, d. h. die Patienten müssen sich von ihren Tieren trennen. Bis auf eine bereits vorhandene interstitielle Fibrosierung mit Rechtsherzbelastung sind die Veränderungen reversibel. Durch Korticoide können interstitielles Ödem und Granulation zurückgedrängt werden, ein Rückgang der Fibrose ist nicht zu erreichen. Von der Verwendung von Atemschutzmasken muß abgeraten werden, da die bei uns geprüften Masken die Antigeninhalation nicht vollständig verhinderten.

Literatur

Fink, J. N.: Ann. intern. Med. 68, 1205 (1968). — Geisler, L., Bachmann, G. W., Stroehmann, J., Vogel, F.: Pneumonologie 150, 237 (1974). — Hargreave, F. E., Pepys, I., Longbottom, J. L.: Lancet 1966, 445. — Pepys, I.: Clin. Allergy 3, 1 (1973). — Reed, E. C., Sosman, A., Barbee, R. A.: J. Amer. med. Ass. 193, 261 (1965). — Riley, D. J., Saldana, M.: Amer. Rev. resp. Dis. 107, 456 (1973). — Wettengel, R., Fabel, H., Deicher, H.: Med. Klin. 67, 812 (1972).

WOLF, H., NEUHOF, H., CONRAD, H., SCHWAHN, CH., ROKA, L. (Zentrum Innere Med. u. Zentrum Klinische Chemie, Immunologie u. Humangenetik, Univ. Gießen): **Akute pulmonale Hypertension — ausgelöst durch einen unter Hitzeeinwirkung in Plasma und Serum entstehenden Faktor. (Untersuchungen in vivo und am Modell der isoliert perfundierten und ventilierten Kaninchenlunge)**

Allen Formen der sogenannten Schocklunge gemeinsam ist das Phänomen der Druckerhöhung im Lungenkreislauf und damit die Widerstandserhöhung in der pulmonalen Strombahn. Ein Anstieg des pulmonalen vasculären Widerstandes läßt sich meist lange schon vor einer Gasaustauschstörung oder gar der progredienten Abnahme der Compliance nachweisen. Sandritter [1] findet die Zeichen eines akuten Rechtsherzbelastung regelmäßig als pathologisch-anatomisches Substrat des Schocks.

Wie Fung [2] theoretisch nachgewiesen hat, wird das interstitielle Flüssigkeitsvolumen der Alveolarwand in erster Linie vom arteriolären Druck bestimmt. Es besteht also ein unmittelbarer kausaler Zusammenhang zwischen der akuten pulmonalen Druckerhöhung und dem ersten Stadium der sogenannten Schocklunge, dem interstitiellen Ödem.

Tierexperimentell läßt sich eine akute pulmonale Hypertension sehr gut am Modell des Verbrühungsschocks erzielen (Abb. 1): Eine akute Verbrühung der kaudalen Körperhälfte mit 80° C heißem Wasser für 1 min erzeugt beim narkotisierten Kaninchen nach einem Intervall von 2 bis 3 min einen massiven Druckanstieg in der Arteria pulmonalis. Schon 10 min nach der Verbrühung ist der pulmonale Gefäßwiderstand auf durchschnittlich 270% (267 ± 88%, n = 10) des Ausgangswertes angestiegen. Da der rechte Ventrikel die plötzliche Widerstandserhöhung nicht annähernd durch einen entsprechenden Druckanstieg kompensieren kann, kommt es zum Absinken des Herzzeitvolumens und, parallel dazu, zum Absinken der Sauerstoffaufnahme des Gesamtorganismus. Der vorübergehende arterielle Druckabfall ist somit die Folge des akuten pulmonalen Strömungshindernisses. Das histologische Bild zeigt bereits 10 bis 20 min nach der Verbrühung eine Schocklunge im Stadium I bis II mit perivaskulären und interstitiellen Ödemen, vor allem in den hilusnahen Abschnitten (Wolf et al. [3]).

Ein weiterer Grund, die Pathogenese der pulmonalen Hypertension am Verbrühungsmodell zu untersuchen, war für uns die klinische Beobachtung von

Chirurgen und Anästhesisten, daß bei Endoprotheseoperationen während des Aushärtens von Methacrylat-Knochenzement eine meist reversible pulmonale Hypertension mit arteriellem Druckabfall und akuter Reduktion des Herzzeitvolumens eintreten kann (Frost [4]). Beim Abbinden des Methacrylats entstehen im Knocheninnern Temperaturen zwischen 90 und 105° C [5].

Als Ursache für die Widerstandserhöhung im Pulmonalkreislauf kommen im Prinzip drei Möglichkeiten in Betracht: 1. humorale Faktoren wie biogene Amine, vasoaktive Peptide und Prostaglandine; 2. eine mechanische Verlegung mit korpuskulären Bestandteilen wie Thrombozytenaggregate, aufgequollene Erythrozyten oder Eiweißaggregate im weitesten Sinne und 3. neurogene Faktoren.

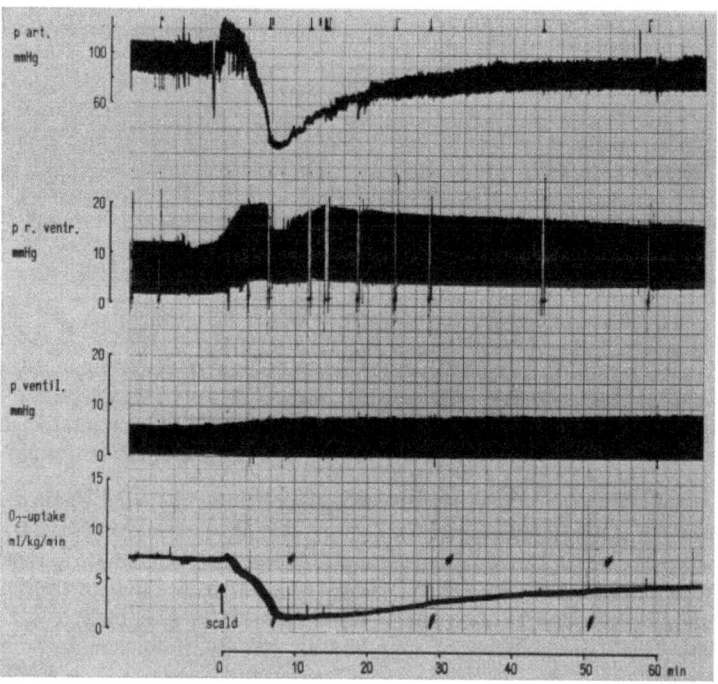

Abb. 1. Originalregistrierung des arteriellen Drucks, des Drucks im rechten Ventrikel, des Beatmungsdrucks und der O_2-Aufnahme eines narkotisierten Kaninchens vor und nach Verbrühung (scald)

Zur Klärung der Herkunft eventueller humoraler Faktoren haben wir eine isoliert perfundierte kaudale Körperhälfte eines Kaninchens für 1 min mit 80° C heißem Wasser verbrüht und 5 ml des Perfusats auf ein gesundes, narkotisiertes und ventiliertes Tier übertragen. Wird die perfundierte Körperhälfte mit heparinisiertem Blut oder Plasma perfundiert, läßt sich am gesunden Tier unmittelbar eine reversible pulmonale Druckerhöhung ab der dritten Minute nach Verbrühung erzielen. Der Druckanstieg bleibt jedoch aus, wenn das verbrühte Präparat mit plasma- und zellfreier isoonkotischer Dextranlösung (Macrodex) perfundiert wird. Die pulmonale Reaktion wird also offensichtlich von im Blut oder Plasma selbst entstehenden und nicht aus dem Gewebe freigesetzen Faktoren unmittelbar hervorgerufen. Dementsprechend reagiert die Lunge eines gesunden Tieres auch auf in vitro erhitztes Blut, Plasma und auch auf erhitztes Serum mit einer Druckerhöhung.

Am Modell der isoliert perfundierten und ventilierten Lunge lassen sich alle Störfaktoren vermeiden, die nicht auf einer unmittelbaren Wirkung des gesuchten Faktors beruhen. Wir haben die weitere Identifizierung des pulmonal hypertensiven Faktors an einem solchen, von Hauge [6] für die Rattenlunge beschriebenen isolierten Lungenmodell vorgenommen, wobei als Perfusionslösung isoonkotischer Krebs-Henseleit-Albumin-Puffer diente. Die konstante Perfusionsgeschwindigkeit betrug 140 ml/min, das Volumen des Perfusats 150 ml. 2 ml Humanplasma, 2 min in 80° C heißem Wasser inkubiert und dem Perfusat nach Abkühlen zugegeben, erzeugt an der isolierten Lunge einen Druckanstieg (Abb. 2) von durchschnittlich $6{,}3 \pm 5$ mm Hg (n = 13), wobei nach 19 ± 10 min der Ausgangswert wieder erreicht wird. In der gleichen Weise erhitztes Serum bewirkt einen Druckanstieg von $3{,}5 \pm 1{,}8$ mm Hg (n = 5). Dieser Effekt läßt sich durch Histamin- und Serotoninantagonisten (Cyproheptadin + Fenistil + Tavegil, je 1 mg/100 ml Perfusat) nicht beeinflussen. Voraussetzung für den Effekt ist allerdings die Verwendung frischen Plasmas bzw. Serums. Nach 48 Std Lagerung, egal ob erhitzt oder nicht erhitzt, ist gar kein oder nur noch ein äußerst geringer Druckanstieg zu sehen.

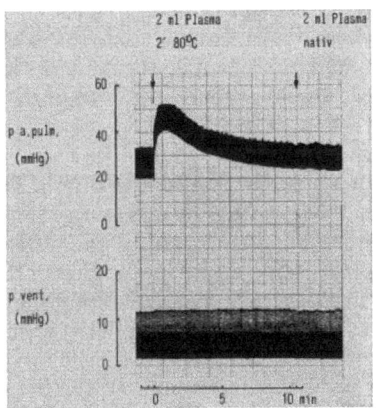

Abb. 2. Originalregistrierung des Drucks in der Arteria pulmonalis und des Beatmungsdruckes einer isoliert perfundierten und ventilierten Kaninchenlunge nach Zugabe von erhitztem und nicht erhitztem Humanplasma

Der Faktor ist nicht dialysierbar und passiert Milliporefilter mit einer einem Molekulargewicht von 100000 entsprechenden Porengröße nicht. Er wird jedoch im Überstand konzentriert. Nach Filtrieren durch Swank-Filter und Porzellanfritten bleibt die Aktivität im Bereich einer Teilchengröße von etwa 10 bis 20 μ Durchmesser.

Es hat demnach den Anschein, als sei die Druckerhöhung in der Lungenstrombahn bei der akuten Verbrühung eine direkte Folge von Eiweißaggregaten mit einem Durchmesser von 10 bis 20 μ, die nur aus frischem Plasma oder Serum entstehen können. Als Ausgangsmaterial für solche Aggregate kommen in erster Linie γ-Globuline in Betracht und darüber hinaus Fibrinogen. Erhitztes Albumin zeigt keinerlei hypertensive Reaktion.

Literatur

1. Sandritter, W.: Klin. Wschr. **51**, 1 (1973). — 2. Fung, Y. C.: Microvasc. Res. **7**, 89 (1974). — 3. Wolf, H., Neuhof, H., Hey, D., Roka, L.: Acute functional and morphological alterations after burning with special regard to the lung. Symposion on the Treatment of Burns, Prag 1973. — 4. Frost, P. M.: Systemic effects of acrylic cement. In: Der totale Hüftgelenksersatz (ed. Cotta). Stuttgart: Thieme 1973. — 5. Náhoda, J.: In: Arthroplasty of the hip, p. 267. Stuttgart: Thieme 1973. — 6. Hauge, A.: Acta physiol. scand. **72**, 33 (1968).

HÜCKER, H., SCHÄFER, U., FRENZEL, H., KREMER, B. (Inst. f. allg. u. exp. Pathologie d. BW, Mainz): **Zur Feinstruktur des akuten neurogenen Lungenödems**

Als gefürchtete Komplikation eines massiven intrakraniellen Druckanstiegs beschreiben die Kliniker ein akutes Lungenödem, welches als neurogenes oder neurohämodynamisches Lungenödem bezeichnet wird. Nach den Untersuchungen von Ducker u. Mitarb. (1968) scheinen die Auslösemechanismen weitgehend aufgeklärt zu sein. Nach intrakraniellem Druckanstieg kommt es zu einer massiven Impulsentladung zentralnervöser sympathischer Strukturen mit unterschiedlicher Erregung peripherer α- und β-Rezeptoren. Veränderungen der Peripherie auf der einen Seite — Blutvolumenverschiebung via kleinen Kreislauf durch periphere Vasokonstriktion und arteriovenöse Shunteröffnung im Gastrointestinaltrakt bei zugleich unvollständiger Relaxation des Herzmuskels — und auf der anderen Seite spezifische Veränderungen in der Lungenstrombahn führen innerhalb weniger Minuten zu einem fulminanten Lungenödem. Insgesamt gleicht das dramatisch ablaufende Geschehen dem im Tierexperiment beschriebenen irreversiblen Schock. Wiederholt findet man jedoch in der Literatur Angaben über Patienten mit akutem Lungenödem nach schweren Hirntraumen und intrakranieller Drucksteigerung, wobei eine linksventrikuläre Herzinsuffizienz oder ein klinisches Schockbild nicht beobachtet wurden (u. a. Ducker, 1968). Die direkte sympathische Stimulierung der pulmonalen Gefäße scheint für die Pathogenese des neurogenen Lungenödems ausschlaggebend zu sein, denn im Tierexperiment konnte die chirurgische Unterbrechung der pulmonalen nervösen Afferenz durch Transsektion des Zervikalmarks (Maire u. Patton, 1956) die Entstehung eines Lungenödems verhindern. Zu ähnlichen Ergebnissen kamen auch Sugg et al. (1968) beim hämorrhagischen Schock. Nach Fishman (1968) reagieren in der Lunge die Kapazitätsgefäße mehr auf eine sympathische Erregung als die Widerstandsgefäße. Sehr wichtig für das morphologische Substrat scheint der präkapilläre Gefäßwiderstand zu sein, der regional in der Lunge unterschiedlich ist; bei Erhöhung des pulmonalen arteriellen Drucks kann es in Gebieten präkapillärer relativer Vasodilatation zu einer Transmission dieses hohen Drucks in ein druckschwaches Kapillargebiet kommen. In beiden Fällen resultiert eine drastische Erhöhung des Kapillardrucks.

An der narkotisierten Ratte erreichten wir eine massive intrakranielle Drucksteigerung durch druckregistrierte Infusion von körperwarmem homologen Zitratblut in die Cisterna magna. Bereits 5 bis 10 sec nach Infusionsbeginn zeigten die Tiere eine Apnoe, nach 40 bis 60 sec eine EEG-Nullinie und ein hypoxisches Herzversagen nach 3 bis 7 min. Makroskopisch imponierten große schwere Lungen mit subpleuralen fleckförmigen Blutungsherden. Von der Schnittfläche floß eine rötlich tingierte Flüssigkeit ab.

Das rasterelektronenmikroskopische Bild macht bei Anwendung unterschiedlicher Fixationsmethoden die Veränderungen in den terminalen Lufträumen deutlich. Die Kongestion der Alveolarwandkapillaren wird unter der dünnen Epitheltapete in Form eines geblähten Kapillarknäuls sichtbar (Abb. 1a). In der Exsudationsphase füllt reichliches Ödemmaterial das Alveolarlumen aus (Abb. 1b). Gelegentlich beobachtet man die Ruptur einer sonst unauffälligen Alveolarwand mit Emigration von Erythrozyten. In Anlehnung an das Bild der exsudativen Phase vermuteten wir ursprünglich beim Austritt der Ödemflüssigkeit aus der Alveolarwand eine Passage durch die Epithelzellkörper, obwohl ein solch immenser transzellulärer Flüssigkeitstransport aus physiologischer und morphologischer Sicht unwahrscheinlich erscheint. Ein zweites Problem schien der Ort der primären Ödemanschoppung in der Lunge zu sein. Einige Autoren, u. a. Staub u. Mitarb. (1974), vermuten die primäre Flüssigkeitsanreicherung im Bindegewebe um größere Bronchioli und Gefäße, und erst bei Erschöpfung des pulmonalen Lymphdrainagesystems soll es zu einem alveolären Ödemaustritt kommen. Zur Klärung dieser beiden Fragen bedienten wir uns einer heute üblichen Methode der Blut- bzw. Plasmamarkierung mit einem kleinmolekularen Tracer, mit Meerrettich-Peroxydase. Zur Beobachtung der frühen Ödemanschoppung fixierten wir das Lungengewebe bereits 1 min nach Tracerinjektion und intrakranieller Drucksteigerung. Zur Ausschaltung hypoxischer Artefakte wurden die Tiere nach Relaxation mit normaler Zimmerluft künstlich beatmet.

Bei den Kontrolltieren befindet sich das Tracermaterial in Form feiner schwarzer Granula im Lumen der Alveolarkapillaren, in der Gefäßwand oder Extravasal ist keine Traceraggregation zu erkennen. In der Lunge der Versuchstiere sind die Interzellularspalten des Kapillarendothels und die Basalmembran zwischen Endothel und Epithel deutlich markiert, d. h. der Flüssigkeitsaustritt erfolgt aus den Alveolarwandkapillaren vorwiegend durch die Interzellularspalten. Von da aus fließt das Ödem, wie bereits von anderen Autoren vermutet, entlang der Basalmembran ab in größere Lymphspalten am Alveolarfundus, bzw. durch die Interzellularspalten des Epithels via freien Alveolarraum und passiert dabei auch

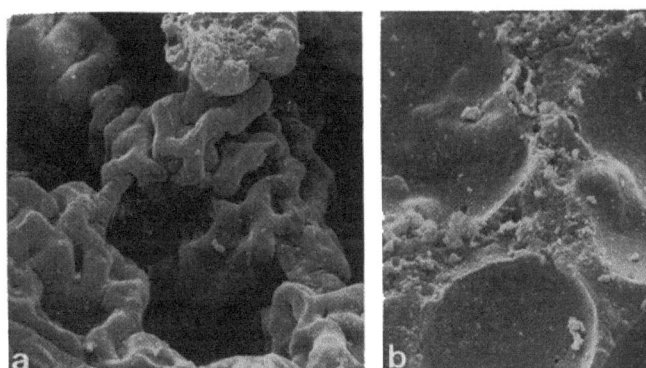

Abb. 1. a) Kongestion der Alveolarwandkapillaren, b) intraalveoläres Exsudat

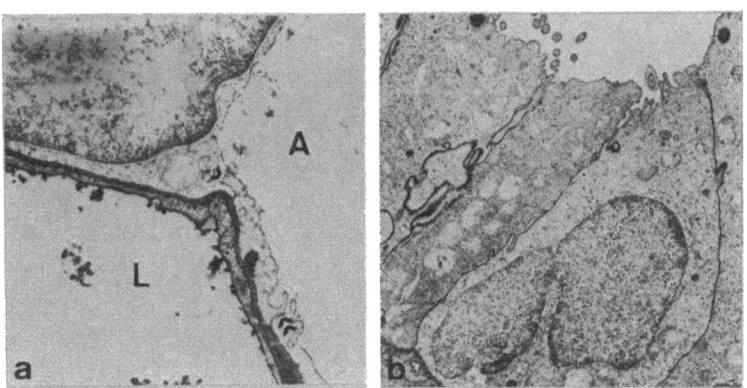

Abb. 2. a) Interzellulärer Ödemaustritt an der Blut-Gas-Barriere durch Tracer markiert (Schwärzung). L = Kapillarlumen; A = freier Alveolarraum; Pfeile = Interzellularspalten des Alveolarepithels. b) Markierung der Interzellularspalten des Bronchioliepithels und seiner Basalmembran erst zu einem späteren Zeitpunkt

die apikale Zellhaft, die unter Normalbedingungen praktisch impermeabel ist (Schneeberger-Keeley u. Karnovsky, 1968; Szidon et al., 1972; Fishman, 1972). 1 min nach massiver intrakranieller Drucksteigerung kommt es also zu einem interzellulären Ödemaustritt aus den Alveolarwandkapillaren und dem Alveolarepithel (Abb. 2a) mit Anschoppung der freien terminalen Lufträume. Erst nach 3 min erscheint das Tracermaterial in der Basalmembran und im interstitiellen Bindegewebe der Bronchien und Bronchioli (Abb. 2b), d. h. die interstitielle Ödemanschoppung findet primär in den Alveolenwänden und nicht im Interstitium der Bronchien statt.

Literatur

Ducker, T. B.: J. Neurosurg. **28**, 112 (1968). — Ducker, T. B., Simmons, R. L.: J. Neurosurg. **28**, 118 (1968). — Fishman, A. P.: J. Trauma **8**, 800 (1968). — Fishman, A. P.: Circulation **46**, 390 (1972). — Maire, F. W., Patton, H. D.: Amer. J. Physiol. **184**, 351 (1956). — Schneeberger-Keeley, E. E., Karnovsky, M. J.: J. cell. Biol. **37**, 781 (1968). — Staub, N. C.: Amer. Rev. resp. Dis. **109**, 358 (1974). — Sugg, W. L., Webb, W. R., Ecker, R. R.: Surg. Gynec. Obstet. **127**, 1005 (1968). — Szidon, J. P., Pietra, G. G., Fishman, A. P.: New Engl. J. Med. **286**, 1200 (1972).

Normbereich und Befundmuster der klinischen Chemie, Labormedizin

Statistische Probleme bei der Ermittlung von Normbereichen und Befundmustern

KOLLER, S. (Inst. f. Med. Statistik u. Dokumentation, Univ. Mainz)

Referat

Der Begriff „Normalwert" ist umstritten. Er weckt bei vielen Wissenschaftlern zu sehr den Anschein eines günstigen — oder sogar im Sinne eines Anpassungsprozesses optimalen — Wertes einer Größe. Für klinische Bedürfnisse ist jedoch der mehr physiologische Optimumsgedanke weniger wichtig als das Prinzip, *Bezugswerte — Referenzwerte* — zu haben, im Vergleich zu denen etwaige pathologische Veränderungen beurteilt werden können.

Daraus ergibt sich die altbekannte Aufgabe, für alle klinisch relevanten Meßgrößen die Werteverteilung bei Gesunden festzustellen. Wir beschränken uns hier auf quantitative Größen; qualitative Befunde mit Ja-Nein-Skala sollen außer Betracht bleiben. Welche Bedingungen müssen nun von einer zu untersuchenden Personengruppe erfüllt werden, damit sie als Bezugskollektiv gelten kann. Auch hier gibt es Wunschvorstellungen und praktikable Möglichkeiten. V. Boroviczény u. Merten [1] unterscheiden drei mögliche Gruppen:

a) sich gesund und arbeitsfähig fühlende Personen („Normbereich");
b) die Teilgruppe von a), bei der durch eingehende Spezialuntersuchungen vieler Disziplinen das Vorliegen von Krankheiten oder von Folgezuständen früherer Krankheiten ausgeschlossen wurde und bei denen alle Laborwerte in einem eingeengten Normbereich liegen („Gesundbereich");
c) die Teilgruppe von b), die 21 bis 30 Jahre alte Amateursportler sind und in einer gemäßigten Zone, etwa in Meereshöhe, leben, bei denen die Untersuchungen in den Sommermonaten bei ausgeglichener Wetterlage erfolgen („Idealbereich").

Hier ist das Prinzip der schrittweisen Näherung an einen möglichst eng begrenzten Variationsbereich einer vielleicht physiologisch interessanten Idealnorm zu erkennen.

Das Referenzkollektiv a) darf selbstverständlich keine Kranken, krank gewesenen oder kurzfristig krank werdenden mit einer solchen „einschlägigen" Krankheit enthalten, durch die die jeweiligen Meßwerte verändert werden und zu deren Diagnose sie herangezogen werden.

Wenn keine Kollektive von Gesunden zur Verfügung stehen, muß man gelegentlich auf ein klinisches Ersatzkollektiv ausweichen, das aus anderweitig Kranken unter Ausschluß der einschlägigen Kranken besteht; insbesondere im höheren Alter ist diese Ersatzlösung unvermeidlich.

Weitergehende Bereinigungen nach b) und c) stehen im Widerspruch zum klinischen Bedarf. Ein Kliniker muß ja schließlich das Hb einer Frau auch dann beurteilen, wenn sie im 7. Monat schwanger ist oder vor drei Wochen Blut gespendet hat oder Zigarettenraucherin ist oder gerade von einem Skiurlaub in 3000 m Höhe zurückgekommen ist.

Die klinische Beurteilung müßte im Grunde immer auf die Werte Bezug nehmen, die bei Gesunden unter jeweils denselben Einfluß- und Belastungsfaktoren, wie sie bei der zu beurteilenden Person vorliegen, beobachtet werden oder erwartet werden könnten. Dies wird mit dem Begriff „Bezugswert" oder „Referenzwert" besser ausgedrückt, den manche, so z. B. das internationale Schrifttum, an die Stelle von „Normalwert" oder „Normwert" setzen. Klinisch optimal wären also gewissermaßen individualisierte, patientenbezogene Bezugswerte, also z. B. 30jährige kinderlose Frauen, die rauchen und die Pille nehmen.

Zunächst sehen wir jedoch von individuellen Besonderheiten ab und betrachten die Gesamtverteilung in einem Kollektiv Gesunder. Die Häufigkeitsverteilung einer Meßgröße bei Gesunden kann beliebige Kurvenformen haben. Es kann eine symmetrische Glockenkurve sein (Gaußverteilung, Normalverteilung im statistischen Sinne), braucht es aber durchaus nicht. Die gezeigte Kurve für Kalium zeigt eine nur geringe Schiefe.

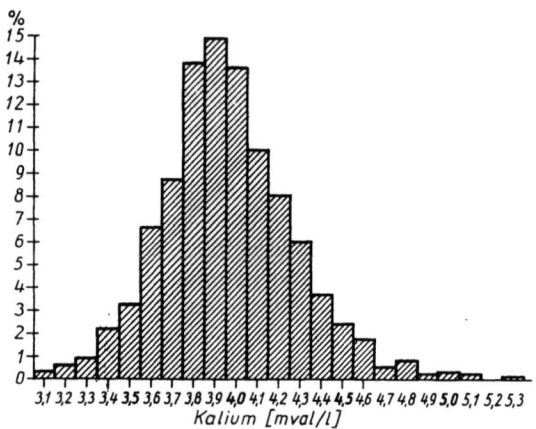

Abb. 1. Häufigkeitsverteilung bei 950 Kaliumbestimmungen an Gesunden. (Sonderforschungsbereich 36, Mainz; Daten W. Prellwitz)

Ob man die Meßgrößen so verwendet wie man sie beobachtet, oder sie mathematisch transformiert (z. B. in eine logarithmische Skala) oder ob man sie mit anderen Größen rechnerisch in Beziehung, z. B. Quotienten, setzt, sollte nicht als Grundsatzproblem aufgefaßt werden, sondern lediglich pragmatisch danach beurteilt werden, ob man dadurch eine Verbesserung der Aussagekraft oder der Bearbeitbarkeit erreichen kann. Im übrigen sei vom statistisch-methodologischen Standpunkt gesagt, daß man ggf. fast alle Skalen so transformieren könnte, daß ihre Verteilungen zu Normalkurven werden.

Von Hofmann [10] wird empfohlen, an den mittleren Bereich eine Gaußverteilung anzupassen und mit dieser weiterzuarbeiten, auch wenn dies von der Wirklichkeit abweicht. Ich sehe hierin keinen Nutzen für den Kliniker.

Die Darstellung in Form einer kumulierten Verteilung (Häufigkeitssummen) ist für viele Zwecke empfehlenswert. Dabei wird für jeden Skalenpunkt angegeben, wieviele Prozente der Gesamtheit höchstens diesen Wert haben. Im sog. Wahrscheinlichkeitsnetz wird der Linienzug für eine statistische Normalverteilung zu einer Geraden gestreckt, z. B. in weiten Bereichen für Kalium.

Die Verteilungskurven haben im allgemeinen keine natürliche Grenze nach oben oder nach unten. Besser verallgemeinerungsfähig sind die sog. Perzentile, die man aus den kumulierten Häufigkeitsverteilungen graphisch unmittelbar ablesen kann. Besonders beliebt sind die Skalenpunkte, unterhalb deren 2,5% bzw. 97,5% aller Werte liegen. *Sie schließen die mittleren 95% der Verteilung ein und werden oft als „Normbereiche" bezeichnet.* Im Falle einer symmetrischen Gaußschen Glockenkurve stimmt dieser Bereich mit dem der doppelten Standardabweichung um den Mittelwert überein; im Kaliumbeispiel liegen die 2 sec-Werte bei 3,35 und 4,58 mval/l, die empirischen Ablesungen bei 3,39 und 4,63. Bei anderer Verteilungsform können aber durch diese Berechnung erhebliche Abweichungen gegenüber der Wirklichkeit eintreten.

Diese Abgrenzungspunkte sollten zwischen verschiedenen Personengruppen und verschiedenen Labors keine allzu großen Unterschiede aufweisen. Tatsächlich schwanken aber die Schrifttumsangaben erheblich [4—8, 13—15, 17]. Inzwischen gibt es für viele Parameter internationale Zusammenstellungen [24]. Die Genauigkeit der Angabe dieser Abgrenzungspunkte hängt ab

a) vom Beobachtungsumfang und von der Zusammensetzung der Personengruppe,

b) von der Präzision und Richtigkeit des Bestimmungsverfahrens.

Der Unsicherheitsbereich der Bestimmung der Abgrenzungspunkte wird durch die sog. Toleranzgrenzen bei verschiedenem Beobachtungsumfang angegeben, die sich zunächst unmittelbar auf die kumulierten Prozentskalen beziehen und sekundär auf die Skala der Meßgrößen umgerechnet werden (vgl. Abb. 2).

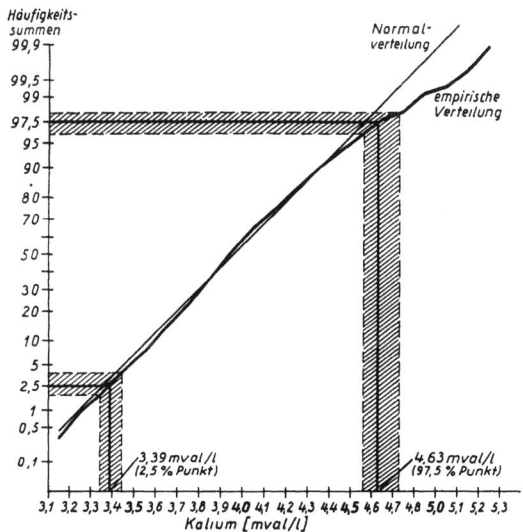

Abb. 2. Empirische Bestimmung der 2,5%- und 97,5%-Punkte mit schraffierten Unsicherheitsgrenzen (95%), 950 Kaliumbestimmungen an Gesunden. (SFB 36 Mainz)

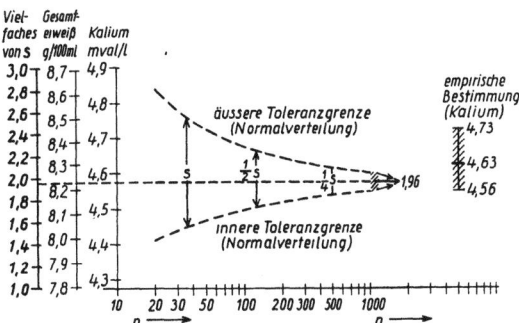

Abb. 3. Toleranzgrenzen für den 97,5%-Punkt bei Normalverteilung. Irrtumswahrscheinlichkeit $\gamma = 95\%$. (Nach Rümke u. Bezemer)

Den Einfluß des Beobachtungsumfangs zeigt Abb. 3. Die Zeichnung ist auf der Annahme konstruiert, daß eine exakte Normalwertverteilung zugrunde liegt. Die obere Grenzlinie gibt die Wahrscheinlichkeit $v = 95\%$ dafür an, daß bei n Beobachtungen der 97,5%-Punkt unterhalb der angegebenen Grenze liegt.

Bei kleinen Beobachtungszahlen sollte man statt des 2 sec-Bereichs (genau 1,96) diesen Punkt nehmen, also z. B. bei 120 Fällen den 2,24 sec-Punkt, um mit 95% sicher zu sein, daß mindestens 97,5% der Verteilung darunter liegen. Das Entsprechende gilt für den unteren 2,5%-Punkt.

Diesen sog. äußeren Toleranzgrenzen kann man nach Rümke [21, 22] die inneren gegenüberstellen, bei denen am gleichen Beispiel der Punkt berechnet wird, an dem das jeweilige n die Wahrscheinlichkeit 95% dafür besteht, daß mindestens 2,5% der Verteilung außerhalb liegen. Diese Grenze ist wichtig, wenn man „sicher" sein will, daß man nicht durch besondere Zufälligkeiten der Stichprobe nur 1% statt 2,5% abschneidet.

Analoge Rechnungen ohne Voraussetzung der Normalverteilung ergeben breitere Unsicherheitsbereiche, wie am Beispiel für Valium zu erkennen ist. Man gibt hierbei die Grenze des Unsicherheitsbereichs nach entsprechenden Tabellen gemäß der Binomialverteilung an (vgl. Abb. 2). Man muß sich freilich darüber im klaren sein, daß man hierbei in sehr starkem Maße von den — manchmal erheblichen — Zufälligkeiten der Zahlenfolge am Ende der gerade beobachteten Verteilung abhängt und eine neue Reihe bei kleinen Zahlen ganz andere Abgrenzungspunkte ergeben kann; diese Grenzen sind weiter als die Berechnungen bei Normalverteilung.

In diesen Zusammenhang gehört die wichtige Frage, welche Relation zwischen Präzision und Sicherheit des Verfahrens einerseits, der biologischen Variabilität andererseits und der bei der Festlegung der Grenzpunkte in Abhängigkeit vom Beobachtungsumfang zu berücksichtigenden Unsicherheitsspanne der Toleranzgrenzen dritterseits besteht. Jeder Beobachtungswert ist durch mehrere Komponenten bestimmt:

1. den für die Person typischen Grundwert, den man eigentlich messen möchte,
2. eine situative Abweichung, die z. B. von Tag zu Tag anders sein kann — intraindividuelle Variabilität,
3. die Zufallsabweichung bei der technischen Durchführung des Verfahrens („Tag-zu-Tag-Präzision"),
4. den systematischen Fehler des Verfahrens.

Bei der Untersuchung eines Kollektivs setzt sich die Gesamtvarianz s_G^2 zusammen aus

s_1^2 der interindividuellen Varianz der Grundwerte
s_2^2 der intraindividuellen Varianz zwischen Zeitpunkten
s_3^2 der Verfahrensvarianz (Präzision)

$$s_G^2 = s_1^2 + s_2^2 + s_3^2,$$

wobei die statistische Unabhängigkeit der drei Komponenten angenommen ist.

Stammen die Untersuchungen aus mehreren Labors, so käme als s_4^2 noch die Richtigkeitsvarianz zwischen den Labors hinzu. Diese Zusammensetzung gilt auch für die Quadrate der relativen Standardabweichungen (Variationskoeffizienten v).

Würde man bei einer Normwertstudie die Bestimmungen bei jeder Person kurzfristig an 10 oder 20 Zeitpunkten mit neuen Probenahmen wiederholen und die Mittelwerte verwenden, so würden s_2^2 und s_3^2 klein werden, und man erhielte als Varianz praktisch nur die interindividuelle Varianz s_1^2. Bei der üblichen Form der interindividuellen Einmalbestimmungs-Verteilung ist jedoch die Breite der

Verteilung etwas größer. Eine größere Verfahrensvarianz vergrößert den Normalwertbereich; Tabellen und Kurven hierfür sind von Stamm u. Büttner [3, 29, 30] angegeben.

Die gegenseitigen Zahlenverhältnisse sind bei den verschiedenen Laborgrößen ganz unterschiedlich. Für einige Beispiele seien sie aus Vergleichsgründen als relative Standardabweichungen, d. h. Variationskoeffizienten v, dargestellt.

Bei den oberen Werten der Reihe ist die Verfahrensvarianz relativ gering im Vergleich zur Gesamtvarianz (letzte Spalte) und kann vernachlässigt werden. Bei den letzten Laborgrößen macht dagegen, obwohl die Variationskoeffizienten ziemlich gering sind, die Verfahrensvariabilität einen sehr hohen Anteil aus, der in der letzten Spalte der Tabelle aufgeführt ist.

Dies ist übrigens ein erneutes Argument gegen die Überschätzung der Variationskoeffizienten als wirkliches Gütemaß für ein Verfahren. Ein für die praktische Brauchbarkeit sinnvolles Maß der Verfahrenspräzision kann nur aus dem Vergleich mit der Streuungsbreite im Kollektiv der Gesunden gewonnen werden. Das ist in den USA durch Tonks und das College of American Pathologists in der Diskussion.

Tabelle 1. Relative Standardabweichungen (Variationskoeffizienten) für einige Laborgrößen $\left(\dfrac{s}{\bar{x}} = v\right)$

	Einmaluntersuchung von Gesunden		Tag-zu-Tag-Präzision in Referenzlabors der Ringversuche	Anteil der Verfahrensvarianz an der Gesamtvarianz
	Eggstein	(SFB 36)		
	v_G		v_3	$v_3^2 : v_G^2$
Kreatinin	28 %	(20 %)	4 %	2 %
Kalium	15 %	(8 %)	3 %	4 %
Harnsäure	25 %	(25 %)	4 %	6 %
Bilirubin	35 %	(53 %)	10 %	8 %
Cholesterin	18 %	(18 %)	6 %	11 %
Eisen	29 %	(32 %)	10 %	12 %
Kalzium	10 %	(5 %)	4 %	16 %
Natrium	5 %	(2 %)	2 %	16 %
Chlorid	4 %	(5 %)	2 %	25 %
Richtwert nach TONKS			$\frac{1}{4} v_G$	6 %

Tonks [33] gibt für die Verfahrenspräzision den Bereich der „allowable limits of error" an. Dabei ist „range" mit „Bereich" übersetzt und als vierfache Standardabweichung[1] zu verstehen.

Allowable Limits of Error (Tonks)

$$\text{ALE} = \pm \frac{^1/_4 \text{ (normal range)}}{\text{Mean of normal range}} 100\%$$

ALE-Bereich	: Normwertbereich	= 1:4
Standardabweichung der Langzeitkontrollen	: Standardabweichung der Normwerte	= 1:4
Variationskoeffizient der Langzeitkontrolle	: Variationskoeffizient der Normwerte	= 1:4
Varianz der Langzeitkontrolle	: Varianz der Normwerte	= 1:16
Variationskoeffizient der Langzeitkontrolle	: Normwertbereich	= 1:16

Definition der „allowable limits of error" (Tonks)

Das Schema gibt die verschiedenen Ausdrucksformen desselben Sachverhalts an, weil dies im Schrifttum manchmal verwechselt wird.

---
[1] Tonks hatte zeitweise den ALE-Bereich mit ± 3 sec definiert, dies aber zurückgenommen.

Man kann nun fragen, wieviele Beobachtungen nötig sind, um den 97,5%-Punkt des Normalbereichs gerade so genau abzugrenzen, wie es dem Tonks-Bereich der Präzision entspricht, oder besser z. B. der Hälfte oder einem Viertel (vgl. Abb. 5). Mit 500 bis 1000 Fällen kann man die Normwertgrenzen mit einer Unsicherheit bestimmen, die nur ein Viertel der Unsicherheit beträgt, die bei der Qualitätskontrolle des Labors zugelassen wird.

Die *intraindividuellen* Schwankungen, also die situativen biologischen Zufälligkeiten, die einen Laborwert von einem Tag zum anderen schwanken lassen, sind bisher wenig untersucht. Sie müssen dem Prinzip nach größer sein als die Schwankungen bei Qualitätskontrollen mit einer Standardlösung, denn in die praktische Messung der intraindividuellen Variabilität geht die Verfahrenspräzision zwangsläufig mit ein. Nach einigen Ergebnissen des Schrifttums [5, 8, 9, 34] und des SFB 36 sind die Schwankungen bei verschiedenen Personen erheblich [5, 9]; sie sind bei Personen im unteren Normwertbereich oft kleiner als bei Personen im oberen Teil, allerdings ohne daß man aber von einer Konstanz der intraindividuellen Variationskoeffizienten sprechen könnte.

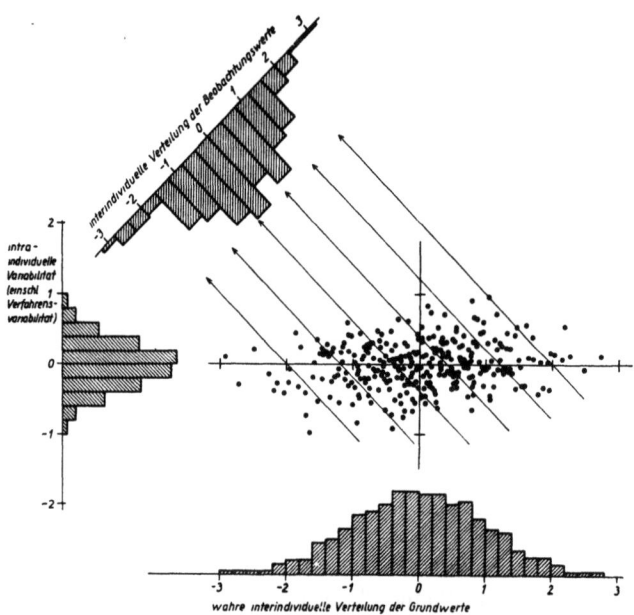

Abb. 4. Zusammensetzung der Verteilung von Beobachtungswerten aus individuellen Grundwerten und Zufallseffekten

In Abb. 4 ist das Zusammentreffen der interindividuellen (X-Achse) und der intraindividuellen Variabilität (einschließlich Effekt der Verfahrenspräzision; Y-Achse) an Zufallswerten von Normalverteilungen dargestellt. Beide sind voneinander unabhängig. Der in der X-Achse dargestellte Grundwert einer Person wird durch Zufälligkeiten des Untersuchungstages und der Ausführung des Verfahrens nach oben oder unten verschoben. Beobachtet wird nur die Summe, also die oben links gezeichnete Verteilung. Betrachtet man für die Enden dieser Verteilung die ursprünglichen Werte im Korrelationsbild, so sieht man, daß die sehr hohen Beobachtungswerte ganz überwiegend solche sind, die eine positive Zufallsverschiebung haben, d. h. zu hoch gegenüber dem Grundwert sind. Dieser

Effekt wird zur Mitte hin geringer und steigert sich für negative Verschiebungen am unteren Ende der Verteilung. Bei der Abgrenzung des Normbereichs, z. B. am 97,5%-Punkt, schneidet man also überwiegend die zufällig überhöhten Werte ab. Um es anders auszudrücken: Bei einer Wiederholung würden diese Werte meist niedriger liegen. Oder noch anders: Die Ausgangswerte und die Differenzen zu einem späteren Verlaufswert würden eine deutliche Korrelation zeigen. Die Stärke dieser Effekte hängt von der Relation zwischen den Varianzen s_1^2 und s_2^2 und s_3^2 ab. Man sieht jedenfalls, daß es eine eigenartige Gruppe mehr oder weniger zufällig verzerrter Werte ist, die man mit der Bereichsabgrenzung abschneidet. Man kann nur sagen, daß wir sie nun um so leichteren Herzens abschneiden.

In den genannten Zufallseffekten der Einmalbestimmung sind interindividuelle, intraindividuelle und verfahrensmäßige Schwankungen vermengt und überlagert. Man kann sie in bestimmten Versuchsanordnungen mit Wiederholungen und einer Varianzanalyse größenordnungsmäßig trennen, aber nur in der statistischen Masse. Der Kliniker kann aber in dem von ihm zu beurteilenden Einzelfall nie die Überlagerung durch die Zufallseffekte ausschalten; er weiß nicht, ob und um wieviel der vorliegende Wert gegenüber einem ebenso relevanten Wert von gestern oder morgen höher oder niedriger liegt. Da der Kliniker eine Verteilung von realen Referenzwerten braucht, muß er die unbereinigte Variabilität der Beobachtungswerte zugrunde legen. Eine ungünstige Präzision und die intraindividuelle Streuung könnten allerdings bei solchen Meßgrößen, bei denen die einen zu hohen Anteil an der Gesamtvarianz haben, dazu zwingen, keine Einzelbestimmung mehr anzuerkennen und stets Doppel- oder Mehrfachproben vorzunehmen. Diese Konsequenz sollte gründlich bedacht werden.

Um die Rolle des Normalwertkollektivs als Referenzkollektiv näher zu betrachten, sollen nun die verschiedenen Einflußfaktoren, die die Höhe eines Meßwertes mitbestimmen, analysiert werden. Man unterscheidet zweckmäßigerweise Einflußfaktoren in der Person, die sich nicht kurzfristig ändern (Geschlecht, Alter, konstitutionelle Besonderheiten, viele anamnestische Fakten), sowie Einflußfaktoren in der Situation der Untersuchung mit kurzfristiger Änderungsmöglichkeit (Tragzeit, Jahreszeit, Witterung, Medikamenteneinnahme, Erregtheit, vorangehende Nahrungsaufnahme, Alkohol- oder Zigarettengenuß, längeres Stehen, Sitzen oder Liegen usw.).

Es gibt schon einige Untersuchungen über einzelne dieser Faktoren [13—16]. Hinsichtlich des 24 Std-Verlaufs sei auf die Studien von Stamm verwiesen [3].

In systematischen Studien im Rahmen des SFB 36 hat sich hinsichtlich der Einflußfaktoren auf die gängigen Laborwerte — bei einem bisher umfassend ausgewerteten Kollektiv von 997 Gesunden unter 70 Jahren — folgendes ergeben [18, 26]: Von 45 untersuchten klinisch-chemischen und hämatologischen Variablen hat sich hinsichtlich der ersten Gruppe von Einflußfaktoren (Alter, Geschlecht, Konstitution) bei den meisten eine deutliche Abhängigkeit ergeben. Höhere Werte bei Männern liegen bekanntlich bei Hb, Erythrozyten, Hämatokrit und bei den Transaminasen, bei Harnsäure und Kreatinin vor. Es kommt hier nicht darauf an, die Unterschiede im einzelnen aufzuzählen. Der Altersanstieg ist bei Cholesterin und Blutzucker besonders bekannt, er findet sich auch bei anderen Größen. Für die Leberenzyme hatte Laudahn [13] auf die Abhängigkeiten vom Körperbau hingewiesen. Ich will aus den Mainzer Ergebnissen [18] lediglich eine Abbildung wiedergeben, die den gemeinsamen Einfluß dieser individuellen Faktoren auf die Laborwerte durch Berechnung des multiplen Korrelationskoeffizienten zeigt.

Lediglich 6 Werte haben keine Korrelation auf der 1%-Signifikanzstufe, z. B. Cl, K. Die gegenseitige Rolle der vier Faktoren ist unterschiedlich. Die Einflüsse kombinieren sich übrigens durchaus nicht immer bei Männern und Frauen gleichartig.

Gegenüber diesen Faktoren sind andere Einflußgrößen bisher kaum untersucht worden. Im SFB 36 wurden daher außer allgemeinen anamnestischen Fragen auch solche über das Verhalten in den letzten 24 Std vor der Untersuchung gestellt. Abb. 6 zeigt die Vielfalt der Ergebnisse [26].

Eine Zusammenstellung der Einflußfaktoren bei den am stärksten beeinflußten Werten unseres Laborspektrums zeigt Abb. 7, geordnet nach Varianzanteilen dieser Faktoren an der Gesamtvarianz [26].

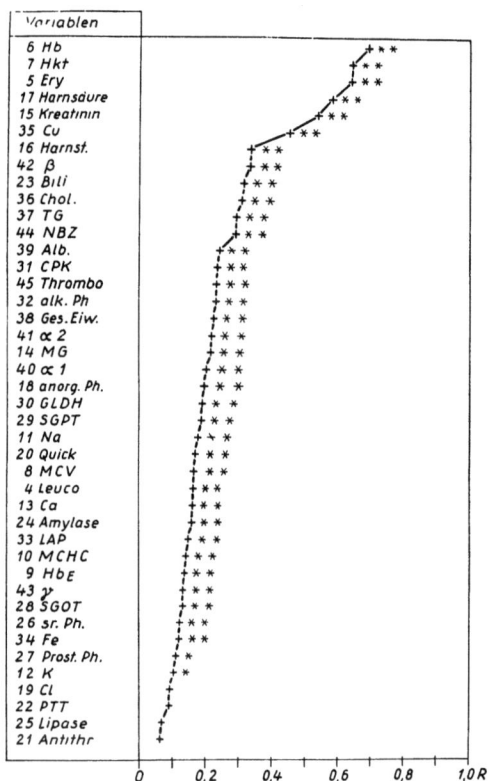

Abb. 5. Multiple Korrelationskoeffizienten zwischen Geschlecht, Alter, Größe, Gewicht (x-Variable) und Laborwerten (y-Variable), n = 936; ** $P < 1\%$, * $P < 5\%$. (Sonderforschungsbereich 36, Mainz)

Die Untersuchung der Einflußfaktoren ist mit der Feststellung von Mittelwertsunterschieden, auf die sich das Schrifttum meist bezieht, bei weitem nicht erschöpft. Sie soll u. a. auch darüber Klarheit verschaffen, ob im Einzelfall die Kenntnis dieser Faktoren eine Präzisierung der Aussage erlauben würde, d. h. ob die Werteverteilung bei den Personen, die in den Einflußfaktoren jeweils übereinstimmen, deutlich enger wäre als im Gesamtkollektiv. Eine solche „*Individualisierung*" *der Normaussage* könnte möglicherweise eine große allgemeine Bedeutung erhalten. Man würde dabei die Sollwerte der Regression übereinanderlegen und die einzelnen Abweichungen vom Regressionswert als Abweichungen vom Gesamtmittel auffassen. Die Rechnung erfolgt eigentlich in künstlicher Skala der Residuen; die Werte sind hier auf die Originalskala umgerechnet worden [18]. Bei der Harnsäure würde die in Abb. 8 dargestellte Zusammendrängung zur Mitte hin erfolgen.

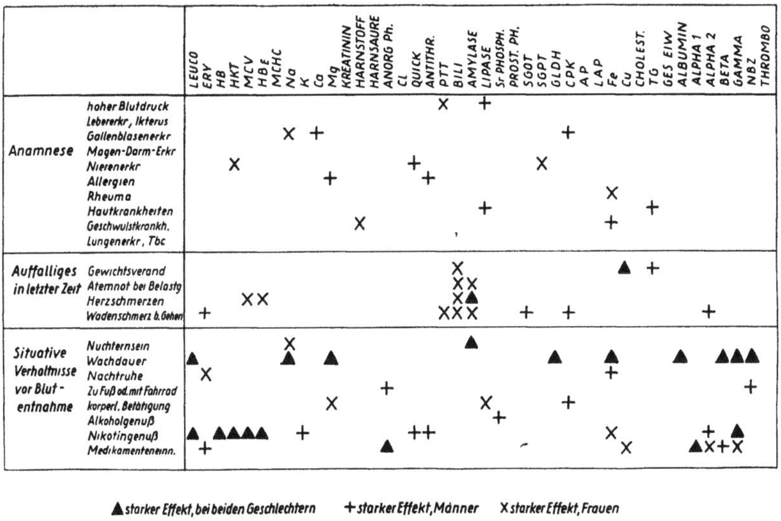

Abb. 6. Einfluß-Faktoren auf das Spektrum der Laboruntersuchungen. (Sonderforschungsbereich 36, Mainz)

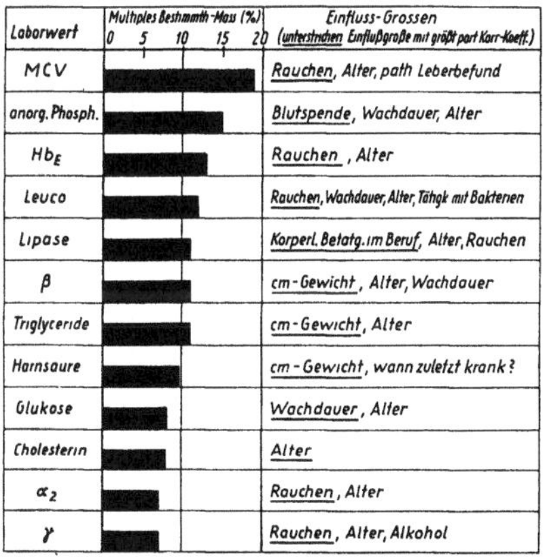

Abb. 7. Beeinflußbarkeit von Laborwerten durch strukturelle und exogene Einfluß-Größen. Arbeitsfähige „normale" Männer, n = 435. (Sonderforschungsbereich 36, Mainz)

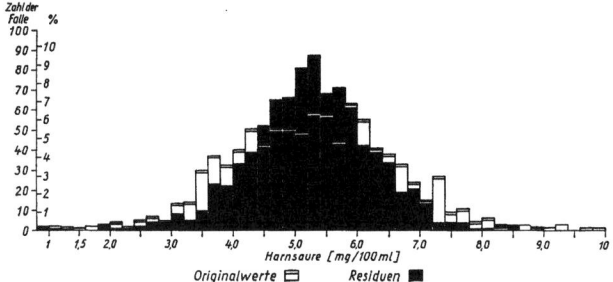

Abb. 8. Harnsäure: Verteilung der Originalwerte und der Residuen bei Regressionsschätzung der Werte aus Geschlecht, Alter, Gewicht und Größe bei Gesunden. (Sonderforschungsbereich 36, Mainz)

Ein *Erfolgsmaß* könnte man im Vergleich mit dem potentiellen Bereich sehen, der durch eine Verbesserung der Laborverfahren durch Reduktion der Methodenvarianz auf null denkbar wäre. Für eine Reihe von Verfahren ist die Größenordnung z. B. der Einflußfaktoren wesentlich größer.

Bei der Leukozytenzahl ist die Verfahrensvarianz etwa 1% der Normwertvarianz; gegenüber den zuverlässigen Zählverfahren ist die Varianzkomponente der Einflußfaktoren mit 12% erheblich.

Diese Ergebnisse sind beachtlich, aber es müssen noch zahlreiche genauere Einzelheiten analysiert werden, um die Konsequenzen für die zukünftige Arbeitsweise sinnvoll abzustecken.

Doch nun zurück zur Verteilungskurve der Laborwerte bei Gesunden, mag diese nun aus den Originalwerten des Gesamtkollektivs bestehen oder durch Berücksichtigung von Einflußfaktoren eingeengt sein.

Tabelle 2. Vergleich der Varianzkomponenten „Verfahrensvarianz" und „Einflußfaktoren"

Meßwert	Variationskoeffizient		Varianzkomponenten (Varianz im Normwertkollektiv = 100%)	
	Normwertkollektiv	Ringversuchsproben in Referenzlabors	Verfahren	Einflußgrößen
Leukozyten	25 %	(3 %)	1 %	12 %
Kreatinin	28 %	4 %	2 %	5 %
Harnsäure	25 %	4 %	6 %	10 %
anorgan. Phosphate	20 %	8 %	16 %	15 %
Cholesterin	18 %	6 %	11 %	8 %

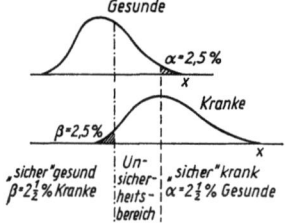

Abb. 9. Häufigkeitsverteilung einer Variablen bei Gesunden und Kranken. Trennpunkte

Was hat man nun für klinische Bedürfnisse erreicht, wenn man einen *Trennpunkt*, z. B. den 97,5%-Punkt bei Gesunden, für eine Meßgröße festlegt? Man weiß, daß Werte darüber bei Gesunden sehr selten sind. Wenn ein solcher Wert nun tatsächlich auftritt, dann kann es sich um einen dieser seltenen Fälle handeln oder aber um einen pathologisch veränderten Wert. Wenn man die erste dieser Möglichkeiten ihrer Seltenheit wegen ignorieren kann, schließt man auf eine pathologische Veränderung. Der Schluß wird jedoch falsch, wenn man — wie es häufig geschieht — den Abgrenzungswert als Trennwert zwischen „normal" und „pathologisch" auffaßt.

Wenn sich nämlich die Bereiche überschneiden, die bei Gesunden und Kranken vorkommen können, so kann man u. U. einen erheblichen Teil der Hinweiswerte für Krankheit übersehen, wenn man nur den 97,5%-Wert der Gesunden zu dieser Trennung verwendet. In Abb. 9 sind die Konsequenzen gezeigt. Es ist daher unerläßlich, die bisherige Zweiteilung mindestens durch eine Dreiteilung zu ersetzen.

Ich weiß mich hierin mit vielen Wissenschaftlern einig; z. B. betonen Gross und Büttner die Notwendigkeit der Dreiteilung in einem Symposion über Normalwerte in Mainz im Februar 1973. Trotzdem ist die Dreiteilung — außer an Beispielen — noch nicht üblich. Ein wichtiger Grund hierfür liegt wohl darin, daß ein Laborwert für verschiedene Krankheiten Indikatorwert hat, daß aber die zugehörigen Häufigkeitsverteilungen unterschiedliche Lage haben können und damit auch der erste Trennstrich eines Laborwertes krankheitsspezifisch verschieden ausfällt.

Die Diagnostikhilfen bestehen nun natürlich nur in seltenen Fällen aus einem einzelnen Laborwert, sondern meist aus der *gemeinsamen Betrachtung mehrerer Werte*. Die typische Konstellation der gegenüber der Norm abweichenden und nicht abweichenden Werte pflegt man *Befundmuster* zu nennen.

Schema von Befundmustern für Krankheiten

Krankheiten	Meßgrößen								
	1	2	3	4	5	6	.	.	.
A	.	.	−	.	−	+			
B	+	−	+	.	−	.			
C	+	−	−	.	.	+			
D	.	−	+	.	.	.			
E	.	+	−	.	.	+			
F	+	.	.	.	+	.			
G	+	−	.	+	.	−			
.									

Der optische Charakter eines Musters zeigt sich in einer Krankheitsbefundmatrix, in der jeweils „erhöht" oder „erniedrigt" oder „normal" angezeigt ist. Inwieweit jeweils Ausnahmen zugelassen sind, wird selten angegeben. Statistisch ist ein solches +−-Muster erst ein Anfang, dessen Weiterentwicklung zu einer quantitativen algorithmischen Diagnostikhilfe führt. Zunächst ist eine systematische Datensammlung erforderlich, bei der *für jedes Feld* der Matrix die Häufigkeitsverteilung der Meßgröße bei der jeweiligen Krankheit — und Krankheitsphase — gewonnen und ausgewertet werden muß. Auf die weitere Methodik braucht hier nicht eingegangen zu werden; es genügt, das Stichwort „Diskriminanzanalyse" oder „Bayesscher" Wahrscheinlichkeitsansatz zu nennen. In der Diagnostikmatrix stehen dann an Stelle der drei Symbole Gewichtsfaktoren, mit denen die Beobachtungswerte im Einzelfall zu multiplizieren sind; dann werden sie in einer — meist linearen — Trennformel zusammengefaßt. Dieser diagnostische Index spricht in seinen verschiedenen Wertebereichen für bestimmte Diagnosen. Je nach dem mathematischen Ansatz werden die Aussagen unterschiedlich formuliert; darauf ist hier nicht einzugehen. Ein wichtiger Punkt der statistischen Analyse besteht darin, mit einem Minimum an Befunden die Diagnosen ohne wesentlichen Informationsverlust zu stellen. Diese *Reduktion des klinisch relevanten Befundmusters* ist auch von erheblicher klinischer Bedeutung.

Analog aufgebaute Befundmuster werden nicht nur für diagnostische Zwecke gebraucht, sondern gewinnen auch zunehmende Bedeutung für *prognostische* Zwecke und zur Entscheidung zwischen verschiedenen Therapien. Dieser differentialtherapeutische Ansatz der Befundmustertechnik, in den natürlich außer den Laborwerten auch andere klinische und anamnestische Fakten eingehen müssen, wird zunehmende Bedeutung erhalten.

Von Bedeutung für *pathophysiologische* Erkenntnisse aus der multivariaten Befundanalyse ist die *systematische Ermittlung der Korrelationen zwischen den einzelnen Laborwerten* bei Gesunden und den verschiedenen Krankheiten. Zwischen verschiedenen Laborwerten bestehen Korrelationen, so z. B. bekanntlich zwischen Hämoglobin, Erythrozytenzahlen und Hämatokrit; andere variieren voneinander unabhängig.

Es ist nun schwierig und meines Wissens bisher weder von Physiologen noch von Klinikern analysiert worden, welche Bedeutung eine interindividuelle Korrelation zweier Variablen haben kann. In manchen Fällen könnten natürlich lediglich banale Fakten dahinterstehen, z. B. daß man teilweise dieselben Größen mißt oder daß mehrere Werte durch denselben Nenner dividiert werden oder daß beide Variablen mit dem Lebensalter zunehmen o. a. In anderen Fällen dürften es jedoch echte sachlich zu deutende Korrelationen sein. Probleme der physiologischen oder pathophysiologischen Regulationsmechanismen werden üblicherweise nur intraindividuell betrachtet; die interindividuelle Korrelation ist ein eigener Problemkomplex, der gut erfaßbar ist und neuartige klinische Fakten liefert. So haben wir im SFB 36 eine Fülle von Korrelationen zwischen Laborwerten gefunden, die nicht auf Anhieb erklärbar sind.

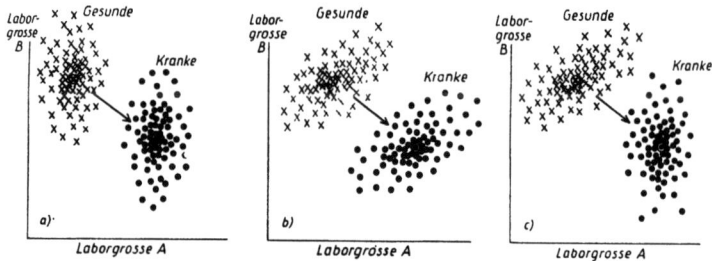

Abb. 10. Befundmuster-Veränderung zweier Laborgrößen unterschiedlicher Korrelation: a) unkorreliert, b) Korrelation gleichbleibend, c) Korrelation verändert

Das *Laborwertspektrum der einzelnen gesunden Person* ist bisher wohl noch nicht eingehend methodisch untersucht worden. Der Variablenvektor ist das Element einer vieldimensionalen Verteilung, die aus miteinander verträglichen Befundgrößen der Körperfunktionen gebildet wird. Wie sich das Ziel der Abgrenzung multivariater Normen definieren läßt, ist zur Zeit noch nicht präzisierbar. Gerade für Vorsorgeuntersuchungen ist dies wichtig, um Überbewertungen einzelner Abweichungen zu vermeiden.

In verschiedenen Krankengruppen und bei Gesunden muß zwischen Befundmustern und Unterschieden in den *Korrelationsmustern* unterschieden werden. An einer Graphik sei an zwei Variablen verdeutlicht, welcher Sachverhalt gemeint ist.

Wenn bei Kranken die Werte zweier Laborgrößen gegenüber Gesunden verschoben sind, so ist das der einfachste Fall eines Befundmusters. Dabei brauchen zwischen den beiden Laborgrößen keine Korrelationen zu bestehen; (a) ein Befundmuster an sich bewirkt auch keine Korrelation zwischen den betroffenen Variablen innerhalb der Gruppen.

(b) Es können auch Korrelationen zwischen den Variablen bestehen, die durch die Krankheit gegenüber der Gesundengruppe nicht verändert werden. Besonders interessant ist nun der gar nicht seltene dritte Fall (c), in dem das Korrelationsbild bei Kranken gegenüber dem bei Gesunden oder anderen Krankheiten geändert ist. In den drei Schaubildern würden die Korrelationen für die Diagnostik uninteressant sein, denn die beiden Gruppen sind in jedem Bild gut trennbar. Aber pathophysiologisch muß im dritten Fall das Basisphänomen, das der

Korrelation A-B bei Gesunden zugrunde lag, bei der Krankengruppe gestört sein. Hierin liegt der Erkenntnisansatz.

Im SFB 36 wurden auch Korrelationen gefunden, die zwischen den untersuchten Gruppen — Normalpersonen, Hypertonikern — Schwangere — deutliche Unterschiede aufweisen, ferner solche zwischen Gruppen mit verschiedenen Einflußfaktoren [27].

Auch die Korrelationskoeffizienten werden von der Überlagerung der wirklichen individuellen Werte mit zufälligen Verfahrensunsicherheiten beeinflußt, und zwar wird grundsätzlich eine Korrelation durch Beobachtungsfehler unterschätzt; die wirkliche Korrelation ist höher.

Zum Schluß möchte ich noch einmal auf die vorhin nur gestreiften Probleme der künftigen Konsequenzen aus den Gegenüberstellungen der Varianz der Normwertkollektive mit den exogenen und endogenen Einflußgrößen einerseits und den Größenordnungen der labortechnischen Verfahrensunsicherheiten andererseits zurückkommen. Für zahlreiche Laborvariable gibt die Berücksichtigung der Einflußgrößen eine weit stärkere Steigerung der Aussagekraft des Befundwertes als die Reduktion der Verfahrensstreuung auf null. Oder gröber formuliert: Für manche Befundwerte ist es wichtiger zu wissen, ob der Patient Raucher ist oder vor wieviel Stunden er aufgestanden ist, als etwa die Verwendung des modernsten und genauesten Verfahrens. Nun ist — mit vollem Recht — die Durchführung von Qualitätskontrollen von der Bundesärztekammer vorgeschrieben und eine eigene Organisation für die Durchführung von Ringversuchen geschaffen worden. Die Gewinnung klinisch brauchbarer Bezugswerte von Gesunden, insbesondere unter Berücksichtigung individueller und situativer Einflußfaktoren, steht jedoch noch weitgehend offen.

Bei dieser Situation stellt sich vom Standpunkt der statistischen Aussageverbesserung für die künftige Forschungsplanung die bisher umgangene Aufgabe, durch eine überinstitutionelle und überregionale Datensammlung bei Gesunden unter Berücksichtigung der erfaßbaren endogenen und exogenen Einflußfaktoren ein klinisch brauchbares System von „normalen" Bezugswerten zu gewinnen. Die wichtigsten Untergruppen der Einflußfaktoren müßten dabei mit je rd. 500 Fällen vertreten sein.

Freilich bedeutet die Errechnung individualisierter Bezugswerte eine merkliche Mehrarbeit für Labor und Klinik, aber dieser Mehraufwand ist durchaus vergleichbar mit der Anschaffung neuer Geräte oder der Einstellung einer neuen MTA zur verfahrenstechnischen Verbesserung einiger Laborwerte.

Wenn einmal ein umfangreiches Datenmaterial zur Verfügung steht, für das wir die exogenen und endogenen Einflußgrößen und die darauf bezogenen inter- und intraindividuellen Normwertbereiche und ihre pathologischen Analoga kennen, werden wir auch zu einer klareren Beurteilung der Effektivität und der Effizienz des Laboraufwandes unter ärztlichen und wirtschaftlichen Gesichtspunkten kommen, als dies bisher möglich war.

Lassen Sie mich schließen mit der Feststellung, daß eine Neudiskussion der Gewinnung von Normwerten als individualisierten Bezugswerten zum klinischen Gebrauch in großem Maßstab als wissenschaftliches Kooperativunternehmen in Verbindung mit der zentralen Referenzinstitution der klinischen Chemiker eine aktuelle Forderung ist.

Literatur

1. Boroviczény, K. G. von, Merten, R.: Systematik der Qualitätskontrolle im medizinischen Laboratorium. Berlin: Medicus Verlag 1972. — Büttner, H.: Improvement of accuracy in clinical chemistry. In: Anatomic and clinical pathology (eds. M. Nordmann, R. Merten, H. Lommel), p. 314. Amsterdam: Excerpta Medica 1973. — 3. Büttner, H., Hansert, E., Stamm, D.: Auswertung, Kontrolle und Beurteilung von Meßergebnissen. In: Methoden der

enzymatischen Analyse, 3. Aufl., Bd. 1 (Hrsg. H. U. Bergmeyer). Weinheim 1974. — 4. Claude, J. R., Lellouch, J.: A study of several biological parameters measured in a large population of a single profession. I. Distribution and concept of „normal values". Proc. 2nd int. Colloquium „Automatisation and Prospective Biology", Pont-à-Mousson 1972, p. 88. Basel: Karger 1973. — 5. Cotlove, E., Harris, E. K., Williams, G. Z.: Clin. Chem. 16, 1028 (1970). — 6. Eggstein, M.: Laboratoriumsuntersuchungen. In: Lehrbuch der Inneren Medizin (Hrsg. R. Gross, P. Schölmerich). Stuttgart-New York: Schattauer 1973. — 7. Fiet, J., Barbe, M., Dreux, C.: Study of reference values of plasma electrolytes. Proc. 2nd int. Colloquium „Automatisation and Prospective Biology", Pont-à-Mousson 1972, p. 127. Basel: Karger 1973. — 8. Harris, E. K., Kanofsky, P., Shakarji, G., Cotlove, E.: Clin. Chem. 16, 1022 (1970). — 9. Hirsch, H., Berger, J., Bender, R.: Langzeitbeobachtung von Laborwerten. 19. Jahrestgg. Dtsch. Ges. Med. Dok. u. Statist., 30. 9.—2. 10. 1974 in Mainz (im Druck). — 10. Hoffmann, R. G.: New methods for laboratory standardization. In: Anatomic and clinical pathology (eds. M. Nordmann, R. Merten, H. Lommel), p. 308. Amsterdam: Excerpta Medica 1973. — 11. Koller, S.: Die Problematik der Normalwerte in der Medizin. In: Automatisierung des klinischen Labors (Hrsg. G. Griesser, G. Wagner), S. 141. Stuttgart-New York: Schattauer 1968. — 12. Koller, S., Schmidt, W.: Korrelationen klinischer Befunde bei Gesunden und Krankengruppen im Sonderforschungsbereich 36 — Übersicht und Interpretationsprobleme. 19. Jahrestgg. Dtsch. Ges. Med. Dok. u. Statist., 30. 9.—2. 10. 1974 in Mainz (im Druck). — 13. Laudahn, G., Hartmann, E., Rosenfeld, E. M., Weyer, H., Muth, H. W.: Klin. Wschr. 48, 838 (1970). — 14. Lauture, H. de, Cacès, E., Dubost, P., Tournier, M., Dolle, Y., Weill, J., Boulard, P., Rossier, J.: Concentrations of cholesterol, uric, acid, urea, glucose and creatinine in a population of 50,000 active individuals. Proc. 2nd int. Colloquium „Automatisation and Prospective Biology", Pont-à-Mousson 1972, p. 141. Basel: Karger 1973. — 15. Lellouch, J., Claude, J. R.: A study of several biological parameters measured in a large population of a single profession. II. Factors which may affect the „normal values". Proc. 2nd int. Colloquium „Automatisation and Prospective Biology", Pont-à-Mousson 1972, p. 100. Basel: Karger 1973. — 16. Leonard, P. J.: The effect of age and sex on biochemical parameters in blood of health human subjects. In: Reference values in human chemistry. Proc. 2nd int. Colloquium „Automatisation and Prospective Biology", Pont-à-Mousson 1972 (ed. G. Siest). Basel: Karger 1973. — 17. Nyssen, M., Dorche, J.: The distribution curves of some blood tests in a hospital population — comparison of results over a period of several years. Proc. 2nd int. Colloquium „Automatisation and Prospective Biology", Pont-à-Mousson 1972, p. 117. Basel: Karger 1973. — 18. Netter, P., Schicketanz, K. H., Budenz, M., Kapp, St., Prellwitz, W.: Alters-, Geschlechts- und Konstitutionsabhängigkeit von Normalwertbereichen. 19. Jahrestgg. Dtsch. Ges. Med. Dok. u. Statist., 30. 9.—2. 10. 1974 in Mainz (im Druck). — 19. Prellwitz, W.: Klinisch-chemische Diagnostik. Stuttgart: Thieme 1972. — 20. Ringversuche der Dtsch. Gesellschaft für Klin. Chemie: 18. Ringversuch vom 21. 10. 1974. Dtsch. Ges. f. Klin. Chemie — Fortlaufende Qualitätskontrolle — 21. Ringversuch. — 21. Röhle, G., Breuer, H., Oberhoffer, G.: Ringversuche der Deutschen Gesellschaft für Klinische Chemie 3, 3 (1974). — 22. Rümke, Chr. L., Bezemer, P. D.: Ned. T. Geneesk. 116, No. 29 u. 35 (1972). — 23. Rümke, Chr. L., Bezemer, P. D.: Bestimmung von Normalwerten. Vortrag Biometr. Colloquium, 25. 3. 1972 in Bad Nauheim. — 24. Skendzel, L. P.: World surveys: A report on the 1971 world survey and recommendations for the format of survey programs. In: Anatomic and clinical pathology (eds. M. Nordmann, R. Merten, H. Lommel), p. 301. Amsterdam: Excerpta Medica 1973. — 25. Scheidt, E., Lippold, R., Egidy, H. v., Michaelis, J., Prellwitz, W., Distler, G. A.: Korrelationen mit Vektorkardiogramm-Variablen. 19. Jahrestgg. Dtsch. Ges. Med. Dok. u. Statist., 30. 9.—2. 10. 1974 in Mainz (im Druck). — 26. Schicketanz, K.-H., Prellwitz, W., Kapp, St., Kroeger, B.: Anamnestische und exogene Einflußfaktoren auf Normalwertbereiche. 19. Jahrestgg. Dtsch. Ges. Med. Dok. u. Statist., 30. 9.—2. 10. 1974 in Mainz (im Druck). — 27. Schicketanz, K.-H., Prellwitz, W., Kapp, St., Rathgen, G., Distler, G. A., Krönig, B.: Korrelationsunterschiede in verschiedenen Personengruppen. 19. Jahrestgg. Dtsch. Ges. Med. Dok. u. Statist., 30. 9.—2. 10. 1974 in Mainz (im Druck). — 28. Stamm, D., Büttner, H.: Z. klin. Chem. 7, 393 (1969). — 29. Stamm, D.: Qualitätskontrolle. In: Auftrag der Klinik an das klinisch-chemische Laboratorium (Hrsg. H. Lang, W. Rick) Stuttgart-New York: Schattauer 1971. — 30. Stamm, D.: Schweiz. med. Wschr. 101, 429 (1971). — 31. Stamm, D.: Statistische Qualitätskontrolle in der klinischen Enzymologie. In: Fortschritte der Klinischen Chemie (Hrsg. E. Kaiser), S. 333. Wiener Medizinische Akademie 1972. — 32. Stamm, D.: Z. Klin. Chem. Klin. Biochem. 12, 137 (1974). — 33. Tonks, D. B.: Fresenius Z. anal. Chem. Biochem. Anal. 243, 760 (1968). — 34. Williams, G. Z., Young, D. S., Stein, M. R., Cotlove, E.: Clin. Chem. 16, 1016 (1970).

Fehlermöglichkeiten in der Ermittlung von Normbereichen auf Grund biologischer Varianz

KREUTZ, F. H. (Zentrallaboratorium, Stadtkrankenhaus Kassel)

Referat

Für eine optimale Auswertung von Laborergebnissen, die eine volle Ausschöpfung der diagnostischen Aussagekraft anstrebt, muß erstens die Streubreite der verwendeten Methode und zweitens die biologische Streubreite, der Normbereich, exakt bekannt sein. Zwischen diesen beiden Streuungen sollte eine annehmbare Relation bestehen; d. h. die methodische Streuung muß wesentlich kleiner sein als die biologische Streuung. Von der analytischen Präzision her ist diese Forderung für viele Untersuchungen erfüllbar, für einige diagnostische interessante Blutbestandteile aber bedarf zweifellos die methodische Genauigkeit noch einer weiteren Verbesserung.

Bei der Festlegung von Normbereichen und der Interpretation von Laborergebnissen müssen wir wohl doch noch kritischer zu Werke gehen, als dies bisher oft geschehen ist. Ich möchte drei Punkte, die eng miteinander verzahnt sind, herausstellen:

1. Oberflächlich weit festgelegte Normgrenzen schaffen unnötig breite Grauzonen und erschweren und verschleiern damit Rückschlüsse, die gerade im entscheidenden Übergangsbereich zwischen normal und abnormal besonders wichtig sind. Dies führt dazu, daß viele Untersuchungen umsonst durchgeführt werden und wiederholt werden müssen. Wahrscheinlich müssen wir auch stärker als bisher individuelle Normgrenzen des einzelnen Menschen berücksichtigen, so wie wir bei anderen Untersuchungen ja auch gewohnt sind, anamnestische Daten einzubeziehen. Umgekehrt führen auch unrealistisch enge Normbereiche zu falschen Schlüssen, die zu weiteren abklärenden Untersuchungen zwingen und damit wiederum die Zahl unnötiger Laboruntersuchungen steigern.

2. Auf der anderen Seite werden scharf definierte Normbereiche erschüttert oder außer Kraft gesetzt, wenn andere Vorbedingungen vorliegen als die, unter denen diese Normwerte festgelegt worden sind. So können zahlreiche störende Faktoren (Einfluß von Medikamenten, Narkose, veränderter Ernährungszustand, Operation, Körperlage usw.) die Bewertung erschweren. Wer Laborergebnisse interpretiert, muß diese Störfaktoren kennen, will er Fehlschlüsse vermeiden.

3. Laborwerte und damit auch Normbereiche sind z. T. sehr stark abhängig von der Gewinnung des Untersuchungsmaterials. In den letzten Jahren ist zunehmend deutlich geworden, daß wir der Probenahme mehr Aufmerksamkeit und Sorgfalt widmen müssen.

Als Beispiel dafür, wie sorglos wir früher mit Normgrenzen umgegangen sind, können die Leukocytenzahlen dienen. Für Generationen und über Jahrzehnte ist als Normbereich 6000 bis 8000/μl angegeben und bis in die letzte Zeit hinein durch Lehr- und Handbücher weitergeschleppt worden. Wie absurd diese Zahlen waren, geht schon daraus hervor, daß die Streuung der früher üblichen Kammerzählung weit größer war als die Spanne von 2000 Zellen des Normbereichs. Heute haben wir die Möglichkeit, mit modernen Zählgeräten den reinen Zählfehler ganz erheblich zu reduzieren, auf etwa ein Zehntel gegenüber der Kammerzählung. Dadurch treten aber nun plötzlich Schwankungen, die durch die Probeentnahme in das Ergebnis hineinkommen, als größte Fehlerkomponente ganz in den Vordergrund.

Doppelbestimmungen der Leukocyten mit manueller und vollautomatischer Methodik aus Venenblut stimmen innerhalb der methodischen Schwankungsbreite befriedigend überein. Gleichzeitig kapillar entnommene Blutproben zeigen dagegen deutlich höhere Ergebnisse. An einem größeren Material ist dies sehr schön herausgestellt worden in einer Arbeit von Kuse u. Hausmann [1], aus der zu ersehen ist, daß bei kapillar entnommenen Blutproben Leukocytenzahlen gezählt wurden, die bis mehr als 100% über den venösen Werten lagen. Wir haben es einmal mit einem sog. systematischen Fehler zu tun, d. h. die meisten Kapillarergebnisse liegen um einen bestimmten Betrag höher. Zweitens ist aber auch der Streubereich der Ergebnisse von Kapillarblutproben breiter. Hier müßte also erstens für Kapillarwerte ein eigener Normbereich gefordert und zweitens der Schluß gezogen werden, daß bei einer Verlaufsbeobachtung kapillare und venöse Werte nicht miteinander verglichen werden können. Folgenschwere Fehlinterpretationen kapillarer Leukocytenwerte können sich an der unteren Normgrenze ergeben, wenn es z. B. um die Kontrolle einer zytostatischen Therapie geht.

Im kapillaren Stromgebiet des Blutes kommt es durch Abfiltrieren eines Teils des Blutvolumens zu einer regelrechten Fraktionierung und damit zu Konzentrationsveränderungen [2]. Im Kapillargebiet ist überhaupt keine repräsentative Blutprobe für hochmolekulare und corpuskulare Blutbestandteile zu gewinnen. In den letzten Jahren hat sich die Verwendung von Venenblut auch für hämatologische Untersuchungen weiter verbreitet. Man sollte von den Kapillarblutentnahmen ganz abgehen, um den „Probenahmefehler" so klein wie möglich zu halten.

Der Ausdruck Probenahmefehler ist ohne jede Negativbedeutung zu werten. Der Begriff Fehler ist aus der Statistik übernommen und besagt in diesem Zusammenhang nur eine Variabilität, die in Verbindung steht mit Faktoren in zeitlichem oder örtlichem Zusammenhang mit der Probenahme, Faktoren, die eine zusätzliche Komponente der Streuung in den Gesamtfehler eines Laborresultats hineinbringen.

Ein zweites Beispiel für die Ursache eines Probenahmefehlers sind von der Körperlage abhängige Konzentrationsveränderungen, die in der klinischen Chemie erst in den letzten Jahren mit Interesse registriert worden sind. Böhme [3] hat bereits 1911 durch refraktrometrische Eiweißbestimmungen nachgewiesen, daß das Blut innerhalb weniger als 1 Std nach Übergang aus der senkrechten in eine horizontale Körperlage um etwa 10% verdünnt wird. Aus den Ergebnissen von Fawcett u. Wynn [4] kann man sehen, daß die umgekehrte Veränderung, eine Blutkonzentration, bei Übergang in eine senkrechte Körperlage noch rascher erfolgt. Innerhalb 10 bis 15 min nimmt das Blutvolumen um etwa 10% ab. Es kommt dadurch zu einer Konzentrationserhöhung für das Gesamteiweiß von beispielsweise 6,8 auf 7,5 g-%. Diese Veränderungen können im Einzelfall noch deutlicher sein. So kommt es bei Patienten mit einer Ödemneigung zu einer durchschnittlichen Steigerung der Eiweißkonzentration von 15%.

Die Untersuchungen von Eisenberg [5] zeigen darüber hinaus, daß es sogar Unterschiede in der Eiweißkonzentration gibt, je nachdem, ob die Blutprobe an einem herabhängenden Arm oder in Höhe des rechten Vorhofs entnommen wurde. Beim Gesunden mit normalem Tagesablauf kommt es zu einem cirkadianen Rhythmus des Blutvolumens [6] und vieler Blutbestandteile. Die Unterschiede zwischen den Minima im Liegen und den Maxima im Stehen betragen für Eiweiß im Mittel etwa 1 g-%.

Bei der Stauung der Extremität wird ebenfalls mit einem erhöhten Flüssigkeitsabstrom aus dem intravasalen Raum zu rechnen sein. Die Untersuchungen von Page [7] zeigen mit zunehmender Stauungsdauer Anstiege bis auf + 20% der Serumproteinkonzentration nach 10 min. Man könnte sagen, daß eine so lange Stauung bei diagnostischen Blutentnahmen nicht angewandt wird. Wir kennen aber alle die übel zugerichteten Arme von Schwerkranken, die wegen einer Infusion auf einer Schiene fixiert sind. Daß eine Probe aus einer solchen oft zyanotischen und ödematös geschwollenen Extremität mit beeinträchtigter Blutzirkulation kein repräsentatives Ergebnis für die Zusammensetzung des Blutes liefern kann, liegt auf der Hand.

Die Beeinflussung des Blutvolumens durch Körperlage und Stauung muß alle korpuskulären (Ery mit Hb, Leuco, Hkt, Thrombo) Bestandteile betreffen, ebenso hochmolekulare (Proteine, Enzyme, Lipide) und proteingebundene (Ca, Fe usw., Hormone).

Daß die Berücksichtigung dieser Tatsache ganz neue Perspektiven bei der Betrachtung von Laborergebnissen und Normgrenzen eröffnen kann, zeigen die Ergebnisse von Pedersen [8] über die intraindividuellen Schwankungen der Calciumkonzentration des Serums. In dieser Untersuchung wurde, wie zu erwarten, die deutliche Abhängigkeit der Gesamtcalciumkonzentration von der Körperlage bestätigt. Nach der Korrektur für die Veränderung der Eiweißkonzentration liegt die Streuung des Gesamtcalciums aber in der gleichen Größenordnung wie die des ionisierten Ca. Die uns geläufige Streuung von ca. 4,5% der interindividuellen Calciumkonzentration, d. h. ein Normbereich von etwa 4,5 bis 5,5 mval/l, reduziert sich für das Individuum auf eine biologische Schwankungsbreite von weniger als 1%. Das heißt, die Calciumkonzentration wird in dem erstaunlich engen Bereich von ± 0,04 mval/l konstant gehalten.

Am Beispiel der wichtigen Hämoglobinbestimmung läßt sich besonders gut zeigen, wie unangenehm sich der Einfluß der Probenahmefehler durch Kapillarblutentnahme und Körperlage bemerkbar machen kann. Eine Fehleranalyse der Hämoglobinbestimmung mit dem Coulter-Counter S zeigt recht kleine Meß- und Verdünnungsfehler, die sich zu einem Gesamtanalysenfehler in der Größenordnung von 0,1 g-% bei Serienmessungen addieren. Die Fehlerkomponente, die durch kapillare Probeentnahme dazukommt, erhöht den Gesamtuntersuchungsfehler aber auf etwa 0,5 g-% Hämoglobin. Darin ist noch nicht einmal die Streuung durch Unterschiede der Körperlage enthalten. Eine so hohe Varianz muß zu Beurteilungsschwierigkeiten führen, und zwar

1. bei der Transversalbetrachtung, bei der Abgrenzung von Normbereichen und
2. bei der longitudinalen Betrachtung, bei Verlaufsbeobachtungen am Einzelpatienten.

Die Fehleranalyse zeigt ganz deutlich, daß die Forderung, wonach die methodische Varianz des Untersuchungsverfahrens sehr viel kleiner sein sollte als die biologische Varianz, des Normbereichs nicht erfüllt ist. Die große methodische Streubreite beeinträchtigt die Sicherheit, mit der wir ein Ergebnis als normal oder nicht normal klassifizieren können. Wenn wir z. B. als untere Normgrenze der Hämoglobinkonzentration 12 g-% ansetzen und mit einer Streuung der Hämoglobinbestimmung von etwa 0,5 g-% rechnen, so können wir einen Wert von 11,6 g-% noch nicht mit Sicherheit als unter der Norm liegend einordnen. Er wäre mit einer Wahrscheinlichkeit von immerhin 20% doch noch normal. Auf der anderen Seite könnte eine Konzentration von 12,4 g-% mit etwa der gleichen Wahrscheinlichkeit doch schon subnormal oder pathologisch sein.

Als Beispiel für die Longitudinalbetrachtung sei die Fragestellung „Blutverlust" erwähnt. So würden wir z. B. eine Veränderung der Hämoglobinkonzentration um ein volles g-% überhaupt nicht erfassen können, wenn wir Ergebnisse, die einmal kapillar am aufrechten Patienten und einmal venös am liegenden Patienten gewonnen worden sind, miteinander vergleichen.

Eine standardisierte Probenahme ist also unter allen Umständen anzustreben. Kann sie aus irgendeinem Grunde nicht erfolgen, so müssen mindestens die Bedingungen, unter denen die Ergebnisse entstanden sind, bekannt sein und bei der Beurteilung berücksichtigt werden.

Umgekehrt wie das Calcium, dessen Konzentration innerhalb sehr enger Grenzen konstant gehalten wird, findet sich beim Eisen eine sehr hohe intraindividuelle Streuung. Die ausgeprägten Tagesschwankungen beim Normalen weisen keine deutlichen circadianen Rhythmen mit zur gleichen Tageszeit wiederkehrenden Minima und Maxima auf. Auch Patienten mit chronischen Lebererkrankungen, deren Eisenkonzentrationen im Schnitt höher liegen, zeigen die gleichen erheblichen Schwankungen. Aus diesem Grund dürfte die differentialdiagnostische Wertigkeit hoher Eisenkonzentrationen für den Einzelfall doch recht eingeschränkt sein. Nur beim ausgeprägten Eisenmangel sind die niedrigen Spiegel ohne Tagesschwankungen.

In der Literatur werden recht unterschiedliche Normbereiche für die Serumeisenkonzentration angegeben. Heilmeyer [9] hat bereits 1937, als er die Eisenbestimmung in die klinische Diagnostik einführte, für Männer einen Normbereich von etwa 80 bis 160 µg-% bestimmt. Merkwürdigerweise ist dann in der Folgezeit durch alle deutschen Lehrbüchern der vollkommen unrealistisch enge Normbereich von 80 bis 100 für Frauen und 100 bis 120 µg-% für Männer über Jahrzehnte weitergeführt worden.

Auch die Behauptung, daß bei hämolytischen Anämien die Eisenspiegel erhöht seien, basiert wohl auf der Annahme falscher Normgrenzen und ist durch dauerndes Abschreiben nicht richtiger geworden. Schubothe u. Mitarb. [10] haben erst kürzlich an einer großen Zahl von hämolytischen Anämien bewiesen, daß deren Häufigkeitsverteilungen keine Verschiebung zu höheren Werten erkennen läßt.

Bei der Kreatinkinase messen wir mit den heute üblichen Bestimmungsverfahren leider nicht spezifisch das Myocardenzym, sondern auch die CPK aus der Skelettmuskulatur. Das führt dazu, daß die CPK-Aktivitäten im Blut abhängig sind von der muskulären Betätigung. Besonders bei untrainierten Personen finden sich nach einer den Trainingszustand übersteigenden sportlichen Betätigung erhöhte CPK-Werte. Wir haben auch hier ein typisches Beispiel für die Schwierigkeiten, die die biologische Varianz bei der Festlegung von Normbereichen macht. Dies hat einige Autoren dazu geführt, unterschiedliche Normbereiche für ambulante und bettlägerige Patienten aufzustellen.

Außerdem müssen wir mit Fluktuationen der CPK-Aktivität durch intramuskuläre Injektionen rechnen. Dies ist besonders für Diazepam (Valium) bekannt. Daß auch nach Operationen mit Muskeltraumatisierung CPK-Werte ansteigen und in dieser Situation nicht als Hinweis auf einen Infarkt gewertet werden können, ist verständlich. Weniger bekannt ist die Tatsache, daß bestimmte Narkosen (Halothan, Succinyl) zu sehr deutlichen CPK-Anstiegen führen.

Besondere Schwierigkeiten ergeben sich immer wieder bei der Auswahl von Normkollektiven, aus deren Daten Normbereiche abgeleitet werden sollen. Daß für viele Fragestellungen Studenten oder Gelegenheitsblutspender nicht die richtige Gruppe sind, liegt auf der Hand.

Ich bringe ein Beispiel über Triglyceride aus einer Arbeit von Carlson [11] über Plasmalipide und Atherosklerose, welches zeigt, wie stark Normgrenzen von der kritischen Auswahl der Probanden abhängig sein können. Die erste Gruppe bestand aus 151 Männern einer Langzeitstudie, die nach Zufallskriterien ausgewählt waren und auf Grund sorgfältiger klinischer Untersuchungen für gesund gehalten wurden. Die obere Normgrenze liegt bei etwa 300 mg-%. Vier Jahre später wurden 30 Personen auf Grund pathologisch ausgefallener klinischer Untersuchungen ausgeschlossen. Weitere 19 wegen Infarkten in der Familienanamnese. Der Normbereich liegt jetzt bei etwa 250 mg-%. Eine weitere Gruppe wurde eliminiert, die pathologische Belastungs-EKG hatte. Es blieben 78 Männer und eine obere Normgrenze von unter 200 mg-%.

Ganz desolat sind derzeit noch die Angaben über den Normbereich für die Immunglobuline des Serums. Aus einer Zusammenstellung von Normwertangaben für Immunglobulin G aus den letzten Jahren ist zu erkennen, daß im Extrem die obere Normgrenze des einen Untersuchers gleich der unteren Normgrenze des anderen ist. Die Gründe für diese gewaltigen Abweichungen liegen sicher zum kleinsten Teil in der biologischen Varianz begründet. Dem ganzen liegt vielmehr hauptsächlich der Einfluß unzureichender Analysentechnik und insuffizienter Standardisierung der Bestimmungen zugrunde. Ich erwähne dieses Beispiel trotzdem, weil sich daraus ableiten läßt, welche massiven Fehlschlüsse für die Fragestellung Hypo- oder Hyperoxämie sich aus diesen schlecht definierten Normwerten ergeben können.

Eine ganz besondere Sorgfalt bei der Probegewinnung ist bei allen Hormonuntersuchungen erforderlich. So weisen z. B. die Cortisolkonzentrationen im Serum sehr deutliche circadiane Rhythmen auf. Blutentnahmen müssen also zu einer definierten Tageszeit erfolgen. Die sehr aufwendigen Bestimmungen von Aldosteron und Angiotensin-Renin haben überhaupt nur einen Sinn, wenn der Patient in einer Vorperiode sorgfältig hinsichtlich der Elektrolyte bilanziert worden ist.

Auch bei der banalen Glukosebelastung ist eine exakte Vorperiode Voraussetzung, während der der Patient eine Mindestmenge von Kohlenhydraten gleichmäßig über den Tag verteilt zu sich nehmen muß. Darauf wird gerade bei raschen klinischen Durchuntersuchungen zu wenig geachtet. Die 1 Std- und 2 Std-Glukosewerte des Patienten mit unzureichender Kohlenhydratzufuhr an den Vortagen können oberhalb der für Standardbedingungen festgelegten Normgrenzen liegen. Der Patient wird fälschlich als Diabetiker eingestuft.

Es kam mir darauf an, mit Beispielen zu zeigen, daß nicht nur die Festlegung von Normbereichen Tücken haben kann, sondern auch der Umgang mit Normgrenzen, den wir täglich bei der Bewertung von Laborergebnissen haben.

Literatur

1. Kuse, R., Hausmann, K.: Dtsch. med. Wschr. 98, 1904 (1973). — 2. Swan, H., Nelson, A. W.: Ann. Surg. 173, 481 (1971). — 3. Böhme, A.: Dtsch. Arch. klin. Med. 103, 522 (1911). — 4. Fawcett, J. K., Wynn, V.: J. clin. Path. 13, 304 (1960). — 5. Eisenberg, S.: J. Lab. clin. Med. 61, 755 (1963). — 6. Perera, G. A., Berliner, R. W.: J. clin. Invest. 22, 25 (1943). — 7. Page, J. H., Moinuddin, M.: Circulation 25, 651 (1962). — 8. Pedersen, K. O.: Scand. J. clin. Lab. Invest. 30, 191 (1972). — 9. Heilmeyer, L., Plötner, K.: Das Serumeisen und die Eisenmangelkrankheit. Jena: Fischer 1937. — 10. Schubothe, H., Blume, K.-G., Busch, D., Felgentreu, Ch., Weber, S.: Klin. Wschr. 53, 181 (1975). — 11. Carlson, L. A.: J. clin. Path. 26, 43 (1973). — 12. Kreutz, F. H.: Auswirkungen der Probenahme auf klinisch-chemische Untersuchungsergebnisse. In: Optimierung der Diagnostik (Hrsg. Lang-Rick-Roka). Berlin-Heidelberg-New York: Springer 1973.

Referenzmethoden und Plausibilitätsprobleme bei klinisch-chemischen Messungen

EGGSTEIN, M. (Med. Univ.-Klinik Tübingen)

Referat

Manuskript nicht eingegangen.

Normbereiche und Befundmuster
bei primärer und sekundärer Hyperlipoproteinämie

SEIDEL, D. (Chem. Labor, Med. Univ.-Klinik Heidelberg)

Referat

Die Erhöhung der Plasmalipide gehört neben dem Bluthochdruck, dem Zigarettenrauchen, der Übergewichtigkeit, dem Diabetes mellitus, der Hyperurikämie und bestimmten Umweltfaktoren zu den sog. Risikofaktoren der Atherosklerose, an deren Folgen heute jeder zweite in unserer westlichen Welt stirbt. In Deutschland leiden etwa 20% der Bevölkerung an der Erhöhung einer oder mehrerer Plasmalipidfraktionen; damit ist die Hyperlipoproteinämie häufiger als der Diabetes mellitus und die häufigste Stoffwechselerkrankung überhaupt.

Lange Zeit stand die isolierte Lipidanalytik des Plasmas im Mittelpunkt der Betrachtungen und Bewertungen von Fettstoffwechselstörungen, wobei als Bezugsgrößen vor allem die Konzentration der Plasmatriglyzeride und des Plasmacholesterins galten. Die beschränkte Aussagekraft dieser Parameter, werden sie nicht ohne weitere Analytik genauer zu- und eingeordnet, zeigt sich mit der wachsenden Kenntnis des Fettstoffwechsels und seiner möglichen Störungen.

Nachdem sich gezeigt hatte, daß die wasserunlöslichen Lipide (Cholesterin, Triglyceride und Phospholipide) im Plasma transportiert werden, indem sie einen makromolekularen Komplex mit spezifischen Proteinen eingehen, zentrierte sich das Interesse der Grundlagenforschung auf diesem Gebiet in den letzten Jahren immer stärker auf die Analyse des physiko-chemischen Status der Plasmalipide, auf die Analyse der Plasmalipoproteine. Ihnen kommt eine zentrale Stellung bei der Differenzierung und in der Suche nach den pathophysiologischen Zusammenhängen der Hyperlipoproteinämien zu. Dies gilt gleichermaßen für die primären wie für die sekundären Formen. Sie gehen alle mit Konzentrationsänderungen und/oder Verschiebungen der Plasmalipoproteinfraktionen einher.

Unterschiede in physiko-chemischen und chemischen Eigenschaften der verschiedenen Plasmalipoproteine, die festgelegt sind durch die Natur und die Konzentration ihrer einzelnen Protein- und Lipidkomponenten, bedingen eine unterschiedliche Wertigkeit bezüglich der Entwicklung einer Atherosklerose. So gibt es Lipoproteinfraktionen, die oder deren erhöhte Konzentration kein Risiko bedeuten, andere, bei denen der direkte Zusammenhang zur Entwicklung der Atherosklerose gesichert ist und wieder andere, von denen man vermuten kann, daß sie vielmehr einen Schutz als ein Risiko darstellen. Alle Plasmalipoproteinfraktionen, gleich wie sie strukturiert sein mögen, zeigen aber die 4 Komponenten (Protein, Cholesterin, Triglyzeride und Phospholipide) allerdings in sehr unterschiedlichen und relativen Konzentrationsverhältnissen. Hieraus allein wird deutlich, daß die isolierte Bestimmung von Lipiden keinen zuverlässigen Parameter in der Abschätzung des Atheroserisikos bieten kann.

Gofman untersuchte zu Beginn der 50er Jahre als erster das Plasmalipoproteinspektrum in der analytischen Ultrazentrifuge und zeigte im Nüchternplasma Stoffwechselgesunder 4 immer wiederkehrende Konzentrationsmaxima und Konzentrationsminima an. Die Konzentrationsminima gelten als Grenzdichten zur Fraktionierung der Plasmalipoproteine nach Dichteklassen mit Hilfe der präparativen Ultrazentrifuge. Mit ihr lassen sich die Plasmalipoproteine in prinzipiell 4 Klassen fraktionieren:

1. die sog. Chylomikronen mit einer Dichte von d 0,9 bis 0,95 g/ml,
2. die sog. VLDL mit einer Dichte von 0,95 bis 1,006 g/ml,
3. die sog. LDL mit einer Dichte von 1,006 bis 1,063 g/ml,
4. die sog. HDL mit einer Dichte von 1,063 bis 1,21 g/ml.

Bedingt durch qualitative und quantitative Unterschiede in ihrem Proteinanteil lassen sich die 4 Dichtefraktionen der Plasmalipoproteine im elektrophoretischen Feld in 4 entsprechende Banden auftrennen, denen entsprechend der Trennungsmethode eine eigene Nomenklatur gegeben wurde.

1. Die nicht wandernden Chylomikronen,
2. die mit den β-Globulinen wandernden β-Lipoproteine, die den LDL entsprechen,
3. die mit den α_2-Globulinen wandernden Prä-β-Lipoproteine, die den VLDL entsprechen, und
4. die mit den α_1-Globulinen wandernden und den HDL entsprechenden α-Lipoproteine.

Auf Grund zahlreicher experimenteller Untersuchungen wissen wir heute, daß es zwischen den einzelnen Lipoproteinfraktionen zu einem steten Austausch sowohl ihrer Protein- wie ihrer Lipidkomponenten im Plasma kommt, und daß alle Lipoproteinfraktionen Regulationsmechanismen unterliegen, die eng miteinander verknüpft sind.

Der größte Teil des überaus dynamischen und sowohl von der Nahrungsaufnahme wie von der Tageszeit abhängigen Stoffwechsels der Plasmalipoproteine geschieht im Plasmapool selbst und konnte in den letzten Jahren in wesentlichen Teilabschnitten abgeklärt werden.

Störungen auf der einen oder anderen Stufe dieses Stoffwechselweges der Plasmalipoproteine kann nun verständlicherweise zu Konzentrationsveränderungen der einzelnen Fraktionen führen, die sich dann meist in der Ausbildung eines bestimmten „Lipoproteinmusters" zeigen. Die genaue Analyse der häufigsten Lipoproteinmuster führte zu dem 1967 von Fredrickson zuerst eingeführten, inzwischen teilweise modifizierten und allgemein bekannten und klinisch sehr wertvollen „typing system". Ebenso bedeutungsvoll wie der Anstieg einzelner Lipoproteinfraktionen kann die relative oder absolute Verminderung einer anderen Fraktion sein, weil ihnen eine unterschiedliche Bedeutung bezüglich der Gefahr der Entwicklung einer Atherosklerose zukommt, eine Situation also, die sich hinter normalen Plasmatriglyzerid- und Plasmacholesterinwerten verbergen kann.

Eine Reihe sowohl klinischer wie experimenteller und epidemiologischer Studien weisen sicher darauf hin, daß die Chylomikronen auch nicht bei massiver Erhöhung einen Risikofaktor darstellen, im Gegensatz zu der VLDL-, ILP- und LDL-Fraktion. Die HDL-Fraktion hingegen stellt aus Gründen ihrer physikochemischen Charakteristika und ihrer Rolle im Gesamtstoffwechsel der Lipide keinen Risiko-, sondern vielmehr einen Schutzfaktor dar.

Zusätzlich zu möglichen quantitativen Verschiebungen der einzelnen Lipoproteinfraktionen mit dem daraus resultierenden Krankheitswert sind Strukturänderungen einzelner Fraktionen ebenso wie das Auftreten abnorm strukturierter Plasmalipoproteine klinisch und diagnostisch bedeutungsvoll. Als Beispiel für viele sei hier nur auf die Tendenz zur Aggregation der LDL bei Typ II Hyperlipoproteinämie-Patienten hingewiesen oder auf das Auftreten des Lipoprotein-X (LP-X) in der LDL-Fraktion bei Cholestase mit sehr charakteristischen und von der normalen LDL-Fraktion verschiedenen physikochemischen Eigenschaften.

Heute allgemein gültig, in der Zukunft wahrscheinlich zu unrecht, basiert die Festlegung der Normbereiche und die Erstellung des Befundmusters für den Fettstoffwechsel auf der Analyse des 12 Std-Nüchternserums, weil wir in dieser Phase beim Gesunden eine nahezu stabile Stoffwechselsituation vorfinden. Es zeigen sich dann im Plasma fast ausschließlich die VLDL als Prä-β-Lipoproteine, die LDL als β-Lipoproteine und die HDL als α-Lipoproteine.

Den gegebenen Anforderungen und heutigen Möglichkeiten entsprechend und ihnen angepaßt muß sich die Erstellung des Lipidstatus in verschiedenen Stufen abspielen:

1. Suchtestverfahren (für die Präventivmedizin) (Tabelle 1),
2. Abklärung des Lipoproteinmusters mit allen diagnostischen Möglichkeiten und Verfahren (Tabelle 2).

Es wäre nun sehr falsch und niemandem gedient, würde man versuchen, die komplexen und vielfältigen Zusammenhänge, die bestimmend sind für die Festlegung der Plasmalipoproteinkonzentrationen, zu vereinfachen. Der heutige Wissensstand auf dem Gebiet des Fettstoffwechsels und die große klinische Bedeutung, die ihm zukommt, zwingt vielmehr dazu, die vorhandenen diagnostischen Parameter zu nutzen und neue aussagekräftige zu entwickeln. Zusätzlich müssen wir uns darüber im klaren sein, daß die Festlegung von sog. ,,Normbereichen" auf diesem wie auf vielen anderen Gebieten der klinischen Chemie wenig sinnvoll ist, wenn sie vorwiegend nach statistischen Regeln festgelegt wird. Viel wichtiger ist es, den ,,Krankheitswert" einer Lipidanalyse zu erkennen. Hierzu bedarf es der Zusammenarbeit mehrerer Disziplinen im Bereich der gesamten Medizin: neben der Laboratoriumsmedizin im besonderen der Biochemie, der pathologischen Biochemie und der Epidemiologie.

Normbereiche und Befundmuster bei Erkrankungen des Magen-Darm-Trakts und des Pankreas

RICK, W. (Inst. f. Klinische Chemie u. Laboratoriumsdiagnostik, Univ. Düsseldorf)

Referat

In der Diagnostik gastroenterologischer Erkrankungen haben klinisch-chemische Untersuchungen ihren festen Platz. Auf Grund der außerordentlichen Fortschritte in der Kenntnis physiologischer und pathophysiologischer Zusammenhänge sowie in der Strukturaufklärung und Synthese gastrointestinaler Hormone spielen Funktionsprüfungen auf diesem Gebiet heute eine besondere Rolle.

Magen

Von den zahlreichen Verfahren zur Analyse der Magensekretion wird heute allgemein dem Pentagastrintest der Vorzug gegeben. Der typische Anstieg des Sekretvolumens, der Wasserstoffionen-Konzentration und der Wasserstoffionen-Ausschüttung (,,output") beim Gesunden nach Injektion des Stimulans ist in Abb. 1 dargestellt. Gesucht ist die *maximale* Sekretionskapazität der Belegzellen, die hier in der 2. und 3. Sammelperiode erreicht ist. Der Funktionszustand der Magenschleimhaut läßt sich durch die Gipfelsekretion charakterisieren, die zu verschiedenen Zeiten eintreten kann, wie eine eigene Beobachtung zeigt (Abb. 2). Beim ,,Augmented Histamine Response" (AHR) nach Kay (1953), der Sekretion zwischen der 15. und 45. Minute, und beim sog. ,,Maximum Acid Output", während der auf die Stimulation folgenden 60 min werden auch Perioden berücksichtigt, in denen die Belegzellen noch nicht oder nicht mehr maximal sezernieren. Beide Größen ergeben im Beispiel nur etwa die Hälfte der Gipfelsekretion, die von Baron (1963) unter dem Namen ,,Peak Acid Output" (PAO) als Maß der Belegzellfunktion vorgeschlagen wurde; sie ist definiert als die während 30 min beobachtete, auf 1 Std umgerechnete maximale Säuresekretion. Die Gipfelsekretion sollte vor allem wegen ihrer guten Reproduzierbarkeit als Kriterium der maximalen Wasserstoffionen-Ausschüttung durch die Belegzellen verwendet werden.

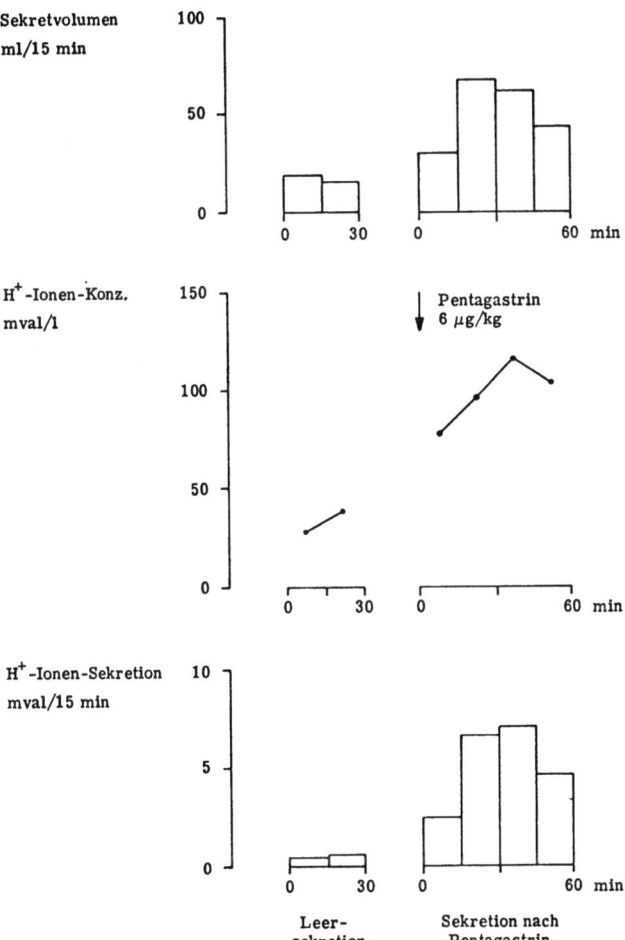

Abb. 1. Ablauf der Magensekretionsanalyse mit Pentagastrin bei einem Magengesunden

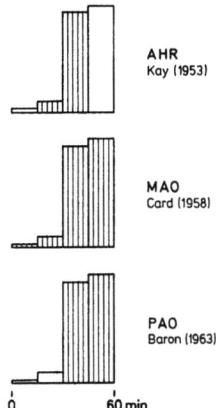

Abb. 2. Vergleich der verschiedenen Methoden zur Auswertung der Magensekretionsanalyse. Zur Berechnung dienen die schraffierten Flächen. AHR (Augmented Histamine Response) = 4,9 mval/Std, MAO (Maximum Acid Output) = 5,3 mval/Std, PAO (Peak Acid Output) = 10,2 mval/Std. (Eigene Beobachtung)

Während sich bei Magengesunden — unabhängig vom Geschlecht — eine Basalsekretion von 0 bis 5 mval Wasserstoffionen/Std findet, zeigt die Gipfelsekretion unterschiedliche Normbereiche bei Männern und bei Frauen (Tabelle 1) als Ausdruck einer unterschiedlichen Belegzellmasse.

Die auf Grund der Basalsekretion möglichen diagnostischen Aussagen sind begrenzt: Eine vermehrte Nüchternsäuresekretion spricht für das Vorliegen eines Ulcus duodeni. Liegt der Wert über 20 mval/Std, d. h. in einem Bereich, der der Gipfelsekretion beim Magengesunden entspricht, so liegt der Verdacht nahe, daß die Magenschleimhaut bereits in Abwesenheit exogener Stimulantien unter dem Einfluß hoher Konzentrationen von Gastrin steht; das Hormon entstammt dann einem nicht der normalen Regulation unterworfenen Gastrinom als Ursache eines Zollinger-Ellison-Syndroms. Wurde der Magen bereits reseziert, so ist schon bei einer Basalsekretion von mehr als 5 mval H^+/Std an ein Gastrinom zu denken.

Tabelle 1. Normbereiche der Magensekretionsanalyse mit Pentagastrin

	Säureausschüttung (mval/Std)	
	Männer	Frauen
ohne Stimulation (BAO)	unter 5	unter 5
Gipfelsekretion (PAO) nach 6 µg Pentagastrin/kg Körpergewicht	16—32	12—25

Liegt eine gegen Pentagastrin refraktäre Anazidität vor, so fehlen die Belegzellen infolge Atrophie der Magenschleimhaut. Findet sich gleichzeitig ein Ulcus ventriculi, so ist dies mit großer Wahrscheinlichkeit maligner Natur. Eine verminderte maximale Säuresekretion — bei Männern unter 16, bei Frauen unter 12 mval/Std — ist typisch für die atrophische Gastritis, wobei Perrier et al. (1961) sowie Bock et al. (1963) eine enge Korrelation zum histologischen Bild nachweisen konnten. Ein Ulcus ventriculi oder ein Magencarcinom sind bei solchen Befunden möglich. Liegt die Sekretion im Normbereich, so ist ein pathologischer Befund, vor allem auch ein Frühcarcinom des Magens, nicht auszuschließen. In der Gruppe der Patienten mit vermehrter Wasserstoffionen-Sekretion — Männer über 32, Frauen über 25 mval/Std — finden wir gehäuft Ulcera duodeni, wobei auch die Möglichkeit eines Zollinger-Ellison-Syndroms besteht. Diese bloße Möglichkeit steigert sich zur Wahrscheinlichkeit, wenn die Gipfelsekretion über 50 mval H^+/Std beträgt und der Quotient Basalsekretion: Gipfelsekretion als Zeichen einer endogenen Dauerstimulation der Belegzellen auf mehr als 0,45 angestiegen ist.

Besondere Probleme treten auf, wenn Patienten untersucht werden sollen, denen der Magen nach Billroth reseziert worden ist, doch kann gerade bei diesen Patienten häufig eine Antwort auf die wichtige klinische Fragestellung gegeben werden: Ist die Säuresekretion durch die Operation ausreichend vermindert worden? Hier ist eine besonders enge Kooperation mit dem Röntgenologen notwendig, um eine optimale Sondenlage zu erreichen.

Eine erfolgreiche operative Behandlung führt zu einer Herabsetzung der Gipfelsekretion unter 5 mval H^+/Std. Werden nach Stimulation mit Pentagastrin mehr als 10 mval H^+/Std sezerniert, so ist die Säuresekretion nicht ausreichend herabgesetzt, und es ist mit Ulcusrezidiven zu rechnen. Bei mehr als 20 mval H^+/Std besteht mit großer Wahrscheinlichkeit ein Ulcus pepticum jejuni.

Aus Referaten früherer Tagungen unserer Gesellschaft wissen Sie, daß die Konzentration des Gastrins im Serum — des Hormons, das die Belegzellen zur Säuresekretion stimuliert — seit einigen Jahren mit einem Radioimmunassay gemessen werden kann. Wenn die bisherigen Ergebnisse noch keine völlige Klarheit über die Entstehung von Duodenalulcera gebracht haben und daher noch keine Befundmuster zur Wahl des für den Einzelfall optimalen Operationsverfahrens definiert werden konnten, so haben sich doch inzwischen verschiedene Indikationen zur Gastrinbestimmung abgrenzen lassen. Sie umfassen nach klinischen Daten das schwere Ulcusleiden mit mehreren Rezidiven oder mit Diarrhoen, das Vorliegen multipler Ulcera und Ulcera mit atypischer Lokalisation, z. B. distal vom Bulbus duodeni. Auch die Rezidive nach Magenresektion gehören hierher. Der bereits erwähnte pathologische Ausfall der Magensekretionsanalyse mit einer Basalsekretion von über 20 mval H$^+$/Std, einer Gipfelsekretion von über 50 mval H$^+$/Std beim Nicht-Magenresezierten bzw. über 20 mval H$^+$/Std beim Magenresezierten und einem Quotienten Basalsekretion:Gipfelsekretion über 0,45 sollte ebenfalls Anlaß zu einer Serumgastrinbestimmung sein, da diese Ergebnisse stark auf ein Zollinger-Ellison-Syndrom oder seltener auf einen zurückgelassenen Antrumrest bei Magenresektion nach Billroth II — ein „excluded antrum-Syndrom" — hinweisen.

Tabelle 2. Konzentration des Gastrins im Nüchternserum bei Normalpersonen und Probanden mit Hypersekretion, Hyposekretion bzw. Anazidität

	n	x̄	Gastrinkonzentration im Nüchternserum (pg/ml)	
			Bereich	p
Normalpersonen	154	45	21— 99	
Gesunde Probanden mit Hypersekretion	10	45	28— 71	< 0,49
Probanden mit Hyposekretion	53	114	16— 805	< 0,0005
Probanden mit Anazidität	71	590	60—5820	< 0,0005

Tabelle 3. Konzentration des Gastrins im Nüchternserum bei verschiedenen Patientengruppen

	n	x̄	Gastrinkonzentration im Nüchternserum (pg/ml)	
			Bereich	p
Normalpersonen	154	45	21— 99	
Patienten mit				
Ulcus duodeni	89	72	24—227	< 0,0005
Narbenbulbus	28	62	23—165	< 0,0005
Ulcus ad pylorum	11	87	31—242	< 0,0005
Ulcus praepyloricum	29	67	15—294	< 0,0005
Ulcus ventriculi	22	116	23—581	< 0,0005
Pylorusstenose	12	63	11—372	< 0,01
term. Niereninsuffizienz und sek. Hyperparathyreoidismus	13	120	56—258	< 0,0005

Wie eingehende Untersuchungen, vor allem von Yalow et al. (1971, 1973) und von Track, Creutzfeldt et al. (1974) gezeigt haben, kommt Gastrin im Serum in Form verschiedener molekularer Spezies vor, die sich im Molekulargewicht, ihrer biologischen Aktivität und ihrer Halbwertszeit unterscheiden. Da die zur Serumgastrinbestimmung verwendeten Antikörper diese verschiedenen Gastrinarten unterschiedlich erfassen, ist es verständlich, daß die von verschiedenen Autoren mitgeteilten Normbereiche nicht übereinstimmen, obwohl sie sich in letzter Zeit aneinander annähern. Der von unserer Arbeitsgruppe ermittelte Bereich beträgt 20 bis 100 pg/ml (Hausamen et al., 1974; Fritsch et al., 1974) (Tabelle 2). Probanden mit Hypersekretion unterscheiden sich nicht signifikant von Magengesunden. Je weniger Säure nach Gabe von Pentagastrin sezerniert wird, desto höher liegt der Gastrinspiegel im Serum; die höchsten Konzentrationen finden sich bei

Anazidität als Zeichen des Wegfalls der negativen Rückkopplung im Regelkreis Gastrininkretion und Säuresekretion.

Im Vergleich zu Normalpersonen zeigen Patienten, bei denen ein Ulcus, ein Narbenbulbus oder eine Pylorusstenose nachgewiesen wurde, im Durchschnitt signifikant erhöhte Serumgastrinspiegel (Tabelle 3). Dieses Gastrin stammt aus den gastrischen und extragastrischen Bildungsorten. Als Ursache der vermehrten Gastrinfreisetzung wird eine erhöhte G-Zellzahl oder eine vermehrte Aktivität der einzelnen G-Zelle diskutiert. Auch bei Patienten mit terminaler Niereninsuffizienz und sekundärem Hyperparathyreoidismus ist die Hypergastrinämie ausgeprägt.

Für das weitere therapeutische Vorgehen ist es von besonderer Bedeutung, als Ursache für einen deutlich erhöhten Gastrinspiegel ein Zollinger-Ellison-Syndrom, ein excluded antrum-Syndrom oder eine benigne Pylorusstenose nachzuweisen bzw. auszuschließen. Hierbei sind Verfahren anzuwenden, bei denen die Freisetzung von Gastrin nach Gabe verschiedener Substanzen verfolgt wird.

Eine 37jährige Patientin, bei der sich später ein Zollinger-Ellison-Syndrom operativ sichern ließ, wies mit 700 pg/ml die gleiche Ausgangs-Gastrinkonzentration auf wie ein 49jähriger Patient mit Pylorusstenose. Während letzterer auf eine Calciuminfusion keine Änderung seines Gastrinspiegels erkennen ließ, führte dieser Test bei der Patientin zu einer massiven Ausschwemmung von Gastrin ins Blut bis auf Werte um 4000 pg/ml.

Ein 46jähriger, bereits magenresezierter Patient, bei dem der Hinweis auf ein Gastrinom durch die hohe Basalsekretion von 9,1 mval H^+/Std im Vergleich zur Gipfelsekretion (10 mval H^+/Std) gegeben war, zeigte diesen Effekt noch deutlicher. Unter Calciuminfusion stieg die Serumgastrinkonzentration von 15000 pg pro ml — dem 150fachen der oberen Normgrenze — auf 45000 pg/ml an. Die Kontrolle des Calciumspiegels am Ende der Infusion ergab 5,6 mval/l. Da dieser Calciuminfusionstest jedoch nicht ganz spezifisch ist, wandten wir weiterhin Glukagon und Sekretin an. Die hierdurch ausgelöste deutliche Ausschwemmung von Gastrin ist spezifisch für das Zollinger-Ellison-Syndrom.

Beruht die Hypergastrinämie auf einer Anazidität, so wird weder durch Calciuminfusion noch durch Gabe von Sekretin oder Glukagon ein Anstieg der Gastrinkonzentration im Serum ausgelöst. Durch diese Teste sind mithin sichere Aussagen über das Vorliegen eines Gastrinoms möglich geworden.

Pankreas

Entsprechend der Fähigkeit des Pankreas zur Synthese von Enzymen stehen hier Enzymaktivitätsbestimmungen ganz im Vordergrund der Diagnostik. Die gezielte Anwendung dieser Verfahren läßt sich aus der Physiologie und Pathophysiologie der Pankreassekretion ableiten.

Die Gangepithelien sezernieren eine bicarbonatreiche Flüssigkeit, die Azinuszellen vor allem Enzyme bzw. deren inaktive Vorstufen (Abb. 3). Auch beim Gesunden tritt stets ein geringer Anteil der synthetisierten Enzyme ins Blut bzw. in die Lymphe über und wird dort nachweisbar. Sekretin führt vor allem zu einer vermehrten Bicarbonatsekretion, Pankreozymin stimuliert die Enzymproduktion. Die Enzymaktivitäten im Serum steigen nach Injektion dieser Hormone geringgradig — bis auf etwa das 3fache des Ausgangswerts — an, ohne daß eine Pankreasschädigung vorliegt.

Diagnostisch bedeutsam ist bei *akuten* Prozessen wie einer Obstruktion des Ductus Wirsungianus durch einen in der Papille eingeklemmten Gallenstein oder einer akuten Pankreatitis anderer Genese die sog. *Enzymgleisung*, d. h. eine massive Ausschwemmung von Enzymen aus den Azinuszellen, sei sie nun mehr mechanisch durch Rückstau verursacht oder mehr funktionell durch primäre Schädigung der Zellmembran (Abb. 4). Leider sind bei der Bestimmung der

Amylaseaktivität, die ja überall zum Standard- und Notfallprogramm des Laboratoriums gehört, keine methodischen Fortschritte zu verzeichnen. Bisher fehlt eine zuverlässige Methode, die den wichtigsten klinisch-chemischen Kriterien standhält. Statt dessen existieren zahlreiche Verfahren mit unterschiedlichen Substraten und Nachweisprinzipien. Es ist hier ganz ähnlich wie in der Therapie: Wenn für die gleiche Indikation eine große Zahl verschiedener Pharmaka empfohlen wird, ist die optimale Therapie noch nicht gefunden. Da die Amylaseaktivitäten bei der akuten Pankreatitis jedoch meist sehr hoch sind — etwa beim 10fachen der Norm beginnend —, treten diagnostische Schwierigkeiten weniger häufig auf als Probleme der Verlaufsbeurteilung und der Therapiekontrolle.

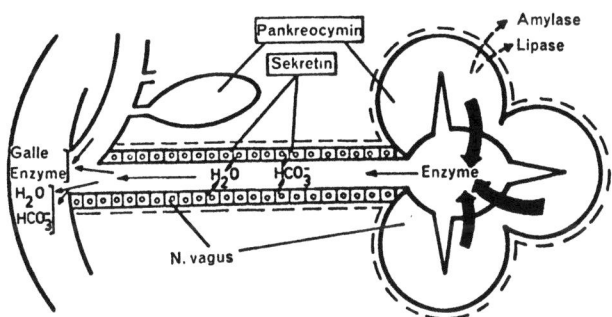

Abb. 3. Schematische Darstellung der normalen exokrinen Pankreassekretion und ihrer Regulation. (Nach Ammann, 1968)

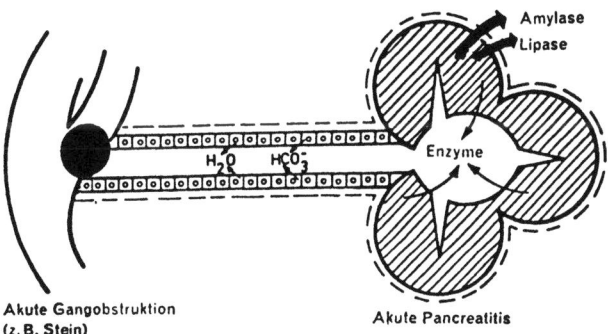

Abb. 4. Pathophysiologie des Austritts von Enzymen aus den Zellen des exokrinen Pankreas bei akuter Gangobstruktion bzw. akuter Pankreatitis. (Nach Ammann, 1968)

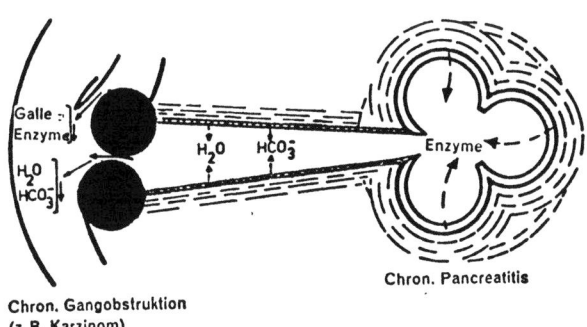

Abb. 5. Pathophysiologie der Funktionseinschränkung des exokrinen Pankreas bei chronischer Gangobstruktion bzw. chronischer Pankreatitis. (Nach Ammann, 1968)

Allgemein sollte beachtet werden, daß die Clearance der α-Amylase bei der akuten Pankreatitis erhöht ist, so daß die Ergebnisse der Bestimmung im *Harn* stärker pathologisch ausfallen als diejenigen im *Serum*. Außerdem werden bei der Untersuchung von Harn Interpretationsschwierigkeiten vermieden, wie sie durch das Auftreten von nicht nierengängiger Amylase bei der Makroamylasämie — die nicht durch eine Pankreaserkrankung bedingt ist — zustandekommen.

Mit den bisher angewandten Verfahren zur Bestimmung der *Aktivität* von Enzymen ist es nicht möglich, Trypsin im Serum bei der akuten Pankreatitis nachzuweisen, da die Kapazität der in 1 ml Serum enthaltenen Trypsininhibitoren ausreicht, um die Aktivität von etwa 1 mg Trypsin zu hemmen. Mit einem Radioimmunoassay, in dem ja nicht die enzymatische Aktivität, sondern die *Konzentration* einer Substanz gemessen wird, konnten Temler u. Felber (1974) den Nachweis erbringen, daß Serum des Gesunden Trypsin in einer Konzentration von 10 bis 500 ng/ml enthält. Bei akuter Pankreatitis wurden stark erhöhte Werte zwischen 750 und 12000 ng/ml ermittelt. Dieser Test wird zunächst einigen wenigen Laboratorien vorbehalten bleiben.

Technisch weniger aufwendig ist die von uns beschriebene kontinuierliche titrimetrische Methode zur Bestimmung der Serumlipaseaktivität (Rick, 1969). Bei Gesunden ermittelten wir einen Normbereich bis 141 mU/ml. Die bei Patienten mit akuter Pankreatitis gemessenen Aktivitäten lagen zwischen 1000 und 22000 mU/ml. Als durchschnittliche Zeitspanne bis zur Normalisierung der erhöhten Serumlipasespiegel ergaben sich 18 Tage, die beobachteten Zeiten schwankten zwischen 3 und 60 Tagen. Im Gegensatz dazu fiel die Amylase bei diesen Patienten im Mittel in 3 Tagen zur Norm ab. Dieser Unterschied dürfte u. a. auch ursächlich dadurch bedingt sein, daß der Normbereich für die Lipaseaktivität wesentlich besser definiert ist als derjenige der Amylase. Stärkespaltende Enzyme stammen nicht nur aus dem Pankreas, sondern auch aus Speicheldrüsen, Dünndarmschleimhaut u. a., so daß der Normbereich der Amylaseaktivität durch die unterschiedliche Isoenzymzusammensetzung der einzelnen Seren aufgeweitet ist.

Chronische Erkrankungen des Pankreas werden entweder durch chronisch-entzündliche Prozesse oder durch langsam zunehmende Gangobstruktion, z. B. durch ein Carcinom, ausgelöst (Abb. 5).

Hier ist die direkte Funktionsprüfung des exokrinen Pankreas mit dem Sekretin-Pankreozymin-Test angezeigt. Obwohl verschiedene Fragen bezüglich der Dosierung und der Anwendung der Stimulantien noch nicht vollständig geklärt sind, zeichnet sich doch eine weitgehende Standardisierung des Tests ab: Die Bicarbonatsekretion wird nach Sekretininjektion und die Enzymausschüttung nach Pankreozymingabe gemessen (Rick, 1970).

Der Ablauf des Tests ist in Abb. 6 dargestellt. Wir verwenden entweder die Doppelballonsonde nach Bartelheimer (1953) oder die von Sarles angegebene modifizierte Lagerlöf-Sonde, die einen Ballon zur Abdichtung im Bereich des Pylorus trägt. Entscheidend ist, daß der Duodenalinhalt praktisch quantitativ und frei von Magensaft gewonnen wird. In Abb. 6 sind die Normbereiche für das Sekretvolumen und die verschiedenen Enzymaktivitäten während der Leerperiode, nach Sekretininjektion und nach Stimulation mit Pankreozymin aufgetragen. Die Ergebnisse bei Gesunden zeigen eine logarithmisch-normale Verteilung. Als Maß der exokrinen Pankreasfunktion dienen die maximale Bicarbonatkonzentration, die Bicarbonatausschüttung (Tabelle 4) und die Enzymsekretionsraten (Tabelle 5).

Typische Befundmuster sind in Tabelle 6 zusammengestellt. Bei der chronisch-rezidivierenden Pankreatitis finden wir in den Anfangsstadien häufig noch normale Sekretvolumina und oft eine Herabsetzung *einzelner* Enzymaktivitäten, während die übrigen noch normal sezerniert werden. Diese früher oft vermutete

Dissoziation zwischen den verschiedenen Parametern konnte mit modernen klinisch-chemischen Methoden nachgewiesen werden. Ist das Krankheitsbild fortgeschritten, so sind alle untersuchten Größen parallel zueinander vermindert. Die stärkste Funktionseinschränkung ist bei Patienten mit chronisch-calcifizierender Pankreatitis zu beobachten. Hier ist die Bicarbonatkonzentration meist auf die normale Plasmakonzentration von etwa 25 mval/l herabgesetzt, häufig finden sich nur Spuren der Enzyme. Pseudocysten ergeben ähnliche Befundmuster. Patienten mit Papillenventilstein sollten möglichst nicht sondiert werden, da durch Pankreozymin leicht ein kompletter Verschluß ausgelöst werden kann.

Ein besonderes diagnostisches Problem stellt das Pankreascarcinom dar; bei entsprechendem Verdacht sollten alle Möglichkeiten zu einer rechtzeitigen Diagnose ausgeschöpft werden. Eine typische Befundkonstellation gibt es leider nicht; häufig ist das Sekretvolumen stark vermindert, während die Relationen

Tabelle 4. Bicarbonatsekretion nach Sekretin i.v.

a) Maximal erreichte *Konzentration* in einer der drei Sammelperioden von je 20 min Dauer

Autoren	Sekretin		HCO_3^- (mval/l)	
	Präparat	Dosierung	Mittelwert	untere Grenze des Normbereichs
Dreiling u. Janowitz (1957)	Lilly	1 E/kg	107	90
Sun (1963)	Boots	1 E/kg	100	71
Sarles et al. (1963)	Jorpes	1 E/kg	102	67
Creutzfeldt (1964)	Jorpes	1 E/kg	98	70
Hartley et al. (1965)	Jorpes	2 E/kg	104	80

b) Bicarbonat*ausschüttung* (output) in 30 min nach i.v. Injektion bzw. unter i.v. Infusion von Sekretin

Autoren	Sekretin		HCO_3^- (mval/30 min)	
	Präparat	Dosierung	Mittelwert	untere Grenze des Normbereichs
Nach i.v. Injektion von Sekretin				
Dreiling u. Janowitz (1957)	Lilly	1 E/kg	11,3	8,7
Burton et al. (1960)	Boots	1 E/kg	11,4	6,3
Creutzfeldt (1964)	Jorpes	1 E/kg	11,0	6,5
Unter i.v. Infusion von Sekretin				
Wormsley (1968)	Boots	10 E/kg · Std	19,3	17,3

Tabelle 5. Enzymausschüttung (U/min) des Pankreas nach Cholecystokinin-Pankreozymin (Jorpes). (Nach Rick, 1970)

Enzym	Substrat	$\bar{x} - 2s$ (U/min)	$\bar{x}$ (U/min)	$\bar{x} + 2s$ (U/min)
Chymotrypsin	N-Benzoyl-L-Tyrosinäthylester (BTEE)	28,4	66	154
Trypsin	p-Toluolsulfonyl-L-Argininmethylester (TAME)	55,5	136	335
Carboxypeptidase A	Hippuryl-L-Phenylalanin	4,9	8,5	14,9
Carboxypeptidase B	Hippuryl-L-Arginin	23,9	61	157
α-Amylase	Stärke	400	850	1780
Lipase	Triolein (bzw. Olivenöl)	780	1650	3500

1 U ist diejenige Enzymaktivität, die bei 25° C und unter optimalen Bedingungen den Umsatz von 1 µMol Substrat/min katalysiert. Die erweiterte Definition gilt für Lipase: Freisetzung von 1 µÄq Fettsäuren/min, und für α-Amylase: Freisetzung von 1 µMol reduzierender Endgruppen/min.

der einzelnen Enzyme untereinander erhalten sind. In jedem Fall ist unmittelbar nach der Sekretgewinnung Material zur cytologischen Untersuchung zu fixieren. Nicht selten haben wir einen positiven Evokationstest, d. h. einen starken Anstieg der Serumlipase, nach Stimulation gefunden, aber auch dies oft erst in einem Stadium, in dem der Tumor sich als nicht mehr operabel erwies.

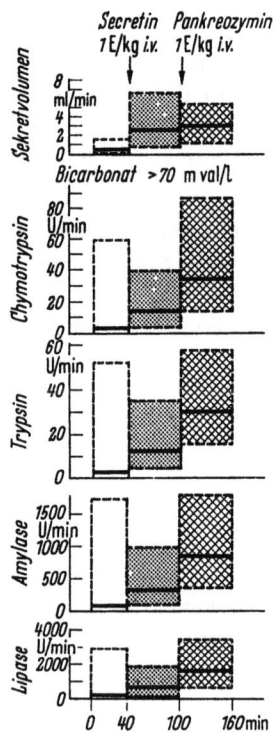

Abb. 6. Ablauf des Sekretin-Pankreozymin-Tests. Normbereiche der exokrinen Pankreassekretion bei Gesunden. Mittelwerte (——) ± 2 Standardabweichungen (umrandete bzw. schraffierte Bereiche). Die Werte sind — wie viele biologische Größen — logarithmisch-normal verteilt. [Abb. aus: Internist 11, 113 (1970)]

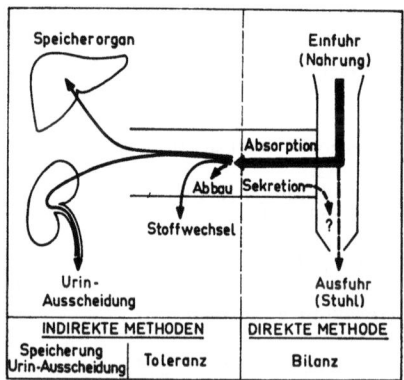

Abb. 7. Pathophysiologische Grundlagen der Verfahren zur Prüfung der Resorptionsfunktion des Dünndarms. (Nach Haemmerli u. Ammann, 1963)

Tabelle 6. Ergebnisse der Funktionsprüfung des exokrinen Pankreas mit Sekretin und Pankreozymin bei verschiedenen Erkrankungen

	Sekretvolumen	Bicarbonat-konzentration	Bicarbonat-ausschüttung	Enzymausschüttung	Zusätzliche Befunde
Chronisch-rezidivierende Pankreatitis	normal/↓	meist ↓	meist ↓	teils dissoziiert (Anfangsstadien ?), teils gleichmäßig ↓	Evokationstest
Chronische calcifizierende Pankreatitis	↓	stark ↓ meist ~ Plasma	stark ↓	gleichmäßig extrem herabgesetzt ($^1/_{10}$—$^1/_{100}$ der unteren Normgrenze)	Röntgenbefunde
Pseudocyste nach akuter Pankreatitis	normal/↓ (je nach Lage der Cyste)	meist ↓	meist ↓	teils dissoziiert, teils gleichmäßig ↓	Röntgenbefunde
Papillitis stenosans, Papillenventilstein	↓	↓	↓	teils dissoziiert, teils gleichmäßig ↓	oft Schmerzen nach Secretin und Pankreozymin
Pankreascarcinom	normal/↓ (je nach Einengung des Ductus pancreaticus)	teils normal, teils ↓	meist ↓	meist gleichmäßig ↓	Evokationstest
Zustand nach Pankreas-teilresektion	meist ↓	meist normal	meist ↓	der Resektion entsprechend ↓	—
Zustand nach Cholecystektomie	meist normal	meist normal	meist normal	meist normal	—
Hämochromatose	↑	meist normal	↑	im oberen Normbereich	Eisenspiegel im Serum
Primärer Hyper-parathyreoidismus	meist normal	teils normal, teils ↓	teils normal, teils ↓	teils dissoziiert, teils gleichmäßig ↓	Calcium- und Phosphatstoffwechsel

Es ist verständlich, daß die Testergebnisse nach Pankreasteilresektion entsprechend der Verminderung des Parenchyms erniedrigt sind. Nach Cholecystektomie fanden wir meist eine im unteren Normbereich liegende exokrine Pankreassekretion. Erstaunlich und bisher ursächlich nicht geklärt ist die erhöhte Bicarbonatsekretion bei Hämochromatose, während sich bei diesen Patienten eine noch im oberen Normbereich liegende Enzymsekretion ergibt.

Dünndarm

Die Diagnostik der Malabsorptionssyndrome beruht auf einer Reihe von Funktionsprüfungen, deren Prinzip sich aus der Physiologie der Resorption und der sich anschließenden Vorgänge wie Stoffwechsel, Speicherung und Ausscheidung ableiten läßt (Abb. 7). Besonders zuverlässig, aber naturgemäß auch sehr aufwendig sind Bilanzuntersuchungen. Die Resorption einer Substanz ist nicht direkt mit einer routinemäßig ausführbaren Methode zu messen. Unter definierten Bedingungen gelingt es jedoch, aus dem Blutspiegel bzw. der Harnausscheidung der zugeführten Stoffe reproduzierbare Schlüsse auf die Resorptionsfähigkeit der Dünndarmschleimhaut zu ziehen.

Von den zahlreichen, mit dem Stuhl ausgeschiedenen Nahrungsbestandteilen werden praktisch meist nur die Fette quantitativ bestimmt, selten der Stickstoffgehalt (Abb. 8). Der Anstieg der Konzentration einer Substanz — z. B. Glucose oder Vitamin A — im Blut oder Serum nach oraler Zufuhr ist von der Resorption abhängig; dabei ist jedoch der gleichzeitig erfolgende Abstrom aus der Blutbahn zu berücksichtigen. Weiterhin sind Verbindungen diagnostisch nützlich, die in Abhängigkeit von der Funktion der Dünndarmschleimhaut resorbiert, im Stoffwechsel aber nur in geringem und konstantem Ausmaß umgesetzt werden, so daß der mit dem Harn ausgeschiedene Anteil für die Resorption repräsentativ ist. Dies gilt für D-Xylose und — mit einem Kunstgriff — für Radiocobalamin, das im Schilling-Test nach erfolgter Resorption durch die hohe Dosis von unmarkiertem Vitamin B_{12} zur Ausscheidung gebracht wird.

Zunächst dient die orale Glucosebelastung als Suchtest; ein pathologisch niedriger Ausfall kann nur dann auf eine Malabsorption bezogen werden, wenn Nebennierenrindeninsuffizienz oder Myxödem ausgeschlossen sind, die zum gleichen Ergebnis führen können.

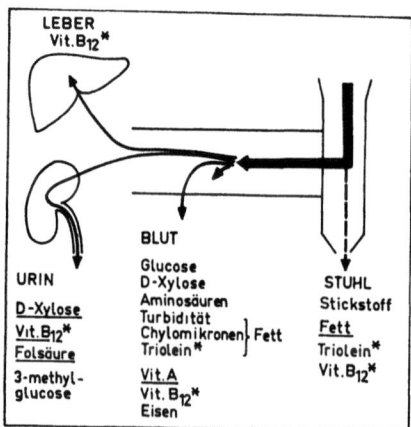

Abb. 8. Parameter zur Prüfung der Resorptionsfunktion des Dünndarms. Besonders geeignete Substanzen sind unterstrichen. Mit * sind nuklearmedizinische Verfahren gekennzeichnet. (Nach Haemmerli u. Ammann, 1963)

Beim D-Xylose-Test scheiden gesunde Erwachsene nach Zufuhr von 25 g dieser Pentose in den folgenden 5 Std mehr als 5,6 g entsprechend 22% unverändert mit dem Harn aus.

Im Schilling-Text, primär zur Diagnostik des Intrinsic-Faktor-Mangels ausgearbeitet, werden normalerweise mehr als 10% des oral verabreichten Vitamin B_{12} in 24 Std über die Nieren eliminiert. Eine Malabsorption für Cobalamin liegt dann vor, wenn die auf unter 5% verminderte Ausscheidung des ^{57}Co sich durch Zugabe von Intrinsic-Faktor nicht normalisieren läßt.

Die Ausscheidung von Fettsäuren und Glyceriden mit dem Stuhl beträgt beim Gesunden weniger als 7 g/24 Std, die Stickstoffausscheidung weniger als 2 g/24 Std.

Diese Untersuchungen sollten bei Verdacht auf Malabsorptionssyndrom ausgeführt werden. Da dieses Syndrom je nach Art der zugrunde liegenden Störung, nach ihrer Aktivität und ihrem Ausmaß sehr vielgestaltig sein kann, finden wir unterschiedliche Hinweissymptome: Mehr oder weniger ausgeprägte Abmagerung, Durchfall, der aber auch fehlen kann, Ödeme als Zeichen einer verminderten Resorption von Aminosäuren oder einer Exsudation von Proteinen in den Magen-Darm-Kanal, Anämie durch Mangel an Vitamin B_{12} und/oder Eisen sowie Osteomalacie durch Mangel an Vitamin D. Nicht selten wird die Diagnose jedoch längere Zeit nicht gestellt, vor allem dann, wenn einzelne Symptome ganz im Vordergrund stehen wie z. B. Knochenschmerzen oder multiple Spontanfrakturen, die zur vollständigen Immobilisierung des Patienten führen können.

Zu den typischen klinisch-chemischen Befunden bei einer 34jährigen Patientin mit einheimischer Sprue (Tabelle 7) gehören die hyperchrome Anämie, die Verminderung von Gesamteiweiß und Calcium im Serum sowie — als Folge des Vitamin K-Mangels — die Verlängerung der Thromboplastinzeit nach Quick. Die Resorptionsfunktion der Dünndarmschleimhaut für Glucose erwies sich als ebenso

Tabelle 7. *Klinisch-chemische Befunde bei einer 34jährigen Patientin mit Sprue. (Eigene Beobachtung)*

Hämoglobin	11 g/100 ml Vollblut
Hb_E	37 μg
Gesamteiweiß	5,8 g/100 ml Serum
Calcium	3,8 mval/l Serum
Quick-Wert	57%
Glucose-Belastung	Anstieg um 30 mg/100 ml
Maltose-Belastung	Anstieg um 20 mg/100 ml
Lactose-Belastung	Anstieg um 10 mg/100 ml
D-Xylose-Belastung	Ausscheidung mit dem Harn: 1,8 g D-Xylose (entspricht 7%)
Schilling-Test	Ausscheidung mit dem Harn: 1,1% der zugeführten Dosis
Schilling-Test + Intrinsic-Faktor	Ausscheidung mit dem Harn: 1,3% der zugeführten Dosis

Tabelle 8. *Klinisch-chemische Befunde nach Resektion des proximalen Dünndarms. (Nach Booth, 1966)*

Ausdehnung der Resektion	240 cm vom Jejunum	Gesamter proximaler Dünndarm bis auf 40 cm des Ileums
Glucose-Belastungskurve	abgeflacht	abgeflacht
Folsäure-Resorption	normal	—
Fettausscheidung mit dem Stuhl (g/24 Std)	6	12
Vitamin B_{12}-Resorption (%)	20	15

eingeschränkt wie ihre Fähigkeit zur Hydrolyse von Maltose bzw. Lactose und zum Transport der Spaltprodukte. Diese Ergebnisse finden ihre Bestätigung durch den stark pathologischen Ausfall der D-Xylosebelastung. Da sich die extrem verminderte Resorption von Vitamin B_{12} durch Zugabe von Intrinsic-Faktor nicht normalisieren läßt, erstreckt sich der Prozeß auch auf das untere Ileum als Resorptionsort des Cobalamins.

Im Gegensatz zu diesem Bild, bei dem die Aufnahme aller Nahrungsbestandteile in den Organismus gestört ist, finden sich nach Verminderung der resorbierenden Oberfläche durch Dünndarmresektion unterschiedliche Befundmuster (Tabelle 8). Ist der größte Teil des Jejunums entfernt, so wird Glucose vermindert resorbiert, die Fettresorption liegt an der Grenze des Normbereichs. Da das untere Ileum erhalten ist, fällt der Schilling-Test normal aus. Sind nur noch 40 cm Ileum vorhanden, so kommt es außerdem zu einer vermehrten Fettausscheidung.

Wird umgekehrt das terminale Ileum reseziert, so ist isoliert die B_{12}-Resorption betroffen, alle anderen Parameter zeigen keine Abweichungen (Tabelle 9, Patient 1). Sind nur noch 120 cm des proximalen Jejunums erhalten, so ist zusätzlich die Resorption von Fettabbauprodukten und von Aminosäuren beeinträchtigt, während die Glucoseresorption noch normal abläuft (Patient 2). Es ist verständlich, daß auch diese Funktion eingeschränkt ist, wenn nur noch 20 cm des proximalen Dünndarms zur Resorption zur Verfügung stehen (Patient 3). Ist der Dünndarm im Bereich blinder Schlingen bakteriell besiedelt, so sind die Teilfunktionen unterschiedlich betroffen; in jedem dieser Fälle fiel der Schilling-Test

Tabelle 9. Klinisch-chemische Befunde nach Resektion des distalen Dünndarms. (Nach Booth, 1966)

Patient	1	2	3
Ausdehnung der Resektion	60 cm terminales Ileum	Gesamter Dünndarm bis auf 120 cm des proximalen Jejunums	Gesamter Dünndarm bis auf 20 cm des proximalen Jejunums
Glucose-Belastungskurve	normal	normal	abgeflacht
Folsäure-Resorption	normal	normal	vermindert
Fettausscheidung mit dem Stuhl (g/24 Std)	6,1	21	15
Stickstoffausscheidung mit dem Stuhl (g/24 Std)	1,8	6	—
Vitamin B_{12}-Resorption (%)	0	0	0

Tabelle 10. Klinisch-chemische Befunde bei Patienten mit bakterieller Besiedlung des Dünndarms. (Nach Booth, 1966)

	Strikturen des terminalen Ileums	Entero-enterale Anastomosen	Duodeno-colische Fistel, blinde Schlinge des Jejunums
Glucose-Belastungskurve	normal	normal	abgeflacht
Folsäure-Resorption	normal	normal	vermindert
Fettausscheidung mit dem Stuhl (g/24 Std)	4,8	32	20
Vitamin B_{12}-Resorption (%)	0	0	0

pathologisch aus (Tabelle 10). Beim ersten Patienten sind die übrigen Resorptionsvorgänge oberhalb der Strikturen ordnungsgemäß abgelaufen, beim zweiten ist zusätzlich die Fettresorption eingeschränkt. Wird fast die gesamte resorbierende Oberfläche durch eine duodeno-colische Fistel ausgeschaltet, so liefern sämtliche Teste subnormale Ergebnisse. Der Effekt therapeutisch verabfolgter Antibiotika läßt sich an Hand dieser Resorptionsprüfungen beurteilen.

Gar nicht so selten werden Sie schließlich von Patienten konsultiert, die anamnestisch angeben, daß sie Milch nur schlecht vertragen. Bei diesem Hinweis liegt der Verdacht nahe, daß es sich um einen erworbenen Lactasemangel handelt, daß also isoliert die Funktion der Systeme im Bürstensaum der Mucosazellen, die Lactose spalten und die Bruchstücke ins Zellinnere transportieren, gestört ist (Haemmerli, 1969). Dieser Defekt läßt sich leicht nachweisen, indem das Ergebnis einer Lactosebelastung mit dem Blutglucosespiegel nach Gabe entsprechender Mengen der Spaltprodukte Glucose und Galaktose verglichen wird. Beim Gesunden sind die Anstiege vergleichbar. Liegt eine Lactose-Malabsorption vor, so bleibt der Glucosespiegel praktisch unverändert; die nicht resorbierte Lactose wird im Colon zu Milchsäure abgebaut, so daß meist noch während des Tests Durchfälle auftreten. Die Diagnose kann durch Messung der Disaccharidaseaktivitäten in bioptisch gewonnenen Proben von Jejunalschleimhaut gesichert werden.

In diesem notwendigerweise begrenzten Überblick konnten zahlreiche Verfahren nicht erwähnt werden wie der Nachweis des Proteinverlusts in den Magen-Darm-Kanal (Strohmeyer et al., 1969), die modernen Methoden, die auf der Messung des ausgeatmeten $^{14}CO_2$ nach Zufuhr entsprechend markierter Substrate wie ^{14}C-Triolein, ^{14}C-Lactose u. a. (Hepner, 1974) beruhen und die aussichtsreiche diagnostische Möglichkeiten eröffnen, aber noch nicht soweit erprobt sind, daß sie für eine breitere Anwendung empfohlen werden können.

Für die zum Teil recht aufwendigen klinisch-chemischen Untersuchungsverfahren und vor allem die Funktionsproben gilt, daß zur optimalen Auswertung eine Reihe von Voraussetzungen erfüllt sein müssen: Eine klare Fragestellung, die richtige Ausführung am Patienten, die sorgfältige und zuverlässige Analytik und der reiche Erfahrungsschatz eines kritischen Interpreten.

Literatur

Ammann, R.: Schweiz. med. Wschr. 98, 744 (1968). — Baron, J. H.: Gut 4, 136 (1963). — Bartelheimer, H.: Dtsch. med. Wschr. 78, 993 (1953). — Bock, O. A. A., Richards, W. C. D., Witts, L. J.: Gut 4, 112 (1963). — Booth, C. C.: Internist (Berl.) 7, 197 (1966). — Burton, P., Evans, D. G., Harper, A. A., Howat, H. T., Scott, J. S., Oleesky, S., Varley, H.: Gut 1, 111 (1960). — Creutzfeldt, W.: Verh. dtsch. Ges. inn. Med. 70, 781 (1964). — Dreiling, D. A., Janowitz, H. D.: Amer. J. Gastroent. 28, 268 (1957). — Fritsch, W.-P., Hausamen, T.-U., Rick, W., Kleybrink, H., Schacht, U.: Verh. dtsch. Ges. inn. Med. 80, 521 (1974). — Haemmerli, U. P., Ammann, R.: Schweiz. med. Wschr. 93, 1517 (1963). — Haemmerli, U. P.: Verh. dtsch. Ges. inn. Med. 75, 320 (1969). — Hartley, R. C., Gambill, E. E., Summerskill, W. H. J.: Gastroenterology 48, 312 (1965). — Hausamen, T.-U., Fritsch, W.-P., Rick, W., Kleybrink, H., Schacht, U.: Verh. dtsch. Ges. inn. Med. 80, 518 (1974). — Hepner, G. W.: Gastroenterology 67, 1250 (1974). — Kay, A. W.: Brit. med. J. 2, 77 (1953). — Perrier, C. V., Hafter, E., Haemmerli, U. P., Siebenmann, R.: Gastroenterologia (Basel) 96, 133 (1961). — Rick, W.: Z. klin. Chem. 7, 530 (1969). — Rick, W.: Internist 11, 110 (1970). — Sarles, H., Pastor, J., Pauli, A. M., Barthelemy, M.: Gastroenterologia (Basel) 99, 279 (1963). — Strohmeyer, G., Kuni, H., Joseph, K., Graul, E. H., Martini, G. A.: Internist 10, 339 (1969). — Sun, D. C. H.: Gastroenterology 45, 203 (1963). — Temler, R. S., Felber, J. P.: In: Radioimmunoassay: Methodology and application in physiology and in clinical studies (eds. R. Luft, R. S. Yalow). Stuttgart: Thieme 1974. — Track, N. S., Arnold, R., Creutzfeldt, C., Creutzfeldt, W.: Verh. dtsch. Ges. inn. Med. 80, 361 (1974). — Wormsley, K. G.: Gastroenterology 54, 197 (1968). — Yalow, R. S., Berson, S. A.: Gastroenterology 60, 203 (1971). — Yalow, R. S., Wu, N.: Gastroenterology 65, 19 (1973).

Normwerte und Befundmuster bei Lebererkrankungen

SCHMIDT, F. W. (Abt. Gastroenterologie u. Hepatologie, Dept. Innere Medizin, Med. Hochschule Hannover)

Referat

Zur Diagnostik von Lebererkrankungen ist eine verwirrende Vielfalt von klinisch-chemischen Methoden bekannt. Sie lassen sich jedoch alle auf wenige Prinzipien zurückführen.

Tabelle 1. Prinzipien der Leberfunktionsdiagnostik

1. Direkte Zeichen der Zellschädigung
(Freisetzung von Zellinhaltsstoffen)

2. Indirekte Zeichen der Zellschädigung
  a) Einschränkung der Clearance von Fremdstoffen
  b) Einschränkung des Umsatzes oder der Ausscheidung von Metaboliten
  c) Verminderung der Syntheseleistungen

3. Zeichen reaktiver Veränderungen der Leber

4. Zeichen reaktiver Veränderungen im Organismus
(Immunreaktionen)

Ein direktes Zeichen einer Zellschädigung ist der Austritt von zelleigenen Substanzen. Zur Bewahrung der Eigenständigkeit der Zellen, zur Erhaltung der Konzentrationsdifferenzen zwischen intra- und extrazellulärem Raum wird ein erheblicher Teil des Energieaufkommens der Zellen verbraucht, bei Erythrocyten allein 8% zur Erhaltung des Kaliumgradienten. Bei Schädigung der Zellen mit einer Diskrepanz zwischen Energiegewinn und -verbrauch kommt es daher zu einem zunehmenden Austritt erst leicht, dann auch schwerer löslicher Substanzen in den extrazellulären Raum. Besonders der Austritt von Zellenzymen wird heute als sehr sensibler Indikator einer Zellschädigung betrachtet.

Indirekte Zeichen der Zellschädigung sind demgegenüber Einschränkungen der Funktionsleistung des gesamten Organs. Sie sind nicht allein Ausdruck einer mehr oder minder ausgedehnten Schädigung der Einzelzellen, sondern können ebenso durch eine Verringerung der Zellzahl, wie durch Veränderungen der Organdurchblutung verursacht werden. Zu dieser Gruppe von Leberfunktionsproben gehört die Prüfung der Exkretionsleistung des Organs für Bromthalein, Indozyaningrün oder die Bestimmung des Umsatzes von Galactose. Da diese 3 Substanzen durch die Leber in verschiedener Weise behandelt werden — Indozyaningrün wird ohne weitere Veränderungen ausgeschieden, Bromthalein mit Glutathion oder Cystein konjugiert und die Galactose abgebaut —, lassen sich hiermit Störungen von Teilfunktionen der Leber erfassen.

Einschränkung der Syntheseleistung der Leber für Proteine werden am Absinken des Albuminspiegels, an den Verminderungen der Aktivitäten der Cholinesterase oder der Gerinnungsfaktoren sichtbar. Auch das sind indirekte Zeichen der Zellschädigung, denn neben der Einschränkung der Neusynthese in den geschädigten Zellen führt auch die Verringerung der Zellzahl zum Absinken ihrer Plasmaspiegel.

Als Indikator von reaktiven Veränderungen der Leber ist der Anstieg der sog. cholestaseanzeigenden Enzyme im Plasma zu werten. Bei verschiedenen Schädigungsarten, nicht nur bei Gallestauung, sondern z. B. auch durch Alkohol und andere Noxen, wird eine vermehrte Synthese dieser Enzyme in der Leber induziert.

Die Menge dieser Enzyme steigt in der Leber als Reaktion auf die Schädigung deutlich an. Bei der meist gleichzeitig vorliegenden Permeabilitätsstörung kommt es dadurch auch zu einem stärkeren Anstieg der Aktivitäten dieser Enzyme im Serum. Demgegenüber spielt eine Störung der Ausscheidung in die Galle, wenn überhaupt, nur eine sehr untergeordnete Rolle. Auch beim kompletten Verschlußikterus ist die Eliminationsgeschwindigkeit von intravenös verabreichter alkalischer Phosphatase nicht verlängert.

Wesentlich für die Diagnostik von Lebererkrankungen ist weiterhin die Reaktion des Immunsystems auf die Erkrankung des Organs. Ausmaß und Art der Veränderungen der Immunglobuline im Serum, der Nachweis humoraler Antikörper und die Beurteilung zellulärer Immunreaktionen tragen wesentlich zur Differenzierung der Erkrankungen, besonders auch zur Wahl der Therapie bei.

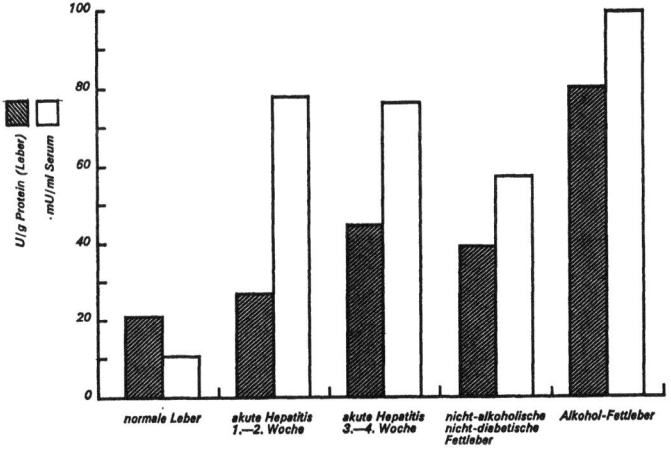

Abb. 1. γ-GT-Aktivität

Tabelle 2. Beurteilungskriterien von diagnostischen Methoden

Empfindlichkeit
Spezifität
Zuverlässigkeit
Zumutbarkeit
Kosten

Zur Beurteilung des Wertes von diagnostischen Methoden gibt es einige allgemeine Kriterien. Verglichen mit anderen Untersuchungstechniken sind die Kosten der Funktionsdiagnostik von Lebererkrankungen gering, und sie stellen auch keine Forderungen an die Duldungsfähigkeit unserer Patienten. In ständiger Diskussion stehen dagegen die Zuverlässigkeit der Bestimmungsmethoden sowie ihre Empfindlichkeit und Spezifität. Die Zuverlässigkeit der Bestimmungen ist eine Conditio sine qua non. Hier sind durch die Einführung der Qualitätskontrolle, besonders durch die Überprüfung der Plausibilität der Ergebnisse, in in den letzten Jahren große Fortschritte erzielt worden. Es sollte auch gelingen, die Fehler bei der Probenahme gering zu halten.

Die Empfindlichkeit und die Spezifität diagnostischer Methoden sind eng miteinander verknüpft. Mit steigender Empfindlichkeit nimmt die Zahl der sog. falsch-positiven Befunde zu, d. h. man erfaßt einen immer größeren Anteil von Personen, bei denen zwar Veränderungen vorliegen, die jedoch möglicherweise keinen Krankheitswert haben. Bei hoher Spezifität dagegen wird von dieser Gruppe ein nur sehr geringer Anteil erfaßt, aber möglicherweise werden nicht unerhebliche Zahlen von Leberkranken übersehen. Die Verbesserung der Empfindlichkeit bedingt eine Abnahme der Spezifität und umgekehrt.

Unter diesen Kriterien sind die heute wohl häufigsten „Leberfunktionsproben" — die Enzymbestimmungen im Serum — als hochempfindliche Parameter mit geringer Krankheitsspezifität einzustufen. Ihre Spezifität läßt sich scheinbar vergrößern, wenn die oberen Grenzen der Norm in einen absolut pathologischen Bereich verschoben werden. Diese willkürliche Korrektur vereinfacht natürlich die Beurteilung, sie ist aber weder vertretbar noch sinnvoll. Ein entscheidendes Kriterium für die Erstellung von Normwerten ist neben den allgemeinen Grundlagen, wie Art der Bestimmungsmethoden, Ausmaß der Fehlerbreite und der biologischen Varianz auch das Ziel, zu dem diese Bestimmungsmethoden verwandt werden sollen.

Bei den relativ geringen Kosten und der Zumutbarkeit der Leberfunktionsdiagnostik wird sie heute auch von ihren Kritikern weltweit zum Screening oder als erste ergänzende Untersuchung nach Erhebung der Anamnese und des körperlichen Status eingesetzt. Erstes Ziel ist es also, nicht apparente Schädigungen oder Erkrankungen nachzuweisen. Die Voraussetzung hierfür ist eine möglichst hohe Empfindlichkeit zum Nachweis von Abweichungen. Am besten geeignet hierfür sind Enzymbestimmungen im Serum — vorausgesetzt, daß die Grenzen des Normbereiches an einem sorgfältig untersuchten Kollektiv gesunder Personen ermittelt wurden und nicht Durchschnittswerten der Bevölkerung oder nach anderen Gesichtspunkten selektierter Gruppen, z. B. von Blutspendern, Soldaten usw., entstammen.

Die Voraussetzungen für den Einsatz von Enzymbestimmungen für Screeninguntersuchungen sind auch deswegen besonders günstig, da die Enzymaktivitäten im Serum bei gesunden Personen sehr konstant sind. Sie haben keinen sicheren Circadianrhythmus; Verlaufsbeobachtungen über mehr als 14 Jahre ergaben, daß die intraindividuelle Variabilität sehr gering ist. Untersuchungen von Findor und Franken u. a. zeigten, daß auch mit ansteigendem Lebensalter die Aktivitäten der beiden Transaminasen physiologischerweise nicht ansteigen. Veränderungen der Enzymaktivitäten bis zu 10 % — wie auch von anderen Plasmaproteinen — treten durch die Verschiebung des Plasmavolumens beim Wechsel zwischen Liegen und Stehen ein, oder auch nach venöser Stauung. Ein Anstieg der Aktivitäten durch Muskelarbeit ist nur nach starken Anstrengungen zu beobachten.

Tabelle 3. Sensitivität des kleinen Enzymmusters bei chronischen Lebererkrankungen

Chronische Hepatitis (alle Formen) n = 154

Normale Aktivität	GOT	GPT	γ-GT	CHE
	5%	8%	8%	35%
	2%			
	0,6%			

Cirrhose (alle Formen und Stadien) n = 131

Normale Aktivität	GOT	GPT	γ-GT	CHE
	6%	28%	12%	11%
	4%			
	0,7%			

Die Meinung, daß Enzymbestimmungen nicht sensibel genug wären, um auch chronische Lebererkrankungen, bei denen häufig ja nur sehr geringe Veränderungen gefunden werden, zu erfassen, ist nicht haltbar.

Normale Werte sind auch hier, wie z. B. die in Tabelle 3 zusammengestellten Befunde bei 285 chronischen Lebererkrankungen zeigen, sehr selten.

Aus geringen Veränderungen von Enzymaktiviätten im Serum läßt sich keine Lebererkrankung diagnostizieren. Sie lassen nur den Schluß zu, daß hier ein abweichender Befund vorliegt. Das nächste Ziel ist daher die Beantwortung der Frage, ob diese Störung für den Patienten bedeutungsvoll ist oder nicht, ob es sich z. B. um eine flüchtige Mitreaktion der Leber bei einer anderen Grundkrankheit oder infolge der Verabreichung von Medikamenten u. a. m. handelt, oder ob hier eine eigenständige Leberschädigung oder Erkrankung vorliegt. Diese Differenzierung läßt sich nicht mit einer einzelnen Funktionsprobe treffen, hierzu müssen weitere herangezogen werden. Ausgangspunkt für die Wahl des Untersuchungsspektrums — des Funktionsmusters — sind die Anamnese und der klinische Befund.

Geht man, der meistgeübten Praxis folgend, von einer Enzymbestimmung im Serum aus, so ist die Interpretation sehr hoher Werte meist einfach, häufig schon durch den klinischen Befund gegeben.

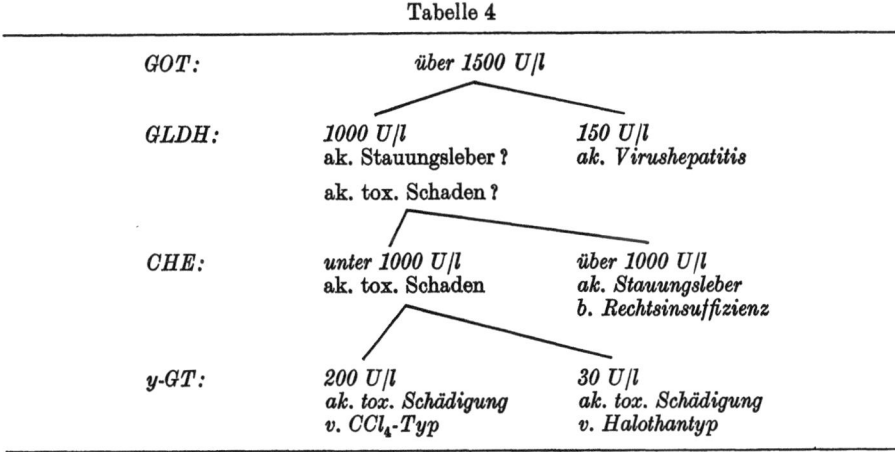

Tabelle 4

So werden in der Regel Anstiege der Aktivität der GOT im Serum auf über 1500 U/l nur bei akuter Virushepatitis, schweren Vergiftungen und bei akuter Stauungsleber gefunden. Wenn nötig, lassen sich durch den hier wesentlich höheren Anstieg der GLDH die akute Stauungsleber und die toxischen Schäden von der Virushepatitis abgrenzen. Der starke Abfall der Aktivität der CHE unterscheidet die toxische Schädigung von der akuten Stauungsleber. Eine weitere Differenzierung toxischer Schäden nach ihrer Ätiologie wird durch zusätzliche Parameter möglich. So konnten wir z. B. bei akuten Halothanschäden in keinem Fall einen stärkeren Anstieg der Aktivität der γ-GT nachweisen.

Der Wert einer diagnostischen Methode erweist sich jedoch nicht an Extremwerten. Ihr Prüfstein sind die geringen Veränderungen. Zur Demonstration der diagnostischen Möglichkeiten in diesem Bereich haben wir aus unserem Krankengut Patienten mit verschiedenen Erkrankungen ausgewählt, bei denen nur gering erhöhte Aktivitäten der GOT im Bereich zwischen 20 und 50 U/l vorlagen.

Tabelle 5. GOT im Serum 20—50 U/l

Mögliche Diagnosen:
1. Keine Lebererkrankung (z. B. Herzinfarkt, Myopathie, etc.)
2. Abklingende akute Hepatitis (viral oder toxisch)
3. Chronische Hepatitis (alle Formen)
4. Lebercirrhose (alle Formen)
5. Fettleber (alle Formen)
6. Infektiöse Mononucleose
7. Toxische (z. B. medikamentenbedingte) Leberschäden
8. Metastasenleber
9. Verschlußikterus

Der Katalog der hier möglichen Diagnosen umfaßt — wie zu erwarten — annähernd alle Leberkrankheiten, darüber hinaus aber auch Erkrankungen anderer Organe, z. B. Erkrankungen des Blutes, des Herzens und der Skeletmuskulatur. Praktisch sind bei Anstieg der GOT in diesen Bereich nur 2 Aussagen möglich:
1. Es ist kein normaler Befund, und
2. wenn auf Grund anderer Symptome eine Lebererkrankung wahrscheinlich ist, dann ist sie entweder nicht akut, oder wenn aus klinischer Sicht akut, dann entweder sehr leicht oder schon abklingend.

Eine weitere, wenn auch noch nicht weitreichende Differenzierung bringt die zusätzliche Bestimmung der GPT. Grundsätzlich ergeben sich dann drei Möglichkeiten: Ihre Aktivität ist höher etwa gleich oder geringer als die der GOT. Ist die Aktivität der annähernd leberspezifischen GPT geringer als die der GOT, bleibt primär die Frage offen, ob es sich überhaupt um eine Lebererkrankung handelt. Von den Lebererkrankungen sind in dieser Gruppe vorzugsweise die Cirrhosen und die Tumoren der Leber zu finden.

Ist die Aktivität der GPT aber gleich oder nur gering höher als die der GOT, besteht diese Gruppe vorwiegend aus den chronischen Leberschäden, aber auch die Fettleber, die toxischen Leberschäden und der längerbestehende Verschlußikterus zeigt diese Transaminasenrelation.

Höhere Aktivitäten der GPT als der GOT finden sich bei akuten Lebererkrankungen, bei den hier diskutierten geringen Veränderungen, z. B. bei der abklingenden oder persistierenden akuten Hepatitis, aber auch bei toxischen Schäden und beim frischen Verschlußikterus.

Tabelle 6

GOT:		50 U/l	
GPT:	25 U/l	75 U/l	150 U/l
	keine Lebererkrankung?	chronische Hepatitis? (alle Formen)	abklingende oder persistierende akute Hepatitis? (alle Formen)
	unspez. reaktive Hepatitis?	Fettleber? (alle Formen)	toxische (z. B. medikamentöse) Schädigung?
	Lebercirrhose? (alle Formen)	toxische (z. B. medikamentöse) Schädigung?	Verschlußikterus?
	Metastasenleber?	Verschlußikterus?	
	chronische Leberstauung?		
GOT/GPT:	2,0	0,7	0,3

Tabelle 7

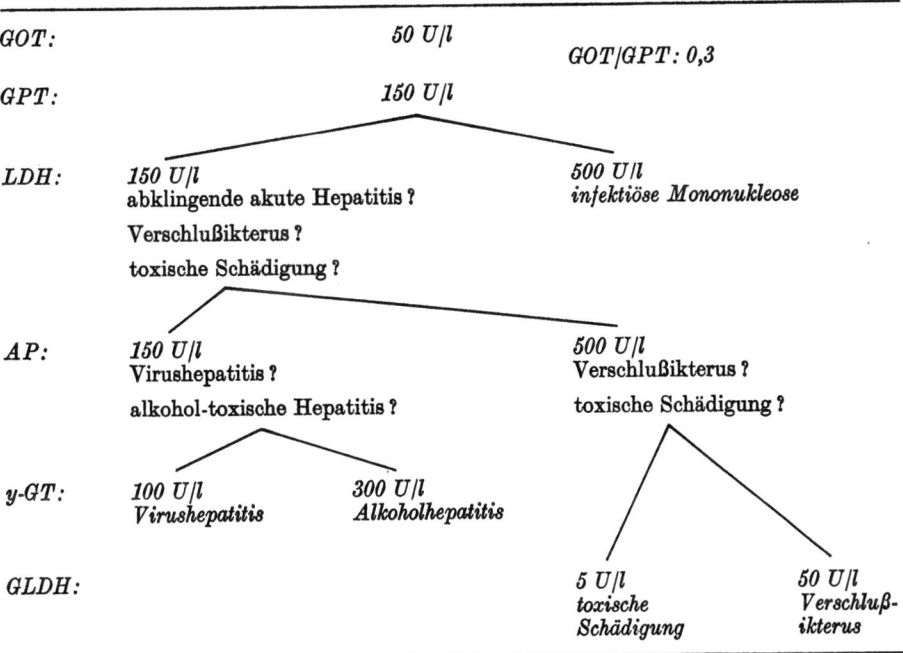

Tabelle 8. GPT höher als GOT (De-Ritis-Quotient unter 1). GOT im Serum etwa 50 U/l

Differentialdiagnose:	Abklingende Virushepatitis	Chronische alkohol-toxische Hepatitis
GLDH	um 3,5 U/l	um 6 U/l
AP	um 180 U/l	um 240 U/l
y-GT	um 60 U/l	um 350 U/l
y-GT/GOT	um 1	um 7
Plasmaproteine	IgG erhöht	IgA rel. erhöht
Triglyceride	normal	erhöht
Harnsäure	normal	erhöht
SH-Ag	+/−	− (?)
SH-AK	+/−	− (?)

Diese mit dem De Ritis-Quotienten, also dem Verhältnis zwischen GOT/GPT, mögliche Differenzierung erbringt also nur eine erste Gruppierung der Erkrankungen. Liefert die Klinik keine zusätzlichen Hinweise, wird zur weiteren Differenzierung die Bestimmung zusätzlicher Parameter notwendig.

Bei einem niederen GOT/GPT-Quotienten — der für eine relativ leichte, oft wegen der längeren Halbwertzeit der GPT im Serum im Abklingen begriffene Leberschädigung spricht — läßt sich, wenn nötig, durch die Bestimmung der Aktivität der LDH eine infektiöse Mononukleose abgrenzen. Bei dieser Viruserkrankung steigt die Aktivität der LDH im Serum im Vergleich zu den Transaminasen auffällig hoch an. Sie stammt nicht aus der Leber, sondern ihrer Isoenzymverteilung nach aus dem lymphatischen System und hat eine längere Halbwertzeit im Plasma als die „Leber"-LDH.

Am Ausmaß des Anstiegs der alkalischen Phosphatase läßt sich eine Cholestase erkennen. Das kann die Differenzierung zwischen Hepatitis einerseits und dem Verschlußikterus andererseits erleichtern. Das wesentliche differentialdiagnostische Kriterium zur Abgrenzung einer abklingenden Virushepatitis von einer chronisch alkoholtoxischen Hepatitis liefert die Bestimmung der γ-GT.

Bei der chronisch alkoholtoxischen Hepatitis ist die Aktivität der γ-GT wesentlich stärker erhöht als bei der abklingenden Virushepatitis. Weitere Differenzierungshilfen sind die in der Regel höheren Aktivitäten von GLDH und AP bei der chronischen alkoholtoxischen Hepatitis, besonders aber auch der relativ stärkere Anstieg von Immun-Globulin A. Häufig finden sich bei den alkoholtoxischen Schäden auch erhöhte Triglycerid- und Harnsäurewerte. Die Bestimmung von Australiaantigenen trägt hier wenig zur Differentialdiagnose bei. Hohe Titer sind in diesem Stadium der abklingenden akuten Hepatitis praktisch nicht mehr vorhanden. Häufig läßt sich schon keine Antigenämie mehr nachweisen, und andererseits kann auch bei chronischem Alkoholabusus und dominierender alkoholtoxischer Schädigung eine persistierende Australiaantigenämie bestehen.

Auf den praktischen Nutzen der Bestimmung der GLDH-Aktivität in der Differentialdiagnose des akuten Verschlußikterus haben wir wiederholt hingewiesen. Hier steigt die Aktivität der GLDH im Vergleich zu den Transaminasen unverhältnismäßig hoch an, der Transaminasen-GLDH-Quotient sinkt auf Werte von unter 15. Weniger verläßlich ist unserer Meinung nach die Bestimmung des Lipoprotein-X, das sowohl bei intra- wie extrahepatischen Cholestasen erhöhte Werte zeigen kann.

Da auch bei toxischen Schäden deutliche Anstiege der alkalischen Phosphatase beobachtet werden, sind auch sie gegen den Verschlußikterus abzugrenzen. Aber auch bei diesen Schäden ist, wenn die Transaminasen nicht wesentlich höhere Werte erreichen, der Anstieg der Aktivität der GLDH geringer als bei einem akuten Verschlußikterus.

Tabelle 9. GPT gering höher oder gleich GOT (De-Ritis-Quotient um 1). GOT im Serum etwa 50 U/l

Mögliche Diagnosen:
1. Chronisch-persistierende Hepatitis
2. Chronisch-aggressive Hepatitis
3. Chronische alkohol-toxische Hepatitis (Fettleberhepatitis)
4. Chronisch-destruierende nichteitrige Cholangitis
5. Fettleber (teilweise)
6. Toxische (z. B. medikamentös bedingte) Leberschäden

Die zweite Möglichkeit, die sich bei gleichzeitiger Bestimmung beider Transaminasen bietet, ist der Befund, daß die Aktivität der GPT gering höher oder annähernd gleich der GOT ist. In dieser Gruppe finden sich vorzugsweise die chronischen Leberentzündungen, daneben aber auch die alkoholtoxischen Fettlebern und wie immer toxische, z. B. medikamentöse, Leberschäden.

An der Erhöhung der alkalischen Phosphatase läßt sich das Vorhandensein und Ausmaß einer Cholostase erkennen. Damit können in der Regel der ältere Verschlußikterus und die toxische Schädigung von den chronischen Hepatitiden und der Fettleber abgetrennt werden. Fehlt ein deutlicher Anstieg der alkalischen

Tabelle 10

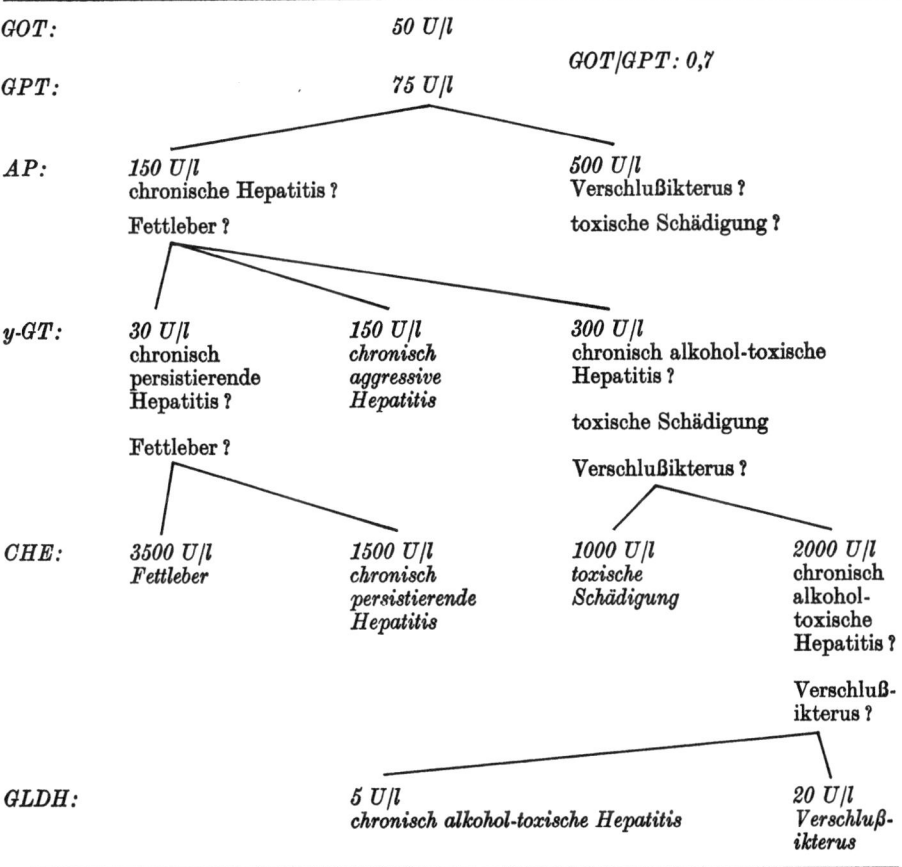

Phosphatase, dann ist es wahrscheinlich, daß eine chronische Hepatitis oder eine Fettleber vorliegt. Die Bestimmung der γ-GT wird dann wesentlich für die Differenzierung der 3 Hauptformen der chronischen Hepatitis.

Bei der chronisch persistierenden Hepatitis ist entweder kein oder nur ein geringer Anstieg der γ-GT nachzuweisen; mäßig erhöht — um etwa das 5fache der Norm — sind im Durchschnitt die Aktivitäten dieses Enzyms bei der chronisch aggressiven Hepatitis, dagegen unverhältnismäßig hoch, besonders im Vergleich zum Anstieg der Transaminasen bei der chronisch alkoholtoxischen Hepatitis. Sehr deutlich werden diese unterschiedlichen Veränderungen am Vergleich der Relation von γ-GT zu GOT bei den verschiedenen Formen der chronischen Hepatitis.

Wichtige weitere Differenzierungshilfen sind die unterschiedlichen Veränderungen der Plasmaproteine. Typisch für die aktive, chronisch aggressive Hepatitis ist die deutliche Erhöhung von IgG. Bei der chronisch persistierenden Hepatitis werden — wenn überhaupt — nur sehr geringe Veränderungen der Immunglobuline gefunden. Relative Anstiege von IgA sind ein Hinweis auf eine toxische Schädigung. Auch sind circulierende Antikörper gegen Kerne, glatte Muskulatur, Mitochondrien, Gallengänge usw. bei der chronisch aggressiven wesentlich häufiger als bei der chronisch persistierenden Hepatitis. Besonders Antikörper gegen Glomerula sind bei der chronisch persistierenden Hepatitis Seltenheiten.

Tabelle 11. GPT gering höher als GOT (De-Ritis-Quotient gering unter oder um 1). GOT im Serum etwa 50 U/l

Differentialdiagnose der chronischen Hepatitis:

	Chron. aggress. Hepatitis	Chron. persist. Hepatitis	Chron. alkohol. Hepatitis
GLDH	um 10 U/l	um 4 U/l	um 6 U/l
γ-GT	um 100 U/l	um 30 U/l	um 350 U/l
CHE	um 2000 U/l	um 1500 U/l	um 2500 U/l
γ-GT/GOT	um 2	um 0,6	um 7
Plasmaproteine	IgG deutlich erhöht	IgG normal bis gering erhöht	IgA relativ erhöht
Circul. AK	häufig	selten	selten
BSP-Ret. 45	28%	11%	15%

Tabelle 12. GPT niedriger als GOT (De-Ritis-Quotient über 1). GOT im Serum 20—50 U/l

Mögliche Diagnosen:
1. Keine Lebererkrankung
2. Unspezifisch-reaktive Hepatitis
3. Hepatitische (und „Kryptogene") Cirrhosen
4. Alkoholcirrhose
5. Biliäre Cirrhosen
6. Siderophilie (prim. Hämochromatose)
7. Primäres Lebercarcinom
8. Metastasenleber
9. Toxische (z. B. medikamentenbedingte) Leberschäden

Hochnormale Aktivitäten der CHE grenzen eine Fettleber von der chronisch-persistierenden Hepatitis ab. Deutlich erniedrigte Aktivitäten dieses Enzyms sind bei erhöhten Werten der γ-GT ein Hinweis auf eine toxische Schädigung. Wiederum kann die Bestimmung der GLDH dazu dienen, einen mechanischen Verschluß zu erkennen und von einer chronisch alkoholtoxischen Schädigung abzugrenzen.

Bei der letzten Möglichkeit, niedrigere Aktivitäten der GPT als der GOT, erhebt sich zuerst die Frage, ob es überhaupt eine Lebererkrankung ist. Nach einer sehr brauchbaren Faustregel finden sich jedoch in der Regel auch deutliche klinische Symptome, wenn andere Organe als Quelle des Enzymanstiegs im Serum in Betracht zu ziehen sind.

Wenn jedoch am wahrscheinlichsten die Leber das Herkunftsorgan der vermehrten Enzymaktivität im Serum ist, dann spricht diese Relation der beiden Transaminasen vor allem für einen alten Prozeß, bei dem die Aktivität der GPT bereits in der Leber vermindert ist, also für eine Lebercirrhose. Abzugrenzen sind hier vorzugsweise raumfordernde Prozesse, wie das primäre Lebercarcinom oder die Metastasenleber und wie immer, natürlich die toxischen Schäden, die ein außerordentlich buntes Bild bieten können.

Der Verdacht auf das Vorliegen einer Cirrhose oder von raumfordernden Prozessen in der Leber wird gestützt, wenn die Aktivität der CHE als Ausdruck einer eingeschränkten Syntheseleistung der Leber deutlich vermindert ist. Liegt die Aktivität der CHE im Normbereich, bleibt die Frage offen, ob es sich überhaupt um eine eigenständige Lebererkrankung handelt, oder nur um eine begleitende

Tabelle 13

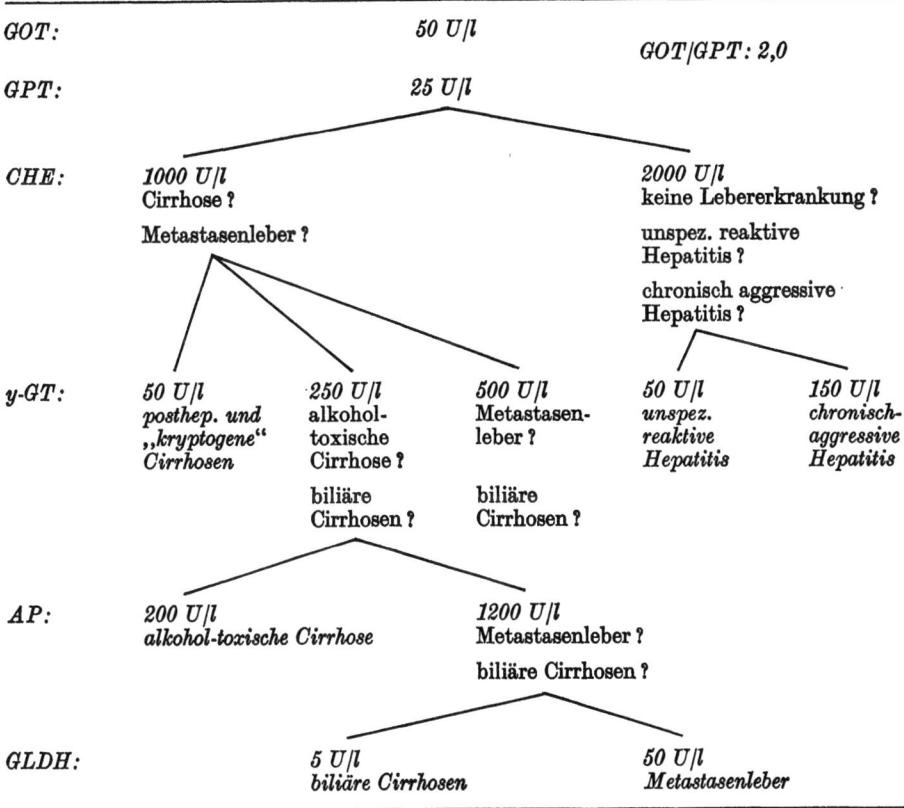

unspezifische reaktive Hepatitis. Allerdings kann diese Relation, höhere GPT als GOT und normale Aktivitäten der CHE, auch bei älteren, mäßig aktiven, chronisch aggressiven Hepatitiden gefunden werden. Bei diesen Formen ist in der Regel jedoch die Aktivität der γ-GT deutlich höher als bei den unspezifisch reaktiven Hepatitiden, bei denen sie praktisch nur auf das Doppelte der Norm ansteigt.

Findet sich eine erniedrigte Aktivität der CHE im Serum, zielen dann die weiteren differentialdiagnostischen Überlegungen auf die Differenzierung der Ätiologie der Cirrhosen und andererseits auf die Abgrenzung von Lebertumoren. Selbst wenn schon eine komplette Cirrhose vorliegt, sind die Aktivitäten der γ-GT bei den alkoholtoxischen Cirrhosen immer noch deutlich höher als bei denen hepatitischer bzw. kryptogener Ätiologie. Höhere Aktivitäten dieses Enzyms werden nur bei der biliären Cirrhose getroffen. Hier ist jedoch auch die Aktivität der alkalischen Phosphatase stark erhöht. Weitere Hilfen für die Differentialdiagnose bieten die unterschiedlichen Veränderungen der Plasmaproteine. Charakteristisch für die toxischen Cirrhosen ist ein relativer Anstieg von Immun-Globulin A, typisch für die biliären Cirrhosen sind absolut erhöhte Werte von IgM. Der Anstieg von IgM ist jedoch nicht spezifisch für die primäre biliäre Cirrhose, sondern läßt sich ebenso bei den sekundären biliären Cirrhosen finden. Auch der Anstieg von Cholesterin, von Gallensäuren und von Coeruloplasmin ist beiden biliären Cirrhoseformen gemeinsam. Wesentlich für die Differentialdiagnose kann daher der Nachweis antimitochondrialer Antikörper werden, die mit einer Häufigkeit von 80 bis 100% bei der primären, biliären Cirrhose gefunden werden.

Tabelle 14. GPT niedriger als GOT (De-Ritis-Quotient über 1). GOT im Serum um 50 U/l

Differentialdiagnose der Cirrhosen:

	Hepatitische und „kryptogene" Cirrhosen	Alkohol-toxische Cirrhose	Primär biliäre Cirrhose
GLDH	um 4 U/l	um 2 U/l	um 50 U/l
CHE	oft < 1000 U/l	oft >1000 U/l	um 1000 U/l
AP	um 200 U/l	um 200 U/l	um 800 U/l
γ-GT	um 50 U/l	um 200 U/l	um 350 U/l
γ-GT/GOT	um 1	um 4	um 7
AP/GOT	um 4	um 4	um 16
Plasmaproteine	IgG erhöht	IgA relativ erhöht	IgM stark erhöht
Mitochondr. AK	20%	1%	80—100%
Cholesterin	normal	normal bis gering erhöht	stark erhöht

Tabelle 15. Stadien der chronisch-destruierenden nichteitrigen Cholangitis. (Primär biliäre Cirrhose)

	Anikterisches Frühstadium	Ikterisches Spätstadium
GOT	60 U/l	80 U/l
GPT	90 U/l	110 U/l
GLDH	48 U/l	50 U/l
AP	450 U/l	1050 U/l
γ-GT	350 U/l	350 U/l
CHE	2800 U/l	1100 U/l
γ-GT/GOT	5,8	4,3
AP/GOT	7,5	13
CHE/GOT	46	13

Das typische Merkmal der primären biliären Cirrhose, die Kombination des Funktionsmusters eines chronischen Verschlußikterus mit dem einer mäßig aktiven chronischen Hepatitis, charakterisiert schon das Frühstadium der chronisch destruierenden, nicht eitrigen Cholangitis und kann zu der häufig schwierigen Differentialdiagnose gegenüber chronisch aggressiver Hepatitiden mit stärkerer Cholestase beitragen. Mit dem Voranschreiten der Erkrankung zur Cirrhose steigen meist die Aktivitäten von AP und γ-GT weiter an, während die Aktivität der CHE zunehmend absinkt.

Schwierigkeiten kann die Abgrenzung der biliären Cirrhosen von ikterischen Formen der Metastasenlebern, weniger von alkoholtoxischen Cirrhosen bereiten, da bei allen 3 Erkrankungsformen die γ-GT deutlich erhöht sein kann. Der Anstieg der alkalischen Phosphatase ist bei der alkoholtoxischen Hepatitis jedoch in der Regel geringer als bei den Lebertumoren und bei der biliären Cirrhose. Zur Abgrenzung gegenüber der sekundären biliären Cirrhose kann die Höhe der Aktivität der GLDH herangezogen werden. Sie ist hier geringer erhöht als bei der Metastasenleber.

Tabelle 16. GPT niedriger als GOT (De-Ritis-Quotient über 1). GOT im Serum um 50 U/l

Differentialdiagnose:	Alkohol-toxische Cirrhose	Metastasenleber	Primär biliäre Cirrhose
GPT	um 40 U/l	um 28 U/l	um 40 U/l
GLDH	um 2 U/l	um 17 U/l	um 50 U/l
LDH	um 200 U/l	um 400 U/l	um 250 U/l
AP	um 200 U/l	um 750 U/l	um 800 U/l
y-GT	um 200 U/l	um 1000 U/l	um 350 U/l
GOT + GPT/GLDH	45	4,5	1
y-GT/GOT	4	20	7
Plasmaproteine	IgA relativ erhöht	normal oder IgG erhöht	IgM stark erhöht
Mitochondr. AK	1 %	0—1 %	80—100 %

In Tabelle 16 sind noch einmal die Funktionsmuster von alkoholtoxischen Cirrhosen, Metastasenlebern und primären biliären Cirrhosen miteinander gegenübergestellt. Neben dem meist starken Anstieg der γ-GT und auch der AP zeigt die Metastasenleber gegenüber der alkoholtoxischen Cirrhose typischer Weise relativ hohe Anstiege der GLDH. Damit sinkt der Transaminase-GLDH-Quotient auf sehr niedere Werte. Besonders geringe Werte dieses Quotienten werden aber auch bei der primären biliären Cirrhose getroffen. Wenn diese Differentialdiagnose in Betracht kommt, können Anstiege der LDH sowie Veränderungen der Immunglobuline und der Nachweis mitochondrialer Antikörper zum diskriminierenden Faktor werden.

Selbst bei dieser sehr schematischen Darstellung sollte erkennbar werden, daß sich mit Leberfunktionsproben eine differenzierte Diagnostik durchführen läßt. Es ist hierfür keineswegs notwendig, alle oder auch nur einen großen Teil der in den Tabellen demonstrierten Parameter zu bestimmen. Durch die Anamnese und den klinischen Befund sind in der Regel die in Betracht zu ziehenden Möglichkeiten bereits so stark eingeschränkt, daß die Bestimmung weniger Funktionsproben genügt, um die Differentialdiagnose zu erleichtern oder zu entscheiden. Nur in Einzelfällen wird es notwendig sein, die Möglichkeiten der Funktionsdiagnostik voll auszuschöpfen.

Wesentlicher als die Zahl der Bestimmungen ist die Interpretation der Ergebnisse. Für eine Plus- oder Minusdiagnostik ist der Aufwand zu groß. Der Wert der Funktionsdiagnostik wird erst dann deutlich, wenn nicht nur das Vorhandensein oder Ausmaß der Veränderung beurteilt wird, sondern auch ihre unterschiedlichen Relationen bei den verschiedenen Krankheitsbildern analysiert und zu dem klinischen Bild in Beziehung gesetzt werden.

Es sind hier die gleichen Regeln anzuwenden, die auch den Pathologen bei der Interpretation eines Leberpunktates leiten. Auch sein Urteil beruht auf der Korrelation verschiedener Parameter, wie Ausmaß und Lokalisation des Parenchymzellschadens, Stärke der entzündlichen Reaktion, Ausmaß und Art der Bindegewebsvermehrung usw. und wird noch differenzierter, wenn auch die klinischen Befunde zur Interpretation des Punktates herangezogen wurden.

Der wesentliche Unterschied zur Funktionsdiagnostik ist allein, daß uns die histologische Diagnose vom Pathologen fertig geliefert wird, während wir die klinisch-chemischen Befunde allein interpretieren müssen.

Normbereiche und Befundmuster
bei angeborenen und erworbenen Koagulopathien

Róka, L. (Inst. für Klin. Chemie u. Pathobiochemie, Univ.-Kliniken Gießen

Referat

Wir können den Funktionszustand der Hämostase nicht daran erkennen, ob die dafür notwendigen Bestandteile in ausreichender Menge vorhanden sind, wir müssen vielmehr prüfen, ob ein provozierter Einsatz funktioniert. Genau wie Polizei, Feuerwehr und Militär immer wieder durch Einsatzübungen und Manöver auf ihre Funktionsfähigkeit geprüft werden, lassen sich verschiedene Einsatzversuche für die Hämostase benutzen. Dazu gehört die Blutungszeit, das TEG und die Messung der einzelnen Gerinnungsaktivitäten einschließlich der Plättchenfunktion. Jedoch muß man berücksichtigen, daß in der hier angegebenen Reihenfolge die Manöverbedingungen sich immer weiter vom realen Einsatz entfernen. Die Überprüfung der funktionellen Einsatzbereitschaft der Hämostase ist daher nur in eingeschränktem Umfang möglich. Als weitere Schwierigkeit zur Beurteilung der Hämostase kommt hinzu, daß die heute benutzten Methoden in der Regel noch nicht standardisiert sind, so daß die in den einzelnen Laboratorien gemessenen Absolutwerte nicht ohne weiteres miteinander verglichen werden können. Als Normalbereiche werden daher seltener Absolutwerte, sondern in der Regel Prozente der Norm benutzt. Die zur Festlegung der Normalbereiche benutzten Gruppen von Gesunden sind der Regel zufällig ausgewählt, häufig ohne Rücksicht auf Alter und Geschlecht. Dazu kommen methodische Unzulänglichkeiten: Wahl verschiedener Reagenzien, unterschiedliche Methodenvarianten, abweichende Gewinnung des Ausgangsmaterials insbesondere Art, Menge und Konzentration der Antikoagulatien, Venen- oder Kapillarblut und die jeweils benutzte Meßapparatur einschließlich der Art der Dosierung beeinflussen die Qualität der Ergebnisse. Schließlich kommt hinzu, daß die Gerinnungsfaktoren, soweit es sich um Enzyme oder Proenzyme handelt, nicht über die für die Enzymbestimmung üblichen kinetischen Methoden bestimmt und nicht in internationalen Einheiten angegeben werden können. Das beruht darauf, daß wir für einzelne Enzymreaktionen noch über keine direkt erkennbare Indikatorreaktion verfügen, in der Regel benutzen wir als Indikatorreaktion die Fibringerinnung und verbinden Meßreaktion und Indikatorreaktion über die physiologischerweise in der Gerinnungskascade vorhandenen Reaktionsglieder. Wir operieren also mit zahlreichen Unbekannten und nicht standardisierten Reaktionspartnern. Das hat zwar den Vorteil, daß wir die Funktion im weitgehend biologischen Milieu prüfen, es führt aber dazu, daß zwischen gemessener Gerinnungszeit und Aktivität eines Faktors keine enzymkinetisch ableitbare Relation besteht. Vielmehr müssen empirische Beziehungen ermittelt werden. Am besten soll die in Abb. 1 angegebene log-log-parabol-Funktion zutreffen [1]. In der Praxis weicht man auf empirisch erstellte Eichkurven aus.

$$\log t = b_0 + b_1 \log c + b_2 \cdot (\log c)^2$$

t = Gerinnungszeit
c = Konzentration des Gerinnungsfaktors

A. Uldall..... Scand. J. clin. Lab. Inv.
29 : 417 (1972).

Abb. 1

Erst neuerdings ist ein spezifisches Substrat entwickelt worden (Abb. 2), dessen Spaltung durch Thrombin im kinetischen Test direkt gemessen werden kann. Neben Thrombin kann mit diesem Substrat auch Prothrombin und Antithrombin bestimmt werden [2]. Diese Methode ist erst in Erprobung, die Ermittlung der Normalbereiche noch nicht abgeschlossen.

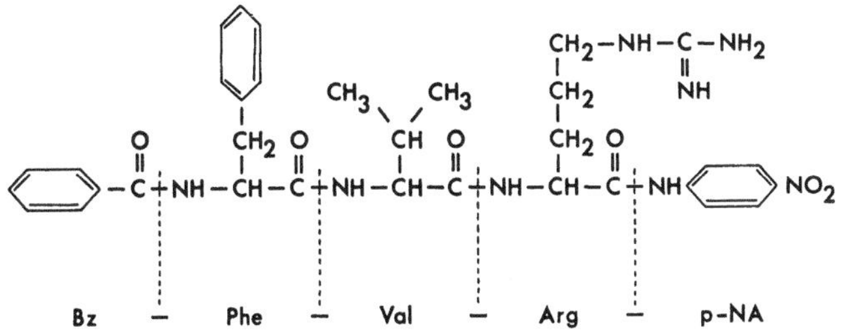

Bz — Phe — Val — Arg — p-NA

Abb. 2

Praecision von Tag zu Tag
(Normalbereich)

	VK %	Lit.
Thrombinzeit	4,6	(1)
APTT	5,5	(1)
Fibrinogen (g/l)	8,2	(1)
Thrombotest	3,0	(2)
Faktor V	5 - 9	(3)

(1) H. Zoller...... Z. Klin. Chem., Klin. Biochem. 13 : 75 (1975)
(2) A. Uldall...... SJCLAY 29: 413 (1972)
(3) T.W. Gedde-Dahl,... SJCLAY 35: 25 (1975)

Abb. 3

	$\bar{x} \pm s$		$Q \frac{(\bar{x} - x)^2 \text{ aller Patienten}}{(\bar{x} - x)^2 \text{ Einzelpatienten}}$
Plättchen x $10^{-3}/\mu l$	184 ±	32	38,67
Fibrinogen g/L	2,7 ±	0,5	37,76
Thrombotest %	85 ±	12	22,70
Faktor VIII %	99 ±	25	3,70
Plasminogen U/ml	12,1 ±	1,1	3,20

aus: I. Ygge: Scand. J. Haemat, 6: 343 (69)

Abb. 4

So möchte ich die heutige Situation in einigen Thesen zusammenfassen:
1. Als Präzision der Gerinnungsmethoden läßt sich ein Variationskoeffizient unter 10% erreichen (Abb. 3).
2. Die gemessenen Einzelwerte innerhalb der Normalbereiche verteilen sich in der Regel normal, wenn auch nicht immer ganz typisch (Abb. 3).
3. Über längere Zeitspannen bestimmte Gerinnungsaktivitäten bei ein und demselben Patienten können deutlich stabiler sein als die interindividuellen Schwankungen in einem Normalkollektiv. Das läßt sich z. B. durch den Quotienten der mittleren Abweichungsquadrate zwischen Kollektiv und Einzelindividuum

angeben (Abb. 4). Je größer dieser Wert, um so stärker ist die Variation in der Gruppe gegenüber der Variation beim einzelnen Individuum. Ein niedriger Quotient kann entweder darauf beruhen, daß die Variation sowohl beim Einzelindividuum als auch interindividuell niedrig ist, wie z. B. bei Plasminogen. Wir erhalten aber ebenfalls einen niedrigen Quotienten, wenn die intra- sowohl wie die interindividuelle Schwankung sehr groß ist, wie z. B. die Faktor VIII-Aktivität [4].

4. Bei der Ermittlung der Werte eines Individuums im Verlauf der Zeit sind noch zyklische Veränderungen zu berücksichtigen [4].

5. Schließlich muß noch die Alters- und Geschlechtsabhängigkeit berücksichtigt werden (Abb. 5) [5].

6. Dennoch lassen sich für einige Gerinnungsfaktoren absolute Konzentrationen in Mol/l angeben, wobei in der Regel immunologische Konzentrationsbestimmungen benutzt werden (Abb. 6) [6].

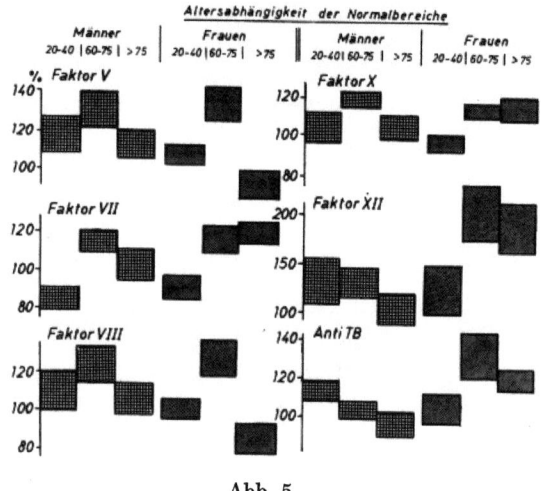

Abb. 5

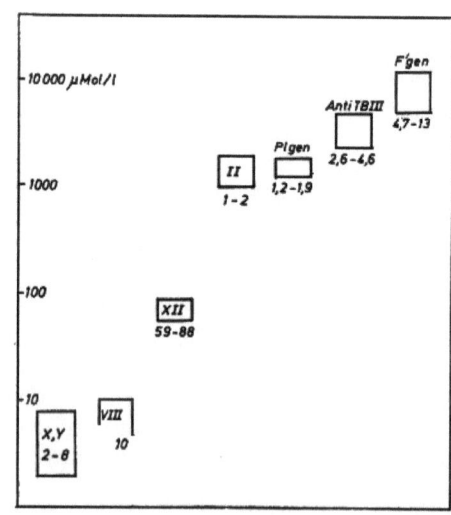

Abb. 6

Ich werde nun in einer raschen Folge Normalbereiche für verschiedene Meßwerte zeigen, um Ihnen einen flüchtigen optischen Eindruck zu vermitteln, welche Probleme uns hierbei begegnen.

Die Blutungszeit ist der Versuch, den physiologischen Einsatz der Hämostase weitgehend zu imitieren. Die technische Lösung dieses Einsatzmanövers ist jedoch noch unzureichend, so daß zwischen normal und pathologisch keine sehr präzise Abgrenzung möglich ist (Abb. 7), obwohl Werte über 7 min als pathologisch anzusehen sind, bleiben die Grenzwerte zwischen 5 und 7 min problematisch. Beim Neugeborenen ist die Blutungszeit kürzer. Die Grenze des Normalbereiches wird mit 2 min angegeben.

Ein wichtiges Hämostasewerkzeug sind die Blutplättchen. Für die Normalzahl von Plättchen liegen sehr unterschiedliche Angaben vor (Abb. 8). Die Plättchenzahl der fertilen Frauen liegen höher als die der Männer, im späteren Alter gleichen sich die Werte aneinander an, beim Neugeborenen ist die Plättchenzahl niedriger als beim Erwachsenen [7]. Die große Streubreite des Normalbereiches der Plättchenzahl führt dazu, daß die Bestimmung der Plättchenzahl in einer Zufallsprobe systematischen Blutes feine Änderungen nicht erkennen läßt.

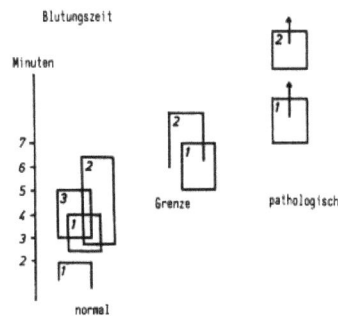

Abb. 7

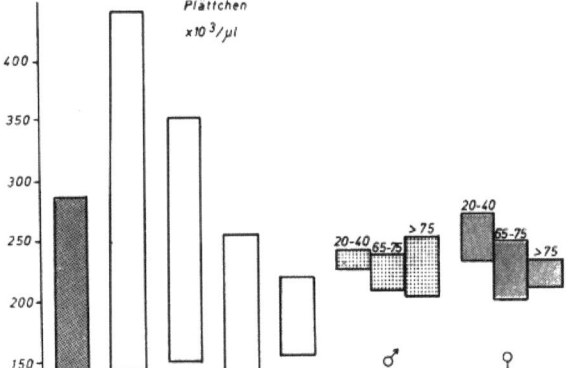

Abb. 8. Schraffierte Säule: Neugeborene, 1: (7), 2: (14), 3: (3), 4: (4), 5: (5)

Neben der Plättchenzahl liefern die Verweildauer der Plättchen im pheripheren Blut, die Plättchenadhäsion, die Plättchenaggregation [8] und die Plättchenausbreitung [9] zusätzliche Informationen über die Plättchenfunktion (Abb. 9). Die Elimination der Plättchen aus dem zirkulierenden Blut erfolgt normalerweise über einen gemischt linear-exponentiellen Verlauf, mit einer Halbwertzeit von $7,6 \pm 0,46$ Tagen [10]. Pathologisch kann die Elimination beschleunigt, verlangsamt und nach rein exponentieller Eliminationskinetik verschoben sein.

Ein weiteres wichtiges Einsatzverfahren zur Prüfung des Hämostasesystems ist die Thrombelastographie. Auch hier werden in der Literatur verschiedene Normbereiche angegeben (Abb. 10).

Prozentwerte einzelner Gerinnungsfaktoren demonstriert Abb. 11 mit Streuung und Variation der Geschlechter.

Fibrinogen, obwohl es mit klassischen chemischen Analysenverfahren bestimmt werden kann, zeigt ebenfalls einen breiten Normalbereich, Abb. 12, die Werte für den Neugeborenen liegen niedriger als für Erwachsene.

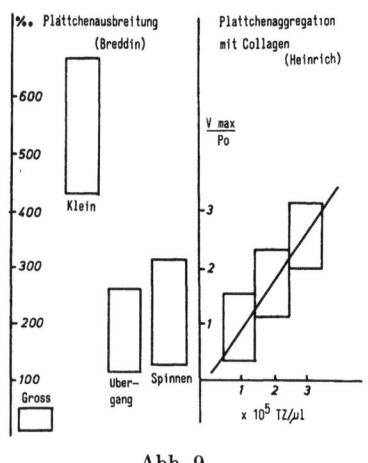

Abb. 9

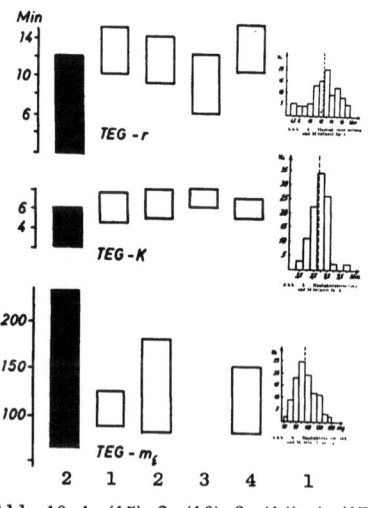

Abb. 10. 1: (15), 2: (16), 3: (14), 4: (17)

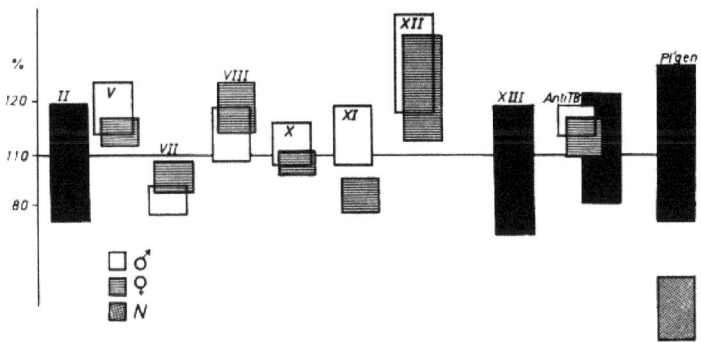

Abb. 11

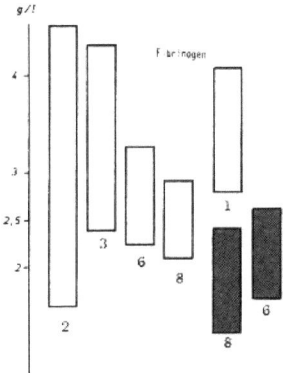

Abb. 12. Schraffierter Balken: Neugeborene, 1: eigene Befunde, unveröffentlicht, 3: (18), 6: (3), 8: (7)

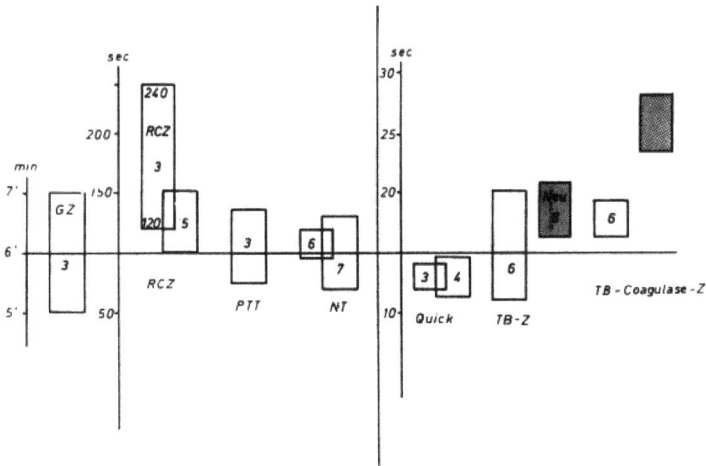

Abb. 13. 3: (18), 5: (14), 6: (3), 7: Normotestbroschüre, 4: Testfibel, Boehringer

Auch für die zur Untersuchung des Gerinnungssystems wichtigen Meßreaktionen müssen Normalbereiche verfügbar sein, um gemessene Ist-Werte mit den Soll-Werten vergleichen zu können (Abb. 13).

Versucht man den Normalbereich des Hämostasesystems auf eine möglichst einfache Form zu bringen, dann kann man nach Heene mit 5 Größen auskommen (Abb. 14) [11], bei einem normalen PTT sind in der Regel auch die Thrombinzeiten normal, so daß man sich zunächst mit 4 Größen begnügen kann.

Bevor ich mich den Befundmustern der einzelnen Hämostasestörungen zuwende, soll eine Zusammenstellung von Heene zeigen, welchen Stellenwert die einzelnen Hämostasestörungen haben (Abb. 15) [11]. Die erworbenen Störungen übersteigen die kongenitalen bei weitem, wobei die disseminierte intravasale Gerinnung insgesamt die häufigste Hämostasestörung ist. Unter den angeborenen Mangelsituationen haben v. Willebrandt und Hämophilie A die größten Anteile.

Ich werde im folgenden verschiedene Befundmuster vorstellen, sie sind jeweils Synopsen mehrerer unterschiedlicher Bestimmungsmethoden. Ich möchte davor

Normal – Pattern

Plattchenzahl	> 150 000
Blutungszeit	< 5 Minuten
Quick	> 50% der Norm
PTT	< 50 Sekunden
(TB-Zeit	< 25 Sekunden)

nach D.L. Heene

Abb. 14

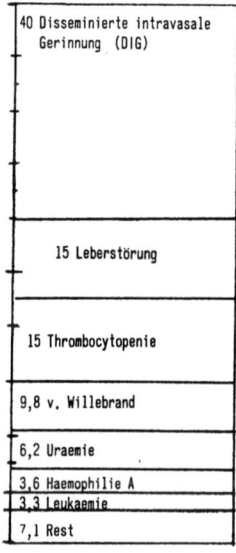

Prozentuale Verteilung der Haemostasestorung
n = 332 = 7,3 % der stationaren Patienten der Med. Klinik der JLU Giessen 1971 nach D.L. Heene und G. Schwabe

- 40 Disseminierte intravasale Gerinnung (DIG)
- 15 Leberstörung
- 15 Thrombocytopenie
- 9,8 v. Willebrand
- 6,2 Uraemie
- 3,6 Haemophilie A
- 3,3 Leukaemie
- 7,1 Rest

Congenital : 14,5 %
Erworben : 85,5 %

Abb. 15

aber darauf aufmerksam machen, daß noch andere Befundmuster benutzt werden können, z. B. die graphische Darstellung eines zeitlichen Ablaufes. Hierfür ist die TEG-Kurve ein Beispiel. Auch die Änderung des Blutspiegels eines Gerinnungsfaktors im zeitlichen Ablauf einer Hämostasestörung kann als Befundmuster benutzt werden. Hier läßt sich z. B. der prospektiv berechnete und tatsächlich beobachtete Verlauf miteinander in Beziehung setzen. Zur Berechnung des Verlaufes müssen die normalen Verweildauern der einzelnen Gerinnungskomponenten im zirkulierenden Blut bekannt sein (Abb. 16) [12]. Nun zu den eigentlichen Befundmustern:

Durch Kombination der 4 Meßgrößen, Plättchenzahl, Plättchenverweildauer, Blutungszeit und Blutungsmenge, läßt sich eine Befundmatrize zusammenstellen,

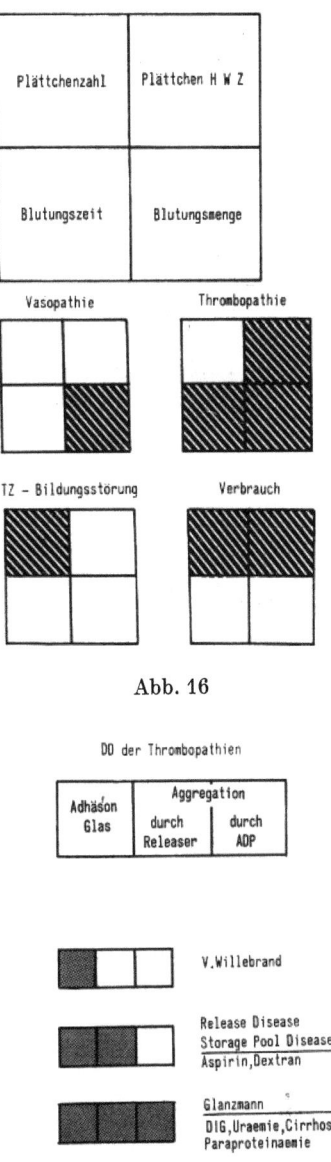

Abb. 16

Abb. 17

von der Abb. 16 ein Befundmuster zeigt. Nicht nur die pathologischen, sondern auch die normalen Befunde sind wichtig, und erst die Kombination beider ergibt das charakteristische Matrizenmuster. Abb. 17 zeigt, daß zur Differentialdiagnose der Thrombopathien die Kombination von 3 Methoden eine Gruppenunterteilung ermöglicht, wobei sich die v. Willebrandtsche Erkrankung abgrenzen läßt, wäh-

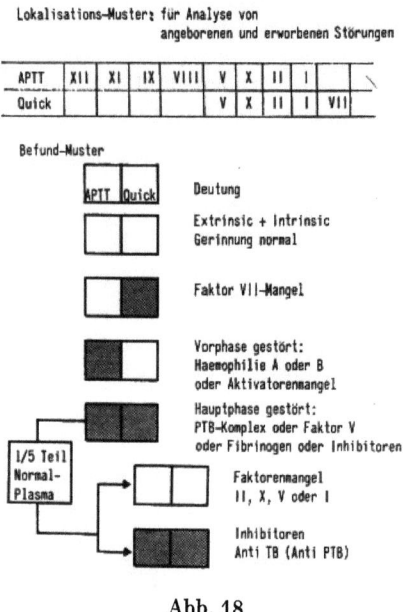

Abb. 18

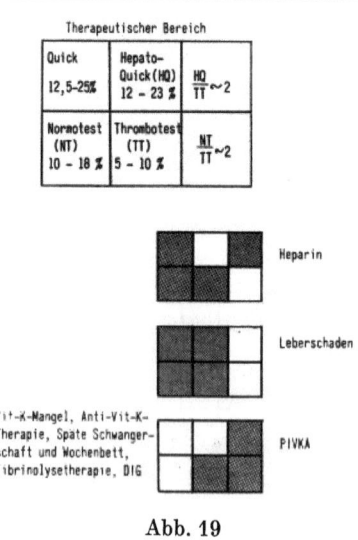

Abb. 19

rend die beiden anderen Gruppen sowohl angeborene wie erworbene Defekte enthalten. Ein weiteres Lokalisationsmuster für die Analyse angeborener und erworbener Störungen ist der Vergleich von aktivierter partieller Thromboplastinzeit und Quickzeit (Abb. 18). Neben gemeinsamen Komponenten mißt jede von beiden jeweils andere zusätzliche Komponenten, so daß die Kombination dieser beiden Teste vier verschiedene Aussagen zuläßt, als Mischtest mit Normalplasma ist noch eine weitere Differenzierung möglich. Durch Vergleich von Faktor VIII-Aktivität und Faktor VIII-Antigenität lassen sich Hämophilie A-Patienten, Konduktorinnen und v. Willebrandt-Patienten abtrennen [6]. Ein weiteres Diagnosemuster zur Differenzierung des Prothrombinkomplexes zeigt Abb. 19. Diese Diagnosematrize kann der Kontrolle der Antivitamin K-Therapie zugrunde gelegt werden. Neben den einzelnen Meßwerten können auch Quotienten zur Ausstellung von Befundmatrizen benutzt werden.

Als weitere Möglichkeit zur Abgrenzung von Vitamin K-Mangel und Leberschaden kann der Quotient aus Faktor II-Aktivität und Faktor II-Konzentration benutzt werden [13].

Als Konsequenz aus der Zusammenstellung von Befundmustern gelangt man zu einer Art Gesamtmatrize aus 23 Analysen (Abb. 20), auf die einzelnen Hämostasestörungen angewandt, ergeben sich jeweils typische Muster (Abb. 21). Bei jeden einzelnen Mustern unterscheidet sich das Verhältnis zwischen normal und pathologischem Befund; die erworbenen Störungen weisen grundsätzlich mehrere pathologische Befunde auf als die angeborenen, die disseminierte intravasale Gerinnung sticht durch eine Fülle von pathologischen Werten deutlich heraus, und die Thrombophilie gibt sich mit unseren bisherigen Methoden nur ganz dürftig zu erkennen. Neben der eindimensionalen Ja-Nein-Entscheidung sind in diesen Matrizen auch noch unsichere Entscheidungen eingezeichnet, nämlich diejenigen, die je nach der Ausprägung einer Störung pathologisch ausfallen können oder noch im Normalbereich sind. Diese Glieder einer Matrize müssen für die jeweils angegebenen Diagnosen eliminiert werden, so daß sich für diese entsprechenden Diagnosen die Matrizen automatisch verkleinern.

Wegen der großen Bedeutung der disseminierten intravasalen Gerinnung für die Klinik möchte ich noch mit ein paar Worten darauf eingehen. Wir unterscheiden 3 Typen (Abb. 22), die akute, die chronische und die durch Kombination mit anderen Gerinnungsstörungen atypische disseminierte intravasale Gerinnung. Die typische akute disseminierte intravasale Gerinnung verläuft in drei aufein-

Haemorrh. Diathese	Plättchen- zahl	Quick	VIII Konz.	TB-Zeit
Blutungs- zeit	Adhaesion Glas	APTT	VIII Akt.	TB-Coagu- lase Zeit
XIII Konz.	Aggrega- tion Collagen	Hepato- Quick (HQ)	F'gen	Anti TB III Konz.
	Aggregation ADP	Thrombo- test (TT)	Lyse	Para- coagu- lation
	TEG r	HQ TT	TEG m_ℓ	Spontan- Aggrega- tion

Abb. 20

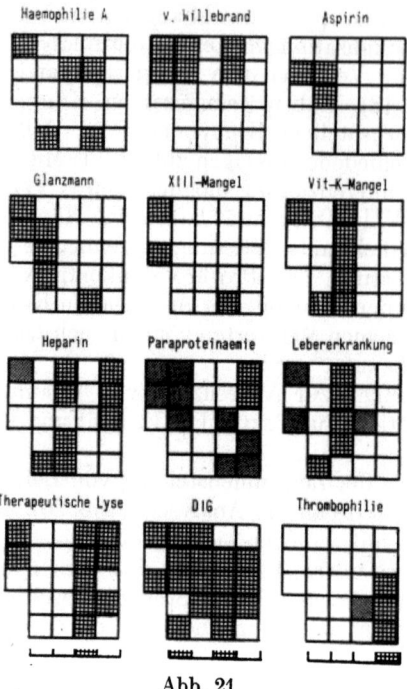

Abb. 21

	DIG akut	DIG chronisch	DIG mit anderen Haemostase-storungen kombiniert
phasenhafter Verlauf	Deutlich	nicht erkennbar	atypisch
als 1. Startphase	Hypercoagulopathie		durch Faktorenmangel infolge Bildungsstorung verändert
2. Verbrauchsphase	Verbrauch + Mikro-thrombosierung	Verbrauch durch Er-satz (partiell) kompensiert.	
3. Reaktive Hyper-fibrinolyse	Hypo (-bis A-) coagulation	Mikrothrombosierung und Hyperfibrinolyse gleichzeitig.	wenig ausgeprägt bis überschiessend.

Abb. 22

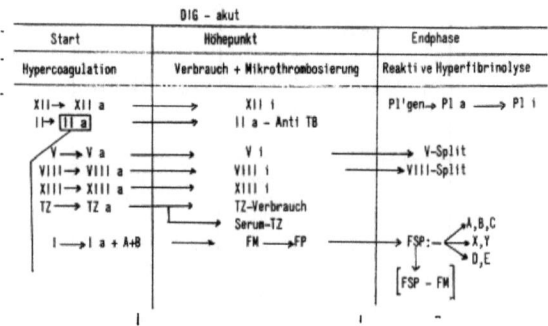

Abb. 23

anderfolgenden Phasen (Abb. 23). Die für jede Phase charakteristischen pathobiochemischen Veränderungen müssen sich auch in unterschiedlichen Befundmatrizen manifestieren. Abb. 24 zeigt die Befundmatrizen der 3 Stadien der disseminierten intravasalen Gerinnung, die dadurch charakterisiert sind, daß die Anzahl der pathologischen Befunde laufend zunimmt.

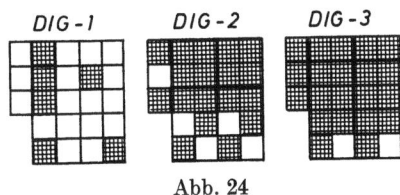

Abb. 24

Ich konnte nur einen flüchtigen Eindruck vermitteln, mit welchen Methoden auf dem Gebiete der Hämostasiologie versucht wird, zu brauchbaren Normalgrößen und zu charakteristischen Befundmustern zu kommen. Wir stehen noch am Anfang, insbesondere fehlt noch die Auswertung von Belastungsproben und zeitlichen Verlaufmustern sowie die weitere Aufgliederung der pathologischen Befunde, etwa Abweichungen nach oben oder nach unten vom Normbereich und das jeweilige Ausmaß der Abweichungen vom Normalbereich.

Dennoch müssen wir uns klar darüber sein, daß wir bereits viel mehr Einzelstörungen differenzieren als wir mit unseren gezielten therapeutischen Maßnahmen behandeln können. Für die klinische Medizin bleibt die Diagnose nur ein Zwischenaufenthalt, während das eigentliche Reiseziel immer die erfolgreiche Behandlung sein muß.

Literatur

1. Uldall, A., Dybker, R., Lauritzen, M., Rolighed, K.: Scand. J. clin. Lab. Invest. **29**, 417 (1972). — 2. Svendsen, L., Blombäck, B., Blombäck, M., Olsson, P. I.: Synthetic chromogenic substrates for determination of trypsin, thrombin and thrombin-like enzymes. Thrombosis Research Vol. 1, 267 (1972). — 3. Maus, W.: Untersuchungen zur Fibrinogen-Fibrin-Umwandlung bei Patienten mit einer Paraproteinämie, einer Streptokinase-induzierten Fibrinolyse und bei Neugeborenen. Doktorarbeit Gießen 1974. — 4. Ygge, J.: Scand. J. Haemat. **6**, 343 (1969). — 5. Hamilton, P. J., Allardyce, M., Ogston, D., Dawson, A. A., Dougles, A. S.: J. clin. Path. **27**, 980 (1974). — 6. Schwick, H. G., Trobisch, H., Heimburger, N.: Leistungsfähigkeit und Grenzen immunologischer Methoden in der Gerinnungsdiagnostik. Internist (Berl.) **14**, 160 (1973). — 7. Landbeck, G.: Die Blutstillung bei Neugeborenen und Frühgeborenen. In: Handbuch der Kinderheilkunde, Bd. 1 und 2 (Hrsg. H. Opitz, F. Schmid), S. 456. Berlin-Heidelberg-New York: Springer 1971. — 8. Heinrich, D.: Persönliche Mitteilung. — 9. Krzywanek, H. J., Breddin, K.: Ärztl. Lab. **20**, 365 (1974). — 10. Kummer, H., Bucher, U.: Schweiz. med. Wschr. **101**, 1520 (1971). — 11. Heene, D. L., Schwabe, G.: Laboratory diagnosis of plasma coagulation defects. Proceedings of the XIII. World Congress of Anatomic and clinical Pathology. Munich, 12—16. Sept. 1972. Excerpta med. (Amst.) Sect. V, p. 114. — 12. Bowie, W. E. J., Thompson, J. H., Didisheim, J. P., Owen, C. A.: Transfusion (Philad.) **174** (1967). — 13. Oehler, G., Bleyl, H., Bischoff, B., Henk, R.: Verh. deutsch. Ges. inn. Med. **80**, 1452 (1974). — 14. Oehler, W. G. A.: Leitfaden der Blutstillungs- und Blutgerinnungsstörungen. Baden-Baden-Brüssel: Witzstrock GmbH 1971. — 15. Walther, G., Vollhard, E.: Medizin **651** (1955). — 16. Beller, F. K., Koch, F., Mammen, E.: Blut **2**, 112 (1956). — 17. Hartert, H.: Thrombelastography. In: Thrombosis and Bleeding Disorders. Stuttgart: Thieme 1971. — 18. Pflugshaupt, R.: Chemische Rundschau, 25. Jg., Nr. 17.

Normbereiche und Befundmuster bei Nierenkrankheiten

Schirmeister, J. (Stadt Karlsruhe, Krankenanstalten, I. Med. Klinik)

Referat

Das gestellte Thema könnte dazu verleiten, lehrbuchmäßig die Normalbereiche der Serumkonzentrationen und der Harnausscheidungsgrößen aller von der Niere zu regulierenden Substanzen zu besprechen. Dies wäre aber genauso monoton wie es oft das funktionelle Verhalten der Niere bei ganz unterschiedlichen Nephropathien ist. Vielmehr möchte ich die Betonung auf diejenigen Parameter legen, die den Alltag in Praxis und Klinik bestimmen, die für uns heute selbstverständliches Handwerkszeug sind, obwohl nicht in jedem Fall dessen unzweifelbare Tauglichkeit gesichert ist.

Dies wird schon durch das Vorkommen von organischen Nephropathien ohne *Proteinurie*, dem ältesten Harnzeichen einer Nierenerkrankung, demonstriert, — wie z. B. Nierentumoren, Cystennieren oder der großen Gruppe chronischer Pyelonephritiden mit nur intermittierender Proteinurie [14, 43]. Da auch der Gesunde Eiweiß ausscheidet, in 24 Std aber nicht mehr als etwa 150 mg [43], wird nach Übereinkunft von Proteinurie gesprochen, wenn dieser Betrag in 24 Std überschritten wird. Die *qualitativen* Fällungsmethoden (z. B. Hitzedenaturierung + Essigsäurezusatz, Sulfosalicylsäure, Pikrinsäure) zeigen bereits sehr geringe Eiweißkonzentrationen von 5 bis 10 mg/100 ml an und können dadurch bereits positiv im Bereich der physiologischen Harneiweißausscheidung werden, also ,,falsch-positive" Indikatoren einer pathologischen Proteinurie sein. Außerdem reagieren sie ,,falsch-positiv" mit Nicht-Eiweißen im Harn, wie z. B. Röntgen-Kontrastmitteln oder Tolbutamid. Hiervon ist frei die qualitative Harneiweißbestimmung (Papierstreifen, Tabletten) mit Tetrabromphenolblau [12, 13], die auf einer Reaktion dieses Farbindikators überwiegend mit Albuminen beruht und Konzentrationen von 15 bis 25 mg/100 ml noch erfaßt, im allgemeinen jedoch nicht mehr den Bereich der physiologischen Harneiweißausscheidung. Da selbst bei kleinem Volumen hypertonen Harnes des Gesunden die Eiweißkonzentration nicht größer als 10 bis 20 mg/100 ml ist, zeigt der Befund einer höheren Konzentration in irgendeiner Harnprobe eine echte Proteinurie an.

Die *quantitative* Messung mit einer der üblichen Methoden [24] kann diagnostisch nur orientierende Hinweise auf bestimmte Nephropathien geben. So entspricht [43] eine *schwere* Proteinurie (mehr als 4 g/24 Std) einer Nierenerkrankung mit deutlich gesteigerter glomerulärer Permeabilität. Hierzu gehören z. B. die verschiedenen Formen der akuten und chronischen Glomerulonephritis, die ,,Lipoid-Nephrose" des Kindes, die interkapilläre Glomerulosklerose bei Diabetes mellitus, das Nierenamyloid, die maligne Nephrosklerose, die Nephropathie bei Lupus erythematodes und Plasmozytom sowie die Nierenvenenthrombose.

Eine *mäßige* Proteinurie (etwa 0,5 bis 4 g/24 Std) kann auch bei den genannten Krankheiten bestehen, findet sich aber häufiger bei chronischer Pyelonephritis oder Hypertonie mit Nephrosklerose.

Die *geringe* Proteinurie ($< 0,5$ g/24 Std) kommt häufiger bei Tubulopathien, Cystennieren, Pericarditis constrictiva, in dem Latenzstadium einer chronischen Glomerulonephritis oder im Ausheilungsstadium einer akuten Glomerulonephritis und bei den sog. funktionellen Proteinurien vor (Lordose, Orthostase, Fieber, Erregung etc.).

Mittels der *Urin-Discelektrophorese* [3, 35] erlaubt der quantitative Vergleich unterschiedlich großer Proteingruppen eine hinweisende Differenzierung hinsichtlich der Ursache der Proteinurien. Diese Methode ist zwar noch speziellen Laboratorien vorbehalten, stellt aber eine wesentliche Bereicherung des methodisch-diagnostischen Vorgehens bei Proteinurien dar.

Zur *zellulären* Harnuntersuchung gehört das Mikroskop. Dieses würde aber nicht zum Thema gehören, wenn nicht die klinische Chemie Methoden (Papierstreifen) entwickelt hätte, die als semiquantitative Verfahren Gültigkeit als Suchtests auf vermehrte Erythrozytenausscheidung [4] oder signifikante Bakteriurien haben. Da sich deren heute jeder bedient, müssen diese Verfahren auch hier zumindest erwähnt werden, wenn sie auch das Mikroskop nie ersetzen können.

Garrod [16] stellte 1848 erstmals fest, daß eine *Hyperurikämie* oft bei chronischen Nierenerkrankungen zu finden ist. Verschiedentlich wurde später geprüft, ob die Serumharnsäurekonzentration als Frühindikator einer Nierenfunktionseinschränkung gelten kann. Dies ist nicht der Fall [19]. Bei 882 chronischen Nierenkranken registrierten Sarre u. Merz [45] nur in 13% der Fälle einer Harnsäurekonzentration im Plasma von mehr als 6,5 mg-%. Mit der enzymatischen Urikasemethode gelten die normalen Mittelwerte für Männer 4,86 mg-% (2,08 bis 7,64 mg-%) und für Frauen 4,18 mg-% (1,82 bis 6,54 mg-%) [30]. Während der Normalwert für den gesunden Mann lebenslang praktisch unverändert bleibt, ist er bei der Frau bis zur Menopause niedriger und gleicht sich dann an [30]. Die Befundkonstellation einer Niereninsuffizienz mit Serumharnsäurekonzentration > 12 mg-% muß also in erster Linie auch bei fehlender Adipositas an eine Gicht-Nephropathie denken lassen, die in den meisten Fällen familiär-anamnestisch gesichert werden kann. Eine diagnostisch wichtige Hilfe ist die Harnsäurekonzentration zur Früherkennung einer Schwangerschaftstoxikose (Tabelle 1). Während

Tabelle 1. Siehe Text

POLLAK 1961	$S_U -$	n
Normale Gravide	3,6 mg%. ± 0,7	30
Präeklampsie	6,4 mg%. ± 1,7	35

bei normaler Gravidität die Serumharnsäure — durch Zunahme der glomerulären Filtrationsrate — ebenso wie Kreatinin oder Harnstoff erniedrigt gefunden werden, liegt demgegenüber der Harnsäurespiegel bei bioptisch gesicherten Schwangerschaftsnephropathien erhöht [39].

Obwohl es seit der vergleichenden Untersuchung von Mosenthal u. Miller (1917) bekannt war, daß Anstiege des Rest-Stickstoffes überwiegend durch den Anstieg des Harnstoff-Stickstoffes bedingt sind, dieser also der feinere Parameter zur Feststellung einer Nierenfunktionseinschränkung ist, scheiterte lange Zeit die routinemäßige Harnstoff-Bestimmung an methodischen Schwierigkeiten, die heute überwunden sind. Die enzymatische Harnstoff-Bestimmung mit der Urease-Methode hat die Rest-N-Bestimmung nach Kjeldahl abgelöst und wird vielerorts als Suchtest zur frühzeitigen Erfassung einer Nierenfunktionseinschränkung verwandt, obwohl es wiederum seit Popper u. Mitarb. (1938) bekannt ist, daß hierfür die Bestimmung des Plasma- oder Serumkreatinins empfindlicher ist.

Wir überprüften [50] eingehend diese Angaben der älteren Literatur und verglichen simultan (Abb. 1) die Serumkonzentrationen von Harnstoff und Kreatinin in deren niedrigen Bereichen. Man sieht, daß in vielen Fällen der Serumkreatininwert schon erhöht ($> [\bar{x} + s]$) gefunden wird, während der Serumharnstoffwert diese Grenze noch nicht überschreitet. Serumkreatinin ist deshalb als Indikator

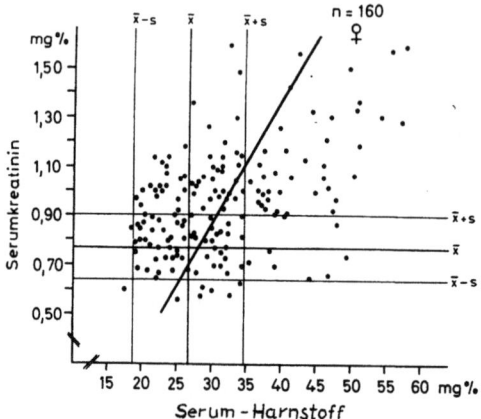

Abb. 1. Die simultan bestimmten Werte von Kreatinin und Harnstoff im Serum bei 160 ambulanten Patientinnen. Einzelwerte mit der Regressionsgeraden [50]

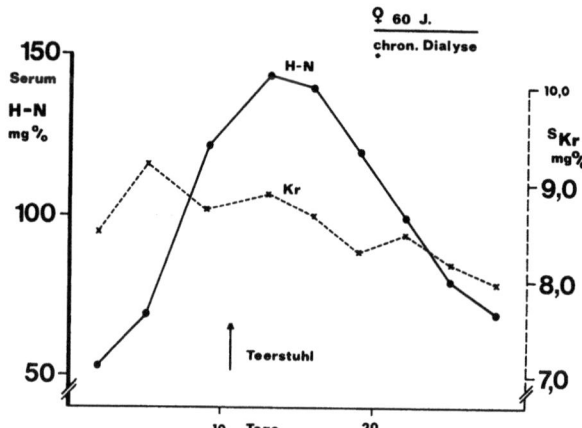

Abb. 2. Bei unveränderter Nierenfunktion (S_{Kr}) massiver Anstieg der Serum-Harnstoffkonzentration durch endogene Mehrproduktion

für die Nierenfunktion spezifisch (Abb. 2), weil es praktisch von der Eiweißzufuhr [1] und auch dem endogenen Eiweißzerfall (z. B. intestinale Blutung) unabhängig ist, während der Serumharnstoff dadurch trotz unveränderter Nierenfunktion auffällig beeinflußt wird [2].

Einer verbreiteten praktischen Ausnutzung des Vorteiles der S_{Kr}-Bestimmung standen wohl auch die unterschiedlichen Mittel- und oberen Normwerte bei Nierengesunden entgegen, die in Abhängigkeit von der angewendeten Bestimmungsmethode gefunden wurden (Übersichten bei [9—11, 29, 51]). Die in der Literatur angegebenen oberen Normwerte schwanken zwischen 1 bis 1,60 mg-%. Nach der hierzulande bevorzugten Jafféschen Farbreaktion mit der Methode von Popper u. Mitarb. (1937), die unspezifisch die Kreatinin-Chromogene erfaßt, fanden wir [51] den S_{Kr}-Mittelwert für Männer 0,93 mg-%, Bereich 0,66 bis 1,1 mg-%, 2s ± 0,22 und für Frauen 0,77 mg-%, Bereich 0,60 bis 1 mg-%, 2s ± 0,27. Damit identisch lagen die Werte des „wahren" Kreatinins anderer Autoren [11] (Tabelle 2). Mit der Popper-Methode werden offenbar die sog. Nicht-Kreatinin-Chromogene nur noch gering erfaßt. Besondere Beachtung verdient

Tabelle 2. Vergleich der Serum-Kreatininwerte gesunder Männer und Frauen bei Bestimmung nach Popper *et al.* [41, 51] und des „wahren" Kreatinins [11]

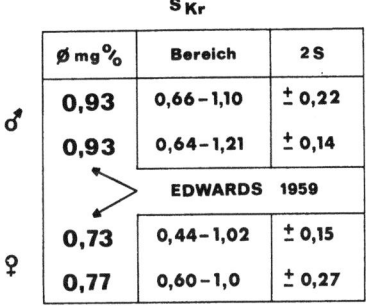

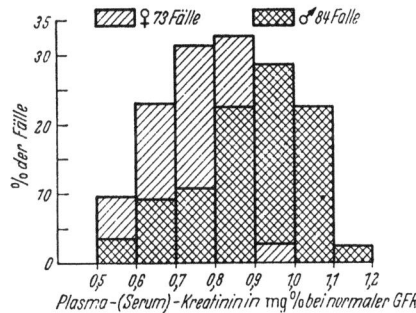

Abb. 3. Die Häufigkeitsverteilung normaler S_{Kr}-Werte bei Nierengesunden [52]

Tabelle 3. Änderung von Serum-Kreatinin und C_{Kr} nach einseitiger Nephrektomie gesunder Nierenspender [27]

29 Nierenspender

	Nephrektomie		
S_{Kr} mg%	vor	0,89	± 0,13
	nach	1,19	± 0,21
C_{Kr} ml/min	vor	130	± 21,1
	nach	91	± 17,2

der seit Plass (1917) bekannte, jedoch lange Zeit in praxi nicht berücksichtigte Geschlechtsunterschied. Dieser Unterschied bleibt in den verschiedenen Altersklassen erhalten und beruht überwiegend auf der unterschiedlichen Muskelmasse von Mann und Frau [9].

Die praktische Bedeutung dieses Unterschiedes zeigt die Häufigkeitsverteilung normaler S_{Kr}-Werte bei *Nierengesunden* (Abb. 3). Ein S_{Kr}-Wert z. B. von 1,1 mg-% bei einer Frau schließt eine normal große GFR aus, während in der Männergruppe 23% der Untersuchten diesen Wert zeigten [52]. Die differenzierte Aussage über Normalbereich und Geschlechtsunterschied des S_{Kr}-Wertes behält auch bei Bestimmung im Autoanalyzer Gültigkeit, wie vergleichende Untersuchungen in dem für die Früherkennung einer Nephropathie wichtigen Konzentrationsbereich von 0,6 bis 2 mg-% S_{Kr} zeigten [28].

Da nach einseitiger Nephrektomie Gesunder (Tabelle 3) die GFR der Rest-Niere bis zu 70% der bisherigen Gesamt-GFR kompensiert wird [27], steigt der S_{Kr}-Wert zwar an, bleibt aber noch im oberen Normbereich. Wenn also ein S_{Kr}-Wert eindeutig erhöht gefunden wird, so heißt das — unabhängig von allen anderen Befunden —, daß die Gesamt-GFR weniger als 70% der Norm beträgt. Dies weist auf eine *beidseitige* Funktionsminderung hin [49].

Seit Popper u. Mitarb. (1937) ist gesichert, daß ein normaler S_{Kr}-Wert eine Nierenerkrankung mit Einschränkung der GFR nicht ausschließt. Dies beruht auf der individuellen Konstanz des S_{Kr}-Wertes bei Gesunden. Es kann z. B. bei einem gesunden Mann bisher ein S_{Kr}-Wert von 0,7 mg-% vorgelegen haben — den der jetzige Untersucher nicht kennt —, der dann infolge einer Nephropathie mit reduzierter GFR auf 1,10 mg-% zwar angestiegen ist, aber immer noch im Normbereich liegt (Abb. 3). Dies ist die wesentliche Einschränkung der Aussagemöglichkeit über die Nierenfunktion mittels der einfachen Bestimmung des Serum-Kreatinins. Wenn ein normaler S_{Kr}-Wert einem pathologischen Harnbefund oder pathologischen Urogramm oder Nierenanamnese bzw. Hypertonie gegenübersteht, kann nur die Clearancemethode (Inulin, ^{51}Cr-EDTA, Kreatinin) aufdecken, ob die GFR eingeschränkt ist.

Herr Schwab hat hier vor 12 Jahren in einem Grundsatzreferat über Methodik, Indikation und Aussagemöglichkeiten der verschiedenen Clearanceverfahren berichtet [54], und Herr Kleinschmidt hat kürzlich in seinem großen Handbuchartikel die entsprechende Fülle der Weltliteratur kritisch gesichtet [26]. Bis heute ist das klassisch gewordene Standardverfahren mit Dauerinfusion — von Inulin zur Bestimmung der GFR und von Para-Amino-Hepursäure (PAH) zur Bestimmung des effektiven renalen Plasmastromes — und mit Blasenkatheter zur genauen Harnsammlung an Genauigkeit unerreicht, — unerreicht aber auch an Aufwendigkeit für alle Beteiligten. Deshalb ist zur Abschätzung der GFR — der wichtigsten funktionellen Größe der Nierenfunktion — die Clearance des endogenen Kreatinins (C_{Kr}) das von Popper u. Mitarb. (1937) gezeigte für klinische und praktische Belange bis heute einfachste Verfahren, das überall durchführbar ist. Die Hauptfehlermöglichkeit ist eine ungenaue Harnsammlung, die sich nicht durch Schwankungen der Harnmengen beweisen läßt, sondern durch deutliche Änderungen der *Kreatinin-Ausscheidung* (Abb. 4). Diese ist am Tage bei normaler Kost etwa gleich groß. Würde eine deutliche Verringerung in einer Periode auf echter GFR-Reduktion beruhen, so müßte die Kreatinin-Konzentration im Serum (Plasma) unter Berücksichtigung des Verteilungsvolumens um denjenigen Betrag ansteigen, um den — bei gleichbleibender Kr-Produktion — die Kr-Ausscheidung verringert war [20]. Die unveränderte S_{Kr}-Konzentration

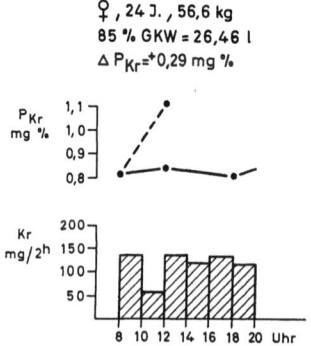

Abb. 4. Beweis von Harnverlust als Ursache reduzierter Kr-Ausscheidung [20]

beweist also in dem gezeigten Beispiel die falsche Harnsammlung, die eine reduzierte Clearance bringen würde. Bereits die Initiatoren des Clearanceverfahrens überhaupt — Möller, McIntosh u. van Slyke (1929) — wiesen auf diese Grundvoraussetzung hin, unter deren strikter Beachtung die Normalwerte der endogenen C_{Kr} auch von uns [53] gewonnen wurden (Tabelle 4). Diese besagen aber keinesfalls, daß die Niere organisch überhaupt nicht betroffen sei. Es können z. B. Cystennieren oder beiderseitige Stauungsnieren mit normaler C_{Kr} einhergehen.

Viele Autoren fanden bei kleiner oder großer Fallzahl in der vergleichenden simultanen Untersuchung von C_{Inulin} und $C_{Kreatinin}$ zwar eine sehr gute Übereinstimmung beider Größen bei Nierengesunden (Abb. 5), jedoch eine allmählich zunehmende Diskrepanz bei abnehmender GFR, um deren Größenbestimmung

Tabelle 4. Normalwerte der C_{Kr} [53]. Bestimmung nach Popper *et al.* [41, 51]. Werte im untersten Normalbereich weisen auf Reduktion der wirklichen GFR hin (s. Text)

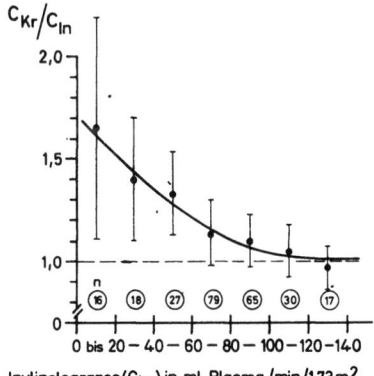

Abb. 5. Die Änderung des Verhältnisses C_{Kr}/C_{In} bei 252 Patienten (127 Männer, 125 Frauen) mit normaler und reduzierter Inulinclearance [53]. Ordinate = Verhältnis der simultan bestimmten C_{Kr} zu C_{In}. 1,0 = Übereinstimmung C_{Kr} und C_{In} Abszisse = Einteilung in C_{In} Bereiche. ● = Mittelwerte mit Standardabweichung ($\pm$ s)

es aber geht. Mit zunehmender Reduktion der GFR wird die C_{Kr} größer als es der wirklichen GFR entspricht. Dies beruht auf einer teilweisen tubulären Zusekretion von Kreatinin [5]. Es ist für jedermann ersichtlich, daß die endogene C_{Kr} in dem Bereich *geringer* GFR-Reduktion keine verläßliche Aussage bringen kann, weil in der Gruppe der C_{In} 80 bis 100 ml/min die zugehörige C_{Kr} im statistischen Mittel um 11% größer ist und damit in deren unteren Normbereich liegt, der dann also — besonders bei normalem S_{Kr} — eine normale GFR vortäuscht [53], worauf Kim u. Mitarb. (1969) erneut hinwiesen. Bei weiterer Abnahme der GFR aber zeigt die C_{Kr} die Tatsache der GFR-Reduktion an, selbst wenn deren Ausmaß auch dann noch unterschätzt werden kann. — Ein Fortschritt zur einfachen GFR-Bestimmung ist die nuklearmedizinische Methode der Totalclearance von ^{51}Chrom-markierten EDTA (Aethylendiamintetraacetat), die nur auf der Auswertung des Abfalles der Plasmaaktivität nach einmaliger Injektion — ohne Harnsammlung — beruht und mit der Standard-Inulinclearance für klinischen und praktischen Gebrauch identische Werte bringt (Abb. 6) [6, 15, 55]. Theoretische Einwände [44] stehen hinter dem empirischen Nutzen zurück. Heidland u. Mitarb. (1974) fanden im übrigen an nephrektomierten Menschen eine ^{51}Cr EDTA-Clearance um nur 1,5 ml/min, d. h. der extrarenale Indikatorabstrom war minimal [22]. Der einzige Nachteil — im Vergleich zur möglichen Ungenauigkeit der Cr — dieser und anderer nuklearmedizinischen nephrologischen Methoden liegt in deren Voraussetzung, nämlich der entsprechenden nuklearmedizinischen Einrichtung, die nicht überall vorhanden ist.

Trotz der genannten Einwände gegen die C_{Kr} läßt sich diese Methode auch als orientierender Bezugspunkt z. B. zur Prüfung benutzen, ob ein Hyperparathyreoidismus besteht. Parathormon reguliert mit das Ausmaß der tubulären Rückresorption des glomerulär filtrierten Phosphats. Je mehr Parathormon vor-

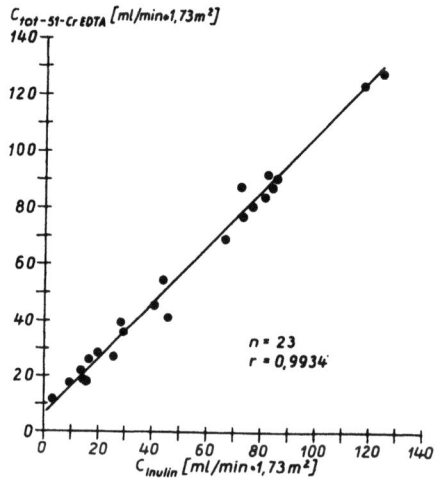

Abb. 6. Korrelationsdiagramm der ^{51}Cr-EDTA-Totalclearance und der Inulinclearance. Der Korrelationskoeffizient von 0,99 zeigt einen sehr engen Zusammenhang der Werte [23]

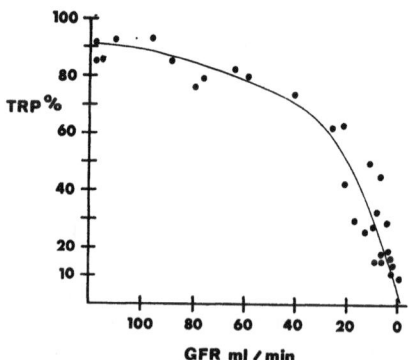

Abb. 7. Vergleich der tubulären Reabsorption von Phosphat (TRP) mit der glomerulären Filtrationsrate (GFR) bei 24 Patienten mit chron. Nephropathien und 6 Normalpersonen [47]

handen, desto geringer wird die tubuläre Rückresorption von Phosphat (TRP) (Abb. 7). Mit abnehmender GFR steigt der Parathormonspiegel an [42], und deshalb nimmt die normalerweise um 90% liegende TRP mit GFR-Reduktion allmählich ab, so daß im Verhältnis zum filtrierten nun mehr Phosphat ausgeschieden wird. Das Endergebnis (Abb. 8) ist ein noch lange im Normbereich liegender Serumphosphor, ehe der Phosphatstau eintritt [18]. Bis dahin aber läßt sich durch die simultane Bestimmung der C_{PO_4} und C_{Kr} eine Abnahme der TRP approximieren und somit ein Hinweis auf sekundären Hyperparathyreoidismus erbringen. Am eindeutigsten ist dafür natürlich die Bestimmung des Parathormons, was bisher aber nur in sehr wenigen Laboratorien möglich ist.

Aus der simultanen Bestimmung von GFR und renalem Plasmastrom (C_{PAH} oder nuclearmedizinischen Vergleichsverfahren) [8, 34, 36, 37, 46] resultiert die *Filtrationsfraktion* (FF 19,2 ± 3,5% [48]), deren pathophysiologische und klinische Aussagebedeutung vor allem von Reubi (1960) eingehend untersucht wurde. Eine signifikante Erniedrigung (< 0,15) — es wird glomerulär weniger Plasmawasser abfiltriert als normal — ist Folge einer vorwiegend glomerulären Nephropathie wie bei akuter Glomerulonephritis, deren funktionelle Besserung sich auch an diesem Parameter ablesen läßt. Eine signifikante FF-Erhöhung (> 0,23) ist ein typischer Befund bei Hypertonie oder interstitieller Nephritis [44, 46]. Der Aufwand für diesen differentialdiagnostischen Hinweis steht hinter

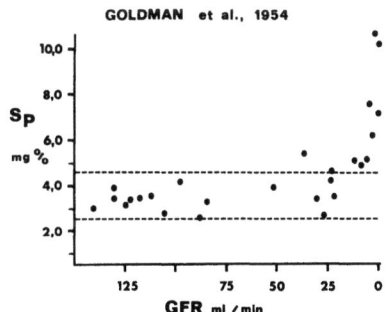

Abb. 8. Die Beziehung von Serumphosphor zu GFR [18]

Tabelle 5. Werte nach Relman u. Levinsky [43]
Phenolrot-(PSP)-Ausscheidung bei Gesunden.

Zeit i. min	Ausscheidung in % injizierter Menge
15	**35** (28 - 51)
30	17 (13 - 24)
60	12 (9 - 17)
120	6 (3 - 10)
Gesamt	**70**

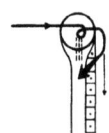

dem Nutzen zurück, den die FF aber für die Verlaufsbeurteilung einer Nephropathie bringen kann (Abb. 8).

Ein einfacher Ersatz für die C_{PAH} ist die bekannte *Phenolrotprobe* [7, 31], deren Brauchbarkeit auch von der exakten Harnsammlung abhängt. Phenolrot wird überwiegend tubulär sezerniert (Tabelle 5). Da das Ausmaß der Exkretion von der Höhe des des Plasmaspiegels abhängt, der normalerweise in den ersten 15 min rasch absinkt, wird bei verringerter Nierendurchblutung der Plasmaspiegel nicht so rasch absinken. Man findet daher den 15 min-Wert bereits reduziert, während der Gesamtwert z. B. nach 60 min noch normal sein kann. Die reduzierte Phenolrotprobe ist demnach in erster Linie Ausdruck eines verringerten renalen Plasmastromes. Wenn aber der tubuläre Transportmechanismus für Phenolrot wie z. B. bei Pyelonephritis mitbetroffen ist, kann die Einschränkung der Phenolrotprobe stärker ausgeprägt sein, als es der eingeschränkten Nierendurchblutung entspricht [21].

Der *Konzentrationsversuch* (spezifisches Gewicht > 1,026, Harnosmolalität > 900 mosm/l) als Funktionsprüfung der distalen Nephronabschnitte ist ebenso wie die Phenolrotprobe an Einfachheit nicht zu übertreffen und ein sehr brauchbarer Indikator, wenn die Untersuchungskautelen eingehalten werden. *Aber eben dies ist oft nicht der Fall*, so daß mancher Patient labormäßig nierenkrank wird, der es nicht ist.

Von seiten des Labors gibt es — bis auf die Harnsäure — keinen einzelnen Routinewert in Blut oder Harn, der differentialdiagnostische Hinweise für eine ungeklärte Nephropathie geben kann. Es bleibt zu klären, ob die Nephropathie bei Nulldiät [17] hyperurikämisch mitbedingt ist. Wie bei allen anderen Organen auch, müssen Anamnese, klinische Befunde und Laborwerte zusammen gesehen werden. *Hypokaliämie und Nephropathie* z. B. können Folge eines Laxantienabusus (sekundärer Aldosteronismus) oder eines Conn-Syndroms (primärer Aldosteronismus) sein oder aber einer primären chronischen Pyelonephritis mit Kaliumverlust entsprechen. Allein vom Labor her gesehen spricht aber das Befundmuster einer schweren Kreatininämie mit Azotämie, normo- bis leicht hypochromer Anämie, normalen Serumeiweißen, Hypocalcämie, metabolischer Azidose und pathologischen Harnbefunden für eine terminale Niereninsuffizienz, weil die akute Niereninsuffizienz im allgemeinen zunächst keine Hypocalcämie zeigt, — es sei denn, die Hydrämie ist ausgeprägt. Dann aber bestünde auch eine Hypoproteinämie. Die *Serum-Calciumkonzentration* ist überhaupt ein wichtiger Indika-

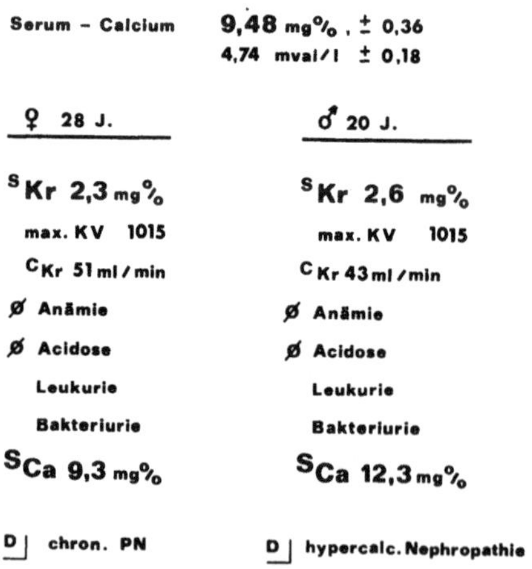

Serum – Calcium 9,48 mg% , ± 0,36
4,74 mval/l ± 0,18

♀ 28 J.   ♂ 20 J.

^{S}Kr 2,3 mg% ^{S}Kr 2,6 mg%

max. KV 1015   max. KV 1015

^{C}Kr 51 ml/min ^{C}Kr 43 ml/min

∅ Anämie   ∅ Anämie

∅ Acidose   ∅ Acidose

Leukurie   Leukurie

Bakteriurie   Bakteriurie

^{S}Ca 9,3 mg% ^{S}Ca 12,3 mg%

D| chron. PN   D| hypercalc. Nephropathie

Abb. 9. Siehe Text

tor (Abb. 9). Das Befundmuster der Nephropathien der beiden jungen Patienten unterscheidet sich nur in der Serum-Calciumkonzentration. Die Werte der Patienten (links) sind typisch für eine chronische Pyelonephritis mittlerer Funktionseinschränkung. Die Hypercalcämie aber ist für einen jungen Patienten (rechts) ungewöhnlich. Vor weiteren Untersuchungen schützt die Anamneseerhebung, die eine längere AT 10-Therapie aufdeckt. Die Diagnose der iatrogenen hypercalcämischen Nephropathie mit sekundärem Harnwegsinfekt wird durch Normalisierung aller Werte bei Weglassen der Therapie bewiesen. Abschließend werden 3 Fälle mit schwerer Proteinurie gebracht (Abb. 10). Sie zeigen typische Befundmuster. Bei dem jungen Mann (links) steht dem hohen Eiweißverlust im Harn mit der Hypoproteinämie ein normaler S_{Kr}-Wert gegenüber, also eine zumindest nicht

	♂ 20 J.	♀ 63 J.	♀ 48 J.
S Kr	1,0 mg%	4,5	4,6
Ery	5,06 Mill	4,0	2,54
Hb	14,0 g%	11,8	7,8
GE	4,0 g%	5,2	6,6
Alb.	1,36 g%	1,65	4,0
S Ca	7,4 mg%	6,9	15,3
Prot.	10-15 g/die	30-40 g/die	20 g/die
	∅ Acidose	Acidose	∅ Acidose
	D| NS	D| NS	D|

Abb. 10. Siehe Text

wesentlich beeinträchtigte globale Nierenfunktion (nierenbioptisch „minimal change"-Glomerulonephritis). Die Hypocalcämie ist Folge der Hypalbuminämie. Dies ist auch bei der Patientin (Mitte) der Fall, bei der allerdings die Hypocalcämie durch eine deutliche azidotische Niereninsuffizienz mitbedingt sein kann. Gegen eine chronische Glomerulonephritis spricht die Schwere der Proteinurie trotz der Niereninsuffizienz. Ausgeprägte Bronchiektasien sind die Ursache der vorliegenden Amyloidnieren. In beiden Fällen liegt ein nephrotisches Syndrom vor. Die Hypercalcämie der Patientin (rechts) mit Niereninsuffizienz kann nicht auf einem primären Hyperparathyreoidismus beruhen. Eine schwere Proteinurie spricht dagegen, die auffälligerweise keine Hypoproteinämie, auch keine Hypalbuminämie zeigt. Deshalb liegt kein nephrotisches Syndrom vor. Die schwere Proteinurie muß im übrigen auf Eiweißkörpern beruhen, die das Serumgesamteiweiß nicht vermehren. Hierfür kommen nur Leichtkettenparaproteine in Frage. Der Bence-Jones-Körper-Nachweis, Immunelektrophorese und Sternalmarksbefund bestätigten die aus der gezeigten Befundkonstellation zu stellende Diagnose eines Leichtkettenplasmozytoms, das auch die erhebliche Anämie erklärt, die für den Grad der Niereninsuffizienz zu ausgeprägt ist.

Literatur

1. Addis, T. E.: Glomerular Nephritis. New York: Macmillan 1949. — 2. Addis, T. E., Barrett, E., Poo, L. J., Yuen, D. W.: J. clin. Invest. **26**, 869 (1947). — 3. Boesken, W. H., Kopf, K., Schollmeyer, P.: Clin. Nephrol. **1**, 311 (1973). — 4. Braun, J. S., Straube, W.: Dtsch. med. Wschr. **100**, 87 (1975). — 5. Bucht, H.: Scand. J. clin. Lab. Invest. **1**, 270 (1949). —

6. Chantler, C., Garnett, E. S., Parsons, V., Veall, N.: Clin. Sci. **37**, 169 (1969). — 7. Chapman, E. M.: New Engl. J. Med. **214**, 16 (1936). — 8. Cole, B. R., Giangiacomo, J., Ingelfinger, J. R., Robson, A. M.: New Engl. J. Med. **287**, 1109 (1972). — 9. Doolan, P. D., Alpen, E. L., Thiel, G. B.: Amer. J. Med. **32**, 65 (1962). — 10. Dubach, U. C., Metz, I., Schmid, P.: Klin. Wschr. **45**, 621 (1967). — 11. Edwards, K. D. G., Whyte, H. M.: Aust. Ann. Med. **8**, 218 (1959). — 12. Frazer, S. C.: Brit. med. J. **1**, 981 (1958). — 13. Free, A. H., Rupe, C. O., Metzler, I.: Clin. Chem. **3**, 716 (1957). — 14. Fuchs, T.: Pyelonephritis, Diagnose und Therapie. Mannheim: Boehringer 1969. — 15. Garnett, E. S., Parsons, V., Veall, N.: Lancet **1967** I, 818. — 16. Garrod, A. B.: Med.-chir. Trans. **31**, 83 (1848). — 17. Gelman, A., Andrade, U., Ajzen, H., Ramos, O. L.: Amer. J. med. Sci. **266**, 33 (1973). — 18. Goldman, R., Bassett, S. H., Duncan, G. B.: J. clin. Invest. **33**, 1623 (1954). — 19. Gresham, G. E., Keller, M. D.: J. chron. Dis. **23**, 755 (1971). — 20. Hallauer, W., Hauk, H., Schirmeister, J.: Arch. klin. Med. **213**, 1 (1966). — 21. Heidland, A., Heilon, A., Klütsch, K., Spall, M., Suzuki, F.: Verh. dtsch. Ges. inn. Med. **71**, 690 (1965). — 22. Heidland, A., Kult, J., Röckel, A., Hennemann, H. M.: Wertigkeit verschiedener Clearance-Verfahren in der nephrologischen Diagnostik. In: VI. Freiburger Tagung über Nephrologie. Stuttgart: Thieme 1974. — 23. Höffler, D., Fiegel, P.: Dtsch. med. Wschr. **97**, 912 (1972). — 24. Hoppe-Seyler, G.: Klinisch-chemische und morphologische Urindiagnostik. In: Akt. Diagnostik von Nierenkrankh. (Hrsg. R. Kluthe, D. Oechslen). Stuttgart: Thieme 1974. — 25. Kim, K. E., Onesti, G., Ramirez, O., Brest, A. N., Swartz, Ch.: Brit. med. J. **4**, 11 (1969). — 26. Kleinschmidt, A.: Klinische Methoden der morphologischen und funktionellen Nierendiagnostik. In: Handbuch der Inneren Medizin, Bd. VIII/1, S. 296ff. Berlin-Heidelberg-New York: Springer 1968. — 27. Krohn, A. G., Ogden, D. A., Holmes, J. H.: J. Amer. med. Ass. **196**, 322 (1966). — 28. Lang, E., Schirmeister, J.: Ärztl. Lab. **15**, 1263 (1969). — 29. Mertz, D. P., Sarre, H., Cremer, Z.: Klin. Wschr. **40**, 687 (1962). — 30. Mikkelsen, W. M., Dodge, H. J., Epstein, F. H., Valnenburg, H., Duff, I. F.: J. Lab. clin. Med. **60**, 999 (1962). — 31. Möller, J., Bedö, A.: Ärztl. Wschr. **7**, 1125 (1952). — 32. Möller, E., McIntosh, J. F., van Slyke, D. D.: J. clin. Invest. **6**, 427 (1929). — 33. Mosenthal, H. D., Miller, A.: J. Urol. (Baltimore) **1**, 75 (1917). — 34. Oberhausen, E., Roman, A.: Bestimmung der Nierenclearance durch externe Gammastrahlenmessung. In: Radionuklide in Kreislaufforschung und Kreislaufdiagnostik. (Hrsg. G. Hoffmann, R. Höfer). Stuttgart: Schattauer 1968. — 35. Pesce, A. J., Boreisha, I., Pollak, V. E.: Clin. chim. Acta **40**, 27 (1972). — 36. Pixberg, H. V., Bahlmann, J., Kluge, R.: Med. Klinik **66**, 1015 (1971). — 37. Pixberg, H. V., Hilger, P., Zielske, F., Bahlmann, J., Gollnisch, H. J.: Dtsch. med. Wschr. **3**, 117 (1971). — 38. Plass, E. D.: Bull. Johns Hopk. Hosp. **28**, 297 (1917). — 39. Pollak, V. E., Kark, R. M.: Amer. J. Med. **30**, 181 (1961). — 40. Popper, H., Mandel, E., Mayer, H.: Z. klin. Med. **133**, 56 (1938). — 41. Popper, H., Mandel, E., Mayer, H.: Biochem. Z. **291**, 354 (1937). — 42. Reiss, E., Canterbury, J. M., Egdahl, R. H.: Trans. Ass. Amer. Phycns. **81**, 104 (1968). — 43. Relman, A. S., Levinsky, N. G.: In: Diseases of the Kidney (eds.: M. B. Strauss, L. G. Welt). Boston: Little, Brown and Company 1963 u. 1971. — 44. Reubi, F.: Nierenkrankheiten. Bern: Huber 1960. — 45. Sarre, H., Mertz, D. P.: Klin. Wschr. **43**, 1134 (1965). — 46. Skov, P. E., Hansen, H. E.: Acta med. scand. **196**, 387 (1974). — 47. Slatopolsky, E., Robson, A. M., Elkan, I., Bricher, N. S.: J. clin. Invest. **47**, 1865 (1968). — 48. Smith, H.: Principles of renal physiology, p. 32. New York: Oxford University Press 1956. — 49. Schirmeister, J., Hallauer, W.: Med. Welt (Stuttg.) **25** (N.F.), 1626 (1974). — 50. Schirmeister, J., Lang, E., Man, N. K.: Med. Klinik **64**, 1314 (1969). — 51. Schirmeister, J., Willmann, H., Kiefer, H.: Klin. Wschr. **41**, 878 (1963). — 52. Schirmeister, J., Willmann, H., Kiefer, H.: Dtsch. med. Wschr. **89**, 1018 (1964). — 53. Schirmeister, J., Willmann, H., Kiefer, H., Hallauer, W.: Dtsch. med. Wschr. **89**, 1640 (1964). — 54. Schwab, M.: Verh. dtsch. Ges. inn. Med. **69**, 299 (1963). — 55. Truniger, B., Donnath, A., Kappeler, M.: Helv. med. Acta. **34**, 116 (1968).

Normalbereiche und Befundmuster bei Erkrankungen von Hypophyse und Nebennierenrinde

BREUER, H., NOCKE-FINCK, L. (Inst. für Klinische Biochemie, Universität Bonn)

Referat

Es gibt zahlreiche Erkrankungen der Hypophyse und der Nebennierenrinde, deren Differentialdiagnose nur mit Hilfe von Hormonbestimmungen möglich ist. Allerdings sollte an dieser Stelle bereits darauf hingewiesen werden, daß Normalbereiche und Befundmuster im klassischen Sinne bei endokrinologischen Erkrankungen keine allein ausreichende Basis für die Diagnosestellung ergeben; vielmehr ist eine Interpretation der Ergebnisse nur möglich, wenn einerseits die Randbedingungen bekannt sind, unter denen die Hormonbestimmungen durchgeführt werden, und andererseits die klinische Symptomatik in die Befundung mit einbezogen wird.

Im folgenden sind die wichtigsten Erkrankungen von Hypophyse und Nebennierenrinde zusammengestellt, deren Diagnose durch die Bestimmung von Hormonen erleichtert oder erst ermöglicht wird. 1. Die primäre Nebennierenrindeninsuffizienz kann verschiedene Ursachen haben, zu denen beispielsweise die sog. primäre, cytotoxische oder idiopathische Nebennierenatrophie (Immunadrenalitis) sowie die Nebennierentuberkulose gehört. 2. Die sekundäre Nebennierenrindeninsuffizienz entsteht durch Ausfall oder Unterfunktion der adrenocorticotropen Partialfunktion der Hypophyse; auch Störungen im Hypothalamus sind in diesem Zusammenhang zu diskutieren. 3. Das adrenogenitale Syndrom beruht auf angeborenen Enzymdefekten der Steroidbiogenese. Am häufigsten trifft man auf ein Fehlen oder eine Aktivitätsminderung der 21-Hydroxylase; daneben findet man Ausfälle der 11β-Hydroxylase, der 3β-Hydroxysteroid-Oxidoreduktase (3β-ol-Dehydrogenase) oder der 18-Hydroxylase. Weitere Enzymdefekte gehören zu den Raritäten. 4. Der Morbus Cushing (Hypercorticismus) kann einmal durch ein Adenom, zum anderen durch eine Hyperplasie der Nebennierenrinde bedingt sein; im letzteren Falle ist die Ursache in der Hypophyse (z. B. R-Zellen-Adenom) bzw. in höher gelegenen Zentren zu suchen. 5. Das Conn-Syndrom (primärer Aldosteronismus) ist die Folge einer Überproduktion von Aldosteron durch einen autonomen Tumor der Nebennierenrinde. 6. Hormonproduzierende Carcinome der Nebennierenrinde können sowohl als Cushing-Syndrom wie auch als erworbenes adrenogenitales Syndrom imponieren; ferner kann es bei Männern zu einer adrenalen Feminisierung auf Grund einer Östrogenüberproduktion durch das Nebennierenrindencarcinom kommen. 7. Zu den hormonaktiven Hypophysentumoren gehören a) HGH-bildende Adenome, die zur Akromegalie führen, b) die R-Zellenadenome, die ein Cushing-Syndrom hervorrufen, c) die Nelson-Tumoren, die als Anpassungshyperplasien nach beidseitiger Adrenalektomie aufzufassen sind und d) die sehr seltenen TSH-produzierenden Tumoren. 8. Auch die hormoninaktiven Hypophysentumoren können zu pathologischen Erscheinungen führen, die sich mit Hilfe von Hormonbestimmungen erkennen lassen.

Folgende Hormonbestimmungen werden nach dem heutigen Stand unserer Erkenntnis für die Beurteilung von Erkrankungen der Hypophyse und der Nebennierenrinde als wichtig erachtet. Dabei richtet sich die Auswahl der zu bestimmenden Hormone nach dem jeweiligen klinischen Erscheinungsbild und der sich daraus ergebenden Differentialdiagnose.

Zu dem am längsten in der Hypophysen-Nebennierenrindendiagnostik angewandten Verfahren gehören die Gruppenbestimmungen der 17-Oxosteroide und der 17-Hydroxycorticosteroide im Urin; ihr quantitativer Nachweis erfolgt auch heute noch mit Hilfe chemischer Methoden. Die Bestimmung von freiem Cortisol erfolgt nach entsprechender Aufarbeitung des Urins mit der Proteinbindungsmethode, während Aldosteron sowohl mit physikalisch-chemischen (Doppelisotopenderivatmethode) als auch mit gaschromatographischen oder radioimmunologischen Verfahren im Urin nachgewiesen werden kann. Die im Plasma vorkommenden Hormone werden — mit Ausnahme von Cortisol und 11-Deoxycortisol (Proteinbindungsmethode bzw. Fluorometrie) — fast ausschließlich mit radioimmunologischen Methoden (RIA) quantitativ bestimmt; zu ihnen zählen Aldosteron, 17-Hydroxyprogesteron, Testosteron und Östradiol-17β, ferner die Hypophysenhormone HGH (menschliches Wachstumshormon), LH (luteinisierendes Hormon), FSH (follikelstimulierendes Hormon), ACTH (adrenocorticotropes Hormon) sowie TSH (thyroideastimulierendes Hormon). Bei der Differentialdiagnostik des Conn-Syndroms hat sich die zusätzliche Bestimmung des Enzyms Renin eingebürgert. Einige Hormonbestimmungen (ACTH, Prolaktin, Releasing-Hormone) haben aus methodischen Gründen oder wegen ihrer sehr speziellen Rolle noch keinen allgemeinen Eingang in die biochemische Diagnostik endokriner Erkrankungen gefunden. Im Zusammenhang mit der Festlegung von Normalbereichen erhebt sich die Frage, ob Einzelbestimmungen für die Differentialdiagnose von Erkrankungen der Hypophyse und der Nebennierenrinde überhaupt eine Aussagekraft besitzen. Diese Frage läßt sich — von besonderen Ausnahmefällen abgesehen — mit Nein beantworten; das gilt bereits für Hormonbestimmungen im Urin, in weit größerem Maße aber für Plasmauntersuchungen. Man weiß heute, daß zahlreiche Faktoren die aktuelle Hormonkonzentration im Plasma und im Urin beeinflussen. Auf sie soll im folgenden kurz eingegangen werden.

Seit langem ist bekannt, daß die Ausscheidung der 17-Oxosteroide und der 17-Hydroxycorticosteroide im Urin vom Lebensalter und vom Geschlecht abhängig ist [1]; die Ausscheidung der 17-Hydroxycorticosteroide, aus der Rückschlüsse auf die Funktion der Nebennierenrinde gezogen werden können, ist außerdem abhängig vom Körpergewicht und von der Körpergröße. Daraus ergibt sich, daß Normalbereiche nur unter Berücksichtigung der oben angegebenen Randkriterien angegeben werden können. Im übrigen ist die Aussagekraft einzelner 17-Oxosteroid- und 17-Hydroxycorticosteroidbestimmungen dadurch eingeschränkt, daß einmal die Schwankungen innerhalb der Normalbereiche sehr groß sind und daß zum anderen die Zusammensetzung der beiden Steroidgruppen variabel ist.

Dies gilt insbesondere für die 17-Oxosteroide, bei denen es sich um Metaboliten von Steroiden adrenalen und gonadalen Ursprungs handelt. Es liegt auf der Hand, daß die Konzentrationen von Testosteron und von Östradiol-17β im Blut und im Urin ebenfalls eine deutliche Geschlechtsabhängigkeit zeigen.

Bei der Bestimmung von Aldosteron im Urin und im Plasma sind zwei Faktoren zu beachten, die einen starken Einfluß auf die Aldosteronsekretion ausüben; dabei handelt es sich um die Höhe der Kochsalzzufuhr sowie um die Körperhaltung. Aus diesem Grunde können Normalbereiche für Aldosteronkonzentrationen nur für solche Personen angegeben werden, bei denen die Kochsalzzufuhr kontrolliert wird. Ähnliche Überlegungen gelten auch für Renin, da die Aktivität dieses Enzyms mit der Aldosteronsekretion eng korreliert ist. In diesem Zusammenhang sei auch das Verhalten des Wachstumshormons (HGH) erwähnt. Die Konzentration von HGH im Plasma sinkt nach einer kohlenhydratreichen Nahrung ab und steigt unter hypoglykämischen Bedingungen an.

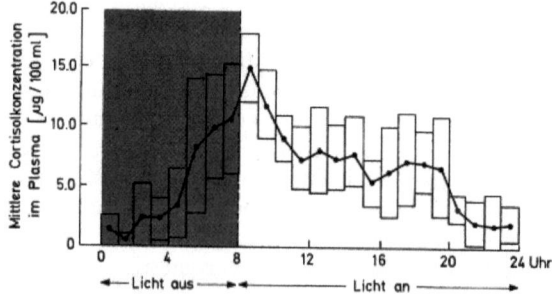

Abb. 1. Circadiane Rhythmik von Cortisol im Plasma beim Menschen. Nach Weitzman et al. [2]

Zahlreiche Untersuchungen der letzten Jahre haben gezeigt, daß die Sekretion vieler Hormone tageszeitlichen Schwankungen unterliegt. Die circadiane Rhythmik ist besonders erkennbar im Falle der Nebennierenrindenhormone. So zeigt Cortisol ein deutliches Maximum in den frühen Morgenstunden und ein Minimum in den Abendstunden (Abb. 1) [2]. Auch Aldosteron ist tagesrhythmischen Schwankungen unterworfen, die jedoch weniger ausgeprägt sind als beim Cortisol; zu Beginn oder während der Schlafphase steigt die Aldosteronkonzentration an. Für Testosteron ist ebenfalls eine circadiane Rhythmik beschrieben worden, die ähnlich wie diejenige des Cortisols verläuft.

Die circadiane Rhythmik wird durch episodische Schwankungen überlagert (Abb. 2) [2]. Diese Schwankungen sind zum Teil recht erheblich und führen — insbesonders bei Durchführung von Einzelbestimmungen — zu Fehlinterpretationen. So können einzelne Cortisolwerte am Morgen niedriger sein als am Abend — ein Befund, der auf Grund der bekannten circadianen Rhythmik nicht zu erwarten wäre. Episodische Schwankungen finden sich im übrigen bei allen bisher unter-

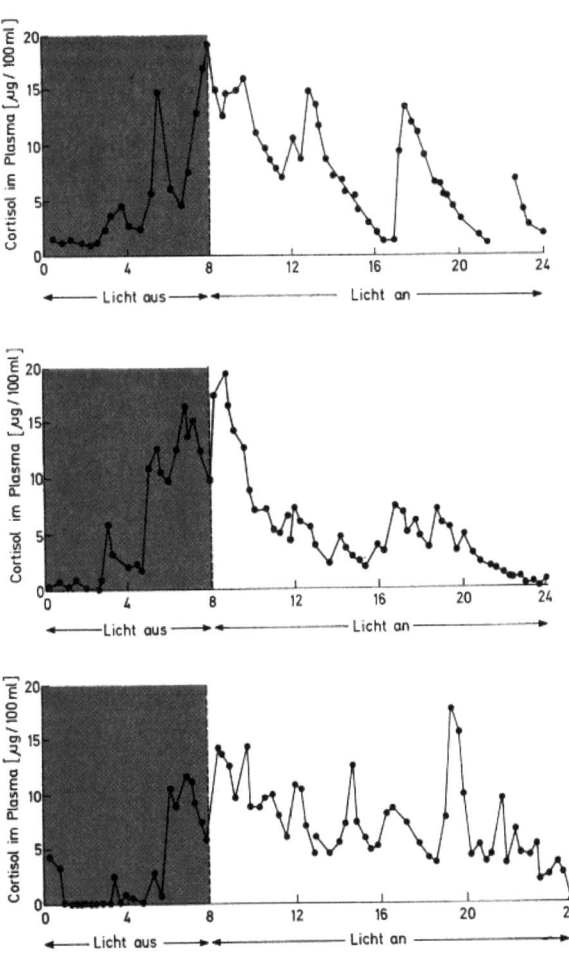

Abb. 2. Verhalten der Cortisol-Konzentrationen im Plasma bei drei männlichen Normalpersonen während einer 24-h-Periode. Die Blutproben werden in Abständen von 20 min entnommen. Nach Weitzman et al. [2]

suchten Hormonen und erschweren die Beurteilung einzelner Werte auf dem Hintergrund der sog. Normalbereiche. Am Rande sei vermerkt, daß in bestimmten Fällen — z. B. Cushing-Syndrom — die Tagesrhythmik zwar aufgehoben ist, die episodischen Schwankungen jedoch fortbestehen.

Bei der Beurteilung von Normalbereichen und Befundmustern muß immer wieder daran gedacht werden, daß Arzneimittel auf zweierlei Art und Weise die Ergebnisse von Hormonbestimmungen verfälschen können. 1. Zum einen beeinflussen Arzneimittel über ihre systemische Wirkung die Sekretion und den Stoffwechsel von Hormonen; als Beispiele seien der Einfluß zentral wirksamer Medikamente auf die Sekretion hypophysärer Hormone oder die Wirkung von Saluretica auf die Aldosteronsekretion genannt. In den Abb. 3 und 4 ist die Wirkung von Aldactone auf die Ausscheidung der 17-Hydroxycorticosteroide im Urin und die Konzentration von Cortisol im Plasma dargestellt [3]. Selbstverständlich ist die systemische Wirkung besonders groß bei der Verabreichung von corticosteroid-

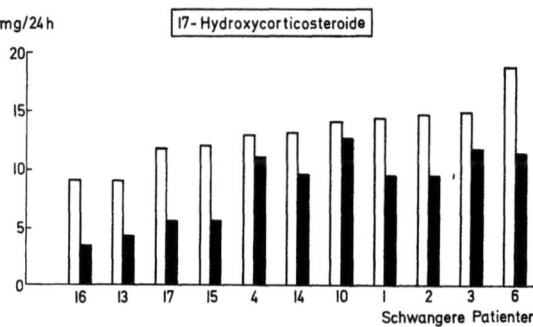

Abb. 3. Ausscheidung der 17-Hydroxycorticosteroide bei schwangeren Frauen vor und während der Behandlung mit Aldactone [3]

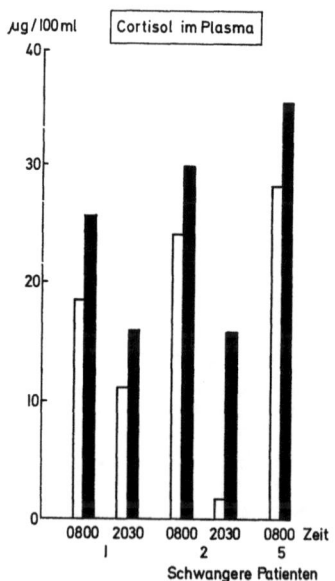

Abb. 4. Cortisolkonzentrationen im Plasma schwangerer Frauen vor und während der Behandlung mit Aldactone [3]

haltiger Arzneimittel und oraler Contraceptiva. 2. Neben der systemischen Wirkung darf der störende Einfluß von Arzneimitteln auf den methodischen Teil der jeweiligen Hormonbestimmung nicht vergessen werden. Offenbar sind solche Störungen bei den spektralphotometrischen Verfahren wesentlich häufiger als bei radioimmunologischen Methoden.

Aus dem bisher Gesagten geht hervor, daß Einzelbestimmungen von Hormonen für die Differentialdiagnostik von Erkrankungen der Nebennierenrinde und der Hypophyse nur einen sehr begrenzten Wert haben. Eine um so größere Bedeutung kommt den Funktionstests zu, die im folgenden kurz aufgeführt werden.

ACTH-Kurztest

Dieser, in Abb. 5 schematisch dargestellte Kurztest vermittelt eine Aussage über die Funktionsreserve der Nebennierenrinde [4]. Unmittelbar nach Abnahme

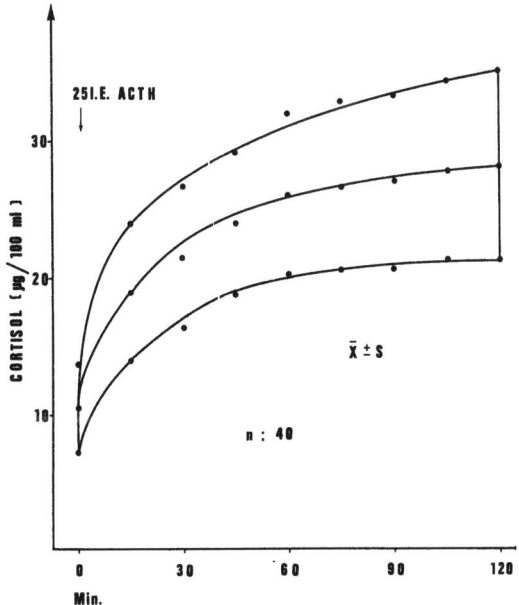

Abb. 5. ACTH-Stimulationstest bei 40 Normalpersonen. Die Mittellinie verbindet die Mittelwerte, die Fläche entspricht der Standardabweichung. Nach Kley [4]

einer Blutprobe erhält der Proband eine einmalige intravenöse Injektion von 25 I.E. ACTH. Bereits nach 15 min ist ein deutlicher Anstieg der Cortisolkonzentration im Plasma zu beobachten. Die Blutentnahmen erfolgen nach 30, 60, 90 und 120 min. Bei einer normalen Nebennierenrindenfunktion nimmt die Konzentration von Cortisol um etwa das Zwei- bis Dreifache zu.

Dexamethason-Hemmtest

Mit Hilfe dieses Tests kann die adrenocorticotrope Partialfunktion der Hypophyse sowie die Funktion des Hypothalamus beurteilt werden. Die Cortisolkonzentration wird im Plasma um 8.00 und 18.00 Uhr bestimmt; dann werden 3 mg Dexamethason um 23.00 Uhr oral verabreicht. Bei normaler Reaktion ist der am nächsten Morgen um 8.00 Uhr ermittelte Cortisolwert unter 1 µg/100 ml erniedrigt. Die einmalige Verabreichung von Dexamethason um 23.00 Uhr, also vor Mitternacht, ist deshalb notwendig, weil eine spätere Gabe den frühmorgendlichen Anstieg der ACTH-Sekretion nicht mehr zu hemmen vermag. Der Dexamethason-Hemmtest erlaubt die Differenzierung zwischen einem Hypercorticismus bei Adipositas und einem Cushing-Syndrom (bei dem keine signifikante Hemmung der Cortisolkonzentration eintritt).

Metopiron-Test

Bei diesem Test wird an drei aufeinanderfolgenden Tagen die Ausscheidung der 17-Hydroxycorticosteroide im Urin gemessen. Am dritten Tage erhält der Proband alle 4 Std jeweils 750 mg Metopiron oral; dieses entspricht einer Gesamtdosis von 4,5 g. In manchen Fällen wird der Test über zwei Tage ausgedehnt, so daß die Gesamtdosis 9 g beträgt. Unter der Wirkung von Metopiron, bei dem es sich um einen 11β-Hydroxylasehemmer handelt, kommt es zu einem Anstieg der 17-OHCS-Ausscheidung im Urin. Diese ist bedingt durch eine vermehrte ACTH-Sekretion, die ihrerseits eine Folge der verminderten Cortisolbildung ist. Ein ungenügender Anstieg bei normalem Ausgangswert spricht für eine verminderte ACTH-Reserve.

Insulin-Hypoglykämie-Test

Hierbei werden nach Blutentnahme zur Bestimmung der Basalwerte 0,15 bis 0,3 I.E. Insulin/kg Körpergewicht intravenös verabreicht. Zur Kontrolle eines ausreichenden Glucoseabfalls, der mindestens 50% des Glucoseausgangswertes erreichen soll, sind wenigstens halbstündige Blutentnahmen erforderlich. In denselben Proben wird Cortisol bestimmt, das als Folge der hypoglykämisch bedingten Streßwirkung nach etwa 60 bis 90 min einen Anstieg zeigt. Auf die Bestimmung von ACTH kann wegen der technischen Schwierigkeiten verzichtet werden, da Cortisol ein ausreichender Indikator ist. Die ACTH-Konzentration steigt um etwa das Zehnfache an und verhält sich damit ebenfalls umgekehrt wie die Glucosekonzentration. Dieser Test fällt nur bei funktioneller Intaktheit des gesamten Hypothalamus-Hypophysen-Nebennierenrindensystems in der hier dargestellten Weise aus.

Der Insulin-Hypoglykämie-Test ist ebenfalls für die Diagnostik der hypophysären Partialfunktion für Wachstumshormon geeignet. In der Abb. 6 sind die Ergebnisse bei Normalpersonen mit denjenigen von akromegalen Patienten verglichen [5]. Die niedrigen HGH-Ausgangswerte der Normalpersonen werden

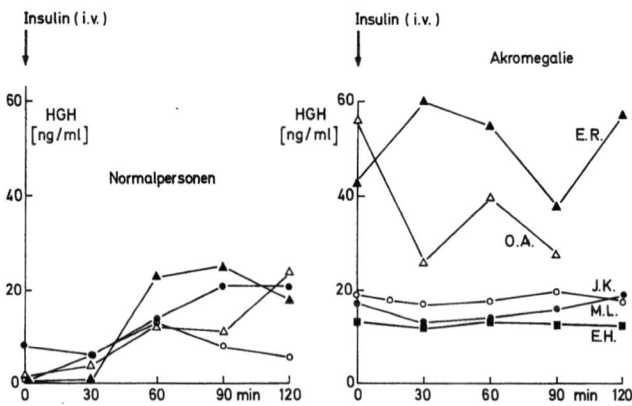

Abb. 6. Das Verhalten von menschlichem Wachstumshormon (HGH) im Plasma im Insulin-Hypoglykämie-Test bei Normalpersonen und bei Patienten mit Akromegalie [5]

durch den Glucoseabfall stark erhöht; das Maximum liegt bei 60 min. Die stark erhöhten HGH-Ausgangswerte bei Akromegalen werden durch die insulinbedingte Hypoglykämie unregelmäßig beeinflußt: Es finden sich Abnahmen, Zunahmen oder keine Beeinflussungen der HGH-Spiegel.

Kochsalz-Entzugstest

Bei gesunden Probanden steigt die Aldosteronausscheidung im Urin unter natriumarmer Diät (10 mMol/Tag, entsprechend etwa ein Zehntel der normalen Kochsalzzufuhr) um ein Mehrfaches an. Dieser Anstieg bleibt aus, wenn erhöhte Ausgangswerte durch ein autonomes Adenom der Nebennierenrinde (Conn-Syndrom) bedingt sind.

Die hier gezeigten Befundmuster, die bei der Durchführung von Funktionstests ermittelt werden, sind als typische Beispiele aufzufassen. Sie stellen den wichtigsten Teil der Funktionsdiagnostik dar. Darüber hinaus können auf Grund der gefundenen Ergebnisse weitere spezielle Funktionstests erforderlich sein (z. B. Dexamethason-Test mit 8 mg Dexamethason, Lysin-Vasopressin-Test). Im Rahmen der Diagnose von Erkrankungen der Hypophyse und der Nebennierenrinde stellen die Befundmuster eine wesentliche Hilfe und Bereicherung dar; eine moderne endokrinologische Diagnostik wäre heute ohne sie nicht mehr denkbar.

Literatur

1. Borth, R., Linder, A., Riondel, A.: Acta endocrin. (Kbh.) **25**, 33 (1957). — 2. Weitzman, E. D., Fukushima, D., Nogeire, C., Roffwarg, R., Gallagher, T. F., Hellman, L.: J. clin. Endocr. **33**, 14 (1971). — 3. Nocke, L., Breuer, H., Klink, R., Lichton, I. R., Nocke, W.: Acta endocrin. (Kbh.) Suppl. **152**, 41 (1971). — 4. Kley, H. K.: Rheinisches Ärzteblatt, S. 674 (1974). — 5. Nocke-Finck, L., von Burgsdorff, H.-H., Breuer, H.: Unveröffentlichte Versuche.

Normbereiche und Befundmuster bei Anwendung immunologischer Methoden

VORLAENDER, K. O. (Immunologische Laboratorien, Berlin)

Referat

Durch Verfeinerung biochemischer, elektrophoretischer und immunologischer Methoden ist es heute möglich, 5 verschiedene Immunglobuline, mindestens 7 diagnostisch wichtige Plasmaproteine und maximal 34 verschiedene Proteine aus dem menschlichen Blutplasma zu isolieren und biochemisch zu charakterisieren (Aly u. Braun).

Immunelektrophorese

Dabei gewinnt das Prinzip der Immunelektrophorese entscheidende Bedeutung: Nach elektrophoretischer Auftrennung des Patientenserums im Agar erfolgt, rechtwinklig zur Auftragslinie, eine Präzipitation mit multivalenten Antiseren, — dann erhält man das Gesamtspektrum der Immunglobuline und Plasmaproteine, — oder auch mit monospezifischen Antiseren, die die spezifische Antigenität jeder einzelnen Proteinfraktion beantworten und daher auch deren isolierte Darstellung ermöglichen.

Quantitative Immunglobulinbestimmungen

Monospezifische Darstellung hat zur sog. Mancini-Technik (radiale Immundiffusion) geführt, bei der nach Anwendung eines spezifischen Antiserums gegen die zu untersuchende Immunglobulin- oder Plasmaproteinfraktion aus der Größe des Präzipitatringes die jeweilige Konzentration im Serum quantitativ errechnet werden kann.

Tabelle 1

Immunglobuline in der klinischen Diagnostik

Immunglobuline	Normbereiche	Pathophysiologie
IgA	90 – 400	Allgemein · Infektabwehr, entzündliche Dysproteinämie
IgG	1.000 – 1600	partielles Defektsyndrom
IgM	♂ 60 – 200 ♀ 70 – 230	monoklonale Gammopathie

Kritik dieser Bestimmungen

a) Die vergleichende Auswertung ein und desselben Patientenserums mit Immuno-Plates verschiedener Herstellerfirmen zeigt, daß die jeweiligen Streubereiche der Meßwerte voneinander differieren, Einzelwerte vor allen Dingen in pathologischen Seren zum Teil erheblich voneinander abweichen können. In mittleren Grenzbereichen ergibt sich die Möglichkeit, die Ergebnisse der einen Methodik durch einen Umrechnungsfaktor mit den Ergebnissen der anderen Methodik vergleichbar zu machen. Das gilt nicht in gleichem Maße für abnorm hohe oder abnorm niedrige Immunglobulinkonzentrationen in pathologischen Seren.

Die jeweils zu bestimmenden Einzelwerte einer Immunglobulinkonzentration im Serum repräsentieren also keinen Absolutwert, der bei allen zur Verfügung stehenden Methoden identisch sein müßte. Der im Einzelfall errechnete Wert wird sehr wesentlich durch die Spezifität, Avidität und Konzentration des in der Platte vorgegebenen Antiserums bedingt. Vergleichende Auswertungen von Immunglobulinkonzentrationen sind nur möglich bei Verwendung von Immuno-Plates des gleichen Herstellers.

Diese Kritik bezieht sich andererseits nur auf den jeweils gemessenen Einzelwert einer Immunglobulinkonzentration im Serum, die in mg/100 ml Serum angegeben wird. Unter Zugrundelegung der richtigen Streubereiche lassen sich Werte oberhalb des oberen Grenzbereiches oder unterhalb des unteren Grenzbereiches, damit also diagnostisch wichtige Abweichungen, mit den Platten aller Hersteller ermitteln.

b) Je nachdem, welche Platten Verwendung finden, müssen die Reaktionen in verschiedenen Temperaturbereichen (Zimmertemperatur oder 37° C) auch in verschiedenen Verdünnungsstufen durchgeführt werden, die für die einzelnen Immunglobulinkonzentrationen variieren. Die Zeitpunkte der Endpräzipitation sind voneinander verschieden. Zur Vermeidung technischer Fehler ist es sehr wichtig, die genaue Dosis von 0,005 ml Serum einzufüllen.

Es ist unumgänglich, täglich für jedes Immunglobulin aus drei verschiedenen Standardkonzentrationen eine graphische Kurve herzustellen, die der Berechnung der jeweiligen Einzelkonzentrationen dient.

c) Entgegen allen diesen Schwierigkeiten haben Ringversuche unter Beteiligung von etwa 80 Kliniken und Instituten gezeigt, daß unter Zugrundelegung der gleichen Methodik die Werte für die A-G-M-Immunglobulinkonzentrationen im Serum mit einer Abweichung von maximal 12% bestimmt werden können. Im Hinblick auf die große physiologische Streubreite der Normbereiche entspricht das einer vertretbaren Fehlergrenze.

Wenn wir den oberen Grenzwert für IgG z. B. mit 1600 mg-% angeben — der Wert wurde durch die Ringversuche bestätigt —, dann steht außer Frage, daß eine Erhöhung weit über 2000, in der Regel über 3000 mg-% eine Aussage über eine entzündliche Verschiebung gestattet, wie sie z. B. in der Beurteilung der chronisch aktiven Hepatitis von großer Bedeutung ist. Dasselbe gilt für Erniedrigungen weit unterhalb der Signifikanzgrenze als Beweis für partielle immunologische Defektsyndrome. Die Ringversuche zeigen weiter, daß die Fehlerbreiten und Abweichungen bei Bestimmung einzelner Plasmaproteine weit geringer sind als bei der Bestimmung der A-G-M-Immunglobuline.

Folgerungen für die Diagnostik

a) *Humorale Defektsyndrome:* Es ergibt sich die Möglichkeit, aus der quantitativen Verminderung aller Immunglobulinfraktionen oder auch nur einer definierten Fraktion, z. B. der protektiv so wichtigen IgA-Immunglobulinfraktion partielle oder subtotale Störungen der humoralen Infektabwehr zu objektivieren. Immer wieder zum Rezidiv neigende Infektionen, vor allem der Atemwege, lassen sich objektiv begründen. Bei Kindern unterliegen die Normbereiche bis zum 15. Lebensjahr ständigen Veränderungen. Hier müssen die tatsächlichen Meßergebnisse den altersabhängigen Normbereichen in Vergleich gesetzt werden, diese Normbereiche sind durch den Arbeitskreis um Geiger u. Mitarb. mit allen erforderlichen statistischen Kriterien ermittelt.

Selektive Störungen der Immunabwehr gegenüber bestimmten bakteriellen oder vielleicht auch viralen Antigenen können zusätzliche Untersuchungen zugehöriger Antikörperspiegel in einer bestimmten Immunglobulinklasse erforderlich werden lassen: Im Arbeitskreis von Steffen (Eibl u. Mitarb.) wurden bei 21 Kindern mit bakterieller Meningitis zwölfmal selektive Defekte der Immunabwehr objektiviert, in drei Fällen kam es zum Rezidiv. Praktische Folgerungen für die Behandlung ergeben sich in der notwendigen Anwendung von γ-Globulinpräparationen, vielleicht auch von Hyper-Immunglobulinen oder Immunglobulinkonzentraten.

b) *Entzündliche Dysproteinämie:* Aus der quantitativen Vermehrung einer oder aller Globulinfraktionen lassen sich charakteristische Formen entzündlicher Konstellationen vom akuten Typ (vorwiegend IgM-Vermehrung) oder vom chronischen Typ (vorwiegend IgG-, auch IgA-Vermehrung) ermitteln.

Allergische Diathese

Eine isolierte Vermehrung nur der IgE-Immunglobuline im Serum wird zum Symptom allergischer Reaktionen: Antikörper im IgE-System haben eine charakteristische Affinität vor allem zu Zellmembranen von Epidermiszellen. Der größte Teil wird hier gebunden, nur ein sehr kleiner Teil zirkuliert im Blut. Die Normwerte liegen daher im Nanogrammbereich, werden heute nach einem Referenzstandard der WHO aber bei Erwachsenen mit 100 E/ml angegeben. Im Serum des

Allergikers kommen aber IgE-Typen unterschiedlicher Spezifität vor. Möglicherweise haben nicht alle IgE-Moleküle Bedeutung für die allergische Diathese.

Mit besonderen, radioimmunologischen (Rast-) Techniken lassen sich allergenspezifische IgE-Vermehrungen nach Provokation durch ein bestimmtes Allergen diagnostisch erfassen. Möglicherweise wird diese Technik geeignet sein, das Ergebnis von Hauttestungen durch semiquantitative Auswertungen zu ergänzen oder vielleicht sogar zu ersetzen (Bunde, 1974). Für 16 zu testende Allergene wird nur 1 ml Serum benötigt.

Aus einer IgE-Vermehrung von über 20 E/ml läßt sich bei Säuglingen und Kleinkindern die allergische Diathese selbst dann voraussagen, wenn klinische Manifestationen zur Zeit der Erstuntersuchung fehlen sollten. Diese Kinder sind zum Erwerb von Ekzemen, einer allergischen Rhinitis oder auch zum Erwerb von Nahrungsmittelallergien im gastrointestinalen Bereich prädisponiert.

Monoklonale Gammopathie

Sie ist üblicherweise charakterisiert durch die oft exzessive Vermehrung nur eines bestimmten Immunglobulins auf Kosten einer verminderten Synthese oder Abgabe der beiden Nachbarglobuline. Nach monospezifischer Auspräzipitation mit dem zugehörigen Antiserum ergibt sich eine Atypie der Präzipitatbande, die für die abnorme quantitative Vermehrung eines bestimmten Immunglobulins durch Proliferation nur eines für diese Anomalie verantwortlichen Zellklonus charakteristisch ist. Mit hoch spezifischen Antiseren ist es ebenfalls möglich, die krankhafte Vermehrung nur einem Teil des Immunglobulinmoleküls zuzuordnen, z. B. einer der beiden leichten Ketten, Kappa oder Lambda.

Plasmaproteine

a) *Das β-1-C/A-Globulin* als repräsentative Komplementkomponente: Verschiebungen dieser für die dritte Komplementkomponente repräsentativen Immunglobulinfraktionen sind für Befundprofile aus zwei Gründen von Bedeutung:

Tabelle 2

Plasmaproteine in der klinischen Diagnostik

Plasmaprotein	Normbereiche		Klinik
Beta-1-C/A-Globulin (Complement)	80 — 140	▼	Synthese - Verminderung (Lebererkrankung)
			Verbrauch durch Immunreaktion
Alpha-1-Glycoprotein	55 — 140	▲	Entzündung (akut)
Alpha-1-Antitrypsin	200 — 400	▼	Lungenemphysem
		▲	Entzündung (akut)
Coeruloplasmin	20 — 45	▲▼	Gefäß-Bindegewebs-Prozesse
			Wilson-Erkrankung
Haemopexin	70 — 130	▼	Haemolyse
Transferrin	200 — 300	▲	Eisenmangelanämie
			Nephrose, Neoplasie
Alpha-2-Makroglobulin	150 — 300	▲	Nephrose, Leberzellschädigung, Gefäßprozesse (Diabetes)

Verminderungen weit unter den unteren Grenzbereich von 80 mg-%, vielfach bis herunter auf Größenordnungen von 10 oder 20 mg-%, können dann ein Hinweis auf eine auch pathogenetisch wirksame Immunkomplexbildung sein, wenn ein korrespondierender Antikörper in Parallele zur klinischen Fragestellung ermittelt ist. Als Beispiel sei auf die Immunkomplexbildung durch Antikörper gegen native Doppelstrang-DNS als pathogenetisches Prinzip bei Lupus erythematodes viszeralis hingewiesen.

Verminderungen können aber auch Folge einer eingeschränkten Syntheseleistung der Leberzelle sein. Immunkomplexbildung liegt in diesen Fällen nicht zu Grunde. Man findet eine gleichsinnige Verminderung der Synthese von Präalbumin und Hämopexin ebenfalls als Ausdruck der gestörten Leberzellfunktion.

Dem Komplementverbrauch durch eine immunpathogenetisch wirksame Immunkomplexbildung folgt oft genug ein reaktiver Anstieg im Serum mit überschießenden Serumkonzentrationen. Das gleiche gilt für verminderte Syntheseleistungen durch die Leberzelle nicht.

In bestimmten immunpathologischen Fragestellungen kann es erforderlich sein, das Komplementverhalten aus der quantitativen Veränderung der gesamthämolytischen Aktivität zu bestimmen. Das Verfahren ist genauer, aber aufwendiger als die quantitative Messung des β-1-C/A-Globulins. Immunhistologisch läßt sich der örtliche Komplementeinbau in einem immunpathogenetischen Prozeß auch im Gewebe mit Hilfe fluoresceinmarkierter Antiseren gegen die dritte Komplementkomponente sichtbar machen (Klein u. Mitarb.).

b) *α-1-Glucoproteide:* Ihre Vermehrung ist ein sicherer Indikator akuter entzündlicher Aktivität und als solcher empfindlicher und auch spezifischer als die Bestimmung des C-reaktiven Proteins, das auch bei Nekrosen und Tumoren hoch positiv werden kann (s. auch bei Becker u. Mitarb., 1968).

c) *α-1-Antitrypsin* (Trypsin-Inhibitor): Als Kriterium entzündlicher Aktivität weniger gut geeignet (Cleve u. Strohmeyer, 1967) wird die Verminderung zum verwertbaren Symptom chronisch obstruktiver Lungenerkrankungen. Hereditärer α-1-Antitrypsinmangel kann von der Entwicklung eines schweren Lungenemphysems mit Rechtsherzbelastung begleitet sein (Laurell u. Erikson, 1963).

Ein α-1-Antitrypsinmangelsyndrom kann sich aber auch der Entwicklung chronischer Lebererkrankungen bis hin zur Leberzirrhose zuordnen. Wahrscheinlich sind dabei die α-1-AT-Phenotypen ZZ und SZ am häufigsten mit einer chronischen Lebererkrankung verbunden. Dabei finden sich periportale, PAS-positive Einschlüsse, die immunologisch ein dem α-1-Antitrypsin im Serum identisches Protein enthalten. Nähere pathogenetische Zusammenhänge sind bisher aber nicht geklärt.

d) *Coeruloplasmin* (kupfertragende Serumfraktion): Vermehrung ist ein häufiger Parameter entzündlicher Affektionen besonders im Bereich des Gefäßbindegewebes, des Herzens und der Synovia.

Verminderung bis auf 5 bis 10 mg-% wird zum entscheidenden Befundprofil für die hepatolenticuläre Degeneration, also für die Wilson-Erkrankung. Ausnahmen mit Normalwerten sind selten, weisen dann aber eine Verminderung der Oxydaseaktivität auf (Putnam, 1965; Augener, 1965).

e) *Haptoglobulin* (Bindung von freiem Hämoglobin) und *Hämopexin* (Bindung freier Hämderivate mit dreiwertigem Eisen):

Verminderte Werte weit unterhalb der unteren Streugrenze sind ein verläßliches Zeichen hämolytischer Syndrome und auch repräsentativ für den Schweregrad dieser Veränderungen. Das gilt insbesondere für alle jene Fälle, wo ein hämolytisches Syndrom nicht auf einen bestimmten autoimmunologischen Prozeß durch Wärme- oder Kälteantikörper zurückgeht.

Syntheseeinschränkung wird aber auch zum möglichen Symptom einer gestörten Leberzellfunktion (Braun u. Aly, 1970).

Hämopexinerniedrigung kann aber auch durch renalen Verlust bei Nephrosesyndromen bedingt sein.

f) *Transferrin* (Eisentransport, Infektabwehr, Schutz vor renalen Verlusten von zirkulierenden Eisenionen):

Erhöhung ordnet sich Eisenmangelzuständen zu und entspricht vielleicht einem verbesserten Transport bei zu kleinem Angebot.

Verminderung findet sich bei entzündlichen Prozessen, Leberschädigung und nephrotischen Syndromen.

g) *α-2-Makroglobulin* (Bindung von Plasmin, Thrombin, vor allen Dingen aber Insulin):

Der östrogenabhängige Spiegel ist bei Frauen etwas höher als bei Männern. Vermehrung der Fraktion findet sich vor allen Dingen bei Leberzellschäden, auch in fortgeschrittenen Stadien der Zirrhose, nach eigener Erfahrung weiterhin bei entzündlichen Gefäßprozessen einschließlich der Immunvasculitisformen und schließlich bei Nephrosesyndromen (vgl. hierzu auch bei Dürr u. Calle, 1967, und bei Cleve u. Strohmeyer, 1967).

Befundmuster in der Diagnostik und Verlaufsbeurteilung klinischer Erkrankungen

Allgemeine Erfahrung hat gezeigt, daß immunologische Einzelparameter, z. B. die Bestimmung nur der drei Immunglobulinfraktionen A, G und M *nicht* verbindlich zur klinischen Diagnostik beitragen. Auszunehmen sind nur die IgE-Vermehrungen bei allergischen Reaktionen oder der Nachweis einer bestimmten Gammopathie in der einfachen Übersicht der Immunelektrophorese, die Atypie der Präzipitation kann im Einzelfall so drastisch imponieren, daß eine zusätzliche Darstellung durch monospezifische Antiseren nötig wird.

Befundmuster mit immunologischen Methoden bewähren sich aber in hohem Maße dann, wenn in einer bestimmten klinischen Fragestellung die richtige Kombination aussagefähiger Parameter durchgeführt wird:

Dazu gehören quantitative Immunglobulinbestimmungen, Messungen bestimmter Plasmaproteinkonzentrationen, ergänzende Antikörpersuche.

Klinische Einzelbeispiele

1. Kollagenkrankheiten

Ausschließlich auf Grund des immunologischen Befundmusters, niemals durch klinische Beobachtung, läßt sich die zur Progression neigende, lupoide maligne chronische Polyarthritis rheumatica nach Böni vom viszeralen Lupus erythematodes trennen, zumal auch bei diesen malignen Polyarthritisformen ein rheumatischer Gefäßprozeß, der aber nicht der Lupusvasculitis identisch ist, zur Entwicklung kommt. Im Zusammenhang damit werden nekrotisierende Veränderungen beschrieben (Fassbender), die unter anderem auch im Herzmuskel gesehen worden sind und von Miehlke auch klinisch als „Myocardiopathia rheumatica necroticans" abgegrenzt wurden.

Befundmuster mit immunologischen Methoden können andererseits dazu beitragen, klinisch atypische Manifestationen eines viszeralen Lupus erythematodes, z. B. ohne Hauterscheinungen, diagnostisch richtig einzuordnen.

Einzelheiten ergeben sich aus Tabelle 3.

Die entscheidenden Charakteristika in der Differenzierung der lupoiden progressiven Polyarthritis rheumatica vom echten Erythematodes sind demnach:

Die prädominante Vermehrung der γ-A-Immunglobuline bei der Polyarthritis, die prädominante Vermehrung von IgG beim L.E.D.

Tabelle 3

Vergleich immunologischer Kriterien

Lupoide Pc P.
Lupus erythematodes
P nodosa
progressive Sklerodermie

Immunologie	c P (lupoide Form)	L E D.	P. nodosa	Sklerodermie
Allgemeine Kriterien der Entzündung	+	+	+	+
Immunglobulin A	▲▲	▲	▲▲	▲
G	▲	▲▲	▲	▲▲
M	▲	▲	▲	▲
Beta-1-C/A-Globulin	nur im frischen Schub gleichsinnig ▼	▼	▼	zumeist ∅
Nukleoproteid-Antikörper ANF	+ +	+ +	∅	(+)
Antikörper gegen DNS	∅	+ +	∅	∅
Antikörper gegen Gefäße	∅	+	+	(+)
Antikörper gegen Kollagen	+ +	(+)	(+)	+ +
Rheumafaktoren	+ +	(+)	(+)	∅
Australia-Antigen	∅	∅	+	∅
Auto-Haem-Antikörper	∅	+	∅	∅

Antinukleäre Autoantikörper haben beide Erkrankungen. Antikörper gegen Doppelstrang-DNS hat ausschließlich der viszerale Lupus erythematodes, die lupoide progressive Polyarthritis nicht. Auch die Großzahl weiterer Autoimmunphänomene einschließlich immunhämatologischer Syndrome ordnet sich dem Erythematodes zu, der Polyarthritis in ihren progressiven Entwicklungen nicht.

Antikörper gegen DNS lassen sich durch ein von Fischer, Hamburg, ausgearbeitetes Fluoreszenzverfahren eindeutig von anderen antinukleären Faktoren trennen: Das Verfahren beruht auf einer chemischen Präparation der Doppelstrang-DNS aus kernhaltigen Hühnererythrozyten.

Antikörper gegen andere Kernantigene sind im vorliegenden Material mit einer variierten Antiglobulin-Konsumptionstechnik nachgewiesen. Identität beider Antikörperphänomene besteht mit Sicherheit nicht.

Hohe Titerstufen der 19-S-Rheumafaktoren ordnen sich in größerer Häufigkeit der progressiven Polyarthritis rheumatica zu. Relativ kleine Titerstufen dieser Rheumafaktoren sind eher für L.E.D. charakteristisch.

Komplementsenkung wird in beiden Fällen gleichsinnig zum Ausdruck einer Immunkomplexbildung, allerdings mit jeweils unterschiedlicher pathogenetischer Auswirkung. Immunkomplexbildung durch 19-S-Rheumafaktoren wird zur Ursache des frischen entzündlichen Schubes im Bereich der Synovia, Immunkomplexbildung durch DNS-Antikörper zur Ursache neuer entzündlicher Schübe und Ausdehnung der Vasculitis bei L.E.D.

Änderungen der Immunglobulinkonzentrationen und Antikörpertiter unter der Therapie können zum Maßstab der therapeutischen Beeinflussung werden. Voraussetzung ist der Vergleich repräsentativer Krankheitsphasen mit identischen Befundmustern.

Bei der *Panarteriitis nodosa* findet sich eine Vermehrung der IgA-Immunglobuline und eine Bindung von γ-Globulin und Komplement an arterielle Gefäße kleiner und mittlerer Größenordnung. In Einzelfällen spielen Immunkomplexbildungen mit dem Hepatitis-B-s-Antigen eine entscheidende pathogenetische Rolle.

Bei der *progressiven Sklerodermie* kann man mit Regelmäßigkeit nur Störungen des Kollagenstoffwechsels mit Nachweis korrespondierender Antikörper gegenüber löslichen Kollagenfraktionen objektivieren.

Bei der *Dermatomyositis* imponieren häufig nur IgG-Vermehrung und Vermehrung der α-2-Makroglobulinfraktion. In Einzelfällen findet sich Antikörperbildung an Muskelantigene, Antikörper gegen Tumorantigene können noch nicht in der klinisch erforderlichen Sicherheit regelmäßig zum Nachweis gebracht werden.

2. Entzündliche Erkrankungen des Herzens

Im Befundmuster der Endomyocarditis rheumatica imponiert eine Vermehrung der IgA-Immunglobuline und eine multiple Antikörperbildung gegenüber verschiedensten Antigenen von A-Streptokokken. Kreuzreagierende Antikörper gegenüber Antigenen des menschlichen Herzens, nicht der peripheren Muskulatur, finden sich in 63,4 bis 80% aller Fälle, wobei diesem Nachweis Antiglobulin-Konsumptionsteste oder Fluoreszenzverfahren zugrunde liegen. Erhöhtes Coeruloplasmin, Eisenverminderung und Komplementerniedrigung in der Phase neuer Immunkomplexbildungen ergänzen das Befundprofil der akuten entzündlichen Phase.

Tabelle 4

Vergleich immunologischer Kriterien
Carditis rheumatica
Carditis lenta

Immunologie		Carditis rheumatica	(Endo-) Carditis lenta	
BSG		▲	▲	
Elektrophorese		Albumine ▼ Gamma-Globuline ▲	Albumine ▼ Gamma-Globuline ▲ später	
ASL-Titer		über 250 E ▲	⌀	
Immunglobuline	A	▲	▲	▼
	G	▲	▲	▼
	M	▲	⌀	▲ ▼
		im Verlauf	(im Verlauf Defektsyndrome)	
Beta-1-C/A-Globulin (Complement)		▼ im Stadium der Immunkomplex-bildung	⌀	
Coeruplasmin		▲	▲	
Autoantikörper gegen Antigene des Herzens		+	⌀	

Eine unspezifische entzündliche Dysproteinämie mit prädominanter Vermehrung von IgG, dazu das Fehlen streptokokkenabhängiger immunpathologischer Reaktionen und das Fehlen von Autoantikörpern, schließlich eine zunehmende Anergie charakterisieren die bakterielle Klappenbesiedlung in ihren subakuten Formen bis hin zu septischen Entwicklungen.

Im Verlauf der Virus-Myocarditis können neben einer entzündlichen Dysproteinämie und prädominanter Vermehrung von IgA und IgG Autoantikörper auftreten, die gegenüber einem Antigen B des menschlichen Herzens verantwortlich werden und nicht kreuzreagierenden Antikörpern bei streptokokkenabhängigen Affektionen entsprechen. Im Gegensatz zu diesen sind sie nicht organspezifisch, Kreuzreaktionen mit peripherer Muskulatur und Gefäßen die Regel.

3. Entzündliche Lebererkrankungen

Repräsentative Kombinationen von quantitativen Immunglobulinbestimmungen, Plasmaproteinbestimmungen, Nachweisen des Hepatitis-B-Antigens und dessen korrespondierende Antikörper und ggf. der Nachweis spezieller Autoimmunphänomene tragen wesentlich zur Differenzierung und Verlaufsbeurteilung von Lebererkrankungen bei, entbinden grundsätzlich aber keinesfalls von der Verpflichtung zur bioptischen und histologischen Sicherung.

Eine prädominante Vermehrung nur der IgA-Immunglobuline im Kontrast zu einer Verminderung jener Plasmaproteinfraktionen, deren Synthesestörung die Funktionsstörung der Leberzelle beweist, sind *Kriterien der Fettleber* und im Unterschied zu entzündlichen Lebererkrankungen repräsentativ.

Im Befundmuster der *akuten Hepatitis* dominiert die Vermehrung der IgM-Immunglobulinfraktion, manchmal bei diskreter Verminderung von IgG. Gleichzeitiger Nachweis des Hepatitis-B-Antigens rechtfertigt die Annahme einer Virus-B-Hepatitis. Für Routinebestimmungen stehen serologische Untersuchungen zum Nachweis einer Virus-A-Infektion bisher noch nicht zur Verfügung.

Autoimmunphänomene, vor allen Dingen antinukleäre Faktoren, dann aber auch Muskelantikörper können in 3 bis 5 % der Fälle schon bei der akuten Hepatitis deutlich werden: Ihr frühzeitiger Nachweis korreliert überwiegend zu progressiven Verlaufsentwicklungen.

Tabelle 5

Praedominante Verschiebung von Immunglobulinen oder Plasmaproteinen bei Lebererkrankungen.

Immunglobuline und Plasmaproteine	Fettleber	Akute Hepatitis	Persistierende Hepatitis	Chron.-aggres. Hepatitis	Posthepatitische Cirrhose	Primäre- biliäre Cirrhose	
IgA	▲	—	—	▲	—	—	Das Verhalten der Immunglobuline als Parameter der klinischen Differentialdiagnose
IgG	—	—	—	▲	▲	▲	
IgM	—	▲	—	▲	▲	▲	
Beta-1-C/A Complement	▼	—	▼	▼	▼	▼	
Haemopexin	▼	—	▼	▼	▼	▼	Ausdruck krankhafter Störung der Leberzellfunktion
Alpha-2- Makroglobulin	—	▲	▲	▲	▲	▲	
Praealbumin			▼	▼	▼	▼	
Auto-Immun- phaenomene	∅	∼3-5%?	∅	25%	∼5-10%	∼80-100%	

Im Befundmuster der *chronisch aktiven oder aggressiven Hepatitis* dominiert die IgG-Immunglobulinvermehrung: Sie hat nach eigenen Untersuchungen an 107 klinisch und durch semiquantitative histologische Untersuchung belegten Fällen eine statistisch gesicherte Irrtumswahrscheinlichkeit von nicht mehr als 1 % (Vorlaender, Henning u. Lüders, 1971).

Beziehungen zur Ausprägung bestimmter Antikörperphänomene bestehen insofern, als man durchweg bei den autoimmunen chronisch aktiven Hepatitiden höhere Durchschnittswerte der IgG-Fraktionen findet als bei den autoimmunnegativen Fällen, die durch Persistenz des Hepatitis-B-Antigens charakterisiert sind.

Nach eigenen Untersuchungen mit optimierten radioimmunologischen Testverfahren findet sich eine persistierende Antigenämie für das Hepatitis-B-Antigen in 45% aller Fälle, hier ausschließlich ohne begleitende Autoimmunphänomene.

Die Gruppe der autoimmunen Hepatitiden, hier obligat ohne Nachweis des Hepatitis-B-Antigens, umfaßt im eigenen Material 28% der Fälle.

Mischformen, wo sowohl konstanter Viruseinfluß als auch Autoimmunphänomene zum Nachweis gebracht sind, fanden sich in weiteren 7% aller Fälle.

Abzugrenzen bleibt eine vierte große Gruppe mit massiver γ-Globulinvermehrung, bedingt durch prädominante Vermehrung von IgG, jedoch ohne Autoimmunphänomene und ohne Nachweis des Hepatitis-B-Antigens: Klinisch sind diese Formen der sog. kryptogenetischen Zirrhose vor allem zuzuordnen.

In der Gruppe der autoimmunen Hepatitiden wurden Kernantikörper und Muskelantikörper in der größten Häufigkeit gefunden, außerdem ein Antikörper gegenüber einem löslichen Protein der Leberzelle, offenbar Ausdruck einer Freisetzung dieses Proteins unter pathologischen Bedingungen, also Symptom, keinesfalls Ursache der chronisch entzündlichen Aktivität.

Antimitochondriale Antikörper ordnen sich nur den cholostatischen Verlaufsformen zu, ihre Häufigkeit wird in der Literatur unterschiedlich angegeben, in der Regel zwischen 25 und 30% aller Fälle, antimitochondriale Antikörper gehören ganz überwiegend zum Krankheitsbild der primären biliären Zirrhose und finden sich hier in weit höheren Prozentsätzen als bei der chronisch aktiven, autoimmunen Hepatitis.

Meßbarer Ausdruck der Cholostase ist im übrigen ein positives Lipoprotein-X.

Der Übergang aus der chronisch aktiven Hepatitis *zur posthepatitischen Zirrhose* führt in zunehmendem Maße zum Wiederanstieg nun auch der γ-Makroglobulinfraktion bei gleichzeitiger Einschränkung der Synthese der dritten Komplementkomponente und der genannten Plasmaproteine als Ausdruck des Leberzelluntergangs. Das Hepatitis-B-Antigen und Autoimmunphänomene werden in ihrer Häufigkeit rückläufig gefunden. Fortbestehende entzündliche Aktivität im Interstitium der Leber, gleichbedeutend der „aktiven Zirrhose" spiegelt sich in anhaltend erhöhten IgG-Immunglobulinwerten.

Zirrhosekarzinom

Der Nachweis des α-1-Fetoproteins hat sicher keine ausschließliche Spezifität für das Zirrhosekarzinom, doch wird jede Bewertung wesentlich durch die Nachweismethode mitbedingt: In eigenen vergleichenden Untersuchungen erwies sich in diesem Zusammenhang die Überwanderungselektrophorese den radioimmunologischen Nachweisverfahren dank ihrer verminderten Empfindlichkeit überlegen:

Während man unter Zugrundelegung radioimmunologischer Bestimmungen positive Ergebnisse z. B. auch bei der chronisch aggressiven Hepatitis erhalten kann, erwies sich der positive Nachweis in der Überwanderungselektrophorese in 67 Fällen von autoptisch gesicherten Zirrhosekarzinomen als diagnostischer Parameter in hohem Maße geeignet: Nur in einem einzigen Fall wurde das α-1-Fetoprotein nicht gefunden, in der Mehrzahl der anderen Fälle der Nachweis frühzeitig und zum Teil vor einem entsprechenden klinischen Verdacht geführt.

Auch nach Gallmeier (1974) findet sich das α-1-Fetoprotein in 50 bis 70% aller Fälle von Leberzellkarzinom, in 20% bei Erwachsenen und 70% der Fälle bei Kindern allerdings auch bei Teratomen und Teratoblastomen, auch hier bezogen auf die Mikro-Ouchterlony-Technik, die der Überwanderungselektrophorese verwandt ist, nicht auf radioimmunologische Austestung.

Kritische Bewertung immunologischer Befundmuster

Mögliche Einwände betreffen den hohen technischen Aufwand, den hohen Kostenaufwand, vor allem aber die eingeschränkte Aussagefähigkeit von Einzelparametern.

Dem ist zunächst entgegenzuhalten, daß alle genannten Untersuchungsmethoden im Neuentwurf der Gebührenordnung der KV enthalten sind, also kassenüblich abgerechnet werden können.

Die klinischen Beispiele machen deutlich, daß sich in vielfältigen Fragestellungen aussagefähige Befundmuster immer dann erzielen lassen, wenn sich Untersucher und Einsender auf Grund der jeweiligen klinischen Gegebenheit auf den gezielten Einsatz profilierter Testverfahren einigen.

Aus eigenen Untersuchungen werden hierzu in absehbarer Zeit in bedeutsamen Einzelfragestellungen statistische Sicherungen von Befundprofilen vorgelegt werden.

Zusammenfassung

Normbereiche mit immunologischen Techniken lassen sich für die quantitativen Immunglobulinbestimmungen, für Analysen des Komplementverhaltens und für Plasmaproteinbestimmungen angeben.

Eine nur immunelektrophoretische Analyse entspricht dem entgegengesetzt einem rein qualitativen analytischen Verfahren, das nur in bestimmten Fragestellungen für klinische Diagnostik geeignet ist, hier vor allen Dingen für die monoklonalen Gammopathien.

Antikörpernachweise, vor allem Autoantikörperbestimmungen repräsentieren in der ganz überwiegenden Mehrzahl aller Fälle pathologische Phänomene ohne Bezug zu physiologischen Normbereichen.

Durch geeignete Befundmuster lassen sich im einzelnen objektivieren: humorale Defektsyndrome, besondere Formen allergischer Reaktionsbereitschaft, besondere entzündliche Konstellationen, monoklonale Gammopathien.

Quantitative Plasmaproteinbestimmungen können in speziellen klinischen Fragestellungen wesentliche Zusatzergebnisse liefern.

In der Beurteilung entzündlicher System- oder Organerkrankungen erweisen sich immunologische Einzelparameter auch bei Wiederholungsuntersuchungen als ungeeignet. Aus der richtigen Kombination verschiedener immunologischer Testverfahren müssen vielmehr repräsentative Befundmuster erarbeitet werden.

Aus dem Beispiel der sog. Kollagenkrankheiten, aus der Differenzierung entzündlicher Erkrankungen des Herzens, aus der Gegenüberstellung verschiedener Verlaufsformen entzündlicher Lebererkrankungen wird deutlich, daß immunologische Befundmuster über bisher übliche Untersuchungsverfahren hinaus zur Verlaufsbeurteilung, zur richtigen Einschätzung der Prognose und auch zu differentialdiagnostischen Erwägungen wie zur Überwachung der Therapie sinnvoll beizutragen vermögen.

Literatur

1. Aly, F. W., Braun, H. J.: Klin. Wschr. **46**, 385 (1968). — 2. Aly, F. W., Braun, H. J., Missmahl, H. P.: Klin. Wschr. **46**, 762 (1968). — 3. Augener, W.: Protides biol. Fluids **12**, 363 (1965). — 4. Becker, W., Rapp, W., Schwick, H. G., Störiko, K.: Z. klin. Chem. **6**, 113 (1968). — 5. Bende, H.: Öst. Apoth. Ztg **28**, 21, 3 (1974). — 6. Böni, A.: Helv. med. Acta (Suppl.) **46**, 106 (1966). — 7. Braun, H. J., Aly, F. W.: Clin. chim. Acta **26**, 588 (1969). — 8. Cleve, H., Strohmeyer, G.: Klin. Wschr. **45**, 1951 (1967). — 9. Dürr, H. K., Kallee, E.:

Z. Naturforschung **22 b**, 793 (1967). — 10. Eibl — 11. Fassbender, H. G.: Selecta XV, **27**, 2596 (1973). — 12. Gallmeier, W. M.: Dtsch. med. Wschr. **51**, 2623 (1974). — 13. Geiger, H., Hoffmann, P.: Z. Kinderheilk. **109**, 22 (1970). — 14. Klein, P., Burkholder, P.: Dtsch. med. Wschr. **45**, 2001 (1959). — 15. Laurell, C. B., Eriksson, S.: Scand. J. clin. Lab. Invest. **15**, 132 (1963). — 16. Putnam, F. W.: Structure and functions of plasmaproteins. In: The proteins, vol. III. New York: Academic Press 1956. — 17. Steffen, C.: Allgemeine und experimentelle Immunologie und Immunpathologie. Stuttgart: Thieme 1968. — 18. Vorlaender, K. O., Henning, H., Lüders, C. J.: Klin. Wschr. **49**, 666 (1971).

Die künstliche β-Zelle in Experiment und Klinik[*]

Pfeiffer, E. F., Thum, Ch., Beischer, W., Clemens, A. H. (Abt. f. Innere Medizin, Endokrinologie u. Stoffwechsel, Zentrum f. Innere Medizin u. Kinderheilkunde, Univ. Ulm u. Life Science Instruments, Miles Laboratories, Inc., Elkhart, Ind., USA)

Referat
I. Einleitung

Der heutige Kongreßtag ist der Erörterung der dem klinischen Chemiker anvertrauten „Normenkontrollen und Befundmuster" verschiedener Meßwerte gewidmet. Für den Kohlenhydratstoffwechsel kommt dies einer Erörterung der

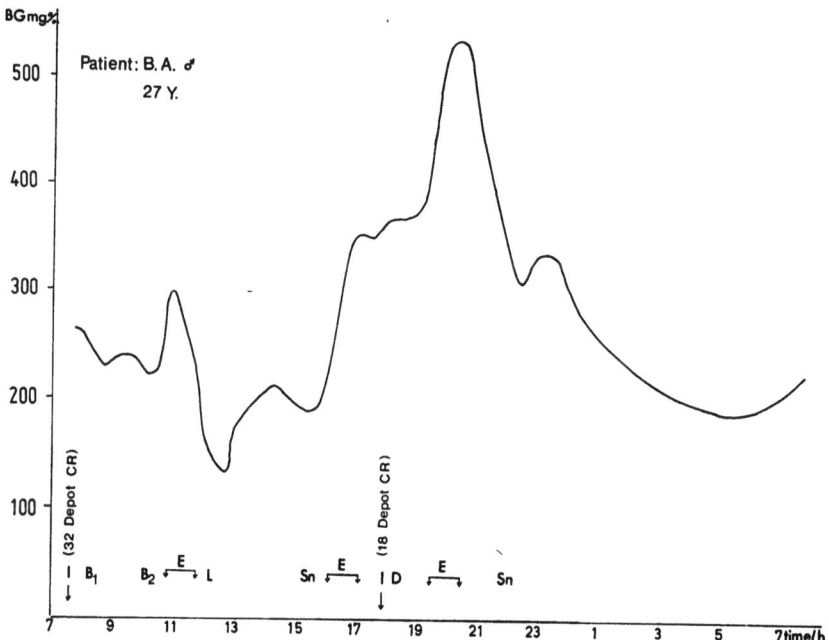

Abb. 1. Kontinuierliches Blutzucker-Tagesprofil bei einem juvenilen Diabetiker unter der Behandlung mit Depot-CR-Insulin in zwei Injektionen. Abkürzungen: I = Insulin, $B_{1,2}$ = 1. und 2. Frühstück, L = Mittagessen, Sn = Zwischenmahlzeit, D = Dinner, E = körperliche Belastung

[*] Durchgeführt mit Unterstützung der Landesversicherungsanstalt Württemberg, der „Dotation Herbert Weishaupt e. V." und der Deutschen Forschungsgemeinschaft, Sonderforschungsbereich 87 Endokrinologie Ulm.

Blutzuckerwerte vornehmlich nach Glukosebelastung gleich. Abweichungen von der Norm sind bei *allen* Formen der menschlichen Zuckerkrankheit zu finden. Sie zeigen den ebenfalls allen Diabetesformen eigenen Defekt an, nämlich eine mangelhafte reaktive Insulinsekretion der β-Zelle nach Zuckergabe oder Nahrungsaufnahme (Pfeiffer et al., 1959; Pfeiffer et al., 1960/61, Yalow u. Berson, 1960).

II. Effizienzkontrolle der klassischen Insulintherapie durch kontinuierliche Blutzuckermessung

Hierbei lassen sich absolute und relative Insulinmangelzustände nur sehr bedingt an Hand des Ausmaßes der Blutzuckerabweichungen nach Belastung oder einfach in der Tagesblutzuckerkurve unterscheiden (Pfeiffer et al., 1974). Abb. 1 zeigt die enormen Schwankungen des Blutzuckers nach oben und nach unten bei einem jugendlichen Insulinmangeldiabetiker von 27 Jahren im Verlaufe

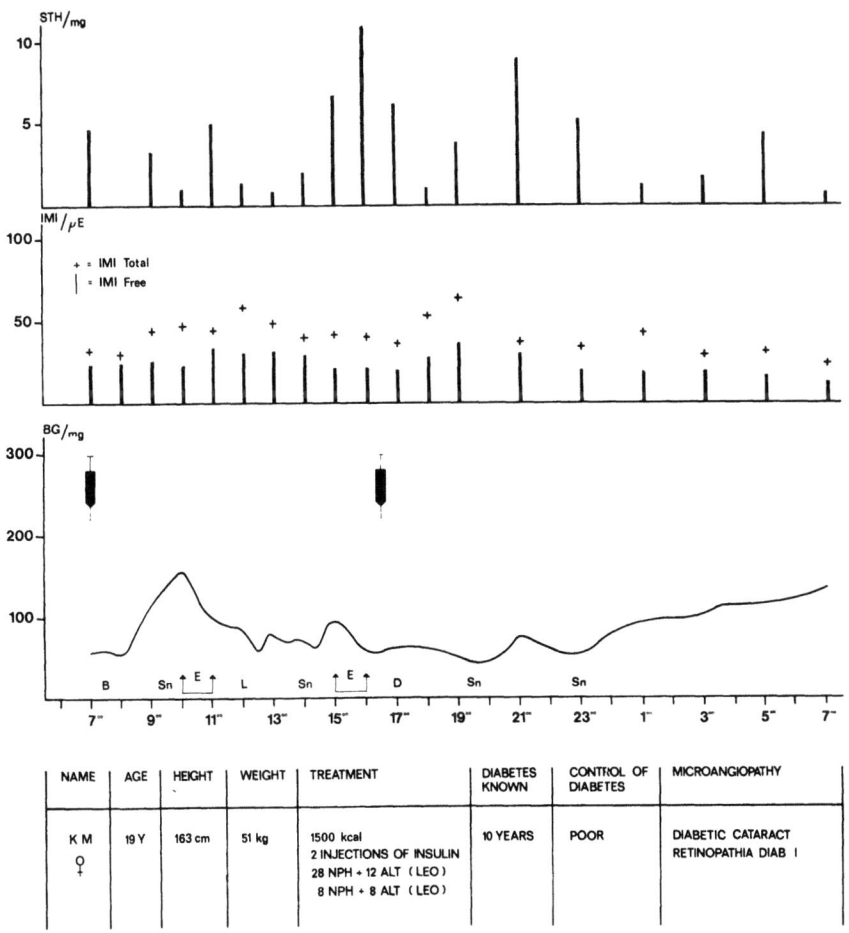

Abb. 2a. Kontinuierliches Blutzucker-Tagesprofil bei einer juvenilen Diabetikerin unter einer Behandlung mit einer Kombination von NPH retard und LEO-Alt-Insulin in zwei Injektionen. Der Zeitpunkt der Insulininjektionen ist durch eine Spritze markiert. Abkürzungen wie in Abb. 1. Im oberen Teil der Abbildung sind säulenförmig die STH-Spiegel im Serum, im mittleren Teil die Werte für das freie und das Gesamtinsulin dargestellt. Die untere Tabelle enthält klinische Daten über die Patientin

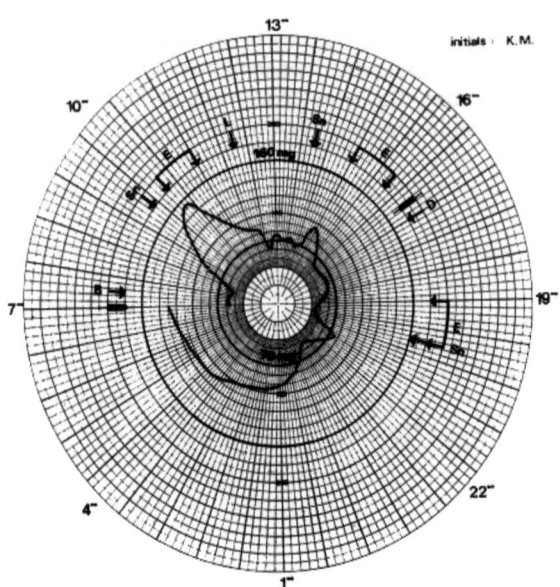

Abb. 2b. Dasselbe Blutzucker-Tagesprofil wie in Abb. 2a, nach einem Vorschlag von K. E. Schröder kreisförmig dargestellt. Abkürzungen wie in Abb. 1

eines Tages, wie sie die kontinuierliche Schreibung des Blutzuckers über 24 Std aufdeckt. Andere Tagesprofile ließen erkennen, daß auch bei Altersdiabetikern mit sicher noch erhaltener endogener Insulinproduktion unter zweimaliger Injektion eines Intermediärinsulins Blutzuckeramplituden von mehr als 200 mg-% nicht zu vermeiden sind. Weder die neuen chromatographierten Insuline noch die Kombination von Lang- und Kurzzeitinsulinen und auch nicht Mehrfachinjektionen können das Bild ändern.

Bei unserer bisherigen Prothesentherapie fehlt einfach die exakte und schnelle Anpassung der Insulininjektionen an die durch die Nahrungsaufnahme bestimmten Blutzuckerwerte, wie sie beim Stoffwechselgesunden in der völligen Parallele von Plasmainsulin- und Blutzuckerwerten zum Ausdruck kommt. Molnar et al. (1968), Pioniere des „Blutzucker-Monitoring", haben die enge Korrelation von Blutzucker- und Insulinkonzentrationen beim Stoffwechselgesunden dem enormen Auseinanderweichen beim Diabetiker gegenübergestellt. Auch bei sorgfältigster Nahrungswahl und zweimaliger Injektion von individuell dosierten Langzeit- und Altinsulinen mit tatsächlich dann resultierender „normaler" Blutzuckerkurve kommt es zu keiner Parallele von Blutzucker- und Insulinspiegeln (Abb. 2a). Die Abtrennung des Antikörper-„gebundenen" vom „freien" Hormon ändert das Bild nicht; die niedrigsten, beinahe hypoglykämischen Blutzuckerwerte korrespondieren mit den höchsten Insulinwerten und umgekehrt. Die angespannte „scharfe" und damit „unphysiologische" Situation läßt sich aus den extrem hohen STH-Werten ablesen.

Schreibt man die Blutzuckerwerte im Tagesablauf, einem Vorschlag unseres Dr. Schröder folgend, tatsächlich „rund um die Uhr" — auf das Gesichtsfelddiagramm der Augenkliniker —, so kommen sie aus dem 100 mg-% Kreisbereich kaum heraus (Abb. 2b).

Fassen wir diesen ersten Abschnitt zusammen, so hat die fortlaufende Blutzuckermessung und -schreibung gezeigt, daß auch bei sorgfältigster Adjustierung der Insulindosierung an die individuellen Bedürfnisse, ebensowenig wie im übrigen durch die orale Therapie, die normalen Verhältnisse wiederherzustellen sind. Die innerhalb Sekunden einsetzende und exakt abgemessene Insulinausschüttung aus der β-Zelle ist durch die bisher zur Verfügung stehende Therapie nicht zu kopieren.

Die unvermeidlichen Schwankungen des Blutzuckers im Tagesablauf des Diabetikers können sehr wohl mit der Entwicklung der diabetischen Angiopathie in Verbindung gebracht werden (Spiro u. Spiro, 1971).

III. Die künstliche β-Zelle

1. Methodisches

Ebenso wie andere (Mirouze et al., 1962; Burns et al., 1965; Kruse-Jarres et al., 1972; Molnar et al., 1971; Molnar et al., 1974; Hinckers, 1973) benutzten auch wir (Thum et al., 1975) zur kontinuierlichen Schreibung der bisher geschilderten Blutzuckerprofile den Autoanalyzer Technicon, nachdem Ferrari et al. (1960) auf diesem Gebiet den Stein ins Rollen gebracht hatten. Der Patient bleibt an das Gerät angeschlossen, kann sich aber einschließlich Belastungen am Fahrradergometer bewegen. Zur kontinuierlichen Blutentnahme benützen wir einen doppelläufigen Katheter (Firma Braun-Melsungen), bei dem Heparin durch den seitlichen Einlaß bis an die Spitze befördert wird, um von dort kontinuierlich als Blut-Heparin-Gemisch dem Autoanalyzer zugeführt zu werden (sog. extrakorporale Heparinisierung). Die kontinuierliche Blutzuckerbestimmung erfolgte anfangs mit der für Automatisierungen recht gut geeigneten GOD-Perid-Methode, später mit der Hexokinasemethode. Der Blutbedarf für die Analyse beträgt 72 ml/24 Std.

War auf diese Weise das automatisierte Analysengerät des Laboratoriums an das Krankenbett herangeholt worden, so war es bis zur Automatisierung der Insulintherapie nur ein folgerichtiger weiterer Schritt. Was fehlte, war ein entsprechend programmierter Analogcomputer und ein von diesem Computer gesteuertes Pumpeninfusionssystem für Insulin, Dextrose und Kochsalz.

Abb. 3 zeigt das Schema einer Geräteanordnung, mit der die automatische Blutzuckerregulation verwirklicht wurde (Microcomputer und Pumpensystem von Life Science Instruments, Miles Laboratories, Inc., Elkhart, Ind., USA).

Abb. 4 schließlich zeigt unsere erste Diabetikerin, die mit der Gerätekombination behandelt wurde.

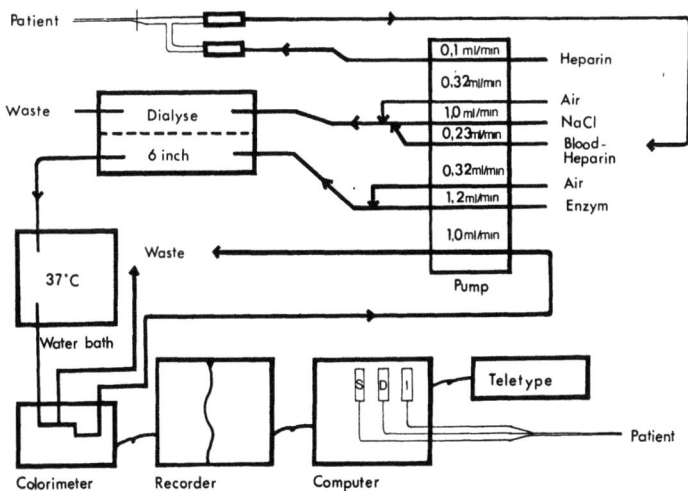

Abb. 3. Schematische Darstellung der künstlichen β-Zelle. Die Apparatekombination besteht aus dem doppelläufigen Katheter, dem Autoanalyzer (Pumpe, Dialyse, Heizbad, Photometer, Recorder), dem Computer, dem Pumpensystem (Pumpe für Kochsalz [S], Dextrose [D] und Insulin [I]) und der Teletype

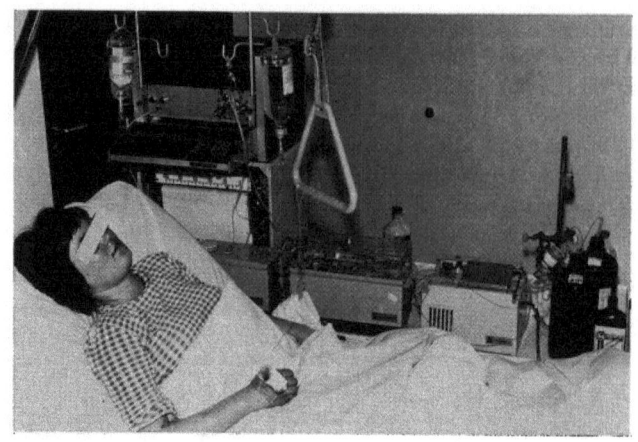

Abb. 4. Die künstliche β-Zelle während der Behandlung einer diabetischen Ketoazidose bei einer juvenilen Diabetikerin

Ohne Computer als „Gehirn" zur kalkulierten Steuerung der Insulininfusion an Hand des Blutzuckerspiegels entsprach diese Kombination eigentlich nur dem, was Kadish vor mehr als 10 Jahren vorgeschlagen und später in verbesserter Form auch praktiziert hatte (Kadish, 1964/1967; Kline et al., 1969). Sein System reichte aber offenbar zur Normalisierung des Blutzuckerhaushaltes nicht aus. Erst durch Berücksichtigung der *Geschwindigkeit* der Änderung des Blutzuckers, des „Trends" also, änderte sich das Bild. Die proportionale Abhängigkeit der Insulininfusionsrate vom Blutzuckerspiegel wurde kombiniert mit der Derivativkontrolle. Sie läßt die reaktive Insulinabgabe zur hyperbolischen Funktion der Richtung der Blutzuckerschwankung werden (vgl. Foster et al., 1973; Ewart et al., 1973; Albisser et al., 1973). Nur auf diese Weise gelang es, die Verzögerung zwischen Blutentnahme und Bestimmung der einzelnen Werte (4 bis 10 min bei der von uns verwendeten Hexokinasemethode und der von Albisser et al. benutzten GOD-Perid-Methode) zu überwinden (Albisser et al., 1974a; Albisser et al., 1974b; Pfeiffer et al., 1974a, b). Auf Grund der kombinierten Proportional-Derivativkontrolle werden gleiche Blutzuckerwerte in Abhängigkeit von der jeweiligen Tendenz des Blutzuckerverlaufes mit unterschiedlichen Insulin- und Dextroseinfusionsraten beantwortet.

Trotzdem ist das Problem der Festlegung der sog. Algorithmen noch nicht befriedigend gelöst. Die jeweils vor dem Einsatz erfolgende Programmierung des Computers erlaubt nur relativ geringfügige Varianten, wie z. B. die Änderung der maximalen Infusionsraten von Glukose und Insulin, des angestrebten Blutzucker-Ruhewertes und schließlich der Geschwindigkeit der Insulin- und Glukoseantwort. Durch Haftung bei der Infusion und möglicherweise auch Inaktivierung kommt es zu einem Schwund von Insulin, der nach bisherigen Untersuchungen maximal 30% beträgt (Beischer et al., 1975; Meissner, 1975). Insulin im Serum wurde radioimmunologisch gemessen (Melani et al., 1965). Auf das C-Peptid wird später noch eingegangen werden.

2. Klinische Nutzanwendungen

Trotz dieser noch vorhandenen Insuffizienzen war es verblüffend, daß sowohl bei uns als auch bei der kanadischen Gruppe, die sich derselben Gerätekombination bediente, von Anfang an die vorher beim Diabetiker vermißte Korrelation zwischen Blutzuckerspiegel und Insulin, hier repräsentiert durch die Quantität der

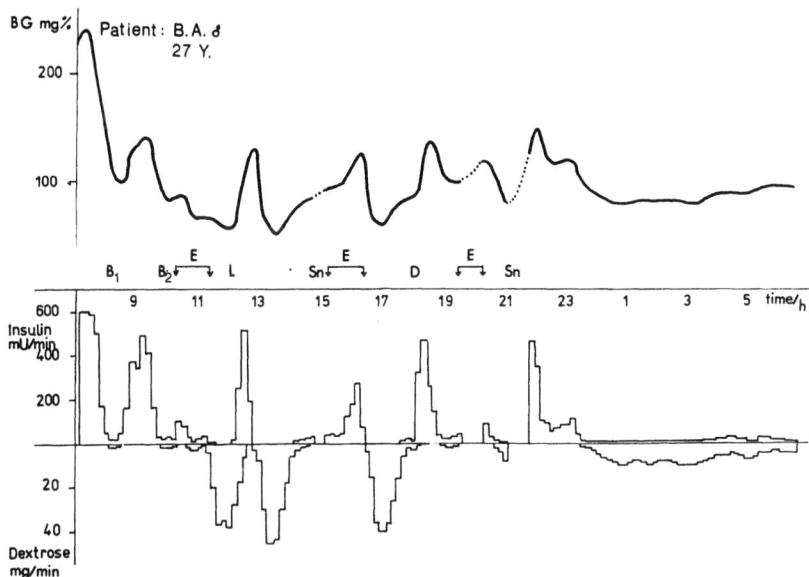

Abb. 5. Kontinuierliches Blutzucker-Tagesprofil unter automatischer Blutzuckerregulierung bei einem juvenilen Diabetiker (derselbe Patient wie in Abb. 1). Im unteren Teil der Abbildung sind die Infusionsraten von Insulin (nach oben) und Dextrose (nach unten) dargestellt

Insulinabgabe, vorhanden war (Pfeiffer et al., 1974a, b; Albisser et al., 1974a, b): Den höchsten Blutzuckerwerten entsprachen die höchsten Insulinabgaben und umgekehrt (Abb. 5).

a) Bei der Behandlung des Coma und Praecoma diabeticum wurden automatisch maximale Insulinquantitäten (600 mE/min) infundiert, solange der Blutzuckerspiegel über 140 mg-% lag. Mehrere Coma- und Präcomafälle wurden bisher auf diese Weise behandelt, mit gutem Erfolg. Abb. 6 zeigt ein Beispiel. Aus der automatisierten Therapie mit unserem Glukose-kontrollierten Insulin- und Glukoseinfusionssystem (GCIGIS), denn um etwas anderes handelt es sich ja nicht, haben wir inzwischen so viel gelernt, daß wir für einen Teil der Fälle einfach auf die kontinuierliche Insulininfusion, freilich in Abhängigkeit von der kontinuierlichen Blutzuckeranalyse, umgestellt haben. In vielen, nicht in allen Punkten, entsprechen unsere Erfahrungen denen englischer und australischer Autoren, die kürzlich über die Infusionstherapie des Coma diabeticum berichteten (Page et al., 1974; Kidson et al., 1974; Semple et al., 1974). Ein neuerlicher Vorstoß in Richtung auf diese Art der Behandlung des diabetischen Comas, wie sie auch von deutschen Autoren, z. B. von Daweke u. Bach (1963), an der Oberdisseschen Klinik bereits vor Jahren propagiert wurde, erscheint gerechtfertigt.

b) Überaus befriedigend waren auch die Erfahrungen mit dem Gerät bei chirurgischen Eingriffen und in der Geburtshilfe. In der Regel werden die Patienten am Vorabend der Operation oder Geburt an das Gerät angeschlossen, und der Blutzucker wird auf Werte um 100 mg-% eingestellt (Abb. 7). Auch die ausgedehnteste Operation kann dann bei „normalen" Blutzuckerwerten begonnen und durchgeführt werden, ohne Narkotiseur und Operateur durch das Warten auf die Blutzuckerwerte zu beunruhigen oder gar eine Hypoglykämie durch die Narkose zu übersehen. Analoges gilt für die postoperative Periode. Wie Abb. 7 zeigt, gelingt es nicht, durch direkte manuelle Steuerung der Insulindosierung auf dem Boden der fortlaufenden Blutzuckermessung den Blutzucker so exakt einzustellen, wie es das Gerät vermag.

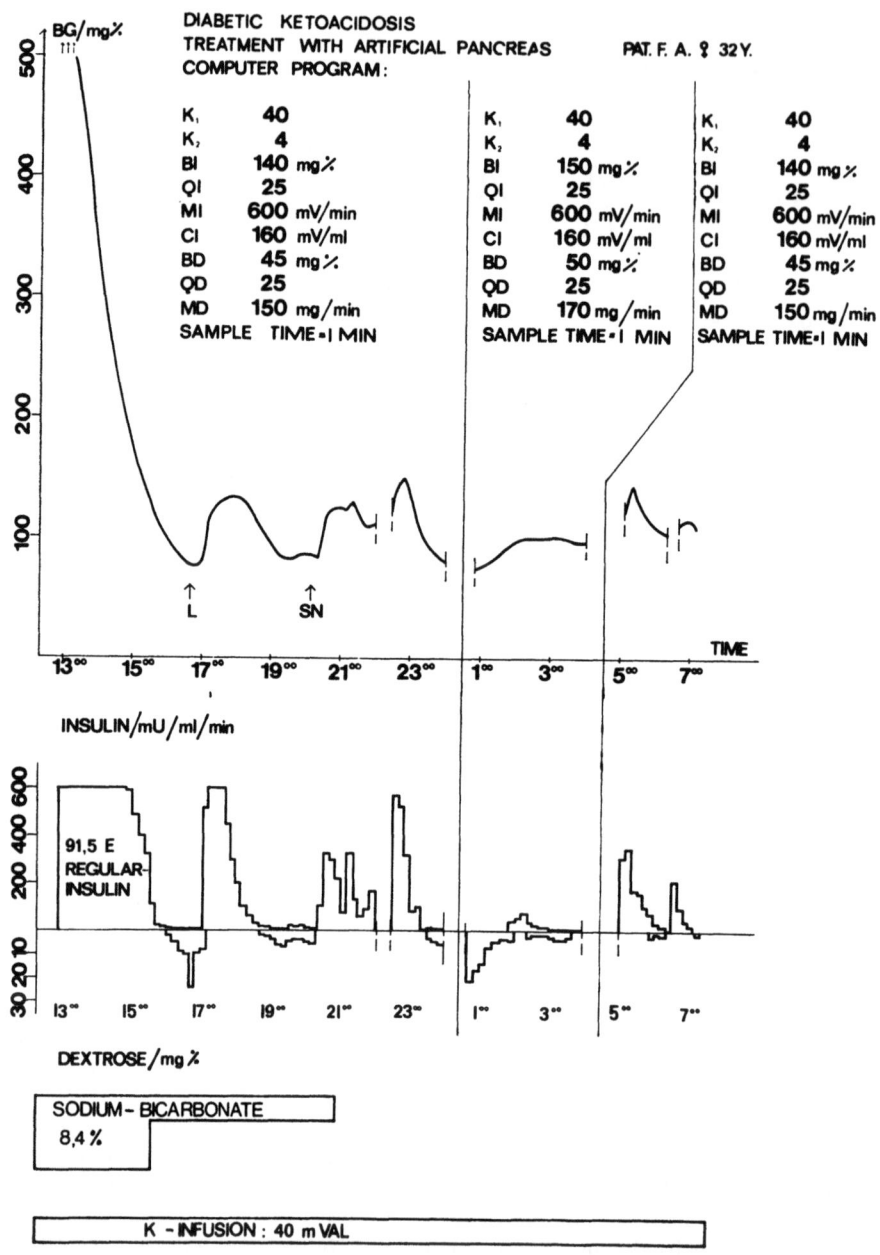

Abb. 6. Behandlung einer diabetischen Ketoazidose mit Hilfe der künstlichen β-Zelle. Im oberen Teil der Abbildung ist der Blutzucker über 18 Std, im mittleren Teil sind die Infusionsraten von Insulin und Glucose dargestellt. Der untere Teil zeigt die zur Behandlung des Säure-Basen- und Elektrolythaushalts erforderliche Infusion von Natriumhydrogencarbonat und Kalium

3. Klinisch-experimentelle Forschung

Neben dem praktischen therapeutischen Nutzen beim „akuten Diabetes" sind eine Reihe von wichtigen Erkenntnissen zur Pathophysiologie und Therapie der Zuckerkrankheit gewonnen worden:

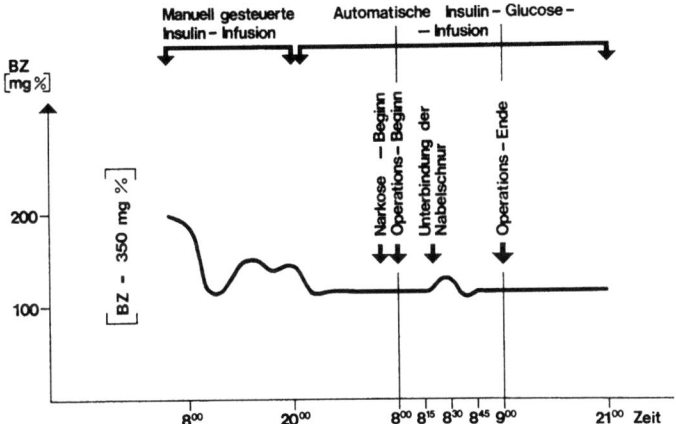

Abb. 7. Automatische Blutzuckerregulation mittels der künstlichen β-Zelle während der Geburt bei einer 23jährigen Diabetikerin

a) Somatostatin

Das Somatostatin, ein primär aus dem Hypothalamus gewonnenes Tetradecapeptid, hemmt zahlreiche Eiweißhormone; beim echten Insulinmangeldiabetes ist die Hemmung der kontrainsulinären Hormone von besonderer Bedeutung. Ein günstiger Effekt von Somatostatin auf den Blutzucker war zu erwarten. De facto handelt es sich um die überhaupt machtvollste antidiabetische Substanz, die wir je in Händen hatten. Die Insulinquantität, die zur Utilisation einer oralen Glukosebelastung von 100 g oder einer Mahlzeit von 800 cal notwendig ist, wird durch Somatostatin auf ein Drittel bis ein Viertel reduziert und der Glukosebedarf um beinahe denselben Prozentsatz erhöht (Abb. 8) (Meissner et al., 1975; Thum et al., 1975). Die reaktiven Blutzuckeranstiege nach den Mahlzeiten liegen wesentlich niedriger als ohne Somatostatin. Da die Insulinausschüttung aus unserem Apparat ausschließlich vom Blutzuckerspiegel abhängig ist, erscheint es als sehr wahrscheinlich, daß die Erniedrigung des Blutzuckers via Ausfall der diabetogenen Hormone für das bei insgesamt 10 Fällen erzielte einheitliche Resultat verantwortlich gemacht werden kann.

b) Nächtliche Hypoglykämien

Auf nächtliche Hypoglykämien unter klassischer Therapie mit subkutan injizierbaren Depotinsulinen hatten wir bereits verwiesen (s. auch Abb. 2). Bei der angepaßten intravenösen Insulintherapie mit unserem Apparat liegen die Blutzuckerspiegel in der Nacht völlig im Normbereich, zeigen keine Schwankungen, und trotzdem fordert der Patient kein Insulin aus dem Gerät an.

Bei einem Teil dieser Fälle mag die Sekretion diabetogener Hormone zu dieser Zeit herabgesetzt sein, bei anderen scheint es sich um das nächtliche Einspringen der noch vorhandenen körpereigenen Insulinsekretion zu handeln. Das läßt sich jedenfalls durch Bestimmung von C-Peptid während des Tagesprofils erkennen (Abb. 9). Zur Nachtzeit erhöht sich der Anteil von C-Peptid im Serum, im Gegensatz zur Abgabe von Insulin aus dem Gerät und dem immunologisch meßbaren Gesamtinsulin. Beim C-Peptid handelt es sich bekanntlich um denjenigen Anteil der Insulinvorstufe, des Proinsulins, der in den β-Zellen abgespalten und in stöchiometrischem Verhältnis zusammen mit dem fertigen Insulin sezerniert wird (Rubenstein et al., 1969). Bei Antikörperbildung gegen tierisches Insulin

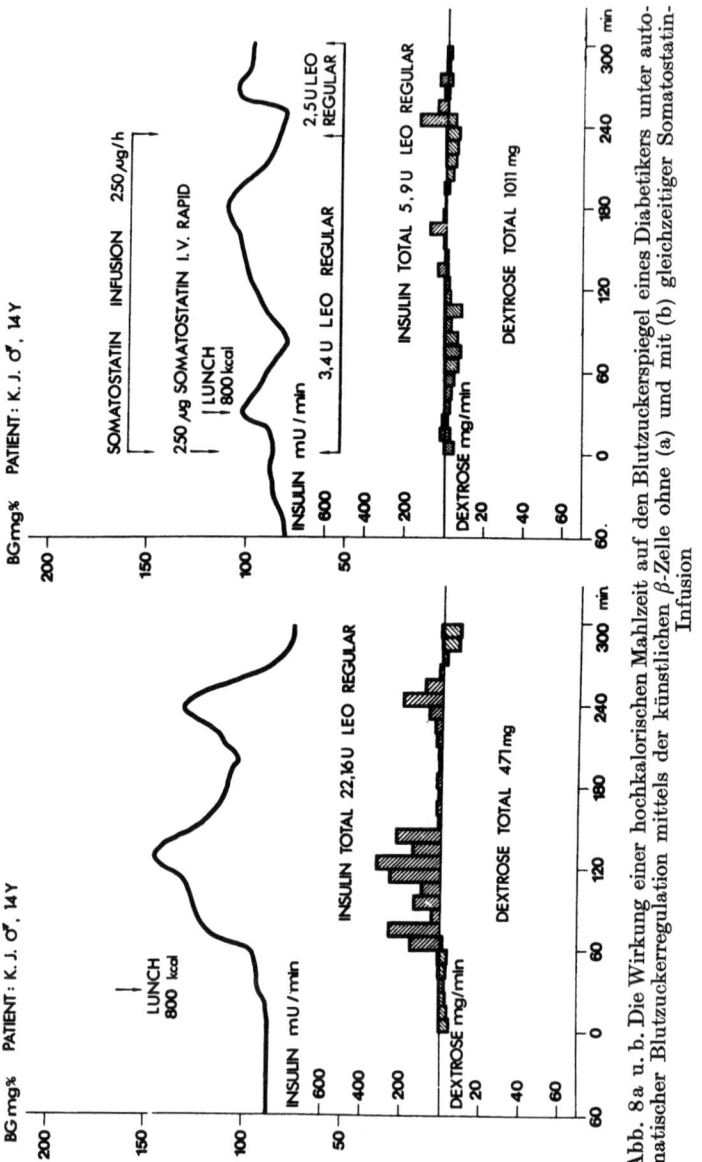

Abb. 8a u. b. Die Wirkung einer hochkalorischen Mahlzeit auf den Blutzuckerspiegel eines Diabetikers unter automatischer Blutzuckerregulation mittels der künstlichen β-Zelle ohne (a) und mit (b) gleichzeitiger Somatostatin-Infusion

sind Aussagen über Basalspiegel und Stimulierbarkeit von körpereigenem Insulin nicht mehr möglich. Die Restfunktion der β-Zelle kann in diesen Fällen nur noch mit Hilfe von C-Peptidbestimmungen im Serum beurteilt werden (Melani et al., 1970; Block et al., 1972). Eine eigene radioimmunologische Methode zur Bestimmung von C-Peptid wurde von uns entwickelt (Beischer et al., 1975).

c) *C-Peptid und Sulfonylharnstoffe*

Interessant schien der mittels des Gerätes unter Sulfonylharnstoffbehandlung ermittelte Insulinbedarf. Folgende Untersuchungen wurden bei einer insulinpflichtigen Diabetikerin mit nachgewiesenen Insulinantikörpern durchgeführt: In einem Kontrollversuch ohne Euglukon hatte eine Glukosebelastung von 50 g

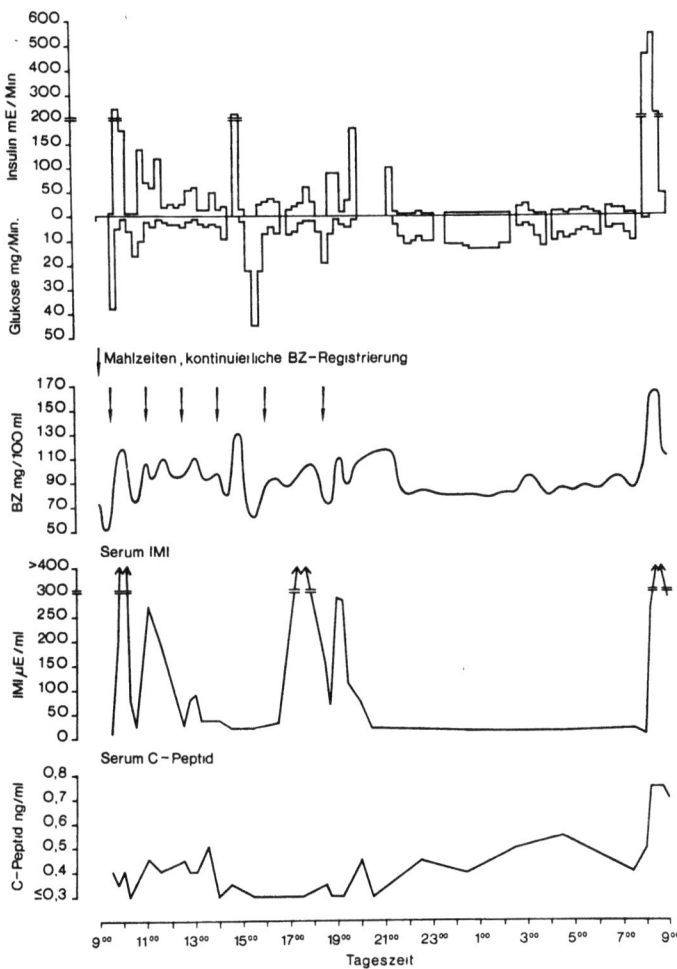

Abb. 9. Tagesprofil bei einer Altersdiabetikerin unter automatischer Blutzuckerregulation. Von oben nach unten sind dargestellt: 1. die infundierten Mengen von Insulin und Glucose; 2. der Blutzuckerverlauf, Mahlzeiten sind durch Pfeile wiedergegeben; 3. die Insulinspiegel im Serum; 4. die C-Peptidspiegel im Serum

eine Insulinanforderung von etwa 60 E zur Folge, endogenes Insulin, gemessen mit Hilfe von C-Peptid, wird praktisch nicht sezerniert (Abb. 10a). 14 Tage später, nach Behandlung mit Insulin und Sulfonylharnstoffen, wird der Versuch wiederholt (Abb. 10b). Der Insulinbedarf ist auf etwa ein Drittel reduziert, der reaktive Blutzuckeranstieg wesentlich niedriger, der basale C-Peptidspiegel liegt jetzt deutlich im meßbaren Bereich, ein sekretionsfördernder Effekt der Glucosebelastung allerdings ist nicht erkennbar.

d) Künstliche β-Zelle beim Stoffwechselgesunden

Natürlich haben wir unser Gerät auch beim Stoffwechselgesunden erprobt, um gewissermaßen die „künstliche" gegen die „natürliche" β-Zelle konkurrieren zu lassen. Die Insulinabgabe aus dem Gerät diente als Maß für die Leistung der künstlichen β-Zelle, die Konzentrationen von C-Peptid gaben indirekt die Frei-

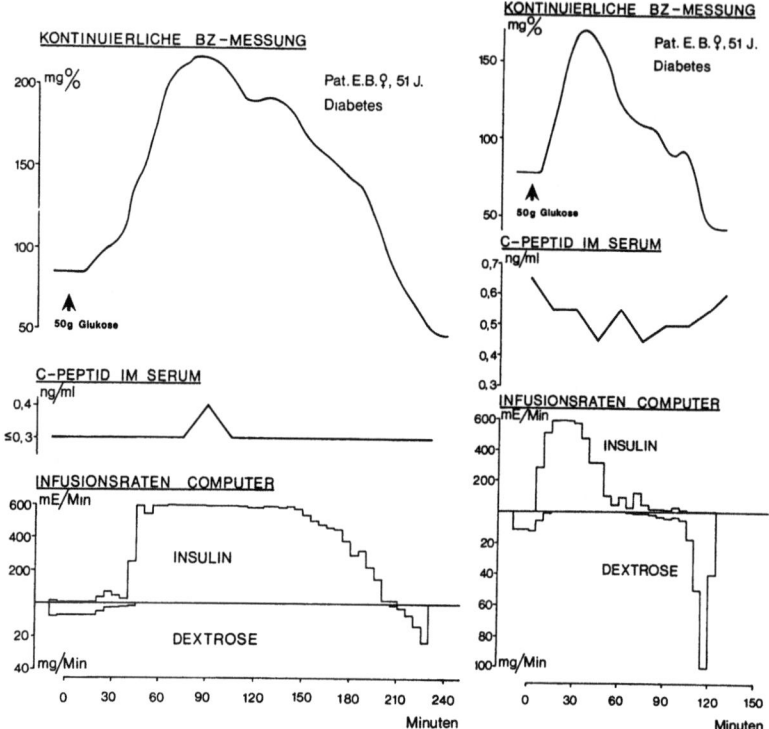

Abb. 10a u. b. Oraler Glukose-Toleranz-Test (o.G.T.T.) bei einer Altersdiabetikerin unter automatischer Blutzuckerregulation ohne (a) und mit (b) gleichzeitiger Sulfonylharnstofftherapie. Im mittleren Teil der Abbildung ist jeweils der im Serum gemessene C-Peptid-Spiegel dargestellt

setzung von körpereigenem Insulin wieder. Die Spiegel des immunologisch meßbaren Insulins im Serum setzten sich aus der Summe von exogenem und endogenem Insulin zusammen. Das Resultat muß das Herz jedes apparatebegeisterten und der Automatisation ergebenen klinischen Chemikers höher schlagen lassen (Abb. 11): Der Blutzuckeranstieg nach oraler Belastung hat die sofortige Insulinausschüttung aus dem Gerät und den entsprechend schnellen Anstieg des Gesamtinsulins im Blut zur Folge; das körpereigene C-Peptid folgt erst etwas hinterher. Mit anderen Worten: Der Apparat ist besser.

IV. Ausblick

Es versteht sich von selbst, daß die von uns verwandte Gerätekombination bisher nur außerhalb des Körpers, auf einer Krankenstation, nach Art der künstlichen Niere, verwandt werden kann. Implantierbare künstliche β-Zellen von der Größe eines ½-Dollar-Stückes gehören in den Bereich der Futurologie. Auch sie müßten die Konstitutionsmerkmale unseres automatisierten Systems aufweisen: Glukosesensor, Computer, Energiequelle, Pumpe und Insulinreservoir.

Bisher haben sich die Gruppen von Soeldner in Boston und von Bessman in Los Angeles nur mit dem ersten Teil dieser Gerätekombination beschäftigen können, der kontinuierlichen Glukosemessung. Die von den genannten Autoren benützte Methode basiert auf dem Prinzip der bioelektrischen Zelle. Mit Hilfe der Glukoseoxydase wird Glukose im Gewebe oder im Blut oxydiert und mittels biogalvanischer Zellen (O_2-Elektrode nach Clark, bestehend aus Edelmetallen wie Silber, Gold, Platin und Blei) dieser Vorgang in elektrische Energie verwandelt.

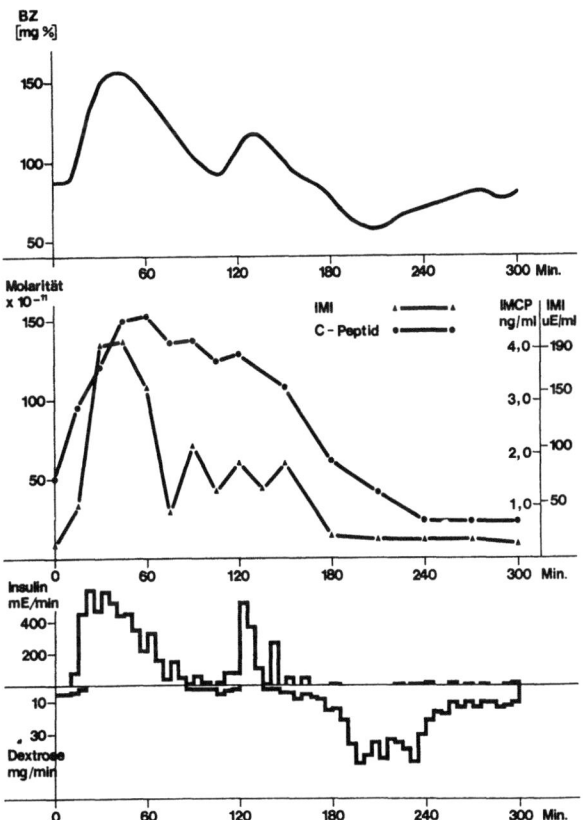

Abb. 11. O.G.T.T. bei einem 24jährigen Stoffwechselgesunden unter gleichzeitiger endogener und exogener Blutzuckerregulation. Der mittlere Teil der Abbildung zeigt den Serumspiegel des immunologisch meßbaren Insulins ▲——▲ und des immunologisch meßbaren C-Peptids ●——●

Die entstehenden Ströme können zur fortlaufenden Blutzuckermessung verwandt werden. Sie könnten aber auch als bioelektrische Energiequelle zum Dauerbetrieb des gesamten Gerätesystems dienen (Rao u. Richter, 1974).

An diesem Problem wird intensiv von allen gearbeitet, die sich mit implantierbaren künstlichen mechanischen Organen schlechthin beschäftigen. Bisher unvermeidbare Korrosionen der verwandten Materialien und daraus resultierende Gewebsirritationen stehen einer praktischen Verwendung jedoch noch entgegen.

Damit bleibt die „extrakorporale künstliche β-Zelle" vorerst ein praktikables Gerät zur Nutzung bei der automatisierten Behandlung diabetischer Krisenzustände und zur klaren Erkennung zukünftiger therapeutischer Ziele. Von Seiten der Theorie und auch der praktischen Erprobung könnte das Diabetesproblem damit heute schon als gelöst angesehen werden.

Zusammenfassung

Die Mängel der konventionellen Insulintherapie sind bis heute nicht überwunden. Ebensowenig wie die orale Behandlung bei dem noch über eine eigene Insulinproduktion verfügenden Diabetiker können Alt- oder Depotinsulin beim Insulinmangeldiabetes Blutzuckerschwankungen im Tagesablauf in Abhängigkeit von Nahrungsaufnahme oder Schlaf verhindern. Gerade sie müssen aber mit der

Entwicklung der diabetischen Angiopathie in Verbindung gebracht werden. Verschiedentlich wurde daher eine automatische Regulation des Blutzuckers auf dem Wege über die laufende Steuerung des Insulins durch den Blutzuckerspiegel selbst angestrebt. Durch direkte Infusion des Insulins in den Blutkreislauf sollte eine exakte auf die Sekunde eingespielte Normalisierung des Blutzuckers auch nach Nahrungsaufnahme erreicht werden können.

Eine derartige künstliche β-Zelle wurde entwickelt und aus folgenden Teilen zusammengesetzt: Mit einem TECHNICON-Autoanalyzer wurde kontinuierlich und automatisch der Blutzucker gemessen, mit einem speziell entwickelten Mikrocomputer sowie einem ebenfalls neu gefertigten Insulin- und Glukose-Pumpensystem (Life Science Instruments, Miles Laboratories, Inc., Elkhart, Ind., USA) wurde das Insulin-Infusionssystem an die Blutzuckerwerte des Diabetikers und umgekehrt angepaßt, mit einem automatischen Drucker (Texas Corporation) wurden die aktuell gegebenen Insulin- und Glukosequantitäten neben Blutzucker und Gesamtinsulindosis jede Minute ausgedruckt.

Für die Dauer der Behandlung am Gerät konnten die Blutzuckerwerte bei Diabetikern ohne Diäteinschränkung vollständig normalisiert werden. Bemerkenswert war die ausreichende Regulation des Blutzuckers durch eine monophasische Insulininfusion. Im Block wurde jeweils der ansteigende Blutzuckerwert kompensiert.

Beim Coma und Praecoma diabeticum wurde mit Insulinquantitäten von bis zu 600 mE/min eine wesentliche raschere Senkung des Blutzuckers erreicht als bei konventioneller Therapie.

Chirurgische Eingriffe und Geburten — so auch Kaiserschnitte — konnten bei Blutzuckerspiegeln im Normbereich durchgeführt werden.

Unter Gabe des hypothalamischen Hormons Somatostatin, das die Sekretion zahlreicher Eiweißhormone hemmt, fand sich in Kurzzeitversuchen eine erhebliche Einsparung von infundiertem Insulin.

Messungen von C-Peptid im Serum wurden zur Beurteilung der Restsekretionskapazität der β-Zelle bei gleichzeitiger exogener Insulinzufuhr herangezogen.

Es zeigte sich, daß nächtliche Hypoglykämien bei Diabetikern zum Teil mit dem nächtlichen Einspringen einer noch vorhandenen körpereigenen Insulinsekretion erklärbar sind. Beim insulinpflichtigen Erwachsenendiabetes konnte die C-Peptidsekretion durch Glibenclamid stimuliert werden, bei gleichzeitig reduziertem Bedarf an exogenem Insulin.

Eine Gegenüberstellung von infundiertem Insulin, C-Peptid- und Insulinspiegeln im Serum, nach Belastung mir oraler Glukose beim Stoffwechselgesunden, demonstriert die hohe Leistungsfähigkeit der künstlichen β-Zelle.

Literatur

Albisser, A. M., Leibel, B. S., Ewart, T. G., Davidovac, Z., Zingg, W.: Diabetes **22**, Suppl. 1 (Abstr.), 294 (1973). — Albisser, A. M., Leibel, B. S., Ewart, T. G., Davidovac, Z., Botz, C. K., Zingg, W.: Diabetes **23**, 389 (1974a). — Albisser, A. M., Leibel, B. S., Ewart, T. G., Davidovac, Z., Botz, C. K., Zingg, W., Schipper, H., Gander, R.: Diabetes **23**, 397 (1974b). — Beischer, W., Keller, L., Maas, M., Schiefer, E., Pfeiffer, E. F.: Horm. Metab. Res. (1975) im Druck. — Beischer, W., Thum, Ch., Meissner, C., Tamàs, Gy., Pfeiffer, E. F.: In Vorbereitung (1975). — Block, M. B., Mako, M. E., Steiner, D. F., Rubenstein, A. H.: Diabetes **21**, 1013 (1972). — Burns, T. W., Bregant, R., van Peenan, H. J., Hood, T. E.: Diabetes **14**, 186 (1965). — Daweke, H., Bach, I.: Klin. Wschr. **41**, 257 (1963). — Ewart, T. G., Albisser, A. M., Leibel, B. S.: A Computer analog of the endocrine pancreas. In: Internat. Symp. of Dynamics and Controls in Physiol. System (eds. A. S. Iberall, A. C. Guyton), p. 509. Rochester, N. Y. Proc. American Physiol. Soc. (1973). — Ferrari, A., Kessler, G., Russo-Alesi, F. M., Kelly, J. M.: Ann. N. Y. Acad. Sci. **87**, 729 (1960). — Foster, R. O., Soeldner, J. S., Tan, M. H., Guyton, J. R.: J. Dynam. Syst. Meas. and Contr., Transactions of ASMIE, 308 (1973). — Hinckers, H. J.: Geburtsh. u. Frauenheilk. **33**, 181 (1973). — Kadish, A. H.:

Amer. J. med. Electron. **3**, 82 (1964). — Kadish, A. H.: Continuous monitoring and control of blood sugar — A new technique for optimizing diabetic regulation. Proc. 5th Ann. Symposium on Biomathematics and Computer Science, Life Sci., March 30—31 (1967). — Kidson, W., Casey, J., Kraegen, E., Lazarus, L.: Brit. med. J. **2**, 691 (1974). — Kline, N. S., Shiamano, E., Stearns, H., McWilliams, C., Cohen, M., Blair, J. H.: Techn. Quarterly **1**, 10 (1969). — Kruse-Jarres, J. D., Hilpert, C., Klingmüller, V.: Med. Klin. **67**, 226 (1972). — Meissner, C.: Die antidiabetische Wirkung von Somatostatin, untersucht an der künstlichen Beta-Zelle. Dissertation, 1975. — Meissner, C., Thum, Ch., Beischer, W., Winkler, G., Schröder, K. E., Pfeiffer, E. F.: Diabetes (1975) eingereicht z. Publikation. — Melani, F., Ditschuneit, H., Bartelt, K. M., Friedrich, H., Pfeiffer, E. F.: Klin. Wschr. **43**, 1000 (1965). — Melani, F., Rubenstein, A. H., Oyer, P. E., Steiner, D. F.: Proc. nat. Acad. Sci. (Wash.) **67**, 148 (1970). — Mirouze, J., Monnier, P., Sany, C., Joffiol, C., Arnavielle-Bony, M.: Ann. Biol. clin. **20**, 10—12, 1019 (1962). — Molnar, G. D., Ackerman, E., Rosevear, J. W., Gatewood, L. C., Moxness, K. E.: Mayo Clin. Proc. **43**, 833 (1968). — Molnar, G. D., Fatourechi, V., Ackerman, E., Taylor, W. F., Rosevear, J. W., Gatewood, L. C., Service, F. J., Moxness, K. E.: J. clin. Endocr. **32**, 426 (1971). — Molnar, G. D., Taylor, W. F., Langworthy, A.: Diabetologia **10**, 139 (1974). — Page, M. McB., Alberti, K. G. M. M., Greenwood, R., Gumaa, K. A., Hockaday, T. D. R., Lowy, G., Nabarro, J. D. N., Pyke, D. A., Sönksen, P. H., Watkins, P. J., West, T. E. T.: Brit. med. J. **2**, 687 (1974). — Pfeiffer, E. F., Ditschuneit, H., Ziegler, R.: Untersuchungen zur Pathogenese des menschlichen Altersdiabetes: Die Dynamik der Insulinsekretion des Stoffwechselgesunden und des Altersdiabetikers nach wiederholter Belastung mit Glukose, Sulfonylharnstoffen und menschlichem Wachstumshormon. VII. Symp. Dtsch. Ges. Endokr., Homburg (Saar), 1960, S. 206. Berlin: Springer 1961. — Pfeiffer, E. F., Ditschuneit, H., Ziegler, R.: Klin. Wschr. **39**, 415 (1961). — Pfeiffer, E. F., Pfeiffer, M., Ditschuneit, H., Chang-Su-Ahn: Ann. N. Y. Acad. Sci. **82**, 79 (1959). — Pfeiffer, E. F., Thum, Ch., Clemens, A. H.: Horm. Metab. Res. **6**, 339 (1974). — Pfeiffer, E. F., Thum, Ch., Clemens, A. H.: Naturwissenschaften **61**, 455 (1974). — Pfeiffer, E. F., Thum, Ch., Raptis, S., Beischer, W., Ziegler, R.: Hypoglycemia in Diabetics. Europ. Symp. on Hypoglycemia, Rom, 5.—6. 4. 1974, Horm. Metab. Res., Suppl. 6 (1975) im Druck.— Rao, J. R., Richter, G.: Naturwissenschaften **61**, 200 (1974). — Rubenstein, A. H., Clark, J. L., Melani, F., Steiner, D. F.: Nature (Lond.) **224**, 697 (1969). — Semple, P. F., White, C., Manderson, W. G.: Brit. med. J. **2**, 694 (1974). — Spiro, R. G., Spiro, M. J.: Diabetes **20**, 641 (1971). — Thum, Ch., Laube, H., Schröder, K. E., Rapits, S., Pfeiffer, E. F.: Dtsch. med. Wschr. (1975) im Druck. — Thum, Ch., Meissner, C., Beischer, W., Schröder, K. E., Pfeiffer, E. F.: Juveniler Diabetes — Somatostatin und Insulinbedarf. Dtsch. Ges. Endokr., 21. Symp. München, 27. 2. bis 2. 3. 1975 (Abstr.). — Yalow, R. S., Berson, S. A.: Diabetes **9**, 254 (1960).

Computereinsatz im klinisch-chemischen Laboratorium

BÜTTNER, H. (Inst. f. klin. Chemie d. Med. Hochschule Hannover)

Referat

Das klinisch-chemische Laboratorium unserer Tage ist gekennzeichnet durch steigende Analysenzahlen, aber auch durch steigende Kosten, vor allem auf dem Personalsektor. Auf der Suche nach Rationalisierungsmöglichkeiten wird der Einsatz elektronischer Datenverarbeitungsanlagen, von Computern, erwogen.

Im folgenden soll zunächst die Frage grundsätzlich behandelt werden, welche spezifischen Aufgaben ein Computer in einem klinisch-chemischen Laboratorium übernehmen kann. Von besonderem Interesse sind in diesem Zusammenhang solche Aufgaben, deren Bearbeitung in einem konventionellen Laboratorium gar nicht möglich ist, die aber zu einer Verbesserung der Befundqualität führen. Anschließend sollen praktische Hinweise für den Computereinsatz sowohl im Laboratorium der Praxis als auch des Krankenhauses gegeben werden.

Beim Einsatz einer elektronischen Rechenanlage können — je nach dem Aufgabengebiet — zwei Anwendungsbereiche im Vordergrund stehen: die Anwendung als ,,*Rechner*", d. h. die schnelle Durchführung komplizierter Rechenoperationen, oder aber die Anwendung zur *Datenverarbeitung*, d. h. die Sortierung und Aufarbeitung großer Datenmengen, was im allgemeinen mit relativ einfachen Rechenvorgängen durchgeführt werden kann.

Im klinisch-chemischen Laboratorium sind die notwendigen Rechenoperationen — von wenigen Ausnahmen abgesehen — so einfach, daß sie allein den Einsatz eines Computers nicht lohnen würden. Mit preiswerten Taschen- oder Tischrechnern bzw. Zusatzgeräten zu Meßgeräten können diese Rechenoperationen sehr einfach erledigt werden.

Im Gegensatz dazu steht die große Datenmenge, die in einem klinisch-chemischen Laboratorium täglich verarbeitet werden muß. In einem Praxislaboratorium sind dies etwa 1000 Zeichen/Tag (Ziffern oder Buchstaben), in einem Großlaboratorium ca. 700 000 Zeichen/Tag.

In einem konventionellen Laboratorium wird schätzungsweise ein Viertel bis ein Drittel der Arbeitszeit des technischen Personals für die Bearbeitung der Daten, für schriftliche Arbeiten usw. aufgewendet. Mit anderen Worten: ein erheblicher Anteil der Gesamtkosten entfällt auf die Bearbeitung der Daten, nicht auf die Durchführung der Analysen. Für diesen Sektor könnte eine elektronische Rechenanlage sinnvoll sein.

Um die möglichen Aufgabenstellungen für einen Computer im klinisch-chemischen Laboratorium genauer betrachten zu können, ist es erforderlich, zunächst einen Blick auf den Arbeitsablauf zu werfen, der zur Erstellung eines klinisch-chemischen Befundes führt. Abb. 1 zeigt ein Flußdiagramm des typischen Arbeitsablaufes. Aus diesem Schema ergeben sich drei Aufgabenbereiche, die von der elektronischen Datenverarbeitung übernommen werden können. Sie sollen als die „primären Aufgaben" bezeichnet werden und sind in Abb. 2. zusammengestellt.

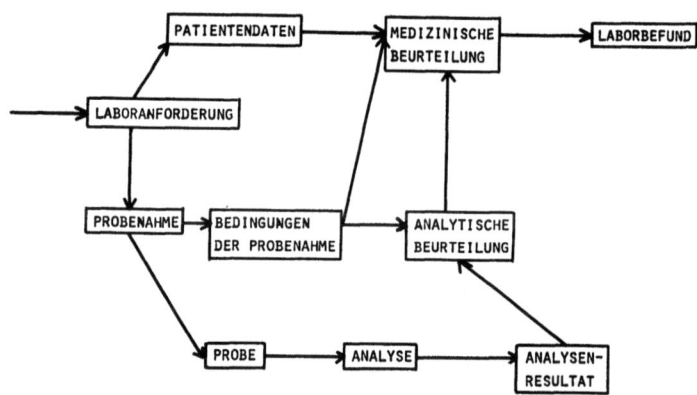

Abb. 1. Erstellung eines Laborbefundes (Fließschema)

1. ERFASSUNG VON PATIENTENDATEN
   LABORANFORDERUNGEN
   ZUSÄTZLICH: ARBEITSABLAUF IM LABORATORIUM
   UNTERSTÜTZUNG BEI DER PROBENAHME
2. ANALYTIK
   ERFASSUNG U. AUSWERTUNG DER MESSDATEN
   STEUERUNG MECHANISIERTER GERÄTE
3. BEFUNDPRÄSENTATION
   EINZELBEFUNDE, WOCHEN-REPORTS, KUMULIERTE REPORTS

Abb. 2. Computereinsatz im klinisch-chemischen Laboratorium: Primäre Aufgaben

Es sei bereits an dieser Stelle darauf hingewiesen, daß die schnelle Erfassung der Daten, die zur Identifizierung des Patienten dienen, also Name, Vorname, Geburtstag usw., durch eine Datenverarbeitungsanlage mit einem erheblichen Aufwand verbunden ist. Nur dann, wenn diese Daten im Praxisbetrieb auch außerhalb des Laboratoriums verwendet werden oder aber — etwa durch die Patientenaufnahme im Krankenhaus — ohnehin erstellt werden, erscheint dieser Aufwand sinnvoll.

Bei den bisher besprochenen primären Aufgabenbereichen für den Rechner handelt es sich um solche Aufgaben, die im konventionellen Laboratorium manuell ebenfalls erledigt werden müssen. Der Rechnereinsatz führt in diesen Fällen zur Arbeitserleichterung.

Darüber hinaus ist es möglich, dem Rechner zusätzliche Aufgaben zu übertragen. Dieser erweiterte Aufgabenbereich für einen Rechner im klinisch-chemischen Laboratorium führt teilweise in Neuland. Von besonderer Bedeutung ist die hierdurch erreichbare Verbesserung der Qualität der Befunde. Im folgenden sollen diese Anwendungsbereiche etwas ausführlicher besprochen werden, da sie im direkten Zusammenhang mit dem Hauptthema „Normbereiche und Befundmuster in der Klinischen Chemie" stehen.

1. ANALYSEN-KONTROLLE
2. PLAUSIBILITÄTSKONTROLLE
3. DIAGNOSTISCHE AUSWERTUNG
4. BESTELL- UND RECHNUNGSWESEN DES LABORATORIUMS

Abb. 3. Computereinsatz im klinisch-chemischen Laboratorium: Erweiterte Aufgaben

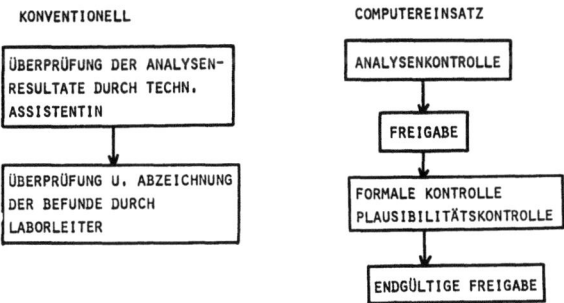

Abb. 4. Befunderstellung. Vergleich des Vorgehens im konventionellen Laboratorium und beim Einsatz eines Computers

Abb. 3 bringt stichwortartig eine Zusammenstellung. Zwei dieser Aufgabenbereiche sind Kontrollfunktionen, die im konventionellen Laboratorium nur teilweise oder gar nicht möglich sind. Andererseits bedürfen aber auch diese im Rechner ausgeführten Kontrollfunktionen der Mitwirkung des Menschen.

Vielfach besteht die Meinung, daß ein Computer als „black box" nur mit Analysendaten gefüttert zu werden brauche, um die fertigen Befunde zu produzieren. Die bisherigen Erfahrungen mit Rechnern in der Klinischen Chemie haben jedoch gezeigt, daß auch im „Computerlaboratorium" die verantwortliche Beurteilung und Entscheidung durch den Menschen unumgänglich ist. In Abb. 4 sind die Entscheidungsebenen im Vergleich zur konventionellen Arbeitsweise dargestellt. Die Analysenbefunde können also nicht einfach vom Computer „abgerufen" werden, sondern bedürfen der „Freigabe“ durch verantwortliche Personen. Die erwähnten Kontrollfunktionen, die mit Hilfe des Rechners ausgeübt werden, dienen als Grundlage für die Entscheidung, ob Befunde zur klinischen Verwendung freigegeben werden können oder nicht.

Unter *Analysenkontrolle* werden in diesem Zusammenhang alle Maßnahmen verstanden, die allein auf analytischen Daten des Laboratoriums basieren. Das bekannteste Verfahren dieser Art ist die Statistische Qualitätskontrolle, die als Folge des Eichgesetzes und der Beschlüsse der Kassenärztlichen Vereinigungen auch im konventionellen Laboratorium Einzug gehalten hat. Die Berechnung der an Kontrollproben erhaltenen Ergebnisse, die statistischen Berechnungen, die graphische Darstellung als Kontrollkarte und andere relativ aufwendige Arbeiten können vom Rechner leicht erledigt werden. Ein wesentlicher Vorteil bei Verwendung des Rechners ist die sofortige Verfügbarkeit der Daten nach Abschluß der Analyse. Abb. 5 zeigt ein Beispiel für eine vom Computer ausgeführte Qualitätskontrolle. Zusätzlich zur statistischen Qualitätskontrolle kann die sehr aufwendige tägliche Analyse der Patientenresultate als ergänzendes Kontrollverfahren durchgeführt werden. Dadurch ergibt sich die Möglichkeit, auch Fehler bei Entnahme und Transport der Probe in die Analysenkontrolle einzubeziehen.

BLATT 01 PRAEZISIONS- UND RICHTIGKEITSKONTROLLE DI. 04.03.75 13.45
GERAET NR. 15

L.NR / CHARGEN-NR	E.NR / KONTROLL-SERUM	A.NR/BEZ	MESSW. X		SOLLW. XQ		ST.-ABW S		KONTROLL-GROESSE
P 51 0111 27	299 MONI-TROL	33 SGOT 2-X	(48	-	43,0)	/	4,0	=	1,3
P 51 0111 27	300 MONI-TROL	34 SGPT 2-X	(66	-	64,0)	/	3,2	=	0,6
P 51 0111 27	301 MONI-TROL	33 SGOT 2-X	(44	-	43,0)	/	4,0	=	0,3
P 51 0111 27	302 MONI-TROL	34 SGPT 2-X	(63	-	64,0)	/	3,2	=	-0,2
P 51 0111 27	303 MONI-TROL	33 SGOT 2-X	(46	-	43,0)	/	4,0	=	0,8
P 51 0111 27	304 MONI-TROL	34 SGPT 2-X	(63	-	64,0)	/	3,2	=	-0,2
P 51 0111 27	325 MONI-TROL	33 SGOT 2-X	(42	-	43,0)	/	4,0	=	-0,2
P 51 0111 27	326 MONI-TROL	34 SGPT 2-X	(59	-	64,0)	/	3,2	=	-1,5
P 51 0111 27	347 MONI-TROL	33 SGOT 2-X	(45	-	43,0)	/	4,0	=	0,5
P 51 0111 27	348 MONI-TROL	34 SGPT 2-X	(68	-	64,0)	/	3,2	=	1,3

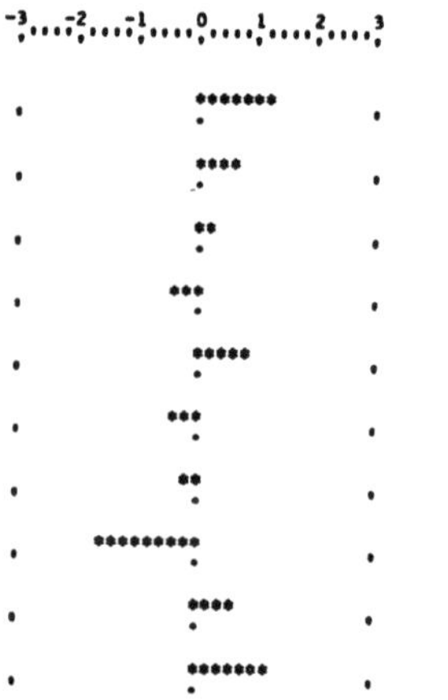

Abb. 5. Vom Computer erstellter Qualitätskontrollreport. Beispiel: Richtigkeitskontrolle bei Enzymaktivitätsbestimmungen. Rechte Bildseite: Mittelwertkontrollkarte

1. EXTREMWERTKONTROLLE
   IST DER WERT BIOLOGISCH MÖGLICH?
   FESTLEGUNG VON WARNGRENZEN
2. KONSTELLATIONSKONTROLLE
   KONTROLLE EINER GRÖSSE DURCH EINE ANDERE
   (A) ANWENDUNG VON VERSCHIEDENEN MESSMETHODEN
   (B) VERGLEICH VERSCHIEDENER PARAMETER
3. TRENDKONTROLLE
   ÄNDERUNG BEZOGEN AUF VORWERT UNTERSUCHT.
   GRENZEN FÜR BIOLOGISCH MÖGLICHE ÄNDERUNGEN

Abb. 6. Verschiedene Möglichkeiten für die Plausibilitätskontrolle

BEISPIEL FÜR WARNGRENZEN

BESTANDTEIL		MASSEINHEIT	"BIOLOGISCHE GRENZE"	
			UNTERE	OBERE
KALIUM	(SERUM)	MMOL/L	2	10
HARNSTOFF	(SERUM)	MG/100 ML	3	600
GOT	(SERUM)	U/L	–	BIS 3000
LDH	(SERUM)	U/L	–	BIS 10000
PROTEIN	(SERUM)	MG/24 STD.	–	BIS 5000
CHOLESTERIN	(SERUM)	MG/100 ML	20	1900

Abb. 7. Extremwertkontrolle. Der Computer druckt eine Liste aller Werte aus, die die angegebenen Warngrenzen unter- bzw. überschreiten

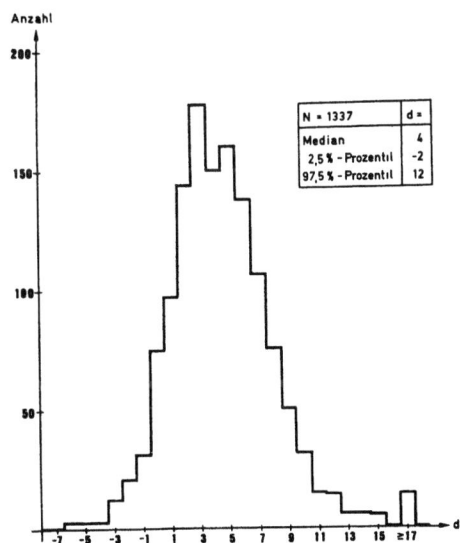

Abb. 8. Beispiel für die Konstellationskontrolle. Der Computer bildet die Differenz d aus den Konzentrationen der Kationen und Anionen im Serum entsprechend der Gleichung
$$d = Na^+ + K^+ + 2 \cdot Ca^{++} - CO_2 - Cl^- - 1{,}8 \cdot \text{Phosphat} - 0{,}241 \cdot \text{Protein}$$
(Elektrolyte in mmol/l, Protein in g/l). Das Histogramm zeigt die Verteilung von d bei 1337 Untersuchungen. Wenn d die Grenzen -2 bzw. 12 überschreitet, erfolgt Überprüfung

BEREICH	MAXIMALER ANSTIEG/ABFALL PRO TAG
BIS 100 U/L	20 U/L
> 100 U/L	40 %

GEPRÜFT WIRD NUR GEGEN VORWERTE, DIE MAXIMAL 4 TAGE ZURÜCKLIEGEN

Abb. 9. Beispiel für Trendkontrolle. Zeigt die GOT-Aktivität beim gleichen Patienten einen Anstieg bzw. Abfall gegenüber dem Vorwert größer als die angegebenen Werte, so erfolgt Überprüfung

Die im konventionellen Laboratorium vom verantwortlichen Leiter vorgenommene Überprüfung und Abzeichnung der einzelnen Befunde kann beim Einsatz eines Computers teilweise auf den Computer übertragen werden. Im Computer läßt sich z. B. eine *formale Kontrolle* auf Vollständigkeit der ausgeführten Analysen durchführen.

Von besonderer Wichtigkeit für die Qualität der Befunde sind die Verfahren der sog. *Plausibilitätskontrolle*. Hierunter versteht man die Überprüfung von Laborresultaten auf Grund zusätzlicher biologischer und klinischer Informationen, sowohl allgemein als auch auf einen bestimmten Patienten bezogen. Die Plausibilitätskontrolle ist gegenwärtig noch weitgehend Neuland. Mehrere große, mit Computern ausgestattete Laboratorien arbeiten an der Entwicklung und Überprüfung geeigneter Verfahren. An Hand von Abb. 6 sowie einigen Beispielen soll das Prinzip der Plausibilitätskontrolle erläutert werden.

Relativ einfach ist die *Extremwertkontrolle*: jedes Laborresultat wird darauf überprüft, ob es eine Grenze überschreitet, die biologisch oder klinisch als unwahrscheinlich angesehen werden muß (Beispiel in Abb. 7). Eine derartige Grenzüberschreitung führt dann zur Überprüfung des Wertes, zur Wiederholung der Analyse bzw. zur Analyse einer neuen Probe des Patienten.

Eine andere Möglichkeit zur Plausibilitätskontrolle ist die gegenseitige Prüfung verschiedener Parameter *(Konstellationskontrolle)*. Ein Beispiel hierfür, das auf der Äquivalenz von Kationen und Anionen in einer Lösung basiert, ist in Abb. 8 dargestellt.

Ein besonders aufwendiger Teil der Plausibilitätskontrolle ist der Vergleich eines Wertes mit dem Vorwert desselben Patienten *(Trendkontrolle)*. Setzt man bestimmte Grenzen für den maximalen Anstieg oder Abfall, so läßt sich auch dieser Vergleich zur Kontrolle heranziehen (Beispiel in Abb. 9).

Die geschilderten Möglichkeiten der Plausibilitätskontrolle stellen nur Beispiele dar, die alle zusammen noch nicht die Beurteilung auf Grund biologischer und klinischer Kenntnisse und Erfahrungen durch den Klinischen Chemiker ersetzen. Die Plausibilitätskontrolle hat nicht die Aufgabe Diskrepanzen aufzuklären, sie soll vielmehr Diskrepanzen aufdecken, damit eine Überprüfung eingeleitet werden kann, bevor der Laborbefund das Laboratorium verläßt.

In die Zukunft weisen Versuche, den Computer auch für die *diagnostische Auswertung* von Labordaten nutzbar zu machen. Im konventionellen Laboratorium ist es üblich, jeweils drei Werte eines einzelnen Parameters diagnostisch zu werten. Die diagnostische Sicherheit und Empfindlichkeit vieler klinisch-chemischer Untersuchungen ist jedoch nicht so groß, daß wir in allen Fällen zu sicheren diagnostischen Aussagen kommen. Wir müssen mit falsch positiven wie auch mit falsch negativen Ergebnissen rechnen (Abb. 10). Die diagnostische Trennschärfe läßt sich unter Umständen steigern, wenn man verschiedene klinisch-chemische Para-

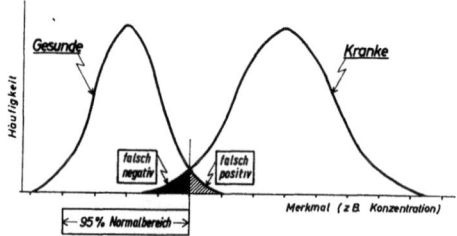

Abb. 10. Verminderte diagnostische Sicherheit bei einem Test, dessen Ergebnisse sich bei Gesunden und Kranken zum Teil überlappen (aus: Büttner, H.: Dtsch. med. Wschr. **95**, 1986—1992 [1970])

meter zusammenfaßt und mittels multivariater statistischer Methoden diagnostische Schlüsse ableitet. Da hierfür ein erheblicher Rechenaufwand erforderlich ist, können derartige Verfahren nur bei Einsatz eines Computers routinemäßig zur Diagnostik angewendet werden. In Abb. 11 ist als Beispiel dargestellt, daß bei Zusammenfassung zweier Parameter, die jeder für sich nicht genügend trennscharf sind, unter Umständen eine ausreichende Trennung zwischen „gesund" und „krank" möglich wird.

Auf die naheliegende Möglichkeit, für die Beurteilung von Laborwerten nach Alter, Geschlecht und anderen Merkmalen stärker differenzierte Normalwertbereiche heranzuziehen, die im Computer gespeichert sind, sei nur hingewiesen. Ebenso auf die Möglichkeit, die vielfältigen und schwer zu übersehenden Arzneimitteleinflüsse auf klinisch-chemische Parameter zu berücksichtigen.

Die geschilderten Aufgabenbereiche für einen Computer im klinisch-chemischen Laboratorium lassen deutlich werden, daß der Einsatz von Computern grundsätzlich sinnvoll ist und über die Arbeitserleichterung und über die Rationalisierung hinaus zur Verbesserung der Qualität der Befunde und zur besseren diagnostischen Auswertung der Untersuchung führen kann.

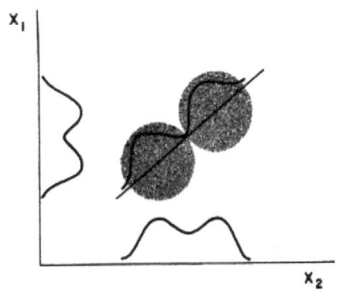

Abb. 11. Steigerung der diagnostischen Trennschärfe durch Kombination zweier Tests. Verteilung der Merkmale X_1 und X_2 in 2 Populationen („gesund", „krank"). Wird nur ein Merkmal betrachtet, so zeigen die Populationen eine erhebliche Überlappung. (Abbildung aus: The Diagnostic Process, J. A. Jacquez, Ed., Ann Arbor 1964)

LABORTYP	ANALYSEN-AUSWERTUNG	LABORDATEN-VERARBEITUNG
INTERNISTISCHES PRAXISLABORATORIUM	ELEKTRONISCHE TASCHEN- ODER TISCHRECHNER	NUR, WENN COMPUTER GESAMTE PRAXIS BZW. PRAXISGEMEINSCHAFT BENUTZT
KRANKENHAUSLABORATORIUM BIS CA 2000 ANALYSEN PRO TAG (UNGEFÄHR 600 BETTEN)	KLEINE RECHNER KOMBINIERT MIT ANALYSENGERÄT (Z.B. EPPENDORF)	OFF-LINE-SYSTEM, WENN KRANKENHAUSRECHNER VORHANDEN
ZENTRALLABORATORIUM (>2000 ANALYSEN/TAG)	Z. TEIL IM COMPUTER	OFF-LINE (MANUELLE ANALYSEN) ODER ON-LINE (ÜBERWIEGEND MECHANISIERTE ANALYSEN)

Abb. 12. Empfehlungen für Computereinsatz im klinisch-chemischen Laboratorium

Für den praktischen Einsatz eines Computers — im Laboratorium einer internistischen Praxis oder eines Krankenhauslaboratoriums — bedarf es allerdings eines erheblichen Aufwandes und erheblicher Anstrengungen. Größere Systeme — wie sie für Krankenhauslaboratorien wünschenswert wären — können nicht betriebsfertig bezogen werden, sondern müssen durch Entwicklung geeigneter Programme (sog. „software") an die jeweilige Organisationsstruktur des Laboratoriums und des Krankenhauses angepaßt werden. Hierfür sind erfahrene Fachleute erforderlich. An verschiedenen Stellen sind Datenverarbeitungssysteme trotz erheblichen Aufwandes bisher nicht zu zufriedenstellender Funktion gebracht worden. In jedem Einzelfalle müssen die praktischen Realisierungsmöglichkeiten vorher sorgfältig geprüft werden, bevor man sich in ein unter Umständen zeitraubendes und teures Abenteuer einläßt.

Auf Grund der in der Bundesrepublik an verschiedenen Stellen gesammelten Erfahrungen sind in Abb. 12 einige Empfehlungen — gegliedert nach verschiedenen Laboratoriumstypen — zusammengestellt.

Welche *Folgerungen* können wir zusammenfassend für den Computereinsatz im klinisch-chemischen Laboratorium ziehen?

Betrachtet man den Computereinsatz allein unter dem Gesichtspunkt der Arbeitserleichterung und Rationalisierung, so wird man einen Einsatz nur im Großlaboratorium mit mehr als 2000 Analysen pro Tag rechtfertigen können. Berücksichtigt man jedoch die durch den Computer mögliche Steigerung der Qualität der Befunde sowie neue computerabhängige Anwendungsmöglichkeiten klinisch-chemischer Untersuchungen in der Diagnostik, so wird der Computereinsatz in der Zukunft auch in kleineren Laboratorien trotz erheblichen Aufwandes zu bedenken sein. Voraussetzung hierfür ist jedoch, daß geeignete betriebsfertige, aus Bausteinen aufzubauende und anpassungsfähige Computersysteme einschließlich der software verfügbar sind.

5. Rundtischgespräch

Labormethoden in der Vorsorgemedizin

Leitung: SCHMIDT, F. W., Hannover

Teilnehmer: BÜTTNER, H., Hannover; GALLMEYER, W. M., Essen; KUTTER, D., Luxemburg; LOSSE, H., Münster; SCHÜLLER, E., Düsseldorf; VORLAENDER, K.-O., Berlin; ZÖLLNER, N., München

Manuskript nicht eingegangen.

KRUSE-JARRES, J. D. (Chirurg. Univ.-Klinik Freiburg/Brsg.): **Die Bewertung des Assimilationskoeffizienten (k_G) im intravenösen Glucosetoleranztest**[*]

Der intravenöse Glucosetoleranztest (ivGTT) stellt nach dem oralen GTT den wichtigsten Funktionstest zur Beurteilung einer gestörten Kohlenhydratstoffwechselstörung dar. Es ist üblich, den ivGTT nach der Methode von Conrad [1] und der Bewertung von Scriba [2] durchzuführen. Neuere Arbeiten [3] berufen

---
[*] Mit Unterstützung der Deutschen Forschungsgemeinschaft (Kr 468/5).

sich grundsätzlich auf ältere Literatur und übernehmen deren Normbereiche. Danach wird die untere Grenze des Normbereichs für den k_G-Wert mit 1,2 angegeben. Die Zuordnung zu einer diabetischen Stoffwechsellage erfolgt unterhalb von 1,0 [4].

Da die Zuordnung von Grenzwerten ebenso wie die Unglaubwürdigkeit eines Testergebnisses im Zusammenhang mit sonstigen erhobenen Daten oft problematisch erscheint, und da die Zahl der auf der bisherigen Basis eingestuften Diabetiker irreale Ausmaße annimmt, haben wir die Bestimmung des Assimilationskoeffizienten einer genaueren Berechnung unterzogen.

Blut für die Glucosebestimmung wurde nicht in Stichproben abgenommen, sondern mit Hilfe einer fortlaufenden Technik beim ruhenden Patienten gemessen und kurvenförmig aufgezeichnet [5]. An Hand von über 1000 solcher kontinuierlicher, venöser Blutglucosekurven während eines ivGTT mit 0,33 g/kg Glucose führten wir die Berechnung der Assimilation vergleichsweise graphisch und rechnerisch durch Ermittlung der Regressionsgeraden bei Erfassung minütlich vom Rechner registrierter Glucosekonzentrationen durch.

Es ließ sich unsere früher geäußerte Forderung [6] bestätigen, die k_G-Wert-Grenzen entsprechend der Berechnung in Zeiträumen echten exponentiellen

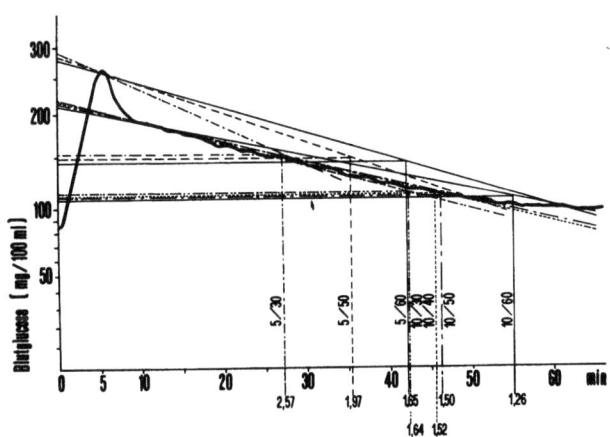

Abb. 1. Erzielung unterschiedlicher Assimilationskoeffizienten durch Benutzung verschiedener Berechnungszeiträume

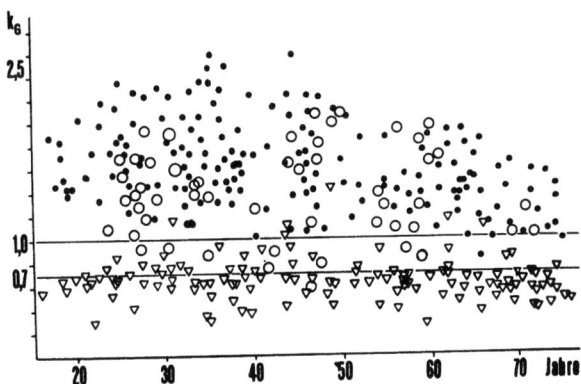

Abb. 2. Verteilung der Assimilationskoeffizienten im ivGTT mit 0,33 g/kg Glucose. ● Stoffwechselgesunde (n = 163), ○ potentielle Diabetiker (n = 51), ▽ manifeste Diabetiker (n = 151)

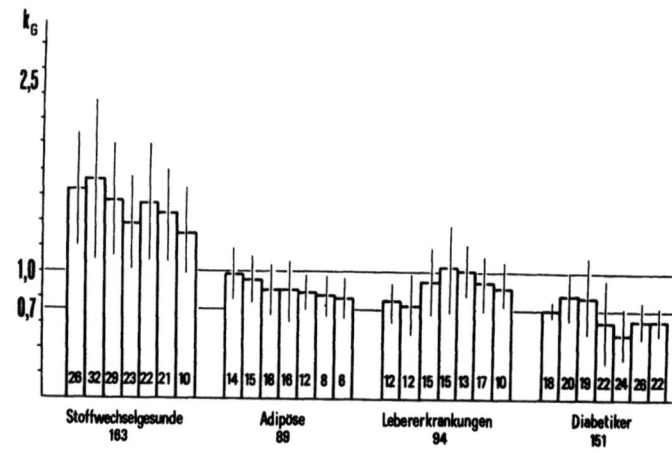

Abb. 3. Abhängigkeit der Assimilationskoeffizienten vom Alter zwischen < 20 bis > 70 (eine Säule ≡ 1 Dezennium)

Tabelle. Mittelwerte der graphisch und rechnerisch ermittelten Assimilationskoeffizienten (k_G) (250 Stoffwechselgesunde)

		BERECHNUNGSZEITRAUM (min)						
		5.-3o.	5.-5o.	5.-6o.	1o.-3o.	1o.-4o.	1o.-5o.	1o.-6o.
graphisch	$\bar{x}$	2,57	1,97	1,65	1,64	1,52	1,5o	1,26
rechnerisch (min-Werte)	$\bar{x}$	3,85	2,98	2,4o	1,58	1,52	1,5o	1,46
Korrelation	r	o,7865	o,86o1	o,9000	o,9976	o,9998	o,9986	o,8888

Abbaus zu revidieren. Es zeigt sich nämlich, daß die Assimilationskoeffizienten, welche den Berechnungszeiträumen zwischen der 10. und 50. min entstammen, dem Gesetz des exponentiellen Abbaus am exaktesten entsprechen und somit nahe beieinander liegen (Abb. 1). — Wie darüber hinaus die Tabelle zeigt, stimmen die graphischen und die durch Regressionsberechnung ermittelten Auswertungen genau überein. Daraus resultiert das Postulat, die k_G-Berechnung nur zwischen der 10. und 50. min durchzuführen.

Die Verteilung derart ermittelter Assimilationskoeffizienten (Abb. 2) macht deutlich, daß der übliche Grenzwert für Stoffwechselgesunde (●) mit 1,2 und für manifeste Diabetiker (▽) mit 1,0 zu hoch liegt. Ähnlich wie die Stoffwechselgesunden verhalten sich die in bezug auf ihre Anamnese hin getesteten potentiellen Diabetiker [7].

Deutlicher wird diese Verschiebung der Grenzen noch bei gleichzeitiger Beurteilung des Faktors „Alter", der bei der Interpretation der Glucosetoleranz nicht vernachlässigt werden kann (Abb. 3). Trotz des Abfallens des Assimilationskoeffizienten mit zunehmendem Alter, liegen die unteren Werte der Stoffwechselgesunden deutlich unter 1,2, wohingegen die Kollektive mit potentiell diabetischer Disposition und Kohlenhydratstoffwechsel beeinflussenden Erkrankungen hochsignifikant niedriger liegen. Bei den manifesten Diabetikern finden sich in der Mehrzahl der Altersgruppen alle gefundenen Werte unter 0,7.

Grenzwerte sollten nicht dazu benutzt werden, um Außergewöhnlichem den Stempel des Pathologischen aufzuprägen, sondern um die Diagnostik des Krankhaften in Richtung Sicherung zu erleichtern. Daher ist es notwendig, Grenzbereiche möglichst offen zu halten und mit einer ergänzenden diagnostischen Palette auszufüllen.

Es sollte daher bei Verwendung von 0,33 g Glucose/kg der Normbereich beim Menschen auf 1,0 gesenkt werden und eine ,,Pufferzone" zwischen 0,7 und 1,0 eingeräumt werden. Erst bei k_G-Werten unter 0,7 kann mit Sicherheit von einem Diabetes mellitus gesprochen werden.

Literatur

1. Conrad, V., Franckson, J. R. M., Bastenie, P. A., Kestens, J., Kovacs, L.: Arch. int. Pharmacodyn. 43, 132 (1953). — 2. Scriba, P. C., Schwarz, K., Hofmann, G. G.: Dtsch. med. Wschr. 91, 753 (1966). — 3. Reaven, G. M., Olefsky, J. M.: Diabetes 23, 454 (1974). — 4. Dieterle, P., Horn, K.: Ärztl. Fortbild. 20, 357 (1970). — 5. Kruse-Jarres, J. D., Reiter, J., Klingmüller, V.: Klin. Wschr. 47, 462 (1969). — 6. Kruse-Jarres, J. D., Hilpert, C., Grohmann, K., Klingmüller, V.: Dtsch. med. Wschr. 96, 1424 (1971). — 7. Cerasi, E., Luft, R.: Diabetes 21, 685 (1972).

Deck, K. A., Eberlein, L., Hillen, H. (Med. Univ.-Klinik Köln): **Ein Kriterium zur Spezifität von radioimmunologischen Steroidbestimmungen im Urin***

Die Gewinnung hochspezifischer Antiseren gegen Steroidhormone hat die Entwicklung von radioimmunologischen Steroidbestimmungsmethoden ermöglicht, welche die früher gebräuchlichen Methoden an Genauigkeit und Empfindlichkeit weit übertreffen und gleichzeitig eine erhebliche Senkung von Kosten und Arbeitsaufwand erlauben. Während die Spezifität dieser Antiseren gegenüber anderen Steroidhormonen sehr hoch ist — die Kreuzreaktion liegt meist unter 0,1 % [1] —, scheint die Spezifität gegenüber chemisch nur leicht veränderten Abbauprodukten der Hormone selber relativ niedrig zu sein. So wies ein NIH-Antiserum gegen Aldosteron eine Kreuzreaktion von 10% gegenüber dem Tetrahydroaldosteron auf [2, 3], und bei 6 anderen, verschiedenen Antiseren gegen Aldosteron wurden Kreuzreaktionen gegenüber Tetrahydroaldosteron zwischen 3 und 90% ermittelt [5].

Zum Problem der Spezifität eines Antiserums gegenüber metabolisch leicht abgewandelten Formen des eigentlich als Antigen verwendeten Hormons wurde ein Kriterium in Betracht gezogen, welches von folgender Überlegung ausgeht: tritiummarkiertes Steroid wird i.v. injiziert, und das freie bzw. durch Hydrolyse freigesetzte Hormon aus dem Urin isoliert und gereinigt bis zu dem Punkt, an welchem normalerweise mit Antiserum inkubiert wird. Statt dieser Inkubation wird die Probe jedoch zunächst mit ^{14}C-markiertem Steroid versetzt, papierchromatographiert, das Chromatogramm in Querstreifen zerschnitten und die Eluate aus diesen Querstreifen mit dem Antiserum inkubiert. Findet sich nach Trennung des antikörpergebundenen vom freien Hormon in den antikörpergebundenen Fraktionen der verschiedenen Eluate das gleiche $^3H/^{14}C$-Verhältnis, so kann Spezifität der Methode angenommen werden. Zum Vergleich kann auch ein Standardurin mitlaufen, dem tritiummarkiertes Steroid erst später zugesetzt wird.

Im einzelnen wird folgendermaßen verfahren (Abb. 1): Personen, bei denen eine Aldosteron- oder Cortisolsekretionsrate gemessen werden soll, erhalten 10 µC^3H-Steroid i.v. (1,2-^3H-D-Aldosteron, 40—60 C/mMol, NEN, oder 1,2-^3H-D-Hydrocortison, 40—60 C/mMol, NEN). Anschließend wird als Teil eines 24-Std-

* Mit Unterstützung der Deutschen Forschungsgemeinschaft.

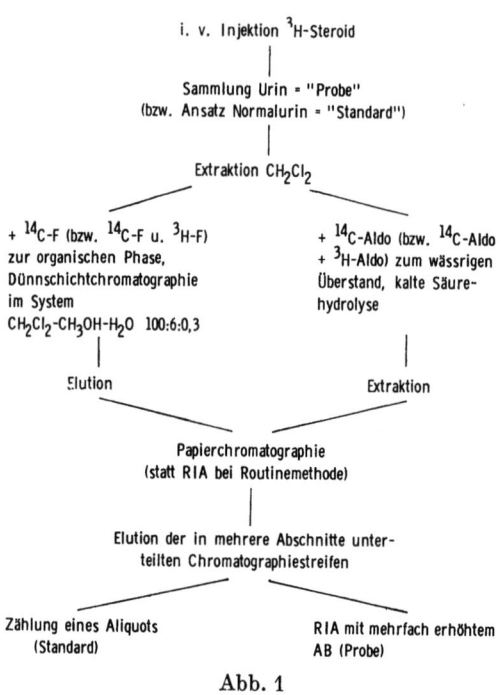

Abb. 1

Urins ein 4-Std-Urin gesammelt und aliquote Teile mehrerer Versuchspersonen gepoolt. Dies wird als Probe bezeichnet. Ein Normalurin, der von nichtinjizierten Personen stammt, wird ebenfalls eingesetzt, als Standard bezeichnet und entsprechend der Probe aufgearbeitet. Der Urin wird extrahiert; bei der Cortisolbestimmung wird zur organischen Phase der Probe ^{14}C-F (4-^{14}C-D-Cortisol, 50—60 mC/mMol, NEN) zugesetzt, zur organischen Phase des Standards sowohl ^{14}C-F und ^{3}H-F; im Falle der Bestimmung des 18-Aldosteronglucuronids werden die entsprechend markierten Steroide zum wäßrigen Überstand nach der Extraktion gegeben. Die Cortisolprobe wird entsprechend der Originalmethode [4] dünnschichtchromatographiert, die Aldosteronprobe einer kalten Säurehydrolyse unterworfen; nach diesen Schritten erfolgt im üblichen methodischen Gang die Inkubation mit Antiserum. Zur Prüfung der Spezifität werden die Proben jedoch erst im Bush-B5-System chromatographiert, die Papierstreifen in mehrere Abschnitte unterteilt und diese eluiert (Abschnitt 1: von der Startlinie bis zum Beginn des parallellaufenden Farbmarkerflecks; Abschnitt 2: entsprechend der Lokalisation des Farbmarkers, ca. 6 cm lang, weiter unterteilt in 3 je ca. 2 cm breite Abschnitte a, b, c; Abschnitt 3: vom Ende des parallellaufenden Farbmarkerflecks bis zum Ende des Papierstreifens). In den Eluaten des Standards wird die Radioaktivität gemessen, mit den Eluaten der Proben die Inkubation mit den Antiseren durchgeführt. Die im gesamten Streifen bzw. in allen radioimmunologischen Ansätzen gefundenen Radioaktivitäten werden jeweils gleich 100% gesetzt und die aus den einzelnen Abschnitten stammende Radioaktivität jeweils in Prozent dieser Mengen angegeben. Die jeweils im Abschnitt 2 gefundene Menge an ^{3}H- bzw. ^{14}C-Radioaktivität für Standards und Proben ist in Tabelle 1 angegeben, die ^{3}H/^{14}C-Quotienten für alle Abschnitte von Standards und Proben in Ta-

Tabelle 1

	Cortisol ^{3}H	^{14}C	Aldosteron ^{3}H	^{14}C
Standards	92,0	91,3	77,3	84,0
Proben	92,5	92,7	76,3	81,7

Radioaktivität im Bereich des Steroidspots (Abschnitt 2, Unterabschnitte a, b, c) nach Papierchromatographie in Prozent der jeweils insgesamt auf dem Streifen (bei Standards) bzw. in allen antikörpergebundenen Fraktionen im Eluat gefundenen Radioaktivität.

Tabelle 2

	CORTISOL		ALDOSTERON	
	Standard ^{3}H/^{14}C	Probe ^{3}H/^{14}C	Standard ^{3}H/^{14}C	Probe ^{3}H/^{14}C
1	1,15	0,8	1,2	1,05
2 a	1,8 ⎫	1,8 ⎫	1,1 ⎫	1,2 ⎫
2 b	1,2 ⎬ 1,0	1,1 ⎬ 1,0	0,8 ⎬ 0,9	0,8 ⎬ 0,95
2 c	0,8 ⎭	0,9 ⎭	1,1 ⎭	3,2 ⎭
3	0,8	1,2	1,15	1,1

belle 2, wobei die Radioaktivität jeweils in Prozent der gesamten Radioaktivität ausgedrückt wurde. Die unterschiedliche Verteilung von ^{3}H und ^{14}C in den Unterabschnitten a, b, c des Abschnitts 2 (Tabelle 2) beruht auf dem bekannten Fraktionierungseffekt. Der Vergleich zeigt, daß die Verteilung der Radioaktivität sowohl des ^{14}C wie des ^{3}H in der Probe etwa dem Standard entspricht und daß die ^{3}H/^{14}C-Quotienten für Standards und Proben nahezu bei 1 liegen.

Zusammenfassend läßt sich also sagen, daß die Spezifität radioimmunologischer Steroidbestimmungen im Urin durch Vergleich der Radioaktivitätsverteilung auf Papierchromatogrammen von Standards und Proben, wie auch durch Feststellung der ^{3}H/^{14}C-Quotienten der antikörpergebundenen Radioaktivität nach Papierchromatographie nach vorherigem Zusatz von ^{14}C-markiertem Steroid beurteilt werden kann.

Literatur

1. Abraham, G. E.: J. clin. Endocr. 29, 866 (1969). — 2. Deck, K. A., Champion, P. K., Conn, J. W.: J. clin. Endocr. 36, 756 (1973). — 3. Deck, K. A., Eberlein, L.: Z. klin. Chem. 12, 504 (1974). — 4. Deck, K. A., Eberlein, L., Hillen, H., Vetter, H.: (in Vorbereitung). — 5. Vetter, W., Vetter, H., Siegenthaler, W.: Acta endocr. (Kbh.) 74, 558 (1973).

KAFFARNIK, H., SCHNEIDER, J., EIMER-BREDE, S., EIMER, U., ZÖFEL, P., HAUSMANN, L., MÜHLFELLNER, G., SCHUBOTZ, R., MÜHLFELLNER, O., MEYER-BERTENRATH, J. G. (Med. Poliklinik u. Rechenzentrum der Univ. Marburg u. Zentrallabor des Stadtkrankenhauses Hanau): **Normalwerte für Serumlipide**

In den entwickelten Ländern sollen zwischen 10 und 20% der Allgemeinbevölkerung [7, 37] und zwischen 10 und 40% der poliklinischen und stationären Patienten [18, 23, 33] — im eigenen Patientengut sind es 10% [34] — an einer mehr oder weniger ausgeprägten Hyperlipoproteinämie leiden. Nicht nur wegen der bisher noch bestehenden Divergenzen ist daher die Ermittlung von Lipid-Normalwerten außerordentlich wichtig. Obwohl von zahlreichen Untersuchern bzw. Untersuchungsgruppen Normalwertbereiche bei verschiedenen Völkern vorliegen [z. B. 1, 2, 4—6, 9, 11—17, 20—22, 24—29, 31, 32, 38], Übersicht bei [35], bereitet die Festlegung von Normgrenzen an wirklich Gesunden noch immer Schwierigkeiten. Bis heute sind die Auffassungen über Alters- und Geschlechtsabhängigkeit der Serumlipid-Normbereiche unterschiedlich. Exogene Faktoren, besonders die Ernährung, können für den differierenden Serumlipid-Spiegel zwischen einzelnen Populationen mit verantwortlich gemacht werden.

Untersuchte Personen und Methoden

In Fortsetzung früherer Arbeiten [19] haben wir zur Gewinnung von Normalwerten in der vorliegenden Untersuchung 542 Personen (264 Männer und 278 Frauen) erfaßt. Nach einer detaillierten klinischen und laborchemischen Untersuchung war bei keinem Probanden eine ernsthafte Erkrankung nachzuweisen.

Wir bestimmten folgende Lipidfraktionen im Serum: Triglyceride enzymatisch nach Eggstein u. Kreutz [8], Gesamtcholesterin nach Watson [36] in der Modifikation von Richterich u. Lauber [30], Phosphatide im Folch-Extrakt [10] nach Bartlett [3]. Zur statistischen Berechnung wurde der t-Test nach Student für unabhängige Stichproben herangezogen. Signifikanz liegt vor, wenn $p \leq 0{,}05$ ist.

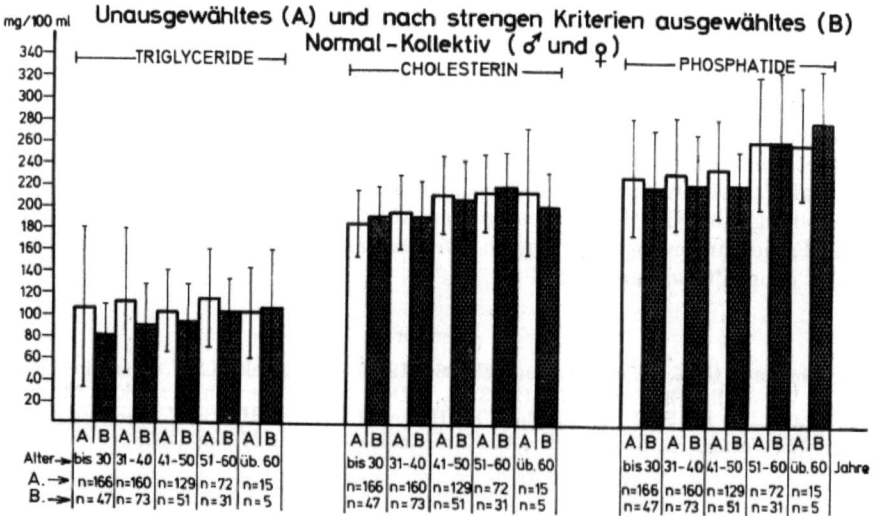

Abb. 1. Altersabhängigkeit von Serumlipiden in einem unausgewählten und einem nach strengen Kriterien ausgewählten Normalkollektiv. Beim Vergleich der nachfolgend genannten Altersklassen war $p \leq 0{,}05$. Triglyceride: B bis 30 Jahre gegen 51 bis 60 Jahre; Gesamtcholesterin: 21 bis 30 Jahre gegen alle übrigen Klassen, 31 bis 40 Jahre gegen 41 bis 50 und 51 bis 60 Jahre; B bis 30 Jahre gegen 41 bis 50 und 51 bis 60 Jahre; Phosphatide: A und B 51 bis 60 Jahre und über 60 Jahre gegen alle übrigen Klassen

Standardabweichung: Streuung der Einzelwerte (SE). In einer zweiten Untersuchungsreihe haben wir aus dem beschriebenen Kollektiv alle Personen eliminiert, die auch nur geringfügig übergewichtig waren, geringe oder mäßige Mengen Alkohol tranken, rauchten oder Kontrazeptiva nahmen. 207 Probanden (73 Männer, 134 Frauen) blieben übrig. Dieses Kollektiv B wurde als „nach strengen Kriterien ausgewähltes Normalkollektiv" bezeichnet und dem „unausgewählten Normalkollektiv" A gegenübergestellt.

Ergebnisse

Abb. 1 zeigt die Ergebnisse des unausgewählten und des nach strengen Kriterien ausgewählten Normalkollektivs. Wir fanden folgende Daten für Triglyceride: bis 30 Lebensjahre A 107 ± 74, B 81 ± 27; 31 bis 40 Jahre A 113 ± 67, B 90 ± 37; 41 bis 50 Jahre A 104 ± 38; B 93 ± 35; 51 bis 60 Jahre A 115 ± 45, B 103 ± 30; über 60 Jahre A 102 ± 41, B 105 ± 55 mg/100 ml.

Im unausgewählten Normalkollektiv A zeigen die Triglyceride keine signifikante Altersabhängigkeit. Im nach strengen Kriterien ausgewählten Kollektiv B war mit zunehmendem Lebensalter in der Klasse der 51- bis 60jährigen der Triglyceridgehalt gegenüber den 21- bis 30jährigen signifikant erhöht. Gesamtcholesterin: bis 30 Lebensjahre A 185 ± 31, B 191 ± 28; 31 bis 40 Jahre A 195 ± 34, B 191 ± 33; 41 bis 50 Jahre A 212 ± 36, B 207 ± 36; 51 bis 60 Jahre A 213 ± 35, B 219 ± 31; über 60 Jahre A 214 ± 58, B 201 ± 31 mg/100 ml.

Die Cholesterinwerte stiegen im Kollektiv A zunächst signifikant an, ab dem 41. Lebensjahr fehlt ein weiterer Anstieg. Im Kollektiv B fanden wir eine signifikante Erhöhung des Cholesterins erst nach dem 41. Lebensjahr. Die über 60jährigen zeigten wieder statistisch gesichert niedrigere Werte. Phosphatide: bis 30 Lebensjahre A 229 ± 54, B 219 ± 52; 31 bis 40 Jahre A 232 ± 51, B 221 ± 48; 41 bis 50 Jahre A 237 ± 45, B 221 ± 32; 51 bis 60 Jahre A 262 ± 61, B 262 ± 64; über 60 Jahre A 260 ± 52, B 280 ± 47 mg/100 ml. Die Phosphatide sind in beiden Kollektiven erst ab dem 51. Lebensjahr signifikant vermehrt.

Abb. 2 läßt die Geschlechtsunterschiede erkennen. Die Einzelwerte des Normalkollektivs B nach strengen Kriterien werden nachfolgend angeführt.

Bis 30 Lebensjahre: Triglyceride Männer 96 ± 34, Triglyceride Frauen 74 ± 23 mg/100 ml; Gesamtcholesterin Männer 181 ± 34, Gesamtcholesterin Frauen 194 ± 25 mg/100 ml; Phosphatide Männer 233 ± 68, Phosphatide Frauen 208 ± 40 mg/100 ml. 31 bis 40 Jahre: Triglyceride Männer 115 ± 45, Triglyceride Frauen 76 ± 23 mg/100 ml; Gesamtcholesterin Männer 194 ± 32, Gesamtcholesterin Frauen 190 ± 34 mg/100 ml; Phosphatide Männer 250 ± 50, Phosphatide Frauen 207 ± 40 mg/100 ml. 41 bis 50 Jahre: Triglyceride Männer 110 ± 55, Triglyceride Frauen 89 ± 27 mg/100 ml; Gesamtcholesterin Männer 195 ± 25, Gesamtcholesterin Frauen 212 ± 39 mg/100 ml; Phosphatide Männer 220 ± 26, Phosphatide Frauen 222 ± 34 mg/100 ml. 51 bis 60 Jahre: Triglyceride Männer 104 ± 32, Triglyceride Frauen 101 ± 31 mg/100 ml; Gesamtcholesterin Männer 210 ± 25, Gesamtcholesterin Frauen 225 ± 34 mg/100 ml; Phosphatide Männer 258 ± 53, Phosphatide Frauen 267 ± 72 mg/100 ml. Über 60 Jahre: Triglyceride Männer 110 ± 62 mg/100 ml; Gesamtcholesterin Männer 193 ± 29 mg/100 ml; Phosphatide Männer 294 ± 40 mg/100 ml.

Die Triglyceride waren bei Männern bis zum Lebensalter 50 Jahre höher als bei Frauen, später glichen sich die Werte an. Frauen ließen in fast allen Altersklassen geringe — nichtsignifikante — Cholesterinvermehrungen erkennen. Jüngere Männer zeigen höhere Phosphatidwerte als jüngere Frauen.

Diskussion und Zusammenfassung

Wir haben in 2 Normalkollektiven mit unterschiedlich scharfer Selektion signifikante Unterschiede bei den Triglyceridwerten gefunden. Wir folgern daraus, daß bei der Erstellung von Normalwerten nur wirklich gesunde Personen berück-

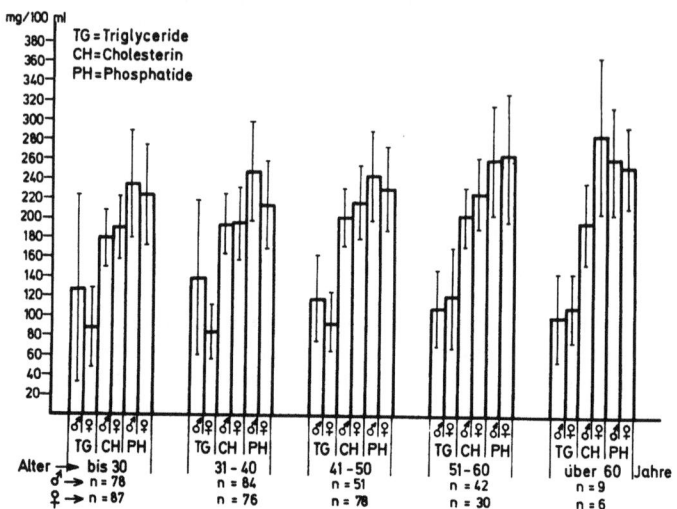
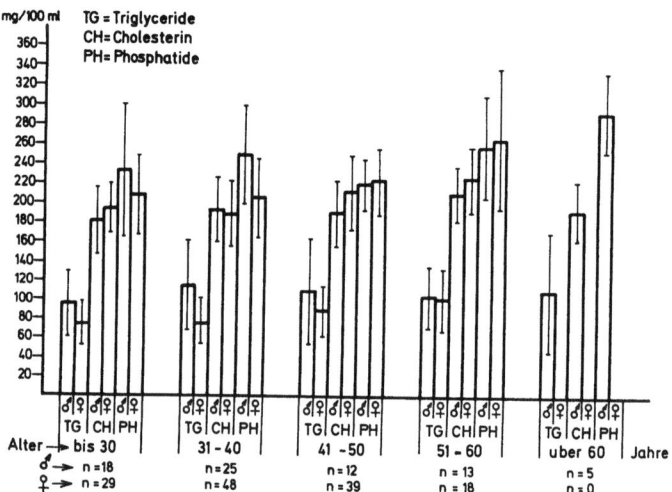

Abb. 2. Geschlechtsabhängigkeit von Serumlipiden bei Normalpersonen. In beiden Kollektiven $p \leq 0{,}05$ bei den Triglyceriden bis zum 50. Lebensjahr

sichtigt werden dürfen, wobei auch ein latenter Diabetes durch wenigstens einen Belastungstest ausgeschlossen werden muß, was sowohl im Kollektiv A wie auch im Kollektiv B der Fall war. Die einfache Bestimmung des Blutzuckers reicht nicht aus. Um echte Normalwerte zu gewinnen, müssen auch klinisch gesunde Personen mit geringem Übergewicht, mit dem heute üblichen Alkoholkonsum, Frauen unter Ovulationshemmern und Raucher ausgeschlossen werden.

Im nach diesen Prinzipien streng ausgewählten Normalkollektiv fanden wir bei den Triglyceriden und beim Gesamtcholesterin nur einen bedingten altersabhängigen Anstieg, der für die Praxis zu vernachlässigen ist. Die Phosphatide stiegen jenseits des 50. Lebensjahres deutlich an.

Im Kollektiv B wiesen Frauen bis zum Alter von 50 Jahren ausgeprägte niedrigere Triglyceridspiegel auf.

Für die Praxis zu berücksichtigende geschlechtsspezifische Unterschiede in den Cholesterinwerten fanden wir nicht.

Die Phosphatide sind in den Altersklassen bis 40 Jahre bei Männern höher als bei Frauen.

Bei den über 60jährigen konnten wir im Kollektiv B wegen der strengen Ausfallkriterien bis jetzt nur 5 gesunde Männer untersuchen. Interessant ist, daß unser unausgewähltes Normalkollektiv A überwiegend höhere Triglyceridwerte erkennen läßt als das Kollektiv B, die Tendenz ist jedoch hinsichtlich der Geschlechtsunterschiede gleich.

Literatur

1. Adlersberg, D., Schaefer, L. E., Steinberg, A. G., Wang, Ch. I.: J. Amer. med. Ass. **162**, 619 (1956). — 2. Antonis, A., Bersohn, J.: Lancet **1960** I, 998. — 3. Bartlett, G. R.: J. biol. Chem. **234**, 466 (1959). — 4. Braunsteiner, H., Sailer, S., Sandhofer, F., Di Pauli, R., Gabl, F., Jung, A.: Wien. klin. Wschr. **77**, 859 (1965). — 5. Carlson, L. A.: Acta med scand. **167**, 377 (1960). — 6. Carlson, L. A., Lindstedt, S.: Acta med. scand. **493** (Suppl.), 1 (1968). — 7. Eggstein, M.: Internist (Berl.) **14**, 66 (1973). — 8. Eggstein, M., Kreutz, F. H.: Klin. Wschr. **44**, 262 (1966). — 9. Eggstein, M., Kreutz, F. H.: Klin. Wschr. **44**, 267 (1966). — 10. Folch, J., Lees, M., Sloane-Stanley, D. H.: J. biol. Chem. **226**, 497 (1957). — 11. Foldes, F. F., Murphy, A. J.: Proc. Soc. exp. Biol. (N.Y.) **62**, 215 (1946). — 12. Frieb, J., Hrruby, J.: Z. Alternsforsch. **7**, 309 (1953). — 13. Gries, F. A., Englhardt, A., Cramer, M., Jahnke, K.: Verh. dtsch. Ges. inn. Med. **76**, 371 (1970). — 14. Hardinger, M. G., Stare, F. J.: Amer. J. clin. Nutr. **2**, 83 (1954). — 15. Hartmann, G.: Schweiz. med. Wschr. **94**, 455 (1964). — 16. Hartmann, G., Widmer, L. K., Creux, G., Greensher, A., Kaufmann, L.: Z. Kreisl.-Forsch. **52**, 425 (1963). — 17. Havel, R. I., Eder, H. A., Bragdon, J. H.: J. clin. Invest. **34**, 1345 (1955). — 18. Huth, K., Blumenthal, J., Böcker-Stumm, U., Reimers, H. J.: Verh. dtsch. Ges. inn. Med. **78**, 1337 (1972). — 19. Kaffarnik, H., Schneider, J.: Fortschr. Med. **93**, 267 (1975). — 20. Kannel, W. B., Dawber, T. R., Friedman, D., Glennon, W. E., McNamara, P. M.: Ann. intern. Med. **61**, 888 (1964). — 21. Keys, A., Miller, E. V., Hayes, E. R., Todd, R. L.: J. clin. Invest. **29**, 1347 (1950). — 22. Klemens, U. H., v. Löwis of Menar, P. M., Bremer, A., v. Wnuck, E., Schröder, R.: Klin. Wschr. **50**, 130 (1972). — 23. Klör, H. U., Mertens, H. R., von Eimeren, W., Wack, H. O., Ditschuneit, H. H.: Verh. dtsch. Ges. inn. Med. **73**, 1349 (1972). — 24. Kuo, P. T., Carson, J. C.: J. clin. Invest. **38**, 1384 (1959). — 25. Lewis, B., Olmsted, F., Page, I. H., Lawry, E. Y., Mann, G. V., Stare, F. J., Hanig, M., Lauffer, M. A., Gordon, T., Page, F. E.: Circulation **16**, 227 (1957). — 26. Lund, E., Geill, T., Andresen, P. H.: Lancet **1961** II, 1383. — 27. Miller, C. D., Trulson, M. F., McCann, M. B., White, P. D., Stare, F. J.: Ann. intern. Med. **49**, 1178 (1958). — 28. Moore, F. E.: National Center of Health Statistics, Series 11, No. 22. Washington: U.S. Dept. of Health, Education, and Welfare, 1967. — 29. Padmavati, S., Gupta, S., Pantula, G.: Circulation **19**, 849 (1959). — 30. Richterich, R., Lauber, K.: Klin. Wschr. **40**, 1252 (1962). — 31. Schettler, G.: Klin. Wschr. **28**, 565 (1950). — 32. Schilling, F. J., Christakis, G., Orbach, A., Becker, W. B.: Amer. J. clin. Nutr. **22**, 133 (1969). — 33. Schlierf, G., Weinans, G., Weinans, T., Reinheimer, W., Kahlke, W.: Dtsch. med. Wschr. **97**, 1371 (1972). — 34. Schneider, J., Maurer, M., Kaffarnik, H.: Klin. Wschr. **52**, 941 (1974). — 35. Undeutsch, D., Gries, F. A., Klemens, U. H., Vogelberg, K. H., Wolfram, G.: In: Fettstoffwechselstörungen. Grenzach: Hoffman-La Roche 1974. — 36. Watson, D.: Clin. chim. Acta **5**, 637 (1960). — 37. Wood, P. D. S., Stern, M. P., Silvers, A., Reaven, G. M., von der Groeben, J.: Circulation **45**, 114 (1972). — 38. Zöllner, N.: Dtsch. med. Wschr. **84**, 386 (1959).

KLEINE, T. O., STROH, J. (Klinisch-chemisches Labor, Univ.-Nervenklinik Marburg): **Fehlermöglichkeiten bei der Aufstellung von Normbereichen der Liquorproteine: Erfahrungen mit einer neuen Mikroelektrophorese für nativen Lumballiquor**

Infolge des im Vergleich zu Serum 100- bis 200fach niedrigeren Liquorproteingehaltes ist bis heute das Pherogramm der Liquorproteine nur nach deren Anreicherung auf Celluloseacetat durchführbar (vgl. [1, 2, 6]). Bei den gebräuchlichen verschiedenartigen Konzentrierungsverfahren (z. B. Vakuum-Ultrafiltration, Gefriertrocknung, Dialyse gegen trockene Polymere u. a.) werden z. T. beträcht-

Tabelle 1. Reproduzierbarkeit des Proteinpherogramms von nativem Lumballiquor und verschiedenen Kontrollseren

Fehlerbezeichnung		Statistische Kenngröße	Pherogrammbanden Präalbumin	Albumin	α_1-Globulin	α_2-Globulin	β-Globulin	γ-Globulin
Absoluter Gerätefehler (nativer Liquor mit 0,382 g/l Protein)		$\bar{x}$ rel. %	7,0	58,4	6,9	5,7	14,8	7,2
		s rel. %	0,3	0,7	0,3	0,2	0,2	0,5
		VK %	4,3	1,2	4,3	3,5	1,4	6,9
Individueller Fehler (nativer Liquor mit 0,382 g/l Protein)	Person A	$\bar{x}$ rel. %	6,0	61,4	5,9	5,1	14,8	6,8
		s rel. %	0,3	1,3	0,3	0,6	0,5	0,7
		VK %	5,0	2,1	5,1	11,8	3,4	10,3
	Person B	$\bar{x}$ rel. %	6,5	58,6	6,6	5,1	14,9	8,3
		s rel. %	0,3	1,6	0,4	0,3	0,3	1,0
		VK %	4,6	2,7	6,1	5,9	2,0	12,0
Bandenfehler (nativer Liquor mit 0,811 g/l Protein)		$\bar{x}$ rel. %	2,4	60,6	5,1	4,0	13,9	14,1
		s rel. %	0,4	1,4	0,3	0,4	0,4	1,2
		VK %	16,6	2,3	5,9	10,0	2,9	8,5
(Kontrolliquor I mit 0,539 g/l Protein)		$\bar{x}$ rel. %	—	67,8	3,6	7,4	13,7	7,6
		s rel. %	—	1,5	1,3	0,9	2,4	0,9
		VK %	—	2,2	36,1	12,2	17,5	11,8
(Kontrolliquor II mit 0,448 g/l Protein)		$\bar{x}$ rel. %	—	57,8	4,3	5,8	9,5	22,6
		s rel. %	—	1,0	0,7	0,8	1,2	1,6
		VK %	—	1,7	16,3	13,2	12,6	7,1
Präzision in der Serie (1:100 verdünntes Kontrollserum)		$\bar{x}$ rel. %	—	60,6	3,9	7,6	8,4	19,5
		ss rel. %	—	2,2	0,5	0,6	0,7	1,2
		VK %	—	3,6	14,8	7,9	8,3	6,2
Präzision von Tag zu Tag (n = 24)		s_T rel. %	—	2,4	0,6	0,9	0,8	1,4
		VK %	—	3,9	15,4	11,8	9,5	7,2

Die Elektrophoresen wurden auf *nicht*-transparent gemachten Celluloseacetatfolien in einem Veronalpuffer (0,135 mol/l) gefahren. Weitere Einzelheiten s. Legende Tabelle 2 und Kleine u. Stroh (1974). Kontrolliquor I bzw. II wurde in dankenswerter Weise von Fa. Lederle bzw. Fa. Travenol International, München, zur Verfügung gestellt, das Kontrollserum von der Fa. Boehringer Mannheim.

Tabelle 2. Fehlermöglichkeiten im Proteinpherogramm von geringgradig (A) und stark (B) konzentriertem Lumballiquor im Vergleich zum Pherogramm von nativem Lumballiquor

	Gesamtprotein [g/l]	Konzentrierung	Pherogrammbanden (rel. %) Präalbumin	Albumin	α_1-Globulin	α_2-Globulin	β-Globulin	γ-Globulin
A	0,211 ± 0,033	— (n = 4)	7,8 ± 0,6	57,4 ± 2,4	4,9 ± 1,2	3,5 ± 0,6	14,1 ± 1,4	12,3 ± 2,0
	0,635 ± 0,058	3fach	8,0 ± 0,8	56,8 ± 2,7	5,7 ± 0,6	4,1 ± 0,4	13,5 ± 1,3	11,8 ± 1,3
	Unterschied im t-Test für 16 Läufe		p < 0,4	p < 0,5	p < 0,05	p < 0,005	p < 0,3	p < 0,5
	0,215 ± 0,021	— (n = 3)	7,1 ± 0,6	60,4 ± 2,4	4,8 ± 0,9	3,2 ± 0,6	12,3 ± 1,6	12,3 ± 0,8
	1,237 ± 0,091	6fach	8,7 ± 0,6	53,5 ± 1,0	6,2 ± 0,4	4,1 ± 0,6	14,6 ± 1,2	12,5 ± 1,4
	Unterschied im t-Test für 12 Läufe		p < 0,001	p < 0,001	p < 0,001	p < 0,001	p < 0,001	p < 0,7
B	0,374 ± 0,043	— (n = 6)	6,6 ± 0,8	58,5 ± 2,4	6,2 ± 0,8	4,5 ± 0,6	14,6 ± 1,8	9,7 ± 1,4
	27,534 ± 2,033	74fach	5,2 ± 0,7	60,3 ± 3,6	7,5 ± 0,9	5,5 ± 0,6	12,8 ± 1,7	8,8 ± 1,0
	Unterschied im t-Test für 24 Läufe		p < 0,001	p < 0,1	p < 0,001	p < 0,001	p < 0,005	p < 0,02
	0,541 ± 0,024	— (n = 2)	3,9 ± 0,7	56,2 ± 3,1	4,9 ± 0,8	4,1 ± 9,7	16,6 ± 1,5	14,3 ± 1,3
	113,874 ±17,837	211fach	3,9 ± 0,5	47,0 ± 1,9	11,2 ± 0,8	9,1 ± 0,5	18,7 ± 0,9	10,2 ± 0,6
	Unterschied im t-Test für 8 Läufe		p < 0,9	p < 0,001	p < 0,001	p < 0,001	p < 0,01	p < 0,001

Mittelwert mit Standardabweichung. Menschlicher Lumballiquor wurde nach Entzellung mittels Membranfiltration (Porengröße 0,6 µm) mit Hilfe einer Vakuum-Ultrafiltrationsapparatur in Kollodiumhülsen geringgradig bzw. stark konzentriert. Vor und nach Einengung wurde Protein mittels modifizierter Biuretreaktion bestimmt. Die Elektrophoresen von nativem und geringgradig konzentriertem Liquor (Auftragsmenge 1 bzw. 2 µl) wurden auf *nicht*-transparent gemachten Celluloseacetatfolien in einem Veronalpuffer (0,135 mol/l) gefahren, die stark konzentrierten Liquorproben (Auftragsmenge 0,25 µl) auf transparent gemachten Folien (0,090 mol/l Veronalpuffer pH 8,6), sodann mit Ponceau S angefärbt und im Mikrozonendensitometer plus Digitalintegrator der Fa. Beckman, München, ausgewertet. Weitere Einzelheiten s. Kleine u. Stroh (1974).

liche Verluste vor allem der Immunglobuline beobachtet (vgl. [3, 5]), was zu unkontrollierbaren Fehlern im Pherogramm führt. Deshalb wurde versucht, eine Mikroelektrophoresemethode für nativen Lumballiquor zu entwickeln (vgl. [4]), die folgende Vorteile aufweist: 1. Zeit- und Volumenersparnis, da nur 1 bis 2 µl nativer Liquor von maximal 0,8 µg Gesamtprotein benötigt werden; 2. keine Denaturierung bzw. Verlust von Liquorproteinen; 3. keine Verzerrung des Liquorpherogramms durch unkontrollierte Farbauswaschung der Proteinbanden beim Transparentmachen der Folie. Im folgenden soll über Präzision und Reproduzierbarkeit dieser neuen Mikroelektrophoresemethode berichtet werden.

Zur Methodik

Zur Methodik der Entzellung, der Konzentrierung und der Elektrophorese von Lumballiquor wird in den Tabellen eingegangen (Einzelheiten s. Kleine u. Stroh, 1974). Eichung des verwendeten Mikrozonendensitometers mit Digitalintegrator R-110 + 111 (Fa. Beckman, München) erfolgt nach Firmenvorschrift. Zur Prüfung der Reproduzierbarkeit der Methode werden folgende Fehler ermittelt:

Absoluter Gerätefehler: 10malige Auswertung des gleichen Pherogrammes ohne Veränderungen der Folien- oder Geräteeinstellung.

Individueller Fehler: 10maliges Auswerten des gleichen Pherogrammes nach 10maligem Neueinlegen der Folie durch jeweils verschiedene Personen.

Bandenfehler: 8malige Auftrennung und Ausmessung des gleichen Liquors.

Präzision in der Serie von Tag zu Tag werden nach den Vorschriften von Stamm [7] durchgeführt. Variationskoeffizient VK, Mittelwert mit Standardabweichung und Unterschied zweier Mittelwerte nach dem t-Test Student für nichtgepaarte Daten werden im Tischrechner Combitron S (Fa. Diehl) errechnet.

Zur Reproduzierbarkeit der Methode

Während der *absolute Gerätefehler* für die einzelnen Proteinfraktionen eines Pherogramms zum Teil weit unter der 5%-Grenze liegt [einzige Ausnahme: γ-Globulinfraktion mit einem Variationskoeffizienten VK von 6,9% (Tabelle 1)], ergeben sich beim *individuellen Fehler* für dieselben Fraktionen des gleichen Liquorpherogramms höhere Werte: besonders Präalbumin-, α_1-, α_2- und γ-Globulinbanden mit einem VK zwischen 5 und 10% (Tabelle 1) unterscheiden sich im t-Test signifikant von denen des absoluten Gerätefehlers. Absoluter und individueller Fehler sind auch im *Bandenfehler* enthalten, welcher für gut aufgetrennten nativen Liquor jedoch noch in der Größenordnung des individuellen Fehlers liegen kann (Tabelle 1). Alle 3 Fehler steigen bei sehr kleinen Fraktionen rasch auf Werte um 20% VK an. Der *Auftragsfehler* läßt sich mit 1:100 und 1:200 verdünntem Kontrollserum durch einmaliges bzw. zweimaliges Auftragen von 1 µl ermitteln: Er liegt für alle Fraktionen unter 3% in einer Serie von 24 Einzelwerten. Zum Auftragen von noch größeren Liquormengen ist der hier verwendete Stempel (Fa. Boskamp, Hersel-Bonn) infolge Verwaschens der Banden ungeeignet. Ein *Zeitfehler* ist für Ponceau-S-angefärbte Pherogramme zu vernachlässigen, wenn diese unter Lichtverschluß aufbewahrt werden (vgl. [4]).

Bei Ausschluß von Systemfehlern kommt somit dem *individuellen Fehler* — absoluter Gerätefehler und Auftragsfehler erweisen sich als relativ klein — der größte Einfluß auf die Reproduzierbarkeit der Methode zu. Besonders kritisch ist die Abgrenzung der γ-, α_2- und α_1-Globulinbande. Der individuelle Fehler läßt sich mit dem hier verwendeten Gerät nicht objektivieren.

Zur Verdeutlichung sehr kleiner Proteinfraktionen, z. B. α_1- und α_2-Globulinbande im Pherogramm eiweißarmer Liquors (Gesamtprotein unter 0,2 g/l), wäre eine geringgradige Konzentrierung nützlich, zumal andere Geräte nur Pherogramme mit stark angefärbten Banden auswerten können. Tatsächlich wird im Pherogramm von 4 eiweißarmen nativen Liquors nach 3facher Anreicherung mittels Vakuum-Ultrafiltration eine signifikante Erhöhung der α_1- und α_2-Globulinfraktion um 16 und 17% beobachtet bei sonst gleichen anderen Fraktionswerten (Tabelle 2 A). Jedoch tritt bei etwas stärkerer Konzentrierung (z. B. 6fach, s. Tabelle 2 A) häufig ein *Überladungsfehler* der Albuminbande in Erscheinung: Signifikante Erniedrigung dieser Fraktion bei gleichzeitiger signifikanter Erhöhung von Präalbumin-, α_1-, α_2- und β-Globulinfraktion. Dieser Überladungsfehler ist auf eine sich auf nicht transparenter Celluloseacetatfolie nur in engen Grenzen (0,1 bis 0,5 µg) linear anfärbende Albuminbande zurückzuführen (vgl. [4]).

Dieser Überladungsfehler ist abzugrenzen von *Konzentrierungsfehlern*, die im Pherogramm von transparent gemachten Celluloseacetatfolien von mittels Vakuum-Ultrafiltration konzentrierten Liquors auftreten: Im Vergleich zu 4 Pherogrammen nativer Liquors ist eine signifikante Abnahme der Präalbumin-, β- und γ-Globulinfraktion zu beobachten bei einer gleichzeitig signifikanten Zunahme von α_1- und α_2-Globulinen und unveränderter Albuminfraktion (Tabelle 2 B). Diese auf Denaturierung bzw. Verlust von Liquorproteinen zurückzuführende Konzentrierungsfehler werden bei noch stärkerer Anreicherung (211fach) von dem Überladungsfehler überlagert, der — wenn auch in einem höheren Konzentrationsbereich — auch bei transparent gemachten Celluloseacetatfolien vorkommt (Tabelle 2 B). Aus obigen Gründen ist die Mikroelektrophorese von nativem Liquor den anderen bisherigen Methoden vorzuziehen, wobei allerdings die Gesamtproteinmenge bekannt sein muß, um Überladungsfehler zu vermeiden.

Eignung verschiedener Kontrollen

Bei der Suche nach einem geeigneten Kontrolliquor erweisen sich die beiden käuflichen lyophilisierten Liquors als ungeeignet, da sich aus diesen keine eindeutige Präalbuminfraktion gewinnen läßt und die Reproduzierbarkeit (gemessen als Bandenfehler, s. Tabelle 1) infolge schlechter Auftrennung unbefriedigend ist (Variationskoeffizienten für fast alle Fraktionen zwischen 10 und 36%). Vergleichbar schlechte Auftrennungen zeigen gefriergetrocknete menschliche Lumballiquors (Stroh u. Kleine, unveröffentlichte Befunde).

Eine wesentlich bessere Auftrennung ergibt verdünntes, käufliches Kontrollserum, das — täglich neu verdünnt — eine gute Präzision in der Serie (VK unter 10% mit Ausnahme der α_1-Fraktion) und von Tag zu Tag mit etwas höheren VK-Werten in der hier verwendeten Mikroelektrophoresemethode zeigt (Tabelle 1). Einziger Nachteil: Es läßt sich keine Präalbuminbande nachweisen. Dieses Kontrollserum wird von uns zur Präzisions- und Richtigkeitskontrolle verwendet.

Aufstellung von Normbereichen

Aus den Lumballiquors von 90 Personen werden Normbereiche für die Proteinfraktionen der neuen Mikroelektrophorese nach folgenden Kriterien aufgestellt: Zellzahl: $\leq = 12/3$ für Leukozyten, $\leq = 10/3$ für Erythrozyten. Gesamtprotein (Biuretmethode) $\leq = 0{,}400$ g/l, Mastixkurve normal. Es werden folgende Werte (rel. %) erhalten ($\bar{x} \pm s$):

Präalbumin: $7{,}2 \pm 1{,}8$, Albumin: $60{,}6 \pm 5{,}3$, α_1-Globulin: $4{,}2 \pm 1{,}4$, α_2-Globulin: $3{,}8 \pm 1$, β-Globulin: $12{,}7 \pm 2{,}8$, γ-Globulin: $11{,}4 \pm 3{,}2$.

Hierbei liegen die Werte der Präalbumin- und γ-Globulinfraktion höher, solche der α_2- und β- (weniger der α_1-) Globulinfraktion niedriger als diejenigen Werte, die von mittels Vakuum-Ultrafiltration (vgl. [1, 2]) bzw. Druckfiltration (vgl. [6]) konzentrierten Normalliquors auf Celluloseacetatfolie erhalten werden. Der Einfluß von Konzentrierungsfehlern geht damit auch in die Aufstellung von Normbereichen ein.

Zusammenfassung

Unter verschiedenen Fehlermöglichkeiten bei einer neuen Mikroelektrophorese für nativen Lumballiquor hat ein nicht objektivierbarer individueller Fehler den größten Einfluß auf die Reproduzierbarkeit. Bei dieser Methode fallen vor allem unkontrollierbare Konzentrierungsfehler anderer Verfahren weg. Die Präzision für ein verdünntes Kontrollserum sowie Normbereiche werden für die neue Methode angegeben.

Literatur

1. Igou, P.: Amer. J. med. Technol. **33**, 501 (1967). — 2. Kaplan, A., Johnstone, M.: Clin. Chem. **12**, 717 (1966). — 3. Kleine, T. O., Stroh, M., Stroh, J.: VIII. World Congress of Anatomic and Clinical Pathology, Munich 1972. Excerpta Medica, Congress Series No. 262, p. 65. — 4. Kleine, T. O., Stroh, J.: Z. klin. Chem. **12**, 73 (1974). — 5. Kleine, T. O., Stroh, M., Stroh, J.: Z. klin. Chem. **12**, 66 (1974). — 6. Mertin, J., Wisser, H., Doerr, P.: Z. klin. Chem. **9**, 337 (1971). — 7. Stamm, D.: Qualitätskontrolle klinisch-chemischer Analysen. Stuttgart: Thieme 1972.

MÜHLFELLNER, G., MÜHLFELLNER, O., NEITZERT, A., STELBRINK, U., ZÖFEL, P., KAFFARNIK, H. (Med. Univ.-Poliklinik Marburg): **Die Beeinflußbarkeit von Plasma- und Blutparametern durch körperliche Belastung bei Gesunden und Stoffwechselkranken**

Divergenzen zwischen den Laborwerten verschiedener Laboratorien auszuräumen, wurde mit gutem Erfolg erreicht durch Verbesserung der Qualitätskontrollen in den Labors und durch Ringversuche mit gemeinsam verwendeten Testseren. Eine weitere Möglichkeit zur Verringerung der Fehlerquellen ist nach unserer Meinung die Standardisierung der Blutabnahmebedingungen. Üblicherweise wird Blut bei nüchternen Patienten abgenommen. In einer früheren Untersuchung konnten wir zeigen, daß dies für Bilirubin, Kalium, Cholesterin, GOT, GPT, LDH und alkalische Phosphatase nicht notwendig ist [1]. Bei stationären Patienten ist die Einhaltung von körperlicher Ruhe vor der Blutentnahme von vornherein gewährleistet. Die Empfehlung, ambulante Patienten vor der Blutentnahme eine Ruheperiode einhalten zu lassen, um zu hohe Laborwerte zu vermeiden, veranlaßte uns, den Einfluß von körperlicher Ruhe und körperlicher Belastung auf die an unserer Poliklinik üblichen Blut- und Plasmauntersuchungen zu überprüfen.

Untersuchte Personen und Methoden

Bei 29 Männern im Alter von 19 bis 38 Jahren wurde das Labor-Routineprogramm unserer Klinik durchgeführt. Die Untersuchungen wurden vorgenommen sofort nach dem Hinlegen, nach 30minütigem Liegen, 5 min nach Beendigung einer maximalen Belastung durch Fahrradergometrie im Liegen und nach einer nochmaligen 30minütigen Ruheperiode. Als maximal belastet betrachteten wir die Probanden, wenn unter stufenweise gesteigerter Wattzahl eine Pulsfrequenz von 190 minus Lebensdekade erreicht wurde.

Das Gesamtkollektiv der Untersuchten bestand aus 10 Stoffwechselgesunden, 5 insulinpflichtigen Diabetikern und 14 Pat. mit einer Hyperlipoproteinämie.

Folgende Parameter wurden von den nüchtern bleibenden Patienten untersucht:

Mit dem Coulter Counter (Coulter Electronics): Hämatokrit, Hämoglobin, Erythrozyten und Leukozyten.

Mit dem 12-Kanal-Autoanalysator (Technicon): Eisen, Gesamteiweiß, Phosphat, Cholesterin, Harnstoff, Harnsäure, Kreatinin, Bilirubin, alkalische Phosphatase, LDH, GOT und GPT.

Zusätzlich bestimmten wir Triglyceride, Phosphatide, Blutzucker und die CPK.

Statistik

Die Zeitpunkte untereinander verglichen wir mit dem Duncan-Test, wobei wir die kritischen Differenzen auf dem 5%-Niveau (+) und auf dem 1%-Niveau (+ +) berechneten.

Ergebnisse

Im Gesamtkollektiv zeigten Hämatokrit, Hämoglobin, Erythrozyten, Leukozyten, Eisen, Gesamteiweiß, Phosphat, Cholesterin, Bilirubin, LDH, Phosphatide und Triglyceride annähernd das gleiche Verhalten. Nach 30minütiger Ruheperiode kam es zu einem leichten Abfall; der Wiederanstieg 5 min nach Beendigung einer maximalen ergometrischen Belastung ging über den Ausgangswert hinaus. Die nachfolgende Ruheperiode führte wiederum zu einem Abfall auf einen Wert unter dem Ausgangsniveau. Die Veränderungen von Eisen, Cholesterin, Bilirubin, Phosphatiden und Triglyceriden waren nicht signifikant. Bei den übrigen Parametern von Gesamteiweiß, Phosphat, LDH, Leukozyten, Erythrozyten, Hämoglobin und Hämatokrit kam es zu einem signifikanten Anstieg während der Ergometrie und darauf mit Ausnahme der LDH zu einem signifikanten Wiederabfall (Tabelle 1).

Tabelle 1

Laborwert		1	2	3	4
Hämatokrit	MW	43,20	42,52	44,79	42,31
	SE	2,60	2,63	3,03	2,54
			−	++	++
Hämoglobin	MW	15,40	15,11	15,87	15,13
	SE	0,90	0,77	1,02	0,89
			−	++	++
Erythrozyten	MW	5,02	4,94	5,17	4,91
	SE	0,36	0,33	0,36	0,31
			−	++	++
Leukozyten	MW	5664	5346	7200	5746
	SE	1612	1292	1798	1636
			−	++	++
Eisen	MW	76,38	72,59	77,59	72,76
	SE	20,74	19,02	20,60	19,30
			−	−	−
Gesamteiweiß	MW	7,41	7,13	7,70	7,22
	SE	0,55	0,48	0,43	0,40
			−	++	++
Phosphat	MW	3,69	3,42	3,92	3,21
	SE	0,70	0,69	0,64	0,71
			−	+	++
Cholesterin	MW	253,96	246,03	263,96	252,41
	SE	50,49	52,34	56,23	53,94
			−	−	−
Bilirubin	MW	0,70	0,69	0,75	0,69
	SE	0,21	0,22	0,24	0,22
			−	−	−
LDH	MW	122,00	117,33	131,67	121,00
	SE	20,45	16,49	20,23	18,86
			−	+	−
Phosphatide	MW	227,07	224,83	234,34	229,48
	SE	55,90	56,78	58,91	54,41
			−	−	−
Triglyceride	MW	210,86	200,21	219,07	206,25
	SE	184,30	169,68	184,46	175,62
			−	−	−
CPK	MW	27,17	26,96	29,52	26,86
	SE	16,60	14,27	16,95	13,96
			−	−	−

Laborwerte mit dem Hämatokrit vergleichbaren Kurvenverlauf.

Die übrigen Laborwerte zeigten ein uneinheitliches Verhalten: Während beim Harnstoff ein kontinuierlicher nicht signifikanter Abfall stattfand, erreichte die Harnsäure am Ende der Untersuchung den höchsten Wert; auch dieser Anstieg war jedoch nicht signifikant. Kreatinin, GOT, GPT und CPK stiegen während der ersten Ruheperiode nicht signifikant an, der Weiteranstieg nach der Belastung war nur bei der GPT signifikant, der darauffolgende Abfall ebenso. Die alkalische Phosphatase pendelte unter dem Ausgangswert, der Blutzucker geringgradig darüber — beide Werte ohne Signifikanzen (Tabelle 2).

Tabelle 2

Laborwert		1	2	3	4
Harnstoff	MW	28,68	28,28	28,03	27,82
	SE	5,62	5,72	5,51	5,73
		—	—	—	—
Harnsäure	MW	6,00	5,98	6,07	6,62
	SE	0,96	0,96	0,95	1,07
		—	—	—	—
Kreatinin	MW	1,13	1,14	1,23	1,19
	SE	0,29	0,28	0,28	0,28
		—	—	—	—
AP	MW	24,21	23,03	23,51	22,55
	SE	7,36	6,50	7,01	6,89
		—	—	—	—
GOT	MW	4,27	4,27	4,86	4,62
	SE	1,94	2,33	2,79	2,87
		—	—	—	—
GPT	MW	7,00	6,73	23,41	14,15
	SE	4,18	4,34	8,04	6,57
				+ +	+ +
Blutzucker	MW	109,86	114,79	113,14	117,14
	SE	56,02	58,96	64,33	68,27
		—	—	—	—

Laborwerte, die zum Hämatokrit unterschiedlichen Kurvenverlauf zeigen.

Das Verhalten der von uns untersuchten Parameter war in den Untergruppen insgesamt vergleichbar mit dem Gesamtkollektiv. Bei den Diabetikern kam es allerdings zu einem kontinuierlichen Anstieg der Blutzuckerwerte um insgesamt 17%. Dieser Anstieg unterschied sich signifikant von dem uncharakteristischen Kurvenverlauf der Hyperlipoproteinämiepatienten und der Normalpersonen. Der Abfall des Cholesterins nach der ersten Ruheperiode war in der Gruppe der Normalpersonen statistisch zu sichern, bei den Patienten mit Diabetes bzw. mit Hyperlipoproteinämie nicht.

Diskussion

Verschiedene Autoren berichteten über signifikante Änderungen von Hämatokrit und anderen Laborwerten, wenn die Blutentnahme an liegenden, sitzenden oder stehenden Probanden erfolgte. Literatur bei [2]. Sie erklärten dieses Verhalten mit den Änderungen des hydrostatischen Druckes und empfahlen mindestens 20 min Sitzen vor der Blutentnahme.

Juchems u. Mitarb. [3] sahen nach einer ergometrischen Belastung einen Hämatokritanstieg mit Wiederabfall in der Erholungsphase. Sie erklärten den Anstieg mit dem erhöhten O_2-Bedarf und daraus resultierender Entspeicherung der Blutdepots.

Wir fanden bei unseren Untersuchungen zwei verschiedene Verhaltensweisen. Die in Tabelle 1 zusammengefaßten Meßwerte zeigen im Gegensatz zu den oben erwähnten Ergebnissen einen nicht signifikanten Abfall. Der durch eine maximale Ergometrie bewirkte signifikante Anstieg über den Ausgangswert geht über in einen nunmehr ebenfalls signifikanten Wiederabfall. Zur Erklärung könnte auch hier ein dem Hämatokrit paralleles Verhalten diskutiert werden.

Die in Tabelle 2 dargestellten Laborwerte zeigen ein uneinheitliches Verhalten, auch hier kommt es nach der ersten Ruheperiode zu keiner signifikanten Änderung. Bemerkenswert erscheint das Verhalten der Harnsäure, da es hier zu einem verzögerten Anstieg nach der zweiten Ruheperiode kommt. Dieser Wert, der statistisch noch nicht zu sichern war, wurde bei einem Teil des Kollektivs nach weiteren 15 min Ruhe nochmals kontrolliert. Es zeigte sich hier ein weiterer, jetzt signifikanter Anstieg. Die GPT stieg nach der Ergometrie hochsignifikant in den pathologischen Bereich an, nach 30 min war es noch nicht zur Normalisierung gekommen.

Zusammenfassend kann auf Grund unserer Untersuchungen geschlossen werden, daß üblicherweise vor der Blutentnahme die Einhaltung einer Ruheperiode nicht notwendig ist. Stärkere körperliche Anstrengungen vor der Blutabnahme können jedoch die GPT und die Harnsäurewerte falsch pathologisch erscheinen lassen. Die CPK dagegen wird nicht beeinflußt.

Literatur

1. Mühlfellner, G., Mühlfellner, O., Zöfel, P., Meyer-Bertenrath, J. G., Kaffanik, H.: Verh. dtsch. Ges. inn. Med. 76, 1150 (1970). — 2. Tan, M. H., Wilmshurst, E. G., Gleason, R. E., Soeldner, J. S.: New Engl. J. Med. 289, 416 (1973). — 3. Juchems, R., Ohr, R., Kaffarnik, H.: Med. Klin. 68, 1071 (1973).

Aussprache

Herr KRUSE-JARRES (Freiburg):
Zu Herrn MÜHLFELLNER: Da ich auf Grund Ihres Untersuchungsscreenings mit dem Vielfach-Analysator SMA 12/60 davon ausgehen kann, daß Sie die Enzyme nicht optimiert bestimmt haben, ist mir der Anstieg der GPT von 7 U/l, der mir als Mittelwert eines ,,Normalkollektivs" zu niedrig erscheint, auf einen deutlich pathologischen Wert von 23 U/l nach körperlicher Belastung bemerkenswert und für mich unglaubwürdig. Mir sind zwar aus der Literatur geringgradige GPT-Anhebungen unter ähnlichen Bedingungen bekannt, aber einen solchen, von Ihnen beschriebenen Anstieg vom unteren Bereich der Norm bis in den pathologischen Bereich innerhalb kurzer Zeit habe ich noch nicht bemerkt. Mich würde Ihre Erklärung für diese Beobachtung interessieren.

BERG, G., SAILER, D., KELLNER, R. (Med. Klinik mit Poliklinik der Univ. Erlangen-Nürnberg, Forschungsabteilung für Ernährung und Stoffwechselkrankheiten): **Stoffwechselmonitoring**

Meßeinheit

Mittels einer von uns entwickelten vivo-Kanüle [1], die eine extracorporale Heparinisierung bei direkter kontinuierlicher Aspiration von Venenblut ermöglicht, wird 1 ml Vollblut/Std entnommen. Der Blutstrom wird zunächst an ionenselektiven Elektroden vorbeigeführt, wobei pCO_2 und pH gemessen werden. Hierzu wird ein Gerät der Firma Eschweiler (Eak 2/30) mit Durchflußmeßteil verwendet. Anschließend erfolgt die Glukosebestimmung mittels Autoanalyzer (Technicon A II) unter Verwendung der Neocuprion-Methode [1]. Die an den Elektroden und am Photometer auftretenden Spannungen werden durch ein Digitalvoltmeter gemessen und einem Rechner (Typ Hewlett Packard 9830) zugeführt. Ein Programm ermöglicht die kontinuierliche Aufzeichnung der erhaltenen Daten über einen Plotter.

Praktische Anwendung

Wir verwenden dieses Meßsystem zur Überwachung kritischer Stoffwechselzustände, bei Azidosen, Elektrolytstörungen, Coma diabeticum u. a. m. Die dabei erhaltenen Meßdaten dienen als Entscheidungshilfen für die Infusionstherapie. Unter der Messung können Trendanalysen für die aufgezeichneten Stoffwechselparameter erstellt werden, die Auskunft über die zu erwartende Entwicklung ermöglichen. Die Elektrolytzufuhr richtet sich nach der Elektrolytbilanz, die in der Regel über 4 Std unter Berücksichtigung der Einfuhr und der im Harn ausgeschiedenen Menge errechnet wird. Dadurch werden Entscheidungen über die zugeführten Mengen an Bikarbonat, Glukose, Insulin u. a. m. ermöglicht.

Als Beispiel für die Anwendung sei die Überwachung und Therapie von azidotischen Stoffwechselsituationen im Praecoma diabeticum angeführt. Bei dem Patienten XY war es infolge unkontrollierter Kalorienaufnahme zu einer Entgleisung des schon längere Zeit bekannten Diabetes gekommen. Es bestand eine azidotische Stoffwechsellage mit einem pCO_2-Wert von 20 mval/l, pH von 7,15 und einem Glukosespiegel über 300 mg-%. Zunächst wurde die Azidose mit 1/3 mol. Bikarbonatlösung behandelt, worauf das Erbrechen sistierte und das Bewußtsein aufklarte. Im Anschluß daran wurden 10 E Alt-Insulin/Std infundiert und in der Folgezeit Kalium zugeführt. Innerhalb von einigen Stunden normalisierte sich die kritische Stoffwechselsituation und erreichte nach einigen Stunden physiologische Werte.

In Vorbereitung ist die Ergänzung der Meßanlage durch die Bestimmung von Serumelektrolyten, insbesondere von Kalium. Ferner ist vorgesehen, die Infusionstherapie entsprechend den erhaltenen Meßdaten und der Trendanalysen automatisch zu steuern, so daß eine der Stoffwechselsituation angepaßte Infusionstherapie in kritischen Situationen vorgenommen werden kann. Hierüber wird zu gegebener Zeit weiter berichtet werden.

Literatur

1. Sailer, D., Berg, G., Matzkies, F.: Biomed. Techn. **19**, 134 (1974).

Aussprache

Herr J. KRUSE-JARRES (Freiburg):

Zu Herrn BERG: Da Sie im fließenden System nach Luft-Segmentierung keine Messungen mit ionenselektiven Elektroden durchführen können, jedoch die Elektrolytmessungen vor der — allerdings sehr unspezifischen — Glucosebestimmung durchgeführt wird, würde mich interessieren, wie groß Ihr Verschleppungsfehler ist, und wie sich Ihre Reproduzierbarkeit der Ergebnisse darstellt. Meines Erachtens muß bei der derart durchgeführten kontinuierlichen Messung mit ionenselektiven Elektroden eine starke Drift die fortlaufende Messung stören.

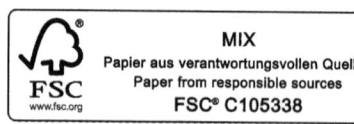

If you have any concerns about our products,
you can contact us on
ProductSafety@springernature.com

In case Publisher is established outside the EU,
the EU authorized representative is:
**Springer Nature Customer Service Center GmbH
Europaplatz 3, 69115 Heidelberg, Germany**

Printed by Libri Plureos GmbH
in Hamburg, Germany

VERHANDLUNGEN DER DEUTSCHEN GESELLSCHAFT FÜR INNERE MEDIZIN

EINUNDACHTZIGSTER KONGRESS

1975

VERHANDLUNGEN DER

DEUTSCHEN GESELLSCHAFT FÜR INNERE MEDIZIN

HERAUSGEGEBEN
VON DEM STÄNDIGEN SCHRIFTFÜHRER
PROFESSOR DR. **B. SCHLEGEL**
WIESBADEN

EINUNDACHTZIGSTER KONGRESS
GEHALTEN ZU WIESBADEN VOM 6.—10. APRIL 1975

MIT 934 ABBILDUNGEN UND 351 TABELLEN

Enthält u. a. Referate zu folgenden Hauptthemen:

Rhythmusstörungen des Herzens, Kardiologie; Interstitielle Lungenerkrankungen; Normbereiche und Befundmuster in der klinischen Chemie; Labormedizin; Der infektgefährdete Patient

Symposien: Schocklunge; Biomembran und ihre Defekte als pathogenetisches Prinzip; Arterioskleroseprobleme; Paraproteinosen (Gammopathien)

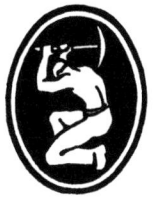

SPRINGER-VERLAG BERLIN HEIDELBERG GMBH 1975

ISBN 978-3-8070-0295-8   ISBN 978-3-642-85450-7 (eBook)
DOI 10.1007/978-3-642-85450-7

Das Werk ist urheberrechtlich geschützt. Die dadurch begründeten Rechte, insbesondere die der Übersetzung, des Nachdruckes, der Entnahme von Abbildungen, der Funksendung, der Wiedergabe auf photomechanischem oder ähnlichem Wege und der Speicherung in Datenverarbeitungsanlagen bleiben, auch bei nur auszugweiser Verwertung, vorbehalten.

Bei Vervielfältigungen für gewerbliche Zwecke ist gemäß § 54 UrhG eine Vergütung an den Verlag zu zahlen, deren Höhe mit dem Verlag zu vereinbaren ist.

Catalog Card Number 73-19036

© by Springer-Verlag Berlin Heidelberg 1975
Ursprünglich erschienen bei J.F. Bergmann Verlag München 1975

Inhaltsverzeichnis

Vorsitzender 1975—1976	XXVII
Vorstand 1975—1976	XXVII
Vorstand 1974—1975	XXVII
Ehrenmitglieder	XXVII
Verzeichnis der Vorsitzenden seit 1882	XXX
Korrespondierende Mitglieder	XXXI
Diplommitglieder	XXXII
Ständige Schriftführer	XXXII
Kassenführer	XXXII
Mitglieder des Ausschusses 1975—1976	XXXII
Festvortrag: Naturwissenschaft und Medizin. STAUDINGER, HJ. (Freiburg)	1
Begrüßungsworte des Vorsitzenden. SCHÖLMERICH, P. (Mainz)	11
Theodor-Frerichs-Preis 1975	15
Eröffnungsansprache des Vorsitzenden. SCHÖLMERICH, P. (Mainz)	19

Referate, Vorträge und Aussprachen

RHYTHMUSSTÖRUNGEN DES HERZENS, KARDIOLOGIE

Herzrhythmusstörungen — Historischer Rückblick. HOLZMANN, M. (Zürich)	30
Morphologische Äquivalente bei Rhythmusstörungen des Herzens. DOERR, W. (Heidelberg) (Referat)	36
Elektrophysiologische Äquivalente bei Herzrhythmusstörungen. ANTONI, H. (Freiburg) (Referat)	69
Möglichkeiten der His-Bündel-Elektrographie. SEIPEL, L. (Düsseldorf) (Referat)	82
Sinusbradykardie und Sinuatrialer Block. BLEIFELD, W., RUPP, M. (Aachen) (Referat)	93
Atrioventrikuläre Überleitungsstörungen. EFFERT, S. (Aachen) (Referat)	99
Klinische Pharmakologie der Antiarrhythmika. RAHN, K. H. (Aachen) (Referat)	111
Klinik und Therapie tachykarder Rhythmusstörungen einschließlich WPW-Syndrom. SCHLEPPER, M. (Bad Nauheim) (Referat)	119
Klinik und Therapie der Extrasystolie. JUST, H. (Mainz) (Referat)	131
1. Rundtischgespräch. Der Schrittmacherpatient. Leitung: GROSSE-BROCKHOFF, F. (Düsseldorf)	140
Über die Vorhoftachykardie mit atrioventrikulärer Blockierung. FRICKE, G., BARTSCH, B., KIKIS, D., ESSER, H. (Bonn)	141
Multifokale Vorhoftachykardie. ESSER, H., KIKIS, D., TRÜBESTEIN, G. (Bonn)	144
Herzrhythmusstörungen im Schlaf: Zur Abhängigkeit der Extrasystolie im Schlaf von den einzelnen Schlafstadien. REINHARD, U., REICHENMILLER, H. E., REINERY, G. (Tübingen)	146
Ventrikelfunktion und lokaler Kontraktionsablauf bei Rhythmusstörungen. KABELITZ, K., SPILLER, P., ERBEL, R., BORNIKOEL, K., KREUZER, H. (Düsseldorf)	149
Antiarrhythmische Wirkung von Disopyramid. OLBERMANN, M., JUST, H., GUCKENBIEHL, H., LANG, K. F. (Mainz)	152
Erfahrungen mit einem transkutan aufladbaren Schrittmachersystem. GROSSER, K.-D., VOGEL, W., HELLER, A., ASBECK, F., STEINBRÜCK, G. (Köln)	155
Kontrolle implantierter Herzschrittmacher durch Patienten-eigene Testgeräte. HIMMLER, CH., WIRTZFELD, A., LAMPADIUS, M. (München)	155

Untersuchungen zur optimalen Impulsdauer bei der Herzschrittmacher-Therapie. WIRTZFELD, A., HIMMLER, CH., LAMPADIUS, M., SCHMÜCK, L., PRÄUER, H. (München) 158
Einfluß der Stimulationsfrequenz auf die Leistungsbreite und die Hämodynamik von Patienten mit implantiertem Schrittmacher nach Frequenzadaptation. NIEHUES, B., SCHULTEN, H. K., PASCH, H., BEHRENBECK, D. W., TAUCHERT, M., v. SMEKAL, P., HILGER, H. H. (Köln) 160
Spezielle Indikationen zur permanenten Vorhofstimulation. ROSENKRANZ, K. A. (Bochum) 164
Zur Hämodynamik bei Schrittmacher-Doppelstimulation. HALBRITTER, R., THEISEN, K., JAHRMÄRKER, H. (München) 167
Hämodynamische Veränderungen durch einfache und gekoppelte Stimulation bei Patienten mit obstruktiver Kardiomyopathie. HASSENSTEIN, P., WALTHER, H., DITTRICH, J. (Heidelberg) 170
Therapie tachykarder Rhythmusstörungen durch elektrische Einzel- und Mehrfachstimulation. LÜDERITZ, B., ZACOUTO, F., GUIZE, L., STEINBECK, G. (München, Paris) 174
Sinusknotenerholungszeit beim Sinusknotensyndrom. DELIUS, W., WIRTZFELD, A., SEBENING, H., LUTILSKY, L. (München) 176
Die Bestimmung der sinuatrialen Leitungszeit beim Menschen — Methoden und Ergebnisse. STEINBECK, G., LÜDERITZ, B. (München) 179
His-Bündel-Ableitungen über die Armvene. BAEDEKER, W., WIRTZFELD, A., LUTILSKY, L. (München) 182
Lokalisation und Prognose verschiedener Formen der atrioventrikulären Überleitungsstörungen. LANG, K., LIMBOURG, P., HAIN, P., JUST, H. (Mainz) 185
Beziehungen zwischen antiarrhythmischer Wirkung und pharmakologischen Daten von Brufacain® bei parenteraler und oraler Anwendung am Menschen. BURHORN, D., SIEGERS, C.-P., DIEDERICH, K.-W. (Lübeck) 187
His-Bündel-Elektrographie unter Brufacain®. Tierexperimentelle Untersuchungen. DJONLAGIĆ, H., KIRCHER, H., v. KURNATOWSKI, H.-A., WESTER, H.-A., DIEDERICH, K.-W. (Lübeck) 191
Untersuchungen über die Wirkung des Chinidin-ähnlichen Antiarrhythmikums Disopyramid auf das Reizleitungssystem mittels His-Bündel-Elektrographie. FREYLAND, M. D., BEHRENBECK, D. W., v. SMEKAL, P., PIEHL, W., HILGER, H. H. (Köln) 193
AV-Erregungsleitung unter hohen Dosen von Ajmalin-Bitartrat und Spartein. Tierexperimentelle Studien mittels His-Bündel-Elektrographie. WESTER, H.-A., DJONLAGIĆ, H., DIEDERICH, K.-W. (Lübeck) 194
Echocardiographic Studies in Patients with Preexcitation Syndrome. TAEGTMEYER, H., TEICHHOLZ, L. E. (Boston, New York) 196
Herzrhythmusstörungen bei der Anaphylaxie. SENGES, J., KERN, R., LINDNER, U., KATUS, H. (Heidelberg) 199
Beziehungen zwischen Serumelektrolytwerten und EKG-Veränderungen. So, C. S., VOLGER, E., BATRICE, L. (München) 202
Die Bedeutung des Isoproterenol-Testes zur diagnostischen Differenzierung gleichschenkelig negativer T-Wellen im Elektrokardiogramm. AUTENRIETH, G. (München) 205
Elektrokardiographische Veränderungen im anaphylaktischen Schock des Menschen. WEGMANN, A., RENKER, H. (Bern, Schweiz) 208
Die Bedeutung des Elektrokardiogramms und der endomyocardialen Katheterbiopsie für Diagnose und Verlaufsbeobachtung der congestiven Cardiomyopathie. KUHN, H., BREITHARDT, G., KNIERIEM, H.-J., SEIPEL, L., LOOGEN, F., BOTH, A., STROOBANDT, R. (Düsseldorf) 211
Herzdiagnostik mit Hilfe des impulsreflektierten Ultraschalls. KNAPP, W. H., LORENZ, A., VAN KAICK, G., BRINKHUS, H. B. (Heidelberg) 214
Änderungen der Ventrikelfunktion während und nach intraventrikulärer Kontrastmittelinjektion. ERBEL, R., SPILLER, P., NEUHAUS, L., KREUZER, H. (Düsseldorf) 216
Klinische Bedeutung der Transitzeitbestimmung am rechten Herzen. FLÖTHNER, R., SCHNEIDER, P., DOENECKE, P. (Homburg/Saar) 216
Quantitative Langzeit-Kontrolle kardialer Therapie mit Hilfe der minimalen kardialen Transitzeiten. FREUNDLIEB, C., VYSKA, K., HÖCK, A., SCHICHA, H., BECKER, V., FEINENDEGEN, L. E. (Jülich) 218

V

Die Bestimmung des Herzzeitvolumens und der Kontraktilitätsparameter mit der Impedancekardiographie im Vergleich zu konventionellen Methoden in Ruhe und unter ergometrischer Belastung. STERNITZKE, N., SCHIEFFER, H., REITIG, G., HOFFMANN, W., BETTE, L. (Homburg/Saar) 221

Vergleichende Untersuchungen zwischen linksventrikulären diastolischen Drucken und Pulmonalarteriendrucken in Ruhe und unter Belastung bei simultaner Messung. BONZEL, T., SCHMIDT, H., SIGWART, U., MERTENS, H. M., GLEICHMANN, U. (Bad Oeynhausen). 224

Ventrikuläre Ejektionsfraktion — Isotopenangiographische Untersuchungen und Vergleichsmessungen mit der Cineangiographie. SIGWART, U., SCHICHA, H., BECKER, V., VYSKA, K., SCHMIDT, H., MERTENS, H. M., GLEICHMANN, U., FEINENDEGEN, L. E. (Bad Oeynhausen, Jülich) 227

Farbstoffverdünnungskurven mit Links-Rechts-Shunt nach β-Rezeptorenblockade. KLEMPT, H.-W., MOST, E., SCHWIPPE, G., GRÄWE, G., BENDER, F. (Münster) . . 231

Das Verhalten von Serumenzymaktivitäten vor und nach Herzkatheteruntersuchung. RETTIG, G., DOENECKE, P., KELLER, H. E., BETTE, L. (Homburg/Saar) 233

Das Problem der Katheterembolien. GRÄWE, G., BENDER, F., BRISSE, B., GRADAUS, D. (Münster). 237

Untersuchung der Feinstruktur der inneren Oberfläche von gebrauchten Herzkathetern. ZEBE, H., MÖSSELER, U., WALTHER, H. (Heidelberg) 238

Bewertung der Katecholaminspiegel im Plasma nach Stufenentnahme aus der unteren Hohlvene. BRISSE, B., SCHLUPPER, J., DIEKMANN, L., GRADAUS, D., SCHMIDT, E., BENDER, F. (Münster) 242

Vergleichende Untersuchungen über den Gehalt der Blut-Katecholamine Adrenalin, Noradrenalin und Dopamin in Plasma, Erythrozyten und Thrombozyten. MÄURER, W., DRINGS, P., MANTHEY, J., KÜBLER, W. (Heidelberg) 245

Cinematographische Analyse der Klappenfunktion bei angeborenen und erworbenen Herzfehlern mit Hilfe der Multielementechokardiographie. HANRATH, P., BLEIFELD, W., EFFERT, S., SCHWEIZER, P. (Aachen) 247

Zur Diagnose defekter Klappenprothesen an Hand der Cineangiographie. HUHMANN, W., LICHTLEN, P. (Hannover) 250

Quantitative Analyse des linksventrikulären Cineangiogramms bei idiopathischem Mitralklappenprolapssyndrom (MKPS). SPÄTH, M., HAGNER, G., FLECK, E., RUDOLPH, W. (München) 252

Mitralklappenfunktionsstörungen bei Aorteninsuffizienz. JUST, H., GILFRICH, H. J., LANG, K. F., LIMBOURG, P., HAIN, P. (Mainz) 255

Hämodynamische Untersuchungen des kleinen Kreislaufs nach prothetischem Aortenklappenersatz. HAERTEN, K., BOTH, A., LOOGEN, F., OPHERK, D., HERZER, J., RAFFLENBEUL, D. (Düsseldorf) 257

Hämodynamische Untersuchungen in den ersten 6 Wochen nach geschlossener Mitralklappensprengung. PAEPRER, H., EISELE, R., KÖTTER, D., LIEBENSCHÜTZ, H. W., NASSERI, H., NASSERI, M. (Berlin) 260

Ferrokinetische Untersuchungen bei Kranken mit Björk-Shiley-Herzklappenprothesen. GLAUBITT, D., THORMANN, I., SCHMUTZLER, H., SWIERZINSKI, R. (Krefeld, Berlin) 265

Erhöhte Inzidenz von Gallensteinen durch erhebliche Hämolyserate bei künstlichem Herzklappenersatz. KÜSTER, J., GOPPEL, L., REDL, A. (München) 269

Morphologische Veränderungen des linken Ventrikels mit Störung des Kontraktionsablaufes bei Mitralstenosen. GRADAUS, D., SCHMIDT, E., REPLOH, H. D., BENDER, F. (Münster, Bad Waldliesborn) 272

Extrakorporale Gegenpulsation. TAUCHERT, M., HÖTZEL, J., SCHULTEN, H. K., BEHRENBECK, D. W., HILGER, H. H. (Köln) 274

Einfluß von akuter Hypoxie auf die Sauerstoffversorgung des trainierten und untrainierten gesunden Herzens. HEISS, H. W., BARMEYER, J., WINK, K., TÖPFER, M., REINDELL, H. (Freiburg) 277

Zur Aussagekraft der Myokard-Perfusions-Szintigraphie. Vergleich mit der selektiven Koronarangiographie und linksventrikulären Angiographie. LIESE, W., RAFFLENBEUL, W., SIPPEL, A., LICHTLEN, P., HUNDESHAGEN, H. (Hannover) 280

Vergleich zwischen ergometrischer Belastbarkeit und medikamentös erschließbarer Koronarreserve bei Patienten mit koronarer Herzkrankheit (KHK). BEHRENBECK, D. W., TAUCHERT, M., FREYLAND, M. D., NIEHUES, B., RÖHRIG, F. J., HILGER, H. H. (Köln) 283

Ergometerbelastung mit EKG und Blutdruckmessung als Screening-Methode zur gleichzeitigen Erkennung von Coronarinsuffizienz und hypertoner Regulationsstörungen. STAUCH, M., GREWE, N., NISSEN, H., HÄRICH, B. K. S. (Ulm) 287

Die prognostische Bedeutung der röntgenologisch sichtbaren Koronarverkalkung. DIETZ, A., LONGIN, F., PETERS, M., FRANKE, H. (Würzburg) 289

Hämodynamische Verlaufsuntersuchungen beim akuten Infarkt. LIMBOURG, P., ERBS, R., JUST, H., LANG, K. F., ZIPFEL, J., ZIPFEL, S. (Mainz) 292

Prognostische Beurteilung bei Trendüberwachung der Hämodynamik nach akutem Herzinfarkt. BACHOUR, G. (Münster) 295

Prognose nach Kreislaufstillstand bei akutem Myokardinfarkt. RUPP, M., STEYNS, H., BLEIFELD, W., MEYER-ERKELENZ, J.-D., EFFERT, S. (Aachen) 298

Postmyocardinfarktsyndrom mit ungewöhnlichen Antikörpern. MAERKER-ALZER, G., MITRENGA, D., SCHUMACHER, K. (Köln) 300

Akutwirkung von Furosemid auf die Hämodynamik von Postinfarktpatienten in Ruhe und unter ergometrischer Belastung. Ein Vergleich mit der Wirkung von Nitroglycerin. SCHENK, K. E., BIAMINO, G., SCHRÖDER, R. (Berlin) 303

Die Wirkung von Isosorbid-Dinitrat beim frischen Herzinfarkt im Vergleich zu Nifedipine (Bay a 1040). BUSSMANN, W.-D., LÖHNER, J., SCHÖFER, H., KALTENBACH, M. (Frankfurt) 306

Zur Indikation akuter aortokoronarer Bypassoperationen bei akuter Koronarinsuffizienz oder drohendem Myokardinfarkt. SCHOLLMEYER, P., BARMEYER, J., BÖTTCHER, D., HOPPE-SEYLER, G., JAEDICKE, W., NOLTE, J., PABST, K., SCHLOSSER, V., SPILLNER, D., WINK, K. (Freiburg) 310

Angiokardiographische Kontrolluntersuchungen bei Patienten mit coronarer Herzkrankheit vor und nach konservativer Therapie. SCHÖNBECK, M., RUTISHAUSER, W., LICHTLEN, P., WELLAUER, J. (Zürich) 312

Interaktionen von Lidocain und Kalium. Messungen von Kenngrößen der Erregung und Erregungsleitung an myokardialen Einzelfasern und ihre Bedeutung für das Verständnis klinischer Beobachtungen am Patienten. BOLTE, H.-D., BECKER, E. (München) 312

Dosisabhängige Wirkungen des β-Sympathikolytikums Prindolol (Visken) auf die Hämodynamik und Kontraktilität des Herzens nach experimentellem Koronarverschluß. HÜBNER, H., STEPHAN, K., MEESMANN, W. (Essen) 317

Veränderungen der Flimmerschwelle des Herzens während der ersten 10 Std nach akutem Koronarverschluß. GÜLKER, H., MEESMANN, W., STEPHAN, K. (Essen) ... 320

Lysosomale Enzymaktivitäten bei experimenteller ischämischer Myokardschädigung. GOTTWIK, G., RUTH, R. C., OWENS, K., WEGLICKI, W. B. (Boston, USA) ... 322

Die Funktion des überlebenden Herzmuskels nach experimentellem Infarkt. MATHES, P., ROMIG, D., SACK, D. W., HEINKELMANN, W., KRÜGER, P., ERHARDT, W. (München) 325

Die akute Belastbarkeit druckhypertrophierter Herzen. BISCHOFF, K. O., STEPHAN, K., GÜLKER, H., MEESMANN, W. (Essen) 328

Mitochondrienfunktion und Myokardkontraktilität bei chronischer Kaliummangel-Kardiomyopathie. SACK, D. W., MATHES, P. (München) 330

Experimentelle Untersuchungen zur Auswirkung chronischen Alkoholkonsums auf Hämodynamik und Stoffwechsel des Myokards. TILLMANNS, H. H., FAUVEL, J.-M., BING, R. J. (Heidelberg, Pasadena/Calif., Los Angeles/Calif.) 332

Die Verhütung von Myokardnekrosen bei der erblichen Kardiomyopathie des syrischen Goldhamsters. LOSSNITZER, K., MOHR, W., STAUCH, M. (Ulm) 335

INTERSTITIELLE LUNGENERKRANKUNGEN

Zur Pathologie und Klinik der interstitiellen Lungenerkrankungen. OTTO, H., HAUSSER, R. (Dortmund) (Referat) 339

Pathophysiologie der Diffusionsstörungen. THEWS, G. (Mainz) (Referat) 350

Klinische Funktionsdiagnostik bei interstitiellen Lungenerkrankungen. BÜHLMANN, A. A. (Zürich) (Referat) 359

Röntgenologische Befunde bei interstitiellen Lungenerkrankungen. STENDER, H. S. (Hannover) (Referat) 370

Alveolitis und interstitielle Lungenerkrankungen durch organische Stäube und Pharmaka. FABEL, H. (Hannover) (Referat) 375

Lungenbeteiligung bei Kollagenkrankheiten. SIEGENTHALER, W., LEUTENEGGER, H.,
SIEGENTHALER, G., MEDICÍ, T. (Zürich) (Referat) 381
Aussprache: Herr SCHILLING, F. (Mainz) 394
Strahlenfibrosen. NOLTE, D. (Bad Reichenhall) (Referat) 394
Lungenhämosiderose und Goodpasture-Syndrom. FERLINZ, R. (Mainz) (Referat) . . . 404
Lungenerkrankungen durch anorganische Stäube. ULMER, W. T. (Bochum, Münster)
(Referat) 414
Sarkoidose der Lunge. HAMM, J. (Remscheid) (Referat) 423
4. Rundtischgespräch. Differentialdiagnose und Therapie interstitieller Lungenerkrankungen. Leitung: ULMER, W. T. (Bochum) 436

Schocklunge

Einführung in das Thema. HERZOG, H. (Basel) 436
Pathologie der Schocklunge. MITTERMAYER, CH. (Freiburg) (Referat) 437
Lungenstoffwechsel bei Schocklunge. WICHERT, P. v. (Hamburg-Eppendorf) (Referat) 444
Oberflächenspannung (OS) in der Lunge und Schocklunge. BENZER, H. (Wien) (Referat) 455
Hämostase und Schocklunge. LASCH, H. G. (Gießen) (Referat) 462
Pulmonaler Gasaustausch bei Schocklunge. SCHULZ, V. (Mainz) (Referat) 463
Klinik und Therapie der Schocklunge. KELLER, R., KOPP, C., HERZOG, H. (Basel)
(Referat) 478
2. Rundtischgespräch. Prophylaxe und Therapie der Schocklunge. Leitung: HERZOG, H.
(Basel) 486
Pulmonaler Gasaustausch und pulmonale Perfusion unter Dopamin. GOECKENJAN, G.,
SCHNEIDER, P., HEIDENREICH, J. (Düsseldorf) 487
Vergleichende Untersuchungen der Diffusionskapazität der Lunge. SCHMIDT, W.,
GLADISCH, W., SCHNABEL, K. H. (Mainz) 490
Ein System zur P_{O_2}-geregelten Sauerstoffzufuhr bei Patienten mit Schocklungen.
KUNKE, S., SCHULZ, V., ERDMANN, W., ULMER, H. V., SCHNABEL, K. H. (Mainz) 493
Ergebnisse einer ambulanten Langzeittherapie von Patienten mit respiratorischer Globalinsuffizienz infolge obstruktiven Syndroms. SCHÖNEN, J., SLAWSKI, H., BARTSCH,
B., FRICKE, G., VÖLKER, D., SIMON, H., FERLINZ, R. (Bonn) 496
Sauerstofftherapie bei chronischem Cor pulmonale. DAUM, S., SCHEIDEMANDEL, V.,
HASELBACH, G., GOERG, R., CHROBOK, G. (München) 499
Hämodynamische und metabolische Veränderungen bei Patienten mit Asthma bronchiale unter Therapie mit Isosorbit Dinitrat Retard. STEGARU, B., DIETMANN, K.,
SCHAUMANN, H. J., SCHWAB, I. (Mannheim, Heidelberg) 501
Vergleich von Lungenfunktion und Histologie bei Lungenfibrosen. SCHLEHE, H.,
CEGLA, U. H., KONIETZKO, N., MATTHYS, H. (Ulm) 503
Diagnostik und Prophylaxe der Taubenzüchterlunge. VOGEL, F., SENNEKAMP, J.,
FELIX, R., ROST, H.-D., GEISLER, L. (Bonn) 506
Akute pulmonale Hypertension — ausgelöst durch einen unter Hitzeeinwirkung in
Plasma und Serum entstehenden Faktor. (Untersuchungen in vivo und am Modell
der isoliert perfundierten und ventilierten Kaninchenlunge). WOLF, H., NEUHOF,
H., CONRAD, H., SCHWAHN, CH., ROKA, L. (Gießen) 509
Zur Feinstruktur des akuten neurogenen Lungenödems. HÜCKER, H., SCHÄFER, U.,
FRENZEL, H., KREMER, B. (Mainz) 512

NORMBEREICH UND BEFUNDMUSTER DER KLINISCHEN CHEMIE, LABORMEDIZIN

Statistische Probleme bei der Ermittlung von Normbereichen und Befundmustern. KOLLER, S. (Mainz) (Referat) 515
Fehlermöglichkeiten in der Ermittlung von Normbereichen auf Grund biologischer Varianz. KREUTZ, F. H. (Kassel) (Referat) 529
Referenzmethoden und Plausibilitätsprobleme bei klinisch-chemischen Messungen. EGGSTEIN, M. (Tübingen) (Referat) 533
Normbereiche und Befundmuster bei primärer und sekundärer Hyperlipoproteinämie.
SEIDEL, D. (Heidelberg) (Referat) 534

Normbereiche und Befundmuster bei Erkrankungen des Magen-Darmtrakts und des
Pankreas. Rick, W. (Düsseldorf) (Referat) 536
Normwerte und Befundmuster bei Lebererkrankungen. Schmidt, F. W. (Hannover)
(Referat) 550
Normbereiche und Befundmuster bei angeborenen und erworbenen Koagulopathien.
Róka, L. (Gießen) (Referat) 562
Normbereiche und Befundmuster bei Nierenkrankheiten. Schirmeister, J. (Karlsruhe)
(Referat) 574
Normalbereiche und Befundmuster bei Erkrankungen von Hypophyse und Nebennieren-
rinde. Breuer, H., Nocke-Finck, L. (Bonn) (Referat) 584
Normbereiche und Befundmuster bei Anwendung immunologischer Methoden. Vor-
laender, K. O. (Berlin) (Referat) 591
Die künstliche β-Zelle in Experiment und Klinik. Pfeiffer, E. F., Thum, Ch., Bei-
scher, W., Clemens, A. H. (Elkhart/Ind./USA) (Referat) 602
Computereinsatz im klinisch-chemischen Laboratorium. Büttner, H. (Hannover) (Re-
ferat) 615
5. Rundtischgespräch. Labormethoden in der Vorsorgemedizin. Leitung: Schmidt,
F. W. (Hannover) 622
Die Bewertung des Assimilationskoeffizienten (k_G) im intravenösen Glucosetoleranz-
test. Kruse-Jarres, J. D. (Freiburg/Brg.) 622
Ein Kriterium zur Spezifität von radioimmunologischen Steroidbestimmungen im
Urin. Deck, K. A., Eberlein, L., Hillen, H. (Köln) 625
Normalwerte für Serumlipide. Kaffarnik, H., Schneider, J., Eimer-Brede, S.,
Eimer, U., Zöfel, P., Hausmann, L., Mühlfellner, G., Schubotz, R., Mühl-
fellner, O., Meyer-Bertenrath, J. G. (Marburg, Hanau) 628
Fehlermöglichkeiten bei der Aufstellung von Normbereichen der Liquorproteine: Er-
fahrungen mit einer neuen Mikroelektrophorese für nativen Lumballiquor. Kleine,
T. O., Stroh, J. (Marburg) 631
Die Beeinflußbarkeit von Plasma- und Blutparametern durch körperliche Belastung bei
Gesunden und Stoffwechselkranken. Mühlfellner, G., Mühlfellner, O., Neit-
zert, A., Stelbrink, U., Zöfel, P., Kaffarnik, H. (Marburg) 636
Aussprache: Herr Kruse-Jarres, J. (Freiburg) 639
Stoffwechselmonitoring. Berg, G., Sailer, D., Kellner, R. (Erlangen-Nürnberg) . . 639
Aussprache: Herr Kruse-Jarres, J. (Freiburg) 640

DER INFEKTGEFÄHRDETE PATIENT

Der infektgefährdete Patient: Eine Einführung in die aktuellen Probleme. Gross, R.
(Köln) (Referat) 641
Störungen der humoralen Abwehr. Huber, H., Frischauf, H., Pastner, D., Ziegl-
auer, H., Kurz, R. (Innsbruck) (Referat) 648
Störungen der zellulären Immunabwehr. Schumacher, K. (Köln-Lindenthal) (Referat) 652
Problemkeime. Naumann, P., Hagedorn, H.-J. (Düsseldorf) (Referat) 660
Möglichkeiten und Ergebnisse der Behandlung im keimfreien Milieu. Dietrich, M.
(Ulm) (Referat) 667
Immunmanipulation — Immuntherapie. Grob, P. J., Hitzig, W. (Zürich) (Referat) . 670
Die Leukozytensubstitution bei infektgefährdeten Patienten. Borberg, H. (Köln) (Re-
ferat) 670

Infektionskrankheiten

Probleme der Klinik und Therapie einer neuen Arena-Virus-Infektion (Lassa-Fieber).
Mohr, W., Brinkmann, U. (Hamburg) 676
Erfahrungen mit der Tollwutschutzimpfung. Rassi, D., Wirth, W. (Münster) 680
Aussprache: Herr Mohr, W. (Hamburg) 682
Septische Komplikationen bei geriatrischen Patienten. Falck, I., Muhlack, S. (Berlin) 683
Aussprache: Herr Hennemann, H. (Mannheim) 684
Serologische Untersuchungen über die Durchseuchung der Berliner Bevölkerung mit
Mycoplasma pneumoniae. Alexander, M., Sage, S., Schön, M. (Berlin) 684

Aussprache: Herr HENNEMANN, H. (Mannheim) 686
Untersuchungen über den Mykoplasmabefall bei Patienten mit chronischer Bronchitis.
ADAM, O., MEIER, J. (München) 687
Aussprache: Herr MOHR, W. (Hamburg) 688
Aussprache: Herr HENNEMANN, H. (Mannheim) 689
Bakteriuriehäufigkeit bei hormonaler Antikonzeption. BINKELE, U., RITZ, E., BRANDNER, G., BURGEL, M., LORENZ, D. (Heidelberg) 689

Intensivmedizin

Intensivtherapie der schweren Thalliumvergiftung unter besonderer Berücksichtigung der extrakorporalen Dialyse. HOPPE-SEYLER, G., SCHÄFER, B., NOLTE, J., FERTÖSZÖGI, F., KNAUF, H., HEINZE, V., HAUCK, G., SCHOLLMEYER, P. (Freiburg/Brg.) 692
Veränderungen von Metaboliten des Fett- und Kohlenhydratstoffwechsels bei akuten Intoxikationen. SCHNELLBACHER, E., KREMER, G. J., ATZPODIEN, W., OKONEK, S., MÜLLER, K. A., SCHUSTER, H. P. (Mainz) 695
Klinisch-toxikologische Untersuchungen über die DIQUAT-Elimination durch extrakorporale Hämodialyse. OKONEK, S., HOFMANN, A. (Mainz, Darmstadt) 699
Thrombozytenfunktion bei Bromcarbamidintoxikation. BÖTTCHER, D., HASLER, K., MAIR, D. (Freiburg/Br.) 701
Zur Therapie der biguanidinduzierten Laktatazidose. TALKE, H., MAIER, K. P., SCHOLZ, H., JONTOFSOHN, R. (Freiburg/Br.) 704
Die Beurteilung tiefer Komata mit reversiblen und irreversiblen Hirnschäden mit Hilfe des EEG im Rahmen interner Krankheitsbilder. KÖNIGSHAUSEN, TH. (Düsseldorf) 706
Die Therapie der akuten Pankreatitis mit der Langzeit-Peritonealdialyse. HEISSMEYER, H., HEINZE, V., HENI, N., HERKEL, L., HOPPE-SEYLER, G., JONTOFSOHN, R., NOLTE, J., SCHOLLMEYER, P. (Freiburg/Br.) 709
Über eine neue Gruppe von Proteaseinhibitoren. GAUWERKY, CH., UHLENBRUCK, G., GROSS, G. (Köln) 712
Die Bedeutung des Blutlaktats bei Verlaufsbeurteilung und Therapie des Schocks. RACKWITZ, R., JAHRMÄRKER, H., HAIDER, M., HALBRITTER, R. (München) 715
Der Einfluß von Volumenersatz und Dopamin auf kapillare Muskeldurchblutung und kapillare Transportkapazität im Kreislaufschock des Menschen. SCHÖNBORN, H., PRELLWITZ, W., SCHUSTER, H.-P., PUCHSTEIN, CHR., SCHEIDT, E. (Mainz) 719
Septische Infektionen einer internistischen Intensivstation. NOLTE, J., AUWÄRTER, W., BÖTTCHER, D., GEROK, W., HEINZE, V., HERKEL, L., HOPPE-SEYLER, G., KOLL, E., MAURER, H., PABST, K., SCHOLLMEYER, P. (Freiburg/Br.) 721
Thrombosesuche mittels ^{131}Jod-markiertem patienteneigenen Fibrinogen bei kardiologischen Intensivpatienten. WUPPERMANN, TH., SIPPEL, R., MELLMANN, J., KLEIN, H. (Hannover) 724

Biomembran und ihre Defekte als pathogenetisches Prinzip

Einleitung zum Symposium B. GEROK, W. (Freiburg/Br.) 725
Grundsätzliches zur Struktur von Biomembranen. KREUTZ, W. (Freiburg/Br.) (Referat) 725
Grundsätzliches zur Funktion von Biomembranen. KNAUF, H. (Freiburg/Br.) (Referat) 726
Membrantransport und Muskelkontraktion. HASSELBACH, W. (Heidelberg) (Referat) 738
Regulation des Elektrolythaushaltes durch Membrantransport. HIERHOLZER, K. (Berlin) (Referat) 738
Membraneigenschaft, Membrantransport und Erythrozytenfunktion. ENGELHARDT, R., ARNOLD, H. (Freiburg/Br.) (Referat) 754
Aktiver Transport an der Darmmucosa. RIECKEN, E. O. (Marburg/L.) (Referat) . . . 764
Plasmamembran der Leberzelle. MEYER ZUM BÜSCHENFELDE, K. H. (Mainz) (Referat) 775
Membranspezifität für Hormone. KERP, L. (Freiburg/Br.) (Referat) 786
Membranspezifität für Pharmaka. TRENDELENBURG, U. (Würzburg) (Referat) . . . 799
Stimulation von Lymphozyten: Änderung der Struktur und Funktion der Plasmamembran. FERBER, E., BRUNNER, G., FISCHER, H., HUBER, A., DE PASQUALE, G., REILLY, C. E., RESCH, K. (Freiburg/Br.) (Referat) 799
Signalwandlung an Biomembranen. HOFMANN, K. P. (Freiburg/Br.) (Referat) 809

Die Affinität von g-Strophanthin zum Herzglykosidrezeptor menschlicher Herzmuskelzellmembranen. ERDMANN, E. (Großhadern) 820
Der Natriumtransport als Teil erythrozytärer Membranfunktion. BURCK, H. CHR. (Kiel) 823
Membranarchitektur und Hormonwirkung. KATHER, H., GEIGER, M., SIMON, B. (Heidelberg) (Referat) 826
Vergleichende Untersuchungen über Plasmamembranproteine aus menschlichen Nieren und hypernephroiden Nierencarcinomen. SCHERBERICH, J. E., HEISER, I., MONDORF, A. W., SCHOEPPE, W. (Frankfurt). 829
Transport-ATPasen bei experimenteller Myopathie. FIEHN, W., SEILER, D., KUHN, E. (Heidelberg) (Referat) 832
Einfluß der Sterinzusammensetzung auf die Aktivität der Transport-ATPase der Erythrozytenmembran. SEILER, D., FIEHN, W., SCHMIDT, J. (Heidelberg) 835

Arterioskleroseprobleme

Einführung zum Thema: Atherosclerosis — can it regress ? SCHETTLER, G. (Heidelberg) 838
Blutplättchen und Gefäßwand. BAUMGARTNER, H. R. (Basel) (Referat) 838
The Role of the Endothelium in Atherosclerosis. CONSTANTINIDES, P. (Vancouver/Canada) (Referat) 839
Smooth Muscle of the Human Artery Wall in the Process of Atherosclerosis. BENDITT, E. P. (Seattle) (Referat) 843
Smooth Muscle Cell and Atherosclerosis. Ross, R. (Seattle/Washington) (Referat) . . 843
Tissue Culture in Atherosclerosis Research. STEIN, Y., STEIN, O. (Jerusalem/Israel) (Referat) 847
Bedeutung des Mesenchyms im Arterioskleroseprozeß. HAUSS, W. H. (Münster) (Referat) 847
Regression of Atherosclerosis. GRESHAM, G. A. (Cambridge) (Referat) 854
Regression of Atherosclerosis in Experimental Animals and Man. WISSLER, R. W., VESSELINOVITCH, D. (Chicago/Ill.) (Referat) 857
Plasmalipoproteine und Atherosklerose. SEIDEL, D. (Heidelberg) (Referat) 865
Interconversion und Katabolismus von Plasmalipoproteinen. GRETEN, H. (Heidelberg) (Referat) 868
Mechanisms of Lipid Synthesis and Upstake in Human and Animal Coronary Arteries. BING, J., SARMA, J. S. M., GRENIER, A., COLBY, E. (Pasadena) (Referat) . . 869
Ernährung und Arteriosklerose — Aktuelle Probleme. SCHLIERF, G., OSTER, P., STIEHL, A. (Heidelberg) (Referat) 869
Drugs and Atherosclerosis. KRITCHEVSKY, D. (Philadelphia/Penns.) (Referat) 873
6. Rundtischgespräch. Atherosclerosis — can it regress ? Leitung: SCHETTLER, G. (Heidelberg) 875

Angiologie

Rauchen und Arteriosklerose der peripheren Gefäße. KOCH, A., HARLOFF, M. (Heidelberg) 877
Neue Kriterien zur Objektivierung einer Pharmakotherapie bei arterieller Verschlußkrankheit. v. UNGERN-STERNBERG, A., SCHUSTER, C. J. (Mainz) 879
Die Anwendung der Impedanz-Plethysmographie als Screening-Methode zur Früherkennung der peripheren Arteriosklerose. CACHOVAN, M. (Hannover) 882
Intramuskuläre pH-Messungen an der hinteren Extremität des Hundes in Ruhe, nach akutem arteriellen Verschluß und nach Einsatz von Vasodilatantien. FRISIUS, H., STOCKMANN, U., HEIDRICH, H. (Berlin) 884
Über die Wirkung von Nifedipine (Adalat) auf regionale Hirndurchblutung und Unterschenkeldurchblutung. SCHMITZ, H., SCHIERL, W., BECK, O., LYDTIN, H. (München) 888
Durchblutung der Extremitäten in Ruhe und nach Belastung bei Normotonikern, Patienten mit Grenzwerthypertonie und mit manifester Hypertonie. CAESAR, K., SABOROWSKI, F., HÖFER, I., LAASER, U., KAUFMANN, W. (Köln) 891
Funktionelle Früh- und Langzeitergebnisse nach thrombolytischer Behandlung tiefer Becken-Beinvenenthrombosen. KRIESSMANN, A., THEISS, W., VOLGER, E., WIRTZFELD, A., RÄDLER, M. (München) 894
Thrombolyse durch Ultraschall. TRÜBESTEIN, G., STUMPFF, U., SOBBE, A. (Bonn, Aachen) 896

Die Wirkung der β-Stimulation auf die venöse Gefäßperipherie. WESTERMANN, K. W., BISCHOFF, K., HERMES, E., VELTE, H. (Hamburg) 898

Paraproteinosen (Gammopathien)

Aufbau und Struktur der Immunglobuline. HILSCHMANN, N. (Göttingen) (Referat) . . 902
Immunologische und klinisch-chemische Untersuchungen bei Gammopathien. PRELLWITZ, W. (Mainz) (Referat) 902
Cytologische Befunde bei Gammopathien. BRAUNSTEINER, H. (Innsbruck) (Referat) 918
Klinik und Therapie der primär benignen und Begleitparaproteinosen. BARANDUN, S., MORELL, A., SKVARIL, F. (Bern) (Referat) 921
Klinik und Therapie des Morbus Waldenström und der H-Ketten-Erkrankungen. SCHEURLEN, P. G. (Homburg/Saar) (Referat) 929
Klinik und Therapie des Plasmozytoms. WILMANNS, W. (Stuttgart) (Referat) 938
γ-D-Plasmozytom. KNOLLE, J. (Mainz) (Referat) 951

Nephrologie

Stoffwechseländerungen nach Ammoniakbelastung an der perfundierten, urämischen Rattenleber. GRUNST, J., TEILKEN, M., HOLL, J., SCHUBERT, G., EISENBURG, J., DOBBELSTEIN, H. (München) 958
Experimentelle Untersuchungen zur „urämischen Gastritis". RITZ, E., TREUSCH, B., VOELCKER, H., LÜCKEN, R., HERMANNI, H. H. (Heidelberg) 961
Aminosäurenstoffwechsel bei Urämie und seine Beeinflußbarkeit durch verschiedene biochemisch definierte Nährstoffgemische. RIPPICH, TH., KATZ, N., SCHAEFFER, G., SCHANZ, M., SCHINLE, S., SÜDHOFF, A., ZIMMERMANN, W., KLUTHE, R. (Freiburg/Br.) 963
Orale und parenterale Therapie mit essentiellen Aminosäuren bei verschiedenen Schweregraden der chronischen Niereninsuffizienz. BAUERDICK, H. (Aachen) . . . 967
Feinstrukturelle Veränderungen des Rectum bei chronischer Niereninsuffizienz. PHILIPPI, A., HÜCKER, H., SCHÄFER, U. (Mainz) 969
Knochenkollagenstoffwechsel in der Urämie — Untersuchungen des Plasmahydroxyprolinspiegels bei chronisch nierenkranken, nicht dialysierten Patienten. HEIDBREDER, E., LÜKE, F., HEIDLAND, A. (Würzburg) 971
Die Fluoridbestimmung im Serum — ein neuer zusätzlicher Parameter zur Knochenstoffwechsellage bei Patienten mit chronischer Niereninsuffizienz. DORN, D., FUCHS, C., HENNING, H. V., LEITITIS, J., MCINTOSH, C., SCHELER, F. (Göttingen) 974
Vergleichende klinische und histomorphometrische Untersuchungen zur Therapie der renalen Osteopathie mit Vitamin D und 5,6-Trans-25-OHCC. SCHULZ, W., HEIDLER, R., GESSLER, U., OFFERMANN, G., SCHULZ, A., DELLING, G. (Nürnberg, Berlin, Hamburg). 976
Hämotherapie bei nephrogener Anämie. LUBOLDT, W., BERTRAMS, J., HEIMSOTH, V. H. (Schweinfurt) 981
Mean whole body pHi und intrazelluläre Bikarbonatkonzentrationen bei Patienten mit chronischer Niereninsuffizienz. SABOROWSKI, F., DICKMANS, H. A., ABOUDAN, H., THIELE, K. G. (Köln) 983
Sterno-costo-claviculäre Hyperostose — ein bisher nicht beschriebenes Krankheitsbild. KÖHLER, H., UEHLINGER, E., KUTZNER, J., WEIHRAUCH, T. R., WILBERT, L., SCHUSTER, R. (Mainz, Zürich, Göttingen) 986
Dialyseinduzierte Herz- und Kreislaufveränderungen bei normo- und hypervolämischen chronischen Dialysepatienten. TWITTENHOFF, W.-D., STEGARU, B., BURKHARD, E., BÄHR, R., BRITTINGER, W. D. (Mannheim) 989
Der Einfluß der Dialyse und dialyseabhängiger Wasser- und Elektrolytveränderungen auf das Plasmaaldosteron bei terminal niereninsuffizienten Patienten. SCHNURR, E., KÜPPERS, H., GRABENSEE, B. (Düsseldorf) 992
Der Leukozytensturz während der extrakorporalen Hämodialyse und seine Bedeutung für die immunsuppressive Therapie Frischtransplantierter. LÖFFLER, H.-D., CRÖSSMANN, W., HEINZE, V., HALBFASS, H. J. (Freiburg/Br.) 996
Zur DNS-Synthese der lymphoiden Zellen im Blut der nierentransplantierten und chronisch hämodialysierten Patienten. VLAHO, M., OERKERMANN, H., MÖDDERREESE, R., HELLER, A., SIEBERTH, H. G. (Köln) 998

Autonome Insuffizienz bei Dialysepatienten. RÖCKEL, A., HENNEMANN, H., RICHWIEN, D., HEIDLAND, A. (Würzburg) 1001

Das körperliche Leistungsmaximum von Dialysepatienten (Bestimmung der anaeroben Kapazität unter Spiroergometrie). THOMA, R., v. BAEYER, H., HALBACH, R., FREIBERG, J., SIEMON, G., SIEBERTH, H.-G. (Köln) 1005

Der Einfluß von Änderungen des anorganischen Phosphats im Serum auf die erythrozytäre 2,3-Diphosphoglyzerat-(2,3-DPG-)Konzentration bei Hämodialysepatienten. STANDL, E., JANKA, H.-U., KOLB, H.-J., KUHLMANN, H., MEHNERT, H. (München) 1008

Das Verhalten von 3,5'cAMP im Serum bei Patienten mit terminaler Niereninsuffizienz bei chronisch hämodialysierten und transplantierten Patienten. VLACHOYANNIS, J., MEYER, G., MEYER, C., BRECHT, H. M., SCHOEPPE, W. (Frankfurt) 1010

Besonderheiten bei der Behandlung von Dialysepatienten mit Phenprocoumon (Marcumar). HELD, H., BAETZNER, P., LIEBAU, G., BUNDSCHU, H. D., HAYDUK, K. (Tübingen) 1013

Erste Erfahrungen mit einem neuen großflächigen Kapillardialysator: Der Cordis Dow Artificial Kidney, Modell 5. FIEGEL, P., GAMM, H., KÖHLER, H., HECKING, E. (Mainz) 1016

Harnuntersuchungen zur Diagnostik des akuten Nierenversagens. HEIMSOTH, V. H., GRAFFE-ACHELIS, CHR., LUBOLDT, W. (Essen) 1019

Untersuchungen zur Marschhämoglobinurie. HEILMANN, E., LUNKE, G., BEHR, J., SCHMIDT, J., BLUMENBERG, G. R. (Münster) 1021

Renin-Aldosteron-Verhalten bei hypertensiver chronischer Glomerulonephritis. BRASS, H., OCHS, H. G., ARMBRUSTER, H., HEINTZ, R. (Aachen) 1023

Klinischer Verlauf und Morphologie der kaliopenischen Nephropathie. CREMER, W., WALLNER, R., BLÜMCKE, S., BOCK, K. D. (Essen) 1026

Antigennachweis im Nierenparenchym retrograd infizierter Meerschweinchen mittels fluoreszenzmarkiertem Anti-Komplement. SCHWARZ, W., SIETZEN, W. (Frankfurt) 1029

Der Einfluß von Dopamin auf den intrarenalen cAMP-Gehalt der Niere. AUGUSTIN, H. J. HULAND, H., KAUKEL, E. (Hamburg) 1029

Hypertonie

Cyclisches AMP und Reninsekretion nach Furosemid, β-Sympathikolyse und Amitryptilin. ZEHNER, J., KLAUS, D., KLUMPP, F., LEMKE, R. (Marburg/Lahn) 1033

Die Änderung der Plasmakatecholaminkonzentration und der cyclischen AMP-Ausscheidung nach β-Blockade bei essentieller Hypertonie. BRECHT, H. M., VLACHOYANNIS, J., MUSIL, H. A., ERNST, W., WEISMÜLLER, G., SCHOEPPE, W. (Frankfurt) 1035

Zum Einfluß einer chronischen β-Rezeptorenblockade auf den Blutdruck und die Renin- und Aldosteronsekretion bei essentieller Hypertonie. STUMPE, K. O., VETTER, H., HESSENBROCH, V., KOLLOCH, R., DÜSING, R., KRÜCK, F. (Bonn) 1038

„Crossover"-Doppelblindstudie über die blutdrucksenkende Wirkung von Propranolol und von Practolol. DISTLER, A., KRÖNIG, B., SCHUMANN, G., WALTER, B. (Mainz) 1042

Lokale Wirkungen verschiedener Antihypertensiva auf Haut- und Muskelgefäße des Menschen. MERGUET, P., BÄHR, R., BOCK, K. D. (Essen) 1044

Effekt von Minoxidil auf Ruhe- und Belastungsdrucke bei schweren arteriellen Hypertonien. Ergebnisse telemetrischer intraarterieller Langzeitmessungen. DUFEY, K., KRÖNIG, B., WOLFF, H. P. (Mainz) 1047

Das Verhalten der peripheren Durchblutungsgrößen bei Hypertonie nach Diazoxid. BAHLMANN, J., BROD, J., CACHOVAN, M., CELSEN, B., SIPPEL, R. (Hannover) . . 1049

Der Effekt einer akuten Blutdrucksenkung durch Diazoxid auf die Nierenfunktion hydrierter Hypertoniker. SCHEITZA, E. (Würzburg) 1052

Hämodynamische Untersuchungen zur blutdrucksteigernden Wirkung der Mineralocorticoide. PHILIPP, TH., DISTLER, A. (Mainz) 1055

Tagesvariabilität der hypertensiven Reaktion auf alltägliche Belastung Hochdruckkranker. KRÖNIG, B., DUFEY, K., WOLFF, H. P. (Mainz) 1058

Persistierende arterielle Hypertonien bei akuter intermittierender Porphyrie unter Behandlung mit Ovulationshemmern. SCHLEY, G., BOCK, K. D., WERNER, U. (Essen) 1061

17-Hydroxylasemangel der Nebenniere als Teilursache der essentiellen Hypertonie. GÖBEL, P., KÜHNEL, R. (Tübingen) 1063

Dopamin-β-Hydroxylaseaktivität und Katecholaminkonzentration im Plasma als Parameter des Sympathikustonus: Einfluß einer Ergometerbelastung bei Normotonikern und Patienten mit essentieller Hypertonie. PLANZ, G., CORR, H., GIERLICH, H. W., HAWLINA, A., PLANZ, R., STEPHANY, W., RAHN, K. H. (Aachen) 1066

Erhöhte Speichelausscheidung von cAMP, dem „second messenger" der β-adrenergen Signalwandlung, bei ätiologisch differenten Hypertonieformen. SCHMID, G., HEMPEL, K., FRICKE, L., WERNZE, H., HEIDLAND, A. (Würzburg) 1068

Inadäquates Verhalten von Plasmarenin und Plasmaaldosteron bei renoparenchymalem Hochdruck. KLUMPP, F., BRAUN, B., KLAUS, D., LEMKE, R., ZEHNER, J. (Marburg) 1071

Niedrig-Renin-Hypertonie, eine eigenständige Hochdruckform oder nur ein Verlaufsstadium der essentiellen Hypertonie? WENNING, N., KLEIMANN, R., EIENBRÖKER, B., WAGNER, H., WESSELS, F. (Münster) 1074

Plasma-Renin-Aktivität, Durchblutung und Sauerstoffverbrauch der Nieren als Parameter zur Beurteilung der funktionellen Wirksamkeit von Nierenarterienstenosen. MEURER, K. A., HELBER, A., TAUCHERT, M., SCHRÖDER, A., EISENHARDT, H. J. (Köln) 1077

Untersuchungen zur Relevanz verschiedener Parameter beim renovaskulären Hochdruck. ARLAT, I., ROSENTHAL, J., RUDOFSKI, G., NOBBE, F., FRANZ, H. E. (Ulm) 1079

Hämatologie, Immunologie

Proliferations- und Differenzierungspotential menschlicher Blutleukozyten unter regulierten und leukämischen Bedingungen. BOECKER, W. R. (Essen) 1083

Diffusionskammerkulturen von Knochenmark und peripherem Blut Osteomyelosekranker: Ausreifung und Gehalt an Vorläuferzellen. ÖHL, S., CHIKKAPPA, G., CRONKITE, E. P. (Essen, Brookhaven) 1085

Die Bedeutung der histologischen Knochenmarkuntersuchung für die Prognose des aplastischen Syndroms. MEUSERS, P. J., BURKHARDT, R., KÖNIG, E., BRITTINGER, G. (Essen, München) 1087

Die Bedeutung der Auer-Stäbchen für die Prognose der akuten Leukämie. PAULISCH, R., KREUSCH, R., KOEPPEN, K.-M. (Berlin) 1090

Das Desoxyribonucleaseaktivitätsmuster in Zellen PAS-positiver, akuter lymphatischer Leukosen. Beobachtungen vor, während und nach Beendigung der Schubtherapie. BECK, J.-D., ZÖLLNER, E. J., ZAHN, R. K. (Mainz) 1092

Ductus thoracicus-Lymphdrainage: Tag-Nacht-Rhythmus des Lymphflusses bei Patienten mit malignen Nicht-Hodgkin-Lymphomen und relative Lymphozytopenie der Lymphe bei chronischer lymphatischer Leukämie. BREMER, K., WACK, O., SELING, A., HEIMPEL, H., BRITTINGER, G. (Essen, Ulm) 1094

Rosettenformation menschlicher T-Lymphozyten mit Neuraminidase-behandelten menschlichen Erythrozyten. COHNEN, G., FISCHER, K., AUGENER, W., BRITTINGER, G. (Essen) 1096

Vergleichende Bestimmung von Transferrin und EBK im Humanserum. Ein Beitrag zur Problematik der unspezifischen Eisen-Protein-Bindung. KOCH, C.-D., RITTER, U. (Lübeck) 1098

Membrantopochemische Differenzierung der chronischen lymphatischen Leukämie (CLL). DESAGA, J. F., TILKES, F., KRÜGER, J., LÖFFLER, H. (Gießen) 1101

Das Versagen der Splenektomie bei Morbus Werlhof. BERGMANN, L., WALTHER, F., SCHUBERT, J. C. F., MARTIN, H. (Frankfurt/M.) 1103

Untersuchungen zur Steigerung der Megakariozytopoese bei Morbus Werlhof, Evans-Syndrom und Lupus erythematodes visceralis. HECK, J., GEHRMANN, G. (Wuppertal) 1106

Überadditive Wirkung der Kombination von Nukleosiden und Cyclophosphamid bei der L 1210-Leukämie der Maus. DRINGS, P., OSSWALD, H. (Heidelberg) 1109

Klinische und tierexperimentelle Untersuchungen zur Zellzyklusarretierung durch Cytosin-Arabinosid bei Leukämien. BÜCHNER, TH., BARLOGIE, B., HIDDEMANN, W., HOFSCHRÖER, J., METZ, U., ORTHEIL, N. B., KAMANABROO, D., ASSEBURG, U. (Münster) 1112

Zur Applikationsweise und Inaktivierung von Cytosin-Arabinosid bei akuten Leukämien. HIRSCHMANN, W.-D., KOVACS, E. L., GERECKE, D., KAULEN, H.-D., VOIGTMANN, R., GROSS, R. (Köln) 1114

Erste klinische Erfahrungen mit einem modifizierten COAP-Schema bei akuten Leukosen des Erwachsenen. GERECKE, D., KAULEN, H.-D., HIRSCHMANN, W.-D., VOIGTMANN, R., GROSS, R. (Köln) 1116

Die Behandlung akuter Myeloblastenleukämien unter sterilen Bedingungen in einem Laminar down flow-System zur Infektionsprophylaxe im Vergleich mit der Behandlung in Einzelzimmern. BEYER, J.-H., SCHMIDT, C. G., LINZENMEIER, G., HANTSCHKE, D. (Essen) 1119

Polychemotherapie bei refraktären Leukämien des Erwachsenen. BRUNTSCH, U., OSIEKA, R., GALLMEIER, W. M., SEEBER, S., SCHMIDT, C. G. (Essen) 1121

Transfusion frischer und tiefgefrorener Thrombozyten bei akuten Leukämien. KAULEN, H. D., BARTONITSCHEK, W., GERECKE, D., HIRSCHMANN, W. D., VOIGTMANN, R., GROSS, R. (Köln) 1124

Erfahrungen mit der Behandlung der akuten Myeloblastenleukämie und der akuten Monozytenleukämie mit Cytosinarabinosid und 6-Thiognamin. ESSERS, U., ALTHOF, S., EWERS, M. (Aachen) 1126

Remissionshäufigkeit und Nebenwirkungen bei niedrig dosierter Radiophosphor-Therapie der Polycythaemia. HAUSWALDT, CH., HOREJSCHI, J., EMRICH, D., HECKNER, F., DOUWES, F. W., ZIESEMER, G. (Göttingen) 1128

Knochenmarkskonservierung ohne Vitalitätsverlust. SCHAEFER, U. W., DICKE, K. A., VAN BEKKUM, D. W., SCHMIDT, C. G. (Essen, Rijswijk/Niederlande) 1131

Möglichkeiten der Thrombozytensubstitution mit der Zelltrifuge. BORBERG, H., REUTER, H., MÜLLER, T., LINKER, H. (Köln) 1133

Untersuchungen zur Elimination von löslichem ^{131}J-Fibrin aus der Zirkulation des Kaninchens. MAHN, I., KÖVEKER, G., MÜLLER-BERGHAUS, G. (Gießen) 1135

Komplementsystem und Auslösung der generalisierten intravasculären Gerinnung durch Endotoxin. MÜLLER-BERGHAUS, G., LOHMANN, E. (Gießen) 1138

Untersuchung kommerzieller Präparationen des Prothrombinkomplexes (PPSB) auf aktivierte Faktoren. EGGELING, B., LECHLER, E., ASBECK, F. (Köln) 1140

Gerinnungsuntersuchungen bei akuten Leukämien. HASLER, K., BÖTTCHER, D. (Freiburg i. Br.) 1144

Untersuchungen zur Wechselbeziehung von Fibrinstabilisierung und Fibrinolyse. KÖHLE, W., RICHTER, CH., RASCHE, H. (Ulm) 1148

Vergleichende Untersuchungen über die fibrinolytische Aktivität bei Gesunden und bei Patienten mit arteriellen und venösen Gefäßerkrankungen. SCHARRER, I., FEIGEL, U., KREBS, H., BREDDIN, K. (Frankfurt) 1150

Charakterisierung verschiedener Streptokinase-Dosierungsschemata durch quantitative Streptokinase-, Plasminogen- und Plasmin-Bestimmungen im Patientenplasma. BÜCHNER, U., MARTIN, M., AUEL, H. (Engelskirchen) 1152

Stabilität von Streptokinase in verschiedenen Medien bei unterschiedlichen Temperaturen. MARTIN, M., AUEL, H. (Engelskirchen) 1154

Wirkung HL-A-spezifischer Isoantikörper auf Thrombozyten in vitro. HEINRICH, D., STEPHINGER, U., KUNKEL, V., KESSLER, C., MUELLER-ECKHARDT, C. (Gießen) 1156

Morphologische Veränderungen der Blutplättchen nach der Blutentnahme und ihr Einfluß auf die Plättchenaggregation. KRZYWANEK, H. J., JÄGER, W., ZIEMEN, I., BREDDIN, K. (Frankfurt) 1159

Thrombozytose als paraneoplastisches Syndrom. KOEPPEN, K.-M., SCHMIDT, S., PAULISCH, R., SCHNEIDER, D., GERHARTZ, H. (Berlin) 1161

Untersuchung der Thrombozytenaggregation bei Gesunden und Diabetikern mit dem photometrischen Plättchenaggregationstest (PAT III). JÄGER, W., BREDDIN, K., KRZYWANEK, H. J., STERN, A., GERLACH, U. (Frankfurt) 1163

Vergleichende Untersuchungen zur Differentialdiagnose angeborener und erworbener Thrombozytopathien unter besonderer Berücksichtigung der Volumenhäufigkeitsverteilung. ANGELKORT, B. (Aachen) 1166

Kongenitale Thrombozytopathie durch Störung der Nukleotidfreisetzung — Kasuistischer Bericht über ein eineiiges weibliches Zwillingspaar. SCHECK, R., BURKHART, H., QUEISSER, W., RASCHE, H. (Ulm, Heidelberg) 1169

Hyperlipoproteinämie, Gerinnungsstörung und Arterioskleroserisiko. ZÖLLER, H., GROSS, W. (Würzburg) 1172

Stoffwechselabhängige Änderungen der rheologischen Eigenschaften des Blutes beim Diabetes mellitus. VOLGER, E., SCHMID-SCHÖNBEIN, H. (München) 1175

Immunreaktivität, HL-A-Antigenfrequenzen und klinischer Verlauf bei Myasthenia gravis. GROSS, W. L., KRÜGER, J., STEWART, U., HÄCKELL, U., KUNZE, K. (Gießen, Würzburg) 1178

Quantitative Bestimmung von IgG-Antiglobulinen im Serum von Patienten mit chronischer Polyarthritis und anderen Erkrankungen. FINK, P. C., PETER, H. H., KALDEN, J. R., ZEIDLER, H., DEICHER, H. (Hannover) 1181

Immunfluoreszenzmikroskopische Untersuchungen mit isolierten typspezifischen Antikörpern gegen Kollagentyp I, II und III bei Bindegewebserkrankungen. GAY, S., REMBERGER, K., ADELMANN, B. C. (München) 1183

Humorale und zellgebundene Immunreaktionen bei chronischer Knocheninfektion. SEIFERT, J., RING, J., LOB, G., VAN THIEL, D., STICKL, H., ERNST, S., PROBST, J., BRENDEL, W. (München, Murnau) 1185

Immunologische Analysen und klinische Untersuchungen an zwei Nierengewebsantigenen im Urin. BATSFORD, S. R., BOESKEN, W. H. (Freiburg) 1187

Immunsuppression durch Alkylantien: Hinweise auf die Überlegenheit von 5122 ASTA gegenüber Cyclophosphamid. BOTZENHARDT, U., LEMMEL, E.-M. (Mainz) 1191

Altersabhängige Veränderungen streßbedingter Immunsuppression. MÜLLER, U. ST., WIRTH, W., LINDEMANN, P. (Münster) 1193

Über das Verhalten von IgE und IgA bei verschiedenen Formen der chronischen Bronchitis und bei Asthma bronchiale. MEIER, J., ADAM, O. (München) 1194

Experimentelle Untersuchungen zum Mechanismus der zellulären Immunreaktion. OERKERMANN, H., PAWELETZ, N., GERECKE, D., GROSS, R. (Köln, Heidelberg) 1196

Untersuchungen zur Wirkung einer höhermolekularen Fraktion aus Humanurin auf die Transformation gesunder Lymphozyten. KORZ, R., NABER, A., BRUNNER, H. (Aachen) 1199

Differenzierungskapazität von Lymphozyten bei Immunmangelsyndromen in vitro. HÜTTERROTH, T. H., LITWIN, S. D. (Mainz, New York) 1201

PHA-Transformation menschlicher Lymphozyten in vitro: Definition eines Mikrokultursystems. PEES, H., PAPPAS, A., SCHEURLEN, P. G. (Homburg/Saar) 1203

Untersuchungen bei gesunden Personen zur Feststellung einer normalen humoralen und zellulären Immunantwort. BÜRKLE, P. A., TÖNNESMANN, E., AHNEFELD, S., SCHAIRER, K. W., FEDERLIN, K. (Ulm) 1205

Untersuchungen an Lymphozytenoberflächenimmunglobulinen bei Lymphosarkom. SCHEDEL, I., BODENBERGER, U., GLOTH, R. (Hannover) 1209

Klassifizierung lymphoproliferativer Erkrankungen mit Hilfe von Lymphozytenmarkern. FINK, U., MÖLLER, U., LUTILSKY, A., SAUER, E., STABER, F., SACK, W., HUBER, CH., RASTETTER, J. (München, Innsbruck) 1211

Spontantoxicität und „K"-Zell-Aktivität im Peripheren von Kontrollpersonen und Melanompatienten. PETER, H. H., PAVIE-FISCHER, J., KNOOP, F., FRIDMAN, W. H., CESARINI, J. P., ROUBIN, R., AUBERT, CH., KOURILSKY, F. M. (Hannover, Paris) 1213

Tumorimmunologische Untersuchungen bei Coloncarcinom. EDER, E., SCHEIFFARTH, F., WARNATZ, H. (Erlangen-Nürnberg) 1216

Seroreaktivität gegenüber verschiedenen Herpesviren und immunologischer Status bei Patienten mit Morbus Hodgkin. HEGGE, K., DIEHL, V., KALDEN, J. R., AVENARIUS, H. J., DRESSELBERGER, U. (Hannover) 1219

Nachweis von DNS-Antikörpern mit Hilfe der Gegenstromelektrophorese. FISCHER, J. TH., KINDLER, U., TROBISCH, H. (Düsseldorf) 1219

Radioimmunologische Bestimmung von Anti-DNS-Antikörpern bei Lupus Erythematodes. HEICKE, B., LEMMEL, E. M., BOTZENHARDT, U. (Mainz) 1221

Antikörper-ähnliche Aktivität von monoklonalem IgM-Paraprotein gegen Röntgenkontrastmittel, die 3-Amino-2,4,6-Trijodbenzoesäure-Gruppen enthalten. BAUER, K., DEUTSCH, E. (Wien) 1224

Monomeres IgM bei akuten und chronischen Lebererkrankungen, Auto-Immunerkrankungen und monoklonalen Gammopathien. SCHWARZ, J. A., KABOTH, U., JOST, H., SCHEURLEN, P. G. (Homburg/Saar) 1226

Beziehungen zwischen Immunglobulin-Struktur und Antikörper-Spezifität bei monoklonalen Kälteagglutininen. ROELCKE, D., EBERT, W. (Heidelberg), FEIZI, T. (Harrow), FUDENBERG, H. H., WANG, A. C. (San Francisco), KUNKEL, H. G. (New York) 1228

Antikörperspezifitäten monoklonaler Kälteagglutinine. EBERT, W., ROELCKE, D., GEISEN, H. P., WEICKER, H. (Heidelberg) 1231

Gastroenterologie, Hepatologie

Zum Wirkungsmechanismus Ca^{++}-haltiger Antazida auf die Gastrinfreisetzung. Scholten, Th., Rehlinghaus, U., Fritsch, W.-P., Hausamen, T.-U. (Düsseldorf) . . . 1235

Die Wirkung von oralem Calcium und Magnesium auf die Magensäuresekretion und Gastrinfreisetzung bei Patienten mit Ulcus duodeni. Holtermüller, K. H., Sinterhauf, K., Büchler, R. (Mainz) 1237

Der Einfluß von Carbenoxolon und deglycyrrhiziniertem Succus liquiritiae auf das Plasma-Cortisol gesunder Probanden. Baas, E. U., Sinterhauf, K., Holtermüller, K. H., Noé, G., Lommer, D. (Mainz) 1239

Beziehungen zwischen Proteolyse und neurovegetativer Steuerung der Magenfunktion. Maiwald, L., Ries, W., Turner, F. (Würzburg) 1241

Histotopographie und Serumgastrinspiegel bei Patienten mit extremer Hypochlorhydrie und Achlorhydrie: Verlaufsuntersuchungen. Wobser, E., Elster, K., Vetter, H., Stadelmann, O., Löffler, A., Kutz, K., Miederer, S. E. (Bonn, Bayreuth) 1244

Der Einfluß von 2-Deoxy-D-Glucose auf Säuresekretion, Serumgastrin und Insulin beim Hund. Feurle, G., Klempa, I., Becker, R., Helmstädter, V. (Heidelberg) 1247

Extragastrische Gastrinfreisetzung bei Normalpersonen und bei Patienten mit Ulcus duodeni bzw. Magenteilresektion nach Billroth I. Fritsch, W.-P., Hausamen, T.-U., Kleybrink, H., Rick, W. (Düsseldorf) 1250

Die Ösaphagusfunktion bei Ulcus duodeni vor und nach selektiver Vagotomie. Wienbeck, M., Rohde, H., Troidl, H., Heitmann, P., Lorenz, W. (Marburg, Düsseldorf) 1253

Beurteilung von Struktur und Funktion des distalen Ductus choledochus im endoskopischen retrograden Cholangio-Pancreaticogramm (ERCP). Huchzermeyer, H., Luska, G., Seifert, E., Stender, H.-St. (Hannover) 1256

Die transvenöse Cholangiographie zur Differenzierung der Cholestase. Günther, R., Georgi, M., Halbsguth, A. (Mainz) 1257

Indikationen zur Ultraschalluntersuchung der Gallenblase. van Kaick, G., Kommerell, B., Knapp, W. (Heidelberg) 1261

Exokrine und endokrine Pankreasfunktion nach Pankreastrauma. Lankisch, P. G., Frerichs, H., Ganseforth, H. J., Schmidt, H., Creutzfeldt, W. (Göttingen) 1262

Intraindividuell kontrollierte Untersuchungen am Menschen zur Hemmung der exokrinen Pankreassekretion durch Salm-Calcitonin. Paul, F. (Hannover) 1266

Prüfung der exokrinen Pankreasfunktion bei Patienten mit Pankreatitis, juvenilem Diabetes mellitus, „Pankreopathie" (Sekretin-Pankreozymin-Test mit Volumenverlustkorrektur) und BII-Magenresektion (Lundh-Test mit Volumenverlustkorrektur). Tympner, F., Domschke, W., Rösch, W., Domschke, S., Koch, H., Demling, L. (Erlangen-Nürnberg) 1268

Neue Aspekte des Bikarbonat-Transportes im exokrinen Pankreas. Simon, B., Kather, H. (Heidelberg) 1271

Erhöhte Aufnahme von Kalorien bei chronischer Pankreatitis — ein ätiologisch bedeutsamer Faktor ? Goebell, H., Hotz, J., Hoffmeister, H. (Ulm) 1273

Quantitative Bestimmung der Insulinfreisetzung bei Patienten mit chronischer Pankreatitis. Dörfler, H., Zöllner, N. (München) 1273

Bestimmung von Chymotrypsin im Stuhl mit Hilfe von SUPHEPA zur Diagnostik von Pankreaserkrankungen. Löffler, A., Ernst, R., Stadelmann, O., Miederer, S. E., Wobser, E. (Bonn) 1277

Aussprache: Herr Willig, F. (Heidelberg) 1278

Untersuchungen über die Diuretika-bedingte Pankreopathie. Wizemann, V., Wiesenecker, G., Stein, W., Mahrt, R., Schütterle, G. (Gießen) 1279

Elektrolytsekretion an einem Pankreasgangmodell der Ratte. Fölsch, U. R., Creutzfeldt, W. (Göttingen) 1281

Hemmung der Dünndarmabsorption beim Menschen durch die intestinalen Hormone Sekretin und Cholecystokinin-Pankreozymin. Dollinger, H. C., Rommel, K., Raptis, S., Goebell, H. (Ulm) 1284

Ursachen, Vorkommen und Behandlung der Hyperoxalurie bei gastroenterologischen Erkrankungen („enterale" Hyperoxalurie). Caspary, W. F., Tönissen, J., Lankisch, P. G., Schmidt, G., Balfanz, A., Windemuth, H. (Göttingen, Kassel) . . 1286

Noduläre lymphatische Hyperplasie des Dünndarmes bei Antikörpermangel und Malabsorption. WOLFERT, W., DOLLINGER, H., HARTMANN, W., GOEBELL, H. (Ulm) ... 1289

Histokompatibilitäts-(HL-A-)Antigene bei Enteritis regionalis und Colitis ulcerosa. ECKHARDT, R., FREUDENBERG, J., MEYER ZUM BÜSCHENFELDE, K. H., BERGER, J. (Mainz) ... 1292

Gallensäureglucuronide beim Menschen. FRÖHLING, W., STIEHL, A. (Heidelberg). . . 1293

Tagesrhythmische Veränderungen der biliären Cholesterinsättigung. BEGEMANN, F. (Hamburg) ... 1295

Tagesschwankung der Lithogenität in der postoperativ gewonnenen Galle. MASSARRAT, S., KÜMPEL, W. (Marburg) ... 1298

Tagesprofil und Variabilität des Nüchternwertes sulfatierter und nichtsulfatierter Gallensäuren bei Gesunden und Patienten mit Leberzirrhose. WILDGRUBE, H. J. (Frankfurt) ... 1300

Zur Bedeutung der intestinalen Passagezeit für die biliäre Gallensäurenexkretion und Lithogenität des Gallensaftes. KLAPDOR, R., JENNICHES, J., HUMKE, R. (Hamburg) 1302

Behandlung der Hapato-Choledocholithiasis mit Chenodesoxycholsäure bei intrahepatischen Gallengangszysten (M. Caroli). CZYGAN, P., STIEHL, A., KOMMERELL, B. (Heidelberg) ... 1305

Transaminasenerhöhungen nach Chenodesoxycholsäurebehandlung: Abhängigkeit von der Chenodesoxycholsäuredosis und Chenodesoxycholsäurekonzentration im Serum. STIEHL, A., REGULA, M., KOMMERELL, B. (Heidelberg) ... 1308

Licht- und elektronenmikroskopische Untersuchungen zur Toxizität von sulfatierter und nichtsulfatierter Lithocholsäure. LEUSCHNER, U., CZYGAN, P., STIEHL, A. (Frankfurt, Heidelberg) ... 1311

Die chemische Zusammensetzung röntgenologisch nichtschattengebender Gallensteine. WEIS, H. J., GRÜNERT, A., FÖRSTER, C. F., ROTHMUND, M., ROES, K. W. (Mainz) 1313

Komplikationen und Überlebensrate bei akutem Leberversagen mit Coma hepaticum. BRACHTEL, D., RICHTER, E., LEINWEBER, B., KRUSEN, S., ZILLY, W., LIEHR, H. (Würzburg, Gießen) ... 1315

Arginase und Carbamylphosphatsynthetase-Aktivitäten im Verlauf chronischer Lebererkrankungen. MAIER, K. P., VOLK, B., TALKE, H., GEROK, W. (Freiburg) ... 1317

Vergleichende Untersuchungen über den Einfluß einer Äthanolbelastung auf verschiedene laborchemische Parameter bei Gesunden und bei Patienten mit histologisch gesichertem Leberparenchymschaden. BAHRE, G., KLEY, R., HOLZHÜTER, H. (Homburg) ... 1319

Änderungen der exokrinen Funktion der Glandula parotis und des Pankreas bei Patienten mit Leberzirrhose und chronischem Alkoholismus. DÜRR, H. K., BODE, J. CH., GIESEKING, R., HAASE, R., v. ARNIM, I., BECKMANN, B. (Marburg) ... 1322

Serumaktivität Cholestase-anzeigender Enzyme bei Patienten mit cystischer Fibrose. VAN HUSEN, N., DOMINICK, CHR., GERLACH, U., OBERWITTLER, W. (Münster). . 1324

Über Eliminationshalbwertzeiten Cholestase-anzeigender Serumenzyme. KLEIN, U. E., SCHNEIDER, F., SATTLER, R. (Kiel) ... 1327

Resorption und Ausscheidung fakultativ lebertoxischer diphenolischer „Kontakt"-Laxantien. EWE, K., VOIT, E. (Mainz) ... 1329

Biliäre Clearance und intrahepatische Verteilung von Sucrose und Natrium-Ferrocyanid bei Äthinylöstradiol-Cholestase. HERZ, R., BRADLEY, S. E. (New York, USA) ... 1331

Fettoleranz und Postheparinlipasen bei Leberkranken. HANSEN, W. (München). . . 1335

Homo- und Heterozygotendifferenzierung bei Morbus Wilson. ABENDSCHEIN, TH., PRZUNTEK, H., WESCH, H., GÄNG, V. (Heidelberg, Würzburg) ... 1336

Angiotensinogensyntheserate der isoliert perfundierten Rattenleber bei experimenteller Leberschädigung. BEYER, J. C. C., WERNZE, H., GALLENKAMP (Würzburg) ... 1339

Zur Wirkung der akuten Urämie auf den Aminosäurestoffwechsel der Leber. FRÖHLICH, J., HOPPE-SEYLER, G., SCHOLLMEYER, P., GEROK, W. (Freiburg) ... 1341

Lebernekrose als Folge einer Endotoxinämie bei der portocavalen Shunt-Ratte. LIEHR, H., GRÜN, M., THIEL, H., RASENACK, U., BRUNSWIG, D. (Würzburg) ... 1344

Durchseuchung und Manifestationsrate der Hepatitis B in einer Dialyseeinheit. Neue Gesichtspunkte durch Anwendung der Radioimmunmethode und der indirekten Hämagglutination. FRÖSNER, G. G., BERG, P. A., BUNDSCHU, H.-D., HAYDUK, K. (Tübingen) ... 1347

Qualitativer und quantitativer radioimmunologischer Nachweis des Antikörpers gegen das Hepatitis-B-Oberflächen-Antigen bei Klinikpersonal. THAMER, G., KOMMERELL, B. (Heidelberg) 1350

Kontakthepatitis — Hepatitis A und B im Vergleich. BRODERSON, M., FOLGER, W., RUDHART, A. (Würzburg) 1352

Die anti-HB$_s$Ag-positive akute Hepatitis mit schwerem Verlauf. DRAGOSICS, B., PESENDORFER, F., WEWALKA, F. (Wien) 1353

Ausscheidung von Hepatitis-B-Antigen im Speichel und Urin während des Verlaufes der akuten Virus-Hepatitis Typ B. KLEY, R., KLEY, S., BAHRE, G., LAMBERTS, B. (Homburg, Aachen) 1356

Prospektive Untersuchung von Hepatitis-B-Antigen (HB$_s$AG)-positiven, gesunden Blutspendern. HOLTERMÜLLER, K. H., BAUMEISTER, H. G., ARNDT-HANSER, A., SCHÄFER, A., ECKARDT, V., PYKA, R., BAAS, U., WANDEL, E., EWE, K., OVERBY, L. R. (Mainz, Münster, Chicago/USA) 1359

Schützt anti-HB$_s$ vor einer posttransfusionellen Hepatitis? LEHMANN, H., SCHLAAK, M. (Kiel) 1361

HB$_s$Ag und Anti-HB$_s$ im Verlauf chronisch-entzündlicher Lebererkrankungen. MÜLLER, R., STEPHAN, B., DEICHER, H. (Hannover) 1363

HL-A und Immunreaktion gegen Australia-Antigen (HB$_s$Ag). FREUDENBERG, J., KNOLLE, J., WEILLER, H., EHRKE, K., BERGER, J., BITZ, H., MEYER ZUM BÜSCHENFELDE, K. H. (Mainz, Bad Kreuznach) 1366

Untersuchungen zur zellbedingten Immunreaktion bei akuter und chronischer Hepatitis. GUTMANN, W., SCHEIFFARTH, F., WARNATZ, H. (Erlangen-Nürnberg). . . . 1368

Spontane und mitogeninduzierte Lymphozytenproliferation bei der akuten Virushepatitis. LUKOWSKI, K.-J., MAERKER-ALZER, G., SCHUMACHER, K. (Köln). . . . 1371

Partielle Immundefizienz und erhöhtes Hepatitisrisiko bei Massentransfusion und extrakorporaler Zirkulation. SCHLAAK, M., LEHMANN, H., ZABEL, P. (Kiel) 1374

Nachweis von IgG an isolierten Hepatozyten bei Patienten mit akuten und chronischen Lebererkrankungen. ARNOLD, W., MEYER ZUM BÜSCHENFELDE, K. H., HOPF, U., FÖRSTER, E., GRÜNERT-FUCHS, M. (Mainz) 1376

Immunologische Aldolase-Isoenzymbestimmung bei Lebererkrankungen. KORNACHER, J., LEHMANN, F.-G. (Marburg) 1378

Serumkonzentrationen von α-1-Fetoprotein im Verlauf Australia-Antigen-positiver und -negativer Hepatitiden. RICHTER, J., OHLEN, J. (München) 1382

Zur Häufigkeit hepatocellulärer Karzinome bei Lebercirrhose. LEHMANN, F.-G., MARTINI, G. A. (Marburg) 1384

Mesenchymsuppressive Therapie der chronisch-aktiven Hepatitis mit D-Penicillamin. MÖRL, M. (Erlangen-Nürnberg) 1387

Häufigkeit und Diagnostik der Sarkoidose bei ambulanten Patienten. SCHUBOTZ, R., HAUSMANN, L., KAFFARNIK, H. (Marburg) 1389

Stoffwechsel, Diabetes, Endokrinologie

Einschränkung der zerebralen Glukoseoxydation: ein Überlebensmechanismus im Fasten. WICKLMAYR, M., DIETZE, G., WITTERMANN, C., MEHNERT, H. (München) 1392

Reziproke Lipoproteinbewegung bei Therapie von Hyperlipoproteinämien durch Fasten. SCHELLENBERG, B., SCHLIERF, G., OSTER, P. (Heidelberg) 1393

Die Umstimmung der Insulinsekretion unter isokalorischer kohlenhydratreicher resp. fettreicher Reduktionskost bei der Gewichtsabnahme Adipöser. JOEL, E. W., SCHUBERT, W. R., VOGEL, B., SCHMÜLLING, R., KELLER, E., MAULBETSCH, R., EGGSTEIN, M. (Tübingen) 1394

Das Verhalten der Ketonkörper, Blutfette sowie verschiedener laborchemischer Parameter unter isokalorischer kohlenhydratreicher und fettreicher Reduktionsdiät. SCHUBERT, W.-R., VOGEL, B., SCHMÜLLING, R. M., EGGSTEIN, M. (Tübingen). . . 1397

Adipositastherapie mit kohlenhydratreduzierten und kohlenhydratreichen isokalorischen Formuladiäten (vergleichende Untersuchungen). RABAST, U., KASPER, H., SCHÖNBORN, J., KASSLER, G. (Würzburg) 1400

Transport freier Fettsäuren und Energieumsatz unter hypo- und hyperkalorischen Formuladiäten. SCHÖNBORN, J., DADRICH, E., RABAST, U., KASPER, H. (Würzburg) 1402

Erfahrungen mit der ambulanten Nulldiät bei 111 Patienten. RAKOW, A. D., SCHMIDT, J. W., DITSCHUNEIT, H. (Ulm) 1405

Einfluß verschiedener Zucker auf Parameter des Kohlenhydrat- und Fettstoffwechsels bei Normal- und Übergewichtigen. Huth, K., Jost, G., Schmahl, F. W., Heckers, H., Dudeck, J. (Frankfurt, Gießen) 1408

Gaschromatographische Analyse von Lipoproteinen des Blutes bei Behandlung mit fett- und eiweißreicher Nahrung. Jaeger, H., Ditschuneit, H. (Ulm) 1411

Einfluß fett- und eiweißreicher, kohlenhydratarmer Ernährung auf Sättigungsgefühl, Lipoproteine, Harnsäure und Insulin im Blut bei Kindern. Ditschuneit, H. H., Schmidt, J. W., Rakow, A. D., Küter, E., Homoki, J., Jung, F., Ditschuneit, H. (Ulm) 1415

Das Triglyzerid-Stoffwechselverhalten bei Stoffwechselgesunden und Hyperlipidämikern nach Belastung mit einer standardisierten hochkalorischen kohlehydrat- und fettreichen Mahlzeit. Wessels, G., Wessels, F. (Münster) 1418

Bestimmung zweier Triglyceridlipasen (TGL) aus Post-Heparin-Plasma nach selektiver Enzymantikörperpräzipitation. Klose, G., De Grella, R., Walter, B., Greten, H. (Heidelberg) 1421

Die Bedeutung der Freisetzungsstörung von Glykosaminglykane aus Blutbasophilen für die Entstehung der Hyperchylomikronämie. Haacke, H., Parwaresch, M. R. (Kiel) 1423

Untersuchungen zu Lipid-Protein-Wechselwirkungen am Beispiel der Rekombination von menschlichen Lipoproteinen (HDL). Middelhoff, G., Brown, W. V. (Heidelberg) 1425

Untersuchungen der Lecithin-Cholesterin-Acyl-Transferase (LCAT) in verschiedenen Gefäßgebieten beim Menschen. Weizel, A., Zimmerer, U., Zebe, H. (Heidelberg) 1425

Zur Häufigkeit von Hyperlipoproteinämien im Kindesalter. Horn, G., Schwartzkopff, W. (Berlin) 1427

Unspezifisch erhöhte Antistreptolysintiter bei Hyperlipoproteinämien. Zschiedrich, M., Henze, B. (Berlin) 1429

Plasmaglykosphingolipide bei Hyperlipoproteinämien. Atzpodien, W., Kremer, G. J. (Mainz) 1432

Untersuchungen mit ^{14}C-Cholesterol bei homozygoter Hyperlipidämie vom Typ II a. Gärtner, U., Altrogge, H., Sieg, K., Becker, K., Bläker, F. (Hamburg) . . . 1434

Dynamisches Verhalten der Lipide und Lipoproteine in der Gravidität und im Puerperium unter Berücksichtigung hormoneller Einflußgrößen. Gehrmann, J., Schwartzkopff, W. (Berlin) 1438

Veränderungen der Lipoproteine im Tagesverlauf bei Patienten mit Typ IV-Hyperlipoproteinämie. Oster, P., Seidel, D., Schlierf, G., Schellenberg, B. (Heidelberg) 1442

Der Einfluß intravenöser Endotoxininjektionen auf die Aktivität der Lipoproteinlipase (LPL). Oehler, G., Hassinger, R., Schmahl, F. W., Huth, K., Róka, L. (Gießen) 1444

Hypertriglyceridämie bei Ratten nach Glukoseinfusion — Ein tierexperimentelles Modell zur Untersuchung der Pathogenese einer Typ IV-Hyperlipämie. Heuck, C. C. (Heidelberg) 1446

Untersuchungen zur Wirkung von Isoproterenol auf Lipolyse und cAMP-Gehalt des peripheren Skelettmuskels der Ratte. Reimer, F., Löffler, G., Gerbitz, K. D., Wieland, O. H. (München) 1449

Klinische und experimentelle Untersuchungen bei alkoholinduzierten Hyperlipoproteinämien und Zieve-Syndrom. Goebel, K. M., Mühlfellner, O., Schneider J. (Marburg/Lahn) 1451

Einwirkungen des Alkohols auf den Cholesterolstoffwechsel. Weis, H. J., Baas, E. U. (Mainz) 1454

Die Wirkung essentieller Phospholipide (EPL) auf die Plasma-Lecithin-Cholesterin-Acyl-Transferase (LCAT)-Aktivität in vivo und in vitro beim Kaninchen. Horsch, A. K., Hudson, K., Day, A. J. (Heidelberg, Melbourne/Australien) 1457

Die Bestimmung der Uroporphyrinogen I-Synthetase im Vollblut — eine Methode zur Diagnostik und Früherkennung der akuten intermittierenden Porphyrie. Druschky, K.-F., Schaller, K.-H., Kammerer, H. (Erlangen) 1459

Wirkung von Thiopurinol auf die renale Harnsäure- und Oxypurin-Ausscheidung des Menschen unter modifizierter Formeldiät mit konstantem Puringehalt. Griebsch, A., Zöllner, N. (München) 1462

Partielle Aufhebung der Allopurinol-induzierten Oratacidurie durch Ribonucleotide. ZÖLLNER, N., JANSSEN, A., GRÖBNER, W. (München) 1466

Freie Aminosäuren im Blutserum Gesunder und Arteriosklerosekranker. OBERWITTLER, W., JENETT, D., SCHULTE, H., PAPAVASSILIOU, K., HAUSS, W. H. (Münster). . . 1467

Untersuchungen an juvenilen Diabetikern. Einstellungskontrolle unter konstanter und variabler Insulindosierung mit oder ohne Zusatz von Dimethylbiguanid. SCHATZ, H., WINKLER, G., JONATHA, E. M., PFEIFFER, E. F. (Ulm, Emmingen) 1470

Glukosetoleranz, Insulin und Lipide bei Adipösen nach einwöchiger Fenfluramingabe. SCHWANDT, P., WEISWEILER, P. (München) 1473

Das kontinuierliche Blutzuckertagesprofil in Korrelation zum Seruminsulin bei ideal- und normalgewichtigen Stoffwechselgesunden. THUM, CH., LAUBE, H., SCHRÖDER, K. E., RAPTIS, S., PFEIFFER, E. F. (Ulm) 1476

Diabetes-Therapie in Abhängigkeit von der Insulinsekretion. KRÄNZLIN, H., ZILKER, TH., ERMLER, R., BOTTERMANN, P. (München) 1478

Untersuchungen über den Glucoseumsatz unter Steroid- und Biguanidbehandlung mittels tritiierter Glukose. BOTTERMANN, P., SCHWEIGART, U., ERMLER, R. (München) 1481

Beeinflussung der Glukagonsekretion bei Stoffwechselgesunden und Diabetikern durch Tolbutamid und Glibenclamid. BAUMEISTER, G., ZIERDEN, E., WAGNER, H., STAHL, M. (Münster, Basel) 1484

Periphere Proinsulinspiegel beim Hyperinsulinismus übergewichtiger Probanden. HAUSMANN, L., SCHUBOTZ, R., KAFFARNIK, H. (Marburg/Lahn) 1486

Einfluß einer Arbeit auf den Kohlenhydratstoffwechsel der Muskulatur bei Diabetes. FROMMELD, D., BACHL, G., BACHL, I., DIETERLE, C., MINKUS, P., HENNER, J., HESSE, K. P., DIETERLE, P. (München) 1490

Insulin, Proinsulin und C-Peptid im Serum bei Hypoglycaemia factitia. BEISCHER, W., KELLER, L., SCHÜRMEYER, E., RAPTIS, S., THUM, CH., PFEIFFER, E. F. (Ulm, Münster) 1493

Einfluß von Vasodilatantien auf die orale Glukosetoleranz und das Serum-Insulin bei intravenöser Langzeitbehandlung peripherarterieller Durchblutungsstörungen. HEIDRICH, H., SCHIROP, TH. (Berlin) 1496

Untersuchungen zur diagnostischen Relevanz des 3-Std-Blutglucosewertes und der Seruminsulinkonzentrationen im oralen Glucosetoleranztest. HASLBECK, M., PRÖLS, H., LÖFFLER, G., MEHNERT, H. (München) 1497

Effekt von Vincristin auf die Glucoseassimilation beim Menschen. SCHAUDER, P., DOUWES, F., HAUSWALDT, CH., FRERICHS, H. (Göttingen) 1501

Untersuchungen zur verzögerten Insulin-Allergie mit Zellmigrationshemm-Methoden bei Diabetikern. REHN, K., MATTHIENSEN, R., KEINTZEL, E., HUNSTEIN, W., UHL, N. (Heidelberg) 1504

Zur Differentialdiagnose der renalen Glukosurie. GRAFFE-ACHELIS, CHR., HEIMSOTH, V. H. (Schweinfurt) 1506

Simultandiagnostik der Hypophysenvorderlappenfunktion bei Erkrankungen des Zwischenhirnhypophysensystems. WIEGELMANN, W., HERRMANN, J., KLEY, H. K., RUDORFF, K. H., SOLBACH, H. G., WILDMEISTER, W., KRÜSKEMPER, H. L. (Düsseldorf) 1509

Prä- und postoperative Überprüfung der Funktionsreserve der Hypophysenvorderlappen-Partialfunktionen bei Tumoren im Hypophysenbereich. HAPP, J., SINTERHAUF, K., RICKASSEL, W. R., KRAUSE, U., CORDES, U., LOMMER, D., SAMII, M., SCHÜRMANN, K., BEYER, J. (Mainz) 1511

Untersuchungen zum Einfluß von Somatostatin und Bromocriptin [CB-154] auf die Wachstumshormonsekretion bei Akromegalen. ALTHOFF, P.-H., NEUBAUER, M., HANDZEL, R., SCHÖFFLING, K. (Frankfurt) 1515

Spontane Tagesschwankungen sowie Einfluß von TRH, MIH und LH-RH auf die Wachstumshormonsekretion bei florider Akromegalie. HEESEN, D., HADAM, W., MIES, R., SCHORN, H., WINKELMANN, W. (Köln) 1521

Hemmung der Endotoxin-, Hyperthermie- sowie Arginin-induzierten Wachstumshormonsekretion durch Somatostatin bei Normalpersonen und insulinpflichtigen Diabetikern. WAGNER, H., ZIERDEN, E., BAUMEISTER, G., WÜST, G., HAUSS, W. H. (Münster) 1523

Aldosteronsekretion beim primären Aldosteronismus. VETTER, H. (Bonn) 1528

Erfahrungen mit der Seitendiagnostik von Nebennierenrindenadenomen bei primärem Hyperaldosteronismus. HELBER, A., WÜRZ, H., LAUFFENBERG, E., ROSARIUS, C., DVORAK, K., DICKMANS, A., WAMBACH, G., MEURER, K. A., KAUFMANN, W. (Köln-Merheim, Stuttgart) 1530

Renin-Angiotensin- und Aldosteronsystem während des Carbenoxolon-induzierten Escapephänomens. KRAUSE, D. K., SCHMITZ, H. J., HUMMERICH, W., HELBER, A., WAMBACH, G., KAUFMANN, W. (Köln) 1532

Zur Therapie des Bartter-Syndroms. KNAUF, H., SCHOLLMEYER, P., STEINHARDT, H. J. (Freiburg i. Br.) 1535

Beurteilung des circadianen Cortisolrhythmus an Hand von Dreipunkt-Tagesprofilen des Plasmacortisols. SINTERHAUF, K., HERZOG, P., LOMMER, D. (Mainz) 1537

Der diagnostische Wert der Plasmakatecholaminbestimmung bei primärer Nebennierenrindeninsuffizienz. CORDES, U., KELLER, H., BEYER, J. (Mainz) 1540

Lebercirrhose und Hormonkonzentrationen im Plasma des Mannes. KLEY, H. K., NIESCHLAG, E., WIEGELMANN, W., KRÜSKEMPER, H. L. (Düsseldorf) 1544

Endokrinologische Ergebnisse bei einem Patienten mit einer testikulären Feminisierung (Karyotyp 46, XY) unter besonderer Berücksichtigung basaler und HCG-stimulierter Testosteron- und Dihydrotestosteronkonzentrationen im Serum. THARANDT, L., SCHOLZ, W., LANGROCK, J., STRIEWE, K. u. M., ZÄH, W. D., HACKENBERG, K., REINWEIN, D. (Essen, Bochum) 1546

Klinik und Therapie der thyreotoxischen Krise. ROTHENBUCHNER, G., LOOS, V., BIRK, J., RAPTIS, S. (Ulm) 1549

Die Bedeutung schilddrüsenstimulierender Faktoren (LATS und LATS-Protector) für den Verlauf der Hyperthyreose. WUTTKE, H. (Bonn) 1552

T-Lymphozyten, TRH-Test und Suppressionstest bei thyreostatisch behandelten Hyperthyreosen. HACKENBERG, K., COHNEN, G., WIERMANN, H., REINWEIN, D., v. z. MÜHLEN, A. (Essen, Hannover) 1555

Trijodthyronin- und Thyroxin-Serumkonzentrationen sowie suppressive Wirkung nach Kurzzeit- und Langzeitapplikation von L-Thyroxin allein oder in Kombination mit L-Trijodthyronin. RUDORFF, K. H., HERRMANN, J., WILDMEISTER, W., HORSTER, F. A., KRÜSKEMPER, H. L. (Düsseldorf) 1558

Vergleichende Untersuchungen zum Verhalten der Schilddrüsenhormonspiegel und der TSH-Spiegel im TRH-Test im Verlauf experimenteller und thyreostatisch behandelter Hyperthyreosen. HARTMANN, K. P., HENDERKOTT, U., HÖR, G., BOTTERMANN, P. (München) 1559

Charakteristische Lipoproteinveränderungen bei Hyperthyreose. BOMMER, J., OSTER, P., SEIDEL, D., WIELAND, H., STOSSBERG, V. (Heidelberg) 1563

Verdrängung von Schilddrüsenhormonen durch Medikamente aus der Bindung an Serumproteine und Herzmitochondrien. LOCHER, M., KALTENBACH, H., WAHL, R., KALLEE, E. (Tübingen) 1564

Wertigkeit verschiedener Stoffwechselparameter bei der Diagnostik des primären Hyperparathyreoidismus. SCHWEIGART, U., ZILKER, TH., HARTUNG, R., HENDERKOTT, U., PATEREK, K., BOTTERMANN, P. (München) 1567

Selektive Parathormonbestimmung zur Lokalisationsdiagnostik beim primären Hyperparathyreoidismus. ROTHMUND, M., HEICKE, B., GÜNTHER, R., BRÜNNER, H. (Mainz) 1569

Erfahrungen mit der Calcitonin-Langzeittherapie des Morbus Paget. ZIEGLER, R., MINNE, H., SCHÄFER, A., DELLING, G. (Hamburg) 1572

Onkologie

Transformationsversuche mit Epstein-Barr-Virus (EBV) von B-T-K-Zellen aus peripherem menschlichem Blut. DIEHL, V., PETER, H. H., HILLE, D., KNOOP, F. (Hannover) 1576

RNS-Tumor-Virus-ähnliche Partikel in menschlichen Melanomen mit spezifischen Beziehungen zu einem Mäusemelanomvirus. HEHLMANN, R., BALDA, B.-R., CHO, J. R., SPIEGELMAN, S. (New York/USA) 1576

Experimentelle Untersuchungen zur Wirkung von gereinigtem Phytohämagglutinin auf das Melanomwachstum in Mäusen. SCHWARZE, G., PAPPAS, A., SCHEURLEN, P. G. (Homburg/Saar) 1580

Sekretion eines µ-Ketten-Proteins in der Lymphocytenkultur bei malignem Lymphom. WETTER, O., LINDER, K. H. (Essen) 1583

Unterschiede im Muster von B-Lymphozyten-Charakteristika in Abhängigkeit vom Reifungsgrad maligner Lymphomzellen. AUGENER, W., COHNEN, G., BRITTINGER, G. (Essen) 1585

Das Vorkommen von Immunglobulinen der Klassen D und E in malignen Lymphomen. STEIN, H., BARTELS, H., WIEMER, E., KAISERLING, E. (Kiel, Lübeck) 1586

Über Häufigkeit und Prognose von Paraproteinämien. WILDHACK, R. (Rissen) 1591

Diagnostische Probleme beim IgD-Plasmozytom. INTORP, H. W., MÖNNINGHOFF, W., HEINZE, A. (Münster) 1593

Immunglobulinsekretionsleistung bei splenektomierten und nicht splenektomierten Patienten mit Morbus Hodgkin, gemessen im Speichel. GUNZER, U., GÄNG, V., HÖGL, CH., PFITZNER, A., MAIWALD, L. (Würzburg) 1596

Plättchenfunktion bei Paraproteinosen. LINKER, H., REUTER, H. (Köln) 1599

Klinische und experimentelle Untersuchungen zur „Hyperkoagulabilität" bei malignen Erkrankungen. HILGARD, P., SCHMIDT, C. G. (Essen) 1602

Generalisierte Form einer Histiozytosis X mit Lymphknoten- und Lungenbefall. WEIGAND, W., KEMPMANN, G., POLL, M., QUEISSER, W., STEGARU, B. (Heidelberg) 1602

Die Cytogenese des „seeblauen Histiocyten" und seine differentialdiagnostische Bedeutung. ZACH, J., ZACH, ST. (Köln) 1603

Serumenzyme bei Morbus Hodgkin, Mammacarcinom und Hodentumoren. PFEIFFER, R., HIRCHE, H., SCHMIDT, C. G. (Essen) 1606

Der Wert der Laparoskopie für die Stadieneinteilung der Lymphogranulomatose. HÖFFKEN, K., BRUNTSCH, U., SCHMIDT, C. G. (Essen) 1608

Genetische Disposition und Bronchialkarzinom. RÜDIGER, H. W., KOHL, F.-V., VON WICHERT, P. (Hamburg-Eppendorf) 1610

Makroglobulinämie Waldenström mit therapieresistenter Meningeosis und Beteiligung des zentralen Nervensystems. LANGE, J., WILMANNS, W., SEYBOLD, G., WEGNER, G. (Stuttgart) 1612

Autoregulative Wachstumshemmung bei Experimentaltumoren. ANDREEFF, M., STOFFNER, D., DAYSS, U., ABENHARDT, W. (Heidelberg) 1615

Experimentelle und klinische Befunde zur Tumortherapie mit Hyperthermie. WÜST, G., DREILING, H., MEISTER, R. (Münster) 1618

Untersuchungen zur Tumortherapie mit Polynucleotid-Farbstoffkomplexen. GANZINGER, U., UNGER, F. M., MOSER, K., RAINER, H., DEUTSCH, E. (Wien) 1621

Alternativprogramm für die Behandlung fortgeschrittener Lymphogranulomatose (LG) bei Versagen der klassischen Chemotherapie nach de Vita: Das Post-MOPP-Schema. GALLMEIER, W. M., OSIEKA, R., BRUNTSCH, U., SEEBER, S., SCHMIDT, C. G. (Essen) 1624

Neue Chemotherapiemöglichkeiten bei der Behandlung metastasierender Hodenteratome. SEEBER, S., GALLMEIER, W. M., HÖFFKEN, K., BRUNTSCH, U., OSIEKA, R., SCHMIDT, C. G. (Essen) 1626

Ein integriertes Programm zur Chemotherapie und Radiotherapie des inoperablen kleinzelligen Bronchialcarcinoms. OSIEKA, R., SEEBER, S., BRUNTSCH, U., GALLMEIER, W. M., SCHMIDT, C. G., MAKOSKI, H.-B., SCHIETZEL, M., SCHULZ, S., SCHERER, E. (Essen) 1627

Klinische Pharmakologie

Hämodynamische und Kontraktilitätswirkungen von Tilidin (Valoron). STRAUER, B. E. (München) 1630

Untersuchungen zum pharmakologischen Mechanismus der positiv inotropen Wirkung von Diazoxid im akuten Versuch. RAPTIS, S., FAZEKAS, A. T., LOSSNITZER, K., ROSENTHAL, J. (Ulm) 1632

Der Einfluß von Atropin, Propafenon und Disopyramid auf die „sinuatriale Leitungszeit" beim Menschen. BREITHARDT, G., SEIPEL, L., BOTH, A., LOOGEN, F. (Düsseldorf) 1634

Einfluß des neuen β-Sympathikolytikums ICI 66 082 auf Hämodynamik und Kontraktilität des Herzens ohne und mit experimentellem Koronarverschluß. STEPHAN, K., BISCHOFF, K. O., GEIGENMÜLLER, L., DIESCH, J., MEESMANN, W. (Essen).. 1637

Antihypertensive Wirkung eines langwirkenden Betablockers. SCHULTZE, G., DISSMANN, TH., OELKERS, W. (Steglitz) 1642

Episodische Reninsekretion unter Propranolol und Pindolol bei Normalpersonen.
VETTER, W., ZÁRUBA, K., BECKERHOFF, R., ARMBRUSTER, H., NUSSBERGER, J.,
SCHMIED, U., VETTER, H., SIEGENTHALER, W. (Zürich/Schweiz) 1644

Sisomicin — vergleichende pharmakokinetische Untersuchungen und klinische Erfahrungen mit einem neuen Aminoglycosid-Antibiotikum. LODE, H., KEMMERICH,
B., LANGMAACK, H. (Berlin) 1646

Irrtumsmöglichkeiten bei der statistischen Analyse klinisch-pharmakologischer Ergebnisse. LOHMÖLLER, G., LOHMÖLLER, B., LOHMÖLLER, R., REICHENBERGER, H. J.,
LYDTIN, H. (München) 1648

Zahl und Art von Arzneimittelnebenwirkungen in einer medizinischen Klinik. STEPHANY, W., GIERLICHS, W., PLANZ, G., RAHN, K. H., HEINTZ, R. (Aachen) . . . 1651

Wirkung von Diazepam und Phenytoin auf Penicillin-induzierte Krampfanfälle.
WEIHRAUCH, T. R., KÖHLER, H., HÖFFLER, D., RIEGER, H., KRIEGLSTEIN, J.
(Mainz) 1653

Arzneimittelmetabolismus unter Cholestyramin bei Ratten. TRÜLZSCH, D., AMLER, G.,
MOHR, G., RICHTER, E. (Würzburg) 1656

Untersuchungen zur Resorption von Digoxin. OCHS, H., BODEM, G., SCHÄFER, P. K.,
SAVIC, M., DENGLER, H. J. (Bonn) 1659

Plasmahalbwertzeit und Abklingquote von Digoxinen. BELZ, G. G., NÜBLING, H.,
KLEEBERG, U. R. (Ulm) 1662

Vergleichende Untersuchungen zwischen Serumglykosidkonzentration und systolischen
Zeitintervallen bei Herzgesunden nach Gabe von β-Methyl-Digoxin. HAASIS, R.,
LARBIG, D., BURCK, H. C. (Tübingen) 1664

Untersuchungen zur biologischen Verfügbarkeit von Digoxin aus Kombinationspräparaten. GILFRICH, H. J., CLASEN, R. (Mainz) 1666

Enterale Verfügbarkeit und Dosisvorstellungen von Methyl-Proscillaridin bei dekompensierten Herzkranken. KRÄMER, K.-D., HOCHREIN, H. (Berlin) 1669

Erythrozytenelektrolyte als Parameter einer wirksamen Digitalisierung. WESSELS, F.,
SAMIZADEH, A., HEINZE, A., TASCHE, V. (Münster) 1672

Einfluß von Rifampicin auf den Metabolismus des Digitoxins. PETERS, U., HENGELS,
K.-J., HAUSAMEN, T.-U., GROSSE-BROCKHOFF, F. (Düsseldorf) 1675

Einfluß von Rifampicin auf die metabolische Clearance von Galaktose und Antipyrin
im Vergleich zu Hexobarbital. ZILLY, W., WERNZE, H., BUCHENAU, D., BREIMER,
D. D., RICHTER, E. (Würzburg, Nijmegen) 1677

Einfluß von Nahrungsaufnahme und Lagerung auf die Resorption von Tolbutamid.
GUNDERT-REMY, U., GRZEGORZEWSKI, CH., BALDAUF, G., WEBER, E. (Heidelberg) 1680

Pharmakokinetik des Amobarbital. SCHNELLE, K., BREES, J., KLEIN, G., GARRETT,
E. R. (München, Gainesville/USA) 1682

Klinische und pharmakokinetische Aspekte der intrathekalen Methotrexattherapie.
PRZUNTEK, H., BERNDT, S., DOMMASCH, D., FUHRMEISTER, U., GRÜNINGER, W.
(Würzburg) 1686

Medizinische Statistik und Dokumentation

Konzept und Realisierung eines preisgünstigen, praxisgerechten, computerisierten
EKG-Auswertsystems. KUTSCHERA, J., DUDECK, J., BARTHEL, G., HABICHT, L.,
STRACHOTTA, W. (Gießen) 1689

Computeranalyse des EKG bei klinisch und koronarographisch gesicherten Myokardinfarkten. MEYER, J., PLATTE, G., STÜHLEN, H. W., RUPP, M., STELZER, A.,
EFFERT, S. (Aachen) 1691

Bipolare Brustwandableitungen bei der Belastungs-Elektrokardiographie und ihre Bedeutung für die automatisierte Biosignalanalyse des Belastungs-EKG mittels EDV.
NEITZERT, A., BECHTLOFF, L., SIGWART, U., GLEICHMANN, U. (Bad Oeynhausen) 1694

Untersuchungen zu einem programmierten EKG-Kurs. FLÖRKMEIER, V., GROSSER,
K. D., APPENRODT, H. (Köln) 1697

Spektralanalyse erster und zweiter Herztöne. LIPPOLD, R., MEIER, I., v. EGIDY, H.
(Mainz, Wiesbaden) 1699

Das modulare Laborcomputersystem Gießen. MICHEL, H., DUDECK, J., LANG, H.
(Gießen) 1702

Ein Tischrechnerprogramm für „Diehl Alphatronic" zur Erfassung von Störungen des Calcium- und Phosphathaushaltes. Schmidt-Gayk, H., Stengel, R., Haueisen, H., Martiskainen, I., Ritz, E. (Heidelberg) 1704

3. **Rundtischgespräch. Sinn und Unsinn von Signifikanztests.** Leitung: Koller, S. (Mainz) 1706

Epidemiologie und Vorsorgemedizin

Gesundheitsverhalten und Präventivmedizin. Theile, U. (Mainz) 1711
Blutdruck und klinisch-chemische Befunde bei 11 471 poliklinischen Patienten. Haug, H., Loch, R. (Stuttgart) 1713
Untersuchung zur Epidemiologie der juvenilen Hypertonie in Köln. Laaser, U., Meurer, K. A., Kaufmann, W. (Köln) 1715
Angiographische Befunde bei peripherer arterieller Verschlußkrankheit der Beine von Patienten mit primärer Hyperlipoproteinämie und anderen Risikofaktoren. Vogelberg, K. H., Berger, H., Gries, F. A. (Düsseldorf) 1718
Ergebnisse einer multiphasischen Vorsorgeuntersuchung. Schmülling, R.-M., Frey, M., Knodel, W., Mildner, J., Gräser, W., Maulbetsch, R., Eggstein, M. (Tübingen) 1720
Zur Häufigkeit der blanden Struma in der Bundesrepublik Deutschland. Wildmeister, W., Klusmann, G., Horster, F. A. (Düsseldorf) 1723
Zur Häufigkeitsverteilung sogenannter Risikofaktoren unter Ovulationshemmern. Ravens, K. G., Doré, G., Jipp, P. (Kiel, Stuttgart) 1725

Psychotherapie

Der interaktionelle Ansatz im psychosomatischen Denken. Mitscherlich, M. (Düsseldorf) 1728
Arbeitshypothesen klinischer Psychosomatik. Köhle, K., Simons, C., Schultheis, K. H., Paar, G., Rassek, M. (Ulm) 1730
Erfahrungen mit einem Stationsmodell zur Integration des psychosomatischen Arbeitsansatzes in die internistische Krankenversorgung. Schultheis, K.-H., Rassek, M., Paar, G., Simons, C., Köhle, K. (Ulm) 1732
Funktionen der ärztlichen Visite im Rahmen der internistisch-psychosomatischen Krankenversorgung. Rassek, M., Paar, G., Schultheis, K.-H., Simons, C., Köhle, K. (Ulm) 1735
Darstellung und Interpretation der Interaktionsvorgänge während einer ärztlichen Visite bei einer Patientin mit Colon irritabile. Paar, G., Rassek, M., Schultheis, K.-H., Simons, C., Köhle, K. (Ulm) 1737
Therapeutische Gruppenarbeit in der Medizinischen Klinik. Wedler, H. L., Heizer, M. (Darmstadt) 1738
Die normokalzämische Tetanie als psychofunktionelles Syndrom. Konsequenzen für den ärztlichen Umgang mit Tetanikern. Rose, H. K. (Hannover) 1740
Interaktionsanalyse auf einer Dialyseeinheit. Vollrath, P. (Heidelberg) 1744
Erfahrungen mit einer Familienkonfrontationstherapie bei Anorexia-nervosa-Patienten. Petzold, E., Vollrath, P., Ferner, H., Reindell, A. (Heidelberg) 1746
Psychophysiologische Untersuchung zum Verhalten hämodynamischer Kreislaufparameter in verschiedenartigen Aufgabensituationen vor und nach der intravenösen Gabe von Propranolol. Schmidt, T. H., Schonecke, O. W., Herrmann, J. M., Krull, F., Selbmann, H. K., Schäfer, N., v. Uexküll, Th., Werner, I. (Ulm) 1747
Psychotherapeut als Herzschrittmacher. Huebschmann, H. (Heidelberg) 1750
Herzrhythmusstörungen unter psychosomatischem Aspekt. Peseschkian, N. (Wiesbaden) 1752
Ärztliche Verhaltensweisen in der Behandlung funktionell Kranker — Möglichkeiten einer integrationsorientierten Diagnostik und Therapie. Schüffel, W., Schonecke, O. W. (Ulm) 1756

Namenverzeichnis 1761

Sachverzeichnis 1769

Vorsitzender 1975—1976	Prof. Dr. med. H. A. Kühn — Würzburg
Vorstand 1975—1976	Prof. Dr. med. H. A. Kühn — Würzburg Prof. Dr. med. P. Schölmerich — Mainz Prof. Dr. med. G. A. Neuhaus — Berlin Prof. Dr. med. R. Gross — Köln Prof. Dr. med. B. Schlegel — Wiesbaden
Vorstand 1974—1975	Prof. Dr. med. P. Schölmerich — Mainz Prof. Dr. med. H. P. Wolff — Mainz Prof. Dr. med. H. A. Kühn — Würzburg Prof. Dr. med. G. A. Neuhaus — Berlin Prof. Dr. med. B. Schlegel — Wiesbaden

Ehrenmitglieder

1891	Geh. Med. Rat Prof. Dr. med. R. Virchow — Berlin
1894	Dr. Prinz Ludwig Ferdinand von Bayern
1902	Wirkl. Geh. Med. Rat Prof. Dr. med. E. v. Leyden — Berlin
1907	Wirkl. Geh. Rat Prof. Dr. med. E. v. Behring — Marburg Geh. Rat Prof. Dr. med. H. Curschmann — Leipzig Geh. Rat Prof. Dr. med. P. Ehrlich — Frankfurt a. M. Geh. Rat Prof. Dr. med. W. Erb — Heidelberg Geh. Rat Prof. Dr. med. E. Fischer — Berlin Geh. Rat Prof. Dr. med. R. Koch — Berlin Geh. Rat Prof. Dr. med. v. Leube — Würzburg Geh. Rat Prof. Dr. med. A. Merkel — Nürnberg Geh. Rat Prof. Dr. med. Naunyn — Baden-Baden Geh. San.-Rat Dr. med. E. Pfeiffer — Wiesbaden Geh. Rat Prof. Dr. med. Pflüger — Bonn Geh. Rat Prof. Dr. med. Quincke — Kiel Prof. Dr. med. v. Recklinghausen — Straßburg Prof. Dr. med. Schmiedeberg — Straßburg Wirkl. Geh. Rat Prof. Dr. med. M. Schmidt — Frankfurt a. M.
1912	Geh. Rat Prof. Dr. med. C. F. v. Röntgen — München
1923	Geh. Rat Prof. Dr. med. Bäumler — Freiburg Geh. Rat Prof. Dr. med. Lichtheim — Bern
1924	Geh. Rat Prof. Dr. med. v. Strümpell — Leipzig Geh. Rat Prof. Dr. med. Schultze — Bonn Geh. Rat Prof. Dr. med. R. Stintzing — Jena Geh. Rat Prof. Dr. med. F. Penzoldt — Erlangen
1927	Geh. Rat Prof. Dr. med. F. Kraus — Berlin Geh. Rat Prof. Dr. med. O. Minkowski — Wiesbaden
1928	Geh. Rat Prof. Dr. med. Goldschneider — Berlin

1932	Geh. Rat Prof. Dr. W. His — Berlin
	Geh. Rat, Ob.-San.-Rat Prof. Dr. med. R. Ritter v. Jaksch — Prag
	Prof. Dr. med. G. Klemperer — Berlin
	Prof. Dr. med. Koranyi — Budapest
	Geh. Rat Prof. Dr. med. L. v. Krehl — Heidelberg
	Geh. Rat Prof. Dr. med. F. Moritz — Köln
	Geh. Rat Prof. Dr. med. F. v. Müller — München
	Prof. Dr. med. E. v. Romberg — München
	Prof. Dr. med. R. F. Wenckebach — Wien
1935	Geh. Rat Prof. Dr. med. W. Zinn — Berlin
	Prof. Dr. med. O. Naegeli — Zürich
1936	Prof. Dr. med. L. Brauer — Wiesbaden
	Prof. Dr. med. Mollow — Sofia
1938	Prof. Dr. med. Förster — Breslau
	Prof. Dr. med. L. R. Müller — Erlangen
	Prof. Dr. med. Pässler — Dresden
	Prof. Dr. med. F. Volhard — Frankfurt a. M.
1949	Prof. Dr. med. G. v. Bergmann — München
	Prof. Dr. med. A. Schittenhelm — München
1950	Prof. Dr. med. H. Dietlen — Saarbrücken
1951	Prof. Dr., Dr. med. h. c., Dr. phil. h. c. G. Domagk — Elberfeld
	Prof. Dr. med. et theol. et phil. A. Schweitzer — Lambarene (Kongo)
1952	Prof. Dr. med. W. Heubner — Berlin
1954	Prof. Dr. med. M. Nonne — Hamburg
	Prof. Dr. med. R. Rössle — Berlin
	Prof. Dr. med. O. Rostoski — Dresden
	Prof. Dr. med. W. Frey — Zollikon/Zürich (Schweiz)
	Sir Henry Dale — London
1955	Prof. Dr. med. et theol. R. Siebeck — Heidelberg
	Prof. Dr. med. S. J. Thannhauser — Boston (USA)
1956	Prof. Dr. med. F. A. Schwenkenbecher — Marburg
	Prof. Dr. med. E. Grafe — Würzburg
	Prof. Dr. med. E. Franck — Istanbul
	Dr. med. h. c., Dr. phil. h. c. F. Springer — Heidelberg
1957	Prof. Dr. med., Dr. med. h. c., Dr. med. h. c., Dr. rer. nat. h. c. M. Bürger — Leipzig
	Prof. Dr. med. Ph. Klee — Wuppertal
	Prof. Dr. med. C. Oehme — Heidelberg
	Prof. Dr. med., Dr. med. h. c. W. Stepp — München
	Prof. Dr. med. H. Schmidt — Wabern b. Bern (Schweiz)
	Prof. Dr. med. C. D. de Langen — Utrecht (Holland)
	Prof. Dr. med. E. Lauda — Wien
	Prof. Dr. med. W. Loeffler — Zürich (Schweiz)
1958	Prof. Dr. med. E. P. Joslin — Boston/Mass. (USA)
	Prof. Dr. med., Dr. med. h. c. G. Katsch — Greifswald
	Prof. Dr. med., Dr. med. h. c., Dr. med. h. c. A. Weber — Bad Nauheim
1959	Prof. Dr. med. P. Martini — Bonn
	Prof. Dr. med. W. Weitz — Hamburg

1960	Prof. Dr. med. H. H. BERG — Hamburg Prof. Dr. med. Fr. KAUFFMANN — Wiesbaden
1961	Prof. Dr. med. R. SCHOEN — Göttingen
1962	Prof. Dr. med. H. PETTE — Hamburg Prof. Dr. med. K. HANSEN — Neckargemünd
1963	Prof. Dr. med., Dr. med. h. c. W. BREDNOW — Jena Prof. Dr. med. H. REINWEIN — Gauting b. München Prof. Dr. med. H. H. BENNHOLD — Tübingen
1964	Prof. Dr. med., Dr. med. h. c., Dr. rer. nat. h. c. H. W. KNIPPING — Köln
1965	Prof. Dr. med., Dr. h. c. J. GROBER — Bad Bodendorf Prof. Dr. med., Dr. med. h. c. F. LOMMEL — Endorf/Obb. Prof. Dr. med. vet., Dr. h. c. J. NÖRR — München
1966	Prof. Dr. med. N. HENNING — Erlangen Prof. Dr. med. A. HITTMAIR — Innsbruck Prof. Dr. med. F. HOFF — Frankfurt a. M. Prof. Dr. med. H. KALK — Kassel Prof. Dr. med. K. VOIT — Ammerland (Starnberger See)
1967	Prof. Dr. med., Dr. med. h. c. L. HEILMEYER — Freiburg/Brsg. Prof. Dr. med. W. KITTEL — Wiesbaden
1968	Prof. Dr. med. G. BODECHTEL — München Prof. Dr. med. J. JACOBI — Hamburg
1969	Prof. Dr. med. W. HADORN — Bern (Schweiz) Prof. Dr. med. A. JORES — Hamburg Prof. Dr. med. J. WALDENSTRÖM — Malmö (Schweden)
1970	Prof. Dr. med. A. STURM — Wuppertal
1971	Prof. Dr. med., Dr. sc. h. c., Dr. med. vet. h. c. H. Freiherr v. KRESS — Berlin Prof. Dr. med. E. WOLLHEIM — Würzburg Prof. Dr. med. G. BUDELMANN — Hamburg
1972	Prof. Dr. med. R. ASCHENBRENNER — Hamburg Prof. Dr. med. H. E. BOCK — Tübingen Sir H. KREBS, M.D., M.A., F.R.S., F.R.C.P. — Oxford
1973	Prof. Dr. med. H.-W. BANSI — Hamburg Prof. Dr. med. K. OBERDISSE — Düsseldorf Prof. Dr. med. O. GSELL — St. Gallen
1974	Prof. Dr. med. F. GROSSE-BROCKHOFF — Düsseldorf Prof. Dr. med. D. JAHN — Regensburg
1975	Prof. Dr. med. W. DOERR — Heidelberg Prof. Dr. med. M. HOLZMANN — Zürich

Verzeichnis der Vorsitzenden seit 1882

1. 1882
2. 1883 } Wirkl. Geh. Ob.-Med.-Rat Prof. Dr. med. TH. v. FRERICHS — Berlin
3. 1884
4. 1885 Geh. Hofrat Prof. Dr. med. C. GERHARDT — Würzburg
5. 1886
6. 1887 } Wirkl. Geh. Med.-Rat Prof. Dr. med. E. v. LEYDEN — Berlin
7. 1888
8. 1889 Prof. Dr. med. v. LIEBERMEISTER — Tübingen
9. 1890 Hofrat Prof. Dr. med. v. NOTHNAGEL — Wien
10. 1891 Wirkl. Geh. Med.-Rat Prof. Dr. med. E. v. LEYDEN — Berlin
11. 1892 Geh. Med.-Rat Prof. Dr. med. H. CURSCHMANN — Leipzig
12. 1893 Prof. Dr. med. H. IMMERMANN — Basel
     1894 kein Kongreß
13. 1895 Geh. Rat Prof. Dr. med. v. ZIEMSSEN — München
14. 1896 Geh. Hofrat Prof. Dr. med. BÄUMLER — Freiburg i. Brsg.
15. 1897 Wirkl. Geh. Med.-Rat Prof. Dr. med. E. v. LEYDEN — Berlin
16. 1898 San.-Rat Prof. Dr. med. M. SCHMIDT — Frankfurt a. M.
17. 1899 Geh. Rat Prof. Dr. med. H. QUINCKE — Kiel
18. 1900 Ob.-San.-Rat Prof. Dr. med. R. RITTER V. JAKSCH — Prag
19. 1901 Geh. Rat Prof. Dr. med. SENATOR — Berlin
20. 1902 Geh. Rat Prof. Dr. med. NAUNYN — Straßburg
     1903 kein Kongreß
21. 1904 Ob.-Med.-Rat Prof. Dr. med. A. v. MERKEL — Nürnberg
22. 1905 Geh. Rat Prof. Dr. med. W. ERB — Heidelberg
23. 1906 Geh. Med.-Rat Prof. Dr. med. v. STRÜMPELL — Breslau
24. 1907 Wirkl. Geh. Med.-Rat Prof. Dr. med. E. v. LEYDEN — Berlin
25. 1908 Prof. Dr. med. F. v. MÜLLER — München
26. 1909 Geh. Med.-Rat Prof. Dr. med. FR. SCHULTZE — Bonn
27. 1910 Geh. Med.-Rat Prof. Dr. med. FR. KRAUS — Berlin
28. 1911 Geh. Rat Prof. Dr. med. L. v. KREHL — Straßburg
29. 1912 Geh. Med.-Rat Prof. Dr. med. R. STINTZING — Jena
30. 1913 Geh. Rat Prof. Dr. med. F. PENZOLDT — Erlangen
31. 1914 Prof. Dr. med. E. v. ROMBERG — Tübingen
     1915 kein Kongreß
     1916 außerordentliche Tagung (Kriegstagung) in Warschau
          Vors.: Geh. Med.-Rat Prof. Dr. med. W. HIS — Berlin
     1917 kein Kongreß
     1918 kein Kongreß
     1919 kein Kongreß
32. 1920 Geh. Rat Prof. Dr. med. O. MINKOWSKI — Breslau
33. 1921 Prof. Dr. med. G. KLEMPERER — Berlin
34. 1922 Prof. Dr. med. L. BRAUNER — Hamburg
35. 1923 Prof. Dr. med. K. F. WENCKEBACH — Wien
36. 1924 Geh. Rat Prof. Dr. med. M. MATTHES — Königsberg
37. 1925 Geh. Rat Prof. Dr. med. F. MORITZ — Köln
38. 1926 Prof. Dr. med. H. PÄSSLER — Dresden
39. 1927 Prof. Dr. med. O. NAEGELI — Zürich
40. 1928 Prof. Dr. med. L. R. MÜLLER — Erlangen
41. 1929 Geh. Rat Prof. Dr. med. W. ZINN — Berlin
42. 1930 Prof. Dr. med. F. VOLHARD — Frankfurt a. M.
43. 1931 Prof. Dr. med. G. v. BERGMANN — Berlin
44. 1932 Prof. Dr. med. P. MORAWITZ — Leipzig
45. 1933 } Prof. Dr. med. A. SCHITTENHELM — Kiel
46. 1934 } (Prof. Dr. med. L. LICHTWITZ — Altona, ist satzungsgemäß im Jahr 1934 ausgeschieden, ohne den Vorsitz geführt zu haben)
47. 1935 Prof. Dr. med. H. SCHOTTMÜLLER — Hamburg
48. 1936 Prof. Dr. med. F. A. SCHWENKENBECHER — Marburg
49. 1937 Prof. Dr. med. R. SIEBECK — Heidelberg
50. 1938 Prof. Dr. med. ASSMANN — Königsberg

51. 1939 Prof. Dr. med., Dr. h. c. W. Stepp — München
52. 1940 Prof. Dr. med. H. Dietlen — Saarbrücken
1941/42   keine Kongresse
53. 1943 Prof. Dr. med. H. Eppinger — Wien
1944—1947   keine Kongresse
54. 1948 Prof. Dr. med. P. Martini — Bonn
55. 1949 Prof. Dr. med. C. Oehme — Heidelberg
56. 1950 Prof. Dr. med. W. Frey — Oberhofen (Schweiz)
57. 1951 Prof. Dr. med. M. Bürger — Leipzig
58. 1952 Prof. Dr. med. Ph. Klee — Wuppertal
59. 1953 Prof. Dr. med. G. Katsch — Greifswald
60. 1954 Prof. Dr. med. H. H. Berg — Hamburg
61. 1955 Prof. Dr. med. H. Pette — Hamburg
62. 1956 Prof. Dr. med. R. Schoen — Göttingen
63. 1957 Prof. Dr. med. K. Hansen — Lübeck
64. 1958 Prof. Dr. med. H. Reinwein — Kiel
65. 1959 Prof. Dr. med. W. Brednow — Jena
66. 1960 Prof. Dr. med. H. Bennhold — Tübingen
67. 1961 Prof. Dr. med. J. Jacobi — Hamburg
68. 1962 Prof. Dr. med. F. Hoff — Frankfurt a. M.
69. 1963 Prof. Dr. med. H. Frhr. v. Kress — Berlin
70. 1964 Prof. Dr. med., Dr. med. h. c. L. Heilmeyer — Freiburg i. Brsg.
71. 1965 Prof. Dr. med. A. Sturm — Wuppertal-Barmen
72. 1966 Prof. Dr. med. et phil. G. Bodechtel — München
73. 1967 Prof. Dr. med. A. Jores — Hamburg
74. 1968 Prof. Dr. med. H. E. Bock — Tübingen
75. 1969 Prof. Dr. med. D. Jahn — Höfen
76. 1970 Prof. Dr. med. K. Oberdisse — Düsseldorf
77. 1971 Prof. Dr. med. F. Grosse-Brockhoff — Düsseldorf
78. 1972 Prof. Dr. med., Dr. med. h. c. G. Schettler — Heidelberg
79. 1973 Prof. Dr. med. H. Begemann — München
80. 1974 Prof. Dr. med. H. P. Wolff — Mainz
81. 1975 Prof. Dr. med. P. Schölmerich — Mainz

Korrespondierende Mitglieder 1939	Prof. Dr. med. Fanconi — Zürich
	Prof. Dr. med. Hess — Zürich
	Prof. Dr. med. Ingwar — Lund
	Prof. Dr. med. Meulengracht — Kopenhagen
	Prof. Dr. med. Schüffner — Amsterdam
	Prof. Dr. med. Diaz — Rio de Janeiro
1961	Prof. Dr. med. W. Ehrich — Philadelphia
	Prof. Dr. med. E. Komiya — Tokio
1965	Prof. Dr. med. Castex — Buenos Aires
1970	Prof. Dr. med. V. Malamos — Athen
	Prof. Sir G. W. Pickering — Oxford
	Dr. med. I. H. Page — Cleveland/Ohio
1971	Prof. Dr. med. G. Biörck — Stockholm
	Prof. Dr. med. K. Lundbaek — Aarhus
1972	Prof. Dr. med. R. J. Bing — Pasadena
	Dr. med. D. S. Fredrickson — Bethesda
	Prof. Dr. med. A. Lambling — Paris
	Prof. Dr. med. H. N. Neufeld — Tel Aviv
	Prof. Dr. med. I. Shkhvatsabaja — Moskau
1974	Prof. Dr. med. J. W. Conn — Ann Arbor
	Prof. Dr. med. H. Popper — New York

Diplommitglieder	Dr. med. J. WIBEL — Wiesbaden
	Dr. med. h. c. J. F. BERGMANN, Verlagsbuchhändler — Wiesbaden

Ständige Schriftführer	1882—1914 Geh. San.-Rat Dr. med. E. PFEIFFER — Wiesbaden
	1914—1920 Prof. Dr. med. W. WEINTRAUD — Wiesbaden
	1921—1943 Prof. Dr. med. A. GÉRONNE — Wiesbaden
	1948—1960 Prof. Dr. med. FR. KAUFFMANN — Wiesbaden
	ab 1961 Prof. Dr. med. B. SCHLEGEL — Wiesbaden

Kassenführer	1882—1884 San.-Rat Dr. med. A. PAGENSTECHER — Wiesbaden
	1885—1920 Dr. med. J. WIBEL — Wiesbaden
	1921—1927 Dr. med. W. KOCH — Wiesbaden
	1928—1939 Dr. med. E. PHILIPPI — Wiesbaden
	1940—1954 Dr. med. ACHELIS — Wiesbaden
	1955—1967 Prof. Dr. med. W. KITTEL — Wiesbaden
	ab Mai 1967 Prof. Dr. med. K. MIEHLKE — Wiesbaden

Mitglieder des Ausschusses 1975—1976	Prof. Dr. med. S. EFFERT — Aachen
	Prof. Dr. med. F. KAINDL — Wien
	Prof. Dr. med. P. SCHOLLMEYER — Freiburg
	Prof. Dr. med. A. PRILL — Berlin
	Dr. med. H. ZOLLIKOFER — Zürich
	Dr. med. E. SCHÜLLER — Düsseldorf
	Prof. Dr. med. F. ANSCHÜTZ — Darmstadt
	Prof. Dr. med. E. F. PFEIFFER — Ulm
	Prof. Dr. med. C.-G. SCHMIDT — Essen
	Prof. Dr. med. L. DEMLING — Erlangen
	Prof. Dr. med. H. BLÖMER — München
	Prof. Dr. med. A. SUNDERMANN — Erfurt
	Prof. Dr. med. W. GEROK — Freiburg
	Prof. Dr. med. E. DEUTSCH — Wien
	Prof. Dr. med. G. RIECKER — München
	Prof. Dr. med. H. HARTERT — Kaiserslautern
	Prof. Dr. med. R. HEINECKER — Kassel
	Prof. Dr. med. W. HARTL — Aachen
	Prof. Dr. med. R. HEINTZ — Aachen
	Prof. Dr. med. E. BUCHBORN — München
	Prof. Dr. med. K. SCHÖFFLING — Frankfurt
	Prof. Dr. med. W. ULMER — Bochum
	Prof. Dr. med. F. KRÜCK — Bonn
	Prof. Dr. med. W. SIEGENTHALER — Zürich
	Prof. Dr. med. M. BROGLIE — Wiesbaden

Der infektgefährdete Patient

Der infektgefährdete Patient: Eine Einführung in die aktuellen Probleme

GROSS, R. (Med. Univ.-Klinik Köln)

Referat

Die Infektionen sind eines der vielen Paradoxa der modernen Medizin: Dank der Forschungsarbeiten — vorzugsweise in den Laboratorien der pharmazeutischen Industrie — erhalten wir fast in jedem Jahr Antibiotica mit noch breiterem Wirkungsspektrum, mit noch besserer Verträglichkeit, mit noch höheren Blut- und Gewebsspiegeln. Aber gleichzeitig nehmen die Infektionen zu, denen wir mit den üblichen Methoden nicht oder nicht ausreichend gewachsen sind.

Dabei ist jede Infektion das Produkt aus der Ansteckungsfähigkeit der Erreger, aus der natürlichen und allgemeinen Resistenz des menschlichen Organismus und aus seiner spezifischen Immunität bzw. seiner Fähigkeit zu spezifischen Immunreaktionen (Tabelle 1).

Tabelle 1. Bedingungen für den Eintritt einer Infektion

Krankheitserreger	Wirt	
Keime von hoher Pathogenität	Hohe allgemeine Resistenz	Hohe spezifische Immunität
Keime von gewöhnlicher Pathogenität		Geringe spezifische Immunität
Keime von gelegentlicher Pathogenität	Geringe allgemeine Resistenz	Immundepression
Saprophyten, Symbionten		Immundefekt

Die allgemeine Resistenz wird durch eine Vielzahl von Faktoren konstanter — z. T. hereditärer — und variabler Art bestimmt wie etwa Lebensgewohnheiten, Ruhe und Erschöpfung, Ernährung usw. Die Entdeckung immer neuer Wirkstoffe, wie z. B. des Properdins, der verschiedenen Bestandteile des Komplementsystems, der Opsonine, des Interferons, der Lysozyme (neuere Übersicht z. B. bei Oehme u. Gutzeit sowie Hadding u. Bitter-Suermann) — ebenso aber die tägliche Erfahrung in der Praxis lassen erkennen, daß auf dem Gebiet der allgemeinen Resistenz noch vieles unklar ist. Dies gilt im allgemeinen und für den jeweiligen Patienten.

Nach Schmid ist das *System der Infektabwehr* in drei Stufen gestaffelt (Abb. 1), die bei aller wechselseitigen Beziehung doch weitgehend voneinander unabhängig und konsekutiv arbeiten:
1. die epitheliale Schutzfläche;
2. die lympho-retikuläre Abwehr;
3. das retikulo-histiozytäre System.

Das letztere hat in der neueren und treffenderen Formulierung das klassische retikulo-endotheliale System von Aschoff abgelöst und kann in seiner Bedeutung

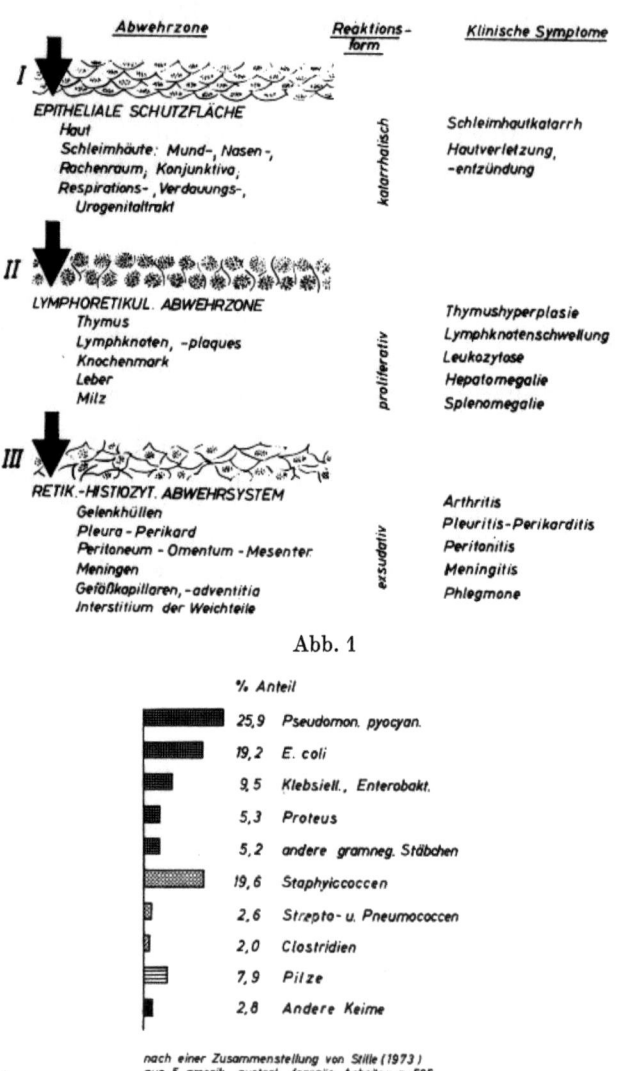

Abb. 1

Abb. 2. Keimverteilung bei septicäm. Komplikationen (Leukosen und Knochenmarkinsuffizienz)

schwerlich überschätzt werden. Man hat nicht ohne Grund von „dem zweiten Gewebe" schlechthin gesprochen.

Nach Walford sowie nach Burnet bedeutet letztlich auch das *Altern* eine Verminderung dieser Abwehrleistung. Dabei gibt es, etwa in den Immunglobulinen, signifikante Unterschiede zwischen jüngeren und älteren Menschen (Schwick u. Becker). Auch für eine unterschiedliche *Reaktion der beiden Geschlechter* wurden wesentliche Argumente beigebracht (Goble u. Konopka). Insgesamt sind diese Zusammenhänge aber z. Z. noch so unklar, die Experimente noch so widerspruchsvoll, daß es zu früh gewesen wäre, sie heute und hier zum Gegenstand besonderer Referate zu machen.

Wesentlich mehr Klarheit besteht auf der Seite der *Keime*, ihrer Chemotherapie, ihrer Immunprophylaxe. Die wichtigsten Erreger bei Sepsis durch myeloische Insuffizienz zeigt Abb. 2 nach einer Zusammenstellung von Stille. Sinngemäß haben wir im Rahmen dieses Vormittags einen führenden Bakteriologen gebeten, die aktuellen Problemkeime besonders darzustellen. Insgesamt haben sich die Spektren auf der Erregerseite ausgedehnt (Tabelle 1). Einerseits erleben wir — etwa bei einer Grippewelle oder im Rahmen des Hospitalismus — Viren und Bakterien von so hoher Pathogenität, daß auch die Schutzmechanismen des Gesunden mit intaktem Immunsystem durchbrochen werden. Dazu gehören auch so massive Infektionen, daß die genetisch angelegte spezifische Immunpotenz durch den Antigenüberschuß zeitweilig unterdrückt wird (Günther). Auf der anderen Seite werden wir gerade in den Kliniken immer wieder mit sog. opportunistischen Keimen (Seeliger; Brumfitt u. a. Kritik: Murdoch) konfrontiert, Erregern von geringer Pathogenität, ja normalerweise harmlosen Saprophyten oder Symbionten, etwa unserer Verdauung, so daß nur eben die besondere Gelegenheit, lies: eine beträchtliche Minderung der Immunabwehr zu manifesten Infektionen führen kann (Übersicht z. B. Seelig).

Damit kommen wir auf die Wirtsseite, wo das komplizierte System der *Immunität* im letzten Jahrzehnt eingehend erforscht wurde und (bei allen noch offenen Einzelfragen) zu einem geschlossenen und unstrittigen Bild über die Immunreaktionen geführt hat.

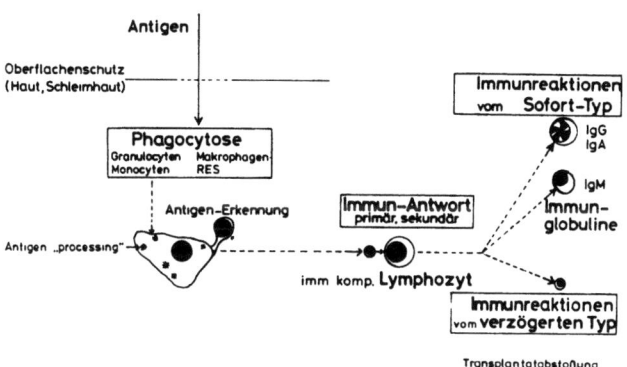

Abb. 3

Bekanntlich wird die Immunität seit den Tagen von Landsteiner, Pirquet u. a. grob unterteilt (Abb. 3 nach Harte) in die Reaktionen durch *humorale Antikörper* — die zeitlich mehr dem Soforttyp entsprechen — und in die Reaktionen durch Zellen, wie wir heute wissen: durch *T-Lymphozyten* — die zeitlich mehr dem verzögerten Typ entsprechen. Dabei spielt die vorausgehende Aufnahme, Aufbereitung und Adaptation — das „Antigen processing" der Angloamerikaner — der Antigene durch Makrophagen eine entscheidende Rolle (s. z. B. Nossal). Zwischen beiden Reaktionen bestehen jedoch enge Zusammenhänge, vor allem seit man eine Mediatorsubstanz der T-Lymphozyten für die Synthese von Immunglobulinen entdeckt hat (Wernet u. a.). Die beiden Grundformen der Immunreaktion und ihre Defekte werden in den Referaten von Professor Huber und von Professor Schumacher ausführlich zur Darstellung kommen.

Für die zahlreichen Mängelzustände möchte ich eine andere, mehr *kausale Unterteilung* aufzeigen (Abb. 4):

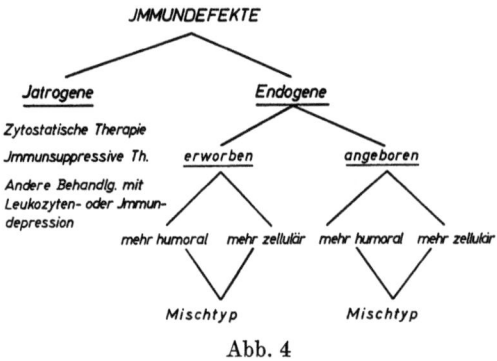

Abb. 4

Beginnen wir mit der rechten Seite, den *angeborenen Störungen* (s.z.B. Barandun u. Mitarb., Cottier; Koch u. Mitarb.). Sie sind relativ selten und zeigen z.Z. eine fast unübersehbare Fülle kasuistischer Kombinationen, die die Klassifikation erschweren (Biggar u. a.). Scheinbar beschäftigen sie mehr den Pädiater als den Internisten, da die Lebenserwartung dieser Kinder ohne entsprechende Behandlung gering ist. Sie haben aber drei beträchtliche Interessen auch für den Internisten:

1. Als Modell ermöglichen sie in idealer Weise, die Entwicklung der Immunität auch bei Menschen zu studieren, Gemeinsamkeiten und Unterschiede zu den Nagern festzustellen; ich erinnere in diesem Zusammenhang nur an die bekannte „Bursa Fabricii" der Nager als Prägungsstätte der B-Lymphozyten, deren Korrelat beim Menschen nur zögernd in die Gaumentonsillen und in die Peyerschen Plaques des Darmes verlagert wurde.

2. Durch ihre hohe Immuntoleranz sind diese Kinder — sozusagen in einer Art ausgleichender Gerechtigkeit — die idealen Empfänger für allogene Knochenmarktransplantate, mit denen ein Teil von ihnen definitiv geheilt werden kann (neueste Literatur bei Mathé u. Oldham).

3. Besser als bei den erworbenen Formen läßt sich auch ein Mischtyp charakterisieren, bei dem sowohl die Bildung von Antikörpern wie auch die Produktion von Lymphozyten als den Trägern der Immunität vom zellulären oder verzögerten Typ ausbleibt, ja sogar eine Knochenmarkaplasie beobachtet wurde (Dreyfus u. Mitarb.). Dem ursprünglichen und schon klassisch gewordenen „Schweizer Typ" der kombinierten Störung (s. o.) ist eine ganze Anzahl von mehr oder minder ähnlichen Fällen und Formen angefügt worden.

Von praktisch viel größerer Bedeutung sind die *erworbenen oder sekundären Störungen*, wie sie vor allem bei Hämoblastosen, Karzinosen sowie bei lymphoretikulären Systemerkrankungen auftreten. Auch hier gibt es mehr oder minder reine Formen sowie Mischtypen. Eine Störung der humoralen Abwehr findet man vor allem bei malignen Gammopathien wie dem Plasmozytom oder der Waldenströmschen Makroglobulinämie, eine Störung der Stimulierbarkeit und verzögerten Tuberkulinreaktion — also Funktionsstörungen der Lymphozyten auch bei scheinbar normaler Zahl — vor allem bei der Lymphogranulomatose und bei den chronischen Lymphadenosen. Abb. 5 zeigt die quantitative Bestimmung der Immunglobuline bei 371 Fällen von monoklonalen Gammopathien an unserer Klinik; man sieht, daß die jeweils nicht monoklonalen Immunglobuline in 30 bis 50% vermindert sind, daß also relativ häufig eine Störung der humoralen Infektabwehr besteht.

Alle diese *endogenen Störungen* treten aber zahlenmäßig weit zurück gegenüber den *iatrogenen* — gegenüber dem, was wir unseren Kranken unter sorgfältig ab-

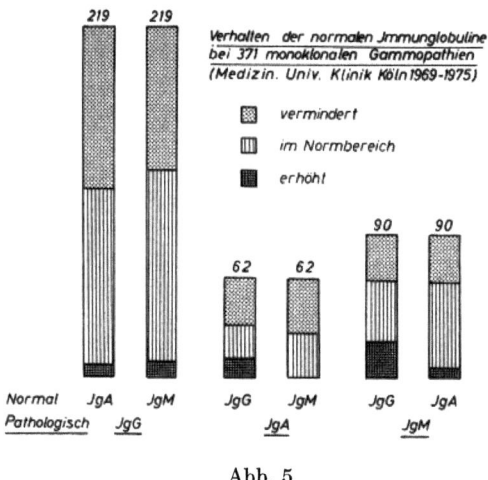

Abb. 5

wägender Indikation an Minderung der Infektabwehr zufügen müssen (Abb. 4). Bekanntlich sind alle bisher angewandten Zytostatika zugleich immunsuppressiv — eines der ernsten Probleme vor allem in der Immuntherapie in Remission gebrachter Leukosen und Tumoren. Die *Immunsuppression* wird aber sogar angestrebt nicht nur bei allen Organtransplantationen, sondern auch bei dem immer mehr sich ausdehnenden Spektrum sog. Autoimmunerkrankungen und den hier und dort — wegen der Wirkungslosigkeit anderer Maßnahmen und wegen der vordergründigen Erfolge — recht großzügig gestellten Indikationen einer immunsuppressiven Behandlung. Jede höher dosierte oder langfristige Anwendung von Corticosteroiden — die in mancher Hinsicht das Universalmittel Pyramidon® der 20er Jahre in der inneren Medizin abgelöst zu haben scheinen — ist eine immunsuppressive Behandlung und beinhaltet eine verminderte Infektresistenz. Favour rechnet die Behandlung mit Corticosteroiden zu seinen 5 Hauptursachen sog. „Low resistence"-Syndrome. Die Minimalforderungen, die man in meiner Sicht — hier nur gesehen von der Infektgefährdung der Kranken — an solche Behandlungen stellen muß, habe ich in Tabelle 2 zusammengestellt.

Damit komme ich zu einigen *Hinweisen auf die Prophylaxe und Therapie*, die hier eng verzahnt sind. Gegen einige Erreger hilft keines der z. Z. im Handel befindlichen Präparate (neuere Übersicht der Problemkeime und Antibiotika u. a. bei Adam). Dazu gehören vor allem Infektionen mit Pneumocystis carinii und mit dem Cytomegalie-Virus. In holländischen hämatologischen Kliniken wird gegen Pneumocystis carinii das früher einmal in der Behandlung tropischer parasitärer Infektionen und des Plasmocytoms versuchte Pentamidin (Lomidin®) eingesetzt (van Rood). Von anderen wurde eine Kombination von Pyrimethamin (Daraprim®)

Tabelle 2. Mindesterfordernisse bei immunsuppressiver Behandlung

Obligat:
Unterrichtung des Kranken über die eventuellen Komplikationen
Regelmäßige klinische Kontrollen
Regelmäßige Kontrolle der Leukozyten, Thrombozyten

Fakultativ (in besonderen Fällen):
Antibiotische Prophylaxe
Antimykotische Prophylaxe

und Sulfadiazin, ähnlich wie bei Toxoplasmose, aber mit unterschiedlichen Ergebnissen empfohlen (Literatur bei Stummvoll u. Mitarb.). Die Schwierigkeit liegt aber auch darin, die Infektion als solche zu erkennen und von den unmittelbaren Folgen einer Chemotherapie oder Strahlentherapie — etwa im Bereich der Lungen oder des Darmes — zu unterscheiden.

Auch bei den systemischen Mykosen (nicht bei den lokalen!) sind wir trotz einer ganzen Anzahl wirksamer Substanzen (neueste Übersicht u. a. bei Meinhof) meist wenig erfolgreich. Nehmen wir als Beispiel den Soor, also die Infektion mit Oidium albicans: Clotrimazol (Canesten®) wird gewöhnlich gut vertragen, reicht aber in den therapeutisch üblichen Dosen nach unseren Erfahrungen oft nicht aus; Amphotericin B ist sehr toxisch; 5-Fluorocytosin ist noch nicht im Handel.

Schwierigkeiten ergeben sich neuerdings selbst bei bisher empfindlichen Bakterien durch die neu entdeckten Resistenzfaktoren, offenbar extrachromosomal lokalisierte DNS mit entsprechenden genetischen Determinanten. Professor Naumann wird vielleicht im Referat oder in der Diskussion auf solche Fragen noch eingehen.

Schwierig ist ferner die laufende *Substitution bei einem Mangel an Antikörpern*. Die üblichen Bluttransfusionen reichen quantitativ weder für eine ausreichende Zufuhr von Antikörpern noch für eine wirksame Substitution von Leukozyten aus. Spezifische Hyperimmunseren kommen nur gezielt bei wenigen, genau definierten Infektionen (z. B. Tetanus, Pseudomonas) in Betracht (Schwick). Ähnliches gilt für die von den Behringwerken erhältlichen IgA- und IgM-Konzentrate. Sie kommen vorzugsweise für Infektionen mit Erregern in Betracht, deren Antikörper nachweislich im IgA- oder IgM-Bereich liegen (Schwick u. Heide). Die Standardsubstitution ist heute die intravenöse Gabe von γ-Globulinen des Handels (wie Gammavenin®, Intraglobin®, Veiniglobuline®), in Tagesdosen von 50 bis 250 ml. Die wirksamere, aber auch schmerzhafte intramuskuläre Gabe verbietet sich in vielen Fällen wegen der gleichzeitigen Thrombozytopenie und der damit verbundenen hämorrhagischen Diathese. Wir müssen uns aber darüber klar sein, daß die Reinigung der menschlichen γ-Globuline für die intravenöse Anwendung verbunden ist nicht nur mit höheren Kosten, sondern auch mit einer Einbuße an Wirksamkeit gegenüber der intramuskulären Applikation. Wegen seiner Komplement-inaktivierenden Wirkung muß das Fc-Fragment (Abb. 6 nach Wetter u. Schmidt) des Immunglobulins G entfernt werden (Schwick u. Heide; Hässig u. a.), im Gammavenin z. B. durch Behandlung mit Pepsin. Die Halbwertzeit dieser Präparate ist deutlich verkürzt. Vom Gammavenin und von ähnlichen Präparaten des In- und Auslandes dürfen wir deshalb — um eine Formulierung von Hässig

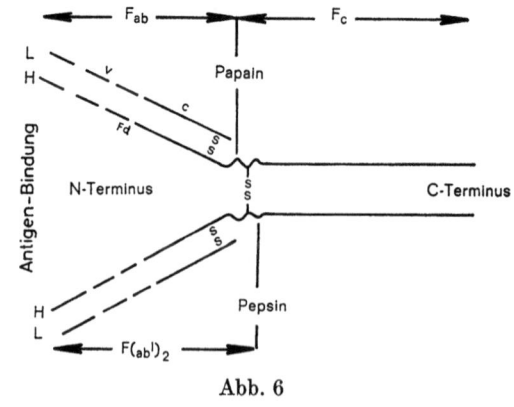

Abb. 6

u. Mitarb. zu verwenden — nur „Partialleistungen der nativen γ-Globuline" erwarten. In den letzten Monaten sind auf dem deutschen Markt auch gewisse Engpässe in der Belieferung mit γ-Globulin eingetreten.

Ob bei intaktem Immunsystem die *aktive Immunisierung* mit antibakteriellen Vaccinen, etwa gegen die üblichen Infekte der Atemwege, überhaupt wirksam wird, ist nach neuesten Untersuchungen (z. B. Michel u. a.) zweifelhaft geworden.

Die Ergänzung der zellulären Abwehr, d. h. eine wirksame *Substitution der Granulozyten und Lymphozyten* ist z. Z. nur in Kliniken möglich, die über einen Blutzellseparator und über die Möglichkeit zur Testung der Kompatibilität verfügen. Mit den üblichen Bluttransfusionen ist wegen der geringen Zahl der Leukozyten und ihrer kurzen Lebensdauer im Empfängerorganismus weder ein meßbarer Anstieg noch eine wirksame Anhebung zur zellulären Immunität zu erreichen (Graw u. Yankee; Perry u. a.). Wenn die technischen Voraussetzungen nicht gegeben sind, was für die meisten kleineren und mittleren Krankenhäuser zutreffen dürfte, sollten wir uns wenigstens keine Illusionen über den nachweisbaren Nutzen von Bluttransfusionen machen. Ihren allgemeinen Wert als Adjuvantien bei schweren Infektionen will ich damit keinesfalls in Abrede stellen. Dr. Borberg wird über unsere eigenen mehrjährigen Erfahrungen mit der Substitution großer Leukozytenmengen berichten.

Ein Weg, den infektgefährdeten Kranken über kritische Strecken der Behandlung hinwegzubringen, besteht darin, seine eigenen Keime ganz oder weitgehend auszuschalten und ihn vor der Kontamination mit fremden, besonders mit pathogenen Erregern zu schützen (Bodey u. a.; Levine; Perry u. a.).

Die zahlreichen damit verbundenen Probleme, die sog. *Gnotobiose*, werden von Privatdozent Dr. Dietrich, ebenfalls auf der Grundlage langjähriger persönlicher Erfahrungen und intensiver internationaler Kommunikationen im Rahmen des gnotobiotischen Arbeitskreises der EORTC, dargestellt werden.

Ganz am Anfang stehen Versuche, mit unspezifischen Methoden das Immunsystem zu stimulieren oder bereits anlaufende Reaktionen zu potenzieren mit anderen Worten: Am Immunsystem des infektgefährdeten Patienten zu manipulieren. Zur lange schon bekannten Immunsuppression ist sozusagen als Gegenstück die *Immunpotenzierung* getreten. Darüber sind in den letzten Jahren u. a. zwei bedeutende Konferenzen in den USA und in England abgehalten worden (Wolstenholme u. Knight; Uhr u. Landy; s. auch die Übersicht bei Biggar u. a.). Ich bin froh, daß ich in den beiden Züricher Kollegen Grob und Hitzig zwei Experten gefunden habe, die selbst seit Jahren über solche Fragen arbeiten und den heutigen Stand sozusagen aus erster Hand darstellen können.

Diese einleitende Übersicht sollte die Vielschichtigkeit der Probleme, aber auch die Vielfalt alter und neuer Möglichkeiten, den infektgefährdeten Patienten zu schützen, aufzeigen.

Literatur

Abels, D., Reed, W. B.: Arch. Derm. **107**, 419 (1973). — Adam, D.: Dtsch. Ärzteblatt **1972**, 1192. — Barandun, S., Huser, H. J., Hässig, A.: Schweiz. med. Wschr. **88**, 78 (1958). — Biggar, W. D., Park, P. H., Good, R. A.: Ann. Rev. Med. **24**, 135 (1973). — Bodey, G. P., Gehan, E. A., Freireich, E., Frei III, E.: Amer. J. med. Sci. **262**, 138 (1971). — Brumfitt, W.: Proc. roy. Soc. Med. **80**, 102 (1972). — Burnet, F. M.: Lancet **1970** II, 358. — Cottier, H.: Schweiz. med. Wschr. **88**, 82 (1958). — Dölle, W.: Internist **15**, 214 (1974). — Dreyfus, B., Varet, B., Sultan, C.: Nouv. Rev. franc. Hémat. **9**, 33 (1969). — Favour, C. B.: Student Med. **7**, 109 (1958). — Goble, F. C., Konopka, E. A.: Trans. N. Y. Acad. Sci. **35**, 325 (1973). — Graw, G., Yankee, R. A.: Med. Clin. N. Am. **57**, 441 (1973). — Günther, O.: Dtsch. med. Wschr. **92**, 1118 (1967). — Hadding, U., Bitter-Suermann, D.: Dtsch. Ärzteblatt **71**, 932 (1974). — Hartl, W.: Ärztl. Mh. berufl. Fortb. **19**, 19 (1970). — Heide, K., Schwick, H. G.: Internist **15**, 465 (1974). — Koch, Fr., Schultze, H. E., Schwick, G.: Z. Kinderheilk. **85**, 227 (1961). — Levine, S., Siegel, S. E., Schreiber, A. D.: New Engl. J. Med. **288**, 477 (1973). — Mathé, G., Oldham, R. K. (Ed.): Transplant. Proc. **6**, 333 (1974). — Mayr, A.: Immunität u.

Infektion **2**, 146 (1974). — Meinhof, W.: Immunität u. Infektion **3**, 17 (1975). — Michel, F. B., Dussourd d'Hinterland, L., Pinel, A. M., Guendon, R., Huerrev, A., Préault, M.: Nouv. Presse méd. **4**, 333 (1975). — Murdoch, J. McC.: Proc. roy. Soc. Med. **80**, 109 (1972). — Nossal, G. V. J.: Triangel **11**, 1 (1972). — Oehme, J., Gutzeit, D.: Dtsch. Ärzteblatt **71**, 365 (1974). — Perry, S.: Cancer Res. **29**, 2319 (1969). — Van Rood, J. J.: Persönl. Mittlg. 1975. — Schmid, F.: Dtsch. Ärzteblatt **63**, 3009 (1966). — Schwick, H. G.: Vox Sang. (Basel) **23**, 82 (1972). — Schwick, H. G., Becker, W.: Humoral antibodies in older Humans. In: Current Problems in Immunology (Bayer Sympos. I). Heidelberg: Springer 1969. — Seelig, M. (Übersetz.): Amer. J. Med. **40**, 887 (1966). — Stille, W.: Blut **26**, 354 (1973). — Stummvoll, H. K., Pringera, W., Wolf, A., Lobenwein, E., Pantucek, F., Krenn, J.: Schweiz. med. Wschr. **105**, 329 (1975). — Uhr, W. J., Landy, M.: Immunological intervention. New York: Academic Press 1971. — Walford, R. L.: The immunological theory of ageing. Copenhagen 1969. — Wernet, P., Siegal, F. P., Dickler, H., Fu, S., Kunkel, H. G.: Proc. nat. Acad. Sci. (Wash.) **71**, 531 (1974). — Wetter, O., Schmidt, C. G.: Klin. Wschr. **46**, 401 (1968). — Wolstenholme, G. E. W., Knight, J. (Ed.): Immunopotentiation. Ciba Found. Symp. Series 18, Amsterdam: Elsevier 1973.

Störungen der humoralen Abwehr

HUBER, H., FRISCHAUF, H., PASTNER, D., ZIEGLAUER, H., KURZ, R. (Med. Univ.-Klinik Innsbruck und Univ.-Kinderklinik Innsbruck)

Referat

Mit den Fortschritten unseres Verständnisses der Immunabwehr und der breiten Anwendung immunologischer Methoden ist die Erfassung der Gruppe von infektgefährdeten Patienten mit Störungen der humoralen Abwehr erleichtert. Damit zeigte sich, daß diese Patienten eine keineswegs kleine Krankheitsgruppe darstellen.

Es soll zunächst auf wichtige immunpathologische Grundlagen dieses Defektes eingegangen, die für den Internisten wichtigsten Krankheitsbilder besprochen sowie unsere diagnostischen und therapeutischen Möglichkeiten diskutiert werden.

1. Immunpathologie

Die vollentwickelte Ig-sezernierende Zelle ist durch charakteristische subzelluläre Strukturen — insbesonders das ausgeprägte endoplasmatische Retikulum — ausgezeichnet [5]. Sie leitet sich über Reifungsschritte von Lymphozyten mit membrangebundenem Ig — den B-Lymphozyten — her [11, 20]. Bei Ig-Mangelzuständen kann der zelluläre Defekt auf verschiedenen Stufen der Plasmazellentwicklung lokalisiert sein, am häufigsten ist die Reifung vom Lymphozyten mit membrangebundenem Ig zur vollentwickelten Sekretionszelle gestört [10, 15].

Bei A-γ-Globulinämien durch Ig-Bildungsstörungen fehlen Plasmazellen, z. B. in Knochenmarkpräparationen oder Lymphknotenbiopsien, weitgehend [3]. Bei isolierten Defekten einzelner Ig können diese Störungen insbesondere durch Immunfluoreszenzuntersuchungen unter Verwendung spezifischer Antiseren und Auswertung der zytoplasmatischen Fluoreszenz erfaßt werden. Es fehlen dann Zellen mit zytoplasmatischer Fluoreszenz der entsprechenden Ig-Klasse, oder diese sind zumindest stark vermindert [12].

Demgegenüber sind bei der Mehrzahl der A-γ-Globulinämien zirkulierende B-Lymphozyten kaum vermindert, sondern häufig in normaler Zahl, gelegentlich auch vermehrt, vorhanden [10, 15]. Dies gilt auch für Lymphozyten mit Determinanten jener Ig-Klasse, die im Serum vermindert nachweisbar ist. Lediglich bei der Mehrzahl von Patienten mit angeborener geschlechtsgebundener A-γ-Globulinämie ist die Ig-Bildungsstörung schon auf der Ebene der B-Lymphozyten nachweisbar, und ähnliches trifft auch bei der Schweizerischen A-γ-Globulinämie zu [10, 15].

Ig-Mangelzustände, die durch eine verminderte Bildung dieser Proteine bedingt sind, stehen Erkrankungen gegenüber, bei denen das Defizit durch einen vermehrten Ig-Verlust hervorgerufen ist [8]. Am seltensten sind Zustände, bei denen eine erhöhte Abbaurate von Ig vorliegt (siehe Abschnitt 3.3).

2. Diagnose

A-γ-Globulinämien sowie ausgeprägte Verminderungen von IgG sind meist schon im Pherogramm erkennbar (Details des diagnostischen Vorgehens siehe [17]). Leichtere Mangelzustände wie isolierte Defekte einzelner Ig-Klassen kommen erst bei getrennter Auswertung dieser Ig, z. B. mittels radialer Immunodiffusion zur Darstellung. Die Untersuchung sollte auch die Testung spezifischer Antikörper umfassen (im einfachsten Fall der Isoagglitinine, möglichst auch die Bestimmung z. B. der Tetanus- und Diphterie-Antikörper nach Immunisierung).

Die Auswertung des Plasmazellgehaltes im Knochenmark, Lymphknoten oder auch Rectumbiopsie gehört zu den Routinemethoden, die vorteilhaft durch Immunfluoreszenzuntersuchungen ergänzt wird. Wenn möglich schließt man die Auswertung der Anzahl von B-Lymphozyten im peripheren Blut mittels spezifischer Antiseren und der anderen Membranmarker an [11, 16]. Teste über die Funktion der zellulären Immunität geben Hinweise auf das Vorliegen kombinierter Immundefekte.

3. Klinik

3.1. Primäre Ig-Mangelzustände

Die wichtigsten Formen primärer Ig-Defektzustände gehen aus der Tabelle hervor [9, 19]. Sie zeigt auch die unterschiedliche Beteiligung der T-Lymphozyten an diesen Zustandsbildern. Gemeinsam ist den isolierten Störungen der humoralen Immunität die Anfälligkeit für pyogene Keime, insbesondere Staphylokokken, Pneumokokken, Streptokokken und Haemophilus influenzae [3, 9, 19] (Abb. 1).

Respiratorische Infekte bis zu progredienten Bronchiektasien, Sinusitiden, Meningitiden, Furunkulose und auch Septikopyaemien sind die häufigsten Komplikationen. Sprue-ähnliche Symptome sind bei etwa der Hälfte der Patienten nachweisbar, nur gelegentlich lassen sich dabei Infektionen durch Giardia lamblia fassen [12]. Eine erhöhte Anfälligkeit für Virusinfekte ist bei isolierten Störungen der humoralen Abwehr ungewöhnlich [19].

Den wohl häufigsten Mangelzustand stellt der isolierte IgA-Defekt dar [1, 12, 17]. Dieser wird bei 4 bis 7‰ der Bevölkerung gefunden.

Meist ist bei diesen Patienten das IgA im Serum und in den Sekreten vermindert. Da es das wichtigste Ig der Sekrete darstellt, zeigen diese Patienten häufig Infektionen des oberen

Tabelle. Primäre Immunglobulindefekte (Auswahl)

	Verminderung von		
	B-Lympho	Plasmazellen	T-Lympho
Kindliche X — geb. A-γ-Globulinämie	+	+	
Kombinierter Immundefekt (z. B. Schweizerische A-γ-Globulinämie)	+	+	+
Transitorische Hypo-γ-Globulinämie des Kleinkindes		+	
Primär erworbene A-γ-Globulinämie („late onset")	(+)[a]	+	(+)
Ig-Defekt mit Thymom		+	+
Selektiver Ig-Mangel (IgA)		+[b]	

[a] Inkonstant; [b] Defizit IgA-bildender Plasmazellen.

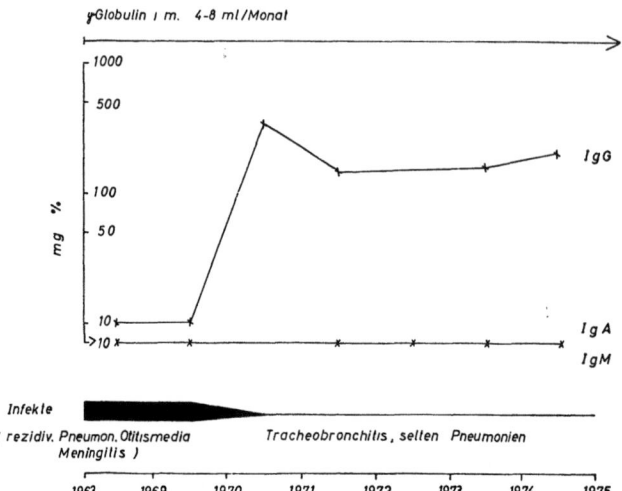

Abb. 1. Krankheitsverlauf und Ig-Serumkonzentrationen bei einem Kind mit angeborener geschlechtsgebundener A-γ-Globulinämie

Respirationstraktes, asthmoide Bronchitis und IgA-Mangelsprue. IgA-Mangelzustände werden auch gehäuft bei Autoimmunerkrankungen und hier besonders bei rheumatoider Arthritis, Lupus erythematodes und Sjögrensyndrom gefunden. Oft sind erhöhte Werte anderer Immunglobuline, besonders von IgM, in Sekrete wie auch im Serum nachweisbar.

3.2. Sekundäre Ig-Mangelzustände

Klinisch bedeutungsvoll sind in erster Linie humorale Immundefektzustände bei lymphatischen Systemerkrankungen [18], wobei in abnehmender Häufigkeit die chronisch-lymphatische Leukämie, das multiple Myelom, Nicht-Hodgkin-Lymphome und schließlich der Morbus Hodgkin zu nennen sind. Diese Defektzustände können sich unter Medikamenten, die auf B-Lymphozyten zytotoxisch wirken, verstärken oder unter ihrer Wirkung erst manifest werden.

Zustände, die mit einer Schädigung des lymphatischen Gewebes einhergehen, wie insbesondere Urämien und Erkrankungen, bei denen Knochenmarkzellen durch anderes Gewebe ersetzt werden (aplastisches Syndrom, OMS, ausgedehnte Knochenmarkmetastasierungen), können ebenfalls, wenn auch weit seltener, von Ig-Mangelzuständen begleitet sein [14].

Die Häufigkeit von schweren Ig-Mangelzuständen (unter 200 mg/ml Serumkonzentration) lassen sich wie folgt angeben: beim multiplen Myelom (IgA- oder Bence-Jones-Myelom) 35%, bei chronischer Lymphadenose 10%, bei Morbus Hodgkin und Nicht-Hodgkin-Lymphomen 3%, bei chronischen Urämien 8% und bei den erwähnten Erkrankungen mit Knochenmarkbeteiligung etwa 3%.

IgM-Mangelzustände (unter 40 mg/100 ml Serumkonzentration) zeigen folgende Häufung [14]: chronische Lymphadenose 76%, Hodgkin und Nicht-Hodgkin-Lymphome 48%, chronische Urämien 59% und Erkrankungen mit Knochenmarkbeteiligung (siehe oben) 9%.

3.3. Ig-Verlust-Syndrome

Ig-Mangelzustände durch erhöhten Verlust dieser Proteine kommen vor allem im Rahmen nephrotischer Syndrome und bei Proteinverlust-Enteropathie vor [23].

Mögliche Grundkrankheiten bei Proteinverlust-Enteropathie sind intestinale Lymphangiektasien, Morbus Whipple und Riesenfaltengastritis, jedoch können auch gastrointestinale Symptome fehlen und nur Hypoproteinämie und Ödeme als einzige Manifestation des Proteinverlustes hervortreten [23].

Mit dem Verlust der Lymphe kommt es auch zu einem Abfall der Blutlymphozyten. Mangelzustände mit erhöhtem Ig-Katabolismus ohne nachweisbare Antikörper wurden bei der myotonen Dystrophie beschrieben [23]. Ein beschleunigter Abbau von Ig kann auch beim Auftreten von Antikörper mit Bindungsfähigkeit für Ig beobachtet werden [23].

4. Therapie

Die parenterale Gabe von Ig hat die Prognose der A-γ-Globulinämien wesentlich verbessert [9, 13, 19, 22]. Nach Erhöhung des IgG-Serumspiegels um etwa 200 mg/100 ml können schwere bakterielle Infekte gewöhnlich unter Kontrolle gebracht werden.

Die übliche intramuskuläre Dosis beträgt 100 mg/kg (0,6 ml/kg) in monatlichen Abständen, initial — in 3 Einzeldosen — 300 mg/kg. Diese hohen Dosen sind bei leichteren Mangelzuständen, wie sie im Rahmen sekundärer Ig-Defekte vorherrschen, selten notwendig und Gaben von 25 mg/kg (0,15 ml/kg) in zweiwöchentlichen Abständen oft erfolgreich.

Vor allem in bedrohlichen Situationen wird die intravenöse Gabe mit pepsinvorbehandelten Immunglobulinen empfohlen. Es handelt sich in erster Linie um F(ab')2-Fragmente von IgG. Die Halbwertzeit dieses inkompletten Ig-Moleküls ist erheblich reduziert und liegt vielfach unter 24 Std [2, 4, 9]. Neuere Präparationsmethoden, z. B. Deaggregation mit β-Propiolacton, ergeben intravenös applizierbare Ig mit längerer Halbwertzeit [4].

Im Gegensatz zum Wert prophylaktischer Ig-Gaben bei primären A-γ-Globulinämien ist ihr Wert für manche symptomatischen Ig-Mangelzustände nicht bewiesen [21]. Eine kontrollierte Studie dazu liegt für das multiple Myelom vor, Häufigkeit und Dauer bakterieller Infekte waren bei prophylaktischer γ-Globulingabe (20 ml alle 2 Wochen) gegenüber der Kontrollgruppe nicht vermindert.

Eine wirksame Ig-Substitution stellt auch die Gabe frischen Plasmas in monatlichen Abständen dar [7]. Dadurch können neben Erhöhungen des IgG-Spiegels auch signifikante Anstiege von IgA und IgM beobachtet werden. Die übliche Dosis beträgt 10 ml/kg Körpergewicht Plasma, das durch Plasmapherese gewonnen wird. Ig-Präparationen, die reich an IgA sind, stehen ebenfalls zur Verfügung [22].

Die Auswahl geeigneter Antibiotika richtet sich nach den vor allem anzutreffenden Erregern (Staphylokokken, Pneumokokken, Streptokokken, Haemophilus u. a.). Eine prophylaktische Therapie halten wir und andere Autoren nicht für angezeigt, doch sollten auch leichtere Infekte rasch und konsequent antibiotisch behandelt werden [9, 19].

5. Schlußfolgerungen

Nachweis oder Ausschluß der Störungen der humoralen Abwehr sind bei Patienten mit gehäuften Infekten mit einfachen immunologischen Methoden möglich. Bis auf die außerordentlich seltenen Defekte im Komplement bzw. Properdin-System handelt es sich bei diesen humoralen Abwehrschwächen um Störungen der Antikörperbildung, die sich beinahe regelmäßig in verminderten Serumkonzentrationen von zumindest einer der Haupt-Ig-Klassen äußert [8].

Eine wirkungsvolle Substitutionstherapie macht die Erkennung dieser Ursachen rezidivierender Infekte besonders wichtig. Immunglobulinmangelzustände stellen ein keineswegs seltenes, in seiner klinischen Symptomatik eindrucksvolles Phänomen dar, das uns auch zum Verständnis der Rolle humoraler Abwehrfunktionen wichtige Beiträge geleistet hat.

Literatur

1. Ammann, A. J., Hong, R.: Medicine (Baltimore) **50**, 223 (1971). — 2. Barandun, S.: Med. Klinik **65**, 1859 (1970). — 3. Bergsma, D. (Hrsg.): Immunologic deficiency diseases in man. In: Birth defects original article series, vol. IV, Nr. 1 (1968). — 4. Bläker, F., Hellwege, H. H., Mai, K.: Dtsch. med. Wschr. **97**, 1151 (1972). — 5. Braunsteiner, H.: Plasmazellen. In: Physiologie und Pathologie der weißen Blutzellen (Hrsg. H. Braunsteiner). Stuttgart: Thieme 1969. — 6. Buckley, R. H.: Amer. J. Dis. Child. **124**, 376 (1972). — 7. Farhangi, M., Ossermann, E. F.: Seminars in Hematology, vol. X, 149 (1973). — 8. Faulk, W. P., Tomsovic, E. J., Fudenberg, H. H.: Amer. J. Med. **49**, 133 (1970). — 9. Fudenberg, H. H., Good, R. A., Goodman, H. C., Hitzig, W., Kunkel, G. H., Roitt, I. M., Rosen, F. S., Rowe, D. S., Seligmann, M., Soothill, J. R.: Pediatrics **47**, 927 (1971). — 10. Grey, H. M., Rabellino, E., Priofsky, B.: J. clin Invest. **50**, 2368 (1971). — 11. Graeves, M. F., Owen, H. J. T., Raff, M. C.: Excerpta med. (Amst). — 12. Heremans, J. F., Crabbè, P. A.: IgA Deficiency: General considerations and relation to human diseases. In: Immunologic deficiency diseases in man, Reference 3,

298ff. — 13. Hitzig, W. (Hrsg.): Die Plasmaproteine in der klinischen Medizin. Berlin-Göttingen-Heidelberg: Springer 1963. — 14. Hobbs, J. R.: Proc. roy. Soc. Med. **61**, 833 (1968). — 15. Huber, Ch., Kurz, R., Asamer, H., Huber, H., Braunsteiner, H.: Klin. Wschr. **52**, 127 (1974). — 16. Huber, Ch., Michlmayr, G., Huber, H.: Dtsch. med. Wschr. **99**, 2262 (1974). — 17. Huber, H., Pastner, D., Gabl, F.: Laboratoriumsdiagnose hämatologischer und immunologischer Erkrankungen. Berlin-Heidelberg-New York: Springer 1972. — 18. Huber, H., Huber, Ch., Michlmayr, G.: Verh. dtsch. Ges. inn. Med. **79**, 159 (1973). — 19. Rosen, F. S.: Pediat. Clin. N. Amer. **21**, 533 (1974). — 20. Salmon, S. E., Seligmann, M.: B cell Neoplasia in man. Lancet **1974 II**, 1230. — 21. Salmon, S. E., Samal, B. A., Hayes, D. M., Hosley, H., Miller, S. P., Schilling, A.: New Engl. J. Med. **277**, 1336 (1967). — 22. Tympner, K. D., Strauch, L., Marget, W., Patat, I.: Klin. Wschr. **48**, 485 (1970). — 23. Waldmann, T. A., Strober, W.: Progr. Allergy **13**, 51 (1969).

Aussprache

Zu Herrn H. HUBER:

Anfrage: Soll man bei Auslandseinsätzen von technischen Arbeitsgruppen in Indien oder anderen tropischen Gebieten zur Verhütung einer Hepatitis eine Prophylaxe mit γ-Globulin empfehlen?

Antwort: Eine γ-Globulin-Gabe ist besonders für den Einsatz solcher Arbeitsgruppen in Indien oder auch in anderen tropischen Gebieten sehr zu empfehlen. Das Thema des γ-Globulinschutzes wurde bereits auf der 5. Tagung der Deutschen Tropenmedizinischen Gesellschaft, die 1969 zusammen mit der Österreichischen Gesellschaft für Tropenmedizin in Salzburg und Bad Reichenhall stattfand, eingehend besprochen. Dabei hatte Matthes als Experte auf diesem Gebiet nachdrücklich darauf hingewiesen, daß es notwendig ist, die Gabe von γ-Globulinen bei Aufenthalt in tropischen Gebieten alle vier Monate zu wiederholen, da die Schutzwirkung nach dieser Zeit erlischt.

Störungen der zellulären Immunabwehr

SCHUMACHER, K. (Med. Univ.-Klinik, Köln-Lindenthal)

Referat

Einleitung

Auf Grund einer im Jahre 1951 in Minnesota gemachten Beobachtung eines 54jährigen Mannes mit Thymustumor, Hypo-γ-Globulinämie und rezidivierenden schweren pulmonalen Infektionen mit schließlich tödlichem Ausgang wurden erstmals Beziehungen zwischen Infektabwehr und Thymus vermutet [1].

Etwa 10 Jahre später konnte eine herabgesetzte Antikörperbildung und eine Abschwächung der Transplantatabstoßung bei Kaninchen und Mäusen nach neonataler Thymektomie nachgewiesen werden [2].

Unabhängig davon stellte Miller [3] fest, daß eine neonatale Thymektomie drei Veränderungen bewirkt: eine starke Reduktion der Lymphozytenzahl im Blut, eine Abschwächung der Abstoßungsreaktion von Fremdtransplantaten und eine sog. Runt-Krankheit.

Mit diesen drei Beobachtungen waren Beziehungen aufgezeigt zwischen Infektabwehr und Thymus, zwischen Thymus und Transplantatabstoßung und zwischen Thymus und Lymphozyten. Diese Beobachtungen lösten eine Lawine an Folgeuntersuchungen aus, die zu einem ungeheuren Zuwachs an Kenntnissen nicht nur der theoretischen Immunologie, sondern auch der klinischen Medizin geführt haben. Dies gilt insbesondere für das weite Feld der Infektionskrankheiten, aber auch für die Autoimmunkrankheiten, für die Transplantationsbehandlung und nicht zuletzt für das gesamte Gebiet der Tumorkrankheiten.

Das Immunsystem

1. Lymphozyten

Träger der immunologischen Funktion und Bindeglied zwischen den verschiedenen funktionellen Einheiten des immunologischen Apparates ist der Lymphozyt. Der Lymphozyt wurde in den Jahren 1770 bis 1780 in einer Reihe von Arbeiten von William Hewson beschrieben. Von Paul Ehrlich (1879) stammt die Beschreibung der Morphologie des Lymphozyten nach Anfärbung. Erst im Jahre 1930 wurden von Hellman und White [4] in den Lymphknoten von immunisierten Kaninchen Keimzentren nachgewiesen und so die Beziehung zwischen Lymphozyten und Immunreaktion erkannt. Im Jahre 1935 konnten McMaster u. Hudack [5] die Bildung von Antikörpern (Agglutininen) in den Lymphknoten immunisierter Tiere zeigen. Erst 1945 gelang dann schließlich Harris [6] der direkte Nachweis einer Antikörpersynthese in Lymphozyten.

Der Lymphozyt ist eine mobile Zelle, die im nichtfixierten Zustand und bei Bewegung eine typische Handspiegelform hat. Sowohl nach der Funktion als auch nach der Art der Oberflächenstrukturen (Marker) unterscheiden wir T-Lymphozyten, B-Lymphozyten und O-Zellen. Dieser Vortrag wird sich vor allem mit der zellulären Immunität und mit deren Trägern, den T-Lymphozyten befassen.

Im Gegensatz zu den B-Lymphozyten, die durch Immunglobulin-, Komplement- und Fc-Rezeptoren gekennzeichnet sind, sind die T-Lymphozyten am leichtesten durch ihre Fähigkeit, Hammelerythrozyten zu binden und Rosetten zu formen, zu erkennen.

Die relativen Anteile von T- und B-Lymphozyten in den verschiedenen Organen sind entsprechend der differenten Funktion von T- und B-Zellen sehr unterschiedlich: Im peripheren Blut gehören etwa 60 bis 70% der Lymphozyten zu den T-Zellen, während sie in den Tonsillen etwa die Hälfte der Lymphozyten ausmachen. Im Knochenmark kommen reife T-Lymphozyten nicht vor. Dagegen findet man ausschließlich T-Lymphozyten im Thymus (thymusabhängige Lymphozyten).

2. Funktionelle Einheiten des Immunapparates

Das Immunsystem läßt sich, wie in Abb. 1 dargestellt, in 4 funktionelle Einheiten unterteilen: die Blutbildungsstätten, die zentralen Immunorgane, Thymus und Bursa Fabricii und deren Äquivalente, die peripheren Immunorgane, Lymphknoten und Milz und schließlich die Peripherie, das Gefäßbindegewebe, an dem die Immunreaktionen ablaufen.

Primitive Stammzellen, Vorläufer-T-Zellen genannt, wandern aus dem Knochenmark in den Thymus aus und werden dort unter dem Einfluß von Thymusfaktoren zu reifen T-Lymphozyten differenziert [7, 8].

In der Entwicklung von Säugetieren ist der Thymus das erste lymphatische Organ [9—11]. Der Thymus macht eine altersabhängige Entwicklung durch, die sich im Gewicht des Thymus wiederspiegelt. Histologisch besteht er aus Mark und Rinde. In der Rinde finden sich dicht gepackt kleine Lymphozyten (Thymozyten), während im Mark die Hauptmasse der Zellen aus epithelialen Zellen besteht, die die Thymusfaktoren produzieren.

Die Funktion des Thymus wird am besten gekennzeichnet durch die spezifischen Ausfallserscheinungen nach neonataler Thymektomie. Die Tiere haben einen Mangel an zirkulierenden Lymphozyten, insbesondere fehlen ihnen die T-Lymphozyten, sie tolerieren allogene Hauttransplantate, sie sind unfähig zur Immunreaktion vom verzögerten Typ, sie haben eine Störung der Antikörpersynthese von IgG-Antikörpern gegenüber bestimmten Antigenen, und sie bekommen die Runt-Krankheit [3].

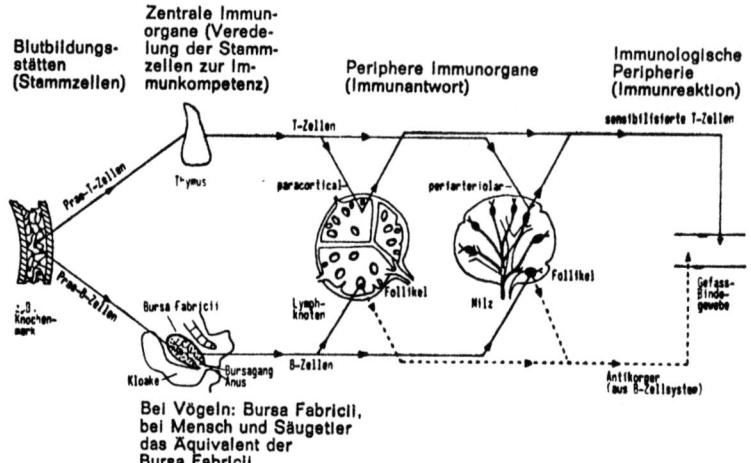

Abb. 1. Immunsystem. Funktionelle Gliederung in Blutbildungsstätten, zentrale und periphere Immunorgane und immunologische Peripherie. Nach Haferkamp, O.: Dtsch. med. Wschr. **99**, 203 (1974) [22]

Die Funktion des Thymus ist also, obwohl im einzelnen noch nicht aufgeklärt, entscheidend für die Entwicklung der adaptiven Immunität, entscheidend für die Differenzierung von Stammzellen zu T-Lymphozyten, die als immunkompetente Lymphozyten den Thymus verlassen und von dort aus die peripheren Immunorgane, Lymphknoten und Milz, bevölkern.

Die dritte Funktionseinheit des Immunsystems stellen die peripheren Immunorgane, Lymphknoten und Milz, dar. Sie sind der Ort der Immunantwort. Die Funktion der Lymphknoten beinhaltet die Filtration der fließenden Lymphe, die Phagozytose von Fremdmaterial (Antigenen) aus dem Lymphstrom, die Produktion von Antikörpern und die Hilfe für Proliferation und Zirkulation von T- und B-Lymphozyten.

T- und B-Lymphozyten sind in den Lymphknoten unterschiedlich verteilt. Die T-Lymphozyten befinden sich in einer Zone, die man als paracorticale bzw. thymusabhängige Region bezeichnet.

Die Milz stellt den Ort zur Differenzierung von Lymphozyten und hämatopoetischen Stammzellen dar, sie eliminiert im Blutstrom befindliche Antigene (Fremd- und Autoantigene), und sie stellt den Ort dar für die Synthese von IgM-Antikörpern nach intravenöser Immunisierung.

Nach dem Verlassen des Thymus zirkulieren die T-Lymphozyten (ebenso wie die B-Lymphozyten) sowohl in und durch die peripheren lymphatischen Organe, als auch durch alle anderen Organe [12]. Falls ein Lymphozyt durch Antigenkontakt in den Lymphorganen oder im Blut oder über ein von Makrophagen aufbereitetes Antigen sensibilisiert wurde, kommt es in den peripheren Immunorganen zur Proliferation dieses Lymphozyten mit Ausbildung eines Clons aus antigensensitiven Tochterzellen, die bei erneutem oder andauerndem Antigenkontakt den Ort des Antigens aufsuchen und eine zelluläre (T-Zellen) oder humorale (Antikörper aus B-Zellen) Immunreaktion in Gang setzen.

Die vierte Funktionseinheit des Immunsystems, als immunologische Peripherie gekennzeichnet, ist der Ort, an dem die Immunreaktionen schließlich ablaufen. Eine Immunreaktion ist nicht denkbar ohne das Gefäßsystem und das Gefäßbindegewebe, in dem sich die Immunreaktionen nach Kontakt der sensibilisierten Lymphozyten mit dem Antigen abspielen. Am Ort des Antigenkontaktes setzen T-Lymphozyten eine Reihe von humoralen Faktoren, sog. Lymphokine [13] frei, die auf weitere Zellsysteme, vor allem auf Monozyten und Makrophagen einwirken und eine Konzentration dieser Zellen am Ort der Antigenreaktion veranlassen.

Die durch Lymphokine (chemotaktischer Faktor, Migrationshemmfaktor etc.) aktivierten Monozyten werden zur Phagozytose des Antigens und im Falle von Bakterien zur Abtötung der Erreger veranlaßt. So entsteht in der Peripherie eine erhebliche Amplifikation der Immunreaktion durch die Aktivierung zusätzlicher Effektorzellen.

Die speziell in unserem Fall interessierende zelluläre Immunreaktion ist gekennzeichnet durch eine lokale, am Ort des Antigens stattfindende Konzentration von T-Lymphozyten und Monozyten mit Phagozytosefunktion. Granulozyten, Antikörper und Komplement spielen bei der zellulären Immunreaktion primär keine Rolle.

Ausdruck der zellulären Immunreaktion sind die Immunreaktion vom verzögerten Typ, besser unter dem Bild der Tuberkulinreaktion an der Haut bekannt, die Abstoßungsreaktion von Allotransplantaten und die Graft versus Host Reaktion bei Übertragung immunkompetenter Lymphozyten auf einen toleranten Empfänger wie das bei der Knochenmarktransplantation der Fall ist.

Typische Beispiele zellulärer Immunreaktionen bei Infektionskrankheiten sind Tuberkulose, Lepra, Brucellose, Tularämie, Candidiasis, Dermatomycosis, Histoplasmose, Mumps, Psittakose, Lymphogranuloma inguinale, Katzenkratzkrankheit und Leishmaniose.

Bei tiefgreifenden Störungen der zellulären Immunität wie sie durch eine Reihe von Ursachen hervorgerufen sein können, werden wir vor allem mit Störungen in der Infektabwehr gegenüber den hier genannten Krankheiten zu rechnen haben.

Immundefektsyndrome

Bei den Immundefektsyndromen unterscheiden wir nach der Ursache oder dem Zeitpunkt des Auftretens primäre und sekundäre Immundefekte. Sowohl die primären als auch die sekundären Defekte können das T-Zellsystem, das B-Zellsystem oder beide Systeme betreffen [2].

1. Primäre Immundefektsyndrome

Primäre Defekte des T-Zellsystems sind die congenitale Thymusaplasie (Di George-Syndrom) und eine angeborene Thymusdysplasie mit Knorpel-Haar-Hypoplasie und Zwergwuchs (Abb. 2).

Immundefekte, die sowohl die T-Zell- als auch die B-Zellfunktion betreffen, sind die X-Chromosomen-abhängige Thymusdysplasie sowie die autosomal

PRIMÄRE IMMUNDEFEKT - SYNDROME

Defekte der zellulären Immunität
Kongenitale Thymusaplasie (Di George-Syndrom)
Knorpel-Haar Hypoplasie mit Dwarfismus u. Thymusdysplasie

Kombinierte Immundefekte
X-Chromosom gebundene Thymusdysplasie
Autosomal rezessive Thymusdysplasie (Schweizer Typ)
Thymusdysplasie mit normalen Immunglobulinen (Nezelof-S.)
Thymusdysplasie mit partiellem Immunglobulindefekt
Reticuläre Dysgenesie
Wiskott-Aldrich Syndrom
Hereditäre Ataxia teleangiectatica

Abb. 2

rezessive Thymusdysplasie (Schweizer Typ der A-γ-Globulinämie), die Thymusdysplasie mit normalen Immunglobulinen und Adenosin-Desaminase-Defekt (Nezelof-Syndrom) und eine Thymusdysplasie mit partiellem Immunglobulindefekt; ferner die Retikuläre Dysgenesie, das Wiskott-Aldrich-Syndrom und die Hereditäre Ataxia teleangiectatica.

Entsprechend der Lokalisation des Immundefektes innerhalb des immunologischen Apparates lassen sich die Immundefektsyndrome, wie aus dem Schema (Abb. 3) hervorgeht, auch in Störungen der Stammzellen, der zentralen und peripheren Immunorgane und der immunologischen Peripherie einteilen.

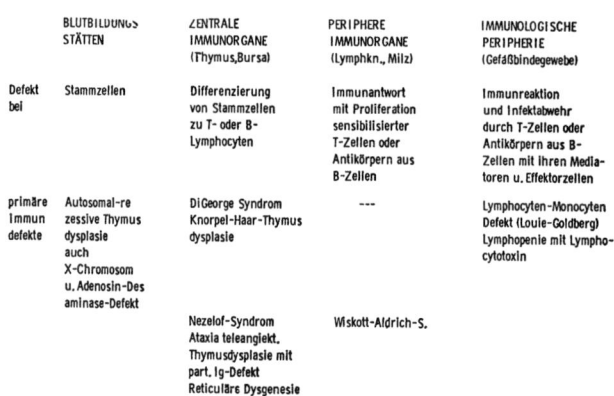

Abb. 3. Lokalisation des Immundefektes

Aus der Gruppe der primären Immundefektsyndrome sollen drei als Beispiele für unterschiedlich gelagerte Defekte ausführlich hervorgestellt werden:

Als Beispiel für einen schweren Defekt sowohl der Stammzellen als auch der zentralen Immunorgane Thymus und Bursa-Äquivalente ist die autosomalrezessive lymphopenische A-γ-Globulinämie (Schweizer Typ) anzusehen [14, 15]. Dieses Krankheitsbild ist gekennzeichnet durch ein Fehlen von Plasmazellen und Lymphoblasten im Knochenmark, durch eine Thymushypoplasie mit Hypoplasie der thymusabhängigen Regionen in Lymphknoten und Milz. Klinisch sind die Kinder, die kaum älter werden als 2 Jahre, durch schwere virale Infekte, durch Vaccine-Infektionen und durch bakterielle Infekte gefährdet. Schließlich entwickelt sich bei den Kindern entsprechend dem experimentellen Modell der neonatalen Thymektomie eine Art Runt-Krankheit mit schwerem Marasmus, der zum Tode führt.

Therapeutisch kommt bei dieser Störung nur eine Übertragung von kompatiblem Knochenmark in Frage.

Beispiel für einen reinen Defekt der Thymusfunktion ist das Di George-Syndrom, eine Kongenitale Thymusaplasie [16]. Diese Kinder sind gekennzeichnet durch eine Reihe von Mißbildungen, so durch eine angeborene Tetanie als Folge einer Nebenschilddrüsenaplasie und durch Gefäßmißbildungen. Immunologisch zeigen die Kinder einen reinen Defekt der zellulären Immunität, sie tolerieren allogene Hauttransplantate, und sie besitzen nicht die Fähigkeit zur verzögerten Immunreaktion (Tuberkulinreaktion). Sie sind durch Infektionen, vor allem durch Viren und Pilze gefährdet. Therapeutisch haben sich Thymusimplantationen als wirksam erwiesen.

Ein Beispiel für einen vererbbaren, X-Chromosomen-abhängigen Defekt im Bereich der peripheren Immunorgane, wobei sowohl die thymusabhängigen als auch die bursaabhängigen Funktionen betroffen sind, ist das Wiskott-Aldrich-Syndrom. Dieses Syndrom ist also auch durch einen kombinierten Immundefekt gekennzeichnet.

Immunologisch besteht eine verminderte zelluläre Immunreaktion mit Verminderung der Lymphozyten in den thymusabhängigen Partien von Lymphknoten und Milz und eine verminderte Bildung von IgM bei normalen Konzentrationen von IgG und IgA im Serum. Besonders die Antikörperbildung auf Polysaccharidantigene ist gestört. Deshalb zeigen diese Patienten keine Reaktion auf bestimmte Bakterienantigene, und sie haben keine Blutgruppenantikörper. Möglicherweise ist die Übertragung der immunologischen Information von Makrophagen auf T- und B-Lymphozyten gestört [17].

Klinisch findet man bei den Patienten neben Lymphopenie, Thrombopenie und Ekzemen schwere rezidivierende Infekte durch Viren, Pilze und Bakterien.

Therapeutisch hat man mit der Verabreichung von Transferfaktor aus normalen Lymphozyten relativ gute Erfolge gehabt [18].

Angeborene Störungen der zellulären Immunität können sich auch in der immunologischen Peripherie manifestieren. In diesen Fällen ist die Fähigkeit zur Immunreaktion gestört, obwohl die zentralen und peripheren Immunorgane intakt sind.

Als Beispiel einer solchen peripheren Störung ist ein angeborenes Syndrom zu nennen, das durch eine Lymphopenie gekennzeichnet ist. Diese Lymphopenie wird verursacht durch komplementabhängige Lymphozytotoxine, die speziell die Funktion von T-Lymphozyten beeinträchtigen. Das hervorstechende immunologische Merkmal bei diesem Syndrom ist die Störung der T-Zellfunktion. Die Kinder sind deshalb erwartungsgemäß vor allem durch virale und mykotische Infekte und auch durch lymphoretikuläre Tumoren gefährdet.

Störungen der zellulären Immunreaktion in der Peripherie können auch durch eine Störung der amplifizierenden Systeme, vor allem durch Störungen der Chemotaxis (lazy leucocyte syndrome) und der Phagozytose (Defekt der Opsonierung und chronische Granulomatose) verursacht sein [18].

2. Sekundäre Immundefektsyndrome

Ursachen von sekundären Defekten der zellulären Immunität können sowohl Erkrankungen wie therapeutische Maßnahmen sein. Legen wir die bereits bewährte Einteilung zugrunde, dann können wir auch bei den sekundären Störungen solche der Stammzellen, der zentralen und peripheren Immunorgane und der immunologischen Peripherie unterscheiden.

SEKUNDÄRE IMMUNDEFEKT - SYNDROME

Störungen der zellulären Immunität bei
chronischer Lymphadenose
Lymphogranulomatose
Sarkoidose
malignen Tumoren
lepromatöser Lepra
exsudativer Tuberkulose
mukokutaner Candidiasis
Virusinfektionen (Masern, Röteln, Polio, Gelbfieber)
Urämie
Röntgenstrahlen
Cytostatica
Antilymphocytenserum
Operationen
(Autoimmunkrankheiten)

Abb. 4

Eine Hemmung der zellulären Immunität finden wir bei chronischer Lymphadenose, Lymphogranulomatose, Sarkoidose, malignen Tumoren, lepromatöser Lepra, schwerer exsudativer Tuberkulose, Virusinfektionen (Masern, Poliomyelitis, Gelbfieber, Röteln), mukokutaner Candidiasis, Urämie, nach Applikation von Röntgenstrahlen und immunsuppressiv wirksamer Therapie (Zytostatika, Antilymphozytenserum), nach Operationen und bei Autoimmunkrankheiten (Abb. 4).

Die Lokalisation der T-Zelldefekte ist bei den verschiedenen Einflußfaktoren sehr unterschiedlich. Manche der aufgeführten Hemmfaktoren haben Angriffsmöglichkeiten an mehreren Stellen des Immunsystems.

Bei der chronischen Lymphadenose besteht ein T-Zelldefekt, der wahrscheinlich schon auf einen Mangel an T-Zell-Vorläuferzellen im Knochenmark und auf die Überwucherung mit pathologischen B-Lymphozyten zurückzuführen ist. Auch die meisten zytostatisch wirksamen Substanzen greifen bereits im Knochenmark an und vermindern die Zahl der T- und B-Stammzellen.

Bei der Lymphogranulomatose scheint bereits die Differenzierung von Stammzellen zu immunkompetenten T-Lymphozyten im Thymus gestört zu sein. Sicher spielt aber auch die Zerstörung der Milz und der Lymphknoten in den fortgeschrittenen Stadien der Erkrankung mit Verhinderung der Proliferation von T-Zellen in den peripheren Immunorganen eine causale Rolle. Dies geht vor allem aus der Tatsache hervor, daß der T-Zelldefekt bei der Lymphogranulomatose erst bei Generalisation des Krankheitsbildes manifest wird. Dem entspricht der Nachweis von 2% aktiver Tuberkulose bei generalisierter Lymphogranulomatose [19].

Bei der Sarkoidose besteht offenbar ein zentral gesteuerter Defekt der Differenzierung von T-Lymphozyten, während bei der lepromatösen Lepra und der exsudativen Tuberkulose mehr komplexe Störungen der zellulären Immunität zu bestehen scheinen.

Virusinfektionen, vor allem durch Masern, Röteln, Poliomyelitis und Gelbfieber verursachen passagere oder länger dauernde Defekte der T-Lymphozyten und der T-Zellfunktion. Der Mechanismus dieser Störungen ist nicht aufgeklärt. Sicher ist, daß hierbei sowohl zentral als auch peripher, in Form von Hemmfaktoren angreifende Ursachen auftreten können.

Die Störung der zellulären Immunität bei der Urämie ist auf die Hemmung der T-Zellfunktion durch die harnpflichtigen Substanzen zurückzuführen [20].

Eine besonders kritisch zu wertende Ursache für eine Hemmung zellulärer Immunität sind therapeutische Maßnahmen bei malignen Tumoren und bei unerwünschten immunologischen Reaktionen wie Autoimmunkrankheiten. Sowohl intensive Röntgenbestrahlungen wie zytostatische Chemotherapie bei malignen Erkrankungen wie eine langdauernde immunsuppressive Therapie bei Autoimmunkrankheiten und nach Organtransplantationen führen zu mehr oder minder schweren Defekten der zellulären Immunität mit dem entsprechenden Risiko für den Patienten. Obwohl man immer wieder, besonders bei sehr hoch dosierter Immunsuppression schwere Infektionen mit der Ausbildung septischer Krankheitsbilder und multipler Abszeßbildung sieht, so muß man dennoch sagen, daß das Infektionsrisiko gerade der immunsuppressiven Therapie meist überschätzt wird. Miescher [21] beobachtete bei 46 langjährig immunsuppressiv behandelten Patienten mit Lupus erythematodes nur in einem Fall einen generalisierten Herpes zoster. In unserem Krankengut haben wir ebenfalls bei gut eingestellter immunsuppressiver Therapie von Autoimmunkrankheiten nur in Ausnahmefällen ein erhöhtes Infektionsrisiko beobachten können.

Natürlich verpflichtet uns die, wenn auch nur leicht gesteigerte Infektanfälligkeit der Patienten unter immunsuppressiver Therapie zu besonders sorgfältiger Überwachung.

Besonders kritische Situationen mit fast obligaten schweren Infektionen unter immunsuppressiver Therapie sehen wir aber nur dann, wenn außer dem partiellen, therapiebedingten Defekt der T-Zellfunktion noch krankheitsbedingte Schäden vorhanden sind, so ein Defekt der Granulozyten- oder Monozytenfunktion wie bei akuten Leukosen.

Allen, durch welche Krankheiten oder therapeutischen Maßnahmen auch immer verursachten Defekten und Störungen der zellulären Immunität ist gemeinsam, daß sie den Boden bereiten für Infektionen durch Viren, Mykobakterien und Pilze, Infektionen, die besonders durch die zellgebundene Immunreaktion abgewehrt werden.

Leider verfügen wir noch nicht über genügend exakte Zahlen über die Häufigkeit von Begleitinfektionen bei den verschiedenen Krankheitszuständen mit T-Zelldefekten. Dies hängt auch mit dem sehr unterschiedlichen Grad der Immundefekte und den sehr unterschiedlichen Zusatzfaktoren und nicht zuletzt auch mit der Schwierigkeit zusammen, Immundefektsyndrome exakt zu erfassen. Allerdings stehen uns neuerdings eine Reihe von Untersuchungsverfahren zur Verfügung, mit deren Hilfe wir uns ein gewisses Bild der Infektabwehrmöglichkeiten eines Patienten machen können.

Möglichkeiten zur Erkennung von Defekten der zellulären Immunität

Zur Aufdeckung von Defekten der zellulären Immunität verwenden wir in vivo und in vitro Testverfahren (Abb. 5).

Als in vivo-Testverfahren haben sich bewährt die Induktion einer Immunreaktion vom verzögerten Typ gegen Tuberkulin, Candida, Trichophytin oder Mumpsantigen, die Induktion einer Kontaktallergie gegen Dinitrochlorbenzol oder in Ausnahmefällen die Prüfung der Abstoßungsfähigkeit von Hauttransplantaten.

TESTVERFAHREN ZUR PRÜFUNG DER T - ZELL - FUNKTION

in vivo
Induktion von verzögerter Allergie (PPD, Mumps, Candida, Trichophytin)
Induktion von Kontaktallergie (DNCB)
Abstoßungsreaktion nach allogener Hauttransplantation

in vitro
Stimulation von Lymphocyten durch Phytohämagglutinin
Testung der Immunantwort auf allogene Lymphocyten (MLR)
Cytotoxische Reaktion gegen Tumorzellen
Spontanrosettenbildung mit Hammelerythrocyten

Abb. 5

Als gebräuchliche in vitro-Testverfahren gelten die Stimulation von Lymphozyten durch Phytohämagglutinin und Concanavalin A, die Testung der Immunantwort auf allogene Lymphozyten (in der gemischten Lymphozytenkultur), die Testung einer zytotoxischen Reaktion von Lymphozyten gegenüber Tumorzellen und die quantitative Bestimmung von T-Zellen im peripheren Blut.

Wenn auch diese Testverfahren noch ein relativ grobes Raster zur Erkennung immunologischer Störungen, speziell der T-Zellfunktion darstellen, so hoffen wir doch, mit diesen und weiteren, verfeinerten Methoden besseren Aufschluß über die so vielschichtig ablaufenden Immunreaktionen bei Infektionen, gegenüber Tumoren und bei Autoimmunkrankheiten, insbesondere über Störungen dieser Immunreaktionen zu erhalten.

Literatur

1. Good, R. A., Gabrielsen, A. E. (ed.): The Thymus in Immunobiology (Conference in Minneapolis). New York: Harper & Row 1964. — 2. Park, B. H., Good, R. A.: Principles of

Modern Immunobiology. Philadelphia: Lea & Febiger 1974. — 3. Miller, J. F. A. P.: Lancet **1961 II**, 248. — 4. Hellman, T. J., White, G.: Virchows Arch. path. Anat. **278**, 221 (1930). — 5. McMaster, P. D., Hudack, S. S.: J. exp. Med. **61**, 783 (1935). — 6. Harris, T. N.: J. exp. Med. **81**, 73 (1945). — 7. Cooper, M. D., Peterson, R. D., Good, R. A.: Nature **205**, 143 (1965). — 8. Parrott, D. M. V., De Sousa, M. A. B., East, J.: J. exp. Med. **123**, 191 (1966). — 9. Moore, M. A. S., Owen, J. J. T.: Nature **208**, 959 (1965). — 10. Davies, A. J. S.: Transplantation **4**, 438 (1966). — 11. Stutman, O., Good, R. A.: Transpl. Proc. **3**, 923 (1971). — 12. Goldstein, G., Mackay, I. R.: The Human Thymus. St. Louis: Green Inc. 1969. — 13. David, J. R.: Hosp. Pract. **6**, 79 (1971). — 14. Glanzmann, E., Riniker, P.: Ann. paediat. (Basel) **175**, 1 (1950). — 15. Hitzig, W. H., Landolt, R., Müller, G., Bodmer, P.: J. Paediat. **78**, 968 (1971). — 16. Di George, A. M.: In: Immunologic Deficiency Diseases in Man (ed. D. Bergsma). New York: Nat. Found. Press 1968. — 17. Good, R. A.: In: Immunobiology (ed. R. A. Good, D. W. Fisher). Stamford, Conn.: Sinauer Ass. Inc. 1973. — 18. Hitzig, W. H.: Boll. Ist. sieroter. milan. **53**, 235 (1974). — 19. Gross, R., Zach, J., Schulten, H. K.: Dtsch. med. Wschr. **91**, 521 (1966). — 20. Schumacher, K., Schneider, W., Alzer, G., Oerkermann, H.: Klin. Wschr. **50**, 929 (1972). — 21. Miescher, P.: In: Medikamentöse Immunsuppression (ed. D. Ricken, K. Schumacher). Stuttgart: Thieme 1971. — 22. Haferkamp, O.: Dtsch. med. Wschr. **99**, 203 (1974).

Problemkeime

NAUMANN, P., HAGEDORN, H.-J. (Inst. f. Med. Mikrobiologie u. Virologie, Univ. Düsseldorf)

Referat

Als Mikrobiologe bin ich gebeten worden, das bakteriologische Substrat zum heutigen Hauptthema „Der infektgefährdete Patient" zu liefern. Vorgegeben war mir die Überschrift „Problemkeime", wobei dieser Titel entweder die Vorstellung impliziert, daß Probleminfektionen durch Problemkeime ausgelöst werden — oder aber provokativ zum Widerspruch veranlassen will. Ich darf daher die Frage nach den Problemkeimen zunächst einmal als eine Frage nach der Bakteriologie infektiöser Komplikationen prinzipiell verstehen und versuchen, sie über eine Analyse der heute vorherrschenden Sepsiserreger zu beantworten.

Besonders aufschlußreich ist hier eine 30-Jahres-Studie von Maxwell Finland aus dem Boston City Hospital [2]. In klarem Gegensatz zu den seit 25 Jahren kontinuierlich abnehmenden Patientenzahlen (1941 = 43000, 1961 = 33000) sowie einem Rückgang in der Gesamtmortalität der Krankenhauspatienten berichtet er von einem ständigen und deutlichen Anstieg in der jährlichen Anzahl der Sepsisfälle bei gleichzeitiger Zunahme der Todesfälle durch Sepsis. Die Zahl der Patienten mit Septikämie betrug 1935 knapp 300 und stieg bis 1965 auf 1076 an. Dabei waren die Sepsisfälle bis in die 50er Jahre zu mehr als 70% durch grampositive Kokken (Pneumokokken, Streptokokken der Gruppe A und Staphylokokken) bedingt. Die gram-negative Flora spielte damals eine vergleichsweise nur untergeordnete ätiologische Rolle. So wurde 1935 Pseudomonas aeruginosa nur einmal als Sepsiserreger angezüchtet, zwischen 1963 und 1965 dann jedoch jährlich in 50 bis 60 Fällen mit einer Letalität zwischen 55 und 60%. E. coli war 1935 nur 27mal, d. h. in 9%, ein Sepsiserreger, 1965 wurde er 140mal aus Blutkulturen isoliert und führte 1961 bis 1965 bei den Patienten mit Colisepsis zu einer Letalität von 36 bis 49%. Klebsiella-Enterobacter-Stämme, die 1935 als Sepsiserreger überhaupt nicht vorkamen, waren 1965 in 86 Fällen mit einer Letalität von 43% beteiligt.

Die ätiologische Bedeutung der gram-negativen Flora (sowie zusätzlich der Enterokokken) ohne Salmonella- und Shigella spp. stieg damit seit 1935 von 12%

der Sepsisfälle auf 48% im Jahre 1965 an, also um den Faktor 4. In den gleichen 30 Jahren erhöhte sich die Letalität durch gram-negative Erreger um das Sechsfache, sie stieg von 9 auf 55% aller Sepsistodesfälle an. Kompensatorisch war bei den gram-positiven Sepsiserregern ein entsprechender Rückgang zu beobachten.

Diese von Finland [2] aus dem Boston City Hospital mitgeteilten Zahlen sind repräsentativ für eine weltweite Entwicklung, wie sie seit 1964 auch in Deutschland beobachtet und hier an dieser Stelle bereits berichtet wurde [11]. Die Ursachen dieser Entwicklung sind — soweit bis heute überhaupt bekannt — offensichtlich sehr komplexer Natur [12]. Finland sieht einen Grund für die prinzipielle Zunahme der Sepsisfälle in der sich stark verändernden Altersstruktur der Krankenhauspatienten ab 1947 mit einem Rückgang der Altersgruppe zwischen 10 und 40 sowie einem relativen Anstieg der Patienten von 70 Jahren und älter. Diese hohe Altersklasse stellte 1965 40% mehr Sepsispatienten und 27% mehr Sepsistodesfälle als die Gesamtzahl aus allen Altersgruppen im Jahre 1935 [2]. Diese zahlenmäßig stärkere Beteiligung und Gefährdung der älteren Patienten trifft nicht nur für die Sepsis zu, sondern wird deutlich sichtbar auch in der erhöhten Pneumoniemortalität. Nach Gsell [5] beträgt sie in Deutschland für alle Altersgruppen zusammen etwa 32 Todesfälle pro 100000 Einwohner, isoliert für die Altersstufe ab 65 Jahren dagegen schon 100/100000. Vergleicht man die Pneumoniesterblichkeit von 1 bis 3/100000 der 4- bis 45jährigen mit derjenigen der Altersgruppe 85 Jahre und älter, so liegt diese mit 934 Todesfällen/100000 fast um das Tausendfache höher. Parallele Beobachtungen wurden kürzlich auch von Gierhake [3] mitgeteilt. Er sah bei seinen chirurgischen Patienten mit steigendem Lebensalter und entsprechend verminderter körpereigener Abwehrkraft eine wachsende Gefährdung durch postoperative Infektionen.

In voller Übereinstimmung zu den Befunden aus Boston haben wir auch im Untersuchungsmaterial des Universitätsklinikums Hamburg-Eppendorf 1968 ebenfalls nur noch 40% gram-positive Kokken gegenüber 60% gram-negativen

	Düsseldorf n = 252	Frankfurt n = 272
E.coli	46	45
Klebs./Enterobacter	56	61
Proteus spp.	10	8
Ps. pyocyanea	14	48
Serratia	5	1
Salmonella	13	12
	144 = 57%	175 = 64%
Staph. aur. haem.	36	29
Staph. albus	16	n.b.+
vergr. w. Strept.	18	9
β-haem. Strept.	2	8
anhaem. Strept.	3	8
Enterokokken	7	16
	82 = 33%	70 = 26%
Sonstige (Hefen, Pasteurella u.a.)	26 = 10%	27 = 10%

+n.b. = nicht bekannt

Abb. 1. Sepsiserreger 1973/74 Düsseldorf und Frankfurt

Sepsiserregern gefunden. Hier erscheint nun ein Vergleich mit der gegenwärtigen Situation von besonderem Interesse, um daraus eine evtl. Tendenzänderung zu erkennen. Abb. 1 zeigt eine Zusammenstellung der aus den positiven Blutkulturen der Jahre 1973 und 1974 angezüchteten Sepsiserreger, und zwar sowohl aus unserem Düsseldorfer Material als auch aus dem Hygieneinstitut der Universität Frankfurt a. M. Herrn Professor Dr. H. Knothe, dem Direktor dieses Instituts, darf ich an dieser Stelle für die Überlassung seiner Befunde herzlich danken, die eine vergleichende Auswertung von insgesamt 524 Sepsisfällen aus 2 Jahren möglich machte. Unberücksichtigt blieben wiederholte Anzüchtungen desselben Erregers beim gleichen Patienten sowie alle Kulturbefunde, bei denen Zweifel hinsichtlich ihrer ätiologischen Bedeutung bestanden.

Bei vergleichbaren Gesamtzahlen in Düsseldorf und Frankfurt ergeben sich auch für die Häufigkeitsverteilung der einzelnen Sepsiserreger erstaunliche Übereinstimmungen. Unter 252 Sepsisfällen in Düsseldorf bzw. 272 in Frankfurt war E. coli 46- resp. 45mal beteiligt. Alarmierend hoch ist die Häufigkeit von Klebsiella-Enterobacter mit 56 bzw. 61 Anzüchtungen. Während Proteusstämme etwa gleich häufig im Untersuchungsgut der beiden Institute vorkommen, ist die Sepsisbeteiligung von Ps. pyocyanea in Frankfurt fast 4mal höher als in Düsseldorf (48 Anzüchtungen gegenüber 14). Dafür überwiegt Serratia marcescens bei den Düsseldorfer Patienten. Enteritissalmonellen wurden 13- bzw. 12mal als Sepsiserreger angezüchtet. Typhus- und Paratyphusfälle mit ihrem obligatorisch septikämischen Verlauf sind dagegen in dieser Aufstellung nicht erfaßt.

Insgesamt sind damit Enterobakterien und Pseudomonasstämme als gramnegative Sepsiserreger in Düsseldorf mit 57%, in Frankfurt mit 64% ursächlich beteiligt. Diese Quote steht mit den 60% in Hamburg-Eppendorf aus dem Jahre 1968 in voller Übereinstimmung und läßt den Schluß zu, daß während der zurückliegenden 7 Jahre zwar eine Stabilisierung, jedoch keine Tendenzwende eingetreten ist.

Ganz entsprechend verhält sich auch die Beteiligung und Aufschlüsselung der gram-positiven Flora, die als Staphylokokken, Streptokokken und Enterokokken in Düsseldorf 33% und in Frankfurt 26% der Sepsiserreger stellt. 10% aller Sepsisfälle entfallen weiterhin in Frankfurt und auch in Düsseldorf auf sonstige Erreger, von denen etwa die Hälfte Hefepilze waren, der Rest vereinzelte Anzüchtungen von Meningokokken, Pneumokokken, Haemophilus influenzae sowie Listeria, Pasteurella, Bacteroides und Alcaligenes faecalis.

Mit dieser weitgehenden Übereinstimmung in den nachgewiesenen Sepsiserregern aus Düsseldorf und Frankfurt kann unterstellt werden, daß die Blut-

		Universitäts= kliniken	andere Krankenhäuser
1973	gram-pos.	34,0% (n=32)	36,7% (n=11)
	gram-neg.	51,0% (n=48)	60,8% (n=18)
	Sonstige	15,0% (n=15)	3,3% (n=1)
1974	gram-pos.	28,6% (n=40)	39,1% (n=9)
	gram-neg.	61,0% (n=64)	60,9% (n=14)
	Sonstige	10,4% (n=11)	------------

Abb. 2. Vergleich der Sepsiserreger 1973 und 1974 aus den Universitätskliniken Düsseldorf mit denen anderer Krankenhäuser

kulturbefunde dieser beiden Institute repräsentativ sind auch für das übrige Bundesgebiet. Gewisse regionale Schwankungen, abhängig von der Art der einsendenden Kliniken, dürften das prinzipielle Überwiegen der gram-negativen Flora kaum verändern. Offen blieb allerdings die Frage, ob die Dominanz der gram-negativen Sepsiserreger eine Besonderheit größerer Universitätskliniken mit ihrem bereits selektierten Patientenkreis ist oder auch für kleinere Krankenhäuser zutrifft. Wir haben daher unser Untersuchungsmaterial nach seiner Herkunft (Universitätsklinikum bzw. städtische und gemeinnützige Krankenhäuser) aufgegliedert. Abb. 2 zeigt diesen Vergleich der Sepsiserreger nach Herkunft getrennt für die Jahre 1973 sowie 1974 und läßt erkennen, daß hinsichtlich der Häufigkeitsverteilung der gram-positiven bzw. gram-negativen Sepsiserreger keine eindeutigen Unterschiede zwischen einem Universitätsklinikum und den auswärtigen Krankenhäusern bestehen.

Mit der Kenntnis der häufigsten Sepsiserreger und mit der Kenntnis der prinzipiellen Gültigkeit ihres Verteilungsmusters kann nunmehr auch die eingangs gestellte Frage eine Antwort finden, ob und wie weit diese Sepsiserreger „Problemkeime" sind.

Hinsichtlich einer etwa besonders problematischen, den Patienten gefährdenden Pathogenität (im Sinne eines Artmerkmals) kann diese Frage verneint werden. Mit Ausnahme der Salmonellen und häm. Streptokokken der Gruppe A sind sie nicht von obligater, sondern nur von fakultativer Pathogenität. Sie sind ja vielfach Kommensalen und gehören zur physiologischen Flora speziell des Darmtraktes. Standortwechsel im Wirtsorganismus und die hohe individuelle Anfälligkeit des Patienten (allgemein und lokal) sind für die jeweilige Virulenz des einzelnen Erregerstammes weitaus bestimmender als seine rein bakteriologischen Eigenschaften.

Recht unglücklich und wenig zutreffend ist die Bezeichnung dieser Keime als sog. Opportunisten [4]. Opportunismus ist ein charakteristisches Merkmal, eine geradezu prinzipielle Eigenschaft *aller* Parasiten. Nur unter für sie günstigen Wirtsbedingungen werden sie ja zu Krankheitserregern, wirken sie „opportunistisch pathogen" [13]. Die Anwendung dieses Begriffs ausschließlich für die fakultativ pathogenen Keime ist irreführend und sollte vermieden werden.

Trotz nur fakultativer Pathogenität gefährden jedoch die gram-negativen Erreger den Patienten durch ihre Endotoxine. Es handelt sich hier um Lipopolysaccharide, die — zum Teil — in der Zellwand lokalisiert sind und erst beim Zerfall des Mikroorganismus frei werden. Sie lassen sich auch in vitro gewinnen und lösen im Mäuseversuch einen letalen Schock aus, senken beim Kaninchen den Blutdruck und erhöhen die Gefäßpermeabilität [15]. Damit werden über den invasiv-entzündlichen Prozeß bzw. die Septikämie hinaus Endotoxinämie und Endotoxinschock zu einer zusätzlichen, oft vitalen Bedrohung für den Patienten.

Eine echte Problematik ergibt sich durch die vielseitige und weitgehende Antibiotikaresistenz der gram-negativen Keime. Hier liegt zweifellos auch ein wichtiger Grund für das bereits angesprochene vermehrte Auftreten der gram-negativen Erreger. Der seit den 60er Jahren beobachtete Wandel hat ja zu einem drastischen Rückgang gerade *der* Erreger geführt, die vor der Antibiotikaära die Hauptursache der Sepsis und ihrer hohen Letalität waren. Pneumokokken und A-Streptokokken haben z. B. 1935 50% aller Sepsisfälle und zwei Drittel aller Sepsistodesfälle verursacht [2]. Dieser Gruppe gram-positiver Kokken aber ist eine gleichbleibende und hohe Empfindlichkeit gegen die gängigen Antibiotica assoziiert. Enterobacteriaceae und Pseudomonasstämme weisen dagegen eine hohe primäre oder sekundär erworbene Antibiotikaresistenz auf. Ihr Ansteigen ist daher grundsätzlich in Verbindung zu bringen mit der Auslese und Verbreitung resistenter Stämme unter dem Einfluß und Selektionsdruck eines intensiven

Antibioticagebrauchs, speziell der Chemoprophylaxe [2]. Hierbei dürfte dem Transfer von Resistenzgenen — sog. R-Faktoren — wesentliche Bedeutung zukommen. Dieser Vorgang der Resistenzübertragung verläuft zunächst unabhängig vom Ausmaß der Antibioticaanwendung. Liegen jedoch erst resistente Einzelindividuen vor, so bestimmt dann der Selektionsdruck die hohe Vorkommensfrequenz mehrfach resistenter Stämme in der Umwelt. Der Transfer von R-Faktoren kann dabei auch in vivo (besonders im Darm) erfolgen, und zwar durchaus auch zwischen verschiedenen Arten gram-negativer Bakterien, z. B. von Klebsiella auf Pseudomonas oder von E. coli auf Shigella und vice versa. Selbst bei gesunden Personen, die noch keinerlei Antibioticakontakt hatten, waren in England in 49 bis 81% R-Faktoren-tragende saprophytäre Darmkeime mit hoher Antibioticaresistenz nachweisbar [14]. Hier haben wir das endogene Erregerreservoir fakultativ pathogener Keime zu sehen, aus dem beim anfälligen Individuum — eben dem infektionsgefährdeten Patienten — die Autoinfektion erfolgt. Mit der vielfachen und oft hochgradigen Antibioticaresistenz wird sie zur eigentlichen Probleminfektion, ihr Erreger zum „*therapeutischen*" Problemkeim. Handelt es sich dabei um komplett resistente Stämme der Klebsiella-Enterobactergruppe, um Providencia- oder Serratiastämme, so verbleibt dem behandelnden Arzt zumeist nur noch die therapeutische Resignation einer vorantibiotischen Ära.

Hier läßt auch die Entwicklung neuer Antibiotica keine anhaltende und prinzipielle Besserung der Situation erwarten. Erfahrungsgemäß folgt der Einführung und verbreiteten Anwendung neuer Wirkstoffe sehr schnell ein Resistenztransfer großen Ausmaßes, bis eine neue Population resistenter Organismen entstanden ist, die sich dem auf ihr lastenden Selektionsdruck anpaßt [14].

Dieser Selektionsdruck aber ist dem Antibioticaverbrauch proportional und zugleich ein Spiegel chemotherapeutischen Ge- und Mißbrauchs einer Klinik oder eines ganzen Landes. Liest man im „Report of the Swann Committee", daß bereits 1967 in Großbritannien etwa 408000 kg Antibiotica in Human- und Veterinärmedizin verbraucht wurden [14] oder realisiert man, daß 1973 allein in den USA Cephalosporin-Antibiotica für mehr als 100 Millionen Dollar verkauft wurden, so

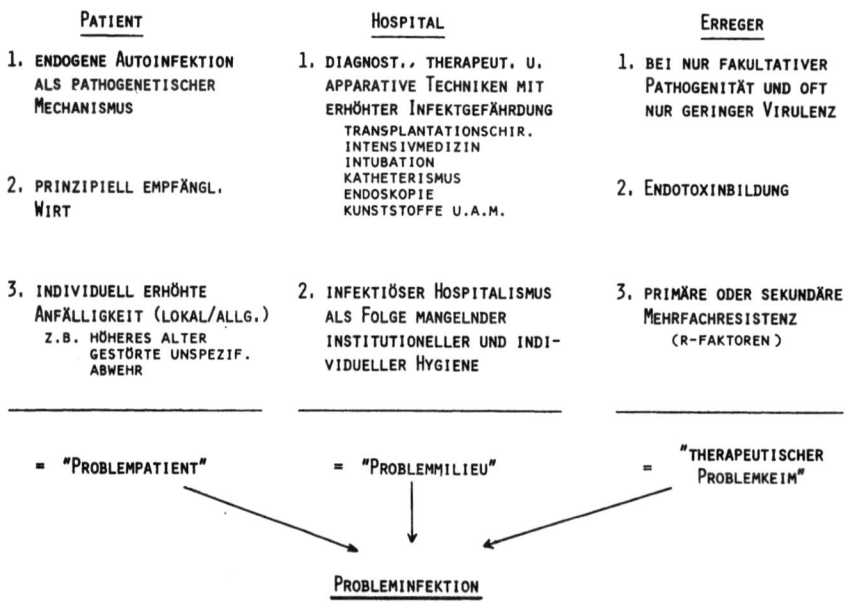

Abb. 3. Die Kausalfaktoren der Probleminfektion

muß es unser ganzes Bestreben sein, diesen ungeheuren Selektionsdruck zu vermindern. Die von Richmond [14] postulierte Regulierung der Antibioticaanwendung auf nationaler und weltweiter Ebene ist zweifellos eine notwendige Maßnahme. In der Humanmedizin sollten wir dazu allerdings nicht auf staatliche Direktiven, auf Gesetze und einen amtlichen Antibioticakommissar warten (oder gar danach rufen), sondern in eigener ärztlicher Verantwortung und persönlicher Entscheidungsfreiheit handeln. Noch werden viel zu viele Antibiotica viel zu wahllos in viel zu niedriger Dosierung und ohne wirkliche Indikation verwendet [14]. Nur bei entschiedener Einschränkung des therapeutischen Antibioticagebrauchs und einem möglichst vollständigen Verzicht auf die (das ärztliche Gewissen so beruhigende) prophylaktische Chemotherapie [9] werden wir verhindern können, daß weitere Waffen unseres Antibioticaarsenals stumpf und unbrauchbar werden.

Mit diesen Befunden und bakteriologischen Erörterungen erweitert sich das ursprüngliche Thema „Problemkeime" zwangsläufig zu dem der „Probleminfektion". Wir müssen sie als Resultante aus dem partiellen oder kompletten Zusammenwirken der Problemtrias „Patient - Hospitalmilieu - Erreger" verstehen. Die Übersicht der Abb. 3 versucht, diesen Problemekomplex mit seinen wichtigsten Faktoren synoptisch darzustellen und mögliche Ansatzpunkte für eine Verhütung aufzuzeigen.

Problem Nr. 1 ist der Patient, der mit seiner körpereigenen saprophytären Flora selber als Infektionsquelle agiert. Dieser pathogenetische Mechanismus der endogenen Autoinfektion macht eine sichere Infektionsprophylaxe nahezu unmöglich. Für den prinzipiell empfänglichen Wirt, d. h. den infektionsgefährdeten Patienten, erfolgt die Aktivierung vom latenten Keimträgertum zur klinisch manifesten Infektion zunächst durch den Standortwechsel des Erregers von der physiologischen zur unphysiologischen Lokalisation. Sie erfährt ihre entscheidende Bahnung durch diagnostische und therapeutische Maßnahmen, die zu einer individuell erhöhten allgemeinen oder lokalen Anfälligkeit führen. Neben dem oft hohen Lebensalter sind es hier die Störungen der unspezifischen Resistenzmechanismen, die den weiteren Ablauf der Infektion bestimmen. Erhaltung und Steigerung dieser unspezifischen Infektabwehr im betroffenen Organ oder Organsystem sind nach Kass [8] die wohl interessantesten Möglichkeiten einer Infektionsverhütung und -behandlung in der Zukunft.

Neben dem Problempatienten steht als weitere wichtige Ursache der Probleminfektion der „Umwelt"-Faktor „Krankenhaus" mit den zahlreichen diagnostischen, therapeutischen und apparativen Techniken einer modernen Medizin. Daß Transplantationschirurgie und Reanimation, Intubation und Katheterismus oder die Inkorporation alloplastischen Materials für prothetische Zwecke u.a.m. eine erhöhte Infektionsgefährdung mit sich bringen, ist heute unbestritten [1, 12]. Hier haben wir eine der entscheidenden Ursachen des infektiösen Hospitalismus zu sehen, der als Folge mangelhafter institutioneller und individueller Hygiene ein bedrohliches Ausmaß angenommen hat. Die Vernachlässigung der Anti- und Asepsis auch (und gerade) in den kleinen Dingen des klinischen Arbeitsablaufs [3] nährt den modernen Hospitalismus aus einem unerschöpflichen Reservoir fakultativ pathogener Schmutzkeime [12]. Die Bewältigung dieses Problems kann nicht allein den Putzfrauen und Raumpflegefirmen überlassen bleiben, sondern wird auch zu einer Angelegenheit der zuständigen Gesundheitsbehörden [7]. Auf Initiative und unter Federführung von Henneberg als früherem Präsidenten des Bundesgesundheitsamtes erarbeitet eine Expertenkommission Richtlinien zur Früherkennung und Prophylaxe des Hospitalismus. Seine Bekämpfung, so betont Henneberg, wird in Auftrag und Durchführung amtlichen Charakter tragen und eine Sache des öffentlichen Gesundheitsdienstes sein [7]. Nur einem gemeinsamen und engagierten Bemühen von Klinikern, Mikrobiologen, Krankenhaushygienikern und Amtsarzt wird eine Sanierung des infektionsgefährdenden Problemmilieus unserer Krankenhäuser gelingen. Eine energische ,,cross-infection control policy" konnte z. B. im Central Middlesex Hospital die jährliche Infektionsrate von 1,4 bis 1,8 auf 0,6% senken und damit einen wesentlichen Beitrag zur Verhütung von Probleminfektionen leisten [6].

Der dritte Faktor in diesem Komplex ist als unerläßliches kausales Agens einer Probleminfektion der Erreger. Bei nur geringer bzw. fakultativer Pathogenität und oft nur geringer primärer Virulenz ist er in seinen mikrobiologischen Eigenschaften zunächst kein Problemkeim. Erst die herabgesetzten lokalen und allgemeinen Abwehrkräfte unseres Problempatienten lassen ihn zum invasiven und gewebsaggressiven Krankheitserreger von aktueller (individueller) Virulenz mit endotoxischen Eigenschaften werden. Multiple oder komplette Antibioticaresistenz — primär vorhanden oder durch R-Faktoren-Transfer und Selektionsdruck sekundär erworben — machen ihn dann zum ,,therapeutischen Problemkeim", vor dem oft jede Antibioticatherapie versagt. Verzicht auf eine Antibioticaprophylaxe und rationale Beschränkung des therapeutischen Antibioticagebrauchs sind die in unserer Verantwortung liegenden Maßnahmen, um einer weiteren verhängnisvollen Resistenzentwicklung und Verbreitung resistenter Erreger zu begegnen.

Zusammenfassung

Für die besondere Infektgefährdung des Patienten in der Ausnahmesituation, z. B. einer Intensivbehandlung, der Transplantations- oder Cardiochirurgie, haben die klassischen Definitionen von Pathogenität (als Artmerkmal) und Virulenz (als Stammeigenschaft) der ursächlichen Erreger nur noch bedingte Gültigkeit. Neben den Pseudomonadaceae sind es ganz überwiegend Enterobakterien der Gattungen Escherichia, Klebsiella, Enterobacter und Serratia sowie der Genera Proteus und Providencia, die bei nur geringer bzw. fakultativer Pathogenität für den abwehrschwachen Problempatienten von hoher Virulenz sind. Er selber agiert mit seiner körpereigenen Flora als Infektionsquelle, wobei die Aktivierung vom physiologischen (latenten) Keimträgertum zur klinisch manifesten Infektion durch Standortwechsel des Erregers sowie durch immunosuppressive oder cytotoxische Maßnahmen eine entscheidende Bahnung erfährt. Allein schon dieser pathogenetische Mechanismus der zumeist endogenen Autoinfektion, der eine sichere Prophylaxe nahezu unmöglich macht, bedingt die Wertung als ,,Problem"-Infektion. Darüber hinaus machen Endotoxinbildung und vielfältige Antibioticaresistenz die Enterobakterien und Pseudomonadaceae im Krankheitsverlauf und für die Therapie zu therapeutischen Problemkeimen. Autoinfektion als pathogenetisches Moment, die Schwierigkeiten einer effektiven Prophylaxe und erfolgreichen Therapie, Endotoxinämie und Endotoxinschock sowie die Extremsituation des Patienten sind die komplexen Ursachen für den Begriff der Probleminfektion. Sie definieren zugleich die Ansatzpunkte einer Verhütung und Behandlung.

Literatur

1. Botzenhart, K.: Immunität u. Infektion 2, 110 (1974). — 2. Finland, M.: Changing prevalence of pathogenic bacteria in relation to time and the introduction and use of new antimicrobial agents. In: Bacterial infections (eds. M. Finland, W. Marget, K. Bartmann). Berlin-Heidelberg-New York: Springer 1971. — 3. Gierhake, F. W.: Immunität u. Infektion 2, 95 (1974). — 4. Gould, J. C.: Opportunists and opportunity in infection. In: Bacterial infections (eds. M. Finland, W. Marget, K. Bartmann). Berlin-Heidelberg-New York: Springer 1971. — 5. Gsell, O.: Ärztliche Praxis 27 (1975). — 6. Harris, D. M., Gray, P. B.: J. Hyg. (Lond.) 73, 249 (1974). — 7. Henneberg, G.: Münch. med. Wschr. 116, 857 (1974). — 8. Kass, E. H.: Non-specific mechanisms of resistance to infection and their influence on the changing pattern of causative agents. In: Bacterial infections (eds. M. Finland, W. Marget,

K. Bartmann). Berlin-Heidelberg-New York: Springer 1971. — 9. Knothe, H.: Die Epidemiologie der R-Faktoren. In: Chemotherapie der Problemkeime (Hrsg. H.-J. Holtmeier, L. Weisbecker). Stuttgart: Thieme 1974. — 10. Linzenmeier, G.: Experimentelle Grundlagen der Chemotherapie bei Probleminfektionen. In: Chemotherapie der Problemkeime (Hrsg. H.-J. Holtmeier, L. Weisbecker). Stuttgart: Thieme 1974. — 11. Naumann, P.: Verh. dtsch. Ges. inn. Med. 77, 798 (1971). — 12. Pulverer, G., Schaal, K. P.: Immunität u. Infektion 2, 104 (1974). — 13. Reber, H.: Discussion to opportunists and opportunity in infection. In: Bacterial infections (eds. M. Finland, W. Marget, K. Bartmann). Berlin-Heidelberg-New York: Springer 1971. — 14. Richmond, H. M.: Dtsch. med. Wschr. 99, 470 (1974). — 15. Wundt, W.: Therapiewoche 24, 6146 (1974).

Möglichkeiten und Ergebnisse der Behandlung im keimfreien Milieu

DIETRICH, M. (Univ. Ulm, Zentrum für Innere Medizin u. Kinderheilkunde, Abt. Hämatologie, Ulm)

Referat

Die Zahl der infektgefährdeten Patienten hat seit Jahren erheblich zugenommen. Dabei handelt es sich hauptsächlich um Patienten mit immunsuppressiver Behandlung, beispielsweise nach Nierentransplantation, und um Patienten unter zytostatischer Therapie einer malignen Erkrankung. Zahlreiche Untersuchungen zeigen darüber hinaus, daß der infektiöse Hospitalismus allgemein deutlich zunimmt und dadurch die Letalität an Infekten steigt. Eine Längsschnittstudie über mehrere Dekaden in einem Krankenhaus in Boston/USA ergab einen deutlichen Abfall der Sterblichkeit an Infektionen nach Einführung der Sulfonamide, einen weiteren Abfall nach Einführung des Penicillins. Jedoch nahm seit Ende der 40er Jahre in diesem Krankenhaus die Letalität an Infektionen erheblich zu, obwohl — darauf möchte ich Sie aufmerksam machen — seither zahlreiche Antibiotika mit breitem Wirkungsspektrum und hoher bakterizider Wirksamkeit eingeführt wurden: die halbsynthetischen Penicilline wie Ampicillin und die Oxacilline, die Cephalosporine, die Aminoglycoside wie Gentamycin und Tobramycin. Patienten mit Granulozytopenie sind besonders infektgefährdet. Bodey u. Mitarb. haben gefunden, daß eine quantitative Beziehung besteht zwischen erniedrigter Granulozytenzahl und Infektion bei der Grundkrankheit akuter Leukämie. Die Auswertung autoptischer Untersuchungen bei akuter Leukämie ergab eine Zahl von 71% Letalität an Infektionen.

Mehrere Faktoren sind bei der Infektgefährdung zu berücksichtigen. Neben der Grundkrankheit und eingreifender Therapie sind zu nennen die zahlreichen intensiven diagnostischen Maßnahmen, die häufige Anwendung von Harnwegkathetern, intravenösen Dauerkathetern, maschineller Beatmung, die Wegbereitung der Infektion sein können. Die teilweise kritiklose Anwendung von Antibiotika hat zu einer großen Zahl von potentiell pathogenen Erregern mit hoher Antibiotikaresistenz geführt, die im Hospital angesiedelt sind. Sie begünstigt auch die Ansiedlung gramnegativer Keime in der Intestinalflora durch Störung der intermikrobiellen Aktion. Shooter u. Mitarb. haben gezeigt, daß bei Kontamination von Patienten durch Pseudomonasbakterien, die durch die Krankenhausnahrung übertragen wurden, die Ansiedlung dieser Bakterien nur für wenige Stunden nachweisbar war. Es handelt sich hier um einen transitorischen Keim, der offensichtlich durch mikrobielle Interaktion so beeinflußt wird, daß er nicht auf Dauer inokuliert wird. Unter den gleichen Bedingungen und zusätzlicher Gabe von Ampicillin, auch bei gesunden freiwilligen Versuchspersonen, konnte der Pseudomonaskeim über mehrere Tage nachgewiesen werden. Die Antibiotikatherapie hat hier die Ansiedlung eines bekannt gefährlichen Umwelterregers begünstigt.

Wir wissen, daß Bakterien und Hefen wie z. B. Candida über den Intestinaltrakt oder andere Schleimhäute ständig in das Blut gelangen, aber durch die intakte Infektabwehr, nämlich durch Phagozytose, zelluläre und humorale Immunität lokalisiert werden, so daß keine generalisierte Infektion entstehen kann. Es sei hier angeführt, daß nach Anwendung einer Düse, wie sie für die Zahnreinigung anstatt einer Bürste empfohlen wird, in 50% der anwendenden Personen eine Bakteriämie nachgewiesen wird. Bei gestörter Infektabwehr, d. h. verringerter Phagozytose wegen fehlender Granulozyten, bei Defekten der zellulären und humoralen Immunität können auch in kleiner Zahl in das Blut eingedrungene Bakterien sich verbreiten und in den Organen ansiedeln, eine Infektion verursachen oder eine generalisierte Septikämie hervorrufen.

Bei einem großen Patientenkreis ist die Infektgefährdung von vornherein abzusehen, nämlich dann, wenn eine zytostatische Therapie begonnen wird oder wenn ein Knochenmarkversagen durch die zugrunde liegende Erkrankung schon vorhanden ist oder eine immunsuppressive Therapie die Immunabwehr schädigt. Bei Patienten mit einer kurzdauernden Agranulozytose oder bei Patienten mit akuter Leukämie, die nach entsprechender Induktionsbehandlung eine komplette Remission bekommen, ist die Zeit der Infektgefährdung beschränkt auf Tage oder Wochen. Es gilt daher neben dem Einsatz sämtlicher verfügbaren Antibiotika und Granulozytentransfusionen im Falle einer Infektion prophylaktische Maßnahmen zu unternehmen, die von vornherein das Auftreten einer Infektion verhindern.

Die Übertragung von Umwelterregern kann durch komplette Isolation und Versorgung mit keimfreien Techniken verhindert werden. Die Keimfreimachung des Intestinaltraktes durch nicht resorbierbare Antibiotika führt zur Suppression bzw. Elimination potentiell pathogener Keime und ist dadurch eine wirksame prophylaktische Maßnahme gegen das Auftreten einer wesentlichen Bakteriämie und nachfolgenden systemischen Infektion. Bei weitgehender Reduzierung der mikrobiellen Erreger bei einem Patienten in kompletter Isolation spricht man von „gnotobiotischer" Behandlung. Dieser Ausdruck stammt aus der Forschung mit keimfreien Tieren und bedeutet nicht mehr, als daß die Mikroorganismen, die in einem Makroorganismus angesiedelt sind, dem Untersucher genau bekannt sind.

Die sicherste Form einer kompletten Isolation im Krankenhaus ist die Behandlung in Plastik-Isolierbettsystemen. Wir haben in Ulm für Kleinkinder mit angeborener Immuninsuffizienz Isolierbettsysteme entwickelt, die eine komplette Isolation zulassen. Auch für die Behandlung von Erwachsenen haben wir ein komplett keimdichtes Isolierbettsystem entwickelt, das genügend Komfort für den Patienten bietet und keimfreie Behandlung dieser Patienten zuläßt (Ulmer Bett).

Die Isolation und damit die Barriere gegenüber Umwelterregern gelingt mit dieser Technik vollständig. Es kann allerdings nicht verhindert werden, daß bei Anwendung oraler Medikation, die mit Keimen kontaminiert sein kann und durch die Übertragung von Blut und Blutbestandteilen, die nicht sterilisiert werden können, trotzdem noch eine Transmission von Erregern erfolgen kann. Die Dekontamination, die im Tierversuch zu einer kompletten Elimination von Bakterien und Pilzen führt, ist beim Menschen nicht ganz so erfolgreich. Es ist eine übereinstimmende Beobachtung, daß die Mundhöhle mit den Zahnhälsen, Tonsillen und anderen Nischen für bakterielle Ansammlungen nicht keimfrei gemacht werden kann und daher noch eine Quelle für Infektionserreger bedeutet. Die Dekontamination des Intestinaltraktes gelingt zum großen Teil. Man muß jedoch von der Tatsache ausgehen, daß zahlreiche bakterielle Keime weitgehend supprimiert werden, so daß sie mit regulärer bakteriologischer Technik nicht nachzuweisen sind. Eine vollständige Elimination aller Mikroorganismen ist jedoch bisher nur in Einzelfällen bei Kindern gelungen. Es besteht hier durchaus die Gefahr, daß wie bei einer systemischen antibiotischen Therapie resistente Keime gezüchtet werden, was bisher nur in Einzelfällen angenommen werden kann. Neue Methoden, durch Mischtest optimale Antibiotikakonzentrationen gegen die im Stuhl enthaltenen Keime zu finden, sind von van der Waaij erarbeitet worden. Entscheidend bleibt jedoch die klinisch relevante Wirksamkeit einer solchen unterstützenden Therapie.

Die am besten untersuchten Kollektive sind Patienten mit akuter Leukämie, für die die Resultate mehrerer prospektiv randomisierter Untersuchungen vorliegen. Yates u. Holland haben 1973 in einer randomisierten Studie nachgewiesen, daß Patienten mit akuter Leukämie, die erstens isoliert und dekontaminiert waren sowie zweitens lediglich isoliert und mit keimfreien Techniken versehen wurden, signifikant weniger Infektionen hatten als Patienten, die auf der üblichen Krankenstation behandelt wurden oder auf der üblichen Krankenstation mit antibiotischer Dekontamination behandelt wurden. Levine u. Mitarb. haben 1973 nachgewiesen, daß zwar die Remissionsrate bei akuter Leukämie mit derselben remissionsinduzierenden Chemotherapie signifikant besser war in einer Gruppe, die in Isolation mit Dekontamination behandelt wurden. Dort überlebten 91% 100 Tage, im Gegensatz zu 66% von einer Gruppe, die auf der üblichen Station mit Dekontamination behandelt wurde, und 61% einer Gruppe, die auf der üblichen Station mit üblichen Maßnahmen behandelt wurde. Schimpff u. Mitarb. haben 1975 berichtet, daß bei 64 Patienten mit akuter nicht lymphatischer Leukämie, die in 3 Gruppen randomisiert waren: 1. komplette Isolation mit oraler nicht-resorbierbarer Antibiotikabehandlung, 2. normale Krankenstation mit nichtresorbierbaren Antibiotika und 3. übliche Behandlung auf der Krankenstation, die Patienten in Isolation und Behandlung mit nicht-resorbierbaren Antibiotika eine niedrige Rate von Infektionen und Tod durch Infektion hatten. Sie hatten auch zusammen mit den Patienten, die auf der Krankenstation mit nicht-resorbierbaren Antibiotika behandelt wurden, eine höhere Rate von kompletten Remissionen und eine längere mittlere Überlebensdauer verglichen mit den Patienten auf der üblichen Station.

Unsere eigene Erfahrung zeigte in einer retrospektiven Untersuchung, daß 22 Patienten mit akuter Leukämie, die in Isolation behandelt wurden, eine signifikant höhere mediane Überlebenszeit hatten als 55 Patienten, die auf der normalen Station behandelt waren. Sie betrug 379 gegenüber 143 Tagen. In diese retrospektive Untersuchung gehen eine Reihe von Faktoren ein, unterschiedliche Behandlung, unterschiedliches Durchschnittsalter usw. Aufschlußreicher ist eine prospektive randomisierte Untersuchung an 61 Patienten mit akuter Leukämie in unserer eigenen Klinik, die folgende Resultate ergab: Gruppe A wurde isoliert und dekontaminiert, Gruppe B lediglich isoliert und mit keimfreien Techniken behandelt und Gruppe C auf der üblichen Station in Ein- und Zweibettzimmern, soweit vorhanden waren, behandelt. Die Kollektive waren gleich nach Alter, Erstbehandlung und Rezidiven. Die komplette Remissionsrate am Ende der Behandlung (mehrere hintereinandergeschaltete Chemotherapien der Patienten mit erster Therapie bzw. Therapie im ersten bis vierten Rezidiv) zeigte eine Rate von 71% in der isolierten und dekontaminierten Gruppe und eine Rate von 41% in der Gruppe auf der normalen Station. Es besteht auch eindeutig eine höhere Überlebensrate der isolierten Patienten gegenüber den Patienten auf der normalen Station. Am 30. Tag nach Beendigung der Behandlung lebten noch 77% der Patienten in Gruppe A, 73% der Patienten in Gruppe B und 50% der Patienten in Gruppe C.

Patienten mit allergisch-toxischer Agranulozytose beispielsweise nach Favistan oder nach Aminophenazon werden nur in relativ kleiner Zahl im Krankenhaus aufgenommen. Die Letalität an bakteriellen Infekten ist jedoch hoch. Eine komplette Heilung ist zu erreichen, wenn die Phase bis zum Ansteigen der Granulozyten erreicht wird. Wir haben drei solcher Patienten prophylaktisch in Isolation und Dekontamination behandelt. Im etwa gleichen Zeitraum wurden drei Patienten auf der üblichen Station antibiotisch behandelt. Die drei isolierten Patienten, die durch nicht-resorbierbare Antibiotika dekontaminiert wurden, überlebten die Phase der Agranulozytose und konnten gesund entlassen werden. Die drei Patienten auf der normalen Station verstarben trotz der Gabe von Breitbandantibiotika. Die Todesursachen waren Pneumonie, Septikämie und nekrotisierende Pankreatitis.

Zusammenfassend ist zu sagen, daß prophylaktische Maßnahmen bei infektgefährdeten Patienten effektiv sind. Voraussetzung ist die komplette Isolation in Isolierbettsystemen und möglicherweise die Dekontamination durch nicht-resorbierbare Antibiotika wie durch mehrere prospektiv randomisierte Untersuchungen an akuten Leukämiepatienten und retrospektiven Vergleich an anderen Patienten mit Infektgefährdung beobachtet worden ist.

Literatur

Bodey, G. P., Buckley, M., Sathe, Y. S.: Ann. intern. Med. **64**, 328 (1966). — Dietrich, M., Meyer, H., Krieger, D., Genscher, U., Fliedner, T. M., Teller, W.: Europ. J. clin. Biol. Res. **5**, 488 (1972). — Levine, A. S., Graw, R. G., Young, R. C.: Ser. Haematol. **9**, 141 (1972). — Levine, A. S., Siegel, S. E., Schreiber, A. D.: Protected environments and prophylactic antibiotics. N. Engl. J. Med. **288**, 477 (1973). — Shooter, R. A., Walker, K. A., Williams, V. R.: Lancet **1966 II**, 1331. — Shooter, R. A., Cooke, M., Gaya, H.: Lancet **1969 I**, 1227. — Schimpff, S. C., Greene, W. H., Young, V. M.: Infection prevention in acute nonlymphocytic leukemia. 1975 (in press). — Yates, J., Holland, J. F.: Cancer (Philad.) **6**, 1490 (1973).

Immunmanipulation — Immuntherapie

Grob, P. J., Hitzig, W. (Dept. f. Innere Medizin, Zürich)

Manuskript nicht eingegangen.

Die Leukozytensubstitution bei infektgefährdeten Patienten*

Borberg, H. (Med. Univ.-Klinik, Köln)

Referat

Obwohl die Notwendigkeit einer Substitution von Leukopenien insbesondere bei Leukämie- und Tumorkranken offenbar ist, wie die Erythrozytenübertragung bei Anämien oder der Plättchenersatz bei Thrombozytopenien, haben Granulozytentransfusionen bisher keine allgemeine Anwendung gefunden. Als Gründe werden die präparativen Schwierigkeiten, die fragliche Wirksamkeit, die möglichen Nebenwirkungen auf den Empfänger, die Notwendigkeit sofortigen Verbrauchs und die logistischen Probleme, also Aufwand und organisatorische Schwierigkeiten

* Mit Unterstützung des SFB 68 der Deutschen Forschungsgemeinschaft.

genannt. Im folgenden soll versucht werden, den derzeitigen Entwicklungsstand und die Problematik der Granulozytentransfusionen darzustellen.

Zur Granulozytenübertragung werden sowohl die Leukozyten von Patienten mit chronischer myeloischer Leukämie als auch die von gesunden Personen benutzt. Auf die Besonderheiten einer Verwendung von CML-Zellen wird im Verlauf der Darstellung eingegangen werden.

Im allgemeinen werden drei Verfahren zur Gewinnung großer Leukozytenmengen benutzt: Die konventionellen Sedimentations- oder Zentrifugationsmethoden, die Zentrifugation im kontinuierlichen Durchfluß mit Hilfe von Blutzellseparatoren und die Filtrationsleukapherese. Wir verwenden seit einiger Zeit zusätzlich ein Kombinationsverfahren von Durchflußzentrifugation und Filtrationsleukapherese.

Bei den herkömmlichen Verfahren nutzt man das geringfügig unterschiedliche Verhalten der Erythrozyten und Leukozyten im Schwerefeld zur Trennung aus. Die Einführung von Sedimentationsbeschleunigern hat die Effektivität der Methodik deutlich verbessert. Stets sind mehrere Arbeitsgänge, in denen Sedimentation und Zentrifugation miteinander kombiniert werden, erforderlich. Während sich die konventionellen Verfahren zur Leukozytenübertragung von Gesunden nicht durchsetzen konnten — 15 bis 25 Normalspender sind zur Gewinnung von 1,5 bis 3,5 × 10^{10} Leukozyten erforderlich —, sind sie zur Präparation von CML-Zellen, für die ein einzelner Spender ausreicht, durchaus geeignet.

Die methodischen Schwierigkeiten sind mit der Einführung der Blutzellseparatoren wesentlich vereinfacht worden. Bei den Separatoren der Firmen IBM und Aminco wird das kontinuierlich durchfließende Blut in einem zylindrischen Topf in Fraktionen angereichert, die gezielt entnommen werden können. Der Hämonetiksprocessor arbeitet ähnlich, hat aber einen etwas anders geformten Zentrifugentopf und einen rhythmischen Zu- und Ablauf. Auch bei den Blutzell-

AUTOR	JAHR	GRANULOZYTEN-ERTRAG $\cdot 10^{-10}$	METHODE	HILFSMITTEL
LANI	1971	0,15	BZS	-
GRAW	1971	0,48	BZS	-
CLIFT	1973	1,09	BZS	-
GRAW	1971	0,96	BZS	ÄTIOCHOLANOLON, STEROIDE
HUESTIS	1974	1,45	M30	HYDROXYÄTHYLSTÄRKE
McCREDIE	1974	1,7	BZS	ÄTIOCHOLANOLON, HYDROXYÄTHYLSTÄRKE
CLIFT	1973	1,75	BZS	2 BLUTZELLSEPARATOREN
MISHLER	1974	2,03	BZS	DEXAMETHASON, HYDROXYÄTHYLSTÄRKE
MANNONI	1974	2,64	BZS	STEROIDE, PLASMAGEL
GRAW	1972	2,2 - 3,2*	FL	-
DJERASSI	1972	3,3 - 4,2*	FL	-
MEURET	1974	2 - 5	FL	-
HIGBY	1974	2,2 - 5,9	FL	DEXAMETHASON
BUCHHOLZ	1974	2,5 - 6,1	FL	-
DJERASSI	1974	4 -10,0	FL	?

*AUS DEN ANGEGEBENEN LEUKOZYTENZAHLEN ERRECHNET

Abb. 1. Übersicht über die Granulozytenerträge verschiedener Autoren. BZS = Blutzellenseparator (IBM/Aminco), M 30 = Haemonetics Blood Processor Model 30, FL = Filtrationsleukapherese separatoren steigert der Zusatz von Sedimentationsbeschleunigern die Ausbeute, so daß Erträge von mindestens 4×10^{11} CML-Zellen und zwischen 1 und 5×10^{10} Gesamtleukozyten von Normalspendern, davon 70 bis 80% Granulozyten, erzielt werden können.

Bei der Filtrationsleukapherese nutzt man die Fähigkeit der Granulozyten an Oberflächen zu haften zur Trennung aus. Indem man Vollblut mit einer gleichmäßigen Geschwindigkeit durch Filter aus Nylonwatte pumpt, erhalten die Granulozyten die Gelegenheit zum Haften. Nach seiner Beladung werden erst die Erythrozyten und Lymphozyten mit physiologischer Kochsalzlösung aus dem Filter gespült, hernach mit einer definierten Waschlösung auch die Granulozyten. Mit dieser Methode lassen sich ebenfalls je nach technischem Aufwand zwischen 10^{10} und 10^{11} Leukozyten vom Normalspender, davon 80% Granulozyten, gewinnen. Abb. 1 zeigt eine repräsentative Übersicht über die einzelnen Methoden und die erzielbaren Erträge.

Wir haben in den letzten Jahren folgende eigenen Ergebnisse mit den verschiedenen Methoden der Leukozytenpräparation gewonnen. Aus den Blutzellseparatoren haben wir ohne Hilfe im Mittel 4×10^{11} CML-Zellen und 2×10^{10} Leukozyten aus Normalspendern, davon bis maximal 85% Granulozyten, gewinnen können. Der bessere Ertrag im Vergleich zu anderen Autoren dürfte im wesentlichen auf der bei uns üblichen längeren Laufzeit beruhen. Trotzdem stellt diese Zahl nur ein Siebtel bis ein Sechstel des in der Literatur angegebenen Granulozytenbedarfs von 1×10^{11}/Tag dar.

Wir haben unsere weiteren Bemühungen zunächst auf eine Verbesserung der Ausbeute über die drei grundsätzlich bestehenden Möglichkeiten konzentriert: Zur Anhebung der Leukozytenzahl im Spender haben wir zu Beginn der Zentrifugenläufe 250 mg Steroide verabfolgt, zur Verbesserung der Trennschärfe Sedimentationsbeschleuniger, insbesondere Hydroxyäthylstärke, eingesetzt und die Trennkontrollen durch den Anschluß eines automatischen Zellzählgerätes, das Modell S der Firma Coulter-Elektronics, verbessert. Durch den gemeinsamen Einsatz dieser drei Möglichkeiten ist eine wesentliche Anhebung der Ausbeute auf einen mittleren Wert von 7×10^{10} CML-Leukozyten und $4,1 \times 10^{10}$ Gesamtleukozyten gesunder Spender, d. h. $3,6 \times 10^{10}$ Granulozyten, möglich geworden. Die Filtrationsleukapherese, die wir nach der von Buchholz angegebenen Modifikation durchführen, hat bei uns bisher Werte von durchschnittlich $2,54 \times 10^{10}$ ergeben, so daß ihre Ausbeute mit der der Blutzellseparatoren vergleichbar ist. Abb. 2 zeigt unsere Daten in der Übersicht.

Wir haben schließlich die Filtrationsleukapherese mit unserer Aminco-Zelltrifuge kombiniert und erhalten dabei Ausbeuten bis $8,5 \times 10^{10}$ Leukozyten von

METHODE	HILFSMITTEL	ERTRAG $\cdot 10^{-10}$
BZS		1,23
FL (1-2 FILTER)		2,54
BZS	STEROIDE, SEDIMENTATIONSBESCHLEUNIGER, COULTER MODELL S	3,6
BZS + FL	STEROIDE, SEDIMENTATIONSBESCHLEUNIGER, COULTER MODELL S	6,4

Abb. 2. Durchschnittliche Leukozytenerträge mit verschiedenen Verfahren der präparativen Leukozytengewinnung an der Medizinischen Universitätsklinik Köln in den Jahren 1970 bis 1975 (BZS = Aminco Celltrifuge; FL = Filtrationsleukapherese)

Normalpersonen, davon $6{,}4 \times 10^{10}$ Granulozyten. Wir sind damit in der Lage, etwa 65% des Tagesbedarfs eines Gesunden von einem Normalspender zu decken.

Wie aus diesen Daten ersichtlich, ist das Hauptproblem der Granulozytenübertragung von gesunden Spendern die Gewinnung ausreichender Zellmengen. Da bisher keineswegs alle Hilfsmaßnahmen erschöpft sind, kann man damit rechnen, daß in absehbarer Zeit das numerische Problem der Granulozytensubstitution lösbar ist. Zwischenzeitlich kann man die Zellen von Patienten mit chronischer myeloischer Leukämie verwenden, die ja schon mit den herkömmlichen Maßnahmen in ausreichender Zahl zur Verfügung gestellt werden können.

Nicht minder wichtig ist das Problem der Auswertung des Transfusionserfolges. Die Prüfung des klinischen Effektes, insbesondere des Temperaturabfalls bei fiebernden Patienten, und die Leukozytenzählung sind einfache, Überlebenszeitbestimmungen, Verteilungsmessungen und Funktionsprüfungen aufwendige, nicht immer durchführbare Methoden. Dem Wissenschaftler werden sie zur präzisen Beweisführung nicht ausreichen, dem Kliniker sei es verziehen, wenn er nach dem Versagen aller anderen therapeutischen Möglichkeiten in einer verzweifelten Situation sich auf die klinische Erfahrung verläßt. Die meist unter diesen Aspekten durchgeführten Therapieversuche wurden mit der Übertragung von CML-Zellen auf Empfänger mit akuten Leukosen, in geringer Zahl auch auf Tumorpatienten durchgeführt. Dabei ergaben sich folgende Erfahrungen:

Die wichtigsten Variablen scheinen das Ausmaß der Leukopenie beim Empfänger und der Umfang der Substitution zu sein. Demnach ist der Anstieg der zugeführten Zellen um so geringer, je niedriger die Granulozytenzahl vor der Substitution war. Entsprechend sollten nicht weniger als $0{,}5 \times 10^{11}$ CML-Zellen/m² Körperoberfläche transfundiert werden, wenn die Leukozytenübertragung effektiv sein soll. Je höher die Zahl der transfundierten Zellen, um so ausgeprägter ist der klinische Effekt.

Der Temperaturabfall fiebernder Empfänger tritt gelegentlich kurz nach Transfusionsende in Form einer Lyse ein, meist jedoch erst im Verlauf von 12 Std oder noch später. Häufigkeit, Ausmaß und Dauer des Temperaturabfalls korrelieren mit der Zahl der transfundierten CML-Zellen bzw. der absoluten Granulozytenzahl des Empfängers.

Da im Mittel nur 5% der zugeführten CML-Zellen 1 Std nach Transfusionsende noch im Kreislauf nachweisbar sind (Recovery) und der größte Teil bereits nach 2 Tagen verschwunden ist, reichen Einzeltransfusionen zur wirksamen Substitution meist nicht aus. Dem entspricht die klinische Erfahrung, die lehrt, daß die Leukozytentransfusionen möglichst täglich erfolgen müssen, auch wenn CML-Zellen über 6 Tage im peripheren Blut oder bis zu 52 Tagen im Knochenmark gefunden werden konnten.

Unsere eigenen Erfahrungen bestätigen diese überwiegend in den USA gewonnenen Daten. Wir haben die Transfusion von CML-Zellen etwas modifiziert, indem wir sie nicht nur frisch, sondern auch nach einer Lagerung bei 4° C übertragen haben. Obwohl die Konzentrate bis zum 5. Tag nach Beginn der Lagerung nur 4% mit Trypanblau färbbare Zellen aufwiesen, haben wir aus Gründen der Vorsicht bisher keine mehr als 2 Tage alten Zellen verwendet. Die gelagerten Zellen wurden wie die frischen komplikationslos vertragen.

Vier prophylaktische Übertragungen auf leukopenische Patienten mit den verschiedensten Abszessen bei akuter Leukämie ermöglichten bei bereits bestehender optimaler antibiotischer Abdeckung die Durchführung der Chemotherapie ohne nachfolgende septische Komplikationen. Die Intervalle zwischen den einzelnen Leukozytentransfusionen wurden dabei von der peripheren Granulozytenzahl bestimmt. Während die Wirksamkeit prophylaktischer Übertragungen kaum zu erfassen ist, lassen sich positive Effekte bei der Behandlung fieberhafter, leukopenischer Zustände eher nachweisen. Sieben dieser Patienten, die mit CML-Zellen behandelt wurden, zeigten die aus der Literatur bekannt gewordenen, eben genannten Effekte. Wir können zusätzlich zwei weitere Informationen beitragen:

1. Die alternierende Gabe von frischen und gelagerten Zellen erlaubt eine konstante Leukozytenzufuhr über mehrere Tage, so daß trotz Chemotherapie und nachfolgender Knochenmarksdepression ein Granulozytenspiegel von 500 bis 700/mm³ einfach aufrecht erhalten werden kann.

2. Bis jetzt konnten wir keinen Wirkungsunterschied zwischen frischen und 2 Tage alten, auf 4° C gekühlten CML-Zellen beobachten.

Einen Eindruck von der Wirksamkeit von CML-Zelltransfusionen kann folgender Fall vermitteln. Bei einer Patientin mit Kieferabszeß bei akuter myeloischer Leukämie blieben im Anschluß an die Abszeßspaltung und die Chemotherapie trotz breiter antibiotischer Abdeckung mit Carbenecillin, Gentamycin und Cephalosporin, der Gabe von Nystatin und γ-Globulin septische Temperaturen bestehen. Unter der laufenden Zufuhr von CML-Zellen überstand die Patientin

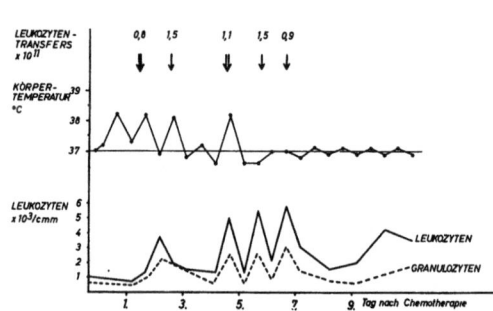

Abb. 3. Die Wirkung wiederholter Leukozytentransfusionen eines Spenders mit chronischer myeloischer Leukämie auf einen Patienten mit akuter myeloischer Leukämie. Die breiten Pfeile symbolisieren die Übertragung frischer, die schmalen Pfeile die Transfusion gelagerter Zellen

die Phase der Knochenmarksdepression vom 6. bis 10. Tag komplikationslos (Abb. 3). Unsere Ergebnisse sind erst vorläufig und erlauben noch keine bindenden Schlüsse. Im Licht der in der Literatur bekannt gewordenen Erfahrungen wirken sie jedoch vor allem wegen der Vereinfachung der logistischen Probleme ermutigend.

Die Erfahrungen mit der Wirksamkeit von Granulozytentransfusionen gesunder Spender weichen nicht prinzipiell von denen mit CML-Zellen gewonnenen ab. Allerdings scheinen Effekte auch mit einer geringeren Zellzahl erzielbar zu sein. Als Beispiel mögen einige eigenen Ergebnisse dienen.

Solange wir nicht in der Lage waren, mehr als 1×10^{10} normaler Granulozyten zu substituieren, haben wir in kaum mehr als 30% der Fälle klinische Effekte gesehen. Mit der Einführung von Hilfsmitteln in die Blutzellseparation verbesserten sich die Erfolge beträchtlich, und seit der Kombination von Blutzellenseparator und Filtrationsleukapherese haben wir in bisher 10 Fällen noch keinen völligen Therapieversager beobachten können. Eine Gegenüberstellung der Daten von jeweils 10 Leukozytenübertragungen beider Gruppen, also einmal Blutzellenseparator mit Hilfen, aber ohne Filtrationsleukapherese, und zum anderen zusammen mit der Filtrationsmethode, führt zu folgenden Ergebnissen:

	BZS + Hilfen	BZS + Hilfen + FL
Mittlerer Leukozytenanstieg	489/mm³	752/mm³
Mittlerer Granulozytenanstieg	34,2 %	64 %
Maximaler Temperaturabfall	1,58° C	2,23° C
Mittlere Dauer der Temperaturreduktion	29 Std	31,8 Std

Auch diese Daten können wegen ihrer zu geringen Zahl noch nicht beweisend sein. Sie zeigen jedoch einen deutlichen Trend, der die früher aus CML-Transfusionen gewonnenen Erfahrungen bestätigt. Sie gewinnen an Aussagekraft, sieht man sie im Licht jüngerer amerikanischer Berichte vom NIH, aus Houston, Buffalo und Seattle.

Es wäre wünschenswert, wenn die Wirksamkeit von Granulozytentransfusionen nicht nur an klinischen Parametern gemessen würden. Die Schwierigkeiten der Präparation ausreichender Zellmengen einerseits und der methodische Aufwand der Empfängeruntersuchungen andererseits, haben bisher regelmäßige Kontroll- und Funktionsuntersuchungen beim Empfänger verhindert. Phagozytoseuntersuchungen, cytogenetische Methoden, Ganzkörperscintigraphie und Autoradiographie wurden erfolgreich, aber in zu geringer Zahl zur Messung des Transfusionserfolges angewandt. Sie haben zusätzliche Hinweise auf den Nutzen von Granulozytentransfusionen durch den Nachweis der in vivo-Funktion der transfundierten Zellen erbracht. Aus der Zahl der methodischen Möglichkeiten möchte ich die sehr einfachen, aber zuverlässigen Y-Chromatinbestimmungen zur Messung der Überlebenszeit von Hellriegel erwähnen. Er konnte damit bestrahlte CML-Zellen über 6 Tage beim Empfänger nachweisen, während Granulozyten von Normalspendern erwartungsgemäß nur wenige Stunden überlebten.

Die Indikation zur Granulozytentransfusion hat sich, auch nachdem ihre Wirksamkeit wahrscheinlich gemacht werden konnte, gegenüber früher kaum geändert. Als Empfänger kommen in erster Linie leukopenische Patienten mit akuten Leukämien in Frage. Prophylaktische Transfers scheinen nur indiziert, wenn eine besondere Gefährdung des Empfängers absehbar ist, genügend kompatible Spender zur Verfügung stehen und ausreichende präparative Möglichkeiten vorhanden sind. Wegen des krassen Mißverhältnisses zwischen der Nachfrage und unserem Potential transfundieren wir im allgemeinen nur, wenn ein Patient weniger als 500 Granulozyten/mm³, Temperaturen über 38° C trotz optimaler antibiotischer Abdeckung und eine Besiedlung mit Pilzen oder gramnegativen Keimen aufweist.

Als Empfänger sind ferner Patienten mit Agranulozytosen und aplastischen Syndromen zu nennen.

Inwieweit zukünftige Empfänger von Knochenmarkstransplantaten Leukozytentransfusionen erhalten sollen, kann generell noch nicht erschöpfend beantwortet werden. Das Problem ist vorhanden, aber zu komplex, als daß es in diesem Rahmen ausreichend erörtert werden kann.

Nebenreaktionen und Zwischenfälle sind bei Granulozytentransfusionen beschrieben worden. Sie können als Sofortreaktion und als Überempfindlichkeit vom verzögerten Typ auftreten. Ferner sind echte „takes" nach der Transfusion von CML-Zellen ganz vereinzelt beschrieben worden. Nebenreaktionen sind selten, wenn die Granulozyten mit dem Blutzellenseparator präpariert werden, während sie nach der Transfusion von Zellen aus der Filtrationsleukapherese häufig sind. Soweit Nebenreaktionen immunologischer Natur sind, lassen sie sich durch die Bestimmung von AB0, Rh, HL-A und die MLR, Kreuzprobe, Crossmatch und eine möglichst umfassende Antikörpersuche besonders bei polytransfundierten Empfängern verringern. Bei 40 Transfusionen von Granulozyten aus dem Blutzellenseparator haben wir viermal Nebenreaktionen erlebt bei Patienten, bei denen ein Antikörperprofil nicht erstellt war. Dagegen kann die Zahl der Nebenreaktionen nach Zufuhr von Zellen aus der Filtrationsleukapherese sehr viel höher sein, wenn die Transfusionen nicht vorsichtig genug durchgeführt werden. Da sie durch eine betont protrahierte Zufuhr der Granulozyten vermeidbar sind, scheinen andere als immunologische Faktoren beteiligt zu sein.

Zur Vermeidung der Graft-versus-Host-Reaktion haben wir zunächst sämtliche Granulozytenpräparationen mit 10000 R bestrahlt. Nachdem wahrscheinlich geworden ist, daß bestrahlte Leukozytenkonzentrate, sei es durch eine Funktionseinbuße der Granulozyten, sei es durch eine Störung der zellulären Kooperation (Lymphozyten, Monozyten), weniger effektiv sind als unbestrahlte, bemühen wir uns um ein differenzierteres Vorgehen. Wie für unsere immunologisch behandelten Tumorpatienten streben wir die Erstellung eines Immunprofils an, so daß sich eine Bestrahlung erübrigt, wenn der Empfänger immunologisch voll kompetent ist.

Welche Konsequenzen ergeben sich für die Zukunft?

1. Solange die Substitution der Granulozyten von Normalspendern auf bestimmte Zentren beschränkt bleiben muß, können die Transfusionen von CML-Zellen die Effizienzlücke überbrücken. Voraussetzung ist jedoch eine weitgehende regionale oder evtl. auch überregionale Erfassung geeigneter kooperativer Patienten, deren Behandlung so durchgeführt werden muß, daß sie auch als Spender zur Verfügung stehen.

2. Die Bemühungen um eine weitere Verbesserung der Granulozytenausbeute sollten weitergeführt werden. Insbesondere sollten die Gewinnungsmethoden praktikabler gestaltet werden.

3. Das bisher ungelöste Problem einer langfristigen Lagerung von Granulozytenkonzentration verdient stärkere Aufmerksamkeit als bisher.

4. Nachdem für die wissenschaftliche Bearbeitung der mit Granulozytentransfusionen verbundenen Probleme ausreichend Material zur Verfügung gestellt werden kann, sollten die Erforschung der Funktion transfundierter Leukozyten im Empfänger und die Untersuchung der Nebenwirkungen stärkere Beachtung finden.

6. Es sollten die Voraussetzungen für kontrollierte prospektive Doppelblindstudien geschaffen werden.

Literatur kann beim Verfasser angefordert werden.

Infektionskrankheiten

Mohr, W., Brinkmann, U. (Klinische Abt. des Bernhard-Nocht-Instituts für Schiffs- und Tropenkrankheiten Hamburg): **Probleme der Klinik und Therapie einer neuen Arena-Virus-Infektion (Lassa-Fieber)**

Seitdem 1969 die ersten 3 Erkrankungen an Lassa-Fieber diagnostiziert wurden, sind bisher allerdings nur aus Westafrika, und zwar aus Jos/Nigeria, Zorzor/Liberia sowie Panguma und Tonga, Sierra Leone, weitere Gruppenerkrankungen berichtet worden (Tabelle 1). Von den 3 Ersterkrankten verstarben zwei, bei der 3. Schwester wurde das Virus von Casals (Harvard University, USA) isoliert. Es handelt sich um ein Arena-Virus aus der Gruppe, der auch die Erreger des Juinin-Virus und des Machupo-Virus zugeordnet werden — letzteres ist der Erreger des südamerikanischen hämorrhagischen Fiebers — und außerdem die Erreger der murinen lymphozytären Choriomeningitis. Es handelt sich um RNS-Viren, die

Tabelle 1. Zeit und Ort bisher bekannter Erkrankungen an Lassa-Fieber

Ort	Zeit	Gesicherte Fälle				Fragliche Fälle[a]	Summe
		Virus-isolation	serologische Titer	nur klinisch	gesamt		
Lassa/Jos/USA	1969	4	4	—	5[b]	—	5
Jos	1970	12	9	8	24	4	28
Zorzor	1972	4	7	3	11	2	13
Panguma	1972	9	12	—	12	5	17
Panguma	1970—1972	—	—	53[c]	53	—	53
Onitsha	1974	2	2	—	2	1	2
		31	34	64	107	12	118

[a] Nicht stationär behandelt bzw. nicht beschrieben.
[b] Nach Buckley et al. (1970) kam es in den USA zu zwei Laborinfektionen mit Lassa-Fieber, nur ein Fall wurde veröffentlicht (Leifer et al., 1970).
[c] Retrospective Diagnose nach bestimmten Kriterien (Fraser et al., 1974).

lipidlöslich sind. Sie sind pantrop. Ihre Gestalt ist polymorph und in der Größenordnung zwischen 60 und 280 nm. Während Saugmäuse die Infektion überstehen und eine Immunität entwickeln, gehen erwachsene Mäuse an der Infektion zugrunde.

Die Erkrankung zweier deutscher Ärzte, die an einem katholischen Missionshospital in Onitsha/Nigeria im Rahmen eines Entwicklungshilfeeinsatzes tätig waren, gab uns den akuten Anlaß, diesem Krankheitsbild eingehender nachzugehen.

Nach einer *Inkubationszeit* von 3 bis 16 Tagen stellen sich uncharakteristische Prodromalerscheinungen ein, wie Abgeschlagenheit, Muskel- und Gliederschmerzen, Übelkeit und Kopfweh. Meist beginnt die Krankheit schleichend. Manchmal aber kann auch ein Schüttelfrost am Anfang auftreten, so daß zunächst an Malaria gedacht wird. Diese läßt sich aber durch die Blutuntersuchung („dicker Tropfen" und Ausstrich) ausschließen. Da sehr bald heftige Bauchschmerzen, manchmal auch Brustschmerzen, das Krankheitsbild begleiten können und das Fieber eine Continua zeigen kann, ist differentialdiagnostisch auch an Typhus abdominalis oder Paratyphus zu denken. So bewegte sich auch die Differentialdiagnose bei den beiden Ärzten zunächst in dieser Richtung. Das applizierte Chloramphenicol aber half nicht.

Tabelle 2. Die Häufigkeit klinischer Symptome in verschiedenen Ausbrüchen von Lassa-Fieber

Symptome	Jos/Nigeria (White, 1972)	Zorzor/Liberia (Mertens et al., 1973)	Sierra Leone (Fraser et al., 1974)	Summe Anzahl	%
Allgemeine Schmerzen und Abgeschlagenheit	8	8	24	40	41,2
Kopfschmerz	10	10	13	33	34,0
Rachenkatarrh	20	10	—	30	30,9
Husten und Brustschmerz	21	11	18	50	51,5
Erbrechen	18	10	31	59	60,8
Bauchschmerz	15	5	33	53	54,6
Durchfall	8	6	18	32	33,0
Pharyngitis	19	—	23	42	43,0
Tonsillitis	14	—	—	14	14,4
Vergrößerte Lymphknoten am Kopf	9	2	6	17	17,5
Schwellung von Hals und Gesicht	8	7	3	18	18,6
Konjunktivitis	7	7	—	14	14,4
Pneumonie	4	2	—	6	6,2
Blutungstendenz	11	4	10	25	25,8
Hörschwäche	4	3	1	8	8,2
Leukopenie	6	6	26	38	39,2
Leukozytose	4	—	—	4	4,1
Hypotension	—	—	10	10	10,3
Anzahl Fälle	23	11	63	97	100,0

Tabelle 3. Sterblichkeit an Lassa-Fieber in verschiedenen Ausbrüchen

Ort des Ausbruches	Jahr	Gesicherte Fälle Gesamtanzahl	davon tödlich Anzahl	%
Lassa/Jos/USA	1969	5	3	60
Jos	1970	24	13	54
Zorzor	1972	11	4	36
Panguma	1970—1972	65	24	37
Onitsha	1974	2 (3)[a]	1 (1)[a]	50
Summe		107	45	42,1

[a] Klinisch vermutet, nicht serologisch gesichert.

Im weiteren Verlauf stellen sich dann Erscheinungen in der Mundhöhle und im Nasenrachenraum ein mit starker Rötung, Geschwürsbildung und Schwellung sowie zunächst isolierten, dann auch confluierenden Belägen. Die starke Pharyngitis erschwert die Nahrungsaufnahme und führt auch durch die starken Schwellungszustände zur Atembehinderung. Diese war in dem Fall des Ersterkrankten so erheblich, daß eine Tracheotomie erforderlich wurde. Unter den Erscheinungen zunehmender Benommenheit und dem Auftreten von tonisch-clonischen Krämpfen verstarb der ersterkrankte Arzt.

Der Krankheitsverlauf kann als sehr charakteristisch für die schweren Krankheitsverläufe bei Lassa-Fieber angesehen werden (Tabelle 2). Die Diagnose allerdings wurde in diesem Fall erst nach dem Tod gestellt durch Materialeinsendung an das „Center for Disease Control" in Atlanta, USA.

Bei der Tracheotomie, die in diesem ersten Krankheitsfall notwendig wurde, erfolgte wahrscheinlich die Infektion des zweiten Arztes; denn mit einem Hustenstoß wurde ihm Blut und Rachensekret des Erkrankten ins Gesicht gesprüht.

In der Anfangsphase auch des zweiten Falles, der 8 Tage nach der Kontamination mit dem Sputum des Ersterkrankten mit Fieber selber erkrankte, war die Diagnose unklar bzw. dachte man — wegen der Continua — an Typhus. Da aber die Antibioticatherapie wirkungslos blieb, verstärkte sich der Verdacht auf Lassa-Fieber, das dann durch den virologischen Nachweis bestätigt werden konnte. Die weitere Kontrolle mittels der Komplementbindungsreaktion zeigte auch einen Anstieg des Antikörpertiters.

In diesem zweiten Fall konnte dann am 10. Krankheitstag Rekonvaleszentenserum gegeben werden. Danach trat eine krisenhafte Besserung ein, der aber nochmals ein Fieberanstieg mit beginnender Pneumonie folgte. Auch dauerte die erhöhte Blutungsneigung, wohl infolge einer Verbrauchskoagulopathie, noch an.

An Komplikationen wurden auch von anderen Gruppenerkrankungen besonders die Blutungsneigung sowie Pneumonien genannt. Als Folgezustände werden längerdauernde Rekonvaleszenz, Hörstörungen und auch Anämien beschrieben. Herzmuskelschädigungen, wie sie auch bei anderen Infektionskrankheiten zu beobachten sind, werden auch bei dieser Krankheit beobachtet mit elektrocardiographisch nachweisbaren Veränderungen im Sinne einer Repolarisationsstörung. Sie bildeten sich nach Ausheilung — soweit kontrolliert werden konnte — völlig zurück.

Die Frage der Infektiosität der Erkrankung ist noch nicht in allen Einzelheiten geklärt. Da die bisherigen Beobachtungen vielfach einen sehr schweren Krankheitsverlauf zeigten und man mit einer Mortalität von fast 50% rechnen mußte, war größte Vorsicht geboten (Tabelle 2). Alle Maßnahmen, wie sie bei der Isolierung eines Pockenkranken notwendig sind, wurden für den Transport des erkrankten zweiten Arztes von Nigeria nach Deutschland getroffen und die Quarantänezeit auch lange genug gewählt, um der Gefahr einer Einschleppung einer Viruskrankheit nach Europa vorzubeugen; denn aus den Studien von Casals war bekannt, daß der Erreger bis zum 15. Krankheitstag in der Rachenspülflüssigkeit nachzuweisen ist und in einigen Fällen noch bis zu 30 Tagen mit dem Urin ausgeschieden wird.

Bei der lange dauernden Inkubationszeit zwischen 6 und 17 Tagen ist eine Einschleppung dieser Infektion nach Europa durchaus möglich. Das zeigte auch der von Woodruff im Januar 1975 beobachtete Fall eines englischen Arztes, der, ohne daß die Diagnose zunächst gestellt war, als Kranker mit einer Linienmaschine über Brüssel nach London gebracht worden war. Dort verstarb er 2 Tage nach seiner Ankunft. Glücklicherweise kam es in diesem Fall zu keiner weiteren Ansteckung. Es ist aber dringend zu empfehlen, bei Personen mit unklaren Fieberzuständen, die aus Westafrika kommen, an dieses Krankheitsbild zu denken und solche Patienten sofort einer strengen Isolierung zuzuführen, vor allem aber einer Behandlung mit Rekonvaleszentenserum möglichst in den ersten 6 bis 8 Krankheitstagen. Es sollte dann in der Dosierung von 200 bis 250 ml gegeben werden. Bei drohenden pneumonischen Komplikationen empfiehlt sich eine Behandlung mit Breitbandantibiotica; eine sorgfältige Pflege sowie evtl. auch Infusionen sind dringend erforderlich.

RASSI, D., WIRTH, W. (Med. Klinik u. Poliklinik, Univ. Münster): **Erfahrungen mit der Tollwutschutzimpfung**

In der Tollwutberatungsstelle der Medizinischen Universitätsklinik Münster wurden in den letzten 20 Jahren 191 Personen aktiv gegen Tollwut immunisiert. Von 1954 bis 1971 erhielten 130 Personen eine vollständige aktive Immunisierung mit dem Hempt-Impfstoff. Abgesehen von den fast üblichen Lokalreaktionen traten bei keinem Patienten ernsthafte neurologische Komplikationen auf. Da die Impfung mit dem Hempt-Impfstoff heute keine praktische Rolle mehr spielt, soll auf dieses Impfverfahren nicht näher eingegangen werden.

Wie in weiten Teilen Deutschlands war es seit 1970 auch im Raume Münster zu einem erheblichen Anstieg der Tiertollwut und damit der Tollwutkontaktfälle beim Menschen gekommen. Wegen des wesentlich geringeren Risikos einer post-

Impfindikation	Fallzahl
Biß tollwütiger Tiere	3
Biß tollwutverdächtiger Tiere	14
Kontakt mit dem Speichel tollwütiger Tiere	58
Sonstiger Kontakt mit tollwütigen Tieren	20
Kontakt mit tollwutverdächtigen Tieren	7

Jahr	Pferd u. Pony	Fuchs	Rind	Hund	Schaf	Reh
1972	31	14	7	2	2	3
1973	0	11	5	8	3	1
1974	6	2	2	1	0	0

Abb. 1

vakzinalen Komplikation impften wir von 1972 an ausschließlich mit einer lyophylisierten inaktivierten Enteneivakzine des Schweizer Seruminstituts (sog. Berner Impfstoff). Wegen dieser nachgewiesenen geringeren Komplikationsrate wurde seit dieser Zeit die Impfindikation sicherlich auch von uns etwas großzügiger gestellt. 102 Tollwutberatungen führten in den letzten 3 Jahren in 61 Fällen zu einer aktiven Impfung und in 10 dieser Fälle zu einer sofortigen passiven Immunisierung mit dem Tollwutimmunglobulin der Behringwerke Marburg.

Für die Indikationsstellung zur Impfung erwiesen sich die eingehende Befragung der betroffenen Personen und die intensive Fahndung nach den tollwutverdächtigen Tieren in Zusammenarbeit mit den zuständigen Gesundheits- und Veterinärämtern von großem Wert, wobei in vielen Fällen geradezu kriminalistische Fähigkeiten erforderlich waren. Als unbedingte Impfindikation werteten wir Bißwunden sicher tollwütiger Tiere, Bißwunden tollwutverdächtiger Tiere, zumal wenn sie aus einem Bezirk gemeldet wurden, in dem die Tiertollwut grassierte, sowie der Kontakt mit dem Speichel tollwütiger Tiere beim Nachweis von Hautverletzungen oder bei sehr intensivem Kontakt mit dem Speichel tollwütiger Tiere, auch wenn sich bei der Beratung am nächsten oder übernächsten Tag keine eindeutige Hautverletzung feststellen ließ. Diese Beratungssituation war in den meisten Fällen bei Kindern gegeben, die z. B. ihr tollwutkrankes Pony mehrere Tage intensiv gepflegt hatten und ein sicherer Kontakt mit dem Speichel nachweisbar war, da nach unserer Auffassung in solchen Fällen gerade bei Kindern eine orale oder conjunctivale Übertragung durch die nicht gereinigten Hände durchaus in Betracht gezogen werden muß.

Bei sonstigem Kontakt mit tollwütigen Tieren, z. B. durch Anfassen des Felles, Wegtragen eines tollwütigen Fuchses an der Rute, Pflege des von einem tollwütigen Fuchs gebissenen Jagdhundes usw. wurde die Impfindikation nach Lage des Einzelfalls beurteilt und in einer Reihe von Fällen auch nach eingehender Beratung dem Betroffenen anheimgestellt. Die erste Abbildung demonstriert die Fallzahl der angesprochenen Indikationsmöglichkeiten.

Als Überträger der Tollwut kamen in den letzten 3 Jahren in unserem Gebiet in erster Linie Weidetiere, d. h. Pferde, Ponies, Esel und Rinder in Frage. Bei den Wildtieren standen wie zu erwarten die Füchse an erster Stelle, die auch für die 3 Bißverletzungen bei nachgewiesener Tiertollwut verantwortlich waren.

Tollwutberatungsstelle Univ. Münster

Jahr	Beratungen	Aktive Impfung	Passive Impfung	Unverträglichkeit		
				keine	leichte	starkere
1972	59	30	5	20	8	2
1973	31	22	2	17	5	0
1974	12	9	3	7	2	0
Total	102	61	10	44	15	2

Abb. 2

Die Impfungen mit der Enteneivakzine erfolgten bei Erwachsenen und Kindern mit jeweils 14 subkutanen Injektionen in täglichen Abständen in der Bauchhaut. Geringe lokale Reizerscheinungen traten bei fast allen Geimpften auf und sind als normale Impfreaktion anzusehen. Stärkere Lokalreaktionen und eine leichte Beeinträchtigung des Allgemeinbefindens beobachteten wir in 15 von 61 Fällen (Abb. 2). Diese Erscheinungen klangen ausnahmslos ohne weitere Maßnahmen und Folgeerscheinungen bei den Betroffenen wieder ab. Nur in 2 Fällen veranlaßten wir sicherheitshalber eine stationäre Beobachtung. Im ersten Fall trat bei einem jungen Landwirt nach der 6. aktiven Impfung ein Kreislaufkollaps auf. Er hatte entgegen unserer Empfehlung an diesem Tage schwere körperliche Arbeit verrichtet. Die Immunisierung konnte ohne weitere Folgeerscheinungen nach eintägiger Pause zu Ende geführt werden. Im zweiten Fall registrierten wir ein Quinck-Ödem im Zusammenhang mit einer passiven Immunisierung. Es handelte sich bei der Patientin um eine 40jährige MTA, die bei der Aufbereitung von Hirngewebe eines tollwütigen Fuchses Material in die Conjunctiven bekommen hatte. Wir entschlossen uns in diesem Fall zu einer sofortigen passiven Immunisierung mit Tollwutimmunglobulinserum. Die Vortestung mit normalem Pferdeserum wurde ohne Reaktion vertragen. 10 Std nach der passiven Immunisierung mit 10 ml Antiserum trat ein Quinck-Ödem im Gesicht auf, das unter hochdosierter Cortisongabe in Verbindung mit Calcium und Antihistaminika sich jedoch schnell wieder zurückbildete. Die anschließende aktive Immunisierung konnte ohne Nebenwirkungen durchgeführt werden. Nachträglich wurde bekannt, daß die Patientin Jahre früher nach einer Tetanusserum-Injektion eine allergische Reaktion aufgewiesen hatte.

Passive Immunisierungen führten wir insgesamt 10mal durch. Die Indikationen waren frische Bißverletzungen bzw. intensiver Schleimhautkontakt mit sicher virushaltigem Material. Bei Bißwunden wurden 5 ml Antiserum um die Wunde lokal injiziert und 5 ml intramuskulär gegeben. Die anschließende aktive Immunisierung mit 14 Injektionen wurde in diesen Fällen ergänzt durch mindestens eine weitere Impfung 10 Tage nach der ersten Injektionsserie, um die Hemmung der aktiven Immunisierung durch das voraufgegebene Immunserum zu kompensieren. Bei keiner der von uns geimpften Personen ist glücklicherweise eine Tollwutinfektion aufgetreten. Bei der relativ kleinen Zahl von Bißwunden durch tollwütige Tiere oder von eindeutigem Speichelkontakt über die Schleimhäute oder verletzte Haut lassen sich daraus keine Rückschlüsse auf die Wirksamkeit des Impfstoffes ziehen. Bekanntlich ist nach den größeren Statistiken auch bei Bißverletzungen durch tollwütige Tiere nur in etwa 20 bis 40% (bei Wölfebiß bis 60%) mit einer Tollwuterkrankung beim Menschen zu rechnen. Die Verträglichkeit der von uns bisher verwandten Enteneivakzine ist als ausgesprochen gut zu bezeichnen. Die selbe Erfahrung haben wir in den letzten Monaten mit dem auf Entenembryonen gezüchteten Tollwutimpfstoff der Behringwerke gemacht.

Literatur kann bei den Verfassern angefordert werden.

Aussprache

Herr W. Mohr (Hamburg):

Zu Herrn D. Rassi: In den Jahren 1971, 1972 und 1973 führten wir an der Klinik des Bernhard-Nocht-Instituts 348 Tollwutberatungen durch und nahmen bei 141 der Beratenen Impfungen mit dem Impfstoff nach Hempt vor. Allgemeinreaktionen mit Fieber sahen wir nur ganz vereinzelt, häufiger starke Lokalreaktionen, vereinzelt allergische Hauterscheinungen. In keinem Fall beobachteten wir in dieser Zeit zentralnervöse Störungen.

Seit 1974 haben wir dann auch den Entenembryoimpfstoff der Schweizer Firma BERNA angewandt. Bei den 60 bisher so Geimpften beobachteten wir selten geringe Allgemeinreaktionen in Form von allgemeiner Abgeschlagenheit und Krankheitsgefühl. Die Lokalreaktionen an der Bauchhaut waren wesentlich geringer als bei der Hemptschen Impfung.

Menschliche Tollwuterkrankungen beobachteten wir nicht. Es sei aber darauf hingewiesen, daß nur in 20% — nach neuesten amerikanischen Statistiken sogar nur in 15% — der Fälle von Bissen durch tollwuterkrankte Tiere Tollwuterkrankungen beim Menschen auftreten. Virulenz des Virus sowie Ausdehnung und Sitz der Bißverletzung spielen für das Zustandekommen der Erkrankung eine wesentliche Rolle. Wolfs- und Hyänenbisse sind besonders gefürchtet. Bisse kleinerer Tiere mit Sitz an den unteren Extremitäten sind weniger gefahrvoll.

Unter den insgesamt 406 Beratungen waren 255 Hundebisse und 43 Katzenbisse; aber nur in 63 Fällen der Hundebisse und bei 35 Katzenbissen haben wir uns zur Impfung entschlossen.

Auf die Richtlinien der Weltgesundheitsorganisation für das Verhalten bei Kontakt oder Bißverletzungen durch tollwutkranke oder -verdächtige Tiere wird hingewiesen. Eine frühzeitige Impfung ist wichtig, möglichst innerhalb der ersten 2 bis 3 Tage. Bei schweren Verletzungen empfiehlt sich die Gabe von Hyperimmunserum, also passive und anschließend aktive Immunisierung. Das tollwutverdächtige Tier sollte nach Möglichkeit nicht sofort getötet, sondern zunächst beobachtet werden. Ist es nach 5 Tagen nicht verendet, kann die Impfung des Gebissenen abgebrochen werden.

Einen absoluten Schutz verleiht auch die Entenembryoimpfung nicht. Amerikanische Statistiken zeigen, daß auch vereinzelt trotz der Schutzimpfung mit diesem Impfstoff, vor allem, wenn sie nicht sofort erfolgt ist, Todesfälle an Tollwut eintreten können.

FALCK, I., MUHLACK, S. (Städt. Krankenhaus für Chronisch- und Alterskranke, Berlin-Charlottenburg — Innere Abt.): **Septische Komplikationen bei geriatrischen Patienten**

Bei 3644 Pat. einer Geriatrischen Klinik war die Verweildauer durchschnittlich 407 Tage und das Durchschnittsalter 78 Jahre. 75% dieser Patienten waren vorher in anderen Krankenhäusern mehr oder weniger längere Zeit antibiotisch vorbehandelt worden. Die Patienten hatten je zwischen 8 und 10 Diagnosen.

Bei Vorgehen nach dem Internationalen Verzeichnis der Krankheiten, herausgegeben vom Statistischen Bundesamt in Wiesbaden 1958, fand sich bei den 3644 Pat. 77mal, d. h. in 0,19%, die Diagnose „Sepsis Erysipel und Pyämie", während die Diagnose „Tuberkulose" (alle Formen, auch inaktiv), 282mal, d. h. 7,9% der Fälle, festgestellt wurde.

Wenn die Patienten mit Erysipel mit abgeheilten Pyämien, bakteriellen Infektionen wie Sialoadenitis, ausscheidet, bleiben 70 Pat. übrig, von denen 49 seziert wurden.

Sepsis als Todesursache wurde unter diesen Patienten nur 5mal nachgewiesen. Davon waren 3 Patienten nicht typisch geriatrisch, sie waren nämlich 59, 24 und 64 Jahre alt. Dabei lag einmal ein operiertes Cauda Meningiom mit Querschnittsyndrom und schwerem Dekubitus vor, bei dem jugendlichen Patienten eine schwere rheumatoide Arthritis mit Psoriasis und Sepsis und bei der dritten Patientin lag ein Dekubitus mit Sepsis ebenfalls bei einem Querschnittsyndrom vor.

Die geriatrischen Patienten mit Todesursache „Sepsis" waren ein 90jähriger Patient mit einer chronischen Osteomyelitis nach einer Schenkelhalsnagelung und eine 75jährige Patientin mit einer abscedierenden Pyelonephritis und Gangrän.

Es ist nun von Interesse, festzustellen, ob diese alten Menschen ganz allgemein auf die bei der Obduktion nachgewiesenen eitrigen Infektionen reagiert haben.

Man kann nicht davon sprechen, daß diese Greise reaktionslos waren, denn sie wiesen deutliche Leukozytosen, Temperaturerhöhungen und Blutsenkungsbeschleunigungen aus, allerdings fehlten auch bei einem Teil diese typischen Reaktionen (siehe Tabelle)!

Die Lokalisation der eitrigen Prozesse war vor allem das Urogenitalsystem — 8mal, die Respirationsorgane — 16mal, Gallenwege — 2mal, Oteomylitis — 4mal,

Tabelle. 49 Patienten — Durchschnittsalter 78 Jahre — mit bei Obduktion nachgewiesenen bakteriellen Infektionen (Lungenabscesse, Dekubitus, abscedierende Pyelonephritis usw.)

Patientenzahl	Blutsenkung 1. Stundenwert in mm
4	bis 20
3	bis 40
15	bis 80
27	über 81
49	

Patientenzahl	Leukozyten mm^3
19	normal
28	über 9000
2	erniedrigt
49	

Patientenzahl	Temperatur
16	normal
7	37—38°
14	38—39°
10	39—40°
2	über 40°
49	

Dekubitus — 4mal. Einmal lag eine Endokarditis lenta vor und nur in einem weiteren Falle eine ulceröse Endokarditis, während sonst die maranische Endokarditis bei diesen Patienten häufig war. Eine streuende Endokarditis bei einem Schrittmacherpatienten konnte saniert werden.

Es lag daran, festzustellen, daß unter dem Thema „Der infektgefährdete Patient" bei Greisen mit einem Durchschnittsalter von 78 Jahren und der typischen Multiplizität der Leiden — wobei allein schon die Diabeteshäufigkeit sehr hoch und lange Verweildauer im Krankenhaus erforderlich war — die Infektionsgefährdung nicht so ausgeprägt war und die Todesursache „Sepsis" nur 5mal unter 3644 Patienten zu finden war, aber auch niemals als Grundkrankheit.

Literatur
Falck, I.: Gerontologia 8, 3 (1975). — Falck, I.: Gerontologia 8, 12 (1975).

Aussprache
Herr H. Hennemann (Mannheim):
zu Frau I. Falck: Welche Keime waren bei Ihren Sepsisfällen die Erreger derselben?

ALEXANDER, M., SAGE, S., SCHÖN, M. (Abt. f. Innere Medizin mit Schwerpunkt Infektionskrankheiten, F. U. Berlin): **Serologische Untersuchungen über die Durchseuchung der Berliner Bevölkerung mit Mycoplasma pneumoniae**

Der Titer der Komplementbindungsreaktion für Mycoplasma pneumoniae überstieg nach Ludlam, Bridges und Benn in 5 aufeinanderfolgenden Fällen von Erythema exsudativum multiforme 1:256. Da diese Erkrankung häufig mit einer interstitiellen Pneumonie einhergeht, vermuten die Autoren einen Zusammenhang. Außerdem wird ein Zusammenhang von Mykoplasmainfektionen mit Mengino-Enzephalitis, akuter Splenitis, herdförmigen Lebernekrosen, Myocarditis, Trommelfellentzündungen, Urethritis, primär chronischer Polyarthritis, Polyneuritis, Guillain-Barré-Syndrom, Meningitis, Keratitis dendritica, Steven-Johnson-Syndrom, Pericarditis, Myokarditis und akuten autoimmunhämolytischen Anämien diskutiert.

Bei Erwachsenen ist Mycoplasma pneumoniae die häufigste Ursache für schwere respiratorische Infekte, die Krankenhausaufnahme notwendig machen. Krech und Modde sind der Meinung, daß hohe Antikörpertiter in der Komplementbindungsreaktion auf Mykoplasmen auch in Einzelproben als Zeichen einer akuten Infektion zu bewerten sind. Es gibt auch asymptomatische Formen der Erkrankung, die sich nur durch flüchtige Infiltrate im Röntgenbild bemerkbar machen und durch Erregernachweis im Sputum und Antikörperanstieg im Blut bewiesen werden können. Das Titermaximum in der Komplementbindungsreaktion findet sich in der 3. bis 4. Woche. Die Antikörperproduktion sinkt nach 2 bis 3 Monaten im Titer ab und hält im ganzen meist ein Jahr lang an. Die komplementbindenden Antikörper gehören zu IgM und IgG. Die in der KBR reagierenden Antigene scheinen vorwiegend Lipoide zu sein, eine wesentliche Komponente konnte als Phospholipoid identifiziert werden.

Eigene Untersuchungen

Um einen Überblick über die Durchseuchung in der West-Berliner Bevölkerung zu gewinnen, untersuchten wir 104 gesunde Studenten und 130 gesunde Personen im Alter zwischen 45 und 90 Jahren mit Hilfe der Komplementbindungsreaktion zweimal im Abstand von 2 Wochen auf Mycoplasma pneumoniae.

Von den 104 Studenten zeigten bei der ersten Untersuchung 16 (15,4%) Antikörpertiter (13 × 1:5, 3 × 1:10), bei der zweiten Untersuchung waren 20 (19,3%) positiv (10 × 1:1,5, 8 × 1:10, 2 × 1:20). Bemerkenswert war, daß nur bei 6 Probanden in beiden Untersuchungen Antikörper gefunden wurden. Keiner der Probanden hatte eine Pneumonie in der Anamnese. Bei Anwendung der χ^2-Methode ergab sich zwischen dem Auftreten von Husten im letzten halben Jahr und Antikörpern gegen Mycoplasma pneumoniae ein stochastischer Zusammenhang, während dies bei Fieber und Antikörpern im Serum nicht befriedigend gesichert werden konnte. Verlaufskontrollen der Komplementbindungsreaktion auf Mycoplasma pneumoniae bei 14 Studenten über 3 Monate in Abständen von 2 bis 3 Wochen zeigten, daß die Titer sich schnell ändern können (Tabelle).

Tabelle. Verlaufskontrollen der KBR auf Mycoplasma pneumoniae bei 14 gesunden Studenten in Abständen von 2 bis 3 Wochen

Name	Untersuchungen				
	1	2	3	4	5
W. G.	—	1: 5/4	1:20/3	—	1:10/3
V. B.	—	1: 5/4	1:20/4	—	—
T. L.	1:10/3	1:10/3	1:20/3	1: 5/3	1:10/4
J. R.	1: 5/3	1:10/4	1: 5/3	1: 5/4	1:20/3
Chr. K.	—	1: 5/3	—	—	1:10/4
S. D.	—	1: 5/4	1:10/3	—	—
W. F.	—	1:10/3	—	—	—
B. V.	1:10/4	1:10/4	1:10/3	1: 5/3	1:20/3
P. H.	1: 5/4	—	1:20/4	1: 5/4	1:20/4
M. D.	1: 5/3	—	—	—	—
O. D.	—	1:20/3	1:20/3	1: 5/4	1:20/4
E. H.	—	1:10/4	1:20/3	1: 5/3	—
U. P. H.	—	1:10/3	1: 5/4	1:40/3	—
D. H.	1: 5/4	1:20/4	—	1:40/3	1:20/3

Bei den 130 älteren Probanden handelte es sich um 22 gesunde Behördenangestellte, 27 gesunde Feuerwehrangestellte und 81 Hospitalpatienten, die keine Pneumonien und keine sonstigen akuten fieberhaften Erkrankungen hatten. Bei der ersten Untersuchung wurden bei 13 Personen Antikörper gefunden (4 × 1:5, 6 × 1:10, 1 × 1:20, 2 × 1:40), bei der zweiten Untersuchung bei 29 Probanden (7 × 1:5, 17 × 1:10, 3 × 1:20, 2 × 1:40). Bei nur 5 Probanden wurden bei beiden Untersuchungsterminen Antikörper nachgewiesen. Von den 29 Antikörperträgern haben 9 im letzten halben Jahr Husten angegeben (31%), von den 101 Personen ohne Antikörper haben 11 im letzten halben Jahr Husten angegeben (10,9%). Bemerkenswert war, daß von 27 Feuerwehrleuten 14 Antikörper aufwiesen. Es könnte möglich sein, daß durch den Kontakt mit vielen Menschen (Krankentransport, Mund-zu-Mund-Beatmung) eine häufigere Infektionsmöglichkeit gegeben ist. Die Verlaufskontrolle von 9 Probanden über 3 Monate in 3wöchigen Abständen zeigt, daß die Titer meist nach 6, spätestens nach 9 Wochen, verschwinden. Dies spricht dafür, daß positive Titer eher auf frische subklinische Mykoplasmainfektionen als auf länger zurückliegende Mykoplasmaerkrankungen zurückzuführen sein dürften.

Weiterhin wurden die vom Medizinaluntersuchungsamt II in der Zeit von Januar 1971 bis Juni 1972 durchgeführten serologischen Untersuchungen bei 3628 Patienten ausgewertet. Diese Patienten wurden in 3 Gruppen aufgeteilt.

Gruppe B: Personen, bei denen sich in keiner der Untersuchungen (bis zu 4malige Durchführung der KBR) Antikörper gegen Mykoplasmen nachweisen ließen.

Gruppe C: Personen, bei denen in einer oder mehreren Untersuchungen Titer von 1:10+++ bis 1:80++++ auftraten.

Gruppe D: Personen mit einem vierfachen Titeranstieg zwischen zwei Untersuchungen oder einem einmaligen hohen Titer von 1:>160+++.

Abb. 1 gibt die Verteilung der Probanden auf diese 3 Gruppen wieder. Danach liegt der Durchseuchungsgrad bei 55,8%.

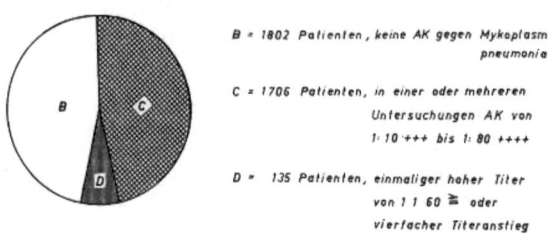

Abb. 1. Verteilung der 3643 Patienten auf die Gruppen B, C und D

Es fiel auf, daß die Zahl der Patienten mit für eine akute Infektion beweisenden serologischen Befunden (Gruppe D) 1973 niedriger war als 1971/72, obwohl 1973 der Durchseuchungsgrad am höchsten war. Der Anteil der akuten Mykoplasmainfektionen scheint sich also nicht gleichsinnig mit dem Durchseuchungsgrad zu ändern. Die Titerverlaufskurven bei unseren Probanden bestätigen das Phänomen des schnellen Auftretens und Verschwindens von Antikörpern. Sie wurden im 4. Quartal 1972 durchgeführt. Es zeigt sich, daß Mykoplasmainfektionen von 1971 bis 1973 in Berlin unabhängig von der Jahreszeit auftraten. Besonders betroffen waren Personen von 0 bis 40 Jahren, wobei der Gipfel bei den 5- bis 10jährigen lag. In der Zeit von 1971 bis 1973 wurde bei 135 Patienten aus dem serologischen Befund die Diagnose Mykoplasmainfektion gestellt.

Als Verdachtsdiagnosen wurden außer Pneumonien mehr als einmal unklarer fieberhafter Infekt, Meningitis, Bronchitis und infektiöse Mononukleose angegeben. Eine jahreszeitliche Abhängigkeit war auch bei dieser Patientengruppe nicht zu beobachten.

Literatur

Krech, U., Modde, H.: Dtsch. med. J. **18**, 425 (1967). — Krech, U., Hodde, H.: Dtsch. med. Wschr. **91**, 1013 (1966). — Ludlam, G., Bridges, J., Benn, C.: Lancet **1958** I, 194.

Aussprache

Herr H. Hennemann (Mannheim):

Zu Frau M. Alexander: Es wäre interessant, bei den Fällen mit erhöhten Titern der KBR gegen Mycoplasma auch die Titerbewegungen der Kälteagglutinine zu bestimmen, da Kälteagglutinin positive Pneumonien Mycoplasma-bedingt sind und daher bei einem Teil der Personen mit gesteigerten KBR-Titern auch erhöhte Kälteagglutinintiter zu erwarten sind.

ADAM, O., MEIER, J. (Med. Poliklinik Univ. München): **Untersuchungen über den Mykoplasmenbefall bei Patienten mit chronischer Bronchitis**

Die Bedeutung von rezidivierenden Infektionen der Atemwege für die Entwicklung und den Verlauf einer chronischen Bronchitis wurde immer wieder diskutiert. Je besser die Möglichkeiten des Erregernachweises und der Keimdifferenzierung sind, desto eher kann ein Erfolg bei der Therapie erzielt werden. Wir fanden gelegentlich bei Patienten mit einer chronischen Bronchitis, obwohl das Expektorat verfärbt war und mikroskopisch Hinweise auf eine Entzündung bestanden, zunächst keine pathogenen Keime.

Verschiedene Autoren sind der Meinung, daß nicht Bakterien, sondern Viren [4—6] und Mykoplasmen fast alle Exacerbationen einer chronischen Bronchitis verursachen. Hobson [3] berichtet, daß bei nahezu 90% aller dieser Patienten Mykoplasmen oder Viren nachzuweisen sind, eine entsprechend subtile Untersuchungstechnik vorausgesetzt. Cherry u. Mitarb. [2] fanden Mykoplasmen bei 50% aller Patienten, wohingegen die meisten anderen Autoren [1, 4, 6] bei 8 bis 10% ihrer Patienten Mykoplasmen nachweisen konnten. Wir haben deshalb 80 Patienten, bei denen nach der Definition der WHO eine chronische Bronchitis bestand, auf das Vorliegen einer Mykoplasmeninfektion bei einer akuten Exacerbation untersucht.

Methodik

Patienten mit relevanten Zweiterkrankungen oder Patienten, die in den letzten 4 Wochen Antibiotika eingenommen hatten, wurden nicht in die Studie aufgenommen. Die Altersverteilung ist von untergeordneter Bedeutung, es wurde jedoch darauf geachtet, daß es etwa gleichviel männliche und weibliche Patienten waren.

Neben der genauen klinischen Untersuchung wurde bei den Patienten eine Lungenfunktionsprüfung durchgeführt, meist mit Messung des Atemwegswiderstandes, der Vitalkapazität und des Atemgrenzwertes. Außerdem wurde eine Röntgenaufnahme des Thorax sowie ein EKG angefertigt. Klinische und serologische Kontrollen, Sputumuntersuchungen sowie Lungenfunktionsprüfungen erfolgten 3 und 6 Wochen nach der Erstuntersuchung sowie bei positiven Befunden nach 6 Monaten. Durch eine intensive Belehrung des Patienten sollte eine Verunreinigung des Sputums, soweit als möglich, verhindert werden. Vom Expektorat wurde ein Grampräparat angefertigt und Kulturen auf Bakterien und Mykoplasmen angelegt. Die bakteriologischen Untersuchungen erfolgten im Hygieneinstitut der Universität München[1].

Die Dauer der chronischen Bronchitis war bei den Patienten unterschiedlich. Ebenso der Grad der Atemwegsobstruktion ($R_t > 5$, < 12) sowie die Dauer der Vorgeschichte und die subjektive Beeinträchtigung. Die klinischen Beschwerden der Patienten waren unterschiedlich. Alle Patienten litten unter allgemeinen Krankheitserscheinungen wie Abgeschlagenheit, Gliederschmerzen sowie verminderter Leistungsfähigkeit und vermehrt Husten.

Die mikroskopische Untersuchung des Sputums zeigte bei allen Patienten die Zeichen der Entzündung wie vermehrter Desquamation des Epithels und Leukozyten im Sputum. Pilze konnten in keinem Fall mikroskopisch nachgewiesen werden. Bei insgesamt 35 Pat. wurde anfangs kein oder nur wenig weißes Sputum angegeben. Zur Zeit der Untersuchung war bei allen Patienten der Auswurf purulent.

Tabelle. Häufigkeit der gefundenen Keime bei chronischer Bronchitis (n = 80)

Haemophilus influenzae	35
Escherichia coli	14
Keime der Klebsiella-Enterobacter-Gruppe	12
Pneumokokken	8
Staphylococcus aureus haemolyticus	6
Mycoplasma hominis	6
Hämolysierende Streptokokken	4
Citrobacter	3

---

[1] Herrn Priv.-Doz. Dr. H. Metz und Frau Dr. Preac-Mursic gilt hierfür unser besonderer Dank.

Die Häufigkeit der gefundenen Keime zeigt die Tabelle. Haemophilus influenzae fand sich im Sputum von 35 Patienten. Mykoplasmen waren bei 6 Patienten nachweisbar; in 4 Fällen ließen sich zusätzlich andere Keime, dreimal Haemophilus influenzae, einmal Staphylococcus aureus haemolyticus isolieren.

Bei 12 der 74 Patienten mit akutem Schub einer chronischen Bronchitis bakterieller Genese waren erhöhte Temperaturen nachweisbar. Von den 6 Patienten mit Mykoplasmenbefall hatten 5 erhöhte Temperatur (38 bis 40° C).

12 der Patienten mit bakterieller Bronchitis zeigten röntgenologisch eine vermehrte Lungenzeichnung, weitere 9 ließen Hinweise auf Bronchiektasen erkennen. Bei den 6 Patienten mit Mykoplasmen im Sputum waren auf dem Röntgenbild des Thorax Veeränderungen zu erkennen; viermal vermehrt netzig-streifige Einlagerungen, einmal paracardiale Dystelektasestreifen, und ein Patient hatte kleinfleckige Einlagerungen in der gesamten Lunge. Nach Tetracyclintherapie kam es zur prompten Rückbildung der Veränderungen.

Bei der Kontrolle nach 6 Monaten war bei keinem Patienten mehr ein Hinweis auf eine frische Mykoplasmeninfektion nachweisbar.

Zusammenfassung

Bei 6 von 80 Patienten mit chronischer Bronchitis konnten wir Mykoplasmen im Sputum nachweisen. Dieser Anteil von 7,5% entspricht annähernd den Angaben in der Literatur [3, 4, 6]. Die Röntgenbilder der Patienten mit Mykoplasmen ließen Veränderungen erkennen, die zumindest bei der kurzen Dauer der Symptomatik für eine Bronchitis oder Peribronchitis ungewöhnlich sind.

Purulentes Sputum wurde bei den Erkrankungen, die ähnlich einem Virusinfekt verlaufen, erst nach mehreren Tagen beobachtet. Eine Pathogenität der Mykoplasmen bei akuten Exacerbationen einer chronischen Bronchitis war aus unseren Untersuchungen nicht sicher zu beweisen.

Literatur

1. Carilli, A. D., Gold, R. S., Gordon, W.: New Engl. J. Med. **270**, 123 (1964). — 2. Cherry, J. D., Taylor-Robinson, D., Willers, H., Stenhouse, A. C.: Thorax **26**, 62 (1971). — 3. Hobson, D.: Brit. med. J. **2**, 229 (1972). — 4. McNamara, M. J., Phillips, J. A., Williams, O. B.: Amer. Rev. resp. Dis. **100**, 19 (1969). — 5. Reed, S. E.: J. infect. Dis. **124**, 18 (1971). — 6. Witzleb, W.: Münch. med. Wschr. **109**, 724 (1967).

Aussprache

Herr W. Mohr (Hamburg):

Zu Frau M. Alexander und Herrn O. Adam: Mykoplasmen-Pneumonien wurden auch im Hamburger Raum im vergangenen Jahr, besonders bei Kindern — wie Sinius berichtete — beobachtet. Die serologischen Kontrollen durch Frau Prof. Lenhartz ergaben dabei sehr ausgeprägte Titeranstiege, die aber verhältnismäßig rasch auch wieder abfielen.

Erwachsenen-Pneumonien durch Mykoplasmen sind wohl seltener. Wir haben im letzten Halbjahr nur eine derartige Pneumonie an unserer Klinik beobachtet. Wichtig erscheint mir aber die Beobachtung meines früheren Mitarbeiters Blenk, zusammen mit Wiechmann: Sie untersuchten in einer Feldstudie 500 gesunde Männer aller Altersgruppen, Berufs- und Einkommensschichten, die seitens des Urogenitaltraktes gesund sowie subjektiv und objektiv ohne Beschwerden waren. Hier fanden sie im Harnröhrenabstrich bei 7% Mykoplasmen, die den Arten Ureaplasma, Urealytica, Mycoplasma hominis und Mycoplasma fermentans zuzuordnen waren. Eine bestimmte Altersgruppe war dabei nicht signifikant bevorzugt. Nur die Probandengruppe, die noch keinen Geschlechtsverkehr gehabt hatte, war von Mykoplasmen frei. Blenk u. Wiechmann stellten auch fest, daß Personen mit einer Vernachlässigung der Genitalpflege nur in 2,2% Mykoplasmen aufwiesen, während solche mit täglichen Waschungen mit alkalischer Seife, Behandlung mit Cremes und Intimsprays in 7,5% Mykoplasmen im Harnröhrenabstrich aufwiesen.

Diese Befunde sind in Parallele zu setzen mit Beobachtungen von Hofstetter u. Schmiedt, die bei Vulvovaginitis in 79% der Frauen und bei Prostat-Urethritis in 70% der Männer Mykoplasmen im Vaginal- bzw. Harnröhrenabstrich nachweisen konnten.

Aussprache

Herr H. HENNEMANN (Mannheim):

Zu Herrn O. ADAM: Die von Ihnen angegebenen Zahlen über Mycoplasmenbefunde bei akuten Schüben von Bronchitis entsprechen der klinischen Erfahrung, daß 5 bis 10% der (Broncho-)Pneumonien in der Klinik Mycoplasma als Erreger haben. — Auskultatorisch kann man bereits die Verdachtsdiagnose stellen, wenn über einen umschriebenen Bezirk feine bis mittelblasige feuchte, nichtklingende Rasselgeräusche zu hören sind.

BINKELE, U., RITZ, E., BRANDNER, G., BURGEL, M., LORENZ, D. (Med. Univ.-Klinik u. Univ.-Frauenklinik Heidelberg): **Bakteriuriehäufigkeit bei hormonaler Antikonzeption***

Seit Einführung der hormonalen Antikonzeptiva wurde wiederholt über die Häufung von Bakteriurie und Dysurie unter Antikonzeptivaeinnahme berichtet [1]. Es war das Ziel der vorliegenden Untersuchung, an einem größeren Kollektiv zu überprüfen, ob sich ein Zusammenhang zwischen Antikonzeptivaeinnahme und Bakteriuriehäufigkeit sichern läßt.

Material und Methoden

404 Frauen (Alter 16 bis 37 Jahre) wurden nach vorheriger Aufklärung über den Untersuchungszweck in der Ambulanz der Univ.-Frauenklinik Heidelberg untersucht. Die Patientinnen wurden über Harnwegsinfektsymptome (Dysurie, Pollakisurie, Cystitis- und Pyelitisanamnese), Risikofaktoren (Streßinkontinenz, Schulmädchencystitis, Schwangerschaftspyelitis, Hernwegsinfekte bei weiblichen Familienangehörigen, Phenazetinabusus, Hypertonus), Sexualgewohnheiten nach Eigenangaben (Partnerwechsel, Kohabitationsfrequenz), Genitalinfektionen (Trichomonaden, Soor, GO) und Antikonzeptivagebrauch befragt. Der Mittelstrahlharn wurde mit der Uriculttechnik untersucht; eine signifikante Bakteriurie wurde definiert als Keimzahl $\neq \geq 100000$/ml Urin. Ergänzend wurde bei 66 Prostituierten im Rahmen der gesetzlichen Untersuchung nach Aufklärung über den Untersuchungszweck eine harnbakteriologische Untersuchung durchgeführt. Die Signifikanzberechnung erfolgte mit dem χ-Quadrat-Test.

Ergebnisse und Diskussion

Patientinnen mit signifikanter Bakteriurie (Tabelle 1), klagten häufiger über Dysurie. Cystitis- und Pyelitisanamnese wurden geringfügig aber nicht signifikant häufiger angegeben; ebenso wurden Pollakisurie, Nykturie oder Streßinkontinenz nicht gehäuft angegeben. Es bestand keine Abhängigkeit zwischen Genitalinfektionen (Trichomonaden, Soor, Vaginitis) und Bakteriuriehäufigkeit. Mit steigendem Lebensalter nahm die Häufigkeit der Pyelitisanamnese, nicht jedoch die Häufigkeit der Bakteriurie zu. Dem Zuwachs der anamnestischen Pyelitisangaben entsprach die Häufigkeit durchgemachter Schwangerschaftspyelitiden. Hypertonie war bei Antikonzeptivaeinnahme erwartungsgemäß häufiger (ohne 3/265 = 1,1%; mit 10/202 = 5%). Regelmäßige Einnahme phenazetinhaltiger Analgetika (>5 Tabl./d) wurde von 4/404 der Patientinnen angegeben. Weder Hypertonie noch Phenazetinabusus gingen mit gehäufter Bakteriurie einher. Patientinnen mit Bakteriurie gaben häufiger Harnwegsinfekte bei weiblichen Familienangehörigen an. Eine Cystitis im Kindesalter wurde von bakteriurischen Frauen etwa 3mal häufiger angegeben. Hingegen wurden anamnestisch Schwangerschaftspyelitiden von bakteriurischen und nichtbakteriurischen Frauen gleichhäufig angegeben. Nach Cystitis im Kindesalter,

---

* Wir danken Herrn Dr. Hoferer (Leiter des Gesundheitsamtes Heidelberg) und Herrn Dr. Eschner (Leiter des Gesundheitsamtes Mannheim) für die freundliche Mithilfe bei der Durchführung der Untersuchungen sowie Herrn Prof. Jesdinski (Inst. f. med. Dokumentation u. Statistik Freiburg) für die Hilfe bei der statistischen Auswertung des Untersuchungsmaterials.

nicht jedoch nach durchgemachter Schwangerschaftspyelitis, war hiernach das Risiko einer späteren Bakteriurie erhöht.

Unter Antikonzeptivaeinnahme war in Übereinstimmung mit der Literatur [2] die Häufigkeit von Trichomonadenbefall, Soor, Vaginitis und Ausfluß deutlich gesteigert. Hingegen war unter Antikonzeptivaeinnahme die Häufigkeit der Bakteriurie nicht größer, sondern sogar kleiner als in einer alters- und geschlechtsgleichen Kontrollpopulation ohne Antikonzeptivagebrauch. Die insgesamt hohe Bakteriuriehäufigkeit der Untersuchungsgruppe ist wahrscheinlich darauf zurückzuführen, daß Besucherinnen einer gynäkologischen Ambulanz nicht repräsentativ für die Allgemeinbevölkerung sind.

Tabelle 1. Vergleich bakteriurischer und nichtbakteriurischer Frauen

	Mit Bakteriurie (n = 64) (%)	Ohne Bakteriurie (n = 406) (%)
Dysurie[a]	17,2[a]	6,0
Nykturie	20,0	14,2
Pollakisurie	20,0	13,0
Streßinkontinenz	15,0	16,2
Harnwegsinfektion bei weibl. Angehörigen	21,7	9,0
Cystitisanamnese	42,2	35,9
Pyelitisanamnese	23,4	18,4
Cystitis im Kindesalter[a]	10,0	1,8
Schwangerschaftspyelitis	3,0	5,2
Trichomonaden	9,0	12,0
Soor	26,0	19,0

[a] $p < 0,01$ (χ-Quadrat-Test).

Tabelle 2. Vergleich von Frauen mit und ohne hormonaler Antikonzeption

	Mit Antikonzeptiva (n = 205) (%)	Ohne Antikonzeptiva (n = 265) (%)
Bakteriurie	7,8	18,0
Dysurie	7,8	9,0
Gonorrhoe	1,5	0,0
Trichomonaden	12,4	1,0
Soor	3,0	21,3
Ausfluß	30,0	3,0

Es bestand kein Zusammenhang zwischen Sexualanamnese nach Eigenangaben (Kohabitationsfrequenz und Häufigkeit des Partnerwechsels) und Bakteriuriehäufigkeit. Hingegen wurde bei einer Gruppe von Prostituierten (n = 66) unabhängig von der Antikonzeptivaeinnahme (mit A 34; ohne A 32) eine größere Bakteriuriehäufigkeit (16/66 = 24%) gefunden als bei Besucherinnen der Ambulanz der Frauenklinik (48/404 = 12%). Dysurie, nicht jedoch Cystitis- oder Pyelitisanamnese war bei Prostituierten ebenfalls häufiger. Obwohl andere Faktoren (Sozialstatus, Körperhygiene etc.) nicht sicher ausgeschlossen werden können, ist es naheliegend anzunehmen, daß das Bakteriurierisiko durch häufige Kohabitation gesteigert wird. Dem entsprechen auch die Befunde von Kass, daß bei Nonnen Bakteriurie signifikant seltener gefunden wird als bei Industriearbeiterinnen.

Zusammengefaßt konnte in einer Querschnittsuntersuchung bei Antikonzeptivaeinnahme eine größere Häufigkeit genitaler Infektionen, nicht jedoch eine größere Häufigkeit signifikanter Bakteriurie gesichert werden. Da unabhängig von der Antikonzeptivaeinnahme bei Prostituierten Bakteriurie gehäuft auftritt, ist die in anderen Studien beobachtete gesteigerte Bakteriuriehäufigkeit bei Antikonzeptivaeinnahme möglicherweise die Folge der höheren Kohabitationsfrequenz.

Literatur

1. Wendel, R. G.: J. infect. Dis. 3, 1 (1973). — 2. Oral Contraceptives and Health: an interim report from the Oral Contraception Study of the Royal College of General Practitioners. London: Pitman Medical 1974.

Intensivmedizin

HOPPE-SEYLER, G., SCHÄFER, B., NOLTE, J., FERTÖSZÖGI, F., KNAUF, H., HEINZE, V., HAUCK, G.*, SCHOLLMEYER, P. (Med. Univ. Klinik Freiburg/Br.): **Intensivtherapie der schweren Thalliumvergiftung unter besonderer Berücksichtigung der extrakorporalen Dialyse***

Einleitung

Klinische Erfahrung und die Ergebnisse von Tierversuchen haben dazu geführt, daß im wesentlichen 5 Maßnahmen für die Intensivbehandlung der schweren Thalliumvergiftung als wichtig angesehen werden:

1. Möglichst frühzeitige Magenspülung mit anschließender Gabe von 100 ml 1%igem Kaliumjodid, das zur Bildung von unlöslichem Thalliumjodid im Darm führt [1].
2. Forcierte Diarrhoe, welche insbesondere zu einer vermehrten Ausscheidung von im Dickdarm ausgeschiedenem Thallium führen soll [2].
3. Eine Steigerung der Diurese auf wenigstens 500 ml/Std [3].
4. Verabreichung von thalliumbindenden Medikamenten. In dieser Hinsicht hat sich Natrium-ferri-hexacyanoferrat (II) (Preußisch Blau) als besonders wirksam erwiesen [4].
5. Die extrakorporale Dialyse.

Obwohl die aufgezählten Maßnahmen allgemeine Anwendung finden, besteht über ihre Wertigkeit keine Übereinstimmung. Insbesondere die Hämodialysebehandlung wird von z. B. Jax u. Mitarb. [2] im Gegensatz zu Berichten von Brittinger u. Strauch [5], Loew u. Mitarb. [3] sowie Piazolo *et al.* [6] als wenig effektives Verfahren beschrieben. Am Beispiel eigener Beobachtungen möchten wir auf die Wertigkeit der einzelnen Intensivmaßnahmen und insbesondere auf die Wichtigkeit der frühzeitigen und effektiven Hämodialysebehandlung eingehen.

Methodik

Die Thalliumbestimmungen wurden mit Hilfe der flammenlosen Atomabsorptionsspektrophotometrie durchgeführt. Zum Teil mußten die Dialysatproben im Verhältnis 1:10 eingeengt werden.

Die Hämodialysebehandlung erfolgte in den beschriebenen Fällen nach Anlage eines akuten Scribner-Shunts am linken Unterarm über eine Travenol UF II-Spule mit einer Dialysatgeschwindigkeit von 500 ml/min bei einem Blutfluß von 200 bis 250 ml/min. Acht Dialysen wurden mit dem Travenol-RSP-Dialysegerät (120 l), 22 Dialysen mit der Travenol-Tankniere (100 l) gegen ein Medium mit der Zusammensetzung Natrium 140 mvtl/l, Kalium 4 mval/l, Calcium 4 mval/l, Magnesium 2 mval/l, Acetat 35 mval/l, in 10 Fällen ohne Glukosezusatz, in 16 Fällen unter Zusatz von 300 bis 1200 g Glukose, durchgeführt.

Ergebnisse

Eine 16jährige Patientin, die 3 Wochen vor der Aufnahme in unsere Klinik in suizidaler Absicht angeblich etwa eine dreiviertel gefüllte Dose mit Zeliokörnern eingenommen hatte, wurde mit einer ausgeprägten klinischen Symptomatik aufgenommen. In klassischer Weise sind in der ersten Woche starke retrosternale Schmerzen, Durst und quälende Bauchschmerzen, gegen Ende der ersten Woche Schlaflosigkeit und Obstipation aufgetreten. In der zweiten und dritten Woche nach der Gifteinnahme setzten Haarausfall, vorübergehendes Herzrasen, ein trockenes Schuppen der Haut ein. Es bestanden starke Parästhesien im Be-

---

* Ein Teil der Thalliumbestimmungen wurde im Institut für Rechtsmedizin der Universität München durchgeführt.

reich der Unterschenkel und Fußsohlen und der Hände. Diese Schmerzen wurden so stark, daß die Patientin zu Beginn der vierten Woche nach der Intoxikation ihren Eltern von der Einnahme des Giftweizens erzählte. Sie verlangte selbst in die Klinik eingewiesen zu werden.

Wir behandelten die Patientin wie bei einer frischen Thalliumvergiftung mit Magenspülung, forcierter Diarrhoe, Gabe von Preußisch Blau und begannen eine Hämodialysebehandlung. Die Thalliumbestimmungen im Serum, die Ausscheidung von Thallium im Urin und der fehlende Nachweis von Thallium im Dialysat bei der zweiten Hämodialysebehandlung führte zur Unterbrechung der Hämodialysetherapie.

Obwohl der Zeitpunkt der Thalliumeinnahme bereits 3 Wochen zurücklag, fanden wir einen Thallium-Serumspiegel von 60 µg/100 ml. Mit Hilfe der forcierten Diurese wurden innerhalb von 10 Tagen 20 mg Thallium aus dem Organismus entfernt. Das 16jährige Mädchen hatte nahezu sämtliche Symptome der schweren Thalliumvergiftung. Es blieb eine deutliche Restsymptomatik mit Parästhesien und motorischer Schwäche der Beinmuskulatur zurück.

Die Bedeutung der frühen intensiven Behandlung einer schweren Thalliumvergiftung geht aus dem Verlauf bei einer 26jährigen Patientin hervor. In suizidaler Absicht hatte die Patientin 1,6 g Thallium, das doppelte der letalen Dosis in der Form von Thalliumsulfat (Zeliokörnern) zu sich genommen. Durch Magenspülung unter gastroskopischer und duodenoskopischer Kontrolle, starkes Abführen ist sicherlich der größte Teil bereits 3 Std nach der Einnahme des Präparates aus dem Intestinum entfernt worden.

Trotzdem muß bereits zu diesem Zeitpunkt der größte Teil des Thalliums resorbiert gewesen sein. Allein mit Hilfe der forcierten Diurese konnten innerhalb von 11 Tagen über 600 mg Thallium aus dem Organismus entfernt werden. Die Hämodialysebehandlung führte zur Ausscheidung von etwa 200 mg Thallium während drei untersuchten Dialysen. Da nach der dritten Hämodialyse kein Thallium mehr im Dialysat nachweisbar war und der Serumspiegel auf etwa 40 µg/100 ml abgesunken war, wurden — allein aus Sicherheitsgründen — drei weitere Hämodialysen, allerdings mit einem viel weniger effektiven Dialyseverfahren, durchgeführt.

Am siebten Tag wurde noch einmal eine Serumthalliumbestimmung durchgeführt. Der Thalliumspiegel im Serum hatte nahezu die ursprüngliche Höhe wie nach der frischen Thalliumeinnahme (270 µg/100 ml Serum) erreicht. Ohne auf die Dialysetechnik, die bei den hier durchgeführten extrakorporalen Dialysen besonders untersucht wurde, näher eingehen zu wollen, zeigt der Verlauf doch deutlich, daß auch eine Thalliumbestimmung mit befriedigendem Ergebnis an zwei aufeinanderfolgenden Tagen nicht zur Unterbrechung der Behandlung berechtigt.

Diese Patientin entwickelte eine geringe Intoxikationssymptomatik. Sie hatte vorübergehend eine Tachycardie, im EKG T-Negativierungen und transitorische Blutdruckerhöhungen. Gegen Ende der zweiten Woche traten Parästhesien der Fußsohlen auf, es wurden mäßige Schmerzen im Bereich der unteren Extremitäten angegeben. Im Verlaufe von 4 Wochen verlor auch diese Patientin alle Haare, wies aber sonst keinerlei Restsymptomatik auf.

Eine ebenfalls 26jährige Patientin nahm zwei Tuben Zeliopasten ein (eine Tube = 30 g à 2,5%iges Thalliumsulfat = 1,5 g Thalliumsulfat). Zehn Stunden nach der Einnahme des Giftes kam sie in unsere Behandlung. Es bestand eine schwere klinische Symptomatik mit starken Bauchschmerzen, Verwirrtheit, Somnolenz, Tachycardie. Es wurde sofort eine kombinierte Behandlung mit forcierter Diurese, Hämodialysetherapie, Magenspülung und forcierter Diarrhoe sowie der Gabe von Preußisch Blau begonnen. Nach Einleitung der Behandlung fiel der auf

300 μg/100 ml erhöhte Thalliumspiegel im Serum ab. Aber als Ausdruck der Umverteilung und Nachresorption traten später wieder erhöhte Werte auf, die trotz Hämodialysebehandlung und forcierter Diurese stundenlang erhöht blieben (Abb. 1). Erst im Verlauf der vierten Hämodialysebehandlung kam es zu einem befriedigenden Absinken des Thalliumspiegels im Serum und dann zu einer fort-

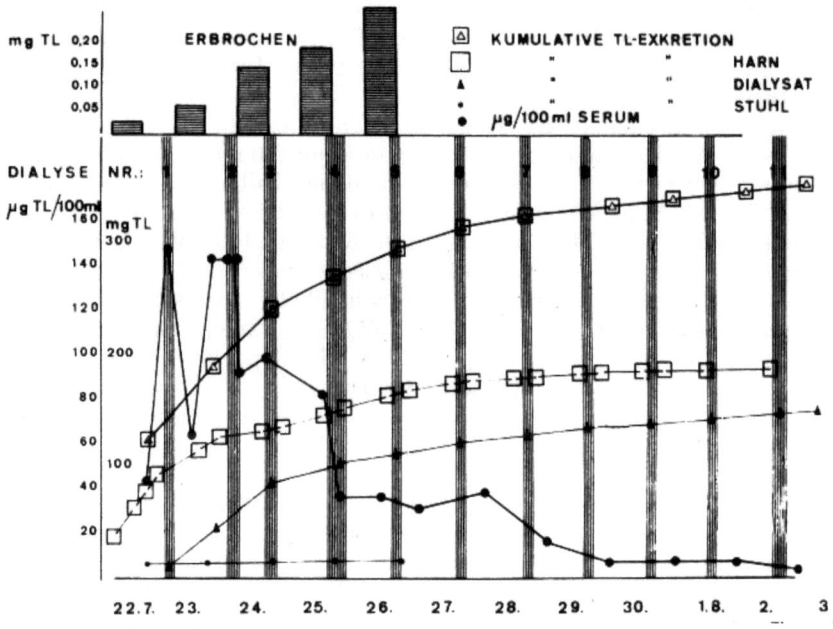

Abb. 1. Thalliumelimination 10 Std nach Aufnahme von 1,5 g Thalliumsulfat. Die straffierten Säulen geben die Zeitdauer der einzelnen Hämodialysen wieder

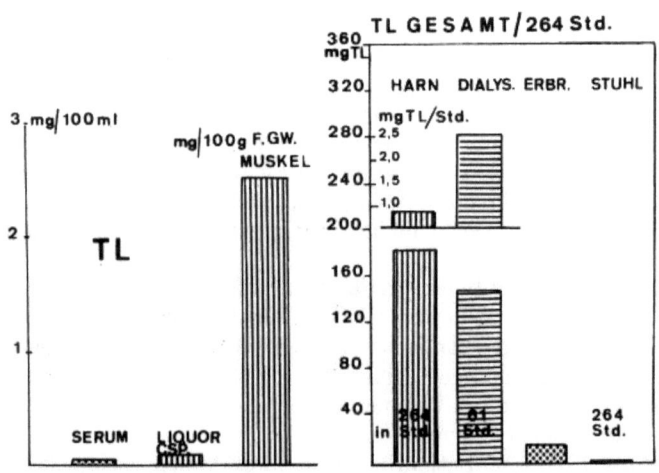

Abb. 2. Thalliumgehalt der Skelettmuskulatur 18 Tage nach einer Thalliumintoxikation. Bei niedrigem Serumthalliumspiegel deutlich erhöhter Thalliumgehalt im Liquor Cerebrospinales (linke Hälfte). In 11 Tagen wurden insgesamt 360 mg Thallium ausgeschieden. Die größte Thalliummenge fand sich im Arm (264 Std forcierte Diurese). Während 61 Std Hämodialyse wurden 150 mg ausgeschieden. Im oberen Bildausschnitt wurden die stündliche Thalliumelimination über die Niere der stündlichen Thalliumelimination durch Hämodialyse gegenübergestellt (rechte Hälfte)

laufenden Verminderung der Serumthalliumkonzentration. Geringe Mengen von Thallium wurden mit dem Erbrochenen ausgeschieden. In den ersten 5 Tagen tritt die Ausscheidung von Thallium durch forcierte Diurese trotz der Gabe von bis zu 30 g Preußisch Blau in 24 Std gegenüber der starken Thalliumelimination durch die forcierte Diurese und durch die Hämodialyse zurück.

Abb. 2 stellt die stündliche Thalliumelimination der Gesamtthalliumexkretion gegenüber. Von den insgesamt 360 mg Thallium, die in den ersten 11 Tagen eliminiert werden konnten, wurde zwar der größere Teil über die Niere ausgeschieden, die höhere Effektivität der Hämodialysetherapie geht aber deutlich aus dem oberen Teil der Abb. 2 hervor. Eine Thalliumelimination von 1 mg/Std durch forcierte Diurese von 12 l/24 Std und eine Thalliumelimination von etwa 2,5 mg/Std durch eine Hämodialysetherapie steht in Übereinstimmung mit den Erfahrungen von Loew [3].

Zu einem späteren Zeitpunkt (18 Tage nach der Intoxikation) wiesen wir über viele Tage Serumthalliumkonzentrationen von unter 20 µg/100 ml Serum nach. Gleichzeitig fanden wir jedoch in einer Muskelbiopsie aus dem Musculus Quadriceps einen Thalliumgehalt von 2,5 mg/100 g Frischgewicht und als weiteren Hinweis auf die Kompartimentierung des Thalliums im Liquor cerebrospinales 97 µg/100 ml Liquor (Abb. 2).

Zusammenfassung

1. Magenspülung, forcierte Diarrhoe und Verabreichung von Preußisch Blau haben ihren Platz bei der Behandlung der akuten Thalliumvergiftung, sollten aber nicht überbewertet werden.
2. Wesentlich wirksamer führt die Steigerung der Diurese auf ungefähr 12 l pro Tag zu einer starken Thalliumausscheidung.
3. Bei der frischen, schweren Thalliumintoxikation besteht eine absolute Indikation zur Hämodialyse. Die Hämodialyse stellt das wirksamste Verfahren dar. Sie sollte unter Kontrolle des Serumthalliumspiegels im Idealfall als Dauerdialyse — wie von Brittinger u. Mitarb. [5] empfohlen — durchgeführt werden. Erst bei Serumthalliumspiegeln von konstant unter 20 µg/100 ml Serum und bei negativem Thalliumnachweis im Dialysat muß die Hämodialysebehandlung als zu aufwendig und nicht mehr absolut indiziert angesehen werden.
4. Der Thalliumspiegel im Serum ist während der Intensivtherapie nicht als Kriterium für die Schwere einer Thalliumvergiftung anzusehen.
5. Auch bei normalen Serumthalliumspiegeln sollten forcierte Diurese, Preußisch Blaugabe und abführende Maßnahmen fortgeführt werden. Der wichtigste Parameter zur Kontrolle dieser Therapie ist in der Urinthalliumausscheidung zu sehen.

SCHNELLBACHER, E., KREMER, G. J., ATZPODIEN, W., OKONEK, S., MÜLLER, K. A., SCHUSTER, H. P. (II. Med. Klinik u. Poliklinik Mainz): **Veränderungen von Metaboliten des Fett- und Kohlenhydratstoffwechsels bei akuten Intoxikationen**[*]

Die vorliegende Studie wurde mit dem Ziel durchgeführt, den Einfluß von Bewußtlosigkeitszuständen auf verschiedene Metaboliten im peripheren Blut zu untersuchen. In einer ersten Serie wurden zunächst Patienten mit Schlafmittelintoxikationen im Stadium II und III nach Reed herangezogen. Dabei war von vornherein klar, daß etwaig zu beobachtende Stoffwechselveränderungen sowohl

---
[*] Die Untersuchungen wurden durchgeführt mit Unterstützung aus Mitteln des SFB 36.

Folge der Bewußtlosigkeit selbst als auch Folge einer direkten Einwirkung der eingenommenen Gifte sein können.

I. Patientengut und Methodik

Untersucht wurden 9 Pat. beiderlei Geschlechts im Alter zwischen 21 und 57 Jahren, bei denen außer der suizidalen Schlafmittelintoxikation keine wesentlichen Gesundheitsstörungen nachweisbar waren. Sofort nach Aufnahme sowie in 12-Std-Intervallen wurden nach üblichen Methoden die folgenden Metabolitkonzentrationen im Blut bzw. Serum analysiert: Lactat und Pyruvat, β-Hydroxybutyrat und Acetoacetat, freies Glycerin, freie Fettsäuren, Triglyceride, Blutzucker und Insulin sowie der Säurebasenhaushalt. Die Behandlung wurde bei allen Probanden einheitlich mittels forcierter Diurese nach einem vorher festgelegten Schema durchgeführt; stündlich wurden 250 ml Flüssigkeit zugeführt, verwendet wurde 5% Laevulose unter Zusatz von KCl und NaCl. Im Durchschnitt erhielt jeder Proband 0,2 g Fructose/kg KG und Stunde, entsprechend 1190 cal/Tag. Die Infusionstherapie wurde bis zum Aufwachen nach insgesamt 12 bis 96 Std (m = 44 Std) fortgesetzt. Patienten mit Schocksituationen wurden nicht in die Studie aufgenommen.

Tabelle. Klinische und biochemische Daten bei akuten Schlafmittelintoxikationen

		Vor Behandlungsbeginn	Nach Aufwachen	
$RR_{systolisch}$	(mm Hg)	122 ± 21	132 ± 14	n.s.
$RR_{diastolisch}$	(mm Hg)	79 ± 18	82 ± 19	n.s.
Puls	(min^{-1})	91 ± 26	102 ± 21	n.s.
Temperatur	(°C)	35,7 ± 2,7	37,7 ± 0,3	p < 0,05
PO_2	(Torr)	90 ± 22	84 ± 11	n.s.
pH		7,38 ± 0,06	7,44 ± 0,03	p < 0,05
HCO_3	(mval/l)	20,2 ± 2,5	21,3 ± 2,6	n.s.
Hb	(g/100 ml)	14,2 ± 1,6	12,6 ± 1,4	p < 0,0125
Hk	(Vol %)	41,5 ± 5,1	37,1 ± 4,3	p < 0,05
Lactat	(mval/l)	2,48 ± 1,49	1,46 ± 0,31	p < 0,05
Pyruvat	(mval/l)	0,12 ± 0,09	0,10 ± 0,07	n.s.
Freies Glycerin	(mmol/l)	20,7 ± 30,7	16,7 ± 12,3	n.s.
Freie Fettsäuren	(mval/l)	0,96 ± 0,44	0,91 ± 0,46	n.s.
β-Hydroxybutyrat	(mval/l)	0,15 ± 0,19	0,02 ± 0,01	n.s.
Acetoacetat	(mval/l)	0,05 ± 0,05	0,03 ± 0,01	n.s.
Insulin	(µU/ml)	39 ± 19	32 ± 21	n.s.
Blutzucker	(mg/100 ml)	87 ± 32	98 ± 9	n.s.
Triglyceride	(mg/100 ml)	132 ± 116	112 ± 50	n.s.

II. Ergebnisse

Die Tabelle zeigt die Parameter zum Zeitpunkt der Aufnahme und nach Aufwachen: Nach Blutdruck- und Pulswerten ist eine klinisch manifeste Schocksituation auszuschließen. Die Patienten kamen mit einer mittleren Körpertemperatur von 35,7° C leicht unterkühlt zur Aufnahme. Die pH-Werte zeigen innerhalb des Normbereiches einen signifikanten Anstieg. Hämoglobin und Hämatokrit fallen signifikant ab infolge der infusionsbedingten Hämodilution. Die Konzentrationen der Triglyceride, des Insulins und des Blutzuckers zeigen während der Infusionsbehandlung keine Unterschiede. β-Hydroxybutyrat und Acetoacetat sind initial über die Norm erhöht und fallen im Verlauf der Behandlung ab, ohne daß sich dieser Unterschied statistisch sichern ließ. Freie Fettsäuren und freies Glycerin sind deutlich erhöht und zeigen während der Behandlung keinen signifikanten Abfall zur Norm. Lactat und Pyruvat sind bei der Aufnahme signifikant erhöht, für Lactat ist gegenüber den Endwerten ein Abfall von 2,48 nach 1,46 mval pro l statistisch sicher.

Im Verlauf der Behandlung (Abb. 1) kommt es zunächst innerhalb der ersten 24 Std zu einem weiteren signifikanten Anstieg des Lactates auf maximal 3,84 mval pro l. Parallel steigt die Pyruvatkonzentration auf das Doppelte an. Im Mittel ist dieses Maximum nach 11 Std erreicht. Danach schließt sich für beide Meta-

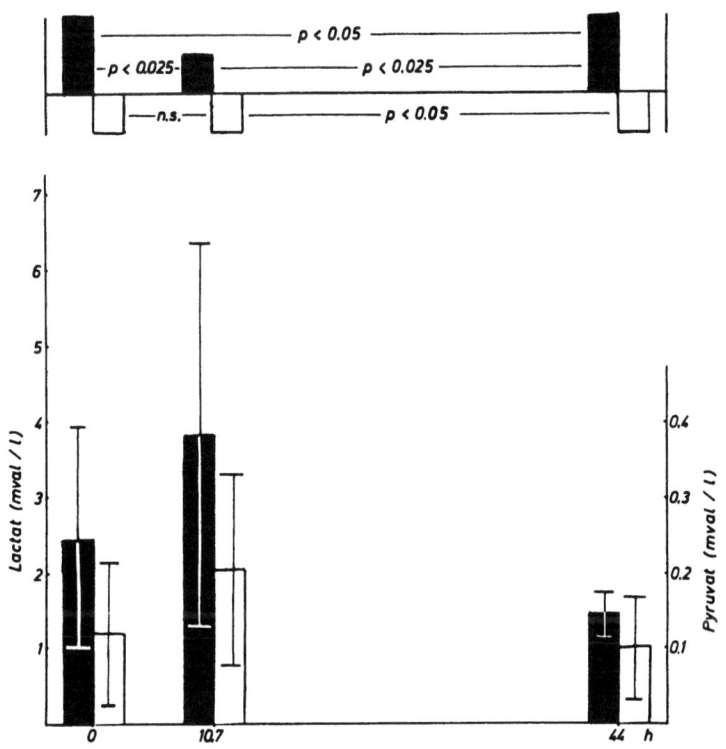

Laktat- und Pyruvatkonzentrationen bei akuten Schlafmittelintoxikationen: Konzentrationen bei Aufnahme (0 h), nach Aufwachen (m = 44 h; 12 - 96 h) und zur Zeit der höchsten Laktatkonzentration (m = 10,7 h; 0 - 24 h)

■ Lactat   □ Pyruvat

Abb. 1

boliten ein kontinuierlicher Abfall der Werte an, so daß beim Aufwachen nahezu normale Werte erreicht werden. Wird die Schlafdauer des einzelnen Patienten mit der jeweils höchsten Lactatkonzentration in Beziehung gesetzt, ergibt sich eine mit $p < 0,01$ signifikante, positive Korrelation. Die Regressionsgleichung lautet: $Y = 0,0549 + 0,0863 \cdot x$. In gleicher Weise läßt sich für die Ausgangswerte von Lactat und Pyruvat eine positive Korrelation zur Schlafdauer mit jeweils $p < 0,05$ nachweisen.

Alle untersuchten Größen wurden miteinander in Korrelation gebracht, die wichtigsten statistisch gesicherten Beziehungen bestehen erwartungsgemäß zwischen Lactat und Pyruvat, β-Hydroxybutyrat und Acetoacetat, pH und Lactat-

Pyruvat-Quotienten sowie zwischen β-Hydroxybutyrat einerseits und freiem Glycerin bzw. freien Fettsäuren andererseits.

III. Diskussion

Das wichtigste Ergebnis unserer Untersuchungen stellt die Erhöhung der Blutspiegel von Lactat und Pyruvat im Stadium der akuten Intoxikation und deren Korrelation mit der Schlafdauer dar. Häufigste Ursache einer Hyperlactämie ist eine Gewebshypoxie [4, 11] infolge einer Kreislaufinsuffizienz — also eines Schocks — unterschiedlichster Genese. Daneben [6—8] wird eine Lactämie bei extremer Sauerstoffmangelatmung, unter Arbeitsleistung, während der Hypothermie und bei Hyperventilation als Ausdruck einer anaeroben Glykolyse bei relativem Sauerstoffmangel beobachtet. Huckabee u. a. [5] haben erstmals über das Auftreten von Lactatacidosen ohne Gewebshypoxie und ohne Schock berichtet, deren Genese bisher nicht voll geklärt ist. Weil u. Mitarb. [12] haben den Lactatspiegel als empfindlichen Indikator für die Schwere des Schocks und die Chance des Überlebens herausgestellt.

Keine dieser Ursachen liegt bei unseren Patienten vor. Die klinischen Parameter heben hervor, daß bei unseren Patienten kein Schock vorlag. Ebenso scheiden O_2-Mangelatmung wegen der im Normbereich liegenden pO_2-Drücke und starke Arbeitsleistung als Ursache aus. Gegen die ursächliche Bedeutung der Fructoseinfusion [1—3, 14] spricht die Tatsache, daß die Hyperlactämie vor Einsetzen der Therapie vorhanden war und unter gleichbleibender Fructosegabe im Verlauf der Behandlung zum Normbereich zurückging. Außerdem werden Anstiege des Lactatspiegels um bis zu 3 bis 4 mval/l erst oberhalb einer Dosierung von 0,5 g/kg und Std gesehen. Die anfängliche geringe Hypothermie kommt ebenfalls ursächlich nicht in Frage, da diese nach spätestens 2 bis 3 Std behoben war und der Lactatspiegel danach weiter anstieg. Eine differenzierte Medikamentenwirkung ist bei der Vielzahl der eingenommenen Schlafmittel ebenfalls unwahrscheinlich [9, 10]. Als wahrscheinlichste Erklärungsmöglichkeit möchten wir das Vorliegen von Mikrozirkulationsstörungen bei Patienten mit Schlafmittelintoxikationen im Stadium II und III zur Diskussion stellen [13, 9, 10]. Offensichtlich sind diese um so anhaltender und stärker ausgeprägt, je tiefer und länger die Bewußtlosigkeit ist. Unsere Untersuchungen können nicht zur Klärung beitragen, ob die Mikrozirkulationsstörung durch eine zentrale Dysregulation infolge der Bewußtlosigkeit ausgelöst ist oder ob die intoxikierenden Agentien allgemein über periphere Stoffwechsel- oder Membraneffekte zur Mikrozirkulationsstörung führen.

Fassen wir zusammen:

1. Bei Schlafmittelintoxikationen im Stadium II und III kommt es zu einer Erhöhung der Lactat- und Pyruvatkonzentration im Blut.

2. Die Höhe dieser Konzentrationen lassen sich der Schlafdauer signifikant zuordnen.

3. Mikrozirkulationsstörungen dürften am ehesten für diese Stoffwechselstörung verantwortlich sein.

Literatur

1. Berg, G., Matzkies, F., Bickel, H.: Dtsch. med. Wschr. **99**, 633 (1974). — 2. Bickel, H., Schwemmle, K., Scranowitz, P., Wopfner, F.: Dtsch. med. Wschr. **100**, 527 (1975). — 3. Förster, H., Heller, L., Hellmund, U.: Dtsch. med. Wschr. **99**, 1723 (1974). — 4. Haslbeck, M., Hiedl., W., Mehnert, H.: Lactatacidose. In: Klinik und Therapie der Nebenwirkungen (Hrsg. H. P. Kümmerle, N. Goossens), S. 249. Stuttgart: Thieme 1973. — 5. Huckabee, W. E.: Amer. J. med. Sci. **30**, 833 (1961). — 6. Keul, J., Haralambie, G.: Dtsch. med. Wschr. **98**, 1806 (1973). — 7. Kindermann, W., Haralambie, G., Kock, J., Keul, J.: Med. Welt (Stuttg.) **24**, 1176 (1973). — 8. Plum, F., Posner, J. B.: Amer. J. Physiol. **212**, 864 (1967). — 9. Prell-

witz, W., Schuster, H. P., Schylla, G., Baum, P., Schönborn, H., von Ungern-Sternberg, A., Brodersen, H. C., Poeplau, W.: Klin. Wschr. 48, 51 (1970). — 10. Poeplau, W., Prellwitz, W., Baum, P., Schönborn, H., Brodersen, H. C., Schuster, H. P.: Verh. dtsch. Ges. inn. Med. 76, 959 (1970). — 11. Strohmeyer, G., Dölle, W.: Dtsch. med. Wschr. 90, 2255 (1965). — 12. Weil, M. H., Afifi, A. A.: Circulation 41, 989 (1970). — 13. Wright, N., Clarkson, A. R., Brown, S. S., Fuster, V.: Brit. med. J. 1971 II, 347. — 14. Woods, H. F., Alberti, K. G. M. M.: Lancet 1972 II, 1345.

OKONEK, S., HOFMANN, A. (Zentr. f. Entgiftung u. Giftinformation der II. Med. Klinik und Poliklinik der Univ. Mainz u. Inst. f. Toxikologie, E. Merck, Darmstadt): **Klinisch-toxikologische Untersuchungen über die DIQUAT-Elimination durch extrakorporale Hämodialyse**

Diquat ist ein Unkrautvertilgungsmittel (= Herbizid). Es (1,1'-Äthylen-2,2'-Bipyridylium Ion, z. B. Reglone®) gehört zu einer Gruppe von Bipyridylium-Verbindungen, die weltweit in der Landwirtschaft verwendet werden. Die bekannteste Substanz aus dieser Gruppe ist Paraquat (z. B. Gramoxone®). Bei sachgemäßem Gebrauch sind Unfälle mit diesen Substanzen selten. Schwerste Vergiftungen dagegen entstehen nach peroraler Einnahme aus Versehen oder in suizidaler Absicht [7, 11, 13]. Nach Einnahme von zwei bis drei Schluck (40 bis 60 ml) des 20%igen Diquat-Handelspräparates Reglone® ist trotz Intensivtherapie ein letaler Ausgang wahrscheinlich [16].

Die Wirkungsweise im menschlichen Organismus ist nicht bekannt. Offensichtlich kommt es aber zu einem Eingriff in elementare Stoffwechselvorgänge; dies erklärt, warum bei einer foudroyant verlaufenden Intoxikation alle stoffwechselaktiven Organe wie etwa Lunge, Niere, Herz, Leber, Gehirn und Knochenmark in ähnlicher Weise betroffen sind [8].

Die zur Zeit durchgeführten therapeutischen Maßnahmen können den letalen Ausgang der Vergiftung nur in seltenen Fällen verhindern. Ein spezifisches Antidot gibt es nicht. Sicher effektiv ist eine Dekontamination vor der Resorption des Giftstoffes, d. h. eine ausgiebige Magen-Darmentleerung durch Magenspülungen und Auslösen von Diarrhoen sowie die wiederholte Instillation von speziell wirksamen Adsorbentien (Fuller Erde, Bentonit®) zusammen mit einem Purgativum [18]. Zur Dekontamination nach der Resorption wurden forcierte Diurese [5, 6, 10, 12] und extrakorporale Hämodialyse [3, 4, 9] angewendet. Die physikalisch-chemischen Eigenschaften sowie die Pharmakokinetik von Diquat [2] lassen durchaus erwarten, daß durch Hämodialyse größere Mengen des Giftstoffes aus dem Organismus entfernt werden können.

Wir haben daher bei einer Patientin mit schwerer Diquatintoxikation Hämodialysen durchgeführt und unter dieser Therapie den Verlauf der Blutspiegelwerte von Diquat kontrolliert, die Diquatclearance berechnet [14] und die insgesamt entfernte Menge an Diquat in der Dialyseflüssigkeit bestimmt [1]. Es handelte sich um eine 43jährige Patientin, die mehrfach vor der stationären Aufnahme eine insgesamt unbekannte Menge an 20%igem Diquat (Reglone®) in suizidaler Absicht peroral eingenommen hatte. Die letzte Einnahme war 24 bis 30 Std zuvor erfolgt. In Abb. 1 ist der Serumspiegel von Diquat nach der stationären Aufnahme dargestellt.

Es wurde ein Scribnershunt gelegt und mit der ersten Hämodialyse nach 4 Std begonnen. Sie dauerte insgesamt 6,5 Std. Die zweite Hämodialyse führten wir am folgenden Tag 5 Std lang durch. 46 Std nach der stationären Aufnahme ist die Patientin leider im protrahierten Herz-Kreislaufversagen verstorben. Der Darstellung ist zu entnehmen, daß durch die Hämodialysen ein deutlicher Abfall der Serumkonzentrationen von Diquat zu erzielen war — bei der ersten um etwa 60%, bei der zweiten um etwa 30% des jeweiligen Ausgangswertes. Nach dieser Abbildung ist die extrakorporale Hämodialyse scheinbar ein geeignetes Verfahren, um „größere Mengen" an resorbiertem Diquat aus dem Organismus zu entfernen.

Eine vollständig andere Aussage ergibt sich, wenn die Diquatclearance berechnet wird; sie resultiert aus der Konzentrationsdifferenz von Diquat im Blut des zu- (arteriell) und abführenden (venös) Schenkels der künstlichen Niere sowie der Blutumlaufgeschwindigkeit [14]. Diese Clearancewerte sind in der Tabelle wiedergegeben.

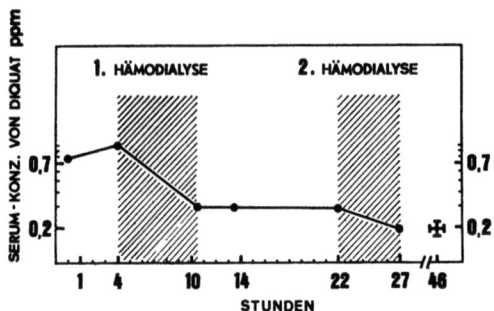

Abb. 1. Konzentrationen von Diquat im venösen Blutserum. Die schraffierten Flächen stellen die Perioden der extrakorporalen Hämodialysen dar. Ordinate: Diquatkonzentration im venösen Blutserum (ppm). Abszisse: Zeit nach der stationären Aufnahme der Patientin (Std). Halblogarithmischer Raster

Tabelle. Diquat-Clearance-Werte durch extrakorporale Hämodialysen (ml/min), 4, 10,5, 22 und 27 Std nach der stationären Aufnahme der Patientin

Zeit nach stat. Aufn. (Std)	Diquatkonz. Serum, ven. (ppm)	Diquatkonz. Serum, art. (ppm)	Clearance durch Hämodial. (ml/min)
4	1,038	1,065	4,83
10,5	0,300	0,300	0,00
22	0,287	0,290	3,15
27	0,196	0,204	4,71

Nach diesen Werten beträgt die Clearance von Diquat im Mittel 3,17 ml/min. Mit einer Überschlagsrechnung läßt sich verdeutlichen, daß eine derartige Clearance nicht ausreichend ist, um toxikologisch relevante Mengen Diquat aus dem Organismus zu entfernen:

Die mittleren Clearancewerte der ersten und der zweiten Hämodialyse betragen 2,42 ml/min bzw. 3,93 ml/min; die korrespondierenden Mittelwerte der Diquatkonzentrationen im venösen Blutserum betragen 0,669 und 0,242 ppm. Daraus ergibt sich, daß mit der ersten Hämodialyse 0,63 mg und mit der zweiten Hämodialyse 0,28 mg eliminiert werden konnten — insgesamt also nur 0,91 mg. Diese Zahlen werden sehr gut durch die Menge an Diquat bestätigt, die in der gesamten Dialyseflüssigkeit bestimmt wurde; es wurden 0,84 mg nachgewiesen. Diese beiden Darstellungsweisen von ein und derselben Untersuchung stehen nur scheinbar im Widerspruch. Die Blutspiegelwerte aus Abb. 1 zeigen lediglich, daß Diquat entsprechend den theoretischen Erwartungen dialysabel ist. Da aus dem Gewebe offensichtlich nur wenig Substanz nachströmt, bewirkt die Hämodialyse ein Absinken des Blutspiegels. Dieses Absinken des Blutspiegels ist aber toxikologisch nicht von Bedeutung, denn es beruht lediglich auf einer Elimination von 0,84 mg toxischer Substanz. Es ist nicht bekannt, wieviel Diquat zu dieser Zeit im Organismus vorhanden war. Aber auch bei sehr vorsichtiger Abschätzung und unter Berücksichtigung bisher publizierter Gewebs- und Blutkonzentrationen von Diquat muß festgestellt werden, daß nicht mehr als 1% der zu jenem Zeitpunkt resorbierten Dosis durch 11,5stündige Hämodialyse entfernt werden konnte.

Bei höheren Blutspiegeln allerdings wäre auch ein besserer Effekt der Hämodialyse zu erwarten. Von Bipyridylium-Verbindungen wie Diquat ist bekannt, daß nach der Resorption sehr schnell eine Umverteilung stattfindet [17].

Dies bedeutet, daß wenige Stunden nach der Ingestion sehr hohe Konzentrationen im Blut vorhanden sind [15, 18]. Im Anschluß daran kommt es zum Abstrom in andere Kompartimente. Eine Hämodialyse in dieser Phase der „Anflutung" aus dem Magen-Darmtrakt in das Blut könnte daher sinnvoll sein [3].

Ein Resümee aus den dargestellten Untersuchungen und den bisher veröffentlichten Befunden zur Frage der Effektivität der extrakorporalen Hämodialyse bei Diquat- bzw. Paraquatintoxikationen muß daher lauten: Eine frühzeitige Hämodialyse sollte versucht werden; mehr als 24 Std nach der Ingestion bzw. bei einer Blutkonzentration von weniger als 1 ppm ist die extrakorporale Hämodialyse nicht geeignet, um toxikologisch relevante Mengen aus dem Organismus des Menschen zu entfernen.

Literatur

1. Calderbank, A., Morgan, C. B., Yuen, S. H.: Analyst **86**, 569 (1961). — 2. Daniel, J. W., Gage, J. C.: Brit. J. indust. Med. **23**, 133 (1966). — 3. Douze, J. M., Dijk, A., Gimbrére, J. S. F., van Heijst, A. N. P., Maes, R., Rauws, A. G.: Intensivmedizin **11**, 241 (1974). — 4. Eliahou, H. E., Almog, Ch., Gura, V., Iaina, A.: Israel J. med. Sci. **9**, 459 (1973). — 5. Fennelly, J. J., Fitzgerald, M. X., Fitzgerald, O.: J. Irish med. Ass. **64**, 69 (1971). — 6. Fisher, H. K., Humphries, M., Bails, R.: Ann. intern. Med. **75**, 731 (1971). — 7. Fletcher, K.: Paraquat poisoning. In: Forensic toxicology (ed. B. Ballantyne), p. 86—98. Bristol: Wright 1974. — 8. Grabensee, B., Jax, W., Borchard, F., Schröder, E., Goeckenjahn, G.: Klinischer Verlauf, Organbefall und therapeutische Möglichkeiten bei Paraquat-Vergiftungen. In: Poison Control (ed. H. P. Tombergs), S. 197—203. Darmstadt: Steinkopff 1974. — 9. Grundies, H., Kolmar, D., Bennhold, I.: Dtsch. med. Wschr. **96**, 588 (1971). — 10. Hensel, G., Dürr, F.: Med. Welt (Stuttg.) **22**, 1790 (1971). — 11. Hofmann, A., Frohberg, H.: Dtsch. med. Wschr. **97**, 1299 (1972). — 12. Kerr, F., Patel, A., Scott, P. D. R., Tompsett, S. L.: Brit. med. J. **3**, 290 (1968). — 13. Matthew, H.: Scot. med. J. **16**, 407 (1971). — 14. Medd, R. K., Widdop, B., Braithwaite, R. A., Rees, A. J., Goulding, R.: Arch. Toxicol. **31**, 163 (1973). — 15. Murray, R. E., Gibson, J. E.: Toxicol. appl. Pharmacol **27**, 283 (1974). — 16. Schönborn, H., Schuster, H. P., Kössling, F. K.: Arch. Toxikol. **27**, 204 (1971). — 17. Sharp, Ch. W., Ottolenghi, A., Posner, H.: Toxicol. appl. Pharmacol. **22**, 241 (1972). — 18. Smith, L. L., Wright, A., Wyatt, I., Rose, M. S.: Brit. med. J. **4**, 569 (1974).

BÖTTCHER, D., HASLER, K., MAIR, D. (Med. Univ.-Klinik Freiburg/Br.):
Thrombozytenfunktion bei Bromcarbamidintoxikation

Der Verlauf schwerer Bromcarbamidintoxikation kann, wie von verschiedenen Arbeitsgruppen mitgeteilt wurde, durch Verbrauchskoagulopathien kompliziert sein (Daniels u. Mitarb., 1972; Mittermayer u. Mitarb., 1972; Grosse u. Mitarb., 1974). Das Auftreten dieser progredienten Verminderung des Gerinnungspotentials muß als prognostisch ungünstiges Zeichen angesehen werden. Entsprechend findet sich in diesen Fällen pathologisch anatomisch auch eine meist ausgedehnte Mikrothrombosierung vor allem in der terminalen Strombahn der Lunge. Im gleichen Zusammenhang ist auch die Verminderung der Sauerstoffaufnahme anzusehen, die oft trotz maschineller Beatmung in die irreversible Hypoxie mündet (Mittermayer u. Mitarb., 1972; Grosse u. Mitarb., 1974).

Auch bei unkompliziert verlaufenden Bromcarbamidintoxikationen lassen sich in einzelnen Fällen dezente Gerinnungsstörungen nachweisen. So fanden wir bei 5 von 40 untersuchten Patienten z. T. ausgeprägte Thrombopenien. Bei 2 dieser Patienten erklärte sich die Thrombopenie im Rahmen eines gesteigerten Umsatzes von Gerinnungsfaktoren mit gleichzeitig nachweisbarem plasmatischen Defekt,

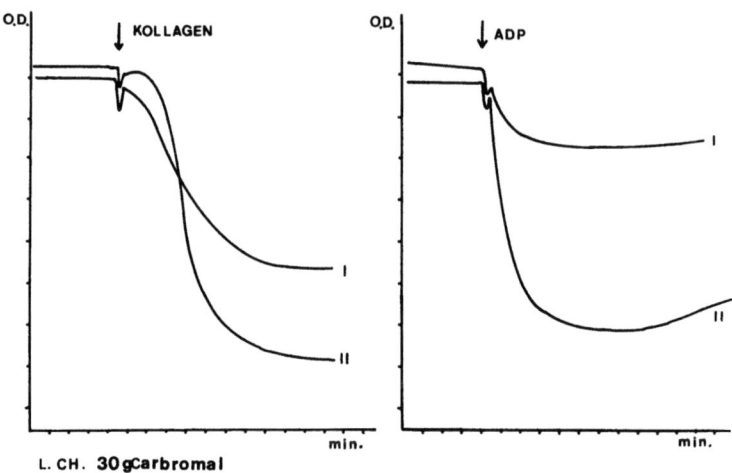

Abb. 1. Kollagen- und ADP-Aggregation nach Heinrich u. Roka bei 25°. I = Messung 12 Std nach Intoxikation. II = Kontrolle 36 Std nach Intoxikation

Versuchstier	ΔE_{max} vor Intoxikation	ΔE_{max} 3 Stunden nach Intoxikation
1.	340	240
2.	380	320
3.	380	250
4.	380	260
5.	390	340
6.	350	280
7.	300	270
8.	330	290
9.	320	250
Mittelwert + SD	352 ± 31	277 ± 33 ($p < 0{,}001$)

Abb. 2. Kollagenaggregation beim Kaninchen nach Heinrich u. Roka (25°). Untersuchungen vor und 3 Std nach Intoxikation mit Bromural (2,5 g/kg Körpergewicht)

der vor allem durch eine verminderte Faktor-V-Aktivität und verlängerte Thromboplastinzeiten gekennzeichnet war. In den übrigen Fällen waren die Thrombopenien die einzig nachweisbaren Gerinnungsstörungen. Die eingenommene Carbamiddosis lag bei den Patienten, die eine Thrombopenie aufwiesen, zwischen 10 und 30 g. Es handelte sich meist um Kombinationspräparate mit Carbromal (Bromdiäthylacetylcarbamid) und Bromisoval (Bromisovalerianylcarbamid). Alle diese Patienten waren bei der Aufnahme tief comatös.

Der Nachweis verlängerter Blutungszeiten auch bei Patienten ohne Thrombopenien veranlaßte uns, die primäre Hämostase bei einer Gruppe von Patienten mit nur leichten Intoxikationserscheinungen zu untersuchen, bei denen eine Hypothermie und Hypoxie sowie die Einnahme anderer, die Thrombozytenfunktion beeinflussender Medikamente ausgeschlossen werden konnte. Bei allen diesen Patienten war, abgesehen von einer Magenspülung, keine weitere Therapie erfolgt. Die Untersuchungen wurden 12 Std nach Tabletteneinnahme durchgeführt und bei pathologischem Ausfall von Gerinnungsparametern in 24stündigem Abstand wiederholt.

In dieser Gruppe von 14 Patienten, die Carbromal in einer Dosierung zwischen 10 bis 30 g eingenommen hatten, wiesen 12 Patienten eine verlängerte Blutungszeit nach Borchgrevink auf, die sich meist bei der Entlassung nach Abklingen der akuten Intoxikationserscheinungen noch nicht normalisiert hatte. Sechs dieser Patienten zeigten bei der weiteren Differenzierung der Thrombozytenfunktion eine verminderte Plättchenadhäsivität in vivo nach Borchgrevink; bei 5 Patienten war auch die Plättchenadhäsivität in vitro nach Hellem gestört. Bei 4 Patienten fanden wir zudem eine verminderte maximale Amplitude im TEG, 3 weitere zeigten eine verminderte Gerinnselretraktion.

Ein typisches Verlaufsmuster wurde bei Untersuchung der Aggregation auf Kollagen und ADP, die nach der Methode von Heinrich u. Roka bei 25° photometrisch gemessen wurde, beobachtet.

Der typische Verlauf sei demonstriert an einer 21jährigen Patientin (Abb. 1), die 12 Std nach der Einnahme von 30 g Carbromal sowohl eine deutlich verminderte Maximalaggregation auf Kollagen wie auch auf ADP zeigte; auch die Aggregationsgeschwindigkeit war sowohl mit ADP und Kollagen vermindert. Bei einer Nachuntersuchung nach 24 Std war die Aggregation auf Kollagen und auf ADP wieder normalisiert.

Insgesamt fanden wir bei 6 Patienten eine gestörte Aggregation auf Kollagen, während die Aggregation auf ADP nur bei 3 Patienten pathologisch ausfiel. Diese Aggregationsstörungen waren bei höheren Carbromaldosen häufiger zu beobachten; eine sichere Korrelation zur Dosis läßt sich natürlich nicht aufstellen, da die Blutspiegel des Carbromals nicht gemessen worden waren.

Zusätzlich zu diesen Untersuchungen wurden Messungen der Kollagenaggregation am Kaninchen durchgeführt. Hier hatten frühere Untersuchungen (Sugihara u. Mitarb., 1974) zeigen können, daß auch tierexperimentell mit einer zehnfach höheren Dosierung als beim Menschen eine sowohl in ihrem pathologischanatomischen Substrat wie auch in ihren Gerinnungsbefunden ähnlich verlaufende Intoxikation wie beim Menschen zu erzeugen ist. So kommt es auch beim Versuchstier 3 Std nach Gabe von Bromcarbamid zu einem Abfall der Thrombozyten und des Faktors V sowie des Faktors XIII, die signifikant sind im Vergleich zu den Ausgangswerten. Auch bei Bestimmung der Kollagenaggregation, die im standardisierten plättchenreichen Plasma durchgeführt wurde, läßt sich 3 Std nach Intoxikation mit 2,5 g/kg Körpergewicht Bromural wie beim Menschen eine signifikante Verminderung der Maximalaggregation und eine verminderte Aggregationsgeschwindigkeit nachweisen. Die Kollagenaggregation wurde bei 9 Versuchstieren jeweils vor und 3 Std nach der Intoxikation gemessen (Abb. 2), der Abfall der Maximalaggregation nach Intoxikation war dabei im Vergleich zu den Ausgangswerten hoch signifikant. Versuche, die Kollagenaggregation von normalen Thrombozyten nach Incubation mit Plasma intoxikierter Kaninchen zu beeinflussen, zeigte bei insgesamt ebenfalls 9 Versuchstieren keine Änderung der Kollagenaggregation im Vergleich zu einem Normalkollektiv.

Zusammenfassend lassen sich bei Patienten mit Bromcarbamidintoxikationen Hinweise finden auf eine gestörte Thrombozytenfunktion mit einer verlängerten

Blutungszeit, verminderter Plättchenadhäsivität und vor allem einer verminderten Aggregation auf Kollagen. Die gestörte Kollagenaggregation ließ sich auch im Tierversuch unter standardisierten Bedingungen reproduzieren. Ähnliche Störungen in der Thrombozytenfunktion sind bei hoher Dosierung sowohl in vitro wie auch in vivo von verschiedenen Autoren für die Barbiturate beschrieben worden (Joist u. Mitarb., 1973; McKenzie u. Mitarb., 1972). In diesen Untersuchungen wurde neben einer verminderten Aggregation durch hohe Dosen dieser Substanz auch eine gestörte Freisetzungsreaktion durch Kollagen und Thrombin beschrieben. Als Ursache der beschriebenen Befunde muß wohl in erster Linie eine Wirkung der Bromcarbamide auf die Interaktion zwischen Plättchenmembran und Oberflächen, so vor allem beim Kollagen, diskutiert werden. Eine klinische Relevanz ist sicher erst bei Intoxikationen mit höchsten Dosen von Bromcarbamiden zu erwarten. So konnten wir auch bei den von uns beobachteten, meist nur mittelschweren Carbamidintoxikationen, keine klinisch signifikante Blutungsneigung feststellen.

Literatur

Daniels, M., Dotzel, R., Fraling, F. F., Kindt, L., Thürmann, D.: Med. Welt (Stuttg.) 23, 1826 (1972). — Grosse, G., Höfer, W., Gruska, H., Beyer, K.-H., Kubicki, S., Schirop, Th.: Klin. Wschr. 52, 39 (1974). — Joist, J. H., Cazenave, I. P., Mustard, J. F.: Thromb. Diathes. haemorrh. (Stuttg.) 30, 315 (1973). — McKenzie, F. N., Svensjö, E., Arters, K. E.: Microvasc. Res. 4, 42 (1972). — Mittermayer, C., Hagedorn, M., Böttcher, D., Vogel, W., Neuhof, N., Mittermayer, U.: Klin. Wschr. 50, 467 (1972). — Sugihara, H., Hagedorn, M., Böttcher, D., Neuhof, N., Mittermayer, C.: Amer. J. Path. 75, 457 (1974).

TALKE, H., MAIER, K. P., SCHOLZ, H., JONTOFSOHN, R. (Med. Univ.-Klinik Freiburg u. Dialyseabteilung der Med. Univ.-Poliklinik): **Zur Therapie der biguanidinduzierten Laktatazidose**

In der Weltliteratur sind bisher mindestens 150 Fälle von Laktatazidosen beschrieben worden, die während Behandlung mit Biguaniden auftraten [1]. Die Dunkelziffer nicht erkannter und auch nicht publizierter Laktatazidosen dürfte wesentlich größer sein. In der Med. Univ.-Klinik Freiburg wurden von 1971 bis zum März 1975 10 Patienten mit Laktatazidosen behandelt, die in 6 Fällen während Phenformin-, in 4 Fällen während Buformintherapie auftraten. Es handelte sich um schwere Azidosen mit einem mittleren pH-Wert von $6,83 \pm 0,18$ ($x \pm SD$). Sechs Patienten wurden hämodialysiert, von diesen Patienten überlebten 2. Ein Patient wurde peritoneal dialysiert, dieser Patient verstarb nach vorübergehender Beherrschung der Laktatazidose nach 3 Tagen im protrahierten Kreislaufversagen bei vorbestehender schwerer myokardialer Schädigung (Zustand nach zwei Herzinfarkten, Herzwandaneurysma, Schrittmachertherapie), 3 weitere Patienten verstarben innerhalb weniger Stunden nach der stationären Aufnahme.

Neben der bisher durchgeführten Therapie — hochdosierte Bikarbonatzufuhr, Glukoseinfusion mit Insulinzusatz, in seltenen Fällen Methylenblauinjektion — ist in den letzten Jahren die Hämodialyse oder Peritonealdialyse durchgeführt worden [2—5]. Für die Anwendung der Hämodialyse in solchen Fällen spricht die Möglichkeit des Natrium- und Flüssigkeitsentzuges, wenn zur Beherrschung der Azidose große Bikarbonatmengen erforderlich werden und die Gefahr des Lungenödems bei verminderter Ausscheidungsfunktion der Niere droht.

Prinzipiell ist aber auch damit zu rechnen, daß Biguanide auf Grund ihres geringen Molekulargewichtes und der geringen Serumeiweißbindung leicht dialysiert werden können. Der therapeutische Serumspiegel von Phenformin (unter

Einschluß des metabolisch unwirksamen, hydroxylierten Metaboliten) liegt beim Menschen bei 200 bis 300 ng/ml [6]. Verläßliche Spiegelbestimmungen von Phenformin bei Patienten mit während Phenformintherapie aufgetretener Laktatazidose lagen bisher nicht vor. Die bei entsprechenden Patienten von Tranquada et al. [7] ermittelten Werte (ca. 20000 ng/ml) sind wegen der mangelnden Spezifität der Methode nicht relevant [6]. Auch die von Assan [8] kürzlich publizierten Phenforminspiegel von 7 Patienten mit Laktatazidose während Phenformintherapie (Spiegel bis 70000 ng/ml) sind aus methodischen Gründen nicht zu verwerten, da die Kontrollgruppe zehnfach höhere Phenforminspiegel aufwies (2000 ng/ml), als sie mit Hilfe des Radioimmunoassays gefunden werden [6]. Immerhin konnte von Assan et al. gezeigt werden, daß die erhöhten Phenforminspiegel während Peritonealdialyse oder forcierter Diurese abfielen.

In Zusammenarbeit mit Herrn Dr. Ötting (Biochemische Abteilung der Chemie Grünenthal, Stolberg) konnte bei 2 Patienten mit Laktatazidose unter Phenformintherapie bei der Aufnahme die Phenforminkonzentration im Serum gemessen werden. Die Spiegel waren mit 1556 und 608 ng/ml signifikant erhöht. Während 5stündiger Hämodialyse fielen die Spiegel auf 282 bzw. 107 ng/ml ab. Bei einer weiteren Patientin wurde nach Überwinden einer ebenfalls Phenformin-induzierten Laktatazidose eine erneute Belastung mit Phenformin (100 mg an 4 aufeinanderfolgenden Tagen) vorgenommen. Bei dieser Patientin bestand eine kompensierte Niereninsuffizienz mit einem Serumkreatininspiegel von 3 mg/100 ml. Innerhalb 5 Tagen kam es zum Anstieg des Serumlaktatspiegels bis auf 6 mM. Der Phenforminserumspiegel stieg in dieser Zeit bis auf 3324 ng/ml und fiel im Verlauf von 6 Tagen nach Absetzen von Phenformin auf einen gegenüber der Norm noch immer fünffach erhöhten Wert von 1084 ng/ml ab.

Der Serumlaktatspiegel betrug zu diesem Zeitpunkt noch 2,8 mM.

Diese Befunde weisen auf einen möglichen Zusammenhang zwischen infolge Niereninsuffizienz erhöhten Biguanidkonzentrationen und Auftreten bzw. Induktion einer Laktatazidose hin.

In der Phase der Oligurie/Anurie ist die Hämodialyse geeignet, den erhöhten Serumbiguanidspiegel zu senken. Soweit nicht durch die vorbestehende Azidose irreversible Komplikationen eingetreten sind, kann durch die Elimination erhöhter Biguanidspiegel und Azidoseausgleich in einzelnen Fällen die Laktatazidose beherrscht werden.

Hinsichtlich der Vorbeugung dieses schweren Krankheitsbildes muß gefordert werden, daß die Indikation zur Einleitung einer Biguanidtherapie von der vorausgehenden Überprüfung der Nierenfunktion abhängig gemacht werden muß. Während der Therapie muß die Nierenfunktion regelmäßig überwacht werden. Bei Einschränkung der Nierenfunktion muß auf die Anwendung von Biguaniden verzichtet werden.

Literatur

1. Talke, H., Maier, K.-P., Feiß, U.: Klinische Befunde bei 105 Patienten mit Laktatazidose während Phenformin-Therapie. Eine Literaturübersicht. (In Vorbereitung.) — 2. Ewy, G. A., Pabico, R. C., Maher, J. F.: Ann. intern. Med. 59, 878 (1963). — 3. Milisci, R. E., Decherd, J., McFadden, E. R.: Amer. J. med. Sci. 265, 497 (1973). — 4. Selroos, O., Pasternack, A., Kuhlbäck, B.: Nord. Med. 80, 1658 (1968). — 5. Westervelt, F. B., Owen, J. A., Hornbaker, J. H.: Virginia med. Mth. 93, 251 (1966). — 6. Beckmann, R.: Biguanide (Experimenteller Teil). In: Handbuch der experimentellen Pharmakologie, Bd. XXIX, S. 439. Berlin-Heidelberg-New York: Springer 1971. — 7. Tranquada, R. E., Bernstein, S., Martin, H. E.: J. Amer. med. Ass. 184, 37 (1963). — 8. Heuclin, Ch., Attali, J. R., Girard, J. R., Assan, R.: Abstract Nr. 58 of the 10th Meeting of the European Association for the Study of Diabetes. Jerusalem 1974.

KÖNIGSHAUSEN, TH. (I. Med. Klinik A, Univ. Düsseldorf): **Die Beurteilung tiefer Komata mit reversiblen und irreversiblen Hirnschäden mit Hilfe des EEG im Rahmen interner Krankheitsbilder**

Jedes tiefe Koma, mit dem der auf Intensivstationen tätige Internist nahezu täglich konfrontiert wird, bedeutet für den betroffenen Patienten eine vitale Bedrohung. Neben der sofortigen Sicherung evtl. gestörter Vitalfunktionen sind differentialdiagnostische, therapeutische und auch prognostische Überlegungen anzustellen. Nach den notwendigen klinischen Untersuchungen sowie der Erhebung laborchemischer Daten steht uns im EEG, das heute ohne größere Schwierigkeiten auf jeder Intensivstation abgeleitet werden kann, ein wichtiger Parameter zur Verfügung, der eine objektive und reproduzierbare Beurteilung der jeweiligen Komatiefe zuläßt [10, 12].

Methodik und Fragestellung

Wir untersuchten an unserer Klinik in 2½ Jahren 502 Pat. mit Vigilanzstörungen mit Hilfe des EEG. Die Untersuchungen wurden durchgeführt mit Hilfe eines kleinen fahrbaren Gerätes mit 8 Kanälen. Es wurde zumeist uni- und bipolar abgeleitet, das EKG wurde auf einem Kanal synchron mitregistriert. Nach Möglichkeit wurde eine Zuordnung evtl. gestörter biochemischer Parameter als Ursache oder im Verlaufe der Vigilanzstörung vorgenommen (Giftspiegel, endogen toxische Substanzen, Liquorabweichungen). Die vorliegende Arbeit beschäftigt sich nur mit den schwersten Komaformen, die wegen Bedrohung oder Zusammenbruch einer oder mehrerer Vitalfunktionen der Intensivbehandlung zugeführt werden mußten. Es wurde versucht, aus einer Einteilung in verschiedene charakteristische Kurvenbilder über den jeweiligen Verlauf eine prognostische Aussage zu erhalten. Als Ausgangspunkt der Beurteilung diente die Hirnstromkurve zum Zeitpunkt der Aufnahme des Patienten. Zur Auswertung gelangten so 86 initiale Kurvenbilder, die den tiefen Komata entsprachen.

Ergebnisse

Den schwersten cerebralen Funktionsstörungen konnten die in Abb. 1 schematisch skizzierten charakteristischen Kurvenbilder zugeordnet werden. Die initiale komplette 0-Linie bedurfte zu ihrer zweifelsfreien Bestätigung auf der einen Seite der Verstärkung, zum anderen der Elimination störender Artefakte. Unterschieden werden konnten generell biologische Rhythmen (EKG-Einstreuung, pulssynchrone Nadelschwankungen, Muskelartefakte) von technischen, zumeist maschinell bedingten äußeren Einflüssen. Die Gruppe der intermittierenden 0-Linien (oder burst-suppression-Muster) erwies sich als inhomogen: Längste 0-Linienstrecken mit ganz kurzen „bursts" standen klinisch dem Muster der kompletten 0-Linie näher, ganz kurze isoelektrische Einblendungen zwischen zumeist Δ-Wellen entsprachen eher dem Δ-Grundrhythmus. Die initialen Δ-Wellen mit steilen Abläufen zeigten die bekannten bi- oder triphasischen Wellen, teils rhythmisch, teils vereinzelt auftretend. Unter Berücksichtigung der direkt oder indirekt durch das Koma bedrohten oder gestörten Vitalfunktionen konnten den oben beschriebenen initialen Kurvenmustern folgende Krankheiten (Abb. 2) sowie ihr weiterer Verlauf zugeordnet werden:

Die Analyse der Gruppe der kompletten 0-Linie ergab zunächst, daß eine ätiologische Aussage nicht möglich ist. Die Mortalität war wie erwartet extrem hoch. Einschränkend muß jedoch gesagt werden, daß die von uns in diesem Stadium nicht beobachteten Schlafmittelintoxikationen sich hierunter generell verbergen können, die die Möglichkeit der Restitutio ad integrum beinhalten. Die Frage des dissoziierten Hirntodes kann somit nur nach toxikologischem Ausschluß einer Schlafmittelintoxikation diskutiert werden, die endgültige Feststellung zum Ziele der Organentnahme sollte nach Möglichkeit zur letztlichen Sicherung die Gehirnarterienangiographie aller 4 Arterien zur Folge haben [8].

In der Gruppe der burst-suppression-Muster konnte insbesondere bei kürzeren isoelektrischen Einblendungen relativ häufig die hochgradige Verdachtsdiagnose

Schlafmittelintoxikation durch den Nachweis von β-Wellen gestellt werden und durch den toxikologischen Nachweis erhärtet werden. Alle diese Patienten wurden von uns hämodialysiert, die Mortalität war niedrig im Gegensatz zu den hypoxischen Hirnschäden.

Initiale steile Δ-Wellenabläufe wurden von uns relativ wenig beobachtet, die ursprünglich von Bickford [1] angenommene Spezifität für das Vorliegen eines

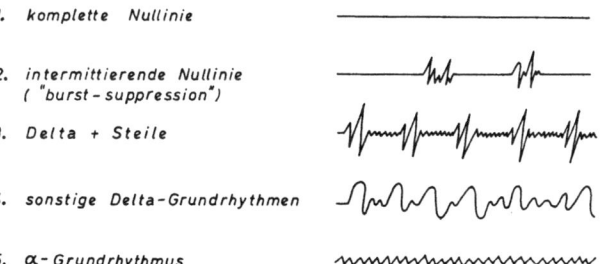

1. komplette Nullinie
2. intermittierende Nullinie ("burst-suppression")
3. Delta + Steile
4. sonstige Delta-Grundrhythmen
5. α-Grundrhythmus

Abb. 1. Mögliche EEG-Kurvenbilder bei schweren Komata (schematisch)

initiales Kurvenbild	Diagnose	Anzahl der Pat.	Anzahl der †
komplette Nullinie (n = 12)	Hypoxien (Rean.)	7	12
	Leberkoma	1	
	Hirnblutung	3	
	Enzephalitis	1	
intermittierende Nullinie (n = 18)	Hypoxien (Rean.)	4	4
	Leberkoma	1	
	Schlafmittel-Intox.	11	2
	CO-Intoxikation	1	
	maligne Hyperthermie	1	1
Delta Steile (n = 6)	Hypoxien	2	1
	Leberkoma	1	1
	Schlafmittel-Intox.	1	
	thyreotox. Koma	1	1
	Penicillin-Intox.	1	
Delta-Grundmuster (n = 45)	Hypoxien (Rean.)	2	1
	Leberkoma	7	3
	Schlafmittel-Intox.	13	
	Hirnblutung	4	4
	Enzephalitis/Mening.	4	
	Thyreotoxikose	2	
	Urämie	7	
	Alkohol	1	
	Hypothyreose	1	
	Hirnmetastasen	1	1
	Hyponatriämie	1	
	Hypercalcämie	1	
	EPH-Gestose	1	
α-Grundrhythmus (n = 5)	Hirnstammblutung	4	5
	Hirnstammerweichung	1	

Abb. 2. EEG-Veränderungen von 86 Patienten mit tiefen Komata

Leberkomas konnte wie von anderen Autoren auch von uns nicht beobachtet werden. Von unseren insgesamt 10 Patienten mit Leberkoma zeigte nur einer dieses Muster. In Anlehnung an Kubicki [13, 15, 16], der ihr Auftreten bei Schlafmittelintoxikationen auf Grund seines großen Krankengutes als Ausdruck eines bereits durchgemachten hypoxischen Zustandes mit entsprechend schlechterer Prognose ansieht, entscheiden wir uns im Einzelfalle hier zu einer gifteliminierenden Therapie mit der Hämodialyse.

In der großen Gruppe der verschiedenen Δ-Wellengrundmuster ist trotz der vielfältigen ätiologischen Möglichkeiten die Differentialdiagnose Schlafmittelintoxikation noch häufiger als bei den burst-suppression-Mustern zu stellen durch den Nachweis von β-Welleneinstreuung. In dieser Gruppe behandelten wir alle Patienten mit der forcierten Diurese, alle überlebten. Überhaupt zeigten, wie zu erwarten, alle einer aktiven Therapie zugänglichen Komaformen die niedrigste Mortalität (Schlafmittelintoxikationen, Urämie etc.), während die Prognose in den anderen Fällen (Hypoxie, Leberkoma, Malignome) schlecht bleiben mußte.

Von besonderem Interesse erschien schließlich die letzte Gruppe, die paradoxerweise trotz tiefsten Komas einen schnellen, zumeist α-Grundrhythmus aufwies. Hier ist in Übereinstimmung mit der Literatur [17] die nahezu sichere Anhiebsdiagnose der schweren Hirnstammschädigung zu stellen, die Prognose ist hier natürlich sehr ernst.

Wenn auch angesichts noch zu kleiner Fallzahlen verläßlichere statistische und damit prognostische Aussagen auf Grund des initialen Hirnstrombildes alleine zu gewagt erscheinen, so läßt doch die Zuordnung zu einer der oben beschriebenen Gruppen eine gewisse Tendenz erkennen. Vermag das EEG bei den hypoxischen Hirnschäden nur eine — im Falle des dissoziierten Hirntodes allerdings entscheidende — Monitorfunktion einzunehmen, so kann es beim Vorliegen von Schlafmittelintoxikationen häufig alleine noch vor dem toxikologischen Giftnachweis die nahezu sichere Differentialdiagnose stellen und darüber hinaus über die Beurteilung des Schweregrades differentialtherapeutisches Handeln begründen. Bei Leberkomata stellt es mangels anderer Größen den zur Zeit feinsten Parameter dar [1, 5, 6, 10, 19–21]. Ein charakteristisches Kurvenbild scheint es jedoch hierbei nicht zu geben. Nahezu beweisend für eine schwere Hirnstammschädigung ist bei tiefem Koma das Auftreten eines α-Grundrhythmus.

Zusammenfassend erwies sich für uns das EEG als wichtiger, wenn nicht unverzichtbarer Parameter zur Beurteilung und Objektivierung schwerster cerebraler Funktionsstörungen auf der internistischen Intensivstation.

Literatur

1. Bickford, R. G., Butt, H. R.: J. clin. Invest. **34**, 790 (1955). — 2. Bushart, W., Rittmeyer, P.: Elektroenzephalographische Verlaufsüberwachung und Kriterien der irreversiblen Hirnschädigung in der Intensivpflege. In: Verh. Ges. inn. Med., S. 865. München: Bergmann 1968. — 3. Cadilhac, J., Ribstein, M., Jean, R.: Rev. Neurol. Psychiat. **100**, 270 (1959). — 4. Ellington, A. L.: Electroenceph. clin. Neurophysiol. **25**, 491 (1968). — 5. Guggenheim, P., Regli, F., Hafen, G., Haemmerli, U. P.: Dtsch. med. Wschr. **89**, 748 (1964). — 6. Hawkes, C. H., Brunt, P. W.: Dig. Dis. **19**, 75 (1974). — 7. Hockaday, J., Potts, F., Eppstein, E., Bonazzi, A., Schwab, R.: Electroenceph. clin. Neurophysiol. **30**, 23 (1971). — 8. Käufer, Chr.: Die Bestimmung des Todes bei irreversiblem Verlust der Hirnfunktionen. Heidelberg: Hüthig 1971. — 9. Kiley, J., Hines, O.: Arch. intern. med. **116**, 68 (1965). — 10. Königshausen, Th., Rabe, F.: Med. Welt (Stuttg.) 1975 (im Druck). — 11. Königshausen, Th., Grabensee, B.: Das EEG als Routineuntersuchung im Verlaufe schwerer Schlafmittelvergiftungen. In: 6. Tag. der Dtsch. und Österr. AG für intern. Intensivmed. Oktober 1974, Hamburg. Intensivmed. 1975. Darmstadt: Steinkopff (im Druck). — 12. Kubicki, St.: Bewertung elektroencephalographischer Bilder bei schweren cerebralen Funktionsstörungen. In: Verh. dtsch. Ges. inn. Med., S. 94. München: Bergmann 1963. — 13. Kubicki, St.: Komatiefe und EEG-Veränderungen bei Schlafmittelvergiftung. In: Verh. dtsch. Ges. inn. Med., S. 321. München: Bergmann 1966. — 14. Kubicki, St., Bennhold, J., Kessel, M.: Elektro-

encephalographische Untersuchungen während extracorporaler Dialyse bei akuten Schlafmittelintoxikationen. In: Verh. dtsch. Ges. inn. Med., S. 620. München: Bergmann 1966. — 15. Kubicki, St.: Rev. neurol. 117, 91 (1967). — 16. Kubicki, St., Rieger, H., Busse, G., Barckow, D.: Z. EEG-EMG 1, 80 (1970). — 17. Neundörfer, B., Meyer-Wahl, L., Meyer, J. G.: Z. EEG-EMG 5, 106 (1974). — 18. Pampiglione, G.: Acta neurochir. (Wien) 12, 282 (1964). — 19. Penin, H.: Fortschr. Neurol. Psychiat. 35, 174 (1967). — 20. Penin, H.: Wien. Z. Nervenheilk. 29, 123 (1971). — 21. Scollo-Lavizzari, G.: Dtsch. med. Wschr. 94, 1020 (1969). — 22. Zysno, E., Dürr, F., Nieth, H., Reichenmiller, H. E.: Wechselwirkungen des akuten und chronischen Nierenversagens auf das menschliche Hirnstrombild. In: Akt. Probl. d. Dialyseverfahren und d. Niereninsuff., S. 221. II. Symp. Innsbruck 1967, C. Bindernagel-Verlag.

HEISSMEYER, H., HEINZE*, V., HENI, N., HERKEL, L., HOPPE-SEYLER, G., JONTOFSOHN*, R., NOLTE, J., SCHOLLMEYER, P. (Med. Univ. Klinik* u. Dialyseabt. der Med. Poliklinik, Univ. Freiburg/Br.): **Die Therapie der akuten Pankreatitis mit der Langzeit-Peritonealdialyse**

Die Letalität der subtotalen und totalen Pankreasnekrose beträgt auch heute noch 80 bis 100% (Übersicht bei [1]). Auf der Suche nach neuen therapeutischen Möglichkeiten ist neben der Frühoperation [2—5] die Peritonealdialyse in Einzelfällen angewandt worden [6—11]. Die Indikation für die Therapie der akuten Pankreatitis mit der Peritonealdialyse ergibt sich 1. zur Behandlung eines akuten Nierenversagens und 2. zur hypothetischen Entfernung toxischer Substanzen aus der Bauchhöhle [12]. Tierexperimentell wurde eine Verlängerung der Überlebenszeit nachgewiesen [13—17]. Gjessing u. Tomlin [18] berichteten 1974 über 36 Patienten mit akuter hämorrhagischer Pankreatitis, die peritoneal dialysiert wurden und deren Letalität nur 33% betrug. Der folgende Bericht ist die retrospektive Analyse der Peritonealdialysebehandlung von 17 Patienten der insgesamt 21 Patienten mit einer schweren Verlaufsform einer akuten Pankreatitis, die im Zeitraum von 3 Jahren, von 1972 bis 1974, auf einer Intensivstation behandelt wurden.

Die Diagnose der akuten Pankreatitis gründete sich auf die klinische Symptomatologie, den Nachweis der Aktivitätszunahme der Amylase im Urin, der Amylase und Lipase im Serum oder Peritonealexsudat. Die Diagnose konnte bei allen 10 Verstorbenen durch den Nachweis einer nekrotisierenden Pankreatitis bestätigt werden. Von den 10 verstorbenen Patienten waren 7 älter als 50 Jahre. Die Tabelle zeigt die aufgetretenen Komplikationen. Von 21 Patienten entwickelten 16, das sind über 70%, ein akutes Nierenversagen, 14 eine respiratorische Insuffizienz, von diesen mußten 7 mit einem Respirator beatmet werden. Eine Verbrauchskoagulopathie, ein schweres Psychosyndrom und einen Diabetes mellitus wies die Hälfte der Patienten auf. Vier Patienten befanden sich bei der Aufnahme im Coma diabeticum. Nächsthäufige Komplikationen waren gastrointestinale Blutungen, cardiale Komplikationen und hypovolämischer Schock. Sicherlich hat in einem Teil der Fälle ein hypovolämischer Schock vor der Aufnahme bestanden. Die durchschnittliche Zeitspanne vom Beginn der Symptomatik bis zur Aufnahme betrug 4 Tage. Die Tabelle zeigt eine Zusammenstellung der wesentlichen Krankheitssymptome in den ersten 6 Tagen. Das Zusammentreffen dieser Symptome ist nach Schönborn [5] „fast ausnahmslos als Hinweis auf eine letale Verlaufsform zu betrachten". Von den 21 Patienten hatten 11 (8 Verstorbene und 3 Überlebende) in den ersten 6 Tagen vier oder mehr als vier dieser prognostisch letalen Symptome.

Die Therapie bestand 1. bei allen Patienten in der allgemein anerkannten Basistherapie [5] und 2. bei 17 Patienten in einer Peritonealdialyse. Die Indikation für die Peritonealdialysetherapie wurde bei 3 Patienten ausschließlich durch das Bestehen einer schweren Pankreatitis gestellt, bei 14 Patienten zusätzlich durch das akute Nierenversagen. Bei Bestehen einer Ileussymptomatik erfolgte die Einführung des Tenckhoff-Katheters unter laparoskopischer Sicht [19]. Die Laparoskopie kann zusätzlich Hinweise für die Diagnose und Ätiologie der akuten Pankreatitis geben. Die Peritonealdialyse wurde über einen Tenckhoff-Katheter kontinuierlich mit durchschnittlich 60 l Peritosteril/24 Std durchgeführt. Die durchschnittliche Dialysedauer pro Patient betrug 121 Std, die längste 426 Std. Der Eiweißverlust über die Dialyse, der bis zu 70 g/24 Std betragen kann [20], mußte bei der ohnehin notwendigen Eiweißsubstitution berücksichtigt werden.

Tabelle. Komplikationen im Gesamtverlauf und Symptome mit prognostischer Bedeutung während der ersten 6 Tage bei 21 Patienten mit akuter Pankreatitis

Komplikationen	n	%
Akutes Nierenversagen	16	76
Respiratorische Insuffizienz	14	67
Verbrauchskoagulopathie	11	52
Psychosyndrom	11	52
Diabetes mellitus	10	48
Erstmanifestation	5	24
Coma diabeticum	4	19
Erstmanifestation	3	14
Gastrointestinale Blutung	9	43
Cardial	8	38
Hypovolämischer Schock	8	38
Bronchopneumonie	4	19
Lungenembolie	3	14
Peritonitis: Bakterien	2	10
Sepsis	2	10
Pseudozyste	1	5

Prognostische Symptome bei akuter Pankreatitis (n = 21 Pat.)

	letal n = 10	nicht letal n = 11
Akutes Abdomen	10	8
Akute Niereninsuffizienz	9	7
Pleuropulmonale Komplikation	8	5
Respiratorbeatmung	6	1
Akute Enzephalopathie	6	3
Schock	5	3
Gastrointestinale Blutung	4	1
≥ 4 Symptome	8	3
Verbrauchskoagulopathie	8	3

Die Abb. 1 zeigt den Verlauf einer schweren Pankreatitis bei einem 53jährigen Patienten (Fall 1), der während 16 Tagen ununterbrochen peritoneal dialysiert wurde. Dieser Patient hatte bei Aufnahme ein akutes Abdomen, eine akute Niereninsuffizienz, eine respiratorische Insuffizienz und eine Enzephalopathie; zum Zeitpunkt der Übernahme, 4 Tage nach Krankheitsbeginn, jedoch keinen nachweisbaren Schock mehr. Am 5. Tag nach Beginn der Peritonealdialyse trat die Peristaltik wieder ein, Druckschmerz und Abwehrspannung bildeten sich zurück. Wie bei 3 weiteren Patienten mit akutem Nierenversagen reichte die Peritonealdialyse wegen des erhöhten Eiweißkatabolismus nicht zur Entfernung der Retentionsprodukte aus, zusätzlich wurde die Hämodialyse durchgeführt. Die Abb. 1

zeigt weiterhin den Krankheitsverlauf eines 56jährigen Patienten, bei dem erst nach 8tägiger Basistherapie wegen eintretender Somnolenz und Auftreten eines paralytischen Ileus die Peritonealdialyse begonnen wurde. Der Patient wurde unter der Dialyse innerhalb von 24 Std beschwerdefrei. Die Amylase- und Lipase-

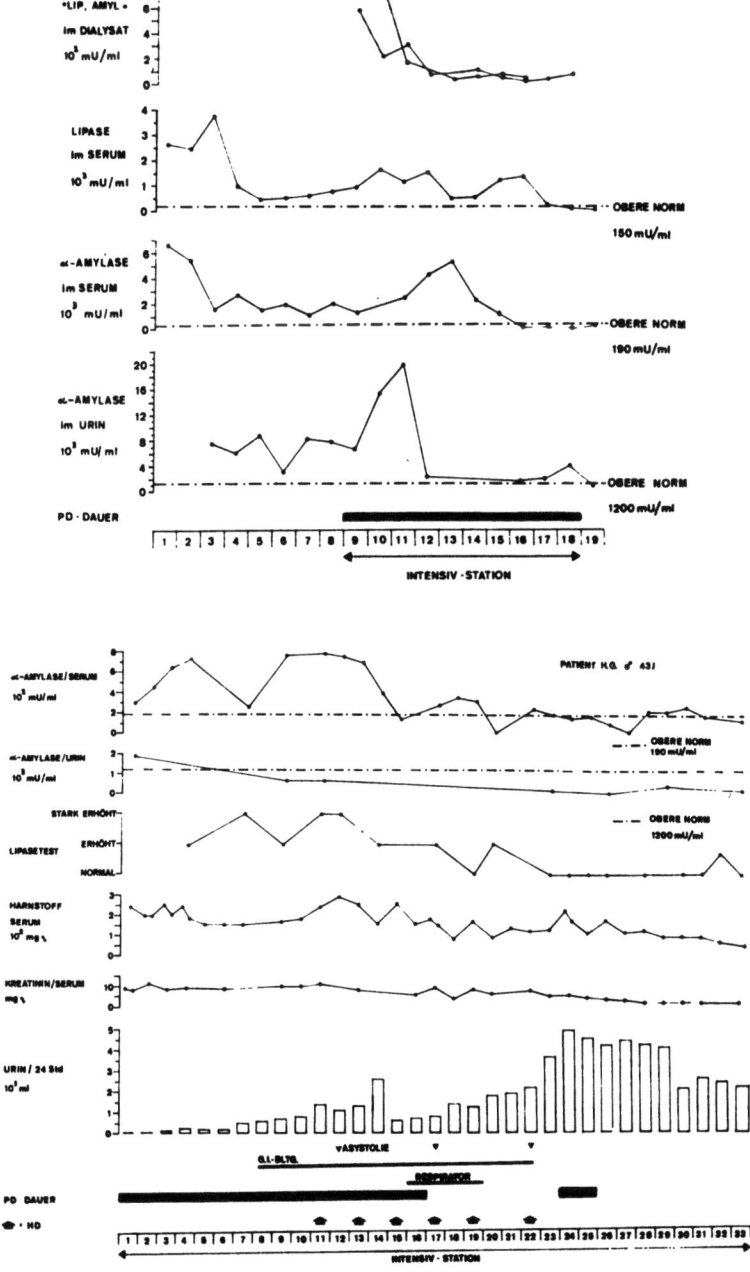

Abb. 1. Peritonealdialysen (PD)-Dauer und Verlauf der Enzymaktivitäten bei 2 Patienten mit akuter Pankreatitis

aktivitäten im Dialysat waren anfangs beträchtlich erhöht, sie fielen in den ersten 4 Tagen der Dialyse stark ab. Die Amylase- und Lipaseaktivitäten im Serum und der Amylase im Urin waren am letzten Tag der 10tägigen Peritonealdialyse normal.

Von den 9 überlebenden und peritoneal dialysierten Patienten hatten 3 die nach Schönborn [5] in bezug auf die Prognose letale Symptomenkonstellation, nur einer dieser Patienten (Fall 1) bot zum Zeitpunkt der Übernahme 4 Tage nach Krankheitsbeginn keinen nachweisbaren Schock. Ein 4. überlebender Patient hatte außer gastrointestinaler Blutung und Enzephalopathie ein akutes Abdomen, akutes Nierenversagen, Schock, Hyperglykämie, Hypokalcämie und eine vorbestehende respiratorische Insuffizienz. Zwei der verstorbenen Patienten mit postmortal nachgewiesener Pankreasnekrose überlebten die akute Phase unter der Peritonealdialyse und verstarben erst 7 bzw. 8 Wochen später an Komplikationen, die nicht unmittelbar mit dem Grundleiden zusammenhingen. Eine Patientin verstarb an den Folgen einer eitrigen Peritonitis, die während der Peritonealdialyse auftrat.

Zusammenfassend zeigt die retrospektive Auswertung von 17 peritoneal dialysierten schweren Verlaufsformen einer akuten Pankreatitis 1. das Überleben der akuten Phase bei 6 von 11 Patienten mit letaler Symptomenkonstellation, 2. die auffallend rasche Besserung der akuten Bauchsymptomatik nach Beginn der Peritonealdialyse und 3. die Notwendigkeit einer zusätzlichen Hämodialyse bei akutem Nierenversagen mit schwerem Katabolismus.

Literatur

1. Schönborn, H.: Intensivmedizin 10, 299 (1972). — 2. Hollender, L. F., Kohler, J. J., Klein, A.: Chirurg 43, 256 (1972). — 3. Hollender, L. F., Bur, F., Marrie, A.: Langenbecks Arch. klin. Chir. 334, 337 (1973). — 4. Lawson, D. W., Daggett, W. M., Civetta, J. M., Covry, R. J., Bartlett, M. K.: Ann. Surg. 172, 605 (1970). — 5. Schönborn, H.: Langenbecks Arch. klin. Chir. 337, 245 (1974). — 6. Gjessing, I., Nilsson, L.: cited in Gjessing (1967). — 7. Gjessing, I.: Acta chir. scand. 133, 645 (1967). — 8. Wall, A. I.: Med. J. Aust. 52, 281 (1965). — 9. Bolooki, H., Gliedman, M. L.: Surgery 64, 466 (1968). — 10. Creutzfeld, W., Scheler, F., Quellhorst, E., Schmidt, H.: Arch. klin. Med. 213, 197 (1967). — 11. Fidgor, P. P., Wense, G.: Med. Mschr. 22, 453 (1968). — 12. Editorial: Brit. med. J. 1965 II, 1448. — 13. Rodgers, R. E., Carey, L. C.: Amer. J. Surg. 111, 792 (1966). — 14. Rasmussen, B. L.: Amer. J. Surg. 114, 716 (1967). — 15. Rosato, E. F., Mullis, W. F., Rosato, F. E.: Surgery 74, 106 (1973). — 16. Parks, J., Gahring, D., Greene, R. W.: J. Amer. Anim. Hosp. Ass. 9, 442 (1973). — 17. Winckler, R., Lankisch, P. G., Koop, H., Schmidt, H.: In: 29. Tagung Dtsch. Ges. Verdauungs- u. Stoffwechselkrh. 3. bis 5. 10. 1974, Würzburg. — 18. Gjessing, I., Tomlin, P. J.: In: 1st World Congress on Intensive Care 24th to 27th June 1974, London. — 19. Keller, J., Rotermund, H. M., Kersten, M., Stein, U., Heissmeyer, H.: (in Vorbereitung). — 20. Wetzels, E. (Hrsg.): Hämodialyse und Peritonealdialyse, 2. Aufl., S. 54. Berlin-Heidelberg-New York: Springer 1970.

GAUWERKY, CH., UHLENBRUCK, G., GROSS, G. (Med. Univ.-Klinik Köln, Abt. Exp. Innere Med.): **Über eine neue Gruppe von Proteaseinhibitoren**

Die natürlich vorkommenden Inhibitoren proteolytischer Enzyme sind imstande, unter reversibler Bindung stöchiometrische Protein-Protein-Komplexe zu bilden. Durch ihre substratanaloge Assoziation am aktiven Zentrum des Enzyms sind sie in der Lage, alle katalytischen Funktionen des Enzyms kompetitiv zu hemmen. Proteinaseinhibitoren sind in der Tier- und Pflanzenwelt weit verbreitet, was ihre biologische Bedeutung als Regulationssubstanzen im intermediären Stoffwechsel, ihre Carrierfunktion für Enzyme und ihre Rolle als Schutzsubstanzen gegenüber Enzymen bakteriellen Ursprungs unterstreicht. Eine Übersicht ist in

Tabelle 1 gegeben. Hieraus ist ersichtlich, daß die meisten uns bekannten Inhibitoren Serinproteasen hemmen. Da Serinproteasen für den Ablauf zahlreicher klinisch wichtiger Prozesse wie Blutgerinnung, Fibrinolyse, Komplementbindung, Kallikrein-Kinin-Mechanismus, Fertilisation, Kanzerogenese und Bakteriostase verantwortlich sind, ist die Beeinflußbarkeit derartiger Systeme durch Proteaseinhibitoren von besonderem Interesse [1—5]. Innerhalb dieser verschiedenen Reaktionsmechanismen, die vielfältig und in teilweise nicht völlig geklärter Weise miteinander integriert sind, nehmen Hageman-Faktor und Plasmin zentrale Stellungen ein.

Tabelle 1. Die wichtigsten natürlichen Proteaseinhibitoren

Herkunft	Vorkommen		Molekulargewicht	Biochemie	Spezifität
Pflanzen	Sojabohne	Kunitz	20 100	saures Protein	Serinproteasen
		Bowman	8 000	saures Protein	Serinproteasen
	Erdnuß		8 000	basisches Protein	Serinproteasen
Invertebraten	Helix pomatia		6 500	basisches Protein	Serinproteasen
			40 000	saures Glykoprotein	Serin-, Sulfhydrylproteasen
	Pomacea canaliculata		330 000	saures Chromoglykoprotein	Serin-, Sulfhydrylproteasen
	Achatina fulica		70 000	Chromoprotein	Serinproteasen
	Hirudo med.	Hirudin	9 000	saures Protein	Thrombin
		Bdellin	6 000	saures Protein	Trypsin/Plasmin
	Sabellastarte ind.		26 000	saures Glykoprotein	Serinproteasen
	Ascaris lumbricoid.		<10 000	basisches Protein	Serinproteasen, Pepsin, Carboxypeptidase
	Anemonia sulcata		6 500	basisches Protein	Serinproteasen
Aves	Ovomucoid		28 000	saures Glykoprotein	Serinproteasen
	Ovoinhibitor		46 000	saures Glykoprotein	Serinproteasen, bakter. Proteasen, fungale Proteasen
Säugetiere	Rind(Lunge)		6 500	basisches Protein	Serinproteasen
	Mensch (Serum)		>50 000	Glykoproteine	Serinproteasen

Der Hageman-Faktor löst 1. die Kaskade des Gerinnungsprozesses aus, an dem ca. 3 Serinproteasen beteiligt sind; 2. ist er in der Lage, über Präkallikrein das Kallikrein-Kinin-System zu aktivieren; 3. ermöglicht er zusammen mit einem noch unbekannten Cofaktor die Fibrinolyse durch Aktivierung des Plasmins. Dem Plasmin wiederum ist ebenfalls eine direkte Aktivierung des Kallikrein-Kinin-Systems möglich, darüber hinaus besitzt es die Fähigkeit, eine weitere Gruppe von Serinproteasen zu aktivieren, wobei die bekannteste, die C_1-Esterase, Komponente des C_1-Bausteines des Komplementsystems ist. Acht verschiedene plasmatische Proteaseinhibitoren sind inzwischen bekannt, von denen die meisten polyvalente Affinitäten zu verschiedenen Serinproteasen der genannten Systeme besitzen. So ist z. B. das α_2-Makroglobulin ein Inhibitor für Plasmin, Kallikrein und Thrombin; der C_1-Inaktivator ist Hemmkörper für Faktor XIIa, XIa, Thrombin und Kallikrein. Auf diese Weise sind auch für Thrombin fünf verschiedene plasmatische Inhibitoren bekannt geworden: Antithrombin, α_2-Makroglobulin, α_1-Antitrypsin, C_1-Inaktivator und ein noch wenig bekanntes β-Lipoprotein. Für den Befruchtungsvorgang konnte nachgewiesen werden, daß die Serinprotease

Akrosin in der Akrosomenkappe des Spermienkopfes für die Penetration des Spermiums durch die Zona pellucida der Eizelle und somit für die Befruchtung ein Hauptenzym darstellt. Dieses Akrosin wird durch Inhibitoren aus dem Seminalplasma inaktiviert und erst im sauren Milieu des weiblichen Genitaltraktes kommt es zur Dissoziation des Enzyminhibitorkomplexes, so daß es dem Spermium erst jetzt möglich ist, die Zona pellucida der Eizelle zu durchdringen. Von hier aus haben sich auch Ansatzpunkte für eine antienzymatische Kontrazeption ergeben.

Im Zusammenhang mit Studien über die Membranrezeptoren von Tumorzellen fand die 50 Jahre alte Beobachtung, daß Bestandteile von Tumorzellen Fibringerinnsel auflösen können, erneut Beachtung. Die Arbeitsgruppe um E. Reich konnte zeigen, daß jedes neoplastische Geschehen prinzipiell mit dem Ereignis einer gesteigerten Fibrinolyse verknüpft ist, wobei sich im einzelnen fand, daß zwei Proteine hierfür verantwortlich sind. Das eine Protein erwies sich als Plasminogen, das zweite konnte als argininspezifische zellständige Serinprotease, die Plasminogen aktiviert, identifiziert werden [5]. Diese als Fibrinolysin T bezeichnete Serinprotease wird außer für die gesteigerte Fibrinolyse auch für das Auftreten zahlreicher tumorzellspezifischer Eigenschaften verantwortlich gemacht. Natürlich blieb es nicht aus, daß gerade in diesem Zusammenhang Proteaseinhibitoren zunächst noch auf rein wissenschaftlich-experimenteller Seite Bedeutung gewonnen haben. So waren im Rahmen der Tumorforschung zahlreiche Studien über die Beeinflußbarkeit von Tumorzelleigenschaften durch natürliche und auch synthetische Inhibitoren die Folge.

Im Rahmen unserer Untersuchungen über den Ursprung immunbiologischer Abwehrmechanismen bei Invertebraten stieß unsere Kölner Arbeitsgruppe auf eine Gruppe neuer Proteaseinhibitoren [4]. Proteaseinhibitoren bei Invertebraten sind seit den Anfängen dieses Jahrhunderts untersucht worden. So konnte bereits 1903 Weinland damals sog. Antienzyme für die Widerstandsfähigkeit von Ascaris lumbricoides gegenüber enzymatischen Einflüssen im Verdauungstrakt verantwortlich machen. Der bekannteste und vielfältig untersuchte natürliche Proteaseinhibitor bei Invertebraten ist das Hirudin aus Hirudo medicinalis, ein besonders starker Inhibitor für Thrombin. Seine früher beschriebenen zusätzlichen Hemmaktivitäten für den Antagonisten des Thrombins, nämlich das Plasmin, werden weiteren Inhibitoren zugeschrieben, die in letzter Zeit vom Hirudin abgetrennt werden konnten [1].

Ein weiterer Vertreter der Invertebraten, für den wir vor kurzem starke Inhibitoren für Serinproteasen gefunden haben, ist der Annelide Sabellastarte ind. Sav. Diese Proteaseinhibitoren weisen ein klassisches Inhibitionsmuster mit Hemmaktivitäten gegen Trypsin, Plasmin, Chymotrapsin und Kallikrein auf. Wir haben Hinweise dafür, daß es sich hierbei um Glykoproteine mit einem Molekulargewicht von ca. 26000 handelt. In seinen weiteren Eigenschaften ist er dem Kunitz-Inhibitor aus Sojabohnen am ehesten zu vergleichen.

Die von unserer Kölner Arbeitsgruppe gefundenen Proteaseinhibitoren in der Weinbergschnecke Helix pomatia [4] haben aus mehreren Gründen Bedeutung gewonnen:

1. Die niedermolekularen Inhibitoren der schleimsezernierenden Hautdrüsen weisen eine sehr enge Verwandtschaft zum Trypsin-Kallikrein-Inhibitor aus Rinderorganen (= Trasylol®) auf [3]. So besitzen beide Inhibitoren ein identisches Hemmspektrum gegenüber Serinproteasen; ferner ist von besonderem entwicklungsgeschichtlichen Interesse, daß beide Inhibitoren nicht nur dieselbe Anzahl von Aminosäuren, nämlich 58, besitzen, sondern darüber hinaus konnte durch Sequenzanalyse gezeigt werden, daß eine zu 50% bestehende Identität vorliegt [3]. Diese niedermolekularen Inhibitoren aus der Weinbergschnecke besitzen somit Modellcharakter und sind geeignet für grundlegende Studien zum Verständnis

der Enzyminhibitor- oder Enzymsubstratbeziehung. So konnte von diesen niedermolekularen Inhibitoren weiter gefunden werden, daß sie hochspezifisch eine insulinabbauende Sulfhydrylprotease aus Erythrozyten zu hemmen in der Lage sind. Über dieses insulinabbauende Enzym besitzen wir noch recht wenig Informationen. Auf Grund der spezifischen Hemmung durch Schneckeninhibitoren kann gefolgert werden, daß dies sonst unbekannte Enzym Trypsincharakter besitzen muß. Dies besagt, daß mit Hilfe von bekannten Inhibitoren Aussagen über noch unbekannte proteolytische Enzyme gemacht werden können.

2. Von diesen niedermolekularen Inhibitoren sind hochmolekulare (MG = 40000) zu unterscheiden, die sich ausschließlich in der Eiweißdrüse der Weinbergschnecke befinden. Wie viele höhermolekulare Inhibitoren sind auch diese Glykoproteine. Ihr Hemmspektrum umfaßt in der Regel Serinproteasen. Darüber hinaus werden von den hochmolekularen Inhibitoren aus der Eiweißdrüse der Weinbergschnecke zusätzlich Proteasen bakteriellen Ursprungs, wie Subtilisin, Thermolysin, Proteinase K, Pronase, Elastase (aus Pseudomonas aeruginosa) und Kollagenase, inhibiert. Auch diese Eigenschaften sollten zu weiteren klinischen Studien Anlaß geben.

Tabelle 2. Eigenschaften der Inhibitoren von Helix pomatia

Sekretorische Hautdrüsen	Eiweißdrüse
niedermolekular	hochmolekular
basische Proteine 50%ige Identität mit Trasylol	saure Glykoproteine
Hemmung von Serinproteasen	Hemmung von Serin- und Sulfhydrylproteasen
Hemmung einer insulinabbauenden Protease	Hemmung von bakteriellen Enzymen Hemmung von Akrosin

Literatur

1. Fritz, H., Tschesche, H. (Ed.): Proceedings of the International Research Conference on Proteinase Inhibitors. Berlin-New York: De Gruyter 1971. — 2. Fritz, H., Tschesche, H., Greene, L. J., Truscheit, E. (Ed.): Bayer Symposium V. Proteinase Inhibitors; Proceedings of the 2nd International Research Conference. Berlin-Heidelberg-New York: Springer 1974. — 3. Tschesche, H.: Angew. Chem. **86**, 21 (1974). — 4. Uhlenbruck, G., Weis, A.: In: Blutgruppenkunde (ed. B. Urbaschek). Marburg (Lahn): Medizinische Verlagsgesellschaft 1973. — 5. Stroud, R. M.: Sci. Amer. **231**, 74 (1974).

RACKWITZ, R., JAHRMÄRKER, H., HAIDER, M., HALBRITTER, R. (I. Med. Klinik, Univ. München): **Die Bedeutung des Blutlaktats bei Verlaufsbeurteilung und Therapie des Schocks***

Auf die hohe prognostische Wertigkeit der Laktatkonzentration im Vollblut beim Kreislaufschock bzw. Myokardinfarkt ist wiederholt hingewiesen worden (Weil u. Afifi, 1970; Perret et al., 1971; Gallitz et al., 1974; Afifi et al., 1974). Aufgabe der folgenden Darstellung ist es, auf die Bedeutung und Wertigkeit des Laktatgehalts im arteriellen oder zentralvenösen Blut als zusätzlichem Parameter — neben anderen Meßgrößen wie Pulmonalarteriendruck und Herzminutenvolumen — bei Verlaufsbeurteilung und Therapie des Kreislaufschocks hinzuweisen. Besonders wertvoll erscheint die Laktatbestimmung bei der Überwachung

---

* Mit Unterstützung des SFB 37/D1. Technische Assistenz: C. Hörmann, A. Gruber.

und Therapieführung von Patienten mit Kreislaufschock nach Reanimation und durchgeführter Azidosetherapie.

Methodik

Die Beobachtungen über das Laktatverhalten wurden an insgesamt 84 Pat. mit Kreislaufschock verschiedener, vorwiegend kardialer Genese gemacht, bei denen in 19 Fällen gleichzeitige hämodynamische Untersuchungen durchgeführt werden konnten. Neben klinischen Daten wie arteriellem Blutdruck (unblutig) und Stundendiurese wurden möglichst in seriellen Verlaufsuntersuchungen bestimmt: Laktatgehalt im arteriellen oder zentralvenösen Vollblut mittels Sofort-Enteiweißung am Patienten (mit vorgekühlter Perchlorsäure) und enzymatischer Bestimmung mit LDH (modifiziert nach Biochemika Boehringer, teilautomatisiert mit einer Braun-Systematikanlage, Fa. Braun, Melsungen), Pulmonalarteriendrucke mittels Swan-Ganz-Balloneinschwemmkatheter mit Thermistorsone (insbesondere enddiastolischer Pulmonalarteriendruck [PAEDP] bzw. Lungenverschlußdruck), Herzminutenvolumen mittels Thermodilution (Devices cardiac output computer, London). Die arteriellen Blutgase wurden überwacht, ggf. wurde eine künstliche Beatmung vorgenommen.

Ergebnisse und Diskussion

Zur anaeroben Glykolyse und damit zur Laktatbildung kommt es bereits bei einem relativ geringen Ungleichgewicht zwischen Energieversorgung und Energiebedarf. Bei Schock bzw. Reanimation ist die Ischämie des Organismus einschließlich der Leber Ursache der Laktatanhäufung (Rackwitz et al., 1975 u. a.), eine ausreichende Atemfunktion vorausgesetzt. Der sich einstellende Laktatspiegel stellt ein Fließgleichgewicht zwischen Bildung und Abbau des Laktats dar. Der Anstieg des Laktatspiegels repräsentiert beim Kreislaufschock eine kritische Einschränkung der Perfusion des Organismus einschließlich der Leber als wesentlichem Organ des Laktatabbaus, außerdem gibt seine Höhe Hinweise auf die eingegangene Sauerstoffschuld (Weil et al., 1970). Während in der Körperperipherie im venösen Vollblut der Laktatgehalt regional verschieden ist, bestehen zwischen arteriellem und zentralvenösem Mischblut hinsichtlich des Laktatgehalts keine wertbaren Unterschiede (eigene Untersuchungen an Patienten; Beobachtungen von Fritsch, 1975, an der Ratte).

Im Folgenden werden typische Fälle dargestellt, in denen die Beziehungen zwischen hämodynamischen und metabolischen Befunden in ihrem Verlauf analysiert wurden.

Die Abb. 1 zeigt den Laktatverlauf bei einem 64jährigen Patienten mit Myokard-Re-Infarkt. Nach erfolgreicher Reanimation und Defibrillation wegen eines initialen Kammerflimmerns zeigte sich mit der Normalisierung der Blutdruckverhältnisse ein exponentiell verlaufender Abfall des Blutlaktatgehalts auf annähernd normale Werte innerhalb von 2 Std. Klinisch lag anfangs Schock, später Lungenödem vor; dabei war der diastolische Pulmonalarteriendruck (PAEDP) mit 30 mm Hg, zeitweise 40 mm Hg extrem erhöht, der Herzindex (CI) jedoch normal. Nach Dopamin[1] kam es zu einer großen Diurese (nach vorheriger Anurie), unter zusätzlichen Furosemidgaben fiel der PAEDP ab. Am 3. Tag trat während eines Angina pectoris-Anfalles mit Verwirrtheitszustand und Oligurie ein erneuter Laktatanstieg auf Werte um 3 mM auf, der PAEDP war dabei nur mäßig erhöht, CI im Normbereich. Andererseits ging einige Stunden vorher ein kurzfristig auf ca. 40 mm Hg erhöhter PAEDP nicht mit einer Laktaterhöhung einher, d. h. der Anstieg des PAEDP war nicht mit einer kritischen Einschränkung der Kreislaufperfusion verbunden.

Bei einem weiteren Fall (M. R., 74 J., akuter Vorderwandinfarkt) war wegen Asystolie am 1. Tag ebenfalls eine Reanimation erforderlich. Anschließend normalisierten sich die Blutdruckverhältnisse, der Blutlaktatgehalt zeigte jedoch nur einen träge verlaufenden Abfall von Werten um 20 mM auf Werte um 8 mM und

---

[1] Dopamin — Fa. Nattermann, Köln.

ging in ein über Tage etwa gleichbleibendes, noch immer hochpathologisches Plateau um 8 mM über (obere 2 sec-Grenze der Norm 1,5 mM). Trotz Beatmung mit 100% Sauerstoff bestand eine Hypoxämie; der PAEDP war grenzwertig erhöht, der CI im Normbereich. Die Blutgaswerte besserten sich im Laufe von mehreren Tagen allmählich. Trotz der tolerablen hämodynamischen Werte blieb der Laktatspiegel hochpathologisch mit Werten um 8 mM. Es kam zum letalen Ausgang am 6. Krankheitstag, wobei der CI erst final unter 2 l/min m² abfiel und der Laktatspiegel noch einen finalen weiteren Anstieg zeigte.

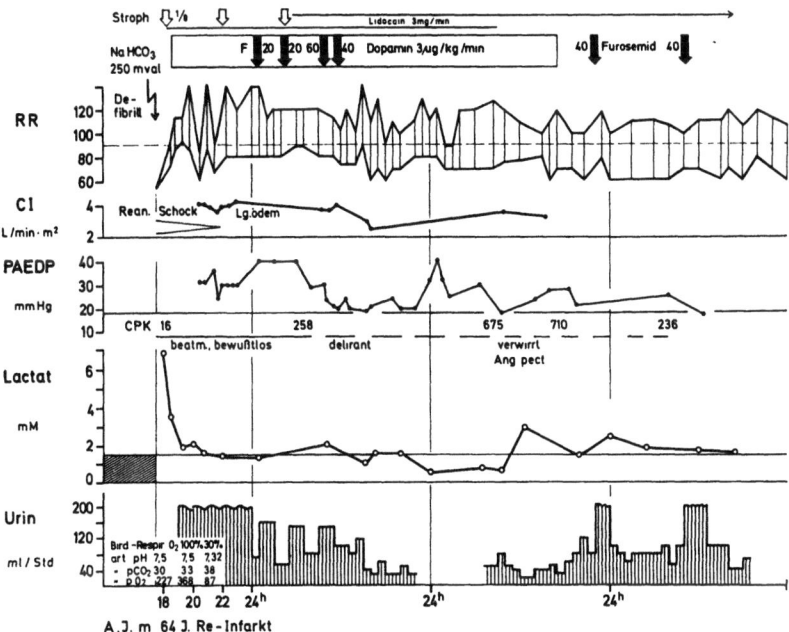

Abb. 1. Verlauf bei einem 64jährigen Pat. (A. J.) mit akutem Re-Infarkt der Vorderwand. Wenige Minuten nach Infarkteintritt außerhalb der Klinik kam es zu Kammerflimmern, welches mit Reanimation und Defibrillation beherrscht werden konnte. Nach einer anschließenden kurzen Schockphase normalisierten sich die Blutdruckverhältnisse. Die Abbildung zeigt das Verhalten von Herzindex (CI), diastolischem Pulmonalarteriendruck (PAEDP), arteriellem bzw. zentralvenösem Blutlaktatgehalt, Diurese und arteriellen Blutgaswerten und die durchgeführte Therapie. Schock und Lungenödem bildeten sich innerhalb von einem Tag, zentralnervöse Störungen innerhalb 4 Tagen zurück. Der weitere Verlauf war komplikationslos

An zwei weiteren Verlaufsbeispielen ließ sich ebenfalls demonstrieren, daß hämodynamische und metabolische Parameter sowohl gleichsinnige als auch unabhängige Veränderungen zeigen können und sich hinsichtlich der klinischen Beurteilung ergänzen. Eine kurzfristige supraventrikuläre Tachykardie bei einem Infarktpatienten führte zu einem erheblichen Anstieg des PAEDP auf 35 mm Hg, ging jedoch nicht mit einem Laktatanstieg einher, d. h. es lag keine kritische Einschränkung der Kreislaufperfusion vor. Bei einem akuten Myokardinfarkt mit Perikarderguß war dagegen eine Verschlechterung der Perfusionsverhältnisse mit einem Laktatanstieg auf 4 mM zu beobachten, als eine vorübergehende Linksinsuffizienz mit entsprechendem klinischen Bild und Abfall des CI und grenzwertig erhöhtem PAEDP auftrat; nach negativer Flüssigkeitsbilanzierung kam es zur Kreislaufbesserung und Normalisierung auch des Laktatspiegels.

Aus den besprochenen und weiteren Verläufen bei kardiogenem Schock nach Myokardinfarkt geht hervor, daß Messungen zur Hämodynamik, insbesondere im kleinen Kreislauf mittels Einschwemmkatheterverfahren, den aktuellen Zustand wiederspiegeln und zur Durchführung der Therapie wichtig sind. Insbesondere die Indikation und Überwachung von Volumenentzug oder gefäßerweiternden Mitteln sowie auch der Versuch positiv inotroper Maßnahmen kann davon abhängig sein. Der Laktatspiegel läßt darüber hinaus erkennen, ob die Kreislaufperfusion bei der gegebenen hämodynamischen Situation ausreichend ist und erweist sich insbesonders als wertvoll für die längerfristige Beurteilung des Therapieerfolgs und für die Verlaufsprognose. Dies ließ sich insbesonders am Verlauf nach Reanimation zeigen. Aus dem mittels Blutgasanalyse ermittelten negativen Basenüberschuß läßt sich nur dann auf eine Laktatazidose rückschließen, wenn andere Ursachen einer Azidose ausgeschlossen oder unwahrscheinlich sind. Vor allem erlaubt die Laktatbestimmung auch dann noch eine Beurteilung der Stoffwechselsituation, wenn der pH-Wert durch Azidosetherapie ausgeglichen wird. Daher lassen sich Grad und Verlauf einer ischämischen Stoffwechsellage nach erfolgreicher Reanimation nur auf Grund serieller Bestimmungen des Blutlaktatgehalts definieren und beurteilen (Rackwitz u. Jahrmärker, 1975).

Zusammenfassung

1. Der Laktatgehalt im arteriellen oder zentralvenösen Blut kann bei Kreislaufschock und insbesondere bei Schock nach Reanimation als Ausdruck der eingeschränkten Gewebsperfusion angesehen werden und repräsentiert das Gleichgewicht zwischen Laktatbildung und -abbau.

2. Hämodynamische Meßgrößen, insbesondere Pulmonalarteriendrucke und Herzminutenvolumen, spiegeln den aktuellen Zustand wieder und sind zur Indikation und Steuerung von Therapiemaßnahmen von besonderer Wichtigkeit.

3. Der Blutlaktatgehalt kann als Indikator der Kreislaufperfusion angesehen werden, ausreichende Atemfunktion vorausgesetzt. Er läßt erkennen, ob die Kreislaufperfusion bei der gegebenen hämodynamischen Situation ausreichend ist, und erweist sich als wertvoll für die längerfristige Therapiebeurteilung und Verlaufsprognose.

4. Wenn eine Azidosetherapie durchgeführt wird, insbesondere im Verlauf der Reanimation, erlaubt nur die Laktatbestimmung eine Beurteilung von Grad und Verlauf der Ischämie.

Literatur

Afifi, A. A., Chang, P. C., Liu, V. Y., Da Luz, P. L., Weil, M. H., Shubin, H.: Amer. J. Cardiol. **33**, 826 (1974). — Gallitz, T., Sandel, P., Haider, M., Rackwitz, R., Jahrmärker, H.: Verh. dtsch. Ges. inn. Med. **80**, 1048 (1974). — Fritsch, W.: Experimentelle Untersuchungen zur Rückbildung einer hypoxischen Laktatazidose bei Anwendung von β-Rezeptorenblockern. Dissertation. München 1975 (in Vorbereitung). — Perret, C., Enrico, J. F., Poli, S.: European J. clin. Invest. **1**, 366 (1971). — Rackwitz, R., Jahrmärker, H., Theisen, K., Halbritter, R., Otter, H. P., Haiser, M.: Intensivmedizin **12**, 23 (1975). — Rackwitz, R., Jahrmärker, H.: Blood lactate levels in the postresuscitation period. (In Vorbereitung.) — Weil, M. H., Afifi, A. A.: Circulation **41**, 989 (1970).

SCHÖNBORN, H., PRELLWITZ, W., SCHUSTER, H.-P., PUCHSTEIN, CHR., SCHEIDT, E. (II. Med. Univ. Klinik u. Poliklinik Mainz, Inst. f. Med. Statistik u. Dokumentation): **Der Einfluß von Volumenersatz und Dopamin auf kapillare Muskeldurchblutung und kapillare Transportkapazität im Kreislaufschock des Menschen***

Mit Hilfe einer Doppelisotopenmethode nach Lassen [7] in der Modifikation von Appelgren u. Lewis [2] wurde versucht, Veränderungen von kapillarer Durchblutung und kapillarer Transportkapazität im Kreislaufschock des Menschen zu erfassen und den Effekt bestimmter Therapiemaßnahmen auf dieser Ebene zu verfolgen.

Das Prinzip dieser Untersuchung besteht darin, daß jeweils 0,1 ml eines Isotopengemisches, bestehend aus Xenon 133 und Chrom-51-EDTA, in Kochsalzlösung gelöst, an verschiedenen Stellen des M.tib.ant. injiziert werden. Es wird dann die Auswaschrate beider Isotopen mit Hilfe eines über die Injektionsstelle plazierten Detektors in Verbindung mit einem 2-Kanal-Spektrometer (Meditronic, Kopenhagen) und einem Zweifachschreiber (Servogor 2 Metrawatt, Nürnberg) getrennt registriert und daraus die Gewebsclearance für Xenon und Chrom-EDTA in ml/min/100 g Gewebe errechnet.

Während die Auswaschrate des hochdiffusiblen fettlöslichen Xenon flußabhängig ist und somit als ein Maß für die kapillare Muskeldurchblutung angesehen wird, ist der Abtransport des weniger gut diffusiblen wasserlöslichen Chrom-EDTA in höheren Flußbereichen diffusionsbegrenzt und somit repräsentativ für die Größe der kapillaren Austauschfläche und für die Permeabilität der Kapillarwand [1, 4, 8].

Zur Erzielung ausreichend hoher Flußgrößen erfolgen die Messungen außer im ruhenden auch im hyperämisierten Muskel [2, 10, 15]. Aus den Clearancewerten von Xenon und Chrom-EDTA läßt sich nach Renkin die kapillare Diffusionskapazität für Chrom-EDTA berechnen, die von Renkin als PS-Produkt [12] bezeichnet wurde.

Das PS-Produkt verkörpert den maximal erreichbaren transkapillären Abtransport von Chrom-EDTA und ist damit zugleich ein Maß für die maximale kapillare Transportrate wasserlöslicher Metabolite vergleichbarer Molekülgröße vom Gewebe ins Blut [1, 3, 14].

Bei einer vorläufigen Auswertung von 9 Schockfällen verschiedenster Ätiologie wurde ein unterschiedliches Verhalten der Mikrozirkulation beobachtet, das mit der Schwere des Schockverlaufes und mit dem Ausmaß schockspezifischer Organläsionen übereinstimmte. Es ließ sich weiterhin zeigen, in welchem Umfang Volumensubstitution und die Behandlung mit Dopamin zu Veränderungen dieser Größen führte.

Auf der folgenden Darstellung sind die untersuchten Schockfälle in zwei Gruppen unterteilt. Wiedergegeben sind für jede Gruppe die Mittelwerte und ihre Standardabweichung von

— der kapillaren Diffusionskapazität PS für Chrom-EDTA, gemessen im hyperämisierten Muskel,
— der kapillaren Muskeldurchblutung im hyperämisierten Muskel,
— der Hauttemperatur,
— dem HMV, das mittels Thermidilution bestimmt wurde,
— dem arteriellen Mitteldruck, der mittels eines Teflonkatheters in der oberen Aorta gemessen wurde,
— dem peripheren Gesamtwiderstand.

Die schraffierten Kurvenbereiche stellen die Mittelwerte der kapillaren Diffusionskapazität PS und ihre Standardabweichung dar, die an einem Normalkollektiv bestimmt wurden.

Die mit A, V, D und E gekennzeichneten Meßzeitpunkte sind folgendermaßen definiert:

A   Ausgangswerte im Schock vor Therapie.

---

* Wir danken der Fa. Nattermann, Köln, für die Unterstützung der Untersuchungen und für die Bereitstellung von Dopaminampullen.

V   Meßwerte nach Ausgleich der metabolischen Azidose und nach abgeschlossener Volumensubstitution, d. h. nach Zufuhr von PPL bis zum Anstieg des rechten Vorhofdruckes auf 12 bis 15 cm H_2O.
D   Messung 1 bis 2 Std nach Normalisierung des arteriellen Druckes unter Zufuhr von Dopamin.
E   Abschlußmessung, die durchschnittlich 20 Std nach Therapiebeginn erfolgte.

Man erkennt auf dieser Abbildung, daß sich in Gruppe A kapillare Muskeldurchblutung und die kapillare Transportkapazität für Chrom-EDTA rasch normalisierten und daß sich die Normalisierung der Mikrozirkulation parallel zur Normalisierung von HZV, arteriellem Mitteldruck und Hauttemperatur vollzog.

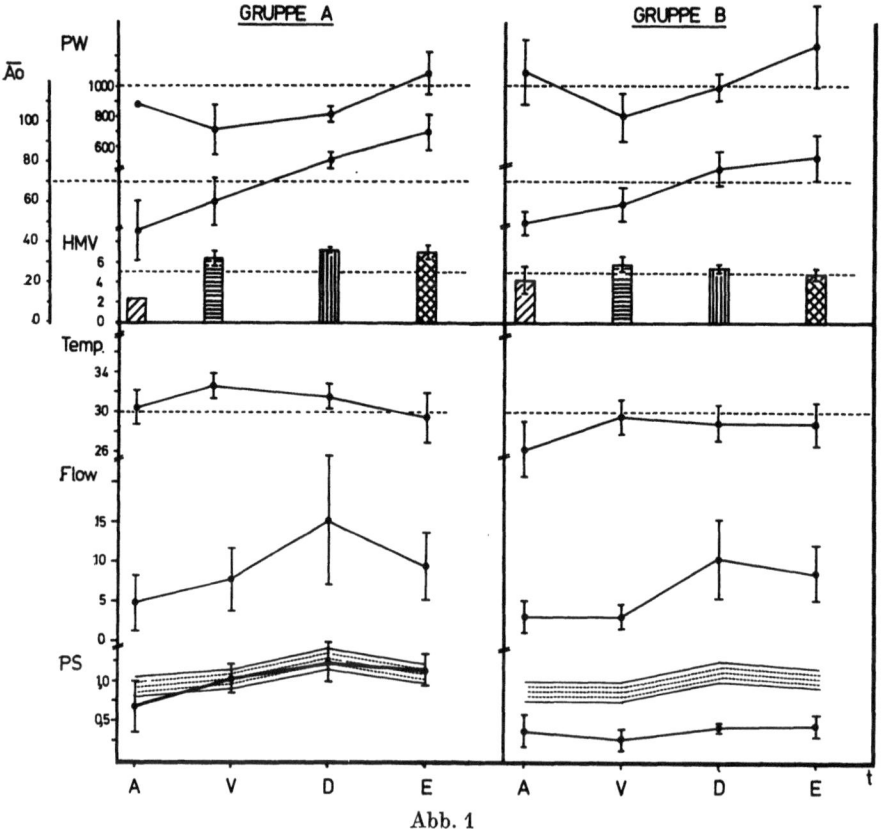

Abb. 1

Während nach adäquater Volumensubstitution sowohl ein Anstieg der kapillaren Durchblutung als auch ein deutlicher Anstieg der kapillaren Transportrate für Chrom-EDTA zu verzeichnen war, bewirkte die Zufuhr von Dopamin vor allem eine Steigerung der kapillaren Perfusion, die durch die Zunahme des arteriellen Druckgradienten zu erklären ist.

Betrachtet man die entsprechenden Meßwerte der Gruppe B, so fand sich ein annähernd gleiches Verhalten von kapillarer Muskeldurchblutung, HZV und arteriellem Mitteldruck wie in Gruppe A.

Im Unterschied zur Gruppe A blieb hier jedoch die maximale Transportrate des Kapillarbettes für Chrom-EDTA deutlich vermindert.

Die Volumenzufuhr blieb in diesen Fällen ohne Effekt auf die gestörte Mikrozirkulation. Dopamin bewirkte auch hier eine Zunahme der kapillaren Perfusion.

Unsere bisherigen Erfahrungen haben gezeigt, daß es in einer Vielzahl von Schockfällen gelingt, Hämodynamik und kapillare Perfusion durch konsequenten Volumenersatz, ausreichende Oxygenisierung, Ausgleich der metabolischen Azidose und Zufuhr vasoaktiver Pharmaka mit positiv inotroper Wirkung — wie z. B. Dopamin — zu normalisieren [5, 11]. Gemessen an der kapillaren Diffusionskapazität PS für kleine wasserlösliche Moleküle ist eine Zunahme der kapillaren Perfusion jedoch nicht immer gleichbedeutend mit einer Wiederherstellung der im protrahierten Schock gestörten Transportvorgänge zwischen Gewebe und Blut, d. h. gleichbedeutend mit dem Abtransport der im Gewebe angehäuften Metabolite.

Gleichlautende tierexperimentelle Untersuchungsbefunde verschiedener Arbeitsgruppen [3, 9, 14] werden dahingehend gedeutet, daß die Verminderung der Gewebsclearance kleiner wasserlöslicher Moleküle als Ausdruck einer Verkleinerung der kapillaren Austauschfläche im Schock zu werten ist und daß die Verminderung der Austauschfläche auf einer inhomogenen Verteilung der kapillaren Perfusion mit dem Auftreten von Stasebezirken und einzelnen Bereichen mit schnellfließendem Plasma beruht [2, 3, 13, 14].

Die in Gruppe B feststellbaren Störungen der Nierenfunktion und der Anstieg leberspezifischer Fermente in Verbindung mit einer Verlängerung der Prothrombinzeit nach Quick und der PTT und einem Abfall der Thrombozyten könnten dafür sprechen, daß die gestörte Kapillarperfusion auch beim menschlichen Schock mit intravaskulären Gerinnungsvorgängen einhergeht [6] und für die Entstehung irreversibler Organläsionen von Bedeutung ist.

Die Untersuchungen zeigen ferner, daß Messungen mit Hilfe der Doppelisotopenmethode auf einfachem Wege direkte Aufschlüsse über die nutritive Durchblutung im Schock und ihre therapeutische Beeinflussung erlauben.

Literatur

1. Appelgren, L., Lewis, D. H.: Acta med. scand. **184**, 281 (1968). — 2. Appelgren, L., Lewis, D. H.: Europ. surg. Res. **2**, 161 (1970). — 3. Appelgren, L., Lewis, D. H.: Europ. surg. Res. **4**, 29 (1972). — 4. Gosselin, R. E., Audino, L. F.: Pflügers Arch. ges. Physiol. **322**, 197 (1971). — 5. Holzer, J., Karliner, J. S., O'Rourke, R. A., Pitt, W., Ross, J., Jr.: Amer. J. Cardiol. **32**, 79 (1973). — 6. Lasch, H. G., Mechelke, K., Nasser, E., Daoud, F.: Klin. Wschr. **39**, 1137 (1961). — 7. Lassen, N. A.: J. clin. Invest. **43**, 1805 (1964). — 8. Lassen, N. A., Trap-Jensen, J.: Europ. J. clin. Invest. **1**, 118 (1970). — 9. Lewis, D. H., Appelgren, L.: In: Schock, Stoffwechselveränderungen und Therapie (Hrsg. W. E. Zimmermann, I. Staib), S. 53. Stuttgart: Schattauer 1970. — 10. Lindbjerg, J. F.: Scand. J. clin. Lab. Invest. **17**, 371 (1965). — 11. Loeb, H. S., Winslow, E. B. J., Rahimtoola, S. H., Rosen, K. M., Gunnar, R. M.: Circulation **44**, 163 (1971). — 12. Renkin, E. M.: Amer. J. Physiol. **197**, 1205 (1959). — 13. Sunder-Plassmann, L., Klövekorn, W. P., Meßmer, K., Brendel, W.: In: Proteinase inhibition in shock (ed. W. Brendel, G. L. Haberland). Stuttgart: Schattauer 1972. — 14. Sunder-Plassmann, L., Jesch, F., Klöverkorn, W. P., Meßmer, K.: Res. exp. Med. **159**, 167 (1973). — 15. Trap-Jensen, J., Korsgaard, O., Lassen, N. A.: Scand. J. clin. Lab. Invest. **25**, 93 (1970).

Nolte, J., Auwärter, W., Böttcher, D., Gerok, W., Heinze, V., Herkel, L., Hoppe-Seyler, G., Koll, E., Maurer, H., Pabst, K., Schollmeyer, P. (Med. Klinik u. Dialyse-Abt. Med. Poliklinik, Univ. Freiburg/Br.): **Septische Infektionen einer internistischen Intensivstation**

Bei einem 35 Jahre alten, sonst gesunden, kräftigen Mann wird eine Periarthritis humeroscapularis diagnostiziert. Die Behandlung mit Paracetamol und periarticulären Infiltrationen bringt nur vorübergehend Besserung, so daß schließlich zu Dexamethasoninjektionen und Indometacin gegriffen wird. Am 37. Krankheitstag sind eine zunehmende Schwellung und Schmerzen des rechten Oberarmes die Indikation für den Einsatz von Phenylbutazon- und Pyrazoloninjektionen und weiterhin Indometacingabe. Eine drastische Verschlechterung mit Fieber und Atemnot setzt am 38. Tag ein und ist schließlich am 39. Tag der Grund für die Klinikeinweisung. Dabei bietet der Patient das Vollbild des septischen Schocks mit dichter Aussaat in die Lungen bei schwerer Verteilungsstörung, hohen Temperaturen, Verbrauchskoagulopathie, Anurie und Subikterus. Die breite Incision des rechten Oberarmes eröffnet eine ausgedehnte Phlegmone, Blutkultur und Kultur des endotrachealen Sekrets ergeben Staphylokokkus aur haem. 24 Std nach Klinikaufnahme verstirbt der Patient trotz aller intensiv-medizinischen Maßnahmen im Kreislaufversagen.

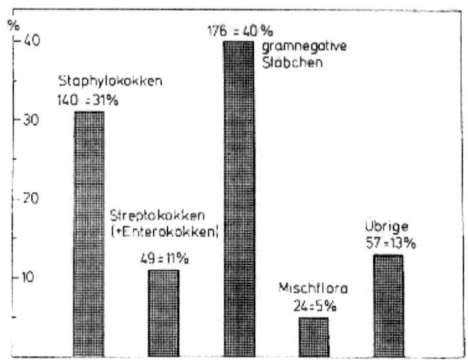

Abb. 1. Positive Blutkulturen. Med. Univ.-Klinik Freiburg (446), 1969—1974

2a Eintrittspforte		[Grundkrankheit]	
Haut, Verletzung	n 8	urogen	n 11
post-OP	5	Respirationstrakt	6
Venenkatheter	8	Endocarditis	11
PD-Katheter	1	Darm	5
Injektionen (i.m.,	10	Meningitis	5
intra- u.peri-		Osteomyelitis	3
articulär)		unbekannt u.Übrige	33
Schrittmacher	2		108

2b	Letalität	Endocarditis	Schock	Beatmung	ANV	Verbrauch
Staphylokokken	63%	33%	66%	63%	63%	50%
Strepto+Enterokokken	75	75	50	40	45	50
gramnegative Stäbchen	71	12	70	60	75	58
Misch-Sepsis	82	54	65	73	65	52

Abb. 2

Dies sind Anamnese und Verlauf eines von 450 Patienten in 5 Jahren mit positiven Blutkulturen und eines von 108 Patienten, auf die die Diagnose einer Sepsis im engeren Sinn nach der Definition von Schottmüller-Bingold zutrifft und die einer Intensivbehandlung unterzogen wurden. Nach der Definition von Schottmüller-Bingold, oft schwer von einer passageren Bakteriämie abgrenzbar, „liegt eine Sepsis dann vor, wenn sich innerhalb des Körpers ein Herd gebildet hat, von dem aus konstant und periodisch pathogene Keime in den Blutkreislauf gelangen, und zwar derart, daß durch diese Invasion objektive und subjektive Krankheitserscheinungen ausgelöst werden".

Die Verteilung von 450 positiven Blutkulturen (Abb. 1) insgesamt gibt den derzeitigen Trend wieder: es überwiegen deutlich gramnegative Keime. Für 160 trifft die Diagnose einer Sepsis im engeren Sinn zu, 108 von ihnen, die intensiv überwacht und behandelt wurden, sollen etwas näher besprochen werden.

Verhältnismäßig hoch ist der Anteil der Mischsepsis, d. h. der Anteil von Patienten mit mehr als einem Keim in der Blutkultur. Bei 13% der intensiv behandelten Patienten waren Blutkulturen negativ. Sie wurden in die Aufstellung mit übernommen, da der klinische Verlauf mit Streuherden, teilweise auch das Obduktionsergebnis, eindeutig für das Vorliegen einer Sepsis sprachen. Bei einem Teil dieser Fälle gelang der Erregernachweis nur noch aus den Streuherden. Diese Patienten waren überwiegend antibiotisch vorbehandelt.

Die Eintrittspforte (Abb. 2a) beherrscht die anamnestischen Erhebungen und kann entscheidend sein für die ersten therapeutischen Maßnahmen. Ist es bereits zur Ausbildung eines Abscesses oder Phlegmone gekommen, ist beispielsweise ein rasches chirurgisches Eingreifen erforderlich. Die Frage nach der Eintrittspforte kann aber in einem hohen Prozentsatz nicht geklärt werden und tritt dann schließlich hinter dem Typ des Erregers zurück, der für den weiteren klinischen Verlauf entscheidender wird.

Unter den sekundären Sepsiserkrankungen, d. h. während eines Krankenhausaufenthaltes entstandenen, nehmen Venenkatheter als Eintrittspforte, postoperative Komplikationen, PD-Katheter, Schrittmacher, Infektionen des Respirationstraktes bei beatmeten Patienten als iatrogene Faktoren eine große Gruppe ein. Zählt man die durch außerhalb der Klinik durch i.m., intra- und periartikuläre Injektionen verursachten septischen Infektionen hinzu, ergeben sich immerhin 30% iatrogene Ursachen. Oft handelte es sich um vergleichsweise harmlose Gelenkbeschwerden degenerativer Ursache, die die Indikation für eine Injektion abgaben. Die Kombination mehrerer resistenzmindernder Faktoren wie Antiphlogistica mit Steroiden oder Vorliegen eines Diabetes mellitus erwiesen sich oftmals als verhängnisvoll und hatten besonders foudroyante Krankheitsgeschehen zur Folge, auch bei jüngeren, sportlich trainierten Patienten. Drei Erkrankungen mit ausnahmslos tödlichem Verlauf waren kryptogene posttraumatische Osteomyelitiden, davon 2 Patienten unter 35 Jahre alt. Unklare Fieberschübe und von der schwelenden Osteomyelitis des Röhrenknochens fortgeleitete, dann fehlgedeutete Gelenkbeschwerden waren der Anlaß für eine ambulante Therapie mit inkonsequenter Gabe von Antibiotica und schließlich auch Steroidinjektionen. Dies bedingte über einige Zeit einen larvierten Verlauf, der schließlich durch eine perakute, therapeutisch aussichtslose Verschlechterung mit areaktivem Verlauf gekennzeichnet wurde.

Elf primäre bakterielle Endocarditiden, zu 75% Strepto- und Enterokokkenbedingt, wiesen eine hohe Letalität auf. Es bestätigte sich in der Mehrzahl der Fälle, daß die Diagnose der Endocarditis auch in der Klinik spät gestellt wird.

Unter den Risikofaktoren insgesamt waren Lebercirrhose (+ Fettleber) sowie Diabetes mellitus mit je 15% vertreten, die Therapie mit Antiphlogistica, Immunsuppressiva und Steroiden mit 11%. Die Überlebensrate war in diesen Fällen zwischen 20 bis 40% geringer.

Die Letalität (Abb. 2b) lag bei der Staphylokokkensepsis bei 63%, bei der gramnegativen Sepsis war sie mit 71% deutlich höher, am höchsten lag sie mit 82% bei der Mischsepsis. Nach unserer Erfahrung erwiesen sich das Auftreten eines Schocks, Ateminsuffizienz und einer sekundären bakteriellen Endomyocarditis als führende prognostisch ungünstige Symptome. So waren bei der Staphylokokkensepsis das Auftreten einer Endocardbeteiligung (in 33% der Fälle) und bei der Mischsepsis (in 50% der Fälle) mit einer Letalität von 98% belastet. Kamen mehr als 2 der aufgeführten Symptome zusammen, war die Letalität nahezu 100%.

Die Prognose der Sepsis hat sich in den letzten Jahren hinsichtlich der Überlebensrate trotz gezielter antibiotischer Therapie und allgemein üblicher Basistherapie nicht entscheidend geändert. Die Tatsache, daß in dem hier vorgestellten Krankengut nahezu 30% der Sepsiserkrankungen im Verlauf oder als Folge ärztlicher Eingriffe auftraten, soll zu noch größerer prophylaktischer Vorsicht bei der Anwendung resistenzmindernder Medikamente und zu einem strengen Abwägen von Eingriffen aller Art veranlassen.

Die prognostisch fatale Endocardbeteiligung kann in den Fällen, in denen ein ausgedehnter Myocardbefall nicht vorliegt, zur Diskussion des frühen Klappenersatzes anregen.

Literatur

Siegenthaler, W., Lüthy, R., Vetter, H., Siegenthaler, G.: Schweiz. med. Wschr. **102**, 593 (1972). — Stille, W.: Habilitationsschrift, Frankfurt 1970. — Weinstein, L., Rubin, R. H.: Progr. cardiovasc. dis. **16**, 239 (1973).

Wuppermann, Th., Sippel, R., Mellmann, J., Klein, H. (Med. Hochschule Hannover, Abt. Angiologie): **Thrombosesuche mittels [131]Jod-markiertem patienteneigenen Fibrinogen bei kardiologischen Intensivpatienten**

Manuskript nicht eingegangen.

Biomembran und ihre Defekte als pathogenetisches Prinzip

Einleitung zum Symposium B

GEROK, W. (Freiburg)

Die heutige Vortragsreihe befaßt sich mit den Funktionen von Biomembranen und ihren Störungen als Krankheitsursache oder -folge.

In den letzten 2 Dezennien ist die Bedeutung der Biomembranen für die Lebensvorgänge zunehmend deutlich geworden. Biomembranen grenzen die verschiedenen Kompartimente der Zelle voneinander ab und ermöglichen dadurch, daß eine Vielzahl von metabolischen Prozessen gleichzeitig ohne gegenseitige Störung ablaufen kann. Biomembranen begrenzen aber auch die Zellen zu ihrer Umgebung. Mit diesen zellbegrenzenden Biomembranen werden sich die folgenden Vorträge ganz überwiegend befassen.

Nach 2 Einleitungsreferaten über das grundsätzliche von Struktur und Funktion der Biomembranen stehen die Vorträge vor allem unter 2 Aspekten:
Transportfunktion von Biomembranen;
Membranspezifität, d. h. Rezeptorenfunktion von Biomembranen.

Ein Schlußvortrag behandelt die komplizierten Vorgänge der Signalwandlung.

Die Transportfunktion von Biomembranen der Epithelien, z. B. des Nierentubulus und der Darmmukosa, ist am längsten bekannt und eingehend untersucht worden. Ansatzpunkte für eine Deutung der Phänomene im molekularen Bereich sind erkennbar. Hier ist auch der Brückenschlag zur Pathologie am weitesten fortgeschritten, insofern primäre Störungen dieser Transportvorgänge als Krankheitsursachen nachgewiesen wurden.

Die Rezeptorfunktion der Biomembranen ist eines der aktuellsten Kapitel biomedizinischer Forschung. Rezeptoren sind für die Spezifität von Hormonwirkungen an verschiedenen Zellen und Geweben entscheidend. Das Rezeptorproblem ist auch eine Zentralfrage der modernen Pharmakologie. Schließlich ist die Rezeptorfunktion bei immunologischen Prozessen — seit Paul Ehrlich postuliert — näher analysiert und einer molekularen Deutung näher gerückt.

Es kann nicht der Sinn dieser Vorgänge sein, vordringlich klinisch applizierbare Fakten zu vermitteln. Die Vorträge sollen vielmehr den Trend einer modernen Forschungsrichtung kennzeichnen, die zunehmend Bedeutung für die Klinik gewinnt.

Grundsätzliches zur Struktur von Biomembranen

KREUTZ, W. (Inst. für Biophysik u. Strahlenbiologie, Univ. Freiburg i. Br.)

Referat

Manuskript nicht eingegangen.

Grundsätzliches zur Funktion von Biomembranen

KNAUF, H. (Med. Univ.-Klinik Freiburg i. Br.)

Referat

Einleitung

Die Abgrenzung eines lebenden Organismus gegenüber seiner Außenwelt und die Aufteilung seines Innenraumes in zahlreiche Kompartimente stellen ein typisches morphologisches Merkmal dar. Es werden hierdurch autonome Teilbereiche für spezielle Reaktionsräume geschaffen. Das begrenzende Element bilden Membranstrukturen, die eine Reihe funktioneller Gemeinsamkeiten haben. Die auffälligste besteht darin, den freien Austausch gelöster Substanzen zu verhindern und für eine *geordnete* stoffliche Kommunikation zwischen inneren und äußeren Kompartimenten zu sorgen. Die Abgrenzung durch die Membran muß jedoch die Versorgung der Zellen mit Substraten, Ionen und Wasser in ausreichendem Maße sicherstellen und die Ableitung von Stoffwechselendprodukten gewährleisten. Die

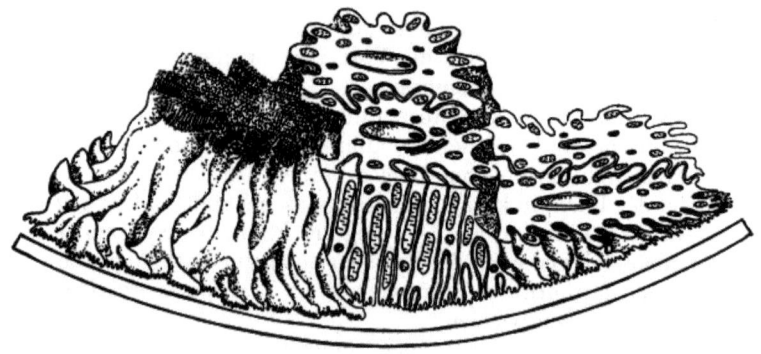

Abb. 1. Schematische Darstellung proximaler Tubuluszellen. Oben: Microvilli; unten: basale Einfältelungen

Biomembranen sind folglich Strukturen, die einerseits die freie Passage vieler gelöster Stoffe verhindern, andererseits für bestimmte Metaboliten, Ionen und Wasser in begrenztem Maße durchlässig sein müssen. Die funktionelle Bedeutung der Membran wird histologisch durch ihre gewaltige Oberflächenvergrößerung unterstrichen, z. B. durch die Mikrozotten an der Lumenseite des proximalen Tubulus und die basalen Einfältelungen an der interstitiellen Zellseite (Abb. 1).

Die Permeabilität der Zellmembran einiger Gewebe, z. B. von Nieren-, Drüsen- und Darmepithelien, für bestimmte Stoffe (z. B. Natriumionen, Glucose) kann durch übergeordnete Regelkreise modifiziert werden. Hierbei sind bestimmte Hormone (z. B. Aldosteron, Insulin) beteiligt. Membranen sind daher nicht nur selektiv permeable Barrieren („Schleusen"), sondern auch Signalrezeptoren. Von besonderer Bedeutung ist hierbei ein membrangebundenes Enzym, die Adenylcyklase (Robinson *et al.*, 1971), die aus ATP zyklisches Adenosin-Monophosphat (cAMP) bildet. Das cAMP stimuliert als Aktivator einiger Schlüsselenzyme wichtige Reaktionsabläufe des Intermediärstoffwechsels, wie Glykogenolyse, Lipolyse, Steroidhormonsynthese, H^+-Sekretion u.a.m. Im menschlichen Organismus wird die Adenylcyclase durch eine Vielzahl von Hormonen (Adrenalin, Noradrenalin, Vasopressin, Glucagon, ACTH, Wachstumshormon) stimuliert. Die Adenylcyclase fungiert daher als „Rezeptor" für die Signalträger bestimmter übergeordneter

Regelsysteme. Durch die Freisetzung eines zellspezifischen eigenen Signals, des cAMP, wirkt sie als Signalwandler.

Darüber hinaus ist die Membran in hochspezialisierten Zellen der Ort, wo sich die elektrischen Erscheinungen (Ruhe-, Aktionspotential, Erregungsleitung) abspielen, die Grundlage der Informationsaufnahme, -verarbeitung und -weiterleitung sind.

Ein weiteres Teilgebiet der Membranologie gehört in den Bereich der Immunologie. Die Membranen tierischer Zellen tragen an ihren Oberflächen bestimmte Erkennungssignale und entsprechende Rezeptoren, die den Zellen erlauben, Individuen der gleichen Species von denen anderer zu unterscheiden. Solche „Erkennungsvorgänge" spielen nicht nur bei der Abwehr von Infektionen eine Rolle; sie sind auch bei der malignen Entartung der Zellen von Bedeutung (Sachs, 1972).

Eine wesentliche Funktion übt die Zellmembran als Barriere oder Schleuse bzw. Sitz von „Pumpen" für den Transport von Stoffen aus. Hierzu einige Vorbemerkungen (vgl. Abb. 2):

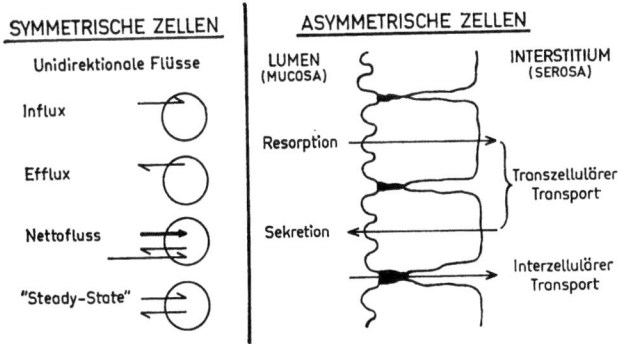

Abb. 2. Transportwege in symmetrischen Zellen und asymmetrischen Zellen (Epithelien)

Wir unterscheiden zwischen *symmetrischen* Zellen, Erythrozyten, Nerven- und Muskelzellen und *asymmetrischen* Zellen, den Epithelien. Die symmetrischen Zellen sind strukturell und funktionell nach allen Seiten gleich. Die asymmetrischen Epithelzellen sind stets in einem flächenhaften Verband angeordnet. Sie haben im Gegensatz zu den symmetrischen Zellen zwei strukturell und funktionell verschiedene Seiten: die eine Seite ist dem Lumen zugekehrt, die andere zum Interstitium gerichtet. Die interstitielle Seite entspricht den Zellmembranen der symmetrischen Zellen, denn beide haben als unmittelbaren Nachbarn das Interstitium bzw. das Blut. Die Lumenseite des Epithels steht letztlich in Verbindung mit der Außenwelt (z. B. Darmtrakt, Nierentubuli, Drüsenschläuche). Stoffe werden in die Zelle aufgenommen (Influx) und treten aus der Zelle aus (Efflux). Influx und Efflux werden als unidirektionale Flüsse bezeichnet. Die Summe bzw. Resultante beider ist der Nettofluß. Im Gleichgewicht halten sich In- und Efflux die Waage, andernfalls würde die Zelle schrumpfen oder platzen. Die asymmetrischen Zellen sind darüber hinaus befähigt, einen Transport von Stoffen durch ihren Zellverband zu bewerkstelligen: Transport vom Lumen zum Interstitium bzw. Blut heißt Resorption, Transport vom Interstitium zum Lumen heißt Sekretion. Es gibt auch einen Transport durch das Epithel, der den Zwischenzellspalten folgt, also die Zellen umgeht, der sog. interzelluläre Transport. Der Stofftransport durch die Zwischenzellspalten ist nicht direkt stoffwechselabhängig. Er ist besonders in proximalen Organabschnitten (Dünndarm, proximaler Tubulus) von großer Bedeutung. Der transzelluläre Transport distaler Organabschnitte (Sammelrohre der Niere, Colon) kann hingegen große Konzentrationsdifferenzen zwischen Lumen und Interstitium aufbauen und aufrechterhalten (Frömter and Diamond, 1972).

Biophysik des Stofftransportes durch Biomembranen

Wir wissen bereits seit vielen Jahren, daß lipophile, d. h. lipidlösliche Substrate biologische Membranen direkt, d. h. ohne Inanspruchnahme einer Hilfsreaktion, penetieren können. Ihre Penetrationsfähigkeit hängt vom Grad der Lipidlöslichkeit (ausgedrückt als Verteilungskoeffizient zwischen Olivenöl und Wasser) und von ihrer Molekülgröße ab (Collander, 1949). Hydrophile Substanzen hingegen können nur durch freie Diffusion oder mit Hilfe spezieller Transportmoleküle (Carrier) durch die Membran gelangen, sofern sie nicht durch Phagozytose oder Pinozytose aufgenommen werden. Die Diffusionsrate hängt von der Konzentrationsdifferenz auf beiden Membranseiten und von der Permeabilität der Membran für das betreffende Molekül ab. Von besonderer Bedeutung ist die freie Diffusion für das Wasser mit seinem Molekülradius von 1,0 Å. Wir wissen heute, daß von keiner Zelle Wasser unter direkter Einwirkung von Stoffwechselenergie gepumpt wird. Das wäre energetisch viel zu aufwendig. Dies zeigt eine einfache Rechnung: In der isotonen Flüssigkeit von 300 mOsml/l, in der wir leben, kommen auf 1 Mol osmotisch wirksame Substanz 185 Mol Wasser. Der thermodynamisch günstigere Weg ist es daher, aktiv Natrium, das Haupt-Ion des Extrazellulärraumes, zu transportieren, dem aus Gründen der Elektroneutralität die Anionen und aus osmotischen Gründen Wasser folgen müssen. Der Wasserfluß in Darm, Niere und Drüsen ist somit sekundär an den Salztransport gekoppelt.

Eine Reihe von Metaboliten, z. B. Glucose, Aminosäuren, zeichnen sich beim zellulären Transport durch eine Reihe von Charakteristika aus, die zum Teil aus der Enzymologie bekannt sind, wie a) Sättigungskinetik im Sinne einer begrenzten Bindungskapazität eines Carriers, b) Spezifität der Bindung an den Carrier, d. h. Bevorzugung von D-Formen der Zucker, L-Formen der Aminosäuren, c) kompetitive Hemmung des Transports durch Moleküle ähnlicher Struktur, d) Beschleunigung des Transports durch eine strukturverwandte Substanz auf der Gegenseite der Membran: Flußbeschleunigung („Counterflow"). Das auffälligste Merkmal der Resorption von Glucose und Aminosäuren aus dem Lumen des Dünndarms und des proximalen Nierentubulus ist die Kopplung des Transports an Na^+-Ionen, die auf der Lumenseite anwesend sein müssen. Der Eintritt in die Zelle wird über einen in der Lumenmembran gelegenen Carrier vermittelt (Crane, 1965; Ullrich, 1973).

Graphisch läßt sich die Natur eines Transportvorganges am klarsten nach dem Vorgehen von Curran u. Schultz (1968) veranschaulichen, wie es in Abb. 3 dargestellt ist. Der Einfachheit halber werden die unidirektionalen Flüsse J' und J'' durch eine Membran in Abhängigkeit von der Konzentration c des Stoffes auf der einen ('Seite) und anderen ("Seite) der Membran dargestellt. Bei gleicher Stoffkonzentration auf beiden Seiten ist $c'/c'' = 1$; das Verhältnis der Flüsse J'/J'' ist auch $= 1$. Bei *aktivem* Transport ist jedoch das Verhältnis der Flüsse trotz gleicher Konzentration auf beiden Seiten ungleich 1. Variiert man das Konzentrationsverhältnis auf beiden Seiten, so ändert sich bei *einfacher Diffusion* das Verhältnis der unidirektionalen Flüsse proportional zum Konzentrationsverhältnis der Stoffe, d. h. die Beziehung ist linear. Beim Typ *erleichterte Diffusion* findet man stets, daß bei relativ niedriger Konzentration c' ($c'/c'' < 1$) der Fluß J' gefördert, d. h. „erleichtert" wird, wohingegen bei ansteigender Konzentration ($c'/c'' > 1$) eine relative Hemmung des Flusses J' in die Zelle auftritt. Als Beispiel für diese „erleichterte Diffusion" sei der Carrier-vermittelte Transport von Glucose genannt. Spiegelbildlich zur erleichterten Diffusion verhält sich der Typ „*single-file-Diffu-*

sion". Dieser Transporttyp wird bei den Kaliumflüssen an Nervenfasern beobachtet (Hodgkin u. Keynes, 1955). In typischer Weise wird bei single-file-Diffusion bei höheren Außenkonzentrationen der Einstrom in die Zelle beschleunigt, bei niedrigeren Außenkonzentrationen gebremst.

Die Ionen als elektrisch geladene Teilchen folgen nicht nur den Konzentrationsunterschieden, sondern auch elektrischen Spannungsdifferenzen zwischen beiden Seiten der Zellmembran bzw. beiden Seiten der Epithelzelle. Weiterhin können gelöste Stoffe im Wasserstrom mitgerissen werden, wenn ein osmotischer Druckunterschied Wasser ansaugt. Voraussetzung ist jedoch stets, daß die Zellmembran nicht nur das Lösungsmittel H_2O durchläßt, sondern auch für den gelösten Stoff permeabel ist. Die Vielfalt von Kräften, die beim Transport zusammenwirken

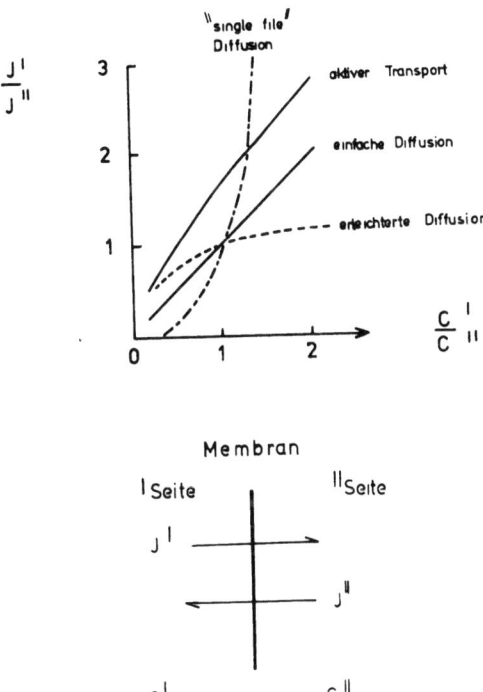

Abb. 3. Graphische Darstellung des Transportes ungeladener Teilchen in Abhängigkeit von der Konzentration auf beiden Seiten der Membran. Nach Curran u. Schultz [9]

können, macht die Einzelanalyse der Triebkräfte schwierig. Es erhebt sich jedoch bei der Erforschung des Stofftransportes stets die Frage: Ist ein Transportprozeß *Folge direkt meßbarer physikalischer Triebkräfte* — wir sprechen dann von *passivem Transport* — oder läuft ein Transport nur in *direkter Kopplung an Energie*-liefernde Stoffwechselvorgänge der Zelle ab —wir sprechen dann von *aktivem Transport*. Es ist daher bei der Beurteilung des Stofftransportes und damit bei der Diagnostik von Transportdefekten stets erforderlich, den gemessenen Nettotransport in die ihm zugrunde liegenden einzelnen Triebkräfte aufzuschlüsseln. Die allgemeingültige Sprache hierfür ist aus der physikalischen Chemie, der Thermodynamik, abgeleitet. In Abb. 4 ist die Vielzahl physikalischer Faktoren aufgeführt, die den Triebkräften eines Transportvorganges im einzelnen zugrunde liegen (nach Ullrich, 1972). Dem Diffusionsterm liegt das Ficksche Gesetz, dem elektrischen Term die Nernstsche Gleichung zugrunde. Der „Solvent-Drag"-Term beschreibt die Kopplung des Stofftransportes mit einem Flüssigkeitsstrom J_v. Wie wir wissen, lassen semipermeable Membranen nur das Lösungsmittel H_2O, nicht jedoch den gelösten Stoff durch, der, bildlich gesprochen, an der Membran reflektiert wird. Den Grad der Semipermeabilität beschreibt der sog. Reflektionskoeffizient σ. Wird der Stoff völlig an der Membran reflektiert, dann ist $\sigma = 1$, wie im Falle einer ideal semipermeablen Membran. Daraus folgt, da $1 - \sigma = 0$ wird, d. h. der Stoff kann durch osmotischen Wasserfluß nicht mitgerissen werden. Kann der Stoff hingegen unbehindert dem Wasserfluß J_v durch die Membran folgen, dann ist $\sigma = 0$. Der Stoff wird vom Wasserfluß völlig mitgerissen. Dieser Mitführungsterm beschreibt demnach, wieviel von einem Stoff bei osmotischen Druckdifferenzen allein vom Wasserstrom mitgerissen werden. Nach der Gleichung kann noch ein Transport fortbestehen, obwohl alle passiven Triebkräfte, wie ΔE, Δc, J_v zu 0 geworden sind. Der verbleibende Transport ist der aktive Transport. Durch die Anwendung dieser detaillierten Analyse der einzelnen Triebkräfte konnten Ullrich u. Mitarb. (1972) zeigen, daß am proximalen Nierentubulus nur ein Drittel der Netto-Na^+-Resorption und etwa ein Drittel der gesamten

$$J_{netto} = \left(P\frac{zF}{RT}\Delta E \cdot \bar{c}\right) + \left(P \cdot \Delta c\right) + \left((1-\sigma) \cdot \bar{c} \cdot J_v\right) + J_{aktiv}$$

Nettotransport = elektrischer + Diffusions- + Mitführungsterm + aktiver
                        Term   term   ("solvent drag")   Transport

P [$cm \cdot sec^{-1}$] = Permeabilität

ΔE [mV] = elektrische Potentialdifferenz

$\bar{c}$ [$Mol \cdot cm^{-3}$] = $\dfrac{c_{Lumen} + c_{Interstitium}}{2}$

Δc [$Mol \cdot cm^{-3}$] = $c_{Lumen} - c_{Interstitium}$

σ = Reflektionskoeffizient

J_v [$cm^3 \cdot cm^{-2} \cdot sec^{-1}$] = Wasserfluß

Abb. 4. Beschreibung des Stofftransportes durch Membranen in Abhängigkeit von den einzelnen Triebkräften. Nach Ullrich [48, 50]

HCO_3^--Resorption aktiv, d. h. durch direkte Energiebereitstellung, bewerkstelligt werden, während die restlichen zwei Drittel der Natrium- und HCO_3^--Resorption passiven Triebkräften folgen. Der HCO_3^--Resorption liegt eine H^+-Sekretion zugrunde, wie später dargelegt wird. Die Resorption von Cl^- erfolgt am proximalen Tubulus ausschließlich passiv. Eine solche Analyse ist von großer pathophysiologischer Bedeutung. Es liegt nämlich auf der Hand, daß die Niere dreimal soviel Energie aufwenden müßte, wenn nicht ein Drittel, sondern der gesamte Na^+-Transport aktiv betrieben werden müßte. Diese 3fach höhere Stoffwechselbelastung ginge zu Lasten von Herz und Kreislauf. Weiterhin kann nur diese detaillierte Analyse der einzelnen Triebkräfte klarstellen, wie sich bei Hypertonie, Eiweißmangel, Elektrolytverschiebungen die Resorptionsverhältnisse der Niere und damit die Stoffwechsel- und Kreislaufbelastung ändern.

An dieser Stelle erhebt sich bereits die Frage: Wie wird der *gerichtete Transport* durch ein Epithel bewerkstelligt, der ja die interstitielle und die luminale Zellmembran penetrieren muß, zumal die Ionenpumpe nur an einer Zellmembran gelegen ist. Wenn wir das Beispiel Na^+-Resorption und K^+-Sekretion heranziehen, so müssen wir aus dem folgenden Kapitel vorwegnehmen, daß die Na^+-K^+-Austauschpumpe nur an der interstitiellen Zellseite sitzt, die der Zellmembran nichtpolarer Zellen entspricht. Die luminale Zellmembran verfügt über keine Na$^+$-K$^+$-Pumpe. Diese Zellmembran ist jedoch gut permeabel für Na$^+$-Ionen im Gegensatz zur interstitiellen Zellmembran. Na$^+$-Ionen diffundieren entlang der Konzentrationsdifferenz vom Lumen in das Na$^+$-arme Zellinnere. Von dort werden sie durch die Pumpe zum Interstitium bzw. Blut befördert (Abb. 5). Bei Stoffwechselblockade oder spezifischer Hemmung der Pumpe steigt die Na$^+$-Konzentration in der Zelle an als Ausdruck dafür, daß nur der aktive Austransport geblockt ist, nicht jedoch der Na$^+$-Einstrom. Einen gerichteten Transport von Kalium vom Interstitium zum Lumen ermöglicht die Natur in der Weise, daß das aktiv in die Zelle aufgenommene K$^+$ ins Lumen diffundieren kann. Hierfür ist Voraussetzung, daß die luminale Zellmembran (wie am distalen Tubulus) für K$^+$-Ionen permeabel ist.

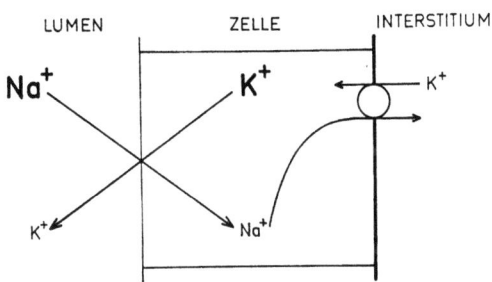

Abb. 5. Vereinfachtes Schema vom Na$^+$- und K$^+$-Transport durch den distalen Tubulus der Niere. An der interstitiellen Zellmembran ist die Na$^+$—K$^+$-Austauschpumpe gelegen. Die luminale Zellmembran gestattet die Diffusion von Na$^+$ in die Zelle und von K$^+$ in das Lumen

Generell kommt ein gerichteter Transport durch Epithelien zustande durch eine Serienschaltung: Das eine Schaltglied ist die Pumpe, die nur *eine* Transportrichtung zuläßt — Na$^+$ ins Interstitium, K$^+$ in die Zelle —, das andere Schaltglied ist die selektive Permeabilität der Zellmembran, vergleichbar einer Schleuse, die den Nachstrom der Stoffe zur Pumpe gewährleistet, wie im Falle der Na$^+$-Resorption, oder den Abstrom ermöglicht, wie im Falle der tubulären K$^+$-Sekretion. Was den Transport von H$^+$/HCO$_3^-$ anbetrifft, so kann die H$^+$-Pumpe nur dann Protonen durch die Lumenmembran von z. B. Belegzellen des Magens, Zellen des Nierentubulus und der Speicheldrüsengänge transportieren, wenn die interstitielle Zellmembran für das Säurerestion HCO$_3^-$ gut durchlässig ist. Das ist in der Tat der Fall, wie elektrophysiologische Untersuchungen gezeigt haben (Frömter *et al.*, 1971; Knauf u. Lübcke, 1975).

Biochemie des aktiven Transportes

Der aktive Transport ist ein faszinierendes biologisches Phänomen, das Physiologen und Biochemiker intensiv beschäftigt hat. Durch ihre Untersuchungen sind Enzymsysteme gefunden worden, von denen mit Sicherheit gesagt werden kann, daß sie an aktiven Transportvorgängen beteiligt sind und wahrscheinlich Bestandteil der ,,Ionenpumpen" sind. Hier ist vor allem die durch Na$^+$ und K$^+$ stimulierbare Membran-ATPase zu nennen, die wahrscheinlich in allen tierischen Zellen vorkommt (Skou, 1965; Bonting, 1970). In Epithelien mit aktivem Puffertransport (H$^+$/HCO$_3^-$) wurde in den letzten Jahren eine Membran-ATPase gefunden, die durch HCO$_3^-$ stimuliert werden kann (Simon u. Knauf, 1975). Tubuluszellen der Niere besitzen eine weitere ATPase, die an die interstitielle Zellmembran (Schwartz *et al.*, 1974) gebunden ist und durch Ca^{++} aktiviert wird.

I. $(Na^+ + K^+)$-aktivierte ATPase und Na^+-Pumpe

1957 wurde erstmals von Skou in den Zellmembranen und Mikrosomen der Krabbennerven ein ATP-hydrolysierendes Enzymsystem nachgewiesen, das durch Na^+- und K^+-Ionen aktiviert wird. Mittlerweile fand man dieses Enzym in allen Zellen mit einer aktiven Na^+-Pumpe. Um optimal zu wirken, benötigt die $(Na^+ + K^+)$-aktivierte ATPase die gleichzeitige Anwesenheit von Mg^{2+}, Na^+ und K^+. Die ATP-Hydrolyse folgt zwei Schritten:

1. einer Na^+-abhängigen Phosphorylierungsreaktion (E = Enzym, P_i = anorganisches Phosphat):

$$ATP + E \xrightarrow{Mg^{2+}, Na^+} E \sim P + ADP \quad \text{und}$$

2. einer K^+-abhängigen Phosphatasereaktion:

$$E \sim P + H_2O \xrightarrow{K^+} E + P_i.$$

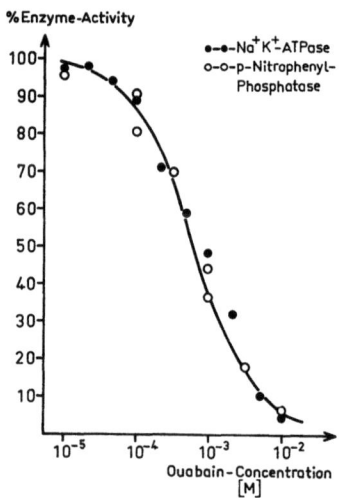

Abb. 6. Hemmwirkung von Ouabain auf die Aktivität der Na^+—K^+-ATPase und der p-Nitrophenylphosphatase. Nach Wais u. Knauf (1975)

Während für den 1. Schritt die Na^+-Ionen essentiell sind, können die K^+-Ionen in Schritt 2 durch andere Alkalimetall- oder Ammoniumionen ersetzt werden. In den Membranfraktionen mit $(Na^+ + K^+)$-aktivierter ATPase findet sich regelmäßig eine durch K^+-Ionen aktivierbare Phosphatase. Diese Phosphatase wird ebenfalls wie die $(Na^+ + K^+)$-ATPase durch Strophantin (Ouabain) gehemmt (Yoshida et al., 1969). Substrat für die Phosphatase ist u. a. p-Nitrophenylphosphat.

Die ouabainabhängigen Hemmkurven beider Enzyme decken sich, wie Abb. 6 zeigt. Alle diese Eigenschaften und der Nachweis des Anstiegs der spezifischen Aktivität der K^+-aktivierten ouabainhemmbaren Phosphatase zusammen mit der $(Na^+ + K^+)$-aktivierten ATPase deuten darauf hin, daß die K^+-aktivierte p-Nitrophenylphosphatase die K^+-abhängige Teilreaktion der $(Na^+ + K^+)$-aktivierten ATPase (Schritt 2) katalysiert.

Die Beziehung zwischen Eigenschaften der $(Na^+ + K^+)$-aktivierten ATPase und der Na^+-Pumpe konnte am besten an den Zellen untersucht werden, bei denen sich sowohl auf der Innenseite der Membran (im Zellinnern) wie auf der Außenseite definierte Bedingungen herstellen lassen. Dies wurde möglich an den „Modellen" des isoliert perfundierten Riesenaxons des Tintenfisches und des durch reversible Hämolyse beladenen Erythrozyten („ghost").

Diese Untersuchungen ergaben (s. Abb. 7), daß sich die ATP-Bindungsstelle an der Innenseite der Zellmembran befindet, wo auch die Reaktionsprodukte der ADP und anorganisches Phosphat freigesetzt werden.

Na$^+$-Ionen können nur an der Innenseite der Membran von der „Pumpe" aufgenommen werden, K$^+$-Ionen nur von der Außenseite (Glynn, 1962). Herzglykoside hemmen die Na$^+$-Pumpe nur an der Außenseite der Zellmembran.

Der Ort der Stimulation, auch Aktivatorstelle genannt, ist identisch mit dem Ort, von wo das jeweilige Ion wegtransportiert wird. Hierbei stellt sich die Frage: Wie werden die Ionen in eine bestimmte Richtung transportiert, d. h. wie wird die Energie in eine vektorielle Größe transformiert? Skou hat 1975 zur Deutung folgende Hypothese vorgeschlagen: Der Na$^+$-Aktivator der Membraninnenseite reagiert erst mit Na$^+$-Ionen. Nach dieser Bindung gewinnt er eine zunehmende Affinität zu K$^+$-Ionen, was zur Abgabe von Na$^+$- und Aufnahme von K$^+$-Ionen führt. Analog erreicht der K$^+$-Aktivator der Membranaußenseite nach seiner Reaktion mit K$^+$-Ionen schnell eine hohe Na$^+$-Affinität, nimmt dann Na$^+$-Ionen auf und gibt dafür K$^+$-Ionen wieder ab. Solch ein zyklischer Affinitätswechsel kann zu einem gerichteten Transport der Na$^+$-Ionen nach außen und der K$^+$-Ionen nach innen in die Zelle führen. Diese Befunde zeigen, daß die (Na$^+$ + K$^+$)-aktivierte ATPase zumindest einem Bestandteil der „Na$^+$-Pumpe" entspricht.

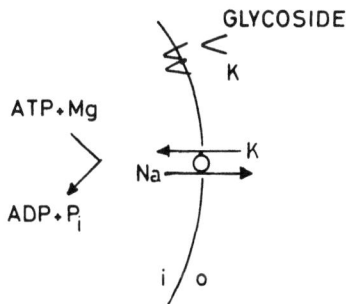

Abb. 7. Schematische Darstellung der seitenspezifischen Wirkung von Na$^+$ und ATP (i = innen) sowie K$^+$ und Ouabain (o = außen) am Erythrozyten-Ghost. Nach Hoffmann (1972)

II. (HCO$_3^-$)-aktivierte ATPase und H$^+$/HCO$_3^-$-Transport

Neben dem aktiven Na$^+$-K$^+$-Austausch, der in allen Zellen des Körpers die niedrige Natrium- und hohe Kaliumkonzentration aufrechterhält, ist der aktive Transport des Puffersystems H$^+$/HCO$_3^-$ spezifischen Epithelien zugeordnet. Er führt an der Niere zur Elimination überschüssiger saurer Valenzen. Am Magen bereitet die aktive H$^+$-Sekretion bzw. Salzsäuresekretion ein saures Milieu für den Aufschluß der Nahrungsstoffe vor. Anschließend sorgt das Pankreas mit seiner aktiven HCO$_3^-$-Sekretion für die Neutralisation des sauren Magensaftes. Da es sich beim Transport von H$^+$/HCO$_3^-$ um einen energieabhängigen, d. h. aktiven Transport handelt, lag es nahe, nach einem „Transportenzym" für die Sekretion von H$^+$/HCO$_3^-$ zu suchen. 1965 wurde in der Plasmamembran der Magenschleimhaut des Frosches eine ATP-Phosphohydrolase lokalisiert, deren Aktivität durch Thiozyanat — einem bekannten Hemmstoff der Salzsäuresekretion — inhibiert und durch HCO$_3^-$-Ionen stimuliert werden konnte. Die Bedeutung dieser HCO$_3^-$-stimulierbaren ATPase für den Transport von H$^+$/HCO$_3^-$ konnte in der Folgezeit dadurch unterstrichen werden, daß sich dieses Enzym auch in anderen Epithelien mit aktivem H$^+$/HCO$_3^-$-Transport nachweisen ließ, wie Tabelle 1 zeigt. Es lag daher nahe, dieses Enzymsystem, das sich prinzipiell von der (Na$^+$-K$^+$)-ATPase unterscheidet, näher zu charakterisieren, um seine funktionelle Verknüpfung mit dem Transport von H^+/HCO_3^- zu erfassen. Die auffälligste Eigenschaft dieser ATPase war die Stimulierbarkeit durch HCO_3^--Ionen, also einer Komponente des Kohlensäurepuffers, dessen Bedeutung für die Gewährleistung einer optimalen Säuresekretion des Magens schon lange bekannt ist. Für die Stimulierung genügt demnach *ein* Ion, und zwar ein Anion, ganz im Gegensatz zur $(Na^+$-$K^+)$-ATPase, die Na^+ und K^+ essentiell für die Aktivierung benötigt.

Zur Charakterisierung als ,,Transportenzym" sollte die HCO_3^--ATPase 1. in der Plasmamembran lokalisiert sein, und 2. sollten die Änderungen der Enzymaktivität mit Änderungen der aktiven Transportrate des H^+/HCO_3^--Systems parallel gehen. Die Lokalisation in der Membranfraktion ließ sich bei allen Epithelien der Tabelle 1 aufzeigen. Die parallele Änderung des H^+/HCO_3^--Transportes mit der Enzymaktivität konnte erst 1975 von Wais und Knauf für den HCO_3^--sezernierenden Submandibulargang und für den H^+-sezernierenden proximalen Tubulus der Rattenniere nachgewiesen werden.

Tabelle 1

Vorkommen der membrangebundenen HCO_3^--ATPase	Autoren (Jahreszahl)
Belegzellen des Magens	Kasbekar u. Durbin (1965)
	Sachs, Mitch u. Hirschowitz (1965)
Exokrines Pankreas	Simon, Kinne u. Sachs (1972)
	Wizemann *et al.* (1974)
Submandibulardrüse	Simon, Kinne u. Knauf (1972)
Ausführungsgang der Submandibulardrüse	Wais u. Knauf (1975)
Proximaler Tubulus der Niere	Kinne-Saffran u. Kinne (1974)
Sammelrohr der Niere	Schwarz *et al.* (1974)
Eileiter	Schwartz (1974)

Eine biochemische Besonderheit der HCO_3^--ATPase stellt ihre Abhängigkeit von Phospholipiden des Membrangerüstes dar. Ihre Aktivität kann selektiv durch Phospholipasen reduziert und durch Zugabe von Phospholipiden restauriert werden (Simon *et al.*, 1974). Diese Eigenschaft weist auf eine funktionelle Verknüpfung der HCO_3^--ATPase mit Phospholipiden hin (s. u.). Weiterhin besteht eine ,,räumliche" und funktionelle Verknüpfung der HCO_3^--ATPase mit der membrangebundenen Carboanhydratase (Simon u. Thomas, 1974). Die auffälligste Eigenschaft der HCO_3^--ATPase ist ihre Stimulierbarkeit durch O_2-haltige Säurerestionen (Oxybasen) wie Sulfit, Selenit, Borat, Arsenat. Dies läßt den Schluß zu, daß der Aktivierung des Enzyms durch HCO_3^- bzw. die Oxybasen ein H^+-Transfer zugrunde liegt, analog der von Brønstedt (1922) beschriebenen Basenkatalyse und daß offenbar primär H^+-Ionen und nicht das Säurestion transportiert werden.

Die Modellvorstellung über den Wirkungsmechanismus des Enzyms hat sich mit dem Befund auseinanderzusetzen, daß in einzelnen Epithelien unterschiedliche Pufferkomponenten sezerniert werden: H^+-Sekretion in Magen und Niere, HCO_3^--Sekretion (H^+-Rückresorption) in Pankreas und Submandibulardrüse. Eine mögliche Erklärung könnte in einer gegensätzlichen (,,spiegelbildlichen") zellulären Lokalisation des Enzyms gegeben sein, d. h. luminaler Sitz im Magen und in der Niere bzw. kontraluminaler (interstitieller) Sitz im Pankreas und Speicheldrüse/Gang. Im letzteren Falle würden H^+-Ionen in das Blut und HCO_3^--Ionen in das Lumen transportiert werden. Diese Hypothese ist aus folgenden Gründen unwahrscheinlich: Nach elektrophysiologischen Messungen ist die luminale Zellmembran des Speicheldrüsenganges praktisch undurchlässig für HCO_3^--Ionen, während die interstitielle Zellmembran gut permeabel für dieses Anion ist (Knauf u. Lübcke, 1975). Es ist daher naheliegend, daß die „Pumpe" an der impermeablen luminalen Zellmembran gelegen ist. Eine Deutung der H^+-Sekretion und H^+-Resorption mit Hilfe *eines* Transportenzyms läßt sich am einfachsten nach neueren Ergebnissen von Kreutz (1972) geben: Hiernach kann die sterische Konfiguration bestimmter Phospholipide, z. B. Phosphatidyläthanolamin (P.E.), in der Zellmembran über das Kohlensäure/Bikarbonat-Puffersystem gesteuert werden. Bildlich gesehen stellt das Kohlensäuresystem eine prosthetische Gruppe dar, die über Phosphatidyläthanolamin an das Transportenzym angekoppelt ist. Die Bindung des Kohlensäuresystems an P.E. bewirkt dessen Konfigurationsänderung, die die Basis für die Protonentranslokation und damit den Transport durch eine Permeationsbarriere ist. Die Ankopplung der Komponente des Kohlensäuresystems an P.E. erfolgt unter Energiezufuhr, die von der Hydrolyse des ATP stammt.

Die einfachste Erklärung zur Deutung des H^+-Transportes wäre die Ankopplung unterschiedlicher Komponenten des Kohlensäuresystems an P.E. (s. Abb. 8):

1. Die H^+-Sekretion wird über die H^+-Donatorform ($H_2CO_3 \rightleftharpoons H^+ + HCO_3^-$) vermittelt.

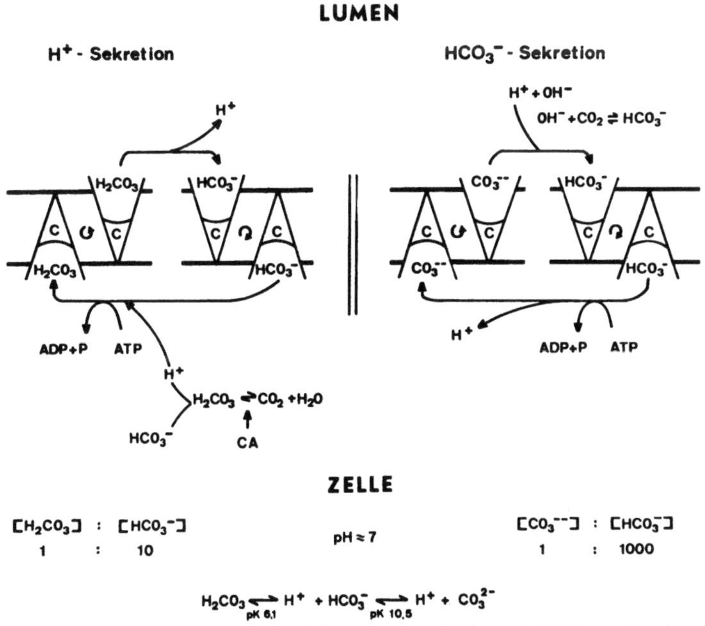

Abb. 8. Modellvorstellung zur aktiven Sekretion von H^+ und HCO_3^-. Die luminale Zellmembran beherbergt den Carrier (C), symbolisiert als trichterförmiges Molekül. Er besteht aus einer Komponente des Kohlensäurepuffers, der über das essentielle Phosphatidyläthanolamin an den membrangebundenen Enzymkomplex (nicht näher symbolisiert) angekoppelt ist. Nach Bindung der jeweiligen Kohlensäurepuffer-Komponente an Phosphatidyläthanolamin (P.E.) kommt es zu einer sterischen Konformationsänderung von P.E., angedeutet durch das Umklappen des Trichters zum Lumen [26], was zur H^+-Translokation führt. Im Falle der H^+-*Sekretion* liegt die H^+-Donatorform des Kohlensäurepuffers (H_2CO_3) vor. H^+-Ionen werden freiwillig in das Lumen abgegeben. Die „Regeneration" des verbleibenden HCO_3^--Ions zu H_2CO_3 kann wegen der vom Zell-pH festgelegten ungünstigen Dissoziationsverhältnisse nur intrazellulär unter Energieeinwirkung (ATP) erfolgen. Im membrangebundenen Enzymkomplex kann die Carboanhydratase (CA) lokal H^+-Ionen bereitstellen. Die HCO_3^--*Sekretion* wird interpretiert als H^+-Resorption. Hierbei fungiert CO_3^{2-} als Protonenakzeptor, der über P.E. an den Carrier (C) angekoppelt ist. CO_3^{2-} nimmt freiwillig H^+-Ionen aus dem Lumen auf, die aus der Dissoziation des H_2O stammen. Das zurückbleibende OH^- verbindet sich mit dem frei diffusiblen CO_2 zu HCO_3^-. Da bei einem Zell-pH von ca. 7 das Dissoziationsgleichgewicht auf der Seite des HCO_3^- liegt, kann die Regeneration der H^+-Akzeptorform (H^+-Absprengung) nur unter zellulärer Energieeinwirkung erfolgen. Nach Wais, Knauf u. Kreutz (1975)

2. Die H^+-Resorption (HCO_3^--Sekretion) erfolgt mittels der H^+-Akzeptorform ($CO_3^{2-} + H^+ \rightleftharpoons HCO_3^-$) des Kohlensäuresystems.

Die Protonenabgabe ins Lumen bzw. die Protonenaufnahme aus dem Lumen muß ein *freiwilliger* Vorgang sein, da im Lumen keine Energie zur Verfügung steht. Hingegen kann die Regenerierung des Carrier, d. h. die Wiederherstellung der H^+-Donatorform bzw. H^+-Akzeptorform, nur unter Energiezufuhr in der Zelle erfolgen. Bei der *lokalen* Bereitstellung von H^+-Ionen spielt wahrscheinlich die Kohlensäureanhydratase als Hilfsenzym eine Rolle, während unter Energieeinwirkung „abgesprengte" H^+-Ionen zellulär gepuffert werden können. Die beschriebenen Transportvorgänge wie Na^+-K^+-Austausch, H^+/HCO_3^--Puffertrans-

Tabelle 2. Störungen des Membrantransportes

Beteiligte Substanz	Betroffenes Gewebe	Krankheit	Literatur
Na^+	Erythrozyt	hereditäre Spharozytose	Jakob, H. S. (1966)
H^+	distaler Tubulus	renale tubuläre Azidose	Seldin, D. W. and Wilson, J. D. (1966)
Ca^{++}, Phosphat	proximaler Tubulus, Dünndarm	familiäre hypophosphatämische Rachitis	Burnett, C. H. et al. (1964)
Cl^-	Colon, Dünndarm (?)	kongenitaler Chloridverlust	Evanson, J. M. and Stanbury, S. W. (1965)
H_2O	distaler Tubulus, Sammelrohr	Vasopressin-resistenter Diabetes insipidus	Orloff, J. and Burg, M. B. (1966)
Cystin, Lysin, Arginin und Ornithin	proximaler Tubulus, Dünndarm	Cystinurie	Bartter, F. C. et al. (1965)
Monoaminomonocarbonsäuren	proximaler Tubulus, Dünndarm	Hartnup-Syndrom	Milne, M. D. et al. (1960)
Glycin, Prolin, Hydroxyprolin	proximaler Tubulus, Dünndarm	Imino-Glycinurie	Tada, K. et al. (1965)
Glucose	proximaler Tubulus	renale Glycosurie	Milne, M. D. (1963)
Glucose, Galactose	Dünndarm, proximaler Tubulus (?)	Glucose-Galactose-Malabsorption	Lindquist, M. et al. (1962)
Glucose, Aminosäuren, Phosphat, Harnsäure	proximaler und distaler Tubulus	Fanconi-Syndrom	Leaf, A. (1966)

port, Transport von Glucose und Aminosäuren sind aktive Transportprozesse, da sie bei fehlenden passiven Triebkräften (elektrochemische Potentialdifferenz = 0) fortbestehen. Als *primär* aktiver Transport muß der Na^+-Transport angesehen werden, da er *direkt* von der Energiezufuhr abhängt. Der zelluläre Na^+-K^+-Austausch ist ein Beispiel für Gegentransport (Countertransport, Antiport). Auch der H^+-Transport ist als primärer (ATP-abhängiger) Transport anzusprechen. Der Transport von Glucose bzw. Aminosäuren und Phosphat ist hingegen ein sekundärer aktiver Transport, da er an einen primären aktiven Transportprozeß (Na^+-Transport) angekoppelt ist im Sinne eines Cotransportes. Der Eintritt dieser Substanzen vom Lumen in die Zelle profitiert von der Na^+-Konzentrationsdifferenz zwischen Lumen und Zelle, die von der „Na^+-Pumpe" aufgebaut wird.

An weiteren Beispielen des Transportes sei genannt, daß bestimmte Epithelien Mechanismen („Pumpen") für aktiven Cl⁻-Transport entwickelt haben, wie Belegzellen des Magens (Rehm, 1949), aufsteigender Schenkel der Henleschen Schleife der Niere (Burg, 1973) und Cornea (Zadunaisky, 1966). Jodid wird in den Thyreoideazellen transportiert [13]. Eine „K⁺-Pumpe" ist in der Lumenmembran des Nephrons (Giebisch, 1969) und des Submaxillarganges (Knauf u. Lübcke, 1975) nachgewiesen und soll am Innenohr (Citron et al., 1956) für die Bildung der K⁺-reichen Endolymphe sorgen. Ca⁺⁺-Ionen werden aktiv aus der Zelle des proximalen Nierentubulus in das Interstitium gepumpt, möglicherweise unter Mitwirkung einer Ca⁺⁺-stimulierbaren ATPase (Kinne, 1975).

Biomembranen als pathogenetisches Prinzip

Die Erforschung der Transportvorgänge an Biomembranen erhielt einen entscheidenden Anstoß aus klinischen Beobachtungen, daß verschiedenen, meist angeborenen Krankheitsbildern ein Defekt des Transportsystems zugrunde liegt. Die Zusammenarbeit der Kliniker mit den Physiologen und Biochemikern hat die Bedeutung der Biomembranen als pathogenetisches Prinzip bereits an einer Vielzahl von Krankheitsbildern aufgezeigt, von denen einige in Tabelle 2 aufgeführt sind. Diagnostik und gezielte Therapie sind nur in der Zusammenarbeit des Klinikers und Theoretikers möglich und setzen eine exakte Analyse der Mechanismen eines Transportvorganges voraus.

Literatur

1. Bartter, F. C., Lotz, M., Thier, S., Rosenberg, L. E., Potts, J. T.: Ann. intern. Med. **62**, 796 (1965). — 2. Brønstedt, J. N.: Z. phys. Chem. **102**, 169 (1922). — 3. Bonting, S. L.: Sodium-potassium activated adenosintriphosphatase and cation transport. In: Membranes and ion transport, Vol. I (ed. E. E. Bittar), p. 257. New York: Wiley-Interscience 1970. — 4. Burg, M. B., Green, N.: Amer. J. Physiol. **224**, 659 (1973). — 5. Burnett, C. H., Dent, C. E., Haper, C., Warland, B. J.: Amer. J. Med. **36**, 222 (1964). — 6. Citron, L., Exley, D., Hallpike, C. S.: Brit. med. Bull. **12**, 101 (1956). — 7. Collander, R.: Physiol. Plantarum **2**, 300 (1949). — 8. Crane, R. K.: Fed. Proc. **24**, 1000 (1965). — 9. Curran, P. F., Schultz, S. G.: Transport across Membranes. In: Handbook of Physiology, Alimentary Canal III, p. 1217. Baltimore: Williams and Wilkins 1968. — 10. Evanson, J. M., Stanbury, S. W.: Gut **6**, 29 (1965). — 11. Frömter, E., Diamond, J.: Nature (Lond.) New Biol. **235**, 9 (1972). — 12. Frömter, E., Müller, C. W., Wick, T.: Permeability properties of the proximal tubular epithelium of the rat kidney studied with electrophysiological methods. In: Electrophysiology of epithelial cells (ed. G. Giebisch), p. 119. Stuttgart: Schattauer 1971. — 13. Ganong, W. F.: Medizinische Physiologie. S. 278. Berlin-Heidelberg-New York: Springer 1974. — 14. Giebisch, G.: Nephron **6**, 260 (1969). — 15. Glynn, I. M.: J. Physiol. (Lond.), **160**, 18 (1962). — 16. Hodgkin, A. L., Keynes, R. D.: J. Physiol. (Lond.), **128**, 61 (1955). — 17. Hoffman, J. F.: Sidedness of the red cell Na:K pump. In: Role of membranes in secretory processes (eds. L. Bolis, R. D. Keynes, W. Wilbrandt), p. 203. Amsterdam: North Holland Publ. Comp. 1972. — 18. Hogben, C. A. M.: In: Electrolytes in biological systems (ed. A. M. Shanes), p. 176. Washington D.C.: Amer. Physiol. Soc. 1955. — 19. Jakob, H. S.: Amer. J. Med. **41**, 734 (1966). — 20. Kasbekar, D. K., Durbin, R. P.: Biochim. biophys. Acta (Amst.) **105**, 472 (1965). — 21. Kinne, R.: Renal HCO₃⁻-ATPase and Ca⁺⁺-ATPase: are they involved in transtubular transport? VIth International Congress of Nephrology, Firenze (Italy) 1975. — 22. Kinne-Saffran, E., Kinne, R.: Proc. Soc. exp. Biol. (N.Y.) **146**, 751 (1974). — 23. Kitahara, S., Imamura, A.: Life Sci. **5**, 215 (1966). — 24. Knauf, H., Lübcke, R.: Pflügers Arch. (1975) (in press). — 25. Knauf, H., Lübcke, R.: Kinetics of transport of Na⁺, K⁺, and H⁺/HCO₃⁻ in rat salivary duct epithelium (in preparation). — 26. Kreutz, W.: Angew. Chem. internat. Ed. **11** (7), 551 (1972). — 27. Leaf, A.: The Syndrome of Osteomalacia, renal Glycosuria, Aminoaciduria and Imreased Phosphorus Clearance (the Fanconi Syndrome). In: The metabolic basis of inherited disease (2nd ed.) (eds. J. B. Stanbury, J. B. Wyngaarden, D. S. Frederickson). New York: McGraw-Hill 1966. — 28. Lindquist, B., Meeuwisse, G. W., Melin, K.: Lancet **1962** II, 666. — 29. Milne, M. D.: Renal tubular dysfunction. In: Diseases of the kidney (eds. M. B. Strauss, L. G. Welt). Boston: Little Brown 1963. — 30. Milne, M. D., Crawford, M. A., Girdo, C. B., Loughridge, L. W.: Quart. J. Med. **29**, 407 (1960). — 31. Orloff, J., Burg, M. B.: Vasopressin-resistant diabetes insipidus. In: The metabolic basis of inherited disease (2nd ed.) (eds. J. B. Stanbury, J. B. Wyngaarden, D. S. Frederickson). New York: McGraw-Hill. — 32. Rehm, W. S.:

Amer. J. Physiol. **159**, 586 (1949). — 33. Robinson, G. A., Butcher, R. W., Sutherland, E. W.: In: Cyclic AMP. New York: Academic Press 1971. — 34. Sachs, G., Mitch., Hirschowitz, B, I.: Proc. Soc. exp. Biol. (N.Y.) **119**, 1023 (1965). — 35. Sachs, L.: The mechanism of carcinogenesis. In: Molecularbioenergetics and macromolecular biochemistry (ed. H. H. Weber), p. 118. Berlin-Heidelberg-New York: Springer 1972. — 36. Schwartz, E.: Fed. Proc. **520**, R 1314 (1974). — 37. Schwartz, I. L., Shlatz, L. J., Kinne-Saffran, E., Kinne, R.: Proc. nat. Acad. Sci. (Wash.) **71**, 2595 (1974). — 38. Seldin, D. W., Wilson, J. D.: Renal tubular acidosis. In: The metabolic basis of inherited disease (2nd ed.) (eds. J. B. Stanbury, J. B. Wyngaarden, D. S. Frederickson). New York: McGraw-Hill 1966. — 39. Simon, B., Kinne, R., Knauf, H.: Pflügers Arch. **337**, 177 (1972). — 40. Simon, B., Knauf, H.: Klin. Wschr. (in press). — 41. Simon, B., Kinne, R., Sachs, G.: Biochim. biophys. Acta (Amst.) **292**, 293 (1972). — 42. Simon, B., Thomas, L.: Biochim. biohpys. Acta (Amst.) **288**, 434 (1972). — 43. Simon, B., Zimmerschied, G., Kinne, R.: Hoppe-Seylers Z. physiol. Chem. (im Druck). — 44. Skou, J. C.: Biochim. biophys. Acta (Amst.) **23**, 394 (1957). — 45. Skou, J. C.: Physiol. Rev. **45**, 596 (1965). — 46. Skou, J. C.: Quart. Rev. Biophys. **7**, 401 (1975). — 47. Tada, K., Morikawa, T., Ando, T., Yoshido, T., Minagawa, A.: Tohoku J. exp. Med. **87**, 133 (1965). — 48. Ullrich, K. J.: Ion transport across the proximal convolution of the mammalian kidney. In: Role of membranes in secretory process (eds. L. Bolis, R. D. Keynes, W. Wilbrandt), p. 357. Amsterdam: North Holland Publ. Comp. 1972. — 49. Ullrich, K. J.: Naturwissenschaften **60**, 290 (1973). — 50. Ullrich, K. J., Sauer, F., Frömter, E.: Transport parameters for sodium, chloride and bicarbonate in the proximal tubules of the rat kidney. In: Recent advances in renal physiology, p. 2. Basel: Karger 1972. — 51. Wais, U., Knauf, H., Kreutz, W.: Pflügers Arch. submitted for publication 1975. — 52. Wais, U., Knauf, H.: Pflügers Arch. (in press). — 53. Wizemann, V., Christian, A.-L., Wiechmann, J., Schulz, I.: Pflügers Arch. **347**, 39 (1974). — 54. Yoshida, H., Nagai, K., Ohashi, R., Nakagawa, Y.: Biochim. biophys. Acta (Amst.) **171**, 178 (1969). — 55. Zadunaisky, J. A.: Nature **209**, 1136 (1966).

Membrantransport und Muskelkontraktion

HASSELBACH, W. (Max-Planck-Institut für med. Forschung, Abt. Physiologie, Heidelberg)

Referat

Manuskript nicht eingegangen.

Regulation des Elektrolythaushaltes durch Membrantransport

HIERHOLZER, K. (Inst. Klin. Physiologie, Klinikum Steglitz, FU Berlin)

Referat

Wir wissen heute, daß praktisch alle Funktionen der Körperzellen direkt oder indirekt vom Ionenmilieu der Körperflüssigkeiten abhängen. Dies setzt eine minuziöse Regulation des Elektrolythaushaltes voraus, damit sowohl die Konzentrationen als auch der Gesamtkörperbestand der einzelnen Elektrolyte in engen Grenzen konstant gehalten werden. Das Prinzip dieser Regulation besteht darin, daß Aufnahme, Verteilung und Ausscheidung von Elektrolyten genau aufeinander abgestimmt sind. Alle drei genannten Vorgänge werden durch Membrantransport bewerkstelligt. Aus der schematischen Darstellung (Abb. 1) ergeben sich vier wichtige Tatsachen:

1. Der Körper ist ein thermodynamisch offenes System, das aus der Umgebung Elektrolyte und Wasser aufnimmt und wieder an sie abgibt.

2. Elektrolyte und Wasser werden bei Aufnahme, Verteilung und Ausscheidung durch unterschiedliche Membranen transportiert. Diese lassen sich einteilen in a) Plasmamembranen, b) Kapillarwände und c) epitheliale Membranen.

3. Das reibungslose Funktionieren eines so komplexen Systems setzt die Existenz von humoralen und nervösen Regelmechanismen voraus, die verschiedene Transportvorgänge aufeinander abstimmen.

4. Störfaktoren können entweder die Kommunikation mit der Umwelt betreffen, auf die Regelsysteme einwirken oder sie können direkt an den Membranen angreifen und dort Struktur und Funktion pathologisch verändern.

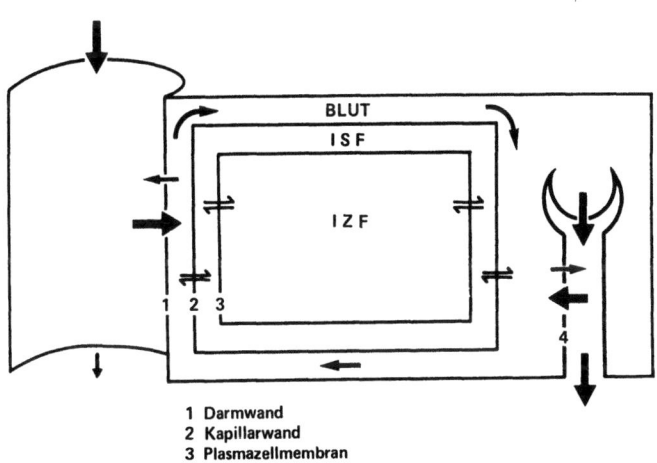

1 Darmwand
2 Kapillarwand
3 Plasmazellmembran
4 Tubuluswand

Abb. 1. Schematische Darstellung von Aufnahme, Verteilung und Ausscheidung von Elektrolyten und Wasser. Hier ist im Zentrum die IZF dargestellt, umgeben von ISF und vom Konvektionssystem des zirkulierenden Blutes. Angekoppelt ist der Magen-Darmkanal als Hauptaufnahmeorgan und die Niere als Hauptausscheidungsorgan. Unidirektionale Flüsse sind durch einfache Pfeile angegeben. Membranen mit großen Nettotransportraten sind durch doppelte Pfeile gekennzeichnet

Plasma 3 L	ISF 11 L	IZF 25 L
Na $\rightleftharpoons$	Na $\rightleftharpoons$	Na
K $\rightleftharpoons$	K $\rightleftharpoons$	K
H$_2$O $\rightleftharpoons$	H$_2$O $\rightleftharpoons$	H$_2$O

Abb. 2. Qualitative Darstellung der Na-, K- und Wasserkonzentrationen in verschiedenen Körperkompartimenten

Die Abb. 1 weist auf einen ganz wesentlichen Punkt hin: Quantitativ gesehen sind für die Regulation des Elektrolythaushaltes diejenigen Mechanismen, die in den „Außenmembranen" (Darmwand, Tubuluswand etc.) lokalisiert sind, wesentlicher als solche, die sich in den Plasmazellmembranen befinden. Plasmazellmembranen grenzen endlich kleine Räume voneinander ab.

Eine weitere Gesetzmäßigkeit läßt sich aus der Abb. 2 ableiten. Analysiert man die Elektrolytkonzentrationen der verschiedenen Körperflüssigkeiten, so erhält man die hier angegebenen Werte. Es zeigt sich, daß die Elektrolytkonzentrationen unterschiedlich sind. Durch Injektion von radioaktiv markierten Isotopen kann man zeigen, daß die Membranen nicht impermeabel, sondern für die hier dargestellten Elektrolyte und Wasser durchlässig sind. In den Membranen müßten also Triebkräfte vorhanden sein, die die Elektrolytgradienten aufrechterhalten. Wesentlich ist schließlich, daß die Wasserkonzentration (von ganz wenigen Ausnahmen abgesehen) überall im Körper gleich groß ist. Wasser fließt entlang osmotischer bzw. hydrostatischer Druckgradienten durch nahezu alle Membranen hindurch.

Nun einige Bemerkungen zu den verschiedenen Transportmechanismen und den Bauelementen, die am Elektrolyttransport beteiligt sind:

Nach der räumlichen Anordnung unterscheidet man den a) homozellulären, b) intrazellulären und c) transzellulären Transport (Abb. 3) (Lehninger, 1974).

Der *homozelluläre Transport* ist in den Plasmazellmembranen lokalisiert. Er dient der Aufrechterhaltung von Konzentrationsgradienten zwischen Zellinnerem und ISF. Da diese Gradienten stationär sind, entsprechen sich die Flüsse in beiden Richtungen, der Nettotransport ist 0. Oft erfolgt der Transport in einer Richtung aktiv, d. h. unter direkter Aufwendung von Energie, und in der Gegenrichtung passiv. Es ist typisch für den homozellulären Transport, daß die molekularen Transportpumpen und passiven Durchtrittswege mehr oder weniger symmetrisch über die Oberfläche der Zellen verteilt sind.

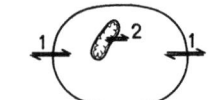

Homozellulärer (1) und
Intrazellulärer (2) Elektrolyttransport

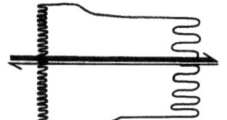

Transzellulärer Elektrolyttransport

Abb. 3. Schematische Darstellung verschiedener Transportprozesse

Auf *intrazelluläre Transporte* wird nicht eingegangen.

Dafür soll *der transzelluläre Transport* genauer besprochen werden. Eine Reihe von Merkmalen unterscheiden ihn vom homozellulären Transport: Er verläuft durch Epithelwände hindurch, also durch mindestens 2 in Serie geschaltete Zellmembranen und das dazwischenliegende Cytoplasma. Die Epithelzellen sind asymmetrisch gebaut; man unterscheidet apikale und basale Zellseiten mit jeweils typischer Oberflächenvergrößerung.

Dem asymmetrischen Bau entspricht eine unterschiedliche funktionelle Organisation beider Zellseiten, d. h. die Aktivität der Transportpumpen und passive Permeabilitäten sind auf beiden Seiten verschieden. Der transzelluläre Transport bewerkstelligt den Elektrolytaustausch mit der Umgebung und ist wesentlich für die Aufrechterhaltung des „Milieu interieur" (C. Bernard).

Wie in Abb. 4 dargestellt, unterscheidet man *durchlässige und dichte Membranen*. Die ersteren sind charakterisiert durch eine hohe Nettotransportrate und einen niedrigen elektrischen Widerstand, während Membranen vom 2. Typ eine niedrige Permeabilität, einen hohen Membranwiderstand und kleine Transportraten aufweisen. Die „durchlässigen" Membranen transportieren große Volumina isoosmotisch, die „dichten" dagegen kleine Mengen gegen große Konzentrationsgradienten.

Ein Sonderfall ist der *Transport durch Kapillarmembranen*. Hier wirken im wesentlichen zwei Kräfte von außen ein: Der durch die Herzleistung gelieferte hydrostatische Druck und der kolloidosmotische Druck. Diese Kräfte bestimmen nach dem Starlingschen Konzept die Wasser- und Elektrolytverteilung an der Grenze zwischen Plasma und ISF und spielen bei der Ödempathogenese eine Rolle.

Die quantitative Betrachtung der wichtigsten Elektrolyte — Natrium und Kalium — ergibt eine Reihe von Gesetzmäßigkeiten (Abb. 5):

1. Die Plasmaosmolalität wird bestimmt durch das Verhältnis der Gesamtkörpersolute zum Gesamtkörperwassergehalt.

A. Durchlässige Membranen	Elektrischer Wandwiderstand ($\Omega \cdot cm^2$)	Elektrische Potentialdifferenz (mV)	Wasserpermeabilität ($ml \cdot cm^{-2} \cdot s^{-1} \cdot atm^{-1}$)	Netto Elektrolyttransportrate ($Mol/cm^2 \cdot h$)	Konz.-Differenz (Mol/l)
Dünndarm, prox. Nierentubulus, Gallenblase, Plexus chorioideus	niedrig	bei Null	hoch	hoch	niedrig
B. Dichte Membranen					
Distaler Nierentubulus, Sammelrohre, Magenwand, Harnblase, Speicheldrüsengänge, Froschhaut	hoch	hoch	niedrig	niedrig	hoch

(Quantitative Angaben finden sich bei Frömter u. Diamond, 1972 und Ussing et al., 1974)

Abb. 4. Transportparameter von epithelialen Membranen

2. Die Natriumkonzentration des Plasmas $(Na)_P$ bestimmt normalerweise die Plasmaosmolalität, weil Na mit seinen Anionen mehr als 90% der extrazellulären Solute ausmacht (Ausnahmen: Hyperglykämie, Hyperlipidämie). Na-Ionen dringen nettomäßig nicht nennenswert in die IZF ein, sondern sie werden durch aktiven Transport aus den Zellen herausgepumpt. Der dadurch aufrechterhaltene Na-Konzentrationsgradient ist die Voraussetzung für die Funktionsfähigkeit der Körperzellen. Für Kalium gilt spiegelbildlich, daß es weitgehend auf die IZF beschränkt ist, da es durch den homozellulären Transport in den Zellen angereichert wird. Es bestimmt mit seinen Anionen die Osmolalität der intrazellulären Flüssigkeit. Osmolalität und Volumen der IZF stehen also primär unter der Kontrolle des homozellulären Transportes. Dagegen wird die Zusammensetzung der ISF wesentlich durch den transzellulären Transport bestimmt, der die Aufnahme und Ausscheidung von Salzen und Wasser unter dem Einfluß homöostatischer Mechanismen bewerkstelligt. Daraus ergibt sich, daß Bilanzstörungen häufig durch eine primäre Störung des transzellulären Transportes bedingt sind, während Verteilungsstörungen des Elektrolyt- und Wasserhaushaltes primär durch eine Störung des homozellulären Transportes ausgelöst werden können. Beide sind funktionell eng miteinander gekoppelt.

3. Aus der mit c bezeichneten Formel geht hervor, daß $(Na)_P$ von drei Variablen abhängt, nämlich vom Gesamtkörperwasser, den intrazellulären Elektrolyten und dem austauschbaren Na mit Anionen. Die Na-Konzentration des Plasmas ist damit keine allein zuverlässige Meßgröße für die Erfassung der Na-Bilanz. Diese wohlbekannte klinische Erfahrung ist in Abb. 6 illustriert.

a) $(Osmol)_P = \dfrac{Ges.\,Körper\,Solute}{Ges.\,Körper\,H_2O}$

$= \dfrac{Solute_{EZF} + Solute_{IZF}}{Ges.\,Körper\,H_2O}$

$= \dfrac{(2 \times Na_{aust.}) + (2 \times K_{aust.})}{Ges.\,Körper\,H_2O}$

b) $(Osmol)_P \approx (Na)_P + (Anionen)_P$

$\approx 2 \times (Na)_P$

c) $(Na)_P \approx \dfrac{Na^+_{aust.} + K^+_{aust.}}{Ges.\,Körper\,H_2O}$

Nach Edelman et al. (1958)

Abb. 5. Beziehungen zwischen verschiedenen Soluten, Gesamtkörperwasser und Plasmaosmolalität

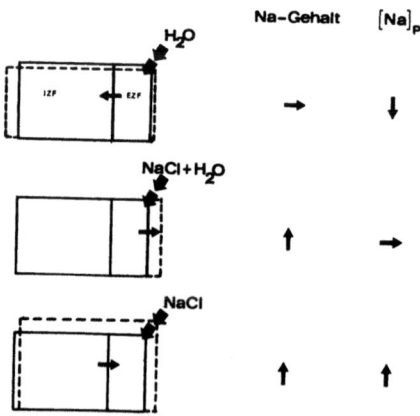

Abb. 6. Vergleich von Gesamtkörper-Na-Gehalt und $(Na)_P$ bei verschiedenen pathophysiologischen Zuständen: a) *Hypotone Hyperhydratation* durch Einnahme von Wasser bedingt eine gleichmäßige Flüssigkeitsverteilung, $(Na)_P$ fällt ab, die Na-Bilanz ist ungestört. b) *Isotone Hyperhydratation* durch Einnahme von NaCl in isotoner Konzentration führt dagegen lediglich zur Expansion der EZF, d. h. $(Na)_P$ bleibt unverändert, der Gesamt-Na-Gehalt nimmt jedoch zu. c) *Hypertone Hyperhydratation* durch Einnahme von Kochsalz oder hyperosmotischen Kochsalzlösungen resultiert in einer positiven Na-Bilanz und im Anstieg von $(Na)_P$. Außerdem strömt Flüssigkeit von intra- nach extrazellulär

Regulation des Elektrolythaushaltes

Wie beim Säurenbasenhaushalt kann man auch hier kompensierende und korrigierende Mechanismen unterscheiden. Änderungen der Osmolalität werden zunächst durch eine Umverteilung von Wasser kompensiert. Zeitlich gesehen ist das der erste Schritt. Der zweite Schritt besteht in einer Anpassung der Wasserbilanz durch Änderung der Wasseraufnahme und Änderung der renalen Wasserausscheidung. Auch dieser Schritt erfolgt sehr rasch; es ist jedoch ersichtlich, daß Änderungen der Wasserverteilung und der Wasserbilanz keine endgültige Korrektur des Elektrolytstoffwechsels bewirken können. Eine Korrektur ist nur durch Anpassung von Elektrolytaufnahme und Elektrolytausscheidung möglich. Letztere erfolgt im wesentlichen durch eine Regulation der Nierenfunktion, also durch transzelluläre Transportmechanismen. Dieser letzte Punkt, der klinisch häufig im Vordergrund steht, soll im Folgenden besprochen werden. Die Frage lautet: Wie paßt sich das Hauptausscheidungsorgan Niere an Störungen der Na-Bilanz an.

Renale Regulation des Na-Haushaltes

Das Grundprinzip des renalen Na-Transportes ist Ultrafiltration und Resorption. Für die Anpassung der Na-Ausscheidung an den Na-Haushalt kommen deshalb im Prinzip zwei unterschiedliche Mechanismen in Frage:

a) die Änderung des filtrierten Angebotes durch Zunahme oder Abnahme der glomerulären Filtrationsrate und

b) die Änderung der Na-Resorption, vor allem derjenigen Fraktion, die unter der Kontrolle von Mineralokortikoiden steht.

Aldosteron- und Elektrolyttransport

Mineralokortikoide, vor allem Aldosteron, wirken direkt auf den tubulären Elektrolyttransport ein. Der Eintritt der Aldosteronwirkung erfolgt im Gegensatz zum Wirkungseintritt von ADH erst nach einer typischen Latenzzeit von ca. einer Stunde. Wie in Abb. 7 dargestellt, ist sowohl die Regulation der Aldosteronsekretion als auch die tubuläre Wirkung dieses mineralokortikoiden Hormons äußerst komplex. Der Bildungsort des Aldosterons, die zona glomerulosa der Nebennierenrinde ist ein wichtiges Integrationszentrum. Hier üben Angiotensin II und Kaliumionen einen wichtigen Einfluß aus. Darüber hinaus jedoch sind weitere Faktoren im Spiel, deren physiologische und pathophysiologische Bedeutung wir im einzelnen noch nicht genau kennen (Müller, 1972).

Wie bei ADH ist auch für Aldosteron die Niere das Haupterfolgsorgan. Wir verfügen heute über eine genaue Analyse des Wirkungsmechanismus, die gezeigt hat, daß Aldosteron entlang des ganzen Nephrons in die Na-Resorption eingreift (Übersicht bei Hierholzer u. Lange, 1974). Es bestimmt vor allem im distalen Konvolut und in den Sammelrohren den transtubulären Gradienten, gegen den Na gepumpt werden kann. Aldosteron stimuliert ferner die Sektetion von Kalium und den Transport von Wasserstoffionen. Um seine Wirkung auszuüben, muß Aldosteron in die Zellen aufgenommen werden. Es bewirkt dort seine Effekte über einen Eintritt in den Kernstoffwechsel, wodurch letztlich die De novo-Synthese von Proteinen stimuliert wird. Wie in Abb. 7 dargestellt, diskutiert man heute verschiedene zelluläre Elementarmechanismen. Wahrscheinlich beschränkt Aldosteron, im Gegensatz zu ADH, seine Wirkung nicht nur auf eine Änderung der Membranpermeabilität, sondern es stimuliert auch die aktiven Transportmechanismen.

Interessant ist eine weitere Beobachtung, die des sogenannten Aldosteronescapes, der beim Menschen einsetzt, wenn ca. 2 bis 3 l extrazellulärer Flüssigkeit retiniert wurden. In dieser Phase wird die Aldosteronwirkung auf die Na-Resorp-

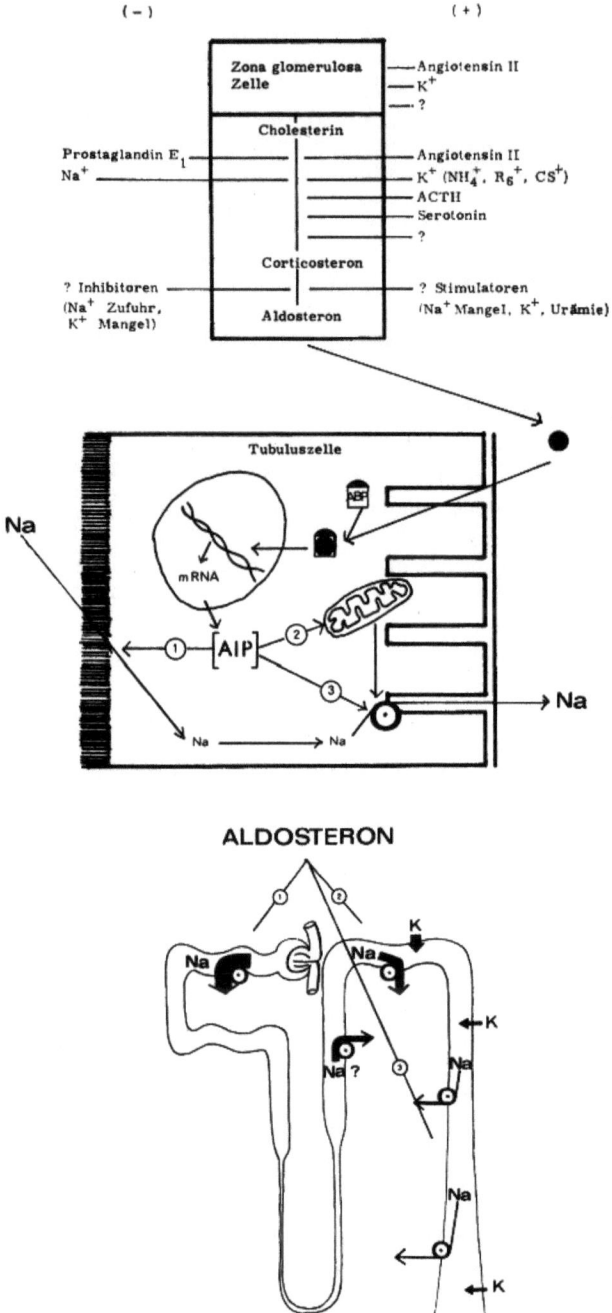

Abb. 7. Schematische Darstellung der Bildung von Aldosteron in den Glomerulosazellen der NNR und der Einwirkung auf eine hormonempfindliche Tubuluszelle (linke Bildseite). Darstellung der Lokalisation der Aldosteronwirkung auf Na-Resorption und K-Sekretion (rechte Bildseite). ABP = Aldosteron-bindendes Protein; AIP = durch Aldosteronwirkung induziertes Protein. Dieses könnte entweder die Na-Permeabilität der luminalen Zellmembran erhöhen (1), die Energielieferung an aktive Transportpumpen steigern (2) oder direkt auf die Transportpumpen einwirken (3)

tion durchbrochen, obwohl die Tubulusepithelien nach wie vor auf Aldosteron ansprechen, z. B. mit der üblichen K-Mehrsekretion.

Es gibt eine große Anzahl klinischer und experimenteller Befunde, die darauf hinweisen, daß außer GFR und Mineralocorticosteroiden weitere Regulationsmechanismen im Spiel sind. Man diskutiert heute:

1. einen Einfluß physikalischer Kräfte auf die renale Resorption;
2. eine Steuerung der renalen Resorption durch ein natriuretisches Hormon und
3. eine wechselnde Verteilung von Ultrafiltrat auf oberflächliche und tiefe Nephronen.

Zu 1: Wie können physikalische Kräfte auf den transzellulären Na-Transport einwirken und welche Störfaktoren sind denkbar?

Um diese Frage zu beantworten, ist es notwendig, den Nettotransport genauer zu untersuchen (Abb. 8). Man hat davon auszugehen, daß sich der Na- und Flüssigkeitstransport durch die Tubuluszellen aus mehreren Einzelschritten zusammensetzt, die teilweise parallel und teilweise hintereinander geschaltet sind. Man nimmt heute an, daß Ionen und Wasser nicht nur durch die Zellen, sondern auch zwischen den Zellen durch Interzellulärspalten und Schlußleisten strömen (Transportwege 3, 4, 5). Diese Verhältnisse gelten in mehr oder weniger abgewandelter Form auch für andere epitheliale Membranen wie Darmwand, Gallenblase, Drüsengänge etc. Aus Untersuchungen der Gallenblasenwand, der Froschhaut und der Krötenblase hat sich folgende Vorstellung entwickelt, die im Prinzip auf die Niere, vor allem auf das Hauptstück, angewandt werden kann:

Der erste Schritt der Resorption besteht im passiven Eintritt von Na-Ionen in die Zelle, denn in den Zellen ist die Na-Konzentration niedrig und das Zellinnere ist negativ. Allerdings findet hier eine Wechselwirkung zwischen Na^+ und Zellmembran statt. Im vorausgegangenen Referat (Knauf) wurde auf die Kopplung von Na-Eintritt und Aminosäuren- bzw. Glucosetransport hingewiesen. Dieser Ko-Transport von Na und Glucose bzw. Na und Aminosäuren erfolgt an der luminalen Zellseite (Übersicht bei Ullrich, 1973). In den Zellen diffundieren Na-Ionen zu den basal und lateral gelegenen Pumpen, wo sie unter Aufwendung von Stoffwechselenergie „bergauf" in die Zwischenzellspalten und in das basale Labyrinth gepumpt werden. Dieses in der Membran verborgene dritte Kompartment hat eine besondere Bedeutung. Man stellt sich vor, daß durch den Salztransport eine lokale Erhöhung der Na-Konzentration entsteht, durch die Anionen und Wasser angezogen werden. Es ist denkbar, daß so ein longitudinaler osmotischer Gradient gebildet wird, der zum Abstrom einer isoosmotischen Flüssigkeit durch die Basalmembran (in Nettoresorptionsrichtung), aber auch zu entgegengesetzt gerichteten Strömen von Salz und Wasser durch die Schlußleisten führt (Lit. s. Handbook of Physiology, 1974).

Als Schlußleisten bezeichnet man diejenigen Stellen, an denen sich Epithelzellen berühren und enge Kontaktflächen bilden. Sie sind in letzter Zeit in den Vordergrund des Interesses gerückt. Die spezialisierten Kontaktflächen liegen lumenwärts, und man nahm ursprünglich an, daß sie das Lumen gegen das Interstitium abdichten. Dies gilt auch für Kolloide, z. B. können hier Proteine nicht hindurchtreten. Die Forschung der letzten Jahre hat nun zwei wesentliche Erkenntnisse erbracht:

1. Die „Längspermeabilität" für Wasser und kleinmolekulare Substanzen (Transportweg 4) ist hier keineswegs 0. Offenbar passieren hier Ionen, in der Niere vor allem Na^+ und Cl^- zusammen mit Wasser. Über das Ausmaß der interzellulären Stoffwanderung hat man neuerdings quantitative Vorstellungen. Es scheint so zu sein, daß Na mit Bikarbonat vorwiegend durch das Zellinnere in die Zwi-

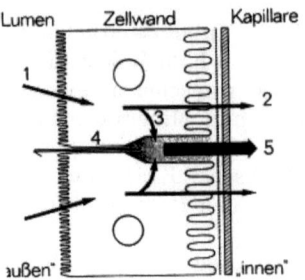

Abb. 8. Einzelschritte des transepithelialen Transportes

EXP. BEDINGUNG	$P_{peritub.}$	Φ_{Netto}
ARTERIELLE HYPERTENSION	↑	↑
AORTENKONSTRIKTION *	↓	↓
NIERENVENENKONSTRIKTION	↓	↓
NaCl - DIURESE *	↓	↓
ISOONKOTISCHE EXPANSION	—	—
HYPERONKOTISCHE EXPANSION		
- AKUT	↑	↑
- VERZÖGERT	—	—

nach Literaturzusammenstellung von Schnermann (1974)

* = widersprüchliche Befunde publiziert

Abb. 9. Peritubuläre Kontrolle der Flüssigkeitsresorption im proximalen Konvolut der Niere. Vergleich von physikalischen Kräften ($P_{peritub.}$) mit absoluten Resorptionsraten (Φ_{Netto})

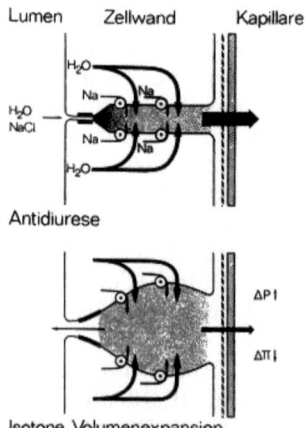

Abb. 10. Transtubuläre Resorption im proximalen Tubulus bei Antidiurese und isotoner Volumenexpansion. Nach Earley (1973)

schenzellenspalten gepumpt wird, während die Cl-Ionen den interzellulären Weg bevorzugen. Wichtig ist, daß die Permeabilität dieses Transportweges von peritubulären physikalischen Faktoren beeinflußt wird (s. u.). Chlorid läuft auf dem interzellulären Weg, im Gegensatz zum Verhalten in freier Lösung, langsamer als Na, so daß man eine elektrische Behinderung in den Permeationswegen annimmt. Diese könnte durch feste negative Wandladungen bedingt sein. Der elektrische Widerstand der Gesamtmembran ist wesentlich kleiner als die Summe der beiden in Serie liegenden Widerstände der luminalen und periluminalen Membran. Daraus muß man schließen, daß die Schlußleisten einen interzellulären Kurzschlußweg darstellen.

2. Im Bereich der Schlußleisten besteht eine große ,,Querpermeabilität'' (Loewenstein, 1966). Strom kann sich hier elektrotonisch in der Epithelwand von Zelle zu Zelle ausbreiten; auch Moleküle bis zu einem Molekulargewicht von ca. 10 000 können von einer in die andere Zelle übertreten. Eine epitheliale Wand ist somit eine kontinuierliche Phase, in der durch Diffusion von Molekülen Information übertragen werden kann. Auch diese ,,Querpermeabilität'' ist nicht starr fixiert, sondern sie wird durch Kalziumionen gesteuert. Bei der normalerweise herrschenden intrazellulären Kalziumkonzentration von kleiner als 10^{-6} molar ist sie hoch. Steigt die Kalziumkonzentration an, so kommt es zur Versiegelung der Epithelzellen. Dies ist ein wichtiger Mechanismus bei Verletzung einer Zelle.

Der letzte Transportschritt besteht schließlich in der Aufnahme des Resorbates über die Basalmembran und die Kapillarmembran in das peritubuläre Kapillarblut. Nach dem ,,Konzept der peritubulären Kontrolle'' (Earley et al., 1966; Lewy, Windhager, 1968), nimmt man an, daß dieser letzte passive Schritt die Nettotransportrate durch die Tubuluswand mitbestimmt. Die Hypothese der peritubulären Kontrolle der Na-Resorption ist deshalb wertvoll, weil sie für eine Reihe von pathologischen Zuständen Vorhersagen erlaubt, die experimentell getestet werden können. Man kann ableiten, daß jede Zunahme oder Abnahme des peritubulären hydrostatischen Drucks zu gegensinnigen Änderungen der Transportrate und jede Zunahme oder Abnahme der peritubulären Proteinkonzentration zu gleichsinnigen Änderungen der Transportrate führt. Tatsächlich hat man, wie in Abb. 9 dargestellt, bei einer Reihe von experimentellen Untersuchungen Befunde erhoben, die mit der Hypothese übereinstimmen.

Wie die Vorgänge ablaufen könnten, soll am Beispiel der isotonen Hyperhydratation illustriert werden. In Abb. 10 sind schematisch der antidiuretische Kontrollzustand und der Zustand nach isotoner Volumenexpansion miteinander verglichen. Im Kontrollzustand werden Na-(und Bikarbonat)Ionen in die Interzellulärspalten gepumpt. Durch den lokalen osmotischen Gradienten fließt Wasser durch die Zellen und durch die Schlußleisten in die Interzellulärspalten. Dabei wird NaCl mitgerissen, da der Reflexionskoeffizient für NaCl, den Herr Knauf in seinem Referat beschrieben hat, kleiner als 1 ist. Auf der peritubulären Seite wird das Resorbat durch die Summe der physikalischen Kräfte über die Basalmembran und Kapillarwand in das Blut aufgenommen. Bei der isotonen Volumenexpansion ist peritubulär der hydrostatische Druck erhöht und der kolloidosmotische Druck erniedrigt. Somit kommt es zu einer Verminderung des Abflusses von Resorbat in das Kapillarblut. Als Ergebnis staut sich die interstitielle Flüssigkeit zurück. Dadurch kommt es vermutlich lokal zu einem Anstieg des hydrostatischen Druckes und zu einer Erweiterung des Schlußleistenkomplexes, so daß ein Teil der aktiv transportierten Na-Ionen zusammen mit Anionen und Wasser in das Tubuluslumen zurückfließt.

Da Änderungen der Filtrationsfraktion automatisch zu einer Änderung der Summe der peritubulären Kräfte führt, die so ausgerichtet ist, daß bei Anstieg der

Filtrationsfraktion auch die Summe der Resorptionskräfte ansteigt (und umgekehrt), ergibt sich das Konzept eines lokalen Regelkreises (Abb. 11). Er besagt, daß die tubuläre Resorption vom Filtrationsangebot mitbestimmt ist.

Die pathophysiologische Bedeutung dieses Regelkreises soll an einem weiteren Beispiel, dem der Na-Ausscheidung bei Hypertonie gezeigt werden. Normalerweise führt die arterielle Druckerhöhung zur vermehrten Natriurese. Da bei Patienten mit essentieller Hypertonie sowohl der Na-Haushalt als auch das extrazelluläre Flüssigkeitsvolumen normal sein können (Brown et al., 1974), muß man annehmen, daß sich bei anhaltender Hypertonie ein Na-einsparender Mechanismus entwickelt, der der Druckdiurese entgegenwirkt. Brown et al. haben unlängst auf die Möglichkeit hingewiesen, daß diese Neueinregelung der druckabhängigen Natriurese durch ein Zusammenspiel physikalischer Kräfte bedingt sein könnte (Abb. 12).

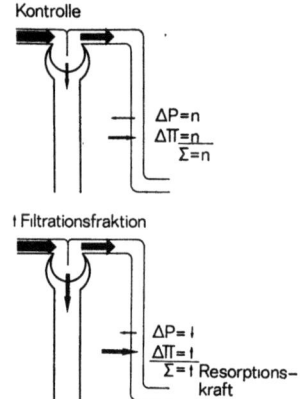

Abb. 11. Einfluß einer Zunahme der Filtrationsfraktion auf peritubuläre Kräfte

Die bisher besprochenen Veränderungen sind nur eine der denkbaren Möglichkeiten. Die Schwierigkeiten stecken auch hier im Detail. Das rührt daher, daß die einzelnen Glieder der Transportkette noch nicht alle direkt gemessen werden können. So ist z. B. nicht genau bekannt, wie die Ionenkonzentration und die hydrostatischen Drucke in den Interzellulärspalten beschaffen sind und wie sie sich unter pathophysiologischen Bedingungen (arterielle Hypertonie, venöse Stauungen, Ödemretention etc.) verhalten. Umstritten ist auch, ob die Starlingkräfte über die ganze Tubuluswand hin wirken (= direkte Wirkung auf die Flüssigkeitsresorption) oder aber lediglich auf den letzten Schritt der peritubulären Flüssigkeitsaufnahme (= indirekte Wirkung). Eine interessante Beobachtung an isolierten Einzeltubuli von Tischer u. Kokko (1974) spricht dafür, daß Proteine bis in die Interzellulärspalten vordringen können und dort ihre onkotische Wirksamkeit entfalten. Man hat beobachtet, daß die interzellulären Spalten nicht nur weit sind, wenn man den an den aktiven Na-Transport gekoppelten Flüssigkeitstransport aktiviert, sondern auch dann, wenn peritubulär die Proteinkonzentration erhöht wird. Trotz dieser Ungewißheiten ist das Konzept der Beeinflussung von Nettotransportraten durch peritubuläre physikalische Kräfte von großer Bedeutung. Mit der Proteinkonzentration, die das Plasmavolumen mitbestimmt, und dem hydrostatischen Druck, der für die Mikrozirkulation notwendigen vis a tergo, sind zwei wesentliche homöostatische Größen mit der renalen Na- und Flüssigkeitsresorption gekoppelt.

Außer der Beeinflussung der transtubulären Resorption durch peritubuläre Kräfte, scheint es auch luminale Faktoren zu geben, die die renale Nettoresorption beeinflussen. So haben Holzgreve u. Schrier (1975) in Mikropunktionsuntersuchungen bei Tieren mit Aortenkonstriktion und Volumenexpansion Befunde erhoben, die gegen eine peritubuläre und für eine intratubuläre Kontrolle der Resorption sprechen. Das gleiche haben unlängst publizierte Daten ergeben (Bartoli et al., 1973), in denen die Flußrate des Ultrafiltrats variiert wurde. Es zeigt sich, daß eine Abnahme der Flußrate auf etwa die Hälfte automatisch eine Verringerung der tubulären Resorption um ca. 30% zur Folge hat. Da bei diesen Experimenten die peritubulären Bedingungen unverändert waren, muß

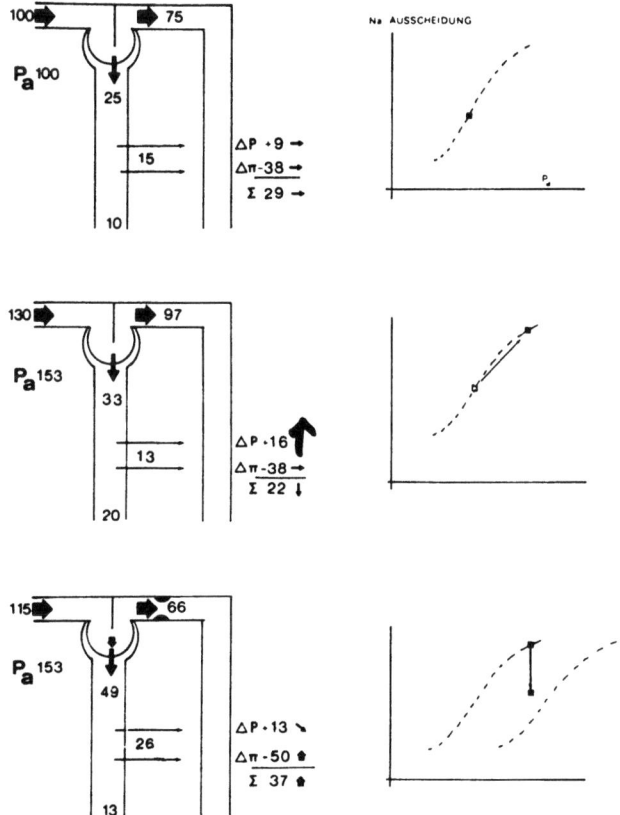

Abb. 12. Einfluß von arterieller Druckerhöhung auf peritubuläre physikalische Kräfte im proximalen Tubulus (nach Daten von Falchuk et al., 1971). Oben ist der Kontrollzustand dargestellt. Die Filtrationsfraktion beträgt 25%. Die Resorptionsrate (15) wird durch die rechts angegebene Summe der hydrostatischen und kolloidosmotischen Kräfte mitbestimmt. Wird, wie im mittleren Teil gezeigt, der arterielle Mitteldruck erhöht, so wird zunächst die Strömung zunehmen und bei veränderter Filtrationsfraktion die absolute und prozentuale Resorption vermindert sein, da peritubulär der hydrostatische Druck angestiegen ist. Wie im unteren Bildteil dargestellt, findet sich jedoch eine Zunahme der absoluten Na-Resorption im proximalen Konvolut, die dadurch bedingt ist, daß der Arteriolenwiderstand ansteigt, und zwar in den afferenten und efferenten Arteriolen dergestalt, daß die Filtrationsfraktion zunimmt. Dadurch wird der Anstieg des hydrostatischen Druckes peritubulär durch eine starke Zunahme des osmotischen Druckes kompensiert. Die Summe der physikalischen Kräfte, die Falchuk u. Mitarb. gemessen haben, war sogar erhöht, was sich darin ausdrückt, daß sowohl die absolute Resorption zunimmt (von 15 auf 26%), jedoch die fraktionelle Resorption im besten Fall gleichbleiben kann bzw. leicht abnimmt (von 59 auf 52%), so daß im Effekt mehr Na nach distal abfließt. Die Auswirkungen auf die Na-Ausscheidung, die durch diese Einstellung bedingt ist, ist rechts dargestellt. Durch Untersuchungen von Stumpe et al. (1971) wissen wir heute, daß auch stromabwärts gelegene Segmente bei der Hypertonie eine veränderte Na-Transportcharakteristik aufweisen. Dies gilt vor allem für die Henleschen Schleifen

man annehmen, daß das filtrierte Volumen von sich aus und vom Lumen her auf die tubuläre Resorption einwirkt.

Zu 2: Natriuretisches Hormon

Das Konzept der Starlingkräfte hat eine schwache Seite: Da nicht alle Einzelfaktoren gemessen werden können, ist es sehr schwierig zu entscheiden, ob sie ausreichen, um bestimmte Änderungen der Na-Resorption quantitativ zu erklären. Ein Beispiel ist die bei der chronischen Niereninsuffizienz beobachtete Mehrausscheidung von Na. Verschiedene Autoren vermuten, daß hier ein weiterer Faktor ins Spiel kommt, der vor allem bei Volumenexpansion unabhängig von Angiotensin, Aldosteron, Filtrationsrate und ADH auf die Na-Resorption einwirkt (Lit. bei Lee u. de Wardener, 1974). Den ersten Hinweis auf die Existenz einer solchen Substanz erhielten de Wardener et al. (1961) in Versuchen an kreuzperfundierten Hunden. Wurde eines der beiden Tiere mit einer Kochsalzinfusion belastet, reagierte das gekreuzte, nicht expandierte Tier mit einer Natriurese, so als würde ein natriuretischer Faktor durch die Blutverbindung übertragen.

In der Zwischenzeit sind eine große Anzahl von experimentellen und klinischen Versuchen unternommen worden, diesen natriuretischen Faktor zu gewinnen, leider mit sehr unterschiedlichem Ergebnis. So ist es nicht verwunderlich, daß einige Autoren die Existenz des natriuretischen Faktors ganz ablehnen und die bei Volumenexpansion in Erscheinung tretende Natriurese allein durch das Zusammenwirken bekannter Faktoren (wie GFR-, Durchblutungsänderung, Starlingkräfte, Angiotensin und Aldosteron) erklären. Auf der anderen Seite häufen sich Berichte, nach denen Extrakte aus Plasma, Urin und Liquor cerebrospinalis den transepithelialen Na-Transport an verschiedenen biologischen Membranen durch einen direkten Effekt hemmen sollen. Die Suche nach dem Bildungsort konzentriert sich z. Z. auf den Hypothalamus und die Hypophyse, da man beobachtet hat, daß ein Teil der Natriurese nach Volumenexpansion durch Hypophysektomie ausgeschaltet werden kann. Leider ist bis heute festzustellen, daß es trotz intensiver Versuche nicht gelungen ist, eine chemische Substanz rein darzustellen, die von einem spezifischen Bildungsort synthetisiert und proportional eines Volumenreizes in das Blut abgegeben wird.

Zu 3: Funktionelle Heterogenität von Nephronen

Das dritte neue Konzept über die renale Regulation der Na-Ausscheidung ist das einer wechselnden Verteilung von Filtrat auf heterogene Nephrenpopulationen. Wie Abb. 13 darstellt, besitzt die menschliche Niere zwei verschiedene Nephrontypen: tiefe, sog. juxtamedulläre und oberflächliche Nephrone. Die ersten senden Henlesche Schleifen bis zur Papillenspitze, während oberflächliche Nephrone nur kurze Schleifen besitzen. Eine Übersicht über weitere morphologische Unterschiede gibt Abb. 14 a.

Funktionell wichtig ist nun, daß oberflächliche und tiefe Nephren unterschiedliche Einzelnephronfiltrationsraten haben und daß diese Unterschiede nicht konstant sind, sondern durch den Na-Haushalt beeinflußt werden. Dies könnte nach neueren Untersuchungen durch den unterschiedlichen Reningehalt verschiedener Nierenschichten bedingt sein. Einige Autoren haben beobachtet, daß sich die Normalverteilung umkehrt, wenn vermehrt NaCl eingenommen wird (Horster u. Thurau, 1968; weitere Lit. bei Jamison, 1973). Aus Abb. 14 b geht hervor, daß auch bei chronischer Erhöhung des arteriellen Blutdruckes eine Umverteilung, diesmal zugunsten der tiefen Nephren erfolgt. Hierdurch könnte ein Teil der oben besprochenen Na-Retention bedingt sein. Aus diesen Untersuchungen, die noch sehr am Anfang stehen, kann man ableiten, daß es nicht genügt, lediglich die Funktion der Nieren als ganzes zu messen, sondern daß unter physiologischen und unter pathophysiologischen Bedingungen hämodynamische Umverteilung von Verteilungsstörungen in Betracht gezogen werden müssen. Dies mag vor allem bei Erkrankungen von Bedeutung sein, die sich im Nierenmark ansiedeln, wie z. B. bei der Pyelonephritis, bei der interstitiellen Nephritis nach Phenacetinabusus, bei der Markschwammniere und anderen Erkrankungen. Von allergrößter Wichtigkeit ist die Einführung von diagnostischen Methoden, die am Menschen verwandt werden können, um Aufschluß über die Filtrationsverteilung zu geben. Hier gibt es bisher leider nur erste Ansätze.

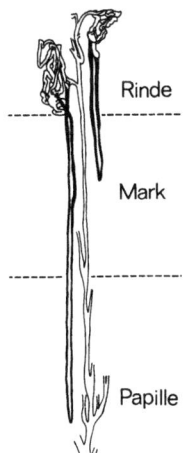

Abb. 13. Juxtamedulläres (links) und oberflächliches (rechts) Nephron mit unterschiedlich langen Henle-Schleifen (= schwarz ausgefüllt). Aus: Jamison (1973); nach Peter (1909)

1) Größe der Glomeruli: $oflä < juxta$

2) Weite der efferenten Arteriolen: $oflä < juxta$

3) Länge des proximalen Konvolutes: $L_{oflä} < L_{juxta}$

4) Länge der Henle'schen Schleife: $LH_{oflä} < LH_{juxta}$

5) Ausbildung des dünnen aufsteigenden Schenkels: $AS_{oflä} \ll AS_{juxta}$

6) Wendepunkt der Henle'schen Schleife:
   - oflä. Schleifen im äußeren Mark
   - juxta. Schleifen im äußeren Mark

7) Häufigkeitsverteilung:
   - oflä ca 80-90 % (?)
   - tiefe ca 10-20 % (?)

Abb. 14a. Morphologische Unterschiede zwischen oberflächlichen und tiefen (juxtamedullären) Nephronen

Antidiuretisches Hormon

Von großer praktischer Bedeutung ist die Tatsache, daß Elektrolytkonzentrationen und Volumen der extrazellulären Flüssigkeit nicht nur direkt durch Ionentransport, sondern sehr effektiv und, zeitlich gesehen, sehr schnell durch

Wassertransport reguliert werden können. Die Koordination erfolgt durch das Hypothalamus-Hypophysenhinterlappen-ADH-System.

Afferente Impulse kommen von zwei ganz verschiedenen Systemen: Von Osmorezeptoren, wobei neuerdings Osmorezeptoren in der Leber diskutiert wer-

Einzelnephronfiltrationsrate (SNGFR)		
oberflächlich	juxtamedullär	exp. Bedingung
Mikropunktionstechnik		
23.5 ± 0.8	58.2 ± 2.8	Kontrolle
30.5 ± 1.4	59.7 ± 3.6	"
25.6 ± 2.2	60.2 ± 5.3	"
Ferrocyanid Technik		
43.6 ± 1.9	54.8 ± 2.5	"
↑	↓	↑ NaCl Einnahme (chronisch)
↑	→	NaCl Infusion (akut)
→	↑	Hypertension (chronisch)

Abb. 14b. Funktionelle Unterschiede

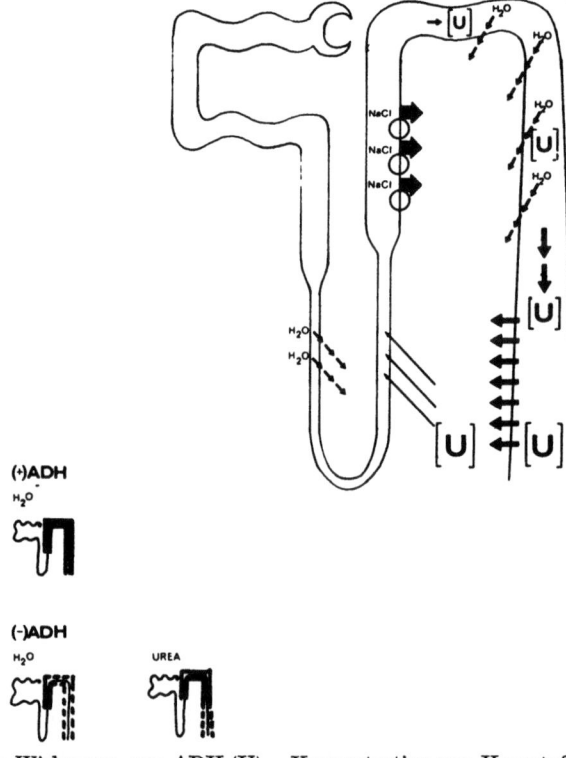

Abb. 15. Tubuläre Wirkungen von ADH. (U) = Konzentration von Harnstoff in der Tubulusflüssigkeit

den (Haberich) und von Volumenrezeptoren, was für die Homöostase deshalb wichtig ist, weil sowohl Volumen als auch Konzentrationsverschiebungen perzipiert und reguliert werden können. Verstärkt wird die Effektivität des Regelkreises durch die Einbeziehung des Durstzentrums.

Ändert sich die Plasmaosmolalität nur sehr gering, so kann die Diurese von Bruchteilen eines Milliliters bis zu 20 bis 30 ml/min variiert werden, und zwar ohne daß dabei die Ausscheidung von Na- und K-Salzen meßbar verändert wird. Das Hormon ADH, das die Information vom Zentrum zum Erfolgsorgan übermittelt, beeinflußt ebenfalls den transzellulären Transport. Dies erfolgt in einer ganz spezifischen Weise in einem genau definierten Nephronsegment. Dies ist in Abb. 15 dargestellt, die neuere Ergebnisse zusammenfaßt:

Ohne ADH sind die Membranen stromabwärts der Henleschen Schleife praktisch wasserimpermeabel, so daß die im aufsteigenden dicken Schleifenschenkel durch aktiven NaCl-Transport verdünnte Flüssigkeit als wäßriger Urin ausgeschieden wird. Dies entspricht den Verhältnissen beim Diabetes insipidus. Ist ADH vorhanden, so werden die Epithelien stromabwärts von der Henleschen Schleife wasserdurchlässig. Im distalen Tubulus und in allen Sammelrohrabschnitten strömt deshalb Wasser nach außen. Die Harnstoffpermeabilität jedoch wird von ADH sehr differenziert eingestellt. In den distalen Tubuli und in den kortikalen Sammelrohren ist sie niedrig, so daß durch den Wasserausstrom die Harnstoffkonzentration der Tubulusflüssigkeit ansteigt. Harnstoff wird auf ein höheres chemisches Potential gehoben, durch das es befähigt wird, im inneren Mark in das Interstitium auszuströmen. Hier wird im Gegensatz zum äußeren Mark die Harnstoffpermeabilität der Sammelrohrepithelien durch ADH erhöht. Dadurch wird die Gegenstromkonzentrierung auch papillennah in Gang gehalten. Ein Teil des Harnstoffes fließt aus dem Interstitium zurück in die Henle-Schleifen, d. h. es rezirkuliert. Diese Rezirkulation von Harnstoff beeinflußt die Na-Konzentration der distalen Tubulusflüssigkeit. Wir haben hier ein Beispiel vor uns, wie passiver Transport von Harnstoff durch Tubulusmembranen in die Elektrolytausscheidung eingreift (Einzelheiten s. Ullrich u. Hierholzer, 1975).

Literatur

Bartoli, E., Conger, J. D., Earley, L. E.: J. clin. Invest. **52**, 843 (1973). — Bernard, C.: Paris: Baillière 1859. — Brown, J. J., Lever, A. F., Robertson, J. I. S., Schalekamp, M. A.: Lancet **1974** II, 320. — De Wardener, H. E., Mills, I. H., Clapman, W. F., Hayter, C. J.: Clin. Sci. **21**, 249 (1961). — Earley, L. E.: Hemodynamic regulation of sodium and water absorption by epithelial membranes. In: Modern diuretic therapy (eds. A. F. Lant, G. M. Wilson), p. 11. Amsterdam: Excerpta Medica 1973. — Earley, L. E., Martino, J. A., Friedler, R. M.: J. clin. Invest. **45**, 1668 (1966). — Edelman, I. S., Leibman, J.: Amer. J. Med. **27**, 256 (1959). — Falchuk, K. H., Brenner, B. M., Tadokoro, M., Berliner, R. W.: Amer. J. Physiol. **220**, 1427 (1971). — Flammenbaum, W., Hamburger, R. J.: J. clin. Invest. **54**, 1373 (1974). — Frömter, E., Diamond, J.: Nature (Lond.) New Biol. **235**, 9 (1972). — Haberich, F. J., Aziz, O., Nowacki, P. E.: Pflügers Arch. ges. Physiol. **285**, 73 (1965). — Orloff, J., Berliner, R. W. (ed.): Handbook of Physiology. Sect. 8, Renal Physiology (1973). — Hierholzer, K., Lange, S.: MTP Int. Rev. Sci. **6**, 273 (1974). — Holzgreve, H., Schrier, R. W.: Pflügers Arch. **356**, 73 (1975). — Horster, M., Thurau, K.: Pflügers Arch. ges. Physiol. **301**, 162 (1968). — Jamison, R. L.: Amer. J. Med. **54**, 281 (1973). — Knox, F. G., Schneider, E. G., Willis, L. R., Strandhoy, J. W., Ott, C. E., Cuche, J. L., Goldsmith, R. S., Arnaud, C. D.: J. clin. Invest. **53**, 501 (1974). — Lebel, M., Schalekamp, M. A., Beevers, D. G., Davies, J. J., Fraser, R., Kremer, D., Lever, A. F., Morton, J. J., Robertson, J. I. S., Tree, M., Wilson, A.: Lancet **1974** II, 308. — Lee, J., de Wardener, H. E.: Kidney Intern. **6**, 323 (1974). — Lehninger, A. L.: In: Bioenergetik, molekulare Grundlagen der biologischen Energieumwandlungen, 2., neubearb. Aufl., S. 219. Stuttgart: Thieme 1974. — Lewy, J. E., Windhager, E. E.: Amer. J. Physiol. **214**, 943 (1968). — Loewenstein, W. R.: Epithelial cell coupling. In: Electrophysiology of epithelial cells (ed. G. Giebisch), p. 38. Symposia Medica Hoechst. Stuttgart-New York: Schattauer 1970. — Müller, J.: Schweiz. med. Wschr. **102**, 1105 (1972). — Schnermann, J.: MTP Int. Rev. Sci. **6**, 166 (1974). — Stumpe, K. O., Lowitz, H. D., Ochwadt, B.: Pflügers Arch. ges. Physiol. **330**, 290 (1971). — Tisher, C. C., Kokko, J. P.: Kidney Intern. **6**, 146

(1974). — Ullrich, K. J.: Naturwissenschaften 60, 290 (1973). — Ullrich, K. J., Hierholzer, K.: Physiologie der Niere. In: Nierenkrankheiten, 4., neubearb. Aufl. (Hrsg. H. Sarre), S. 1. Stuttgart: Thieme 1975. — Ussing, H. H., Erlij, D., Lassen, U.: Ann. Rev. Physiol. 36, 17 (1974). — Windhager, E. E., Lewy, J. E., Spitzer, A.: Nephron 6, 247 (1969).

Membraneigenschaft, Membrantransport und Erythrozytenfunktion

ENGELHARDT, R., ARNOLD, H. (Med. Univ.-Klinik Freiburg i. Br.)

Referat

Der reife Erythrozyt besteht als Ausdruck seiner funktionellen Spezialisierung zu 98 Gewichtsprozent aus einer hochkonzentrierten Hämoglobinlösung.

Daneben enthält das Zytoplasma als wesentlichen Bestandteil noch die Fermentsysteme des Energiestoffwechsels.

Die Zelle wird begrenzt durch eine Plasmamembran. Über die grundsätzlichen Aspekte der Struktur und der Funktion solcher Membranen sind Sie durch die einleitenden Referate informiert.

Im Hinblick auf das Thema dieses Vortrags darf ich für die Erythrozytenmembran in Kürze und damit notwendigerweise vereinfachend zusammenfassen:

Die Erythrozytenmembran besteht aus einem Mosaik unterschiedlicher Proteineinheiten mit z. T. bekannten, zum größeren Teil aber noch unbekannten Funktionen. Diese Proteineinheiten stehen zum einen direkt miteinander in Verbindung, zum anderen werden sie durch eine Lipiddoppellage miteinander verbunden. Wahrscheinlich als Ausdruck ihrer jeweiligen Funktion stehen die Proteineinheiten zu der Lipidschicht in einer jeweils unterschiedlichen topographischen Beziehung: Sie können ihr von innen oder außen aufgesetzt erscheinen, sie können mehr oder weniger tief in sie eindringen, und sie können sie vollständig durchdringen.

Diese in sich bewegliche Ordnung wird aufrechterhalten durch überwiegend nicht-kovalente Bindungen wie elektrostatische Kräfte, van der Waalsche Kräfte zwischen nicht-polaren Gruppen und hydrophobe Wechselwirkungen.

Ihre physiologischerweise negative Oberflächenladung wird zu 95% durch die Neuraminsäure repräsentiert, den wichtigsten Zuckerrest der Glykoverbindungen der Membran. Sie trägt an ihrer inneren und äußeren Oberfläche zudem freie SH-Gruppen — von denen später noch ausführlich gesprochen werden muß.

Die Membran verfügt schließlich über Systeme zur passiven Permeabilitätskontrolle, Carriersysteme und aktive Pumpmechanismen, mit deren Hilfe sie für mehrere Stoffe lebensnotwendige Konzentrationsgradienten aufrechterhält.

Die Funktionsstörungen des Erythrozyten kann man in drei Gruppen zusammenfassen:

Die *erste Gruppe* umfaßt Störungen, deren Ursache in Veränderungen des Zytoplasmas begründet sind; solche Veränderungen können sich entweder ganz direkt äußern — etwa in einer Verschiebung der Sauerstoffdissoziationskurve durch ein pathologisches Hämoglobin — oder sie führen zu einer Schädigung der Membran, und nur solche Beispiele sollen hier interessieren.

Die *zweite Gruppe* umfaßt die primären Störungen der Membran.

In einer *dritten Gruppe* werden Störungen zusammengefaßt, deren Ursachen außerhalb der Zelle liegen.

Als Kriterien einer ungestörten Funktion der Membran sollen im folgenden gelten: ihre Permeabilität, ihre Verformbarkeit und ihre normale, bikonkave Scheibenform.

Gerade diese bikonkave Scheibenform ist aus mehreren Gründen von besonderer Bedeutung für die normale Lebensdauer und die normale Funktionsfähigkeit des Erythrozyten.

Nur diese Form gewährleistet eine optimale Oberflächen-Volumenrelation (OF/V) mit möglichst großer Kontaktfläche zwischen Inhalt und Umgebung für einen schnellen Gasaustausch; nur sie ermöglicht diese ausgeprägte Verformbarkeit, die nötig ist, um die Wandungen von Kapillaren und Organsinusoiden zu passieren; sie ergibt eine besonders geringe Erhöhung der *Viskosität* im strömenden Blut; und nur sie gewährt eine *Oberflächenreserve* für osmotische und mechanische Belastungen.

Man ist heute noch nicht in der Lage, ein allgemein gültiges Prinzip zu benennen, welches Form und Verformbarkeit des Erythrozyten kontrolliert.

Aber wir kennen eine Reihe von Gestaltsänderungen des Erythrozyten, die gekoppelt sind mit bestimmten Veränderungen im Zytoplasma oder in der Membran. Der Versuch, solche gekoppelten Befunde ursächlich miteinander zu verbinden, führt zu der Frage nach der in diesem Einzelfall verantwortlichen strukturellen oder funktionellen Einheit.

Ich möchte das angesprochene Problem an Hand des klassischen Experimentes von Nakao verdeutlichen: Wenn man den Energiestoffwechsel des Erythrozyten durch Intoxikation mit beispielsweise Natriumfluorid blockiert, dann kommt es zu einem progredienten Abfall des zellulären ATP-Gehaltes. Bei der kritischen Grenze von 50% beginnt eine Umformung der Zelle zu einem Echizozyten, und bei weiterem Abfall des ATP entsteht über die Zwischenform eines Echinosphärozyten ein Sphärozyt. Dieser Vorgang ist reversibel.

Die zunächst sehr wichtige Aussage dieses Experimentes ist, daß die Aufrechterhaltung der normalen Erythrozytenform ATP-abhängig ist. — Aber die Membranstruktur, die mit Hilfe von ATP die normale Zellarchitektur aufrechterhält, ist damit noch nicht bekannt. — Im vorliegenden Fall muß die ursprüngliche Aussage dann noch auf Grund weiterer Untersuchungsbefunde modifiziert werden: die beschriebene Formänderung entsteht nämlich nicht nur als Ausdruck eines ATP-Mangels, sondern sie kann bei völlig normalem ATP-Gehalt entstehen durch Erhöhung des pH-Wertes, Einwirkung von Lysolecithin oder Fettsäuren und im Hinblick auf den Sphärozyten auch durch Inkubation in Vincristin-haltigen Medien oder durch agglutinierende Antikörper.

Tabelle. Pathophysiologisch relevante Membranbefunde bei hereditärer Sphärozytose

Biochem./biophys. Membranbefund	Pathophysiologisch relevanter Effekt	Klin.-chem. Parameter
Membransubstanzmenge je Zelle ▼	OF/V-Quotient (V = konst.) ▼	osmotische Resistenz ▼
Gesamtlipide ▼	Elastizität der Membran ▼	mechanische Resistenz ▼
Ladungsänderung von Proteinen		Aspiration und Filtrierbarkeit ▼
Natriumpermeabilität ▲	Na-K-ATPase ATP-Verbrauch Glykolyse ▲	Auto-Inkubationshämolyse ▲

Die Frage ist bisher noch offen, ob alle diese verschiedenen Agentien an der gleichen, noch unbekannten Struktur der Membran die gleiche Veränderung hervorruft, oder ob die Veränderungen mehrerer unterschiedlicher Substrukturen der Membran zu der gleichen Umformung der Zelle führen.

Dagegen erscheinen die Auswirkungen pathologischer Hämoglobine auf die Membran zunächst leichter erklärbar, und besonders eindrucksvoll ersichtlich im Falle der Sichelzellanämie. Die Ursache besteht in dem genetisch bedingten Austausch der Glutaminsäure in Position 6 der β-Kette gegen die Aminosäure Valin. Die Folge ist eine Verminderung der Ladung des Moleküls um zwei OH^--Gruppen. Dies bedeutet eine Verschlechterung der Löslichkeit des Proteins, was unter Sauerstoffmangelbedingungen und schon geringeren pH-Erniedrigungen zum Tragen kommt. Dann fällt das Hämoglobin-S kristallin aus, und es kommt zu bizarren Verformungen der Membran bzw. der ganzen Zelle.

Es liegt auf der Hand, daß solche deformierten Zellen sich verhaken, verklumpen, als Mikrothromben die Kapillaren verschließen und ihre normale Aufgabe nicht mehr erfüllen können.

Über diesen morphologischen Effekt hinaus kommt es aber auch zu funktionellen Veränderungen an der Membran, und zwar nicht nur beim Hämoglobin-S, sondern auch bei einer Anzahl anderer Hämoglobinopathien, bei denen das Hb nicht in Form großer Kristalle ausfällt, sondern vergleichsweise diskret als sog. Heinz-Körper präzipitiert, die der Membran von innen anliegen. Tosteson u. a. haben in diesen Fällen eine erhöhte Permeabilität der Membran für $Kalium^+$ und $Natrium^+$ beschrieben.

Es gibt mehrere Versuche, zu erklären, auf welche Weise die Hämoglobinopathie zur Permeabilitätsstörung führt: Man hat die Erklärung zunächst in einer rein mechanischen Membranalteration gesucht, und dafür sprach in gewissem Sinne auch die Tatsache, daß die Permeabilitätsstörung nur dann nachweisbar ist, wenn das Hämoglobin auskristallisiert bzw. präzipitiert ist. Es blieb aber unerklärt, warum die Membran so selektiv, nämlich nur in ihrer Durchlässigkeit für Kalium- und Natriumionen geschädigt wird und warum diese mechanische — und damit notwendigerweise unspezifische Einwirkung —, nicht gröbere Schädigungen mit Erhöhung der Durchlässigkeit auch für andere Kationen, Anionen oder auch größere Moleküle hervorruft.

Einen anderen Erklärungsversuch hat Jacob am Beispiel des Hämoglobin-Köln unternommen.

Er ging aus von der Beobachtung, daß die meisten Hämoglobinopathien in dem Austausch einer Aminosäure der β-Kette bestehen. Es fiel weiter auf, daß sich die Defekte auf eine bestimmte Region der β-Kette konzentrieren, die wegen ihrer räumlichen Beziehung zum Hämanteil des Moleküls für die Festigkeit der Bindung des Häm im Globin und damit für die Stabilität des ganzen Hämoglobinmoleküls besonders wichtig ist.

Untersuchungen von Marfey hatten nun gezeigt, daß dieser Teil des Hämoglobinmoleküls noch unter einem weiteren Gesichtspunkt von Bedeutung ist: unter Verwendung eines sog. bifunktionellen Reagenz (1,5-Difluor-2,4-Dinitrobenzol) erhielt er an intakten Zellen Membranprotein-Hämoglobinkomplexe; der Reaktionspunkt am Hämoglobin, also die Verknüpfungsstelle des Reagens auf der Hb-Seite, war praktisch selektiv die Aminosäure Cystein in Position 93 der β-Kette; chemisch mögliche Reaktionen mit anderen Stellen des Moleküls, etwa an den α-Ketten, beobachtete Marfey nicht. — Das bedeutet, daß der Kontakt zwischen der Innenseite der Membran und dem Hämoglobinmolekül in der gleichen Region der β-Kette stattfindet, in der sich die Hämoglobindefekte häufen und die auf Grund ihrer räumlichen Beziehung zum Hämanteil für die Stabilität des ganzen Moleküls besonders wichtig ist.

Im Falle des von Jacob als Beispiel verwendeten pathologischen Hb-Köln ist Valin in Position 98 durch Methionin ersetzt; dadurch vermindert sich die Affinität des Häm zum Histidin in Position 92. Die hieraus resultierende Labilisierung des Moleküls besteht u. a. in einer erhöhten Reaktionsbereitschaft, d. h.

Oxydierbarkeit, der SH-Gruppe des Cysteins in Position 93. Die nächstliegende Reaktion ist die Bildung von S=S-Doppelbindungsbrücken, und entsprechend der räumlichen Nähe dieses Teils der β-Ketten zur Membran bieten sich die an ihrer Innenseite gelegenen SH-Gruppen als Reaktionspartner an.

Aus Experimenten mit SH-Gruppen-blockierenden Substanzen [wie z. B. Para-(Chlor-)Mercuro-Benzoat oder N-Ethyl-Maleimid] weiß man, daß eine Verminderung der Anzahl freier SH-Gruppen an der Innenseite der Membran ihre Permeabilität für einwertige Kationen erhöht, und so könnte der für das Hb-Köln unternommene Versuch, eine Verbindung zwischen Hämoglobinopathie und Membranschädigung herzustellen, als gelungen gelten.

Es muß der Vollständigkeit wegen hier erwähnt werden, daß neuere Befunde zum Präzipitationsmechanismus, also zur Heinz-Körperbildung, die Winterbourn mitgeteilt hat, auch einen anderen Weg der Entstehung der Membranschädigung denkbar erscheinen lassen. Da nach seinen Befunden die Präzipitate keine leicht reagiblen freien SH-Gruppen enthalten, diskutiert er die Bindung dieser Präzipitate an die Membran über hydrophobe Wechselwirkungen. Hierdurch entsteht seiner Meinung nach eine umschriebene Verminderung der Verformbarkeit der Membran und bei der verlangsamten Milzpassage eine Schädigung der Membran an diesen rigiden Stellen mit der Folge einer verkürzten Überlebenszeit dieser Zellen.

In diesem Zusammenhang muß noch die ganz selektive Erhöhung der passiven Kaliumpermeabilität erwähnt werden, die Nathan an den Membranen von Thalassämiezellen gefunden hat; bei der Minorform läßt sie sich nur unter Energiemangelbedingungen darstellen — ein Hinweis auf die Parallelität von Schwere der Erkrankung und Ausmaß der Membranschädigung. Da die erhöhte Durchlässigkeit nur Kalium und nicht das Natrium betrifft, resultiert für die Zelle ein Defizit an osmotisch wirksamen Ionen und damit die bekannte pathologisch erhöhte osmotische Resistenz. Der Befund ist noch unter einem weiteren Gesichtspunkt interessant: die selektive Beeinträchtigung der K^+-Permeabilität weist nämlich darauf hin, daß der passive Durchtritt von Natrium- und Kaliumionen durch jeweils eigene Funktionselemente kontrolliert wird.

Bei den bisher besprochenen Membranstörungen handelte es sich um Veränderungen, die man als Folgeerscheinungen zytoplasmatischer Defekte erklären konnte.

Ich möchte Ihnen jetzt einige Beispiele sog. primärer Membrandefekte vorstellen.

Zunächst die *Stomatozytose*. Die pathologische Zellform ist gekennzeichnet durch die nur einseitige Konkavität; die gegenüberliegende Seite ist halbkugelartig vorgewölbt. Diese „mundförmige Öffnung" an der konkaven Seite hat der Zelle den Namen gegeben.

Die Verformbarkeit dieser Zellen und die rein mengenmäßige Zusammensetzung ihrer Membran sind normal.

Die Zellen haben aber einen extrem erhöhten Natriumgehalt und einen stark verminderten Kaliumgehalt. Die Werte liegen für Natrium zwischen 50 bis 120 mEq/l Zellen, anstatt normalerweise 8 mEq/l, und für Kalium bei 40 mEq/l Zellen, anstatt 100 mEq/l.

Die Ursache dieser Kationenverschiebung liegt in einer Erhöhung der passiven Permeabilität auf das Vielfache der Norm. Dabei ist das Ausmaß von Fall zu Fall sehr unterschiedlich: Zarkowsky fand bei seinem Patienten eine Steigerung der Durchlässigkeit auf das 20- bis 40fache normaler Werte; die Kompensation war trotz einer Steigerung der Na^+-K^+-Pumpaktivität auf das 12fache der Norm unvollständig, und so kam es zu einer schweren Hämolyse.

Bei einer von Oski untersuchten Familie war die erhöhte passive Permeabilität kombiniert mit einer mangelnden Anpassungsfähigkeit der aktiven Pumpleistung; diese war maximal auf das 2- bis 3fache der Norm zu steigern. Das Ergebnis ist in allen Fällen eine Zunahme der osmotisch aktiven Ionen in der Zelle und damit eine osmotische Hämolyse.

Das klassische Beispiel einer primären Störung der Erythrozytenmembran ist die *hereditäre Sphärozytose.*

Wie der Name besagt, handelt es sich um eine genetisch bedingte Erkrankung — der Erbgang ist autosomal rezessiv —, deren morphologisches Charakteristikum die Kugelzelle ist. Bevor man zu der Feststellung gelangen konnte, daß hier ein primärer Membrandefekt vorliegt, mußten zunächst einmal extrazelluläre und andere zelluläre Ursachen ausgeschlossen sein.

Der Ausschluß einer extrazellulären Ursache dieser Erkrankung gelang Emerson mit den Kreuztransfusionsversuchen: Danach leben normale rote Zellen im Organismus von Sphärozytosepatienten normal lange. Dagegen werden hereditäre Sphärozyten auch im Organismus gesunder Probanden beschleunigt durch die Milz sequestriert.

Auch andere zelluläre, also zytoplasmatische Ursachen konnten ausgeschlossen werden, d. h. man fand keinen Enzymdefekt und keine Hämoglobinopathie.

Das Interesse konzentrierte sich danach also auf die Membran, und aus der Fülle der in den letzten Jahren erhobenen Befunde sind in der später gezeigten Tabelle nur einige wiedergegeben. Die Auswahl wurde getroffen unter dem Gesichtspunkt, daß der biochemische oder biophysikalische Befund verknüpfbar sein sollte mit einer pathophysiologisch relevanten Veränderung funktionell kritischer Membraneigenschaften.

Es sind darin also auch — um nur einige zu nennen — noch nicht enthalten die Befunde von Greenquist über eine geringfügig erniedrigte Phosphorylierbarkeit der Membranproteine, der Befund von Livne über eine Erhöhung des Anteiles kürzerkettiger Fettsäuren und die von Feig mitgeteilte geringe, relative Verminderung der Ca^{++}-ATPase.

An Hand dieser Tabelle möchte ich darlegen, auf welche Weise und in welcher Reihenfolge die hier aufgeführten pathologischen Befunde ineinander greifen. Es läßt sich dies am besten darlegen, wenn man mit der herabgesetzten Verformbarkeit der Zelle beginnt. Diese erhöhte Rigidität führt nämlich dazu, daß die Zelle die Wandungen der Organsinusoide der Milz — wenn überhaupt — nur stark verzögert passieren kann. In dieser staseartigen Situation mit Sauerstoff- und Glukosemangel und Abfall des pH-Wertes kann die Zelle nicht mehr die erhöhte, energieabhängige aktive Pumpleistung aufbringen, die nötig ist, um die erhöhte passive Natriumpermeabilität zu kompensieren. Es kommt also zum beschleunigten Einstrom von Natriumionen; dem Natrium folgt Wasser — und da das Reservequellvolumen dieser Zellen als Folge des verminderten Oberflächen/Volumenquotienten ohnehin reduziert ist, kommt es beschleunigt zur osmotischen Hämolyse.

Diesen besonders wichtigen Befund der erhöhten inneren Rigidität der Membran des hereditären Sphärozyten hat unserer Ansicht nach am elegantesten La Celle mit der Mikropipettenaspiration belegt. Es wird dabei die Kraft gemessen, die erforderlich ist, um die Zelle in eine Kapillare mit definiertem Lumen zu aspirieren. Man hat gegen den Vergleich von hereditären Sphärozyten mit normalen Zellen zunächst natürlich einwenden müssen, daß eine Kugel — auf Grund ihrer ungünstigen OF/V-Relation — immer schwerer verformbar sein muß als ein nicht-kugelförmiger Körper. Aber Vergleiche mit Kugelzellen, die man durch osmotische Quellung aus normalen Erythrozyten erhält, bestätigten die besonders ausgeprägte Rigidität der Membran hereditärer Sphärozyten.

Die Bemühungen, die Ursache dieser Elastizitätsminderung zu finden, konzentrierten sich zunächst auf die Lipide.

Aber es fand sich nur eine geringe und im Ausmaß sehr unterschiedliche Verminderung des Gesamtlipidgehaltes, ohne Korrelation zur Schwere des klinischen Bildes oder zu einem der klinisch-chemischen Parameter.

Die aus methodischen Gründen schwerer zugänglichen Membranproteine wurden erst später eingehend untersucht. Mit elektrophoretischen Methoden hat man bisher keinen, für die hereditäre Sphärozytose charakteristischen, reproduzierbaren Befund erheben können.

Einen anderen Ansatzpunkt bildete der von Marchesi mitgeteilte Befund, daß eine durch Entzug zweiwertiger Kationen aus der Membran solubilisierbare Proteinfraktion durch Calciumionen in Form von Mikrofilamenten ausgefällt werden kann. Diese Fraktion sprach er als Strukturprotein an und nannte es *Spectrin*.

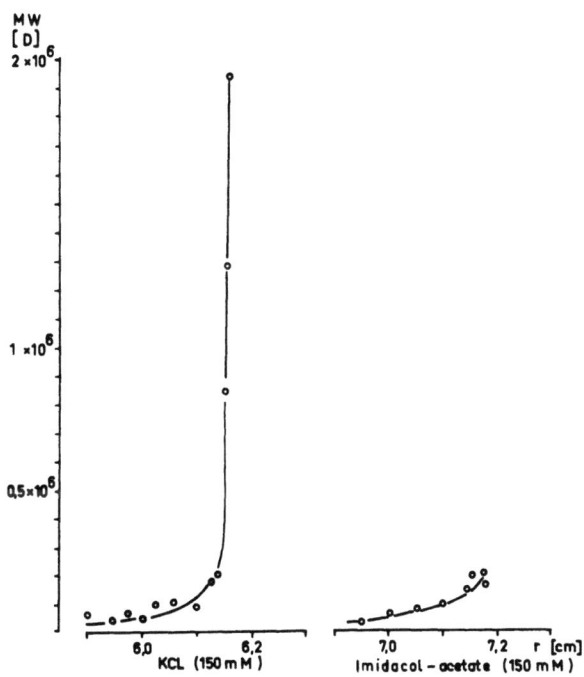

Abb. 1. Sedimentations-Gleichgewichtsbestimmungen. Die Molekulargewichte sind gegen den Rotorradius, der jeweiligen Kammer entsprechend, aufgetragen. In Imidazolacetat finden sich Proteine mit Molekulargewichten von 50000 bis 200000 D. In KCl erreichen die Aggregate Molekulargewichte bis 2 Mio. D

Unter Hinweis auf dieses Phänomen hat Jacob einen allerdings auf andere Weise entstandenen wäßrigen Membranproteinextrakt mit Hilfe der analytischen Ultrazentrifuge untersucht und dabei Unterschiede im Sedimentationsverhalten beschrieben. Er deutete diese Unterschiede als Ausdruck einer defekten Aggregationsfähigkeit dieser Proteine.

Auch wir haben in Zusammenarbeit mit dem Chemischen Institut der Universität Freiburg solche extrem ionenarmen wäßrigen Membranproteinlösungen auf ihr Sedimentationsverhalten hin untersucht. Dabei ließ sich zweifelsfrei belegen, daß in dem Membranextrakt Proteine enthalten sind, die unter Zugabe von Kationen Aggregate mit Molekulargewichten bis zu 2 Millionen D bilden können — als Referenzmedium benutzten wir Imidazolazetat —, aber einen Unterschied zwischen Sphärozyten und Normozyten fanden wir nicht.

Nun müssen solche Aggregationsstudien aus methodischen Gründen, wie sie von Svedberg, Schachmann u. a. erarbeitet worden sind, in Ionenkonzentrationen von minimal 50 bis 100 mM durchgeführt werden. Einer der wesentlichen Gründe dafür ist die Tatsache, daß das Sedimentationsverhalten bei niedrigeren Ionenkonzentrationen durch primäre Ladungseffekte in schlecht kontrollierbarer Weise beeinflußt wird. Wir hatten deshalb bei einer Ionenkonzentration von 150 mM gearbeitet, — aber Jacob hatte die Unterschiede zwischen 0 und 15 mM gesehen.

Wir haben daher einen Zusammenhang mit den soeben angesprochenen primären Ladungseffekten vermutet und eine Methodik entwickelt, um in diesem niedrigen Ionenkonzentrationsbereich kationenbedingte Effekte an den Membranproteinen verfolgen zu können.

Wir haben zu diesem Zwecke die Membranen durch vollständigen Ionenentzug desintegriert; dadurch entsteht eine wäßrige Suspension der einzelnen Membranbausteine, die nicht miteinander reagieren können, weil sie sich auf Grund ihrer gleichartig negativen Ladung elektrostatisch abstoßen.

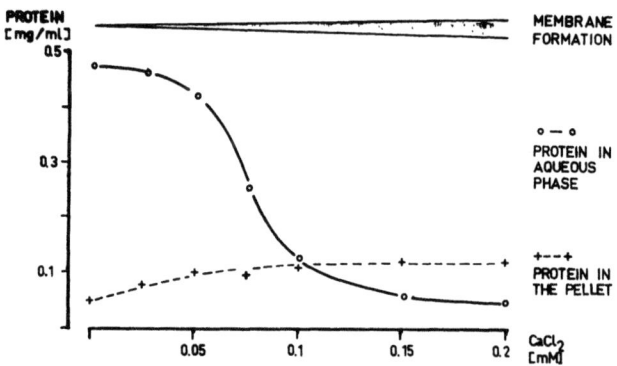

Abb. 2. Einfluß der Ca^{++}-Ionenkonzentration auf die Verteilung der Erythrozyten-Membranproteine in dem Zweiphasensystem (Wasser—Butanol) nach Zentrifugation (48000 g; 15 min 4°C)

In diesem Zustand lassen sich die Lipide und die Proteine durch Verteilung in einem Zweiphasensystem aus Butanol und Wasser leicht trennen.

Durch Zugabe von ein- oder zweiwertigen Kationen kann man die elektrostatische Retropulsion zwischen den Membranbestandteilen abbauen, so daß sie sich dann über hydrophobe Wechselwirkungen miteinander verbinden können. Unter diesen Bedingungen bildet sich an der Grenzfläche des beschriebenen Zweiphasensystems eine künstliche Membran, deren Proteingehalt durch die Menge der zugegebenen Kationen bestimmt wird.

Im Normalfall wird also durch eine bestimmte Menge von Calciumionen eine immer gleich große Proteinmenge aus der wäßrigen Phase in diese Grenzflächenmembran eingebaut. Nur im Falle der bisher von uns untersuchten Sphärozytosen waren zum Einbau einer entsprechend großen Menge Protein *mehr* Calciumionen notwendig als normalerweise — und dies bedeutet auf der Ebene der ladungsabhängigen Wechselwirkungen für diese Fälle einen relativen Überschuß an negativen Ladungen oder einen relativen Mangel an positiven Ladungen.

Über die Lokalisation dieser in ihrer Ladung veränderten Proteine innerhalb der Membran können wir noch keine Aussagen machen.

Sicher scheint nur, daß der gefundene Unterschied nicht durch eine Veränderung der Oberflächenladung der Zellen bedingt ist. Dem entspricht, daß der Neuraminsäuregehalt der Sphärozyten normal ist. Und auch der kürzlich von

Chien mitgeteilte Fall spricht gegen eine ursächliche Verknüpfung von Oberflächenladung und Membranelastizität: Der Neuraminsäuregehalt der von ihm untersuchten Erythrozyten war auf weniger als die Hälfte der Norm vermindert, die Oberflächenladung entsprechend reduziert, eine Änderung ihrer Form oder Verformbarkeit aber war nicht faßbar.

Um nun die Auswirkungen der beschriebenen Ladungsveränderungen der Membranproteine auf die Verformbarkeit der Sphärozyten erklären zu können,

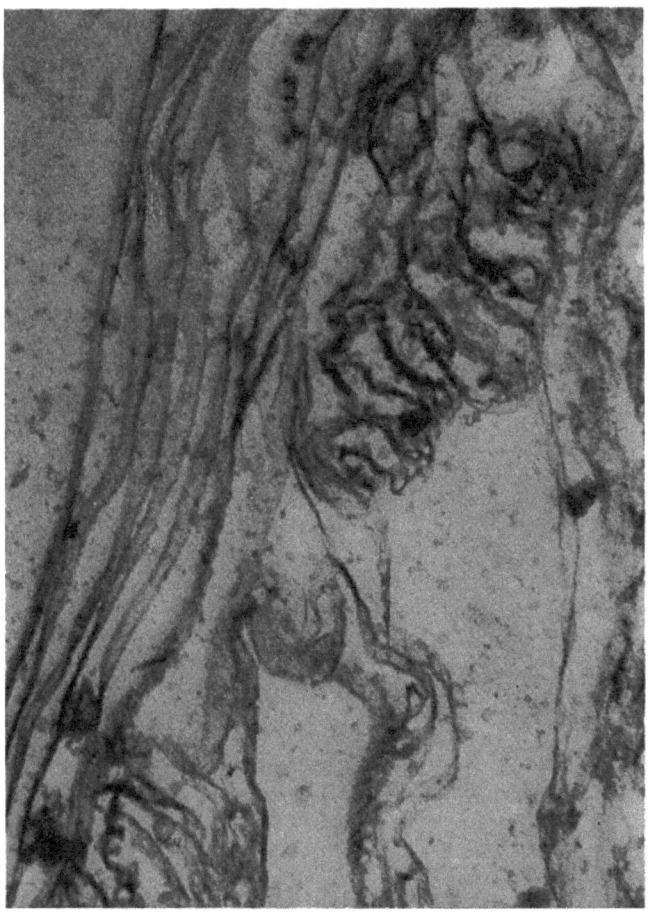

Abb. 3. Elektronenmikroskopisches Bild der an der Grenzschicht entstandenen Membran. Induktion durch Ca^{++}; Vergrößerung (elektronenoptisch) 17500 ×; Fixation mit Osmiumtetroxyd; Aralditeinbettung; Doppelkontrastierung mit Uranylacetat und Bleicitrat. — Man erkennt über weite Strecken hin parallel geschichtete Bänder, die an mehreren Stellen spiralig verdrillt sind. (Mit freundlicher Genehmigung von Prof. Kreutz, Freiburg)

möchten wir uns des insbesondere von Kreutz entwickelten Modells der Gitterproteine bedienen: Danach werden Form und Elastizität von Membranen wesentlich mitbestimmt von Proteineinheiten, die in einem zweidimensionalen, parakristallinen Gitter angeordnet sind. Die Feinstruktur dieses Gitters ist eine Funktion der Ladung seiner Komponenten. Eine Abweichung von der normalen Ladung heißt dann Änderung der normalen Form und Verformbarkeit.

Auch die erhöhte Natriumpermeabilität der hereditären Sphärozyten läßt sich aus unseren Befunden ableiten, wenn man der Passowschen Theorie folgt, wonach die passive Kationenpermeabilität durch die sog. Festladungen kontrolliert wird: Je mehr positive Ladungen die in den entsprechenden Kanälen lokalisierten Proteine tragen, desto schwerer ist der Durchtritt für die Kationen; der von uns gefundene relative Überschuß an negativen Ladungen würde eine Erleichterung des Kationendurchtrittes — in diesem Falle für das Natrium — bedeuten und so die erhöhte Permeabilität erklären.

Aus der Gruppe der primären Membrandefekte möchte ich jetzt noch ganz knapp die *hereditäre Elliptozytose* vorstellen. Hier weisen Befunde von Murphy darauf hin, daß den Membranlipiden eine ursächliche Bedeutung für die pathologische Zellform zukommt.

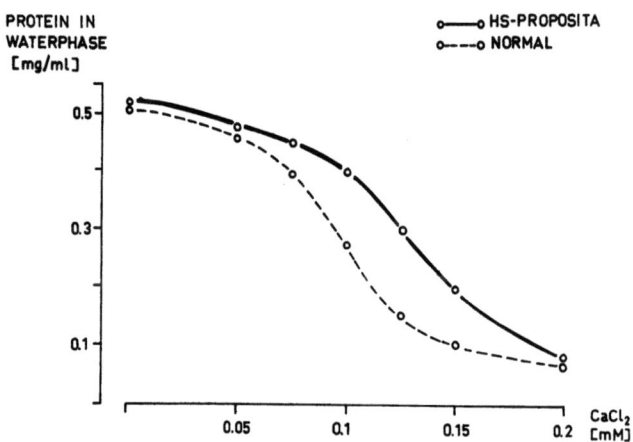

Abb. 4. Abhängigkeit der Membranbildung von der Ca^{++}-Ionenkonzentration aus Erythrozyten-Membranprotein. Die Kurve der HS-Patientin (ausgezogene Linie) verläuft deutlich flacher als die einer hämatologisch gesunden Vergleichsperson (unterbrochene Linie)

Er hat Elliptozyten mit radioaktiv markiertem H^3-Cholesterin inkubiert und fand dann auf den Autoradiographien eine Anreicherung der Aktivität an den Zellpolen.

Diese Verdichtung kann zwei Gründe haben: Entweder ist die Austauschbarkeit des Cholesterins an den Polen größer oder die Pole enthalten mehr Cholesterin als die übrigen Membranareale. Murphy selbst hat aus der zweiten Möglichkeit, also aus einer Anhäufung von Membranmaterial, die Ausziehung der Zelle zu der typischen Ellipsenform abgeleitet. Aber die Ursache dieser Materialanhäufung und auch die Beziehung zu der auch bei diesen Zellen erhöhten Natriumpermeabilität sind noch nicht bekannt.

Noch bis vor kurzem hätte man in dieser Gruppe der primären Membrandefekte die zystische Fibrose besprochen, und zwar als Beispiel für einen generalisierten Transport-ATPase-Defekt unter Einbeziehung der Erythrozyten. — Die Untersuchungen von Feig haben aber die diesbezüglichen Mitteilungen von Balfe widerlegt.

Über primäre, d. h. hereditäre Defekte des aktiven Membrantransportes gibt es für den Erythrozyten bisher nur wenige Mitteilungen. Harvald hat bei 6 Patienten aus 3 Familien eine Verminderung der Membran-ATPase auf ca. die Hälfte der Norm beschrieben. Die Patienten hatten alle ausgeprägte Hämolysen mit Anämie. Leider sind diese bereits 1964 mitgeteilten Fälle später offenbar nicht genauer untersucht worden, so daß nicht bekannt ist, welche ATPase defekt war, und ob eine Elektrolytverteilungsstörung bestand.

Ich komme jetzt zur dritten Gruppe der Membranschädigungen, bei denen also die Ursachen außerhalb der Zelle liegen. Anknüpfend an die soeben besprochenen angeborenen ATPase-Defekte möchte ich mit den Befunden von Welt beginnen, der bei Urämiepatienten und anderen Schwerkranken eine Hemmung der Na^+-K^+-ATPase beschrieben hat. In diesen Fällen ist die maximale Enzymaktivität vermindert, bei sonst normaler Kinetik des Enzyms, und die Hemmung ist reversibel. Die Aktivität in den Membranen normaler Zellen ist nach Inkubation im Serum dieser Patienten ebenfalls vermindert. Spekulationen über einen Serumfaktor, der auch für die ATPasen in anderen Plasmamembranen von Bedeutung sein könnte, bedürfen noch experimenteller Bestätigung.

Ich möchte aus dieser Gruppe dann noch zwei morphologisch bemerkenswerte Beispiele nennen, die auch noch einmal die Bedeutung der Membranlipide unterstreichen sollen:

Zunächst die *Akanthozytose*, ein seltenes hereditäres Syndrom mit Steatorrhoe, Retinitis pigmentosa, cerebellarer Neuropathie und eben dieser typischen Deformierung der Erythrozyten — verbunden mit einer Änderung der Lipidzusammensetzung der Membran als Folge der extremen Hypo- bis A-β-Lipoproteinämie. Auch die makroplanen Targetzellen sind Ausdruck einer Lipidstoffwechselstörung. Die Membranen dieser Zellen enthalten 60 bis 80% mehr Cholesterin als normal. Dies ist die Folge eines erhöhten Spiegels an freiem Serumcholesterin, das mit dem Membrancholesterin in einem leicht austauschbaren Gleichgewicht steht. Die Erhöhung des freien Anteils des Serumcholesterins hat ihre Ursache in einer verminderten Aktivität der Lecithin-Cholesterol-Acyl-Transferase — entweder in Form eines angeborenen Defektes oder als Hemmung des Enzymes durch Gallensäuren; deswegen sieht man diese Zellen häufig bei schweren Lebererkrankungen.

Es fehlt in dieser letzten Gruppe jetzt vor allem noch die Besprechung der immunologischen Membranschädigungen. Aber es lag ja ohnehin nicht in der Absicht dieses Vortrages, eine vollständige Aufzählung aller bekannten Pathologika der Erythrozytenmembran zu geben; und zudem wird die Membranimmunologie noch Gegenstand eines späteren Referates sein.

Literatur

Balfe, J. W., Cole, C., Welt, L. G.: Science **162**, 689 (1968). — Chien, S., Cooper, G. W., Jan, K., Miller, L. H., Howe, C., Usami, S., Lalezari, P.: Blood **43**, 445 (1974). — Emerson, C. P.: Boston Med. Quart. **5**, 65 (1954). — Engelhardt, R., Arnold, H., Löhr, G. W.: Intern. Berlin Symp. Struct. Funct. Eryth. (Abstr.) **7**, 162 (1973). — Engelhardt, R., Arnold, H., Löhr, G. W., Schmidt, S.: Congr. Int. Soc. Hemat. (Abstr.) **15**, 339 (1974). — Feig, S. A., Guidotti, G.: Biochem. biophys. Res. Comm. **58**, 487 (1974). — Feig, S. A., Segel, G. B., Kern, K. A., Osher, A. B., Schwartz, R. H.: Pediat. Res. **8**, 594 (1974). — Greenquist, A., Shohet, S. B.: Amer. Soc. Hemat. (Abstr.) (1973). — Harvald, B., Hanel, K. H., Squires, R.: Lancet **1964 II**, 18. — Jacob, H. S., Brain, M. C., Dacie, J. W.: J. clin. Invest. **46**, 1073 (1967). — Jacob, H. S., Ruby, A., Overland, E. S., Mazia, D.: J. clin. Invest. **50**, 1800 (1971). — Kreutz, W.: Angew. Chem. **84**, 597 (1972). — La Celle, P. L.: Sem. Hemat. **7**, 355 (1970). — Livne, A., Aloni, B., Moses, S., Kuiper, P. J. C.: Brit. J. Haemat. **25**, 429 (1973). — Marchesi, S. L., Steers, E., Marchesi, V. T., Tillack, T. W.: Biochemistry **9**, 50 (1970). — Marfey, P.: In: Red Cell Membrane (eds. G. A. Jamieson, T. J. Greenwalt), p. 112 (1969). — Murphy, J. R.: J. Lab. clin. Med. **63**, 756 (1965). — Nathan, D. G., Shohet, S. B.: Sem. Hemat. **7**, 381 (1970). — Nakao, M., Nakao, T., Yamazoe, S., Yoshikawa, H.: J. Biochem. (Tokyo) **49**, 487 (1961). — Osky, F. A., Naiman, J. L., Blum, S. F.: New Engl. J. Med. **278**, 909 (1969). — Passow, H.: Progr. Biophys. molec. Biol. **19**, 425 (1969). — Schachmann, H. K.: Ultracentrifugation in biochemistry **1959**. — Svedber, K., Pedersen, K. O.: The Ultracentrifuge **1940**. — Tosteson, D. C., Carlsen, E., Dunham, E. T.: J. gen. Physiol. **39**, 31 (1955). — Tosteson, D. C.: J. gen. Physiol. **39**, 55 (1955). — Welt, L. G., Sachs, J. R., McManus, T. J.: Trans. Ass. Amer. Phycns. **11**, 169 (1964). — Winterbourn, C., Carrell, R. W.: J. clin. Invest. **54**, 678 (1974). — Zarkowsky, H. S., Oski, F. A., Sha'Afi, R.: New. Engl. J. Med. **278**, 327 (1968).

Aktiver Transport an der Darmmucosa

RIECKEN, E. O.* (Med. Univ.-Klinik Marburg/L.)

Referat

Während den Körperzellen generell die Fähigkeit der Stoffaufnahme zukommt, ist das Resorptionsepithel der Darmmucosa durch die besondere Fähigkeit charakterisiert, Stoffe auf der Lumenseite aufzunehmen und diese ins Blut oder in die Lymphe wieder auszuschleusen. Dieser Vorgang der Translokation von Stoffen ist gebunden an strukturelle und funktionelle Besonderheiten sowohl des Epithels als auch der es tragenden Schleimhautstrukturen. Der komplexe Bau dieses Organs hat das Studium der Resorptionsvorgänge mit Problemen besonderer Art konfrontiert, wie sie an isolierten Zellen, etwa den Erythrozyten, nicht auftreten. Dennoch sind Transportstudien naheliegenderweise an diesem Organ schon sehr viel früher angestellt worden als an anderen biologischen Membranen.

Im folgenden sollen — ausgehend von diesen strukturellen und funktionellen Besonderheiten — die Mechanismen des aktiven Transports der Dünndarmmucosa dargestellt werden. Sodann sollen an einigen Krankheitsbildern beispielhaft drei grundverschiedene klinisch bedeutsame Störungen der „Resorptionsmembran" aufgezeigt werden.

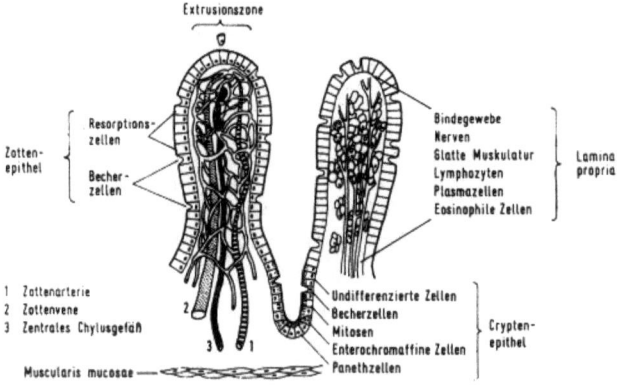

Abb. 1. Schematische Darstellung der Dünndarmmucosa. Modifiziert nach Trier (1968)

Aufbau der Dünndarmmucosa

Die Mucosa wird aus dem Zotten- und Kryptenepithel, der bindegewebigen Lamina propria und der Muscularis mucosae aufgebaut (Abb. 1) (Trier, 1968).

Die Lamina propria ist heterogen zusammengesetzt. Sie besitzt ein ausgedehntes Kapillarnetz, das dem Abtransport translozierter Stoffe dient und sich subepithelial in den Zotten ausbreitet, aus jeweils ein oder zwei zuführenden Gefäßen gespeist und über eine Zottenvene abgeleitet wird.

Ein axiales Lymphgefäß leitet die Lymphe ab. Neben diesen Strukturen besitzt die Lamina propria immunglobulinbildende Rundzellen mit einem charakteristischen Verteilungsmuster (Crabbé et al., 1965) und überwiegend IgA-bildenden Zellen, Makrophagen, eosinophilen Leukozyten, Mast- und Muskelzellen, Nerven-, Kollagen- und Retikulinfasern.

---

* Herrn Doz. Dr. W. F. Caspary, Med. Univ.-Klinik Göttingen, und Herrn Dr. J. W. L. Robinson, Dépt. de Chirurgie expérimentale, Lausanne, danke ich herzlich für die Überlassung unveröffentlichter Manuskripte und kritischen Rat.

In den 0,5 bis 1 mm langen Zotten (Abb. 2), die sich im menschlichen Jejunum fingerförmig und mit einer Dichte von etwa 18 bis 20 Zotten/mm² vorstülpen, erfährt die Mucosa eine Oberflächenvergrößerung um den Faktor 6,5 bis 10 (Riecken et al., 1975).

Die Zotten tragen das zylindrische, 30 μ hohe Resorptionsepithel, durch das sich die Stoffaufnahme vollzieht. Nach einer Lebensdauer von etwa 5 Tagen werden diese Zellen an der Zottenspitze der sog. Extrusionszone abgestoßen. Die Bildung dieser Zellen erfolgt in der distalen Germinativzone der 150 bis 200 μ langen Krypten, welche bis zur Muscularis mucosae hinabreichen. Die Generationszeit des noch undifferenzierten Kryptenepithels beträgt 24 Std (Lipkin, [4]1965). Auf der Wanderung zur Zotte erfolgt die Ausreifung der Zellen zum Resorptionsepithel.

Das Resorptionsepithel

Der funktionellen Polarität des Resorptionsepithels entspricht ein polarer Bau mit einer charakteristischen Cytoarchitektur (Trier u. Rubin, [5]1965; Trier, 1968), die durch die Anordnung und Art der Organellen gegeben ist. Die lumenwärts gelegene Zellmembran des Resorptionsepithels, an der sich die eigentliche Stoffaufnahme vollzieht, ist ein hochdifferenziertes Zellorganell. Sie besteht im elek-

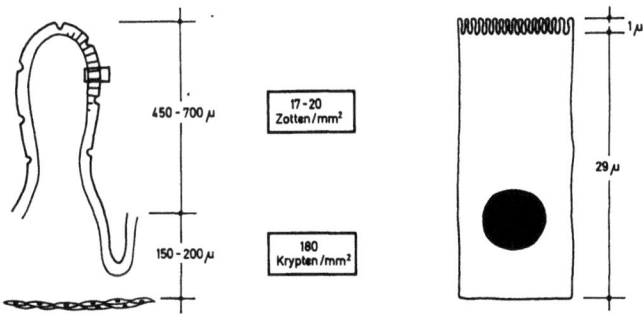

Abb. 2. Schleimhautstrukturen im oberen menschlichen Jejunum

tronenmikroskopischen Bild aus einer dreischichtigen Membran, die beim Menschen durch eine stärkere innere elektronendichte Schicht asymmetrisch erscheint.

Nach biochemischen Untersuchungen handelt es sich um eine typische Lipoproteinstruktur aus Phosphatiden und Cholesterin, die beim Mammalier durch einen relativ hohen Proteinanteil gekennzeichnet und im Vergleich zu ihren lateralen und basalen Membranen deutlich stärker ist (Korn, 1969).

Der Bürstensaum

Durch die 1 μ langen und 0,1 μ starken fingerartigen Mikrozotten wird die lumenwärts gerichtete Membran des Resorptionsepithels zum sog. Bürstensaum, durch den die Resorptionsfläche erneut um den Faktor 14 bis 39 vergrößert wird (Brown, 1962). Die Achse dieser Mikrozotten besteht aus einem Bündel von longitudinalen Filamenten, die an der Basis in die sog. Geflechtszone — bestehend aus sich durchflechtenden, quer verlaufenden Filamenten — unterhalb der Membran einstrahlen.

Der äußeren elektronendichten Schicht der Bürstensaummembran sitzt ein räumliches Gitter mucopolysaccharidhaltiger Filamente auf, das beim Menschen an den Mikrozottenspitzen etwa 0,1 μ ins Lumen vorspringt. Bei dieser sog. Glykocalix handelt es sich nach Einbaustudien mit ^{3}H-markierter Glucose, ^{35}S-markiertem Sulfat und ^{14}C-Glucosamin um einen endogenen Bestandteil der Zelle (Ito, 1969).

Neben dieser strukturellen Organisation der Bürstensaummembran zeigt auch die Ausstattung mit Enzymen (Caspary, 1975), daß diese Struktur nicht nur die Funktion einer reinen Oberflächenvergrößerung hat. Schon 1941 konnte die alkalische Phosphatase durch Gomori im Bürstensaum des Resorptionsepithels nachgewiesen werden. Seit es Crane u. Mitarb. im Jahre 1961 gelang, Bürstensaumfraktionen aus Mucosazellen herzustellen, konnten zahlreiche Enzymaktivitäten mit digestiver Funktion in ihr lokalisiert werden: die α-Glucosidasen Maltase, Isomaltase, Saccharase, Laktase und Trehalase, die β-Glucosidasen Laktase I und Phlorrhizinhydrolase — die spezifisch Glucose aus Phlorrhizin freisetzt —, Peptidhydrolasen, Enterokinase, alkalische Phosphatase und ATPase sowie die lipidspaltenden Enzyme Cholesterinesterhydrolase, Retinylesterhydrolase, Palmitat-Thiokinase, Monoglycerid- und Diglycerid-Acylase.

Die räumliche Anordnung dieser verschiedenen Enzymaktivitäten in der Bürstensaummembran ist für ihre Beziehung zu den Transportvorgängen von beson-

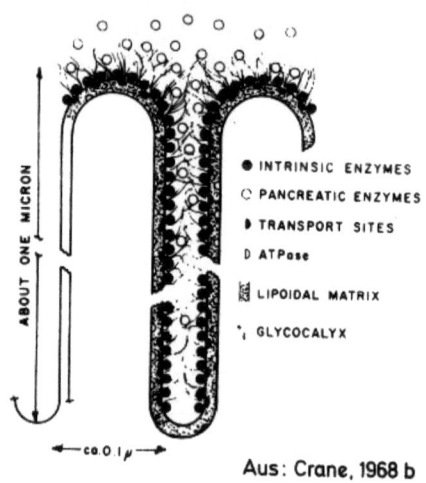

Aus: Crane, 1968 b

Abb. 3

derer Bedeutung. Diese stellen sich nämlich heute aus der Sicht vorliegender Befunde als ein mit der Digestion funktionell auf das engste integrierter Vorgang dar, der von Crane schematisch in Abb. 3 dargestellt ist (Crane, 1968). Hinweise auf eine geordnete räumliche Anordnung der Enzymaktivitäten ergeben sich aus verschiedenen Untersuchungen. So führt z. B. die Behandlung von Bürstensaumpräparationen mittels Papain zunächst zur Freisetzung von Disaccharidasen und danach von Leucylaminopeptidase, während alkalische Phosphatase zurückbleibt (Eichholz, 1968).

Johnson hat im Negativ-staining-Verfahren knopfartige Partikel mit Disaccharidasenaktivität der Glykocalix zugeordnet (1967). Demgegenüber konnten Gitzelmann u. Mitarb. (1970) die Saccharase-Isomaltase-Aktivität über Ferritin-markierte Antikörper in der äußeren Lamelle der Bürstensaummembran nachweisen. Substratspaltung und Translokation des Spaltproduktes erfolgen jedenfalls in unmittelbarer räumlicher und funktioneller Beziehung. Der eigentliche Ort der Translokationsvorgänge in der Bürstensaummembran wird noch innerhalb der Lokalisation der Disaccharidasen angenommen. Dabei scheint es möglich, daß das Enzym selbst — wie Semenza für die Saccharase-Isomaltase vermutet (Semenza, 1969) — ein Teil des trägerhaltigen Komplexes ist.

Transportmechanismen

Die meisten natürlichen Substrate wie Monosaccharide, Aminosäuren und Ionen liegen wegen ihres hydrophilen Charakters in hydratisierter Form vor. Ihre geringe Löslichkeit in den Lipoproteinen der Bürstensaummembran und die Größe ihres effektiven Radius bedingen, daß für ihre Aufnahme durch die Membran besondere Transportmechanismen Voraussetzung sind. So liegt die errechnete Größe der Porenäquivalente der Bürstensaummembran mit 7 bis 8 Å im Bereich nicht hydratisierter Monosaccharide und Aminosäuren (Müller et al., 1968).

Die Merkmale der aktiven Stoffaufnahme durch die Dünndarmmucosa entsprechen im wesentlichen denen des Stofftransports an anderen natürlichen Membranen: 1. folgt die Stoffaufnahme nicht dem Gesetz der einfachen Diffusion, sondern stellt sich als Funktion der Substratkonzentration dar und ist durch eine Sättigungskinetik und Hemmbarkeit durch analoge Substrate charakterisiert; 2. zeigt die Membran Selektivität gegenüber Substraten, und 3. erfolgt der Transport gegen einen elektrochemischen Gradienten unter Energieverbrauch aus dem Zellstoffwechsel.

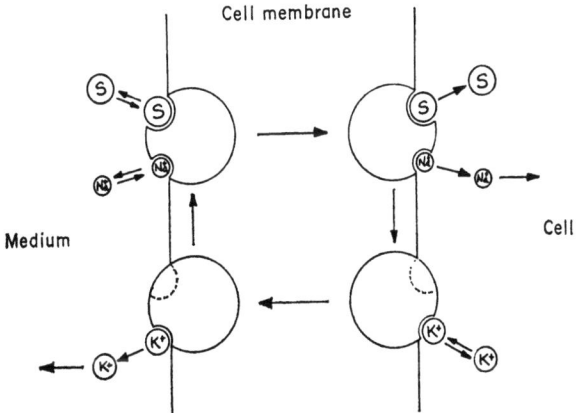

Aus: Crane, 1968 a

Abb. 4

Zur Deutung dieser Phänomene sind verschiedene Denkmodelle entwickelt worden. Eines, das bereits 1936 formuliert wurde (Osterhout), nimmt die reversible Substratbindung an einen mobilen Strukturbestandteil der Bürstensaummembran an. Dieses Konzept von einem sog. Membrancarrier wurde später quantitativ durchgearbeitet (Rosenberg u. Wilbrandt, 1955; Le Fevre, 1962; Widdas, 1952). Es erlaubt die Bindungsreaktion im Sinne einer enzymatischen Reaktion durch eine Michaelis-Menten-Kinetik zu beschreiben.

Tatsächlich ist die Fähigkeit des Bürstensaumes, bestimmte transportierbare Stoffe zu binden, nachgewiesen worden (Holmes, 1971). Ob diese Bindung aber tatsächlich physiologische Relevanz für die Transportvorgänge besitzt, können diese Untersuchungen nicht beantworten. Die Affinitätskonstanten zur Bürstensaummembran scheinen jedoch hoch zu sein, was zu erwarten ist, wenn Bindung und Transportvorgang verknüpft sind.

Grundlegend für den weiteren Ausbau der Modellvorstellung eines Carrier-vermittelten aktiven Transportes war der experimentelle Beweis im in vitro-System, daß Glukose nur in Gegenwart von Na^+ resorbiert wird (Riklis u. Quastel, 1958). Systematische Untersuchungen unter in vitro-Bedingungen haben die Na^+-Abhängigkeit des aktiven Zuckertransports bestätigt. Basierend auf diesen Befunden entwickelte Crane das Transportmodell der Na$^+$-Gradientenhypothese (1968). Nach diesem Modell (Abb. 4) werden Zucker im Bürstensaum an einen bifunktionellen Carrier mit je einem spezifischen Bindungsort für den Zucker und das Na$^+$ gebunden. Dabei wirkt das Na$^+$ als allosterischer Effektor, d. h. es erhöht die Substrataffinität. Eine durch das Substrat induzierte Konformationsänderung des Trägerproteins führt dann zur Diffusion des beladenen Carriers auf die Innenseite der Membran. Im Zellinneren wird die Na$^+$-Konzentration durch die Tätigkeit der in der lateralen und basalen Zellmembran lokalisierten Na$^+$-Pumpe niedrig gehalten. Dies ist der eigentlich energieverbrauchende Schritt, der einen einwärtsgerichteten Na$^+$-Gradienten als Voraussetzung für den aktiven Transport aufrechterhält. Auf der Membraninnenseite wird das Na$^+$ durch K$^+$ am Carrier verdrängt und das Substrat freigegeben. Der Carrier kann von neuem beladen werden.

I	Neutrale Aminosäuren (Monoamino-Monocarboxyl-Aminosäuren)	Glycin, Alanin, Serin, Threonin, Asparagin, Glutamin, Cystein, Histidin, Methionin, Tryptophan, Tyrosin, Phenylalanin, Isoleucin, Leucin, Valin
II	Basische Aminosäuren (Diamino-Monocarbonsäuren)	Lysin, Arginin, Ornithin, (Cystin)
III	Iminosäuren	Prolin, Hydroxyprolin
IV	Saure Aminosäuren (Monoamino-Dicarbonsäuren)	Glutaminsäure, Asparaginsäure

Abb. 5. Aminosäuretransportsysteme des Bürstensaumes

Glucose und Analoge
Aminosäuren
Inosit
Pyrimidin
Phosphat
Gallensäuren (Ileum)
Ascorbinsäure
Glykylsarcosin und andere Dipeptide
Riboflavin
Biotin

Abb. 6. Na$^+$-abhängig transportierte Substrate durch die Bürstensaummembran

Na$^+$-Abhängigkeit des aktiven Transports konnte auch für andere Substrate unter in vitro-Bedingungen nachgewiesen werden, so für den Aminosäurentransport, der sich über mindestens vier verschiedene Systeme vollzieht (Abb. 5) und für die Resorption der in Abb. 6 wiedergegebenen Substrate (Crane, 1969).

Unter in vivo-Bedingungen lassen sich hingegen weniger Beweise für die Abhängigkeit von Na$^+$- und Substrattransport beibringen (Ponz u. Lluch, 1964; Saltzman et al., 1972). Der Grund für diese Diskrepanz zwischen in vivo- und in vitro-Ergebnissen ist nicht voll geklärt. Dabei sind einmal methodische Probleme zu bedenken: Na$^+$-freie Transportmessungen sind unter in vivo-Bedingungen nicht wirklich realisierbar, da es sehr schnell zum Na$^+$-Einstrom ins Lumen kommt. Weiterhin ist die Na$^+$-Konzentration in unmittelbarer Nähe der Membranoberfläche, den sog. „unstirred layers" der Membran, nicht meßbar (Saltzman *et al.*, 1972). Nach einer von Fordtran entwickelten Theorie könnte evtl. der Substrattransport auch die Wasserresorption stimulieren und die Na+-Resorption dann als Ergebnis einer passiven Na+-Bewegung, eines sog. „solvent drag", aufgefaßt werden (Fordtran et al., 1968).

Trotz dieser z. T. offenen Fragen kann die Na+-Gradientenhypothese die bei dem in vitro-Transport gefundenen Phänomene am besten erklären (Crane, 1968; Caspary, 1975). Die nächste Abbildung (7) interpretiert und lokalisiert die in vitro beobachteten Transporthemmungen (Fischer, 1969): Konkurrenz um die Substratbindungsstelle führt zu kompetitiver Hemmung, Fehlen oder Ersatz von Na+ durch Kationen auf der Mucosaseite bedingen Funktionsuntüchtigkeit des Carriers, SH-Gruppeninhibitoren sollen das Trägermolekül durch Konformationsänderung beeinträchtigen, O_2-Mangel, 2,4-Dinitrophenol und Cyanide blockieren die oxida-

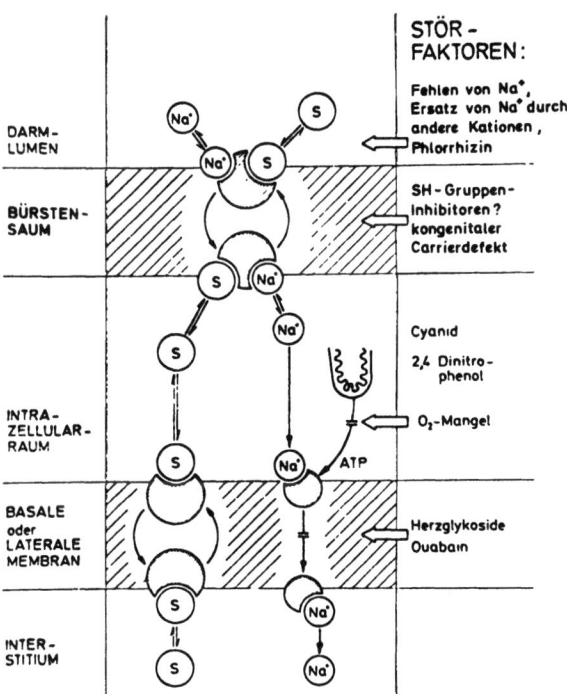

Abb. 7. Schematische Darstellung des Craneschen Carriersystems. Nach Fischer (1968)

tive Phosphorylierung und dadurch das Energiepotential in der Zelle, Herzglykoside hemmen die Na+-Pumpe.

Das Cranesche Transportmodell hat kürzlich durch Untersuchungen an vesikulierten isolierten Bürstensaummembranen der Ratte durch Hopfer et al. (1973) eine weitere starke experimentelle Stütze erfahren. Glucoseaufnahme durch die Membranvesikel war Na+-abhängig und wurde durch Phlorrhizin gehemmt. Außerdem konnte an ihnen ein Gegentransport markierter D-Glucose durch vorherige Aufladung mit unmarkierter D-Glucose oder D-Galaktose demonstriert werden. Dieser Countertransport gilt als eines der empfindlichsten Kriterien für einen Carrier-vermittelten Transport.

Im Gegensatz zum Craneschen Transportmodell hat Kimmich (1970, 1972) kürzlich an isolierten Hühnerepithelzellen gezeigt, daß das Aufrechterhalten des Na+-Gradienten nicht der entscheidende Schritt für den Bergauftransport zu sein scheint. Obwohl diese Untersuchungen sehr sorgfältig durchgeführt wurden, haben sie den Nachteil, daß die Zellen infolge der Isolierungsprozedur ihre funktionelle Polarität verloren haben. Daher bedürfen diese Versuche der Bestätigung unter anderen Versuchsbedingungen.

Neben dem Na^+-abhängigen scheint es einen weiteren Na^+-unabhängigen Stofftransport durch die Dünndarmmucosa zu geben (Malathi et al., 1973; Caspary, 1972). Bei dem Studium des Effektes von Glucoseoxidase auf den Transport von Glucose, die aus Glucose-1-Phosphat und Saccharose freigesetzt war, beobachteten Miller u. Crane (1961a und b; Crane, 1967), daß Glucoseoxidase stärker mit der Glucose aus Glucose-1-Phosphat reagierte als mit der aus dem Disaccharid freigesetzten Glucose. Diesen Befund führten die Autoren zunächst nur auf die größere räumliche Nähe zwischen Saccharase und Transportprozeß zurück und bezeichneten ihn als ,,kinetic advantage", als kinetischen Vorteil.

Später konnte der gleiche Arbeitskreis zeigen (Malathi et al., 1973), daß bei maximaler Sättigung des Na^+-abhängigen Glucosetransportsystems eine weitere Transportsteigerung für Glucose durch Disaccharidzugabe erzielbar war. Damit war die Existenz eines weiteren Glucosetransportsystems wahrscheinlich gemacht, das Na^+-unabhängig und offenbar durch die Organisation der Bürstensaumstruktur nur der aus Disacchariden freigesetzten Glucose zugängig ist, nicht aber der im Lumen vorhandenen freien Glucose. Das Spaltungsvermögen der Disaccharidasen übersteigt indes erheblich das Translokationsvermögen dieses Systems.

Weiterhin konnte in den letzten Jahren gezeigt werden, daß neben dem Na^+-abhängigen L-Aminosäurentransport auch ein Transportsystem für intakte Dipeptide vorhanden sein muß (Matthews, 1972), wobei die Hydrolyse intracellulär erfolgt. Dieses Transportsystem konnte durch zahlreiche Befunde wahrscheinlich und durch Untersuchungen an Patienten mit Hartnupscher Erkrankung, einer autosomal rezessiv ererbten Transportstörung für Monoamino-Monocarboxyl-L-Aminosäuren, bewiesen werden (Milne, 1972; Navab u. Asatoor, 1972). Diese Patienten, die Tryptophan, Phenylalanin, Tyrosin und Histidin als Aminosäuren nicht resorbieren können, konnten sie bei oraler Applikation in Form eines Dipeptids aufnehmen (Milne, 1972). Normalerweise scheint es von der Art der Anordnung der Aminosäuren in Peptiden (Nixon u. Mawer, 1970) abzuhängen, ob sie vorwiegend extrazellulär an der Bürstensaummembran oder intrazellulär gespalten werden. Die Aminosäuren Prolin und Hydroxyprolin sollen ebenso wie Glycin, Glutamin- und Asparaginsäure vorwiegend als Peptid aufgenommen werden, während die *neutralen* Aminosäuren vorwiegend als Aminosäuren resorbiert werden. Die Frage der Na^+-Abhängigkeit der Dipeptidaufnahme ist aus methodischen Gründen bislang nicht umfassend geprüft worden, obwohl sie sehr wahrscheinlich erscheint.

Für Glycylsarcosin konnte sie von Matthews u. Mitarb. (1972) bewiesen werden.

Neben dem Na^+-gekoppelten Nicht-Elektrolyttransport sind aktive Transportmechanismen für Elektrolyte beschrieben worden. Auch hier weichen die in vivo- und in vitro-Befunde wieder voneinander ab, so daß verschiedene Modellvorstellungen zu ihrer Interpretation entwickelt wurden.

Nach den in vitro-Ergebnissen wird die Na^+- und Wasserresorption über die in den lateralen Zellmembranen lokalisierte Na^+-Pumpe erklärt (Schultz u. Frizzel, 1972). In vivo-Studien am Menschen haben ergeben (Fordtran et al., 1968). daß Na^+ und Wasser sowie HCO_3^- und Cl^- aktiv transportiert werden. Der Transport dieser Ionen vollzieht sich im Jejunum und Ileum unterschiedlich und ist im Jejunum weniger wirksam als im Ileum. Nach Untersuchungen des Fordtranschen Arbeitskreises transportiert das Jejunum Na^+ gegen einen Konzentrationsgradienten von 13 mEq/l gegenüber 110 mEq/l im Ileum. Hierbei spielt eine

Rolle, daß der „effektive" Porenradius im Jejunum etwa 2,5mal größer als im Ileum ist. Die aktive Ionenresorption wird deshalb durch passive Rückdiffusion im proximalen Dünndarm relativ ineffektiv.

Nach einer Modellvorstellung von Turnberg aus dem Fordtranschen Arbeitskreis (1970a u. b), die sich auf in vivo-Befunde am menschlichen Dünndarm gründet, läuft der Transport dieser Ionen im Ileum über zwei Doppelaustauschcarrier ab. Danach werden Cl^- und HCO_3^- und Na^+ gegen H^+-Ionen ausgetauscht. Im Darmlumen entsteht die Kohlensäure, die als H_2O und CO_2 wieder resorbiert wird. Wenn der Anionenaustausch rascher abläuft als der Kationenaustausch, wird Cl^- vermehrt resorbiert und Bikarbonat sezerniert. Umgekehrt wird Bikarbonat resorbiert, wenn die Na^+- die Cl^--Resorption überschreitet. Im Gegensatz zum Ileum scheint im Jejunum lediglich ein Austauschmechanismus für Na^+ und H^+ vorhanden zu sein.

Klinische Störungen der Resorptionsmembran

Klinisch relevante Störungen der Transportfunktion der Dünndarmmucosa können bei der Komplexität der Resorption auf sehr vielfältige Weise zustandekommen. Die Kenntnis der strukturellen und funktionellen Grundlagen der Resorption erlaubt aber — so lückenhaft sie auch sein mag — ihre Rückführung

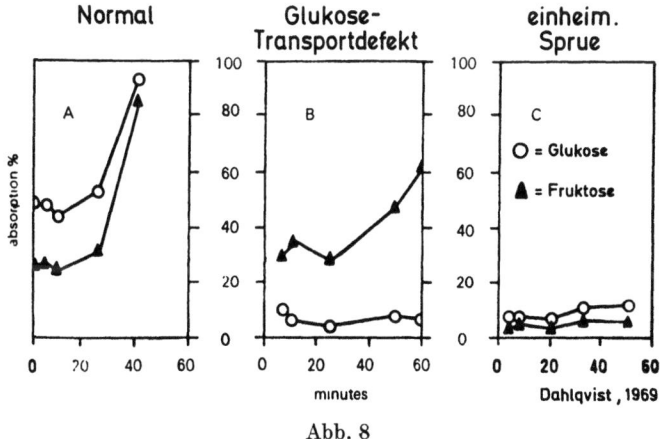

Abb. 8

auf allgemeinere Prinzipien und damit eine das Verständnis vereinfachende Ordnung. Zum Schluß sei das an drei Beispielen erläutert.

Im Jahre 1962 beschrieben Laplane u. Mitarb. sowie Lindquist u. Meeuwisse unabhängig voneinander ein Krankheitsbild, das durch unmittelbar nach der Geburt einsetzende schwere wäßrige Diarrhoen mit hohem Zuckergehalt gekennzeichnet ist und auf eine Glucose-Galaktose-Malabsorption zurückgeführt werden konnte. Bei diesem inzwischen in mehr als 20 Fällen beschriebenen Krankheitsbild handelt es sich um ein autosomal rezessives Erbleiden. Die in Schweden bekannt gewordenen 8 Fälle konnten mit einer Ausnahme auf gemeinsame Ahnen im 17. Jahrhundert zurückgeführt werden (Meeuwisse, 1972). Substitution der Nahrungskohlenhydrate durch Fruktose führt prompt zum Verschwinden der Malabsorption, da diese normal resorbiert wird (Abb. 8). Das Spaltungsvermögen der Disaccharide ist voll erhalten (Abraham *et al.*, 1967), ebenso die Aktivität der Ouabain-sensitiven Na^+—K^+-aktivierten ATPase (Meeuwisse u. Dahlqvist, 1968). Dementsprechend werden die aktiv transportierten Aminosäuren L-Leucin und L-Alanin in Biopsiestücken in vitro normal aufgenommen, während die D-Glucose nicht akkumuliert wird (Eggermont u. Loeb, 1966). Diese Befunde sprechen insgesamt dafür, daß eine genetische Defektbildung des Na^+-abhängigen Glucose-Galaktose-Carriers vorliegt. Nach autoradiographischen Befunden mit ^{14}C-Galaktose und auch nach dem klinischen Bild wird ein Rest funktionierender Trägermoleküle von etwa 10% angenommen (Stirling et al., 1972). Dem entspricht, daß das Bindungsvermögen für Phlorrhizin stark herabgesetzt, aber nicht aufgehoben ist (Stirling et al., 1972). Somit stellt die Glucose-Galaktose-Malabsorption ein Krankheitsbild dar, das mit der Modellvorstellung eines spezifischen Carriers für die Glucose und Galaktose in allen Punkten vereinbar ist. Damit spricht es seinerseits für die Richtigkeit dieser Modellvorstellung. Andere genetische Defekte, bei denen der Transportmechanismus oder ein Enzym betroffen ist, sind in Abb. 9 zusammengestellt.

A. Transportdefekte
Angeborene Glucose-Galaktose-Malabsorption
Hartnupsche Erkrankung: Defekt für Monoamino-Monocarbonsäuren
Zystinurie: Typ I   Defekt für Ornithin, Arginin und Zystin
         Typ II   Defekt für Ornithin und Arginin
         Typ III   kein funktioneller Defekt
„Oasthouse"-Syndrom: Defekt für Methionin
„Blue diaper"-Syndrom: Defekt für Tryptophan
Iminoglycinurie: Defekt für Prolin, Hydroxyprolin und Glycin

B. Isolierte Enzymdefekte
Angeborener Laktasemangel mit und ohne Kaktosurie
Erworbener Laktasemangel
Angeborener Saccharase-Isomaltasemangel
Angeborener Trehalasemangel

Abb. 9. Primäre Malabsorption

Eine Resorptionsstörung ganz anderer Art liegt vor beim sog. primären Malabsorptionssyndrom, deren Prototyp die einheimische gluten-sensitive Sprue ist (Riecken, 1970; Booth, 1970; Riecken u. Martini, 1973). Ihr liegt eine familiär gehäuft auftretende Überempfindlichkeit gegenüber der alkohollöslichen Komponente dem Gliadin des Getreideproteins Gluten vor. Der Erbmodus ist dabei nicht gesichert. Das Protein führt zu schweren morphologischen und funktionellen Veränderungen der Mucosa. Es kommt zum totalen Zottenschwund und zu Veränderungen der Mikrozotten des Resorptionsepithels. Die hydrolytischen Aktivitäten des Epithels sind insgesamt vermindert. Die Folge ist eine schwere globale Insuffizienz aller digestiv-resorptiven Funktionen der Mucosa. Aber auch unter diesen extremen Bedingungen bleibt interessanterweise noch die Fähigkeit erhalten, Glucose zu resorbieren (Riecken et al., 1975). Obwohl die Resorptionsfläche und die Enzymaktivitäten des Epithels auf ein Minimum absinken, ist der Mechanismus der Glucoseresorption im verbliebenen Epithel offenbar weitgehend intakt. Dafür spricht auch, daß zwischen resorbierender Oberfläche und Glucoseresorption (Abb. 10) eine enge Korrelation besteht (Riecken et al., 1975). Alle diese Veränderungen sind unter glutenfreier Kost reversibel. Eine Zusammenstellung anderer Krankheitsbilder, die mit entsprechenden sekundären strukturellen und funktionellen Darmveränderungen einhergehen, ist in der nächsten Abbildung (11) gegeben.

Ein Krankheitsbild, dessen Erforschung unsere Kenntnisse über die Mechanismen der Wasser- und Elektrolytresorption des Dünndarms entscheidend erweitert haben und zugleich das Verständnis für eine Gruppe bislang weitgehend ursächlich unklarer wäßriger Diarrhoen seit kurzem zu entschlüsseln beginnt, ist die

Cholera. Ihr liegt ein pathogenetisches Prinzip zugrunde, dessen Existenz erst im Rahmen der Choleraforschung nachgewiesen wurde, das an einem in der Resorptionsmembran vorhandenen Regulationssystem angreift und zu massiver Sekretion von Elektrolyten und Wasser führt, ohne irgendwelche morphologischen Veränderungen hervorzurufen (siehe Übersicht bei Field, 1974). Die in den letzten Jahren durchgeführten Untersuchungen haben gezeigt, daß das von Vibro cholerae abgegebene Exotoxin mit einem MW von 84 000 die Wasser- und

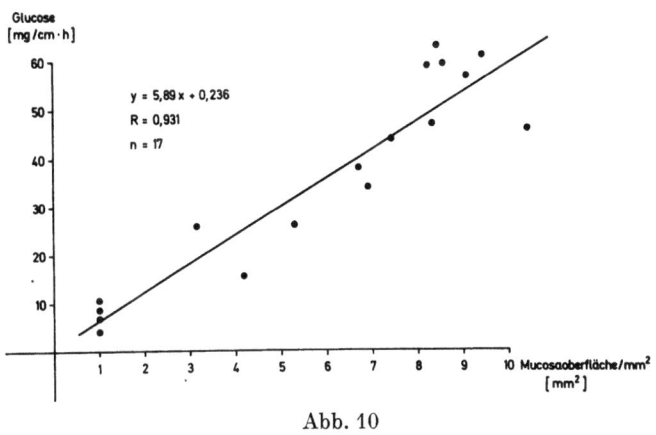

Abb. 10

Dermatitis herpetiformis

tropische Sprue
„nicht klassifizierbare" Sprue
Kwashiorkor
Milcheiweißintoleranz der Säuglinge
Triparanolschädigung
Sojaproteinintoleranz

Hypo-γ-Globulinämie
Whipplesche Erkrankung

primäres intestinales Lymphom
Zollinger-Ellison-Syndrom
„kollagene" Sprue
eosinophile Gastroenteritis

Abb. 11

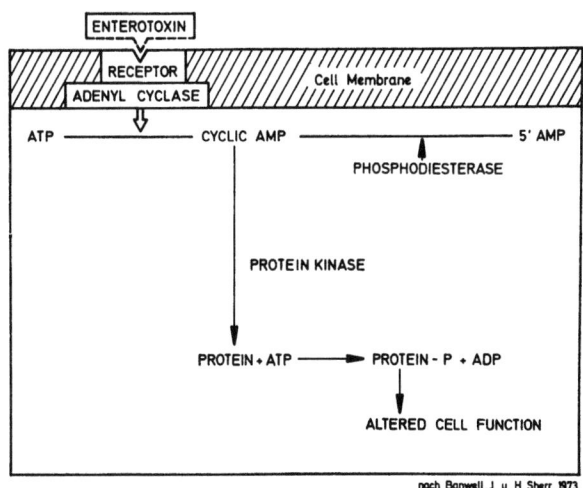

Abb. 12

Elektrolytsekretion am Resorptionsepithel des Dünndarms verursacht. Dabei greift es an einem aktiven Sekretionsmechanismus an, der über cyclisches AMP gesteuert wird (Abb. 12) (Banwell u. Sherr, 1973). Geringste Mengen des Toxins führen zu einer offenbar irreversiblen Bindung an die Zellmembran, die ausreicht, über eine Aktivierung der Adenylcyclase eine Anreicherung des cyclischen AMP herbeizuführen.

Es scheint also ein Na^+-Sekretionsmechanismus im Bürstensaum lokalisiert zu sein, der über cyclisches AMP vermittelt wird. Unter normalen Bedingungen ist der Na^+-Influx vom Lumen ins Blut, durch die Na^+—K^+-ATPase vermittelt, größer als der Flux in umgekehrter Richtung. Wird aber der Mechanismus der Na^+-Sekretion stimuliert, so kommt es zu einer Nettosekretion dieses Ions und des Wassers. Bei der Cholera und bei verschiedenen anderen Diarrhoen (Abb. 13) findet eine derartige Aktivierung dieser sekretorischen Na^+-Pumpe und daraus resultierender Wasser- und Elektrolytverlust statt.

Cholera
Prostaglandine
Fulminante Diarrhoen durch E. coli
Pankreatische Cholera durch VIP
Medulläres Carcinom der Schilddrüse ?
Malignes Carcinoid ?
Gallensalze ?

Abb. 13. Sekretorische Diarrhoen bei denen cycl. AMP eine Rolle spielt oder vermutlich von Bedeutung ist. (Field, M.: Gastroenterology **66**, 1063 [1974])

Interessanterweise ist dabei die Na^+-abhängige Zucker- und Aminosäurenresorption unbeeinträchtigt. Therapeutisch wird dieses Phänomen durch die orale Behandlung mit Glucose-Na^+Cl^--Lösung ausgenützt, wodurch es möglich geworden ist, die enteralen Wasser- und Elektrolytverluste bis auf etwa 20% zu reduzieren. Die Effektivität dieses Behandlungsschemas bestätigt erneut das Crane' sche Carriermodell.

Literatur

Abraham, J. M.: Arch. Dis. Childh. **42**, 592 (1967). — Banwell, J. G., Sherr, H.: Gastroenterology **65**, 467 (1973). — Booth, C. C.: Brit. med. J. **1970 III**, 725, and **1970 IV**, 14. — Brown, A. L., Jr.: J. Cell Biol. **12**, 623 (1962). — Caspary, W. F.: Z. Gastroent. **13**, 223 (1975). — Caspary, W.: Drug Res. **25** (1975) (im Druck). — Crane, R. K.: In: Handbook of physiology, Sect. 6, vol. III. Alimentary Canal (ed. C. F. Code), p. 1323. Baltimore: Williams-Wilkins-Company 1968a. — Crane, R. K.: In: Handbook of physiology, Sect. 6, vol. V. Alimentary Canal (ed. C. F. Code), p. 2535. Baltimore: Williams-Wilkins-Company 1968b. — Crane, R. K.: In: Biochemische und klinische Aspekte der Zuckerabsorption (Hrsg. K. Rommel, P. H. Clodi), S. 75. Stuttgart: Schattauer 1969. — Crabbé, P. A.: Lab. Invest. **14**, 235 (1965). — Eggermont, E., Loeb, H.: Lancet **1966 II**, 343. — Eichholz, A.: Biochim. Biophys. Acta (Amst.) **163**, 101 (1968). — Field, M.: Gastroenterology **66**, 1063 (1974). — Fischer, W.: Verh. dtsch. Ges. Path. **53**, 81 (1969). — Fordtran, J. S.: J. clin. Invest. **47**, 884 (1968). — Gitzelmann, R.: Biochim. biophys. Acta (Amst.) **196**, 20 (1970). — Gomori, G.: J. cell. comp. Physiol. **17**, 71 (1941). — Holmes, R.: Gut **12**, 668 (1971). — Hopfer, U.: J. biol. Chem. **284**, 25 (1973). — Ito, S.: Fed. Proc. **28**, 12 (1969). — Johnson, C. F.: Science **155**, 1670 (1967). — Kimmich, G. A.: Biochemistry **9**, 3659 (1970). — Kimmich, G. A.: Biochim. biophys. Acta (Amst.) **300**, 31 (1973). — Korn, E. D.: Fed. Proc. **28**, 6 (1969). — Laplane, R.: Arch. franc. Pédiat. **19**, 895 (1962). — Le Fevre, P. G.: Amer. J. Physiol. **203**, 286 (1962). — Lindquist, B., Meeuwisse, G. W.: Acta paediat. scand. **51**, 674 (1962). — Lipkin, M.: Gastroenterology **48**, 616 (1965). — Malathi, P.: Biochim. biophys. Acta (Amst.) **307**, 613 (1973). — Matthews, D. M.: In: Biochemical and clinical aspects of peptide and amino acid absorption (eds. K. Rommel, H. Goebell), p. 15. Stuttgart: Schattauer 1972. — Meeuwisse, G. W., Dahlquist, A: Acta paediat. scand. **57**, 273 (1968). — Meeuwisse, G. W.: In: Intestinal enzyme deficiencies and their nutritional implications (eds. B. Borgström, A. Dahlquist),

p. 94. Symposia of the Swedish Nutrition Foundation XI, 1972. — Miller, D., Crane, R. K.: Biochim. biophys. Acta (Amst.) 52, 293 (1961a). — Miller, D., Crane, R. K.: Biochim. biophys. Acta (Amst.) 52, 281 (1961b). — Miller, D., Crane, R. K.: Ann. Biochem. 2, 284 (1961). — Milne, M. D.: In: Biochemical and clinical aspects of peptide and amino acid absorption (eds. K. Rommel, H. Goebell), p. 85. Stuttgart: Schattauer 1972. — Müller, F.: Wissensch. Zschr. d. Karl-Marx-Universität Leipzig 17, 763 (1968). — Navab, F., Asator, A. M.: Gut 11, 373 (1970). — Nixon, S. E., Mawer, G. E.: Brit. J. Nutr. 24, 227 and 241 (1970). — Osterhout, W. J. V.: Proc. nat. Acad. Sci. (Wash.) 21, 125 (1935). — Ponz, F., Lluch, M.: Rev. exp. Fisiol. 20, 179 (1964). — Riklis, E., Quastel, J. H.: Canad. J. Biochem. 36, 347 (1968). — Riecken, E. O.: Dtsch. med. Wschr. 95, 2295 (1970). — Riecken, E. O., Martini, G. A.: Dtsch. med. Wschr. 98, 998 (1973). — Riecken, E. O.: In: Conference on intestinal ion transport (ed. J. W. L. Robinson). Lancaster: MTP Co. Ltd. 1975 (im Druck). — Rosenberg, Th., Wilbrandt, W.: Exp. cell Res. 9, 49 (1955). — Saltzman, D. A.: J. clin. Invest. 51, 876 (1972). — Semenza, G.: In: Intestinal absorption and malabsorption (eds. D. H. Shmerling, H. Berger, A. Prader), p. 32. Basel: Karger 1968. — Schultz, S. G., Frizzel, R. A.: Gastroenterology 63, 161 (1972). — Stirling, C. E.: J. clin. Invest. 51, 438 (1972). — Trier, J. S., Rubin, C. E.: Gastroenterology 49, 574 (1965). — Trier, J. S.: In: Handbook of Physiology. Alimentary Canal, Sect. 6 (ed. C. F. Code), p. 1125. Baltimore: Williams-Wilkins-Company 1968. — Turnberg, L. A.: J. clin. Invest. 49, 557 (1970). — Turnberg, L. A.: J. clin. Invest. 49, 548 (1970). — Widdas, W. F.: J. Physiol. (Lond.) 118, 23 (1952).

Plasmamembran der Leberzelle

MEYER ZUM BÜSCHENFELDE, K. H. (II. Med. Univ.-Klinik u. Poliklinik, Univ. Mainz)

Referat

Zusammenfassung

Die exakte Kenntnis der molekularen Struktur von Plasmamembranen erlaubt erst eine Zuordnung von Funktionen. Die technischen Probleme einer Reindarstellung von Plasmamembranen sind gelöst. Die Ultrastruktur ist bekannt. Chemisch bestehen Plasmamembranen aus drei Lipoproteinen sowie Glykoproteinen, von denen ein funktionell bedeutsames Glykoprotein bisher am besten charakterisiert ist. Als Markerenzyme sind vor allem die 5 Nukleotidase sowie Kalium-, Natrium- und Magnesium-abhängigen ATPasen, eine membranspezifische Esterase sowie Aminopeptidase zu nennen. Es gibt Hinweise dafür, daß die Basis Lipoproteine, vor allem ein Lipoprotein A mit jeweils unterschiedlicher Enzymaktivität ausgestattet sind und spezifische Funktionen als Rezeptoren bzw. für den Stofftransport besitzen. Für Asialoglykoproteine sowie für einige organische Anionen sind Rezeptoren bekannt bzw. bereits charakterisiert. Über Hormonrezeptoren ist das Wissen noch lückenhaft. Für funktionelle Studien an isolierten Leberzellen sind enzymfrei präparierte Zellen das bessere und den in vivo-Bedingungen adäquatere Ausgangssubstrat. In pathologische Zustände der Leber sind Plasmamembranen vielfältig und z. T. in kritischer Weise verwickelt. Änderungen der Membrankomposition sind bei funktionellen Studien unter pathologischen Bedingungen zu berücksichtigen. Die Bedeutung der Leberzelle als Pinozytose- und Sequestrationsorgan für Immunogene ist durch Änderungen der intrahepatischen Zirkulation klinisch sichtbar geworden. Die physiologische Funktion der Leber für die Elimination von portal anflutenden Antigenen ist noch nicht hinreichend erforscht.

Einleitung

Die exakte Kenntnis der molekularen Struktur von Plasmamembranen erlaubt erst eine sichere Zuordnung von Funktionen. Physikochemische Untersuchungen haben gezeigt, daß Plasmamembranen aus einem Phospholipid Bilayer bestehen, deren hydrophobe Gruppen einander zugerichtet sind, während die hydrophilen Gruppen mit dem wäßrigen Milieu innerhalb und außerhalb der Zelle in Kontakt treten. Innerhalb des Lipid-Bilayers befinden sich als integraler Membranbestandteil Proteine und Glykoproteine, die sich in der Ebene der Plasmamembran frei bewegen können (fluid mosaic theory). Jüngere Untersuchungen haben ergeben, daß die Verteilung mancher Membranproteine durch den mikrotubulären Apparat polar orientiert ist (Singer and Nicolson, 1972) [1]. Wenngleich für Plasmamembranen der Leberzelle das strukturelle Grundkonzept für Plasmamembranen allgemein Geltung haben dürfte, sind Besonderheiten im Aufbau nur teilweise bekannt. Vor allem ist die Wissenslücke zwischen der bekannten funktionellen Vielseitigkeit der Leberzellmembran und den korrespondierenden Rezeptoren auf der inneren und äußeren Oberfläche der Plasmamembran noch nicht abgeschlossen. Über Rezeptoren kann also zur Zeit nur wenig berichtet werden.

Ich möchte deshalb, der angekündigten Gliederung folgend, das mir für die medizinische Forschung wesentlich erscheinende Wissen über Plasmamembranen der Leberzelle zusammenfassen.

1. Untersuchungen an isolierten Plasmamembranen.
1.1 Präparation von Plasmamembranen und Ultrastruktur.
1.2 Chemische Zusammensetzung und Enzyme von Plasmamembranen.
1.3 Isolierung und Charakterisierung eines funktionell bedeutsamen Rezeptors aus Plasmamembranen.
1.4 Rezeptorvermittelte Transportfunktionen der Leber.
2. Funktionelle Studien an isolierten Leberzellen.
3. Plasmamembranen der Leberzelle und pathologische Zustände der Leber.
3.1 Leberzelle als Zielzelle.
3.2 Leberzelle als Pinozytose und Sequestrationsorgan für Immunogene.

1. Untersuchungen an isolierten Plasmamembranen

1.1 Präparation von Plasmamembranen und Ultrastruktur

Die Präparation von gereinigten Plasmamembranen der Leberzelle ist Neville (1960) aus Leberhomogenaten mittels differenzierter Ultrazentrifugation und Zentrifugation im Succrosegradienten gelungen. Emmelot et al. [2] haben 1964 durch eine Änderung des Succrosegradienten eine Verbesserung der Methode erreicht. Sie konnten Verunreinigungen mit Substraten mikrosomaler Herkunft vermeiden und so die Grundlage für eine Analyse der molekularen Struktur schaffen. Die aus der Interzone der Dichte d = 1,16/d 1,18 gewonnenen Plasmamembranen bieten ultrastrukturell das folgende Bild (Abb. 1, Vergrößerung 24000fach). Isolierte Plasmamembranen verschiedener Leberzellen sind über Desmosomen und terminale Schranken miteinander verbunden. Es fällt eine Ähnlichkeit zirkulärer oder ovaler Membranprofile mit intakten Gallenkanälchen der intakten Leber auf. Die Bläschen innerhalb der Profile entsprechen den Microvilli. Darüber hinaus sind die globulären Knöpfe entlang der Gallenmembranen strukturell und funktionell von besonderer Bedeutung. Eine Behandlung so gewonnener Membranen mit Phosphorwolframsäure führt zu einer gleichmäßigen Anfärbung sämtlicher hier sichtbaren Strukturen, so daß eine Verunreinigung mit Membranen anderer Herkunft ausgeschlossen werden konnte. Antisera gegen so gewonnene Membranen zeigten mit der indirekten fluoreszierenden Antikörpertechnik eine Fluoreszenz von isolierten Membranen sowie von Membranen im Zellverband.

1.2 Chemische Zusammensetzung und Enzyme von Plasmamembranen
Proteinanalyse

Die von Emmelot et al. (1964) [2] eingesetzte Präparation und chemische Analyse von Plasmamembranen erlaubt keine Charakterisierung von Lipoproteinen. Das Ausgangsmaterial ließ sich zunächst in eine kochsalzlösliche und eine kochsalzunlösliche Fraktion trennen. Die kochsalzunlösliche Fraktion enthielt etwa 74%

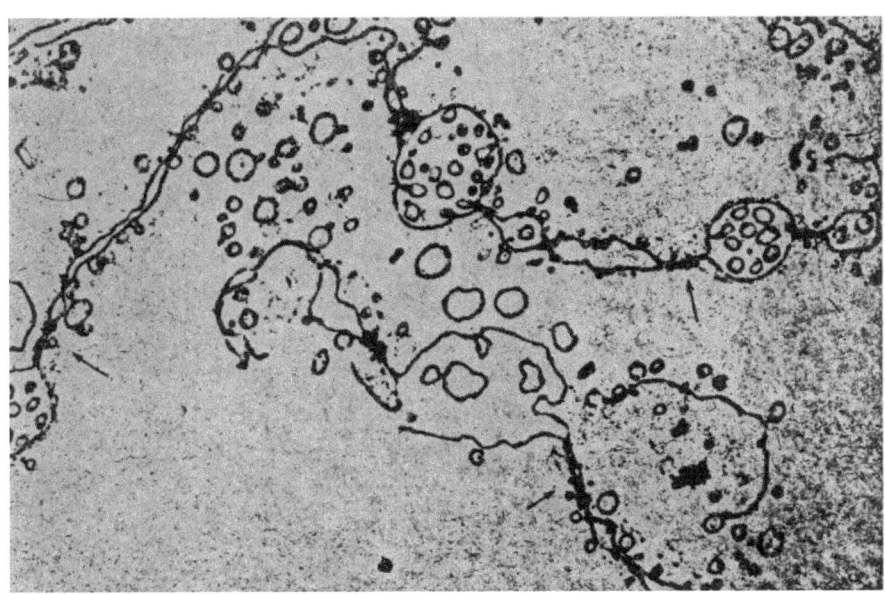

Abb. 1. Inaktive Plasmamembran aus Rattenlebern [2]. (Vergr. 16800 ×)

Tabelle 1. Lipoprotein der Plasmamembran von Leberzellen [6]

	DICHTE G/ML	$S_f \times 10^{-13}$	LIPID/PROTEIN	LIPOPROTEIN-KONZENTRATION (MG/100 ML) IN % *	**
LP A	1,074 - 1,076	9,5 - 14	2,17	30%	91,7%
LP B	1,120 - 1,128	7,0 - 9,0	1,38	60%	8,3%
LP C	1,171 - 1,179	3,0 - 4,8	1,02	10%	---
UNLÖSLICHE FRAKTION (PELLET)	-	2,66	< 1	?	?
PELLICLE LIPO-PROTEIN	-	-	?	(10-15%)	(10-15%)
LÖSLICHE FRAKTION	-	2,67	< 1	?	?

* GEWICHT DER TIERE BIS 250 G
** GEWICHT DER TIERE ÜBER 400 G

der Gesamtproteine. Nach Lösung in 1%igem Desoxycholat stellte sie sich als einheitliche Fraktion dar, bestehend aus leichten Komponenten mit einem Molekulargewicht von ca. 10000. Diese größte Proteinfraktion bestand aus Phosphorlipoglykoproteiden und enthielt den gesamten meßbaren Anteil an Hexosamin sowie Neuraminsäure. In der kochsalzlöslichen Fraktion, etwa 26% der Gesamtproteine, ließen sich 3 bis 4 immunologisch differente Proteine nachweisen.

Evans (1969 u. 1970) [6] sowie Barclay *et al.* (1972) [6] legten vor allem Wert auf eine Charakterisierung von Lipoproteinen aus Plasmamembranen. Ihr Ausgangsmaterial waren nach Emmelott u. Boss präparierte Membranen. Im Gegensatz zu früheren Untersuchungen wurde die Anwendung von Substraten bzw. Schritten vermieden, die den Lipoproteinanteil qualitativ und quantitativ verändern können. Ausgehend von Lebern nicht voll ausgewachsener Ratten konnten mittels Dichtegradientenzentrifugation im wesentlichen 3 Lipoproteine gewonnen werden. Die wesentlichen physikochemischen Daten finden sich in Tabelle 1. Es handelt sich vor allem um Makrolipoproteine mit einem hohen Lipid-

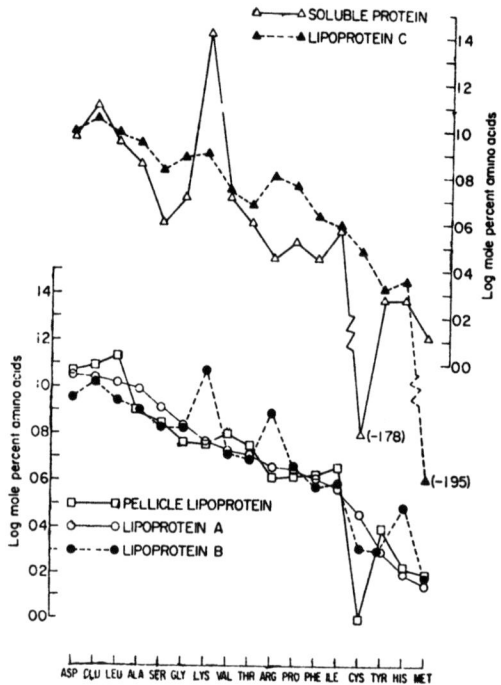

Logarithmic plots of the amino acids in lipoprotein A (○—○) in descending order of values, lipoprotein B (●---●) and the pellicle lipoprotein (□—□) on the left scale (lower). On the right scale (upper) are lipoprotein C (▲---▲) and the residual soluble protein (△—△).

Abb. 2. Aminosäurenanalyse von Lipoprotein der Plasmamembran von Leberzellen [6]

anteil (Quotient jeweils 1). Bemerkenswert ist, daß bei erwachsenen Tieren (>400 g schwere Ratten) überwiegend nur noch 1 Lipoprotein, und zwar das Lipoprotein A mit über 90% nachweisbar war. Der sonst am größten nachweisbare Anteil des Lipoproteins B fiel auf etwa 10% zurück. Dieser Befund macht deutlich, daß im Verlauf der Ausreifung erhebliche Veränderungen in der Struktur und Zusammensetzung von Membranen auftreten können.

Die Aminosäureanalyse zeigt weiterhin, daß nur geringe Unterschiede in der Proteinzusammensetzung zwischen den 3 Lipoproteinen bestehen (Abb. 2). Lediglich Lipoprotein B zeigt signifikant höhere Lysin-, Arginin- und Histidinanteile. Über einen möglichen Kohlenhydratanteil geben diese Untersuchungen keine Auskunft. Auch wird nicht über das Vorkommen von Neuraminsäure berichtet. Die Befunde von Barclay *et al.* [6] decken sich in wesentlichen Punkten mit denen von Evans [6], lassen sich aber mit denen von Emmelot *et al.* [2] hinsichtlich des Proteinmusters nicht vergleichen.

Enzyme

Die Untersuchungen zur Enzymanalyse haben weitgehend übereinstimmende Befunde verschiedener Untersucher erbracht.

Zwei Markenenzyme der Plasmamembranen von phosphatesterspaltendem Typ sind die 5-Nukleotidase und Na^+—K^+-ATPase. Ihre größte spezifische Aktivität fand sich nach Barclay (1972) in der Lipoproteinfraktion A. Jedoch zeigten alle Lipoproteinfraktionen einen meßbaren Anteil beider Enzyme (Tab. 2).

Immunchemische und histochemische Untersuchungen von Blomberg u. Perlmann (1971) [3] u. (1972) [4] erlauben eine weitergehende Aussage über das Enzymmuster von Plasmamembranen. Die Nukleotidase- bzw. Nukleoidaseaktivitäten ließen sich mit Kaninchenantisera gegen Rattenplasmamembranen in Form von 2 parallel verlaufenden Immunpräzipitaten für die NMPase und 6 Präzipitate für die NTPase und NDPase charakterisieren. Die 6 Präzipitate hydrolisierten beides, ATP und ADP. Eines der Präzipitate hatte außerdem eine saure Phosphataseaktivität. Vergleicht man die von Perlmann gewonnenen Immunpräzipitate mit der immunelektrophoretischen Wanderung eines von uns beschriebenen leberspezifischen Makrolipoproteins aus Plasmamembranen, welches Organspezifität, aber keine Speziesspezifität besitzt, so darf man unter Berücksichtigung der äquivalenten methodischen Bedingungen auch eine weit-

Tabelle 2. Enzyme activities of rat liver plasma membrane lipoproteins (Lit. [6])

Whole membranes or lipoprotein subunits	5′-Nucleotidase (μmoles P/mg protein per min)	(Na^+—K^+)-ATPase (μmoles/mg protein per h)
Whole membranes	2.0	51.1
Whole membranes, sonicated 3 min	2.0	43.0
Lipoprotein A	3.8	33.7
Lipoprotein B	1.7	15.9
Lipoprotein C	0.8	7.7
Pellicle lipoprotein	1.6	6.2

gehende Identität der Proteine annehmen [7, 8]. Diese Annahme wird weiterhin gestützt durch eine äquivalente Wanderung der von Perlmann beschriebenen Proteine sowie der eigenen Proteinfraktionen in der Polyacrylamidelektrophorese. Es war bei unseren Polyacrylamidelektrophorese-Untersuchungen auffällig, daß im γ-Globulinglykoproteinbereich unmittelbar nach dem Start, mindestens 3 bis 5 unterschiedlich wandernde Proteinbande auftraten. Ein Vergleich mit den Befunden von Barclay et al. (1972) [6] lassen weiterhin eine Identität dieser Proteine mit dem Lipoprotein A annehmen. Die Untersuchungen von Perlmann u. Blomberg konnten weiterhin die Plasmamembranspezifität der Enzyme durch fehlende Kreuzreaktionen der entsprechenden Antisera mit mikrosomalen Enzymen sichern. Unabhängig von dem Nachweis von Proteinen mit Nukleotidaseaktivität ließen sich mit Antisera und histochemischen Methoden ein Präzipitat mit Esteraseaktivität und Plasmamembranspezifität darstellen. Ein katalaseaktives Präzipitat besaß neben einer Membran auch mikrosomale Spezifität. Nicht an immunologisch charakterisierbare Antigene gekoppelt waren Na^+—K^+- und Mg^{++}-abhängige ATPase-Aktivitäten. Schließlich konnten noch Hinweise dafür gewonnen werden, daß in Plasmamembranen eine unspezifische ATPase-Aktivität vorhanden ist.

Von besonderer Bedeutung ist schließlich der Nachweis von Aminopeptidasen in 50 bis 60 Å großen Gebilden, die die Leberplasmamembranen entlang der Gallenwände bedecken. Diese Gebilde sind als funktionell spezialisierte Partikel in

Regionen anzusehen, denen besondere Transportaufgaben zukommen (Emmelot u. Visser, 1971) [5]. Lipase und alkalische Phosphataseaktivitäten, die in der gleichen Membranregion vorkommen, ließen sich nicht mit Papain aus den sog. globulären Knöpfen aus der Plasmamembran freisetzen, so daß eine durch Kobalt aktivierbare Aminopeptidase als weiteres Markerenzym der Leberzellen im Bereich der Gallenfront angesehen werden kann.

Faßt man die wesentlichen Befunde der chemischen und enzymatischen Strukturanalyse zusammen, so sind an Makrolipoproteine, vor allem aber an ein Lipoprotein A mit hohem Lipidanteil ca. 6 bis 8 verschiedene Enzymaktivitäten gekoppelt. Diese unterschiedlichen Enzymaktivitäten bedingen offensichtlich ihre spezifischen immunchemischen Eigenschaften und ihre Abgrenzbarkeit und Auftrennbarkeit in der Polyacrylamidelektrophorese. Die Lipoproteine mit unterschiedlichen Enzymaktivitäten lassen Regionen mit unterschiedlicher Funktion annehmen. Inwieweit die definierten enzymaktiven Proteine spezifische Rezeptorfunktionen besitzen oder übernehmen können, ist unklar. Allerdings ist bekannt, daß die Bindung von sog. Ligandmolekülen an die Plasmamembran (z. B. Hormone oder Neurotransmitter) eine Kette von kovalenten Reaktionen in Gang zu setzen vermag, in die die Aktivierung von Enzymen mit einbezogen ist. Der in

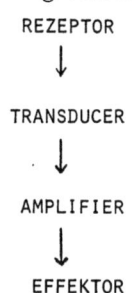

Abb. 3. Reaktionskette nach Rezeptorstimulation

Tabelle 3. Glykoproteine, deren Plasmaclearance nach Neuraminidasebehandlung bewiesen werden konnte

Orosomucoid
Fetuin
Coeruloplasmin
Haptoglobin
α_2-Makroglobulin
Thyreoglobulin
Laktoferrin
Gonadotrope Hormone
A. CH.-G.T.-Hormone
B. F.-St.-Hormone

Abb. 3 folgenden Reaktionskette sind z. B. Enzyme in der Lage, nach Stimulation eines Rezeptors diffusible oder elektrische Signale zu setzen und strukturelle Um- und Reorganisationen der Membranen zu erwirken.

Nach dieser allgemeinen Stellungnahme zu möglichen Funktionen in Verbindung mit den dargelegten Strukturen möchte ich über ein Protein mit spezifischer Rezeptorfunktion berichten.

1.3 Isolierung und Charakterisierung eines funktionell bedeutsamen Rezeptors aus Plasmamembranen

Von Morell wurde 1968 [9] beobachtet, daß Plasmamembranen der Leberzelle in der Lage sind, bestimmte Glykoproteine nach Vorbehandlung mit Neuraminidase zu binden, zu transportieren und zu katabolisieren. Der Kreis der bisher exakt untersuchten Proteine ist in Tabelle 3 zusammengefaßt.

An dem Reaktionsablauf sind erstens ein Glykoprotein aus Plasmamembranen und zweitens sog. Asialoglykoproteine mit einem intakten Galaktoserest beteiligt. Am Beispiel des Coeruloplasmins konnte die fehlende Plasmaclearance von nativem, oxydiertem und schließlich β-galaktosidasebehandeltem Coeruloplasmin und die sofortige Clearance von neuraminidasebehandelten Coeruloplasmin eine hohe Spezifität der Reaktion sicherstellen [11]. Für das Überleben der meisten zirkulierenden Glykoproteine ist danach eine freie endständige Neuraminsäure wesentlich (Morell et al., 1971 [10]).

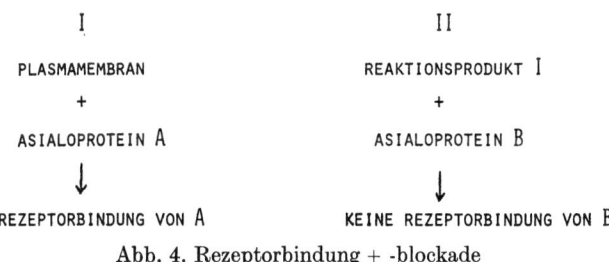

Abb. 4. Rezeptorbindung + -blockade

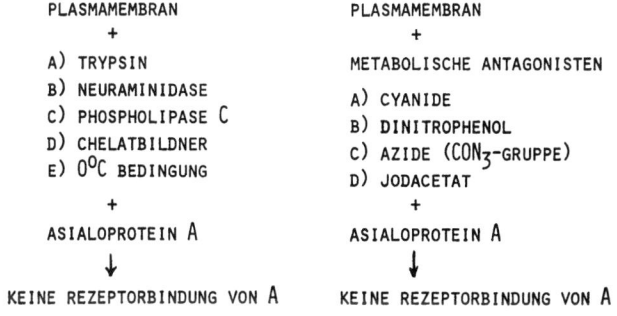

Abb. 5. Rezeptorblockaden

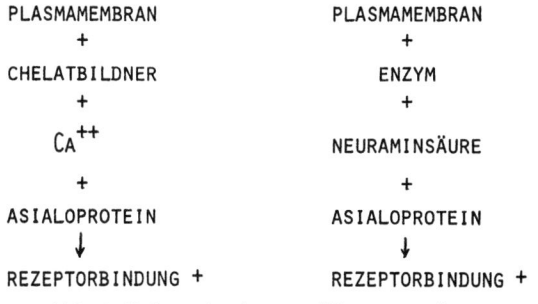

Abb. 6. Rekonstitution von Plasmamembran

Andererseits ist eine endständige Neuraminsäure eines Membranglykoproteins auch der Rezeptor für zirkulierende Asialoglykoproteine [12]. Die Bedeutung des intakten Neuraminsäurerezeptors einerseits und ein intakter Galaktoserest an zirkulierenden Asialoglykoproteinen andererseits konnte durch in vitro-Studien an isolierten Membranen erhärtet werden. Auf den Abb. 4, 5 u. 6 soll schematisch das Spektrum der wesentlichen Modellversuche zusammengefaßt werden [13, 14, 15]. Neuraminidaseabhängige Funktionsverluste sowie Rekonstitutionen der Membranen weisen auf die Komplexe und exklusive Rolle des Neuraminsäurerestes für das metabolische Schicksal von zirkulierenden Glykoproteinen hin. Ein bemerkenswerter noch unpublizierter Befund zeigte, daß foetale Lebern von Mensch, Kaninchen und Küken die asialoglykoproteinbindende Protein der Kaninchenzellmembran auch ein Lektin ist [16], welches unbehandelte Erythrozyten von Mensch und Kaninchen sowie neuraminidasebehandelte Erythrozyten von Ratten, Kaninchen und Meerschweinchen agglutiniert. Der Rezeptor für beide Reaktionstypen scheint weitgehend identisch zu sein oder nahe beieinander zu liegen. Die Tatsache, daß das glykoproteinbindende Protein der Zellmembran in der Lage ist, einerseits Monosaccharidase, zum anderen Zuckerreste in zirkulierenden Glykoproteinen und schließlich auch Zuckerreste in Membranen anderer Zellen zu binden, läßt in diesem Rezeptor zusätzlich einen wesentlichen Faktor für bestimmte Zellinteraktionen sehen [17].

Das inzwischen charakterisierte Glykoprotein der Plasmamembran ist lipidfrei und wasserlöslich und in rein dargestellter Form voll funktionstüchtig [13]. 10% des Trockengewichtes besteht aus Sialinsäure, Galaktose, Mannose und Glukosamin in einem molaren Verhältnis von 1:1:2:2. Physikochemische Untersuchungen zeigen einen hohen Grad an Aggregation der wasserlöslichen Präparation. Damit erklärt sich auch die nicht sichere Kalkulierbarkeit des Molekulargewichtes. Die Aminosäurenanalyse spricht nach dem derzeitigen Stand der Untersuchungen gegen eine Identität mit dem Proteinanteil eines der von Barclay et al. (1972) [6] beschriebenen Lipoproteine. Bemerkenswert ist allerdings das Wanderungsmuster in der Polyacrylamidelektrophorese mit 4 Banden im γ-Globulin-/Glykoproteinbereich. Sämtliche Banden ergaben bisher eine positive Kohlenhydratreaktion. Die Untersuchungen sind in diesem Punkt noch nicht abgeschlossen. Auch fehlen noch Untersuchungen an Plasmamembranen der Leberzelle von verschiedenen Spezies.

1.4 Rezeptorvermittelte Transportfunktionen der Leber

Einige neuere Befunde lassen daran denken, daß die Plasmamembran der Leberzelle verschiedene rezeptorvermittelte Transportfunktionen besitzt. Diese Annahme ist gerechtfertigt, wenngleich die bisherigen in vitro-Untersuchungen nur zum Teil an isolierten Plasmamembranen durchgeführt wurden und darüber hinaus noch keine Auskunft über die Art und Struktur des Rezeptors besteht, wie etwa für das asialoglykoproteinbindende Protein der Plasmamembran.

In vitro-Untersuchungen sowie Studien am Modell der perfundierten Leber ließen für die hepatozelluläre Aufnahme von Gallensäuren ein trägervermitteltes Transportsystem annehmen. Diese Annahme stützt sich auf eine kompetitive Hemmbarkeit sowie Sättigungsfähigkeit der Gallensäureaufnahme durch Leberzellen (Glasinovic et al., 1974) [21]. Untersuchungen an isolierten Plasmamembranen der Leberzelle von Accatino u. Simon (1974) [22] führten zur Identifizierung und Charakterisierung eines Gallensalzrezeptors in Rattenleberplasmamembranen. Die Analyse der Sättigungskinetik läßt ein System von Gallensalzrezeptoren mit einer hohen Affinität und geringen Kapazität annehmen. Die spezifische Bindung ist in isolierten Plasmamembranfraktionen höher als in Leberhomogenaten bzw. im kernfreien Überstand.

Die in vitro-Kinetik, untersucht am Modell der perfundierten Rattenleber verschiedener organischer Anionen wie z. B. Gallensäure, Bromsulphalein, Indocyanin grün, legte nahe, daß multiple Transportmechanismen für die Aufnahme organischer Anionen bestehen müssen. So wurden beispielsweise Taurocholat und Indocyanin grün gleichzeitig ohne Hinweis für eine Kompetition zwischen diesen beiden Anionen aufgenommen (Baumgartner u. Reichen, 1974) [20]. Es liegt nahe, das auch für organische Anionen, d. h. für verschiedene Strukturen und Konjugationen von Rezeptoren in der Zellmembran anzunehmen. Erste Untersuchungen von Tiribelli *et al.* (1974) [19] stützen diese Annahme. Untersuchungen an isolierten Plasmamembranen der Leberzelle lassen einen Rezeptor für Bromsulphalein annehmen. Eine kompetitive Hemmung der BSP-Bindung an Plasmamembranen gelang interessanterweise mit Bilirubin. Die Bedeutung des cytoplasmatischen Y-Proteins, welches inzwischen von Fleischer *et al.* (1974) [18] als Glutathiontransferase B identifiziert werden konnte, für den Transport und die Bindung von organischen Anionen muß angesichts dieser neueren Befunde in neuem Lichte gesehen werden. Es soll in diesem Zusammenhang aber nicht unerwähnt bleiben, daß die Entdecker dieser cytoplasmatischen Proteine bereits 1971 vermuteten, daß neben dem Y- und auch dem Z-Protein andere Faktoren die Aufnahme organischer Anionen beeinflussen müsse. Diese Feststellung ergab sich aus der sehr interessanten Entdeckung, daß die intrazelluläre Konzentration des Y-Proteins, d. h. der Glutathiontransferase B unter physiologischen Bedingungen wesentlich von Schilddrüsenhormonen reguliert wird (Reyes *et al.*, 1971) [23].

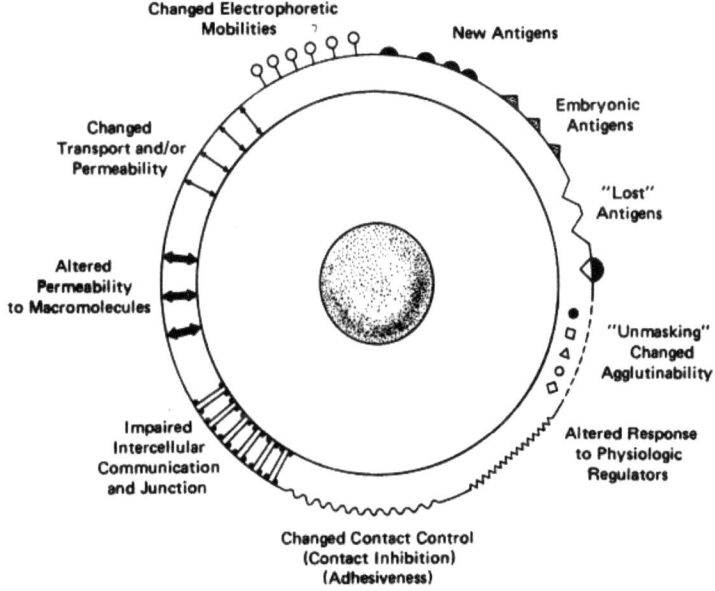

A schematic overview of recognized plasma membrane alterations in neoplasia. Not shown are possible topologic alterations.

Abb. 7. (Lit. [42])

2. *Funktionelle Studien an isolierten Leberzellen*

Leberzellen wurden bisher vorwiegend für biochemische Fragestellungen mit enzymatischen Methoden präpariert. Erwähnen möchte ich die Arbeiten von Berry and Friend (1969) [24], Howard *et al.* (1967) [31], Weigand *et al.* (1971) [33]. Für funktionelle Studien der Zellmembran sowie für immunologische Untersuchungen, bei denen die Leberzelle als Zielzelle dienen soll, wird nach Möglichkeit eine intakte Antigenstruktur der Leberzellmembran gebraucht. Inwiefern bei der enzymatischen Zellpräparation die Antigene Oberflächenstruktur der Zelle alteriert wird, ist noch nicht hinreichend untersucht worden. Sheffield u. Emmelott (1972) [32] beobachteten mit Hilfe eines spezifischen Antiserums gegen Membranantigene von Hepatozyten eine Änderung der Membranfluoreszenz nach Präparation mit Proteasen, nicht bei Verwendung von

Neuraminidase oder Hyalurinidase. Vergleiche mit enzymfrei präparierten Zellen wurden nicht durchgeführt.

Von entscheidender Bedeutung ist außerdem die Kenntnis von Vitalitätskriterien für in vitro-Studien. Membranstruktur und chemische Zusammensetzung der Leberzelle mit dem Vorhandensein organspezifischer Proteine sowie die besondere Komposition der Leberzellmembran mit einem mikrovillären und Gallenfront-Anteil ließen ein Vitalitätsverhalten erwarten, welches sich von Lymphozyten bzw. Tumorzellen in wesentlichen Punkten unterscheidet.

Hopf et al. (1974) [30] in unserer Arbeitsgruppe hat sich neben Enzympräparationen aus diesem Grunde um eine enzymfreie Leberzellpräparation bemüht. Somit war es möglich, enzymfrei und enzympräparierte Leberzellen in verschiedenen Vitalitätstests zu untersuchen. Das zusammenfassende Ergebnis findet sich in der Tabelle. Mit Trypanblau und Fluoresceindiacetat zeigen enzympräparierte Zellen für Stunden Vitalitätsmerkmale, nicht hingegen enzymfrei präparierte Zellen. Dies ist ein wesentlicher Unterschied zu Lymphozyten und Tumorzellen hinsichtlich ihres Vitalitätsverhaltens. Enzymfrei präparierte Zellen lassen sich also mit der Trypanblautechnik und der Flurescein-Diacitat-Technik nicht in vitale und avitale Zellen differenzieren. Im Gegensatz dazu erfüllen enzymfrei präparierte Zellen in einem hohen Prozentanteil und über einen längeren Zeitraum Vitalitätskriterien unter Verwendung der Phasenkontrast-Technik sowie der Luciferin-Luciferase-Methode. Schließlich konnte gezeigt werden, daß der ATP-Gehalt enzymfrei präparierter Zellen signifikant höher lag als in enzympräparierten Leberzellen. Die spontane ATP-Freisetzung der isolierten Leberzellen lag unter Berücksichtigung beider Präparationstechniken bei 1×10^6 Zellen pro ml weniger als um 1 µg/ml. Schließlich ist zu bemerken, daß Chrom[51] von isolierten Leberzellen präpariert nach beiden Techniken, innerhalb von 5 Std bis zu 50% freigesetzt wird.

Die Befunde erlauben den Schluß, daß beide Präparationstechniken vitale Leberzellen hervorbringen, jedoch mit jeweils unterschiedlichen Vitalitätskriterien und unterschiedlicher Vitalitätsdauer. Die bei Lymphozyten und Tumorzellen brauchbare Technik der Chrom[51]-Markierung für in vitro-Untersuchungen läßt sich bei Leberzellen nicht einsetzen. Unter Berücksichtigung der mitgeteilten Ergebnisse führt eine Enzympräparation von Leberzellen zu Änderungen der Membraneigenschaften. Membranfunktionsuntersuchungen an enzymfrei präparierten isolierten Leberzellen entsprechen den in vivo-Bedingungen eher als Untersuchungen an enzympräparierten Zellen. Diese Befunde werden für Leberzellkulturen [25, 26, 27] ebenso zu beachten sein wie die Tatsache, daß embryonale und ausgereifte Hepatozyten in ihrer Membrankomposition different sind, wie oben bereits ausgeführt.

3. Plasmamembranen und pathologische Zustände der Leber
3.1 Leberzelle als Zielzelle

In eine Vielzahl von wichtigen pathologischen Prozessen sind Plasmamembranen in kritischer Weise verwickelt. In diesem Zusammenhang sind vor allem zu erwähnen Alterationen der Plasmamembran durch maligne Entartung, durch virale Transformation, durch Vergiftungen und durch Drogenmembraninteraktionen. Der von Hölzel-Wallach gegebene schematische Überblick zu Plasmamembranalterationen nach maligner Entartung soll hier im einzelnen nicht diskutiert werden. Auf Differenzen in der Architektur von Plasmamembranen normaler und viral transformierter Zellen hat Max Burger (1969) [34] hingewiesen [35]. Über den Einfluß des Herpesvirus auf die Induktion neuer Membranantigene hat Falke [36] berichtet. Daß sich die Medizin mit Änderungen der Membrankomposition unter verschiedenen pathologischen Zuständen, vor allem bei funktionellen Untersuchungen, zu befassen hat, möchte ich am Beispiel der chronisch aktiven Hepatitis kurz demonstrieren. Isolierte Leberzellen von Patienten mit chronisch aktiver Hepatitis können unterschiedliche Muster von membranfixiertem IgG zeigen [28, 29]: a) eine lineare Membranfluoreszenz und b) eine gesprenkelte punktförmige. Das korrespondierende Antigen der Zelle mit der linearen Membranfluoreszenz ist bekannt. Es entspricht dem von uns isolierten nativen Makrolipoprotein [7, 8]. Der membranfixierte Antikörper läßt sich aus dem Serum mit nativen heterologen und homologen Leberzellen absorbieren. Das Krankheitsbild entspricht klinisch einer sog. autoimmunen Form einer chronischen Leberentzündung. Zellen mit dieser gesprenkelten Fluoreszenz finden sich bei Patienten mit einer HB_sAg-positiven Verlaufsform einer chronisch aktiven Hepatitis. Das Antigen mit dem der Antikörper reagiert, ist nicht bekannt. Es gibt bisher keinen Anhalt dafür, daß das Antigen in den Kreis der bekannten HBAg-Komponenten gehört. Ich möchte an dieser Stelle nicht spekulieren, welcher Art dieses Antigen sein kann. Es lag mir lediglich daran, im Rahmen dieses Vortrages darauf hinzuweisen, daß Änderungen der Membranstruktur bei pathologischen Zuständen und für funktionelle Studien zu berücksichtigen sind.

3.2 Leberzelle als Pinozytose und Sequestrationsorgan für Immunogene

Im letzten Teil meines Vortrages möchte ich ganz kurz auf ein noch ungelöstes Problem eingehen. Die Pinozytose durch Leberparenchymzellen wurde durch Untersuchungen von von Mayersbach (1966) (s. [37]) sowie durch Untersuchungen von Arnold et al. (1974) [37, 39] und (1975) [38] für bovines Serum-Albumin, Human-Albumin sowie Human-γ-Globulin sichergestellt. Wie die Untersuchungen gezeigt haben, werden die Proteine bereits wenige Minuten nach intravenöser Applikation durch die Leberparenchymzellen aufgenommen, dort in Phagolysosomen abgebaut und die Abbauprodukte teilweise durch die Galle abgegeben. Wie immunhistologische Untersuchungen gezeigt haben, erfolgt die Inaktivierung des aufgenommenen Proteins innerhalb von 2 bis 3 Std p.i. Abgesehen von den bereits wohl definierten Rezeptorstudien für Asialoglykoproteine von Morell [9] haben Untersuchungen zur Aufnahme von Antigenen durch die Leber von Trigger et al. (1973) [40, 41] gezeigt, daß ein deutlicher Unterschied besteht, ob ein Antigen in die Vena cava caudalis oder in die Pfortader injiziert wird. Die Pfortaderapplikation führte zu einer kaum meßbaren oder in jedem Falle abgeschwächten Immunreaktion. Man muß daraus folgern, daß die Antigene durch die Leberparenchymzellen selbst eliminiert worden sind, bevor sie mit dem Immunsystem in Kontakt treten konnten. Da die Leber selbst ein sehr aktives RES besitzt, ist die fehlende oder abgeschwächte Immunreaktion nach Antigenapplikation an das Pfortadersystem am ehesten über eine Sequestrationsfunktion der Leberzelle für Immunogene zu verstehen. Ich möchte dieses Problem nicht weiter unter dem Gesichtspunkt der Entwicklung einer Hyper-γ-Globulinämie bei chronischen Lebererkrankungen diskutieren, sondern das Beispiel dazu benutzen, um auf die Vielseitigkeit der Funktionen von Leberzellmembranen hinzuweisen. Es wird in Zukunft eine wichtige Aufgabe sein, das sicherlich noch weitgehend unbekannte Spektrum von Plasmamembranrezeptoren der Leberzelle für verschiedene chemische Strukturen weiter zu analysieren.

Literatur

1. Singer, S. J., Nicolson, G. L.: Science **175**, 720 (1972). — 2. Emmelot, P., Bos, C. J., Benedetti, E. L., Rümke, Ph.: Biochim. biophys. Acta (Amst.) **90**, 126 (1964). — 3. Blomberg, F., Perlmann, P.: Biochim. biophys. Acta (Amst.) **233**, 53 (1971). — 4. Blomberg, F., Perlmann, P.: Exp. Cell Res. **66**, 104 (1972). — 5. Emmelot, P., Visser, A.: Biochim. biophys. Acta (Amst.) **241**, 273 (1971). — 6. Barclay, M., Barclay, R. K., Skipski, V. P., Essner, E. S., Terebus-kekish, O.: Biochim. biophys. Acta (Amst.) **255**, 931 (1972). — 7. Meyer zum Büschenfelde, K. H., Miescher, P. A.: Clin. exp. Immunol. **10**, 89 (1972). — 8. Hopf, U., Meyer zum Bü-

schenfelde, K. H., Freudenberg, J.: Clin. exp. Immunol. **16**, 117 (1974). — 9. Morell, A. G., Irvine, R. A., Sternlieb, I., Scheinberg, I. H.: J. biol. Chem. **213**, No. 1, 155 (1968). — 10. Morell, A. G., Gregoriadis, G., Scheinberg, I. H., Hickman, J., Ashwell, G.: J. biol. Chem. **246**, No. 5, 1461 (1971). — 11. van den Hamer, C. J. A., Morell, A. G., Scheinberg, I. H., Hickman, J., Ashwell, G.: J. biol. Chem. **245**, No. 17, 4397 (1970). — 12. Morell, A. G., Scheinberg, I. H.: Biochem. biophys. Res. Comm. **48**, No. 4 (1972). — 13. Hudgin, R. L., Pricer, W. E., Ashwell, G., Stockert, R. J., Morell, A. G.: J. biol. Chem. **249**, No. 17, 5536 (1974). — 14. Pricer, W. E., Ashwell, G.: J. biol. Chem. **246**, No. 15, 4825 (1971). — 15. Ashwell, G., Morell, A. G.: Advanc. Enzymol. **41**, 100 (1974). — 16. Stockert, R. J., Morell, A. G., Scheinberg, I. H.: Science **186**, 365 (1974). — 17. Ashwell, G., Morell, A.: Biochem. Soc. **40** (Symp.), 117 (1974). — 18. Fleischner, G., Gatmaitan, Z., Kirsch, R., Kamisaka, K., Habig, W., Pabst, M., Jakoby, W., Arias, I. M.: Ligandin (y-protein) and glutathione (GSH) metabolism. VI. Meeting IASL, Acapulco, 1974. — 19. Tiribelli, C., Frezza, M., Panfili, E., Sandri, G., Sottocasa, G. L.: Liver bromosulphonphthalein transport as a carrier-mediated process. VI. Meeting IASL, Acapulco, 1974. — 20. Paumgartner, G., Reichen, J.: Multiplicity of hepatic uptake mechanisms for organic anions. VI. Meeting IASL, Acapulco, 1974. — 21. Glasinovic, J. C., Dumont, M., Duval, M., Erlinger, S.: Hepatocellular uptake of bile acids. Evidence for a carrier-mediated transport system. VI. Meeting IASL, Acapulco, 1974. — 22. Accatino, L., Simon, F. R.: Identification and characterization of bile salt (BS) receptors in rat liver plasma membranes (LPM). VI. Meeting IASL, Acapulco, 1974. — 23. Reyes, H., Levi, A. J., Gatmaitan, Z., Arias, I. M.: J. clin. Invest. **50**, No. 11, 2242 (1971). — 24. Berry, M. N., Friend, D. S.: J. cell. Biol. **43**, 506 (1969). — 25. Bissell, D. M., Hammaker, L. E., Meyer, U. A.: J. cell. Biol. **59**, 722 (1973). — 26. Demoise, C. F., Galambos, J. T., Falek, A.: Gastroenterology **60**, 390 (1971). — 27. Hillis, W. D., Bang, F. B.: Exp. Cell Res. **25**, 9 (1962). — 28. Hopf, U., Meyer zum Büschenfelde, K. H.: Brit. J. exp. Path. **55**, 509 (1974). — 29. Hopf, U., Arnold, W., Meyer zum Büschenfelde, K. H., Förster, E., Bolte, J. P.: Klin. exp. Immunol. (1975) (zur Publikation eingereicht). — 30. Hopf, U., Meyer zum Büschenfelde, K. H., Groth, U., Freudenberg, J.: Res. exp. Med. **163**, 199 (1974). — 31. Howard, R. B., Pesch, L. A.: J. biol. Chem. **243**, 3105 (1968). — 32. Sheffield, J. B., Emmelot, P.: Exp. Cell Res. **71**, 97 (1972). — 33. Weigand, K., Müller, M., Urban, J., Schreiber, G.: Exp. Cell Res. **67**, 27 (1971). — 34. Burger, M. M.: Biochemistry **62**, 994 (1969). — 35. Fox, T. O., Sheppard, J. R., Burger, M. M.: Proc. nat. Acad. Sci. (Wash.) **68**, No. 1, 244 (1971). — 36. Falke, D.: Arzneimittel-Forsch. **22**, 2013 (1972). — 37. Arnold, W., Mitrenga, D., v. Mayersbach, H.: Acta histochem. (Jena) **49**, 161 (1974). — 38. Arnold, W., Müller, O., v. Mayersbach, H.: Cell Tissue Res. (1975) (im Druck). — 39. Arnold, W., Müller, O., v. Mayersbach, H.: Verh. dtsch. Ges. inn. Med. **3**, 178 (1974). — 40. Triger, D. R., Cynamon, M. H., Wright, R.: Immunology **25**, 941 (1973). — 41. Triger, D. R., Wright, R.: Immunology **25**, 951 (1973). — 42. Wallach, D. F. H.: The plasma membrane. Vol. 18, p. 88 and 109. Heidelberg: Science Library.

Membranspezifität für Hormone

KERP, L. (Med. Univ.-Klinik Freiburg)

Referat

Die selektive Wirkung von Hormonen führte zur Annahme spezifischer Erkennungsmechanismen an den Zellen der Erfolgsorgane. Bei planmäßiger Suche nach hormonbindenden Strukturen ergab sich, daß Steroidhormone nach wahrscheinlich passiver Diffusion durch die Zellmembran über eine Bindung an intrazelluläre Proteine ihre Wirkung entfalten, während Peptidhormone nach Bindung an membranständige, großmolekulare Proteine ihre Signale übertragen.

Diese Membranrezeptoren haben zumindest zwei voneinander unabhängige Funktionen:
1. müssen sie das jeweilige spezifische Peptidhormon erkennen und
2. anderen Molekülen übermitteln, daß ein bestimmtes Peptidhormon vom Rezeptor gebunden wurde.

Bereits 1949 [32] und 1965 [33] hatten Levine et al. Insulinrezeptoren in der Zellmembran vermutet, die als erste Empfänger des hormonellen Signals sowohl die Membranwirkung des Insulins als auch die stoffwechselstimulierenden Wirkungen vermitteln [31].

Erste Hinweise auf spezifische Bindung des Peptidhormons Insulin an insulinabhängige Gewebe lieferten Stadie et al. (1949) [45]. Diese Autoren zeigten, daß kurz in einem insulinhaltigen Puffer inkubierte Rattenzwerchfelle nach ausgiebigen Waschen eine andauernde Steigerung der Glykogensynthese aufweisen. Versuche, eine Insulinbindung an die quergestreifte Muskulatur direkt zu messen, scheiterten damals an den zu niedrigen spezifischen Aktivitäten der verwendeten markierten Insuline. Es war nicht möglich, zwischen spezifischer Bindung an Rezeptoren und unspezifischer Adsorption an die Oberfläche der Muskelzellen zu unterscheiden.

Die Verwendung von isolierten Zellen und Zellmembranpräparationen unter Verwendung von ^{125}J-markierten Peptidhormonen mit hohen spezifischen Aktivitäten lieferten in den letzten Jahren unmittelbare Beweise für das Vorhandensein spezifischer Rezeptoren für Peptidhormone an der Plasmamembran der Zellen [3, 6, 8, 13, 14, 16, 18, 24, 29, 36, 37, 42, 43]. Diese Rezeptoren der Zellmembran haben sich sogar bei Isolierungen von Plasmamembranen als geeignete Marker erwiesen [2].

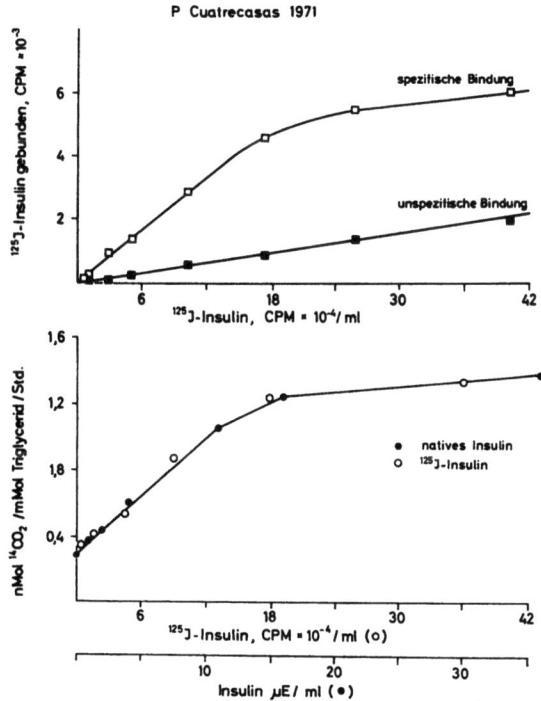

Abb. 1. Bindung von ^{125}J-markiertem Insulin an Insulinrezeptoren isolierter Rattenfettzellen (□) und Stimulation der Glucoseoxydation in isolierten Fettzellen der Ratte durch ^{125}J-Insulin (○) und natives Insulin (●). Modifiziert nach Cuatrecasas [3]

Direkte Messungen der Rezeptorbindung von Peptidhormonen

Die Arbeitsgruppen von Cuatrecasas [3, 6, 8], Rodbell et al. [42, 43], Kahn et al. [24], Gavin et al. [18] sowie Gammeltoft u. Gliemann [16] wiesen nach, daß die Bindung des Insulins an Membranrezeptoren nach dem Massenwirkungsgesetz abläuft und den Regeln eines einfachen Dissoziationsvorganges gehorcht.

Cuatrecasas [3], Kono u. Barham [29] zeigten 1971, daß die Bindung von ^{125}J-Insulin an epididymale Fettzellen der Ratte und die Stimulierung der Glucoseoxydation in diesen Zellen parallel verlaufen.

Die Rezeptorbindung des Insulins ist von der Konzentration des eingesetzten Insulins abhängig und erreicht eine Sättigung (Abb. 1, oben); ^{125}J-markiertes Insulin kann durch natives Insulin aus der Rezeptorbindung verdrängt werden.

Bei Insulinkonzentrationen zwischen 2 und 15 μE/ml lassen die Bindung des Insulins an Fettzellen und die insulinbedingte Stimulierung der Glucoseoxydation einen parallelverlaufenden Anstieg erkennen (Abb. 1). Es besteht also eine sehr enge Korrelation zwischen der Rezeptorbindung und der Entfaltung der biologischen Insulinwirkung. Übereinstimmend hiermit konnten Rodbell et al. [42] für die Glucagonbindung an Leberzellmembranen nachweisen, daß die Aktivierung des Adenylcyclasesystems in enger Korrelation zur Rezeptorbindung des Glucagons erfolgt.

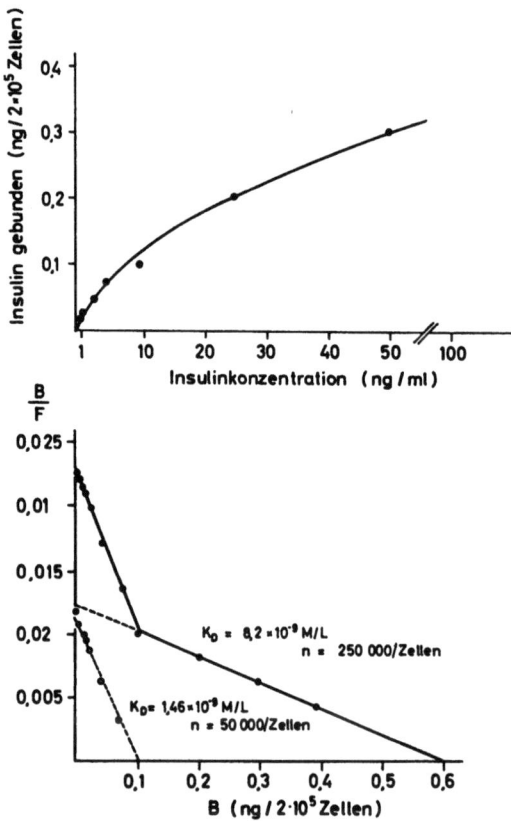

Abb. 2. Bindung von Schweineinsulin an isolierte Adipozyten vom Menschen in Abhängigkeit von der eingesetzten Schweineinsulinkonzentration (oben); Auftragung der Meßwerte im Extrapolationskoordinatensystem nach Scatchard (unten). Ordinate: gebundenes/freies Insulin; Abszisse gebundenes Insulin (ng/2 × 10^5 Zellen). Modifiziert nach Olefsky et al. [37]

Die physikalisch-chemischen Parameter der Bindung verschiedener Peptidhormone durch isolierte Zellen oder Zellmembranpräparationen sind von zahlreichen Arbeitsgruppen [3, 6, 8, 16, 18, 24, 34, 36, 37, 39, 42] untersucht worden. Als Beispiel seien Ergebnisse von Olefsky et al. (1974) [37] angeführt. Diese Autoren konnten die Bindung von Schweineinsulin an iolierte Adipozyten von Menschen quantitativ messen.

Trägt man auf der Abszisse die Insulinkonzentration in der Inkubationslösung der isolierten Fettzelle auf und auf der Ordinate das gebundene Insulin je eingesetzte Zellzahl, so resultiert daraus die in Abb. 2 wiedergegebene Bindungskurve. Diese kann im Extrapolationssystem von Scatchard [44] mit der Ordinate gebundenes Insulin/freies Insulin und der Abszisse gebundenes Insulin (ng × 2·10^5

Zellen) näher analysiert werden. Bei den Untersuchungen von Olefsky *et al.* [37] ergibt die Extrapolation der Bindungskurven zwei in ihren Affinitäten zum Insulinmolekül unterschiedliche Rezeptorbindungsstellen, deren Affinitäten jeweils durch die Assoziations- oder Dissoziationskonstanten beschrieben werden. Für die hochaffine Bindungsstelle beträgt die Dissoziationskonstante $K_{diss} = 1{,}46 \cdot 10^{-9}$ Mol/L, die durch Extrapolation ermittelte Zahl der hochaffinen Bindungsstellen je Zelle 50 000. Für die weniger affine Bindungsstelle wurde $K_{diss} = 8{,}2 \cdot 10^{-9}$ Mol/L und die Zahl der Rezeptorbindungsstellen je Zelle mit 250 000 ermittelt.

In Abb. 3 sind die von Olefsky *et al.* [37] gewonnenen Daten zur Insulinbindung durch Insulinrezeptoren von Adipozyten des Menschen dazu verwendet, um zu ermitteln, zu welchem Anteil die je Fettzelle vorhandenen Rezeptoren unter physiologischen Schwankungen des Insulinspiegels mit Insulin besetzt werden.

Insulin-Fettzelle (Mensch)

$$k_{ass} \cdot [Insulin_{frei}] = \frac{[Rezeptor\text{-}Insulin]}{[Rezeptor_{frei}]}$$

$$\frac{[Rezeptor_1\text{-}Insulin]}{k_1 \cdot [Rezeptor_1]} = [Insulin_{frei}] = \frac{[Rezeptor_2\text{-}Insulin]}{k_2 \cdot [Rezeptor_2]}$$

k_{ass} L/Mol	n	Seruminsulin	Insulinrezeptor-Komplexe	% besetzte Rezeptoren
$k_1 = 6{,}8 \cdot 10^8$	$Rezeptor_1 = 50\,000$	10 - 100 uE	2000 - 14 800	4 - 30%
$k_2 = 1{,}2 \cdot 10^8$	$Rezeptor_2 = 250\,000$		1800 - 17 200	0,7 - 7%

Abb. 3. Beladung der Insulinrezeptoren von Adipozyten des Menschen in Abhängigkeit vom Seruminsulinspiegel. Den Berechnungen liegen Versuchsergebnisse von Olefsky *et al.* (1974) [37] zugrunde

Der hochaffine Rezeptor 1 und der minderaffine Rezeptor 2 stehen mit dem freien Insulin, das der Seruminsulinkonzentration entspricht, im Gleichgewicht. Wenn die Konzentration an Rezeptorbindungsstellen je Zelle und die Assoziationskonstanten bekannt sind, läßt sich die Aufladung der Rezeptoren in Abhängigkeit vom Seruminsulinspiegel nach dem Massenwirkungsgesetz berechnen (Abb. 3). Bei der Seruminsulinkonzentration 10 µE/ml sind 2000 der hochaffinen und 1800 der minderaffinen Rezeptoren mit Insulin besetzt.

Vergleicht man die für verschiedene Gewebe des Menschen gemessenen Festigkeiten der Insulinbindung an Rezeptoren untereinander, so ergeben sich für die jeweiligen hoch- und minderaffinen Bindungsstellen gute Übereinstimmungen. Die Zahl der Insulinrezeptoren je Zelle weichen für Adipozyten und Lymphozyten stark voneinander ab: Eine Fettzelle trägt 100 × mehr Insulinrezeptoren als ein Lymphozyt (Tabelle 1). Bei der Lymphozytentransformation in Gegenwart von Concanavalin A erscheinen zusätzliche Insulinbindungsstellen parallel zum gesteigerten Einbau von 3H-Thymidin [30].

Die für die Rezeptorbindung verschiedener Peptidhormone an verschiedenen Geweben gemessenen Assoziationskonstanten weichen um 2 bis 3 Zehnerpotenzen voneinander ab, lassen aber eine gewisse Korrelation zur jeweils wirksamen Hormonkonzentration erkennen (Tabelle 2).

Die berechneten freien Bindungsenergien — F° liegen für die Bindung von Peptidhormonen an Rezeptoren mit 9—14 kcal/Mol [11] in der gleichen Größenordnung wie freie Bindungsenergien von Antigen-Antikörperbindungen.

Einige Eigenschaften der Insulinrezeptorbindung von Cuatrecasas (1971) [6] an Fettzellmembranen untersucht. Die Insulinbindung läßt eine Zeit- und Temperaturabhängigkeit erkennen, die für die Insulinrezeptorbindung optimale H^+-Ionenkonzentration stimmt mit dem physiologischen pH-Bereich überein. Eine rasche Erhitzung von Fettzellmembranen auf etwa 53° führt zu einer irreversiblen Inaktivierung der spezifischen Rezeptoren durch Denaturierung des Rezeptorproteins. Durch Erhöhung der Ionenstärke wird eine beträchtliche Steigerung der verfügbaren Rezeptorbindungsstellen für Insulin verursacht; offenbar können spezifische Rezeptorbindungsstellen durch hohe Ionenkonzentrationen demaskiert werden.

Tabelle 1. Insulinrezeptorbindung in verschiedenen Geweben vom Menschen

Insulin-Membranrezeptor-komplex	k_{ass} L/Mol	Zahl der Bindungsstellen je Zelle	Autoren
Insulinfettzelle (Mensch)	$6,8 \cdot 10^8$ $1,2 \cdot 10^8$	50 000 250 000	Olefsky et al. (1974) [37]
Insulin-zirk. Lymphozyten (Mensch)	$2,0 \cdot 10^9$ $1,4 \cdot 10^8$	350 1 700	Gavin et al. (1973) [18]
Insulin-Plazenta-Zellmembran (Mensch)	$4,2 \cdot 10^8$ $0,7 \cdot 10^8$	— —	Posner (1974) [39]

Tabelle 2. Bindung verschiedener Peptidhormone durch Rezeptoren verschiedener Gewebe

Hormon-Membranrezeptor-komplex	k_{ass} L/Mol	Wirksame Hormon-konzentration Mol/L	Autoren
Insulinfettzelle	10^{11}	10^{-12}	Cuatrecasas (1971) [3]
Glucagonfettzelle	10^9	10^{-11}	Rodbell et al. (1971) [43]
STH-Thymozyten	10^{12}	10^{-15}	Arrenbrecht (1974)
FSH-Hodentubuli	10^8	10^{-10}	Means and Vaitukaitis (1971) [34]

Spezifität der Membranrezeptoren für Peptidhormone

Während rezeptorgebundenes ^{125}J-Insulin in Abhängigkeit von der eingesetzten Konzentration des nativen Insulins vom Rezeptor verdrängt wird [9], besitzen andere Polypeptidhormone keinen Effekt auf die Freisetzung von ^{125}J-Insulin aus der Rezeptorbindung (Abb. 4).

Lediglich die oxydierten oder reduzierten Polypeptidketten des Insulins lassen eine sehr geringe Kompetition mit intaktem Insulin um Rezeptorbindungsstellen erkennen. Diesen Befunden von Cuatrecasas [9] entsprechen Ergebnisse der Arbeitsgruppe von Freychet [13].

In weiteren Arbeiten der Gruppe von Freychet [13—15] wurde die Freisetzung von ^{125}J-Schweineinsulin aus der Bindung an Plasmamembranen der Rattenleber durch eine Reihe von Insulinen und Insulinderivaten geprüft (Abb. 5).

Schweineinsulin, Rinderinsulin und Humaninsulin hatten den gleichen Verdrängungseffekt entsprechend ihrer identischen biologischen Wirkung. Fischinsulin vom Bonito, das von der Struktur des Schweineinsulins in 10 Aminosäuren abweicht, besaß bei Stimulation der Glucoseoxydation in isolierten Rattenfettzellen 50% der Aktivität des Schweineinsulins. Es besaß in präziser Überein-

P. Cuatrecasas 1972

Hormon	Konzentration µg/ml	125J-Insulin geb. nMol×10⁶
Kein Hormon	—	2,4
Insulin	0,002	1,4
	0,012	0,7
oxyd. Ketten des Insulins	0,2	2,2
reduz. Ketten des Insulins	0,3	2,2
ACTH	40	2,4
STH	40	2,4
Prolaktin	40	2,5
Vasopressin	40	2,4
Oxytocin	40	2,4
Glucagon	40	2,5

Abb. 4. Effekte verschiedener Peptidhormone und von A- und B-Ketten des Insulins auf die Bindung von ^{125}J-Insulin an isolierte Fettzellen der Ratte. Modifiziert nach Cuatrecasas [9]

P. Freychet, J. Roth, D.M Neville jr. 1971

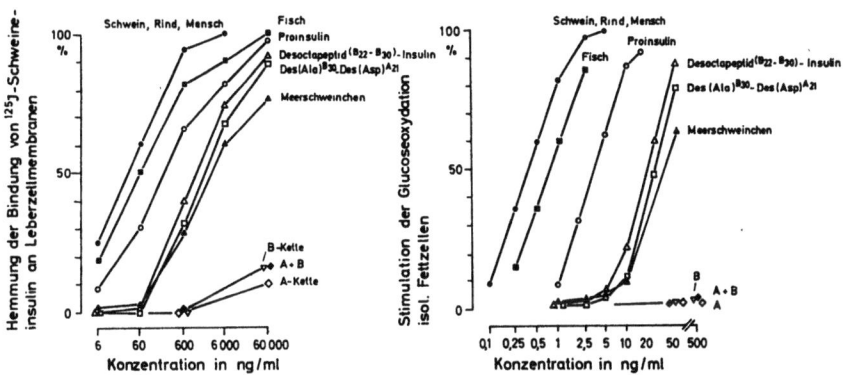

Abb. 5. Effekte von verschiedenen Insulinen und Insulinderivaten auf die Verdrängung von ^{125}J-Schweineinsulin aus der Bindung an Leberzellmembranen der Ratte (linke Bildhälfte) und auf die Glucoseoxydation in isolierten Fettzellen der Ratte (rechte Bildhälfte). Modifiziert nach Freychet et al. [13]

stimmung mit der biologischen Aktivität 53% der Aktivität von Schweineinsulin in der Hemmung der Rezeptorbindung von ^{125}J-Schweineinsulin an Leberzellmembranen. Eine ähnliche Parallelität von biologischer Wirkung und Rezeptorbindung ergab sich auch für Proinsulin und für Insuline, denen 2 bzw. 8 Aminosäuren abgespalten waren. Isolierte A- und B-Ketten des Schweineinsulins besaßen nur minimale Hemmwirkungen und fast keine biologische Wirkung.

In Untersuchungen der eigenen Arbeitsgruppe [28, 22] wurden Rezeptorbindungen und biologische Wirkungen von schrittweise modifizierten Rinderinsulinmolekülen verglichen (Abb. 6).

Die von Geiger et al. [20] vorgenommene zunehmende Verkürzung der N-terminalen B-Kette führt zu einer parallel verlaufenden Minderung der Rezeptorbindung und der biologischen Aktivität im Fettzelltest. Bei Prüfung zahlreicher Insulinderivate wurde bisher nie eine Dissoziation zwischen Rezeptorbindung und biologischer Wirkung festgestellt. Eine Blockierung des Insulinrezeptors durch modifizierte Insulinmoleküle, isolierte Polypeptidketten des Insulins oder durch Kettenbruchstücke, die noch an den Rezeptor gebunden werden, aber keine biologische Wirkung mehr entfalten, wurde bisher nicht beobachtet.

Henrichs et al. 1974

	Biologische Wirksamkeit ^{3}H-Einbau in die Lipidfraktion von Fettzellen	Rezeptorbindung Verdrängung von ^{125}J-Insulin von Fettzellrezeptoren
Des-Phe^{B1}-Insulin 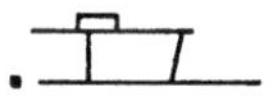	89 ± 8,5 %	100 ± 4,5 %
Des-(Phe-Val)$^{B1-2}$-Insulin 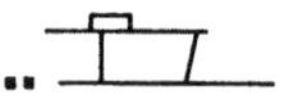	78 ± 11,0 %	90 ± 2,4 %
Des-(Phe-Val-Asn)$^{B1-3}$ [Pyr]^{B4}-Insulin 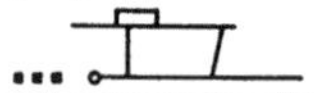	54 ± 5,2 %	60 ± 3,6 %
Des-(Phe-Val-Asn-Gln)$^{B1-4}$-Insulin 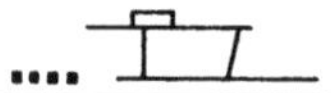	55 ± 12,6	56 ± 1,9 %

Rinderinsulin = 100 %

Abb. 6. Vergleich der Rezeptorbindung und der biologischen Wirkung von Insulinmolekülen, denen die N-terminalen Aminosäuren B_1, B_2, B_3 und B_4 abgespalten wurden. Nach Henrichs et al. [22]

Für Glucagon wurde dagegen ein Derivat beschrieben, das vom Rezeptor gebunden und dennoch keine biologische Wirkung besitzt.

Durch die Arbeitsgruppe von Rodbell et al. [43] wurde für verschiedene Derivate des Glucagons an Leberzellmembranen und an Fettzellhüllen sowohl die Aktivierung der glucagonempfindlichen Adenylcyclase als auch die Rezeptorbindung gemessen. Das nach Abspaltung des N-terminalen Histidins erhaltene Des-His-Glucagon bewirkte keine Stimulierung der Adenylcyclaseaktivität in Leber- und Fettzellmembranen. Die durch natives Glucagon bewirkte Stimulierung der Adenylcyclase wurde in beiden Testsystemen durch Des-His-Glucagon gehemmt; Des-His-Glucagon konnte weiterhin die Bindung von ^{125}J-markiertem Glucagon an die Rezeptoren der Leber- und Fettzellmembran hemmen. Das durch Abspaltung des Histidins modifizierte Glucagonmolekül wird also vom Glucagonrezeptor gebunden, ohne biologische Wirkung zu entfalten und blockiert den Rezeptor für natives Glucagon. Weitere geprüfte Fragmente des Glucagons führten weder zu einer Aktivierung der Adenylcyclase noch zu einer Hemmung der glucagonbedingten Stimulierung des Fermentes oder zu einer Kompetition mit Glucagon um Rezeptorbindungsstellen.

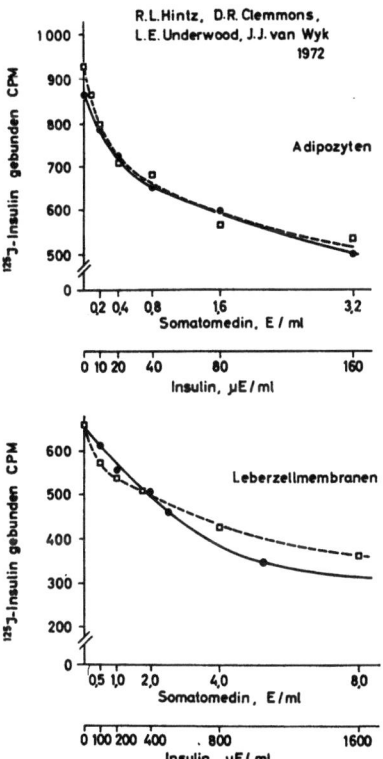

Abb. 7. Verdrängung von ^{125}J-Rinderinsulin durch nicht markiertes Rinderinsulin (●) und durch Somatomedin (□) aus der Bindung an Rattenadipozyten (oben) bzw. an Rattenleberzellmembranen (unten). Modifiziert nach Hintz et al. [23]

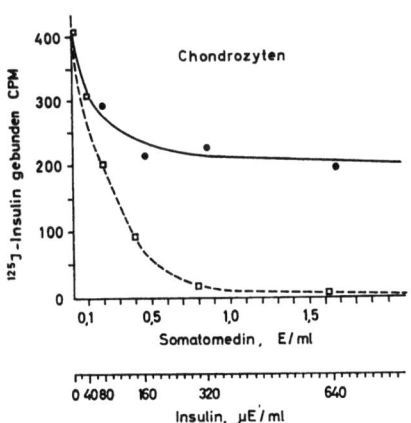

Abb. 8. Verdrängung von ^{125}J-Rinderinsulin durch nichtmarkiertes Rinderinsulin (●) und durch Somatomedin (□) aus der Bindung an Chondrozyten von Hühnerküken. Modifiziert nach Hintz et al. [23]

Für Somatomedin, ein Polypeptidhormon mit einem Molekulargewicht von 6000 bis 8000, das in der Leber aus Wachstumshormon gebildet wird, wurde durch die Arbeitsgruppe von Hintz et al. (1972) [23] gezeigt, daß es von Membranrezeptoren des hauptsächlichen Wirkungsortes am stärksten gebunden wird.

Somatomedin, welches der nicht durch Insulinantikörper hemmbaren niedermolekularen insulinähnlichen Aktivität des Serums (NSILA-S) entspricht, ist das einzige Peptidhormon, welches mit Insulin um die Bindung an Membranrezeptoren für Insulin konkurriert, während andere Polypeptidhormone wie ACTH, STH, Prolaktin, Vasopressin, Oxytocin und Glucagon, wie Cuatrecasas [9] und Freychet et al. [13] zeigten, nicht an Insulinrezeptoren gebunden werden.

An Adipozyten gebundenes ^{125}J-Rinderinsulin läßt sich durch Somatomedin und durch natives Rinderinsulin in gleicher Weise verdrängen. Für beide Hormone genügen hierzu physiologische Konzentrationen (Abb. 7).

Die Verdrängung von ^{125}J-Rinderinsulin aus der Bindung an Rezeptoren von Leberzellmembranen erfolgt in gleicher Weise (Abb. 7).

Ganz andere Bindungsverhältnisse ergaben sich bei Untersuchungen an isolierten Chondrozyten.

An der Membran dieser Zellen wird ^{125}J-Rinderinsulin sehr viel stärker durch Somatomedin als durch Rinderinsulin verdrängt (Abb. 8). Die Chondrozytenrezeptoren, welche ebenfalls mit Somatomedin und mit Insulin kreuzreagieren, erweisen sich im Gegensatz zu den Rezeptoren an Adipozyten und an Leberzellen als hochspezifisch für Somatomedin. Dem entspricht, daß Somatomedin beim Sulfateinbau in den Knorpel tausendfach wirksamer ist als bei der Glucosedegradation im Fettgewebe.

Chemische Eigenschaften und Lokalisation von Membranrezeptoren für Polypeptidhormone

Die insulinbindenden Makromoleküle können mit Hilfe von Detergentien wie Triton X 100 in löslicher Form aus Leber- und Fettzellmembranen und aus Lymphozyten extrahiert werden [8]. Eine Schwierigkeit der Reindarstellung liegt in der niedrigen Konzentration von z. B. Insulinrezeptoren im Lebergewebe der Ratte, die etwa 1 mg Rezeptorprotein/kg Leber beträgt [10].

Eine etwa 60fache Reinigung wird durch Ammoniumsulfatfällung mit nachfolgender chromatographischer Reinigung erreicht. Eine weitere Reinigung ermöglicht die Affinitätschromatographie auf Agarose gekuppeltem Insulin [10]. Dabei werden die insulinbindenden Proteine aus dem mit Detergentien gewonnenen Membranextrakt selektiv gebunden und können eluiert werden. Hierdurch läßt sich eine etwa 250000fache Anreicherung erzielen [10].

Cuatrecasas [8] sowie Gavin et al. [17] konnten zeigen, daß die kinetischen Daten und die Spezifität der Insulinbindung an isolierte Rezeptoren und an Membranrezeptoren von Fett- und Leberzellen einander entsprechen.

Das Molekulargewicht isolierter Rezeptoren liegt bei 300000, der Sedimentationskoeffizient beträgt 11 S [8].

Die exklusiv an der Zelloberfläche vorhandenen Insulinrezeptoren werden durch Trypsinbehandlung geschädigt.

Bei Inkubation isolierter Rattenfettzellen in Gegenwart steigender Trypsinkonzentration nimmt die Rezeptorbindung des Insulins parallel zur insulinstimulierten Glucoseoxydation ab (Abb. 9).

Cuatrecasas (1971) [4] konnte zeigen, daß die Trypsinbehandlung eine starke Verminderung der Affinität der Insulinrezeptoren verursacht. Die Gesamtzahl der Rezeptoren je Zelle bleibt unverändert; auch die an der Glucoseoxydation der Fettzellen gemessene maximale Antwort auf Insulin bleibt bei entsprechender Erhöhung der Insulinkonzentration erhalten.

Obschon eine Neuramidasebehandlung mit niedrigen Enzymkonzentrationen bei isolierten Fettzellen insulinähnliche Effekte bewirkt [7], führt eine Erhöhung der Enzymkonzentration zur vollständigen Aufhebung der Insulineffekte auf Glucosetransport und Lipolyse [7]. Durch ein solches Vorgehen werden Gesamtzahl und Affinität der Rezeptoren nicht beeinflußt. Aus dieser Dissoziation zwischen biologischer Wirkung einerseits und Rezeptorbindung andererseits nach einer Neuramidasebehandlung wurde geschlossen, daß Sialinsäure der Zellmembran nicht an der Erkennung des spezifischen Hormons, sondern an der Funktion des Rezeptors beteiligt ist, die anderen Molekülen übermittelt, daß Insulin erkannt wurde.

Durch Behandlung von isolierten Fettzellen, Fettmembranen und Leberzellmembranen mit Phospholipase C und Phospholipase A wird eine 3- bis 6fache Zunahme der Rezeptorbindung des Insulins verursacht (Abb. 10).

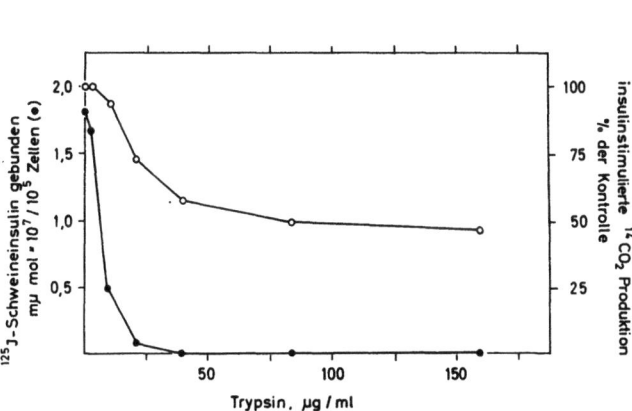

Abb. 9. Auswirkung der Trypsinbehandlung von isolierten Rattenfettzellen auf die Rezeptorbindung von ^{125}J-Insulin (○) und auf die insulinstimulierte Glucoseoxydation (●). Modifiziert nach Cuatrecasas [4]. Eine Trypsinbehandlung vermindert die Affinität der Insulinrezeptoren ohne die Gesamtzahl je Zelle zu beeinflussen

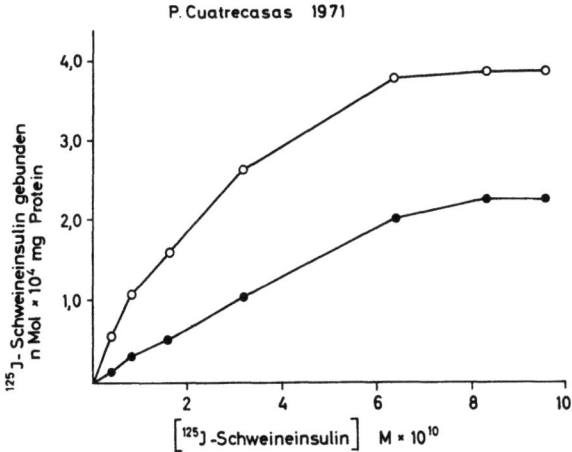

Abb. 10. Auswirkung einer Behandlung von Rattenfettzellmembranen mit Phospholipase C aus C. perfringens auf die Rezeptorbindung des Insulins (ohne Phospholipase C [●] und in Gegenwart von 40 µg/ml Phospholipase C [○]). Modifiziert nach Cuatrecasas [5]. Durch Phospholipasebehandlung werden zuvor nicht nachweisbare Insulinrezeptoren freigelegt, während die Affinität der Rezeptoren unbeeinflußt bleibt

Dabei nimmt die Zahl der zur Insulinbindung verfügbaren Rezeptoren je Zelle zu, während sich Bindungseigenschaften der durch Spaltung von Lipiden oder Lipoproteinen freigelegten Rezeptorbindungsstellen von den normalerweise vorhandenen Rezeptoren nicht unterscheiden [5].

Für Glucagon zeigten Rodbell *et al.* [42], daß eine Behandlung mit Phospholipase A zu einer Verminderung der Glucagonbindung parallel zu einer verminderten Adenylcyclaseaktivierung durch Glucagon führt. Im Gegensatz zu den Eigenschaften der Insulinrezeptoren scheinen für die Rezeptorbindung des Glucagons Lipide oder Lipoproteine von Bedeutung zu sein [42].

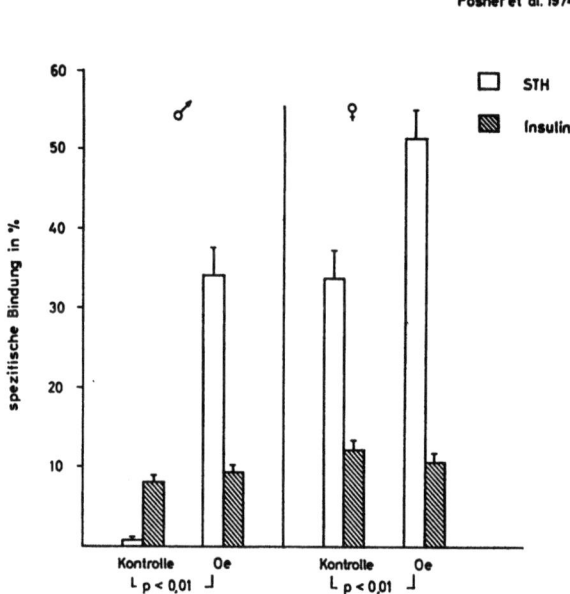

Abb. 11. Steigerung der Rezeptorbindung von STH und Prolaktin an Rattenlebermembranen durch Östronbehandlung (50 μg/Ratte während 7 Tagen). Die Insulinbindung bleibt unbeeinflußt. Modifiziert nach Posner *et al.* [40]

Regulation von Membranrezeptoren

Die Konzentration von Membranrezeptoren für Insulin scheint genetisch reguliert zu werden. Verschiedene Mäuse-Inzuchtstämme wiesen je mg Lebergewebe sehr unterschiedliche maximale Konzentrationen an Insulinrezeptoren auf [38].

Im Laufe der fetalen Entwicklung und postpartal wurde bei Ratten von Kelly *et al.* [27] eine Zunahme von Lebermembranrezeptoren für Wachstumshormon und Prolaktin beschrieben. Bei der gleichen Tierspezies nahm die Rezeptorbindung des Insulins an Leberzellmembranen bei der Alterung von 2 bis zu 24 Monaten um fast die Hälfte ab (Freeman *et al.*, 1973) [12]. Für einen Membranrezeptor der Rattenleber, welcher Wachstumshormon und Prolaktin bindet, wurde eine interessante hormonelle Regulation der Rezeptorbindungsstellen beschrieben [40].

Posner *et al.* (1974) [40] konnten zeigen, daß durch eine 7tägige Behandlung mit Östron oder Östradiol an Leberzellmembranen männlicher Ratten 10- bis 30fach höhere Rezeptorkonzentrationen für Prolaktin und Wachstumshormon induziert werden (Abb. 11, links). Bei weiblichen Ratten wird die Konzentration an Prolaktin- und Wachstumshormonrezeptoren der Leberzellmembran auf weniger als das Doppelte auf das Niveau bei der Schwangerschaft und Laktation angehoben (Abb. 11, rechts). Die durch Östron bzw. Östradiol induzierten Membranrezeptoren unterscheiden sich qualitativ nicht von normalerweise vorhandenen Rezeptoren, die Assoziationskonstanten für die Bindung von Wachstumshormon und Prolaktin bleiben unverändert. Die Konzentrationen an Insulinrezeptoren der Leberzellmembranen blieben unverändert (Abb. 11). Wesentlich an den Untersuchungen von Posner et al. [40] ist der Beleg dafür, daß unter Östrogenbehandlung und unter definierten physiologischen Bedingungen, wie Gravidität und Laktation, die Rezeptoren für Wachstumshormon und Prolaktin der Leberzellmembranen moduliert werden können. Hormoneffekte können also sowohl durch eine Änderung des Hormonspiegels als auch durch Variationen der Rezeptorkonzentrationen beeinflußt werden. Neuere Arbeiten aus der Gruppe von de Meyts et al. (1974) [35] und Gavin et al. [19] scheinen zu belegen, daß bei Insulinrezeptoren von Lymphozyten aus der Zellkultur und von Leberzellmembranen die Abdissoziation des Insulins vom Rezeptor in Gegenwart höherer Insulinkonzentrationen gefördert wird. Diese Autoren sprechen von einer negativen Kooperation zwischen Insulinspiegel und verfügbaren Rezeptoren. In Weiterführung dieser Untersuchungen konnte die Arbeitsgruppe von Gavin et al. (1974) [19] nachweisen, daß eine 5- bis 16stündige Inkubation menschlicher Lymphozyten aus der Zellkultur in Gegenwart von 10^{-8} Mol/l Insulin zu einer Verminderung der Rezeptorkonzentration führt, die nicht durch Besetzung von Rezeptoren mit Insulin erklärt werden kann. Auch diese Daten weisen darauf hin, daß eine reziproke Beziehung zwischen der extrazellulären Insulinkonzentration und der Zahl der Insulinrezeptoren der Zellmembran besteht. Möglicherweise kann die Insulinempfindlichkeit einer Zelle durch Regulation der Anzahl an Rezeptoren der Hormonkonzentration in der extrazellulären Flüssigkeit angepaßt werden.

Pathologie der Membranrezeptoren

Kahn et al. (1972) [25], (1973) [26] berichteten über die Insulinbindung an Fettzellmembranen, Leberzellmembranen und isolierte Hepatozyten bei genetisch fettsüchtigen hyperglykämischen ob/ob-Mäusen im Vergleich zu dünnen Mäusen des gleichen Wurfes.

Das Fettsucht-Hyperglykämiesyndrom der Maus ist rezessiv vererblich und durch eine Resistenz gegenüber exogenem und endogenem Insulin charakterisiert [21].

Unter identischen Bedingungen der Präparation und Inkubation binden Fettzellmembranen, Leberzellmembranen und intakte Hepatozyten der Mäuse mit genetisch bedingtem Fettsucht-Hyperglykämiesyndrom nur etwa ein Viertel der Insulinmenge, die Membranen von dünnen Mäusen des gleichen Wurfes binden (Abb. 12).

Es dürfte sich bei diesen Befunden um eine tatsächliche Reduktion der Insulinrezeptoren der einzelnen Zelle handeln. Eine Erhöhung des Insulinspiegels, ein vermehrter Insulinabbau oder eine Vergrößerung der Zelloberfläche konnten als Ursachen einer „scheinbaren" Verminderung der Insulinrezeptoren ausgeschlossen werden [26].

Nähere Analysen der Insulinbindung zeigen, daß die Rezeptorbindungsstellen für Insulin, vor allem die hochaffinen Bindungsstellen an Fett- und Leberzellmembranen, vermindert sind, während für die Assoziationskonstanten der Insulinrezeptorbindung bei fettsüchtigen und dünnen Mäusen gleiche Werte gemessen werden.

Befunde von Archer et al. (1973) [1], nach denen Lymphozyten von insulinresistenten adipösen Patienten weniger Insulin binden als Lymphozyten von Normalpersonen, weisen möglicherweise in die gleiche Richtung. Archer et al. (1973) [1] diskutieren eine „Alteration" der Insulinrezeptoren bei den adipösen

Patienten; bei den vorgelegten Befunden müßte klargestellt werden, ob der „Alteration" eine verminderte Zahl an Insulinrezeptoren oder eine herabgesetzte Bindungsfestigkeit entspricht.

Bei den Pygmäen mit proportioniertem Minderwuchs besteht möglicherweise ein Mangel an Rezeptoren für Wachstumshormon.

Diese Bewohner der Regenwälder von Äquatorialafrika erreichen bei normalen Geburtsgewichten mittlere Körpergewichte von 45 kg. Wachstumshormonausschüttung und die Bildung von Somatomedin der Pygmäen weichen, wie Rimoin et al. (1969) [41] zeigen konnten, von den normalerweise gemessenen Werten nicht ab. Für eine periphere Resistenz gegenüber Wachstumshormon oder einen Rezeptormangel sprechen die bei den Pygmäen fehlenden Anstiege der freien Fettsäuren und des Seruminsulins nach Injektion von Wachstumshormon. Weitere Untersuchungen mit direkten Messungen der Wachstumshormonrezeptoren an Lymphozyten oder Adipozyten sind erforderlich, um die Frage eines genetisch determinierten Mangels an Membranrezeptoren für Wachstumshormon bei den afrikanischen Pygmäen zu klären.

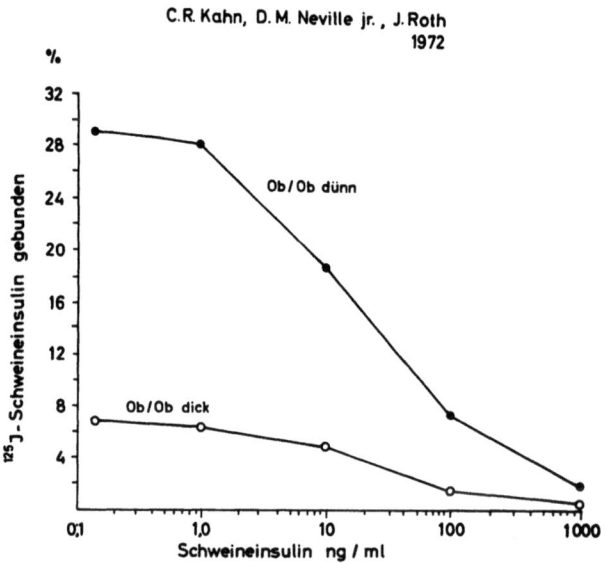

Abb. 12. Verdrängung von ^{125}J-Insulin aus der Bindung an Leberzellmembranen bei fetten ob/ob-Mäusen und bei mageren Tieren des gleichen Wurfes. Modifiziert nach Kahn et al. [26]

Literatur

1. Archer, J. A., Gorden, P., Gavin III, J. R., Lesniak, M. A., Roth, J.: J. clin. Endocr. **36**, 627 (1973). — 2. Chang, K.-J., Bennet, V., Cuatrecasas, P.: J. biol. Chem. **250**, 488 (1975). — 3. Cuatrecasas, P.: Proc. nat. Acad. Sci. (Wash.) **68**, 1264 (1971). — 4. Cuatrecasas, P.: J. biol. Chem. **246**, 6522 (1971). — 5. Cuatrecasas, P.: J. biol. Chem. **246**, 6532 (1971). — 6. Cuatrecasas, P.: J. biol. Chem. **246**, 7265 (1971). — 7. Cuatrecasas, P., Illiano, G.: J. biol. Chem. **246**, 4938 (1971). — 8. Cuatrecasas, P.: Proc. nat. Acad. Sci. (Wash.) **69**, 318 (1972). — 9. Cuatrecasas, P.: Diabetes **21** (Suppl. 2), 396 (1972). — 10. Cuatrecasas, P.: Proc. nat. Acad. Sci. (Wash.) **69**, 1277 (1972). — 11. Cuatrecasas, P.: Ann. Rev. Biochem. **43**, 169 (1974). — 12. Freeman, C., Karoly, K., Adelman, R. C.: Biochem. biophys. Res. Commun. **54**, 1573 (1973). — 13. Freychet, P., Roth, J., Neville, D. M., Jr.: Proc. nat. Acad. Sci. (Wash.) **68**, 1833 (1971). — 14. Freychet, P., Kahn, R., Roth, J., Neville, D. M., Jr.: J. biol. Chem. **247**, 3953 (1972). — 15. Freychet, P., Brandenburg, D., Wollmer, A.: Diabetologia **10**, 1 (1974). — 16. Gammeltoft, St., Gliemann, J.: Biochim. biophys. Acta (Amst.) **320**, 16 (1973). — 17. Gavin III, J. R., Mann, D. L., Buell, D. N., Roth, J.: Biochem. biophys. Res. Commun. **49**, 870 (1972). — 18. Gavin III, J. R., Gorden, P., Roth, J., Archer, J. A., Buell, D. N.: J. biol.

Chem. **248**, 2202 (1973). — 19. Gavin III, J.R., Roth, J., Neville, D. M., Jr.: De Meyts, P., Buell, D. N.: Proc. nat. Acad. Sci. (Wash.) **71**, 84 (1974). — 20. Geiger, R.: Hoppe-Seylers Z. physiol. Chem. **352**, 7 (1971). — 21. Genuth, S. M., Przybylski, R. J., Rosenberg, D. M.: Endocrinology **88**, 1230 (1971). — 22. Henrichs, H. R., Schwald, A., Kasemir, H., Burmeister P., Kerp, L.: In: Kongreß d. Dtsch. Ges. f. Diabetesforschung 1974, Vortrag Nr. 61. — 23. Hintz, R. L., Clemmons, D. R., Underwood, L. E., Van Wyk, J. J.: Proc. nat. Acad. Sci. (Wash.) **69**, 2351 (1972). — 24. Kahn, R., Freychet, P., Neville, D. M., Jr., Roth, J.: Diabetes **21**, 334 (1971). — 25. Kahn, C. R., Neville, D. M., Jr., Gorden, P., Freychet, P., Roth, J.: Biochem. biophys. Res. Commun. **48**, 135 (1972). — 26. Kahn, C. R., Neville, D. M., Roth, J.: J. biol. Chem. **248**, 244 (1973). — 27. Kelly, P. A., Posner, B. I., Tsushima, T., Friesen, H. G.: Endocrinology **95**, 532 (1974). — 28. Kerp, L., Steinhilber, S., Kasemir, H., Hahn, J., Henrichs, H. R., Geiger, R.: Diabetes **23**, 651 (1974). — 29. Kono, T., Barham, F. W.: J. biol. Chem. **246**, 6210 (1971). — 30. Krug, U., Krug, F., Cuatrecasas, P.: Proc. nat. Acad. Sci. (Wash.) **69**, 2604 (1972). — 31. Levine, R.: 76. Tagung d. Dtsch. Ges. f. Inn. Med. 1970, 11. — 32. Levine, R., Goldstein, M. S., Klein, S., Hiddlestun, B.: J. biol. Chem. **179**, 985 (1949). — 33. Levine, R.: Fed. Proc. **24**, 1071 (1965). — 34. Means, A. R., Vaitukaitis: Endocrinology **90**, 39 (1972). — 35. De Meyts, P., Roth, J., Neville, D. M., Gavin III, J. R., Lesniak, M. A.: Biochem. biophys. Res. Commun **55**, 154 (1973). — 36. Olefsky, J., Reaven, G. M.: J. clin. Endocrin. **38**, 554 (1974). — 37. Olefsky, J. M., Jen, Ph., Reaven, G. M.: Diabetes **23**, 565 (1974). — 38. Petersen, K.-G., Günther, E., Frowein, J., Henn, D.: (In Vorbereitung). — 39. Posner, B. I.: Diabetes **23**, 209 (1974). — 40. Posner, B. I., Kelly, P. A., Friesen, H. G.: Proc. nat. Acad. Sci. (Wash.) **71**, 2407 (1974). — 41. Rimoin, D. L., Merimee, Th. J., Rabinowitz, D., Cavalli-Sforza, L. L., McKusick, V. A.: New Engl. J. Med. **281**, 1383 (1969). — 42. Rodbell, M., Krans, H. M., Pohl, St. L., Birnbaumer, L.: J. biol. Chem. **246**, 1861 (1971). — 43. Rodbell, M., Birnbaumer, L., Pohl, St. L., Sundby, F.: Proc. nat. Acad. Sci. (Wash.) **68**, 909 (1971). — 44. Scatchard, G., Coleman, J. S., Shen, A. L.: J. Amer. chem. Soc. **79**, 12 (1957). — 45. Stadie, W. C., Haugaard, N., Marsh, J. B., Hills, A. G.: Amer. J. med. Sci. **218**, 265 (1949).

Membranspezifität für Pharmaka

TRENDELENBURG, U. (Inst. für Pharmakologie u. Toxikologie, Univ. Würzburg)

Referat

Manuskript nicht eingegangen.

Stimulation von Lymphozyten: Änderung der Struktur und Funktion der Plasmamembran

FERBER, E., BRUNNER, G., FISCHER, H., HUBER, A., DE PASQUALE, G., REILLY, C. E., RESCH, K. (Max-Planck-Institut für Immunbiologie, Freiburg i. Br.)

Referat

Die Aktivierung von Lymphozyten stellt ein gut studierbares Modell für Differenzierungsvorgänge dar, da die kleinen Lymphozyten als eine typische Ruheform einer Zelle ohne erkennbare Funktion anzusehen sind und nach Kontakt mit Antigen eine Reihe von funktionellen Änderungen zeigen, die schließlich zu der sog. Blast-Transformation dieser Zellen führen. Von entscheidender Bedeutung für die biochemische Analyse dieser Vorgänge war der Umstand, daß ruhende Lymphozyten nicht nur durch das spezifische Antigen stimulierbar sind, sondern auch unspezifisch durch Phytagglutinine wie Concanavalin A oder Phytohemagglutinin. Nach allem, was man heute weiß, führt auch diese unspezifische Stimulation, bei der sehr viel mehr Lymphozyten aktiviert werden als bei spezifischer Aktivierung, zu identischen funktionellen und strukturellen Änderungen der Zelle.

Alle diese stimulierenden Liganden binden an die äußere Zellmembran, sie können zwar durch Pinocytose aufgenommen werden, jedoch ist dies zur Stimulation von Lymphocyten nicht notwendig. Greaves u. Bauminger [1] zeigten, daß Lymphocyten auch dann durch Concanavalin A stimuliert werden, wenn dies an Sepharosekugeln gebunden ist und deshalb nicht aufgenommen werden kann. In Übereinstimmung hiermit steht, daß die ersten strukturellen und funktionellen Änderungen, die man nach Bindung von stimulierenden Liganden an die Zelle beobachten kann, an der Plasmamembran ablaufen. Ein Beispiel für frühe strukturelle Änderungen der Plasmamembran stellt die sog. ,,cap formation" dar, die in letzter Zeit intensiv von den Arbeitsgruppen Raff [2] und Pernis [3] untersucht wurde. Dieses capping tritt immer dann auf, wenn multivalente Liganden, entweder Antigene oder aber auch Antikörper, an die äußere Zellmembran binden.

Bindung bei 0° führt zunächst zu einer mehr oder weniger homogenen Verteilung auf der Zellmembran. Nach Erwärmung der Zellen kommt es dann innerhalb etwa 0,5 Std zum Auftreten einer asymmetrischen Verteilung. Wahrscheinlich wichtiger für die Auslösung der Stimulation und für die Weiterleitung des stimulierenden Signals sind die frühen funktionellen Änderungen der Plasmamembran, vor allem Änderungen des Transports einer Reihe von Substanzen [4—6]. Diese Metabolite werden durch ganz unterschiedliche Mechanismen in die Zelle transportiert — Zucker z. B. durch erleichterte Diffusion, während Aminosäuren und Ionen wie K^+ und Na^+ durch aktiven Transport eingeschleust werden.

Der Ausgangspunkt unserer Untersuchungen war, nach einem gemeinsamen Mechanismus zu suchen, der die Basis sein könnte für diese in ihrer Natur sehr unterschiedlichen funktionellen frühen Änderungen der Plasmamembran. Da Proteine im allgemeinen die Träger spezifischer Funktionen sind, konzentrierten wir uns zunächst auf die Analyse und Dynamik der Membranphospholipide. Die experimentellen Ansätze, nach denen wir vorgingen, waren:

1. Inkorporationsversuche mit Vorstufen der Phospholipide, insbesondere langkettigen Fettsäuren;
2. Untersuchungen an einem für die Transferierung von langkettigen Fettsäuren in Phospholipide verantwortlichen Enzym, einer membrangebundenen Acyltransferase;
3. die quantitative Analyse der Phospholipidfettsäuren;
4. Fluoreszenzuntersuchungen, die erlauben, Aussagen über die Viskosität der Membran zu machen;
5. die Analyse und Charakterisierung rezeptortragender Membranareale berührt die Frage, ob die Vielzahl der Bindungsstellen für Mitogene wie Concanavalin A — Lymphozyten haben etwa eine Million Bindungsstellen für Concanavalin A pro Zelle — sich alle gleichartig verhalten, oder ob es bestimmte Stellen oder Areale auf der äußeren Zellmembran gibt, die ausschließlich dazu geeignet sind, die Aktivierung der Zelle auszulösen.

Ich möchte nun zuerst kurz auf die in Frage kommenden Stoffwechselwege eingehen. Die Synthese von Phospholipiden, wie z. B. von Lecithin, kann einmal über den Weg der de novo-Synthese erfolgen. Dabei wird Glycerin-3-Phosphat zunächst zu Diglycerid überführt, auf das dann CDP-Cholin übertragen werden kann, so daß dann das Lecithinmolekül entsteht. Wir verfolgten diesen Weg, indem wir die Inkorporation von Cholin gemessen haben. Neben diesem Weg gibt es aber noch einen zweiten zyklischen Weg, der nicht zur Nettosynthese von neuen Phospholipidmolekülen führt, sondern zu einem Austausch der langkettigen Fettsäurereste. Die Reaktionen dieses Zyklus werden von zwei Enzymen katalysiert, der Phospholipase A, die hydrolytisch eine der beiden Fettsäuren des Lecithinmoleküls abspaltet, so daß ein Derivat mit nur einer Fettsäure entsteht, das in einer Art Rückreaktion mittels bestimmter Acyltransferasen reacyliert werden kann, so daß wiederum Lecithin entsteht. Der physiologische Sinn dieser Reaktionen ist in einem Austausch bestimmter Fettsäuren zu sehen. Insbesondere die transferierenden Enzyme besitzen sowohl hohe Spezifität für die Stelle im Molekül, auf die sie Fettsäuren übertragen, wie auch für bestimmte Fettsäuren. Die Transferasen, über die ich hier berichten will, transferieren vorzugsweise hochungesättigte Fettsäuren auf die Position 2 des Lecithinmoleküls.

Inkorporationsversuche

Abb. 1 zeigt den Vergleich der Einbauraten von Cholin und langkettigen Fettsäuren (Ölsäure) in nicht stimulierte Lymphocyten. Dieser Vergleich zeigt, daß die Inkorporation der Fettsäure 100mal höher ist als die des Cholins. Diese Diskrepanz läßt sich nur erklären, wenn man einen separaten Stoffwechselzyklus für Fettsäuren annimmt, über den die Fettsäurereste der Phospholipide ausgetauscht werden können [7].

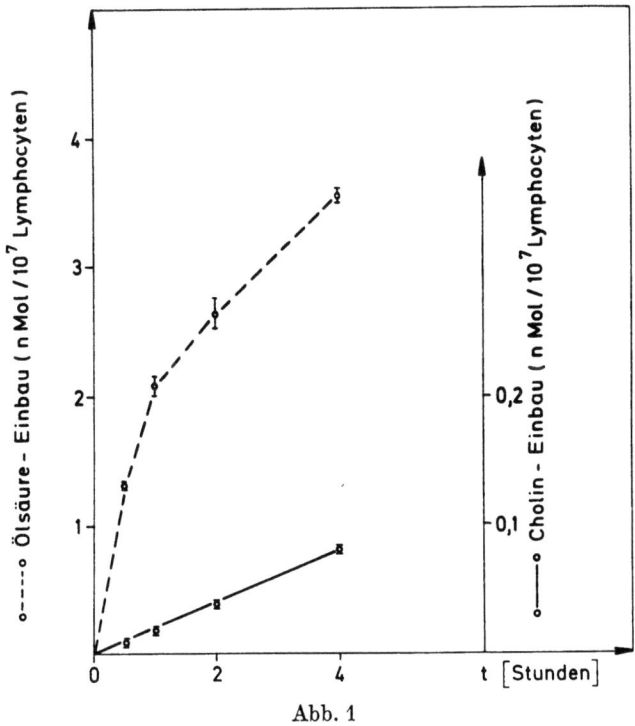

Abb. 1

Vergleichende Untersuchungen, wie sie in Abb. 2 dargestellt sind, zeigen, daß nach Zugabe des Stimulans die vermehrte Inkorporation von langkettigen Fettsäuren in eine bestimmte Membran erfolgt (obere Kurve, stimulierte Lymphozyten). Vergleicht man den Einbau in ganze Zellen mit dem Einbau in Mikrosomen, so ist der Unterschied in der mikrosomalen Fraktion nicht nur sehr viel ausgeprägter, sondern auch sehr viel früher nach Zugabe des Stimulans zu beobachten. Mikrosomale Membranen enthalten im allgemeinen endoplasmatisches Retikulum, bei nicht stimulierten Lymphozyten jedoch besteht die mikrosomale Fraktion, wie wir zeigen konnten, zu 80% aus äußerer Plasmamembran. Wir entwickelten

Methoden zur Reindarstellung und Charakterisierung der Plasmamembranen aus Lymphozyten und wiederholten auch diesen Typ des Einbauexperiments an gereinigten Fraktionen und fanden, daß schon 10 min nach Zugabe des Stimulans die Inkorporation von Ölsäure ausschließlich in Phospholipide der äußeren Membran signifikant erhöht war.

Lysolecithin-Acyltransferasen

In Übereinstimmung mit diesen Befunden und sie unterstützend stehen unsere Untersuchungen über die Lysolecithin-Acyltransferasen, die diesen Umbau katalysieren. Abb. 3 zeigt, daß in Lymphozyten diese Acyltransferase vorzugsweise in der äußeren Plasmamembran vorkommt und daß sie um das 2- bis 3fache direkt nach Zugabe des Stimulans aktiviert wird [8]. Der Beweis dafür, daß diese Enzymaktivierung ein primärer Vorgang ist und sofort nach Bindung erfolgt, wurde durch die folgenden Experimente erbracht:

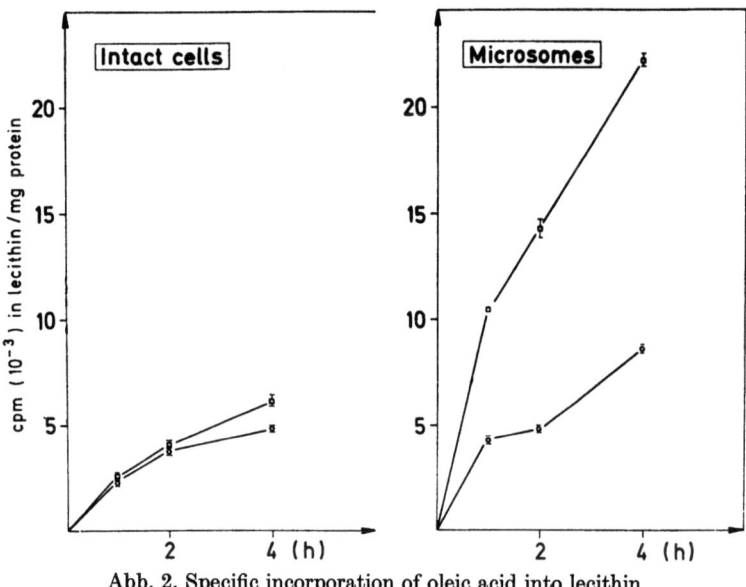

Abb. 2. Specific incorporation of oleic acid into lecithin

1. Der Aktivierungsprozeß ist unabhängig von der Temperatur. Bei 0° C wird das Enzym im gleichen Ausmaß aktiviert wie bei 37° C (Abb. 4). Dies zeigt, daß die Aktivierung nicht von Stoffwechselprodukten oder der Proteinsynthese abhängt [9].

2. Ein weiteres Argument für eine sofortige Veränderung dieses Enzyms zeigt der Vergleich des zeitlichen Verlaufs der Bindung des Stimulans an die Zelle und des Aktivierungsprozesses.

Beide Prozesse — sowohl die Bindung wie die optimale Aktivierung des Enzyms — sind nach etwa 30 min abgeschlossen. Sie haben also beide einen ganz ähnlichen Verlauf.

3. Es gelingt, den Prozeß der Aktivierung zu unterbrechen, wenn man innerhalb der ersten halben Stunde die weitere Bindung von Concanavalin A an die Zelle spezifisch unterbindet, indem man einen konkurrierenden Zucker wie α-Methylmannosid zugibt (Abb. 5).

Wir haben Hinweise dafür, daß der Mechanismus der Enzymaktivierung auf einem allosterischen Übergang beruht.

Die Beweise hierfür kommen aus der Kinetik der Aktivierung. Die Affinität für die Substrate dieses Enzyms, die aktivierte Fettsäure und das Lysolecithin ändern sich nicht während der Aktivierung, jedoch die Affinität für den stimulierenden Liganden Concanavalin A. Wenn man steigende Mengen von Concanavalin A einsetzt, so erhält man nicht eine normale Sättigungskinetik, sondern eine S-förmige Kurve (Abb. 6). Die Auswertung dieser Kinetik zeigt alle Charakteristika eines kooperativen Prozesses [9].

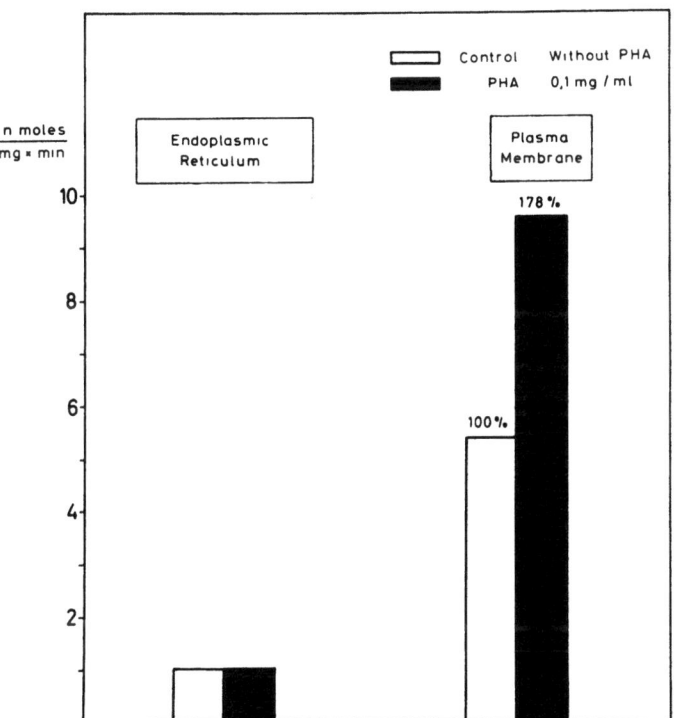

Abb. 3. Stimulation of rabbit lymphocytes with phytohaemagglutinin (PHA): specific activity of lysolecithin-acyltransferase in endoplasmic reticulum and in plasma membranes (cultivation: 1 hr)

	$n\ moles \times mg^{-1} \times min^{-1}$	
	0°C	37°C
control	16.1	15.1
CONA	47.2	38.0

Abb. 4. Arachidonoyl-ConA: lysolecithin acyltransferase in microsomes of ConA-stimulated thymocytes. Incubation of 5×10^7 cells/ml for 60 min at 0 and 37° C

Ich möchte nun kurz die Eigenschaften des Enzyms besprechen, die die Richtung bestimmten, in der der Umbau der Phospholipidfettsäuren erfolgt. Die wichtigste Eigenschaft dieses Enzyms ist, daß es eine hohe Affinität für hochungesättigte Fettsäure hat. Die höchsten Aktivitäten in stimulierten Zellen und die höchste Affinität werden gefunden, wenn man als aktivierte Fettsäure eine Fettsäure mit 4 Doppelbindungen verwendet (Abb. 7).

Quantitative Veränderungen der Phospholipid-Fettsäuren

Es ergab sich nun die Frage, ob alle diese Ereignisse geeignet sind, die Fettsäureverteilung in den Phospholipiden meßbar zu verändern. Deshalb führten wir Fettsäureanalysen der Phospholipide nach verschiedenen Stimulationszeiten

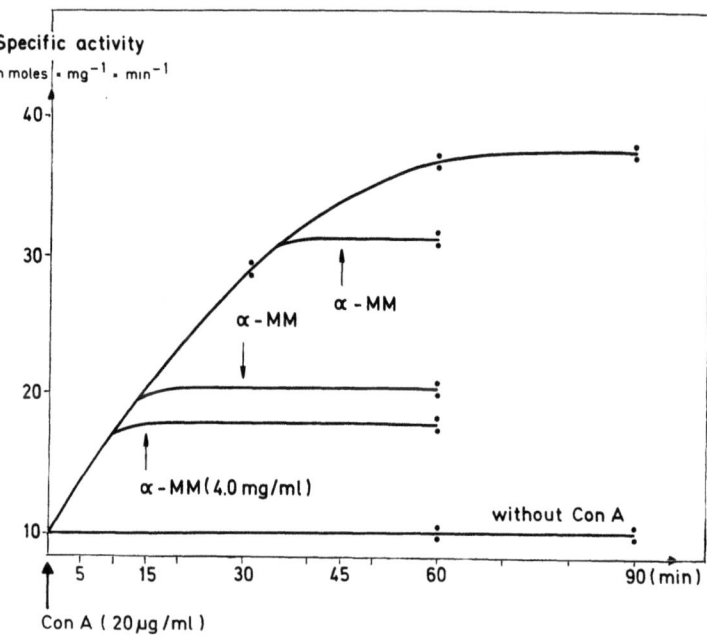

Abb. 5. Effect of α-methyl-mannosid (α-MM) on activation of acyltransferase by ConA

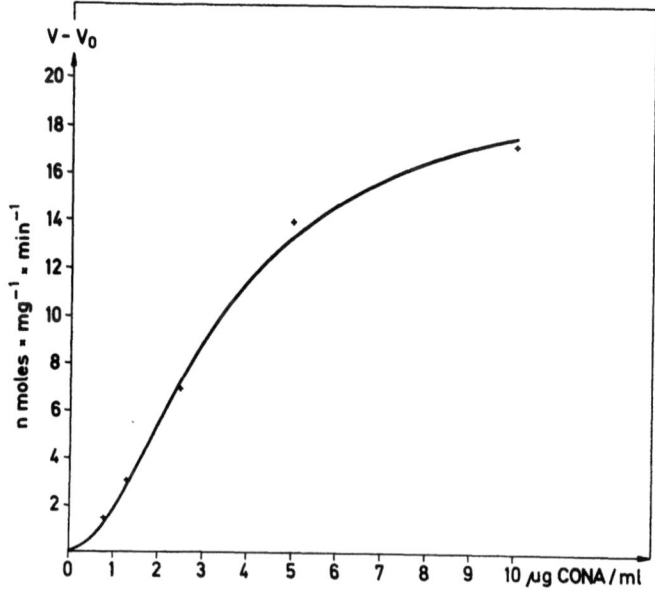

Abb. 6. Cooperativity of membrane-bound acyl-ConA: lysolecithin acyltransferase

durch. Abb. 8 zeigt die Analyse von Thymuszellen nach 4stündiger Inkubation bei 37° C. Es sind getrennt aufgeführt die Fettsäuren der Position 1 und 2 des Lecithinmoleküls. Zunächst fiel auf, daß normale nicht stimulierte Lymphozyten im Vergleich zu anderen Zellen einen relativ hohen Gehalt von gesättigten Fettsäuren in Stellung 2 aufweisen. Auf dieser Grundlage sind die Veränderungen interessant, die nach Stimulation auftreten. Es kommt ausschließlich bei den Fettsäuren der Position 2 zu einem Anstieg der mehrfach ungesättigten Fettsäuren, vor allem der Linolsäure und der Arachidonsäure. Summarisch ist dieser Anstieg dargestellt durch das Verhältnis von Polyensäuren zu gesättigten Fettsäuren. Dieses Verhältnis wird nach 4stündiger ConA-Stimulation etwa verdoppelt. Dieses Ergebnis entspricht dem, was man auf Grund der hohen Affinität der Acyltransferase für hoch ungesättigte Fettsäuren und seiner Spezifität bei der Übertragung dieser Fettsäuren auf die Stellung 2 des Lecithinmoleküls erwarten konnte.

Substrate:	Oleoyl-ConA (18:1)		Arachidonoyl-ConA (20:4)	
	V_{max}	Km (M)	V_{max}	Km (M)
Control	3.9	$1.0 \cdot 10^{-5}$	7.6	$6.4 \cdot 10^{-7}$
ConA	7.9	$1.2 \cdot 10^{-5}$	31.7	$8.5 \cdot 10^{-7}$

V_{max} is given n moles $\cdot$ mg^{-1} protein $\cdot$ min^{-1}.

Abb. 7. Substrate specificity of microsomal acyl ConA: lysolecithin acyltransferase of ConA-stimulated thymocytes

	MOL %					POLYENOIC/ SATURATED
	16:0	18:0	18:1	18:2	20:4	
POSITION 1						
control	56.6	19.9	18.5	4.9	-	0.064
CONA	58.1	16.0	20.7	5.2	-	0.070
POSITION 2						
control	45.4	7.2	24.0	13.4	9.8	0.441
CONA	41.0	1.6	21.7	20.3	15.2	0.883

Abb. 8. Changes of fatty acid distribution of phosphatidyl choline in rabbit thymocytes during stimulation with ConA. Cultivation: 4 hrs; regular Eagle's medium; ConA: 5 µg/ml

Fluoreszenzpolarisation

Es interessierte uns nun die Frage, ob die beschriebenen Vorgänge auch zu Änderungen der physiko-chemischen Eigenschaften der Membran führen. Als Meßparameter benutzten wir die Beweglichkeit eines fluoreszierenden Moleküls (Perylen), von dem bekannt ist, daß es in die Lipidphase der Membran eindringt und vorwiegend in der Region der langkettigen Fettsäuren lokalisiert ist. Die Gesamtfluoreszenz des Moleküls verändert sich nicht bei steigender Temperatur, wohl aber die Fluoreszenzpolarisation. Diese wird mit steigender Temperatur kleiner, bis sie bei einer bestimmten Temperatur 0 wird. Dies beruht darauf, daß das Perylenmolekül immer beweglicher wird und somit ein guter Meßparameter für die Viskosität der Umgebung ist. Verwendet man diese Technik für die Analyse der Fluidität von Membranlipiden aus normalen und stimulierten Lymphozyten, so sieht man bei Erhöhung der Temperatur einen drastischen Unterschied, besonders in dem Bereich um 25° C, hier nämlich wird die Fluoreszenzpolarisation von Lipiden aus stimulierten Zellen 0, d. h. die fluoreszierende Sonde ist maximal beweglich (Abb. 9). Diese Befunde passen gut zu der erwähnten Änderung der Fettsäurezusammensetzung. Der höhere Gehalt an hoch ungesättigten Fettsäuren bewirkt eine Erhöhung der Fluidität der Membran in stimulierten Lymphozyten.

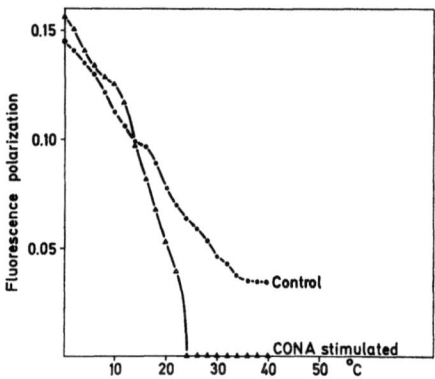

Abb. 9. Temperature dependence of the fluorescence polarization of perylene in microsomal lipids from normal and ConA stimulated thymocytes

Rezeptor-tragende Membranareale

Ich möchte nun noch auf Versuche eingehen, die geeignet sind, etwas mehr über den Rezeptor in der Lymphozytenplasmamembran und seine funktionellen Beziehungen zu anderen strukturellen Einheiten zu erfahren. Die Frage ist, ob die Vielzahl der Bindungsstellen für Concanavalin A an Lymphozyten sich alle gleichartig verhalten, oder aber ob es einen bestimmten Typ von Concanavalin A-Rezeptor gibt, der alleine die Stimulation auslöst. Wenn dies so ist, dann ergäbe sich die Frage, ob dieser bestimmte Rezeptor in einer gut charakterisierbaren Region der Lymphozytenmembran vorkommt, z. B. ob der zur Stimulation führende Concanavalin A-Rezeptor in der Nachbarschaft der membrangebundenen Acyltransferase lokalisiert ist.

Daß dies der Fall ist, geht aus zwei ganz unterschiedlichen experimentellen Versuchsansätzen hervor: der erste Hinweis kam aus dem Vergleich der schon erwähnten Kinetik der Bindung von Con A und der Kinetik der Enzymaktivierung. Der Vergleich dieser beiden Funktionen zeigt nämlich, daß die Affinität für beide Prozesse um den Faktor 10 unterschiedlich ist. Dies kann man aus den unterschiedlichen Konzentrationen, bei denen Halbsättigung erreicht wird, ersehen (Abb. 10). Dies bedeutet, daß der Rezeptor, der das Enzym aktiviert, eine 10mal höhere Affinität für Con A hat als die Mehrzahl der Bindungsstellen. Da dies schon darauf hinwies, daß ein besonderer Typ von Concanavalin A-Rezeptor mit hoher Affinität für den Liganden existiert, entschlossen wir uns, Membranareale anzureichern, die diesen Rezeptor tragen. Ich möchte betonen, daß es nicht unsere Absicht war, unterschiedliche Con A-Rezeptormoleküle zu reinigen, sondern Membranareale, die diese möglicherweise unterschiedlichen Bindungsstellen tragen. Die Technik der Anreicherung solcher Einheiten erfolgte durch Affinitätschromatographie an Concanavalin A, das an Sepharosekugeln gekuppelt war. Wenn man an einer solchen Concanavalin A-Sepharosesäule Membranen fraktioniert, so kann man mindestens 3 Fraktionen erhalten (Abb. 11). Die erste ist eine Fraktion, die nicht an Concanavalin A bindet. Es folgen dann 2 Fraktionen, die jeweils nach Zugabe des konkurrierenden Zuckers α-Methylmannosid eluiert werden, die also vorher mehr oder weniger fest an die Sepharose gebunden wurden. Alle Fraktionen bestehen aus Membranvesikeln mit identischer Zusammensetzung bezüglich der Verteilung von Membranproteinen, Lipiden und Cholesterin. Die unterschiedlichen Eigenschaften sind in Abb. 12 aufgeführt: dies sind die Zahl der Bindungsstellen, die Affinität dieser Bindungsstellen zu Concanavalin A, die Acyltransferaseaktivität und die Fettsäurezusammensetzung bestimmter Phospholipide. Der spezifische

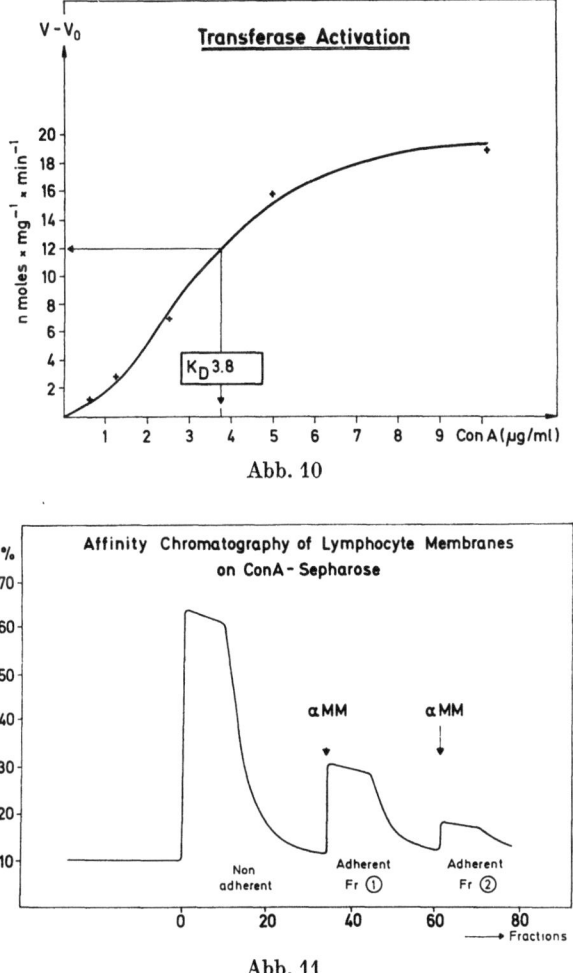

Abb. 10

Abb. 11

Gehalt, d. h. die Zahl der Bindungsstellen/mg Protein nimmt in den adherierenden Fraktionen ab, während die Affinität für Concanavalin A deutlich ansteigt. Gleichzeitig erhöht sich die spezifische Aktivität der Transferase. Man kann also sagen, daß Fraktion 2, die nur 5% des gesamten Membranproteins ausmacht, Concanavalin A-Rezeptoren hoher Affinität und die höchsten Aktivitäten der membrangebundenen Acyltransferase aufweist. Zunächst unerwartet war der Befund, daß der Gehalt hoch ungesättigter Phospholipidfettsäuren in den Fraktionen abnahm, die die höchsten Acyltransferaseaktivitäten aufweisen. Wir erwarteten, daß in der

Umgebung des Enzyms, das hoch ungesättigte Fettsäuren transferiert, der Gehalt dieser Fettsäuren höher sein sollte als in der übrigen Membran. Das Gegenteil jedoch ist der Fall.

Zur Erklärung dieses Befundes muß man darauf hinweisen, daß alle Fraktionen von nicht stimulierten Zellen stammen.

Zusammenfassend lassen sich diese Ergebnisse so deuten, daß in unstimulierten Zellen, besonders in der Umgebung des Enzyms, die Membran durch den Gehalt von relativ viel gesättigten Fettsäuren eine rigide, feste Struktur hat, die besonders geeignet ist, die Interaktion zwischen mehreren funktionellen Membranproteinen zu erleichtern. Nach Stimulation ändert sich dann offenbar dieses Bild: Durch Austausch und Übertragung hoch ungesättigter Fettsäuren aus dem Inneren der Zelle in Plasmamembranphospholipide wird die Membran flüssiger und ist nun besonders geeignet, hohen Stofftransport durch die Membran zu bewerkstelligen. Diese Ergebnisse erklären vor allem die sehr früh auftretenden funk-

	Properties of Receptor - bearing Membranes			
	ConA - Sites [molecules / mg prot]	Affinity [l /mol]	Acyltransferase [n moles · mg^{-1}·min^{-1}]	Arachidonic acid [%]
Non adherent Fraction (Bulk-Membrane) 80%	32.2×10^{14}	3.0×10^5	19	23.0
Adherent Fraction ① (Receptor - Membrane) 15%	10.6×10^{14}	11.2×10^6	25	17.1
Adherent Fraction ② (Receptor - Membrane) 5%	6.8×10^{14}	18.2×10^6	35	12.2

Abb. 12

tionellen Änderungen, die in stimulierten Zellen in der Plasmamembran beobachtet wurden, nämlich die Zunahme der Geschwindigkeit verschiedener Transportprozesse. Daneben besteht aber auch die Möglichkeit, daß auch andere Membranenzyme durch diese Phospholipidänderungen direkt beeinflußt werden.

Diese Ergebnisse lassen den Schluß zu, daß bei der Aktivierung der Lymphozyten das stimulierende Signal nicht direkt von der äußeren Oberfläche zu inneren Strukturen, etwa der Kernmembran, übertragen wird (das würde nämlich nicht die funktionellen und strukturellen Änderungen in der äußeren Membran erklären), sondern daß sich zunächst die Membranlipide ändern, die dann ihrerseits andere Membranfunktionen beeinflussen. Dies ist offensichtlich wichtig für die Stabilisierung des einmal erreichten aktivierten Zustandes der Zelle. Es ist bekannt, daß die Stimulation von Lymphozyten nicht so aufzufassen ist, daß ein stimulierendes Signal einmalig an der Oberfläche der Zelle wirkt und dann die Gesamtsequenz abrollt, sondern daß es eine gewisse Zeit, einige Stunden dauert, bis dieser Zustand der erhöhten Aktivität irreversibel wird. Gerade um dies zu erreichen, ist es offenbar notwendig, daß grundlegende Veränderungen in der Dynamik der Plasmamembrankomponenten auftreten.

Literatur

1. Greaves, M. F., Bauminger, S.: Nature (Lond.) New Biol. **235**, 67 (1972). — 2. Taylor, R. B., Duffus, W. P. H., Raff, M. C., de Petris, S.: Nature (Lond.) New Biol. **233**, 225 (1971). — 3. Loor, F., Forni, L., Pernis, B.: Europ. J. Immunol. **2**, 203 (1972). — 4. Peters, J. H., Hausen, P.: Europ. J. Biochem. **19**, 502 (1971). — 5. Mendelsohn, J., Skinner, S. A., Kornfeld, S.: J. clin. Invest. **50**, 818 (1971). — 6. Quastel, M. R., Kaplan, J. G.: Exp. Cell Res. **63**, 230 (1970). — 7. Resch, K., Ferber, E.: Europ. J. Biochem. **27**, 153 (1972). — 8. Ferber, E., Resch, K.: Biochim. biophys. Acta **296**, 335 (1973). — 9. Ferber, E., Reilly, C. E., de Pasquale, G., Resch, K.: In: Proc. Eighth Leucoc. Cult. Conf. Uppsala: Lymphocyte recognition and effector mechanisms, p. 529. Academic Press 1974.

Signalwandlung an Biomembranen

HOFMANN, K. P. (Inst. für Biophysik und Strahlenbiologie, Univ. Freiburg)

Referat

Zur Einleitung meines Themas möchte ich eine Bestimmung des Begriffes „Signalwandlung" geben, so, wie er in meinem Vortrag verwendet wird.

Was ist ein Signal ? Ein Signal ist „ein Zeichen mit bestimmter Bedeutung". Es ist ein Teil des ständigen Informationsflusses von der Außenwelt auf das lebende Individuum. Von der Umwelt ausgehende Signale lösen infolge erlernter und angeborener Mechanismen im Organismus einen Reiz aus. Der Reiz wiederum ist es, der einen Ablauf der Lebensvorgänge, Reaktion genannt, hervorruft, mit dem sich das Individuum auf seine Umwelt einstellt.

So wesentlich es für alle Lebewesen ist, über ihre Umgebung Bescheid zu wissen, so vielfältig sind die Arten von Signalwandlung, die die Natur hervorgebracht hat. Sie sind so verschieden wie die Energieformen, die zu ihrer Übertragung benutzt werden. Wir sprechen beim Menschen von den fünf Sinnen und unterscheiden diese ganz unbewußt nach den Energieformen, die als Träger der Information benutzt werden. Besonders wichtig ist für uns ein kleiner Ausschnitt aus dem Spektrum der elektromagnetischen Welle, das sichtbare Licht und die entsprechende Sinnesleistung, das Sehen. Wir sind in der Lage, uns von der Außenwelt ein Bild zu machen.

Ein Schwarzweißbild, wie es z. B. das Rind sieht, ist eine Summe von gleichzeitigen elementaren Signalen, die wir uns als helle und dunkle Punkte eines Rasterbildes vorstellen können. Lichtenergie ist Träger des elementaren Signals „Hell-Dunkel" außerhalb des Organismus, das Potential über die Axonmembran des Sehnervs ist sein Träger im Organismus. Was wir unter Signalwandlung verstehen, ist der Wechsel dieser Trägerenergie. Als Beispiel für die Rolle der Biomembranen bei der Signalwandlung möchte ich die Struktur und Funktion der Stäbchenzelle in der Netzhaut der Vertebraten beschreiben. Diese Zellen sind heute bereits soweit erforscht, daß die besondere Rolle der Biomembranen in manchen Grundzügen deutlich wird.

Wie Sie wissen, entwirft der optische Apparat des Auges ein Bild auf die Netzhaut, die den Augenhintergrund überzieht. Dieses Bild wird, aufgelöst in die oben definierten elementaren Hell-Dunkel-Signale, von den Stäbchenzellen als Rasterbild gleichzeitig gesehen. Abb. 1 zeigt Ihnen zur Erinnerung schematisch einen Teil der Netzhaut. Dieses Schema ist mit Abwandlungen bei allen Wirbeltieren verwirklicht. Wir Menschen verfügen neben den Stäbchen- auch über Zäpfchenzellen. Von letzteren gibt es drei bezüglich des Sehpigments verschieden abgestimmte Sorten, so daß wir Farben sehen können. Da die Stäbchen strukturell

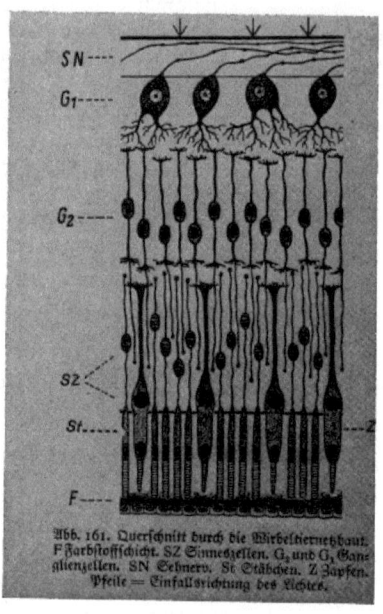

Abb. 1. Querschnitt durch die Wirbeltiernetzhaut (schematisch)

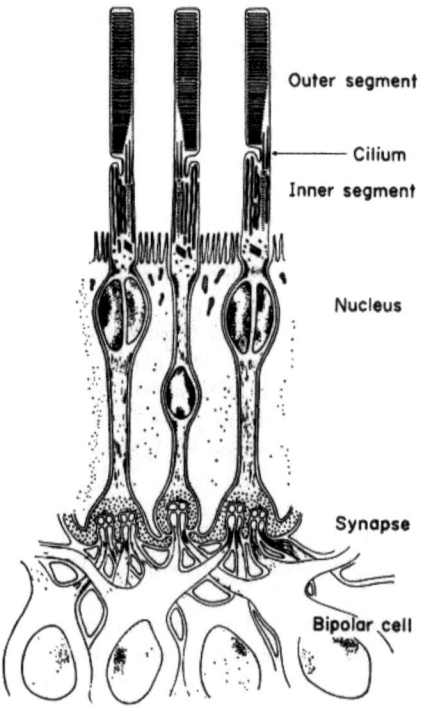

Abb. 2. Stäbchenzellen (schematisch)

noch höher entwickelt sind und die Arbeitsweise der Zäpfchen nach unserer heutigen Kenntnis prinzipiell sehr verwandt ist, möchte ich mich im folgenden auf die Stäbchen beschränken.

Die Stäbchenzelle ist außerordentlich hoch differenziert. Wie Abb. 2 zeigt, besteht sie aus zwei Teilen, die man als Empfängerteil und Versorgungsteil bezeichnen kann. Der Versorgungsteil enthält die Synapse, den Zellkern und sehr viele Mitochondrien im sog. Innensegment. Das Innensegment ist durch einen schmalen Hals, der von den Cilien durchzogen wird, mit dem Außensegment ver-

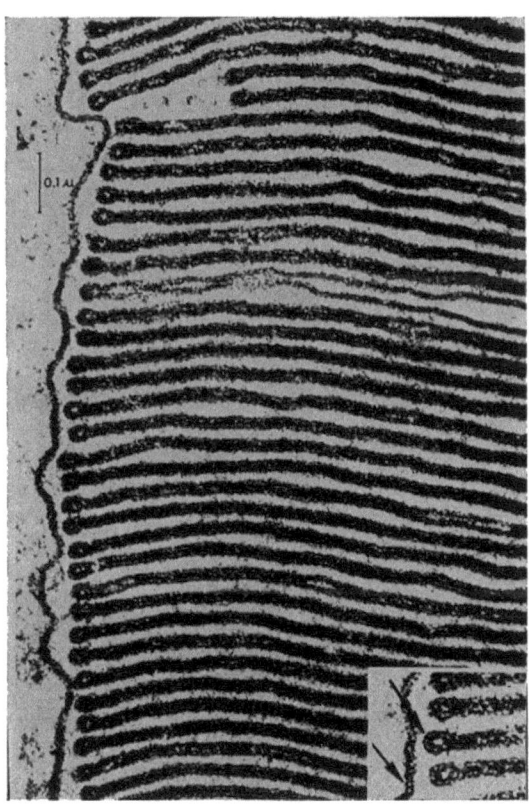

Abb. 3. Elektronenmikroskopische Aufnahme eines Teils vom Stäbchenaußensegment des Rindes

bunden. Dieses Außensegment ist besonders merkwürdig aufgebaut. Wie Münzen in einer Geldrolle sind in ihm flache Vesikel, die sog. Disks, gestapelt, eng umhüllt von der Plasmamembran. Betrachten wir dazu das nächste Bild (Abb. 3), das eine elektronenmikroskopische Aufnahme eines Teiles eines Stäbchenaußensegmentes vom Rind zeigt. Die Stäbchenaußensegmente sind intensiv purpurrot gefärbt. Dies ist die Farbe des Rhodopsins, das 80% des Proteins in der Disk-Membran ausmacht. Abb. 4 zeigt schematisch den Einbau des Rhodopsins im Stäbchenaußensegment. Wenn Licht auf die Stäbchen fällt, bleichen diese recht schnell zu einem fahlen Gelb aus. Sowohl die Färbung als auch die Ausbleichung des Rhodopsins sind zum Sehen notwendig. Ohne daß wir vom speziellen Mechanismus des Sehens irgendetwas wissen, ist es klar, daß es farbige, also lichtabsorbierende, Moleküle in den Sehzellen geben muß. Die Absorption ist der einzige

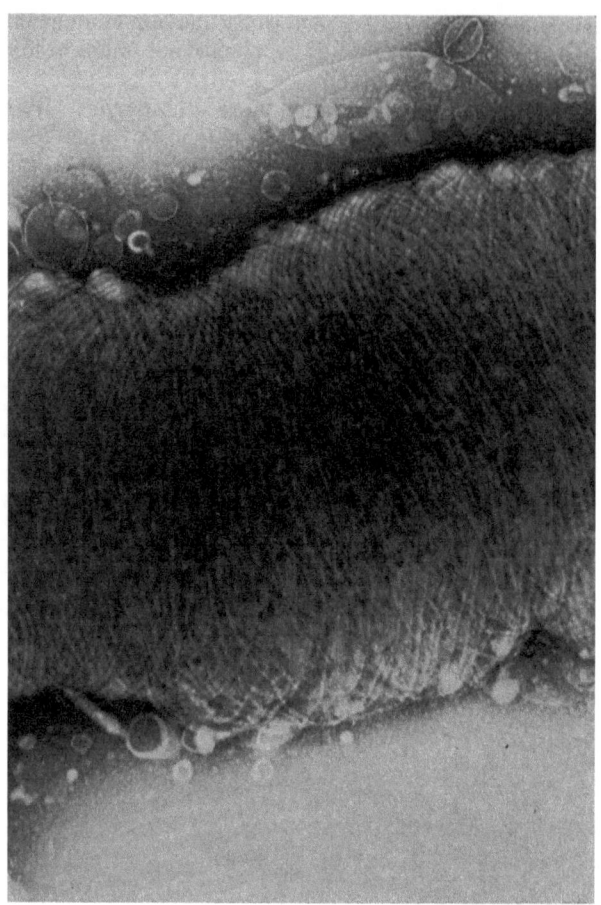

Abb. 3a. Elektronenmikroskopische Aufnahme eines Teils vom Stäbchenaußensegment des Rindes

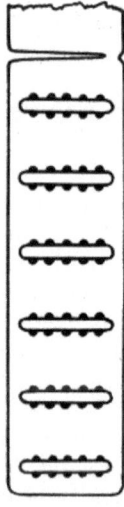

Abb. 4. Einbau des Rhodopsins im Stäbchenaußensegment

Prozeß, bei dem die elektromagnetische Trägerenergie des einlaufenden Signals in eine andere Form von freier Energie umgewandelt werden kann. Wie die Radiowelle den Schwingkreis des Empfängers in Resonanz versetzt, so ist auch jeder Farbstoff ein auf Wellenlängen des sichtbaren Lichtes abgestimmter molekularer Resonator.

Das Rhodopsin vereinigt in einem Chromoproteinkörper den Empfängerbestandteil, das Retinal, und das eng damit verbundene Lipoprotein Opsin. Der Chromophor Retinal ist der Aldehyd des Vitamins A, das der Organismus durch oxidative Spaltung von Carotinen gewinnt.

Es ist eine weise Einrichtung der Natur, daß das Rhodopsin entsprechend seiner purpurroten Farbe vor allem grünes Licht absorbiert. Es ist also wegen des vielen Grün in der Natur als Sehpigment besonders geeignet.

Der molekulare Grund für die Grün-Absorption des Rhodopsins ist jedoch noch ganz unbekannt. Das isolierte Retinal hat nämlich das Maximum seiner Absorption im nahen Ultraviolett. Es ist also auf eine Wellenlänge des Lichtes ab-

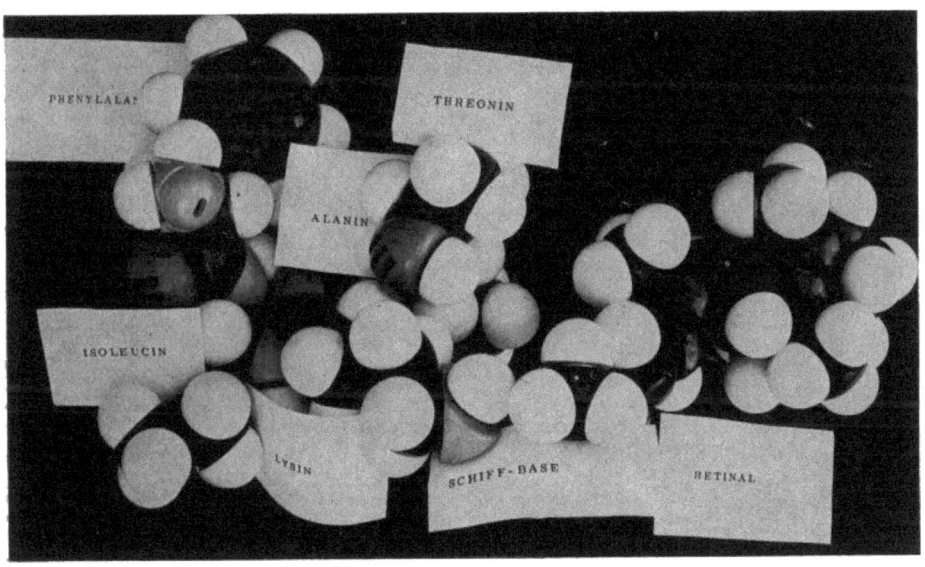

Abb. 5. Bindung des 11-cis-Retinal an die Aminosäure Lysin des Opsins

gestimmt, die um etwa 30% des gesamten sichtbaren Bereiches kürzer ist als die des Rhodopsins, d. h. des mit dem Opsin verbundenen Retinals. Die Verschiebung der Absorption läßt sich anschaulich als Verstimmung des molekularen Resonators Retinal durch die Wechselwirkung mit dem Opsin deuten. Die Ankoppelung des Retinals erfolgt primär über die Bildung einer sog. Schiffschen Base zum Lysin des Opsins. Diese chemische Bindung erklärt jedoch nur etwa die Hälfte der spektralen Verschiebung. Die übrige Verschiebung stammt von anderen Wechselwirkungen, deren Natur noch ungeklärt ist. Es ist jedoch aus den genannten und anderen Gründen sicher, daß das Retinal in das Opsin mit mindestens zwei verschiedenen Wechselwirkungen sozusagen eingespannt ist. Das Licht ruft eine Störung dieses durch die Wechselwirkungen Retinal-Opsin „vorgespannten" Zustandes hervor, und zwar dadurch, daß das Retinal nach der Absorption eines Lichtquants von der Cis-Konformation in eine trans-Konformation übergeht. Diese Änderung am Retinal startet eine Reihe von Veränderungen des Rhodopsins, die uns bis heute fast ausschließlich nur durch Änderungen des Chromophors Retinal zugänglich sind, die die Änderung der Wechselwirkung Retinal-Opsin widerspiegeln.

George Wald und seine Mitarbeiter haben die gesamte Reihe von Metaboliten des Rhodopsins nachgewiesen, sie also an Hand ihrer Farbe identifiziert. Wir kennen jedoch andererseits von diesen Folgeprodukten des Rhodopsins, die ja alle auch Rhodopsine sind, nicht mehr als das. Sicher ist, daß beim Übergang vom dritten zum vierten Folgeprodukt, vom sogenannten Metarhodopsin I zum Metarhodopsin II, etwas geschieht, was die molekulare Umgebung des Rhodopsins mit einbezieht:

Für diesen Übergang wird H_2O benötigt und ein Proton verbraucht. Die spektrale Änderung ist extrem groß: das Absorptionsmaximum verschiebt sich um 100 nm. Der Übergang Metarhodopsin I—II ist der eigentlich weiterführende Schritt. So konzentriert sich unsere Arbeit auf die Verknüpfung dieses Schrittes mit der Umgebung des Rhodopsins und der gesamten Disk-Membran. Wir spra-

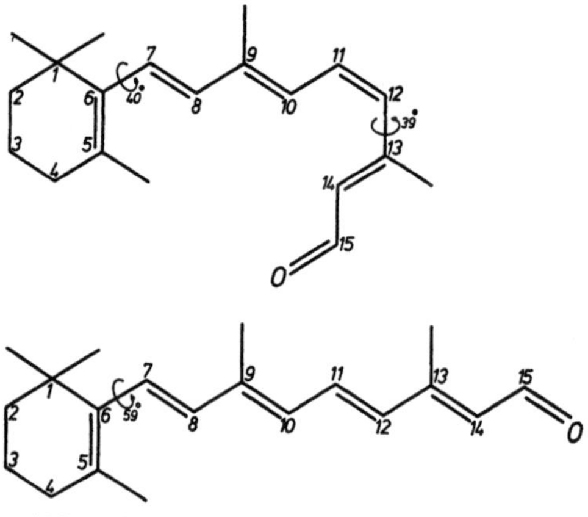

Abb. 6. Retinal in 11-cis- und all trans Form

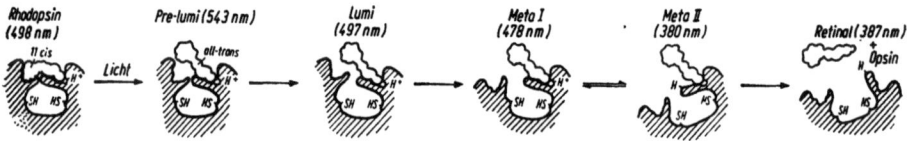

Abb. 7. Der Rhodopsinmetabolismus

chen von der makroskopischen und mikroskopischen Struktur des Auges und von der biochemischen Funktion des Rhodopsins. Nur eine gleichzeitige funktionell und strukturell orientierte Betrachtungsweise kann lehren, die Eigenschaften der Disk-Membran zu begreifen. Die rein biochemische Funktionsanalyse des Rhodopsins läßt uns das System „Rhodopsin in der Membran" noch nicht verstehen. Wir unterschreiten andererseits bei der strukturellen Analyse den Bereich des Sichtbaren, des „Anschaubaren"; d. h. die Anschauung kann nicht mehr zur Überprüfung struktureller Modelle herangezogen werden. Auch elektronenmikroskopische Bilder in ihrer so ins Auge springenden Deutlichkeit sind für sich allein betrachtet oft vieldeutige Abbilder des künstlich zur Erstarrung gebrachten sehr dynamischen Zustandes der Membran in vivo.

Die Methode der Röntgenkleinwinkelstreuung arbeitet ohne Fixierung und kann deshalb in vivo-Zustände wiedergeben. Davon haben Sie heute morgen im

Vortrag von Herrn Kreutz gehört. Ein recht charakteristisches Beispiel für eine Methode, die man hier zur Ergänzung anwenden kann, ist der Weg, auf dem man vorgeht, um über den Einbau des Rhodopsins in der Disk-Membran etwas zu erfahren.

Man kann vermuten, daß das Rhodopsin seinen Chromophor, die lichtempfindliche „Antenne", so ausrichtet, daß die Absorption eines Lichtquants möglichst wahrscheinlich ist. Diese Vermutung ist in der folgenden Weise bestätigt worden: Linear polarisiertes Licht wird aus verschiedenen Richtungen auf orientierte Stäbchenzellen gestrahlt. Die Absorption des Lichtes ist dann am größten, wenn die Richtung des Chromophors mit der Richtung des elektrischen Vektors der Lichtquelle übereinstimmt. Vgl. dazu Abb. 8.

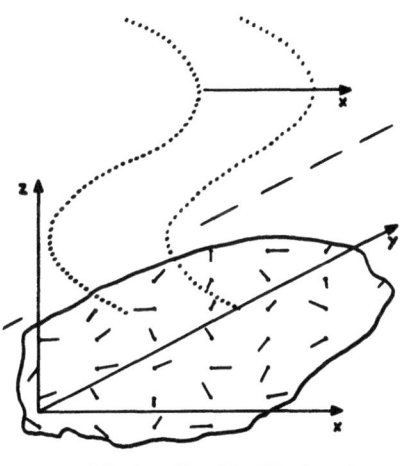

Abb. 8. Wechselwirkung eines linear polarisierten Lichtstrahls mit dem Chromophor in der Disk-Membran (schematisch)

Die Funktion des Rhodopsins als Absorber dient dann als Indikator für seine Lage und deren Veränderungen. Die quantitative Auswertung ergibt eine Orientierung des Retinals, die besser als 1:10 in Richtung der Membranebene ist. Die Chromophore sind jedoch in ihren Richtungen um die Achse z innerhalb der Disk-Membranebene x-y vollständig gleich verteilt. Diese Gleichverteilung ist dynamisch: Messungen der Absorption polarisierten Meßlichtes mit einer zeitlichen Auflösung von 10^{-6} sec zeigten, daß sich ein Rhodopsin im Mittel nach 2×10^{-5} sec umorientiert.

Eine laterale Diffusion des Rhodopsins über die Disk-Membran ist ebenfalls direkt gemessen worden. Diese Befunde deuten auf eine hohe Fluidität der Disk-Membran hin. Dies paßt zu dem hohen Anteil an ungesättigten Fettsäuren, den die biochemische Analyse der Disk-Membran ergibt. Dieser Anteil ist auch im Hungerversuch außerordentlich stabil. Es ist also anzunehmen, daß die hohe Fluidität für die Funktion der Disk-Membran von entscheidender Bedeutung ist. Andererseits zeigt die Röntgenkleinwinkelstreuung, daß in der Membran eine parakristalline Ordnung besteht.

Über den Sinn dieser Verbindung von dynamischer Umorientierung auf einer recht geordneten Matrix können wir bisher nur hypothetische Aussagen machen. Wenn wir uns fragen, wieweit die Signalwandlung bis zu diesem Punkt gelangt ist, so läßt sich etwa folgende Antwort geben:

In der Disk-Membran hat sich die Natur absorbierende Farbstoffmoleküle nutzbar gemacht. Sie werden durch eine Konformationsänderung zum Mittler zwischen der elektromagnetischen Energie der Lichtquelle und einer Form von membrangebundener Energie.

Wenn wir nun die Eigenschaften der Plasmamembran betrachten, so läßt sich dazu heute schon viel mehr Sicheres sagen. Die Permeabilitätseigenschaften der Plasmamembran sind entlang ihrer Oberfläche sehr verschieden.

Im Bereich des Innensegmentes ist eine nicht elektrogene Na^+—K^+-Pumpe lokalisiert. Im Zusammenhang mit den Permeabilitäten für Na^+ und K^+ ergibt sich der Stromfluß, der in Abb. 9 dargestellt ist. Durch die Plasmamembran strömt also im Bereich des Außensegmentes Na^+ von außen nach innen. Dies zeigt Abb. 10 noch einmal gesondert.

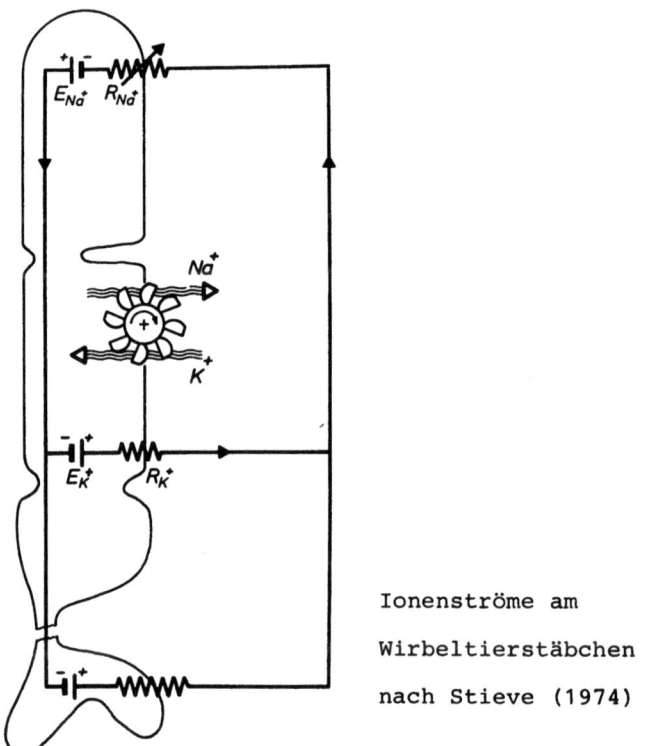

Ionenströme am Wirbeltierstäbchen nach Stieve (1974)

Abb. 9. Ionenströme durch die Plasmamembran der Stäbchenzelle

In den letzten Jahren konnte sehr wahrscheinlich gemacht werden, daß die Anwesenheit von Ca^{2+} an der Innenseite der Membran den Fluß von Na^+ steuert. Ob die Außenmembran lokalisierte Poren für Na^+ aufweist, an denen Ca^{2+} selektiv angreift, ist bis jetzt noch offen.

Messungen mit Mikrosonden an der Rattenretina haben andererseits gezeigt, daß eine Änderung der Permeabilität der Stäbchenmembran für Na^+-Ionen dann auftritt, wenn die Stäbchenzelle belichtet wird. Die Steuerung des Na^+-Stroms ist merkwürdigerweise so ausgelegt, daß mit steigender Lichtintensität der Na^+-Strom mehr und mehr blockiert wird. Es tritt also eine lichtgesteuerte Hyperpolarisation auf. Das einlaufende Lichtsignal ist damit auf eine Trägerenergie abgebildet worden, die der der Nervenzellen, die an die Sehzelle anschließen, vollständig entspricht.

Die Signalwandlung ist vollendet, die zur Nervenerregung notwendige Energieverstärkung von bis zu 10^6 ist dabei ebenfalls geleistet worden.

Wir haben jedoch in unserer Betrachtung den ganz wesentlichen Zwischenschritt der Reizübertragung von der Disk-Membran auf die Stäbchenaußenmembran noch völlig ausgespart.

Hier stellt sich vor allem die Frage:

Warum macht die Natur diesen Umweg? Warum ist das Rhodopsin nicht einfach in derselben Membran eingebaut, durch die auch der Transport erfolgt, und steuert diesen direkt?

Die Funktionsweise ist inzwischen insoweit geklärt, als die Disk-Membran als Folge der Lichtabsorption sehr wahrscheinlich molekulare Boten, sogenannte Transmitter, in den intrazellulären Raum aussendet, die die Anwesenheit von Ca an der Plasmamembran und somit den Na^+-Strom steuern. Eine Prinzipdarstellung gibt Abb. 11 u. 12. Zunächst war das Ca^{2+} selbst der einzig diskutable Kandidat für diese Aufgabe. Der Transmitter wäre also in diesem Fall identisch

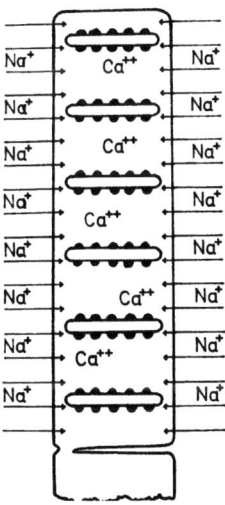

Abb. 10. Na^+-Strom durch die Plasmamembran des Stäbchenaußensegmentes

mit dem strombeeinflussenden Agens. In den letzten Jahren wurden auch andere Lösungen für das Transmitterproblem vorgeschlagen. Wir geben der Hypothese den Vorzug, daß H^+-Ionen, also pH-Änderungen, als Transmitter in der Zelle wirken. Keine der Hypothesen konnte bislang bewiesen werden, da quantitative Messungen in der Zelle in Abhängigkeit vom auftreffenden Licht sehr schwierig sind. Der Sinn der eingebauten Übertragung scheint darin zu liegen, daß durch sie ein Teil der Adaptation geleistet wird. Der Detektor Auge ist ja nicht nur außerordentlich empfindlich, sondern umfaßt auch einen ganz unvorstellbar großen dynamischen Bereich von 8 Größenordnungen. Die Intensität des Lichtes kann also um einen Faktor 10^8 verschieden sein, ohne daß die Erkennung von Helligkeitsschwankungen, also elementaren Signalen, darunter leidet. Ein Vergleich physiologischer und psychophysischer Daten ergibt, daß etwa eine Größenordnung, also zirka der Faktor 10 nur zu erklären ist, wenn man einen Verstärkermechanismus der Disk-Membran selbst annimmt. Das heißt, die Abgabe des Transmitters kann nicht im Verhältnis 1:1 zu den Absorptionsereignissen in der Disk-Membran erfolgen. Das Verhältnis ist größer als 1 und abhängig vom Adaptationszustand.

Blitzlichtphotolyse-Untersuchungen, die wir in den letzten Jahren gemacht haben, deuten auf kooperative gekoppelte Bereiche innerhalb der Disk-Membran hin.

Eines dieser Experimente möchte ich Ihnen kurz darstellen. Der hauptsächliche Parameter der Messung ist die Abnahme der Produktion von Metarhodop-

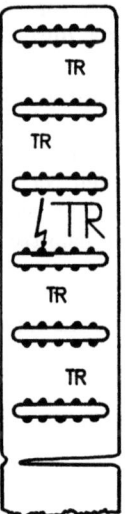

Abb. 11. Veränderung der Transmitterkonzentration nach Absorption eines Lichtquants in der Disk-Membran

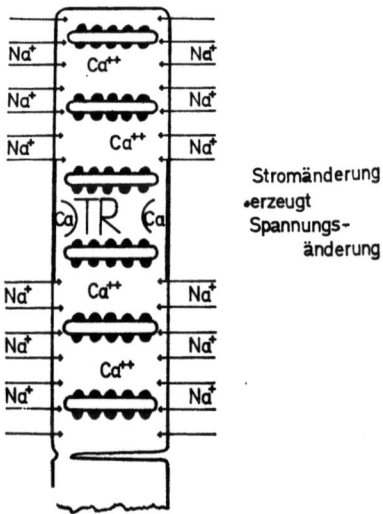

Abb. 12. Der Transmitter beeinflußt die Anwesenheit von Ca^{2+} an der Plasmamembran

sin II mit der Lichtmenge, die auf eine Suspension isolierter Stäbchenaußensegmente appliziert worden ist. Wir bleichen das Rhodopsin in einer Folge von gleichgroßen Lichtblitzen aus. Jeder Blitz löst dabei einen gewissen Umsatz von Rhodopsin aus. Unsere Frage ist nun: Ist die Ausbleichung eines Rhodopsinmoleküls ein statistisch unabhängiges Ereignis oder besteht eine Kopplung der Metarhodopsin II-

Reaktionszentren mit ihrer Umgebung in der Membran, eingeschlossen andere Metarhodopsin II-Zentren?

Neben anderen Bedingungen müßte im Falle der statistischen Unabhängigkeit der Umsatz an Metarhodopsin II von Blitz zu Blitz nach einem Exponentialgesetz abnehmen. Dies folgt aus der Tatsache, daß die gesamte Absorption der

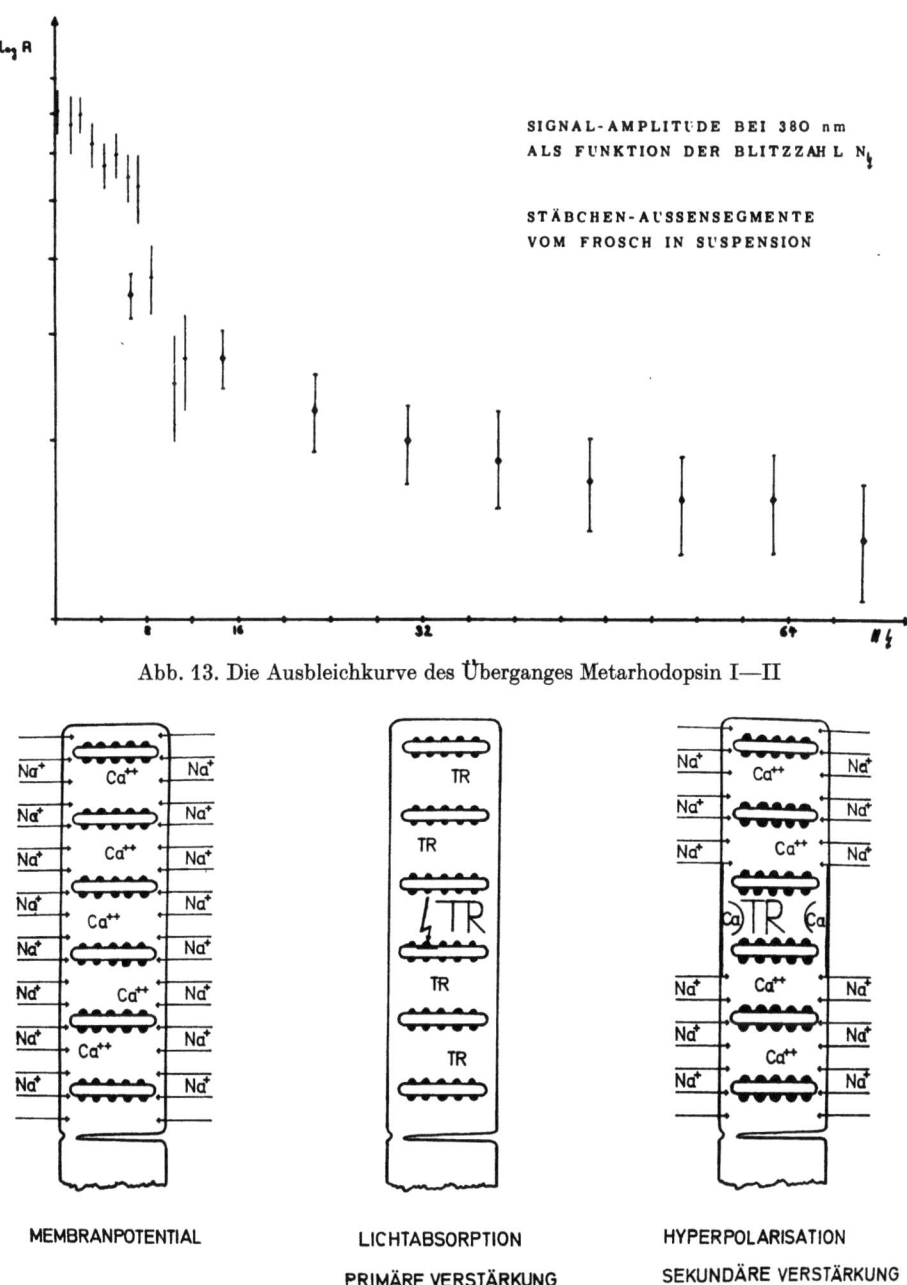

Abb. 13. Die Ausbleichkurve des Überganges Metarhodopsin I—II

Abb. 14. Zusammenfassende Darstellung der Vorgänge bei der Signalwandlung im Stäbchenaußensegment

Rhodopsinmoleküle, die in den Metarhodopsin II-Zustand transformiert werden, einfach proportional wäre der Anzahl noch ungebleichter Rhodopsine.

Abb. 13 zeigt Ihnen eine Ausbleichkurve, die wir für Außensegmentsuspension von der Froschretina erhalten haben. Die Kurve ist weit überexponentiell und nähert sich erst für große Ausbleichung dem exponentiellen Verlauf, der für fehlende Kopplung erwartet wird. Versuche wie der eben beschriebene und Beobachtungen der Lichtstreuungskinetik an Stäbchenaußensegmentsuspensionen lassen inzwischen den direkten Schluß zu, daß die Transmitterabgabe in kooperativen Bereichen der Disk-Membran erfolgt.

Dunkelstrom sowie primärer und sekundärer Schritt der Signalwandlung sind in Abb. 14 noch einmal zusammengefaßt.

Ich hoffe, daß Ihnen meine Darstellung einen Eindruck gegeben hat, wieweit unser Verständnis von Struktur und Funktion der behandelten Membranen gediehen ist. Zum Abschluß möchte ich einen winzigen Hinweis auf die pathogenetische Rolle der Disk-Membran nicht verschweigen:

Es ist lange bekannt, daß die Ausbleichung von mehr als 50% des Rhodopsins beim Menschen zur Erblindung führt. Wir nehmen auf Grund unserer Messungen an, daß dann die untere Schwelle für noch kooperativ wirksame Bereiche der Disk-Membran unterschritten ist. Das dynamische Gleichgewicht zwischen lichtgesteuertem Abbau von kooperativ wirksamen Strukturen, der die Reizauslösung bewirkt, und dem gleichzeitigen ständigen Wiederaufbau ist dann nicht mehr möglich. Diese Membran ist offenbar mehr als das thermodynamisch stabile Gerüst, das die Struktur vorgibt, und in das die funktionstragenden Proteine eingebettet sind.

Dies scheint mir ein möglicher Zugang zu einem Verständnis der Tatsache, daß das Sehen an das Leben gebunden ist.

Literatur

Barlow, H. B. (ed.): Dark and light adaptation. In: Psychophysics. Handbook of sensory physiology, vol. VII/4, Chapter 1, p. 1. Berlin-Heidelberg-New York: Springer 1973. — Cone, R. A.: Nature (Lond.) New Biol. **236**, 39. — Daemen, F. J. H.: Biochim. Biophys. Acta (Amst.) **300**, 255 (1973). — Delbrück, M.: Angew. Chem. **84**, 1 (1972). — Kreutz, W., Hofmann, K. P., Uhl, R. (eds.): On the significance of two-dimentional superstructures in biomembranes for energy-transfer and signal conversion. In: Biochem. of sensory functions. 25. Mosbacher Kolloquium 1974. — Wald, G.: Angew. Chem. **80**, 857 (1968).

ERDMANN, E. (Med. Klinik I der Univ. München, Klinikum Großhadern): **Die Affinität von g-Strophanthin zum Herzglykosidrezeptor menschlicher Herzmuskelzellmembranen**

Von Akera u. Mitarb. [1] konnte nachgewiesen werden, daß die positiv inotrope Wirkung der Herzglykoside zeitlich mit der Bindung von g-Strophanthin an Herzmuskelzellmembranen in vitro korreliert. Trotz intensiver Suche nach anderen Möglichkeiten wurde als einziger biochemischer Angriffspunkt der kardioaktiven Steroide nur die ($Na^+ + K^+$)-aktivierbare ATPase (EC 3.6.1.3) gefunden. Dieses membrangebundene Enzymsystem katalysiert den energieabhängigen Natriumauswärts- und Kaliumeinwärtstransport der Zelle [2]. Herzglykoside hemmen sowohl den aktiven Na^+-Transport der Zellmembran als auch die ($Na^+ + K^+$)-aktivierbare ATPase [3]. Durch Bindungsstudien mit radioaktiv markierten Herzglykosiden konnte gezeigt werden, daß der Rezeptor für Herzglykoside bei verschiedenen Tierspezies ein Teil dieses membrangebundenen Enzymsystems darstellt [4, 5]. Um die Wechselwirkungen zwischen g-Strophanthin und seinem Rezeptor an $(Na^+ + K^+)$-ATPase-haltigen menschlichen Herzmuskelzellmembranen genauer zu charakterisieren, wurden die folgenden Untersuchungen unternommen.

Methodik

Die Bindungsstellen für g-Strophanthin („Herzglykosidrezeptor") in menschlichem Ventrikelmyokard sind membrangebunden, deshalb wurden die Herzmuskelzellmembranen nach der von Matsui und Schwartz beschriebenen Methode [6] isoliert. Das rezeptorgebundene [^{3}H] g-Strophanthin wird vom freien g-Strophanthin durch Ultrazentrifugation getrennt. Von der gesamten membrangebundenen Menge an [^{3}H] g-Strophanthin wird die Menge subtrahiert, die sich nicht durch hohe Konzentrationen (10^{-3} M) unmarkierten Strophanthins verdrängen läßt (= unspezifische Bindung, $<2\%$). Das Ergebnis wird als spezifische Bindung definiert. Für eine ausführliche Beschreibung der Methodik wird verwiesen auf [7].

Ergebnisse und Diskussion

Die spezifische Bindung von g-Strophanthin an seinen membrangebundenen Rezeptor isoliert aus menschlichem Ventrikelmyokard ist ein zeit- und temperaturabhängiger Prozeß, der einem Gleichgewichtszustand zustrebt und dem Massenwirkungsgesetz gehorcht:

$$S + R \xrightleftharpoons[k-1]{k+1} SR$$

S = Strophanthin; R = Rezeptor; SR = Strophanthinrezeptorkomplex; k + 1 = Assoziationsgeschwindigkeitskonstante; k − 1 = Dissoziationsgeschwindigkeitskonstante.

Damit lassen sich an anderen Spezies erhobene Befunde [4, 5] auch für den menschlichen Herzglykosidrezeptor bestätigen.

Die konzentrationsabhängige Bindung von g-Strophanthin zeigt, daß die Kurve unter Gleichheitsbedingungen einem Maximum der Sättigung entsprechend verläuft (Abb. 1 A). Das heißt, die Anzahl der Herzglykosidrezeptoren pro Ansatz in vitro ist endlich und meßbar. Ab einer bestimmten Konzentration steigt nur noch die freie Strophanthinkonzentration im Überstand, die rezeptorgebundene Menge bleibt konstant.

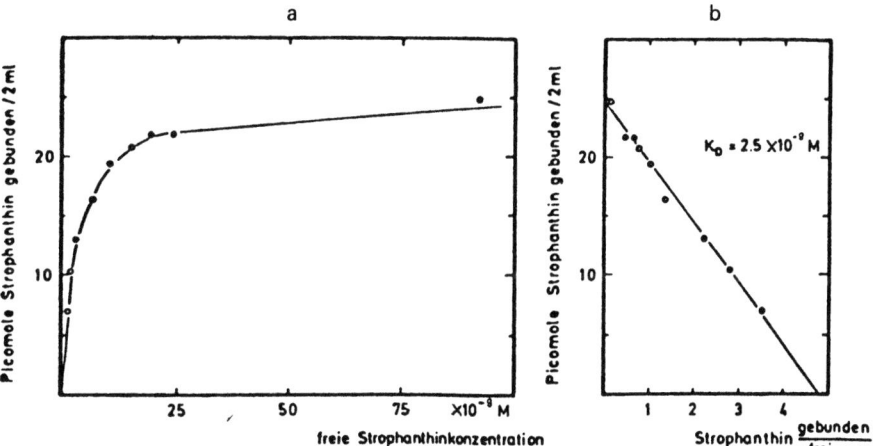

Abb. 1. Konzentrationsabhängige Bindung von g-Strophanthin an menschliche Herzmuskelzellmembranen. 2,3 mg Membranprotein aus menschlicher Ventrikelmuskulatur [$(Na^+ + K^+)$-ATPase-Aktivität = 0,0805/mg Protein = 10,5 $\times 10^{-12}$ Mole Rezeptoren/mg Protein] werden inkubiert in 50 mM Imidazol/HCl pH 7,25, 3 mM Mg Cl$_2$, 3 mM Imidazol-PO$_4$ und verschiedene [^{3}H] g-Strophanthinkonzentrationen für 120 min bei 37° C, Gesamtvolumen 2 ml. 1 A: Die Menge des rezeptorgebundenen Strophanthins aufgetragen gegen das freie Strophanthin. 1 B: Auftragung nach Scatchard [8]

In einer etwas anderen Auftragungsweise nach Scatchard [8] (Abb. 1B) läßt sich jetzt die maximale Anzahl der Bindungsstellen extrapolieren. Der Anstieg der Geraden entspricht der Dissoziationskonstanten des Strophanthinrezeptorkomplexes. Mit $2{,}5 \times 10^{-9}$ M für die Dissoziationskonstante hat das Strophanthin eine hohe Affinität zum Rezeptor, da bei dieser freien Strophanthinkonzentration in vitro bereits 50% der Rezeptoren mit dem Pharmakon abgesättigt sind. Eine niedrige Dissoziationskonstante bedeutet also, daß unter diesen experimentellen Bedingungen die Affinität des Glykosids zum Rezeptor hoch ist, da schon bei geringer freier Wirkstoffkonzentration 50% der Rezeptoren besetzt sind. Der gerade Verlauf der Bindungskinetik (Abb. 1B) bedeutet, daß es nur eine Art von Herzglykosidrezeptoren in menschlichen Herzmuskelzellmembranen mit gleicher Affinität zum Glykosid gibt.

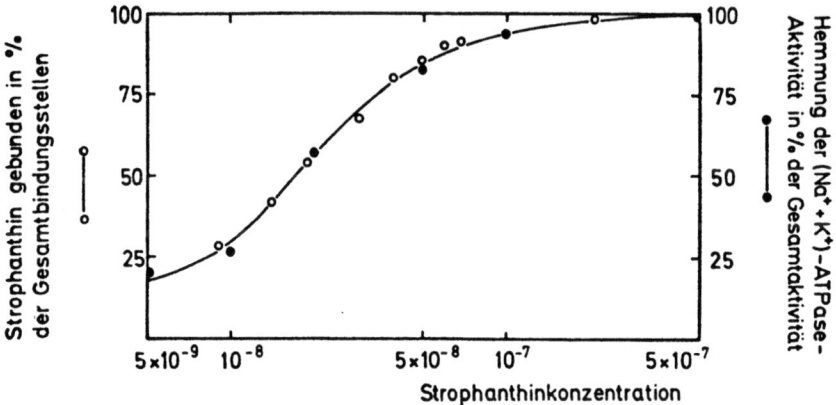

Abb. 2. Strophanthinbindung und Hemmung der $(Na^+ + K^+)$-ATPase-Aktivität menschlicher Herzmuskelzellmembranen. Die Bindung von g-Strophanthin und die Hemmung der Enzymaktivität wurden unter den gleichen Bedingungen wie in Abb. 1 gemessen

Es ist bekannt, daß Herzglykoside den aktiven Kationentransport der Herzmuskelzellmembran spezifisch hemmen, indem sie die $(Na^+ + K^+)$-aktivierbare ATPase inhibieren [2]. An menschlichen Ventrikelzellmembranen geht eine spezifische Bindung des Strophanthins einher mit einer prozentual gleichen Hemmung der $(Na^+ + K^+)$-aktivierbaren ATPase (Abb. 2). Daraus folgt entsprechend den Befunden von Caldwell u. Keynes [9] am Riesenaxon des Tintenfisches, daß die Bindung des Herzglykosidmoleküls an einen spezifischen membrangebundenen Rezeptor auf der Membranaußenseite eine proportionale Hemmung des auf der Innenseite der Membran fixierten Enzymsystems der sogenannten Transport-ATPase bedingt.

Klinisch ist eine erhöhte Glykosidsensitivität bei akutem Kaliummangel bekannt. Am Rezeptor führt Kalium konzentrationsabhängig durch eine Affinitätsverminderung zu einer erniedrigten Bindung von g-Strophanthin. Daraus folgt, daß bei akuten Kaliummangelzuständen, etwa im Gefolge einer Diuretikatherapie oder einer Dialysebehandlung, mehr pharmakologisch wirksames Herzglykosid an den Rezeptor gebunden wird und über eine stärkere Hemmung der $(Na^+ + K^+)$-aktivierbaren ATPase toxische Erscheinungen auftreten können.

Diese experimentellen Befunde zeigen, daß die Bindung des Herzglykosids an einen spezifischen herzmuskelzellmembrangebundenen Rezeptor einhergeht mit einer proportionalen Hemmung der $(Na^+ + K^+)$-ATPase, daß in vitro-Ergebnisse klinischen Beobachtungen bei digitalisierten Patienten entsprechen und daß dieser sogenannte Herzglykosidrezeptor dem pharmakologischen Wirkort der Herzglykoside entspricht.

Literatur

1. Akera, T., Baskin, S. I., Tobin, T., Brody, T. M.: Naunyn-Schmiedeberg's Arch. Pharmacol. **277**, 151 (1973). — 2. Skou, J.: Physiol. Rev. **45**, 596 (1965). — 3. Schatzmann, H. J.: Biochim. Biophys. Acta (Amst.) **94**, 89 (1965). — 4. Erdmann, E., Schoner, W.: Klin. Wschr. **52**, 705 (1974). — 5. Erdmann, E., Schoner, W.: Naunyn-Schmiedeberg's Arch. Pharmacol. **283**, 335 (1974). — 6. Matsui, H., Schwartz, A.: Biochim. Biophys. Acta (Amst.) **128**, 380 (1966). — 7. Erdmann, E., Schoner, W.: Biochim. Biophys. Acta (Amst.) **307**, 386 (1973). — 8. Scatchard, G.: Ann. N.Y. Acad. Sci. **51**, 660 (1949). — 9. Caldwell, P. C., Keynes, R. D.: J. Physiol. (Lond.) **148**, 8 P (1959).

BURCK, H. CHR. (Abt. Intensivmedizin u. Dialyse, Städt. Krankenhaus, Kiel):
Der Natriumtransport als Teil erythrozytärer Membranfunktion*

Wie die vorangehenden Beiträge zeigen, kann der Kliniker die Funktionen von Zellmembranen an Patienten bisher nicht messen. Dies ist bedauerlich, weil zahlreiche Pharmaka über einen membranotropen Effekt wirksam werden. Dies gilt besonders für die Herzglykoside (Schatzmann, 1953; Glynn, 1957; Hoffman, 1966), wobei Rhythmusstörungen die Folge sein können. Oft muß sich der Kliniker bei Rhythmusstörungen digitalisierter Patienten die Frage vorlegen, ob es sich um die Folge einer Über- oder Unterdigitalisierung handelt. Ziel unserer Untersuchung ist es gewesen, durch eine einfache Meßmethode diesen komplizierten Wirkungsmechanismus so zu erfassen, daß damit auch der täglichen ärztlichen Praxis gedient wird.

Methode

In der ersten Versuchsreihe hatten 6 freiwillige Gesunde 3 Tage lang 0,6 mg und anschließend 5 Tage lang 0,3 mg β-Methyl-Digoxin morgens nüchtern geschluckt. In der zweiten Versuchsanordnung mit 7 Freiwilligen wurde nach den ersten 3 Tagen mit 0,6 mg die Phase mit täglich 0,3 mg β-Methyl-Digoxin auf 25 Tage ausgedehnt. Flammenphotometrisch gemessen wurden die Na- und K-Konzentration im Plasma und in den Erythrozyten mit Hilfe einer eigenen Methode mit ^{51}Cr-EDTA zur Markierung des eingefangenen Plasmas (Burck, 1970, 1971). Ferner wurde der Na-Influx nach einer eigenen Doppelisotopenmethode gemessen, die auf dem Prinzip beruht, daß unter Zuhilfenahme von ^{51}Cr-EDTA tatsächlich direkt die Aufnahme von ^{22}Na in die Zellen erfaßt werden kann (Burck, 1975). Bei Vergleichsuntersuchungen in demselben Blut sind nach dieser Methode keine signifikanten Unterschiede für den Na-Influx und -Efflux nachweisbar gewesen. Damit ist der Nettotransport — wie erwartet — null. Knauf (1975) und Hierholzer (1975) haben die theoretischen Grundlagen dafür erörtert. Alle Versuchspersonen konnten so jeweils an demselben Tage untersucht werden. Je 25 ml Blut reichten dazu aus. Dadurch wurde verhindert, daß sich die durchschnittliche Erythrozytenpopulation während des Untersuchungszeitraums verjüngte, was sich störend auf den Na-Gehalt ausgewirkt hätte (Burck, 1971). Die Digitalisspiegel wurden nach der Methode von Larbig u. Kochsiek (1971) radioimmunologisch gemessen. Die statistischen Angaben beruhen auf Paarvergleich (Wilcoxon-Test).

Ergebnisse und Diskussion

Abb. 1 zeigt, daß am Ende einer 3tägigen Einnahme von 0,6 mg β-Methyl-Digoxin ein Digitalisspiegel von $1,5 \pm 0,22$ ng/ml erreicht sind. Parallel dazu nahm der Na-Gehalt in den Erythrozyten von Tag zu Tag von $4,8 \pm 1,0$ bis auf $6,6 \pm 1,5$ mval/kg stetig und signifikant zu. Im Gegensatz zu einem leichten Abfall des Digitalisspiegels in den folgenden Tagen unter der Erhaltungsdosis von 0,3 mg β-Methyl-Digoxin auf $1,2 \pm 0,22$ ng/ml stieg der Na-Gehalt in den Erythrozyten noch bis auf $8,3 \pm 2,0$ mval/kg signifikant an und fiel dann 3 Tage

---

* Mit Unterstützung durch die Deutsche Forschungsgemeinschaft und dankenswerter Hilfe von Frau Inge Vogler.

nach dem Absetzen mit dem Digitalisspiegel (0,5 ± 0,1 ng/ml) wieder auf 6,4 ± 1,5 mval/kg ab. Im Gegensatz dazu sahen wir beim Erythrozyten-Kalium erst einen signifikanten Abfall von 84,6 ± 2,1 auf 82,0 ± 2,8 mval/kg am 8. Tag, d. h. in einem Moment, wo das Na in den Zellen den höchsten Wert erreicht hatte. Vor-

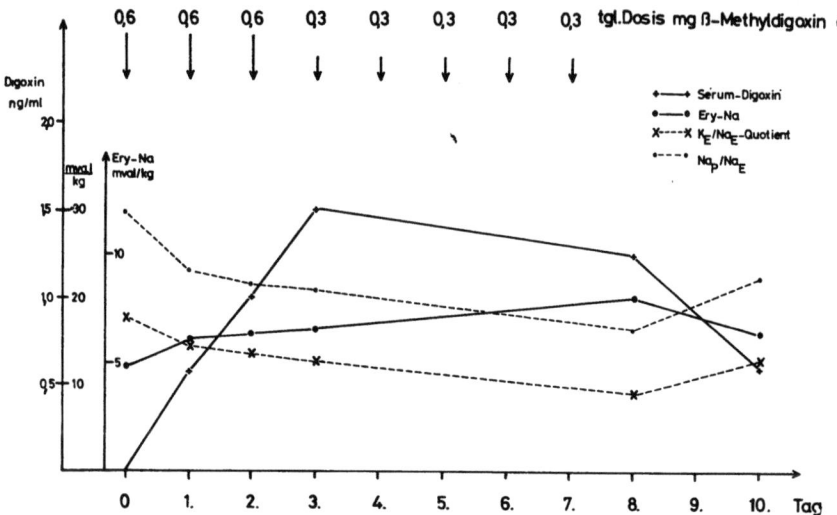

Abb. 1. Digitalisspiegel im Serum, Erythrozyten-Na-Konzentration und K/Na-Quotient unter 8tägiger oraler Behandlung mit β-Methyl-Digoxin

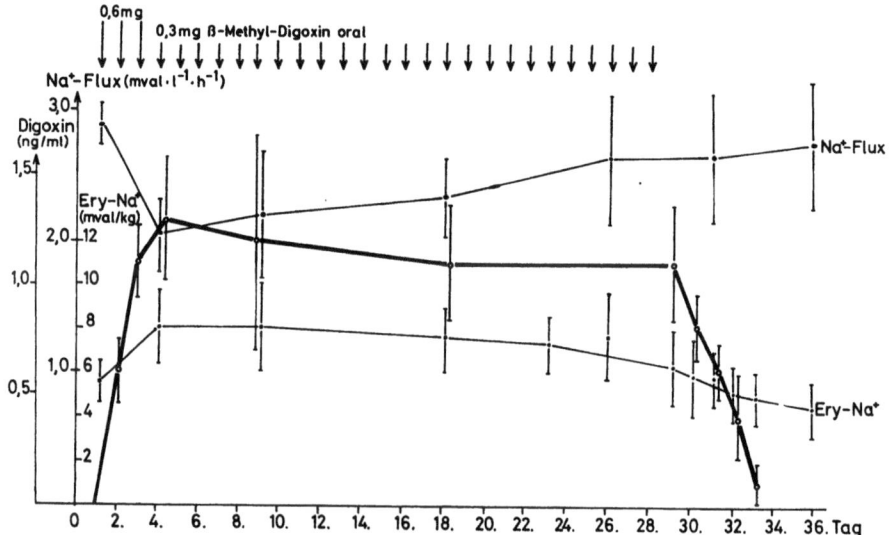

Abb. 2. Digitalisspiegel, Na-Flux und Erythrozyten-Na-Konzentration bei Gesunden unter 4wöchiger Behandlung mit β-Methyl-Digoxin

her war der K-Gehalt konstant geblieben. Die Plasmawerte haben sich während der Digitalisgabe nicht geändert.

Bei dem verlängerten Versuch (Abb. 2) stieg bei den 7 Gesunden der Digitalisspiegel ebenfalls in den ersten 3 Tagen auf den höchsten Wert von 1,3 ± 0,3 ng/ml und hielt sich dann bei 1,1 ± 0,3 ng/ml konstant. In dieser Phase ist der Na-Gehalt in den Erythrozyten parallel zu den Änderungen des Digitalisspiegels und maximal von 5,5 ± 1,2 auf 7,9 ± 1,8 mval/kg signifikant angestiegen. Der K-Gehalt in den Zellen war nur in der Phase des hohen Digitalisspiegels — maximal um 2,2 mval/kg — signifikant erniedrigt (von 84,1 ± 0,9 auf 81,9 ± 2,2 mval/kg) und normalisierte sich schnell.

Parallel zur Zunahme des Natriumgehaltes in den Erythrozyten und zum Anstieg des Digitalisspiegels fanden wir eine signifikante Abnahme des Na-Transportes um maximal 30% (von 2,9 ± 0,2 auf 2,0 ± 0,3 mval/l · h) zum Zeitpunkt der höchsten Digitaliskonzentration im Blute (Abb. 2). Mit fallendem Digitalisspiegel nimmt der Na-Transport wieder zu und ist mit dem Abklingen des Digitalis wieder am Ausgangswert angekommen.

Hoffman (1966) hat durch in vitro-Untersuchungen gezeigt, daß Na auf zwei verschiedenen Wegen aus dem Erythrozyten transportiert wird. Die beiden Fluxkomponenten waren durch eine unterschiedliche Empfindlichkeit gegenüber Ouabain gekennzeichnet. Bei der niedrigen Konzentration von 10^{-9} M kommt es nur zu einer Hemmung jener Fluxkomponente, die nicht auf K angewiesen ist und in seiner Versuchsanordnung 21% ausmacht (Hoffman u. Ingram, 1968).

Erst bei höheren Konzentrationen wird auch jene Komponente gehemmt, die auf Grund des äquimolaren Austausches Na gegen K auch als Na—K-Pumpe bezeichnet wird. Die Ergebnisse unserer Untersuchungen passen gut zu diesem Konzept und bestätigen es in vivo. Bei einem Digitalisspiegel von 1,2 ng/ml (entsprechend 10^{-9} M) sahen wir eine Abnahme des Na-Transportes. Gleichzeitig konnten wir eine entsprechende Zunahme im Na-Gehalt ohne Änderung im K-Gehalt der Erythrozyten messen. Erst bei höheren Spiegeln kommt es als Ausdruck der Hemmung, auch der Na—K-Pumpe, auch zu einem Abfall des Zell-K. Entsprechend lag dann die Hemmung des Na-Transportes über 20%. Besonders hierin sehen wir die Übereinstimmung mit den Hoffmanschen in vitro-Ergebnissen.

Unsere Untersuchungen eröffnen die Möglichkeit, Na- und K-Gehalt der Erythrozyten als Parameter für den Grad der Digitalisierung einzusetzen und so die Hemmung der beiden Fluxkomponenten des Na-Transportes zu messen. Digitalisierte Patienten mit einem erhöhten Erythrozyten-Na-Gehalt und normalem K-Gehalt dürften im gewünschten Wirkspiegel um 1,2 ng/ml oder darunter liegen. Dagegen muß man bei einem gleichzeitig bestehenden erniedrigten Erythrozyten-K-Gehalt mit einem hohen Digitalisspiegel, evtl. mit einer Überdosierung, rechnen, wie dies Wessels u. Mitarb. (1974) beschrieben haben. Auf diese Weise kommt den früher mehrfach vom Losseschen Arbeitskreis und von uns hier in Wiesbaden vorgetragenen Untersuchungen über die Erythrozytenelektrolyte jetzt auch eine rein praktische Bedeutung zu. Denn da mit einer Waschmethode (Burck u. Tolksdorf, 1975) der Elektrolytgehalt der Erythrozyten in etwa 1 Std mit einfachen Mitteln bestimmt werden kann, könnte auf diesem Wege die Digitalisierung auch ohne Radionuklidtechnik in Krankenhaus und Praxis überwacht werden.

Literatur

Burck, H. C.: Klin. Wschr. 48, 105 (1970). — Burck, H. C.: Die Elektrolytkonzentrationen in menschlichen Erythrozyten. Med. Habil.-Schrift Tübingen 1971. — Burck, H. C.: Na-Flux-Messung mit Hilfe von ^{51}Cr-EDTA. In: Klinische Bedeutung der Erythrozyten-Elektrolyte (Hrsg. H. C. Burck, F. Wessels, H. Zumkley). Stuttgart: Thieme (im Druck). — Burck, H. C., Tolksdorf, G.: Was leistet die Waschmethode bei der Bestimmung der Erythrozyten-Elektrolyte? In: Klinische Bedeutung der Erythrozyten-Elektrolyte (Hrsg. H. C. Burck, F. Wessels, H. Zumkley). Stuttgart: Thieme (im Druck). — Glynn, J. M.: J. Physiol. (Lond.) **136**, 148 (1957). — Haasis, R., Larbig, D.: Verh. dtsch. Ges. inn. Med. **81** (1975). — Hierholzer, K.: Verh. dtsch. Ges. inn. Med. **81** (1975). — Hoffman, J. F.: Amer. J. Med. **41**, 666 (1966). — Hoffman, J. F., Ingram, C. J.: Cation transport and the binding of T-ouabain to intact human red blood cells. In: Stoffwechsel und Membranpermeabilität von Erythrozyten und Thrombozyten (eds. E. Deutsch, E. Gerlach, K. Moser), p. 420. Stuttgart: Thieme 1968. — Knauf, H.: Verh. dtsch. Ges. inn. Med. **81** (1975). — Larbig, D., Kochsiek, K.: Klin. Wschr. **49**, 1031 (1971). — Schatzmann, H. J.: Helv. physiol. pharmacol. Acta **11**, 346 (1953). — Wessels, F., Samizadeh, A., Losse, H.: Klin. Wschr. **52**, 451 (1974).

KATHER, H., GEIGER, M., SIMON, B. (Klin. Inst. für Herzinfarktforschung, Med. Univ.-Klinik Heidelberg): **Membranarchitektur und Hormonwirkung**

Einleitung

SH-Gruppen sind für die katalytische Aktivität einer Vielzahl von Enzymen von Bedeutung. Auch die katalytische Aktivität der Adenylcyclase, die in Rattenfettzellen das gemeinsame Effektorsystem für eine Anzahl lipolytisch wirksamer Hormone darstellt, ist ein SH-Enzym [1]. Darüber hinaus können Thiole [2] oder SH-Reagenzien [3] in isolierten Rattenfettzellen insulinähnliche Effekte auslösen, die als Hinweis für die funktionelle Bedeutung von oberflächlichen Membran-SH-Gruppen im Rahmen der Insulinbindung interpretiert wurden. Durch vergleichende Untersuchungen mit einem kleinmolekularen SH-Reagenz — p-Hydroxymercuribenzoesäure (pCMB) — und einem großmolekularen Derivat dieser Substanz — pCMB-Dextran T10 —, mit einem Molekulargewicht von etwa 10000, versuchten wir Aufschluß zu gewinnen über:

1. Die funktionelle Bedeutung von nahe der äußeren Membranoberfläche lokalisierten Membran-SH-Gruppen für den basalen und insulinstimulierten Glucosestoffwechsel in isolierten Rattenfettzellen.
2. Die Existenz, katalytische Bedeutung und räumliche Orientierung oberflächlich gelegener SH-Gruppen des Adenylcyclasesystems in der Fettzellmembran.

Material und Methoden

Isolierte Fettzellen und Fettzellhomogenate wurden aus Nebenhodenfettgewebe ad libitum gefütterter männlicher Sprague-Dawley-Ratten (150 bis 200 g) nach von Rodbell [4, 5] angegebenen Methoden gewonnen.

a) Einfluß von pCMB (pCMB-Dextran T10) auf den basalen und insulinstimulierten Glucosestoffwechsel:

Isolierte Fettzellen wurden mit den in Abb. 1 aufgeführten Konzentrationen an pCMB (pCMB-Dextran T10) in 2%-Albumin-Krebs-Henseleit-Bicarbonat-Puffer, pH 7,4, für 30 min bei 37° C vorinkubiert, 3 × gewaschen und für weitere 60 min mit uniform markierter ^{14}C-Glucose (8 μMol/2μCi) in einem Gesamtvolumen von 2 ml unter $O_2 + CO_2$ (95 + 5), mit oder ohne Insulin (0,5 U/ml), inkubiert. Die Inkubation wurde durch Injektion von 0,3 ml 40% (w/v) Perchlorsäure gestoppt und der ^{14}C-Einbau in CO_2 und Lipide bestimmt. Methodische Einzelheiten sind an anderer Stelle gegeben [6]. pCMB-Dextran T10 wurde nach Simon et al. [7] synthetisiert.

b) Einfluß von pCMB-Dextran T10 auf die Adrenalin(NaF)-stimulierte Adenylcyclaseaktivität.

Die Adenylcyclaseaktivität wurde in Membran-Rohpräparationen [8] nach der Methode von Salomon et al. [9] gemessen und auf den nach der Lowry-Methode [10] ermittelten Proteingehalt bezogen. Um ausschließlich die äußere Membranoberfläche mit pCMB-Dextran T10 in Kontakt zu bringen, wurden intakte Fettzellen wie unter a) beschrieben, mit den in Abb. 2 aufgeführten Konzentrationen an pCMB-Dextran T10 vorinkubiert, gewaschen, lysiert und die Adenylcyclaseaktivität bestimmt. Exposition sowohl der äußeren als auch der zytoplasmatischen Membranoberfläche erfolgte durch Zugabe von pCMB-Dextra T10 während der Zell-Lyse für 30 min bei 0° C.

Ergebnisse und Diskussion

a) *Einfluß von pCMB (pCBM-Dextran T 10) auf den basalen und insulinstimulierten Glucosestoffwechsel*

Behandlung von isolierten Rattenfettzellen mit ungekoppeltem pCMB (Abb. 1) führte in Übereinstimmung mit den Ergebnissen ähnlicher Untersuchungen [3], je nach der eingesetzten Konzentration, zu einer insulinähnlichen Stimulierung des basalen ^{14}C-Einbaues in CO_2 und Triglyceride (7×10^{-6} M), zu einer Hemmung des Insulineffektes (3×10^{-4} M) und schließlich zu einer fast vollständigen Hemmung auch des basalen Glucosestoffwechsels (7×10^{-4} M). Dagegen hatte pCMB-Dextran T10 über den gesamten getesteten Konzentrationsbereich ($7 \times 10^{-6} - 7 \times 10^{-4}$ M) keinen nennenswerten Einfluß auf die basale und insulinstimulierte ^{14}C-Inkorporation in CO_2 und Triglyceride. Andererseits zeigten ungekoppeltes pCMB und pCMB-Dextran T 10 identische Hemmwirkungen auf die Stoffwechselaktivität von Fettzellhomogenaten (nicht abgebildet). Die Tatsache, daß an Dextran gekoppeltes pCMB trotz unveränderter Reaktivität gegenüber SH-Gruppen seine insulinähnlichen und seine hemmenden Stoffwechseleffekte verliert, während selbst an unlösliche Träger gekoppeltes Insulin noch biologisch aktiv ist [11], zeigt, daß oberflächlich gelegene Membran-SH-Gruppen weder für die Bindung von Insulin noch im Rahmen des basalen Glucosetransportes funktionell von Bedeutung sind.

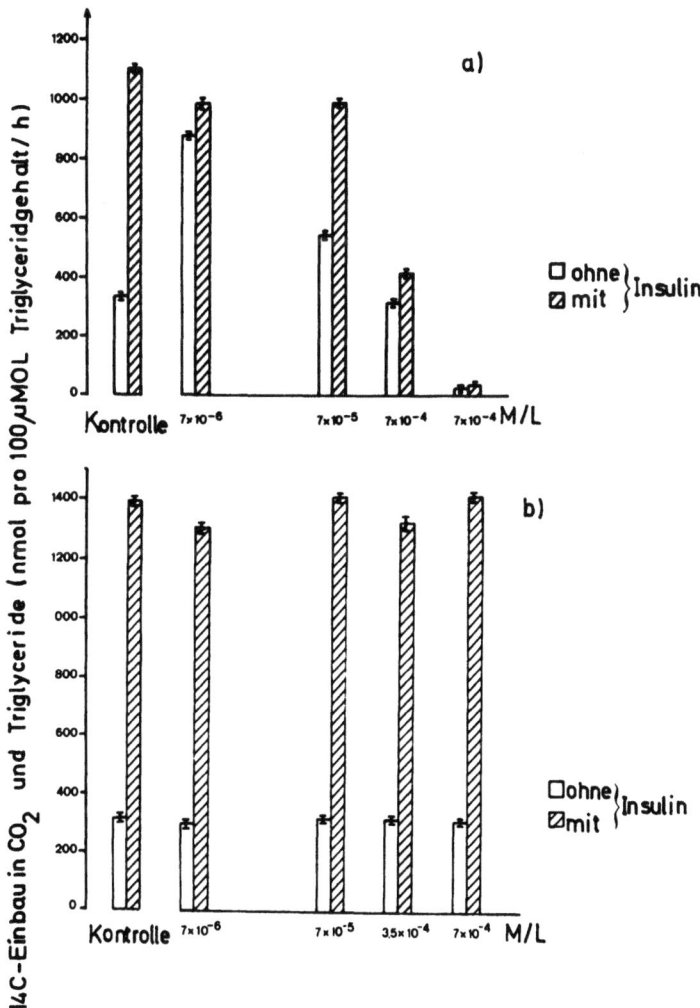

Abb. 1. Einfluß von pCMB (a) und pCMB-Dextran T 10 (b) auf den basalen und insulinstimulierten Glucosestoffwechsel in isolierten Rattenfettzellen

b) Einfluß von pCMB-Dextran T 10 auf die Adrenalin(NaF)-stimulierte Adenylcyclaseaktivität

Unter basalen Bedingungen wurde eine spezifische Aktivität der Fettzelladenylcyclase von 200 bis 300 pmol umgesetzten ATPs pro mg Protein pro 5 min gemessen. Adrenalin (10 μg/Ansatz) oder NaF (20 mM) bewirkten eine 4- bis 5-fache Stimulierung der basalen Enzymaktivität. Vorinkubation von intakten Fettzellen mit steigenden pCMB-Dextran T10-Konzentrationen ($10^{-5} - 5 \times 10^{-4}$ M) hatte wie im Falle des Glucosestoffwechsels keinen Einfluß auf die Adrenalin-(NaF)-stimulierte Aktivität der Fettzelladenylcyclase (Abb. 2). Dagegen wurde eine dosisabhängige Hemmung der Enzymaktivität beobachtet, wenn das Reagenz während der Zell-Lyse zugesetzt wurde, d. h. wenn beide, sowohl die äußere als auch die zytoplasmatische Membranoberfläche, exponiert wurden. Der halbmaximale Hemmeffekt trat bei einer pCMB-Dextran T10-Konzentration von

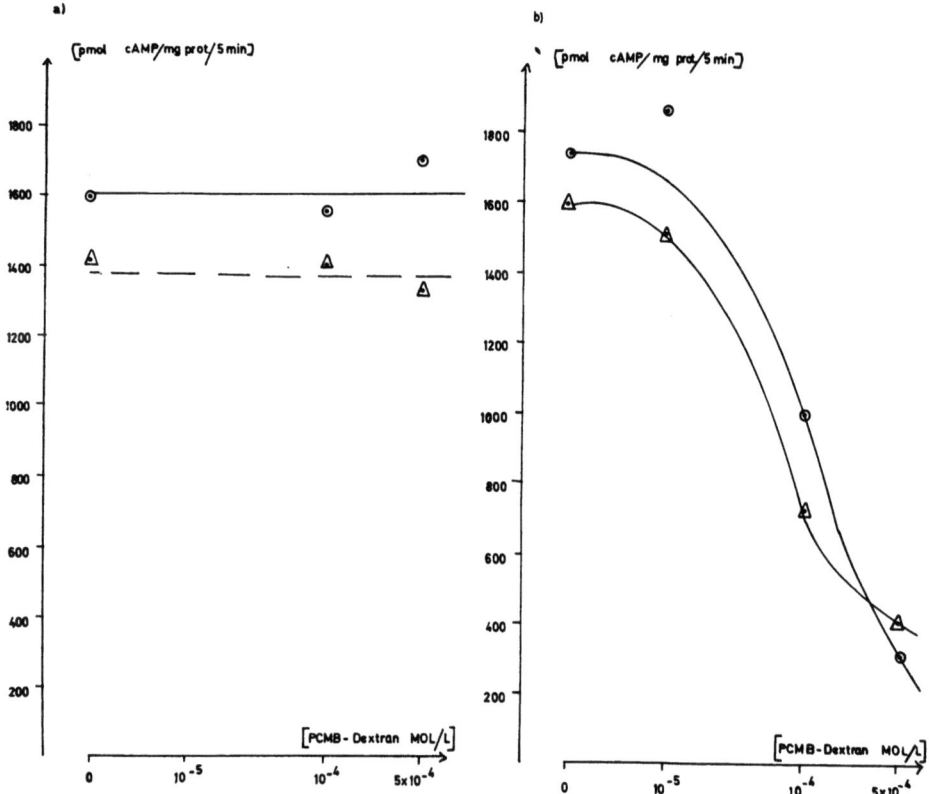

Abb. 2. Einfluß von pCMB-Dextran T10 auf die Adrenalin(NaF)-stimulierte Adenylcyclaseaktivität in Fettzellghosts. a) Nach Vorinkubation intakter Fettzellen (30 min 37° C); b) nach Zusatz während der Ghostpräparation (30 min 0° C); ○—○ Adrenalin (10 μg pro Ansatz), △—△ NaF (20 mM pro Ansatz)

10^{-4} Mol/l auf. Wir schließen daraus, daß oberflächliche Membran-SH-Gruppen für die katalytische Aktivität der Fettzelladenylcyclase bedeutsam sind und daß diese katalytisch bedeutsamen SH-Gruppen zur zytoplasmatischen Membranoberfläche hin orientiert sind.

Zusammenfassend konnten wir durch vergleichende Untersuchungen mit SH-Reagenzien unterschiedlichen Molekulargewichtes zeigen, daß oberflächliche Membran-SH-Gruppen weder für den basalen Glucosetransport noch für die Bindung von Insulin funktionell bedeutsam sind. Dagegen sind oberflächliche SH-Gruppen für die katalytische Aktivität der Adenylcyclase von Bedeutung. Diese kritischen SH-Gruppen sind zur zytoplasmatischen Seite der Plasmamembran hin orientiert.

Literatur

1. Øye, I., Sutherland, E. W.: Biochim. biophys. Acta (Amst.) **127**, 347 (1966). — 2. Lavis, R. V., Williams, R. H.: J. biol. Chem. **245**, 23 (1970). — 3. Minemura, T., Crofford, O. B.: J. biol. Chem. **244**. 5181 (1969). — 4. Rodbell, M.: J. biol. Chem. **239**, 375 (1964). — 5. Rodbell, M.: J. biol. Chem. **241**, 130 (1966). — 6. Kather, H., Rivera, M., Brand, K.: Biochem. J. **128**, 1089 (1972). — 7. Simon, B., Zimmerschied, G., Kinne-Saffran, E. M., Kinne, R.: J. Membrane Biol. **14**, 85 (1973). — 8. Pohl, S. L., Birnbumer, L., Rodbell, M.: J. biol. Chem. **246**, 1849 (1971). — 9. Salomon, Y., Londos, C., Rodbell, M.: Analyt. Biochem. **58**, 541 (1974). — 10. Lowry, O. H., Rosebrough, N. J., Farr, A. L., Randall, R. J.: J. biol. Chem. **193**, 265 (1951). — 11. Cuatrecasas, P.: Proc. nat. Acad. Sci. (Wash.) **63**, 450 (1969).

SCHERBERICH, J. E., HEISER, I., MONDORF, A. W., SCHOEPPE, W. (Univ.-Klinikum Frankfurt, Zentr. Inn. Med., Dept. Nephrologie): **Vergleichende Untersuchungen über Plasmamembranproteine aus menschlichen Nieren und hypernephroiden Nierencarcinomen***

Einleitung

Die Organisationsform von Plasmamembranen (PM) im mono- und multizellulären Organismus ist mit sehr großer Wahrscheinlichkeit genetisch kodiert und kontrolliert (z. B. [1]). Ihr Aufbau erfolgt in Form ubiquitär homolog strukturierter Proteine, Lipide und Kohlehydratbausteine. Dennoch ergeben sich im Rahmen der verschiedenen Genpenetranz und prospektiven funktionellen Bedeutung der Zellen eines Stammgewebes vermutlich differenzierungsabhängige Membrangittermuster, deren Mikrokompartimentierung und Informationsgehalt von dem anderer Gewebe unterschiedlich sein dürfte [2].

Die Membranbiologie mündet in die Membranpathologie und kann damit zusätzlich klinische Bedeutung erlangen, wenn die Komposition einer Membran „abnorme Unterschiede" zum ursprünglichen Stammgewebe aufweist (pathologische Transformation; z. B. [3]) und damit die interne Kooperation eingeschränkt wird.

Veränderungen der Plasmamembran sind primärer Natur, wenn die Kodierung von Membranproteinen z. B. schon auf genetischer Ebene fehlerhaft verläuft (z. B. auch über inkorporierte Virusgenome; [4]), oder sekundärer Art, z. B. durch Mediatore eines entzündlichen oder infektiösen Milieus.

Da die vielfältigen Membranprozesse menschlicher Nieren mit z. T. hoher Kapazität und Spezifität große Anforderungen an die soziale Wechselwirkung der segmentangeordneten Tubuluszellen stellen, erscheint die Frage nach Veränderungen der Membranorganisation bei krankhaften Prozesse hier besonders prüfenswert, zumal sich dadurch auch immunpathologische Aspekte ergeben (Alloaggression, Transplantation, Tubulo-, Glomerulopathie).

Eine erhöhte (sekundäre) Instabilität von enzymatisch aktiven und anderen Membrankomponenten der Tubuluszellen haben wir bei verschiedenen entzündlichen und toxischen Nierenerkrankungen sowie nach Nierentransplantationen beobachtet [5—13]. Hierunter fallen besonders Veränderungen an den Plasmamembranoberflächen [11—13].

Andererseits ergaben unsere bisherigen Vergleiche von Plasmamembranen (d. prox. Tubuli) normaler menschlicher Nieren mit denen von hypernephroiden Nierencarcinomen z. T. erhebliche biochemische und immunologische Unterschiede. Bei beiden Geweben sind Differenzen in der Topologie von Membranprotomeren zu vermuten.

---
* Mit Unterstützung der Deutschen Forschungsgemeinschaft.

Biochemische Untersuchungen

In der Humanniere ist an der luminalen Außenseite der Plasmamembranoberfläche der prox. Tubuli eine DL-Alanin-Aminopeptidase (AAP) lokalisiert [12]. Sie ist morphologisch wahrscheinlich mit gestielten kugelförmigen Gebilden von 40 bis 60 Å Durchmesser der Rattennieren-PM identisch [16]. Die Alanin-Aminopeptidase stellt bei der menschlichen Nierenrinde das Hauptantigen enzymatisch aktiver und nichtaktiver Plasmamembranproteine dar. Sie besitzt ausgeprägte Concanavalin A-rezeptive Eigenschaft, ein Merkmal, das die ebenfalls PM-assoziierte γ-Glutamyltranspeptidase (GGTP) nicht aufweist [15]. Antikörper gegen die Gesamtmembran haben sehr hohe Titer gegenüber Konstituenten der Oberfläche, insbesonders gegen die AAP [11, 12, 14].

Tabelle. Vergleich von den Plasmamembran assoziierten Enzymen Alanin-Aminopeptidase (AAP), γ-Glutamyltranspeptidase (GGTP) und alkalische Phosphatase (AP) aus Humannieren und hypernephroiden Nierencarcinomen

PLASMAMEMBRAN (HUMANNIERE)	PLASMAMEMBRAN (HYPERNEPHROM)
AAP Topologie: sehr wahrscheinlich Membranoberfläche enzymatisches Hauptoberflächenantigen M G 240 000 proteasensensibel, guter rel. selectiver Angriff und Ablösung durch Papain, (Bromelain und Chymopapain) Trypsin ohne wesentl. Solubilisationswirkung identisch mit dem (Papain-solubilisierten) Con A Rezeptor sehr guter Antikörperinduktor	**AAP** nicht das enzymatische Hauptoberflächenantigen nicht oder nur in niedriger spezif. Aktivität (0-1/45 im Vergleich zur Normalniere) vorhanden liegt z. T. in maskierter Form vor Papain, Chymopapain, Bromelain, Trypsin; Triton X 100, DMSO können Antigen freilegen u. z. T. solubilisieren keine bzw. sehr schlechte Antikörperinduktion
GGTP Matrixantigen relativ hohe spezif. Aktivität kommt in multiplen Formen in der Membran vor oberflächennahes Protein M G 126 000 keine Con A Affinität nach Papainsolubilisation gute Solubilisation mit Papain, Bromelain (u. Butanol) guter Antikörperinduktor	**GGTP** Aktivität 1/4 bis 1/5 der der Humannierenplasmamembran kommt unabhängig von A P und A A P vor solubilisierbar durch Papain, Chymopapain, Triton X 100, Tween 2o SD kein Kryptoantigen
A P Stromaantigen relativ fest membranintegriert relativ proteaseninsensibel (Ausnahme: Bromelain) MG 200 000 (nach limitierter Papaindigestion) im Verband mit der Gesamtmembran schlechter Antikörperinduktor	**A P** kommt bisher nur zusammen mit der Aminopeptidase vor sonst Kryptoantigen (?) Demaskierung durch Papain, Trypsin, Triton X 100, Tween 2o wenn vorhanden im Membranzusammenhang mäßiger Antikörperinduktor

Dagegen findet sich nur wenig AAP auf den PM von Nierencarcinomen. Ihre spezifische Aktivität beträgt bis maximal $1/_{40}$ der der Nieren-PM. Das Enzym kommt bisher nur im Zusammenhang mit einer alkalischen Phosphatase (AP) vor und vice versa. Eine GGTP läßt sich dagegen immer nachweisen (vgl. Tabelle). Die AAP und AP scheint beim Hypernephrom offenbar regional verteilt zu sein. Während in zentralen Carcinomanteilen die beiden Enzyme rel. konstant nachweisbar sind, konnte bisher in den peripheren Invasionszonen des Tumors in mehreren Fällen ein *scheinbarer Verlust* von AP- und AAP-Aktivität beobachtet werden. Es ist zu vermuten, daß in einzelnen Tumorarealen ein Großteil „elementarer Membranproteine", die bei der Niere normalerweise einer direkten Untersuchung zugänglich sind, durch andere Komponenten maskiert sind: Digestion der scheinbar AAP-AP-freien Nierencarcinom-PM mit Trypsin, Chymopapain, Papain und Bromelain sowie Behandlung mit Detergentien (Triton X 100, Tween 20,

DMSO u.a.) können nämlich die AP- und AAP-Aktivität restituieren, d. h. gegenüber der unbehandelten PM sind jetzt die beiden Enzyme nachweisbar. Trypsin demaskiert die AP dabei effektiver als die AAP, während sich Papain umgekehrt verhält. Nach zeitlich kontrollierter Proteolyse der Hypernephrom-PM erscheinen die Enzymaktivitäten nach Zentrifugation bis zu über 90% in den Sedimenten, die maskierende(n) „Komponente(n)" wahrscheinlich in den Überständen.

Die Detergentienreihen (besonders Trixon X100) zeigen zusätzlich eine stärkere Solubilisationswirkung. Die Enzyme können nicht nur demaskiert, sondern auch konzentrationsabhängig aus der Tumormembran herausgelöst werden. Die Zentrifugationsüberstände enthalten u. a. Antikörper des Typs IgG, so daß neben Proteinen bzw. Lipiden u. U. an der Maskierung auch Immunglobuline beteiligt sein könnten.

AP und AAP liegen also offenbar regional als sog. *Kryptoantigene* in der Nierencarcinommembran vor. Diese der AP und AAP gemeinsam zukommende Eigenschaft ist auffallend. Für die Tumor-Plasmamembran ist sie ausgehend von der topologischen Anordnung der beiden Enzyme in der Nieren-PM nicht erklärbar. Eine bei der Nieren-PM weitgehend mögliche Unterscheidung in Stroma-, oberflächennahe (Matrix)- und Oberflächenantigene [11] ist bei der Hypernephrom-PM bis jetzt nicht vergleichbar durchzuführen.

Es ist wahrscheinlich, daß das Einbaumuster der Enzymproteine in der Plasmamembran von Nierencarcinomen in räumlich anderer Konformation vorliegt.

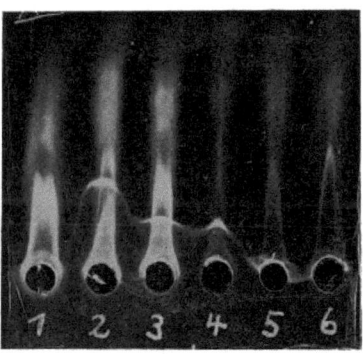

Abb. 1. Eindimensionale Elektroimmunodiffusion von Triton X100 solubilisierten Plasmamembranantigenen menschlicher Nieren (Antigendepot 1—3) und hypernephroiden Nierencarcinomen (Antigendepot 4—6). 10% Anti-Nierenplasmamembran-Antiserum vom Kaninchen; Verlust kreuzreaktiver Membranantigene beim Carcinom; vgl. Text

Immunologische Untersuchungen

Mit den durch Differentialzentrifugation isolierten Plasmamembranen (Schema siehe [12, 14]) aus Humannieren und hypernephroiden Nierencarcinomen werden Kaninchen immunisiert und die Antiseren gegen Serumproteine absorbiert. In der ein- und zweidimensionalen Elektroimmunodiffusion (EID) präzipitieren die Zentrifugationsüberstände der Bromalain-, Papain- und Chymopapain-behandelten Nieren-PM-Fraktionen in mehreren distinkten Immunbanden gegen das anti-Nieren-PM-Serum (vgl. Triton X100, s.u.). Die Bromelain-behandelte Nieren-PM-Fraktion ergibt in der zweidimensionalen EID mehr (bis zu 12) Präzipitate gegen anti-Nieren-PM-Antikörper als die Papain-angedaute Fraktion (bis zu 8 Präzipitate). Bromelain vermag im Gegensatz zu Papain auch fester membranintegrierte Proteine herauszulösen. Triton X100 und Tween 20 solubilisierte Nieren-PM ergeben gegenüber den proteolytisch behandelten Fraktionen weniger scharf abgrenzbare Banden. Hier zeigen sich breite Immunpräzipitate, die ganze Proteinspektren umfassen und auf eine ungeordnetere aber vollständigere PM-Desintegration durch das Solvens schließen lassen.

Untersucht man solubilisierte Nieren-PM-Antigene gegen Anti-Hypernephrom-PM-Antiseren, so tritt eine erhebliche Reduzierung von Immunpräzipitaten auf, die mit einem Verlust der Anfärbbarkeit der AAP einhergehen. In der eindimensionalen EID reagiert hochgereinigte Nieren-AAP immunologisch nicht mit dem anti-Hypernephrom-PM-Serum. Gegen das eigene Antiserum präzipitieren solubilisierte Nierencarcinom-PM-Fraktionen mit schwächeren Banden in geringerer Zahl als entsprechende Fraktionen der Nieren-PM gegen ihren Antikörper.

Ein weiterer Verlust an färbbaren Immunpräzipitaten tritt auf, wenn man solubilisierte Hypernephrom-PM-Fraktionen (Triton X 100, Tween, Papain, Trypsin) gegen anti-Nieren-PM-Antiserum untersucht (Abb. 1). Die Plasmamembran aus Nierencarcinomen läßt also einen überwiegenden Teil von Membranantigenen, die bei der Nieren-PM stark immunogen sind, vermissen, d. h. ihre Antigenität ist gegenüber der von Nieren-PM reduziert. Es bestehen jedoch Möglichkeiten, die Immunogenität der Nierencarcinommembran artifiziell zu erhöhen, was u. a. Gegenstand weiterer Untersuchungen sein wird.

Literatur

1. Molnar, J., Klein, G., Friberg, S., Jr.: Transplantation **16**, 93 (1973). — 2. Wallach, D. F. H.: In: The dynamic structure of cell membranes (eds. D. F. H. Wallach, H. Fischer). Berlin-Heidelberg-New York: Springer 1972. — 3. Hynes, R. O.: Cell **1**, 147 (1974). — 4. Gelb, L. D., Milstein, J. B., Martin, M. A., Aaronson, S. A.: Nature (Lond.) New Biol. **244**, 76 (1973). — 5. Mondorf, A. W., Carpenter, C. B., Scherberich, J. E., Merrill, J. P.: V. Internat. congr. nephrology, Mexico City D.F., Oct. 1972. — 6. Mondorf, A. W., Carpenter, C. B., Scherberich, J. E., Merrill, J. P.: Verh. dtsch. Ges. inn. Med. **79**, 690 (1973). — 7. Mondorf, A. W., Carpenter, C. B., Scherberich, J. E., Merrill, J. P.: In: Protides biol. fluids, XII. Ann. meet., Brugge, May 1973. — 8. Mackenrodt, G., Schröder, H., Mondorf, A. W., Scherberich, J. E., Schoeppe, W.: Verh. dtsch. Ges. inn. Med. **79**, 673 (1973). — 9. Mondorf, A. W., Mackenrodt, G., Scherberich, J. E., Lauer, K., Zarifi, N., Schoeppe, W.: Verh. dtsch. Ges. inn. Med. **80**, 777 (1974). — 10. Reitinger, W., Mondorf, A. W., Scherberich, J. E., Koser, B., Schröder, H., Schoeppe, W.: Verh. dtsch. Ges. inn. Med. **80**, 771 (1974). — 11. Scherberich, J. E., Mondorf, A. W., Falkenberg, F., Pfleiderer, G.: Verh. dtsch. Ges. inn. Med. **80**, 767 (1974). — 12. Scherberich, J. E., Falkenberg, F., Mondorf, A. W., Müller, H., Pfleiderer, G.: Clin. chim. Acta **55**, 179 (1974). — 13. Mondorf, A. W., Scherberich, J. E., Reitinger, W.: Nephron 1975 (im Druck). — 14. Mondorf, A. W., Kinne, R., Scherberich, J. E., Falkenberg, F.: Clin. chim. Acta **37**, 25 (1972). — 15. Scherberich, J. E., Mondorf, A. W.: In: Protides biol. fluids, XXIII. Coll., Ann. meet., Brugge 1975. — 16. Thomas, L., Kinne, R.: Biochim. biophys. Acta (Amst.) **255**, 144 (1972).

FIEHN, W., SEILER, D., KUHN, E. (Med. Poliklinik, Univ. Heidelberg): **Transport-ATPasen bei experimenteller Myopathie**

Durch 20,25-Diazacholesterin können beim Menschen und beim Tier die Symptome einer Myotonie hervorgerufen werden. Die Substanz hemmt die Cholesterinbiosynthese auf der Stufe der Umwandlung des Desmosterin zum Cholesterin. Desmosterin, das sich vom Cholesterin lediglich durch eine zusätzliche Doppelbindung in der Seitenkette unterscheidet und bei unbehandelten Tieren nur in sehr kleinen Mengen zu finden ist, wird unter 20,25-Diazacholesterin-Behandlung angereichert. Im Serum und allen Organen des Tieres scheint es weitgehend das Cholesterin zu ersetzen, denn die Gesamtsterinmenge bleibt auch nach monatelanger Verfütterung von 20,25-Diazacholesterin praktisch konstant. Dieser Ersatz des Cholesterins durch seine Vorstufe geht jedoch in verschiedenen Organen verschieden schnell vor sich, und auch verschiedene Zellfraktionen eines Organes zeigen diesbezüglich ein unterschiedliches Verhalten. Unterschiedlicher Steringehalt, schnellerer oder langsamerer Turnover oder eine unterschiedliche Affinität der Membranen für die beiden obengenannten Sterine mögen hierfür eine Rolle spielen [1].

Unsere Untersuchungen haben gezeigt, daß das Auftreten der myotonen Reaktion der Skelettmuskulatur abhängig ist von dem Auftreten des Desmosterins in der Muskulatur. Typische elektromyographische Veränderungen wurden immer dann beobachtet, wenn Desmosterin die Hälfte der Sterinfraktion ausmachte, in den Membranen also jedes zweite Cholesterinmolekül durch Desmosterin ersetzt worden ist. Dies erklärt auch die Beobachtung, die Eberstein u. Goodgold [2] gemacht hatten, daß die cholesterinreicheren „langsamen" Muskeln später eine myotone Reaktion zeigen als die „schnellen" Muskeln desselben Tieres.

Die Skelettmuskelbeteiligung ist jedoch nicht die einzige Organmanifestation 20,25-Diazacholesterin-behandelter Ratten. Schon nach kurzer Behandlungszeit fällt eine Veränderung des Haarkleides auf. Das Fell wird gelblich und struppig, die brüchigen Haare fallen leicht aus. Des weiteren konnten Peter et al. [3] und auch wir bei längerer Zeit gefütterten Ratten die Entstehung von Katarakten beobachten, die denen bei der menschlichen myotonischen Dystrophie gleichen.

Auf eine mögliche Herzbeteiligung bei dieser experimentellen Erkrankung hatten Bodem et al. [4] hingewiesen, die in einer charakteristischen periodischen Automatie des isolierten Papillarmuskels behandelter Tiere ein Äquivalent zu den repetitiven elektrischen Entladungen des Skelettmuskels sahen. Wir haben nun bei allen untersuchten Tieren eine Kardiomegalie nachweisen können. Die Herzgewichte behandelter Tiere waren signifikant höher als die der Kontrolltiere, die außerdem noch ein höheres Körpergewicht hatten.

Es handelt sich also bei dieser experimentellen Erkrankung nicht um eine auf die Skelettmuskulatur beschränkte Erkrankung, sondern vielmehr um eine Art Systemerkrankung, wie sie zum Beispiel die menschliche hereditäre myotonische Dystrophie darstellt, und mit der sie neben der beschriebenen Herzbeteiligung, Beeinträchtigung des Haarwuchses und der Kataraktentwicklung auch eine erhöht gefundene Serum-Kreatinphosphokinase und ein erniedrigtes proteingebundenes Jod gemeinsam hat.

Da es für die hereditären menschlichen und tierischen Myotonien weitgehend als gesichert gilt, daß für die myotone Reaktion ein Membrandefekt verantwortlich ist, haben wir uns für verschiedene Membranfunktionen interessiert und die auffälligsten Veränderungen an den sogenannten Transport-ATPasen gefunden, der $(Na^+ + K^+)$-stimulierten und der Ca^{++}-stimulierten ATPase, die als energieliefernde Enzyme der entsprechenden Ionenpumpen angesehen werden. In allen von uns untersuchten Membranen, der Plasmamembran des Skelettmuskels und des Herzmuskels, aber auch der Erythrozyten fanden wir eine signifikante Erhöhung der spezifischen Aktivität der $(Na^+ + K^+)$-ATPase, d. h. des durch die Alkaliionen stimulierten, durch Strophantin hemmbaren Teils der Gesamt-ATPase [5—7] (Tabelle).

Abb. 1 läßt am Beispiel der $(Na^+ + K^+)$-ATPase des Herzmuskelsarkolemm klar erkennen, daß eine deutliche Abhängigkeit der Erhöhung der Enzymaktivität von dem Desmosteringehalt der Membran besteht, und damit auch von der Dauer der Behandlung und dem Grad der Myotonie [8].

Nach einer Verfütterung von 20,25-Diazacholesterin über mehrere Monate — zu dieser Zeit kann der prozentuale Anteil des Desmosterins in der Gesamtsterinfraktion über 90% ausmachen — ist meist eine Verdoppelung der spezifischen Enzymaktivität erreicht.

Qualitativ gleich wie die $(Na^+ + K^+)$-ATPase verhält sich die Ca^{++}-stimulierte ATPase der drei untersuchten Membranfraktionen, wenngleich die Aktivitätssteigerung bei diesem Transportenzym nicht ganz so ausgeprägt ist.

Die Bedeutung der bisher gefundenen Ergebnisse ist bis jetzt noch nicht ganz geklärt; die Tatsache, daß auch nichtinnervierte Zellen in ihren Plasmamembranen erhöhte Transport-ATPase-Aktivitäten besitzen, lassen den Schluß zu, daß es sich um einen Adaptationsvorgang an durch vermehrte elektrische Aktivität bedingte verstärkte Ionenbewegungen handelt. Bei den menschlichen myotonischen Muskelerkrankungen waren die Ergebnisse bisher nicht in allen untersuchten Fällen ganz eindeutig, was möglicherweise auf eine Heterogenität dieser Erkrankungen, die Ätiologie betreffend, schließen läßt.

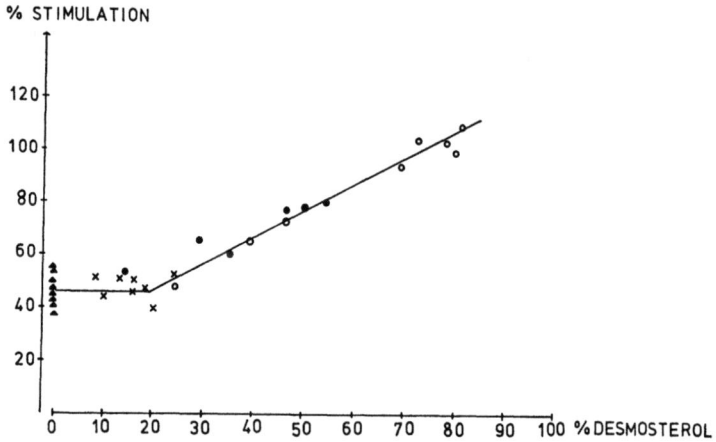

Abb. 1. Abhängigkeit der $(Na^+ + K^+)$-induzierten Stimulation (in %) der Herzsarkolemm-ATPase von dem prozentualen Desmosterinanteil an der Gesamtsterinfraktion. Die verschiedenen Symbole entsprechen verschiedenen Versuchsanordnungen

Tabelle. Spezifische $(Na^+ + K^+)$- und Ca^{++}-ATPase-Aktivität verschiedener Plasmamembranen von Kontrollratten (K) und Ratten, die mindestens 8 Wochen lang mit 20,25-Diazacholesterin behandelt wurden (M). Spezifische Aktivität = Gesamt-ATPase-Aktivität − Aktivität der basalen, Mg^{++}-abhängigen ATPase. Werte in µMol Phosphat/mg Protein und h

	Skelettmuskelsarkolemm		Erythrozytenmembranen		Herzmuskelsarkolemm	
	K	M	K	M	K	M
$(Na^+ + K^+)$-ATPase	4,80 ± 1,80	12,00 ± 2,40	1,30 ± 0,13	2,34 ± 0,20	2,63 ± 0,17	5,23 ± 0,31
Ca^{++}-ATPase	24,00 ± 2,40	33,00 ± 2,40	1,96 ± 0,20	2,38 ± 0,18	3,69 ± 0,44	4,47 ± 0,63

Literatur

1. Seiler, D., Fiehn, W., Kuhn, E.: Z. klin. Chem. (im Druck). — 2. Eberstein, A., Goodgold, J.: Experientia (Basel) 25, 1269 (1969). — 3. Peter, J. B., Andiman, R. M., Bowman, R. L., Nagamoto, T.: Exp. Neurol. 41, 738 (1973). — 4. Bodem, R., Mattern, Y., Kuhn, E.: Klin. Wschr. 51, 885 (1973). — 5. Fiehn, W., Seiler, D., Kuhn, E., Bartels, D.: Europ. J. clin. Invest. (im Druck). — 6. Fiehn, W., Kuhn, E., Geldmacher, I.: FEBS-letters 34, 163 (1973). — 7. Peter, J. B., Fiehn, W.: Science 179, 910 (1973). — 8. Seiler, D., Fiehn, W.: Experientia (Basel) 30, 1421 (1974).

SEILER, D., FIEHN, W., SCHMIDT, J. (Med. Poliklinik, Univ. Heidelberg):
Einfluß der Sterinzusammensetzung auf die Aktivität der Transport-ATPase der Erythrozytenmembran

Die erhöhte Aktivität der (Na+, K+)-ATPase bei Tieren, die mit 20,25-Diazacholesterin behandelt wurden und bei denen wir als Ursache für die gleichzeitig beobachtete Myotonie einen teilweisen Ersatz von Cholesterin durch Desmosterin in der Membran gefunden haben, veranlaßte uns, die Abhängigkeit der Na+, K+)-ATPase der Erythrozytenmembran von der Sterinzusammensetzung der Membran etwas genauer zu untersuchen. Wir wählten zwei Möglichkeiten, die Sterinzusammensetzung der Erythrozytenmembran zu verändern.

In der ersten Versuchsreihe inkubierten wir gewaschene Erythrozyten von Kontrollratten mit einem Teil des Plasmas einer mit 20,25-Diazacholesterinbehandelten Ratte — dieses Plasma enthält große Mengen an Desmosterin. Weiter inkubierten wir die Erythrozyten der behandelten Ratte mit dem Plasma des Kontrolltieres und schließlich wurden auch die Erythrozyten der Tiere mit dem eigenen Plasma inkubiert.

Die Inkubationszeit betrug 16 Std bei Raumtemperatur.

Dann wurden Plasma und Erythrozyten getrennt, die Erythrozytenmembran isoliert, die Aktivität der Mg++- und der (Na+, K+)-ATPase gemessen [1] und die Sterinzusammensetzung gaschromatographisch bestimmt [2].

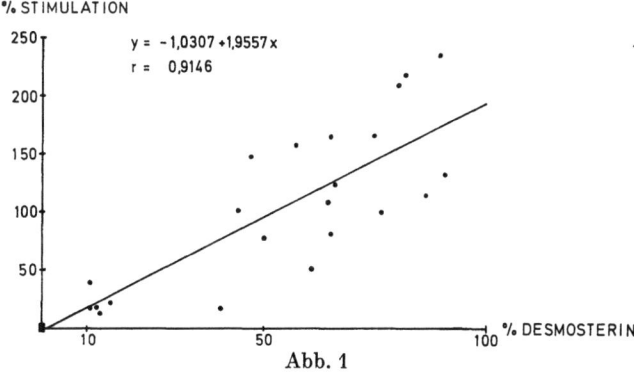

Abb. 1

Desmosterin verhält sich im Hinblick auf den Sterinaustausch zwischen Erythrozyten und Plasma genauso wie Cholesterin. Werden desmosterinhaltige Erythrozyten mit desmosterinfreiem, aber cholesterinhaltigem Plasma inkubiert, nimmt der Desmosteringehalt der Erythrozyten ab und der des Plasmas zu. Ebenso nehmen desmosterinfreie Erythrozyten beim Vereinigen mit desmosterinhaltigem Plasma einen Teil des Desmosterins auf und geben Cholesterin ab. Diese veränderten Verhältnisse finden sich auch in der isolierten Membran. Die gesamten Ergebnisse unserer Experimente sind in Abb. 1 zusammengefaßt. Man erkennt, daß eine klare Abhängigkeit zwischen dem Desmosterineinbau in die Erythrozytenmembran und die Aktivität der (Na+, K+)-ATPase besteht. Dieselben Ergebnisse erhielten wir auch, wenn wir Blut von Ratten verwendeten, bei denen es durch Gabe von Triparanol zu einer Desmosterinanhäufung gekommen war.

Eine weitere Möglichkeit, die Sterinfraktion der Erythrozytenmembran schonend zu verändern, ergibt sich durch Anwendung des Enzyms Cholesterin-Oxidase. Inkubiert man frisch präparierte Eryhtrozytenmembranen mit Cholesterin-Oxidase, so kommt es zu einem teilweisen Ersatz von Cholesterin durch das Oxidationsprodukt Cholest-4-en-3-on, wie man gaschromatographisch nachweisen kann.

Die Bestimmung der Aktivität der (Na+, K+)-ATPase zeigt, daß die Oxidation des Cholesterins von einem Abfall der Na+, K+-Stimulierung begleitet wird, wie auch aus Abb. 2 hervorgeht. Wenn etwa die Hälfte des Cholesterins der Membran oxidiert ist, kommt es zu einer Aktivitätsverminderung der (Na+, K+)-ATPase um ungefähr 50%.

Wir konnten weiter zeigen, daß das bei der Oxidation des Cholesterin entstehende H_2O_2 keinen Einfluß auf die ATPase-Aktivität hat.

Zwar wurden schon viele verschiedene Modelle für die Anordnung von Proteinen und Lipiden in biologischen Membranen entwickelt, aber wir haben zur Zeit nur geringe Kenntnisse über die Wechselwirkung zwischen Lipiden und Proteinen. Ein Ansatzpunkt zur Lösung dieses Problems ist in den letzten Jahren das Studium membrangebundener Lipoproteinenzyme, bei denen man entweder durch Extraktion mit organischen Lösungsmitteln oder durch enzymatische Hydrolyse der Phospholipide eine Veränderung des Lipidanteils herbeiführt.

Die Bedeutung des Cholesterins für die (Na+, K+)-ATPase ist nicht eindeutig geklärt. Noguchi u. Freed [3] extrahierten bei —75° aus der Erythrozytenmembran einen Teil des Cholesterins und fanden eine verminderte ATPase-Aktivität. Järne-

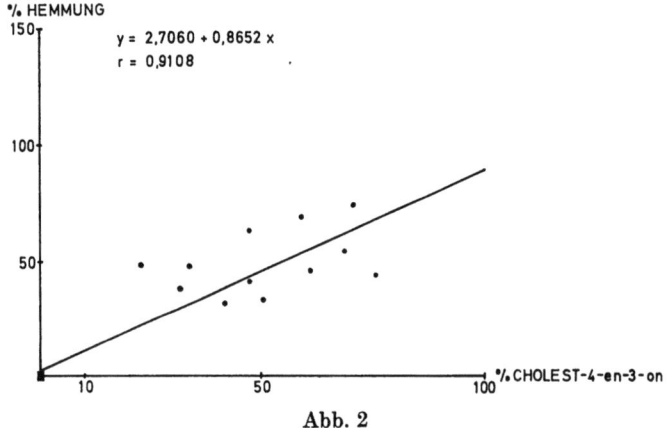

Abb. 2

felt [4] fand, daß Zugabe von Cholesterin zu einer teilweise delipidierten Erythrozytenmembran die ATPase stärker reaktivierte als die Zugabe von Phospholipiden, aber andererseits hatte die Extraktion eines großen Teils des Cholesterins aus der Membranpräparation keinen Einfluß auf die Enzymaktivität.

Papahadjopoulos [5] fand, daß die Reaktivierung einer delipierten (Na+, K+)-ATPase durch Phospholipide mit gesättigten Fettsäuren zu einem großen Teil durch Cholesterin verhindert wird, während dieser Effekt weniger deutlich ist, wenn die Reaktivierung mit ungesättigten Phospholipiden vorgenommen wird.

Ladbrook u. Mitarb. [6] vermuten, daß Cholesterin durch Beeinflussung der Beweglichkeit der Kohlenwasserstoffketten der Phospholipide als ein Regulator der Membranfluidität wirkt, indem es die Beweglichkeit der Kohlenwasserstoffketten im flüssigen Zustand hemmt und im Gelzustand den umgekehrten Effekt hat. Die Bewahrung einer flüssigen Umgebung ist aber, wie wir aus den Arbeiten von Grisham [7] und Seelig [8] wissen, die Voraussetzung für eine optimale Funktion der (Na+, K+)-ATPase. Wahrscheinlich bewirkt der Ersatz von Cholesterin durch das um eine Doppelbindung in der Seitenkette reichere Desmosterin bzw. durch das in C_3 mit einer Ketogruppe versehene Cholest-4-en-3-on eine Änderung der Umgebung der ATPase, die einen Einfluß auf die Konformation des Transportenzyms hat und so die beobachteten Aktivitätsunterschiede bewirkt. Die beiden Substanzen, Desmosterin bzw. Cholest-4-en-3-on, wirken dabei im entgegengesetzten Sinne.

Die Untersuchung der Aktivierungsenergie des Enzyms und Elektronenspinresonanzstudien sollten die Überprüfung dieser Vorstellungen ermöglichen.

Literatur

1. Fiehn, W., Kuhn, E., Geldmacher, J.: FEBS-letters **34**, 163 (1973). — 2. Seiler, D., Fiehn, W., Kuhn, E.: Z. klin. Chem. (im Druck). — 3. Nogouchi, T., Freed, S.: Nature (Lond.) New Biol. **230**, 148 (1971). — 4. Järnefelt, J.: Biochim. biophys. Acta (Amst.) **266**, 91 (1972). — 5. Papahadjopoulos, D., Cowden, M., Kimmelberg, H.: Biochim. biophys. Acta (Amst.) **330**, 8 (1973). — 6. Ladbrook, B. D., Williams, R. M., Chapman, D.: Biochim. biophys. Acta (Amst.) **150** 333 (1968). — 7. Grisham, C. M., Barnett, R. E.: Biochemistry **12**, 2635 (1973). — 8. Seelig, J., Hasselbach, W.: Europ. J. Biochem. **21**, 17 (1971).

Arterioskleroseprobleme

Einführung zum Thema: „Atherosclerosis — can it regress?"

SCHETTLER, G. (Heidelberg)

Die Arteriosklerose ist mit den Krebskrankheiten auch heute noch das große unbewältigte Problem der Medizin.

Die Wissenschaft ist auf dem Gebiet der degenerativen Herz- und Gefäßkrankheiten in den letzten Jahren weitergekommen. Das gilt für Pathogenese und Ätiologie, aber auch für die Therapie und die Rehabilitation arteriosklerotischer Verschlußkrankheiten. Hier bahnen sich weitere Erfolge der primären und sekundären Prävention an. Die Ergebnisse der North Western University of Chicago, welche einen deutlichen Rückgang der Herzinfarkte in den letzten Jahren erkennen ließen, sind ermutigend. Zu den wesentlichen Aufgaben der Zukunft gehört die primäre Prävention arteriosklerotischer Durchblutungsstörungen. Das ist letztlich eine Sache der Gesundheitserziehung. Der Mensch muß motiviert werden, Empfehlungen zur Vermeidung der Arteriosklerose zu akzeptieren. Er muß die Risikokonditionen kennen, welche generell und im Einzelfalle bestehen. Arteriosklerose ist ein lebenslanger Prozeß. Ihn zu beeinflussen, ist keine Sache der Geriatrie, sondern schon der Pädiatrie. Trotz allem wird die Arteriosklerose in ihren verschiedenen Verläufen immer existieren, sie beherrscht auch heute noch die Morbiditäts- und Mortalitätsstatistiken der Industrienationen.

Es wird eine Aufgabe dieses Tages sein, festzustellen, auf welchem Wege es möglich ist, die Progression des Arteriskleroseprozesses zu stoppen und die Folgen arteriosklerotischer Durchblutungsstörungen zu mildern. Wie können arteriosklerotisch umgebaute Arterien beeinflußt werden? Was ist das morphologische Substrat für mögliche Repressionen? Wo greifen die präventiven Maßnahmen wie Ernährung, Normalisierung erhöhten Blutdrucks und pathologischer Lipoproteinkonstellationen an? Was bewirken Medikamente wie Lipoidsenker, Antikoagulantien, Fibrinolytika oder Stabilisatoren der Plättchenkonglomeration? Bedeutet die morphologisch faßbare Regression und der Heilungsvorgang im pathologisch-anatomischen Sinne etwas für den klinischen Verlauf der Arteriosklerosekrankheit? Tierversuche können bei der Diskussion dieser Probleme wichtig werden, wenn sie mit entsprechender Vorsicht interpretiert werden. Am Beispiel der spontanen arteriellen Thrombosen können die Unterschiede zwischen experimenteller, zum Beispiel, Fütterungsarteriosklerose zur spontanen Arteriosklerose des Menschen aufgezeigt werden. Aber die großen Naturexperimente, denen ganze Bevölkerungen in der Nachkriegszeit und in Hungerjahren der Kriegszeit unterworfen waren, können wichtige Einblicke auch für die Pathogenese der Arteriosklerose unter den Bedingungen des Wohlstands geben.

Blutplättchen und Gefäßwand

BAUMGARTNER, H. R. (Abt. f. exp. Medizin, Hoffmann-La Roche & Co. AG, Basel)

Referat

Manuskript nicht eingegangen.

The Role of the Endothelium in Atherosclerosis

CONSTANTINIDES, P. (Pathology Dept., Medical School, University of B. C., Vancouver, B. C., Canada)

Referat

There is strong evidence today that atherosclerosis is caused not by one but by four main processes: (1) invasion of the arterial wall by lipid from the blood, (2) incorporation of mural thrombi, (3) arterial injury — along with the muscular proliferation it provokes, and (4) eventual massive collagen production, massive fibrosis that turns the arteries literally into thick leather tubes.

Of these four processes, arterial injury (and especially endothelial injury) is perhaps the most critical one, since it can promote both lipid deposition and thrombosis — and yet it has long been neglected in clinical considerations and has only recently begun to be recognized. I will therefore talk to you about this injury factor and try to show you how vitally it affects lipid invasion and arterial thrombosis.

First, *the role of endothelial injury in arterial lipid depositions:*
Our whole thinking about atherogenesis during the last twenty years has been dominated by the idea that a constant stream of lipoprotein molecules percolates through the arterial wall, moving from the lumen through the intima and media into the adventitial lymphatics, and that when there is excessive lipid in the blood it moves into the wall faster than it gets out of it and therefore accumulates there.

The difficulty with the above simple concept is that the experimental evidence we have gathered from all mammals for about half a century points to a rather different conclusion, namely that far from being continuously traversed by lipids, the normal arterial endothelium tends to resist their massive penetration into the wall! The normal endothelium seems to be more something of a barrier, and it takes an injury to break that barrier and facilitate the entry of lipids into the wall.

Thus, e.g., if we take a species that is highly susceptible to atherosclerosis such as the rabbit, we find that it takes about two months of 1 % cholesterol diet feeding and a terminal blood cholesterol level of about 800 (or at least 500) mg-% to develop grossly visible plaques, *but* if we first injure the arteries of these animals in any of a dozen ways and *then* expose them to hyperlipemia, we get plaques at the sites of injury and reactive proliferation in only two weeks, and with only 150 mg-% cholesterol — the normal blood cholesterol being about 100 mg-% in the rabbit. And if we take a species that is very resistant to atherosclerosis such as the rat, we find that with 500 mg-% serum cholesterol in two months we get no lesions at all, but if we first injure the arteries we can produce atherosclerosis in only 10 days and with only 150 mg-% cholesterol. We found that these quantitative relationships apply to rodents and Taylor found that they are also true for primates such as the rhesus monkey [1].

Why does injury promote such a rapid and massive entry of lipid?
Because, as the electron microscope has shown us, it literally "opens doors" in the endothelial barrier through mechanisms that vary with the nature of the insult. When it is *severe*, it can produce real physical gaps (a) by causing endothelial cells to contract away from one another, (b) by destroying the glue that binds these cells together, or (c) by killing individual endothelial cells and causing them to slough off before endothelial regeneration reseals the gaps. When it is *mild* it can increase the permeability of the arterial lining without producing physical gaps, e.g. by increasing the number and (or) size of the pinocytic vesicles that bubble through the endothelial cytoplasm, or possibly by increasing the lipid permeability of the endothelial plasma membrane itself. Furthermore there are indications that

the same injury can act differently at different intensities, in different locations, in different species and in different environments.

The atherogenic effects of injury become much more dramatic when we look at them with the electron microscope (E/M). Several years ago, when we infused intravenously massive amounts of egg yolk lipoproteins into rats three times a day for 3 days, not a single lipoprotein particle penetrated through the normal endothelium into the wall of their femoral arteries. But when we infused yolk lipoproteins into animals with calciferol-injured arteries, we observed entry of free lipoprotein particles into the arterial wall within only 5 minutes and development of intimal foam cell clusters (i.e. "mini-atheromata") within only 3 hs of a single infusion. And we could document that the lipoprotein particles (as well as some of the foam cells) entered the injured wall through gaps between swollen endothelial cells [2].

What agents can injure the arterial lining besides calciferol ?

With the help of the E/M, it has recently been recognized that a great variety of agents we never even suspected before can punch little holes in the endothelium of arteries within an incredibly short time. Some of them are exotic poisons that hit only a few people under rare circumstances, but many are very common injuries that hit millions of people during their everyday life and are, therefore, clinically important. The growing list of these *clinically significant injury agents* now includes vasoactive amines and peptides such as angiotensine, catecholamines, serotonine and tyramine, hemodynamic stresses such as hypertension and blood turbulence, heavy smoking, antigen-antibody complexes and certain lipid derivatives such as free fatty acids, keto-acids, bile acids and lysolecithine. To elaborate:

1. When we perfused *angiotensine* through rat arteries we found that within 20 sec of a perfusion of a 1 µg/ml solution of this substance the endothelial junctions opened because the endothelial cells contracted away from one another [3]. Robertson in Cleveland repeated and confirmed our results and found that they could be obtained even with 5—10 ng/ml, i.e. with angiotensine concentrations of an order of magnitude that actually occurs in man [4]. This effect of angiotensine may prove to explain the opened endothelial junctions of arteries found in *severe hypertension* with renal involvement in animals [5] and man [6] as well as the arterial wall edema and the greatly increased atherogenesis in this condition.

2. When we perfused *epinephrine* through rabbit arteries for 20 sec we found that at 1 µg/ml this catecholamine opens endothelial junctions by causing endothelial cell contraction [7], just like angiotensine, but at 20 ng/ml (which is the highest concentration observed in man) it has no visible effects. Future research will tell us whether epinephrine can injure the arterial lining at concentrations encountered during stress in man when it is synergised by other factors or when it acts for longer than 20 sec.

3. Similar junction-opening as that caused by angiotensine and high concentrations of epinephrine has been recently reported to be the result of two other important insults, i.e. blood turbulence and carbon monoxide.

Gutstein found that certain areas of the aorta exposed to very high *blood turbulence* such as the iliac bifurcation have permanently loosened or even frankly opened junctions [8], which may explain why lipid first penetrates and deposits in such areas when a hyperlipemia is produced in any mammal or bird. Such areas would seem to be "permanently injured" by the normal stress of turbulence and thus abnormally permeable to circulating lipids. Perhaps an increased intraendothelial histamine production due to shearing stress as proposed by Hollis and coworkers [9] will prove to be a factor in the junction-opening here.

Furthermore, P. Astrup and his coworkers have found that a concentration of *carbon monoxide* (CO) that can materialise in heavy smokers will also open the arterial endothelial junctions, a finding that may help to explain the promotion of atherosclerosis by CO in experimental animals [10] and by heavy smoking in man [11].

4. A single large oral load of *free fatty acids* given to rats will produce intensive swelling of some arterial endothelial cells (with a very watery cytoplasm and swollen mitochondria), leading to rupture and disintegration of such cells within a few hours [7], and the same results were obtained more chronically with a high free fatty acid diet in chicken [12].

5. Similar endothelial cell edema and disintegration was also produced in arteries by other lipid derivatives such as *keto-acids* [7], *bile acids* [13] and *lysolecithine* [13] (a phospholipid breakdown product). The bile acid effect has been recently confirmed by Gutstein & Parl who found that even the high blood cholate levels of experimental icterus will exert such action [14].

It thus seems that all lipid derivatives are not harmless passenger molecules but that, when accumulated in sufficient quantity, some of them may attack the endothelium and "open doors" into the arterial wall for themselves and other molecules.

6. Hemocyanine, a *foreign antigen*, when infused into arteries of rats previously sensitized to it, caused extensive vacuolation and destruction of arterial endothelial cells within less than two minutes, presumably as a result of the activation of cytotoxic complement components by antigen-antibody complexes formed on the arterial lining [15]. This effect may explain the great intensification of experimental atherosclerosis by *immune insults* such as serum sickness, as shown by Minick et al. [16] and other workers, and it also suggests that every time we become sensitized to an antigen, and that antigen enters our circulation (parenterally, orally or otherwise) it may silently punch holes in our arterial lining and promote atherosclerosis.

7. Finally, it should be emphasised that the best reason for trying to identify endotheliotoxic factors is that theoretically all chemical injuries can be neutralised by specific *pharmacological antidotes*. This was well illustrated by the finding that when serotonine was infused intra-arterially at 10 µg/ml it caused extensive breaks in the endothelial lining, but when the same amount of serotonine was infused together with its specific antagonist lysergic acid, the injury was completely abolished — as if no serotonine at all had been given [7].

In view of the above extensive evidence for the atherogenic role of endothelial injury, we proposed 6 years ago a new hypothesis of atherogenesis (at the 1969 international atherosclerosis symposia of Tokyo, Frankfurt, and Helsinki).

According to this new model, normally only the smallest molecules percolate all the time through the arterial wall to take care of its metabolic needs (e.g. O_2, H_2O, glucose, aminoacids, fatty acids and a few of the smallest proteins and lipoproteins). Most of the big molecules (the larger proteins and lipoproteins) would leave the vascular tree at its finest branches i.e. the capillaries and venules, to get to the tissues where they are urgently needed as fuel and as raw materials for the manufacture of new cell membranes. Lipoproteins are, by their composition, "liquid cell membranes" and we all know that some vital tissues manufacture enormous amounts of new membranes continuously: the alimentary canal, which renews its lining roughly every 48 hs, the hemopoetic organs which produce millions of new red cells every minute, and the liver which perpetually manufactures and consumes vast quantities of new enzyme-charged membranes. Thus, if we stop to think about it, Nature wouldn't want to lose these valuable giant molecules in the walls of the canals that carry them before they reach their destination, where they are urgently needed and consumed. Even the anatomical fact that the endothelium of capillaries and venules is many times thinner than that of arteries — and perforated like a sieve in the above organs — indicates that it is there that the exit (and entry) of the giant lipoprotein particles is programmed by the organism under normal conditions.

When, however, an artery is injured, then injury "opens doors" in the endothelium and allows the large protein and intact lipoprotein molecules to pour into the wall massively for the first time, where they get stuck for various reasons: (1) they cannot get out easily, due to the dense plywood-like structure of the arterial wall, (2) they become trapped by the intimal mucopolysaccharides accumulating in injury, following Gerö's concept [17], and (3) they cannot be metabolised easily, since they are not expected in the wall in overwhelming numbers. And since prolonged hyperlipemia can produce atherosclerosis all by itself, without the help of injury, we must further postulate that hyperlipemia per se can act like an injury and "open its own doors" into the wall so to speak, when it is prolonged or excessive.

We thought that one of the best ways to test this hypothesis experimentally would be to take some normal rabbits and some animals with injured arteries, give both groups radioactive cholesterol by mouth so that they can make their own radioactive lipoproteins in a physiological manner and then try to visualize directly the movements of these labeled lipoproteins in the arterial and capillary walls by means of E/M autoradiography. There were appreciable technical difficulties in the way of performing this type of a study but when we finally succeeded in doing such an experiment we found that the results gave strong support to the hypothesis I just outlined, namely: The normal arterial endothelium proved to have a very much lower permeability for cholesterol than that of capillaries, while certain pathological conditions such as hypertension, immune insults and prolonged-excessive hyperlipemia changed it and made it extremely permeable to this lipid [18]. Cholesterol molecules appeared to penetrate through the ultrastructurally changed arterial endothelium of hyperlipemic animals in 3 ways: (a) straight through the cytoplasm of the altered endothelial cells (the majority mechanism), (b) as free lipoprotein particles through gaps that we found hyperlipemia produced in the endothelial lining, and (c) as passengers in the cytoplasm of blood lipophages (monocytes) that also entered through opened endothelial junctions [18].

Finally, the *role of endothelial injury in arterial thrombosis* has been established several years ago by the findings that (a) in animals with advanced experimental atherosclerosis, thrombi develop only when the atheroma surfaces are broken in some way (e.g. by the synergism of vasoactive amines and other endotheliotoxic agents [1]), representing seals over such breaks, and (b) in serially sectioned human thrombosed coronary and cerebral arteries almost all thrombi have proven to be caused by breaks of atheroma surfaces, representing, like their experimental counterparts, nothing but seals over the traumatised vascular lining [19—24].

Conclusions

1. There is now growing evidence that endothelial injury is one of the prime movers of atherosclerosis and its most lethal complication, thrombosis.

2. When there is no serious endothelial damage, a mild hyperlipemia will cause cholesterol to enter the arterial wall very slowly, in a trickle, and the atherogenic process is extremely slow and mild.

3. When, however, there is endothelial injury (as caused by numerous agents including severe and prolonged hyperlipemia) then "doors are opened" in the arterial lining and cholesterol pours into the arterial wall "by the bucketful", so that the atherogenic process is extremely rapid and intensive.

4. And when injury acts on an arterial wall that already has developed advanced atherosclerosis with extensive collagenic fibrosis, it initiates tiny breaks of atheroma surfaces and promotes thrombosis because it exposes the blood to the powerful thrombogenic impetus of masses of collagen and plaque lipids that do not exist in the normal wall.

5. Evidently, one of the most important tasks of the next 10 years will be to identify all the agents that can injure human arteries and find ways of diagnosing their presence in individual patients, i.e. to set up "endotheliotoxin profiles" the way we now do it for "lipoprotein profiles". For if we identify these agents, we can neutralise them.

References

1. Constantinides, P.: In: Experimental Atherosclerosis. Elsevier Publishing Co. Amsterdam: 1965. — 2. Constantinides, P.: Arch. Path. **85**, 280 (1968). — 3. Constantinides, P., Robinson, M.: Arch. Path. **88**, 106 (1969). — 4. Robertson, A., Khairallah, P.: Science **172**, 1138 (1971). — 5. Suzuki, K., Ookawara, S., Ooneda, G.: Exp. molec. Path. **15**, 198 (1971). — 6. Jones, D.: Lab. Invest. **31**, 303 (1974). — 7. Constantinides, P.: In: Internat. Congress Series No. **269**, 51. Amsterdam: Excerpta Medica 1973. — 8. Gutstein, W., Farrell, G., Armellini, C.: Lab. Invest. **29**, 134 (1973). — 9. Hollis, T., Ferrone, R.: Exp. molec. Path. **20**, 1 (1974). — 10. Astrup, P., Kjeldsen, K., Wamstrup, J.: J. Atheroscler. Res. **7**, 343 (1967). — 11. National Heart and Lung Institute, U.S.A.: Risk factors and prevention. In: Report of task force on arteriosclerosis, p. 30. Washington, D. C.: N. I. H. Publication 1971. — 12. Yu, W., Yu, M., Young, P.: Exp. molec. Path. **21**, 289 (1974). — 13. Constantinides, P., Robinson, M.: Arch. Path. **88**, 113 (1969). — 14. Gutstein, W., Parl, F.: Amer. J. Path. **71**, 49 (1973). — 15. Constantinides, P.: Advanc. exp. Med. & Biol. **16 A**, 185 (1971). — 16. Minick, C., Murphy, G., Campbell, W.: J. exp. Med. **124**, 635 (1966). — 17. Gerö, S.: Personal communication. — 18. Constantinides, P., Wiggers, K.: Virchows Arch., Abt. A path. Anat. **362**, 291 (1974). — 19. Constantinides, P.: J. Amer. med. Ass. **188** (Med. News Suppl.), 35 (1964). — 20. Constantinides, P.: J. Atheroscler. Res. **6**, 1 (1966). — 21. Sinapins, D.: Klin. Wschr. **43**, 875 (1965). — 22. Chapman, I.: Arch. Path. **80**, 256 (1965). — 23. Friedman, M., van den Bovenkamp, G.: Amer. J. Path. **48**, 19 (1966). — 24. Constantinides, P.: Arch. Path. **83**, 422 (1967).

Smooth Muscle of the Human Artery Wall in the Process of Atherosclerosis

BENDITT, E. P. (Univ. of Washington, School of Medicine, Dept. of Pathology, Seattle)

Referat

Manuskript nicht eingegangen.

Smooth Muscle Cell and Atherosclerosis

Ross, R. (University of Washington School of Medicine, Dept. of Pathology, Seattle, Washington 98195)

Referat

There now is general agreement that the principal feature of the lesions of atherosclerosis is the proliferation of smooth muscle cells within the intima of the artery wall [1]. This intimal smooth muscle proliferative response is associated with formation of relatively large amounts of connective tissue matrix constituents, including collagen, elastic fiber proteins and glycosaminoglycans, together with the accumulation of both intracellular and extracellular deposits of lipid. Until recent years the principal feature characterizing these lesions has been thought to be the deposition of lipid. There is no question in the fact that the lipid deposits are important in the formation of the lesion, however it is now probable that the role played by lipids may not be that that was originally envisioned for them.

The hypothesis that I and my collaborators, Dr. John Glomset and Dr. Laurence Harker of the University of Washington School of Medicine, have been examining from three points of view is as follows: We would suggest that the initiating event that leads to the development of pre-atherosclerotic and atherosclerotic lesions is represented by "injury" to the endothelial cells lining the lumen of the affected arteries. This injury may be mechanical (such as could occur in hypertension), chemical (such as could occur in chronic hypercholesterolemia or during homocystinemia), or immunologic (such as occurs during graft rejection of an artery or after induction of serum sickness). This "injury" to the endothelium could lead to two events, namely, altered permeability to plasma and blood constituents, or if the injury is sufficiently severe, to focal desquamation of the lining endothelial cells.

Such endothelial desquamation would lead to exposure of the underlying subendothelial connective tissue. Our hypothesis would further suggest that platelets circulating in the blood would be attracted to this exposed connective tissue, would adhere to the exposed collagen, aggregate and release the constituents of their granules locally into the underlying vessel wall. At the same time, plasma constituents would be able to enter the vessel wall at such sites of injury in quantum amounts, leading to the localization of large quantities of both platelet and plasma factors immediately subjacent to the sites of injury. This hypothesis would then predict that following injury and accumulation of platelet and plasma factors, smooth muscle cells would be stimulated both to migrate from the underlying media of the artery wall, and to proliferate focally within the intima in these regions. If the injury is a single event, then the focal proliferative lesions would be potentially reversible. On the other hand, if the injury is sustained or chronically repeated, then the hypothesis would suggest that chronic injury could lead to a sequence of events that would create a lesion which becomes irreversible. In addition, secondary factors such as long-standing sustained hypercholesterolemia, or other forms of hyperlipoproteinemia, could also lead to the deposition within the cells and in the extracellular matrix of lipids which could also play a role in preventing the reversibility of the lesions. Thus, this hypothesis focuses on two cells, endothelium and smooth muscle, and brings together the notion of focal endothelial injury, possibly associated with chronic hyperlipemia, and focuses upon the role of the smooth muscle cell of the artery wall as the principal proliferative cell, as the cell responsible for the formation of the increased connective tissue in the lesion, and as the cell that interacts with the large amounts of lipid that may have the capacity to enter the artery wall from the plasma under given special circumstances.

We have been testing this hypothesis by using three different experimental approaches. Two of these involve the induction of lesions of atherosclerosis in vivo in two different species of non-human primates, the pigtail monkey (Macaca nemestrina), and the baboon (Papio anubis). The third approach has been to study the role of primate arterial smooth musle in cell culture, with particular emphasis upon factors that cause these cells to proliferate in vitro.

In one of the series of in vivo studies, we have been inducing lesions in the common iliac artery and the abdominal aorta by the insertion of a Fogarty type balloon embolectomy catheter. With a single advance of the catheter into the appropriate portion of the arterial tree, and removal of the catheter at the site of entry into a superficial vessel, we are able to selectively remove the lining endothelium of the artery wall at the sites where the catheter has passed through the arterial three. In previously published studies We [2], and others [3], have demonstrated that within ten minutes to twenty-four hours after such mechanical injury, the exposed subendothelial connective tissue contains many platelets which have adhered to the connective tissue and which show extensive degranulation and release of their granule constituents. Within one week after such injury, smooth muscle cells have been observed migrating through the fenestrae of the underlying internal elastic lamina from the media into the intima of the artery wall. Within the first week to three months after injury, even in animals which are normocholesterolemic, extensive accumulation and proliferation of smooth muscle cells, together with formation of large amounts of collagen, elastic fibers and glycosaminoglycans were observed within the intima of the injured artery [2].

In animals which remain normocholesterolemic, within six months following a single injury with the balloon catheter the lesions appear to be reversible since in the majority of the animals lesions which contained as many as fifteen layers of smooth muscle cells have been reduced to lesions which contain only three to four cell layers [1, 2]. In sharp contrast, animals which were hypercholesterolemic (approximately 300 mg-%) prior to injury, and were maintained in a hypercholesterolemic state for the entire period of time of experimentation (by simply having them on a high fat diet) showed no reversibility of their lesions. In addition to the lesions being irreversible under these conditions, all of the lesions had the additional factor of demonstrating large amounts of lipid deposits, both within the proliferated smooth muscle cells and in the connective tissues surrounding these cells. Six months after injury the lesions in the hypercholesterolemic animals appeared essentially identical to those observed in human lesions of atherosclerosis.

Thus the interrelationship between hyperlipemia, smooth muscle proliferation, intracellular and extracellular lipid deposition, and the potential reversibility of the lesions are clearer, and will be studied on a continuing basis in the subhuman primate by examining lesions resulting from endothelial injury associated with hyperlipemia for varying periods of time pre and post injury.

In a separate series of studies of the same species of primate, we have been examining the affects of chronic sustained hypercholesterolemia, in the absence of any form of mechanical injury, upon the endothelial cells of the artery, and upon the genesis of the lesions of atherosclerosis. In animals that have been hypercholesterolemic for one year or longer, we have observed that such chronic hypercholesterolemia by itself leads to focal desquamation of the endothelium (unpublished observations) and eventually leads to intimal lesions of atherosclerosis identical to those observed in animals with combined mechanical injury and hypercholesterolemia. Thus it would appear, although these results are preliminary, that long-standing elevation in levels of blood lipids can be not only a source of lipid deposition within the lesions, but may also represent an important source of endothelial "injury".

The second approach that we are pursuing, is to study factors responsible for the proliferation of arterial smooth muscle cells in vitro since this is an important event in the genesis of the lesions of atherosclerosis. To this end, we have developed techniques in our laboratory for growing pure populations of smooth muscle cells derived from the media of the thoracic aorta of the primate Macaca nemestrina, and have carefully characterized the growth properties of these cells in culture. Such arterial smooth muscle cells will maintain their phenotype for many cell generations in culture, and in a number of investigations we have now demonstrated that these cells are capable of forming collagen (unpublished observations), elastic fiber proteins [4], and glycosaminoglycans [5]. Thus these cells in culture have retained all of their differentiated capacities that have been observed in vivo.

Because cell proliferation represents the sine qua non of the lesions of atherosclerosis, we have payed special attention to factors derived from plasma or serum that would stimulate mitogenesis by these cells in vitro. These studies have lead to two important observations:

We have clearly demonstrated that low density lipoproteins, the principal carrier of cholesterol in the plasma, when combined with a fraction of lipoprotein free serum (equivalent to 5% whole serum), will stimulate proliferation of smooth muscle cells in a fashion identical to that of 5% whole blood serum. In these studies we also noted that there appeared to be a substance(s) in lipoprotein free serum that was mitogenic [1]. This lead to a series of investigations to examine the role of platelets in participating in this phenomenon. In the platelet studies, we have observed that serum derived from platelet free plasma would adequately support the maintenance of arterial smooth muscle cells (and other mesenchymally derived cells as well) in culture, however no cell proliferation occured under these circumstances. All of the mitogenic capacity of whole blood serum is absent in such platelet free plasma-derived serum, and can be restored by adding an equivalent number of platelets to the plasma at the time the plasma is calcified to form serum. In addition, it is possible to restore the mitogenic capacity fo platelet free plasma derived serum by adding a supernatant derived from a preparation of pure platelets after stimulating the platelets to aggregate and release their granule constituent [6]. This supernatant fraction also restores the mitogenic capacity of platelet free plasma serum. These studies therefore, have demonstrated that one of the principal components present in whole blood serum responsible for cell growth in culture is derived from the platelets during physiological aggregation and release. These studies have an important bearing upon the hypothesis noted earlier in that after injury to the endothelium and exposure of the subendothelial connective tissue, platelet aggregation and release locally is an important phenomenon that has been observed by many investigators [7—9]. This would suggest that in vivo such injury may occur spontaneously, or at particular sites on a recurrent basis, leading to chronic exposure to platelet factors together with plasma lipoproteins. Thus the interactions of these two components, one derived from the plasma, the other from the platelets, may be important in the genesis of the lesions of atherosclerosis [6].

Finally, the third approach we have taken is to study the role of the platelets in vivo. This can be done in baboons that are made chronically homocystinemic. For some time homocystinuria has been known to be associated with a marked increase in the level of platelet turnover and with a marked decrease in platelet survival. Such decrease in platelet survival has been commonly associated with platelet aggregation somewhere within the vascular system. In animals made chronically homocystinemic by drip-infusion of homocystine at a rate faster than the animal is capable of breaking it down, it is possible to demonstrate a marked decrease in platelet survival. In animals made homocystinemic for six days, it is also possible to demonstrate focal desquamation of the lining endothelial cells throughout the arterial tree [6]. If the animals are continued on a homocystinemic regimen for six weeks or longer, it is possible to demonstrate intimal proliferative lesions of smooth muscle identical to those described above that follow mechanical injury (unpublished observations). These observations would strongly suggest that the platelets are in fact involved in such lesion development since the focal desquamation of the endothelium can be shown to be clearly correlated with the marked decrease in platelet survival in these baboons.

Thus, these three experimental approaches, namely studies of mechanical injury, chronic hyperlipemia, and chronic homocystinemia, coupled with the studies in cell culture of the growth promoting properties of platelet factors and low density lipoproteins upon arterial smooth muscle have tended to provide evidence to suggest that platelets and plasma factors play an important role in the genesis of the lesions of atherosclerosis, when associated with focal endothelial injury. Further investigations from these three points of view need to be correlated with the incidence of disease and with possibilities of reversing or preventing these diseases by interferring in given steps in the process, based upon the knowledge we have gained from these investigations.

These studies were supported in part by a grant from the USPHS (HL-14823).

References

1. Ross, R., Glomset, J.: Science 180, 1332 (1973). — 2. Stemerman, M. B., Ross, R.: J. exp. Med. 136, 769 (1972). — 3. Baumgartner, H. R.: Thrombosis path. and clin. Trials 8, 91 (1974). — 4. Narayanan, S., Sandberg, L. B., Ross, R., Layman, D.: J. Cell Biol. (in press). — 5. Wight, T. N., Ross, R.: J. Cell Biol. (Submitted for publication, 1975). — 6. Ross, R., Glomset, J., Kariya, B., Harker, L.: Proc. nat. Acad. Sci. (Wash.) 71, 1207 (1974). — 7. Jorgensen, L., Packham, M. A., Rowsell, H. C., Mustard, J. F.: Lab. Invest. 27, 341 (1972). — 8. Mustard, J. F., Packham, M. A.: Pharmacol. Rev. 22, 97 (1970). — 9. Kohler, N., Lipton, A.: Exp. Cell Res. 87, 292 (1974). — 10. Harker, L. A., Slichter, S. J., Scott, C. R., Ross, R.: New Engl. J. Med. 291, 537 (1974).

Tissue Culture in Atherosclerosis Research

STEIN, Y., STEIN, O. (Hebrew Univ., Hadassah Medical School, Jerusalem)

Referat

Manuskript nicht eingegangen.

Bedeutung des Mesenchyms im Arterioskleroseprozeß*

HAUSS, W. H. (Med. Klinik u. Poliklinik der Univ. Münster u. Inst. für Arterioskleroseforschung Münster)

Referat

Die Gefäßwand ist ein lebendiges Gewebe, bestehend aus Zellen und extrazellulärer Substanz. Es ist daher unseres Erachtens folgerichtig und unerläßlich, die Gefäßwandzellen in den Mittelpunkt der Pathogenese der Arteriosklerose zu stellen, deren charakteristische Zeichen bekanntlich der pathologische Stoffwechsel und die pathologische Struktur der Gefäßwand sind. Auch heute soll wieder berichtet werden über Reaktionen von Gefäßwandzellen, die wir bekanntlich dem Mesenchymsystem zuordnen, auf Schädigungsfaktoren, auf das, was man gemeinhin heutzutage als „Risikofaktoren" bezeichnet.

1. Seit altersher wird bekanntlich die langwierige Rekonvaleszenz, die der Arzt am Krankenbett so oft nach Infektionskrankheiten sieht, als Vasomotorenschwäche gedeutet und damit bagatellisiert. Insbesondere sieht man nach virusbedingten Infekten, zum Beispiel nach Grippeerkrankungen, häufig derartige Kreislaufstörungen.

In experimentellen Untersuchungen habe ich mit den Herren Mey und Schulte die Wirkung von Grippeerregern auf die Gefäßwand näher untersucht [3]. Wir ha-

---

* Die Untersuchungen wurden mit Unterstützung durch die Deutsche Forschungsgemeinschaft im Rahmen des SFB 104 — Mesenchymforschung — durchgeführt.

ben ein Kollektiv von jungen Mäusen mit Influenza-Viren Typ APR 8 infiziert und die Proliferation der Zellen in Herz und Gefäßwand durch Injektion von ³H-Thymidin [6] und Auszählung der markierten Zellen in histologischen Schnitten kontrolliert. Abb. 1 zeigt die Steigerung der Anzahl mittels ³H-Thymidin markierter Zellen am 10. Tage nach Virusinfektion in der Aorta auf. Derartige Aktivie-

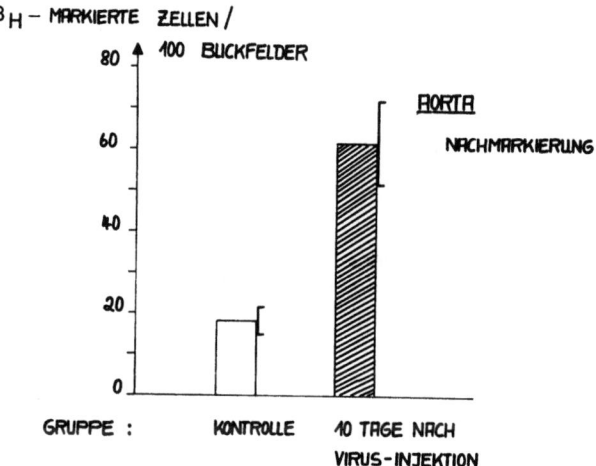

Abb. 1. Steigerung der Zellproliferation der Aortenwandzellen nach Virusinfekt, dargestellt an der Anzahl von ³H-Thymidin-markierten Zellen/100 Blickfelder: Während bei den Kontrolltieren lediglich etwa 20 markierte Zellen gefunden wurden, sind es bei den erkrankten Tieren 60

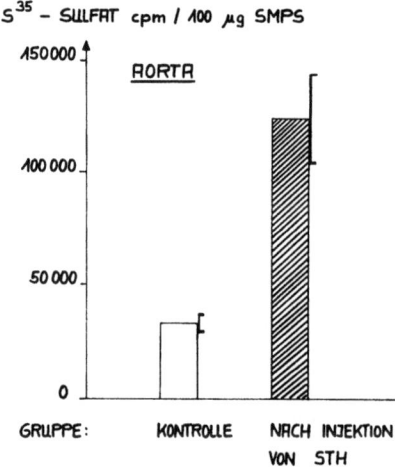

Abb. 2. Steigerung des Mesenchymstoffwechsels in der Aortenwand nach Injektion von Wachstumshormon: Der Einbau von ³⁵S-Sulfat in die Sulfomukopolysaccharide des Aortenwandmesenchyms ist auf mehr als das 3fache gesteigert

rung der Zellproliferation fand sich regelmäßig an den von uns kontrollierten Tagen (1 Tag, 3 und 10 Tage nach Virusinjektion) in allen Schichten der Gefäßwand, in der Intima, der Media und der Adventitia.

Im Herzmuskel war ebenfalls eine Zellproliferation in ähnlichem Ausmaß nach Virusinfektion zu erkennen, und zwar eine Proliferation der mesenchymalen Zellen.

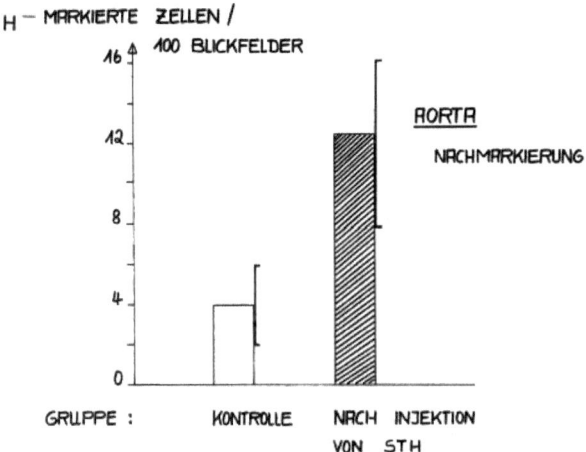

Abb. 3. Steigerung der Zellproliferation der Aortenwandzellen nach Injektion von Wachstumshormon, dargestellt an der Anzahl der markierten Zellen/100 Blickfelder: Die Proliferation wird auf etwa das 3fache gesteigert

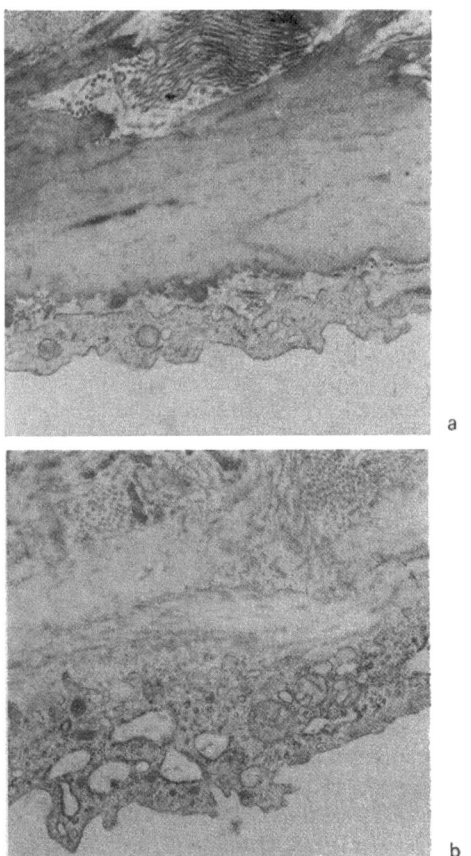

Abb. 4. Elektronenoptische Darstellung der Aortenwand einer Ratte vor und nach Injektion von Wachstumshormon. a) Man erkennt eine normal strukturierte Endothelzelle. b) Die Endothelzelle zeigt nach Injektion von Wachstumshormon Schwellung der Mitochondrien, außerdem eine ganz erhebliche Erweiterung des endoplasmatischen Retikulums

Die Vasomotorenschwäche nach Infektionen scheint demnach keineswegs lediglich ein funktionelles Geschehen, etwa im Sinne einer Störung der vegetativ gesteuerten Kreislaufregulation, zu sein, sondern es kommt vielmehr zu zellulären Reaktionen in der Gefäßwand und im Herzmuskel, zu Veränderungen, die sicherlich für die Beschwerden in der Rekonvaleszenz in erster Linie anzuschuldigen sind. Ob und in welchem Ausmaß derartige Infekte, die viele Menschen ja wohl mehrmals im Jahre erleiden, in der Lage sind, Schübe des sklerotischen Wandprozesses auszulösen, bedarf noch der Kontrolle.

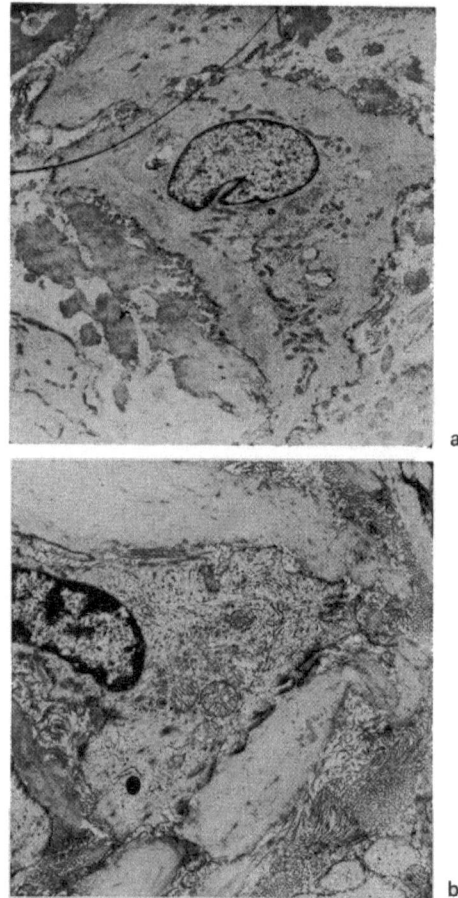

Abb. 5. Elektronenoptische Darstellung von glatten Muskelzellen in der Media der Arttenaorta. a) Es handelt sich um eine normale glatte Muskelzelle. b) Die Muskelzelle zeigt nach Injektion von Wachstumshormon deutliche Aktivierung, insbesondere ist das endoplasmatische Retikulum erheblich vermehrt und mit zahlreichen Ribosomen besetzt

2. Der Gefäßwandstoffwechsel unterliegt bekanntlich auch hormonalen Einflüssen. Klinische Befunde bei der Akromegalie und tierexperimentelle Untersuchungen machen es wahrscheinlich, daß dem Wachstumshormon, dem Somatotropen Hormon (STH), sklerogene Bedeutung zukommt.

Tierexperimentelle Untersuchungen, die ich zusammen mit Jan Hauss, Wagner u. Backwinkel durchgeführt habe, zeigen, daß die Gefäßwand außerordentlich sensibel auf STH reagiert. So löst die Injektion von 3 mg STH bei 250 g schweren Ratten eine deutliche Zellprolifertion in der Aortenwand aus

(Abb. 2) und eine Steigerung des Bindegewebsstoffwechsels, wie die Kontrolle des Einbaus von ^{35}S-Sulfat in die SMPS der Grundsubstanz des Aortenbindegewebes zeigt (Abb. 3).

Die Wirkung des Wachstumshormons kann auch an morphischen Veränderungen der Aortenwandzellen erkannt werden. Abb. 4a u. b sowie Abb. 5a u. b zeigen jeweils an einer normalen und an einer durch Injektion von STH „geschädigten" Endothel- bzw. Mediazelle der Aortenwand den Effekt von STH auf[1].

3. Die Gefäßwandzellen gehören dem Mesenchymsystem an, und wir haben an anderer Stelle [2] darauf aufmerksam gemacht, daß die Zellen dieses Systems aus vielerlei Anlässen gemeinsam reagieren. Bekannt ist, daß die Zellen der Arterienwand auf Erhöhung des arteriellen Blutdrucks empfindlich reagieren [1, 4]. Es hat uns im letzten Jahr interessiert, zu erfahren, ob auch die Zellen der Venenwand analog den Zellen der Arterienwand durch Druckschwankungen beeinflußt werden. Zu diesem Zweck habe ich in Zusammenarbeit mit Schmitt u. Veith

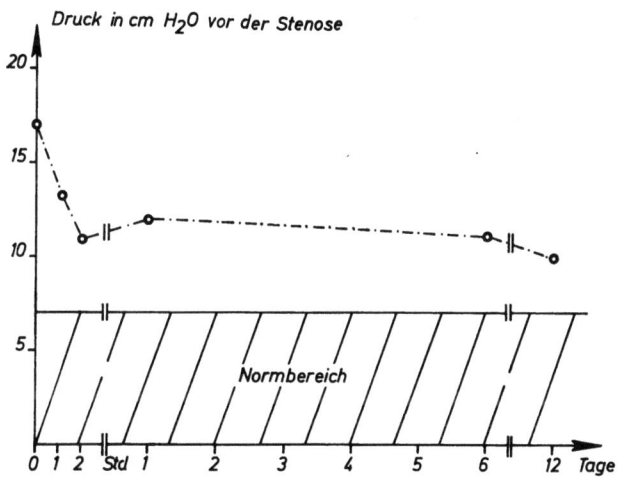

Abb. 6. Schwankungen des Druckes in der Vena cava nach Anlegung einer Stenose in Höhe des Abgangs der Nierenarterien

Stenosen an der Vena cava unterhalb des Abgangs der Nierengefäße angelegt, wobei jeweils prästenotisch eine Druckerhöhung bewirkt wurde. Abb. 6 zeigt das Ausmaß derartiger Druckerhöhungen in der Vene vor der Stenosestelle in den Tagen nach der Stenosierung an. Sie ist nicht erheblich, verglichen mit den absoluten Werten der Druckschwankungen, die wir im arteriellen System beobachten können, aber relativ beträchtlich, da immerhin etwa auf das Doppelte des Normalen ansteigend. Diese Drucksteigerung genügt, um die Zellproliferation in der Venenwand, die in normalen Zellen außerordentlich gering ist (Abb. 7), ganz erheblich zu steigern, wie aus Vergleich der Abb. 7a u. b hervorgeht.

Abb. 8 zeigt nochmals die Reaktion der Vena-cava-Wand auf Druckerhöhung: Hier erkennt man, daß im perivaskulären Raum ebenfalls eine erhebliche Zellproliferation einsetzt, daß hier vielleicht sogar Gefäßknospen bereits entstanden sind. Dieser Gefäßreaktion möchten wir Bedeutung für die Entstehung von Kollateralkreisläufen zumessen.

---

[1] Ich danke Herrn Professor Dr. H. Themann, Direktor des Instituts für Medizinische Cytobiologie der Universität Münster, für die Zusammenarbeit.

Wir haben bei 12 Tieren in den Tagen nach der Stenosierung je 100 Gesichtsfelder von Arterienschnitten der Vena-cava-Wand vor und hinter der Stenose ausgezählt: Tabelle 1 zeigt die Reaktion der Zellen in der Venenwand vor der Stenose

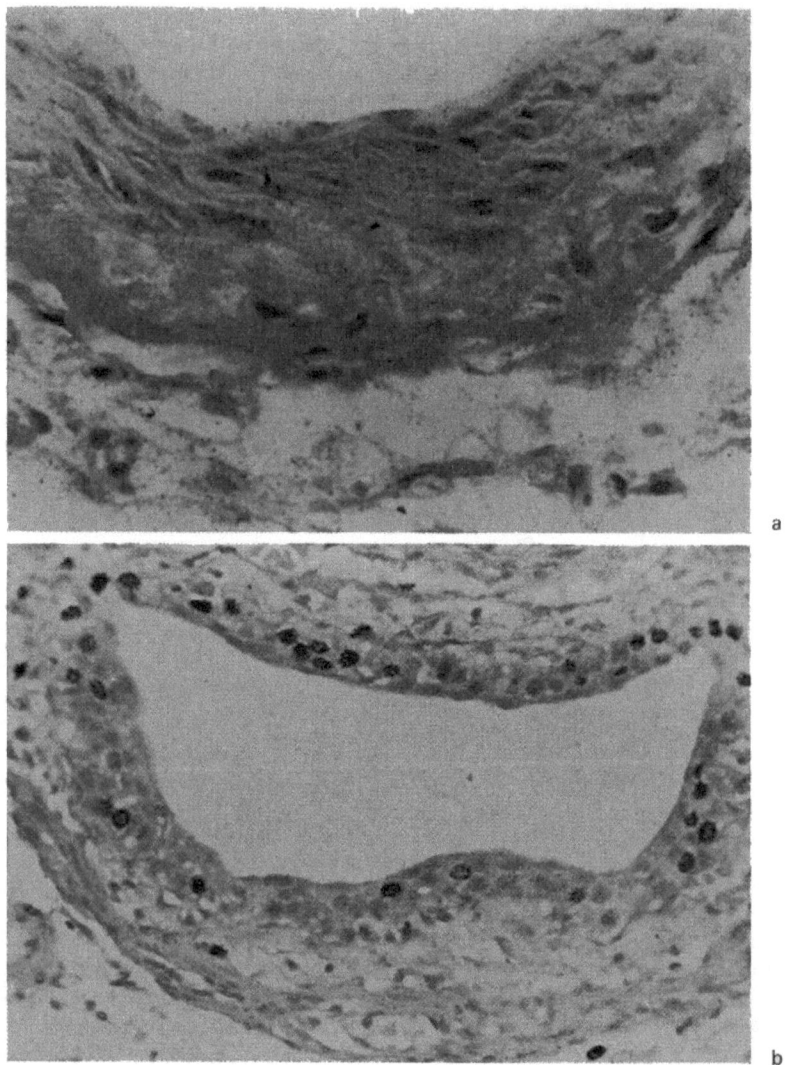

Abb. 7. Histologische Schnitte der Vena-cava-Wand. a) Schnitt aus einem Teil der Venenwand hinter der Stenose: Keine der Zellen ist markiert als Zeichen der geringfügigen normalen Zellproliferation in der Wand. b) Schnitt aus einem Teil der Venenwand vor der Stenose: Eine große Anzahl von markierten Zellen ist zu erkennen als Ausdruck der Zellproliferation, die durch die Druckerhöhung in Gang gekommen ist

deutlich an. Die Unterschiede der Anzahl an markierten Zellen vor und hinter der Stenose sind signifikant.

Derartig unterschiedliche Effekte konnten wir auch bei Stenosierung der Vena portae erzeugen. Auch in diesem Falle war die Zellproliferation in den Gefäßgebieten mit Druckerhöhung, also in der Vena portae vor der Stenose, in den

Venen des Jejunum und in den Venen der Bauchwand, deutlich gesteigert. Nicht dagegen war gesteigert die Zellproliferation in den Venen des Oesophagus, was wir als die Ursache ansehen für die gefährlichen und so oft tödlichen Oesophagusblutungen bei Leberzirrhose und anderen Erkrankungen, die mit Pfortaderstauung einhergehen [5]. Offenbar tritt die Druckerhöhung in den weit abliegenden Oesophagusvenen so langsam ein, daß der Druckgradient nicht wirksam wird und auf diese Weise die Venenwandverstärkung, die ja bei koronarplastischen Operationen sogar arteriellen Druckhöhen standhält, ausbleibt.

Tabelle 1. Anzahl der markierten Zellen in der Venenwand vor und hinter einer gesetzten Stenose bei Tieren an verschiedenen Tagen nach Stenosierung

Tötungstermine nach Stenosierung in Tagen	Anzahl der markierten Zellen pro 100 Gesichtsfelder (hinter der Stenose)	Anzahl der markierten Zellen pro 100 Gesichtsfelder (vor der Stenose)
1	20	42
1	14	28
2	12	33
2	17	40
3	83	123
3	66	555
4	35	206
4	26	603
5	48	298
5	70	518
6	18	357
6	38	118
10	14	72
10	24	130
12	27	191
12	18	65

Tabelle 2

	Kontroll - Hochdruck - Ratten (n = 8)		Mit Cinnarizin behandelte Hochdruck - Ratten (n = 11)	
	Blutdruck RR	Markierungsrate pro 100 Blickfelder Aorta	Blutdruck RR	Markierungsrate pro 100 Blickfelder Aorta
Mean Val.	160 mm Hg	34,12	157 mm Hg	5,45
St. Dev.	29,28	15,31	22,40	3,01
S. E. M.	10,35	5,41	6,75	0,91
			p ≈ 0,95	p < 0,001

4. Zum Schluß noch einiges über erste Versuche, die pathologische Reaktion der Gefäßwandzellen auf sklerogene Faktoren zu verhindern. Dies ist uns mit Cinnarizin (1-Benzhydril-4-Cennamyl-Piparazin-Dihydrochlorid) gelungen, wie aus Tabelle 2 hervorgeht. Während Hochdruckeinwirkung bei unbehandelten Versuchstieren die bekannte Zellreduplikation in der Aortenwand auslöst, ist diese Markierungsrate bei den mit Cinnarizin behandelten Hochdruckratten wesentlich geringer. Der Unterschied ist signifikant.

Derartige Tierversuche lassen es als nicht aussichtlos erscheinen, auch den sklerotischen Prozeß sozusagen zu hemmen und vielleicht auf diese Weise prophylaktische oder frühtherapeutische Effekte auszulösen. Neben der Regression hinsichtlich Verhinderung oder Besserung der Wandlipidose und der Wandatheromatose sollte man auch diesem Ziele Beachtung schenken.

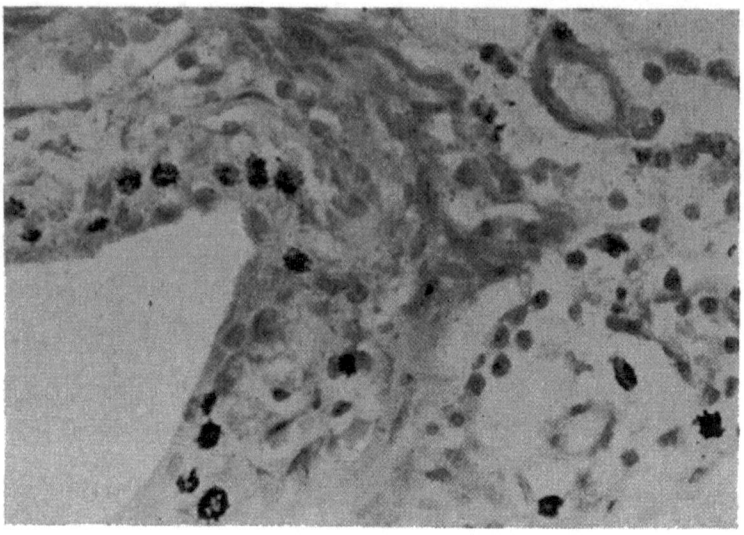

Abb. 8. Schnitt einer Vena-cava-Wand vor der Stenose: In Media- und adventitialem Gewebe ist eine erhebliche Anzahl von markierten Zellen zu erkennen als Zeichen der gesteigerten Zellproliferation

Literatur

1. Hauss, W. H.: Virchows Arch., Abt. A path. Anat. **359**, 135 (1973). — 2. Hauss, W. H., Junge-Hülsing, G., Gerlach, U.: Die unspezifische Mesenchymreaktion. Stuttgart: Thieme 1968. — 3. Hauss, W. H., Mey, J., Schulte, H.: Immunität und Infektion **2**, 202 (1974). — 4. Schmitt, G., Hauss, W. H., Knoche, H., Junge-Hülsing, G., Koch, R.: Z. Kreisl.-Forsch. **59**, 481 (1970). — 5. Schmitt, G., Veit, H. J., Hauss, W. H.: Folia Angiologica (im Druck). — 6. Schultze, B.: Die Orthologie und Pathologie des Nucleinsäure- und Eiweißstoffwechsels der Zellen im Autoradiogramm. In: Handbuch der allgemeinen Pathologie, Bd. II/5. Berlin-Heidelberg-New York: Springer 1968.

Regression of Atherosclerosis

Gresham, G. A. (Dept. of Morbid and Anatomy and Histopathology, Addenbrook's Hospitals, Cambridge)

Referat

Fully developed human atherosclerosis is a compound of biological reactions comprising proliferation of cells and fibres, accumulations of lipids mucopolysaccharides and calcium and aggregations and subsequent incorporation of thrombus. Any attempts to reduce the bulk of such lesions must involve a complexity of processes few of which can readily be applied to man. It is nevertheless important to consider the possibility of reducing the occlusive components of atheroma which play such an important role in ischaemic myocardial disease.

In 1925 Aschoff proposed the idea that atherosclerosis was a reversible disease [1] and in 1970 Louis Katz [2] giving the Lyman Duff Memorial Lecture to the American Heart Association said "I wish to emphasise that atherosclerosis is reversible to some extent — it is not inevitable and merely a non reversible association of aging". A most enlightened and stimulating point of view.

The problem, in man, has always been to estimate the degree and extent of atherosclerosis and the effects of various regimes designed to reduce the amount of atheromatous disease. To some extent angiographic studies have been helpful but are not without danger in the coronary circulation. Epidemiological studies have provided a better field of study but these are not without problems. Wilens [3] found that people who had died of working disease and had suffered a terminal weight loss had fewer atherosclerotic plaques than might be expected. There are others, however [4] who maintain that there is no relationship between the state of nutrition and the degree of atherosclerosis.

Experiments to induce regression of atherosclerotic lesions have largely been directed towards the removal of lipid largely because other components of the lesion have, at one time or another, been considered to be immutable. As early as 1947 Wilens [5] considered that it was impossible to displace hyalinased and calcified collagenous areas from the arterial wall and Neuberger and colleagues [6] later emphasised the inertness of collagen in this situation.

Cholesteryl oleate is perhaps the most important lipid substance that accumulates in atheroma. This substance, of all the denratues of cholesterol that have been tested is the most sclerogenic inducing an inflammatory response in the vessel wall which in turn might be expected to impede its egress from the artery [7]. In the rabbit free cholesterol enters the intima, probably via lipophages, and is esterified there. Tissue culture studies also support this view [8]. In man it is likely that the ester enters the wall in company with lipoprotein and that the process is one of pure filtration rather than of intramural synthesis [9]. It may be that the differences are explicable in terms of the morphology of the lesions. In the rabbit the lesions, in the early stages are composed of abundant phagocytic lipophages. In the human lesion the early endothelial destruction might explain the ready increase of permeability — that allows plasma consituents to enter the vessel wall.

Once cholesterol and its esters has entered the vessel wall it is considerably removed from the free exchange that occurs in other pools in the body. This is particularly the case if the sterol is extracellular.

Equilibration of cholesterol levels in liver and plasma occur speedily but a much greater time is needed for equilibration to take place with the sterol esters in intimal atheromatous deposits. Adams and Morgan showed this in the rabbit [10] and Lofland and Clarkson in the White Carnean Pigeon [11]. A similar slow turnover of extracellular lipid in the atheromatous plaques of terminal patients has been demonstrated by Chobanian and Hollander in 1962 [12].

Adams [13] has suggested that there are three pools of cholesterol so far as the arterial wall is concerned. Pool 1 is cholesterol bound to lipoprotein in plasma and Pool 2 is a similar combination in the arterial wall. These are freely interchangeable. Pool 3 is deposited cholesterol in the atheromatous plaque and this is relatively inert.

The results of various animal experiments on regression of atherosclerosis must be viewed in the light of some of the statements that I have made. Work has been done in birds, rabbits primates and in other species. I shall leave the primate studies to Bob Wissler and deal with some of the others.

Early work in chicks by Horlick and Katz [14] and by Peterson and Hirst in chickens [15] suggested that early lesions were reversible but that older, more fibrotic lesions were more resistant to removal by an alteration of diet. Likewise Constantinides [16] working with rabbits agreed that lipid rich early lesions might be induced to regress but that fibrosis rendered the lesions irreversible. He fed rabbits on cholesterol and produced lesions in two months. At the end of this time he stopped the cholesterol and was able to show that the animals developed fibrous lesions, two years later that were more extensive than those in cholesterol-fed animals killed at the end of a two month period of cholesterol feeding. Similar studies by Friedman and Byers [17] were in support of those by Constantinides.

The duration of the period of cholesterol feeding seems to be one factor that determines reversibility and this may be due to the progressive sclerogenic effect of cholesterol ester. If a sclerogenic effect is produced at the same time as cholesterol feeding one might expect the lesions to be less liable to revert. However van Winkle and Levy [18] induced lesions in rabbits by injecting bovine serum albumen which were reversible when the treatment was stopped but if cholesterol was fed at the same time the lesions became irreversible in as short a time as two weeks.

Other methods of inducing regression emplay some of the potentially protective factors against atherogenesis. For example Vesselinovitch et al. [19] induced atheroma with high cholesterol diets for 14 weeks and then allowed a 10 week regression phase. One group had a low fat diet another had low fat and hyperoxia with either cholestyramine, oestrogen or both of the latter. In general they found that lowfat diets alone were not very effective but when combined with the two drugs a significant regressive result occurred.

Another approach involving the removal of lipids for tissues was based on the degree of insaturation of the fatty acids esterifying cholesterol. Adams et al. [20] showed that injections of polyunsaturated lecithin protects cholesterol-fed rabbits both from the development of fatty liver and aortic atheroma. These workers have also shown that the injection of such substances induced the resorbtion of labelled cholesterol from subcutaneous implants of the sterol. Once again this reinforces the view that the ease with which cholesteryl ester can be induced to leave a tissue depends not only upon its situation in the lesion but also upon the nature of the esterifying fatty acid.

The experiments that we have discussed so far involve studies on groups of animals killed at intervals. Studies of the sequential changes in lesions on animals on regression diets are few. De Palma et al. [22] watched changes in plaques in the inferior mesenteric arteries of dogs made severely hypercholesterolemic by thyroid ablation and feeding of 2 to 6% cholesterol. If the cholesterol levels are kept up for 12 months ulceration, calcification and haemorrhage are found in the atherosclerotic plaques. They then watched regression of lesions by repeated laparotomy.

In conclusion much of the experimental work to date suggests that: —

1. Some superficial lipid can be removed from atheromas particularly if cholesterol is esterified with unsaturated fatty acids.

2. The fibrous and calcific components tend to be immutable.

References

1. Aschoff, L.: Vorträge über Pathologie. Jena: Fischer 1925. — 2. Katz, L. N.: Circulation **45**, 1 (1972). — 3. Wilens, S. L.: Amer. J. Path. **23**, 783 (1947). — 4. Winter, M. D., Jr., Sayre, G. P., Millikan, C. H., Barker, N. W.: Circulation 18, 7 (1958). — 5. Wilens, S. L.: Arch. intern. Med. **79**, 129 (1947). — 6. Neuberger, A., Perrone, J. C., Slack, H. G. B.: Biochem. J. **49**, 199 (1951). — 7. Abdulla, Y. H., Adams, C. W. M., Morgan, R. S.: J. Path. Bact. **94**, 63 (1967). — 8. Rothblat, G. H., Kritchevsky, D.: Biochim. biophys. Acta (Amst.) **144**, 423 (1967). — 9. Smith, E. B., Slater, R.: Lancet **1972** II, 463. — 10. Adams, C. W. M., Morgan, R. S.: Nature

(Lond.) **210**, 175 (1966). — 11. Lofland, H. B., Clarkson, T. B.: Proc. Soc. exp. Biol. (N. Y.) **133**, 1 (1970). — 12. Chobanian, A. V., Hollander, W.: J. clin. Invest. **41**, 1732 (1962). — 13. Adams, C. W. M.: Atherogenesis: Initiating factors. Ciba Foundation Symposium. Amsterdam: Elsevier 1973. — 14. Horlick, L., Katz, L. N.: J. Lab. clin. Med. **34**, 1427 (1949). — 15. Peterson, J. E., Hirst, A. E.: Circulation **3**, 116 (1951). — 16. Constantinides, P., Booth, J., Carlson, G.: Arch. Path. **70**, 712 (1960). — 17. Friedman, M., Byers, S. O.: Amer. J. Path. **43**, 349 (1963). — 18. Van Winkle, M., Levy, L.: J. exp. Med. **128**, 497 (1968). — 19. Vesselinovitch, D., Wissler, R. W., Fisher-Dzoga, K., Hughes, R., Dubien, L.: Atherosclerosis **19**, 259 (1974). — 20. Adams, C. W. M., Abdulla, Y. H., Bayliss, O. B., Morgan, R. S.: J. Path. Bact. **94**, 77 (1967). — 21. Adams, C. W. M., Morgan, R. S.: J. Path. Bact. **94**, 73 (1967). — 22. De Palma, R. G., Hubay, C. A., Insull, W., Robinson, A. V., Hartman, P. H.: Surg. Gynec. Obstet. **131**, 633 (1970).

Regression of Atherosclerosis in Experimental Animals and Man

WISSLER, R. W., VESSELINOVITCH, D. (Dept. of Pathology and the Specialized Center of Research on Atherosclerosis, University of Chicago, Chicago, Illinois)

Referat

Introduction

Several reports reviewed by Katz et al. [1] indicate that human atherosclerosis may be reversible. Unfortunately most of these studies present only indirect, retrospective and poorly controlled data reflecting abrupt decreases in coronary heart attack incidence or mortality following involuntary severe dietary restriction — especially restriction in animal fats and hydrogenated oils. These decreases in the toll taken by coronary atherosclerosis could be due to a reduction in coronary thrombosis rather than a change in the underlying complex atherosclerosis process.

On the other hand, published reports have indicated regression of human atherosclerosis on the basis of autopsy observations [2—6] or of angiographic [7] or functional [8] evaluations of the coronary and peripheral circulation. They offer evidence of improvement of the atherosclerotic process per se following severe or relative restrictions in food, chronic wasting diseases, hormone therapy of cancer, partial ileal bypass, diet and drug therapy, etc. (Table 1). These studies

Table 1. List of studies with evidence of regression of atherosclerotic lesions in man

PRINCIPAL INVESTIGATOR (year)	CONDITIONS OF REGRESSION	EVIDENCE OF REGRESSION
Aschoff (1924)	Post World War I - Semistarvation	Aortic atherosclerosis is reduced
Wilens (1947)	Wasting Disease - 40-60 year old	Less severe atherosclerosis correlated with weight loss
Vartiainen (1946)	Post World War II - Malnutrition	Less atherosclerosis especially in 30-49 year age group
Rivin (1954)	Carcinoma of the Prostate and Breast, Estrogen Treated	Diminution of coronary atherosclerosis
London (1961)	Metastatic Carcinoma of the Prostate Treated with Estrogen	Less severe atherosclerosis
Buchwald (1967)	Ileal Bypass Operation	Many clinical signs of improved circulation
McGill (1968)	Carcinoma - Autopsy International Study	Aortic atherosclerosis decreased
Zelis (1970)	Hyperlipoproteinemias Clofibrate Treated	Improvement of peripheral circulation

certainly offer hope that advanced atherosclerotic lesions in humans may be reversible, at least partially, but they, too, suffer from being relatively indirect, retrospective and poorly controlled.

The experimental evidence of regression of dietarily induced experimental atherosclerosis is also difficult to interpret. In fact several reports offer evidence that atheromatous change in the rabbit becomes *more severe* when the animal is simply shifted to a low cholesterol diet [9]. We have recently suggested that this paradoxical response of the rabbit artery may be due to a different cellular pathogenesis of the atheromatous process in the rabbit [10]. We have also presented evidence that the extremely hypercholesterolemic rabbit deposits much of the arterial lipid in cells derived from blood monocytes [11, 12] rather than in arterial smooth muscle cells. These latter cells seem to be the main cells involved in atherosclerosis in man and in most non human primates [13, 14].

Interestingly enough, a number of recent studies indicate that rabbit atherosclerosis is reversible if special methods are used in combination with a low cholesterol diet. These include EDTA therapy [15], an increase in ambient oxygen [16] with or without estrogen therapy or cholestyramine therapy [17]. These studies all seem to indicate that atheromatous change will regress in rabbits but that it takes a different type of therapy. In a sense the results support the concept of a different cellular pathogenesis for rabbit atherosclerosis.

Table 2. Regression studies in primates

INVESTIGATOR (year)	SPECIES	INDUCTION DIET PERIOD (Mos.)	SEVERITY OF LESIONS	REGRESSION DIET PERIOD (Mos.)	REGRESSION RESPONSE
Portman, Maruffo, et al. (1967, 68)	Squirrel	Butter & Cholesterol (3)	2+	Chow (3, 5)	1+ Improved
Armstrong, Warner, Connor (1970, 72)	Rhesus	Egg Yolk Cholesterol (17)	3+	Low Fat or Corn Oil (40)	3+ Improved
Tucker, Catsulis, Eggan, Strong (1971)	Rhesus	Butter, Beef Tallow, Cholesterol (2)	1+	Chow (4)	1+ Improved
Vesselinovitch, Jones, Hughes, Wissler (1973)	Rhesus	Coconut Oil Butter, Cholesterol (18)	3+	Low Fat [Corn Oil] (18)	3+ Improved
Stary (1972, 73)	Rhesus	Butter, Cholesterol (3)	2+	Low Fat Basal (1, 3, 10)	3+ Improved

Perhaps the most encouraging evidence for substantial regression of advanced atherosclerosis comes from work in the non-human primate (Table 2). The prospective studies of Armstrong et al. [18, 19] are the most convincing. They used the model of advanced atherosclerosis induced by relatively simple dietary manipulation similar to that first described by Taylor et al. [20, 21]. They reported that a 40 month period of feeding either a low fat and low cholesterol ration or a high fat (corn oil) and low cholesterol diet resulted in a remarkable improvement in lumenal narrowing in all branches of the main coronary arteries of severely atherosclerotic Rhesus monkeys. The serum cholesterol levels that accompanied this substantial decrease in coronary luminal narrowing from about 65% to about 25% were in a range near 140 mg-%. Some absolute decrease in collagen content of the lesions was also observed although this phase of the study is still in press in Circulation Research (1975).

Several other studies indicate rather striking reversability of atheromatous changes of varying degree in primates [22—24].

Quite recently we have completed two regression studies in Rhesus monkeys and one of these is now in publication [25]. In the following parts of this paper we will summarize these results and refer to a recent report of substantial regression of advanced atherosclerosis in swine and to some current studies in human subjects that may hold particular promise for demonstrating reversal of atherosclerosis of coronary and peripheral arteries.

Recent Primate Studies

Our work on Rhesus monkeys has also utilized the general approach pioneered by Taylor et al. [20]. We have, however, substituted coconut oil for part of the butter in the diet used by them because of the evidence indicating greater atherogenicity and the accelerated atherosclerosis [26, 27] that result from feeding this food fat. In most Rhesus monkeys the coconut oil, butter and cholesterol-enriched ration results in advanced atherosclerosis in 9 months.

Table 3. Plan of the experiment

GROUPS	NO. OF ANIMALS	TREATMENT	
		ATHEROGENIC DIET* (18 months)	REVERSAL PHASE (18 months)
I	5	12.5% coconut oil 12.5% butter 2.0% cholesterol	Reference Group – No Reversal Phase. Killed at 18 months when the monkeys of Groups II or III were shifted to Reversal Phase.
II	5		0.4% N-γ-phenylpropyl-N-benzyloxy acetamide (W-1372) added to low-fat, low-cholesterol diet.
III	5		Low-fat, low-cholesterol diet.
IV	2		Atherogenic diet continued

*Food fats were added to Rockland Primate Chow

Table 4. Gross and microscopic aortic lesions

GROUP	NO. OF ANIMALS	TREATMENT	GROSS SURFACE AREA INVOLVED (%)	MICROSCOPIC FINDINGS	
				FREQUENCY	SEVERITY
I	5	ATHEROGENIC DIET - 18 MOS.	81 ± 7.2*	70	37
II	5	0.4% N-γ-PHENYLPROPYL-N-BENZYLOXY ACETAMIDE (W-1372) ADDED TO LOW-FAT, LOW-CHOLESTEROL DIET	46 ± 13.5	56	19
III	5	LOW-FAT, LOW-CHOLESTEROL DIET	31 ± 9.5	47	14
IV	2	ATHEROGENIC DIET CONTINUED - 36 MOS.	95	80	51

*STANDARD ERROR

BASED ON INTERPRETATIONS MADE BY TWO INDEPENDENT OBSERVERS FROM SECTIONS TAKEN FROM 5 PRECISELY STANDARDIZED SITES IN THE AORTA. TWO TISSUE BLOCKS PER SITE WERE STAINED WITH OIL RED O AND GOMORI TRICHROME, ALDEHYDE FUCHSIN STAIN, RESPECTIVELY.

In our first study of regression of advanced disease in Rhesus monkeys we used four groups of animals as indicated in the Table 3.

These animals were all fed a ration made atherogenic by adding large quantities of coconut oil, butter fat and cholesterol for 18 months, after which one reference group was autopsied and the degree of atherosclerosis evaluated; then two groups were placed on a low fat and essentially cholesterol-free ration with corn oil making up the principal food fat. One of these groups also received N-y-Phenyl-propyl-N-Benzyloxy Acetamide (W-1372) in the ration. This drug has been reported to prevent atherosclerosis in monkeys [28] and rabbits [29] but in this study the drug did not produce an additive effect as compared to diet (Table 4).

Table 5. Aortic weights and gross lesions from second diet plus drug regression experiment in Rhesus monkeys

GROUP	TREATMENT	NO. OF ANIMALS	AORTIC WEIGHTS (g)**	SURFACE AREA INVOLVED WITH GROSS AORTIC LESIONS (%)
I	Atherogenic diet (12 months)	5	2.70 ± 0.14	62 ± 14.2*
II	Atherogenic diet (24 months)	4	3.02 ± 0.73	84 ± 6.9
III	Low-fat, low-cholesterol diet	5	2.71 ± 0.16	23 ± 9.9
IV	Low-fat, low-cholesterol diet and cholestyramine	5	2.55 ± 0.17	10 ± 5.6
V	Atherogenic diet and cholestyramine	5	2.37 ± 0.10	31 ± 8.2

* Standard error
** p-values were not significant when aortic weights of groups I or II were compared with groups III, IV and V

a = p < 0.05
b = p < 0.01
c = n.s.
d = p < 0.001
e = p < 0.001
f = p < 0.005

This table shows that both of the treated groups had substantially less disease than the untreated reference group. Additional histological [30], ultrastructural [31] and chemical studies were performed and in general they all confirmed the significant evidence of regression evident from the gross inspection and histologic study of the aortas, and they have added important data to the study. These can be listed as follows:

1. The treated groups of monkeys showed from $1/2$ to $1/3$ the frequency and severity of coronary artery disease of the 18 month reference group.

2. Luminal narrowing of the distended coronary arteries, as quantitated by means of a micrometer method, was reduced substantially to $1/2$ to $1/3$ of the amount determined before therapy.

3. Aortic cholesterol and collagen appeared to be reduced substantially in the treated groups as compared to the values for the aortas of the reference group killed at 18 months[1].

4. Although serum lipids were lowered most in the group treated with W-1372 plus a low fat and cholesterol free diet, the disease process appeared to be somewhat less severe in the group treated with diet alone; but this difference was not statistically significant.

5. Histologically, the treated groups showed little stainable lipid in the aortas or the coronary arteries. Furthermore, the areas of necrosis were almost absent

---

[1] Based on analyses performed in the laboratory of Dr. Jayme Borensztajn.

and the areas of cellular and collagenous thickening of the intima were much reduced in the treated groups.

6. The lipid remaining after therapy was characteristically closely associated with the thickened internal elastic membrane and with stainable acid mucopolysaccharide.

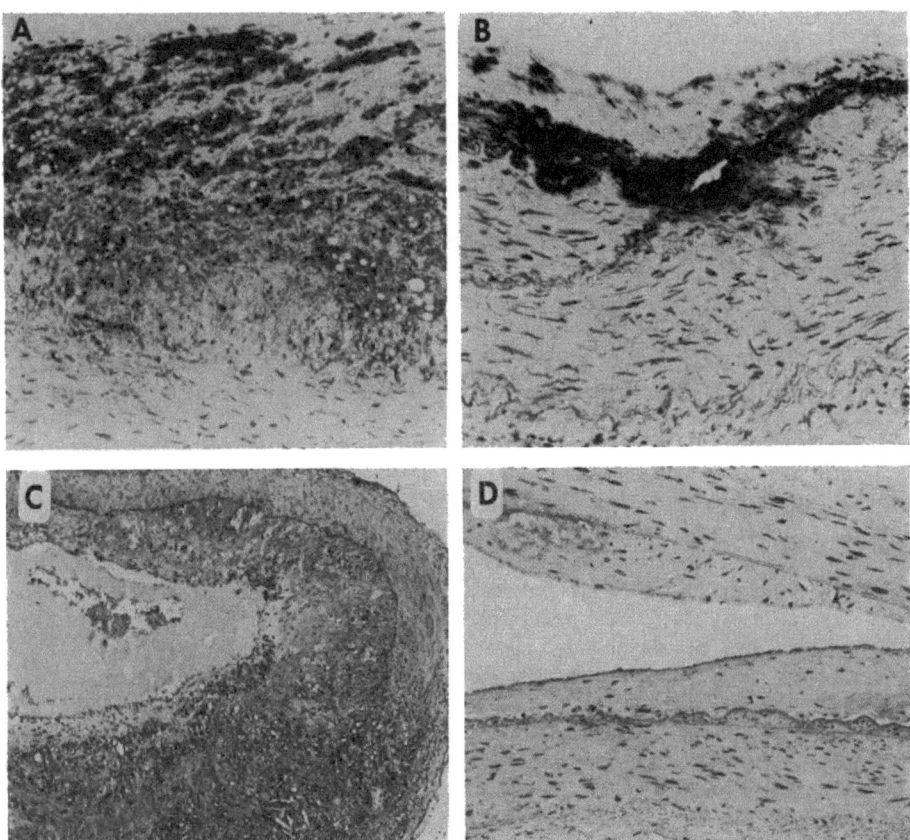

Fig. 1. A) Photomicrograph of aortic lesion in Group I. There is moderate intimal proliferation with intra- and extracellular lipid deposition, areas of necrosis and extension into the media. Oil red 0; × 44. B) Photomicrograph of an aortic lesion from a Rhesus monkey fed the low fat, low cholesterol diet only during the regression part of the study (Group III). The acculation of lipid around a newly formed internal elastic membrane is seen in this lesion. Little other lipid is seen. Oil red 0; × 44. C) Photomicrograph of a lesion from a coronary artery in Group I. Note the thin fibrous cap; the underlying acellular layer, involving much of the media, is prominent and contains cholesterol clefts. Oil red 0; × 28. D) Photomicrograph of a coronary artery lesion from an animal fed a low fat, low cholesterol diet with W-1372 during the regression phase (Group II). Mild intimal proliferation and condensed collagen is seen. There is only minimal lipid remaining. Oil red 0; × 28

7. Electron microscopy of the aortas revealed that extracellular lipid was present in smaller droplets in the group treated with diet alone and was much more abundant in the aortas from animals treated with diet plus W-1372[2].

8. Both treated groups showed frequent subendothelial reduplication of the basement laminae and a much more intact and normal looking endothelium[2].

---

[2] Based on studies done by Mrs. Rose Jones which are being reported in a separate publication.

The contrast in light microscopic appearance between the treated and untreated monkeys' aortic and coronary lesions is shown in Fig. 1 (A, B, C, D).

Fig. 1 A) shows a representative aortic plaque stained with oil red 0 from one of the standard sections taken from the aorta of a monkey that had the most severe aortic involvement and was killed after the first 18 months. Fig. 1 B) shows a representative residue of a plaque, similarly stained, from a monkey with evidence of the most severe remaining disease selected from the group fed a low fat (corn oil) cholesterol "free" ration with no drug for the second 18 months. The rather remarkable contrast is quite evident and was a consistent finding in this study.

Similar contrasts are observed between Figs. 1 C) and 1 D) where a representative section of a coronary artery from one of the reference group monkeys autopsied after receiving the atherogenic ration for 18 months (1 C) is compared with a similarly sampled coronary artery (1 D) from a monkey that had been shifted to the low fat (corn oil), cholesterol "free" ration with drug for an additional 18 months. In both instances the coronaries depicted showed pathological changes that were among the most severe for that group.

These encouraging results as well as the results reported by Armstrong et al. [19] have formed the basis for a series of "regression" experiments now in progress in our laboratory. These are designed to give us a much more thorough understanding of the kinetics of the metabolism of cholesterol, collagen and elastin in the artery wall during atherogenesis and during regression of advanced atherosclerotic lesions in the Rhesus monkey.

One of these experiments has just been completed. It involved a 12-month period of feeding an atherogenic diet followed by a 12-month low fat (corn oil) cholesterol "free" regimen singly and in combination with cholestyramine. This bile salt sequestering agent was fed at the level of 25 grams per kilogram of ration per day (approximately 6.25 grams per monkey per day or 1.25 grams per kilogram of monkey per day).

It is too early to report the detailed results of this study since much of the histopathological work and the chemical work are still in progress. The gross evaluation of the aortic lesions, summarized in Table 5 indicates that substantial regression occurred, even when the cholestyramine was administered to monkeys that were maintained on a severely atherogenic regimen during the second 12-month period. The low fat (corn oil) cholesterol "free" regimen with or without cholestyramine produced an even greater reduction in aortic surface area involvement with atherosclerosis.

This study includes the study of cholesterol and collagen (hydroxyproline) radioactivity and specific activity in the various aortic fractions of the aortas from the reference group and the 4 treatment groups. 2 μc of ^{3}H labeled cholesterol and 2 μc of ^{3}H labeled proline were incorporated daily into the animals' orange juice during the final 4 months of their 12 month atherogenic diet period. These data, in so far as they have been analyzed, promise to give us some very interesting insights into the movement of cholesterol into and out of the aorta during the regression period.

Recent Work in the Swine

Although it cannot be summarized except in very general terms here it should be noted that Daoud et al. [32] have recently presented a preliminary report of an extensive study of regression of advanced aortic atherosclerosis in swine. These lesions were produced by a combination of balloon catheter injury and an atherogenic ration. The workers observed a remarkable histopathological improvement in the space-occupying (luminal narrowing) aspects of the atherosclerotic process when the swine were treated with a low fat mash for 14 months. They also report a definite decrease not only in the lipid components of these severe and complex aortic lesions but also a substantial decrease in the quantity of collagen and calcium as well as a decrease in numbers of cells and a definite drop in the rate of cell division in the plaques. These results, when reported in detail, should add substantially to our understanding of the regression process in yet another useful model of advanced atherosclerosis.

Recent Results in People

Two quite different studies in human subjects deserve mention in this brief review because they seem very promising. Both appear likely to offer evidence of regression of advanced atherosclerosis, one in the coronary arteries and the other in the femoral arteries.

In September 1974 at the Fifth International Symposium on Drugs Affecting Lipid Metabolism, Dr. Henry Buchwald [33] of the University of Minnesota School of Medicine summarized his rather extensive experience in studying patients with severe hypercholesterolemia and severe atherosclerosis before and after partial ileal bypass. In this report he presented documented evidence for regression of advanced coronary atherosclerosis based on sequential coronary arteriograms. This study which has been reported in preliminary form [34, 35] indicates that 55% of the 22 patients that he has studied with serial arteriograms for periods up to 3 years following surgery have shown lack of progression of their disease. Three other patients (13%) have shown definite evidence of regression of their coronary atherosclerosis even by rather conservative interpretation and 2 more (9%) have shown questionable improvement. This study will be followed with keen interest but at present it seems to show beneficial effects on atherosclerosis in a total of 77% of the patients studied.

The second human study that deserves careful attention is the one being led by Dr. David Blankenhorn of the University of Southern California in Los Angeles. This group has utilized the advanced technology of aerospace scientists to develop methods of quantitating plaque size and luminal diameter reliably and reproducibly from successive arteriograms of the femoral artery. They have recently published reports of these methods [36, 37]. Dr Blankenhorn has been using these methods to quantitate the results of various kinds of therapy, including cholesterol lowering diets, exercise and drugs in patients who have already had one heart attack. He has already noted some degree of regression of atherosclerosis [38] even in the period of a year but more time and larger numbers of patients are necessary before he can give a definitive report.

Conclusion

In general the results to date in man experimental animals seem to indicate that substantial regression of advanced atherosclerosis is possible. Considerable effort will be required, however, to work out methods that will consistently achieve regression of advanced atherosclerotic lesions in human subjects. This would appear to be a goal worth working toward. Interruption of progression of atherosclerosis appears to be more easily obtained and it, also, would appear to be a worthwhile goal.

The diagram that is reproduced as Fig. 2 presents the multiple methods of intervention in atherosclerosis that are now available to the physician and to the patient.

To those of us who look on atherosclerosis as an almost completely preventable disease and one that is largely reversible, the following quotation from the remarkable essay by Lewis Thomas seems to be prophetic and most appropriate [39]:

"An extremely complex and costly technology for the management of coronary heart disease has evolved, involving specialized ambulances and hospital units, all kinds of electronic gadgetry, and whole platoons of new professional personnel to deal with the end results of coronary thrombosis. Almost everything offered today for the treatment of heart disease is at this level of technology, with the transplanted and artificial hearts as ultimate examples. When enough has been learned for us to know what really goes wrong in heart disease, we ought to be in a position to figure out ways to prevent or reverse the process; and when this happens, the current elaborate technology will be set to one side."

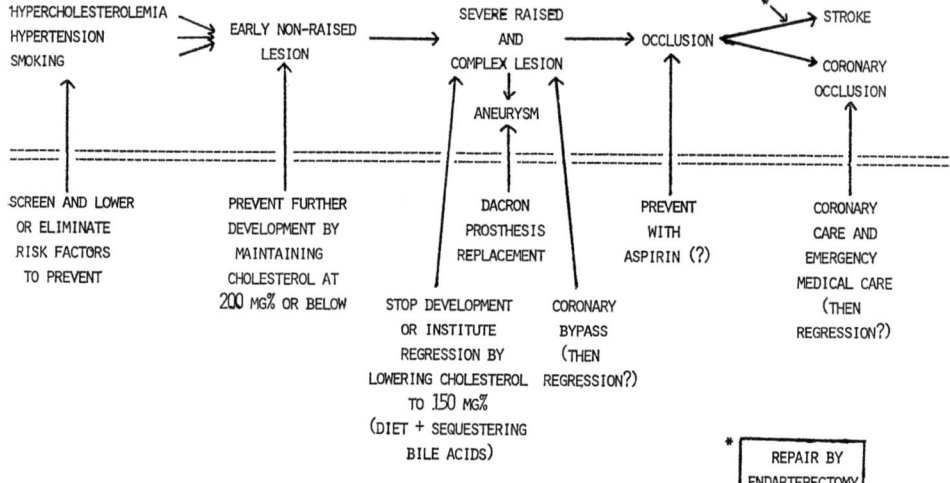

Fig. 2. Intervention in atherosclerosis

Acknowledgements. These studies were supported in part by grants HL 15062 and HL 6894 from the National Heart and Lung Institute and by a gift from the Wallace Laboratories.

The authors wish to acknowledge the valuable contributions of Dr. Jayme Borensztajn, Dr. Henny van Zutphen, Mrs. Rose Jones, Mr. Randolph Hughes, Mr. Laurence Frazier and Mrs. Gabrielle Chassagne. They also want to express their appreciation to Mrs. Georgia Lusk, Mrs. Dolores Ellis and Mrs. Rachel Miller for helping in many ways with the manuscript and to the audiovisual department of the University of Chicago's Division of Biological Sciences directed by Mr. Joseph Kozicki for assistance with the figures that are included.

Literatur

1. Katz, L. N., Stamler, J., Pick, R.: Nutrition and atherosclerosis, p. 30. Philadelphia: Lea and Febiger 1958. — 2. Aschoff, L.: Lectures in pathology. New York: Hoeber 1924. — 3. Vartiainen, T., Kanerva, K.: Amer. Rev. Soviet Med. 4, 70 (1946). — 4. Wilens, S. L.: Amer. J. Path. 23, 793 (1947). — 5. Rivin, U. A., Dimitroff, S. P.: Circulation 9, 533 (1954). — 6. London, J. W., Rosenberg, S. E., Draper, J. W., Almy, T. P.: Amer. J. int. Med. 55, 63 (1961). — 7. Buchwald, H.: Dis. Chest 51, 459 (1967). — 8. Zelis, R., Mason, D. T., Braunwald, E., Levy, R. I.: J. clin. Invest. 49, 1007 (1970). — 9. Constantinides, P.: Experimental atherosclerosis, p. 42. Amsterdam-London-New York: Elsevier 1965. — 10. Wissler, R. W., Vesselinovitch, D.: Evidence for prevention and regression of atherosclerosis in man and experimental animals at the arterial level. In: Atherosclerosis III, Proceedings of the Third International Symposium (eds. G. Schettler, A. Weizel), p. 747. Berlin-Heidelberg-New York: Springer 1974. — 11. Wissler, R. W., Vesselinovitch, D.: Ann. N. Y. Acad. Sci. 149, 907 (1968). — 12. Wissler, R. W., Vesselinovitch, D.: Differences between human and animal atherosclerosis. In: Atherosclerosis III, Proceedings of the Third International Symposium (eds. G. Schettler, A. Weizel), p. 319. Berlin-Heidelberg-New York: Springer 1974. — 13. Wissler, R. W.: J. Atheroscler. Res. 8, 201 (1968). — 14. Geer, J. C., Haust, M. D.: Smooth muscle cells in atherosclerosis. Basel-Munich-New York: Karger 1972. — 15. Wartman, A., Lampe, T. L., McCann, D. S., Boyle, A. J.: J. Atheroscler. Res. 7, 331 (1967). — 16. Kjeldsen,

K., Astrup, P., Wanstrup, J.: J. Atheroscler. Res. 10, 173 (1969). — 17. Vesselinovitch, D., Wissler, R. W., Dzoga, K., Hughes, R. H.: Circulation 4, 27 (1971). — 18. Armstrong, M. L., Warner, E. D., Connor, W. E.: Circulat. Res. 27, 59 (1970). — 19. Armstrong, M. L., Megan, B. M.: Circulat. Res. 30, 675 (1972). — 20. Taylor, C. B., Cox, G. E., Manalo-Estrella, P., Southworth, J.: Arch. Path. 74, 16 (1962). — 21. Taylor, C. B., Patton, D. C., Cox, G. E.: Arch. Path. 76, 404 (1963). — 22. Maruffo, C. A., Portman, O. W.: J. Atheroscler. Res. 8, 237 (1968). — 23. Tucker, C. F., Catsulis, C., Strong, J. P., Eggen, D. A.: Amer. J. Path. 65, 493 (1972). — 24. Stary, H. C.: Progression and regression of experimental atherosclerosis in Rhesus monkeys. In: Med. primatology, part III (eds. E. I. Goldsmith, J. Morr-Jankowsky), p. 356, 1972. — 25. Vesselinovitch, D., Wissler, R. W., Hughes, R., Borensztajn, J.: Atherosclerosis 1975 (in press). — 26. Wissler, R. W., Frazier, L. E., Hughes, R. H., Rasmussen, R. A.: Arch. Path. 74, 312 (1962). — 27. Wissler, R. W.: Recent progress in studies of experimental primate atherosclerosis. In: Progress in biochemical pharmacology IV. Recent advances in atherosclerosis (eds. C. J. Miras, A. N. Howard, R. Paoletti), p. 378. Basel-Munich-New York: Karger 1968. — 28. Berger, F. M., Douglas, J. F., Ludwig, B. J., Margolin, S.: J. Pharmacol. exp. Ther. 170, 371 (1969). — 29. Kritchevsky, D., Sallata, P., Tepper, S. A.: Proc. Soc. exp. Biol. (N. Y.) 132, 303 (1969). — 30. Vesselinovitch, D., Hughes, R., Frazier, L., Wissler, R. W.: Amer. J. Path. 70 (Abstr. 2) (1973). — 31. Jones, R., Vesselinovitch, D., Hughes, R., Wissler, R. W.: Fed. Proc. 32, 564 (1973). — 32. Daoud, A. S., Jarmolych, J., Fritz, K., Augustyn, J.: Circulation 49—50 (Suppl. III), 92 (1974). — 33. Buchwald, H., Moore, R. B., Varco, R. L.: The partial ileal bypass operation in treatment of the hyperlipemias. Abstracts for 5th International Symposium on Drugs Affecting Lipid Metabolism, p. 32. Milan, 1974. — 34. Baltaxe, H. A., Amplatz, K., Varco, R. L., Buchwald, H.: Amer. J. Roentgenol. 105, 784 (1969). — 35. Knight, L., Scheibel, R., Amplatz, K., Varco, R. L., Buchwald, H.: Surg. Forum 23, 141 (1972). — 36. Blankenhorn, D. H., Brooks, S. H., Selzer, R. H., Crawford, D. W., Chin, H. P.: Proc. Soc. exp. Biol. (N. Y.) 145, 1298 (1974). — 37. Crawford, D. W., Beckenbach, E. S., Blankenhorn, D. H., Selzer, R. H., Brooks, S. H.: Atherosclerosis 19, 231 (1974). — 38. Blankenhorn, D. H.: Personal communication. — 39. Thomas, L.: Guessing and knowing: Reflections on the science and technology of medicine, p. 52. Sat. Rev. Dec. 23, 1972.

Plasmalipoproteine und Atherosklerose

SEIDEL, D. (Med. Univ.-Klinik, Heidelberg)

Referat

Auf Grund zahlreicher epidemiologischer sowie experimenteller Studien der letzten Jahre kann heute kein Zweifel mehr daran bestehen, daß sowohl erhöhte Plasmacholesterinwerte als auch erhöhte Plasmatriglyceridwerte einen Risikofaktor bezüglich der frühzeitigen Entwicklung der Atherosklerose darstellen.

Atherosklerose ist gekennzeichnet durch die Speicherung besonders von Phospholipiden, Cholesterin und Cholesterinestern in den Arterien. Im Gegensatz zu den Phospholipiden, die überwiegend in der Gefäßwand selbst synthetisiert werden, stammt der größte Teil des Cholesterins und seiner Ester von den im Plasmapool zirkulierenden löslichen Lipoproteinen. In vitro-Untersuchungen weisen darauf hin, daß der Einstrom von Plasmalipiden oder -lipoproteinen in die Gefäßwand vorwiegend durch physiko-chemische Prozesse gesteuert und wahrscheinlich unabhängig von enzymatischen oder energieliefernden Mechanismen abläuft. Der Nachweis von intakten und einzelnen Bestandteilen von Plasmalipoproteinen in der Gefäßwand gelang mit Hilfe von immunologischen und immun-histochemischen Methoden. Über den metabolischen Abbau speziell des Apoproteinanteils in der Gefäßwand, ein Prozeß, der der Lipiddeposition vorausgeht, wissen wir allerdings noch wenig; ebenso ist ungeklärt, ob das Auftreten von Lipoproteinen in einer kranken Arterie die Ausbildung des atherosklerotischen Plaque bzw. seiner Vorstufen verursacht oder ob das Auftreten von Lipoproteinen an dieser Stelle Folge einer abnorm erhöhten, krankheitsbedingten Permeabilität der Arterie ist.

Vor nunmehr 25 Jahren haben die Arbeitsgruppen um Gofman und Schettler als eine der ersten darauf hingewiesen, daß, wenn man versucht, Plasmalipidkonzentrationen mit der Entwicklung von atherosklerotischen Gefäßkrankheiten zu korrelieren, es von größter Bedeutung ist, die metabolischen und strukturellen Eigenschaften jener Komplexe zu bewerten, in deren Form das Cholesterin und die Triglyceride im Plasma transportiert werden. Gofman zeigte als erster, daß bei Kaninchen unter einer atherogenen Diät die Hypercholesterinämie parallel läuft mit der Bildung von Plasmalipoproteinen höherer S_f-Werte. Später wurde dann von verschiedenen Autoren beschrieben, daß die Lipoproteine der Dichteklasse 1,019 g/ml unter cholesterinreicher Ernährung eine Lipidkomposition zeigen, die sich deutlich von den Kontrollen unterscheidet, und daß die Cholesterineinlagerung perfundierter Rattenaorten nicht nur abhängig ist von der Zeitdauer einer Perfusion, sondern in hohem Maße von der Art des verwendeten Transportvehikels des Plasmacholesterins.

Es wurden bisher verschiedene Mechanismen als Erklärung zur Akkumulation von Lipiden in der Arterienwand vorgeschlagen, wobei die meisten von erhöhten Plasmakonzentrationen an β- und/oder Prä-β-Lipoproteinen als wichtigem Risikofaktor für die sich entwickelnde Atherosklerose ausgehen.

Für die α-Lipoproteine oder HDL-Fraktionen scheint das Umgekehrte zu gelten. Die Hyper-α-Lipoproteinämie wäre demnach nicht als Risiko-, sondern vielmehr als Schutzfaktor zu bewerten. In diese Richtung weisen epidemiologische, genetische und klinische Studien der letzten Jahre. Es ist denkbar, und in vitro-Untersuchungen lassen erkennen, daß der günstige Effekt hoher HDL-Konzentrationen darauf beruhen könnte, daß es über die HDL-Fraktion, bedingt durch ihre besonderen physiko-chemischen Eigenschaften und ihre Rolle im Lipoproteinstoffwechsel, zu einer Mobilisation von bereits deponierten Lipiden oder Lipoproteinen aus der Gefäßwand und anderen Geweben kommen kann. Das klinische Bild bei der Tangier-Krankheit paßt in diese Vorstellung und unterstreicht die Tatsache, daß nicht nur eine Hyperlipoproteinämie, sondern auch eine Dyslipoproteinämie mit der Verminderung einer Fraktion zur vermehrten Ablagerung von Lipiden in Geweben führen kann.

Wir wissen heute allerdings sehr genau, daß die verschiedenen Plasmalipoproteinfraktionen in ihrem Stoffwechsel eng miteinander verknüpft sind und dies sowohl in ihrem Protein- als auch in ihrem Lipidanteil. Als Resultat lipolytischer Prozesse, die im Plasmapool selbst ablaufen, entstehen aus VLDL LDL oder β-Lipoproteine, aus Chylomikronen HDL und in einer ersten Stufe sog. „remnant particles", auch „intermediate Lipoproteine" genannt, die relativ reich sowohl an Triglyceriden als auch an Cholesterin sind. Viele der Mechanismen des überaus dynamischen Lipoproteinstoffwechsels im Plasma werden durch die Aktivität verschiedener lipolytischer Enzymsysteme reguliert, die ihrerseits in unterschiedlicher Weise durch Apoproteine gehemmt, unbeeinflußt bleiben oder induziert werden.

Auf der Grundlage unseres heutigen Wissens der physiko-chemischen Eigenschaften verschiedener Plasmalipoproteinfraktionen und ihres Stoffwechsels wurde kürzlich von Zilversmit eine Theorie der Atherogenesis entwickelt, nach der nicht nur den β- und Prä-β-Lipoproteinen, sondern besonders den Chylomikronen bzw. deren remnant particles eine Schlüsselrolle im Prozeß der sich entwickelnden Atherosklerose zugeschrieben wird:

In Anwesenheit von divalenten Kationen bei physiologischer Salzkonzentration führen Heparin und andere sulfatierte Polysaccharide zur Aggregation von Chylomikronen, remnant particles und Prä-β-Lipoproteinen, während β- und α-Lipoproteine nur bei niedriger Ionenstärke vergleichbare Komplexe bilden. Heparin vermag außerdem Lipoproteinlipasen zu binden und diese zu aktivieren.

Folgt man nun der Idee von Zilversmit, wofür es gute Gründe gibt, dann ist es denkbar, daß Heparin oder Heparin-ähnliche Substanzen physiologischerweise eine Brückenfunktion entwickeln und Chylomikronen, Prä-β-Lipoproteine und remnant particles sowie die, sie katabolisierenden, Lipoproteinlipasen an das vaskuläre Endothel binden. Da nun die Bindung des Heparins zu β-Lipoproteinen und α-Lipoproteinen unter physiologischen Bedingungen sehr gering ist oder kaum besteht, können diese nun im Stoffwechsel neu gebildeten Lipoproteinfraktionen frei zur Zirkulation ins Plasma gelangen. Dieser lipolytische Prozeß an der Endotheloberfläche würde zu einer besonders hohen lokalen Cholesterinkonzentration an der Arterien-Plasma-Interphase führen und somit einen wichtigen Faktor der Atherogenesis darstellen. In diesem Zusammenhang sind die Untersuchungen von Bierman und dem Ehepaar Stein relevant, in denen gezeigt wurde, daß die Inkorporationsrate von remnant particles durch Zellkulturen glatter Muskelzellen, gewonnen aus der Aorta, um ein Vielfaches (vier- bis fünfmal) höher war als die der anderen Lipoproteinklassen. Darüber hinaus zeigten diese Zellen, die sich bei der Entwicklung der Atherosklerose zu den sog. Schaumzellen entwickeln, nur eine limitierte Kapazität remnant particles zu verstoffwechseln.

Somit können nun verschiedene Umstände, z. B. eine hohe lipolytische Aktivität an der Gefäßwand, Relationsverschiebungen innerhalb der Enzymfraktionen der post-heparin lipolytischen Aktivität, hohe Substratkonzentrationen an VLDL und/oder Chylomikronen und das Ausmaß der Bindung von cholesterinreichen Lipoproteinen an die Gefäßwand die Entwicklung der Atherosklerose provozieren.

Die gesicherte frühzeitige Entwicklung der Atherosklerose bei Patienten mit Typ II Hyperlipoproteinämie beruht wahrscheinlich nicht nur auf der absoluten Erhöhung der LDL-Fraktion jener Patienten, sondern wenigstens zusätzlich auch auf nachgewiesenen Strukturänderungen ihrer β-Lipoproteine mit einer starken Tendenz zur Aggregation und einer Verschiebung in der Prozentveresterung des Cholesterinanteils dieser Lipoproteine. In Versuchen mit Kaninchen, die eine atherogene, cholesterinreiche Nahrung erhielten, konnte nachgewiesen werden, daß die zusätzliche Gabe von vielfach ungesättigten Fettsäuren zwar die Hypercholesterinämie der Tiere kaum oder nicht beeinflußte, hingegen zu einer Senkung der Cholesterinester in der LDL-Fraktion, zu einer Aufhebung der Aggregation der β-Lipoproteine und zu einer deutlichen Verminderung der, durch die Cholesterinfütterung, induzierten Atherosklerose führt.

Nach den Befunden vor allem der Arbeitsgruppe von Goldstein u. Brown scheint bei der Hyper-β-lipoproteinämie der Stoffwechseldefekt auf abnormen Apo B-Rezeptoreigenschaften an Zellmembranen zu beruhen, was 1. zum Verlust des negativen feed-back-Mechanismus auf die HMG-CoA-Reduktase führt und 2. einen gestörten Abbau des Apo B und damit der β-Lipoproteine zur Folge hat. Die hieraus resultierende verlängerte biologische Halbwertzeit der β-Lipoproteine bei Typ II-Patienten, die experimentell nachgewiesen werden konnte, kann als Ursache oder wenigstens Teilursache der von uns beschriebenen Strukturänderungen der LDL bei Typ II-Patienten betrachtet werden. Vieles spricht dafür, daß diese strukturellen Änderungen bei der rapiden Entwicklung atherosklerotischer Gefäßveränderungen dieser Gruppe von Patienten von größerer Bedeutung sind als ihr absoluter Konzentrationsanstieg im Plasma.

Obgleich heute kein Zweifel mehr darüber besteht, daß einige der primären und sekundären Formen von Hyperlipoproteinämie zu schweren vaskulären Veränderungen führen, ist ebenso sicher, daß eine sich frühzeitig entwickelnde Atherosklerose nicht notwendigerweise mit einer Nüchternhyperlipoproteinämie in der üblichen Form gepaart sein muß und sich frühzeitige atherosklerotische Veränderungen nicht selten bei Patienten mit völlig normalen Nüchterncholesterin- und Nüchterntriglyceridwerten im Plasma finden.

Hieraus aber nun zu folgern, daß den Plasmalipoproteinen keine zentrale Rolle in der Atherogenesis zugeschrieben werden muß, wäre sicher falsch und an dem heutigen Wissensstand vorbeigedacht. Es ergibt sich hieraus vielmehr die Frage, ob die herkömmliche Lipoproteinanalytik der Nüchternphase ausreichend ist, um die volle Information bezüglich der Rolle der Lipoproteine im atherosklerotischen Geschehen zu erhalten.

Die hier skizzierten älteren sowie neueren Befunde der Lipoproteinforschung weisen vielmehr darauf hin, daß dem physiko-chemischen Verhalten, der Struktur und der hiermit auf das Engste verknüpften biologischen Wirkung der Plasmalipoproteine, den relativen Konzentrationsverhältnissen der einzelnen Fraktionen im Plasma zueinander ebenso wie der Dynamik und dem Ort ihres Stoffwechsels eine entscheidende Bedeutung bei der Entstehung der Atherosklerose zukommt.

Interconversion und Katabolismus von Plasmalipoproteinen

GRETEN, H. (Med. Univ.-Klinik, Heidelberg, Inst. f. Herzinfarktforschung)

Referat

Untersuchungen zum Abbau von Plasmalipoproteinen bringen eine Reihe von besonderen Problemen mit sich, da Lipoproteinmoleküle anders als covalent konstruierte Moleküle, wie beispielsweise DNA oder auch einfache Proteine nur lose gebundene Komplexe von Proteinen und Lipiden darstellen. Darüber hinaus kommt es zu einem fortwährenden Austausch bestimmter Lipid- als auch Apoproteinanteile zwischen den Lipoproteinen im Plasma. So kennt man den Austausch zwischen freiem Cholesterin innerhalb der Lipoproteinmoleküle bereits seit langem. Das gleiche gilt für die Phospholipide. Entsprechend sind Turnover-Studien, die auf der radioaktiven Markierung gerade dieser Lipidanteile beruhen, sehr schwer zu interpretieren. Dennoch ist zumindest der Austausch der Cholesterinester als auch der Triglyceride und der einiger Apoproteine langsam genug, daß kinetische Studien mit diesen Substanzen ihre Bedeutung besitzen und weitgehend zu dem Konzept geführt haben, das wir heute von dem Katabolismus und der Interconversion der einzelnen Lipoproteinklassen im Plasma besitzen.

Der genaue Mechanismus der Entfernung von Lipoproteinen aus dem Plasma war in den vergangenen Jahren insofern von besonderem Interesse, als es immer klarer wurde, daß der Stoffwechseldefekt bei vielen unserer Patienten mit Hyperlipoproteinämien eine Störung im Abbau ist und nicht eine Überproduktion von Lipoproteinen. Dies ist sicherlich der Fall bei der familiären Hyperchylomikronämie oder Typ I-Hyperlipoproteinämie. Seit den ersten Untersuchungen von Havel u. Gordon 1960 wissen wir, daß ein Mangel an Lipoproteinlipase ursächlich für diese Krankheit verantwortlich ist und der Nachweis in den vergangenen Jahren, daß die post-Heparin lipolytische Aktivität sich aus einer Leberlipase und einer extra-hepatischen Lipase zusammensetzt, erklärte, was lange Zeit paradox erschien, nämlich daß einige dieser Patienten zwar in Fettgewebsbiopsien sehr niedrige Lipoproteinlipaseaktivitäten aufwiesen, dennoch eine nur mäßige Gesamt-post-Heparin-lipolytische Aktivität besaßen. Heute wissen wir, daß diese Restaktivität nahezu ausschließlich zugunsten einer Leberlipase erklärt werden kann.

Bei der familiären Hypercholesterinämie oder Typ II-Hyperlipoproteinämie ergaben Untersuchungen von Langer u. Levy, daß der Defekt dieser Erkrankung ebenfalls auf einem gestörten Abbau beruht. Die Untersucher fanden deutlich verkürzte Halbwertszeiten für radioaktiv markiertes LDL-Apoprotein, während die Gesamtproduktion, d. h. das Produkt aus der sog. fractional catabolic rate und der LDL pool size, normale Werte ergab.

Untersuchungen von Havel als auch von Quarfordt bei Patienten mit Typ IV-Hyperlipoproteinämien legen ebenfalls den Schluß nahe, daß eine Störung im Abbau der VLDL dieser Stoffwechselerkrankung zugrunde liegt.

Im Rahmen dieses Referats sollen die Stoffwechselwege der vier Hauptklassen von Plasmalipoproteinen, nämlich der Chylomikronen, der VLDL, LDL und HDL, erörtert werden, wobei es in Anbetracht der zur Verfügung stehenden Zeit nicht möglich sein wird, ein vollständiges Bild von unserem Wissensstand zu geben. Es soll statt dessen auf zwei besonders interessant erscheinende Probleme, nämlich den Triglyceridkatabolismus zum einen und den Austausch der Apoproteine zwischen den einzelnen Lipoproteinklassen zum anderen, näher eingegangen werden. Dies deshalb, weil sich aus diesen Untersuchungen möglicherweise neue Denkmodelle zur Entstehung der Arteriosklerose ergeben. Der Einfachheit halber sollen bei dieser Erörterung alle vier Hauptklassen von Plasmalipoproteinen, wie sie mit den gängigen Trennungsverfahren aus dem Plasma angereichert werden können, diskutiert werden.

Mechanisms of Lipid Synthesis and Upstake in Human and Animal Coronary Arteries

BING, J., SARMA, J. S. M., GRENIER, A., COLBY, E. (Huntington Memorial Hospital, Pasadena)

Referat

Manuskript nicht eingegangen.

Ernährung und Arteriosklerose — Aktuelle Probleme

SCHLIERF, G., OSTER, P., STIEHL, A. (Med. Univ.-Klinik Heidelberg, Inst. f. Herzinfarktforschung)

Referat

Bei der aus Platzgründen erforderlichen Beschränkung sollen im folgenden lediglich Probleme zum Risikofaktor Hyperlipidämie angesprochen werden. Als häufigste Stoffwechselstörung der sogenannten Wohlstandsgesellschaft dürfte sie bei 10 bis 20% unserer Bevölkerung vorliegen. Im Krankengut der medizinischen Universitätsklinik Heidelberg fand sich bei einer repräsentativen Stichprobe eine Inzidenz von fast 30%, doppelt so hoch wie jene des Diabetes mellitus im gleichen Kollektiv (Schlierf et al., 1972). Eine hereditäre Typ II-Hyperlipoproteinämie (Hypercholesterinämie), die Fettstoffwechselstörung mit der schlechtesten Prognose, auf die noch einzugehen sein wird, dürfte nach Untersuchungen in verschiedenen Ländern bei einer von 100 bis 300 Geburten nachweisbar sein (Greten et al., 1974).

Die hohe Manifestationsrate von HLP wird in erheblichem Maße durch Ernährungsfaktoren verursacht. Eine Umstellung der Ernährung stellt daher eine wirksame und mit Einschränkung kausale Prophylaxe und Therapie der meisten Hyperlipidämien dar.

Die Prinzipien einer lipidsenkenden Ernährung sind in den letzten 20 Jahren im Stoffwechselversuch herausgearbeitet und ihre Wirksamkeit in Langzeituntersuchungen belegt worden (Dayton, 1973; Leren, 1973; Turpeinen, 1973). Maßnahmen zur Senkung erhöhter Cholesterinspiegel sind, in der Reihenfolge der Wirksamkeit, eine Einschränkung des Fettverzehrs, vorwiegend der gesättigten Fette, ein Teilersatz durch mehrfach ungesättigte Fettsäuren und die Vermeidung cholesterinreicher Lebensmittel. Bei erhöhten Triglyzeridspiegeln steht an hervorragender Stelle die Kalorienbeschränkung. Eine Einschränkung des Konsums von zucker- und alkoholhaltigen Getränken ist häufig ebenfalls sehr wirksam (Furman u. Schlierf, 1974).

Aktuelle Probleme sind:

1. Polyensäuren und Cholelithiasis

Trotz der weitverbreiteten Verwendung von Koch- und Speisefetten mit einem hohen Anteil an mehrfach ungesättigten Fettsäuren war deren Wirkungsmechanismus bis in die jüngste Zeit umstritten. Obwohl die Diskussion infolge erheblicher methodischer Probleme bei Untersuchungen zur Cholesterinbilanz noch immer nicht verstummt ist, sprechen inzwischen zahlreiche sorgfältig durchgeführte Untersuchungen dafür, daß die Senkung des Cholesterinspiegels unter der Wirkung mehrfach ungesättigter Fettsäuren durch eine vermehrte Ausscheidung von Cholesterin und Cholesterinabbauprodukten im Stuhl via Galle zustande kommt (Grundy, 1975). Etwa gleichzeitig mit einer epidemiologischen Beobachtung von Dayton u. Mitarb. in Los Angeles über eine zwar verringerte Komplikationsrate arteriosklerotischer Erkrankungen, aber eine erhöhte Rate von Cholelithiasis unter einer derartigen cholesterinsenkenden Kost wurden Untersuchungen zur Pathogenese der Cholelithiasis wieder aufgegriffen, die durch eine neue Betrachtungsweise der physikochemischen Probleme bei der Gallensteinbildung große Aktualität besitzen. Die Löslichkeit von Cholesterin in der Galle hängt, soweit man heute weiß, weniger von der absoluten Konzentration dieser wasserunlöslichen Substanz als vielmehr von der Relation zu den beiden anderen Bestandteilen, nämlich Phosphatiden und Gallensäuren ab. Admirand u. Small konnten 1968 zeigen, daß Untersuchungen der Galle von Gallensteinträgern im Vergleich zu normalen Gallen dann konstante Abweichungen ergaben, wenn die Relationen der drei genannten Bestandteile in einem entsprechenden Koordinatensystem wiedergegeben werden. Es dürfte demnach feststehen, daß die Galle von Gallensteinträgern einen höheren Cholesteringehalt, bezogen auf Gallensäuren und Phosphatide aufweist als die Galle Gesunder. Wenn die Einwirkung therapeutischer Maßnahmen bei der Hypercholesterinämiebehandlung, wie zum Beispiel der vermehrte Verzehr mehrfach ungesättigter Fettsäuren oder aber auch gewisse lipidsenkende Medikamente, zu einer vermehrten Ausscheidung von Cholesterin mit der Galle und dadurch zu einer Verschiebung der Relation in den Bereich führen, in dem Cholesterin in der Gallenflüssigkeit nicht mehr löslich ist, könnte durchaus der Vorteil der cholesterinsenkenden Therapie durch den Nachteil einer vermehrten Cholelithiasisentstehung erkauft werden müssen. In der Tat konnte Grundy (1975) kürzlich zeigen, daß zumindest bei einem Teil der Patienten unter der Einwirkung von mehrfach ungesättigten Fettsäuren eine „lithogene" Blasengalle im Vergleich zur Kontrollperiode beobachtet wird. Wie Grundy fanden jedoch auch wir entgegengesetzte Veränderungen. Nachdem sich außerdem die Zusammensetzung der menschlichen Galle bereits innerhalb eines 24-Std-Zeitraums ganz erheblich im Sinne diurnaler Rhythmen ändern kann (Metzger et al., 1973), sind hier dringend weitere Untersuchungen, insbesondere unter Berücksichtigung eben dieser diurnalen Rhythmen indiziert. Es ist von aktuellem Interesse, daß sich am Beispiel des Cholesterins und der Cholelithiasis Gastroenterologen und „Lipidologen" treffen und eine intensive Zusammenarbeit auf diesem Gebiet wichtig und erfolgversprechend ist.

2. Diurnale Regulation von Lipid- bzw. Lipoproteinspiegeln

Nachdem nicht nur das Serumcholesterin, sondern auch die Triglyzeridspiegel als Risikofaktoren identifiziert werden konnten (Carlson u. Boettiger, 1972), gewinnen Untersuchungen ein Interesse, die Ernährungseinflüsse auf Triglyzeridspiegel im 24-Std-Zeitraum näher beschreiben und deren Ursachen aufzuklären versuchen. Das Phänomen der alimentären Lipämie ist selbstverständlich seit Jahrzehnten bekannt und häufig untersucht worden. Nicht so häufig wird allerdings realisiert, daß 16 bis 18 Std eines 24-Std-Tages nicht durch Nüchterntriglyzeridspiegel, sondern eben durch postprandiale Lipidbewegungen charakterisiert sind. Die Assimilation von Nahrungsfett ist außerdem dadurch gekennzeichnet, daß große, triglyzeridreiche Lipoproteine mit kurzer Halbwertszeit sukzessive in immer kleinere Partikel umgewandelt werden, wobei Triglyzeridfettsäuren freigesetzt und deponiert werden müssen (Zilversmit, 1973). Diese Vorgänge erfordern die Einwirkung von Lipasen und spielen in enger Nachbarschaft zum Gefäßendothel, wo demnach einerseits hohe Konzentrationen von freien Fettsäuren durch detergenzienartige Effekte die Permeabilität verändern und andererseits cholesterinreiche intermediäre Lipoproteine im Sinne der Filtration Zugang zur Gefäßwand finden könnten. Eigene Untersuchungen der letzten Jahre sind bemüht, die Bedeutung verschiedener diätetischer Faktoren für die Lipid- und Lipoproteinveränderungen im Tagesprofil aufzuklären. So sind Triglyzeride selbstverständlich wesentlich höher unter fettreichen Kostformen verglichen mit fettarmen Kostformen (Schlierf et al., 1971). Kettenlänge und Grad der Sättigung der Nahrungsfette dürften eine Rolle spielen, und auch die Art der gleichzeitig mit dem Fett im Rahmen einer gemischten Kost verabfolgten Kohlenhydrate dürften von Bedeutung sein (Schlierf et al., 1974). Es besteht Grund zur Annahme, daß in Zukunft die Therapie der Hyperlipidämien nicht mehr ausschließlich an den Nüchternwerten, sondern auch an postprandialen Bestimmungen gemessen wird, analog zum Blutzuckertagesprofil bzw. 24-Std-Urin-Zucker bei der Diabetestherapie.

3. Probleme der Diätadherenz

Zuwenig Beachtung findet häufig die Tatsache, daß trotz zunehmendem Interesse in der Ärzteschaft und in der Bevölkerung und jahre- bis jahrzehntelangen Bemühungen auf verschiedensten Ebenen, die Häufigkeit ernährungsabhängiger Störungen wie Übergewicht, Diabetes und Hyperlipoproteinämien nicht etwa abnimmt, sondern offensichtlich noch in dauernder Zunahme begriffen ist. So mußte kürzlich wieder West (1973) feststellen, daß von den übergewichtigen Altersdiabetikern der UDGP-Studie, die über $4\frac{1}{2}$ Jahre regelmäßig ärztlich überwacht wurden, das Körpergewicht (133%) nicht nur nicht abgenommen, sondern sogar im Durchschnitt zugenommen hatte. Die entmutigenden Dauererfolge bei der Therapie der Adipositas sind vielen der hier Anwesenden aus eigener Erfahrung und manchen am eigenen Leibe bekannt. Die diätetische Therapie der Hyperlipidämien, was die Gewichtsreduktion bei Übergewicht betrifft, schneidet hier trotz meist bestehenden vaskulären Komplikationen nicht besser ab. In unserem eigenen Ambulanzmaterial konnte lediglich ein Drittel übergewichtiger Patienten mit Hyperlipidämien durch diätetische Maßnahmen bezüglich der Lipidspiegel gebessert oder normalisiert werden und auch dies wiederum nur über einen Zeitraum von 3 Monaten. Bei der Mehrzahl der Patienten, eine Erfahrung der meisten Diabetesambulanzen, mußte zum Medikament gegriffen werden, weil sich die kausale Maßnahme der Gewichtsreduktion als in der Praxis unrealisierbar herausstellte (Ströhla, 1974). Unsere Beschäftigung mit diesem Problem sei schließlich an Daten einer Untersuchung zur Therapie der Typ II-Hyperlipoproteinämie bei Kindern illustriert. Seit Beginn des Jahres 1973 beobachten und behandeln wir knapp 40 Kinder aus Familien mit Typ II-Hyperlipoproteinämie, einer Fettstoffwechselstörung, die unbehandelt bis zum 50. Lebensjahr in über 50% zu Herzinfarkten führt (Slack, 1969). Frühere Untersuchungen zeigten insbesondere bei Säuglingen mit dieser Form der familiären Fettstoffwechselstörungen eine gute Beeinflußbarkeit durch diätetische Maßnahmen (Glueck et al., 1974), während Befunde bei Kindern widersprüchlich waren (Lloyd, 1973). Intensive Bemühungen im Rahmen einer konventionellen Ernährungsberatung mit Besuchen der Familien durch die Diätassistentin, Buchführung über eingekaufte und verzehrte Lebensmittel, waren enttäuschend: lediglich 5 von 39 Kindern zeigten ein befriedigendes, das heißt, mehr als 10% betragendes Absinken des Cholesterinspiegels. Im Gegensatz und als Zeichen der prinzipiell guten Beeinflußbarkeit der Hyperlipidämie durch Ernährungsmaßnahmen, standen Befunde während eines stationären Aufenthaltes auf unserer Stoffwechselstation, den wir inzwischen bei 7 der betreffenden Kinder vornehmen konnten. Hier kam es ausnahmslos im Rahmen einer cholesterinarmen, polyensäurereichen Formuladiät zu einem deutlichen Abfall der Cholesterinwerte.

Wir wissen derzeit noch nicht, welche zusätzlichen Maßnahmen für eine erfolgreiche lipidsenkende Dauertherapie bei Kindern mit Typ II-Hyperlipoproteinämie erforderlich sein werden. Dazu gehört sicher die Verfügbarkeit einer größeren Auswahl geeigneter Lebensmittel, insbesondere was Wurstwaren und Milchprodukte betrifft. Dazu gehört sicher eine bessere Ernährungsschulung der Kinder und ihrer Familien, möglicherweise aber auch der Umgebung, da sehr häufig falsches Mitleid bei Nachbarn und Bekannten die Ernährungsbemühungen in der Familie zunichte macht. Dazu gehört mit großer Wahrscheinlichkeit die Suche nach prinipiell neuen Wegen in der Ernährungstherapie, nicht nur bei Kindern und Jugendlichen, die psychologische und lerntheoretische Kenntnisse nützen lernt.

Wenn Vorsorgeuntersuchungen in absehbarer Zeit unter den Risikofaktoren kardiovaskulärer Erkrankungen auch Hyperlipidämien aufdecken, sind wir gefordert, eine nicht nur theoretisch wirksame, sondern praktisch durchführbare und durchgeführte Behandlung anzubieten.

Literatur

Admirand, W. H., Small, D. M.: J. clin. Invest. **47**, 1043 (1968). — Carlson, L. A., Böttiger, L. E.: Lancet **1972** I, 865. — Dayton, S.: Excerpta med. (Amst.) **1973**, 29. — Furman, F. H., Schlierf, G.: Dietary management of hyperlipidemias. In: Atherosclerosis III (eds. G. Schettler, A. Weizel), p. 761. Berlin-Heidelberg-New York: Springer 1974. — Glueck, Ch. J., Fallat, R. W., Tsang, R.: Amer. J. Dis. Child. **128**, 569 (1974). — Greten, H., Wagner, M., Schettler, G.: Dtsch. med. Wschr. **99**, 2553 (1974). — Grundy, S. M.: J. clin. Invest. **55**, 269 (1975). — Leren, P.: Excerpta med. (Amst.) **1973**, 57. — Lloyd, J.: Dietary Management of Hyperlipoproteinemias. In: Atherosclerosis III (eds. G. Schettler, A. Weizel), p. 761. Berlin-Heidelberg-New York: Springer 1974. — Metzger, A. L., Adler, R., Heymsfield, S., Grundy, S. M.: New Engl. J. Med. **288**, 333 (1973). — Slack, J.: Lancet **1969** II, 1380. — Schlierf, G., Reinheimer, W., Stossberg, V.: Nutr. Metab. **13**, 80 (1971). — Schlierf, G., Edlich, S., Schellenberg, B.: Einfluß von Kohlenhydraten auf den Fettstoffwechsel. Akute Wirkungen. Wiss. Symposium, DGE, Oktober 1974, München (in Druck). — Ströhla, H.: Dissertationsarbeit, Universität Heidelberg, 1974. — Turpeinen, O.: Excerpta med. (Amst.) **1973**, 49. — West, K. M.: Ann. intern. Med. **79**, 425 (1973). — Zilversmit, D. B.: Circulat. Res. **33**, 633 (1973).

Drugs and Atherosclerosis*

KRITCHEVSKY, D. (Wistar Institute of Anatomy and Biology,
Philadelphia, Pennsylvania 19104)

Referat

There are a number of ways in which it is theoretically possible to interfere with lipidemia. These include: inhibition of cholesterol synthesis (which has been found to have deleterious side effects); increase of cholesterol catabolism (not yet achieved); decreased absorption of lipid (under active study) and interference with lipoprotein synthesis or release (not enough data at present).

It is not the purpose of this presentation to discuss all the pharmaceutical agents which are currently being tested in man or experimental animals. Many of these preparations have been described [1, 2]. Rather, it is my intention to discuss the more recently available drugs and their effects.

Of the drugs in current use, the most widely prescribed is ethyl p-chlorophenoxy-isobutyrate (Atromid-S; clofibrate; CPIB). This drug, in modest dosage, will lower serum triglycerides markedly and serum cholesterol levels to a lesser extent. It is well tolerated and has shown relatively few side effects. Clofibrate is also effective against experimental atherosclerosis [3]. Its mechanism of action has not been fully clarified. Probably second to clofibrate in popularity is D-thyroxine (DT_4). This material lowers cholesterol and β-lipoprotein levels and inhibits atherogenesis in cholesterol-fed rabbits [4]. Its mechanism of action is not known with accuracy but it does seem to redistribute cholesterol from serum to other tissues [5]. Recent work [6] also indicates that it inhibits cholesterol absorption. It has possible calorigenic side effects. Nicotinic acid is also an effective hypocholesteremic and hypobetalipoproteinemic agent. Its mechanism of action is also unclear [7]. Side reactions include itching, flushing, nausea and possible effects on liver function.

Inhibition of cholesterol absorption (by binding of bile salts) is one uncomplicated means of achieving hypocholesteremia. This has been accomplished with an ion exchange preparation, cholestyramine, a styrene-divinylbenzene copolymer that carries quaternary ammonium groups. Its effects are well documented [8, 9]. A similar compound, colestipol, a copolymer of epichlorhydrin and tetraethylene-pentamine [10], is hypocholesteremic in dogs [11], inhibits atherosclerosis in rabbits [12] and lowers cholesterol levels in man [13—15]. A third bile sequestrant, secholex, has also been found to be effective in man [16].

One of the newer compounds under test is halofenate [2-acetamidoethyl (p-chlorophenyl) (m-trifluoromethylphenoxy) acetate], a preparation that is both hypotriglyceridemic and hypouricemic in man [17].

Recently, several sulfur-containing compounds have been reported to have marked hypolipemic properties. Probucol [4,4'(isopropylidenedithio) bis (2,6-di-t-butylphenol)] has been shown to lower serum cholesterol and triglyceride levels in man [18, 19]. Bis (hydroxyethylthio) 1,10-decane is an antiatherogenic agent in rabbits [20] and is markedly hypobetalipoproteinemic in man [21]. Santilli et al. [22] have reported on a new thioacetic acid derivative [4-chloro(2,3-xylidino)-2-pyrimidinylthio] acetic acid. This compound at a level of 1 mg/day is hypocholesteremic in rats [22]. It also significantly reduces cholesterol induced atherosclerosis in rabbits [23].

---
* Supported, in part, by USPHS grants (HL-03299 and HL-05209) and a Research Career Award (HL-0734) from the National Heart and Lung Institute.
Presented at the 81st meeting of the German Society for Internal Medicine. (To be published in the Proceedings.)

Most interest today, however, is centered on the recently completed Coronary Drug Project which was carried out in the United States. This project surveyed the effects of several hypolipidemic agents in a large number of men who had suffered previous myocardial infarction. The data collected in the course of this secondary prevention trial surely represent the most comprehensive catalog of results ever obtained in the course of a long-term drug trial. In this trial, over 8,000 men who had suffered one or more myocardial infarctions were randomly assigned to six treatment groups: two different levels of conjugated estrogens (2.5 and 5.0 mg/day); clofibrate, 1.8 g/day; DT_4, 6.0 mg/day; nicotinic acid, 3.0 g/day and a lactose placebo, 3.8 g/day. The choice of two of these drugs was hard to understand since estrogens had been shown to have some adverse effects when administered to coronary victims [24] and DT_4 is specifically interdicted for use in patients with known heart disease [25]. As might have been predicted, both treatments were eventually discontinued [26, 27]. The final report [28] details the results in the groups treated with clofibrate and nicotinic acid. With starting average serum cholesterol and triglyceride levels of 250 mg/dl and 6 M eq/L, respectively, the drops in serum cholesterol levels were of the order of 6—10% in the two treatment groups, and triglyceride levels fell by 15—20%. The five year coronary disease death rates were 14.1% in the clofibrate group, 15.9% in the niacin group and 16.2% in the placebo group. Sudden cardiovascular deaths represented 8.4, 10.5 and 9.6% in the three groups. Estimation of deaths as a function of starting lipid levels showed few differences.

Among a number of side effects studied, the incidence of enlarged liver was 19.7% in the clofibrate group compared with 16.0% and 15.9% in the niacin and placebo groups. Gall bladder disease was found in 3.3% of the clofibrate group, 2.7% of the nicotinic acid group and 2.0% of the placebo group. Could this have been caused by increased biliary cholesterol flux ?

In an earlier progress report of another secondary prevention trial [29], Schoch reported that conjugated estrogens did not affect serum cholesterol levels whereas aluminum nicotinate or DT_4 lowered levels by 20 and 10%, respectively. There was no increased incidence of angina in the DT_4 group. At 38 months there were 89 myocardial infarctions (15.6%) in the entire study group of 570 men. In the various test groups the incidence of infarction was 19% in the placebo group, 26% in the estrogen group and 12% each in the nicotinate and DT-groups.

The results of the Coronary Drug Project have caused some pessimism regarding the efficacy of hypolipidemic therapy. However, it must be pointed out that as a secondary prevention trial, the participants represent a special population. Two other secondary prevention trials [30, 31] have shown that clofibrate significantly lowered the incidence of fatal coronary attacks in men whose first presentation was with angina but no such effect was found in men who had suffered a coronary previous to entry into the study. Protection could not be related to cholesterol response.

In a primary prevention trial using clofibrate over a 39 month period, Krasno and Kidera [32] reported 5 deaths among 487 drug-treated men and 19 deaths among 514 men receiving placebo. In two much smaller groups, among men with previous myocardial infarction there were 4/19 deaths in the test group and 11/24 in the placebo group. Of 24 men presenting with angina there were 4/12 deaths in the clofibrate group and 9/12 in the controls. In this experiment, too, there was no correlation between the protective effect of clofibrate and its hypolipidemic effect.

Because of the highly significant statistical correlation between hyperlipemia and the risk of coronary disease, investigations involving hypolipidemic drugs will continue. The results of the various trials stress the importance of intervention prior to a clinical event. The data obtained in the clofibrate studies may be serendipitous in that they may stimulate more investigations into broader areas of research rather than concentration on hypolipemia. The results also stress the importance of knowing as precisely as possible the mechanism(s) of action of all drugs under study.

Literatur

1. Kritchevsky, D.: Lipids **9**, 97 (1974). — 2. Kritchevsky, D.: Proceedings of the Fifth International Symposium on Drugs Affecting Lipid Metabolism (in press). — 3. Kritchevsky, D., Sallata, P., Tepper, S. A.: J. Atheroscler. Res. **8**, 755 (1968). — 4. Kritchevsky, D., Moynihan, J. L., Langan, J., Tepper, S. A., Sachs, M. L.: J. Atheroscler. Res. **1**, 211 (1961). — 5. Duncan, C. H., Best, M. M., Lubbe, R. J.: Metabolism **13**, 1 (1964). — 6. Story, J. A., Tepper, S. A., Kritchevsky, D.: Biochem. Med. **10**, 214 (1974). — 7. Kritchevsky, D.: In: Metabolic effects of nicotinic acid and its derivates (eds. K. F. Gey, L. A. Carlson), p. 1149. Bern: Huber 1971. — 8. Hashim, S. A., van Itallie, T. B.: J. Amer. med. Ass. **192**, 289 (1965). — 9. Fallon, H. J., Woods, J. W.: J. Amer. med. Ass. **204**, 1161 (1968). — 10. Parkinson, T. M., Gundersen, K., Nelson, N. A.: Atherosclerosis **11**, 531 (1970). — 11. Parkinson, T. M., Schneider, J. C., Jr., Phillips, W. A.: Atherosclerosis **17**, 167 (1973). — 12. Kritchevsky, D., Kim, H. K., Tepper, S. A.: Proc. Soc. exp. Biol. (N. Y.) **142**, 185 (1973). — 13. Ryan, J. R., Jain, A.: J. clin. Pharmacol. **12**, 268 (1972). — 14. Gross, L., Figueredo, R.: J. Amer. Geriat. Soc. **21**, 552 (1973). — 15. Goodman, D. S., Noble, R. P., Dell, R. B.: J. clin. Invest. **52**, 2646 (1973). — 16. Evans, R. J. C., Howard, A. N., Hyams, D. E.: Angiology **24**, 22 (1973). — 17. Aronow, W. S., Vangrow, J. S., Nelson, W. H., Pagano, J., Papageorges, N. P., Khursheed, M., Harding, P. K., Khemka, M.: Current ther. Res. **15**, 902 (1973). — 18. Miettinen, T. A.: Atherosclerosis **15**, 163 (1972). — 19. Harris, R. J., Jr., Gilmore, H. R., III, Bricker, L. A., Kiem, I. M., Rubin, E.: J. Amer. Geriat. Soc. **22**, 167 (1974). — 20. Assous, E., Pouget, M., Nadaud, J., Tartary, G., Henry, M., Duteil, J.: Thérapie **27**, 395 (1972). — 21. Rouffy, J., Loeper, J.: Thérapie **27**, 433 (1972). — 22. Santilli, A. A., Scotese, A. C., Tomarelli, R. M.: Experientia (Basel) **30**, 1110 (1974). — 23. Kritchevsky, D., Moses, D. E., Tepper, S. A.: Artery **1**, 10 (1974). — 24. Stamler, J., Katz, L. N., Pick, R., Lewis, L. A., Page, I. H., Pick, A., Kaplan, B. M., Berkson, D. M., Century, D.: In: Drugs affecting lipid metabolism (eds. S. Garattini, R. Paoletti), p. 432. Amsterdam: Elsevier 1961. — 25. Physicians' Desk Reference, p. 749. Oradell (N. J.): Medical Economics Co. 1973. — 26. The coronary drug project: J. Amer. med. Ass. **220**, 996 (1972). — 27. The coronary drug project: J. Amer. med. Ass. **226**, 652 (1973). — 28. The coronary drug project: J. Amer. med. Ass. **231**, 360 (1975). — 29. Schoch, H. K.: In: Drugs affecting lipid metabolism (eds. W. L. Holmes, L. A. Carlson, R. Paoletti), p. 405. New York: Plenum Press 1969. — 30. Physicians of the Newcastle-upon-Tyne Region: Brit. med. J. **4**, 767 (1971). — 31. Research Committee of the Scottish Society of Physicians: Brit. med. J. **4**, 775 (1971). — 32. Krasno, L. R., Kidera, G. J.: J. Amer. med. Ass. **219**, 845 (1972).

6. Rundtischgespräch
Atherosclerosis — can it regress?

Leitung: SCHETTLER, G., Heidelberg

Teilnehmer: BAUMGARTNER, H. R., Basel; CONSTANTINIDES, P., Vancouver; GRESHAM, G. A., Cambridge; HAUSS, W. H., Münster; KNIERIEM, H. J., Düsseldorf; ROSS, R., Seattle; WISSLER, R. W., Chicago

Together with cancer, atherosclerosis is still the greatest unsolved problem of medicine today.

Research in the area of degenerative heart and vessel diseases has progressed during the last few years. This is true not only for pathogenesis and etiology, but also for therapy and rehabilitation of atherosclerosis. In this area, the further success of primary and secondary prevention is becoming evident. The results from the North Western University of Chicago which show a distinct regression of myocardial infarctions during the last few years are encouraging. Of major concern in the future is the primary prevention of atherosclerotic circulation disorders. This is ultimately a matter of health education. People must be motivated to accept advice necessary to avoid atherosclerosis. They must be familiar with risk conditions which exist in general and apply in particular to their case. Atherosclerosis is a life-long process. To influence this process is not only a matter of geriatrics, but already of pediatrics. Nevertheless, atherosclerosis will always exist in its different forms, and it still dominates morbidity and mortality statistics in the industrial nations.

It is a concern of this short round table discussion to determine in what way it is possible to stop the progression of atherosclerosis and to lessen the consequences of atherosclerotic circulation disorders. How can arteries affected by atherosclerosis be influenced? What is the morphological substrate for possible repressions? Where do preventive measures such as nutrition, normalization of increased blood pressure and pathological lipoprotein constellations take effect? What do medications such as lipid reducing agents, anticoagulants, fibrinolytics, or stabilizers of platelet aggregation effect? Do the morphologically determinable regression and the healing process in the pathological-anatomical sense have any meaning for the clinical course of atherosclerosis? Animal experiments can become important in the discussion of these problems when they are interpreted with proper caution. In the case of spontaneous arterial thromboses the differences between experimental, for example feeding atherosclerosis and spontaneous atherosclerosis in man can be demonstrated. But the great experiments of nature involving entire populations in the years of famine during the war and the post-war period can also give important insights into the pathogenesis of atherosclerosis under conditions of affluence.

Thus, we will deal here with the alterations and regressions of the coronary arteries and not with the correction of organs with circulation disorders.

In particular, I would like to present the following points for discussion.

Angiologie

Koch, A., Harloff, M. (Med. Univ.-Klinik Heidelberg, Ludolf-Krehl-Klinik):
Rauchen und Arteriosklerose der peripheren Gefäße

Die arterielle Verschlußkrankheit ist eine Manifestation der Arteriosklerose, die besonders geeignet erscheint, den Risikofaktor Rauchen zu untersuchen. Im Gegensatz zum Myokardinfarkt, bei dem sich mögliche chronische und akute Wirkungen überlagern können, haben wir es bei der arteriellen Verschlußkrankheit mit einem relativ wohl definierten langzeitigen Effekt zu tun. Es ist daher von Interesse, für diese Krankheit die Rolle des Rauchens zu untersuchen unter der Fragestellung, ob sich unterschiedliche Expositionsgrade quantitativ nachweisen lassen, und wie sich das Risiko bei ehemaligen Rauchern verhält.

Methodik

Im Jahre 1974 wurde an der Medizinischen Klinik Heidelberg eine Erhebung über die Rauchgewohnheiten von Patienten mit arterieller Verschlußkrankheit und Kontrollpersonen mittels eines verschickten Fragebogens durchgeführt. Beide Gruppen sind Patienten, die zwischen dem 1. 1. 1969 und dem 31. 12. 1973 in der angiologischen Ambulanz unserer Klinik untersucht worden sind. Bei den Fällen handelt es sich um Patienten im Alter von 35 bis 65 Jahren mit Symptomen einer Verschlußkrankheit, mit einem pathologischen Pulstastbefund und einem entsprechenden Oszillogramm. Ausgeschlossen sind Personen mit Verdacht auf embolische Verschlüsse, entzündliche Angiopathien und mit funktionellen Durchblutungsstörungen. Als Kontrollen dienen altersgleiche Patienten mit einem normalen Pulsstatus, z.T. normalen Oszillogrammen, die keinen Hinweis bieten auf klinisch faßbare Manifestationen von Arteriosklerose. Außerdem sind von Kontrollen ausgeschlossen Patienten mit anderen Erkrankungen, die einen Zusammenhang mit dem Rauchen haben, wie Karzinome der Bronchien, Mundhöhle, Magen etc., schwere Emphysembronchitis, Magengeschwüre usw.

Der Fragebogen ermittelte u.a. das Manifestationsalter der zugrundeliegenden Krankheit, den Zigarettenkonsum zur Zeit der Untersuchung in der Klinik, ob filterlose oder Filterzigaretten geraucht wurden, sowie diese Informationen zur Zeit des 30., 40., 50. und 60. Lebensjahres. Unsere Auswertung bezieht sich auf diese Angaben zur Zeit des vollendeten Jahrzehnts vor der Untersuchung in unserer angiologischen Ambulanz.

Die Auswertung beruht auf den von Mantel u. Haenszel angegebenen Methoden zur Berechnung des relativen Risikos [1]. Da in der Altersgruppe zwischen 35 und 50 Jahren das Verhältnis zwischen Fällen und Kontrollen 1:1 betrug, hingegen in der Altersgruppe 51 bis 65 1,9:1, wurde eine Altersadjustierung vorgenommen. Die Signifikanzberechnung wurde mittels eines modifizierten Verfahrens mit dem χ^2-Test durchgeführt, ebenfalls mit Berücksichtigung der unterschiedlichen Altersverteilung zwischen Fällen und Kontrollen.

Ergebnisse

Die Auswertung beschränkt sich hier auf die männlichen Patienten. Es wurden insgesamt 577 Männer angeschrieben, davon waren 361 (= 62,5%) Fälle und 216 (= 37,5%) Kontrollen. Nach zweimaliger Aufforderung standen 390 auswertbare Antworten zur Verfügung. Dies entspricht 67,6% der erfaßten Männer. Von diesen 390 Männern waren 236 Fälle (60,5%) und 154 Kontrollen (39,5%).

Unter den Fällen finden sich 3% Nichtraucher, unter den Kontrollen 16,2%. Von den Fällen waren 93,6% Zigarettenraucher, und 3,4% rauchten Pfeife und/oder Zigarre, bei den Kontrollen betrug dies 76,6 bzw. 7,1%.

Unter statistischer Kontrolle von Alter und Menge ergibt sich für Zigarettenraucher gegenüber dem Nichtraucher ein erhöhtes Risiko von 6,8 (P < 0,001). Unterteilt man die Raucher in Gruppen mit unterschiedlichem Konsum, so ergibt sich eine deutliche Dosisabhängigkeit von der Zahl der täglichen Zigaretten (Tabelle).

Zur Testung der Hypothese, ob mit dem Konsum von filterlosen Zigaretten ein erhöhtes Risiko verbunden ist gegenüber Filterzigaretten, berechneten wir die relative Wahrscheinlichkeit für beide Zigarettenarten getrennt. Dabei ließ sich für beide Gruppen eine Dosisabhängigkeit nachweisen, wobei das Risiko für Nichtfilterzigaretten durchweg über dem von Filterzigaretten liegt (Abb. 1).

Für Nichtfilterraucher ist das Risiko nach statistischer Berücksichtigung von Menge und Alter um den Faktor 1,9 höher als für Filterraucher. Dies verfehlt knapp die Grenze zur Signifikanz ($0{,}1 > P > 0{,}05$).

Eine weitere Fragestellung ist das Verhalten des Risikos für eine Verschlußkrankheit bei ehemaligen Rauchern. Bei Exrauchern mit einem Intervall von über 5 Jahren nähert sich das Risiko ($RR = 1{,}4$) dem von Nichtrauchern. Das Risiko für Pfeifen- und Zigarrenraucher ist gegenüber dem von Nichtrauchern ebenfalls erhöht ($RR = 2{,}6$).

Tabelle. Relatives Risiko für Raucher in Abhängigkeit von der täglichen Zigarettenzahl. (Männer 35—65 Jahre altersadjustiert)

	Fälle (n)	Kontrollen (n)	RR
Nichtraucher	7	25	1,00
1— 9 Zigaretten pro Tag	21	20	3,63
10—20 Zigaretten pro Tag	129	66	7,28
> 20 Zigaretten pro Tag	68	24	10,61
Gesamt Zigarettenraucher			6,81

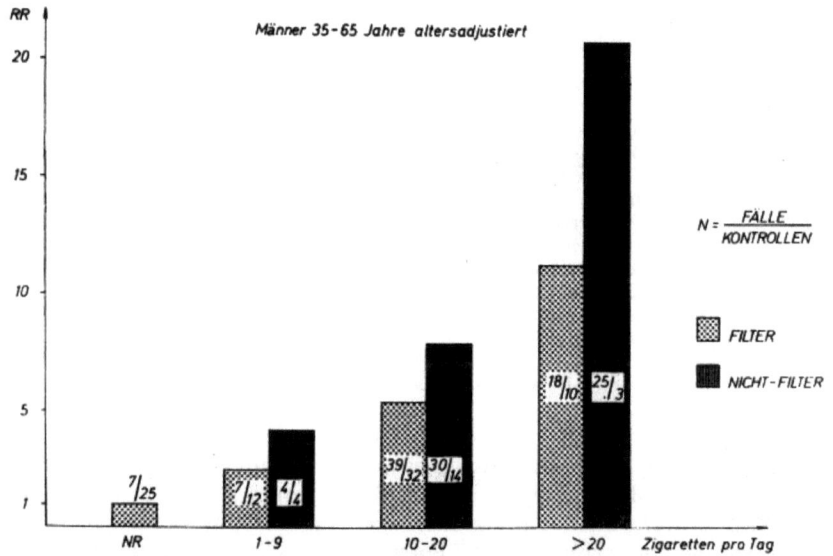

Abb. 1. Relatives Risiko für Raucher von filterlosen und Filterzigaretten bei verschiedenen Mengen

Diskussion

Die Substanzen, die für die Wirkung von Zigarettenrauchen auf das kardiovasculäre System verantwortlich gemacht werden, sind einerseits Nikotin und andererseits Kohlenmonoxyd. Für beide ist die Art ihrer Wirkung in vielen Aspekten noch unbekannt. Zur Frage, ob für die arterielle Verschlußkrankheit Nikotin oder Kohlenmonoxyd die wesentliche Substanz sei, könnte von epidemiologischer Seite ein Beitrag geleistet werden, wenn es sich nachweisen läßt, daß Filterzigaretten mit einem mittleren Nikotingehalt von 0,7 mg ein geringeres

Risiko darstellen als filterlose mit einem Gehalt von 1,2 mg. Der Kohlenmonoxydgehalt in beiden Arten ist etwa derselbe. In der vorliegenden Untersuchung läßt sich ein Unterschied nachweisen, der nur knapp die Grenze zur statistischen Signifikanz verfehlt. Dies heißt jedoch nicht, daß dieser Unterschied nicht besteht. Sein Nachweis in den drei Konsumklassen verstärkt den Verdacht auf seine Echtheit.

Es stellt sich die Frage, welche weiteren Differenzen zwischen den Gruppen von Filter- und Nichtfilterzigarettenrauchern bestehen, die zu dem ermittelten Unterschied zwischen beiden beitragen. Es besteht die Möglichkeit, daß der zusätzliche Konsum von Pfeife und/oder Zigarre bei Rauchern von filterlosen Zigaretten häufiger ist als bei Rauchern von Filterzigaretten sowie auch stärkeres Inhalieren. Auch ist zu beachten, daß eine Zahl von Exrauchern in allen Gruppen ist, die theoretisch zu einer gewissen Verzerrung führen kann. Aus methodischen Gründen ist jedoch der Einfluß dieser Parameter nicht hoch zu bewerten und sehr wahrscheinlich nicht ausreichend, die genannten Unterschiede zu erklären.

Zusammenfassend läßt sich feststellen:
1. Die vorliegende Studie bestätigt, daß eine Dosisabhängigkeit besteht zwischen dem Risiko für eine arterielle Verschlußkrankheit und der täglichen Zigarettenzahl.
2. Bei Exrauchern ist das Risiko nach einem Intervall von mehr als 5 Jahren ähnlich dem einer Person, die nie geraucht hat. Diese beiden Punkte legen den Schluß nahe, daß der Zusammenhang zwischen Zigarettenrauchen und arterieller Verschlußkrankheit ursächlicher Natur ist.
3. Raucher von filterlosen Zigaretten haben ein höheres Risiko als Raucher von Filterzigaretten. Dieser Unterschied ist knapp unter der Grenze zur statistischen Signifikanz. Sollte sich dieser Unterschied bei anderen und größeren Kollektiven bestätigen, wäre dies ein Hinweis für die Rolle des Nikotins in der Atherogenese. Dies würde auch bedeuten, daß Zigaretten mit niedrigem Nikotinspiegel weniger gesundheitsschädlich sind.

Literatur
1. Mantel, N., Haenszel, W.: J. nat. Cancer Inst. 22, 719 (1959).

v. UNGERN-STERNBERG, A., SCHUSTER, C. J. (II. Med. Klinik u. Poliklinik d. Univ. Mainz): **Neue Kriterien zur Objektivierung einer Pharmakotherapie bei arterieller Verschlußkrankheit***

Eine im akuten Versuch nachweisbare medikamentöse Durchblutungssteigerung ist nicht repräsentativ für einen langfristigen therapeutischen Effekt [5, 6]. Es sollte deshalb an 30 Fällen mit peripherer arterieller Verschlußkrankheit vom Becken-Oberschenkel-Typ Stadium II (Fontaine) geprüft werden, welche Parameter zur Objektivierung eines langfristigen Behandlungserfolges herangezogen werden können.

Die Kollektivzuordnung erfolgte nach dem Verhalten der Muskelrelaxationszeit (MRZ) sowie nach dem Gradienten zwischen arteriellem Mitteldruck und Knöchelarteriendruck. Die MRZ wurde zusätzlich berücksichtigt, da Bollinger u. Mitarb. [1, 2, 4] darauf hingewiesen haben, daß die Achillessehnenreflexzeit bei ischämischer Muskelarbeit deutlich — verglichen mit dem Ruhewert — verlängert wird.

* Mit dankenswerter Unterstützung der D.F.G. SFB 36 Dokumentation und Statistik.

Nach einer 3wöchigen Vorperiode ohne vasoaktive Medikation wurden die Patienten wie folgt untersucht:
1. Klinisch-angiologisch;
2. elektronische Oszillographie;
3. Venenverschlußplethysmographie;
4. Blutdruckmessung vor und nach Ergometerbelastung an oberen Extremitäten und Knöchelarterien;
5. Photomotographie vor und nach Ergometerbelastung;
6. Bestimmung der maximalen Gehstrecke auf dem Laufbandergometer (12,5%, 1 m/sec).

Mit Ausnahme der elektronischen Oszillographie wurden die apparativen Messungen nach 3- und 6wöchiger Therapie sowie nach einem anschließenden 3wöchigen therapiefreien Intervall wiederholt.

Für die Auswertung der Ergebnisse wurden entsprechend den vorher genannten Auswahlkriterien die leistungslimitierenden Extremitäten als Kollektiv I (o———o) den kontralateralen Extremitäten als Kollektiv II (|———|) gegenübergestellt (Abb. 1).

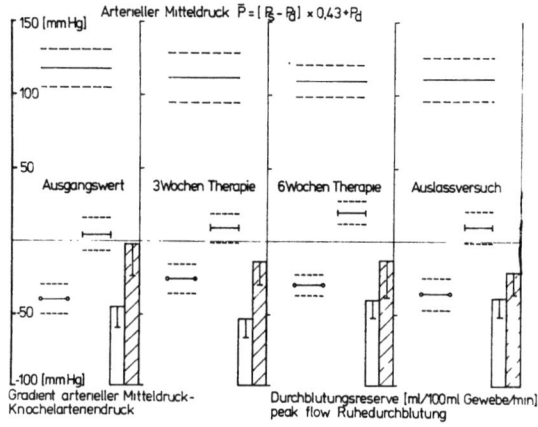

Abb. 1

Unter der Therapie nimmt der arterielle Mitteldruck geringgradig ab. Gleichzeitig vermindert sich der Gradient zwischen diesem und dem Knöchelarteriendruck. Nach Absetzen des Medikamentes findet sich keine nennenswerte Änderung des arteriellen Mitteldruckes, jedoch nimmt der Druckgradient in beiden Kollektiven wieder gering zu.

Die Durchblutungsreserve, gekennzeichnet durch die Differenz zwischen peakflow und Ruhedurchblutung [3] nimmt in beiden Kollektiven geringfügig ab. Im weiteren Verlauf kommt es dann im Kollektiv I zu einem Anstieg, die Unterschiede sind jedoch statistisch nicht zu sichern.

Die folgende Graphik (Abb. 2) soll das Verhalten der Muskelrelaxationszeit und die Ergometerarbeit während des Beobachtungszeitraumes charakterisieren. Die offenen Symbole wurden für die leistungsbegrenzenden, die geschlossenen für die kontralateralen Extremitäten gewählt.

Im ersten Kollektiv zeigt sich bereits nach 3 Wochen eine relative Verkürzung der MRZ nach Belastung, wobei die Ergometerarbeit nur wenig zunimmt.

Nach 6 Wochen Therapie ist keine weitere Änderung der Muskelfunktion zu beobachten. Bei der Ergometerarbeit wird jetzt jedoch mehr als das Doppelte des Ausgangswertes erreicht.

Anschließend an ein 3wöchiges therapiefreies Intervall zeigt sich in der MRZ wieder eine Verlängerung, ohne daß jedoch der Ausgangswert erreicht wird, während die Ergometerarbeit noch geringfügig zunimmt.

Das Ergebnis nach 6 Wochen und bei der Kontrolle nach Absetzen des Medikamentes wird dadurch noch beeinträchtigt, daß in 6 Fällen jetzt die definierte Belastungsgrenze überschritten wurde, was einer submaximalen Belastung gleichkommt.

Bei submaximaler Belastung ist während der Therapie keine nennenswerte Änderung der MRZ nachzuweisen, wie aus dem Verhalten des Kollektivs II ersichtlich ist.

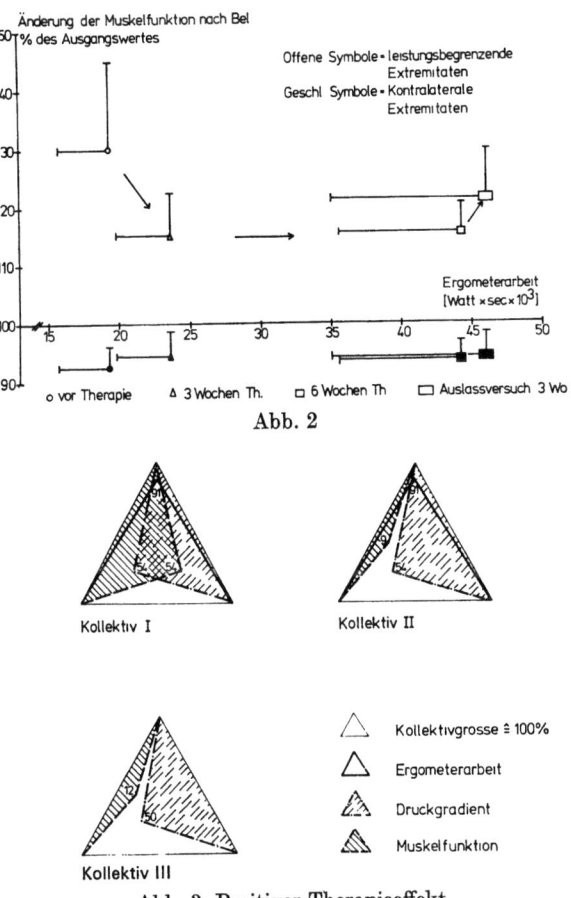

Abb. 2

Abb. 3. Positiver Therapieeffekt

Geht man unter Berücksichtigung der Meßgenauigkeit davon aus, daß sich ein Therapieeffekt gleichzeitig in:

1. einer relativen Kürzung der Muskelrelaxationszeit nach definierter Belastung,
2. einer Verminderung des Druckgradienten zwischen Systemdruck und poststenotischem Druck,
3. einer Zunahme der Ergometerarbeit

dokumentiert und diese Veränderungen im Auslaßversuch weitgehend reversibel sind, dann ergibt sich für die Individualbetrachtung folgende Konstellation (Abb. 3).

Die Relevanz der drei vorher genannten Parameter als Kriterien eines positiven Therapieeffektes wird als prozentualer Anteil der Kollektivgröße flächenhaft dargestellt.

Dabei fällt beim ersten Kollektiv der maximal belasteten Extremitäten eine gleichsinnige Änderung der Muskelrelaxationszeit und des Druckgradienten auf. Demnach ist in 54% der Fälle ein positiver Einfluß der Medikation an beiden Meßgrößen nachweisbar, während die Gehleistung überproportional in 91% der Fälle verbessert wird.

Bei submaximaler Belastung, wie sie für die kontralaterale Seite und ein weiteres Kollektiv III von 8 Fällen zutrifft, findet sich fast mit gleicher Häufigkeit wie im ersten Kollektiv eine signifikante Abnahme des Druckgradienten unter Therapieeinfluß.

Die demgegenüber unverhältnismäßig geringere Änderung der Muskelfunktion mit Tendenz zu physiologischem Verhalten ist in der Tatsache der submaximalen Belastung selbst begründet.

Deshalb ist ebenso wie bei der Bewertung der MRZ als diagnostisches Kriterium für die Beurteilung eines Therapieerfolges auch eine maximale Belastung zu fordern, wie es durch separate Wadenergometerbelastung möglich ist.

Unter diesen Bedingungen sind Druckgradient und Muskelfunktionsanalysen durch Bestimmung der Achillessehnenreflexzeit im Gegensatz zur Durchblutungsmessung mit der Venenverschlußplethysmographie brauchbare Parameter zur Beurteilung eines langfristigen Therapieeffektes.

Die Gehleistung wird neben der nutritiven Durchblutung durch eine Reihe nicht meßbarer Einflußfaktoren mitbestimmt, so daß sie nur in Synopsis mit den genannten Parametern (Druckgradient und MRZ) betrachtet werden kann.

Literatur

1. Bollinger, A., Tanner, H., Schlumpf, M., Grüntzig, A.: Z. Kardiol. **62**, 535 (1973). — 2. Bollinger, A.: Schweiz. med. Wschr. **103**, 636 (1973). — 3. Ehringer, H.: Folia angiol. (Pisa) **20**, 102 (1974). — 4. Grüntzig, A., Schlumpf, M., Bollinger, A.: Angiology **23**, 377 (1972). — 5. Schütz, R. M., Kramer, H.: Med. Welt **22**, 554 (1971). — 6. Schütz, R. M., Kummer, D.: Akut induzierbare Durchblutungssteigerungen: ein Maß für einen zu erwartenden chronischen Therapieeffekt? In: Aktuelle Probleme in der Angiologie **24**, 150. Bern: Huber 1974.

Cachovan, M. (Abt. Klin. Angiologie, Innere Med., Med. Hochschule Hannover): **Die Anwendung der Impedanz-Plethysmographie als Screening-Methode zur Früherkennung der peripheren Arteriosklerose**

Die elektrische Impedanz-Plethysmographie ist eine nichtinvasive Methode, die die Beurteilung der elastischen Eigenschaften der peripheren Arterien und ihrer Veränderungen im Verlaufe der peripheren Arteriosklerose ermöglicht [1].

Auf diese Art kann die Diagnose einer peripheren arteriellen Verschlußkrankheit noch vor dem Auftreten von Symptomen der arteriellen Insuffizienz gestellt werden.

Die Dringlichkeit der angiologischen Frühdiagnostik geht auch aus den alarmierenden Statistikzahlen über die peripheren Gefäßerkrankungen, z. B. eine Amputationsrate von rd. 20000 Gliedmaßen pro Jahr in der Bundesrepublik Deutschland [2], deutlich hervor.

Die Bestimmung der arteriellen Elastizität beruht auf dem Prinzip der simultanen Messung der segmentären Pulswellengeschwindigkeit (SPWG) und der Analyse der Pulsmorphologie (M).

Die arteriellen Pulsationen werden mit einem hochfrequenten elektrischen Impedanz-Plethysmographen nach Sova u. Mitarb. [3] aus fünf verschiedenen Etagen der unteren Extremität registriert [4] (Abb. 1).

Die SPWG wird sukzessiv in drei Segmenten der unteren Extremität gemessen: im Oberschenkel-, im mittleren und im Unterschenkelbereich. Die normalen Werte der SPWG liegen nicht über 12 m/sec [4]. Nach den Kriterien der Pulsmorphologie lassen sich drei Typen der Pulsform erkennen: 1. normaler Typ, 2. fraglich pathologischer Typ und 3. pathologischer Typ [5, 1].

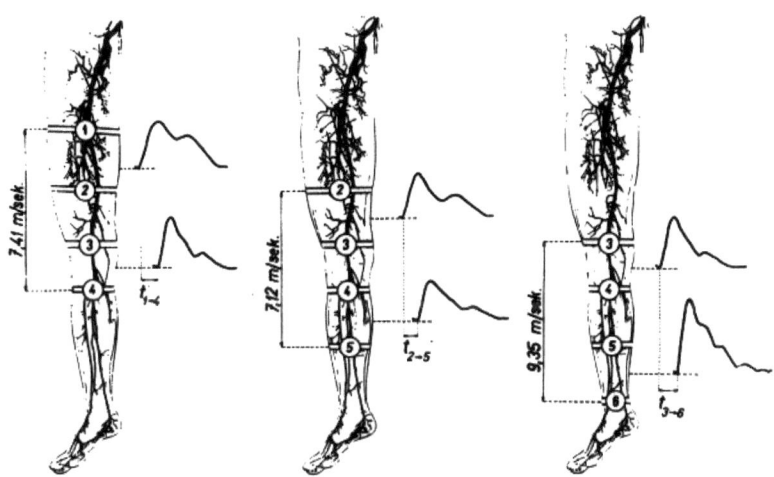

Abb. 1. Meßanordnung zur Bestimmung der segmentäre Pulswellengeschwindigkeit und Pulsmorphologie am Bein

Tabelle. Diagnostische Aussagekraft der Elastizitätsmethode, verglichen mit dem pathologisch-anatomischen Bild (bezogen auf die jeweiligen arteriellen Segmente)

		Segmente (post mortem)		Signifikanz
		ohne arterioskler. Befall $n = 8$ (%)	mit arterioskler. Befall $n = 24$ (%)	
Arteriosklerose	liegt nicht vor	67,74	0,00	$p < 0{,}001$
(in vivo)	keine sichere Aussage	32,26	12,91	n.s.
	liegt vor	0,00	87,09	$p < 0{,}001$

Je nachdem, wie die Beziehung der SPWG zur M ist, wird zwischen einer normalen, fraglich pathologischen und pathologischen Elastizität unterschieden [1]. Bei acht Patienten im Alter von 48 bis 72 Jahren mit metastasierenden Malignomen wurden Messungen der arteriellen Elastizität im Bereich der A. femoralis und der A. poplitea *in vivo* durchgeführt. Aus dem nekroptischen Material wurde ein entsprechender pathologisch-anatomischer Gefäßstatus *post mortem* erhoben und die Ergebnisse beider Methoden verglichen. Alle Personen waren beschwerdefrei hinsichtlich einer Claudicatio intermittens und hatten normale Fußpulse. Gefäßgeräusche bei Auskultation fanden sich nicht. Die makroskopische Beurteilung der arteriosklerotischen Läsionen erfolgte nach den Richtlinien der WHO [6].

Nach dem makroskopischen Befund wurden die untersuchten Segmente in zwei Gruppen aufgeteilt: 1. Segmente ohne arteriosklerotischen Befall, 2. Segmente mit arteriosklerotischem Befall (Tabelle).

Das Vorkommen der peripheren Arteriosklerose in vivo wurde auf Grund der pathologischen Elastizität diagnostiziert und umgekehrt. In den Segmenten, in denen eine fraglich pathologische Elastizität gefunden wurde, wurde das Vorkommen arteriosklerotischer Läsionen für möglich gehalten.

Aus dem Vergleich beider Methoden zeigt sich, daß die Arteriosklerose in den Segmenten mit einer hohen Signifikanz auch in vivo ausgeschlossen werden konnte, in denen der Pathologe keine Arteriosklerose gefunden hatte. Pathologische Elastizität wurde in diesen Fällen nicht festgestellt.

In den Segmenten, in denen arteriosklerotischer Befall pathologisch-anatomisch bestätigt wurde, konnte ebenfalls die Diagnose der peripheren Arteriosklerose in vivo mit einer hohen Signifikanz gesichert werden. Normale Elastizität wurde in keinem dieser Segmente registriert.

Schließlich bleiben die Fälle, in denen man in einer gewissen Prozentzahl — auf Grund der Messung der arteriellen Elastizität — eine falsche diagnostische Aussage auf beiden Seiten treffen kann. Die Unterschiede sind hier statistisch nicht signifikant.

Zusammenfassend läßt sich sagen, daß die Methode der Elastizität in 83,3% der Fälle ermöglicht, eine richtige Diagnose zu stellen. In 16,7% der Fälle war die Diagnose falsch, davon 6,7% falsch positiv und 10% falsch negativ.

Eine weitere Besserung der diagnostischen Möglichkeiten ist durch Besserung der Technik der Pulsmorphologie zu erwarten. Dies ist das Ziel unserer nächsten Bemühungen.

Literatur
1. Cachovan, M., Linhart, J., Prerovsky, I.: Angiology **19**, 381 (1968). — 2. Vollmar, J.: Med. Trib. **10**, 27 (1975). — 3. Sova, J., Vokoun, J.: Čas. Lék. čes. **91**, 947 (1952). — 4. Cachovan, M., Linhart, J., Prerovsky, I.: Angiology **19**, 277 (1968). — 5. Chlebus, H.: Wczesny okres miadzycy tetnic wobrazie kardiograficznym. Panstwowy zaklad wydawnictw lekarskich. Warzsava 1959. — 6. Wld. Hlth. Org. techn. Rep. Ser. **143** (1958).

FRISIUS, H., STOCKMANN, U., HEIDRICH, H. (Med. Klinik u. Poliklinik u. Chirurg. Klinik der FU Berlin im Klinikum Charlottenburg): **Intramuskuläre pH-Messungen an der hinteren Extremität des Hundes in Ruhe, nach akutem arteriellen Verschluß und nach Einsatz von Vasodilatantien**

Bei unseren Untersuchungen mit vasoaktiven Substanzen an Hunden haben wir uns folgende Fragen gestellt:

1. Welche pH-Werte werden im peripheren Muskel des Hundes bei nichtokkludiertem Gefäß unter Ruhebedingungen innerhalb einer Beobachtungszeit von 85 min gefunden?

2. Hat der akute Verschluß einer Femoralarterie beim Hund im distal des Verschlusses gemessenen Muskel einen deutlichen pH-Abfall zur Folge, der sich von der kontralateralen Seite unterscheidet?

3. Wie verhält sich der unter akuten Verschlußbedingungen gefundene pH-Wert auf die Gabe von a) niedermolekularem Dextran (Rheomacrodex®), b) Naftidrofuryl (Dusodril®) und c) Pentoxifyllin (Trental®), und wie verhält sich in der gleichen Zeit der pH-Wert der kontralateralen Kontrollseite?

4. Wie verhält sich der pH-Wert der Verschlußseite nach Wiederfreigabe des Blutstroms?

Die pH-Untersuchungen wurden an den Adduktorengruppen von 18 Bastarden beiderlei Geschlechts mit einem mittleren Gewicht von 21 kg unter Verwendung von Einstabmeßketten der Fa. Ingold, Typ 406-30, durchgeführt.

Ergebnisse

Wie aus Abb. 1 hervorgeht, kommt es während einer Vorperiode von 85 min innerhalb der ersten 25 min nach Einstich der Elektroden zu einem raschen Abfall der pH-Werte von initial 7,353 ± 0,34 rechts bzw. 7,29 ± 0,35 links auf 7,03 ± 0,28 rechts bzw. 6,995 ± 0,28 links, um sich in der Folgezeit auf ein steady state einzupendeln.

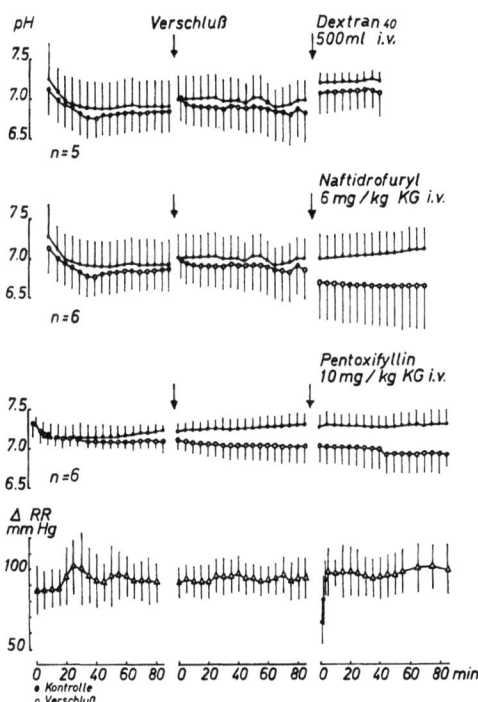

Abb. 1. Intramuskuläre pH-Messung an den Hinterextremitäten des Hundes in Ruhe, nach arteriellem Verschluß und nach Gabe von Dextran, Naftidrofuryl und Pentoxifyllin. Kontrollextremität ●, Verschlußextremität ○, RR-Verhalten unter Pentoxifyllin △

Nach Verschluß der rechten Femoralarterie durch doppelte Unterbindung kommt es während einer 85minütigen Meßperiode zu keinem nennenswerten Abfall des pH-Wertes gegenüber der Vorperiode. Eine Differenz zur Kontrollseite kommt nur in der Pentoxifyllingruppe zur Darstellung.

Im Anschluß an die Verschlußperiode finden wir ein unterschiedliches pH-Verhalten in Abhängigkeit vom verabfolgten Pharmakon. Nach Infusion von 500 ml niedermolekularem Dextran kommt es zu einem deutlich erkennbaren pH-Anstieg beiderseits auf 7,1 ± 0,26 an der Verschlußseite und 7,2 ± 0,12 an der Kontrollseite.

Demgegenüber kommt es nach intravenöser Gabe von 6 mg/kg Naftidrofuryl zu einem kontinuierlichen Absinken der pH-Werte bis auf 6,69 ± 0,6 an der Verschlußseite, während die Kontrollseite einen diskreten pH-Anstieg bis auf 7,13 ± 0,24 aufweist.

Ein ähnlicher Verlauf zeigt sich nach intravenöser Gabe von 10 mg/kg Pentoxifyllin. Der pH-Wert an der Verschlußseite sinkt bis auf 6,95 ± 0,17, während sich die Kontrollseite mit 7,31 ± 0,15 nahezu konstant verhält.

Während der geschilderten drei Meßperioden ließen sich keine auffälligen Veränderungen an den systemisch arteriell gemessenen Blutgasen nachweisen.

Der arterielle Mitteldruck verhielt sich mit Ausnahme einer Phase von 5 min nach Injektion von Pentoxifyllin konstant. Bei den mit Pentoxifyllin behandelten Tieren haben wir vor Abschluß der Untersuchungen den arteriellen Verschluß durch Lösen der Unterbindung aufgehoben. Danach kommt es zu einem raschen Anstieg der pH-Werte an der Verschlußseite von 6,96 ± 0,3 auf 7,124 ± 0,23, während sich die Kontrollseite praktisch konstant verhält (Abb. 2).

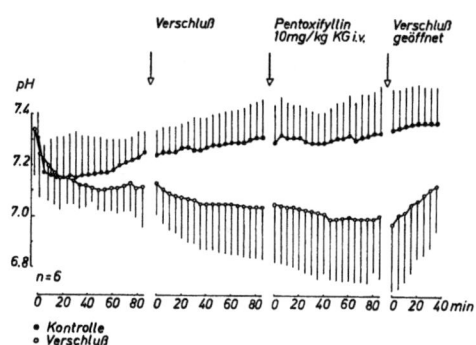

Abb. 2. Verhalten des intramuskulären pH-Wertes an der Hinterextremität des Hundes nach Wiederfreigabe des Blutstromes an einer unterbundenen Arterie. Kontrollseite ●, Verschlußseite ○

Diskussion

Aus unseren Untersuchungsergebnissen sind zwei grundsätzlich wichtige Schlüsse zu ziehen:

1. Die intramuskuläre pH-Messung in der Peripherie stellt — wie bereits anderorts unter anderen Bedingungen beschrieben [1, 5, 6, 9, 13, 14, 17—19, 22 bis 25, 28, 32] — eine ausreichend empfindliche Methode zur Überprüfung lokaler Stoffwechselverhältnisse dar, obwohl mit den von uns verwendeten Elektroden nur im extrazellulären Bereich gemessen wurde.

2. Die Folgen eines akuten arteriellen Verschlusses — gemessen an lokalen pH-Veränderungen — werden weder von Naftidrofuryl noch von Pentoxifyllin trotz der für beide Substanzen — wenn auch nur kurzfristigen — hämodynamischen Wirkungen nicht von erkennbaren pH-Anstiegen beantwortet.

Zu 1. Für die Empfindlichkeit der Methode spricht die pH-Veränderung unter Dextran, die sicher als Folge der Volumenwirksamkeit und der Viskositätsminderung und damit einer verbesserten Mikrozirkulation zu verstehen ist [3, 4, 7, 8, 10].

Daß darüber hinaus auch bei langfristigen Meßperioden ein rascher Abtransport saurer Stoffwechselprodukte möglich ist, zeigt das pH-Verhalten nach Wiederfreigabe des Blutstromes [27, 31].

Zu 2. Entgegen der Erwartung, daß nach Gabe von Naftidrofuryl und Pentoxifyllin nach dem akuten arteriellen Verschluß ein pH-Anstieg wie bei Dextran folgt, sinken in beiden Fällen die pH-Werte ab. Damit kommt die für beide Substanzen gemessene hämodynamische Komponente nicht zum Tragen [11, 20]. Auch eine systemisch arterielle Hypotension nach Injektion entfällt, wenn man berücksichtigt, daß sich Naftidrofuryl blutdruckneutral [11, 12] verhält und Pentoxifyllin nur zu einer sehr flüchtigen, rasch kompensierten Blutdrucksenkung

[20] nach Injektion führt. Ein konsekutives borrowing lending-Phänomen ist aus diesem Grunde und wegen einer hohen Dilatationsreserve eines kollateral versorgten Muskelbezirkes für beide Substanzen wenig wahrscheinlich [16].

Die Vermutung, daß die für Pentoxifyllin erwiesene Viskositätsminderung [15, 26] zur verbesserten Mikrozirkulation und über diesen Weg zum pH-Anstieg führt, kann jedenfalls unter akuten Verschlußbedingungen nicht bestätigt werden.

Da jedoch sowohl venenverschlußplethysmographisch als auch intravitalmikroskopisch günstigere Durchblutungsverhältnisse nach Naftidrofuryl [21] und Pentoxifyllin [2, 29] gesehen wurden, muß wohl in erster Linie eine Umverteilung des Blutstromes zugunsten einer verbesserten Hautdurchblutung angenommen werden, die dann durch unsere pH-Messungen nicht erfaßt wird. Für diese Annahme würden bezüglich des Naftidrofuryls die von Schoop 1965 durchgeführten Untersuchungen sprechen, die zwar eine deutlich bessere Hautdurchblutung, aber nur eine sehr diskrete Steigerung der Muskeldurchblutung ergaben [30].

Zusammenfassung

Naftidrofuryl und Pentoxifyllin zeigen im Gegensatz zu niedermolekularem Dextran unter akuten arteriellen Verschlußbedingungen keine positive Beeinflussung intramuskulär gemessener pH-Veränderungen. Die Ursache für diese im Widerspruch zu klinischen Befunderhebungen stehenden Ergebnisse bedürfen weiterer Klärung.

Literatur

1. Ardenne, M. v., Reitnauer, P. G., Rohde, K., Westmeyer, H.: Z. Naturforsch. **24 b**, 1610 (1969). — 2. Caesar, K.: Therapiewoche **36**, 3762 (1974). — 3. Collins, G. M., Ludbrook, J.: Amer. Heart J. **72**, 741 (1966). — 4. Folse, R., Cope, J.: Surgery **58**, 779 (1965). — 5. Gebert, G., Benzing, H., Strohm, M.: Pflügers Arch. **329**, 72 (1971). — 6. Gebert, G., Friedman, S. M.: J. appl. Physiol. **34**, 122 (1973). — 7. Gelin, L. E., Sölvell, L., Zederfeldt, B.: Acta chir. scand. **122**, 309 (1961). — 8. Gelin, L. E., Thoren, O. K. A.: Acta chir. scand. **122**, 303 (1961). — 9. Glinz, W.: Langenbecks Arch. Chir. **326**, 306 (1970). — 10. Gottstein, U., Held, K.: Dtsch. med. Wschr. **94**, 522 (1969). — 11. Heidrich, H., Barckow, D., Grand, M., Fontaine, L.: Arzneimittel-Forsch. **22**, 1001 (1972). — 12. Heidrich, H., Wehselau, H.: Med. Welt **25**, 1161 (1974). — 13. Heisler, N., Piiper, J.: Tagg. dtsch. physiol. Ges. **40**, R 45 (1972). — 14. Herbst, M., Piontek, P.: Pflügers Arch. **335**, 213 (1972). — 15. Hess, H., Franke, J., Jauch, M.: Fortschr. Med. **91**, 17, 743 (1973). — 16. Hirche, Hj., Gaehtgens, P., Hombach, V., Manthey, J., Steinhagen, C., Bovenkamp, U.: Verh. dtsch. Ges. Kreisl.-Forsch. **40**, 213 (1974). — 17. Isselhard, W., Lauterjung, K. L., Witte, J., Giersberg, D., Ban, T., Heugel, E.: Langenbecks Arch. Chir. Suppl. Chir. For. **89**, 293 (1972). — 18. Knoll, D., Fuchs, Ch., Gethmann, J. W., Hübner, G., Lohr, B., Spieckermann, P. G., Brettschneider, H. J.: Langenbecks Arch. Chir. Suppl. Chir. For. (1972). — 19. Knoll, D., Fuchs, Ch. Kalbow, K., Nordbeck, H., Paschen, K., Schmicke, P., Spieckermann, P. G., Brettschneider, H. J.: Vortragsmanuskript. — 20. Komarek, J., Sakurai, M.: Arzneimittel-Forsch. **24**, 781 (1974). — 21. Kriessmann, A., Rädler, M.: Münch. med. Wschr. **115**, 508 (1973). — 22. Lang, D., Saborowski, F.: Tagg. dtsch. physiol. Ges. **40**, R 47 (1972). — 23. Lang, D., Saborowski, F., Albers, C.: Verh. dtsch. Ges. Kreisl.-Forsch. **39**, 189 (1973). — 24. Lohr, B., Braun, U., Hellberg, K., Knoll, D., Nordbeck, F., Spieckermann, P. G.: Langenbecks Arch. klin. Chir. **329**, 228 (1971). — 25. McNamara, J. J., Soeter, J. R., Suehiro, G. T., Anema, R. J., Smith, G. T.: J. thorac. cardiovasc. Surg. **67**, 191 (1974). — 26. Ott, M.: Inaug. Diss. FU Berlin 1973. — 27. Rudolph, P., Bartoscheck, M., Sperling, M.: Folia angiol. (Pisa) **23**, 206 (1974). — 28. Saborowski, F., Usinger, W., Albers, C.: Pflügers Arch. **328**, 121 (1971). — 29. Schafe, K. M., Krause, W.: Z. Haut- u. Geschl.-Kr. **44**, 419 (1969). — 30. Schoop, W.: Klinisch-experimentelle Prüfung des Präparates LS 121. „Persönliche Mitteilung". — 31. Stock, W., Isselhard, W.: Langenbecks Arch. chir. Suppl. Chir. For. (1972). — 32. Wiggins, P. M.: J. Theor. Biol. **42**, 113 (1973).

SCHMITZ, H., SCHIERL, W., BECK, O., LYDTIN, H. (Med. Poliklinik u. Neurochirurg. Klinik, Univ. München): **Über die Wirkung von Nifedipine (Adalat®) auf regionale Hirndurchblutung und Unterschenkeldurchblutung**

Nifedipine (Adalat®) ist ein Dihydropyridinderivat mit verhältnismäßig gut belegter antianginöser Wirkung [1—8]. In die Diskussion des Wirkungsmechanismus muß eine nitritähnliche periphere Komponente einbezogen werden, da sowohl nach sublingualer bzw. oraler als auch nach i.v. Verabreichung der Substanz der periphere Gefäßwiderstand eindeutig abnimmt. Herzminutenvolumen und Herzfrequenz steigen an, während die systolischen Zeitintervalle signifikant verkürzt werden. Die bisher vorliegenden Befunde sprechen dafür, daß ein primär calciumantagonistischer Effekt an der Myokardfaser [9] zumindest am gesunden Herzen durch reflektorische β_2-adrenerge Sympathicuserregung überspielt wird. Die antianginöse Wirkung der Substanz wird unseres Erachtens am besten durch eine Verminderung von Vor- und Nachbelastung des Herzens erklärt.

Gesunde junge Probanden klagten nach Nifedipine häufiger als Patienten mit coronarer Herzkrankheit (4,5%) über Kopfschmerzen, die etwa 1 Std nach oraler Einnahme auftraten und bis zu mehrere Stunden anhielten. Diese Nebenwirkung könnte wegen der nitritähnlichen Wirkungskomponente mit der Hirndurchblutung in Zusammenhang stehen. Wir haben deshalb Unterschenkeldurchblutung (PBF), die Herzfrequenz (HF), den intraarteriellen Carotismitteldruck ($\bar{P}$ art.) und die regionale Hirndurchblutung (rCBF)[1] bei Patienten mit cerebralen Krankheitsprozessen im Rahmen der Routinediagnostik verfolgt. Die Patienten nahmen nach Unterrichtung freiwillig an der Untersuchung teil.

Methodik

Die regionale Hirndurchblutung wurde mit einer Isotopenclearance-Methode [10] gemessen. ^{133}X wurde mit einem Bolus einer isotonen NaCl-Lösung in die katheterisierte A. carotis interna verabreicht. Der „Initial Slope-Index" wurde durch 15 Szintillationszähler über der betroffenen Hemisphäre bestimmt. Gleichzeitig wurde der intraarterielle Mitteldruck ($\bar{P}$ art.) über den Katheter, die arterielle CO_2-Spannung (pCO_2) am Astrupgerät, die Herzfrequenz über Standard-EKG-Ableitungen und Unterschenkeldurchblutung (PBF) durch Verschlußplethysmographie gemessen. Die Verschlußmanschette wurde am Ober- und der Meßfühler am Unterschenkel angelegt. Nifedipine wurde in der Dosierung von 0,0075 oder 0,015 mg/kg Körpergewicht intravenös über 3 min verabreicht. Die regionale Hirndurchblutung (rCBF) wurde viermal in Abständen von 20 min gemessen: zunächst unter Ruhebedingungen (K_1), dann nach 4minütiger CO_2-Inhalation und nach einer zweiten Kontrolle (K_2) wieder etwa 4 bis 6 min nach der Gabe von Nifedipine. Die anderen Parameter wurde in Abständen von 2 bis 5 min verfolgt.

Ergebnisse

Abb. 1 zeigt die mittleren Änderungen der Unterschenkeldurchblutung (PBF), der Herzfrequenz (HF) und des arteriellen Mitteldrucks ($\bar{P}$ art.) nach der Injektion von Nifedipine. Unter der im Vergleich zu Gesunden etwas langsameren Injektion nehmen HF und PBF bereits zu. Der PBF hat seine größte Zunahme etwa 1 min nach Injektionsende erreicht. Der periphere Blutfluß (PBF) und die Herzfrequenz (HF) kehren zu Ausgangswerten mit einer „Antworthalbwertzeit" von 2 bis 4 min zurück. Die Gesamtwirkung von Nifedipine auf PBF und HF bei den Patienten entspricht der bei gesunden Versuchspersonen. Es kommt zu einer geringen im Vergleich zu der Reaktion bei Gesunden etwas länger anhaltenden, statistisch signifikanten Senkung des arteriellen Mitteldruckes ($\bar{P}$ art.) während der Zeit der erhöhten Unterschenkeldurchblutung. Das Antwortmuster der regionalen Hirndurchblutung zeigte im Einzelfall nach Messung unter Ruhebedingungen (K_1) eine Zunahme nach CO_2-Inhalation, Rückkehr zur Ausgangslage und

---
[1] Die regionale Hirndurchblutung wurde von Herrn Dr. Schmiedek, Neurochirurgische Klinik, gemessen.

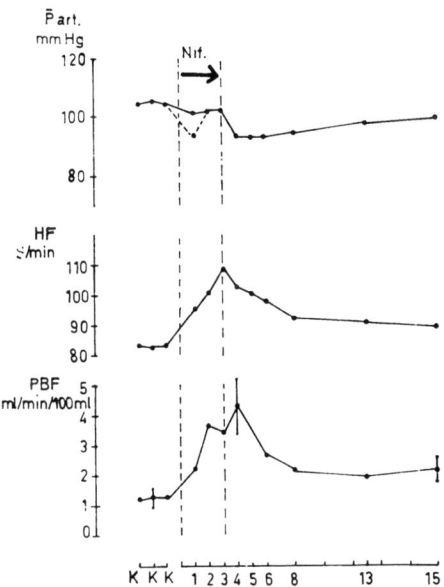

Abb. 1. Mitteldruck in der A. carotis interna ($\bar{P}$ art.), Herzfrequenz (HF), peripherer Blutfluß (PBF) werden vor, während und nach der Gabe von 0,0075 bzw. 0,015 mg/kg Körpergewicht Nifedipine gemessen

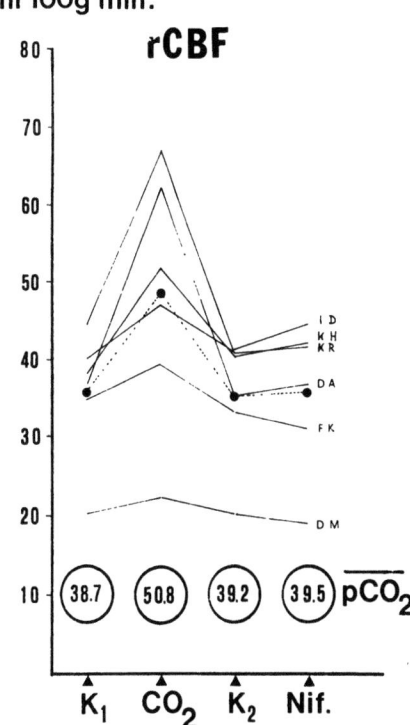

Abb. 2. Der mittlere rCBF bei 6 Patienten nach jeweils 20 min. 1. Kontrollwert (K_1) nach 4 min CO_2-Inhalation, 2. Kontrollwert (K_2) nach Injektion von 0,0075 bzw. 0,015 mg/kg Körpergewicht Nifedipine unter Angabe der mittleren CO_2-Spannung (pCO_2)

keine statistisch signifikante Änderung nach Nifedipine bei stabiler CO_2-Spannung parallel zu einer eindeutigen Zunahme der Unterschenkeldurchblutung und der Herzfrequenz zum Zeitpunkt der Hirndurchblutungsmessung. Der arterielle Mitteldruck blieb unverändert, die CO_2-Reaktion war normal. Ein Patient mit Verschluß der A. angularis mit einer in Rückbildung befindlichen Hemiparese bot normale rCBF-Werte über der Zentralregion (45 bis 52 ml/100 g Gewebe/min) und leicht verminderte Werte präzentral (39 bis 42 ml/100 g Gewebe/min). Diese Differenz nahm nach CO_2-Inhalation zu. Die zweite Kontrollmessung vor Nifedipine ergab bei gleicher CO_2-Spannung etwas niedrigere Werte über allen Kanälen. Nach der Gabe von Nifedipine kam es in allen abgeleiteten Gebieten zu einer Zunahme von rCBF von etwa 10%, wobei erst ein Anstieg von 15% bei der angewendeten Methode als sicher signifikant zu werten ist. Abb. 2 zeigt die einzelnen mittleren rCBF-Werte von sechs Patienten und deren arithmetisches Mittel. Die Patientin mit dem niedrigsten Ausgangswert war an einem Hirntumor operiert worden, bot keine CO_2-Antwort und fiel trotz eines deutlichen Rückgangs des arteriellen Mitteldruckes von 112 mm Hg auf 75 mm Hg im Mittel nur gering mit dem rCBF ab. Die Zahl der Meßareale mit Zunahme und die mit Abnahme von rCBF hielten sich die Waage.

Der zweite Patient mit niedrigen Ausgangswerten reagierte ebenfalls nur wenig auf CO_2-Inhalation. Der mittlere rCBF ging nach Nifedipine-Gabe gering zurück. Dies könnte jedoch auch mit einer Abnahme des p CO_2 von 43 auf 40 mm Hg zusammenhängen. Bei den übrigen vier Patienten nahm der mittlere rCBF nach Nifedipine ohne Besonderheiten der Einzelmuster gering zu.

Zusammenfassung

Nifedipine ist nicht nur an den Coronarien wirksam. An Patienten mit cerebralen Krankheitsprozessen kann Nifedipine die regionale Hirndurchblutung nicht statistisch signifikant vermehren, wenn die Gefäße normal auf eine erhöhte CO_2-Spannung reagieren. Größenordnungsmäßig kommt es zu keiner Erweiterung der Hirngefäße, die der gleichzeitigen Antwort der peripheren Gefäße vergleichbar wäre. Die Autoregulation des cerebralen Gefäßwiderstandes nach Veränderungen des arteriellen Mitteldruckes wird durch Nifedipine offenbar nicht beeinflußt. Nach unseren Daten verursacht Nifedipine keine „Steal-Effekte" im Gehirn, ein umgekehrter Steal-Effekt ließ sich nicht sichern. Nach den vorliegenden Werten ist die Möglichkeit, daß es bei völlig normaler Hirndurchblutung zu einer anderen Reaktion auf Nifedipine kommt, nicht auszuschließen. Möglicherweise sind die Zeitantwortkurven der cerebralen und peripheren Gefäße unterschiedlich, da die Substanz erst im Liquor angereichert werden muß. Die gelegentlich verzögert auftretenden Kopfschmerzen bei gesunden Probanden sprechen für diese Annahme. Unsere Ergebnisse liefern keine Argumente gegen den Einsatz von Nifedipine im Rahmen der Angina pectoris-Behandlung bei gleichzeitig bestehenden cerebrovaskulären Störungen.

Literatur

1. Bossert, F., Vater, W.: Naturwissenschaften 58, 578 (1971). — 2. Hashimoto, K., Taira, N., Chiba, S., Hashimoto, K., Endoh, H., Kokubun, M., Kokubun, H., Iijima, T., Kimura, T., Kubota, K., Oguro, K.: Arzneimittel-Forsch. 22, 15 (1972). — 3. Hayasa, S., Hirakawa, S., Hosokawa, S., Mori, N., Kanayama, S., Iwasa, H.: Arzneimittel-Forsch. 22, 370 (1972). — 4. Kaltenbach, M., Becker, H. J., Kober, G., Loos, A.: Arzneimittel-Forsch. 22, 362 (1972). — 5. Kimura, E., Mabuchi, G., Kikuchi, W.: Arzneimittel-Forsch. 22, 365 (1972). — 6. Kobayashi, T., Ito, Y., Tawara, I.: Arzneimittel-Forsch. 22, 380 (1972). — 7. Lydtin, H., Lohmöller, R.: Verh. dtsch. Ges. inn. Med. 78, 1554 (1972). — 8. Lohmöller, R., Lydtin, H.: Int. J. clin. Pharmacol. 8, 118 (1973). — 9. Fleckenstein, A., Tritthart, H., Döring, K. J., Byon, K. Y.: Arzneimittel-Forsch. 22, 22 (1972). — 10. Lassen, N. A.: Circulat. Res. 34, 749 (1974). — 11. Astrup, P., Anderson, O. S., Jorgensin, K.: Lancet 1960 I, 1035.

CAESAR, K., SABOROWSKI, F., HÖFER, I., LAASER, U., KAUFMANN, W. (Med. Univ.-Poliklinik u. Med. Klinik Köln-Merheim, Lehrstuhl für Innere Medizin II der Univ. Köln): **Durchblutung der Extremitäten in Ruhe und nach Belastung bei Normotonikern, Patienten mit Grenzwerthypertonie und mit manifester Hypertonie**

Die Durchblutungsgröße jeder Körperregion ist von der Höhe des arteriellen Druckes und dem lokalen peripheren Strömungswiderstand abhängig. Bei krankhaft erhöhtem Arteriendruck sind für einzelne Strömungsgebiete unterschiedliche hämodynamische Verhältnisse bekannt, infolge unterschiedlichem lokalen Gefäßwiderstand. Die Extremitätendurchblutung ist bei der arteriellen Hypertonie nach bisher vorliegenden Untersuchungen erhöht, gleich groß oder erniedrigt im Vergleich zu kreislaufgesunden Kontrollpersonen gefunden worden. Übereinstimmend wird festgestellt, daß der periphere Strömungswiderstand in den Extremitäten absolut, oder, besonders bei der labilen essentiellen Hypertonie, im Verhältnis zum erhöhten Blutdruck und erhöhten Herzzeitvolumen größer ist als bei Normalpersonen.

Wesentlich sind nicht nur die Kreislaufregulation in Ruhe, sondern auch die hämodynamischen Veränderungen bei körperlicher Belastung eines Patienten mit arterieller Hypertonie. Hierbei interessiert die Durchblutungsgröße der arbeitenden Muskulatur selbst und deren Abhängigkeit von der Höhe des arteriellen Druckes.

In Fortführung von Untersuchungen über die Auswirkungen von Muskelarbeit auf die Extremitätendurchblutung [7—9] haben wir bei Patienten mit nach Ätiologie und Schweregrad unterschiedlicher arterieller Hypertonie Messungen der Extremitätendurchblutung bei Muskelarbeit begonnen. Um Einflüsse einer veränderten zentralen Hämodynamik auf die periphere Durchblutungsgröße weitgehend zu vermeiden, wurde die Arbeitsbelastung dabei auf eine einzelne Extremität beschränkt und so gewählt, daß wirkungsvolle Veränderungen des Blutdruckes selbst nicht zu erwarten waren.

Methodik

Bei 3 Gruppen von jeweils 11 männlichen Versuchspersonen mit einem normalen Blutdruck, mit einer labilen essentiellen Hypertonie (Grenzwerthypertonie) und einer stabilen, primären oder renalen Hypertonie wurde die Durchblutung am rechten Unterarm in Ruhe und nach einer standardisierten isolierten Muskelarbeit des rechten Unterarmes mit einem luftgefüllten Venenverschlußplethysmographen nach Barbey [4] registriert. Der arterielle Blutdruck wurde auskultatorisch und die Herzfrequenz palpatorisch bestimmt.

Die kreislaufgesunden Personen waren Studenten im Alter von 22 bis 27 Jahren. Die Versuchspersonen mit einer labilen essentiellen Hypertonie waren jugendliche Patienten im Alter von 18 bis 30 Jahren aus unserer Poliklinik, bei denen wiederholte ambulante Messungen beim Hausarzt und bei der klinischen Untersuchung systolische Blutdruckwerte über 140 mm Hg und diastolische Werte über 90 mm Hg ergeben hatten, und bei denen eine sekundäre Form der arteriellen Hypertonie nicht feststellbar war. Die Patienten mit manifester Hypertonie (Durchschnittsalter 44,4 ± 10,7 Jahre) wurden wegen ihrer primären oder sekundären Hochdruckkrankheit stationär in unserer Klinik behandelt. Für die vorliegende Zusammenstellung ausgewertet wurden nur solche Patienten, bei denen zur Zeit der Untersuchung der systolische Blutdruck über 160 mm Hg und der diastolische über 100 mm Hg lag. Eine arterielle Stenose im Bereich der untersuchten Extremität war jeweils ausgeschlossen.

Die ersten Kreislaufmessungen erfolgten nach einer 30minütigen Ruhelage. Anschließend wurde eine 5minütige Muskelarbeit mit dem rechten Unterarm durchgeführt, die in rhythmischen isometrischen Kontraktionen (1 sec Dauer, 1 sec Pause) durch Faustschluß an einem Handgriff bestand. Die exakte Dosierung des Kraftaufwandes von 10 kp für jede Kontraktion war mit einem elektronischen Ergometer möglich. Weitere Kreislaufmessungen erfolgten sofort, 1, 3, 5 und 10 min nach Belastung. Die Ergebnisse sind in Mittelwerten mit Standardabweichung zusammengefaßt. Bei der statistischen Berechnung diente der t-Test.

Ergebnisse und Diskussion

Der Blutdruck in Ruhe betrug bei den Normalpersonen 119,5 ± 7,4/75 ± 8,9 mm Hg, bei den Patienten mit Grenzwerthypertonie 133,7 ± 11,7/88,4 ± 6,28 mm Hg und in der Gruppe der Hypertoniker 179,2 ± 22,6/118,1 ± 20,8 mm Hg. Die systolischen und diastolischen Mittelwerte der einzelnen Kollektive unterscheiden sich jeweils signifikant voneinander. In den durchschnittlichen Ruhewerten der Herzfrequenz unterscheiden sich die einzelnen Gruppen nicht voneinander. Die Mitteilung von Julius u. Hanson [16], daß bei Patienten mit einer borderline-Hypertonie die Herzfrequenz höher ist als bei gleichaltrigen Kontrollpersonen, konnte bei unseren Untersuchungen daher nicht bestätigt werden.

Die Ruhedurchblutung im rechten Unterarm liegt bei den Jugendlichen mit Grenzwerthypertonie mit 3,1 ± 1,47 ml/100 ml Gewebe/min und bei den Patienten mit arterieller Hypertonie mit 3,9 ± 1,74 ml/100 ml Gewebe/min durchschnittlich niedriger als bei unserer Kontrollgruppe (4,47 ± 4,41 ml/100 ml Gewebe/min) mit normalen Druckwerten. Die Unterschiede sind nicht signifikant, was bei der bekannt großen Variationsbreite der Ruhedurchblutung bei Jugendlichen und der kleinen Fallzahl unserer Kontrollgruppe auch schwer zu belegen ist. Nimmt man zum Vergleich die Ergebnisse von Steinle [26], die an einem großen Kollektiv von gleichaltrigen kreislaufgesunden Jugendlichen mit dem gleichen Venenverschlußplethysmographen am rechten Unterarm mit 4,4 ± 0,2 ml/100 ml Gewebe pro min gewonnen wurden, so stimmt der Mittelwert bei der Kontrollgruppe gut überein. Infolge der geringeren Streuung sind die Differenzen dieser Normalwerte zur Ruhedurchblutung unserer Gruppe mit Grenzwerthypertonie jetzt auch signifikant ($P < 0,05$).

Diese Ergebnisse stimmen überein mit den Messungen mehrerer Untersucher, die mit verschiedenen Methoden der quantitativen Durchblutungsmessung bei Patienten mit arterieller Hypertonie eine gleich große oder niedrigere Ruhedurchblutung der Extremitäten als bei Normalpersonen gefunden haben [5, 10, 11, 17, 19, 21—23, 25, 27], auch wenn Gruppen mit exakt gleichem Lebensalter verglichen wurden [20]. Andere Autoren beschreiben eine höhere Durchblutung des gesamten Unterarmes [1, 6] und der Unterarmmuskulatur [3, 6] bei Hypertonikern. Beziehungen zwischen Blutdruckhöhe und Extremitätendurchblutung im Einzelfall sind nicht bekannt [20].

Bei der von uns gewählten Belastung mit isolierter Muskelarbeit eines Unterarmes kommt es nur zu geringen Blutdruckveränderungen. Hier unterscheiden sich die Kreislaufreaktionen bei rhythmischer Muskelarbeit eindeutig von denen bei andauernder isometrischer Kontraktion am Handgriff, wo mit steigender Kontraktionsstärke ein ganz erheblicher Anstieg des Blutdruckes eintritt [12, 15]. Daß die Kreislaufreaktionen nach Handgriffarbeit bei Hypertonikern nicht unterschiedlich sind gegenüber Normalpersonen wird auch von Stannton [24] beschrieben. Dies trifft bei unseren Untersuchungen für den arteriellen Blutdruck und auch für die Herzfrequenz zu.

Nach der Muskelarbeit kommt es zu einem durchschnittlichen Durchblutungsanstieg im Unterarm auf etwa das $2^1/_2$fache des Ruhewertes (Abb. 1). Nach 3 bis 5 min Erholung sind die Ausgangswerte wieder erreicht. Die Arbeitsdurchblutung ist bei den Patienten mit Grenzwerthypertonie mit 10,4 ± 4,01 ml/100 ml Gewebe/min größer und bei den Hypertonikern mit 11,4 ± 3,41 ml/100 ml Gewebe pro min am größten im Vergleich zu unseren Normalpersonen (9,76 ± 4,22 ml pro 100 ml Gewebe/min). Die Differenzen zwischen den einzelnen Gruppen sind beim Durchblutungsanstieg noch stärker, wenn man die unterschiedlichen Ruhewerte beachtet, aber statistisch nicht voll zu sichern.

Aus der Höhe des arteriellen Druckes und der Durchblutungsgröße lassen sich Rückschlüsse auf den Strömungswiderstand in der Extremität ziehen. Bildet man einen Quotienten aus arteriellem Mitteldruck und Extremitätendurchblutung [3, 13], so läßt sich eine Widerstandsgröße errechnen (Abb. 2). Danach ist der periphere Widerstand bei den Patienten mit manifester arterieller Hypertonie signifikant (P < 0,05) gegenüber den Kontrollpersonen gesteigert. Auch bei unserer Gruppe mit Grenzwerthypertonie liegt die berechnete Widerstandsgröße deutlich

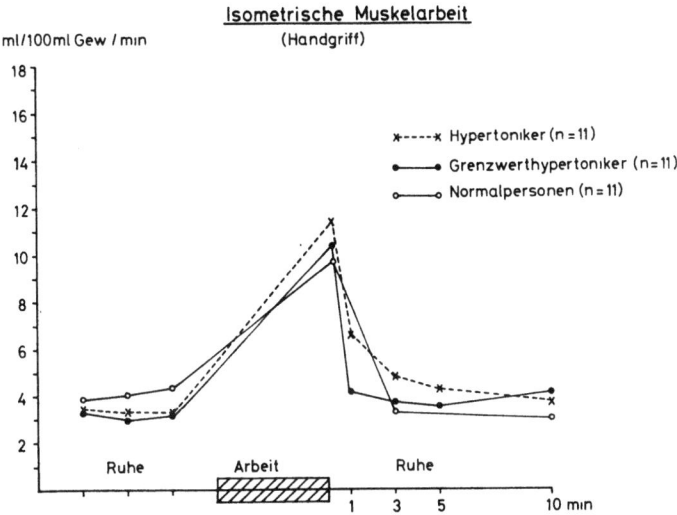

Abb. 1. Ruhedurchblutung und Arbeitshyperämie im rechten Unterarm bei Patienten mit Grenzwerthypertonie und manifester Hypertonie im Vergleich zu Normalpersonen

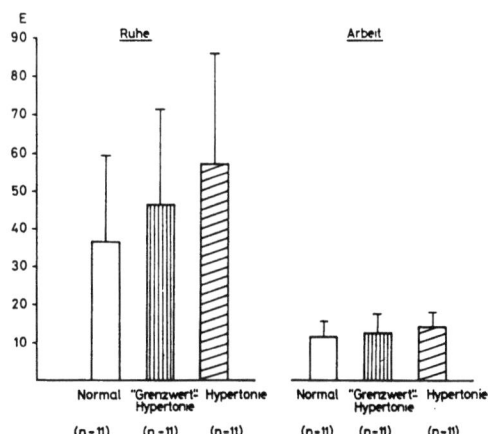

Abb. 2. Berechneter peripherer Gefäßwiderstand im rechten Unterarm in Ruhe und nach rhythmischer Muskelarbeit bei Personen mit arterieller Hypertonie, mit Grenzwerthypertonie und mit normalem Blutdruck

über der bei Normalpersonen, der Unterschied ist aber nicht signifikant. Sofort nach der rhythmischen Muskelarbeit kommt es zu einer starken Abnahme des Strömungswiderstandes. Bei exakt der gleichen Muskelarbeit und ohne bewertbare Unterschiede im Verhalten des arteriellen Druckes unter Belastung ist auch nach Arbeit der berechnete periphere Widerstand bei Hypertonikern größer als bei Normalen und Patienten mit Grenzwerthypertonie. Die Unterschiede sind aber jetzt nicht mehr signifikant. Bei Untersuchungen während allgemeiner körperlicher Belastung auf dem Fahrradergometer nimmt der totale Gefäßwiderstand bei Hypertonikern ab, ist aber auf allen Belastungsstufen höher als bei Normalpersonen [2, 18]. Es muß daher angenommen werden, daß die Gefäße der arbeitenden Muskulatur bei Patienten mit arterieller Hypertonie sich ebenso dilatieren können wie bei Normalpersonen, aber nicht auf einen so niedrigen Wert. Auch bei maximaler Vasodilation wird von Folkow et al. [14] infolge des veränderten Verhältnisses von verdickter Arteriolenwand zur Lichtung ein vermehrter Strömungswiderstand bei der arteriellen Hypertonie erwartet. Sauerstoffdruck, CO_2-Druck, pH-Wert und Laktatgehalt, die wir im brachialvenösen Blut der belasteten Extremität vor und nach Arbeit bestimmt haben, zeigen zwischen den Hochdruckpatienten und normalen Kontrollpersonen keine Unterschiede, die auf eine Mangeldurchblutung der arbeitenden Muskulatur infolge eines erhöhten Strömungswiderstandes bei arterieller Hypertonie hinweisen könnten.

Literatur

1. Abramson, D. J., Fierst, S. M.: Amer. Heart J. **23**, 84 (1942). — 2. Amery, A., Julius, S., Whitlock, L. S., Conway, J.: Circulation **36**, 231 (1967). — 3. Amery, A., Bossaert, H., Verstraete, M.: Amer. Heart J. 78, 211 (1969). — 4. Barbey, K., Baebey, P.: Z. Kreisl.-Forsch. **52**, 1129 (1963). — 5. Bock, K. D., Müller, H., Niroomand, J.: Z. Kreisl.-Forsch. **45**, 692 (1956). — 6. Brod, J., Fencl, V., Hejl, Z., Jirka, J., Ulrych, M.: Clin. Sci. **23**, 339 (1962). — 7. Caesar, K., Neher, M., Schollmeyer, P., Stein, E.: Z. Kreisl.-Forsch. **58**, 345 (1969). — 8. Caesar, K., Jeschke, D.: Internist 8, 283 (1970). — 9. Caesar, K., Gräter, H., Knodel, W., Eggstein, M.: Verh. dtsch. Ges. inn. Med. 79, 1392 (1973). — 10. Conway, J.: Circulation **27**, 520 (1963). — 11. Duff, R. S.: Brit. med. J. 2, 974 (1956). — 12. Ewing, D. J., Irving, J. B., Kerr, F., Kirby, B. J.: Brit. Heart J. **35**, 413 (1973). — 13. Folkow, B., Grimby, G., Thulesius, O.: Acta physiol. scand. 44, 255 (1958). — 14. Folkow, B.: Acta physiol. scand. **83**, 96 (1971). — 15. Hoel, B. L., Lorentsen, E., Lund-Larsen, P. G.: Adta med. scand. 188, 491 (1970). — 16. Julius, S., Hanson, L.: Verh. dtsch. Ges. inn. Med. 80, 49 (1974). — 17. Kowalski, H. J., Hoobler, S. W., Malton, S. D., Lyons, R. H.: Circulation 8, 82 (1953). — 18. Lund-Johansen, P.: Acta med. scand. (Suppl.) 482 (1967). — 19. Mendlowitz, M.: J. clin. Invest. 21, 539 (1942). — 20. Merguet, P., Kapp, J. F., Anlauf, M., Bock, K. D.: Verh. dtsch. Ges. inn. Med. 79, 1406 (1973). — 21. Pickering, G. W.: Clin. Sci. 2, 209 (1936). — 22. Prinzmetal, M., Wilson, C.: J. clin. Invest. 15, 63 (1936). — 23. Shepherd, J. T.: Philadelphia—London: Saunders 1963. — 24. Stannton, H. P.: Ph. D. Thesis, University of Edinburgh, 1967. — 25. Stead, E. A., Kunkel, P.: J. clin. Invest. 19, 25 (1940). — 26. Steinle, H.: Inaugural-Dissertation, Tübingen 1965. — 27. Stewart, H. J., Evans, W. F., Haskell, H. S., Brown, H.: Amer. Heart J. **31**, 617 (1946).

KRIESSMANN, A., THEISS, W., VOLGER, E., WIRTZFELD, A., RÄDLER, M. (I. Med. Klinik der TU München, Klinikum rechts der Isar): **Funktionelle Früh- und Langzeitergebnisse nach thrombolytischer Behandlung tiefer Becken-Beinvenenthrombosen**

Für die Beurteilung des funktionellen Resultates nach Thrombolyse einer Becken- oder Beinvenenthrombose bietet sich die Messung des peripheren Venendruckverhaltens unter dynamischen Bedingungen an. Dabei wird nach Punktion einer Fußrückenvene oder der Vena saphena magna in Knöchelhöhe der intravasale Venendruck mittels Stathamelement, Elektromanometer und fortlaufender Registrierung zunächst am ruhig stehenden Patienten und danach unter Belastung mit zehn Zehenständen gemessen. Die Betätigung der Wadenmuskelpumpe in Form der Zehenstände führt zu einem Druckabfall, der als ΔP bezeichnet wird und bei Venengesunden im Mittel 60 mm Hg erreicht. Nach Ende der Belastung erfolgt ein Druckausgleich in durchschnittlich 15 sec. Bei einer umfangreichen Studie des Venendruckverhaltens hat sich der Druckabfall unter Belastung als entscheidender Parameter für die venöse Drainagekapazität erwiesen.

Bei einer akuten Iliofemoralvenenthrombose ist der venöse Druckabfall unter Belastung aufgehoben, und es kommt infolge des arteriellen Zustromes während dieser Belastung zu einer vorübergehenden Erhöhung des Venendruckes. Nach vollständiger Desobliteration der venösen Strombahn durch die thrombolytische Therapie muß für das funktionelle Ergebnis gefordert werden, daß ein normaler Druckabfall von ca. 60 mm Hg erreicht wird.

Im Rahmen unserer thrombolytischen Behandlung von Becken- und tiefen Beinvenenthrombosen konnten 12 Patienten vor der thrombolytischen Behandlung, unmittelbar danach sowie bis zu 24 Monate danach mittels Phlebographie und peripherer Venendruckmessung untersucht werden. Dabei sollte die Frage geprüft werden, ob und wie stark sich Früh- und Langzeitergebnisse der peripheren Venendruckmessung voneinander unterscheiden, und zwar in Abhängigkeit vom ersten, nach Streptokinasetherapie erhobenen phlebographischen Befund: 1. Komplette Lyse, 2. Teillyse im Sinne einer Rekanalisation, 3. unveränderte Lokalisation und Ausdehnung der Thrombose.

In der Gruppe mit phlebographisch vollständiger Desobliteration fanden wir unmittelbar nach der thrombolytischen Therapie einen Druckabfall unter Belastung zwischen 44 und 52 mm Hg. Bei Nachuntersuchungen nach 6, 12 und 24 Monaten, welche simultan mit einer Phlebographie verbunden waren und eine freie venöse Strombahn aufzeigten, wurden Werte gemessen, welche sich im Bereich der Ergebnisse unmittelbar nach thrombolytischer Therapie hielten.

In der Gruppe, welche unmittelbar nach Thrombolyse das phlebographische Bild einer Teilrekanalisation bot, war das funktionelle Verhalten unterschiedlich. Der Vergleich des Druckabfalls vor und unmittelbar nach Lyse zeigte eine eindeutige Verbesserung des Druckabfalls, dieser lag jedoch bei Werten zwischen 13 und 30 mm Hg, also in einem Bereich, wie er beim mittelschweren bis leichten postthrombotischen Syndrom gefunden werden kann. Diese Gruppe der sog. phlebographischen Teilrekanalisation ist unseres Erachtens von besonderem Interesse, da in der Literatur Teilrekanalisationen nach thrombolytischer Therapie nicht selten als gutes Ergebnis angesprochen werden. Sechs Monate nach Thrombolyse fanden sich bei phlebographisch fast unveränderten Verhältnissen nur 2 Fälle, welche funktionell eindeutig als gebessert zu bezeichnen waren. Bei 3 Patienten ließ sich funktionell keine Veränderung oder eher eine Verschlechterung des Druckabfalls nachweisen. Auch nach 12 und nach 24 Monaten war das funktionelle Ergebnis gleich geblieben. Lediglich 1 Patient, welcher inzwischen auf die Kompression durch Gummistrumpf verzichtet hatte, bot eine Verschlechterung des Venendruckabfalls wie bei einem schweren postthrombotischen Syndrom. Bei keinem Patienten waren funktionelle Werte zu messen, die auch nur annähernd der Norm entsprachen.

Der 3. Gruppe gehörten Patienten an, welche bei der ersten phlebographischen Kontrolle nach thrombolytischer Therapie bezüglich Lokalisation und Ausdehnung der Thrombose keine Veränderungen aufwiesen. Die Messung des Venendruckverhaltens zeigte hier eine geringgradige Änderung im Sinne eines gerade noch meßbaren Druckabfalls bis zu 10 mm Hg. Die nachfolgenden Kontrollen mittels Phlebographie und peripherer Venendruckmessung ergaben funktionelle Verbesserungen auch dann, wenn phlebographisch keine Rekanalisierung nachweisbar war.

Zusammenfassend läßt sich sagen:

1. Bei kompletter Lyse wurden sofort nach Therapie subnormale Werte gemessen, die sich im Verlauf von 24 Monaten nur noch geringfügig änderten.

2. Bei einer inkompletten Lyse im Sinne einer Rekanalisierung fanden sich Werte, die einem postthrombotischen Syndrom entsprechen. Im Verlauf von

2 Jahren konnten nur geringe Verbesserungen der Drainagefunktion nachgewiesen werden.

3. Bei phlebographisch negativem Ergebnis nach Streptokinasetherapie konnte im Verlauf von 24 Monaten eine spontane Verbesserung der venösen Drainage festgestellt werden, sofern die V. poplitea durchgängig war.

4. Als unmittelbare Konsequenz unserer Ergebnisse leitet sich die Forderung ab, alle Patienten, welche durch die Streptokinasetherapie nicht vollständig desobliteriert werden konnten, wie ein postthrombotisches Syndrom mit Dauerkompression zu behandeln.

Literatur

May, R., Nissl, R.: Die Phlebographie der unteren Extremität. Stuttgart: Thieme 1973. — Kriessmann, A., Amann, M., Weiss, H.-D., Rädler, M.: Vasa 2, 12 (1973).

TRÜBESTEIN, G., STUMPFF, U., SOBBE, A. (Med. Poliklinik d. Univ Bonn, Laboratorium für Ultraschall der Techn. Hochschule Aachen u. Radiolog. Klinik der Univ. Bonn): **Thrombolyse durch Ultraschall***

Wir möchten über ein Verfahren berichten, mit dem es gelingt, durch Ultraschall Thromben aufzulösen und zugleich aus dem Blutkreislauf zu entfernen. Untersuchungen von Hamrick [1] hatten ergeben, daß durch Ultraschall Makromoleküle zerstört werden können. Die von uns zunächst *in vitro* durchgeführten Versuche hatten gezeigt, daß es möglich ist, mit einer hohlen Metallsonde von 2 mm Durchmesser künstlich hergestellte Thromben mit einem Volumen von ca. 6 cm³ in Abhängigkeit von der Weite der Sondenöffnung in 20 bis 40 sec durch Ultraschall zu zerstören und zugleich abzusaugen [2]. Unter der Einwirkung des Ultraschalls entsteht innerhalb weniger Sekunden am frischen Thrombus im Bereich der Sondenspitze ein ca. 1 cm tiefer Krater.

Die von uns im weiteren Verlauf entwickelte und bei den folgenden in vivo-Versuchen verwandte *technische Einheit* besteht aus einem Generator, einem Amplitudenregler, der Ultraschallsonde mit Verbundschwinger sowie einer Absaugpumpe (Abb. 1). Die im Generator erzeugte Hochfrequenzspannung gelangt über den Amplitudenregler zu einem piezo-keramischen Verbundschwinger, an dem die Ultraschallsonde angeschraubt ist. Durch die hohle Sonde und eine Zentralbohrung im Verbundschwinger kann der aufgelöste Thrombus abgesaugt werden. Eine Pumpe erzeugt den dazu notwendigen Unterdruck. Zum Schutz der Gefäßwand bei möglicher Temperaturentwicklung befindet sich die Sonde in einem Kunststoffschlauch. Zwischen Schlauch und Sonde fließt während des Beschallungsvorganges kontinuierlich physiologische Kochsalzlösung, welche aus einer im Nebenschluß angebrachten Infusionsflasche stammt. Bei Bedarf kann über diesen Zugangsweg Kontrastmittel injiziert werden, um den Thrombus zu lokalisieren sowie die Lage der Sonde im Gefäß zu kontrollieren.

Technische Daten: Die Ultraschallsonden haben eine Länge von 21, 29 und 38 cm, einen Außendurchmesser von 2 mm, einen Innendurchmesser von 1,4 mm und einen verkleinerten Öffnungsdurchmesser von 0,4 mm. Die Frequenz des Ultraschalls beträgt 26,8 kHz, die Amplitude 25 µ.

In vivo-Versuche: Die Versuche wurden am narkotisierten Hund durchgeführt. Zunächst wurde bei 6 Hunden die Vena iliaca communis einseitig über eine Strecke von ca. 4 cm unterbunden und in die stehende Blutsäule Thrombokinase zur Gerinnungsaktivierung gegeben. Nach Lösen der Ligaturen wurden bei 3 Hunden

* Mit Unterstützung der Deutschen Forschungsgemeinschaft.

nach 1 bis 2 Std, bei 3 Hunden in einer zweiten Sitzung nach 24 bis 36 Std die angiographisch dargestellten Thromben beschallt, wobei die Sonde über eine kleine Incision der V. femoralis der gleichen Seite eingeführt und bis zum distalen Ende des Thrombus vorgeschoben wurde. Die Beschallung erfolgte zuletzt intermittierend, wobei nach 1 min Beschallung eine Pause von 15 sec folgte. Das aufgelöste Thrombenmaterial wurde durch die hohle Sonde während der Beschallung in ein Abscheidegefäß abgesaugt. Bei allen 6 Hunden gelang die Auflösung und Absaugung des Thrombenmaterials. Dabei zeigte die Kontrollangiographie eine freie Durchgängigkeit des früher verschlossenen Gefäßabschnittes (Abb. 2a u. b).

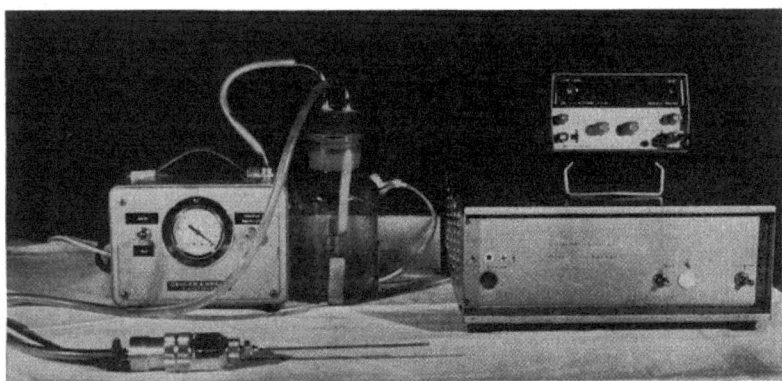

Abb. 1. Technische Einheit zur Ultraschallthrombolyse mit Generator, Amplitudenregler, Absaugpumpe und Ultraschallsonde mit Verbundschwinger

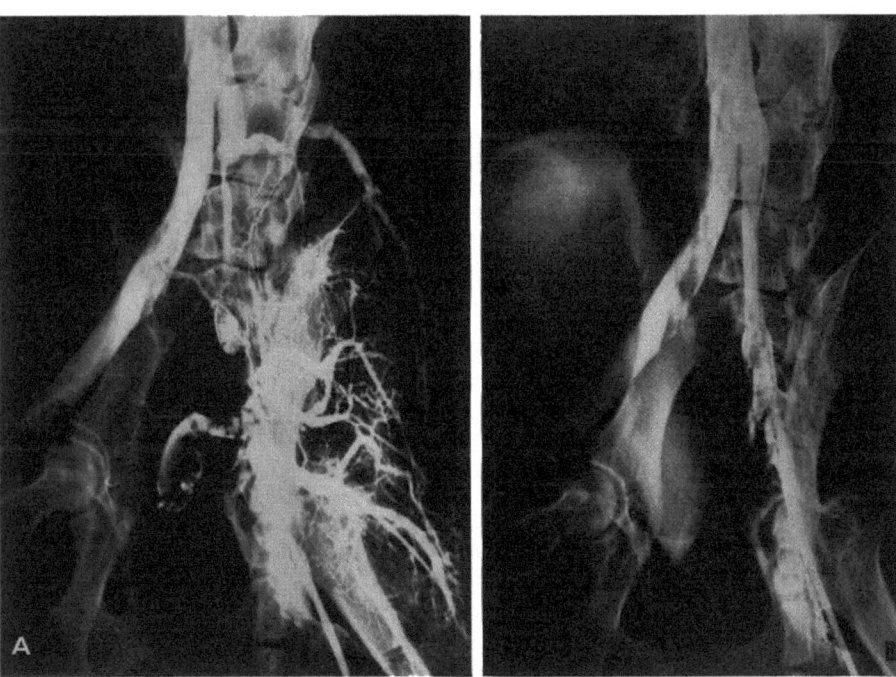

Abb. 2a u. b. Beckenvenenthrombose beim Hund vor und direkt nach Beschallung: a) Phlebogramm der Beckenvenen: Langstreckiger Verschluß der linken V. iliaca communis durch einen Thrombus. b) Kontrollphlebogramm nach 4 minütiger intermittierender Beschallung: Komplette Wiedereröffnung der V. iliaca communis

In gleicher Versuchsanordnung wurden bei 8 Hunden bis zu 9 Tage alte Thromben der V. iliaca externa oder der V. femoralis entfernt, wobei die Gesamtbeschallungszeit in Abhängigkeit vom Alter des Thrombus zwischen 3 und 5,5 min lag.

Mögliche Nebenwirkungen

Die bei den Vorversuchen gelegentlich beobachteten *Ermüdungsbrüche* der Sonde traten bei einer Betriebsfrequenz von 26,8 kHz und einer Schwingungsamplitude von 25 µ nicht mehr auf. Die bei ununterbrochener Beschallung auftretende *Erwärmung* der Sonde wurde durch die Kunststoffumhüllung mit Flüssigkeitsmantel und die intermittierende Beschallung wesentlich reduziert. Die mit Thermosonden intravasal in unmittelbarer Nähe der Sondenspitze und die auf der Gefäßaußenwand gemessenen Temperaturen lagen bei dieser Versuchsanordnung maximal 4° C, im Durchschnitt 2° C höher als die über den vergleichbaren Gefäßabschnitten gemessenen Temperaturen. Die an 5 Hunden überprüften zahlreichen *gerinnungsphysiologischen Parameter* ergaben bei einer Gesamtbeschallungszeit des zirkulierenden Blutes von jeweils 25 min, abgesehen von dem Verdünnungseffekt durch zahlreiche Blutentnahmen und zufließende physiologische Kochsalzlösung, keine Abweichungen; desgleichen ergaben die Bestimmungen der LDH, des Bilirubins und des Blutbildes keine Anhaltspunkte für eine Hämolyse. Die an weiteren 10 Hunden nach 1, 3 und 5 Tagen überprüften möglichen *Gefäßwandveränderungen* durch streuenden Ultraschall an der Sondenspitze zeigten nach einer Gesamtbeschallungsdauer von jeweils 10 min bei der histologischen Untersuchung keine schwerwiegenden morphologischen Gefäßwandschäden. Um die Frage nach einer möglichen *Embolisation* zu beantworten, wurde bei 5 Hunden nach Setzen des Thrombus vor und nach Ultraschallthrombolyse jeweils ein Lungenszintigramm und ein Pulmonalisangiogramm durchgeführt. Hierbei ergaben diese Untersuchungen an den 5 Hunden mit 4 bis 9 Tage alten Thrombosen keine Befundänderung vor und nach Thrombolyse.

Zusammenfassend können wir feststellen, daß es möglich ist, Thromben bis zu einem Alter von 9 Tagen durch Ultraschall am lebenden Hund aufzulösen und zugleich abzusaugen. Die bisher überprüften möglichen Nebenwirkungen scheinen vernachlässigt werden zu können, so daß die Möglichkeit einer Anwendung dieses perkutan einsetzbaren Verfahrens mit einem Einführungsbesteck nach Seldinger uns in der Humanmedizin möglich erscheint.

Literatur

1. Hamrick P. E., Cleary, S.: JASA **45**, 1 (1969). — 2. Sobbe, A. Stumpff, U., Trübestein, G., Figge, H., Kozuschek, W.: Klin. Wschr. **52**, 1117 (1974).

WESTERMANN, K. W., BISCHOFF, K., HERMES, E., VELTE, H. (Kardiolog. Abt. der II. Med. Klinik der Univ. Hamburg-Eppendorf): **Die Wirkung der β-Stimulation auf die venöse Gefäßperipherie**

Im Gegensatz zu den bekannten Effekten von β-Stimulation bzw. -Blockade auf die arterielle Gefäßperipherie sind die wenigen Angaben über das Reaktionsverhalten der venösen Seite widersprüchlich. Nach Gabe des spezifischen β-adrenergen Stimulators Isoproterenol sahen Folkow u. Mitarb. am Hinterlauf der Katze, Scharpey-Schafer u. Ginsburg sowie Abboud u. Mitarb. an der menschlichen Extremität eine Venodilatation. Im Gegensatz hierzu beobachteten Kaiser, Braunwald u. Ross an Hunden, Oswald u. Hamilton am Menschen venostriktorische Reaktionen. Guimaraes u. Oswald fanden bei intraarterieller Applikation lokale venodilatatorische Effekte und, mit anschließendem Abfall des arteriellen Mitteldrucks, einen Druckanstieg im Bereich der V. cava inferior, den sie als Venentonusanstieg deuteten. Insgesamt war aus den vorliegenden Arbeiten zu vermuten, daß Applikationsart und Dosierung für die Reaktion eine wesentliche Rolle spielen.

Wir prüften die venösen Reaktionen auf arteriell-lokale und venös-systemische Isoproterenol-Gaben, wobei wir letzteres nach lokaler α-Blockade mit Phentolamin wiederholten.

Methodik

Bei 14 gesunden Probanden ließen sich 26 Doppelt- oder Dreifachmessungen durchführen. An beiden Vorderarmen wurde mit der Venenverschluß-Plethysmographie nach dem Quecksilber-Impedanzprinzip die Durchblutung und bei konstantem venösen Staudruck von 40 mm Hg das Venenvolumen registriert. Am linken Arm wurde zusätzlich die A. brachialis punktiert und zu Blutdruckmessungen sowie arteriellen Infusionen mittels Motorspritze benutzt.

Unter steady-state-Bedingungen wurden zunächst die Leerwerte bestimmt, danach die Reaktionen auf lokale intraarterielle Isoproterenolgabe registriert und sodann die Effekte der venösen Gabe des β-Stimulators vor und nach lokaler α-Blockade mit Phentolamin gemessen.

β-STIMULATION mit ISOPROTERENOL ARTERIENDURCHBLUTUNG (ml/100 ml Gewebe/min) und VENENVOLUMEN (ml/100 ml Gewebe)			
lokal-intraarteriell (0,2 µg/min)		venös-systemisch (4 µg/min)	
Arterien	Venen	Arterien	Venen
+ 330 % ***	+ 40 % ***	+ 140 % ***	− 25 % ***
Änderung der Herzfrequenz ∅		+ 65 % ***	
Änderung des art. Mitteldrucks (art. brachialis) ∅		− 25 % **	

*** p = 0.001 %
** p = 0.01 %

Abb. 1. Wirkung von Isoproterenol auf Arteriendurchblutung, Venenvolumen, Herzfrequenz und arteriellen Mitteldruck

Ergebnisse

Intraarterielle Applikation (Abb. 1) von 0,2 µg/min Isoproterenol hebt die Durchblutung von 2,7 auf 11,6 ml/100 ml Gewebe/min, entsprechend + 330%, an. Das Venenvolumen nimmt um 40% von 1,1 auf 1,5 ml/100 ml Gewebe zu. Die Messungen am kontralateralen Arm ergeben keine Änderungen beider Parameter.

Systemische Gabe von 4 µg/min Isoproterenol ergibt einen Durchblutungsanstieg von 3 auf 7,1 ml = + 140%, während auf der venösen Seite eine Volumenabnahme von 2 auf 1,5 ml/100 ml Gewebe, entsprechend 25%, resultiert.

Bei lokaler Gabe zeigen Herzfrequenz und Blutdruck keine gerichteten Veränderungen; dagegen steigt bei systemischer Applikation die Frequenz von durchschnittlich 73 auf 121 Schläge an, während der arterielle Mitteldruck von 93 auf 69 mm Hg absinkt.

Nach lokaler α-Blockade mit Phentolamin (Abb. 2) steigt am behandelten Arm die durchschnittliche Durchblutung von 2,7 auf 16,6 ml/100 ml Gewebe/min und das Venenvolumen von 1,1 auf 1,37 ml/100 ml an. Am unbehandelten Arm zeigen sich keine Reaktionen.

Die anschließend durchgeführte systemische β-Stimulation führt am vorbehandelten Arm zu keiner weiteren Dilatation, auf der arteriellen Seite kommt es sogar zu einer signifikanten Minderung der Mehrdurchblutung um 150%. Am nicht blockierten Arm geht das Venenvolumen von 2 auf 1,5, entsprechend einer Reduktion von 25%, zurück.

SYSTEMISCHE β-STIMULATION (ISOPROTERENOL)

<u>mit</u> und <u>ohne</u> lokale α-Blockade (PHENTOLAMIN): ARTERIENDURCHBLUTUNG und VENENVOLUMEN

Bedingung	blockierter Arm		nicht blockierter Arm	
	Arterien	Venen	Arterien	Venen
Nur lokale α-Blockade	+ 518 %***	+ 18 %*	+ 9 % n.s.	− 2 % n.s.
Lokale α-Blockade + systemische β-Stimulation	+ 350 %***	+ 17 %*	+ 103 %***	− 25 %***

*** $p = 0.001$ %
** $p = 0.01$ %   (t - Test für verbundene Stichproben)
* $p = 0.05$ %

Abb. 2. Systemische Wirkung von Isoproterenol nach lokaler Phentolamingabe intraarteriell

Diskussion

Auf Grund der Ergebnisse läßt sich folgern, daß
1. lokale Gabe von β-Stimulatoren über eine direkte Reizung der β-Rezeptoren zu einer Venodilatation führt und
2. daß die systemische Gabe von β-Stimulatoren über einen Abfall des arteriellen Mitteldrucks zu einer über den Pressorezeptorenreflex laufenden, gegenregulatorischen Venokonstriktion führt. Die Reaktion kann, da der Reflex über die α-Rezeptoren läuft, durch einen α-Rezeptorenblocker verhindert werden.

Vorerst ist nicht zu klären, warum die Mehrdurchblutung nach lokaler α-Blockade durch systemische Gabe des β-Stimulators wieder reduziert wird.

Im übrigen lassen sich die Befunde der vorgenannten Autoren in das beschriebene Konzept insoweit einordnen, als regelhaft venostriktorische Effekte bei systemischer und dilatatorische bei lokaler Applikation gefunden wurden. Bei intraarteriellen Dosen von über 0,4 µg/min werden striktorische Effekte beobachtet, die auf den Übertritt des Pharmakons in den Gesamtkreislauf zurückzuführen sind.

In diesem Zusammenhang wird auf eine experimentelle Arbeit von Shoukas u. Mitarb. verwiesen, die im Tierversuch bei isolierten Druckänderungen im Gabelbereich der A. carotis gleichsinnige Veränderungen der Gesamtkapazität des Venenbettes fanden und somit die Teilnahme der Venen am Barorezeptorenreflex sichern konnten.

Literatur

Abboud, F. M., Schmid, P. G., Eckstein, J. W.: J. clin. Invest. **47**, 1 (1968). — Eckstein, J. W., Hamilton, W. K.: J. clin. Invest. **38**, 342 (1959). — Folkow, B.: Effects of Catecholamines on consecutive vascular sections. In: Adrenerg Mechanism (eds. J. R. Vane, C. E. W. Wolstenholme, M. O'Connor), p. 190. London: Ciba Foundation 1960. — Guimaraes, S., Oswald, W.: Europ. J. Pharmacol. **5**, 133 (1969). — Kaiser, G. A., Ross, J., Jr., Braunwald, E.: J. Pharm. **144**, 156 (1964). — Sharpey-Schafer, E. P., Ginsburg, J.: Lancet **1962 I**, 1337. — Shoukas, A. A., Sagawa, K.: Circ. Res. **33**, 22 (1973).

Paraproteinosen (Gammopathien)

Aufbau und Struktur der Immunglobuline

HILSCHMANN, N. (Max-Planck-Inst. f. exp. Med., Abt. Immun-Chemie, Göttingen)

Referat

Manuskript nicht eingegangen.

Immunologische und klinisch-chemische Untersuchungen bei Gammopathien

PRELLWITZ, W. (Zentrallaboratorium der Med. Kliniken der Universität Mainz)

Referat

Im Jahre 1940 prägte Apitz den Begriff des Paraproteins. Damit sollte betont werden, daß es sich um ein abnormes, normalerweise im Blut nicht vorkommendes Protein handelt. Kunkel konnte 1951 erstmals den Nachweis für die engen Beziehungen zwischen den polyklonalen Immunglobulinen und den sog. Paraproteinen erbringen. Antisera gegen Paraproteine wurden von Seren normaler Probanden vollständig absorbiert. Auch die grundlegenden Arbeiten von Edelman u. Porter bewiesen die enge Verwandtschaft zwischen den „normalen" Immunglobulinen und den Paraproteinen.

Tabelle 1. Gammopathien mit intakten monoklonalen Immunglobulinen

KLINISCHE BEZEICHNUNG	IMMUNGLOBULINE	H-KETTEN	L-KETTEN-TYP	L-KETTEN IM URIN
MULTIPLES MYELOM PLASMOZYTOM M. KAHLER	IgG IgA IgD IgE	γ α δ ε	K ODER λ K ODER λ K ODER λ K ODER λ	K ODER λ K ODER λ K ODER λ K ODER λ
ESSENTIELLE ODER SYMPTOMATISCHE GAMMOPATHIE	IgG IgA	γ α	K ODER λ K ODER λ	- -
M. WALDENSTRÖM MAKROGLOBULINAEMIE	IgM	μ	K ODER λ	K ODER λ

Bei den bisher als Paraproteine deklarierten Eiweißen handelt es sich in den meisten Fällen um ein monoklonales Immunglobulin, das einer Klasse, Subklasse, Subgruppe bzw. Typ angehört. Es wird bei Patienten mit malignen Gammopathien, d. h. Myelomen, und dem Morbus Waldenström und den benignen oder symptomatischen Formen im Exzeß gebildet. Biklonale Immunglobuline konnten bei Patienten mit Myelomen vereinzelt nachgewiesen werden.

Die Frequenz der monoklonalen Gammopathien wurde von Fine u. Lambine (1972) zwischen 0,1 und 0,3% angegeben. Unter 13400 Seren von gesunden Blutspendern fanden sie 11 Fälle von Morbus Waldenström und 16 benigne Gammopathien.

Auf Grund immunologischer Untersuchungen lassen sich die Gammopathien in 2 Gruppen einteilen (Tabellen 1 u. 2):
1. Gammopathien mit vollständigen oder intakten monoklonalen Immunglobulinen. Dazu gehören die verschiedenen Myelome, die symptomatischen und essentiellen Gammopathien sowie der Morbus Waldenström.
2. Gammopathien mit inkompletten monoklonalen Immunglobulinen. Hierzu zählen die L- und H-Ketten-Erkrankungen.

Die wichtigsten immunologischen und klinisch-chemischen Untersuchungen bei Verdacht auf Gammopathie sind in den Tabellen 3 u. 4 aufgeführt.

Das Gesamteiweiß im Serum ist praktisch bei allen Patienten mit Gammopathie erhöht, besonders bei den IgG-Myelomen. Die H- und L-Ketten-Erkrankungen dagegen zeigen fast immer eine geringe Verminderung gegenüber der Kontrollgruppe.

Tabelle 2. Gammopathien mit inkompletten Immunglobulinen

Klinische Bezeichnung	H-Ketten	L-Ketten
L-Ketten-Erkrankung L-chain-disease	-	K oder λ
H-Ketten-Erkrankung a) M. Franklin b) Lymphome méditerranéen c) μ-Ketten-Erkrankung (chron. Lymphadenose)	(Fc) α μ	- - (K oder λ)

Bei Gammopathien mit kompletten monoklonalen Immunglobulinen und dem Morbus Franklin läßt sich in der Serumelektrophorese ein sog. M-Gradient, d. h. eine schmalbasige Fraktion, nachweisen (Abb. 1). Nach der Literatur und eigenen Befunden wandert das monoklonale Immunglobulin in der Elektrophorese vorwiegend in der γ-, seltener in der β- oder α-Fraktion (Tabelle 5). Bei L-, μ- und α-Ketten-Erkrankungen treten keine M-Gradienten in der Elektrophorese auf.

In seltenen Fällen werden nichtsekretorische Myelome beobachtet. Sie zeigen alle klinischen Zeichen dieser Erkrankung. Im Serum lassen sich jedoch keine monoklonalen Immunglobuline, im Urin keine freien L-Ketten nachweisen. Bei einigen dieser Patienten konnten mit Hilfe der Immunfluoreszenz in den neoplastischen Zellen Immunglobuline nachgewiesen werden, so daß ein Transport- oder Sekretblock diskutiert wurde. Andere Autoren dagegen konnten mit der Immunfluoreszenz keine Proteine in den entarteten Zellen beobachten. Hier wurde angenommen, daß diese Zellen entweder die Fähigkeit verloren haben, Immunglobuline zu produzieren oder Proteinfragmente synthetisieren, die mit den heute erhältlichen Antiseren nicht erfaßbar sind (Indeveri, 1974).

Die Einteilung der Gammopathien und deren monoklonalen Immunglobuline in Klassen, Subklassen und L-Ketten-Typen erfolgt immunologisch. Dabei wird meist die Immunelektrophorese verwandt, die heute auf Grund der angebotenen Geräte und spezifischen Antiseren praktisch in jedem gut eingerichteten Laboratorium durchgeführt werden kann.

Die Vermehrung monoklonaler Immunglobuline läßt sich im allgemeinen leicht durch die Deformierung des Immunpräzipitates, durch Doppel- oder Sporenbildung in der Elektrophorese erkennen (Abb. 2 u. 3). Gelegentliche Fehldiagnosen sind besonders bei überalteten Seren möglich, da sie im Bereiche der Immunglobuline häufig Spaltungsphänomene und Doppelbindungen aufweisen. Lipämische und stark hämolytische Seren zeigen mitunter Depotfleckphänomene, die zu der Fehldiagnose eines Morbus Waldenström verleiten.

Bei den seltenen biklonalen Immunglobulinen (Doppelparaproteinosen) wurden folgende Klassen und Typen beschrieben: IgG-$\varkappa$ und IgG-λ; IgA-$\varkappa$ und IgA-λ, IgG-λ und IgA-$\varkappa$.

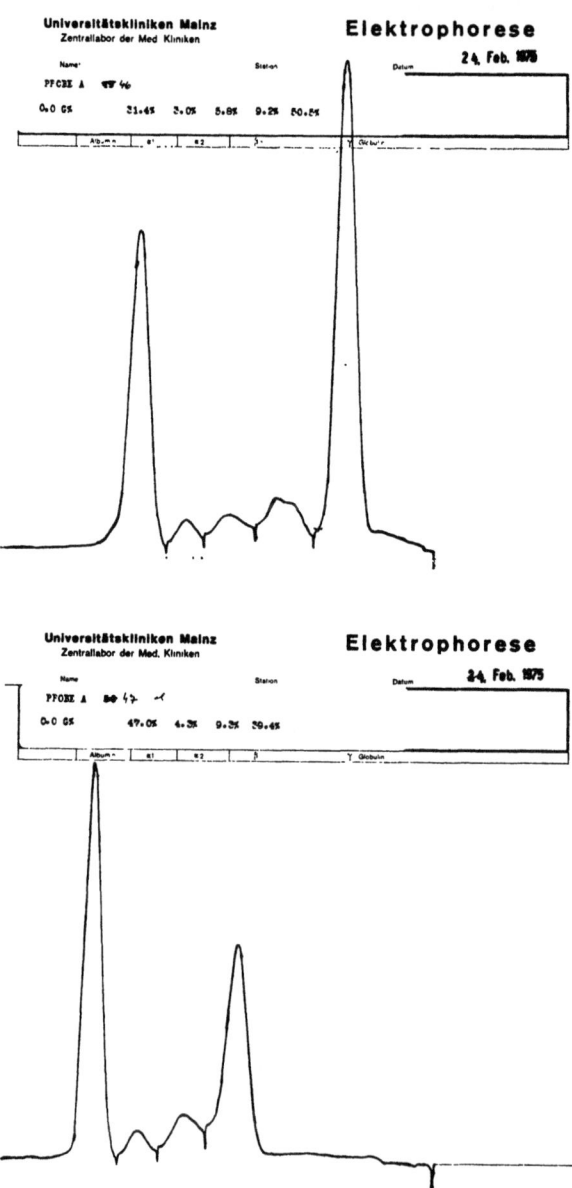

Abb. 1. Acetatfolienelektrophorese von Patientenseren mit multiplem Myelom (M-Gradient)

Die Klassenverteilung der monoklonalen Immunglobuline bei Gammopathien ist in den Tabellen 6 u. 7 aufgezeigt. Die überwiegende Zahl der Myelome bilden monoklonale IgG-Globuline. Die IgD- und IgE-Myelome sind selten, ebenso wie die H-Ketten-Erkrankungen. Die L-Ketten-Erkrankungen machen im Durchschnitt 4,3% aller Myelome, der Morbus Waldenström 17,4% aller Gammopathien aus.

Die Verteilung der L-Ketten-Typen zeigt Tabelle 8. Bei allen Myelomen überwiegen praktisch die $\varkappa$-Ketten. Das entspricht auch der Verteilung bei den polyklonalen Immunglobulinen, bei denen das Verhältnis $\varkappa$ zu λ etwa 3:1 beträgt.

Die Verteilung der Subklassen der IgG-Gammopathien ist in Tabelle 9 dargelegt. Die immunologische Differenzierung erfolgt mit γ-(Fc) subklassisch-spezi-

Tabelle 3. Untersuchungen bei Verdacht auf Gammopathien (Paraproteinosen)

1. BSG
2. Gesamteiweiß
3. Serumelektrophorese
4. Immunologische Serumuntersuchungen
   a) Immunelektrophorese zur Diagnose der Immunglobulinklasse IgG, IgA, IgD, IgE, IgM
   b) Immunelektrophorese zur Typisierung der L-Ketten $\varkappa$, λ
   c) Immunologische Differenzierung der Unterklassen IgG 1—4, IgA 1—2, IgM 1—2
   d) Immunologische Differenzierung der allotypischen Varianten
      IgG: Gm 1—4
      λ: I—III (Inv.)
      $\varkappa$: I—III (Inv.)
5. Nachweis einer Proteinurie
   a) Klassifizierung der Proteinurie durch Elektrophorese und immunologische Untersuchungen: Albumin, Immunglobuline
   b) Nachweis freier L-Ketten im Urin (Bence-Jones-Protein)
6. Quantitativ immunologische Bestimmung der Immunglobuline im Serum
7. Hämatologische Untersuchungen

Tabelle 4. Untersuchungen zur Erkennung von Komplikationen und Organmanifestationen bei Gammopathien

1. Nierenfunktionsuntersuchungen (Clearance, tubulose Funktionsuntersuchungen)
2. Bestimmung der harnpflichtigen Substanzen im Serum
3. Elektrolytbestimmungen im Serum und Urin (Ca^{++}, Na^+, Phosphat, K^+)
4. Gerinnungsphysiologische Untersuchungen
5. Bestimmung der Blutfette und Harnsäure
6. Untersuchungen auf Kryoglobuline
7. Untersuchungen zum Ausschluß einer Hyperviskosität
8. Enzymaktivitätsmessungen (Lebermitbeteiligung)

Tabelle 5. Elektrophoretische Beweglichkeit der monoklonalen Immunglobuline (M-Gradient) bei Myelom

Elektrophoretische Fraktion	α	β	γ	Literatur
	8 %	18 %	69 %	Eggstein, 1960
	5 %	42 %	53 %	Wuhrmann, 1963
	4 %	21 %	75 %	Eigene Befunde

fischen Antiseren. Dabei zeigen die IgG-Myelome praktisch die gleiche Aufteilung wie die normale Kontrollgruppe. Nach den detaillierten Untersuchungen von Schur u. Kyle (1973) erlaubt die Subklassenspezifität der monoklonalen Immunglobuline gewisse Hinweise auf Komplikationen und Prognosen. Die IgG-2-Myelome zeigen häufiger eine Hyperkalzämie und Anämie als die Patienten mit IgG-1- und IgG-4-Globulinen. Die IgG-3-Myelome hatten in dieser Studie stärker ausgeprägte Anämien und Zeichen der Niereninsuffizienz als die Patienten der

Subklasse IgG-1 und IgG-4. Die IgG-3-Myelome entwickeln außerdem in einem höheren Prozentsatz und bei schon geringeren Serumkonzentrationen der monoklonalen Immunglobuline Hyperviskositätssyndrome.

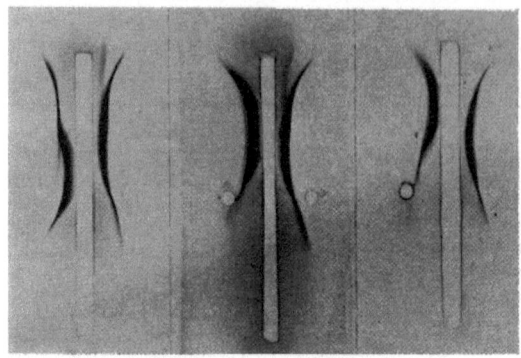

Abb. 2. Immunelektrophorese bei verschiedenen IgG-Myelomen

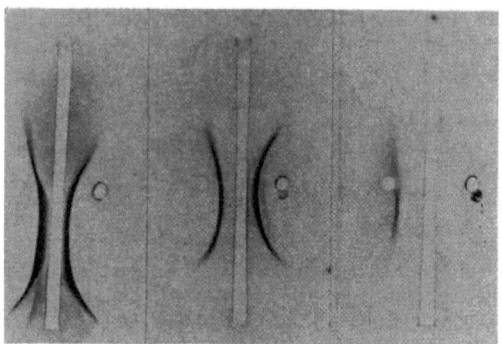

Abb. 3. Immunelektrophorese eines Patienten mit IgA-Myelom. (IgG, IgA, IgM-Immunglobuline)

Tabelle 6. Verteilung der Klassen der monoklonalen Immunglobuline bei Gammopathien

Klassen	N	%	Literatur
IgG	535	73,2	
IgA	144	19,7	Oberdorfer A. et al, 1973
IgD	7	0,9	
L-K	31	4,3	
M-P	14	1,9	
IgG	142	55	
IgA	68	26	Brit. J. Haematol. 1974
L-K	48	19	
IgG	5o3	74,6	
IgA	132	19,7	Knedel und Zydek, 197o
L-K	25	3,9	
M-P	11	1,8	
IgG	95	72	
IgA	3o	22,8	Eigene Befunde
L-K	6	5,2	

Auch die Subgruppen der L-Ketten gestatten gewisse diagnostische Rückschlüsse. Die Subgruppen I, II und III der ϰ- und λ-Ketten verteilen sich mehr oder weniger gleichmäßig auf alle Klassen der monoklonalen Immunglobuline bei Myelomen und Morbus Waldenström. Das IgD-Myelom dagegen zeigt eine Prädomonanz der λ-Ketten mit den Subgruppen λ-I und III, λ-II dagegen ist selten.

Tabelle 7. Häufigkeit und L-Ketten-Typen des M. Waldenström

Gesamtzahl aller Gammopathien	IgM		L-Ketten		Literatur
N	N	%	ϰ %	λ %	
7o57	1229	17,4	69,8	3o,2	nach Oberdorfer et al 1973
3o71	943	17,3	81,o	19,o	nach Knedel und Zydek 197o

Tabelle 8. Verteilung der L-Ketten-Typen der verschiedenen Immunglobulinklassen bei Patienten mit Myelom

Immunglobulin-Klassen	ϰ L-Ketten		λ		Literatur
	N	%	N	%	
IgG	27o	57,9	194	42,1	Oberdorfer et al, 1973
IgA	65	54,6	54	45,4	
IgD	1				
L-K	14	45,2	17	56,8	
IgG	93	64	49	36	Brit. J. Haematol. 1973
IgA	37	54	31	46	
L-K	3o	62	18	38	
IgG	264	63	157	37	Knedel u. Zydek, 197o
IgA	57	53	5o	47	
L-K	12	63,5	7	36,5	
IgG	67	7o,5	28	29,5	Eigene Befunde
IgA	18	6o,o	12	4o	
L-K	4	66,6	2	33,4	

Tabelle 9. Subklassenverteilung der monoklonalen IgG-Immunglobuline bei Patienten mit Myelom

IgG-1		IgG-2		IgG-3		IgG-4		Literatur
N	%	N	%	N	%	N	%	(norm. Probanden)
	7o-80		13-18		6-8		3	nach Humphrey und White 1971
527	8o	65	1o	42	6,4	25	3,6	Skvaril und Barandun 1972
1o1	73,3	16	11,6	11	7,9	1o	7,2	Oberdorfer et al 1973
97	68,2	19	13,2	16	11,6	1o	7,o	Brig. J. Haematol. 1973
693	77	126	14	54	6	25	3,6	Schur et al 1974

Eine eingeschränkte Heterogenität der im Überschuß gebildeten Immunglobuline zeigen außerdem folgende Erkrankungen: das Skleromyxoedema, Arndt-Gottron zeigt ein Immunglobulin IgG-1-λ-III.

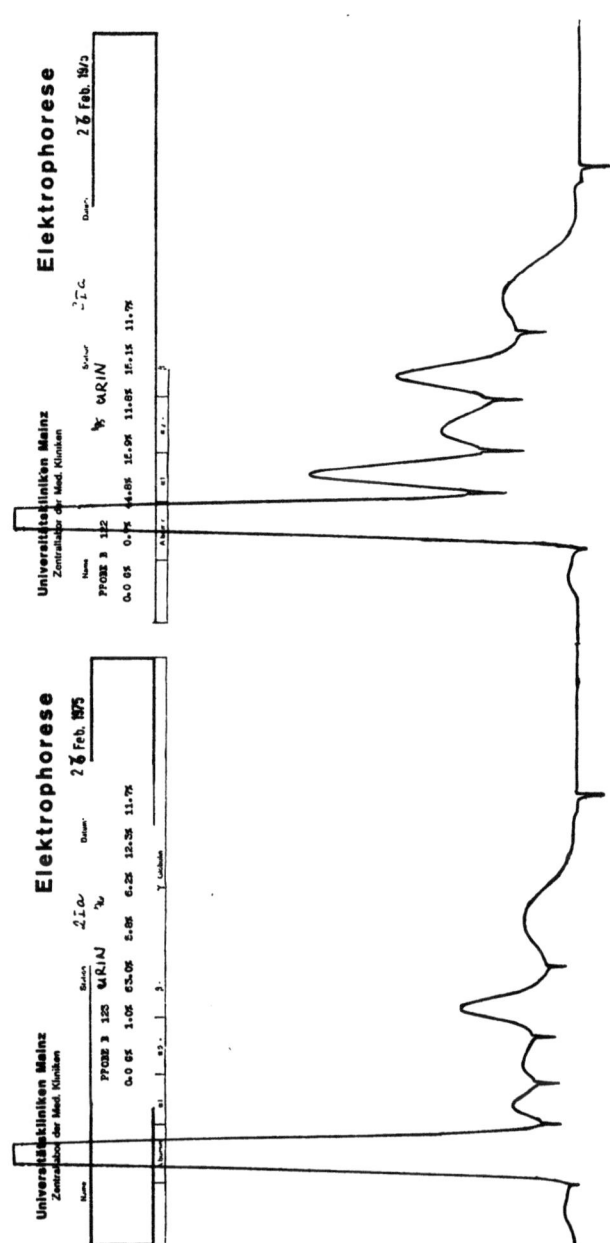

Abb. 4. Acetatfolienelektrophorese zweier eingeengter Urine von Patienten mit chronischer Pyelonephritis

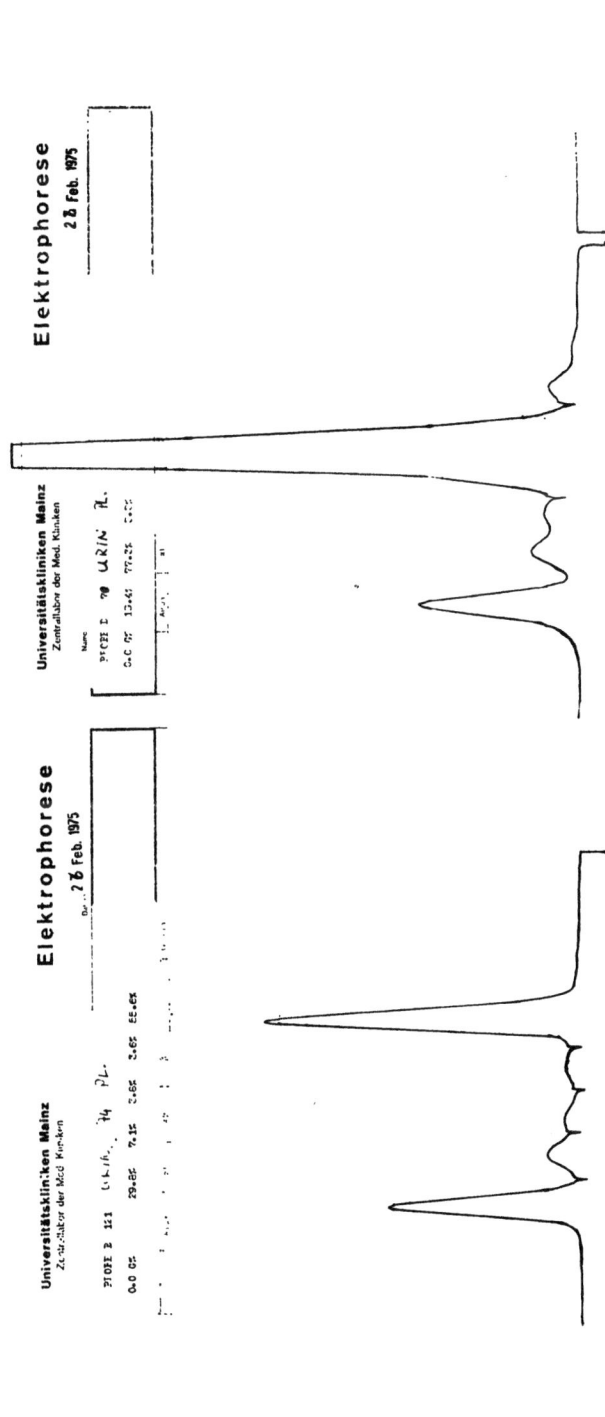

Abb. 5. Acetatfolienelektrophoresen zweier eingeengter Urine von Patienten mit maligner Gammopathie und Bence-Jones-Proteinurie (M-Gradient)

Bei der chronischen Kälteagglutinin-Erkrankung wird ein monoklonales Immunglobulin IgM-ϰ-III gefunden, die Purpura hyperglobulinämica zeigt dagegen ein IgG-1-ϰ-Globulin.

Tabelle 10. Ausscheidung freier L-Ketten im Urin

Kollektiv	Durchschnittliche Ausscheidung	(u.o. Grenzwert)	% der Fälle $>0,2$ g/24 Std	Literatur
Normale Probanden	0,09 g/24 Std.	0-0,2 g/24 Std.		
ɣG- ɣA Myelom	0,67 g/24 Std.	0-6,1 g/24 Std.	40	Lindström et al 1968
L-chain-disease	3,571 g/24 Std.	0,6-12,0 g/24 Std.	100	
Nierenerkrankungen mit Proteinurie	0,11 g/24 Std.	0 - 0,36 g/24 Std.	26	
ɣG- ɣA Myelom	1,49 g/L	0-5,3 g/L	($>0,2$ g/L) 56	Brit. J. Haematol. 1973
L-chain-disease	5,8 g/L	0,8-11,5 g/L	100	

Tabelle 11. Beziehungen zwischen der Ausscheidung freier L-Ketten im Urin und Myelom-Klassen und L-Ketten-Typen

Ig-Klasse	Patienten	Durchschnittliche Konzentration freier L-Ketten im Urin g/L	Prozentsatz der Patienten mit freien L-Ketten im Urin	Literatur
IgG- κ	93	0,94	52	
IgG- λ	49	2,18	9	Brit. J. Haematol. 1973
IgA- κ	37	0,64	46	
IgA- λ	31	2,91	74	
L-K- κ	30	4,53	100	
L-K- λ	18	7,91	100	
Gesamt	258	2,29	64	
IgG-IgA κ	7	1,33	40	Lindström et al 1968
λ	4	1,64		
L-K- κ	7	2,08	100	
L-K- λ	5	5,54	100	

Tabelle 12. Uraemien als Todesursache bei Patienten mit Myelom

Prozentsatz	Literatur
43 %	Allen et al 1951
21,9 %	Ganschez et al 1960
33 %	Martini 1972
35,4 %	Schuberth 1974

Der Nachweis einer Proteinurie, speziell die Bestimmung der freien L-Ketten im Urin, des sog. Bence-Jones-Proteins, ist bei Verdacht oder gesicherter Gammopathie außerordentlich wichtig.

Im Urin sollten folgende Untersuchungen durchgeführt werden:

1. quantitativer Nachweis der Gesamtproteinurie nach Fällung des Eiweißes mit Perchlorsäure und anschließender Bestimmung nach Biuret;

2. Azetatfolienelektrophorese des eingeengten Urins;

3. quantitativ immunologische Bestimmung des Albumins und der kompletten Immunglobuline im eingeengten Urin nach der Mancini-Technik;

4. immunelektrophoretischer Nachweis freier L-Ketten im eingeengten Urin;

5. quantitativ immunologischer Nachweis der freien L-Ketten im Urin nach der Methode nach Oudin.

Tabelle 13. Morphologische Befunde bei Patienten mit Myelom. (Schuberth, 1974)

	PROZENTSATZ	
AKUTES NIERENVERSAGEN	28,9	
MYELOMNIERE	11,8	(BEI KLINISCH MANI-
MYELOMNIERE MIT ZEICHEN AKUTEN NIERENVERSAGENS	32,8	FESTER NIERENINSUFFIZIENZ)
UNAUFFÄLLIGE BEFUNDE	26,0	(GESAMTKOLLEKTIV)

Tabelle 14. Beziehungen zwischen Niereninsuffizienz und Ausscheidung freier L-Ketten im Urin bei Patienten mit Myelom

DIAGNOSE	PATIENTEN MIT NIERENINSUFFIZIENZ IN %	L-KETTEN-PROTEINURIE IN %	LITERATUR
L-CHAIN-DISEASE	65	100	WILLIAMS 1966
IgG-IgA MYELOM	70	42	
IgG-IgA MYELOM	1) 100 2) 0	57 50	ARMSTRONG 1968
IgG-IgA MYELOM	1) 100 2) 0	100 33	RUDDEN 1971
IgG-IgA MYELOM	1) 100 2) 0	42 33	SCHUBERTH 1974

Die reversible Hitzedenatorierung zum Nachweis des Bence-Jones-Proteins ergibt häufig falsch negative Ergebnisse.

In der Azetatfolienelektrophorese (Abb. 4, 5) des eingeengten Urins kann bei Gammopathie mit Ausscheidung freier L-Ketten im Gegensatz zu Patienten mit Proteinurie bei Nephritis ein M-Gradient nachgewiesen werden. Die Immunelektrophorese mit spezifischen Antiseren erlaubt die Bestimmung des L-Ketten-Typs (Abb. 6).

Tabelle 10 zeigt die Ausscheidung freier L-Ketten im Urin. Bei normalen Probanden können in 24 Std bis zu 0,2 g freier L-Ketten im Urin nachgewiesen werden. Die IgG- und IgA-Myelome zeigen in 40 bis 56% der Fälle eine Ausscheidung bis zu 6,1 g/24 Std. Bei L-Ketten-Erkrankungen wird in allen Fällen eine Bence-Jones-Proteinurie bis zu 12 g/24 Std beobachtet.

Wichtig ist der Hinweis, daß auch Patienten mit Nierenerkrankungen in etwa 26% der Fälle L-Ketten bis zu 0,36 g/24 Std ausscheiden. Bei dem qualitativ immunelektrophoretischen Nachweis kann deshalb bei unbekannten Patienten oft nicht zwischen Gammopathie und Nierenerkrankung differenziert werden, da die Unterschiede zwischen beiden Krankheitsgruppen vorwiegend quantitativer Natur sind.

In Tabelle 11 sind die Beziehungen zwischen Bence-Jones-Proteinurie und L-Ketten-Typen der Myelome dargestellt. Dabei zeigt sich in allen Fällen, daß die Gammopathien, deren monoklonale Immunglobuline die λ-Kette besitzen, eine höhere Ausscheidung freier L-Ketten aufweisen als die Patienten mit ϰ-Ketten.

Ein bisher ungeklärtes Problem ist die Frage, ob eine Proteinurie mit Ausscheidung von Albumin, intakten Immunglobulinen und hepatisch gebildeten Eiweißen sowie speziell die Bence-Jones-Proteinurie eine prognostische Aussage im Verlaufe maligner Gammopathien gestatten. Ein Report des Medical Research Council unter L. J. Witts (1973) beschäftigte sich mit dieser Fragestellung an Hand von 276 Krankheitsverläufen bei multiplem Myelom.

In der Literatur besteht Übereinstimmung, daß das Nierenversagen als Todesursache neben der Pneumonie bei Patienten mit malignen Gammopathien häufig ist (Tabelle 12). Die Angaben schwanken zwischen 21,9 und 43%. Die morphologischen Befunde bei Myelompatienten sind in Tabelle 13 zusammengefaßt. Nur 26% des untersuchten Kollektivs wiesen dabei unauffällige Nierenbefunde auf.

Tabelle 15. Korrelation zwischen Serumharnstoffkonzentration und Nachweis freier L-Ketten im Urin (Bence-Jones-Proteinurie über 1 g/l)

PATIENTEN	SERUMHARNSTOFF- KONZENTRATION		FREIE L-KETTEN IM URIN (BENCE-JONES-PROTEINURIE)
N	MG/100 ML	MMOL/L	> 1,0 G/L
113	< 40	< 6,68	26
92	41–79	6,8–13,2	42
53	> 80	> 13,3	75

Tabelle 14 zeigt die Beziehungen zwischen Niereninsuffizienz und der Ausscheidung freier L-Ketten im Urin bei Gammopathien. Diese Untersuchungen gestatten noch keine endgültigen Aussagen über den prognostischen Wert der Bence-Jones-Proteinurie. Bei Patientengruppen, die zu 100% klinisch eine Niereninsuffizienz aufwiesen, lag die Häufigkeit der Bence-Jones-Proteinurie zwischen 42 und 100%.

Bei Myelompatienten ohne Zeichen einer Nierenerkrankung wurden freie L-Ketten im Urin in 33 bis 50% der Fälle beobachtet.

Tabelle 15 zeigt die Korrelation zwischen Serumharnstoffkonzentrationen und Bence-Jones-Proteinurie. Bei Patienten, deren Harnstoffspiegel unter 40 mg/100 ml lag, zeigten nur 26% mehr als 1 g/l freie L-Ketten im Urin. Betrug der Harnstoffspiegel jedoch mehr als 80 mg/100 ml, ist die Bence-Jones-Proteinurie in 75% der Fälle nachweisbar.

Ausschlaggebend für die Überlebensrate der Patienten ist nach der oben erwähnten Gemeinschaftsstudie der Serumharnstoffspiegel, d. h. die Nierenfunktion (Tabelle 16).

Eine ähnliche Beziehung zu der Prognose des Myeloms zeigt auch die Gesamtproteinurie mit Ausscheidung von Albumin, kompletten Immunglobulinen und hepatisch gebildeten Eiweißen (Tabelle 17). Die relative Sterberate des Gesamtkollektivs ist dabei 1. Werte unter 1 bedeuten eine bessere, Werte über 1 eine schlechtere Prognose. In Tabelle 18 ist die relative Sterberate der Patienten mit unterschiedlichen Serumharnstoffkonzentrationen in Korrelation zur Gesamtproteinurie aufgezeigt. Neben einer möglichen Nierenerkrankung, hervorgerufen durch die Ausscheidung freier L-Ketten muß bei verstärkter Proteinurie an erster Stelle an eine Amyloidase gedacht werden. Die Assoziation Amyloidase-Gammopathie wird in der Literatur zwischen 9 und 13% angegeben.

Eine weitere Beeinträchtigung der Nierenfunktion ist auch durch die Hyperurikämie zu vermuten. In 50 bis 70% der Fälle mit maligner Gammopathie liegen die Serumharnsäurespiegel über 7 mg/100 ml.

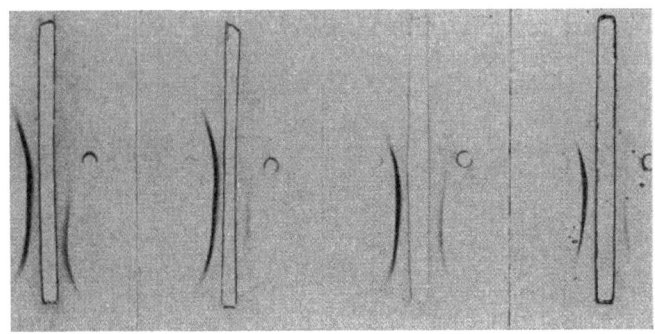

Abb. 6. Immunelektrophorese zum Nachweis freier L-Ketten im eingeengten Urin bei Patienten mit maligner Gammopathie

Tabelle 16. Durchschnittliche Überlebensrate bei 268 Patienten mit Myelom in Abhängigkeit von der Serumharnstoffkonzentration (Brit. J. Haemat. 1973)

Patienten N	Serumharnstoffkonzentration		Durchschnittliche Überlebensrate in Monaten
	MG/100 ML	MMOL/L	
113	< 40	< 6,68	37
92	41 - 79	6,8 - 13,2	20
53	> 80	> 13,3	2

Tabelle 17. Relative Sterberate von Patienten mit Myelom in Abhängigkeit von der Gesamtproteinurie (Brit. J. Haemat. 1973)

Proteinurie G/L	Patienten N	Relative Sterberate
	258	1,0
0 - 0,09	102	0,8 ± 0,1
0,1 - 0,39	65	0,8 ± 0,1
0,4 - 0,99	48	1,7 ± 0,2
> 1,0	43	1,5 ± 0,2

Tabelle 18. Relative Sterberate von Patienten mit unterschiedlichen Serumharnstoffkonzentrationen in Korrelation zur Gesamtproteinurie (in Klammern die Anzahl der Patienten)

Serumharnstoff		Proteinurie (G/L)		Gesamtkollektiv
MG/100 ML	MMOL/L	< 0,4	> 0,4	
< 40	< 6,68	0,6 (83)	0,9 (30)	0,6 (113)
41-79	6,8-13,2	0,8 (56)	1,7 (36)	1,1 (92)
> 80	13,3	2,6 (28)	4,4 (25)	
		0,8 (167)	1,6 (91)	1,0 (258)

Das klinische Bild eines akuten Nierenversagens wurde bisher in einzelnen Fällen der L-Ketten-Erkrankung beschrieben.

Dabei spielen die Dehydratation, speziell nach intravenöser Pyelographie, sowie die dissiminierte intravasale Koagulopathie eine entscheidende Rolle.

Bei den H-Ketten-Erkrankungen werden freie L-Ketten im Urin bisher nur bei der µ-Ketten-Erkrankung beobachtet. Bei Morbus Franklin lassen sich im Urin Fc-Fragmente, d. h. Anteile der H-Kette, nachweisen. Bei der α-Ketten-Erkrankung werden im Urin lediglich geringe Mengen von α-Ketten, jedoch keine L-Ketten ausgeschieden. Bei den benignen oder essentiellen Gammopathien konnten bisher nur vereinzelt Bence-Jones-Proteinurien nachgewiesen werden.

Tabelle 19. Relative Sterberate von Patienten mit unterschiedlichen Serumharnstoffkonzentrationen in Korrelation zur Serumalbuminkonzentration (in Klammern die Anzahl der Patienten). (Brit. J. Haemat. 1973)

Serumharnstoffkonzentration		Serumalbuminkonzentration		
MG/100 ML	MMOL/L	<30 G/L	31 - 39 G/L	>40 G/L
<40	6,68	1,3 (15)	0,8 (54)	0,4 (44)
41-79	6,8-13,2	1,8 (17)	1,0 (45)	0,9 (30)
>80	>13,3	3,8 (12)	4,4 (26)	2,1 (15)
Gesamtkollektiv		1,8 (44)	1,1 (125)	0,7 (89)

Tabelle 20. Serumkonzentrationen der monoklonalen und polyklonalen Immunglobuline in g/l bei Gesunden und Patienten mit Myelom

Kollektiv	IgG			IgA			IgM		
	$-2s$	$\bar{x}$	$+2s$	$-2s$	$\bar{x}$	$+2s$	$-2s$	$\bar{x}$	$+2s$
Normbereich	7,00	12,00	17,00	0,75	2,10	3,45	0,35	1,10	1,85
IgG-Myelom	26,20	34,60	43,00	0,11	0,24	0,37	0,11	0,18	0,25
IgA-Myelom	1,36	4,15	6,94	4,85	7,90	10,95	0,07	0,21	0,35
L-chain-desease	3,00	6,00	9,00	0,40	1,00	1,60	0,24	0,40	0,56
IgM-Gammopathie	5,60	10,50	15,40	0,10	0,40	0,70	0,80	3,40	6,00

Tabelle 21. Serumkonzentrationen des Gesamteiweißes, des Transferrins und Haptoglobins in g/l bei Gesunden und Patienten mit Myelom

Kollektiv	Gesamteiweiß			Transferrin			Haptoglobin		
	$-2s$	$\bar{x}$	$+2s$	$-2s$	$\bar{x}$	$+2s$	$-2s$	$\bar{x}$	$+2s$
Normbereich	6,00	7,10	8,20	0,50	1,30	2,10	2,45	3,30	4,15
IgG-Myelom	8,00	10,40	12,80	0,41	0,72	1,03	2,10	3,80	5,50
IgA-Myelom	7,20	9,10	11,00	0,45	0,79	1,13	2,27	4,10	5,93
L-chain-desease	5,10	6,40	7,70	0,63	0,90	1,17	2,60	3,90	5,20
IgM-Gammopathie	7,80	8,90	10,00	0,42	0,85	1,28	2,25	3,76	5,27

Zusätzliche Informationen über den Verlauf maligner Gammopathien gestatten die quantitativ immunologischen Bestimmungen von Serumproteinen.

Nach Untersuchungen der Arbeitsgruppe um Witts (1973) korreliert der Serumalbuminspiegel ebenfalls mit der relativen Sterberate (Tabelle 19). Bei Albuminkonzentrationen unter 30 g/l ist die Prognose ungünstiger als bei Serumkonzentrationen über 40 g/l. Eine Korrelation ergab sich auch in Verbindung mit den Serumharnstoffspiegeln. In Tabelle 20 u. 21 sind Serumkonzentrationen monoklonaler und polyklonaler Immunglobuline und hepatisch gebildeter Eiweiße aufgezeigt. Bei den IgG-Myelomen ist das monoklonale IgG-Globulin stark erhöht, die polyklonalen IgA- und IgM-Globuline signifikant gegenüber der Norm vermindert. Ähnliche Verhältnisse finden sich beim IgA-Myelom. Bei den L-Ketten-Erkrankungen sind die Immunglobuline gleichmäßig vermindert. Derartige Befunde werden auch bei den H-Ketten-Erkrankungen beschrieben. Beim Morbus Waldenström sind die IgM-Globuline erhöht, die polyklonalen Immunglobuline IgG und IgA gegenüber der Kontrolle mäßig vermindert. Das Transferrin ist bei fast allen malignen Gammopathien im Serum erniedrigt, der Haptoglobinspiegel leicht erhöht.

Von Lamertz (1971) konnte ein Zusammenhang zwischen der Verminderung polyklonaler Immunglobuline und einer erhöhten Infektanfälligkeit bei Gammopathien nicht beobachtet werden. Die humorale Abwehrschwäche bei malignen Gammopathien wurde von Mordasini u. Riva (1972) genauer untersucht. Bei 50 Patienten mit Gammopathien war in 25% der Fälle ein Infekt das führende Symptom, das zur Klinikseinweisung führte. In der Hälfte der Fälle fand sich eine gegenüber dem Kontrollkollektiv erhöhte Infektanfälligkeit, die jedoch meist klinisch nicht im Vordergrund stand. Nur bei 8 Fällen, d. h. 16%, handelte es sich um rezidivierende und schwere Infekte. Nach Behandlung mit Zytostatika und/oder Kortikoiden steigt die Infektrate an. Patienten mit IgG- und IgA-Myelomen wiesen deutlich mehr Infekte auf als solche mit Morbus Waldenström. Die Antikörperbildung nach Tetanusimpfung lag bei allen Patienten im Normbereich, deutlich herabgesetzt war sie lediglich unter der oben angegebenen Therapie. Zwischen der Höhe des M-Gradienten und der Infektanfälligkeit bestand nur eine lose Korrelation. Eine enge Beziehung konnte zwischen der Reduktion der polyklonalen IgA-Globuline und dem Auftreten broncho-pulmonaler Infekte beobachtet werden.

Eine weitere Komplikation stellt die Kryoglobulinämie bei Gammopathien dar. Als Kryoglobuline werden Proteine definiert, die bei Kälte reversibel im Serum ausfallen und Immunglobuline oder deren Fragmente enthalten. Die Präzipitationstemperatur schwankt zwischen 36 bis 33° C. Von einer einfachen Kryoglobulinämie spricht man, wenn das Kälteprazipitat das Immunglobulin nur einer Klasse bzw. eines Typs enthält. Sie wird vorwiegend bei Gammopathien mit monoklonalen Immunglobulinen beobachtet. Gemischte Kryoglobulinämien setzen sich aus Immunglobulinen verschiedener Klassen zusammen. Sie werden vorwiegend bei Kollagenerkrankungen und Leberzirrhose beobachtet.

Nach Untersuchungen von Franklin (1973) wurden bei 75 Patienten mit Kryoglobulinämie folgende Grunderkrankungen gefunden:

50%: IgG, insbesondere IgG-3-Myelome;
25%: Morbus Waldenström;
25%: Erkrankungen mit Vermehrung polyklonaler Immunglobuline.

Die Kryoglobuline bei IgA-Myelomen sind selten. Die einfachen Kryoglobulinämien bei Gammopathien verlaufen oft symptomlos. Bei klinischer Manifestation beobachtet man Raynaud-ähnliche Erkrankungen, Arthralgien und rezidivierende Purpura.

Als Suchtest zum Nachweis von Kryoglobulinen eignet sich das Stehenlassen des Plasmas bei $+4°$ C. Dabei bildet sich innerhalb von 24 Std ein Präzipitat, das bei 37° C im Wasserbad wieder in Lösung geht.

Gekoppelt ist eine Kryoglobulinämie gelegentlich mit einer Pyroglobulinämie. Darunter versteht man Immunglobuline, die bei 56 bis 60° C im Gegensatz zu den Bence-Jones-Proteinen irreversibel präzipitieren. Eine klinische Relevanz kommt diesen Pyroglobulinen nicht zu.

Hyperviskositätssyndrome zeichnen sich klinisch durch Haut- und Schleimhautblutungen, neurologische Störungen, Blutungen am Augenhintergrund, zentrale Venenthrombosen und Herzinsuffizienz aus. In einigen Fällen kann sich ein Coma entwickeln. Nach Lindley (1973) fand sich bei 4% der Patienten mit IgG-Myelomen dieses Syndrom. Dabei überwiegt die Subklasse IgG-3. Bei Morbus Waldenström beträgt die Häufigkeit dieser Komplikation etwa 4 bis 10%. In allen Fällen liegt die Serumkonzentration der monoklonalen Immunglobuline über 50 g/l. Die Sedimentationskoeffizienten betragen mehr als 7 bzw. 19 sec (Tabelle 22). Die relative Viskosität ist erhöht. Im Serum dieser Patienten konnte eine reversible Aggregation der monoklonalen Immunglobuline nachgewiesen werden. Bei Konzentrationen dieser Eiweiße bis zu 1 g/l liegen 86% der Proteine als Monomere vor, bei 50 g/l lediglich noch 18%. Bei Serumkonzentrationen zwischen 50 bis 80 g/l werden fast ausschließlich Polymere beobachtet.

Tabelle 22. Hyperviskositätssyndrom bei Gammopathien (Haut-Schleimhautblutungen, Herzinsuffizienz, ophthalmologische und neurologische Befunde, Koma)

GAMMOPATHIE	HÄUFIGKEIT	KONZENTRATION DER MONOKLONALEN IMMUN-GLOBULINE	SEDIMENTATIONSKONSTANTE	RELATIVE VISKOSITÄT (HESS)
IgG (IgG-3)	4 %	>50 G/L	>7 S	>6
IgA	SELTEN	>50 G/L	>7 S	>6
IgM	4-10 %	>30 G/L	>19 S	>6

Tabelle 23. Serumkalziumspiegel bei Patienten mit Myelom

<5,4 MVAL/L (<2,7 MMOL/L)		5,5 - 5,9 MVAL/L (2,75 - 2,85 MMOL/L)		>6,0 MVAL/L (>3,0 MMOL/L)		LITERATUR
N	%	N	%	N	%	
205	79	22	8,5	31	12,5	BRIT. J. HAEMATOL. 1973
120	70	37	22	13	8	EIGENE BEFUNDE

IgG + IgA-GAMMOPATHIE = 17 % >5,5 MVAL/L (>2,75 MMOL/L)
L-CHAIN-DISEASE = 38 % >5,5 MVAL/L (>2,75 MMOL/L)

Tabelle 24. Klinische und klinisch-chemische Parameter einer Leberbeteiligung bei Patienten mit Myelom

HEPATOSPLENO-MEGALIE	CHOLESTASE	SGOT >40 U/L	SGPT >40 U/L	GLDH >4 U/L	BILIRUBIN >1,2 MG/100 ML (>20,5 UMOL/L)	LITERATUR
37 %	9 %	42 %	29 %	0	45 %	THOMAS ET AL 1973
24 %	2 %	38 %	43 %	8 %	22 %	EIGENE BEFUNDE

Eine weitere wichtige klinisch-chemische Untersuchung bei Gammopathien ist die Bestimmung der Elektrolyte. An erster Stelle interessiert hierbei der Serumkalziumspiegel. Bei 17% aller Patienten mit IgG- und IgA-Myelomen findet sich eine Hyperkalzämie, bei L-Ketten-Erkrankungen dagegen bei 38% aller Patienten (Tabelle 23). Dabei zeigt sich eine gewisse Beziehung zwischen dem Ausmaß der Osteolysen und der Höhe des Serumkalziumspiegels. Als zusätzliche Komplikation kann sich in seltenen Fällen eine Nephrokalzinose entwickeln. Auffällig ist trotz der Knochenbeteiligung die normale Aktivität der alkalischen Phosphatasen im Serum. Wir konnten lediglich bei 5% der Patienten erhöhte Enzymaktivitäten messen.

Bei hohen Serumspiegeln der monoklonalen Immunglobuline wird gelegentlich eine Pseudohyponatriämie beobachtet. Dabei wird eine Verdrängung des Natriums durch die positiv geladenen Immunglobuline angenommen.

Die Beteiligung der Leber bei Gammopathien ist in Tabelle 24 aufgetragen.

Die Befunde der Serumlipoproteinuntersuchungen sind bei malignen Gammopathien nicht einheitlich.

Noseda (1971) beobachtete bei 23 von insgesamt 61 Patienten (= 36%) mit Gammopathien eine Reaktion zwischen den monoklonalen Immunglobulinen und den β-Lipoproteinen. Diese Isoimmunantikörper, die nicht gegen das α-Lipoprotein gerichtet sind, führen im Serum zu einer signifikanten Verminderung der Gesamtlipide, der β-Lipoproteine, der Triglyzeride und des Cholesterins. Die α-Lipoproteine und die Phospholipide liegen im Normbereich. Bei den Patienten, in deren Blut mit der passiven Hämagglutination diese Isoimmunantikörper nicht nachgewiesen wurden, lagen die Blutfette entweder im Normbereich oder sie zeigten eine Hyperlipoproteinämie Typ IV.

Die hämorrhagische Diathese bei malignen Gammopathien ist gekennzeichnet durch petichale Haut- und Schleimhautblutungen. Nachblutungen bei operativen Eingriffen werden häufig beobachtet. Die gerinnungsphysiologischen Befunde sind dabei uncharakteristisch und uneinheitlich. Sehr häufig werden Thrombozytopenien beobachtet. Daneben finden sich Verminderungen der Gerinnungsfaktoren II, V, VII und VIII sowie des Fibrinogens, wobei die Globalteste, wie die PTT, und die Thromboplastinzeit nach Quick noch häufig normal sind.

Der Faktorenmangel kann einmal durch eine gestörte Synthese bei Leberparenchymschäden, zum anderen durch die Wirkung der monoklonalen Immunglobuline als Antithrombine oder Antithromboplastine bedingt sein. Eine disseminierte intravasale Koagulopathie haben wir in unserem Krankengut dreimal diagnostiziert.

Die Polymerisation des löslichen Fibrins ist bei Patienten mit Myelom häufig gestört. Nur in Einzelfällen ist dabei der Faktor XIII vermindert.

Eine erhöhte fibrinolytische Aktivität bei Myelom wurde von Ogstone (1972) beschrieben. Die Fibrin-(ogen-)Bruchstücke waren bei diesen Patienten im Plasma erhöht. Klinisch manifeste Hyperfibrinolysen wurden trotz dieser Beobachtungen selten beschrieben.

Mit Hilfe der beschriebenen immunologischen und klinisch-chemischen Untersuchungen, in Verbindung mit klinischen, röntgenologischen und bioptischen Befunden, ist die Diagnose einer Gammopathie heute praktisch in allen Fällen möglich.

Literatur

Armstrong, J. B.: Arch. intern. Med. 64, 488 (1949). — Apitz, K.: Virchows Arch. path. Anat. 306, 631 (1940). — Franklin, E. C.: Amer. J. med. Sci. 262, 51 (1971). — Indiveri, F., Barabino, M. E., Gantolini, E., Gantolini, B.: Acta haemat. (Basel) 51, 302 (1974). — Invernizzi, F., Cattaneo, R., Rossi, V., Balistrieri, G., Zanussi, C.: Acta haemat. (Basel) 50, 65 (1973). — Kunkel, H. G., Stater, R. J., Grod, R. A.: Proc. Soc. exp. Biol. (N.Y.) 76, 190 (1951); Lancet 1973 II, 359. — Lindsley, H., Teller, D., Noonan, B., Peterson, M., Uramik, M.: Amer. J. Med. 54, 682 (1973). — Lindström, F. D., Williams, R., Swaim, W. R., Freyer, E.: J. Lab. clin. Med. 71, 812 (1968). — Mordarsini, R. C., Keller, H., Schlumpf, E., Riva, G.: Schweiz. med. Wschr. 102, 625 (1972). — Murphy, W. M., Deodhar, S. D.: Cleveland Clin. Quart. 4, 1 (1973). — Noseda, G., Riesen, W., Butler, R.: Schweiz. med. Wschr. 101, 1787 (1971). — Oston, D., Dawson, A. A., Adam, H. M.: Acta haemat. (Basel) 48, 322 (1972). — Prellwitz, W., Hammar, C. H., Opferkuch, W.: Klin. Wschr. 46, 106 (1968). — Prellwitz, W., Opferkuch, W., Hammar, C. H.: Clin. chim. Acta 20, 505 (1968). — Preston, F. E., Ward, A. M.: Brit. med. J. 1972 IV, 604. — Rees, E. D., Loaugh, W. H.: Arch. intern. Med. 116, 400 (1965). — Rudders, R. A., Bloch, K. J.: Amer. J. med. Sci. 262, 79 (1971). — Solomon, A., Fakey, J. L.: Amer. J. Med. 37, 206 (1964). — Schubert, G. E.: Klin. Wschr. 52, 763 (1974). — Schur, P. H., Kyle, R. A.: Scand. J. Haemat. 12, 60 (1974). — Thomas, F. B., Clausen, K. P., Greenberger, N. J.: Arch. intern. Med. 12, 195 (1973). — Williams, R. C., Brunning, R. D., Wollbeim, F. A.: Amer. intern. Med. 65, 471 (1966). — Witts, L. J.: Brit. J. Haemat. 24, 123 (1973).

Cytologische Befunde bei Gammopathien

BRAUNSTEINER, H. (Med. Univ.-Klinik Innsbruck)

Referat

Mit den üblichen Färbemethoden zeigen maligne Plasmazellen beim Plasmozytom relativ häufig grobe zytologische Abweichungen in Form von großen bzw. zahlreichen Nukleolen, Chromatinverklumpungen sowie zahlreichen mehrkernigen Zellen, wobei eine ausgeprägte Anisozytose dieser Kerne besteht. Eindeutig charakteristische Kriterien gibt es jedoch nicht. Zuweilen lassen sich maligne von normalen Plasmazellen nicht unterscheiden. Ebenso gibt es auch quantitative Grenzbereiche, in denen die Unterscheidung schwierig ist. In der Regel spricht das Vorliegen von mehr als 15% Plasmazellen im Knochenmarksausstrich für die Diagnose eines Plasmozytoms, doch werden vereinzelt reaktive Plasmazellvermehrungen von über 20%, etwa bei chronischer Hepatitis oder Cirrhose, gefunden. Im Zytoplasma der malignen Plasmazellen können sich sogenannte Russelkörper finden, die Niederschlägen von Glykoprotein bzw. denaturiertem Paraprotein entsprechen (Pearse, 1953). Bei den zuweilen zu beobachtenden nadelförmigen Einschlüssen soll es sich um leicht auskristallisierbare Eiweißfragmente, insbesondere leichte Ketten, handeln (Snapper u. Kahn, 1971). Der Nachweis von Russelkörpern ist gleichfalls für die Diagnose eines Plasmozytoms nicht beweisend. Auch normale Plasmazellen können sie enthalten. Rötlich flammende Plasmazellen finden sich relativ häufig beim IgA-Plasmozytom (Waldenström, 1968), können jedoch auch bei reaktiver Plasmozytose vorkommen, sie sollen durch den relativ hohen Polysaccharidgehalt des IgA bedingt sein. Stark vakuolisierte Plasmazellen, die häufig beim Plasmozytom gefunden werden, werden als Mott-Zellen bezeichnet.

Elektronenoptisch läßt sich, ebenso wie in normalen Plasmazellen, meist ein ausgeprägt entwickeltes Ergastoplasma nachweisen (Braunsteiner u. Mitarb., 1953, 1955). Manchmal werden die Ergastoplasmalamellen durch den hypertrophierten Golgi-Apparat an die Zellperipherie verdrängt. In den Mott-Zellen werden die Ergastoplasmaschläuche durch homogenes, proteinreiches Material auseinandergedrängt. Bei 6 von insgesamt 9 der sehr seltenen Fälle von μ-Kettenerkrankung kam es zu einer eigenartigen Vakuolisierung im Zytoplasma (Zucker-Franklin u. Franklin, 1971). Da durch Doppelimmunfluoreszenz gezeigt werden konnte, daß in diesen Zellen sowohl die pathologischen μ-Ketten als auch leichte k-Ketten gebildet werden, glauben die Autoren, daß die strukturell defekten μ-Ketten nicht mit den leichten Ketten verbunden werden können. Die bisher beschriebenen 6 Fälle hatten gleichzeitig eine chronisch-lymphatische Leukämie und eine Bence-Jonessche Proteinurie. Bei 3 weiteren Fällen ohne Leukämie und Bence-Jonescher Proteinurie trat die Vakuolisierung im Zytoplasma nicht auf (Bonhomme u. Mitarb., 1974).

Durch elektronenmikroskopische Untersuchungen mit Hilfe Peroxydase-markierter Antikörper ließ sich nachweisen, daß die Synthese der Immunglobuline in den Ribosomen und die Vereinigung der leichten mit den schweren Ketten, wie bei normalen Plasmazellen, in den Zysternen des Ergastoplasmas erfolgt (Avremeas u. Mitarb., 1970).

Zytochemisch weisen maligne gegenüber normalen Plasmazellen häufig eine Vermehrung mehrerer hydrolytischer Enzyme auf, insbesondere der sauren Phosphatase, der α-Naphthyl-Esterase, der β-Glukuronidase und der α-Glukosaminidase. Die diagnostische Bedeutung dieser erhöhten Enzymaktivität ist nicht sehr groß. Bei atypischen Grenzfällen und bei kleinzelligen Plasmazell-Leukämien läßt sich jedoch mit ihrer Hilfe die Diagnose mit größerer Wahrscheinlichkeit stellen (Löffler u. Mitarb., 1967; Quaglino u. Mitarb., 1967).

Bei den benignen Gammopathien finden sich keine wesentlichen Abweichungen des zytochemischen Musters von der Norm.

Es wurden zahlreiche Versuche unternommen, die Zytologie der malignen Plasmazelle mit der Klasse der Immunglobuline und dem Malignitätsgrad der Erkrankung zu korrelieren. Abgesehen von dem schon erwähnten relativ häufigen Vorkommen von flammenden Plasmazellen beim IgA-Plasmozytom (Waldenström, 1970) und der Vakuolisierung bei einem Teil der Fälle der äußerst seltenen µ-Kettenerkrankung (Zucker-Franklin u. Franklin, 1971) liegen keine eindeutigen Ergebnisse vor.

Während sich die Zytologie des Plasmozytoms auf eine Reihe eindeutig zu interpretierende Befunde stützen kann, ist dies beim Morbus Waldenström eigentlich nicht der Fall. Im Knochenmark und anderen Organen findet sich eine diffuse oder herdförmige Vermehrung meist kleiner, zuweilen auch größerer lymphozytenähnlicher Zellen. Typische Plasmazellen sind gleichfalls mehr oder weniger vermehrt. Eine ähnliche Wucherung lymphozytenähnlicher Zellen findet sich auch in Lymphknoten und Milz. Zytochemisch weisen diese Zellen keine Vermehrung lysosomaler Enzyme auf, nur spärlich lassen sich PAS-positive Granula nachweisen. Eine Abgrenzung gegenüber normalen Lymphozyten ist nicht möglich. Elektronenoptisch läßt sich die Mehrzahl dieser Zellen ebenfalls nicht von Lymphozyten unterscheiden. Im Zytoplasma finden sich diffuse Ribosomen. Ob es Übergänge zu Plasmazellen mit einem in Entwicklung begriffenem Ergastoplasma gibt (Braunsteiner u. Mitarb., 1957), ist umstritten.

Zunächst beim Morbus Waldenström, später auch beim Plasmozytom wurden zahlreiche Chromosomenanomalien gefunden. Beim ersten untersuchten Fall von Morbus Waldenström wurde in etwa der Hälfte der Metaphasen ein Extrachromosom in der Größe des Autosomenpaares 1 gefunden (Bottura u. Mitarb., 1961). Da in der Folgezeit ähnliche Befunde von mehreren Autoren beschrieben wurden (Siebner u. Mitarb., 1965), wurde das Auftreten eines großen Extrachromosoms (W-Chromosoms) als nahezu typisch bezeichnet. Dies ist jedoch nicht der Fall. Über 30% der untersuchten Patienten mit Morbus Waldenström haben einen morphologisch und numerisch normalen Chromosomensatz. Wesentlich uneinheitlicher sind die Befunde beim Plasmozytom. Es kommt hier zu zahlreichen Atypien wie Hyper- und Hypoploidie, Extrachromosomen verschiedener Größe, Trisomien und dizentrischen Chromosomen. Am häufigsten, nämlich bei etwa 20% der untersuchten Patienten, findet sich auch hier ein Extrachromosom von der Größe eines Autosomenpaares der Gruppe A (Ganner, 1967). Es handelt sich um Translokationen zwischen verschiedenen Chromosomen, etwa 1 und 16, 1 und 15 oder 3 und 5. Wahrscheinlich stellen demnach die Chromosomenanomalien nicht die Ursache der malignen Gammapathie dar, sondern sind eine Begleiterscheinung wie bei anderen malignen Tumoren und Leukämien. Patienten mit sogenannten benignen Gammopathien zeigen durchwegs normale Chromosomenverhältnisse. Für die Prognose der Patienten ist das Vorliegen oder Fehlen chromosomaler Aberrationen zunächst ohne Bedeutung. Nehmen jedoch die schon vorhandenen Anomalien im Verlaufe der Erkrankung zu, dann geht dies meist mit einer Verschlechterung des klinischen Bildes konform (Anday u. Mitarb., 1974).

Von großer aktueller Bedeutung sind die mit Hilfe der Immunfluoreszenz erhobenen Befunde. Intrazytoplasmatische monoklonale Proteine lassen sich mit Hilfe spezifischer, an fluoreszierende Farbstoffe gebundene Antikörper an fixierten Ausstrichen nachweisen. Diese Fluoreszenz findet sich in der Regel in Plasmazellen und in jenen Zellen, die elektronenoptisch ein ausgeprägtes Ergastoplasma aufweisen (Asamer u. Mitarb., 1971). Mit der Fluoreszenzmethode gelingt auch der intrazytoplasmatische Nachweis von schweren und leichten Ketten an fixierten Präparaten, wie schon früher bei der Besprechung der µ-Kettenkrankheit gezeigt

(Hijmans u. Mitarb., 1971). Komplexer liegen die Verhältnisse bezüglich der intrazytoplasmatischen Immunglobulinbildung beim Morbus Waldenström. Nur ein variabler Anteil der lymphoiden Zellen im Knochenmark und etwa 1 bis 8% der lymphoiden Zellen in der Peripherie sind positiv (Asamer u. Braunsteiner, 1969; Preud'homme u. Mitarb., 1970). Hingegen sind die meisten Plasmazellen im Knochenmark IgM-positiv. Der Hauptteil des großmolekularen Immunglobulins scheint demnach von ergastoplasmahaltigen Plasmazellen gebildet und sezerniert zu werden (Asamer u. Mitarb., 1973).

Ein ganz neuer Aspekt hat sich in den letzten Jahren durch den Nachweis von membrangebundenen Antikörpern ergeben. Membrangebundene Immunglobuline lassen sich autoradiographisch und immunzytologisch durch Inkubation von vitalen Zellsuspensionen mit markierten, spezifischen Anti-Immunglobulin-Seren nachweisen (Pernis, 1970). Markiert werden damit die sogenannten B-Lymphozyten, d. h. die knochenmarksabhängigen Lymphozyten, aus denen sich in der Folge Antikörper-produzierende Zellen entwickeln können. Membrangebundene Antikörper, die sich nur an lebenden Zellen nachweisen lassen, sind prinzipiell von den vorher besprochenen intrazytoplasmatischen Antikörpern, die sich an fixierten Zellen nachweisen lassen, zu unterscheiden. Doch lassen sich mit einer geeigneten, allerdings recht schwierigen Technik, beide Arten mit verschiedenfarbiger Immunfluoreszenz an derselben Zelle demonstrieren (Seligmann u. Mitarb., 1973). Es zeigt sich nun, daß beim Morbus Waldenström der Großteil der lymphoiden Zellen im Knochenmark, aber auch in der Peripherie, membrangebundenes IgM aufweisen, das mit idiotypischen Seren als M-Gradient des Serums identifiziert werden konnte (Preud'homme u. Mitarb., 1970; Wenet u. Mitarb., 1972). Alle intrazytoplasmatisch positiven lymphoiden Zellen und Plasmazellen weisen auch membrangebundenes IgM auf. Es kommt demnach beim Morbus Waldenström zur malignen Entartung eines B-Zellklones, wobei die Zellen nur bis zu Makroglobulin zernierenden Plasmazellen ausdifferenzieren.

Im Gegensatz zum Morbus Waldenström sind die Verhältnisse beim Plasmozytom nicht übersichtlich. Es wurden sowohl maligne Plasmazellen mit monoklonalen Immunglobulin-Oberflächendeterminanten als auch solche mit polyklonalen Oberflächendeterminanten gefunden. Es gibt auch maligne Plasmazellen ohne membrangebundene Immunglobuline. Bei einigen Patienten wurde intrazytoplasmatisch IgG oder IgA nachgewiesen, an der Membran jedoch IgM, wobei der Leichtkettenanteil dem intrazytoplasmatisch gefundenen Typ entsprach (Seligmann, 1973). Es ergeben sich damit auch beim Plasmozytom Hinweise, daß bereits auf B-Zellebene eine Restriktion auf die später sezernierte Immunglobulinklasse erfolgen kann. Andererseits dürfte es aber auch im Sinne des „Nossalswitch" zu einem Wechsel von zunächst membrangebundenem IgM auf sezerniertes IgG oder IgA kommen. Im peripheren Blut wurden nur ganz vereinzelt Lymphozyten mit membrangebundenem monoklonalen Immunglobulin nachgewiesen (Seligmann u. Mitarb., 1973). Kürzlich wurden allerdings an peripheren Lymphozyten ein beträchtlicher Anteil von Zellen mit idiotypischen, dem individuellen M-Gradienten entsprechenden Oberflächendeterminanten gefunden (Mellstedt u. Mitarb., 1974).

Literatur

Anday, G. J., Fishkin, Ben, Gabor, E. P.: J. natl. Cancer Inst. **52**, 1069 (1974). — Asamer, H., Braunsteiner, H.: Acta haemat. (Basel) **42**, 230 (1969). — Asamer, H., Huber, Ch., Huhn, D., Braunsteiner, H.: Blut **23**, 133 (1971). — Asamer, H., Baumgartl, R., Braunsteiner, H.: Acta haemat. (Basel) **49**, 80 (1973). — Avrameas, S., Leduc, E. H.: J. exp. Med. **131**, 1137 (1970). — Bonhomme, J.: Blood **43**, 485 (1974). — Bottura, C., Ferrari, J., Veiga, A. A.: Lancet **1961 I**, 1170. — Braunsteiner, H., Fellinger, K., Pakesch, F.: Blood **8**, 916 (1953). — Braunsteiner, H., Fellinger, K., Pakesch, F.: Blood **10**, 650 (1955). — Braunsteiner,

H., Fellinger, K., Pakesch, F.: Blood **12**, 278 (1957). — Ganner, E.: Wien. klin. Wschr. **79**, 20 (1967). — Hijmans, W., Schmit, H. R. E., Hulsing-Hesselink, E.: Ann. N. Y. Acad. Sci. **177**, 290 (1971). — Löffler, H.: Blut **15**, 330 (1967). — Mellstedt, H., Hammarström, S., Holm, G.: Clin. exp. Immunol. **17**, 371 (1974). — Pearse, A. G. E.: Histochemistry, London: Churchill 1953. — Pernis, B., Forni, L., Amante, L.: J. exp. Med. **132**, 1001 (1970). — Preud'homme, J. L., Hurez, D., Seligmann, M.: Europ. J. clin. Biol. Res. **15**, 1127 (1970). — Quaglino, D., Torelli, U., Sauli, S. Mauri, C.: Acta haemat. (Basel) **38**, 79 (1967). — 19. Queisser, W., Hoelzer, D., Queisser, V.: Klin. Wschr. **51**, 230 (1967). — Seligmann, M., Preud'homme, J. L., Bronet, J. C.: Transplant. Rev. **16**, 85 (1973). — Siebner, H., Spengler, G. A., Buttler, R., Heni, F., Riva, G.: Schweiz. med. Wschr. **95**, 1767 (1965). — Snapper, I., Kahn, A.: Myelomatosis. New York-Basel: Karger 1971. — Waldenström, J. G.: Monoclonal and Polyclonal Hypergammaglobulinemia. Cambridge: Cambridge Univ. Press 1968. — Wenet, P., Feizi, T., Kunkel, H. G.: J. exp. Med. **136**, 650 (1972). — Zucker-Franklin, D., Franklin, E. C.: Blood **37**, 257 (1971).

Klinik und Therapie der primär benignen und Begleitparaproteinosen*

BARANDUN, S., MORELL, A., SKVARIL, F. (Inst. für klin.-experimentelle Tumorforschung der Univ. Bern)

Referat

1. Primär benigne Paraproteinämie

Der Begriff ,,Paraproteinämie" oder ,,Paraproteinose" umschreibt keine Krankheit, sondern einen Serumeiweißbefund, der kennzeichnend für eine homogene (monoklonale) Population Immunglobulin-(Ig-)produzierender und -sezernierender Zellen im Organismus ist. In einem Falle kann es sich dabei um einen klinisch völlig belanglosen Zufallsbefund, im anderen um das ominöse Zeichen einer rasch progredienten lymphoretikulären Neoplasie handeln. Die das Schicksal des Patienten wie das Handeln des Arztes entscheidende Frage, welche Form der Störung im gegebenen Falle vorliegt, kann nur unter Berücksichtigung der klinischen Gesamtsituation, insbesondere des weiteren Verlaufes der Paraproteinämie beantwortet werden.

Ursache und Ursprung der monoklonalen Zellproliferation sind ebenso wenig bekannt wie der Grund, weshalb die Zellvermehrung in einem Falle gutartig, im anderen bösartig verläuft. Eine Gliederung der Paraproteinämien nach ätiologischen und/oder nach pathogenetischen Gesichtspunkten ist somit zur Zeit nicht möglich. Indessen hat uns die klinische Erfahrung gelehrt, daß auf Grund der Wachstumseigenschaften der monoklonalen Zellrasse mindestens drei verschiedene Verlaufsformen auseinandergehalten werden können: in den ,,klassischen" Fällen zeigt die monoklonale Zellpopulation — im Sinne einer echten Neoplasie — ein mehr oder weniger autonomes, expansives Wachstum, das in absehbarer Zeit zwangsläufig zu einer Infiltration und Zerstörung lebenswichtiger Gewebe und Organe führt. Bei den klinisch gutartigen Fällen unterliegen Zellproliferation und Wachstum offensichtlich einem Kontroll- und Steuerungsmechanismus, der die monoklonale Zellpopulation über Jahre konstant, d. h. in einem steady state, hält, wobei allerdings die Größe des Zellpools von Fall zu Fall in gewissen Grenzen variieren kann. Schließlich sind in letzter Zeit verschiedentlich Fälle mit monoklonaler, aber transitorischer Vermehrung der Ig-produzierenden Zellen beschrieben worden [6]. Die Paraproteinämie stellt hier die Folge einer restriktiven, an sich aber physiologischen humoralen Immunantwort auf einen immunogenen Reiz dar.

* Mit Unterstützung des Schweizerischen Nationalfonds zur Förderung der wissenschaftlichen Forschung.

In Anbetracht dieses Sachverhaltes drängt sich die überaus wichtige Frage auf, ob eine konstante oder primär benigne Paraproteinämie potentiell ein Frühstadium eines Myeloms oder einer Makroglobulinämie Waldenström darstellt, oder ob es sich um den Ausdruck einer völlig eigengesetzlichen Störung, also um eine Zellrasse, handelt, der a priori keine neoplastischen Eigenschaften inhärent sind. Die Hypothese, wonach für den Phänotypus einer monoklonalen Zellpopulation mehr quantitative als qualitative Aspekte maßgeblich sind [5, 13, 17, 18], ist mit der klinischen Erfahrung nicht ohne weiteres vereinbar. Die wenigen bis heute systematisch durchgeführten Langzeitstudien sprechen in der Tat für die Annahme, daß eine neoplastische Entgleisung einer primär benignen Paraproteinämie — wenn überhaupt — dann nur ganz selten vorkommt [6]. Aus eigenen Beobachtungen haben wir gelernt, daß scheinbare Ausnahmen von dieser Regel entweder auf das de novo-Erscheinen eines zweiten, primär malignen Zellklones [19] oder auf ein sog. ,,Pseudomyelom" [8] zurückzuführen sind.

Diagnose

Sofern zur Zeit der Entdeckung einer Paraproteinämie keine oder noch keine klinischen Zeichen eines Myeloms oder einer verwandten Neoplasie bestehen, ist es unmöglich zu entscheiden, ob eine benigne oder maligne Vermehrung Ig-produzierender Zellen vorliegt. In der Tat sind bis dahin keine differentialdiagnostisch relevanten Laboratoriumsbefunde, insbesondere keine zytomorphologischen, zellkinetischen oder qualitativen eiweißchemischen Kriterien bekannt, die a priori eine Unterscheidung zwischen gut- und bösartiger Paraproteinämie gestatten würden [1, 2, 5, 6]. In Anbetracht dieser Tatsache ist man für die klinische Beurteilung des Einzelfalles auf rein *quantitative*, meist wenig erhebliche Daten angewiesen: Extrem pathologische, über einen rein empirisch festgelegten ,,Grenzwert" hinausgehende Laborbefunde sprechen für eine stark expandierte, d. h. für eine neoplastische, Zellpopulation.

Weniger ausgeprägte Abweichungen besitzen demgegenüber keine Aussagekraft, da sie sowohl in einem Frühstadium eines Myeloms oder eines Morbus Waldenström wie auch bei primär benigner Paraproteinämie beobachtet werden können. Der keineswegs kritische und in jedem Einzelfalle diskutable ,,Grenzwert" ist in der Tabelle 1 für Blutsenkung, Serumkonzentration des Gesamteiweißes, des Paraproteins und der physiologischen (polyklonalen) Immunglobuline sowie für die Serumviskosität aufgeführt. Nur der Nachweis eines Bence-Jones-Proteins im nicht konzentrierten Urin oder das Vorhandensein einer freien schweren Kette bzw. eines Kettenfragmentes sind gewichtige Argumente gegen die Diagnose einer benignen Paraproteinämie.

Dieselben Reserven und Bedenken sind auch anzubringen bei der Festlegung eines ,,Grenzwertes" für die Hämoglobinkonzentration, für denjenigen der Zahl der Plasmazellen und Lymphozyten, sowie für den — an Hand der Immunfluoreszenz bestimmten — Prozentsatz an monoklonalen und polyklonalen Ig-produzierenden Zellen im Knochenmark (Tabelle 2). Auch bei der klinischen Untersuchung ist eine benigne Paraproteinämie nicht zu diagnostizieren, sondern allenfalls auszuschließen (Tabelle 3): Nicht vereinbar mit der Diagnose sind vor allem eine Nephropathie im Sinne der Myelomniere, multiple osteolytische Herde mit Knochenschmerzen oder eine deutliche Vergrößerung von Milz, Leber oder Lymphknoten. Mit der Paraproteinämie assoziierte Krankheiten nicht lymphoretikulärer Natur finden sich dagegen bei benigner wie bei maligner Paraproteinämie. Ein Paraprotein-Syndrom, das den Ausdruck besonderer physiko-chemischer und/oder immunologischer Eigenschaften des Paraproteins an sich darstellt [3], kann in diskreter Form zuweilen auch bei benigner Paraproteinämie beobachtet werden. Schließlich ist der histologische Befund einer Amyloidose — zumindest derjenige der sekundären Form — weder für die eine noch für die andere Form der monoklonalen Störung charakteristisch.

Aus den bisherigen Feststellungen ergibt sich die praktische Schlußfolgerung, daß das Vorliegen einer *benignen* Paraproteinämie dann als sehr wahrscheinlich

Tabelle 1. Differentialdiagnose zwischen benigner und maligner Paraproteinämie. Serum- und Urineiweißbefunde

ARBITRAERER GRENZWERT

$<$ 70 m/m SR $<$

$<$ 10 g% GESAMTEIWEISS $<$

B $<$ 2 g% PARAPROTEIN $<$

ODER   M

M $>$ 50 % NORMWERT FUER POLYKLONALE Ig $>$

$<$ 3.0 VISKOSITAET $<$

− BJP (NATIV URIN) H-KETTEN (γ, α) +

B = benigne Paraproteinämie,   M = maligne Paraproteinämie,   SR = Senkungsreaktion,   Ig = Immunglobine,   BJP = Bence Jones Protein

Tabelle 2. Differentialdiagnose zwischen benigner und maligner Paraproteinämie. Hämatologische Befunde

ARBITRAERER GRENZWERT

$>$ 10 g% Hb $>$

B $<$ 15 % PLASMAZELLEN KM $<$

ODER   M

M $<$ 30 % LYMPHOZYTEN KM $<$

$<$ 70 % MONOKLONALE ZELLPOPULATION $<$

angenommen werden darf, wenn 1. keinerlei Zeichen einer malignen Entartung des lymphoretikulären Gewebes bestehen (Myelom, Makroglobulinämie Waldenström, malignes Lymphom) und 2. die objektiven Parameter der monoklonalen Störung — insbesondere die Paraproteinämie — während mindestens zwei Jahren keine Tendenz zur Verschlechterung erkennen lassen. Die Diagnose kann — mit

Tabelle 3. Differentialdiagnose zwischen benigner und maligner Paraproteinämie. Klinische Symptome

B		M
+	BEGLEITKRANKHEIT	(+)
(+)	PARAPROTEIN — SYNDROM	+
(+)	AMYLOIDOSE	(+)
—	NEPHROPATHIE	+
—	OSTEOLYSEN	+
—	ORGANVERGROESSERUNG: LY - KNOTEN MILZ LEBER	+

+	=	HAEUFIG UND/ODER CHARAKTERISTISCH
(+)	=	SELTEN UND/ODER WENIG AUSGEPRAEGT
—	=	NICHT MANIFEST

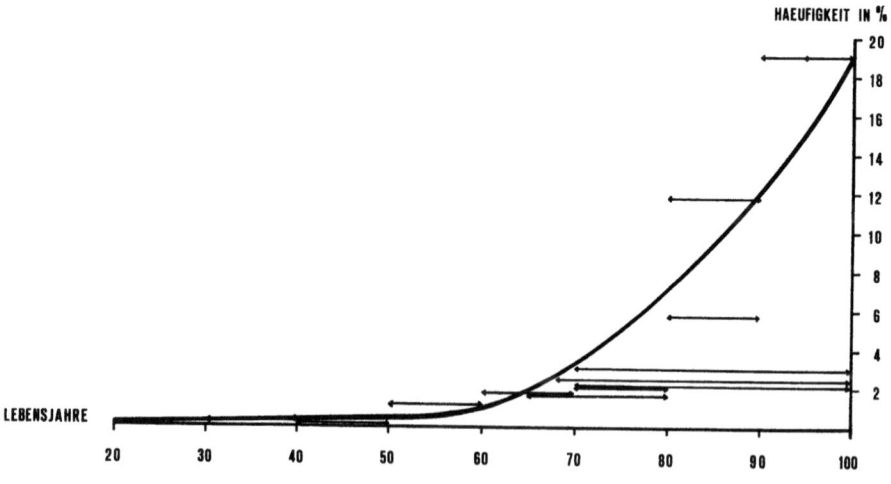

Abb. 1. Häufigkeit der benignen Paraproteinämie in verschiedenen Altersklassen der Normalbevölkerung

anderen Worten — nur per exclusionem nach langer Beobachtungszeit gestellt werden.

Über die *Häufigkeit der benignen Paraproteinämie* in der Gesamtbevölkerung liegen bis dahin nur wenige, systematisch durchgeführte Studien vor [1, 6, 7, 9, 11, 12, 15, 16]. Die vorliegenden Daten lassen jedoch deutlich erkennen, daß der Befund, insbesondere in höheren Altersklassen, nichts Außergewöhnliches darstellt (Abb. 1). Bei klinisch gesunden Individuen zwischen 50 und 60 Jahren findet sich im Durchschnitt bei 1% eine Paraproteinämie. Dieser Prozentsatz steigt bei über 70jährigen auf rund 3, bei 80- bis 90jährigen auf durchschnittlich 8 und bei über 90jährigen auf 19 an. Leichtere Abweichungen von diesen Durchschnittszahlen sind auf die unterschiedliche Empfindlichkeit der von den verschiedenen Autoren angewandten Suchmethoden zurückzuführen. Daneben bestehen gewisse Populationsunterschiede. Auch wurde wiederholt eine familiäre Häufung von Paraproteinämien beschrieben [6]. Allein aus der Gegenüberstellung der Häufigkeit klinisch asymptomatischer Paraproteinämien mit der Morbidität des Myeloms und anderer lymphoretikulären Neoplasien (die auf 3 bis 5 Fälle pro Jahr und 100000 Einwohner veranschlagt wird [5]) geht klar hervor, daß eine Entartung einer primär benigner Störung zumindest kein häufiges Ereignis sein kann. Auf der anderen Seite ist es in Anbetracht des durchschnittlich hohen Alters der Individuen mit benigner Paraproteinämie nicht erstaunlich, daß gewisse Krankheiten, insbesondere gerontologische Leiden, häufige Begleiterscheinungen darstellen. Dabei läßt es sich in der Regel nicht entscheiden, ob das Zusammentreffen der Paraproteinämie mit anderen nicht verwandten Störungen rein zufällig oder kausal bedingt ist. Es empfiehlt sich deshalb, den Begriff der „symptomatischen" Paraproteinämie durch die weniger präjudizierende Bezeichnung der „Begleitparaproteine" zu ersetzen.

2. Begleitparaproteinämie

Die Bezeichnung „assoziierte Krankheit", die in Begleitung einer Paraproteinämie auftritt, trifft für alle möglichen pathologischen Zustände zu, die nicht selbst Ausdruck einer monoklonalen Proliferationsstörung des Ig-produzierenden Gewebes oder eines Paraprotein-Syndroms sind. Man hat sich in diesem Zusammenhang vorerst einmal zu vergegenwärtigen, daß nach Isobe u. Ossermann [2] 90 bis 95% aller Individuen mit Paraproteinämie zu irgendeiner Zeit vor, während oder nach der Entdeckung des abnormen Serumeiweißbefundes mindestens einmal an einem anderen, nicht lymphoretikulären Leiden erkrankt sind. Die Assoziation der Paraproteinämie mit einer oder mehreren anderen Störungen stellt demzufolge nicht die Ausnahme, sondern eher die Regel dar. Eine Berechtigung, die sog. „Begleitparaproteinämie" als pathogenetische oder nosologische Besonderheit von der „isolierten" oder „essentiellen" Paraproteinämie abzugrenzen, besteht somit nicht — außer vielleicht in jenen seltenen Fällen, wo zwischen dem Auftreten der beiden Störungen ein eindeutiger Kausalzusammenhang besteht [6, 14].

Zwischen Paraproteinämie und assoziierter Krankheit sind theoretisch folgende Zusammenhänge denkbar:

a) Paraproteinämie und assoziierte Krankheit haben verschiedene Ursachen. Ihr Zusammentreffen ist rein zufällig in einem Alter, in welchem beide Störungen häufig zu beobachten sind. Es besteht kein Zweifel, daß die überwiegende Mehrzahl der Begleitparaproteinämien zu dieser Kategorie gehört.

b) Paraproteinämie und Begleitkrankheit haben dieselbe, übergeordnete endogene und/oder exogene Ursache. Die Annahme einer ätiologischen Beziehung dieser Art ist rein spekulativ. Verschiedentlich wurde die Koinzidenz einer Paraproteinämie mit einem angeborenen Immundefekt oder mit gewissen nicht retikulären Neoplasien auf gemeinsame ätiologische Faktoren zurückgeführt.

c) Paraproteinämie und assoziierte Krankheit stehen in einem unmittelbaren kausalen Zusammenhang zueinander, indem die eine Störung die direkte Ursache der anderen darstellt. Eine Kausalität einwandfrei zu belegen ist allerdings nur in ganz seltenen Ausnahmefällen möglich, wie z. B. dort, wo mit der antibiotischen oder chirurgischen Elimination eines entzündlichen oder neoplastischen „Primärherdes" auch das monoklonale Immunglobulin zum Verschwinden gebracht wurde [6, 14].

Assoziierte Krankheit als Ursache der Paraproteinämie?

Auf Grund theoretischer Überlegungen und tierexperimenteller Daten ist man zur Annahme berechtigt, daß eine über Monate und Jahre bestehende Stimulation des Ig-produzierenden Gewebes, z. B. ein chronischer Infekt, ein Karzinom oder auch ein Autoimmunprozeß in der Pathogenese einer Paraproteinämie von Bedeutung sein kann. In der Tat gelingt es im Tierversuch, durch i.p. Injektion von Mineralölen oder anderen unspezifischen Reizsubstanzen Myelome zu induzieren, unter der Bedingung allerdings, daß bestimmte experimentelle und genetische Voraussetzungen erfüllt sind [5]. Es ist auch bekannt, daß durch die wiederholte Immunisierung von ingezüchteten Kaninchen mit bakteriellen Immunogenen transitorische, monoklonale Antikörper erzeugt werden können [4]. Ob es indessen statthaft ist, die im Tierversuch ermittelten Resultate ohne Bedenken auf die natürlichen Verhältnisse beim Menschen zu übertragen, ist und bleibt fragwürdig. Vieles spricht dafür, daß auch beim Menschen der Aussprossung einer monoklonalen Zellrasse eine antigeninduzierte polyklonale Vermehrung der Plasmazellen und ihrer Vorläufer vorangeht. Welche der teilungsfähigen und Ig-produzierenden lymphoiden oder plasmoiden Zellen Ursprung und Ausgangspunkt des monoklonalen Zellsprosses ist und durch welche exogenen und/oder endogenen Faktoren die monoklonale Proliferation in Gang gesetzt bzw. unterhalten wird, entzieht sich unserer Kenntnis [5, 17]. Bis dahin liegen kaum Anhaltspunkte für eine präferentielle monoklonale Entgleisung bestimmter Zelltypen vor. Naheliegender ist die „logistische" Annahme, daß die Wahrscheinlichkeit, monoklonal auszusprossen, bei derjenigen Zellart am höchsten ist, die rein zahlenmäßig überwiegt. Eine bei einem Paraprotein allfällig identifizierte Antikörperspezifität erlaubt deshalb wohl bestimmte Rückschlüsse auf die immunologische Bestimmung („committement") der Ursprungszelle, nicht aber auf die primäre Ursache der monoklonalen Entgleisung und der sich anschließenden Zellvermehrung.

Paraproteinämie als Ursache der assoziierten Krankheit?

Umgekehrt ist die Paraproteinämie und die ihr zugrunde liegende monoklonale Zellvermehrung nicht selten Ursache einer zweiten, sekundären Krankheit: die mit einer monoklonalen Störung einhergehende Beeinträchtigung der Immunantwort, insbesondere der Antikörperproduktion, begünstigt — im Sinne eines Antikörpermangelsyndroms — infektiöse und degenerative Prozesse. Ob der Immundefekt an sich einen onkogenen Faktor darstellt, bleibe dahingestellt. Im Sinne eines Paraprotein-Syndroms können monoklonale Immunglobuline mit einer Antikörperspezifität gegen körpereigene Substanzen (z. B. Immunglobuline, Lipoproteine, Gerinnungsfaktoren, DNS usw.) oder Zellen (wie Erythrozyten, Thrombozyten usw.) eine primäre Autoimmunerkrankung simulieren [3].

3. Assoziierte Krankheit („Begleitkrankheit")

a) Nicht retikuläre Neoplasien und Leukämien [2, 6]: Rund 30 bis 40% aller Individuen mit Paraproteinämie erkranken früher oder später an einer nicht retikulären Neoplasie, vorwiegend an einem Karzinom. Zwischen dem Auftreten der beiden Störungen besteht keine gesetzmäßige zeitliche Beziehung: Entweder wird der abnorme Serumgradient zufällig bei der klinischen Abklärung des Geschwulstleidens entdeckt oder ein Karzinom entwickelt sich bei einer schon seit Jahren bekannten gutartigen Paraproteinämie. Grundsätzlich sind alle Tumorarten und Tumorlokalisationen möglich, doch scheinen rein zahlenmäßig Adenokarzinome des Rektums und des Sigmoids sowie Karzinome der Prostata, der Mamma, der Lunge, des Magens oder der Gallenwege zu überwiegen.

Wiederholt sind im terminalen Stadium einer Paraproteinämie akute Leukosen, insbesondere Monozyten- und monozytoide Leukämien, akute myeloische Formen oder eine Polycythaemia vera beobachtet worden [6]. Als auslösender, leukämogener Faktor wurde von verschiedenen Autoren eine chemotherapeutische Langzeitbehandlung der vorbestandenen Paraproteinämie vermutet [6]. Wenig überzeugend ist der Versuch, die akute Monozytenleukämie als „Blastenkrise" zu deuten.

b) Chronische Entzündungen [2, 6, 10, 20]: Zu dieser Gruppe gehören chronisch entzündliche Prozesse, hervorgerufen und unterhalten durch mikrobielle und andere exogene Agentien oder durch endogene Reize wie vor allem bei Autoimmunerkrankungen, durch degenerative Prozesse usw. Charakteristisch für diese Zustände ist eine reaktive, polyklonale Vermehrung der Ig-produzierenden Zellen mit konsekutiver Hyper-γ-Globulinämie. Eine Häufung der Paraproteinämie wird möglicherweise durch den Umstand vorgetäuscht, daß bei solchen Patienten öfter als sonst elektrophoretische und immunoelektrophoretische Untersuchungen angeordnet werden. Besonders häufige entzündliche Begleitkrankheiten sind hepatobiliäre Prozesse wie chronische Hepatitis, Cholangitis, Cholezystitis, Leberzirrhose usw. Auch spezifische und unspezifische Infekte des Respirationstraktes wie bei Bronchiektasen, Lungentuberkulose, Empyeme usw., Harnwegsinfekte oder eine chronische Enterokolitis mit Divertikulitis sind sehr häufig zu beobachten. Die Assoziation dieser Leiden mit einer Paraproteinämie dürfte in der Regel eine rein zufällige sein, mit der Einschränkung allerdings, daß die Verminderung der physiologischen Immunglobuline bei Paraproteinämie eine erhöhte Infektanfälligkeit der Betroffenen zur Folge haben und/oder einen vorbestandenen chronischen Infekt im Sinne eines „Circulus vitiosus" unterhalten kann.

Ähnlich liegen die Verhältnisse bei den *Autoimmunerkrankungen*, wobei hier gewisse zeitliche Besonderheiten bemerkenswert sind: das Intervall zwischen dem Beginn des entzündlichen Grundleidens und der späteren Entdeckung der Paraproteinämie beträgt nicht selten Jahre und Jahrzehnte [6]. Dies gilt vor allem für die primär chronische Polyarthritis (PCP). Häufiger als bei anderen Begleitkrankheiten findet man in dieser Gruppe Patienten unter 50 Jahre.

c) Andere Krankheiten [2, 6]: Außer den genannten Krankheiten sind praktisch alle im höheren Lebensalter vorkommenden Leiden zusammen mit einer benignen oder malignen Paraproteinämie beobachtet worden. Immer wieder beschrieben wurden Endokrinopathien, vor allem ein Diabetes mellitus, Lipidstoffwechselstörungen, eine Ostitis deformans Paget, oder auch ganz banale Befunde wie kardiale Insuffizienz, Arteriosklerose usw. Für das Verständnis der Pathogenese der Paraproteinämie haben diese Beobachtungen wenig beigetragen.

Bedeutend interessanter ist das Zusammentreffen einer Paraproteinämie mit einem angeborenen Immundefekt, wie bei Kindern mit Ataxia telangiectatica, oder mit einem Wiskott-Aldrich-Syndrom usw. Pathogenetisch liegen hier besondere, mit den vorerwähnten Begleitkrankheiten nicht vergleichbare Verhältnisse vor: die Paraproteinämie zeigt mehr oligo- als monoklonalen Charakter und ist in der Regel vorübergehend [6]. Eine Besprechung dieser frühkindlichen Entwicklungs- und Ausreifestörungen des Ig-produzierenden Apparates würde über den Rahmen der vorliegenden Übersicht hinausgehen.

Überdenkt man nochmals die Beziehung zwischen assoziierter (nicht lymphoretikulärer) Krankheit und Begleitparaproteinämie, insbesondere die Frage, ob man in gewissen Fällen berechtigt ist, von einer *sekundären* Paraproteinämie zu sprechen, so sind vor allem zwei Erkenntnisse zu berücksichtigen, die in diesem Zusammenhang von grundsätzlicher Bedeutung sind. Die erste Erfahrung nimmt Bezug auf Reihenuntersuchungen über die Häufigkeit der Paraproteinämie bei bestimmten Patientenkollektiven [6]: Die bis heute vorliegenden statistischen Daten ergeben keinen signifikanten Hinweis darauf, daß eine nicht-lymphoretikuläre Krankheit als Ursache einer Paraproteinämie von ausschlaggebender Bedeutung ist: So wurde eine Paraproteinämie bei Karzinompatienten in 0,5 bis 1%, bei hepatobiliären Erkrankungen in 1 bis 2% und bei der PCP in rd. 1% der Fälle entdeckt. Diese Zahlen liegen in der Tat in derselben Größenordnung wie die Frequenz der Paraproteinämie in entsprechenden Altersklassen der Normalbevölkerung (vgl. Abb. 1). Einzelbeobachtungen, bei welchen die Paraproteinämie-induzierende Wirkung eines Karzinoms, eines entzündlichen Prozesses oder einer anderen Störung einwandfrei belegt werden konnte, stellen offenbar die Ausnahmen von dieser Regel dar.

Als zweiter Punkt ist die Tatsache bemerkenswert, daß die objektiven Parameter einer benignen Paraproteinämie durch die mit ihr assoziierten Krankheit nicht oder nicht wesentlich beeinflußt werden und daß vor allem ein Übergang eines primär benignen in einen malignen Prozeß — wenn überhaupt — nur ganz selten vorkommt.

Zusammenfassend ergibt sich daraus die Schlußfolgerung, daß die benigne Form der Paraproteinämie, gleichgültig, ob sie isoliert oder in Begleitung einer anderen Krankheit in Erscheinung tritt, eine eigengesetzliche Störung des Ig-produzierenden Gewebes darstellt, deren Ursachen aber noch im Dunkeln liegen.

Damit ist schließlich auch die Frage der *Behandlung der benignen Paraproteinämie* beantwortet: Zytostatische und radiotherapeutische Maßnahmen sind in solchen Fällen unbedingt kontraindiziert, solange wenigstens, bis das Erscheinen von Symptomen eines Myeloms, eines Morbus Waldenström oder einer anderen Neoplasie des Ig-produzierenden Gewebes den Arzt zur Revision seiner ursprünglichen Diagnose zwingt.

Literatur

I. Übersichtsarbeiten

1. Hällén, J.: Acta med. scand. **462** (Suppl.), 1 (1966). — 2. Isobe, T., Osserman, E. F.: Ann. N. Y. Acad. Sci. **190**, 507 (1971). — 3. Jerry, L. M.: Significance of paraproteins in neoplastic disease. In: Immunology of cancer. Progr. exp. tumor res. Vol. 19, pp. 59—90. Basel-New York: Karger 1974. — 4. Krause, R. M.: Adv. Immunol. **12**, 1 (1970). — 5. Multiple myeloma and related immunglobulin-producing neoplasms. In: UICC Technical Report Series, Vol. 13 (eds. N. L. Warner, M. Potter, D. Metcalf). Geneva: International Union against Cancer 1974. — 6. Zawadzki, Z. A., Edwards, G. A.: Non-myelomatous monoclonal immunoglobulinemia. In: Progress in Clinical Immunology, Vol. 1 (ed. R. S. Schwartz), p. 105. New York-London: Grune and Stratton 1972.

II. Spezielle Arbeiten

7. Axelsson, U., Bachmann, R., Hällén, J.: Acta med. scand. **179**, 235 (1966). — 8. Buonocore, E., Solomon, A., Kerley, H. E.: Radiology **95**, 51 (1970). — 9. Englišova, M., Engliš, M., Kyral, V., Kourilek, K., Dvořak, K.: Exp. Geront. **3**, 125 (1968). — 10. Englišova, M., Engliš, M., Hoenig, V., Hoenigvá, J.: Scand. J. Gastroent. **3**, 413 (1968). — 11. Fine, J. M., Derycke, C., Boffa, G. A.: Les dysglobulinémies monoclonales „essentielles" chez les sujets agés. In: Proc. 10th Congr. Europ. Soc. Haemat. Strasbourg 1965, p. 782, 1967. — 12. Hällén, J.: Acta med. scand. **173**, 737 (1963). — 13. Hobbs, J. R.: Brit. Med. J. **1967 III**, 699. — 14. Kunkel, H. G.: Discussion of Waldenström (Rf. x32). In: Nobel Symposium 3. Gamma Globulins. Strucure and Control of Biosynthesis (ed. J. Killander), p. 541. Almqvist and Wiksell 1967. — 15. Kyle, R. A., Finkelstein, S., Elveback, L. R., Kurland, L. T.: Blood **40**, 719 (1972). — 16. Radl, J., Sepers, J. M., Skvaril, F., Morell, A., Hijmans, W.: Immunglobulin patterns in humans over 95 years of age. (In press). — 17.

Salmon, S. E., Seligman, M.: Lancet **1974** II, 1230. — 18. Salmon, S. E., Smith, B. A.: J. clin. Invest. **49**, 1114 (1970). — 19. Spengler, G. A., Steinberg, A. G., Skvaril, F.: Acta med. scand. **192**, 309 (1972). — 20. Zawadski, Z. A., Edwards, G. A.: Amer. J. Med. **48**, 196 (1970).

Klinik und Therapie des Morbus Waldenström und der H-Ketten-Erkrankungen

Scheurlen, P. G. (Med. Univ.-Klinik u. Poliklinik, Homburg/Saar)

Referat

Gemeinsames Merkmal der Makroglobulinämie Waldenström (MW) und der H-Ketten-Erkrankungen (Schwerkettenkrankheiten, Heavy-Chain-Diseases; HCD) ist die vermehrte Synthese eines monoclonalen Immunglobulins („Paraproteins"), bzw. eines Immunglobulinfragmentes. Die Definition dieser Erkrankungen richtet sich also in erster Linie nach einem speziellen Laborbefund. Dieser tritt bei der MW meist sehr deutlich hervor und erleichtert die Diagnose. Bei den HCD werden die Eiweißveränderungen erst bei genauem Suchen festgestellt, weshalb die Diagnose dieser seltenen Krankheiten schwieriger ist.

Sieht man von den durch die Makroglobulinvermehrung unmittelbar bedingten Störungen (Hyperviskositätssyndrom u. a.) ab, so zeigt keine dieser Erkrankungen typische Symptome, die eine Diagnose allein auf Grund des klinischen Bildes erlauben würde. Zwar lassen sie sich bei bekanntem Nachweis des monoclonalen Immunglobulins bzw. -fragmentes voneinander unterscheiden und weitgehend als Krankheitsbild bzw. klinisches Syndrom definieren. Sie gleichen aber jeweils auch mehr oder weniger stark anderen bösartigen Krankheiten des lymphoretikulären Systems, weshalb sie auf Grund ihrer klinischen Symptomatik allein nicht als gesonderte Einheiten angesehen werden können. Klinischer Verlauf, Progredienz und Ausgang der Erkrankungen können ebenfalls nicht als diagnostische Kriterien verwendet werden, denn sowohl die MW wie auch einzelne HCD können langsam und allmählich, in anderen Fällen jedoch sehr rasch progredient wie ein Sarkom („Retikulumzellsarkom") verlaufen. Ohne Kenntnis der Proteinveränderungen kann auch der Morphologe selten einen bioptischen oder autoptischen Befund dem einen oder anderen Krankheitsbild zuordnen.

Makroglobulinämie Waldenström (MW)

Die MW ist nach übereinstimmender Ansicht eine mit monoclonaler IgM-Synthese einhergehende maligne Erkrankung des lymphoretikulären Systems. Die modernen Erkenntnisse über die Immunpathologie des lymphatischen Systems lassen diese allgemein anerkannte Definition begründen und erklären außerdem einige klinische und zytologische Besonderheiten der MW, die diese von anderen „Paraproteinosen" wie Plasmozytom einerseits, und lymphatischen Neoplasien, wie zum Beispiel Chronische Lymphatische Leukämie, andererseits unterscheiden.

Bekanntlich lassen sich Lymphozyten in die beiden Hauptgruppen der thymusabhängigen T-Lymphozyten und der „Bursa"-abhängigen B-Lymphozyten unterteilen. B-Lymphozyten sind u. a. dadurch charakterisiert, daß sie Ig-Determinanten an ihrer Zellmembran tragen. Hauptsächlich auf Grund von Tierexperimenten muß geschlossen werden, daß die lymphoiden Zellen verschiedene Entwicklungs- und Reifungsstadien von Lymphozyten mit nur membrangebundenem Ig bis hin zu voll ausgebildeten Plasmazellen mit dem Apparat der intrazellulären Ig-Synthese durchlaufen.

In den letzten Jahren haben sich mehrere Arbeitsgruppen, besonders Seligmann u. Mitarb., mit dem Problem der IgM-Synthese an den lymphoiden Zellen bei MW beschäftigt [17, 40—45, 64]. Die Ergebnisse lassen sich wie folgt zusammenfassen:

1. Kleinere Lymphozyten tragen membrangebundenes IgM; größere lymphoide Zellen und Plasmazellen enthalten intrazytoplasmatisch IgM.

2. Das nachgewiesene IgM entspricht — nach Typisierung mit L-Ketten-Antiseren — dem im Serum vorhandenen monoclonalen IgM. Daraus muß auf eine monoclonale Proliferation der Zellen geschlossen werden.

3. Die Lymphozyten des peripheren Blutes bei unbehandelter MW tragen membrangebundenes monoclonales IgM in einer höheren Konzentration als bei Chronischer Lymphatischer Leukämie. Auch wenn die Lymphozyten bei MW absolut nicht vermehrt sind, spricht dieser Befund für eine ,,leukämische" Verteilung der Zellen.

4. Die clonale Zellproliferation ist — im Unterschied zur Chronischen Lymphatischen Leukämie oder zum Plasmozytom — durch verschiedene Reifungsstadien der Zellen charakterisiert, denn neben kleineren Lymphozyten mit membrangebundenem IgM finden sich größere lymphoide Zellen und Plasmazellen mit intrazellulärem IgM, d. h. sezernierende Zellen.

5. Gemeinsam mit IgM wird auch IgD an der Oberfläche der einzelnen Zelle nachgewiesen, woraus ein switch von δ- zu μ-Ketten indirekt bewiesen wird. Alle MW-Fälle sind also Doppelproduzenten von monoclonalem IgM und IgD, letzteres jedoch in wesentlich niedrigerer Konzentration als bei IgD-Plasmozytomen.

Was besagen diese Befunde bezüglich der Zytologie der MW. Wir finden jeweils in monoclonaler Proliferation vermehrt Zellen mit membrangebundenem IgM und andere Zellen mit membrangebundenem und intrazellulärem IgM. Das heißt, wir sehen lymphoide Zellen verschiedener Reifungsstadien bis hin zu den Plasmazellen, letztere mit dem schon von Braunsteiner [10] erkannten Speicher- und Transportapparat des endoplasmatischen Retikulums [69]. Während beim Plasmozytom oder bei der Chronischen Lymphatischen Leukämie Zellen *eines* Zellclons in *einer* bestimmten Reifungsstufe gefunden werden, und das Zellbild relativ monomorph erscheint, erklärt sich das bunte Zellbild der MW dadurch, daß hier *ein* Zellclon sich in *verschiedenen* Reifungsstadien manifestiert. Daraus folgt auch, daß bei der MW keine morphologische Identität der Krankheitsverläufe gegeben ist und daß der klinische Verlauf von Fall zu Fall sehr variabel sein kann.

Wenn monoclonales, membrangebundenes bzw. intrazytoplasmatisches IgM ein wesentliches Merkmal der MW ist, erhebt sich die Frage, ob mit dem Nachweis eines monoclonalen IgM im *Serum* das entscheidende Kriterium der MW angesprochen ist, und wie sich dieses Krankheitsbild gegen andere maligne Lymphome abgrenzen läßt, bei denen monoclonales IgM intrazellulär, jedoch nicht bzw. noch nicht im Serum nachgewiesen werden kann. Lennert u. Mitarb. [23, 29, 59] konnten zeigen, daß auch bei Fällen von Lymphosarkom und Retikulumzellsarkom vermehrt monoclonales IgM in den Zellen vorliegen kann, unabhängig davon, ob gleichzeitig eine Makroglobulin*ämie* besteht. Eine monoclonale IgM-Synthese ohne Sekretion des IgM in das Plasma ist also möglich, ähnlich Befunden beim Plasmozytom, wo ebenfalls nichtsekretorische Verläufe bekannt sind [21, 38]. Für die Klinik bedeutet dies, daß möglicherweise die vor vielen Jahren nur als Besonderheit zitierte Diagnose ,,Makroglobulinämie ohne Makroglobuline" häufiger ist.

Nach diesen Ausführungen ist man eher zurückhaltend, ein anscheinend typisches Krankheitsbild der MW darzustellen, denn mit Ausnahme ihrer direkt oder indirekt durch die Makroglobulinvermehrung verursachten Symptome kann die MW gegen andere maligne Lymphome nicht klar abgegrenzt werden, besonders dann, wenn diese mit einer sog. symptomatischen Makroglobulinämie verbunden sind. Retikulumzellsarkome, Lymphosarkome und besonders die Chronische Lymphatische Leukämie sind daher stets in die Differentialdiagnose mit einzubeziehen.

Die MW (zusammenfassende Übersichten bei [4, 22, 24, 26, 32, 42, 63]) ist eine Erkrankung des höheren Lebensalters und wird bei Männern etwas häufiger als bei Frauen beobachtet. Sie kann bei einem Teil der Fälle sehr rasch progredient und maligne verlaufen; in anderen Fällen entwickelt sie sich schleichend und bleibt über längere Zeit gutartig [24]. Allgemeingültige Angaben über die Prognose sind daher nicht möglich. Fälle mit einer Krankheitsdauer bis zu 18 Jahren wurden beschrieben. Im Mittel beträgt die Überlebenszeit nach Diagnosestellung bei den langsam progredient sich entwickelnden Krankheitsbildern etwa 5 Jahre.

Tabelle 1. Makroglobulinämie Waldenström (Waldenström, 1944)

Klinik:	Lymphome Hepatosplenomegalie (Osteoporose)
Blutbild:	Anämie (rel.) Lymphozytose
Knochenmark:	buntes Zellbild: Lymphozyten, Plasmazellen, Mastzellen
Eiweiß:	monoclonale IgM-Vermehrung evtl. Kälteagglutinine, Cryoglobuline
Hyperviskositätssyndrom:	hämorrhagische Diathese Zirkulationsstörungen

Die Erkrankung (Tabelle 1) breitet sich bevorzugt in den Organen des lymphoretikulären Systems aus, kann also mit Lymphknotenschwellungen (30 bis 50%) einhergehen, die jedoch jahrelang diskret bleiben können. Knochenmark, Leber und Milz sind infiltriert, woraus ein mehr oder weniger starker Milz- oder Lebertumor resultieren kann. Auch zentrales Nervensystem und Lungen können betroffen sein (s. unten).

Zytologisch findet sich im Knochenmark keine monomorphe Zellpopulation. Die Bezeichnung lymphozytoide Zellen soll besagen, daß kleinere bis mittelgroße Lymphozyten vorherrschen, die auch im peripheren Blut vermehrt sind. Daneben sieht man auch größere Lymphozyten und Plasmazellen, also ein buntes Zellbild, wie dies eingangs bereits erwähnt wurde. Das Zytoplasma enthält PAS-positive Granula. Von einigen Autoren werden PAS-positive intranukleäre Einschlüsse als charakteristisch angesehen, bei denen es sich um Invaginationen des IgM-enthaltenden perinukleären Zytoplasmas handeln soll [7]. Als Besonderheit werden zudem im Knochenmark vermehrt Gewebsbasophile beobachtet [24, 26, 63]. Im Unterschied zum Plasmozytom gehören knochendestruierende Prozesse nicht zum Krankheitsbild. Die Zellen der MW scheinen keinen osteoklastenaktivierenden Faktor [19, 35] zu bilden. Es kann zwar eine vermehrte Osteoporose auffallen, die man aber meist bei den älteren Patienten nicht als Symptom der Erkrankung ansehen kann.

Eine Anämie ist häufig. Sie ist durch eine Verminderung der Erythropoese und durch die häufige hämorrhagische Diathese bedingt. Bei mehr als einem Drittel der Fälle steht eine stärkere relative Lymphozytose (s. oben) im Vordergrund.

Abhängig von der Ausdehnung der Erkrankung klagen die Patienten über Leistungsabnahme, Appetitlosigkeit und Gewichtsverlust, Schwäche und Müdigkeit. Erhöhte Temperaturen sind nicht selten. Immer wieder wurde eine Syntropie mit anderen neoplastischen Prozessen beschrieben, doch ist ein möglicher ursächlicher Zusammenhang nicht bewiesen [4, 20, 22, 24, 26, 32, 63].

Hervorstechendes und einige spezifische Symptome verursachendes Merkmal ist die monoclonale und starke (über 2 g-%) Vermehrung des IgM im Serum. Dieser Befund ist im allgemeinen in der Gestalt einer schmalbasigen sog. M-Komponente im β-γ-Bereich des Elektrophoresediagramms leicht zu erkennen. Immunelektrophoretisch wird das IgM mit spezifischen Antiseren (Anti-μ-Antiseren) identifiziert. Gelegentlich ist die Migration im Gel stark behindert, so daß die Präzipitation übersehen oder fehlgedeutet werden kann. Eine Dissoziation des IgM in vitro durch Zysteamin kann hier hilfreich sein [51]. Die früher geübte, aufwendige Ultrazentrifugenuntersuchung, deren systematische Anwendung 1944 Waldenström [62] zur Entdeckung der Krankheit geführt hatte, ist heute nicht mehr notwendig.

Infolge der starken IgM-Vermehrung ist die Blutkörperchensenkung maximal beschleunigt, wobei, ähnlich wie beim Plasmozytom, die hohe „Initialsenkung" auffällt. Auch der positive Sia-Test, ursprünglich zur Diagnose des Kala-Azar empfohlen [57] ist durch die starke IgM-Vermehrung erklärt. Labortechnische Anomalien wie Rouleaubildung der Erythrozyten oder Hb-Fehlbestimmungen [14] sind ebenfalls auf die IgM-Paraproteinämie zurückzuführen. Eine Bence-Jones-Proteinurie nennenswerten Ausmaßes ist wesentlich seltener als beim Plasmozytom. Auch die Verminderung der nichtmonoclonalen Immunglobuline (IgG, IgA) ist weniger ausgeprägt als entsprechend beim Plasmozytom [49], weshalb Symptome eines Antikörpermangelsyndroms bei der MW selten auftreten.

Klinisch besonders relevant sind Störungen, die als Folge der durch die IgM-Vermehrung bedingten und mit dieser korrelierten [33] Viskositätszunahme bei etwa der Hälfte der Fälle beobachtet werden. Symptome dieses Hyperviskositätssyndroms sind besonders die hämorrhagische Diathese (Schleimhautblutungen, Nasenbluten, Retinablutungen, gastrointestinale Blutungen), Sludge-Phänome oder Thrombosen (Retinavenen, Pulmonalvenen mit pulmonaler Hypertonie). Dabei sind die Funktionen der Thrombozyten, die Freisetzung des Thrombozytenfaktors 3 und wahrscheinlich auch die Kapilarabdichtung gestört. Auch die Aktivität einzelner Gerinnungsfaktoren ist verändert [27, 39]. Eine meist übersehene Folge der Viskositätszunahme ist die Expansion des intravaskulären Volumens [8], was zusätzlich zu Zirkulationsstörungen und einer erhöhten kardialen Belastung führen kann. Die Expansion des Plasmavolumens geht offenbar der Viskositätszunahme parallel [31], ohne daß Änderungen in der Aldosteronsekretion beobachtet werden.

Enge Beziehungen bestehen zur Kälteagglutininkrankheit. In einzelnen Fällen besitzt das Makroglobulin Anti-I-Aktivität, ist also gegen Erythrozytenmembranen gerichtet. Klinisch finden sich bei diesen Patienten Kälteintoleranz wie Urticaria, Durchblutungsstörungen, Acrocyanose, die mit gesteigerter Hämolyse verbunden sind und sich besonders in der Kälte manifestieren können [6, 18, 52, 54, 60]. Andere monoclonale IgM haben die Eigenschaften von Cryoglobulinen. In einzelnen Fällen wurde monoclonales IgM mit der Aktivität gegen Faktor VIII nachgewiesen [37, 39].

Besondere klinische Verläufe der MW: In seltenen Fällen kann die MW bevorzugt oder isoliert nur bestimmte Organe bzw. Organsysteme befallen, so beispielsweise als sog. „Lymphoretikulose" die *Haut* [37, 48]. — *Pleuropulmonale Verlaufsformen* mit vermehrter Gerüstzeichnung, diffus-miliaren oder grobknotigen Herden in der Lunge bzw. mit Infiltrationen der Pleura und konsekutiven Pleuraergüssen wurden von mehreren Autoren beschrieben [9, 34, 36, 65]. Hierbei werden die üblichen klinischen Symptome (Lymphome, Hepatosplenomegalie, hämorrhagische Diathese) vermißt, und lediglich die monoclonale IgM-Vermehrung im Serum beweist, daß es sich in solchen Fällen nicht um Lympho- bzw. Retikulumzellsarkome, sondern um besondere Verlaufsformen der MW handelt.

Gelegentlich werden bei der MW *Störungen des zentralen und peripheren Nervensystems* beobachtet. Wuhrmann [67] bezeichnete die gelegentlich präfinal auftretenden Störungen als „Coma paraproteinaemicum", verursacht durch die Hyperviskosität und die Anämie. Logothetis u. Mitarb. [30] fanden in 25% der von ihnen im Schrifttum gesammelten 182 Fälle neurologische Störungen verschiedener Symptomatik (fokale und multifokale Störungen, Schwindelerscheinungen, Subarachnoidalblutungen und periphere Neuropathien). Bei 8 von 40 Fällen beobachteten MacKenzie u. Mitarb. [32] eine Neuropathie. Diese Störungen können durch Zellinfiltrate bedingt sein, wie sie von Zollinger [68] und schon früher von Bing u. Mitarb. [2, 3] nachgewiesen wurden. Diese Symptomatik ist als sog. Bing-Neel-Syndrom in die Literatur eingegangen, obwohl es sich bei den von Bing u. Neel mitgeteilten Fällen wahrscheinlich nicht um Makroglobulinämien, sondern vielmehr um lymphoretikuläre Tumoren anderer Art gehandelt hat.

Die *Amyloidose* tritt bei der MW seltener auf als beim Plasmozytom, was angesichts der möglichen ätiologischen Beziehungen und strukturellen Ähnlichkeit bzw. Identität zwischen Amyloid und L-Ketten [15] vielleicht damit zu erklären ist, daß Bence-Jones-Protein bei der MW ebenfalls seltener nachgewiesen werden kann als beim Plasmozytom. Bevorzugt befallen sind dabei Muskulatur, Lymphknoten, subkutanes Gewebe [10], entsprechend dem Verteilungstyp der sog. „Primären Amyloidose". Interessant ist, daß eine Amyloidose bereits in einem der ersten von Waldenström [62] beschriebenen Fälle autoptisch festgestellt wurde. Wir selbst beobachteten einen Patienten mit generalisierter, exzessiver tumorförmiger Lymphknotenamyloidose bei Makroglobulinämie, bei dem sich bereits 13 Jahre vor dem Tode eine langsam progrediente Polyneuropathie entwickelte [50].

Therapie: Die MW verläuft im allgemeinen günstiger als das Plasmozytom. Wir kennen Fälle, die über viele Jahre nur schleichend sich entwickeln und wo allenfalls gelegentlich eine Substitution mit Bluttransfusionen oder die antibiotische Behandlung gehäufter Infekten notwendig sind. — Bei malignen, progredienten Krankheitsverläufen sollten Zytostatika eingesetzt werden, wobei sich alkylierende Substanzen (Chlorambuzil, Cyclophosphamid) am besten und auch als Dauertherapie bewähren. Prednison ist nützlich, weil es ebenfalls die Proliferation der lymphoiden Zellen hemmt. Eine zytostatische Behandlung ist stets nötig, wenn Kälteagglutinine bzw. eine Hämolyse vorliegen.

Besondere Bedeutung kommt der Plasmapherese in Fällen mit ausgeprägtem Hyperviskositätssyndrom zu. Mit diesem Verfahren können bis zu 1000 ml Plasma wöchentlich entnommen und damit der Patient vor den zusätzlichen Komplikationen geschützt werden [58], auch wenn der Effekt der einzelnen Plasmapherese nur kurze Zeit anhält und die Makroglobulinkonzentration innerhalb von 2 Wochen wieder ansteigt. Zweifelhaft sind die Erfolge einer Behandlung mit Penicillamin, das in vitro die Disulfidbrücken höhermolekularer Proteine sprengt. Einer längeren klinischen Anwendung stehen die zum Teil erheblichen Nebenwirkungen entgegen (Leukopenie, Thrombopenie, Fieber, nephrotisches Syndrom), weshalb auch diese Therapie trotz ihrer theoretischen Begründung in der Klinik keine allgemeine Anerkennung gefunden hat.

H-Ketten-Erkrankungen (Schwerkettenkrankheiten, Heavy-chain-diseases-HCD)

Gemeinsames Merkmal der HCD (Übersichten bei [12, 42, 53]) ist das Auftreten monoclonaler inkompletter Schwerketten der Klassen IgG, IgA oder IgM. Dementsprechend unterscheiden wir eine γ-CD, α-CD und μ-CD. Diese atypischen Immunglobulinfragmente können mit der Elektrophorese gewöhnlich nicht, mindestens nicht als M-Komponente identifiziert werden; typische Elektrophoresebefunde fehlen also. Auch die Immunelektrophorese erlaubt den Nachweis nur bei genauer gezielter Beachtung.

Klinisch besitzt keine dieser Erkrankungen eine Ähnlichkeit mit dem Plasmozytom. Die HCD unterscheiden sich deutlich voneinander: Die γ-CD verläuft meist unter dem Bild einer lymphoproliferativen Erkrankung unterschiedlicher Progredienz und geht bevorzugt mit Lymphknotenschwellungen einher; die α-CD manifestiert sich klinisch als schweres Malabsorptionssyndrom, und die μ-CD zeigt das Bild einer langsam progredienten Chronischen Lymphatischen Leukämie mit starker Vergrößerung von Leber und Milz.

Die Diagnose der HCD stützt sich im wesentlichen auf Laborbefunde. In der Elektrophorese findet man gelegentlich eine Vermehrung der α_2-, β oder γ-Globulinfraktion, die dann eher breitbasig erhöht sind. Typische M-Komponenten werden vermißt. Bence-Jones-Proteine im Urin, also L-Ketten, werden nur bei der μ-CD, jedoch nie bei der γ-CD oder α-CD nachgewiesen. Andererseits können die inkompletten Schwerketten der α-CD und γ-CD gelegentlich auch im Urin identifiziert werden.

Immunelektrophoretisch werden die HCD mit Anti-γ-, Anti-α- oder Anti-μ-Antiseren nachgewiesen, wobei die Präzipitationslinie häufig im Bereich der β- oder α_2-Globuline liegt. Definitionsgemäß reagieren die Schwerketten nicht mit Anti-L-Ketten-Seren. In der Gruppe der γ-CD findet man die 4 Subklassen des IgG vertreten, wobei am häufigsten γ_1-Schwerketten zu finden sind [12, 53]. Alls bisher beobachteten α-CD gehören zur Subklasse α_1 [53]. Untersuchungen mit der Immunfluoreszenz bzw. Radioimmunelektrophorese zeigen, daß bei der γ CD und α CD keine L Ketten in denjenigen Zellen produziert werden, in denen γ-CD- oder α-CD-Fragmente synthetisiert werden [55], ganz im Unterschied zur μ-CD, bei der L-Ketten *und* das μ-Ketten-Fragment in der gleichen Zelle simultan gebildet werden [69]. In den wenigen bisher untersuchten Fällen von γ-CD und α-CD war das Schwerkettenfragment nur intrazytoplasmatisch, jedoch nicht membrangebunden nachzuweisen.

Die von Franklin (1964) [13] erstmals beschriebene γ-CD wurde bisher in mehr als 30 Fällen beobachtet. Noch häufiger dürfte die α-CD sein, über die Seligmann (1968) [55] erstmals berichtete und die bisher bei mehr als 60 Personen gefunden wurde. Seltener dürfte die von Forte u. Mitarb. (1970) [11] erstmals mitgeteilte μ-CD sein; das Schrifttum enthält hierüber 10 Fälle.

γ-CD (Tabelle 2): Trotz individueller Verschiedenheiten läßt sich das klinische Bild der γ-CD in die Gruppe der Non-Hodgkin-Lymphome einordnen, denn hervorstechendes Merkmal sind hier Lymphknotenvergrößerungen, die in einzelnen Fällen nur axillär und am Hals, in anderen Fällen nur intraabdominell beobachtet wurden. Als Besonderheit wurde immer wieder registriert, daß diese Lymphome spontan sich zurückbilden können. Bei mehreren Patienten wurde, bedingt durch eine Beteiligung des Waldeyerschen Rachenrings, eine Gaumenschwellung mit Gaumenerythem beschrieben. Leber und Milz sind oft vergrößert, ohne daß jedoch eine stärkere Hepatosplenomegalie im Vordergrund des Krankheitsbildes stehen würde. In etwa der Hälfte der Fälle tritt Fieber auf, so daß man in der Differentialdiagnose auch an eine Lymphogranulomatose, an Toxoplasmose, andere chronische Entzündungen, aber auch an Autoimmunerkrankungen zu denken hat. Dies ist besonders deshalb interessant, weil Lupus erythematodes

disseminatus, Primär-chronische Polyarthritis, Sjögren-Syndrom, hämolytische Anämien oder Myasthenia gravis, ja sogar aktive Tuberkulose bei dieser Erkrankung häufiger zu sein scheinen [53].

In keinem Fall wurden bisher osteolytische Knochenveränderungen beobachtet. Bence-Jones-Proteinurie oder Niereninsuffizienz gehören nicht zum Krankheitsbild. Im Blutbild sieht man neben der häufigen Leukopenie mit relativer Lymphozytose auch atypische, meist stark basophile Lymphozyten bzw. Plasmazellen vermehrt. In 2 Fällen endete die Krankheit in einer Plasmazellenleukämie [25, 66]. Bei einem Drittel der Fälle sind die Eosinophilen vermehrt. Etwa gleich häufig findet sich eine Thrombozytopenie. Stets ist eine Anämie vorhanden.

Tabelle 2. γ-Ketten-Krankheit (Franklin, 1963) > 30 Fälle

Klinik:	Lymphome (reversibel?) (Leber-Milz-Tumor) (Fieber)
Blut:	Leukopenie relative Lymphozytose Plasmazellen
Knochenmark:	lymphoide Zellen Plasmazellen
Path. Anatomie:	lympho-plasmazelluläre Infiltration der lymphatischen Organe 2 × Plasmazellenleukämie 3 × Ret. Zellsarkom

Tabelle 3. α-Ketten-Krankheit (Seligmann, 1968) > 60 Fälle

Klinik:	Manifestation im sekretorischen IgA-System Malabsorptionssyndrom keine peripheren Lymphome keine Hepatosplenomegalie
Blut:	leichte Anämie
Knochenmark:	ohne charakt. Befund
Path. Anatomie:	Plasmazell. Infiltration der Lamina propria des Dünndarms und mes. Lymphome Entdifferenzierung zu Ret. Zellsarkom

Die Zellzusammensetzung des Knochenmarks ist bunt mit Vermehrung lymphoider Zellen und Plasmazellen, doch gibt es auch Fälle, in denen das Knochenmark als unauffällig beschrieben wurde. Die bisher vorliegenden autoptischen Befunde zeigen, daß das lymphatische System mit Lymphozyten, Plasmazellen, Eosinophilen und Retikulumzellen infiltriert ist, letztere in verschiedenen Differenzierungsstufen bis hin zu atypischen, maligne erscheinenden Retikulumzellen. In 3 Fällen bildete sich final ein Retikulumzellsarkom aus [53]. Unzuverlässig ist die Lymphknotenbiopsie, durch die lediglich die sehr wenig charakteristische Diagnose einer ,,entzündlichen Reaktion" oder ,,reaktiven Hyperplasie" möglich zu sein scheint. Die Erkrankung bevorzugt Männer mittleren und höheren Alters. In 4 Fällen waren die Patienten bei Krankheitsbeginn weniger als 20 Jahre alt. Der Verlauf kann rapide sein; in der Hälfte der Fälle verläuft die Erkrankung jedoch eher schleichend. Eine allgemein verbindliche Therapieempfehlung gibt es nicht. Vereinzelt wurden lokale Bestrahlungen vorgenommen oder Prednison bzw. eine kombinierte zytostatische Behandlung nach de Vita durchgeführt.

α-CD (Tabelle 3): Diese häufigere Erkrankung betrifft das sekretorische IgA-System. Die α-CD stellt sich als ein wesentlich einheitlicheres Krankheitsbild dar, denn mit wenigen Ausnahmen steht im Mittelpunkt der klinischen Symptomatik ein schweres Malabsorptionssyndrom mit Diarrhoen, Steatorrhoe, Gewichtsverlust, Hypokaliämie und Abdominalbeschwerden. Hepatosplenomegalie oder Lymphome werden dagegen vermißt. Massive Zellinfiltrationen bestehen demnach nur im Bereiche des Darmtraktes und hier vorwiegend in der Lamina propria des Dünndarms. Auch die abdominellen Lymphknoten enthalten vermehrt reife Plasmazellen, Lymphozyten und Retikulumzellen. Damit gleicht das Krankheitsbild dem sog. „Mediterranen Lymphom" [46, 47]. Auch bei der α-CD kann die Entdifferenzierung bis zu einem Retikulumzellsarkom der Darmwand gehen. Nur in 3 Fällen wurden bisher Veränderungen außerhalb des Darmtraktes in Form diffuser lymphoidzelliger und plasmazellulärer Infiltrationen des Respirationstraktes beobachtet, betrafen also ebenfalls einen Teil des sekretorischen IgA-Systems [12, 53].

Typische Blutbildveränderungen werden, eine leichte Anämie ausgenommen, vermißt. Auch das Knochenmark ist normal; nur in einem Fall wurde ein entdifferenziertes Retikulumzellsarkom beschrieben.

Tabelle 4. μ-Ketten-Krankheit (Forte, Ballard, 1970) 10 Fälle

Klinik:	keine Lymphome
	starke Hepatosplenomegalie
Blut:	Lymphozytose
Knochenmark:	Lymphozytose
	Vakuol. Plasmazellen

Das Krankheitsbild ist insofern besonders interessant, als es im Unterschied zu den anderen HCD und zum Plasmozytom auch bei Kindern und jüngeren Erwachsenen auftritt und dabei bestimmte Populationen zu bevorzugen scheint, d. h. besonders Personen des Mittelmeerraumes und damit jener Regionen, in denen das bereits erwähnte Mediterreane Lymphom ebenfalls gehäuft auftritt. Da Mikroorganismen des Darmes als hauptsächlicher Stimulus für die Proliferation der Plasmazellen des sekretorischen IgA-Systems im Verdauungstrakt anzusehen sind, liegt die Vermutung nahe, daß ähnliche Mechanismen auch für die Ätiologie der α-CD verantwortlich zu machen sind [42, 53]. Damit sei angedeutet, daß diese Krankheit möglicherweise reversibel ist, etwa unter antibiotischer Behandlung, und erst später in ein malignes Stadium übergeht.

μ-CD (Tabelle 4): Diese seltenste HCD verläuft unter dem klinischen Bild einer langsam progredienten Chronischen Lymphatischen Leukämie. Hierbei fällt besonders auf, daß Lymphome fehlen, wogegen Leber und Milz stark vergrößert sind. In einzelnen Fällen wurde — im Unterschied zu den beiden anderen HCD — eine Bence-Jones-Proteinurie nachgewiesen [1, 28], und gerade in diesen Fällen waren auch pathologische Frakturen — ebenfalls im Unterschied zu den anderen HCD — entstanden. Besonderes hämatologisch-zytologisches Zeichen dieser Erkrankung ist eine auffallende Vakuolisierung der Plasmazellen, die neben den Lymphozyten vermehrt sind. Sie enthalten keine Russel-Körperchen [69]. In einem Fall fand sich eine Amyloidose [1] bei gleichzeitiger Bence-Jones-Proteinurie.

Während Plasmozytome trotz klassenspezifischer und individualspezifischer Verschiedenheit der monoclonalen Immunglobuline ein einheitliches Krankheitsbild darstellen, unterscheiden sich die drei HCD deutlich voneinander. Sie sind nicht nur in ihrer Symptomatik voneinander verschieden, sondern auch in ihrem individuellen Krankheitsverlauf, der in einem Teil der Fälle ausgesprochen gutartig, in anderen Fällen jedoch rasch und ausgesprochen maligne verläuft. An der malignen Natur der Erkrankung ist also mindestens in den späten Stadien nicht zu zweifeln. Andererseits ist jedoch auffällig, daß Autoimmunerkrankungen oder chronische Entzündungen mindestens bei einem Teil der γ-CD der Erkrankung vorausgehen bzw. sie begleiten und daß bei der α-CD möglicherweise Mikroorganismen des Intestinaltraktes pathogenetische Bedeutung besitzen. Es wird weiterer Untersuchungen bedürfen, gerade diese Zusammenhänge zwischen chronischer Entzündung und Stimulation lymphoider Zellen bzw. Plasmazellen einerseits und maligner Entdifferenzierung andererseits näher zu beleuchten, besonders im Zusammenhang mit dem Auftreten von Immunglobulinfragmenten.

Literatur

1. Ballard, H. S., Hamilton, L. M., Marcus, A. J., Illes, C. H.: New Engl. J. Med. **282**, 1060 (1970). — 2. Bing, J., Fog, M., Neel, A. V.: Acta med. scand. **91**, 409 (1937). — 3. Bing, J., Neel, A. V.: Acta med. scand. **88**, 492 (1936). — 4. Braun, H. J., Bruchhaus, K. F., Aly, F. W.: Dtsch. med. Wschr. **98**, 1835 (1973). — 5. Braunsteiner, H.: Plasmazellen. In: Physiologie und Pathologie der weißen Blutzellen. Stuttgart: Thieme 1959. — 6. Cooper, A. G., Hobbs, J. R.: Brit. J. Haemat. **19**, 383 (1970). — 7. Diebold, J., Reynes, M., Kalifat, R., Tricot, G.: Nouv. Presse méd. **3**, 1067 (1974). — 8. Fahey, J. L., Barth, W. F., Salomon, A.: J. Amer. med. Ass. **192**, 464 (1965). — 9. Fateh-Moghadam, A., Prechtel, K., Wolf-Hornung, B., Lamerz, R., Ehrhart, H.: Dtsch. med. Wschr. **99**, 87 (1974). — 10. Forgel, B. G., Squires, J. W., Sheldon, H.: Arch. intern. Med. **118**, 363 (1966). — 11. Forte, F. A., Prelli, F., Yonat, W. J., Jerry, L. M., Kochwa, S., Franklin, E. C., Kunkel, H. G.: Blood **36**, 137 (1970). — 12. Frangione, B., Franklin, E. C.: Sem. in Hematol. **10**, 53 (1973). — 13. Franklin, E. C., Lowenstein, J., Bigelow, B., Meltzer, M.: Amer. J. Med. **37**, 332 (1964). — 14. Gelinsky, P., Braun, H. J., Bohner, J., Schoeler, M.: Dtsch. med. Wschr. **99**, 283 (1974). — 15. Glenner, G., Terry, W. D., Isersky, Ch.: Sem. in Hematol. **10**, 65 (1973). — 16. Grey, H. M., Kohler, P. F.: Sem. in Hematol. **10**, 87 (1973). — 17. Grey, H. M., Rabellino, E., Pirofsky, B.: J. clin. Invest. **50**, 2368 (1971). — 18. Harboe, M., Torsvik, H.: Scand. J. Haemat. **6**, 416 (1969). — 19. Hortin, J. E., Raisz, L. G., Simmons, H. A.: Science **177**, 793 (1972). — 20. Hosley, H. F.: Cancer **20**, 295 (1967). — 21. Hurez, D., Preud'Homme, J. L., Seligmann, M.: J. Immunol. **104**, 263 (1970). — 22. Imhof, J. W., Baars, H., Verloop, M. C.: Acta med. scand. **163**, 349 (1959). — 23. Kaiserling, E., Stein, H., Lennert, K.: Virchows Arch. path. Anat. **14**, 1 (1973). — 24. Kappeler, R., Krebs, A., Riva, G.: Helv. med. Acta **25**, 54 (1958). — 25. Keller, H., Spengler, G. A., Skvaril, F., Flury, W., Noseda, G., Riva, G.: Schweiz. med. Wschr. **100**, 1012 (1970). — 26. Klemm, D.: Ergebn. inn. Med. Kinderheilk. **26**, 109 (1967). — 27. Lackner, H.: Sem. in Hematol. **10**, 125 (1973). — 28. Lee, St. L., Rosner, F., Ruberman, W., Glasberg, S.: Ann. intern. Med. **75**, 407 (1971). — 29. Lennert, K.: In: Leukämien und maligne Lymphome (Hrsg. A. Stacher). München: Urban & Schwarzenberg 1973. — 30. Logothetis, I., Silverstein, P., Coe, I.: Arch. Neurol. Psychiat. (Chic.) **5**, 564 (1960). — 31. MacKenzie, M. R., Brown, E., Fudenberg, H. H., Goodenday, L.: Blood **35**, 394 (1970). — 32. MacKenzie, M. R., Fudenberg, H. H.: Blood **39**, 874 (1972). — 33. Mareik, M.: Blood **44**, 87 (1974). — 34. Moeschlin, S.: Acta med. scand. **179**, 154 (1966). — 35. Mundy, G. R., Raisz, L. G., Cooper, R. A., Schechter, G. P., Salmon, S. E.: New Engl. J. Med. **291**, 1041 (1974). — 36. Oettgen, H. F., Ouitmann, K.: Frankf. Z. Path. **67**, 599 (1956). — 37. Orfanos, C., Steigleder, K.: Dtsch. med. Wschr. **92**, 1449 (1963). — 38. Osserman, E. F., Takatsuki, K.: Medicine **42**, 357 (1963). — 39. Perkins, H. A., MacKenzie, M. R., Fudenberg, H. H.: Blood **35**, 695 (1970). — 40. Pernis, B., Bronet, I. C., Seligmann, M.: Europ. J. Immunol. **4**, 776 (1974). — 41. Pernis, B., Forni, L., Ammante, L.: Ann. N. Y. Acad. Sci. **190**, 420 (1971). — 42. Potter, W. M., Metcalf, D. (ed.): Multiple myeloma and related immunoglobulin-producing neoplasmas. In: UICC Technical Report Series, Vol. 13, 1974. — 43. Preud'Homme, J. L., Hurez, D., Seligmann, M.: Rev. europ. etud. clin. biol. **15**, 1127 (1970). — 44. Preud'Homme, J. L., Seligmann, M.: J. clin. Invest. **51**, 701 (1972). — 45. Preud'Homme, J. L., Seligmann, M.: Blood **40**, 777 (1972). — 46. Rambaud, I. C., Bognel, C., Prost, A., Bernier, J. J., Le Quintree, Lambling, A., Danon, F., Hurez, D., Seligmann, M.: Digestion **1**, 321 (1968). — 47. Rappaport, H., Ramot, B., Hulu, N., Park, I. K.: Cancer **29**, 1502 (1972). — 48. Röckl, H., Borchers, H., Schröpl, F.: Hautarzt **13**, 491 (1962). — 49. Scheurlen, P. G.: Verh. dtsch. Ges. inn. Med. **73**, 824 (1967). — 50. Scheurlen, P. G., Haun, W., Mäusle, E., Wolff, G.: Dtsch. med. Wschr. **98**, 1947 (1973). — 51. Scheurlen, P. G., Tischendorf, F. W.: Klin. Wschr. **43**, 980 (1965). — 52. Schubothe, H.: Sem. in Hematol. **3**, 27 (1966). — 53. Seligmann, M.: Rev. europ. etud. clin. biol. **17**, 349

(1972). — 54. Seligmann, M., Brouet, J. C.: Sem. in Hematol. 10, 163 (1973). — 55. Seligmann, M., Danon, F., Hurez, D., Mihalsco, C., Preud'Homme, J. L.: Science 162, 1397 (1968). — 56. Seligmann, M., Preud'Homme, J. L., Brouet, J. C.: Transplant. Rev. 16, 85 (1973). — 57. Sia, R. H. P., Wu, H.: Clin. med. J. 35, 527 (1921). — 58. Solomon, A., Fahey, J. L.: Ann. intern. Med. 58, 789 (1963). — 59. Stein, H., Kaiserling, F., Lennert, K.: Virchows Arch., Abt. A path. Anat. 364, 51 (1974). — 60. Steinberg, D., Estren, S., Kochwa, S., Rosenfield, R. F.: Gamma M Globulinemia with Anti-i-Cold Agglutinins. In: Kongr. Int. Soc. Hematol. 1970. — 61. Strunge, P.: Acta med. scand. 185, 83 (1969). — 62. Waldenström, J.: Acta med. scand. 117, 216 (1974). — 63. Waldenström, J.: Adv. metab. Disord. 2, 115 (1965). — 64. Warner, N. L.: Advanc. Immunology 19, 67 (1974). — 65. Winterbauer, R. H., Riggins, R. C. K., Griesman, F. A., Bauermeister, D. E.: Chest 66, 368 (1974). — 66. Woods, R., Blumenschein, G. R., Terry, W. D.: Immunochemistry 7, 373 (1970). — 67. Wuhrmann, R.: Schweiz. med. Wschr. 86, 623 (1956). — 68. Zollinger, H. U.: Helv. med. Acta 25, 153 (1958). — 69. Zucker-Franklin, D., Franklin, E. C.: Blood 37, 257 (1970).

Klinik und Therapie des Plasmozytoms

WILMANNS, W. (Robert-Bosch-Krankenhaus Stuttgart, Zentrum für Innere Med., Abt. für Hämatologie, Onkologie u. Immunologie)

Referat

Unter dem Begriff Plasmozytom wird eine Gruppe bösartig verlaufender Erkrankungen, die mit sogenannter Paraproteinbildung bzw. Vermehrung monoklonaler Immunglobuline einhergehen, verstanden. Die monoklonalen Immunglobuline werden von unreifen, atypischen, plasmatischen Retikulumzellen des Knochenmarkes produziert. Die Erkrankung wird auch als multiples Myelom bezeichnet. Diese Bezeichnung weist auf die im Vordergrund stehende klinische Symptomatik hin, die durch Knochenmarkinfiltration und Knochendestruktion durch die neoplastischen Plasmazellen bzw. Myelomzellen hervorgerufen wird.

Einteilung

Die klinischen Symptome und die hämatologischen bzw. laborchemischen Befunde können je nach Art der monoklonales Immunglobulin produzierenden Zellen, nach der Lokalisation und Ausmaß der Generalisation sehr mannigfaltig sein. Eine Einteilung hat daher die in Tabelle 1 zusammengefaßten Gesichtspunkte zu berücksichtigen [7].

Solitäre Plasmozytome sind selten. Wenn nicht lokalisationsbedingte lebenswichtige Störungen — wie z. B. ein Querschnittssyndrom — auftreten, so haben sie eine relativ günstige Prognose, und Überlebenszeiten von über 20 Jahren sind nicht selten. Die Diagnose kann nur histologisch aus einem röntgenologisch nachgewiesenen Weichteiltumor oder Knochenherd gestellt werden. Voraussetzung für die Diagnose eines solitären Plasmozytoms ist, daß keine Vermehrung monoklonaler Immunglobuline, keine multiplen Tumoren bzw. Knochenherde und keine Vermehrung atypischer Plasmazellen im Knochenmark festgestellt wird. Auch darf keine Bence-Jones-Proteinurie bestehen.

Das generalisierte Plasmozytom — mit dem ich mich im folgenden ausschließlich befassen werde — hat eine ungünstige Prognose. Immerhin kommen mehrjährige Verläufe vor, während derer das Befinden der Patienten nur unwesentlich beeinträchtigt ist. Letzten Endes wird der Verlauf weitgehend bestimmt von den Komplikationen [3, 20, 29]. An erster Stelle sind zu nennen: Spontanfrakturen, Querschnittssyndrom, durch Knochenmarkinsuffizienz und Immundefekte hervorgerufene Infektresistenzschwäche, Anämien, Thrombopenien, Nierenkomplikation (Plasmozytomniere) und komatöse Zustände, die durch Hypercalcämie und durch eine exzessive Vermehrung von Paraproteinen hervorgerufen werden können. Eine besondere Form des generalisierten Plasmozytoms ist die Plasmazellenleukämie, die ähnlich fudroiant verläuft wie die echte akute Leukämie im Erwachsenenalter. Die Plasmazellenleukämie entwickelt sich meistens sekundär im Rahmen des progredient verlaufenden generalisierten Plasmozytoms. Daneben gibt es seltene primäre Formen, bei denen die Serum- und Urinelektrophorese normal sein kann.

Unterteilt man die Plasmozytome nach der Art des produzierten monoklonalen Immunglobulins, so handelt es sich in der überwiegenden Mehrzahl der Fälle um einen IgGL- oder IgGK-Typ. Die Buchstaben L und K zeigen die Art der durch Immunelektrophorese nachgewiesenen leichten Ketten im Immunglobulinmolekül (lamda oder kappa) an. Diese leichten Ketten können im Urin als Bence-Jones-Protein nachgewiesen werden. Von einem echten Bence-Jones-Plasmozytom spricht man aber nur dann, wenn durch die Immunelektrophorese ausschließlich leichte Ketten nachgewiesen werden. Bei dieser Krankheit kann die Serumelektro-

Tabelle 1. Einteilung des Plasmozytome

I. Nach der Lokalisation
  1. Solitäres Plasmozytom
     a) ossär
     b) extraossär
  2. Generalisiertes Plasmozytom
     a) ossär
     b) mit paraskelettalen Manifestationen
     c) extraossär
     d) ossär und extraossär
     e) Plasmazellenleukämie (sekundär — primär)

II. Nach vorherrschendem monoklonalem Immunglobulin

	Häufigkeit (%) [3]
1. IgG-Plasmozytom	63
2. IgA-Plasmozytom	20
3. IgG-Plasmozytom	3
4. IgE-Plasmozytom	sehr selten
5. Bence-Jones-Plasmozytom	11
6. Biklonales Plasmozytom	sehr selten
7. Plasmozytom ohne monoklonales Immunglobulin	sehr selten

phorese wenig charakteristisch sein, da die leichten Ketten wegen ihres niedrigen Molekulargewichtes von etwa 22000 über die Nieren ausgeschieden werden und deshalb vorwiegend im Urin nachgewiesen werden.

Die niedermolekularen Paraproteine sind neben einer Dehydratation und vermehrten Ausscheidung von Calcium und Harnsäure in erster Linie verantwortlich für die bei generalisiertem Plasmozytom häufig auftretenden Nierenkomplikationen. Im Vordergrund steht eine tubuläre Insuffizienz infolge Ablagerung der Paraproteine in den Tubuli [25] bzw. Rückresorption in die Tubulusepithelien [18]. Hinzu kann aber auch eine glomeruläre Schädigung kommen, infolge Störung der Kapillarpermeabilität in den Glomerulusschlingen bei Paraproteinämie.

In Tabelle 2 sind die 4 wichtigsten diagnostischen Kriterien des generalisierten Plasmozytoms zusammengestellt. Das Vorhandensein von mindestens 2 dieser Kriterien ist Voraussetzung für die Diagnosestellung [6, 10, 11].

Pathologische Physiologie

Es besteht kein Zweifel, daß das Plasmozytom wie andere mit einer überschießenden Produktion monoklonaler Immunglobuline einhergehende Erkrankungen — Makroglobulämie Waldenström, benigne monoklonale Gammopathie, schwere Kettenkrankheit — den proliferativen Erkrankungen des B-Zellsystems zuzuordnen ist. Die Einordnung in die lympho-proliferativen Erkrankungen ist aus Abb. 1 ersichtlich [27]. Die neoplastische Entartung erfolgt wahrscheinlich auf der Stufe unreifer, teilungsfähiger Plasmazellen oder kurz davor beim Übergang antigen-stimmulierter Lymphozyten zu Plasmazellen. Eine Ausreifung zu nicht mehr teilungsfähigen Plasmazellen ist möglich. Hierdurch werden die multiplen Formen unreifer, oft mehrkerniger und reifer, aber atypischer Plasmazellen, die in Klonen zusammenliegen, im Knochenmark erklärt. Allen Zellen gemeinsam ist die überschießende Bildung und Sekretion monoklonaler Immunglobuline. Es

Tabelle 2. Diagnostische Kriterien des generalisierten Plasmozytoms

1. Monoklonales Immunglobulin im Serum
   Bence-Jones-Protein im Urin
2. Osteolysen — diffuse Osteoporose
3. Vermehrung atypischer Plasmazellen im Knochenmark (mehr als 10%)
4. Plasmazellweichteiltumoren

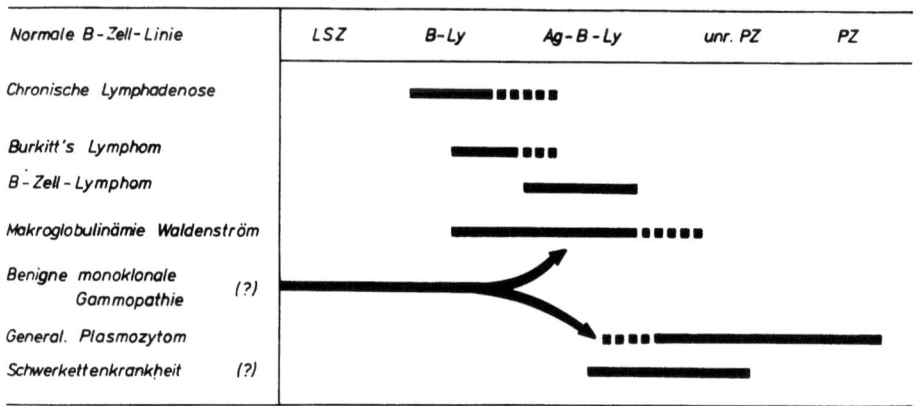

Abb. 1. Zelltypen bei lymphoproliferativen Erkrankungen. UICC Techn. Rep. Ser., Vol. 13 (1974) (eds. N. L. Warner, M. Potter, D. Metcalf)

kann angenommen werden, daß im Gegensatz zum generalisierten Plasmozytom bei der benignen monoklonalen Gammopathie ein noch nicht definierter Kontrollmechanismus die neoplastische Entartung innerhalb des lymphoproliferativen Systems unterdrückt. Es bleibt an dieser Stelle darauf hinzuweisen, daß die monoklonalen Immunglobuline echte Antikörpereigenschaften haben, es sich somit bei ihnen um normale, biologisch aktive Proteine handelt, die von dem Krankheit auslösenden Plasmazellklone im Exzeß gebildet werden [19, 28]. Es ist deshalb richtig, daß heute an Stelle der „Paraproteinämien" der Begriff „monoklonale Gammopathien" verwendet wird.

Zellkinetik

Unter Berücksichtigung der Tatsache, daß der Nachweis monoklonaler Immunglobuline gemeinsames Merkmal der benignen monoklonalen Gammopathie und des generalisierten Plasmozytoms ist, erhebt sich die Frage, ob ein Übergang der benignen in die maligne Form des generalisierten Plasmozytoms möglich ist, bzw. nach der Dauer des präsymptomatischen Stadiums bis die Diagnose eines multiplen Myeloms gestellt werden kann. Nach Ossermann [20] und Waldenström [28] ist es nicht möglich, die Dauer der präsymptomatischen Periode festzulegen; sie kann mehr als 20 Jahre betragen. Diese Berechnung beruht aber auf der Voraussetzung, daß von Anfang an die Vermehrung der Tumorzellen mit einer konstanten exponentiellen Geschwindigkeit erfolgt. Untersuchungen von Sullivan u. Salmon [26] haben jedoch gezeigt, daß die Vermehrung der Plasmozytomzellen im präklinischen Stadium rasch erfolgt, daß dann die Wachstumsgeschwindigkeit mit zunehmender Tumorgröße immer mehr abnimmt (Abb. 2). Nach den Berechnungen dieser Autoren, die übereinstimmen mit Untersuchungen von Killmann u. Queisser, beträgt die anfängliche Zellverdoppelungszeit 1 bis 3 Tage, und die „growth fraction" liegt zu diesem Zeitpunkt bei 80 bis 100%. Klinische Symptome werden frühestens nachgewiesen, wenn eine Vermehrung der Plasmo-

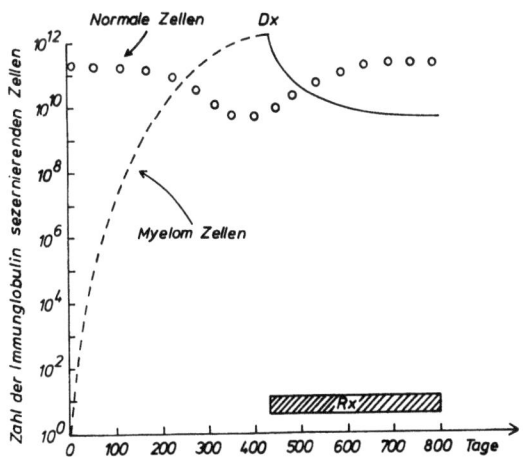

Abb. 2. Wachstumskurve menschlicher Myelomzellen. Nach Sullivan u. Salmon (1972). UICC Techn. Rep. Ser., Vol. 13 (1974) (eds. N. L. Warner, M. Potter, D. Metcalf)

zytomzellen bis auf 0,5 bis 1×10^{11} stattgefunden hat. Bis zu diesem Zeitpunkt läßt sich von der ersten Zellvermehrung an ein Zeitraum von 6 Monaten bis zu 2 Jahren berechnen. Während des klinischen Stadiums verlängert sich die Tumorverdoppelungszeit von 1 bis 3 Tage auf 3 bis 6 Monate, und die „growth fraction" geht zurück auf 6 bis 10% [22]. Möglicherweise erreicht bei der benignen monoklonalen Gammopathie die Kurve bereits bei einer niedrigeren Zellzahl ein Plateau, so daß unter solchen Bedingungen krankhafte Symptome ausbleiben.

Da auch die Zahl der normalen Antikörper produzierenden Zellen im Organismus mit etwa 10^{11} berechnet wird [22, 24], kommt es erst zu einer Reduktion dieser Zellzahl und damit auch einer Abnahme der physiologischen Immunglobuline, wenn die Zahl der Plasmozytomzellen über den Wert von 10^{11} weiter ansteigt. Wie aus Abb. 2 hervorgeht, kann durch eine wirksame Chemotherapie der Plasmozytomzellklone von etwa 10^{12} auf 10^{10} erniedrigt werden, und im gleichen Maße läßt sich eine Normalisierung der physiologischen Immunglobulin produzierenden Zellen erreichen [26].

Therapie

1. *Grundlagen*

Die in Abb. 2 wiedergegebene Wachstumskurve für das generalisierte Plasmozytom beim Menschen zeigt die Problematik zytostatisch therapeutischer Maßnahmen. Zellzyklusphasen spezifische Medikamente sind wirkungslos, was bei der sehr niedrigen „growth fraction" im klinischen Stadium leicht verständlich ist. Alkylantien — an erster Stelle Cyclophosphamid (Endoxan®) und Melphalan (Alkeran®) — haben die beste Wirkung [4, 14, 29]. Untersuchungen verschiedener Autoren haben gezeigt, daß unter der Einwirkung der Alkylantien der ^{3}H-Thymidin-Markierungsindex und die „growth fraction" zunehmen, woraus eine gesteigerte Empfindlichkeit primär in der Ruhephase befindlicher Plasmozytomzellen gegenüber einer solchen Behandlung postuliert wurde [1, 12, 23]. Diese Ergebnisse rechtfertigen das Konzept einer hochdosierten, intermittierenden Stoßtherapie mit Endoxan oder Alkeran.

Problematisch bleibt aber die Frage, wann der Beginn einer derartigen Behandlung indiziert ist. Da durch diese keine Heilung, sondern nur eine relativ geringgradige Reduktion der Tumorzellzahl um maximal 2-log-Phasen erreicht wird [26] und bei sehr langsamer Wachstumsgeschwindigkeit des Plasmozytoms auch ohne Therapie ein relativ gutes Wohlbefinden der Patienten über längere Zeit gewährleistet bleiben kann, unter ungünstigen Bedingungen die normalen regenerierenden Zellen des Knochenmarkes und des übrigen Organismus stärker geschädigt werden können als die Plasmozytomzellen, ist eine Chemotherapie erst dann indiziert, wenn echte klinische Ausfallserscheinungen bestehen bzw. wenn bei geringgradiger Symptomatik eine Progredienz nachgewiesen wird [8, 9].

Da nach Waldenström praktisch alle Myelomzellen das monoclonale Immunglobulin bilden [29], die gesamte Syntheserate durch Isotopentechnik berechnet werden kann, läßt sich unter Kenntnis des Gesamtgehaltes an monoklonalem Immunglobulin im Serum bei ermitteltem Plasmavolumen und Körpergewicht und bekannter Halbwertszeit des monoklonalen Immunglobulins die Zahl (n) der Myelomzellen im Organismus in jedem Krankheitsstadium nach folgender Formel abschätzen [24]:

$$n = \frac{\text{Produktionsrate von monoklonalem Ig im Gesamtorganismus (g/24 Std.)}}{\text{Zelluläre Produktionsrate von monoklonalem Ig (g/Zelle 24 Std.)}}$$

Diese Berechnungen haben zu der Tabelle 3 wiedergegebenen Stadieneinteilung geführt [13]. Danach ist es möglich, aus der klinischen Symptomatik die Zahl der Myelomzellen zu schätzen. Die Berechnungen von Durie u. Salmon [13] bei 58 Patienten mit IgG-Plasmozytom ergaben, daß zum Zeitpunkt der Diagnose 0,3 bis 4×10^{12} Myelomzellen im Organismus waren. Ein M-Gradient in der Elektrophorese ist erst bei einem Tumorgesamtgewicht von mehr als 20 g nachweisbar. Eine Frühdiagnose kann daher niemals gestellt werden. Patienten mit benigner monoklonaler Gammopathie haben zwischen 1 und 6×10^{11} monoklonale Plasmazellen im Organismus.

Patienten im Stadium I nach Tabelle 3 mit bis zu $0,5 \times 10^{12}$ Myelomzellen im Organismus haben auch ohne Behandlung eine relativ günstige Prognose; d. h. das Allgemeinbefinden braucht während mehrerer Jahre nicht beeinträchtigt zu sein. Im Stadium II bei einer Zellzahl von 0,5 bis $1,2 \times 10^{12}$ — wenn Knochenveränderungen nachgewiesen werden, eine weitere Zunahme monoklonaler Immunglobuline im Serum bzw. Ausscheidung von Bence-Jones-Proteinen im Urin stattfindet, eine mäßige Anämisierung bei plasmazellulärer Umwandlung des Knochenmarkes auffällt — ist eine absolute Indikation zur Chemotherapie gegeben. Die schlechteste Prognose hat das Stadium III. In diesem Stadium ist im Organismus die Zahl der Myelomzellen auf über $1,2 \times 10^{12}$ angestiegen, und die eingangs erwähnten Komplikationen treten gehäuft auf.

Ein stadiumunabhängiger Parameter ist die Beeinträchtigung der Nierenfunktion, die bei allen therapeutischen Maßnahmen mit in Betracht gezogen werden muß.

Tabelle 3. Stadieneinteilung der Plasmozytome

Stadium	Kriterien	Plasmazellmasse (Zellen X $10^{12}/m^2$)

I.	1. Hämoglobin $>$ 10 g%
	 2. Serum-Calcium normal
	 3. Röntgenologisch normale Knochenstrukturen oder lediglich eine solitäre Osteolyse
	 4. Nur geringe Steigerung der Produktion monoklonaler Immunglobuline
	   a) IgG $<$ 5 g%
	   b) IgA $<$ 3 g%
	   c) leichte Ketten im Urin $<$ 4 g/24 Std.
		= 0.5×10^{12}

II.	Weder Kriterien von I noch von III erfüllt	0.5 - 1.2

III.	1. Hämoglobin $<$ 8.5 g%
	 2. Serum-Kalzium $>$ 12 mg%
	 3. Ausgedehnte Knochenläsionen
	 4. Hohe Produktionsrate von monoklonalen Immunglobulinen
	   a) IgG $>$ 7 g%
	   b) IgA $>$ 5 g%
	   c) leichte Ketten im Urin 12 g/24 Std.
		1.2×10^1

A oder B	A = normale Nierenfunktion (Kreatinin - 2 mg%) B = pathologische Nierenfunktion (Kreatinin - 2 mg%)	

(Nach B.G. Durie u. S.E. Salmon 1974)

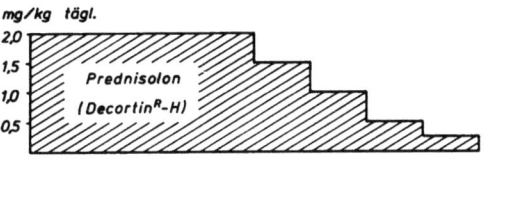

Abb. 3. Melphalan/Prednisolon-Stoßtherapie bei Plasmozytom

Es besteht kein Zweifel, daß zum gegenwärtigen Zeitpunkt die am besten wirksame Behandlung die von Alexanien u. Mitarb. [2] erprobte intermittierende Alkeran/Prednisolon-Stoßtherapie ist. Entsprechend dem in Abb. 3 wiedergegebenen Therapieschema wird Alkeran in einer Dosis von 0,25 mg/kg Körpergewicht an 4 aufeinanderfolgenden Tagen verabreicht. Gleichzeitig erfolgt eine Behandlung mit Prednisolon in einer Dosis von 2 mg/kg Körpergewicht täglich. Diese Dosis wird vom 5. bis zum 9. Tag auf 0 reduziert. Die Behandlung wird alle 6 Wochen wiederholt, wobei die Alkeran-Dosis um jeweils 0,05 mg/kg Körpergewicht erhöht wird, falls unter der vorangegangenen Behandlung die Leukozyten nicht auf Werte unter 3000/mm^3 bzw. die Thrombozyten auf unter 100000/mm^3 abgefallen sind [8]. Von Braun wurde 1973 über in der Medizinischen Universitätsklinik Tübingen beobachtete Behandlungserfolge berichtet [7].

In Tabelle 4 sind die wesentlichen Kriterien, nach denen die Erfolgsbeurteilung der Therapie bei generalisiertem Plasmozytom erfolgt, zusammengestellt. Diese Zusammenstellung basiert auf international anerkannten Richtlinien, die vom Kommitee der Chronic Leukemia Myeloma Task Force des National Cancer Institute aufgestellt wurden [10].

Tabelle 4. Kriterien zur Beurteilung des Therapieerfolges bei Plasmozytom

A. Objektive
  I. direkte
    1. Rückgang des monoklonalen Immunglobulins um mindestens 50% des Ausgangswertes
    2. Rückgang der Bence-Jones-Proteinurie um mindestens 50% des Ausgangswertes (bei Ausscheidung von mehr als 1 g/Tag)
    3. Eindeutige Rückbildung von Osteolyse
    4. Abnahme des Produktes der 2 größten Durchmesser von Plasmazellweichteiltumoren um mindestens 50% des Ausgangswertes
  II. Indirekte
    1. Rückgang der Plasmazellzahl im Knochenmark auf weniger als 5%
    2. Anstieg des Serum-Albumins auf Normalwert
    3. Anstieg „normaler" Immunglobuline
    4. Anstieg des Hämoglobins um mindestens 2 g-%
    5. Normalisierung eines erhöhten Serum-Calcium-Spiegels
    6. Normalisierung harnpflichtiger Serumsubstanzen
B. Subjektive
    1. Nachlassen der Knochenschmerzen
    2. Zunahme der allgemeinen Beweglichkeit

Ein Behandlungserfolg kann dann angenommen werden, wenn wenigstens eines der objektiven Kriterien erfüllt ist. Der subjektive Behandlungserfolg zeigt sich oft rasch an einem Nachlassen der Knochenschmerzen und einer Zunahme der allgemeinen Beweglichkeit. Die objektiven Kriterien stellen sich dagegen oft erst nach längerer Behandlung, d. h. Durchführung mehrerer Therapiestöße, ein. Dabei wird auch hier oft ein Abfall der monoklonalen Immunglobuline frühzeitig registriert, jedoch wird die 50%-Grenze nicht immer erreicht. Relativ selten läßt sich eine Rückbildung der Osteolysen röntgenologisch nachweisen. Es kann sogar eine weitere Zunahme der Osteolysen im Widerspruch stehen zu der Besserung der Knochenschmerzen und der Zunahme der Beweglichkeit. Deshalb sollte die Behandlung auch dann fortgesetzt werden, wenn die Besserung der objektiven Kriterien nicht das nach der Tabelle geforderte Ausmaß erreicht, zumindest solange, als unter der Behandlung Besserungen der objektiven direkten und indirekten Kriterien registriert werden können.

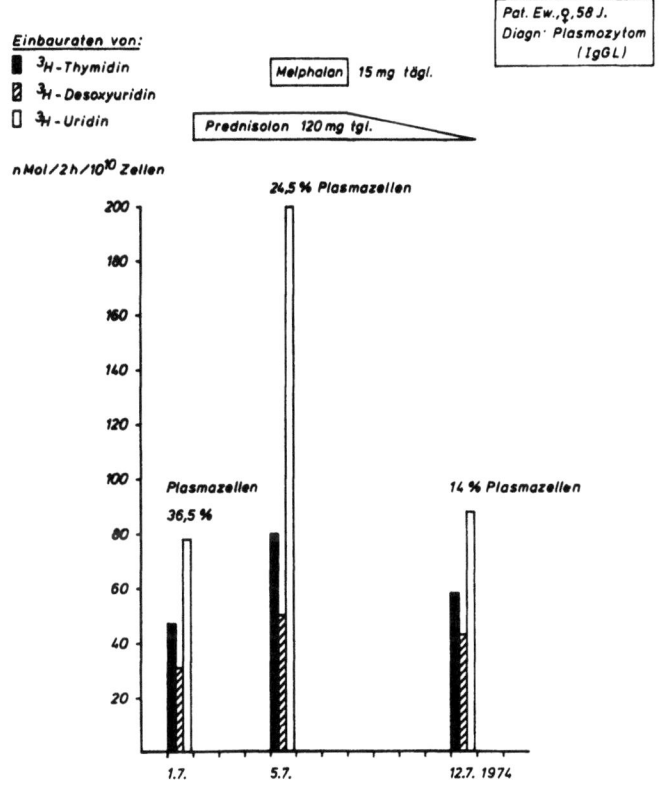

Abb. 4. DNS- und RNS-Synthese in Knochenmarkzellen

Tabelle 5. Verlaufsbeobachtung

MÜ., E. ♀ 61 JAHRE: GENERALISIERTES PLASMOZYTOM (TYP. IgGL)

Melphalan/Prednisolon-Stoßtherapie:	1. Stoß	2. Stoß Schmerzbestrahlung d. LWS	3. Stoß	4. Stoß	5. Stoß	
Rö	gen. osteol. Skelettmetastasen------------------Zunahme---------------------------------					
AZ	Schmerzen bei Belastung---------------------------Besserung---------------------------------					
% Plasmazellen im Mark	30	17,5	15	7	5	4
Blut: Harnpfl.Subst. Ca., Alb.	--normal--					
Ges.Prot.(g%)	9,5	8,1	8,2	7,8	7,1	7,0
Zonen El.Ph. (% γ-Glob.)	52	34	31	26	28	23	24
IgG IgM (mg%) IgA	>3948 ----------------------------------erniedrigt, keine Normalisierung-------------------→ ----------------------------------erniedrigt, keine Normalisierung-------------------→	3652	3556	2488	2654	2164	1637
Urin: BJPL < 1g/Tag	+ (nur im konzentrierten Urin nachweisbar)					
BSG	80/120	65/98	33/69	7/18	15/38	10/25	19/35
	I./74	III.	V.	VII.	IX.	XI.

Es ist erwiesen, daß bei Resistenz gegenüber Alkeran ein Teil der Patienten auf Endoxan anspricht [5, 7].

Therapieerfolge wurden außerdem berichtet unter Behandlung mit Adriamycin und BCNU [27].

Die Überlegenheit der kombinierten Alkeran/Prednisolon-Stoßbehandlung gegenüber einer Monotherapie mit Alkeran in gleicher Dosierung wurde von Alexanian und George nachgewiesen. Unter der Kombinationsbehandlung lag die Remissionsrate bei 70%, unter der Monotherapie dagegen nur bei 35 bis 42%.

Die Wirksamkeit einer alleinigen Behandlung mit Kortikosteroiden ist umstritten. Es können sich lediglich das Allgemeinbefinden und die Knochenschmer-

Tabelle 6. Verlaufsbeobachtung

LÖ.,H. ♂ 54 JAHRE: BENCE-JONES-PLASMOZYTOM (TYP L)

Melphalan/Prednisolon-Stoßtherapie	1. Stoß	2. Stoß	3. Stoß	4. Stoß	5. Stoß
Rö	---------keine Osteolysen--------→				
Blut: Harnpfl.Subst. Ca., Ges.Prot., Alb.	---------normal--------→				
%Plasmazellen im Mark	67	64	10	20	27	14
Zonen El.Ph. (%ɣ-Globuline)	6	8		8	6	15
IgG (mg%)	415	1826				
Urin: BJPL (g/Tag)	2,8	0,3	0	0	0	
BSG	12/30	42/81	6/14	3/6	2/8	2/8
	V./74	VI.	VIII.	X.	XI.	I./75

Tabelle 7. Verlaufsbeobachtung

Vi. L. ♂ 28 JAHRE: PLASMOZYTOM TYP IgGL (Übergang in benigne monoklonale Immunopathie?)

Melphalan/Prednisolon-Stoßtherapie	1. Stoß	2. Stoß	3. Stoß	4. Stoß	5.Stoß	6.Stoß	7.Stoß
Rö	---------kein Skelettbefall--------→						
patholog. Befunde	Pigmentdermatose beider Beine---------Rückbildung--------→						
% Plasmazellen im Mark	64	23			10	15	4
Blut: Harnpfl.Subst., Ca., Alb.	---------normal--------→						
Ges. Protein (g%)	12	9,5	8,9	8,8	8,3	8,3	8,0
Zonen-El.Ph. (%ɣ-Glob.)	50	42	34	33	30	30	28	30
IgG (mg%)	9220	5215	4210	3265	3305	3370	2100	2740
IgM (mg%)	20	41	46	63	53	75	49	44
IgA (mg%)	15	16	16	30	20	40	27	27
Urin: BJPL	---------nicht nachweisbar--------→						
BSG	140/142	120/128	60/100	47/85	66/92	27/63	40/72	15/40
	X./72	XII.	I./73	III.	V.	VI.	IX.	XI./74

= X./73 bis IX./74 Ixoten 150 mg/die
X./74 bis III./75 keine Therapie

zen bessern, und natürlich sich Kortikosteroide zur Behandlung eines Hypercalcämie-Syndroms indiziert [17]. Auf Grund eigener Untersuchungen ist anzunehmen, daß der Einsatz von *Prednisolon in der Kombinationsbehandlung* durch Stimulierung des Proliferationsstoffwechsels der Myelomzellen deren Empfindlichkeit gegenüber Alkylantien steigert. Dieses geht aus der in Abb. 4 wiedergegebenen Verlaufsbeobachtung hervor:

Tabelle 8. Melphalan/Prednisolon-Stoßtherapie bei Plasmozytom (IgGL). Frühe Erfolgskriterien

Patient	% Plasmazellen i. Mark			Zonen-Elektrophorese (%Gamma-Glob.)			IgG (mg%)		
	Vor Therapie	n. 1. Stoß	n. 2. Stoß	vor Therapie	n. 1.Stoß	n.2.Stoß	vor Therapie	n.1.Stoß	n.2.Stoß
Vi	64	23		58	42	37	9400	5215	4210
Mü	30	17	15	52	34	26	>3948	3556	2488
Lb*	67	64	10	6	8	8			

* Bence-Jones-Plasmozytom
Vor Therapie: 2,8 g Eiweiß im 24-Stunden-Urin
nach 1. Stoß: < 1 g Eiweiß im 24 Stunden-Urin

Tabelle 9. Verlaufsbeobachtung

Ko., M. ♂, 51 Jahre: Plasmozytom Typ IgA (nach 4-jähriger Behandlung mit Melphalan)

Therapie	∅	Melphalan Prednisolon 1. Stoß	∅	Plasmapherese Ery-Transfus.	Melphalan Prednisolon 2. Stoß	Ery-Transf. Phosphatpuffer Prednisolon
Ro	----------keine Osteolysen----------			⊢---Osteolysen--⊣		
Plasmazellen im Mark	56			79		
Blut: Hb (g)	8,9	8,0	7,5	5,3	5,1	6,3
Erys (Mill./mm³)	2,7	2,5	2,3	1,7	1,6	2,1
Thrombozyten (10³/mm³)	53	48	62	86	30	9
Plasmazellen	0	0	0	0	0	78
Kreatinin	1,1	1,1	0,9	1,6	2,1	5,2
Calcium (mg)	8,8	8,8	8,7	9,1	12,9 11,2	14,8
Phosphor	3.2	3,6	2,8	4,4	3,4 3,1	6,4
Ges.Prot	10,0	9,3	10	8,8	12,8 10	13
Albumin (g)	3,5	3,5	2,5	2,6		1,4
Zonen El.Ph. (γ-Glob.)	49	44	61	63		
IgA (mg)	>350	>350	>350			
Urin:	----------Bence-Jones-Protein > 2 g/die----------					
	Dezember 1973	Januar	Februar	März	April	2.5.1974 †

Unter einer alleinigen Behandlung mit Prednisolon in einer Dosis von 2 mg/kg Körpergewicht kommt es innerhalb von 2 Tagen zu einem deutlichen Anstieg der RNS- und DNS-Synthese in den Myelomzellen des Knochenmarkes.

Von großer Bedeutung für die Prognose des generalisierten Plasmozytoms unter zytostatischer Behandlung ist — wie bei anderen Neoplasien — die frühzeitige Beurteilung der Ansprechbarkeit. Denn im Falle ineffektiver Behandlungsmaßnahmen stehen unerwünschte Nebenwirkungen auf den Organismus im Vordergrund, und unter solchen Umständen ist eine ungünstige Beeinflussung der Grundkrankheit zu erwarten. Nach Alexanian [2] und Hoogstraten [15] kann eine Beurteilung frühestens nach 3monatiger Behandlungszeit — d. h. nach 3 Therapiestößen — erfolgen.

Praktische Durchführung der Therapie

Die praktische Durchführung der intermittierenden, hochdosierten Melphalan/Prednisolon-Stoßtherapie mit den notwendigen Kontrolluntersuchungen zur Beurteilung des Therapieeffektes sei an Hand einiger Beispiele erläutert:

Tabelle 5: Bei einer 61jährigen Patientin mit generalisiertem Plasmozytom vom Typ IgGL mit Skelettbefall wurde bereits unmittelbar nach dem 1. Therapiestoß eine Erniedrigung der γ-Globuline in der Zonenelektrophorese von 52 auf 34 rel.-% nachgewiesen. Eine signifikante Reduktion der Plasmazellen im Knochenmark war zu Beginn des 2. Stoßes, ein deutlicher Abfall der monoklonalen IgG-Globuline und eine Normalisierung der BSG vor Beginn des 3. Stoßes nachweisbar. Relativ rasch besserten sich die Schmerzen bei Belastung, obgleich Röntgenuntersuchungen eine Zunahme der Osteolysen zeigten.

Tabelle 6: Bei einem 54jährigen Patienten mit Bence-Jones-Plasmozytom war die Ausscheidung von Bence-Jones-Protein im Urin zu Beginn des 2. Stoßes auf sehr niedrige Werte zurückgegangen; die BSG und der Plasmazellgehalt des Knochenmarkes hatten sich vor Beginn des 3. Stoßes normalisiert. Bei späteren Untersuchungen war dann allerdings der Gehalt an Myelomzellen im Knochenmark immer etwas erhöht, jedoch deutlich niedriger als vor Beginn der Therapie. Diese Verlaufsbeobachtung zeigt, daß die Beurteilung des Knochenmarkes nur einen ungenauen Hinweis auf die Ansprechbarkeit liefert. Eine Reduktion der Plasmazellen kann nur dann als sicheres Kriterium für den Behandlungserfolg herangezogen werden, wenn an mehreren Stellen Knochenmarkpunktionen erfolgen, oder wenn eine ständige Abnahme des Plasmazellgehaltes bei mehreren Punktionen über längere Zeit nachgewiesen wird.

Auch die in Tabelle 7 wiedergegebene Verlaufsbeobachtung bei einem 28jährigen Patienten mit einem Plasmozytom Typ IgGL zeigt einen raschen Abfall der Plasmazellen im Knochenmark, der bereits vor Beginn der 2. Stoßbehandlung nachgewiesen wurde, der monoklonalen Immunglobuline, der γ-Globuline in der Elektrophorese und der BSG. Eine im Oktober 1972 bestehende Pigmentdermatose beider Beine hat sich zurückgebildet. Nach 7maliger Stoßtherapie erfolgte für die Dauer 1 Jahres eine Behandlung mit Ixoten, und seit Oktober 1974 werden keinerlei Behandlungsmaßnahmen mehr durchgeführt. Dieser Patient ist klinisch völlig gesund. Hier ist die Annahme berechtigt, daß ein generalisiertes Plasmozytom in eine benigne monoklonale Gammopathie übergegangen ist.

Einige wesentliche Daten der beschriebenen Verlaufsbeobachtungen sind in Tabelle 8 zusammenfassend wiedergegeben. Daraus ist ersichtlich, daß nach dem 1., spätestens jedoch nach dem 2. Therapiestoß durch Untersuchungen des Knochenmarkes, der Elektrophorese und der quantitativen Immunglobulinbestimmung im Serum und Urin entschieden werden kann, ob eine Fortsetzung der eingeleiteten Therapie sinnvoll ist.

Die Wichtigkeit einer frühzeitigen Erfolgsbeurteilung unter intensiver zytostatischer Behandlung sei an Hand der Verlaufsbeobachtung bei einem 51jährigen Patienten mit IgA-Plasmozytom erläutert (Tabelle 9). Dieser Patient wurde uns nach 4jähriger Behandlung mit Melphalan wegen zunehmender Anämie und Thrombopenie überwiesen. Der Plasmazellgehalt im Knochenmark betrug 56%. Osteolysen waren zunächst röntgenologisch nicht nachweisbar. Nach der 1. Melphalan/Prednisolon-Stoßtherapie verschlechterte sich das klinische Bild deutlich.

Der Plasmazellgehalt im Knochenmark, die Anämie und die monoklonalen Immunglobuline nahmen weiter zu. Im weiteren Verlauf wurden auch Osteolysen nachgewiesen. Schließlich entwickelte sich ein komatöses Bild — wahrscheinlich hervorgerufen durch Hypercalcämie und Hyperparaproteinämie bei herabgesetzter Albuminfraktion —, und im Finalstadium bestand eine Plasmazellenleukämie mit 78% Plasmazellen im peripheren Blut. Da — wie bereits erwähnt — durch die kombinierte Behandlung mit Kortikosteroiden und Alkylantien ruhende Plasmazellen zur Proliferation angeregt werden können, ist es möglich, daß bei fehlender Empfindlichkeit die Progredienz der Erkrankung durch eine derartige Behandlung auch einmal beschleunigt werden kann.

Der Erfolg aller therapeutischen Maßnahmen bei generalisiertem Plasmozytom hängt nicht nur ab von der konsequenten, schematischen Durchführung einer

Tabelle 10. Verlaufsbeobachtung

PF., K. ♂ , 43 Jahre : PLASMOZYTOM TYP IgG mit multiplen Knochenherden
Erstes Auftreten 1962: Kompressionsfraktur von LWK 5, Operation, Bestrahlung
Behandlung bis 1965: 1. Endoxan, Gesamtdosis 7 g
                     Mitarson

Therapie	Natulan (300 mg/die) ⟶ Prednisolon (40 - 15 mg/die)	Alkeran (2-4 mg/die) .... 2 mg 2 x wöchentl. keine Primobolan (100 mg/2 Wo.) ------------------------------⟶
Körperliche Belastbarkeit	Gipsbett — · ·	⟶zunehmend belastet (Korsett) ⟶normal belastbar
Ro: Metastasen	BWK 9,12 LWK 1,2 Schädel bd.Femur	+ BWK 6 ----------keine weiteren Veränderungen---------- (Osteolysen + strähnige Osteoporose)
Komplikationen		Herpes zoster L1, L2 ↓ gangraenosus generalisatus
Plasmazellen im Mark	---normal---	
Zonen El.Ph. (γ-Glob.)	46	26	22	20	23	15	13
Urin.(BJP)	+	+	∅	∅	∅	∅	∅	∅	∅	∅
BSG	51/91	26/58	18/36	27/61	28/56	15/34	13/29	11/30	5/12	6/14
	1965	1966	1967	1968	1969	1970	1971	1972	1973	1974

spezifisch wirksamen Therapie, sondern auch von konstitutionellen Faktoren, einer optimalen symptomatischen Behandlung, die entsprechende pflegerische Maßnahmen mit einschließt. Es sei in diesem Zusammenhang auch auf die häufig gute Wirkung einer palliativen Schmerzbestrahlung hingewiesen, wenn eine derartige Behandlung durch entsprechende Beschwerden gerechtfertigt ist. Daß durch das Zusammenwirken aller Maßnahmen in Einzelfällen hervorragende Erfolge erreicht werden können, sei an einer letzten Verlaufsbeobachtung (Tabelle 10) erläutert: In dieser Tabelle sind wesentliche Befunde eines 43jährigen Patienten mit generalisiertem IgG-Plasmozytom mit multiplen Knochenherden zusammengestellt. Die Diagnose wurde 1962 gestellt, als eine Kompressionsfraktur des 5. LWK aufgetreten war. Zu diesem Zeitpunkt handelte es sich um ein lokalisiertes, ossäres Plasmozytom, das durch Operation und folgende Bestrahlung behandelt wurde. Bis zum Jahre 1965 erfolgte zunächst eine Behandlung mit Endoxan und später Mitarson. Da zu diesem Zeitpunkt sich ein generalisiertes Plasmozytom entwickelt hatte und röntgenologisch Osteolyseherde im 9. und 12. BWK, im 1.

und 2. LWK, im Schädel und in beiden Oberschenkeln sowie eine allgemeine strähnige Osteoporose nachgewiesen wurden, erfolgte eine kombinierte Behandlung mit Natulan und Prednisolon. Der Befall mehrerer Wirbelkörper machte eine Ruhebehandlung im Gipsbett erforderlich. 1966 trat ein Herpes zoster im Bereich des 1. und 2. Lumbalsegmentes auf, der rasch generalisierte und gangränös wurde. Der Patient überstand dieses schwere Krankheitsbild. Im weiteren Verlauf konnte er in zunehmendem Maße mobilisiert werden, und es kam zu einer völligen Normalisierung aller laborchemischen Befunde. Die röntgenologischen Veränderungen blieben dabei nach wie vor nachweisbar; jedoch ist der Patient heute nach 13jährigem Verlauf klinisch gesund und normal belastbar.

Zusammenfassung

Voraussetzung für eine wirksame Behandlung bei generalisiertem Plasmozytom ist nicht nur die Diagnose der Erkrankung, sondern ihre funktionelle Charakterisierung nach subjektivem Befinden, röntgenologisch nachweisbaren Knochenläsionen und Weichteiltumoren sowie laborchemischen und hämatologischen Veränderungen. Die funktionelle Charakterisierung gestattet eine Einteilung in verschiedene Stadien und deren Zuordnung zur gesamten Plasmazellmasse. Nierenfunktionsstörungen, Hypercalcämie, Koma paraproteinämicum, hämorrhagische Diathese und spontane Knochenfrakturen — unter Umständen verbunden mit Querschnittssyndrom — sind gefürchtete Komplikationen. Störungen der Nierenfunktion treten unabhängig vom Krankheitsstadium auf. Sie sind besonders häufig bei Bence-Jones-Proteinurie.

Die Diagnose „generalisiertes Plasmozytom" allein ist noch keine Indikation für eine intensive zytostatische Therapie. Die Indikation ist aber dann gegeben, wenn gleichzeitig mit einer Erhöhung des monoklonalen Immunglobulins im Serum bzw. Urin Knochenläsionen, Plasmazellweichteiltumoren oder ein plasmazelluläres Knochenmark nachgewiesen wird, oder wenn bei gering ausgeprägter Symptomatik Verlaufsuntersuchungen eine Progredienz der Erkrankung anzeigen. Die derzeit beste Behandlung ist die hochdosierte, intermittierende Alkeran/Prednisolon-Stoßtherapie. Durch diese Behandlung wird zwar keine Heilung, aber in einem hohen Prozentsatz eine Besserung von Beschwerden sowie klinischer und laborchemischer Befunde erreicht. Es ist möglich, daß hierdurch sogar in einigen Fällen die bösartige in eine gutartige Form — entsprechend der benignen monoklonalen Gammopathie — umgewandelt werden kann.

Die Behandlung des solitären Plasmozytoms wird im Rahmen dieses Referates nicht besprochen.

Literatur

1. Alberts, D. S., Golde, D. W.: Cancer Res. **34**, 2911 (1974). — 2. Alexanian, R., Haut, A., Khan, A. U., Lane, M., McKelvey, E. M., Migliore, P. J., Stuckey, W. J., Jr., Wilson, H. E.: J. Amer. med. Ass. **208**, 1680 (1969). — 3. Begemann, H.: Klinische Hämatologie. Stuttgart: Thieme 1970. — 4. Bergsagel, D. E.: Cancer Res. **30**, 1588 (1972). — 5. Bergsagel, D. E., Cowan, H. D., Hasselback, R.: Canad. Med. Ass. J. **107**, 851 (1972). — 6. Bergsagel, D. E., Griffith, K. M., Haut, A., Stuckey, W. J., Jr.: Advanc. Cancer Res. **10**, 311 (1967). — 7. Braun, H. J.: Therapiewoche **23**, 24, 2136 (1973). — 8. Braun, H. J.: Dtsch. med. Wschr. **97**, 84 (1972). — 9. Brunner, K. W.: Dtsch. med. Wschr. **92**, 1505 (1967). — 10. Committee of the Chronic Leukemia-Myeloma Task Force. In: Cancer Chemother. Rep., Part. 3, Vol. 1, p. 17 (1968). — 11. Costa, G., Carbone, P. P., Gold, G. L., Owens, A. H., Jr., Miller, S. P., Krant, M. J., Bono, V. H., Jr.: Cancer Chemother. Rep. **27**, 87 (1963). — 12. Drewinko, B., Barry, W. B., Humphrey, R., Alexanian, R.: Cancer **34**, 526 (1974). — 13. Durie, B. G. M., Salmon, S. E.: In: Proc. 65th Ann. Meeting Am. Assoc. Cancer Res. **15**, 90 (1974). — 14. Farhangi, M., Ossermann, E. F.: Seminars Hemat. **10**, 149 (1973). — 15. Hoogstraten, B., Sheehe, P. R., Cuttner, J., Cooper, T., Kyle, R. A., Oberfield, R. A., Townsend, S. R., Harley, J. B., Hayes, D. M., Costa, G., Holland, J. F.: Blood **30**, 74 (1967). — 16. Killmann, S. A., Cronkite, E. P., Fliedner, T. M., Bond, V. P.: Lab. Invest. **11**, 485 (1962). — 17. Lazar, M. Z., Rosenberg, L. E.: New Engl. J. Med. **270**, 749 (1964). — 18. Levi, D. F., Williams, R. C., Lindstrom, F. D.:

Amer. J. Med. **44**, 922 (1968). — 19. Metzger, H. M.: Amer. J. Med. **47**, 837 (1969). — 20. Ossermann, E. F.: In: Hematology (eds. W. J. Williams, E. Beutler, A. J. Erslev, R. W. Rundles), p. 956. New York: McGraw-Hill 1972. —21. Queisser, W., Hoelzer, D., Queisser, U.: Klin. Wschr. **51**, 230 (1973). — 22. Salmon, S. E.: Seminars Hemat. **10**, 135 (1973). — 23. Salmon, S. E.: Blood **42**, 4 (1974). — 24. Salmon, S. E., Smith, B. A.: J. clin. Invest. **49**, 1114 (1970). — 25. Snapper, J., Turner, L. B., Moscovitz, H. L.: Multiple Myeoloma. New York: Grune & Stratton 1953. — 26. Sullivan, P. W., Salmon, S. E.: J. clin. Invest. **41**, 1697 (1972). — 27. Multiple myeloma and related immunglobulinproducing neoplasms. In: UICC Techn. Rep. Ser., vol. 13 (eds. N. L. Warner, M. Potter, D. Metcalf). Geneva 1974. — 28. Waldenström, J. G.: Harvey Lect. **56**, 211 (1961). — 29. Waldenström, J. G.: Diagnosis and treatment of multiple myeloma. New York: Grune & Stratton 1970.

γ-D-Plasmozytom

Knolle, J. (II. Med. Klinik u. Poliklinik, Univ. Mainz)

Referat

Seit der Entdeckung des Immunglobulin D durch Rowe u. Fahey [89] und der Erstbeschreibung eines IgD-Paraproteins bei einem Myelomkranken durch die gleichen Autoren [88] wurde über 101 Fälle von γ-D-Plasmozytom berichtet [2—4, 6—8, 11, 14, 17, 20, 24, 27, 30—33, 35, 46, 47, 51, 53—56, 58, 62, 64, 67, 69, 70, 72, 74, 75, 77, 83, 84, 94, 97—99, 101—103]. Außerdem liegen die Ergebnisse von physikalisch-chemischen und immunologischen Untersuchungen bei 57 Seren von IgD-Plasmozytom-Kranken vor [5, 18, 21, 25, 27, 36, 42, 45, 52, 59, 61, 65, 71, 76, 81, 86, 87, 91, 92, 96, 100]. Von den bekannten fünf Immunglobulinklassen ist das IgD die einzige, von der wir bisher nichts Genaues über ihre biologische Funktion wissen [44, 49, 66]. Zur Zeit wissen wir nur, daß es bei einer Reihe von Krankheiten mit chronischer exogener oder endogener Immunisierung [16, 23, 39, 43, 85, 90, 93] und in der Spätschwangerschaft [54, 60] vermehrt ist. Aus neueren Untersuchungen wissen wir darüber hinaus, daß IgD an den Membranen von Lymphozyten bei chronisch-lymphatischer Leukämie und an Lymphozyten des Nabelschnurblutes häufiger erhöht gefunden wird, als an normalen Lymphozyten Erwachsener [13, 37, 57, 79]. Ob dies als ein Hinweis auf eine membrangebundene Funktion gewertet werden darf, muß weiter geklärt werden.

Für das Verständnis der Befunde beim γ-D-Plasmozytom ist die Kenntnis folgender Fakten von Bedeutung:

1. Die normale Konzentration von IgD im Serum beträgt im Mittel 3 mg pro 100 ml. Im Verhältnis zur IgG-Konzentration sind das 0,2% [87, 89].

2. Die mittlere Syntheserate von IgD beträgt 0,4 mg/kg/Tag, was etwa 1 bis 2% derjenigen von IgG und IgA entspricht [87].

3. IgD kommt zu 73% intravasal vor und hat eine Halbwertzeit von 2,8 Tagen. Die Halbwertzeit des IgD beträgt im Vergleich dazu 23 Tage [87].

4. IgD-tragende Lymphozyten und Plasmazellen kommen im normalen lymphatischen Gewebe im Vergleich zu IgG-tragenden nur in einem Verhältnis von 0,3:100 vor [78, 90].

Abgesehen von dem das γ-D-Plasmozytom kennzeichnenden Nachweis des IgD-Paraproteins war zu erwarten, daß sich, sobald genügend Fälle dieser Krankheit bekannt waren, auch klinische Charakteristika herausstellen lassen würden. Hobbs [46], Fahey [27] und Pruzanski [82, 83] haben in früheren Arbeiten schon einige Besonderheiten, die das IgD- von anderen Plasmozytomformen unterscheiden, hervorgehoben. Die Analyse der bis heute bekannten 101 Fälle, darunter eine eigene Beobachtung [56], soll diese Befunde ergänzen und erweitern.

Häufigkeit, Alters- und Geschlechtsverteilung

Entsprechend der Seltenheit von IgD-tragenden Zellen im lymphatischen Gewebe ist auch das IgD-Plasmozytom selten. Unter allen Myelomen wird die Häufigkeit des IgD-Plasmozytoms von Dugue [25], Hobbs [45] und Laurell [59] mit 1,5 bis 2% angegeben. γ-D-Plasmozytom-Kranke sind im Durchschnitt jünger, als Patienten, die an γ-G- und -A-Plasmozytomen leiden, und nur wenig älter, als Patienten mit L-Ketten-Myelomen. Diese Altersverschiebung wird noch deutlicher, wenn man sich die prozentuale Verteilung auf Lebensdezennien graphisch dargestellt veranschaulicht. 25% der IgD-Myelomfälle sind dabei jünger als 50 Jahre, und der Altersgipfel wird mit 32% schon zwischen dem 50. und 59. Lebensjahr erreicht. In der Studie des Medical Research Council, einer britischen Arbeitsgruppe zur Erforschung der Behandlung von Leukämien [68], in der keine IgD-Fälle vorkamen, entfallen von 258 Myelomkranken nur 7% in die Alterskategorien bis 50 Jahre, und der Häufigkeitsgipfel wurde mit 39% erst zwischen dem 60. und 69. Lebensjahr erreicht. Bemerkenswerter als die Verschiebung der Alterspyramide erscheint aber die Geschlechtsrelation, die im Gegensatz zu der gleichmäßigen Geschlechtsverteilung von 1:1 bei anderen Plasmozytomformen eine dreifache Häufung der Erkrankung bei Männern anzeigt [56].

Tabelle 1. Durchschnittsalter und Geschlechtsrelationen bei Plasmozytom

	Typ				Literaturzitat
	IgG	IgA	L-Ketten	IgD	
Jahre	62	65	56	56,9	[82]
Jahre	61,5	67,4	—	57,7	eigene Befunde und Lit.
Männlich/weiblich	1/1	1/1	1/1	2,7/1	[82]
	1,8/1	1,7/1	—	3/1	eigene Befunde und Lit.
	(n = 42)	(n = 16)	(n = 1)	(n = 99)	eigene Befunde und Lit.

Diagnostische Schwierigkeiten und Charakteristika

Die Schwierigkeiten, das γ-D-Plasmozytom zu diagnostizieren, beruhen vor allem auf den schon erwähnten Besonderheiten der Stoffwechselkinetik des Immunglobulin D. Die klinischen Symptome dieses Plasmozytoms: der Skelettschmerz, die auf die Verdrängungserscheinungen der normalen Blutbildung zu beziehenden Beschwerden, die Infektanfälligkeit, die starke BKS-Beschleunigung und die unterschiedlich stark ausgeprägte Anämie, Leukopenie und Thrombopenie unterscheiden das γ-D-Plasmozytom nicht wesentlich von anderen Myelomformen. Auch morphologisch und histochemisch unterscheiden sich die Zellen des IgD-Plasmozytoms nicht von denen, die Paraproteine anderer Immunglobulinklassen bilden.

Im Gegensatz zu IgG- und IgA-Plasmozytomen kommen Hyperproteinämien von mehr als 8 g/100 ml wegen des raschen IgD-Katabolismus nur bei 37% der Fälle vor. Das Gesamteiweiß liegt im Durchschnitt mit 7,7 g/100 ml noch im Normbereich. Dementsprechend ist ein M-Gradient in der Elektrophorese selten so ausgeprägt wie bei IgG- und IgA-Myelomen. Bei den aus der Literatur analysierten Fällen betrug dieser im Mittel 1,5 g/100 ml. Die M-Gradienten bei IgG- und IgA-Myelomen des eigenen Krankengutes waren demgegenüber im Durchschnitt drei- bis zweimal so hoch, was mit Befunden von Hobbs [45] gut übereinstimmt und mit der längeren Halbwertzeit dieser Globuline erklärt werden kann. 72% der M-Gradienten wanderten elektrophoretisch im γ- und 8% im β-

Bereich. Bei 14% der Fälle wurden zwei Gradienten und bei 6% keine M-Gradienten beobachtet.

Die Ergebnisse der quantitativen Bestimmung von Immunglobulinkonzentrationen korrelieren gut mit den bereits erwähnten Befunden. Der Median der IgD-Konzentration beträgt bei dem hier analysierten Krankengut nur 600 mg-%, wobei die Variationsbreite allerdings mit Werten zwischen 80 und 6600 mg-% erheblich ist.

Der auffälligste Befund beim IgD-Myelom ist sicher die bemerkenswerte Häufung des λ-L-Ketten-Typs, den 89% der Fälle aufweisen [83], ein Befund, der gut mit der von Pernis [80] mitgeteilten Häufigkeitsverteilung von L-Ketten vom λ-Typ-tragenden IgD-bildenden Zellen im lymphatischen Gewebe korreliert. Bei allen anderen Myelomen werden häufiger Paraproteine vom $\varkappa$-L-Ketten-Typ gebildet.

Tabelle 2. Proteinbefunde bei Plasmozytom

	Typ				Literaturzitat
	IgG	IgA	L-Ketten	IgD	
G.E. [g/100 ml]	9,6	8,9	—	7,7	eigene Befunde und Lit.
M. Gradient [g/100 ml]	4,2	3,9	—	1,5	eigene Befunde und Lit.
L/K L-Ketten [%]	65/35	54/46	63/37	—	[68]
	70/30	70/30	50/50	10/90	[82]
	80/20	—	—	11/89	eigene Befunde und Lit.

Die fast 100%ige Häufigkeit einer Bence-Jones-Proteinurie kennzeichnet IgD- und L-Ketten-Plasmozytome in gleicher Weise [68, 83]. Der Hitzetest zum Nachweis dieser niedermolekularen Proteine ist dabei oft zu unempfindlich, so daß eine Untersuchung mit L-Ketten-spezifischen Antiseren am 20- bis 50fach konzentrierten Urin zu empfehlen ist. Nachweisen läßt sich das γ-D-Plasmozytom natürlich, wie bei Myelomen der anderen Immunglobulinklassen, nur durch die immunelektrophoretische Untersuchung mit H-Ketten-spezifischen Antiseren. Die Immunpräzipitate der drei großen Immunglobulinklassen G, A und M fallen dabei als ein Hinweis auf das auch hier bestehende sekundäre Antikörpermangelsyndrom schwächer als in Kontrollseren aus. Mit H-Ketten-spezifischen Antiseren gegen IgD erhält man das charakteristische, zur Antiserum-Rille hin ausgebuchtete, Immunpräzipitat. Quantitativ lassen sich die Immunglobuline durch die einfache radiale Immundiffusion nach Mancini [63] erfassen.

Die für das Plasmozytom so charakteristischen Knochenläsionen treten beim IgD-Myelom bei 73% der Fälle auf. Die Häufigkeit liegt deutlich über der von IgG- und IgA-Myelomen und gering unter der von 77%, die bei L-Ketten-Myelomen berichtet wird [68]. Die beim Plasmozytom, oft auch bei niereninsuffizienten Patienten bemerkenswerte Hyperkalzämie läßt sich nicht allein durch das Ausmaß der knochenzerstörenden Wucherung der Plasmazellen erklären. Durch sensible immunologische Protein-Hormon-Bestimmungen konnten Benson et al. [9] auch bei Plasmozytom-Kranken kürzlich eine Erhöhung des immunoreaktiven Parathormons feststellen. 39% der IgD-Myelompatienten weisen eine Hyperkalzämie von über 5,5 mVal/l auf.

Hobbs u. Mitarb. [46] wiesen 1969 erstmals auf die Häufung eines extramedullären Plasmozytombefalles beim γ-D-Myelom hin. Die angegebene Häufigkeit dieses Befalles von 63% läßt sich aber auf Grund der Analyse von 101 Fällen nicht bestätigen. Unter 50 Fällen mit Angaben ließen sich nur 24 histologisch gesicherte feststellen. Am häufigsten waren dabei Milz, Lymphknoten, Leber, Niere,

Hirnhäute und Zentralnervensystem befallen. In abnehmender Reihenfolge folgten Pleura, Lunge, Pankreas, Haut, Nebennieren, Mediastinum, Herz und Skelettmuskulatur [56].

Bisher wurden 4 Fälle von Plasmazellenleukämie [7, 8, 58, 83] berichtet. Bei allen Myelomformen gilt dieses, oft terminale Ereignis als selten. Beim IgD-Myelom wäre die 4%ige Häufigkeit aber immer noch doppelt so hoch wie bei γ-G- und -A-Plasmozytomen.

Nierenfunktionsstörungen sind beim Plasmozytom schon lange bekannt [48]. Morphologisch korrelieren sie nach Untersuchungen von Schubert [95] bei 12,8% mit dem Befund einer reinen Myelomniere, bei 38,8% mit dem einer Myelomniere und mit akutem Nierenversagen und bei 28,6% mit dem eines akuten Nierenversagens ohne Zeichen einer Myelomnephrose.

Tabelle 3. Urin- und Nierenbefunde

	IgG (%)	IgA (%)	L-Ketten (%)	IgD (%)	Literaturzitat
Bence-Jones-Proteinurie					
K	52	46	100	—	[68]
L	9	74	100	—	[68]
K	—	—	—	100	eigene Befunde (Lit.)
L	—	—	—	95	
Niereninsuffizienz	17	17	38	—	[68]
Kreatinin i. S. [1,4 mg/100 ml] und/oder Harnstoff [80 mg/100 ml]	—	—	—	46	eigene Befunde und Lit.

Aus der Studie der britischen Arbeitsgruppe des Medical Research Council for the therapeutic trials in leucemia wissen wir, daß die Niereninsuffizienz die Prognose des Myelomkranken ungünstig beeinflußt. Bei Plasmozytom-Kranken mit Serumharnstoffwerten über 80 mg/100 ml betrug die mittlere Überlebenszeit für Fälle mit Paraproteinen vom $\varkappa$-L-Ketten-Typ nur 2 Monate und für Patienten mit Paraproteinen vom λ-L-Ketten-Typ 5 Monate. Diese Ergebnisse stehen im Gegensatz zu früheren Befunden von Alexanian [1] und Bergsagel [10], die berichtet hatten, daß Myelompatienten mit monoklonalen Proteinen vom λ-L-Ketten-Typ schlechter auf therapeutische Maßnahmen ansprechen. Beim Vergleich der Häufigkeit der Niereninsuffizienz bei verschiedenen Myelomen fällt auf, daß diese Komplikation beim L-Ketten-Plasmozytom zweimal so häufig auftritt wie bei IgG- und IgA-Myelomen und fast 50% aller Fälle von γ-D-Plasmozytom niereninsuffizient sind [56, 68]. Klinisch kann die Niereninsuffizienz akut auftreten [15, 28], wobei sie gewöhnlich rückbildungsfähig ist [22], oder langsam progredient zum Tode führen [22, 26, 73]. 43% der Myelomkranken erliegen schließlich einem Nierenversagen [15], und in Analogie zu den Ergebnissen der Arbeitsgruppe des britischen MRC [68] darf man annehmen, daß die schlechte Prognose des IgD-Myeloms vor allem auf diese Komplikation bezogen werden kann.

Tabelle 4. Elektrophoretische Beweglichkeit des M-Gradienten beim IgD-Myelom

γ	36 (72%)
β	4 (8%)
$\beta + \gamma$	6 (12%)
$\alpha_2 + \gamma$	1 (2%)
Kein Gradient	3 (6%)

Charakteristisch für die Niereninsuffizienz beim IgD-Myelom ist die Bence-Jones-Proteinurie vom λ-L-Ketten-Typ und wie bei anderen Myelomen, die trotz Nierenversagens in 70% der Fälle erhöhten Serum-Kalzium-Werte [56]. Werden im Urin große Mengen vorwiegend höhermolekulare Eiweiße ausgeschieden, kann dies als ein Hinweis auf eine begleitende Amyloidose gewertet werden.

Die häufige Assoziation von Plasmozytomen mit primärer Amyloidose ist gut bekannt und soll zwischen 1,14% [29] bis 9,4% [12] bei unausgewählten Myelomen vorkommen. Unter den 101 hier analysierten Fällen wurden 20 bioptisch oder autoptisch untersucht und bei 6 Fällen eine Amyloidose festgestellt. Außerdem haben Catchart u. Mitarb. 1972 [18] noch einen und Isobe u. Ossermann 1974 [50] noch zwei weitere Fälle von primärer Amyloidose bei IgD-Plasmozytom in ihren Statistiken aufgeführt. Die Häufigkeit der Amyloidose von 30% beim γ-D-Plasmozytom ist bemerkenswert hoch. Es kann heute als bewiesen gelten, daß zumindest bei der primären Amyloidose, die als Begleiterkrankung des Plasmozytoms auftritt, die L-Ketten einen wesentlichen Bestandteil der Amyloidsubstanz ausmachen [19, 34, 40, 41]. Durch fluoreszenzserologische Untersuchungen mit L-Ketten-spezifischen Antiseren haben wir in Übereinstimmung mit diesen Ergebnissen in der Amyloidsubstanz bei dem von uns beschriebenen Fall eine spezifische Fluoreszenz beobachten können [56].

Tabelle 5. Ig-Konzentrationen beim IgD-Plasmozytom (g/100 ml)

	Median	Durchschnitt	Variationsbreite
IgG (N 51)	450	466	78— 990
IgA (N 52)	50	63	15— 300
IgM (N 52)	23	26	0— 78
IgD (N 20)	600	1247	80—6600

In Klammern Anzahl der Fälle mit Angaben.

Therapeutisch gibt es in bezug auf das γ-D-Plasmozytom keine Gesichtspunkte, die von den medikamentösen, strahlentherapeutischen und unterstützenden Maßnahmen abweichen, die bei der Behandlung anderer Myelome üblich sind. Die Prognose beim IgD-Myelom ist aber auch durch diese Maßnahmen im Durchschnitt schlechter, und die mittlere Überlebenszeit beträgt nur 18 Monate.

Zusammenfassung

Das γ-D-Plasmozytom ist selten. Unter allen Myelomformen kommt es nur in einer Häufigkeit von 1,5% vor. Wegen der relativ niedrigen zirkulierenden Paraproteinmengen ist es schwieriger zu erkennen. 90% der IgD-Paraproteine haben L-Ketten vom λ-Typ. Beinahe alle Patienten haben eine Bence-Jones-Proteinurie und 46% eine Niereninsuffizienz. Extramedulläre Plasmozytomherde kommen bei 48% und eine begleitende Amyloidose bei 30% der Fälle vor.

Literatur

1. Alexanian, R., Haut, A., Khan, A. U., Lane, M., McKelvey, E. M., Migliore, P. J., Stuckey, W. J., Wilson, H. E.: J. Amer. med. Ass. 208, 1680 (1969). — 2. Andreew, H. E., Fusajlow, L. M., German, G. P., Muronow, J. W.: Probl. gematol. percl. krovi 16, 8 (1971). — 3. Arnaud, P., Dechavanne, M., Creyssel, R.: Biomedicine (Paris) 21, 77 (1974). — 4. Axelsson, U.: Scand. J. Haemat. 3, 123 (1966). — 5. Bachmann, R.: Acta med. scand. 178, 801 (1965). — 6. van Baer, R.: Z. ges. inn. Med. 27, 406 (1972). — 7. Bauke, J., Kaiser, G., Schöffling, K.: Verh. dtsch. Ges. inn. Med. 78, 122 (1972). — 8. Ben-Bassat, I., Frand, U. I., Isersky, C., Ramot, B.: Arch. intern. Med. 121, 361 (1968). — 9. Benson, R. C., Jr., Riggs, B. L., Pickard, B. M., Arnaud, C. D.: Amer. J. Med. 56, 821 (1974). — 10. Bergsagel, D. E., Migliore, P. J., Griffith, K. M.: Science 148, 376 (1965). — 11. Bert, G., Fontana, F.: Brit.

med. J. 1968 II, 117. — 12. Bitter, T.: Ergebn. inn. Med. Kinderheilk. 29, 51 (1970). — 13. van Boxel, J. A., Buell, D. N.: Nature (Lond.) 251, 443 (1974). — 14. Braun, H. J., Aly, F. W.: Dtsch. med. Wschr. 94, 114 (1969). — 15. Bryan, C. W., Healy, J. K.: Amer. J. Med. 44, 128 (1968). — 16. Buckley, R. H., Fiscus, S. A.: J. clin. Invest. 55, 157 (1975). — 17. Burtin, P., Guilbert, B., Buffe, D.: Clin. chim. Acta 13, 675 (1966). — 18. Cathcart, E. S., Ritchie, R. F., Cohen, A. S., Brandt, K.: Amer. J. Med. 52, 93 (1972). — 19. Cohen, A. S.: New Engl. J. Med. 277, 522, 574, 628 (1967). — 20. Dammacco, F., Bonomo, L.: Scand. J. Haemat. 5, 161 (1968). — 21. Dammacco, F., Waldenström, J.: Clin. exp. Immunol. 3, 911 (1968). — 22. Daniels, J. D., Hewlette, J. S.: Cleveland Clin. Quart. 37, 181 (1970). — 23. Devey, M., Sanderson, C. J., Carter, D., Coombs, R. R. A.: Lancet 1970 II, 1280. — 24. Duggin, G. G., Penny, R.: Aust. N.Z.J. Med. 1, 72 (1971). — 25. Dugue, M., Rousselet, F., Kahn, M. F., Girard, M. L.: Clin. chim. Acta 33, 75 (1971). — 26. Erdmann, H., Faulhaber, J. D., Pfeiffer, E. F.: Dtsch. med. Wschr. 98, 1289 (1973). — 27. Fahey, J. L., Carbone, P. P., Rowe, D. S., Bachmann, D.: Amer. J. Med. 45, 373 (1968). — 28. Fateh-Moghadam, A., Lamerz, R.: Verh. dtsch. Ges. inn. Med. 75, 697 (1969). — 29. Fateh, A., Lamerz, R., Prechtel, K., Knedel, M., Beckert, E.: Verh. dtsch. Ges. inn. Med. 77, 782 (1971). — 30. Ferri, R. G., Llach, H. F., Balthazar, P., Cobra, C. J., Andrade de Souza, J.: Rev. Hosp. Clin. Fac. Med. S. Paulo 26, 229 (1971). — 31. Fine, J. M.: Rev. franç. Étud. clin. biol. 14, 1018 (1969). — 32. Fine, J. M., Rivat, C., Lambin, P., Ropartz, C.: Biomedicine (Paris) 21, 119 (1974). — 33. Fishkin, B. G., Glassy, F. J., Hattersley, P. G., Hirose, F. M., Spiegelberg, H. L.: Amer. J. clin. Path. 53, 209 (1970). — 34. Franklin, E. C., Zucker-Franklin, D.: Advanc. Immunol. 15, 249 (1972). — 35. Friman, G., Törnroth, T., Wegelius, O.: Ann. clin. Res. 2, 161 (1970). — 36. Frösner, G., Tischendorf, M. M., Tischendorf, F. W.: Verh. dtsch. Ges. inn. Med. 75, 702 (1969). — 37. Fu, S. M., Winchester, R. J., Kunkel, H. G.: J. exp. Med. 139, 451 (1974). — 38. Galton, D. A. G.: Brit. J. Med. 2, 323 (1971). — 39. Geny, B., Griscelli, C., Mozziconacci, P.: Biomedicine (Paris), 20, 125 (1974). — 40. Glenner, G. G., Ein, D., Terry, W. O.: Amer. J. Med. 52, 141 (1972). — 41. Glenner, G. G., Terry, W. D., Isersky, C.: Sem. Hematol. 10, 65 (1973). — 42. Hansson, U. B., Laurell, C. B., Bachmann, R.: Acta med. scand. 179 (Suppl. 445), 89 (1966). — 43. Heiner, D. C., Rose, B.: J. Immunol. 104, 691 (1970). — 44. Henney, C. S., Welscher, H. D., Terry, W. D., Rowe, D. S.: Immunochemistry 6, 445 (1969). — 45. Hobbs, J. R.: Brit. J. Haemat. 16, 599 (1969). — 46. Hobbs, J. R., Corbett, A. A.: Brit. med. J. 1969 I, 412. — 47. Hobbs, J. R., Slot, G. M. J., Campbell, C. H., Clein, G. P., Scott, J. T., Crowther, D., Swan, M. T.: Six cases of gamma-D myelomatosis. Lancet 1966 II, 614. — 48. Höpker, W.: Dtsch. med. Wschr. 73, 154 (1948). — 49. Ishizaka, K., Ishizaka, T., Lee, E. H.: J. Allergy 37, 336 (1966). — 50. Isobe, T., Ossermann, E. F.. — 51. Jobin, M. E., Fahey, J. L., Price, Z.: J. exp. Med. 140, 494 (1974). — 52. Johnson, P. M., Howard, A., Scopes, P. M.: FEBS Letters 49, 310 (1975). — 53. Kindler, U., Pietrek, G., Hüning, G.: Dtsch. med. Wschr. 95, 2275 (1970). — 54. Klapper, D. G., Mendenhall, H. W.: J. Immunol. 107, 912 (1971). — 55. Klemm, D., Schubothe, H., Heimpel, H., Kasemir, H. D.: Klin. Wschr. 45, 590 (1967). — 56. Knolle, J., Arnold, W., Meyer zum Büschenfelde, K. H., Schäfer, R., Mainzer, K.: Inn. Med. 1, 28 (1974). — 57. Kubo, R. T., Grey, H. M., Pirofsky, B.: J. Immunol. 112, 1952 (1974). — 58. Kyle, R. A., Maldonado, J. E., Bayrd, E. D.: Arch. intern. Med. 133, 813 (1974). — 59. Laurell, C. B., Snigurowicz, J.: Scand. J. Haemat. 4, 46 (1967). — 60. Leslie, G. A.: Proc. Soc. exp. Biol. (N.Y.) 144, 741 (1973). — 61. Leslie, G. A., Clem, L. W., Rowe, D.: Immunochemistry 8, 565 (1971). — 62. Madalinski, K., Czechowska, Z., Maj, S., Nowoslawski, A.: Acta haemat. pol. 2, 75 (1971). — 63. Mancini, G., Vaerman, J. P., Carbonara, A. O., Heremans, J. F.: Single-radial-diffusion method for immunological quantitations of proteins. In: Colloquium on the protides of the biological fluids. Proceedings of the 10th—11th Colloquium, Bruges 1962—1963, vol. I. (ed. H. Peeters), p. 370. Amsterdam: Elsevier 1964. — 64. Masaki, A., Dambara, C., Harada, H., Teramura, F., Sanada, J., Takata, T., Shinozaki, K.: Acta haem. jap. 30, 475 (1967). — 65. Meiser, J., Hulmstock, K.: Verh. dtsch. Ges. inn. Med. 73, 821 (1967). — 66. Meyer zum Büschenfelde, K. H., Knolle, J.: Inn. Med. 1, 44 (1974). — 67. Michot, F.: Schweiz. med. Wschr. 98, 1598 (1968). — 68. M. R. C.: Brit. J. Haemat. 24, 123 (1973). — 69. Nashel, D. J., Widerlite, L. W., Pekin, T. J.: Amer. J. Med. 55, 426 (1973). — 70. Oberdorfer, A., Schnauffer, K., Lange, H. J., Neiss, A.: Z. klin. Chem. 2, 51 (1973). — 71. Onodera, S., Shibata, A., Miura, A. B.: Tohoku J. exp. Med. 95, 145 (1968). — 72. Onodera, S., Shibata, A., Miura, A. B., Suzuki, A., Sakamoto, S., Ito, C.: Acta haemat. jap. 31, 254 (1968). — 73. OOi, B. S., Perce, A. J., Pollak, V. E., Mandalenakis, N.: Amer. J. Med. 52, 538 (1972). — 74. Oppenheim, W.: Beitr. path. Anat. 151, 97 (1974). — 75. Ota, G., Oe, K., Tanishima, K.: Acta haemat. jap. 31, 318 (1968). — 76. Ovary, Z.: J. Immunol. 102, 790 (1969). — 77. Oxelius, V. A.: Scand. J. Haemat. 8, 439 (1971). — 78. Pernis, B., Chiappino, G., Rowe, D. S.: Nature (Lond.) 211, 424 (1966). — 79. Pernis, B., Ferrasini, M.: Boll. Istit. sieroter. milan. 53, 144 (1974). — 80. Pernis, B., Governa, M., Rowe, D. S.: Immunology 16, 685 (1969). — 81. Pruzanski, W., Ogryzlo, M. A.: Canad. med. Ass. J. 104, 581 (1971). — 82. Pruzanski, W., Ogryzlo, M. A.: Med. Clin. N. Amer. 56, 371 (1972). — 83. Pruzanski, W., Rother, J.: Canad. med. Ass. J. 102, 1061 (1970). —

84. Rentsch, J.: Med. Welt **19**, 1304 (1968). — 85. Ritchie, R. F.: Arthr. and Rheum. **11**, 506 (1968). — 86. Rivat, C., Ropartz, C., Rowe, D. S.: Nature (Lond.) **231**, 279 (1971). — 87. Roggentine, G. N., Rowe, D. S., Bradley, J., Waldmann, T. A., Fahey, J. L.: J. clin. Invest. **45**, 1467 (1966). — 88. Rowe, D. S., Fahey, J. L.: J. exp. Med. **121**, 171 (1965). — 89. Rowe, D. S., Fahey, J. L.: J. exp. Med. **121**, 185 (1965). — 90. Rowe, D. S., Crabbé, P. A., Turner, M. W.: Clin. exp. Immunol. **3**, 477 (1968). — 91. Rowe, D. S., Dolder, F., Welscher, H. D.: Immunochemistry **6**, 437 (1969). — 92. Rubinstein, A., Rádl, J., Cottier, H., Rossi, E., Gugler, E.: Act. paediat. scand. **62**, 365 (1973). — 93. Schmidt, K., Müller-Eckhardt, Ch.: Z. Immun. Forsch. **145**, 385 (1973). — 94. Schneider, W.: Dtsch. med. Wschr. **92**, 2172 (1967). — 95. Schubert, G. E., Veigel, J., Lennert, K.: Virchows Arch., Abt. A path. Anat. **355**, 135 (1972). — 96. Skavril, F., Rádl, J.: Clin. chim. Acta **15**, 544 (1967). — 97. Spengler, G. A., Bütler, R., Pflugshaupt, R., Lopez, V., Barandun, S.: Schweiz. med. Wschr. **97**, 170 (1967). — 98. Tichy, M., Hruciv, Z., Pola, V., Mazák, J.: Neoplasma (Bratisl.) **21**, 487 (1974). — 99. Ventruto, V., Quattrin, N.: Haematologica **51**, 545 (1966). — 100. Waldenström, J.: Monoclonal and polyclonal hypergammaglobulinaeimia. Cambridge: University Press 1968. — 101. Wiedermann, D., Wiedermann, B., Rádl, J., Skavril, F., Vaerman, J. P.: Schweiz. med. Wschr. **97**, 207 (1967). — 102. Yoshitoshi, Y., Suzuki, H., Eto, S.: Naika **22**, 530 (1968). — 103. Zawadski, Z. A., Rubini, J. R.: Arch. intern. Med. **119**, 387 (1967).

Nephrologie

GRUNST, J., TEILKEN, M., HOLL, J., SCHUBERT, G., EISENBURG, J., DOBBELSTEIN, H. (I. Med. Klinik d. Univ. München): **Stoffwechseländerungen nach Ammoniakbelastung an der perfundierten, urämischen Rattenleber**[*]

Im Zustand der Urämie werden nach Untersuchungen von Cohen Nebenprodukte des Harnstoffzyklus erhöht im Blut gefunden; das deutet u. a. auf eine gestörte Harnstoffsynthese in der Leber hin [1]. Darüber hinaus ist der Intermediärstoffwechsel der chronischen Urämie durch eine gestörte Verwertung von Pyruvat und a-Ketoglutarat gekennzeichnet [2]. Nach Untersuchungen an der perfundierten, normalen Rattenleber bewirkt dagegen eine akute Ammoniakbelastung eine Verschiebung des Gleichgewichtes der inaktiven zur aktiven Form der Pyruvatdehydrogenase [3, 4].

Wir haben am Modell der hämoglobinfrei perfundierten Rattenleber nach Scholz [5] diese Stoffwechselbeziehungen nach einer einmaligen Ammoniakbelastung im recirculierenden System untersucht, dabei interessierte uns, ob Lebern von chronisch urämischen Ratten die gleichen Stoffwechseländerungen nach Ammoniak zeigen, wie wir sie schon bei normalen Lebern beschreiben konnten [6].

Für diese Untersuchungen haben wir bei männlichen Wistar-Ratten (150 bis 180 g) durch eine zweizeitige 5/6-Nephrektomie den Zustand einer chronischen Urämie in etwa 6 Wochen herbeigeführt, die durchschnittlichen Harnstoff-Stickstoffkonzentrationen lagen unmittelbar vor der Perfusion bei 15 mM. Als Kontrollen dienten scheinoperierte Tiere. Die Lebern wurden via Pfortader und Vena cava mit Flußraten von 4 bis 5 ml · min^{-1} · g Leber^{-1} perfundiert, Perfusionslösung war eine Krebs-Henseleit-Bikarbonatpuffer, pH 7,4 mit 4 g Rinderalbumin in 100 ml. Die Sauerstoffkonzentrationen wurden im ausfließenden Perfusat amperometrisch mit einer Platinelektrode bestimmt. Der Sauerstoffverbrauch der Leber wurde mit Hilfe „arterio-lebervenöser" Differenz und konstanter Perfusionsgeschwindigkeit errechnet. Proben für die Metabolitanalysen wurden hinter der Leber entnommen, mit Perchlorsäure denaturiert, mit Kaliumcarbonat neutralisiert. Lactat, Pyruvat, β-Hydroxybutyrat, Acetoacetat, Ammoniak und Harnstoff wurden mit enzymatischen Methoden bestimmt [7, 8].

Ergebnisse

45 min nach Perfusionsbeginn wurde Ammoniumchlorid (1,5 mM) zugegeben; eine volle Durchmischung war nach ca. 3 min erreicht. In Abb. 1 sind im oberen Bildabschnitt die Ammoniakkonzentrationen im logarithmischen Maßstab aufgetragen: Der Abfall der Ammoniakkonzentrationen im Perfusat erfolgt in beiden Gruppen nach einer Kinetik I. Ordnung, die Halbwertszeit ist bei den urämischen Lebern mit 6 min doppelt so lang wie bei den Kontrollen. Im unteren Bildabschnitt sind die Harnstoffkonzentrationen im linearen Maßstab wiedergegeben: die Zufuhr von Ammoniumchlorid löst eine vermehrte Produktion von Harnstoff aus, die Bildungsrate beträgt bei den urämischen Lebern 22 µMol · g^{-1} · h^{-1} gegenüber 41 µMol · g^{-1} · h^{-1} bei den Kontrollen. Die Ammoniakgabe löst eine Zunahme des Sauerstoffmehrverbrauches der Leber aus, der Mehrverbrauch fällt bei den urämischen Lebern etwas geringer aus als bei den normalen Lebern. In dem Zeitintervall 5. bis 10. Minute nach Ammoniakzufuhr beträgt bei einem Ammoniakumsatz von 78 µMol · g^{-1} · h^{-1} die zusätzliche Harnstoffbildungsrate bei den Kontrollen 41 µMol · g^{-1} · h^{-1}, d. h. aus 2 Mol Ammoniak werden 1 Mol Harnstoff gebildet. Setzt man für die Harnstoffsynthese einen Energiebedarf von 4 Mol ATP für 1 Mol gebildeten Harnstoff ein, so errechnet sich bei einem angenommenen P:O-Quotienten von 2,5 ein Sauerstoff-

---

[*] Mit Unterstützung des SFB 37.

mehrverbrauch von 66 µg Atom Sauerstoff pro g Leber und Stunde, das entspricht dem tatsächlichen Mehrverbrauch von 67 µg Atom · g^{-1} · h^{-1}. Bei den urämischen Lebern stehen im gleichen Zeitintervall einem mittleren Ammoniakumsatz von 78 µMol · g^{-1} · h^{-1} nur 17 µMol · g^{-1} · h^{-1} zusätzlich gebildeter Harnstoff gegenüber. Nimmt man auch hier einen P:O-Quotienten von 2,5 an, so errechnet sich ein Sauerstoffmehrverbrauch von 27 µg Atom · g^{-1} · h^{-1}, dem steht ein gemessener Mehrverbrauch von 51 µg Atom · g^{-1} · h^{-1} gegenüber. Das bedeutet, daß ein Großteil des nicht zu Harnstoff umgesetzten Ammoniaks unter zusätzlichem Energieverbrauch gebunden wurde.

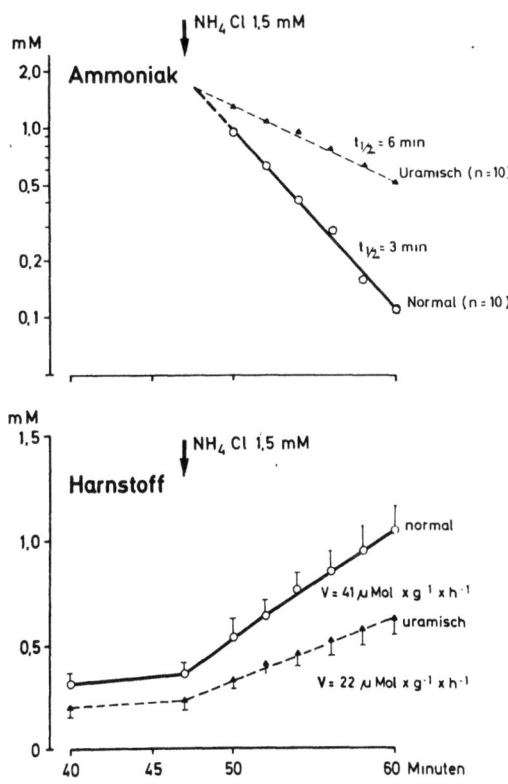

Abb. 1. Einfluß einer einmaligen Ammoniakgabe (1,5 mM) auf die Ammoniak- und Harnstoffkonzentrationen im recirculierenden Perfusat. Angegeben sind Mittelwerte ± S.E.M.

In Abb. 2 ist der Einfluß von Ammoniak auf Änderungen der Verhältnisse der Substratpaare Lactat/Pyruvat und β-Hydroxybutyrat/Acetoacetat aufgetragen. Verschiebungen der oxydierten zu reduzierten Partner im Perfusat spiegeln intracelluläre Redoxänderungen im NAD-System wieder [9, 10]. Bei den Kontrollen löst die Ammoniakzufuhr einen Anstieg des Lactat/Pyruvat-Quotienten um zirka das Doppelte aus; dieser Anstieg zeigt eine Reduktion im cytosolischen NAD-System an. Nachdem der zugesetzte Ammoniak weitgehend beseitigt ist, kehren die Quotienten wieder auf Ausgangswerte zurück. Bei den urämischen Lebern ist dieser Anstieg nur angedeutet. Das mitochondriale Redoxpotential, repräsentiert durch den β-Hydroxybutyrat/Acetoacetat-Quotienten, wird sowohl bei den urämischen als auch bei den normalen Lebern durch den zugesetzten

Ammoniak in Richtung Oxydation verändert. Hinter der cytosolischen Redoxänderung verbirgt sich außerdem ein Einfluß auf die aerobe Glykolyse. Nach Ammoniakgabe kommt es zu einem deutlichen Abfall der Pyruvatkonzentrationen im Perfusat der Kontrollexperimente, der, da er durch eine gleichgerichtete Lactatänderung gefolgt ist, nur durch eine bevorzugte Verstoffwechselung in der Leber erklärt werden kann. Vorausgesetzt ist, daß beide Metabolite die Zellmembran gleich schnell durchdringen können. Bei den urämischen Lebern ist der Einfluß von Ammoniak auf die Pyruvataufnahme der Leber nur angedeutet.

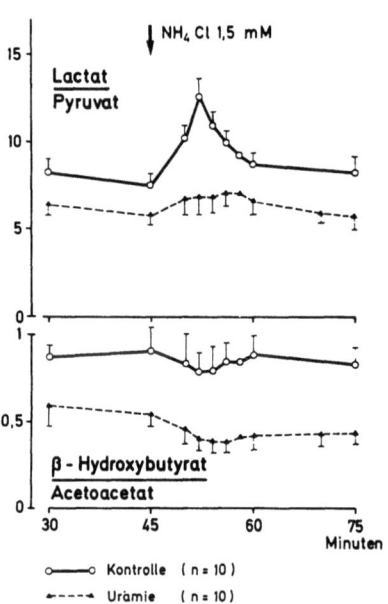

Abb. 2. Wirkung von NH_4Cl auf die Redoxquotienten im Perfusat der perfundierten Leber, berechnet aus den Substratkonzentrationen im Perfusat (Lactat/Pyruvat, β-Hydroxybutyrat/Acetoacetat). Nach 45 min wurde NH_4Cl dem Perfusat zugegeben. Aufgetragen Mittelwerte ± S.E.M.

Diskussion

Wie sind diese Befunde zu erklären ?

Bei normalen Lebern wird im Überschuß zugegebener Ammoniak unter entsprechendem Energie- — d. h. Sauerstoff — verbrauch zu Harnstoff synthetisiert; eine zentrale Stelle nimmt dabei die Glutamatdehydrogenasereaktion ein. Erhöhte Ammoniakkonzentrationen verschieben das Gleichgewicht der Glutamatdehydrogenasereaktion in Richtung Glutamat [11], damit wird auch das mitochondriale NADH/NAD-Verhältnis in Richtung Oxydation verändert. Die Folge ist, daß der ebenfalls mit dem mitochondrialen NAD/NADH-System gekoppelte β-Hydroxybutyrat/Acetoacetat-Quotient abnimmt. Nach Untersuchungen von Sies kommt es nach Ammoniakzufuhr zu einem deutlichen Abfall von a-Ketoglutarat im Lebergewebe [3], dieser löst zusammen mit dem durch die gesteigerte Harnstoffbildung bedingten ATP/ADP-Abfall eine Aktivierung der Pyruvatdehydrogenase aus [4, 12]. Die Folge ist, daß Pyruvat bevorzugt aus dem Perfusat abgezogen wird.

Bei den urämischen Lebern wird zugesetzter Ammoniak wesentlich langsamer eliminiert, die Harnstoffbildung ist darüber hinaus gegenüber den Kontrollen um ca. 50% eingeschränkt. An welcher Stelle die Harnstoffsynthese im Zustand der Urämie gehemmt ist, lassen unsere Ergebnisse nicht erkennen. Der Abfall des β-Hydroxybutyrat/Acetoacetat-Quotienten nach Ammoniakzufuhr weist darauf hin, daß auch bei den urämischen Lebern die Glutamatdehydrogenasereaktion in Richtung Glutamat verschoben wird. Der Einfluß auf die Pyruvatoxydation fällt jedoch wesentlich schwächer aus. Wahrscheinlich ist der Durchsatz durch die Glutamatdehydrogenasereaktion zu gering, um einen zusätzlichen, deutlichen Abfall von a-Ketoglutarat im Gewebe auszulösen. Der inadäquat gesteigerte Sauerstoffmehrverbrauch nach Ammoniak bei den urämischen Lebern deutet darauf hin, daß ein Großteil des nicht im Harnstoff gebundenen Ammoniaks durch eine zusätzliche ATP-verbrauchende Reaktion umgesetzt wurde. In Frage kommt vor allem die Amidierung des Glutamats zum Glutamin. Orientierende Glutaminbestimmungen im Perfusat geben eine Bestätigung dieser Annahme [13].

Literatur

1. Cohen, B. D., Stein, I. M., Bonas, J. E.: Amer. J. Med. **45**, 63 (1968). — 2. Galloway, R. E., Morgan, J. M.: Metabolism **13**, 818 (1964). — 3. Sies, H., Häussinger, D., Grosskopf, M.: Hoppe-Seylers Z. physiol. Chem. **355**, 305 (1974). — 4. Häussinger, D., Weis, L., Sies, H.: Europ. J. Biochem. (1975) (in press). — 5. Scholz, R.: In: W. Staib, R. Scholz (Hrsg.). Berlin-Heidelberg-New York: Springer 1968. — 6. Grunst, J., Eisenburg, J., Holl, J.: In: Neue Erkenntnisse des Ammoniakstoffwechsels (eds. M. Imler, I. Szam. Baden-Baden: Witzstrock 1974. — 7. Bergmeyer, H.: In: Methoden der enzymatischen Analyse (Hrsg. H. Bergmeyer). Weinheim: Verlag Chemie 1970. — 8. Kirsten, E. C., Gerez, C., Kirsten, R.: Biochem. Z. **337**, 312 (1963). — 9. Bücher, Th., Klingenberg, M.: Angew. Chem. **75**, 800 (1963). — 10. Klingenberg, M., v. Häfen, H.: Biochem. Z. **337**, 120 (1963). — 11. Williamson, D. H., Lund, P.: Biochem. J. **103**, 514 (1967). — 12. Wieland, O. H., Portenhauser, R.: Europ. J. Biochem. **45**, 577 (1974). — 13. Grunst, J.: In Vorbereitung.

RITZ, E., TREUSCH, B., VOELCKER, H., LÜCKEN, R., HERMANNI, H. H. (Med. Univ.-Klinik, Heidelberg): **Experimentelle Untersuchungen zur „urämischen Gastritis"**

Akute und chronische Gastritis kommen nach eigenen Untersuchungen [1] bei niereninsuffizienten Patienten im urämischen Endstadium nicht häufiger vor als bei nichturämischen Kontrollpersonen, wenn die bekannten histologischen Kriterien für die Gastritisdiagnose gefordert werden. Hingegen werden Mucosaödem, nekrobiotische Veränderungen der Oberflächenepithelien, Oberflächenerosionen und Hämorrhagien beobachtet. Diese Befunde sind, wie Krempien et al. [2] zeigten, im oxynthischen Teil des Magens der Ratte durch Gabe von Harnstoff zum Trinkwasser weitgehend zu reproduzieren. Histochemische Untersuchungen belegten sowohl an der Magenmucosa des Urämikers als auch an der durch Harnstoff geschädigten Mucosa des Rattenmagens eine Verminderung der mit Alcian-Blau anfärbbaren Mucopolysaccharide [3]. Diese Veränderungen sind begleitet vom Zusammenbruch der „Mucosabarriere" [4], mit anderen Worten, die Impermeabilität der Magenmucosa gegenüber H^+ und Kationen geht bei Urämie verloren. Dank dieser Impermeabilität kann normalerweise im Mageninhalt ein niedrigerer pH aufrechterhalten werden als im Blut.

Unklar blieb bislang, ob Harnstoff als solcher die chemische Schädigung setzt, die zum Zusammenbruch der Mucosabarriere und zur chemisch-autodigestiven Gastropathie führt, oder ob Harnstoff erst nach Spaltung durch Urease zu dem stark schleimhautreizenden Ammoniak schädigend wirkt. Ammoniak kann als lipophiles Agens die Zellmembran durchdringen. Zur Erklärung der schleimhaut-

---

Wir danken Herrn Dr. Papenberg für die freundliche Unterstützung bei den ATP-Bestimmungen.

schädigenden Wirkung von Ammoniak war verschiedentlich vorgeschlagen worden, Ammoniak unterbreche den Tricarbonsäurezyklus durch Aminierung der α-Keto-Glutarsäure zu Glutaminsäure.

Ziel der vorliegenden Untersuchungen war es daher, zu prüfen, inwieweit durch Harnstoff in vivo (Harnstoffzusatz zum Trinkwasser) oder in vitro (Harnstoffzusatz zu inkubierter Magenmucosa) der Intermediärstoffwechsel der inkubierten oxynthischen Mucosa des Rattenmagens verändert wird.

100 g schwere männliche Wistar-Ratten erhielten 48 Std vor Durchführung des Experiments ohne Trockenfutter statt Trinkwasser eine 1%ige Harnstofflösung. Die Tiere wurden auf Metallrosten gehalten, um Magenfüllung durch Fressen von Spreu und Kot zu verhindern. Die Magenmucosa des oxynthischen Magens wurde von der Submucosa präparatorisch abgetrennt und 2 ml Krebs-Ringer-Phosphatpuffer mit 200 mg-% Glucose 1 Std im Schüttelwasserbad inkubiert.

Tabelle 1. *Intermediärstoffwechsel der oxynthischen Magenmucosa harnstofftrinkender Ratten und normaler Rattenmucosa in Anwesenheit von 1000 mg-% Harnstoff*

	Harnstoff-trinkende Ratten (n = 10)	Kontroll-ratten (n = 10)	Kontrollen ohne Harnstoff (n = 10)	Kontrollen mit 1000 mg-% Harnstoff (n = 10)
Glucoseverbrauch (μM/g TGW · 1 h)	176 ± 82	150 ± 60	200 ± 69	229 ± 140
Laktatfreisetzung (μM/g TGW · 1 h)	81 ± 20	64 ± 12	168 ± 43	180 ± 73
$^{14}CO_2$ aus ^{1-14}C-D-Glucose (10^{-3} %/mg TGW · 1 h)	14,6 ± 3,6	17,6 ± 19,6	13,5 ± 4,8	15,7 ± 7,8
$^{14}CO_2$ aus ^{1-14}C-α-Keto-Glutarsäure (10^{-2} %/mg TGW · 1 h)	213 ± 86,8	173 ± 99,9		

Tabelle 2. *Gewebekonzentration von Glutamin, Glutamat und ATP in oxynthischen Mengen harnstofftrinkender Ratten*

	Harnstoff (n = 10)	Kontrollen (n = 10)
Glutamin (μM/g FGW)	24,9 ± 3,1	25,6 ± 4,2
Glutamat (μM/g FGW)	14,6 ± 1,9	14,2 ± 2,8
ATP (μM/g FGW)	1,019 ± 0,383	1,216 ± 0,538

Wie Tabelle 1 zeigt, war weder in der isolierten Mucosa harnstofftrinkender Ratten, noch in der isolierten oxynthischen Mucosa normaler Ratten bei Harnstoffzusatz (1000 mg-%) in vitro eine Änderung des Glucoseverbrauchs oder der Laktatfreisetzung zu beobachten (enzymatisch optische Bestimmung im enteiweißten Medium).

Weder die $^{14}CO_2$-Bildung aus ^{1-14}C-D-Glucose, noch die $^{14}CO_2$-Bildung aus ^{1-14}C-α-Keto-Glutarsäure war bei Inkubation der isolierten Magenmucosa harnstofftrinkender Ratten oder bei Inkubation normaler Magenmucosa in Anwesenheit von 1000 mg-% Harnstoff vermindert.

Mit Hilfe der Frierstoptechnik wurde L-Glutamat und Glutamin nach Bernt [5] und ATP mit der Glucose-6-Phosphat-Dehydrogenase-Methode [6] im oxynthischen Magen harnstofftrinkender Ratten bestimmt (Tabelle 2). Die Gewebekonzentrationen von Glutamin, Glutamat und ATP waren nicht signifikant verändert. Allerdings ist hier kritisch einschränkend zu bemerken, daß bei der Frierstoptechnik aus methodischen Gründen die gesamte Magenwanddicke erfaßt wird, so daß in dieser Untersuchung geringfügige isolierte Veränderungen des Metabolitengehalts der Mucosazellen möglicherweise nicht erfaßt werden.

Zusammengefaßt sprechen die unveränderte Glucoseutilisation und Laktatfreisetzung sowie die unbeeinträchtigte $^{14}CO_2$-Freisetzung aus Glucose gegen eine Unterbrechung des mitochondrialen Krebszyklus in der Magenmucosa nach Harnstoffexposition. Unveränderte Decarboxylierung von α-Keto-Glutarsäure sowie unveränderte Glutamin- bzw. Glutamat-Gerinnungskonzentrationen sprechen gegen eine Depletion der α-Keto-Glutarsäure, wie sie nach der obigen Hypothese zu fordern wäre. Mit der verwandten Technik können selbstverständlich isolierte Veränderungen des Stoffwechsels der Oberflächenepithelien nicht erfaßt werden. Histologische Kontrollen zeigten allerdings, daß die früher beschriebenen Veränderungen [2] die ganze Schichtdicke der Mucosa erfaßten. Für die Entstehung der urämischen ,,Gastritis" scheint demnach weniger eine globale Störung des Intermediärstoffwechsels, sondern eher eine subtilere Störung der Schrankenfunktion der Mucosazellen verantwortlich zu sein.

Literatur

Manuskript nicht eingegangen.

RIPPICH, TH., KATZ, N., SCHAEFFER, G., SCHANZ, M., SCHINLE, S., SÜDHOFF, A., ZIMMERMANN, W., KLUTHE, R.* (Med. Poliklinik d. Univ. Freiburg, Bettenabteilung): **Aminosäurenstoffwechsel bei Urämie und seine Beeinflußbarkeit durch verschiedene biochemisch definierte Nährstoffgemische**

Die eiweißarme Kost mit Zufuhr hochwertiger natürlicher Proteingemische ist fester Bestandteil der konservativen Behandlung chronisch niereninsuffizienter Patienten. Nach unserer Erfahrung vergehen bei Anwendung einer strengen Kartoffel-Ei-Diät 3 bis 4 Wochen bis zum optimalen Therapieerfolg, ablesbar an einem Harnstoff-Kreatininquotienten von 8 bis 10 bzw. einem Abfall des Harnstoffs um 50% [1]. Daß bis zur effektiven Harnstoffsenkung 8 bis 14 Tage vergehen können, liegt im wesentlichen daran, daß der Patient die übliche eiweißarme Kost wegen gastrointestinaler Urämiebeschwerden zunächst nicht voll zu sich nehmen kann und daher oral nicht ausreichend zu versorgen ist. Flüssige Nahrungen werden in dieser Phase erfahrungsgemäß eher angenommen.

Wir entschlossen uns daher, 4 verschiedene Pulverdiäten auf synthetischer und natürlicher Basis zusammenzustellen und auf ihre Eignung zur diätetischen Detoxifizierung beim chronischen Urämiker zu prüfen. Diese Fragestellung ist Teil einer weitergreifenden Studie über die ernährungstherapeutische Beeinflussung von klinischen und biochemischen Parametern des Eiweißernährungszustandes bei Urämie [2]. Daß bei entsprechender diätetischer Einstellung mit ausgeglichener Stickstoffbilanz eine Harnstoffsenkung nicht nur Harnstoffkosmetik bedeutet, sondern daß auch die Synthese von Urämietoxinen gebremst wird, ist bekannt.

Methodik

Alle 4 Pulver sind isokalorisch ausgestattet mit 2000 cal Tagesration (Tabelle 1). Sie unterscheiden sich hinsichtlich der N-Zusammensetzung: Pulver A, B und D enthalten je 4 g N, Pulver C ist N-frei. Der Stickstoff in Pulver D entstammt einem hochwertigen Ei-Milch-Proteingemisch, in A und B einer synthetischen AS-Mischung; letztere beruht auf den

* Mit Unterstützung der Deutschen Forschungsgemeinschaft.

8 klassischen essentiellen AS im 5fachen Rose-Muster, mit Zusatz von 2,2 g Histidin als einer weiteren essentiellen AS des Urämikers. Pulver B enthält 1,5 g des semiessentiellen Tyrosins, Pulver A ist tyrosinfrei. Nichtessentielle AS sind lediglich in den natürlichen Proteinen des Pulvers D enthalten, dessen Gehalt an essentiellen AS überschlagsmäßig dem einfachen Rose-Minimum entspricht. Alle 4 Diäten sind praktisch ballastfrei, im Sinne der Astronauten- oder Formuladiäten. Menge und Häufigkeit der Darmentleerungen werden somit erheblich eingeschränkt, was die Abschätzung der N-Bilanz erleichtert. Das Pulver wurde über 4 Tage täglich in 6 Einzelportionen verabreicht, jeweils aufgelöst in ca. 300 ml Flüssigkeit, und mit N-freien Geschmackskorrigenzien versehen.

Die gewählte Zusammensetzung gestattete es uns zugleich zu prüfen, inwieweit das Serum-AS-Spektrum durch orale AS-Gemische beeinflußt werden kann, und welche praktisch relevanten AS-Stoffwechselbesonderheiten beim chronischen Niereninsuffizienten hieraus abzuleiten sind.

Tabelle 1. Biochemische Zusammensetzung der oralen Nährstoffgemische (24-Std-Dosierung)

Diät A (2000 cal)[a]:	4 g N aus 8 klassischen essentiellen Aminosäuren (5 × Rose-Minimum) sowie 2,2 g Histidin
Diät B (2000 cal)[a]:	4 g N aus 8 klassischen essentiellen Aminosäuren (5 × Rose-Minimum) sowie 2,2 g Histidin und 1,5 g Tyrosin
Diät C (2000 cal)[a]:	N-frei
Diät D (2000 cal)[b]:	4 g N aus Eier- und Milchproteinen

[a] KH, essentielle Fettsäuren, Mineralien, Vitamine: wie in Vivasorb®.
[b] KH, Fette, Alginate, Mineralien, Vitamine: wie in Bio-Niere®.

Die Bestimmung der Aminosäuren erfolgte in eiweißfreien Auszügen aus venösem Nüchternserum, mittels eines Biotronic LC-4010-AS-Analyzers, in Anlehnung an die Methodik von Kedenburg; Details hierzu [3]. Die Diätstudie umfaßte 20 stationär aufgenommene Patienten mit fortgeschrittener chronischer Niereninsuffizienz, mit stabilem Serumkreatinin während der Untersuchungsperiode. Die Patienten wiesen eine schlechte diätetische Harnstoffeinstellung auf, es handelte sich um sog. „saubere", also noch nicht ernährungstherapueutisch manipulierte Urämiker: Serumkreatinin $10,4 \pm 2,8$ mg/100 ml; Serumharnstoff 173 ± 99 mg/100 ml; 8 weiblich, 12 männlich; 44 ± 15 Jahre; 66 ± 12 kg; 14 chron. Glomerulonephritis, 3 chron. Pyelonephritis, 2 Zystennieren, 1 maligne Nephrosklerose.

Ergebnisse und Diskussion (Tabelle 2)

Harnstoffverhalten. Die stärkste, hochsignifikante Harnstoffsenkung von 15 bis 30% nach 4 Tagen fanden wir bei Behandlung mit Diät A, B und C. Im Diätschema B wurde kein Harnstoffabfall beobachtet. Die *N-Bilanz* blieb in der N-frei ernährten Gruppe C negativ, es wurde ja kein Stickstoff von außen zugeführt. Sie glich sich jedoch recht rasch aus nach Zufuhr reiner essentieller AS mit den Pulvern A und B und durch das biologisch hochwertige Milch-Ei-Proteingemisch in D. Im folgenden unsere Zwischenergebnisse zum *AS-Spektrum* des Urämikers. Wir beschränken uns hier auf die Darstellung von Phenylalanin und Tyrosin, Histidin und Valin, den Aminosäruen mit einer Schlüsselstellung im urämischen Stoffwechsel.

Phenylalanin und Tyrosin haben seit den Vermutungen über die Hemmung der renalen Phenylalanin-4-Hydroxylase und die entsprechende Essentialität von Tyrosin beim Urämiker ein besonderes Interesse gefunden. Sofern die postulierte Enzymhemmung tatsächlich zu einem effektiven Block führen würde, müßte man, wie bei der kongenitalen Phenylketonurie, eine Hyperphenylalaninämie, verminderte Tyrosinspiegel und einen erniedrigten Tyrosin/Phenylalanin-Quotienten erwarten. Nun fanden Letteri u. Scipione [4] normale Tyrosinwerte, Giordano u. Mitarb. [5] sowie Gulyassi u. Mitarb. [6] normale Phenylalaninwerte und Held u. Mitarb. [7] verminderte Phenylalaninkonzentrationen.

Bei unseren nichtdialysierten, diätetisch nicht eingestellten Urämikern war das Nüchternphenylalanin gegenüber dem Normalkollektiv leicht erhöht, wenn auch noch nicht signifikant ($64 \pm 17 \mu Mol/l$, n = 19; normal 56 ± 19, n = 34). Tyrosin war hochsignifikant erniedrigt (45 ± 14, n = 19; normal 59 ± 14, n = 34; $p < 0,0025$), ebenso auch der Tyrosin/Phenylalanin-Quotient ($0,68 \pm 0,19$, n = 19; normal $1,06 \pm 0,19$, n = 34; $p < 0,0005$).

Tabelle 2. Serumaminosäuren (µMol/l), Serumharnstoff (mg-%), N-Bilanz (g N/d)

	Diät A	Diät B	Diät A + B	Diät C	Diät D
TYR	n = 5	n = 4	—	n = 5	n = 4
Tag 0	49 ± 12	33 ± 12	—	45 ± 16	53 ± 17
Tag 4	57 ± 25	42 ± 16	—	40 ± 8	41 ± 10
p	n.s.	<0,025	—	n.s.	n.s.
PHE	n = 5	n = 4	n = 9	n = 6	n = 4
Tag 0	64 ± 25	55 ± 9	60 ± 19	68 ± 16	69 ± 16
Tag 4	71 ± 30	54 ± 14	63 ± 24	63 ± 9	56 ± 16
p	n.s.	n.s.	n.s.	n.s.	n.s.
TY/PH	n = 4	n = 5	—	n = 5	n = 4
Tag 0	0,73 ± 0,23	0,62 ± 0,24	—	0,63 ± 0,20	0,76 ± 0,14
Tag 4	1,06 ± 0,81	0,76 ± 0,10	—	0,63 ± 0,10	0,74 ± 0,80
p	n.s.	<0,1	—	n.s.	n.s.
HIS	n = 5	n = 2	n = 7	n = 4	n = 4
Tag 0	78 ± 17	71 ± 2	76 ± 15	93 ± 17	75 ± 23
Tag 4	97 ± 17	115 ± 31	102 ± 19	88 ± 16	64 ± 25
p	<0,025	n.s.	<0,01	n.s.	n.s.
VAL	n = 5	n = 4	n = 9	n = 5	n = 4
Tag 0	234 ± 114	140 ± 44	192 ± 98	196 ± 61	233 ± 100
Tag 4	197 ± 90	169 ± 70	184 ± 79	151 ± 55	136 ± 55
p	n.s.	n.s.	n.s.	<0,05	<0,1
Urea	n = 6	n = 6	n = 12	n = 4	n = 4
Tag 0	167 ± 76	156 ± 41	162 ± 58	86 ± 8	212 ± 112
Tag 4	141 ± 84	131 ± 41	136 ± 63	62 ± 17	216 ± 115
p	<0,005	<0,0025	<0,0005	<0,001	n.s.
N-Bil	n = 6	n = 6	n = 12	n = 4	n = 4
Tag 0	−3	−0,5	−1,8	−4	−1
Tag 4	+1	+1	+1	−2	±0

Histidin ist von den Gruppen um Bergström [8] und um Giordano als weitere essentielle AS bei fortgeschrittener Urämie herausgestellt worden. Man postuliert hierbei eine Hemmung der Transketolase bei der Synthese des Imidazolrings im Histidin. Generell waren auch bei unseren Patienten die Ausgangswerte signifikant erniedrigt (78 ± 17, n = 19; normal 90 ± 24, n = 34; $p < 0,005$). Der *Valin*-Spiegel im Serum stellt bekanntlich einen brauchbaren biochemischen Parameter für den Eiweiß-Ernährungszustand dar, insgesamt waren die Ausgangswerte unserer Patienten gegenüber der Norm deutlich erniedrigt (198 ± 86, n = 19; normal 247 ± 64; $p < 0,05$).

Nunmehr zum Verhalten der Serum-AS unter dem Einfluß der 4 unterschiedlichen Pulverdiäten (Tabelle 2). Unter dem tyrosinfreien Diätregime A mit 5fachem Rose-Angebot an Phenylalanin besserten sich die stark erniedrigten *Tyrosin*-Werte, wenn auch nicht signifikant. Erwartungsgemäß stiegen sie nach Gabe von täglich 1,5 g Tyrosin in Gruppe B besonders deutlich an. Gruppe C erhielt kein Tyrosin und Gruppe D offenbar mit ca. 0,5 g zu wenig, es kam eher zu einem weiteren leichten Abfall. Der Wert für *Phenylalanin* blieb unter allen 4 Diätmodifikationen unbeeinflußt. Selbst nach der relativ hohen Phenylalaninbelastung mit dem 5fachen Rose-Minimum in Diät A und B erfolgte kein Phenylalaninstau bei unseren Patienten. Der Quotient von *Tyrosin/Phenylalanin* wies unter Diät A, C und D keine Änderungen auf, in Diätgruppe B mit Zulage an Tyrosin zeigte sich die erwartete Besserung. Bei *Histidin* ergab sich der stärkste Anstieg, entsprechend der reichlichen Zufuhr von täglich 2,2 g in Pulver A und B. In Gruppe D mit lediglich 0,5 g Zufuhr kam es wie in Gruppe C ohne Histidingabe zu einem weiteren Abfall des Ausgangswertes. Die *Valin*-Werte waren bei unserem Kollektiv gegenüber der Norm deutlich erniedrigt. Pulver A und B mit dem höchsten Valinüberschuß vom 5fachen Rose-Minimum lassen den Valinspiegel innerhalb von 4 Tagen unbeeinflußt, bei verlängerter Beobachtungsperiode würden wir einen Anstieg der Werte erwarten. Dagegen kommt es in der valinfreien Gruppe C und in der mit dem einfachen Rose-Minimum offenbar valindefizienten Gruppe D zu einem weiteren Abfall des Valinspiegels.

Zusammenfassend glauben wir in dieser vergleichenden Studie ein Modell gefunden zu haben, das es uns erlaubt, weiteren Einblick in den AS-Stoffwechsel des Urämikers zu gewinnen. Dies scheint besonders auch im Hinblick auf die optimale Zusammensetzung von antiurämischen vollsynthetischen Pulverdiäten und von AS-angereicherter selektiver Eiweißkost von Bedeutung.

— Kostpläne, welche pathologische AS-Konzentrationen im Serum zu korrigieren vermögen, wirken zugleich detoxifizierend und verbessern eine negative N-Bilanz. Es erscheint daher im Sinne der Ernährungstherapie wesentlich, neben der Harnstoffsenkung auch auf eine Korrektur von AS-Abweichungen zu achten.

— Die Zusammensetzung unserer Formeldiäten hat erneut gezeigt, daß eine Verabreichung von Histidin beim Urämiker grundsätzlich von Bedeutung ist. Zur Auffüllung des gegebenen Defizits sind relativ beträchtliche Mengen erstrebenswert.

— Das Verhalten von Phenylalanin und Tyrosin unter wechselnder Diätexposition steht im Einklang mit der Annahme einer graduellen urämischen Hemmung der Tyrosinsynthese aus Phenylalanin.

— Das Ziel einer raschen ernährungstherapeutischen Detoxifizierung wird gleichermaßen mit Pulvern nach Muster A, B und C erreicht. Bereits nach 4 Tagen kommt es hier zu einem Abfall des Serumharnstoffes um 15 bis 30%. Darüber hinaus wird nach Pulver A und B in der genannten Frist die N-Bilanz wieder positiv. Insgesamt erscheint die Formeldiät B den Mustern A, C und D überlegen; sie enthält die 8 klassischen essentiellen AS im 5fachen Rose-Minimum und zusätzlich 2,2 g Histidin sowie 1,5 g Tyrosin.

Literatur

1. Kluthe, R., Oechslen, D., Quirin, H., Jesdinsky, H. J.: Six year's experience with a special low-protein diet. In: Uremia (eds. R. Kluthe, G. Berlyne, B. Burton), p. 250. Stuttgart: Thieme 1972. — 2. Rippich, Th., Katz, N., Schaeffer, G., Schanz, M., Schinle, S., Südhoff, A., Zimmermann, W., Kluthe, R.: Detoxification and amino acid metabolism in chronic uremia. A therapeutic approach using biochemically defined liquid diets. In: Renal Insufficiency '74. Stuttgart: Thieme 1975 (in press). — 3. Schaeffer, G., Heinze, V., Jontofsohn, R., Katz, N., Rippich, Th., Schäfer, B., Südhoff, A., Zimmermann, W., Kluthe, R.: Clin. Nephrol. **3** (1975) (in press). — 4. Letteri, J. M., Scipione, R. A.: Nephron **13**, 365 (1974). — 5. Giordano, C., De Pascale, C., De Cristofaro, D., Capodicasa, G., Balestrieri, C., Baczyk, K.: Protein malnutrition in the treatment of chronic uremia. In: Nutrition in renal disease (ed. G. M. Verlyne), p. 23. Edinburgh-London: Livingstone Ltd. 1968. — 6. Gulyassi, P. F., Aviram, A., Peters, J. H.: Arch. intern. Med. **126**, 855 (1970). — 7. Held, B., Winkelmann, W., Finke, K., v. Dehn, H., Seyffert, G., Gurland, H. J.: Klin. Wschr. **52**, 948 (1974). — 8. Bergström, J., Fürst, P., Josephson, B., Norée, L.-D.: Life Sci. **9**, 787 (1970).

BAUERDICK, H. (RWTH Aachen, Abt. Innere Med. II): **Orale und parenterale Therapie mit essentiellen Aminosäuren bei verschiedenen Schweregraden der chronischen Niereninsuffizienz**

Eiweißreduzierte Diäten wie die Kartoffel-Ei-Diät oder die Schwedendiät, die im fortgeschrittenen Stadium der chronischen Niereninsuffizienz gegeben werden, führen zum Eiweißmangel bis hin zum Vollbild des Kwashiorkor. Schrittmacher dieser Protein-Stoffwechselstörungen ist ein Defizit essentieller Aminosäuren und Histidin. Wie wir seit den Untersuchungen von Rose u. Dekker (1956) [1] und Giordano (1963) [2] wissen, wird im Rahmen einer kalorienreichen Diät, die nur essentielle Aminosäuren als Stickstoffträger enthält, körpereigener Stickstoff zur Synthese von körpereigenem Eiweiß reutilisiert. Bergström [3] wies nach, daß Histidin beim Urämiker essentiell ist.

Gegenstand der vorliegenden Untersuchung ist

1. das Verhalten von Hgb, Transferrin, Harnstoff, Kreatinin, Stickstoffbilanz und der Komplementkompartimente C_3 und C_4 unter einer oralen und parenteralen Therapie mit essentiellen Aminosäuren und Histidin;

2. festzustellen, ob Unterschiede beim Verhalten der obengenannten Parameter in Abhängigkeit vom Schweregrad der chronischen Niereninsuffizienz bestehen.

Methodik

Während einer Vorperiode von 7 bis 10 Tagen erhielten insgesamt 34 Pat. mit chronischer Niereninsuffizienz eine auf 25 g EW reduzierte Kartoffel-Ei-Diät. In der anschließenden Hauptperiode, die 8 bis 15 Tage dauerte, erhielten 20 Pat. 2,4 g N intravenös und 14 Pat. 1,3 g N oral/Tag verabreicht. Untersucht wurde das Verhalten der obengenannten Parameter nach der Hauptperiode im Vergleich zur Vorperiode. Bei den N-Bilanzen wurde für den Verlust mit dem Stuhl ein Wert von 1 g N/Tag und für den Verlust über Haut und Haare ein Wert von 0,25 g N/m² KO bei Männern und 0,12 g N/m² KO bei Frauen in Anrechnung gebracht, entsprechend früheren Untersuchungen [4–6]. Die Komplementkomponenten C_3 und C_4 wurden bei den 14 Pat. bestimmt, die die Aminosäuren oral erhielten.

Die Verteilung der untersuchten Patienten auf die verschiedenen Schweregrade der chronischen Niereninsuffizienz erfolgte in Anlehnung an die Einteilung von Sarre. Von den 34 Pat. befanden sich 9 im Stadium der Latenz (oder Suffizienz), 14 im Stadium der kompensierten Retention und 11 im Stadium der dekompensierten Retention. Urämiker wurden wegen der Störung der oben angegebenen Parameter durch die notwendige Dialysebehandlung nicht untersucht.

Verabreicht wurden Präparationen der Firmen Fresenius und Astra.

Ergebnisse

In Tabelle 1 sind die Ergebnisse bei den 20 Patienten, die die Aminosäuren parenteral erhielten, denen der Patienten, die die Aminosäuren oral erhielten, gegenübergestellt. Bei der 1. Gruppe findet sich ein signifikanter Anstieg des Transferrins ($p < 0,0005$) sowie der N-Bilanz ($p < 0,0005$).

Bei der 2. Gruppe sind Transferrin ($p < 0,0005$), das Kreatinin ($p < 0,005$), Harnstoff ($p < 0,0025$), N-Bilanz ($p < 0,0005$) und C_3-Komplement ($p < 0,0005$) signifikant verbessert.

Nach Aufteilung der 34 Patienten auf die verschiedenen Schweregrade der chronischen Niereninsuffizienz ergibt sich folgendes Bild (Tabelle 2):

Gruppe 1: Signifikante Verbesserung von Transferrin ($p < 0,0005$), Harnstoff ($p < 0,0005$) und N-Bilanz ($p < 0,0005$).

Gruppe 2: Signifikante Verbesserung von Transferrin ($p < 0,0025$), Harnstoff ($p < 0,005$) und N-Bilanz ($p < 0,025$).

Gruppe 3: Signifikante Verbesserung von Transferrin ($p < 0,0125$) und N-Bilanz ($p < 0,005$).

Zusammenfassung

Bei Patienten mit chronischer Niereninsuffizienz findet sich nach parenteraler und oraler Applikation von essentiellen Aminosäuren und Histidin eine signifikante Besserung gegenüber alleiniger eiweißreduzierter Diät bei der N-Bilanz, dem Transferrin und der Serumkomplementfraktion C_3 und dem Harnstoff (bei oraler Applikation). Unter Berücksichtigung des Schweregrades der chronischen Niereninsuffizienz finden sich bei allen Gruppen signifikante Verbesserungen bei der N-Bilanz und dem Transferrin. In Gruppe 1 und 2 sind zusätzlich die Harnstoffwerte verbessert.

Tabelle 1. Verhalten von Hämoglobin, Transferrin, Kreatinin, Harnstoff, N-Bilanz und C_3-, C_4-Komplement vor und nach Behandlung mit intravenösen und peroralen Gaben von essentiellen Aminosäuren und Histidin

	Intravenös (n = 20)		Oral (n = 14)	
	vor	nach	vor	nach
Hämoglobin (g-%)	11,4 ± 2,3	11,6 ± 2,0	11,0 ± 2,5	10,6 ± 2,4
Transferrin (mg-%)	208 ± 49	233 ± 35	178 ± 32	216 ± 46
Kreatinin (mg-%)	4,9 ± 2,8	4,8 ± 2,7	7,0 ± 3,9	6,1 ± 3,9
Harnstoff (mg-%)	95 ± 43	90 ± 49	157 ± 68	122 ± 59
N-Bilanz (g N/Tag)	− 1,7 ± 2,3	+ 2,4 ± 2,3	− 3,4 ± 5,4	+ 0,11 ± 2,68
C_3-Komplement (mg-%)			68 ± 22	92 ± 34
C_4-Komplement (mg-%)			35 ± 12	42 ± 19

Tabelle 2. Verhalten von Hämoglobin, Transferrin, Kreatinin, Harnstoff und N-Bilanz vor und nach Behandlung mit essentiellen Aminosäuren unter Berücksichtigung des Schweregrades der chronischen Niereninsuffizienz (Gruppe I, II, III)

	Gruppe I (n = 9)		Gruppe II (n = 14)		Gruppe III (n = 11)	
	vor	nach	vor	nach	vor	nach
Hämoglobin (g-%)	13,7 ± 1,3	13,3 ± 1,9	10,2 ± 1,9	10,3 ± 2,1	10,6 ± 1,6	11,1 ± 1,3
Transferrin (mg-%)	181 ± 52	206 ± 31	199 ± 45	248 ± 32	200 ± 39	215 ± 43
Kreatinin (mg-%)	1,62 ± 0,88	1,2 ± 0,26	6,9 ± 2,8	6,3 ± 2,4	7,9 ± 2,7	7,2 ± 2,0
Harnstoff (mg-%)	60 ± 30	43 ± 25	134 ± 43	106 ± 39	148 ± 65	146 ± 41
N-Bilanz (g N/Tag)	− 5,4 ± 5,6	− 0,8 ± 3,3	− 0,7 ± 1,3	+ 2,2 ± 1,6	− 2,6 ± 2,7	+ 0,5 ± 2,6

Literatur

1. Rose, W. C., Dekker, E.: J. biol. Chem. **223**, 107 (1956). — 2. Giordano, C.: J. Lab. clin. Med. **62**, 231 (1963). — 3. Fürst, P., Bergström, J., Josephson, B., Norèe, L.: In: Proc. of EDTA, p. 175. Barcelona 1970. — 4. Bansi, H., Jürgens, P., Müller, G., Rostin, M.: Klin. Wschr. **42**, 332 (1964). — 5. Bergström, J., Fürst, P., Bucht, H., Hultmann, E., Josephson, B., Norèe, L.: Acta med. scand. **191**, 359 (1972). — 6. Kraut, H., Müller-Wecker, H.: Hoppe Seylers Z. physiol. Chem. **320**, 241 (1960).

PHILIPPI, A., HÜCKER, H., SCHÄFER, U. (1. Med. Univ.-Klinik Mainz u. Inst. f. allg. u. exp. Pathologie d. Bw, Mainz): **Feinstrukturelle Veränderungen des Rectum bei chronischer Niereninsuffizienz**

Als typisch imponieren bei der Urämie die toxischen und nicht zellulär entzündlichen Schleimhautveränderungen im Verlauf des gesamten Verdauungstraktes, wie das interstitielle Ödem, die Hyperämie und Hämorrhagie und die blande Erosion und Nekrose, die im Grunde die Bezeichnung Gastroenterokolitis nicht rechtfertigen (Sarre et al., 1965; Wanke et al., 1971). Bei schwerer Niereninsuffizienz ist die luminale Ausscheidung von harnpflichtigen Substanzen im oberen Verdauungstrakt hinreichend bekannt, nicht dagegen die eigentliche Mukosanoxe. Der lokale Einfluß von Harnstoff allein oder seines bakteriell und zellulär enzymatischen Abbauproduktes Ammoniak entspricht den genannten morphologischen Veränderungen. Für Oesophagus, Magen, Dünn- und Dickdarm ermittelten Castrup u. Mitarb. (1972) bei experimenteller akuter Urämie in autoradiographischen Studien darüber hinaus erwartungsgemäß eine Hemmung der physiologischen Epithelregeneration. Wegener (1971), Krempien (1971) oder

Tabelle

Patient	Diagnose	Erkrankungsdauer in Jahren	Zur Zeit der Rectumschleimhautbiopsie				Blut im Stuhl
			Kreatinin (mg-%)	Harnstoff (mg-%)	Hb (g-%)	RR (mm Hg)	
S. H. ♀ 54 J.	Phenacetinniere	1— 2	11,1	291	6,3	110/ 70	selten
K. F. ♂ 43 J.	Glomerulosklerose bei Diabet. mell.	5	10,9	220	12,9	160/ 75	selten
F. H. ♂ 70 J.	Glomerulonephritis Pyelonephritis	10—20	9,4	300	5,8	150/100	häufig
G. P. ♂ 24 J.	Glomerulonephritis	0,3	9,0	218	9,6	130/ 70	häufig
C. B. ♂ 43 J.	Pyelonephritis	7—10	12,2	141	10,3	220/140	häufig
B. H. ♀ 32 J.	Interstitielle Nephritis	10	12,0	214	8,6	195/140	häufig

Kreinsen (1973) beobachteten hingegen bei geringfügig erhöhten Harnstoffwerten an der $5/6$ nephrektomierten Ratte eine gesteigerte Proliferation und Zellmauserung der Magenschleimhaut, die sie zuletzt verantwortlich machen für einen Zusammenbruch der Mukosabarriere und den damit verbundenen Strukturveränderungen.

Inwieweit eventuelle Dick- bzw. Enddarmveränderungen korrelieren mit gelegentlichen Diarrhoen und Blutauflagerungen im Stuhl bei chronischer Niereninsuffizienz, sollte durch die feinstrukturelle Untersuchung von bioptisch entnommener Rectumschleimhaut des nachstehenden Patientenguts aufgezeigt werden (Tabelle). Keiner der Patienten stand unter einer Dialysetherapie. Rektoskopisch erschien die Schleimhaut bei allen Patienten hyperämisch und ödematös geschwollen. Als Kontrolle diente die Rectumbiopsie zweier Colon-Ca-Patienten, die sich makroskopisch und licht- und elektronenmikroskopisch als völlig unauffällig erwies. Für die transmissionselektronenmikroskopische Untersuchung wurde das Gewebe in üblicher Weise aufgearbeitet und eine zweite Gewebsprobe aus identischen Schleimhautarealen für die REM-Untersuchung nach der Luft- oder Kritischen-Punkt-Trocknung präpariert.

Die normale Schleimhautoberfläche des Rectum ist unterteilt in polygonale Areale, die sich durch seichte Furchen voneinander abheben und im Zentrum die annähernd runde, einfache oder doppelte Kryptenöffnung aufweisen (Abb. 1a). Eine wulstartige Verdickung dieser Schleimhautareale beobachtet man bei den Patienten mit chronischer Niereninsuffizienz (Abb. 1b). Größe und Oberflächengestalt der Rectumepithelzellen von Patienten und Kontrollpersonen wiesen jedoch keine Unterschiede auf. Ebenso unauffällig war auch das transmissionselektronenmikroskopische Bild des Epithelverbandes. Als hypothetischer in vivo-Diffusionsgel oder physiko-mechanischer Schutzfilm stellte sich der fuzzy coat in jedem Präparat unverändert unauffällig dar. Nur gelegentlich beobachteten wir eine mäßiggradige Aufweitung der epithelialen Interzellularspalten, die jedoch als physiologische Funktionsvariante bei Resorption und Zellmauserung häufig

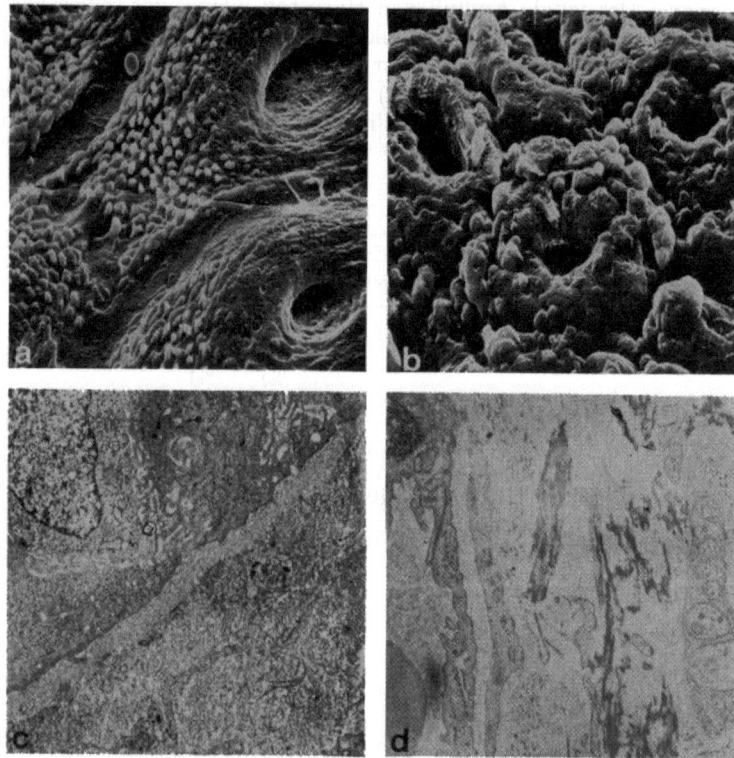

Abb. 1

beschrieben wird. Die apikale Interzellularhaft ist in praktisch allen Epithelverbänden mitverantwortlich für die Integrität der Epithelzellschicht und stellt die wesentliche Barriere für einen transepithelialen Flüssigkeitstransport dar. In keinem Präparat beobachteten wir eine Aufweitung dieser sogenannten Zonula occludens. Ein extrem gesteigerter interzellulärer Ionen- oder Plasmaflux durch die Mucosa in beiden Richtungen ginge, wie aus einer anderen Untersuchung bekannt ist, mit einer Dilatation der Interzellularräume und schließlich Sprengung der Interzellularhaften einher.

Auffallend war in 5 von 6 Präparaten die fein granuläre, ödematös geschwollene Basalmembran des Epithels, wie man sie beispielsweise von der Bestrahlungsenteritis her kennt (Abb. 1c). Das stark ödematös durchtränkte subepitheliale Bindegewebe mit Dissoziation der Kollagenfaserbündel war die wesentliche morphologische Veränderung, die auch mit dem rasterelektronenmikroskopischen

Bild zu vereinbaren ist. Durch ein feingranulär seröses, teils fibrinöses Ödem der Lamina propria (Abb. 1d), wird es zu einer Verlängerung der Diffusionswege und einem veränderten Diffusionsmilieu mit sekundärer Zellstoffwechselstörung der Mucosa kommen. Erosionen und Ulcerationen repräsentieren schließlich eine Spätfolge dieser Veränderungen.

Auf Grund unserer feinstrukturellen Beobachtungen vermuten wir die frühen morphologischen Veränderungen des Dick- und Enddarms bei chronischer Niereninsuffizienz im subepithalen Bindegewebe. Eine erhöhte Permeabilität der Darmgefäße ist sicher anzunehmen, läßt sich aber bei intakter Gefäßwand, wie wir sie immer beobachteten, feinstrukturell nur im Tierexperiment mit Tracerstudien nachweisen. Dies soll das Ziel weiterer Untersuchungen sein.

Literatur

Castrup, H. J., Lennartz, K. J.: Beitr. path. Anat. **146**, 315 (1972). — Kreinsen, U., Krempien, B., Bauer, V. H., Ritz, E.: Verh. dtsch. Ges. Path. **57**, 451 (1973). — Krempien, B., Ritz, E., Schrecker, K., Wanke, M.: Z. Gastroent. **9**, 639 (1971). — Sarre, H., Gessler, U., Heinze, V.: Internist (Berl.) **6**, 446 (1965). — Wanke, M., Krempien, B., Mannherz, J., Ritz, E.: Med. Welt (Stuttg.) **22**, 1461 (1971). — Wegener, K., Börner, M., Krempien, B., Wanke, M., Ritz, E.: Virchows Arch., Abt. B Zellpath. **8**, 186 (1971).

HEIDBREDER, E., LÜKE, F., HEIDLAND, A. (Med. Univ.-Klinik, Würzburg): **Knochenkollagenstoffwechsel in der Urämie — Untersuchungen des Plasmahydroxyprolinspiegels bei chronisch nierenkranken, nicht dialysierten Patienten**

Freies und peptidgebundenes Hydroxyprolin werden bei der Knochenkollagendegradation freigesetzt und als biochemischer Marker der Abbauseite des Knochenstoffwechsels im Plasma und Urin bestimmbar. Bei Nierenerkrankungen werden Ausscheidungsmuster und Nettowert dieser Aminosäuren im Harn — insbesondere durch die veränderte renale Filtrationsleistung und Sekretion — unterschiedlich modifiziert [4].

Da die Urämie per se zu einer schweren strukturellen Skelettschädigung führt, andererseits die Hydroxyprolinausscheidung im Harn des chronisch Niereninsuffizienten nicht ansteigt, bietet sich lediglich in der Bestimmung des Gesamthydroxyprolinspiegels im Plasma ein Ausweg aus diesem diagnostischen Manko. Nachdem Varghese [11] in einer ausführlichen Untersuchung, insbesondere über Patienten aus dem Dialyseprogramm, eine Korrelation zwischen nicht proteingebundenem Plasmahydroxyprolin und röntgenologisch nachweisbarer Skelettschädigung nachweisen konnte, haben wir uns der Frage zugewendet, in welchem Maße bei chronisch niereninsuffizienten, aber nicht dialysepflichtigen Patienten Änderungen des Plasmahydroxyprolinspiegels nachweisbar sind und inwieweit sie Art und Ausmaß der renalen Skelettschädigung repräsentieren.

Methodik

Bei 2 Gruppen, 10 stoffwechselgesunden Freiwilligen (4 Frauen, 6 Männer) und 50 chronischen, undialysierten Nierenkranken (20 Frauen, 30 Männer) wurden gleichzeitig das Gesamthydroxyprolin (d. h. die Summe aus freiem und peptidgebundenem Hydroxyprolin) und andere klinisch wichtige Parameter, insbesondere des Calciumstoffwechsels, analysiert. Das Glomerulumfiltrat aller Nierenkranken lag unter 25 ml/min. Die diätetischen Voraussetzungen einer optimalen Hydroxyprolinbestimmung wurden weitgehend eingehalten, zumal sich die exogene Hydroxyprolinbelastung durch die unumgängliche Eiweißrestriktion gering halten ließ. Die Bestimmung des Gesamthydroxyprolins (sog. ethanol extractable hydroxyproline [3], das sich im Überstand nach alkoholischer Eiweißfällung findet, wurde in einem von Varghese angegebenem Testansatz (persönliche Mitteilung) durchgeführt, dem die Methode von Prockop u. Udenfriend [9] zugrunde liegt.

Ergebnisse

In einer Voruntersuchung bei 10 stoffwechselgesunden Personen und 8 Urämiekranken wurden die Plasmagesamthydroxyprolinkonzentration und die Nettoausscheidung des Gesamthydroxyprolins im Harn [5] vergleichend analysiert. Es zeigte sich, daß die Nettoausscheidung des Hydroxyprolins bei Gesunden und Nierenkranken sich nicht unterschied, während der Plasmagehalt in beiden Gruppen hochsignifikant differierte.

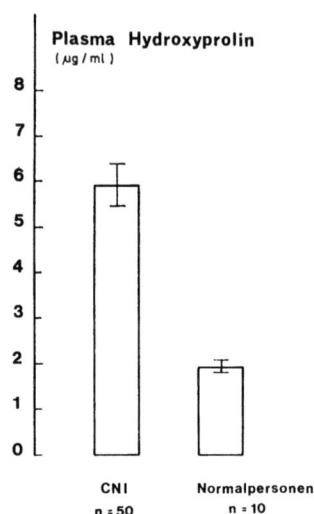

Abb. 1. Plasmahydroxyprolinspiegel bei Stoffwechselgesunden und Patienten mit chronischer Niereninsuffizienz

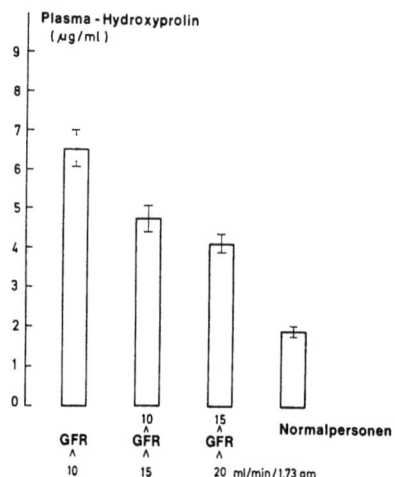

Abb. 2. Abhängigkeit des Plasmahydroxyprolinspiegels von der renalen Restfunktion

Das Gesamthydroxyprolin im Plasma war bei 48 von 50 Patienten erhöht, sein Mittelwert übertraf mit $5{,}95 \pm 0{,}48\ \mu g/ml$ den Mittelwert des Kontrollkollektivs $(1{,}93 \pm 0{,}14\ \mu g/ml)$ etwa um das Dreifache (Abb. 1).

Unter Berücksichtigung der im Einzelfall verantwortlichen Grundkrankheit fanden sich vor allem in der Gruppe der Glomerulonephritis hohe Hydroxyprolinspiegel, während andere Krankheitsgruppen wie Pyelonephritis, interstitielle Nephritis, Cystennieren u. a. geringere Konzentrationen aufwiesen. Möglicherweise geht die Bevorzugung der Glomerulonephritis auf eine durchschnittlich stärkere Filtratreduktion zurück; ob eine gesteigerte Kollagendegradation der Basalmembran der Glomerula einen additiven Effekt ausübt, ist nicht bekannt.

In Übereinstimmung mit den Ergebnissen anderer Untersucher [3, 11] zeigte sich zwischen Plasmahydroxyprolingehalt und Serumkreatininspiegel keine befriedigende Korrelation. Eine Filtratbestimmung (Chrom-51-EDTA-Clearance) wurde bei 44 Patienten durchgeführt, ihre Korrelation mit dem Plasmahydroxyprolinwert zeigte eine Zunahme der Kollagenabbauprodukte mit Verschlechterung der Nierenfunktion; bildete man aus diesem Patientenkollektiv drei Gruppierungen — einer Gruppe mit einem Filtrat unter 10 ml/min (n = 30) wurden zwei weitere gegenübergestellt, deren Filtrat zwischen 10 bis 15 (n = 9) bzw. 15 bis 20 (n = 5) ml/min lag —, kam die Abhängigkeit des Plasmahydroxyprolinspiegels von der Filtratreduktion deutlicher zum Ausdruck (Abb. 2): die höchsten Plasmaspiegel fanden sich im Bereich der schwersten Filtrateinbuße.

Der Versuch, das pathologische Geschehen am Knochengewebe durch die Bestimmung der alkalischen Phosphataseaktivität im Serum zusätzlich zu erfassen, ergab eine relativ gute Korrelation mit dem Plasmahydroxyprolinspiegel. Daß aber die alkalische Phosphatase die urämische Stoffwechselstörung wenig empfindlich reflektierte, geht daraus hervor, daß lediglich 14 der 50 bestimmten Phosphatasewerte im pathologischen Bereich lagen.

Eine Knochenbiopsie zur Diagnostik des Ausmaßes und histologischen Typs der renalen Osteopathie war nicht bei allen Nierenkranken möglich, mit einer Ausnahme fand sich bei allen der 25 biopsierten Patienten als Ausdruck der urämischen Skelettaffektion eine ausgeprägte Osteodystrophie, vorwiegend als Mischbild aus Osteomalazie und Ostitis fibrosa; auf eine vergleichende Analyse dieses heterogenen Befundes mit dem aktuellen Plasmahydroxyprolinspiegel wurde wegen der geringen Fallzahl verzichtet.

Andere laborchemische Befunde wie Gesamtcalcium, anorganisches Phosphat und Gesamteiweiß im Serum erwiesen sich im Vergleich zum Kontrollkollektiv als zu gering repräsentativ, auffällige Beziehungen zwischen ihnen und dem Plasmahydroxyprolinspiegel ließen sich nicht erkennen.

Diskussion

Die Pathogenese des gesteigerten Plasmahydroxyprolinspiegels in der Urämie ist sicherlich vielschichtig. Nach den Untersuchungen von Hahn u. Avioli [6] führt die Urämie zu einer schweren Störung des Kollagenmetabolismus: Offenbar als Folge einer verminderten Reifung junger Kollagenfasern ist der Pool reifen, unlöslichen Kollagens verringert, die Fraktion unreifen, löslichen Kollagens steigt an. Wahrscheinlich wird diese Störung des Kollagenmetabolismus durch den beschleunigten Abbau reifen Kollagens zusätzlich aggraviert, bilanzmäßig resultiert nach den Untersuchungen von Nichols et al. [8] eine Steigerung des Kollagenturnovers.

Inwieweit der sekundäre Hyperparathyreoidismus und die in der Urämie reduzierte 1,25-Dihydroxycholecalciferolsynthese die alterierte Kollagenmaturation modifizieren, läßt sich nur schwer beurteilen: Durch Parathyreoidektomie läßt sich diese Störung allenfalls mindern, jedoch nicht aufheben [2], andererseits entwickelt sie sich trotz Parathyreoidektomie [7]. Eine Gabe von Vitamin D_3 oder 25-Hydroxycholecalciferol bessert nicht die verminderte Maturation [10].

Der Einfluß des progressiven Abfalls der Nierenfunktion auf Filtration und Rückresorption der Kollagenabbauprodukte [1] ist nur schwer bestimmbar, da sich die Clearances der beiden harngängigen Hydroxyprolinfraktionen gegenläufig ändern, bilanzmäßig resultiert wahrscheinlich eine Abnahme der Clearance des Gesamthydroxyprolins.

Wie diese Untersuchungen zeigen, steigt mit zunehmender Niereninsuffizienz der Plasmahydroxyprolinspiegel an, reflektiert aber andererseits summarisch die komplexe Störung des Kollagenstoffwechsels in der Urämie. Inwieweit das Plasmahydroxyprolin ausschließlich als reine Nettogröße der urämiebedingten Störung des Kollagenmetabolismus interpretierbar ist, oder welche zusätzlichen pathogenen Variablen im Gefolge der Urämie seinen Wert modifizieren, bleibt problematisch. In diesem Sinn zumindest hat der Hydroxyprolinwert im Plasma bei chronischer Niereninsuffizienz einen schwer interpretierbaren Aussagewert.

Literatur

1. Benoit, F. L., Watten, R. H.: Metabolism **17**, 20 (1968). — 2. Bergstrom, W. H., Jacobs, E. R., Jones, D. B., Prior, J. T.: Amer. J. Dis. Child. **122**, 601 (1971). — 3. Bishop, M. C., Smith, R.: Ciln. chim. Acta **33**, 403 (1971). — 4. Dubovský, J., Dubovská, E., Pacovský, V., Hrba, J.: Clin. chim. Acta **19**, 387 (1968). — 5. Firschein, H. E., Shill, J. P.: Analyt. Biochem. **14**, 296 (1966). — 6. Hahn, T. J., Avioli, L. V.: Arch. intern. Med. **126**, 882 (1970). — 7. Krempien, B., Ritz, E., Schmidt, G.: Z. Orthop. **110**, 25 (1972). — 8. Nichols, G., Jr., Flanagan, B., Van der Sluys Veer, J.: Arch. intern. Med. **124**, 530 (1969). — 9. Prockop, D. J., Udenfriend, S.: Analyt. Biochem. 1 228 (1960). — 10. Russel, J. E., Avioli, L. V.: J. clin. Invest. **51**, 3072 (1972). — 11. Varghese, Z., Moorhead, J. F., Tatler, G. L. V., Baillod, R. A., Wills, M. R.: Proc. Europ. Dial. Transplant. Ass. **10**, 187 (1973).

Dorn, D., Fuchs, C., Henning, H. V., Leititis, J., McIntosh, C., Scheler, F. (Physiolog. Inst., Lehrstuhl I, u. Med. Klinik d. Univ. Göttingen): **Die Fluoridbestimmung im Serum — ein neuer zusätzlicher Parameter zur Knochenstoffwechsellage bei Patienten mit chronischer Niereninsuffizienz**[*]

Fluorid (F^-) spielt bei der Mineralisation des Knochens eine wichtige Rolle (z. B. Osteoporosetherapie). Da F^- fast nur über die Nieren ausgeschieden werden kann, ist bei eingeschränkter Nierenfunktion ein erhöhter F^--Spiegel zu erwarten. Unklar ist jedoch, in welchem Ausmaß der F^--Gehalt bei Niereninsuffizienz angehoben ist, inwieweit er durch die intermittierende Dialysebehandlung beeinflußt wird und inwieweit ein erhöhter F^--Spiegel im Rahmen therapeutischer Maßnahmen bei renaler Osteopathie einen günstigen, ungünstigen oder gar toxischen Einfluß hat. Die Beantwortung dieser Fragen setzt eine zuverlässige Methode zur F^--Bestimmung im Serum voraus.

Es wurde daher ein Verfahren entwickelt, mit dem F^- im Serum und Plasma potentiometrisch, d. h. mit ionenselektiven Elektroden, bestimmt wurde. Auf das Meßprinzip der potentiometrischen Analyse kann hier nicht näher eingegangen werden, es wurde an anderer Stelle ausführlich publiziert (Fuchs et al.). Nur kurz sei festgehalten, daß es sich bei ionenselektiven Elektroden um elektrochemische Meßzellen handelt, bei denen es durch ionale Ladungsverschiebungen an der ionenselektiven Membran zu Potentialänderungen kommt, die abhängig sind von der Ionenaktivität der zu messenden Probe. Das Funktionsprinzip gleicht dem der pH-Elektroden. Die Potentialänderungen folgen über einen weiten Bereich der Nernstschen Gleichung. Im Serummeßbereich flacht die Elektrodensteilheit aber zunehmend ab, so daß für diese Bereiche die jeweilige Steilheit für jede Probe neu bestimmt werden muß. Wir haben deshalb eine Methode entwickelt, bei der dieses Problem gelöst wird durch die Kombination von Zugabeanalyse und Festlegung der Elektrodensteilheit durch Probenverdünnung.

Diese Methode hat für die klinische Chemie eine Reihe von Vorteilen: kleines Probenvolumen, keine vorherigen Probenaufarbeitungsschritte, hohe Nachweis-

---

[*] Mit Unterstützung der DFG im Rahmen des SFB 89 — Kardiologie Göttingen.

empfindlichkeit von 1,6 µg/l, hohes Auflösungsvermögen von 0,1 µg/l sowie einfache Analysenfolge.

Bei Untersuchungen zur Qualitätskontrolle dieser Methode fand sich bei Reproduzierbarkeitsmessungen in der Serie und von Tag zu Tag bei niedrigen F^--Spiegeln ein Variationskoeffizient von 6,7 bis 7,8% und bei hohen F^--Spiegeln einer von 1,8 bis 3,1%. Bei insgesamt 6 Seren fand sich eine Recovery von 99,7%. Normalwerte bei 20 Probanden lagen zwischen 5,9 und 18,8 µg/l.

Eine ihrer ersten klinischen Anwendungen fand diese Methode bei 35 Hämodialysepatienten, die in 3 Gruppen (I bis III) unterteilt wurden:

In Gruppe I wurde von 5 Zentrumsdialysepatienten, deren Dialysat-F^--Gehalt 180 µg/l betrug, der Plasma-F^--Gehalt am Anfang und Ende der Dialyse bestimmt. Die Ausgangswerte lagen schon zu Beginn der Dialyse um ein Mehrfaches über der Norm und zeigten dann unter der Dialysebehandlung in allen Fällen eine deutlich positive Bilanz.

Demgegenüber war die F^--Bilanz einer 2. Gruppe von 10 Zentrumsdialysepatienten in allen Fällen negativ. Die Ausgangswerte lagen im Mittel zwar auch über der Norm, sie waren jedoch niedriger als in Gruppe I. Der Dialysat-F^--Gehalt der Patienten in Gruppe II betrug 3 µg/l.

Außerdem wurden in Gruppe III Plasma-F^--Werte von 20 Heimdialysepatienten im dialysefreien Intervall bestimmt, die im Mittel ebenfalls um ein Mehrfaches über der Norm lagen.

Diese Befunde lassen folgende Schlußfolgerungen zu:

1. Bei Hämodialysepatienten liegt gegenüber Normalpersonen eine veränderte F^--Stoffwechsellage vor.

2. Die erhöhten Serum-F^--Werte sind eindeutig durch den Dialysat-F^--Gehalt beeinflußbar.

3. Darüber hinaus müssen aber auch alimentäre Einflüsse für die F^--Stoffwechsellage verantwortlich gemacht werden, denn auch die Patienten mit niedrigem Dialysat-F^--Gehalt liegen mit ihren Plasmaspiegeln über der Norm.

4. Als Ursache für die unterschiedlichen Dialysat-F^--Gehalte dürfte in erster Linie die Technik der Wasseraufbereitung verantwortlich gemacht werden. In Gruppe I wurde das Leitungswasser mittels Softener, in Gruppe II mittels Umkehrosmose aufgearbeitet.

5. Der Dialysat-F^--Gehalt ist, solange Softener benutzt werden, vom Trinkwasser-F^--Gehalt abhängig. Bei den 20 Heimdialysepatienten zeigte sich eine enge Korrelation zwischen Trinkwasser- und Dialysat-F^--Gehalt ($r = 0,89$; $y = 11,1 \pm 0,814 x$).

6. Auf Grund der großen Streuung dieser Werte muß man fragen, ob nicht hiermit ein Parameter gefunden wurde, der von regionalen Gegebenheiten abhängt und der eine Erklärungsmöglichkeit bietet für so unterschiedliche Beobachtungen hinsichtlich der Häufigkeit der renalen Osteopathie in verschiedenen Dialysezentren.

7. Diese Befunde lassen noch keine Antwort auf die Frage zu, ob die erhöhten F^--Werte die renale Osteopathie günstig oder ungünstig beeinflussen. Diese Frage kann nur in Langzeitstudien zusammen mit knochenhistologischen Befunden geklärt werden. Wir glauben jedoch schon heute sagen zu können, daß die Dialysataufbereitung mit Umkehrosmose günstiger ist als die mit Softener. Denn nur wenn man davon ausgehen darf, daß das Dialysat F^--frei ist, läßt sich eine F^--Applikation, wie sie u. U. bei osteopenischen Patienten indiziert sein kann, gezielt durchführen.

Literatur

Fuchs, C., Dorn, D., Fuchs, C. A., Henning, H. V., McIntosh, C., Scheler, F.: Clin. chim. Acta (in press).

Schulz, W., Heidler, R., Gessler, U., Offermann, G., Schulz, A., Delling, G.** (4. Med. Klinik d. Städt. Krankenanstalten Nürnberg, Med. Klinik d. Klinikum Steglitz der FU Berlin, Patholog. Inst. d. Univ. Hamburg): **Vergleichende klinische und histomorphometrische Untersuchungen zur Therapie der renalen Osteopathie mit Vitamin D und 5,6-Trans-25-OHCC***

Einleitung

Über 300 Patienten in verschiedenen Stadien der Niereninsuffizienz einschließlich chronischer Hämodialyse und Transplantation wurden bereits früher [8—12, 35—41, 43, 44] hinsichtlich des Ausmaßes ihrer Calcium-Phosphat-Stoffwechselstörung klinisch, röntgenologisch und histologisch differenziert.

In Abhängigkeit von der Anamnese, Grunderkrankung, dem Stadium der Niereninsuffizienz, der Dialysedauer und den Therapiemaßnahmen [35—41, 43] ließ sich eine Einteilung in 3 Typen der renalen Osteopathie [9, 10, 12, 35, 37] vornehmen:

Typ I   Sekundärer Hyperparathyreoidismus,
Typ II Osteomalacie = Mineralisationsstörung,
Typ III Mischbild aus sekundärem Hyperparathyreoidismus und Osteomalacie.

Das Ausmaß des Knochenumbaus geht mit Suffix a bis c und die Knochenmasse [Osteopenie (−) und Osteosklerose (+)] gehen mit in die Einteilung ein.

Histologisch fand sich in über 60% eine Kombination von sekundärem Hyperparathyreoidismus und Osteomalacie (Typ III). In über 30% fand sich eine Osteomalacie ohne Hyperparathyreoidismus (Typ II), ein reiner sekundärer Hyperparathyreoidismus (Typ I) fand sich in unter 10%.

Patientengut und Methoden

Es liegen klinische und histologische Verlaufsbeobachtungen bei 40 Pat. vor. Es erfolgt eine Unterteilung in:
a) Vorherrschen der Mineralisationsstörung Typ II (= Osteomalacie):
Typ IIa, IIb, IIIa;
b) Mischbild aus sekundärem HPT und Osteomalacie (Typ III):
Typ IIIb und IIIc.
Nach dem therapeutischen Vorgehen wird in 3 Gruppen unterteilt:
1. *Basis-Therapie* aus $Al(OH)_3$ und Bad-Calcium (3,5 bis 3,8 mval/l), bei 11 Pat. über durchschnittlich 20 Monate. Unterteilung in:
   a) 5 Pat. Typ II;
   b) 6 Pat. Typ III.
2. *Vitamin-D-Therapie* mit 10000 bis 50000 i.E./die bei 19 Pat. über 15 Monate. Unterteilung in:
   a) 9 Pat. Typ II;
   b) 10 Pat. Typ III.
3. *5,6-Trans-25-OHCC-Therapie* mit 2000 i.E./die bei 10 Pat. über 9 Monate (6 bis 11 Monate). Unterteilung in:
   a) 7 Pat. Typ II;
   b) 3 Pat. Typ III.
In allen 3 Behandlungsgruppen wurden vor und nach Therapie bestimmt:
1. Parameter der Nierenfunktion: Harnstoff, Kreatinin, Clearance.
2. Parameter des Calcium-Phosphat-Stoffwechsels:
   a) Klinik: Calcium, Phosphat, alkalische Phosphatase;
   b) Histomorphometrie: Volumendichte Osteoid, Oberflächendichte osteoide Säume, Osteoklastenindex;
   c) Biochemie: Parathormon, iPTH [32, 33, 50], mit Chicken 1211;
   d) Röntgen: Kleiner Knochenstatus, besser Handaufnahme nach Meema [31] mit der Mammographietechnik.

---

* Wir danken Herrn Dr. med. H.-G. Grigoleit, Hoechst AG Werk Albert, für die Überlassung des Präparates 5,6-Trans-25-OHCC.
** Mit Unterstützung der deutschen Forschungsgemeinschaft, SFB 34 „Endokrinologie", Hamburg.

Ergebnisse und Diskussion

1. Basistherapie

In beiden Untergruppen kommt es zu einem leichten Anstieg des Serum-Calciums unter Al(OH)$_3$, bei einem Bad-Calcium zwischen 3,5 und 3,8 mval/l [45]. Das Serum-Phosphat verhält sich in Abhängigkeit von der Al(OH)$_3$-Einnahme. Typ III weist durchschnittlich höhere Phosphat-Spiegel auf.

Die alkalische Phosphatase als Parameter des Knochenumbaus weist in Korrelation mit dem Osteoklastenindex bei Typ III einen Anstieg als Zeichen einer weiteren Stimulation [43] des Knochenumbaus auf.

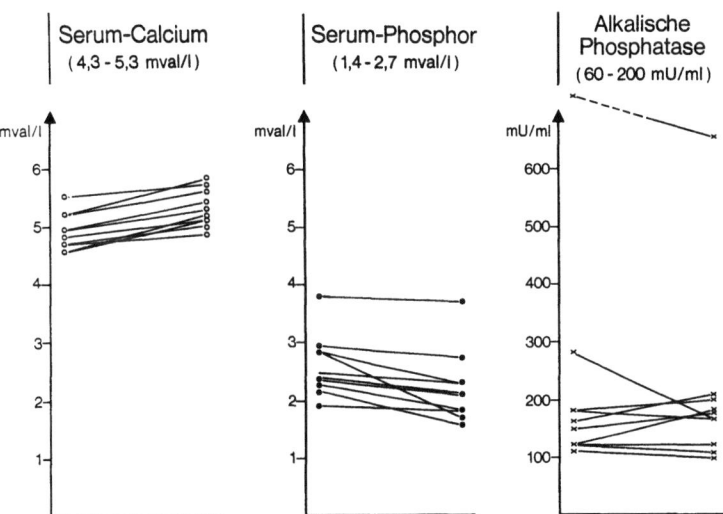

Abb. 1. Einfluß von 5,6-Trans-25-OHCC auf den Calcium-Phosphat-Stoffwechsel bei Typ II und III der renalen Osteopathie

2. Vitamin-D-Therapie [2—4, 6, 7, 18—22, 26, 30, 34]

Es tritt ein deutlicher Anstieg des Serum-Calciums bei beiden Untergruppen auf, während sich das Serum-Phosphat nicht ändert. Bei Typ II weist die alkalische Phosphatase unter Vitamin D eine ansteigende Tendenz auf, während sich bei Typ III ein schon vorher erhöhter Wert nicht grundsätzlich ändert.

Histomorphometrisch nimmt der nicht mineralisierte Knochen unter Vitamin D in beiden Gruppen ab [17, 42]. Bei Typ III kam es jedoch teilweise zur Stimulation der osteoklastären Resorption mit ektopischen Verkalkungen. Dazu korrespondierend ergibt sich ein Anstieg der Serum-PTH-Konzentration [17, 42], was Verberckmoes [48, 49] und Bünger [5] nicht beobachteten.

3. 5,6-Trans-25-OHCC-Therapie [1, 6a, 14—16, 23—25, 27—29, 34, 46, 47]

Unter einem Bad-Calcium von 3,8 mval/l lagen die Serum-Calcium-Spiegel vor Therapie bereits zwischen 4,6 und 5,5 mval/l (durchschnittlich 4,9 mval/l) (Abb. 1), nach 5,6-Trans-25-OHCC-Therapie kam es zum Anstieg auf 4,9 bis 5,8 (durchschnittlich 5,4 mval/l). Das Serum-Phosphat zeigte eine abfallende Tendenz, die alkalische Phosphatase war abgesehen von 3 Fällen mit Typ III unverändert.

Histomorphometrisch nimmt die Mineralisationsstörung, gemessen an der Volumendichte Osteoid und der Oberflächendichte osteoide Säume, etwas ab, während die osteoklastäre Resorption, gemessen am Osteoklastenindex, unverändert bleibt (Abb. 2 u. 3).

Bei Aufschlüsselung der Serum-PTH-Konzentrationen nach Typ II und Typ III zeigen sich unter Typ II (= Osteomalacie) erwartungsgemäß normale iPTH-Spiegel [32, 33], die auch nach 5,6-Trans-25-OHCC-Therapie im Normbereich bleiben. Ein Fall mit pathologischem Anstieg zeigte korrespondierend auch einen Anstieg der alkalischen Phosphatase sowie des Osteoklastenindex (2,5 auf 8,9). Drei Patienten mit Typ III der renalen Osteopathie zeigen pathologisch erhöhte iPTH-Werte [32a] mit weiterem Anstieg unter 5,6-Trans-25-OHCC-Therapie. Es handelt sich um Fälle mit aktivem sekundärem Hyperparathyreoidismus.

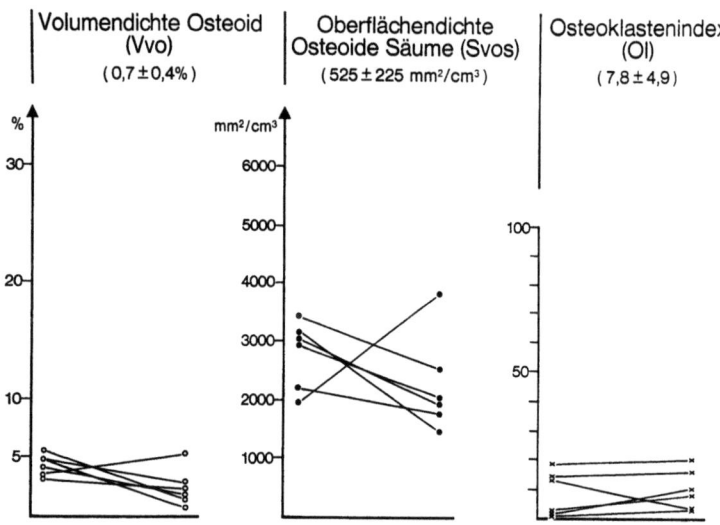

Abb. 2. Einfluß von 5,6-Trans-25-OHCC auf die Knochenneubildung und -resorption bei Typ II und III der renalen Osteopathie

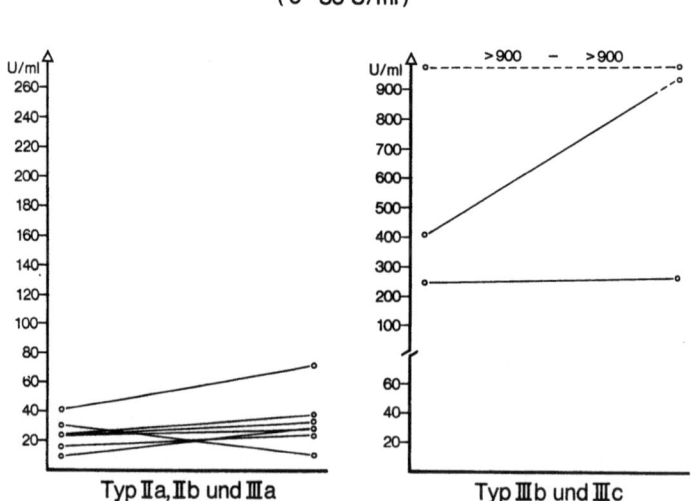

Abb. 3. Einfluß von 5,6-Trans-25-OHCC auf die PTH-Sekretion bei verschiedenen Knochentypen

Zusammenfassung und Schlußfolgerungen

1. Unter Basistherapie ist derzeit eine Besserung bei fortgeschrittenen Knochenveränderungen aus Mineralisationsstörung und überwiegendem sekundärem Hyperparathyreoidismus in der Langzeitdialyse nicht möglich.

2. Vitamin D führt zu einer gewissen Besserung der Mineralisationsstörung, unabhängig von der Knochengrundsituation. Sie enthält aber die Gefahr einer weiteren Stimulation des Knochenumbaus bzw. die Induktion einer Steigerung der Knochenresorption. Simultan mit dieser Progredienz der Knochenveränderungen kann es zu extraossären Calcinosen kommen.

3. Im Gegensatz zu Vitamin D ist der Einsatz von 5,6-Trans-25-OHCC risikoärmer. Die Besserung der Mineralisationsstörung ist ähnlich wie beim Vitamin D. Es kommt aber nicht wie bei Vitamin D und seinen aktiven Metaboliten zu einer Stimulation des Knochenumbaus.

4. Ob eine weitere Reduktion der Mineralisationsstörung durch Höherdosierung von 5,6-Trans-25-OHCC erreicht werden kann, muß unter strenger Kontrolle alle Parameter des Calcium-Phosphat-Stoffwechsels abgewartet werden.

Literatur

1. Binswanger, U., Stäubli, M., Fischer, J. A.: The effect of Vitamin D_3 and 5,6-trans-25-Hydroxycholecalciferol (5,6-trans-25-OHCC) on Serum Immunoreactive Parathyreoid Hormone Concentration (iPTH) in Azotemic patients (Abstract). In: Second Workshop on Vitamin D, Oct. 28—30, Wiesbaden 1974. — 2. Bordier, Ph. J., Marie, P., Arnaud, C. D., Gueris, J., Ferriere, Ch., Zingraf, J., Eastwood, J. E., de Wardener, H. E.: Studies on the effectivenes of vitamin D metabolites or analogues in nutritional and renal osteomalacia. In: Second Workshop on Vitamin D, Oct. 28—30 Wiesbaden 1974. — 3. Bordier, Ph. D., Pechet, M. M., Hesse, R., Marie, P., Rasmussen, H.: New. Engl. J. Med. **291**, 866 (1974). — 4. Brickman, A. S., Coburn, J. W., Norman, A. W.: New Engl. J. Med. **287**, 891 (1972). — 5. Bünger, P.: Klinische Symptome gestörten Calciumstoffwechsels bei dauerdialysierten Patienten. In: Symp. über Calciumstoffwechsel bei chron. Niereninsuffizienz. Walldorf/Heidelberg 19./20. 5. 1972. — 6. Coburn, J. W., Norman, A. W.: Clin. Nephrol. **15**, 273 (1973). — 6a. Dambacher, M. A., Girard, J., Haas, H. G.: Internist (Berl.) **13**, 125 (1972). — 7. DeLuca, H. F.: Triangle (De.) 12, **3**, 111 (1974). — 8. Delling, G.: Beitr. path. Anat. **145**, 105 (1970). — 9. Delling, G., Schulz, A., Schulz, W.: Morphologische Klassifikation der renalen Osteopathie. In: Nephrologische Arbeitstagung über Stoffwechselstörungen bei Niereninsuffizienz. Köln 1./2. 2. 1974. — 10. Delling, G.: Endokrine Osteopathie. Habilitationsschrift Hamburg 1974. — 11. Delling, G.: Klin. Wschr. **52**, 318 (1974). — 12. Delling, G.: Renale Osteopathie — Morphologie, Histomorphometrie und Klassifikation. In: 7. Symp. d. 4. Med. Klinik Nürnberg über Knochenveränderungen bei Niereninsuffizienz 29./30. 11. 1974 u. Nephrologie in Klinik und Praxis, Bd. 4, Dustri-Verlag (im Druck). — 13. Eastwood, J. E., Philipps, M. E., de Wardener, H. E., Bordier, Ph. J., Marie, P., Arnaud, C. D., Norman, A. W.: Biochemical and histological effects of 1,25-dihydroxycholecalciferol (1,25-DHCC) in the osteomalacia of chronic renal failure (Abstract). In: Second Workshop on Vitamin D, Oct. 28.—30., Wiesbaden 1974. — 14. Hallick, R. B., DeLuca, H. F.: J. biol. Chem. **247**, 91 (1972). — 15. Harrison, H. E., Harrison, H. C.: J. clin. Invest. **51**, 1919 (1972). — 16. Harrison, H. E., Harrison, H. C.: Fed. Proc. **31**, 226 (1972). — 17. Heidler, R., Schulz, W., Delling, G., Schulz, A., Nordmeyer, J. P., Gessler, U.: In: Klinik und Morphologie der renalen Osteopathie nach Vitamin-D-Therapie. 7. Symp. d. 4. Med. Klinik Nürnberg über Knochenveränderungen bei Niereninsuffizienz 29./30. 11. 1974. — 18. Henning, H. V.: Zur Behandlung der renalen Osteopathie mit Vitamin D_3 und 25-Hydroxy-Cholecalciferol (25-HCC). In: Symp. ü. Calciumstoffwechsel bei chronischer Niereninsuffizienz. Walldorf/Heidelberg 18./20. 4. 1972. — 19. von Herrath, D., Schaefer, K., Kraft, D., Grigoleit, H.-G., Koeppe, P.: Klin. Wschr. **51**, 979 (1973). — 20. von Herrath, D., Kraft, D., Schaefer, K., Krempien, B.: Münch. med. Wschr. **116**, 1537 (1974). — 21. von Herrath, D., Kraft, D., Grigoleit, H.-G., Schaefer, K.: Dtsch. med. Wschr. **98**, 1379 (1973). — 22. von Herrath, D., Offermann, G., Schaefer, K.: Neue Aspekte der Vitamin-D-Forschung. In: 7. Symp. d. 4. Med. Klinik Nürnberg über Knochenveränderungen bei Niereninsuffizienz, 29./30. 11. 1974. — 23. Hill, A. V. L., Alvarez-Ude, F., Pierides, A. M., Kerr, D. N. S., Ellis, H. A., Peart, K. M.: The effect of Calciumcarbonat (CC), Aluminiumhydroxide (AH) and Dihydrotachysterol (DH) on haemodialysis bone disease (Abstract). In: Second Workshop on Vit. D, Oct. 28.—30., Wiesbaden 1974. — 24. Holick, M. F., Garabedian, M., DeLuca, H. F.: Science **176**, 1247 (1972). — 25. Holick, M. F., Garabedian, M., DeLuca,

H. F.: Biochemistry 11, 2715 (1972). — 26. Kraft, D., Offermann, G., Schaefer, K., von Herrath, D., Grigoleit, H.-G.: The metabolism of radioactive 5,6-trans-25-hydroxycholecalciferol in the rat and man (Abstract). In: Second Workshop on Vit. D, Oct. 28.—30., Wiesbaden 1974. — 27. Kaye, M., Chatteriee, G., Cohen, G. F., Sagar, S.: Ann. intern. Med. 73, 225 (1970). — 28. Kaye, M., Sagar, S.: Clin. Res. 19, 809 (1971). — 29. Kaye, M., Sagar, S.: Metabolism 21, 815 (1972). — 30. Massry, S. G., Stein, R., Garty, J., Arieff, J., Coburn, J. W., Norman, A. W.: The role of 1,25 Dihydroxycholecalciferol ($1,25(OH)_2D_3$) in the skeletal resistance to the calcemic action of parathyreoid hormon (PTH) in uremia (Abstract). In: Second Workshop on Vit. D, Oct. 28.—30., Wiesbaden 1974. — 31. Meema, H. E.: Roentgen Examination of Bone in renal osteodystrophy. In: 7. Symp. d. 4. Med. Klinik Nürnberg über Knochenveränderungen bei Niereninsuffizienz, 29./30. 11. 1974. — 32a. Offermann, G., Schaefer, K., Delling, G.: Serum-Parathormon, 25-Hydroxycholecalciferol und Knochenhistologie bei renaler Osteopathie (Autorenreferat 70, S. 20). In: X. Symp. Ges. f. Nephrologie, 2.—5. X., Innsbruck 1974 (Dustri-Verlag). — 32. Offermann, G., Dittmar, F.: Applications of the 25(OH)D Assay on diagnosis and treatment of azotemic bone disease (Abstract). In: Second Workshop on Vit. D, Oct. 28—30, Wiesbaden 1974. — 33. Offermann, G.: Hypothesen zur Pathogenese des Hyperparathyreoidismus bei chron. Niereninsuffizienz. 7. Symp. d. 4. Med. Klinik Nürnberg über Knochenveränderungen bei Niereninsuffizienz, 29./30. 11. 1974. — 34. Schaefer, K., von Herrath, D., Kraft, D.: Dtsch. med. Wschr. 98, 1338 (1973). — 35. Schulz, W., Delling, G., Stoian, L., Schulz, A., Heidler, R., Gessler, U.: Ausmaß und Entwicklung der renalen Osteopathie — vergleichende klinische und histomorphometrische Untersuchungen an Patienten mit chronischer Niereninsuffizienz, mit und ohne Hämodialyse (Abstract). In: IX. Symp. Ges. f. Nephrologie, 19.—22. 9., Basel 1973. — 36. Schulz, W., Delling, G., Heidler, R., Schulz, A., Gessler, U.: Schweregrad, Verlauf und Therapie der renalen Osteopathie — vergleichende klinische und histomorphometrische Untersuchungen an Patienten mit und ohne Hämodialyse. In: Aktuelle Probleme der Dialyseverfahren und der Niereninsuffizienz, Innsbruck März 1974. Friedberg: Bindernagel (im Druck). — 37. Schulz, W., Delling, G., Schulz, A., Heidler, R., Gessler, U.: Nieren- und Hochdruckkrankheiten 4, 169 (1974). — 38. Schulz, W., Delling, G., Büchel, C. G., Heidler, R., Schulz, A., Gessler, U.: Verh. dtsch. Ges. inn. Med. — 39. Schulz, W.: Die chronische Niereninsuffizienz. Verlauf und Spätkomplikationen. Klinisch-experimentelle Untersuchungen der Osteopathie, Anämie und Koagulopathie. Habilitationsschrift. Erlangen-Nürnberg 1974. — 40. Schulz, W., Delling, G.: Nieren- und Hochdruckkrankheiten 5, (1974). — 41. Schulz, W., Delling, G., Heidler, R., Schulz, A., Gessler, U.: Differenzierung von Calcium-Phosphat-Stoffwechselstörungen bei renaler Osteopathie unter chronischer Hämodialyse (Autorenreferat 68, S. 19). In: X. Symp. Ges. f. Nephrologie, Innsbruck, Okt. 1974. — 42. Schulz, W., Heidler, R., Gessler, U., Nordmeyer, J. P., Schulz, A., Delling, G.: Vitamin D-therapy in renal osteopathy of different types. Second Workshop on Vit. D, Oct. 28—30, Wiesbaden 1974. Berlin: De Gruyter Verlag (im Druck). — 43. Schulz, W.: Mineralstoffwechselstörungen bei chronischer Niereninsuffizienz — Veränderungen des Calcium-Phosphat-Stoffwechsels. 7. Symp. d. 4. Med. Klinik Nürnberg über Knochenveränderungen bei Niereninsuffizienz u. Nephrologie in Klinik und Praxis, 29./30. 11. 1974, Bd. 4, Dustri-Verlag (im Druck). — 44. Schulz, W., Gessler, U.: Inn. Med. 1, (1975). — 45. Sieberth, H. G.: Derzeitiger Stand der Prophylaxe und Therapie der Knochenveränderungen bei chronischer Niereninsuffizienz, mit und ohne Hämodialyse. 7. Symp. d. 4. Med. Klinik Nürnberg über Knochenveränderungen bei Niereninsuffizienz, 29./30. 11. 1974. — 46. Suda, T., Hallick, R. B., De Luca, H. F., Schnoes, H. K.: Biochemistry 9, 1651 (1970). — 47. Trummel, C. L., Raisz, L. G., Hallick, R. B., De Luca, H. F.: Biochem. biophys. Res. Commun. 44, 1096 (1971). — 48. Verberckmoes, R.: Therapie der Calciumstoffwechselstörung bei Niereninsuffizienz. Nephrologische Arbeitstagung über Stoffwechselstörungen bei Niereninsuffizienz. Köln, 1./2. 2. 1974. — 49. Verberckmoes, R., Bruillon, R.: Influence of high doses on Vit. D on secondary hyperparathyreoidismus in patients with renal failure (Abstract). In: Second Workshop of Vit. D, Oct. 28—30, Wiesbaden 1974. — 50. Ziegler, R.: Bestimmung von Parathormon, Vitamin D- und -Metaboliten. In: 7. Symp. d. 4. Med. Klinik Nürnberg über Knochenveränderungen bei Niereninsuffizienz, 29./30. 11. 1974.

LUBOLDT, W., BERTRAMS, J., HEIMSOTH, V. H. (Blutspende- u. Transfusionsdienst u. Inst. f. Med. Virologie u. Immunologie des Klinikum d. Univ. Essen u. Med. Klinik des Städt. Krankenhauses Schweinfurt): **Hämotherapie bei nephrogener Anämie**

Mit der Übertragung von Spenderblut sind die Risiken einer Antikörperbildung für einen Patienten verbunden, auf die wir im vergangenen Jahr an gleicher Stelle hingewiesen haben [6]. Wir möchten hier nicht Indikation und Kontraindikation der Bluttransfusion diskutieren, sondern in Ergänzung zu unseren früheren Untersuchungen über die Antikörper-(AK-)Bildung und die Möglichkeiten zu ihrer Verminderung bei der Hämotherapie chronisch Nierenkranker berichten.

Von 106 Patienten unseres Arbeitsbereiches wurden Seren bei Kreuzproben, teils auch im Rahmen unseres Nierentransplantationsprogramms [3] nach Kissmeyer-Nielsen auf zytotoxische und mit dem Dreistufen-(NaCl-Albumin-Coombs-) Verfahren auf erythrozytäre Antikörper bis zu 7mal innerhalb 2 Jahren getestet. Die Ergebnisse sind in Tabelle 1 dargestellt.

Tabelle 1. Häufigkeit der Antikörperbildung bei Patienten mit chronischem Nierenversagen

	(n)	(%)	AK geg. Erythrozyten		AK geg. HL-A (zytotox.)	
			(n)	(%)	(n)	(%)
♂	76	62,8	1	1,3	38	50,0
♀	45	37,2	4	8,9	17	37,8
Insgesamt	121		5	4,2	55	45,5

Erythrozyten-AK: 2 Anti-CD, 1 Anti-D, 2 Anti-Kell. HL-A-AK meist polyspezifisch.

Die Häufigkeit des HL-A-AK-Nachweises in dieser Patientengruppe entspricht den Literaturangaben [2, 7]. Fünf der Untersuchten wiesen AK gegen Erythrozytenantigene auf. Nur bei 2 Frauen können diese auch durch Graviditäten stimuliert sein. Alle Patienten hatten zumindest 1, maximal 26 Blutübertragungen erhalten. Wieviele Frauen HL-A-AK durch Schwangerschaften bildeten, ist nicht mehr festzustellen.

Bei der Hämotherapie der nephrogenen Anämie steht die Substitution der zahlenmäßig ungenügend gebildeten Erythrozyten im Vordergrund. Das Risiko einer Antikörperbildung gegen erythrozytäre Eigenschaften kann man durch eine gezielte Spenderauswahl erheblich senken. Zumindest bei nicht dringlichen Transfusionen ist die Berücksichtigung homozygoter Rh-Konstellationen bei einem Patienten (z. B. CC, cc oder ee) möglich. Kell pos. Blut sollte nicht auf einen Kell neg. Empfänger übertragen werden. Die HL-A-Antikörperbildung jedoch läßt sich wegen der bekannten Vielfalt dieses Systems durch eine Auswahl von Spendern praktisch nicht verhindern. Nach den ersten Beobachtungen hyperakuter Transplantatabstoßungen bei HL-A-Antikörperbildung wurde von vielen Autoren empfohlen, zur Hämotherapie chronisch Nierenkranker nur leukozytenarmes Blut zu verwenden. Dies hat ohnehin den Vorteil, die nichthämolytischen, besonders aber die febrilen Transfusionsreaktionen erheblich zu vermindern [4].

Die Methoden zur Präparation des Konservenblutes und ihre Effizienz zeigt Tabelle 2.

Leicht durchzuführen und besonders angeraten für die Anämiebehandlung ist die weitgehende Entfernung des Plasmas. Dringend geboten ist dies bei Vorliegen einer Hypervolämie. Mit dem Plasmaentzug sollte die Entfernung der Leuko- und Thrombozytenschicht (buffy-coat) erfolgen. Dieses durch spontane Sedimentation oder Zentrifugation gewonnene Erythrozytenkonzentrat gilt heute als das Standardpräparat für die Erythrozytensubstitution. Wie aus Tabelle 2 hervorgeht, ist zwar eine weitgehende Entfernung von Thrombozyten und Leukozyten aus den Blutkonserven möglich, nicht jedoch eine ebenso effiziente Eliminierung der Lymphozyten. Aber gerade diese werden zum Nachweis der sog. Gewebsantigene benutzt. Der Prozentsatz der entfernbaren HL-A-antigentragenden Blutzellen läßt sich durch geeignete Filtrations- und mehrfach wiederholte Zentrifugations- und/oder Waschvorgänge noch steigern. Bei Dialysepatienten haben wir früher Bluttransfusionen mit filtriertem Blut (Leuko-PAK-Verfahren) durchgeführt. Hierzu ist jedoch warmes, ganz frisch gespendetes Heparinblut erforderlich, was organisatorische Probleme der Spenderbereitstellung mit sich bringt. Der Nachteil der ungenügenden Entfernung der Lymphozyten ist allen routinemäßig praktikablen Präparationsverfahren eigen.

Tabelle 2. Präparationsmethoden zur Verminderung von HL-A-Antigen in Blutkonserven

Präparat	entfernt			
1. Erythrozytensediment	Plasma	ca. 70–80%		
2. Erythrozytenkonzentrat buffy-coat-frei	Leukozyten Thrombozyten	ca. ca.	60% 85%	Standardpräparat zur Anämiebehandlung
3. Erythrozytenkonzentrat gewaschen	Leukozyten Thrombozyten Plasma	bis bis	80–95% 90% 98%	bes. bei chronisch Nierenkranken als potentiellen Transplantat- empfängern empfohlen
4. Tiefkühlkonserve	Leukozyten Thrombozyten Plasma bis auf Spuren	ca.	>95% 99%	

Zur Behandlung der nephrogenen Anämie bevorzugen wir die Verwendung von gewaschenen Erythrozytenkonzentraten, weil in diesen wenigstens die Thrombo- und Leukozyten um etwa 80 bis 90% des Ausgangswertes vermindert sind. Die Waschprozeduren sind, wenn man sie mit Mehrfachbeuteln [5] und speziellen Wasch- und Konservierungsflüssigkeiten im geschlossenen System durchführt, nicht mehr mit der Gefahr einer bakteriellen Kontamination belastet. Damit läßt sich auch die Haltbarkeit solcher Konserven steigern. Für die Herstellung gewaschener Erythrozytenkonzentrate bevorzugen wir ca. 3 bis 6 Tage alte Blutkonserven. Die devitalen Granulozyten zerfallen leicht, und ihre Zelltrümmer lassen sich durch die Waschprozeduren besser entfernen.

Wie Perkins [9] feststellte, weisen nach Tiefkühlkonservierung noch vorhandene Lymphozyten nur noch eine verminderte Immunogenität auf. Deshalb würde dieses sehr kostspielige und aufwendige Verfahren besonders für Transfusionen auf Patienten zu empfehlen sein, bei denen evtl. eine Nierentransplantation zur Diskussion steht. Die verminderte Immunogenität aber wird heute in ihrer Bedeutung sehr unterschiedlich beurteilt [1, 10]. Untersuchungen von Opelz u. Terasaki [8] lassen Zweifel aufkommen an der Zweckmäßigkeit des Einsatzes von leukozytenarmen Blutkonserven. Sie fanden, daß die Einjahresüberlebensrate von transplantierten Nieren signifikant niedriger ist bei Empfängern, die Tieffrierblut bzw. keine Transfusion vor der Organimplantation erhalten hatten, als bei Empfängern, denen nicht besonders präpariertes Blut übertragen worden war. Da wir über das als Enhancement bekannte Phänomen beim Menschen noch zu wenig wissen, sollte man auch weiterhin mit Bluttransfusionen bei Dialysepatienten als potentiellen Transplantatempfängern äußerst zurückhaltend sein. Für eine unumgänglich notwendige Blutsubstitution bei diesen Kranken bleibt die Übertragung buffy-coat-freien, besser noch gewaschenen Erythrozytenkonzentrates die zweckmäßigste Form der Hämotherapie.

Literatur

1. Belzer, F. O., Perkins, H. A., Fortmann, J. L., Kountz, S. L., Salvatierra, O., Cochrum, K. G.: Lancet **1974 I**, 774. — 2. Dausset, J., Hors, J.: Transplant. Proc. **3**, 1004 (1971). — 3. Eigler, F. W., Medrano, J., Hartmann, H. G.: Rhein. Ärztebl. **28**, 308 (1974). — 4. Fiedler, H., Lefèvre, H., Gänshirt, K. H., Krause, J.: Vortr. 16. Kongr. dtsch. Ges. Bluttransf. u. Immunhämat. Berlin 1974. — 5. Gänshirt, K. H., Seidl, S.: Vox Sang (Basel) **26**, 66 (1974). — 6. Luboldt, W., Heimsoth, V. H.: Verh. dtsch. Ges. inn. Med. **80**, 746 (1974). — 7. Mollison, P. L.: Blood Transfusion in Clinical Medicine, p. 351, 5th ed. Oxford: Blackwell 1972. — 8. Opelz, G., Terasaki, P. J.: Lancet **1974 II**, 696. — 9. Perkins, H. A.: Transfusion (Philad.) **14**, 509 (1974). — 10. Piza, F., Egert, H., Kotzaurek, R., Pausch, V., Pacher, M., Speiser, P.: Wien. med. Wschr. **123**, 298 (1973).

SABOROWSKI, F., DICKMANS, H. A., ABOUDAN, H., THIELE, K. G. (Med. Poliklinik u. Med. Klinik Köln-Merheim, Lehrstuhl Innere Med. II d. Univ. Köln u. d. Med. Klinik I Köln-Merheim): **Mean whole body pHi und intrazelluläre Bikarbonatkonzentrationen bei Patienten mit chronischer Niereninsuffizienz***

Für die Bestimmung des intrazellulären pH-Wertes stehen direkte und indirekte Meßmethoden zur Verfügung. Die indirekten Verfahren sind besonders für in vivo-Untersuchungen geeignet. Waddell u. Butler [10] haben die schwache Säure DMO (5,5-Dimethyl-2,4-Oxazolidindion) als Indikator benutzt, um den intrazellulären Säure-Basen-Haushalt im Skelettmuskel zu bestimmen. Später haben Robin u. Mitarb. [5] die DMO-Methode eingesetzt, um den intrazellulären pH-Wert des Gesamtzellwassers als „mean whole body pHi" zu ermitteln. Ist der pHi-Wert bekannt, können die intrazellulären Bikarbonat- und Gesamt-CO_2-Konzentrationen über die Henderson-Hasselbalch-Gleichung errechnet werden.

Nur wenige Ergebnisse liegen von diesen Größen bei Normalpersonen (Bittar et al., 1962; Manfredi, 1963 u. 1967; Scholz u. Baethke, 1971) und bei Patienten mit akuter oder chronischer Niereninsuffizienz vor (Bittar et al., 1962; Lambie et al., 1965).

Im folgenden soll daher gezeigt werden, welche Unterschiede zwischen dem arteriellen und intrazellulären Säure-Basen-Haushalt bei einer Kontrollgruppe und bei Patienten mit einer Niereninsuffizienz bestehen, die chronisch dialysiert oder ohne Dialyse behandelt werden.

Methodik

9 Pat. ohne Störung des Säure-Basen-Haushaltes (Gruppe I), 16 Dauerdialysepat. (Gruppe II) und 9 Pat. mit dekompensierter Niereninsuffizienz (Gruppe III) wurden untersucht. Bei den Patienten in Gruppe II wurden wöchentlich 3 Hämodialysen von 10 Std Dauer durchgeführt. Die pH-Messungen erfolgten am Ende des längsten Dialyseintervalls [6].

Jeder Patient erhielt in Gruppe I und III 5, in Gruppe II 10 µCi 14-C-DMO und 25 bzw. 50 µCi 3-H-Antipyrin (Fa. NEN Chemicals) in 20 ml 0,9 %iger NaCl-Lösung. Die intravenöse Injektion erfolgte über eine Millex-Filtereinheit (Fa. Millipore) mit einer Porengröße von 0,22 µm. Außerdem wurden jedem Patienten zur Bestimmung des Extrazellulärvolumens 30 ml einer 10 %igen Inulinlösung verabreicht. Die Verteilungszeit für das DMO betrug 3 Std. Am Ende der Versuchsperiode wurde Blut aus der Arteria femoralis entnommen. Die Messung von pH, pCO_2 und pO_2 erfolgte mit dem Mikroblutgasanalysator BMS 3 MK 2 (Fa. Radiometer).

Das Blut wurde unmittelbar nach der Entnahme zentrifugiert. Die doppelt markierten Plasmaproben wurden im Tricarb-Liquid-Scintillation-Counter (Modell 3375, Fa. Packard) gezählt. Die rechnerische Auswertung der absoluten Aktivitäten dpm für ^3H und ^{14}C erfolgte über Polynome dritter Ordnung mit Hilfe des Rechners PDP 12 (Fa. Digital).

Zur Bestimmung der einzelnen Kompartimente wurde der Extrazellulärraum als Inulinverteilungsraum und das Gesamtkörperwasser als Antipyrinraum benutzt. Der Intrazellulärraum ergab sich aus der Differenz von Gesamtkörperwasser und Extrazellulärraum.

---

* Mit Unterstützung der Deutschen Forschungsgemeinschaft.

Inulin und Harnstoff wurden enzymatisch, die Elektrolyte Natrium und Kalium flammenphotometrisch (Fa. Eppendorf) bestimmt. Die Analyse von Kreatinin erfolgte über eine Pikrinsäureverbindung. Die statistische Auswertung der Ergebnisse wurde mit Hilfe der einfachen Varianzanalyse und dem t-Test durchgeführt.

Ergebnisse und Diskussion

Körpergewicht, Rektaltemperatur und Ruheherzfrequenz unterscheiden sich in den drei untersuchten Gruppen nicht signifikant. Dagegen ist die Hämoglobinkonzentration als Ausdruck der renalen Anämie mit 15,5 ± 1,2 g-% in Gruppe I hochsignifikant von 8,8 ± 2,0 in Gruppe II bzw. 9,1 ± 0,9 g-% in Gruppe III verschieden. Der systolische Blutdruck ist in Gruppe II und III auf 157 ± 25 mm Hg erhöht und signifikant unterschiedlich zur Kontrollgruppe ($p < 0{,}01$). Der diastolische Blutdruck weist in Gruppe I und II keine Unterschiede auf und ist in Gruppe III mit 101 ± 14 mm Hg deutlich erhöht ($p < 0{,}01$). Die Konzentrationen für Harnstoff, Kreatinin und Kalium unterscheiden sich hochsignifikant zwischen der Kontrollgruppe und den niereninsuffizienten Patienten, die chronisch dialysiert oder ohne Dialyse behandelt werden ($p < 0{,}001$). Die Natriumkonzentrationen weisen dagegen in allen 3 Gruppen keine Unterschiede auf und liegen im Normbereich.

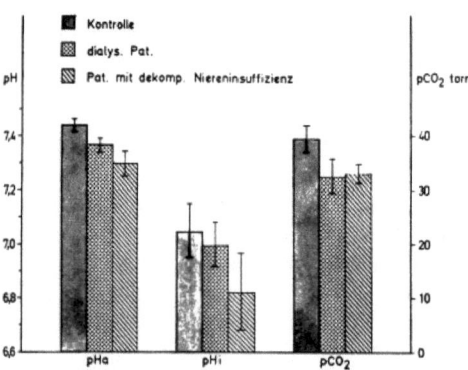

Abb. 1. Arterielle und intrazelluläre pH-Werte zusammen mit den CO_2-Drucken bei 9 Kontrollpersonen, 16 Dauerdialysepat. und 9 Pat. mit dekompensierter metabolischer Azidose auf dem Boden einer chronischen Niereninsuffizienz. Mittelwerte und Standardabweichung

In Abb. 1 sind der arterielle und der intrazelluläre pH-Wert zusammen mit dem CO_2-Druck aufgetragen. Der arterielle pH-Wert von 7,420 ± 0,022 unterscheidet sich hochsignifikant von 7,367 ± 0,028 in der Dialysegruppe ($p < 0{,}001$). Ebenso besteht ein statistisch gesicherter Unterschied zwischen dem arteriellen pH-Wert in Gruppe II $pHa = 7{,}367 \pm 0{,}028$ und in Gruppe III $pHa = 7{,}298 \pm 0{,}048$ ($p < 0{,}001$). Der intrazelluläre pH-Wert in der Kontrollgruppe ist mit 7,046 ± 0,102 nicht von der Dialysegruppe mit 6,995 ± 0,083 verschieden. Dagegen unterscheidet sich der pHi-Wert bei den dialysierten Patienten von dem der nichtdialysierten Patienten (Gruppe III) $pHi = 6{,}820 \pm 0{,}167$ signifikant ($p < 0{,}01$).

Vergleicht man die intrazellulären pH-Werte für Normalpersonen, wie sie in der Literatur angegeben werden, so finden Bittar u. Mitarb. [1] ein $pHi = 6{,}90 \pm 0{,}06$, Manfredi [3, 4] ein $pHi = 6{,}94 \pm 0{,}08$ bzw. 6,96 ± 0,06 und Scholz u. Baethke [8] ein $pHi = 6{,}83 \pm 0{,}10$. Die Differenz zwischen extra- und intrazellulärem pH schwankt zwischen 0,44 und 0,57 pH-Einheiten. Der von uns gefundene Wert von 0,37 liegt etwas niedriger, wobei ein Vergleich mit den anderen Arbeitsgruppen dadurch erschwert ist, daß die Bestimmung der Kompartimente mit unterschiedlichen Indikatoren erfolgte.

Bei den hämodialysierten Patienten finden Lambie u. Mitarb. [2] einen mittleren intrazellulären pH-Wert von 6,974, der mit einem mittleren pHi = 6,995 bei den von uns untersuchten Dialysepatienten vergleichbar ist. Die Dauer der Dialyse ist jedoch unterschiedlich; die erstgenannten Patienten werden 6 Std, die von uns betreuten Patienten 10 Std dialysiert. Außerdem liegt der Zeitpunkt der pH-Messungen in bezug auf die durchgeführte Dialyse bei den von Lambie u. Mitarb. [2] untersuchten Patienten früher als bei uns.

Die Untersuchungsergebnisse bei den Patienten mit dekompensierter metabolischer Azidose auf dem Boden einer Niereninsuffizienz stimmen ebenfalls mit den Angaben aus der Literatur gut überein. Die Differenz zwischen arteriellem und intrazellulärem pH-Wert beträgt bei Bittar u. Mitarb. [1] 0,448, bei Lambie u. Mitarb. [2] 0,497 und bei Saborowski u. Mitarb. [7] 0,478 pH-Einheiten.

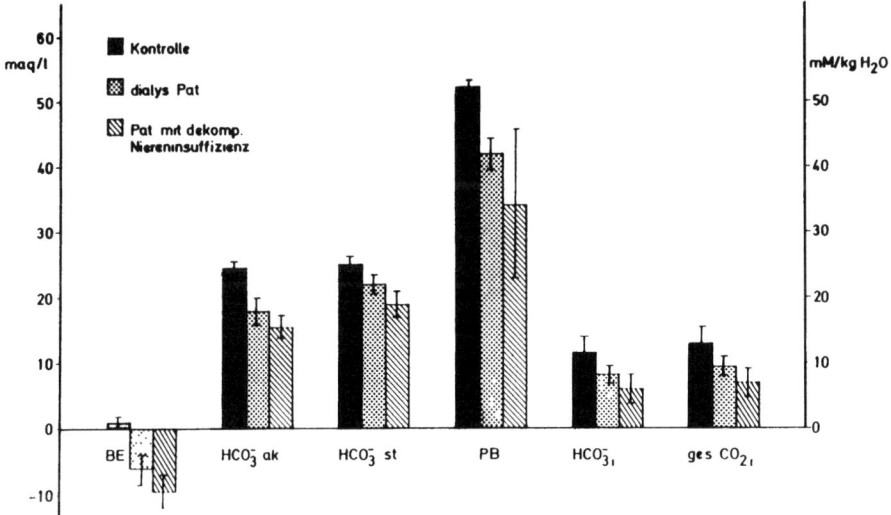

Abb. 2. Konzentrationen von Basenexzeß (BE), aktuellem und Standardbikarbonat und Pufferbasen (PB) für das arterielle Blut (mäq/l) und von Bikarbonat und Gesamt-CO_2 für die intrazelluläre Flüssigkeit für 9 Kontrollpersonen, 16 Dauerdialysepat. und 9 Pat. mit dekompensierter Niereninsuffizienz. Mittelwerte und Standardabweichung

Der CO_2-Druck liegt bei den niereninsuffizienten Patienten als Ausdruck der respiratorischen Kompensation niedriger als in der Kontrollgruppe ($p < 0,001$). Den von Sieberth u. Mitarb. [9] beschriebenen Befund, daß bei gleichen Standard-Bikarbonat-Werten die pCO_2-Werte während der intermittierenden Dialysebehandlung höher als bei Patienten mit akutem Nierenversagen liegen, können wir nicht bestätigen. Bei einer mittleren Standardbikarbonat-Konzentration von 22,0 mäq/l (Gruppe II) wäre nach den genannten Autoren ein CO_2-Druck von 38,3 torr zu erwarten, gemessen wurde jedoch ein mittlerer $pCO_2 = 32,5$ torr. Dieser Wert stimmt sehr exakt mit dem CO_2-Druck — $pCO_2 = 33,1$ torr — überein, der für die akute Niereninsuffizienz zu errechnen ist. Die respiratorische Kompensation der metabolischen Azidose war demnach während der chronischen Dialysebehandlung bei den von uns untersuchten Patienten nicht vermindert.

Abb. 2 zeigt die Konzentrationen von Basenexzeß, Bikarbonat, Standardbikarbonat und Pufferbasen des arteriellen Blutes, angegeben in mäq/l und die intrazellulären Konzentrationen von Bikarbonat und Gesamt-CO_2, angegeben in mM/kg H_2O für die Kontrollgruppe (I) und die Patienten mit chronischer Niereninsuffizienz (II und III). Alle dargestellten Parameter sind hochsignifikant unterschiedlich zwischen Gruppe I und II bzw. I und III (p < 0,001). Beim Vergleich der Gruppe II und III liegen die Unterschiede auf dem 1%-Niveau mit Ausnahme der aktuellen Bikarbonat- (p < 0,05) und der Standardbikarbonat-Konzentration (p < 0,001).

Zusammenfassung

Bei 9 Kontrollpersonen, 16 Dauerdialysepatienten und 9 Patienten mit dekompensierter Niereninsuffizienz wurde der arterielle und intrazelluläre Säure-Basen-Haushalt untersucht. Die Blutgasparameter im arteriellen Blut und im Zellwasser des Gesamtkörpers weisen bei den Dialysepatienten eine kompensierte metabolische Azidose auf; die nichtdialysierten Patienten zeigen dagegen eine dekompensierte metabolische Azidose im arteriellen Blut und eine deutliche intrazelluläre Azidose. Die respiratorische Kompensation der metabolischen Azidose war während der chronischen Dialysebehandlung nicht vermindert.

Literatur

1. Bittar, E. E., Watt, M. F., Pateras, V. R., Parrish, A. E.: Clin. Sci. 23, 265 (1962). — 2. Lambie, A. T., Anderton, J. L., Cowie, J., Simpson, J. D., Tothill, P., Robson, J. S.: Clin. Sci. 28, 237 (1965). — 3. Manfredi, F.: J. Lab. clin. Med. 61, 1005 (1963). — 4. Manfredi, F.: J. Lab. clin. Med. 69, 304 (1967). — 5. Robin, E. D., Wilson, R. J., Bromberg, P. A.: Ann. N. Y. Acad. Sci. 92, 539 (1961). — 6. Saborowski, F., Finke, K., Rath, K.: Verh. dtsch. Ges. inn. Med. 80, 817 (1974). — 7. Saborowski, F., Dickmans, H. A., Konner, K., Thiele, K. G.: Intensivmedizin, 1975 (im Druck). — 8. Scholz, A., Baethke, R.: Klin. Wschr. 49, 994 (1971). — 9. Sieberth, H. G., Müller, W. P., Zimmermann, D.: In: Aktuelle Probleme der Dialyseverfahren und der Niereninsuffizienz (Hrsg. P. v. Dittrich, K. F. Kopp), S. 38. Friedberg: Bindernagel 1968. — 10. Waddell, W. J., Butler, Th. C.: J. clin. Invest. 38, 720 (1959).

KÖHLER, H., UEHLINGER, E., KUTZNER, J., WEIHRAUCH, T. R., WILBERT, L., SCHUSTER, R. (I. Med. Klinik u. Poliklinik u. Inst. f. Klin. Strahlenkunde d. Univ. Mainz, Patholog. Inst. d. Univ. Zürich u. Med. Klinik u. Poliklinik d. Univ. Göttingen): **Sterno-costo-claviculäre Hyperostose — ein bisher nicht beschriebenes Krankheitsbild**

Einleitung

Die Patientin E. F. kam in unsere Behandlung wegen einer seit Jahren bestehenden, schmerzhaften Verdickung beider Schlüsselbeine. Da klinisch keine eindeutige Diagnose zu stellen war, wurde eine Probeexzision aus der Clavicula zur histologischen Untersuchung entnommen. Uehlinger konnte auf Grund der charakteristischen Histologie noch 2 weitere Patienten angeben, die gleichartige morphologische Veränderungen und — wie es sich herausstellte — einen ähnlichen Krankheitsverlauf hatten.

Fallberichte

1. Patientin E. F., geb. 1910. *Anamnese:* Familienanamnese unauffällig. 1942 im Alter von 32 Jahren erstmalig schmerzhafte Schwellung des oberen Brustbeins. Nach 1 Monat spontane Besserung. Einige Monate später rezidivierende, schmerzhafte Verdickung des rechten und dann 8 Jahre später auch des linken Schlüsselbeins. Mehrmals jährlich, besonders bei Kälte und Nässe, Zunahme der ziehenden, meist über 2 Wochen anhaltenden Beschwerden. Gelegentlich Nachlassen der Schmerzen, jedoch nie völlige Beschwerdefreiheit. *Befund:* Massive, kolbige und druckschmerzhafte Auftreibung beider Schlüsselbeine. Vermehrte Venenzeichnung über der vorderen Thoraxwand. *Laborwerte:* BKS-Beschleunigung auf 52/82 mm n. W. und Vermehrung der β-Globuline auf 20% in der Elektrophorese. Die übrigen Laboruntersuchungen einschließlich der folgenden Bestimmungen lagen im Normbereich: alk. Phosphatase, Hydroxyprolinausscheidung im 24 Std-Urin, Parathormonspiegel, Luesserologie, Rheumafaktoren, Antistreptolysintiter, Agglutinationsreaktion auf Salmonellen und Brucellen, KBR auf Mycoplasmen, Lymphogranuloma und Viren. *Röntgenuntersuchung* (Abb. 1):

Spindelförmige Auftreibung des mittleren und medialen Anteils beider Schlüsselbeine mit vorwiegend glatter Konturbegrenzung. Innerhalb dieser Auftreibung Aufhellungen teils unscharf begrenzt, teils kreisrund mit umgebendem Sklerosesaum. Maximaler Durchmesser der Clavicula links 4 cm, rechts 3,5 cm. Ankylose beider Sternoclaviculargelenke, Verbreiterung des Manubrium sterni mit deutlicher Dickenzunahme, Ankylosierung zwischen Sternum und der ersten Rippe beidseits, so daß sich eine Knochenplatte aus Sternum, Clavicula sowie proximalen Anteilen der ersten Rippe bildet. *Szintigraphische Untersuchungen* mit 99 mTc Pyrophosphat (Abb. 2): Aktivitätsanreicherung in beiden Claviceln stark vermehrt, im Sternum

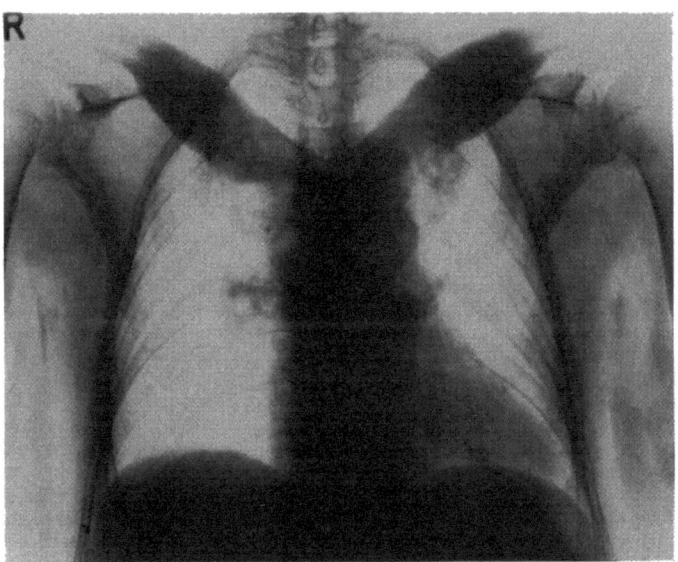

Abb. 1. Patientin E. F., Sterno-costo-claviculäre Hyperostose: Spindelförmige Auftreibung beider Schlüsselbeine mit Aufhellungen, Sternumverdickung, Synostose beider Sternoclaviculargelenke sowie Verknöcherung des sternalen Ansatzes der ersten Rippen beidseits

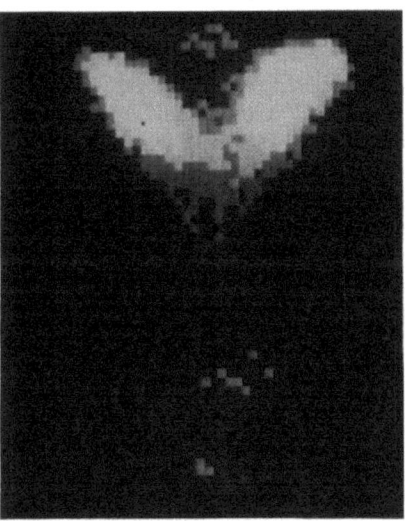

Abb. 2. Patientin E. F., Sterno-costo-claviculäre Hyperostose: Szintigraphisch (99 mTc Pyrophosphat) stark vermehrte Aktivitätsanreicherung in beiden Schlüsselbeinen; im Sternum etwas vermehrte Aktivität

etwas vermehrt. Eine *Phlebographie* von beiden Armen aus liefert die Erklärung für die obere Einflußstauung: Verschluß beider Venae subclaviae mit Ausbildung eines guten Kollateralkreislaufes. *Biopsie aus der linken Clavicula:* Beträchtliche Verdickung der Kortikalis durch Auflagerung von Lamellen- und Faserknochen. Umbau der Spongiosa, wobei die vielgestaltigen Spongiosabälkchen aus einem mosaikartigen Gemisch von Faser- und Lamellenknochen bestehen und zum Teil in Osteoid und Osteoblasten eingekleidet sind. In den Markräumen zelldichtes, angiomatöses Fasermark. Insgesamt das Bild einer hyperostotischen Spongiosklerose. *Behandlung und Verlauf:* Die Patientin wurde mehrere Jahre mit verschiedenen Analgetika und Antirheumatika behandelt. Am wirkungsvollsten war Indomethacin. Nach Röntgenentzündungsbestrahlung mit 1200 R ist die Patientin jetzt nach 4 Monaten nahezu beschwerdefrei und kommt erstmals seit Jahren ohne Analgetika aus.

2. Patientin A. Z.[1], geb. 1920. *Anamnese:* Seit 1962 zunehmende Schmerzen in beiden Sternoclaviculargelenken, die zum Analgetikaabusus und zur Phenacetinniere führten. *Befund:* Druckschmerzhafte Verdickung beider Schlüsselbeine, besonders am sternalen Ende. *Laborwerte:* Beschleunigung der BKS auf 57/88 mm n. W. *Röntgenuntersuchung:* Im sternalen und medialen Anteil beider Schlüsselbeine eine spindelförmige Auftreibung (maximale Breite 3 cm). Außerdem Verbreiterung und Verdickung des Sternums im oberen Anteil mit Verknöcherung beider Sternoclaviculargelenke und Verknöcherung des knorpeligen Anteils der beiden ersten Rippen. *Biopsie aus der linken Clavicula:* Befund wie bei Pat. E. F.

3. Patient H. M., geb. 1932. *Anamnese:* Seit 1965 rezidivierende Schmerzen in den Schlüsselbeinen. 1972 spontane Fraktur der linken Clavicula. *Befund:* Symmetrische, druckschmerzhafte Verdickung der Schlüsselbeine mit oberer Einflußstauung. *Laborwerte:* BKS 84/128 mm n. W., 8,4 g- % Hb, 4,05 Mill. Erythrozyten, 20 pg HbE, 25 µg- % Serumeisen. Benzidinprobe mehrfach positiv. *Röntgenuntersuchung:* Spindelförmige Auftreibung im mittleren und sternalen Drittel beider Schlüsselbeine, rechts maximaler Durchmesser 3 cm, links 2 cm. Unregelmäßige Konturen, deutliche Kortikalisverdickung, innerhalb des Knochens unregelmäßige Aufhellungen. Linksseitig Zustand nach Claviculafraktur mit geringer Dislokation des distalen Anteils nach kaudal. Verbreiterung und Verdickung des Sternums mit Verknöcherung beider Sternoclaviculargelenke. Verknöcherung des knorpeligen Anteils am Übergang der ersten Rippe zum Sternum, so daß eine weitgehend homogene knöcherne Platte von Sternum, sternalem Anteil der ersten Rippen und den beiden sternalen Claviculaanteilen besteht. *Phlebographisch* läßt sich wie bei Patientin E. F. ein beidseitiger V. subclavia-Verschluß mit ausgeprägtem Kollateralkreislauf nachweisen. *Histologisch* findet sich nahezu das identische Bild wie bei den beiden anderen Patienten, eine hyperostotische Spongiosklerose. *Behandlung und Verlauf:* Hypochrome Anämie und mehrfach positive Benzidinprobe waren die Folge eines Adenocarcinoms des Jejunums. Nachdem der Tumor makroskopisch in toto entfernt war, normalisierte sich das rote Blutbild, die BKS blieb jedoch weiterhin beschleunigt. Die Schmerzen waren am besten mit Indomethacin zu beeinflussen.

Diskussion

Bei allen 3 Patienten fand sich eine charakteristische, schmerzhafte Verdickung von Sternum, Schlüsselbeinen und ersten Rippen beidseits. Bei 2 Patienten kam es zum Vena-subclavia-Verschluß mit oberer Einflußstauung, bei einem Patienten außerdem zur Spontanfraktur der Clavicula. Die wiederholten, umfangreichen Laboruntersuchungen zeigten bei allen Patienten lediglich eine konstant nachweisbare BKS-Beschleunigung. Die BKS-Beschleunigung wurde häufig fehlgedeutet und führte dadurch zur ausgedehnten Tumorsuche oder wurde anderen Erkrankungen zugeordnet.

Differentialdiagnostische Schwierigkeiten treten ohne Kenntnis der charakteristischen Histologie und vor allem im Anfangsstadium der Erkrankung auf. Folgende Krankheiten kommen vor allem in Betracht: Chronisch unspezifische Osteomyelitis, Salmonellose, Brucellose, Tuberkulose, luetische Ostitis und — Osteomyelitis. Wichtige Differentialdiagnosen sind die Ostitis deformans Paget und das Osteoid-Osteom. Die von Brower u. Mitarb. [1] beschriebene Osteitis condensans der Clavicula beinhaltet eine wohl mechanisch bedingte, einseitige Claviculasklerose ohne Beteiligung von Sternum, Rippen und Gelenken. Eine gewisse Ähnlichkeit besteht mit der von Keipert u. Campbell [2] beschriebenen

---

[1] Herrn Prof. Dr. E. Schürmeyer und Herrn Prof. Dr. A. Koch, Innere Abteilung des Clemenshospitals, Münster, danken wir für die freundliche Überlassung der Krankenunterlagen und Röntgenaufnahmen.

Hyperostose der Claviceln eines 13jährigen Jungen. Auch hier fehlt die Beteiligung von Sternum, Rippen und die charakteristische Synostosierung. Die differentialdiagnostisch angeführten Krankheiten lassen sich klinisch weitgehend ausschließen. Mit Hilfe der Histologie ist eine Abgrenzung möglich.

Zusammenfassend ist das Krankheitsbild der Sterno-costo-claviculären Hyperostose durch folgende Merkmale gekennzeichnet: 1. Langsamer, sich über Jahre erstreckender, schubweiser Verlauf. 2. Diffuse, ziehende Schmerzen in den kolbig aufgetriebenen Schlüsselbeinen. 3. Zunahme der Beschwerden bei Kälte, Nässe und banalen Infekten. 4. BKS-Beschleunigung bei sonst im wesentlichen unauffälligen Laborparametern. 5. Röntgenologisch spindelförmige Auftreibung des mittleren und sternalen Anteils beider Schlüsselbeine, Verdickung und Verbreiterung des Sternums sowie Ankylose beider Sternoklavikulargelenke und Verknöcherung der Knochenknorpelgrenze der ersten Rippen beidseits. 6. Histologisch im fortgeschrittenen Stadium charakteristische hyperostotische Spongiosklerose. 7. Im ausgeprägten Stadium Vena-subclavia-Verschluß.

Literatur

1. Brower, A. C., Sweet, D. E., Keats, T. E.: Amer. J. Roentgenol. **121**, 17 (1974). —
2. Keipert, J. A., Campbell, P. E.: Aust. paediat. J. **6**, 97 (1970).

TWITTENHOFF, W.-D., STEGARU, B., BURKHARD, E., BÄHR, R., BRITTINGER, W. D. (I. Med. Klinik d. Fakultät f. Klin. Med. Mannheim d. Univ. Heidelberg, Abt. f. Klin. Nephrologie): **Dialyseinduzierte Herz- und Kreislaufveränderungen bei normo- und hypervolämischen chronischen Dialysepatienten**

Die Auswirkungen einer Hämodialysebehandlung auf die Hämodynamik bei terminaler Niereninsuffizienz sind Gegenstand zahlreicher Veröffentlichungen in den letzten Jahren gewesen. Von den meisten Autoren wurde in diesem Zusammenhang der Einfluß der Hypervolämie und deren Beseitigung auf Blut- und Herzminutenvolumen zu ermitteln versucht [1—7]. Nur wenige Angaben finden sich darüber, ob und inwieweit Beziehungen zwischen Hydratationszustand und Drucksituation im kleinen Kreislauf bestehen [8—10]. Es sollte daher das Druckverhalten im kleinen Kreislauf bei normo- und hypervolämischen Patienten während der Dialyse geprüft werden. Außerdem wird auf die dialysebedingten EKG-Veränderungen dieser beiden Gruppen eingegangen.

Die Untersuchungen wurden an 18 Patienten mit einem Altersdurchschnitt von 41 Jahren durchgeführt; die sich mindestens 6 Monate im chronischen Dialyseprogramm befanden; ein Patient wurde im Abstand von 16 Monaten 2 × untersucht. Die Ursache der terminalen Niereninsuffizienz war 11 × eine chronische Glomerulonephritis, 7 × eine chronische Pyelonephritis.

7 dieser 18 Patienten waren infolge undisziplinierten Verhaltens chronisch überwässert, was sich in konstanten Gewichtszunahmen von meist mehr als 2 kg zwischen den einzelnen Dialysen und in allgemeinen Zeichen der Hyperhydratation wiederspiegelte. 11 Patienten waren nach klinischen Kriterien normovolämisch. — Während bei 6 Patienten der 1. Gruppe trotz antihypertensiver Behandlung ein Hochdruck bestand, hatten nur 3 der 11 Patienten aus der 2. Gruppe leicht erhöhte Blutdruckwerte, die übrigen waren normo- oder hypotensiv. Alle Patienten mit Hypertonie waren digitalisiert.

Folgende Parameter wurden vor und unmittelbar vor Ende einer jeweils 8 Std dauernden Dialyse mit dem Plattendialysator „Lundia nova" erfaßt: die Druckwerte im rechten Vorhof, rechten Ventrikel und in der Arterial pulmonalis sowie der PCP mit Hilfe des Ballonkatheters von Swan-Ganz, der Blutdruck nach Riva-Rocci, die Pulsfrequenz und das Körpergewicht. Gleichzeitig wurde das EKG registriert. Die Bestimmung des Hämatokrits, des Serum-Kaliums, -Natriums und -Calciums sowie des Säure-Basen-Status erfolgte zu denselben Zeiten.

Hinsichtlich des Ausgangswertes für Harnstoff und der Anämie waren die beiden Gruppen vergleichbar. Die überwässerten Patienten wiesen eine stärkere Azidose und ein etwas höheres Anfangskalium auf, die Unterschiede waren aber nicht signifikant.

Die Mittelwerte der Drucke im rechten Herzen und im kleinen Kreislauf sind in Abb. 1 wiedergegeben.

In der hypervolämischen Gruppe sind die Mitteldrucke im Vorhof mit 8,8 und in der Arteria pulmonalis mit 32,7, der diastolische Druck im Ventrikel mit 8,7 und der mittlere PCP mit 23,4 mm Hg zu Beginn der Dialyse stark erhöht und fallen zum Ende hin etwa gleichsinnig ab, liegen aber auch dann noch im Durchschnitt eindeutig im pathologischen Bereich. Azotämie, Azidose und Hyperkaliämie sind dabei weitgehend korrigiert. Bei nur 2 Patienten normalisieren sich die Drucke am Dialyseende.

Die Befunde sprechen für das Vorliegen einer globalen Herzinsuffizienz bei dem Großteil der Patienten. Während die Besserung der Vorhof-, Ventrikel- und Pulmonalisdrucke direkt als Ultrafiltrationsfolge unter der Dialyse mit einer durchschnittlichen Gewichtsabnahme von 2,2 kg anzusehen ist, interpretieren wir die Senkung des PCP folgendermaßen: neben der Linksherzinsuffizienz kommen als Ursachen einer PCP-Erhöhung einmal eine Überfüllung des Lungenkreislaufs, wie sie bei generalisierter Hypervolämie besteht, in Frage, zum anderen eine Verminderung des venösen „pooling" in der Lunge [11] durch einen Anstieg des pulmonalen Widerstandes [12, 13] bei Azidose. Die beiden letzten Komponenten können durch die Dialyse normalisiert werden. Ihr Anteil an der PCP-Erhöhung dürfte der Differenz zwischen Anfangs- und Endwert entsprechen. Die am Ende der Dialyse noch nachweisbare PCP-Erhöhung, wie wir sie meist beobachteten, muß als Hinweis auf eine Linksinsuffizienz gewertet werden.

Unerwartet war das Druckverhalten der normovolämischen, cardio-pulmonal unauffälligen Patienten. Auch bei dieser Gruppe lagen zu Dialysebeginn die Mittelwerte der Drucke über dem Normbereich, aber im Vergleich zu der 1. Gruppe wesentlich tiefer (Abb. 1).

Nur bei 4 der 12 Untersuchungen wurde ein normaler Druck im Vorhof, bei 3 im Ventrikel und bei einer in der Arteria pulmonalis gemessen. Bei allen war der mittlere PCP erhöht. Durch die Dialyse nahmen die Druckwerte bei dieser Gruppe ebenfalls generell ab. Normalwerte wurden aber nur in wenigen Fällen erreicht.

Dies läßt sich nur so erklären, daß auch bei der Mehrzahl dieser Patienten eine allerdings allein an Hand der Druckmessungen erfaßbare und klinisch nicht manifeste Herzinsuffizienz bestehen muß. Möglicherweise kommen in diesen Fällen andere Faktoren zum Tragen, die außer den genannten für die Herz-Kreislaufsituation des Dialysepatienten bestimmend sind, wie z. B. die Anämie [16, 17], die Shuntvolumenbelastung und die sogenannte urämische Myokardiopathie [10, 14, 15].

Die EKG-Befunde verhielten sich bei den 2 Patientengruppen sehr uneinheitlich. 5 × war das EKG zu Beginn und während der gesamten Dialysedauer normal, 1 × in der 1. und 4 × in der 2. Gruppe. Bei allen anderen Patienten waren initial unterschiedlich stark ausgeprägte ST-Senkungen nachzuweisen. Diese Veränderungen nahmen unter der Dialyse bei 3 Patienten der 1. Gruppe weiter zu und besserten sich bei 2. In der normovolämischen Gruppe verschlechterten sie sich sogar bei 4 Patienten und blieben bei 2 anderen unverändert. Die PQ-Zeit lag bei je 2 Patienten der 1. Gruppe vor und am Ende unter 0,2 sec, 1 × entwickelte sich ein AV-Block I. Grades, 3 × blieb ein solcher bestehen. In der 2. Gruppe wiesen 9 von 11 Patienten eine normale AV-Überleitungszeit auf, 1 × trat während der Dialyse ein AV-Block auf, 2 anfänglich registrierte Blocks bildeten sich zurück.

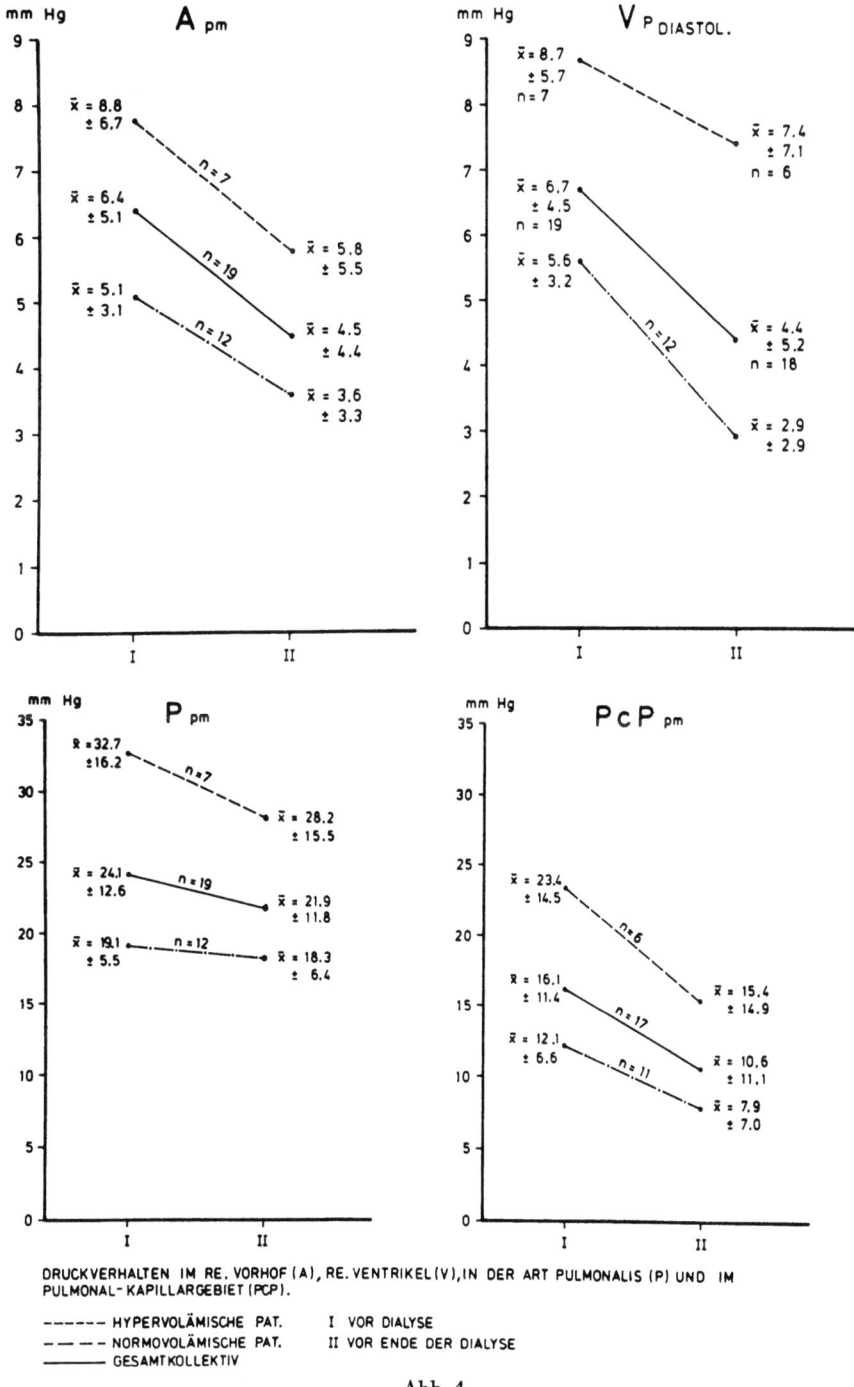

DRUCKVERHALTEN IM RE. VORHOF (A), RE. VENTRIKEL (V), IN DER ART PULMONALIS (P) UND IM PULMONAL-KAPILLARGEBIET (PCP).

------- HYPERVOLÄMISCHE PAT.   I VOR DIALYSE
— · — · NORMOVOLÄMISCHE PAT.   II VOR ENDE DER DIALYSE
———— GESAMTKOLLEKTIV

Abb. 1

Eine Beziehung zwischen der Ausgangshöhe der Drucke oder deren Änderung auf der einen und den EKG-Befunden auf der anderen Seite läßt sich nicht herstellen. Unseres Erachtens sind die progredienten Endstreckenveränderungen weniger als Zeichen einer hypoxisch bedingten Innenschichtischämie, sondern eher, ebenso wie die AV-Überleitungsstörungen, als Folge der Elektrolytverschiebungen [18—20] und in einigen Fällen einer dadurch hervorgerufenen potenzierten Digitaliswirkung zu bewerten.

Literatur

1. Del Greco, F., Shere, J., Simon, N. M.: Trans. Amer. Soc. artif. intern. Org. **1**, 353 (1964). — 2. Klütsch, K., Wrede, J. K., Scheitza, E., Grosswendt, J., Gathof, A. G.: Z. Kreisl.-Forsch. **59**, 81 (1970). — 3. Klütsch, K., Scheitza, E., Heidland, A., Grosswendt, J.: Arch. klin. Med. **214**, 207 (1968). — 4. Kim, K. E., Neff, M., Cohen, B., Somerstein, M., Chinitz, M., Onesti, G., Swartz, C.: Trans. Amer. Soc. artif. int. Org. **16**, 508 (1970). — 5. Strangfeld, D., Günther, K. H., Bohm, R., Günther, H., Buchali, K., Dutz, H.: Cardiology **58**, 109 (1973). — 6. Braun, L., Krasemann, P. H., Michalke, H. J.: Z. Kreisl.-Forsch. **57**, 1190 (1968). — 7. Bower, J. D., Coleman, T. G.: Trans. Amer. Soc. artif. intern. Org. **15**, 373 (1969). — 8. Goss, J. E., Alfrey, A. C., Vogel, J. H. K., Holmes, J. H.: Trans. Amer. Soc. artif. intern. Org. **13**, 68 (1967). — 9. Tschirdewahn, B., Dieker, P., Schütterle, G.: In: Aktuelle Probleme der Dialyseverfahren und der Niereninsuffizienz, III. Symposion, S. 292. Friedberg: Bindernagel 1969. — 10. Brass, H., Krückels, E. D., Müller, G., Heintz, R.: Dtsch. med. Wschr. **96**, 1319 (1971). — 11. Harvey, R. M., Enson, Y., Lewis, M. L., Greenough, W. B., Ally, K. M., Panno, R. A.: Trans. Ass. Amer. Phycns **79**, 177 (1966). — 12. Grand, M. G., Downing, S. E.: Amer. J. Physiol. **218**, 654 (1970). — 13. Kim, S. I., Shoemaker, W. C.: Surgery **73**, 723 (1973). — 14. Bussmann, W.-D., Brass, H., Angelkort, B., Bachmann, F., Meyer, J.: Med. Welt **22**, 1915 (1971). — 15. Stefan, G., Holzer, H., Schreyer, H.: Münch. med. Wschr. **117**, 109 (1975). — 16. Pippig, L.: Verhandl. dtsch. Ges. Kreisl.-Forsch. **33**, 143 (1967). — 17. Neff, M. S., Kim, K. E., Persoff, M., Onesti, G., Swartz, C.: Circulation **43**, 876 (1971). — 18. Steinbach, K., Egert, H.: Wien. Z. inn. Med. **51**, 366 (1970). — 19. Papadimitriou, M., Roy, R. R., Varkarakis, M.: Brit. med. J. **1970** II, 268. — 20. Frohnert, P. P., Giuliani, E. R., Friedberg, M., Johnson, W. J., Tauxe, W. N.: Circulation **41**, 667 (1970).

Schnurr, E., Küppers, H., Grabensee, B. (I. Med. Klinik A d. Univ. Düsseldorf): **Der Einfluß der Dialyse und dialyseabhängiger Wasser- und Elektrolytveränderungen auf das Plasmaaldosteron bei terminal niereninsuffizienten Patienten***

Trotz vieler Untersuchungen ist bisher nicht klar zu erkennen, welche Faktoren die Aldosteronsekretion im Stadium der terminalen Niereninsuffizienz steuern. Die Serum-Kaliumkonzentration und das Renin-Angiotensinsystem sollen die Aldosteronsekretion regulieren [4, 5]. Da der Regelkreis Renin-Angiotensin-Aldosteron durch Änderungen der Flüssigkeits- und Elektrolytzusammensetzung des Plasmas beeinflußt wird, sollte am Verhalten des Plasmaaldosterons der Einfluß dieser Parameter auf die Aldosteronregulation untersucht werden.

Bei 21 Pat. mit terminaler Niereninsuffizienz von unterschiedlicher Dauer wurde an insgesamt 34 Tagen vor und nach der Hämodialyse (HD) und teilweise auch nach Ablauf der halben Dialysezeit die Plasma-Aldosteron-(PA-)Konzentration radioimmunologisch bestimmt [3]. Verwendet wurde ein vom National Institute of Health (NIH) zur Verfügung gestellter Antikörper. Gleichzeitig wurden bei Veränderungen der Dialysatelektrolyte die Natriumkonzentration im Plasma (Na_P) und Erythrocyten (K_P), die Kaliumkonzentration im Plasma (K_P) und Erythrocyten (K_E) sowie in allen Fällen der Hämatokrit (HK) bestimmt. HK-Änderungen wurden als Zeichen für Flüssigkeitsverschiebungen während der HD angesehen. Unterschiedliche Dialysebedingungen wurden durch Änderung der Na- oder K-Zusammensetzung des Dialysats erreicht, ferner wurde die Osmolarität durch Zugabe von Glucose zum Dialysat erhöht sowie der transmembranöse Druck im Dialysator verändert.

---

* Mit Unterstützung des Landesamtes für Forschung Nordrhein-Westfalen.

Das erste Diuretikum mit Triamteren **Dytide® H**

Neue Packung
OP m. 60 Tabletten
DM 38,10

Das Ödem geht
durch gründliche Diurese und Natriurese

Kalium bleibt
durch das kaliumbewahrende Triamteren

Zusammensetzung: 1 Tablette enthält 50 mg Triamteren 25 mg Hydrochlorothiazid

Indikationen: Sämtliche Ödemformen, insbesondere cardiales, hepatisches und nephrotisches Ödem.

Kontraindikationen: Fortgeschrittene Niereninsuffizienz, Hyperkaliämie.

Nebenwirkungen: In seltenen Fällen kann Übelkeit, Muskelschwäche, Schwindelgefühl auftreten.

Dosierung: Am ersten Tag 2–4 Tabletten bis zum Einsetzen der Diurese. Erhaltungsdosis: 1 Tablette jeden 2. Tag bis 2 Tabletten täglich. Nach dem Essen einnehmen.

Handelsformen und Preise: OP mit 10 Tabl. DM 7,75
OP mit 30 Tabl. DM 20,65

Röhm Pharma
GMBH DARMSTADT

Kliniktaschenbücher aus dem Springer-Verlag

H. A. BAAR, H. U. GERBERSHAGEN
Schmerz-Schmerzkrankheit-Schmerzklinik
1974. DM 12,80; US $5.50
ISBN 3-540-06553-9

H.-J. BANDMANN, S. FREGERT
Epicutantestung
Einführung in die Praxis
1973. DM 12,80; US $5.50
ISBN 3-540-06237-8

G. G. BELZ, M. STAUCH
Notfall EKG-Fibel
1975. DM 16,80; US $7.30
ISBN 3-540-07342-6

O. BENKERT, H. HIPPIUS
Psychiatrische Pharmakotherapie
Ein Grundriß für Ärzte und Studenten
1974. DM 19,80; US $8.60
ISBN 3-540-07031-1

W. DICK, F. W. AHNEFELD
Primäre Neugeborenen-Reanimation
1975. DM 16,80; US $7.30
ISBN 3-540-07265-9 6

M. EISNER
Abdominalerkrankungen
Diagnose und Therapie für die Praxis
1975. DM 24,—; US $10.40
ISBN 3-540-07378-7

Endoskopie und Biopsie in der Gastroenterologie
Technik und Indikation
Herausgeber: P. Frühmorgen, M. Classen
1974. DM 19,80; US $8.60
ISBN 3-540-06762-0

H. FELDMANN
HNO-Notfälle
1974. DM 12,80; US $5.50
ISBN 3-540-06531-8

Preisänderungen vorbehalten

F. FREULER, U. WIEDMER, D. BIANCHINI
Gipsfibel 1
Geläufige Fixationen und Extensionen bei Verletzungen im Erwachsenenalter
1975. DM 19,80; US $8.60
ISBN 3-540-06922-4

G. FRIESE, A. VÖLCKER
Leitfaden für den klinischen Assistenten
1975. DM 19,80; US $8.60
ISBN 3-540-07245-4

W. LEYDHECKER
Glaukom in der Praxis
Ein Leitfaden
2. Aufl. 1973. DM 12,80; US $5.50
ISBN 3-540-06452-4

H. MÖRL
Der „stumme" Myokardinfarkt
1975. DM 18,80; US $8.10
ISBN 3-540-07318-3

G. W. SCHMIDT
Pädiatrie
Klinik und Praxis
1974. DM 18,80; US $8.10
ISBN 3-540-06778-7

P. SCHMIDT, E. DEUTSCH, J. KRIEHUBER
Diät für chronisch Nierenkranke
und Patienten
Eine Diätfibel für Ärzte, Diätassistenten
1973. DM 12,80; US $5.50
ISBN 3-540-06226-2

G. WOLFF
Die künstliche Beatmung auf Intensivstationen
1975. DM 19,80; US $8.60
ISBN 3-540-07085-0

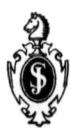

Springer-Verlag
Berlin Heidelberg New York

Bei allen 12 Patienten der Kontrollgruppe fällt das PA während der HD gegen 130 mval/l Na und 2 mval/l K im Dialysat deutlich ab (Tabelle). Gleichzeitig nimmt Na$_P$, K$_P$ und K$_E$ statistisch signifikant ab, während Na$_E$ nur unwesentlich ansteigt. Eine Änderung des HK tritt während der HD nicht ein. Das PA ist in dieser Gruppe halblogarithmisch mit K$_P$ korreliert (p < 0,01, n = 24).

Wird dagegen bei 6 Patienten in der ersten Hälfte der HD die Na-Konzentration im Dialysat auf 140 mval/l erhöht (Tabelle), bleibt Na$_P$ über die gesamte Dialysedauer unverändert, während das PA in der ersten Hälfte der HD signifikant abfällt. In der zweiten Hälfte erfolgt die HD gegen eine Na-Konzentration von 130 mval/l im Dialysat, in dieser Phase ist ein leichter, statistisch nicht signifikanter Anstieg des PA zu verzeichnen. K$_P$ nimmt nur in der ersten Hälfte der HD signifikant ab. Als Ausdruck einer vermehrten Flüssigkeitseinlagerung fällt der HK während des Zeitraums der Dialyse gegen die höhere Na-Konzentration deutlich ab, um sich in der zweiten Hälfte nur noch geringfügig zu verändern.

Tabelle. Plasmaaldosteron und Elektrolyte während der Hämodialyse mit unterschiedlichen Na-Konzentrationen im Dialysat

U=12	Ald.(pg/ml)	Na$_{(P)}$(mval/l)	K$_{(P)}$(mval/l)	Na$_{(E)}$(mval/l)	K$_{(E)}$(mval/l)	HK	Na-Dialysat
vor HD	294,5 ± 204,7	138,3 ± 4,9	5,4 ± 0,9	30,0 ± 13,5	116,1 ± 6,6	23,4 ± 4,5	
	p<0,005	p<0,001	p<0,001	n.s.	p<0,01	n.s.	130 mval/l
nach HD	99,3 ± 48,0	132,6 ± 4,2	3,7 ± 0,6	41,5 ± 15,0	110,0 ± 5,0	23,5 ± 4,4	
U=6							
vor HD	752,3 ± 611,8	140,7 ± 13,5	4,9 ± 0,8	11,2 ± 8,8	93,6 ± 4,9	21,7 ± 4,4	
	p<0,05	n.s.	p<0,005	p<0,05	n.s.	p<0,05	140 mval/l
Mitte HD	50,3 ± 25,1	138,4 ± 8,0	4,0 ± 0,5	31,8 ± 22,0	93,6 ± 23,6	20,8 ± 4,2	
	n.s.	n.s.	n.s.	n.s.	n.s.	n.s.	130 mval/l
nach HD	69,2 ± 47,4	138,1 ± 6,0	3,6 ± 0,4	18,8 ± 7,3	92,1 ± 3,5	22,2 ± 5,3	

Zusammengefaßt ist bei allen 18 Patienten dieser beiden Gruppen trotz geänderter Na-Konzentration im Dialysat und damit einer verminderten Na-Dialyse und einer vermehrten Flüssigkeitsretention das PA nur mit dem K$_P$ in halblogarithmischem Verhältnis korreliert (p < 0,001). Keiner der übrigen in diesen beiden Gruppen bestimmten Parameter sind mit den beobachteten PA-Werten in Zusammenhang zu bringen.

Bei 2 Patienten wurde der Einfluß eines erhöhten K-Gehalts im Dialysat untersucht. Bei 4 mval/l K im Dialysat kommt es bei einem Patienten zu einem kontinuierlichen Anstieg des PA bei drei Messungen bei der HD, während bei dem anderen Patienten zunächst ein geringer Abfall des PA in der ersten Hälfte der HD zu beobachten ist, in der zweiten Hälfte steigt das PA jedoch auch hier deutlich an. K$_P$ und K$_E$ bleiben während der gesamten Dialyse unverändert. Zwei in dieser Gruppe gleichzeitig mituntersuchte Patienten unter den Bedingungen der Kontrollgruppe zeigten nach der Hälfte der HD schon einen Abfall des PA, um in der zweiten Hälfte noch weiter abzusinken.

Bei Erhöhung des transmembranösen Drucks während der HD kommt es durch die verstärkte Ultrafiltration zu einem stärkeren Flüssigkeitsverlust. Die

Patienten, die gegen ein Dialysatkalium von 2 mval/l dialysiert wurden, zeigten bei normalen Ausgangswerten einen nur geringen Abfall des PA. Zwei Patienten mit 4 mval/l K im Dialysat hatten dagegen einen deutlichen Anstieg der PA-Konzentration zu verzeichnen. Als Zeichen der Ultrafiltration steigt die HK in der ersten Hälfte der HD an und fällt in der zweiten Hälfte wieder ab. Mit einer Ausnahme liegen sämtliche PA-Werte dieser Gruppe im Normbereich, die Ausnahme ist der Wert von 201,6 pg/ml, der bei einem Patienten am Ende der Dialyse mit 4 mval/l K im Dialysat gemessen wurde.

Eine Erhöhung der Osmolarität des Blutes in den Nierenarterien führt nach Young u. Rostorfer [7] zu einer Reninfreisetzung. Zur Erhöhung der Osmolarität

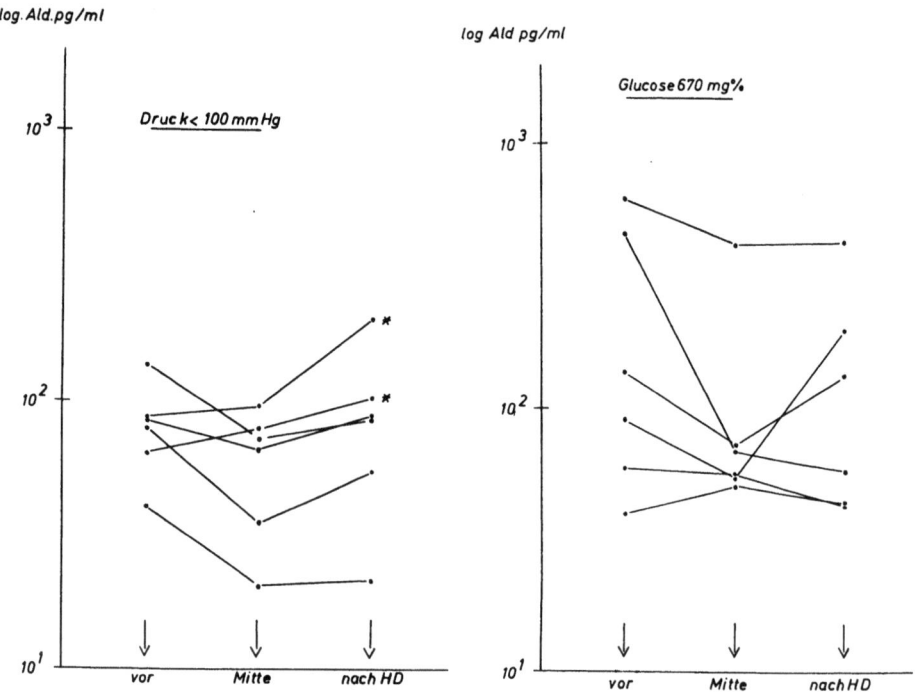

Abb. 1. Plasmaaldosteron während der Hämodialyse mit erhöhtem transmembranösen Druck und erhöhter Osmolarität. * K-Konzentration im Dialysat 4 mval/l

wurde bei 6 Patienten und sonst unverändertem Dialysat der Dialyseflüssigkeit Glucose in einer Konzentration von 670 mg-% zugesetzt. Bei 4 Patienten mit im Normbereich liegenden PA-Ausgangswerten ist keine signifikante Änderung des PA während der HD zu beobachten. Bei 2 Patienten mit deutlich erhöhten PA-Ausgangswerten ist dagegen ein deutlicher Abfall der PA-Werte zu beobachten (Abb. 1). Der HK zeigt in dieser Gruppe keine Änderung während der HD.

Wenn die vier Gruppen von Patienten unter verschiedenen Dialysebedingungen zusammengefaßt werden, zeigt sich bei der üblichen K-Konzentration von 2 mval/l im Dialysat, daß die Abnahme der PA-Werte besonders bei hohen Ausgangswerten ausgeprägt ist. Es ergibt sich eine Korrelation zwischen dem PA-Ausgangswert (PA > 200 pg/ml) und der jeweiligen Differenz zum Dialyseendwert ($r = 0{,}92$, $n = 18$). Der Aldosteronverlust in Abhängigkeit von der Höhe des Ausgangswertes deutet auf einen unmittelbaren Verlust von Aldosteron über die Dialysemembran hin.

Bei mehrfachen Modelldialysen unter Verwendung unterschiedlicher Dialysatoren zeigte sich — wie auch von Asbach u. Mitarb. [1] auf Grund von Dialysatuntersuchungen vermutet, daß Aldosteron in nicht zu vernachlässigendem Umfang bei allen untersuchten Dialysatoren über die Dialysemembran verloren geht. Nach 75 min war nur noch 8 bis 10% der ursprünglichen Aldosteronmenge nachzuweisen. Für die Gambro-Lundia-Nova-Platte haben wir eine Dialysance von 33 ml/min gemessen.

Nach den vorgelegten Untersuchungen scheint das PA während der HD durch das Serum- bzw. Plasmakalium und in Abhängigkeit vom jeweiligen PA-Spiegel durch den dialysebedingten Verlust beeinflußt zu sein. Flüssigkeitsverlust durch Ultrafiltration und Na-Entzug führen nicht zu der erwarteten Erhöhung des PA. Die Dialyse gegen ein erhöhtes Dialysat-Na führt zwar zu keiner Änderung des Na_P, das PA zeigt jedoch im Vergleich zur Gruppe mit Na- und Flüssigkeitsentzug kein abweichendes Verhalten, PA ist unverändert mit K_P korrelierbar. Auch die sonst zum Reninanstieg führende Erhöhung der Osmolarität hat keinen steigernden Einfluß auf das PA. Daraus ist abzuleiten, daß das Renin-Angiotensinsystem bei der Regulation des PA während der HD unter den geschilderten Bedingungen keine wesentliche Rolle zu spielen scheint, wie von anderen Autoren angenommen [4, 5]. Berücksichtigt man noch den steigernden Einfluß des erhöhten Dialysat-K auf das PA, dann gewinnt die K-Konzentration im Plasma als regulierender Faktor an Bedeutung.

Werden die Patienten in eine Gruppe mit erhöhten PA-Ausgangswerten (PA 200 pg/ml) und normalen PA-Ausgangswerten unterteilt, dann finden sich in der ersten Gruppe vorwiegend die seltener dialysierten Patienten (1—2 HD/Woche) und in der letzten Gruppe die häufig dialysierten Patienten (3 HD/Woche). Diese Verteilung läßt den Schluß zu, daß unmittelbar von der HD veränderte Faktoren auf das Verhalten des PA Einfluß nehmen.

Ein hemmender Einfluß des Heparins [2, 6] auf die Aldosteronsekretion erscheint bei unseren Patienten unwahrscheinlich, da keine Abhängigkeit des PA von der Dauer der Dialysebehandlung oder von der Menge des verabreichten Heparins erkennbar war. Das Renin-Angiotensinsystem scheint an der Regulation des PA zwischen den HD ebenfalls nicht wesentlich beteiligt zu sein, da bei den häufiger dialysierten Patienten mit dem größeren Na- und Flüssigkeitsentzug durch die häufigeren Dialysen höhere PA-Werte zu erwarten sind, falls das Renin-Angiotensinsystem intakt ist. Die Kaliumkonzentration scheint auch zwischen den HD die PA-Konzentration maßgeblich zu beeinflussen.

Literatur

1. Asbach, H. W., Vecsei, P., Schüler, H. W., Gless, K. H.: Dtsch. med. Wschr. **98**, 1758 (1973). — 2. Bailey, R. E., Ford, H. C.: Acta endocr. (Kbh.) **60**, 249 (1969). — 3. Schnurr, E., Schröder, E.: Med. Welt **24** (NF), 689 (1973). — 4. Vetter, W., Zaruba, K., Armbruster, H., Beckerhoff, R., Strebel, U., Siegenthaler, W.: Verh. dtsch. Ges. inn. Med. **79**, 763 (1973). — 5. Weidmann, P., Maxwell, M. H., Lupu, A. N.: Ann. intern. Med. **78**, 13 (1973). — 6. Wilson, I. D., Goetz, F. C.: Amer. J. Med. **36**, 1261 (1964). — 7. Young, D. B., Rostorfer, H. H.: Amer. J. Physiol. **225**, 1009 (1973).

LÖFFLER, H.-D., CRÖSSMANN, W., HEINZE, V., HALBFASS, H. J. (Med. Poliklinik u. Chirurg. Klinik, Univ. Freiburg): **Der Leukozytensturz während der extrakorporalen Hämodialyse und seine Bedeutung für die immunsuppressive Therapie Frischtransplantierter**

1968 beschrieben Kaplow u. Goffinet [8] zum ersten Mal bei chronisch Dialysierten eine initiale Leukopenie, die 2 bis 15 min nach Dialysebeginn auftritt. Die Zahl der Erythrozyten und Thrombozyten sowie der Hämatokritwert bleiben während der leukopenischen Phase konstant [8]. Über das Verhalten der Leukozytenzahlen nach dem initialen Abfall liegen in der Literatur unterschiedliche Angaben vor [6—9].

Nahezu alle Leichennierentransplantierten sind nach der Transplantation bis zur Funktionsaufnahme des Transplantats noch dialysebedürftig. Als Anhalt für die Dosierung der immunsuppressiven Therapie dient die Leukozytenzahl. Um Fehler bei der Dosierung der Immunsuppressiva zu vermeiden, ist die genaue Kenntnis der Leukozytenkinetik während der Dialyse erforderlich.

Wir prüften bei 8 Pat. des chronischen Hämodialyseprogramms und bei 3 dialysebedürftigen Frischtransplantierten das Leukozytenverhalten. Während 25 Dialysen wurde in den ersten 2 Std im Abstand von 1 bis 3 min Blut zur Leukozytenbestimmung aus dem arteriellen Schlauchsystem entnommen. Danach wurden Zeitabstände von 10 bis 30 min gewählt. Die Leukozyten wurden elektronisch mit dem Zählgerät Pikoscale gezählt.

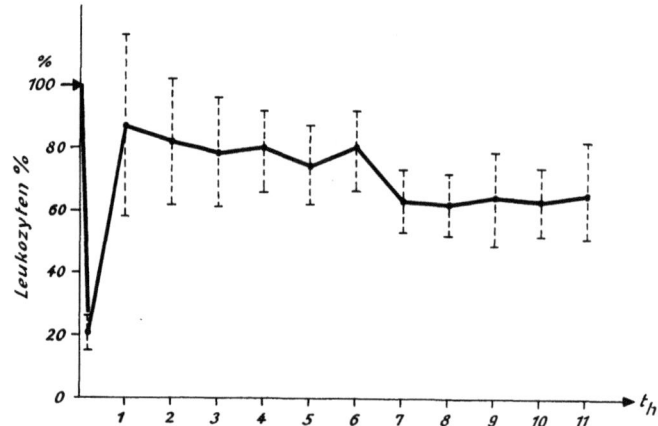

Abb. 1. Leukozytenkinetik aus 9 Dialysen (Mittelwert, Standardabweichung)

Abb. 1 zeigt die Leukozytenkinetik während 9 Hämodialysen.

Initial fallen die Leukozyten auf 21% der Ausgangswerte ab. Danach steigen sie innerhalb einer Stunde auf auf 87% des Ausgangswertes wieder an und sinken im weiteren Dialyseverlauf im Mittel auf 66% der prädialytischen Werte ab.

Bei der Verwendung von Platten- und Spulendialysatoren sahen wir keine grundsätzlichen Unterschiede der Leukozytenkinetik. Bei vergleichenden Untersuchungen der Blutproben aus dem arteriellen Schlauchsystem und aus dem Kapillarblut des Ohres erhielten wir nahezu deckungsgleiche Schaubilder.

Abb. 2 zeigt einen Vergleich der Leukozytenkinetik während 2 Dialysen mit unterschiedlichen Blutflußgeschwindigkeiten bei demselben Patienten. Ein langsamer Blutfluß von 38 ml/min bewirkt einen um ca. 5 min verzögerten und weniger tiefen Leukozytensturz als eine Blutflußgeschwindigkeit von 250 ml/min. Die Leukozyten steigen nach dem weniger ausgeprägten Abfall bei langsamem Blutfluß schneller wieder auf Werte um 90% des Ausgangswertes an. Bei schnellem

Blutfluß (im Mittel 259 ml/min) fallen die Leukozyten auf 18,6% der Ausgangswerte ab. Bei langsamem Blutfluß (im Mittel 38 ml/min) fallen die Leukozyten nur auf 30,6% ab. Der Unterschied ist signifikant (p = 0,0005; n = 7). Bei schnellem Blutfluß erreichen die Leukozyten das Minimum schon nach 13,5 min. Bei langsamem Blutfluß stellt sich das Minimum erst nach 18,2 min ein (p = 0,025). Die Beschleunigung der Blutflußgeschwindigkeit löste jedesmal einen neuen Leukozytensturz aus. Der Abfall von durchschnittlich 90% der Ausgangswerte auf 40% der Ausgangswerte ist statistisch gesichert (p = 0,0025). Nach einem derartigen erneuten Leukozytensturz stiegen die Leukozyten im Gegensatz zum initialen Abfall sofort wieder auf ca. 80% der Ausgangswerte an (Abb. 2).

Auch bei Hämodialysen, die in der ersten Stunde mit sehr niedrigem Blutfluß durchgeführt werden, kommt es zu dem initialen, temporären Leukozytenabfall; ein „Einschleichen" mit Unterdrückung der leukopenischen Phase ist nicht möglich.

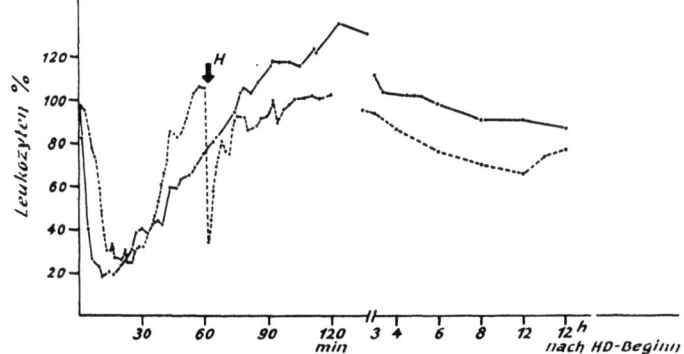

Abb. 2. Pat. A: Leukozytenkinetik bei 2 Dialysen [langsamer und schneller Blutfluß (BF)]. H = BF-Erhöhung von 38 auf 250 ml/min. 1. -----: Blutfluß 38 ml/min; 2. ——— Blutfluß 250 ml/min

Beim Erhöhen der Blutflußgeschwindigkeit von sehr niederen auf normale Werte kommt es jedesmal zu einem erneuten Leukozytenabfall.

Auf die Ursache für diese Leukozytenveränderungen während der extrakorporalen Hämodialyse kann in diesem Zusammenhang nur kurz eingegangen werden. Es konnte gezeigt werden, daß weder das Heparin, noch das Schlauchsystem, noch der Pumpenmechanismus eine Rolle spielt [5, 8]. Die naheliegende Überlegung, daß es zu einer Zerstörung der Leukozyten durch die Pumpe und zu einer Sequestration im Dialysator kommt, mußte nach Zählungen im zu- und abführenden Schlauchsystem und nach der Untersuchung der Dialysatorenmembran wieder verworfen werden [6, 8, 10]. Einige Versuche deuten darauf hin, daß ein leukokinetischer Faktor direkt aus der Membran oder durch Membrankontakt mit Plasma oder Leukozyten entsteht und nach Einschwemmung in den Körper zu einer Sequestration der Leukozyten in der Lungenstrombahn führt [5—7, 10].

Dabei müßte eine unterschiedliche Dosierung des postulierten Faktors, in unserem Versuch durch langsame oder schnelle Blutflußgeschwindigkeit erreicht, eine unterschiedliche Leukopenie hervorrufen, was sich auch zeigen ließ. Die Annahme, daß es sich bei dem Phänomen der dialyseinduzierten Leukopenie um einen rein allergischen Vorgang handelt, ist nach unseren Befunden sehr unwahrscheinlich. Bei 2 Patienten haben wir durch Glucokortikoidgaben (12 mg Dexamethason) im Augenblick des Zurückströmens des Blutes aus dem Dialysator keine Beeinflussung der beschriebenen Leukozytenkinetik gesehen.

Bei den dialysebedürftigen Frischtransplantierten unter immunsuppressiver Therapie imponiert die grundsätzlich gleiche Leukozytenkinetik. Der dialyseinduzierte Leukozytenabfall kommt durch die Abnahme der neutrophilen Granulozyten zustande. Die Lymphozytenfraktion ist nicht betroffen [1, 6]. Diese ist aber durch die immunsuppressive Therapie stark reduziert, so daß Differentialblutbild der Transplantierten zugunsten der Granulozyten verschoben ist. Dementsprechend ist der Leukozytensturz durch die Abnahme der relativ vermehrten Granulozyten stärker ausgeprägt. Auch beim Transplantierten steigen die Leukozyten wieder an und zeigen danach eine solche Schwankungsbreite, daß aus Leukozytenzählungen während der Dialyse nicht auf den prädialytischen Ausgangswert geschlossen werden darf.

Für die Klinik ist demnach abzuleiten, daß unter der Dialyse gewonnene Leukozytenzahlen nicht als Parameter für die Dosierung der Immunsuppressiva herangezogen werden dürfen. Würde man z. B. auf Grund solcher zu niedrigen Werte die immunsuppressive Therapie reduzieren, ginge man das Risiko einer Abstoßungsreaktion ein.

Literatur

1. Brubaker, L. H., Nolph, K. D.: Blood **38**, 623 (1971). — 2. Buscarini, L., Bassi, F.: Acta haemat. (Basel) **48**, 278 (1972). — 3. Filkins, J. P., Di Luzio, N. R.: Heparin protection in endotoxin shock. Amer. J. Physiol. **214**, 1074 (1968). — 4. Finke, J., Kleeberg, U. R., Franz, H. E., Kratt, E.: Untersuchungen über die Granulozytenkinetik im peripheren Blut während der Hämodialyse, S. 395. In: VIII. Symp. Ges. f. Nephrologie 1971 (1972). — 5. Gral, T., Schroth, P., de Palma, J. R., Gordon, A.: Trans. Amer. Soc. artif. intern. Org. **15**, 45 (1969). — 6. Gral, T., Schroth, P., de Palma, J. R., Maxwell, M. H.: Proc. Europ. Dialys. Transpl. Assoc. **6**, 312 (1969). — 7. Jensen, D. P., Brubaker, L. H., Nolph, K. D., Johnson, C. A., Nothum, R. J.: Blood **41**, 399 (1973). — 8. Kaplow, L. S., Goffinet, J. A.: J. Amer. med. Ass. **203**, 133 (1968). — 9. Kleeberg, U. R., Franz, H. E., Walb, D., Finke, J.: Über die durch Hämodialyse induzierte passagere Granulozytopenie. In: Aktuelle Probleme der Dialyse, Innsbruck 1971 (1971). — 10. Toren, M., Goffinet, J. A., Kaplow, L. S.: Blood **36**, 337 (1970).

VLAHO, M., OERKERMANN, H., MÖDDER-REESE, R., HELLER, A., SIEBERTH, H. G. (Med. Univ.-Klinik Köln): **Zur DNS-Synthese der lymphoiden Zellen im Blut der nierentransplantierten und chronisch hämodialysierten Patienten***

Trotz einiger klinischer und laborchemischer Hinweise auf eine akute Abstoßungsreaktion nach Nierentransplantation [1, 10] gibt es bis heute keinen sicheren und für die klinischen Zwecke brauchbaren Test, mit dem man eine sich anbahnende Rejektion rechtzeitig erfassen könnte. Dieses scheint in der Phase der Oligo-Anurie und überhaupt in den ersten Wochen nach einer erfolgreich durchgeführten Nierentransplantation von ganz besonderer Wichtigkeit zu sein, da meist in diesem Zeitraum die Abstoßungskrisen zu erwarten sind. Der Verlauf einer chronischen Abstoßung des transplantierten Organs ist ebenfalls nicht voraussehbar.

Da Lymphocyten bekanntlich die entscheidende Rolle bei den Abstoßungsreaktionen spielen, wurde vielfach die DNS-Syntheserate der Lymphocyten oder die sog. reaktive Lymphocytenblastogenese als Parameter der Transplantationsphänomene herangezogen [5, 8]. Von vielen Autoren wurden recht unterschiedliche Ergebnisse präsentiert [3, 4, 6, 7, 9]. Das Ziel unserer Untersuchung war, die DNS-Synthese der lymphoiden Zellen im peripheren Blut der transplantierten Patienten zu bestimmen und mit der Funktion des transplantierten Organs zu korrelieren. Die Untersuchungen wurden an 20 nierentransplantierten Patienten durchgeführt. Zum Vergleich wurde die DNS-Syntheserate der lympho-

---

* Mit Unterstützung der Deutschen Forschungsgemeinschaft.

iden Zellen im peripheren Blut von 23 gesunden Personen und 19 Patienten aus dem chronischen Hämodialyseprogramm bestimmt.

Methodik

Aus dem heparinisierten Blut wurden einige Blutbildausstriche nach Giemsa-Färbung angefertigt und der prozentuale Anteil der Lymphocyten im peripheren Blut errechnet[1]. Um die Differenzierung der Zellen genauer vorzunehmen, wurde in einigen Fällen durch Myeloperoxidasereaktion die Zugehörigkeit der Zellen zu einer bestimmten Zellart bestimmt. Danach wurden aus jeder Probe 5 Kulturen (1×10^5 Lymphocyten pro Kultur) angesetzt und 24 Std bei 37° C belassen. Jede Kultur wurde dann mit je 1 µCi ³H-Thymidin beschickt und 4 Std bei 37° C inkubiert. Nach Abkühlen und Auswaschen wurden die Erythrocyten durch Zugabe von Alkohol-Essigsäure-Gemisch zerstört und ausgewaschen. Es wurde dann Soluene und Toluol-Scintillator hinzugefügt und anschließend das „Tritium-uptake" in einem Scintillationscounter gemessen.

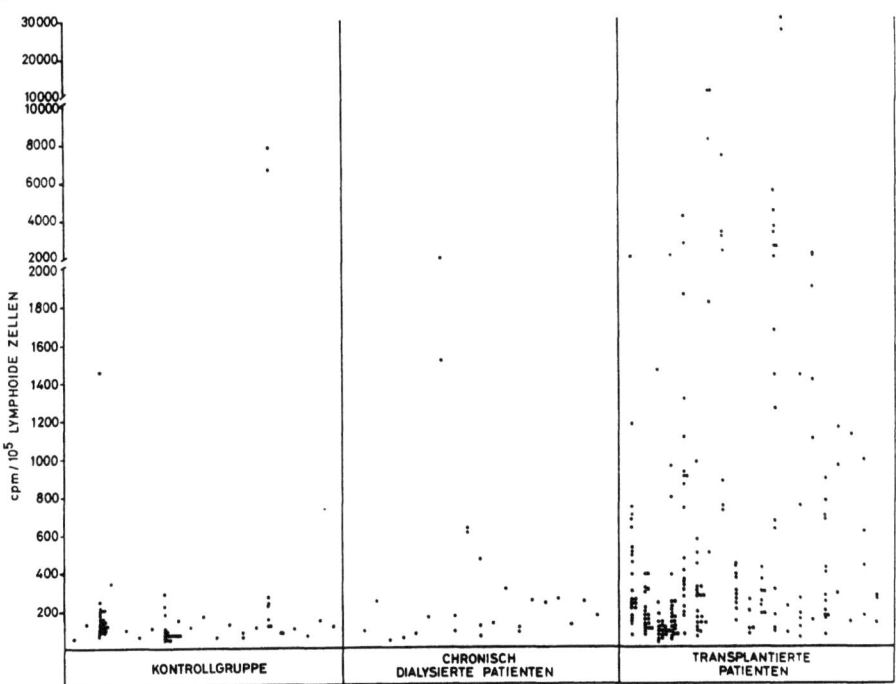

Abb. 1. ³H-Thymidin-Einbaurate bei Normalpersonen, bei hämodialysierten und nierentransplantierten Patienten

Ergebnisse

Wie aus Abb. 1 ersichtlich, beträgt die ³H-Thymidin-Einbaurate (ausgedrückt in cpm/10^5 Lymphocyten) bei gesunden Personen im Durchschnitt 132 ± 150 cpm (n = 70). Die Patienten aus dem chronischen Dialyseprogramm unterscheiden sich im wesentlichen nicht von den Normalpersonen. Dagegen liegt der metabolische Umsatz von ³H-Thymidin bei nierentransplantierten Patienten insgesamt um das 4- bis 5fache höher als bei den vorher erwähnten Gruppen (703 ± 1400 cpm, n = 217).

Bei 7 nierentransplantierten Patienten mit guter oder ausreichender Funktion des Transplantates (die Zeit nach der Nierentransplantation beträgt zwischen 2 bis 7 Jahren) konnte ein relativ niedriger ³H-Thymidin-Umsatz festgestellt werden (Abb. 2).

[1] Für die hervorragende Hilfe bei der Durchführung der Versuche danken wir Frau E. Sund.

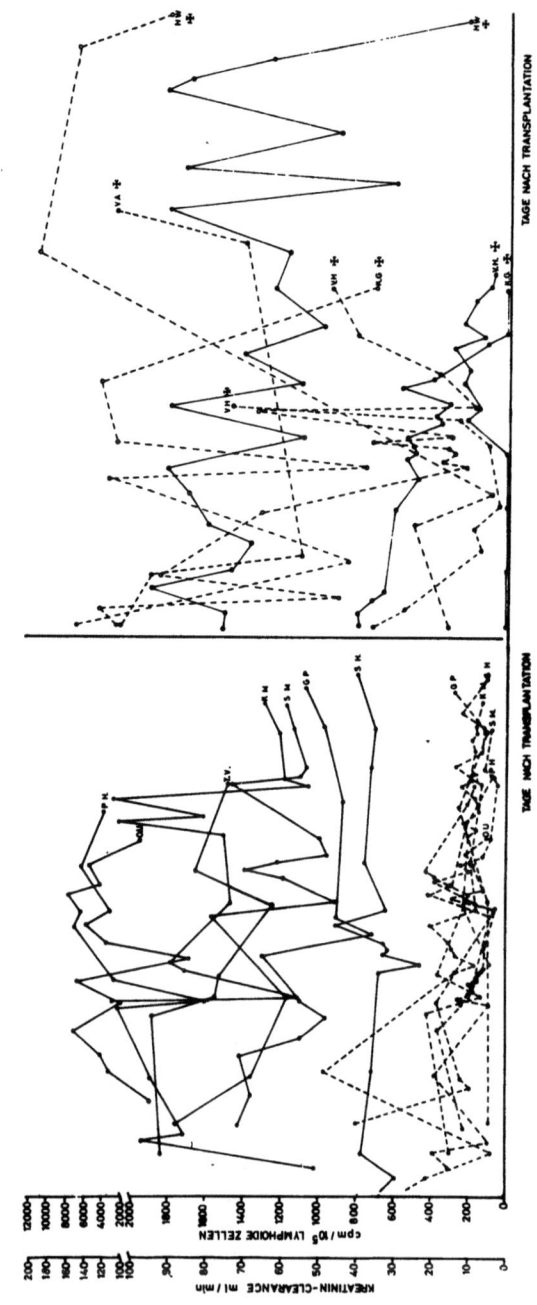

Abb. 2. Relativ niedrige ³H-Thymidin-Einbaurate (gestrichelte Linien) bei ausreichender Transplantatfunktion (ausgezogene Linien) auf der linken Seite der Abbildung. Sehr hoher ³H-Thymidin-Umsatz bei schlechter Prognose des Transplantates (rechts)

Bei den Patienten, die eine nicht beeinflußbare Abstoßungsreaktion aufwiesen oder gar verstarben, wurden in der Regel sehr hohe Counts gemessen (Abb. 2, rechts).

In 3 Fällen konnte eine gute Korrelation zwischen dem starken Anstieg des „^{3}H-Thymidin uptake" und der sich anbahnenden akuten Abstoßungsreaktion (2 von diesen wurden bioptisch gesichert) gefunden werden. In einigen anderen Fällen wurde das nicht bestätigt. Es muß jedoch erwähnt werden, daß aus technischen Gründen die engmaschige Kontrolle der ^{3}H-Thymidin-Inkorporation in solchen Situationen nicht durchgeführt werden konnte.

Diskussion

Von vielen Autoren [2, 5, 9] konnte im Tierexperiment und an Menschen die Transformation der Lymphocyten in die Lymphoblasten nach durchgeführten Transplantationen gezeigt werden. Die Analyse der ^{3}H-Thymidin-Einbaurate im peripheren Blut wurde sehr unterschiedlich gefunden und interpretiert [6, 7, 9].

Wie oben beschrieben, wurde auch von uns die ^{3}H-Thymidin-Inkorporationsrate im peripheren Blut der nierentransplantierten Patienten als erheblich gesteigert gefunden. Es konnte auch gezeigt werden, daß die gute Funktion des Transplantates bei adequater immunsuppressiver Therapie mit einem normalen oder leicht erhöhten ^{3}H-Thymidin-Umsatz korreliert. Sehr hohe Metabolisierungsrate von ^{3}H-Thymidin kann als Zeichen einer Gefährdung sowohl des transplantierten Organs als auch des Patienten aufgefaßt werden.

Die Voraussage einer akuten Abstoßungsreaktion konnten wir mit dieser Methodik nur in einigen Fällen zeigen. Durch gleichzeitige Zuhilfenahme zytochemischer und autoradiographischer Methoden — nach unseren vorläufigen Erfahrungen — ist es gerechtfertigt, weitere Schritte zu unternehmen, um der Lösung dieses Problems näher zu kommen.

Literatur

1. Carpenter, C. B., Austen, K. F.: In: Human Transplantation (eds. F. T. Rapaport, J. Dausset), p. 151 (1968). — 2. Cockett, A. T. K., Sakai, A., Netto, I. C. V.: Transac. Amer. Ass. gen.-urin. Surg. **65**, 73 (1973). — 3. Dimitriu, A., Debray-Sachs, M., Descamps, B., Sultan, C., Hamburger, J.: Transplant. Proc. **3**, 1577 (1971). — 4. Halterman, R. H., Graw, R. G., Leventhal, B. G., Johnson, G., House, S., Krueger, G. R. F.: Transplantation **14**, 271 (1972). — 5. Hamburger, J., Dimitriu, A., Bankir, L., Debray-Sachs, M., Auvert, J.: Nature (Lond.) **232**, 633 (1971). — 6. Hersh, E. M., Butler, W. T., Rossen, R. D., Morgen, R. O., Suki, W.: Transplant. Proc. **3**, 457 (1971). — 7. Jones, A. L., Uldall, P. R.: Kidney Internat. **5**, 378 (1974). — 8. Parker, J. R., Mowbray, J. F.: Transplantation **11**, 201 (1971). — 9. Virolainen, M., Lalla, M., Pasternack, A., Wasastjerna, C., Häyry, P.: Scand. J. Haemat. **12**, 391 (1974). — 10. Wood, R. F. M., Gray, A. C.: Brit. med. J. **4**, 649 (1973).

RÖCKEL, A., HENNEMANN, H., RICHWIEN, D., HEIDLAND, A. (Nephrolog. Abt. d. Med. Univ.-Klinik Würzburg): **Autonome Insuffizienz bei Dialysepatienten**

Störungen des zentralen Nervensystems [22, 23] (Lethargie, Schlaflosigkeit, Konvulsionen, Myoklonien) sowie periphere Neuropathien [3, 9, 10, 15, 16, 21] (strumpfartige Dys- und Hypaesthesien, Areflexie, schlaffe Paresen) sind typische Folgesymptome der terminalen Niereninsuffizienz. Über Alterationen des autonomen Nervensystems liegen bisher nur wenige Untersuchungsergebnisse vor (6, 11, 13, 20, 24), obwohl sich Positionshypotonie, Impotenz und Hypohidrosis [2, 8] gehäuft manifestieren.

Winckler et al. (1973) fanden eine Noradrenalinverarmung der adrenergen Terminalfasern der Parotis des Uraemikers bzw. Submaxillaris $^5/_6$-nephrektomierter Ratten [25]. Tierexperimentell konnten Hennemann et al. (1973) eine Aufnahmehemmung für Noradrenalin an neuronalen und granulären Membranen bei intakter Freisetzung, eine Hemmung der Noradrenalinsynthese, eine Steigerung der oxydativen Desaminierung sowie eine Linksverschiebung der Dosiswirkungskurve für Tyramin am isolierten Vorhof uraemischer Ratten feststellen [7]. Ziel der vorliegenden Arbeit war die Klärung der Frage, inwieweit diese anatomischen und funktionellen Störungen bei Niereninsuffizienz in einfachen klinischen Funktionstesten ihr Korrelat finden und als Parameter zur Diagnostik der uraemischen Sympathikopathie geeignet sind. In Anlehnung an Rattenuntersuchungen am musculus levator palpebrae [14] sowie Pupillometriestudien an Diabetikern [1, 4, 5] prüften wir die Pupillenreaktion nach Tyraminstimulation. Diese Ergebnisse wurden mit bisher gebräuchlichen Testen zur Erfassung einer autonomen Insuffizienz (Schellong-Test, Steh-EKG, Valsalva-Preßversuch) [18, 19] verglichen.

Die Untersuchungen erfolgten zwischen 8 und 10 Uhr unter Ruhe-Nüchtern-Bedingungen. Antiadrenerge und sympathikusblockierende Pharmaka waren mindestens 4 Tage vor Untersuchung abgesetzt. Die Dialysepatienten wurden im dialysefreien Intervall getestet. Patienten mit Glaukomverdacht waren von den Untersuchungen ausgeschlossen. Die Messung der Pupillenweite unter Tyraminstimulation (0,2 ml, 2,5%iges Oxyphenyl-2-Aminoaethan, in das Auge getropft) erfolgte unter standardisierten Bedingungen (Auge-Objektiv-Abstand: 1 m; Belichtungszeit: $^1/_{15}$ sec; konstante Beleuchtungsintensität mit Lichtwert von 15, bei indirekter Beleuchtung). Nach lokaler Tyraminapplikation bestimmten wir im 5- bzw. 15-min-Intervall den Pupillendurchmesser photographisch. Untersucht wurden Patienten mit chronischer Niereninsuffizienz unterschiedlichen Schweregrades (vgl. Tabelle). Als Kontrollkollektiv dienten nieren- und stoffwechselgesunde Normalpersonen, bei denen lokale Tyraminstimulation eine Pupillenerweiterung von 3,2 auf 8,8 mm im Mittel bewirkte.

Ergebnisse und Diskussion (Tabelle, Abb. 1)

Maximale Pupillenweite und Zeitpunkt der maximalen Pupillenweite nach Tyraminstimulation waren bei diätetisch behandelten Patienten mit leichter Niereninsuffizienz im Kollektiv gegenüber den Normalpersonen nicht signifikant verändert; Uraemiker mit Filtratwerten zwischen 5 und 10 ml/min zeigten im Mittel eine auf $7,9 \pm 0,9$ mm verminderte tyraminstimulierbare Pupillenweite ($p < 0,01$), unterschieden sich jedoch im Kurvenverlauf nur insignifikant von der Kontrollgruppe. Bei Dialysepatienten (GFR: 0 bis 4 ml/min) war hingegen die tyraminstimulierbare Pupillenweite auf $6,9 \pm 1,2$ mm ($p < 0,001$) und der Zeitpunkt der maximalen Pupillenweite mit 57 ± 20 min ($p < 0,001$) signifikant alteriert. Im Kurvenverlauf unterschied sich das Kollektiv durch Varianzanalyse ($p < 0,001$) signifikant von der Kontrollgruppe.

Beim Vergleich pathologischer Pupillenreaktionen mit anderen klinischen Funktionstesten, die bislang zur Diagnostik einer autonomen Insuffizienz dienten, ergab sich folgendes Bild:

Dem Grad der Niereninsuffizienz entsprechend fanden sich bei der Pupillometrie gehäuft pathologische Reaktionen. So zeigten 60% der Dialysepatienten, 27% der Kranken im Prädialysestadium und 13,5% der Patienten mit kompensierter Retention eine verminderte Pupillenreaktion. Etwas weniger deutlich — doch gleichfalls von der Nierenfunktionseinschränkung abhängig — fanden sich pathologische Schellong-Teste. EKG-Veränderungen nach 5-min-Orthostase, wie PR-Segment-Verkürzung, QRS-Verbreiterung, ST-Senkung, T-Inversion und Rhythmusstörungen, traten selbst nach langjähriger Dialysebehandlung mit 16% überraschend selten auf, was an die Möglichkeit cardialer Kompensationsmechanismen, aber auch falsch-negativer Testergebnisse denken läßt.

Im Valsalva-Preßversuch fanden sich bei leichter und schwerer Niereninsuffizienz pathologische Reaktionen in nahezu gleicher Häufigkeit. So zeigten 60% der Dialysepatienten und 50% der Kranken mit kompensierter Retention weder einen Anstieg des arteriellen Blutdruckes noch eine Pulsfrequenzabnahme nach

Tabelle. Pupillometrie, Schellong-Test, Steh-EKG und Valsalva-Preßversuch bei Normalpersonen, Niereninsuffizienz (GFR: 0—4 ml/min, 5—10 ml/min, 10—30 ml/min) sowie Diabetes mellitus. Als pathologische Reaktion wurde definiert: a) Pupillometrie: Tyraminstimulation Pupillenweite: <7,2 mm (= 2σ-Abweichung vom Mittelwert des Normalkollektives). b) Schellong-Test: systolischer Blutdruckabfall: >15 mm Hg; diastolischer Blutdruckabfall: 5 mm Hg; Pulsfrequenzanstieg: >40 Schläge/min. c) Steh-EKG: folgende Alterationen nach 5-min-Orthostase: Rhythmusstörung, PR-Segment-Verkürzung, QRS-Verbreiterung, ST-Senkung, T-Inversion. d) Valsalva-Preßversuch: Kein Anstieg des arteriellen Blutdruckes und keine Pulsfrequenzabnahme

Kollektiv		Alter (Jahre)	RR (mm Hg)	Pupillometrie			Pathologische Reaktionen bei			
				basale Pupillenweite (mm)	tyraminstimulierte Pupillenweite (mm)	Zeitpunkt der maximalen Pupillenweite (min)	Pupillometrie (%)	Schellong (%)	Steh-EKG (%)	Valsalva (%)
Normalpersonen (n = 20)		15—52	118 ± 12 73 ± 6	3,2 ± 0,3	8,8 ± 0,8	44 ± 10	0	15	5	15
Niereninsuffizienz GFR (ml/min)	0—4 (n = 25)	22—61	148 ± 28 89 ± 17	3,0 ± 0,3 n.s.	6,9 ± 1,2 (p 0,001)	57 ± 20 (p 0,001)	60	40	16	60
	5—10 (n = 26)	26—69	157 ± 23 89 ± 17	2,9 ± 0,2 n.s.	7,9 ± 0,9 (p 0,01)	50 ± 19 n.s.	27	31	4	58
	10—30 (n = 22)	22—65	149 ± 20 90 ± 13	3,2 ± 0,4 n.s.	8,5 ± 0,8 n.s.	41 ± 5 n.s.	13,5	18	0	50
Diabetes mellitus (n = 11)		25—74	169 ± 20 95 ± 11	3,0 ± 0,5 n.s.	6,6 ± 1,2 (p 0,001)	58 ± 11 (p 0,001)	82	36	0	—

12-sec-Pressen. Dieser Befund dürfte am ehesten mit Störfaktoren, wie langjährige Hypertonie, Anämie, Herzinsuffizienz, Hyper- bzw. Hypovolämie zu erklären sein [12].

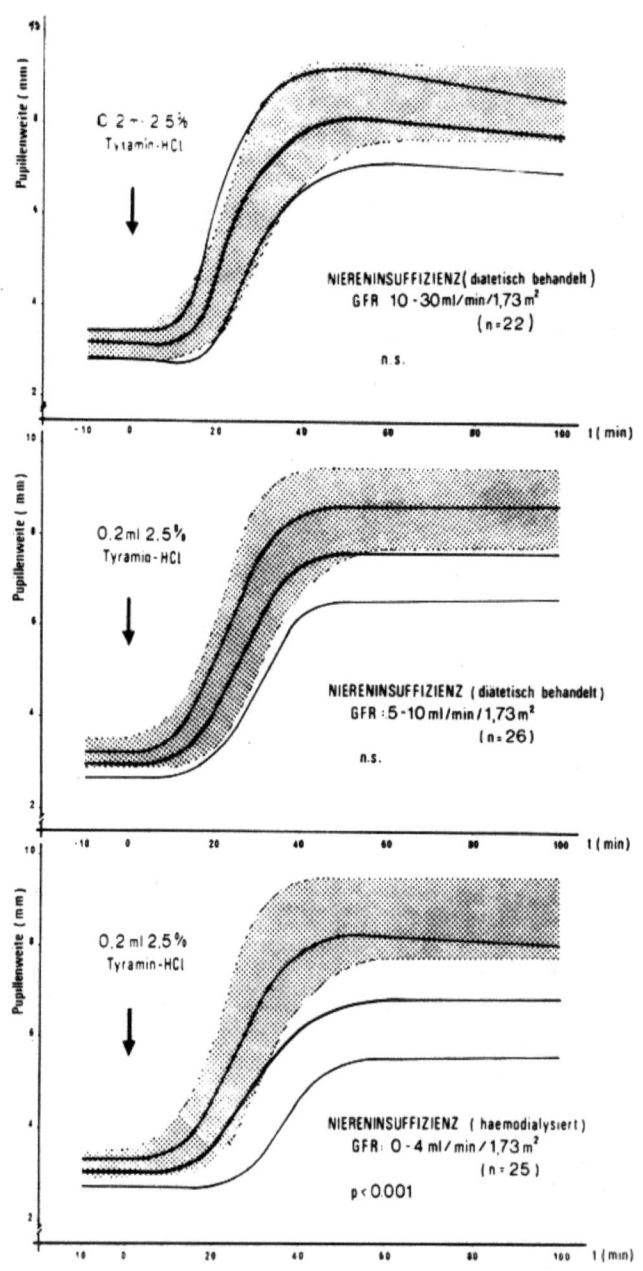

Abb. 1. Änderung der Pupillenweite nach lokaler Tyramin-HCl-Applikation (0,2 ml, 2,5 %) bei Patienten mit Niereninsuffizienz (GFR: 10—30 ml/min, 5—10 ml/min, 0—4 ml/min). (===== = Mittelwert mit α-Grenzen; schraffiertes Feld = 2α-Grenze der Normalwerte.) Dialysepatienten zeigen eine gegenüber Kontrollpersonen signifikant geringere ($p < 0,001$; Varianzanalyse) tyraminstimulierbare Pupillenweite

Eine gewisse Übereinstimmung pathologischer Funktionsteste zur Erfassung einer Sympathikopathie konnte im Kollektiv nachgewiesen werden, zeigte sich jedoch relativ selten im Einzelfall, was bei der Heterogenität des Patientengutes mit unterschiedlicher Primärerkrankung und Dauer der Niereninsuffizienz verständlich erscheint.

Inwieweit ein differentes Pupillenerweiterungsvermögen mit Änderungen des klinischen Zustandsbildes korreliert — ähnlich dem Vibrationsempfinden bei peripherer Polyneuropathie — konnte bisher nicht gezeigt werden und bleibt Verlaufskontrollen bzw. Untersuchungen an Transplantierten vorbehalten.

Bisher konnte nur festgestellt werden, daß diese Störungen im Gegensatz zur peripheren Neuropathie auch durch adäquate Dialysebehandlung nicht reversibel ist.

Verminderte Pupillenreaktion ist in Verbindung mit klinischer Symptomatologie und anderen pathologischen Funktionstesten relevant und ausreichend spezifisch zur Diagnostik pathologischer Reaktionen des autonomen Nervensystems.

Sie erscheint wegen der minimalen Belastung der Probanden und des geringen arbeitstechnischen Aufwandes [17] für Verlaufsuntersuchungen gut geeignet.

Literatur

1. Blatz, R.: Dtsch. Gesundh.-Wesen 27, 2331 (1972). — 2. Bradbury, S., Eggleston, C.: Amer. Heart J. 1, 73 (1925). — 3. Dobbelstein, H.: Klin. Wschr. 50, 533 (1972). — 4. Friedman, S. A., Feinberg, R., Podolak, E., Bedell, R. H. S.: Ann. intern. Med. 67, 977 (1967). — 5. Gliem, H.: Acta ophthal. (Kbh.) 49, 955 (1971). — 6. Goldenberger, S., Thompson, A., Guha, A.: Clin. Res. 19, 531 (1971). — 7. Hennemann, H., Hevendehl, G., Reble, B., Heidland, A.: Dtsch. med. Wschr. 98, 1630 (1973). — 8. Hennessy, W. J., Siemsen, A. W.: Clin. Res. 16, 385 (1968). — 9. Jennekens, F. G. I., Mees, E. J. D., v. d. Most v. Spijk, D.: Nephron 8, 414 (1971). — 10. Johnson, F. W., Olsen, K. J.: J. Amer. med. Ass. 172, 2030 (1960). — 11. Kersh, E. S., Kronfield, S. J., Unger, A., Popper, R. W., Cantor, S., Cohn, K.: New Engl. J. Med. 21, 650 (1974). — 12. Lazarus, J. M., Hampers, C. L., Lowrie, E. G., Merrill, J. P.: Circulation 67, 1015 (1973). — 13. Lowenthal, D. T., Reidenberg, M. M.: Proc. Soc. exp. Biol. (N. Y.) 139, 390 (1972). — 14. Lundberg, D.: Acta physiol. scand. 75, 415 (1969). — 15. Nielsen, V. K.: Acta. med. scand. 191, 287 (1972). — 16. Reichenmiller, H. F., Dürr, F.: Nervenleitgeschwindigkeitsbestimmungen bei urämischer Polyneuropathie. In: Aktuelle Probleme der Dialyseverfahren und der Niereninsuffizienz, S. 328. III. Symp. Innsbruck. Friedberg: Bindernagel 1969. — 17. Riechwien, D.: Pupillometrie nach Tyramin-Stimulation — ein Parameter der autonomen Insuffizienz bei Urämie. Inaugural-Dissertation (im Druck). — 18. Sharpey-Schafer, E. P.: Brit. med. J. 1955, 693. — 19. Sharpey-Schafer, E. P., Taylor, J. P.: J. Physiol. (Lond.) 134, 1 (1956). — 20. Thomson, P. D., Melmon, K. L.: Anaesthesiology 29, 724 (1968). — 21. Tenckhoff, H. A., Boen, F. S. T., Jebsen, R. H., Spiegler, J. H.: J. Amer. med. Ass. 192, 91 (1965). — 22. Tyler, H. R.: Amer. J. Med. 44, 734 (1968). — 23. Tyler, H. R.: Arch. intern. Med. 126, 781 (1970). — 24. Wagner, H. N.: J. clin. Invest. 36, 1319 (1957). — 25. Winckler, J., Hennemann, H., Heidland, A., Wigand, M. E.: Klin. Wschr. 51, 1115 (1973).

Thoma, R., v. Baeyer, H., Halbach, R., Freiberg, J., Siemon, G., Sieberth, H.-G. (Med. Univ.-Klinik Köln): **Das körperliche Leistungsmaximum von Dialysepatienten (Bestimmung der anaeroben Kapazität unter Spiroergometrie)**

Die in den letzten Jahren stark angewachsene Zahl von Patienten mit mehrjähriger Dialysebehandlung wirft die Frage nach der Dauertoleranz dieser Therapie auf. Insbesondere ist das Augenmerk auf Störungen von seiten des Herz-Kreislaufsystems zu richten. Beim medizinisch gut rehabilitierten Dialysepatienten bieten sich wiederholte spiroergometrische Messungen zur Verlaufsbeurteilung der cardiopulmonalen Funktionsreserven an [5].

In einer vorangehenden Studie konnten wir nachweisen, daß das körperliche Leistungsmaximum des normotonen und nach klinischen Kriterien cardial suffizienten Dialysepatienten im wesentlichen durch den Grad der nephrogenen Anämie bestimmt ist [1]. Das Ziel der jetzigen Untersuchung ist es, abzuklären, inwieweit Störungen des Energiestoffwechsels und des Säure-Basen-Haushaltes zusätzliche leistungsbegrenzende Faktoren für den Dialysepatienten darstellen. Zur besseren Abgrenzung dialysespezifischer Befunde haben wir sowohl ein Vergleichskollektiv von Patienten mit nicht renal bedingter Anämie als auch ein Vergleichskollektiv von gesunden untrainierten Probanden in die spiroergometrische Untersuchung einbezogen.

Patienten und Methodik

Es wurden 14 Dialysepat. (mittlere Dialysezeit 2½ Jahre) mit einem durchschnittlichen Hb-Gehalt von 9,1g-% sowie 6 Pat. mit Anämie nicht renaler Genese mit einem durchschnittlichen Hb-Gehalt von 9,3g-% und 6 gesunde untrainierte Vergleichspersonen (Hb-Gehalt 15 g-%) einer Fahrradergometrie unterzogen. Bestimmt wurde das Atemminutenvolumen im offenen System mit kontinuierlicher Analyse des O_2- und CO_2-Gehalts in der Ausatmungsluft, so daß eine integrierende Bestimmung der Sauerstoffschuld durchgeführt werden konnte (Ergopneumotest der Fa. Jäger, Würzburg). Blutgase, Säure-Basen-Haushalt, Pyruvat und Lactat wurden sowohl in der Ruhe als auch sofort im Anschluß an eine 6minütige konstante Belastung ermittelt. Die Blutgase und der pH-Wert wurden im Blut des hyperämisierten Ohrläppchens, Lactat und Pyruvat im Vollblut der Vena cubitalis bestimmt (Blutgasanalysator der Fa. Eschweiler, Kiel, enzymatische Testkombination der Fa. Boehringer Mannheim).

Die maximale über 6 min tolerierte Wattstufe wurde in einem Vorversuch abgeschätzt. Eine Ausbelastung wurde angenommen, wenn der respiratorische Quotient 1 überschritt, oder wenn die Herzfrequenz über 170 Schläge/min anstieg. Die Herzfrequenz wurde über eine fortlaufende EKG-Registrierung ermittelt.

Ergebnisse und Diskussion

Die Belastung betrug bei den Dialyse- und Anämiepatienten im Mittel 80 ± 29 bzw. 81 ± 15 Watt. Die Dialysepatienten erreichten eine maximale Sauerstoffaufnahme von 1232 ± 330 ml, die Anämiepatienten eine maximale Sauerstoffaufnahme von 1412 ± 323 ml/min. Bei den Kontrollpersonen wurde eine maximale Sauerstoffaufnahme von 2490 ± 377 ml während einer durchschnittlichen Belastung von 153 ± 31 Watt registriert.

Die beiden leistungsphysiologisch bedeutsamen Größen des maximalen Sauerstoffpulses und des Atemäquivalents bei Belastung zeigten eine für Anämiker und Dialysepatienten gleichwertige Leistungseinschränkung an (Sauerstoffpuls des Dialysekollektivs: $9,18 \pm 2,23$ ml, Sauerstoffpuls des Anämiekollektivs $8,53 \pm 0,97$ ml, Atemäquivalent: $36,14 \pm 5,55$ bzw. $36,18 \pm 5,03$ ml). Sowohl bei den Anämie- als auch bei den Dialysepatienten ist das Atemäquivalent bereits in Ruhe erhöht als Ausdruck einer kompensatorischen Hyperventilation (Atemäquivalent $32,36 \pm 10,13$ bzw. $32,96 \pm 3,67$ ml). Im Verhalten des Säure-Basen-Haushaltes ließ sich zeigen, daß in keinem der untersuchten Kollektive durch die 6minütige körperliche Belastung eine bedrohliche acidotische Stoffwechselveränderung eintritt. Beim Dialysekollektiv wurde nach Belastung folgender Säure-Basen-Status gemessen: pCO_2 $32,1 \pm 2,9$ mm Hg, pH $7,314 \pm 0,062$, BE minus $8,76 \pm 4,1$. Der Säure-Basen-Status des Anämiekollektivs nach Belastung war nahezu identisch: pCO_2 $31,3 \pm 3,6$, pH $7,332 \pm 0,033$, BE minus $8,0 \pm 1,41$.

Die Abhängigkeit der Sauerstoffkapazität vom Grad der Anämie läßt sich durch Auftragen des maximalen Sauerstoffpulses gegen die Hb-Konzentration darstellen. Berücksichtigt man alle drei Untersuchungsgruppen und erfaßt somit einen Hb-Bereich von 5 bis 16 g-%, läßt sich eine hochsignifikante Korrelation zwischen beiden Größen sichern (Abb. 1). Man erkennt gleichzeitig, daß sich Anämie- und Dialysepatienten hinsichtlich beider Parameter gleichartig verhalten.

Die Messungen der Sauerstoffschuld und der Milchsäureproduktion ergaben auch für die anaerobe Energiebereitstellung keine gravierenden Unterschiede. Entsprechend den Arbeiten von Knuttgen u. Huckabee läßt sich die Sauerstoff-

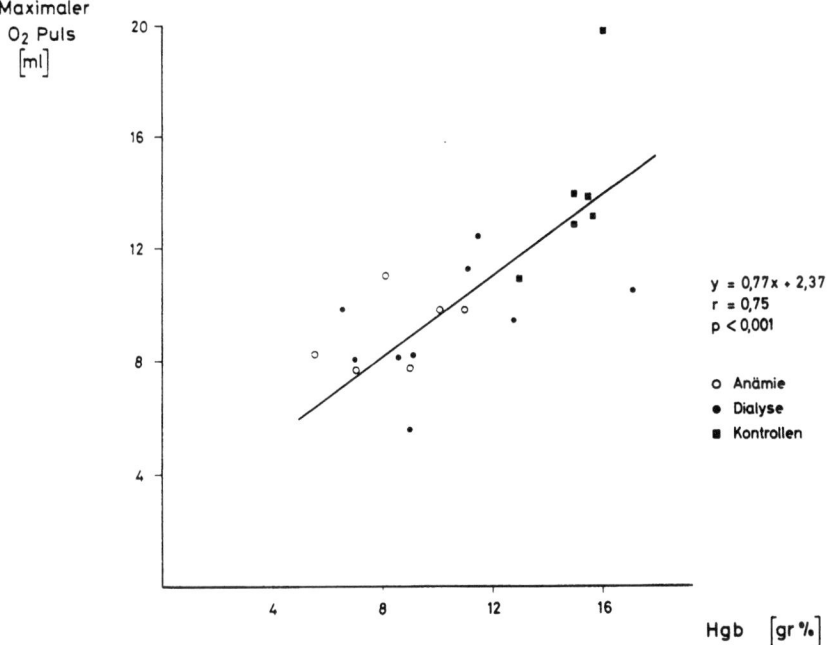

Abb. 1. Maximaler Sauerstoffpuls als Funktion der Hb-Konzentration

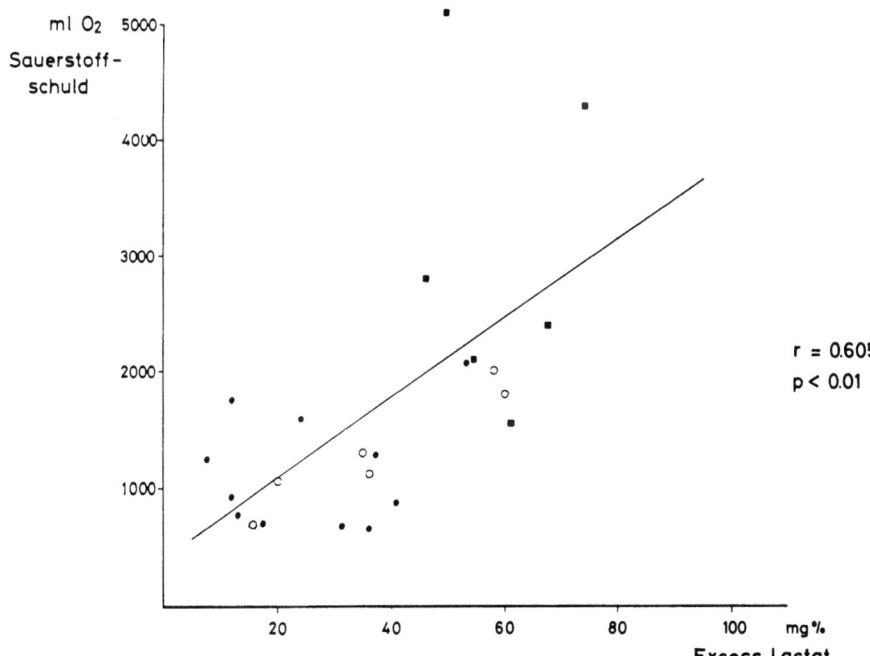

Abb. 2. Sauerstoffschuld in Beziehung zum Exzeß-Lactat. Formel für Bestimmung des Exzeß-Lactats: $(Lactat_{Arbeit} - Lactat_{Ruhe}) - (Pyruvat_{Arbeit} - Pyruvat_{Ruhe})$; der vorstehende Ausdruck wird multipliziert mit $\frac{Lactat_{Ruhe}}{Pyruvat_{Ruhe}}$

schuld stöchiometrisch auf die Menge des sogenannten Exzeß-Lactats beziehen [2—4]. Letzteres soll ein Maß für die auf Gewebshypoxie zurückführbare Milchsäurebildung unter Berücksichtigung des Pyruvat-Lactat-Quotienten darstellen. Unter Einbeziehung der Kontrollen, d. h. bei Betrachtung der gesamten Variationsbreite, läßt sich eine lineare Regression zwischen Sauerstoffschuld und der nach Huckabee berechneten Konzentration des Exzeß-Lactats sichern (Abb. 2). Es ist zu erkennen, daß die Kollektive der Dialyse- und Anämiepatienten im gleichen Streubereich liegen. Danach darf ein urämiespezifischer Effekt auf die Milchsäureproduktion ausgeschlossen werden.

Wir können die vorgelegten Befunde dahingehend zusammenfassen, daß ein Vergleich von Dialyse- und Anämiepatienten keine prinzipiellen Unterschiede hinsichtlich der aeroben und anaeroben Energiebereitstellung erkennen läßt. Auch die Veränderungen im Säure-Basen-Haushalt nach Belastung stimmen in beiden Kollektiven nahezu überein. Somit ist eine über die nephrogene Anämie hinausgehende Leistungsbegrenzung auszuschließen. Die Befunde lassen den Schluß zu, daß auch nach mehrjähriger Dialyse von medizinisch gut rehabilitierten Patienten keine urämiespezifische Beeinträchtigung der Leistungsreserven auftritt.

Literatur
1. v. Baeyer, H., Buchter, A., Halbach, R., Freiberg, J., Majumdar, D., Bolt, W., Sieberth, H. G.: Aktuelle Probleme der Niereninsuffizienz und Dialyse (im Druck). — 2. Huckabee, W. E.: J. clin. Invest. 37, 244 (1958). — 3. Huckabee, W. E.: J. clin. Invest. 37, 255 (1958). — 4. Knuttgen, H. G.: J. appl. Physiol. 17, 639 (1962). — 5. Sill, V., Lanser, K. G., Bauditz, W.: Z. Kardiol. 2, 164 (1973).

STANDL, E., JANKA, H.-U., KOLB, H.-J., KUHLMANN, H., MEHNERT, H. (Forschergruppe Diabetes, III. u. VI. Med. Abt., Krankenhaus München-Schwabing): **Der Einfluß von Änderungen des anorganischen Phosphats im Serum auf die erythrozytäre 2,3-Diphosphoglyzerat-(2,3-DPG)-Konzentration bei Hämodialysepatienten**

2,3-Diphosphoglyzerat (2,3-DPG) modifiziert die Affinität der Sauerstoffbindung an das Hämoglobin [1, 2]. Erniedrigte Konzentrationen von 2,3-DPG, das in den Erythrozyten den Hauptanteil der energiereichen Phosphate ausmacht, verschieben die Sauerstoffbindungskurve nach links und erschweren bei gleichen Temperatur-, Druck- und pH-Verhältnissen die Sauerstoffabgabe in der Mikrozirkulation. Es ist gezeigt worden, daß langfristig erniedrigte Serumspiegel von anorganischem Phosphat mit einer Verringerung des erythrozytären 2,3-DPG-Gehalts einhergehen und dadurch zu einer Linksverschiebung der Sauerstoffbindungskurve führen [3, 4]. Kürzlich fanden wir bei Diabetikern, bei denen es sowohl im Verlauf einer Ketoazidose als auch während der Rekompensation einer nichtazidotischen Stoffwechselentgleisung zu Veränderungen des anorganischen Phosphats im Serum kommt, eine enge Korrelation der Erythrozytenkonzentration von 2,3-DPG mit der Serumkonzentration des anorganischen Phosphats [5, 6]. Sinn der vorliegenden Arbeit war es, am Modell der Hämodialyse den Einfluß eines raschen Abfalls des anorganischen Phosphats im Serum während einer 6- bis 8-stündigen Dialyseperiode auf die 2,3-DPG-Konzentration zu verfolgen.

Untersucht wurden insgesamt 17 nichtdiabetische Pat. mit chronischer Niereninsuffizienz, die regelmäßig auf der VI. Med. Abt. des Schwabinger Krankenhauses, München, hämodialysiert werden. Die Phosphatresorption hemmenden Medikamente wurden 5 Tage zuvor abgesetzt. Die Dialyseeinheiten bestanden aus einem Nycotron-Mk II-Monitor und Plattennieren der Fa. Gambro Lundia, Lund, Schweden. Die Dialysierflüssigkeit enthielt 130 mval/l Natrium, 3,5 mval/l Kalium, 3,0 (bzw. 3,5) mval/l Kalzium, 1,0 (bzw. 2,0) mval/l Magnesium, 35,0 (bzw. 36,5) mval/l Azetat und 102,5 mval/l Chlorid. Vor Beginn und bei Beendigung der 6- bis 8stündigen Dialyseperiode wurden pH, pO_2, pCO_2, aktuelles Bikarbonat, Hämoglobin, 2,3-DPG (zur Methodik siehe [7]) und anorganisches Phosphat im Serum [8] aus arteriell gewonnenen Blutproben bestimmt.

Die Ergebnisse sind in der Tabelle zusammengefaßt. Der Blut-pH nahm signifikant von 7,39 auf 7,50 zu, pO_2 und pCO_2 blieben unbeeinflußt. Das aktuelle Bikarbonat stieg von 21,7 auf 26,7 an. Die Hämoglobinkonzentration veränderte sich nicht signifikant. Der Serumspiegel des anorganischen Phosphats fiel von vorher 9,1 mg/100 ml auf 5,5 mg/100 ml bei Ende der Dialyse ab. Gleichzeitig nahm der erythrozytäre 2,3-DPG-Gehalt von 17,7 auf 14,4 μmol/g Hb ab. Abb. 1 zeigt eine signifikante Korrelation des 2,3-DPG mit der Höhe des anorganischen Phosphats im Serum.

Tabelle. Mittelwerte ± SD von Blutgasparametern, Hämoglobinkonzentration, erythrozytärem 2,3-DPG und anorganischem Phosphat im Serum (P_i) bei 17 chronisch niereninsuffizienten Patienten vor und nach Hämodialyse

	VORHER	NACHHER	P-WERTE
BLUT pH	7,39 ± 0,04	7,50 ± 0,04	< 0,001
pO_2(a) mmHg	80,1 ± 9,9	78,5 ± 11,0	N.S.[+]
pCO_2(a) mmHg	35,9 ± 5,0	33,3 ± 5,6	N.S.[+]
HCO_3^- mval/l	21,7 ± 3,3	26,7 ± 2,6	< 0,001
Hb g/100ml	8,5 ± 2,3	8,8 ± 2,8	N.S.[+]
2,3-DPG μmol/gHb	17,7 ± 3,4	14,4 ± 2,8	< 0,001
P_i mg/100ml	9,7 ± 3,1	5,5 ± 1,3	< 0,001

N.S.[+] = NICHT SIGNIFIKANT

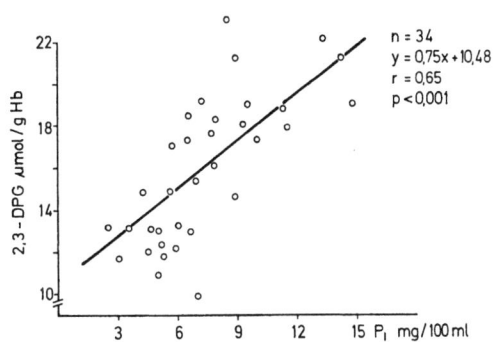

Abb. 1. Korrelation zwischen erythrozytärem 2,3-DPG und anorganischem Phosphat im Serum (P_i) bei 17 chronisch Niereninsuffizienten vor und nach Dialyse

Die vorliegenden Ergebnisse legen nahe, daß relativ rasche Änderungen des anorganischen Phosphats im Serum, wie sie infolge einer normalen Hämodialyse auftreten können, tatsächlich regulierend auf die Konzentration von 2,3-DPG im Erythrozyten einwirken. Anorganisches Phosphat stimuliert die Aktivität verschiedener glykolytischer Enzyme im Erythrozyten, nämlich der Phosphofruktokinase [9] und der Glyzeraldehyd-3-Phosphat-Dehydrogenase [10], so daß bei einer Abnahme der Phosphatkonzentration weniger 2,3-DPG, das in einem Nebenschluß der Glykolyse entsteht, gebildet wird. Bei der Beurteilung hinsichtlich der Größenordnung der beobachteten 2,3-DPG-Verminderung muß außerdem der gleichzeitige Anstieg des Blut-pH berücksichtigt werden. Eine Zunahme des Blut-pH um 0,1 sollte normalerweise eine Vermehrung des 2,3-DPG um 30 bis 40% nach sich ziehen [11], während im Gegensatz dazu im vorliegenden Fall bei einem zeitlich parallel auftretenden Abfall des anorganischen Phosphats eine etwa 20%ige 2,3-DPG-Abnahme gefunden wurde; d. h. würde sich der pH nicht ändern, wäre eine wesentlich ausgeprägtere Verminderung des 2,3-DPG zu erwarten. In jedem Fall ist bei den untersuchten Patienten am Ende der Dialyseperiode eine Linksverschiebung der Sauerstoffbindungskurve anzunehmen, und zwar sowohl infolge der 2,3-DPG-Abnahme als auch auf Grund eines reduzierten Bohreffekts, bedingt durch die Verschiebung des Blut-pH in Richtung alkalisch. Die periphere Sauerstoffversorgung bei diesen Patienten könnte deshalb vorübergehend erschwert sein.

Literatur
1. Benesch, R., Benesch, R. E.: Biochem. biophys. Res. Commun. **26**, 162 (1967). — 2. Chanutin, A., Curnish, R. R.: Arch. Biochem. Biophys. **121**, 96 (1967). — 3. Lichtman, M. A., Miller, D. R., Cohen, J., Waterhouse, C.: Ann. intern. Med. **74**, 562 (1971). — 4. Travis, S. E., Sugarman, H. J., Ruberg, R. L., Dudrick, S. J., Deliveria-Papadopoulos, M., Miller, L. D.: New Engl. J. Med. **285**, 763 (1971). — 5. Ditzel, J., Standl, E.: Diabetologia **11** (1975) (in press). — 6. Standl, E., Ditzel, J.: Europ. J. clin. Invest. **5**, (1975) (in press). — 7. Standl, E., Kolb, H. J.: Diabetologia **9**, 461 (1973). — 8. Fiske, C. H., Subbarrow, Y.: J. biol. Chem. **81**, 629 (1929). — 9. Kühn, B., Jacobasch, G., Gerth, C., Rapoport, S. M.: Europ. J. Biochem. **43**, 437 (1974). — 10. Rapoport, S., Maretzki, D., Schewe, C.: In: Oxygen affinity of hemoglobin and red cell acid base status (eds. M. Rørth, P. Astrup), p. 527. Kopenhagen-Munksgaard-New York: Academic Press 1972. — 11. Bellingham, A. J., Detter, J. C., Lenfant, C.: J. clin. Invest. **50**, 700 (1971).

VLACHOYANNIS, J., MEYER, G., MEYER, C., BRECHT, H. M., SCHOEPPE, W. (Abt. Nephrologie d. Zentrums d. Inn. Med., Univ.-Kliniken Frankfurt): **Das Verhalten von 3'5'cAMP im Serum bei Patienten mit terminaler Niereninsuffizienz bei chronisch hämodialysierten und transplantierten Patienten**

Das endogene 3'5'-cAMP ist mit der Untersuchung von Robinson u. Sutherland für die Wirkung von verschiedenen Hormonen auf die Zelle als second messenger anerkannt [1—3]. Der 3'5'-cAMP-Serumspiegel ist Ausdruck der intrazellulären Aktivität des Adenylcyclase-Phosphodiesterase-Systems und der Elimination, die auf unbekannten Abbauwegen und durch renale Ausscheidung erfolgt [4].

Die Wirkungen eines erhöhten 3'5'-cAMP-Serumspiegels nach exogener Zufuhr von 3'5'-Dibutyryl-cAMP auf verschiedene Organsysteme sind die folgenden:

1. Auf das Immunabwehrsystem: Verminderung der zytolytischen Fähigkeiten von sensibilisierten Lymphozyten und der Histaminfreisetzung von basophilen Leukozyten [5].

2. Auf die Thrombozyten: Hemmung der Thrombozytenaggregation [6].

3. Auf die Magenschleimhaut der Ratte: Anstieg der Magensäureproduktion und der Mukosadurchblutung [7].

4. Auf Knochenzellkulturen: Freisetzung von Calcium, anorganischem Phosphat und Hydroxyprolin (PTH-analoge Wirkungen) [8].

5. Auf die Niere: Zunahme der Calciumrückresorption und verstärkte Phosphatausscheidung [9, 10].

Unsere Untersuchungen hatten zum Ziel: Den Serumspiegel von 3'5'-cAMP bei Patienten mit terminaler Niereninsuffizienz und bei chronisch hämodialysierten Patienten festzustellen und die Bedeutung der Niere als Ausscheidungs- und Produktionsorgan auch in der Urämie zu zeigen. Es sollten weiterhin mögliche Beziehungen zwischen dem sekundären Hyperparathyreoidismus und dem 3′5′-cAMP-Serumspiegel aufgewiesen werden, und schließlich war das Verhalten des 3′5′-cAMP-Spiegels während der Hämodialyse von Interesse.

Wir unterschieden folgende Patientengruppen: Normalpersonen (n = 15), Patienten mit terminaler Niereninsuffizienz (n = 12), chronisch hämodialysierte Patienten (n = 38), davon waren 8 parathyreoidektomiert und 7 nephrektomiert und 5 Patienten, bei denen eine Niere transplantiert worden war (n = 5).

Es wurden folgende Blutanalysen durchgeführt:
1. 3′5′-cAMP-Bestimmung nach der Gilmanmethode [11];
2. Kreatinin, Calcium, Phosphat nach Standardmethoden.

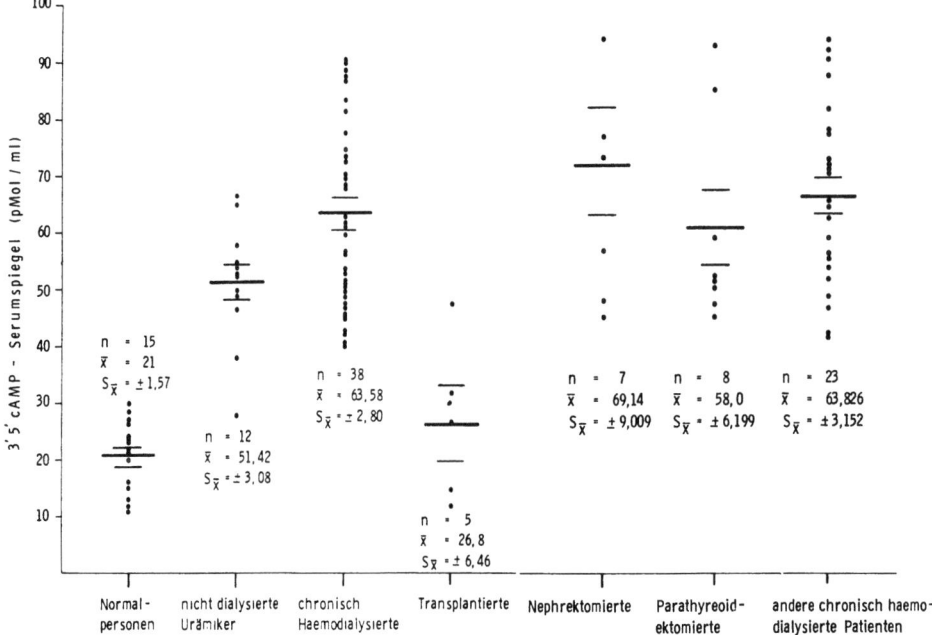

Abb. 1. Serumspiegel von 3′5′-cAMP bei Normalpersonen, nichtdialysierten Urämikern, chronisch hämodialysierten, transplantierten, nephrektomierten und parathyreoidektomierten Patienten

Die Blutentnahmen bei Dialysepatienten erfolgten direkt vor Beginn der Dialysebehandlung, 4 Std danach und am Ende der Dialyse.

In Übereinstimmung mit der Literatur fanden wir bei Normalpersonen einen 3′5′-cAMP-Spiegel von 21 pMol/ml Serum. Noch nicht hämodialysierte Patienten mit terminaler Niereninsuffizienz zeigten eine bis auf das Doppelte erhöhte 3′5′-cAMP-Serumkonzentration. Die chronisch hämodialysierten Patienten wiesen auf das Dreifache erhöhte Serumspiegel auf. Nach Transplantation normalisierte sich der 3′5′-cAMP-Serumspiegel. Dabei fanden wir in der Gruppe der hämodialysierten Patienten keinen signifikanten Unterschied zwischen Nephrektomierten, Parathyreoidektomierten und den anderen Patienten. In keiner der erwähnten Gruppen fand sich eine Korrelation des Serumspiegels von 3′5′-cAMP mit dem Serumspiegel von Kreatinin. Auch das Calciumphosphatprodukt korrelierte nicht mit dem 3′5′-cAMP-Spiegel im Serum. In der Gruppe der hämodialysierten Patienten fanden wir einen durchschnittlichen Abfall des Phosphat-Serumspiegels von 41% während der Dialyse (5,64 ± 0,54 auf 4,01 ± 0,37 mg-%, n = 15). Der Serumspiegel von 3'5'-cAMP fiel im Beginn der Dialyse stark ab (von 67,12 auf 47,56 pMol/ml, n = 25).

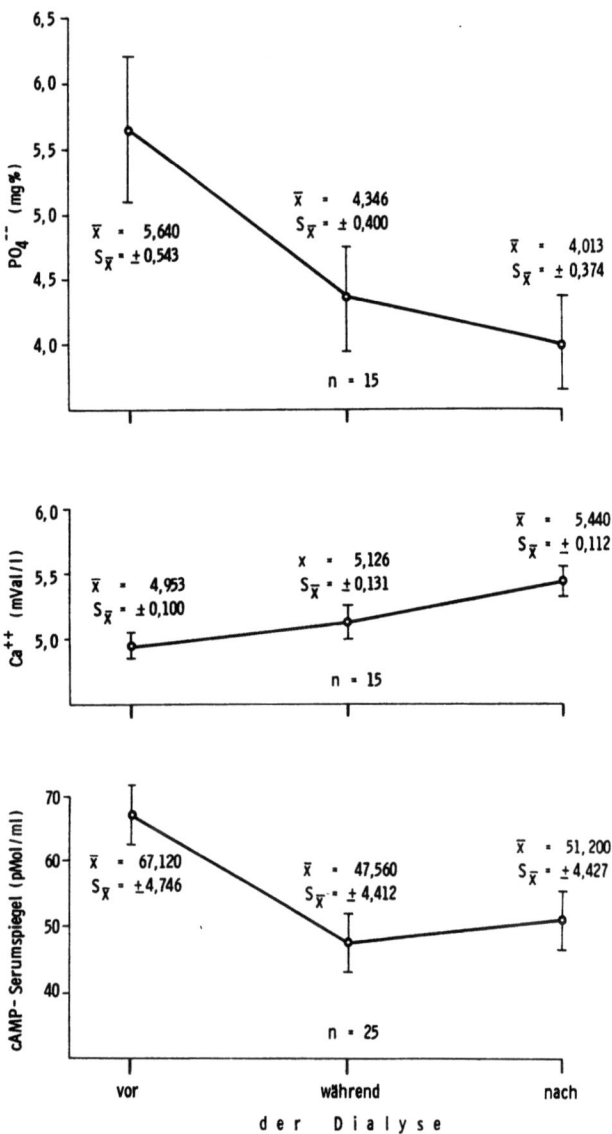

Abb. 2. Das Verhalten von Ca^{++}, PO_4^{--} und 3'5'-cAMP während der Dialyse

Am Ende der Dialyse fand sich ein leichter, nicht signifikanter Anstieg (auf 51,2 pMol/ml). Die Antihypertensiva und die Vitamin-D-Präparate beeinflußten unsere Befunde nicht, da sich die 3'5'-cAMP-Serumwerte von Patienten mit Antihypertensiva- oder Vitamin-D-Therapie nicht signifikant von Patienten ohne eine derartige Therapie unterschieden.

Die vorliegenden Befunde zeigen eine bis auf das Dreifache erhöhte Serumkonzentration von 3'5'-cAMP bei Patienten mit Niereninsuffizienz in der Retentionsphase und chronisch hämodialysierten Patienten. Im Gegensatz dazu normalisierten sich der Serumspiegel nach Nierentransplantation. Ein wesentlicher Faktor für die erhöhte Konzentration könnte eine gesteigerte Sekretion von Parathormon sein [12]. Chase et al. haben bewiesen, daß PTH das Adenylcyclase-Phosphodiesterase-System in Niere und Knochen aktiviert [13]. Kaminsky et al. beobachteten nach PTH-Infusion bei normalen Personen einen vierfachen Anstieg von 3'5'-cAMP im Serum [14]. Nach unseren Befunden kann nicht alleine eine gesteigerte Parathormonsekretion für die erhöhte cAMP-Konzentration im Serum verantwortlich sein, weil Patienten vor und nach Parathyreoidektomie keine signifikanten Unterschiede aufwiesen. Manche Autoren berichten, daß die Nieren bei Normalpersonen die Hauptquellen für das im Serum erscheinende 3'5'-cAMP seien. So konnten sie nach PTH-Gabe bei Anephrikern keinen oder nur einen sehr geringen Anstieg von 3'5'-cAMP im Serum feststellen [14]. Bei unserer Untersuchung fand sich kein signifikanter Unterschied im 3'5'-cAMP-Spiegel zwischen nephrektomierten und nicht nephrektomierten Patienten. Daraus folgt, daß die Niere als Produktionsorgan für den pathologisch erhöhten Serumspiegel in der Urämie keine Rolle spielt. Die verminderte oder fehlende renale Ausscheidung ist sicher der wesentliche Faktor für die erhöhte 3'5'-cAMP-Konzentration im Serum. Obwohl 3'5'-cAMP dialysiert wird, liegt die Konzentration bei chronisch hämodialysierten Patienten signifikant höher als bei Patienten mit terminaler Niereninsuffizienz vor der Hämodialysetherapie. Auch nach der Hämodialyse bleibt der Serumspiegel stark erhöht. Dies könnte bedeuten, daß die Produktion in der Urämie gesteigert ist. Eine solche Funktionsstörung wäre möglich durch Aktivierung der Adenylcyclase oder Hemmung der Phosphodiesterase, worüber unsere Befunde keinen Aufschluß geben können.

Literatur

1. Sutherland, E. W., Rall, T. W.: Pharmacol. Rev. **12**, 265 (1960). — 2. Sutherland, E. W., Robinson, G. A., Butcher, R. W.: Circulation **37**, 279 (1968). — 3. Robinson, G. A., Butcher, R. W., Sutherland, E. W.: Cyclic AMP. New York: Academic Press 1971. — 4. Broadus, A. E., Kaminsky, N. I., Hardman, J. G., Sutherland, E. W., Liddle, G. W.: J. clin. Invest. **49**, 2228 (1970). — 5. Henney, C. S.: J. Immunol. **108**, 1526 (1972). — 6. Salzmann, E. W.: Ser. Haematol. **3**, 4 (1970). — 7. Whittle, B. J. R.: Brit. J. Pharmacol. **46**, 546 (1972). — 8. Heersche, J. N. M.: J. biol. Chem. **246**, 6770 (1971). — 9. Klein, D. C., Raisz, L. G.: Endocrinology **89**, 818 (1971). — 10. Vaes, G.: Nature (Lond.) **219** 939 (1968). — 11. Gilman, A. G.: Proc. nat. Acad. Sci. (Wash.) **67**, 305 (1970). — 12. Massry, S. G., Coburn, J. W., Lee, D. B. N., Jowsey, J., Kleeman, C. R.: Ann. intern. Med. **78**, 357 (1973). — 13. Lewis, R., Chase, G. D., Aurbach: Proc. nat. Acad. Sci. (Wash.) **58**, 518 (1967). — 14. Kaminsky, N. I., Broadus, N. I., Hardmann, S. G., Jones, D. S., Jr., Ball, J. H., Sutherland, E. W., Liddle, G. W.: J. clin. Invest. **49**, 2387 (1970).

HELD, H., BAETZNER, P., LIEBAU, G., BUNDSCHU, H. D., HAYDUK, K. (Med. Univ.-Klinik Tübingen, Abt. I u. III): **Besonderheiten bei der Behandlung von Dialysepatienten mit Phenprocoumon (Marcumar®)**

Die Behandlung niereninsuffizienter Patienten mit oralen Anticoagulantien ist mit einem erhöhten Risiko belastet (Reidenberg, 1971; Fabre u. Ohr, 1974). Der Grund hierfür liegt nach bisherigen Beobachtungen nicht in einer abnormen Wirkung der Medikamente auf die Prothrombinzeit, sondern in der Blutungstendenz der urämischen Patienten (Cheny u. Bonnin, 1962). Diese Blutungstendenz überlagert die Anticoagulantienwirkung und beeinträchtigt daher die

Aussagekraft der Prothrombinzeit als Maßstab der Anticoagulantienwirkung. Aus diesem Grund wird empfohlen, die Indikation zur Anwendung dieser Medikamente beim niereninsuffizienten Patienten streng zu stellen.

Als Indikation für eine Anticoagulantientherapie gelten wiederholte Shuntthrombosen bei niereninsuffizienten Patienten, die chronisch dialysiert werden müssen. Bei einigen in der Dialysestation der Medizinischen Klinik Tübingen dialysierten Patienten mit Shuntthrombosen erwies sich die Einstellung der Prothrombinzeit auf den therapeutischen Bereich mit Phenprocoumon jedoch als schwierig. Bei den Patienten, die zweimal wöchentlich hämodialysiert werden mußten, schwankten die Prothrombinzeiten trotz ein- bis zweimaliger Kontrolle der Prothrombinzeit pro Woche erheblich und lagen oft außerhalb des therapeutischen Bereichs von 15 bis 25%.

Diese Schwierigkeiten führten zu der Frage, ob die Kinetik des Phenprocoumon durch die Hämodialyse verändert wird. Da dieses Anticoagulans zu über 99% an das Serumeiweiß gebunden wird (Gugler u. Dengler, 1973) und im Organismus fast vollständig in Metabolite umgesetzt wird (Glogner u. Heni, 1973), ist eine Beeinflussung der Kinetik des Medikamentes bei chronisch dialysierten Patienten nicht ohne weiteres zu erwarten.

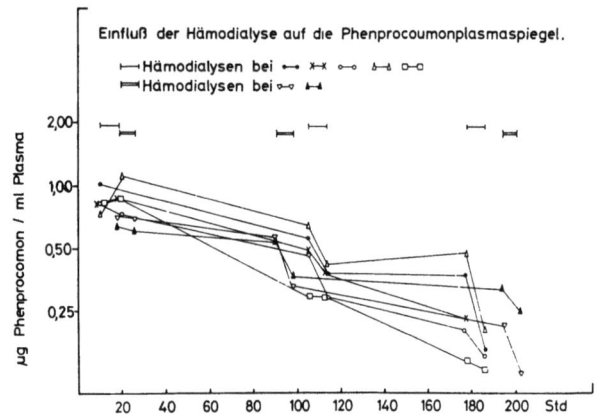

Abb. 1. Phenprocoumonplasmaspiegel bei 7 Dialysepatienten nach einmaliger peroraler Einnahme von 15 bis 21 mg Phenprocoumon

7 Pat., die 2mal wöchentlich hämodialysiert wurden, erhielten einmalig 15 bis 21 mg Phenprocoumon per os. Danach wurden in einem Zeitraum, der 3 Hämodialysen umfaßte (186 bis 203 Std), die Plasmaspiegel des Phenprocoumon gemessen (Abb. 1). Die Phenprocoumonplasmaspiegel wurden nach einer modifizierten fluorometrischen Methode von Seiler u. Duckert (1968) gemessen, die es erlaubte, den Phenprocoumonplasmaspiegel in 0,2 bis 0,4 ml Plasma zu messen.

Während der ersten Hämodialyse, die 12 bis 18 Std nach Einnahme des Phenprocoumons begonnen wurde, stiegen die Plasmaspiegel des Medikamentes an oder fielen leicht ab. Dies deutet darauf hin, daß zu diesem Zeitpunkt die Resorption des Phenprocoumons noch nicht abgeschlossen war. Die maximalen Phenprocoumonplasmaspiegel lagen bei 0,7 bis 1,03 µg/ml. Bei den folgenden zwei Hämodialysen war der Abfall der Phenprocoumonplasmaspiegel bei 6 der 7 Patienten gegenüber den Dialyseintervallen deutlich beschleunigt. Die Prothrombinzeit fiel innerhalb von 5 bis 6 Tagen nach der Einnahme des Phenprocoumons bis auf minimal 34% ab.

Aus den Blutspiegelkurven mußte vermutet werden, daß Phenprocoumon während der Dialysen in wesentlicher Menge aus dem Blut dialysiert wird. Durch direkte Messung der im Dialysat ausgeschiedenen Phenprocoumonmenge wurde diese Vermutung bestätigt. Drei Dialysepatienten wurden dabei 18 Std vor einer Hämodialyse 21 mg Phenprocoumon per os verabreicht und aus zu verschiedenen Zeiten entnommenen 1 l-Proben des Dialysewassers nach Extraktion und Einengung die herausdialysierte Phenprocoumonmenge gemessen. Auf die gesamten 288 l Dialysewasser umgerechnet, ergab sich eine Ausscheidung von 1,008 bis 2,931 mg (x̄ ± s = 1,784 ± 0,592 mg) Phenprocoumon pro Dialyse. Bei Berücksichtigung des während der Dialyse gemessenen Phenprocoumonplasmaspiegels läßt sich ein Clearancewert pro Dialyse berechnen. Dieser beträgt 1033 bis 2840 ml pro 8 bis 10 Std (x̄ ± s = 1,976 ± 633 ml/8 bis 10 Std). Bei einem Verteilungsvolumen des Phenprocoumons von 17,88% des Körpergewichtes (Chriske u. Mitarb., 1973) beträgt damit die Clearance des Medikamentes pro Dialyse 9 bis 26% des Verteilungsvolumens.

Bei 7 gesunden Probanden und 12 Dialysepatienten wurde mittels der in vitro-Gleichgewichtsdialyse die Serumeiweißbindung von Phenprocoumon gemessen (Abb. 2). Nach Zusatz von 20 µg Phenprocoumon pro ml Serum betrug die Konzentration des dialysablen, im Puffer gemessenen Phenprocoumons bei den ge-

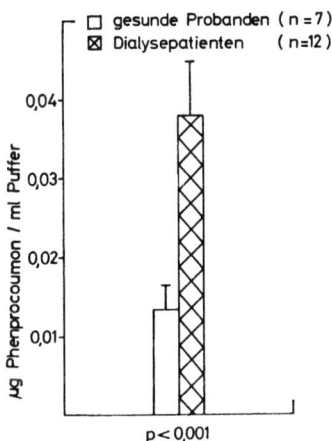

Abb. 2. Serumeiweißbindung von Phenprocoumon bei gesunden Probanden und Dialysepatienten

sunden Probanden im Mittel 0,013 ± 0,0028 µg/ml, entsprechend einer Serumeiweißbindung von 99,94%, bei den Dialysepatienten 0,0386 ± 0,0074 µg/ml, entsprechend einer Serumeiweißbindung von 99,81%. Bei den Dialysepatienten war damit der Anteil des nicht an das Serumeiweiß gebundenen Medikamentes um im Mittel 298 ± 58% erhöht. Bei einer derart verminderten Serumeiweißbindung muß einerseits eine erhöhte pharmakologische Wirksamkeit des Medikamentes, andererseits eine raschere Umsetzung des Arzneimittels in der Leber erwartet werden.

Die Befunde genügen, um die erschwerte Dosierbarkeit des Phenprocoumons bei den Dialysepatienten zu erklären. Gleichzeitig kann aus den Ergebnissen geschlossen werden, daß eine Hämodialyse bei einer Vergiftung mit Phenprocoumon wirksam sein muß.

Literatur
Cheny, K., Bonnin, J. A.: Brit. J. Haemat. **8**, 215 (1962). — Chriske, H. W., Gross, R., Hilger, H. H., Oette, K., v. Smekal, P., Knake, M., Kray, D.: Verh. dtsch. Ges. inn. Med. **79**, 1311 (1973). — Fabre, J., Ohr, I.: Ergebn. inn. Med. Kinderheilk. **34**, 45 (1974). — Glogner, P., Heni, N.: Verh. dtsch. Ges. inn. Med. **79**, 1308 (1973). — Gugler, R., Dengler, H. J.: Klin. Wschr. **51**, 1081 (1973). — Reidenberg, M. M.: Renal Funcion and drug action. New York: Saunders 1971. — Seiler, K., Duckert, F., Thrombos. Diathes. haemorrhag. (Stuttg.) **19**, 389 (1968).

FIEGEL, P., GAMM, H., KÖHLER, H., HECKING, E. (I. Med. Klinik u. Poliklinik u. Abt. f. Hämatologie, Univ. Mainz): **Erste Erfahrungen mit einem neuen großflächigen Kapillardialysator: Der Cordis Dow Artificial Kidney, Modell 5**

Die Einmal-Dialysatoren aus Zellulose-Triacetat-Kapillaren haben ein niedriges und konstantes Blutfüllvolumen, eine geringe Rupturquote, sie sind leicht zu handhaben und bieten die Möglichkeit zu beliebiger Vergrößerung der Membranoberfläche. Sie erfüllen damit wichtige Idealforderungen, die an einen Dialysator zu stellen sind.

Eine neue Entwicklung stellt die Cordis Dow Artificial Kidney, Modell 5 (CDAK 5), dar. Diese Kapillarniere hat eine dialysierende Oberfläche von 2,5 m^2 und erfüllt somit gegenüber den bislang gebräuchlichen Dialysatoren die Voraussetzung für eine Verkürzung der Dialysezeit. Ziel dieser Arbeit war es, unsere Erfahrungen bei über 400 Dialysen mit der CDAK 5 mitzuteilen und sie den konventionellen Dialysen mit einer Gambro Lundia Nova-Platte gegenüberzustellen.

Material und Methode

Wir untersuchten 7 Pat. aus dem chronischen Hämodialyseprogramm (Alter 48,9 ± 14,6 Jahre), die zuvor mindestens 3 Monate mit einer Gambro Lundia Nova-Platte (Membran 13,5 micron) 2mal wöchentlich für 12 Std (Verfahren A) und im Anschluß daran 7 Monate lang mit einer CDAK 5 2mal wöchentlich für jeweils 6 Std (Verfahren B) behandelt wurden. Die Patienten erhielten bei beiden Verfahren die gleichen Medikamente, zu denen Antihypertensiva, Aluminiumhydroxyd, Histidin und Eisenpräparate gehörten. Transfusionen wurden nicht verabfolgt. Als Dialysat verwendeten wir handelsübliche Konzentrate, die mit einem Drake-Willock-Gerät aufbereitet wurden. Blutfluß und Durchführung der Dialysen entsprachen den heute allgemein gültigen Regeln und unterschieden sich bei beiden Verfahren nicht (Q_B = ca. 200 ml/min, Q_D = ca. 500 ml/min). Die akute Reaktion auf die auf 6 Std verkürzten Dialysen mit den großflächigen Kapillardialysatoren wurde beurteilt, indem bei 6 der 7 beobachteten Pat. die systolischen Blutdruckwerte bei 7 aufeinanderfolgenden Dialysen stündlich registriert wurden und mit Vergleichswerten während der ersten 6 Std der Dialyse mit dem Plattendialysator verglichen wurden. Aus je 2 aufeinanderfolgenden Werten wurde die Absolutdifferenz berechnet und nach dem U-Test von Wilcoxon ausgewertet. Außerdem wurden die praedialytischen Blutdruckwerte miteinander verglichen.

Als Parameter für die Entgiftungsleistung diente ein Vergleich der Effektivität in bezug auf die Kreatininelimination. Sie wurde in Anlehnung an Frey u. Hoover nach der Formel $E = 100 \times \frac{Co - Ct}{Co}$ berechnet. Die Mittelwerte je zweier aufeinanderfolgender Dialysen wurden verglichen. Weiter bestimmten wir den Blutrückstand in beiden Dialysatortypen nach dem von uns früher angegebenen Meßverfahren mit ^{51}Cr-markierten Erythrozyten.

Die Langzeitverträglichkeit beurteilten wir, indem wir den Hämatokrit von 5 aufeinanderfolgenden Dialysen bei beiden Behandlungsverfahren miteinander verglichen. Als weiterer Parameter auf die Auswirkung der Erythropoese bestimmten wir nach Markierung mit ^{51}Cr die Erythrozyten-Überlebenszeiten. Um einen Einfluß auf das periphere Nervensystem zu erfassen, ermittelten wir die motorische Nervenleitgeschwindigkeit des Nervus peroneus. Schließlich wurden von 3 aufeinanderfolgenden Dialysen während beider Behandlungsperioden die Konzentrationen des anorganischen Phosphates vor Dialysebeginn bestimmt. Alle ermittelten Meßwerte wurden bei den gleichen Patienten bestimmt und nach dem Student-t-Test für verbundene Stichproben statistisch analysiert. Zusätzlich protokollierten wir klinische Parameter wie Kopfschmerzen, Erbrechen, Muskelkrämpfe, subjektives Wohlbefinden sowie Rehabilitationsgrad und Auftreten von Abgeschlagenheit nach den Dialysen.

Ergebnisse und Diskussion

Durch die erheblich größere Clearance-Leistung des Kapillardialysators war zu befürchten, daß bei Verkürzung der Dialysezeit Zeichen des Dysäquilibrium-Syndroms auftraten. Klinische Symptome dafür ließen sich nicht beobachten. Ebensowenig zeigte die Auswertung der systolischen Blutdruckschwankungen während der Dialyse einen Unterschied zwischen beiden Verfahren (siehe Tabelle). Dies ist wahrscheinlich auf die gut steuerbare Ultrafiltration bei fehlender Zwangs-

Tabelle. Schwankungen des systolischen Blutdrucks während des Dialyseverfahrens A (Gambro) und B (Cordis)

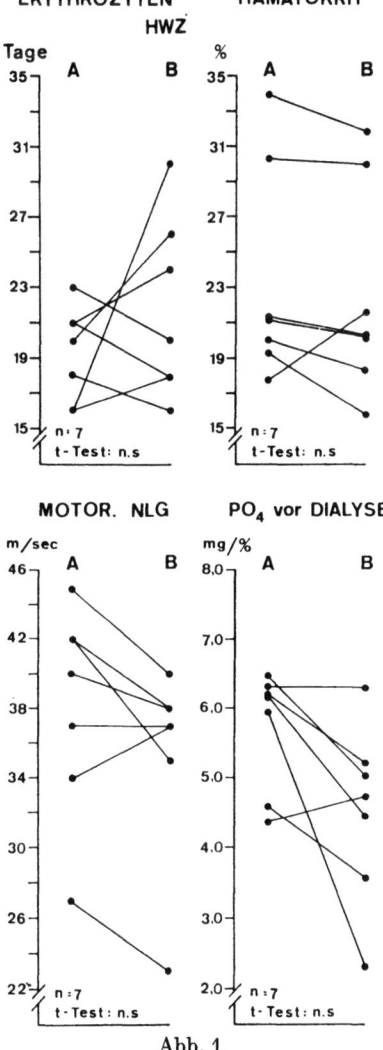

Abb. 1

ultrafiltration der Kapillarnieren zurückzuführen[1]. Die Effektivität in bezug auf die Kreatinin-Elimination ergab bei der 12stündigen Dialyse mit der Plattenniere

---
[1] Auch die praedialytischen Blutdruckwerte blieben bei gleicher antihypertensiver Medikation unverändert.

einen durchschnittlichen Wert von 66,9 ± 4,9% und bei den auf 6 Std verkürzten Dialysen mit der CDAK 5 einen Wert von 65,3 ± 7,0%. Bei der statistischen Auswertung waren auch diese beiden Werte nicht signifikant voneinander unterschieden.

Ein wichtiges Argument gegen die Verwendung von Kapillardialysatoren ist das relativ hohe Blutvolumen, das bei der Dialyse in der künstlichen Niere zurückbleibt. Ein Vergleich der Blutrückstände zeigt einen deutlichen Unterschied zwischen den verwendeten Modellen. So blieben in der CDAK 5 durchschnittlich 12,34 ± 5,24 ml Vollblut bei insgesamt 55 ausgewerteten Dialysen gegenüber 4,33 ± 1,02 ml in der Gambro Lundia-Plattenniere bei 37 ausgewerteten Dialysen zurück ($p < 0,01$). Trotz des relativ großen Restblutes in den Kapillarnieren ließ sich bei einem Vergleich der Hämatokritwerte nach längerer Behandlung mit beiden Dialyseverfahren ein statistischer Unterschied nicht feststellen (Mittelwert bei Verfahren A 23,4 ± 6,19% gegenüber 22,6 ± 5,6% bei Verfahren B). Ebenso war der Mittelwert der Erythrozyten-Halbwertzeit von 19,3 ± 2,7 Tagen bei Benutzung der Plattenniere gegenüber 21,7 ± 5,1 Tagen bei Benutzung der Kapillarniere statistisch nicht zu unterscheiden. Ein häufiger Einwand gegen eine Verkürzung der Dialysedauer ist eine mangelhafte Elimination des anorganischen Phosphates. Wir haben deshalb sowohl vor der längerdauernden Dialyse wie auch vor der verkürzten Dialyse an 3 aufeinanderfolgenden Behandlungstagen die Konzentrationen des anorganischen Phosphates gemessen und die Durchschnittswerte miteinander verglichen. Ein signifikanter Unterschied ließ sich auch hier nicht feststellen. Die motorische Nervenleitgeschwindigkeit lag bei Verfahren A mit 38,1 ± 6,09 m/sec leicht unter dem Normwert. Bei Verfahren B ließ sich ein etwas niedrigerer Wert mit 35,4 ± 5,7 m/sec bestimmen. Ein signifikanter Unterschied ergab sich auch hierbei nicht (siehe Abb. 1).

In den klinischen Parametern wie Kopfschmerzen, Erbrechen, Muskelkrämpfen und Rehabilitationsgrad fanden wir ebenfalls keinen Unterschied. Hervorzuheben ist jedoch, daß die Patienten gegenüber dem Verfahren A unmittelbar nach den Kurzdialysen keine Zeichen von Abgeschlagenheit zeigten und sofort wieder ihren gewohnten Beschäftigungen nachgehen konnten.

Schlußfolgerungen

Die Dialyse mit der CDAK 5 mit einer Membranoberfläche von 2,5 m² bietet den Vorteil einer Verkürzung der Dialysezeiten und damit besonders bei Zentrums- und Limited-Care-Dialysen eine bessere Nutzung von Dialyseplätzen. Den Patienten bleibt eine häufig nach längerdauernden Dialysen auftretende Abgeschlagenheit erspart.

Bei einer sich vorläufig über 7 Monate erstreckenden Untersuchung konnten keine Nachteile in bezug auf die Erythropoese, den Phosphathaushalt und die Nervenleitgeschwindigkeit beobachtet werden.

Der augenscheinliche Nachteil einer größeren Restblutmenge erwies sich bei der Langzeitbehandlung als nicht relevant, was evtl. auf eine Verringerung der mechanischen Erythrozytenschädigung zurückzuführen ist.

Literatur

Fiegel, P., Köhler, H., Gamm, H.: Klin. Wschr. **52**, 847 (1974). — Frey, D. L., Hoover, P. L.: Dtsch. med. Wschr. **92**, 199 (1967). — Kerr, D. N. S., Hoenich, N. A., Frost, T. H., Clayton, C. B., Jolly, D.: Nephron **12**, 368 (1974).

HEIMSOTH, V. H., GRAFFE-ACHELIS, CHR., LUBOLDT, W. (Med. Klinik d. Städt. Krankenhauses Schweinfurt u. Blutspende- u. Transfusionsdienst d. Klinikum d. Univ. Essen, GHS): **Harnuntersuchungen zur Diagnostik des akuten Nierenversagens***

Von zahlreichen Autoren ist immer wieder versucht worden, mit Urinuntersuchungen das akute Nierenversagen von anderen Oligo-Anurieformen abzugrenzen [1—5]. Bei prärenaler Oligurie, etwa auf dem Boden einer Hypovolämie, einer Exsikkose oder einer Herzinsuffizienz ist dies möglich [1]. Schwieriger dagegen erweist sich die wichtige Abtrennung des akuten vom chronischen Nierenversagen.

Uns interessierte, ob mit der Bestimmung der Harnbestandteile Natrium und Glukose diagnostische Aussagen möglich sind.

Methodik

Überprüft wurden die Urinkonzentrationen für Natrium und Glukose von 25 Pat. mit akuten — überwiegend postoperativen — Nierenversagen, bei denen man den Zeitpunkt der Schädigung gut festlegen konnte und von 24 Pat. mit terminaler Niereninsuffizienz. Das Natrium wurde flammenphotometrisch, die Glukose enzymatisch mit der Hexokinasereaktion bestimmt.

Ergebnisse

Bei bilanzierter Kochsalz- und Flüssigkeitsgabe finden sich zu Beginn des akuten Nierenversagens bei unseren Fällen in den ersten Urinportionen nahezu blutgleiche Konzentrationen von Natrium. Im weiteren Verlauf ist eine Abnahme der Natriumkonzentrationen im Urin zu messen. Zum Zeitpunkt der Polyurie entsprechen die Natriumkonzentrationen denen in der Oligurie, wenn nicht höhere Natriummengen angeboten werden. Abb. 1 zeigt einen Einzelverlauf. Die Natriumkonzentrationen aller Fälle liegen in der Oligurie und Polyurie um 50 mval/l. Es kann gezeigt werden, daß beim akuten Nierenversagen die Natriumausscheidung schon zum Zeitpunkt der Oligurie und der Polyurie angebotsabhängig reguliert wird. Übermäßige Salz- oder Flüssigkeitsgaben führen hier zur Natriummehrausscheidung und hohen Diuresen.

Für die in der Oligurie zu messenden niedrigen Natriumkonzentrationen ist daher eine aktive Natriumresorption anzunehmen. Dies wird auch durch den bekannten Effekt einer durch Diuretika hemmbaren tubulären Natriumaufnahme deutlich.

Stellt man nun den Harn-Natrium-Konzentrationen der Patienten mit akutem Nierenversagen die der Kranken mit terminaler Niereninsuffizienz gegenüber, so ist festzustellen, daß die Bestimmung der Natrium-Harn-Konzentration eine Abgrenzung des akuten vom chronischen Nierenversagen nicht erlaubt. Patienten mit terminaler Niereninsuffizienz zeigen sehr stark streuende Werte für die Natriumkonzentrationen.

Die Bestimmung der Glukosekonzentration dagegen ermöglicht eine Unterscheidung des akuten und chronischen Nierenversagens. Bei der chronischen Niereninsuffizienz ist in der Regel ein obligater renaler Diabetes gegeben.

Am Beispiel (Abb. 1) eines akuten Nierenversagens ist zu sehen, daß sich die Harnglukosekonzentrationen im Verlauf des akuten Nierenversagens ähnlich wie die des Natriums verhalten.

Der Vergleich der Harn-Glukose-Konzentrationen (Abb. 2) bei akuter und chronischer Niereninsuffizienz macht deutlich, daß diagnostisch verwertbar in der Oligurie und in der Polyurie beim Kranken mit chronischer Niereninsuffizienz statistisch signifikant höhere Glukosekonzentrationen gemessen werden. Mit einem Glukoseteststreifen, der Glukosekonzentrationen zwischen 25 und 30 mg-%

---

* Herrn Prof. Dr. med. E. Wollheim zum 75. Geburtstag.

anzuzeigen pflegt, ist hier auf einfache Weise eine erste diagnostische Aussage möglich.

Mit der Bestimmung der Glukosekonzentration können nicht nur oligurische und polyurische Fälle mit akutem Nierenversagen von solchen mit chronischer Niereninsuffizienz getrennt werden, sondern es kann auf diese Weise auch ein

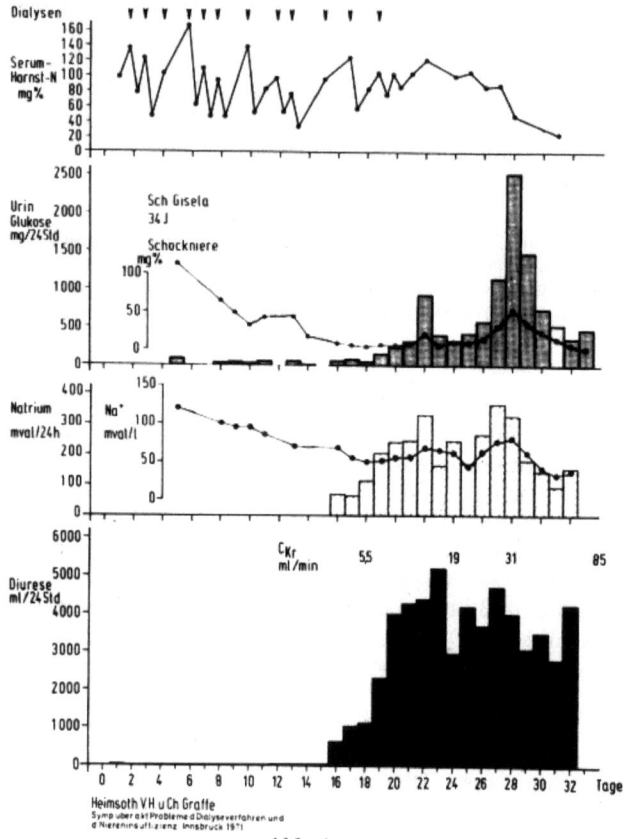

Abb. 1

Diurese ml/die	Akutes Nierenversagen	Terminale Niereninsuffizienz	p
	Glukose mg % ($\bar{x} \pm s$)	Glukose mg % ($\bar{x} \pm s$)	
0 – 100	35,1 ± 31,9 (n = 23)	92,5 ± 36,6 (n = 21)	<0,001
100 – 500	8,4 ± 4,6 (n = 35)	259,4 ± 124,3 (n = 43)	<0,001
> 500	6,1 ± 7,8 (n = 49)	115,0 ± 98,9 (n = 33)	<0,001

Abb. 2. Glukosekonzentration im Harn bei akutem Nierenversagen im Vergleich zur terminalen Niereninsuffizienz

Übergang eines akuten Nierenversagens in eine chronische Verlaufsform erfaßt werden. So beobachteten wir, daß Patienten mit Nierenrindennekrose, bei denen es nicht mehr zu einer Restitution der Nierenfunktion kam, einen renalen Diabetes entwickelten, wie er uns von Patienten mit terminaler Niereninsuffizienz bekannt ist.

Zusammenfassung

1. Bei Verlaufsuntersuchungen zeigen die Konzentrationen von Natrium und Glukose im Harn eine bestimmte Zuordnung zu den verschiedenen Stadien des akuten Nierenversagens. So sind zum Beginn des akuten Nierenversagens als Ausdruck einer gestörten Natriumkonservierung bzw. Glukoseresorption die höchsten, etwa blutgleichen Harnkonzentrationen zu messen. Zum Zeitpunkt der Oligurie und Polyurie werden mit Wiederherstellung einer aktiven Resorptionsleistung niedrigere Konzentrationen beobachtet. Bei der Diagnostik des akuten Nierenversagens hat die Natriumkonzentration des Urins im allgemeinen keinen spezifischen Aussagewert. Lediglich hohe Natriumkonzentrationen in der frühen Anurie erlauben einen Hinweis auf ein akutes Nierenversagen.

2. Dagegen ist eine diagnostische Aussage mit der Bestimmung der Glukosekonzentration möglich. Mit einem Glukoseteststreifen ist auf einfache Weise eine diagnostische Abtrennung oligurischer oder polyurischer Patienten mit akutem Nierenversagen von solchen mit terminaler Niereninsuffizienz möglich.

3. Darüber hinaus können mit Verlaufskontrollen der Glukoseausscheidung bei Patienten mit akutem Nierenversagen Hinweise auf eine ausbleibende Restitution der Nierenfunktion erhalten werden.

Literatur

1. Buchborn, E., Edel, H.: Handbuch d. inneren Medizin, V. Aufl., Bd. VIII, S. 942. — 2. Legrain, M., Petrover, M.: Actualités néphrol. Hôp. Necker 1, 223 (1965). — 3. Lyon, R. P.: J. Urol. (Baltimore) 85, 884 (1961). — 4. Scheler, F.: In: 1. Sympos. Ges. Nephrol. 1961 (Diskussion), S. 114. 1962. — 5. Scheler, F.: Melsungen Med. Mitt. 39, 52 (1965).

HEILMANN, E., LUNKE, G., BEHR, J., SCHMIDT, J., BLUMENBERG, G. R. (Med. Poliklinik u. Inst. f. Sportmedizin, Univ. Münster): **Untersuchungen zur Marschhämoglobinurie**

Die bei Jugendlichen nach körperlicher Belastung intermittierend auftretende Rotverfärbung des Urins wird seit der ersten Mitteilung durch Fleischer [4] im Jahre 1881 als Marschhämoglobinurie bezeichnet. Spätere Beobachtungen — Wintrobe [7] stellte 86 Fälle der Weltliteratur zusammen — bezogen sich auf Sportler, insbesondere Mittelstreckenläufer, Fußball- und Karatespieler, bei denen in Einzelfällen nach entsprechenden Übungen eine Hämoglobinurie nachweisbar war. Als pathogenetischer Mechanismus wurde eine traumatische Schädigung der Erythrozyten in den Fußsohlenkapillaren im Sinne einer mechanischen Hämolyse angenommen [1, 3]. Zur weiteren Klärung der Pathogenese dieser „Sporthämoglobinurie" führten wir Untersuchungen im Blut und Urin an Langstreckenläufern mit folgenden Fragestellungen durch:

1. ob sich bei gesunden Sportlern unter unterschiedlich gewählter Belastung Zeichen einer intravasalen Hämolyse nachweisen lassen, und

2. welche zusätzlichen Veränderungen bestehen, die die im Einzelfalle auftretende Hämoglobinurie erklären.

Untersuchungsgut und Methodik

Wir untersuchten 24 Sportler im Alter zwischen 19 und 26 Jahren sowie einen im Alter von 50 Jahren. Es handelt sich dabei um Soldaten der Bundeswehr und Sportstudenten. Die Langstreckenläufe betrugen 10000 m und wurden auf Rasen und Asphalt durchgeführt. Die Läufer benutzten normale Sportschuhe. Blut- und Urinuntersuchungen wurden vor, nach sowie 5 Std nach dem Lauf durchgeführt. Zur Auswertung gelangten folgende Bestimmungen: Hämatokrit (Ht), freies Hämoglobin im Serum (Hb i. S.) und Urin (Hb i. U.), Haptoglobin (Hp), Hämopexin (Hx) und Lactat-Dehydrogenase im Serum (LDH). Die Hämoglobinbestimmungen wurden nach Richterich [6] durchgeführt. Die Haptoglobin- und Hämopexinwerte wurden mittels der radialen Immundiffusion nach Mancini [5] gemessen. Die LDH-Bestimmungen erfolgten im Autoanalyser. Bei einem Probanden mit rötlichem Urin wurde zur differentialdiagnostischen Abgrenzung gegenüber einer Myoglobinurie der Blondheim-Test [2] durchgeführt.

Ergebnisse und Diskussion

Während die Hämatokritwerte im Verlauf der Studie nur gering abfielen, ergab das freie Hämoglobin im Serum einen signifikanten Anstieg auf über das Doppelte des Ausgangswertes. Dabei zeigten die Sportler während des Laufes auf Asphalt einen stärkeren Hämoglobinanstieg im Serum als auf Rasen. Die Haptoglobinwerte ließen eine signifikant abfallende Tendenz erkennen. Unter den Hämopexinbestimmungen fanden sich schwankende Werte. Die LDH zeigte in der Gruppe der

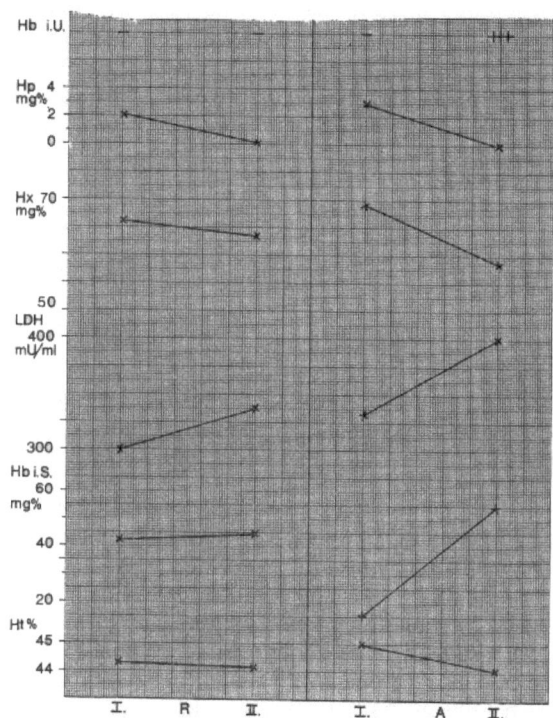

Abb. 1. Untersuchungen zur Sporthämoglobinurie vor (I) und nach einem 10000-m-Lauf (II) auf Rasen (R) und Asphalt (A)

Asphaltläufer unmittelbar nach Beendigung des Laufes den höchsten Wert. Bei einem Sportler trat nach dem Lauf auf Asphalt eine Rotverfärbung im Urin auf, die durch den Lauf auf Rasen nicht provoziert werden konnte. Die wichtigsten Ergebnisse dieses Probanden gehen aus Abb. 1 hervor. Die Diagnose der Hämoglobinurie ergab sich im Blondheim-Test sowie biochemisch.

In der Pathogenese der Sporthämoglobinurie wird mechanischen Faktoren eine auslösende Rolle beigemessen [1, 3]. Ein Strukturdefekt der Erythrozyten konnte bei unserem Patienten nachgewiesen werden. Entscheidend scheint der Haptoglobinmangel zu sein, so daß es nicht möglich ist, das freie Hämoglobin zu binden, welches nach renaler Passage im Urin nachweisbar ist. Ob es sich dabei um einen genetisch determinierten Haptoglobindefekt handelt, wird an Familienuntersuchungen weiter analysiert. Auch ein vermehrter Verbrauch infolge gesteigerter Hämolyse muß diskutiert werden.

Unsere Untersuchungen haben somit ergeben, daß nach entsprechender körperlicher Belastung die Zeichen einer intravasalen Hämolyse auftreten, die jedoch bei ausreichender Haptoglobin-Bindungskapazität nicht zu einer Hämoglobinurie führen. Die Verminderung des Haptoglobinspiegels bei gleichzeitigem Strukturdefekt der Erythrozyten scheinen pathogenetisch die wichtigsten Faktoren für das Auftreten einer Hämoglobinurie zu sein.

Literatur

1. Bichler, K. H., Lachmann, E., Porzolt, F.: Sportarzt u. Sportmedizin **29**, 9 (1972). — 2. Blondheim, S. H., Margoliash, E., Shafir, E.: J. Amer. med. Ass. **167**, 453 (1958). — 3. Buckle, R. M.: Lancet **1965 II**, 1136. — 4. Fleischer, R.: Klin. Wschr. 18, 691 (1881). — 5. Mancini, Ö., Carbonara, A. O., Heremans, J. F.: Immunochemistry **2**, 235 (1965). — 6. Richterich, R.: In: Klinische Chemie, S. 341. Frankfurt (M.): Akademische Verlagsgesellschaft 1968. — 7. Wintrobe, M. M.: In: Clinical hematology. Philadelphia: Lea & Febiger 1967.

BRASS, H., OCHS, H. G., ARMBRUSTER, H., HEINTZ, R. (Abt. Innere Med. II, Med. Fakultät d. TH Aachen): **Renin-Aldosteron-Verhalten bei hypertensiver chronischer Glomerulonephritis***

Von den chronischen Nierenparenchymkrankheiten zeigt die Glomerulonephritis die höchste Hypertoniequote. Für die Hypertoniegenese bei der terminalen Niereninsuffizienz sind einige Teilfaktoren gesichert: Hypervolämie, Expansion des Extrazellulärvolumens, Erhöhung des austauschbaren Gesamtkörpernatriums, anämiebedingte Zunahme des Herzminutenvolumens ohne konsekutive Reduktion des peripheren Widerstandes (relative Vasokonstriktion) und relativer Hyperreninismus [5]. Dagegen ist über die Hochdruckgenese bei chronischer Glomerulonephritis ohne Niereninsuffizienz relativ wenig bekannt [1, 2]. Dies war Veranlassung dazu, einen Teilaspekt der Blutdruckregulation bei dieser Form der renalen Hypertonie zu untersuchen: die Reaktion des Renin-Aldosteron-Systems bei Patienten mit chronischer hypertensiver Glomerulonephritis ohne Niereninsuffizienz.

Methodik

Es wurden insgesamt 43 Pat. mit histologisch nachgewiesener Glomerulonephritis ohne Niereninsuffizienz und 19 Kranke mit nach klinischer Diagnose chronischer Glomerulonephritis und Niereninsuffizienz in die Untersuchung einbezogen. Die Aufschlüsselung nach den histologischen Diagnosen ergab folgende Verteilung: 28 Kranke mit mesangioproliferativer Glomerulonephritis (mittleres Alter 37 ± 12 Jahre, mittlerer arterieller Blutdruck 123 ± 12 mm Hg), 6 Kranke mit membranöser Glomerulonephritis (mittleres Alter 36 ± 14 Jahre, mittlerer arterieller Blutdruck 112 ± 14 mmHg), 5 Kranke mit membranoproliferativer Glomerulonephritis (mittleres Alter 44 ± 10 Jahre, mittlerer arterieller Blutdruck 123 ± 17 mm Hg) und 4 Pat. mit proliferativer Minimalglomerulitis (mittleres Alter 24 ± 14 Jahre, mittlerer arterieller Blutdruck 103 ± 9 mm Hg).

Die Bestimmung des Renins und Aldosterons — in Beziehung zur Natriumausscheidung — erfolgte mit radioimmunologischen Methoden. Bei 28 ödemfreien und herzgesunden Probanden wurde eine Suppression des Renin-Aldosteron-Systems mittels Kochsalzbelastung vorgenommen (0,2 g NaCl/kg/1 Std i.v.). Die Stimulation von Renin und Aldosteron erfolgte mittels aktiver Orthostase (2 Std Umhergehen) und/oder intravenöser Verabreichung von 40 mg Furosemid.

Ergebnisse

Die Ruhewerte für Renin und Aldosteron weisen bei den Patienten mit chronischer Glomerulonephritis keine signifikanten Unterschiede zu Normalpersonen auf.

---

* Mit Unterstützung des Landesamtes für Forschung Nordrhein-Westfalen, Düsseldorf.

Bei 18 Patienten mit histologisch gesicherter Glomerulonephritis und leichter Hypertonie konnte nach Kochsalzbelastung kein Anstieg des Blutdruckes und keine Zunahme der Pulsfrequenz und des Venendrucks beobachtet werden. Der Zuwachs der renalen Natriumausscheidung ist in den ersten 2 Std nach Infusion bei den Patienten mit essentieller Hypertonie am deutlichsten, etwas geringer in der Gruppe der Patienten mit Glomerulonephritis.

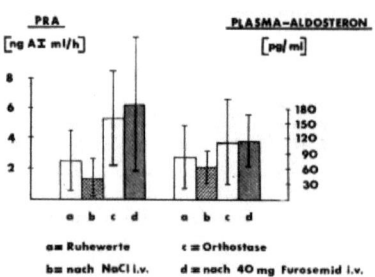

Abb. 1. Änderung der Plasmareninaktivität (PRA) und des Plasmaaldosterons unter Suppression (Kochsalzbelastung) und Stimulation (aktive Orthostase und Furosemid) bei Patienten mit Glomerulonephritis

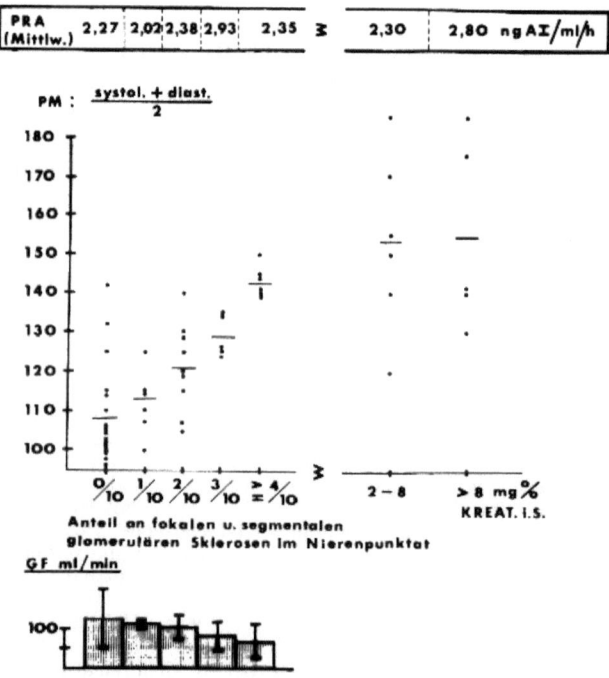

Abb. 2. Beziehungen zwischen mittlerem arteriellem Blutdruck (pm) und Anteil der glomerulären Sklerosen in der Nierenhistologie bzw. Grad der Niereninsuffizienz (mg-% Kreatinin i. S., rechter Teil der Abbildung). PRA: Plasmareninaktivität; GF: Glomerulusfiltrat, ^{51}Cr-EDTA-Clearance; AI: Angiotensin I

Unter der Kochsalzbelastung kam es zu einem regelrechten und signifikanten Abfall des Plasmarenins und des Aldosterons in analoger Weise wie bei den Vergleichsgruppen (Normalpersonen und Patienten mit essentieller Hypertonie).

Die Orthostase führt auch bei den Patienten mit chronischer Glomerulonephritis zu einer normalen Stimulation des Renin- und Aldosteron-Systems.

Stellen wir Renin und Aldosteron im Plasma bei den Patienten mit Glomerulonephritis gegenüber, so ergibt sich eine positive Korrelation ($r = 0{,}924$).

Bei den Patienten mit Glomerulonephritis wurde 90mal die Plasmareninaktivität zusammen mit der renalen Natriumausscheidung gemessen. Dabei zeigt sich eine negative Beziehung zwischen Natriumkonzentration im Harn und Plasmareninaktivität — so wie sie die Arbeitsgruppe um Laragh für Normalpersonen und für Patienten mit Hypertonie gefunden hat [4]. Die inverse Relation zwischen Natriumbilanz und Plasmarenin wurde auch von Brown bei Hypertoniepatienten mit dem genaueren Parameter des austauschbaren Körpernatriums bestätigt [3].

Vergleichen wir den mittleren arteriellen Blutdruck mit dem approximativ ermittelten Anteil an glomerulären, fokalen und segmentalen Sklerosen in der Nierenhistologie, so ergibt sich eine Parallelität zwischen dem Grad der Sklerosierung und der ansteigenden Blutdruckhöhe (Abb. 2). Dagegen besteht kein gesicherter Zusammenhang mit der Plasmareninaktivität — wohl aber mit der mit fortschreitender Hypertonie sukzessive abfallenden glomerulären Filtration (^{51}Cr-EDTA-Clearance). Die offensichtlich fehlende Beziehung zwischen dem Hochdruckgrad und der Plasmareninaktivität läßt sich auch an einer größeren Untersuchungszahl von chronischen Glomerulonephritiden sichtbar machen.

Diskussion

Die dargestellten Befunde zeigen, daß Patienten mit hypertensiver chronischer Glomerulonephritis sowohl im Stadium der Nierensuffizienz als auch bei Niereninsuffizienz ein regelrechtes Renin-Aldosteron-Verhalten aufweisen. Dies gilt für die Basis-Ruhewerte ebenso wie für das Verhalten unter Suppression mittels Kochsalz und/oder bei Stimulation durch Orthostase oder Furosemid. Der Vergleich zwischen dem Grad der glomerulären Sklerose und dem mittleren arteriellen Blutdruck deutet auf eine positive Beziehung zwischen diesen beiden Größen hin, eine bekannte klinische Erfahrung: je mehr Sklerose, um so mehr Hypertonie. Dies ist ein Indiz dafür, daß die fortschreitende glomerulonephritische Läsion mit renaler Ischämie einen wesentlichen Kausalfaktor für die Genese der renoparenchymatösen Hypertonie darstellt. Jedenfalls läßt das Plasmarenin bei Ausschluß der Patienten mit maligner Hypertonie im Mittel keine direkte Korrelation zur Blutdruckhöhe erkennen. Allerdings macht die Beobachtung, daß trotz renaler Hypertonie und fortschreitender Nephrozirrhose eine regelrechte Renin-Aldosteron-Regulation und bei manchen Fällen von maligner Hypertonie bei terminaler Niereninsuffizienz trotz Expansion des Extrazellulärvolumens noch ein normales oder sogar erhöhtes Renin gefunden werden kann, die Existenz eines sogenannten relativen Hyperreninismus wahrscheinlich. Zusammenfassend müssen wir jedoch feststellen, daß trotz der Kenntnis einer Reihe von in die Genese der renalen Hypertonie involvierter Ursachen heute noch kein einheitlicher Pathomechanismus der renoparenchymatösen Hypertonie gesichert ist. Wahrscheinlich beteiligen sich an der Entstehung auch dieser Hochdruckform mehrere Faktoren bzw. ihre inadäquate Interaktion — so z. B. Natrium, Renin, Aldosteron, Prostaglandine, Herzminutenvolumen, Blutvolumen und Gefäßtonus. Diese Einzelmechanismen treten in den Entwicklungsphasen der renalen Hypertonie mehr oder minder stark in den Vordergrund.

Literatur

1. Brass, H., Ochs, H. G., Heintz, R.: Blutdruckverhalten, Plasmareninaktivität und Natriumelimination nach akuter Kochsalzbelastung. In: Nieren- und Hochdruckkrankheiten (Abstr.). X. Symp. Ges. Nephrol. Innsbruck 1974. München-Deisenhofen: Dustri 1974. — 2. Brass, H., Ochs, H. G.: Nieren- u. Hochdruckkrankheiten 3, 268 (1974). — 3. Brown, J. J.,

Fraser, R., Morton, A. F., Robertson, J. J., Schalekamp, J. J. S.: Verh. dtsch. Ges. inn. Med. 80, 111 (1974). — 4. Laragh, J. H., Baer, L., Brunner, H. R., Bühler, F. R., Stühler, J. E., Vaughan, E. D.: Amer. J. Med. 52, 633 (1972). — 5. Maxwell, M. H., Weidmann, P.: Hypertension in chronic bilateral renal disease. In: Proc. 5th. Int. Congr. Nephrol. Mexico 1972, Vol. 3, p. 66. Basel: Karger 1974.

CREMER, W., WALLNER, R., BLÜMCKE, S., BOCK, K. D. (Abt. f. Nieren- u. Hochdruckkranke, Med. Klinik u. Poliklinik u. Inst. f. Pathologie, Univ.-Klinikum d. GHS Essen): **Klinischer Verlauf und Morphologie der kaliopenischen Nephropathie**

Chronischer Kaliummangel mit Hypokaliämie und Hypokalie führt bekannterweise zu tiefgreifenden Störungen der Zellfunktion. In einer retrospektiven Studie an 21 Patienten soll untersucht werden, ob hierdurch auch persistierende funktionelle und morphologische Veränderungen entstehen können. Tierexperimentelle Untersuchungen [3, 4] belegen, daß ein über Monate anhaltender Kaliummangel bleibende Schäden an Herz, Leber und Niere auslösen kann, die morphologisch in erster Linie einer interstitiellen Bindegewebsvermehrung entsprechen. In der Rattenleber entwickelt sich unter diesen Versuchsbedingungen eine chronische interstitielle Nephritis, wobei die Sammelrohrepithelien proliferative Tendenzen im Sinne gutartiger Nierenadenombildungen zeigen.

Beim Menschen findet man vorwiegend Veränderungen an proximalen Tubuli [1, 2, 6], außerdem aber auch Veränderungen im Sinne einer chronisch-interstitiellen Nephritis, die den im Tierversuch gefundenen Veränderungen ähnlich sind.

Langfristige Verlaufsbeobachtungen von Patienten mit gesichertem Kaliummangel und einer sich entwickelnden Niereninsuffizienz liegen unseres Wissens nicht vor.

Bei 21 Pat. (16 Frauen und 5 Männern), deren Krankheitsverlauf über einen Zeitraum von 1 bis 16 Jahren verfolgt werden konnte, entwickelte sich in zeitlichem Zusammenhang mit einem chronischen Kaliummangel eine persistierende Störung der Nierenfunktion, die in vielen Fällen zu einer Niereninsuffizienz führte. Neben einer eingehenden nephrologischen Untersuchung konnte bei 11 Pat. eine offene Nierenbiopsie durchgeführt werden.

14 unserer Pat. (Gruppe A) litten an einer Anorexia nervosa und betrieben außerdem meist einen Arzneimittelabusus (Laxantien, Diuretika, Succus liquiritiae). Gruppe B umfaßte 7 Pat., von denen 6 einen primären Aldosteronismus, einer einen sekundären Aldosteronismus bei primärer Hypertonie hatte. Die maximale Dauer des chronischen Kaliummangels lag bei 16 Jahren, wobei in Gruppe A mit durchschnittlich 8,8 Jahren der Kaliummangel deutlich länger als in Gruppe B mit durchschnittlich 3,4 Jahren bestand. Der mittlere Blutdruck in Gruppe A betrug 124/81 mm Hg, in Gruppe B 199/123 mm Hg.

In Abb. 1a erkennt man eine zunehmende Einschränkung der Kreatinin-Clearance mit der Dauer der Hypokaliämie. Diese negative Korrelation ist statistisch signifikant. Während in Gruppe B trotz chronischer Blutdruckerhöhung nur in einem Fall eine Nierenfunktionsstörung vorlag, zeigten die Patienten der Gruppe A, wenn ihr Kaliumdefizit länger als 6 Jahre bestand, regelmäßig eine eingeschränkte Nierenfunktion, die in 9 Fällen zu einer manifesten Niereninsuffizienz führte. Wie aus Abb. 1b zu entnehmen ist, stieg der Blutdruck bei den eher hypotonen Patienten der Gruppe A erst bei erheblicher Reduktion des Glomerulumfiltrats auf hypertone Werte an. Die Korrelation zwischen endogener Kreatinin-Clearance und systolischem, diastolischem und arteriellem Mitteldruck ist jedoch statistisch nicht signifikant. Bei den Patienten der Gruppe A zeigte sich eine bemerkenswerte Diskrepanz zwischen der gestörten Nierenfunktion und der röntgenologisch ermittelten Nierengröße nach Simon [5]. Während der Mittelwert der endogenen Kreatinin-Clearance in dieser Gruppe mit 58 ml/min × 1,73 m² deutlich pathologisch ausfiel, lag der Mittelwert der Nierengröße im Normbereich.

An nephrologischen Befunden fanden wir in Gruppe A in 71% der Fälle eine Proteinurie bis 100 mg/100 ml, in 43% eine Leukozyturie, in 57% eine Erythrozyturie und in 69% der Fälle eine signifikante Bakteriurie mit einer Keimzahl über 100000/ml. Nur diejenigen Patienten, deren Kaliumdefizit seit mehr als 6 Jahren bekannt war, wiesen eine signifikante Bakteriurie auf, was die in der Literatur [7] tierexperimentell beschriebene erhöhte Disposition für Pyelonephritiden bei chronischem Kaliummangel bestätigt.

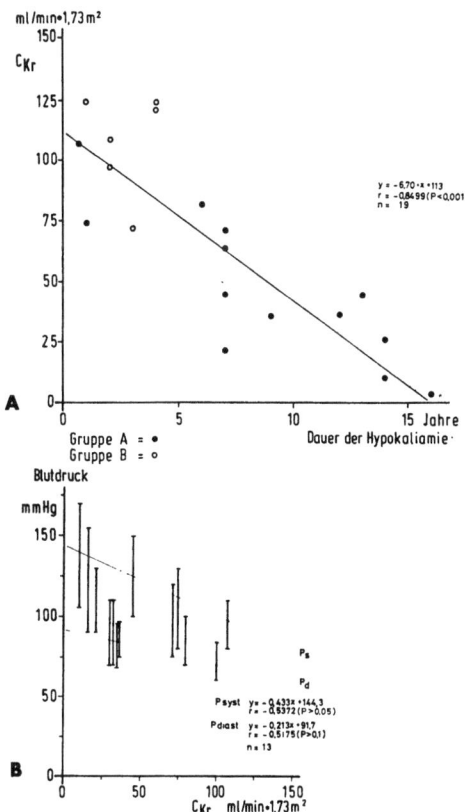

Abb. 1. A. Dauer der Hypokaliämie und endogene Kreatininclearance bei Patienten mit Anorexia nervosa und/oder Laxantienabusus (Gruppe A) und bei Patienten mit primärem Aldosteronismus (Gruppe B). B. Endogene Kreatininclearance und Blutdruck bei 13 Patienten mit Anorexia nervosa und/oder Laxantienabusus (Gruppe A)

In der Gruppe B fand sich nur in 43% eine Proteinurie bis 100 mg/100 ml, in 29% der Fälle eine Leukozyturie, in 43% der Fälle eine Erythrozyturie und in 14% eine signifikante Bakteriurie. Beiden Gruppen gemeinsam war eine hypokaliämische metabolische Alkalose, die mit Auftreten einer Azotämie in eine metabolische Azidose überging. Ferner hatten beide Gruppen eine erhöhte Aldosteronexkretion im Urin. Die Plasma-Renin-Aktivität war in beiden Gruppen erwartungsgemäß unterschiedlich: In Gruppe A war sie bis auf eine Ausnahme erhöht, in Gruppe B erniedrigt mit Ausnahme des Patienten mit sekundärem Aldosteronismus bei primärer Hypertonie. Die durchschnittliche Natrium-Konzentration im

Serum war in Gruppe A mit 135,7 mval/l niedriger als in Gruppe B mit 143,0 mval/l.

Das histologische Bild der hypokaliämischen Nephropathie (Abb. 2a u. b) entspricht einer chronisch-interstitiellen Nephritis mit rundzelligen Infiltrationen sowie je nach Dauer des Kaliumdefizits mit mehr oder weniger ausgeprägten regressiven Veränderungen an den Glomerula, dem Tubulus- und Gefäßsystem. Diese Veränderungen konnten in den Biopsaten der Patienten aus der Gruppe A und B in gleicher Weise nachgewiesen werden. Morphologisch unterschieden sich diese beiden Gruppen erwartungsgemäß in der Ausbildung des juxtaglomerulären Apparates. Die Biopsate der Gruppe A zeigten regelmäßig eine Hyperplasie des juxtaglomerulären Apparates mit mehr oder weniger ausgeprägten regressiven Zeichen im Sinne einer Hyalinose, während die Biopsate der Gruppe B einen atrophischen juxtaglomerulären Apparat aufwiesen.

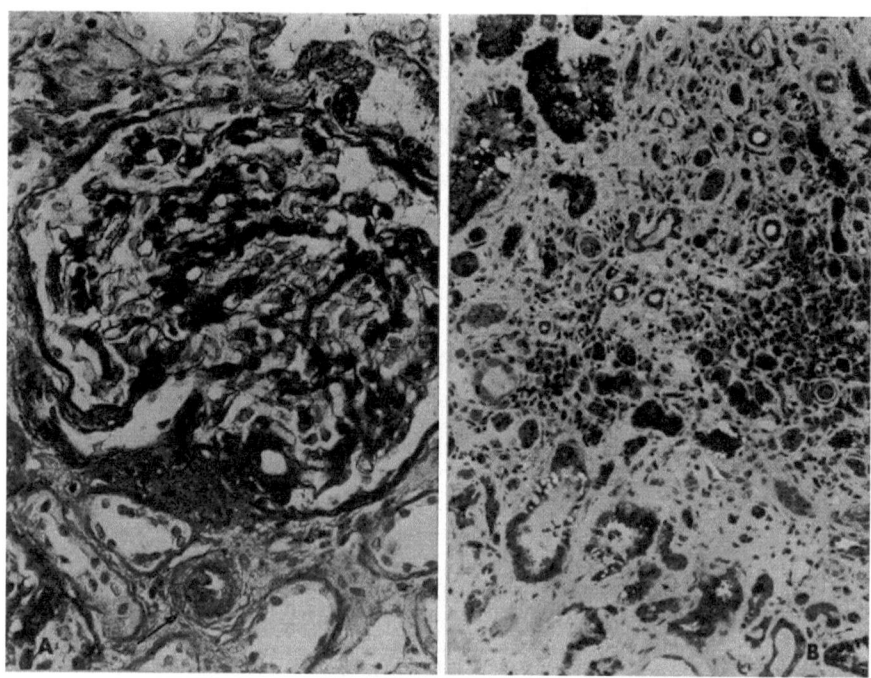

Abb. 2. Lichtmikroskopische Ausschnitte aus Nierenbiopsaten von Patienten der Gruppe A, Semidünnschnitttechnik. A. Regressiv verändertes Glomerulum mit geringer Hyalinose des Mesangiums und ausgeprägter Hyalinose des hyperplastischen juxtaglomerulären Apparates (×) und des Vas afferens (↗); Vergrößerung 215:1. B. Ausgeprägte chronisch interstitielle, fibrosierende Entzündung mit schweren regressiven Tubulusveränderungen, Vergrößerung 70:1

Zusammenfassend handelt es sich bei der hypokaliämischen Nephropathie um eine chronische, langsam progrediente interstitielle Nephritis. Die Progredienz kann bei Ausgleich des Kaliumhaushalts, wie die Fälle der Gruppe B zeigen, aufgehalten werden. Pathogenetisch kommen in erster Linie die Hypokaliämie und der Aldosteronismus als auslösende Ursachen in Betracht, Veränderungen, die beiden Gruppen gemeinsam sind. Auch ist die Möglichkeit diskutiert worden, daß die metabolische Alkalose und die nicht selten gleichzeitig bestehende Hypochlorämie pathogenetisch bedeutsam sein können.

Literatur

1. Bartter, F. C., Pronove, P., Gill, J. R., Jr., Mac Cardle, R. C.: Amer. J. Med. **33**, 811 (1963). — 2. Biawa, C. G., Dyrda, I., Genest, J., Bencosmi, A.: Lab. Invest. **12**, 443 (1963). — 3. Fourman, P., McCance, R. A., Parker, R. A.: Brit. J. exp. Path. **37**, 40 (1956). — 4. Muehrcke, R. C., Rosen, S.: Lab. Invest. **13**, 1359 (1964). — 5. Simon, A. L.: Amer. J. Roentgenol. **92**, 270 (1964). — 6. Wolff, H. P., Henne, G., Krück, F., Roscher, S., Vecsei, P., Brown, J. J., Düsterdieck, G., Lever, A. F., Robertson, J. I. S.: Schweiz. med. Wschr. **98**, 1883 (1968). — 7. Woods, J. W., Welt, L. G., Hollander, W., Jr., Newton, M.: J. clin. Invest. **40**, 599 (1961).

SCHWARZ, W., SIETZEN, W. (Zentrum f. Hygiene, Univ. Frankfurt): **Antigennachweis im Nierenparenchym retrograd infizierter Meerschweinchen mittels fluoreszenzmarkiertem Anti-Komplement**

Manuskript nicht eingegangen.

AUGUSTIN, H. J., HULAND, H., KAUKEL, E. (I. Med. Univ.-Klinik Hamburg-Eppendorf): **Der Einfluß von Dopamin auf den intrarenalen cAMP-Gehalt der Niere**

Unabhängig von α- und β-Rezeptorenstimulation führt Dopamin, das dritte endogene Katecholamin, zu einer Mehrdurchblutung der Niere, des Splanchnikusgebietes und der Coronargefäße [3, 8, 12, 13]. Diese Flußzunahme, die über den gesteigerten Systemfluß hinausgeht, bleibt nach α- und β-Rezeptorenblockade bestehen [1, 9]. Aus diesem Verhalten wird auf die Existenz eines spezifischen Dopaminrezeptors in den genannten Gefäßarealen geschlossen. Der Befund einer selektiven Blockade dieses Rezeptors mit Butyrophenon (Haloperidol®, Janssen) und Chlorpromazin (Megaphen®, Bayer) unterstützt dieses Konzept [2, 6, 15].

Die von Goldberg et al. und Ramdohr et al. geäußerte Vermutung, daß die unter Dopamin gesteigerte Nierendurchblutung mit einer erheblichen Flußzunahme im Nierenmark einhergeht, konnte von Hardaker et al. bestätigt werden [6, 7, 10]. Die intrarenale, vom systemischen Blutdruck unabhängige Umverteilung des Blutflusses zugunsten der äußeren und inneren Markzone könnte darauf hinweisen, daß in diesem Gefäßareal die Dopaminrezeptorendichte besonders groß ist.

Vlachoyannis et al. berichteten über die gesteigerte Ausscheidung von nephrogenem cAMP unter Dopamin [14]. Gilbert et al. wiesen in Homogenisaten von Nierenarterien einen signifikanten Anstieg der cyclischen AMP-Konzentration unter Dopamin nach [4]. Diese Befunde wurden im Sinne des spezifischen Dopaminrezeptors in der Niere interpretiert, dessen Aktivierung wahrscheinlich über das Adenylcyclase-cAMP-System vermittelt wird. Auf Grund dieser Befunde erschien es von Interesse, den intraparenchymatösen cAMP-Gehalt in Nierenrinde und Nierenmark unter Dopamin einer näheren Betrachtung zu unterziehen.

Methodik

An 15 mischrassigen Hunden wurde zunächst der Einfluß von Dopamin auf die renale und intrarenale Hämodynamik geprüft. In Nembutalnarkose und bei kontrollierter Beatmung wurde die Nierengesamtdurchblutung über einen perivasculären, auf der Nierenarterie befindlichen Flußmeßkopf bestimmt. Die Messung der intrarenalen Hämodynamik erfolgte mit der ^{133}X-washout-Methode [11]. Dopamin wurde in Konzentrationen von 2, 4, 8 und 16 ng kg^{-1} min^{-1} per infusionem verabreicht.

Bei 9 Versuchstieren wurde der intraparenchymatöse cAMP-Gehalt in Nierenrinde und Nierenmark vor und unter Dopamin (4 ng kg^{-1} min^{-1}) bestimmt. Die Nieren wurden zu diesem Zweck in toto exstirpiert, 3 mm dicke Scheiben anschließend sofort zwischen in flüssigem Stickstoff vorgekühlten Platten eingefroren. Mark und Rinde konnte nach dieser Aufarbeitung makroskopisch voneinander getrennt werden. Nach der mechanischen Trennung wurden ca. 100 bis 300 mg des tiefgefrorenen Rinden- und Markgewebes in 5%iger Trichloressigsäure homogenisiert. Aus dem Säureüberstand erfolgte die cAMP-Bestimmung nach der von Gilman angegebenen Methode [5]. Als Bezugsgröße diente die DNA-Bestimmung des Säurepräzipitates.

Bei weiteren Experimenten wurde die gleiche Fragestellung nach vorheriger β-Rezeptorenblockade mit Propranolol (Dociton®, Rhein-Pharma), untersucht. Propranolol wurde in einer Konzentration von 1,5 ng kg^{-1} min^{-1} per infusionem verabreicht. Die Effektivität der β-Rezeptorenblockade wurde durch Orciprenalin (Alupent®, Boehringer Ingelheim), geprüft. Bei nachgewiesener β-Rezeptorenblockade wurde Dopamin in einer Konzentration von 4 ng kg^{-1} min^{-1} zusätzlich verabreicht. Nach Erreichen eines vasodilatatorischen Maximums wurde wiederum die Nephrektomie und die intraparenchymatöse cAMP-Bestimmung durchgeführt. Als Kontrolle diente die kontralaterale Niere, die vor der Dopaminapplikation exstirpiert worden war.

Ergebnisse und Diskussion

In diesem Dosisbereich von 2 bis 8 ng kg^{-1} min^{-1} zeigte sich eine signifikante Zunahme der Nierengesamtdurchblutung, wobei die maximale dilatatorische Wirkung bei 4 ng kg^{-1} min^{-1} lag. Bei der Dopaminkonzentration von 16 ng kg^{-1} × min^{-1} dominierte die α-Rezeptorenstimulation und führte zu einer Abnahme der Nierengesamtdurchblutung (Abb. 1).

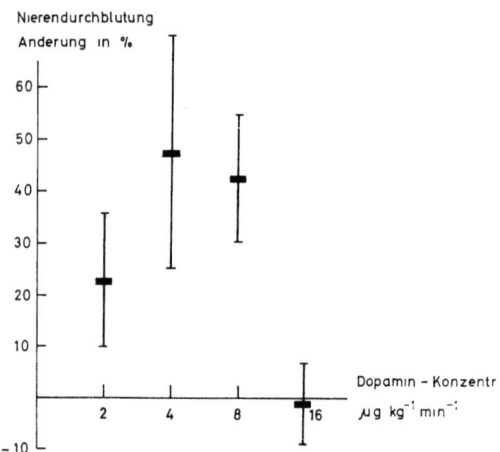

Abb. 1. Prozentuale Zunahme der Nierengesamtdurchblutung gegenüber dem Ausgangswert bei den Dopaminkonzentrationen 2, 4, 8 und 16 ng kg^{-1} min^{-1}

Der prozentuale Anteil des Compartment I (Nierenrinde) an der Nierengesamtdurchblutung, betrug vor Dopamineinwirkung 90, 21 $\pm$ 0,91 des Compartment II (juxtamedullärer Rindenanteil und äußere Markzone) 7,61 $\pm$ 0,79 und des Compartment III (innere Markzone) 2,16 $\pm$ 0,69. Während der Zunahme der Nierendurchblutung unter Dopamin verringerte sich die C-I-Fraktion bei 2 ng kg^{-1} min^{-1} auf 81,98 $\pm$ 2,53% ($p < 0,001$), bei 4 ng kg^{-1} min^{-1} auf 77,18 $\pm$ 5,01% ($p < 0,001$) und bei 8 ng kg^{-1} min^{-1} auf 76,51 $\pm$ 4,11% ($p < 0,001$). Bei der Dopaminkonzentration von 16 ng kg^{-1} min^{-1}, lag die C-I-Fraktion mit 90,09 $\pm$ 0,9% fast in Höhe des Ausgangswertes.

Die Zunahme der Nierenmarkdurchblutung drückte sich durch einen signifikanten Anstieg der C-II- und C-III-Fraktion aus: Bei 2 ng kg^{-1} min^{-1} betrug C-II-% 12,02 $\pm$ 2,44 ($p < 0,001$), C-III-% 4,07 $\pm$ 1,02 ($p < 0,001$), bei 4 ng kg^{-1} × min^{-1} betrug C-II-% 16,59 $\pm$ 4,51 ($p < 0,001$), C-III-% 5,34 $\pm$ 1,64 ($p < 0,001$) und bei 8 ng^{-1} min^{-1} C-II-% 17,36 $\pm$ 4,51 ($p < 0,001$) und C-III-% 5,1 $\pm$ 1,93 ($p < 0,001$).

Bei der Dopaminkonzentration von 16 ng kg^{-1} min^{-1} lagen auch diese Fraktionen mit C-II-% = 7,79 ± 1,01 und C-III-% = 2,11 ± 0,65 fast in Höhe des Ausgangswertes. Die Signifikanzen beziehen sich auf die Änderungen gegenüber dem Ausgangswert. Die Steigerung der renalen Durchblutung, die in allen 3 berücksichtigten Compartmenten Flußzunahmen bewirkte, war in C II und C III am ausgeprägtesten (Abb. 2).

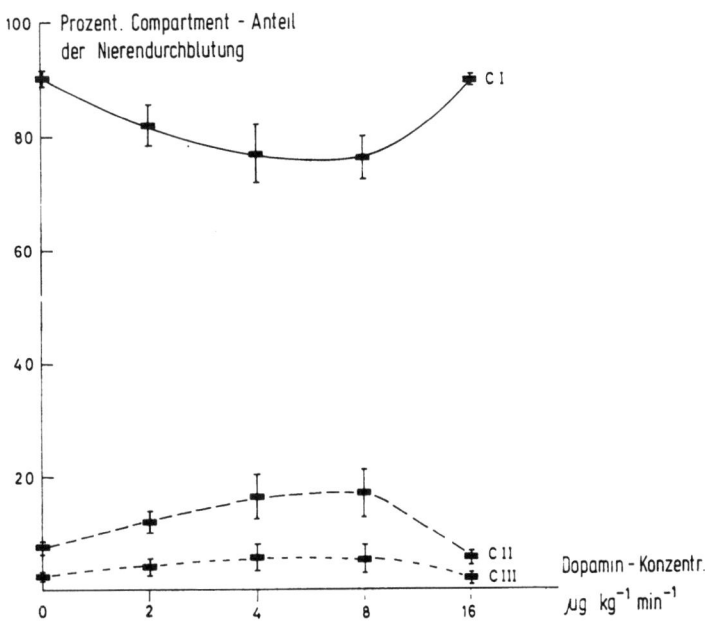

Abb. 2. Prozentualer Anteil der Compartmente I, II und III an der Nierengesamtdurchblutung vor und während der 4 gewählten Dopaminkonzentrationen

Tabelle. Intraparenchymatöser cAMP-Gehalt in Nierenrinde und Nierenmark bei unvorbehandelten (Kontrolle) und mit Dopamin (4 ng kg^{-1} min^{-1}) behandelten Versuchstieren. [p Mole/μg DNA ± SEM, n = 9]

	Kontrolle	+ Dopamin	Signifikanz
Rinde	0,232 ± 0,016	0,208 ± 0,012	n.s.
Mark	0,231 ± 0,015	0,359 ± 0,045	p < 0,01
Signifikanz	n.s.	p < 0,005	

Der cAMP-Gehalt in Nierenrinde und Nierenmark veränderte sich bei den Kontrolltieren nicht. Unter Dopamin erhöhte sich der cAMP-Gehalt im Nierenmark signifikant gegenüber der Ausgangskonzentration, während sich der cAMP-Gehalt in der Nierenrinde unter Dopamin nicht veränderte (Tabelle). Die Zunahme des medullären cAMP-Gehaltes unter Dopamin veränderte sich bei gleichzeitiger β-Rezeptorenblockade durch Propranolol nicht (Abb. 3).

Die Differenzierung der unter Dopamin induzierten renalen Flußsteigerung zeigte einen Anstieg der Durchblutung in allen 3 untersuchten Compartmenten. Es fiel dabei eine wesentlich größere relative Zunahme der Nierenmarkdurchblutung auf. Die medulläre Fraktion, der prozentuale Anteil der Compartmente II und III an der Nierengesamtdurchblutung, nahm stärker zu als der relative Rindenanteil. Parallel dazu fand sich ein Anstieg des intraparenchymatösen cAMP-Gehaltes im Nierenmark, der auch nach vorheriger β-Rezeptorenblockade nicht beeinflußt werden konnte. Die Zunahme des medullären cAMP-Gehaltes kann auf Grund dieses Befundes nicht über eine β-Rezeptorenstimulation vermittelt werden.

Dieser Befund weist vielmehr darauf hin, daß das Adenylcyclase-cAMP-System an der vasodilatatorischen Aktivität von Dopamin beteiligt ist. Die Stimulation einer Dopamin-spezifischen Adenylcyclase führt dann durch Vermittlung des cAMP zur Gefäßdilatation. Die Vermutung einer größeren Rezeptorendichte in den Gefäßen des Nierenmarkes, wird durch die in diesem Nierenbereich nachgewiesene stärkere Flußzunahme sowie den signifikant höheren cAMP-Anstieg im Vergleich zur Nierenrinde erhärtet.

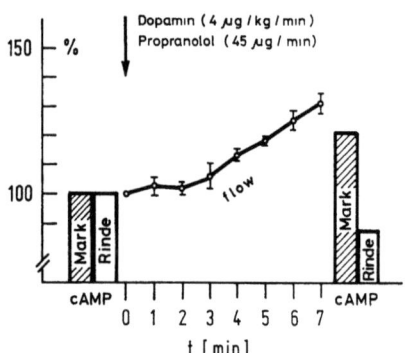

Abb. 3. Verhalten der cAMP-Aktivität in Nierenrinde und Nierenmark vor und während Dopaminapplikation bei gleichzeitiger β-Rezeptorenblockade durch Propranolol

Zusammenfassung

Tierexperimentell wurde die renale und intrarenale Hämodynamik unter Dopamin in Konzentrationen von 2, 4, 8 und 16 ng kg^{-1} min^{-1} mit Hilfe der ^{133}X-washout-Methode untersucht. Zusätzlich wurde der intraparenchymatöse cAMP-Gehalt in Nierenrinde und Nierenmark vor und unter Dopamin (4 ng kg^{-1} × min^{-1}) sowie bei gleichzeitiger β-Rezeptorenblockade mit Propranolol untersucht. Die Differenzierung der unter Dopamin induzierten renalen Flußsteigerung zeigte eine wesentlich größere Zunahme der Nierenmarkdurchblutung. Parallel dazu fand sich ein Anstieg des intraparenchymatösen medullären cAMP-Gehaltes, der auch nach vorheriger β-Rezeptorenblockade nicht beeinflußt werden konnte. Auf Grund dieser Befunde ist es wahrscheinlich, daß das Adenylcyclase-cAMP-System an der vasodilatatorischen Aktivität von Dopamin, die besonders im Nierenmark zum Ausdruck kommt, beteiligt ist.

Literatur

1. Breckenbridge, A., Orme, M., Dollery, C. T.: Europ. J. clin. Pharmacol. **3**, 131 (1971). — 2. Brotzu, G.: J. Pharm. Pharmacol. **22**, 664 (1970). — 3. Eble, J. N.: J. Pharmacol. exp. Ther. **145**, 64 (1964). — 4. Gilbert, A. G., Murthy, V. V., Goldberg, L. I., Kuo, J. F.: 2. int. Conf. on cAMP, 1974, Vanvoucer. — 5. Gilman, A. G.: Proc. nat. Acad. Sci. (Wash.) **67**, 350 (1970). — 6. Goldberg, L. I., Yeh, B. K.: In: IV. International Congress of Pharmacology (Abstr.), p. 359. Basel 1969. — 7. Hardaker, W. T., Jr., Wechsler, A. S.: Circulat. Res. **33**, 437 (1973). — 8. McDonald, R. H., Jr., Goldberg, L. I., McNay, J. L., Tuttle, E. P., Jr.: J. clin. Invest. **43**, 1116 (1964). — 9. McNay, J. L., Goldberg, L. I.: J. Pharmacol. exp. Ther. **151**, 151 (1966). — 10. Ramdohr, B., Biamino, G., Schröder, R.: Klin. Wschr. **50**, 149 (1972). — 11. Rosen, S. M., Hollenberg, N. K., Dealy, J. P.: Clin. Sci. **34**, 287 (1968). — 12. Rosenblum, R., Tai, A. R., Lawson, D.: Clin. Res. **1**, 326 (1970). — 13. Schuelke, D. M., Mark, A. L., Schmid, P. G., Eckstein, J. W.: J. Pharmacol. exp. Ther. **176**, 320 (1971). — 14. Vlachoyannis, J., Weissmüller, G., Brecht, H. M., Schoeppe, W.: Verh. dtsch. Ges. inn. Med. **80**, 114 (1974). — 15. Yeh, B. K., McNay, J. L., Goldberg, L. I.: J. Pharmacol. exp. Ther. **168**, 303 (1969).

Hypertonie

ZEHNER. J., KLAUS, D., KLUMPP, F., LEMKE, R. (Med. Univ.-Poliklinik Marburg/Lahn): **Cyclisches AMP und Reninsekretion nach Furosemid, β-Sympathikolyse und Amitryptilin**[*]

Einleitung

Die Bedeutung des adrenergen Systems für die Regulation der Reninsekretion innerhalb der anderen möglichen Regulationsmechanismen ist bislang noch unklar [1—3, 6—8]. Ebensowenig sind die physiologischen Grundlagen über die Wirkungsweise von β-Rezeptorenblockern auf die Reninsekretion geklärt. Winer *et al.* [8] konnten zeigen, daß eine maximal stimulierte Plasmareninaktivität (PRA) mittels Theophyllin, Orthostase, Diazoxid und Ethacrinsäure durch nachfolgende Gabe von Propranolol auf Ausgangswerte zu senken war, trotz weiter einwirkender Stimuli. Wir fanden bei umgekehrter Versuchsanordnung, daß die Ausgangsaktivität des Plasmarenins nach Gabe von β-Sympathikolytika (Propranolol und Practolol) um etwa 20 bis 30% abfiel, daß aber trotz weiterbestehender β-Sympathikolyse die PRA durch Theophyllin praktisch unverändert stimulierbar blieb [10]. Zwischen Propranolol und Practolol fanden wir keinen Wirkungsunterschied.

Theophyllin kann die PRA theoretisch über drei verschiedene Mechanismen beeinflussen: 1. Wirkung über einen akuten Na-Verlust (Chemorezeptoren); 2. Wirkung über Volumenveränderungen (Barorezeptoren); 3. Phosphodiesterase-Hemmung (indirekte Stimulierung des adrenergen Systems).

Wir untersuchten deshalb die Stimulierbarkeit der PRA und das Verhalten von cAMP im Plasma nach Furosemid in den ersten 10 min unter bestehender β-Sympathikolyse mittels Practolol. In dieser Frühphase sollten Volumenveränderungen noch keine entscheidende Rolle spielen, sondern lediglich der akut einsetzende Na-Verlust für die Beeinflussung der PRA maßgebend sein. — Adrenerge Stimuli werden wahrscheinlich über das Adenylatcyclasesystem (AZ-System) vermittelt [5]. Sofern also adrenerge Rezeptoren direkt an der Reninsekretion beteiligt sind, sollte durch Anhebung des intrazellulären cAMP-Spiegels die Reninsekretion stimulierbar sein. Wir untersuchten deshalb zusätzlich die Wirkung von Amitryptilin, einem starken Phosphodiesterase-Hemmer, auf die PRA und die cAMP-Konzentration im Plasma.

Methodik, Ergebnisse und Diskussion

PRA und cAMP im Plasma wurden im Nierenvenenblut gemessen. Die Nierenvenenkatheterisierung wurde zum Ausschluß einer Nierenarterienstenose vorgenommen. Im folgenden wurden Patienten ausgewählt, bei denen keine Seitendifferenz der PRA im Nierenvenenblut gefunden wurde, und die im peripheren Blut eine „intakte" Stimulierbarkeit der PRA zeigten. Diese Patienten waren an einer primären Hypertonie im Stadium I—II erkrankt. Die Stadieneinteilung wurde auf Grund des Augenhintergrundbefundes, der diastolischen Blutdruckwerte und sekundärer Organmanifestationen vorgenommen. PRA und cAMP im Plasma wurden radioimmunologisch mit kommerziell erhältlichen Testpackungen bestimmt.

Unsere Ergebnisse sind in Abb. 1 graphisch dargestellt. Bei 21 Patienten wurde (nach Abnahme des Ausgangswertes) 0,04 g Furosemid langsam intravenös injiziert. 7 und 15 min später erfolgte seitengetrennt aus beiden Nierenvenen eine Blutentnahme (siehe linke Spalte der Abbildung). Man erkennt, daß bereits nach 7 min die PRA um etwa das Zweifache stimuliert war und im Verlauf der weiteren 8 min nicht mehr weiter verändert wurde. Die cAMP-Konzentration im Plasma sank kontinuierlich bis um etwa 25% des Ausgangswertes ab. Der Hämatokrit blieb unbeeinflußt.

[*] Mit Unterstützung der Deutschen Forschungsgemeinschaft.

Bei 27 Patienten injizierten wir 0,02 g Practolol innerhalb von 3 min i.v. 7 min später erfolgte die Blutentnahme, und im Anschluß daran applizierten wir 0,04 g Furosemid i.v. 10 min später wurde erneut Blut entnommen (mittlere Spalte der Abbildung). Man sieht, daß PRA und auch die cAMP-Konzentration nach Gabe von Practolol um etwa 20% des Ausgangswertes statistisch signifikant abfallen. Die nachfolgende Gabe von Furosemid führte aber 10 min später zu einer unveränderten Stimulierbarkeit der PRA um etwa das Doppelte, während die cAMP-Konzentration unbeeinflußt blieb.

Bei 15 Patienten injizierten wir 6,25 mg Amitryptilin innerhalb von 2 min i.v. (rechte Spalte der Abbildung).

Man erkennt, daß nach Gabe des Phosphodiesterase-Hemmers die cAMP-Konzentration um etwa das Zweifache ansteigt, daß die PRA aber durch diesen Wirkstoff unbeeinflußt blieb.

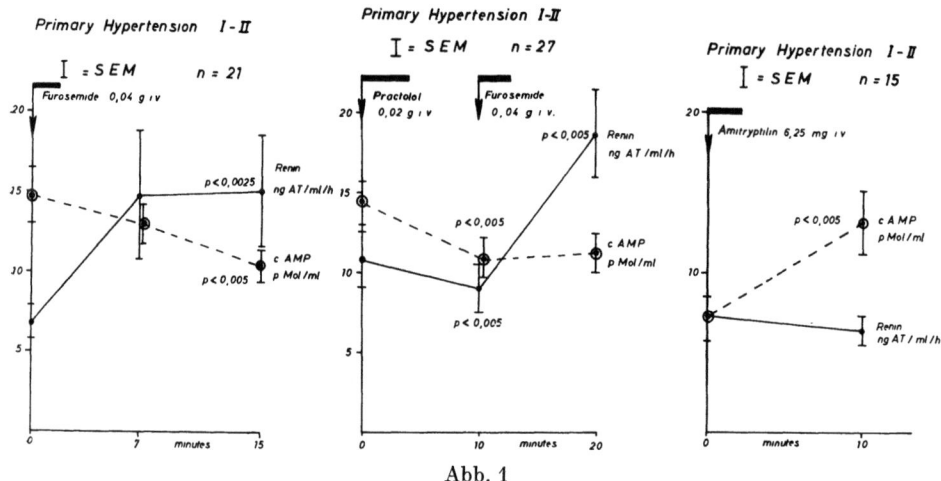

Abb. 1

Unsere Ergebnisse zeigen: 1. Die Stimulation der PRA erfolgt ohne Zwischenschaltung des AZ-Systems. 2. Innerhalb der ersten 10 min hat eine bestehende β-Sympathikolyse keinen Einfluß auf die Stimulierbarkeit der PRA mittels Furosemid.

In vitro und in vivo konnte man durch Gabe von cAMP gesteigerte Reninproduktion bzw. -sekretion nachweisen [4, 9]. Der Arbeitskreis um Winer fand zudem, daß bei gleichzeitiger Gabe von cAMP und β-Rezeptorenblocker die stimulierende Wirkung von cAMP auf die Reninsekretion unterdrückt werden kann. Die Autoren postulieren deshalb, daß die Sympathikolytika in der Zelle distal der cAMP-Produktion zur Wirkung kommen. Wir konnten bei dem Versuch, den intrazellulären cAMP-Spiegel über eine Inhibierung der Phosphodiesterase anzuheben, keine Veränderungen der PRA nachweisen. Als Folge der Phosphodiesterase-Hemmung fanden wir eine Erhöhung der cAMP-Konzentration im Plasma. Die nachgewiesene Wirkung von cAMP (extrazellulär zugefügt) auf die Reninsekretion muß deshalb über Zwischenschaltung anderer Mechanismen erfolgen.

Eine Deutungsmöglichkeit, entsprechend unseren heutigen Kenntnissen, wäre, daß sowohl adrenerge als auch sympathikolytische Wirkung auf die Reninbildung in vivo über Barorezeptoren erfolgt, und zwar über Druckveränderungen im Vas afferens.

Literatur

1. Lohmann, F. W., Dissmann, R., Gotzen, R., Molzahn, M.: Dtsch. Med. Wschr. **98**, 1539 (1973). — 2. Meurer, K. A.: Klin. Wschr. **49**, 1001 (1971). — 3. Michelakis, A. M., McAllister, R. G.: J. clin. Endocr. **34**, 386 (1972). — 4. Michelakis, A. M., Caudle, J., Liddle, G. W.: Proc. Soc. exp. Biol. (N. Y.) **130**, 748 (1969). — 5. Sutherland, E. W., Øye, J., Butcher, R. W.: Recent Progr. Hormone Res. **21**, 623 (1965). — 6. Vander, A. J.: Amer. J. Physiol. **209**, 659 (1965). — 7. Wathen, R. L., Klingsbury, W. L., Stoeder, D. A., Rostorfer, H. H.: Fed. Proc. **23**, 437 (1964). — 8. Winer, N., Chokshi, D. S., Yoon, M. S., Freesmann, A. D.: J. clin. Endocr. **29**, 1168 (1969). — 9. Winer, N., Chokshi, D. S., Walkenhorst, W. G.: Circulat. Res. **29**, 239 (1971). — 10. Zehner, J., Klaus, D., Klumpp, F., Lemke, R., Schneider, J., Kappert, A.: Verh. dtsch. Ges. inn. Med. **80**, 266 (1974).

BRECHT, H. M., VLACHOYANNIS, J., MUSIL, H. A., ERNST, W., WEISMÜLLER, G., SCHOEPPE, W. (Abt. für Nephrologie, Zentrum Innere Med., Univ.-Kliniken Frankfurt a. M.): **Die Änderung der Plasmakatecholaminkonzentration und der cyclischen AMP-Ausscheidung nach β-Blockade bei essentieller Hypertonie**

Die antihypertensive Wirkung der β-Rezeptorenblocker ist allgemein anerkannt; über ihren genauen Wirkungsmechanismus besteht jedoch noch weitgehend Unklarheit. Es konnte gezeigt werden, daß die blutdrucksenkende Wirkung weder auf die Abnahme des Herzindex allein [1] noch auf die Suppression der Reninaktivität [2, 3] noch über eine reine β-Blockade zu erklären ist. Die Möglichkeit, daß β-Rezeptorenblocker am sympathischen Nervensystem (SNS) angreifen, wurde von verschiedenen Autoren bereits geäußert [4—7]. Ein schwieriges Problem bestand allerdings darin, geeignete Parameter zu finden, um die Aktivität des SNS quantitativ erfassen zu können. Durch die Entwicklung sensitiverer Methoden für die differenzierte Bestimmung von Noradrenalin und Adrenalin im Plasma hat sich die Plasmanoradrenalinkonzentration als brauchbarer Index für den Aktivitätsgrad des SNS erwiesen [8, 9].

Bei Patienten mit essentieller Hypertonie (EH) konnte kürzlich eine hochsignifikante Korrelation zwischen dem diastolischen Ruheblutdruck und der gleichzeitig gemessenen Plasmanoradrenalinkonzentration nachgewiesen werden [10, 11]. Eine deutliche Zunahme des cyclischen AMP im Plasma und der Ausscheidung von cyclischem AMP im Urin nach orthostatischer Stimulation konnte ebenfalls bei Patienten mit EH gefunden werden [11]. Ausgehend von diesen Befunden untersuchten wir die Wirkung eines β-Rezeptorenblockers, Prindolol, auf die Plasmanoradrenalinkonzentration und auf die Ausscheidung von cyclischem AMP im Urin bei Patienten mit EH.

Untersuchungsgut und Methode

Untersucht wurden 10 Pat. im Alter von 21 bis 45 Jahren, 8 Männer und 2 Frauen. Der arterielle Blutdruck betrug unter ambulanten Bedingungen im Mittel 166/106 mm Hg bei einer mittleren Pulsfrequenz von 76 Schlägen/min. Nach einer 2wöchigen Placeboperiode wurden alle Patienten mit der gleichen Anfangsdosis von 3 × 5 mg Prindolol/die behandelt. Die Dosis wurde in 14tägigen Abständen erhöht, bis zu einer durchschnittlichen Maximaldosis von 36 mg täglich (15 bis 90 mg). Sobald der Blutdruck auf normale Ruhewerte abfiel, wurde eine Erhaltungsdosis von durchschnittlich 27 mg täglich (15 bis 90 mg) verabreicht. Während der 2wöchigen Placeboperiode und nach durchschnittlich 14 Wochen (6 bis 27 Wochen) Prindololbehandlung wurde der Blutdruck, die Herzfrequenz, die Plasmanoradrenalinkonzentration und die Urinausscheidung von cyclischem AMP gemessen. Alle Parameter wurden unter standardisierten Bedingungen untersucht: Nach 4 Std strikter Bettruhe, nach 7 min Stehen und nach 2 Std langsamem Umhergehen. Plasmanoradrenalin wurde spektralfluorometrisch nach der Methode von Renzini et al. [8], das cyclische AMP mit Hilfe der Proteinbindungsmethode nach Gilman [12] gemessen. Die statistischen Berechnungen erfolgten nach dem gepaarten Student-t-Test.

Ergebnisse

1. Blutdruck und Herzfrequenz (Abb. 1)

Bei 8 Patienten normalisierte sich der Blutdruck zwischen der 5. und 8. Woche unter Prindolol, bei 2 Patienten kam es bereits zu einer Normalisierung nach 2 bzw. 4 Wochen. Nach 14 Wochen Prindololbehandlung lagen der systolische Blutdruck und die Herzfrequenz signifikant niedriger unter allen drei Testbedingungen. Der diastolische Blutdruck fiel signifikant ab unter Ruhe und ambulanten Bedingungen. Prindolol hatte jedoch keinen Einfluß auf den diastolischen Blutdruck nach 7 min Stehen.

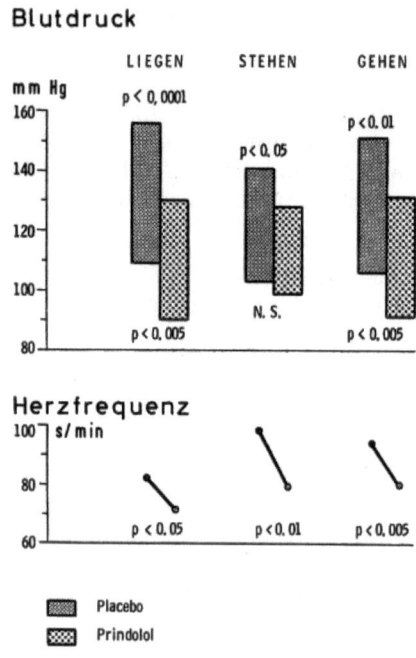

Abb. 1. Mittelwerte von Blutdruck und Herzfrequenz vor und nach einer durchschnittlich 14wöchigen Prindololbehandlung bei 10 Patienten mit Essentieller Hypertonie

2. Plasmanoradrenalinkonzentration (Abb. 2)

Während der Placeboperiode betrug der durchschnittliche Noradrenalinspiegel 246 ng/l. Durch den Stimulus der Orthostase stieg dieser Wert nach 7 min Stehen um 90% auf 454 ng/l an, während er nach 2 Std Gehen auf einen niedrigeren Wert von 399 ng/l wieder abfiel. Die chronische Gabe von Prindolol führte zu einer signifikanten Abnahme der Plasmanoradrenalinkonzentration in Ruhe auf 140 ng/l, ein Wert, der innerhalb des Normalbereichs liegt ($135 \pm 15{,}1$; $\bar{x} \pm S_{\bar{x}}$). Unter Prindolol war das SNS durch Orthose noch stimulierbar, die Plasmanoradrenalinwerte nach passiver und aktiver Orthostase lagen jedoch signifikant niedriger als während der Placeboperiode.

3. Ausscheidung von cyclischem AMP im Urin (Abb. 3)

Während der Placeboperiode führte die 2stündige orthostatische Belastung zu einer hochsignifikanten Zunahme der cyclischen AMP-Ausscheidung im Urin, von $3{,}94 \pm 0{,}55$ auf $6{,}63 \pm 0{,}85$ μmol/g Kreatinin (Mittelwert $\pm S_{\bar{x}}$; $P < 0{,}001$). Unter Prindolol änderte sich die Ruheausscheidung von cyclischem AMP nicht signifikant; nach der 2stündigen Orthostase war die Zunahme der cyclischen

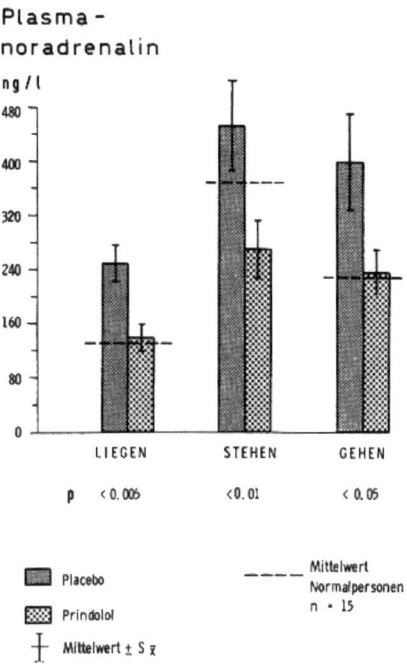

Abb. 2. Plasma-Noradrenalinkonzentration vor und nach einer durchschnittlich 14wöchigen Prindololbehandlung bei 10 Patienten mit Essentieller Hypertonie

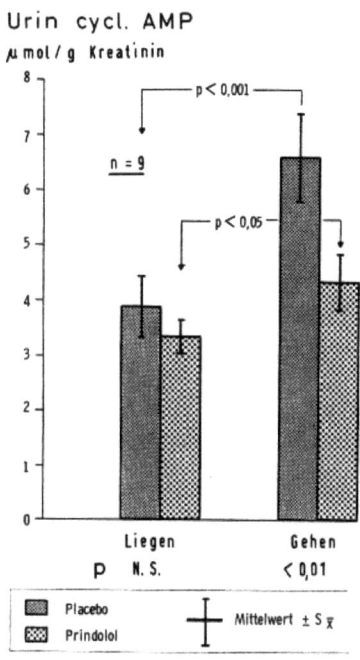

Abb. 3. Die Ausscheidung von cyclischem AMP im Urin bei 9 Patienten mit Essentieller Hypertonie vor und nach einer 14wöchigen Prindololbehandlung

AMP-Ausscheidung nur noch schwach signifikant nachweisbar (4,33 ± 0,48 µmol/g Kreatinin; $p < 0,05$). Die cyclische AMP-Ausscheidung nach 2 Std Gehen vor und nach Prindolol ergibt einen signifikanten Unterschied von $p < 0,01$.

Zusammenfassung

Bei 10 Patienten mit essentieller Hypertonie kam es nach durchschnittlich 14 Wochen Prindololbehandlung (15 bis 90 ng/die) zu einem Abfall des systolischen und diastolischen Blutdrucks sowie der Herzfrequenz in Ruhe und Orthostase (mit der einzigen Ausnahme des unverändert erhöhten diastolischen Blutdrucks nach der 7. Minute Orthostasebelastung), gleichzeitig fiel die Plasmanoradrenalinkonzentration signifikant ab unter Ruhe und Orthostase. Die während der Placeboperiode durch Orthostase hervorgerufene Mehrausscheidung von cyclischem AMP im Urin lag unter Prindolol deutlich niedriger.

Die Ergebnisse zeigen, daß Prindolol nach längerer Einnahme zumindest zum Teil über eine Hemmung der Aktivität des SNS blutdrucksenkend wirkt. Die geringere Stimulation des Adenylcyclase-Systems unter Prindolol durch Orthostase könnte ebenfalls ein Hinweis für einen verminderten Sympathikustonus sein. Ob Prindolol direkt am zentralen oder peripheren SNS angreift oder indirekt über eine vorübergehende Erhöhung des Plasmanoradrenalinspiegels [13] die Katecholaminsynthese hemmt, muß durch weitere Untersuchungen geklärt werden.

Literatur

1. Tarazi, R. C., Dustan, H. P.: Amer. J. Cardiol. **29**, 633 (1972). — 2. Hanson, L.: Acta med. scand. (Suppl.) 550 (1973). — 3. Krauss, X. H., Schalekamp, M. D. D. H., Kolsters, G., Zaal, G. A., Birkenträger, W. H.: Clin. Sci. **43**, 385 (1972). — 4. Lewis, P. J., Myers, M. G., Reid, J. L., Dollery, C. T.: New Engl. J. Med. **288**, 689 (1973). — 5. Kellitzer, G. J., Buckley, J. P.: J. Pharm. Sci. **50**, 1276 (1972). — 6. Day, M. D., Roach, A. G.: Nature (Lond.) New Biology **242**, 30 (1973). — 7. Esler, M. D., Nestel, P. J.: Brit. Heart J. **35**, 469 (1973). — 8. Renzini, V., Brunon, C. A.: Clin. chim. Acta **30**, 587 (1970). — 9. Engelman, K., Portnoy, B.: Circulat. Res. **26**, 53 (1970). — 10. Louis, W. J., Doyle, A. E., Anavekar, S.: New Engl. J. Med. **288**, 599 (1973). — 11. Brecht, H. M., Musil, H. A., Vlachoyannis, J., Schoeppe, W.: Verh. dtsch. Ges. inn. Med. **80**, 245 (1974). — 12. Gilman, A. G.: Proc. nat. Acad. Sic. (Wash.) **67**, 305 (1970). — 13. Irving, M. H., Britton, B. J., Wood, W. G., Padgham, C., Carruthiers, M.: Nature (Lond.) **248**, 531 (1974).

Stumpe, K. O., Vetter, H., Hessenbroch, V., Kolloch, R., Düsing, R., Krück, F. (Med. Univ.-Poliklinik Bonn): **Zum Einfluß einer chronischen β-Rezeptorenblockade auf den Blutdruck und die Renin- und Aldosteronsekretion bei essentieller Hypertonie**

Bei der Behandlung der essentiellen Hypertension haben β-adrenerge Rezeptorenblocker eine weite Anwendung gefunden. Der Mechanismus über den die blutdrucksenkende Wirkung dieser Substanzen zustande kommt, ist unklar. Die Beobachtung, daß die β-Rezeptorenblocker Propranolol und Alprenolol die Plasma-Reninaktivität senken, hat zu dem Schluß geführt, daß der antihypertensive Effekt Folge der Reninsuppression ist. Von einigen Autoren wurde eine hochsignifikante Korrelation zwischen der reninsenkenden und der antihypertensiven Wirkung von Propranolol beschrieben [1]. Andere Autoren haben diese Ergebnisse nicht bestätigt [2, 3]. Im Gegenteil, es konnte gezeigt werden, daß die β-Rezeptorenblocker Practolol und Prindolol den Blutdruck senken, ohne die Reninaktivität zu erniedrigen [3, 4]. Für Prindolol wurde eine Blutdrucksenkung bei gleichzeitigem Anstieg der Plasma-Reninaktivität beschrieben [3]. Die Diskrepanz zwischen den Ergebnissen der verschiedenen Arbeitsgruppen ist unklar.

Unterschiedliche Untersuchungsverfahren und methodische Schwierigkeiten bei der Reninbestimmung können eine Rolle spielen. Viele Autoren berichten signifikante Änderungen der Plasma-Reninaktivität, die sich ausschließlich auf eine einzelne Messung stützen. Wir sind der Meinung, daß sich wegen der ausgeprägten physiologischen Schwankungsbreite der Plasma-Reninaktivität geringgradige Änderungen im Renin-Angiotensinsystem auf Grund von Einzelmessungen nicht erfassen lassen.

In der jetzigen Untersuchung haben wir daher das Verhalten der Renin- und Aldosteronsekretion vor und nach einer chronischen β-Rezeptorenblockade durch halbstündliche Blutentnahmen über einen Zeitraum von 8 Std analysiert. Die Untersuchung wurde an 8 männlichen ruhenden Pat. mit essentieller Hypertension durchgeführt. Die Patienten wurden mit Propranolol 2,5 mg/kg/KG täglich über einen Zeitraum von 4 Wochen behandelt. Danach schloß sich eine 14tägige Placeboperiode an, nach der die Patienten auf Prindolol 0,25 mg/kg pro KG für weitere 4 Wochen umgesetzt wurden.

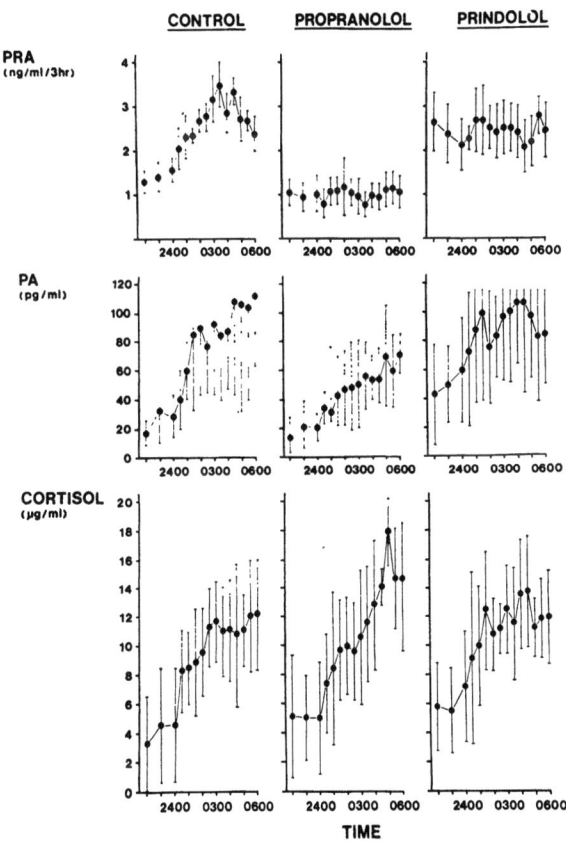

Abb. 1. Einfluß einer chronischen β-Rezeptorenblockade mit Propranolol und Prindolol auf die Plasma-Reninaktivität (PRA), die Plasma-Aldosteronkonzentration (PA) und die Plasma-Cortisolkonzentration bei 8 normoreninämischen männlichen Patienten mit essentieller Hypertension. Es sind die Mittelwerte ± S.D. angegeben

Der Einfluß von Propranolol und Prindolol auf die Plasma-Reninaktivität, gemessen über einen Zeitraum von 8 Std, ist in Abb. 1 dargestellt. Propranolol senkte signifikant die Reninaktivität. Im Gegensatz hierzu kam es nach Prindolol zu keiner signifikanten Suppression der Plasma-Reninaktivität. Beide Rezeptorenblocker beeinflußten dagegen deutlich die Tag-Nacht-Schwankungen der Plasma-

Reninaktivität. Wie man sieht, war unter Kontrollbedingungen die Plasma-Reninaktivität vor Mitternacht immer niedriger als in den früheren Morgenstunden, wo die Aktivität zwischen 3 und 4 Uhr die höchsten Werte erreichte. Nach der β-Rezeptorenblockade mit Propranolol und Prindolol ließ sich dieser typische Rhythmus der Plasma-Reninaktivität nicht mehr nachweisen. Es bestand kein Unterschied in den Reninwerten zwischen 10 und 12 Uhr und denjenigen zwischen 2 und 4 Uhr.

Der Einfluß von Propranolol und Prindolol auf die Plasmakonzentration von Aldosteron ist im mittleren Teil der Abbildung 1 dargestellt. Propranolol senkte signifikant die Plasma-Aldosteronkonzentration, während Prindolol keinen supprimierenden Effekt aufwies. Im Gegensatz zu den beobachteten Veränderungen in der Rhythmik der Plasma-Reninaktivität blieb der typische Rhythmus der Aldosteronsekretion nach Propranolol und Prindolol erhalten. Man sieht aber, daß nach Propranolol die Rhythmik der Aldosteronsekretion auf einem niedrigeren Niveau ablief. Diese Ergebnisse zeigen, daß unter chronischer β-Rezeptorenblockade mit Propranolol und Prindolol die Rhythmizität der Aldosteronsekretion nicht durch das Renin-Angiotensinsystem kontrolliert wird. Das heißt, daß die Rhythmik der Plasma-Reninaktivität und der Plasma-Aldosteronsekretion unterschiedlichen Mechanismen unterliegen.

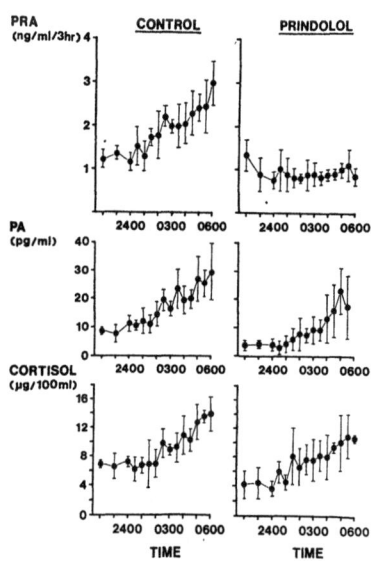

Abb. 2. Einfluß einer chronischen β-Rezeptorenblockade mit Prindolol auf die Plasma-Reninaktivität (PRA), die Plasma-Aldosteronkonzentration (PA) und Plasma-Cortisolkonzentration bei 6 normotensiven männlichen Personen. Es sind die Mittelwerte ± S.D. angegeben

Das Bestehenbleiben der Rhythmik der Aldosteronsekretion nach β-Rezeptorenblockade ist möglicherweise Folge eines unveränderten Rhythmus der ACTH-Sekretion. Dies kann indirekt aus dem unveränderten Rhythmus der Cortisolsekretion abgeleitet werden (unterer Teil der Abbildung 1). Wie man sieht, kam es nach Propranolol und Prindolol zu keiner Änderung der Cortisolrhythmik.

Die Veränderung der Plasma-Reninaktivität und der Plasma-Aldosteronkonzentration nach Propranolol und Prindolol waren nicht durch Veränderungen in der Natrium- und Kaliumbilanz bedingt.

Die antihypertensive Wirkung der beiden Medikamente war vergleichbar. Wurden die Patienten von Propranolol auf Prindolol umgesetzt, blieb die Blutdrucksenkung bestehen, doch kam es in jedem Fall zu einem Anstieg der Plasma-Reninaktivität. Es ist also klar, daß Prindolol den Blutdruck nicht über eine Reninsuppression gesenkt hatte.

Die Ursache für die unterschiedliche Wirkung von Prindolol und Propranolol auf die Plasma-Reninaktivität läßt sich aus den Ergebnissen nicht ableiten. Der fehlende reninsenkende Effekt von Prindolol könnte durch die stärkere sympathikomimetische Eigenwirkung dieses Präparates erklärt werden. Es sollte aber darauf hingewiesen werden, daß Prindolol signifikant den normalerweise auftretenden Anstieg der Plasma-Reninaktivität nach Stimulation durch Orthostase unterdrückt. Ebenso konnten wir bei Hypertonikern mit hoher Plasma-Reninaktivität nach Prindolol einen Abfall der Reninaktivität beobachten.

Weiterhin ließ sich eine Suppression der Plasma-Reninaktivität bei 6 normotensiven Personen nach Prindolol beobachten. Die Abbildung 2 zeigt, daß im Gegensatz zu den hypertensiven Patienten Prindolol bei normotensiven Personen zu einer signifikanten Senkung der Plasma-Reninaktivität und der Aldosteronkonzentration führt. Ähnlich wie bei den hypertensiven Patienten war auch der Rhythmus bei den normotensiven Patienten unter Prindolol nicht mehr nachweisbar. Nach Propranolol kam es bei den normotensiven Patienten zu einer noch stärkeren Senkung der Plasma-Reninaktivität. Diese Werte sind in der Abbildung nicht aufgetragen. Die Ursache für die unterschiedliche Wirkung der beiden β-Rezeptorenblocker auf die Plasma-Reninaktivität bei normotensiven und hypertensiven Patienten ist nicht klar. Die Ergebnisse weisen aber darauf hin, daß bei der essentiellen Hypertension zusätzliche Mechanismen eine Rolle spielen müssen, die für eine relativ starre Reninsekretion verantwortlich sind und die, die bei normotensiven Personen beobachtete ausgeprägte Reninsuppression nach β-Rezeptorenblockade verhindern.

Die Ergebnisse lassen sich folgendermaßen zusammenfassen: Propranolol und Prindolol haben eine vergleichbare hypotensive Wirkung. Propranolol senkt die Plasma-Reninaktivität stärker als Prindolol. Es besteht keine Beziehung zwischen der reninsenkenden und der hypotensiven Wirkung von Propranolol und Prindolol. Die Suppression der Plasma-Reninaktivität ist bei normalem Blutdruck stärker als bei hohem Blutdruck. Unter β-Rezeptorenblockade ist eine Tag-Nacht-Rhythmik der Plasma-Reninaktivität nicht mehr nachweisbar. Der Rhythmus der Aldosteron- und Cortisolsekretion bleibt dagegen unbeeinflußt von der β-Rezeptorenblockade. Hieraus ergibt sich, daß die Rhythmik der Aldosteronsekretion unter β-Rezeptorenblockade unabhängig vom Renin-Angiotensinsystem ist.

Literatur

1. Bühler, F. R., Laragh, J. H., Baer, L., Vaughan, E. D., Brunner, H. R.: New Engl. J. Med. 287, 1209 (1972). − 2. Pawsey, C. G. K., Wicks, J. R., Gordon, R. D., Morgan, T., Thomas, F. J., Mortimer, R. H.: Proc. Aust. Soc. med. Res. 2, 479 (1971). − 3. Stokes, G. S., Weber, M. A., Thornell, I. R.: Brit. med. J. 1, 60 (1974). − 4. Esler, D.: Clin. Pharmacol. Ther. 15, 484 (1973).

DISTLER, A., KRÖNIG, B., SCHUMANN, G., WALTER, B. (I. Med. Univ.-Klinik u. Poliklinik, Inst. für Med. Prüfungsfragen Mainz): „Crossover"-Doppelblindstudie über die blutdrucksenkende Wirkung von Propranolol und von Practolol[*]

In der vorliegenden „crossover"-Doppelblindstudie wurde geprüft, ob Unterschiede in der antihypertensiven Wirkung zwischen Propranolol, einer β-rezeptorenblockierenden Substanz mit unspezifischen Membranwirkungen, und Practolol, einem β-Rezeptorenblocker ohne membranstabilisierende Wirkung, der zugleich eine β-rezeptorenstimulierende Eigenwirkung besitzt, bestehen. Weiterhin wurde untersucht, inwieweit die blutdrucksenkende Wirkung der β-Rezeptorenblocker dosisabhängig ist, ob eine Abhängigkeit von der herzfrequenzsenkenden Wirkung, von der Höhe des Ausgangsreninspiegels im Plasma oder dem Ausmaß der reninsenkenden Wirkung besteht.

In die Studie wurden insgesamt 23 Pat. mit essentieller Hypertonie im Alter zwischen 24 und 58 Jahren (9 Frauen, 14 Männer; diastolische Blutdruckausgangswerte minimal 105 mm Hg) einbezogen. Nach einer 14tägigen Placeboperiode erhielten die Patienten in randomisierter Zuteilung zunächst entweder Propranolol oder Practolol. Eine Dosissteigerung erfolgte alle 3 bzw. 4 Tage, sofern nicht ein diastolischer Blutdruck von 100 mm Hg im Liegen erreicht oder unterschritten wurde. Propranolol kam in den Dosierungen 80, 160, 320 und 640 mg, Practolol in den Dosierungen 200, 400 und 800 mg täglich zur Anwendung. Nach Erreichen des Dosismaximums, also spätestens nach 14 Tagen, wurde die erreichte Enddosis bis zum Ende der jeweiligen Behandlungsperiode, die insgesamt 8 Wochen dauerte, beibehalten. Danach erfolgte die 2. Behandlungsperiode nach einer erneuten 2wöchigen Placeboperiode. Blutentnahmen zur Bestimmung des Plasmarenins in Ruhe sowie nach kombinierter Stimulierung durch 40 mg Furosemid i.v. und halbstündige Orthostase wurden am Ende der Placeboperioden und der Therapieperioden durchgeführt. Die Reninbestimmungen erfolgten durch radioimmunologischen Nachweis von Angiotensin I nach Inkubation des Plasmas mit Schafsubstrat.

Ergebnisse

Das Verhalten des Blutdrucks und der Pulsfrequenz unter Propranolol und Practolol geht aus Tabelle 1 hervor. Varianzanalytisch zeigte sich eine statistisch auffällige ($p < 0,05$) Blutdrucksenkung unter Propranolol bei einer täglichen Dosis von 80 mg, bei Gabe von 160 mg war die Blutdrucksenkung statistisch signifikant ($p < 0,01$). Unter höherer Dosierung bis zu einer durchschnittlichen Enddosis von 600 mg täglich wurde ein weiterer Blutdruckabfall beobachtet, der sich jedoch in der Varianzanalyse statistisch nicht sichern ließ. — Nach Gabe von *Practolol* trat eine deutliche Blutdrucksenkung ($p < 0,05$) bei 200 mg täglich auf, 400 mg Practolol täglich führten zu einer statistisch signifikanten Blutdrucksenkung ($p < 0,01$). Die Senkung des diastolischen Blutdrucks war bereits bei einer täglichen Dosis von 200 mg signifikant ($p < 0,01$); die weitere Dosissteigerung führte zu keiner zusätzlichen statistisch signifikanten Blutdrucksenkung. Die dargestellten Ergebnisse zeigen also, daß im Ausmaß der blutdrucksenkenden Wirkung und in der Wirkungsdynamik keine Unterschiede zwischen Propranolol und Practolol bestehen.

Eine statistisch signifikante Senkung der Pulsfrequenz ($p < 0,01$) ließ sich unter Propranolol erst bei einer täglichen Dosis von 320 mg feststellen. Unter *Practolol* trat zwar ebenfalls eine Abnahme der Pulsfrequenz — besonders im Stehen — auf, diese Abnahme war jedoch statistisch nicht signifikant.

Die Mittelwerte der Plasmareninkonzentration nahmen im Durchschnitt sowohl unter Propranolol wie unter Practolol ab (Tabelle 2), der Unterschied ließ sich jedoch im Wilcoxon-Test statistisch nicht sichern.

Korrelationsstatistische Analysen zeigten keinen signifikanten Zusammenhang zwischen Ausmaß der Blutdrucksenkung unter *Propranolol* und der Ausgangs-

---

[*] Die Untersuchungen wurden mit finanzieller Unterstützung durch die Deutsche Forschungsgemeinschaft (SFB 36) durchgeführt.

frequenz, der frequenzsenkenden Wirkung, den Ausgangswerten des Plasmarenins oder dem Ausmaß der reninsenkenden Wirkung. Unter Gabe von *Practolol* ließ sich ebenfalls keine Korrelation zwischen blutdrucksenkender Wirkung und Senkung der Herzfrequenz, dem Ausgangsrenin oder der reninsenkenden Wirkung feststellen. *Varianzanalytisch* war eine signifikante Wechselwirkung ($p < 0{,}01$) zwischen Patienten und den verwendeten Substanzen nachweisbar, d. h. die Einzelpersonen sprachen unterschiedlich gut auf die beiden β-Rezeptorenblocker an.

Tabelle 1. Blutdruck und Pulsfrequenz ($\bar{x} \pm$ SEM) unter Behandlung mit Propranolol und Practolol

Propranolol

			Durchschnittliche tägliche Dosis					
			Placebo	80 mg	160 mg	320 mg	600 mg[a]	600 mg[b]
Blutdruck	liegend	syst.	167 ± 3,8	159 ± 3,4	156 ± 3,8	153 ± 3,4	148 ± 3,2	148 ± 3,3
		diast.	112 ± 2,6	107 ± 2,6	104 ± 2,3	101 ± 1,9	99 ± 2,0	103 ± 2,2
Blutdruck	stehend	syst.	159 ± 3,3	151 ± 3,6	149 ± 3,1	144 ± 3,2	143 ± 3,4	144 ± 3,7
		diast.	119 ± 2,3	116 ± 2,8	110 ± 1,9	108 ± 2,0	107 ± 2,0	108 ± 2,5
Frequenz	liegend		83 ± 2,5	77 ± 2,6	73 ± 3,2	71 ± 2,3	71 ± 2,3	70 ± 2,0
	stehend		93 ± 3,1	82 ± 3,0	77 ± 3,2	75 ± 2,8	73 ± 2,6	71 ± 2,3

Practolol

			Durchschnittliche tägliche Dosis				
			Placebo	200 mg	396 mg	740 mg[a]	740 mg[b]
Blutdruck	liegend	syst.	171 ± 3,8	161 ± 4,0	157 ± 3,8	153 ± 3,6	150 ± 2,2
		diast.	114 ± 2,5	107 ± 2,5	106 ± 2,8	101 ± 4,9	104 ± 2,0
Blutdruck	stehend	syst.	165 ± 4,4	153 ± 3,9	151 ± 3,8	145 ± 3,4	139 ± 2,8
		diast.	121 ± 2,3	116 ± 2,9	113 ± 2,4	111 ± 2,4	108 ± 2,3
Frequenz	liegend		81 ± 1,7	77 ± 1,9	77 ± 2,0	77 ± 2,1	78 ± 1,7
	stehend		92 ± 2,7	81 ± 1,9	81 ± 2,0	83 ± 2,1	83 ± 1,7

[a] 2 Wochen nach Therapiebeginn; [b] 8 Wochen nach Therapiebeginn.

Tabelle 2. Plasmareninkonzentration (ng Angiotensin I/ml × h) unter chronischer Behandlung mit Propranolol bzw. mit Practolol; n = 23 ($\bar{x} +$ SEM)

	Placebophase I	Ende Propranolol	Ende Practolol
Ruhe	4,58 ± 0,86	2,53 ± 0,63	2,37 ± 0,31
Nach Stimulation	7,17 ± 1,16	4,10 ± 0,65	4,94 ± 0,91

Diskussion

Unsere Ergebnisse stehen teilweise im Gegensatz zu den Befunden anderer Autoren [2, 4], die nach chronischer Anwendung von Propranolol bei Hypertonikern eine signifikante Abnahme der Plasmareninaktivität feststellten. In Übereinstimmung mit unseren Ergebnissen fanden jedoch auch Birkenhäger u. Mitarb. [1], daß sich die Plasmareninkonzentration bei chronischer Gabe von Propranolol uneinheitlich verhält und in Einzelfällen sogar ansteigen kann. Bravo u. Mitarb. [3] fanden bei Propranolol-behandelten Hypertonikern nach Kochsalzentzug einen stärkeren Anstieg des Plasmarenins als bei unbehandelten Patienten. Unsere Befunde bestätigen nicht frühere Ergebnisse von Bühler u. Mitarb. [2], wonach der blutdrucksenkende Effekt von Propranolol von der Höhe des Ausgangsrenins abhängig sein soll, d. h. daß Patienten mit hohem Renin besonders gut, Patienten mit niedrigem Plasmarenin nahezu überhaupt nicht auf die antihypertensive Behandlung mit Propranolol reagieren sollen.

Zusammenfassung

Es ließ sich kein Unterschied in der blutdrucksenkenden Wirkung von Propranolol und von Practolol feststellen. Dosissteigerungen über 160 mg Propranolol bzw. 400 mg Practolol täglich führten nicht zu einer weiteren signifikanten Blutdrucksenkung. Die Herzfrequenz wurde durch Propranolol signifikant gesenkt, durch Practolol dagegen nicht sicher beeinflußt. Die Plasmareninwerte wurden weder durch Propranolol noch durch Practolol signifikant beeinflußt. Eine Korrelation zwischen Ausmaß der blutdrucksenkenden Wirkung und Ausgangswert des Plasmareninspiegels ließ sich nicht feststellen. Die blutdrucksenkende Wirkung von Propranolol und Practolol war bei den einzelnen Patienten signifikant unterschiedlich.

Literatur

1. Birkenhäger, W. H., Schalekamp, M. A. D. H., Krauss, X. H., Kolsters, G., Zaal, G. A.: In: Bruxelles medical. Symposium on hypertension and beta receptor blockade, p. 183 (1973). — 2. Bühler, F. R., Laragh, J. H., Baer, L., Vaughan, E. D., Brunner, H. R.: New Engl. J. Med. 287, 1209 (1972). — 3. Bravo, E. L., Tarazi, R. C., Dustan, H. P.: J. Lab. clin. Med. 83, 119 (1974). — 4. Michelakis, A. M., McAllister, R. G.: J. clin. Endocr. 34, 386 (1972)

MERGUET, P., BÄHR, R., BOCK, K. D. (Med. Univ.-Klinik u. Poliklinik Essen): **Lokale Wirkungen verschiedener Antihypertensiva auf Haut- und Muskelgefäße des Menschen* ****

Über den Einfluß der heute in der Hochdrucktherapie verwendeten Antihypertensiva Reserpin, Hydralazin, Clonidin und Guanethidin auf den peripheren Kreislauf des Menschen bei systemischer Anwendung (intravenöse Injektion) im akuten Versuch wurde in einer früheren Mitteilung berichtet [18]. Aus den eigenen Untersuchungsbefunden und Mitteilungen des Schrifttums [1—10, 13—18, 20 bis 22] war bisher keine eindeutige Aussage darüber möglich, ob die genannten Substanzen neben ihren teilweise vorhandenen bekannten zentralen Effekten auch direkte periphere Wirkungen ausüben, was Anlaß für die jetzt vorgelegten, mit spezieller Methodik vorgenommenen Untersuchungen war.

Methodik (s. Abb. 1)

Die Untersuchungen wurden an 64 freiwilligen männlichen und weiblichen Versuchspersonen (52 normotone und 12 hypertone Probanden) durchgeführt. Die Durchschnittswerte betrugen für das Alter 35 Jahre, die Größe 175 cm und das Körpergewicht 75 kg. — Die Versuche dauerten 3 bis 4 Std. Die Probanden lagen entspannt auf einem Untersuchungsbett in einem voll klimatisierten Raum mit konstanter Raumtemperatur von $23 \pm 1°$ C. — Die Messungen der Muskel- und Hautdurchblutung erfolgten mittels Wärmeleitelementen und Fluvograph [11, 12, 18, 19] im Musculus gastrocnemius bzw. in einem Hautbezirk über der Wade. — Die speziell für diese Untersuchungen von Golenhofen [19] entwickelte Wärmeleitsonde enthält neben den Heiz- und Meßelementen ein eigenes Injektionssystem (Totraum des Systems 0,05 ml), durch das Pharmaka direkt in den Meßbezirk appliziert werden können. Dem Wärmeleitfühler [12] wurde ein kleinkalibriges Injektionssystem (Rekord Nr. 18) unterlegt (Totraum des Injektionssystems 0,04 ml). Die Eichung der Meßelemente entsprach den von Golenhofen et al. [11] angegebenen Kriterien. Die Registrierung der fluvographischen Messungen von Muskel- und Hautdurchblutung wurde fortlaufend und simultan auf 2 Kanälen eines 5-Kanal-Hellige-Multiscriptors vorgenommen.

---

* Mit Unterstützung der Stiftung Volkswagenwerk.

** Herrn Professor Dr. O. H. Arnold zum 65. Geburtstag gewidmet.

Nach einer durchschnittlich 60 min betragenden Kontrollperiode wurden die eingangs genannten Antihypertensiva intramuskulär, intrakutan oder in die A. femoralis injiziert. Als Kontrollen dienten Applikationen volumengleicher Mengen von 0,9%iger NaCl-Lösung bzw. von Lösungsvermittler. Die verabreichten Dosen entsprachen bei den intraarteriellen Injektionen ca. 10 bis 25%, bei den lokalen Gaben (i.m. bzw. i.c.) ca. 1 bis 10% der bei intravenöser Verabreichung blutdruckwirksamen Einzeldosis der verschiedenen Substanzen. — Die statistischen Berechnungen wurden mittels des gepaarten t-Testes vorgenommen.

Ergebnisse (s. Abb. 2)

Reserpin bewirkte nach lokalen Injektionen von 10 bis 200 γ nicht signifikante Zunahmen der Durchblutung im Muskel um 35% und in der Haut um ca. 30%

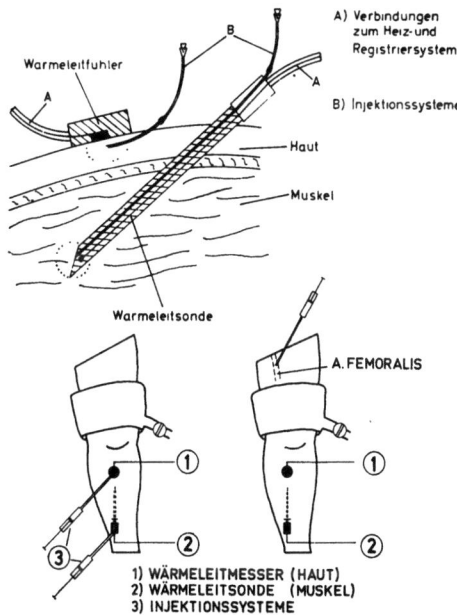

Abb. 1. Versuchsanordnungen zur Prüfung lokaler Wirkungen von Pharmaka mit Wärmeleitelementen

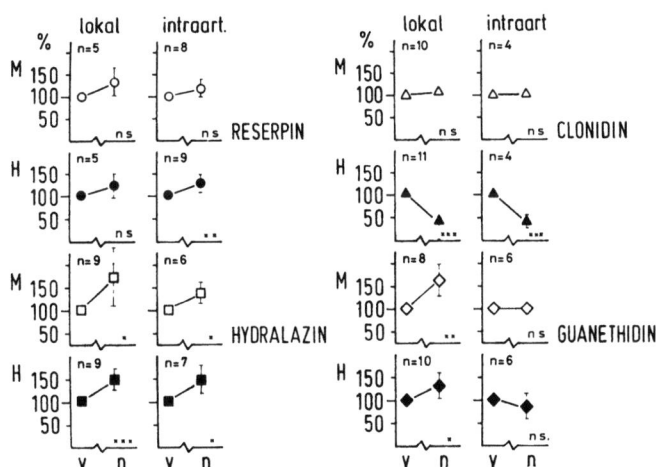

Abb. 2. Muskel- bzw. Hautdurchblutung (offene bzw. geschlossene Symbole) vor (v) und nach (n) lokalen und intraarteriellen Gaben von Reserpin (○), Hydralazin (□), Clonidin (△) und Guanethidin (◇). n.s. = nicht signifikant, * = $p < 0.05$, ** = $p < 0.01$, *** = $p < 0.001$

Gleichartige Befunde wurden nach intraarterieller Applikation der Substanz beobachtet (Zunahmen der Muskeldurchblutung und Hautdurchblutung um 15%).

Dihydralazin löste nach lokaler Verabreichung von 125 γ signifikante Zunahmen der Muskeldurchblutung um 70 bis 120% und der Hautdurchblutung um ca. 50 bis 60% aus. Die intraarteriellen Injektionen führten zu gleichsinnigen Veränderungen (Mehrdurchblutung im Muskel ca. 35%, in der Haut ca. 45%).

Clonidin in Dosen von 3 bis 15 γ änderte bei lokaler Injektion die Durchblutung im Gefäßgebiet der Muskulatur nicht, während Injektionen in die Haut zu einem signifikanten Abfall der Durchblutung um 60% führten.

Guanethidin in lokalen Dosen von 250 bis 500 γ hatte eine signifikante Mehrdurchblutung im Muskel um 50 bis 60% und in der Haut von 30 bis 50% zur Folge. Bei intraarterieller Gabe zeigte sich demgegenüber für die Muskeldurchblutung keine Änderung und für die Hautdurchblutung eine nicht signifikante Durchblutungsminderung um 15 bis 20%.

Diskussion

Aus den Untersuchungen läßt sich schließen, daß Reserpin möglicherweise einen direkten Angriffspunkt am Gefäßsystem von Haut und Muskel besitzt, wie er auf Grund tierexperimenteller vergleichbarer Befunde von anderen Autoren vereinzelt diskutiert wurde [15—17]. Der periphere Vasodilatator Hydralazin führt direkt zu einer Erschlaffung des glatten Muskels im Stromgebiet von Haut und Muskulatur, was durch die vorliegenden Befunde bestätigt wird und in guter Übereinstimmung mit am Menschen vorgenommenen vergleichbaren Untersuchungen anderer Autoren steht [2—4]. Clonidin bewirkt sicher einen direkten α-sympathikomimetischen Effekt im Stromgebiet der Haut im Sinne einer Vasokonstriktion, was bereits auf Grund früherer eigener Untersuchungen [18] nach intravenöser Gabe vermutet wurde. Die gegensinnigen Befunde nach lokaler Gabe bzw. intraarteriellen Injektionen von Guanethidin sind hingegen schwer zu interpretieren. Während die lokalen — allerdings relativ hohen — Dosen eine direkt ausgelöste Vasodilatation in den Stromgebieten von Muskulatur und Haut nahelegen, hatten die intraarteriellen Injektionen keinen sicheren Einfluß auf die Muskel- und Hautdurchblutung. Eine Erklärung hierfür könnte der unterschiedliche Zugangsweg der Substanz bei intraarterieller und lokaler Gabe zum Rezeptor sein. Andererseits wurden nach intraarteriellen Infusionen von Guanethidin von anderen Autoren [1, 8, 22] initial Durchblutungsabnahmen der plethysmographisch gemessenen Gesamtdurchblutung ebenfalls beobachtet, die von diesen Autoren durch eine Freisetzung endogen gebundener Katecholamine erklärt wurden.

Die vorgelegten Untersuchungen weisen die angewandte Methodik als geeignet aus, direkte Effekte von Pharmaka auf das Gefäßsystem des Menschen zu prüfen.

Literatur

1. Abboud, F. M., Eckstein, J. W., Pereda, S. A.: Amer. J. Physiol. **201**, 462 (1961). — 2. Åblad, B.: Acta pharmacol. (Kbh.) **20** (Suppl. 1), 1 (1963). — 3. Åblad, B., Johnsson, G., Henning, M.: Acta pharmacol. (Kbh.) **18**, 191 (1961). — 4. Åblad, B., Johnsson, G., Henning, M.: Acta pharmacol. (Kbh.) **19**, 166 (1962). — 5. Arnold, O. H.: Therapie der arteriellen Hypertonie: Berlin-Heidelberg-New York: Springer 1970. — 6. Bein, H. J.: Experientia (Basel) **9**, 107 (1953). — 7. Bein, H. J., Gross, F., Tripod, J., Meier, R.: Schweiz. med. Wschr. **83**, 1007 (1953b). — 8. Cooper, C. J., Fewings, J. D., Hodge, R. L., Whelan, R. F.: Brit. J. Pharmacol. **21**, 165 (1963). — 9. Ehringer, H.: Arzneimittel-Forsch. **16**, 1165 (1966). — 10. Ehringer, H.: Die akute Wirkung von Catapresan auf die periphere Hämodynamik. In: Hochdrucktherapie (Hrsg. L. Heilmeyer, H. J. Holtmeier, E. F. Pfeiffer), S. 39—49. Symposion über 2-(2,6-Dichlorphenylamino)-2-imidazolin-hydrochlorid am 20. und 21. Oktober 1967 in Ulm. Stuttgart: Thieme 1968. — 11. Golenhofen, K., Hensel, H., Hildebrandt, G.: Durchblutungsmessung mit Wärmeleitelementen in Forschung und Klinik. Stuttgart: Thieme

1963. — 12. Hensel, H., Bender, F.: Pflügers Arch. ges. Physiol. **263**, 603 (1956). — 13. Kirpekar, S. M., Lewis, J. J.: J. Pharm. Pharmacol. **9**, 877 (1957). — 14. De la Lande, I. S., Parks, V. J., Sandison, A. G., Skinner, S. L., Whelan, R. F.: Aust. J. exp. Biol. med. Sci. **38**, 313 (1960). — 15. McQueen, E. G., Blackmann, J. G.: Proc. Univ. Otago med. Sch. **33**, 5 (1955). — 16. McQueen, E. G., Doyle, A. E., Smirk, F. H.: Nature (Lond.) **174**, 1015 (1954). — 17. McQueen, E. G., Doyle, A. E., Smirk, F. H.: Circulation **11**, 161 (1955). — 18. Merguet, P., Bock, K. D.: Verh. dtsch. Ges. inn. Med. **78**, 1547 (1972). — 19. Merguet, P., Golenhofen, K.: Pflügers Arch. ges. Physiol. **297**, R 36 (1967). — 20. Nickerson, M.: Chapter 26: Drugs Inhibiting Adrenergic Nerves and Structures Innervated by them. In: The Pharmacological Basis of Therapeutics (eds. L. S. Goodman, A. Gilman), pp. 549—584. New York-London-Toronto: Macmillan 1970a. — 21. Nickerson, M.: Chapter 33: Antihypertensive Agents and the Drug Therapy of Hypertension. In: The Pharmacological Basis of Therapeutics (eds. L. S. Goodman, A. Gilman), pp. 728—744. New York-London-Toronto: Macmillan 1970b. — 22. Whelan, R. F.: Control of the Peripheral Circulation in Man. Springfield/Ill.: Thomas 1967.

Dufey, K., Krönig, B., Wolff, H. P. (I. Med. Klinik u. Poliklinik Mainz): **Effekt von Minoxidil auf Ruhe- und Belastungsdrucke bei schweren arteriellen Hypertonien. Ergebnisse telemetrischer intraarterieller Langzeitmessungen**[*]

Auf der Suche nach neuen antihypertensiven Substanzen wurde bereits 1964 Piperidinopyrimidine im Tierversuch als blutdrucksenkend erkannt [1]. Es dauerte bis 1968, daß erstmals in den USA der Einsatz an einer kleinen Patientenzahl möglich wurde [2, 4]. In diesen zahlenmäßig immer sehr kleinen Studien zeigte sich, daß Minoxidil auch dann noch einen blutdrucksenkenden Effekt aufwies, wenn andere Antihypertensiva trotz höchster Dosierung und Kombination keine befriedigende Wirkung mehr zeigen.

Wir selbst setzten diese Substanz in ausgewählten Fällen bei bisher 11 Patienten ein. Über die ersten Ergebnisse an 8 Patienten soll hier berichtet werden.

Patientengut und Methodik

Es handelt sich um 8 Hochdruckkranke mit arterieller Hypertonie der Stadien WHO II und III und einem mittleren Alter von 55 Jahren. Alle diese Patienten standen seit längerer Zeit in regelmäßiger Überwachung unserer Hochdruckambulanz und waren mit der üblichen Hochdrucktherapie nicht ausreichend einzustellen. Die systolischen Werte lagen unter Mehrfachtherapie im Mittel bei 231 mm Hg, die diastolischen im Werte bei 128 mm Hg.

In einer 4tägigen Vorperiode wurden unter stationären Bedingungen an blutdrucksenkenden Mitteln nur die Basismedikation von Saluretica und β-Blockern verabreicht. Unter diesem Regime erfolgte ein Ruhe- und Belastungs-EKG, ein ausführlicher Laborstatus wurde erhoben, und die Patienten führten über ihre Blutdruckwerte mittels Selbstmessung Protokoll.

Am Ende des 4. Tages der Vorperiode wurde bei den Patienten ein kurzer Plastikverweilkatheter in die Arteria brachialis transcutan eingeführt und von da an die direkten Blutdrucke pulssynchron telemetrisch auf Registrierpapier und Bandspeicher aufgezeichnet [3]. Die gesamte Meßdauer betrug 112 Std, wobei jeweils vergleichbare Zeitabschnitte in sogenannten normierten Perioden registriert wurden.

Nach einer Vormessung über 36 Std erfolgte die zusätzliche Gabe von Minoxidil vom Morgen des 3. Tages an bis zum Morgen des 5. Tages in einer Dosierung von 3 × 5 mg oral. Neben klinischen Kontrollen wurde am 4. Tag auch ein Kontroll-Belastungs-EKG durchgeführt, wobei die Druckwerte weiter simultan registriert wurden. Nach einer letzten Minoxidilgabe am Morgen des 5. Tages schloß sich eine Nachbeobachtung über weitere 72 Std, davon 24 Std unter telemetrischer Druckaufzeichnung, an.

In der weiteren Folge bekamen die Patienten erneut Minoxidil in einer evtl. modifizierten Dosis und wurden ambulant betreut, wobei auf 2 × tägliche Blutdruckselbstmessungen geachtet wurde.

Aus der direkten Blutdruckmessung gelangten pro Patient 524 Druckwerte zur Auswertung, die verschiedenen statistischen Verfahren unterzogen wurden[1].

---

[*] Mit freundlicher Unterstützung der Deutschen Forschungsgemeinschaft (SFB 36).
[1] Für die sorgfältige Durchführung sind wir Herrn Dr. F. Knappen und Herrn J. Schaefgen, Firma C. H. Boehringer Sohn, Ingelheim, sehr zu Dank verbunden.

Ergebnisse

Die unter Minoxidil erwartete Blutdrucksenkung ließ sich auch bei diesen schweren Hochdruckkranken eindrucksvoll nachweisen. Daß das Blutdruckprofil in den verschiedenen Aktionsphasen parallel nach unten ohne Deformation verschoben wurde, war mit Hilfe einer 3fachen Varianzanalyse und anschließender Aufgliederung nach Winne [6, 7] statistisch zu belegen. Eine weitere Auswertung mit dem Newman-Keuls-Test ergab, daß für die Mehrzahl der Parameter zwischen dem 2. und 3. sowie zwischen dem 4. und 5. Tag keine signifikanten Unterschiede bestehen, während alle übrigen Vergleiche signifikant unterschiedlich sind. So betrug die Druckdifferenz vom 2. gegenüber dem 4. Tag morgens 28/20 mm Hg, mittags 19/12 mm Hg und abends 30/19 mm Hg. Die entsprechenden Druckdifferenzen für Belastung durch Treppensteigen waren 30/17, 21/13 und 34/20 mm Hg.

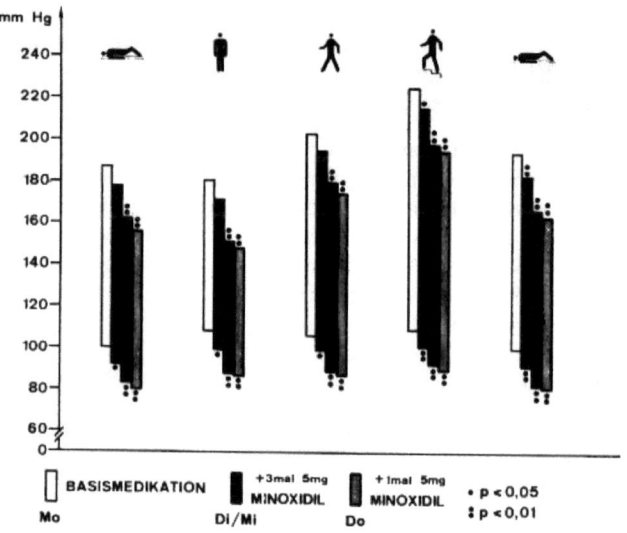

Abb. 1. Mittelwerte der systolischen und diastolischen Blutdrucke zu verschiedenen Tageszeiten und Aktionszuständen vor (weiße Säulen), unter 3 × 5 mg Minoxidil täglich (schwarze Säulen) und danach (graue Säulen) bei konstanter Basismedikation (2 × 50 mg Hydrochlorothiazid, 2 × 5 mg Amilorid und 3 × 15 mg Prindolol); Ergebnisse aus telemetrischen Langzeitmessungen bei 8 Patienten mit essentieller arterieller Hypertonie WHO-Stadium II und III

Es läßt sich ferner zeigen, daß Ruhe- und Belastungsdrucke durch Minoxidil gleichermaßen sich senken lassen, d. h. der Blutdruckanstieg wurde eben in dem Maß vermindert, wie der Ruhedruck gesenkt worden war (Abb. 1).

Der Vergleich der Elektrokardiogramme vor und unter Minoxidil-Einnahme ließ bei vergleichbaren Wattzahlen kein signifikant unterschiedliches Verhalten der Herzfrequenzen nachweisen. Die Pulsdifferenz von Ruhewert zum Maximalwert war jedoch unter Minoxidil eben signifikant geringer. Zu den EKG-Veränderungen erscheinen uns nach unserer Erfahrung zwei Dinge bemerkenswert:

a) Von den 8 Patienten entwickelten 5 eine vermehrte Störung der Erregungsrückbildung. Bei 3 Patienten blieben die Störungen der Erregungsrückbildung unverändert bzw. normalisierten sich in 2 Fällen sogar.

b) In weiteren ambulanten EKG-Kontrollen normalisierten sich die Zeichen der Linksschädigung ausnahmslos, obwohl die Therapie unverändert oder sogar mit erhöhter Minoxidil-Dosis fortgesetzt worden war.

Eine überraschende Beobachtung war für uns in der folgenden mehrmonatigen Nachbeobachtung ein langsames Wiederansteigen der vorher deutlich gesenkten Blutdruckwerte. Trotz erhöhter Dosis, zusätzlichen Gaben von Furosemid, Nitrokörpern, Isosorbitdinitrat und strenger Natriumreduktion waren die Drucksenkungen der Anfangsphase nicht mehr zu wiederholen bzw. zu halten.

Diskussion

Mittels direkter langzeittelemetrischer Blutdruckmessung über 112 Std konnten wir zeigen, daß bereits 3 × 5 mg Minoxidil einen deutlichen Druckabfall herbeiführen. Was die nachlassende Wirkung im Langzeitversuch angeht, so glauben wir an einen Vorgang, der evtl. mit einer Tachyphylaxie zu vergleichen ist. Weitere Erklärungsmöglichkeiten haben wir zum jetzigen Zeitpunkt jedoch nicht.

Die Parallelverschiebung des alltäglichen Blutdruckprofils unter Minoxidil stellt dieses Pharmakon aus dieser Sicht in eine Reihe mit Mitteln wie Thiabutazid und Spironolactone. Das bedeutet aber auch, daß neben der Tachykardieprophylaxe für eine wirksame Senkung von Belastungsspitzen β-Blocker eben zu diesem Zweck zugegeben werden müssen.

Die passageren EKG-Veränderungen [5] dürften am ehesten Zeichen einer Veränderung an der Myocardzellmembran sein und weniger Ausdruck einer echten toxischen Zellschädigung.

Die weiteren bereits beschriebenen Nebenwirkungen von Minoxidil konnten wir bestätigen. Das Medikament ist demnach im Moment nur für streng kontrollierte klinische Studien einzusetzen. Von der antihypertensiven Potenz her ist es unter den oralen Antihypertensiva wahrscheinlich an erster Stelle zu nennen.

Literatur

1. Gilmore, E., Weil, J., Chidsey, C. A.: New Engl. J. Med. 282, 521 (1970). — 2. Gottlieb, T. B., Thomas, R. C., Chidsey, C. A.: Clin. Pharmacol. Ther. 13, 436 (1972). — 3. Krönig, B., Parade, D., Schwarz, W., Witzel, U., Klemeit, R., Jahnecke, J., Wolff, H. P.: Klin. Wschr. 50, 898 (1972). — 4. Limas, C. J., Freis, E. D.: Amer. J. Cardiol. 31, 355 (1973). — 5. Ryan, J. R., Jain, K. A., McMahon, F. G.: Research 17, 55 (1975). — 6. Winne, D.: Naunyn-Schmiedebergs Arch. exp. Path. Pharmak. 250, 383 (1965). — 7. Winne, D.: Naunyn-Schmiedebergs Arch. Pharmak. exp. Path. 256, 319 (1967).

BAHLMANN, J., BROD, J., CACHOVAN, M., CELSEN, B., SIPPEL, R. (Dept. Innere Med. u. Inst. f. Nuclearmedizin, Med. Hochschule Hannover): **Das Verhalten der peripheren Durchblutungsgrößen bei Hypertonie nach Diazoxid**

Die Notfallbehandlung des Hochdrucks ist durch Diazoxid, eine weder ganglienblockierende noch diuretisch wirksame Substanz, bereichert worden. In den meisten Fällen mit hypertonen Krisen wird eine effektive Drucksenkung erreicht [3, 6].

In der vorliegenden Untersuchung wurden außer den zentralen auch die peripheren hämodynamischen Parameter bei hypertensiven Patienten nach Injektion von Diazoxid untersucht.

Methodik

Bei 5 Pat. mit renoparenchymatösem und 6 Pat. mit essentiellem Hochdruck ohne Niereninsuffizienz (GFR 102 ml/min) oder Anämie (Hb 14,9 g-%) wurden vor einer antihypertensiven Therapie im Rahmen einer diagnostischen hämodynamischen Untersuchung folgende Parameter bestimmt:

Blutdruck direkt, zentraler Venendruck, Herzminutenvolumen (Cardio-Green) und am Unterarm peripherer Venendruck, Blutvolumen und periphere Durchblutung (Kombination nuclearmedizinischer und plethysmographischer Methodik, 1). Der totale periphere Gefäßwiderstand und am Unterarm der Gefäßwiderstand und die venöse Distensibilität wurden berechnet. Die venöse Distensibilität wird als Unterarmblutvolumen/mm Hg peripheren Venendruckes definiert, d. h. je kleiner die venöse Distensibilität, desto geringer dehnbar ist das Gefäßbett und desto weniger Blut ist in der venösen Peripherie enthalten.

Nach einer Ruheperiode (15 min) wurden 300 mg Diazoxid in 15 sec injiziert und die Messungen über 25 min fortgeführt. Die statistische Auswertung erfolgte im verbundenen t-Test, als Signifikanz wurden 2 p $\leq$ 0,05 angenommen.

Ergebnisse

Der mittlere Blutdruck fiel von 156 $\pm$ 13 auf 131 $\pm$ 17 mm Hg bei gleichzeitiger Zunahme des Herzminutenvolumens von 5,65 $\pm$ 1,92 auf 8,44 $\pm$ 2,04 l pro min/1,73 m^2. Daraus errechnet sich ein Abfall des totalen peripheren Gefäßwiderstandes von 2978 $\pm$ 1531 auf 1502 $\pm$ 408 dyn $\cdot$ cm^{-5} $\cdot$ sec.

Die Herzfrequenz nahm um 21 % zu. Die Änderungen waren sämtlich statistisch signifikant. Das Verhalten der zentralen hämodynamischen Parameter entsprach damit den bekannten klinischen und von Voruntersuchern beschriebenen hämodynamischen Ergebnissen [4, 7].

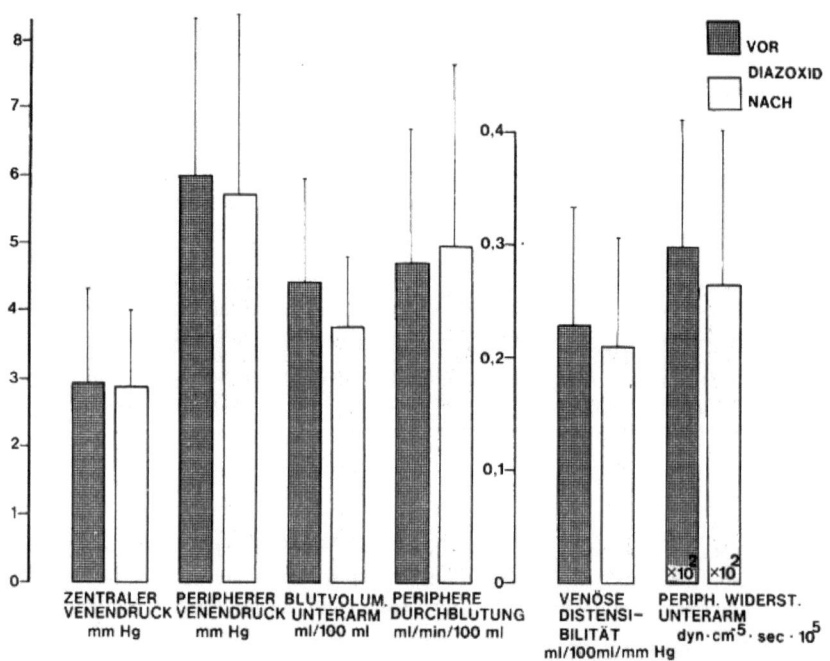

Abb. 1. Verhalten der peripheren hämodynamischen Parameter vor und nach Injektion von 300 mg Diazoxid bei 11 Hypertonikern

Der Unterarmblutdurchfluß hat sich nach Diazoxid nicht signifikant geändert (periphere Durchblutung in Abb. 1). Der Gefäßwiderstand am Unterarm fällt von 29,92 $\pm$ 11,15 auf 26,26 $\pm$ 13,93 dyn $\cdot$ cm^{-5} $\cdot$ sec $\cdot$ 10^5. Das Ergebnis ist durch den fehlenden Abfall des peripheren Widerstandes in 3 von 11 Fällen nicht signifikant. Nach Diazoxid zeigte sich keine Veränderung der venösen Distensibilität, des Blutvolumens und peripheren Venendruckes am Unterarm.

Diskussion

Die für den Blutdruckabfall verantwortliche Abnahme des totalen peripheren Gefäßwiderstandes wird durch einen direkten entspannenden Einfluß von Diazoxid auf die Gefäßmuskulatur erklärt [8]. Der Anstieg des Herzminutenvolumens und der Herzfrequenz kommt durch eine sympathische Aktivierung infolge Stimulierung der Barorezeptoren durch den Blutdruckabfall zustande. Beide Faktoren sollten auch im arteriellen und venösen Gefäßgebiet des Unterarmes wirksam sein. Der Baroreflex aktiviert in der Haut die α-Rezeptoren und in den Muskeln auch vorwiegend die α-Rezeptoren mit nachfolgender Vasokonstriktion. Eine Verminderung des Unterarmgefäßwiderstandes während der sympathischen Aktivierung deutet also auf eine direkte erschlaffende Wirkung von Diazoxid auf die glatten Muskelfasern der Gefäße in der Haut, den Muskeln oder in beiden Geweben hin. Da aber der direkte relaxierende Effekt von Diazoxid und die indirekte sympathische Gegenregulation einen Einfluß ausüben, ist das Ergebnis vom Gleichgewicht zwischen beiden Faktoren abhängig. Die sympathische Wirkung überwog in 3 von 11 Untersuchungen, in denen der Unterarmgefäßwiderstand zunahm.

Der in den meisten Fällen unter Diazoxid auftretende Abfall des Gefäßwiderstandes am Unterarm ist offensichtlich für einen Teil der Abnahme des totalen peripheren Gefäßwiderstandes verantwortlich. Es muß nämlich berücksichtigt werden, daß die Dimension des Gefäßwiderstandes am Unterarm um den Faktor 1000 größer ist.

Die gleichbleibende periphere Durchblutung ist das Resultat aus dem gleichzeitigen Abfall des Gefäßwiderstandes und Perfusionsdruckes. So wurde auch eine durch Diazoxid unbeeinflußte Muskeldurchblutung festgestellt [5].

Unter dem sympathischen Einfluß ist auch eine Verminderung der venösen Distensibilität (wie bei Emotion [2]) zu erwarten, die in der Hälfte der Fälle auch gefunden wurde. In den anderen Fällen steigt die venöse Distensibilität trotz nachweisbarer Zeichen der sympathischen Aktivierung. Hier überwiegt vermutlich die direkte Diazoxidwirkung auf die glatte Muskulatur die indirekte sympathische Gegenregulation. Das Blutvolumen des Unterarmes, das zu 80% im venösen Kapazitätsbett liegt, bleibt damit auch unbeeinflußt, da sowohl venöse Distensibilität als auch peripherer Venendruck keine signifikanten Veränderungen zeigen.

Zusammenfassung

Der Blutdruckabfall nach Diazoxid infolge einer Abnahme des totalen peripheren Gefäßwiderstandes, von der ein Teil in den Extremitäten stattfindet, führt zu einer durch den Sympathikus vermittelten Gegenregulation. Diese wirkt sich auch auf die periphere Zirkulation aus und führt zu einer Modifikation der direkten gefäßrelaxierenden Wirkung von Diazoxid. In den Extremitäten bleiben daher venöse Distensibilität und das Blutvolumen gleich.

Literatur

1. Brod, J., Cachovan, M., Harmjanz, D., Hundeshagen, H., Pixberg, H. U., Herbst, B.: Verh. dtsch. Ges. inn. Med. **80**, 146 (1974). — 2. Brod, J.: Neural factors in essential hypertension. In: Neural and psychological mechanism in cardiovascular disease (ed. A. Zanchetti). Milan: Il Ponte 1972. — 3. Finnerty, F. A., Jr., Davidov, M., Kakviatos, N.: Amer. J. Cardiol. **19**, 377 (1967). — 4. Just, H., Stein, U.: Z. Kreisl.-Forsch. **58**, 925 (1969). — 5. Merguet, P., Anlauf, M., Brandt, T., Bock, K. D.: Verh. dtsch. Ges. inn. Med. **76**, 144 (1970). — 6. Wessels, F., Losse, H.: Herz/Kreisl. **1**, 153 (1969). — 7. Wilson, W. R., Okun, R.: Circulation **28**, 89 (1963). — 8. Wohl, A. J., Hausler, L. M., Roth, F. E.: J. Pharmacol. exp. Ther. **158**, 531 (1967).

SCHEITZA, E. (Med. Univ.-Klinik Würzburg, Nephrolog. Abt.): **Der Effekt einer akuten Blutdrucksenkung durch Diazoxid auf die Nierenfunktion hydrierter Hypertoniker***

Hypertone Blutdruckwerte gehören zu den Faktoren, welche die tubuläre Reabsorption von NaCl inhibieren können. So nehmen bei der Ratte mit zunehmendem renalen Hochdruck in den Henleschen Schleifen oberflächlicher Nephrone fraktionelle Reabsorption und Passagezeit ab [14]. Bei Hypertoniepatienten ist die fraktionelle Natriumausscheidung erhöht, weil in der Henleschen Schleife weniger Natrium reabsorbiert wird [2]. Durch rasche Injektion [9] des Thiazidderivates Diazoxid gelingt es in der Regel, auch extrem hohe Blutdruckwerte augenblicklich zu senken [1, 3, 6, 9], wobei sich das Herzminutenvolumen erhöht und der periphere Widerstand stark abfällt [9, 10, 15, 16]. Dies geht in der Mehrzahl der Fälle mit einer sofortigen Freisetzung von Renin einher [5, 11], was durch zentrale ADH-Stimulation [7] mitverantwortlich für die ca. 30 min später einsetzende Antidiurese [12] sein könnte. In der vorliegenden Studie sollte untersucht werden, welchen Effekt ein akuter Blutdruckabfall durch Diazoxid auf die Nierenfunktion ausübt und wie die tubuläre NaCl-Reabsorption beeinflußt wird.

Bei hohen intratubulären Flußraten und fehlender Aktivität von ADH können im distalen Konvolut und im Sammelrohr stattfindende Transportvorgänge quantitativ vernachlässigt werden [13]. Unterteilt man das Nephron rein funktionell in ein proximales Segment, welches vom Glomerulum bis zum dicken Abschnitt des aufsteigenden Schenkels der Henleschen Schleife reicht, und ein distales Segment, welches den dicken aufsteigenden Schleifenschenkel, das distale Konvolut und das Sammelrohr umfaßt, dann findet proximal ein isotoner Transport und distal der Transport gegen einen Konzentrationsgradienten statt. Dann ist: $100 - \frac{V}{GFR} \times 100$ ein Index für den Prozentsatz vom Ultrafiltrat, der proximal reabsorbiert wird, $100 - \frac{C_{H_2O} + C_{Na\,(Cl)}}{GFR} \times 100$ ein Index für den Prozentsatz der glomerulär filtrierten Natrium-(Chlorid-)Ionen, der proximal reabsorbiert wird, und $\frac{C_{H_2O}}{GFR} \times 100$ ein Index für den Prozentsatz der glomerulär filtrierten NaCl-Ionen, der distal im Überschuß zu Wasser reabsorbiert wird.

Methodik

Es wurden 13 Hypertoniepat. unter Kontrolle des zentralen Venendruckes mit 10 bis 30 ml/kg Körpergewicht Tee hydriert und Clearanceuntersuchungen durchgeführt. Als Testsubstanz wurde Inulin (In) verwendet. Nach 3 Kontrollperioden zu je 10 min in maximaler Wasserdiurese wurden 300 mg Diazoxid rasch intravenös injiziert und 3 weitere Perioden zu ebenfalls je 10 min angeschlossen, wobei durch weiteres Trinken und Infusion von NaCl-Lösung 0,45% die Flüssigkeitszufuhr der jeweiligen Diurese angepaßt wurde. Die Mittelwerte der Kontrollen und der Hauptperioden wurden verglichen.

Ergebnisse

Die Inulinclearance betrug in den Kontrollen im Mittel 46,2 ml/min, wobei die Einzelwerte zwischen 2,1 und 108,0 lagen; sie wurde ebenso wie die Diurese (V) durch das Antihypertensivum im Kollektiv nicht verändert. Der systolische Blutdruck fiel von im Mittel 206,5 auf 159,2 mm Hg, der diastolische Druck von 117,3 auf 86,5 mm Hg, wobei dieser Effekt in der Regel schon nach 1 min eingetreten war. Die absolute und filtratbezogene Ausscheidung von Na und Cl zeigte in diesen ersten 30 min nach dem Blutdruckabfall bereits eine insignifikante rückläufige Tendenz (Tabelle 1). Gleichzeitig wurde ein noch stärker verdünnter Urin

---

* Herrn Professor Dr. E. Wollheim zum 75. Geburtstag gewidmet.

ausgeschieden, abzuleiten aus dem signifikanten Abfall von U/P Osm. Die filtratbezogene Freiwasserclearance $\frac{C_{H_2O}}{C_{In}} \times 100$, der Index für den Prozentsatz der filtrierten NaCl-Menge, welcher im distalen Tubulussegment im Überschuß zu Wasser reabsorbiert wird, nahm signifikant zu, während die Parameter des proximalen Wasser- und NaCl-Transportes unbeeinflußt blieben (Tabelle 2). Mit dem Abfall des systolischen Blutdrucks auf $77,7 \pm 9,2\%$ und des diastolischen Druckes auf $73,4 \pm 8,2\%$ des Ausgangswertes ging bei Rückgang von U/P Osm auf $83,7 \pm 12,1\%$ ein Zuwachs der filtratbezogenen Freiwasserclearance auf $124,9 \pm 28,3\%$ einher.

Tabelle 1. Der Effekt einer akuten Blutdrucksenkung durch Diazoxid auf die Nierenfunktion hydrierter Hypertoniker

n = 13		Kontrolle	nach 300 mg Diazoxid i.v.
RR syst.	(mm Hg)	$206{,}5 \pm 18{,}2$	$159{,}2 \pm 16{,}9$ *
RR diast.	(mm Hg)	$117{,}3 \pm 15{,}5$	$86{,}5 \pm 16{,}4$ *
V	(ml/min)	$8{,}7 \pm 7{,}0$	$9{,}0 \pm 8{,}2$
C_{In}	(ml/min)	$46{,}2 \pm 43{,}2$	$44{,}0 \pm 41{,}0$
$U_{Na} \times V$	(mval/min)	$0{,}36 \pm 0{,}31$	$0{,}29 \pm 0{,}24$
$U_{Cl} \times V$	(mval/min)	$0{,}36 \pm 0{,}23$	$0{,}29 \pm 0{,}22$
$\frac{U}{P} Na$		$0{,}39 \pm 0{,}20$	$0{,}29 \pm 0{,}15$
$\frac{U}{P} Cl$		$0{,}53 \pm 0{,}23$	$0{,}47 \pm 0{,}56$
$\frac{C_{Na}}{C_{In}} \times 100$	(%)	$14{,}3 \pm 15{,}9$	$12{,}2 \pm 11{,}8$
$\frac{C_{Cl}}{C_{In}} \times 100$	(%)	$18{,}3 \pm 17{,}9$	$18{,}1 \pm 17{,}7$

(* = p < 0.001)

Tabelle 2. Der Effekt einer akuten Blutdrucksenkung durch Diazoxid auf die tubuläre Reabsorption bei hydrierten Hypertonikern

n = 13		Kontrolle	nach 300 mg Diazoxid i.v.
RR syst.	(mm Hg)	$206{,}5 \pm 18{,}2$	$159{,}2 \pm 16{,}9$ *
RR diast.	(mm Hg)	$117{,}3 \pm 15{,}5$	$86{,}5 \pm 16{,}4$ *
$100 - \frac{V}{C_{In}} \times 100$	(%)	$68{,}1 \pm 20{,}6$	$66{,}3 \pm 19{,}1$
$100 - \frac{C_{H_2O}+C_{Na}}{C_{In}} \times 100$	(%)	$72{,}4 \pm 19{,}0$	$72{,}5 \pm 15{,}1$
$100 - \frac{C_{H_2O}+C_{Cl}}{C_{In}} \times 100$	(%)	$68{,}5 \pm 20{,}0$	$66{,}4 \pm 18{,}8$
$\frac{C_{H_2O}}{C_{In}} \times 100$	(%)	$13{,}3 \pm 10{,}1$	$15{,}5 \pm 10{,}9$ *
$\frac{U}{P} Osm$		$0{,}63 \pm 0{,}19$	$0{,}51 \pm 0{,}16$ *

* = p < 0.001 (Wilcoxon-Test für paarweise verbundene Stichproben)

Diskussion

Nach Finnerty et al. [3] wird der arterielle Mitteldruck nicht hydrierter Hypertoniker durch 300 mg Diazoxid um durchschnittlich 23% gesenkt; dagegen fällt er nach Expansion des extrazellulären Flüssigkeitsvolumens mit isotoner Glucoselösung nur um 6%. Eine derartige Abhängigkeit der antihypertensiven Wirkung vom Hydratationszustand konnte bei unseren Untersuchungen nicht beobachtet werden.

Der Effekt von Diazoxid auf die Nierenfunktion setzt sich im wesentlichen aus folgenden Komponenten zusammen:

der direkten Wirkung des Thiazids auf renale Transporte;
der systemischen und intrarenalen hämodynamischen Wirkung;
der später einsetzenden Antidiurese.

Infusion von Diazoxid in die Nierenarterie des Hundes bei Konstanz des systemischen Blutdrucks bewirkt nach Greene [4] eine Zunahme von Diurese, GFR und Natriumausscheidung. Dabei dürfte eine sofortige renale Vasodilatation mit Anstieg der Nierendurchblutung einsetzen, die jedoch durch PAH nicht nachweisbar sein soll, da offenbar die PAH-Sekretion durch Diazoxid kompetitiv gehemmt wird (Rubin et al., zitiert nach [4]). Die Natriumreabsorption im distalen Tubulus wird nach Stopflow-Ergebnissen unter diesen Bedingungen nicht verändert.

Ein entscheidender Nachteil des Pharmakons Diazoxid liegt darin, daß es eine Natrium- und Wasserretention auszulösen pflegt [1, 12, 15, 16], wobei die Antidiurese nach Befunden von Radó et al. [12] frühestens 30 min nach der Injektion manifest wird. Diese Beobachtung bestätigte sich auch bei unseren Patienten, bei denen in den 3mal 10 min nach Gabe des Diazoxids der Urin stärker verdünnt war als in den Kontrollen. Die gleichzeitige Zunahme der filtratbezogenen Freiwasserclearance zeigt an, daß die Blutdrucksenkung durch Diazoxid von einem Zuwachs der Natriumreabsorption im distalen Tubulussegment, besonders im dicken Abschnitt des aufsteigenden Schenkels der Henleschen Schleife, begleitet wurde, während die proximale Reabsorption praktisch unbeeinflußt blieb. Die vermehrte Natriumreabsorption im distalen Nephron sollte demnach nicht durch eine direkte pharmakologische Wirkung, sondern durch hämodynamische Umstellung bedingt worden sein.

Wie bei anderen Autoren [1, 6, 12] verursachte die Behandlung mit Diazoxid keine Verschlechterung des GFR. Dieses traf nicht nur für Patienten mit normaler Nierenfunktion zu, sondern auch für die 5 Hypertoniker, bei denen die Inulinclearance unter 20 ml/min lag, und bestätigt Beobachtungen anderer Arbeitsgruppen [8, 17, 18], nach denen eine antihypertensive Behandlung auch bei Niereninsuffizienz nicht nachteilig für die renale Funktion ist und ein therapeutisches Gebot darstellt.

Literatur

1. Bartorelli, C., Gargano, N., Leonetti, G., Zanchetti, A.: Circulation **27**, 895 (1963). — 2. Buckalew, V. M., Puschett, J. B., Kintzel, J. E., Goldberg, M.: J. clin. Invest. **48**, 1007 (1969). — 3. Finnerty, F. A., Davidov, M., Mrozek, W. J., Gavrilovich, L.: Circulat. Res. **26/27** (Suppl. I), 71 (1970). — 4. Greene, J. A.: Proc. Soc. exp. Biol. (N.Y.) **125**, 375 (1967). — 5. Küchel, O., Fishman, L. M., Liddle, G. W., Michelakis, A.: Ann. intern. Med. **67**, 791 (1967). — 6. Mirouze, J., Monnier, L., Oliver, C.: Clin. Nephrol. **2**, 191 (1974). — 7. Mouw, D., Bonjour, J.-P., Malvin, R. L., Vander, A.: Amer. J. Physiol. **220**, 239 (1971). — 8. Mrozek, W. J., Davidov, M., Gavrilovich, L., Finnerty, F. A.: Circulation **40**, 893 (1969). — 9. Mrozek, W. J., Leibel, B. A., Davidov, M., Finnerty, F. A.: New Engl. J. Med. **285**, 603 (1971). — 10. Nayler, W. G., McInnes, I., Swann, J. B., Race, D., Carson, V., Lowe, T. E.: Amer. Heart J. **75**, 223 (1968). — 11. Pettinger, W. A., Campbell, W. B., Keeton, K.: Circulat. Res. **33**, 82 (1973). — 12. Radó, J. P., Szende, L., Takó, J., Halmos, T.: Amer. Heart J. **85**, 755 (1973). — 13. Scheitza, E., Seissinger, G., Koller, H.: Nieren- u. Hochdruckkrankheiten (im Druck). — 14. Stumpe, K. O., Lowitz, H. D., Ochwadt, B.: Pflügers Arch. **307**, R 63 (1969). — 15. Thomson, A. E., Nickerson, M., Gaskell, P., Grahame, G. R.: Canad. med. Ass. J. **87**, 1306 (1962). — 16. Wölfer, H. J., Schneider, K. W., Hochrein, H.: Arzneimittel-Forsch. **13**, 748 (1963). — 17. Woods, J. W., Blythe, W. B.: New Engl. J. Med. **277**, 57 (1967). — 18. Woods, J. W., Blythe, W. B., Huffines, W. D.: New Engl. J. Med. **291**, 10 (1974).

PHILIPP, TH., DISTLER, A. (I. Med. Klinik u. Poliklinik d. Univ. Mainz): **Hämodynamische Untersuchungen zur blutdrucksteigernden Wirkung der Mineralocorticoide***

Auf welche Weise Mineralocorticoide den Blutdruck steigern können, ist bis heute nicht im einzelnen bekannt. Als gesichert kann jedoch gelten, daß die Mineralocorticoide den Blutdruck indirekt über Veränderungen im Kochsalzhaushalt beeinflussen, da sich ihr pressorischer Effekt durch Kochsalzrestriktion verhindern läßt [1]. Der Mineralocorticoidhochdruck stellt somit eine kochsalz- und volumenabhängige Hypertonie dar. Die bisherigen Kenntnisse über die Rolle von Natrium und Volumen bei der Entstehung und Aufrechterhaltung einer Hypertonie stützen sich im wesentlichen auf experimentelle Untersuchungen von Guyton [5] und Ledingham [7]. Wie die Arbeitsgruppe von Guyton [5] zeigen konnte, läßt sich bei Hunden allein durch Gabe von Kochsalzlösung eine Hypertonie auslösen, wenn vorher 70% des Nierenparenchyms operativ entfernt werden. Bei dieser Hypertonieform besteht in der Anfangsphase ein erhöhtes Herzminutenvolumen (HMV), während in der chronischen Phase der periphere Gesamtwiderstand (TPR) ansteigt und das HMV zur Norm zurückkehrt. Die Umstellung der hämodynamischen Verhältnisse wird als Ausdruck eines Autoregulationsvorganges gedeutet, wobei die durch den erhöhten TPR bedingte Blutdruckerhöhung die Niere wieder in die Lage versetzt, Natrium und Volumen auszuscheiden.

In der vorliegenden Arbeit wurde untersucht, ob sich ein ähnlicher Mechanismus für die blutdrucksteigernde Wirkung der Mineralocorticoide nachweisen läßt.

Probanden und Methoden

Die Untersuchungen wurden an 5 gesunden freiwilligen Probanden durchgeführt, die über Art und Ziel der Untersuchung voll informiert waren. Als Mineralocorticoid erhielten sie das oral wirksame synthetische Steroid 9α-Fluorhydrocortison (9α-FF) in einer Dosierung von 0,8 mg täglich. Es wurden hämodynamische Untersuchungen mit Bestimmungen von HMV, Schlagvolumen und TPR vor der Einnahme von 9α-FF sowie nach der 1. und 6. Woche der Steroidmedikation durchgeführt.

Die Messung des arteriellen Druckes erfolgte in der A. brachialis über ein Statham-Membranmanometer. Die Bestimmung des mittleren arteriellen Druckes (MAD) erfolgte durch elektrische Integration. Das HMV wurde nach der Farbstoffverdünnungsmethode unter Verwendung von Cardiogreen bestimmt. Plasmavolumen und austauschbares Natrium (Na_e) wurden nach früher beschriebenen Methoden [2] gemessen.

Ergebnisse

Die Veränderung des Körpergewichtes und der wesentlichen hämodynamischen Parameter unter der Gabe von 9α-FF sind in Abb. 1 wiedergegeben.

Das durchschnittliche Körpergewicht nahm innerhalb der 1. Woche um $2,4 \pm 0,9$ kg zu ($p < 0,001$). Nach 6 Wochen lag es um denselben Wert wie nach der 1. Woche.

Der MAD stieg innerhalb der 1. Woche geringgradig ($7,9 \pm 5,6$ mm Hg), jedoch nicht signifikant an. Nach der 6. Woche war ein deutlicher und statistisch signifikanter Anstieg des MAD um $16,0 \pm 5,3$ mm Hg nachweisbar ($p < 0,005$).

Aus Abb. 1 geht hervor, daß der initiale Blutdruckanstieg durch einen signifikanten Anstieg des HMV (hier als Herzindex wiedergegeben) um durchschnittlich $0,79 \pm 0,47$ l/min/m² ($p < 0,025$) verursacht war, während der TPR sogar geringfügig abnahm. Nach der 6. Woche war ein signifikanter Anstieg des TPR um 317 ± 133 dyn · cm^{-5} · sec nachweisbar ($p < 0,005$).

Der initiale Anstieg des HMV beruhte ausschließlich auf einer signifikanten Zunahme des Schlagvolumens um $16,3 \pm 8,3$ ml/m² ($p < 0,01$). Die Herzfrequenz

---
* Die Untersuchungen wurden mit Unterstützung der Deutschen Forschungsgemeinschaft (SFB 36) durchgeführt.

nahm bereits während der 1. Woche signifikant ab (p < 0,001) und zeigte auch später noch eine deutlich fallende Tendenz. Das Schlagvolumen kehrte nach 6 Wochen nahezu auf die Ausgangswerte zurück.

Bei einem Probanden wurde zusätzlich das Na_e sowie das Plasmavolumen bestimmt. Aus der Tabelle geht hervor, daß Na_e ebenso wie Plasmavolumen und Körpergewicht unter der Einwirkung von 9α-FF deutlich anstiegen.

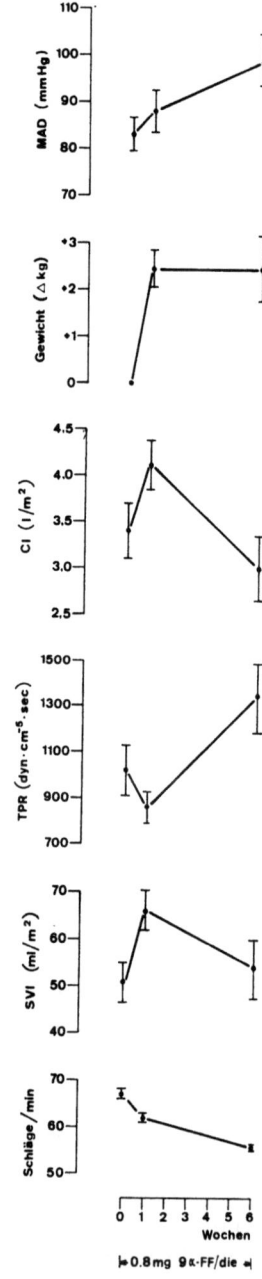

Abb. 1. Hämodynamische Befunde und Körpergewicht bei 5 gesunden Probanden vor sowie nach Gabe von 0,8 mg 9α-FF täglich über 1 bzw. 6 Wochen (Mittelwert ± SD)

Tabelle. Körpergewicht, austauschbares Natrium (Na_e) und Blutvolumen vor sowie nach Gabe von 0,8 mg 9α-FF täglich über 1 bzw. 6 Wochen bei einem gesunden Probanden

Wochen		0	1	6
Gewicht	(kg)	63,5	67	68
Na_e	(mval)	2697	2811	2961
Blutvolumen	(l)	4,95	5,22	5,55

Diskussion

Die Ergebnisse zeigen in Analogie zu den Befunden am subtotal nephrektomierten Tier [5], daß es unter dem Einfluß von 9α-FF zu einer Natrium- und Flüssigkeitsretention und zu einer Erhöhung des HMV mit Zunahme des Schlagvolumens kommt. Erst sekundär steigt der TPR an und das HMV kehrt zur Norm zurück.

Wie frühere eigene Untersuchungen [2] wahrscheinlich gemacht haben, tritt auch bei Patienten mit primärem Aldosteronismus initial ein Volumenhochdruck auf und erst sekundär kommt es zu einer Widerstandshypertonie, während sich das HMV normalisiert.

In Übereinstimmung mit theoretischen Vorstellungen über die Volumenhomöostase [5, 7] läßt sich die Wirkung der Mineralocorticoide auf den Blutdruck als eine Kettenreaktion darstellen, die folgendermaßen abläuft: ein Mineralocorticoidüberschuß führt zu einer Unfähigkeit der Niere, Natrium und Wasser auszuscheiden. Die Retention von Kochsalz und Volumen führt zu einer Ausdehnung des extrazellulären Flüssigkeitsvolumens und der Füllungsdruck des Herzens nimmt zu. Nach dem Frank-Starling-Mechanismus steigt das HMV an. Sekundär tritt dann eine Erhöhung des TPR ein, und es kommt zur Hypertonie. Der Anstieg des Blutdruckes stellt die Fähigkeit der Niere zur Elimination von Kochsalz und Wasser wieder her. Demnach stellt der Blutdruckanstieg einen Kompensationsvorgang zur Erhaltung der Volumenhomöostase dar.

Unklar ist bislang der Mechanismus, durch den sekundär die Widerstandserhöhung nach der initialen Erhöhung des HMV induziert wird.

Folgende Erklärungsmöglichkeiten kommen in Betracht:

1. Durch den von Guyton postulierten Langzeit-Autoregulationsvorgang wird, ausgelöst vom initial erhöhten Blutfluß in den Organen, der Widerstandsanstieg induziert, wobei der erhöhte TPR zur Normalisierung der Gewebsdurchblutung bei erhöhtem Blutdruckniveau führt [5].

2. Der Anstieg des Widerstandes ließe sich auch als strukturelle Adaptation der Widerstandsgefäße als Reaktion auf den erhöhten Blutdruck erklären. Diese Möglichkeit wäre mit Befunden von Folkow [4] vereinbar, der bei Patienten mit essentieller Hypertonie und bei spontan hypertensiven Ratten in der chronischen Phase der Hypertonie Hinweise für eine Hypertrophie der Mediamuskulatur in den Widerstandsgefäßen fand.

3. Eine weitere Erklärungsmöglichkeit stellt die Annahme einer mechanischen Einengung der Gefäßlumina durch Zunahme des Salz- und Wassergehaltes in der Gefäßwand dar, wie sie bei verschiedenen experimentellen Hypertonieformen beobachtet wurde [9].

Vom Ablauf der hämodynamischen Veränderungen her würde sich eine Parallele zu Patienten mit essentieller Hypertonie ziehen lassen. Bei der „borderline hypertension" ist das HMV deutlich erhöht, während die fortgeschrittenen Hypertonieformen durch einen hohen peripheren Widerstand charakterisiert sind [6]. Wie wir jedoch beobachten konnten, tritt bei der Mineralocorticoidhypertonie die Widerstandserhöhung innerhalb von wenigen Wochen auf, während die Umstellung der hämodynamischen Verhältnisse bei der essentiellen Hypertonie erst innerhalb von

Jahren erfolgt. Darüber hinaus scheinen für die Entwicklung der essentiellen Hypertonie neurogene Mechanismen von besonderer Bedeutung zu sein [6], während bei Patienten mit primärem Aldosteronismus [8] und auch bei Normalpersonen, die 9α-FF erhalten [3], eher eine beeinträchtigte Sympathikusfunktion vorzuliegen scheint.

Es muß zunächst offenbleiben, welcher — sicher komplexe — Mechanismus für den Widerstandsanstieg verantwortlich ist. Der initiale Anstieg des Herzzeitvolumens scheint jedoch, wenn auch nicht den einzigen, so doch einen wesentlichen Faktor für den Widerstandsanstieg bei der Mineralocorticoidhypertonie darzustellen.

Literatur

1. Chobanian, A. V., Burrows, B. A., Hollander, W.: J. clin. Invest. **40**, 416 (1961). — 2. Distler, A., Just, H. J., Philipp, Th.: Dtsch. med. Wschr. **98**, 100 (1973). — 3. Distler, A., Liebau, H.: Klin. Wschr. **51**, 1091 (1973). — 4. Folkow, B., Hallbäck, M., Lundgreen, Y., Sivertson, R., Weiss, L.: Circulat. Res. **32/33** (Suppl.), 2 (1973). — 5. Guyton, A. C., Coleman, T. G., Bower, J. D., Granger, H. J.: Circulat. Res. **26/27** (Suppl. II), 135 (1970). — 6. Julius, S., Hanson, L. M. D.: Verh. dtsch. Ges. inn. Med. **80**, 49 (1974). — 7. Ledingham, J. M., Cohen, R. D.: Canad. med. Ass. J. **90**, 292 (1964). — 8. Philipp, Th., Distler, A.: Klin. Wschr. (im Druck). — 9. Tobian, L., Olson, R., Chesley, G.: Amer. J. Physiol. **216**, 22 (1969).

Krönig, B., Dufey, K., Wolff, H. P. (I. Med. Klinik u. Poliklinik d. Univ. Mainz): **Tagesvariabilität der hypertensiven Reaktion auf alltägliche Belastung Hochdruckkranker***

Einleitung

Die Variabilität der Meßgröße „arterieller Druck" ist seit der Einführung der indirekten Methode nach Riva-Rocci-v. Recklinghausen-Korotkov um die Jahrhundertwende bekannt. Modifizierend wirken sich neben physischen und psychischen Faktoren insbesondere auch tageszeitliche Einflüsse aus. So läßt sich an ruhenden Probanden durch indirekte Mehrfachmessungen über 24 Std ein doppelgipfeliger Verlauf des arteriellen Druckes mit einem kleineren Maximum am Morgen und den Tageshöchstwerten am Abend sowie einer kleinen Senke um die Mittagsstunden und einem deutlichen Blutdruckabfall etwa um Mitternacht nachweisen [6, 11]. Auch bei Hochdruckkranken ist diese tageszeitliche Variabilität des Blutdruckes in der Regel erhalten [1, 7]. Aussagen über die Modifikation dieses Ruheblutdruckprofils durch alltägliche Belastungen lassen sich aus methodischen Gründen mit der indirekten Messung nur in begrenztem Umfang machen.

Mit einer von uns entwickelten Methode, der Mikrokatheter-Blutdrucktelemetrie [4], die es gestattet, den intraarteriellen Druck kontinuierlich am frei sich bewegenden Probanden zu registrieren, gingen wir deshalb der Frage nach, inwieweit auch die hypertensive Reaktion auf alltägliche Belastung, in Gegenüberstellung zum Ruheblutdruckprofil, einer tageszeitlichen Variabilität unterliegt.

Patientengut und Methode

Untersucht wurden 102 unbehandelte Pat. mit essentieller arterieller Hypertonie der Schweregrade WHO I (n = 15), WHO II (n = 69) und WHO III (n = 18). Die Dauer der kontinuierlichen intraarteriellen Messung betrug mindestens 24 Std, während dieser Zeit waren die Patienten in den üblichen Ablauf eines stationären Aufenthaltes integriert, sie konnten sich zudem im Klinikum frei bewegen. Zur Auswertung herangezogen wurden jene Blutdruckwerte, wie sie im Rahmen der mehrmals täglich vorgenommenen sogenannten normierten Perioden alltäglicher Belastung auftraten. Als Maß zur alltäglichen Belastung wählten wir 10 min aktiver Orthostase, 10 min Gehen zu ebener Erde und einmal Treppensteigen über

---

* Untersuchungen durchgeführt mit freundlicher Unterstützung der Deutschen Forschungsgemeinschaft (SFB 36).

zwei Stockwerke, eingeleitet und gefolgt von jeweils einer 20minütigen Ruhephase im Liegen als Referenzwert. Die Blutdruckmittelwerte der drei Kollektive betrugen in Ruhe 140,5/79,1 (WHO I), 176,0/96,6 (WHO II) und 224,0/120,6 mm Hg (WHO III), jeweils systolisch und diastolisch.

Ergebnisse

Die Effekte *aktiver Orthostase* auf den Blutdruck Hochdruckkranker wurden, systolisch und diastolisch getrennt, als Mittelwerte der Differenzen in mm Hg zum jeweilig vorangegangenen Ruhewert im Liegen dargestellt. Es zeigt sich (Abb. 1), daß der diastolische Druck — entsprechend der Reaktion beim Blutdruckgesunden [8, 10] — im Mittel zwischen 6,4 und 12,6 mm Hg ansteigt; ein gewisser Trend zu höheren Werten ließ sich sowohl mit der Zunahme des Hypertonieschweregrades, als auch mit einer Verschiebung des Untersuchungszeitpunktes

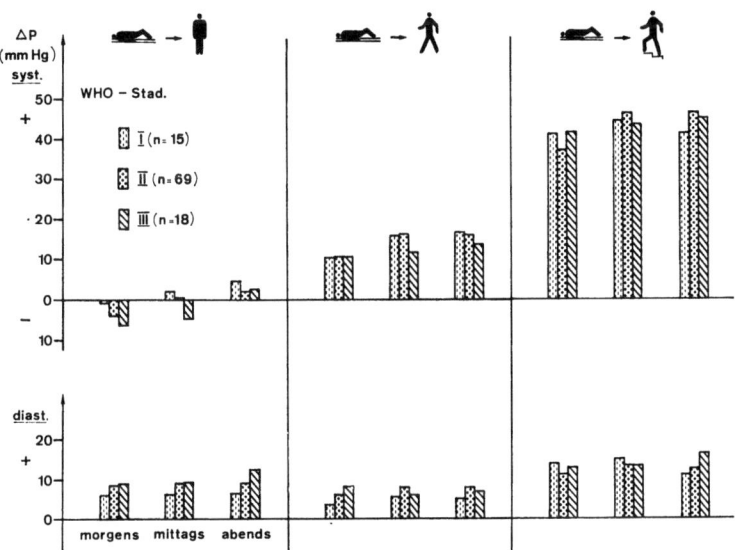

Abb. 1. Mittelwerte der Blutdruckänderungen zwischen Werten unter alltäglichen Belastungen (aktive Orthostase, Gehen zu ebener Erde, einmal Treppensteigen über zwei Stockwerke) und den jeweiligen Ruhedrucken (im Liegen) zu verschiedenen Tageszeiten bei Hochdruckkranken der drei Schweregrade WHO I, II und III; Ergebnisse telemetrischer Langzeitmessungen

zum Abend hin nachweisen. Systolisch tritt im Mittel nur bei Patienten des WHO-Stadiums I zu allen drei Tageszeiten ein der Reaktion Blutdruckgesunder ähnliches Verhalten ein, d. h. ein Gleichbleiben des systolischen „Haltedruckes" [5] gegenüber dem Ruhewert im Liegen; bei Patienten des WHO-Stadiums II liegt der systolische Druck morgens, beim WHO-Stadium III morgens und mittags unter dem Bezugswert in Ruhe, d. h. die entsprechende Differenz fällt negativ aus — im Mittel zwischen 3,9 (WHO II) und 6,7 mm Hg (WHO III), jeweils morgens gemessen. Erst am Abend sind alle systolischen Mittelwerte unter aktiver Orthostase geringfügig (2,2 bis 4,5 mm Hg) oberhalb des Ruhewertes gelegen. Statistisch signifikant sind die Unterschiede der systolischen Druckdifferenz im WHO-Stadium II in der Gegenüberstellung morgens zu mittags und morgens zu abends (jeweils $p < 0,01$) bzw. im WHO-Stadium III morgens zu abends und mittags zu abends (jeweils $p < 0,05$)[1].

---

[1] Für die sorgfältige Durchführung der statistischen Berechnungen sind wir Herrn Dr. F. Knappen und Herrn J. Schaefgen, Firma C. H. Boehringer Sohn, Ingelheim, sehr zu Dank verbunden.

Leichte körperliche Belastung, wie *Gehen* zu ebener Erde (Abb. 1), führt morgens bei den Patienten aller drei Hypertoniestadien zu einem mittleren systolischen Druckanstieg von etwa 10,5 mm Hg. Zum Mittag und Abend hin nimmt diese Drucksteigerung, z. B. bei Patienten des WHO-Stadiums II signifikant ($p < 0,01$) auf 15,8 bzw. 16,4 mm Hg zu. Die diastolischen Druckdifferenzen sind insgesamt geringer (3,9 bis 8,3 mm Hg), jedoch ähnlich gestaffelt wie die systolischen Differenzen.

Treppensteigen (Abb. 1) über zwei Stockwerke — unter den von uns gewählten Verhältnissen entsprechend etwa einer fahrradergometrischen Belastung von 60 bis 80 Watt [3] — führt bei Hochdruckkranken bereits zu einem Druckzugewinn von systolisch 37,4 bis 46,6 und diastolisch 11,3 bis 16,6 mm Hg. Ein tageszeitlicher Trend ist auch hier — wie bei Belastung durch Gehen zu ebener Erde — erkennbar, indem die hypertensive Reaktion systolisch mittags und abends größer als morgens ausfällt. Die tageszeitliche Differenz ist für die Patienten des WHO-Stadiums II auf dem 1%-Niveau der Irrtumswahrscheinlichkeit signifikant. Diastolisch ist der tageszeitliche Trend nur eben — und auch nur bei Patienten des WHO-Stadiums II und III — erkennbar.

Diskussion

Die beobachteten systolischen Blutdruckreaktionen auf aktive Orthostase möchten wir im wesentlichen mit der mit dem Schweregrad der Hypertonie zunehmenden Störung der Kreislaufregulation erklären; eine „spontane Koupierung" zum Abend hin könnte mit einer zeitlichen Verschiebung des an den 24-Std-Rhythmus gebundenen parasympatisch-sympatischen Wechselspiels zusammenhängen [2]. Eine Zunahme der hypertensiven Reaktion auf alltägliche Belastung zum Abend hin wurde unseres Wissens bisher weder bei Blutdruckgesunden noch bei Hochdruckkranken beschrieben. Auffällig ist, daß die körperliche Leistungsfähigkeit [9], gemessen am Leistungspulsindex, einer sehr ähnlichen Tagesrhythmik unterliegt.

Schlußfolgerung und Zusammenfassung

1. Bei Hochdruckkranken nimmt der Abfall des systolischen Druckes in aktiver Orthostase mit dem Schweregrad der Hypertonie zu; er unterliegt ferner einer tageszeitlichen Variabilität mit einem Maximum am Morgen.

2. Der (systolische) Blutdruckzugewinn Hochdruckkranker auf alltägliche Belastung (Gehen, Treppensteigen) ist mittags und abends größer als morgens.

3. Bei vergleichenden Untersuchungen an Hochdruckkranken (insbesondere bei klinisch-pharmakologischen Testen), wie bei der Anlage eines antihypertensiven Behandlungsplanes ist der genannten Blutdruckvariabilität Rechnung zu tragen.

Literatur

1. Bock, K. D., Kreuzenbeck, W.: Über die Tagesschwankungen des arteriellen Blutdrucks. In: Hochdruckforschung (Hrsg. L. Heilmeyer, H. J. Holtmeier), S. 72. Stuttgart: Thieme 1965. — 2. Conroy, R. T. W. L., Mills, J. N.: Human Circadian Rhythms. London: Churchill 1970. — 3. Dufey, K., Krönig, B.: Fortschr. Med. **92**, 1339 (1974). — 4. Krönig, B., Parade, D., Schwarz, W., Witzel, V., Klemeit, R., Jahnecke, J., Wolff, H. P.: Klin. Wschr. **50**, 898 (1972). — 5. Mechelke, K., Christian, P.: Z. Kreisl.-Forsch. **47**, 246 (1958). — 6. Mueller, S. C., Brown, G. E.: Ann. intern. Med. **3**, 1190 (1930). — 7. Richardson, D. W., Honour, A. J., Fenton, G. W., Stott, F. H., Pickering, G. W.: Clin. Sci. **26**, 445 (1964). — 8. Schellong, F.: Regulationsprüfung des Kreislaufs; Funktionelle Differentialdiagnose von Herz- und Gefäßstörungen. 1. Aufl. Dresden: Steinkopff 1938. — 9. Voigt, E. D., Engel, P., Klein, H.: Int. Z. angew. Physiol. **25**, 1 (1968). — 10. Wald, H., Guernsey, M., Stott, F. H.: Amer. Heart J. **14**, 319 (1937). — 11. Zülch, K. J., Hossmann, V.: Dtsch. med. Wschr. **92**, 567 (1967).

SCHLEY, G., BOCK, K. D., WERNER, U. (Med. Klinik u. Poliklinik des Klinikums d. Univ. Essen): **Persistierende arterielle Hypertonien bei akuter intermittierender Porphyrie unter Behandlung mit Ovulationshemmern**

Bei der akuten intermittierenden Porphyrie handelt es sich um eine dominant erbliche Störung des Porphyrinstoffwechsels. Die Erkrankung verläuft in Schüben mit Bauchkoliken, Erbrechen und Obstipation, Steigerung von Herzfrequenz und Blutdruck, Oligurie und Azotämie sowie neurologischen und psychischen Störungen [3, 13, 14, 16, 17, 19, 20]. Bis heute gibt es keine wirksame Behandlung.

Für die Auslösung akuter Schübe bei der akuten intermittierenden Porphyrie wird seit langem eine Beteiligung der weiblichen Geschlechtshormone und/oder der Gonadotropine diskutiert. Klinische Beobachtungen — z. B. die auffällige Häufung von Erkrankungen bei Frauen, das Auftreten von akuten Schüben in Abhängigkeit von der Menstruation oder bei Schwangerschaften — sind dafür Hinweise. Verschiedentlich wurde daher bei Frauen der Versuch unternommen, den Krankheitsverlauf durch gegengeschlechtliche Hormone [2, 6, 9, 23] sowie durch Progesteron oder Östrogene [8, 11, 18, 21, 22] positiv zu beeinflussen. Die Erfolge waren jedoch nicht überzeugend. Da Östrogen-Gestagen-Kombinationen die Sekretion insbesondere der Gonadotropine hemmen [5, 7], lag es nahe, zur prophylaktischen Behandlung der akuten intermittierenden Porphyrie Ovulationshemmer anzuwenden [1, 4, 9, 11, 12]. Die bisherigen Erfahrungen stützen sich überwiegend auf Einzelfälle. Untersuchungen an einem genügend großen Krankengut mit einer längeren Behandlungsdauer liegen unseres Wissens bisher nicht vor. Wir beobachteten daher den Krankheitsverlauf von 14 Frauen mit akuter intermittierender Porphyrie, die sämtlich während der klinisch erscheinungsfreien Intervalle normoton waren. 7 der Frauen wurden im Mittel 5 Jahre mit Ovulationshemmern behandelt. Bei je einer weiteren Frau wurde die beiderseitige Ovarektomie bzw. Röntgenkastration durchgeführt. 5 Frauen erhielten keine Ovulationshemmer. Kontrolluntersuchungen erfolgten in regelmäßigen Abständen von 2 bis 3 Jahren.

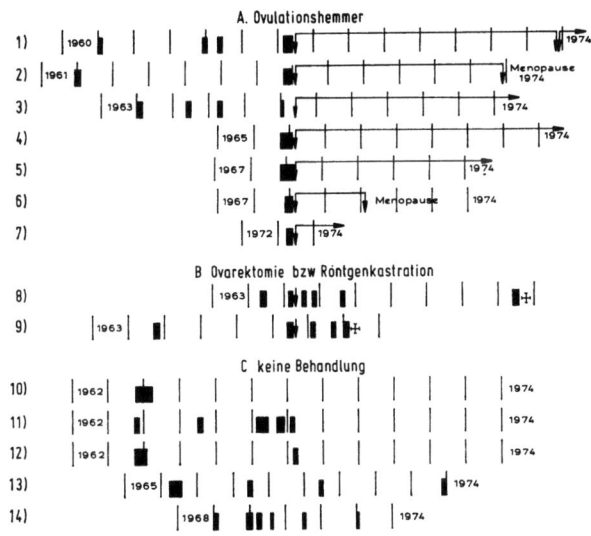

Abb. 1. Verlaufsbeobachtung behandelter und unbehandelter Patientinnen mit akuter intermittierender Porphyrie

Die Ergebnisse unserer Beobachtungen sind in Abb. 1 dargestellt: Oben (s. unter A) der Krankheitsverlauf der mit Ovulationshemmern behandelten Patientinnen, die bis zum Beginn der Behandlung insgesamt 14 durchweg schwer verlaufende akute Schübe überstanden (schwarz eingezeichnete Rechtecke). Nach Einsetzen der Behandlung mit Ovulationshemmern, die sich für alle Patientinnen zusammen über insgesamt 35 Jahre erstreckte, traten keine neuen Schübe mehr auf. Die kürzeste Behandlungsperiode dauerte 1 Jahr (s. Fall 7), die längste

8 Jahre (s. Fall 1), im Mittel 5 Jahre. Bei 2 Patientinnen trat während der Behandlung mit Ovulationshemmern die Menopause ein (s. Fall 2 und Fall 6). Bei diesen beiden Frauen wurden die Ovulationshemmer nach Eintritt der Menopause abgesetzt; akute Schübe wurden auch danach nicht mehr beobachtet. Eine Patientin unterbrach nach 7,5 Jahren für einen Monat die Einnahme des Ovulationshemmers (s. Fall 1). Als erneut Schmerzen im Unterbauch und eine dunkelrote Verfärbung des Harns auftraten, setzte sie die Behandlung wieder fort.

Bei den 2 Frauen, bei denen eine beidseitige Ovarektomie (s. Fall 8) bzw. Röntgenkastration (s. Fall 9) durchgeführt wurde, kam es nach dem Eingriff noch zu 4 bzw. 3 akuten Schüben. Beide Patientinnen starben während eines akuten Porphyrieschubes an den Folgen einer Atemlähmung bzw. durch Suizid.

Von den 5 Frauen, die — abgesehen von symptomatischen Maßnahmen während der akuten Schübe — nicht behandelt wurden, traten bei 2 Patientinnen wiederholt akute Schübe auf (s. Fall 13 u. 14), zuletzt in dem Jahr vor der letzten Kontrolluntersuchung. Bei den übrigen 3 Frauen (s. Fall 10, 11 u. 12) wurden seit 10 bzw. 6 Jahren keine akuten Schübe mehr beobachtet.

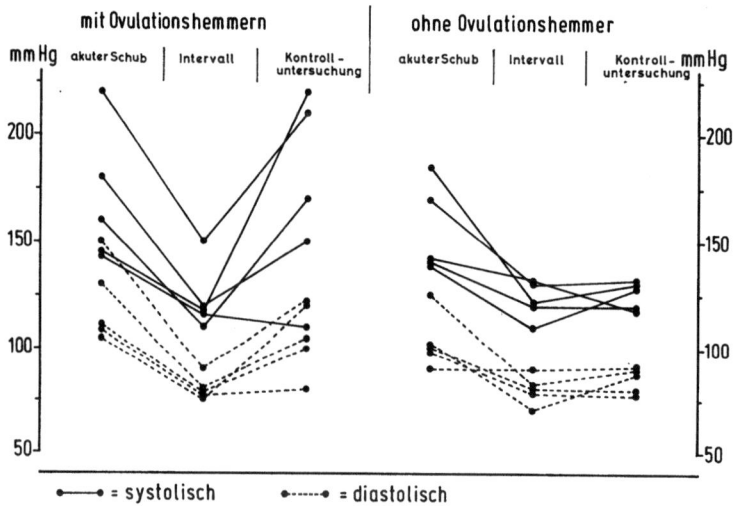

Abb. 2. Blutdruck bei Patientinnen mit akuter intermittierender Porphyrie

Diese Beobachtungen sprechen zwar dafür, daß Ovulationshemmer — im Gegensatz zur Ovarektomie bzw. Röntgenkastration — das Auftreten von akuten Schüben der intermittierenden Porphyrie verhindern können, jedoch läßt sich dieser Effekt auf Grund unseres Krankenguts nicht sicher beweisen, da auch bei einem Teil des Kontrollkollektivs im Beobachtungszeitraum keine neuen Schübe auftraten.

Überraschend entwickelten 4 von insgesamt 10 Patientinnen eine z. T. schwere arterielle Hypertonie mit diastolischen Werten zwischen 100 und 120 mm Hg (2 Patientinnen erschienen nicht zu der letzten Kontrolluntersuchung). Sämtliche 4 Patientinnen mit einer Blutdrucksteigerung bei der Kontrolluntersuchung gehörten zu der mit Ovulationshemmern behandelten Gruppe (s. Abb. 2). Auf der Abbildung 2 ist die Höhe des systolischen (durchgezogene Linien) und diastolischen (unterbrochene Linien) Blutdrucks während des letzten akuten Schubes, im anschließenden klinisch erscheinungsfreien Intervall und bei der letzten Kontrolluntersuchung 1974 für die mit Ovulationshemmern behandelten Patientinnen (linke Bildhälfte) und für die Patientinnen, die keine Ovulationshemmer erhielten (rechte Bildhälfte), aufgetragen. In beiden Patientengruppen war der Blutdruck während der letzten akuten Schübe systolisch und diastolisch deutlich erhöht und normalisierte sich im anschließenden erscheinungsfreien Intervall. In der Patientengruppe ohne Ovulationshemmer blieb der Blutdruck auch bei der letzten Kontrolluntersuchung im Normbereich. Demgegenüber war der Blutdruck — mit einer Ausnahme — bei den mit Ovulationshemmern behandelten Patientinnen systolisch und diastolisch erhöht. Alle anderen gemessenen Parameter — wie Dauer der Erkrankung, Zahl der überstandenen akuten Schübe, Harnstoff-N und Kreatinin im Serum, Kreatinin-Clearance und Phenolrottest — wiesen keine Unterschiede zwischen beiden Patientengruppen auf. Auch die Harnausscheidung von Katecholaminen, Porphyrinen, Porphobilinogen und δ-Aminolävulinsäure war in beiden Gruppen gleich. Eine sekundäre arterielle Hypertonie infolge einer chronischen Nierenerkrankung konnte klinisch ausgeschlossen werden. Bestimmungen von Plasma-Angiotensinogen, Plasma-Reninaktivität oder Aldosteron-Exkretion wurden nicht durchgeführt. Die Genese dieser arteriellen Blutdrucksteigerung im klinisch erscheinungsfreien Intervall bei Patientinnen mit akuter intermittierender Porphyrie und gleichzeitiger Behandlung mit Ovulationshemmern bleibt somit ungeklärt. Die zunächst vielversprechende prophylaktische Anwendung der oralen Kontrazeptiva bei der akuten intermittierenden Porphyrie wird durch die Möglichkeit, daß sich eine persistierende arterielle Hypertonie entwickelt, in Frage gestellt.

Literatur

1. Dean, G.: S. Afr. med. J. **39**, 278 (1965). — 2. Dörken, H.: Z. klin. Med. **50**, 260 (1953). — 3. Goldberg, A., Rimington, C.: In: Diseases of porphyrin metabolism. Springfield (Ill.): Thomas 1962. — 4. Haeger-Aronsen, B.: S. Afr. J. Lab. clin. Med. **9**, 288 (1963). — 5. Haller, J.: In: Ovulationshemmung durch Hormone. Stuttgart: Thieme 1968. — 6. Hopmann, R.: Dtsch. med. Wschr. **93**, 76 (1968). — 7. Kern, G.: In: Gynaekologie. Stuttgart: Thieme 1970. — 8. Levit, E. J., Nodine, J. H., Perloff, W. H.: Amer. J. Med. **22**, 831 (1957). — 9. Perlroth, M. G., Marver, H. S., Tschudy, D. P.: J. Amer. med. Ass. **194**, 1037 (1965). — 10. Rausch-Stroomann, J. G., Schley, G., Hocevar, V.: Med. Welt **21**, 836 (1970). — 11. Redeker, A. G.: S. Afr. J. Lab. clin. Med. **9**, 302 (1963). — 12. Rimington, C., De Matteis, F.: Lancet **1965**, 270. — 13. Schley, G., Bock, K. D.: Zur Klinik der akuten intermittierenden Porphyrie (in Vorbereitung). — 14. Schley, G., Bock, K. D., Debusmann, E. R., Hocevar, V., Merguet, P., Paar, D., Rausch-Stroomann, J. G.: Klin. Wschr. **48**, 616 (1970). — 15. Schley, G., Bock, K. D., Heimsoth, V., Hocevar, V., Rausch-Stroomann, J. G.: Die Nierenfunktion bei der akuten intermittierenden Porphyrie. In: Aktuelle Berichte aus dem Gebiet der Verdauungs- und Stoffwechselkrankheiten (Hrsg. R. Ammon, U. Ritter), S. 223. Stuttgart: Thieme 1971. — 16. Schley, G., Bock, K. D., Hocevar, V., Merguet, P., Rausch-Stroomann, J. G., Schröder, E., Schümann, H. J.: Klin. Wschr. **48**, 36 (1970). — 17. Stich, W.: Klin. Wschr. **37**, 681 (1959). — 18. Theologides, A., Kennedy, B. J., Watson, C. J.: Metabolism **13**, 391 (1964). — 19. Vannotti, A.: In: Porphyrine und Porphyrinkrankheiten. Berlin: Springer 1937. — 20. Waldenström, J.: Amer. J. Med. **22**, 758 (1957). — 21. Watson, C. J., Runge, W., Bossenmaier, I.: Metabolism **11**, 1129 (1962). — 22. Welland, F. H., Hellman, E. S., Collins, A., Hunter, G. W., Tschudy, D. P.: Metabolism **13**, 251 (1964). — 23. Zimmermann, T. S., McMillan, J. M., Watson, C. J.: Arch. intern. Med. **118**, 229 (1966).

Göbel, P., Kühnel, R. (Med. Univ.-Poliklinik Tübingen): **17-Hydroxylasemangel der Nebenniere als Teilursache der essentiellen Hypertonie**

Bestimmungen der individuellen Harncorticoide bei der primären chronisch-arteriellen, sog. essentiellen Hypertonie mit Reist, über die ich vor 4 Jahren hier berichtete [1], zeigten bei einem Vergleich mit Gesunden eine stärker erhöhte Ausscheidung von Corticosteron und seinen Metaboliten als von Cortisol und seinen Metaboliten. Dieser Befund wurde vor anderen Erklärungsmöglichkeiten in Richtung eines partiellen 17-Hydroxylasemangels der Nebenniere in unterschiedlicher Ausprägung bei der essentiellen Hypertonie gedeutet. Ziel der vorliegenden Untersuchungen war es daher, möglicherweise den direkten Nachweis eines 17-Hydroxylasemangels beim essentiellen Hypertonus zu erbringen. Dazu wurden während einer Nierenoperation entnommene, ca. 0,5 bis 1 g schwere Nebennierenstücke von einer Vergleichsgruppe von 5 Patienten mit nicht erhöhten Blutdruckwerten und 5 Patienten mit essentieller Hypertonie, die wegen eines hypernephroiden Carcinoms nephrektomiert wurden, mit ^{3}H-Pregnenolon inkubiert, um jeweils die 17-Hydroxylierung an Hand des gebildeten ^{3}H-17-OH-Pregnenolons bzw. ^{3}H-17-OH-Progesterons (über ^{3}H-Progesteron) zu messen.

Methode

300 mg frisch eingewogene Nebenniere wurden 2 × in 2 ml NADPH enthaltender Krebs-Ringerlösung homogenisiert und mit 3×10^{-7} g Pregnenolon-7-^{3}H 3 Std inkubiert. Das abgekühlte Inkubat wurde 2 × mit je 10 ml Essigester extrahiert. Der Trockenrückstand der organischen Phase wurde im absteigenden System auf Filterpapierstreifen der Firma Schleicher & Schüll 2043 bmgl (4 × 76 cm) chromatographiert (stationäre Phase Propylenglykol/Aceton 1:4).

Bei der Entwicklung mit Methylcyclohexan bis unten zeigten sich hinter dem Start bei der Radioaktivitätsschreibung die Bande von ^{3}H-17-OH-Pregnenolon und ^{3}H-17-OH-Progesteron zusammen, getrennt darunter die Banden von ^{3}H-Pregnenolon und ^{3}H-Progesteron. Bei der Entwicklung mit Toluol wurden umgekehrt die *ersten* beiden Substanzen getrennt, die *letzten* beiden erschienen zusammen. Auf diese Weise konnte einerseits die 17-Hydroxylierung in Prozent der Gesamtaktivität festgestellt werden, andererseits das aus ^{3}H-Pregnenolon direkt gebildete ^{3}H-Progesteron.

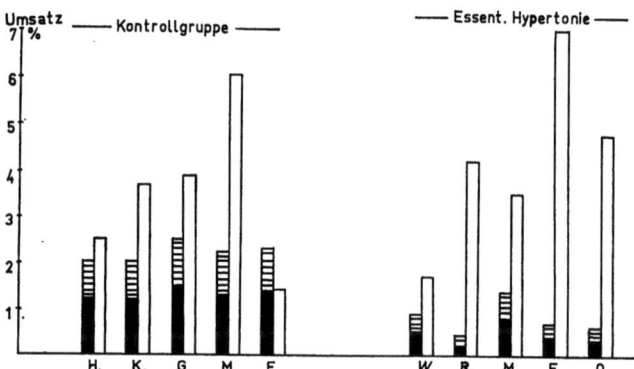

Abb. 1. Nebennierenikubation mit ^{3}H-Pregnenolon. Umsatz in Prozent der eingesetzten Radioaktivität: ^{3}H-17-OH-Pregnenolon (schwarze Säulen), ^{3}H-17-OH-Progesteron (gestreifte Säulen), ^{3}H-Progesteron (weiße Säulen)

Ergebnisse (s. Abb. 1)

a) Vergleichsgruppe:

Die Gruppe setzte sich aus 3 Männern und 2 Frauen zusammen. Die 3 männlichen Patienten im Alter von 45, 55 und 63 Jahren (H., K. u. G.) wurden wegen eines hypernephroiden Carcinoms nephrektomiert, die Frauen J. und F. (im Alter von 43 und 56 Jahren) wegen eines Nierenbeckenausgußsteines mit schwerer chronischer Pyelitis und wegen eines hochsitzenden Harnleiterpolypen. Sonst fanden sich keine Pathologica, insbesondere bestand keine Hypertonie oder eine endokrine Erkrankung.

Im Mittel wurden 1,3 ^{3}H-17-OH-Pregnenolon und 0,9 ^{3}H-17-OH-Progesteron in Prozent der Gesamtaktivität aus dem vorgelegten ^{3}H-Pregnenolon nach Inkubation gebildet, daneben 3,5% ^{3}H-Progesteron. Die Gesamt-17-Hydroxylierung betrug im Mittel 2,18% (s $\pm$ 0,179).

b) Patienten mit essentieller Hypertonie (Schweregrad I) seit mindestens 10 Jahren:
Die Gruppe umfaßte 3 Frauen (W., R. u. M.) und 2 Männer (E. u. O.) im Alter von 57, 60 und 61 Jahren bzw. 58 und 69 Jahren. Alle Patienten wurden wegen eines hypernephroiden Carcinoms nephrektomiert. Sie hatten eine Linkshypertrophie des Herzens, aber sonst keine cardiorenalen Komplikationen, keine Augenhintergrundsveränderungen, normale Elektrolytwerte. Die Blutdruckwerte betrugen in der gleichen Reihenfolge (Durchschnitt aus dreimaliger Messung im Liegen) 180/90, 200/90, 160/90, 170/80 und 160/100 mm Hg. Bei M. und E. bestand zusätzlich ein Diabetes mellitus (rein diätetisch einstellbarer Altersdiabetes) mit entsprechender Hyperlipidämie Typ IV, sonst lag in keinem Falle eine anderweitige endokrine Erkrankung vor.

Im Mittel wurden 0,47 ³H-17-OH-Pregnenolon und 0,31 ³H-17-OH-Progesteron in Prozent der Gesamtaktivität aus dem vorgelegten ³H-Pregnenolon nach Inkubation gebildet, daneben 4,6% ³H-Progesteron. Die Gesamt-17-Hydroxylierung betrug im Mittel 0,78% (s ± 0,359). Der Unterschied war gegenüber der Ver-

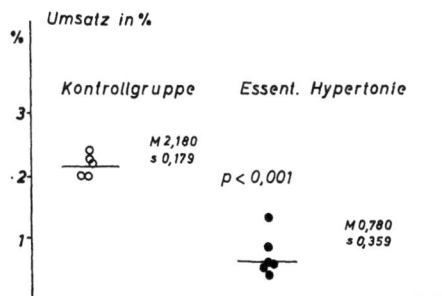

Abb. 2. Nebennireninkubation mit ³H-Pregnenolon. Gesamt-17-Hydroxylierung in Prozent der eingesetzten Radioaktivität. Kontrollgruppe (○), essentielle Hypertonie (●)

gleichsgruppe mit p < 0,001 signifikant (Abb. 2). Er wird durch eine Behinderung der 17-Hydroxylierung bei dem Patienten mit labiler essentieller Hypertonie und nicht durch eine Behinderung der 3-β-Hydroxysteroiddehydrogenase hervorgerufen:

1. Der Gangunterschied zwischen dem Umsatz zu ³H-17-OH-Pregnenolon bzw. ³H-17-OH-Progesteron ist in beiden Gruppen ähnlich.

2. Der Umsatz zu ³H-Progesteron ist in beiden Gruppen ähnlich, in der Gruppe der Hypertoniker eher etwas größer. Dies spricht einerseits für eine ähnliche Aktivität der 3-β-Hydroxysteroiddehydrogenase und der Δ 4,5-Isomerase in den beiden untersuchten Kollektiven, andererseits könnte der etwas höhere Umsatz bei der Gruppe der Hypertoniker bereits auf eine relative Stimulierung der Mineralocorticoidbildung der Nebenniere infolge eines leichten relativen 17-Hydroxylasemangels bei der essentiellen Hypertonie hinweisen. Die Ergebnisse neuerer Arbeiten haben zwischenzeitlich diese schon früher [1] geäußerte Ansicht gestützt [2, 3].

Zusammenfassung

Nach Nebennireninkubation mit ³H-Pregnenolon zeigten bei einem Vergleich mit Kontrollen Patienten mit essentieller Hypertonie eine signifikant verminderte Bildung von ³H-17-OH-Pregnenolon und von ³H-17-OH-Progesteron. Auf diese Weise ist erstmalig ein 17-Hydroxylasemangel der Nebenniere bei der primären, sog. essentiellen Hypertonie durch Nebennireninkubation nachgewiesen, er kann eine Teilursache darstellen.

Literatur
1. Göbel, P., Reist, M.: Verh. dtsch. Ges. inn. Med. **77**, 118 (1971). — 2. Hyowaczynski, W., Kückel, O., Genest, J.: Hypertension **1972**, 244. — 3. Lechner, W.: Inaugural-Dissertation. Tübingen 1974.

PLANZ, G., CORR, H., GIERLICHS, H. W., HAWLINA, A., PLANZ, R., STEPHANY, W. RAHN, K. H. (Abt. Innere Med. II d. RWTH Aachen): **Dopamin-β-Hydroxylaseaktivität und Katecholaminkonzentration im Plasma als Parameter des Sympathikustonus: Einfluß einer Ergometerbelastung bei Normotonikern und Patienten mit essentieller Hypertonie***

Seit Engelmann et al. [1] ist bekannt, daß Patienten mit essentieller Hypertonie im Gruppenvergleich mit Normotonikern eine durchschnittlich auf das Doppelte erhöhte Ruhekonzentration der Katecholamine (KA) im Plasma haben. Es gibt jedoch bezüglich der Einzelwerte öfters Überschneidungen zwischen Normotonikern und Hypertonikern. Deshalb schien es uns interessant, zu untersuchen, ob diese Unterschiede zwischen Hypertonikern und Normotonikern evtl. größer und auch im Einzelfall deutlicher werden, wenn sie unter den Bedingungen einer Aktivierung des sympathischen Nervensystems durch körperliche Belastung geprüft werden. Als weiterer biochemischer Parameter, der nach eigenen Untersuchungen [2] zur quantitativen Erfassung einer akuten Erhöhung des Sympathikustonus geeignet ist, haben wir die Aktivität der Dopamin-β-Hydroxylase (DBH) im Plasma bestimmt. Dieses Enzym wird von den sympathischen Nerven zusammen mit Noradrenalin in den extraneuralen Raum freigesetzt und ist danach auch im Blutkreislauf meßbar.

Methodik

Es wurden 8 gesunde männliche Normotoniker und 8 unbehandelte männliche Pat. mit essentieller Hypertonie am Fahrradergometer abgestuft belastet (50, 100, 150 Watt). Blutdruck, Herzfrequenz sowie Gesamtkatecholaminkonzentration und DBH-Aktivität im Plasma wurden unter Ruhebedingungen nach 30minütigem Liegen, nach 5minütigem Sitzen und am Ende der jeweils 5 min dauernden Belastungsstufen gemessen. Die KA-Konzentration wurde mit der enzymatisch-radiochemischen Methode in Anlehnung an Passon u. Peuler [3] in nur 1 ml Plasma bestimmt. Jedoch wurden die nach der enzymatischen Umwandlung der KA entstandenen markierten Metanephrine durch Extraktion in ein Äthylacetat-Methanol-Gemisch von der Reaktionslösung abgetrennt und dann durch Rückextraktion in 0,1 n HCl aufgenommen; nach der Neutralisation der HCl wurden die darin enthaltenen Metanephrine oxydiert. Die DBH-Aktivität wurde ebenfalls radiometrisch in zwei enzymatischen Reaktionsschritten in 4 μl Plasma gemessen [4]. Eine Enzymeinheit ist diejenige DBH-Aktivität in 1 ml Plasma, die pro 20 min aus Tyramin 1 nmol Octopamin entstehen läßt. — Das Durchschnittsalter der beiden Vergleichsgruppen betrug 31,2 ± 6 Jahre, wobei zwischen beiden kein signifikanter Unterschied in Alter und Körpergewicht bestand. Die erhaltenen Ergebnisse werden, wenn nicht anders angegeben, als Mittelwerte ($\bar{x} \pm S_{\bar{x}}$) von N Probanden mitgeteilt. Die Unterschiede zwischen beiden Vergleichsgruppen wurden statistisch mit dem t-Test für unverbundene Stichproben gesichert.

Ergebnisse

Der Blutdruck im Liegen betrug bei den Normotonikern im Mittel 128 ± 4 zu 82 ± 3 mm Hg, bei den Hypertonikern 156 ± 4/101 ± 3 mm Hg. Im Sitzen betrug er bei den Normotonikern 130 ± 4/93 ± 4 mm Hg und bei den Hypertonikern 156 ± 3/110 ± 3 mm Hg. Bei 150 Watt Belastung war er bei den Normotonikern auf 186 ± 3/80 ± 5 mm Hg, bei den Hypertonikern auf 222 ± 9/101 ± 5 mm Hg angestiegen.

Die Herzfrequenz der Hypertoniker lag mit 75 ± 5 Schlägen/min im Liegen gering, jedoch nicht signifikant über dem Wert der Normotoniker (66 ± 2 Schläge

---

* Mit Unterstützung der Deutschen Forschungsgemeinschaft.

pro min). Unter 150 Watt Belastung stieg die Herzfrequenz der Normotoniker auf 149 ± 7 Schläge/min, die der Hypertoniker auf 176 ± 4 Schläge/min an; die Unterschiede waren jetzt mit P < 0,01 signifikant.

Die Plasma-KA-Konzentration der Normotoniker betrug im Liegen 0,32 ± 0,05 ng/ml, die der Hypertoniker lag mit 0,58 ± 0,07 ng/ml Plasma signifikant höher (Abb. 1). Bei den Einzelwerten gab es jedoch Überschneidungen zwischen beiden

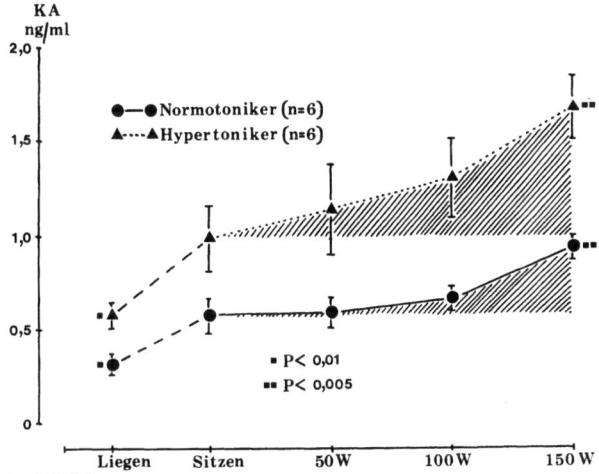

Abb. 1. Katecholaminkonzentration im Plasma (ng/ml) nach 30 min Liegen, nach 5minütigem Sitzen und bei stufenweise gesteigerter körperlicher Belastung auf dem Fahrradergometer im Abstand von jeweils 5 min (50, 100, 150 Watt)

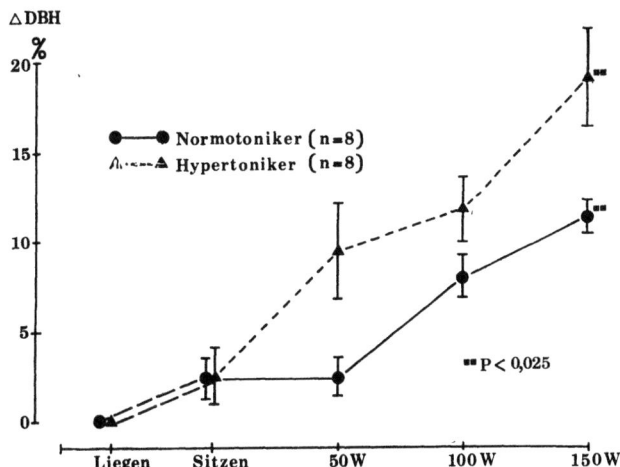

Abb. 2. Dopamin-β-Hydroxylaseaktivität im Plasma: Anstieg der Aktivität in Prozent der Ruhewerte (Liegen = 100%) nach 5minütigem Sitzen und bei stufenweise gesteigerter körperlicher Belastung auf dem Fahrradergometer im Abstand von jeweils 5 min (50, 100, 150 Watt)

Gruppen. Unter der stufenweise steigenden Belastung erfolgte ein sukzessiver Anstieg der KA-Konzentration, so daß die Normotoniker bei 150 Watt einen Wert von 0,94 ± 0,06 ng/ml, die Hypertoniker aber den wesentlich höheren Wert von 1,68 ± 0,17 ng/ml Plasma erreichten. Der Unterschied zwischen beiden Gruppen war jetzt höher signifikant als vorher unter Ruhebedingungen; auch gab es bei 150 Watt Belastung keine Überschneidungen der Einzelwerte mehr.

Analog den Katecholaminen stieg auch die DBH-Aktivität im Plasma beider Gruppen an. Bei den Normotonikern betrug die Enzymaktivität im Liegen im Gruppendurchschnitt 145 ± 99 Einheiten/ml Plasma und stieg unter 150 Watt Belastung auf 161 ± 108 Einheiten/ml an. Bei den Hypertonikern betrug die Enzymaktivität im Liegen 175 ± 65 Einheiten und stieg bei 150 Watt Belastung auf 209 ± 80 Einheiten/ml Plasma an. Die großen Abweichungen vom Mittelwert stellen in diesem Fall die Standardabweichungen der Einzelwerte dar, denn die individuellen Werte von Person zu Person variierten zwischen 40 und 335 Einheiten/ml Plasma. Bei solch großer interindividueller Verschiedenheit der Einzelwerte ließ sich weder bei Ruhebedingung noch für die unter 150 Watt Belastung deutlich verschieden stark angestiegenen Mittelwerte ein signifikanter Unterschied zwischen Normotonikern und Hypertonikern errechnen. Wir haben deshalb die Steigerungen der DBH-Aktivität für jede Einzelperson in Prozent des jeweiligen Ruhewertes ermittelt und daraus den Gruppenmittelwert errechnet. In eigenen früheren Untersuchungen wurde diesbezüglich nachgewiesen, daß unter körperlicher Belastung die Steigerungen der DBH-Aktivität im Plasma in Korrelation zur Belastung [2] und in prozentualer Abhängigkeit zur Höhe des individuellen Ruhewertes erfolgen [5]. In Prozent der Ruhewerte betrachtet, stieg die DBH-Aktivität von jeweils 100% im Liegen bei den Normotonikern unter der Belastung bis auf 111,5 ± 1% an, das bedeutet eine Steigerung um 11,5% (Abb. 2). Bei den Hypertonikern betrug die Steigerung sogar 19,1 ± 2,8%. Die Steigerung der DBH-Aktivität bei 150 Watt Belastung war bei den Hypertonikern signifikant größer als bei den Normotonikern.

Zusammenfassung

Unter körperlicher Belastung von 150 Watt stieg bei Patienten mit essentieller Hypertonie die schon in Ruhe pathologisch erhöhte KA-Konzentration im Plasma auf signifikant höhere Werte als bei Normotonikern an; Überschneidungen der Einzelwerte zwischen Normotonikern und Hypertonikern, die in Ruhe noch bestanden hatten, waren bei 150 Watt Belastung nicht mehr vorhanden. — Die Enzymaktivität der Dopamin-β-Hydroxylase im Plasma zeigte unter körperlicher Belastung von 150 Watt bei den Hypertonikern einen signifikant höheren prozentualen Anstieg als bei den Normotonikern.

Literatur

1. Engelman, K., Portnoy, B., Sjoerdsma, A.: Circulat. Res. **27** (Suppl. I), 141 (1970). — 2. Planz, G., Wiethold, G., Böhmer, D., Appel, E., Palm, D., Grobecker, H.: Verh. dtsch. Ges. inn. Med. **80**, 256 (1974). — 3. Passon, P. G., Peuler, J. D.: Analyt. Biochem. **51**, 618 (1973). — 4. Weinshilboum, R. M., Axelrod, J.: Circulat. Res. **28**, 307 (1971). — 5. Planz, G., Palm, D.: Europ. J. clin. Pharmacol. **5**, 255 (1973).

SCHMID, G., HEMPEL, K., FRICKE, L., WERNZE, H., HEIDLAND, A. (Med. Klinik, Nephrolog. Abt. u. Inst. f. Med. Strahlenkunde, Univ. Würzburg): **Erhöhte Speichelausscheidung von cAMP, dem „second messenger" der β-adrenergen Signalwandlung, bei ätiologisch differenten Hypertonieformen**

Über die Rolle des adrenergen Systems in der Pathogenese der arteriellen Hypertonie bestehen nach wie vor kontroverse Auffassungen. Da die großen Mundspeicheldrüsen zu jenen Organen gehören, die mit adrenergen Nervenfasern besonders reich versorgt sind — der Katecholamingehalt der Submandibulardrüse der Ratte überschreitet den des Myocards um den Faktor 2 [1—4] —, sind sie als Referenzorgan des adrenergen Systems besonders gut geeignet.

Nach Robison et al. [5] führt Stimulation der β-adrenergen Rezeptoren der Speicheldrüsen über Aktivierung des Adenylcyclasesystems zum intracellulären Anstieg des cyclischen AMP, das dann als „second messenger" der β-adrenergen Wirkung fungiert. Es liegt daher nahe, durch Bestimmung des cyclischen AMP im Speichel Aussagen über den β-adrenergen Stimulationszustand des Organismus zu treffen.

Methodik

Die Untersuchungen wurden bei 23 Pat. mit arterieller Hypertonie und unterschiedlicher Plasma-Renin-Aktivität sowie 6 gesunden Probanden als Vergleichskollektiv durchgeführt. Die Gruppe der Hypertoniepatienten umfaßte 7 essentielle, 13 renoparenchymale und 3 renovaskuläre Hypertonien.

Sämtliche Speicheluntersuchungen wurden unter Pilocarpinstimulation durchgeführt (Dosis 0,06 mg/kg Körpergewicht), um einen ausreichenden Speichelfluß zu erzielen.

In einer weiteren Untersuchungsreihe wurde a) bei Normalpersonen eine Stimulation der β-adrenergen Rezeptoren mit Orciprenalin (10 bis 30 μg/min i.v.) sowie b) bei Normalpersonen und Hypertoniepatienten eine β-Rezeptorenhemmung mit Propranolol (3 bis 5 mg langsam i.v.) durchgeführt.

Zur Speichelentnahme wurde am liegenden Patienten der Ausführungsgang der Parotis mit einem speziell geformten Polyäthylenschlauch kanüliert und der Speichel fortlaufend in Proben zu je 2 ml unter Messung der Flußrate gesammelt. Je 1 ml Speichel wurde zur cAMP-Bestimmung ultrafiltriert und durch Lyophilisieren um den Faktor 5 eingeengt.

Trace-Versuche mit ^{3}H-cAMP zeigten, daß bei diesem Vorgehen das cAMP quantitativ erhalten blieb. Die quantitative cAMP-Bestimmung erfolgte durch den Radioisotopen-Verdünnungstest nach Gilman [6].

Die Plasma-Renin-Aktivität wurde radioimmunologisch gemessen.

Ergebnisse und Diskussion

1. Normalpersonen: Beim Normalkollektiv lag im unstimulierten Speichel die cAMP-Konzentration bei etwa 10 pmol/ml und entsprach damit annähernd der Plasmakonzentration. Unter parasympathischer Stimulation mit Pilocarpin kam es zum Abfall der cAMP-Konzentration auf $3,6 \pm 1,3$ pmol/ml Speichel. Die Konzentration blieb über dem gesamten Flußratenbereich weitgehend konstant. Zusätzliche, leicht β-mimetische Stimulation mit Orciprenalin, die nur zu einem geringen Anstieg der Herzfrequenz führte, bewirkte einen schlagartigen Anstieg des cAMP auf 10,5 pmol/ml, d. h. um den Faktor 3.

2. Hypertoniepatienten: Bei den medikamentös unbehandelten Hochdruckpatienten waren die cAMP-Werte im Speichel unter Pilocarpinstimulation in der Gruppe der „normal renin hypertension" und — noch ausgeprägter — in der Gruppe der „high renin hypertension" erhöht (Faktor 2 bis 3); in der Gruppe der Hypertoniker mit erniedrigter Plasma-Renin-Aktivität bewegten sich die cAMP-Werte im Speichel im unteren Normbereich (Abb. 1). Zwischen der Plasma-Renin-Aktivität und der Konzentration des cyclischen AMP im Speichel bestand eine angedeutete positive Korrelation.

Zur Prüfung der Frage, ob die erhöhte cAMP-Konzentration im Speichel des Hypertonikers Ausdruck einer β-adrenergen Aktivierung ist, wurde der Einfluß einer β-Rezeptorenhemmung auf die cAMP-Konzentration im Speichel getestet. Unter langsamer intravenöser Injektion von Propranolol spielte sich die cAMP-Konzentration des Speichels auf einen Wert zwischen 1,5 bis 3,5 pmol/ml ein. Der Abfall war bei Hochdruckpatienten mit hoher Plasma-Renin-Aktivität und entsprechend höheren cAMP-Werten ausgeprägter als bei den Patienten mit erniedrigter Plasma-Renin-Aktivität (Abb. 2). Mit dem Absinken der cAMP-Konzentration im Speichel war allerdings nicht immer ein Blutdruckabfall verbunden.

Eine Erklärung für das parallele Verhalten zwischen cAMP-Ausscheidung im Speichel und der Plasma-Renin-Aktivität können Untersuchungen von Kreusser et al. [7] liefern. An der elektrisch stimulierten Katzen-Submandibulardrüse führte Angiotensin II zu einer schlagartigen Vermehrung der Protein- und α-

Amylasesekretion, die als Ausdruck einer β-adrenergen Stimulation durch β-Rezeptorenhemmung supprimierbar war.

Zusammenfassung

Hochdruckpatienten mit normaler und erhöhter Plasma-Renin-Aktivität zeigen eine erhöhte cAMP-Ausscheidung im Speichel, wie sie bei Normalpersonen durch β-mimetische Stimulation zu erzielen ist. Diese erhöhten cAMP-Werte der Hochdruckpatienten lassen sich durch Propranolol als β-Rezeptorenblocker auf Minimalwerte senken. Die Befunde sprechen für eine Stimulation der β-Rezeptoren bei „normal and high renin hypertension".

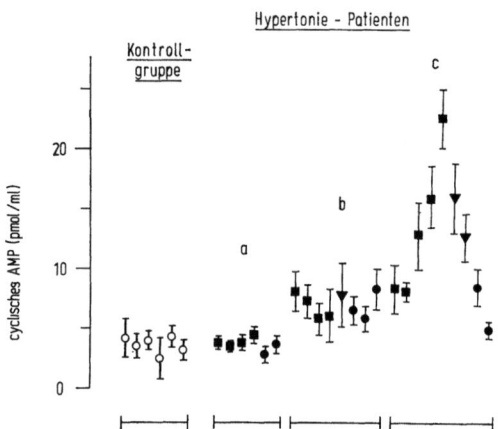

Abb. 1. Konzentration des cyclischen AMP im menschlichen Parotisspeichel bei unbehandelten Hypertoniepatienten (n = 23) mit unterschiedlicher Plasma-Renin-Aktivität im Vergleich zu Normalpersonen (n = 6). Jeder Punkt entspricht einem Patienten und ist Mittelwert von 5 bis 15 Speichelproben, gesammelt nach Pilocarpinstimulation. Symbole: Normalpersonen (○), Patienten mit essentieller (●), renoparenchymaler (■) und renovasculärer (▼) Hypertonie. a = erniedrigte, b = normale und c = erhöhte Plasma-Renin-Aktivität

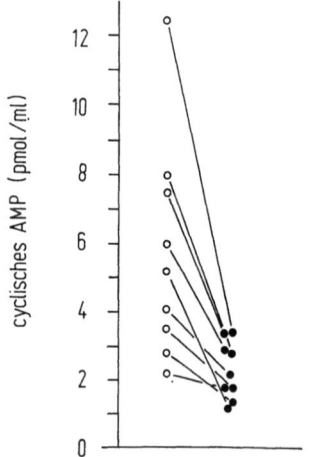

Abb. 2. Einfluß von Propranolol als β-Rezeptorenblocker auf die cAMP-Konzentration im Speichel von Hypertoniepatienten. ○ = vor und ● = nach Propranololgabe

Literatur

1. Thoenen, H., Tranzer, J. P.: Naunyn Schmiedebergs Arch. Pharmak. exp. Path. **261**, 271 (1968). — 2. Jonason, J.: Acta pharmacol. Toxicol. **27**, 60 (1969). — 3. Hennemann, H.-M., Trendelenburg, U.: Naunyn Schmiedebergs Arch. Pharmak. **265**, 363 (1970). — 4. Almgren, O.: J. Pharm. Pharmacol. **26**, 23 (1974). — 5. Robison, G. A., Butcher, R. W., Sutherland, E. W.: Ann. N.Y. Acad. Sci. **139**, 703 (1967). — 6. Gilman, A. G.: Proc. nat. Acad. Sci. (Wash,) **67**, 305 (1970). — 7. Kreusser, W., Pinnow, E., Hennemann, H.-M., Heidland, A.: Verh. dtsch. Ges. inn. Med. **80**, 204 (1974).

KLUMPP, F., BRAUN, B., KLAUS, D., LEMKE, R., ZEHNER, J. (Med. Univ.- Poliklinik Marburg): **Inadäquates Verhalten von Plasmarenin und Plasmaaldosteron bei renoparenchymalem Hochdruck***

In früheren Untersuchungen prüften wir das Verhalten der Plasmareninaktivität (PRA) und des Plasmaaldosterons bei primärer und renaler Hypertonie [11, 13]. Dabei fiel uns auf, daß die Supprimierbarkeit der PRA und des Aldosterons bei den renalen Hypertonien im Gegensatz zu der primären Hypertonie weniger deutlich ausgeprägt war. Dies veranlaßte uns, dieser Frage bei Patienten mit verschiedenen renoparenchymalen Erkrankungen gesondert nachzugehen.

Methodik

Bei 39 Pat. mit renoparenchymalen Erkrankungen (chronische Glomerulonephritis, chronische Pyelonephritis, Cystennieren, Schrumpfnieren usw.) wurde unter freier Kost der Suppressionstest mit einer Infusion von 500 ml 2,34%iger NaCl-Lösung über 3 Std (entsprechend 200 mval Natrium) und anschließend nach 3tägiger natriumarmer Kost am 4. Tag der Stimulationstest mit 40 mg Furosemid durchgeführt. Vor sowie 3 Std nach Beginn der Teste wurde Venenblut zur Bestimmung der PRA, des Plasmaaldosterons, von Natrium und Kalium abgenommen. Gleichzeitig sammelten die Patienten während der Teste Harn, in dem ebenfalls Natrium und Kalium bestimmt wurde. Die Bestimmung der PRA und des Plasmaaldosterons erfolgte radioimmunologisch [14, 15].

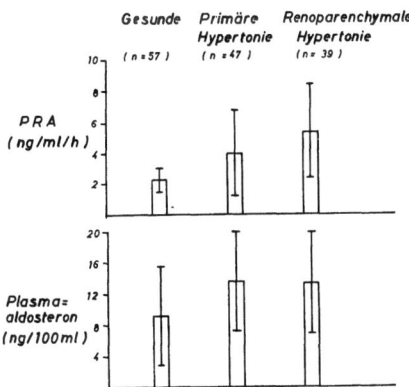

Abb. 1. Plasmareninaktivität und Plasmaaldosteronausgangswerte bei Gesunden, primärer und renoparenchymaler Hypertonie (xy ± se)

Ergebnisse

Die PRA-Ausgangswerte waren bei Patienten mit renoparenchymaler Hypertonie mit 5,4 ng/ml/Std um über 100% höher als bei Gesunden und auch deutlich höher als bei Patienten mit primärer Hypertonie. Die Plasmaaldosteronausgangswerte waren ebenfalls höher als bei Gesunden, gegenüber den Patienten mit primärer Hypertonie zeigte sich im Aldosteron kein Unterschied (Abb. 1). Nach

---
* Mit Unterstützung der Deutschen Forschungsgemeinschaft.

Natrium-Chlorid-Gabe kam es bei den einzelnen renoparenchymalen Erkrankungen zu einer nicht sehr stark ausgeprägten Suppression der PRA und des Plasmaaldosterons von deutlich überhöhten Ausgangswerten zu Werten im oberen Normbereich (Abb. 2a). Eine Suppression der PRA und des Plasmaaldosterons in den subnormalen Bereich, wie sie bei Gesunden und bei Patienten mit primärer Hypertonie gesehen wird, war in keiner Gruppe möglich. Bei der nach einer dreitägigen Periode mit natriumarmer Diät (10 mval Natrium/die) nun folgenden Stimulation mit Furosemid beobachtete man eine gute, z. T. hochsignifikante Stimulation der

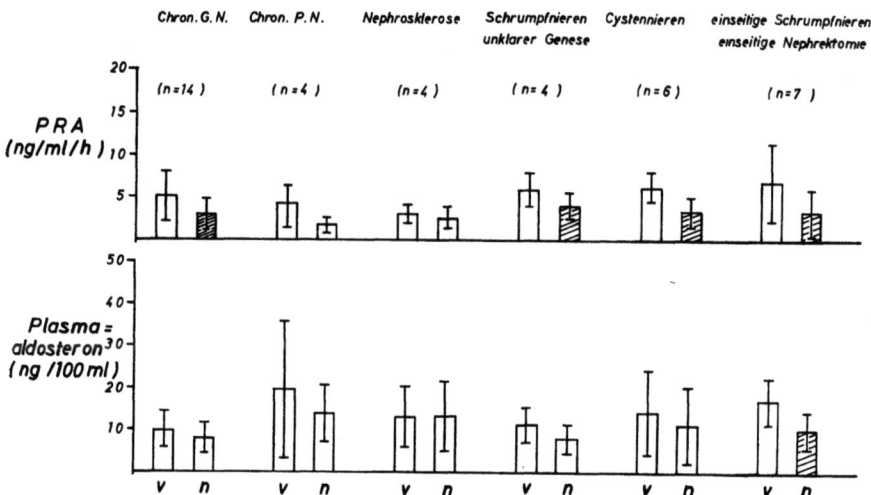

Abb. 2a. Plasmareninaktivität und Plasmaaldosteron vor sowie 3 Std nach Salzbelastung durch 200 mval Natrium (als Natriumchloridinfusion) bei verschiedenen renoparenchymalen Erkrankungen (Mittelwert ± se; gestreifte Säulen p < 0,05; weiße Säulen NS)

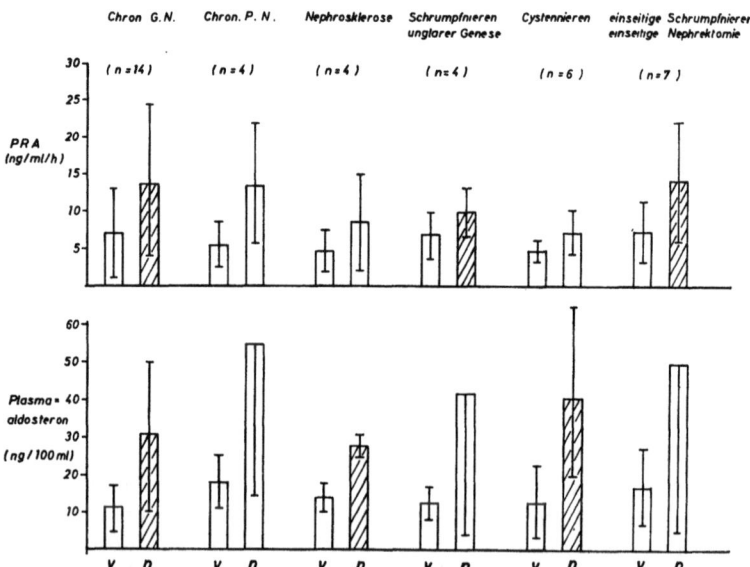

Abb. 2b. Plasmareninaktivität und Plasmaaldosteron vor sowie 3 Std nach Salzentzug durch 40 mg Furosemid i.v. bei verschiedenen renoparenchymalen Erkrankungen (Mittelwert ± se; gestreifte Säulen p < 0,05; weiße Säulen NS)

PRA und des Plasmaaldosterons (Abb. 2b). Signifikante Unterschiede und statistisch signifikante Korrelationen zwischen den von uns bestimmten Parametern zwischen den einzelnen Gruppen ergaben sich weder unter Suppressions- noch unter Stimulationsbedingungen. Ein unterschiedliches Verhalten der Supprimierbarkeit und Stimulierbarkeit der PRA und des Plasmaaldosterons bei renoparenchymalen Erkrankungen ohne oder mit eingeschränkter Nierenfunktion lag nicht vor.

Diskussion

Bei einseitigen Schrumpfnieren [5], bei Cystennieren [1, 2], bei einseitig nephrektomierten Patienten mit Hypertrophie der belassenen Niere [11] und bei der Perinephritis [11] wird über erhöhte Reninwerte berichtet, die als Folge einer Minderdurchblutung eines Teils der Nephrone mit Stimulation der Reninsekretion angesehen wird. Ebenso kann man sich bei der chronischen Glomerulonephritis vorstellen, daß in einem Teil der Nephrone eine Minderdurchblutung vorliegt. Eine Erhöhung der PRA bei den renoparenchymalen Erkrankungen sehen wir demnach als Folge einer Minderdurchblutung eines Teils der Nephrone an. Diese Vorstellung bringt die renoparenchymale Hypertonie in die Nähe der renovaskulären Hypertonie, nur daß die Stenose nicht extra-, sondern intrarenal liegt und nur ein Teil aller Nephrone betrifft. Die Erhöhung der Aldosteronausgangswerte, die auch bei der renovaskulären Hypertonie besteht [11], muß als sekundärer Hyperaldosteronismus angesehen werden [2]. Dafür sprechen die Untersuchungen von Davis [9], der beim Hund eine renale Hypertonie mit Reninanstieg und experimentellem sekundären Hyperaldosteronismus erzeugte. Erst nach Nephrektomie fiel das Aldosteron ab. Als Folge der Minderdurchblutung eines Teils der Nephrone kommt es außerdem zu einer Salz- und Wasserretention. Austauschbares Natrium und Extrazellulärvolumen (EZV) werden bei Patienten mit renoparenchymalen Erkrankungen gefunden [7, 8, 16]. Trotz dieses Anstieges des austauschbaren Natriums und des EZV kommt es nicht zu einem Abfall der PRA und des Plasmaaldosterons auf subnormale Werte wie bei Gesunden [8, 18, 19]. Die Stimulation des Renin-Angiotensin-Aldosteronsystems durch die teilweise Unterdurchblutung der Nieren ist bei unseren Patienten demnach stärker als die Suppression dieses Systems durch die Erhöhung des austauschbaren Natriums und des EZV und führt zu inadäquat hohen PRA- und Aldosteronausgangswerten. Fehlende Korrelationen zwischen Plasmarenin bzw. Plasmaaldosteron und Natriumausscheidung, austauschbarem Natrium und EZV, die bei Gesunden und bei Patienten mit primärer Hypertonie vorhanden ist, ist Folge davon [4, 7, 8, 10]. Selbst eine normal hohe Plasmareninaktivität, wie sie in fortgeschrittenen Stadien der Nierenerkrankung gefunden wird, spricht nicht gegen diese Auffassung, sondern sie kann einer relativen Stimulierung entsprechen, wenn diese normale PRA unter Bedingungen auftritt, unter denen die PRA eigentlich deutlich vermindert sein sollte. Ein klinisches Korrelat zu einer solchen, durch EZV-Erhöhung nicht supprimierten, inadäquat hohen PRA ist die Präeklampsie [19]. Wie bei einigen anderen Arbeitsgruppen [18, 19], die allerdings Patienten mit starker Erhöhung der harnpflichtigen Substanzen untersuchten, war auch bei unseren Patienten die PRA und das Plasmaaldosteron durch Salzbelastung nur gering supprimierbar im Gegensatz zu Gesunden, bei denen eine Suppression auf subnormale Werte erreicht werden konnte und eine reziproke Relation Natriumaufnahme—PRA bestand [1, 8, 18]. Die Ursache der fehlenden Suppression des Renins sehen wir in der gleichzeitigen Stimulierung der Reninsekretion infolge der Minderdurchblutung einzelner Nephrone. Die Ergebnisse zeigen die Möglichkeit auf, daß die renoparenchymale Hypertonie z. T. auf Druckbasis, z. T. auf Volumenbasis beruht, wobei im Verlauf des Krankheitsbildes eine Verschiebung von der Druckbasis zur Volumenbasis möglich ist. Die Tatsache, daß bei der Mehrzahl der Patienten mit chronischen Nierenerkrankungen unter der Dialysetherapie durch Salzwasserentzug der Hochdruck abfällt, bei einigen Patienten jedoch trotz des Salzwasserentzugs der Hochdruck fortbestehen bleibt und die PRA ansteigt, könnte damit zusammenhängen [3]. Die Beobachtung [17], daß die Hypertonie bei chronischen Nierenerkrankungen mit Antireninantikörpern und Präinhibitoren korrigiert werden kann, unterstreichen die Bedeutung des Renins für die renale Hypertonie ebenfalls. Die vorhandene Stimulierbarkeit durch Doppelstimulation zeigt, daß bei den von uns untersuchten Patienten Volumen- und Natriumentzug noch möglich ist. Eine Schädigung des iuxtaglomerulären Zellkomplexes liegt auf Grund unserer Ergebnisse sicher nicht vor.

Literatur

1. Brown, J. J., Davies, D. L., Lever, A. F., Robertson, J. I. S.: Canad. med. Ass. J. **90**, 201 (1964). — 2. Brown, J. J., Davies, D. L., Lever, A. F., Robertson, J. I. S.: Brit. med. J. **1965 II**, 1215. — 3. Brown, J. J., Dusterdieck, G., Fraser, R., Lever, A. F., Robertson, J. I. S., Tree, M., Weir, R. J.: Brit. med. Bull. **27**, 128 (1971). — 4. Brown, J. J., Lever, A. F., Robertson, J. I. S., Schalekamp, M. A. D.: Coll. Physiol. Nephron **30**, 105 (1974). — 5. Catt, K. J., Cain, M. C., Zimmet, P. Z., Cran, E.: Brit. med. J. **1969 I**, 819. — 6. de Champlain, J., Genest, J., Veyrat, R., Boucher, R.: Arch. intern. Med. **117**, 335 (1966). — 7. Comty, C. M.: Canad. med. Ass. J. **98**, 482 (1968). — 8. Dathan, J. R. E., Johnson, D. B., Goodwin, F. J.: Clin. Sci. Mol. Med. **45**, 77 (1973). — 9. Davis, J. O.: Recent Progr. Hormone Res. **17**, 293 (1961). — 10. Dustan, H. P., Tarazi, R. C., Frohlich, E. D.: Circulation **41**, 555 (1970). — 11. Gross, F.: Klin. Wschr. **50**, 621 (1972). — 12. Klaus, D., Bocskor, A., Fleischer, K., Simsch, A.: Klin. Wschr. **48**, 1024 (1970). — 13. Klumpp, F., Klaus, D., Lemke, R., Zehner, J., Zöfel, P.: Klin. Wschr. (im Druck). — 14. Klumpp, F., Rössler, R., Klaus, D.: Z. klin. Chem. **12**, 128 (1974). — 15. Rössler, R., Horneff, W., Klaus, D., Simsch, A.: Klin. Wschr. **49**, 870 (1971). — 16. Schalekamp, M. A., Beevers, D. G., Briggs, J. D., Brown, J. J., Davies, D. L., Fraser, R., Lebel, M., Lever, A. F., Medina, A., Morton, J. J., Robertson, J. I. S., Tree, M.: Amer. J. Med. **55**, 379 (1973). — 17. Sen, S., Smeby, R. R., Bumpus, F. M.: Amer. J. Physiol. **216**, 499 (1969). — 18. Veyrat, R., de Champlain, J., Boucher, R., Genest, J.: Canad. med. Ass. J. **90**, 215 (1964). — 19. Warren, D. J., Ferris, R. F.: Lancet **1970**, 159.

WENNING, N., KLEIMANN, R., EIENBRÖKER, B., WAGNER, H., WESSELS, F. (Med. Univ.-Poliklinik u. Med. Klinik d. Univ. Münster): **Niedrig-Renin-Hypertonie, eine eigenständige Hochdruckform oder nur ein Verlaufsstadium der essentiellen Hypertonie?** *

Seit Jahren ist bekannt, daß die Plasma-Renin-Aktivität bei nahezu 30% der essentiellen Hypertoniker erniedrigt und nicht stimulierbar ist [10, 13—15]. Die Ursachen dieses Verhaltens sind bis heute noch ungeklärt. Einige Autoren halten die essentielle Hypertonie mit niedriger Plasma-Renin-Aktivität für eine eigenständige Hochdruckform [5, 11, 16], andere sehen hierin eine besondere Verlaufsform der essentiellen Hypertonie [8, 14].

Unter diesem Aspekt bestimmten wir bei einem größeren Kollektiv von Normotonikern und essentiellen Hypertonikern die Elektrolyt- und Kreatininausscheidung im Urin, Serumkreatinin, Lebensalter, Dauer der Hypertonie, relatives Körpergewicht sowie den Natriumstoffwechsel der Erythrocyten und Schweißdrüsen und setzten diese verschiedenen Größen zur Plasma-Renin-Aktivität in Beziehung.

Krankengut und Methodik

Die Untersuchungen wurden durchgeführt an 59 normotonen, endokrin und renal gesunden Personen sowie 93 essentiellen Hypertonikern. Beide Untersuchungsgruppen wiesen in etwa eine gleiche Alters- und Geschlechtsverteilung auf. Die PRA bestimmten wir radio-

* Mit dankenswerter Unterstützung des Landesamtes für Forschung Nordrhein-Westfalen.

immunologisch nach der Methode von Haber u. Mitarb. [7] mit dem CEA-CEN Sorin Angiotensin I-Besteck. Zur Stimulation der Reninsekretion erhielten die liegenden Patienten 40 mg Furosemid i.v. Den höchsten Plasma-Renin-Wert innerhalb von 2 Std nach Furosemidgabe verwandten wir für die hier abgehandelte Fragestellung. Zur Abschätzung der aktuellen Natriumbilanz wurde im Sammelurin der letzten 24 Std vor der Furosemidgabe der Natrium-Kreatinin-Quotient bestimmt. Bei allen Patienten wurde analog zu Brunner u. Laragh [1] die PRA mit der Kochsalzbilanz in Beziehung gesetzt und dann an Hand unseres Normalkollektivs eine Unterteilung der Hypertoniker in solche mit erhöhter, normaler und erniedrigter Plasma-Renin-Aktivität vorgenommen [16].

Den Natriumeinstrom in die Erythrocyten bestimmten wir in vitro nach einer von Salomon beschriebenen, von uns modifizierten Methodik mit ^{22}Na [17]. Die Bestimmung der Natriumkonzentration der Erythrocyten, die zur Berechnung des passiven Natriumtransportes nötig ist, führten wir flammenphotometrisch bzw. atomabsorptionsspektrometrisch durch.

Schweiß gewannen wir mit einer von Grandchamp angegebenen, von uns modifizierten Methodik [18] nach Stimulation der Schweißsekretion durch Pilocarpin-Iontophorese. Die Natriumkonzentration im Schweiß analysierten wir zum größten Teil atomabsorptionsspektrometrisch. Mit Hilfe der Harnstoffclearance im Schweiß, die weitgehend der primären Schweißsekretion entspricht, berechneten wir die Natriumrückresorptionsrate.

Ergebnisse

Unsere Untersuchungen ergaben bei 34,4 % der essentiellen Hypertoniker eine gegenüber dem Normalkollektiv erniedrigte Plasma-Renin-Aktivität und bei 15,5 % der Patienten mit essentieller Hypertonie eine erhöhte PRA nach Stimulation mit Furosemid.

		ess. Hypertoniker	
		mit erniedrigter PRA (n=33)	mit normaler PRA (n = 48)
Alter in Jahren	MW ± SEM	43,4 ± 1,56	40,76 ± 1,63
Dauer des Hochdrucks (Jahre)	MW ± SEM	6,89 ± 1,08	5,28 ± 0,77
relatives Körpergewicht (Broca)	MW ± SEM	108,10 ± 2,06	107,80 ± 1,95
Serumkreatinin mg %	MW ± SEM	1,36 ± 0,07	1,33 ± 0,06
RR mm Hg syst.	MW ± SEM	175,12 ± 4,61	165,58 ± 4,39
RR mm Hg diast.	MW ± SEM	110,37 ± 2,35	105,96 ± 1,94

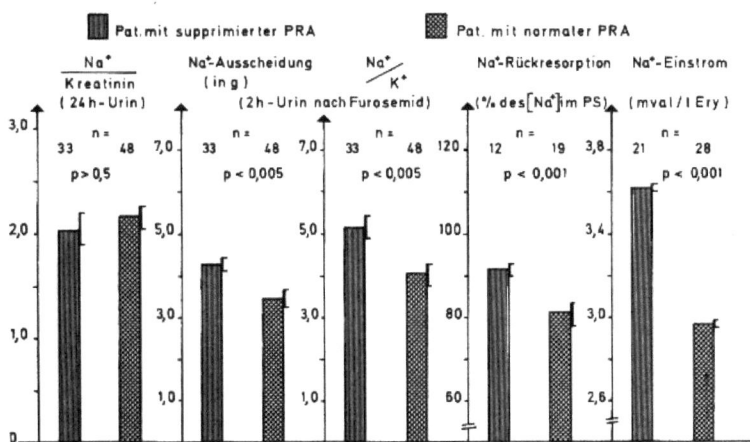

Abb. 1

Abb. 2. Elektrolytausscheidung, Natriumrückresorption aus dem Primärsekret der Schweißdrüsen sowie Na^+-Einstrom in Erythrozyten bei essentiellen Hypertonikern mit supprimierter und normaler Plasma-Renin-Aktivität (PRA)

Nach Abb. 1 bestehen hinsichtlich Lebensalter, Dauer der Hypertonie, relativem Körpergewicht, Serumkreatinin und Blutdruckhöhe zwischen den Hypertonikern mit niedriger und normaler PRA keine signifikanten Unterschiede. Allenfalls läßt sich ein Trend zu höherem Alter, Körpergewicht, Kreatininspiegel, Blutdruck und längerer Hochdruckdauer erkennen.

Die Untersuchungen des Elektrolytstoffwechsels ergaben, wie Abb. 2 zeigt, bei etwa gleich großem Natrium-Kreatinin-Quotienten im 24-Std-Urin bei den essentiellen Hypertonikern mit niedrigem Renin eine deutlich höhere Natriurese sowie einen höheren Natrium-Calcium-Quotienten in dem Urin nach Furosemidgabe bei den Hypertonikern mit normaler PRA. Deutlich ausgeprägt war auch die Beschleunigung des Natriumeinstroms in die Erythrocyten und die erhöhte Natriumrückresorption aus dem Primärsekret der Schweißdrüsen bei den Niedrig-Renin-Hypertonikern, die mit $3,62 \pm 0,11$ mval/l Erythrocyten bzw. $92,11 \pm 1,15\%$ der Natriumkonzentration im Primärsekret gegenüber $2,97 \pm 0,07$ mval/l Erythrocyten und $80,95 \pm 2,30\%$ der Natriumkonzentration im Primärsekret signifikant abzugrenzen waren.

Diskussion

Die prozentuale Häufigkeit der Hypertoniker mit niedrigem Beginn in unserem Krankengut entspricht im wesentlichen den Angaben der meisten anderen Untersuchergruppen [2, 4, 8]. Auf Grund eines höheren Lebensalters, einer verminderten Nierendurchblutung und der größeren Häufigkeit erniedrigter Plasma-Renin-Aktivitäten bei Hypertonien höheren Schweregrades postulieren die Arbeitsgruppen von Klaus [8], Schalenkamp [14] und Kloppenborg [9], daß es sich bei der Hypertonie mit niedrigem Plasma-Renin nur um ein späteres Stadium der essentiellen Hypertonie handelt und nicht um eine eigene Hochdruckform. Auch unsere Befunde zeigen einen ähnlichen Trend wie die soeben genannten Beobachtungen. Die Unterschiede waren jedoch wesentlich geringer ausgeprägt und nicht signifikant.

Demgegenüber ergaben unsere Elektrolytstoffwechseluntersuchungen bei den Niedrig-Renin-Hypertonikern gegenüber den Hochdruckkranken mit normaler Reninaktivität ausgeprägte Steigerungen des passiven Natriumtransportes der Erythrocyten, der Natriumrückresorption im Schweiß sowie der Natriumausscheidung nach Furosemidgabe.

Die Beschleunigung des passiven Natriumtransportes der Erythrocyten ließ sich bereits bei normotonen Kindern von Hypertonikern nachweisen und kann somit keineswegs Hochdruckfolge sein. Ähnliches dürfte auf Grund deutlicher Korrelationen zum Natriumtransport der Erythrocyten auch für die Natriumrückresorption mit Schweiß gelten. Daher sind wir der Ansicht, daß als primärer Defekt bei der Niedrig-Renin-Hypertonie eine generalisierte, wahrscheinlich angeborene Natriumstoffwechselstörung in Form einer erhöhten Tendenz zur Natriumkonservierung vorliegt, die bei ausreichend hoher NaCl-Zufuhr zu Hypertonie und Suppression des Renin-Angiotensin-Systems führt. Als Ursache dieser Natriumstoffwechselstörung kommt nach dem derzeitigen Wissensstand vor allem ein relativer oder absoluter Mineralocorticismus in Frage [3, 6, 12]. Die Hypertonie mit erniedrigter PRA ist unseres Erachtens nach wahrscheinlich eine eigene Hochdruckform und nicht nur ein besonderes Verlaufsstadium der essentiellen Hypertonie.

Literatur

1. Brunner, H. R., Laragh, J. H.: In: Aktuelle Hypertonieprobleme (Hrsg. H. Losse, R. Heintz). Stuttgart: Thieme 1973. — 2. Brunner, H. R., Laragh, J. H., Baer, L., Newton, M. A., Goodwin, F. T., Krakoff, L. R., Bard, R. H., Bühler, F. R.: New Engl. J. Med. **286**, 441 (1972). — 3. Brown, J. J., Fraser, R., Love, D. R., Feriss, J. B., Lever, A. F., Robertson,

J. I. S.: Lancet **1972**, 243. — 4. Crane, M. G., Harris, J. J., Johns, V. J.: Amer. J. Med. **52**, 457 (1972). — 5. Distler, A., Keim, H. J., Philippi, T. H., Walter, V., Werner, E., Wolff, H. P.: In: Hypertension (Hrsg. A. Distler, H. P. Wolff), S. 123. Stuttgart: Thieme 1974. — 6. Genest, J., Nowaczynski, W. J., Küchel, O., Sasak, Ch.: Amer. clin. climat. Ass. **83**, 134 (1972). — 7. Haber, E., Roerner, T., Page, L. B., Kliman, B., Purnode, A.: J. clin. Endocr. **29**, 134 (1969). — 8. Klaus, D., Klumpp, F., Zehner, J.: In: Hypertension (Hrsg. A. Distler, H. P. Wolff), S. 130. Stuttgart: Thieme 1974. — 9. Kloppenborg, P. W. C., Drayer, J. I. M., Benraad, H. B., Benraad, Th. J.: In: Hypertension (Hrsg. A. Distler, H. P. Wolff), S. 143. Stuttgart: Thieme 1974. — 10. Laragh, J. H., Sealey, J. E., Brunner, H. R.: Amer. J. Med. **53**, 649 (1972). — 11. Laragh, J. H.: Amer. J. Med. **55**, 261 (1973). — 12. Melley, J. C., Dale, S. L., Wilson, Th. E.: Circulat. Res. **28, 29** (Suppl. II), 143 (1971). — 13. Rave, O., Wenning, N., Lonauer, G., Böckel, K., Hurbesch, M., Wessels, F., Wagner, H., Haus, W. H.: Verh. dtsch. Ges. inn. Med. **78**, 1499 (1972). — 14. Schalekamp, M. A. O. H., Birkenhäger, W. H., Kolsters, G., Lever, A. F.: In: Hypertension (Hrsg. A. Distler, H. P. Wolff), S. 133. Stuttgart: Thieme 1974. — 15. Spark, R. F., Melley, J. C.: Ann. intern. Med. **75**, 831 (1971). — 16. Wessels, F., Wagner, H., Wenning, N., Losse, H.: In: Hypertension (Hrsg. A. Distler, H. P. Wolff), S. 150. Stuttgart: Thieme 1974. — 17. Wessels, F., Junge-Hülsing, G., Losse, H.: Z. Kreisl.-Forsch. **56**, 374 (1967). — 18. Wessels, F., Molnar, G., Losse, H.: Verh. dtsch. Ges. inn. Med. **77**, 136 (1971).

MEURER, K. A., HELBER, A., TAUCHERT, M., SCHRÖDER, A., EISENHARDT, H. J. (Lehrstuhl f. innere Med. II u. III u. Chirurg. Klinik d. Univ. Köln): **Plasma-Renin-Aktivität, Durchblutung und Sauerstoffverbrauch der Nieren als Parameter zur Beurteilung der funktionellen Wirksamkeit von Nierenarterienstenosen**

Da die renovasculäre Hypertonie zu den wenigen operativ heilbaren Hochdruckformen zählt, andererseits eine Nephrektomie oder eine Revaskularisierungsoperation nicht regelmäßig von einem Absinken des Blutdruckes gefolgt sind, bedeuten präoperativ anwendbare Methoden, die eine möglichst genaue Voraussage des Operationsergebnisses gestatten, einen Fortschritt, der nicht zuletzt dem Patienten einen nicht ganz risikolosen Eingriff zu ersparen vermag. Diese Anforderungen erfüllen weitgehend die seitengetrennten Nierenfunktionsprüfungen in Form des Howard-, Rapoport- oder Stamey-Testes [6], insbesondere aber die 1964 von Judson u. Helmer eingeführte, seitengetrennte Bestimmung der Reninaktivität im Nierenvenenblut [5].

Gegenüber den seitengetrennten Nierenfunktionsprüfungen ist die Katheterisierung der Nierenvenen für den Patienten weniger unangenehm und risikoreich und gestattet darüber hinaus in einem hohen Prozentsatz der Fälle eine exakte Voraussage des Op.-Ergebnisses.

Die Plasma-Renin-Aktivität soll nach den Erfahrungen verschiedener Autoren und auf Grund unserer eigenen Ergebnisse im venösen Blut der gedrosselten Niere über 4 ng AT/ml/h betragen und mindestens 1,5—2 × höher sein, als die im Venenblut der kontralateralen Seite zu messende Plasma-Renin-Aktivität, um eine funktionelle Wirksamkeit einer nachgewiesenen Nierenarterienstenose zu beweisen.

Die erhöhte Reninaktivität im Venenblut aus der stenosierten Niere ist Ausdruck einer tatsächlichen Renin-Mehrproduktion und nicht einer bloßen Konzentrationszunahme von Renin infolge der bestehenden renalen Minderdurchblutung [9], wenn auch die Minderdurchblutung diese Mehrproduktion in Gang setzt. Vielfach wurde daher auch versucht, aus der Größe der Nierendurchblutung auf die Blutdruckwirksamkeit einer Nierenarterienstenose zu schließen.

Zu diesem Zweck wurde in den letzten Jahren besonders die ^{133}X-Auswaschmethode herangezogen [1, 2, 7], bei der dem Vorteil der externen Meßmöglichkeit allerdings der Nachteil gegenübersteht, daß es mit Hilfe dieser Technik nicht möglich erscheint, die Gesamtnierendurchblutung zu messen.

Wir haben daher die von Bretschneider *et al.* [3, 8] entwickelte Argon-Fremdgasmethode, bei der während Einatmung eines Argon-Sauerstoffgemisches im Verhältnis 79:21% in der Aufsättigungsphase die renale arterio-venöse Differenz des Argons gaschromatographisch bestimmt wird, zur Messung der Nierendurchblutung eingesetzt. Die Plasma-Renin-Aktivität wurde radioimmunologisch nach der Methode von Haber et al. [4] mit dem Reagentiensatz der Firma von Heyden bestimmt.

Ergebnisse

Bei bisher 12 Patienten mit einer ein- oder doppelseitigen Nierenarterienstenose wurden gleichzeitig die Nierendurchblutung, der Sauerstoffverbrauch der Nieren und die Plasma-Renin-Aktivität im Nierenvenenblut seitengetrennt nach mehrstündiger Körperruhe, während Einnahme einer salzarmen Diät und nach Absetzen der antihypertensiven Medikation bestimmt. Die Plasma-Renin-Aktivität betrug auf der stenosierten Seite $6{,}6 \pm 7{,}2$ ng AT/ml $\times$ Std und auf der kontralateralen Seite $5{,}3 \pm 5{,}1$ ng AT/ml $\times$ Std. Die Unterschiede waren nicht signifikant.

Die Nierendurchblutung betrug unter diesen Bedingungen auf der stenosierten Seite $157{,}4 \pm 68{,}4$ ml/min $\times$ 100 und auf der kontralateralen Seite $229{,}7 \pm 146{,}7$ ml pro min $\times$ 100. Die Seitenunterschiede waren signifikant ($p < 0{,}05$). Auch für den Sauerstoffverbrauch der Nieren ergaben sich signifikante Seitenunterschiede ($p < 0{,}02$): Auf der stenosierten Seite wurden $2{,}3 \pm 2{,}1$ ml/min $\times$ 100 und auf der kontralateralen Seite $4{,}0 \pm 0{,}6$ ml/min $\times$ 100 gemessen.

Für das Gesamtkollektiv errechnete sich keine signifikante Korrelation zwischen Durchblutung und Reninaktivität der stenosierten Niere. Wurden jedoch allein die Patienten mit offensichtlich funktionell wirksamer Nierenarterienstenose berücksichtigt, so ergab sich eine positive Korrelation mit einem Korrelationskoeffizienten von $r = 0{,}876$ ($p < 0{,}01$). Weiterhin ergab sich bei diesen Patienten eine signifikante Korrelation zwischen dem Sauerstoffverbrauch einerseits und der Plasma-Renin-Aktivität ($r = 0{,}711$; $p < 0{,}05$) und der Durchblutungsgröße der stenosierten Niere andererseits ($r = 0{,}709$; $p < 0{,}05$).

Dieser an sich überraschende Befund dürfte darauf zurückzuführen sein, daß unter Ruhebedingungen bei einigen der untersuchten Patienten die Reninaktivität trotz deutlich eingeschränkter Nierendurchblutung nur mäßiggradig erhöht war. Insgesamt ergeben sich aus dem von uns mitgeteilten Vorgehen jedoch weitere verwertbare Kriterien zur Beurteilung der funktionellen Wirksamkeit von Nierenarterienstenosen insofern, als außer der Reninaktivität weitere Parameter zur Verfügung stehen, die es erlauben, den Funktionszustand beider Nieren zu erfassen.

Literatur

1. Blaufox, M. D., Fromowitz, A., Gruskin, A., Meng, C. H., Elkin, M.: Amer. J. Physiol. **219**, 440 (1970). — 2. Brech, W. J., Sigmund, E., Nobbe, F., Rudofsky, G., Weller, R., Adam, W. E., Franz, H. E.: J. cardiovasc. Surg. (Torino) **14**, 657 (1973). — 3. Bretschneider, H. J., Cott, L., Hilgert, G., Probst, R., Rau, G.: Verh. dtsch. Ges. Kreisl.-Forsch. **32**, 267 (1966). — 4. Haber, E., Koerner, T., Page, L. B.: J. clin. Endocr. **29**, 1349 (1969). — 5. Judson, W. E., Helmer, O. M.: Hypertension **13**, 79 (1965). — 6. Kaufmann, W., Meurer, K. A., Helber, A.: In: Innere Medizin in Praxis und Klinik, Bd. II. Stuttgart: Thieme 1973. — 7. Rosen, S. M., Hollenberg, N. K., Dealy, J. B., Jr., Merrill, J. P.: Clin. Sci. **34**, 287 (1968). — 8. Tauchert, M., Kochsiek, K., Heiss, H. W., Rau, G., Bretschneider, H. J.: Z. Kreisl.-Forsch. **60**, 871 (1971). — 9. Woods, J. W., Michelakis, A. M.: Arch. intern. Med. **122**, 392 (1966).

ARLART, I., ROSENTHAL, J., RUDOFSKI, G., NOBBE, F., FRANZ, H. E. (Sektion Nephrologie u. Sektion Kardiologie-Angiologie d. Zentrums f. Innere Med. u. Kinderheilkunde, Univ. Ulm): **Untersuchungen zur Relevanz verschiedener Parameter beim renovaskulären Hochdruck**

Die renovaskuläre Hypertonie (RVH) stellt, an anderen für einen Hochdruck verantwortlichen Ursachen gemessen, mit ca. 5% aller Hypertoniker einen relativ hohen Anteil. Da sie in die Kategorie der chirurgisch heilbaren Hochdruckformen gehört, verdient sie besondere Beachtung. Trotz umfangreicher diagnostischer Bemühungen ist es nach wie vor schwierig, die endokrine Signifikanz einer angiographisch nachgewiesenen Nierenarterienstenose (NAS) festzulegen.

Im folgenden wird über ein Kollektiv von insgesamt 37 Patienten berichtet, die an unilateraler NAS operiert wurden. Als Screening-Tests wurden bei diesen Hypertonikern präoperativ als wenig belastende, sog. *nichtinvasive* Voruntersuchungen, Frühurogramm [1], Isotopennephrogramm [2] und Sequenz-Funktions-Szintigramm [3], durchgeführt, anschließend als *invasiv* zu bezeichnende Verfahren die radioimmunologische Bestimmung der renalvenösen Plasma-Renin-Aktivität [4] und Nierendurchblutungsmessung mittels Auswaschmethode von radioaktivem Xenon [5]. Ein Teil der Patienten wurde im Zuge einer Nachuntersuchung postoperativ nochmals denselben diagnostischen Verfahren unterworfen.

Bei der Beurteilung der *Wertigkeit nichtinvasiver Untersuchungsmethoden* zeigte sich, daß bei der erfolgreich operierten Patientengruppe das Frühurogramm (FUG) in 9 von 16 Fällen (56%), das Isotopennephrogramm (ING) in 10 von 14 Fällen (71%), das Funktionsszintigramm (FSG) in 11 von 12 Fällen (92%) hinweisend war auf eine renale Ursache der Hypertonie.

Bei den als Folge eines rekonstruktiven Eingriffs gebesserten Patienten, definiert durch Erreichen einer deutlichen Blutdrucksenkung unter milder antihypertensiver Therapie, waren die präoperativen Ergebnisse im wesentlichen ähnlich.

Im Gegensatz hierzu zeigen die postoperativ durchgeführten Untersuchungen bei den erfolgreich operierten Patienten in 8 bis 18% der Fälle für FUG, ING und FSG falschpositive Ergebnisse.

Bei der nur gebesserten Patientengruppe indessen waren die postoperativ pathologischen Ergebnisse für FUG und ING eindeutiger und für das FSG signifikant häufiger als Zeichen einer weiterhin bestehenden renalen Minderperfusion.

Bei zwei nachuntersuchten, durch den operativen Eingriff nicht gebesserten Patienten blieben sowohl ING als auch FSG pathologisch verändert (s. Abb. 1).

Das prä- und postoperative Verhalten des *renalvenösen Reninquotienten* bei Patienten, deren Hypertonie sich nach operativer Stenosenkorrektur normalisiert oder gebessert hatte, ist aus dem rechten Teil der Abbildung 1 ersichtlich. Nach übereinstimmenden Angaben aus der Literatur wird ein Ruhequotient von mindestens 1,5 als Hinweis für die Signifikanz einer einseitigen NAS angesehen [6]. Durch Stimulation des Quotienten auf wenigstens 1,9 bis 2,0 können auch Patienten erfaßt werden, deren Ruhequotient unter 1,5 lag und die ansonsten einer weiteren diagnostischen Beurteilung entgangen wären [7].

Bei unseren untersuchten Patienten stieg der Reninquotient präoperativ von einem Ruhewert von 1,54 im Mittel nach Stimulation mittels 25 mg Nepresol als i.v.-Gabe auf einen Wert von 3,19 an.

Der postoperative Reninquotient lag bei den geheilten Patienten in Ruhe unter 1,5. Die Reaktion auf Stimulation war nur gering, ähnlich wie bei einer vergleichend beigefügten Gruppe von essentiellen Hypertonikern, deren Quotientenmittel nach Stimulation noch deutlich unter dem unstimulierten Mittelwert der Patienten mit NAS lag.

Bei der durch Operation gebesserten Patientengruppe fällt postoperativ in 2 von 3 Fällen bei bereits hochliegendem Reninquotienten in Ruhe eine deutliche Reaktion auf Stimulation auf.

Die Wertigkeit der Nierendurchblutungsmessung, die bei Patienten mit unilateraler NAS zusätzlich durchgeführt wurde, ist in Abb. 2 dargestellt.

Bei sämtlichen Patienten fand sich mit einer einzigen Ausnahme auf der Stenoseseite eine signifikante Verminderung der mittleren renalen Gesamtperfusion unter 240 ml/100 g Niere/min, gleichzeitig eine als bei NAS charakteristisch anzusehende Umverteilung des intrarenalen Blutvolumens von der äußeren Rindenregion in die inneren Rinden- und äußeren Markanteile.

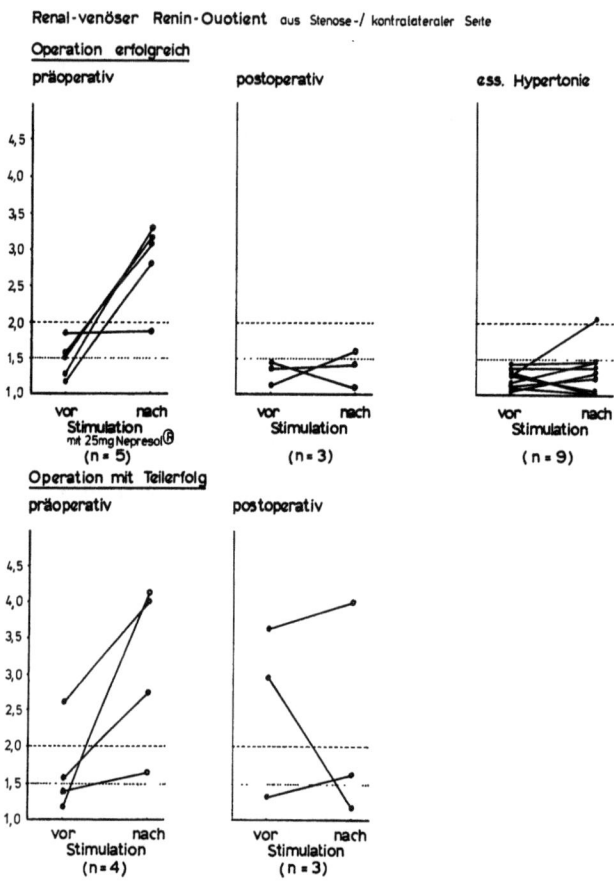

Abb. 1. Ergebnisse invasiver diagnostischer Verfahren bei einseitiger Nierenarterienstenose — Bestimmung der renalvenösen Plasma-Reninaktivität, prä- und postoperative Quotientenbildung von Stenoseseite/kontralateraler Seite vor und nach Stimulation mit 25 mg Nepresol i.v. (Erklärung siehe Text)

Bei den erfolgreich operierten Patienten waren auf der kontralateralen Seite sowohl mittlere Gesamtperfusion als auch intrarenale Blutvolumenverteilung ausnahmslos im Normbereich.

Bei der als nur gebessert eingestuften Patientengruppe waren auf der kontralateralen Seite Durchblutung und Volumenverteilung bei 5 von 7 Patienten unter 240 ml/100 g Niere/min vermindert bzw. pathologisch verändert.

Noch signifikanter fiel eine derartige Perfusionsverminderung der kontralateralen Niere bei 2 Patienten auf, deren Hypertonie trotz gelungener Stenosenkorrektur nicht gebessert war.

Bei 7 Patienten mit unilateraler NAS fand sich nach i.v.-Gabe eines *Angiotensin-Analogon* [8] eine deutliche Blutdrucksenkung bei gleichzeitiger Erhöhung der peripher gemessenen Plasma-Reninaktivität auf das Zweieinhalb- bis Dreifache des Ausgangswerts, welcher vor Injektion fast immer im Normbereich lag.

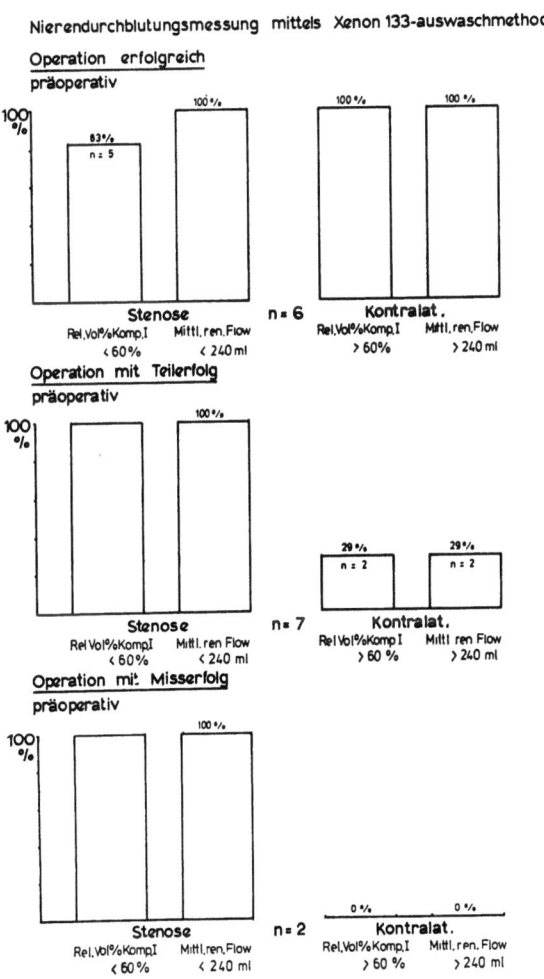

Abb. 2. Wertigkeit invasiver diagnostischer Verfahren bei einseitiger Nierenarterienstenose — Durchblutungsmessung der stenosierten und kontralateralen Niere mittels Xenonauswaschmethode. Normalwerte: Mittl. ren. Gesamtfluß > 240 ml/100 g/min. Rel. Vol.-%. Komp. I > 60% (Erklärung siehe Text)

Vergleichsweise waren Blutdrucksenkung und Reninanstieg bei einem Normalkollektiv weniger ausgeprägt. Aus diesem Verhalten kann auf eine sichere Beteiligung des Renin-Angiotensin-Systems bei Patienten mit renovaskulärer Hypertonie geschlossen werden.

Die vorgetragenen *Ergebnisse* lassen den Schluß zu, daß die alleinige Bestimmung des renalvenösen Reninquotienten, auch unter Stimulationsbedingungen, nicht ausreicht, einen Operationserfolg bei unilateraler NAS zu sichern. Vielmehr scheint für die präoperative Beurteilung das hämodynamische Verhalten der kontralateralen, quasi „gesunden" Niere von entscheidender Bedeutung zu sein. Eine Vorschädigung des kontralateralen Organs durch längerandauernden Hochdruck im Sinne einer Arteriosklerose kann durch eine damit verbundene Minderperfusion selbst hochdruckaktiv wirksam werden. Dieser Zustand muß für einen operativen, stenosekorrigierenden Eingriff, wenn kein organerhaltendes Interesse besteht, als Kontraindikation angesehen werden.

Literatur

1. Maxwell, M. H.: New Engl. J. Med. **270**, 213 (1964). — 2. Luke, R. G., Brigge, J. O., Kennedy, A. C.: Quart. J. Med. **35**, 237 (1966). — 3. Hör, G., Pabst, H. W.: Mitt. klin. Nephrologie **1**, 2, III (1974). — 4. Haber, E., Koerner, T., Page, L. B., Kliman, B., Purnode, A.: J. clin. Endocr. **29**, 1349 (1969). — 5. Ladgefoged, J.: Scand. J. clin. Lab. Invest. 299 (1966). — 6. Vaughan, E. D., Bühler, F. R., Laragh, J. H., Sealey, J. E., Baer, L., Bard, R. H.: Amer. J. Med. **55**, 402 (1973). — 7. Ueda, H., Yagi, S., Kaneko, Y.: Arch. intern. Med. **122**, 387 (1968). — 8. Brunner, H. R., Gavras, H., Laragh, J. H.: Lancet **1973 II**, 1045.

Hämatologie, Immunologie

BOECKER, W. R. (Innere Klinik u. Poliklinik — Tumorforschung, Essen):
Proliferations- und Differenzierungspotential menschlicher Blutleukozyten unter regulierten und leukämischen Bedingungen

Die Diffusionskammertechnik ermöglicht in vivo-Zellkulturen in einem System, das bei freiem Austausch humoraler Faktoren den Ein- und Austritt von Zellen verhindert. 1954 eingeführt von Algire [1] benutzten Benestad [2] und Boyum u. Borgstrom [3] die Technik in modifizierter Form und beschrieben Proliferation und Differenzierung muriner hämopoetischer Stammzellen in Diffusionskammern (DC). Das System wurde später auf menschliche Knochenmarks- und Blutzellkulturen übertragen [4, 5].

Blutzellkulturen wurden in gleicher Weise durchgeführt wie für Knochenmarkszellen beschrieben [4]. Die Trennung mononucleärer Blutleukozyten erfolgte mit der Isopaque-Ficoll-Methode [6] oder nach Rabinowitz [7]. DC mit 5 bis 12 × 10^5 Zellen wurden in die Bauchhöhle ganzkörperbestrahlter Mäuse implantiert (NMRI, 700 bis 800 R ^{60}Co) und in regelmäßigen Abständen untersucht. In einigen Experimenten wurden die Zellen in Diffusionskammern vor der Implantation 45 min bei 4° C in einer Phytohämagglutinin-Lösung geschüttelt (Inhalt einer Flasche PHA/50 ml TC 199). Die Zellzahlen und Kurvenpunkte repräsentieren Mittelwerte aus 4 bis 6 DC innerhalb der gleichen Gruppe.

Tabelle. Hämatopoese in Diffusionskammerkulturen normaler mononucleärer Blutleukozyten[a]

Zahl implantierter Zellen	Bestrahlungsdosis	Tage in der Kultur	Totale Zellzahl × 10^5 ± SE	Granulozyten × 10^4		Erythrozyten × 10^4 E_1-E_5
				M_1-M_4	M_5-M_7	
1 × 10^6	800	11	[b]12,4 ± 1,3	6,3	1,5	1,2
			5,9 ± 0,6	5,7	2,3	0,3
		15	[b]13,3 ± 3,0	9,8	2,9	5,8
			7,5 ± 0,9	4,4	2,5	0,7
		19	[b]12,1 ± 2,0	9,0	14,7	39,9
			5,1 ± 1,1	1,8	4,5	1,9
9 × 10^5	700	16	[b]10,1 ± 0,9	2,5	2,1	5,5
			16,7 ± 2,7	3,8	3,4	1,1

[a] Zelltrennung nach Rabinowitz. [b] Inkubation mit PHA (siehe Text).

Die Tabelle zeigt die Zahl der hämatopoetischer Zellen in DC aus normalen Blutkulturen. Mononucleäre Blutleukozyten wurden nach Rabinowitz getrennt. Die Zahl kernhaltiger erythrozytärer Vorstufen (E_1 bis E_5) ist signifikant (p 0,001) höher in der mit PhA vorbehandelten Kultur und zeigt höchste Werte am 19. Tag. Proliferierende Granulozyten finden sich etwa vom 8. bis 9. Tag in der Kultur. Ihre Zahl stieg auf 98000 und die der nicht proliferierenden Granulozyten auf 147000 an. Wesentlich niedrigere Werte für proliferierende Granulozyten und kernhaltige erythrozytäre Zellen ergaben jene Blutkulturen, in denen die mononucleären Leukozyten mit der Isopaque-Ficoll-Methode getrennt wurden. Megakaryozyten finden sich in zunehmender Zahl beginnend vom 6. bis 8. Tag.

Abb. 1 zeigt die Änderung der Gesamtzahl leukämischer Blutzellen in DC in Abhängigkeit von der Zeit. Nach initialem Zellverlust steigen die Kurven für AML und CML steil an. Das Zellmaximum bei CML wird um den 6. bis 7. Tag, bei AML später um den 12. bis 13. Tag erreicht. Der initiale Anstieg bei CML ist bedingt durch regelmäßige Proliferation und Differenzierung von Myeloblasten bis segmentkernigen Granulozyten, deren Maximum um den 7. Tag beobachtet wird. Danach fällt die Kurve kontinuierlich ab. Vergleichbare Kurven wurden für Knochenmarkszellen von CML in DC beschrieben [8]. Im Gegensatz dazu und ähnlich den Ergebnissen von Hoezler et al. [9] ist der Anstieg der Zellzahl bei AML bedingt durch Proliferation ohne weitere Differenzierung. Dieser Differenzierungsdefekt besteht gleichermaßen für Knochenmarkskulturen von AML in DC [10].

Neben der beschriebenen Hämatopoese zeigen normale Blutleukozytenkulturen regelmäßige Proliferation lymphoider Blasten mit Peak zwischen 9. und 11. Tag. Dieser Peak ist begleitet von einem Anstieg mittelgroßer und kleiner lymphoider Zellen sowie neu gebildeter γ-Globulin-produzierender Plasmazellen, offenbar als Ausdruck immunologischer Kompetenz und Reaktion auf die heterologen Kulturbedingungen. Im Gegensatz dazu konnte Plasmazellproliferation in bisher drei Kulturen von CLL nicht beobachtet werden.

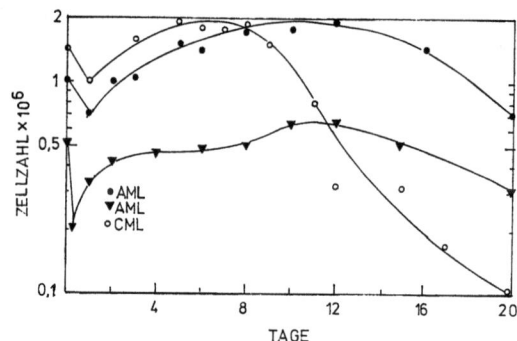

Abb. 1. Änderung der Zellzahl leukämischer Blutleukozyten in Diffusionskammern als Funktion der Zeit nach Implantation mononuclearer Blutzellen von 3 leukämischen Patienten. Jeder Punkt der Kurve präsentiert den Mittelwert aus 4 bis 6 DC innerhalb der gleichen Gruppe

Die Ergebnisse werden wie folgt interpretiert: Stammzellmigration über den Blutweg ist ein normales, physiologisches Phänomen und wahrscheinlich von Bedeutung für das Verständnis der Generalisation von Leukämien. Blutstammzellen haben erythropoetische, granulopoetische und megakaryocytopoetische, demnach volle hämatopoetische Potenz. Die Diffusionskammertechnik erfaßt neben sämtlichen hämatopoetischen auch die immunkompetenten Vorläuferzellen. Im Gegensatz zu regulierten Bedingungen sind zirkulierende Stammzellen bei CML vorwiegend committed in die Granulopoese, wobei die proliferierenden und zirkulierenden Zellen regulär in segmentkernige Granulozyten ausreifen. Zirkulierende Zellen der AML wachsen exponentiell durch Proliferation ohne Reifung, während CLL Lymphozyten die normalerweise auftretende immunologische Reaktion als Folge der heterologen Kulturbedingungen vermissen lassen.

Literatur

1. Algire, G. H., Weaver, J. M., Prehn, R. T.: J. nat. Cancer Inst. **15**, 493 (1954). — 2. Benestad, H. B.: Scand. J. Haemat. **7**, 279 (1970). — 3. Boyum, A., Borgstrom, R.: Scand. J. Haemat. **7**, 294 (1970). — 4. Boyum, A., Boecker, W. R., Carsten, A. L., Cronkite, E. P.: Blood **40**, 163 (1972). — 5. Boecker, W. R., Boyum, A., Carsten, A. L., Cronkite, E. P.: Blood **38**, 819 (1971). — 6. Boyum, A.: Scand. J. clin. Lab. Invest. **97** (Suppl.), 77 (1968). — 7. Rabinowitz, Y.: Blood **23**, 811 (1963). — 8. Chikkappa, G., Boecker, W. R., Borner, G., Carsten, A. L., Conkling, K., Cook, L., Cronkite, E. P., Dunwoody, S.: Proc. Soc. exp. Biol. (N.Y.) **143**, 212 (1973). — 9. Hoelzer, D., Kurrle, E., Ertl, U., Milewski, A.: Europ. J. Cancer **10**, 579 (1974). — 10. Fauerholdt, L., Jacobsen, N.: Blood **45**, 495 (1975).

ÖHL, S., CHIKKAPPA, G., CRONKITE, E. P. (Innere Klinik, Tumorforschung, Essen und Brookhaven Nat. Lab., Upton N. Y.): **Diffusionskammerkulturen von Knochenmark und peripherem Blut Osteomyelosekranker: Ausreifung und Gehalt an Vorläuferzellen**

In vitro-Versuche [1] haben gezeigt, daß Knochenmark und peripheres Blut von Patienten mit Myelfibrose (MMM) vermehrt granulozytäre Kolonien bildet. Wir sind dieser Frage weiter nachgegangen und untersuchten einmal das Knochenmark eines — und zweimal das Blut eines anderen Patienten mit dem Diffusionskammersystem [2]. Die Ergebnisse deuten darauf hin, daß neben einem höheren Gehalt an granulozytären Vorläufern in Blut und Knochenmark auch die erythropoetischen Zellen vermehrt vorkommen.

Patienten

Beide Patienten (F. G. und J. C.$_I$, J. C.$_{II}$) zeigten die klassischen Merkmale einer Osteomyelofibrose bzw. Myelofibrose mit myeloider Metaplasie (MMM). In einem Fall wurde eine generalisierte diffuse Markfibrose diagnostiziert, d. h. es konnte kein Aspirat gewonnen werden und Kulturen peripheren Blutes wurden angelegt. Bei Pat. F. G. fand sich eine fleckförmige Fibrosierung, und Knochenmark konnte — wenn auch mit einiger Mühe — aspiriert werden.

Zur Methodik

Zellkulturen wurden, wie schon in früheren Veröffentlichungen erwähnt, durchgeführt [3—5], und es soll daher nur kurz darauf eingegangen werden: Die kernhaltigen Zellen wurden mit Hilfe einer Isopaque-Ficoll-Lösung [8] von den Erythrozyten getrennt und 4,4 (F. G.), 7,5 (J. C.$_I$) und 9,9 (J. C.$_{II}$) × 10^5 davon in Diffusionskammern (DC) gefüllt. Jeweils 2 der Kammern wurden in den Peritonealraum von Mäusen eingepflanzt, welche am Vortage mit 700 R bestrahlt worden waren. Die Reimplantation erfolgte nach Ablauf von 8 Tagen. Um Gesamtzellzahl und Differential zu bestimmen, wurden die Kammern nach Entnahme für 60 min in 0,5 %iger Pronase behandelt.

Die Ergebnisse dieser Versuche wurden mit den bereits veröffentlichten Daten bei CML und beim Gesunden verglichen.

Ergebnisse

Der obere Teil von Abb. 1 zeigt, daß beim Gesunden die Gesamtzellenzahl stetig ansteigt und zwischen 20 und 40 Std einen Höchstwert erreicht, um danach leicht abfallend nach etwa 160 Std ein Plateau zu bilden. Beim CML werden Höchstwerte nach 70 bzw. 93 Std erreicht, und bei MMM (unterster Anteil der Kurve) kommt es zur Bildung zweier Gipfel zwischen 20 und 90 Std und nach 185 Std.

Die Ausreifung der neutrophilen Zellen erfolgt bei allen Myelofibrosekulturen in regelrechter Sequenz bis zum Segmentkernigen (Abb. 2), es fällt jedoch auf, daß im Durchschnitt die proliferierenden (M_{1-4}) zu den nichtproliferierenden Neutrophilen (M_{5-7}) sich wie 1:4,7 und der zweiten wie 1:2,9 verhalten.

Im Gegensatz zu den Kulturen bei CML und beim Gesunden [5], wo Erythropoese nur in geringem Ausmaß gefunden werden konnte, zeigten alle MMM-Kulturen nach 108 bis 120 Std ein deutliches Ansteigen zuerst von E_{1+2} und nach Durchlaufen aller Reifungsstadien einen Gipfelwert an E_5 zwischen 232 bis 240 Std.

Analysiert man zu diesem Zeitpunkt das Verhältnis von erythropoetischen Zellen zu Gesamtzellzahlen, so erhält man bei MMM 1:20000, beim Gesunden 1:220000 und bei CML 1:850000 (aufgerundete Durchschnittswerte bei 240 Std Kulturdauer).

Diskussion

Die Ergebnisse lassen den Schluß zu, daß die Überlebensdauer und Proliferation von MMM-Zellen in Kultur ähnlich wie in vivo vonstatten gehen. Jedoch scheint die Ausreifung nach der 2. Proliferationswelle weniger ausgeprägt zu sein, so daß ein Reifungsdefekt angenommen werden kann (siehe Abb. 2).

Der 1. Zellgipfel entsteht primär aus Zellen des Proliferationspools der Neutrophilen, wie sie bei Implantation vorhanden sind, während der 2. auf Vorläuferzellen zurückgeht, was mit Hilfe von Markierungsversuchen mit ^{3}H-TdR erhärtet wurde [6].

Der absolut höhere Anteil an Neutrophilen nach z. B. 10 Tagen in MMM-Kulturen im Vergleich zu CML und Gesunden geht daher auf vermehrte Vorläuferzellen zurück, wie schon früher bei in vitro-Kulturen [1] beobachtet wurde.

Diese Interpretation kann auch auf die intensive und regelrechte Erythropoese bezogen werden, die bisher nur in DC-Kulturen dieser MMM-Patienten beobachtet wurde.

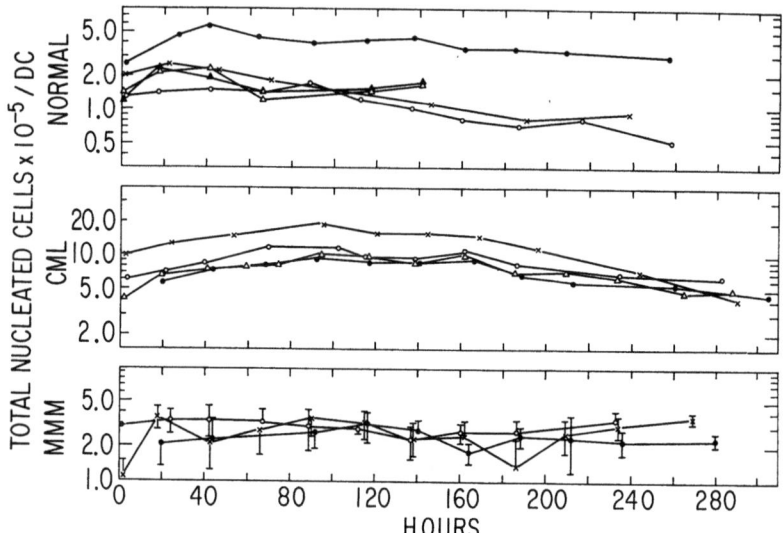

Abb. 1. Anzahl kernhaltiger Zellen in DC-Kulturen beim Gesunden, beim CML und MMM

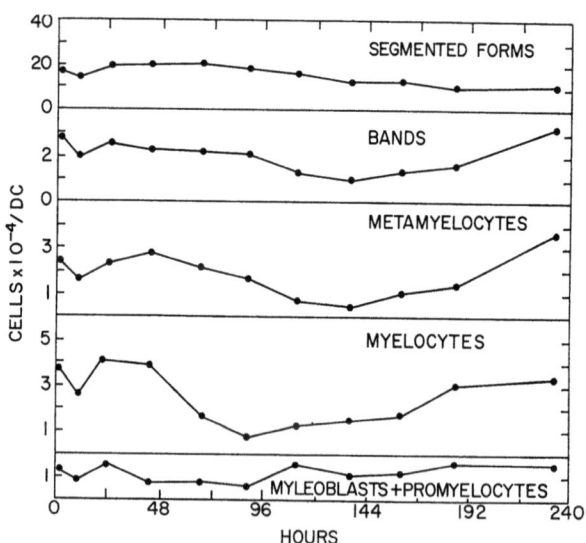

Abb. 2. Differentialblutbild der myeloischen Reihe bei einer DC-Kultur (J. C.$_{II}$)

Es ist denkbar, daß diese Erhöhung von Vorläuferzellen beider Zellklassen auf sekundäre Veränderungen des Knochenmarks zurückgehen oder der bzw. die Faktoren, welche zur Stimulation der Fibroblasten und damit zur Myelofibrose führen, auch für die Vermehrung der Vorläuferzellen verantwortlich sind [7].

Literatur

1. Chervenick, P. A.: Blood **41**, 67 (1973). — 2. Öhl, S., Carsten, A. L., Chanana, A. D., Chikkappa, G., Cronkite, E. P.: Clinic Res. **22** (2), 400 A (1974). — 3. Carsten, A. L., Boyum, A., Boecker, W.: The Proceedings of a Workshop/Symposium on In Vitro Cultures of Hemopoietic Cells. Rijswijk, Netherlands, 1972. — 4. Benestad, H. B.: Scand. J. Haemat. **7**, 279 (1970). — 5. Chikkappa, G., Boecker, W. R., Borner, G., Carsten, A. L., Conkling, K., Cook, L., Cronkite, E. P., Dunwoody, S.: Proc. Soc. exp. Biol. (N. Y.) **143**, 212 (1973). — 6. Cronkite, E. P., Carsten, A. L., Chikkappa, G., Laissue, J. A., Öhl, S.: In: Prognostic factors in human acute leukemia (eds. T. M. Fliedner, S. Perry). Pergamon Press. — 7. Barnes, D. W. H., Loutit, J. F.: Nature **1**, 142 (1967). — 8. Boyum, A., Scand. J. clin. Lab. Invest. **21** (Suppl.), 97 (1968).

MEUSERS, P. J., BURKHARDT, R.*, KÖNIG, E., BRITTINGER, G. (Hämatologische Abt. d. Med. Klinik u. Poliklinik d. Univ.-Klinikums d. GHS Essen u. * Abt. f. Knochenmarkdiagnostik am Lehrstuhl für Innere Med., Spezielle Hämatologie, Univ. München u. Abt. Hämatomorphologie f. Hämatologie der GSF München): **Die Bedeutung der histologischen Knochenmarkuntersuchung für die Prognose des aplastischen Syndroms**

Seit Ende 1970 haben wir in der Hämatologischen Abteilung der Medizinischen Universitätsklinik Essen 32 Patienten mit aplastischem Syndrom beobachtet, bei denen der Markzustand nicht nur zytologisch, sondern auch histologisch beurteilt werden konnte. Die histologische Untersuchung ergab in allen Fällen eine Atrophie des Knochenmarks, die jedoch von unterschiedlichem Ausmaß war, so daß eine Unterteilung in Patienten mit totaler Knochenmarkatrophie (tA) (n = 9) und partieller Knochenmarkatrophie (pA) (n = 23) möglich wurde. Von diesen histologischen Gesichtspunkten ausgehend, versuchten wir in einer retrospektiven Studie Beziehungen zwischen dem initialen Ausmaß der histologischen Veränderungen und dem klinischen Verlauf herzustellen.

Die Patienten mit tA gehörten vorwiegend dem jugendlichen Alter an (Abb. 1). 8 der 9 Patienten mit diesem Markzustand waren jünger als 32 Jahre.

Als ursächliche Noxen waren in 5 Fällen Chloramphenicol, in je 2 Fällen eine infektiöse Hepatitis, Phenylbutazon bzw. Pyrazolonderivate, Tuberkulostatika, Benzolderivate, Sulfonamide und in je 1 Fall Insektizide und ionisierende Strahlen zu vermuten. Bei 15 Pat. konnte keine Noxe eruiert werden.

Initial wurden bei beiden Patientengruppen folgende Granulozyten-, Thrombozyten- und Hämoglobinbefunde erhoben: Infektgefährdet waren 5 Pat. mit tA und 3 Pat. mit pA mit Granulozytenzahlen unter 1000/µl, 4 Pat. mit tA und 13 Pat. mit pA hatten Werte zwischen 1000 bis 2200/µl und 7 Pat. mit pA über 2200/µl. Blutungsgefährdet waren 4 Pat. mit tA und 5 Pat. mit pA, die Thrombozytenwerte unter 30000/µl zeigten. Bei 5 Pat. mit tA und 10 Pat. mit pA bewegten sich die Thrombozyten zwischen 30000 und 100000/µl und lag bei 8 Pat. mit tA über 100000/µl. Transfusionsbedürftig waren 3 Pat. mit tA und 5 Pat. mit pA mit Hämoglobinwerten unter 7 g/dl. Bei 6 Pat. mit tA und 12 Pat. mit pA fanden sich Werte zwischen 7 und 12 bzw. 14 g/dl, und bei 6 Pat. mit pA wurden Werte im Normbereich gefunden.

Patienten mit tA zeigten somit initial in der etwa der Hälfte der Fälle eine schwere Panzytopenie, während so ausgeprägte Blutbildveränderungen nur bei einem Fünftel der Patienten mit pA beobachtet wurden.

Die mittlere Überlebenszeit (Abb. 2) der Patienten mit tA betrug weniger als 9 Monate, die der Patienten mit pA mehr als 23 Monate. Alle Patienten mit tA sind inzwischen verstorben, während von den 23 Patienten mit pA noch 18 leben.

Bei keinem der Patienten mit tA konnte eine Erholung der Knochenmarkfunktion beobachtet werden. 8 Patienten wurden mit Androgenen behandelt, wobei jedoch nur in einem Fall eine Behandlungsdauer von mehr als 6 Monaten erreicht wurde. Es handelte sich um einen 18jährigen Patienten, der durch 14monatige Isolierung in einer sterilen Einheit und die Gabe schwer resorbierbarer Antibiotika und Antimykotika weitgehend vor dem Einfluß exogener und endogener Mikroorganismen geschützt und außerdem intensiv mit Thrombozyten substituiert wurde. Sein Leben konnte so 16 Monate lang erhalten werden, ohne daß jedoch irgendwelche Zeichen einer Knochenmarkregeneration zu erkennen waren.

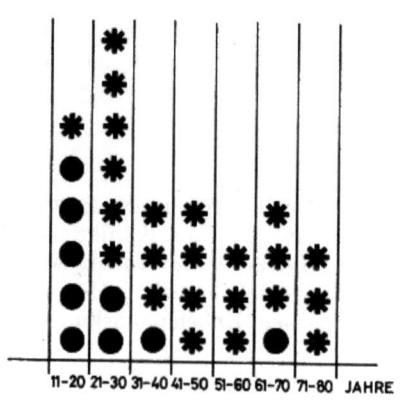

Abb. 1. Altersverteilung bei Knochenmarkatrophie

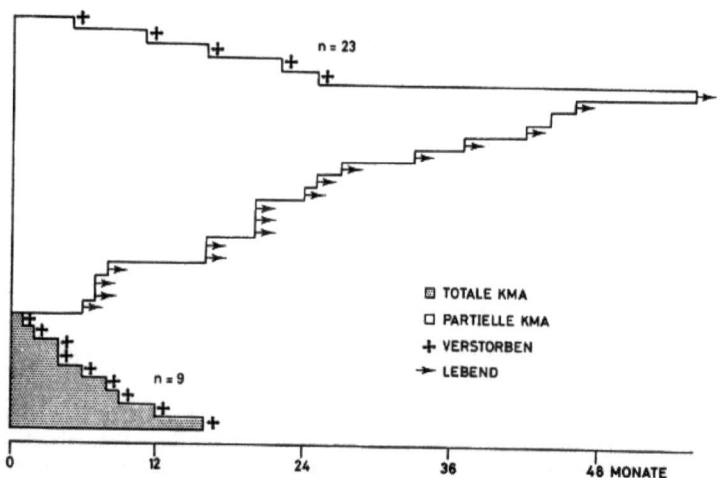

Abb. 2. Überlebenszeit bei Knochenmarkatrophie

Die bei den Patienten mit pA nachgewiesene höhere Lebenserwartung dürfte auf die zum Zeitpunkt der Diagnosestellung günstigere Knochenmarkfunktion zu beziehen sein. 14 Patienten dieser Gruppe wurden mit Androgenen und/oder Prednison behandelt, wobei 3 Patienten einen Rückgang der Panzytopenie im peripheren Blut zeigten. Eine Besserung der peripheren Blutbildbefunde trat jedoch auch bei 2 der 9 nicht mit Androgenen behandelten Patienten ein. Diese Befunde erlauben somit keine Aussage über den Wert einer Androgenbehandlung.

Über die prognostische Bedeutung verschiedener Kriterien beim aplastischen Syndrom bestehen unterschiedliche, teils kontroverse Meinungen. Entsprechend unseren Befunden fanden Scott u. Mitarb. [1] sowie Najean u. Mitarb. [2] bei jugendlichen Patienten besonders ungünstige Verläufe, während u. a. Lewis [3] sowie Vincent u. de Grochy [4] dem Alter keine prognostische Relevanz zumessen. Da in unserem Krankengut Patienten mit tA häufiger eine schwere Panzytopenie aufwiesen als Patienten mit pA, halten wir wie Najean u. Mitarb. [2] sowie Lewis [3] die initiale schwere Panzytopenie für prognostisch ungünstig.

In der Literatur besteht weitgehende Übereinstimmung darüber, daß keine sichere Beziehung zwischen den bei der Diagnosestellung zytologisch nachweisbaren Knochenmarkveränderungen und dem Krankheitsverlauf besteht [1—8]. Scott u. Mitarb. [1] haben bei einem großen Teil ihrer Patienten nicht nur zytologische, sondern auch histologische Untersuchungen durchgeführt. Dabei fiel ihnen bei der Beurteilung der Gesamtzellularität die schlechte Übereinstimmung der mit beiden Methoden gewonnenen Befunde auf. Im Gegensatz zu Najean u. Mitarb. [2] diskutieren Scott u. Mitarb. [1] eine Beziehung zwischen dem histologisch gefundenen Zellgehalt des Knochenmarks und der Prognose der Patienten, ohne diese jedoch auf Grund ihres Materials beweisen zu können. In unserem Krankengut besteht eine auffällig enge Beziehung zwischen den histologisch festgestellten tA und einem ungünstigen Krankheitsverlauf. Diese Beobachtung spricht dafür, daß Patienten mit tA keine Regenerationsfähigkeit des Markorganes mehr aufweisen. Da sich diese irreversible Knochenmarkschädigung auch nach unseren Befunden zytologisch allein nicht feststellen läßt, ist die histologische Untersuchung des Knochenmarks mit Hilfe der Myelotomie [9] eine notwendige Voraussetzung für die initiale Erfassung des Ausmaßes der Erkrankung. Wir erwarten, daß dieser Methode in Zukunft noch stärkere Bedeutung zukommen wird, da sie in der Lage ist, nicht nur Aussagen über den Zustand des Markparenchyms, sondern auch über die Struktur des Stromagewebes zu machen. Die Wichtigkeit des Stromagewebes für die Integrität der hämatopoetischen Knochenmarkfunktion und für die Reparation des geschädigten Parenchyms wurde bereits 1956 von Fliedner u. Mitarb. [10] sowie später von Knospe u. Mitarb. [11] und Crosby [12] betont. Somit kann die histologische Knochenmarkuntersuchung ein wichtiges Hilfsmittel zur Beurteilung der Pathogenese der Knochenmarkinsuffizienz darstellen.

Literatur

1. Scott, J. L., Cartwright, G. E., Wintrobe, M. W.: Medicine (Baltimore) **38**, 119 (1959). — 2. Najean, Y., Bernard, J., Wainberger, M., Dresch, C., Boiron, M., Seligmann, M.: Nouv. Rev. franç. Hémat. **5**, 639 (1965). — 3. Lewis, S. M.: Brit. med. J. **1965 I**, 1027. — 4. Vincent, P. C., de Gruchy, G. C.: Brit. J. Haemat. **13**, 977 (1967). — 5. Krug, K., Stenzel, L.: Folia haemat. **90**, 60 (1968). — 6. Heyn, R. M., Ertel, J. G., Tubergen, D. G.: J. Amer. med. Ass. **208**, 1372 (1969). — 7. Keiser, G., Walder, H. R.: Schweiz. med. Wschr. **100**, 697 (1970). — 8. Davis, S., Rubin, A. D.: Lancet **1972 II**, 871. — 9. Burkhardt, R.: Farbatlas der klinischen Histopathologie von Knochenmark und Knochen. Berlin-Heidelberg-New York: Springer 1970. — 10. Fliedner, T., Sandkühler, S., Stodtmeister, R.: Z. Zellforsch. **45**, 328 (1956). — 11. Knospe, W. H., Blom, J., Crosby, W. H.: Blood **26**, 398 (1966). — 12. Crosby, W. H.: In: Hemopoietic cellular proliferation (ed. F. J. Stohlman), p. 87. New York: Grune & Stratton 1970.

PAULISCH, R., KREUSCH, R., KOEPPEN, K.-M. (Hämat.-onkol. Abt., Klinikum Charlottenburg, FU Berlin): **Die Bedeutung der Auer-Stäbchen für die Prognose der akuten Leukämie**

Die Prognose der akuten Leukämie hängt vom Alter, Vorhandensein oder Fehlen einer Infektion, dem Grad der leukämischen Infiltration sowie dem zytochemischen Typ ab. Nach Freireich haben darüber hinaus die Immunkompetenz, die Proliferationstätigkeit leukämischer Zellen und der Nachweis von Leukämieantigen im Knochenmark prognostische Aussagekraft. Auer-Stäbchen stellen die einzige bekannte morphologische leukämiespezifische Veränderung der Blut- und Knochenmarkszellen dar. An Hand von 89 Patienten mit akuter myeloischer Leukämie, die in den letzten 12 Jahren in unserer Klinik behandelt wurden, soll untersucht werden, ob auch Auer-Stäbchen für die Prognose der akuten Leukämie eine Bedeutung haben.

Die Untersuchung wurde an 60 Pat. (67%) ohne und 29 Pat. (33%) mit Auer-Stäbchen durchgeführt. In der erstgenannten Gruppe befinden sich 53% Frauen (32 Pat.) und 47% Männer (28 Pat.) und in der zweiten 51% Frauen (15 Pat.) und 49% Männer (14 Pat.). Das mittlere Lebensalter der Patientengruppe mit Auer-Stäbchen beträgt 51 Jahre, das der ohne 52. Die Altersverteilung zeigt in beiden Gruppen eine gleichmäßige Verteilung auf alle Jahrgänge. Zytochemisch finden sich in der Gruppe ohne Auer-Stäbchen 35 Pat. des Pox I—II-Typs (58%), 12 des Pox III-Typs (20%), 3 des Pox-Esterase- und 4 des Esterase-Typs (7%). Bei 6 Pat. (10%) ist keine zytochemische Klassifizierung vorgenommen worden. Sie gehören aber morphologisch auf Grund der vorhandenen Promyelozytengranulation eindeutig in die myeloische Reihe.

Die Gruppe mit Auer-Stäbchen zeigt folgende zytochemische Aufteilung: 13 Pox I—II (45%), 10 Pox III (35%) und 1 Pox-Esterase-Typ (3%). 5 Patienten (17%) wurden zytochemisch nicht differenziert; die Zellen zeigen jedoch Primärgranula. Die Tabelle zeigt die klinischen Befunde und die Laboratoriumswerte. Nachzutragen zur Tabelle bleibt lediglich, daß in beiden Gruppen 48% der Patienten (14 bzw. 29 Patienten) zum Zeitpunkt der Diagnosestellung Temperaturen über 38° aufwiesen. Danach handelt es sich um eine weitgehend homogene Patientengruppe. Alle 89 Patienten wurden zytostatisch behandelt; jedoch wechselten im Verlauf der Beobachtungszeit die Therapieprogramme, jeweils dem entsprechenden Wissensstand angepaßt. In der Gruppe mit Auer-Stäbchen wurden 7% voll- und 14% Teilremissionen erzielt. Diesen stehen 8% Voll- und 12% Teilremissionen der Gruppe ohne Auer-Stäbchen gegenüber. Die sehr geringen Remissionsquoten sind auf die prognostisch ungünstige Promyelozytenleukämie sowie z. T. auf die mangelhaften therapeutischen Möglichkeiten der sechziger Jahre zurückzuführen. Bei somit etwa gleicher Remissionsquote zeigt sich ein deutlicher Unterschied in der mittleren Überlebenszeit (Abb. 1). Die Überlebenszeit bei Patienten mit Auer-Stäbchen ist mit 110 Tagen wesentlich günstiger als bei denen ohne Auer-Stäbchen mit 42 Tagen. In der Gruppe mit Auer-Stäbchen verstarben 27% der Patienten innerhalb der ersten 4 Wochen nach Diagnosestellung, während in der Gruppe ohne Auer-Stäbchen 36% der Patienten in dem gleichen Zeitraum verstarben. Die Todesursachen beider Gruppen differieren gering voneinander. Blutungen auf Grund von Thrombopenien bzw. Faktorenmangel und Verbrauchskoagulopathien machen in der Gruppe ohne Auer-Stäbchen 28% aus, 38% der Patienten starben an Infektionen, 22% an Herz-Kreislaufversagen und 3% an Nierenversagen. In der Gruppe mit Auer-Stäbchen verstarben 41% der Patienten an Blutungen, 24% an Infektionen und 30% an Herz-Kreislaufversagen. Die erwähnten Befunde zeigen, daß beide Patientengruppen sich lediglich durch die mittlere Überlebenszeit unterscheiden. Zu ähnlichen Ergebnissen kamen 1970 Bennett u. Henderson [4] sowie 1972 Hennekeuser u. Mitarb. [7]. Bennett u. Henderson halten die längere Überlebenszeit für die Gruppe mit Auer-Stäbchen für typisch.

Auer-Stäbchen wurden erstmals 1906 von Auer [1] beschrieben. Sie entwickeln sich durch Kondensation der in den Promyelozyten entstehenden Primärgranula. Nach Bainton u. Farquahar [2] entstehen diese Primärgranula an der konkaven Seite des Golgi-Apparates. Gorius u. Houssay [6] haben davon abweichend auf die Möglichkeit der Bildung von Auer-Stäbchen im endoplasmatischen Retikulum hingewiesen. Auer-Stäbchen kommen entweder gleichzeitig neben der Primärgranula oder auch isoliert vor. Dabei findet man bisweilen bis zu 20 und mehr Auer-Stäbchen in einer einzigen Zelle. Die zytochemische Ausstattung der Auer-Stäbchen entspricht der der Primärgranula. Somit ist in ihnen eine positive Peroxydase, Naphthol-ASD-Chloracetat-Esterase, Sudanschwarz B sowie saure

Tabelle. Klinische Befunde und Laboratoriumsbefunde akuter Leukämien mit und ohne Auer-Stäbchen

	Auerstäbchen ohne		mit	
	PAT	%	PAT	%
Anämie <10%	43	71	23	72
Thrombopenie <100000 <20000	26 19	43 32	13 8	45 28
Leukopenie <3000	19	32	7	24
Leukozytose <100000 >100000	24 5	40 8	8 4	28 14
Blasten <30%	12	20	9	31
Hepatomegalie	39	65	16	55
Splenomegalie	24	40	9	31
LK vergrösserung	23	38	4	28

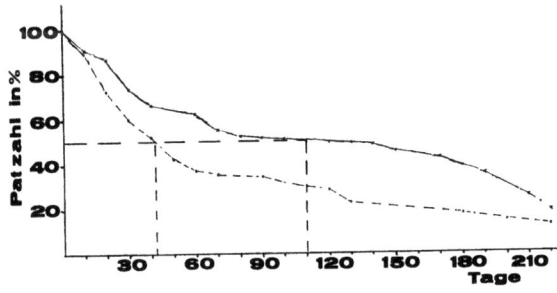

Abb. 1. 50% Überlebenszeit bei akuten Leukämien mit und ohne Auer-Stäbchen

Phosphatase nachweisbar [5]. Zusätzlich kann in ihnen auch eine PAS-Reaktion gefunden werden. Auer-Stäbchen sind nach heutiger Kenntnis absolut leukämiespezifisch und weisen auf das Vorhandensein einer myeloischen Leukämie hin. Vereinzelt können auch Auer-Stäbchen in segmentierten Granulozyten gesehen werden [8], was eine Ausreifungsmöglichkeit der leukämischen Stammzellen beweist. Auer-Stäbchen sind somit Ausdruck eines gestörten Differenzierungsversuchs der leukämischen Zellen. Vergleichende Untersuchungen der Überlebenszeiten an verschiedenen akuten Leukämieformen haben gezeigt, daß die Differenzierung der Leukämie negativ mit der Überlebenszeit korreliert, d. h. daß die kürzesten Überlebenszeiten bei der Promyelozyten- und Monozytenleukämie gesehen werden [3]. Somit stellt das Auer-Stäbchen als Differenzierungsversuch der leukämischen Zelle eine prognostisch günstige Ausnahme dar.

Literatur

1. Auer, J.: Amer. J. med. Sci. **131**, 1002 (1906). — 2. Bainton, D. F., Farquhar, M. G.: J. cell. Biol. **28**, 277 (1966). — 3. Begemann, H.: Klinische Hämatologie, S. 468. Stuttgart: Thieme 1970. — 4. Bennett, J. M., Henderson, E. S.: The significance of Auer-rods in acute granulocytic leukemia. 13. Internationaler Hämatologenkongreß, München 1970. — 5. Fischer, R., Hennekeuser, H. H., Käufer, C.: Klin. Wschr. **44**, 1401 (1966). — 6. Gorius, J. B., Houssay, D.: Lab. Invest. **28**, 135 (1973). — 7. Hennekeuser, H. H., Gerdes, H., Scholz, H.: Dtsch. med. Wschr. **97**, 1416 (1972). — 8. Leder, L. D.: Acta haemat. (Basel) **42**, 58 (1969).

BECK, J.-D., ZÖLLNER, E. J., ZAHN, R. K. (Univ.-Kinderklinik, Mainz): **Das Desoxyribonucleaseaktivitätsmuster in Zellen PAS positiver, akuter lymphatischer Leukosen. Beobachtungen vor, während und nach Beendigung der Schubtherapie**

DNS, der genetische Informationsträger, kann durch Desoxyribonukleasen (DNasen) gespalten werden, Angriffspunkte sind die Phosphorsäurediesterbrücken zwischen den Nucleotiden, die unter Wassereinlagerung gelöst werden.

Die biologische Bedeutung von DNasen im Säugetierorganismus kann in folgenden Bereichen liegen:

1. Beteiligung an der DNS-Replikation;
2. Beteiligung an Reparaturprozessen;
3. Abbau intracellulärer DNS;
4. Beseitigung extracellulärer DNS.

Über die saure und alkalische DNase-Aktivität in neoplastischem Gewebe liegen in der Literatur unterschiedliche Befunde vor. So beschreiben einige Autoren (Amano, Broda) bei der Leber-Carcinogenese eine erhöhte Aktivität saurer DNasen, Eschenbach fand erniedrigte Werte in den Blasten akuter lymphatischer Leukosen. Diese widersprüchlichen Befunde sind möglicherweise durch einen methodischen Fehler zu erklären, hervorgerufen durch die DNase-Gesamtaktivitätsbestimmung. Denn mehrere sicher vorhandene intracelluläre DNasen können durch gegensinnige Veränderungen ihrer Aktivität die Schwankungen einzelner Enzymaktivitäten überlagern.

Die Benutzung der von uns angewandten Mikro-Disk-Elektrophorese schließt diese Fehlerquelle aus. Dabei erfolgt die Präparation der Lymphocyten in unserem System nach der Methode von Boyum über einen Ficoll-Ronpacon-Gradienten.

Die Elektrophoresetechnik wurde von uns bereits beschrieben (Zöllner et al.): In Polyarylamidgele wird DNS einpolymerisiert, die nach der elektrophoretischen Trennung unter verschiedenen Inkubationsbedingungen von den im Gel verbliebenen DNasen abgebaut wird. Nach einer Färbung mit Gallocyanin erfolgt die Auswertung durch ein Densitometer und anschließende Planimetrie. Das ermöglicht die Untersuchung und Charakterisierung einzelner Banden.

Die über den Ficoll-Gradienten gewonnenen Zellen werden auf eine Zahl von 40×10^6/ml eingestellt. Nach Zerstörung der Zellen durch die Gefrier-Tau-Methode werden zur Elektrophorese 8 µl der Suspension pro Gel aufgetragen.

Bei neutraler Inkubation finden wir in Lymphocyten gesunder Kinder eine scharf abgegrenzte Aktivitätsbande. Bei unbehandelten Leukämiepatienten fehlt diese Bande völlig.

Im Unterschied zu dieser DNase mit neutralem PH-Optimum zeigt die Gruppe der sauren DNasen bei Patienten im Vergleich zu gesunden Spendern eine Aktivitätszunahme. Davon sind besonders zwei schnell anodisch wandernde DNasen betroffen, die wir als Gruppe B in Bezug setzen zu der langsamer in das Trenngel eindringenden Gruppe C. Im Verhältnis der Gruppe B zur Gruppe C ist die saure DNasen-Aktivität bei Leukämiepatienten vor der Therapie eindeutig erhöht (Abb. 1).

Während der nach dem Pinkel-Schema durchgeführten Therapie verändern sich diese Werte und entsprechen in der hämatologischen Remission den Enzymaktivitäten gesunder Kontrollpersonen (Abb. 1). Besonders auffällig ist der stetige Anstieg der neutralen DNase-Aktivität im Verlauf der Schubtherapie bis Normalwerte erreicht werden (Abb. 2).

Die langsame Annäherung der DNase-Aktivitäten an die Kontrollwerte scheint uns an die Eliminierung der Blasten aus dem peripheren Blut der Leukämiepatienten gekoppelt zu sein, denn bei den von uns untersuchten Patienten in hämatologischer Vollremission können wir gesunden Kontrollpersonen entsprechende Pherogramme nachweisen. Das bestätigen auch Beobachtungen bei Patienten, deren DNasen-Aktivitäten während der Remission im Normbereich

Kontrollen	ALL	ALL in Remission
$0,09 \pm 0,07$	$0,58 \pm 0,14$	$0,12 \pm 0,06$
n = 10	n = 7	n = 5

Kontrollen zu ALL
$t = -9,578 \quad p < 0,001$

Abb. 1. Verhältnis der sauren Desoxyribonuclease-Aktivitäten B zu C aus Lymphozyten

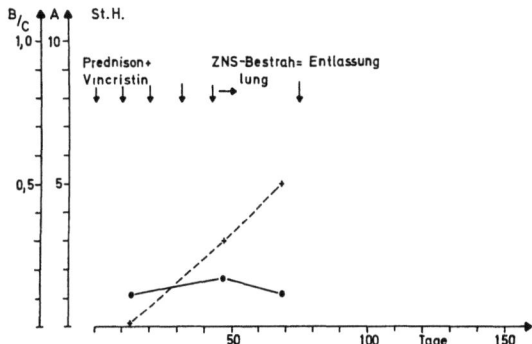

Abb. 2. Saure und neutrale DNase-Aktivität im Verlauf der Schubtherapie. Gestrichelte Gerade: neutrale Enzymaktivität. Die saure DNase-Aktivität (durchgezogene Linie) wird im Verhältnis der schnell wandernden DNasen-Gruppe (B) zu der langsam wandernden Gruppe (C) angegeben

liegen und im Rezidiv sowohl im sauren als auch im neutralen Anteil die beschriebenen Veränderungen zeigen. Der Unterschied der sauren und neutralen DNase-Aktivität von gesunden Spendern zu unbehandelten Leukämiepatienten ist hochsignifikant. Die fehlende neutrale DNase-Aktivität im leukämischen Schub können wir nicht deuten.

Die Ursache der erhöhten sauren DNase-Aktivität vermuten wir in einer vermehrten DNS-Replikation in den Lymphoblasten der leukämischen Patienten.

Literatur

1. Amano, H., Amano, M.: Gann **59**, 19 (1963). — 2. Brody, S.: Nature (Lond.) **182**, 1386 (1958). — 3. Eschenbach, C.: Klin. Wschr. **49**, 958 (1971). — 4. Boyum, A.: Scand. J. clin. Lab. Invest. **21** (Suppl. 97), 77 (1968). — 5. Zöllner, E. J., Beck, J. D., Zahn, R. K.: Altered deoxyribonuclease activities in acute lymphoblastic leukemic cells. 1st Vienna Meeting: Molecular base of malignancy, October 1974.

Bremer, K., Wack, O.*, Seling, A.**, Heimpel, H.***, Brittinger, G. (Hämatol. Abt., Med. Klinik u. Poliklinik, Univ.-Klinikum d. GHS Essen; * Abt. f. Chirurgie, Zentrum f. Operative Med., Univ. Ulm; ** Chirurg. Klinik, Univ.-Klinikum d. GHS Essen u. *** Abt. f. Hämatol., Zentrum f. Innere Med. u. Kinderheilkunde, Univ. Ulm): **Ductus thoracicus-Lymphdrainage: Tag-Nacht-Rhythmus des Lymphflusses bei Patienten mit malignen Nicht-Hodgkin-Lymphomen und relative Lymphozytopenie der Lymphe bei chronischer lymphatischer Leukämie***

Im Rahmen einer diagnostischen Lymphknotenexstirpation links supraklavikulär wurde bei 10 Patienten mit malignen Nicht-Hodgkin-Lymphomen eine Kanülierung des Ductus thoracicus durchgeführt. Bei 6 dieser Patienten bestand eine chronische lymphatische Leukämie (CLL), bei den übrigen 4 Patienten lag ein anderes Nicht-Hodgkin-Lymphom (nHL) vor. Die Lymphe wurde über einen Zeitraum von wenigen Stunden bis zu 8 Tagen steril abgeleitet [1]. Der Lymphfluß wurde stündlich, die Lymphozytenkonzentration pro µl Blut und Lymphe mehrmals täglich bestimmt.

Die Mündung des Ductus thoracicus im linken Venenwinkel unterliegt mannigfaltigen anatomischen Variationen [2]. In Abhängigkeit vom Durchmesser des kanülierten Teils des Ductus thoracicus war der Lymphfluß sehr unterschiedlich. Zeigte der Ductus thoracicus endgradig eine vielfache Aufzweigung und konnte lediglich einer dieser dünnen Äste kanüliert werden, ergaben sich ein nur geringer Lymphfluß pro 24 Std, bei einem Patienten z. B. 360 und 750 ml, und eine kurze Dauer der Lymphdrainage von einigen Stunden bis zu 1 bis 2 Tagen. Bestand dagegen der Mündungsteil des Ductus thoracicus aus einem oder zwei Lymphgefäßen mit weiterem Lumen, betrug der tägliche Lymphfluß meist mehr als 1000 ml mit einem Maximalwert von 3750 ml.

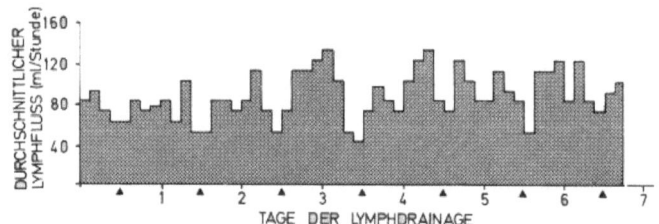

Abb. 1. Tag-Nacht-Rhythmus des Lymphflusses bei 1 Pat. mit einem Nicht-Hodgkin-Lymphom (Lymphosarkom): Durchschnittswerte des in 3-Std-Intervallen gemessenen Lymphflusses. Die Dreiecke geben die ersten 3 Std nach Mitternacht mit dem geringsten Lymphfluß an

In den ersten postoperativen Stunden zeigten die nüchternen Patienten einen Lymphfluß von durchschnittlich 40 bis 50 ml/Std. Nahm der Patient wieder flüssige und feste Nahrung zu sich, kam es innerhalb von etwa 30 min zu einem sofortigen deutlichen Anstieg des Lymphflusses. Während des Nachtschlafes verringerte sich der Lymphfluß auf einen niedrigen Basalwert von 20 bis 50 ml/Std. Bei vermehrter Bewegung am frühen Morgen nach dem Erwachen stieg der Lymphfluß sogleich an und nahm nach dem Frühstück sowie nach den weiteren Mahlzeiten jeweils für einige Stunden noch weiter zu.

Aus diesem Verhalten resultiert ein Tag-Nacht-Rhythmus des Lymphflusses. Wie auf Abb. 1 bei einem repräsentativen Patienten dargestellt, wies er während des Tages, insbesondere in den Abendstunden, die höchsten Werte auf und er-

---

* Mit Unterstützung durch die Deutsche Forschungsgemeinschaft.

reichte in den ersten 3 Std nach Mitternacht sein Minimum. Ein Tag-Nacht-Rhythmus des Lymphflusses wurde kürzlich auch von Eckmann u. Mitarb. [3] sowie von Brass u. Mitarb. [4] bei Patienten mit Autoimmunerkrankungen beobachtet.

Die Blut- und Lympheuntersuchungen der 10 Lymphompatienten und 3 weiterer Patienten mit CLL [1] ergaben (Tabelle), daß bei den 4 Patienten mit nHL die Lymphozytenkonzentrationen der Ductus thoracicus-Lymphe etwa 4mal höher waren als die Blutlymphozytenspiegel; bei hämatologisch normalen Kontrollpatienten ohne Lymphome lagen die Lymphozytenkonzentrationen in der Lymphe etwa 6mal höher als die Blutlymphozytenzahlen [1, 5]. Dagegen zeigten alle 9 Patienten mit CLL, bei denen im Blut Lymphozytenzahlen zwischen 8500 und 418000/μl gemessen wurden, in der Lymphe nur $1/10$ bis $2/3$ der Blutlymphozytenwerte. Diese relative Lymphozytopenie der Ductus thoracicus-Lymphe war um so ausgeprägter, je höher die Blutlymphozytenzahl war. Auch die von anderen Untersuchern beobachteten CLL-Patienten [6—8] wiesen jeweils eine deutliche, relative Lymphozytopenie der zentralen, efferenten Lymphe des Ductus thoracicus auf. Zudem fand sich nach eigenen Untersuchungen auch in der peripheren, afferenten Lymphe des Unterschenkels von CLL-Patienten eine relative Lymphozytenverminderung der Lymphe, wenn man das bei Normalpersonen nachgewiesene Verhältnis der Lymphozytenkonzentrationen in Blut und peripherer Lymphe zugrunde legt [9, 10].

Tabelle. Lymphozytenkonzentration in Blut und Ductus thoracicus-Lymphe

Hämatologische Diagnose		Lymphozyten/μl Blut	Ductus thoracicus-Lymphe	Lymphe-Lymphozyten (pro μl)/Blutlymphozyten (pro μl)
Nicht-Hodgkin-Lymphome (n = 4)	Mittelwert	22975	38650	3,9
	Variationsbreite	2000—73500	5400—66800	0,9—8,4
Chronische lymphatische Leukämie (n = 9)	1	8500	5300	0,62
	2	12000	7200	0,60
	3	30000	4300	0,14
	4	51000	15000	0,34
	5	60000	8600	0,14
	6	130000	18000	0,14
	7	130000	12000	0,09
	8	350000	35700	0,10
	9	418000	28000	0,07

Es muß angenommen werden, daß diese relative Lymphozytenverarmung der CLL-Lymphe eine Folge der verminderten Rezirkulationsfähigkeit der CLL-Blutlymphozyten ist [1, 5, 11]. Daher erhebt sich die Frage, ob diese Veränderung für die CLL spezifisch ist und als Hilfsmittel zur differentialdiagnostischen Abgrenzung dieser Erkrankung gegenüber anderen malignen nHL dienen kann.

Literatur

1. Bremer, K., Schick, P., Wack, O., Theml, H., Brass, B., Heimpel, H.: Blut **24**, 215 (1972). — 2. Archimbaud, J. P., Banssillon, V. u. G., Bernhardt, J. P., Revillard, J. P., Perrin, J., Traeger, J., Carraz, M., Fries, D., Saubier, E. C., Bonnet, P., Brochier, J., Zech, P.: J. Chir. (Paris) **28**, 211 (1969). — 3. Eckmann, L., Barandum, S., Keller, H., Noseda, G.: Schweiz. Rundschau, Med. Praxis **5**, 130 (1971). — 4. Brass, B., Theml, H., Backmund, H., Lob, G., Seifert, J., Brendel, W., Spelsberg, F.: Med. Klinik **68**, 1399 (1973). — 5. Bremer, K., Cohnen, G., Augener, W., Brittinger, G.: Europ. J. clin. Invest. (Abstr.) (im Druck). — 6. Bierman, H. R., Byron, R. L., Kelly, K. H., Gilfillan, R. S., White, L. P., Freeman, N. E., Petrakis,

N. L.: J. clin. Invest. **32**, 637 (1953). — 7. Binet, J. L., Logeais, Y., Villeneuve, B., Mathey, J., Bernard, J.: Nouv. Rev. franç. Hémat. **6**, 568 (1966). — 8. Reizenstein, P., Werner, B.: Acta med. scand. **185**, 27 (1969). — 9. Engeset, A., Fröland, S. S., Bremer, K.: Scand. J. Haemat. **13**, 93 (1974). — 10. Brittinger, G., Augener, W., Bremer, K., Cohnen, G., Dabag, S., Fischer, K., König, E., Meusers, P.: Blut (im Druck). — 11. Bremer, K., Wack, O., Schick, P.: Biomedicine **18**, 393 (1973).

COHNEN, G., FISCHER, K., AUGENER, W., BRITTINGER, G. (Hämatol. Abt. d. Med. Univ.-Klinik u. Poliklinik, Klinikum d. GHS Essen): **Rosettenformation menschlicher T-Lymphozyten mit Neuraminidase-behandelten menschlichen Erythrozyten***

Thymusabhängige T- und thymusunabhängige B-Lymphozyten des Menschen können durch bestimmte Membraneigenschaften unterschieden werden [6]. Während B-Zellen vor allem durch das Vorhandensein von Oberflächenimmunglobulinen sowie von Fc- und C3-Rezeptoren charakterisiert sind [2, 8, 11], gilt die Bildung von Spontanrosetten mit Schaferythrozyten (SRBC) als Marker für T-Zellen [10, 14]. Auch die Rosettenformation mit Neuraminidase-behandelten menschlichen Erythrozyten (nHRBC) wird als T-Zellen-Eigenschaft angesehen, da fast alle Thymozyten nHRBC zu binden vermögen und die Rosettenbildung durch Anti-T-Zellen-Serum gehemmt werden kann [3].

In den vorliegenden Untersuchungen wurde die nHRBC-Rosettenbildung im Vergleich zur SRBC-Rosettenbildung unter verschiedenen in vitro-Bedingungen untersucht, um weitere Aufschlüsse über die an der Rosettenformation beteiligten Mechanismen zu erhalten.

Die Lymphozyten wurden aus heparinisiertem Venenblut durch Zentrifugation auf einer Ficoll-Triosil-Schicht isoliert [5]. Die Rosettenbildung erfolgte nach früher beschriebenen Verfahren [3, 7].

Bei 35 Normalpersonen betrug der Anteil nHRBC-Rosetten-bildender Blutlymphozyten 48 bis 82% (Mittelwert: 63%). Eine optimale Rosettenbildung trat nur dann ein, wenn die Zellen nach einer kurzfristigen Inkubation bei 37° C zentrifugiert und anschließend für mindestens 1 Std bei 4° C aufbewahrt wurden. Weiterhin ist die Behandlung der Erythrozyten mit Neuraminidase als wichtige Voraussetzung für die Rosettenbildung anzusehen, da unbehandelte Erythrozyten nicht an die Lymphozytenmembran gebunden wurden. Es ist noch ungeklärt, ob der Neuraminidase-Effekt auf einer Demaskierung von Rezeptoren oder Bindungsstellen oder auf einer Änderung der Oberflächenladung der Zellen beruht.

Eine Vorinkubation der Lymphozyten mit Trypsin oder Pronase während 30 min bei 37° C führte zu einer konzentrationsabhängigen Hemmung der Rosettenbildung, die bei einer Trypsinkonzentration von 25 µg/ml und einer Pronasekonzentration von 50 µg/ml ihr Maximum erreichte. Dieser Befund spricht dafür, daß die Erythrozytenrezeptoren durch diese proteolytischen Enzyme von der Lymphozytenmembran entfernt werden können und offensichtlich Protein- oder Glykoproteinnatur besitzen.

Es ist bekannt, daß Cytochalasin B u. a. die Funktionsfähigkeit der Mikrofilamente in den Zellen beeinträchtigt [12]. Wie Abb. 1 zeigt, führte die Vorbehandlung der Lymphozyten mit dieser Substanz zu einer konzentrationsabhängigen Hemmung der nHRBC-Rosettenbildung. Im Gegensatz dazu war eine Verminderung der Rosettenbildung nach Inkubation der Lymphozyten mit Colchicin oder Vinblastin, die zu einer Desintegration der Mikrotubuli in den Zellen führen

---
* Mit Unterstützung durch das Ministerium für Wissenschaft und Forschung, Nordrhein-Westfalen.

[4], nicht festzustellen. Somit scheint eine regelrechte Funktion der Mikrofilamente eine Vorbedingung für die Bindung der Erythrozyten an die Lymphozyten darzustellen, während die Mikrotubuli hierfür offensichtlich keine wesentliche Bedeutung besitzen.

Da in Parallelversuchen mit Lymphozyten derselben Personen die SRBC-Rosettenbildung stets ein analoges Verhalten zur nHRBC-Rosettenformation

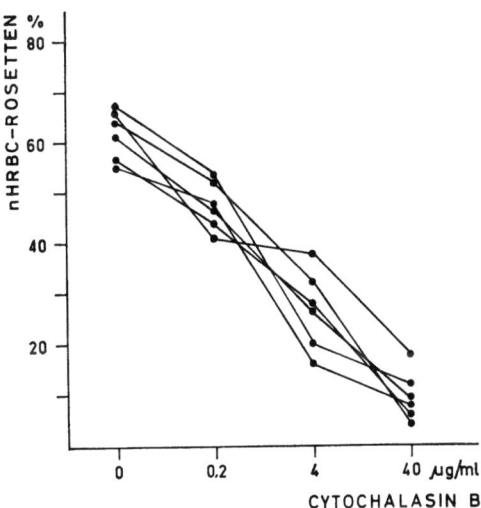

Abb. 1. Konzentrationsabhängige Hemmung der nHRBC-Rosettenbildung durch Vorbehandlung der Lymphozyten mit Cytochalasin B für 60 min bei 37° C

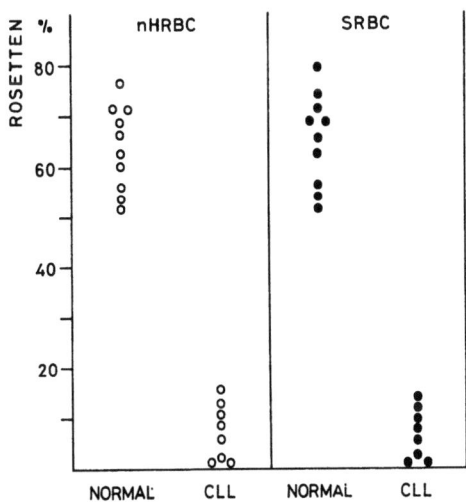

Abb. 2. Prozentsatz nHRBC- und SRBC-Rosetten-bildender Lymphozyten im peripheren Blut von Normalpersonen und von Patienten mit chronischer lymphatischer Leukämie (CLL)

zeigte, scheint die Interpretation gerechtfertigt, daß die gleichen Mechanismen an beiden Formen der Rosettenbildung beteiligt sind.

Im Vergleich zu den Normalpersonen war der Prozentsatz der nHRBC- und der SRBC-Rosetten-bildenden Lymphozyten im peripheren Blut von Patienten mit chronischer lymphatischer Leukämie (CLL) deutlich reduziert (Abb. 2). Nach Inkubation mit einer Fluoreszeinisothiozyanat-konjugierten Ziegen-IgG-Präparation gegen menschliche H- und L-Ketten [2] waren bei 80 bis 90% der CLL-Lymphozyten Oberflächenimmunglobuline nachweisbar. Weiterhin fanden sich mit Hilfe von Fluoreszeinisothiozyanat-markiertem hitzeaggregierten IgG [2] bei einem ähnlich hohen Prozentsatz der Zellen Fc-Rezeptoren an der Membran. Auch der Anteil der Lymphozyten mit C3-Rezeptoren war gegenüber der Norm deutlich erhöht. In Übereinstimmung mit den Beobachtungen anderer Autoren [1, 3, 9—11, 13] zeigen diese Befunde, daß bei den meisten Patienten mit CLL die leukämische Lymphozytenpopulation Membraneigenschaften der B-Zellen besitzt, während die Restpopulation normaler T-Zellen im peripheren Blut prozentual erheblich vermindert ist.

Literatur

1. Aisenberg, A. C., Bloch, K. J.: New Engl. J. Med. **287**, 272 (1972). — 2. Augener, W., Cohnen, G., Brittinger, G.: Biomed. Express **21**, 6 (1974). — 3. Baxley, G., Bishop, G. B., Cooper, A. G., Wortis, H. H.: Clin. exp. Immunol. **15**, 385 (1973). — 4. Behnke, O.: Int. Rev. exp. Path. **9**, 1 (1970). — 5. Böyum, A.: Scand. J. clin. Lab. Invest. **21** (Suppl. 97), 77 (1968). — 6. Cohnen, G.: Dtsch. med. Wschr. **99**, 2241 (1974). — 7. Cohnen, G., Augener, W., Buka, A., Brittinger, G.: Acta haemat. (Basel) **51**, 65 (1974). — 8. Fröland, S., Natvig, J. B., Berdal, P.: Nature (Lond.) New Biol. **243**, 251 (1971). — 9. Grey, H. M., Rabellino, E., Pirofsky, B.: J. clin. Invest. **50**, 2368 (1971). — 10. Jondal, M., Holm, G., Wigzell, H.: J. exp. Med. **136**, 207 (1972). — 11. Ross, G. D., Rabellino, E. M., Polley, M. J., Grey, H. M.: J. clin. Invest. **52**, 377 (1973). — 12. Wessels, N. K., Spooner, B. S., Ash, J. F., Bradley, M. O., Luduena, M. A., Taylor, E. L., Wrenn, J. T., Yamada, K. M.: Science **171**, 135 (1971). — 13. Wilson, J. D., Nossal, G. J. V.: Lancet **1971** II, 788. — 14. Wybran, J., Carr, M. C., Fudenberg, H. H.: J. clin. Invest. **51**, 2537 (1972).

Koch, C.-D., Ritter, U.: (I. Med. Klinik d. Med. Hochschule Lübeck): **Vergleichende Bestimmung von Transferrin und EBK im Humanserum. Ein Beitrag zur Problematik der unspezifischen Eisen-Protein-Bindung**

In 150 Seren stationärer Patienten ist die TEBK mit den Verfahren von Asal (Hobl KG, Schwalbach), Asid (Asid-Institut, München), Haury (Dr. Haury, München), Hyland (Ferro-Check-II, Travenol, München), Merck (Merck, Darmstadt) und Roche (Hoffmann-La Roche, Grenzach) vergleichend bestimmt worden. Die Regressionen wurden gegen das immunologisch gemessene Transferrin (M-Partigen, Behring, Marburg) berechnet (Abb. 1) [1].

Nach dem methodischen Vorgehen zur Bestimmung der EBK kann man prinzipiell Verfahren mit $MgCO_3$-Fällung und direkter Ermittlung der TEBK von denen ohne $MgCO_3$-Fällung unterscheiden. Die Verfahren ohne $MgCO_3$ bestimmen die UEBK. Die TEBK errechnet sich dann aus UEBK und dem Eisengehalt des Nativserums.

Van Heul [2] und Ramsay [3] konnten mit Radioeisen-Methoden zeigen, daß bei der EBK neben dem Transferrin eine nicht transferrinbedingte Eisenbindung an Serumproteine mit erfaßt wird. Wir konnten auch mit klinisch-chemischen Verfahren eine unspezifische Eisen-Protein-Bindung nachweisen, die sich als abhängig von der Konzentration der Proteinfraktionen erwies.

Während die $MgCO_3$-Methoden im Gegensatz zu Verfahren ohne $MgCO_3$ eine hohe unspezifische Bindung von Eisen an die Albuminfraktion zeigten, ist die Bindung an die α- und γ-Globuline hiervon unabhängig. Die Methoden mit $MgCO_3$ ergeben deshalb im Vergleich zum Transferrin höhere Meßwerte. Die Bindung an die α- und γ-Globulinfraktionen bedingt die methodenabhängigen Ergebnisse innerhalb der beiden prinzipiell unterschiedlichen Verfahren.

Beim Vorliegen einer Euproteinämie lassen sich für alle Methoden Regressionsgleichungen ermitteln, über die sich die Meßwerte der Verfahren ineinander umrechnen sowie zum Transferrin in Relation setzen lassen. Ein fester Umrechnungsfaktor aller Methoden zum Transferrin besteht wegen der unterschiedlich starken, methodenabhängigen, unspezifischen Eisen-Protein-Bindung nicht. Aus diesem

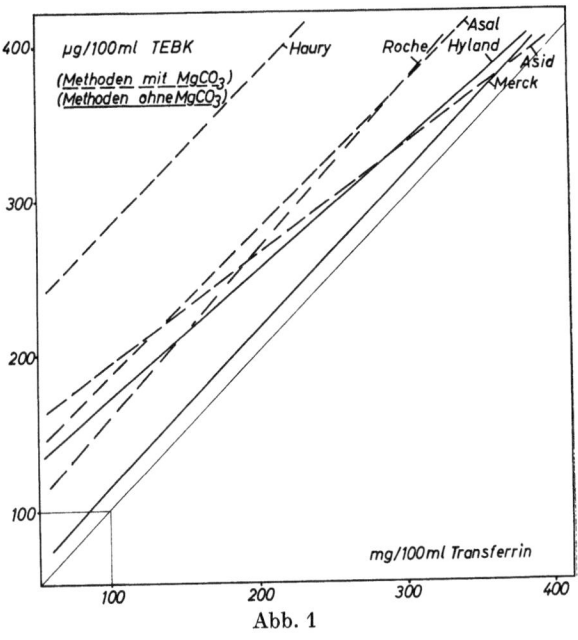

Abb. 1

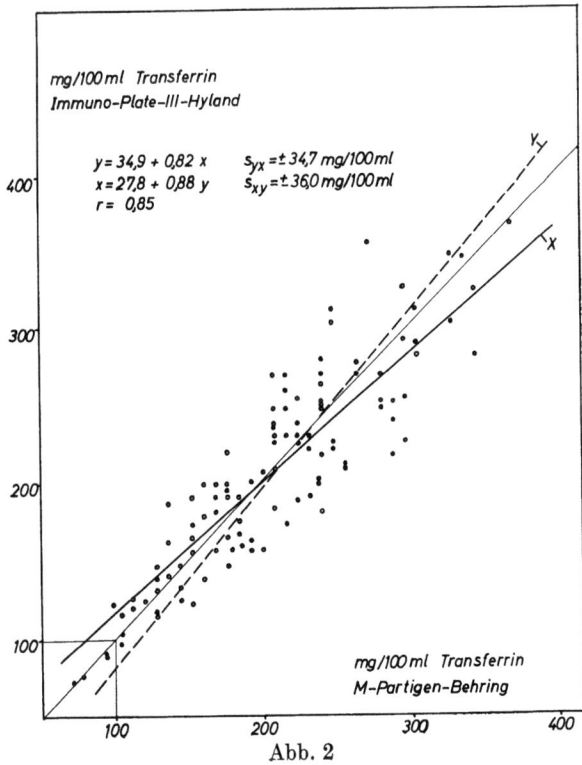

Abb. 2

Grund gelten die Regressionen auch nicht für Patienten mit Dysproteinämien (Patient mit Euglobulinämie: Eiweiß 7,07 g-%, TEBK-Asid 374 µg-%, TEBK-Merck 337 µg-%, Transferrin-Behring 328 mg-%, Asid/Behring = 1,14, Merck/Behring = 1,03; Patient mit Lebercirrhose: Eiweiß 7,20 g-%, Albumin 3,37 g-%, α_1- 0,37 g-%, α_2- 0,86 g-%, β- 0,80 g-%, γ-Globulin 1,80 g-%, Asid 299 µg-%, Merck 228µg-%, Behring 216 mg-%, Asid/Behring = 1,38, Merck/Behring = 1,06). Verfahren mit einer geringen unspezifischen Bindung werden erwartungsgemäß durch eine Dysproteinämie weniger gestört.

Die wahren Eisenbindungsverhältnisse lassen sich in unausgewählten Kollektiven nur über die Transferrinbestimmung ermitteln.

Die Messung des Transferrins durch radiale Immunodiffusion ist technisch einfach. Im Handel werden von Behring (M-Partigen-Transferrin) und Hyland (Immuno-Plate-III) gebrauchsfertige Immunodiffusionsplatten angeboten, die in einer Agarschicht Antiseren gegen Transferrin enthalten. In vorgestanzte Testvertiefungen wird mit einer Kapillarpipette (Micro-Pettor, smi) Serum eingebracht und nach 48 Std Diffusionszeit der Präzipitationsring der Antigen-Antikörper-Reaktion ausgemessen. Die Transferrinkonzentration wird aus einer Eichkurve ermittelt.

Während Hyland zur Bestimmung Nativserum verwendet, muß das Serum bei Behring im Verhältnis 1:10 vorverdünnt werden. Das Testsystem von Hyland enthält 3 vorgegebene Transferrin-Standards. Bei Behring wird die Eichgerade aus 3 Verdünnungen eines stabilisierten Humanserums (Behring ORDT 02) erstellt. Die Diffusion erfolgt bei Behring über 48 Std bei Zimmertemperatur, bei Hyland bei 37° C (Brutschrank) in der feuchten Kammer.

Hinsichtlich Präzision und Richtigkeit wurden beide Verfahren in 120 Seren unausgewählter Patienten und durch Austausch der Standards untereinander verglichen (Abb. 2).

Trotz der Notwendigkeit, das Serum bei Behring vorzuverdünnen, war die Präzision in der Serie (VK-%) im Kontrollserum (Monitrol I, Merz u. Dade, München) mit 1,60% ($\bar{x}$ = 297 mg-%) gegenüber 1,64% ($\bar{x}$ = 315 mg-%) bei Hyland gleich gut; im Poolserum mit 2,38% ($\bar{x}$ = 154 mg-%) gegen 2,80% ($\bar{x}$ = 148 mg-%) bei Hyland geringfügig besser. Die Korrelation beider Verfahren war befriedigend.

Gegenüber Hyland bestimmt Behring niedrige Transferrinkonzentrationen systematisch höher, hohe niedriger. Im mittleren Meßbereich differieren die Methoden nur durch die Standardabweichung in y-Richtung.

Die methodenabhängige Differenz im niedrigen und hohen Bereich erklärt sich dadurch, daß die Standards beider Hersteller in diesen Bereichen nicht miteinander vergleichbar sind. Der hohe Standard von Hyland wird auf Behring-Platten zu niedrig, der niedrige zu hoch angezeigt. Umgekehrt verhält es sich bei Behring-Standards auf Hyland-Platten.

Als Ursache ist ein auf beiden Platten unterschiedliches Diffusionsverhalten anzunehmen, da bei Behring eine Verdünnung von stabilisiertem Humanserum als Standard dient und im mittleren Konzentrationsbereich mit dem Hyland-Standard vergleichbare Ergebnisse liefert.

Im Vergleich zu dem Immuno-Plate-Human-Transferrin-Test (Hyland) sind die neuen Immuno-Plate-III in Präzision und Richtigkeit wesentlich verbessert worden, wie simultane Bestimmungen auf diesen beiden Platten und M-Partigen (Behring) zeigten.

Zusammenfassung

Die Bestimmung des Transferrins ist der Messung der EBK wegen der im Einzelfall nicht kalkulierbaren unspezifischen Proteinbindung von Eisen vorzuziehen.

Das Transferrin läßt sich mit hinreichender Genauigkeit durch radiale Immunodiffusion bestimmen. Im mittleren Bereich sind die Meßwerte mit M-Partigen-Platten und Immuno-Plate-III vergleichbar.

Bei hohen und niedrigen Transferrinkonzentrationen kommt es zu methodenabhängigen Differenzen beider Verfahren, die bei der klinischen Interpretation der Ergebnisse berücksichtigt werden sollten.

Literatur

1. Koch, C.-D., Ritter, U.: Diagnostik **7**, 766 (1974). — 2. van der Heul, C.: Clin. chim. Acta **38**, 347 (1972). — 3. Ramsay, W. N. M.: J. clin. Path. **26**, 691 (1973).

DESAGA, J. F., TILKES, F., KRÜGER, J., LÖFFLER, H. (Zentrum Innere Med., Univ. Gießen): **Membrantopochemische Differenzierung der chronischen lymphatischen Leukämie (CLL)***

Die mit Plasmamembranmarkern erhobenen Befunde und der niedrige Prozentsatz E-rosettenbildender Zellen bei den meisten Fällen von CLL sprechen für die B-Zellnatur der CLL-Lymphocyten [1—3]. Die im folgenden vorgestellten Befunde ergeben jedoch Hinweise darauf, daß wesentlich häufiger als bisher angenommen das T-Zellsystem bei dieser Erkrankung betroffen ist. Ausgangspunkt für unsere Untersuchung ist eine weitergehende Zelldifferenzierung durch die Erfassung einer einheitlichen physikalischen Eigenschaft der Ladungsverteilung auf der Plasmamembran dieser beiden Zellpopulationen mit der FHG-S-Markierung. Bei dieser Untersuchungsmethode werden 2 wesentliche Plasmamembranparameter bestimmt. Einmal wird die Menge der freien polaren, kationischen Ladungsträger im Bereich der Proteinstrukturen der Plasmamembran bestimmt. Zum anderen kann ihre räumliche Verteilung auf der Zelloberfläche erfaßt werden. Sie sind entsprechend den freien polaren Ladungsgruppen diskontinuierlich und heterogen, d. h. in mengenmäßig unterschiedlichen diskreten Ansammlungen über der Zelloberfläche verteilt. Morphologisch nachgewiesen, bilden sie durch ihre Anordnung charakteristische Markierungsmuster [4, 5].

Im folgenden berichten wir über Untersuchungen an 15 Fällen von CLL. Ig-Determinanten und spontanrosettenbildende Lymphocyten wurden, wie beschrieben, erfaßt [5]. Die Mitogenreaktivität gegenüber Concanavalin A und Phytohämagglutinin wurden in 6-Tage-Minikulturen bestimmt. Die FHG-S-Markierung wurde bei 0° C durchgeführt.

Die FHG-S-Markierung stellt auch bei der CLL die typischen Hauptmarkierungsmuster für B- und T-Lymphocyten dar. Das morphologische Bild der einzelnen CLL wird durch das Überwiegen einer Hauptpopulation mit einem entweder clusterförmigen oder diffusen Markierungsmuster gekennzeichnet. Danach finden sich bei CLL zwei Haupttypen: die eine Form mit diffuser Markierung ist durch eine relativ schwache, gleichmäßig über die Plasmamembran verteilte FHG-S-positive Strukturen gekennzeichnet und entspricht in ihrem Typ der B-Zellmarkierung (Abb. 1a). Im Vergleich zum Normalen ist die Markierung jedoch einheitlicher und zeigt insgesamt eine Reduktion an FHG-S-positiven Strukturen. Die andere Hauptgruppe der CLL ist durch Zellen mit groben Silberkornniederschlägen gekennzeichnet. Die einzelnen Silberkornaggregate sind durch dichtstehende feine Silberkörner entstanden. Diese Markierung entspricht der clusterförmigen T-Zellmarkierung des Normalen. Im Vergleich ist jedoch auch hier eine deutliche Abnahme von kationischen Ladungsträgern in der Plasmamembran

---

* Mit Unterstützung der Kind Phillip-Stiftung.

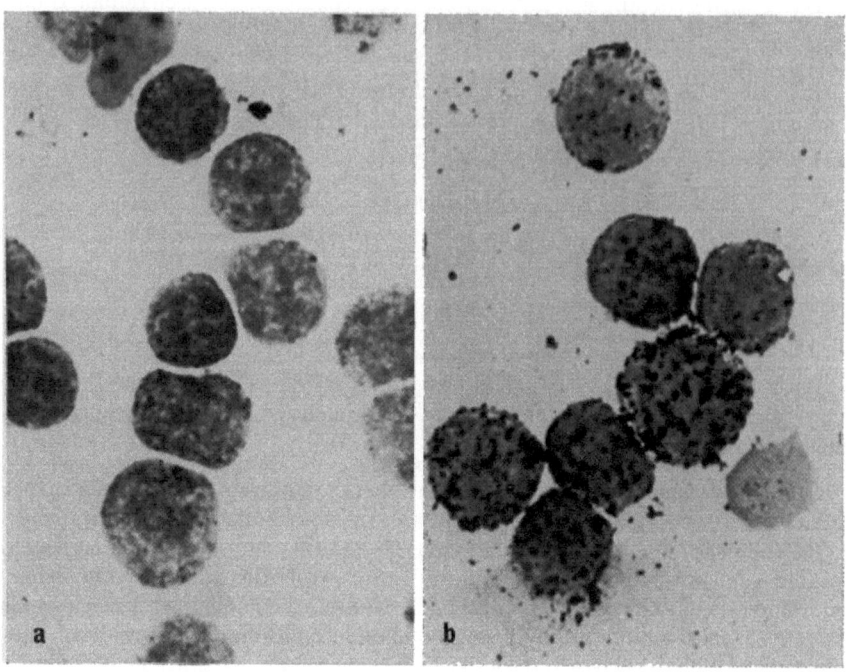

Abb. 1. CLL-Markierungsmuster. a) B-CLL mit schwacher, diffuser; b) T-CLL mit starker, clusterförmiger Markierung. FHG-S-Markierung. Vergr. 1400 ×

Pat.	FHG-S diffus	FHG-S clusterförmig	SRBC	PHA	Con A	Therapie
K.E.	27456	–	1099	∅	∅	+
H.Sch.	17280	–	4666	∅	∅	+
K.L.	163578	822	5754	∅	∅	–
P.K.	46000	–	2760	∅	∅	–
K.Sch.	49000	6056	3853	(+)	(+)	–
E.M.	143754	3686	19167	∅	∅	+
H.B.	40366	1464	1464	∅	∅	–
O.G.	80784	816	6528	∅	∅	+
J.L.	1296	5904	1944	+	+	+
P.Sch.	4437	7718	3226	+	+	–
M.H.	10575	10161	2695	+	+	–
M.St.	3600	25200	2592	+	+	–
E.F	1723	9761	6201	n	+	–
K.F.	893	8185	595	n	n	+
G.St. I	14875	–	7140	∅	∅	+
G.St. II	14267	2717	5944	+	+	+
Normal-	650 (583–799)	2005 (1910–2127)	1938 (1490–2222)	∅ negativ + vermindert n normal		

Abb. 2. CLL-Zelldifferenzierung. Absolute T-(FHG-S-clusterförmig), B-Zellzahl (FHG-S-diffus) und absolute Zahl SRBC-rosettenbildende Zellen. G. St. hairy cell-Leukämie

und eine deutlich gesteigerte Polymorphie in der Anordnung der clusterförmigen Markierungsstrukturen zu erkennen (Abb. 1 b). Bei den untersuchten Fällen wiesen 8 Patienten eine überwiegend diffuse B-zelltypische und 6 Patienten eine clusterförmige T-zelltypische Markierung auf (Abb. 2). Alle clusterförmig markierten Zellen zeigen einen relativ hohen Anteil an spontanrosettenbildenden Lymphocyten. Sowohl bei B- als auch bei T-Zell-CLL finden sich ein hoher Anteil an Ig-positiven Zellen, so daß der Nachweis dieser Antigenstruktur an frischinkubierten Zellen bei pathologischen bzw. unreifen Lymphocyten keine zuverlässige Diskriminationsmöglichkeit bietet. Die membrantopologische Differenzierung stimmt mit funktionellen Untersuchungsergebnissen überein. Alle typischen B-CLL lassen nach PHA und Con A eine proliferative Antwort vermissen. Dagegen weisen alle stimulierten T-CLL einen Thymidineinbau auf. Dieser setzt verzögert ein und erreicht oft nur subnormale Werte. Nach unseren bisherigen Untersuchungen scheint der Ausfall der mitogenen Antwort weniger eine Funktion der absoluten T-Zellzahl als mit der verminderten Zellausreifung und/oder dem Ausmaß eines funktionellen Membrandefekts korreliert zu sein.

Eine Sonderstellung nimmt die hairy cell-Leukämie ein. Sie weist eine hohe Spontanrosettenbildung bei diffuser, B-zelltypischer Markierung auf. Bei dem zweimal untersuchten Fall konnten wir bei einer Untersuchung eine positive Mitogenantwort feststellen. Ein weiteres sehr charakteristisches Merkmal, das bei allen von uns untersuchten hairy cell-Leukämien zu finden war, ist weiter die hochgradig gesteigerte ligand-induzierbare Plasmamembranredistribution. Bei Wärmeinkubation mit FHG-S tritt eine Umverteilung der Membranstruktur auf, die, im Gegensatz zu allen anderen CLL-Formen, zu einer Ausbildung von Cappformen bei bis zu 80% der Lymphocyten führt.

Unsere Untersuchungen zeigen die morphologische und funktionelle Heterogenität der Fälle, die unter dem Krankheitsbild der chronischen lymphatischen Leukämie zusammengefaßt werden. An Hand der Ladungsverteilung der Plasmamembran der Hauptzellpopulation können sie entweder einem T-Zell- oder einem B-Zelltyp zugeordnet werden. Die Membranstruktur von T- und B-Lymphocyten bei dieser Erkrankung zeigen charakteristische Atypien, die eine Änderung der Zellfunktion und ihrer Markierungseigenschaften gegenüber immunologischen Markern nach sich ziehen können. Nach den von uns erhobenen Befunden scheint der Anteil der T-CLL wesentlich höher zu sein als bisher angenommen, da offensichtlich zu dieser Leukämieform ein großer Teil der Fälle gerechnet werden muß, die infolge ihres funktionellen Defektes mit einer subnormalen Mitogenreaktivität imponieren.

Literatur

1. Seligmann, M., Preud'homme, J.-L., Brouet, J.-C.: Transplant. Rev. **16**, 85 (1973). — 2. Cohnen, G.: Dtsch. med. Wschr. **99**, 2241 (1974). — 3. Cohnen, G.: Dtsch. med. Wschr. **99**, 2302 (1974). — 4. Desaga, J. F.: Verh. dtsch. Ges. inn. Med. **80**, 1581 (1974). — 5. Desaga, J. F.: Klin. Wschr. **53**, 43 (1975).

BERGMANN, L., WALTHER, F., SCHUBERT, J. C. F., MARTIN, H. (Zentrum Innere Med., Abt. f. Hämatologie, Univ. Frankfurt/M.): **Das Versagen der Splenektomie bei Morbus Werlhof**

Als Therapie der Wahl bei Morbus Werlhof (ITP) gilt die Splenektomie (SE). Sie ist bei geringem Operationsrisiko — die Mortalität liegt bei 1 bis 2% — in 80 bis 90% der Fälle erfolgreich und damit anderen Behandlungsmethoden wie dem Einsatz von Glucocorticoiden und/oder immunsuppressiven Cytostatica überlegen.

Warum die Splenektomie bei 10 bis 20% der Kranken versagt, läßt sich leider nicht in allen Fällen sagen. Werden die Thrombocyten nicht nur in der Milz, sondern auch in der Leber abgebaut, so versagte — wie Najean an einem Kollektiv von 575 Splenektomierten nachweisen konnte — die Operation in 70% der Fälle. Der hepatolienale Thrombocytenabbau erklärt jedoch nur einen Teil der SE-Versager. Wir haben deswegen an unserem Patientengut von 121 an Morbus Werlhof Erkrankten nach weiteren Ursachen gesucht. Zur Diagnose ITP wurden dabei folgende Krankheitsmerkmale gefordert:

1. Eine mindestens 3 Monate bestehende Thrombopenie unter 30000/mm³, wobei in allen Fällen auch eine hämorrhagische Diathese bestanden hatte;
2. Ausschluß von Medikamenteneinnahme als Ursache der Thrombopenie;
3. Ausschluß eines aplastischen Syndroms oder einer Grunderkrankung, die mit Thrombopenie einhergeht.

87 der 121 Pat. mit ITP wurden splenektomiert (Abb. 1). Der Eingriff versagte 21mal, also bei 23% der Operierten, wobei sich das Rezidiv bei 19 der Kranken innerhalb von 3 Monaten einstellte. Ein Mißerfolg wurde dann angenommen, wenn die Thrombocytenzahl unter 80000/mm³ blieb bzw. wieder unter diesen Wert abfiel. Die Nachbeobachtungszeit betrug im Mittel 13,7 Monate.

A. Statistisch signifikant:

ABBAUORT ^{51}Cr THROMBOCYTEN		MEGAKARYOPOESE IM KNOCHENMARK		MILZGEWICHT	
LIENAL	HEPATO-LIENAL	VERMEHRT	NICHT VERMEHRT	ERHÖHT	120-160 g NORMAL
17% (10)	70% (9)	8% (3)	45% (11)	7% (2)	31% (13)
$p < 0.01\%$		$p < 0.1\%$		$p = 3\%$	
[$x^2 = 15.3$; f=1]		[$x^2 = 11.1$; f=1]		[$x^2 = 5.0$; f=1]	

B. Statistisch *nicht* signifikant:

Alter ?
Geschlecht
Krankheitsdauer bis SE
Thrombocyten-Übz.
Erythro + Myelopoese
Peripheres Blutbild
Serumelektrophorese

Thrombocyten-Ausbreitung
Thrombocyten-Aggregation
BSG

Vorbehandlung mit Cytostatica

Abb. 1. Befunde bei *SE-Versagern*

In unserem Krankengut, in dem sich nur wenige Kinder befinden, wurde die Diagnose ITP in der Altersgruppe von 16 bis 30 am häufigsten gestellt. Die Versagerquote nach SE ist bei den 46- bis 60jährigen auf 40% erhöht. Der statistische Vergleich mit den jüngeren Altersgruppen ist jedoch nicht signifikant. Bei den über 60jährigen wurde wegen der bekannt schlechten Prognose bei hepatolienalem Abbau nur ein Patient von sieben mit einem solchen Abbau splenektomiert, so daß den angegebenen 10% keine Aussagekraft beigemessen werden kann.

Der hepatolienale Abbau zeigt eine signifikante Bevorzugung der über 46jährigen. Die statistische Untersuchung der Megakaryopoese im Knochenmark bezüglich „vermehrt" oder „nicht vermehrt" zeigt ebenfalls eine Altersabhängigkeit. Man findet ab dem 46. Lebensjahr signifikant häufiger eine *nicht* vermehrte Megakaryopoese.

Die Abbildung 2 zeigt, welche der von uns untersuchten Parameter für die Beurteilung des SE-Erfolges eine statistisch signifikante Rolle spielen.

Von insgesamt 13 Patienten mit hepatolienalem Abbau bekamen ebenso wie vorhin bei Najean zitiert 70% ein Rezidiv nach Splenektomie.

Während sich unter denen mit gesteigerter Megakaryopoese nur 8% Versager befanden, führte die SE bei 45% der Patienten mit *nicht* gesteigerter Megakaryopoese im Knochenmark nicht zum gewünschten Erfolg.

Betrug das Milzgewicht bei der Operation 160 g oder weniger, so versagte fast ein Drittel dieser Patienten.

Folgende von uns untersuchten Kriterien waren hingegen ohne Einfluß auf den Splenektomieerfolg geblieben: Alter, Geschlecht, Krankheitsdauer bis SE, Thrombocytenüberlebenszeit, Erythro- und Myelopoese, peripheres Blutbild, Serumelektrophorese, Thrombocytenausbreitung und -aggregation, BSG und die Vorbehandlung mit immunsuppressiven Cytostatica.

Leider können wir über die Bedeutung des IFT-Titers auf LE keine Aussage machen, da er nur bei den Versagern häufiger nach SE bestimmt wurde. Bei 33% der Versager konnte jedoch nach SE ein positiver IFT-Titer nachgewiesen werden.

JAHRE	ITP %.	THROMBOCYTEN ABBAUORT		MEGAKARYOPOESE		SPLENECTOMIE	
		LIENAL	HEPATOLIENAL	VERMEHRT	NICHT VERMEHRT	TOTAL	VERSAGER
0-15	10.7	8	2 (20%)	6	3 ⎫	12	3 (25%)
16-30	33.9	31	5 (14%)	17	8 ⎬(30%)	34	8 (24%)
31-45	19.0	19	2 (10%)	9	3 ⎭	16	3 (19%)
46-60	20.7	12	6 (33%)	4	12 ⎱(72%)	15	6 (40%)
>60	15.7	11	7 (39%)	2	4 ⎰	10	1 (10%)?

Abb. 2. Patientengut (1962—1974): 121 idiopatische Thrombopenie (ITP), 87 Splenectomie (SE), 21 Splenectomie-Versager (22,8%) (♀ 21%; ♂ 26%)

Wir fassen somit zusammen, daß lediglich 3 der 14 von uns untersuchten Parameter einen Zusammenhang mit dem Mißerfolg nach SE haben:

1. ein hepatolienaler Thrombocytenabbau,
2. eine *nicht* gesteigerte Megakaryopoese im Knochenmark,
3. ein normales Milzgewicht des Operationspräparates.

Das Zusammentreffen der genannten Risikofaktoren bezüglich des Splenektomieerfolges: Treffen alle drei Kriterien zusammen, so finden sich nur Therapieversager. Eine Reduktion der Risikofaktoren geht mit einer Abnahme der Versagerquote deutlich parallel. Ein Fehlen aller drei Kriterien läßt keinen Versager der SE mehr erwarten.

Aus unseren Untersuchungen geht hervor, daß zusammen mit dem hepatolienalen Abbau die Megakaryopoese und das Milzgewicht eine differenziertere Beurteilung des SE-Erfolges bei ITP ermöglichen. Wir empfehlen daher zukünftig für die prognostische Beurteilung des SE-Erfolges zusätzlich zu der Bestimmung des Thrombocytenabbauortes, des IFT-Titers auf LE und der Untersuchung des Knochenmarkes die Bestimmung der Milzgröße mit Radioisotopen intra vitam.

HECK, J., GEHRMANN, G. (Med. Klinik im Klinikum Barmen der Stadt Wuppertal): **Untersuchungen zur Steigerung der Megakariozytopoese bei Morbus Werlhof, Evans-Syndrom und Lupus erythematodes visceralis**

Beim Morbus Werlhof haben sich die mittels ^{51}Cr-Markierung der Thrombozyten durchführbaren kinetischen Studien bisher mit wenigen Ausnahmen auf die Plättchenüberlebenszeit konzentriert, wogegen die Plättchenproduktion weniger analysiert worden ist.

Aus dem eigenen Krankengut wurden 66 Untersuchungen der ^{51}Cr-Plättchenkinetik an 59 Pat. mit akutem und chronischem Morbus Werlhof, Evans-Syndrom und thrombozytopenischem Lupus erythematodes visceralis ausgewertet. Der akute Morbus Werlhof war in 3 Fällen postinfektiös, in 1 Fall medikamentös-allergisch. 19 Untersuchungen wurden unter Kortikosteroidmedikation vorgenommen; die übrigen Patienten waren aktuell unbehandelt. Das Evans-Syndrom verhält sich thrombozytenkinetisch wie ein Morbus Werlhof [8]. Es wurde hier gesondert ausgewertet, obgleich unsicher ist, ob es eine nosologische Einheit darstellt. Methode und Auswertungsverfahren wurden an anderer Stelle angegeben [3, 9]. Als Parameter der Plättchenproduktion wurde der Turnover-Wert herangezogen, der die täglich pro mm^3 Blut gebildete Plättchenzahl angibt. Er wurde kalkuliert nach der Formel von Harker u. Finch [7], die lediglich in der Weise modifiziert wurde, daß als mittlerer Recovery-Wert bei Asplenie 85% [5] angesetzt wurde:

$$\frac{T}{t} \times \frac{85}{R}$$

T Thrombozytenzahl/mm^3 Venenblut;
t Plättchen-Überlebenszeit in Tagen;
R Recovery-Wert.

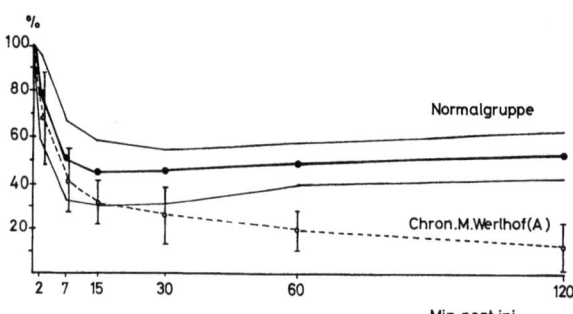

Abb. 1. Unterschiedliches Verhalten der ^{51}Cr-Eliminationskurve während der ersten 120 min post injectionem bei der Normalgruppe und bei der Gruppe „A" des chron. Morbus Werlhof. Radioaktivität in Prozent angegeben

Unmittelbar nach intravenöser Injektion einer Aufschwemmung markierter Plättchen verschwindet ein Teil der applizierten Radioaktivität aus der Blutbahn (vgl. Abb. 1). Der Betrag des in der Blutbahn nach Etablierung eines steady state verbleibenden Teils (Recovery-Wert) ist nach aktuellen Vorstellungen abhängig vom Ausmaß des lienalen Plättchenpools und vom Vorkommen zirkulierender antithrombozytärer Antikörper, gleichbleibende Präparationsmethodik vorausgesetzt [1, 5, 7]. Der durch Plättchenschädigungen bei der in vitro-Markierung bedingte Anteil der Verschwinderate ergibt sich aus der Differenz des mittleren Recovery-Wertes bei Asplenie zu 100% (Erwartungswert). Um die Plättchenproduktion als Turnover errechnen zu können, muß speziell bei autoimmunen Thrombozytopenien der durch immunologische Destruktion bedingte Anteil der Verschwinderate vom milzabhängigen Anteil differenziert werden. Dies kann zumindest näherungsweise auf Grund folgender Überlegungen erreicht werden. Bei Normalprobanden hat die ^{51}Cr-Eliminationskurve bereits 7 min p.i. das Niveau erreicht, welches 60 und 120 min p.i. nicht mehr unterschritten wird und damit dem steady state nach Durchmischung mit dem Milzpool sowie nach Entfernung methodisch

Tabelle. Zahl, Turnover und Lebenszeit der Thrombozyten beim untersuchten Krankengut ($\bar{x} \pm s$)

Kollektiv	n Pat.	n Untersuchungen	Thrombozyten pro mm³ Venenblut	Turnover pro d/mm³	Gegenüber der Norm gesteigert um Faktor	Überlebenszeit (Tage)
Chron. M. Werlhof Gruppe „A"	22	23	29000 ± 20000	88200 ± 59100	2,5 ± 1,6	1,01 ± 0,97
Gruppe „B"	20	22	52000 ± 40000	58900 ± 42300	1,6 ± 1,2	2,10 ± 0,98
Chron. M. Werlhof („A" + „B")	42	45	40600 ± 34000	73900 ± 52900	2,1 ± 1,5	1,54 ± 1,12
Evans-Syndrom	4	5	23000 ± 15000	109600 ± 25700	3,1 ± 0,7	1,06 ± 1,20
Ak. M. Werlhof	4	4	5000 ± 3000	45300 ± 30000	1,2 ± 0,8	0,38 ± 0,33
LE	3	3	56000 ± 38000	59000 ± 47800	1,6 ± 1,3	3,38 ± 2,90
Total	53	57	39500 ± 33100	74200 ± 55000	2,1 ± 1,5	1,52 ± 1,31
M. Werlhof in Remission (ak. und chron.)	5	8	174000 ± 75000	54600 ± 19500	1,5 ± 0,5	7,03 ± 1,03
Chron. M. Werlhof nach Splenektomie	1	1	139000	44200	1,2	2,8
Normal	10	10	232000 ± 47000[a]	35100 ± 8300	—	8,36 ± 0,95

[a] n = 128

geschädigter Plättchen entspricht (vgl. Abb. 1). Ein leichter Anstieg der ^{51}Cr-Eliminationskurve 15 bis 120 min p.i. ist als Rezirkulation zu deuten. Demgegenüber erfolgt beim akuten Morbus Werlhof und bei einem Teil der Patienten mit chronischem Morbus Werlhof (Gruppe „A") auch nach 7 min p.i. noch ein weiteres Absinken der ^{51}Cr-Eliminationskurve, was auf immunologische Destruktion zurückgeführt werden muß (vgl. Abb. 1). In diesen Fällen wurde daher die 7 min p.i. entnommene Blutmeßprobe als Recovery-Wert herangezogen, im übrigen dagegen die höchste Radioaktivität zwischen 7 und 120 min p.i., insbesondere bei der Gruppe „B" des chronischen Morbus Werlhof.

Unter Zugrundelegung dieser Auswertungsprämisse erwies sich die Plättchenproduktion bei den untersuchten autoimmunen Thrombozytopenien (remittierte Fälle ausgeklammert) als durchschnittlich um den Faktor 2,1 gegenüber dem mittleren Normalwert gesteigert (Variationskoeffizient 74%). Die unter Kortikosteroidmedikation untersuchten Patienten boten einen Turnover-Wert von 64700 ± 42500/d/mm^3. Gemessen an Verminderung der Thrombozytenzahl und an Verkürzung der Plättchenüberlebenszeit waren in der Gruppe „A" des chronischen Morbus Werlhof die schwereren Erkrankungsfälle als in der Gruppe „B" vertreten (vgl. Tabelle). Daraus erscheint der Schluß berechtigt, daß das Verhalten der ^{51}Cr-Eliminationskurve während der Initialphase post injectionem vom Autoantikörper-Titer abhängig sein muß.

Am geringsten wurde die Steigerung der Plättchenproduktion bei der akuten Form des Morbus Werlhof vorgefunden. Innerhalb des Normbereichs lag die Plättchenproduktion bei 36% (n = 24). Bei der Gruppe „B" des chronischen Morbus Werlhof war in 45% und beim akuten Morbus Werlhof in 75% eine normale Plättchenproduktion zu verzeichnen. Um mehr als Faktor 3 war die Plättchenproduktion in 11 Fällen, um mehr als Faktor 6 in 3 Fällen gesteigert. Das Maximum war eine Steigerung um Faktor 6,5.

Damit wird die autoimmune Hyperdestruktion von Blutplättchen beim Morbus Werlhof und bei verwandten Thrombozytopenieformen meist von der Megakariozytopoese mit einer Produktionssteigerung beantwortet, wie auch aus Ergebnissen anderer Autoren hervorgeht [2, 4, 6, 7]. Die Produktionssteigerung läßt sich als Kompensationsversuch verstehen, dessen pathophysiologische Grundlage eine Rückkoppelung der peripheren Thrombozytenkonzentration mit der Megakariozytopoese unter Vermittlung des hypothetischen Hormons Thrombopoetin ist. Es bleibt jedoch auffällig, daß die maximale Steigerungsfähigkeit der Megakariozytopoese nur bei einer Minderheit ausgeschöpft wird und daß die Megakariozytopoese nicht in allen Fällen übernormal produziert, also auf die Verminderung der peripheren Thrombozytenkonzentration nicht immer adäquat zu reagieren scheint. Bei der akuten Form des Morbus Werlhof mag dies zeitliche Gründe haben. Bei der chronischen Form ist vorstellbar, daß sich Autoantikörper nicht nur gegen Thrombozyten, sondern auch gegen Megakariozyten richten können, zumal entsprechende Befunde bei tierexperimenteller Immunthrombozytopenie vorliegen [10].

Literatur

1. Aster, R. H., Jandl, J. H.: J. clin. Invest. **43**, 843, 856 (1964). — 2. Baldini, M.: Abnormal patterns of platelet turnover. In: Hemopoietic cellular proliferation (Symposium Boston 1969) (ed. F. Stohlman). New York-London: Grune & Stratton 1970. — 3. Bleifeld, W., Gehrmann, G.: Dtsch. med. Wschr. **91**, 1594 (1966). — 4. Branehög, I., Kutti, J., Weinfeld, A.: Brit. J. Haemat. **27**, 127 (1974). — 5. Gehrmann, G.: Milz und normaler Thrombozytenhaushalt. In: Die Milz (Hrsg. K. Lennert, D. Harms). Berlin-Heidelberg-New York: Springer 1970. — 6. Harker, L. A.: Brit. J. Haemat. **19**, 95 (1970). — 7. Harker, L. A., Finch, C. A.: J. clin. Invest. **48**, 963 (1969). — 8. Heck, J., Gehrmann, G.: Dtsch. med. Wschr. **98**, 1163 (1973). — 9. Heck, J., Gehrmann, G.: Dtsch. med. Wschr. **98**, 2123 (1973). — 10. Rolovic, Z., Baldini, M., Damashek, W.: Blood **35**, 173 (1970).

DRINGS, P., OSSWALD, H. (Med. Univ.-Klinik Heidelberg u. Inst. f. Exp. Chemotherapie u. Toxikologie am Deutschen Krebsforschungszentrum Heidelberg): **Überadditive Wirkung der Kombination von Nukleosiden und Cyclophosphamid bei der L 1210-Leukämie der Maus**

In der Behandlung von Hämoblastosen und generalisierten malignen Tumoren hat sich die Kombination antineoplastischer Chemotherapeutika gegenüber der früher üblichen Monotherapie als überlegen durchgesetzt. Es gilt als Regel, die Kombination der verschiedenen Substanzen so zu wählen und zu terminieren, daß bei gleichbleibender Toxizität die antineoplastische Wirkung sogar potenziert wird. Auf der Suche nach möglichen Kombinationspartnern erschienen die Nukleoside auf Grund ihrer nur sehr geringen Toxizität als geeignet. Osswald konnte 1970 [7] mit einer Thymidin-Cyclophosphamid-Kombination am Ehrlich-Karzinom und am SPA-Tumor eine überadditive chemotherapeutische Wirkung ohne Toxizitätssteigerung nachweisen, wenn zwischen den Kombinationspartnern ein bestimmtes Zeitintervall (timing) lag.

Tabelle. Unterschiede der chemotherapeutischen Wirkung verschiedener Kombinationen von Thymidin und Cyclophosphamid am SPA-Tumor (i.m. auf Swiss-Mäuse transplantiert). Behandlung 8 Tage nach Transplantation. Durchschnittsgewicht des Tumors 3,8 g. Behandlungsdauer 2 Wochen

Gruppe	Behandlungsschema Einzeldosis pro Woche					Verhältnis von geheilten Tieren zur Gesamtzahl	Durchschnittliche Änderung des Körpergewichts in g
	Nukleosid	Zeitintervall	Alkylans	Zeitintervall	Nukleosid		
1	Thymidin 3x100 mg/kg sc, 3h Intervall	14 h	Cyclophosphamid 120 mg/kg sc	24 h	Thymidin 3x100 mg/kg sc, 3h Intervall	15/15	-1,9
2			Cyclophosphamid 120 mg/kg sc			0/15	-1,7
3			Cyclophosphamid 240 mg/kg sc			10/15	-3,1
4			Unbehandelte Kontrolle			0/15	+6,6

In einer Serie von 15 Swiss-Mäusen überlebten alle Tiere, wenn sie pro Woche ein Dosisschema von 3×100 mg Thymidin 14 Std vor und 24 Std nach einer subkutanen Cyclophosphamidinjektion von 120 mg/kg erhielten. Da die Tiere dieser Serie in einem Zeitraum von 60 Tagen nach Therapieende kein Rezidiv entwickelten, kann eine Heilung angenommen werden. Hingegen führte die Monotherapie mit Cyclophosphamid in dieser Dosierung in keinem Fall zur Heilung der Tiere (Tabelle).

Diese günstigen Ergebnisse konnten an der Aszitesform des Ehrlich-Karzinoms bestätigt werden.

Erste Ergebnisse einer inzwischen angelaufenen Phase I-Studie dieser Nukleosid-Cyclophosphamid-Kombination bei gynäkologischen Tumoren [2] lassen ebenfalls eine Wirkung beim Menschen erkennen.

Es erschien nun von besonderem Interesse, zu prüfen, inwieweit die bei soliden Tumoren erreichten Ergebnisse auch bei einer experimentellen Leukämie (L1210), deren Zellzyklus durch eine sehr kurze Generationszeit gegenüber den bisher verwendeten Tumoren charakterisiert ist, erreichbar sind. Hierbei bestand das Problem, die Intervallzeit zwischen den Kombinationspartnern sowie das für die Kombination geeignete Nukleosid zu ermitteln.

45 Mäusen (C57 Black-6 Jax × DBAJ7 F1-Hybriden) wurden $1,8 \times 10^4$ Zellen der L1210-Leukämie intraperitoneal implantiert. 24 Std nach der Transplantation begann die Therapie. 15 Tiere erhielten Cyclophosphamid 25 mg/kg subkutan, 15 Tiere 6 Std vor und 1,5 Std nach dieser Cyclophosphamidinjektion je 400 mg Thymidin/kg, während weitere 15 Tiere die unbehandelte Kontrollserie darstellten. Die Therapie wurde wöchentlich zweimal über einen Zeitraum von 3 Wochen durchgeführt.

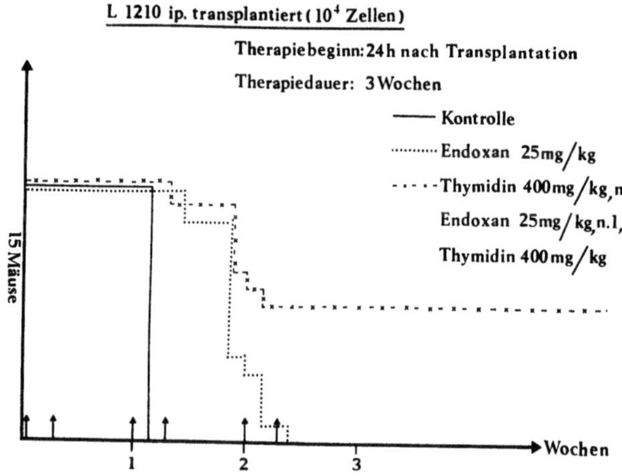

Abb. 1. Vergleich der Absterbekurven von weiblichen Mäusen nach intraperitonealer Transplantation der L1210-Leukämie unter dem Einfluß 6maliger subkutaner Stoßdosierungen von Endoxan, Thymidin-Endoxan-Thymidin mit der unbehandelten Kontrollserie (Implantationsmenge: $1,8 \times 10^4$ Zellen). Behandlungsbeginn 1 Tag nach Transplantation. Intervall der Stoßdosierung: 2 bzw. 5 Tage. Thymidininjektionen jeweils 6 Std vor und 1,5 Std nach der Endoxangabe

Durch die Cyclophosphamid-Thymidin-Kombination wurden 8 von 15 Tieren geheilt. Von dem nur mit Cyclophosphamid behandelten Kollektiv waren nach 17 Tagen, von der unbehandelten Serie nach 8 Tagen alle Tiere verstorben (Abb. 1). Es ergab sich somit ein überadditiver Effekt der Kombinationstherapie. Von entscheidender Bedeutung für den Therapieerfolg erwies sich das Zeitintervall zwischen den Kombinationspartnern. Die Applikation des Thymidins und Cyclophosphamids erbrachte in einem Zeitintervall, daß sich bei den soliden Tumoren als optimal erwies, bei der L1210-Leukämie keine überadditive Wirkung.

Auf Grund der kürzeren Generationszeit der L1210-Leukämie im Vergleich zum SPA-Tumor (3 Std gegenüber 26 Std) mußte ein wesentlich kürzeres Zeitintervall zwischen den Injektionen der verschiedenen Substanzen gewählt werden.

Der Wirkungsmechanismus dieser Kombination läßt sich nicht durch die Addition zweier antineoplastischer Chemotherapeutika erklären. Das Thymidin entfaltet in der verwendeten Dosierung bei systemischer Anwendung keine tumorhemmende Wirkung. Nur eine tägliche Dosierung von 5000 mg/kg bewirkt nach intraperitonealer Injektion beim Ehrlich-Aszites-Tumor und beim soliden Ehrlich-Karzinom eine Tumorhemmung [1]. Zwar traten in vitro nach hohen

Thymidinkonzentrationen in der Gewebekultur Chromosomenschädigungen auf [12], jedoch erscheinen diese Ergebnisse nicht auf die Verhältnisse in vivo übertragbar.

Mit einer Teilsynchronisation, die bei anderen Kombinationen zu einer überadditiven Wirkung führte [4], sind die Effekte der Nukleosid-Cyclophosphamid-Kombination ebenfalls nicht ausreichend zu erklären. Eine mögliche Erklärung für das geschilderte Ergebnis bietet das Phänomen des „unbalanced growth", das in vitro bereits nachgewiesen wurde [3, 5]. „Unbalanced growth" besteht in einer Fortsetzung der RNS- und Proteinsynthese bei Blockierung der DNS-Synthese und Zellteilung. Durch die unphysiologisch hohe Thymidinkonzentration in der Zelle steigt der Thymidintriphosphatgehalt an. Er hemmt die de novo-Synthese von Thymidin. Zusätzlich blockiert Thymidintriphosphat die Reduktion von Cytidin zu Desoxycytidin und stört auf diesem Wege die DNS-Synthese [6].

Die von einem antineoplastischen Chemotherapeutikum am Genom gesetzten Schäden können durch repair-Mechanismen teilweise ausgeglichen werden. Möglicherweise kann der überadditive Effekt der Nukleosid-Chemotherapeutikum-Kombination durch eine Störung der repair-Mechanismen erklärt werden, denn mit zunehmender Behandlungsdauer verstärkt sich die Wirksamkeit.

Die Möglichkeit der Kombination ist nicht nur auf das Thymidin und Cyclophosphamid beschränkt. Inzwischen liegen Beobachtungen mit anderen Nukleosiden und Chemotherapeutika an mehreren experimentellen Tumoren vor [8—10].

Für die L 1210-Leukämie der Maus erwies sich die Kombination von Guanosin und Cyclophosphamid ebenfalls als überadditiv wirksam. Es wurden 4 von 15 Mäusen geheilt, wenn 2,5 Std nach der Injektion von Cyclophosphamid (55 mg/kg) das Nukleosid-Guanosin in einer Dosierung von 70 mg/kg subkutan injiziert wurde. Die unbehandelten bzw. nur mit Guanosin behandelten Tiere waren 19 Tage nach der Transplantation der Leukämie alle verstorben. Auch die Monotherapie mit Cyclophosphamid führte in keinem Fall zur Heilung. Demnach scheinen also nicht nur Desoxyribonukleoside wie Thymidin, sondern auch Ribonukleoside, z. B. Guanosin, als Kombinationspartner für die antineoplastische Chemotherapie geeignet zu sein. Dieses konnte auch am Beispiel der Adriamycin-Guanosin-Kombination beim Sarkom 180 und beim Ehrlich-Karzinom gezeigt werden [11].

Literatur

1. Apple, M. A., Greenberg, D. M.: Proc. Amer. Ass. Cancer Res. 9, 3 (1968). — 2. Brachetti, A., Leonhardt, A., Limburg, H., Osswald, H., Schmähl, D.: Münch. med. Wschr. 116, 2037 (1974). — 3. Cohen, S. S., Barner, H. G.: Proc. nat. Acad. Sci. (Wash.) 40, 885 (1954). — 4. Klein, H. O., Lennartz, K. J., Habicht, W., Eder, M., Gross, R.: Klin. Wschr. 48, 1001 (1970). — 5. Lambert, W. C., Studzinski, G. P.: Fed. Proc. 26, 467 (1967). — 6. Morris, N. R., Fischer, G. A.: Biochim. Biophys. Acta (Amst.) 68, 84 (1963). — 7. Osswald, H.: Z. Krebsforsch. 74, 376 (1970). — 8. Osswald, H.: Arzneimittel-Forsch. 22, 1184 (1972). — 9. Osswald, H.: In: Aktuelle Probleme der Therapie maligner Tumoren (Hrsg. H. Wüst), S. 258. Stuttgart: Thieme 1973. — 10. Osswald, H.: Overadditive chemotherapeutic action of Vinblastine and 5-Fluorouracil by the combination with certain nucleosides (Vortrag). II. Meeting on the European Association for Cancer Research. Heidelberg 1973. — 11. Osswald, H.: In: Ergebnisse der Adriamycin-Therapie (Hrsg. M. Ghione, J. Fetzer, H. Maier), S. 24. Berlin-Heidelberg-New York: Springer 1975. — 12. Yang, S. J., Hahn, G. M., Bagshaw, M. A.: Exp. Cell Res. 42, 130 (1966).

BÜCHNER, TH., BARLOGIE, B., HIDDEMANN, W., HOFSCHRÖER, J., METZ, U., ORTHEIL, N. B., KAMANABROO, D., ASSEBURG, U. (Med. Univ.-Klinik, Münster): **Klinische und tierexperimentelle Untersuchungen zur Zellzyklusarretierung durch Cytosin-Arabinosid bei Leukämien**

Seit 1973 haben wir auf dieser Tagung mehrfach über Effekte antileukämischer Substanzen auf den Ablauf des Proliferationszyklus vorwiegend an Hand des DNS-Histogramms mittels Impulscytophotometrie [5] berichtet. Im vergangenen Jahr wurden dabei Befunde vorgetragen, die eine Arretierung und Akkumulation von Zellen in der S-Phase unter Cytosin-Arabinosid im Knochenmark von Patienten mit akuter Leukämie [2] und bei einer experimentellen Rattenleukämie [1] zeigten. Da diesem Cytostatikum in der derzeitigen Leukämiebehandlung große Bedeutung zukommt — mehrere Beiträge des heutigen Vormittags zeigen es —, haben wir dieses Phänomen weiter verfolgt und auf seine Reversibilität und mögliche Wirksamkeit in der Kombinationstherapie geprüft.

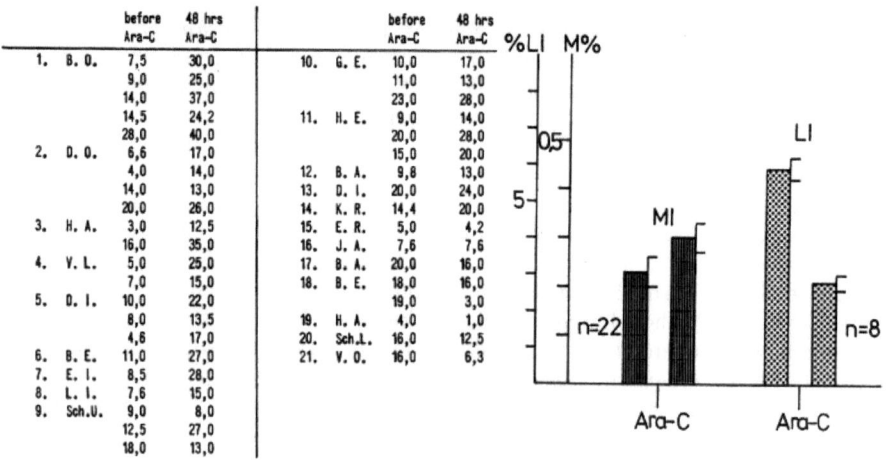

Abb. 1. Zellkinetischer Effekt von Cytosin-Arabinosid bei Patienten mit AML. Die Tabelle zeigt die aus den DNS-Histogrammen des Knochenmarks ermittelten prozentualen Anteile im Bereich der S-Phase vor und nach 48stündiger Dauerinfusion von Ara-C (3 mg/kg KG/Tag). Im Diagramm rechts sind Mitoseindex und ^{3}H-TdR-Markierungsindex nach Kurzinkubation mit Vertrauensgrenzen für sämtliche in n-Fällen ausgewerteten Zellen angegeben

Typisch war bei den Patienten mit AML am Ende einer 48stündigen Dauerinfusion von Ara-C (3 mg/kg/Tag) im Knochenmark eine Zunahme von Zellen mit DNS-Gehalt im Bereich der S-Phase bis auf das 5fache des Ausgangswerts [3]. Die Fraktion der G_2-Zellen + Mitosen nahm dabei nur in ein Drittel der Fälle ab und zeigte in den meisten Fällen keine Veränderung oder sogar eine Zunahme als Zeichen dafür, daß in S akkumulierte Zellen noch in G_2-M übertreten und diesen Abschnitt verzögert durchlaufen [4].

14 von 21 Patienten zeigten bei 28 von 39 Kursen (72%) eine Akkumulation in S (Abb. 1). In keinem geprüften Fall änderte sich der Mitoseindex eindeutig, auch nicht in der Gesamtheit der Zellen aller Fälle, während der ^{3}H-TdR-Markierungsindex nach Kurzinkubation in 6 von 8 Fällen mit deutlicher S-Phase-Akkumulation signifikant abfiel, ebenso für sämtliche ausgezählte Zellen aller Fälle [4].

Nimmt man hypothetisch den durch reine DNS-Synthese-Blockierung über 48 Std möglichen Zuwachs an S-Phasezellen, so ergibt sich eine direkte Abhängigkeit von der DNS-Synthesezeit, die auf Grund ausreichender in vivo-Studien für leukämische Blasten bei 15 bis 20 Std liegt [6, 7]; der resultierende Zuwachs beträgt entsprechend den Faktor 2,4 bis 3 des Ausgangswertes. Für deutlich darüberliegende Werte in einem Teil der Fälle reicht daher die reine Arretierung als Erklärung für den S-Phasezellen-Zuwachs nicht aus [4]. Die Annahme eines Recruitment ruhender (G_0-) Zellen in den Proliferationszyklus durch Ara-C scheint sich hierin zu bestätigen.

An PHA-stimulierten Lymphozyten als einem weiteren Zellsystem zeigten Serienhistogramme nach 12stündiger Anwesenheit von Ara-C im Medium zunächst eine unveränderte Phasenverteilung der Population, 4 Std später einen Anstieg in der frühen S-Phase, nach 8 Std eine Zunahme im gesamten S-Bereich auf das Doppelte des Ausgangswerts, nach 12 Std eine Zunahme der G_2-M-Fraktion und nach 24 Std schließlich eine Normalisierung der Verteilung [4].

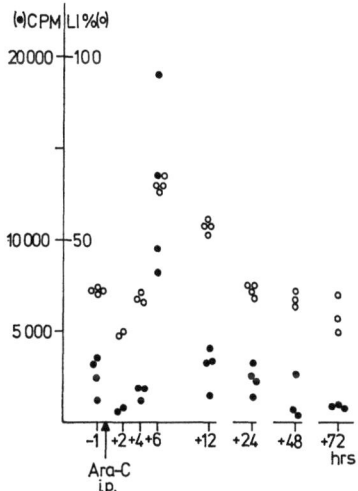

Abb. 2. Zellkinetischer Effekt von Cytosin-Arabinosid bei der Rattenleukämie L 5222 an Milzzellen. Sowohl ^{3}H-TdR-Inkorporation (Punkte) als auch -Markierungsindex (Kreise) nach Kurzinkubation (30 min) zeigen 6 Std nach Ara-C-Injektion einen deutlichen Anstieg weit über den Ausgangswert

Als Auswirkung der Ara-C-Dosis ergab die kleinste Dosis (0,012 µg/10 ml) den höchsten Anstieg in S und die 100fache Konzentration einen verzögerten Anstiegs. Die ^{3}H-TdR-Inkorporation fiel gegensinnig und dosisabhängig ab, um bei niedriger und mittlerer (0,12 µg/10 ml) Ara-C-Konzentration anschließend deutlich über den Ausgangswert anzusteigen [4].

Als 3. Zellsystem zeigten Milzzellen von Ratten mit der unreifzelligen Leukämie L 5222 nach einer Injektion von 6 mg/kg KG Ara-C in den Serienhistogrammen 6 Std später einen Kurvenanstieg im Bereich der frühen S-Phase, nach 12 Std eine Zunahme im gesamten S-Bereich auf etwa doppelte Norm und nach 24 Std eine Normalisierung [4].

Auch hierbei kam es vorübergehend zum deutlichen Anstieg der ^{3}H-TdR-Inkorporation und des ^{3}H-TdR-Markierungsindex (Abb. 2).

Zusammenfassend ist festzustellen, daß Cytosin-Arabinosid nach vorliegenden Befunden eine zumindest teilweise reversible Arretierung der DNS-Synthese bewirkt; für zusätzliches Recruitment finden sich Anzeichen. Es resultiert eine passagere Anreicherung von Zellen in der S-Phase, für die erhöhte Sensibilität gegenüber einer Reihe von Cytostatica anzunehmen ist. Ara-C, das sich in der Monotherapie nicht bewährt hat, ist Hauptbestandteil neuerer Kombinationsschemata, mit denen bis zu 80% Vollremissionen bei akuten Leukämien Erwachsener erzielt werden. Die Wirkung beruht auf einem Synergismus, für den der ausgeprägte zellkinetische Effekt von Cytosin-Arabinosid wenigstens eine Erklärung bietet. Als Ergänzung kontrollierter klinischer Studien erscheinen daher zellkinetische Kontrollen unter Therapie, wie sie mit Hilfe der Impulscytophotometrie möglich sind, für die Weiterentwicklung der Kombinationstherapie akuter Leukämien notwendig.

Literatur

1. Barlogie, B., Kamanabroo, D., Asseburg, U., Hiddemann, W., Büchner, Th.: Verh. dtsch. Ges. inn. Med. 80 (1974). — 2. Büchner, Th., Asseburg, U., Kamanabroo, D., Hiddemann, W., Hiddemann, R. A., Barlogie, B., Göhde, W.: Verh. dtsch. Ges. inn. Med. 80, 1674 (1974). — 3. Büchner, Th., Barlogie, B., Göhde, W., Schumann, J.: Cell kinetic effects of cytostatics in human and experimental leukemia. Internat. Symposium on Pulse Cytophotometry. Nijmegen 1974. — 4. Büchner, Th., Barlogie, B., Göhde, W., Schumann, J.: Zur Wirkung der Chemotherapie akuter Leukämien auf die Zellkinetik anhand des DNS-Histogramms mittels ICP. 3. Internat. Arbeitstagung über proliferative Erkrankungen des myeloischen Systems; 19. bis 22. 3. 1975 in Wien. — 5. Dittrich, W., Göhde, W.: Z. Naturforsch. 246, 360 (1969). — 6. Harriss, E. B., Hoelzer, D.: Cell Tiss. Kinet. 4, 433 (1971). — 7. Killmann, S. A.: Ser. Haematol. 1, 38 (1968).

HIRSCHMANN, W.-D., KOVACS, E. L., GERECKE, D., KAULEN, H.-D., VOIGTMANN, R., GROSS, R. (Med. Univ.-Klinik, Köln): **Zur Applikationsweise und Inaktivierung von Cytosin-Arabinosid bei akuten Leukämien**

Cytosin-Arabinosid (Ara-C, Alexan®), ein Pyrimidin-Antagonist, hat vor allem im Rahmen der Remissionsinduktionstherapie akuter Leukämien große Bedeutung erlangt. Bevor das Zytostatikum seine hemmende Wirkung auf die DNS-Synthese proliferierender Zellen entfalten kann, muß es zur Nukleotidform phosphoryliert werden. Das Triphosphat des Cytosin-Arabinosid (Ara-CTP) stellt den in erster Linie wirksamen Metaboliten dar [8]. Untersuchungsbefunde an der L1210-Leukämie wie auch an menschlichen Leukämien unterstützen die Annahme, daß die Ara-C-Phosphorylierungskapazität von Tumorzellen entscheidend für deren Sensibilität gegen das Zytostatikum ist [2, 7].

Neben der Aktivierung findet in menschlichen Leukämiezellen auch eine Inaktivierung des Cytosin-Arabinosid statt. Durch das Enzym Deoxycytidin-Desaminase wird die Substanz zum inaktiven Metaboliten Ara-Urazil (Ara-U) abgebaut [11]. Die Daten in der Tabelle veranschaulichen die Verhältnisse zwischen Phosphorylierung und Desaminierung des Cytosin-Arabinosid durch Leukämiezellen von 7 verschiedenen Patienten. Auffallend sind hierbei die individuellen Unterschiede vor allem bei der Ara-C-Desaminierung. Der sogenannte K/D-Quotient (Aktivität der Tumorzell-Kinasen zur Aktivität der Tumorzell-Desaminasen) kann somit beträchtlich variieren. Möglicherweise ist dieser K/D-Quotient eines Tumorgewebes ein Parameter für die Sensibilität gegen Ara-C in dem Sinne, daß hohe Werte ein gutes Ansprechen des Tumors auf das Zytostatikum erwarten lassen und umgekehrt [5].

Beim Menschen wurden die höchsten Nukleosiddesaminase-Aktivitäten in der Leber und in den Nieren nachgewiesen [1]. Diese Organe sind deshalb in erster Linie für die schnelle Inaktivierung und Elimination des Cytosin-Arabinosid in Betracht zu ziehen.

Nach einmaliger intravenöser Injektion fallen die Ara-C-Blutspiegel bei Leukämiepatienten rasch ab. Die Eliminationskurven zeigen einen biphasischen Verlauf, wobei die Halbwertszeit der ersten steilen Phase nach unseren Untersuchungen im Bereich von 5 bis 14 min liegt. Andere Autoren berichteten über ähnliche Ergebnisse [5, 6, 12]. Die empirisch festgelegte, minimale therapeutisch wirksame Plasmakonzentration von 0,025 bis 0,05 µg Ara-C/ml kann nach intravenöser Injektion von 3 mg Ara-C/kg bei einem Teil der Patienten in weniger als 1 Std unterschritten werden. Wenn dieselbe Dosis in Form einer kontinuierlichen Infusion verabreicht wird, ist es möglich, ausreichend hohe Plasmaspiegel

Tabelle. Metabolisierung von Ara-C durch Leukämiezellen in vitro. Inkubation der Zellen 30 min lang in Hanks-Lösung mit 28 mµMol ³H-Ara-C. Trennung der Metabolite durch Hochspannungselektrophorese. Werte als mµMol Substratäquivalent/min/10^{10} Zellen

Patient	Diagnose	Intrazellulär						Extrazellulär		
		Ara-C	Ara-CMP	Ara-CDP	Ara-CTP	Ara-U	Ara-U Nukleotide	Ara-C	Ara-U	Ara-C Nukleotide / Ara-U
Bu. L.	Blastenschub	0,59	3,89	2,15	0,12	31,32	0,26	609,86	190,3	1 : 35,9
Me.R.	AML	0,31	0,87	4,31	3,01	2,76	0,16	652,88	73,66	1 : 9,3
Mu.P	AML	0,5	3,46	4,13	0,65	17,46	> 0,01	697,0	142,6	1 : 19,4
Ni.	AML	0,12	1,9	2,63	1,04	16,49	0,02	23,14	662,98	1 : 121,9
Pä K.	AML	1,47	3,2	2,85	1,06	5,7	0,26	203,0	19,64	1 : 3,6
Sp.M.	AML	0,13	5,04	4,7	1,66	6,19	0,03	80,24	128,61	1 : 11,8
We.J.	AML	1,0	8,26	2,66	0,61	20,58	> 0,01	692,89	271,1	1 : 25,3

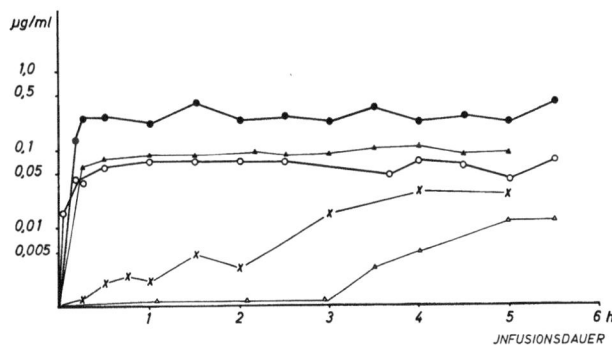

Abb. 1. Ara-C Plasmakonzentrationen unter kontinuierlicher Infusion von 100 mg/m²/8 Std bei 5 Leukämiepatienten

über mehrere Stunden aufrechtzuerhalten (Abb. 1). Bemerkenswert ist der Befund, daß sich bei dieser Applikationsweise konstante Ara-C-Plasmaspiegel bei einigen Patienten bereits innerhalb von 30 min, bei anderen erst im Verlaufe von 3 bis 5 Std einstellten.

Nach oraler Einnahme von Cytosin-Arabinosid darf nach unseren Untersuchungsergebnissen nicht bei allen Patienten mit wirksamen Blutkonzentrationen gerechnet werden. Die therapeutische Wirkung dieser Applikationsform ist unseres Erachtens noch nicht als gesichert zu betrachten.

Die Bestimmung der Ara-C-Plasmakonzentrationen wurde mit einem biologischen Test durchgeführt, der den Vorteil einer hohen Empfindlichkeit aufweist. Das Prinzip beruht auf der Eigenschaft des Cytosin-Arabinosid konzentrationsabhängig den Thymidineinbau in Leukämie- bzw. Knochenmarkszellen zu hemmen. Auf diese Weise können Plasmaproben mit bekanntem Ara-C-Gehalt als

Bezugsgröße für Plasmaproben mit unbekannter Ara-C-Konzentration dienen. Bei dem Verfahren ist wichtig, daß eventuell im Plasma vorkommende Nukleosid-Desaminasen inhibiert werden. Wir verwendeten hierzu das Tetrahydrouridin (NSC-112907, National Cancer Institute Bethesda).

Auf der Basis unserer Erkenntnisse über den Wirkungsmechanismus und die Pharmakokinetik des Cytosin-Arabinosid ist theoretisch zu fordern, daß häufige intravenöse Einzelgaben oder eine kontinuierliche Verabreichung die wirksamste Applikation der Substanz sein müßten. Diese Vorstellung wird durch Experimente an der L1210-Leukämie der Maus und an Kulturen menschlicher Lymphomzellen bestätigt [3, 9]. Auch klinische Erfahrungen lehren uns, daß der zytocide Effekt des Ara-C durch Ausdehnung der Einwirkungszeit gesteigert werden kann [4]. Die bislang besten mit Ara-C-Monotherapie erreichten Remissionsquoten bei akuten Leukämien des Erwachsenen wurden mit Hilfe der 120stündigen Dauerinfusion erzielt [10]. Ob nun die Ausdehnung der Cytosin-Arabinosid-Infusion über mehrere Tage bei Kombination mit anderen Zytostatika etwa mit Cyclophosphamid oder Daunomycin ebenfalls Vorteile erbringt, mag dahingestellt bleiben.

Da der Ara-C-Plasmaspiegel nach rascher intravenöser Injektion von üblicherweise verwendeten Dosierungen bei einem gewissen Anteil der Patienten weniger als 1 Std über dem geforderten therapeutisch wirksamen Bereich liegt, ist zu erwarten, daß diese Patienten auf Ara-C-Einzelinjektionen nur ungenügend oder gar nicht ansprechen.

Aus diesem Grunde ist zu empfehlen, daß Cytosin-Arabinosid auch im Rahmen von Kombinationsbehandlungen über eine Dauer von wenigstens einigen Stunden appliziert wird, wobei verbindliche Richtlinien hierfür zur Zeit noch nicht aufgestellt werden können. Nach unseren Erfahrungen stellt die tägliche 8-Std-Infusion von Cytosin-Arabinosid in Kombination mit anderen Zytostatika (COAP-Schema nach Freireich) bei der Remissionsinduktion akuter Leukämien des Erwachsenen einen sehr effektiven, relativ risikoarmen Kompromiß von guter klinischer Praktikabilität dar.

Literatur

1. Camiener, G. W., Smith, C. G.: Biochem. Pharmacol. **14**, 1405 (1965). — 2. Chou, T.-C., Hutchison, D. J., Schmid, F. A., Philips, F. S.: Cancer Res. **35**, 225 (1975). — 3. Drewinko, B., Ho, D. H. W., Barranco, S. C.: Cancer Res. **32**, 2737 (1972). — 4. Frei III, E., Bickers, J. N., Hewlett, J. S., Lane, M., Leary, W. V., Talley, R. W.: Cancer Res. **29**, 1325 (1969). — 5. Frei, E., Ho, D. H. W., Bodey, G. P., Freireich, E.: Unifying concepts of leukemia. Bibl. haemat. No. 39 (ed. R. M. Dutcher, L. Chieco-Bianchi), pp. 1085–1097. Basel: Karger 1973. — 6. Ho, D. H. W., Frei III, E.: Clin. Pharmacol. Ther. **12**, 944 (1971). — 7. Kessel, D., Hall, T. C., Rosenthal, D.: Cancer Res. **29**, 459 (1969). — 8. Schrecker, A. W., Urshel, M. J.: Cancer Res. **28**, 793 (1968). — 9. Skipper, H. E., Schabel, F. M., Jr., Wilcox, W. S.: Cancer Chemother. Rep. **51**, 125 (1967). — 10. Southwest Oncology Group: Arch. intern. Med. **133**, 251 (1974). — 11. Steuart, C. D., Burke, P. J.: Nature New Biology **233**, 109 (1971). — 12. Wan, S. H., Huffman, D. H., Azarnoff, D. L., Hoogstraten, B., Larsen, W. E.: Cancer Res. **34**, 392 (1974).

GERECKE, D., KAULEN, H.-D., HIRSCHMANN, W.-D., VOIGTMANN, R., GROSS, R. (Med. Univ.-Klinik, Köln): **Erste klinische Erfahrungen mit einem modifizierten COAP-Schema bei akuten Leukosen des Erwachsenen**

Im Gegensatz zur Situation bei den akuten lymphoidzelligen Leukämien im Kindesalter ist eine befriedigende Remissionsquote bei *akuten Leukosen des Erwachsenen* trotz intensiver Polychemotherapie bisher noch nicht erreicht worden. Immerhin wurden in den letzten Jahren aus verschiedenen hämatologischen

Zentren Remissionsquoten um 50% mitgeteilt. Dabei enthalten praktisch alle zur Anwendung kommenden Kombinationsschemata den Antimetaboliten Cytosin-Arabinosid (Ara-C). Experimentelle und klinische Untersuchungen zur Wirkungsweise dieses Cytostatikums haben gezeigt, daß der cytocide Effekt von Ara-C gegenüber allen bisher untersuchten Zellsystemen stärker von der Dauer seiner Einwirkung als von der Konzentration abhängig ist [1—4]. In diesem Zusammenhang ist die rasche Inaktivierung des Medikamentes im menschlichen Organismus nach einmaliger i.v. Injektion von Nachteil, so daß sich die Dauerinfusion als Applikationsform anbietet [5]. Dies sollte auch dann gelten, wenn Ara-C Bestandteil einer Kombinationschemotherapie ist.

In Konsequenz dieses Gedankenganges haben wir die Dauerinfusion von Ara-C in das von Whitecar *et al.* [6] beschriebene COAP-Schema eingeführt. Dabei handelt es sich um eine Polychemotherapie mit Vincristin, Cyclophosphamid, Ara-C und Prednison, wobei Ara-C gemäß der Originalbeschreibung in Abständen von 8 Std als *Einzelinjektion* gegeben wird. Unsere Modifikation beinhaltet die Infusion von Ara-C täglich für die Dauer von 8 Std. Ferner wurde die gemäß der Originalbeschreibung auf täglich 3 Einzelgaben aufgeteilte Dosis von Cyclophosphamid zu einer Injektion zusammengefaßt, da eine Dosisfraktionierung bei diesem Cytostatikum zumindest tierexperimentell [4] keine Vorteile bringt. Alle übrigen Parameter des Originalschemas blieben praktisch unverändert, so insbesondere die Gesamtdosierung der Medikamente sowie der Zeitabstand und die Dauer der intermittierenden cytostatischen Therapie. Eine Gegenüberstellung des Original-COAP-Schemas und der von uns verwendeten COAP-Modifikation findet sich in Abb. 1.

COAP original		Behandlungstag	1, 15, 29,	2, 16, 30,	3, 17, 31,	4, 18, 32,	5, 19, 33,
Whitecar et al. 1972		Uhrzeit	8 16 24	8 16 24	8 16 24	8 16 24	8 16 24
Vincristin	2 mg/d	i.v.	↓				
Prednison	200mg/d	oral	↓ ↓ ↓ ↓	↓ ↓ ↓ ↓	↓ ↓ ↓ ↓	↓ ↓ ↓ ↓	↓ ↓ ↓ ↓
Cyclophosphamid	$100 mg/m^2 \cdot d$	i.v.	↓ ↓ ↓	↓ ↓ ↓	↓ ↓ ↓	↓ ↓ ↓	↓ ↓ ↓
Cytosin-Arabinosid	$100 mg/m^2 \cdot d$	i.v.	↓ ↓ ↓	↓ ↓ ↓	↓ ↓ ↓	↓ ↓ ↓	↓ ↓ ↓

COAP modifiziert		Behandlungstag	1, 15, 29,	2, 16, 30,	3, 17, 31,	4, 18, 32,	5, 19, 33,
Gerecke et al. 1975		Uhrzeit	8 16	8 16	8 16	8 16	8 16
Vincristin	2 mg / d	i.v.	↓				
Prednison	200mg / d	i.v.	↓	↓	↓	↓	↓
Cyclophosphamid	200mg /d	i.v.	↓	↓	↓	↓	↓
Cytosin-Arabinosid	$100 mg /m^2 \cdot d$	8^h-Infus.	□	□	□	□	□

Abb. 1. Gegenüberstellung des Original-COAP-Schemas nach Whitecar *et al.* [6] und des modifizierten COAP-Schemas

Inzwischen wurden insgesamt 14 Pat. mit *unvorbehandelter* akuter Leukose nach diesem modifizierten COAP-Schema behandelt. Es handelt sich um 9 myeloidzellige Leukämien, 2 lymphoidzellige Leukämien, 2 undifferenzierte Leukämien und 1 akute Retikulose. Das Alter der Patienten lag zwischen 15 und 64 Jahren. Fälle von smouldering leukemia, Haarzellenleukose und akute Leukosen, die aus anderen hämatologischen Erkrankungen hervorgegangen waren (z. B. aus aplastischen Syndromen oder chronischen Myelosen), wurden nicht in die Studie aufgenommen.

Schon nach dem ersten 5tägigen Behandlungszyklus verschwanden die leukämischen Zellen bei allen Patienten fast vollständig aus der Blutbahn, auch wenn hohe Blastenkonzentrationen bei Therapiebeginn vorgelegen hatten. Die nachfolgende aplastische Phase war mit Antibiotika und Thrombocytensubstitution in der Regel gut zu beherrschen. Die Indikation zur Thrombocytentransfusion wurde nicht von der Thrombocytenzahl, sondern von Anzeichen einer hämorrhagischen Diathese abhängig gemacht. Der Eintritt einer Remission kündigte sich durch einen Spontananstieg der Thrombocytenzahlen an. Unabhängig davon, wann sich Zeichen einer Remission einstellten, wurden grundsätzlich 3 5tägige Therapiezyklen mit nachfolgenden 9tägigen cytostatikafreien Intervallen durchgeführt. Lag nach Abschluß der Remissionsinduktionsbehandlung eine Vollremissionen vor, so wurde eine Erhaltungstherapie mit 6-Mercaptopurin (100 mg/d) und Amethopterin (2mal wöchentlich 20 mg) eingeleitet.

Zur Beurteilung des Therapieerfolges wurde der Prozentsatz kompletter Remissionen und die Überlebenskurve des Patientenkollektivs nach der life-table-Methode bestimmt. Die Ergebnisse sind in Abb. 2 im Vergleich mit den entsprechenden Resultaten von Whitecar et al. [6] dargestellt. Die mit unserem modifizierten COAP-Schema erzielte Vollremissionsquote von 71% (10 von 14 Patienten) liegt deutlich über der des Originalschemas von 44%. Dieses Resultat wirkt

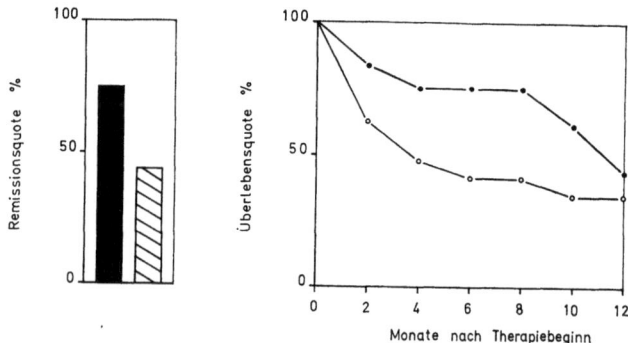

Abb. 2. Vollremissionsquote und Überlebensquote nach Therapiebeginn von 14 Patienten unter Behandlung mit dem modifizierten COAP-Schema (schwarze Säule bzw. schwarze Punkte). Zum Vergleich sind die von Whitecar et al. [6] mit dem Original-COAP-Schema erzielten Resultate dargestellt (schraffierte Säule, offene Kreise)

sich auch in der Überlebenszeit unseres Patientenkollektivs nach Therapiebeginn mit COAP aus: der Median liegt bei 11 Monaten, während Whitecar et al. nur knapp 4 Monate erreichten. Die starke Differenz der medianen Überlebenszeiten kontrastiert mit der Annäherung der Überlebenskurven 12 Monate nach Therapiebeginn. Hierfür dürfte am ehesten der Unterschied in der durchgeführten Remissionserhaltungstherapie verantwortlich sein: die von uns verwendete Kombination von 6-Mercaptopurin und Amethopterin ist offensichtlich der von Whitecar et al. benutzten Reinduktionstherapie mit COAP in 3- bis 4wöchigen Abständen unterlegen.

Insgesamt rechtfertigen die hier vorgelegten Ergebnisse, die sich auf ein noch sehr kleines Krankengut beziehen, die Prüfung dieses Remissionsinduktionsschemas auf breiterer Basis.

Literatur

1. Frei, E., Ho, D. H. W., Bodey, G. P., Freireich, E.: Pharmacologic and cytokinetic studies of arabinosylcytosine. In: Unifying concepts of leukemia. Bibl. haemat. **39** (eds. R. M. Dutcher, L. Chieco-Bianchi), pp. 1085—1097. Basel: Karger 1973. — 2. Bruce, W. R., Meeker, B. E., Powers, W. E., Valeriote, F. A.: J. natl. Cancer Inst. **42**, 1015 (1969). — 3. Frei, E., Bickers, J. N., Hewlett, J. S., Lane, M., Leary, W. V., Talley, R. W.: Cancer Res. **29**, 1325 (1969). — 4. Venditti, J. M.: Cancer Chemother. Rep. **2**, 35 (1971). — 5. Hirschmann, W. D.,

Kovacs, E. L., Gerecke, D., Kaulen, H. D., Voigtmann, R.: Zur Applikationsweise von Cytosin-Arabinosid bei der Remissionsinduktion akuter Leukämien des Erwachsenen (Abstr. No. 71). 3. Intern. Arbeitstagung über ,,Proliferative Erkrankungen des myeloischen Systems", Wien 1975. — 6. Whitecar, J. P., Bodey, G. P., Freireich, E. J., McCredie, K. B., Hart, J. S.: Cancer Chemother. Rep. **56**, 543 (1972).

BEYER, J.-H., SCHMIDT, C. G., LINZENMEIER, G., HANTSCHKE, D. (Innere Univ.-Klinik u. Poliklinik, Tumorforschung, u. Inst. f. Med. Mikrobiologie, Univ.-Hautklinik, u. Poliklinik, Klinikum Essen): **Die Behandlung akuter Myeloblastenleukämien unter sterilen Bedingungen in einem Laminar down flow-System zur Infektionsprophylaxe im Vergleich mit der Behandlung in Einzelzimmern**[*]

Auch heute noch sterben Patienten mit akuten Myeloblastenleukämien bei intensiver Chemotherapie zu 60 bis 70% an tödlichen Infekten, wenn keine entsprechenden Vorsichtsmaßnahmen getroffen werden. Diese bestehen heute in einer umgekehrten Isolation (reverse isolation), um die Patienten vor den Keimen der Umwelt zu schützen. Wir verwenden zur Isolation 2 laminar down flow-Zelte. Zusätzlich unterteilten wir die in den sterilen Zelten behandelten Patienten in solche, die nur isoliert waren, d. h. sterile Bettwäsche, steriles Essen, sterile Medikamente, Hautdesinfektion usw. bekamen, und solche, die zusätzlich dekontaminiert wurden, d. h. zu den oben erwähnten Maßnahmen orale, nicht absorbierbare Antibiotika und ein auf seine Sensibilität getestetes Antimykotikum bekamen.

Tabelle 1

136 Keimzahlbestimmungen im Stuhl
201 Urinkulturen
167 Rachenspülflüssigkeiten
519 Abstriche von Patienten (Ohr, Nase, Rachen, Achsel, Leiste, Präputium/Vagina)
16 Blutkulturen
1137 Abstriche aus dem sterilen Zelt und der Umgebung auf Bakterien
245 Untersuchungen auf Pilze (Stuhl, Urin, Rachenspülflüssigkeit)
445 Kulturen aus dem sterilen Zelt und der Umgebung auf Pilze
117 Untersuchungen von Hämagglutination und Zellagglutination auf Pilze
3085 bakteriologische und mykologische Untersuchungen

Wir begannen mit einer Standarddosierung der oralen, nicht absorbierbaren Antibiotika und verwendeten Colistin® 3mal 2 Tabl. (3 000 000 E), Neobacid 3mal 4 Tabl. (Neomycinsulfat 3,0 g, Bacitracin 300 000 E) und als Antimykotikum Moronal® 3mal 2 ml (600 000 E) oder Ampho-Moronal® 3mal 2 ml (600 000 E) als Suspension. Zur Hautdesinfektion nahmen wir anfangs Manipur®, jetzt Tego 103 S®.

In einem Zeitraum von 1,5 Jahren behandelten wir insgesamt 16 Patienten, die nach dem Programm der EORTC Gnotobiotic Project Group in die Einzelzimmer oder die sterilen Zelte randomisiert wurden. Da einige Patienten mehrfach bei uns waren und unterschiedlich behandelt wurden, lagen 7 Patienten im sterilen Zelt und 14 in einem Einzelbettzimmer.

Insgesamt wurden von diesen Patienten 3085 bakteriologische und mykologische Untersuchungen durchgeführt (Tabelle 1).

[*] Mit Unterstützung des Landesamtes für Forschung des Landes Nordrhein-Westfalen.

Von 1137 Bakterienabstrichen aus dem Zelt waren 780 (68,6%) steril, 357 (31,4%) mit den Bakterien der Patienten kontaminiert.

Von 445 Pilzkulturen aus dem Zelt waren 389 (87,4%) steril, 56 (12,6%) mit denen der Patienten identisch.

Die Stuhluntersuchungen bei den Patienten im Einzelzimmer ergaben keine sterilen Stühle, bei den Patienten im sterilen Zelt ohne Dekontamination 75% Stühle mit Bakterien und Pilzen, 12,5% enthielten nur Bakterien und 12,5% nur Pilze. Bei den Patienten im sterilen Zelt mit Dekontamination wurden 58% sterile Stühle, 12% Stühle mit Bakterien und Pilzen, 8% nur mit Bakterien und 22% nur mit Pilzen gefunden.

Die Abstriche von der Haut waren nur zu 6% steril, die Rachenspülflüssigkeiten zu 0% [1].

Die Patienten hatten eine Gesamtliegedauer von 1074 Tagen, wobei 221 Fiebertage gezählt wurden (Fiebertage wurden gerechnet bei Temperaturen über 38° C rektal gemessen). Das waren 20,6%. Bei 604 Aufenthaltstagen im Einzelzimmer waren 156 (25,8%) Fiebertage, bei 470 Aufenthaltstagen im sterilen Zelt 65 (13,8%) Fiebertage. Dies ist statistisch nicht signifikant (p = 0,83).

Die Granulozytopenietage (weniger als 1000 Granulozyten/mm^3) lagen bei allen Patienten bei 638 Tagen (59,4%), zwischen 500 bis 1000 Granulozyten/mm^3 waren es 178 Tage (16,6%), unter 500 Granulozyten/mm^3 460 Tage (42,8%).

Die Granulozytopenietage im Einzelzimmer betrugen insgesamt 321 Tage (53,2%), davon 82 Tage (13,6%) bei Granulozytenwerten zwischen 500 bis 1000 Granulozyten/mm^3 und 239 Tage (39,6%) unter 500 Granulozyten/mm^3.

Die Granulozytopenietage im sterilen Zelt betrugen insgesamt 317 Tage (67,5%), davon zwischen 500 bis 1000 Granulozyten/mm^3 96 Tage (20,4%), unter 500 Granulozyten/mm^3 221 Tage (47,0%). Diese Unterschiede sind statistisch nicht signifikant [2].

Da Fieberzustände gewöhnlich erst bei Granulozytenzahlen unter 1000/mm^3 und besonders unter 500/mm^3 auftreten, wurden folgende Korrelationen gefunden, wenn die Fiebertage bei Granulozytopenie gegenüber der Gesamtliegedauer aufgeschlüsselt wurden:

Einzelzimmer:	zwischen 500 bis 1000 Granulozyten/mm^3	1,0%
	unter 500 Granulozyten/mm^3	14,9%
Steriles Zelt:	zwischen 500 bis 1000 Granulozyten/mm^3	2,8%
	unter 500 Granulozyten/mm^3	10,6%

Es bestehen statistisch keine signifikanten Unterschiede (p = 0,62).

Werden die Patienten im sterilen Zelt nach Isolation und Isolation plus Dekontamination aufgeteilt, so ergeben sich folgende Werte:

Isolation:	zwischen 500 bis 1000 Granulozyten/mm^3	0,0%
	unter 500 Granulozyten/mm^3	14,5%
Isolation plus Dekontamination:	zwischen 500 bis 1000 Granulozyten/mm^3	4,1%
	unter 500 Granulozyten/mm^3	7,3%

Daraus ergibt sich, daß bei Granulozytenwerten unter 500/mm^3 die Fiebertage in den Einzelzimmern über denen liegen, die im sterilen Zelt isoliert liegen (14,9% gegenüber 10,6%, p = 0,62) und daß die Isolation plus Dekontamination der Isolation allein überlegen ist (7,3% gegenüber 14,5%, p = 0,27). Dies ist statistisch nicht signifikant, weist jedoch auf einen Trend hin.

Werden die Fiebertage bei Granulozytopenie den Gesamttagen der Granulozytopenien gegenübergestellt, so ergeben sich bei weniger als 500 Granulozyten pro mm^3 für das Einzelzimmer 90 Fiebertage bei 239 Granulozytopenietagen

(37,7%), im sterilen Zelt 50 Fiebertage bei 221 Granulozytopenietagen (22,6%). Bei der Aufteilung nach Isolation und Isolation plus Dekontamination wurden 27 Fiebertage bei 105 Granulozytopenietagen (27,0%) für die Isolation und 23 Fiebertage bei 116 Granulozytopenietagen (19,8%) gezählt. Den statistischen Vergleich zeigt Tabelle 2 [3—5].

Auch aus dieser Vergleichsmöglichkeit wird ersichtlich, daß wegen der zu geringen Patientenzahl lediglich ein Trend gezeigt werden kann, der anzeigt, daß Isolation plus Dekontamination die beste Infektionsprophylaxe bei der intensiven chemotherapeutischen Behandlung akuter Myeloblastenleukämien darstellt.

Tabelle 2. Fiebertage ($>38°$ C rektal) bei Granulozytopenie (<500 Granulozyten/mm³) gegenüber den Granulozytopenietagen

Einzelzimmer	90/239	37,7%	$p \leq 0,81$
Isolation	27/105	27,0%	
Einzelzimmer	90/239	37,7%	$p \leq 0,21$
Isolation plus Dekontamination	23/116	19,8%	

Literatur

1. Nagel, G. A., Seiler, M. W., Mayr, A. C., Koelz, A.: Schweiz. med. Wschr. **104**, 148 (1974). — 2. Dietrich, M.: Deutsches Ärzteblatt, 1862 (1974). — 3. Bodey, G. P.: Patient isolation units for cancer patients treated with chemical immunosuppressive agents. In: Transplantation Proceedings, 1279 (1973). — 4. Fopp, M., Gasser, A., Risch, H., Jungi, W. F., Meuret, G., Senn, H. J.: Krebsinformation **9**, 61 (1974). — 5. Bodey, G. P., Gehan, E. A., Freireich, E. J., Frei III, E.: Amer. J. med. Sci. **262**, 128 (1971).

BRUNTSCH, U., OSIEKA, R., GALLMEIER, W. M., SEEBER, S., SCHMIDT, C. G., (Innere Klinik u. Poliklinik, Tumorforschung, Univ.-Klinikum Essen): **Polychemotherapie bei refraktären Leukämien des Erwachsenen**

Bei den akuten Leukämien (AL) der Erwachsenen lassen sich heute durch eine intensive kombinierte Chemotherapie in 60 bis 80% der Fälle Vollremissionen (VR) erreichen. Kommt es unter der jetzt allgemein anerkannten Reinduktionstherapie zu einem Rezidiv, so ist die Wahrscheinlichkeit, daß noch einmal eine Remission erreicht werden kann, wesentlich niedriger. Dies gilt auch für die akuten lymphatischen Leukämien (ALL) der Jugendlichen, die bekanntlich alleine mit Prednison und Vincristin in einem hohen Prozentsatz in eine Vollremission gebracht werden können, aber unweigerlich rezidivieren. Noch schlechter sind die therapeutischen Möglichkeiten bei der Blastenphase der chronischen myeloischen Leukämie (CML-Bl), bei der ein gutes Ansprechen auf eine Chemotherapie die Ausnahme darstellt.

Wir behandelten in den letzten 2½ Jahren 21 Pat. mit therapieresistenter AL und 4 Pat. mit Blastenphase der CML mit einer intensiven Chemotherapie, bestehend aus 6 Zytostatika und Prednison. Alle Patienten mit AL waren intensiv vorbehandelt. Patienten mit AML und AUL (akute undifferenzierte Leukämie) wurden primär mit Cytarabin in einer Dosierung von 70 mg/m² an 5 aufeinanderfolgenden Tagen und Daunorubicin 55 mg/m² am Tag 1 behandelt. Zur Erhaltung der Vollremission erhielten die Patienten die gleiche Kombinationstherapie, wobei das Daunorubicin in jedem 2. Kurs durch Thioguanin in einer Dosierung von 70 mg/m² über 5 Tage ersetzt wurde. Während des Behandlungszeitraumes änderten wir unseren Therapieplan: wir erhöhten die Dosis von Cytarabin auf 100 mg/m² und gaben das Medikament grundsätzlich als Dauerinfusion statt der Kurzzeitinfusion alle 12 Std.

Im Falle des Rezidivs erhielten Patienten mit AML und AUL meist noch einmal eine höher dosierte Therapie mit Cytarabin in Kombination mit Daunomycin oder Adriamycin.

Patienten mit ALL wurden primär mit Vincristin und Prednison behandelt, im Rezidiv wurden sie wie Patienten mit AML therapiert.

In Tabelle 1 ist das Schema, mit dem 21 Patienten mit therapieresistenter AL und 4 Patienten mit Blastenphase bei CML behandelt wurden, wiedergegeben. Das Schema wurde erstmals 1972 von Spiers et al. vorgestellt. Sie gaben zusätzlich Asparaginase, was sich aber später nicht bewährt hat. In Abweichung von der originalen Therapieempfehlung gaben wir außerdem das Cytarabin als Dauertropf. Die 7 Medikamente sind nach heutigen Maßstäben relativ niedrig dosiert,

Tabelle 1. Trampco

	Dosis	Applikation	Dauer
Thioguanin	100 mg/m²	p.o.	3—5 Tage
Rubidomycin	40 mg/m²	i.v.	Tag 1
Alexan®	100 mg/m²	i.v.	3—5 Tage
Methotrexat	7,5 mg/m²	i.v.	3—5 Tage
Prednison	200 mg/m²	p.o.	Tag 1—5
Cyclophosphamid	100 mg/m²	i.v.	3—5 Tage
Vincristin (Oncovin®)	2 mg	i.v.	Tag 1

Tabelle 2

Patient		Alter	Diagnose	Ergebnis der Vortherapie	Trampco		Ergebnis
					Zeit von Diagnose (Wochen)	Zahl der Kurse (Zahl bis VR)	
1	A. S.	15	AUL	TR	6	3	Versager
2	A. H.	31	AML	VR	30	2	Versager
3	B. U.	18	AML	TR	9	1	Versager
4	B. U.	18	AML	VR	26	4	TR
5	B. G.	45	AML	Versager	9	2	Versager
6	F. K.	27	AML	VR	24	4	TR
7	F. J.	28	AUL	VR	25	2	Versager
8	G. G.	18	AML	Versager	11	1	VR
9	H. A.	20	AUL	VR	15	4	TR
10	H. R.	27	AML	Versager	6	4	Versager
11	H. W.	22	AUL	Versager	12	3 (2)	VR
12	L. F.	18	ALL	VR	36	3 (1)	VR
13	M. G.	35	AML	VR	25	4	Versager
14	M. C.	16	AML	VR	18	3 (1)	VR
15	M. R.	16	AUL	TR	30	1	Versager
16	N. K.	33	AML	VR	40	1	Versager
17	P. R.	20	ALL	VR	56	2	Versager
18	R. H.	22	ALL	VR	108	2	Versager
19	S. D.	16	AML	VR	34	4 (1)	VR
20	S. W.	43	AML	VR	18	3 (3)	VR
21	V. J.	17	ALL	VR	65	2	Versager
22	E. B.	26	CML-Bl	—	—	1	Versager
23	H. J.	57	CML-Bl	—	—	1	gutes Ansprechen
24	K. G.	43	CML-Bl	—	—	1	Versager (verstorben Tag 5)
25	S. H.	60	CML-Bl	TR	56	2	gutes Ansprechen

die Dosen entsprechen aber den damals auch für die Monotherapie üblichen Dosierungen. Die Therapie wurde bei uns in der Regel sofort auf 5 Tage ausgedehnt, bei guter Verträglichkeit wurden die Dosen in späteren Kursen erhöht oder die Therapie über 7 Tage fortgesetzt. Jedem Kurs folgte eine mindestens 7tägige Therapiepause. Zur Erhaltung einer einmal erreichten Remission wurden die Kurse in monatlichen Abständen wiederholt.

Bei den 21 Patienten mit AL konnten so 6 Vollremissionen erzielt werden, 2 dieser Patienten hatten hiermit erstmals eine komplette Remission erreicht. Drei Patienten kamen in eine Teilremission (TR), 12 waren Therapieversager (s. Tabelle 2).

Die Kriterien der VR waren die folgenden: subjektives Wohlergehen ohne Krankheitssymptome, normozelluläres Knochenmark mit weniger als 5% Blasten und ohne pathologische Blasten, im peripheren Blut über 100000 Thrombozyten und 1500 Granulozyten/mm^3 und ein Hämoglobinwert von mindestens 12 g pro 100 ml. Diese Kriterien mußten mindestens für einen Monat erfüllt sein. Der Begriff einer Teilremission wurde sehr eng gefaßt: im Knochenmark fanden sich weniger als 10% Blasten, peripher lagen die Thrombozyten über 100000, die Granulozyten über 1000/mm^3. Es bestand jedoch meist noch eine Anämie, und das Knochenmark war mäßig hypozellulär.

Die Dauer der erzielten Remissionen war in der Regel kurz. Zwei VR halten heute nach 11 und 29 Wochen noch an, die durchschnittliche Zeit der VR lag jedoch nur bei 11 Wochen.

Von den 4 Patienten mit CML-Bl wurden 3 sofort mit Trampco behandelt, 1 Patient erhielt zuvor über 1 Jahr andere Therapien mit verschiedenen Medikamenten. Zwei der 4 Patienten zeigten eine eindeutige subjektive und objektive Besserung mit Entfieberung, Rückgang der Splenomegalie und in einem Fall Rückgang der Blasten in der Peripherie von 18000 auf 700/mm^3 bei Anstieg der Thrombozyten von 30000 auf 225000/mm^3.

Die Nebenwirkungen waren bei dieser Behandlung überraschenderweise nicht exzessiv. Drei Patienten entwickelten eine schwere Stomatitis, darunter 2 mit CML-Bl. Eine leichte Stomatitis entwickelte etwa die Hälfte der Patienten. Eine geringe bis mäßiggradige Übelkeit, besonders während der ersten 2 Therapietage, war die Regel, sie war nie sehr stark ausgeprägt. Bei bestehender Remission wurden die Patienten nur zur Therapie stationär aufgenommen und am letzten Behandlungstag entlassen. Bei diesen Patienten entwickelte sich in keinem Falle eine Stomatitis. Die Knochenmarkstoxizität ist ebenfalls nicht sehr ausgeprägt. Bei normal aktivem Knochenmark — also bei Patienten in VR — haben wir keine Thrombopenie unter 100000/mm^3 und keine Granulozytopenie unter 1500/mm^3 gesehen.

Zusammenfassend läßt sich sagen, daß die Trampco-Kombination eine realistische Therapiemöglichkeit bei der intensiv vorbehandelten akuten Leukämie des Erwachsenen darstellt. Wir konnten so bei 21 Fällen noch 6mal eine Vollremission und 3mal eine Teilremission erzielen. Die Kürze der beobachteten Remissionen deutet jedoch darauf hin, daß die Dosierungen gerade für die Erhaltungstherapie zu niedrig liegen, sie sollten deshalb entsprechend der Verträglichkeit erhöht werden.

Als primäre Therapie empfiehlt sich auch nach den Angaben anderer Untersucher diese Kombination bei der Blastenphase der chronischen myeloischen Leukämie. Hier sollte die Therapie aber gerade bei älteren Patienten zunächst nur über 3 Tage durchgeführt werden. Erst bei erwiesener guter Verträglichkeit kann sie auf 5 Tage ausgedehnt und später in der Dosierung erhöht werden.

Literatur

Spiers, A. D. S., Dostello, C., Catovsky, D., Galton, D. A. G., Goldman, J. M.: Brit. med. J. **1974**, 77. — Spiers, A. D. S.: Brit. J. Haemat. **23**, 262 (1973).

KAULEN, H. D., BARTONITSCHEK, W., GERECKE, D., HIRSCHMANN, W. D., VOIGTMANN, R., GROSS, R. (Med. Univ.-Klinik u. Inst. f. Nuklearmedizin, Univ. Köln): **Transfusion frischer und tiefgefrorener Thrombozyten bei akuten Leukämien**

Zirka 90% der akuten Leukämien sind thrombozytopenisch [1]; die Blutung ist eine der Haupttodesursachen. Für eine wirksame Prophylaxe dieser Blutung und für die Beurteilung der Wirksamkeit eingefrorener Plättchenkonzentrate sind die quantitativen Verhältnisse bei einer Thrombozytentransfusion, das bedeutet die Wiedergewinnung der Plättchen im Empfängerkreislauf, und ihre Lebensdauer entscheidend. Wir haben deshalb bei einer Reihe unausgewählter erwachsener Patienten mit myeloischen und lymphatischen Leukämien, die zytostatisch behandelt wurden, Plättchentransfusionen mit jeweils 2 bis 4×10^{11} Thrombozyten als Thrombozytenkonzentrate aus frischem ACD-Blut durchgeführt. Ein Teil der Plättchen wurde nach Standardverfahren [2] mit ^{51}Chromat radioaktiv markiert. Im Empfänger wurde nach 1 bis 2 Std, nach 16 bis 24 Std und dann täglich die plättchengebundene Radioaktivität, die Plättchenzahl und die Blutungszeit (Ivy) bestimmt. Abb. 1 zeigt die Ergebnisse bei Patienten, die

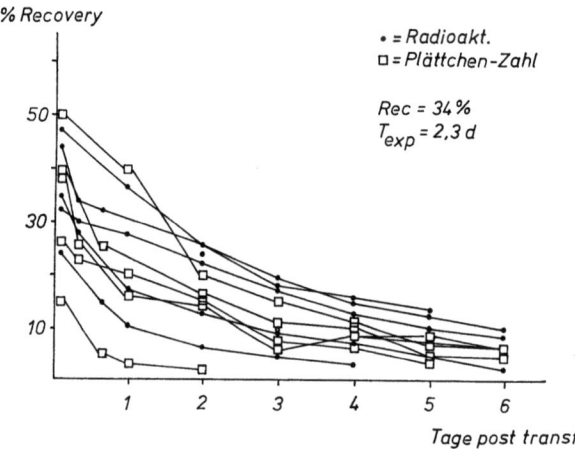

Abb. 1. Transfusion frischer Plättchenkonzentrate bei Patienten mit akuter Leukämie

durchweg für die Leukämie typische Komplikationen wie Milzvergrößerung, Fieberschübe, ständige kleinere Blutverluste in die Haut oder in den Gastrointestinaltrakt boten. Dabei wurde eine Recovery der Plättchen (= Ausbeute bezogen auf das Blutvolumen und die transfundierte Plättchenzahl) im Mittel von 34% und eine mittlere Lebensdauer (bei exponentiellem Abbau = $T 1/2/\ln 2$) von 2,3 Tagen erreicht. Die Bedeutung der einzelnen Faktoren wie Blutung, Fieber und Milzvergrößerung ist im Einzelfall schwer quantitativ abzuschätzen, man hat es aber in der Regel immer mit mindestens einem dieser Zustände zu tun. Deshalb sind die Befunde in der Abbildung zusammengefaßt, um einen Querschnitt über den Transfusionserfolg bei den meisten Leukämiepatienten zu zeigen. Hat man einen sonst stabilen Patienten nur mit leichter Blutung, wird die Kurve mehr im oberen Bereich liegen, liegt eine stärkere Splenomegalie, eine Sepsis und eine massive Blutung vor, so liegt der Erfolg unter diesen Mittelwerten. Bei Patienten, die in Ausnahmefällen ohne diese Komplikationen sind, läßt sich eine fast normale Kinetik der transfundierten Thrombozyten mit einer Recovery von 50% und einer Lebensdauer von 7 Tagen finden (nicht dargestellt).

Ein weiteres Kriterium über den Transfusionserfolg ist bei thrombozytopenischen Patienten die Verkürzung der Blutungszeit, die sich entsprechend der Zunahme an zirkulierenden Plättchen erzielen läßt. Man erreicht meistens eine nachweisbare Verkürzung der Blutungszeit gegenüber den Vorwerten (meist nicht meßbar, d. h. >20 min) in der posttransfusionellen Phase, wenn der Anstieg der Plättchen bei 30000 bis 40000/mm³ liegt. Das entspricht bei 4×10^{11} Plättchen und dem Blutvolumen eines Erwachsenen von 4,5 l einer Recovery von 30 bis 45%. Diese Verkürzung hält aber wegen des meist vorliegenden exponentiellen Abbaus (Lebensdauer 2,3 Tage, Abb. 1) nicht über 24 Std an.

Um die Verfügbarkeit von Thrombozytenkonserven zu erhöhen und um immunologisch verwandte Plättchen kontinuierlich verwendbar zu erhalten, hat man seit längerem versucht, die Thrombozyten durch Tiefgefrieren zu konservieren [3—5]. In den letzten Jahren sind Verfahren mit Dimethylsulfoxid als Cryoprotektivum an gesunden Versuchspersonen getestet worden. Für uns stellt sich das Problem, die Wirksamkeit solcher eingefrorenen Präparate bei der Transfusion in leukämische Patienten zu erproben. Dazu wurde das frische Plättchenkonzentrat in definierter Zeitspanne über 1 Std auf 6% DMSO gebracht, dieses

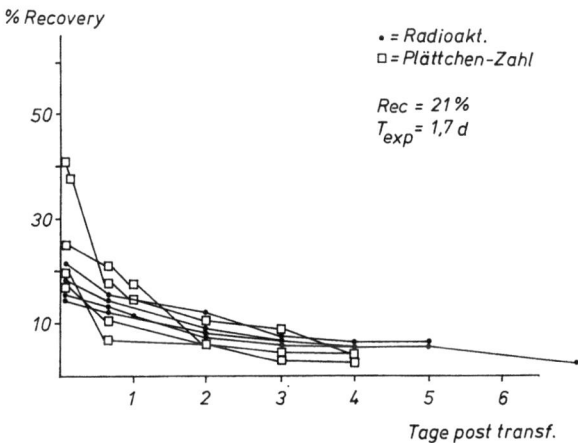

Abb. 2. Transfusion tiefgefrorener Plättchenkonzentrate bei Patienten mit akuter Leukämie

Konzentrat dann unter kontrollierten Bedingungen mit einer definierten, gleichmäßigen Temperaturabsenkung von etwa 2° C/min unter Berücksichtigung der Kristallisationswärme auf -80 bis $-100°$ C eingefroren. Nach dem Einfrieren wurde schnell aufgetaut und das DMSO durch Verdünnen mit Plasma und Zentrifugation wieder in definierter Zeitspanne (1 Std) entfernt. Abb. 2 zeigt, daß die Recovery und die Überlebenszeit der tiefgefrorenen Plättchen mit 21% und 1,7 Tagen in etwa der Hälfte der Werte bei frischen Plättchen entsprechen. Es handelt sich bei diesen Patienten ebenfalls um solche mit massiver Thrombozytopenie, Milzvergrößerung und zeitweisem Fieber, so daß die Vergleichbarkeit mit der Mehrzahl der typischen Leukämiesituationen gegeben ist. Die Bewertung dieser Kinetik der tiefgefrorenen Plättchen kann nur auf dem Hintergrund der bei Leukämien mit frischen Plättchen erzielten Ergebnisse erfolgen.

Bis jetzt liegt der Transfusionserfolg in der Größenordnung der experimentell bei gesunden Versuchspersonen mit tiefgefrorenen Plättchen gefundenen Werte, die ebenfalls eine Ausbeute von 50 bis 60% gegenüber frischen hinsichtlich Recovery und Lebensdauer zeigten.

Wir danken Frl. G. Daum für ihre Mitarbeit und dem Sonderforschungsbereich 68 an der Universität Köln für die Unterstützung.

Literatur

1. Boggs, D. R., Wintrobe, M. M., Cartwright, G. E.: Medicine 41, 163 (1962). — 2. Harker, L. A., Finch, C. A.: J. clin. Invest. 48, 963 (1969). — 3. Handin, R. I., Valeri, C. R.: Blood 40, 509 (1972). — 4. Kim, B. K., Baldini, M. G.: Proc. Soc. exp. Biol. (N.Y.) 142, 345 (1973). — 5. Murphy, S., Sayar, S. N., Abdou, N. L., Gardner, F. H.: Transfusion 14, 139 (1974).

Essers, U., Althof, S., Ewers, M. (Abt. Innere Med. II, RWTH Aachen): **Erfahrungen mit der Behandlung der akuten Myeloblastenleukämie und der akuten Monozytenleukämie mit Cytosinarabinosid und 6-Thioguanin**

Nach einem von Guyer [1] angegebenen Applikationsmodus behandelten wir 16 Patienten mit akuter Myeloblastenleukämie, 3 Patienten mit akuter Monozytenleukämie und einen Patienten mit akutem Schub einer chronischen Myelose.

Die Tabelle zeigt das angewandte Behandlungsschema.

Tabelle. Dosierung und Applikationsart von Cytosinarabinosid (Alexan®) und 6-Thioguanin (Lanvis®)

Tag	Medikament	Dosis	Applikationsart
1—5	Cytosinarabinosid	80 mg/m^2/Tag	i.v.
6	keine Behandlung		
7—11	6-Thioguanin	70 mg/m^2/Tag	oral

Nach Erreichen einer Vollremission verabreichten wir Cytosinarabinosid oral in einer Dosierung von 3 × 100 mg/Tag.

Prednison wurde in einer Dosierung von 20 mg/Tag bis zum Erreichen der Vollremission oral verabreicht. Außerdem erhielten die Patienten 4 × 1 Tablette Zyloric sowie Plättchentransfusionen bei Bedarf, d. h. bei haemorrhagischer Diathese infolge Thrombopenie. Bei Auftreten von Fieber und negativen Blutkulturen wurde entsprechend einem Vorschlag von Biskamp [3] behandelt. Die Klassifizierung der akuten Leukämien wurde auf Grund folgender cytochemischer Charakteristika durchgeführt: Peroxydase, Chloroacetatesterase als Leitenzyme der Granulopoese, α-Naphthylacetatesterase als Leitenzym der Monozyten, PAS zur Differenzierung der akuten lymphoblastischen Leukämie von der undifferenzierten Leukämie [5].

Die Beurteilung des Eintritts einer Vollremission bzw. einer Teilremission erfolgte entsprechend den Richtlinien der Paul-Ehrlich-Gesellschaft für Chemotherapie, Sektion Onkologie [4].

Ergebnisse

Die Ergebnisse (Stand 1. 3. 75) sind in Abb. 1 und 2 dargestellt.

Von 16 Patienten mit akuter Myeloblastenleukämie kamen 7 (43%) in Vollremission (Abb. 1). Bei einer Patientin (47 Jahre) ist die Entwicklung noch offen. Die mittlere Überlebenszeit der 7 Patienten, die in Vollremission kamen, beträgt bisher 15 Monate. Von diesen 7 Patienten leben noch 5.

Die Vollremission wurde im Durchschnitt nach 5 Monaten erreicht. Die Dauer der Vollremissionen betrug im Mittel 6,5 Monate (1 bis 12,5 Monate). In 5 Fällen wurde das Rezidiv mit dem COAP-Schema [7] behandelt. 2 Patienten starben; 3 Patienten kamen nach 2 bis 4 Zyklen in eine Teilremission. Von diesen Patienten kamen nach Wiederansetzen des Cytosinarabinosid-6-Thioguanin-Schemas 2 erneut in eine Vollremission. Diese Vollremissionen bestehen jetzt 4 bzw. 8 Monate. Eine weitere Patientin ist in Teilremission. Bei 2 Patienten mit akuter Myeloblastenleukämie wurde eine Teilremission erzielt. Einer dieser Patienten starb nach 5 Monaten. Das mittlere Alter der 7 Patienten, die in Vollremission kamen, betrug 57 Jahre (27 bis 71 Jahre), während das mittlere Alter der Patienten, bei denen eine Vollremission nicht erreicht wurde, 68 Jahre (49 bis 75 Jahre) betrug.

Von prognostisch ungünstiger Bedeutung ist der Nachweis der unspezifischen (α-Naphthylacetat)-Esterase (Abb. 1). Dementsprechend war auch bei keinem der 3 Patienten mit akuter Monozytenleukämie (Abb. 2) ein Therapieerfolg zu verzeichnen.

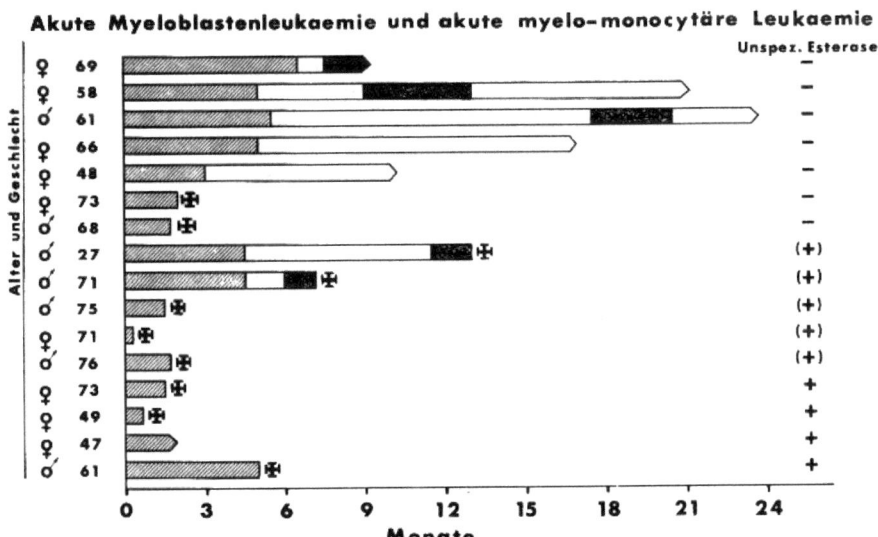

Abb. 1. Verlauf bei 16 mit Cytosinarabinosid und 6-Thioguanin behandelten Patienten. Schraffiert: Zeit bis zum Erreichen der Vollremission. Weiß: Zeit der Vollremission. Schwarz: Rezidiv

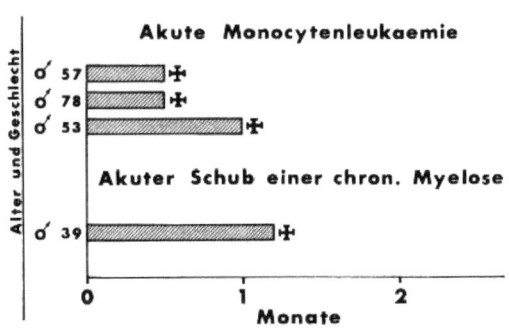

Abb. 2. Verlauf von 3 mit Cytosinarabinosid und 6-Thioguanin behandelten Patienten mit akuter Monozytenleukämie sowie eines Patienten mit akutem Schub einer chronischen Myelose

Auch bei einem Patienten mit akutem Schub einer chronischen Myelose war die Behandlung erfolglos (Abb. 2).

Diskussion

Die bei unseren Patienten angewandte Dosierung von Cytosinarabinosid und 6-Thioguanin ist relativ niedrig. Dies ist wahrscheinlich Ursache für den verhältnismäßig späten Eintritt der Vollremission nach 5 Monaten. Es wurde auch in der Phase der Markhypoplasie, die meist nach dem 2. Zyklus einsetzte, ohne Verminderung der Dosis weiterbehandelt. Auch nach Erreichen der Vollremission wurde das Therapieschema unverändert als Erhaltungstherapie fortgesetzt. Als Nebenwirkung wurde eine Megalozytose gesehen. Für die Patienten relevant ist jedoch nur die bei einem Drittel der Fälle auftretende Übelkeit nach Cytosinarabinosid, die jedoch nicht zum Absetzen des Medikamentes zwang. Bei 6-Thioguanin beobachteten wir in der von uns verwandten Dosierung keine unerwünschten Nebenwirkungen. Unsere Remissionsraten entsprechen den Berichten von Guyer [1], Fülle u. Pribilla [2] sowie Clarkson [6], die ebenfalls mit Cytosinarabinosid und 6-Thioguanin akute Myeloblastenleukämien behandelten. Auch Guyer [1] berichtet über schlechte Behandlungsergebnisse wie 2 Patienten mit myelo-monozytärer akuter Leukämie, d. h. positiver unspezifischer Esterasereaktion, und bei einem Patienten mit akutem Schub einer chronischen Myelose.

Literatur

1. Guyer, R. J.: Experiences in the treatment of acute myeloblastic leukaemia. In: Leukämie und maligne Lymphome (Hrsg. A. Stacher), S. 107. München: Urban u. Schwarzenberg 1973. — 2. Fülle, H. H., Pribilla, W.: Dtsch. med. Wschr. **97**, 712 (1972). — 3. Biskamp, K., Stille, W., Schubert, J. C. F., Martin, H.: Aktuelle Therapie akuter Leukosen; ein Beitrag zur Infektions-Prophylaxe. In: Leukämien und maligne Lymphome (Hrsg. A. Stacher), S. 157. München: Urban u. Schwarzenberg 1973. — 4. Begemann, H.: In: Klinische Haematologie, S. 478. Stuttgart: Thieme 1970. — 5. Löffler, H.: Cytochemie bei Leukosen: Einleitung und Übersicht. In: Leukaemie (Hrsg. R. Gross, J. van de Loo), S. 119. Berlin-Heidelberg-New York: Springer 1972. — 6. Clarkson, B.: Proc. Amer. Ass. Cancer Res. **10**, 127 (1969). — 7. Whitecar, J. P., Bodey, G. P., Freireich, E. J.: Proc. Amer. Ass. Cancer Res. **11**, 83 (1970).

HAUSWALDT, CH., HOREJSCHI, J., EMRICH, D., HECKNER, F., DOUWES, F. W., ZIESEMER, G. (Med. Univ.-Klinik, Göttingen u. Krankenhaus Einbeck): **Remissionshäufigkeit und Nebenwirkungen bei niedrig dosierter Radiophosphor-Therapie der Polycythaemia vera**

Die Radiophosphor-Therapie der Polycythaemia vera wurde durch die Beobachtung über eine Häufung von akuten Leukämien nach dieser Behandlung [7] in Frage gestellt. Seither werden von manchen Autoren Zytostatika bevorzugt, die in der Regel einen guten Effekt haben [5, 6], aber gelegentlich gefährliche Zytopenien verursachen [2]. Von anderer Seite [9, 11, Lit. bei 10] und auch in unserer Klinik wird P^{32} weiter angewandt, wenn auch nicht so selbstverständlich wie vor Beginn dieser Diskussion. Wir stellten uns daher die Aufgabe, die Verläufe der seit 1953 behandelten Patienten katamnestisch zu verfolgen mit besonderer Frage nach Nebenwirkungen der Therapie und Krankheitsübergängen. Bei dem überwiegend ländlichen Einzugsgebiet wurden die Patienten in der Klinik häufig nur in etwa jährlichem Abstand oder bei Verschlechterungen kontrolliert. Mit Hilfe zahlreicher Kollegen, denen ich an dieser Stelle herzlich danken möchte, war es möglich, den Verlauf bei 76 der 86 behandelten Patienten gut zu verfolgen.

Die Einzeldosis betrug in der Regel zwischen 3 und 6 mC, nur vereinzelt in früheren Jahren bis zu 9 mC. Sie lag also überwiegend unter der häufig angegebenen Dosis von 0,1 mC/kg [3, 4, 10], aber über der bei Begemann [1] empfohlenen besonders niedrigen Dosierung von nur 1 bis 3 mC für Wiederholungstherapien.

Die Ergebnisse der Behandlung entsprechen im allgemeinen den Erfahrungen anderer Autoren (Lit. s. [10]): Die Überlebenszeit der 22 gestorbenen Patienten beträgt im Mittel 9,6 Jahre, die Beobachtungszeit der 64 lebenden Patienten durchschnittlich 6,1 Jahre. Bezeichnet man als „Remission" einen Zustand mit subjektiver Besserung sowie Werten für Erythrozyten unter 6,2 (♂) bzw. 5,4 (♀) × 10^6/mm³, Leukozyten unter 10000/mm³ und Thrombozyten unter 400000/mm³, so gelangten 80% der Patienten nach der ersten Behandlung in eine Remission von mindestens 7 Monaten Dauer (Tabelle). Kürzer dauernde Erythrozytenverminderungen wurden als „fraglicher Effekt" bezeichnet, da sie möglicherweise durch vor der Therapie durchgeführte Aderlässe verursacht waren. Die restlichen 20% der Patienten sprachen mit einer Ausnahme auf eine Wiederholung an (die übrigen 3 „Versager" der zweiten Therapie befanden sich vorher in einer vorübergehenden Remission). Auch bei einer erneuten Verschlechterung der Erythrozytenwerte war die Thrombozytose in der Regel nicht mehr so stark ausgeprägt wie initial. Unter den „Versagern" bei der ersten Behandlung befanden sich häufig Patienten mit starker Leuko- und Thrombozytose.

Das therapeutische Ansprechen korrelierte dagegen nicht mit dem Grad der Erythrozytenvermehrung, dem Alter oder der Dauer der Anamnese, aber auch nicht eindeutig mit der P^{32}-Dosis.

Die mittlere Dosis der 30 Patienten mit einer länger als 2 Jahre anhaltenden Remission nach der ersten Behandlung lag bei 5,2 mC, während sie bei den 15 als „Versagern" bzw. „fraglicher Effekt" klassifizierten Patienten 6,1 mC betrug. Bei einer Einzeldosis von 3,5 bis 4,9 mC bei der ersten Therapie hielt die Remission durchschnittlich 1,9 Jahre an, und bei der zweiten Therapie 2,6 Jahre, bei einer Einzeldosis von 5,0 bis 6,9 mC jedoch nur wenig länger (2,9 bzw. 2,7 Jahre).

Tabelle. Remissionshäufigkeit und -dauer bei 76 Patienten mit Polyzytaemia vera nach wiederholter P^{32}-Therapie

Nach der	1.	2.	3.	4.	5.	6.	7.	8. Therapie
Versager	3	2	1	—	—	—	—	—
Fragl. Eff. (<6 Monate)	12	2	1	1	—	—	—	—
Remission 7—12 Monate	14	7	3	2	2	1	1	—
Remission 13—23 Monate	17	18	13	7	6	1	—	—
Remission 3— 4 Jahre	13	8	8	6	2	3	1	—
Remission 5— 6 Jahre	11	5	3	4	1	2	—	—
Remission über 7 Jahre	6	3	—	—	—	—	1	1
Zusammen	76	45	29	20	11	7	3	1 Patienten

Nebenwirkungen: Unmittelbar nach der Behandlung auftretende Leukopenien (unter 4000/mm³) wurden bei 3 Patienten, Thrombopenien (unter 100000/mm³) bei 6 Patienten sowie gleichzeitige Leuko- und Thrombopenien bei 3 Patienten beobachtet, entsprechende klinische Symptome aber nie. Es ist anzunehmen, daß bei häufigeren Blutbildkontrollen einige weitere klinisch nicht relevante Zytopenien nachgewiesen worden wären.

Krankheitstransformationen: Auf Abb. 1 sind für jeden Patienten Beobachtungsdauer nach Therapiebeginn und die P^{32}-Gesamtdosis gegenübergestellt. Aus einer größeren Gruppe von Patienten mit langer Überlebenszeit und in der Regel hoher P^{32}-Dosis starb ein 67jähriger Mann 15 Jahre nach Therapiebeginn an einer histologisch gesicherten akuten Monoblasten-Leukose. Bei einem weiteren Patienten wurde der Übergang in eine megakaryoblastische Myelose (nach 10 Jahren und 20,0 mC), bei 4 Patienten der Übergang in eine Myelofibrose histologisch nachgewiesen (letzteres nach einem Krankheitsverlauf von 8 bis 14 Jahren, aber nicht besonders hoher P^{32}-Gesamtdosis von 12 bis 24 mC). Bei dieser Beobachtungsdauer sind also Krankheitstransformationen seltener, als wir nach der Literatur erwartet hatten. Sie entwickelten sich erst nach längerer

Krankheitsdauer. Klinisch relevante Zytopenien wurden als Therapiefolge nicht nachgewiesen. Demgegenüber entwickelte sich bei 2 Patienten, bei denen aus Angst vor der möglichen Leukämieerzeugung bei einem Rezidiv Busulfan eingesetzt und die hiermit über die beginnende Thrombozytenverminderung hinaus behandelt wurden, eine Panmyelophthise, an deren Folgen sie starben — übrigens erst 2 bzw. 5 Monate nach Absetzen des Busulfans. Daß Busulfan auch im Tierexperiment zum Teil erst verzögert eine Markdepression ausüben kann, wurde kürzlich nachgewiesen [8].

Daher gilt u. E. die P^{32}-Therapie weiterhin als Therapie der Wahl, wenn die Krankheit nicht durch Aderlässe beeinflußt werden kann oder die Thrombozytose stark ausgeprägt ist. Die Anwendung von Zytostatika sollte man bei jüngeren Patienten diskutieren, wenn das ganze Blutbild incl. der Thrombozyten wöchentlich kontrolliert werden kann. Bei der P^{32}-Therapie sollte man in der Regel eine relativ niedrige Einzeldosis von 3 bis 5 mC wählen.

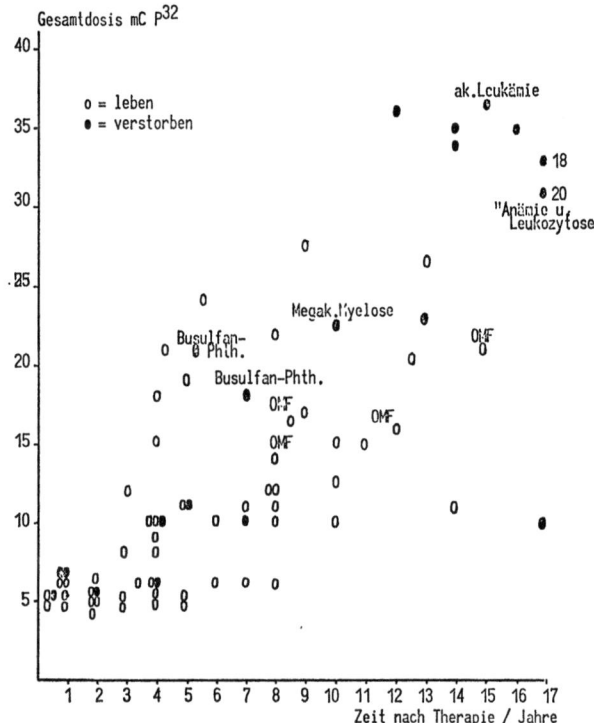

Abb. 1. Überlebenszeit bei 73 Patienten mit Polycythaemia vera nach Beginn der P^{32}-Therapie unter Berücksichtigung der Gesamtdosis

Literatur

1. Begemann, H.: In: Klinische Hämatologie. Stuttgart: Thieme 1970. − 2. Dyk, T., Piotrowski, M., Kostecka, W.: Pol. Tyg. lek. **28**, 259 (1973); Ref. Hematology **6**, 16 (1973). − 3. Horst, W., Rösler, H., Villanueva-Meyer, H.: In: Radioisotope in der Hämatologie (Hrsg. W. Keiderling, G. Hoffmann). Stuttgart: Thieme 1963. − 4. Kellermann, T., Pabst, W. W.: Ärztl. Forsch. **17**, 251 (1963). − 5. Killmann, S. A., Cronkite, E. P.: Amer. J. med. Sci. **241**, 218 (1961). − 6. Logue, G. L., Gutterman, J. U., McGinn, T. G., Laszlo, J., Rundles, R. W.: Blood **36**, 70 (1970). − 7. Modan, B., Lilienfeld, A. M.: Medicine **44**, 305 (1965). − 8. Morley, A., Blake, J.: Blood **44**, 49 (1974). − 9. Osgood, E. E.: Blood **26**, 243 (1965). − 10. Stecher, G., Reinhardt, G.: Polyglobulie und Polycythaemia vera. In: Handbuch d. Inn. Med., Band II, 2 (Hrsg. L. Heilmeyer). Berlin: Springer 1970. − 11. Tubiana, M., Flamant, R., Attie, E., Hayat, M.: Blood **32**, 536 (1968).

SCHAEFER, U. W.**, DICKE, K. A.***, VAN BEKKUM, D. W.***, SCHMIDT, C. G.** (** Innere Klinik u. Poliklinik, Tumorforschung, Univ.-Klinikum der GHS Essen; *** Radiobiologisches Inst. TNO, Rijswijk, Niederlande): **Knochenmarkskonservierung ohne Vitalitätsverlust***

Knochenmarkszellen bleiben bei tiefen Temperaturen langfristig vital, wenn sie in Anwesenheit von bestimmten kryoprotektiven Substanzen eingefroren werden. Die Überlebensrate des Stammzellpotentials hängt von einer Reihe Faktoren ab, insbesondere von der Änderungsgeschwindigkeit der Temperatur beim Einfrieren und Auftauen und von den biochemischen Eigenschaften des kryoprotektiven Mediums.

Wir untersuchten mit Hilfe von quantitativen Assays in vivo und in vitro das Proliferationsvermögen kryokonservierten Knochenmarks von Mäusen, Affen und Menschen. Es stellte sich heraus, daß auch das methodische Vorgehen nach dem Auftauen entscheidende Bedeutung hat. Eine hohe Stammzellüberlebensrate konnte nur dann erreicht werden, wenn die aufgetauten Zellen vor einem osmotischen Schock bewahrt wurden. Bei der Verwendung intrazellulärer Protektiva von hoher Osmolarität (Glycerin, DMSO) erwies es sich als notwendig, die physiologische Osmolarität durch schrittweises Zufügen von Hanks-Lösung (HBSS) langsam einzustellen. Dagegen war es bei Kryoprotektion mit extrazellulären Substanzen von niedriger Osmolarität (PVP, Hydroxyäthylstärke) offensichtlich nicht nachteilig, die aufgetauten Zellen unmittelbar in HBSS zu resuspendieren [3—5].

Methodik

Methodische Einzelheiten sind anderswo ausführlich publiziert worden [3, 5]. Die Agarkulturtechnik (CFU-c-Test) [1] erwies sich als geeignete Methode, das Proliferationsvermögen von frischem und konserviertem Knochenmark des Maus, des Affen und des Menschen in vitro zu vergleichen. In vivo bestimmten wir mit Hilfe der Milzkolonietechnik (CFU-s-Test) [6] die Stammzellüberlebensrate von konserviertem isologem Mausknochenmark. Beim Affen transplantierten wir autologes oder allogenes Knochenmark nach letaler Ganzkörperbestrahlung. Stammzellkonzentrate stellten wir mit der Albumingradientenmethode her [2].

Eingefroren wurden die Zellen bei einer Kühlrate von 1° C/min, aufgetaut in einem Wasserbad von 40 bis 50° C. Nach dem Auftauen erfolgte eine 10fache Verdünnung der Zellsuspension in HBSS, die entweder rasch oder langsam stufenweise (innerhalb von 45 bis 60 min) vorgenommen wurde.

Ergebnisse und Diskussion

Wie Tabelle 1 zeigt, konnte bei der Maus, beim Affen und beim Menschen das Stammzellpotential ohne wesentlichen Vitalitätsverlust kryokonserviert werden, wenn die osmotischen Eigenschaften der kryoprotektiven Substanzen beachtet wurden. Da Glycerin und DMSO einen hohen osmotischen Druck ausüben und die Zellmembran penetrieren, bildet sich bei schneller Resuspension der aufgetauten Zellen ein schädlicher osmotischer Druckgradient an der Zellmembran aus. Die osmotische Belastungsprobe, die von der Penetrationsgeschwindigkeit der Substanzen abhängt, wird bei stufenweiser Adaptation der Osmolarität offensichtlich von den meisten Stammzellen bestanden.

Während des Einfriervorganges muß eine minimale Zellkonzentration eingehalten werden. Gute Ergebnisse erzielten wir im Bereich von 10×10^6 bis 200×10^6 kernhaltige Zellen pro ml. Bei Zellkonzentrationen von $0{,}5 \times 10^6$ bis $1{,}0 \times 10^6$ pro ml beobachteten wir deutlich schlechtere Resultate. Tabelle 2 zeigt, daß Anreicherung des kryoprotektiven Mediums (10% DMSO) mit Serum, Plasma, Erythrozyten, Hämolysat oder Fibroblasten die CFU-s-Überlebensrate verbesserte. Die Wirkungsweise dieser Additiva ist uns noch

---

* Ein Teil der Arbeit wurde mit finanzieller Unterstützung des Landesamtes für Forschung Nordrhein-Westfalen durchgeführt.

Tabelle 1. Kryokonservierung von hämopoetischen Stammzellen bei Nagetieren und Primaten

	Protektion[a]	CFU-s-Überlebensrate (Mittel ± SE) (%)	Anzahl Exp.
Maus[b] (isolog)	10% PVP/Glyc. + 20% Kalbserum	100,0 ± 4,9	10
	10% DMSO + 20% Kalbserum	98,0 ± 2,5	33
	10% PVP + 20% Kalbserum	74,4 ± 6,3	10
	20% HÄS + 20% Kalbserum	88,7 ± 3,9	10
	Protektion	Takerate	
Affe[c]			
1. Allogen	10% PVP/Glyc. + 20% Kalbserum	3/ 3	
	10% DMSO + 20% Kalbserum	27/27	
2. Autolog	10% DMSO + 20% Kalbserum	3/ 3	
	Protektion	CFU-c-Überlebensrate (Mittel ± SE) (%)	Anzahl Exp.
Mensch[d]	10% DMSO + 20% Kalbserum	96,7 ± 4,5	28

[a] Im Fall von Dimethylsulfoxyd (DMSO) oder der Kombination von Polyvinylpyrrolidon (PVP) und Glycerin (Glyc.) erfolgte nach dem Auftauen eine langsam stufenweise Verdünnung, bei Verwendung von PVP oder Hydroxyäthylstärke (HÄS) eine rasche Verdünnung.

[b] Gruppen von 5 bis 20 Mäusen erhielten frische oder konservierte Zellen durch intravenöse Injektion.

[c] Es wurden normales Knochenmark oder stammzellreiche Knochenmarksfraktionen transplantiert. Die applizierte Zelldosis entsprach jeweils der minimal effizienten Zelldosis für frisches Mark.

[d] 2 bis 4 Agarplatten wurden mit frischen oder konservierten Zellen beschickt. In einigen Fällen konzentrierten wir den Stammzellgehalt mit Hilfe der Albumingradientenmethode.

Tabelle 2. Kryokonservierung von Mausknochenmark bei suboptimaler Zellkonzentration $(0,5-0,1 \times 10^6/\text{ml})$

	CFU-s-Überlebensrate (%)	Anzahl Exp.
10% DMSO	3— 38	6
10% DMSO + 20% Kalbserum	5— 89	15
10% DMSO + 90% Kalbserum	43— 98	5
10% DMSO + 90% isologes Mausplasma	66— 94	6
10% DMSO + 500 × 10^6 Erythrozyten	65—111	2
10% DMSO + 500 × 10^6 Erythrozyten + 20% Kalbserum	100—118	5
10% DMSO + 20% Hämolysat	100—103	2
10% DMSO + 20% Hämolysat + 20% Kalbserum	67— 90	3
10% DMSO + 10—20 × 10^6 Fibroblasten	60— 86	7

nicht klar. Da eine Reduktion der DMSO-Konzentration keinen ähnlich positiven Effekt hatte, handelt es sich offensichtlich nicht um eine Absorption von überschüssigem DMSO. Möglicherweise sind Serum- oder Zellfaktoren in der Lage, latente Zellschäden zu beheben.

Literatur

1. Dicke, K. A., Platenburg, M. G. C., van Bekkum, D. W.: Cell Tiss. Kinet. **4**, 463 (1971). — 2. Dicke, K. A.: In: Bone marrow transplantation after separation by discontinuous albumin density gradient centrifugation. Thesis, Leiden 1970. — 3. Schaefer, U. W., Dicke, K. A., van Bekkum, D. W.: Rev. franç. Étud. clin. biol. **17**, 483 (1972). — 4. Schaefer, U. W., Dicke, K. A.: Verh. dtsch. Ges. inn. Med. **78**, 1601 (1972). — 5. Schaefer, U. W., Dicke, K. A., van Bekkum, D. W., Schmidt, C. G., Schmitt, G.: Z. Krebsforsch. (im Druck). — 6. Till, J. E., McCulloch, E. A.: Radiat. Res. **14**, 213 (1961).

BORBERG, H., REUTER, H., MÜLLER, T., LINKER, H. (Med. Univ.-Klinik, Köln): **Möglichkeiten der Thrombozytensubstitution mit der Zelltrifuge**[*]

Die erfolgreiche Thrombozytensubstitution bei Patienten mit aplastischen Syndromen des Knochenmarks ist ein typisches Beispiel für die Möglichkeiten der Blutkomponententherapie. Dabei haben sich die konventionellen Gewinnungsmethoden, die sich durch eine hohe präparative Effizienz pro Volumeneinheit Blut auszeichnen, durchaus bewährt. Die Gewinnung großer Thrombozytenmengen pro Spender kann jedoch ein Problem darstellen, zumal mit der Einführung immer aggressiverer Chemotherapieformen in die Onkologie der Plättchenbedarf rapide ansteigt. Daraus hat sich die Notwendigkeit ergeben, die Methoden der Plättchenlagerung und der Gewinnung pro Spender weiter zu verbessern.

Unter diesem Aspekt haben wir uns in den letzten Jahren mit den Möglichkeiten des Einsatzes von Blutzellseparatoren befaßt. Wir können die bereits bekannten Ergebnisse bestätigen, nach denen bei hoher Drehzahl mit dem buffy coat 6 bis 7×10^{11} Thrombozyten gewonnen werden können.

Wir gingen in unseren Bemühungen von einer 1972 von uns beschriebenen und nach Graw modifizierten Methode der Plättchengewinnung [1, 2] aus, die es ermöglicht, in durchschnittlich $4^{1}/_{2}$ Std aus etwa 6 l Vollblut im Mittel 4×10^{11} Plättchen in nahezu reinem Zustand zu gewinnen. Während dieses Verfahren zunächst überwiegend für wissenschaftliche Zwecke, z. B. für die Präparation von HL-A-Antigenen benutzt wurde, haben wir es nach weiterer Modifizierung später auch in der Klinik mit Erfolg einsetzen können.

Zur Spende haben wir entweder gesunde Angehörige unserer Tumorpatienten oder hämatologisch unauffällige, normale Blutspender verwendet. Das Blut wurde aus einer Cubitalvene entnommen, mit einem Durchlauf von 70 ml/min durch die Zentrifuge geleitet und in eine Vene des anderen Arms zurückgeführt. Zur Antikoagulation wurden 2500 E Heparin intravenös vorgegeben und während des Zelltrifugenlaufs wurden ca. 40 E/min gleichzeitig mit 1 ml ACD-A/min infundiert. Die Drehzahl des Zentrifugentopfes lag meist bei 800 UpM (ca. 50 g), niedrigere bis 600 und höhere bis 1200 UpM wurden ebenfalls untersucht. Das plättchenreiche Plasma wurde in Volumina von 300 bis 500 ml in Plastikbeutel aufgenommen. Zum Volumenausgleich wurden dem Spender im Bedarfsfall mit Beginn der Präparation 500 ml eines Plasmaexpanders infundiert. Den Plasmabeuteln waren je nach Größe 30 bis 50 ml ACD-A und 50 bis 80 mg eines Membranstabilisators zugesetzt. Derselbe Stabilisator, ein Pyrimidopyrimidin[1],

---

[*] Mit Unterstützung des SFB 68 der Deutschen Forschungsgemeinschaft.
[1] 2,6-Bis(diäthylamino)4-piperidino-pyrimido-(5,4d)-pyrimidin = RA 233, Fa. Dr. Karl Thomae GmbH.

wurde dem Spender vor Beginn in einer Menge von 100 mg intravenös injiziert Die Thrombozyten des plättchenreichen Plasmas wurden in einer Christ IV KS-Zentrifuge mit durchweg 2800 UpM (ca. 1800 g) weiter konzentriert.

In 17 Zentrifugenläufen wurden bei einer durchschnittlichen Präparationsdauer von 3 Std und 40 min (Minimum 2 Std, Maximum $4^3/_4$ Std) im Mittel 15,1 l Blut in der Zelltrifuge (Minimum 7,5 l, Maximum 20,5 l) und 3,3 l plättchenreiches Plasma in der IV KS-Zentrifuge (Minimum 1,6 l, Maximum 5,5 l) aufgearbeitet. Meist wurden 30% der anfangs vorhandenen, die Zelltrifuge durchfließenden Plättchen und 78% der Thrombozyten des plättchenreichen Plasmas im Konzentrat gewonnen. Mit einer Gesamtausbeute von knapp 10^{12} ($9{,}77 \times 10^{11}$) Thrombozyten pro Spender wurden von den im Durchschnitt gezählten 307 000 Plättchen/mm^3 des Spenders 58% entfernt. Die unter den geschilderten Bedingungen erzielte Mindestausbeute betrug 7×10^{11}, die höchste lag bei $1{,}5 \times 10^{12}$. Die Verunreinigung der Thrombozytenkonzentrate durch Erythrozyten und Leukozyten lag durchweg weit unter 1%.

Der Thrombozytenertrag ist bei dieser Präparationsmethode von verschiedenen Variablen abhängig. Um eine möglichst hohe Ausbeute im plättchenreichen Plasma zu erzielen, muß die Drehzahl der Zelltrifuge möglichst gering gehalten werden. Eine Verminderung unter den genannten Mittelwert von 800 UpM führt zwar zu einer weiteren Steigerung der Ausbeute, aber auch zu einer, wenn auch mäßigen, Zunahme der Leukozyten- und Erythrozytenverunreinigung. Umgekehrt kann der Wunsch nach einer noch größeren Reinheit durch Anhebung der Drehzahl auf 1200 UpM (ca. 130 g) zu Lasten der Ausbeute erfüllt werden.

Beim Konzentrieren der Thrombozyten aus dem plättchenreichen Plasma muß die Drehzahl der Zweitzentrifuge möglichst hoch sein, wenn der numerische Verlust gering gehalten werden soll, während niedrige Drehzahlen zur Vermeidung von Funktionseinbußen benötigt werden. Durch die Verwendung des Membranstabilisators konnte dieses Problem weitgehend umgangen werden. Die von uns als optimal ermittelte g-Zahl von 1800 über 10 min führt zu einer nur kurz anhaltenden, spontan reversiblen Aggregation bei geringem Plättchenverlust. Die Funktionsprüfung der Thrombozyten (Aggregation, Ausbreitung, Überlebenszeit, Adhäsion), die morphologische Untersuchung im Licht- und Elektronenmikroskop und die klinische Wirksamkeit haben bisher keinen Hinweis auf eine Funktionseinbuße erkennen lassen. Über diese Befunde werden Herr Linker und Herr Reuter aus unserer Klinik an anderer Stelle im einzelnen noch berichten. Zur Klinik sei vorweggenommen, daß die Anhebung auch extrem thrombopenischer Patienten auf Werte von über 100 000/mm^3 keine Seltenheit mehr darstellt.

Die Präparationsdauer ist ein weiterer wesentlicher Faktor bei der Verbesserung der Ausbeute. Wir haben aus praktischen Gründen das Verfahren so standardisiert, daß eine Gesamtdauer von etwa $3\frac{1}{2}$ Std eingehalten werden kann. Schon unter diesen Bedingungen ist eine Kontrolle der Plättchenwerte des Spenders gegen Ende der Zentrifugation ratsam, da ein Absinken auf Werte um 80 000/mm^3 vorkommen kann. Liegen die Plättchenzahlen noch darüber, ist eine Verlängerung auf 4 Std oder mehr grundsätzlich möglich. Immerhin ist zu bedenken, daß die Methode an die Grenze des erreichbaren führt und bei unzureichender Spenderkontrolle eine Gefährdung in den Bereich des Möglichen rückt.

Literatur

1. Borberg, H., Voigtmann, R., Salfner, B., Heumann, H., Siebel, E.: Tissue Antigens **2**, 478 (1972). — 2. Graw, R. G., Jr., Herzig, G. P., Eisel, R. J., Perry, S.: Transfusion **11**, 94 (1971).

MAHN, I., KÖVEKER, G., MÜLLER-BERGHAUS, G. (Zentrum f. Inn. Med. u. Zentrale Abt. d. Strahlenzentrums der Univ. Gießen): **Untersuchungen zur Elimination von löslichem ^{131}J-Fibrin aus der Zirkulation des Kaninchens***

Die Bildung von löslichen Fibrinkomplexen im strömenden Blut wird als Zwischenschritt im Ablauf einer disseminierten intravasalen Gerinnung (Verbrauchskoagulopathie) angesehen [1—3]. Diese löslichen Komplexe werden normalerweise vom Reticulo-Endothelialen-System (RES) aus der Zirkulation herausgeklärt. Erst nach Überschreiten einer kritischen Konzentrationsschwelle infolge zu raschen Anflutens von Fibrin oder einer nicht ausreichenden Klärfunktion des RES kann es zur Ausfällung und Polimerisation von Fibrin im Gefäßbett kommen [4—6].

Frühere Untersuchungen unserer Arbeitsgruppe hatten gezeigt, daß die Infusion von löslichem Fibrin beim Kaninchen zur Bildung von fibrinreichen Mikrogerinnseln in den Glomerulumkapillaren der Nieren und in der Milz führen kann, besonders dann, wenn die Aktivierung des fibrinolytischen Systems mit Epsilonaminocapronsäure (EACA) gehemmt worden war. Die zusätzliche Behandlung der Tiere mit Heparin verhinderte die Fibrinablagerung nicht [7]. Über die Kinetik der Elimination von löslichem Fibrin in vivo liegen bislang nur wenige Untersuchungen vor. 1967 zeigten Gans u. Lowman am Modell der isolierten perfundierten Rattenleber eine rasche Elimination von Se^{75}-markiertem löslichen Fibrin aus dem Perfusat mit einer Halbwertszeit von ungefähr 9 min [8].

Ziel dieser Untersuchung ist es, die Verteilung und Elimination von löslichem Fibrin aus der Zirkulation des Kaninchens zu bestimmen und abzuklären, ob die Hemmung des fibrinolytischen Systems mit Trasylol die Eliminationskinetik des löslichen Fibrins beeinflußt.

Lösliches jodmarkiertes Fibrin wurde aus gereinigtem Kaninchen-Fibrinogen, das nach der Jodmonochlorid-Methode mit radioaktivem Jod markiert worden war, hergestellt [9—12].

^{131}J-Fibrinogen wurde in Gegenwart von EDTA und Trasylol mit Thrombin geronnen [13]. Nach dreimaligem Waschen wurde das Gerinnsel in 3molarer gepufferter Harnstofflösung pH 7,4 bei Raumtemperatur aufgelöst und hochtourig zentrifugiert (Abb. 1). Das in Harnstoff gelöste Fibrin wurde in eine Spritze aufgenommen und den Tieren in einer Dosierung von 1 mg/kg Körpergewicht langsam innerhalb von 2 min injiziert. Gleichzeitig wurde bei allen Tieren die Verteilung und Elimination von ^{125}J-Fibrinogen gemessen.

Die Versuche wurden nach folgendem Schema durchgeführt: Genau 5 min nach Injektion des markierten Fibrinogens wurde die erste Blutprobe zur Berechnung des Verteilungsvolumens und als Ausgangswert für Fibrinogenelimination entnommen. In den 3 folgenden Tagen wurden weitere Blutproben zur Messung der Eliminationskinetik von Fibrinogen gewonnen. Die Tiere wurden dann in 4 Gruppen zu je 9 Tieren unterteilt. Die Tiere der *Gruppe A* wurden nach der Fibrininjektion mit physiologischer Kochsalzlösung infundiert. Die Tiere der *Gruppe B* erhielten die gleiche Dosis Fibrin und wurden anschließend mit Trasylol (10000 KIE/kg/h) in den gleichen Volumina wie die Tiere der Gruppe A behandelt. Den Tieren der *Gruppe C* wurde an Stelle von Fibrin Fibrinogen, gelöst in gepufferter 3molarer Harnstofflösung injiziert, um die Auswirkung von Harnstoff auf das in vivo-Verhalten von Fibrinogen zu ermitteln und um eine eventuelle Denaturierung aufzudecken. Anschließend wurde Trasylol wie in Gruppe B infundiert. Die Tiere der *Gruppe D* dienten als Kontrolle und erhielten nur gepufferte Harnstofflösung und Trasylol in den gleichen Volumina wie die übrigen Tiere. Die erste Blutentnahme erfolgte wiederum genau 5 min nach Injektion und diente zur Berechnung des Verteilungsvolumens der injizierten Radioaktivität und als Ausgangswert der Eliminationskurven.

---

* Mit Unterstützung der deutschen Forschungsgemeinschaft, Bad Godesberg.

Die Berechnung der Verteilungsvolumina der injizierten Fibrinmonomere in Gruppe A und B, nämlich 44,6 und 42,3 ml/kg, ergab nahezu die gleichen Werte wie für das 3 Tage zuvor injizierte Fibrinogen, nämlich 41,0 und 48,0 ml/kg. Auch

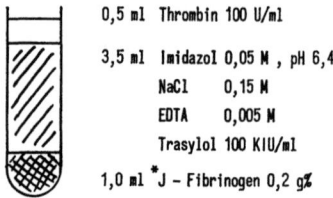

1. Gerinnungsansatz

0,5 ml Thrombin 100 U/ml

3,5 ml Imidazol 0,05 M , pH 6,4
NaCl 0,15 M
EDTA 0,005 M
Trasylol 100 KIU/ml

1,0 ml *J - Fibrinogen 0,2 g%

2. 2.bis 4 Stunden gerinnen lassen
3. Gerinnsel mit Glasstab isolieren
4. 3 mal in NaCl,EDTA,Trasylol waschen
5. Gerinnsel in 1,0 ml 3,0 M Harnstofflösung, 0,05 M Tris pH 7,4 bei Raumtemperatur in 6 bis 12 Stunden unter Schütteln auflösen.
6. Zentrifugieren 2,5 Min. bei 10 000 x g

Abb. 1. Herstellung von löslichem *J-markiertem Fibrin

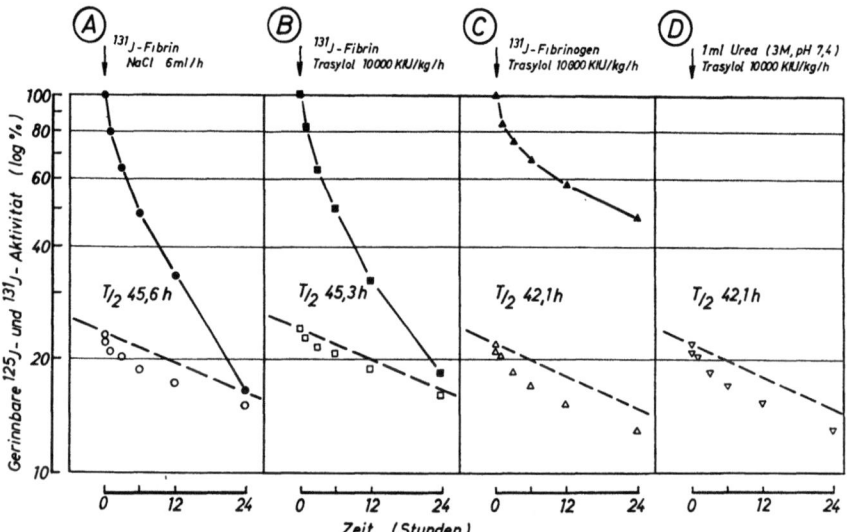

Abb. 2. Verlauf der gerinnbaren ^{125}J- und ^{131}J-Radioaktivität im Plasma von Kaninchen, die 3 Tage nach Injektion von ^{125}J-Fibrinogen in Harnstoff gelöstes ^{131}J-Fibrin, ^{131}J-Fibrinogen oder nur Harnstofflösung mit anschließender Kochsalz- bzw. Trasylolinfusion erhielten. Die Elimination des ^{131}J-Fibrins in Gruppe A (●) mit Kochsalzinfusion unterscheidet sich nicht signifikant von Gruppe B (■) mit Trasylolinfusion. Die Elimination des in Harnstoff gelösten ^{131}J-Fibrinogens in Gruppe C (▲) mit Trasylolinfusion unterscheidet sich signifikant von der Elimination des ^{131}J-Fibrins und zeigt die gleiche Eliminationskinetik wie ^{125}J-Fibrinogen. Die Abweichung der Meßpunkte der gerinnbaren ^{125}J-Aktivität im Plasma von den extrapolierten Eliminationskurven für ^{125}J-Fibrinogen ist in allen 4 Gruppen gleich stark

in Gruppe C zeigte sich das gleiche Ergebnis, 43,9 ml/kg für das in Harnstoff gelöste Fibrinogen und 45,6 ml/kg für das in einem Citrat-Kochsalz-Puffer gelöste Fibrinogen. Das bedeutet, die injizierten Fibrinmonomere verteilen sich ebenso wie das markierte Fibrinogen im gesamten zirkulierenden Plasmavolumen und bleiben auch 5 min nach Injektion im Plasma noch gelöst, ohne schon bei den ersten Passagen durch das Kapillarbett des großen oder kleinen Kreislaufes eliminiert zu werden. Das gleiche gilt für das in Harnstoff gelöste Fibrinogen.

Die Darstellung der gerinnbaren ^{125}J-Aktivität im Plasma, im halblogarithmischen Raster aufgetragen, zeigt die typische Eliminationskurve für Fibrinogen, den beschleunigten initialen Abfall, der ab der 12. bis 24. Stunde in einen monophasischen exponentiellen Verlauf übergeht, mit einer Halbwertszeit von 45,6 Std. Die Elimination der Fibrinmonomere aus der Zirkulation erfolgt wesentlich schneller. Nach 24 Std sind bei der mit Kochsalz behandelten Gruppe A im Mittel nur noch 16,5% der Ausgangsaktivität im Plasma vorhanden. Die Eliminationskurve der Fibrinmonomere in den ersten 24 Std zeigt keinen monophasischen exponentiellen Verlauf. Aus dem 12- bis 24-Std-Segment der Kurve läßt sich eine Halbwertszeit von ca. 12 Std errechnen (Abb. 2). Die Behandlung der Tiere der Gruppe B mit Trasylol ergibt im Hinblick auf die Elimination der Fibrinmonomere keinen signifikanten Unterschied; nach 24 Std sind im Mittel noch 18,4% der Ausgangsaktivität im Plasma vorhanden, im Vergleich zu 16,5% bei der mit Kochsalz behandelten Gruppe A. Das Verhalten des in Harnstoff gelösten Fibrinogens in Gruppe C unterscheidet sich signifikant von dem der Fibrinmonomere; es entspricht in seinem Verlauf genau dem des in Citrat-Kochsalz gelösten Fibrinogens während der Anfangsphase 3 Tage zuvor. Aus dem 12- bis 24-Std-Segment der Eliminationskurve ergibt sich die gleiche Halbwertszeit von 42,1 Std wie für das ^{125}J-Fibrinogen. Ein denaturierender Einfluß der 3molaren Harnstofflösung auf Fibrinogen oder Fibrinmonomere ist also sehr unwahrscheinlich. Die Abweichung der Meßpunkte der ^{125}J-Fibrinogen-Aktivität im Plasma von der extrapolierten Eliminationslinie ist bei allen 4 Gruppen gleich stark und ist im wesentlichen auf eine Plasmaverdünnung zurückzuführen.

Diese Experimente zeigen, daß:

1. lösliches Fibrin in die Zirkulation eingebracht werden kann, in Lösung gehalten wird, ohne sofort in der Gefäßbahn auszufallen, und relativ lange meßbar im strömenden Blut verweilt;

2. die Klärung zirkulierender Fibrinmonomere aus dem Blut unabhängig vom fibrinolytischen System erfolgen kann;

3. der endogene Umsatz von Fibrinogen durch geringe Mengen exogen zugeführten löslichen Fibrins nicht beeinflußt wird.

Literatur

1. Apitz, K.: Z. ges. exp. Med. **101**, 552 (1937). — 2. Thomas, L., Smith, R. T., von Korff, R.: Proc. Soc. exp. Biol. (N.Y.) **86**, 813 (1954). — 3. Shainoff, J. R., Page, J. H.: J. exp. Med. **116**, 687 (1962). — 4. Lee, L.: J. exp. Med. **115**, 1065 (1962). — 5. Bleyl, U., Kuhn, W., Graeff, H.: Thromb. Diathes. haemorrh. (Stuttg.) **22**, 87 (1969). — 6. Regoeczi, E., Brain, M. C.: Brit. J. Haemat. **17**, 73 (1969). — 7. Müller-Berghaus, G., Róka, L., Lasch, H. G.: Thromb. Diathes. haemorrh. (Stuttg.) **29**, 375 (1973). — 8. Gans, H., Lowman, J. T.: Blood **29**, 526 (1967). — 9. Kazal, L. A., Amsel, S., Miller, O. P., Tocantins, L. M.: Proc. Soc. exp. Biol. (N.Y.) **113**, 989 (1963). — 10. McFarlane, A. S.: Nature (Lond.) **182**, 53 (1958). — 11. McFarlane, A. S.: J. clin. Invest. **42**, 346 (1963). — 12. Atencio, A. C., Reeve, E. B.: J. Lab. clin. Med. **66**, 20 (1965). — 13. Godal, H. C.: Scand. J. clin. Lab. Invest. **12** (Suppl. 53), 1 (1960).

MÜLLER-BERGHAUS, G., LOHMANN, E. (Zentrum f. Innere Med. am Klinikum der Univ. Gießen): **Komplementsystem und Auslösung der generalisierten intravasculären Gerinnung durch Endotoxin***

Seit den Untersuchungen von Spink u. Vick [1] sowie Gilbert u. Braude [2] wird dem Komplementsystem eine große Bedeutung für die Auslösung unterschiedlicher Reaktionen nach Endotoxinverabreichung zugeschrieben (Literaturübersicht s. [3]). Die Rolle des Komplementsystems für die Auslösung einer generalisierten intravasculären Gerinnung hat besonderes Interesse durch die Untersuchungen von Zimmerman u. Müller-Eberhard [4] erlangt, da diese Autoren in in vitro-Experimenten eine Komplement-abhängige Aktivierung des Gerinnungssystems durch Endotoxin beobachteten. Im Reagenzglas aktiviert Endotoxin das Gerinnungssystem nur bei intaktem Komplementsystem, während Thrombozyten von Kaninchen, denen die 6. Komponente des Komplementsystems (C 6) auf Grund eines genetischen Defektes fehlt, keinen Thrombozytenfaktor 3 nach Einwirkung von Endotoxin freisetzen [5, 6]. In der vorliegenden Arbeit wurde das auf Grund von in vitro-Experimenten aufgestellte Konzept von Zimmerman u. Müller-Berhard [4] überprüft, wonach Endotoxin über eine Aktivierung des Komplementsystems eine generalisierte intravasculäre Gerinnung auslöst.

Kaninchen mit angeborenem C 6-Mangel wurde Endotoxin verabreicht, um festzustellen, ob bei fehlender 6. Komponente des Komplementsystems eine Aktivierung der intravasculären Gerinnung ausbleibt. Endotoxin wurde entsprechend den Untersuchungen von Beller u. Graeff [7] in einer Dosierung von 40 µg/kg und Std kontinuierlich infundiert. Sowohl bei normalen als auch bei C 6-Mangel-Kaninchen wurde ein stetiger, aber gleichsinniger Abfall der Thrombozytenzahl beobachtet. Auch die Faktor V-Aktivität, die als sensibler Indikator für einen intravasculären Gerinnungsprozeß aufgefaßt wird, fiel während der Endotoxininfusion bei beiden Tiergruppen kontinuierlich und gleichförmig ab. Jedoch zeigte der Fibrinogenspiegel während der 8stündigen Versuchsdauer keine signifikanten Änderungen zum Ausgangswert. Dieser Befund kann aber nicht als Beweis gegen eine generalisierte intravasculäre Gerinnung aufgefaßt werden, da bei erhöhter Syntheserate nach Endotoxininjektion ein normaler Fibrinogenspiegel schon eine generalisierte intravasculäre Gerinnung beinhaltet. Dies kommt auch bei der Beurteilung des Äthanol-Gelierungs-Testes zum Ausdruck. Sowohl 6 als auch 8 Std nach Beginn der Endotoxininfusion wurden fast ausschließlich positive Testergebnisse festgestellt. Weitere Einzelbefunde sind an anderer Stelle veröffentlicht worden [8].

Aus der Gerinnungsanalyse läßt sich demnach folgern, daß bei C 6-Mangel-Tieren eine generalisierte intravasculäre Gerinnung in ähnlicher Weise wie bei Normaltieren nach Endotoxininfusion auftritt. Die histologische Untersuchung der Organe bestätigt die Gerinnungsanalyse. Bei 9 von 10 C 6-Mangel-Tieren wurden fibrinreiche Mikrogerinnsel in den Glomerulumkapillaren der Niere gefunden, ein Befund, wie er typisch für das Sanarelli-Shwartzman-Phänomen ist.

Da einerseits die Freisetzung von Plättchenfaktor 3 durch Endotoxin bei C 6-Mangel-Tieren ausbleibt [5, 6], und da andererseits die gerinnungsanalytischen sowie histologischen Befunde eine generalisierte intravasculäre Gerinnung nach Endotoxininfusion bei C 6-Mangel-Tieren belegen, scheint die Aktivierung der intravasculären Gerinnung durch Endotoxin nicht über eine primäre Freisetzung von Plättchenfaktor 3 zu erfolgen. Diese Befunde bestätigen die Untersuchungen, daß die Infusion von gereinigtem Plättchenfaktor 3 bzw. von Phospholipidmischungen mit Plättchenfaktor 3-Aktivität zu keinem Sanarelli-Shwartzman-Phänomen führt [9, 10].

---

* Mit Unterstützung durch die Deutsche Forschungsgemeinschaft, Bad Godesberg.

Die Aktivierung der intravasculären Gerinnung durch Endotoxin erfolgt mit größter Wahrscheinlichkeit über eine Freisetzung von Thromboplastin-ähnlichem Material aus den Leukozyten [11—13]. Auch bei C 6-Mangel-Tieren konnte eine Interaktion von Endotoxin und Leukozyten festgestellt werden, da die Leukozytenzahl unmittelbar nach Beginn der Endotoxininfusion abfiel. Ebenfalls kann der starke Aktivitätsverlust des Faktors VII, der als essentieller Mediator zur Aktivierung des „extrinsic"-Systems der Blutgerinnung durch Thromboplastin aufgefaßt wird, zur Unterstützung dieser Hypothese herangezogen werden. Die Reaktionsfolgen zur Aktivierung der intravasculären Gerinnung sind in Abb. 1 zusammengfaßt. Die Freisetzung von Gewebethromboplastin aus den Granulozyten stellt den eigentlichen „Startschuß" der Gerinnungsaktivierung dar, während Plättchenfaktor 3 nur als nichtessentieller Akzellerator der bereits aktivierten Gerinnung aufgefaßt wird, da bei C 6-Mangel-Tieren Endotoxin keinen Plättchenfaktor 3 freisetzt [5, 6], jedoch eine generalisierte intravasculäre Gerinnung hervorruft.

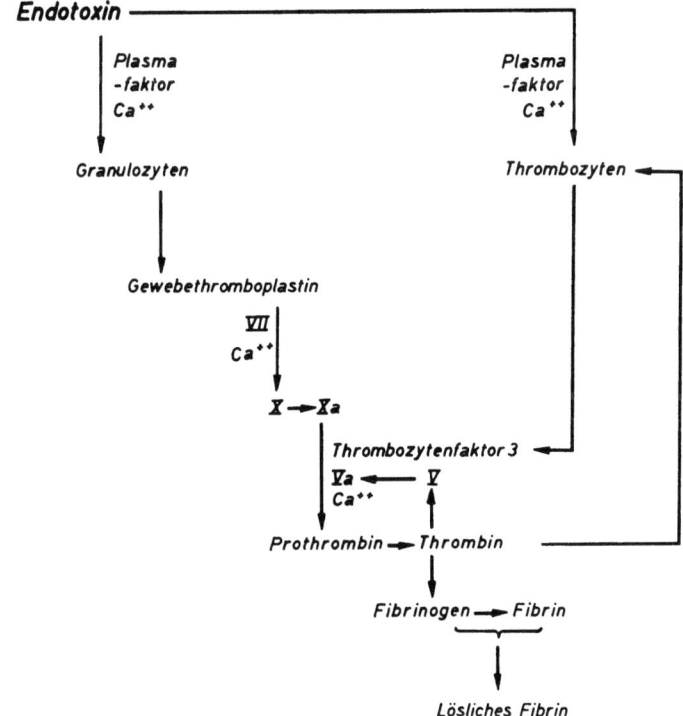

Abb. 1. Aktivierung der intravasculären Gerinnung durch Endotoxin. Die Freisetzung von Gewebethromboplastin aus Granulozyten stellt den eigentlichen Aktivator dar, während Plättchenfaktor 3 nur als nichtessentieller Akzelerator aufgefaßt wird.

Literatur

1. Spink, W. W., Vick, J.: J. exp. Med. 114, 501 (1961). — 2. Gilbert, V. E., Braude, A. I.: J. exp. Med. 116, 477 (1962). — 3. Mergenhagen, S. E., Snyderman, R., Gewurz, H., Shin, H. S.: Curr. Top. Microbiol. Immunol. 50, 37 (1969). — 4. Zimmerman, T. S., Müller-Eberhard, H. J.: J. exp. Med. 134, 1601 (1971). — 5. Brown, D. L., Lachmann, P. J.: Int. Arch. Allergy 45, 193 (1973). — 6. Sandberg, A. L., Siraganian, R. P., Mergenhagen, S. E.: In: Gram-Negative Bacterial Infections and Mode of Endotoxin Actions — Pathophysiological, Immunological, and Clinical Aspects (eds. B. Urbaschek, R. Urbaschek, E. Neter), p. 329. Berlin-Heidelberg-New York: Springer 1975. — 7. Beller, F. K., Graeff, H.: Nature (Lond.)

215, 295 (1967). — 8. Müller-Berghaus, G., Lohmann, E.: Brit. J. Haemat. 28, 403 (1974). — 9. Müller-Berghaus, G., Goldfinger, D., Margaretten, W., McKay, D. G.: Thrombos. Diathes. haemorrh. (Stuttg.) 18, 726 (1967). — 10. McKay, D. G., Müller-Berghaus, G., Cruse, V.: Amer. J. Path. 54, 393 (1969). — 11. Thomas, L., Good, R. A.: J. exp. Med. 96, 605 (1952). — 12. Niemetz, J., Fani, K.: Nature (Lond.) New Biol. 232, 247 (1971). — 13. Lerner, R. G., Goldstein, R., Cummings, G.: Proc. Soc. exp. Biol. (N.Y.) 138, 145 (1971).

Eggeling, B., Lechler, E., Asbeck, F. (Med. Univ.-Klinik Köln): Untersuchung kommerzieller Präparationen des Prothrombinkomplexes (PPSB) auf aktivierte Faktoren

Präparationen des Prothrombinkomplexes mit den Faktoren II, VII, IX und X stehen seit mehreren Jahren in ausreichender Menge zur Verfügung und finden in zunehmendem Maße Anwendung zur Behandlung von Blutungen und in der Blutungsprophylaxe. Die wesentlichsten Anwendungsbereiche sind die Hämophilie B, die seltenen Mangelkoagulopathien der Faktoren II, VII und X, die Unterbrechung der Antikoagulantientherapie, der M. haemorrhagicus neonatorum und schwere Lebererkrankungen.

Tabelle 1. A. Sch., 48 J., Kleinknotige Lebercirrhose, Ösophagusvarizen, Pneumonie, gastrointestinale Blutung

	11.00		13.00	15.45
Quick (%)	25,5	K	25,2	
Thrombotest (%)	37,5	O	100	
		N		
C_2H_5OH-Test	(+)	Y	+	+
Fi-Test, Serum		N		1:128
		E		
H. Fibrinogen (mg-%)	290	2	ca. 190	
F. II E	45,6	A	128,4	110,1
		M		
F. V (%)	17,1	P	9,5	4,2
F. VIII (%)	391,7		80,8	114,7
F. IX (%)	36,2		42,7	33,0
F. X (%)	28,0		50,0	42,8

Neben der Übertragung einer Hepatitis und allergischen Reaktionen sind Thrombosen, Embolien [1—3] und eine Verbrauchskoagulopathie [2, 4, 5] zwar seltene, aber wesentliche Komplikationen dieser Präparationen. Vereinzelt liegen auch Berichte vor über eine Verbrauchskoagulopathie [6, 7] und Thrombenbildung [8] im Tierversuch. Wir selbst haben bisher ein thromboembolisches Ereignis unter Substitution eines Patienten mit Hämophilie B bei einem operativen Eingriff beobachtet, wobei wir allerdings zusätzlich Antifibrinolytika verabreicht hatten. Weiterhin beobachteten wir eine Verbrauchskoagulopathie nach einer notfallmäßigen Substitution mit einem PPSB-Präparat bei einem Patienten mit Lebercirrhose und schwerer intestinaler Blutung (Tabelle 1). Fragliche Zeichen einer Verbrauchskoagulopathie wurden nach Substitution eindeutig positiv. Insbesondere ergab sich ein positiver Alkoholgelationstest, ein hoher Fibrinogen-Fibrin-Spaltprodukttiter und eine Verminderung des Fibrinogens und der Faktoren V und VIII. Diese Beobachtung war der Anlaß für uns, kommerziell zur Verfügung stehende PPSB-Präparationen auf aktivierte Gerinnungsfaktoren zu untersuchen, da sie möglicherweise für diese Komplikationen verantwortlich sind. Eigene Untersuchungen [9, 10] wie Untersuchungen anderer Autoren

(u. a. [11, 12]) haben ergeben, daß sich die aktivierte Form dieser Faktoren bei Gelfiltration wie Moleküle verhält, die ca. halb so groß sind wie ihre inaktive Vorstufe; sie eluieren somit bei Gelfiltration in einem deutlich höheren Volumen.

Von den Gelfiltrationen mehrerer PPSB-Präparationen an Sephadex G 100 und G 150 stellen wir die Ergebnisse der G 100-Filtration vor, da mit dieser Gelart eine bessere Trennung zu erzielen war. In der Austestung konzentrierten wir uns besonders auf den Nachweis der aktivierten Faktoren IX und X; für den Nachweis von Thrombin ist eine vorhergehende Trennung nicht erforderlich, und zur Austestung des Faktors VII stand uns nicht genügend Testsubstrat zur Verfügung.

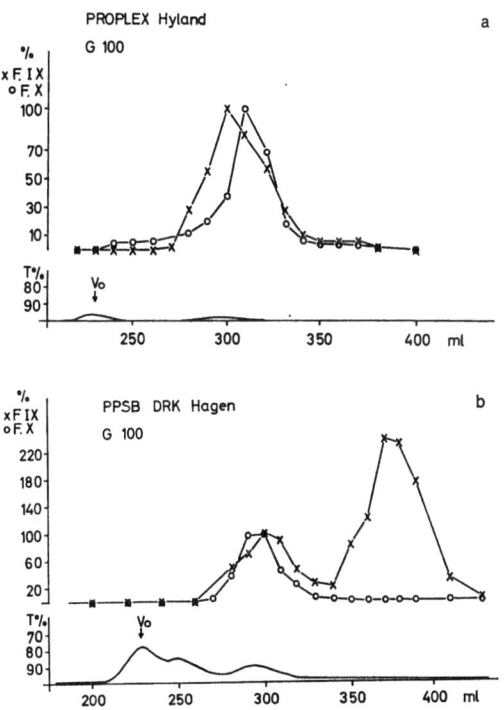

Abb. 1a und b. Sephadex G 100 Gelfiltration von zwei verschiedenen PPSB-Präparationen. Gelbettmaße 99 × 3,2 cm. 10 ml Fraktionen wurden bei aufsteigender Filtration in 4° C gesammelt

In Abb. 1 sind zwei unterschiedliche Filtrationsmuster beispielhaft dargestellt. Für die graphische Aufzeichnung haben wir den Aktivitätsgipfel im Elutionsbereich der inaktiven Faktoren mit 100% angesetzt und die Aktivität der anderen Fraktionen darauf bezogen. Wir haben diese Form der Darstellung aus Gründen der Anschaulichkeit gewählt, obwohl wir uns darüber im klaren sind, daß inaktive und aktive Gerinnungsfaktoren nicht unmittelbar prozentual verglichen werden können.

Die Filtration des PPSB-Präparates des DRK Hagen (Abb. 1a) erbrachte zwei deutlich voneinander abgesetzte Gipfel mit Faktor IX-Aktivität, aber nur einen Gipfel mit Faktor X-Aktivität. Der erste Gipfel entspricht der inaktiven Form dieser Faktoren, wie sie in Plasma vorliegt, der zweite Gipfel entspricht in Aktivität und Elutionsverhalten aktiviertem Faktor IX. In dieser Position würde auch aktivierter Faktor X eluieren; dieser war aber nicht nachzuweisen. Aus diesem Filtrationsergebnis kann auf einen erheblichen Anteil an aktiviertem

Faktor IX in dieser PPSB-Präparation geschlossen werden, eine genaue quantitative Angabe ist aber nicht möglich.

In einem zweiten Beispiel (Abb. 1 b) ist ein deutlich andersartiges Filtrationsmuster dargestellt, wie es in ähnlicher Form bei mehreren PPSB-Präparationen gefunden wurde. Hier ist im Elutionsbereich der aktivierten Faktoren nur eine flache Aktivitätsschulter zu erkennen, die auf einen geringen Anteil an aktiviertem Faktor IX hinweist. In keiner der untersuchten Präparationen war aktivierter Faktor X nachzuweisen. Wir beschränken uns deshalb im Nachfolgenden auf aktivierten Faktor IX.

Tabelle 2

PPSB-Präparate	Quotient der F. IX/IXa Peaks nach Gelfiltration $\frac{IX}{IXa}$		Quotient aus den F. IX Werten nach 1 bzw. 26 Std. Inkubation mit BaSO$_4$-ads. Plasma $\frac{IX\ (26\ Std.\ Inkub.)}{IX\ (1\ Std.\ Inkub.)}$	
Humanplasma	$\frac{100}{1.6}$	= 62.5	$\frac{110}{100}$	= 1.1
Behring	$\frac{100}{0.8}$	= 125	$\frac{131}{107}$	= 1.22
Konyne	$\frac{100}{3.7}$	= 27	$\frac{145}{178}$	= 0.81
Immuno	$\frac{100}{5.8}$	= 17.2	$\frac{77}{81}$	= 0.95
Hyland	$\frac{100}{6.1}$	= 16.4	$\frac{56}{117}$	= 0.48
PPSB Hagen (H)	$\frac{100}{251}$	= 0.39	$\frac{10}{287}$	= 0.035
PPSB Hagen	$\frac{100}{238}$	= 0.42	$\frac{18}{287}$	= 0.082
BaSO$_4$-Eluat	$\frac{100}{280}$	= 0.36	–	

Um die Ergebnisse der Filtration der verschiedenen Präparate miteinander vergleichen zu können, haben wir jeweils den mit 100% angesetzten Gipfel des inaktiven Faktors IX mit dem zweiten Gipfel ins Verhältnis gesetzt. Wo ein zweiter Gipfel nicht klar erkennbar war, wurde der Wert der Fraktion eingesetzt, die dem durchschnittlichen Elutionsvolumen aktivierten Faktors IX entspricht. Diese Quotienten sind auf der linken Seite der Tabelle 2 eingetragen. Eine Bezugsgröße bildet der Quotient der Filtration von Humanplasma. Der Wert von 1,6% im Filtrationsbereich des aktivierten Faktors IX ergibt sich durch die glockenförmige Elutionskurve bei Gelfiltration. Unter unseren Elutionsbedingungen entspricht der Quotient von 62,5 einem mehr oder weniger optimalen Wert. Das Behringpräparat hat mit 125 einen noch günstigeren Quotienten, was aber bei Vergleich der kleinen und wenig unterschiedlichen Nenner nicht von Bedeutung ist. Die Quotienten der drei nachfolgenden Präparate — Konyne, Immuno, Hyland — sind etwas ungünstiger und lassen vermuten, daß kleine Mengen an aktiviertem Faktor IX vorliegen. Ein sehr niedriger Quotient ergibt sich bei den PPSB-Präparaten des DRK Hagen. Die mit (H) gekennzeichnete Präparation enthält etwas Heparin. Ein hoher Gehalt an aktiviertem Faktor IX war auch in einem selbst hergestellten $BaSO_4$-Eluat aus Humanplasma zu finden.

Die aufgeführten Ergebnisse entsprechen Einzeluntersuchungen mit G 100-Filtration; mit G 150-Filtration wurden aber im wesentlichen die gleichen Ergebnisse erzielt, mit Ausnahme des Hyland-Präparates, das bei diesen Versuchen zu wesentlich ungünstigeren Ergebnissen führte, die untersuchten Präparate hatten aber das Verfallsdatum um einige Wochen überschritten. Mit dem Behring-Präparat haben wir bisher nur einen Filtrationsversuch durchgeführt.

Auf der rechten Seite der Tabelle 2 sind Versuche angeführt, in denen wir mit einem anderen methodischen Ansatz den Gehalt an aktiviertem Faktor IX in den Präparationen erfassen wollten. Aktivierter Faktor IX wird bei ausreichend langer Inkubation in Plasma inaktiviert. Wir haben deshalb die Präparationen so mit $BaSO_4$-adsorbiertem Plasma verdünnt, daß nach Aktivitätsangabe der Hersteller eine Einheit Faktor IX in 1 ml $BaSO_4$-adsorbiertem Plasma enthalten sein sollte. Diese Ansätze wurden nach 1 bzw. 26 Std Inkubation in Zimmertemperatur auf Faktor IX-Aktivität ausgetestet. Die Prozentwerte dieser beiden Austestungen wurden wiederum als Quotient zueinander ins Verhältnis gesetzt. Als Bezugsgröße diente erneut Humanplasma, das den gleichen Inkubationszeiten unterworfen wurde. Tritt innerhalb der Inkubationszeit von 26 Std kein Aktivitätsverlust ein, dann beträgt der Quotient 1. Bei einem Aktivitätsverlust, den wir als Inaktivierung aktivierten Faktors IX deuten, sinkt der Quotient unter 1 ab. Die Ergebnisse dieses Versuchsansatzes bestätigen im wesentlichen die Ergebnisse der Gelfiltration. Eine gewisse Ausnahme bildet das Immuno-Präparat, das kaum einen Aktivitätsverlust aufwies. Ein extremer Aktivitätsverlust war besonders in den PPSB-Präparaten des DRK Hagen zu verzeichnen. Obwohl wir mit diesem Präparat kaum klinische Erfahrung haben, glauben wir, daß es wegen des hohen Anteils an aktiviertem Faktor IX nur mit größter Vorsicht anzuwenden ist und sich nicht für die Substitution bei einem Faktor IX-Mangel eignet.

Anschließend noch einige allgemeine Bemerkungen zur klinischen Anwendung von PPSB-Präparaten. Ein Verzicht auf Injektion dieser Präparate bei einer Verbrauchskoagulopathie erscheint uns selbstverständlich und wird auch von einigen Herstellern empfohlen. In den anscheinend seltenen Fällen, in denen ohne andere erkennbare Ursache bei der Behandlung mit PPSB-Präparaten eine Verbrauchskoagulopathie eintritt, muß ein Zusammenhang mit dem Gehalt an aktivierten Faktoren angenommen werden. Thrombosen und Embolien unter Injektion von PPSB-Präparaten — insbesondere bei Substitution unter operativen Eingriffen bei Hämophilie B-Patienten — müssen nicht unbedingt mit einem mehr oder weniger großen Anteil an aktiviertem Faktor IX in Zusammenhang stehen. Dennoch sollten wir aber bis zum Beweis des Gegenteils von einem Zusammenhang ausgehen. Wir nehmen an, daß bei Patienten mit einer Hämophilie B wie auch bei Unterbrechung einer Antikoagulantientherapie durch folgende Maßnahmen das Risiko gering gehalten werden kann: Entsprechende Auswahl der Präparate, langsame Injektion, Vermeidung hoher Dosierungen, vorzugsweise wiederholte Injektion kleinerer Dosen. Bei schweren Lebererkrankungen ist grundsätzlich mit einer Verbrauchskoagulopathie zu rechnen. In der Notfallsituation einer intestinalen Blutung stehen wir somit vor einem großen Problem, zu dem es keine einfache Lösung gibt. Langsame und wiederholte Injektion kleiner Einzeldosen — möglichst unter Laborkontrolle — kann wahrscheinlich das Risiko vermindern.

Wir hoffen, daß den Herstellern in absehbarer Zeit eine optimale Stabilisierung der PPSB-Präparate gelingt, vielleicht durch einen kombinierten Zusatz von Antithrombin III und Heparin [13].

Literatur

1. Kaspar, C. K.: New Engl. J. Med. 289, 160 (1973). — 2. Marchesi, S. L., Burney, R.: New Engl. J. Med. 290, 403 (1974). — 3. Kaspar, C. K.: New Engl. J. Med. 290, 404 (1974). — 4. Edson, J. R.: New Engl. J. Med. 290, 403 (1974). — 5. Cederbaum, A. I., Roberts, H. R.: Clin. Res. 21, 92 (1973). — 6. Triantaphyllopoulos, D. C.: Amer. J. clin. Path. 57, 603 (1972). — 7. Middleton, S. M., Bennett, I. H., Smith, J. K.: Vox Sang. 24, 441 (1973). — 8. Aronson, D. L.: New Engl. J. Med. 290, 861 (1974). — 9. Lechler, E.: Habilitationsschrift, Köln 1974. — 10. Lechler, E., Nenci, G. G.: 18. Tagung der Deutschen Arbeitsgemeinschaft für Blutgerinnungsforschung, Bern, 1974. Thrombos. Diathes. haemorrh. (Suppl.), im Druck. — 11. Kingdon, H. S.: J. biomed. Mater. Res. 3, 25 (1969). — 12. Radcliffe, R. D., Barton, P. G.: J. biol. Chem. 247, 7735 (1972). — 13. Damus, P. S.: New Engl. J. Med. 290, 404 (1974).

HASLER, K., BÖTTCHER, D. (Med. Univ.-Klinik, Freiburg): **Gerinnungsuntersuchungen bei akuten Leukämien**

Bei Patienten mit akuter Leukämie stehen fast immer schwere Blutungen im Vordergrund des klinischen Bildes. Früher wurde die Thrombocytopenie allein für die Blutungsneigung verantwortlich gemacht. In den letzten Jahren sind weitere Ursachen für die Blutungskomplikationen bei akuten Leukämien von verschiedenen Autoren diskutiert worden. Die Faktor XIII-Erniedrigung im Plasma von akuten Leukämien ist erstmals von Nussbaum u. Morse (1964) beschrieben, von Ottovani et al. (1965), Alami et al. (1968), Heene et al. (1969), Lasch et al. (1971), Egbring (1971) und Rasche et al. (1972, 1973) bestätigt worden. Plasmatische Gerinnungsdefekte, auch Verbrauchskoagulopathien sind bei Patienten mit akuten Leukämien beschrieben: Rosenthal et al. (1963, 1967), Didisheim et al. (1964), Girolani et al. (1966), Holemanns et al. (1967), Hirsh et al. (1967), Ogston et al. (1968), Brakman et al. (1970), Lasch et al. (1971), Niessner et al. (1972) und Cooper et al. (1974). In der vorliegenden Arbeit wird über Gerinnungsuntersuchungen bei akuten Leukämien des Erwachsenen berichtet.

Patientengut

Insgesamt wurden 34 Pat. mit verschiedenen akuten Leukämieformen in einem Zeitraum von 18 Monaten untersucht. Die akuten Leukämien wurden nach ihrem cytologischen und cytochemischen Verhalten in 3 Gruppen eingeteilt:
1. „akute myeloische Leukämie" (AML); 2. „akute undifferenzierte Leukämie" (AUL) und 3. „akute Leukämie" (AL) wie „akute lymphatische Leukämie" (ALL), „akute Monocyten-Leukämie" (AMOL), „akute myelomonocytäre Leukämie" (AMML) und „akute Basophilen-Leukämie" (ABL).
22 Pat. mit AML, 5 Pat. mit AUL und 7 Pat. mit AL (4 ALL, 1 AMOL, 1 AMML, 1 ABL) wurden vor Einleitung einer zytostatischen Therapie bzw. vor Substitution von Blut oder Thrombocyten, unter Zytostatica in verschiedenen Zeitabständen und in hämatologischer Vollremission unter Zytostatica bis zu 1 Jahr untersucht.

Methoden

Neben den Globaltesten wie Thromboplastin- und Partielle Thromboplastinzeit wurden vor allem der Faktor XIII im Plasma, Fibrinogen, Faktor V auch Parameter des fibrinolytischen Enzymsystems untersucht. Plasma wurde durch Zentrifugation von Citratblut (9 Teile Blut und 1 Teil Citratpuffer pH 4,5 Behringwerke AG, Marburg/Lahn gewonnen. Die quantitative Faktor XIII-Bestimmung erfolgte mit der von Bohn u. Haupt (1968) angegebenen Methode unter Verwendung eines Antifaktor XIII-Serums Behringwerke AG, Marburg/Lahn. Fibrinogen wurde mit der Methode von Claus mit dem Merz und Dade-Reagenz, Bern, bestimmt. Zur Faktor V-, Thromboplastin- und Partiellen Thromboplastinzeit-Bestimmung verwendeten wir Substanzen der Behringwerke AG, Marburg/Lahn. Die qualitative und quantitative Bestimmung von Spaltprodukten erfolgte mit Reagenzien der Wellcome Research Laboratories Beckenhan (England).

Ergebnisse

Faktor XIII- und Fibrinogen-Bestimmung im Plasma von Patienten mit AML, AUL und AL

Unsere Untersuchungen zeigen, daß die Erniedrigung des fibrinstabilisierenden Faktors (F XIII) im Plasma ein häufiger Befund bei den akuten Leukämien des Erwachsenen ist. 44% der akuten Leukämien haben vor Therapie einen verminderten Faktor XIII im Plasma, 8% zeigen einen grenzwertigen Befund. Die Faktor XIII-Aktivitätsminderung ist bei der AML am ausgeprägtesten, bei AUL geringer. Unter Zytostatica erfolgte ein Aktivitätsanstieg, der bei hämatologischer Vollremission Normalwerte erreicht.

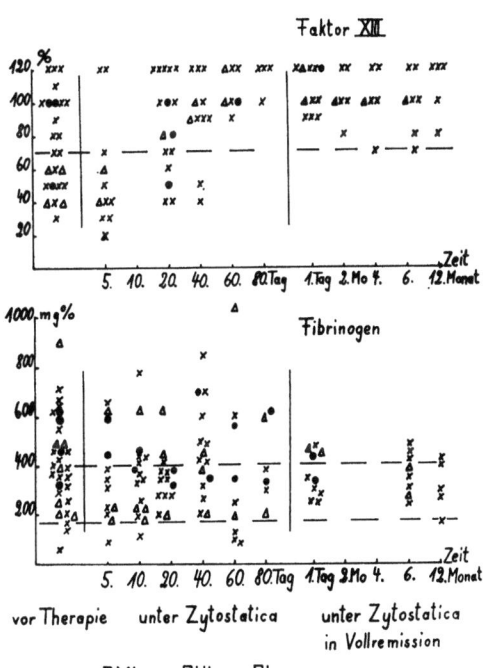

Abb. 1. Faktor XIII- und Fibrinogen-Bestimmung im Plasma von Patienten mit AML, AUL und AL

58% der Patienten haben vor Therapie pathologische Fibrinogenwerte, davon haben nur AML (10%) eine Hypofibrinogenämie. Das Verhalten der anderen Leukämieformen hinsichtlich des Fibrinogens ist sowohl vor als auch unter zytostatischer Therapie uncharakteristisch. In hämatologischer Vollremission wird keine Hypofibrinogenämie beobachtet, nur 1 Patient mit AML (unter Zytostatica seit 1 Jahr in Vollremission) hat mit 180 mg-% einen grenzwertigen Befund.

Thrombocyten und Faktor V im Plasma von Patienten mit AML, AUL und AL

Vor Therapie haben nur 6% unserer akuten Leukämien eine normale Thrombocytenzahl. Bei Patienten mit AML ist die Thrombopenie am ausgeprägtesten vor Therapie, unter Zytostatica auch in hämatologischer Vollremission gegenüber den anderen Leukämieformen. Bei 5 Patienten mit AML, die unter Zytostatica seit 1 Jahr in Vollremission sind, haben 4 eine Thrombocytopenie.

42% der akuten Leukämien haben vor Therapie (84% AML, 16% AL) einen verminderten Faktor V. Unter Zytostatica ist bei AML die Faktor V-Erniedrigung am ausgeprägtesten, in hämatologischer Vollremission bei allen Leukämieformen Sub- bis Normalwerte.

Partielle Thromboplastin- und Thromboplastinzeit-Bestimmung bei Patienten mit AML, AUL und AL

23% der akuten Leukämien haben vor Therapie eine verlängerte Partielle Thromboplastinzeit (PTT) (71% AML, 29% AL). Unter Zytostatica ist die PTT nur bei Patienten mit AML verlängert. In hämatologischer Vollremission Normalwerte.

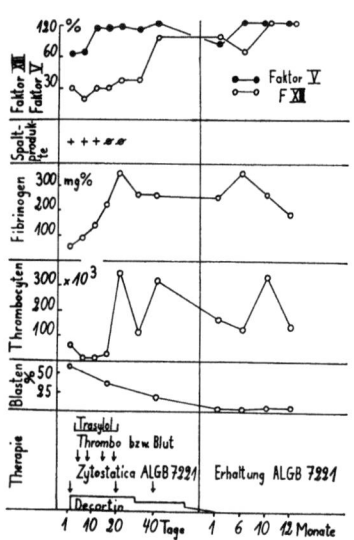

Abb. 2. Verlauf einer Verbrauchskoagulopathie bei einem 32jährigen Patienten mit AML

49% der akuten Leukämien haben vor Therapie eine verlängerte Thromboplastinzeit, wobei die Verteilung uncharakteristisch ist. Die Thromboplastinzeitverlängerung ist bei der AML am ausgeprägtesten. Unter Zytostatica deutlich pathologische Werte, in hämatologischer Vollremission Sub- bis Normwerte.

Von 34 akuten Leukämien hatten 3 Patienten eine Verbrauchskoagulopathie (Pat. Z., 32 J., AML; Pat. N., 18 J., ALL; Pat. H., 41 J., akute Myelofibrose mit Übergang in AML). Die Patienten sind zytostatisch behandelt worden, nur Pat. Z. erhielt zusätzlich 1 bis 1,7 Mill. Einheiten Trasylol/24 Std (Abb. 2).

13 Patienten mit akuter Leukämie (7 AML, 3 AUL, 1 ALL, 1 AMOL und 1 ABL) sind bisher von 34 Patienten gestorben. Unter Zytostatica sind 14 Patienten in die hämatologische Vollremission gekommen, davon sind 5 Patienten mit AML seit 1 Jahr mit Zytostatica in Vollremission.

Diskussion

Unsere Ergebnisse zeigen, daß die Erniedrigung des Faktors XIII im Plasma bei akuten Leukämien ein häufiger Befund ist. Die Faktor XIII-Aktivitätsminderung ist bei AML am ausgeprägtesten, bei AUL geringer, keiner unserer Patienten hatte eine APL, unter Zytostatica Aktivitätsanstieg, in hämatologischer Vollremission Normalwerte.

Rasche et al. berichtete 1972, daß die Faktor XIII-Erniedrigung bei akuten Leukämien ein regelmäßiger Befund ist, die Aktivitätsminderung bei APL und AML am ausgeprägtesten ist, in Vollremission alle ermittelten Meßwerte im Normbereich liegen. Auch wir nehmen an, daß die beobachtete Faktor XIII-Aktivität in engem Zusammenhang mit der Grunderkrankung zu sehen ist. Jedoch sollte die Faktor XIII-Aktivitätsminderung auch im Zusammenhang mit dem oft beobachteten plasmatischen Gerinnungsdefekt im Zusammenhang eines Defibrinierungssyndroms bei akuten Leukämien wie von Heene (1969) und Lasch et al. (1971) beschrieben, diskutiert werden.

Bei der AML ist neben der Faktor XIII-Verminderung der plasmatische Gerinnungsdefekt gegenüber den anderen von uns untersuchten Leukämieformen am ausgeprägtesten wie: Hypofibrinogenämie, Thrombocytopenie, Faktor V-Verminderung, Verlängerung der Thromboplastin- und der Partiellen Thromboplastinzeit. Die Diagnose einer Verbrauchskoagulopathie ist häufig bei akuten Leukämien schwierig, da wichtige Parameter wie Thrombocytopenie und Hypofibrinogenämie oft nicht zu verwerten sind. Von 34 Patienten mit akuter Leukämie hatten 3 eine Verbrauchskoagulopathie. Wir behandelten mit Corticosteroiden, Zytostatica, Blut und Thrombocyten, nur Pat. Z., 32 J., AML (Abb. 4) erhielt 1 bis 1,7 Mill. Einheiten Trasylol/24 Std. Keiner der Patienten erhielt Heparin. Trotzdem bestand nach einigen Tagen laborchemisch und klinisch kein Anhalt für eine Verbrauchskoagulopathie.

Diese Beobachtungen unterstützen unsere Annahme, daß sowohl die Faktor XIII-Verminderung als auch der plasmatische Gerinnungsdefekt (so auch die Verbrauchskoagulopathie) in engem Zusammenhang mit der Grunderkrankung stehen.

Eine Synthesestörung konnte bisher nicht ausgeschlossen werden.

Frl. R. Hieber, MTA, danken wir für die gewissenhafte Mitarbeit an diesen Untersuchungen.

Literatur

Alami, S. Y., Hampton, J. W., Speer, R. J., Race, G. J.: Amer. J. Med. **44**, 1 (1968). — Bohn, H., Haupt, H.: Thrombos. Diathes. haemorrh. (Stuttg.) **19**, 309 (1968). — Brakman, P., Snyder, J., Henderson, E. S., Astrup, T.: Brit. J. Haemat. **18**, 135 (1970). — Cooper, H. A., Bowie, E. J. W., Owen, C. A.: Mayo clin. Proc. **49** (1974). — Didisheim, P., Thrombold, J. S., Vandervoort, R. L. E., Mibashan, R. S.: Blood **23**, 717 (1964). — Egbring, R., Havemann, K.: Verh. dtsch. Ges. inn. Med. **77**, 97 (1971). — Girolani, A., Cliffton, E. E.: Amer. J. med. Sci. **251**, 638 (1966). — Heene, D.: Habilitationsschrift, Gießen 1969. — Hirsh, J., Buchanan, J. G., De Gruchy, G. C., Baikie, A. G.: Lancet **1967 I**, 418. — Holemanns, R., Mlynarczyk, E. J., Mann, L. S., Smalley, R. V.: Lancet **1967 II**, 97. — Lasch, H. G., Huth, K., Heene, D. L., Müller-Berghaus, G., Hörder, M. H., Janzarik, H., Mittermayer, C., Sandritter, W.: Dtsch. med. Wschr. **96**, 715 (1971). — Niessner, H., Honetz, H., Stych, H., Thaler, E., Lechner, K.: Folia haemat. (Lpz.) **97**, 71 (1972). — Nussbaum, M., Morse, B. S.: Blood **23**, 669 (1964). — Ogston, D., McAndrew, G. M., Ogston, C. M.: J. clin. Path. **21**, 136 (1968). — Ottovani, P., Mandelli, F., Fontana, L., Morelli, R.: Progr. Med. (Rio d. J.) **21**, 115 (1965). — Rasche, H., Dietrich, M., Hiemeyer, V.: Klin. Wschr. **50**, 1017 (1972). — Rasche, H., Dietrich, M., Gaus, W., Schleyer, M.: Verh. dtsch. Ges. inn. Med. **79**, 1354 (1973). — Rosenthal, R. L.: Blood **21**, 495 (1963). — Rosenthal, R. L., Sloan, E.: Fed. Proc. **26**, 487 (1967).

KÖHLE, W., RICHTER, CH., RASCHE, H. (Zentrum f. Innere Med. u. Kinderheilkunde, Univ. Ulm): **Untersuchungen zur Wechselbeziehung von Fibrinstabilisierung und Fibrinolyse***

Die Löslichkeit von Blutgerinnseln durch fibrinolytische Aktivität wird durch morphologische und biochemische Faktoren beeinflußt. So ist bekannt, daß thrombozytenreiche, plasminogenarme Abscheidungsthromben schlechter lysierbar sind als reine Gerinnungsthromben mit einem hohen Fibrin- und Plasminogenanteil.

Experimentelle Untersuchungen in neuerer Zeit mit Plasmaproben bzw. Gerinnseln von Patienten mit kongenitalem, vollständigem Faktor XIII-Mangel haben gezeigt, daß die enzymatische Fibrinstabilisierung eine weitere wesentliche Teilvoraussetzung der physiologischen Resistenz von Thromben gegenüber fibrinolytischer Aktivität darstellt (McDonagh et al., 1971).

In den hier vorgelegten Untersuchungen wurde der Frage nachgegangen, ob und in welchem Ausmaß auch eine partielle Faktor XIII-Erniedrigung in Testgerinnseln das Löslichkeitsverhalten gegenüber Urokinase beeinflußt.

Methoden

Zusammensetzung und Untersuchungsmethoden der Testgerinnsel sind in den Tabellen 1 und 2 zusammengefaßt. In Anlehnung an die Methode zur quantitativen Faktor XIII-Bestimmung nach Bohn u. Haupt wurde ein hochspezifisches Antifaktor XIII-Subunit A-Serum in ansteigenden Konzentrationen in die Gerinnsel eingebracht, um die normale biologische Aktivität des FSF stufenweise zu hemmen.

Das verwendete Antiserum war so eingestellt, daß in dem Testsystem eine Verdünnungsstufe von 1:10 100% der biologischen Faktor XIII-Aktivität eines gepoolten Normalplasmas inaktivierte. Die Restaktivität in den Gerinnseln bei definierten Antiserum-Konzentrationen war somit errechenbar.

Tabelle 1. Zusammensetzung der Testgerinnsel

1. 0,1 ml Faktor XIII-Antiserum in verschiedenen Verdünnungen (1/10—1/100)
2. 0,2 ml gepooltes Normalplasma (mischen und 30 min bei 20° stehen lassen)
3. Zugabe von 0,1 ml Thrombin-Calciumchloridlösung (60 NIH E Thrombin in 3,5 ml Calciumchlorid 0,05 mol/l) mischen und 2 Std stehen lassen

Tabelle 2. Methoden zur Untersuchung der Testgerinnsel

1. SDS-polyacrylamid-gel-Elektrophorese von reduzierten Fibringerinnseln nach Weber u. Osborn (1969) in eigener Modifikation (Rasche, Schleyer u. Dietrich, 1974)
2. Gerinnsellöslichkeit in 2 ml 1% Monochloressigsäure über einen Beobachtungszeitraum von 2 Std
3. Löslichkeit der Testgerinnsel in 3 ml Urokinaselösung (130 IU/ml); Bestimmung des Restfibringehalts nach Inkubation des Testgerinnsels in Urokinase nach 2 Std bei 37° (Ratnoff u. Menzie, 1951)

Ergebnisse

1. Untersuchungen von Fibrin in der PAA-Gel-Elektrophorese: Die Zugabe von Antifaktor XIII-Antiserum in verschiedenen Verdünnungen zu dem in vitro-Testsystem ergab die Bildung von nicht vernetzten, partiell vernetzten und bei hohen Verdünnungsstufen von vollständig vernetzten Fibringerinnseln. Vollständig vernetztes Fibrin besteht aus 2 Fraktionen, die ein 7,5%iges Polyacrylamid-Gel durchwandern und als γ-Dimer und β-Kette identifiziert werden können, während die hochmolekularen α-Polymere nicht in das Gel eindringen. Nicht vernetztes

---

* Mit Unterstützung der Deutschen Forschungsgemeinschaft (SFB 112).

Fibrin dagegen enthält 3 das Gel durchwandernde Fraktionen, α-, β- und γ-Kette. Die Untersuchungen haben ergeben, daß die γ-Ketten-Vernetzung in dem verwendeten Testsystem bei Zusatz einer Antiserum-Verdünnung von 1:10 vollständig unterbunden werden kann. Schon bei einer Antiserum-Verdünnung von 1:12 dagegen ist die γ-Ketten-Vernetzung vollständig abgelaufen, dagegen sind noch keine α-Polymere erkennbar. Die vollständige Umwandlung der α-Ketten in α-Polymere und damit eine vollständige Fibrinstabilisierung findet sich erst bei einer Antiserum-Verdünnung von 1:50 in dem von uns verwendeten Testansatz.

2. Säurestabilität: Die Ergebnisse entsprechen im Prinzip der quantitativen Faktor XIII-Bestimmung nach Bohn u. Haupt (1968) und haben ergeben, daß für die Säurestabilität von Testgerinnseln Faktor XIII-Aktivitäten in Plasma von unter 10% der Norm ausreichend sind.

3. Resistenz von Gerinnseln gegenüber fibrinolytischer Aktivität: Zur Bestimmung des Löslichkeitsverhaltens standardisierter Testgerinnsel mit verschiedenem Faktor XIII-Gehalt gegenüber fibrinolytischer Aktivität wurde der Rest-Fibringehalt nach Inkubation in Urokinaselösung über 2 Std bei 37°C bestimmt (Tabelle 3).

Tabelle 3

Antiserumverdünnung im Testsystem		$1/10$	$1/11$	$1/12$	$1/14$	$1/16$	$1/20$	$1/25$	$1/50$
Errechnete Faktor XIII-Aktivität im Testsystem (% der Norm)		0	10	20	30	40	50	60	80
Restfibringehalt nach Inkubation des Testgerinnsels in UK-Lösung; OD bei 650 nm (n = 10)	$\bar{x}$	95	110	114	140	160	180	240	246
	SD	40	50	44	30	30	25	26	20

Hierbei zeigte sich, daß die proteolytische Resistenz der Testgerinnsel mit zunehmender Antiserum-Verdünnung kontinuierlich ansteigt und erst oberhalb einer errechneten FSF-Aktivität von 60% der Norm unverändert bleibt.

Diskussion

Die vorgelegten Ergebnisse stimmen mit Befunden von Shwartz et al. (1971) überein und deuten darauf hin, daß Fibringerinnsel in verdünnten Säuren unlöslich werden, sobald die γ-Ketten-Vernetzung abgelaufen ist. Im Gegensatz dazu besteht ein Zusammenhang zwischen dem Ausmaß der α-Ketten-Vernetzung und dem Löslichkeitsverhalten der Gerinnsel gegenüber fibrinolytischer Aktivität.

Die vollständige Ausbildung von α-Polymeren wird erst bei Faktor XIII-Aktivitäten im subnormalen Bereich erreicht.

Unter klinischen Gesichtspunkten sind die vorgelegten experimentellen Ergebnisse deshalb von Interesse, weil ein möglicher Zusammenhang bestehen könnte zwischen der Plasmafaktor XIII-Aktivität von Patienten mit thromboembolischen Erkrankungen und dem Therapieerfolg einer thrombolytischen Behandlung mit Streptokinase oder Urokinase. Darüber hinaus muß diskutiert werden, ob erworbene Aktivitätsminderungen des Plasmafaktors XIII und Defekte der Fibrinstabilisierung, wie sie bei verschiedenen Krankheitsbildern beschrieben wurden (Alami et al., 1968; Mandel u. Minn, 1973; Rasche et al., 1974) zur Ausbildung von haemostatischen Gerinnseln mit erhöhter Empfindlichkeit gegenüber endogener fibrinolytischer Aktivität führen und damit Teilursache einer haemorrhagischen Diathese sein können. Kasuistische Mitteilungen von Bagget et al. (1968) deuten darauf hin, daß Blutungskomplikationen bei funktionellem Faktor XIII-Mangel und erworbener Hyperfibrinolyse auftreten können.

Literatur

Alami, S. Y., Hampton, J. W., Race, G. J., Speer, R. J.: Amer. J. Med. **44**, 1 (1968). — Bagget, R. T., Hampton, J. W., Bird, R. M.: Arch. int. Med. **121**, 539, 544 (1968). — Mandel, E. E., Minn, S. K.: Thrombos. Res. **3**, 437 (1973). — McDonagh, R. P., McDonagh, J., Duckert: Brit. J. haemat. **21**, 323 (1971). — Rasche, H., Schleyer, M., Dietrich, M.: Klin. Wschr. **52**, 233 (1974). — Rasche, H., Dietrich, M., Gaus, W., Schleyer, M.: Biomedicine **21**, 61 (1974). — Ratnoff, O. D., Menzie, C. A.: J. Lab. clin. Med. **37**, 316 (1951). — Schwartz, M. L., Puzzo, S. V., Hill, R. L., McKee, P. A.: J. clin. Invest. **50**, 1506 (1971). — Weber, K., Osborn, M.: J. biol. Chem. **244**, 4406 (1969).

SCHARRER, I., FEIGEL, U., KREBS, H., BREDDIN, K. (Abt. f. Angiologie d. Zentrums d. Inneren Med. d. Univ.-Kliniken Frankfurt): **Vergleichende Untersuchungen über die fibrinolytische Aktivität bei Gesunden und bei Patienten mit arteriellen und venösen Gefäßerkrankungen**

Mit Hilfe einer modifizierten Fibrinplattenmethode wurden 43 gesunde Probanden, 24 Pat. mit peripherer arterieller Verschlußkrankheit im Stadium II nach Fontaine, 23 Kranke mit venösen Thrombosen und 11 Pat. nach einem abgelaufenen Herzinfarkt untersucht. Es wurden die spontane Fibrinolyse und die fibrinolytische Aktivierbarkeit nach einem standardisierten 20minütigen Venenstau geprüft. Wir verwandten die Methode nach Nilsson et al. (1962), modifiziert nach Krebs (1975). 10 ml 0,2%ige Rinderfibrinogenlösung (Kabi) wurden mit 0,5 ml Thrombin (20 E) versetzt und in eine Plexiglasschale gegossen. Zur Prüfung der spontanen Fibrinolyse wurden dem Patienten zunächst 5 ml Zitratblut entnommen. Anschließend wurde am anderen Arm 20 min lang eine venöse Stauung mit einem Manschettendruck erzeugt, der dem Mittelwert zwischen systolischem und diastolischem Blutdruck entsprach. Danach wurden dem Patienten am gestauten Arm 5 ml Zitratblut entnommen. Von den Proben vor und nach dem venösen Stau wurde zusätzlich noch eine Euglobulinfraktion hergestellt (Krebs, 1975). Von jeder Probe wurden 60 Mikroliter auf die Platten geimpft und diese für 22 Std bei 37° inkubiert. Anschließend wurden die Lysehöfe abgelesen.

	Lysefläche nach Stau bei gesunden Personen	Lysefläche nach Stau bei Pat. mit venösen Thrombosen	Euglobulinlyse nach Stau bei gesunden Personen	Euglobulinlyse nach Stau bei Pat. mit venösen Thrombosen
MW	58,34	23,76	86,06	38,99
SD	37,07	17,22	48,92	25,15
n	43	23	43	23
p	0,0005		0,0005	

Abb. 1. Vergleich der fibrinolytischen Aktivierbarkeit zwischen gesunden Probanden und Patienten mit venösen Thrombosen (Lysefläche gemessen in mm^2)

Der Vergleich der Resultate der *spontanen Fibrinolyse* der verschiedenen Patientengruppen miteinander ließ keine Unterschiede erkennen. Bei 43 *gesunden Probanden* bewirkte die venöse Stauung am Arm eine signifikante, ca. 4fache Steigerung der fibrinolytischen Aktivität. Die Mittelwerte betrugen vor Stau 12,62 mm^2 für das Zitratplasma und 14,8 mm^2 für die Euglobulinfraktion, nach Stau 58,34 mm^2 für das Zitratplasma und 86,06 mm^2 für die Euglobulinfraktion.

Bei 23 Patienten mit *venösen Thrombosen*, die nicht älter als 8 Tage waren, fanden wir keine oder nur eine geringe Zunahme der Fibrinolyse nach Stau. Bei dem Vergleich der fibrinolytischen Aktivierbarkeit zwischen gesunden Probanden und Patienten mit venösen Thrombosen sahen wir einen signifikanten Unterschied (p = 0,0005) (Abb. 1). Bei Patienten mit Thrombosen steigt die fibrinolytische Aktivität nach Venenstau etwa auf das doppelte des ungestauten Wertes an.

Bei Patienten mit *peripherer arterieller Verschlußkrankheit* konnten wir dagegen nach Venenstau eine ca. 9fache Steigerung der fibrinolytischen Aktivität feststellen. Bei dem Vergleich der Patienten mit arterieller Verschlußkrankheit mit Patienten mit venösen Thrombosen fanden wir ebenfalls einen signifikanten Unterschied (p = 0,0005) (Abb. 2). Die Thrombosepatienten zeigten eine weitaus geringere Aktivierbarkeit des fibrinolytischen Systems als die Patienten mit peripherer arterieller Verschlußkrankheit.

Patienten, die vor mehr als 6 Monaten einen *Herzinfarkt* durchgemacht hatten, zeigten keine eindeutige Abweichung von der Norm.

Die Medikamente *Colfarit®* und *Marcumar®* beeinflußten die Fibrinolyse vor und nach Venenstau nicht.

	Lysefläche nach Stau bei Pat. mit PAV	Lysefläche nach Stau bei Pat. mit venösen Thrombosen	Euglobulinlyse nach Stau bei Pat. mit PAV	Euglobulinlyse nach Stau bei Pat. mit venösen Thrombosen
MW	96,32	23,76	120,42	38,99
SD	49,52	17,22	68,53	25,15
n	24	23	24	23
p	0,0005		0,0005	

Abb. 2. Vergleich der fibrinolytischen Aktivierbarkeit zwischen Patienten mit arterieller Verschlußkrankheit und Patienten mit venösen Thrombosen (Lysefläche gemessen in mm^2)

Einen Zusammenhang zwischen dem Ausmaß der *Thrombozytenaggregation*, gemessen im Plättchenaggregationstest I nach Breddin und der Aktivierbarkeit der Fibrinolyse konnten wir nicht nachweisen. Sowohl bei normaler als auch bei pathologischer Plättchenaggregation fanden sich keine von der Norm abweichenden Ergebnisse. Dagegen zeigten bei allen PAT-Stufen wiederum die Patienten mit venösen Thrombosen eine geringe, die mit arteriellen eine normale fibrinolytische Aktivierbarkeit. Bei der von Nilsson angegebenen Methode wird durch eine Provokation, eine Stauung am Oberarm, ein Reiz im Gefäßendothel zur Ausschüttung von Plasminogenaktivatoren gesetzt. Wir erhalten damit eine Aussage über den Anteil des Fibrinolysesystems, der abhängig vom Gefäßendothel ist. Die verminderte fibrinolytische Aktivität bei venösen Thrombosen wurde auch von Pandolfi et al. (1967, 1969) beschrieben, die mittels Fibrinplattenmethoden und Venenbiopsie die Fibrinolyse untersuchten. Bei Rekanalisation des Thrombus beobachteten Pandolfi et al. (1969) einen Wiederanstieg der fibrinolytischen Aktivität.

Bei venösen Erkrankungen ist anzunehmen, daß die Sekretion der Plasminogenaktivatoren im gesamten venösen System vermindert ist. Diese Befunde zeigen die geringe Chance einer spontanen Lyse und das erhöhte Risiko einer weiteren Thrombusentstehung bei dem Vorliegen einer venösen Thrombose. Sie unterstreichen außerdem die Bedeutung der fibrinolytischen Therapie bei venösen Thrombosen.

Patienten mit peripherer arterieller Verschlußkrankheit zeigten dagegen eine gute fibrinolytische Aktivierbarkeit, die sogar die der Normalpersonen — wenn auch nicht signifikant — übertraf.

Dieser vom Gefäßendothel abhängige Teil des Fibrinolysesystems scheint bei diesen Patienten intakt zu sein. Diese Befunde wurden unseres Wissens bei dieser Krankheitsgruppe bisher noch nicht beschrieben.

Die charakteristischen Unterschiede der Aktivierbarkeit der Fibrinolyse bei Erkrankungen des venösen und arteriellen Gefäßsystems weisen auf Unterschiede in der Genese und möglicherweise auch auf eine verschiedene therapeutische Beeinflußbarkeit dieser Erkrankungen hin.

Literatur

Krebs, H.: Die fibrinolytische Aktivität vor und nach Venenverschluß, gemessen bei gesunden Probanden unter Berücksichtigung von Alter und Geschlecht. Dissertation. Frankfurt 1975. — Nilsson, I. M., Olow, B.: Acta chir. scand. **123**, 247 (1962). — Pandolfi, M., Nilsson, I. M., Robertson, B., Isacson, S.: Lancet **1967 II**, 127. — Pandolfi, M., Isacson, S., Nilsson, I. M.: Acta med. scand. **186**, 1 (1969).

BÜCHNER, U., MARTIN, M., AUEL, H. (Aggertalklinik, Klinik für Gefäßerkrankungen, Engelskirchen): **Charakterisierung verschiedener Streptokinase-Dosierungsschemata durch quantitative Streptokinase-, Plasminogen- und Plasmin-Bestimmungen im Patientenplasma**

Bei 5 Gruppen, bestehend aus je 5 Patienten, wurden im Rahmen der therapeutischen Fibrinolyse mit Streptokinase verschiedene Dosierungsschemata angewandt.

Zur Überwachung der Therapie kamen neben gerinnungsphysiologischen Parametern (Quick, PTT, Fibrinogen) die quantitative Streptokinase-, Plasminogen- sowie eine Plasminbestimmung zur Anwendung. Die quantitative Plasminogen- und Streptokinasebestimmung erfolgten nach Martin (1969, 1974); die Plasminbestimmung wurde semiquantitativ auf Rinderfibrinplatten durchgeführt und in NOVO-Schweineplasmin-Einheiten ausgedrückt.

Wir berichteten 1974, daß bei dem in der Thrombolysetherapie bekannten Dosierungsschema (Initialdosis 250000 E SK/20 min, Erhaltungsdosis 100000 E SK/Std) ein kontinuierliches Absinken der Streptokinase im Plasma zu beobachten war. Während 4 Std nach Therapiebeginn Streptokinasekonzentrationen im Mittel von 9 E/ml Plasma nachgewiesen wurden, kam es trotz gleichbleibender Streptokinasezufuhr zu einem Abfall über 6 E/ml nach 24 Std bis zu 3 E/ml Plasma nach 72 Std.

Von der Beobachtung fallender Streptokinasekonzentrationen ausgehend, wurde bei einer zweiten Gruppe die stündlich infundierte Streptokinasemenge um 50000 E nach jeweils 24 Std erhöht. Die Steigerung von 100000 E/Std am ersten Tag auf 150000 E/Std am zweiten Behandlungstag sowie 200000 E/Std am dritten Tag zeigte ein kontinuierliches Ansteigen der Streptokinase-Plasmakonzentration. Während nach 4 Std ein Mittelwert von 6,5 E/ml Plasma gefunden wurde, lagen die Mittelwerte nach 24 Std bei 10 E/ml und nach 48 bzw. 72 Std bei 16 E/ml Plasma. Diese Erhöhung der Streptokinasezufuhr war offensichtlich zu hoch gewählt.

Wurden hingegen die stündlich infundierten Streptokinasemengen nach jeweils 24 Std nur um 25000 E erhöht, so führte dies zu einer gleichmäßigen Plateaubildung um 10 E/ml Plasma über die gesamte Infusionsdauer von 3 Tagen (Abb. 1).

Die Plasminogenwerte verhielten sich bei den genannten Dosierungsschemata einheitlich und lagen bei 0,5%. Eine meßbare Plasminämie war bei diesen Streptokinasedosierungen nicht nachweisbar.

Zur Überprüfung der Verhältnisse bei niedrig dosierter Streptokinase („Lowdosage') kam ein viertes Behandlungsschema mit stündlicher Streptokinasezufuhr von 30000 E zur Anwendung. Die hierbei erhobenen Befunde ergaben eine durchschnittliche Streptokinase-Plasmakonzentration von 1 E/ml (Abb. 2). Weiterhin zeichneten sie sich durch einen relativ hohen Plasminogenspiegel von über 1% aus sowie eine meßbare Plasminämie während der gesamten Infusionsdauer in Höhe von 0,015 NOVO-Einheiten.

Ein fünftes Dosierungsschema wurde mit einer extrem niedrigen Streptokinasezufuhr von 5000 E/Std („Mini-dosage") durchgeführt. Während der 24stündigen Dauerinfusion konnte auf Grund methodischer Grenzen (unter 0,5 E/ml) keine meßbare Streptokinasekonzentration im Plasma nachgewiesen werden. Die Plasminogenwerte erreichten nach 24 Std einen Tiefstwert von 36%; eine Plasminämie trat bei 2 von 5 Patienten nur zu einem Zeitpunkt, nämlich 4 Std nach Therapiebeginn, auf.

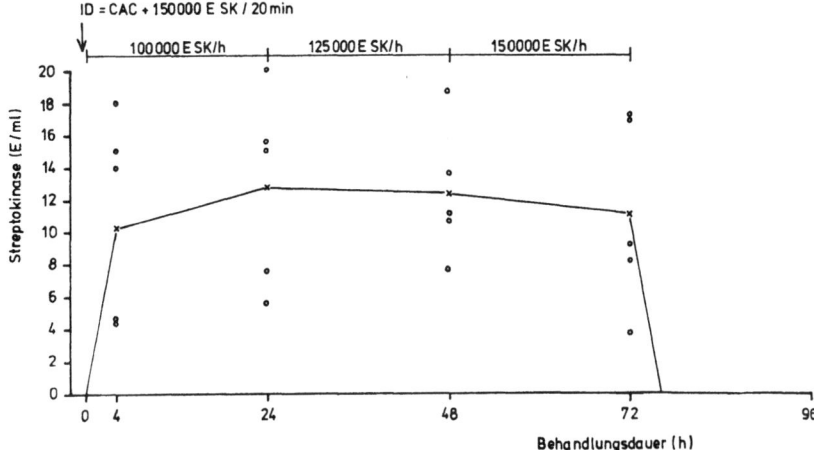

Abb. 1. Durch Steigerung der Streptokinasezufuhr um 25000 E/Std nach jeweils 24 Std wurde ein gleichmäßiger Streptokinasespiegel im Plasma erreicht

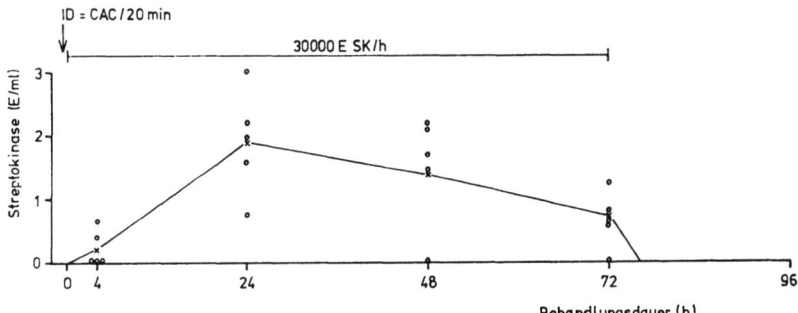

Abb. 2. Bei niedriger Streptokinasedosierung von 30000 E/Std fanden sich Streptokinase-Plasmakonzentrationen um 1 E/ml

Die kontinuierliche Registrierung von Streptokinase, Plasminogen und Plasmin kann als wichtige und aufschlußreiche Kontrollmöglichkeit bei der fibrinolytischen Behandlung mit Streptokinase angesehen werden.

Literatur

Martin, M.: Thrombos. Diathes. haemorrh. (Stuttg.) **22**, 121 (1969). — Martin, M.: Thrombos. Diathes. haemorrh. (Stuttg.) **32**, 633 (1974).

MARTIN, M., AUEL, H. (Aggertalklinik d. Landesversicherungsanstalt Rheinprovinz, Klinik f. Gefäßerkrankungen, Engelskirchen bei Köln): **Stabilität von Streptokinase in verschiedenen Medien bei unterschiedlichen Temperaturen***

Die Frage nach der Stabilität von Streptokinase in verschiedenen Infusionsmedien hat für den fibrinolytisch tätigen Arzt eine klinisch-relevante Bedeutung. Entsprechend einem vielfach benutzten Schema werden 750000 E Streptokinase in 500 ml Infusionsmedium über 7 h infundiert. Bisher lagen nur wenig Informationen über die Haltbarkeit derartiger Streptokinaselösungen vor, und es war keineswegs sicher, ob nach 7 h noch die am Anfang der Therapie vorhandene Streptokinasekonzentration im Infusionsmedium zu finden war. Noch schärfer stellte sich die Frage der Haltbarkeit bei einem Infusionsmodus, bei dem 2,5 Mill. E Streptokinase über 24 h aus einer einzigen 50-ml-Unitaspritze i.v. appliziert wird.

Ein weiteres praktisch wichtiges Problem betrifft die Haltbarkeit von Streptokinase in heparinhaltigen Lösungen. Bekanntlich ist Heparin ein stark anionisches Agens, und eine Veränderung des Streptokinasemoleküls durch Heparin in Mischspritzen wäre sehr gut denkbar.

Derartigen Fragen nach der Haltbarkeit von Streptokinase sind wir nachgegangen. Um einen Überblick zu gewinnen, wurde zunächst die relativ geringe Streptokinasekonzentration von 5 E/ml getestet. Als Methode kam die im letzten Jahr an dieser Stelle vorgetragene Streptokinasebestimmung (Martin, 1974 a, b) zur Anwendung.

Als *gut stabilisierende Medien* wurden Lösungen klassifiziert, in denen 5 E Streptokinase/ml ohne wesentliche Aktivitätsminderung bei Zimmertemperatur über 24 h aufbewahrt werden konnten. Wie die vorliegenden Ergebnisse zeigen

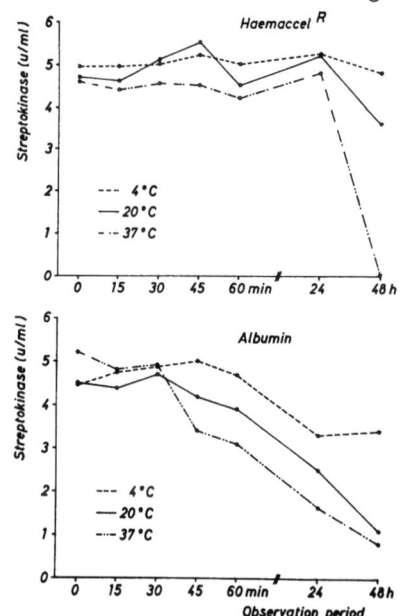

Abb. 1. Stabilitätsverhalten von 5 E Streptokinase gelöst in 1 ml Haemaccel® oder gepufferter Rinderalbuminlösung. Haemaccel® erwies sich als hervorragendes stabilisierendes Medium. Auch Albumin war ein brauchbares Lösungsmittel für kleine Streptokinasekonzentrationen. Die Inkubation bei 37° C führte zu einem schnelleren Verfall als unter Zimmer (20° C)- bzw. Eisschrank (4° C)-Bedingungen

---

* Mit Unterstützung des Vereins zur Bekämpfung der Gefäßerkrankungen e.V., Engelskirchen.

(Abb. 1), erfüllten eine 3%ige Albuminlösung sowie der Plasmaexpander Haemaccel diese Anforderungen. Höhere und niedrigere Temperaturen hatten innerhalb der ersten 24 h relativ wenig Einfluß auf die Verfallsrate.

In *mittelgut stabilisierenden Medien* waren 5 E Streptokinase/ml, die 24 h bei Zimmertemperatur aufbewahrt wurden, nur bedingt haltbar. Der beobachtete Konzentrationsabfall führte jedoch nicht zum völligen Verschwinden der Testmenge. Vertreter dieser Kategorie war eine 10%ige Dextranlösung in Form des Rheomacrodex. Die Inkubation bei 37° C führte hier zu einem wesentlich schnelleren Streptokinaseverfall als bei 20 und 4° C. Eine 5%ige Fruktoselösung besaß eine deutlich geringere Schutzwirkung und leitet über zu den *schlecht oder gar nicht stabilisierenden Medien*. Diese zeichneten sich dadurch aus, daß nach 24 h alle Streptokinaseaktivitäten verschwunden waren. Besonders schlecht stabilisierende Lösungsmittel waren 0,9%ige NaCl-Lösung, 5%ige Clucoselösung und Michaelispuffer pH 7,4. Wesentliche temperaturbedingte Unterschiede bestanden nicht.

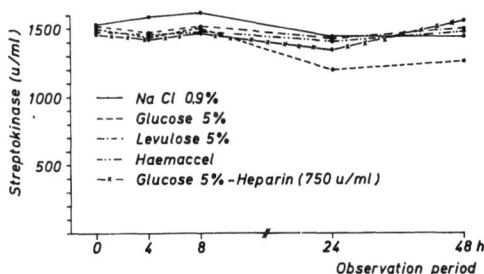

Abb. 2. Stabilitätsverhalten von 1500 E Streptokinase jeweils in 1 ml NaCl-, Glucose-Laevulose-, Glucose-Heparin-Lösung sowie in Haemaccel bei Zimmertemperatur (20° C). Es fand sich keine signifikante Abnahme der Streptokinasekonzentrationen, gleichgültig welches Medium zur Lösung benutzt wurde

Diese am Beispiel einer Streptokinasekonzentration von 5 E/ml erhobenen Befunde besitzen vorwiegend theoretisches Interesse, da klinisch verwendete Infusionslösungen wesentlich höhere Streptokinasekonzentrationen enthalten als 5 E/ml. In der Infusionsflasche werden üblicherweise 1500 E/ml und in der Unitaspritze 50000 E/ml gelöst. Wie aus Abb. 2 hervorgeht, fehlte bei diesen hohen Konzentrationen unter 48stündiger Zimmertemperatur-Inkubation jegliche Konzentrationsabnahme, gleichgültig welches Lösungsmedium gewählt wurde. Selbst in einer Heparin-Glucose-Lösung hielt sich Streptokinase ohne meßbaren Aktivitätsverlust. Aus diesen Befunden läßt sich klar ablesen, daß Streptokinase von einer gewissen Konzentration an selbst stabilisierende Eigenschaften entwickelt und daß damit die Wahl des Infusionsmediums für die Streptokinasebehandlung eine mehr untergeordnete Stellung einnimmt.

Eine vorläufige Deutung unserer Ergebnisse über Streptokinaseverfall in verschiedenen Lösungen läßt sich wie folgt zusammenfassen: Kleinmolekulare Substanzen in klinisch anwendbaren Konzentrationen, seien sie dissoziiert (NaCl) oder nicht dissoziiert (Glucose), sind schlechte Stabilisatoren für Streptokinase. Großmolekulare, elektrisch neutrale Verbindungen wie bestimmte Dextranzubereitungen haben eine mäßig stabilisierende Eigenschaft. Als gute Stabilisatoren sind elektrisch negativ geladene Makromoleküle wie das Gelatinepräparat Haemaccel, das Albumin und auch die Streptokinase selbst anzusehen.

Literatur

Martin, M.: Verh. dtsch. Ges. inn. Med. **80**, 1477 (1974). — Martin, M.: Thrombos. Diathes. haemorrh. (Stuttg.) **32**, 633 (1974).

HEINRICH, D., STEPHINGER, U., KUNKEL, W., KESSLER, C., MUELLER-ECKHARDT, C. (Zentrum f. Innere Med. u. Inst. f. Klin. Immunologie u. Bluttransfusion d. Univ. Gießen): **Wirkung HL-A-spezifischer Isoantikörper auf Thrombozyten in vitro**

Thrombozytopenische Blutungen erfordern oft eine Langzeitsubstitution von Thrombozyten. Werden Plättchen unausgewählter Spender transfundiert, beobachtet man bereits 2 bis 3 Wochen nach Beginn der Substitutionstherapie einen Rückgang bzw. ein Ausbleiben der klinischen Wirkung der Plättchentransfusion [1]. Ursache hierfür ist der beschleunigte Abbau der transfundierten Thrombozyten infolge einer rasch einsetzenden Isoimmunisierung des Empfängers gegen — in der Regel — HL-A-Antigene des Spenders. In vitro läßt sich die Wirkung dieser HL-A-spezifischen Antikörper auf die Plättchenfunktion mit folgenden Testsystemen nachweisen:

1. Hemmung der Gerinnselretraktion, 2. Plättchenagglutination (PAT I oder III nach Breddin; Born-Aggregometer), 3. Plättchen-Faktor 3-Freisetzung, 4. ^{14}C-Serotonin- oder ADP-Freisetzung, 5. Hemmung der ^{14}C-Serotonin-Aufnahme, 6. Hemmung der ADP- oder Kollagen-induzierten Plättchenaggregation. Von den angeführten Tests wird mit Hilfe der Bestimmung der ^{14}C-Serotonin-Aufnahme bzw. ^{14}C-Serotonin-Freisetzung die spezifische Alteration der Plättchen durch HL-A-Antiseren am empfindlichsten angezeigt.

Vergleicht man die serologischen Ergebnisse der HL-A-Antiseren in der Plättchen-MKBR [2] mit den Ergebnissen der ^{14}C-Serotonin-Aufnahme und der ^{14}C-Serotonin-Freisetzung, so ergibt sich eine weitgehende Übereinstimmung — d. h. die HL-A-spezifische, Antikörper-induzierte Freisetzung von Serotonin aus Plättchen korreliert in etwa mit der Fixation HL-A-spezifischer Antikörper und Komplement an der Plättchenoberfläche.

Die HL-A-spezifische Schädigung der Plättchen durch Antiseren wird nach Absorption dieser Seren mit geeigneten Plättchen deutlich. Beispiel: Inkubiert man 500 µl Plättchenreiches Plasma (PRP) mit 50 µl Antiserum TZ 60 (Anti-HL-A7, Titer 1:200 in der Plättchen-MKBR), so wird bei HL-A7-positiven Plättchen 60 bis 80% ^{14}C-Serotonin freigesetzt. Diese HL-A-spezifische ^{14}C-Serotonin-Freisetzung ist bis zu einer Serumverdünnung von 1:4 deutlich positiv gegenüber den Kontrollen (Inkubation von HL-A7-negativen Plättchen mit Antiserum TZ 60, ferner Inkubation HL-A7-positiver und HL-A7-negativer Plättchen mit inaktiviertem AB-Serum bzw. NaCl). Nach Absorption des Antiserums TZ 60 mit HL-A7-positiven Plättchen bleibt die spezifische ^{14}C-Serotonin-Freisetzung mit HL-A7-positiven Plättchen aus.

Die HL-A-Antikörper-induzierte Serotonin-Freisetzung korreliert mit der lichtoptisch im Born-Aggregometer registrierten Plättchenagglutination. Die Agglutination der Plättchen ist jedoch nicht die Voraussetzung der ^{14}C-Serotonin-Freisetzung, da die Freisetzungsreaktion in ungemischten Reaktionsansätzen genauso abläuft, initial sogar etwas stärker ausgeprägt ist.

Neben ^{14}C-Serotonin wird auch LDH spezifisch freigesetzt. In Abb. 1 ist das lichtoptische Verhalten zweier Plättchensuspensionen nach Zusatz eines polyspezifischen HL-A-Antiserums (Anti-HL-A5 + 7 + kreuzreagierende Antigene) wiedergegeben. Als Kontrolle dient wieder inaktiviertes AB-Serum. Die Plättchen des Spenders B reagieren deutlich und zeigen 15 min nach Antiserumzusatz eine ^{14}C-Serotonin-Freisetzung von 66% bzw. LDH-Freisetzung von 15,4%. Letzteres kann als Hinweis auf eine HL-A-spezifische Lyse der Plättchen gedeutet werden.

Um den Mechanismus der HL-A-spezifischen ^{14}C-Serotonin-Freisetzung in PRP näher zu charakterisieren, wurde der Einfluß von Inhibitoren auf die Antikörper-induzierte ¹⁴C-Serotonin-Freisetzung untersucht. Als Inhibitoren wurden eingesetzt: Heparin, EDTA, Prostaglandin E₁ (PGE₁), Acetylsalicylsäure (ASS), Adenosin, Tosyl-L-argininmethylester (TAME), Pyruvat-Kinase + Phosphoenolpyruvat (PK + PEP) sowie 2-Desoxyglukose. Untersucht wurde die HL-A-spezifische Freisetzung von Serotonin aus PRP einer Normalperson (Tech.) und einer Glanzmann-Patientin jeweils mit und ohne Inhibitor. Als Kontrolle diente die Thrombin-induzierte Serotonin-Freisetzung aus PRP von drei Blutspendern. Die eingesetzten Inhibitoren hemmten die Thrombin-induzierte Freisetzung von ¹⁴C-Serotonin aus Plättchen fast vollständig. Die untersuchte Glanzmann-Patientin zeigte nach Inkubation von PRP mit ADP (2×10^{-4} M), Kollagen (Horm, 10 γ/ml), Thrombin (1 U/ml), Adrenalin (10^{-4} M), Ristocetin (1,5 mg/

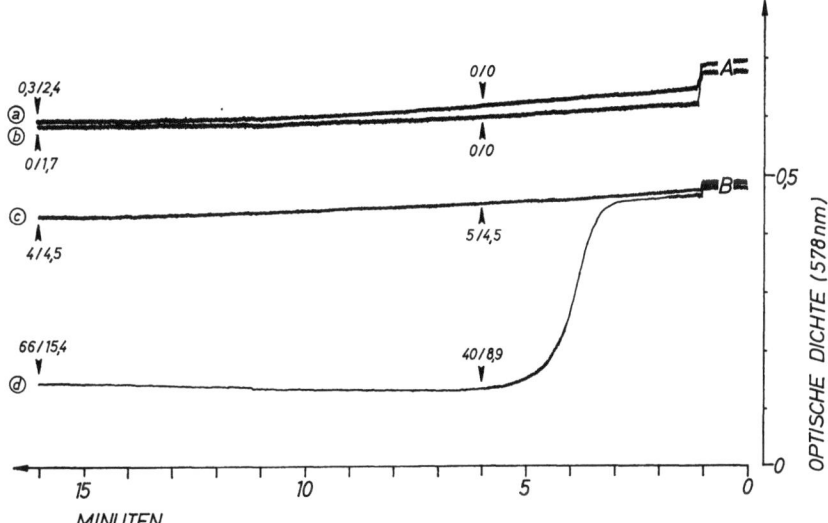

Abb. 1. HL-A-spezifische Plättchenagglutination im Aggregometer (Born). Aufgezeichnet ist die optische Dichte zweier Plättchensuspensionen A (HL-A 1,3/8, –) und B (HL-A 1, –/5,7) nach Zusatz von 1/10 Vol. Antiserum N.S. (Anti-HL-A5 + 7 + kreuzreagierende Antigene [Kurve b und d]) sowie inaktiviertem AB-Serum (Kurve a und c). Angegeben ist ferner die in parallelen Ansätzen 5 und 15 min nach Serumzusatz bestimmte ¹⁴C-Serotonin-Freisetzung (linke Zahl) bzw. Freisetzung von LDH (rechte Zahl)

ml) sowie Rinder-Fibrinogen (0,75 mg/ml) keine ¹⁴C-Serotonin-Freisetzung über 3%, wohl aber nach Zusatz des HL-A-spezifischen Antiserums. Diese Freisetzung von Serotonin war nur mit Heparin und EDTA hemmbar. Die Antikörper-induzierte Freisetzung von ¹⁴C-Serotonin aus Plättchen des Spenders Tech. wurde ebenfalls mit EDTA und Heparin vollständig gehemmt. PGE₁ hemmte dagegen auch in hohen Konzentrationen nicht. Die übrigen Inhibitoren — ASS, Adenosin, TAME, PK + PEP und 2-Desoxyglukose — zeigten eine nur teilweise Hemmung der Antikörper-induzierten Freisetzungsreaktion.

Um die Wirkung von HL-A-Antikörper auf Plättchen in Abwesenheit von Komplement zu untersuchen, wurden Plättchen 3mal gewaschen [3] und mit HL-A-spezifischen Eluaten inkubiert, die mit Hilfe der Säureelution [4] von Plättchen gewonnen wurden. Wurden diese HL-A-spezifischen Eluate (Titer 1:20 — Plättchen-MKBR) im Born-Aggregometer mit gewaschenen Plättchen inkubiert, kam es zu einer HL-A-spezifischen Plättchenagglutination, die im Gegensatz zur Reaktion von PRP und Antiserum ohne Latenzphase sofort einsetzte und 2phasisch verlief. Der ^{14}C-Serotonin-Freisetzung (2. Phase) ging die Plättchenagglutination voraus. Durch Ultrazentrifugation der Eluate ging ihre HL-A-spezifische Wirkung auf gewaschene Plättchen nicht verloren.

Cofaktoren der Reaktion zwischen HL-A-Antikörper und gewaschenen Plättchen sind Fibrinogen, Calcium und Thrombin. LDH wird nicht freigesetzt. Elektronenoptische Untersuchungen der Plättchenaggregate nach Inkubation gewaschener Plättchen mit HL-A-spezifischen Eluaten ergaben keinerlei Hinweis für eine lytische Zerstörung der Plättchenplasmamembran.

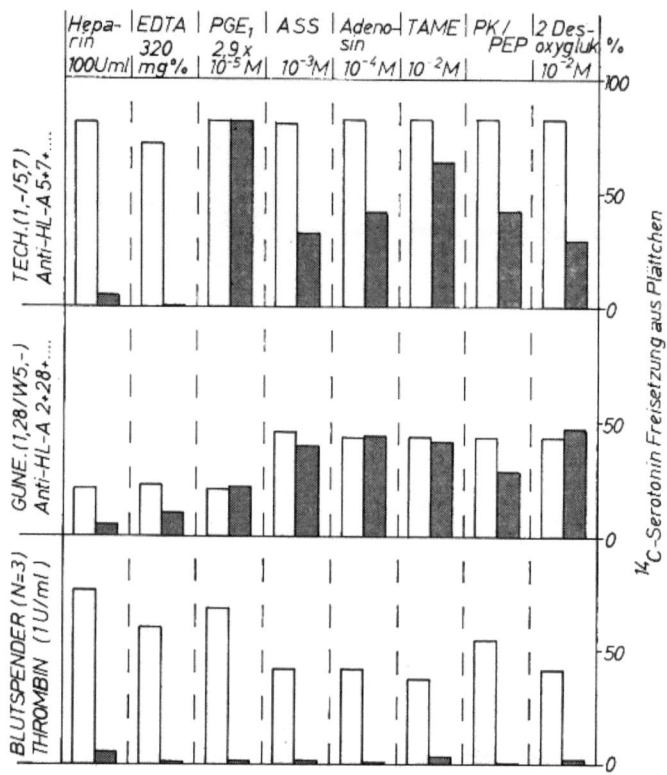

Abb. 2. Einfluß von Inhibitoren auf die HL-A-Antikörper-induzierte und Thrombin-induzierte ^{14}C-Serotonin-Freisetzung aus Plättchen. Die Plättchen wurden nach Zusatz des Antiserums bzw. Thrombins 30 min bei 37° C mittels eines Rotors (10 UpM) gemischt. Die hellen Säulen entsprechen der prozentualen ^{14}C-Serotonin-Freisetzung ohne Inhibitor, die dunklen Säulen der Freisetzung mit Inhibitor. Spender Tech (H-A 1, −/5,7), gesunder Spender; Spender Gune (HL-A 1,28/W 5, −), Morbus Glanzmann

Zusammenfassung

1. Die Anlagerung HL-A-spezifischer Antikörper an antigene Determinanten der Plättchenoberfläche führt zu einer HL-A-spezifischen ^{14}C-Serotonin-Freisetzung aus Plättchen. Wenn die Plättchensuspension gerührt wird, tritt gleichzeitig mit der ^{14}C-Serotonin-Freisetzung eine Plättchenagglutination ein.

2. Bezüglich des Mechanismus der HL-A-spezifischen, Antikörper-induzierten Plättchenschädigung lassen sich unterscheiden:

a) Eine spezifische, Komplement-unabhängige Reaktion gewaschener Plättchen mit monomeren, HL-A-spezifischen Immunglobulinen (Eluaten). Charakteristisch für diese Reaktion ist die sofort einsetzende, spezifische Agglutination der Plättchen im Born-Aggregometer. ^{14}C-Serotonin wird erst freigesetzt, wenn die Agglutination ihr Maximum erreicht. Cofaktoren dieser Reaktion sind Calcium, Fibrinogen und Spuren von Thrombin (siehe [5]).

b) Eine spezifische, Komplement-abhängige Alteration der Plättchen im Plasma nach Zusatz von HL-A-spezifischen Antiseren. Charakteristisch für diese Reaktion ist die auch in ungerührten Ansätzen ohne Plättchenagglutination auftretende HL-A-spezifische ^{14}C-Serotonin-Freisetzung. Diese Freisetzungsreaktion läßt sich nicht durch eine Reihe von Inhibitoren der verschiedensten Plättchenfunktionen hemmen — wohl aber durch Heparin und EDTA, zwei Substanzen, die die Komplement-Aktivierung hemmen. Elektronenoptische Aufnahmen sowie die Freisetzung von LDH zeigen, daß es im Plasma zumindest partiell zu einer HL-A-spezifischen Lyse der Plasmamembran der Plättchen kommt.

Literatur

1. Bosch, L. J., Eemisse, J. G., van Leewen, A., Loeliger, E. A., van Rood, J. J.: Rev. belge. Path. **31**, 139 (1965). — 2. Colombani, J., D'Amaro, J., Gabb, B., Smith, G., Svejgaard, A.: Transplant. Proc. **3**, 121 (1971). — 3. Mustard, J. F., Perry, D. W., Ardlie, N. G., Packham, M. A.: Brit. J. Haemat. **22**, 193 (1972). — 4. Heinrich, D., Mueller-Eckhardt, C., Czitrom, A.: Vox Sang. **27**, 310 (1974). — 5. Ardlie, N. G., Han, P.: Brit. J. Haemat. **26**, 331 (1974).

KRZYWANEK, H. J., JÄGER, W., ZIEMEN, I., BREDDIN, K. (Zentrum d. Inneren Med., Abt. f. Angiologie, Univ. Frankfurt): **Morphologische Veränderungen der Blutplättchen nach der Blutentnahme und ihr Einfluß auf die Plättchenaggregation**

Thrombozyten machen nach der Blutentnahme regelmäßig Formveränderungen durch („primary shape change"). Unmittelbar bei der Blutentnahme fixierte Blutplättchen erscheinen als diskusähnliche Scheiben, nur 20 bis 25% haben Fortsätze. Im Zitratblut entwickeln sie mit der Zeit zunehmend Fortsätze, und sie schwellen mehr und mehr an. Nach 60 min haben 90% der Thrombozyten diesen primären Formwandel durchgemacht, der mit verschiedenen Verfahren wie Phasenkontrast-, Interferenz- und Rasterelektronenmikroskopie beobachtet und quantitativ ausgewertet werden kann.

Die Geschwindigkeit, mit der die primäre Formveränderung vor sich geht, zeigt eine deutliche Temperaturabhängigkeit. Bei 4° C haben nach 10 min fast alle Plättchen Fortsätze und sind gequollen, bei 37° C haben nach 60 min etwa 70% der Thrombozyten den Formwandel erfahren.

Die primäre Formveränderung der Thrombozyten nach der Blutentnahme läßt sich mit dem zeit- und temperaturabhängig unterschiedlichen Verhalten der Blutplättchen in verschiedenen Aggregationstesten korrelieren.

Die „spontane" Aggregationsneigung der Thrombozyten wurde mit dem photometrischen Plättchenaggregationstest (PAT III, Breddin et al., 1975) untersucht. Plättchenreiches Plasma (PRP) wird bei 37° C und 20 U/min in einer Kunststoffkuvette rotiert. Durch Plättchenaggregation verursachte Änderungen der optischen Dichte werden photometrisch registriert. Als Maß für die Spontanaggregation wird der Winkel α_2 gemessen, der um so größer ist, je ausgeprägter die Aggregationsneigung. Zum Vergleich wurde die ADP-induzierte Aggregation (10^{-6} M ADP-Endkonzentration) untersucht.

Besteht eine spontane Aggregationsneigung, so nimmt bei Zimmertemperatur die Steilheit der Aggregationskurven bis etwa zur 90. Minute stetig zu, um dann in der Regel bis zur 4. Stunde konstant zu bleiben. Die Inkubation bei 37° C verhindert die spontane Plättchenaggregation weitgehend (Abb. 1). Mit 10^{-6} M ADP ließ sich die Thrombozytenaggregation in Normalplasmen zuverlässig induzieren. Die nachfolgende Desaggregation zeigte eine deutliche Zeitabhängigkeit. In diesen Untersuchungen ließ sich eine gesicherte Korrelation (n = 53, p < 0,001) zwischen dem Ausmaß der Desaggregation 30 min nach der Blutentnahme und dem Aggregationsverhalten der gleichen Probe PRP im Pat III nachweisen (Abb. 2).

Zusammenfassend zeigen die vorgelegten Befunde, wie bei höheren Inkubationstemperaturen die primäre Formveränderung der Thrombozyten verlangsamt verläuft. Parallel dazu wird die Spontanaggregation im PAT III verhindert,

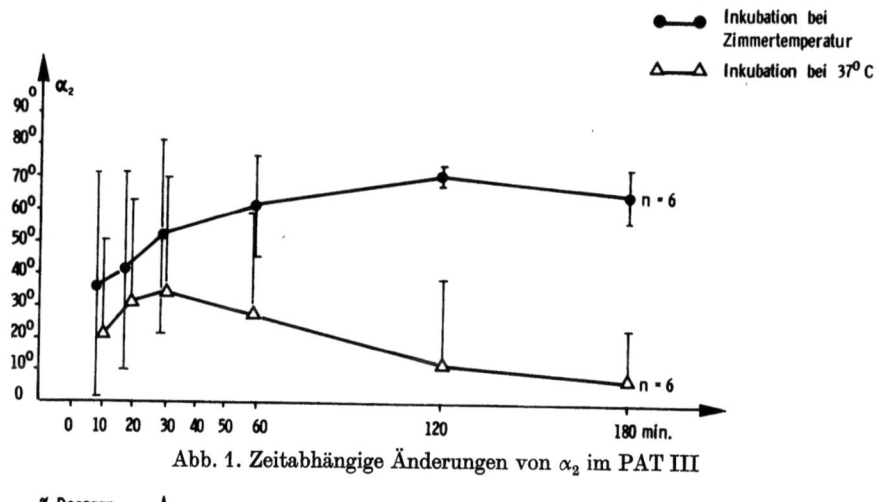

Abb. 1. Zeitabhängige Änderungen von α_2 im PAT III

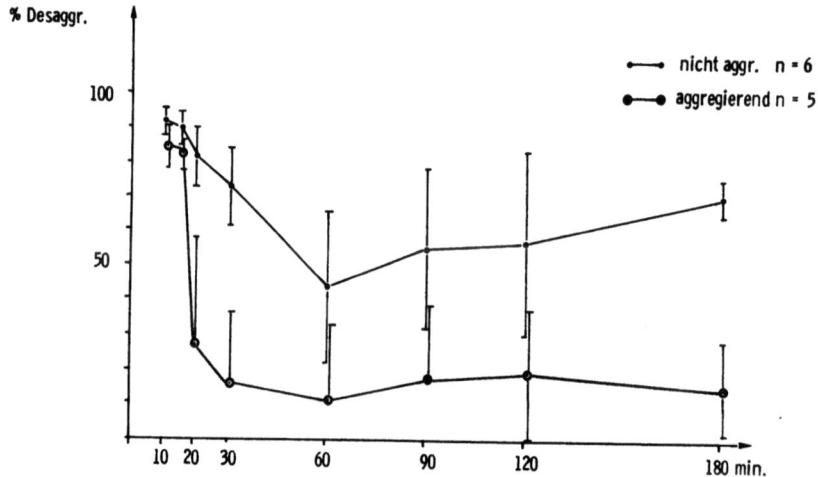

Abb. 2. ADP-induzierte Aggregation (10^{-6} M/l). Prozent Desaggregation in Abhängigkeit von der Zeit nach der Blutentnahme

auch die Empfindlichkeit der Thrombozyten gegenüber ADP nimmt bei höheren Temperaturen ab. Prinzipiell gleichartige Befunde konnten wir mit der adrenalin- bzw. kollageninduzierten Aggregation erheben. Diese Beobachtungen erlauben den Schluß, daß die primäre Formveränderung die Ergebnisse der verschiedenen Meßmethoden der spontanen und induzierten Plättchenaggregation entscheidend beeinflußt. Zur Beurteilung der gesteigerten Plättchenaggregation können nur standardisierte Testsysteme klinisch brauchbare Ergebnisse liefern. Darüber hinaus lassen sich divergierende Befunde, die von verschiedenen Untersuchern bei gleichartigen Patientenkollektiven erhoben wurden, dadurch erklären, daß diese den allen Aggregationstesten eigenen Zeitgang nicht berücksichtigt haben.

Literatur
Breddin, K., Grun, H., Krzywanek, H. J., Schremmer, W. P.: Klin. Wschr. 53, 81 (1975).

KOEPPEN, K.-M., SCHMIDT, S., PAULISCH, R., SCHNEIDER, D., GERHARTZ, H. (Hämat.-onkol. Abt., Klinikum Charlottenburg, FU Berlin): **Thrombozytose als paraneoplastisches Syndrom**

Das parallele Auftreten von Thrombozytosen und bösartigen Tumoren findet sich bereits vor über 100 Jahren bei Riess [12] beschrieben. Exakte Erhebungen über die Häufigkeit solcher Thrombozytosen scheiterten lange an der Schwierigkeit und mangelnden Reproduzierbarkeit der Thrombozytenzählung. Seitdem die Zählmethodik wesentlich verbessert wurde, finden sich wiederholt Mitteilungen über das Vorkommen von Thrombozytosen bei Tumorpatienten [2, 3, 7, 9, 11, 13—15], jedoch fehlen noch breitere Studien an einem größeren onkologischen Krankengut. Das gehäufte Auftreten von Thrombozytosen beim myeloproliferativen Syndrom ist schon lange bekannt. Ebenso bekannt sind die symptomatischen Thrombozytosen nach schweren körperlichen Belastungen, Traumen, akuten und chronischen Blutungen, nach Splenektomien und in der Erholungsphase nach Zytostatika und Röntgenstrahlen. Wir untersuchten in einer retrospektiven Studie die Krankheitsverläufe von 602 Patienten mit malignen Tumoren auf das Vorliegen von Thrombozytosen. Patienten mit Erkrankungen aus dem myeloproliferativen Formenkreis, mit hämatologischen Systemerkrankungen und symptomatischen Thrombozytosen blieben dabei unberücksichtigt. Die Thrombozytenzählungen waren entweder nach der Methode nach Feissly u. Lüdin [4] oder im Hämalog durchgeführt worden. Als „Thrombozytose" wurden Plättchenerhöhungen auf über 300000 angesehen.

Bei 164 von insgesamt 602 Tumorpatienten fanden sich Thrombozytosen über 300000, das sind in 27% (Tabelle). Allerdings differierten die Prozentzahlen bei den verschiedenen Tumorgruppen erheblich. Während bei den Mammacarcinomen nur 20% der Patienten erhöhte Plättchenwerte zeigten, wiesen Bronchuscarcinome in 26% und Carcinome des Gastrointestinaltraktes sogar in 33% Thrombozytosen auf. Bei Patienten mit Carcinomen des weiblichen Genitale

Tabelle. Anteil der Patienten mit Thrombozytosen an der Gesamtzahl der Patienten in den verschiedenen Tumorgruppen

	Anzahl der Patienten	Anzahl der Patienten mit Thrombozytosen	
	n	n	%
Mammakarzinome	185	37	20 %
Lungen-Bronchus-karzinome	178	46	26 %
Karzinom des Gastrointestinaltraktes	147	48	33 %
Nierenkarzinome	35	10	28 %
Karzinom der weibl. Geschlechtsorgane	35	12	34,5%
Karzinom der männl. Geschlechtsorgane	22	11	50 %
Insgesamt	602	164	27,3%

traten in 34%, bei Nierencarcinomen in 28% Thrombozytosen auf. Auffällig war der hohe Anteil an Thrombozytosen mit 50% bei Patienten mit Carcinomen der männlichen Geschlechtsorgane. Dabei ist jedoch einschränkend zu berücksichtigen, daß sich in unserem Krankengut nur 22 Patienten mit dieser Tumorart befanden.

In einer Studie von Mayr u. Mitarb. [11] zeigten von 408 Tumorpatienten 14% eine Thrombozytose, wobei 400000 Thrombozyten als Grenzwert angesehen wurden. In dieser Studie führten die Nierencarcinome mit 63% Thrombozytosen die Tabelle an. Die Prozentzahlen bei den anderen Tumorarten entsprachen in etwa unseren Ergebnissen. In den Arbeiten von Silvis u. Mitarb. [14, 15] stehen die Lungencarcinome mit 60% an erster Stelle.

Wir unterteilten die Tumoren weiter nach ihrer histologischen Klassifizierung in Adeno-Carcinom, solides Carcinom usw. Es zeigte sich, daß sowohl die Gruppe mit als auch die Gruppe ohne Thrombozytose in der histologischen Differenzierung weitgehend mit der bekannten Verteilung großer pathologisch-anatomischer Studien übereinstimmt [1]. Es ergibt sich daraus der Schluß, daß die histologische Form eines Carcinoms keinen Einfluß auf die Entwicklung einer Thrombozytose hat.

Ebenso ergaben sich keine Korrelationen zwischen dem Weg und der Schwere der Metastasierung, insbesondere der Skeletmetastasierung, und dem Auftreten einer Thrombozytose. Der Prozentsatz der klinisch vermuteten Metastasen in Lymphknoten und Haut, in der Leber und den Knochen zeigte zwischen beiden Patientengruppen keine signifikanten Unterschiede.

Auch als prognostischer Faktor ist die paraneoplastisch auftretende Thrombozytose nach unseren Untersuchungen nicht zu verwerten. Das Alter der Patienten bei Diagnosestellung und die durchschnittliche Krankheitsdauer zeigten zwischen beiden Gruppen keine signifikanten Unterschiede.

Die Ursache solcher paraneoplastischer Thrombozytosen ist noch weitgehend ungeklärt. Zunächst nahm man an, daß die Thrombozytosen durch die tumorbegleitende Anämie verursacht werde. Aber sowohl aus unseren eigenen Befunden, als auch nach den Ergebnissen von Selroos [13] ergeben sich keine sicheren Korrelationen zwischen dem Hämoglobinwert und dem Auftreten einer Thrombozytose. Von Selroos [13] wird eine kompensatorische Thrombozytose nach vermehrtem Abbau der Thrombozyten im Tumor diskutiert. Für die theoretisch mögliche Verlängerung der Überlebenszeit der Thrombozyten als Ursache einer Thrombozytose ergab sich nach den thrombokinetischen Untersuchungen von Harker u. Finch [8] kein Anhalt bei Tumorpatienten, aber auch nicht bei anderen Erkrankungen mit erhöhten Thrombozytenwerten. Ein direkter Angriff am Knochenmark durch Tumorinfiltration durch die Skeletmetastasierung spielt nach unseren eigenen Untersuchungen sowie nach Mayr u. Mitarb. [11] keine Rolle. Am wahrscheinlichsten sind bislang noch nicht näher identifizierte humorale Faktoren, die eventuell vom Tumor produziert werden und die Thrombozytopoese direkt stimulieren oder die Regulation eines „feed-back"-Mechanismus stören können [5, 6, 8]. Eine weitere Möglichkeit besteht darin, daß diese humoralen Faktoren auf die Milz einwirken und das Gleichgewicht zwischen zirkulierenden Plättchen und dem Milzplättchenpool stören können [5, 6, 8]. Als weiter mögliche Ursachen kommen ungeklärte immunologische oder autoimmunologische Prozesse in Frage [13].

Die Pathogenese der paraneoplastischen Thrombozytosen ist bis jetzt hypothetisch. Nach unseren Untersuchungen haben die histologische Einordnung des Tumors, die Metastasierungsform und die den Tumor begleitende Anämie keine Bedeutung bei dem Auftreten dieses Phänomens. Auch prognostische Schlüsse können nicht aus dem Auftreten einer paraneoplastischen Thrombozytose gezogen werden. Aber als ein paraneoplastisches Syndrom, das nach unseren Untersuchungen immerhin bei 27% aller Patienten mit Carcinomen auftrat, sollte es ein Warnsignal sein. Bei ungeklärten Thrombozytosen ist differentialdiagnostisch ein Malignom so lange in Erwägung zu ziehen, bis der Tumor ausgeschlossen oder bestätigt wurde.

Literatur

1. v. Albertini, A.: Histologische Geschwulstlehre. Stuttgart: Thieme 1974. — 2. Gheng, S. K., Kummer, H.: Schweiz. med. Wschr. **100**, 2003 (1970). — 3. Davis, W. M., Ross, A. O. M.: Amer. J. clin. Path. **59**, 243 (1973). — 4. Feissly, P., Lüdin, H.: Rev. Hémat. **4**, 481 (1949). — 5. de Gabriele, G., Penington, D. G.: Brit. J. Haemat. **13**, 202 (1967). — 6. de Gabriele, G., Penington, D. G.: Brit. J. Haemat. **13**, 210 (1967). — 7. Ginsburg, A. D., Aster, R. H.: DM 9, 1 (1970). — 8. Harker, L. A., Finch, C. A.: J. clin. Invest. **48**, 963 (1969). — 9. Levin, J., Conley, C. L.: Arch. int. Med. **114**, 497 (1964). — 10. Marchasin, S., Wallerstein, R. O., Aggeler, P. M.: Calif. Med. **101**, 95 (1964). — 11. Mayr, A. C., Diek, H. J., Nagel, G. A., Senn, H. J.: Schweiz. med. Wschr. **103**, 1626 (1973). — 12. Riess, I.: Arch. Anat. Physiol. Wissensch. Med. S. 237 (1872). — 13. Selroos, O.: Acta med. Scand. **193**, 431 (1973). — 14. Silvis, S. E., Turkbas, N., Swaim, W. R., Doscherholmen, A.: Minn. Med. **52**, 1603 (1969). — 15. Silvis, S. E., Turkbas, N. Doscherholmen, A.: J. Amer. med. Ass. **211**, 1852 (1970).

JÄGER, W., BREDDIN, K., KRZYWANEK, H. J., STERN, A., GERLACH, U. (Zentrum d. Inneren Med. d. Univ. Frankfurt, Abt. f. Angiologie): **Untersuchung der Thrombozytenaggregation bei Gesunden und Diabetikern mit dem photometrischen Plättchenaggregationstest (PAT III)**

1963 entwickelte Breddin den Plättchenaggregationstest (PAT I) zur Beurteilung der „spontanen" Plättchenaggregation. Plättchenreiches Plasma (PRP) wurde bei 37° C in silikonisierten Glaskölbchen rotiert, anschließend wurden Objektträger mit dem rotierten Plasma überschichtet. Nach einer Kontaktzeit von 30 min wurden die Präparate fixiert und gefärbt. Das Ausmaß der Aggregation wurde mit dem Mikroskop beurteilt.

Mit diesem Test ließ sich eine gesteigerte Aggregationsneigung bei Patienten mit Diabetes mellitus, fortschreitender Arteriosklerose, Zustand nach Herzinfarkt, aber auch bei venösen Thrombosen nachweisen.

Die 1974 entwickelte photometrische Messung der „spontanen" Plättchenaggregation, der sog. PAT III, stellt eine methodische und technische Verbesserung des PAT I dar.

Methodik

Eine kleine Menge (0,6 ml) plättchenreiches Plasma rotiert direkt im Strahlengang eines Photometers in einer scheibenförmigen Küvette bei 37° C. Änderungen der optischen Dichte durch Aggregatbildung werden fortlaufend mittels Schreiber registriert. Entscheidend für die Auslösung der Aggregation ist der während der Rotation erfolgende Anstieg des Plasma-pH durch Austritt von CO_2.

Auswertung: Folgende Parameter werden erfaßt (Abb. 1):

1. Winkel α_1, gebildet aus der Waagerechten und der Tangente zur beim Start der Rotation relativ flach verlaufenden Transmissionskurve bis zum Beginn der maximalen Aggregation. Der Winkel α_1 entspricht der „primären Aggregation" und kann u. U. fehlen.
2. Winkel α_2 gebildet aus der Waagerechten und der Tangente zum steilsten Teil des Kurvenabfalls als Maß für die maximale Aggregationsgeschwindigkeit.
3. Die Reaktionsgeschwindigkeit T_r vom Beginn der Rotation bis zum Beginn der maximalen Aggregation. Gemessen wird sie vom Kurvenbeginn bis zum Schnittpunkt der die Winkel α_1 und α_2 bildenden Tangenten.
4. Die Maximalamplitude (Ma) als Differenz zwischen der Ausgangstransmission und der maximalen Transmission.

Für klinische Fragestellungen interessieren besonders T_r und der Winkel α_2. Winkel α_1 ist von geringerem Interesse; die Maximalamplitude hängt, abgesehen vom Ausmaß der Aggregation, weitgehend von der Ausgangstrübung des Plasmas und der Plättchenzahl ab.

Beurteilung: Winkel α_2 0 bis 39° = keine bzw. geringe Aggregation, Winkel α_2 40 bis 59° = mäßige Aggregation, Winkel $\alpha_2 \geq 60°$ = gesteigerte Aggregation.

Ergebnisse

Untersucht wurden 124 gesunde Versuchspersonen und 88 Diabetiker mit weniger als 10jähriger Manifestation der Zuckerkrankheit. Zwei Altersgruppen wurden verglichen: unter 39 Jahren und 40 bis 59 Jahre.

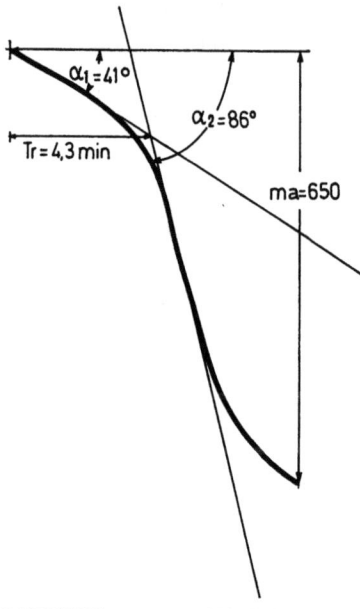

Abb. 1. Auswertung der PAT III-Kurven: 1. Winkel α_1 zwischen der Tangente vom Beginn der Registrierung bis zum steilsten Abfall der Aggregationskurve und der Waagerechten. 2. Winkel α_2 (maximale Aggregationsgeschwindigkeit), zwischen Tangente zum maximalen Abfall der Kurve und der Waagerechten. 3. Zeit T_r vom Beginn der Rotation bis zum Beginn der maximalen Aggregation (Schnittpunkt von α_1 und α_2). 4. Ma (Maximalamplitude) zwischen Beginn der Registrierung und deren Ende

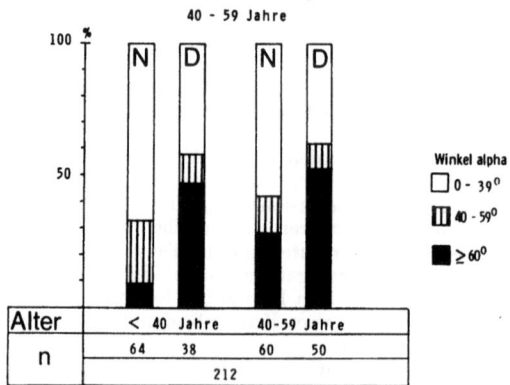

Abb. 2. PAT III-Ergebnisse bei gesunden Versuchspersonen und Diabetikern mit weniger als 10jähriger Manifestation der Krankheit. Normalpersonen haben mit zunehmendem Alter eine gesteigerte Aggregationsneigung. Diabetiker zeigen in allen Altersgruppen eine gesteigerte Aggregation gegenüber der Kontrollgruppe. Die Zahl der Diabetiker mit deutlich gesteigerter Aggregation liegt in beiden Altersgruppen bei 50%

1. Normalpersonen

In der Gruppe der unter 40jährigen hatten 65% keine oder eine geringe Aggregation und 11% eine gesteigerte Aggregation, die in der Gruppe der 40- bis 59jährigen auf 28% anstieg.

2. Diabetiker

Der Prozentsatz der unter 40 Jahre alten Diabetiker mit einer normalen Aggregation beträgt etwa die Hälfte der Kontrollgruppe. Die Zahl der Diabetiker mit deutlich gesteigerter Aggregation liegt in beiden Altersgruppen bei 50% (Abb. 2).

Diskussion

Die Zahl der gesunden Personen mit gesteigerter Plättchenaggregation nimmt mit dem Alter zu. Sie ist nach unserer Meinung mit der Progredienz der Arteriosklerose korreliert. Signifikant häufiger haben Patienten mit Diabetes mellitus in allen Altersgruppen eine gesteigerte Aggregation (Fahrnschon). Dieser bereits mit dem PAT I erhobene Befund konnte von uns erneut bestätigt werden und macht wahrscheinlich, daß die gesteigerte Plättchenaggregation ein wichtiger Risikofaktor für thromboembolische Komplikationen bei Arteriosklerosekranken ist. Der PAT III zeigt dabei einen höheren Prozentsatz eindeutig pathologischer Befunde als der PAT I, was durch eine Verminderung des Befundanteils im Bereich mäßiger Aggregationsneigung bedingt ist, dem wir keine eindeutige pathologische Bedeutung zumessen.

Die Vorzüge des PAT III gegenüber dem PAT I liegen vor allem im methodischen Bereich, da die „spontane" Plättchenaggregation als Risikofaktor zunehmend klinische Bedeutung gewonnen hat und die weitere Aufdeckung der zugrunde liegenden Reaktionen ein zuverlässiges Meßsystem erforderte, in dem mit geringen Plasmamengen der Aggregationsvorgang fortlaufend erfaßt werden kann.

Als optisches Meßverfahren unterliegt der PAT III gewissen Einschränkungen:

1. Die Thrombozytenzahl im PRP muß über 200000/mm^3 betragen, wenn eine Aggregationsneigung zuverlässig erfaßt werden und eine Vergleichbarkeit der Befunde gewährleistet sein soll.

Besteht primär keine gesteigerte Aggregationsneigung des PRP, so tritt auch bei Plättchenzahlen über 400000/mm^3 keine Transmissionsänderung ein.

2. Primär trübe Plasmen (Lipämie) weisen trotz Thrombozytenaggregation keine oder eine nur gering registrierbare Änderung der optischen Dichte auf und somit keine deutliche Kurvenänderung. In diesem Fall muß die Testung u. U. mit dem PAT I erfolgen, der von diesem Parameter nicht beeinflußt wird.

Der gleiche Effekt tritt ein, wenn das PRP makroskopisch erkennbar Erythrocyten enthält. Zahlen über 5000/mm^3 täuschen eine verminderte Aggregation vor.

3. Im PRP muß während der Rotation ein pH-Anstieg durch Austritt von CO_2 bei Luftkontakt erfolgen können. Dieser Vorgang ist eine Voraussetzung für die „spontane" Plättchenaggregation, jedoch nicht deren Ursache. Das Ausmaß des pH-Anstieges ist in aggregierenden und nicht aggregierenden Plasmen gleich groß, umgekehrt hängt die Stärke der Aggregation nicht vom Ausmaß des pH-Anstieges ab.

4. Zwischen Blutentnahme und Testung sollten mindestens 1 Std und maximal 4 Std vergehen.

Nach den nunmehr gegebenen methodischen Voraussetzungen wollen wir im Rahmen einer prospektiven Studie prüfen, inwieweit die gesteigerte Plättchenaggregation zur Früherkennung aktiver Gefäßprozesse verwendet werden kann.

Literatur

Breddin, K.: Die Thrombozytenfunktion bei haemorrhagischen Diathesen, Thrombosen und Gefäßkrankheiten. Stuttgart: Schattauer 1968. — Breddin, K., Grun, H., Krzywanek, H. J., Schremmer, W. P.: Klin. Wschr. **53**, 81 (1975). — Fahrnschon, G.: Normale und gesteigerte Thrombozytenaggregation. Klinische Untersuchungen bei Gesunden, Gefäßkranken und Patienten mit verschiedenen Krankheitsbildern. Inaugural-Dissertation. Frankfurt a. M. 1967.

Angelkort, B. (Abt. Innere Med. II d. Med. Fakultät d. TH Aachen): **Vergleichende Untersuchungen zur Differentialdiagnose angeborener und erworbener Thrombozytopathien unter besonderer Berücksichtigung der Volumenhäufigkeitsverteilung**

Störungen der Plättchenfunktion beruhen in der Regel auf genuinen Stoffwechseldefekten, einem inborn error eines Plasmaenzyms oder sind Folge toxischer Einflüsse des umgebenden plasmatischen Milieus und gehen dann meistens auch mit Bildungsstörungen im Knochenmark einher. Die klassischen Funktionsteste sind nur wenig spezifisch und bei der differentialdiagnostischen Abklärung von Thrombozytopathien qualitativ-quantitativ schwer zu beurteilen.

Auf Grund von Untersuchungen über Änderungen des mittleren Plättchenvolumens bei in vitro-induzierten Stoffwechseldefekten [3, 8] und den Zusammenhang der Plättchengröße mit dem thrombozytären metabolischen Potential [6] wurde an Hand von mit primären Blutstillungsstörungen einhergehenden klinischen Krankheitsbildern wie der Thrombasthenie, dem von-Willebrand-Jürgens-Syndrom und der Urämie geprüft, inwieweit sich mit Hilfe der Volumenhäufigkeitsverteilungsmessung Plättchendefekte nach ihrer Ätiologie unterscheiden lassen und die Aussagekraft der klassischen Funktionsproben wie die Ausbreitung an blutfremden Oberflächen, die Retraktion und die Adhäsivität im Glasperlenfilter (Hellem II) verbessert werden kann.

Die Volumenhäufigkeitsverteilung der Plättchen wurde mit dem Coulter Counter (Modell ZB I) mit angeschlossenem Channelyser gemessen [5]. Bezüglich der Funktionsteste sei auf die Literatur verwiesen [1, 2].

Ergebnisse

Die Plättchenpopulationen bei von-Willebrand-Jürgens-Syndrom, Thrombasthenie-Glanzmann und Urämie sind signifikant voneinander verschieden (Abb. 1).

Die unterschiedlichen Plättchenfunktionsstörungen beim von-Willebrand-Jürgens-Syndrom beruhen in erster Linie auf einer Verminderung des Faktor-VIII-assoziierten Antigens, obwohl eine kürzlich nachgewiesene Störung der Plättchenfaktor-3-Freisetzungsreaktion auch an einen autochthonen Plättchendefekt denken lassen kann. Die eng mit dem Stoffwechsel verknüpften Funktionen wie die Ausbreitung an blutfremden Oberflächen und das Retraktionsvermögen sind normal. Auch die Volumenhäufigkeitsverteilung entspricht der von Normalpersonen und läßt Verschiebungen, die auf einen etwa gesteigerten Abbau möglicherweise metabolisch geschädigter Plättchen schließen ließe, vermissen. Im Gegensatz dazu läßt sich bei 4 Patienten mit Thrombasthenie-Glanzmann eine relativ größere Häufigkeit großer Volumina nachweisen. Dieser Befund entspricht dem morphologischen Ausbreitungsbild mit vorwiegend gehemmten, schlecht haftenden Plättchen bei gleichzeitiger relativer Vermehrung großer Formen und bestätigt die Angaben von Bull u. Zucker über eine Zunahme des durchschnittlichen Teilchenvolumens nach Hemmung des oxydativen Stoffwechsels mit Natriumzyanid und Jodacetat. Die relativ größere Häufigkeit jugendlicher, großer

Formen läßt einen gesteigerten Abbau der an energiereichen phosphatenverarmten kleinen Plättchen in der Peripherie vermuten.

Im PRP von Urämikern ist infolge toxisch bedingter mangelnder Nachbildung jugendlicher Formen im Knochenmark der Anteil kleiner Plättchen relativ größer als bei Normalpersonen. Zudem darf eine Abhängigkeit der Plättchengröße vom Ausmaß der urämischen Funktionsstörung angenommen werden, da die Verschiebung zu kleineren Volumina bei deutlich nachweisbarem Plättchendefekt

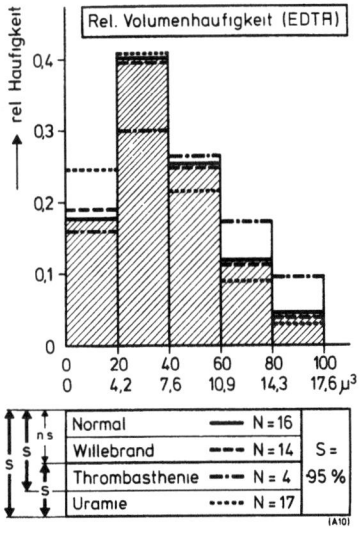

Abb. 1. Größenverteilung von Plättchen bei angeborenen und erworbenen Thrombozytopathien (Konvergenz-Tafeltest mit Informationsstatistik)

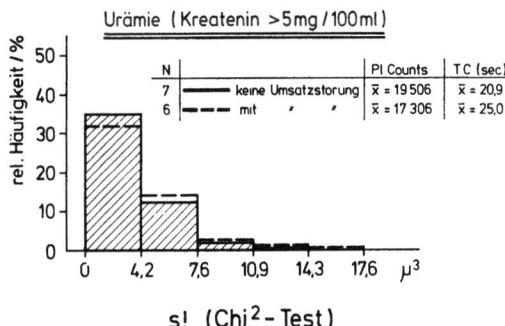

Abb. 2. Statistisch erwartetes Plättchenvolumen bei chronischer Glomerulonephritis mit und ohne Umsatzstörung von plasmatischem Gerinnungspotential ($4{,}59 - 3{,}89\,\mu^3$, simultane Testprozedur nach Gabriel)

leicht zunimmt [Retraktion 80% — rel. Häufigkeit 32,8% (N = 9), Retraktion 40 bis 52% — rel. Häufigkeit 35,4% (N = 5), Volumenbereich 0,84 bis 4,2 μ^3 (Zitrat-PRP)]. Besonders bei Patienten mit chronischer Glomerulonephritis, bei denen in einem hohen Prozentsatz ein gesteigerter Umsatz plasmatischen Gerinnungsmaterials mit signifikanter Erniedrigung von Antithrombin III bei gleichzeitig z. T. hohen Konzentrationen besonders hochmolekularer Spaltproduktkomplexe nachgewiesen wird [1], muß unabhängig vom Einfluß der urämischen Intoxikation eine zusätzliche Wirkung des Thrombins auf die Morphologie der

Plättchen in Betracht gezogen werden, da in vitro die mittleren Plättchenvolumina in Gegenwart geringer Mengen Thrombin (0,25 E/ml PRP, Inkubation 10 min) signifikant abnehmen (von 4,32 µ^3 auf 3,45 µ^3, N = 6). Die Ausbreitungsfunktion urämischer Plättchen ist entsprechend den Retentionswerten z. T. hochgradig gestört und wird durch Waschen und Resuspension in Normalplasma teilweise wieder normalisiert.

Die Adhäsivität, gemessen nach Hellem II, ist unspezifisch und wird bei von-Willebrand-Jürgens-Syndrom und Urämie von den gleichen Plättchenpopulationen bestimmt wie bei Normalpersonen. Die Fähigkeit, im Glasperlenfilter haften zu bleiben, ist nur abhängig vom Ausmaß der Funktionsstörung und im mittleren Volumenbereich von 4,2 bis 10,9 µ^3 am größten, das Adhäsivitätsvermögen der im physiologischen Alterungsprozeß an metabolischem Potential verarmten kleinen Plättchen (Volumenbereich unter 2,4 µ^3) ist vergleichsweise gering. Bei Patienten mit Thrombasthenie vermögen wegen des ohnehin geringen Gehaltes an energiereichen Phosphaten daher nur sehr große Plättchen (Volumenbereich 7,6 bis 17,6 µ^3) im Glasperlenfilter haften zu bleiben. Die Klebrigkeit der urämischen Plättchenpopulationen mit den höchsten Adhäsivitätsindizes korreliert mit dem Ausmaß der urämischen Intoxikation (R = − 0,67, Kreatinin im Serum).

Neben der toxisch bedingten Verschiebung der Größenverteilung zu durchschnittlichen kleineren Volumina kann bei Patienten mit Glomerulonephritis im Vergleich zu Urämikern ohne gesteigerten Verbrauch von Gerinnungspotential im Rahmen der chronisch kompensierten Umsatzsteigerung auch ein gesteigerter Verbrauch von Plättchen angenommen werden. Die Volumenhäufigkeitsverteilungskurve ist bei durchschnittlich leicht erniedrigten Plättchenzahlen signifikant zu größeren Teilchen, d. h. jugendlichen Formen, verschoben. Das statistisch erwartete, mittlere Plättchenvolumen liegt bei Patienten mit chronischer Glomerulonephritis und kompensierter Verbrauchskoagulopathie (N = 6, Kreatinin $\bar{x}$ = 7,2 mg-%) bei 4,59 µ^3 und bei Urämikern ohne nachgewiesene Umsatzstörung (N = 7, Kreatinin $\bar{x}$ = 9,1 mg-%) bei 3,89 µ^3 (Zitrat PRP) (Abb. 2). Ein Einfluß der bei diesen Patienten in einem hohen Prozentsatz der Fälle nachweisbaren sog. frühen hochmolekularen Spaltproduktkomplexe auf die Größenverteilung der Plättchen läßt sich mit einer Sicherheit von S = 95% ausschließen.

Zusammenfassung

Volumenhäufigkeitsverteilung und Plättchenausbreitungstest ergeben bei Thrombasthenie, von-Willebrand-Jürgens-Syndrom und erworbenem urämischem Plättchendefekt vergleichbare Resultate. Die Analyse der Volumenhäufigkeitsverteilung erlaubt Rückschlüsse auf das metabolische Potential der einzelnen Plättchenpopulationen und vermag die Aussagekraft der klassischen Funktionsproben bei der Differentialdiagnose angeborener und erworbener Thrombozytopathien zu verbessern.

Bei der Thrombasthenie Glanzmann läßt ein relativ größerer Anteil an großen Volumina einen gesteigerten Abbau der an energiereichen, phosphatarmen Plättchen in der Peripherie vermuten. Dieses bedarf der Bestätigung durch entsprechende Befunde an größeren Fallzahlen und muß durch Überlebenszeitbestimmungen mit ^{51}Cr-markierten Plättchen kontrolliert werden.

Die Adhäsivität ist unspezifisch, bei Thrombasthenie-Glanzmann, von-Willebrand-Jürgens-Syndrom und Urämie gleichermaßen an die Plättchenpopulationen mit größeren Volumina und ausreichender metabolischer Kapazität gebunden und wird nur vom Ausmaß der Funktionsstörung bestimmt.

Urämieplättchen sind infolge toxisch bedingter mangelnder Nachbildung großer jugendlicher Formen durchschnittlich kleiner als bei Normalpersonen. Bei Patienten mit chronischer Glomerulonephritis und kompensierter chronischer

Verbrauchskoagulopathie läßt sich bei durchschnittlich leicht erniedrigten Plättchenzahlen zusätzlich ein gesteigerter Umsatz von Plättchen nachweisen.

Literatur

1. Angelkort, B., Wenzel, E., Holzhüter, H., Ochs, H. G.: Verh. dtsch. Ges. inn. Med. 80, 752 (1974). — 2. Breddin, K.: Stuttgart: Schattauer 84, 102 (1968). — 3. Bull, B. S., Zucker, H. B.: Proc. Soc. exp. Biol. (N.Y.) 120, 296 (1965). — 4. Hellem, A.: Scand. J. Haemat. 7, 374 (1970). — 5. Holzhüter, H., Angelkort, B., Wenzel, E., Hermann, W., Koch, N., Lenhartz, H.: Verh. dtsch. Ges. inn. Med. 80, 1436 (1974). — 6. Karpatkin, S.: J. clin. Invest. 48, 1073 (1969). — 7. Karpatkin, S., Langer, R. M.: J. clin. Invest. 47, 2158 (1968). — 8. Manucci, P. M., Sharp, A. A.: Brit. J. Haemat. 13, 604 (1967). — 9. McDonald, T. P., Odell, T. T., Gosslee, D. G.: Proc. Soc. exp. Biol. (N.Y.) 115, 684 (1964). — 10. Nüssner, H.: Thrombos. Diathes. haemorrh. (Stuttg) 27, 434 (1972). — 11. v. Willebrand, E. A., Jürgens, R.: Arch. klin. Med. 175, 453 (1933).

SCHECK, R., BURKHART, H., QUEISSER, W., RASCHE, H. (Zentrum f. Innere Med. u. Kinderheilkunde, Ulm u. I. Med. Klinik d. Univ. Heidelberg): **Kongenitale Thrombozytopathie durch Störung der Nukleotidfreisetzung — Kasuistischer Bericht über ein eineiiges weibliches Zwillingspaar***

Die methodischen Fortschritte der Thrombozytenfunktionsdiagnostik ermöglichen heute die Differenzierung zwischen verschiedenen Formen angeborener und erworbener Thrombozytopathien. Diesen Erkrankungen liegt ein jeweils charakteristisches Befundmuster zugrunde, das, unter Berücksichtigung plasmatischer Gerinnungsanalysen und der Thrombozytenmorphologie, eine Diagnosenstellung mit hinreichender Sicherheit erlaubt.

Das von uns untersuchte eineiige weibliche Zwillingspaar, U. U. und U. K., wurde 1946 geboren. In der Familienanamnese gibt es keine Hinweise auf eine hämorrhagische Diathese. Der 37jährige Bruder des Geschwisterpaares ist klinisch gesund. Beide Patientinnen mußten sich vor dem 26. Lebensjahr einer Reihe von operativen Eingriffen unterziehen, die, wie auch eine Entbindung bei U. U. im Alter von 19 Jahren, ohne Störung der Blutstillung und Wundheilung verliefen. Das heute 10jährige Kind ist klinisch gesund und konnte bisher von uns noch nicht untersucht werden. Im Alter von 26 Jahren fiel bei beiden Schwestern eine hämorrhagische Diathese mit zunächst sporadisch petechialen, dann flächenhaften Suffusionen an Beinen und Armen auf, später kam es zu Hämatombildung, Zahnfleischblutungen, verlängerten Nachblutungen nach Zahnextraktionen und kleineren Verletzungen sowie Menorrhagien. Außer Ovulationshemmern und gelegentlich Thomapyrin im Falle von U. K. wurden keine Medikamente eingenommen. Auch nach strikter Medikamentenenthaltung über einen Zeitraum von 6 Monaten änderte sich das klinische Bild nicht.

Die körperliche Untersuchung sowie die wichtigsten klinisch-chemischen Analysen ergaben bei beiden Patientinnen Normalbefunde. Rotes und weißes Blutbild sowie Thrombozyten- und Retikulozytenzahl waren ebenso wie die lichtmikroskopisch beurteilbare Thrombozytenmorphologie unauffällig. Auch die Megakaryopoiese war weder qualitativ noch quantitativ abnorm. Das plasmatische Gerinnungssystem und das fibrinolytische System zeigten keine pathologischen Veränderungen. Die im Saugglockentest gemessene Kapillarresistenz war im unteren Normbereich. Die Thrombozytenretention in den Methoden nach Hellem [4] und nach Morris [8] schien eher etwas gesteigert, während die Thrombozytenausbreitung nach Breddin [2], die Aktivierbarkeit des Plättchenfaktors 3 nach Hardisty u. Hutton [3] und die Gerinnselretraktion im Normbereich lagen. Die standardisierte Blutungszeit nach Ivy [7] war bei U. U. mit $10^{1}/_{4}$ und bei U. K. mit $9^{1}/_{4}$ min deutlich verlängert. Normalbereich 3 bis 6 min. Die Thrombozytengrößen lagen mit 9,6 μm^3 für U. U. und 9,7 μm^3 für U. K. außerhalb unseres Nor-

---

* Mit Unterstützung der Deutschen Forschungsgemeinschaft (SFB 112).

malbereiches von 5,6 bis 6,9 µm³. Die Ursache der Volumenvergrößerung ist möglicherweise in einer größeren Anzahl breiter Vakuolen zu suchen, wie elektronenmikroskopische Untersuchungen ergaben. Der quantitativ bestimmte ADP-Gehalt der Thrombozyten lag im Normbereich, jedoch war die Freisetzung dieses Nukleotids nach Kollagen-Stimulation bei U. U. mit 0% und bei U. K. mit 6% bei einem Normalbereich zwischen 36 und 46% deutlich erniedrigt. Die Aggregationsfähigkeit in vitro wurde mit der photometrischen Methode nach Born [1] bestimmt, wobei 100% optische Dichte plättchenreichem Plasma vor Auslösen der Aggregation und 0% plättchenarmem Plasma entsprechen (Abb. 1). Bei Zugabe von 2 µmol ADP zu plättchenreichem Plasma erfolgt im Anschluß an die erste Aggregationsphase durch Freisetzung des endogenen ADP's entweder übergangslos oder nach Plateaubildung eine zweite Phase mit irreversibler Aggregatbildung. Im Falle der Patiententhrombozyten konnte bei dieser ADP-Konzentration eine schnelle Desaggregation beobachtet werden, die auch bei höheren Konzentrationen nicht wesentlich verlangsamt war. Die irreversible Aggregat-

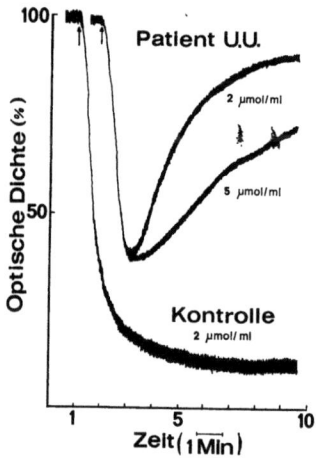

Abb. 1. Thrombozytenaggregation bei Patientin U. U. und einer Normalperson. Abnahme der optischen Dichte durch zunehmende Aggregation. Der Zeitpunkt der ADP-Zugabe ist durch einen Pfeil gekennzeichnet

bildung blieb aus. Die Zugabe von 1 µg Kollagen war bei U. U. vollständig, bei U. K. nahezu vollständig gehemmt (Abb. 2). Erst die stufenweise Erhöhung der Kollagenkonzentration auf 10 µg führte zu einer Annäherung an den Normbereich.

Die bisher bekannteste Form einer Adenosinnukleotid-Freisetzungshemmung ist die erworbene Thrombozytopathie durch Einnahme von Azetylsalizylsäure. Nach unserem Wissen sind bis heute insbesondere in der angloamerikanischen Literatur seit 1967 61 Patienten beschrieben worden (Übersicht bei [9]), bei denen ohne erkennbare exogene Ursache oder Grundkrankheit eine Störung der ADP- und Kollagen-induzierten Aggregation bestand und die — unseren Patientinnen vergleichbar — eine Reihe von Gemeinsamkeiten aufweisen:

1. Neigung zu Haut- und Schleimhautblutungen, Nachblutungen nach Traumatisierung, Menorrhagien und das Fehlen lebensbedrohlicher Blutungen;

2. Verlängerung der Blutungszeit bei normaler Thrombozytenzahl;

3. vollständig gehemmte oder stark verminderte Aggregationsfähigkeit der Thrombozyten in vitro nach Kollagenzugabe;

4. normale erste Phase der Thrombozytenaggregation in vitro nach ADP-Zugabe, danach rasche Desaggregation und fehlende zweite Phase mit der Aus-

bildung irreversibler Aggregate als Ausdruck der gestörten Freisetzung von endogenem ADP;

5. unauffällige plasmatische Blutgerinnung und Fibrinolyse.

Bei 10 der beschriebenen 61 Patienten wurde eine quantitative ADP-Bestimmung durchgeführt, wobei sich zeigte, daß in 8 Fällen der Gesamtgehalt der Plättchen an ADP stark vermindert oder nicht nachweisbar war [5, 6], während bei 2 Patientinnen, entsprechend unserem Zwillingspaar, zwar ein ausreichender thrombozytärer Gesamtgehalt nachgewiesen werden konnte, die Freisetzung des Nukleotids nach Stimulation der Thrombozyten jedoch gehemmt war. Die Blutungssymptomatik trat häufig erst im höheren Lebensalter auf, wobei Gefäßwandfaktoren für das Manifestwerden eine Rolle spielen mögen. Über eine familiäre Häufigkeit wurde in einzelnen Fällen berichtet. Eine kausale, den Stoffwechseldefekt beeinflussende Therapie ist nicht bekannt, ein Versuch mit Steroiden bei U. K. war ohne anhaltenden Erfolg.

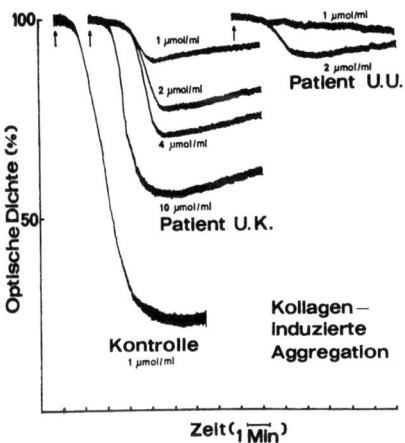

Abb. 2. Thrombozytenaggregation bei Patientin U. U. und U. K. sowie einer Normalperson. Kollagenzugabe in angegebenen Konzentrationen

Das hier beschriebene Krankheitsbild bei einem eineiigen weiblichen Zwillingspaar stellt wahrscheinlich eine seltene kongenitale Thrombozytopathie dar, die mit den erwähnten Untersuchungsmethoden eindeutig von anderen Thrombozytopathien abgrenzbar ist.

Literatur

1. Born, G. V. R.: Nature (Lond.) **194**, 927 (1962). — 2. Breddin, K.: Die Thrombozytenfunktion bei hämorrhagischen Diathesen, Thrombosen und Gefäßerkrankungen. Stuttgart: Schattauer 1968. — 3. Hardisty, R. M., Hutton, R. A.: Brit. J. Haemat. **11**, 258 (1965). — 4. Hellem, A. J.: Ser. Haemat. **1**, 99 (1968). — 5. Holmsen, H., Weiss, H. J.: Brit. J. Haemat. **19**, 643 (1970). — 6. Holmsen, H., Weiss, H. J.: Blood **39**, 197 (1972). — 7. Mielke, C. H., Kaneshino, I. A., Mather, J. M., Weiner, J. M., Rapaport, S. I.: Blood **34**, 204 (1969). — 8. Morris, C. D. W., Heslop, P. A. (eds.): The measurement and clinical investigation of irreversible platelet aggregation in whole blood. In: Stoffwechsel und Membranpermeabilität von Erythrozyten und Thrombozyten. Stuttgart: Thieme 1968. — 9. Weiss, H. J.: Clin. Haemat. **1**, 369 (1972).

ZÖLLER, H., GROSS, W. (Med. Poliklinik d. Univ. Würzburg): **Hyperlipoproteinämie, Gerinnungsstörung und Arterioskleroserisiko**

Einerseits gehen essentielle und alimentäre Hyperlipoproteinämien nach Schrade, Mustard, Nitzberg, Holzknecht u. a. einher mit Veränderungen des Gerinnungspotentials. Andererseits umfaßt das komplexe Geschehen der Atherogenese nach v. Rokitansky Störungen zwischen dem Gerinnungssystem des strömenden Blutes und der Gefäßwand. Es war das Ziel der folgenden klinisch-experimentellen Studie, die Zusammenhänge zwischen Hyperlipoproteinämie, Gerinnungsstörung und Atherogenese zu untersuchen.

Methodik

Bei 42 Patienten im Alter von 16 bis 80 Jahren mit primären Hyperlipoproteinämien wurden nach 16stündiger Nahrungskarenz Cholesterin nach Liebermann-Burchard, Gesamtglyzerin und freies Glyzerin (Methodik Eggstein u. Kreutz) bestimmt, Glyzerid-Glyzerin und Neutralfette errechnet und zur Differenzierung des Lipidtyps nach Fredrickson die Agar-agarosegel-lipoproteinelektrophorese durchgeführt.

Für das *plasmatische Gerinnungssystem* wurden die Globaltests Quickwert, partielle Thromboplastinzeit, Thrombinzeit und die Thrombelastographie nach Hartert vorgenommen, Fibrinogen nach Clauss, die Faktoren II—XII einphasisch teils mit artifiziellen, teils mit natürlichen Mangelplasmen, Faktor XIII immunologisch nach Bohn u. Haupt bestimmt.

Die Thrombozytenzahl wurde im Thrombocounter der Fa. Coulter gezählt und die Aggregabilität im Plättchenaggregationstest nach Breddin beurteilt.

Das *fibrinolytische System* wurde global durch die Euglobulinlysezeit gemessen. Zusätzlich wurden die Bestimmung von Plasminogen mittels M-Partigen-Immunodiffusion und von Antiplasmin nach Beller u. Reinhardt vorgenommen.

Als Vergleichskollektiv wurden 41 Normalpersonen frei von Risikofaktoren zwischen 16 und 45 Jahren herangezogen, und zwar männliche und weibliche Probanden in gleicher Zahl.

Befundergebnisse

1. *Plasmatisches Gerinnungssystem:* Die Thrombelastographie zeigt nur für Hyperlipoproteinämie Typ II eine erhöhte Gerinnbarkeit, d. h. eine Verkürzung der Reaktionszeit r auf $5,8 \pm 0,3$ min im Vergleich zu $6,8 \pm 0,2$ min des Normalkollektivs ($P < 0,05$). Die maximale Amplitude (ma) war nicht verändert. Die weniger sensiblen Globaltests Quickwert, partielle Thromboplastinzeit (P.T.T.) und Thrombinzeit ließen keine signifikanten Abweichungen erkennen. Bei den plasmatischen Gerinnungsfaktoren zeigt sich ein signifikanter Anstieg von Fibrinogen bei allen untersuchten Lipidtypen (Abb. 1) ($P < 0,05$). Im übrigen fand sich ein signifikanter, aber geringgradigerer Anstieg von Faktor IX = antihämophilem Globulin B und Faktor XII = Hageman-Faktor ($P < 0,001$). Die Veränderungen des Typs II übertrafen diejenigen des Typs IV. Auch die drei Probanden mit dem selteneren Typ V ließen eine Tendenz zum Fibrinogenanstieg erkennen, wie aus folgenden Einzelwerten ersichtlich wird: 300, 247 und 524 mg/100 ml. Antithrombin III zeigte bei Typ II mit $37,2 \pm 0,7$ mg/100 ml gegenüber $32,8 \pm 2,2$ mg pro 100 ml eine nicht signifikante, ansteigende Tendenz.

2. *Fibrinolytisches System:* Bei den Patienten vom Typ II, nicht dagegen vom Typ IV fanden sich Hinweise für eine intravasale Fibrinolysehemmung. Als Globaltest war die ELZ bei Typ II auf $21,0 \pm 1,2$ Std im Vergleich zu $12,3 \pm 1,1$ Std des Normalkollektives verlängert (Abb. 2) ($P < 0,001$). Dementsprechend war der Antiplasminspiegel angestiegen ($P < 0,05$). Bei der summarischen Betrachtungsweise sämtlicher Hyperlipoproteinämien war die ELZ ebenfalls signifikant verlängert ($P < 0,001$).

3. *Thrombozytäres System:* Die Plättchenzahl zeigte einen signifikanten Abfall von $254\,800 \pm 4200$ beim Normalkollektiv auf $193\,500 \pm 12\,700/\text{mm}^3$ bei Hyperlipoproteinämie Typ II ($P < 0,001$). Die Erniedrigung der Plättchenzahl halten wir allerdings nicht für eine Begleiterscheinung ausschließlich eines bestimmten

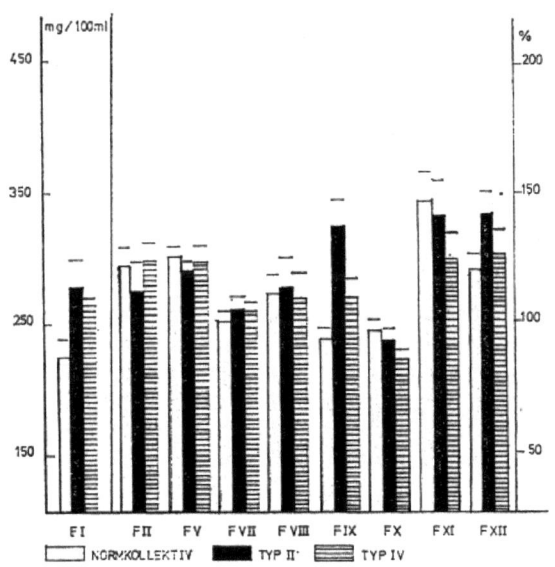

Abb. 1. Faktorenanalyse bei Normalpersonen, Typ II und IV

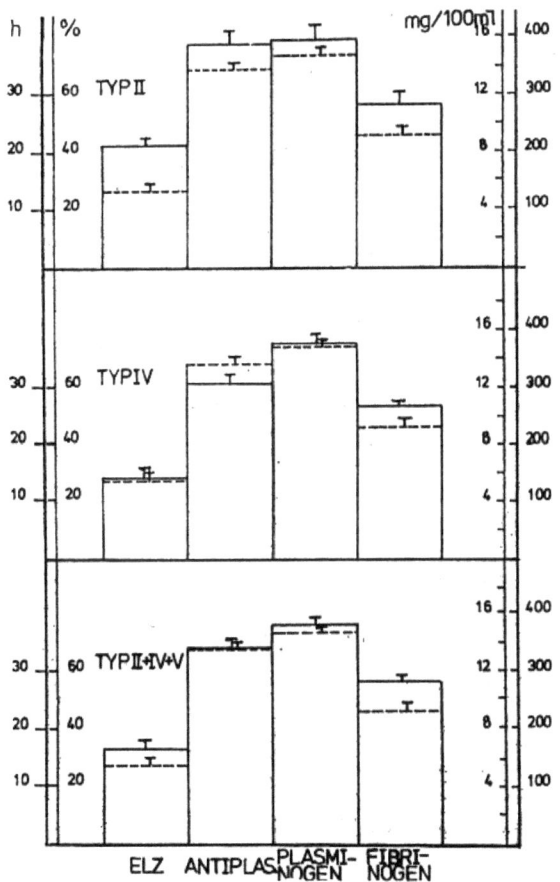

Abb. 2. Fibrinolyse bei den einzelnen Lipidtypen

Typs, da wir an anderer Stelle gerade auch bei Typ IV einen solchen Abfall nachweisen konnten. Neben der Plättchenzahl interessiert ihre funktionelle Wertigkeit. Die Ergebnisse des PAT zeigen bereits bei 10% der Normalpersonen, dagegen bei Patienten mit verschiedenen Lipidtypen bei 50 bis 60% eine gesteigerte Aggregabilität ($P < 0,0005$ im X^2-Test).

Diskussion der Ergebnisse

Es war das Ziel der vorliegenden Untersuchungsreihe, den Zusammenhang von Hyperlipoproteinämien unterschiedlichen Typs, intravasalen Gerinnungsstörungen und der Angiopathogenese zu prüfen. In diesem Zusammenhang haben Hess und Frost nach einem lokalen Gefäßreiz mit Kälte oder Adrenalin, aber auch nach Cholesterinverfütterung eine Beeinträchtigung von Gefäßendothelien und in deren Umgebung Thrombozytenadhäsionen erzeugen können. Rasterelektronenoptische Untersuchungen zeigen Fibrin- und Thrombozytenablagerungen an der Intima nach elektrisch gesetztem Wandreiz, welche spurlos aufgelöst oder in das Endothel integriert bzw. als Abscheidungsthrombus zum Ausgangspunkt eines fortschreitenden Gerinnungsthrombus werden können.

Die Störung des Gefäßwand-Bluthomöostasegleichgewichtes, welche zu diesen Ablagerungen führen kann, ist zu erklären mit einer vermehrten Produktion von Gerinnungsakzeleratoren oder einer Hemmung der plasmatischen bzw. der endothelständigen fibrinolytischen Abräumreaktion. In diesem Sinne sprechen die obigen Befunde eines Fibrinogenanstiegs und einer Verlängerung der Euglobulinlysezeit bei hohem Antiplasmin. Hinzu kommt eine Thrombozytenfunktionsstörung durch Fettspeicherung (Schulz u. Wedell). Antithrombin II wurde von Slack und Seymour erniedrigt gefunden. Antithrombin II stellt einen Komplex von Heparin + Cofaktor dar, und es könnte bei der Fettklärung zu einer vermehrten Koppelung von Heparin an die Lipoproteidlipase kommen. Antithrombin III zeigte in der vorliegenden Untersuchungsreihe nur eine ansteigende Tendenz, aber kein statistisch signifikantes Verhalten.

Von Bedeutung ist, daß ähnlich wie bei dem Risikofaktor Hyperlipoproteinämie bei der Atherosklerose selbst nach Bruhn und Jipp ein Fibrinogenanstieg, nach Nestel eine Fibrinolysehemmung, nach Egeberg ein Anstieg von Faktor VIII, nach Horlick von Faktor IX mitgeteilt wurden.

Der Befund einer stärkeren Veränderung des hämostatischen Systems bei Hyperlipoproteinämie Typ II deckt sich mit dem bereits von Fredrickson beschriebenen besonderen Gefäßrisiko dieser Patientengruppe.

Die Befunde einer plasmatischen Gerinnungssteigerung, Thrombozytenstörung, Fibrinolysehemmung und einer Antithrombinaktivitätsänderung bei bestimmten Risikofaktoren steht auch in Einklang mit dem therapeutischen Vorgehen bei obliterierenden Angiopathien. Erinnert sei in diesem Zusammenhang an den Plättchenaggregationshemmer Acetylsalicylsäure, an die direkten und indirekten Antikoagulantien und an die fibrinolyseaktivierende Therapie mit Streptokinase. Eine prospektive Langzeitstudie sollte klären, ob die Bestimmung einfacherer Gerinnungsparameter neben der Erfassung der eigentlichen Risikofaktoren wie Hyperlipoproteinämie, Diabetes mellitus, Hyperurikämie, Übergewicht, Nikotinkonsum und Hypertonie vorteilhaft sein können.

Literatur

Beller, Reinhardt: Zit. n. Perlick, E., Bergmann, A., Gerinnungslaboratorium in Klinik und Praxis, S. 147. Leipzig: VEB Thieme 1971. — Breddin, K.: In: Die Thrombozytenfunktion bei hämorrhagischen Diathesen, Thrombosen und Gefäßkrankheiten. Stuttgart-New York: Schattauer 1968. — Bohn, H., Haupt, H.: Thrombos. Diathes. haemorrh. (Stuttg.) **19**, 310 (1968). — Bruhn, H. D., Jipp, P.: Koronarinsuffizienz. In: Periphere Durchblutungsstörungen (Hrsg. U. Gottstein). Bern-Stuttgart-Wien: Huber 1973. — Clauss, A.: Acta haemat.

(Basel) 17, 237 (1957). — Egeberg, G.: J. clin. lab. Invest. 14, 253 (1962). — Eggstein, M., Kreutz, F. H.: Klin. Wschr. 44, 262 (1962). — Fredrickson, D. S., Levy, F. H., Lees, R. S.: New Engl. J. Med. 276, 148, 215, 273 (1967). — Holzknecht, F., Braunsteiner, H.: Acta haemat. (Basel) 38, 219 (1967). — Horlick, L.: Amer. J. Cardiol. 8, 459 (1960). — Mustard, J. F., Murphy, E. A.: Brit. med. J. 16, 1651 (1962). — Nestel, P. J.: J. clin. Path. 14, 1651 (1962). — Nitzberg, A. I., Peyman, M. A., Goldstein, R., Proger, S.: Circulation 19, 676 (1959). — v. Rokitansky, C.: In: Handbuch der path. Anatomie, Bd. II, S. 534. Wien 1844. — Schrade, W.: Dissertation Bonn 1943. — Schulz, H., Wedell, J.: Klin. Wschr. 40, 1114 (1962).

VOLGER, E., SCHMID-SCHÖNBEIN, H. (I. Med. Klinik rechts der Isar d. TU München u. Physiolog. Inst. d. Univ. München): **Stoffwechselabhängige Änderungen der rheologischen Eigenschaften des Blutes beim Diabetes mellitus**

Nach den Viskositätsuntersuchungen von Ditzel [1] wurde erstmals erörtert, ob neben den gestörten Fließbedingungen bei der Mikroangiopathia diabetica nicht auch veränderte hämorheologische Eigenschaften zu Mikrozirkulationsstörungen beim Diabetiker führen können. In einer vorangegangenen Untersuchung [2] bestätigen wir, daß die Plasmaviskosität beim Diabetiker erhöht ist. Eine signifikante Anhebung der Viskosität des Blutes konnte dagegen weder bei gut, noch bei schlecht eingestelltem Diabetes gefunden werden. Durch verfeinerte mikrorheologische Methoden wurde eine gesteigerte Erythrozytenaggregation sowohl in Strömung, als auch in Stase nachgewiesen. Die Verformbarkeit der Erythrozyten ist um so geringer, je schlechter der Diabetes eingestellt ist und entspricht damit weitgehend der Stoffwechselsituation. In dieser Arbeit sollen nun am Extremfall des Coma diabeticum die Auswirkungen einer Stoffwechselentgleisung auf das rheologische Verhalten des Blutes untersucht und die Wirksamkeit der Therapie nachgewiesen werden.

Sechs Patienten im Coma diabeticum im Alter zwischen 16 und 64 Jahren ohne sekundäre Verschiebungen in der Elektrophorese wurden untersucht. Im Beobachtungszeitraum vom Beginn der Behandlung bis vier Tage danach wurden u. a. laufend folgende Serumwerte erfaßt: Blutzucker, freie Fettsäuren, β-Hydroxybutyrat, Acetacetat, pH, pO_2, pCO_2, Standard-Bicarbonat und Base Excess. Zur Beurteilung der rheologischen Veränderungen wurden folgende Messungen vorgenommen: Plasmaviskosität ηpL, scheinbare Viskosität bei aktuellem Hämatokrit Hct_{act} und bei Hct 45% gemessen in einem Wells-Brookfield-Viskosimeter mit Mooneyadaptor im Schergradbereich von 7,9 bis 79 sec^{-1}. Die Erythrozytenverformbarkeit wurde durch die Flußrate $\dot{V}$ von Erythrozytensuspensionen (Hct 10%) durch Nucleporefilter (Porendurchmesser 5 µm) erfaßt. Auf photometrische Weise konnten in einer speziellen Strömungskammer diejenigen Scherkräfte ermittelt werden, die notwendig sind, um Erythrozytenaggregate zu dispergieren (τ_{Tmin}).

Kinetik der Stoffwechselparameter

Vor der Behandlung des Comas lagen die Blutzuckerwerte (BZ) im Mittel bei 760 mg-% und fielen in den ersten 3 Std nach der Behandlung um ca. 25% ab. Die freien Fettsäuren (FFS) dagegen, vor der Behandlung bei 1,530 ± 0,23 mM/l, sanken in derselben Zeit bereits um ca. 40%. Der BZ war nach 2 Tagen der Behandlung mit 280 mg-%, die FFS mit 0,713 ± 0,244 mM/l noch erhöht. Da Aceton nur einen geringen Einfluß auf die Verformbarkeit der Erythrozyten besitzt, wurden nur β-Hydroxybutyrat und Acetacetat bestimmt. Beide Substanzen waren vor der Behandlung deutlich erhöht (β-Hydroxybutyrat 10,03 ± 5,43 mM/l, Acetacetat 2,98 ± 1,21 mM/l; Quotient aus β-Hydroxybutyrat und Acetacetat

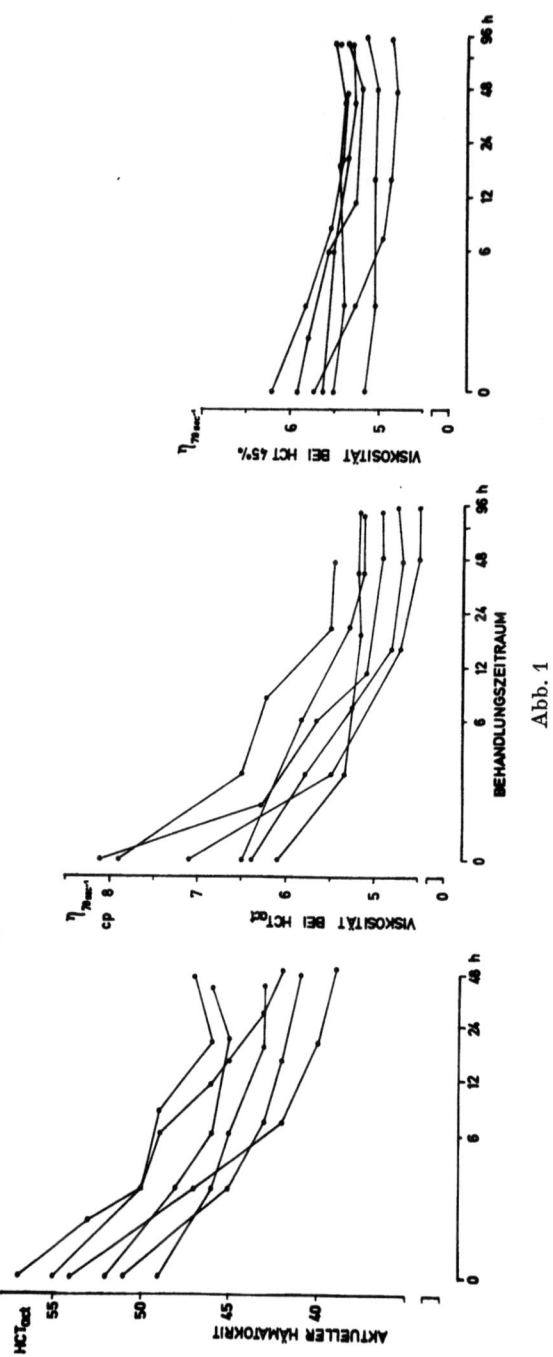

Abb. 1

3,5). Zwei Tage nach Behandlungsbeginn lagen die Werte für β-Hydroxybutyrat bei $0{,}710 \pm 0{,}3$ und Acetacetat $0{,}246 \pm 0{,}14$ mM/l, der Quotient betrug 2,9. Der pH-Wert lag anfänglich bei $7{,}02 \pm 0{,}1$ und war nach 24 Std in allen Fällen im Normalbereich. Durch die Exsikkose war der Hct-Wert zu Beginn der Therapie auf $53 \pm 3\%$ erhöht.

Kinetik der rheologischen Parameter

Entsprechend der Eindickung ist die Viskosität des Blutes beim aktuellen Hämatokrit (Hct_{act}) erhöht. Doch auch bei konstanten Hct von 45% ist die Viskosität bei 79 sec^{-1} ($\eta_{79\,sec^{-1}}$) mit $5,69 \pm 0,36$ cp signifikant erhöht (Norm $4,78 \pm 0,76$ cp, $p = 0,01$) (Abb. 1). Ebenfalls durch die Dehydratation dürfte die Plasmaviskosität auf $1,55 \pm 0,08$ cp gestiegen sein (Norm $1,34 \pm 0,09$ cp). Die erhöhte relative Viskosität $\eta_{rel} = \eta_{79\,sec^{-1}} : \eta pl$ liefert einen Hinweis auf die gestörten Fließeigenschaften der Erythrozyten (Abb. 1). Die drastische Abnahme der relativen Flußrate $\dot{V}_{rel}$ auf $0,326 \pm 0,07$ bestätigt eine verminderte Verformbarkeit der Erythrozyten (Norm $0,68 \pm 0,06$) bei Diabetikern (Abb. 2). Durch in vitro-Versuche konnten Einflüsse von Azidose, Ketose und von freien Fettsäuren auf die Verformbarkeit der Erythrozyten nachgewiesen werden. Die Erythrozytenaggregation ist bei Diabetikern allgemein gesteigert, die Werte beim Coma unterscheiden sich nicht signifikant. Im Laufe von 2 Tagen nach dem Coma kommt es jedoch zu einer signifikanten Zunahme der Scherungsresistenz der Aggregate, $\tau_{T\,min}$, $3,33 \pm 0,26$ dyn/cm^2 (Norm $2,9 \pm 0,6$ dyn/cm^2). Das dürfte hauptsächlich durch intercurrente Infekte bedingt sein, die wir bei 4 oder 6 Patienten feststellen mußten.

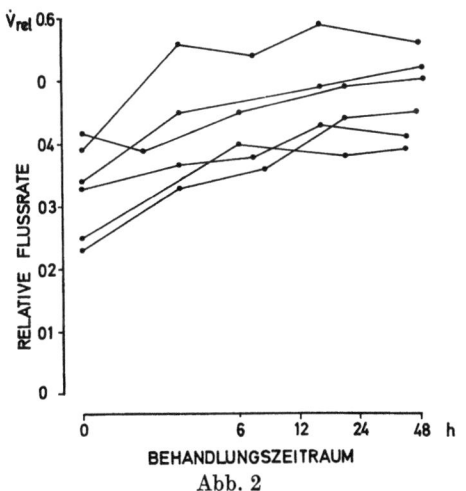

Abb. 2

Entsprechend der Besserung der metabolischen Situation gingen auch die rheologischen Veränderungen zurück. Die Viskosität des Plasmas und Vollblutes lagen nach 2 Tagen, ebenso wie die Meßgrößen zur Beurteilung der Erythrozytenverformbarkeit, wieder in jenem Bereich, den wir für guteingestellte Diabetiker angegeben haben [2].

Die beobachteten rheologischen Veränderungen beim Coma diabeticum stehen in enger Beziehung zum metabolischen Geschehen. Dennoch ist es wegen der multifaktoriellen Einflüsse nicht gerechtfertigt, Korrelation zwischen einem rheologischen und einem metabolischen Parameter aufzustellen.

Die verschlechterten rheologischen Eigenschaften des Blutes beim Diabetiker, insbesondere beim Coma diabeticum, sind geeignet, Mikrozirkulationsstörungen zu verursachen. Die Bedeutung, die diesen Veränderungen für die Mikrozirkulation zukommt, kann zur Gänze erst durch rheologische Messungen in vivo erfaßt werden.

Literatur

1. Ditzel, J.: Dan. med. Bull. **15**, 49 (1968). — 2. Volger, E., Schmid-Schönbein, H.: Med. Welt (Stuttg.) **25**, 1211 (1974).

KALDEN, J. R., LOHMANN, E., PETER, H. H., HILGER, CHR. (Dept. innere Med., Med. Hochschule Hannover): **K(Killer)Zell-Aktivität im peripheren Blut von Myasthenia gravis-Patienten**

Manuskript nicht eingegangen.

GROSS, W. L.*, KRÜGER, J.*, STEWART, U.***, HÄCKELL, U.*, KUNZE, K.** (* Abt. f. Klinische Immunologie u. Bluttransfusion, Univ. Gießen; ** Neurologische Univ.-Klinik Gießen; *** Univ.-Frauenklinik Würzburg): **Immunreaktivität, HL-A-Antigenfrequenzen und klinischer Verlauf bei Myasthenia gravis**

Tierexperimentelle Untersuchungen haben die komplexen genetischen Wechselbeziehungen zwischen Histokompatibilitätsantigenen (HL-A) und Immun-Response-Genen (Ir.-Genen) aufgezeigt. Die nachgewiesenen engen Beziehungen zwischen den HL-A-Antigenen und bestimmten Infektions-, Tumor- und Autoimmunerkrankungen deuten auf eine analoge Situation beim Menschen [1]. Die genetisch determinierte Prädisposition für diese Erkrankungen dürfte durch eine veränderte Immunreaktivität zustande kommen. Diese veränderte Reaktivität kann entweder die humorale oder die zelluläre Immunität oder beide betreffen oder in Störungen der Regulation humoraler und zellulärer Immunmechanismen ursächlich begründet sein.

Beim Krankheitsbild der Myasthenia gravis (M. g.) sind zahlreiche immunologische Veränderungen und immunpathologische Phänomene seit längerem bekannt. Von uns wurden in Erweiterung kürzlich publizierter [2—6] und eigener Arbeiten [7] die Korrelationen zwischen HL-A-Antigenen, klinischem Verlauf und immunologischen Aberrationen untersucht.

54 Pat. mit M. g. wurden analysiert. Bei 21 stationären Myasthenikern konnte ein vollständigeres Immunprofil erstellt werden. Die Bestimmung der HL-A-Antigene erfolgte mit dem internationalen Zweiphasen-Lymphozytotoxizitätstest [8]. Zur Beurteilung der humoralen Immunität wurden die Serum-Immunglobulin- und Komplementfaktorkonzentrationen (C3, C4) mittels radialer Immundiffusion auf Tri- und M-Partigenplatten (Behringwerke AG, Marburg) bestimmt, außerdem antinukleäre und antimuskuläre Autoantikörper durch indirekte Immunfluoreszenz ermittelt. Als zelluläre immunologische Parameter dienten der Nachweis der Autosensibilisierung gegen hochgereinigte Muskelantigene (Aktin, Aktomyosin, Myosin) im 2-Phasen-Leukozytenmigrationstest nach Clausen [9], die Reaktivität vom verzögerten Typ gegen 4 ubiquitäre Antigene (PPD, SK-SD, Mumps, Candida) nach intrakutaner Injektion und in einigen Fällen die Bestimmung der Spontanrosetten und mitogeninduzierten Stimulierbarkeit peripherer Lymphozyten.

Tabelle 1 zeigt die klinischen Daten der Myastheniker, von denen ein genaueres immunologisches Profil erstellt wurde. Von den 21 Patienten waren 7 männlichen und 14 weiblichen Geschlechts. Unter Berücksichtigung des Manifestationsalters entfallen auf die Frühform (< 40 Jahre) 3 Männer und 8 Frauen und auf die Spätform (> 40 Jahre) 4 Männer und 5 Frauen. Die Mehrzahl wurde immunsuppressiv behandelt. Einige der Patienten wurden mediastinoskopiert und/oder thymektomiert. Ein hyperplastischer Thymus war der frühmanifesten, überwiegend HL-8-positiven und Thymome der spätmanifesten M. g. zuzuordnen. Die von Feltkamp [5] beobachtete Verminderung von HL-8 bei Patienten mit Thymom wie die von Fritze [6] gefundene Vermehrung dieses Antigens bei solchen mit Thymushyperplasie wird damit trotz des kleinen Patientenkollektivs zumindest im Trend bestätigt. Nicht nur im Trend bestätigt wird auch die signifikante Erhöhung von HL-A1 und 8 bei weiblichen Myasthenikern ($p < 0,001$) und den frühen Manifestationsformen des Typs IIb und III entsprechend der Klassifizierung nach Ossermann ($p < 0,05$) [7].

Die Zuordnung klinischer und genetischer Merkmale zu den verschiedenen immunologischen Parametern sehen Sie in Tabelle 2.

Ein Vergleich der Hautteste bei früh- und spätmanifester M. g. deutet darauf hin, daß die zellvermittelte Immunität in beiden Gruppen nicht beeinträchtigt ist. Die absoluten Lymphozytenzahlen zeigen eine Lymphopenie bei weiblichen Myasthenikern mit Spätmanifestation.

Antinukleäre Antikörper finden sich bevorzugt bei frühmanifester, antimuskuläre jedoch gehäuft bei spätmanifester M. g.

Tabelle 1. Klinische Daten von Patienten mit Myasthenia gravis

Name	Manifestationszeitpunkt	Geschlecht	Alter	Klassifizierung nach Ossermann	Aktivität zum Zeitpunkt der Untersuchung	Therapie zum Zeitpunkt der Untersuchung	Thymushistologie
G. G.	Früh	m.[a]	16	II b	+[c]	—	
P. G.	Früh	m.	22	III	+	Imurek	Thymuszyste
S. K.	Früh	m.	22	III	—	Imurek	normal
F. H.	Früh	f.[b]	26	II b	—	Imurek	Hyperplasie
K. B.	Früh	f.	18	III	—	Imurek, ACTH	Hyperplasie
K. E.	Früh	f.	46	II b	—	Imurek	
K. K.	Früh	f.	25	III	—	—	
P. P.	Früh	f.	16	III	+	—	
S. Z.	Früh	f.	24	III	+	Cortison	
S. Ch.	Früh	f.	26	II a	+	—	Hyperplasie
S. C.	Früh	f.	17	III	—	Imurek	Hyperplasie
C. H.	Spät	f.	48	III	+	—	
F. E.	Spät	f.	59	I	+	Imurek	Thymom
H. U.	Spät	f.	54	II b	+	Imurek	normal
M. M.	Spät	f.	61	III	+	Imurek	
S. A.	Spät	f.	55	I	—	—	
M. F.	Spät	m.	65	II b	+	—	Thymom
M. E.	Spät	m.	75	II a	—	Imurek	
S. E.	Spät	m.	56	IV	—	—	
Z. O.	Spät	m.	68	II a	—	—	

[a] männlich; [b] weiblich; [c] akuter Schub.

Dysgammaglobulinämie und Dyskomplementämie, die mit wenigen Ausnahmen eine Hypokomplementämie darstellt, korrelieren allerdings nicht mit dem Nachweis von Autoantikörpern; Dysgammaglobulin- und Dyskomplementämie sind aber bei Patienten mit Frühmanifestation besonders auffallend. Damit ist eine Beteiligung von Autoantikörpern oder Antigen-Autoantikörperkomplexen beim Autoimmunprozeß der M. g. nicht ausgeschlossen. Zellvermittelten Immunreaktionen wird derzeit aber eine entscheidendere pathogenetische Bedeutung beigemessen. Autosensibilisierung gegen hochgereinigte Muskelantigene konnte in zwei Drittel der Fälle nachgewiesen werden. Eine Korrelation zu den HL-A-Antigenen 1 und 8 besteht nicht. Sponranrosettenzahl und Thymidineinbauraten PHA-stimulierter Lymphozyten sind in der Tabelle nicht berücksichtigt worden, da die Ergebnisse im mittleren und unteren Normbereich lagen.

Die vorgelegten Daten unterstützen die Hypothese Engelfriets, daß Myastheniker zwei Gruppen zuzuordnen sind. Die eine umfaßt hauptsächlich weibliche Patienten mit frühmanifester Erkrankung und den HL-A-Antigen 8 und die zweite Patienten mit spätmanifestierter M. g. gehäufter Bildung von Thymomen und Autoantikörpern gegen quergestreifte Muskulatur.

Diese Befunde lassen sich nicht als Bestätigung einer Kopplung zwischen Histokompatibilitätsantigenen und Ir.-Genen heranziehen, schließen aber eine solche auch nicht aus. Dennoch bleibt die systematische Identifizierung von HL-A-Antigenen von Bedeutung, da prädisponierte Patienten frühzeitig erkannt und immuntherapeutisch behandelt werden können.

Tabelle 2. Immunologische Daten von Patienten mit Myasthenia gravis und deren HL-A-Antigene

Name	Dysgammaglobulinämie	Dyskomplementämie	Autoantikörper ANA[a]	AMA[b]	Lymphozyten/ mm³	Hautteste	Autosensibilisierung gegen Muskelantigene	HL-A-Antigene
G. G.	+	+	−	−	3500	+	−	1, 3/8, −
P. G.	+	−	−	+	3700	+	+	3, −/5, 7
S. K.	−	−	−	−	2500	+	−	1, 11/12, W 22
F. H.	+	+	−	−	3200	+	−	1, 2/8, W 27
K. B.	−	+	−	−	3800	n. d.	+	1, 3/8, 12
K. E.	−	+	+	−	2700	+	+	1, 11/8, −
K. K.	−	+	+	−	940	n. d.	+	1, −/8, W 10
P. P.	+	−	+	−	1000	−	+	1, 2/8, 12
S. Z.	+	+	+	−	2700	+	+	−, 9/−, −
S. Ch.	+	+	−	+	1900	n. d.	+	2, 9/5, 7
S. C.	+	+	−	+	2900	n. d.	+	1, 9/8, −
C. H.	n. d.[c]	n. d.	−	+	1300	+	+	2, 3/W 5, (W 10)
F. E.	−	−	−	+	1600	+	−	3, 10/7, −
H. U.	−	−	+	+	1750	n. d.	−	−, (11 ?)/7, −
M. M.	−	−	−	−	1500	+	−	1, 2/5, W 27
S. A.	−	−	−	−	1300	n. d.	+	1, 2/8, 12
M. F.	+	−	−	+	3800	+	+	3, 10/W 5, 13
M. E.	−	−	−	+	4000	+	+	11, −/W 5, W 14
S. E.	+	−	−	+		+	+	W 32, (10)/8, 12
Z. O.	−	+	−	+		+	−	2, −/7, 13

[a] antinukleäre Antikörper; [b] antimuskuläre Antikörper; [c] nicht durchgeführt.

Literatur

1. McDevitt, H. O., Bodmer, W. F.: Lancet **1974 I**. − 2. Pirskanen, R., Tilikainen, A., Hokkanen, E.: Ann. clin. Res. **4**, 304 (1972). − 3. Behan, P. O., Simpson, J. A., Dick, H.: Lancet **1973 II**, 1033. − 4. Säfwenberg, J., Lindblom, J. B., Osterman, P. O.: Tissue Antigens **3**, 465 (1973). − 5. Feltkamp, T. E., van den Berg-Loonen, P. M., Nijenhuis, L. E., Engelfriet, C. P., van Rossum, A. L., van Loghem, J. J., Oosterhuis, H. J. G. H.: Brit. med. J. **1**, 131 (1974). − 6. Fritze, D., Hermann, C., Jr., Naeim, F., Smith, G. S., Walford, R. L.: Lancet **1974 I**, 240. − 7. Friedrich, H., Samland, O., Krüger, J., Gross, W., Häckell, U., Kunze, K., Mueller-Eckhardt, C.: Z. Immun.-Forsch. (im Druck). − 8. Terasaki, P. J., McClelland, J. D.: Nature (Lond.) **204**, 998 (1964). − 9. Clausen, J. E.: J. Immunol. **110**, 546 (1973).

Aussprache

Herr F. SCHILLING (Mainz):

Zu Herrn W. L. GROSS: Im Rahmen einer multizentrischen Studie über HL-A-Muster bei rheumatischen Erkrankungen (in der Transfusionszentrale der Universitätskliniken Mainz, Leiterin Frau Med. Dir. Sr. A. Arndt-Hanser) haben wir 7 (6 ♀) von insgesamt 12 Pat. aus verschiedenen deutschen Rheuma- und Nervenkliniken typisieren können, die an einer chronischen Polyarthritis litten und unter der Behandlung mit *D-Penicillamin* ein *myasthenisches Syndrom* entwickelt haben. Dieses neue toxisch oder immun-pathologisch zu verstehende reversible Syndrom war zur Hälfte der Fälle auf okuläre Symptome beschränkt. — Die HL-A-Typisierung erfolgte unter der Hypothese, insbesondere des HL-A8 könnte bei der Neigung zu dieser ,,Nebenwirkung" lenkend sein. Wir fanden dieses in der Durchschnittsbevölkerung mit 17% vorkommenden Histokompatibilitätsantigen bei 3 der 7 Pat., also etwas über der Erwartung liegend, jedoch bei der kleinen Fallzahl nicht signifikant. Überrascht waren wir aber davon, daß das HL-A2 in 6 von diesen 7 Fällen vorkam. Dieses an sich häufigste Antigen (etwa 50% in der Durchschnittsbevölkerung) hat schon in anderen Mystheniekollektiven eine Rolle gespielt (Feltkamp et al.: Brit. med. J. 1974 I, 131). Das HL-A1 fanden wir dreimal, HL-A3 zweimal.

FINK, P. C., PETER, H. H., KALDEN, J. R., ZEIDLER, H., DEICHER, H. (Abt. f. Klin. Immunologie u. Transfusionsmedizin u. Abt. f. Rheumatologie d. Med. Klinik, Med. Hochschule Hannover): **Quantitative Bestimmung von IgG-Antiglobulinen im Serum von Patienten mit chronischer Polyarthritis und anderen Erkrankungen***

Antigobuline verschiedener Immunglobulinklassen werden im Serum nicht nur bei der chron. Polyarthritis (cP), sondern auch bei anderen überwiegend chron. Erkrankungen gefunden. Auch die bekannten IgM-,,Rheumafaktoren", Grundlage der heute in die praktische Diagnostik eingeführten rheumaserologischen Reaktionen, gehören zu dieser Gruppe von Autoantikörpern, die mit verschiedenen Determinanten des IgM-Moleküls, ihres autologen Antigens, reagieren [1]. Untersuchungen von Winchester u. Mitarb. [2] haben gezeigt, daß den IgG-Antiglobulinkomplexen, die in der Synovialis und in der Synovia nachweisbar sind, eine zentrale Rolle in der Pathogenese der Gelenksläsion bei der cP zukommt [3]. Nach Beobachtungen von Ziff [4] finden sich Rheumafaktoren (Rf) vom IgM-Typ und deren Komplexe mit Komplexintermediaten IgM-Anti-IgG in der Synovia von Patienten mit cP. Während über Nachweis und Bedeutung von IgM-Rf zahlreiche Untersuchungen vorliegen, wurden die IgG-Antiglobuline und deren Komplexbildung mit autologem IgG und Komplement in der Synovialflüssigkeit und synovialem Gewebe von seropositiven sowie seronegativen rheumatoiden Patienten erst in jüngerer Zeit beschrieben. Diese IgG-IgGRf-Komplexe werden als hauptsächliche Ursache für die Komplementaktivitätserniedrigung in befallenen Gelenken diskutiert [5].

Systematische Untersuchungen über das Vorkommen von IgG-Antiglobulinen bei anderen, nicht zum Formenkreis der cP zählenden Erkrankungen liegen bisher nicht vor.

In der gegenwärtigen Studie ist der Versuch unternommen worden, in Anlehnung an die quantitative Immunadsorbtionstechnik von Torrigiani u. Roitt [6] die IgG-Antiglobulinaktivität bei einem unterschiedlichen Patientengut im Serum zu untersuchen.

In einer ersten Untersuchungsserie sind die Testbedingungen optimiert worden, da nach unseren Untersuchungen die Sättigungskapazität des Immunadsorbens, eines bisdiazotierten Pferde-IgG-Polymerisates, nicht ausreichte, um die tatsächliche Menge an Antiglobulinen zu messen. Diese Tatsache ist ersichtlich

---

* Mit Unterstützung durch die Deutsche Forschungsgemeinschaft, SFB 54.

aus dem Plateau der Kurve bei ansteigenden Serumkonzentrationen. Optimale Konzentrationen für die Sättigungskapazität des Immunadsorbens wurden mit 32 mg, für die zu inkubierende Serummenge mit 100 µl gefunden. Mit dieser modifizierten Technik wurden die folgenden Ergebnisse erzielt (Tabelle).

Bei 30 gesunden Blutspendern, die — gemessen an Latex und Waaler-Rose-Tests (WR) — seronegativ waren, konnte im Mittel ein Meßwert von 9,18 µg/ml IgG-Antiglobuline im Serum gefunden werden. Bei 18 Patienten mit seropositiver cP aus der Rheumaambulanz, die positive Befunde im Latex-Tropfentest (LTT) und im WR einen log. Durchschnittswert von 4,664 aufwiesen, fanden sich im Mittel 23,21 µg/ml IgG-Antiglobuline im Serum. Bei 14 Patienten mit seronegativer cP wurden 20,06 µg/ml IgG-Antiglobuline im Serum gemessen. Während die statistische Auswertung im t-Test eine signifikante Vermehrung von IgG-Antiglobulinen bei cP-Patienten zu dem Normalkollektiv zeigte (seropositive cP: $p = < 0,0125$, seronegative cP: $p = < 0,0125$), war der Unterschied zwischen den Kollektiven „seropositiver" und „seronegativer" cP nicht signifikant.

Tabelle. IgG-Antiglobulinmessung bei unterschiedlichem Patientengut

IgG-Antiglobuline	Gesunde n = 30	Alterskollektiv n = 13	cP seroneg. n = 14	cP seropos. n = 18	Lebercirrhose n = 20	Chron. aggressive Hepatitis n = 20
µg/ml Serum	9,18 ± 2,34	15,2 ± 9,34	20,06 ± 8,39	23,21 ± 7,08	18,42 ± 6,95	25,10 ± 6,1
W. R. log. Titer	2,77 ± 0,031	2,955 ± 0,5	2,924 ± 0,525	4,664 ± 1,103	3,102 ± 0,758	2,77 ± 0,063

20 Patienten mit histopathologisch gesicherter Lebercirrhose, manchmal positiven LTT- und log. WR-Mittelwert von 3,102, hatten im Mittel 18,4 µg/ml im Serum. Ein Kollektiv alter gesunder Probanden (5. bis 9. Dekade), bei denen aber bisweilen positive LTT- und WR-Befunde auftraten, wiesen im Mittel 15,20 µg/ml IgG-Antiglobuline im Serum auf. Das Patientenkollektiv der chronisch aggressiven Hepatitiden zeigte den höchsten Mittelwert der IgG-Antiglobulinaktivität von 25,10 µg/ml im Serum.

Diese Ergebnisse zeigen, daß IgG-Antiglobuline auch bei anderen Erkrankungen sowie bei Gesunden im Serum vorkommen. Dabei ergeben cP-Patienten und Patienten mit chronisch entzündlicher Lebererkrankung die höchsten Werte.

Wie zur Zeit laufende Untersuchungen ergeben, liegen IgG-Antiglobuline teilweise als Komplexe im Serum vor. Dabei wird das Ausmaß der Komplexbildung von der Bindungsaffinität der IgG-Antiglobuline abhängen [7]. Die biologische Aktivität der mit gelchromatographischer Methodik isolierten Intermediatkomplexe wird in unserem Laboratorium mit Hilfe verschiedener Parameter untersucht.

Literatur

1. Gaarder, P. I., Natvig, J. B.: J. Immunol. **105**, 928 (1970). — 2. Winchester, R. J., Agnello, V., Kunkel, H. J.: Ann. N. Y. Acad. Sci. **168**, 195 (1970). — 3. Munthe, E., Natvig, J. B.: Ann. N. Y. Acad. Sci. **177**, 326 (1971). — 4. Ziff, M.: Fed. Proc. **32**, No. 2 (1973). — 5. Ruddy, S., Austen, K. F.: Fed. Proc. **32**, No. 2 (1973). — 6. Torrigiani, G., Roitt, I. M., Lloyd, K. N., Corbett: Lancet **1970** I, 14. — 7. Pope, M. R., Teller, C. D., Mannik, M.: Proc. Nat. Acad. Sci. (Wash.) **71**, 517 (1974).

GAY, S., REMBERGER, K., ADELMANN, B. C. (Max-Planck-Inst. f. Biochemie, Abt. Bindegewebsforschung u. Pathologisches Univ.-Inst. München): **Immunfluoreszenzmikroskopische Untersuchungen mit isolierten typspezifischen Antikörpern gegen Kollagentyp I, II und III bei Bindegewebserkrankungen**

Der Organismus verfügt über mehrere verschiedene Kollagentypen (Kollagenpolymorphismus). Bisher wurden vier verschiedene Kollagentypen isoliert und charakterisiert. Kollagentyp I [$\alpha\,1\,(I)_2\,\alpha\,2$] wird von Fibroblasten und Osteoblasten synthetisiert und wurde bisher aus Haut, Sehne, Knochen und Aorta isoliert. Kollagentyp II [$\alpha\,1\,(II)_3$] ist das Syntheseprodukt der Chondroblasten im hyalinen Knorpel. Kollagentyp III [$\alpha\,1\,(III)_3$] wird vermehrt aus embryonalen Geweben isoliert, kommt aber auch im Gewebe des Erwachsenen vor. Es ist offensichtlich das Kollagen des retikulinen Gitterfasernetzes. Kollagentyp IV [$\alpha\,1\,(IV)_3$] ist der kollagene Bestandteil von Basalmembranen. Diese Kollagentypen lassen sich serologisch mit Hilfe von in Kaninchen, Ratten und Meerschweinchen hergestellten, hochgereinigten und typspezifischen Antikörpern unterscheiden. Ziel der vorgelegten Untersuchungen ist es, mit solchen Antikörpern definierter Spezifität immunfluoreszenzoptisch die synthetisierten Kollagentypen im Gewebe unter physiologischen und pathophysiologischen Zuständen zu differenzieren.

Methodik

Die Isolierung der verschiedenen Kollagentypen, die Immunisation, die Reinigung der typspezifischen Antikörper sowie die Technik der Immunfloreszenz sind bei Gay et al. (1975) beschrieben.
1. Aus einer Reihe von Untersuchungen über die Verteilung der Kollagentypen in normalen Geweben wurden Knorpel, Knochen und Organe des RHS auf ihre Verteilung von Kollagentyp I, II und III untersucht.
2. Aus Untersuchungen über das Auftreten einzelner Kollagentypen unter pathologischen Bedingungen bei Bindegewebserkrankungen sollen Befunde bei der chronischen Polyarthritis beschrieben werden.

Ergebnisse

1. Der kollagene Anteil des hyalinen Knorpels besteht praktisch ausschließlich aus Typ II, der des Knochens aus Typ I. Immunfluoreszenzoptisch lassen sich die Knorpelzellen von der Epiphysenplatte bis zum Säulenknorpel mit Typ II-Antikörpern anfärben. Erst bei Hyaloronidase-Behandlung der Gefrierschnitte färbt auch die kollagene Matrix des Knorpels. Die Zellen des Blasenknorpels in der Knorpel-Knochen-Umbauzone färben nicht mehr mit Typ I-Antikörpern, weil sie offenbar die Fähigkeit zur Bildung von Kollagentyp II verloren haben. Die Fasern des Retikuloendothels der Marksinus reagieren mit Antikörpern gegen Kollagentyp III. Auch Leber, Milz und Lymphknoten mit ihrem Fasernetz des Retikulums färben mit Antikörpern gegen Kollagentyp III. Die argyrophilen Fasern bestehen offensichtlich aus Kollagentyp III (Gay et al., 1975).
2. Die immunhistochemischen Untersuchungen an Geweben von Patienten mit chronischer Polyarthritis beschreiben Befunde an Zellausstrichen von Synovialflüssigkeiten, Synovialzotten und arrodierten Gelenkknorpeln. — Die normale Synovialmembran besteht aus Synovialiszellen, die sich mit Antikörpern gegen Kollagentyp I darstellen lassen. Abgeschilferte Synovialiszellen bei traumatischen Gelenkergüssen reagieren folglich ebenfalls mit Antikörpern gegen Kollagentyp I. Die Ausstriche der Synovialflüssigkeit bei chronischer Polyarthritis zeigen zahlreiche stark proliferierte Synovialiszellen mit zum Teil bizarren Formen und langen Zytoplasmaausläufern. Diese Zellen erinnern an Fibroblasten und reagieren wie diese mit Antikörpern gegen Kollagentyp I. Daneben findet man bei der chronischen Polyarthritis typische Rhagozyten, die vorwiegend Kollagen des

Typs I, mehrfach auch den Typ II und vereinzelt Typ III enthalten. In Kryostatschnitten der Synovialmembranen ist Kollagentyp I deutlich an den verquollenen Fasern und in frisch nekrotischen Bezirken sowie in Fibroblasten und den proliferierten Synovialiszellen nachweisbar. In den verdickten Synovialiszotten findet sich reichlich Granulationsgewebe mit proliferierten Kapillaren und Nekrosen (Abb. 1). Dabei enthalten die Kapillarendothelien vorwiegend Kollagentyp III.

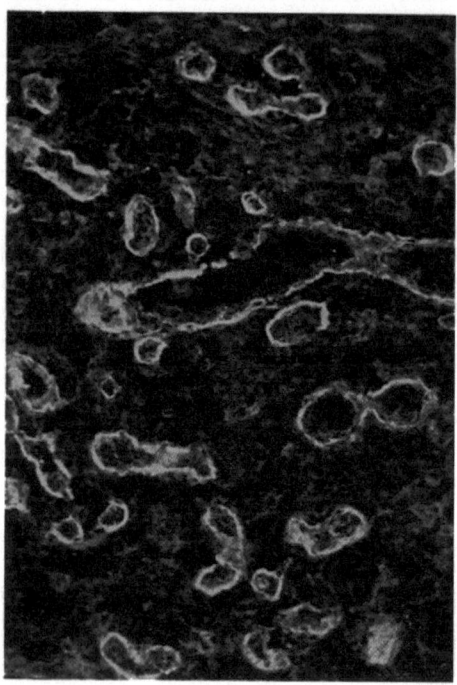

Abb. 1. Verdickte Synovialzotte bei chronischer Polyarthritis. Kapillaren im Granulationsgewebe reagieren mit Antikörpern gegen Kollagentyp III. (42jähriger Mann, anti-Typ III v. Kaninchen, FITC-anti-Kanin.-Glob., × 96)

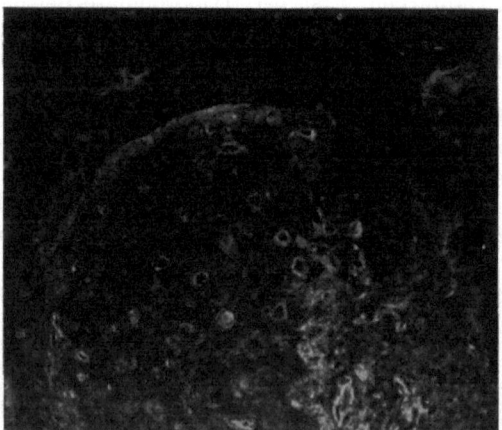

Abb. 2. Abgesprengte Knorpelstückchen in der chronisch-entzündlich veränderten Synovialzotte. Die degenerativ veränderten Chondrozyten des Knorpelstückchens reagieren mit Antikörpern gegen Kollagentyp II. (Gleicher Fall wie Abb. 1, anti-Typ II v. Kaninchen, FITC-anti-Kanin.-Glob., × 152)

Gelegentlich findet man in diesem Granulationsgewebe kleine vom Gelenkknorpel abgesprengte Knorpelstücke, deren Zellen bereits degenerative Veränderungen zeigen, jedoch mit Antikörpern gegen Typ II reagieren (Abb. 2). Erstaunlicherweise enthalten die bei der chronischen Polyarthritis vorkommenden Riesenzellen fast nie Kollagen.

Diskussion

Auf der Basis der an normalen Gelenken gemachten Beobachtungen lassen sich die Befunde am Gelenk bei chronischer Polyarthritis vor allem als das Auffinden von bestimmten Kollagentypen in unphysiologischer Lokalisation beschreiben. Auffällig sind zunächst die in der Synovialflüssigkeit gefundenen, Kollagentyp I enthaltenden Fibroblasten und Rhagozyten. Diese Zellen zeigen, daß Kollagenmoleküle von Typ I- und Kollagentyp I-synthetisierenden Zellen ihrer natürlichen Umgebung entrissen wurden. Kollagentyp II kommt innerhalb des Gelenks physiologisch nur im Knorpel vor. Arrosion des Knorpels führt zum Auftreten von Kollagentyp II in der Gelenkflüssigkeit. Kleine Verbände von der aus der Knorpelsubstanz herausgerissenen Kollagentyp II-synthetisierenden Knorpelzellen wurden jedoch auch in den Synovialiszotten gefunden. Es ist anzunehmen, daß sie eine irritierende Wirkung entfalten. Schließlich führt die Nekrose von proliferierten Kapillaren zur Freisetzung von Kollagentyp III.

Literatur

Gay, S., Adelmann, B. C., Remberger, K.: Isolation and characterization of antibodies to collagen type I, II, and III for application in immunofluorescence microscopy (in prep.). — Gay, S., Fietzek, P. P., Remberger, Eder, M., Kühn, K.: Klin. Wschr. 53, 205 (1975).

Seifert, J., Ring, J., Lob, G., van Thiel, D., Stickl, H., Ernst, S., Probst, J., Brendel, W. (Inst. f. Chirurg. Forschung, Chirurg. Univ.-Klinik München u. BG-Unfallklinik Murnau): **Humorale und zellgebundene Immunreaktionen bei chronischer Knocheninfektion**[*]

Oft heilen Knocheninfektionen, obwohl sie antibakteriell bzw. mit speziellen chirurgischen Therapiemaßnahmen behandelt werden, nicht aus und gehen in ein chronisches Stadium über. Abgesehen von anderen dafür in Frage kommenden Ursachen ist es denkbar, daß die normalen Abwehrmechanismen gegen die Erreger der Knocheninfektion abgeschwächt, gesteigert oder fehlgeleitet sind, so daß der lokal begrenzte Infekt nicht überwunden werden kann. Deswegen wurde bei Patienten mit chronischer Osteomyelitis einige humorale wie auch zellgebundene immunologische Reaktionsmechanismen untersucht.

Patienten und Methodik

80 Pat. der BG-Unfallklinik Murnau mit einer chronischen Knocheninfektion wurden untersucht. Das durchschnittliche Alter betrug 35 Jahre und die mittlere Krankheitsdauer 41 Monate, wovon durchschnittlich 16 Monate im Krankenhaus verbracht wurden. Nach der Differenzierung des Wundsekretes wurden die Erreger auf 10%-Dextrose-Bouillon (Fa. Merck) gezüchtet, hitzeinaktiviert (70° C) und resuspendiert (5×10^8/ml). Durch Ultraschall wurde ein Teil der Bakterien für immunologische Untersuchungen homogenisiert. Der Antistaphylolysintiter wurde mit Standardpräparaten der Firma Behringwerke durchgeführt, ebenso wie für die quantitative Bestimmung der Immunglobuline Partigenplatten der Fa. Behringwerke Verwendung fanden. Die Bestimmung der präzipitierenden Antikörper erfolgte im Agargeldoppeldiffusionstest mit millipore-sterilisiertem Wundsekret und Patientenserum. Hautteste wurden mit 0,02 ml des Antigens durchgeführt, wobei Standardantigene der Fa. Beechham bzw. steriles patienteneigenes Wundsekret verwendet wurden. Die Lymphozyten wurden nach der Methode von Junge [1] stimuliert.

[*] Mit Unterstützung der Berufsgenossenschaften.

Ergebnisse und Diskussion

Die bakteriellen Differenzierungen von ca. 500 Wundabstrichen zeigten, daß bei einer chronischen Knocheninfektion am häufigsten Staphylokokkus aureus sowohl in Misch- (80%) als auch in Reinkultur (25%) nachweisbar ist. Deswegen richtete sich unser Hauptinteresse auf die Untersuchung von Patienten mit einer Staphylokokken-Osteomyelitis. Gerade bei einem chronischen Infekt mit diesem Erreger sollte man erwarten, daß der Antistaphylolysintiter als Ausdruck der humoralen Abwehr erhöht ist. Tatsächlich konnte aber nur bei 40% der untersuchten Patienten ein Anstieg dieses Titers beobachtet werden. Vergleichsweise war bei einem Fünftel der Patienten auch ohne Staphylokokken in der Wunde ein erhöhter Titer nachweisbar. Entsprechend den erhöhten Antistaphylolysintitern sollte man auch erhöhte Werte der Immunglobuline erwarten. Sowohl IgG als auch IgM und IgA waren jedoch nur bei 20% der Patienten signifikant erhöht. Eine weitere Testmöglichkeit für die humorale Abwehr eines Organismus gegen einen bakteriellen Erreger besteht in dem Nachweis von Präzipitinen. Die Hälfte aller Patientenseren bildeten nicht nur mit ihrem nativen, sondern auch mit sterilisierten und bakterienabsorbierten Wundsekret Präzipitate.

Abgesehen von der humoralen Immunität kann jeder Organismus auch zellulär gegen ein bakterielles Antigen reagieren. Eine einfache Möglichkeit, einen Hinweis für eine Beteiligung von zellulären Immunphänomenen zu bekommen, ist eine verzögerte positive Hautreaktion nach intracutaner Injektion von sterilem Wundsekret bzw. Staphylokokkenantigenen. Bei 49% der Patienten war zwar eine zelluläre Reaktion gegen das Wundsekret, jedoch nur in 20% gegen das Staphylokokkenantigen nachweisbar. In 30% blieb trotz Staphylokokkennachweis der Hauttest negativ. Als weiterer Schritt für die Erfassung der zellulären Immunität wurde der Einbau von radioaktivem Thymidin nach einer spezifischen bzw. einer unspezifischen Stimulation herangezogen. Während Patienten mit einer erhöhten humoralen Abwehr sich mit Staphylolysin nicht stimulieren ließen, war die Einbaurate bei einigen Patienten mit normaler humoraler Reaktionslage nach spezifischer Stimulation erhöht. Damit entsteht der Eindruck, daß es bei einer chronischen Knocheninfektion sowohl Patienten gibt mit einer gesteigerten humoralen und normalen zellulären Abwehrlage als auch Patienten mit einer gesteigerten zellulären und normalen humoralen Immunreaktion, aber auch solche, bei denen beide normal oder vermindert sind.

Nun muß man berechtigterweise die Frage stellen: Welchen Einfluß hat eine veränderte humorale oder zelluläre Reaktion auf die Krankheitsdauer der Patienten? Korreliert man die Krankheitsdauer der Patienten mit der Stimulationsrate und dem Antistaphylolysintiter, so ergibt sich, daß Patienten mit einer gesteigerten Lymphozytenstimulation und normalen Antistaphylolysintitern einen längeren Krankheitsverlauf (29 Monate) haben als Patienten ohne eine gesteigerte zelluläre Immunantwort (18 Monate). Das umgekehrte Verhältnis, d. h. gesteigerte humorale bei normaler zellulärer Reaktionslage und ein daraus resultierender verkürzter Krankheitsverlauf, konnte leider von uns nicht bestätigt werden, obwohl es tierexperimentell von Glynn u. Mitarb. [2] beobachtet wurde.

Welche therapeutischen Konsequenzen haben diese Beobachtungen? Bei einer sowohl humoral als auch zellulär normalen Reaktionslage sind wohl keine Folgerungen immunologischer Art notwendig. Ist jedoch die Abwehrlage der Patienten mit chronischer Osteomyelitis vermindert, kann man versuchen, passiv durch Applikation von γ-Globulinen oder aktiv durch Vaccination einen Therapieerfolg zu erreichen. Letzteres wurde von uns an einer Gruppe von 18 Patienten, welche auf Grund einer chronischen Osteomyelitis amputiert werden sollte, erprobt. Auf oralem Wege erhielten diese Patienten abgetötete, aus eigenem Wundsekret hergestellte Autovaccine. Die Hälfte dieser Patienten konnten nach einer 4- bis

16wöchigen Behandlung geheilt entlassen werden. Dies sind jedoch nur vorläufige Ergebnisse. Es kann aber auch eine gesteigerte Abwehrlage krankheitsunterhaltend sein. Dies kann zu autoimmunologischen Prozessen führen, wie sie bei der Hepatitis [3], Bronchitis [4] und ulzerativen Cholitis [5] beobachtet wurden, welche aktiv durch eine Desensibilisierung und passiv durch eine gezielte Immunsuppression therapeutisch beeinflußt werden kann.

Literatur

1. Junge, U., Hoekstra, J., Wolfe, L., Deinhardt, F.: Clin. exp. Immunol. 7, 431 (1970). — 2. Glynn, L. E., Easmon, C. S. F.: Immunology (in press). — 3. Meyer zum Büschenfelde, K. H.: Med. Klin. 66, 1711 (1971). — 4. Girard, J. P., Horvart, L., Didisheim, J. C.: Ann. Allergy 31, 596 (1973). — 5. Gharemani, G. G.: Amer. J. Roentgenol. 118, 364 (1973).

BATSFORD, S. R., BOESKEN, W. H. (Med. Univ.-Klinik Freiburg): **Immunologische Analysen und klinische Untersuchungen an zwei Nierengewebsantigenen im Urin***

Der Nachweis von Gewebsantigenen im normalen und pathologischen Urin als auch im Serum hat seit etwa 1935 wachsendes Interesse gefunden, vor allem unter Hinblick auf deren pathognomonische Bedeutung (Boss et al., 1973). Die meisten Autoren haben über organspezifische Antigene berichtet (Scherberich et al., 1974). Die verwendeten Antisera wiesen jedoch ein breites Spektrum antigener Determinanten auf, so daß zwar durch solche Analysen das erkrankte Organ, nicht aber die Art der Erkrankung identifiziert werden konnte.

Mit dem Ziel, primär renale Erkrankungen durch solche Urinantigene zu unterscheiden, haben wir den konzentrierten Urin Nierenkranker untersucht. Es wurden Antisera verwendet, die durch Immunisierung von Schafen und Ziegen mit gereinigter menschlicher glomerulärer Basalmembran (HGBM) gewonnen worden waren, da die GBM offensichtlich die kritische Struktur für verschiedene renale Erkrankungsprozesse ist. Technische Einzelheiten der Antigen- und Antiserumbearbeitung wurden früher beschrieben (McPhaul u. Dixon, 1969).

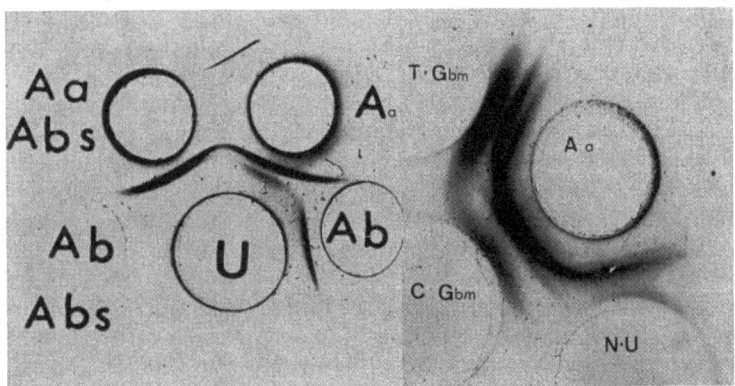

Abb. 1. Immunologisches Analysen der Antigene A und B mit der Doppelgeldiffusion in Agarose. Antiserum A (Aa) reagiert mit 2, Antiserum B (Ab) mit 1 Präzipitationslinie mit dem Urin (U) eines niereninsuffizienten Patienten. Nach Absorption der Antisera (A-abs) mit der für die Ab-Immunisierung benützten Basalmembrancharge verschwindet nur das Antigen AgB. Das Antiserum A-b reagiert mit Normalurin (NU) und trypsin- (TGbm) und collagenase (CGbm)-gelöster Basalmembran mit einem immunologisch identischem Präzipitat

---

* Mit Unterstützung der Deutschen Forschungsgemeinschaft (Bo 378/6) und der Royal Society London.

Mit dem Schaf-Antiserum (As-B) konnte in fast allen normalen und krankhaften Urinen, nach 200facher Konzentration, ein Antigen (Ag-B) nachgewiesen werden. Auch das Ziegen-anti-GBM-Serum (As-A) reagierte mit Ag-B, zeigte jedoch eine weitaus stärkere Reaktion mit einem Ag-A, das nur in einen Teil der pathologischen Urine zu finden war. Über die physico-chemischen Eigenschaften dieses Ag-A hatten wir schon berichtet (Boesken et al., 1973). Abb. 1 zeigt die Präzipitationsreaktionen zwischen As-A und -B und pathologischem Urin. Antiserum B reagiert nicht mit Ag-A.

Das Antigen B hat einen MW von 150000 bis 200000/d und weist α-β-Mobilität in der Immunelektrophorese auf. Es weist gemeinsame antigene Determinanten mit collagenase- und trypsingelöster GBM auf (Abb. 1). Zur weiteren Charakterisierung wurde ein spezifisches Antiserum gegen Ag-B erzeugt, das aber zu unserer Überraschung in Fluoreszenzuntersuchungen nicht mit glomerulären, sondern tubulären Strukturen reagierte.

Antigen A weist einen MW von etwa 40000/d und eine β-γ-Mobilität auf. Es reagiert nicht eindeutig mit gelöster GBM. Ein spezifisches Antiserum gegen Ag-A reagierte immunfluoreszenzoptisch mit interstitiellem Nierengewebe, wahrscheinlich vorwiegend cytoplasmatischer Herkunft. Diese beiden Antigene repräsentieren offenbar verschiedene Nierenstrukturen, nämlich die Basalmembran (Ag-B) und das interstitielle Gewebe (Ag-A). Um den diagnostischen Wert solcher Antigennachweise zu untersuchen, haben wir die im 24-Std-Urin ausgeschiedene Antigenmenge mit der histologischen Diagnose verglichen.

Das Antigen A wurde semiquantitativ durch Immundiffusion bestimmt (0, +, ++), frühere exakte Quantifizierungen mit der Mancini-Technik lassen diese einfachere Methode gerechtfertigt erscheinen. Wie Abb. 2 zeigt, haben wir 164 Nephropathien nach der histologischen Diagnose aufgeführt und nach dem ungefähren Verhältnis glomerulärer und tubulär-interstitieller Veränderungen gruppiert. Letzteres wurde auch durch die Urinproteinanalysen mit der SDS-PAA-Elektrophorese ermöglicht. Die Ag-A-Histurie ist offensichtlich eng mit dem Befund tubulär-interstitieller Veränderungen und einer tubulären Proteinurie assoziiert. Alleinige Glomerulopathien zeigten diesen Befund nicht. Akute, nicht progressive tubuläre Erkrankungen wie das akute Nierenversagen wiesen zwar eine tubuläre Proteinurie, aber keine oder eine nur geringfügige Histurie A auf. Die Persistenz dieses Befundes war immer mit einer Krankheitsprogression und schlechter Prognose verbunden.

Völlig andere Aussagen ermöglicht die quantitative Bestimmung des Ag-B (Abb. 2) mit Hilfe der radialen Immundiffusion. Nur wenige Urine zeigten einen Ag-B-Gehalt, der über dem Normbereich lag. Sieben von 60 Urinen zeigten eine mäßig vermehrte Histurie B im Rahmen von terminalen Glomerulonephritiden und akutem Nierenversagen. Eine statistisch hochsignifikante Vermehrung des Ag-B zeigten jedoch 8 Patienten mit Minimal-changes-Nephritiden mit und ohne fokale Sklerose. Drei weitere Patienten mit dieser Erkrankung ohne die Histurie B waren nach klinischen Parametern (fehlende Proteinurie) in einer Remissionsphase. Unter dem Aspekt, daß diese Gruppe von Glomerulopathien vorwiegend Schäden der Podocyten und externen GBM-Strukturen aufweist, glauben wir, daß eine Histurie B ein Maß für ein Krankheitsgeschehen dieser Lokalisation sein könnte. In diesem Zusammenhang muß man die früheren Ergebnisse von Naruse et al. (1974) sehen, die autologe tubuläre Antigene in den Immunkomplexen bei menschlicher perimembranöser Glomerulonephritis nachweisen konnten.

Zusammenfassend wollen wir sagen, daß der Nachweis von Nierengewebsantigenen im Urin ein möglicher Weg zu einer nicht-invasiven Diagnostik renaler Erkrankungen ist. Ag-A stammt wahrscheinlich aus interstitiellen Strukturen und weist auf akute, vorwiegend aber chronische tubulär-interstitielle Läsionen hin. Ag-B ist offenbar beweisend für Schäden im Bereich der Podocyten und externen Basalmembrananteile.

HISTURIE DES ANTIGEN - A BEI VERSCHIEDENEN KRANKHEITSGRUPPEN

Halb-quantitative Bestimmung des Ag-A mittels Immundiffusion	Chronische interst./Pyelo - Nephritis	Zystenniere	Perakute GN Vaskulitiden	Terminale Glom. pathien	Frühe diab. u. vask. N-skler.	Chron. G N (Kreat. 3mg%)
---- neg.				o	ooo ooooooo ooooooo ooooooo ooooooo	ooooooo ooooooo ooooooo ooooooo ooooooo
---- pos.	oooo oooooo oooooo	o	oooooo	ooo	ooooo ooooo	
---- stark pos.	oo oooooo oooooo oooooo oooooo	oooooo	ooooo	ooooo ooooo		

Lokalisation der Nierenschädigung nach histologischem Befund und nach Urinprotein-Muster (Glomeruläre Veränderungen / Tubulär-interstitielle Schäden)

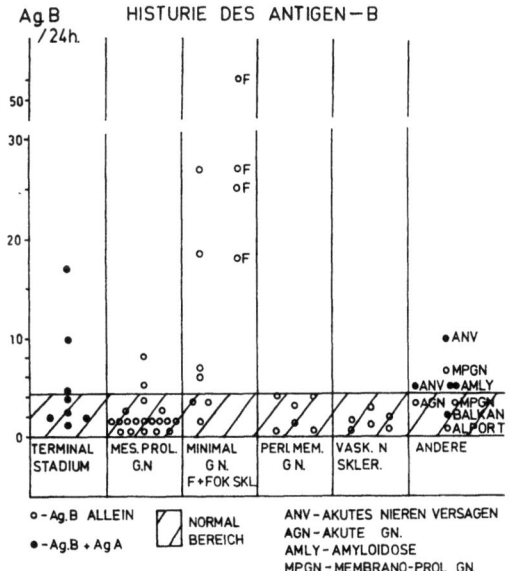

Abb. 2. Vergleich der Histuriegröße mit der histologischen Diagnose der zugrundeliegenden Nephropathie. Die Histurie A (oben) ist semiquantitativ angegeben, sie zeigt eine Korrelation zu tubulärinterstitiellen Veränderungen. Die Histurie B (unten) tritt besonders stark (über 10 E/24 h) bei Minimal-change-Erkrankungen, geringfügiger (4 bis 10 E/24 h) bei anderen schweren Nephropathien auf. Chronische proliferative und vaskuläre Glomerulopathien scheiden eine normale Menge Ag-B (0 bis 4 E/24 h) aus

Literatur

Boesken, W. H., Kopf, K., Schollmeyer, P.: Verh. dtsch. Ges. inn. Med. **80**, 692 (1973). — Boss, J. H., Dishon, T., Durst, A., Rosenmann, E.: Israel J. med. Sci. **9**, 490 (1973). — Grishman, G., Churg, J.: Kidney Int. **7**, 111 (1975). — McPhaul, J. J., Dixon, F. J. J.: Exp. Med. **130**, 1395 (1969). — Naruse, T., Miyakawa, Y., Kitamura, K., Shibata, S.: J. Allergy Clin. Immunol. **54**, 311 (1974). — Scherberich, J. E., Mondorf, A. W., Falkenberg, F., Pfleiderer, G.: Verh. dtsch. Ges. inn. Med. **81**, 767 (1974).

PERINGS, E., JUNGE, U., LUBRICH, E. (St. Josefs-Hospital, Bochum-Linden u. Med. Univ.-Klinik Göttingen): **Untersuchungen zur antiexsudativen Wirkung von D-Penicillamin**

D-Penicillamin (D-PA) gewinnt als Basistherapeutikum der rheumatoiden Arthritis immer größere Bedeutung. Eine englische Doppelblindstudie hat seine Wirksamkeit gesichert [1], sein exakter Wirkungsmechanismus ist bisher aber noch unbekannt. Eigene frühere Untersuchungen zeigten, daß D-Penicillamin die Proliferation von Lymphozyten [2] und Fibroblasten [3] hemmt. Diese Befunde ließen vermuten, daß D-PA in vivo in den exsudativ-proliferativen Entzündungsprozeß, der der rheumatoiden Arthritis zugrunde liegt, eingreift. Um dieses zu prüfen, untersuchten wir die antiexsudative Wirkung von D-PA im Granulombeuteltest an der Ratte und verglichen seine Wirksamkeit mit Azathioprin, dessen antiexsudative Wirkung wir am gleichen Modell in früheren Untersuchungen nachweisen konnten [4].

Männliche Wistar-Ratten (130 bis 180 g) wurden 25 ml Luft und 0,5 ml Krotonöl (1 %) unter die Rückenhaut injiziert, so daß sich ein subkutaner Luftsack ausbildete. Die Luft wurde nach 48 Std wieder entfernt, nach 4 weiteren Tagen wurden die Tiere getötet und das in den Granulombeuteln gebildete Exsudat gemessen. In insgesamt 5 Versuchsserien bildeten jeweils 15 Ratten eine unbehandelte Kontrollgruppe, während jeweils 15 bis 25 Tiere über insgesamt 10 Tage per Schlundsonde 150, 300, 600 und 1200 mg/kg Körpergewicht D-PA und 25, 50 oder 100 mg/kg Körpergewicht Azathioprin erhielten. In einer weiteren Versuchsreihe wurde einer Gruppe von 15 Ratten unter Normalfutter eine andere Gruppe von 15 Ratten gegenübergestellt, die über 6 Wochen mit einer kupferreichen Spezialdiät und mit täglich 20 mg Pyridoxalphosphat gefüttert worden waren. Beide Gruppen erhielten 300 mg/kg D-PA, und es wurden die Exsudatmengen in den Granulombeuteln unter dieser Behandlung verglichen.

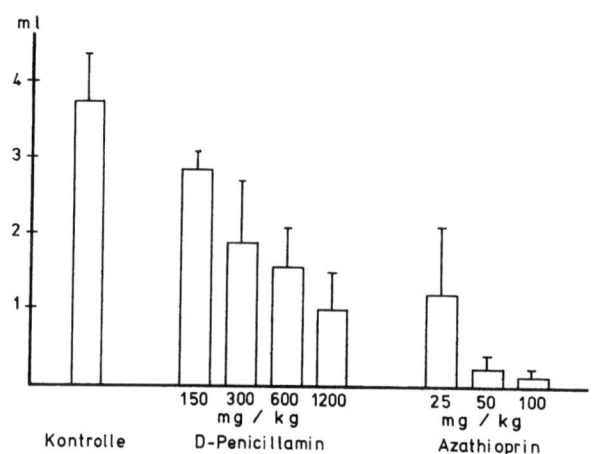

Abb. 1. Exsudatmenge in Granulombeuteln von Ratten, unbehandelt (Kontrolle) und behandelt mit D-Penicillamin und Azathioprin

Ratten, die für 10 Tage mit 150 mg/kg D-PA behandelt worden waren, bildeten signifikant ($p < 0{,}001$) weniger Exsudat als unbehandelte Kontrolltiere (Abb. 1). Dosisabhängig konnte die Exsudatmenge weiter verringert werden, und zwar bei einer täglichen Dosis von 1200 mg/kg Körpergewicht um über 70%. Azathioprin wirkte im gleichen Modell bedeutend stärker antiexsudativ (Abb. 1). Eine Dosis von 950 mg/kg Körpergewicht D-PA ist nötig, um die antiexsudative Wirkung von 25 mg/kg Körpergewicht Azathioprin zu erzielen. Auf die Dosis bezogen wirkt Azathioprin also fast 40fach stärker antiexsudativ.

D-PA ist ein Chelatbildner und hat eine Antivitamin-B_6-Wirkung. Es wird daher empfohlen, bei einer D-PA-Behandlung der rheumatoiden Polyarthritis Schwermetalle und Vitamin B_6 zu substituieren. Um zu prüfen, ob eine solche Substitution den antiexsudativen Effekt von D-PA aufheben kann, verfütterten wir 6 Wochen vor und dann während des Versuches an 15 Tiere eine Diät, die sich nur durch den 1000fach höheren Kupfergehalt von der Diät der Kontrolltiere unterschied und gaben diesen Tieren gleichzeitig täglich 20 mg Vitamin B_6. Es wirkten bei diesen Tieren 300 mg/kg D-PA ebenso antiexsudativ wie bei den Tieren unter Normaldiät. Die Exsudatmengen lagen bei $2,28 \pm 0,52$ ml bzw. $2,17 \pm 0,24$ ml und unterschieden sich nicht signifikant.

D-PA wirkt bei Ratten schon bei einer täglichen Dosis von 150 mg/kg Körpergewicht antiexsudativ. Ausgehend von der gegenüber dem Menschen fast 10fach gesteigerten Stoffwechselaktivität der Ratte, gaben wir den Tieren die 10fachen Humandosen. Eine Dosis von 150 mg/kg bei der Ratte entspräche demnach einer in der Behandlung der rheumatoiden Arthritis durchaus üblichen täglichen Dosis von 1,0 g D-PA. Die antiexsudative Wirkung, so kann man aus den Befunden schließen, beruht nicht auf einer kupfer-chelierenden oder Antivitamin-B_6-Wirkung des D-PA. Azathioprin wirkt im Vergleich zum D-PA fast 40fach stärker antiexsudativ, seine Toxizität ist aber auch bedeutend größer. So überlebten von 25 Ratten nur 8 die 10tägige Behandlung mit 100 mg/kg Azathioprin, während in der gleichen Versuchsserie von 25 Ratten, die 1200 mg/kg D-PA erhalten hatten, 21 Tiere überlebten. Die antiexsudative Wirkung beider Substanzen beruht vermutlich auf einer Proliferationshemmung mononucleärer Zellen, wie sie für Azathioprin schon länger bekannt ist und für D-PA in neueren Untersuchungen gezeigt werden konnte [2, 5]. Auf Grund dieser antiexsudativen und der bereits beschriebenen mesenchymsuppressiven Wirkung [3, 6] liegt die Vermutung nahe, daß zumindestens ein Teil der Wirkung des D-PA darauf beruht, daß es den der rheumatoiden Arthritis zugrunde liegenden exsudativ-proliferativen Entzündungsprozeß hemmt.

Literatur

1. Multicenter Trial Group: Lancet **1973** I, 275. — 2. Junge, U., Hauswaldt, Ch., Perings, E.: Verh. dtsch. Ges. inn. Med. **79**, 616 (1973). — 3. Junge, U., Perings, E., Lubrich, E.: Klin. Wschr. **52**, 794 (1974). — 4. Perings, E., Reisert, P. M., Kraft, H. G.: Int. J. clin. Pharmacol. **5**, 200 (1971). — 5. Brandt, L., Svensson, B.: Lancet **1975** I, 395. — 6. Müller, U., Wagner, H., Wirt, W., Junge-Hülsing, G., Hauss, W. H.: Arzneimittel-Forsch. **21**, 679 (1971).

BOTZENHARDT, U., LEMMEL, E.-M. (Inst. f. Med. Mikrobiologie u. I. Med. Klinik Univ. Mainz): **Immunsuppression durch Alkylantien: Hinweise auf die Überlegenheit von 5122 ASTA gegenüber Cyclophosphamid**

Unter den in der Klinik zum Einsatz kommenden Immunsuppressiva gewinnen die Alkylantien, wie z. B. CY, zunehmend an Bedeutung, während die klinische Wirkung der ebenfalls häufig verwendeten Antiproliferativa vom Typ des 6-MP zunehmend auf einen antiphologistischen Effekt zurückgeführt wird.

Die Nebenwirkungen der bisherigen immunsuppressiven Therapie rechtfertigen die Suche nach neuen wirksamen, aber weniger toxischen Immunsuppressiva. Eine aussichtsreiche Fortentwicklung des vielfach als Standardpräparat angesehenen CY ist in dieser Beziehung in dem CY-Abkömmling 5122 ASTA zu sehen. Über die immunsuppressive Potenz dieser Substanz ist in den letzten zwei Jahren von den Arbeitsgruppen Brock u. Potel, Müller-Ruchholtz u. Mitarb. sowie auch von uns z. B. vor einem Jahr an dieser Stelle berichtet worden. Im folgenden wird die immunsuppressive Potenz von 5122 mit der des CY in annähernd äquitoxischer Dosierung verglichen. In den benutzten Mäusestämmen wurde die LD50 für CY mit 400 mg/kg Körpergewicht bestimmt, die für 5122 mit 330 mg/kg. Die in unseren Versuchen angewandten Dosierungen beider Medikamente von 50 mg/kg oder weniger wurden daher als annähernd äquitoxisch angesehen und hatten bei keinem der beiden Medikamente unerwünschte Nebenwirkungen zur Folge.

In Tabelle 1 ist die Hemmung der Primärantwort von NMRI-Mäusen gegen SRBC dargestellt. 24 Std nach Gabe des AG erhielten die Tiere CY oder 5122 in den angegebenen Dosen. Die 19S PFC wurden am 4. Tag nach AG-Gabe bestimmt. Es handelt sich um Mittelwerte von je 6 Tieren. Nicht immunsupprimierte Kontrollen zeigen 472000 PFC/Milz. 25 mg/kg 5122 reichen aus, um die IgM-produzierenden Zellen auf 0,1 % der Norm zu reduzieren, mit CY ist selbst mit der doppelten Dosis eine derartige Hemmung noch nicht erreicht.

Tabelle 1. Hemmung der Primär- und Sekundärantwort gegen SRBC durch Cyclophosphamid und 5122

Dosis mg/kg	Primärantwort				Sekundärantwort	
	19 SPFC 4. Tag nach AG		7 SPFC 7. Tag nach AG		7 SPFC 4. Tag nach 2. AG	
	CY	5122	CY	5122	CY	5122
0	472000		90000		1500000	
25	157000	133	46700	1500	320000	7000
50	812	188	30400	0	3750	840

Tabelle 2. Induktion immunologischer Toleranz gegen SRBC durch Cyclophosphamid und 5122 ASTA: Plaques/Milz 4 Tage nach zweiter AG-Gabe

AG-AG Tage[a]	Kontr.	CY 6 × 30 mg/kg	5122 6 × 20 mg/kg
14	937000	51000	2400
21	950000	300000	30000
28	800000	830000	300000

[a] Zeitspanne zwischen den beiden AG-Gaben.

Im zweiten Teil der Tabelle 1 ist der Einfluß des gleichen Behandlungsschemas auf die späte Phase der Primärantwort dargestellt, demonstriert an der Hemmung der IgG-produzierenden Zellen am 7. Tag nach AG. CY zeigt hier gegenüber den Kontrollen nur einen geringen immunsuppressiven Effekt. Dagegen reduzieren 25 mg/kg 5122 die Plaques auf unter 2% der Norm, nach 50 mg/kg schließlich sind 75 PFC überhaupt nicht mehr nachweisbar.

Ähnlich sahen wir bei der Beobachtung von AK-Titern gegen SRBC nach beiden Medikamenten zunächst eine völlige Reduktion der Titer. Während diese aber nach CY spontan wieder anstiegen, blieben sie nach 5122 auf Dauer reduziert.

Den Einfluß von 5122 auf CY auf die Sekundärantwort, die der klinischen Situation eines über lange Zeiträume laufenden Immunprozesses besser entspricht als die Primärantwort, zeigt ebenfalls Tabelle 1. Die Tiere erhielten in 24tägigem Abstand zweimal SRBC als AG, 24 Std nach zweiter AG-Gabe die Immunsuppressiva. Dargestellt sind die IgG-produzierenden Zellen am 4. Tag nach der zweiten AG-Gabe. Hier führen 25 mg/kg zu einer Reduktion auf der PFC auf unter 1% der Norm, mit CY ist die doppelte Dosis für den gleichen Effekt erforderlich.

Wie wir an anderer Stelle bereits mitteilen konnten, ist die Induktion immunologischer Toleranz als Ausdruck einer optimalen immunsuppressiven Potenz mit beiden Substanzen möglich. Die Analyse der Dauer der Toleranz und der Erholungsphase nach Toleranz ergibt auch in diesem Modell eine höhere immunsuppressive Potenz von 5122 gegenüber CY, wie Tabelle 2 zeigt. Nach SRBC als AG wurden NMRI-Mäuse zunächst mit CY bzw. 5122 behandelt. 2, 3 oder 4 Wochen nach der ersten AG-Gabe erhielten die Tiere dann erneut SRBC. Am 4. Tag nach der zweiten AG-Gabe wurden dann die Plaques bestimmt. Nicht immunsupprimierte Kontrolltiere zeigen jeweils knapp eine Million PFC. Nach 5122 ist die Reaktivität auf die zweite AG-Gabe in zweiwöchigem Abstand auf 0,25% der Kontrollen reduziert, bei dreiwöchigem Abstand auf 3%. Nach Gabe von CY ist bereits nach zweiwöchigem Abstand die spezifische Reagibilität wieder deutlich nachweisbar.

Die bisher angeführten Experimente zeigen den Einfluß von CY und 5122 auf die humorale Immunleistung. Auch zur Beeinflussung der g-v-h-Reaktion, Modell einer T-Zell-vermittelten zellulären Immunleistung, sind beide Medikamente in der Lage. Übertragung elterlicher Zellen des Stammes C57BL auf 3 Tage alte F1-Hybriden der genetischen Kombination C57Bl × A führt innerhalb von 30 Tagen zum Tode von ca. 90% der Empfänger. Die zu diesem Zeitpunkt noch Überlebenden zeigen das Runt-Syndrom mit einer Gewichtsreduktion auf ca. 8 g, d. h. auf ca. die Hälfte der gesunden Kontrollen (15 g).

Behandlung der Empfängertiere mit CY, begonnen 24 Std nach Zellübertragung, führt zu einer völligen Aufhebung der Mortalität. Behandlung mit 5122 immerhin zu einer Senkung der Mortalität auf ein Drittel.

Allerdings weisen die überlebenden Tiere nach Behandlung ein reduziertes Körpergewicht auf. Dies kann Ausdruck einer unvollständig gehemmten g-v-h-Reaktion sein, kann aber auch Ausdruck eines toxischen Effektes der Substanzen auf das schnell wachsende Jungtier sein. Mit Hilfe des von uns hier im vorigen Jahr vorgetragenen Modelles einer modifizierten g-v-h-Reduktion ist eine Differenzierung dieser beiden Komponenten möglich. Die bisherigen Befunde in diesem Modell zeigen einen ausgeprägten Hemmeffekt von 5122 auch auf die zelluläre Immunität. Abschließende Resultate einer vergleichenden Untersuchung von CY und 5122 in diesem Modell liegen zur Zeit noch nicht vor.

Ich fasse zusammen:

1. Die Alkylantien CY und 5122 ASTA sind zur Hemmung der primären und sekundären humoralen Immunantwort vorzüglich geeignet. 5122 ist dabei in äquitoxischer Dosierung dem CY deutlich überlegen.

2. 5122 besitzt zur Induktion langhaltender immunologischer Toleranz eine wesentlich höhere Potenz als CY.

3. Auf Grund der vergleichenden Untersuchungen mit CY ist in 5122 eine wesentliche Bereicherung des immunsuppressiven Arsenals zu sehen.

Literatur

Botzenhardt, U., Ahr, W., Lemmel, E. M.: Verh. dtsch. Ges. inn. Med. **80**, 1595 (1974). — Botzenhardt, U., Lemmel, E.-M.: Europ. J. Immunol. (zur Veröffentlichung eingereicht). — Brock, N., Potel, J.: Arzneimittel-Forsch. **24**, 1149 (1974). — Lemmel, E.-M.: Verh. dtsch. Ges. inn. Med. **80**, 1602 (1974). — Müller-Ruchholtz, W.: Arzneimittel-Forsch. **24**, 1160 (1974).

Müller, U. St., Wirth, W., Lindemann, P. (Med. Univ.-Klinik Münster):
Altersabhängige Veränderungen streßbedingter Immunsuppression

Manuskript nicht eingegangen.

MEIER, J., ADAM, O. (Med. Poliklinik Univ. München): **Über das Verhalten von IgE und IgA bei verschiedenen Formen der chronischen Bronchitis und bei Asthma bronchiale**

Die Bedeutung der Immunglobuline bei akuten und chronischen Infekten des Respirationstraktes sowie beim Asthma bronchiale wird in verschiedenen Publikationen der letzten Jahre diskutiert [1—5, 7, 8]. Wendel u. Mitarb. konnten bei Patienten mit chronischer Bronchitis häufig eine Vermehrung besonders des Immunglobulins A nachweisen, andererseits hat Flad [2] die Verminderung dieses Immunglobulins für die Entstehung einer chronischen Bronchitis verantwortlich gemacht. Auf eine genaue Beschreibung des aktuellen Krankheitsbildes hatte man jeweils verzichtet.

Methodik

Wir haben bei 6 klinisch eindeutigen Krankheitsbildern die Immunglobuline A und E bestimmt; ausgewählt wurden je 10 Patienten mit akuter Bronchitis, chronischer Bronchitis im Intervall, akutem Schub einer chronischen Bronchitis, obstruktivem Lungenemphysem, Bronchiektasen, Asthma bronchiale sowie 3 Pat. mit einem sogenannten exercise induced asthma.

Ausgeschlossen wurden alle Patienten mit einer akuten Bronchitis oder Exacerbation einer chronischen Bronchitis, die bereits anbehandelt waren, desgleichen alle Patienten mit chronischer Bronchitis, die unter Dauertherapie standen oder die in den letzten 4 Wochen vor der Untersuchung eine Exacerbation durchgemacht hatten. Die chronische Bronchitis galt als gesichert, wenn die Anamnese der Definition der WHO entsprach.

Der Diagnose „Asthma bronchiale" wurde die Anamnese, die entsprechenden Blut- und Sputumbefunde sowie das Ergebnis der Allergentestungen zugrunde gelegt.

Der Verdacht auf Bronchiektasen wurde neben Anamnese und klinischem Befund durch Tomographie oder Bronchographie erhärtet. Als Kriterium für ein Emphysem galt, außer dem Auskultationsbefund, ein typisches Spirogramm, ein erheblich erhöhter Atemwegswiderstand und ein erhöhtes Residualvolumen.

Voraussetzung für die Annahme eines sogenannten exercise induced asthma war die Erfüllung der bekannten Kautelen.

Alter und Geschlecht der Patienten fand bei der Studie keine Berücksichtigung. Bei der Anamnese wurde besonders nach allergischen Reaktionen, akuten oder chronischen Krankheiten sowie speziell nach antirheumatischer und immunsuppressiver Therapie gefragt.

Blutsenkung, Differentialblutbild, Leberwerte, Elektrophorese, Parameter der Nierenfunktion, Untersuchung von Sputum auf pathogene Keime sowie eosinophile Zellen, Bestimmung des Latex-Tropfentestes und des Waaler-Rose galten als obligat, ebenso wie die Bestimmung des Atemwegswiderstandes, des Atemgrenzwertes, der Vitalkapazität und des Residualvolumens sowie eine Röntgenuntersuchung der Thoraxorgane.

Patienten, bei denen sich ein Anhalt für eine relevante Zweiterkrankung ergab, wurden nicht in die Studie aufgenommen.

Die Bestimmung von IgA erfolgte immunelektrophoretisch nach der Mikromethode von Scheidegger [9], quantitativ mit Hilfe der einfachen radialen Immundiffusion nach Mancini [6].

IgE wurde mit dem Radio-Immuno-Sorbent-Text bestimmt; eine vergleichende Untersuchung mit Partigenplatten ergab keine ausreichend reproduzierbaren Werte. Alle Bestimmungen erfolgten daher radioimmunologisch.

Ergebnisse

Bei Patienten mit chronischer Bronchitis im Intervall (Abb. 1) wurden ausschließlich IgA-Werte im normalen Bereich zwischen 90 bis 450 mg-% gefunden. Die IgA-Werte von 5 Patienten lagen im unteren, die von 4 Patienten im oberen Normbereich. Der Mittelwert einer größeren Serie Gesunder liegt um 200 mg-%. Bemerkenswert ist vielleicht, daß 4 der 5 Patienten mit niedrigen IgA-Spiegeln purulenten Auswurf hatten, dagegen 4 der 5 Patienten mit höheren IgA-Werten derzeit keinen Auswurf angaben. Die Befunde ließen sich weder der Dauer der Erkrankung noch der Schwere des klinischen Befundes zuordnen. Bei 4 von den 5 Patienten mit höheren IgA-Spiegeln bestand die chronische Bronchitis allerdings länger als 5 Jahre.

Die IgE-Werte lagen bei 7 Patienten im normalen Bereich, bei 2 Patienten waren sie gering erhöht, bei einem grenzwertig vermindert.

Alle Patienten mit einer akuten Exacerbation einer chronischen Bronchitis (Abb. 2) hatten purulentes Sputum; in 8 Fällen gelang der Erregernachweis, bei 2 Patienten war der Sputumbefund negativ, obwohl klinisch die Zeichen eines akuten Infektes bestanden. IgA lag bei 6 dieser Patienten unter dem Mittelwert, 3 hatten eine Immunglobulin-A-Konzentration von genau 200 mg-%, nur bei 1 Patienten war IgA höher als der Mittelwert. Dieser Patient war einer der beiden mit negativem Sputumbefund, aber BKS-Beschleunigung, Husten und Auswurf von weiß-gelber Farbe.

Patienten mit akuter Bronchitis wiesen ausnahmslos niedrige IgA-Konzentrationen auf. Klinisch bestanden die Zeichen eines akuten Infektes mit BKS-Beschleunigung, Fieber, Husten und Auswurf, wobei 6mal Bakterien gefunden wurden und 4mal der Verdacht auf einen vorausgegangenen Virusinfekt bestand. Bei diesen Patienten ergab sich eine Korrelation zwischen der Verminderung des Immunglobulin A und der Schwere des Infektes. Ein Patient mit dem klinischen Verdacht auf eine Pneumonie, die aber röntgenologisch nicht gesichert werden konnte, zeigte den niedrigsten IgA-Wert von 80 mg-%.

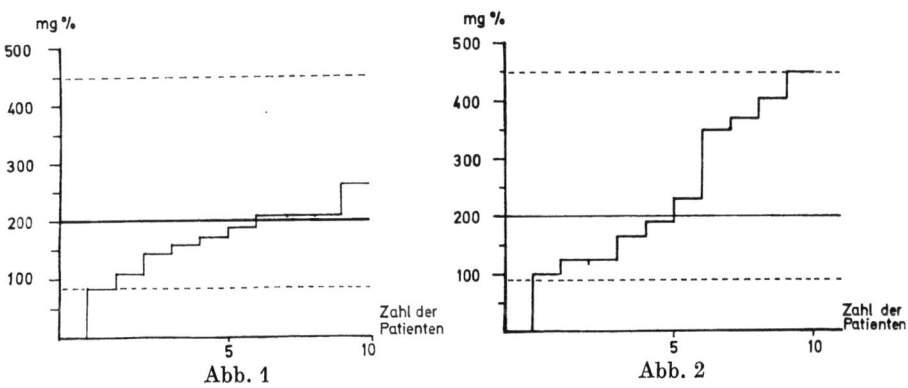

Abb. 1. IgA-Spiegel im Serum. Chronische Bronchitis (n = 10)

Abb. 2. IgA-Spiegel im Serum. Akuter Schub einer chronischen Bronchitis (n = 10)

Immunglobulin E lag ausnahmslos im Normbereich.

Von den Patienten mit Asthma bronchiale hatten 5 eindeutig erhöhte IgE-Werte. 3 der 4 Patienten mit normalen IgE-Spiegeln standen unter Cortisontherapie, ein weiterer Asthmatiker, ebenfalls unter Dauertherapie mit Cortison, wies eine sehr niedrige IgE-Konzentration auf.

Das Immunglobulin A lag 1mal im unteren, 2mal im oberen Normbereich, bei den übrigen Patienten nahe dem Mittelwert.

Bei den 3 Patienten mit gesichertem exercise induced asthma ergaben sich weder hinsichtlich der IgA- noch der IgE-Konzentration Besonderheiten.

Von den 10 Patienten mit obstruktivem Lungenemphysem lag der IgE-Wert 9mal im Normbereich, lediglich bei 1 Patienten wurde ein IgE-Wert von fast 700 U/ml gefunden.

IgA lag 1mal im unteren, 2mal im oberen Normbereich, so daß bei der geringen Zahl der Fälle eine Wertung nicht möglich ist.

Von den 10 Patienten mit Bronchiektasen war Immunglobulin A bei 4 deutlich vermindert. Ein Patient von diesen 4 hatte einen niedrigen IgE-Spiegel von 64 U/ml.

Die übrigen IgA- und IgE-Konzentrationen lagen im Normbereich. Eine Beziehung zwischen der Dauer der Krankheit und den IgA-Werten ließ sich nicht herstellen.

Zusammenfassung

Immunglobulin A scheint bei akuten Infekten des Respirationstraktes, zum Teil jedoch auch bei subakutem Krankheitsverlauf wie bei Bronchiektasen, im Serum vermindert zu sein. Im Gegensatz dazu ist im freien Intervall einer chronischen Bronchitis Immunglobulin A häufig erhöht.

IgE lag bei allen entzündlichen Erkrankungen des Respirationstraktes im Normbereich. Nur Patienten mit allergischem Asthma bronchiale wiesen erhöhte IgE-Spiegel auf, sofern sie nicht unter einer Cortisontherapie standen.

Die Frage, ob es primär zum Infekt durch den niedrigen IgA-Spiegel oder sekundär zur IgA-Verminderung durch den Infekt kommt, läßt sich auf Grund unserer Untersuchungen nicht beantworten.

Literatur

1. Burrel, R. G., Wallace, P. J., Andrews, Ch. E.: Amer. Rev. resp. Dis. 89, 697 (1964). — 2. Flad, H. D.: Prax. Pneumonol. 28, 415 (1974). — 3. Fudenberg, H. H., Gold, E. R., Grish, N. V., Mackenzie, M. R.: Immunochemistry 5, 203 (1968). — 4. Hagedorn, J. E., Burrel, R. G., Andrews, Ch. E.: Amer. Rev. resp. Dis. 94, 751 (1966). — 5. Hennes, A. R., Moore, M. Z., Carpenter, R. L., Hammarsten, J. F.: Amer. Rev. resp. Dis. 83, 354 (1961). — 6. Mancini, G., Carbonara, A., Heremans, J.: Immunochemistry 2, 235 (1965). — 7. McCombs, R. P.: New Engl. J. Med. 286, 1186 (1972). — 8. Racoveanu, C., Danescu, J., Stoica, G., Teican-Ghrorghin, Berceanu, St.: Rev. Roum. Med. Int. 2, 237 (1965). — 9. Scheidegger, J. J.: Int. Arch. Allergy 7, 103 (1955).

OERKERMANN, H., PAWELETZ, N., GERECKE, D., GROSS, R. (Med. Univ.-Klinik, Köln, u. Krebsforschungszentrum, Heidelberg): **Experimentelle Untersuchungen zum Mechanismus der zellulären Immunreaktion***

Die zelluläre Immunreaktion hängt von dem Vorhandensein lebender, sensibilisierter Lymphozyten ab [2]. Diese sind in der Lage, andere Zellen, sogenannte Ziel- oder Target-Zellen, zu zerstören, wobei ein enger Kontakt zwischen den Lymphozyten und den Target-Zellen zustande kommt. Man kann dies in vitro [1, 4, 6] wie auch in vivo, beispielsweise bei der Transplantatabstoßung [3, 5], beobachten, und es ist anzunehmen, daß zelluläre Immunreaktionen im wesentlichen auf der zellzerstörenden Wirkung stimulierter Lymphozyten beruhen.

Die vorliegenden Untersuchungen wurden in vitro durchgeführt, vorwiegend mit menschlichen Lymphozyten, die aus dem peripheren Blut isoliert und mit PHA stimuliert worden waren. Als Target-Zellen dienten meist HeLa-Zellen. Dieses System war leicht reproduzierbar und unterschied sich hinsichtlich der Reaktion der Lymphozyten nicht prinzipiell von Versuchsanordnungen, bei denen spezifische Immunlymphozyten mit entsprechenden Target-Zellen verwendet wurden.

Frühere Untersuchungen, insbesondere mikrokinematographische Aufnahmen [1, 4], hatten gezeigt, daß die stimulierten Lymphozyten den Target-Zellen gegenüber ein typisches zytoaggressives Verhalten an den Tag legten, indem sie nicht nur in engen Kontakt mit ihnen traten, sondern auch eine lebhafte Motilität zeigten. Sie krochen auf oder unter den Target-Zellen hin und her und tasteten deren Oberfläche unablässig mit feinen Fortsätzen ab (Abb. 1). Das Absterben der Target-Zellen erfolgte in charakteristischer Weise, nämlich in Form eines plötzlichen Zerfalls der Zellen ohne vorausgehende nekrobiotische Veränderungen. Es

---

* Mit Unterstützung des Sonderforschungsbereichs 68.

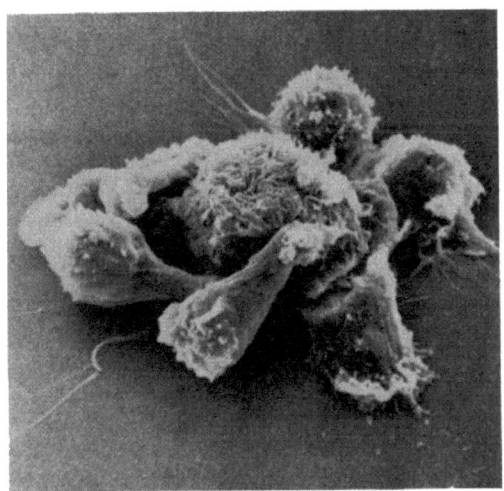

Abb. 1. Rasterelektronenmikroskopische Aufnahme des zellulären „Angriffs" stimulierter Lymphozyten auf eine abgerundete Target-Zelle

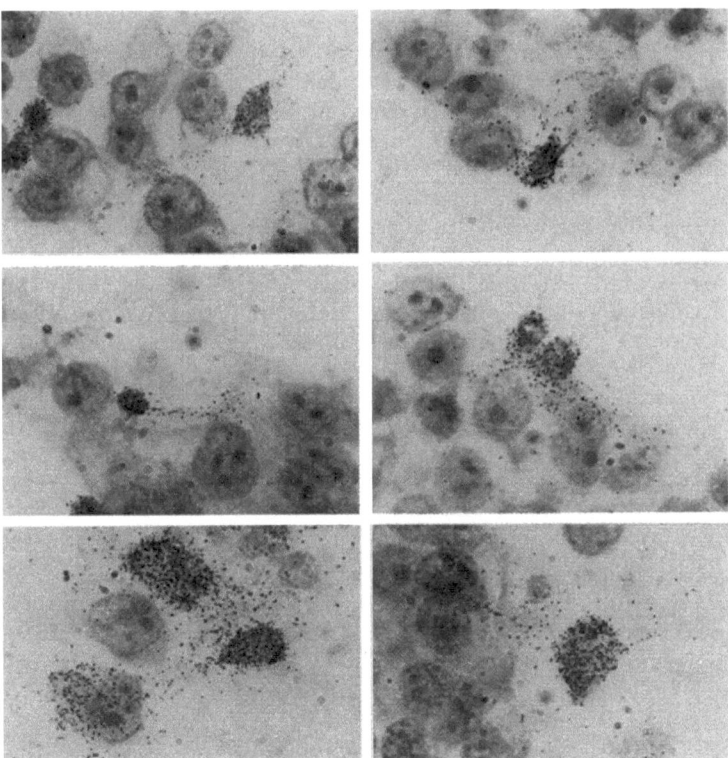

Abb. 2. Im Autoradiogramm verdeutlichte Höfe von Radioaktivität, von denen proteinmarkierte stimulierte Lymphozyten umgeben sind, und die eine Abgabe von lymphozytärem Zellmaterial an die Umgebung (Monolayer-Kultur von HeLa-Zellen) erkennen lassen

starben immer nur diejenigen Zellen ab, die vorher von den Lymphozyten zytoaggressiv angegangen worden waren.

Aus diesen Beobachtungen ergab sich die Vermutung, daß die stimulierten Lymphozyten möglicherweise Läsionen an der Zellmembran der Target-Zellen verursachten. In ausgiebigen elektronenmikroskopischen Untersuchungen wurden jedoch keine Membranläsionen an den Target-Zellen festgestellt, auch ergab sich kein Hinweis auf Brückenbildung zwischen Lymphozyten und Target-Zellen.

Vesikuläres Material, das an dem ausgestreckten hinteren Ende der stimulierten Lymphozyten, dem sogenannten Uropoden, zu sehen war und von den Lymphozyten sezerniert zu sein schien, wurde am ehesten als mitgeschleppter Debris gedeutet, nachdem eine echte Sekretion elektronenmikroskopisch auch bei sorgfältigster Untersuchung nicht zu beobachten war.

Die mikrokinematographischen Aufnahmen hatten immer wieder gezeigt, daß von den zum Teil lang ausgestreckten Fortsätzen der Lymphozyten, die meist von der Region des Uropoden zu der Oberfläche der Target-Zellen hinzogen, Teile abrissen und von den Target-Zellen inkorporiert wurden. In rasterelektronenmikroskopischen Bildern war das Abreißen dieser Fortsätze ebenfalls gut zu erkennen.

Um diesen Vorgang der Abgabe von Substanz durch die Lymphozyten näher zu untersuchen, wurden stimulierte Lymphozyten mit ^{3}H-Leucin proteinmarkiert und dann unmarkierten Target-Zellkulturen zugesetzt. Autoradiographisch zeigte sich dann um die Lymphozyten herum ein Hof freigesetzten radioaktiven Materials (Abb. 2), welches, wie elektronenmikroskopisch-autoradiographische Bilder erkennen ließen, von den Target-Zellen inkorporiert wurde. Allerdings ergab sich keine charakteristische Anreicherung dieses Materials in bestimmten Strukturen der Target-Zellen, so daß eine Aussage über einen möglichen zytotoxischen Wirkungsmechanismus des Materials noch nicht möglich ist.

In umgekehrten Versuchen, in denen proteinmarkierten Target-Zellen unmarkierte stimulierte Lymphozyten zugesetzt worden waren, war eine Freisetzung radioaktiven Materials von seiten der Target-Zellen und Inkorporation durch die Lymphozyten nicht nachweisbar.

Zellfreie Überstände von stimulierten Lymphozytenkulturen waren nicht zytotoxisch, jedenfalls nicht stärker als andere verbrauchte Nährmedien, unter deren Wirkung ebenfalls ein Teil der Zellen degenerierte und abstarb.

Die Untersuchungen haben gezeigt, daß stimulierte Lymphozyten im Gegensatz zu anderen Zellen, eigenes Material abgeben, welches von anderen Zellen aufgenommen wird. Dieses Material ist möglicherweise zytotoxisch, womit sich eine Erklärung des Mechanismus der Zellzerstörung bei der zellulären Immunreaktion ergeben würde.

Literatur

1. Ax, W., Malchow, H., Zeiss, I., Fischer, H.: Exp. Cell Res. **53**, 108 (1968). — 2. Holm, G., Perlmann, P.: Antibiot. and Chemother. **15**, 295 (1969). — 3. Koprowski, H., Fernandes, M. V.: J. exp. Med. **116**, 467 (1962). — 4. Oerkermann, H., Hirschmann, W. D., Schumacher, K., Alzer, G., Uhlenbruck, G., Gross, R.: Klin. Wschr. **48**, 1368 (1970). — 5. Wiener, J., Spiro, D., Russell, P. S.: Amer. J. Path. **44**, 319 (1964). — 6. Wilson, D. B.: J. cell comp. Physiol. **62**, 273 (1963).

Korz, R., Naber, A., Brunner, H. (Abt. Innere Med. II der RWTH Aachen):
Untersuchungen zur Wirkung einer höhermolekularen Fraktion aus Humanurin auf die Transformation gesunder Lymphozyten

Trotz Isolation zahlreicher potentiell toxischer Substanzen aus dem Blut urämischer Patienten konnte der Nachweis einer Kausalbeziehung zu klinischen Urämiesymptomen bisher nicht sicher erbracht werden. Neuere Theorien stellen Metabolite mittlerer Molekülgröße (Molekulargewicht: 500 bis 3000 [7]) in den Vordergrund.

Eine höhermolekulare Fraktion aus dem Urin gesunder Personen, die als Retentionsprodukt bei Niereninsuffizienz für die Pathogenese urämischer Symptome in Frage kommen könnte, führte in vitro zur Hemmung der Erythropoese [1] und der Glukoneogenese [5].

Ein weiteres in vitro reproduzierbares urämisch-toxisches Phänomen ist die verminderte Transformation des kleinen Lymphozyten in mitotisch aktive Blasten [6] und damit die Ausbildung eines zellulären Immunmangelsyndroms. In den vorliegenden Versuchen wurde der Einfluß höhermolekularer Urinmetabolite auf die spontane und Phythämagglutinin-stimulierte Lymphozytentransformation untersucht.

Methodik

Zur Isolation der höhermolekularen Fraktion wurde 24-Std-Sammelurin gesunder Personen in Visking-Dialysierschläuchen (32 × 36) gegen fließendes, demineralisiertes, destilliertes und bidestilliertes Wasser dialysiert. Das gefriergetrocknete, nicht dialysable Retentat (200 bis 300 mg/24-Std-Urin) wurde mit einer Konzentration von 2,22 mg/ml in TC Medium 199 gelöst, steril-filtriert und davon steigende Mengen von 0,1 bis 0,5 ml in Stufen zu je 0,05 ml sowie 1 ml Lymphozytenkulturen gesunder Blutspender in 6 Versuchen zugesetzt. Die Definition „höhermolekular" wurde bewußt gewählt, da trotz Passage von Substanzen bis zu einem Molekulargewicht von 10000 durch die verwendete Membran nach Desaggregation mit 8molarer Harnstofflösung chromatographisch nachgewiesen werden konnte, daß etwa 40% des Retentates in einem Molekulargewichtsbereich unter 5000 liegt [2].

Die Lymphozyten wurden aus heparinisiertem Vollblut durch Leukopac-Nylonfaserfilter-Passage (Fenwall Laboratories, USA) und Dextransedimentation der Erythrozyten separiert und die Kulturen zu einem Endvolumen von 4 ml und einer Zellzahl von 3×10^6 angelegt (Kulturflüssigkeit: TC Medium 199, 15% fetales Kälberserum, 100 E Penicillin und 100 µg Streptomycin/ml).

Die Stimulation der Lymphozyten erfolgte durch Zusatz von 400 µg PHA-P (Difco Laboratories, USA) in 0,1 ml physiologischer Kochsalzlösung.

Nach 5tägiger Inkubationsdauer wurde die Transformation durch Messung der ^{3}H-Thymidineinbaurate nach Zusatz von 2 µCi ^{3}H-Thymidin und weiterer 4stündiger Inkubation ermittelt; als Parameter des laufenden Zellunterganges der Lymphozyten wurde die Aktivität der Lactatdehydrogenase (LDH) im Kulturmedium, wie bereits früher mitgeteilt [3] bestimmt.

Ergebnisse

Die spontane Lymphozytentransformation zeigte eine deutliche Hemmung bis auf 30,4% des Ausgangswertes (Abb. 1), die in den Kulturmedien gleichzeitig gemessene LDH-Aktivität einen Anstieg; im Friedman-Test läßt sich für beide Variablen eine signifikante Dosisabhängigkeit sichern (^{3}H-Thymidineinbau: $\hat{\varkappa}_R^2$: 56,7; $\varkappa_{10,95\%}^2$: 18,3; LDH-Aktivität: $\hat{\varkappa}_R^2$: 47,1; $\varkappa_{10,95\%}^2$: 18,3). Der partielle Korrelationskoeffizienz der nahezu spiegelbildlich verlaufenden Kurven beider Parameter ergab eine signifikante, negative Korrelation ($r = -0,944$; $p < 0,001$).

Nach Stimulation mit PHA zeigen sich identische Ergebnisse in quantitativ geringerer Ausprägung (Abb. 2); die DNS-Synthese fiel lediglich auf 65,2% des Ausgangswertes ab (Statistik: Friedman-Test: ^{3}H-Thymidineinbau: $\hat{\varkappa}_R^2$: 24,8; $\varkappa_{10,95\%}^2$: 18,3; LDH-Aktivität: $\hat{\varkappa}_R^2$: 22,7; $\varkappa_{10,95\%}^2$: 18,3; partieller Korrelationskoeffizient: $r = -0,83$; $p < 0,005$).

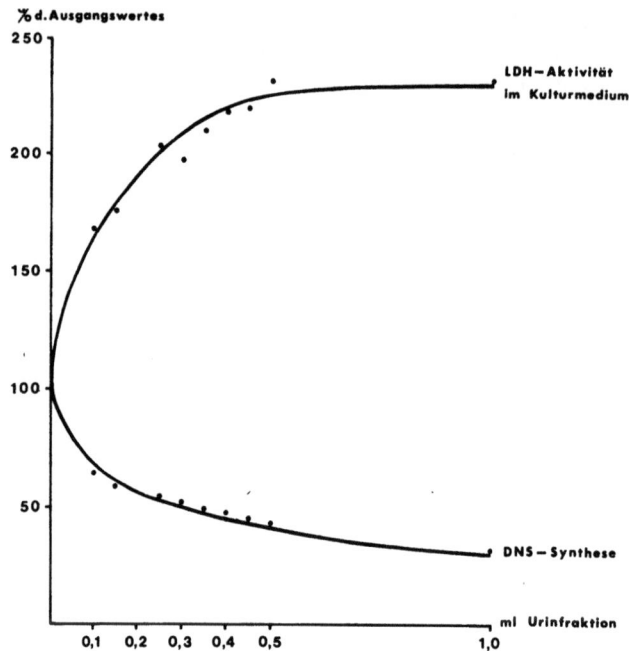

Abb. 1. Spontane Lymphozytentransformation und LDH-Aktivität im Kulturmedium nach Zusatz steigender Dosen einer höhermolekularen Urinfraktion; relativierte Mittelwerte (Kontrollwert = 100%) von 6 Versuchen

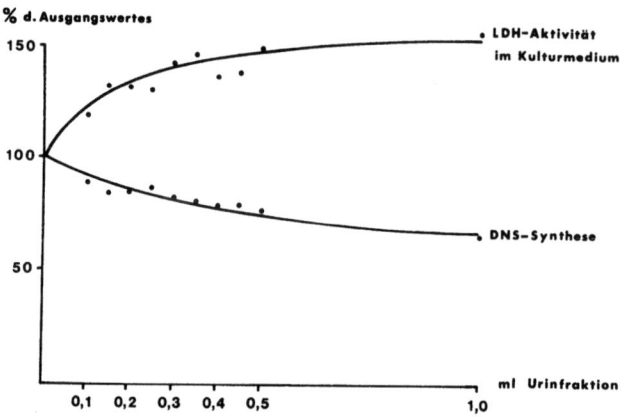

Abb. 2. Lymphozytentransformation und LDH-Aktivität im Kulturmedium nach Stimulation mit 400 µg PHA und Zusatz steigender Dosen einer höhermolekularen Urinfraktion; relativierte Mittelwerte (Kontrollwert = 100%) von 6 Versuchen

Diskussion

Die dosisabhängige Hemmung der spontanen und PHA-stimulierten Lymphozytentransformation, der gleichzeitige, ebenfalls dosisabhängige gesteigerte Zelluntergang sowie die negative Korrelation beider Parameter sprechen dafür, daß die primäre Wirkung höhermolekularer Urinmetabolite in einer cytotoxischen Beeinträchtigung der lymphozytären Lebensdauer liegt, so daß entsprechend weniger Zellen zum Einbau des ^{3}H-markierten Thymidins zu Verfügung stehen.

Im Gegensatz dazu konnte durch Inkubation gesunder Lymphozyten mit urämischem Serum eine nur geringe Cytotoxizität und eine überwiegende Proliferationshemmung als Ursache der verminderten Transformation wahrscheinlich gemacht werden [3]. Falls die zellschädigende Wirkung urämischen Serums durch die Retention höhermolekularer Metabolite verursacht wird, die mit der untersuchten Fraktion identisch sind, müßte der proliferationshemmende Effekt durch Toxine niedrigeren Molekulargewichts ausgelöst werden. Diese Annahme wird durch Untersuchungen von Touraine u. Mitarb. [8] bestätigt: durch eine Fraktion aus urämischem Serum mit einem Molekulargewicht von etwa 1200, also aus dem Mittelmolekülbereich, ließ sich eine Hemmung der Lymphozytentransformation ohne nachweisbare Cytotoxizität erzielen.

Zusammenfassend läßt sich feststellen, daß lediglich die zellschädigende Teilwirkung der Niereninsuffizienz auf die Lymphozyten durch Retention höhermolekularer Urinmetabolite diskutiert werden kann; für die Proliferationshemmung dürften Toxine aus dem Mittel- und Niedermolekülbereich [4] in Frage kommen.

Literatur

1. Brunner, H., Essers, U., Heintz, R.: Verh. dtsch. Ges. inn. Med. **80**, 1510 (1974). — 2. Brunner, H., Essers, U., Heintz, R.: Proliferationshemmung von Knochenmarkzellen durch undialysierbare Fraktionen aus Humanurin. In: Niereninsuffizienz 74, Symposion, Würzburg 14.–16. 11. 1974. — 3. Korz, R., Naber, A., Essers, U.: Klin. Wschr. **53**, 21 (1975). — 4. Ku, G., Hird, V. M., Varghese, Z., Ahmed, K. Y., Moorhead, J. F.: Inhibition of DNA synthesis by guanidine compounds in uraemia. In: XI. Congress of EDTA, Tel Aviv 1974. — 5. Lamberts, B., Brunner, H., Heintz, R.: Verh. dtsch. Ges. inn. Med. **80**, 722 (1974). — 6. Newberry, W. M., Sanford, J. P.: J. clin. Invest. **50**, 1262 (1971). — 7. Scribner, B. B., Farrell, P., Milutinovic, J., Babb, A. L.: Evolution of the middle molecule hypothesis. In: V. International Congress of Nephrology, Mexico 1972. — 8. Touraine, J. L., Navarro, J., Corre, C., Traeger, J.: Inhibitory effect of middle molecules from patients with renal failure on lymphocyte stimulation by phytohemagglutinin. In: Compte-Rendu des Journees Internationales de Nephrologie, Vittel le 20 Septembre 1974.

HÜTTEROTH, T. H., LITWIN, S. D. (II. Med. Klinik u. Poliklinik, Univ. Mainz, u. Cornell Univ. Medical College, New York): **Differenzierungskapazität von Lymphozyten bei Immunmangelsyndromen in vitro**

Untersuchungen der letzten Jahre der Ontogenie von B-Lymphozyten haben gezeigt, daß die Differenzierung von B-Lymphozyten in mehreren unterscheidbaren Stadien abläuft. Pluripotente Stammzellen differenzieren sich unter dem Einfluß der Bursa Fabricii in Hühnern und einem noch nicht identifizierten Organ in Säugetieren in reife B-Lymphozyten, die auf der Zellmembran Rezeptoren für Komplement, die Fc-Portion des IgG-Moleküls und Immunglobulin mit Restriktion bezüglich Leichtkettentyp, Allotyp und Idiotyp tragen. Die zweite Stufe der Differenzierung erfolgte unter dem Einfluß von Antigen mit Proliferation und Differenzierung in immunglobulinsezernierende Plasmazellen.

Bestimmte Pflanzenlektine führen unter Umgehung der antigenspezifischen Aktivierung ebenfalls zur Differenzierung von B-Lymphozyten in Plasmazellen. Besonders eingehend wurde der Effekt von Pokeweed-Mitogen (PWM), welches, wie elektronenoptische und biochemische Untersuchungen gezeigt haben, bei der Maus wie beim Menschen neben T-Lymphozyten auch B-Lymphozyten stimuliert.

Die gegenwärtige Untersuchung befaßt sich mit dem Effekt von PWM auf die Immunglobulinsynthese und Sekretion der Lymphozyten von Normalpersonen und Patienten mit verschiedenen Immunmangelsyndromen. Immunglobulinsynthese und Sekretion wurde quantitativ mit einer spezifischen immunologischen Präzipitation in vitro synthetisierter und sezernierter Immunglobuline bestimmt. Isolierte Lymphozyten wurden für 5 Tage mit optimaler Dosis von PWM inkubiert und die Zellen am 5. Tag für 4 Std in leuzinfreiem Medium mit ^{3}H-Leuzin inkubiert. Methodische Vorversuche hatten gezeigt, daß unter diesen Bedingungen die Protein- und Immunglobulinsynthese unter steady state-Bedingungen verlief. Die in das Kulturmedium sezernierten und die zellulären Proteine und Immunglobuline wurden getrennt bestimmt, nachdem die Zellen mit Triton-X lysiert wurden. Aliquots von Medium und Zell-Lysat wurden mit IgG, M, A, klassenspezifischen Kaninchen anti-human-Immunglobulinseren inkubiert und mit einem Schafs-anti-Kaninchen-Immunglobulinserum in Äquivalenz präzipitiert. Proteinsynthese wurde als Trichloracetessigsäure präzipitierbares Protein gemessen.

Die Immunglobulinsynthese von Lymphozyten von Normalpersonen in unstimulierten, PHA- und PWM-stimulierten Kulturen zeigte die folgenden Characteristica: Unstimulierte Kulturen zeigten nur geringe Mengen von Immunglobulin im Medium und Zell-Lysat während der 9tägigen Inkubationsdauer. PHA-stimulierte Kulturen zeigten bis zum 6. Tag minimale Immunglobulinsynthese. Dies ist vereinbar mit der Auffassung, daß PHA T-Zellspezifität besitzt. Dagegen wurde am 9. Tag auch eine deutliche B-Zellaktivierung beobachtet, wie aus einer gesteigerten Immunglobulinsynthese hervorging. Für diese Beobachtung bieten sich zwei Erklärungen an: PHA stimuliert B-Lymphozyten, wenn auch mit einer unterschiedlichen Kinetik, als B-Lymphozyten, oder aktivierte T-Lymphozyten setzen Faktoren frei, die indirekt B-Lymphozyten unspezifisch stimulieren.

PWM-stimulierte Kulturen zeigten maximale Immunglobulinsynthese zwischen dem 5. und 6. Tag. Dieses Maximum koinzidierte mit dem Zeitpunkt der maximalen DNS-Synthese und fiel bis zum 9. Tag wieder ab. In den folgenden Experimenten wurde die Immunglobulinsynthese nach PWM-Stimulierung am 5. Tag gemessen. Bei 6 Normalpersonen war nach PWM-Stimulierung 76,4% der sezernierten Proteine Immunglobulin und 7,9% der zellulären Proteine Immunglobulin.

Tabelle 1. Immunglobulinsynthese PWM-stimulierter Lymphozyten von Patienten mit Bloom's Syndrom

	cpm TCA	Ig/TCA (in %)		
		IgG	IgM	IgA
Kulturmedium				
Patienten (1)	3508	2,3	1,1	0
(2)	2496	5,3	6,4	3,1
(3)	3100	7,2	5,2	5,9
Normalwerte	16959 ± 4387	30,7 ± 6,8	23,9 ± 6,1	21,8 ± 4,8
Zell-Lysat				
Patienten (1)	119084	0,35	0,15	0,38
(2)	79316	0,24	0,38	0,18
(3)	83990	0,46	0,43	0,63
Normalwerte	133950 ± 31740	2,61 ± 0,74	2,36 ± 0,71	2,94 ± 0,73

Tabelle 1 zeigt die Immunglobulinsynthese nach PWM-Stimulierung bei 3 Patienten mit Bloom's Syndrom. Dies ist eine seltene, autosomal rezessiv vererbte Erkrankung, gekennzeichnet durch Minderwuchs, Infektanfälligkeit, Verminderung der Serumimmunglobuline, Häufung von malignen Tumoren und charakteristischen Chromosomenbrüchen kultivierter Lymphozyten. Die Konzentration von Lymphozyten und der Anteil von B- und T-Lymphozyten im peripheren Blut sind normal. Bei den 3 Patienten war die Proteinsekretion erniedrigt und die Immunglobulinsekretion absolut und relativ zur Gesamtproteinsekretion deutlich niedriger als bei Kontrollpersonen. Die Verminderung betraf gleichmäßig alle Immunglobulinklassen und entsprach grob der Verminderung der Serumimmunglobulinkonzentration. Vergleichbare Ergebnisse wurden im Zell-Lysat gefunden. In zusätzlichen Experimenten wurde der Einfluß von Bloom's Syndrom-Serum auf die Immunglobulinsynthese von Patienten und Kontrollpersonen untersucht. Dabei fand sich kein Hinweis für einen inhibitorischen Faktor im Serum von Patienten mit Bloom's Syndrom.

Die gleiche Methode wurde angewandt zur Untersuchung von Patienten mit variablem Immunmangelsyndrom. Alle Patienten hatten erniedrigte Serumimmunglobulinkonzentrationen, rezidivierende Infekte der oberen Luftwege und gastrointestinale Störungen. Der Anteil von B-Lymphozyten war bei 2 Patienten normal, während 1 Patient einen erniedrigten Anteil von B-Lymphozyten besaß. Tabelle 2 zeigt die Ergebnisse: Patient 1 zeigte eine deutlich verminderte Proteinsekretion, der Anteil an Immunglobulin betrug 38,4%. Die zelluläre Proteinsynthese war normal, die zelluläre Immunglobulinsynthese betrug 2,4% der Gesamtproteinsynthese. Patient 2 hatte lediglich 5% immunglobulinpositive und

Tabelle 2. Immunglobulinsynthese PWM-stimulierter Lymphozyten von Patienten mit variablem Immunmangelsyndrom

	cpm TCA	Ig/TCA (in %)		
		IgG	IgM	IgA
Kulturmedium				
Patienten (1)	4352	13,3	13,2	11,9
(2)	3912	0	0	0
(3)	6548	2,2	2,3	0,76
Normalwerte	16959 ± 4387	30,7 ± 6,8	23,9 ± 6,1	21,8 ± 4,8
Zell-Lysat				
Patienten (1)	128370	0,88	0,76	0,82
(2)	133308	0,22	0,25	0,30
(3)	82530	0,66	0,31	0,28
Normalwerte	133950 ± 31740	2,61 ± 0,74	2,36 ± 0,71	2,94 ± 0,73

2% komplementrezeptorpositive Zellen. Immunglobulinsekretion ins Kulturmedium war nicht meßbar, es fanden sich aber geringe Mengen Immunglobulin intrazellulär. Dieser Befund läßt vermuten, daß bei diesem Patienten ein partieller sekretorischer Block für Immunglobulin vorlag. Patient 3 zeigte ebenfalls eine globale Einschränkung der Protein- und Immunglobulinsekretion. Parallel zur Verminderung der Serumimmunglobuline war auch in vitro die Sekretion von IgA besonders stark eingeschränkt.

Zusammenfassend erscheint die Messung der Immunglobulinsynthese und Sekretion nach Mitogenstimulierung in vitro ein wertvoller zusätzlicher Parameter zur weiteren Differenzierung und Charakterisierung von Immunmangelsyndromen.

PEES, H., PAPPAS, A., SCHEURLEN, P. G. (Med. Univ.-Klinik u. Poliklinik Homburg/Saar, Lehrstuhl Innere Medizin I): **PHA-Transformation menschlicher Lymphozyten in vitro: Definition eines Mikrokultursystems**

Die PHA-Stimulierung peripherer Lymphozyten ist nicht nur ein wichtiger Bestandteil der immunologischen Diagnostik geworden, sondern stellt auch das meistbenutzte Modell dar bei der in vitro-Untersuchung von Faktoren, die die zelluläre immunologische Reaktivität beeinflussen (Greaves *et al.*, 1974). Im Vergleich mit der üblichen Technik ist ein Mikrokultursystem von Interesse, das wegen der kleinen Zellzahlen und Volumina eine weitergehende Analyse der Reaktionsteilnehmer und die gleichzeitige Verarbeitung zahlreicher Kulturen ermöglicht. Wir haben daher im Hinblick auf die geplante Untersuchung hemmender Serumfaktoren bei Karzinomen eine Mikromodifikation der PHA-Kultur entwickelt.

Die Isolierung mononukleärer Zellen aus dem peripheren Blut von Normalpersonen erfolgte durch Defibrinierung und Trennung mit Ficoll-Isopaque. 0,1 ml der eingestellten Zellsuspension in MEM wurden in eine Mikrokulturplatte gegeben (Falcon-Plastics Nr. 3040) und gepooltes Humanserum (Ab-positiv) bzw. autologes Serum mit einer Hamilton-Spritze zugesetzt. Jeder Ansatz bestand aus mindestens 4 Kulturen mit PHA und mehreren Kontrollen ohne PHA. 18 Std vor Testende gaben wir 20 µl ^{3}H-Thymidin (NEN) hinzu. Die Kulturen wurden gestoppt durch simultanes Ansaugen und Spülen von je 10 Löchern auf Glasfiber-Filterstreifen, wobei wir eine von Hartzman et al. (1972) angegebene, halbautomatische Apparatur benutzten. Die Auswertung der Proben erfolgte nach Zugabe von Aquasol im Flüssigkeitsszintillationszähler.

Die Testung verschiedener PHA-Konzentrationen ergab ein Stimulationsoptimum zwischen 5 und 25 µg/ml Kultur. Unter Benutzung von 3 unterschiedlichen spezifischen Aktivitäten untersuchten wir, bei welcher Thymidinkonzentration das System gesättigt war. Es zeigte sich, daß der Thymidineinbau, ge-

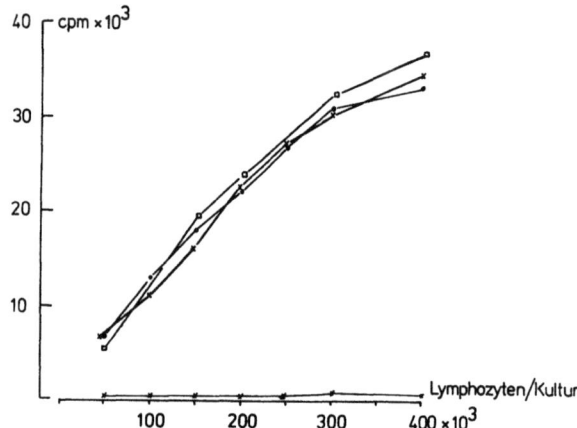

Abb. 1. PHA-Stimulation bei 3 Normalspendern, Einfluß der Zellzahl auf die ^{3}H-Thymidininkorporation. Jeder Punkt stellt den Mittelwert aus 4 Ansätzen dar

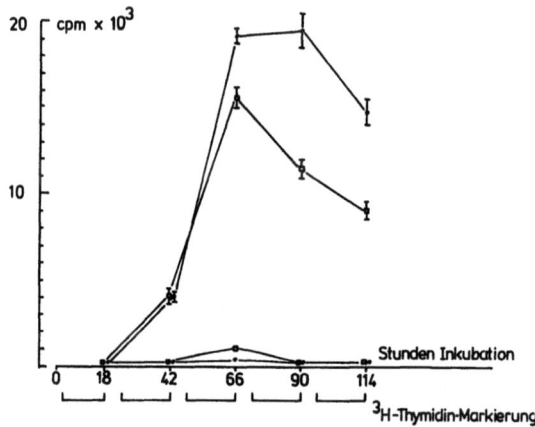

Abb. 2. Kinetik der PHA-Stimulation bei 2 gesunden Donoren. Das Stimulationsoptimum liegt bei 66 Std Gesamtinkubation. ^{3}H-Thymidinzugabe jeweils 16 Std vor Versuchsende

messen in µg/200000 Zellen, ein Plateau erreichte bei einem Angebot von 3 µg/ml Kultur. Diese Bedingungen wurden erfüllt bei einer spezifischen Aktivität von 400 mCi/mmol und 1 µCi/Kultur. Die Austestung mehrerer Zellkonzentrationen ergab einen linearen Anstieg der Thymidineinbaurate bis zu 300000 Zellen pro Kultur (Abb. 1), oberhalb dieser Zellkonzentration flachte die Kurve ab, und es trat eine Verschiebung des pH in den sauren Bereich auf. Demgegenüber blieb bei 200000 Zellen/Kultur eine zusätzliche Bicarbonatpufferung während der Inkubation ohne Einfluß auf die Einbaurate. Die Serumkonzentration war optimal bei 5 bis 10%. Kinetische Studien (Abb. 2) zeigten ein Reaktionsmaximum nach 66 Std Gesamtinkubation. Die Streubreite im Rahmen eines einzelnen Experimentes lag weit unterhalb der bislang in der Makrokultur bekannten Schwankungen (in 90 von 100 aufeinanderfolgenden 4fach-Bestimmungen VK < 15%).

Bei 20 klinisch gesunden Donoren lag die Stimulation zwischen 10700 und 33600 cpm mit einem Mittel von 20100 cpm. Entscheidende Bedeutung ist dem Serumzusatz beizumessen. So fanden wir erhebliche Stimulationsunterschiede bei den gleichen Lymphozyten, wenn verschiedene allogene Normalseren zugesetzt wurden (Knoke et al., 1974). Aus diesem Grunde verwendeten wir AB-pool-Serum. In vorliegenden Versuchen lieferte autologes Serum gleichgute Resultate (Mangi et al., 1974). Besonders wichtig erscheint uns die Beobachtung, daß die Stimulierbarkeit der Zellen in der Inkubationsphase akuter viraler Infekte stark herabgesetzt ist. Dies muß bei der Interpretation der Befunde eines sog. Normalkollektivs, erst recht aber bei Patienten mit lymphoproliferativen Erkrankungen berücksichtigt werden.

Unsere Experimente zeigen, daß jeder der untersuchten Parameter das Resultat entscheidend beeinflußt. Wichtig sind daher standardisierte Bedingungen, wobei PHA-Konzentration, Zellzahl, Thymidinmenge und Reaktionsmaximum ausgetestet werden müssen (Schellekens u. Eijsvoogel, 1968). Problematisch bleiben jedoch die Art und Konzentration des Serumzusatzes und die herabgesetzte Stimulierbarkeit der Lymphozyten im Verlaufe eines klinisch oft geringfügigen Infektes, die nach unseren Beobachtungen nicht durch Serumfaktoren bedingt ist.

Literatur

Greaves, M. F., Janossy, G., Doenhoff, M.: Nature (Lond.) 248, 698 (1974). — Hartzman, R. J., Bach, M. L., Bach, F. H., Thurman, G. B., Sell, K. W.: Cell. Immunol. 4, 182 (1972). — Knoke, J., Kanaide, A., Powell, A. E.: Int. Arch. Allergy 46, 584 (1974). — Mangi, R. J., Dwyer, J. M., Kantor, F. S.: Clin. exp. Immunol. 4, 79 (1974). — Schellekens, P. Th. A., Eijsvoogel, V. P.: Clin. exp. Immunol. 3, 571 (1968).

BÜRKLE, P. A., TÖNNESMANN, E., AHNEFELD, S., SCHAIRER, K. W., FEDERLIN, K. (Sektion Klinische Immunologie u. Rheumatologie, Zentrum f. Innere Med. u. Kinderheilkunde, Univ. Ulm, u. Fachärztliche Untersuchungsstelle Innere Medizin, Bundeswehrkrankenhaus Ulm): **Untersuchungen bei gesunden Personen zur Feststellung einer normalen humoralen und zellulären Immunantwort**

In den letzten Jahren sind mehrere Berichte erschienen, daß bei einer Reihe von sogenannten „Autoimmunerkrankungen" eine gestörte Immunantwort vorliegen soll. So berichtete z. B. Horwitz (1972) über eine gestörte zelluläre Abwehrreaktion bei Patienten mit Lupus erythematodes. Waxman u. Mitarb. teilten 1973 mit, daß bei Patienten mit rheumatoider Arthritis ein vermindertes Ansprechen auf die verschiedensten Antigene im Hauttest besteht. Doch nicht nur im Rahmen dieser Erkrankungen kommt es zu einer Abschwächung der Immunantwort, auch während des physiologischen Alterungsprozesses wurden ähnliche Beobachtungen gemacht. So berichteten Toh u. Mitarb. vom Walter und Eliza Hall Institut in Australien über eine Abnahme der zellulären Immunantwort im Alter. Voraussetzung für weitere Untersuchungen dieser Art an Patienten ist daher zunächst eine eingehende Untersuchung gesunder Personen. Denn neben dem Alter dürften sowohl das Geschlecht als auch geographische Gegebenheiten den Immunstatus beeinflussen. Auf Grund dessen haben wir bei bis jetzt 40 normalen Personen im Alter von 15 bis 75 Jahren — eingeteilt in die drei Altersgruppen 15 bis 30, 31 bis 50 und 51 bis 75 Jahre — die folgenden Untersuchungen mit verschiedenen Antigenen sowohl in vivo als auch in vitro durchgeführt (Abb. 1).

Antigen	Konzentration	Bestimmung von "pre-existing Immunity"	Bestimmung von "primary Immunresponse"	Sofort-Reaktion	Spät-Reaktion
Candida	0,5 u. 5,0 % 0,02 ml	+	∅	+	+++
Trichophytin	1,0 %	+	∅	+	+++
Mumps	0,1 ml	+	∅	+-	+++
Tuberkulin	10 E u. 100 E	+	∅	+	+++
DNCB	1000, 100, 50 ug	∅	+	∅	+++
KLH	2000, 100, 10 ug	∅	+	+	+++

Lit.: Primary Immunodeficiencies, Report WHO Committee, Pediatrics 47, 927, 1971.

In vitro Methoden zur Testung der zellularen und humoralen Immunantwort (IA)

Antigen	Konzentration	Bestimmung von "pre-existing Immunity"	Bestimmung von "primary Immunresponse"	B-Zell-Funktion	T-Zell-Funktion
LTT*-PHA	500 µg/ml	unspezifisches Antigen		+[1]	+++
LTT -ConA	50 µg/ml	"		+[1]	+++
LTT-Pokeweed	1 : 5	"		++[2]	++
LTT -PPD	30 µg/ml	+	∅	∅	+++
LTT -KLH	500 µg/ml	∅	+	(+)	+++
HAG**-KLH	-	∅	+	+++	(+)
Immunglobuline	-	-	-	+++	∅

*Lymphocytentransformationstest **Hämagglutination
[1]) S. F. Schlossmann, 2nd Int. Congress of Immunology, 1974
[2]) M. C. Raff, Nature 242, 19, 1973

Abb. 1. *In vivo* und *in vitro* angewendete Methoden zur Testung der zellulären und humoralen Immunantwort

Die mit Mumps und Varidase intracutan getesteten Personen zeigten eine deutliche Abnahme der positiven Spätreaktion mit zunehmendem Alter. 60% der 15 bis 30 Jahre alten Personen (n = 15) waren mit Mumps-Antigen und 80% mit Varidase im Hauttest positiv. Die Altersgruppe der 31- bis 50jährigen (n = 14) waren mit Mumps und Varidase in 43,6% positiv. Bei der ältesten Gruppe (51 bis 75 Jahre, n = 12) waren dagegen mit Varidase nur 33% und mit Mumps 41,6% im Hauttest positiv. Candida und Trichophytin wiesen eher eine Zunahme (von 13% auf 33% für Candida bzw. von 26% auf 50% für Trichophytin) von der jüngsten zur ältesten Gruppe auf. Allerdings waren nur insgesamt rund 19% bei

Candida und 34% bei Trichophytin im Hauttest positiv, so daß die geringe Anzahl keine eindeutige Aussage erlaubt. Toh et al. (1973) berichteten im Gegensatz zu uns über 73% positive Spätreaktionen auf Candida bei 44 getesteten Personen. Sie fanden eher eine Abnahme positiver Reaktionen mit zunehmendem Alter.

Der Tuberkulin-Hauttest wurde mit 10 Einheiten und — bei negativem Ausfall — mit 100 Einheiten Alt-Tuberkulin durchgeführt. Nur 2 der 15 Personen im Alter von 15 bis 30 Jahren waren positiv; alle anderen Probanden zeigten keine Reaktion. Dagegen waren nur 3 von 12 und 2 von 11 der Altersgruppe 31 bis 50 bzw. 51 bis 75 Jahre im Hauttest negativ. Mit dem Lymphozytentransformationstest (LTT; 30 µg/ml PPD) fand sich eine gute Übereinstimmung mit dem Hauttest. Lediglich 2 Personen zeigten keinen erhöhten Stimulationsindex (= Verhältnis der cpm der Kulturen mit Antigen zu den cpm der Kulturen ohne Antigen). Beide Versuchspersonen waren zunächst im Hauttest mit 10 Einheiten Alt-Tuberkulin negativ. Erst mit einer Dosis von 100 Einheiten kam es zu einer über 6 mm großen infiltrativen Reaktion.

Die Sensibilisierung mit Dinitrochlorbenzol (DNCB) haben wir im wesentlichen in Anlehnung nach Catalona (1972) vorgenommen. Eine Infiltration bei 1000 und 100 µg DNCB entspricht einer 4fach positiven Reaktion. Infiltration bei nur 1000 µg einer 3fach positiven Reaktion. Bei negativem Ausfall erfolgte eine erneute Applikation von 50 µg. Eine dann aufgetretene Infiltration wurde als 2fach positiv gewertet. Eine einfach positive Reaktion wird nach Catalona nur durch die Rundzellinfiltration in der Hautbiopsie nachgewiesen. Wir haben diesen Eingriff nicht durchgeführt und bei einer nichtsichtbaren Reaktion den Test mit negativ bewertet. 4fach positiv waren bei den 15 bis 30 Jahre alten Personen 81% (n = 16); bei den 31 bis 50 Jahre alten Probanden 58,3% (n = 12) und bei der ältesten Gruppe (51 bis 75 Jahre; n = 12) nur noch 33%. Umgekehrt waren in der ältesten Gruppe 25% DNCB negativ im Vergleich zu 0% bei der jüngsten Gruppe. Die Mehrzahl der mittleren und älteren Personen hatten eine entweder 2fach oder 3fach positive Reaktion.

Keyhole-limpet haemocyanin (KLH), ein aus der kalifornischen Meerschnecke (Megathura crenulata) gewonnenes Protein, wurde im wesentlichen nach den Angaben von Campbell et al. (1964) hergestellt. Nach vorheriger Hauttestung erfolgte die Sensibilisierung der Probanden mit 2000 µg sterilisiertem, gereinigtem und in einem Milliliter Kochsalz gelösten Protein durch subkutane Injektion. Der Hauttest wurde etwa am 21. Tag nach der Sensibilisierung mit 100, 10 und 1 µg durch intrakutane Injektion durchgeführt. Die Antikörpertiterbestimmung im Serum erfolgte mit der passiven Hämagglutination (Stavitsky u. Arquilla, 1958) am 21. Tag nach der Injektion; der LTT (Strong, 1973) zum selben Zeitpunkt. Alle 9 getesteten Personen der Altersgruppe 15 bis 30 Jahre wiesen einen Titer auf (von 1:30 bis 1:1280); 7 Probanden eine positive Spätreaktion im Hauttest (= 77,8%). 6 Personen hatten einen Stimulationsindex, der über $\bar{x} + 2s$ (= 2,06) lag. In der Altersgruppe 31 bis 50 Jahre (n = 12) fand sich noch eine größere Streuung der Antikörpertiter (von 1:30 bis 1:2560); 9 Personen (= 75%) waren im Hauttest positiv, 11 Personen hatten einen erhöhten Stimulationsindex im LTT. Schließlich hatten in der ältesten Gruppe (n = 11) 10 Personen einen Antikörpertiteranstieg. Auch hier war eine breite Schwankung der Antikörpertiter bei den einzelnen Personen zu verzeichnen. Nur 7 von 11 (= 63,6%) waren im Hauttest positiv; der durchschnittliche LTT-Index lag mit 3,1 niedriger als bei den anderen Altersgruppen.

Die Stimulierung der Lymphozyten mit den unspezifischen Antigenen PHA, Con A (Kulturdauer 72 Std) und Pokeweed (Kulturdauer 120 Std) ergab bei den 16 untersuchten Personen im Alter von 15 bis 30 Jahren einen Mittelwert der Stimulationsindices für PHA von 214 ($s \pm 113$), bei Con A von 206 ($s = \pm 101$) und bei Pokeweed von 92,5 ($s \pm 56$). In der Altersgruppe von 31 bis 50 Jahren (n = 13) fand sich ein Mittelwert für PHA von 147,5 ($s \pm 72$), für Con A 113 ($s \pm 49$) und für Pokeweed von 61,8 ($s \pm 30,5$). Eine deutlich verminderte Ansprechbarkeit war in der Altersgruppe 51 bis 75 Jahre erkennbar mit einem Mittelwert für PHA von 106 (s ± 72) und für Con A von 71 (s ± 50). Bei Pokeweed war dagegen keine Verminderung ($\bar{x} = 77{,}6 \pm 30$) zu bemerken.

Eine Möglichkeit für die Testung der zellvermittelten Immunantwort ist die Erzeugung einer Spätreaktion im Hauttest. Dabei kann einerseits mit Antigenen, z. B. Mumps, Varidase, Candida und Trichophytin, gearbeitet werden, die eine frühere Sensibilisierung voraussetzen. Zum anderen können Antigene benutzt werden, z. B. DNCB oder KLH, bei denen eine bereits bestehende Sensibilisierung unwahrscheinlich ist und erst durchgeführt werden muß (Fudenberg et al., 1971). Im ersten Fall wird versucht, die zellvermittelte „pre-existing Immunity", im zweiten Fall die sogenannte „primäre Immunantwort" zu messen. Die Abbildung 2 zeigt den Versuch, für beide Testverfahren eine gemeinsame Tendenz erkennen zu lassen. Die Anzahl der positiven Spätreaktionen auf die einzelnen Antigene ist in Relation zum Alter aufgetragen. Die daraus gebildeten Mittelwerte für jede Altersgruppe lassen eine deutlich abfallende Tendenz erkennen, d. h. es besteht eine deutliche Verminderung der zellvermittelten Immunreaktion im Alter. Ähn-

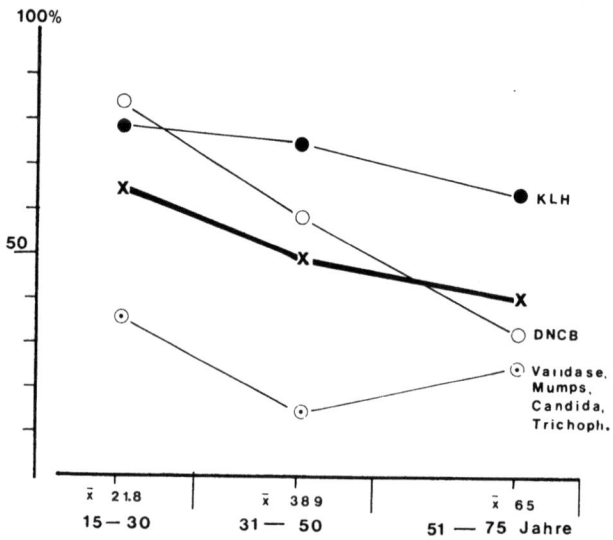

Abb. 2. Prozentuale Häufigkeit der positiven Spätreaktionen mit den verschiedenen Antigenen (Varidase, Mumps, Candida, Trichophytin, DNCB, KLH) in Bezug auf das Alter. ×———× Mittelwert aus allen drei Hauttesten. (Einzelheiten siehe Text)

liche Befunde wurden 1974 von Robert-Thomson erhoben. Darüber hinaus fanden Augener et al. (1974) eine Verminderung der absoluten Zahl der T-Zellen im peripheren Blut bei älteren Menschen mit der Schaferythrozyten-Rosettentechnik. Während die zellvermittelte Immunreaktion bereits im 5. Dezennium abzunehmen scheint, ist eine signifikante Abnahme der humoralen Immunantwort erst um das 8. Dezennium zu erkennen (Gajl-Peczalska, 1974). Unsere bis jetzt in dieser Richtung durchgeführten Untersuchungen (Immunglobulinbestimmung und KLH-Antikörpertitermessung) scheinen dies zu bestätigen, doch sind auf Grund der breiten Streuung der Einzelwerte weitere Untersuchungen notwendig.

Literatur

Augener, W., Cohnen, G., Reuter, A., Brittinger, G.: Lancet **1974** I, 1164. — Campbell, D. H., Garvey, J. S., Cremer, N. E., Sussdorf, D. H.: In: Methods in Immunology. New York-Amsterdam: Benjamin 1964. — Catalona, W. J., Taylor, P. T., Rabson, A. S., Chretien, P. B.:

New Engl. J. Med. **286**, 399 (1972). — Curtis, J. E., Hersh, E. M., Harris, J. E., McBride, C., Freireich, E. J.: Clin. exp. Immunol. **6**, 473 (1970). — Chess, L., MacDennott, R. P., Sondel, P. M., Schlossman, S. F.: Isolation and characterisation of cells involved in human cellular hypersensitivity. In: Progress in Immunology II, 3, 125—132. Amsterdam: North-Holland Publishing Comp. 1974. — Fudenberg, H., Good, R. A., Goodman, H. C., Hitzig, W., Kunkel, H. G., Roitt, J. M., Rosen, F. S., Rowe, D. S., Seligmann, M., Soothill, J. R.: Pediatrics **47**, 927 (1971). — Gajl-Peczalska, K. J., Halgren, H., Kersey, J. H., Zusman, J., Yunis, E. J.: Lancet **1974 II**, 163. — Horwitz, D. A.: Arthr. and Rheum. **15**, 353 (1972). — Raff, M. C.: Nature (Lond.) **242**, 19 (1973). — Roberts-Thomson, J. C., Whittingham, S., Young-Chaiyud, U., Mackay, J. R.: Lancet **1974 II**, 368. — Stavitzky, A. B., Arquilla, E. R.: Int. Arch. Allergy **13**, 1 (1958). — Strong, D. M., Ahmed, A. A., Thurman, G. B., Sell, K. W.: J. Immunol. Methods **2**, 279 (1973). — Toh, B. H., Roberts-Thomson, I. C., Mathews, J. D., Senga Whittingham, MacKay, I. R.: Clin. exp. Immunol. **14**, 193 (1973). — Waxman, J., Lockshin, M. D., Schnapp, J. J., Doneson, I. N.: Arthr. and Rheum. **16**, 499 (1973).

SCHEDEL, I., BODENBERGER, U., GLOTH, R. (Med. Hochschule Hannover, Department Innere Medizin, Abt. f. Klinische Immunologie): **Untersuchungen an Lymphozytenoberflächenimmunglobulinen bei Lymphosarkom**

Mehrfach wurde bisher beschrieben, daß monoklonale Serumproteine sowie Lymphozytenoberflächenimmunglobuline bei Patienten mit multiplem Myelom, M. Waldenström und CLL verschiedene Spezifitäten aufweisen können. Unter anderem konnte die Reaktion solcher Immunglobuline mit DNP, Streptolysin O, Staphylolysin sowie α- und β-Lipoproteine gezeigt werden. In einigen Fällen von CLL konnte auch die Aktivität von IgM-Oberflächenimmunglobulinen gegen humanes denaturiertes IgG nachgewiesen werden.

Wir untersuchten neben einer Kontrollgruppe von 20 klinisch gesunden Blutspendern insgesamt 5 erwachsene Pat. und ein 9jähriges Kind mit einem histologisch gesicherten LSA. 3 dieser Pat. wiesen neben der Lymphknotenvergrößerung an verschiedener Lokalisation eine massive Ausschwemmung der Lymphosarkomzellen in das periphere Blut auf.

Die lymphoiden Zellen dieser Patienten sowie der Kontrollgruppe wurden mit Hilfe eines Ficoll-Isopaque-Gradienten aus peripherem Blut isoliert. Bei einem Patienten wurden die Zellen zusätzlich aus der extirpierten Milz bzw. bei einem anderen aus einem Pleurapunktat isoliert, wo die Lymphosarkomzellen stark angereichert waren. Anschließend wurden die Oberflächenimmunglobuline mit der direkten Immunfluoreszenztechnik dargestellt. Die hierzu verwendeten FITC-gekoppelten Anti-IgG-Seren vom Kaninchen waren vorher affinitätschromatographisch mit an Sepharose 4 CNBr gekoppeltem human-IgG gereinigt. Die Spezifität der Seren wurde durch Austestung gegen DEAE-Sephadex gereinigtes humanes IgG im Ouchterlony-Test und der Immunelektrophorese sowie durch Hemmversuche bei der direkten Immunfluoreszenztechnik an Lymphozyten gesunder Spender gesichert.

Für die Kontrollgruppe von gesunden Blutspendern ergab sich bei Anwendung dieser Technik ein üblicher Prozentsatz von $12 \pm 4\%$ IgG-positiver Zellen im peripheren Blut. Bei 3 der 6 untersuchten Patienten mit LSA lag die Zahl der IgG-positiven Zellen im peripheren Blut bei über 80%. Dies korrelierte zahlenmäßig gut mit der Zahl der in das periphere Blut ausgeschwemmten, nach cytologischen Kriterien definierten LSA-Zellen (Tabelle 1).

Zur weiteren Charakterisierung wurden die Oberflächenimmunglobuline mit einer Hitzeelusionstechnik isoliert. Dazu wurden die Zellpräparationen für 10 min bei 56° C in einem Wasserbad inkubiert, anschließend bei ca. 50° C kurz zentrifugiert und der Überstand, der dann die Immunglobuline enthielt, in der Wärme abpipettiert.

Die so gewonnenen Eluate lymphoider Zellen gesunder Spender enthielten zu 55% IgG, 42% IgM und zu 3% IgA. Die entsprechenden Eluate der Zellpräparationen von Patienten mit Lymphosarkom dagegen enthielten einen wesentlich höheren Prozentsatz IgG (Tabelle 2).

Zusätzlich zeigte sich, daß diese Eluate Rh-sensibilisierte Erythrozyten bis zu einem hohen Titer von 16000 zu agglutinieren vermochten. In diesem Zusammenhang muß betont werden, daß im Serum keines dieser Patienten ein nachweisbares monoklonales Protein bzw. eine Rheumafaktoraktivität vorhanden war.

Nach diesen Versuchen immunisierten wir Kaninchen mit den Eluaten von LSA-Zell-Suspensionen. Innerhalb der ersten Woche wurden jedem Kaninchen 3 i.v.-Injektionen, dann in wöchentlichen Abständen i.m.-Injektionen von Eluaten mit komplettem Freundschen Adjuvans verabreicht. Nach 6 Wochen ließen sich Antikörper gewinnen, die mit den Eluaten reagierten. Nach Absorption dieser Antiseren mit Lymphozyten gesunder Spender reagierten diese Antiseren lediglich mit der IgG-Fraktion des Eluates von Zellen des betreffenden Lymphosarkomträgers, nicht jedoch mit dem von Zellen anderer Lymphosarkomträger oder eines gesunden Spenders (Ouchterlony-Test). Eine Kreuz-Reaktion mit Zelleluaten der anderen Lymphosarkomträger ließ sich nicht feststellen.

Tabelle 1. Lymphoblasts, IgG-positive cells and cells with individually specific determinants in the peripheral blood from healthy donors and lymphosarcoma patients

	lymphoblasts (% of total leucocytes)	IgG-positive cells (% of lymphoid cells)	individually specific determinants positive cells (% of lymphoid cells)
healthy donors (n = 20)	--	12 ± 4	--
lymphosarcoma patients			
1	--	13	--
2	65	87	58
3	82	92	74
4	--	16	--
5	78	91	74
6	--	12	--

Tabelle 2. Immunoglobulin-classes of isolated surface immunoglobulin from lymphoid cells in peripheral blood or spleen×)

	IgG	IgM	IgA
		(% of total immunoglobulin)	
healthy donors (n = 20)	55 ± 7	42 ± 5	3 ± 1
lymphosarcoma patients			
1	78	22	-- ×)
2	89	10	1
3	90	8	2
4	60	38	2
5	85	11	4
6	49	43	8

Zusätzlich ließ sich zeigen, daß bei Anwendung der direkten Immunfluoreszenztechnik nach Markierung der Kaninchenantiseren mit FITC lediglich die Lymphozyten des betreffenden Lymphosarkomträgers, nicht jedoch die Lymphozyten gesunder Spender eine positive Fluoreszenz aufwiesen.

Zusammenfassend läßt sich feststellen, daß die von den über 80% IgG-positiven lymphoiden Zellen isolierten Immunglobuline bei LSA überwiegend dem IgG-Typ angehören sowie Anti-IgG-Aktivität besitzen. Zusätzlich lassen diese Untersuchungen mit gegen diese Immunglobuline gerichteten Antikörper darauf schließen, daß diese Oberflächenimmunglobuline bei Lymphosarkom evtl. tumorspezifische und individualspezifische Determinanten besitzen, die an den Immunglobulinen eines anderen Lymphosarkomträgers oder eines anderen gesunden Spenders nicht vorhanden sind.

FINK, U., MÖLLER, U., LUTILSKY, A., SAUER, E., STABER, F., SACK, W., HUBER, CH.*, RASTETTER, J. (I. u. II. Med. Klinik, Technische Univ. München, * Med. Univ.-Klinik Innsbruck): **Klassifizierung lymphoproliferativer Erkrankungen mit Hilfe von Lymphozytenmarkern**

Über rosettenbildende T-Lymphozyten im peripheren Blut gesunder Blutspender sowie deren relative Verminderung bei normalen Absolutwerten bei Patienten mit chronischer lymphatischer Leukämie wurde 1973 von uns an dieser Stelle ausführlich berichtet [3].

Im folgenden werden Untersuchungsergebnisse von Patienten mit einer gesteigerten T-Zell-Proliferation vorgelegt.

Blutlymphozyten wurden mit Hilfe eines Ficoll-Isopaque-Gradienten angereichert und an diesen folgende Marker untersucht:

I. Zur Bestimmung der T-Zellen wurde der Rosettentest mit Neuraminidase-vorbehandelten Schaferythrozyten durchgeführt [3].

II. Der Anteil der B-Zellen wurde durch folgende Marker erfaßt:
1. membrangebundene Immunglobuline mit der direkten Immunfluoreszenz bzw. Immunautoradiographie [4];
2. den C3-Rezeptor mit EAC-Rosetten mit Mäuseserum als Komplementquelle [8];
3. den F_c-Rezeptor mit ^{125}J-aggregiertem IGG (AGG) [4].

Ergebnisse

A. *Infektiöse Mononukleose*

Bei sechs Patienten mit infektiöser Mononukleose erfolgten die Untersuchungen im akuten Krankheitsstadium. Bei einer Blutlymphozytenzahl von durchschnittlich 10300/µl bildeten 75% der mononukleären Zellen, vor allem auch die sog. lymphatischen Reizformen, Rosetten, was einem mittleren Absolutwert von 7700/µl entspricht. Pattengale u. Mitarb. [7] fanden ebenfalls signifikant höhere relative und absolute Rosettenwerte; mit Hilfe eines Anti-T-Zell-Serums wiesen sie an den abnormen Zellen thymusspezifischer Antigene nach.

B. *Maligne T-Zell-Proliferationen*

1. Sezary-Syndrom und Mycosis fungoides. Die abnormen Zellen bei jeweils einem Patienten mit Sezary-Syndrom und Mycosis fungoides bildeten Schaferythrozytenrosetten und hatten keine B-Zellmarker.

2. Akute lymphoblastäre Leukämie (ALL). Bei 3 von 4 erwachsenen Patienten mit ALL hatten die leukämischen Blasten keine Marker. Bei einem Patienten mit einer hochleukämischen Verlaufsform bildeten 92% der Blasten Rosetten, während der Anteil an B-Zellen unter 1% lag. Dieser Patient reagierte auffallend schlecht auf eine intensive Polychemotherapie und entwickelte frühzeitig eine Meningosis.

3. T-Zell-Lymphom. Ein 30jähriger Patient wurde zur Abklärung eines Mediastinaltumors aufgenommen. Die histologische Untersuchung eines Hals-Lymphknotens ergab die Diagnose eines Lymphosarkoms. Zu diesem Zeitpunkt waren weder im Knochenmark noch im peripheren Blut Blasten nachweisbar. Eine Polychemotherapie nach Devita führte bereits nach 2 Zyklen zu einer kompletten Remission. Drei Monate später traten erstmals PAS-positive Blasten im Liquor auf. Erst 9 Monate später erfolgte eine Generalisation mit einer Knochenmarkinfiltration, einer Leukozytose von 50000 und 90% PAS-positiven Blasten im peripheren Blut. 91% dieser Zellen bildeten Spontanrosetten, während der Anteil der B-Zellen 3% betrug.

Dieses zunächst auf das Mediastinum beschränkte Lymphom wurde 1973 erstmals von Smith et al. [10] als malignes T-Zell-Lymphom erkannt und von Kaplan et al. [5] als „childhood lymphocytic lymphoma" von der ALL abgegrenzt.

Sie vermuteten eine maligne Primärerkrankung des Thymus mit nachfolgender Metastasierung. Der Knochenmarkbefall und die hämatogene Generalisation erfolgt erst mit weiterem Fortschreiten der Krankheit.

Die Herkunft der Blasten bei der ALL ist noch ungeklärt. Morphologie und Zytochemie sprechen für eine lymphatische Abstammung. Untersuchungen und Lymphozytenmarkern konnten diese Annahme jedoch nur teilweise bestätigen. Bei der Mehrzahl der Patienten hatten die leukämischen Zellen weder T- noch B-Zellmembraneigenschaften (12,6). Annähernd 25% der Patienten haben Blasten mit T-Eigenschaften. Diese Patienten scheinen eine ungünstigere Prognose zu haben. Nach neueren Untersuchungen, in denen zur Charakterisierung von T-Zellen nicht nur die Spontanrosettenformation, sondern auch Anti-T-Zellseren verwendet wurden, gibt es Blasten, die ein T-Antigen haben, jedoch keine Rosetten bilden, ebenso wie rosettenbildende Blasten ohne T-Antigen [1].

Vereinzelt wurde in letzter Zeit auch über eine leukämische Vermehrung von Zellen berichtet, die gleichzeitig T- und B-Eigenschaften hatten [9].

Für die Klassifizierung leukämischer Zellen auf Grund ihrer Zellmembraneigenschaften gilt es zu bedenken, daß bei diesen während ihrer clonalen Vermehrung auf Grund genetischer oder phänotypischer Änderungen ein Verlust normaler Marker auftreten kann oder daß sich neue Zellmembraneigenschaften entwickeln. Wir verfolgen seit $1^1/_2$ Jahren den Verlauf einer CLL, bei der 85% der Lymphozyten Rosetten und EAC bilden, 90% den F_C-Rezeptor tragen und 80% membrangebundene Immunglobuline tragen. Eine Klassifizierung dieser Leukämie unter dem Gesichtspunkt eines streng zu trennenden thymusabhängigen bzw. unabhängigen lymphatischen Systems erscheint nicht möglich. Da bei gesunden Probanden regelmäßig 2 bis 4% Zellen mit gleichzeitig T- und B-Eigenschaften angetroffen werden [3], könnte es sich bei dieser besonderen Form um eine clonale Vermehrung dieser besonderen Subpopulation handeln.

Trotz der angeführten Schwierigkeiten könnte sich eine Klassifizierung von Leukämien und Lymphomen mit Hilfe von Zellmembraneigenschaften als nützlich erweisen. Voraussetzung hierfür sind allerdings nicht nur die Standardisierung der bisherigen Nachweismethoden, sondern auch die Entwicklung weiterer Marker, wie z. B. Anti-T- oder Anti-B-Seren sowie die Durchführung von Doppelmarkierungen. Unter Einbeziehung der klinischen, cytologischen und histologischen Befunde kann dann eine solche Klassifizierung zur Diagnosestellung beitragen und möglicherweise weitere therapeutische und prognostische Konsequenzen mit sich bringen.

Literatur

1. Brouet, J. C., Toben, H. R., Chevalier, A., Seligmann, M.: Ann. Inst. Pasteur **125**, 691 (1974). — 2. Brown, G., Greaves, M. F., Lister, T. A., Rapson, N., Papamichael, M.: Lancet **1974 II**, 753. — 3. Fink, U., Strebel, J., Weig, J., Sepp, F., Rastetter, J., Müller-Berat, N.: Verh. dtsch. Ges. inn. Med. **79**, 543 (1973). — 4. Huber, Ch., Dworzak, E., Fink, U., Michlmayr, G., Braunsteiner, H., Huber, H.: Brit. J. Haemat. **27**, 643 (1974). — 5. Kaplan, J., Mastrangelo, R., Peterson, W. D.: Cancer Res. **34**, 521 (1974). — 6. Kersey, J. H., Sabad, A., Gajl-Peczalska, K. J., Hallgren, H. M., Yunis, E. D., Nesbit, M. E.: Science **182**, 1355 (1973). — 7. Pattengale, P. K., Smith, R. W., Perlin, E.: New Engl. J. Med. **291**, 1145 (1974). — 8. Pincus, S., Bianco, C., Nussenzweig, V., Blood **25**, 303 (1972). — 9. Shevach, E., Edelson, R., Frank, M., Lutzner, M., Green, I.: Proc. nat. Acad. Sci. (Wash.) **71**, 863 (1974). — 10. Smith, J. L., Barker, C. R., Clein, G. P., Collins, R. D.: Lancet **1973 I**, 74.

Peter, H. H., Pavie-Fischer, J., Knoop, F., Fridman, W. H., Cesarini, J. P., Roubin, R., Aubert, Ch., Kourilsky, F. M. (Abt. f. Klin. Immunologie u. Transfusionsmedizin, Med. Hochschule Hannover, Inst. de Recherches sur les Maladies du Sang, Laboratoire d'Immunologie des Tumeurs, Hôpital Saint-Louis, Paris): **Spontantoxicität und „K"-Zell-Aktivität im Peripheren von Kontrollpersonen und Melanompatienten**

Die Vorstellung, daß zelluläre Immunreaktionen eine Kontrollfunktion bei der Tumorentstehung haben, hat ihren Ausgang von zahlreichen Tiermodellversuchen genommen, in denen T-Zell-vermittelte tumorspezifische Zytotoxicität mit Hilfe der ursprünglich für die in vitro-Allograftreaktion entwickelten ^{51}Cr-Release-Technik nachgewiesen werden konnte [1]. Entscheidend für den Spezifitätsnachweis der zellulären Reaktion in diesen Testen war, daß nicht sensibilisierte Lymphozyten keine oder nur eine geringe zytotoxische Reaktion zeigten, während in vivo- oder in vitro-sensibilisierte T-Lymphozyten ^{51}Cr-markierte Tumorzellen wirkungsvoll lysierten. Erste eigene Untersuchungen mit ^{51}Cr-markierten menschlichen Melanomzellen und Effektorlymphozyten von Kontrollpersonen und Melanompatienten zeigten, daß die Ergebnisse den Tierexperimenten widersprachen, da die Kontrolllymphozyten eher höhere zytotoxische in vitro-Aktivität zeigten als Lymphozyten von Melanomträgern oder anderen Tumorpatienten [2]. Die Vermutung lag somit nahe, daß es sich bei der im ^{51}Cr-Release-Test gegen menschliche Melanomzielzellen gemessenen zytotoxischen Aktivität um eine unspezifische, nicht T-Zell-abhängige Spontantoxicität (CMC) handelte. Ziel der vorliegenden Arbeit war es, diese Spontantoxicität näher zu charakterisieren und ihre eventuellen Beziehungen zu der inzwischen gut definierten Antikörper-abhängigen zellulären Zytotoxicität (ADCC) zu untersuchen [3].

Material und Methoden

Kultur der Melanomzellen

IGR 3 Melanomzellen wurden als Monolayer in Eagles Medium plus 10% fetalem Kälberserum gezüchtet und zwischen der 48. und 65. Passage als Zielzellen in ^{51}Cr-Release-Testen verwandt.

Isolierung und Charakterisierung der peripheren Lymphozyten von Melanompatienten und Kontrollpersonen

Aus 100 ml defibriniertem Blut wurden durch Ficoll-Gradient-Zentrifugation eine erste Lymphozytenfraktion (Fraktion F) isoliert, aus der phagozytierende und adherente Zellen durch Inkubation mit kolloidalem Eisen und Plastikoberflächen eliminiert wurden. Es resultierte die Lymphozytenfraktion FFF, aus der noch verbleibende B-Lymphozyten durch eine Passage über Anti-IgG-Säulen eliminiert wurden (Fraktion FFF-C). In allen drei Fraktionen wurden morphologische Zelldifferenzierungen vorgenommen, außerdem wurden die Prozentsätze von T-Zellen (E-Rosetten) und B-Zellen (Membranfluoreszenz mit Anti-Ig- und EAC-Rosetten) bestimmt. Weiterhin wurden jeweils in einem Experiment mit den 3 Lymphozytenfraktionen und dem Vollblut einer Kontrollperson und eines Melanompatienten Dosiswirkungskurven in CMC- und ADCC-Testen ermittelt.

^{51}Cr-Release-Teste

Details der Methode sind anderweitig ausführlich beschrieben [4]. Es sei hier nur gesagt, daß die für ein Experiment markierten IGR 3-Zielzellen in zwei Portionen aufgeteilt wurden. Der eine Teil wurde für 1 Std in einem Kaninchen-anti-Melanom-IgG inkubiert, gewaschen und dann als Zielzellen in ADCC-Testen verwandt, während die anderen nichtsensibilisierten Zellen in CMC-Testen verwandt wurden. Zu 10^4-Tumorzellen wurden in Dreierbestimmungen steigende Mengen von Effektorlymphozyten der 3 Fraktionen und des peripheren Blutes gegeben, und die Testansätze wurden bei 37° C für 12 Std inkubiert. Das in den Überstand freigegebene ^{51}Cr wurde bestimmt, und unter Berücksichtigung des Spontanreleases wurde die spezifische ^{51}Cr-Freisetzung berechnet und als Maß für die Tumorzellzerstörung durch die Lymphozyten verwendet.

Ergebnisse

Die Tabelle 1 präsentiert morphologische und immunologische Eigenschaften der 3 Lymphozytenfraktionen. Es ist ersichtlich, daß das angewandte Zellreinigungsverfahren zu B-Zell-freien Populationen nach der Säule führte (Fraktion FFF-C), was sowohl durch die Fluoreszenzreaktion mit Anti-Ig als auch durch die EAC-Rosetten-Bestimmung und die fehlende Transformierbarkeit der Lymphozyten durch Epstein-Barr-Virus [5] nachweisbar war. Der Prozentsatz der

Tabelle 1. Morphologische und immunologische Charakterisierung peripherer menschlicher Lymphozyten, die nach verschiedenen Reinigungsverfahren isoliert wurden

	F[a]	FFF[a]	FFF-C[a]
Lymphozyten	93,1 ± 1,8[b] (11)	96,1 ± 1,2 (23)	99,2 ± 0,4 (23)
Monozyten	2,6 ± 1,0 (11)	2,1 ± 0,9 (23)	0,6 ± 0,3 (23)
Granulozyten	4,2 ± 1,0 (11)	1,7 ± 0,3 (23)	0 (23)
E-Rosetten (T)	55,0 ± 4,2 (16)	52,0 ± 4,4 (14)	64,9 ± 3,4 (16)
EAC-Rosetten (B)	7,7 ± 1,5 (7)	6,8 ± 2,3 (6)	0 (5)
Membran Ig (B)	10,0 ± 0,8 (18)	4,0 ± 0,4 (28)	0 (28)

[a] F = Lymphozytenfraktion isoliert durch Ficoll-Gradient-Zentrifugation; FFF = zusätzliche Eliminierung Eisenphagozytierenden und Plastik adherenter Zellen; FFF-C = zusätzliche Passage über Anti-IgG-Säule.
[b] Prozent der Gesamtfraktion; M ± S.E.; (n).

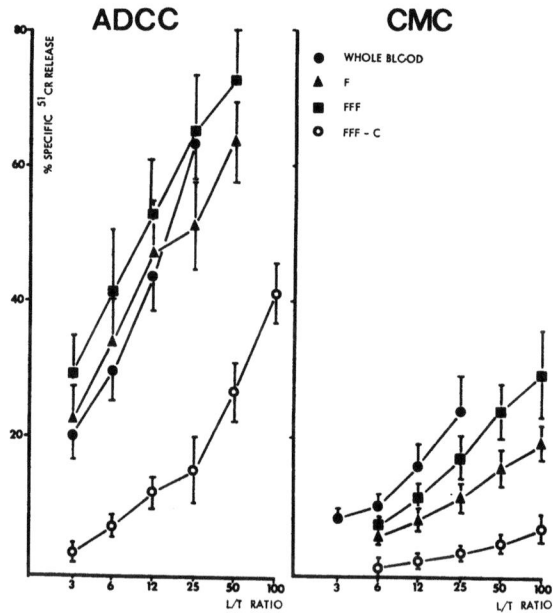

Abb. 1. Healthy control persons

T-Zellen nahm andererseits von Fraktion F zu FFF-C leicht zu. Etwa 30 bis 35% der FFF-C-Lymphozyten ließen sich jedoch weder als T- noch als B-Lymphozyten klassifizieren; sie repräsentieren das sog. „Null"-Zell-Compartment. Granulozyten und Monozyten wurden durch die angewandten Reinigungsverfahren weitestgehend eliminiert. Abb. 1 zeigt die Ergebnisse von ADCC- und CMC-Testen mit Effektorlymphozyten von 13 Kontrollpersonen. Beide Aktivitäten waren sowohl im Vollblut als auch in den 3 Lymphozytenfraktionen meßbar, wobei zwischen

Vollblut und Fraktionen F und FFF kein signifikanter Unterschied bestand, während nach Passage der Lymphozyten über Anti-IgG-Säulen die Zytotoxicität in CMC und ADCC drastisch absank, etwa um eine Zehnerpotenz. Die Eliminierung von phagozytierenden und adherenten Zellen (Schritt von Fraktion F zu FFF) führte eher zu einem leichten Anstieg von ADCC- und CMC-Aktivität, was dafür spricht, daß mononukleäre Phagozyten keine Effektorzellfunktion in diesen beiden Testen ausüben. Um den gleichen Grad der Zielzellzerstörung zu erreichen, wurde im CMC-Test etwa die 10fache Menge an Effektorlymphozyten als im ADCC-Test benötigt. Auf Grund der in Abb. 1 dargestellten Ergebnisse lag die Vermutung nahe, daß es sich bei den Effektorzellen im ADCC- und CMC-Test um die gleichen nichtphagozytierenden, nicht-T-Lymphozyten handelte, die sog. Fc-Receptorlymphozyten, „Null"- oder „K"-Zellen. Durch eine Reihe weiterer Experimente wurde diese Vermutung stark gestützt: a) Vorinkubation der Effektorlymphozyten in aggregiertem IgG führte zu einer drastischen Senkung von CMC- und ADCC-Aktivität, was dafür spricht, daß Fc-Receptor-tragende Lympho-

Tabelle 2. Zytotoxische Aktivität von Kontroll- und Melanomlymphozyten gegen ^{51}Cr-markierte menschliche Melanomzellen

Lymphozytenspender:	CMC[a]		ADCC[b]	
	Normal (n = 13)	Malanom (n = 14)	Normal (n = 13)	Melanom (n = 14)
Gesamtblut	18[c]	25[c]	6[d]	14[d]
			15[e]	25[e]
FFF	33[c]	38[c]	4[d]	6[d]
			9[e]	17[e]
FFF-C	>100[c]	>100[c]	69[a]	>50[d]

[a] CMC = Direkte zellvermittelte Zytotoxicität.
[b] ADCC = Antikörperabhängige zelluläre Zytotoxicität.
[c] Lymphozyten-Tumorzell-Verhältnis bei 20% ^{51}Cr-Release.
[d] Lymphozyten-Tumorzell-Verhältnis bei 33% ^{51}Cr-Release.
[e] Lymphozyten-Tumorzell-Verhältnis bei 50% ^{51}Cr-Release.

zyten durch die Immunglobulinaggregate inaktiviert werden. b) Eliminierung von E-Rosetten-bildenden Zellen (T-Zellen) aus einer Effektorzellpopulation verursachte einen leichten Anstieg von ADCC- und CMC-Aktivität, während die Eliminierung von EA- und EAC-Rosetten-bildenden Lymphozyten zu einer Verminderung beider Aktivitäten führte. c) Antiimmunglobulin führte ebenfalls zu einer partiellen Blockierung von ADCC- und CMC-Aktivität. Eine Dissoziation im Verhalten beider Toxicitätsformen war durch eine Vorbehandlung der Effektorlymphozyten mit Trypsin zu erzielen. Hierunter kam es zu einer deutlichen Reduktion der CMC-Aktivität, während die ADCC-Aktivität der gleichen Lymphozytenpopulation unverändert blieb.

Tabelle 2 zeigt, daß ein Vergleich von ADCC und CMC in einer Gruppe von 13 Kontrollpersonen und 14 Melanompatienten mit frühen Tumorstadien eine leicht erniedrigte Zytotoxicität mit allen Lymphozytenfraktionen und dem Vollblut von Melanompatienten ergab. Der Unterschied zur Kontrollgruppe war jedoch nicht signifikant.

Diskussion

Die vorliegenden Ergebnisse bestätigen unsere früheren Befunde über die Existenz einer erheblichen Spontantoxicität normaler Blutlymphozyten gegen eine Melanomzellinie [1, 4]. Es konnte in dieser Arbeit gezeigt werden, daß diese

Spontantoxicität nicht durch T-Zellen vermittelt wird, sondern höchstwahrscheinlich durch die gleichen nichtphagozytierenden, nichtadherenten „Null"- oder „K"-Zellen, die im ADCC-Test-Antikörper sensibilisierte Tumorzellen lysieren. Die Kenntnis der Spontantoxicität erscheint für die Interpretation tumorimmunologischer zellulärer in vitro-Reaktionen von großer Bedeutung, da erst nach ihrer Eliminierung der Anspruch erhoben werden kann, tumorspezifische zelluläre Zytotoxicität zu messen.

Literatur

1. Cerottini, J. C., Brunner, K. Th.: Advanc. Immunol. 18, 67 (1974). — 2. Peter, H. H., Kalden, J. R., Seeland, P., Diehl, V., Eckert, G.: Clin. exp. Immunol. 19, 1975 (Im Druck). — 3. MacLennan, I. C. M.: Transplant. Rev. 13, 67 (1972). — 4. Peter, H. H., Pavie-Fischer, J., Fridman, W. H., Aubert, C., Cesarini, J. P., Roubin, R., Kourilsky, F. M.: J. Immunol. (Im Druck). — 5. Diehl, V., Peter, H. H., Hille, D., Zucker, E., Kalden, J. R.: In: 6th Workshop on Leucocyte Cultures. Basel 17.—19. März 1975.

EDER, E., SCHEIFFARTH, F., WARNATZ, H. (Inst. u. Poliklinik f. klin. Immunologie, Univ. Erlangen-Nürnberg): **Tumorimmunologische Untersuchungen bei Coloncarcinom**

Tumorimmunologische Untersuchungen haben gezeigt, daß Lymphozyten des peripheren Blutes von Tumorpatienten zytotoxisch gegenüber autologen und allogenen Tumorzellen sind, die von Tumoren des gleichen histologischen Typus kultiviert wurden [2, 8, 10]. Serumfaktoren eines Tumorpatienten zeigten eine Interferrenz mit der Lymphozytotoxizität [7]. Unter bestimmten Umständen potenziert Serum die zytotoxischen Effekte von Lymphozyten [11], während andere Seren, besonders solche von Patienten mit progressiv wachsenden Tumoren, die Lymphozytotoxizität inhibieren. Diese zirkulierenden Serumfaktoren scheinen zirkulierendem Antigen oder zirkulierenden Antigen-Antikörperkomplexen zu entsprechen [1, 6]. Lymphozyten von Tumorträgern werden darüber hinaus durch Tumor-Antigenpräparationen in vitro zu einer vermehrten DNS-Synthese stimuliert [3, 4]. Ziel der vorliegenden Studie über zellbedingte Immunreaktionen bei Patienten mit Kolon- oder Rektumcarcinom war es, die Ergebnisse des Lymphozytotoxizitätstestes und des Lymphozyten-Transformationstestes miteinander zu vergleichen und in einer follow-up-Studie die zellbedingten Immunreaktionen gegenüber Tumorantigen zu unterschiedlichen Zeiten nach operativer Tumorentfernung zu kontrollieren.

Der Lymphozytotoxizitätstest wurde in einer modifizierten Technik nach Takasugi u. Klein [12] ausgeführt. Autologe und allogene Koloncarcinomzellen, die vom exzidierten Tumormaterial kultiviert wurden, sowie die etablierte Koloncarcinomzellinie 373 und in Kontrollen, die Mammacarcinomzellinie G11 wurden als Targetzellen verwendet. 100 Targetzellen wurden mit der 10- oder 100fachen Menge an Lymphozyten der Koloncarcinompatienten oder von normalen Kontrollpersonen für 48 Std inkubiert und der Prozentsatz der überlebenden Targetzellen im Test bestimmt.

In Abb. 1 sind die Ergebnisse der Lymphozytotoxizität gegenüber autologen, allogenen und etablierten Koloncarcinomzellen als Targetzellen parallel für 11 Patienten zusammengestellt. Wie ersichtlich, sind die Lymphozyten von 9 der 11 Patienten mit primärem Koloncarcinom mit oder ohne regionale Lymphknotenmetastasen oder mit umfangreicher Metastasierung zytotoxisch für die autologen und allogenen Coloncarcinomzellen, während die Lymphozyten nahezu in allen Fällen gegenüber der Koloncarcinomzellinie 373 zytotoxisch sind.

Die Lymphozytotoxizität ist spezifisch für die Koloncarcinomzellen; Mammacarcinomzellen wurden nicht lysiert.

Kontroll-Lymphozyten von gesunden Personen oder Patienten, die an anderen Tumoren litten, waren nicht zytotoxisch für Koloncarcinomzellen. Serum von Tumorträgern blockierte die Lymphotoxizität in allen 3 Fällen mit umfangreicher Metastasierung, aber nicht bei Patienten ohne Metastasierung.

Präincubierung der Lymphozyten mit einer Antigenpräparation von allogenem Koloncarcinom, es handelte sich um einen ^{3}M-Kaliumchloridextrakt [9], reduzierte die Zytotoxizität gegenüber Koloncarcinomzellen in 3 der 11 untersuchten Fälle. Es konnte also bestätigt werden, daß Serumfaktoren mit der Lymphozytotoxizität interferieren und Tumorzellen gegen die Attacke sensibilisierter Lymphozyten bei metastasierenden Erkrankungen schützen. Die Tatsache, daß unsere Antigenpräparation die Lymphozytotoxizität nicht regelmäßig zu inhibieren vermochte, kann in der Weise interpretiert werden, daß unser Extrakt diejenigen Antigene, die mit den Rezeptoren zytotoxischer Lymphozyten reagieren, nicht in ausreichender Konzentration enthielt.

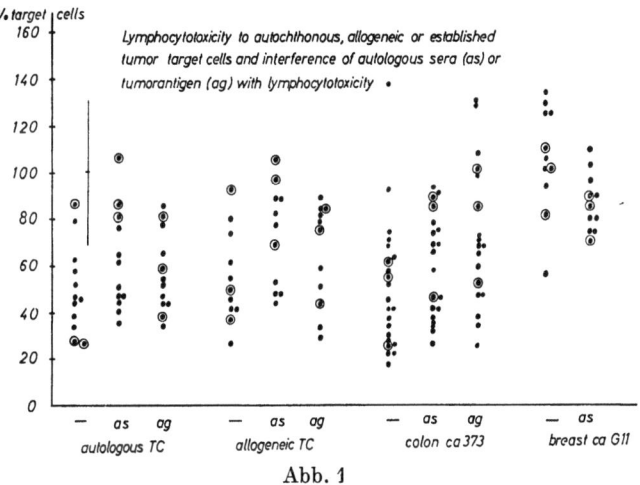

Abb. 1

Der Lymphozytentransformationstest wurde als Mikrotechnik unter Verwendung peripherer Blutlymphozyten ausgeführt [5]. Als Antigen für die spezifische Lymphozytenstimulation wurden carcinoembryonales Antigen, ^{3}M-Kaliumchloridextrakt von Coloncarcinom sowie eine Membranpräparation von Koloncarcinomzellen 373 verwendet. Diese Antigenpräparation wurde in Dosen von 10 oder 100 µg Protein/ml Kulturmedien den Lymphozytenkulturen zugesetzt. Um die Reaktionsfähigkeit der Lymphozyten zu prüfen, wurden Mitogene den Lymphozyten zugesetzt, die Ergebnisse sind in Abb. 2 zusammengefaßt. Alle 21 Fälle zeigten eine normale Stimulation gegenüber Phytohämagglutinin oder pokeweed-Mitogen. Carcinoembryonales Antigen induzierte eine vermehrte DNS-Synthese von Lymphozyten in 9, Kaliumchloridextrakte von Koloncarcinomzellen in 5 und Membranpräparation ebenfalls in 5 der 21 Fälle. In der Mehrzahl der Fälle handelte es sich um primäre Carcinome ohne Metastasierung.

Autologes Serum inhibierte die antigenspezifische Stimulation der Lymphozyten nicht signifikant. Im Rahmen der follow-up-Studie war eine Lymphozytotoxizität in 6 der 9 untersuchten Fälle nachweisbar, nach operativer Entfernung des Tumors ergab sich in der Mehrzahl der Fälle (in 5 Fällen) eine Verminderung der lymphozytotoxischen Aktivität gegenüber Kolon 373. In 2 Fällen kam es zu einer Zunahme der Zytotoxizität. Es zeigt sich somit, daß die zytotoxische Lymphozytenpopulation nach Entfernung des Tumors aus der Peripherie verschwindet. Autologes Serum führte zu einer Verminderung der Lymphozytotoxizität, die Veränderungen vor und nach operativem Eingriff waren aber prinzipiell die gleichen, wie in Untersuchungen ohne autologes Serum. Präinkubierung der Lymphozyten mit Antigenextrakt von Tumorzellen zeigte eine Inhibition der Lymphozytotoxizität.

Abb. 5 (ist hier nicht abgebildet) zeigt die Ergebnisse der follow-up-Studie der Lymphozytentransformationsexperimente. Die Einzelergebnisse zu den verschiedenen Zeitpunkten vor und nach operativer Entfernung des Tumors sind für jeden Patienten miteinander verbunden.

In der Mehrzahl der Fälle konnte eine Zunahme der DNS-Synthese der Lymphozyten nach Inkubation mit carcinoembryonalen Antigenen oder 2 Tumorantigenen nach Entfernung des Tumors beobachtet werden.

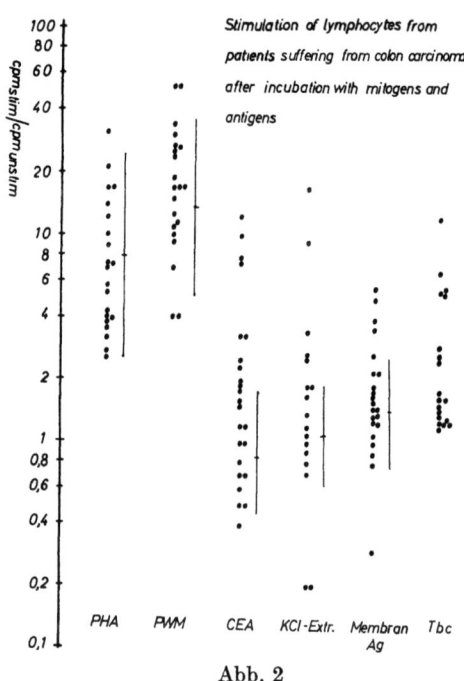

Abb. 2

Die Befunde der follow-up-Studie zeigen, daß die antigenerkennende Lymphozytenpopulation, die mit dem Lymphozytentransformationstest entdeckt wird, vermehrt ist nach Entfernung des Tumors, während die zytotoxische Lymphozytenpopulation relativ rasch nach der chirurgischen Ausräumung des Tumors verschwindet. Es scheint daher, daß der afferente Teil der zellbedingten Immunreaktion ein unterschiedliches Verhalten von dem der Effektorzellpopulation, die mit dem Lymphozytotoxizitätstest erfaßt wird, zeigt. Analyse des Immunstatus spricht nicht für einen generellen Verlust der immunologischen Reaktivität; so war durchweg die Phytohämagglutinin- und poke-weed-Mitogenstimulation normal ausgeprägt. Es zeigte sich keine signifikante Verminderung der T-Zellpopulation im peripheren Blut. Weitere Untersuchungen sind notwendig, um nachzuweisen, ob beide Lymphozytenpopulationen, die zytotoxische und die antigenerkennende, zur T-Zellklasse gehören, und ob das Phänomen einen verwertbaren diagnostischen Test für die Entdeckung von Tumorerkrankungen des Menschen liefern kann.

Literatur

1. Baldwin, R. W., Embleton, M. J., Price, M. R.: Int. J. Cancer **12**, 84 (1973). — 2. Bubenik, J., Jakubkova, I., Krakova, P., Baresova, M., Helbich, P., Viklicky, V., Malaskova, V.: Int. J. Cancer 8, 503 (1971). — 3. Fridmann, W. H., Kourilsky, F. M.: Nature (Lond.) **224**, 277 (1969). — 4. Guttermann, J., Rossen, R. D., Buttler, W. T., McCredie, U., Bodey, G. P., Freireich, E. J., Hersh, E. M.: New Engl. J. med. **288**, 169 (1973). — 5. Hartzman, R. J., Bach, M. L., Bach, F. H.: Cell. Immunol. 4, 182 (1972). — 6. Hellström, I., Hellström, K. E., Evans, C. A., Heppner, G. A., Pierce, G. E., Yang, P. S., Jr.: Proc. nat. Acad. Sci. (Wash.) **62**, 362 (1969). — 7. Hellström, I., Sjögren, H. O., Warner, G. A., Hellström, K. E.: Int. J. Cancer 7, 226 (1971a). — 8. Hellström, I., Hellström, K. E., Sjögren, H. W., Warner, G. A.: Int. J. Cancer 7, 1 (1971). — 9. Meltzer, M. S., Leonhard, E. J., Rapp, H. J., Borsos, T.: J. Nat. Cancer Inst. 47, 703 (1971). — 10. O'Toole, C., Perlmann, P., Unsgaard, B., Moberger, G., Edsmyr, F.: Int. J. Cancer 10, 77 (1972). — 11. Perlmann, P., Holm, G.: Advanc. Immunol. **11**, 117 (1969). — 12. Takasugi, M., Klein, E.: Transplantation 9, 219 (1970).

HEGGE, K., DIEHL, V., KALDEN, J. R., AVENARIUS, H. J., DRESSELBERGER, U. (Abt. f. klin. Immunologie, Med. Hochschule Hannover): **Seroreaktivität gegenüber verschiedenen Herpesviren und immunologischer Status bei Patienten mit Morbus Hodgkin**

Manuskript nicht eingegangen.

FISCHER, J. TH., KINDLER, U., TROBISCH, H. (I. Med. Klinik A, Inst. f. Blutgerinnungs- u. Transfusionswesen, Univ. Düsseldorf): **Nachweis von DNS-Antikörpern mit Hilfe der Gegenstromelektrophorese**

Auf Grund der stark negativen Ladung wandert die DNS im elektrischen Feld anodenwärts, während Antikörper gegen DNS im Agarose-Gel infolge der Elektroendosmose eine Bewegung zur Kathode aufweisen. Bei Patienten mit Lupus erythematodes haben wir versucht, mit Hilfe der Gegenstromelektrophorese Antikörper gegen DNS nachzuweisen.

Material und Methode

Insgesamt wurden 20 Seren von 10 Pat. mit Lupus erythematodes verschiedener Stadien untersucht. Bei allen Patienten war zu einem Zeitpunkt der Erkrankung das LE-Zellphänomen positiv ausgefallen. Bei 6 Pat. lag eine Niereninsuffizienz unterschiedlichen Schweregrades vor. Die Seren wurden vor Gebrauch in Portionen zu 500 µl tiefgefroren aufbewahrt.

Desoxyribonukleinsäure (DNS)

Kommerziell erhältliche DNS (Fa. Merck und Serva) wurde in Barbitalpuffer pH 8,6 gelöst und bei $-30°$ C tiefgefroren in einer Konzentration von 1 mg/ml aufbewahrt. Vor Gebrauch wurde diese DNS-Stammlösung 1:10 und 1:20 mit Barbitalpuffer auf eine Konzentration von 100 bzw. 50 µg/ml weiter verdünnt.

Gegenstromelektrophorese

1,0 g Agarose wurde in 100 ml Barbitalpuffer pH 8,6 gelöst und auf eine Glasplatte, die zur Boskamp-Kammer gehört, geschichtet. Nach Erstarren der Agarose wurde eine Doppelreihe von Auftragstellen mit einem Durchmesser von 4 mm und einem Abstand von 8 mm von Wallgrenze zu Wallgrenze ausgestanzt.

In die kathodenwärts gelegenen Auftragstellen wurde die DNS in zwei Konzentrationen, 50 und 100 µg/ml, in die anodenwärts gelegenen Auftragstellen die zu untersuchenden Seren konzentriert, 1:2 sowie 1:4 in Barbitalpuffer pH 8,6 verdünnt, aufgetragen. Jede Serumverdünnungsreihe wurde zwei verschiedenen DNS-Konzentrationen gegenübergestellt.

Die Elektrophorese lief über 3 Std bei einer Stromstärke von 50 mA entsprechend einer Gesamtspannung von ca. 200 V unter Kühlung des Kühltisches mit Leitungswasser, so daß die Temperatur während des Laufs bei $+20°$ C lag.

Nach Beendigung des Laufs wurde die Platte 12 Std lang in der Kammer belassen. Nach dieser Zeit waren nur selten Präzipitationslinien erkennbar. Nach wiederholten Waschungen in physiologischer NaCl-Lösung und in Aqua dest. erfolgte die Färbung mit Coomassie Brilliant Blue R. Spezifische Präzipitationslinien fanden sich in typischer Weise als feine Linie mehr zur Anode gelegen, wie dies auf Abb. 1 erkennbar ist.

Ergebnisse

Von 20 Seren, die von 10 Patienten mit Lupus erythematodes stammten, gaben 16 ein positives Präzipitat. Zwei Patienten wurden im Verlauf der Beobachtung negativ. Eine Patientin in einer inaktiven Phase der Erkrankung war von vornherein negativ. Das LE-Zellphänomen wurde im Verlauf der Behandlung im Vergleich zum Nachweis von DNS-Antikörpern früher negativ. Für die DNS-Antikörper scheint eine engere Korrelation zur Niereninsuffizienz zu bestehen, obwohl wir 1 Patienten beobachteten, der bei normaler Nierenfunktion weiter für DNS-Antikörper positiv blieb. Weitere Untersuchungen zur Klärung dieser Zusammenhänge stehen noch aus. Bei normalen Kontrollpersonen sowie Patienten mit terminaler Niereninsuffizienz andersartiger Genese konnten keine DNS-Antikörper nachgewiesen werden.

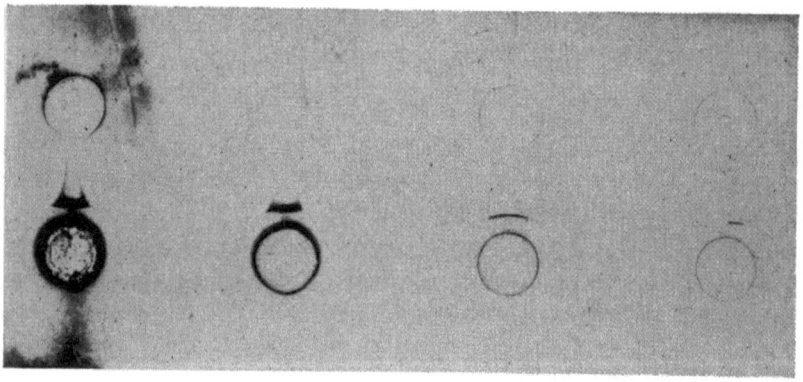

Abb. 1. Präzipitate von DNS-Antikörpern in einem Serum eines Patienten mit Lupus erythematodes. Obere Reihe: Kathoden nah, DNS-Auftragsstelle. Untere Reihe: Anoden nah, Serumauftragsstelle. Serum von links nach rechts konzentriert sowie 1:2, 1:4, 1:8 verdünnt

Demgegenüber zeigten 7 Patienten mit in der Komplementbindungsreaktion gesicherten Virusinfektionen reproduzierbare, spezifische Präzipitate. Eine Patientin wies einen signifikanten Titer gegen Cytomegalievirus, 6 einen signifikanten Titer gegen Herpes hominis auf. (Herrn Prof. Dr. W. A. Schmidt, Dir. d. Instituts f. Virologie, danken wir für die Herpes-Seren.)

Zur Prüfung der Spezifität der Methode wurde DNS mit DNAse I abgebaut. Hierzu wurde 1 mg DNS mit 4500 Kunitz E DNAse I aus Rinderpankreas (Serva) 1 Std bei + 37° C inkubiert. Beim Lauf der vorher positiven Seren gegen die DNAse I-behandelte DNS konnten keine Präzipitate mehr nachgewiesen werden.

Ebenfalls blieben nach Kochen der DNS bei 100° C die zuvor beobachteten Präzipitationen aus. Eine Behandlung der DNS mit einem proteolytischen Enzym, wie Trypsin, ergab keine Änderung der Reaktion. Hieraus kann mit einiger Wahrscheinlichkeit gesagt werden, daß die Antikörper tatsächlich gegen DNS gerichtet sind und nicht gegen das Histon. Außerdem ist das Histon nahezu unlöslich und zeigt keine Beweglichkeit in Agarose-Gelen der hier beschriebenen Art.

Diskussion

Die Gegenstromelektrophorese beruht auf dem Prinzip, daß präzipitierende Antikörper im elektrischen Feld zur Kathode und negativ geladene Antigene in Richtung Anode wandern. Im Fall des Lupus erythematodes gehören die DNS-Antikörper hauptsächlich der IgG-Klasse an und können so mit dieser Methode nachgewiesen werden [1—4].

Die Methode ist einfach, für klinische Zwecke ausreichend schnell und erlangte durch die Einführung zum Nachweis des Australia-Antigens eine weite Verbreitung. Methodisch scheint es wichtig zu sein, daß die Agarose möglichst weitmaschig ist, da andernfalls eine Wanderung der DNS im Gel offenbar unmöglich wird. Eine geeignete Konzentration liegt zwischen 0,6 und 1%.

Im Hinblick darauf, daß die Antikörperkonzentration in dem zu untersuchenden Serum unbekannt ist, kann es zu einer Verschiebung der Äquivalenzzone zwischen Antigen und Antikörper kommen, wodurch die Präzipitation an der Serumauftragstelle erfolgen kann. Aus diesem Grund sollten 3 Serumverdünnungen gegen 2 Verdünnungen der DNS angesetzt werden.

Von besonderer Bedeutung scheint es uns, darauf hinzuweisen, daß falsch positive Ergebnisse durch positive Antikörper gegen DNS-Viren zustande kommen können.

Die Ergebnisse dieser Methode müssen unter diesem Gesichtspunkt geprüft werden und erhalten nur im gesamten Spektrum der beim Lupus erythematodes beobachteten Immunphänomene eine Aussagekraft. Die Wertigkeit der Methode in der Verlaufsbeurteilung von Patienten mit Lupus erythematodes bedarf weiterer Untersuchungen. Ein Nachteil der Methode beruht darin, daß nicht präzipitierende DNS-Antikörper hiermit nicht erfaßt werden können.

Literatur

1. Davis, J. S.: Arthr. and Rheum. **14**, 377 (1971). — 2. Klajman, A., Farkash, R., Meyers B. D.: J. Immunol. **111**, 1136 (1973). — 3. Arana, R., Seligmann, M.: J. clin. Invest. **46** 1867 (1967). — 4. Tan, E. M., Shur, P. H., Carr, R. T., Kunkel, H. G.: J. clin. Invest. **45** 1732 (1966).

HEICKE, B., LEMMEL, E. M., BOTZENHARDT, U. (Physiolog.-Chemisches Inst., z. Z. II. Med. Klinik Univ. Mainz, u. I. Med. Klinik d. Univ. Mainz): **Radioimmunologische Bestimmung von Anti-DNS-Antikörpern bei Lupus Erythematodes**

Unter den verschiedenen Autoantikörpern, die bei Patienten mit Lupus erythematodes (SLE) beschrieben wurden, sind die gegen native Desoxyribonukleinsäure (DNS) oder andere Kernbestandteile gerichteten (antinukleäre Antikörper) von besonderem diagnostischen und pathogenetischen Interesse [1—4]. Im Gegensatz zum fluoreszenzserologischen Nachweis antinukleärer Antikörper ist die Bestimmung von Anti-DNS-Antikörper aus methodischen Gründen klinisch bisher nur in geringem Umfang eingesetzt worden, obgleich bekannt ist, daß diese Antikörper erhebliche diagnostische Relevanz vor allem bei Nierenbeteiligung und zur Beurteilung des Aktivitätsgrades der Erkrankung besitzen [3, 5—8]. Der Nachweis von Anti-DNS-Antikörpern läßt sich jedoch, wie gezeigt werden soll, radioimmunologisch unter Verwendung von markiertem Antigen auf einfache Weise quantitativ durchführen. Die Bestimmung beruht auf der spezifischen Bindung des markierten Antigens an Serum-Immunglobuline durch eine modifizierte Farr-Technik [9, 10] oder durch Immunpräzipitation mit spezifischen Anti-Humanglobulin-Antiseren (Radioimmunoassay).

Die Präparation der radioaktiv markierten DNS erfolgte aus einer E. coli-thy⁻-Mangelmutante unter Verwendung von Methyl-³H bzw. 2-¹⁴C-Thymin mit einem fraktionierten Detergensfällungsverfahren [11]. Das mit dieser Methode gewonnene Antigen ist ausreichend hochmolekular (MW 9×10^6) und weist einen hohen Reinheitsgrad (RNS <5%, Protein 2%, denaturierter Anteil ca. 6%, radiochem. Reinheit 96,8%) bei unveränderter Bruttobasenanalyse auf, so daß mit hoher Sepzifität Antikörper gegen native DNS gemessen werden können, wie auch durch Kompetitionsversuche mit anderen Polynukleotiden und Nukleoprotein bestätigt werden konnte. Eine inzwischen kommerziell erhältliche ¹⁴C-DNS (The Radiochemical Centre, Amerham-Buchler) kann für den Test ebenfalls verwendet werden.

Tabelle. Optimierter Radioimmunoassay zum Nachweis von Anti-DNS-Antikörpern im Serum

10 µl ¹⁴C-DNS-Lösung (entspr. 0,1 µg DNS bzw. ca. 7000 CPM)
40 µl Tris-Cl-Puffer 0,1 M, pH 7,5
　　NaCl 0,15 M
50 µl Serum (hämolysefrei)

100 µl
　　37° C 1 Std
　　4° C 1 Std
100 µl kalte gesättigte $(NH_4)_2SO_4$-Lösung nach Mischen (Whirlimix)
　　4° C ½ Std

anschließend 2,5 min 16000 g (Eppendorf-Zentrifuge)
und zur Aktivitätsbestimmung 0,1 ml Überstand
　　　　　　　　　　　　　　　　　　　+ 1,3 ml Aqua dest.
　　　　　　　　　　　　　　　　　　　+ 8,7 ml Aquasol (NEN)

Ergebnis: $\dfrac{T - 2\ddot{U}}{T} \times 100 = \%$ Bindung im Standardtest (= ng DNS/50 µl Serum)

T = eingesetzte Gesamtaktivität
Ü = Aktivität in 0,1 ml Überstand

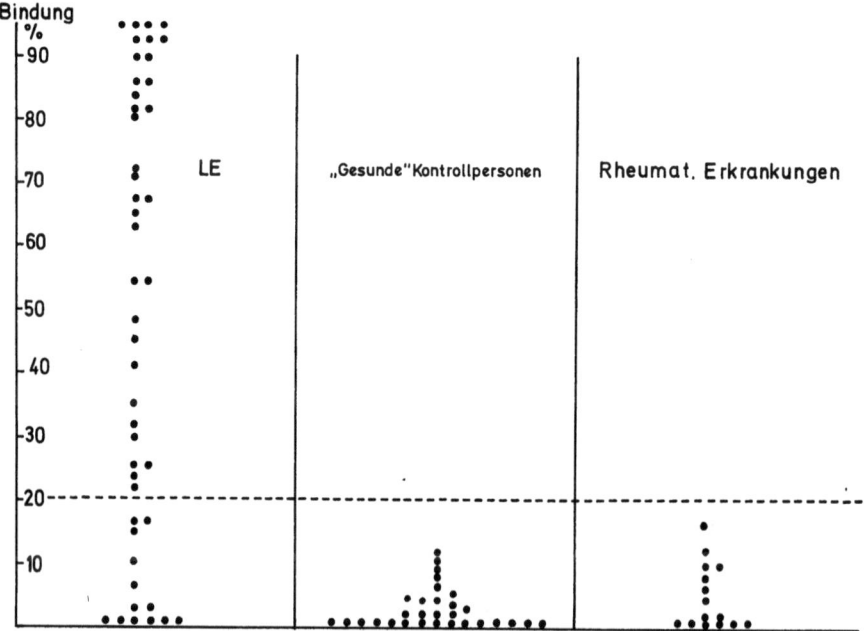

Abb. 1. Ergebnisse der radioimmunologischen Bestimmung von Anti-DNS-Antikörpern bei Patienten mit Lupus Erythematodes (LE), Erkrankungen des rheumatischen Formenkreises und gesunden Kontrollpersonen

Weiterhin wurde die Optimierung der Reaktionsbedingungen für die Antigen-Antikörperreaktion untersucht und ein Standardtest vorgeschlagen, der die kritische pH- und Ionenstärkeabhängigkeit der Reaktion berücksichtigt. Die optimale Antigenkonzentration war bei den untersuchten Seren und der verwendeten DNS mit 0,1 µg DNS in Gegenwart von 50 µl Patientenserum im Ansatzvolumen von 100 µl erreicht. Außerdem ergaben Untersuchungen mit partiell enzymatisch abgebauter DNS, deren Molekulargewicht durch analytische Ultrazentrifugation ermittelt wurde, daß dem Molekulargewicht der als Antigen eingesetzten radioaktiven DNS eine erhebliche Bedeutung zukommt [12]. Liegt dieser Wert wesentlich unter 10^7, so nimmt die für eine gegebene Antikörpermenge gemessene Antigenpräzipitation deutlich ab. Durch Radioimmunpräzipitation mit spezifischen Anti-Humanglobulin-Antiseren ließ sich die Immunglobulinklasse der Anti-DNS-Antikörper bestimmen, für Routineuntersuchungen empfiehlt sich jedoch die weniger aufwendige Ammonsulfatpräzipitation.

Zur Beurteilung der diagnostischen Wertigkeit des entwickelten Radioimmunassays wurden vergleichende Untersuchungen an Gesunden und an Patienten mit gesicherter Diagnose Lupus Erythematodes durchgeführt. Hierzu wurden in den Serumproben parallel folgende Bestimmungen durchgeführt:

1. Radioimmunoassay (RIA) auf Anti-DNS-Antikörper;
2. Indirekter Immunfluoreszenztest (IF-Test) an Mäuseleberschnitten mit Titerbestimmung;
3. Anti-Nukleoprotein-Latex-Test.

Während in einem Kontrollkollektiv gesunder Blutspender keine Anti-DNS-Antikörper nachweisbar waren, wiesen 72% der bisher untersuchten 46 (z. T. immunsuppressiv behandelten) Patienten mit Lupus erythematodes signifikant erhöhte Werte (> 20 ng DNS-Bindung) im Radioimmunoassay auf. Dabei bestand bei insgesamt guter Übereinstimmung positiver bzw. negativer Ergebnisse zwischen RIA- und IF-Test quantitativ jedoch nur eine lockere Korrelation zu den in der gleichen Serumprobe bestimmten Titern antinukleärer Faktoren. Bei jeweils 5 Fällen war nur einer der beiden Tests (IF- bzw. RIA-Test) positiv, so daß beide Methoden sich ergänzen, wobei die einfache Durchführbarkeit und Präzision (Variationskoeffizient VK = 5,9% von Tag zu Tag) der radioimmunologischen Methode besonders hervorzuheben sind. Seren, die in einem der beiden genannten serologischen Tests positiv reagierten, ergaben mit den kommerziell erhältlichen Anti-Nukleoprotein-Latex-Tests (Fa. Hyland, Fa. Lederle) jeweils nur in 10 bis 15% der Fälle eine positive Agglutination, eine Korrelation zur Titerhöhe der antinukleären Faktoren bzw. der Anti-DNS-Antikörper war nicht zu erkennen.

Wir danken Herrn Prof. J. C. F. Schubert, Zentrum der Inneren Medizin, Abteilung für Hämatologie der Universität Frankfurt a. M. für die freundliche Kooperation durch Überlassung von Serumproben und klinischen Unterlagen.

Literatur

1. Robbins, W. C., Holman, H. R., Deicher, H., Kunkel, H. G.: Proc. Soc. exp. Biol. (N.Y.) 96, 575 (1957). – 2. Arana, R., Seligman, M.: J. clin. Invest. 46, 1867 (1967). – 3. Casals, P. S., Friou, G. J., Myers, L. L.: Arthr. and Rheum. 7, 379 (1964). – 4. Natali, P. G., Tan, E. M.: J. clin. Invest. 51, 345 (1972). – 5. Koffler, D., Carr, R., Agnello, V., Thoburn, R., Kunkel, H. G.: J. exp. Med. 134, 294 (1971). – 6. Koffler, D., Schur, P. H., Kunkel, H. G.: J. exp. Med. 126, 607 (1967). – 7. Andres, G. A., Accini, L., Beiser, S. M., Christian, C. L., Cinotti, G. A., Erlanger, E. G., Hsu, K. C., Seegal, B. C.: J. clin. Invest. 49, 2106 (1971). – 8. Koffler, D., Agnello, V., Thoburn, R., Kunkel, H. G.: J. exp. Med. 134, 169 (1971). – 9. Farr. R. S.: J. infect. Dis. 103, 239 (1958). – 10. Pincus, T., Schur, P. H., Rose, J. A., Decker, J. L., Talal, N.: New Engl. J. Med. 281, 701 (1969). – 11. Hönig, W., Zahn, R. K., Heitz, W.: Anal. Biochem. 55, 34 (1973). – 12. Geisert, M., Heicke, B., Metzmann, E., Zahn, R. K.: Nucl. Acid. Res. (1975).

BAUER, K., DEUTSCH, E. (1. Med. Univ.-Klinik Wien): **Antikörper-ähnliche Aktivität von monoklonalem IgM-Paraprotein gegen Röntgenkontrastmittel, die 3-Amino-2,4,6-Trijodbenzoesäure-Gruppen enthalten**

Bei einem Patienten mit monoklonaler IgM-Paraproteinämie (Morbus Waldenström) sollte wegen Verdachtes auf Cholelithiasis eine intravenöse Cholecystangiographie mit dem gallengängigen Röntgenkontrastmittel Meglumine Ioglycamide (Biligram®) durchgeführt werden. Unmittelbar nach Beginn der Kontrastmittelinfusion verstarb der Patient unter den Zeichen des akuten Kreislaufstillstandes. Bei der Autopsie wurde als Ursache dafür eine totale Embolie der Lungenarterien mit kleingranulären Plasmaklümpchen gefunden [1].

Von vorhergegangenen therapeutischen Plasmapheresen stand genügend Material für in vitro-Versuche zur Verfügung. Da die ersten Resultate für das Vorliegen

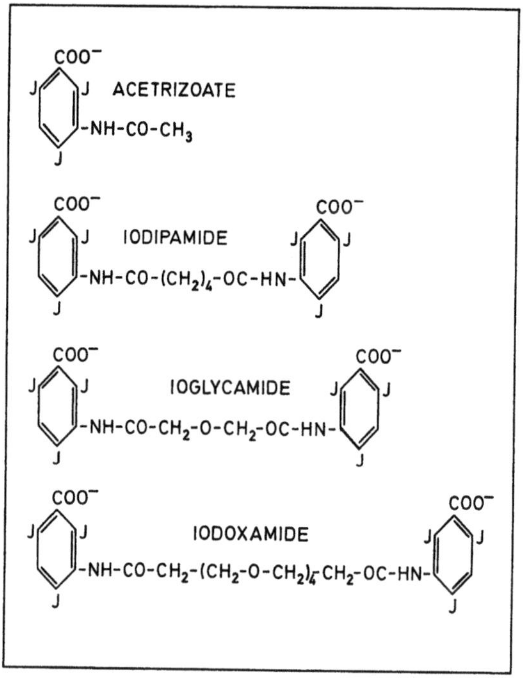

Abb. 1. Gallengängige Röntgenkontrastmittel auf der Basis von 3-Amino-2,4,6-Trijodbenzoesäure

einer Antigen-Antikörper-*ähnlichen* Reaktion sprachen, wurde versucht, diese Reaktion näher zu charakterisieren. Dazu gehörte einmal die genauere Untersuchung der antigenen Determinante an den Kontrastmitteln, die Derivate der 3-Amino-2,4,6-Trijodbenzoesäure sind. Dabei ergab sich, daß die symmetrisch-bivalenten Kontrastmittel dieses Typs (Abb. 1) das IgM-Paraprotein$_{E.O.}$ präzipitieren können, die Stärke der Bindung allerdings je nach Struktur der Zwischenkette unterschiedlich ist. Im Gegensatz dazu können die monovalenten Derivate (z. B. Acetrizoate) das Paraprotein$_{E.O.}$ nicht präzipitieren, aber die präzipitierten Komplexe aus Paraprotein$_{E.O.}$ und bivalenten Kontrastmitteln im Überschuß lösen (Abb. 2). Neben den kommerziell verfügbaren Kontrastmitteln Acetrizoate, Ioglycamide, Iodipamide und Iodoxamide standen uns noch eine Vielzahl von Versuchspräparaten zur Verfügung, die je nach ihrem chemischen Aufbau typisch reagierten.

Nach unseren bisherigen Untersuchungen ist das kleinste, noch reaktionsfähige Antigenmolekül die 3-Amino-2,4,6-Tri*halogen*benzoesäure. Die Affinität zur Antigenbindungsstelle am $IgM_{E.O.}$-Paraprotein dürfte je nach substituiertem Halogen von Jod über Brom zu Chlor zunehmen. Ein allfälliger Substituent der Aminogruppe kann die Bindung an das $IgM_{E.O.}$-Paraprotein ebenfalls beträchtlich beeinflussen. Die meta-Stellung der Aminogruppe dürfte ein wesentliches Kriterium sein.

Bei einer Antigen-Antikörper-*ähnlichen* Reaktion muß das „Hapten" in die Antigenbindungsstelle am IgM-Molekül gebunden werden. Wir konnten zeigen, daß sowohl 2-Mercaptoäthanol-Spaltprodukte des $IgM_{E.O.}$-Moleküls, also IgM-Monomere, als auch tryptische Spaltprodukte, die Fab-Fragmente, Trijodaminobenzoesäuregruppen binden können. Da diese Spaltprodukte aber nur noch bi- bzw. univalent sind, präzipitieren sie nicht mehr mit den bivalenten Kontrastmitteln. Mit Hilfe der quantitativen Präzipitinreaktion fanden wir in den Kom-

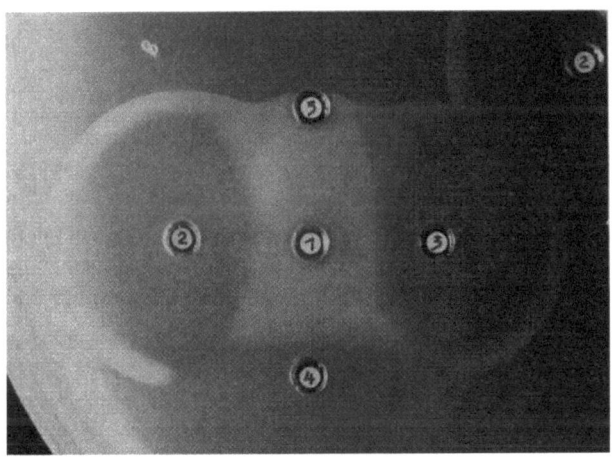

Abb. 2. Präzipitations- und Auflösungsphänomene von Ioglycamide (1), Iodipamide (2), Iodoxamide (3) und Acetrizoate (4) in einer 1%igen Agarose, die 7 mg/ml $IgM_{E.O.}$ enthält. (5) 0,9% NaCl

plexen von Ioglycamid und $IgM_{E.O.}$ ein molares Verhältnis von 4:1. Dieses Verhältnis dürfte das optimale sein für die sterische Vernetzung des, in diesem Falle wohl dekameren IgM-Moleküls [2, 3] mit dem symmetrisch-*bivalenten* Liganden.

Aus den hier beschriebenen Experimenten schließen wir auf das Vorliegen einer Antigen-Antikörper-*ähnlichen* Aktivität dieses $IgM_{E.O.}$-Paraproteins gegen 3-Amino-2,4,6-Trijodbenzoesäuregruppen. Dies würde bedeuten, daß der Patient eine pathologisch gesteigerte Produktion von Antikörpern gegen ein Hapten — nämlich Ioglycamide — hatte, mit dem es unseres Wissens vorher noch nie in Kontakt gekommen war. Eine mögliche Erklärung dieses Phänomens könnte darin bestehen, daß er sich um die Kreuzreaktion mit einem, der Trijodaminobenzoesäure verwandten Hapten handelt. Diese Möglichkeit ist durch die deutlich gesteigerte Affinität zur entsprechenden Chlorverbindung durchaus gegeben. Das uns unbekannte ursprüngliche Hapten wäre dann die eigentliche Ursache für das Entstehen der monoklonalen IgM-Paraproteinämie, sei es auf Grund besonders langer oder besonders intensiver Einwirkung auf das Immunsystem. Bereits früher haben andere Autoren im Zusammenhang mit Antikörper-ähnlichen Aktivitäten von Paraproteinen gegen Dinitrophenyl-Reagentien die Hypothese vertreten, daß durch einen derartigen besonderen Antigen-Stimulus eine große Anzahl eng verwandter Klons entstanden sein könnte. Wenn nun aus dieser Gruppe ein einzelner Klon maligne degeneriert und Anlaß zur Entstehung einer Paraproteinämie gibt, kann er naturgemäß gegen ein völlig neues Antigen zufällig eine höhere Affinität besitzen, als zu jenem Antigen, das eigentlich seine Entstehung auslöste [2].

Die klinische Bedeutung dieser Phänomene liegt in der Tatsache, daß es sich bei den Haptenen in diesem Falle um gängige Röntgenkontrastmittel handelt. Auf Grund des hier dargelegten Reaktionsmodells erscheinen Gegenmaßnahmen bei einem derartigen Zwischenfall aussichtslos. Wir halten daher die intravenöse Cholecystangiographie mit Kontrastmitteln auf der Basis von 3-Amino-2,4,6-Trijodbenzoesäure in allen Fällen für kontraindiziert, bei denen eine IgM-Paraproteinämie vorliegt oder vorliegen könnte. Ist bei einem derartigen Patienten die intravenöse Cholecystangiographie unbedingt erforderlich, sollte sie erst nach sorgfältiger in vitro-Testung der Verträglichkeit von Plasma (oder Serum) und dem Kontrastmittel durchgeführt werden.

K. B. dankt der Eisner-Spende 1973 und der Schering AG Berlin für die Unterstützung seiner Arbeit.

Literatur

1. Bauer, K., Tragl, K. H., Bauer, G., Vycudilik, W., Höcker, P.: Wien. Klin. Wschr. **86**, 766 (1974). — 2. Ashman, R. F., Metzger, H.: J. biol. Chem. **244**, 3405 (1969). — 3. Edberg, S. C., Bronson, P. M., Van Oss, C. J.: Immunochemistry **9**, 273 (1972).

SCHWARZ, J. A., KABOTH, U., JOST, H., SCHEURLEN, P. G. (Med. Univ.-Klinik Homburg/Saar): **Monomeres IgM bei akuten und chronischen Lebererkrankungen, Auto-Immunerkrankungen und monoklonalen Gammopathien**

Die von Stobo u. Thomasi (1967) beschriebene Immunodiffusion in Polyacrylamidgel — der Siebeffekt des 5%igen Gels verhindert die Diffusion der höhermolekularen pentameren IgM-Moleküle — ermöglicht die routinemäßige Suche nach monomerem IgM. Dieses phylogenetisch älteste Immunglobulin wurde beim Menschen bisher gelegentlich bei lymphoproliferativen, Autoimmun- und einigen Infektionserkrankungen beschrieben [2—4]. Die klinische Signifikanz dieses Immunglobulins ist weiterhin ungeklärt. Es wurde deshalb das Auftreten von 7 S-IgM bei einer größeren Anzahl lymphoproliferativer, Autoimmunerkrankungen sowie akuten und chronischen Lebererkrankungen untersucht.

Methoden

Die Doppeldiffusion zum Nachweis des monomeren IgM erfolgte im 5%igen Polyacrylamidgel 24 Std nach Ansetzen des Gels und Polymerisation unter Luftabschluß [1]. Schichtdicke des Gels 2 mm, Rosettenstanze mit einem zentralen und 6 umgebenden Stanzlöchern von 3 mm Durchmesser und einem Abstand von 1 cm. In das zentrale Reservoir wurde Anti-µ-Serum gefüllt, in die umgebenden die zu testenden Seren mit jeweils einem 7 S-IgM-positiven Kontrollserum, Probenauftrag 10 µl. Die Präzipitate wurden im Durchlicht nach 48- und 72stündiger Diffusion in der feuchten Kammer bei 37° C abgelesen. Nach 72stündiger Elution der nichtpräzipitierten Proteine in 0,9%iger NaCl wurde 7 min mit 0,05%igen Amidoschwarz 10 B in 7,5%iger Essigsäure gefärbt und mit 7,5%iger Essigsäure entfärbt. Danach wurden noch vereinzelt zarte Präzipitate festgestellt, die vor der Anfärbung nicht erkennbar waren.

Ergebnisse und Diskussion

In Vorversuchen wurde die Anwendbarkeit des 7 S-IgM-Testes mit Poolserum, Mercaptoäthanol-reduziertem Poolserum und mit nach Sephadex G-200 Chromatographie isolierten und auf das Ausgangsvolumen konzentrierten Fraktionen dieser beiden Seren geprüft. Das Vorliegen freier H-µ-Ketten wurde immunelektrophoretisch und in der Doppeldiffusion ausgeschlossen [5].

Monomeres IgM ließ sich im Nabelschnurblut gesunder Neugeborener und im Serum gesunder Erwachsener nicht nachweisen, recht häufig dagegen beim Morbus Waldenström, beim IgA-Plasmozytom, beim IgG-Plasmozytom und in geringerer Häufigkeit auch bei den benignen monoklonalen IgA- und IgG-Gammopathien. Im Gegensatz zu einer Mitteilung aus der Literatur [6] kann der 7 S-IgM-Test somit nicht zur Differentialdiagnose zwischen benignen und malignen monoklonalen Gammopathien beitragen.

Beim Lupus erythematodes fanden wir monomeres IgM in ähnlicher Häufigkeit wie in der Literatur beschrieben [4], aber auch bei multipler Sklerose [2, 11] und chronisch-atrophischer Gastritis [2, 14] — Erkrankungen, bei denen ebenfalls Autoimmunphänomene nachweisbar sind.

Negativ verlief der Test bei einigen auf die Haut beschränkten Erkrankungen mit ebenfalls zumindest lokal nachweisbaren gesteigerten Immunprozessen wie dem Kontaktekzem (n = 117), der Dermatitis herpetiformes During (n = 6) und dem bullösen Pemphigoid (n = 6).

Tabelle 1. Monomeres IgM beim Menschen

Diagnose	n	7 S-IgM	
		n	%
Nabelschnurblut	40	0	0
Normalpersonen	50	0	0
M. Waldenström	49	35	71,4
IgA-Plasmozytom	23	11	47,8
IgG-Plasmozytom	62	15	24,2
Benigne monoklonale IgA-Gammopathie	8	3	37,5
Benigne monoklonale IgG-Gammopathie	58	9	15,5
Lupus erythematodes	15	4	26,7
Virushepatitis	80	46	56,3
Chronisch-aggressive Hepatitis	61	29	47,5
Chronisch-persistierende Hepatitis	26	4	15,4
Lebercirrhose	88	32	36,4
Fettleber	24	1	4,2

Der Nachweis von 7 S-IgM bei 4 Patienten mit Lebercirrhose wurde in der Literatur bereits diskutiert [2]. Das von uns beobachtete häufigere Auftreten nicht nur bei histologisch gesicherten kompletten Cirrhosen, sondern auch bei der akuten infektiösen Hepatitis, bei klinisch und histologisch gesicherten chronisch-aggressiven und persistierenden Hepatitiden ist unseres Wissens ein noch nicht publizierter Befund. Bei der infektiösen Hepatitis blieb monomeres IgM während der ersten 4 bis 6 Wochen nachweisbar. Zwei Patienten mit persistierendem 7 S-IgM entwickelten später eine chronisch-aggressive Hepatitis.

Da ein gehäuftes Zusammentreffen einer Australia-Antigenpersistenz und chronischen Lebererkrankungen besteht [7], wurde die Hb-Ag-Bestimmung in allen Seren durchgeführt. Eine Signifikanz zwischen dem Nachweis von monomerem IgM und dem Hepatitis-B-Antigen oder den Immunglobulinen IgG, IgA, IgM und IgD wurde nicht festgestellt.

Bei gesunden Hb-Ag-Trägern (n = 15) wurde kein 7 S-IgM nachgewiesen.

Immunfluoreszenzmikroskopisch fanden sich bei chronisch-aggressiver Hepatitis und bei Lebercirrhosen antinukleäre Antikörper und Antikörper gegen glatte Muskulatur weitaus häufiger in 7 S-IgM-positiven Seren, bei akuter Hepatitis und chronisch-persistierender Hepatitis wurde eine eher umgekehrte Verteilung beobachtet. Das Auftreten des Rheumafaktors zeigte kein einheitliches Verhalten.

Tabelle 2. Immunfluoreszenzmikroskopisch nachweisbare Autoantikörper (ANA = antinukleäre Antikörper, SMA = Antikörper gegen glatte Muskulatur, AMA = antimitochondriale Antikörper; RF = Rheumafaktoren) bei akuten und chronischen 7 S-IgM-positiven und -negativen Lebererkrankungen

Diagnose	7S-IgM +/-	n	ANA %	SMA %	AMA %	RF %
Virushepatitis	+	45	2,2	19,6	0	13
	-	31	3,2	32	0	9,7
Chron. aggress. Hepatitis	+	29	27,6	55	3,4	17,3
	-	31	9,7	6,2	0	28
Chron. persist. Hepatitis	+	4	0	0	0	0
	-	15	6,6	20	0	6,6
Lebercirrhose	+	32	25	28	3,1	31,2
	-	56	16	17,9	0	26,8

Das Auftreten von monomerem IgM bei einem Teil der infektiösen Lebererkrankungen, Autoimmunerkrankungen und monoklonalen Gammopathien ist als Zeichen einer überschießenden primären humoralen Immunantwort interpretierbar, die von einer atavistischen (eventuell kompensatorischen) IgM-Antwort begleitet wird. Das Persistieren einer solchen gesteigerten Immunantwort ist möglicherweise bei entsprechender genetischer Disposition als Ursache für das Entstehen einer Autoimmunerkrankung (wie z. B. der chronisch-aggressiven Hepatitis) anzusehen. Ein nach abgeklungener Hepatitis weiterhin positiver 7 S-IgM-Test könnte deshalb nach den bisherigen Ergebnissen — bei Bestätigung durch eine größere Fallzahl — als leicht meßbares zusätzliches Kriterium zur Diagnostik und Verlaufsbeobachtung chronischer Lebererkrankungen beitragen.

Literatur

1. Stobo, J. P.: J. clin. Invest. **46**, 1329 (1967). — 2. Bush, S. T.: Fed. Proc. **26**, 529 (1967). — 3. Hunter, A.: Immunology **15**, 381 (1968). — 4. Schwarz, J. A.: Klin. Wschr. **52**, 857 (1974). — 5. Schwarz, J. A.: Z. Immun.-Forsch. (im Druck). — 6. Carter, F.: Brit. med. J. **2**, 260 (1971). — 7. Kaboth, U.: Internist **14**, 554 (1973).

ROELCKE, D. (Inst. f. Immunologie u. Serologie d. Univ. Heidelberg), EBERT, W. (Heidelberg), FEIZI, T. (Harrow), FUDENBERG, H. H. (San Francisco), KUNKEL, H. G. (New York), WANG, A. C. (San Francisco): **Beziehungen zwischen Immunglobulin-Struktur und Antikörper-Spezifität bei monoklonalen Kälteagglutininen**

Paraproteinosen, also Myelome und Makroglobulinämie Waldenström, sind für die Immunologie von großer Bedeutung, da bei ihnen monoklonale und damit homogene Immunglobuline (Ig) auftreten, an denen Aminosäure-Sequenzanalysen vorgenommen werden können. Ig-Schwer- und -Leichtketten bestehen aus einem konstanten und einem variablen Abschnitt. Die konstanten Abschnitte sind innerhalb der einzelnen Ig-Klassen (Subklassen) und innerhalb gleicher Leichtkettentypen gleich (abgesehen von den durch Allotypien bedingten Varianten). Dies hat zur Folge, daß biologische Funktionen von Antikörpern (Ak) dann mittels Strukturanalysen monoklonaler Ig untersucht werden können, wenn diese biologischen Funktionen an die konstanten Molekülabschnitte gebunden sind. Dies trifft für biologische Funktionen von Ak allgemein zu (C-Aktivierung, Zellfixation, Plazentapassage) mit einer Ausnahme, nämlich der Antigenbindungsfunktion, der „eigentlichen" Antikörperfunktion. Die Antigenbindungsbezirke von Ak werden durch das Zusammenspiel von Strukturen innerhalb der variablen Bezirke von Schwer- und Leichtketten aufgebaut. Die Variationsbreite der variablen Abschnitte repräsentiert das Repertoire aller möglichen Ak-Spezifitäten. Einblicke in die Chemie der Ak-Spezifität kann man also nur an monoklonalen Ig mit identifizierter Ak-Spezifität gewinnen. Unter diesem Gesichtspunkt hat die chronische Kälteagglutinin(KA)-Krankheit eine besondere Aktualität erlangt. Bei ihr treten monoklonale Ak (Auto-Ak) gegen Erythrozyten auf (Übersicht bei [1]). Die Beziehungen, die sich zwischen der Struktur und der Spezifität dieser Ak herleiten lassen, sollen hier skizziert werden. Das Modell der KA hat den Vorzug, daß es aus den Systemen I-Anti-I sowie Pr-Anti-Pr besteht. Deshalb kann die Signifikanz bestimmter Ak-Strukturen nicht nur gegenüber monoklonalen Ig ohne (bekannter) Ak-Spezifität, sondern auch im Vergleich zu den KA der jeweils anderen Spezifität überprüft werden.

Die Tabelle 1 faßt die an den Schwer- und Leichtketten erhobenen Befunde zusammen. Anti-I KA sind IgM($\varkappa$)-, nur selten IgM(λ)-Proteine. Die seltenen IgM(λ) KA weisen im Gegensatz zu IgM($\varkappa$) KA häufiger Anti-i- als Anti-I-Spezi-

Tabelle 1. Immunglobulin-Charakteristiken monoklonaler Kälteagglutinine

Spezifität	Immun-globulin	Subgruppen		Subspezifität
		V_H	$V_\varkappa$	
Anti-I	IgM ($\varkappa$)	V_{HI}	$V_{\varkappa II}^a$ (Präf.)	
	IgM (λ)			(Anti-i)
Anti-Pr (1—3)	IgM ($\varkappa$)	V_{HIII}	$V_{\varkappa IV}$	
	IgM (λ)			
	IgA$_1$ ($\varkappa$)	$V_{HII/III}$	$V_{\varkappa IV}$	Anti-Pr$_1$

[a] 1. hypervariabler Bezirk in 2 Fällen identisch.

fität auf [2]. Anti-Pr KA sind ebenfalls IgM($\varkappa$)- oder IgM(λ)-Proteine [3], ferner sind alle bisher entdeckten IgA KA Anti-Pr [4]. Auf Grund von Ähnlichkeiten der N-terminalen variablen Aminosäuresequenzen (Pos. 1 bis 22) lassen sich bestimmte Subgruppen der Schwer- sowie der $\varkappa$- und λ-Leichtketten aufstellen. Die N-terminalen Bezirke dürften (zumindest indirekt) am Aufbau der Antigenbindungsbezirke beteiligt sein. Anti-I μ-Ketten gehören zu V_{HI}, Anti-I $\varkappa$-Ketten vorzugsweise zu $V_{\varkappa II}$ [5, 6]. Anti-Pr Schwerketten gehören nicht zu V_{HI}, sondern zu V_{HII} oder V_{HIII}, Anti-Pr $\varkappa$-Ketten zu der „neuen" Subgruppe $V_{\varkappa IV}$, die durch Sequenzanalysen von Pr-Ak entdeckt wurde [7] (Tabelle 2). Sie ist charakterisiert durch Asx in Pos. 9, Alanin in Pos. 12 und Asx in Pos. 22 (R. K., L. Th. in Tabelle 2). Die $\varkappa$-Kette eines weiteren Anti-Pr KA ist ähnlich [6] (Rob. in Tabelle 2). Obwohl einige weitere $V_{\varkappa IV}$-Ketten bei KA-inaktiven Ig [8, 9] und ein IgM(λ) KA mit Anti-Pr-Spezifität [3] gefunden wurden, ist die Präferenz von $V_{\varkappa IV}$ bei Anti-Pr signifikant. Diese Befunde belegen direkte Beziehungen zwischen Primärstruktur und Spezifität von KA.

Es gelingt ferner, in Immunisierungsversuchen Ak gegen Strukturen auf dem variablen Abschnitt von KA zu induzieren, die spezifisch entweder für Anti-I oder für Anti-Pr sind. Die Tabelle 3 faßt die Befunde vereinfacht zusammen. Immunisiert man mit einem beliebigen monoklonalen IgM-Protein [IgM(a)], so erhält man nach Absorption des Antiserums mit anderen IgM-Proteinen ein spezifisches Anti-IgM(a), das mit anderen IgM-Proteinen [IgM(n)] nicht mehr reagiert: Nachweis der IgM(a)-Idiotypie. Verfährt man analog mit einem Anti-I IgM(a), so reagieren Antiseren dagegen jedoch auch mit anderen Anti-I IgM-Proteinen: Nachweis der Anti-I-Kreuzidiotypie [10]. Kreuzreaktionen mit Anti-Pr IgM-Proteinen oder anderen IgM-Proteinen werden jedoch nicht beobachtet. Umgekehrt geben Antiseren gegen kreuzidiotypische Determinanten von Anti-Pr IgM-Proteinen keine Kreuzreaktionen mit Anti-I IgM-Proteinen. Es herrscht

Tabelle 2. N-terminale Aminosäuresequenzen der ϰ-Ketten von Anti-Pr-Kälteagglutininen

	1					5					10					15					20	
V$_\varkappa$IV Prototyp Sequ.	Asp	Ile	Val	Met	Thr	Gln	Ser	Pro	Asx	Ser	Leu	Ala	Val	Ser	Leu	Gly	Glx	Arg	Ala	Thr	Ile	Asx
Anti-Pr$_1$ R. K.						Leu																
Anti-Pr$_2$ L. Th.									Glx													
Anti-Pr$_1$ Rob.												Thr				Pro	Glx					Ser

Tabelle 3. Unterschiedliche kreuzidiopatische Determinanten von Anti-I- und Anti-Pr-Kälteagglutininen

Idiotypiespez. Ak gegen	Reaktion mit		Bemerkungen
IgM (a)	IgM (a)	+	Idiotypie
	IgM (n)	−	
IgM Anti-I (a)	IgM Anti-I (a)	+	
	IgM (n)	−	
	IgM Anti-I (n)	+	Anti-I-Kreuzidiotypie
	IgM Anti-Pr (n)	−	
IgM Anti-Pr (a)	IgM Anti-Pr (a)	+	
	IgM (n)	−	
	IgM Anti-I (n)	−	
	IgM Anti-Pr (n)	+	Anti-Pr-Kreuzidiotypie
	IgA Anti-Pr (n)	+	Anti-Pr-Kreuzidiotypie

jedoch sogar Kreuzidiotypie zwischen Anti-Pr IgM- und Anti-Pr IgA-Molekülen [11]. Man kann aus diesen Befunden schließen, daß man mit Anti-I- und Anti-Pr-spezifischen Antikörpern Reagenzien in der Hand hat, die spezifisch sind für die Antigenbindungsbezirke von I- und Pr-Ak.

Derart weitreichende Beziehungen zwischen Ak-Struktur und Ak-Spezifitäten wie im Modell monoklonaler KA haben sich bisher in keinem weiteren Modell ermitteln lassen.

Literatur

1. Roelcke, D.: Clin. Immunol. Immunopathol. **2**, 266 (1974). — 2. Pruzanski, W., Cowan, D. H., Parr, D. M.: Clin. Immunol. Immunopathol. **2**, 234 (1974). — 3. Roelcke, D., Ebert, W., Feizi, T.: Immunology **27**, 879 (1974). — 4. Roelcke, D.: Europ. J. Immunol. **3**, 206 (1973). — 5. Capra, J. D., Kehoe, J. M., Williams, R. C., Jr., Feizi, T., Kunkel, H. G.: Proc. nat. Acad. Sci. (Wash.) **69**, 40 (1972). — 6. Gergely, J., Wang, A. C., Fudenberg, H. H.: Vox Sang. **24**, 432 (1973). — 7. Wang, A. C., Fudenberg, H. H., Wells, J. V., Roelcke, D.: Nature (Lond.) New Biol. **243**, 126 (1973). — 8. Sletten, K., Hannestad, K., Harboe, M.: Scand. J. Immunol. **3**, 219 (1974). — 9. Schneider, M., Hilschmann, N.: Hoppe-Seylers Z. physiol. Chem. **355**, 1164 (1974). — 10. Williams, R. C., Jr.: Ann. N. Y. Acad. Sci. **190**, 330 (1971). — 11. Feizi, T., Kunkel, H. G., Roelcke, D.: Clin. exp. Immunol. **18**, 283 (1974).

EBERT, W. (Abt. f. Stoffwechsel u. Sportmedizin, Med. Univ.-Poliklinik Heidelberg), ROELCKE, D., GEISEN, H. P., WEICKER, H. (Heidelberg): **Antikörperspezifitäten monoklonaler Kälteagglutinine**

Kälteagglutinine sind gegen Erythrozyten gerichtete Autoantikörper. Wegen ihrer Autoantikörpernatur waren Spezifitätsbestimmungen von Kälteagglutininen lange Zeit nicht möglich. Entscheidende Beiträge hierzu lieferte erst die Chemie der Erythrozytenautoantigene. Spezifitätsbestimmungen von Kälteagglutininen sind insbesondere aktuell im Hinblick auf das Problem der Beziehungen zwischen Antikörperstrukturen und Antikörperspezifitäten (s. vorstehendes Referat). Dieses Problem erfordert über die Spezifitätsbestimmungen hinaus die chemische Identifizierung einzelner Antigendeterminanten. Deshalb wird in diesem Referat zunächst die serologische Klassifizierung und dann die Chemie der I/i- und $Pr_1/Pr_2/Pr_3$-Antigene geschildert.

Die meisten Kälteagglutinine reagieren stärker mit Erwachsenen- als mit Neugeborenen-Erythrozyten. Diese Kälteagglutinine werden nach Wiener et al. [1] Anti-I genannt. In seltenen Fällen reagieren Erwachseneneerythrozyten sehr schwach mit Anti-I. Sie besitzen statt dessen auf Grund genetischer Determinierung vermehrt das Antigen i. Die I/i-Antigene zeigen also eine gewisse Gruppenspezifität. Auf Neugeborenenerythrozyten ist i im Vergleich zu I verstärkt vorhanden, wobei sich I und i reziprok verhalten. Die für Erwachsene charakteristische I-Antigenität ist nach Ablauf von 18 Monaten erreicht. Die Pr-Antigene sind strikte Autoantigene. Sie wurden auf den Erythrozyten sämtlicher 50 000 bis jetzt untersuchten Personen gefunden.

Deutliche Unterschiede findet man im Reaktionsverhalten der Kälteagglutinine mit Protease- und Neuraminidase-behandelten Erythrozyten. Während die I-Aktivität durch Proteasebehandlung eher gesteigert wird, verschwindet die Pr-Antigenität. Die Pr-Antigenität ist auf dem sog. Hauptglykoprotein der Erythrozytenmembran verankert, und zwar auf dem hydrophilen N-terminalen Teil [2]. Die

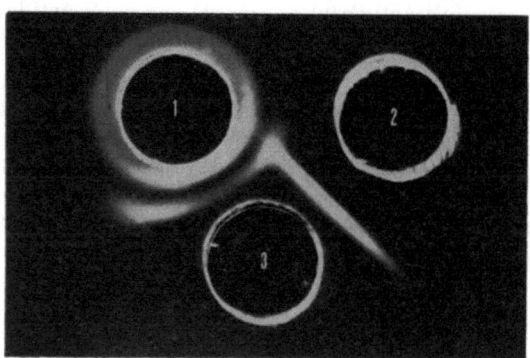

Abb. 1. Immundoppeldiffusion von Anti-Pr$_2$ (1) und Anti-I$_{No.}$ (2) gegen eine native Erythrozytenglykoproteinpräparation (3)

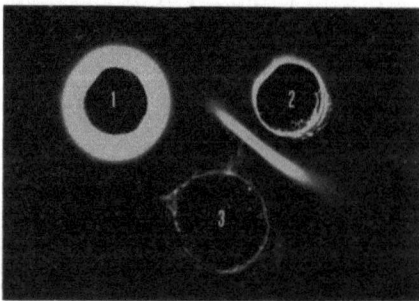

Abb. 2. Immundoppeldiffusion von Anti-Pr$_2$ (1) und Anti-I$_{No.}$ (2) gegen das alkalistabile Erythrozytenglykoprotein (3)

I-Antigenität ist (wahrscheinlich) an ein vom Hauptglykoprotein unabhängiges Glykoprotein gebunden, das sich frei von Antigen-Nebenaktivitäten aus Protease-behandelten Erythrozyten isolieren läßt [3]. Neuraminidase inaktiviert im Gegensatz zur I- die Pr-Antigenität. Damit ist N-Acetylneuraminsäure (NANA) terminale Komponente der Pr-Determinanten [4]. Die terminale Substanz der I-Determinanten ist dagegen noch nicht definitiv ermittelt. An ihrer Identifizierung wird in unserem Labor z. Z. gearbeitet.

I zeigt Beziehungen zu weiteren Blutgruppensystemen, nämlich zu AB0, P, Le und der Sekretoreigenschaft. Derartige Beziehungen ließen sich bei Pr nicht nachweisen. Schließlich unterscheiden sich die beiden Antigenspezifitäten in ihrem Vorkommen auf tierischen Erythrozyten.

Aus diesen serologischen Ergebnissen folgt zwangsläufig die Richtung der chemischen Untersuchungen. Die I- und Pr-aktiven Glykoproteine lassen sich durch Phenol-Wasser-Extraktion von Erythrozytenstroma in wasserlöslicher Form erhalten. Sie präzipitieren in der Immundoppeldiffusion mit Anti-I- und Anti-Pr-Kälteagglutininen, wobei sich die Präzipitate kreuzen (Abb. 1). Die I- und Pr-Determinanten sitzen also auf verschiedenen Glykoproteinmolekülen und werden durch Antikörper verschiedener Spezifität nachgewiesen. Behandelt man Erythrozytenglykoproteine mit verdünntem Alkali in Gegenwart von $NaBH_4$, so werden die alkalilabilen, an Ser oder Thr O-glykosidisch gebundenen Oligosaccharidketten in einer sog. β-Elimination abgespalten. In der Immundoppeldiffusion erkennt man, daß das alkalistabile (Rest-)Glykoprotein nur noch mit Anti-I präzipitiert (Abb. 2). Die alkalilabilen Oligosaccharide repräsentieren somit die Pr-Determinanten. Die Hauptkomponente dieser Zuckerketten ist ein Tetrasaccharid der Zusammensetzung NANA-$(2\rightarrow 3)$-β-D-Gal-$(1\rightarrow 3)$-[NANA-$(2\rightarrow 6)$]-β-D-GalNAc [5, 6]. Aus diesem Versuch folgt weiter, daß die I-Determinante dagegen mit alkalistabilen N-glykosidisch an Asn-gebundenen Zuckerketten assoziiert ist. Das Pr-aktive Hauptglykoprotein und das I-Glykoprotein unterscheiden sich eindeutig in ihrer Kohlehydratzusammensetzung [7]. Während bei Pr NANA, Gal und GalNAc dominieren, sind die Hauptzuckerkomponenten des I-Antigens Gal und GlcNAc.

Tabelle. Chemische Identifizierung von Kälteagglutininspezifitäten

	Erythrozytenglykoprotein		
	nativ	Perjodat-oxydiert	Carbodiimid-behandelt
Anti-Pr_1	+	−	−
Anti-Pr_2	+	+ + +	−
Anti-Pr_3	+	−	+ + +
Anti-I	+	+	+

− Inaktivierung; + Vorkommen auf Ausgangsmaterial; + + + massive Aktivierung.

Selbst zwischen den Antigenspezifitäten Pr_1, Pr_2 und Pr_3 kann differenziert werden, wenn die terminale NANA chemisch modifiziert wird [8]. Bei der Aminolyse der NANA-Carboxylgruppen mit dem System Carbodiimid/nucleophiler Akzeptor bleiben die Pr_1/Pr_2/Pr_3-Aktivitäten erhalten. Die Reaktion ohne zugesetztem nucleophilen Agens schwächt ab bzw. zerstört dagegen Pr_1 und Pr_2, führt aber zu einer starken Erhöhung der Pr_3-Aktivität. Der oxydative Abbau der NANA-Polyhydroxyseitenkette inaktiviert hingegen Pr_1 und Pr_3, während die Pr_2-Aktivität deutlich gesteigert wird (Tabelle).

Diese Befunde gestatten bereits präzise Angaben über die intermolekularen Wechselwirkungen zwischen Anti-Pr_1/-Pr_2/-Pr_3-Antigenbindungsbezirken und den Pr_1/Pr_2/Pr_3-Determinanten, und zwar vom Antigen aus: Als Bezirke der NANA, von denen wesentliche Bindungskräfte ausgehen, müssen für Pr_1 und Pr_3 die Polyhydroxyseitenkette und für Pr_2 die Region um C-6, an der diese Seitenkette gebunden ist, angesehen werden. Bemerkenswert ist, daß die stark polaren NANA-Carboxylgruppen an diesen Wechselwirkungen nicht beteiligt sind.

Da die Struktur-Spezifitätsbeziehungen zwischen Leicht- und Schwerketten bekannt sind [9], können jetzt bei Kenntnis der Antigenchemie die Reaktionen zwischen Antigendeterminanten und den komplementären Antikörper-„combining sites" studiert werden.

Die Experimente wurden mit Unterstützung der Deutschen Forschungsgemeinschaft durchgeführt.

Literatur

1. Wiener, A. S., Unger, L. J., Cohen, L., Feldman, J.: Ann. intern. Med. **44**, 221 (1956). — 2. Ebert, W., Metz, J., Weicker, H., Roelcke, D.: Hoppe-Seylers Z. Physiol. Chem. **352**, 1309 (1971). — 3. Ebert, W., Weicker, H.: Int. Res. Commun. Syst. **1**, 10, 22 (1973). — 4. Roelcke, D.: Vox Sang. **16**, 76 (1969). — 5. Adamany, A. M., Kathan, R. H.: Biochem. biophys. Res. Commun. **37**, 171 (1969). — 6. Thomas, D. B., Winzler, R. J.: J. biol. Chem. **244**, 5943 (1969). — 7. Ebert, W., Roelcke, D., Weicker, H.: Europ. J. Biochem. (im Druck). — 8. Ebert, W., Metz, J., Roelcke, D.: Europ. J. Biochem. **27**, 470 (1972). — 9. Vorstehendes Referat.

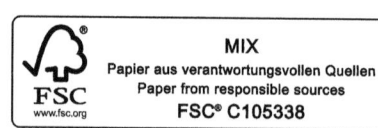

If you have any concerns about our products,
you can contact us on
ProductSafety@springernature.com

In case Publisher is established outside the EU,
the EU authorized representative is:
**Springer Nature Customer Service Center GmbH
Europaplatz 3, 69115 Heidelberg, Germany**

Printed by Libri Plureos GmbH
in Hamburg, Germany

VERHANDLUNGEN DER DEUTSCHEN GESELLSCHAFT FÜR INNERE MEDIZIN

EINUNDACHTZIGSTER KONGRESS

1975

VERHANDLUNGEN DER
DEUTSCHEN GESELLSCHAFT FÜR INNERE MEDIZIN

HERAUSGEGEBEN
VON DEM STÄNDIGEN SCHRIFTFÜHRER
PROFESSOR DR. **B. SCHLEGEL**
WIESBADEN

EINUNDACHTZIGSTER KONGRESS
GEHALTEN ZU WIESBADEN VOM 6.—10. APRIL 1975

MIT 934 ABBILDUNGEN UND 351 TABELLEN

Enthält u. a. Referate zu folgenden Hauptthemen:

Rhythmusstörungen des Herzens, Kardiologie; Interstitielle Lungenerkrankungen; Normbereiche und Befundmuster in der klinischen Chemie; Labormedizin; Der infektgefährdete Patient

Symposien: Schocklunge; Biomembran und ihre Defekte als pathogenetisches Prinzip; Arterioskleroseprobleme; Paraproteinosen (Gammopathien)

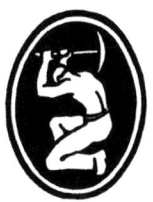

SPRINGER-VERLAG BERLIN HEIDELBERG GMBH 1975

ISBN 978-3-8070-0295-8   ISBN 978-3-642-85450-7 (eBook)
DOI 10.1007/978-3-642-85450-7

Das Werk ist urheberrechtlich geschützt. Die dadurch begründeten Rechte, insbesondere die der Übersetzung, des Nachdruckes, der Entnahme von Abbildungen, der Funksendung, der Wiedergabe auf photomechanischem oder ähnlichem Wege und der Speicherung in Datenverarbeitungsanlagen bleiben, auch bei nur auszugweiser Verwertung, vorbehalten.

Bei Vervielfältigungen für gewerbliche Zwecke ist gemäß § 54 UrhG eine Vergütung an den Verlag zu zahlen, deren Höhe mit dem Verlag zu vereinbaren ist.

Catalog Card Number 73-19036

© by Springer-Verlag Berlin Heidelberg 1975
Ursprünglich erschienen bei J.F. Bergmann Verlag München 1975

Inhaltsverzeichnis

Vorsitzender 1975—1976	XXVII
Vorstand 1975—1976	XXVII
Vorstand 1974—1975	XXVII
Ehrenmitglieder	XXVII
Verzeichnis der Vorsitzenden seit 1882	XXX
Korrespondierende Mitglieder	XXXI
Diplommitglieder	XXXII
Ständige Schriftführer	XXXII
Kassenführer	XXXII
Mitglieder des Ausschusses 1975—1976	XXXII

Festvortrag: Naturwissenschaft und Medizin. STAUDINGER, HJ. (Freiburg)	1
Begrüßungsworte des Vorsitzenden. SCHÖLMERICH, P. (Mainz)	11
Theodor-Frerichs-Preis 1975	15
Eröffnungsansprache des Vorsitzenden. SCHÖLMERICH, P. (Mainz)	19

Referate, Vorträge und Aussprachen

RHYTHMUSSTÖRUNGEN DES HERZENS, KARDIOLOGIE

Herzrhythmusstörungen — Historischer Rückblick. HOLZMANN, M. (Zürich)	30
Morphologische Äquivalente bei Rhythmusstörungen des Herzens. DOERR, W. (Heidelberg) (Referat)	36
Elektrophysiologische Äquivalente bei Herzrhythmusstörungen. ANTONI, H. (Freiburg) (Referat)	69
Möglichkeiten der His-Bündel-Elektrographie. SEIPEL, L. (Düsseldorf) (Referat)	82
Sinusbradykardie und Sinuatrialer Block. BLEIFELD, W., RUPP, M. (Aachen) (Referat)	93
Atrioventrikuläre Überleitungsstörungen. EFFERT, S. (Aachen) (Referat)	99
Klinische Pharmakologie der Antiarrhythmika. RAHN, K. H. (Aachen) (Referat)	111
Klinik und Therapie tachykarder Rhythmusstörungen einschließlich WPW-Syndrom. SCHLEPPER, M. (Bad Nauheim) (Referat)	119
Klinik und Therapie der Extrasystolie. JUST, H. (Mainz) (Referat)	131
1. Rundtischgespräch. Der Schrittmacherpatient. Leitung: GROSSE-BROCKHOFF, F. (Düsseldorf)	140
Über die Vorhoftachykardie mit atrioventrikulärer Blockierung. FRICKE, G., BARTSCH, B., KIKIS, D., ESSER, H. (Bonn)	141
Multifokale Vorhoftachykardie. ESSER, H., KIKIS, D., TRÜBESTEIN, G. (Bonn)	144
Herzrhythmusstörungen im Schlaf: Zur Abhängigkeit der Extrasystolie im Schlaf von den einzelnen Schlafstadien. REINHARD, U., REICHENMILLER, H. E., REINERY, G. (Tübingen)	146
Ventrikelfunktion und lokaler Kontraktionsablauf bei Rhythmusstörungen. KABELITZ, K., SPILLER, P., ERBEL, R., BORNIKOEL, K., KREUZER, H. (Düsseldorf)	149
Antiarrhythmische Wirkung von Disopyramid. OLBERMANN, M., JUST, H., GUCKENBIEHL, H., LANG, K. F. (Mainz)	152
Erfahrungen mit einem transkutan aufladbaren Schrittmachersystem. GROSSER, K.-D., VOGEL, W., HELLER, A., ASBECK, F., STEINBRÜCK, G. (Köln)	155
Kontrolle implantierter Herzschrittmacher durch Patienten-eigene Testgeräte. HIMMLER, CH., WIRTZFELD, A., LAMPADIUS, M. (München)	155

Untersuchungen zur optimalen Impulsdauer bei der Herzschrittmacher-Therapie. WIRTZFELD, A., HIMMLER, CH., LAMPADIUS, M., SCHMÜCK, L., PRÄUER, H. (München) 158

Einfluß der Stimulationsfrequenz auf die Leistungsbreite und die Hämodynamik von Patienten mit implantiertem Schrittmacher nach Frequenzadaptation. NIEHUES, B., SCHULTEN, H. K., PASCH, H., BEHRENBECK, D. W., TAUCHERT, M., V. SMEKAL, P., HILGER, H. H. (Köln) 160

Spezielle Indikationen zur permanenten Vorhofstimulation. ROSENKRANZ, K. A. (Bochum) 164

Zur Hämodynamik bei Schrittmacher-Doppelstimulation. HALBRITTER, R., THEISEN, K., JAHRMÄRKER, H. (München) 167

Hämodynamische Veränderungen durch einfache und gekoppelte Stimulation bei Patienten mit obstruktiver Kardiomyopathie. HASSENSTEIN, P., WALTHER, H., DITTRICH, J. (Heidelberg) 170

Therapie tachykarder Rhythmusstörungen durch elektrische Einzel- und Mehrfachstimulation. LÜDERITZ, B., ZACOUTO, F., GUIZE, L., STEINBECK, G. (München, Paris) 174

Sinusknotenerholungszeit beim Sinusknotensyndrom. DELIUS, W., WIRTZFELD, A., SEBENING, H., LUTILSKY, L. (München) 176

Die Bestimmung der sinuatrialen Leitungszeit beim Menschen — Methoden und Ergebnisse. STEINBECK, G., LÜDERITZ, B. (München) 179

His-Bündel-Ableitungen über die Armvene. BAEDEKER, W., WIRTZFELD, A., LUTILSKY, L. (München) 182

Lokalisation und Prognose verschiedener Formen der atrioventrikulären Überleitungsstörungen. LANG, K., LIMBOURG, P., HAIN, P., JUST, H. (Mainz) 185

Beziehungen zwischen antiarrhythmischer Wirkung und pharmakologischen Daten von Brufacain® bei parenteraler und oraler Anwendung am Menschen. BURHORN, D., SIEGERS, C.-P., DIEDERICH, K.-W. (Lübeck) 187

His-Bündel-Elektrographie unter Brufacain®. Tierexperimentelle Untersuchungen. DJONLAGIĊ, H., KIRCHER, H., V. KURNATOWSKI, H.-A., WESTER, H.-A., DIEDERICH, K.-W. (Lübeck) 191

Untersuchungen über die Wirkung des Chinidin-ähnlichen Antiarrhythmikums Disopyramid auf das Reizleitungssystem mittels His-Bündel-Elektrographie. FREYLAND, M. D., BEHRENBECK, D. W., V. SMEKAL, P., PIEHL, W., HILGER, H. H. (Köln) 193

AV-Erregungsleitung unter hohen Dosen von Ajmalin-Bitartrat und Spartein. Tierexperimentelle Studien mittels His-Bündel-Elektrographie. WESTER, H.-A., DJONLAGIĊ, H., DIEDERICH, K.-W. (Lübeck) 194

Echocardiographic Studies in Patients with Preexcitation Syndrome. TAEGTMEYER, H., TEICHHOLZ, L. E. (Boston, New York) 196

Herzrhythmusstörungen bei der Anaphylaxie. SENGES, J., KERN, R., LINDNER, U., KATUS, H. (Heidelberg) 199

Beziehungen zwischen Serumelektrolytwerten und EKG-Veränderungen. SO, C. S., VOLGER, E., BATRICE, L. (München) 202

Die Bedeutung des Isoproterenol-Testes zur diagnostischen Differenzierung gleichschenkelig negativer T-Wellen im Elektrokardiogramm. AUTENRIETH, G. (München) 205

Elektrokardiographische Veränderungen im anaphylaktischen Schock des Menschen. WEGMANN, A., RENKER, H. (Bern, Schweiz) 208

Die Bedeutung des Elektrokardiogramms und der endomyocardialen Katheterbiopsie für Diagnose und Verlaufsbeobachtung der congestiven Cardiomyopathie. KUHN, H., BREITHARDT, G., KNIERIEM, H.-J., SEIPEL, L., LOOGEN, F., BOTH, A., STROOBANDT, R. (Düsseldorf) 211

Herzdiagnostik mit Hilfe des impulsreflektierten Ultraschalls. KNAPP, W. H., LORENZ, A., VAN KAICK, G., BRINKHUS, H. B. (Heidelberg) 214

Änderungen der Ventrikelfunktion während und nach intraventrikulärer Kontrastmittelinjektion. ERBEL, R., SPILLER, P., NEUHAUS, L., KREUZER, H. (Düsseldorf) 216

Klinische Bedeutung der Transitzeitbestimmung am rechten Herzen. FLÖTHNER, R., SCHNEIDER, P., DOENECKE, P. (Homburg/Saar) 216

Quantitative Langzeit-Kontrolle kardialer Therapie mit Hilfe der minimalen kardialen Transitzeiten. FREUNDLIEB, C., VYSKA, K., HÖCK, A., SCHICHA, H., BECKER, V., FEINENDEGEN, L. E. (Jülich) 218

V

Die Bestimmung des Herzzeitvolumens und der Kontraktilitätsparameter mit der Impedancekardiographie im Vergleich zu konventionellen Methoden in Ruhe und unter ergometrischer Belastung. STERNITZKE, N., SCHIEFFER, H., REITIG, G., HOFFMANN, W., BETTE, L. (Homburg/Saar) 221

Vergleichende Untersuchungen zwischen linksventrikulären diastolischen Drucken und Pulmonalarteriendrucken in Ruhe und unter Belastung bei simultaner Messung. BONZEL, T., SCHMIDT, H., SIGWART, U., MERTENS, H. M., GLEICHMANN, U. (Bad Oeynhausen). 224

Ventrikuläre Ejektionsfraktion — Isotopenangiographische Untersuchungen und Vergleichsmessungen mit der Cineangiographie. SIGWART, U., SCHICHA, H., BECKER, V., VYSKA, K., SCHMIDT, H., MERTENS, H. M., GLEICHMANN, U., FEINENDEGEN, L. E. (Bad Oeynhausen, Jülich) 227

Farbstoffverdünnungskurven mit Links-Rechts-Shunt nach β-Rezeptorenblockade. KLEMPT, H.-W., MOST, E., SCHWIPPE, G., GRÄWE, G., BENDER, F. (Münster) . . 231

Das Verhalten von Serumenzymaktivitäten vor und nach Herzkatheteruntersuchung. RETTIG, G., DOENECKE, P., KELLER, H. E., BETTE, L. (Homburg/Saar) 233

Das Problem der Katheterembolien. GRÄWE, G., BENDER, F., BRISSE, B., GRADAUS, D. (Münster). 237

Untersuchung der Feinstruktur der inneren Oberfläche von gebrauchten Herzkathetern. ZEBE, H., MÖSSELER, U., WALTHER, H. (Heidelberg) 238

Bewertung der Katecholaminspiegel im Plasma nach Stufenentnahme aus der unteren Hohlvene. BRISSE, B., SCHLUPPER, J., DIEKMANN, L., GRADAUS, D., SCHMIDT, E., BENDER, F. (Münster) 242

Vergleichende Untersuchungen über den Gehalt der Blut-Katecholamine Adrenalin, Noradrenalin und Dopamin in Plasma, Erythrozyten und Thrombozyten. MÄURER, W., DRINGS, P., MANTHEY, J., KÜBLER, W. (Heidelberg) 245

Cinematographische Analyse der Klappenfunktion bei angeborenen und erworbenen Herzfehlern mit Hilfe der Multielementechokardiographie. HANRATH, P., BLEIFELD, W., EFFERT, S., SCHWEIZER, P. (Aachen) 247

Zur Diagnose defekter Klappenprothesen an Hand der Cineangiographie. HUHMANN, W., LICHTLEN, P. (Hannover) 250

Quantitative Analyse des linksventrikulären Cineangiogramms bei idiopathischem Mitralklappenprolapssyndrom (MKPS). SPÄTH, M., HAGNER, G., FLECK, E., RUDOLPH, W. (München) 252

Mitralklappenfunktionsstörungen bei Aorteninsuffizienz. JUST, H., GILFRICH, H. J., LANG, K. F., LIMBOURG, P., HAIN, P. (Mainz) 255

Hämodynamische Untersuchungen des kleinen Kreislaufs nach prothetischem Aortenklappenersatz. HAERTEN, K., BOTH, A., LOOGEN, F., OPHERK, D., HERZER, J., RAFFLENBEUL, D. (Düsseldorf) 257

Hämodynamische Untersuchungen in den ersten 6 Wochen nach geschlossener Mitralklappensprengung. PAEPRER, H., EISELE, R., KÖTTER, D., LIEBENSCHÜTZ, H. W., NASSERI, H., NASSERI, M. (Berlin) 260

Ferrokinetische Untersuchungen bei Kranken mit Björk-Shiley-Herzklappenprothesen. GLAUBITT, D., THORMANN, I., SCHMUTZLER, H., SWIERZINSKI, R. (Krefeld, Berlin) 265

Erhöhte Inzidenz von Gallensteinen durch erhebliche Hämolyserate bei künstlichem Herzklappenersatz. KÜSTER, J., GOPPEL, L., REDL, A. (München) 269

Morphologische Veränderungen des linken Ventrikels mit Störung des Kontraktionsablaufes bei Mitralstenosen. GRADAUS, D., SCHMIDT, E., REPLOH, H. D., BENDER, F. (Münster, Bad Waldliesborn) 272

Extrakorporale Gegenpulsation. TAUCHERT, M., HÖTZEL, J., SCHULTEN, H. K., BEHRENBECK, D. W., HILGER, H. H. (Köln) 274

Einfluß von akuter Hypoxie auf die Sauerstoffversorgung des trainierten und untrainierten gesunden Herzens. HEISS, H. W., BARMEYER, J., WINK, K., TÖPFER, M., REINDELL, H. (Freiburg) 277

Zur Aussagekraft der Myokard-Perfusions-Szintigraphie. Vergleich mit der selektiven Koronarangiographie und linksventrikulären Angiographie. LIESE, W., RAFFLENBEUL, W., SIPPEL, A., LICHTLEN, P., HUNDESHAGEN, H. (Hannover) 280

Vergleich zwischen ergometrischer Belastbarkeit und medikamentös erschließbarer Koronarreserve bei Patienten mit koronarer Herzkrankheit (KHK). BEHRENBECK, D. W., TAUCHERT, M., FREYLAND, M. D., NIEHUES, B., RÖHRIG, F. J., HILGER, H. H. (Köln) 283

Ergometerbelastung mit EKG und Blutdruckmessung als Screening-Methode zur gleichzeitigen Erkennung von Coronarinsuffizienz und hypertoner Regulationsstörungen. STAUCH, M., GREWE, N., NISSEN, H., HÄRICH, B. K. S. (Ulm) 287
Die prognostische Bedeutung der röntgenologisch sichtbaren Koronarverkalkung. DIETZ, A., LONGIN, F., PETERS, M., FRANKE, H. (Würzburg) 289
Hämodynamische Verlaufsuntersuchungen beim akuten Infarkt. LIMBOURG, P., ERBS, R., JUST, H., LANG, K. F., ZIPFEL, J., ZIPFEL, S. (Mainz) 292
Prognostische Beurteilung bei Trendüberwachung der Hämodynamik nach akutem Herzinfarkt. BACHOUR, G. (Münster) 295
Prognose nach Kreislaufstillstand bei akutem Myokardinfarkt. RUPP, M., STEYNS, H., BLEIFELD, W., MEYER-ERKELENZ, J.-D., EFFERT, S. (Aachen) 298
Postmyocardinfarktsyndrom mit ungewöhnlichen Antikörpern. MAERKER-ALZER, G., MITRENGA, D., SCHUMACHER, K. (Köln) 300
Akutwirkung von Furosemid auf die Hämodynamik von Postinfarktpatienten in Ruhe und unter ergometrischer Belastung. Ein Vergleich mit der Wirkung von Nitroglycerin. SCHENK, K. E., BIAMINO, G., SCHRÖDER, R. (Berlin) 303
Die Wirkung von Isosorbid-Dinitrat beim frischen Herzinfarkt im Vergleich zu Nifedipine (Bay a 1040). BUSSMANN, W.-D., LÖHNER, J., SCHÖFER, H., KALTENBACH, M. (Frankfurt) 306
Zur Indikation akuter aortokoronarer Bypassoperationen bei akuter Koronarinsuffizienz oder drohendem Myokardinfarkt. SCHOLLMEYER, P., BARMEYER, J., BÖTTCHER, D., HOPPE-SEYLER, G., JAEDICKE, W., NOLTE, J., PABST, K., SCHLOSSER, V., SPILLNER, D., WINK, K. (Freiburg) 310
Angiokardiographische Kontrolluntersuchungen bei Patienten mit coronarer Herzkrankheit vor und nach konservativer Therapie. SCHÖNBECK, M., RUTISHAUSER, W., LICHTLEN, P., WELLAUER, J. (Zürich) 312
Interaktionen von Lidocain und Kalium. Messungen von Kenngrößen der Erregung und Erregungsleitung an myokardialen Einzelfasern und ihre Bedeutung für das Verständnis klinischer Beobachtungen am Patienten. BOLTE, H.-D., BECKER, E. (München) 312
Dosisabhängige Wirkungen des β-Sympathikolytikums Prindolol (Visken) auf die Hämodynamik und Kontraktilität des Herzens nach experimentellem Koronarverschluß. HÜBNER, H., STEPHAN, K., MEESMANN, W. (Essen) 317
Veränderungen der Flimmerschwelle des Herzens während der ersten 10 Std nach akutem Koronarverschluß. GÜLKER, H., MEESMANN, W., STEPHAN, K. (Essen) . . . 320
Lysosomale Enzymaktivitäten bei experimenteller ischämischer Myokardschädigung. GOTTWIK, G., RUTH, R. C., OWENS, K., WEGLICKI, W. B. (Boston, USA) 322
Die Funktion des überlebenden Herzmuskels nach experimentellem Infarkt. MATHES, P., ROMIG, D., SACK, D. W., HEINKELMANN, W., KRÜGER, P., ERHARDT, W. (München) 325
Die akute Belastbarkeit druckhypertrophierter Herzen. BISCHOFF, K. O., STEPHAN, K., GÜLKER, H., MEESMANN, W. (Essen) 328
Mitochondrienfunktion und Myokardkontraktilität bei chronischer Kaliummangel-Kardiomyopathie. SACK, D. W., MATHES, P. (München) 330
Experimentelle Untersuchungen zur Auswirkung chronischen Alkoholkonsums auf Hämodynamik und Stoffwechsel des Myokards. TILLMANNS, H. H., FAUVEL, J.-M., BING, R. J. (Heidelberg, Pasadena/Calif., Los Angeles/Calif.) 332
Die Verhütung von Myokardnekrosen bei der erblichen Kardiomyopathie des syrischen Goldhamsters. LOSSNITZER, K., MOHR, W., STAUCH, M. (Ulm) 335

INTERSTITIELLE LUNGENERKRANKUNGEN

Zur Pathologie und Klinik der interstitiellen Lungenerkrankungen. OTTO, H., HAUSSER, R. (Dortmund) (Referat) 339
Pathophysiologie der Diffusionsstörungen. THEWS, G. (Mainz) (Referat) 350
Klinische Funktionsdiagnostik bei interstitiellen Lungenerkrankungen. BÜHLMANN, A. A. (Zürich) (Referat) 359
Röntgenologische Befunde bei interstitiellen Lungenerkrankungen. STENDER, H. S. (Hannover) (Referat) 370
Alveolitis und interstitielle Lungenerkrankungen durch organische Stäube und Pharmaka. FABEL, H. (Hannover) (Referat) 375

Lungenbeteiligung bei Kollagenkrankheiten. SIEGENTHALER, W., LEUTENEGGER, H., SIEGENTHALER, G., MEDICÍ, T. (Zürich) (Referat) 381
Aussprache: Herr SCHILLING, F. (Mainz) 394
Strahlenfibrosen. NOLTE, D. (Bad Reichenhall) (Referat) 394
Lungenhämosiderose und Goodpasture-Syndrom. FERLINZ, R. (Mainz) (Referat) . . . 404
Lungenerkrankungen durch anorganische Stäube. ULMER, W. T. (Bochum, Münster) (Referat) 414
Sarkoidose der Lunge. HAMM, J. (Remscheid) (Referat) 423
4. Rundtischgespräch. Differentialdiagnose und Therapie interstitieller Lungenerkrankungen. Leitung: ULMER, W. T. (Bochum) 436

Schocklunge

Einführung in das Thema. HERZOG, H. (Basel) 436
Pathologie der Schocklunge. MITTERMAYER, CH. (Freiburg) (Referat) 437
Lungenstoffwechsel bei Schocklunge. WICHERT, P. v. (Hamburg-Eppendorf) (Referat) 444
Oberflächenspannung (OS) in der Lunge und Schocklunge. BENZER, H. (Wien) (Referat) 455
Hämostase und Schocklunge. LASCH, H. G. (Gießen) (Referat) 462
Pulmonaler Gasaustausch bei Schocklunge. SCHULZ, V. (Mainz) (Referat) 463
Klinik und Therapie der Schocklunge. KELLER, R., KOPP, C., HERZOG, H. (Basel) (Referat) 478
2. Rundtischgespräch. Prophylaxe und Therapie der Schocklunge. Leitung: HERZOG, H. (Basel) 486
Pulmonaler Gasaustausch und pulmonale Perfusion unter Dopamin. GOECKENJAN, G., SCHNEIDER, P., HEIDENREICH, J. (Düsseldorf) 487
Vergleichende Untersuchungen der Diffusionskapazität der Lunge. SCHMIDT, W., GLADISCH, W., SCHNABEL, K. H. (Mainz) 490
Ein System zur Pa_{O_2}-geregelten Sauerstoffzufuhr bei Patienten mit Schocklungen. KUNKE, S., SCHULZ, V., ERDMANN, W., ULMER, H. V., SCHNABEL, K. H. (Mainz) 493
Ergebnisse einer ambulanten Langzeittherapie von Patienten mit respiratorischer Globalinsuffizienz infolge obstruktiven Syndroms. SCHÖNEN, J., SLAWSKI, H., BARTSCH, B., FRICKE, G., VÖLKER, D., SIMON, H., FERLINZ, R. (Bonn) 496
Sauerstofftherapie bei chronischem Cor pulmonale. DAUM, S., SCHEIDEMANDEL, V., HASELBACH, G., GOERG, R., CHROBOK, G. (München) 499
Hämodynamische und metabolische Veränderungen bei Patienten mit Asthma bronchiale unter Therapie mit Isosorbit Dinitrat Retard. STEGARU, B., DIETMANN, K., SCHAUMANN, H. J., SCHWAB, I. (Mannheim, Heidelberg) 501
Vergleich von Lungenfunktion und Histologie bei Lungenfibrosen. SCHLEHE, H., CEGLA, U. H., KONIETZKO, N., MATTHYS, H. (Ulm) 503
Diagnostik und Prophylaxe der Taubenzüchterlunge. VOGEL, F., SENNEKAMP, J., FELIX, R., ROST, H.-D., GEISLER, L. (Bonn) 506
Akute pulmonale Hypertension — ausgelöst durch einen unter Hitzeeinwirkung in Plasma und Serum entstehenden Faktor. (Untersuchungen in vivo und am Modell der isoliert perfundierten und ventilierten Kaninchenlunge). WOLF, H., NEUHOF, H., CONRAD, H., SCHWAHN, CH., ROKA, L. (Gießen) 509
Zur Feinstruktur des akuten neurogenen Lungenödems. HÜCKER, H., SCHÄFER, U., FRENZEL, H., KREMER, B. (Mainz) 512

NORMBEREICH UND BEFUNDMUSTER DER KLINISCHEN CHEMIE, LABORMEDIZIN

Statistische Probleme bei der Ermittlung von Normbereichen und Befundmustern. KOLLER, S. (Mainz) (Referat) 515
Fehlermöglichkeiten in der Ermittlung von Normbereichen auf Grund biologischer Varianz. KREUTZ, F. H. (Kassel) (Referat) 529
Referenzmethoden und Plausibilitätsprobleme bei klinisch-chemischen Messungen. EGGSTEIN, M. (Tübingen) (Referat) 533
Normbereiche und Befundmuster bei primärer und sekundärer Hyperlipoproteinämie. SEIDEL, D. (Heidelberg) (Referat) 534

Normbereiche und Befundmuster bei Erkrankungen des Magen-Darmtrakts und des
Pankreas. RICK, W. (Düsseldorf) (Referat) 536
Normwerte und Befundmuster bei Lebererkrankungen. SCHMIDT, F. W. (Hannover)
(Referat) 550
Normbereiche und Befundmuster bei angeborenen und erworbenen Koagulopathien.
RÓKA, L. (Gießen) (Referat) 562
Normbereiche und Befundmuster bei Nierenkrankheiten. SCHIRMEISTER, J. (Karlsruhe)
(Referat) 574
Normalbereiche und Befundmuster bei Erkrankungen von Hypophyse und Nebennieren-
rinde. BREUER, H., NOCKE-FINCK, L. (Bonn) (Referat) 584
Normbereiche und Befundmuster bei Anwendung immunologischer Methoden. VOR-
LAENDER, K. O. (Berlin) (Referat) 591
Die künstliche β-Zelle in Experiment und Klinik. PFEIFFER, E. F., THUM, CH., BEI-
SCHER, W., CLEMENS, A. H. (Elkhart/Ind./USA) (Referat) 602
Computereinsatz im klinisch-chemischen Laboratorium. BÜTTNER, H. (Hannover) (Re-
ferat) 615
5. Rundtischgespräch. Labormethoden in der Vorsorgemedizin. Leitung: SCHMIDT,
F. W. (Hannover) 622
Die Bewertung des Assimilationskoeffizienten (k_G) im intravenösen Glucosetoleranz-
test. KRUSE-JARRES, J. D. (Freiburg/Brg.) 622
Ein Kriterium zur Spezifität von radioimmunologischen Steroidbestimmungen im
Urin. DECK, K. A., EBERLEIN, L., HILLEN, H. (Köln) 625
Normalwerte für Serumlipide. KAFFARNIK, H., SCHNEIDER, J., EIMER-BREDE, S.,
EIMER, U., ZÖFEL, P., HAUSMANN, L., MÜHLFELLNER, G., SCHUBOTZ, R., MÜHL-
FELLNER, O., MEYER-BERTENRATH, J. G. (Marburg, Hanau) 628
Fehlermöglichkeiten bei der Aufstellung von Normbereichen der Liquorproteine: Er-
fahrungen mit einer neuen Mikroelektrophorese für nativen Lumballiquor. KLEINE,
T. O., STROH, J. (Marburg) 631
Die Beeinflußbarkeit von Plasma- und Blutparametern durch körperliche Belastung bei
Gesunden und Stoffwechselkranken. MÜHLFELLNER, G., MÜHLFELLNER, O., NEIT-
ZERT, A., STELBRINK, U., ZÖFEL, P., KAFFARNIK, H. (Marburg) 636
Aussprache: Herr KRUSE-JARRES, J. (Freiburg) 639
Stoffwechselmonitoring. BERG, G., SAILER, D., KELLNER, R. (Erlangen-Nürnberg) . . 639
Aussprache: Herr KRUSE-JARRES, J. (Freiburg) 640

DER INFEKTGEFÄHRDETE PATIENT

Der infektgefährdete Patient: Eine Einführung in die aktuellen Probleme. GROSS, R.
(Köln) (Referat) 641
Störungen der humoralen Abwehr. HUBER, H., FRISCHAUF, H., PASTNER, D., ZIEGL-
AUER, H., KURZ, R. (Innsbruck) (Referat) 648
Störungen der zellulären Immunabwehr. SCHUMACHER, K. (Köln-Lindenthal) (Referat) 652
Problemkeime. NAUMANN, P., HAGEDORN, H.-J. (Düsseldorf) (Referat) 660
Möglichkeiten und Ergebnisse der Behandlung im keimfreien Milieu. DIETRICH, M.
(Ulm) (Referat) 667
Immunmanipulation — Immuntherapie. GROB, P. J., HITZIG, W. (Zürich) (Referat) . 670
Die Leukozytensubstitution bei infektgefährdeten Patienten. BORBERG, H. (Köln) (Re-
ferat) 670

Infektionskrankheiten

Probleme der Klinik und Therapie einer neuen Arena-Virus-Infektion (Lassa-Fieber).
MOHR, W., BRINKMANN, U. (Hamburg) 676
Erfahrungen mit der Tollwutschutzimpfung. RASSI, D., WIRTH, W. (Münster) 680
Aussprache: Herr MOHR, W. (Hamburg) 682
Septische Komplikationen bei geriatrischen Patienten. FALCK, I., MUHLACK, S. (Berlin) 683
Aussprache: Herr HENNEMANN, H. (Mannheim) 684
Serologische Untersuchungen über die Durchseuchung der Berliner Bevölkerung mit
Mycoplasma pneumoniae. ALEXANDER, M., SAGE, S., SCHÖN, M. (Berlin) 684

Aussprache: Herr HENNEMANN, H. (Mannheim) 686
Untersuchungen über den Mykoplasmabefall bei Patienten mit chronischer Bronchitis. ADAM, O., MEIER, J. (München) 687
Aussprache: Herr MOHR, W. (Hamburg) 688
Aussprache: Herr HENNEMANN, H. (Mannheim) 689
Bakteriuriehäufigkeit bei hormonaler Antikonzeption. BINKELE, U., RITZ, E., BRANDNER, G., BURGEL, M., LORENZ, D. (Heidelberg) 689

Intensivmedizin

Intensivtherapie der schweren Thalliumvergiftung unter besonderer Berücksichtigung der extrakorporalen Dialyse. HOPPE-SEYLER, G., SCHÄFER, B., NOLTE, J., FERTÖSZÖGI, F., KNAUF, H., HEINZE, V., HAUCK, G., SCHOLLMEYER, P. (Freiburg/Brg.) 692
Veränderungen von Metaboliten des Fett- und Kohlenhydratstoffwechsels bei akuten Intoxikationen. SCHNELLBACHER, E., KREMER, G. J., ATZPODIEN, W., OKONEK, S., MÜLLER, K. A., SCHUSTER, H. P. (Mainz) 695
Klinisch-toxikologische Untersuchungen über die DIQUAT-Elimination durch extrakorporale Hämodialyse. OKONEK, S., HOFMANN, A. (Mainz, Darmstadt) 699
Thrombozytenfunktion bei Bromcarbamidintoxikation. BÖTTCHER, D., HASLER, K., MAIR, D. (Freiburg/Br.) 701
Zur Therapie der biguanidinduzierten Laktatazidose. TALKE, H., MAIER, K. P., SCHOLZ, H., JONTOFSOHN, R. (Freiburg/Br.) 704
Die Beurteilung tiefer Komata mit reversiblen und irreversiblen Hirnschäden mit Hilfe des EEG im Rahmen interner Krankheitsbilder. KÖNIGSHAUSEN, TH. (Düsseldorf) 706
Die Therapie der akuten Pankreatitis mit der Langzeit-Peritonealdialyse. HEISSMEYER, H., HEINZE, V., HENI, N., HERKEL, L., HOPPE-SEYLER, G., JONTOFSOHN, R., NOLTE, J., SCHOLLMEYER, P. (Freiburg/Br.) 709
Über eine neue Gruppe von Proteaseinhibitoren. GAUWERKY, CH., UHLENBRUCK, G., GROSS, G. (Köln) 712
Die Bedeutung des Blutlaktats bei Verlaufsbeurteilung und Therapie des Schocks. RACKWITZ, R., JAHRMÄRKER, H., HAIDER, M., HALBRITTER, R. (München) . . . 715
Der Einfluß von Volumenersatz und Dopamin auf kapillare Muskeldurchblutung und kapillare Transportkapazität im Kreislaufschock des Menschen. SCHÖNBORN, H., PRELLWITZ, W., SCHUSTER, H.-P., PUCHSTEIN, CHR., SCHEIDT, E. (Mainz) . . . 719
Septische Infektionen einer internistischen Intensivstation. NOLTE, J., AUWÄRTER, W., BÖTTCHER, D., GEROK, W., HEINZE, V., HERKEL, L., HOPPE-SEYLER, G., KOLL, E., MAURER, H., PABST, K., SCHOLLMEYER, P. (Freiburg/Br.) 721
Thrombosesuche mittels [131]Jod-markiertem patienteneigenen Fibrinogen bei kardiologischen Intensivpatienten. WUPPERMANN, TH., SIPPEL, R., MELLMANN, J., KLEIN, H. (Hannover) 724

Biomembran und ihre Defekte als pathogenetisches Prinzip

Einleitung zum Symposium B. GEROK, W. (Freiburg/Br.) 725
Grundsätzliches zur Struktur von Biomembranen. KREUTZ, W. (Freiburg/Br.) (Referat) 725
Grundsätzliches zur Funktion von Biomembranen. KNAUF, H. (Freiburg/Br.) (Referat) 726
Membrantransport und Muskelkontraktion. HASSELBACH, W. (Heidelberg) (Referat) 738
Regulation des Elektrolythaushaltes durch Membrantransport. HIERHOLZER, K. (Berlin) (Referat) 738
Membraneigenschaft, Membrantransport und Erythrozytenfunktion. ENGELHARDT, R., ARNOLD, H. (Freiburg/Br.) (Referat) 754
Aktiver Transport an der Darmmucosa. RIECKEN, E. O. (Marburg/L.) (Referat) . . . 764
Plasmamembran der Leberzelle. MEYER ZUM BÜSCHENFELDE, K. H. (Mainz) (Referat) 775
Membranspezifität für Hormone. KERP, L. (Freiburg/Br.) (Referat) 786
Membranspezifität für Pharmaka. TRENDELENBURG, U. (Würzburg) (Referat) . . . 799
Stimulation von Lymphozyten: Änderung der Struktur und Funktion der Plasmamembran. FERBER, E., BRUNNER, G., FISCHER, H., HUBER, A., DE PASQUALE, G., REILLY, C. E., RESCH, K. (Freiburg/Br.) (Referat) 799
Signalwandlung an Biomembranen. HOFMANN, K. P. (Freiburg/Br.) (Referat) 809

Die Affinität von g-Strophanthin zum Herzglykosidrezeptor menschlicher Herzmuskelzellmembranen. ERDMANN, E. (Großhadern) 820
Der Natriumtransport als Teil erythrozytärer Membranfunktion. BURCK, H. CHR. (Kiel) 823
Membranarchitektur und Hormonwirkung. KATHER, H., GEIGER, M., SIMON, B. (Heidelberg) (Referat) 826
Vergleichende Untersuchungen über Plasmamembranproteine aus menschlichen Nieren und hypernephroiden Nierencarcinomen. SCHERBERICH, J. E., HEISER, I., MONDORF, A. W., SCHOEPPE, W. (Frankfurt) 829
Transport-ATPasen bei experimenteller Myopathie. FIEHN, W., SEILER, D., KUHN, E. (Heidelberg) (Referat) 832
Einfluß der Sterinzusammensetzung auf die Aktivität der Transport-ATPase der Erythrozytenmembran. SEILER, D., FIEHN, W., SCHMIDT, J. (Heidelberg) 835

Arterioskleroseprobleme

Einführung zum Thema: Atherosclerosis — can it regress? SCHETTLER, G. (Heidelberg) 838
Blutplättchen und Gefäßwand. BAUMGARTNER, H. R. (Basel) (Referat) 838
The Role of the Endothelium in Atherosclerosis. CONSTANTINIDES, P. (Vancouver/Canada) (Referat) 839
Smooth Muscle of the Human Artery Wall in the Process of Atherosclerosis. BENDITT, E. P. (Seattle) (Referat) 843
Smooth Muscle Cell and Atherosclerosis. ROSS, R. (Seattle/Washington) (Referat) . . 843
Tissue Culture in Atherosclerosis Research. STEIN, Y., STEIN, O. (Jerusalem/Israel) (Referat) 847
Bedeutung des Mesenchyms im Arterioskleroseprozeß. HAUSS, W. H. (Münster) (Referat) 847
Regression of Atherosclerosis. GRESHAM, G. A. (Cambridge) (Referat) 854
Regression of Atherosclerosis in Experimental Animals and Man. WISSLER, R. W., VESSELINOVITCH, D. (Chicago/Ill.) (Referat) 857
Plasmalipoproteine und Atherosklerose. SEIDEL, D. (Heidelberg) (Referat) 865
Interconversion und Katabolismus von Plasmalipoproteinen. GRETEN, H. (Heidelberg) (Referat) 868
Mechanisms of Lipid Synthesis and Upstake in Human and Animal Coronary Arteries. BING, J., SARMA, J. S. M., GRENIER, A., COLBY, E. (Pasadena) (Referat) 869
Ernährung und Arteriosklerose — Aktuelle Probleme. SCHLIERF, G., OSTER, P., STIEHL, A. (Heidelberg) (Referat) 869
Drugs and Atherosclerosis. KRITCHEVSKY, D. (Philadelphia/Penns.) (Referat) 873
6. Rundtischgespräch. Atherosclerosis — can it regress? Leitung: SCHETTLER, G. (Heidelberg) 875

Angiologie

Rauchen und Arteriosklerose der peripheren Gefäße. KOCH, A., HARLOFF, M. (Heidelberg) 877
Neue Kriterien zur Objektivierung einer Pharmakotherapie bei arterieller Verschlußkrankheit. v. UNGERN-STERNBERG, A., SCHUSTER, C. J. (Mainz) 879
Die Anwendung der Impedanz-Plethysmographie als Screening-Methode zur Früherkennung der peripheren Arteriosklerose. CACHOVAN, M. (Hannover) 882
Intramuskuläre pH-Messungen an der hinteren Extremität des Hundes in Ruhe, nach akutem arteriellen Verschluß und nach Einsatz von Vasodilatantien. FRISIUS, H., STOCKMANN, U., HEIDRICH, H. (Berlin) 884
Über die Wirkung von Nifedipine (Adalat) auf regionale Hirndurchblutung und Unterschenkeldurchblutung. SCHMITZ, H., SCHIERL, W., BECK, O., LYDTIN, H. (München) 888
Durchblutung der Extremitäten in Ruhe und nach Belastung bei Normotonikern, Patienten mit Grenzwerthypertonie und mit manifester Hypertonie. CAESAR, K., SABOROWSKI, F., HÖFER, I., LAASER, U., KAUFMANN, W. (Köln) 891
Funktionelle Früh- und Langzeitergebnisse nach thrombolytischer Behandlung tiefer Becken-Beinvenenthrombosen. KRIESSMANN, A., THEISS, W., VOLGER, E., WIRTZFELD, A., RÄDLER, M. (München) 894
Thrombolyse durch Ultraschall. TRÜBESTEIN, G., STUMPFF, U., SOBBE, A. (Bonn, Aachen) 896

Die Wirkung der β-Stimulation auf die venöse Gefäßperipherie. WESTERMANN, K. W., BISCHOFF, K., HERMES, E., VELTE, H. (Hamburg) 898

Paraproteinosen (Gammopathien)

Aufbau und Struktur der Immunglobuline. HILSCHMANN, N. (Göttingen) (Referat) . . 902
Immunologische und klinisch-chemische Untersuchungen bei Gammopathien. PRELLWITZ, W. (Mainz) (Referat) 902
Cytologische Befunde bei Gammopathien. BRAUNSTEINER, H. (Innsbruck) (Referat) 918
Klinik und Therapie der primär benignen und Begleitparaproteinosen. BARANDUN, S., MORELL, A., SKVARIL, F. (Bern) (Referat) 921
Klinik und Therapie des Morbus Waldenström und der H-Ketten-Erkrankungen. SCHEURLEN, P. G. (Homburg/Saar) (Referat) 929
Klinik und Therapie des Plasmozytoms. WILMANNS, W. (Stuttgart) (Referat) 938
γ-D-Plasmozytom. KNOLLE, J. (Mainz) (Referat) 951

Nephrologie

Stoffwechseländerungen nach Ammoniakbelastung an der perfundierten, urämischen Rattenleber. GRUNST, J., TEILKEN, M., HOLL, J., SCHUBERT, G., EISENBURG, J., DOBBELSTEIN, H. (München) 958
Experimentelle Untersuchungen zur „urämischen Gastritis". RITZ, E., TREUSCH, B., VOELCKER, H., LÜCKEN, R., HERMANNI, H. H. (Heidelberg) 961
Aminosäurenstoffwechsel bei Urämie und seine Beeinflußbarkeit durch verschiedene biochemisch definierte Nährstoffgemische. RIPPICH, TH., KATZ, N., SCHAEFFER, G., SCHANZ, M., SCHINLE, S., SÜDHOFF, A., ZIMMERMANN, W., KLUTHE, R. (Freiburg/Br.) 963
Orale und parenterale Therapie mit essentiellen Aminosäuren bei verschiedenen Schweregraden der chronischen Niereninsuffizienz. BAUERDICK, H. (Aachen) . . . 967
Feinstrukturelle Veränderungen des Rectum bei chronischer Niereninsuffizienz. PHILIPPI, A., HÜCKER, H., SCHÄFER, U. (Mainz) 969
Knochenkollagenstoffwechsel in der Urämie — Untersuchungen des Plasmahydroxyprolinspiegels bei chronisch nierenkranken, nicht dialysierten Patienten. HEIDBREDER, E., LÜKE, F., HEIDLAND, A. (Würzburg) 971
Die Fluoridbestimmung im Serum — ein neuer zusätzlicher Parameter zur Knochenstoffwechsellage bei Patienten mit chronischer Niereninsuffizienz. DORN, D., FUCHS, C., HENNING, H. V., LEITITIS, J., McINTOSH, C., SCHELER, F. (Göttingen) 974
Vergleichende klinische und histomorphometrische Untersuchungen zur Therapie der renalen Osteopathie mit Vitamin D und 5,6-Trans-25-OHCC. SCHULZ, W., HEIDLER, R., GESSLER, U., OFFERMANN, G., SCHULZ, A., DELLING, G. (Nürnberg, Berlin, Hamburg). 976
Hämotherapie bei nephrogener Anämie. LUBOLDT, W., BERTRAMS, J., HEIMSOTH, V. H. (Schweinfurt) 981
Mean whole body pHi und intrazelluläre Bikarbonatkonzentrationen bei Patienten mit chronischer Niereninsuffizienz. SABOROWSKI, F., DICKMANS, H. A., ABOUDAN, H., THIELE, K. G. (Köln) 983
Sterno-costo-claviculäre Hyperostose — ein bisher nicht beschriebenes Krankheitsbild. KÖHLER, H., UEHLINGER, E., KUTZNER, J., WEIHRAUCH, T. R., WILBERT, L., SCHUSTER, R. (Mainz, Zürich, Göttingen) 986
Dialyseinduzierte Herz- und Kreislaufveränderungen bei normo- und hypervolämischen chronischen Dialysepatienten. TWITTENHOFF, W.-D., STEGARU, B., BURKHARD, E., BÄHR, R., BRITTINGER, W. D. (Mannheim) 989
Der Einfluß der Dialyse und dialyseabhängiger Wasser- und Elektrolytveränderungen auf das Plasmaaldosteron bei terminal niereninsuffizienten Patienten. SCHNURR, E., KÜPPERS, H., GRABENSEE, B. (Düsseldorf) 992
Der Leukozytensturz während der extrakorporalen Hämodialyse und seine Bedeutung für die immunsuppressive Therapie Frischtransplantierter. LÖFFLER, H.-D., CRÖSSMANN, W., HEINZE, V., HALBFASS, H. J. (Freiburg/Br.) 996
Zur DNS-Synthese der lymphoiden Zellen im Blut der nierentransplantierten und chronisch hämodialysierten Patienten. VLAHO, M., OERKERMANN, H., MÖDDERREESE, R., HELLER, A., SIEBERTH, H. G. (Köln) 998

Autonome Insuffizienz bei Dialysepatienten. RÖCKEL, A., HENNEMANN, H., RICHWIEN, D., HEIDLAND, A. (Würzburg) 1001

Das körperliche Leistungsmaximum von Dialysepatienten (Bestimmung der anaeroben Kapazität unter Spiroergometrie). THOMA, R., v. BAEYER, H., HALBACH, R., FREIBERG, J., SIEMON, G., SIEBERTH, H.-G. (Köln) 1005

Der Einfluß von Änderungen des anorganischen Phosphats im Serum auf die erythrozytäre 2,3-Diphosphoglyzerat-(2,3-DPG-)Konzentration bei Hämodialysepatienten. STANDL, E., JANKA, H.-U., KOLB, H.-J., KUHLMANN, H., MEHNERT, H. (München) 1008

Das Verhalten von 3,5'cAMP im Serum bei Patienten mit terminaler Niereninsuffizienz bei chronisch hämodialysierten und transplantierten Patienten. VLACHOYANNIS, J., MEYER, G., MEYER, C., BRECHT, H. M., SCHOEPPE, W. (Frankfurt) 1010

Besonderheiten bei der Behandlung von Dialysepatienten mit Phenprocoumon (Marcumar). HELD, H., BAETZNER, P., LIEBAU, G., BUNDSCHU, H. D., HAYDUK, K. (Tübingen) 1013

Erste Erfahrungen mit einem neuen großflächigen Kapillardialysator: Der Cordis Dow Artificial Kidney, Modell 5. FIEGEL, P., GAMM, H., KÖHLER, H., HECKING, E. (Mainz) 1016

Harnuntersuchungen zur Diagnostik des akuten Nierenversagens. HEIMSOTH, V. H., GRAFFE-ACHELIS, CHR., LUBOLDT, W. (Essen) 1019

Untersuchungen zur Marschhämoglobinurie. HEILMANN, E., LUNKE, G., BEHR, J., SCHMIDT, J., BLUMENBERG, G. R. (Münster) 1021

Renin-Aldosteron-Verhalten bei hypertensiver chronischer Glomerulonephritis. BRASS, H., OCHS, H. G., ARMBRUSTER, H., HEINTZ, R. (Aachen) 1023

Klinischer Verlauf und Morphologie der kaliopenischen Nephropathie. CREMER, W., WALLNER, R., BLÜMCKE, S., BOCK, K. D. (Essen) 1026

Antigennachweis im Nierenparenchym retrograd infizierter Meerschweinchen mittels fluoreszenzmarkiertem Anti-Komplement. SCHWARZ, W., SIETZEN, W. (Frankfurt) 1029

Der Einfluß von Dopamin auf den intrarenalen cAMP-Gehalt der Niere. AUGUSTIN, H. J. HULAND, H., KAUKEL, E. (Hamburg) 1029

Hypertonie

Cyclisches AMP und Reninsekretion nach Furosemid, β-Sympathikolyse und Amitryptilin. ZEHNER, J., KLAUS, D., KLUMPP, F., LEMKE, R. (Marburg/Lahn) 1033

Die Änderung der Plasmakatecholaminkonzentration und der cyclischen AMP-Ausscheidung nach β-Blockade bei essentieller Hypertonie. BRECHT, H. M., VLACHOYANNIS, J., MUSIL, H. A., ERNST, W., WEISMÜLLER, G., SCHOEPPE, W. (Frankfurt) 1035

Zum Einfluß einer chronischen β-Rezeptorenblockade auf den Blutdruck und die Renin- und Aldosteronsekretion bei essentieller Hypertonie. STUMPE, K. O., VETTER, H., HESSENBROCH, V., KOLLOCH, R., DÜSING, R., KRÜCK, F. (Bonn) 1038

„Crossover"-Doppelblindstudie über die blutdrucksenkende Wirkung von Propranolol und von Practolol. DISTLER, A., KRÖNIG, B., SCHUMANN, G., WALTER, B. (Mainz) 1042

Lokale Wirkungen verschiedener Antihypertensiva auf Haut- und Muskelgefäße des Menschen. MERGUET, P., BÄHR, R., BOCK, K. D. (Essen) 1044

Effekt von Minoxidil auf Ruhe- und Belastungsdrucke bei schweren arteriellen Hypertonien. Ergebnisse telemetrischer intraarterieller Langzeitmessungen. DUFEY, K., KRÖNIG, B., WOLFF, H. P. (Mainz) 1047

Das Verhalten der peripheren Durchblutungsgrößen bei Hypertonie nach Diazoxid. BAHLMANN, J., BROD, J., CACHOVAN, M., CELSEN, B., SIPPEL, R. (Hannover) . . 1049

Der Effekt einer akuten Blutdrucksenkung durch Diazoxid auf die Nierenfunktion hydrierter Hypertoniker. SCHEITZA, E. (Würzburg) 1052

Hämodynamische Untersuchungen zur blutdrucksteigernden Wirkung der Mineralocorticoide. PHILIPP, TH., DISTLER, A. (Mainz) 1055

Tagesvariabilität der hypertensiven Reaktion auf alltägliche Belastung Hochdruckkranker. KRÖNIG, B., DUFEY, K., WOLFF, H. P. (Mainz) 1058

Persistierende arterielle Hypertonien bei akuter intermittierender Porphyrie unter Behandlung mit Ovulationshemmern. SCHLEY, G., BOCK, K. D., WERNER, U. (Essen) 1061

17-Hydroxylasemangel der Nebenniere als Teilursache der essentiellen Hypertonie. GÖBEL, P., KÜHNEL, R. (Tübingen) 1063

Dopamin-β-Hydroxylaseaktivität und Katecholaminkonzentration im Plasma als Parameter des Sympathikustonus: Einfluß einer Ergometerbelastung bei Normotonikern und Patienten mit essentieller Hypertonie. PLANZ, G., CORR, H., GIERLICH, H. W., HAWLINA, A., PLANZ, R., STEPHANY, W., RAHN, K. H. (Aachen) 1066

Erhöhte Speichelausscheidung von cAMP, dem „second messenger" der β-adrenergen Signalwandlung, bei ätiologisch differenten Hypertonieformen. SCHMID, G., HEMPEL, K., FRICKE, L., WERNZE, H., HEIDLAND, A. (Würzburg) 1068

Inadäquates Verhalten von Plasmarenin und Plasmaaldosteron bei renoparenchymalem Hochdruck. KLUMPP, F., BRAUN, B., KLAUS, D., LEMKE, R., ZEHNER, J. (Marburg) 1071

Niedrig-Renin-Hypertonie, eine eigenständige Hochdruckform oder nur ein Verlaufsstadium der essentiellen Hypertonie? WENNING, N., KLEIMANN, R., EIENBRÖKER, B., WAGNER, H., WESSELS, F. (Münster) 1074

Plasma-Renin-Aktivität, Durchblutung und Sauerstoffverbrauch der Nieren als Parameter zur Beurteilung der funktionellen Wirksamkeit von Nierenarterienstenosen. MEURER, K. A., HELBER, A., TAUCHERT, M., SCHRÖDER, A., EISENHARDT, H. J. (Köln) 1077

Untersuchungen zur Relevanz verschiedener Parameter beim renovaskulären Hochdruck. ARLAT, I., ROSENTHAL, J., RUDOFSKI, G., NOBBE, F., FRANZ, H. E. (Ulm) 1079

Hämatologie, Immunologie

Proliferations- und Differenzierungspotential menschlicher Blutleukozyten unter regulierten und leukämischen Bedingungen. BOECKER, W. R. (Essen) 1083

Diffusionskammerkulturen von Knochenmark und peripherem Blut Osteomyelosekranker: Ausreifung und Gehalt an Vorläuferzellen. ÖHL, S., CHIKKAPPA, G., CRONKITE, E. P. (Essen, Brookhaven) 1085

Die Bedeutung der histologischen Knochenmarkuntersuchung für die Prognose des aplastischen Syndroms. MEUSERS, P. J., BURKHARDT, R., KÖNIG, E., BRITTINGER, G. (Essen, München) 1087

Die Bedeutung der Auer-Stäbchen für die Prognose der akuten Leukämie. PAULISCH, R., KREUSCH, R., KOEPPEN, K.-M. (Berlin) 1090

Das Desoxyribonucleaseaktivitätsmuster in Zellen PAS-positiver, akuter lymphatischer Leukosen. Beobachtungen vor, während und nach Beendigung der Schubtherapie. BECK, J.-D., ZÖLLNER, E. J., ZAHN, R. K. (Mainz) 1092

Ductus thoracicus-Lymphdrainage: Tag-Nacht-Rhythmus des Lymphflusses bei Patienten mit malignen Nicht-Hodgkin-Lymphomen und relative Lymphozytopenie der Lymphe bei chronischer lymphatischer Leukämie. BREMER, K., WACK, O., SELING, A., HEIMPEL, H., BRITTINGER, G. (Essen, Ulm) 1094

Rosettenformation menschlicher T-Lymphozyten mit Neuraminidase-behandelten menschlichen Erythrozyten. COHNEN, G., FISCHER, K., AUGENER, W., BRITTINGER, G. (Essen) 1096

Vergleichende Bestimmung von Transferrin und EBK im Humanserum. Ein Beitrag zur Problematik der unspezifischen Eisen-Protein-Bindung. KOCH, C.-D., RITTER, U. (Lübeck) 1098

Membrantopochemische Differenzierung der chronischen lymphatischen Leukämie (CLL). DESAGA, J. F., TILKES, F., KRÜGER, J., LÖFFLER, H. (Gießen) 1101

Das Versagen der Splenektomie bei Morbus Werlhof. BERGMANN, L., WALTHER, F., SCHUBERT, J. C. F., MARTIN, H. (Frankfurt/M.) 1103

Untersuchungen zur Steigerung der Megakariozytopoese bei Morbus Werlhof, Evans-Syndrom und Lupus erythematodes visceralis. HECK, J., GEHRMANN, G. (Wuppertal) 1106

Überadditive Wirkung der Kombination von Nukleosiden und Cyclophosphamid bei der L 1210-Leukämie der Maus. DRINGS, P., OSSWALD, H. (Heidelberg) 1109

Klinische und tierexperimentelle Untersuchungen zur Zellzyklusarretierung durch Cytosin-Arabinosid bei Leukämien. BÜCHNER, TH., BARLOGIE, B., HIDDEMANN, W., HOFSCHRÖER, J., METZ, U., ORTHEIL, N. B., KAMANABROO, D., ASSEBURG, U. (Münster) 1112

Zur Applikationsweise und Inaktivierung von Cytosin-Arabinosid bei akuten Leukämien. HIRSCHMANN, W.-D., KOVACS, E. L., GERECKE, D., KAULEN, H.-D., VOIGTMANN, R., GROSS, R. (Köln) 1114

Erste klinische Erfahrungen mit einem modifizierten COAP-Schema bei akuten Leukosen des Erwachsenen. GERECKE, D., KAULEN, H.-D., HIRSCHMANN, W.-D., VOIGTMANN, R., GROSS, R. (Köln) 1116

Die Behandlung akuter Myeloblastenleukämien unter sterilen Bedingungen in einem Laminar down flow-System zur Infektionsprophylaxe im Vergleich mit der Behandlung in Einzelzimmern. BEYER, J.-H., SCHMIDT, C. G., LINZENMEIER, G., HANTSCHKE, D. (Essen) 1119

Polychemotherapie bei refraktären Leukämien des Erwachsenen. BRUNTSCH, U., OSIEKA, R., GALLMEIER, W. M., SEEBER, S., SCHMIDT, C. G. (Essen) 1121

Transfusion frischer und tiefgefrorener Thrombozyten bei akuten Leukämien. KAULEN, H. D., BARTONITSCHEK, W., GERECKE, D., HIRSCHMANN, W. D., VOIGTMANN, R., GROSS, R. (Köln) 1124

Erfahrungen mit der Behandlung der akuten Myeloblastenleukämie und der akuten Monozytenleukämie mit Cytosinarabinosid und 6-Thiognamin. ESSERS, U., ALTHOF, S., EWERS, M. (Aachen) 1126

Remissionshäufigkeit und Nebenwirkungen bei niedrig dosierter Radiophosphor-Therapie der Polycythaemia. HAUSWALDT, CH., HOREJSCHI, J., EMRICH, D., HECKNER, F., DOUWES, F. W., ZIESEMER, G. (Göttingen) 1128

Knochenmarkskonservierung ohne Vitalitätsverlust. SCHAEFER, U. W., DICKE, K. A., VAN BEKKUM, D. W., SCHMIDT, C. G. (Essen, Rijswijk/Niederlande) 1131

Möglichkeiten der Thrombozytensubstitution mit der Zelltrifuge. BORBERG, H., REUTER, H., MÜLLER, T., LINKER, H. (Köln) 1133

Untersuchungen zur Elimination von löslichem ^{131}J-Fibrin aus der Zirkulation des Kaninchens. MAHN, I., KÖVEKER, G., MÜLLER-BERGHAUS, G. (Gießen) 1135

Komplementsystem und Auslösung der generalisierten intravasculären Gerinnung durch Endotoxin. MÜLLER-BERGHAUS, G., LOHMANN, E. (Gießen) 1138

Untersuchung kommerzieller Präparationen des Prothrombinkomplexes (PPSB) auf aktivierte Faktoren. EGGELING, B., LECHLER, E., ASBECK, F. (Köln) 1140

Gerinnungsuntersuchungen bei akuten Leukämien. HASLER, K., BÖTTCHER, D. (Freiburg i. Br.) 1144

Untersuchungen zur Wechselbeziehung von Fibrinstabilisierung und Fibrinolyse. KÖHLE, W., RICHTER, CH., RASCHE, H. (Ulm) 1148

Vergleichende Untersuchungen über die fibrinolytische Aktivität bei Gesunden und bei Patienten mit arteriellen und venösen Gefäßerkrankungen. SCHARRER, I., FEIGEL, U., KREBS, H., BREDDIN, K. (Frankfurt) 1150

Charakterisierung verschiedener Streptokinase-Dosierungsschemata durch quantitative Streptokinase-, Plasminogen- und Plasmin-Bestimmungen im Patientenplasma. BÜCHNER, U., MARTIN, M., AUEL, H. (Engelskirchen) 1152

Stabilität von Streptokinase in verschiedenen Medien bei unterschiedlichen Temperaturen. MARTIN, M., AUEL, H. (Engelskirchen) 1154

Wirkung HL-A-spezifischer Isoantikörper auf Thrombozyten in vitro. HEINRICH, D., STEPHINGER, U., KUNKEL, W., KESSLER, C., MUELLER-ECKHARDT, C. (Gießen) 1156

Morphologische Veränderungen der Blutplättchen nach der Blutentnahme und ihr Einfluß auf die Plättchenaggregation. KRZYWANEK, H. J., JÄGER, W., ZIEMEN, I., BREDDIN, K. (Frankfurt) 1159

Thrombozytose als paraneoplastisches Syndrom. KOEPPEN, K.-M., SCHMIDT, S., PAULISCH, R., SCHNEIDER, D., GERHARTZ, H. (Berlin) 1161

Untersuchung der Thrombozytenaggregation bei Gesunden und Diabetikern mit dem photometrischen Plättchenaggregationstest (PAT III). JÄGER, W., BREDDIN, K., KRZYWANEK, H. J., STERN, A., GERLACH, U. (Frankfurt) 1163

Vergleichende Untersuchungen zur Differentialdiagnose angeborener und erworbener Thrombozytopathien unter besonderer Berücksichtigung der Volumenhäufigkeitsverteilung. ANGELKORT, B. (Aachen) 1166

Kongenitale Thrombozytopathie durch Störung der Nukleotidfreisetzung — Kasuistischer Bericht über ein eineiiges weibliches Zwillingspaar. SCHECK, R., BURKHART, H., QUEISSER, W., RASCHE, H. (Ulm, Heidelberg) 1169

Hyperlipoproteinämie, Gerinnungsstörung und Arterioskloseriserisiko. ZÖLLER, H., GROSS, W. (Würzburg) 1172

Stoffwechselabhängige Änderungen der rheologischen Eigenschaften des Blutes beim Diabetes mellitus. VOLGER, E., SCHMID-SCHÖNBEIN, H. (München) 1175

Immunreaktivität, HL-A-Antigenfrequenzen und klinischer Verlauf bei Myasthenia gravis. GROSS, W. L., KRÜGER, J., STEWART, U., HÄCKELL, U., KUNZE, K. (Gießen, Würzburg) 1178

Quantitative Bestimmung von IgG-Antiglobulinen im Serum von Patienten mit chronischer Polyarthritis und anderen Erkrankungen. FINK, P. C., PETER, H. H., KALDEN, J. R., ZEIDLER, H., DEICHER, H. (Hannover) 1181

Immunfluoreszenzmikroskopische Untersuchungen mit isolierten typspezifischen Antikörpern gegen Kollagentyp I, II und III bei Bindegewebserkrankungen. GAY, S., REMBERGER, K., ADELMANN, B. C. (München) 1183

Humorale und zellgebundene Immunreaktionen bei chronischer Knocheninfektion. SEIFERT, J., RING, J., LOB, G., VAN THIEL, D., STICKL, H., ERNST, S., PROBST, J., BRENDEL, W. (München, Murnau) 1185

Immunologische Analysen und klinische Untersuchungen an zwei Nierengewebsantigenen im Urin. BATSFORD, S. R., BOESKEN, W. H. (Freiburg) 1187

Immunsuppression durch Alkylantien: Hinweise auf die Überlegenheit von 5122 ASTA gegenüber Cyclophosphamid. BOTZENHARDT, U., LEMMEL, E.-M. (Mainz) 1191

Altersabhängige Veränderungen streßbedingter Immunsuppression. MÜLLER, U. ST., WIRTH, W., LINDEMANN, P. (Münster) 1193

Über das Verhalten von IgE und IgA bei verschiedenen Formen der chronischen Bronchitis und bei Asthma bronchiale. MEIER, J., ADAM, O. (München) 1194

Experimentelle Untersuchungen zum Mechanismus der zellulären Immunreaktion. OERKERMANN, H., PAWELETZ, N., GERECKE, D., GROSS, R. (Köln, Heidelberg) 1196

Untersuchungen zur Wirkung einer höhermolekularen Fraktion aus Humanurin auf die Transformation gesunder Lymphozyten. KORZ, R., NABER, A., BRUNNER, H. (Aachen) 1199

Differenzierungskapazität von Lymphozyten bei Immunmangelsyndromen in vitro. HÜTTERROTH, T. H., LITWIN, S. D. (Mainz, New York) 1201

PHA-Transformation menschlicher Lymphozyten in vitro: Definition eines Mikrokultursystems. PEES, H., PAPPAS, A., SCHEURLEN, P. G. (Homburg/Saar) . . . 1203

Untersuchungen bei gesunden Personen zur Feststellung einer normalen humoralen und zellulären Immunantwort. BÜRKLE, P. A., TÖNNESMANN, E., AHNEFELD, S., SCHAIRER, K. W., FEDERLIN, K. (Ulm) 1205

Untersuchungen an Lymphozytenoberflächenimmunglobulinen bei Lymphosarkom. SCHEDEL, I., BODENBERGER, U., GLOTH, R. (Hannover) 1209

Klassifizierung lymphoproliferativer Erkrankungen mit Hilfe von Lymphozytenmarkern. FINK, U., MÖLLER, U., LUTILSKY, A., SAUER, E., STABER, F., SACK, W., HUBER, CH., RASTETTER, J. (München, Innsbruck) 1211

Spontantoxicität und „K"-Zell-Aktivität im Peripheren von Kontrollpersonen und Melanompatienten. PETER, H. H., PAVIE-FISCHER, J., KNOOP, F., FRIDMAN, W. H., CESARINI, J. P., ROUBIN, R., AUBERT, CH., KOURILSKY, F. M. (Hannover, Paris) 1213

Tumorimmunologische Untersuchungen bei Coloncarcinom. EDER, E., SCHEIFFARTH, F., WARNATZ, H. (Erlangen-Nürnberg) 1216

Seroreaktivität gegenüber verschiedenen Herpesviren und immunologischer Status bei Patienten mit Morbus Hodgkin. HEGGE, K., DIEHL, V., KALDEN, J. R., AVENARIUS, H. J., DRESSELBERGER, U. (Hannover) 1219

Nachweis von DNS-Antikörpern mit Hilfe der Gegenstromelektrophorese. FISCHER, J. TH., KINDLER, U., TROBISCH, H. (Düsseldorf) 1219

Radioimmunologische Bestimmung von Anti-DNS-Antikörpern bei Lupus Erythematodes. HEICKE, B., LEMMEL, E. M., BOTZENHARDT, U. (Mainz) 1221

Antikörper-ähnliche Aktivität von monoklonalem IgM-Paraprotein gegen Röntgenkontrastmittel, die 3-Amino-2,4,6-Trijodbenzoesäure-Gruppen enthalten. BAUER, K., DEUTSCH, E. (Wien) 1224

Monomeres IgM bei akuten und chronischen Lebererkrankungen, Auto-Immunerkrankungen und monoklonalen Gammopathien. SCHWARZ, J. A., KABOTH, U., JOST, H., SCHEURLEN, P. G. (Homburg/Saar) 1226

Beziehungen zwischen Immunglobulin-Struktur und Antikörper-Spezifität bei monoklonalen Kälteagglutininen. ROELCKE, D., EBERT, W. (Heidelberg), FEIZI, T. (Harrow), FUDENBERG, H. H., WANG, A. C. (San Francisco), KUNKEL, H. G. (New York) 1228

Antikörperspezifitäten monoklonaler Kälteagglutinine. EBERT, W., ROELCKE, D., GEISEN, H. P., WEICKER, H. (Heidelberg) 1231

Gastroenterologie, Hepatologie

Zum Wirkungsmechanismus Ca^{++}-haltiger Antazida auf die Gastrinfreisetzung. SCHOLTEN, TH., REHLINGHAUS, U., FRITSCH, W.-P., HAUSAMEN, T.-U. (Düsseldorf). . . . 1235

Die Wirkung von oralem Calcium und Magnesium auf die Magensäuresekretion und Gastrinfreisetzung bei Patienten mit Ulcus duodeni. HOLTERMÜLLER, K. H., SINTERHAUF, K., BÜCHLER, R. (Mainz) 1237

Der Einfluß von Carbenoxolon und deglycyrrhiziniertem Succus liquiritiae auf das Plasma-Cortisol gesunder Probanden. BAAS, E. U., SINTERHAUF, K., HOLTERMÜLLER, K. H., NOÉ, G., LOMMER, D. (Mainz) 1239

Beziehungen zwischen Proteolyse und neurovegetativer Steuerung der Magenfunktion. MAIWALD, L., RIES, W., TURNER, F. (Würzburg) 1241

Histotopographie und Serumgastrinspiegel bei Patienten mit extremer Hypochlorhydrie und Achlorhydrie: Verlaufsuntersuchungen. WOBSER, E., ELSTER, K., VETTER, H., STADELMANN, O., LÖFFLER, A., KUTZ, K., MIEDERER, S. E. (Bonn, Bayreuth) 1244

Der Einfluß von 2-Deoxy-D-Glucose auf Säuresekretion, Serumgastrin und Insulin beim Hund. FEURLE, G., KLEMPA, I., BECKER, R., HELMSTÄDTER, V. (Heidelberg) 1247

Extragastrische Gastrinfreisetzung bei Normalpersonen und bei Patienten mit Ulcus duodeni bzw. Magenteilresektion nach Billroth I. FRITSCH, W.-P., HAUSAMEN, T.-U., KLEYBRINK, H., RICK, W. (Düsseldorf) 1250

Die Ösaphagusfunktion bei Ulcus duodeni vor und nach selektiver Vagotomie. WIENBECK, M., ROHDE, H., TROIDL, H., HEITMANN, P., LORENZ, W. (Marburg, Düsseldorf) 1253

Beurteilung von Struktur und Funktion des distalen Ductus choledochus im endoskopischen retrograden Cholangio-Pancreaticogramm (ERCP). HUCHZERMEYER, H., LUSKA, G., SEIFERT, E., STENDER, H.-ST. (Hannover) 1256

Die transvenöse Cholangiographie zur Differenzierung der Cholestase. GÜNTHER, R., GEORGI, M., HALBSGUTH, A. (Mainz) 1257

Indikationen zur Ultraschalluntersuchung der Gallenblase. VAN KAICK, G., KOMMERELL, B., KNAPP, W. (Heidelberg) . . . . : 1261

Exokrine und endokrine Pankreasfunktion nach Pankreastrauma. LANKISCH, P. G., FRERICHS, H., GANSEFORTH, H. J., SCHMIDT, H., CREUTZFELDT, W. (Göttingen) 1262

Intraindividuell kontrollierte Untersuchungen am Menschen zur Hemmung der exokrinen Pankreassekretion durch Salm-Calcitonin. PAUL, F. (Hannover) 1266

Prüfung der exokrinen Pankreasfunktion bei Patienten mit Pankreatitis, juvenilem Diabetes mellitus, „Pankreopathie" (Sekretin-Pankreozymin-Test mit Volumenverlustkorrektur) und BII-Magenresektion (Lundh-Test mit Volumenverlustkorrektur). TYMPNER, F., DOMSCHKE, W., RÖSCH, W., DOMSCHKE, S., KOCH, H., DEMLING, L. (Erlangen-Nürnberg) 1268

Neue Aspekte des Bikarbonat-Transportes im exokrinen Pankreas. SIMON, B., KATHER, H. (Heidelberg) 1271

Erhöhte Aufnahme von Kalorien bei chronischer Pankreatitis — ein ätiologisch bedeutsamer Faktor? GOEBELL, H., HOTZ, J., HOFFMEISTER, H. (Ulm) 1273

Quantitative Bestimmung der Insulinfreisetzung bei Patienten mit chronischer Pankreatitis. DÖRFLER, H., ZÖLLNER, N. (München) 1273

Bestimmung von Chymotrypsin im Stuhl mit Hilfe von SUPHEPA zur Diagnostik von Pankreaserkrankungen. LÖFFLER, A., ERNST, R., STADELMANN, O., MIEDERER, S. E., WOBSER, E. (Bonn) 1277

Aussprache: Herr WILLIG, F. (Heidelberg) 1278

Untersuchungen über die Diuretika-bedingte Pankreopathie. WIZEMANN, V., WIESENECKER, G., STEIN, W., MAHRT, R., SCHÜTTERLE, G. (Gießen) 1279

Elektrolytsekretion an einem Pankreasgangmodell der Ratte. FÖLSCH, U. R., CREUTZFELDT, W. (Göttingen) 1281

Hemmung der Dünndarmabsorption beim Menschen durch die intestinalen Hormone Sekretin und Cholecystokinin-Pankreozymin. DOLLINGER, H. C., ROMMEL, K., RAPTIS, S., GOEBELL, H. (Ulm) 1284

Ursachen, Vorkommen und Behandlung der Hyperoxalurie bei gastroenterologischen Erkrankungen („enterale" Hyperoxalurie). CASPARY, W. F., TÖNISSEN, J., LANKISCH, P. G., SCHMIDT, G., BALFANZ, A., WINDEMUTH, H. (Göttingen, Kassel) . . 1286

Noduläre lymphatische Hyperplasie des Dünndarmes bei Antikörpermangel und Malabsorption. WOLFERT, W., DOLLINGER, H., HARTMANN, W., GOEBELL, H. (Ulm) 1289
Histokompatibilitäts-(HL-A-)Antigene bei Enteritis regionalis und Colitis ulcerosa. ECKHARDT, R., FREUDENBERG, J., MEYER ZUM BÜSCHENFELDE, K. H., BERGER, J. (Mainz) 1292
Gallensäureglucuronide beim Menschen. FRÖHLING, W., STIEHL, A. (Heidelberg) . . . 1293
Tagesrhythmische Veränderungen der biliären Cholesterinsättigung. BEGEMANN, F. (Hamburg) 1295
Tagesschwankung der Lithogenität in der postoperativ gewonnenen Galle. MASSARRAT, S., KÜMPEL, W. (Marburg) 1298
Tagesprofil und Variabilität des Nüchternwertes sulfatierter und nichtsulfatierter Gallensäuren bei Gesunden und Patienten mit Leberzirrhose. WILDGRUBE, H. J. (Frankfurt) 1300
Zur Bedeutung der intestinalen Passagezeit für die biliäre Gallensäurenexkretion und Lithogenität des Gallensaftes. KLAPDOR, R., JENNICHES, J., HUMKE, R. (Hamburg) 1302
Behandlung der Hapato-Choledocholithiasis mit Chenodesoxycholsäure bei intrahepatischen Gallengangszysten (M. Caroli). CZYGAN, P., STIEHL, A., KOMMERELL, B. (Heidelberg) 1305
Transaminasenerhöhungen nach Chenodesoxycholsäurebehandlung: Abhängigkeit von der Chenodesoxycholsäuredosis und Chenodesoxycholsäurekonzentration im Serum. STIEHL, A., REGULA, M., KOMMERELL, B. (Heidelberg) 1308
Licht- und elektronenmikroskopische Untersuchungen zur Toxizität von sulfatierter und nichtsulfatierter Lithocholsäure. LEUSCHNER, U., CZYGAN, P., STIEHL, A. (Frankfurt, Heidelberg) 1311
Die chemische Zusammensetzung röntgenologisch nichtschattengebender Gallensteine. WEIS, H. J., GRÜNERT, A., FÖRSTER, C. F., ROTHMUND, M., ROES, K. W. (Mainz) 1313
Komplikationen und Überlebensrate bei akutem Leberversagen mit Coma hepaticum. BRACHTEL, D., RICHTER, E., LEINWEBER, B., KRUSEN, S., ZILLY, W., LIEHR, H. (Würzburg, Gießen) 1315
Arginase und Carbamylphosphatsynthetase-Aktivitäten im Verlauf chronischer Lebererkrankungen. MAIER, K. P., VOLK, B., TALKE, H., GEROK, W. (Freiburg) 1317
Vergleichende Untersuchungen über den Einfluß einer Äthanolbelastung auf verschiedene laborchemische Parameter bei Gesunden und bei Patienten mit histologisch gesichertem Leberparenchymschaden. BAHRE, G., KLEY, R., HOLZHÜTER, H. (Homburg) 1319
Änderungen der exokrinen Funktion der Glandula parotis und des Pankreas bei Patienten mit Leberzirrhose und chronischem Alkoholismus. DÜRR, H. K., BODE, J. CH., GIESEKING, R., HAASE, H., V. ARNIM, I., BECKMANN, B. (Marburg) . . . 1322
Serumaktivität Cholestase-anzeigender Enzyme bei Patienten mit cystischer Fibrose. VAN HUSEN, N., DOMINICK, CHR., GERLACH, U., OBERWITTLER, W. (Münster) . . 1324
Über Eliminationshalbwertzeiten Cholestase-anzeigender Serumenzyme. KLEIN, U. E., SCHNEIDER, F., SATTLER, R. (Kiel) 1327
Resorption und Ausscheidung fakultativ lebertoxischer diphenolischer „Kontakt"-Laxantien. EWE, K., VOIT, E. (Mainz) 1329
Biliäre Clearance und intrahepatische Verteilung von Sucrose und Natrium-Ferrocyanid bei Äthinylöstradiol-Cholestase. HERZ, R., BRADLEY, S. E. (New York, USA) 1331
Fettoleranz und Postheparinlipasen bei Leberkranken. HANSEN, W. (München) . . . 1335
Homo- und Heterozygotendifferenzierung bei Morbus Wilson. ABENDSCHEIN, TH., PRZUNTEK, H., WESCH, H., GÄNG, V. (Heidelberg, Würzburg) 1336
Angiotensinogensyntheserate der isoliert perfundierten Rattenleber bei experimenteller Leberschädigung. BEYER, J. C. C., WERNZE, H., GALLENKAMP (Würzburg) 1339
Zur Wirkung der akuten Urämie auf den Aminosäurestoffwechsel der Leber. FRÖHLICH, J., HOPPE-SEYLER, G., SCHOLLMEYER, P., GEROK, W. (Freiburg) 1341
Lebernekrose als Folge einer Endotoxinämie bei der portocavalen Shunt-Ratte. LIEHR, H., GRÜN, M., THIEL, H., RASENACK, U., BRUNSWIG, D. (Würzburg) 1344
Durchseuchung und Manifestationsrate der Hepatitis B in einer Dialyseeinheit. Neue Gesichtspunkte durch Anwendung der Radioimmunmethode und der indirekten Hämagglutination. FRÖSNER, G. G., BERG, P. A., BUNDSCHU, H.-D., HAYDUK, K. (Tübingen) 1347

Qualitativer und quantitativer radioimmunologischer Nachweis des Antikörpers gegen das Hepatitis-B-Oberflächen-Antigen bei Klinikpersonal. THAMER, G., KOMMERELL, B. (Heidelberg) 1350
Kontakthepatitis — Hepatitis A und B im Vergleich. BRODERSON, M., FOLGER, W., RUDHART, A. (Würzburg) 1352
Die anti-HB_sAg-positive akute Hepatitis mit schwerem Verlauf. DRAGOSICS, B., PESENDORFER, F., WEWALKA, F. (Wien) 1353
Ausscheidung von Hepatitis-B-Antigen im Speichel und Urin während des Verlaufes der akuten Virus-Hepatitis Typ B. KLEY, R., KLEY, S., BAHRE, G., LAMBERTS, B. (Homburg, Aachen) 1356
Prospektive Untersuchung von Hepatitis-B-Antigen (HB_sAG)-positiven, gesunden Blutspendern. HOLTERMÜLLER, K. H., BAUMEISTER, H. G., ARNDT-HANSER, A., SCHÄFER, A., ECKARDT, V., PYKA, R., BAAS, U., WANDEL, E., EWE, K., OVERBY, L. R. (Mainz, Münster, Chicago/USA) 1359
Schützt anti-HB_s vor einer posttransfusionellen Hepatitis? LEHMANN, H., SCHLAAK, M. (Kiel) 1361
HB_sAg und Anti-HB_s im Verlauf chronisch-entzündlicher Lebererkrankungen. MÜLLER, R., STEPHAN, B., DEICHER, H. (Hannover) 1363
HL-A und Immunreaktion gegen Australia-Antigen (HB_sAg). FREUDENBERG, J., KNOLLE, J., WEILLER, H., EHRKE, K., BERGER, J., BITZ, H., MEYER ZUM BÜSCHENFELDE, K. H. (Mainz, Bad Kreuznach) 1366
Untersuchungen zur zellbedingten Immunreaktion bei akuter und chronischer Hepatitis. GUTMANN, W., SCHEIFFARTH, F., WARNATZ, H. (Erlangen-Nürnberg) 1368
Spontane und mitogeninduzierte Lymphozytenproliferation bei der akuten Virushepatitis. LUKOWSKI, K.-J., MAERKER-ALZER, G., SCHUMACHER, K. (Köln) 1371
Partielle Immundefizienz und erhöhtes Hepatitisrisiko bei Massentransfusion und extrakorporaler Zirkulation. SCHLAAK, M., LEHMANN, H., ZABEL, P. (Kiel) 1374
Nachweis von IgG an isolierten Hepatozyten bei Patienten mit akuten und chronischen Lebererkrankungen. ARNOLD, W., MEYER ZUM BÜSCHENFELDE, K. H., HOPF, U., FÖRSTER, E., GRÜNERT-FUCHS, M. (Mainz) 1376
Immunologische Aldolase-Isoenzymbestimmung bei Lebererkrankungen. KORNACHER, J., LEHMANN, F.-G. (Marburg) 1378
Serumkonzentrationen von α-1-Fetoprotein im Verlauf Australia-Antigen-positiver und -negativer Hepatitiden. RICHTER, J., OHLEN, J. (München) 1382
Zur Häufigkeit hepatocellulärer Karzinome bei Lebercirrhose. LEHMANN, F.-G., MARTINI, G. A. (Marburg) 1384
Mesenchymsuppressive Therapie der chronisch-aktiven Hepatitis mit D-Penicillamin. MÖRL, M. (Erlangen-Nürnberg) 1387
Häufigkeit und Diagnostik der Sarkoidose bei ambulanten Patienten. SCHUBOTZ, R., HAUSMANN, L., KAFFARNIK, H. (Marburg) 1389

Stoffwechsel, Diabetes, Endokrinologie

Einschränkung der zerebralen Glukoseoxydation: ein Überlebensmechanismus im Fasten. WICKLMAYR, M., DIETZE, G., WITTERMANN, C., MEHNERT, H. (München) 1392
Reziproke Lipoproteinbewegung bei Therapie von Hyperlipoproteinämien durch Fasten. SCHELLENBERG, B., SCHLIERF, G., OSTER, P. (Heidelberg) 1393
Die Umstimmung der Insulinsekretion unter isokalorischer kohlenhydratreicher resp. fettreicher Reduktionskost bei der Gewichtsabnahme Adipöser. JOEL, E. W., SCHUBERT, W. R., VOGEL, B., SCHMÜLLING, R., KELLER, E., MAULBETSCH, R., EGGSTEIN, M. (Tübingen) 1394
Das Verhalten der Ketonkörper, Blutfette sowie verschiedener laborchemischer Parameter unter isokalorischer kohlenhydratreicher und fettreicher Reduktionsdiät. SCHUBERT, W.-R., VOGEL, B., SCHMÜLLING, R. M., EGGSTEIN, M. (Tübingen). . . 1397
Adipositastherapie mit kohlenhydratreduzierten und kohlenhydratreichen isokalorischen Formuladiäten (vergleichende Untersuchungen). RABAST, U., KASPER, H., SCHÖNBORN, J., KASSLER, G. (Würzburg) 1400
Transport freier Fettsäuren und Energieumsatz unter hypo- und hyperkalorischen Formuladiäten. SCHÖNBORN, J., DADRICH, E., RABAST, U., KASPER, H. (Würzburg) 1402
Erfahrungen mit der ambulanten Nulldiät bei 111 Patienten. RAKOW, A. D., SCHMIDT, J. W., DITSCHUNEIT, H. (Ulm) 1405

Einfluß verschiedener Zucker auf Parameter des Kohlenhydrat- und Fettstoffwechsels bei Normal- und Übergewichtigen. HUTH, K., JOST, G., SCHMAHL, F. W., HECKERS, H., DUDECK, J. (Frankfurt, Gießen) 1408

Gaschromatographische Analyse von Lipoproteinen des Blutes bei Behandlung mit fett- und eiweißreicher Nahrung. JAEGER, H., DITSCHUNEIT, H. (Ulm) 1411

Einfluß fett- und eiweißreicher, kohlenhydratarmer Ernährung auf Sättigungsgefühl, Lipoproteine, Harnsäure und Insulin im Blut bei Kindern. DITSCHUNEIT, H. H., SCHMIDT, J. W., RAKOW, A. D., KÜTER, E., HOMOKI, J., JUNG, F., DITSCHUNEIT, H. (Ulm) 1415

Das Triglyzerid-Stoffwechselverhalten bei Stoffwechselgesunden und Hyperlipidämikern nach Belastung mit einer standardisierten hochkalorischen kohlehydrat- und fettreichen Mahlzeit. WESSELS, G., WESSELS, F. (Münster) 1418

Bestimmung zweier Triglyceridlipasen (TGL) aus Post-Heparin-Plasma nach selektiver Enzymantikörperpräzipitation. KLOSE, G., DE GRELLA, R., WALTER, B., GRETEN, H. (Heidelberg) 1421

Die Bedeutung der Freisetzungsstörung von Glykosaminglykane aus Blutbasophilen für die Entstehung der Hyperchylomikronämie. HAACKE, H., PARWARESCH, M. R. (Kiel). 1423

Untersuchungen zu Lipid-Protein-Wechselwirkungen am Beispiel der Rekombination von menschlichen Lipoproteinen (HDL). MIDDELHOFF, G., BROWN, W. V. (Heidelberg) 1425

Untersuchungen der Lecithin-Cholesterin-Acyl-Transferase (LCAT) in verschiedenen Gefäßgebieten beim Menschen. WEIZEL, A., ZIMMERER, U., ZEBE, H. (Heidelberg) 1425

Zur Häufigkeit von Hyperlipoproteinämien im Kindesalter. HORN, G., SCHWARTZKOPFF, W. (Berlin) 1427

Unspezifisch erhöhte Antistreptolysintiter bei Hyperlipoproteinämien. ZSCHIEDRICH, M., HENZE, B. (Berlin) 1429

Plasmaglykosphingolipide bei Hyperlipoproteinämien. ATZPODIEN, W., KREMER, G. J. (Mainz) 1432

Untersuchungen mit ^{14}C-Cholesterol bei homozygoter Hyperlipidämie vom Typ II a. GÄRTNER, U., ALTROGGE, H., SIEG, K., BECKER, K., BLÄKER, F. (Hamburg) . . . 1434

Dynamisches Verhalten der Lipide und Lipoproteine in der Gravidität und im Puerperium unter Berücksichtigung hormoneller Einflußgrößen. GEHRMANN, J., SCHWARTZKOPFF, W. (Berlin) 1438

Veränderungen der Lipoproteine im Tagesverlauf bei Patienten mit Typ IV-Hyperlipoproteinämie. OSTER, P., SEIDEL, D., SCHLIERF, G., SCHELLENBERG, B. (Heidelberg) 1442

Der Einfluß intravenöser Endotoxininjektionen auf die Aktivität der Lipoproteinlipase (LPL). OEHLER, G., HASSINGER, R., SCHMAHL, F. W., HUTH, K., RÓKA, L. (Gießen) 1444

Hypertriglyceridämie bei Ratten nach Glukoseinfusion — Ein tierexperimentelles Modell zur Untersuchung der Pathogenese einer Typ IV-Hyperlipämie. HEUCK, C. C. (Heidelberg) 1446

Untersuchungen zur Wirkung von Isoproterenol auf Lipolyse und cAMP-Gehalt des peripheren Skelettmuskels der Ratte. REIMER, F., LÖFFLER, G., GERBITZ, K. D., WIELAND, O. H. (München) 1449

Klinische und experimentelle Untersuchungen bei alkoholinduzierten Hyperlipoproteinämien und Zieve-Syndrom. GOEBEL, K. M., MÜHLFELLNER, O., SCHNEIDER J. (Marburg/Lahn) 1451

Einwirkungen des Alkohols auf den Cholesterolstoffwechsel. WEIS, H. J., BAAS, E. U. (Mainz) 1454

Die Wirkung essentieller Phospholipide (EPL) auf die Plasma-Lecithin-Cholesterin-Acyl-Transferase (LCAT)-Aktivität in vivo und in vitro beim Kaninchen. HORSCH, A. K., HUDSON, K., DAY, A. J. (Heidelberg, Melbourne/Australien) 1457

Die Bestimmung der Uroporphyrinogen I-Synthetase im Vollblut — eine Methode zur Diagnostik und Früherkennung der akuten intermittierenden Porphyrie. DRUSCHKY, K.-F., SCHALLER, K.-H., KAMMERER, H. (Erlangen) 1459

Wirkung von Thiopurinol auf die renale Harnsäure- und Oxypurin-Ausscheidung des Menschen unter modifizierter Formeldiät mit konstantem Puringehalt. GRIEBSCH, A., ZÖLLNER, N. (München) 1462

Partielle Aufhebung der Allopurinol-induzierten Orataciduric durch Ribonucleotide. ZÖLLNER, N., JANSSEN, A., GRÖBNER, W. (München) 1466

Freie Aminosäuren im Blutserum Gesunder und Arteriosklerosekranker. OBERWITTLER, W., JENETT, D., SCHULTE, H., PAPAVASSILIOU, K., HAUSS, W. H. (Münster). . . 1467

Untersuchungen an juvenilen Diabetikern. Einstellungskontrolle unter konstanter und variabler Insulindosierung mit oder ohne Zusatz von Dimethylbiguanid. SCHATZ, H., WINKLER, G., JONATHA, E. M., PFEIFFER, E. F. (Ulm, Emmingen) 1470

Glukosetoleranz, Insulin und Lipide bei Adipösen nach einwöchiger Fenfluramingabe. SCHWANDT, P., WEISWEILER, P. (München) 1473

Das kontinuierliche Blutzuckertagesprofil in Korrelation zum Seruminsulin bei ideal- und normalgewichtigen Stoffwechselgesunden. THUM, CH., LAUBE, H., SCHRÖDER, K. E., RAPTIS, S., PFEIFFER, E. F. (Ulm) 1476

Diabetes-Therapie in Abhängigkeit von der Insulinsekretion. KRÄNZLIN, H., ZILKER, TH., ERMLER, R., BOTTERMANN, P. (München) 1478

Untersuchungen über den Glucoseumsatz unter Steroid- und Biguanidbehandlung mittels tritiierter Glukose. BOTTERMANN, P., SCHWEIGART, U., ERMLER, R. (München) 1481

Beeinflussung der Glukagonsekretion bei Stoffwechselgesunden und Diabetikern durch Tolbutamid und Glibenclamid. BAUMEISTER, G., ZIERDEN, E., WAGNER, H., STAHL, M. (Münster, Basel) 1484

Periphere Proinsulinspiegel beim Hyperinsulinismus übergewichtiger Probanden. HAUSMANN, L., SCHUBOTZ, R., KAFFARNIK, H. (Marburg/Lahn) 1486

Einfluß einer Arbeit auf den Kohlenhydratstoffwechsel der Muskulatur bei Diabetes. FROMMELD, D., BACHL, G., BACHL, I., DIETERLE, C., MINKUS, P., HENNER, J., HESSE, K. P., DIETERLE, P. (München) 1490

Insulin, Proinsulin und C-Peptid im Serum bei Hypoglycaemia factitia. BEISCHER, W., KELLER, L., SCHÜRMEYER, E., RAPTIS, S., THUM, CH., PFEIFFER, E. F. (Ulm, Münster) 1493

Einfluß von Vasodilatantien auf die orale Glukosetoleranz und das Serum-Insulin bei intravenöser Langzeitbehandlung peripherarterieller Durchblutungsstörungen. HEIDRICH, H., SCHIROP, TH. (Berlin) 1496

Untersuchungen zur diagnostischen Relevanz des 3-Std-Blutglucosewertes und der Seruminsulinkonzentrationen im oralen Glucosetoleranztest. HASLBECK, M., PRÖLS, H., LÖFFLER, G., MEHNERT, H. (München) 1497

Effekt von Vincristin auf die Glukoseassimilation beim Menschen. SCHAUDER, P., DOUWES, F., HAUSWALDT, CH., FRERICHS, H. (Göttingen) 1501

Untersuchungen zur verzögerten Insulin-Allergie mit Zellmigrationshemm-Methoden bei Diabetikern. REHN, K., MATTHIENSEN, R., KEINTZEL, E., HUNSTEIN, W., UHL, N. (Heidelberg) 1504

Zur Differentialdiagnose der renalen Glukosurie. GRAFFE-ACHELIS, CHR., HEIMSOTH, V. H. (Schweinfurt) 1506

Simultandiagnostik der Hypophysenvorderlappenfunktion bei Erkrankungen des Zwischenhirnhypophysensystems. WIEGELMANN, W., HERRMANN, J., KLEY, H. K., RUDORFF, K. H., SOLBACH, H. G., WILDMEISTER, W., KRÜSKEMPER, H. L. (Düsseldorf) 1509

Prä- und postoperative Überprüfung der Funktionsreserve der Hypophysenvorderlappen-Partialfunktionen bei Tumoren im Hypophysenbereich. HAPP, J., SINTERHAUF, K., RICKASSEL, W. R., KRAUSE, U., CORDES, U., LOMMER, D., SAMII, M., SCHÜRMANN, K., BEYER, J. (Mainz) 1511

Untersuchungen zum Einfluß von Somatostatin und Bromocriptin [CB-154] auf die Wachstumshormonsekretion bei Akromegalen. ALTHOFF, P.-H., NEUBAUER, M., HANDZEL, R., SCHÖFFLING, K. (Frankfurt) 1515

Spontane Tagesschwankungen sowie Einfluß von TRH, MIH und LH-RH auf die Wachstumshormonsekretion bei florider Akromegalie. HEESEN, D., HADAM, W., MIES, R., SCHORN, H., WINKELMANN, W. (Köln) 1521

Hemmung der Endotoxin-, Hyperthermie- sowie Arginin-induzierten Wachstumshormonsekretion durch Somatostatin bei Normalpersonen und insulinpflichtigen Diabetikern. WAGNER, H., ZIERDEN, E., BAUMEISTER, G., WÜST, G., HAUSS, W. H. (Münster) 1523

Aldosteronsekretion beim primären Aldosteronismus. VETTER, H. (Bonn) 1528

Erfahrungen mit der Seitendiagnostik von Nebennierenrindenadenomen bei primärem Hyperaldosteronismus. HELBER, A., WÜRZ, H., LAUFFENBERG, E., ROSARIUS, C., DVORAK, K., DICKMANS, A., WAMBACH, G., MEURER, K. A., KAUFMANN, W. (Köln-Merheim, Stuttgart) 1530

Renin-Angiotensin- und Aldosteronsystem während des Carbenoxolon-induzierten Escapephänomens. KRAUSE, D. K., SCHMITZ, H. J., HUMMERICH, W., HELBER, A., WAMBACH, G., KAUFMANN, W. (Köln) 1532

Zur Therapie des Bartter-Syndroms. KNAUF, H., SCHOLLMEYER, P., STEINHARDT, H. J. (Freiburg i. Br.) 1535

Beurteilung des circadianen Cortisolrhythmus an Hand von Dreipunkt-Tagesprofilen des Plasmacortisols. SINTERHAUF, K., HERZOG, P., LOMMER, D. (Mainz) 1537

Der diagnostische Wert der Plasmakatecholaminbestimmung bei primärer Nebennierenrindeninsuffizienz. CORDES, U., KELLER, H., BEYER, J. (Mainz) 1540

Lebercirrhose und Hormonkonzentrationen im Plasma des Mannes. KLEY, H. K., NIESCHLAG, E., WIEGELMANN, W., KRÜSKEMPER, H. L. (Düsseldorf) 1544

Endokrinologische Ergebnisse bei einem Patienten mit einer testikulären Feminisierung (Karyotyp 46, XY) unter besonderer Berücksichtigung basaler und HCG-stimulierter Testosteron- und Dihydrotestosteronkonzentrationen im Serum. THARANDT, L., SCHOLZ, W., LANGROCK, J., STRIEWE, K. u. M., ZÄH, W. D., HACKENBERG, K., REINWEIN, D. (Essen, Bochum) 1546

Klinik und Therapie der thyreotoxischen Krise. ROTHENBUCHNER, G., LOOS, V., BIRK, J., RAPTIS, S. (Ulm) 1549

Die Bedeutung schilddrüsenstimulierender Faktoren (LATS und LATS-Protector) für den Verlauf der Hyperthyreose. WUTTKE, H. (Bonn) 1552

T-Lymphozyten, TRH-Test und Suppressionstest bei thyreostatisch behandelten Hyperthyreosen. HACKENBERG, K., COHNEN, G., WIERMANN, H., REINWEIN, D., v. Z. MÜHLEN, A. (Essen, Hannover) 1555

Trijodthyronin- und Thyroxin-Serumkonzentrationen sowie suppressive Wirkung nach Kurzzeit- und Langzeitapplikation von L-Thyroxin allein oder in Kombination mit L-Trijodthyronin. RUDORFF, K. H., HERRMANN, J., WILDMEISTER, W., HORSTER, F. A., KRÜSKEMPER, H. L. (Düsseldorf) 1558

Vergleichende Untersuchungen zum Verhalten der Schilddrüsenhormonspiegel und der TSH-Spiegel im TRH-Test im Verlauf experimenteller und thyreostatisch behandelter Hyperthyreosen. HARTMANN, K. P., HENDERKOTT, U., HÖR, G., BOTTERMANN, P. (München) 1559

Charakteristische Lipoproteinveränderungen bei Hyperthyreose. BOMMER, J., OSTER, P., SEIDEL, D., WIELAND, H., STOSSBERG, V. (Heidelberg) 1563

Verdrängung von Schilddrüsenhormonen durch Medikamente aus der Bindung an Serumproteine und Herzmitochondrien. LOCHER, M., KALTENBACH, H., WAHL, R., KALLEE, E. (Tübingen) 1564

Wertigkeit verschiedener Stoffwechselparameter bei der Diagnostik des primären Hyperparathyreoidismus. SCHWEIGART, U., ZILKER, TH., HARTUNG, R., HENDERKOTT, U., PATEREK, K., BOTTERMANN, P. (München) 1567

Selektive Parathormonbestimmung zur Lokalisationsdiagnostik beim primären Hyperparathyreoidismus. ROTHMUND, M., HEICKE, B., GÜNTHER, R., BRÜNNER, H. (Mainz) 1569

Erfahrungen mit der Calcitonin-Langzeittherapie des Morbus Paget. ZIEGLER, R., MINNE, H., SCHÄFER, A., DELLING, G. (Hamburg) 1572

Onkologie

Transformationsversuche mit Epstein-Barr-Virus (EBV) von B-T-K-Zellen aus peripherem menschlichem Blut. DIEHL, V., PETER, H. H., HILLE, D., KNOOP, F. (Hannover) 1576

RNS-Tumor-Virus-ähnliche Partikel in menschlichen Melanomen mit spezifischen Beziehungen zu einem Mäusemelanomvirus. HEHLMANN, R., BALDA, B.-R., CHO, J. R., SPIEGELMAN, S. (New York/USA) 1576

Experimentelle Untersuchungen zur Wirkung von gereinigtem Phytohämagglutinin auf das Melanomwachstum in Mäusen. SCHWARZE, G., PAPPAS, A., SCHEURLEN, P. G. (Homburg/Saar) 1580

Sekretion eines μ-Ketten-Proteins in der Lymphocytenkultur bei malignem Lymphom. WETTER, O., LINDER, K. H. (Essen) 1583

Unterschiede im Muster von B-Lymphozyten-Charakteristika in Abhängigkeit vom Reifungsgrad maligner Lymphomzellen. AUGENER, W., COHNEN, G., BRITTINGER, G. (Essen) 1585

Das Vorkommen von Immunglobulinen der Klassen D und E in malignen Lymphomen. STEIN, H., BARTELS, H., WIEMER, E., KAISERLING, E. (Kiel, Lübeck) 1586

Über Häufigkeit und Prognose von Paraproteinämien. WILDHACK, R. (Rissen) 1591

Diagnostische Probleme beim IgD-Plasmozytom. INTORP, H. W., MÖNNINGHOFF, W., HEINZE, A. (Münster) 1593

Immunglobulinsekretionsleistung bei splenektomierten und nicht splenektomierten Patienten mit Morbus Hodgkin, gemessen im Speichel. GUNZER, U., GÄNG, V., HÖGL, CH., PFITZNER, A., MAIWALD, L. (Würzburg) 1596

Plättchenfunktion bei Paraproteinosen. LINKER, H., REUTER, H. (Köln) 1599

Klinische und experimentelle Untersuchungen zur „Hyperkoagulabilität" bei malignen Erkrankungen. HILGARD, P., SCHMIDT, C. G. (Essen) 1602

Generalisierte Form einer Histiozytosis X mit Lymphknoten- und Lungenbefall. WEIGAND, W., KEMPMANN, G., POLL, M., QUEISSER, W., STEGARU, B. (Heidelberg) 1602

Die Cytogenese des „seeblauen Histiocyten" und seine differentialdiagnostische Bedeutung. ZACH, J., ZACH, ST. (Köln) 1603

Serumenzyme bei Morbus Hodgkin, Mammacarcinom und Hodentumoren. PFEIFFER, R., HIRCHE, H., SCHMIDT, C. G. (Essen) 1606

Der Wert der Laparoskopie für die Stadieneinteilung der Lymphogranulomatose. HÖFFKEN, K., BRUNTSCH, U., SCHMIDT, C. G. (Essen) 1608

Genetische Disposition und Bronchialkarzinom. RÜDIGER, H. W., KOHL, F.-V., VON WICHERT, P. (Hamburg-Eppendorf) 1610

Makroglobulinämie Waldenström mit therapieresistenter Meningeosis und Beteiligung des zentralen Nervensystems. LANGE, J., WILMANNS, W., SEYBOLD, G., WEGNER, G. (Stuttgart) 1612

Autoregulative Wachstumshemmung bei Experimentaltumoren. ANDREEFF, M., STOFFNER, D., DAYSS, U., ABENHARDT, W. (Heidelberg) 1615

Experimentelle und klinische Befunde zur Tumortherapie mit Hyperthermie. WÜST, G., DREILING, H., MEISTER, R. (Münster) 1618

Untersuchungen zur Tumortherapie mit Polynucleotid-Farbstoffkomplexen. GANZINGER, U., UNGER, F. M., MOSER, K., RAINER, H., DEUTSCH, E. (Wien) 1621

Alternativprogramm für die Behandlung fortgeschrittener Lymphogranulomatose (LG) bei Versagen der klassischen Chemotherapie nach de Vita: Das Post-MOPP-Schema. GALLMEIER, W. M., OSIEKA, R., BRUNTSCH, U., SEEBER, S., SCHMIDT, C. G. (Essen) 1624

Neue Chemotherapiemöglichkeiten bei der Behandlung metastasierender Hodenteratome. SEEBER, S., GALLMEIER, W. M., HÖFFKEN, K., BRUNTSCH, U., OSIEKA, R., SCHMIDT, C. G. (Essen) 1626

Ein integriertes Programm zur Chemotherapie und Radiotherapie des inoperablen kleinzelligen Bronchialcarcinoms. OSIEKA, R., SEEBER, S., BRUNTSCH, U., GALLMEIER, W. M., SCHMIDT, C. G., MAKOSKI, H.-B., SCHIETZEL, M., SCHULZ, S., SCHERER, E. (Essen) 1627

Klinische Pharmakologie

Hämodynamische und Kontraktilitätswirkungen von Tilidin (Valoron). STRAUER, B. E. (München) 1630

Untersuchungen zum pharmakologischen Mechanismus der positiv inotropen Wirkung von Diazoxid im akuten Versuch. RAPTIS, S., FAZEKAS, A. T., LOSSNITZER, K., ROSENTHAL, J. (Ulm) 1632

Der Einfluß von Atropin, Propafenon und Disopyramid auf die „sinuatriale Leitungszeit" beim Menschen. BREITHARDT, G., SEIPEL, L., BOTH, A., LOOGEN, F. (Düsseldorf) 1634

Einfluß des neuen β-Sympathikolytikums ICI 66 082 auf Hämodynamik und Kontraktilität des Herzens ohne und mit experimentellem Koronarverschluß. STEPHAN, K., BISCHOFF, K. O., GEIGENMÜLLER, L., DIESCH, J., MEESMANN, W. (Essen) . . 1637

Antihypertensive Wirkung eines langwirkenden Betablockers. SCHULTZE, G., DISSMANN, TH., OELKERS, W. (Steglitz) 1642

Episodische Reninsekretion unter Propranolol und Pindolol bei Normalpersonen. VETTER, W., ZÁRUBA, K., BECKERHOFF, R., ARMBRUSTER, H., NUSSBERGER, J., SCHMIED, U., VETTER, H., SIEGENTHALER, W. (Zürich/Schweiz) 1644

Sisomicin — vergleichende pharmakokinetische Untersuchungen und klinische Erfahrungen mit einem neuen Aminoglycosid-Antibiotikum. LODE, H., KEMMERICH, B., LANGMAACK, H. (Berlin) 1646

Irrtumsmöglichkeiten bei der statistischen Analyse klinisch-pharmakologischer Ergebnisse. LOHMÖLLER, G., LOHMÖLLER, B., LOHMÖLLER, R., REICHENBERGER, H. J., LYDTIN, H. (München) 1648

Zahl und Art von Arzneimittelnebenwirkungen in einer medizinischen Klinik. STEPHANY, W., GIERLICHS, W., PLANZ, G., RAHN, K. H., HEINTZ, R. (Aachen) . . . 1651

Wirkung von Diazepam und Phenytoin auf Penicillin-induzierte Krampfanfälle. WEIHRAUCH, T. R., KÖHLER, H., HÖFFLER, D., RIEGER, H., KRIEGLSTEIN, J. (Mainz) 1653

Arzneimittelmetabolismus unter Cholestyramin bei Ratten. TRÜLZSCH, D., AMLER, G., MOHR, G., RICHTER, E. (Würzburg) 1656

Untersuchungen zur Resorption von Digoxin. OCHS, H., BODEM, G., SCHÄFER, P. K., SAVIC, M., DENGLER, H. J. (Bonn) 1659

Plasmahalbwertzeit und Abklingquote von Digoxinen. BELZ, G. G., NÜBLING, H., KLEEBERG, U. R. (Ulm) 1662

Vergleichende Untersuchungen zwischen Serumglykosidkonzentration und systolischen Zeitintervallen bei Herzgesunden nach Gabe von β-Methyl-Digoxin. HAASIS, R., LARBIG, D., BURCK, H. C. (Tübingen) 1664

Untersuchungen zur biologischen Verfügbarkeit von Digoxin aus Kombinationspräparaten. GILFRICH, H. J., CLASEN, R. (Mainz) 1666

Enterale Verfügbarkeit und Dosisvorstellungen von Methyl-Proscillaridin bei dekompensierten Herzkranken. KRÄMER, K.-D., HOCHREIN, H. (Berlin) 1669

Erythrozytenelektrolyte als Parameter einer wirksamen Digitalisierung. WESSELS, F., SAMIZADEH, A., HEINZE, A., TASCHE, V. (Münster) 1672

Einfluß von Rifampicin auf den Metabolismus des Digitoxins. PETERS, U., HENGELS, K.-J., HAUSAMEN, T.-U., GROSSE-BROCKHOFF, F. (Düsseldorf) 1675

Einfluß von Rifampicin auf die metabolische Clearance von Galaktose und Antipyrin im Vergleich zu Hexobarbital. ZILLY, W., WERNZE, H., BUCHENAU, D., BREIMER, D. D., RICHTER, E. (Würzburg, Nijmegen) 1677

Einfluß von Nahrungsaufnahme und Lagerung auf die Resorption von Tolbutamid. GUNDERT-REMY, U., GRZEGORZEWSKI, CH., BALDAUF, G., WEBER, E. (Heidelberg) 1680

Pharmakokinetik des Amobarbital. SCHNELLE, K., BREES, J., KLEIN, G., GARRETT, E. R. (München, Gainesville/USA) 1682

Klinische und pharmakokinetische Aspekte der intrathekalen Methotrexattherapie. PRZUNTEK, H., BERNDT, S., DOMMASCH, D., FUHRMEISTER, U., GRÜNINGER, W. (Würzburg) 1686

Medizinische Statistik und Dokumentation

Konzept und Realisierung eines preisgünstigen, praxisgerechten, computerisierten EKG-Auswertsystems. KUTSCHERA, J., DUDECK, J., BARTHEL, G., HABICHT, L., STRACHOTTA, W. (Gießen) 1689

Computeranalyse des EKG bei klinisch und koronarographisch gesicherten Myokardinfarkten. MEYER, J., PLATTE, G., STÜHLEN, H. W., RUPP, M., STELZER, A., EFFERT, S. (Aachen) 1691

Bipolare Brustwandableitungen bei der Belastungs-Elektrokardiographie und ihre Bedeutung für die automatisierte Biosignalanalyse des Belastungs-EKG mittels EDV. NEITZERT, A., BECHTLOFF, L., SIGWART, U., GLEICHMANN, U. (Bad Oeynhausen) 1694

Untersuchungen zu einem programmierten EKG-Kurs. FLÖRKMEIER, V., GROSSER, K. D., APPENRODT, H. (Köln) 1697

Spektralanalyse erster und zweiter Herztöne. LIPPOLD, R., MEIER, I., v. EGIDY, H. (Mainz, Wiesbaden) 1699

Das modulare Laborcomputersystem Gießen. MICHEL, H., DUDECK, J., LANG, H. (Gießen) 1702

Ein Tischrechnerprogramm für „Diehl Alphatronic" zur Erfassung von Störungen des Calcium- und Phosphathaushaltes. Schmidt-Gayk, H., Stengel, R., Haueisen, H., Martiskainen, I., Ritz, E. (Heidelberg) 1704
3. **Rundtischgespräch. Sinn und Unsinn von Signifikanztests.** Leitung: Koller, S. (Mainz).. 1706

Epidemiologie und Vorsorgemedizin

Gesundheitsverhalten und Präventivmedizin. Theile, U. (Mainz) 1711
Blutdruck und klinisch-chemische Befunde bei 11471 poliklinischen Patienten. Haug, H., Loch, R. (Stuttgart)..................... 1713
Untersuchung zur Epidemiologie der juvenilen Hypertonie in Köln. Laaser, U., Meurer, K. A., Kaufmann, W. (Köln) 1715
Angiographische Befunde bei peripherer arterieller Verschlußkrankheit der Beine von Patienten mit primärer Hyperlipoproteinämie und anderen Risikofaktoren. Vogelberg, K. H., Berger, H., Gries, F. A. (Düsseldorf) 1718
Ergebnisse einer multiphasischen Vorsorgeuntersuchung. Schmülling, R.-M., Frey, M., Knodel, W., Mildner, J., Gräser, W., Maulbetsch, R., Eggstein, M. (Tübingen)......................... 1720
Zur Häufigkeit der blanden Struma in der Bundesrepublik Deutschland. Wildmeister, W., Klusmann, G., Horster, F. A. (Düsseldorf) 1723
Zur Häufigkeitsverteilung sogenannter Risikofaktoren unter Ovulationshemmern. Ravens, K. G., Doré, G., Jipp, P. (Kiel, Stuttgart) 1725

Psychotherapie

Der interaktionelle Ansatz im psychosomatischen Denken. Mitscherlich, M. (Düsseldorf)............................ 1728
Arbeitshypothesen klinischer Psychosomatik. Köhle, K., Simons, C., Schultheis, K. H., Paar, G., Rassek, M. (Ulm)................. 1730
Erfahrungen mit einem Stationsmodell zur Integration des psychosomatischen Arbeitsansatzes in die internistische Krankenversorgung. Schultheis, K.-H., Rassek, M., Paar, G., Simons, C., Köhle, K. (Ulm) 1732
Funktionen der ärztlichen Visite im Rahmen der internistisch-psychosomatischen Krankenversorgung. Rassek, M., Paar, G., Schultheis, K.-H., Simons, C., Köhle, K. (Ulm) 1735
Darstellung und Interpretation der Interaktionsvorgänge während einer ärztlichen Visite bei einer Patientin mit Colon irritabile. Paar, G., Rassek, M., Schultheis, K.-H., Simons, C., Köhle, K. (Ulm) 1737
Therapeutische Gruppenarbeit in der Medizinischen Klinik. Wedler, H. L., Heizer, M. (Darmstadt).......................... 1738
Die normokalzämische Tetanie als psychofunktionelles Syndrom. Konsequenzen für den ärztlichen Umgang mit Tetanikern. Rose, H. K. (Hannover) 1740
Interaktionsanalyse auf einer Dialyseeinheit. Vollrath, P. (Heidelberg) 1744
Erfahrungen mit einer Familienkonfrontationstherapie bei Anorexia-nervosa-Patienten. Petzold, E., Vollrath, P., Ferner, H., Reindell, A. (Heidelberg) 1746
Psychophysiologische Untersuchung zum Verhalten hämodynamischer Kreislaufparameter in verschiedenartigen Aufgabensituationen vor und nach der intravenösen Gabe von Propranolol. Schmidt, T. H., Schonecke, O. W., Herrmann, J. M., Krull, F., Selbmann, H. K., Schäfer, N., v. Uexküll, Th., Werner, I. (Ulm) 1747
Psychotherapeut als Herzschrittmacher. Huebschmann, H. (Heidelberg) 1750
Herzrhythmusstörungen unter psychosomatischem Aspekt. Peseschkian, N. (Wiesbaden) 1752
Ärztliche Verhaltensweisen in der Behandlung funktionell Kranker — Möglichkeiten einer integrationsorientierten Diagnostik und Therapie. Schüffel, W., Schonecke, O. W. (Ulm)......................... 1756

Namenverzeichnis 1761

Sachverzeichnis.......................... 1769

Vorsitzender 1975—1976	Prof. Dr. med. H. A. Kühn — Würzburg
Vorstand 1975—1976	Prof. Dr. med. H. A. Kühn — Würzburg Prof. Dr. med. P. Schölmerich — Mainz Prof. Dr. med. G. A. Neuhaus — Berlin Prof. Dr. med. R. Gross — Köln Prof. Dr. med. B. Schlegel — Wiesbaden
Vorstand 1974—1975	Prof. Dr. med. P. Schölmerich — Mainz Prof. Dr. med. H. P. Wolff — Mainz Prof. Dr. med. H. A. Kühn — Würzburg Prof. Dr. med. G. A. Neuhaus — Berlin Prof. Dr. med. B. Schlegel — Wiesbaden

Ehrenmitglieder

1891	Geh. Med. Rat Prof. Dr. med. R. Virchow — Berlin
1894	Dr. Prinz Ludwig Ferdinand von Bayern
1902	Wirkl. Geh. Med. Rat Prof. Dr. med. E. v. Leyden — Berlin
1907	Wirkl. Geh. Rat Prof. Dr. med. E. v. Behring — Marburg Geh. Rat Prof. Dr. med. H. Curschmann — Leipzig Geh. Rat Prof. Dr. med. P. Ehrlich — Frankfurt a. M. Geh. Rat Prof. Dr. med. W. Erb — Heidelberg Geh. Rat Prof. Dr. med. E. Fischer — Berlin Geh. Rat Prof. Dr. med. R. Koch — Berlin Geh. Rat Prof. Dr. med. v. Leube — Würzburg Geh. Rat Prof. Dr. med. A. Merkel — Nürnberg Geh. Rat Prof. Dr. med. Naunyn — Baden-Baden Geh. San.-Rat Dr. med. E. Pfeiffer — Wiesbaden Geh. Rat Prof. Dr. med. Pflüger — Bonn Geh. Rat Prof. Dr. med. Quincke — Kiel Prof. Dr. med. v. Recklinghausen — Straßburg Prof. Dr. med. Schmiedeberg — Straßburg Wirkl. Geh. Rat Prof. Dr. med. M. Schmidt — Frankfurt a. M.
1912	Geh. Rat Prof. Dr. med. C. F. v. Röntgen — München
1923	Geh. Rat Prof. Dr. med. Bäumler — Freiburg Geh. Rat Prof. Dr. med. Lichtheim — Bern
1924	Geh. Rat Prof. Dr. med. v. Strümpell — Leipzig Geh. Rat Prof. Dr. med. Schultze — Bonn Geh. Rat Prof. Dr. med. R. Stintzing — Jena Geh. Rat Prof. Dr. med. F. Penzoldt — Erlangen
1927	Geh. Rat Prof. Dr. med. F. Kraus — Berlin Geh. Rat Prof. Dr. med. O. Minkowski — Wiesbaden
1928	Geh. Rat Prof. Dr. med. Goldschneider — Berlin

1932	Geh. Rat Prof. Dr. W. His — Berlin
	Geh. Rat, Ob.-San.-Rat Prof. Dr. med. R. Ritter v. Jaksch — Prag
	Prof. Dr. med. G. Klemperer — Berlin
	Prof. Dr. med. Koranyi — Budapest
	Geh. Rat Prof. Dr. med. L. v. Krehl — Heidelberg
	Geh. Rat Prof. Dr. med. F. Moritz — Köln
	Geh. Rat Prof. Dr. med. F. v. Müller — München
	Prof. Dr. med. E. v. Romberg — München
	Prof. Dr. med. R. F. Wenckebach — Wien
1935	Geh. Rat Prof. Dr. med. W. Zinn — Berlin
	Prof. Dr. med. O. Naegeli — Zürich
1936	Prof. Dr. med. L. Brauer — Wiesbaden
	Prof. Dr. med. Mollow — Sofia
1938	Prof. Dr. med. Förster — Breslau
	Prof. Dr. med. L. R. Müller — Erlangen
	Prof. Dr. med. Pässler — Dresden
	Prof. Dr. med. F. Volhard — Frankfurt a. M.
1949	Prof. Dr. med. G. v. Bergmann — München
	Prof. Dr. med. A. Schittenhelm — München
1950	Prof. Dr. med. H. Dietlen — Saarbrücken
1951	Prof. Dr., Dr. med. h. c., Dr. phil. h. c. G. Domagk — Elberfeld
	Prof. Dr. med. et theol. et phil. A. Schweitzer — Lambarene (Kongo)
1952	Prof. Dr. med. W. Heubner — Berlin
1954	Prof. Dr. med. M. Nonne — Hamburg
	Prof. Dr. med. R. Rössle — Berlin
	Prof. Dr. med. O. Rostoski — Dresden
	Prof. Dr. med. W. Frey — Zollikon/Zürich (Schweiz)
	Sir Henry Dale — London
1955	Prof. Dr. med. et theol. R. Siebeck — Heidelberg
	Prof. Dr. med. S. J. Thannhauser — Boston (USA)
1956	Prof. Dr. med. F. A. Schwenkenbecher — Marburg
	Prof. Dr. med. E. Grafe — Würzburg
	Prof. Dr. med. E. Franck — Istanbul
	Dr. med. h. c., Dr. phil. h. c. F. Springer — Heidelberg
1957	Prof. Dr. med., Dr. med. h. c., Dr. med. h. c., Dr. rer. nat. h. c. M. Bürger — Leipzig
	Prof. Dr. med. Ph. Klee — Wuppertal
	Prof. Dr. med. C. Oehme — Heidelberg
	Prof. Dr. med., Dr. med. h. c. W. Stepp — München
	Prof. Dr. med. H. Schmidt — Wabern b. Bern (Schweiz)
	Prof. Dr. med. C. D. de Langen — Utrecht (Holland)
	Prof. Dr. med. E. Lauda — Wien
	Prof. Dr. med. W. Loeffler — Zürich (Schweiz)
1958	Prof. Dr. med. E. P. Joslin — Boston/Mass. (USA)
	Prof. Dr. med., Dr. med. h. c. G. Katsch — Greifswald
	Prof. Dr. med., Dr. med. h. c., Dr. med. h. c. A. Weber — Bad Nauheim
1959	Prof. Dr. med. P. Martini — Bonn
	Prof. Dr. med. W. Weitz — Hamburg

1960	Prof. Dr. med. H. H. Berg — Hamburg Prof. Dr. med. Fr. Kauffmann — Wiesbaden
1961	Prof. Dr. med. R. Schoen — Göttingen
1962	Prof. Dr. med. H. Pette — Hamburg Prof. Dr. med. K. Hansen — Neckargemünd
1963	Prof. Dr. med., Dr. med. h. c. W. Brednow — Jena Prof. Dr. med. H. Reinwein — Gauting b. München Prof. Dr. med. H. H. Bennhold — Tübingen
1964	Prof. Dr. med., Dr. med. h. c., Dr. rer. nat. h. c. H. W. Knipping — Köln
1965	Prof. Dr. med., Dr. h. c. J. Grober — Bad Bodendorf Prof. Dr. med., Dr. med. h. c. F. Lommel — Endorf/Obb. Prof. Dr. med. vet., Dr. h. c. J. Nörr — München
1966	Prof. Dr. med. N. Henning — Erlangen Prof. Dr. med. A. Hittmair — Innsbruck Prof. Dr. med. F. Hoff — Frankfurt a. M. Prof. Dr. med. H. Kalk — Kassel Prof. Dr. med. K. Voit — Ammerland (Starnberger See)
1967	Prof. Dr. med., Dr. med. h. c. L. Heilmeyer — Freiburg/Brsg. Prof. Dr. med. W. Kittel — Wiesbaden
1968	Prof. Dr. med. G. Bodechtel — München Prof. Dr. med. J. Jacobi — Hamburg
1969	Prof. Dr. med. W. Hadorn — Bern (Schweiz) Prof. Dr. med. A. Jores — Hamburg Prof. Dr. med. J. Waldenström — Malmö (Schweden)
1970	Prof. Dr. med. A. Sturm — Wuppertal
1971	Prof. Dr. med., Dr. sc. h. c., Dr. med. vet. h. c. H. Freiherr v. Kress — Berlin Prof. Dr. med. E. Wollheim — Würzburg Prof. Dr. med. G. Budelmann — Hamburg
1972	Prof. Dr. med. R. Aschenbrenner — Hamburg Prof. Dr. med. H. E. Bock — Tübingen Sir H. Krebs, M.D., M.A., F.R.S., F.R.C.P. — Oxford
1973	Prof. Dr. med. H.-W. Bansi — Hamburg Prof. Dr. med. K. Oberdisse — Düsseldorf Prof. Dr. med. O. Gsell — St. Gallen
1974	Prof. Dr. med. F. Grosse-Brockhoff — Düsseldorf Prof. Dr. med. D. Jahn — Regensburg
1975	Prof. Dr. med. W. Doerr — Heidelberg Prof. Dr. med. M. Holzmann — Zürich

Verzeichnis der Vorsitzenden seit 1882

1. 1882 ⎫
2. 1883 ⎬ Wirkl. Geh. Ob.-Med.-Rat Prof. Dr. med. Th. v. Frerichs — Berlin
3. 1884 ⎭
4. 1885 Geh. Hofrat Prof. Dr. med. C. Gerhardt — Würzburg
5. 1886 ⎫
6. 1887 ⎬ Wirkl. Geh. Med.-Rat Prof. Dr. med. E. v. Leyden — Berlin
7. 1888 ⎭
8. 1889 Prof. Dr. med. v. Liebermeister — Tübingen
9. 1890 Hofrat Prof. Dr. med. v. Nothnagel — Wien
10. 1891 Wirkl. Geh. Med.-Rat Prof. Dr. med. E. v. Leyden — Berlin
11. 1892 Geh. Med.-Rat Prof. Dr. med. H. Curschmann — Leipzig
12. 1893 Prof. Dr. med. H. Immermann — Basel
     1894 kein Kongreß
13. 1895 Geh. Rat Prof. Dr. med. v. Ziemssen — München
14. 1896 Geh. Hofrat Prof. Dr. med. Bäumler — Freiburg i. Brsg.
15. 1897 Wirkl. Geh. Med.-Rat Prof. Dr. med. E. v. Leyden — Berlin
16. 1898 San.-Rat Prof. Dr. med. M. Schmidt — Frankfurt a. M.
17. 1899 Geh. Rat Prof. Dr. med. H. Quincke — Kiel
18. 1900 Ob.-San.-Rat Prof. Dr. med. R. Ritter v. Jaksch — Prag
19. 1901 Geh. Rat Prof. Dr. med. Senator — Berlin
20. 1902 Geh. Rat Prof. Dr. med. Naunyn — Straßburg
     1903 kein Kongreß
21. 1904 Ob.-Med.-Rat Prof. Dr. med. A. v. Merkel — Nürnberg
22. 1905 Geh. Rat Prof. Dr. med. W. Erb — Heidelberg
23. 1906 Geh. Med.-Rat Prof. Dr. med. v. Strümpell — Breslau
24. 1907 Wirkl. Geh. Med.-Rat Prof. Dr. med. E. v. Leyden — Berlin
25. 1908 Prof. Dr. med. F. v. Müller — München
26. 1909 Geh. Med.-Rat Prof. Dr. med. Fr. Schultze — Bonn
27. 1910 Geh. Med.-Rat Prof. Dr. med. Fr. Kraus — Berlin
28. 1911 Geh. Rat Prof. Dr. med. L. v. Krehl — Straßburg
29. 1912 Geh. Med.-Rat Prof. Dr. med. R. Stintzing — Jena
30. 1913 Geh. Rat Prof. Dr. med. F. Penzoldt — Erlangen
31. 1914 Prof. Dr. med. E. v. Romberg — Tübingen
     1915 kein Kongreß
     1916 außerordentliche Tagung (Kriegstagung) in Warschau
          Vors.: Geh. Med.-Rat Prof. Dr. med. W. His — Berlin
     1917 kein Kongreß
     1918 kein Kongreß
     1919 kein Kongreß
32. 1920 Geh. Rat Prof. Dr. med. O. Minkowski — Breslau
33. 1921 Prof. Dr. med. G. Klemperer — Berlin
34. 1922 Prof. Dr. med. L. Brauner — Hamburg
35. 1923 Prof. Dr. med. K. F. Wenckebach — Wien
36. 1924 Geh. Rat Prof. Dr. med. M. Matthes — Königsberg
37. 1925 Geh. Rat Prof. Dr. med. F. Moritz — Köln
38. 1926 Prof. Dr. med. H. Pässler — Dresden
39. 1927 Prof. Dr. med. O. Naegeli — Zürich
40. 1928 Prof. Dr. med. L. R. Müller — Erlangen
41. 1929 Geh. Rat Prof. Dr. med. W. Zinn — Berlin
42. 1930 Prof. Dr. med. F. Volhard — Frankfurt a. M.
43. 1931 Prof. Dr. med. G. v. Bergmann — Berlin
44. 1932 Prof. Dr. med. P. Morawitz — Leipzig
45. 1933 ⎫ Prof. Dr. med. A. Schittenhelm — Kiel
46. 1934 ⎬ (Prof. Dr. med. L. Lichtwitz — Altona, ist satzungsgemäß im Jahr 1934 ausgeschieden, ohne den Vorsitz geführt zu haben)
47. 1935 Prof. Dr. med. H. Schottmüller — Hamburg
48. 1936 Prof. Dr. med. F. A. Schwenkenbecher — Marburg
49. 1937 Prof. Dr. med. R. Siebeck — Heidelberg
50. 1938 Prof. Dr. med. Assmann — Königsberg

51. 1939 Prof. Dr. med., Dr. h. c. W. STEPP — München
52. 1940 Prof. Dr. med. H. DIETLEN — Saarbrücken
    1941/42   keine Kongresse
53. 1943 Prof. Dr. med. H. EPPINGER — Wien
    1944—1947   keine Kongresse
54. 1948 Prof. Dr. med. P. MARTINI — Bonn
55. 1949 Prof. Dr. med. C. OEHME — Heidelberg
56. 1950 Prof. Dr. med. W. FREY — Oberhofen (Schweiz)
57. 1951 Prof. Dr. med. M. BÜRGER — Leipzig
58. 1952 Prof. Dr. med. PH. KLEE — Wuppertal
59. 1953 Prof. Dr. med. G. KATSCH — Greifswald
60. 1954 Prof. Dr. med. H. H. BERG — Hamburg
61. 1955 Prof. Dr. med. H. PETTE — Hamburg
62. 1956 Prof. Dr. med. R. SCHOEN — Göttingen
63. 1957 Prof. Dr. med. K. HANSEN — Lübeck
64. 1958 Prof. Dr. med. H. REINWEIN — Kiel
65. 1959 Prof. Dr. med. W. BREDNOW — Jena
66. 1960 Prof. Dr. med. H. BENNHOLD — Tübingen
67. 1961 Prof. Dr. med. J. JACOBI — Hamburg
68. 1962 Prof. Dr. med. F. HOFF — Frankfurt a. M.
69. 1963 Prof. Dr. med. H. Frhr. v. KRESS — Berlin
70. 1964 Prof. Dr. med., Dr. med. h. c. L. HEILMEYER — Freiburg i. Brsg.
71. 1965 Prof. Dr. med. A. STURM — Wuppertal-Barmen
72. 1966 Prof. Dr. med. et phil. G. BODECHTEL — München
73. 1967 Prof. Dr. med. A. JORES — Hamburg
74. 1968 Prof. Dr. med. H. E. BOCK — Tübingen
75. 1969 Prof. Dr. med. D. JAHN — Höfen
76. 1970 Prof. Dr. med. K. OBERDISSE — Düsseldorf
77. 1971 Prof. Dr. med. F. GROSSE-BROCKHOFF — Düsseldorf
78. 1972 Prof. Dr. med., Dr. med. h. c. G. SCHETTLER — Heidelberg
79. 1973 Prof. Dr. med. H. BEGEMANN — München
80. 1974 Prof. Dr. med. H. P. WOLFF — Mainz
81. 1975 Prof. Dr. med. P. SCHÖLMERICH — Mainz

Korrespondierende Mitglieder 1939

Prof. Dr. med. FANCONI — Zürich
Prof. Dr. med. HESS — Zürich
Prof. Dr. med. INGWAR — Lund
Prof. Dr. med. MEULENGRACHT — Kopenhagen
Prof. Dr. med. SCHÜFFNER — Amsterdam
Prof. Dr. med. DIAZ — Rio de Janeiro

1961

Prof. Dr. med. W. EHRICH — Philadelphia
Prof. Dr. med. E. KOMIYA — Tokio

1965

Prof. Dr. med. CASTEX — Buenos Aires

1970

Prof. Dr. med. V. MALAMOS — Athen
Prof. Sir G. W. PICKERING — Oxford
Dr. med. I. H. PAGE — Cleveland/Ohio

1971

Prof. Dr. med. G. BIÖRCK — Stockholm
Prof. Dr. med. K. LUNDBAEK — Aarhus

1972

Prof. Dr. med. R. J. BING — Pasadena
Dr. med. D. S. FREDRICKSON — Bethesda
Prof. Dr. med. A. LAMBLING — Paris
Prof. Dr. med. H. N. NEUFELD — Tel Aviv
Prof. Dr. med. I. SHKHVATSABAJA — Moskau

1974

Prof. Dr. med. J. W. CONN — Ann Arbor
Prof. Dr. med. H. POPPER — New York

Diplommitglieder	Dr. med. J. WIBEL — Wiesbaden
	Dr. med. h. c. J. F. BERGMANN, Verlagsbuchhändler — Wiesbaden

Ständige Schriftführer	1882—1914 Geh. San.-Rat Dr. med. E. PFEIFFER — Wiesbaden
	1914—1920 Prof. Dr. med. W. WEINTRAUD — Wiesbaden
	1921—1943 Prof. Dr. med. A. GÉRONNE — Wiesbaden
	1948—1960 Prof. Dr. med. FR. KAUFFMANN — Wiesbaden
	ab 1961 Prof. Dr. med. B. SCHLEGEL — Wiesbaden

Kassenführer	1882—1884 San.-Rat Dr. med. A. PAGENSTECHER — Wiesbaden
	1885—1920 Dr. med. J. WIBEL — Wiesbaden
	1921—1927 Dr. med. W. KOCH — Wiesbaden
	1928—1939 Dr. med. E. PHILIPPI — Wiesbaden
	1940—1954 Dr. med. ACHELIS — Wiesbaden
	1955—1967 Prof. Dr. med. W. KITTEL — Wiesbaden
	ab Mai 1967 Prof. Dr. med. K. MIEHLKE — Wiesbaden

Mitglieder des Ausschusses 1975—1976	Prof. Dr. med. S. EFFERT — Aachen
	Prof. Dr. med. F. KAINDL — Wien
	Prof. Dr. med. P. SCHOLLMEYER — Freiburg
	Prof. Dr. med. A. PRILL — Berlin
	Dr. med. H. ZOLLIKOFER — Zürich
	Dr. med. E. SCHÜLLER — Düsseldorf
	Prof. Dr. med. F. ANSCHÜTZ — Darmstadt
	Prof. Dr. med. E. F. PFEIFFER — Ulm
	Prof. Dr. med. C.-G. SCHMIDT — Essen
	Prof. Dr. med. L. DEMLING — Erlangen
	Prof. Dr. med. H. BLÖMER — München
	Prof. Dr. med. A. SUNDERMANN — Erfurt
	Prof. Dr. med. W. GEROK — Freiburg
	Prof. Dr. med. E. DEUTSCH — Wien
	Prof. Dr. med. G. RIECKER — München
	Prof. Dr. med. H. HARTERT — Kaiserslautern
	Prof. Dr. med. R. HEINECKER — Kassel
	Prof. Dr. med. W. HARTL — Aachen
	Prof. Dr. med. R. HEINTZ — Aachen
	Prof. Dr. med. E. BUCHBORN — München
	Prof. Dr. med. K. SCHÖFFLING — Frankfurt
	Prof. Dr. med. W. ULMER — Bochum
	Prof. Dr. med. F. KRÜCK — Bonn
	Prof. Dr. med. W. SIEGENTHALER — Zürich
	Prof. Dr. med. M. BROGLIE — Wiesbaden

Gastroenterologie, Hepatologie

SCHOLTEN, TH., REHLINGHAUS, U., FRITSCH, W.-P., HAUSAMEN, T.-U. (I. Med. Klinik A, Univ. Düsseldorf): **Zum Wirkungsmechanismus Ca^{++}-haltiger Antazida auf die Gastrinfreisetzung**

Wegen seiner puffernden Eigenschaften ist Calciumcarbonat in vielen handelsüblichen Antazida enthalten. Untersuchungen der Arbeitsgruppen um Reeder u. Thompson, Passaro u. Barreras zeigten, daß die intravenöse Gabe von Calciumionen zu einem geringen Anstieg der Säuresekretion und der Serumgastrinspiegel führen kann. Die Wirkung von Calciumcarbonat auf die Säuresekretion wurde erstmals 1950 von Breuhaus u. Mitarb. untersucht. Sie konnten zeigen, daß die nächtliche Säureproduktion nach Calciumcarbonat-Gabe größer war als nach Gabe von Aluminiumhydroxyd. Die Arbeitsgruppe um Reeder fand auch einen Anstieg des Serumgastrinspiegels nach Calciumcarbonat. Verschiedene Arbeitsgruppen fanden ebenfalls einen Anstieg des Serumgastrinspiegels auf Calciumcarbonat, wobei das Verhalten des Serumcalciumspiegels unterschiedlich war [3, 5, 7, 8]. Als Ursache der Hypersekretion nach Calciumgabe werden neben der Gastrinfreisetzung vagale Stimulation, Hyperämie, lokaler cholinergischer Effekt, Steigerung der Empfindlichkeit der Parietalzellen gegenüber Acetylcholin und calciumabhängige Acetylcholinfreisetzung diskutiert. In der vorliegenden Arbeit wird der Einfluß neutralisierender Substanzen unter besonderer Berücksichtigung des Calciumcarbonats auf den Serumgastrinspiegel untersucht.

Es wurden 10 Pat., bei denen mit Ausnahme eines Probanden klinisch, röntgenologisch und endoskopisch ein oder mehrere Ulcera duodeni festgestellt wurden, untersucht. Unter kontinuierlicher Messung des intragastrischen pH mit der Glas-Kalomel-Elektrode vom Typ gK 282 C wurde über eine Magensonde eine Alkalisierung des Magens mit 150 ml NaHCO$_3$ (500 mval/l) und anschließend mit 150 ml 8%iges CaCO$_3$ durchgeführt. Der pH-Wert lag während der Phase der Alkalisierung immer oberhalb pH 5. Die Lage der pH-Meßsonde und der Magensonde wurde röntgenologisch kontrolliert. Bei 5 Probanden wurde in einer zweiten Untersuchung ein Calcium-Infusionstest mit 12 mg/kg Körpergewicht/3 Std durchgeführt. Bei allen Patienten wurden die Serumgastrinkonzentrationen, der Serumcalciumspiegel und die Calciumkonzentration im Magensaft bestimmt. Außerdem wurde eine Magensekretionsanalyse nach Lambling mit 6 µg/kg Gastrodiagnost durchgeführt, die bei allen Probanden eine deutliche Hypersekretion zeigte mit einem durchschnittlichen BAO von 11,5 und PAO von 47 mval/Std.

Durch die Magensalzsäure wird ein Teil des unlöslichen Calciumcarbonats in das lösliche Calciumchlorid überführt, im Magenlumen findet sich ein Anstieg des ionisierten Calciums. Im Extracellulärraum kommt es entsprechend zu einem geringen Bicarbonatanstieg: pro 2 mval neutralisierter HCl 0,2 mval NaHCO$_3$ [4]. Während der weiteren Passage werden etwa 90% des Calciumchlorids durch das Pankreassekret wieder in unlösliche Calciumverbindungen rücküberführt, und nur 10% des Calciumchlorids werden resorbiert.

Nach Gabe von 150 ml NaHCO$_3$ in einer Konzentration von 500 mval/l kam es zwar zu einer deutlichen Alkalisierung des Mageninhaltes, die Serumgastrinwerte blieben jedoch nahezu konstant. Die pH-Verschiebung nach Gabe von 150 ml 8%iges CaCO$_3$ war zwar weniger ausgeprägt, die Serumgastrinkonzentrationen stiegen jedoch um mehr als das Doppelte an.

Während im Nüchternsekret des Magensaftes die Calciumionenkonzentration bei allen untersuchten Probanden um 1 mval/l lag, kam es in allen Fällen nach Gabe von 150 ml 8%iges CaCO$_3$ zu einem zunehmenden Anstieg des ionisierten Calciums bis zu einem Maximum von 103 mval/l. Gleichzeitig stieg auch der Serumgastrinspiegel deutlich an: von nüchtern 62 pg/ml auf maximal 183 pg/ml. Die Serumcalciumspiegel blieben bei allen Probanden konstant. Die Anstiege waren nach dem t-Test mit ungepaarten Daten statistisch signifikant (Abb. 1). Nach Calciuminfusion mit 12 mg/kg Körpergewicht/3 Std kam es nur zu einem geringen Anstieg der Serumgastrinkonzentration, während eine Calciumcarbonatgabe (150 ml 8%ig) bei den gleichen Probanden zu einer ausgeprägten Stimulation der Gastrinfreisetzung führte. Die Ergebnisse waren nach dem t-Test mit gepaarten Daten signifikant (Abb. 2).

Nach unseren Untersuchungen, die mit den Ergebnissen der Arbeitsgruppen um Reeder u. Thompson übereinstimmen, führte die Gabe von $CaCO_3$ zu einem deutlichen sofortigen Anstieg des Serumgastrinspiegels. Im Gegensatz zu anderen

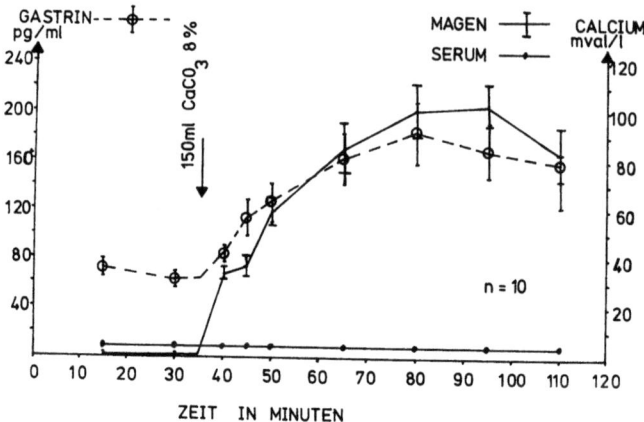

Abb. 1. Serum- und Magen-Ca^{++}-Konzentration sowie Serumgastrinwerte vor und nach Gabe von $CaCO_3$. $\bar{x} \pm SEM$

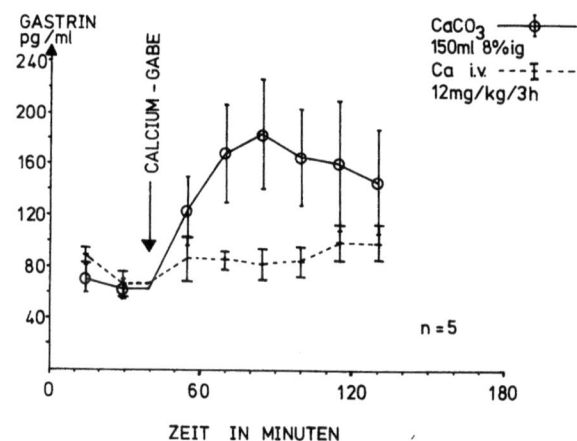

Abb. 2. Serumgastrinwerte bei den gleichen Probanden unter Ca^{++}-Infusion (12 mg/kg Körpergewicht/3 Std) und nach $CaCO_3$. $\bar{x} \pm SEM$

Untersuchern fanden wir nach $CaCO_3$ keine Änderung des Serumcalciumspiegels [3]. Die intravenöse Calciumgabe, die zu einer deutlichen Erhöhung der Serumcalciumkonzentration führte, zeigte nur einen geringen Anstieg der Gastrinspiegel. Als Ursache der Gastrinfreisetzung ist nach diesen Befunden eine lokale Wirkung des intragastrisch freigesetzten ionisierten Calciums wahrscheinlich, da der Anstieg des ionisierten Calciums zu einem nahezu gleichzeitigen Anstieg der Serumgastrinkonzentration führte, der Serumcalciumspiegel aber unverändert blieb. Die Ionisierung des Calciums aus $CaCO_3$ erfolgte dabei durch die bei allen Probanden erhöhte basale Säuresekretion. Untersuchungen mit $CaCl_2$ wiesen außerdem darauf hin, daß der intraluminale Effekt des Calciums pH-unabhängig ist. Der fehlende Effekt von NaHCO$_3$ weist darauf hin, daß die Alkalisierung des Magensaftes alleine keine Gastrinfreisetzung verursacht. Die Gastrinfreisetzung nach CaCO$_3$-Gabe könnte gerade bei Patienten mit Hypersekretion zu einer Stimulation der H$^+$-Sekretion führen, da bei diesen Patienten eine erhöhte Ansprechbarkeit der Belegzellen auf Gastrin nachgewiesen wurde. Als Konsequenz sollte die Verwendung Ca^{++}-freier Antazida empfohlen werden.

Literatur

1. Barreras, R. F.: Gastroenterology **64**, 1168 (1973). — 2. Breuhaus, H. C., Osmund, H. A., Everly, J. B.: Gastroenterology **16**, 172 (1950). — 3. Feurle, G. E.: Gastroenterology **68**, 1 (1975). — 4. Fordtran, J. S.: Reduction of Acidity by Diet, Antacids, and Anticholinergic Agents. In: Gastrointestinal Disease, (Hrsg. M. H. Sleisenger, J. S. Fordtran). Philadelphia: Saunders 1973. — 5. Levant, J. A., Walsh, J. H., Isenberg, J. I.: New Engl. J. Med. **288**, 555 (1973). — 6. Passaro, E. J., Basso, N., Walsh, J. H.: Surgery **72**, 60 (1972). — 7. Reeder, D. D., Jackson, B. M., Ban, J., Clendinnen, B. G., Davidson, W. D., Thompson, J. C.: Ann. Surg. **172**, 540 (1970). — 8. Reeder, D. D., Conlee, J. L., Thompson, J. C.: Surg. Forum **22**, 308 (1971).

HOLTERMÜLLER, K. H., SINTERHAUF, K., BÜCHLER, R. (I. Med. Klinik, Univ. Mainz): **Die Wirkung von oralem Calcium und Magnesium auf die Magensäuresekretion und Gastrinfreisetzung bei Patienten mit Ulcus duodeni**

Im Hinblick auf die beobachtete antagonistische Wirkung von Magnesium auf die Calcium-induzierte Magensäuresekretion [1], muß die Möglichkeit erwogen werden, daß die gleichzeitige orale Einnahme von Calcium und Magnesiumverbindungen die Säure-stimulierende Wirkung, die nach Einnahme von Calcium auftritt, aufzuheben vermag. Um diese Hypothese zu prüfen, haben wir 12 männliche Pat. (Alter 22 bis 40 Jahre) mit aktivem Ulcus duodeni untersucht, das röntgenologisch oder endoskopisch gesichert war. Nach Legen der Magensonde wurde über 1 Std die Basalsekretion gemessen. Danach erhielten alle Patienten Suspensionen 30 mMol Calciumcarbonat (CaCO$_3$), Magnesiumhydroxyd (Mg(OH)$_2$), ein Gemisch beider Substanzen (Verhältnis 1:1) und Wasser als Kontrollsubstanz. Test- und Kontrollsubstanzen enthielten Polyäthylenglykoll und hatten ein Volumen von 30 ml. Die Verabreichung der Kontroll- und Testsubstanzen erfolgte in randomisierter Reihenfolge an 4 verschiedenen Tagen. Nach Gabe der Antacida bzw. des Wassers wurde die Magensonde für 30 min abgeklemmt. Danach wurde der Magen für 30 min abgesaugt und das Aspirat verworfen. Dann wurde erneut über 2 Std quantitativ die Magensäuresekretion bestimmt. In den gastrischen Aspiraten bestimmten wir die Konzentrationen von Wasserstoffionen und Polyäthylenglykol. Serumproben wurden nüchtern sowie 15, 30, 60, 120 und 180 min nach Gabe der Test- und Kontrollsubstanzen zur Gastrin-, Calcium- und Magnesiumbestimmung entnommen [2].

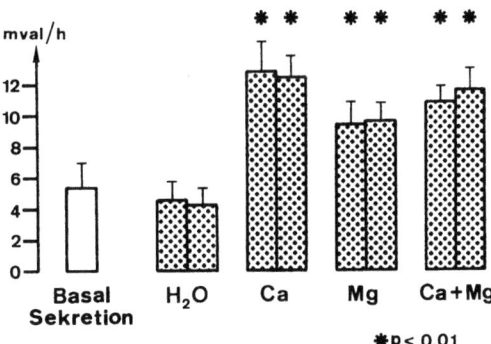

Abb. 1. Stimulierung der Magensäuresekretion durch Calciumcarbonat, Magnesiumhydroxyd und eines Gemisches beider Substanzen im Vergleich zu Wasser

Die Gabe von $CaCO_3$, $Mg(OH)_2$ und des Gemisches beider Substanzen verursachte einen signifikanten Anstieg der Magensäuresekretion im Vergleich zur Kontrollsubstanz ($p < 0,01$). Die Säureanstiege betrugen das 2- bis 2,5fache der Säurewerte der Kontrollgruppe. Nach Gabe von Wasser trat keine Änderung der Säuresekretion im Vergleich zur Basalsekretion ein. Die nach Calcium, Magnesium oder dem Gemisch beider Substanzen erzielten Sekretionsraten stellten 25% der maximalen mit Pentagastrin bestimmten gastrischen Sekretionskapazität dieser Patientengruppe dar. Um genau den stimulierenden Effekt von Antacida auf die Magensäuresekretion bestimmen zu können, ist es erforderlich, Antacida vollständig aus dem Magen zu entfernen. Als Maß für die Kontamination des Magensaftes mit Antacida bestimmten wir die Konzentration von Polyäthylenglycoll in den Aspiraten. In der ersten Stunde der Aspiration nach Gabe der Substanzen wurden $2,8 \pm 0,9\%$ und in der zweiten Stunde wurden $1,6 \pm 0,5\%$ Polyäthylenglycoll zurückgewonnen, was bedeutet, daß nur geringfügige Mengen Antacida die Aspirate kontaminierten.

Nach Gabe von Calciumcarbonat, Magnesiumhydroxyd und einer Mischung beider Substanzen stieg Serumgastrin um 48, 25 bzw. 36% im Vergleich zum Nüchternwert an. Die Anstiege waren signifikant im Vergleich zu der Kontrollgruppe ($p < 0,05$). Nach Gabe von Wasser traten keine Änderungen des Serumgastrins im Vergleich zum Nüchternwert auf. Die Erhöhungen der Gastrinspiegel nach Gabe der Antacida waren wesentlich kleiner als die postprandialen Anstiege bei 5 der untersuchten Patienten. Mehrere Faktoren, wie z. B. Neutralisation des Antrums und spezifische Wirkungen eines Ions auf die Gastrinzelle, sind für den Anstieg des Serumgastrins verantwortlich [3]. Die Serumcalcium- und Magnesiumwerte änderten sich nicht während der Versuche.

Unsere Ergebnisse zeigen, daß eine Kombination von Calcium und Magnesium nicht die säurestimulierende und gastrinfreisetzende Wirkung einer äquimolaren Calciumdosis aufzuheben vermag im Gegensatz zu den Befunden von Paul et al. [4]. Nach unseren Befunden ergibt sich kein Hinweis auf einen Antagonismus von Calcium und Magnesium in bezug auf die Magensäuresekretion und Gastrinfreisetzung.

Zusammenfassung

12 männliche Duodenalulcuspatienten erhielten äquimolare Suspensionen von $CaCO_3$ und $Mg(OH)_2$ (30 mMol) und ein Gemisch beider Substanzen gleicher Neutralisationskapazität sowie Wasser als Kontrollsubstanz. Alle Testsubstanzen führten im Vergleich zu Wasser zu signifikanten Anstiegen der Magensäuresekretion und des Serumgastrins. Die vorliegenden Ergebnisse zeigen, daß eine Kombination von Calcium und Magnesium nicht die Säure- und Gastrin-stimulierende Wirkung aufzuheben vermag, die nach Gabe von Calcium beobachtet wurde.

Summary

12 male patients with active duodenal ulcer disease received equimolar suspensions of $CaCO_3$, $Mg(OH)_2$ (30 mMol), a mixture of both substances with equal neutralizing capacity and water as control. All test substances raised gastric acid secretion and serum gastrin significantly above control values. The results clearly show that a combination of calcium and magnesium cannot abolish the acid stimulating and gastrin releasing effect, which has been noted after the ingestion of calcium.

Literatur

1. Ottenjann, R., Deyhle, P., Schaller, K. H., Stadelmann, O.: Klin. Wschr. **47**, 1204 (1969). — 2. Holtermüller, K. H., Goldsmith, R. S., Sizemore, G. W., Go, V. L. W.: Gastroenterology **67**, 1101 (1974). — 3. Feuerle, G. E.: Gastroenterology **68**, 1 (1975). — 4. Paul, F., Deyhle, P., Ottenjann, R.: Münch. med. Wschr. **12**, 422 (1971).

BAAS, E. U., SINTERHAUF, K., HOLTERMÜLLER, K. H., NOÉ, G., LOMMER, D. (I. Med. Klinik u. Poliklinik, Univ. Mainz): **Der Einfluß von Carbenoxolon und deglycyrrhiziniertem Succus liquiritiae auf das Plasma-Cortisol gesunder Probanden**

Carbenoxolon-Natrium[1] ist ein halbsynthetisches Derivat der aus dem Succus liquiritiae gewonnenen Glycyrrhetinsäure. Glycyrrhetinsäure ist nach Literaturangaben im Süßholzextrakt bis zu 16% enthalten [7, 14]. Im verbleibenden Rest der Droge, dem deglycyrrhizinierten Succus liquiritiae[2], konnten mindestens 14 weitere Triterpenderivate, ca. 30 flavonoide Verbindungen wie das spasmolytisch wirkende Liquiritigenin [15], Zucker, Stärke und andere Substanzen in geringer Menge nachgewiesen werden [14].

Carbenoxolon-Natrium [3] wie auch deglycyrrhizinierter Succus liquiritiae [9] fördern die Rückbildung von peptischen Ulcera. Dabei entwickeln Succus liquiritiae und das daraus gewonnene Carbenoxolon die mineralocorticoidähnlichen Nebenwirkungen wie Hypokaliämie, Hypertonie, Ödeme und Gewichtszunahme [1], die dem deglycyrrhizinierten Succus fehlen sollen [2]. Neben dieser Wirkung soll Carbenoxolon auch einen direkten stimulierenden Einfluß auf die Nebennierenrinde haben. Nach Untersuchungen von Mattingly u. Mitarb. [8] erhöht eine einmalige Gabe von 100 mg Carbenoxolon bei Patienten mit Ulcus duodeni das Plasma-Cortisol kurzfristig, aber signifikant. Im Gegensatz dazu stehen die Befunde von Möllmann u. Mitarb. [10], die keine Änderung des Plasma-Cortisols beobachten konnten. Auch Schweikert u. Mitarb. [13], die jedoch keine Cortisol-Tagesprofile anfertigten, fanden vor und nach vierwöchiger Carbenoxolon-Gabe weder bei Gesunden noch bei Patienten mit Ulcus ventriculi oder duodeni Unterschiede. Deglycyrrhizinierter Succus liquiritiae wurde bisher nicht untersucht.

Bisherige Untersuchungen der basalen und stimulierten Sekretionsleistung des Magens unter Carbenoxolon ergaben keine einheitlichen Befunde. Eine signifikante Änderung der Säureverhältnisse bei Ulcuspatienten nach Beendigung einer Carbenoxolon-Therapie konnte nicht nachgewiesen werden [12]. Das Magensaftvolumen nahm im Tierversuch ab [4], die Mucussubstanzen stiegen jedoch deutlich an [5].

Folgende Fragen sollten durch unsere Untersuchungen geklärt werden:
1. Kommt es nach einmaliger bzw. längerer Gabe von Carbenoxolon zu einer Änderung im Cortisol-Profil?
2. Werden Magensäure und Magensaftvolumen beeinflußt?
3. Besitzt deglycyrrhizinierter Succus liquiritiae noch Eigenschaften des Carbenoxolons?

Methodik

Wir untersuchten 6 gesunde männliche Medizinstudenten im Alter zwischen 20 und 25 Jahren unter stationären Bedingungen. Sie nahmen keine weiteren Medikamente ein. Jeder Proband erhielt eine Woche lang täglich die gebräuchliche Menge von 3 × 100 mg Carbenoxolon oder 3 × 800 mg deglycyrrhizinierten Succus liquiritiae. Die Verabreichung der Substanzen wurde randomisiert. Jede Versuchsperson bildete somit ihre eigene Kontrolle. Nach mindestens 2stündiger Bettruhe und Frühstück wurden insgesamt 10 Blutentnahmen durch eine liegende Braunüle über 5 Std gemacht. Pro Zyklus wurden an jeweils 3 Tagen — Kontrolltag, 1. Tag der Einnahme, letzter Tag der Einnahme — Blutuntersuchungen durchgeführt. Die Bestimmung des Cortisols erfolgte durch die kompetitive Proteinbindungsanalyse [11].

Vor Beginn der Medikation und nach jeder Behandlungsperiode wurde die basale und die mit 6 µg/kg Körpergewicht Pentagastrin stimulierte Säuresekretion bestimmt. Außerdem wurde das Magensaftvolumen gemessen. Die Sondenlage wurde röntgenologisch kontrolliert.

---
[1] Wirkstoff von Biogastrone®. Hersteller: Chemiewerk Homburg, Zweigniederlassung der Degussa, Frankfurt a. M.
[2] Enthalten in Caved S®. Hersteller: Chemische Fabrik Promonta GmbH, Hamburg.

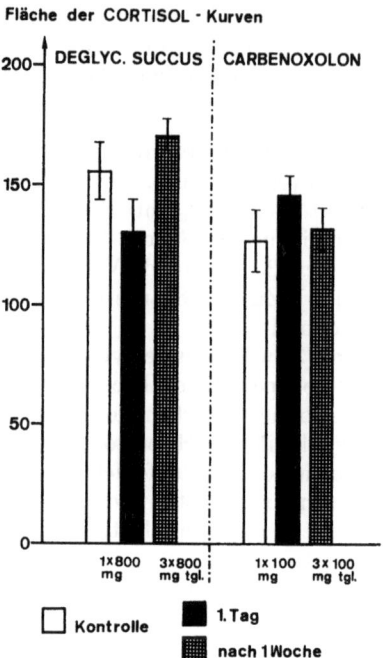

Abb. 1. Integrale Flächen der Cortisol-Zeit-Kurven vor und nach Gabe von deglycyrrhiziniertem Succus liquiritiae bzw. Carbenoxolon (SEM)

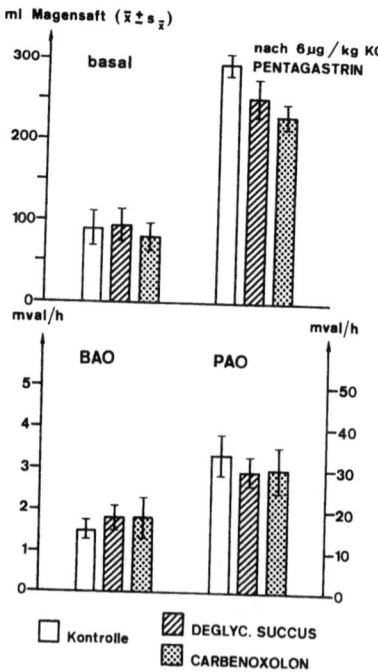

Abb. 2. Verhalten von Magensaftvolumen und Säuresekretion im Pentagastrintest vor und nach Behandlung mit deglycyrrhiziniertem Succus liquiritiae bzw. Carbenoxolon (SEM)

Ergebnisse

Wegen der erheblichen individuellen Schwankungen des Plasma-Cortisols im Ablauf des circadianen Rhythmus und der ,,bursts" [6] ist es nicht möglich, einzelne Meßpunkte miteinander zu vergleichen. Um vergleichbare Werte zu erhalten, wurden deshalb die integralen Flächen unter den Cortisol-Zeit-Kurven planimetriert (Abb. 1). Dabei zeigte sich, daß die Menge des Plasma-Cortisols sich weder nach einmaliger Gabe von 800 mg deglycyrrhiziniertem Succus noch nach 100 mg Carbenoxolon signifikant änderte. Der von Mattingly [8] beschriebene kurzfristige signifikante Anstieg des Cortisolspiegels wurde nicht gefunden. Auch nach einwöchiger täglicher Einnahme von deglycyrrhiziniertem Succus bzw. Carbenoxolon sind die Veränderungen nicht signifikant.

Die basale Säuresekretion (Abb. 2) wich weder nach Gabe von deglycyrrhiziniertem Succus noch nach Carbenoxolon signifikant vom Kontrollwert ab. Auch nach Stimulation mit Pentagastrin findet sich kein signifikanter Unterschied zwischen den einzelnen Perioden. Ebensowenig besteht ein Unterschied zwischen der basalen Magensaftsekretion vor und nach Behandlung mit einer jeden Substanz. Auch nach Stimulation mit Pentagastrin weicht das Volumen nach Behandlung mit deglycyrrhiziniertem Succus nicht wesentlich von der Kontrolle ab. Dagegen fällt nach Carbenoxolon das Magensaftvolumen statistisch signifikant ab ($p < 1\%$). Ob trotz des verminderten Volumens eine absolute Zunahme der Mucussubstanzen eintritt, haben wir nicht untersucht.

Die Untersuchungen haben gezeigt, daß nach Carbenoxolon das Cortisol-Profil weder nach einmaliger Gabe noch nach Dauermedikation signifikant vom Kontrollwert abweicht. Die von Mattingly u. Mitarb. [8] vermutete Stimulation der Nebennierenrinde und der Cortisolabgabe kann nicht bestätigt werden. Nach Carbenoxolon kommt es zu einem signifikanten Abfall des stimulierten Magensaftvolumens. Die Ursache dafür ist nicht bekannt. Die Säureverhältnisse werden nicht beeinflußt. Die gefundenen Veränderungen konnten nicht beim deglycyrrhizinierten Succus liquiritiae nachgewiesen werden.

Literatur

1. Conn, J. W., Rovner, D. R., Cohen, E. L.: J. Amer. med. Ass. **205**, 492 (1968). — 2. Cooke, W. M., Baron, J. H.: Digestion **4**, 264 (1971). — 3. Doll, R., Hill, I. D., Hutton, C., Underwood, D. J.: Lancet **1962 I**, 793. — 4. Gheorghiu, Th., Frotz, H., Klein, H. J.: Verh. dtsch. Ges. inn. Med. **77**, 2281 (1971). — 5. Gheorghiu, Th. Frotz, H., Klein, H. J.: Verh. dtsch. Ges. inn. Med. **78**, 1415 (1972). — 6. Hellman, L., Nakada, F., Curti, J., Weitzman, E. D., Kream, J., Roffwark, H., Ellman, S., Fukushima, D. K., Gallagher, T. F.: J. clin. Endocr. **30**, 411 (1970). — 7. Longo, C. E.: Dtsch. Apoth.-Ztg. **108**, 1476 (1968). — 8. Mattingly, D., Tyler, C., Bilton, E.: Brit. med. J. **3**, 498 (1970). — 9. Mills, D. H., Damran, F.: Int. med. Dig. **4**, 36 (1969). — 10. Möllmann, K. M., Kohlet, H., Binder, C.: Scand. J. Gastroent. **8**, 561 (1973). — 11. Murphy, B. E. P.: J. clin. Endocrin. **27**, 973 (1967). — 12. Rösch, W., Ottenjann, R.: Med. Klin. **66**, 383 (1971). — 13. Schweikert, H. U., Miederer, S. E., Werning, S., Vetter, W., Stadelmann, O., Siegenthaler, W.: Verh. dtsch. Ges. inn. Med. **77**, 492 (1971). — 14. Thieme, H., Hartmann, U.: Pharmazie **29**, 50 (1974). — 15. Weißer, W., Blome, J.: Dtsch. Apoth.-Ztg. **105**, 644 (1965).

MAIWALD, L., RIES, W., TURNER, F. (Med. Klinik, Univ. Würzburg): **Beziehungen zwischen Proteolyse und neurovegetativer Steuerung der Magenfunktion**

Der proteolytischen Aktivität des Magensaftes wie dem Gesamtvorgang der gastralen Proteolyse wird noch keine wesentliche funktionelle Bedeutung zuerkannt, es sei denn im negativen Sinn als aggressiver Faktor bei der Ulcusbildung. Lediglich der Wert kleinmolekularer Eiweißspaltprodukte für die Stimulation der Magensäuresekretion nach Nahrungsaufnahme gilt als erwiesen [11].

Die Vernachlässigung des gastralen Eiweißabbaues bei Überlegungen der Magenfunktion und ihrer Abhängigkeiten ist verständlich. Weder ältere Arbeiten [2, 19, 20, 23, 24] noch neuere Stellungnahmen zu dem Problem der Proteolyse im Magen [3] vermochten bisher eindeutige Beziehungen der gastralen Proteolyse zu anderen Regulationsmechanismen der Magenfunktion herzustellen.

Erst Untersuchungen der letzten Jahre lieferten Hinweise für eine Wechselwirkung zwischen Proteolyseprodukt und Säurekonzentration des Chymus. Sie ergaben, daß Spaltprodukte aus Nahrungseiweiß nicht nur auf die Säureproduktion einwirken, sondern umgekehrt bezüglich ihrer Qualität von der Durchsäuerung des Chymus abhängen [21]. Damit war ein Beweis erbracht, daß gastrale Proteolyse und Säurebildung des Magens in einer Wechselbeziehung stehen.

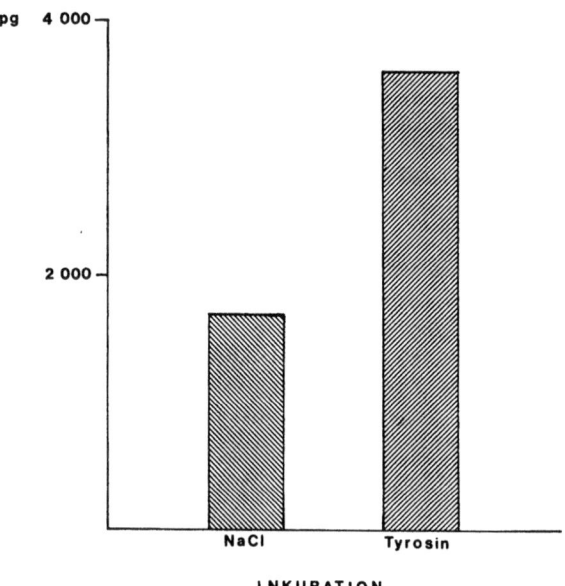

Abb. 1. Noradrenalin/g Magenmucosa

Im vergangenen Jahr konnte ein weiterer experimenteller Befund beigetragen werden, welcher die Bedeutung von Spaltprodukten aus gastraler Proteolyse (zunächst des durch Proteolyse freigesetzten Tyrosins) für die adrenerge Beeinflussung der Magenschleimhautfunktion zeigt: Ausgehend von älteren, bereits von Henning [14] mitgeteilten Befunden, daß Magenmucosa nicht nur zur Sekretion, sondern auch zur Resorption bereit ist, wurde die Frage gestellt, ob nicht auch Tyrosin von der Magenschleimhaut aufgenommen und vielleicht umgesetzt werden kann. Da ein Noradrenalingehalt der Magenmucosa bekannt ist und Tyrosin die Vorstufe des Noradrenalins darstellt, war naheliegend, Tyrosin- und Noradrenalingehalt der Magenschleimhaut nach Inkubation in Tyrosinlösung zu prüfen. Wie bereits mitgeteilt [22], konnte zunächst qualitativ die Umsetzung von Tyrosin durch Rattenmagenschleimhaut zu Metaboliten, unter anderem zu Noradrenalin, bewiesen werden. Inzwischen ergaben quantitative fluorometrische Messungen des Noradrenalingehaltes, daß eine in 10^{-4} molarer Tyrosinlösung (entsprechend der nachweisbaren Konzentration freien Tyrosins im 3,5%igen Eiweißchymus bei Proteolyse durch menschlichen Magensaft) inkubierte Rattenmagenhälfte nach einer Inkubationszeit von nur 15 min bei 39° C durchschnittlich um mehr als

100% vermehrt Noradrenalin enthält, gegenüber der in physiologischer Kochsalzlösung bei sonst vergleichbaren Bedingungen inkubierten anderen Rattenmagenhälfte (Abb. 1).

Diese Untersuchungsergebnisse konnten inzwischen durch Turner bei entsprechenden Untersuchungen an der Schweinemagenmucosa bestätigt und erweitert werden: Auch in der Schweinemagenschleimhaut wird Tyrosin aktiv zu Noradrenalin umgesetzt, in ähnlichen Größenordnungen pro Gramm Magenschleimhaut, wie am Rattenmagen festgestellt. Die Noradrenalinneubildung pro Zeiteinheit ist in der Schweinemagenmucosa im Bereich des Fundus am größten, geringer im Antrum, am geringsten im Cardiabereich.

Auf Grund dieser Befunde kann als überholt gelten, die gastrale Proteolyse als „missed link", als unnützes oder zumindest wenig bedeutsames Glied in der Funktionskette anzusehen, welche dem Nahrungseiweißabbau dient. Schon durch die Eiweißspaltung im Magen hat sie, wie bereits erwähnt, Bedeutung für die proteolyseabhängige Säureproduktion und damit für den gastralen Gastrinmechanismus. Die jetzt mitgeteilten Ergebnisse stellen die gastrale Proteolyse in einen weiteren funktionellen Zusammenhang mit Vorgängen in der Magenschleimhaut: Indem die Eiweißspaltung des Magens Tyrosin als Spaltprodukt liefert und dieses, in der Magenschleimhaut aufgenommen, von dieser zu Noradrenalin umgesetzt wird, stellt die gastrale Proteolyse eine Vorbedingung für die Regulation der Blutverteilung in der Magenschleimhaut dar und damit nach Jacobson [16, 17] auch für die adrenerg/cholinerg-beeinflußbare Steuerung der Magensekretion. Dabei entspricht der Noradrenalineffekt in seinen Auswirkungen einem Sympathicusreiz: Noradrenalin wirkt allgemein direkt auf die sympathischen α-Rezeptoren [1, 9] und verursacht an der Magenmucosa mit einer Vasokonstriktion eine Hemmung der Magensaftsekretion [4, 5, 10, 12, 13, 18, 26, 27], indem es die Schleimhautdurchblutung drosselt [4—7, 15, 25]. Als Angriffspunkte der Noradrenalinwirkung zur Veränderung von Blutgehalt und Blutfluß in der Mucosa und Rückverlagerung von Blutmengen in die Submucosa bzw. Muscularis propria werden neben den Mucosaarteriolen die AV-Shunts der Submucosa, die muskulären Sphinkteren der Verbindungsarterien im Bereich der Muscularis mucosae und die adventitialen Begleitmuskelfasern der Magengefäße genannt [8, 28], ohne daß ein bevorzugter Einwirkungsort angegeben werden kann.

Unabhängig von dieser noch offenen Frage kann als gesichert gelten, daß der Magen unter Nahrungsbedingungen in der Lage ist, aus dem Eiweißspaltprodukt Tyrosin in der Mucosa den Sympathicuswirkstoff Noradrenalin zu bilden. Dieser vermag hemmend auf die lokale vagusbedingte Einstellung der Durchblutung und damit auf die Sekretion einzuwirken.

Damit ist die gastrale Proteolyse aber nicht nur eine der Komponenten des gastralen Gastrinmechanismus, sondern zugleich Vorbedingung für das Wirksamwerden eines Reglerkreises, welcher über die organeigene Bildung des Sympathicuswirkstoffes Noradrenalin der Kompensation einer Vaguswirkung an der Magenschleimhaut dient. Die Verfügbarkeit im sauren Bereich wirksamer Magenproteasen setzt den Magen in die Lage, aus Eiweiß jenen synaptisch wirksamen Stoff kontinuierlich bereitzustellen, welcher durch seinen sympathicotonen Effekt als „Vagus-Bremse" an der Schleimhaut angreift.

Ob eine qualitativ veränderte oder quantitativ ungenügende Proteolyse im Magen Einfluß auf den Noradrenalingehalt der Schleimhaut hat, ist der Inhalt noch laufender Untersuchungen.

Literatur

1. Ahlquist, R. P.: Amer. J. Physiol. **153**, 586 (1948). — 2. Buchs, S.: Ergebn. inn. Med. Kinderheilk. **2** (N.F.), 544 (1950). — 3. Buchs, S.: Dtsch. med. Wschr. **96**, 511 (1971). — 4. Cummings, J. D., Haigh, A. L., Harries, E. H. L., Nutt, M. E.: J. Physiol. (Lond.) **157**, 399

(1961). — 5. Cummings, J. D., Haigh, A. L., Harries, E. H. L., Nutt, M. E.: J. Physiol. (Lond.) 168, 219 (1963). — 6. Delaney, J. P., Grim, E.: Amer. J. Physiol. 207, 1195 (1964). — 7. Delaney, J. P., Grim, E.: Amer. J. Physiol. 208, 353 (1965). — 8. Domanig, E., Hahnloser, P., Schenk, W. G.: Wien. klin. Wschr. 77, 636 (1965). — 9. Folkow, B., Frost, J., Uvnäs, B.: Acta physiol. scand. 15, 412 (1948). — 10. Forrest, A. P. M., Code, C. F.: J. Pharmacol. exp. Ther. 110, 447 (1954). — 11. Grossman, M. I.: In: The Physiology of Gastric Secretion (eds. L. S. Semb, J. Myren). Oslo: Universitets Forlaget 1968. — 12. Harries, E. H. L.: J. Physiol. (Lond.) 133, 498 (1956). — 13. Harries, E. H. L.: J. Physiol. (Lond.) 138, 48 (1957). — 14. Henning, N.: In: Lehrbuch der Verdauungskrankheiten. Stuttgart: Thieme 1949. — 15. Jacobson, E. D.: Amer. J. Physiol. 204, 1013 (1963). — 16. Jacobson, E. D., Eisenberg, M. M., Swan, K.: Gastroenterology 51, 466 (1966). — 17. Jacobson, E. D., Swan, K. G., Grossman, M. I.: Gastroenterology 52, 414 (1967). — 18. Leonsins, A. J., Waddel, W. R.: J. appl. Physiol. 12, 334 (1958). — 19. Lindenschmidt, Th., Bramstedt, F.: Dtsch. med. Wschr. 78, 472 (1953). — 20. Lindenschmidt, Th., Bramstedt, F.: Med. Welt 47, 1566 (1954). — 21. Maiwald, L.: In: Erweiterte Verfahren der Magenfunktionsdiagnostik. Stuttgart: Thieme 1973. — 22. Maiwald, L.: Gastrale Maldigestion. In: Gastroenterologie und Stoffwechsel. Baden-Baden: Witzstrock 1975. — 23. Merten, R.: Klin. Wschr. 27, 635 (1949). — 24. Merten, R.: Dtsch. Z. Verdau.- u. Stoffwechselkr. 10, 159 (1950). — 25. Peter, E. T., Nicoloff, D. M., Sosin, H., Walder, A. I., Wangensteen, O. H.: Fed. Proc. 21, 264 (1962). — 26. Pradhan, S. N., Wingate, H. W.: Arch. int. Pharmacodyn. 140, 399 (1962). — 27. Smith, G. P., Jacobson, E. D.: Fed. Proc. 23, 213 (1964). — 28. Wanke, M.: Z. Zellforsch. 50, 78 (1959).

Wobser, E., Elster, K., Vetter, H., Stadelmann, O., Löffler, A., Kutz, K., Miederer, S. E. (Med. Univ.-Poliklinik, Bonn, u. Städt. Krankenanstalt Bayreuth): **Histotopographie und Serumgastrinspiegel bei Patienten mit extremer Hypochlorhydrie und Achlorhydrie: Verlaufsuntersuchungen***

Histotopographische Untersuchungen an Patienten mit extremer Hypochlorhydrie und Achlorhydrie führten zu dem spezifischen Bild der Korpusatrophie mit nicht oder nur geringgradig entzündlich veränderter Antrumschleimhaut [1, 2, 5]. Die Antrumfläche war signifikant größer als bei einer Vergleichsgruppe mit Normochlorhydrie [3]. Der Nüchtern-Serumgastrinspiegel war nur erhöht, wenn die Antrumfläche weniger als 50% in ihrer Ausdehnung entzündlich verändert war [4, 5].

Durch Verlaufsbeobachtungen sollte untersucht werden, ob sich der Grad und die Ausdehnung der entzündlichen Veränderungen, die Antrum-Korpusgrenze und evtl. in Abhängigkeit davon der Nüchtern-Serumgastrinspiegel veränderten.

Methcdik

Bei 14 Pat. mit Achlorhydrie und 10 Pat. mit extremer Hypochlorhydrie (PAO < 2,5 mval/h) wurden unter endoskopischer Kontrolle 12 Schleimhautpartikel entlang der großen und kleinen Kurvatur des Magens entnommen. Kontrolluntersuchungen wurden in einem Zeitraum von durchschnittlich 20 Monaten vorgenommen. Die histologischen Befunde wurden in normale Schleimhaut, schwere Oberflächengastritis und atrophische Gastritis unterteilt. Die Antrum-Korpusgrenze wurde histologisch festgelegt. Antrum- und Korpusgröße errechnete sich aus dem zahlenmäßigen Anteil des betreffenden Schleimhauttyps an der Gesamtzahl der entnommenen Biopsien und wurde als Antrum- bzw. Korpusindex angegeben. Lag eine Intermediärzone vor, so wurde ihre Größe nach demselben Prinzip bestimmt. Die entzündlichen Veränderungen wurden als prozentualer Anteil der Antrum- bzw. Korpusgröße angegeben. Die Serumgastrinspiegel wurden aus dem venösen Blut der nüchternen Patienten nach Yalow u. Berson [6] radio-immunologisch bestimmt.

Ergebnisse (Abb. 1)

Bei den 14 Patienten mit *Achlorhydrie* zeigte die Verlaufsuntersuchung keine wesentlichen Änderungen. Die Antrumschleimhaut bot in 96% und nach Kontrolle in 90% eine normale Schleimhautstruktur und in 4 bzw. 10% Zeichen einer

---

* Mit Unterstützung der Deutschen Forschungsgemeinschaft.

schweren Oberflächengastritis. Anteile einer atrophischen Schleimhaut wurden bei keinem der 14 Patienten gefunden. Die Kontrolluntersuchungen wurden durchschnittlich nach 20 Monaten durchgeführt. Die Antrumgröße, hier als Index angegeben, blieb konstant. Sie ist mit 5,6 deutlich größer als die entsprechenden Werte von 4,4 bzw. 4,7 bei extremer Hypochlorhydrie. Die Ausdehnung von Intermediärzone und Magenkorpus änderte sich nur geringgradig, ebenso das Entzündungsmuster in diesen Abschnitten. Im Korpusbereich fand sich in 86 bzw. 73%

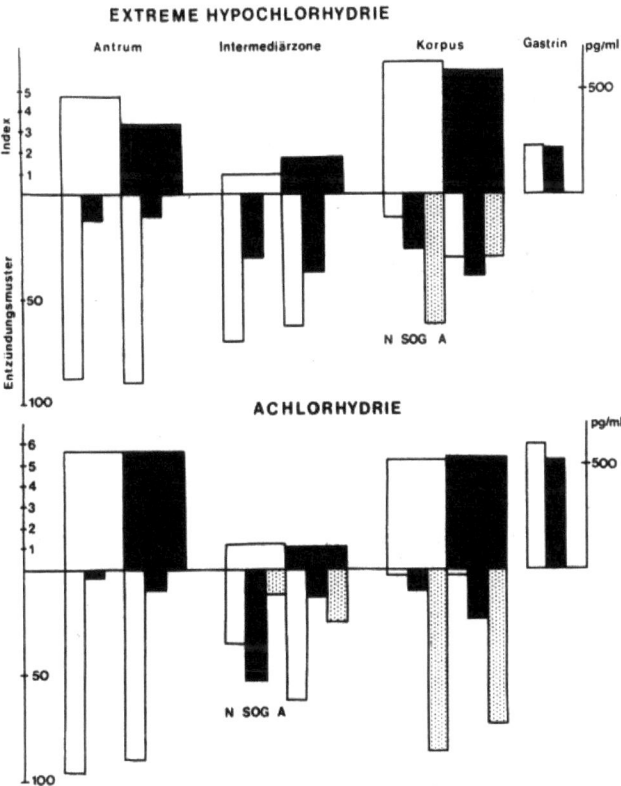

Abb. 1. Index und Entzündungsmuster von Antrum, Intermediärzone und Korpus sowie Serumgastrinwerte bei Achlorhydrie und extremer Hypochlorhydrie vor und nach durchschnittlich 20monatiger Kontrolle. Bei Achlorhydrie liegt ein statischer, bei extremer Hypochlorhydrie ein dynamischer Prozeß vor. Im oberen Teil der jeweiligen Darstellung ist der Index als Größenangabe, im unteren Teil das Entzündungsmuster aufgetragen. Die breiten Säulen vor, die schwarzen nach der Kontrolluntersuchung. N = normale Schleimhaut, schmale Säule, SOG = schwere Oberflächengastritis, schmale schwarze Säule, A = Atrophie, schmale gepunktete Säule. Rechts im Bild sind die Serumgastrinwerte aufgetragen

das spezifische Bild der Schleimhautatrophie, in 3% Anteile mit normaler Schleimhautstruktur. Die Intermediärzone bei Patienten mit Achlorhydrie bot eine Atrophierate von 12 bzw. 25%.

Die Verlaufsuntersuchungen bei Patienten mit *extremer Hypochlorhydrie* zeigten Änderungen im Entzündungsmuster und in der Ausdehnung von Antrum, Intermediärzone und Korpus. Der Intermediärzonenindex schwankte zwischen 1,0 und 1,7, der Korpus- und Antrumindex geringgradig zwischen 6,3 und 5,9 bzw. 4,7 und 4,4. Im Antrum wurde wie bei der Achlorhydrie keine atrophische Schleimhaut nachgewiesen, in 90% zeigte die Antrumschleimhaut einen normalen

Aufbau. In der Intermediärzone wurde ebenfalls keine atrophische Schleimhaut gefunden, in 70 bzw. 63% nach Kontrolle war sie normal gestaltet. Im Korpusbereich schwankte der Prozentsatz der Atrophie zwischen 60 und 30%, der von schwerer Oberflächengastritis zwischen 30 und 35% und der von normaler Schleimhaut zwischen 10 und 35% der insgesamt entnommenen Korpusbiopsien. Bei drei Patienten mit anfangs deutlicher Korpusatrophie wurde bei der Kontrolluntersuchung nach durchschnittlich 20 Monaten eine normale Schleimhaut gefunden; die vorher erhöhten Serumgastrinspiegel waren in den Normbereich abgesunken.

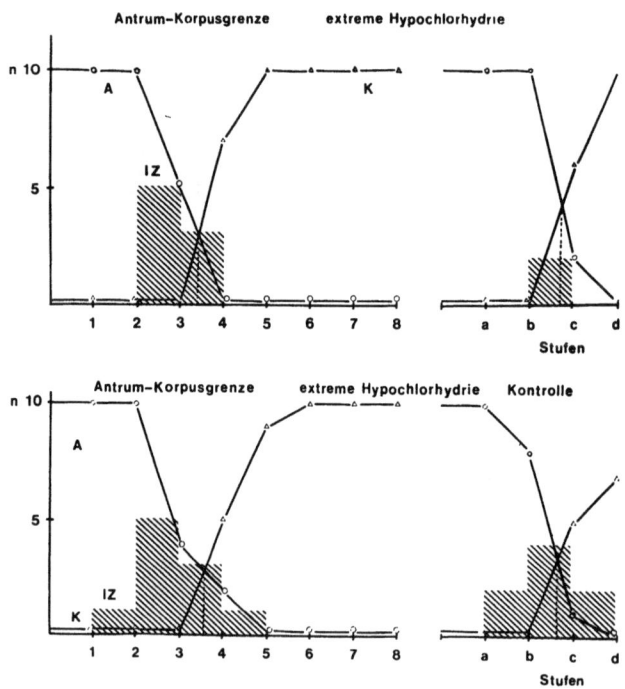

Abb. 2. Antrum-Korpusgrenze bei 10 Pat. mit extremer Hypochlorhydrie vor und nach Kontrolle. Die Zahlen 1 bis 8 geben die Biopsiestellen an der großen und die Buchstaben a bis c an der kleinen Magenkurvatur im Sinne einer Stufenbiopsie an. Die Antrum-Korpusgrenze liegt zwischen den Stufen 3 und 4 bzw. c und d. Dieser Befund entspricht der insgesamt kleineren Antrumfläche. Während der Verlaufsuntersuchung verschob sich die Antrum-Korpusgrenze nach proximal, und die Intermediärzone nahm an Größe zu

Die mittleren Gastrinspiegel allerdings blieben im Verlauf konstant erhöht, bei Achlorhydrie im Mittel 599 bzw. 521 pg/ml und bei extremer Hypochlorhydrie 233 bzw. 224 pg/ml.

Die Antrum-Korpusgrenze lag bei der Patientengruppe mit *Achlorhydrie* in Höhe der Stufe 4 an der großen Kurvatur und der Stufe c an der kleinen. Bis auf eine Verbreiterung der Intermediärzone trat bei der Kontrolle keine wesentliche Änderung ein.

Bei der *extremen Hypochlorhydrie* (Abb. 2) lag die Antrum-Korpusgrenze zwischen den Stufen 3 und 4 bzw. c und d. Dieser Befund entspricht der insgesamt kleineren Antrumfläche. Bei Kontrolle sah man nur eine geringe Verschiebung der Antrum-Korpusgrenze nach proximal und ebenfalls eine Verbreiterung der Intermediärzone.

Schlußfolgerungen

Bei *Achlorhydrie* war die Antrumfläche größer, der Serumgastrinspiegel höher und die Korpusatrophie ausgeprägter als bei extremer Hypochlorhydrie. Während der Verlaufsuntersuchung änderten sich die Befunde nicht wesentlich.

Bei *extremer Hypochlorhydrie* liegt ein dynamischer Prozeß vor. Die Korpusatrophie nahm von 60 auf 30% ab, die schwere Oberflächengastritis schwankte zwischen 30 und 35%, und normale Schleimhaut konnte in 10 bzw. 30% der Korpusbiopsien nachgewiesen werden. Nach den bisher vorliegenden Ergebnissen ist während der Verlaufsbeobachtung kein Übergang einer extremen Hypochlorhydrie in eine Achlorhydrie beobachtet worden. Das Endstadium der Korpusatrophie wird offenbar erst nach Jahren erreicht und erscheint irreversibel. Änderungen im Entzündungsgrad, in der Entzündungsausdehnung und im Serumgastrinspiegel wurden bei extremer Hypochlorhydrie beobachtet. Bei drei Patienten, die anfangs eine Korpusatrophie von im Mittel 40% zeigten, wurde bei Kontrolle ein normaler Schleimhautbefund und normaler Gastrinspiegel gefunden.

Literatur

1. Hansky, J., Korman, M. G., Soveny, C., St John, D. J. B.: Gut **12**, 97 (1971). — 2. Korman, M. G., Strickland, R. G., Hansky, J.: Brit. med. J. **1971** II, 16. — 3. Miederer, S. E., Stadelmann, O., Kaess, H., Elster, K.: Verh. dtsch. Ges. inn. Med. **1973**, 823. — 4. Miederer, S. E., Kutz, K., Linstaedt, H., Stadelmann, O., Vetter, H., Wobser, E.: Dtsch. med. Wschr. **100**, 51 (1975). — 5. Strickland, R. G., Bhathal, P. S., Lorman, M. G., Hansky, J.: Brit. med. J. **4**, 451 (1971). — 6. Yalow, R., Berson, S. A.: Gastroenterology **58**, 1 (1970).

FEURLE, G., KLEMPA, I., BECKER, R., HELMSTÄDTER, V. (Med. Poliklinik, Univ. Heidelberg): **Der Einfluß von 2-Deoxy-D-Glucose auf Säuresekretion, Serumgastrin und Insulin beim Hund**

2-Deoxy-D-Glucose (DG) wird ähnlich wie der Insulinhypoglykämietest zur Prüfung der vagalen Magenfunktion verwandt [1—4]. Als Wirkungsmechanismus wird ein intrazellulärer Glucosemangel angenommen, verursacht durch dieses nichtmetabolisierte Analogon der Glucose [5]. Von manchen Autoren wird DG zur Prüfung der vagalen Magenfunktion dem Insulintest vorgezogen, da 1. weniger Nebenwirkungen beobachtet wurden und 2. die Wirkung von DG auf die Magensekretion schneller eintritt und größer ist als die des Insulins [3, 6]. Außerdem ist die Säuresekretion nach DG wesentlich besser mit der verabreichten Dosis korreliert [7—10].

Eine Reihe von Fragen ist jedoch ungeklärt. Wie ist die Dosiswirkungsabhängigkeit von DG und Serumgastrinspiegeln? Findet sich im Gegensatz zu den Insulintesten eine Korrelation zwischen Säuresekretion und Gastrinwerten? Läßt sich wie nach Insulin auch nach trunkulärer Vagotomie noch Gastrin freisetzen? Bestehen noch weitere Stoffwechselwirkungen?

Zur Prüfung dieser Fragen wurden an 6 Magenfistelhunden 25 Versuche vor und nach rascher i.v. Injektion von DG (5%ige Lösung) in Dosierungen von 50, 100 und 200 mg/kg Körpergewicht durchgeführt. Bei 3 dieser Hunde wurden diese Versuche vor und nach einer trunkulären subdiaphragmalen Vagotomie vorgenommen. Die Säuresekretion wurde titrimetrisch aus der Magenfistel, Serumgastrin und Insulin radioimmunologisch, Blutzucker nach der Glucoseoxidasemethode bestimmt. Die integrierte Gastrinfreisetzung wurde nach Abzug der Basalwerte planimetrisch festgestellt.

Bei der Untersuchung der DG auf die Serumgastrinkonzentration fand sich eine Abhängigkeit der mittleren Gastrinserumwerte der einzelnen Gruppen von der Dosis der verabreichten DG dergestalt, daß die höchsten Gastrinwerte nach 200 mg/kg, mittlere nach 100 und die niedrigsten Gastrinwerte nach 50 mg/kg DG beobachtet wurden. Die Unterschiede waren bei Betrachtung der integrierten Gastrinfreisetzung wesentlich eindeutiger als bei Betrachtung der erreichten Gastrinserumkonzentrationen (Abb. 1). Nach Vagotomie ergab sich bei einer Stimulation mit 100 mg DG eine Verminderung der integrierten Gastrinfreisetzung um 80% und eine Verminderung der Säuresekretion um 92,5%, während nach einer Stimulation mit 200 mg DG bei den vagotomierten Hunden die Gastrinfreisetzung nur um 53% und die Säuresekretion nur um 51% gegenüber den präoperativen Werten abnahmen (Abb. 1).

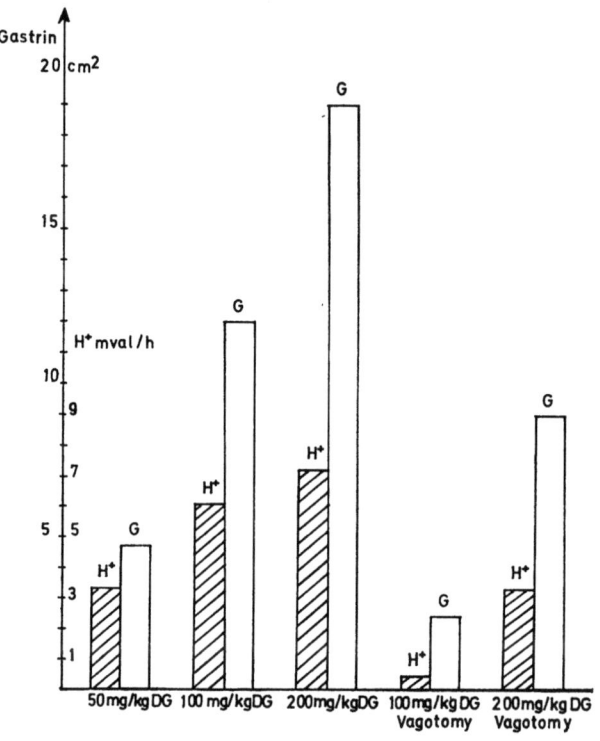

Abb. 1. Säuresekretion (mval/h) und Gastrinausstoß in 40 min (Fläche unterhalb der Konzentrationskurven) nach Injektion von Deoxy-D-Glucose in verschiedenen Dosierungen vor und nach trunkulärer Vagotomie. Basalwerte sind jeweils subtrahiert

Während eine Korrelation der mittleren Gastrin- und Säurewerte mit der verabreichten Dosis DG besteht, war eine solche Korrelation zwischen Säure und Gastrin bei Betrachtung der 15 Einzelversuche nicht nachweisbar. Die Insulinserumkonzentrationen stiegen ebenfalls dosisabhängig kurzfristig nach der Injektion von DG an. Nach 60 min waren meist wieder die Ausgangswerte erreicht (Abb. 2). Die Blutzuckerwerte blieben über 2 h erhöht. Als Ausdruck der Vollständigkeit der Vagotomie reduzierte sich die durch Insulinhypoglykämie auszulösende Säuresekretion gegenüber den präoperativen Ergebnissen bei den 3 vagotomierten Hunden um 80, 82 und 97%.

Der Befund, daß das Ausmaß der Säuresekretion nach DG dosisabhängig ist, kann bestätigt werden. Zusätzlich fand sich auch eine dosisabhängige Steigerung der Gastrinfreisetzung. Diese Beobachtungen und die Befunde, das der Gipfel der Säuresekretion nach DG innerhalb 60 sprechen wegen der Dosisabhängigkeit und der relativ zum Insulintest raschen Reaktion zunächst dafür, den schwierig zu interpretierenden Insulinhypoglykämietest bei der Beurteilung der vagalen Magenfunktion durch einen DG-Test zu ersetzen.

Jedoch erweisen sich die Verhältnisse beim DG-Test bei genauerem Studium keineswegs als so eindeutig. Der individuelle Gastrinanstieg korrelierte nicht mit der Säuresekretion, eine Beobachtung, die auch von anderen Untersuchern gemacht wurde [4], und ähnlich wie beim Insulintest [11] fanden sich auch bei trunkulärer Vagotomie nach DG noch Anstiege der Gastrinwerte. Sogar Säuresekretion war bei höherer DG-Dosis auch nach trunkulärer Vagotomie noch stimulierbar. Ob diesen Anstiegen nicht doch inkomplette Vagotomien zugrunde liegen, läßt sich nicht mit letzter Sicherheit sagen, da es kein unabhängiges Kri-

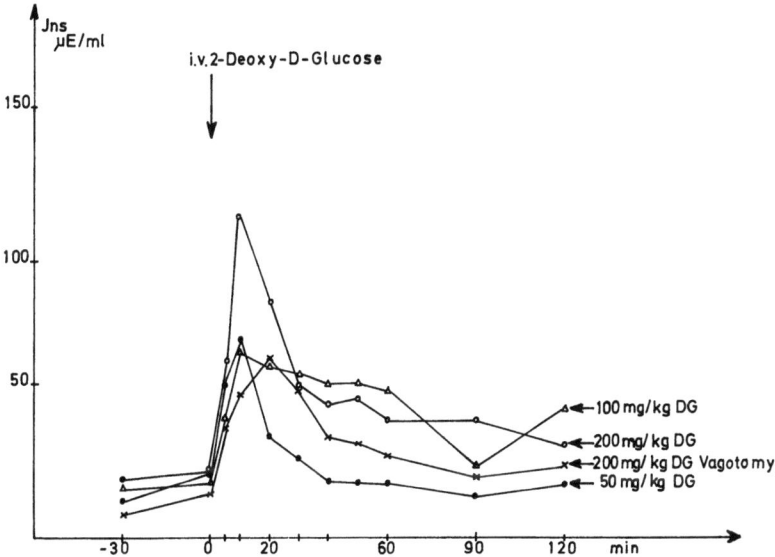

Abb. 2. Insulinserumkonzentrationen nach Injektion von Deoxy-D-Glucose in verschiedenen Dosierungen vor und nach trunkulärer Vagotomie

terium der kompletten Vagotomie gibt. Falls die Vagotomien in unseren Versuchen als komplett anzusehen sind, was nach den Ergebnissen der Insulinteste anzunehmen ist, dann ist ähnlich wie nach Insulin auch nach DG eine extravagale Gastrinfreisetzung und im Falle der DG in hohen Dosen auch eine extravagale Säurefreisetzung anzunehmen. Die Frage, durch welchen Test die Vollständigkeit einer Vagotomie nun geprüft werden soll, bleibt meist unbeantwortet, da beide zur Verfügung stehende Tests Insulin und DG auf die Magensekretion zumindest auf das Gastrin auch extravagale Einflüsse ausüben können. Die Beobachtung erhöhter Insulinspiegel nach DG sind weitere Hinweise dafür, daß die Stoffwechselwirkungen injizierter DG über eine rein vagale Stimulation der Magensekretion hinausgehen müssen. Es ist anzunehmen, daß der Effekt auf die Insulinspiegel zumindest partiell auf einem sich auch auf das Pankreas erstreckenden vagalen Einfluß beruht. Nach Vagotomie jedenfalls ergeben sich niedrigere Insulinspiegel als vor Vagotomie.

Zusammenfassend müssen Zweifel daran geäußert werden, ob DG eine geeignete Substanz zur Prüfung der vagalen Magenfunktion darstellt.

Literatur

1. Duke, W. W., Hirschowitz, B. I., Sachs, G.: Lancet **1965** II, 871. — 2. Emas, S., Borg, I.: Digestion **7**, 44 (1972). — 3. Stalder, G. A., Schultheiss, H. R., Allgöwer, M.: Gastroenterology **63**, 552 (1972). — 4. Emas, S., Svensson, S. O., Dörner, M., Kaess, H.: Scand. J. Gastroent. **9**, 629 (1974). — 5. Wick, A. N., Drury, D. R., Nakada, H. J., Wolfe, J. B.: J. biol. Chem. **224**, 963 (1956). — 6. Gough, A. L., Keddie, N. C.: Gastroenterology **67**, 764 (1974). — 7. Hirschowitz, B. I., Sachs, G.: Amer. J. Physiol. **209**, 452 (1965). — 8. Baume, P. E., Nicholls, A., Barnett, R. A., Room, R. A.: Amer. J. Physiol. **211**, 626 (1966). — 9. Varro, V., Mignon, M., Shimazu, I., Bonfils, S.: Biol. et Gastro-entérol. **2**, 109 (1969). — 10. Eisenberg, M. M., Emas, G. S., Grossman, M. I.: Surgery **60**, 111 (1966). — 11. Stadil, F.: Scand. J. Gastroent. **7**, 225 (1972).

FRITSCH, W.-P., HAUSAMEN, T.-U., KLEYBRINK, H., RICK, W. (I. Med. Klinik A u. Inst. für Klin. Chemie u. Laboratoriumsdiagnostik, Univ. Düsseldorf): **Extragastrische Gastrinfreisetzung bei Normalpersonen und bei Patienten mit Ulcus duodeni bzw. Magenteilresektion nach Billroth I**

Untersuchungen von Middleton u. Mitarb. (1965) [2] an Hunden haben gezeigt, daß nach der Entfernung des Antrums die Verabreichung einer Testmahlzeit in Heidenhain-Taschen zu einer Stimulation der H^+-Sekretion führt. Bereits damals wurde vermutet, daß diese Säuresekretion durch die Freisetzung intestinalen Gastrins stimuliert wird. Untersuchungen über eine selektive Stimulation extragastrisch gebildeten Gastrins beim Menschen wurden bisher noch nicht durchgeführt. Auch ist die Bedeutung dieses Gastrins für die H^+-Sekretion noch unbekannt.

Bei 10 gesunden Probanden, 34 Pat. mit bulboskopisch gesichertem Ulcus duodeni und 11 Pat. mit Magenteilresektion nach Billroth I wurde die extragastrische Gastrinfreisetzung auf die intraduodenale Gabe von 100 g rohem, fettarmem Fleisch untersucht. Bei jedem Probanden führten wir eine Magen-Darm-Passage, eine Gastro-Bulboskopie sowie eine fraktionierte Magensekretionsanalyse nach Stimulation mit 6 µg Pentagastrin/kg durch. Die Verabreichung der intraduodenalen Testmahlzeit erfolgte über eine modifizierte Sarles-Sonde mit aufblasbarem Ballon proximal der für das Duodenum bestimmten Schlauchöffnungen, die unter Röntgenkontrolle in den Bulbus duodeni gelegt wurde. Die Serumgastrinbestimmung erfolgte mit dem Radioimmunoassay. Die Ergebnisse waren logarithmisch-normal verteilt. Die Signifikanzschranken wurden daher unter Einsetzen der Logarithmen aller Ergebnisse in den Student-t-Test ermittelt.

11 der 34 Patienten mit Ulcus duodeni zeigten eine H^+-Sekretion im Normbereich, bei den übrigen 23 Patienten bestand eine Hypersekretion (PAO > 32,0 mval/Std). Bei Patienten mit Magenteilresektion nach Billroth I lagen die PAO-Werte < 10,0 mval/Std. Die orale Gabe von 100 g Fleisch führte bei einer Kontrollgruppe nach 30 min zu einem Anstieg der Gastrinkonzentration von $\bar{x} = 47$ pg/ml auf $\bar{x} = 110$ pg/ml. Die Gastrinspiegel blieben über 2 Std signifikant erhöht und zeigten während der zweiten Hälfte der Versuchsdauer einen plateauartigen Verlauf.

Bei den Patienten mit Ulcera duodeni lagen die Gastrinkonzentrationen im Nüchternserum signifikant höher, bei $\bar{x} = 72$ pg/ml. 30 min nach Gabe der Testmahlzeit stiegen die Gastrinkonzentrationen auf $\bar{x} = 201$ pg/ml an. Über die Versuchsdauer von 3 Std blieben die Gastrinspiegel signifikant erhöht. Die intraduodenale Instillation von Fleisch führte bei Ulcuspatienten gegenüber der Kontrollgruppe ebenfalls zu signifikant höheren und länger anhaltenden Gastrinfreisetzungen (von $\bar{x} = 71$ pg/ml auf $\bar{x} = 117$ pg/ml gegenüber von $\bar{x} = 49$ pg/ml auf $\bar{x} = 77$ pg/ml). Ulcuspatienten mit einer H^+-Sekretion im Normbereich zeigten dabei eine noch höhere und länger anhaltende Gastrinfreisetzung als Patienten der gleichen Gruppe mit Hypersekretion. Dies gilt sowohl für die orale als auch für die intraduodenale Verabreichung der Testmahlzeit.

Patienten mit Magenteilresektion nach Billroth I ließen gegenüber Kontrollpersonen niedrigere Gastrinkonzentrationen im Nüchternserum mit durchschnittlich 38 pg/ml erkennen. Die Gabe von Fleisch in den Magenstumpf führte erst nach 60 min zu einem signifikanten Anstieg der Gastrinkonzentrationen im Serum. Das Maximum von 62 pg/ml wurde erst nach 120 min erreicht (Abb. 1). Etwa 90 min nach Gabe von Fleisch in den Magen zeigten die Kurven aller Probanden

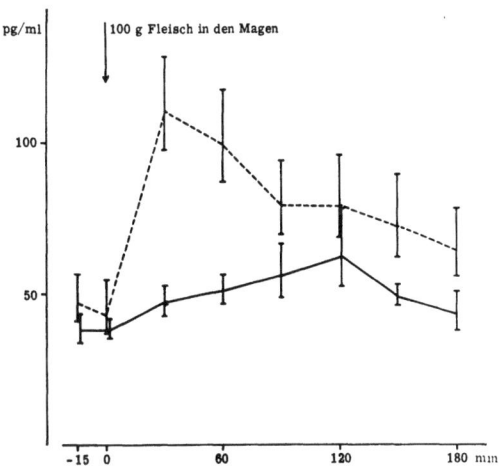

Abb. 1a. Gastrinstimulation durch Gabe von 100 g Fleisch in den Magen bei gesunden Probanden (n = 9) und bei Patienten mit Magenteilresektion nach Billroth I (n = 10). Gesunde Probanden – – –; Patienten mit B I ———. Ordinate: Gastrinkonzentration im Serum (pg/ml). Abzisse: Zeit (min)

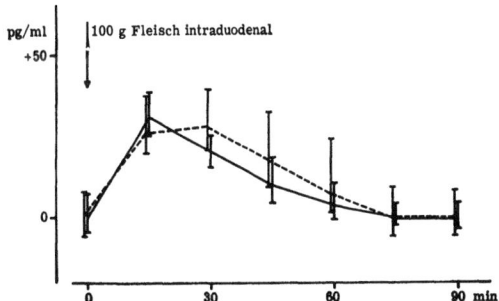

Abb. 1b. Gastrinfreisetzung nach Gabe von 100 g Fleisch intraduodenal bei gesunden Probanden (n = 10) und bei Patienten mit Magenteilresektion nach Billroth I (n = 8). Gesunde Probanden – – –; Patienten mit B I ———. Ordinate: Gastrinkonzentration im Serum (pg/ml). Abzisse: Zeit (min)

ohne Magenteilresektion in ihrem Verlauf eine deutliche Abflachung. Der vor diesem Zeitpunkt steile Abfall der Gastrinkonzentration war beendet. Da bei den magenteilresezierten Patienten der Gipfel 30 min nach Testmahlzeit fehlte und sich die Kurve der Kontrollgruppe und der operierten Patienten 90 min nach Gabe der Testmahlzeit nicht mehr signifikant unterschieden (s. Abb. 1a), lag es nahe, anzunehmen, daß bei nichtresezierten Probanden die antrale Gastrinfreisetzung nach etwa 30 min ihr Maximum hat, die duodenale Gastrinfreisetzung erst 1 Std danach. Diese Vermutung wurde dadurch unterstützt, daß die duodenale Stimulation bei Kontrollpersonen zu vergleichbaren Gastrinfreisetzungen führte

wie die orale Gabe der Testmahlzeit bei magenteilresezierten Patienten (Abb. 1)
Zwischen der maximalen Serumgastrinkonzentration nach Stimulation dur
perorale und intraduodenale Gabe von 100 g Fleisch bestand bei nicht reseziert
Probanden eine enge Korrelation mit einem Korrelationskoeffizienten v
r = 0,701.

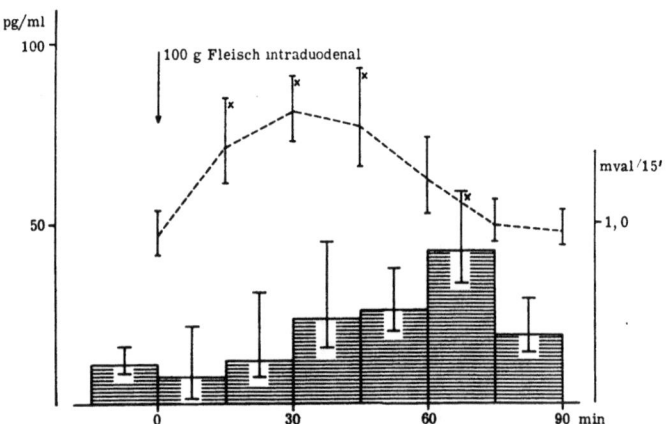

Abb. 2a. Verhalten der Gastrinkonzentration im Serum und der H^+-Sekretion der Mage
schleimhaut nach Gabe von 100 g Fleisch intraduodenal bei Normalpersonen (n = 4). Gastri
konzentration — — —; H^+-Sekretion ═══. ×: Signifikant gegenüber der Gastrinkonze
tration bzw. der H^+-Sekretion zum Zeitpunkt 0 erhöht. Ordinate links: Gastrinkonzentrati
im Serum (pg/ml); rechts: H^+-Sekretion/15 min (mval). Abzisse: Zeit (min)

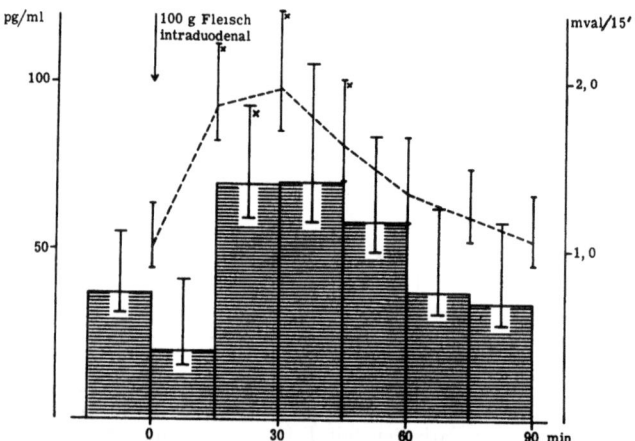

Abb. 2b. Verhalten der Gastrinkonzentration im Serum und der H^+-Sekretion der Mage
schleimhaut nach Gabe von 100 g Fleisch intraduodenal bei Patienten mit Ulcuskrankhe
(n = 17). Gastrinkonzentration — — —; H^+-Sekretion ═══. ×: Signifikant gegenüber d
Gastrinkonzentration bzw. der H^+-Sekretion zum Zeitpunkt 0 erhöht. Ordinate links: Gastri
konzentration im Serum (pg/ml); rechts: H^+-Sekretion/15 min (mval). Abzisse: Zeit (mi

Die gleichzeitige Bestimmung der H^+-Sekretion und der Serumgastrinkonze
tration zeigte, daß dieses auf duodenale Stimulation freigesetzte Gastrin biologisc
aktiv ist. Mit dem Anstieg des Serumgastrinspiegels stieg die H^+-Sekretion sowo
bei der Kontrollgruppe (Abb. 2a) als auch bei Patienten mit Ulcus duodeni a
(Abb. 2b).

Diese Ergebnisse zeigen, daß die intraduodenale Verabreichung einer proteinreichen Testmahlzeit zu einem Gastrinanstieg im Serum führt. Dieses Gastrin stammt aus den extragastrischen Bildungsorten. Nach den bisherigen Untersuchungen kommen dafür das Duodenum, Jejunum oder Pankreas in Frage. Da nach den Untersuchungen von Nilsson u. Mitarb. [3] im Duodenum wesentlich höhere Gastrinkonzentrationen gefunden werden als im Jejunum und im Pankreas, kann angenommen werden, daß der Anstieg der Serumgastrinkonzentration nach einer intraduodenalen Verabreichung einer Testmahlzeit im wesentlichen auf eine Gastrinfreisetzung aus dem Duodenum zurückzuführen ist.

Die vorliegenden Befunde zeigen, daß die Gastrinfreisetzung durch eine duodenale Testmahlzeit bei Patienten mit Ulcus duodeni zu einem relativ höheren Anstieg der H^+-Sekretion führt als bei Kontrollpersonen. Ähnliche Unterschiede bestehen auch zwischen den B I-Patienten mit höherer postoperativer H^+-Sekretion und den B I-Patienten mit ausreichend reduzierten Säurewerten. Die Ursache hierfür wäre einmal in einer unterschiedlichen Größe des Effektorgans, der Anzahl der Belegzellen, oder bei gleicher Belegzellzahl in einer unterschiedlichen Ansprechbarkeit der Belegzellen auf Gastrin zu suchen. So konnten Isenberg u. Mitarb. [1] nachweisen, daß bei Ulcus duodeni-Patienten die Schwellendosis für Gastrin niedriger liegt als bei Patienten mit normaler H^+-Sekretion. Weitere Untersuchungen müssen klären, ob die extragastrische Gastrinfreisetzung eine klinische Bedeutung hat. Unsere Befunde weisen darauf hin, daß bei Ulcuspatienten sowohl vermehrt antrales wie extragastrisches Gastrin nach der Testmahlzeit freigesetzt wird. Das extragastrisch gebildete Gastrin könnte bis zu 4 Std postprandial, wenn der puffernde Chymus den Magen bereits verlassen hat, zu einer Stimulation der H^+-Sekretion führen und so zur Ulcusgenese beitragen.

Literatur

1. Isenberg, J. I., Walsh, J. H., Best, W. R.: Gastroenterology **62**, 764 (1972). — 2. Middleton, M. D., Kelly, K. A., Nyhus, L. M.: Gut **6**, 296 (1965). — 3. Nilsson, G., Yalow, R. S., Berson, S. A.: Distribution of gastrin in the gastrointestinal tract of human, dog, cat and hog. In: Nobel Symposium 16. Frontiers in Gastrointestinal Hormone Research (ed. S. Andersson). Uppsala: Almqvist and Wiksell 1972.

WIENBECK, M., ROHDE, H., TROIDL, H., HEITMANN, P., LORENZ, W. (Med. Klinik u. Chirurg. Klinik, Univ. Marburg, u. II. Med. Klinik u. Poliklinik, Univ. Düsseldorf): **Die Ösophagusfunktion bei Ulcus duodeni vor und nach selektiver Vagotomie**

Ösophagusfunktionsstörungen gelten als eine der möglichen Komplikationen der Vagotomie [12]. Nach Vagotomien wurden sowohl gastroösophageale Refluxsymptome [2] als auch achalasieähnliche Krankheitsbilder [1, 13] beobachtet. Um festzustellen, welchen Einfluß das Geschwürsleiden und welchen die Vagotomie auf die Speiseröhrenfunktion ausübt, wurden 10 Patienten mit einem Ulcus duodeni im Alter von 19 bis 69 Jahren unmittelbar vor und 6 Monate nach erfolgreicher selektiver Vagotomie und Pyloroplastik untersucht.

Methodik

Die Untersuchungen wurden mit Hilfe der Ösophagusmanometrie durchgeführt, da sich diese Methode sowohl zum Studium der Ösophagusmotilität als auch zur Überprüfung des gastroösophagealen Verschlußmechanismus eignet. Eine 3lumige, konstant mit Flüssigkeit perfundierte Sonde, die eine simultane Registrierung der intraluminalen Drucke an 3 verschiedenen Meßpunkten erlaubt, wurde in Schritten von 0,5 bis 1 cm aus dem Magen bis zum Pharynx zurückgezogen [6]. Auf jeder Meßstufe wurde der Druckablauf während eines Schluckaktes registriert. Außerdem wurde die Fähigkeit des unteren Ösophagussphinkters getestet, auf eine Erhöhung des Bauchinnendruckes hin reflektorisch mit einem überschießenden Druckanstieg zu reagieren, da dieser Reflex einen wichtigen Antirefluxmechanismus darstellt [8].

Zu den weiteren obligatorischen prä- und postoperativen Untersuchungen gehörten die eingehende Röntgenuntersuchung mit Überprüfung des gastroösophagealen Verschlusses, die Endoskopie und Magensekretionsstudien mit dem Pentagastrin- und Insulintest [14].

Ergebnisse

Schluckakte lösten bei Patienten mit einem Ulcus duodeni normale peristaltische Kontraktionen im Speiseröhrenkörper aus. Synchron damit trat im unteren Ösophagussphinkter ein Druckabfall als Ausdruck einer regelrechten Erschlaffung ein. Die Ruhedruckwerte in den beiden Sphinkteren lagen im Normbereich, im Speiseröhrenkörper lag der Ruhedruck unter dem Magenfundusdruck.

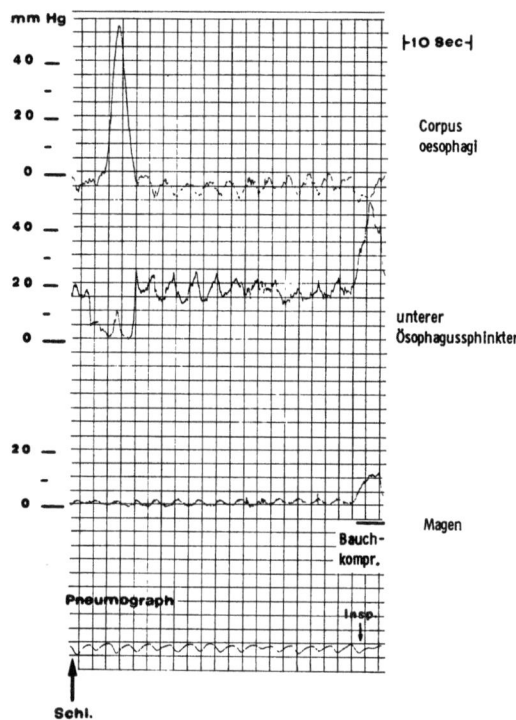

Abb. 1. Druckmessung (Dreipunktmanometrie) in Speiseröhrenkörper (37 cm ab Zahnreihe), unterem Ösophagussphinkter (42 cm) und Magenfundus (47 cm) bei einem 35jährigen Pat. (H. R.) 6 Monate nach selektiver Vagotomie mit Pyloroplastik. Der untere Ösophagussphinkter weist einen normalen Ruhedruck auf, er erschlafft zeitgerecht beim Schlucken und reagiert mit einem überschießenden Druckanstieg bei Bauchkompression

6 Monate nach Vagotomie waren diese Verhältnisse unverändert. Beim Bauchkompressionstest stieg der Ruhedruck im unteren Ösophagussphinkter überschießend an und verhinderte damit eine Druckübertragung in den Speiseröhrenkörper (Abb. 1). Bei einem Patienten, der bereits präoperativ einen pathologischen Bauchkompressionstest aufwies, blieb der reflektorische Sphinkterdruckanstieg auch nach der Operation ungenügend.

Die quantitativen manometrischen Ergebnisse vor und nach Vagotomie sind in der Tabelle den Werten eines Kollektivs gesunder Kontrollpersonen [7] gegenübergestellt. Keiner der Werte in den einzelnen Gruppen unterschieden sich signifikant (t-Test für unpaarige und paarige Daten) von den korrespondierenden Werten der beiden anderen Gruppen.

Auch klinisch, röntgenologisch und endoskopisch war in keinem Fall ein Hinweis für eine Ösophagusmotilitätsstörung oder für eine Refluxkrankheit zu finden.

Tabelle. Manometrische Befunde bei Patienten mit einem Ulcus duodeni vor und nach selektiver Vagotomie sowie im Vergleich zu gesunden Kontrollpersonen (jeweils x̄ ± s)

	Kontrollpersonen (n = 48) [a]	Ulcus-duodeni-Kranke (n = 10)	
		vor Vagotomie	nach Vagotomie
Oberer Ösophagussphinkter:			
Ruhedruck (mm Hg über Atmosphäre)	27,8 ± 7,2	26,2 ± 7,5	28,9 ± 11,5
Erschlaffungen	100%	100%	100%
Erschlaffungsdauer (sec)	0,95 ± 0,3	1,0 ± 0,4	1,0 ± 0,3
Corpus oesophagi:			
Ruhedruck (mm Hg unter Fundus)	−4,9 ± 2,0	−4,7 ± 2,4	−4,8 ± 2,6
Peristaltische Kontraktionen	80%	84%	82%
Kontraktionsamplitude (mm Hg)	39,9 ± 11,3	38,3 ± 10,8	36,7 ± 12,7
Kontraktionsdauer (sec)	3,5 ± 0,7	3,7 ± 1,1	3,4 ± 1,2
Fortpflanzungsgeschwindigkeit der Kontraktionen (cm/sec)	5,0 ± 1,1	4,6 ± 1,2	4,8 ± 1,0
Unterer Ösophagussphinkter:			
Ruhedruck (mm Hg über Fundusdruck)	10,5 ± 3,7	11,8 ± 3,2	11,2 ± 3,8
Erschlaffungen	84%	85%	88%
Erschlaffungsdauer (sec)	5,1 ± 0,8	5,3 ± 1,1	5,0 ± 1,0
Bauchkompressionstest (Druckanstieg/10 mm Hg Fundusdruckerhöhung)	13,7 ± 2,4	14,2 ± 3,9	13,9 ± 3,1

[a] Daten aus [7].

Diskussion

Aus diesen Befunden geht hervor, daß weder das Geschwürsleiden noch die selektive Vagotomie mit Pyloroplastik die Ösophagusfunktion beeinträchtigt. Zu ähnlichen Schlußfolgerungen kommen auch andere Untersucher [4, 9, 10]. Im Gegensatz zur trunkulären Vagotomie [3] wird durch die selektive Vagotomie und sicher auch durch die proximal-selektive Vagotomie der afferente Schenkel des vago-vagalen Reflexes beim Bauchkompressionstest nicht unterbrochen. Wenn Kranke nach der Vagotomie über Schluckstörungen klagen, so sind dafür 2 Pathomechanismen in Erwägung zu ziehen: einmal kann es sich um ein In-Erscheinung-Treten einer schon präoperativ vorhandenen Ösophagusmotilitätsstörung handeln, wie wir vor kurzem bei einer Patientin mit einem hypertensiven Ösophagussphinkter beobachteten, der postoperativ zum erstenmal Symptome verursachte. Zum anderen kann es bei der Vagotomie zu einer lokalen traumatischen Schädigung gekommen sein; die Passage wird dann mechanisch behindert, und zwar passager durch ein periösophageales Hämatom oder in sehr seltenen Fällen bleibend durch periösophageale Fibrosierung [5].

Diese Komplikation scheint bevorzugt bei einer transthorakal durchgeführten trunkulären Vagotomie aufzutreten. Ein nervaler Mechanismus als Ursache einer

Postvagotomie-Dysphagie wurde bisher nie nachgewiesen [11]. Er ist aus anatomischen Gründen auch nicht wahrscheinlich.

Zusammenfassung

10 Patienten mit einem Ulcus duodeni hatten eine normale Ösophagusfunktion. Die selektive Vagotomie beeinflußte weder die Ösophagusmotilität noch die Verschlußfunktion des unteren Ösophagussphinkters. Die Patienten klagten weder über Dysphagie noch über Refluxsymptome.

Die Untersuchungen wurden unterstützt durch die Deutsche Forschungsgemeinschaft (DFG Wi 285/3).

Literatur

1. Andersen, H. A., Schlegel, J. F., Olsen, A. M.: Gastroint. Endosc. 12, 13 (1966). — 2. Clarke, S. D., Penry, J. B., Ward, P.: Lancet 1965 II, 824. — 3. Crispin, J. S., McIver, D. K., Lind, J. F.: Canad. J. Surg. 10, 299 (1973). — 4. Csendes, A., Acevedo, J. C.: Digestion 10, 282 (1974). — 5. Edwards, D. A. W.: Lancet 1970 II, 90. — 6. Heitmann, P., Möller, N.: Dtsch. med. Wschr. 95, 1963 (1970). — 7. Heitmann, P., Stöss, U., Gottesbüren, H., Martini, G. A.: Dtsch. med. Wschr. 98, 1151 (1973). — 8. Lind, J. F., Warrian, W. G., Wankling, W. J.: Canad. J. Surg. 9, 32 (1966). — 9. Mann, C. V., Hardcastle, J. D.: Gut 9, 688 (1968). — 10. Mazur, J. M., Skinner, D. B., Jones, E. L., Zuidema, G. D.: Surgery 73, 818 (1973). — 11. Orlando, R. C., Bozymski, E. M.: Amer. J. Surg. 126, 683 (1973). — 12. Postlethwait, R. W., Kim, S. K., Dillon, M. L.: Surg. Gynec. Obstet. 128, 481 (1969). — 13. Roth, H.: Schweiz. med. Wschr. 100, 1232 (1970). — 14. Seidel, W., Troidl, H., Lorenz, W., Rohde, H., Richter, H., Drews, H., Hamelmann, H.: Klin. Wschr. 51, 477 (1973).

HUCHZERMEYER, H., LUSKA, G., SEIFERT, E., STENDER, H.-ST. (Abt. Gastroenterologie u. Hepatologie des Departments Innere Med. u. Inst. für klin. Radiologie der Med. Hochschule Hannover): **Beurteilung von Struktur und Funktion des distalen Ductus choledochus im endoskopischen retrograden Cholangio-Pancreaticogramm (ERCP)**

Bei Leber- und Gallenwegserkrankungen ist der distale Ductus choledochus wegen mangelnder Kontrastierung oder Überlagerung mit der i.v. Cholangiographie, auch mittels Tomographie, häufig nur unzureichend darzustellen. Aus diesem Grunde war die präoperative Diagnostik organischer Stenosen in diesem Choledochusabschnitt bisher nur in wenigen Fällen exakt durchzuführen. Seit Einführung der endoskopischen retrograden Cholangio-Pancreaticographie (ERCP) haben sich nun die diagnostischen Möglichkeiten entscheidend verbessert. Die Gallenwege lassen sich mit dieser Methode vollständig kontrastieren. Damit sind röntgenologische Strukturanalyse des distalen Choledochus und Beurteilung der Kontrastmittelkinetik möglich geworden. Gerade auf der Kombination morphologischer und funktioneller Befunde basiert aber die Diagnose einer benignen Papillenstenose.

Zur Beurteilung sind deshalb notwendig:

1. Röntgenaufnahmen in verschiedenen Funktionsphasen des Sphinktersystems unter Bildverstärkerfernsehkontrolle.

2. Die Erfassung der Konturen des distalen Choledochus.

3. Die Beobachtung der Entleerungszeit des Kontrastmittels aus dem Gallengang.

Das funktionelle Verhalten des Sphinktersystems muß auf mehreren Bildern festgehalten werden und läßt sich in Beziehung setzen zur Gallengangsweite.

Unsere Untersuchungen sollen einen Beitrag zur Verifizierung der benignen Papillenstenose liefern. Unsere Erfahrungen beziehen sich dabei auf 850 ERCP.

Bevor ich jedoch auf die Papillenveränderungen zu sprechen komme, möchte ich zunächst zum besseren Verständnis die normale Struktur und Funktion darlegen.

Ductus choledochus und Ductus pancreaticus können getrennt oder V-förmig ins Duodenum münden. In der Mehrzahl der Fälle vereinigen sie sich jedoch zu einem common channel. Vor dem Zusammenfluß besitzt jeder Gang einen eigenen Sphinkter, der ihn getrennt verschließen, der aber auch isoliert gestört sein kann. Im Übergang zum Duodenum ist die Papille mit dem Sphinkter papillae lokalisiert. Während der Verschlußphase ist der gesamte Sphinkterapparat kontrahiert. Zwischen Ductus choledochus bzw. Ductus pancreaticus und Duodenum sieht man einen kontrastmittelfreien Abschnitt. In der Abflußphase verbindet eine Kontrastmittelstraße Gallen- und Pancreasgang mit dem Duodenum.

In der Diagnostik benigner Papillenstenosen lassen sich nun 3 verschiedene Verhaltensweisen von Gallengängen und Passageverhältnissen beobachten. Es handelt sich zumeist um Patienten nach operativen Eingriffen an den Gallenwegen.

In der 1. Gruppe findet sich ein erweiterter Ductus hepatocholedochus bei normalkalibrigen intrahepatischen Gallengängen. Struktur und Funktion der Papille sind normal, weitgehender Kontrastmittelabfluß bis zu 20 min. Eine Operationsindikation ist nicht gegeben.

In der 2. Gruppe finden sich erheblich erweiterte extra- und intrahepatische Gallenwege mit unauffälligen präpapillären Wandkonturen bei sehr stark verzögertem Kontrastmittelabfluß. Zielaufnahmen lassen nur kleine Passagevolumina erkennen. Die Gabe von Glukagon ist ohne Effekt. Hier ist eine Ostiumstenose anzunehmen, die der Operation zugeführt werden muß.

In der 3. Gruppe sind vorwiegend die extrahepatischen Gallenwege dilatiert mit unregelmäßigen präpapillären Wandkonturen und/oder Stenose des Sphinkter choledochus proprius. Diese Veränderungen, die am häufigsten angetroffen werden, können sehr unterschiedlich ausgeprägt sein.

Zum einen zeigen Übersichtsaufnahme und Zielaufnahmen eine unregelmäßige Entfaltung und eine persistierende Einschnürung im präpapillären Bereich. Der Kontrastmittelabfluß ist aber nur leicht verzögert.

Zum anderen kann bei isolierter starrer Stenose des Choledochussphinkters der Kontrastmittelabfluß fast ganz fehlen.

Es liegt bei den Patienten der 3. Gruppe also im wesentlichen eine Stenose des Sphinkter choledochus proprius entzündlicher bzw. sklerosierender Genese vor. Eine Operation ist aber nur bei stark verzögertem Kontrastmittelabfluß indiziert.

Bei allen im endoskopischen retrograden Cholangiogramm nachgewiesenen Papillenveränderungen stellt sich die Frage, ob diese nicht methodisch bedingt sein können. Nach unseren bisherigen Erfahrungen scheinen die methodischen Einflüsse gerade bei den ausgeprägten Stenosen, die zur Operation kommen, nicht von wesentlicher Bedeutung zu sein. Die Diagnose konnte jeweils intraoperativ bestätigt werden.

Zusammenfassend dürfen wir den Schluß ziehen, daß der Nachweis eines dilatierten Gallenganges noch keinen Rückschluß auf pathologische Passageverhältnisse im Sphinkterbereich gestattet. Hierzu ist der Nachweis einer gestörten Struktur und Funktion dieser Region erforderlich, was nach unserer Auffassung präoperativ am besten mit der ERCP gelingt.

GÜNTHER, R., GEORGI, M., HALBSGUTH, A. (Inst. für Klin. Strahlenkunde, Univ. Mainz): **Die transvenöse Cholangiographie zur Differenzierung der Cholestase**

Bei Bilirubinwerten über 5 mg-% findet meist keine ausreichende Kontrastmittelausscheidung mehr in das Gallengangsystem statt. In diesen Fällen bleibt nur die direkte Cholangiographie, um eine biliäre Obstruktion als Ursache eines Ikterus auszuschließen oder nachzuweisen.

Mehrere Methoden stehen dabei zur Auswahl: die perkutane transhepatische Cholangiographie, die in der Regel präoperativ durchgeführt wird, die transvenöse Cholangiographie, die laparoskopische Cholangiographie mit mehreren Varianten und die endoskopische retrograde Choledochopankreatographie.

Die transvenöse Cholangiographie ist ein Verfahren, das bereits 1967 von Hanafee u. Weiner angegeben wurde, ohne jedoch größeren Widerhall zu finden. Die Methode wird von uns seit etwa 8 Monaten diagnostisch eingesetzt. Wir haben die ursprünglich angegebene Technik modifiziert, insbesondere den Zugangsweg.

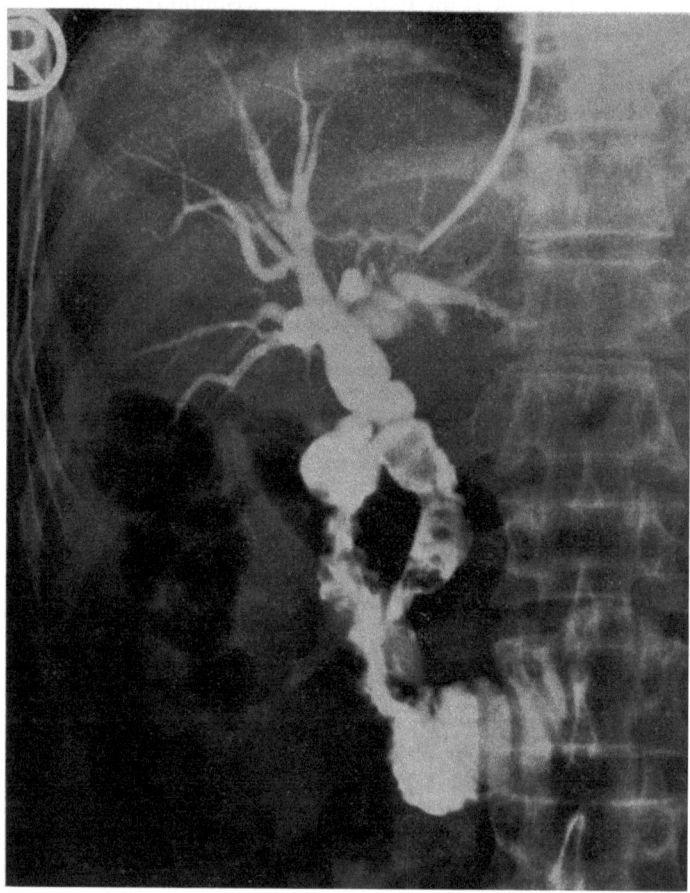

Abb. 1. Transvenöse Cholangiographie: inkomplette extrahepatische Obstruktion durch zahlreiche, nichtschattengebende Konkremente im distalen Choledochus

Zur Einführung des Punktionsnadel-Kathetersystems benutzten wir anstatt der Vena jugularis interna meist die rechte Vena subclavia, die von supraclaviculär punktiert wird. Nach Einführen des Katheters durch den rechten Vorhof in eine Lebervene, bevorzugt in die Vena hepatica media, wird mit einer modifizierten Ross-Nadel — ähnlich wie bei der transseptalen Herzkatheterisierung — das Gallengangsystem von innen punktiert.

Insgesamt wurden 32 Pat. untersucht, bei 21 bestand der klinische Verdacht auf einen Verschlußikterus; in den übrigen Fällen sollte eine extrahepatische Obstruktion ausgeschlossen werden.

Bei 3 Pat. mißlang die Sondierung der Lebervenen, davon bei 2 aus anatomischen Gründen wegen zu stumpfwinkeliger Veneneinmündung, im dritten Fall aus pathologisch-anatomischen Gründen wegen eines ausgedehnten Befalls der Leber durch einen Echinococcus alveolaris.

Insgesamt 29 Pat. können somit unter dem Aspekt von Treffsicherheit und Komplikationen zur Diskussion herangezogen werden.

Bei 17 Pat. mit *ausgeprägter*, operativ nachgewiesener extrahepatischer *Cholestase* mit einem Bilirubinspiegel über 6 mg-% erreichten wir nur in 2 Fällen keine Darstellung. Beide Patienten gehören jedoch zu den ersten, bei denen wir diese Untersuchung vornahmen.

Bei *geringer extrahepatischer Cholestase* mit einem Bilirubinspiegel unter 5 mg-% gelang die transvenöse Cholangiographie nur in einem Fall, bei dem das Gallengangsystem allerdings deutlich dilatiert war.

Bei *fehlender Stauung* konnten wir in keinem Fall die Gallenwege punktieren.

Tabelle. Abgrenzung der Einsatzmöglichkeiten verschiedener Methoden zur direkten Gallenwegsdarstellung beim Ikterus

Indikationen	PTC	TVC	ERC
1. Präoperative Diagnostik bei sicherem Verschlußikterus	+ +	+ +	(+)
2. Verdacht auf Verschlußikterus			
Bilirubin unter 5 mg-%	(+)	(+)	+ +
Bilirubin über 5 mg-%	+	+ +	+ +
3. Ikterus unklarer Genese			
Bilirubin unter 5 mg-%		−	+ +
Bilirubin 5−10 mg-%		+	+ +
Bilirubin über 10 mg-%		+ +	+ +

PTC Perkutane transhepatische Cholangiographie.
TVC Transvenöse Cholangiographie.
ERC Endoskopische retrograde Cholangiographie.

Die Trefferquote bei biliärer Obstruktion liegt in unserer Untersuchungsreihe bei insgesamt 73%, bei Bilirubinwerten über 6 mg-% unter Einbeziehung von Anfangsschwierigkeiten bei 88%. Die von Weiner, Kadell und Rösch mitgeteilten Erfolgsquoten bei gestautem Gangsystem bewegen sich zwischen 85 bis 93%. Bei fehlender Obstruktion beträgt die Punktierbarkeit 4,5 bis 22%.

Bei den gelungenen transvenösen Cholangiographien liegen Steinverschlüsse an erster Stelle. Es folgen Malignome von Pankreaskopf und Choledochus, chronische Pankreatitis und ein Gallenblasen-Karzinom.

Die transvenöse Cholangiographie wurde als Alternativverfahren zur perkutanen transhepatischen Cholangiographie entwickelt, da bei perkutaner Direktpunktion die Gefahr der galligen Peritonitis und intraperitonealen Blutung Operationsbereitschaft immer erforderlich machen.

Die transvenöse Cholangiographie hat sich jedoch ebenfalls nicht als komplikationslos erwiesen.

Bei einem unserer Patienten entstand als seltene Komplikation ein subkapsuläres Leberhämatom mit Ruptur in die Bauchhöhle. Nur in einem Fall stellte sich nach dem Eingriff als Ausdruck einer biliovenösen Fistel ein starker Bilirubinanstieg von 7,9 auf 52 mg-% innerhalb von 72 Std ein. Dies ist ebenfalls der einzige Fall bei bisher 123 in der Literatur mitgeteilten gelungenen transvenösen Cholangiographien.

Bei drei unserer Patienten kam es etwa 20 min nach dem Eingriff zu einem Schüttelfrost ohne weitere Folgen. Trotz antibiotischer Abdeckung können hauptsächlich nach vorausgegangener Cholangitis fieberhafte Reaktionen, Septikämien und Schockzustände auftreten. Ein Fall von gramnegativer Sepsis mit letalem Ausgang ist in der Literatur bekannt. Die Untersuchung ist bei einer akuten Cholangitis daher absolut kontraindiziert, nach Ansicht von Kadell u. Weiner ebenso kontraindiziert nach vorausgegangenen Cholangitisschüben.

Im Hinblick auf die genannten Komplikationen ist eine strenge Indikationsstellung beim Einsatz der Methode erforderlich.

Die transvenöse Cholangiographie erweitert das Spektrum der verschiedenen Verfahren zur direkten Gallenwegsdarstellung. Ihr Einsatz soll gegenüber dem perkutanen transhepatischen und endoskopischen retrograden Vorgehen abgegrenzt werden.

Die perkutane transhepatische Cholangiographie muß in Operationsbereitschaft durchgeführt werden und steht in der Reihe der diagnostischen Schritte am Schluß. Ihre Trefferquote beträgt 80 bis 98% bei gestautem Gangsystem. Hauptindikation ist die präoperative Darstellung beim Verschlußikterus.

Die endoskopische retrograde Gallengangsdarstellung gelingt in 60 bis 85% und ist unabhängig vom Gallenaufstau. Bei kompletter Obstruktion erlaubt sie nicht die Darstellung des für das chirurgische Vorgehen wesentlichen prästenotischen Anteils.

Bei *sicherem Verschluß* empfehlen wir daher die transvenöse oder perkutane transhepatische Cholangiographie.

Bei *Verdacht auf Verschlußikterus* ist bei einem Bilirubinspiegel unter 5 mg-% die endoskopische retrograde Methode vorzuziehen, über 5 mg-% halten wir beide Verfahren für etwa gleichwertig und sich ergänzend. Hauptindikation für die endoskopische retrograde Cholangiographie ist der Ikterus unklarer Genese und — teilweise überschneidend mit dem transvenösen Vorgehen — der Verdacht auf Verschlußikterus.

Die transvenöse Cholangiographie ist meist nur bei gestautem Gangsystem möglich. Einen Bilirubinspiegel über 5 mg-% sehen wir daher als Voraussetzung für die Untersuchung an. Der Schwerpunkt der transvenösen Cholangiographie liegt in der Diagnostik bei

1. sicherem Verschlußikterus (Ursache und Lokalisation),
2. Verdacht auf Verschlußikterus (bei Bilirubinwerten über 5 mg-%) und in Konkurrenz und Ergänzung zur retrograden Methode,
3. Ikterus unklarer Genese (bei Bilirubinwerten über 10 mg-%).

Die erfolglose Punktion schließt einen extrahepatischen Verschluß nicht aus, macht ihn jedoch bei relativ hohem Bilirubinspiegel wenig wahrscheinlich.

Da keine der genannten Methoden in allen Fällen erfolgreich ist, werden oft mehrere Verfahren eingesetzt werden müssen, um die Ursache eines Ikterus festzustellen.

Zusätzliche Informationen liefert bei der transvenösen Cholangiographie die gleichzeitig durchführbare Leberbiopsie, die auch als eigenständiges Verfahren bei kontraindizierter perkutaner Leberpunktion vorgenommen werden kann.

Literatur

Günther, R., Georgi, M., Halbsguth, A.: Dtsch. med. Wschr. **100**, 669 (1975). — Hanafee, W. N., Weiner, M.: Radiology 88, 35 (1967). — Kadell, B. M., Weiner, M.: Surg. Clin. N. Amer. **53**, 1019 (1973). — Rösch, J., Lakin, P. C., Antonovic, R., Dotter, C. T.: Fortschr. Röntgenstr. **119**, 653 (1973). — Weiner, M., Hanafee, W. N.: Radiol. Clin. N. Amer. 8, 53 (1970).

VAN KAICK, G., KOMMERELL, B., KNAPP, W. (Inst. für Nuklearmedizin am DKZ, Heidelberg, u. Abt. für Gastroenterologie der Med. Univ.-Klinik Heidelberg):
Indikationen zur Ultraschalluntersuchung der Gallenblase

Die Röntgendiagnostik der Gallenblase besitzt eine hohe Treffsicherheit und ist die Methode der Wahl für die morphologische Beurteilung der Gallenblase. Es ergeben sich nur wenige Lücken, die durch die sonographische Diagnostik ausgefüllt werden können:

1. Das negative Cholecystogramm.
2. Der Verdacht auf eine Cholecystopathie bei Ikterus, Kontrastmittelallergie und Schwangerschaft.

Die Ultraschalluntersuchung der Gallenblase ist, abgesehen von einer 12stündigen Nahrungskarenz, für den Patienten nicht belästigend. Sie wird in Rückenlage durchgeführt; dabei werden Quer- und Längsschnitte im Abstand von 1 bis 2 cm über der Gallenblasenregion angefertigt. Die Untersuchung dauert ca. 10 min. Bei höherer Echoverstärkung ist die Gallenblase als echoleeres Gebilde zu erkennen. Auf den Querschnitten stellen sich meist gleichzeitig rechte Niere, Vena cava, Aorta und caudaler Anteil des rechten Leberlappens dar. Die beste Übersicht wird durch den Längsschnitt über der Mitte der Gallenblase erreicht. Dabei dient das überlagernde Lebergewebe als „Schallfenster". Nach dem Urteil mehrerer Autoren (Hublitz et al., 1972; Riegg, 1974; Doust et al., 1974) ist die Gallenblase in 90 bis 95% sonographisch zu erfassen.

Das typische Bild eines Gallensteines ist gekennzeichnet durch eine starke umschriebene Reflexion im Innern der echoleeren Gallenblase. Reflexion und Absorption des Steines erzeugen einen Schallschatten. Sehr große Solitärsteine oder multiple, das gesamte Lumen der Gallenblase ausfüllende Steine sind unter Umständen nur an ihrem Schatten zu erkennen. In solchen Fällen ist die Gallenblase nur noch sehr schwer als Hohlorgan zu differenzieren. Auch kleine, wenig gefüllte Gallenblasen oder Schrumpfgallenblasen lassen sich nicht mehr eindeutig von der Umgebung abgrenzen. Abweichende Lagen der Gallenblase dicht unterhalb des Rippenbogens sowie anatomische Formvarianten erschweren im weiteren die sonographische Darstellbarkeit.

Die Treffsicherheit in der Erkennung von Gallensteinen bei der sonographischen Untersuchung wurde vor einigen Jahren von verschiedenen Autoren (Hyashi et al., 1962; Matsukusa et al., 1970) mit ca. 95% angegeben. Diese Zahl ist sicher zu hoch gegriffen. Grundsätzlich ist die Erkennung der Gallensteine im Sonogramm abhängig von Zahl und Größe der Steine sowie der Flüssigkeitsfüllung der Gallenblase. Schwierig zu erfassen sind kleine Steine unterhalb eines Durchmessers von 5 mm. Die Grenze des sonographischen Auflösungsvermögens dürfte bei 2 mm erreicht sein; Echostrukturen dieser Größenordnung können bei schlechter Untersuchungstechnik auch schon durch Artefakte hervorgerufen werden. Die durchschnittliche Treffsicherheit für den sonographischen Nachweis von Gallensteinen wird neuerdings von Riegg (1974), Doust et al. (1974) und Goldberg et al. (1974) mit ca. 75% angegeben.

Der Hydrops und das Empyem der Gallenblase, die mit anderen radiologischen Methoden nur indirekt nachzuweisen sind, können sonographisch eindrucksvoll dargestellt werden (Abb. 1). Eine Stauung der Gallenblase bei gleichzeitigem Ikterus läßt differentialdiagnostisch auch an einen neoplastischen Prozeß im Pankreasbereich denken. Nicht selten gelingt es bei der sonographischen Untersuchung, neben dem Hydrops auch das Pankreaskopfcarcinom zu erfassen.

Durch den Gallenblasentumor werden sowohl die Konturen der Gallenblase destruiert als auch deren Flüssigkeitsgehalt zunehmend reduziert. Eine Differenzierung der Gallenblase gegenüber dem Lebergewebe ist nicht mehr möglich. Das Einwachsen des Tumors in die Leber erzeugt unregelmäßige zerrissene intrahepatische Echostrukturen. Die umschriebene Raumforderung im Gallenblasenbereich, die sich als solides Gewebe ausweist, ist der sonographische Leitbefund für die Annahme eines Gallenblasentumors. Eine Frühdiagnostik ist mit Hilfe der Sonographie jedoch nicht möglich.

Nicht alles, was echoleer und glatt begrenzt in der Gallenblasenregion erscheint, entspricht der Gallenblase! Duodenaldivertikel, Aszites, Colontumoren, Pankreas- und Lebercysten müssen differentialdiagnostisch abgegrenzt werden. In der Regel ist eine vollständige sonographische Untersuchung des Oberbauches erforderlich, die für den Arzt zeitlich aufwendiger ist als eine Röntgen-Cholecystographie. Die Sonographie der Gallenblase sollte daher an zweiter Stelle eingesetzt werden, wenn durch die Röntgenuntersuchung keine ausreichende diagnostische Klärung möglich war. Sie ist als erste diagnostische Maßnahme immer indiziert, wenn eine Kontrastierung der Gallenblase erfahrungsgemäß nicht erreicht werden kann oder die Röntgenuntersuchung mit einem höheren Risiko verbunden ist.

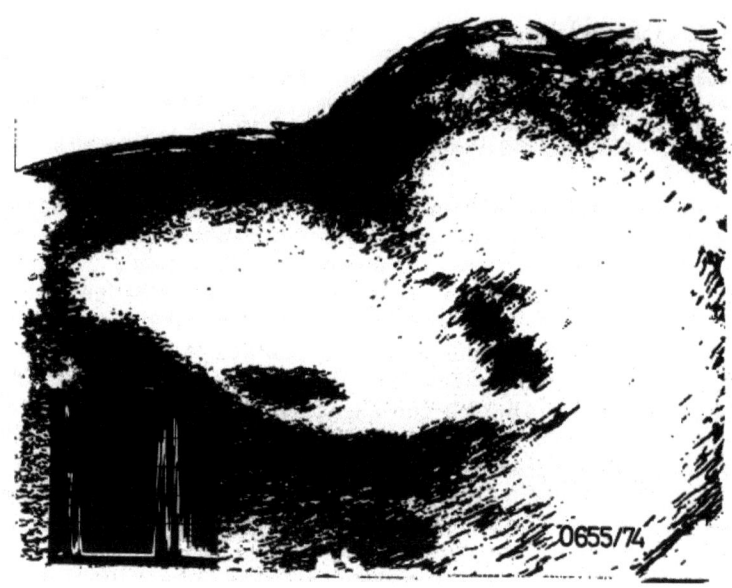

Abb. 1. Sonographischer Längsschnitt. Großes Gallenblasenempyem bei Solitärstein. A-Bild der Gallenblase links unten eingeblendet. Kein Steinschatten durch Compound-Scan

Literatur

Doust, B. D., Maklad, N. F.: Radiology 110, 643 (1974). — Goldberg, B. B., Harris, K., Broocker, W.: Radiology 111, 405 (1974). — Hayashi, S., Wegai, T., Miyazawa, R.: West. J. Surg. 70, 34 (1962). — Hublitz, U. F., Kahn, P. C., Sell, L. A.: Radiology 103, 645 (1972). — Matsukara, S.: J. Jap. Gastroenterol. 63, 1261 (1966). — Riegg, H.: Sonographische Untersuchung der Gallenblase. In: 2. Jahrestagung der Deutschen Arbeitsgemeinschaft für Ultraschalldiagnostik, Hannover 1974.

LANKISCH, P. G., FRERICHS, H., GANSEFORTH, H. J., SCHMIDT, H., CREUTZFELDT, W. (Med. Univ.-Klinik, Abt. Gastroenterologie u. Stoffwechselkrankheiten, Göttingen): **Exokrine und endokrine Pankreasfunktion nach Pankreastrauma**

Die bisherigen Berichte über den Verlauf von traumatischen Pankreasschädigungen (Übersicht siehe [8]) beschäftigen sich in der Regel nur mit Fragen der Diagnostik und der operativen Versorgung. Da jedoch die exokrine und die endokrine Sekretionsfunktion des Pankreas postoperativ und bei Nachuntersuchungen häufig unberücksichtigt bleiben, wollten wir mit unseren Untersuchungen zur Kasuistik von Verlauf und Spätergebnis beitragen.

Patienten und Methoden

8 Pat. — zum Zeitpunkt der Untersuchung 16 bis 43 Jahre alt — wurden 3 Monate bis 4 Jahre nach einer Pankreasverletzung untersucht. Die Ursachen waren ein stumpfes Bauchtrauma nach Verkehrsunfällen (5 Fälle), nach einer Schlägerei (1 Fall) oder aber Verletzungen während einer Magenresektion (2 Fälle). Das Ausmaß der Verletzung umfaßt alle Schweregrade: in 5 Fällen mit Verletzung bei Verkehrsunfall sowie bei beiden Patienten mit Verletzung nach Magenresektion zeigte sich eine ausgedehnte schwere Prankreatitis mit Nekrosen, wobei es in 3 Fällen (davon die Patienten mit der Magenresektion) zu Fisteln und einmal zu einer Cystenbildung kam. Bei 3 Pat. (2 Fälle mit Verletzungen bei Verkehrsunfall, ein weiterer nach Schlägerei) fanden sich Querrupturen; und zwar je einmal im Kopf-, Körper- und Schwanzbereich des Pankreas.

Alle Pat. mußten ein- oder mehrfach operativ behandelt werden. In 4 Fällen wurde nach Entfernung von Nekrosen eine Drainage gelegt, je einmal erfolgte eine Teilresektion, eine Cystojejunostomie und eine Wiedervereinigung des Pankreas durch Naht im Corpusbereich mit nachfolgender Drainage. Bei 1 Pat. mit ausgedehnter Verletzung und Querzerreißung war eine Pancreaticoduodenektomie nach Whipple erforderlich.

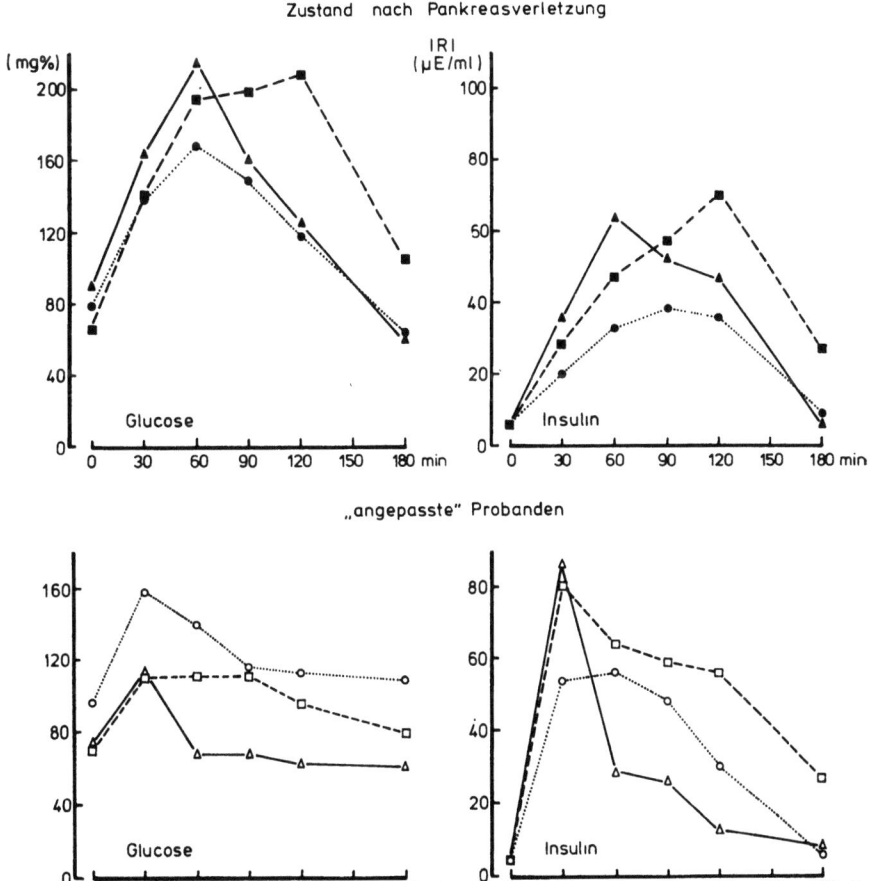

Abb. 1. Blutzucker und Seruminsulin (IRI) nach maximaler Stimulierung der B-Zellen: ▲—▲—▲ Querruptur; Pancreaticoduodenektomie nach Whipple. ■—■—■ Pankreasverletzung bei Magenresektion; Nekrosenentfernung, Drainage; familiäre Diabetesvorbelastung. ●—●—● Querruptur; Vereinigung durch Naht, Drainage; familiäre Diabetesvorbelastung

Zur Beurteilung der exokrinen Funktion wurde der Sekretin-Pankreozymin-Test [1] vorgenommen und die Stuhlgewichte und Stuhlfette bestimmt [4]. Die endokrine Sekretionsfunktion (Insulinsekretion) wurde in folgender Weise geprüft: Bestimmung von Blutglukose und Seruminsulin (IRI) in regelmäßigen Abständen vor und nach a) 75 g Glukose oral sowie b) nach 10 g Glukagon, 1 g Tolbutamid und 1 mg Glukagon i.v. Diese „maximale" Stimulierung der B-Zellen erfolgte 180 min nach der oralen Glukosegabe. Jedem Patienten war ein pankreasgesunder Proband zugeordnet, der sich nach Geschlecht, Alter, Körpergewicht und Körpergröße dem Patienten anpaßte.

Ergebnisse

Alle Patienten waren bei der Nachuntersuchung beschwerdefrei. 5 von ihnen hatten eine normale Glukosetoleranz und zeigten keine Einschränkung der sogenannten Insulinreserve. In den anderen 3 Fällen fand sich jedoch eine pathologische Glukosetoleranz (Abb. 1). Bei 2 von diesen war eine Querruptur des Pankreas gefunden worden, die einmal durch Naht wiedervereinigt wurde und einmal eine Pancreaticoduodenektomie erforderte. Bei dem dritten Patienten war es bei einer Magenresektion zu einer Pankreasverletzung gekommen. Diese 3 Fälle zeigten einen zeitlich langsameren Anstieg des Serum-IRI (Δ IRI, 0 bis 30 min) und erreichten den Gipfelwert erst später (Abb. 1).

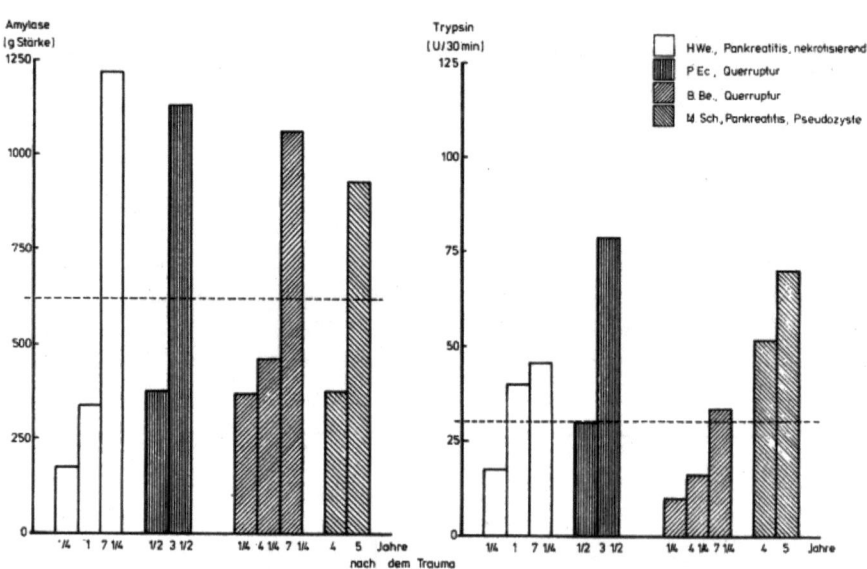

Abb. 2. Sekretin-Pankreozymin-Test nach Pankreastrauma bei 4 Pat.

6 Patienten wurden mit dem Sekretin-Pankreozymin-Test nachuntersucht. 2 von ihnen hatten bereits bei der ersten Untersuchung (3 Monate und 3 Jahre nach dem Trauma) eine normale exokrine Pankreasfunktion. Bei 4 weiteren fand sich zunächst eine deutliche exokrine Pankreasinsuffizienz. Im Verlauf der mehrjährigen Beobachtungszeit kam es jedoch zur Normalisierung der Sekretion von Bikarbonat und Enzymen (Abb. 2). Vorausgegangen war hier bei 2 Patienten eine ausgedehnte Pankreatitis (in einem Fall mit späterer Pseudocystenbildung) und bei 2 Patienten eine Querruptur. Letztere erforderte einmal eine Teilresektion, einmal gelang eine erneute Vereinigung durch Naht mit anschließender Drainage. Bei den beiden anderen Patienten war eine korrekte Plazierung der Sonde aus technischen Gründen nicht möglich, da eine Pancreaticoduodenektomie bzw. eine Magenresektion (B II) vorausgegangen war. In einem Fall bestand eine gering-

gradige Steatorrhoe in Höhe von 11 g/Tag, die wegen fortgesetzten Alkoholabusus wahrscheinlich nur bedingt als Folge der traumatischen Pankreasschädigung angesehen werden kann. Die Stuhlfettausscheidung des zweiten Patienten lag mit 7 g/Tag noch im Normbereich.

Diskussion

Grabner u. Mitarb. [2] fanden bei Kindern mit traumatischer Pankreasverletzung eine verminderte Insulinreserve. Möglicherweise ist das Ausmaß der Schädigung bei Klein- und Schulkindern umfassender, so daß ein größerer Verlust funktionsfähiger B-Zellenmasse resultiert.

Eine derartige Einschränkung der Insulinreserve fanden wir bei unseren durchweg älteren Patienten dagegen nicht. 3 von ihnen zeigten zwar einen zeitlich langsameren Anstieg des Serum-IRI nach oraler Glukosegabe. Es muß jedoch offenbleiben, ob dies Folge der vorausgegangenen Pankreasschädigung ist. Einerseits sind die Patienten vor dem Trauma nicht untersucht worden und andererseits findet man ein solches Sekretionsverhalten auch im Frühstadium des Diabetes mellitus, nach Pancreaticoduodenektomie [6] und nach Pankreasteilresektion [7]. Zumindest bei 2 der 3 Patienten besteht eine familiäre Diabetes-Vorbelastung (vgl. Abb. 1).

Immerhin sollten diese Ergebnisse dazu anregen, bei Patienten mit einer Pankreasverletzung auch im späteren Verlauf Kontrollen des Kohlehydratstoffwechsels vorzunehmen, um rechtzeitig eine Stoffwechselstörung erfassen zu können.

Die Überprüfung der exokrinen Pankreasfunktion zeigte eine allmähliche Normalisierung bei 4 Patienten im Verlauf der langjährigen Beobachtungszeit. Dieser Befund spricht für eine gute funktionelle Regenerationsfähigkeit des exokrinen Pankreas, wie sie tierexperimentell [3] bzw. nach operativer Drainagebehandlung der chronischen Pankreatitis [5] bereits früher nachgewiesen wurde.

Zusammenfassung

Die exokrine und endokrine Pankreasfunktion wurde bei 8 Patienten nach traumatischer Pankreasschädigung untersucht. 4 von 6 Patienten hatten zunächst eine eingeschränkte exokrine Funktion, die sich jedoch im Verlauf der langjährigen Beobachtungszeit normalisierte. 3 Patienten zeigten eine pathologische Glukosetoleranz; bei ihnen fand sich im Vergleich zu „angepaßten" Probanden ein langsamerer Anstieg des Seruminsulins.

Diese Ergebnisse sprechen für eine gute Regenerationsfähigkeit des exokrinen Pankreas nach Verletzung; ob die endokrine Funktionsstörung Folge des Traumas ist, muß für unsere Patienten zumindest offenbleiben.

Literatur

1. Creutzfeldt, W.: Verh. dtsch. Ges. inn. Med. **70**, 781 (1964). — 2. Grabner, W., Phillip, J., Schwemmle, K.: Dtsch. med. Wschr. **98**, 1499 (1973). — 3. Hotz, J., Goberna, R., Clodi, P. H.: Digestion **9**, 212 (1973). — 4. van de Kamer, J. H., Huinnik, H. B., Weijers, H. A.: J. biol. Chem. **177**, 347 (1948). — 5. Lankisch, P. G., Fuchs, K., Schmidt, H., Creutzfeldt, W., Peiper, H. J.: Verh. dtsch. Ges. inn. Med. **80**, 552 (1974). — 6. Miyata, M., Takao, T., Uozumi, T., Okamoto, E., Manabe, H.: Ann. Surg. **179**, 494 (1974). — 7. Nieschlag, E., Gilfrich, H. J., Nagel, M.: Dtsch. med. Wschr. **96**, 859 (1971). — 8. Shires, G. T., Jones, R. C.: In: The Pancreas (ed. L. C. Carey), p. 335. Saint Louis: Mosby 1973.

PAUL, F. (Abt. für Gastroenterologie des Departments Innere Med., Med. Hochschule Hannover): **Intraindividuell kontrollierte Untersuchungen am Menschen zur Hemmung der exokrinen Pankreassekretion durch Salm-Calcitonin**

Wie Einzeluntersuchungen gezeigt haben, hemmt Calcitonin bei der Katze [1] und beim Menschen [2, 3] die exokrine Pankreasfunktion. Dieser Effekt scheint speziesspezifisch zu sein; in Versuchen an der Ratte ließ sich eine Sekretionshemmung des Pankreas durch Calcitonin nicht bestätigen [4]. Da beim Menschen einer inhibitorischen Wirkung von Calcitonin auf das exokrine Pankreas möglicherweise therapeutische Bedeutung zukommt, hatten unsere folgenden Untersuchungen zum Ziel:

1. Die Schwellendosis zu ermitteln, die zu einer unter therapeutischen Gesichtspunkten relevanten Hemmung der exokrinen Pankreassekretion führt, und
2. zu prüfen, ob sich unter einer Langzeitapplikation von Calcitonin über mehrere Stunden die Hemmwirkung auf das Pankreas spontan wieder erschöpft.

Probanden und Methodik

Die Untersuchungen wurden an 7 männlichen Probanden (Alter 20 bis 39 Jahre, im Mittel 36,8 Jahre) ohne gastrointestinale Erkrankungen durchgeführt. Mittels „Bartelheimer"-Doppelballonsonde wurde der Duodenalsaft kontinuierlich in 20-min-Portionen gesammelt.

Durch eine „Levine"-Sonde wurde der Magensaft abgesaugt. Für die einzelnen Duodenalsaftfraktionen wurden die Parameter Volumen, Bikarbonat, Trypsin und Amylase ermittelt (Bikarbonat durch Zugabe von 0,1 N HCl und Rücktitration bis pH 8; der Trypsingehalt mit BAEE-Benzoyl — Argininäthylester-Hydrochlorid — als Substrat und der Gehalt an Amylase mittels Stärkepuffer).

Das Leersekret wurde verworfen und anschließend die exkretorische Pankreassekretion mit je 1 E Sekretin und CCK-PZ/kg Körpergewicht/Std über 3 Std und 40 min kombiniert stimuliert. Nach Kollektion der ersten beiden Saftportionen erhielten 5 Probanden über die nachfolgenden 3 Std Salm-Calcitonin [Fa. Sandoz, Basel (Schweiz)] in einer Dosierung von 30 ng/kg Körpergewicht/Std i.v. infundiert. 2 weitere Probanden erhielten versuchsweise nur die halbe Dosis, also 15 ng/kg Körpergewicht/Std appliziert.

Die Werte für die einzelnen Parameter der zweiten 20-min-Periode wurden mit denen der zweiten Saftportion verglichen und die Ergebnisse mit dem Student-t-Test statistisch geprüft.

Intraindividuelle Kontrollen mit alleiniger Infusion der gleichen Menge an Sekretin und CCK/PZ erfolgte bei allen Probanden im Mindestabstand von einer Woche.

Ergebnisse

Nach kombinierter Sekretin- und CCK/PZ-Infusion erfolgte die maximale Enzymsekretion in der 2. Portion (Abb. 1). Im Verlaufe der folgenden 80 min ließ sich zwar ein Abfall des Trypsins und der Amalyse verzeichnen, allerdings nicht in statistisch signifikantem Ausmaß ($p > 0,05$). Eine signifikante Enzymhemmung wurde erst nach einer 100 min dauernden Infusion von Salm-Calcitonin manifest (schraffiertes Areal).

Bis zur Beendigung der Calcitoninapplikation ging der Trypsin-Output um rd. 50 bis 70%, der Amylase-Output 52 bis 66% zurück.

Im Verlauf der Calcitonininfusion war eine Erschöpfung des Hemmeffektes, d. h. ein signifikanter Wiederanstieg der Parameter, nicht zu registrieren.

Die Kontrolle am gleichen Probanden mittels Leerversuch (rechte Seite Abb. 1) zeigt, daß sich beide Parameter innerhalb relativ enger Grenzen auf gleichem Niveau bewegen.

Saftvolumen und Bikarbonatkonzentration ließen unter der Infusion mit Salm-Calcitonin keine statistisch signifikante Änderung erkennen (Abb. 2). Allerdings dürfte der Vergleich mit dem Resultat des Kontrollversuches doch auf eine Tendenz zur Signifikanz bezüglich des Rückganges des Volumens hindeuten.

Nach Applikation der geringeren SMC-Menge (15 ng/kg Körpergewicht/Std) zeigten sämtliche 4 Parameter keinen sicheren Unterschied im Vergleich zur alleinigen Sekretin- und CCK/PZ-Infusion.

In der vón uns gewählten Dosierung zeigte Salm-Calcitonin keinerlei Nebenwirkungen.

Zusammenfassung

1. Salm-Calcitonin (30 ng/kg Körpergewicht/Std über 3 Std appliziert) reduziert den durch eine kombinierte Infusion von Sekretin und CCK/PZ stimulierten Enzym-Output des Pankreas signifikant um 50 bis 70%.

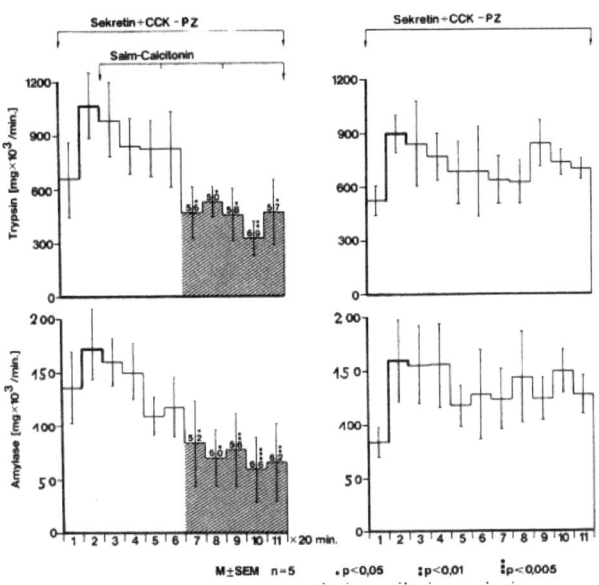

Abb. 1. Wirkung einer i.v.-Infusion von Salm-Calcitonin (30 ng/kg/Std) auf die durch Sekretin + CCK − PZ (1 E/kg/Std — GIH/Stockholm) stimulierte Pankreassekretion (Trypsin- und Amylase-Output)

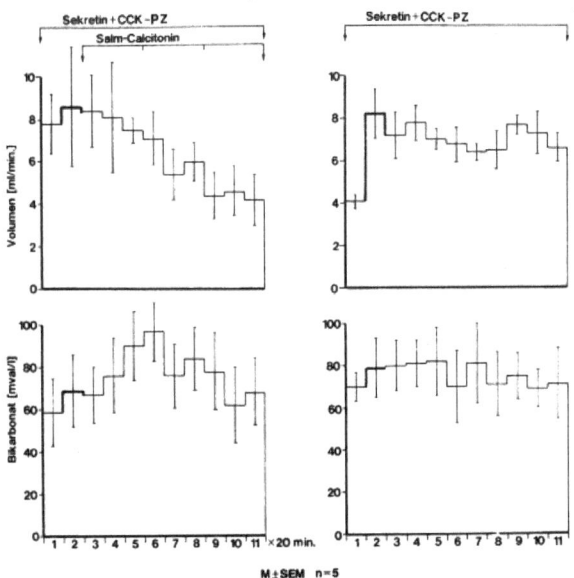

Abb. 2. Wirkung einer i.v.-Infusion von Salm-Calcitonin (30 ng/kg/Std) auf die durch Sekretin + CCK − PZ (1 E/kg/Std — GIH/Stockholm) stimulierte Pankreassekretion (Volumen und Bikarbonat-Output)

2. Die Hemmung wird unter dieser SMC-Dosierung erst nach einer mehr als $1^1/_2$stündigen Anflutungszeit signifikant.

3. Der Hemmeffekt erschöpft sich innerhalb des Beobachtungszeitraumes von 3 Std nicht spontan.

4. Eine signifikante Beeinflussung des Saftvolumens und der Bikarbonatkonzentration war nicht nachweisbar; für den Verlauf der Volumenkurve zeichnete sich allerdings eine Tendenz zur Signifikanz ab.

5. Eine Calcitonindosis von 15 ng/kg Körpergewicht/Std blieb nach 3stündiger i.v.-Zufuhr ohne nachweisbaren Effekt auf die exokrine Pankreassekretion.

6. Die von uns gewählten Calcitoninmengen wurden gut toleriert; subjektive oder objektive Nebenwirkungen traten nicht in Erscheinung.

Die bisherigen Erfahrungen lassen es gerechtfertigt erscheinen, Salm-Calcitonin versuchsweise klinisch zur therapeutischen Suppression der ekbolen Pankreassekretion einzusetzen.

Literatur

1. Doepfner, W. H. E., Ohnhaus, E. E.: Arch. franç. Mal. Appar. dig. **61** (Suppl.), 456 (1972). — 2. Hotz, J., Minne, H., Ziegler, R.: Res. exp. Med. **160**, 152 (1973). — 3. Schmidt, H., Hesch, R. D., Hüfner, M., Paschen, K., Creutzfeldt, W.: Dtsch. med. Wschr. **96**, 1773 (1971). — 4. Ziegler, R., Minne, H., Zwicker, M., Hotz, J.: Res. exp. Med. **162**, 347 (1974).

Tympner, F., Domschke, W., Rösch, W., Domschke, S., Koch, H., Demling, L. (Med. Klinik mit Poliklinik der Univ. Erlangen-Nürnberg): **Prüfung der exokrinen Pankreasfunktion bei Patienten mit Pankreatitis, juvenilem Diabetes mellitus, „Pankreopathie" (Sekretin-Pankreozymin-Test mit Volumenverlustkorrektur) und BII-Magenresektion (Lundh-Test mit Volumenverlustkorrektur)**

Zur Diagnostik von Pankreaserkrankungen ist eine Prüfung der hydrokinetischen und ekbolen Pankreasfunktion neben endoskopisch radiologischer Pankreatikographie [1] und laborchemischen Untersuchungen [2, 3] erforderlich. Der empfindlichste Pankreasfunktionstest ist der Sekretin-Pankreozymin-Test mit Volumenverlustkorrektur, weil Bikarbonat- und Enzymoutputs zur Beurteilung der exokrinen Pankreasfunktion herangezogen werden. Jedoch gelingt eine eigentliche Diagnostik der Pankreaserkrankungen mit dem Sekretin-Pankreozymin-Test keineswegs grundsätzlich, denn eine verminderte exokrine Pankreasfunktion wird bestimmt durch die Lokalisation, Grad und Ausdehnung des entzündlichen oder neoplastischen Prozesses. So ist dieser Test zur Diagnostik von Pankreatitis und der häufig gestellten Verdachtsdiagnose „Pankreopathie" geeignet, während er zur Erkennung des Pankreaskarzinoms nur bedingt brauchbar ist.

Zur exakten Beurteilung der hydrokinetischen und ekbolen Pankreasfunktion empfiehlt sich methodisch folgendes Verfahren:

Nach Intubation des Duodenums und des Magens mit 2 Sonden wird mit 1 KE/kg KG Sekretin i.v. und 1 Std später mit 1 KE/kg KG/Std Sekretin plus 1 KE/kg KG/Std Pankreozymin, als intravenöse Infusion, das exokrine Pankreas stimuliert und der Duodenal- und Magensaft aspiriert. Als Sekretionsparameter werden Bikarbonat, Amylase, Trypsin, Chymotrypsin und Lipase bestimmt. Während der ganzen $2^1/_2$ Std dauernden Untersuchung wird ^{58}Co-markiertes Vitamin B_{12} kontinuierlich in das Duodenum instilliert. An Hand der gemessenen recovery-Rate im Duodenalaspirat wird eine Volumenverlustkorrektur vorgenommen, die dann zur Berechnung der Outputs herangezogen wird [4].

Insgesamt wurden mit dieser Methode 233 Probanden untersucht. Davon waren 50 völlig gesund, so daß Normalwerte festgelegt werden konnten. Auf Abb. 1 stellen die Rechtecke den 2s-Bereich der Kontrollgruppe, die schwarzen

Punkte die Einzelwerte der Patienten nach akuter Pankreatitis und die schwarzen Kreise die Einzelwerte der Patienten mit chronischer Pankreatitis dar.

Bei 34 Patienten 3 bis 8 Wochen nach dem Abklingen einer akuten Pankreatitis war der Sekretin-Pankreozymin-Test in 62% der Fälle eingeschränkt. Nur 13 Patienten wiesen ein vollständig intaktes Sekretionsmuster auf. Einmal war lediglich die Bikarbonatproduktion reduziert. Die Exkretionsinsuffizienz war insgesamt 10mal auf die Enzymproduktion beschränkt.

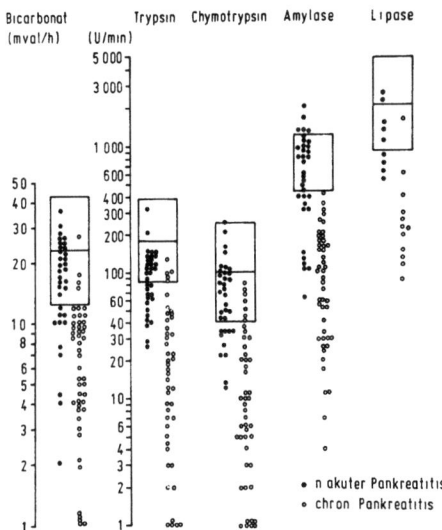

Abb. 1. Sekretin- und Pankreozymin-stimulierte Einzelwerte der Patienten nach akuter Pankreatitis und der Patienten mit chronischer Pankreatitis. Die Rechtecke stellen den 2s-Bereich der Kontrollgruppe (n = 50) dar

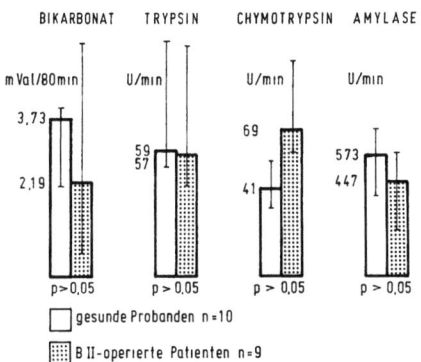

Abb. 2. Reaktion des exokrinen Pankreas auf eine Lundh-Testmahlzeit bei gesunden Probanden und im Vergleich bei nach BII-operierten Patienten

Bei den 48 Patienten mit chronischer Pankreatitis ließ sich in allen Fällen eine Reduzierung der exokrinen Pankreasfunktion nachweisen. Nur in 4 Fällen war die hydrokinetische Pankreasfunktion normal, dagegen die ekbole deutlich vermindert.

Bei Patienten mit juvenilem Diabetes mellitus war in 66% eine Einschränkung der exokrinen Pankreasfunktion feststellbar, ohne eine entsprechende klinische Symptomatik [5].

Der Sekretin-Pankreozymin-Test hat besonders seinen festen Platz in der Diagnostik der sogenannten Pankreopathien [6]. So war von 86 Patienten mit dem Verdacht auf eine Pankreaserkrankung die exokrine Pankreasfunktion bei 68 innerhalb der Norm. Mit der endoskopischen radiologischen Pankreatikographie und laborchemischen Untersuchungen konnten bei diesen Patienten ebenfalls keinerlei pathologische Befunde erhoben werden. Bei den anderen 18 Patienten lag eine Verminderung der exokrinen Pankreasfunktion vor. Endoskopisch radiologisch und operativ fanden sich bei diesen Patienten chronische Pankreatitiden, Papillenstenosen, Pankreaszysten und Pankreaskarzinome. In einem Fall konnte eine Mucoviszidose diagnostiziert werden.

Die hydrokinetische und ekbole Pankreasfunktion wurde ebenfalls bei nach Billroth II-operierten Patienten geprüft. Gewichtsverlust und Steatorrhoe bei diesen Patienten werden zum Teil auf eine postcibale Asynchronie zurückgeführt [7], daneben wird aber auch eine Inaktivitätsatrophie der Bauchspeicheldrüse diskutiert [8]. Deshalb wurde die Reaktion der Bauchspeicheldrüse auf eine Lundh-Testmahlzeit bei B II-operierten Patienten im Vergleich zu gesunden Probanden untersucht. Eine Lagerlöf-Sonde wurde mit der Biopsiezange eines Gastroskopes gefaßt und unter Sicht in die zuführende Schlinge gelegt [9]. Durch eine zweite, in die abführende Schlinge gelegte Sonde wurde eine Lundh-Testmahlzeit infundiert. Den nicht operierten gesunden Probanden instillierten wir die Lundh-Testmahlzeit 5 cm distal des Treitzschen Bandes durch die Lagerlöf-Sonde. Volumenverlustkorrektur des Duodenalaspirates erfolgte bei beiden Testgruppen mittels ^{58}Co-markiertem Vitamin B_{12} als Markersubstanz. Das Resultat dieser Untersuchungen war kein signifikanter Unterschied des pankreatischen Bikarbonat- und Enzymoutputs, wie aus Abb. 2 ersichtlich ist. Endogenes Sekretin und Pankreozymin können demnach aus der Jejunalschleimhaut des B II-operierten Patienten im gleichen Ausmaß wie beim Gesunden freigesetzt werden.

Zusammenfassung

1. Einschränkungen der exokrinen Pankreasfunktion sind nach dem Abklingen einer akuten Pankreatitis in 62% der Fälle verifizierbar.
2. In allen Fällen mit chronischer Pankreatitis.
3. Mit dem Sekretin-Pankreozymin-Test kann die Verdachtsdiagnose ,,Pankreopathie" sicher bestätigt oder ausgeschlossen werden; ausgenommen sind die Pankreaskarzinome.
4. Bei B II-operierten Patienten ist im Vergleich zu Gesunden die exokrine Pankreasfunktion nicht vermindert.

Literatur

1. Classen, M., Koch, H., Demling, L.: Leber Magen Darm **3**, 79 (1972). — 2. Burton, P., Hammond, E. M., Harper, A. A., Howat, H. T., Scott, J. E., Verley, H.: Gut **1**, 125 (1960). — 3. Forell, M. M.: Therapiewoche **12**, 551 (1969). — 4. Tympner, F., Domschke, S., Domschke, W., Classen, M., Demling, L.: Scand. J. Gastroent. **9**, 377 (1974). — 5. Tympner, F., Domschke, S., Domschke, W., Classen, M., Demling, L.: In: 28. Tagung der Deutschen Gesellschaft für Verdauungs- und Stoffwechselkrankheiten 1973. — 6. Tympner, F., Domschke, W., Koch, H., Demling, L.: Dtsch. med. Wschr. **99**, 1611 (1974). — 7. Henning, N., Berg, G., Wüst, H., Zeitler, G.: Deutsch. med. Wschr. **91**, 843 (1966). — 8. Becker, V.: (Hrsg. W. Doerr, G. Seifert, E. Uehlinger). Berlin-Heidelberg-New York: Springer 1972. — 9. Tympner, F., Rösch, W.: Endoscopy **6**, 245 (1974).

SIMON, B., KATHER, H. (Med. Univ.-Klinik, Heidelberg): **Neue Aspekte des Bikarbonat-Transportes im exokrinen Pankreas***

Das Pankreasgewebe des Säugetieres besitzt eine endokrine und exokrine Funktion, die beide morphologisch-anatomisch voneinander getrennt sind. Über 90% der Drüse ist exokriner Funktion, wobei Azinuszellen verantwortlich für die Sekretion von Enzymen sind, die zentroazinären bzw. intercalären Gangepithelien Sitz der Wasser- und Elektrolytsekretion (d. h. Na^+, Cl^- und HCO_3^-) sind [1]. Elektrophysiologische Untersuchungen machen einen aktiven Transportmechanismus für HCO_3^--Ionen im Pankreasgangsystem wahrscheinlich [2].

Ungeklärt ist die Frage des biochemischen Mechanismus dieses Transportgeschehens. Da es sich um einen aktiven Transport handelt, ist zu vermuten, daß eine ATP-verbrauchende Reaktion beteiligt ist.

In der Plasmamembran der Magenschleimhaut konnte eine ATP-Phosphohydrolase (E.C. 3.1.6.3) lokalisiert werden, die in Anwesenheit von Mg^{2+}-Ionen durch HCO_3^--Ionen stimuliert wird.

Im folgenden versuchten wir, ein Enzym mit ähnlichen Eigenschaften im Pankreasgewebe des Säugetieres nachzuweisen. Dabei wurde besonders der Frage nach der Lokalisation dieses Enzyms in der Plasmamembran der Pankreaszelle nachgegangen.

Pankreasgewebe der Katze wurde in isotonem Saccharosemedium ($2,5 \times 10^{-1}$ M Saccharose, 1×10^{-2} M Triäthanolamin, pH 7,6) homogenisiert und das Verhalten der HCO_3^--stimulierbaren ATPase in anschließenden diskontinuierlichen (15, 25, 35 g-% Saccharose in 10 mM Triäthanolamin, 100000 × g, 2 Std) und kontinuierlichen Dichtegradienten (20 bis 45% Saccharose in 10 mM Triäthanolamin, 100000 × g, 16 Std) mit dem von Leitenzymen für Mitochondrien, Lysosomen, endoplasmatischem Retikulum, Zellkernen und Plasmamembranen verglichen. Die Bestimmung der verschiedenen Enzymaktivitäten sowie des Proteingehaltes in den einzelnen Fraktionen erfolgte mit photometrischen Methoden. Einzelheiten sind der Literaturstelle [3] zu entnehmen.

Die HCO_3^--ATPase-Aktivität war im Gesamthomogenat des Pankreasgewebes der Katze mit einer spezifischen Aktivität von 0,9 µMol P_i/Std × mg Protein nachweisbar; pro g Frischgewicht Pankreasgewebe entsprach dies einer Aktivität von 205 µMol P_i/Std. Nach Subfraktionierung des Gesamthomogenates durch Zentrifugation über einen diskontinuierlichen Dichtegradienten fand sich die höchste spezifische HCO_3^--ATPase-Aktivität bei 25% Saccharose (Fraktion 5 des Gradienten) (Abb. 1). In dieser Fraktion war das Enzym um den Faktor 3,8 gegenüber dem Ausgangsmaterial angereichert (der Anreicherungsfaktor für die Mg^{2+}-ATPase in dieser Fraktion betrug 2,6). Die Gesamtmenge HCO_3^--ATPase in dieser Fraktion 5 betrug pro Dichtegradient 10 µMol P_i/Std, d. h. ungefähr 10% der aufgetragenen Menge.

Eine elektronenmikroskopische Untersuchung dieser Fraktion 5 des Dichtegradienten zeigte ausschließlich Membranfragmente unterschiedlicher Größe und Form.

Das Verteilungsmuster der HCO_3^--ATPase in den verschiedenen Saccharosedichtegradienten unterschied sich von dem der Glukose-6-Phosphatase, der Laktatdehydrogenase, der sauren Phosphatase, der Succinatdehydrogenase und der Monoaminooxidase. Daraus konnte gefolgert werden, daß die HCO_3^--ATPase nicht dem endoplasmatischen Retikulum, dem Zytoplasma, dem Lysosomen und den Mitochondrien zugehört. Dagegen zeigten Leucylaminopeptidase und alkalische Phosphatase zusammen mit der HCO_3^--ATPase einen gemeinsamen Gipfel in dieser Fraktion (Abb. 1).

---

* Ein Teil der Untersuchungen wurde am Max-Planck-Institut für Biophysik Frankfurt a. M. (Direktor: Prof. Dr. K. J. Ullrich) durchgeführt.

Bei der gleichen Saccharosekonzentration von 25% waren auch die Aktivitäten von 5'-Nukleotidase, der K$^+$-stimulierbaren ATPase und der K$^+$-abhängigen p-Nitrophenylphosphatase maximal angereichert.

Die Kongruenz all dieser genannten Enzyme fand sich auch in den anschließenden kontinuierlichen Dichtegradienten. Da bekannt ist, daß diese Enzyme in der Plasmamembran lokalisiert sind, konnte gefolgert werden, daß die HCO_3^--ATPase ein integraler Bestandteil der Plasmamembran des Pankreasgewebes ist.

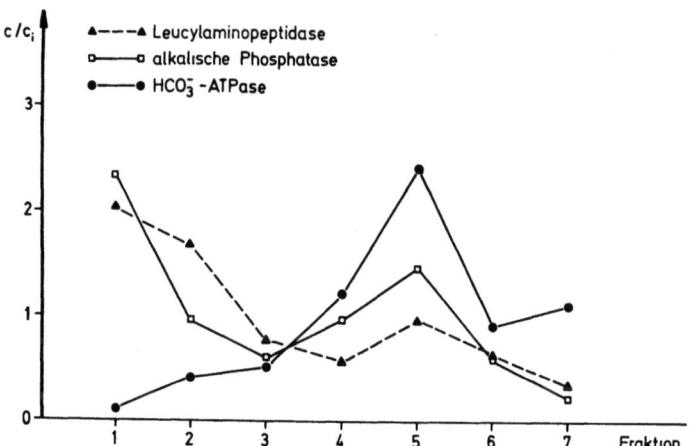

Abb. 1. Verteilung der HCO_3^--ATPase, alkalischen Phosphatase und der Leucylaminopeptidase im diskontinuierlichen Saccharosedichtegradienten. Fraktion 3 entspricht einer Saccharosekonzentration von 15%, Fraktion 5 von 25% und Fraktion 7 von 35%. Fraktion 4 bzw. Fraktion 6 gibt den Bereich zwischen 15 und 25% bzw. 25 und 35% Saccharose an. Die Ergebnisse sind angegeben als Quotient C/C_1. C gibt die tatsächlich gemessene Enzymkonzentration in der einzelnen Fraktion an, C_1 dagegen die theoretische Aktivität des Enzyms bei uniformer Verteilung über den gesamten Gradienten. Ein Quotient C/C_1 größer als 1 zeigt eine Anreicherung des Enzyms in der jeweiligen Fraktion an. Die Mittelwerte aus 5 Versuchen sind angegeben

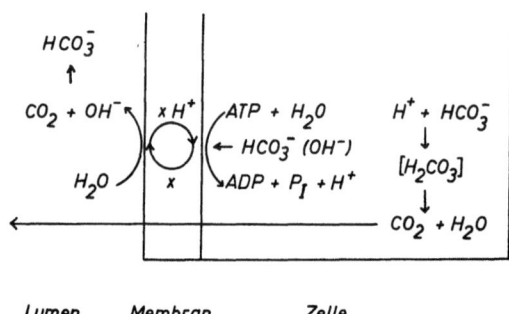

Abb. 2. Modell für eine Beteiligung der ATPase am Bikarbonattransport des exokrinen Pankreas

Die Stimulierbarkeit dieses Enzyms durch HCO_3^--Ionen — Bikarbonat ist bekanntlich notwendig für maximale in vivo-Sekretionsraten — und seine Lokalisation in der Plasmamembran lassen eine Rolle im transepithelialen HCO_3^--Transport vermuten. Im folgenden ist ein Modell des von der HCO_3^--ATPase getriebenen Bikarbonattransportes skizziert.

Der erste Schritt in diesem Transportgeschehen ist der aktive Protonentransport, der durch die Spaltung von ATP durch die HCO_3^--ATPase getrieben wird. Die Hydrolyse von ATP wird dabei nach den Gesetzen der allgemeinen Basenkatalyse durch HCO_3^-- und/oder durch OH_3^--Ionen stimuliert. Die als Nettoprodukt in der Zelle anfallenden Protonen werden durch HCO_3^--Ionen unter Mitwirkung der Carboanhydratase abgepuffert. Die Carboanhydratase spielt dabei eine entscheidende Rolle, da sie bei dem sich ergebenden Überschuß von H_2CO_3 die Geschwindigkeit der Dehydratation zu CO_2 und H_2O um das 10fache — gegenüber der unkatalysierten Reaktion — steigert. Das entstehende CO_2 diffundiert in das Lumen und puffert die dort entstandenen OH^--Ionen zu HCO_3^- ab. Durch diese einzelnen Reaktionsfolgen ergibt sich ein Nettotransport von HCO_3^--Ionen aus der Zelle in das Lumen.

Literatur

1. Dreiling, D. A., Janowitz, H. D., Halpern, M.: Gastroenterology **29**, 262 (1965). —
2. Way, L. W., Diamond, J. M.: Biochim. biophys. Acta (Amst.) **203**, 298 (1970). —
3. Simon, B., Kinne, R., Sachs, G.: Biochim. biophys. Acta (Amst.) **282**, 293 (1972).

GOEBELL, H., HOTZ, J., HOFFMEISTER, H. (Zentrum innere Med. u. Kinderheilkunde, Sektion Gastroenterologie, Univ. Ulm): **Erhöhte Aufnahme von Kalorien bei chronischer Pankreatitis — ein ätiologisch bedeutsamer Faktor?**

Manuskript nicht eingegangen.

DÖRFLER, H., ZÖLLNER, N. (Med. Poliklinik, Univ. München): **Quantitative Bestimmung der Insulinfreisetzung bei Patienten mit chronischer Pankreatitis**

Eine rasche i.v. Injektion des Sulfonylharnstoffderivates Glibornurid führt beim Gesunden innerhalb der ersten Minute zu einer sehr kurz dauernden Freisetzung von präformiertem Insulin. Die von uns durchgeführte Technik der kontinuierlichen arteriellen Blutabnahme zur Insulinbestimmung erlaubt es, die dabei auftretenden raschen Konzentrationsänderungen zu erfassen und gibt damit die Möglichkeit, den zeitlichen Ablauf der Insulinfreisetzung zu untersuchen. Darüber hinaus läßt sich — wir haben darüber berichtet [3, 4] — unter bestimmten Voraussetzungen aus dem Verlauf der arteriellen Insulinspiegel die freigesetzte Insulinmenge berechnen.

Die in der Literatur [1, 2, 6—8] vorliegenden unterschiedlichen Angaben über die Insulinfreisetzung bei Patienten mit chronischer Pankreatitis haben uns veranlaßt, diese Frage mit unserer Methode, die genauere Aussagen erlaubt, nachzuuntersuchen. Unsere Ergebnisse erlauben erstmals Angaben über die Freisetzung von präformiertem Insulin in der raschen Phase beim Menschen.

Untersucht wurden 5 Patienten, bei denen die Diagnose chronische Pankreatitis gesichert war. Nach wenigstens 8stündiger Nahrungskarenz wurde die linke Arteria brachialis mit einer Cournand-Verweilkanüle punktiert. Nach Abnahme von Leerwerten und rascher i.v. Injektion von 25 mg Glibornurid wurde kontinuierlich Blut entnommen. Nach 5 min wurden zwischen die Blutabnahmen zunehmende Intervalle eingelegt. Die Insulinbestimmung erfolgte aus dem Serum radioimmunologisch nach Hales und Randle [3, 5].

Aus dem exponentiellen Abfall der Seruminsulinspiegel nach dem Gipfel wurde die freigesetzte Insulinmenge quantitativ berechnet, soweit dies bei den Patienten überhaupt möglich war.

Beim Gesunden steigen nach 25 mg Glibornurid die arteriellen Insulinspiegel bis mindestens 150 µE/ml, im Durchschnitt bis über 200 µE/ml (Abb. 1 u. 2). Eine bolusartige Insulinfreisetzung erfolgt innerhalb der ersten Minute nach Injektion, wie der steile Aufstieg der Seruminsulinspiegel zeigt. Simulationsversuche, die auch unserer Berechnung zugrunde liegen, haben ergeben, daß auf den Bolus eine etwa einminütige Freisetzung von präformiertem Insulin folgt. Die in der frühen Phase freigesetzte Insulinmenge beträgt beim Gesunden nach 25 mg Glibornurid zwischen 0,58 und 1,54 Einheiten.

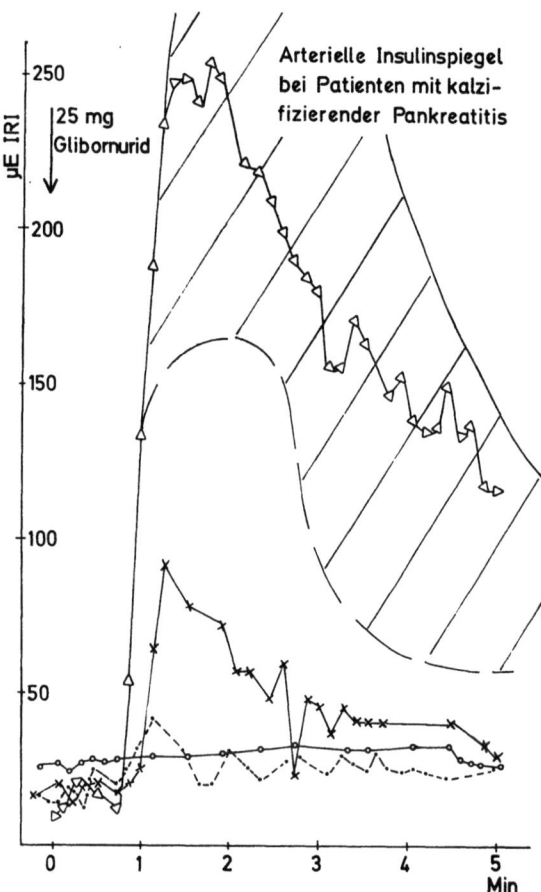

Abb. 1. Arterielle Insulinspiegel nach i.v. Gabe von 25 mg Glibornurid bei Patienten mit kalzifizierender Pankreatitis im Vergleich zum Gesunden ▷—▷—▷ (die Kurve entspricht einem Einzelversuch, der dem Kollektiv der Gesunden am nächsten kommt — alle beim Gesunden gemessenen Werte liegen im schraffierten Bereich): ×—×—× Patient A; •—•—• Patient B; ○—○—○ Patient C

Allen unseren Patienten [drei mit kalzifizierender Pankreatitis (Abb. 1) und zwei mit chronischer Pankreatitis ohne Nachweis von Pankreaskalk (Abb. 2)] ist gemeinsam, daß sie entweder einen manifesten Diabetes oder eine pathologische Glucosebelastung haben. Bei Patient A, einem 58jährigen Mann, ist die chronische Pankreatitis seit 6 Jahren bekannt. Verkalkungen im Pankreasbereich sind seit 3 Jahren radiologisch gesichert. Die arteriellen Insulinspiegel stiegen nur bis zu einem Gipfel von 92 µE/ml. Die quantitative Berechnung ergab eine Freisetzung von 0,2 E präformierten Insulins. Dieser verminderten Insulinfreisetzung in der frühen Phase entsprach eine orale Glucosebelastung mit einem 30-min-Wert von 265 mg/100 ml und einem 2-Std-Wert von 140 mg/100 ml. Bei Patientin B, einer 32jährigen Frau, ist die Diagnose chronische Pankreatitis — radiologisch findet sich auch bei ihr Pankreaskalk — seit einer Laparatomie vor 4 Jahren gesichert. Etwa ein halbes Jahr vor der Untersuchung bei uns bekam sie ein Sulfonylharnstoffpräparat. Vor der Aufnahme bei uns machte sie einen neuen Schub der Pankreatitis durch, dabei verschlechterte sich der Diabetes. Nach i.v. Stimulierung mit

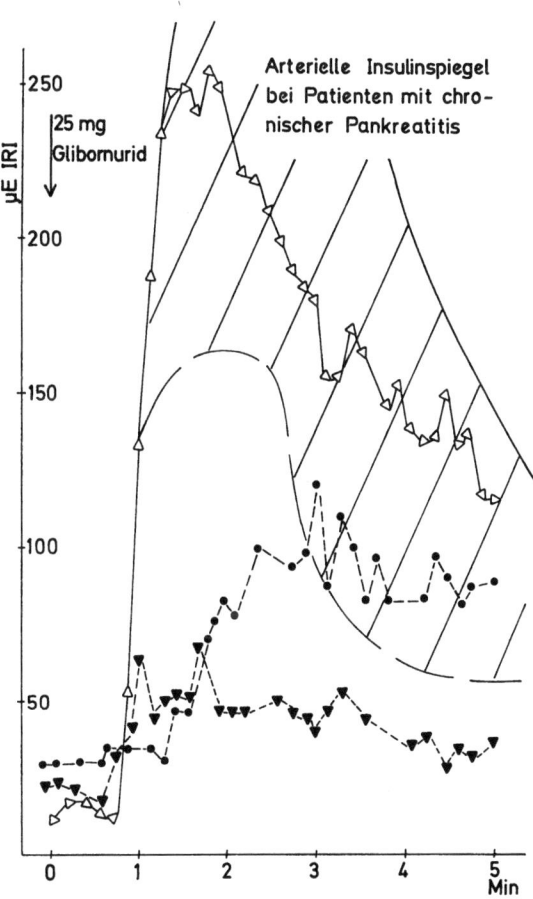

Abb. 2. Arterielle Insulinspiegel nach i.v. Gabe von 25 mg Glibornurid bei Patienten mit nichtkalzifizierender Pankreatitis im Vergleich zum Gesunden (s. Legende Abb. 1): ▼—▼—▼ Patient D; ●—●—● Patient E

Glibornurid stiegen die arteriellen Insulinspiegel nicht über den Ausgangswert an. Damit wurde die Diagnose eines insulinpflichtigen Diabetes erhärtet. Beim dritten Patienten (C) mit kalzifizierender Pankreatitis, einem 43jährigen Mann, bestehen seit 9 Jahren linksseitige Oberbauchkoliken und Pankreasstühle. Eine weitergehende Diagnostik erfolgte erst in diesem Jahr. Auch bei ihm war nach Gabe von Glibornurid keine Insulinfreisetzung zu beobachten. Ein insulinbehandelter Diabetes besteht bei diesem Patienten seit 5 Jahren, ist also 4 Jahre nach dem ersten Auftreten von Symptomen einer Pankreatitis manifest geworden.

Bei 2 weiteren Patienten mit chronischer Pankreatitis (D und E) (Abb. 2) waren keine Verkalkungen im Pankreasbereich festzustellen. Bei Patientin D, einer jetzt 60jährigen Frau, war vor 19 und 14 Jahren eine Pankreatitis diagnostiziert worden. Im 20. Jahr nach der Erstdiagnose einer Pankreatitis — bei uns wurde zusätzlich sonographisch ein vergrößertes Pankreas festgestellt — zeigten die arteriellen Insulinspiegel nach 25 mg Glibornurid einen zweigipfligen Verlauf, wobei kein Wert über 70 µE/ml lag. Der Verlauf der Insulinspiegel ergab einen sehr kleinen Bolus von präformiertem Insulin, wobei die weitere Freisetzung nur langsam in Gang kam und vermindert war. Das Routinelabor ergab einen manifesten, jedoch diätetisch beherrschbaren Diabetes mellitus. Beim letzten Patienten, 56 Jahre alt, mit chronischer nicht kalzifizierender Pankreatitis ist die Dauer der Erkrankung nicht zu verifizieren. Die Insulinfreisetzung kam zögernd in Gang. Erst zu einem Zeitpunkt, zu dem bei einem Teil der Gesunden die Freisetzung der zweiten Phase beginnt, wurden Spiegel, die im Normalbereich lagen, erreicht. Bei ihm war wie bei der vorherigen Patientin die Berechnung der Insulinmenge in der frühen Phase nach unserer Methode nicht möglich, da dafür wesentliche Voraussetzungen fehlten.

Unsere Untersuchung zeigt erstmals, in welchem Ausmaß bei Patienten mit chronischer Pankreatitis die schnelle Phase der Insulinfreisetzung — sie entspricht der Abgabe von präformiertem Insulin — beeinträchtigt ist. Die Befunde beweisen, daß der Diabetes bei Patienten mit chronischer Pankreatitis auf eine Schädigung der Inselzellfunktion zurückzuführen ist. Die Befunde stellen eine Ergänzung zu Untersuchungen anderer Autoren, die Insulinspiegel mit anderer Versuchsanordnung untersucht haben, dar. Wenn sich unsere Ergebnisse an einer größeren Zahl von Patienten bestätigen lassen, ist unsere Methode evtl. als zusätzlicher Pankreasfunktionstest zu verwenden.

Die Insulinspiegel, die wir während der langsamen Phase der Insulinfreisetzung gefunden haben, sind mit Angaben anderer Autoren eher vergleichbar [1, 2, 6—8]. Auch hier haben wir in 4 von 5 Fällen niedrigere Spiegel als bei Gesunden gemessen. Bei einem Patienten erreichen die arteriellen Insulinspiegel den Normalbereich. Dies ist in Übereinstimmung mit Befunden von Autoren [7, 8], die ein normales Ansprechen des Pankreas auf einen Sulfonylharnstoffreiz gefunden haben.

Zusammenfassend läßt sich sagen, daß bei allen untersuchten Patienten die Fähigkeit des Pankreas, in der frühen Phase nach Sulfonylharnstoffgabe präformiertes Insulin rasch freizusetzen, beeinträchtigt ist. Bei unseren Patienten geht die Pankreaserkrankung dem Diabetes zeitlich voraus.

Literatur

1. Deckert, T., Kolendorf, K., Persson, J., Worning, H.: Acta med. scand. **192**, 465 (1972). — 2. Descos, L., Bizollon, C. A., Faure, A.: Arch. franç. Mal. Appar. dig. **62**, 113 (1973). — 3. Dörfler, H., Marshall, M., Wolfram, G., Zöllner, N.: Verh. dtsch. Ges. inn. Med. **79**, 1208 (1973). — 4. Dörfler, H., Wolfram, G., Zöllner, N.: Verh. dtsch. Ges. inn. Med. **80**, 1297 (1974). — 5. Hales, C. N., Randle, P. J.: Biochem. J. **88**, 137 (1963). — 6. Joffe, B. J., Jackson, W. P. U., Bank, S., Keller, P., O'Reilly, J. G., Vinik, A. J.: Lancet **1968 II**, 890 (1968). — 7. Keller, P., Jackson, W. P. U., Bank, S., Marks, J. N.: Lancet **1965 II**, 1211. — 8. Koch, E.: In: Handbuch des Diabetes mellitus (Hrsg. E. F. Pfeiffer). München: Lehmanns 1971.

LÖFFLER, A., ERNST, R., STADELMANN, O., MIEDERER, S. E., WOBSER, E. (Med. Univ.-Poliklinik, Bonn): **Bestimmung von Chymotrypsin im Stuhl mit Hilfe von SUPHEPA zur Diagnostik von Pankreaserkrankungen**

Obwohl die Stuhlenzymforschung bis in das vorige Jahrhundert zurückreicht, hat sich die Bestimmung der Stuhlenzyme als Suchtest bei Pankreaserkrankungen noch nicht allgemein durchgesetzt. Die Methode nach Haverback [1, 3] gilt als sehr spezifischer und genauer Test zum Nachweis von Trypsin und Chymotrypsin im Stuhl. Möglicherweise steht aber einer weiten Verbreitung dieser Methode der hohe Anschaffungspreis einer dafür notwendigen automatischen Titrieranlage entgegen. Von einem Suchtest wird u. a. auch gefordert, daß sich der finanzielle Aufwand in Grenzen hält.

Wir haben deshalb Untersuchungen durchgeführt, um spezifische Substrate für Trypsin und Chymotrypsin, die bisher lediglich in der Duodenalsaftanalyse Anwendung finden [4], auch in Stuhlaufschwemmungen zu testen.

Die von anderen Autoren [1, 2, 5] nachgewiesene größere Streuung der Einzelwerte sowie die häufiger falsch positiven und falsch negativen Ergebnisse der Trypsinbestimmungen konnten wir bestätigen. Dem Chymotrypsin kommt also die größere diagnostische Bedeutung zu. Hier soll deshalb nur über die Ergebnisse der Chymotrypsinbestimmungen referiert werden.

Das methodische Vorgehen ist einfach: 2 g unpräparierten Stuhls werden in 4 ml Kochsalzlösung mit einem Magnetrührer homogenisiert. Nach Zentrifugieren mit einer g-Zahl von mehr als 5000 wird im klaren Überstand mit Hilfe von SUPHEPA, das ist Succinyl-1-phenylalanin-p-nitraniliden, Chymotrypsin fotometrisch bestimmt. Die Dokumentation der Extinktionsänderung mit Hilfe eines Kompensationsschreibers empfiehlt sich, da oft zu Beginn der Reaktion die Extinktionskurve nicht linear verläuft. Bei Fettstühlen gelegentlich auftretende Trübungen, die in Anwesenheit des Substratgemisches zustande kommen, werden durch nochmaliges Zentrifugieren beseitigt.

353 fäkale Chymotrypsinbestimmungen an 180 pankreasgesunden Personen ergaben einen Durchschnittswert von 137 γ/g Stuhl. Die Streuung der Einzelwerte ist insbesondere im hochnormalen Bereich groß. Wir konnten deshalb die untere Normgrenze nicht durch Berechnung der Standardabweichung festlegen. Wir haben uns bei der Festsetzung der unteren Normgrenze an den Ergebnissen einer größeren Statistik von Ammann [1] orientiert. Nachdem auf Grund der Beobachtung verschiedener Autoren [1, 2] die Relation von unterem Normwert zum Mittelwert etwa konstant ist, wurden die beiden Werte von Ammann auf die hier vorliegenden Ergebnisse übertragen. Diese Überlegungen führten zu einer unteren Normgrenze von 50 γ/g Stuhl. Ob diese Grenze endgültig ist, kann nur die weitere Erfahrung mit dieser Bestimmungsmethode zeigen.

In erster Linie war es unser Bestreben, diese Stuhlenzymmethode mit Hilfe des Sekretin-Pankreozymin-Testes zu überprüfen. Wir haben deshalb bei 38 Patienten sowohl die fraktionierte Duodenalsaftanalyse als auch die Stuhlchymotrypsinbestimmung durchgeführt. Die durchschnittliche fäkale Chymotrypsinkonzentration der Patienten mit nachgewiesener exokriner Pankreasinsuffizienz liegt bei 23 γ/g Stuhl. Den Vergleich beider Methoden zeigt Abb. 1.

Bei 35 von 38 Patienten stimmt das duodenale mit dem fäkalen Chymotrypsin überein. Gemessen am Ergebnis des Sekretin-Pankreozymin-Testes liegen von den 3 nicht übereinstimmenden Befunden 2 falsch pathologische und 1 falsch normaler Stuhlchymotrypsinwert vor.

Die von anderen Autoren [5] nachgewiesene Bindung der Stuhlenzyme an größere Partikel, die bereits durch Stehenlassen bzw. durch niedertouriges Zentrifugieren absedimentieren, können wir nur z. T. bestätigen. Die Enzymaktivitäten im Bodensatz der nach der hier beschriebenen Methode untersuchten Stühle sind höher als im Überstand. Die Enzyme liegen im Überstand offenbar nicht in gebundenem Zustand vor; denn Überstände gleicher Stühle, die mit g-Zahlen von 5000

und 100000 zentrifugiert wurden, zeigten hinsichtlich der Enzymaktivitäten keinen Unterschied. Daraus sind folgende Schlüsse zu ziehen:
1. Die Stuhlenzyme sind nur z. T. an Partikel gebunden.
2. Das hier beschriebene Verfahren erfaßt die frei löslichen und nicht die gebundenen Enzyme.

Zusammenfassung

Die Bestimmung von Chymotrypsin im Stuhl mit Succinyl-1-phenylalanin-p-nitraniliden (SUPHEPA) erscheint als Suchtest bei Patienten mit exokriner Pankreasinsuffizienz geeignet. Dieses Substrat ist zur Chymotrypsinbestimmung im Duodenalsekret hinlänglich bekannt. Die bisherigen Versuche, dieses Substrat auf fotometrisch-kinetischem Wege für die fäkale Chymotrypsinbestimmung zu verwenden, scheiterten an den Trübstoffen der Stuhlaufschwemmung. Diese Schwierigkeiten können durch entsprechend hohe Erdbeschleunigung beseitigt werden. Diese Methode ist im Gegensatz zur bisherigen titrimetrischen Methode

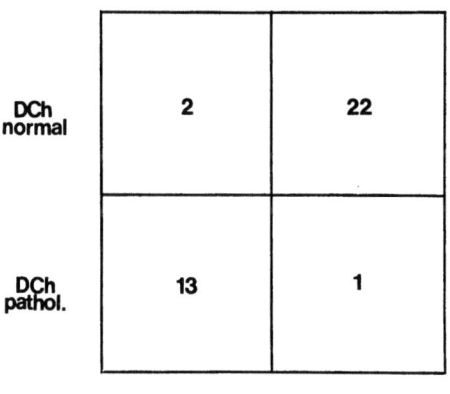

Abb. 1. Korrelation von duodenalem Chymotrypsinoutput und fäkaler Chymotrypsinkonzentration bei 38 Pat. FCh = fäkales Chymotrypsin, DCh = duodenales Chymotrypsin

nach Haverback finanziell wenig aufwendig und schnell durchzuführen. Der Vergleich der fäkalen Chymotrypsinkonzentration mit der duodenalen stimulierten Chymotrypsinmenge ergab bei 38 Patienten für den normalen und den pathologischen Bereich eine gute Korrelation. Die Ergebnisse sind ermutigend. Möglicherweise gelingt es mit dieser Methode, dem Kliniker und Praktiker endlich einen Screening-Test zu bieten, der es erlaubt, chronische Pankreaserkrankungen schneller als bisher zu erfassen.

Literatur

1. Ammann, R.: Fortschritte in der Pankreasfunktionsdiagnostik. Berlin-Heidelberg-New York: Springer 1967. — 2. Dyck, W., Ammann, R.: Amer. J. dig. Dis. **10**, 530 (1965). — 3. Haverback, B. J., Dyce, B. J., Gutentag, Ph. J., Montgomery, D. W.: Gastroenterology **44**, 588 (1963). — 4. Nagel, W., Willig, F., Peschke, W., Schmidt, F. H.: Hoppe-Seylers Z. physiol. Chem. **340**, 1 (1965). — 5. Schneider, R., Dürr, H. K., Bode, J. Ch.: Dtsch. med. Wschr. **99**, 1449 (1974).

Aussprache

Herr WILLIG, F. (Heidelberg):

Zu Herrn LÖFFLER, A.: Ich darf anmerken, daß wir bereits 1967 in der Z. Gastroenterologie **5**, 33—36, eine Chymotrypsinbestimmungsmethode im Stuhl mit SUPHEPA als Substrat beschrieben haben. Die Inkubation erfolgte mit Stuhlhomogenat. Nach Fällung mit Trichloressigsäure führten wir die Messung colorimetrisch im Filtrat nach Bildung eines Azofarbstoffs durch.

WIZEMANN, V., WIESENECKER, G., STEIN, W., MAHRT, R., SCHÜTTERLE, G. (Zentrum für Innere Med., Gießen): **Untersuchungen über die Diuretika-bedingte Pankreopathie**

Niere und exokrines Pankreas weisen in wichtigen physiologischen und biochemischen Reaktionen weitgehende Gemeinsamkeiten auf: In beiden Organen findet ein gerichteter Wasser- und Elektrolyttransport statt; auf subzellulärer Ebene gibt es Übereinstimmungen im Enzymmuster (Na^+-K^+-ATPase, HCO_3^--ATPase, Carboanhydrase, Adenylcyclasensystem).

Um zu prüfen, welche Wirkung Diuretika auf die exokrine Pankreassekretion ausüben, wurde methodisch mit zwei verschiedenen Versuchsmodellen gearbeitet.

An einer isoliert perfundierten Katzenpankreas wurde der kurzzeitige Effekt der Diuretika in vitro ausgetestet, während die Auswirkungen einer chronischen Diuretikaapplikation auf das Pankreas von Ratten am in vivo-Modell untersucht wurden.

Methodik

1. Perfusionsversuche: Als Präparat diente das von Case et al. [1] beschriebene isoliert perfundierte Katzenpankreas. Als Perfusat wurde eine Krebs-Henseleit-Lösung verwendet, die mit Carbogen (95% O_2, 5% CO_2) begast wurde. Als Parameter der Pankreassekretion wurde die Sekretin-stimulierte (0,2 E/min) Flüssigkeitssekretion sowie die Amylasesekretion (Stimulation mit 0,5 E Pankreozymin als Einzelinjektion) gemessen. Die Diuretika wurden im Perfusat gelöst.
2. Bei 36 männlichen SIV-Ratten (ca. 300 g) wurde nach Nembutalnarkose der gemeinsame Gallen-Pankreasgang kanüliert. Nach Unterbindung des D. choledochus und Stimulation mit 1 E Sekretin/kg Körpergewicht wurde reiner Pankreassaft gewonnen. Einem Kontrollkollektiv von 12 Tieren wurden die entsprechenden Gruppen mit Diuretikaapplikation gegenübergestellt.
3. Verwendete Diuretika: Bei den Rattenversuchen wurde Furosemid (10 mg/kg/Tag, n = 12) oder Etacrynsäure (10 mg/kg/Tag, n = 12) 14 Tage lang (bzw. Etacrynsäure 8 Tage lang) i.m. injiziert. Während der Perfusionsversuche wurde Furosemid (5 bis 10 mg/kg Körpergewicht), Etacrynsäure (5 bis 10 mg/kg), Hydrochlorthiazid (2,4 mg/kg) und Xipamid (4, 6, 8 mg/kg) der Krebs-Henseleit-Lösung zugesetzt.

Ergebnisse und Diskussion

Furosemid: Bei den Perfusionsversuchen wurde die Flußrate des Pankreassekrets bei einer Dosierung von 5 mg/kg Körpergewicht um 13,4 bis 27% gehemmt, die Amalysesekretion um 6,2 bis 33,2%, n = 24. Verdoppelung der Dosis führte nur zu einer geringfügigen Zunahme der Hemmung. Auch am Rattenpankreas bewirkte die Gabe von 10 mg Furosemid/kg/24 Std nach 14 Tagen eine Abnahme der Flüssigkeitssekretion gegenüber dem Kontrollkollektiv von 40%, ± 15%, n = 12 (Abb. 2).

Etacrynsäure: Eine Dosis von 5 mg/kg Körpergewicht bewirkte am Katzenpankreas keinen reproduzierbaren Effekt (n = 32). Bei doppelter Dosis wurde der Fluß des Pankreassekrets irreversibel gehemmt, durch Anwesenheit von 10^{-3} M/l Cystein konnte dieser Effekt aufgehoben werden. Am Rattenpankreas zeigte sich nach 8tägiger Applikation von 10 mg/kg/Tag eine Hemmung der Flüssigkeitssekretion um 51%, ± 16%, n = 12.

Hydrochlorthiazid: In den Perfusionsversuchen verursachten 2,4 mg/kg Körpergewicht eine reversible Hemmung der Flußrate um 3,9 bis 18,1%, n = 26 (Amalyse −4,7 bis −16,1%).

Xipamid: Das Diuretikum hemmte reversibel und dosisabhängig (4,6 und 8 mg/kg Körpergewicht) den Fluß des Pankreassekrets um 7 bis 27%, n = 16. Die Amalysesekretion wurde entsprechend der Dosis um 51 bis 92% gehemmt (Abb. 1).

Diskussion

Der „antidiuretische" Effekt der untersuchten Substanzen am Pankreas entspricht der diuretischen Wirkung an der Niere, wenn in Betracht gezogen wird, daß der Wassertransport der Bauchspeicheldrüse vom Interstitium zum Lumen stattfindet.

Trotz zahlreicher Untersuchungen ist der Wirkungsmechanismus der meisten Diuretika nicht bekannt.

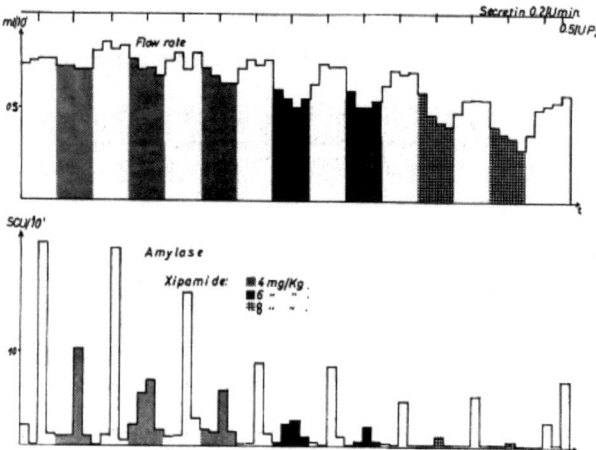

Abb. 1. Wirkung von Xipamid auf die Wasser- und Amylasesekretion des isoliert perfundierten Katzenpankreas

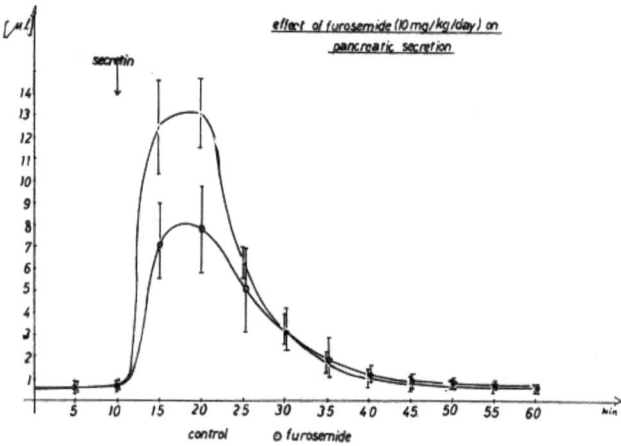

Abb. 2. Wirkung von Furosemid auf die Flüssigkeitssekretion nach 14tägiger Gabe

Etacrynsäure ist ein SH-Gruppen-Reagenz, die Blockung der Sulfhydrylgruppen-abhängigen Systeme am Pankreas [2] erklärt die hemmende Wirkung. Nach Untersuchungen von Schmid u. Dubach [3] am Tubulus mit der Methode der quantitativen Histochemie ließ sich eine Hemmung des Natriumtransports durch Furosemid mit einer Inhibition der Na^+-K^+-ATPase-Aktivität korrelieren. Eigene Versuche am Pankreas mit Furosemid konnten diese Wirkung auf das Enzym nicht bestätigen.

Eine Beeinflussung des cAMP-Systems durch Diuretika [4, 5] konnte durch Perfusionsversuche mit dbc AMP + Theophyllin ausgeschlossen werden.

Als weitere Interpretationsmöglichkeit bietet sich die Wirkung der Diuretika auf die Aktivität der Carboanhydrase an [6], die physiologische Relevanz dieser Befunde erscheint jedoch unbedeutend [7].

Literatur

1. Case, R., Harper, A. A., Scratcherd, T.: J. Physiol. (Lond.) **196**, 133 (1968). — 2. Wizemann, V., Schulz, B., Simon: Biochem. biophys. Acta (Amst.) **307**, 366 (1973). — 3. Schmidt, U., Dubach, U.: Stuttgart: Fischer 1971. — 4. Jakobs, K. H., Schulz, K., Schulz, G.: Naunyn-Schmiedebergs Arch. exp. Path. Pharmak. **244**, 195 (1962). — 5. Senft, G.: (Hrsg. F. Krück), S. 167. München: Urban und Schwarzenberg 1967. — 6. Pulver, R., Stenger, E. G., Exer, B.: Naunyn-Schmiedebergs Arch. exp. Path. Pharmak. **244**, 195 (1962). — 7. Meng, K., Loew, D.: In: Diuretika, S. 35. Stuttgart: Thieme 1974.

Fölsch, U. R., Creutzfeldt, W. (Abt. für Gastroenterologie u. Stoffwechselkrankheiten, Med. Univ.-Klinik, Göttingen): **Elektrolytsekretion an einem Pankreasgangmodell der Ratte**

Während als Ort der Pankreasenzymsynthese und -sekretion durch experimentelle Untersuchungen eindeutig die Azinuszellen bestimmt werden konnten [1], ist unser Wissen über die Funktion der Pankreasgangepithelien mangels geeigneter Untersuchungsmodelle begrenzt. Es ist nun durch eine kürzlich entwickelte Methode gelungen [2, 3], diätetisch die Azinuszellen soweit zu zerstören, daß der Enzymgehalt auf ca. 2 bis 5% eines entsprechenden Kontrollkollektivs reduziert ist, unter Erhaltung eines Großteiles der Pankreasgangepithelien. An diesem Modell sollten a) das Stimulationsverhalten und b) das Sekretionsverhalten der Pankreasgangepithelien untersucht werden.

Methodik

Männliche Wistar-Ratten (250 bis 350 g) erhielten über einen Zeitraum von ca. 90 bis 100 Tagen eine kupferarme Cholinmangeldiät, der 2% Cholincitrat und 300 mg/kg Körpergewicht Penicillamin täglich zugesetzt wurden (Pen), während einem Kontrollkollektiv diese Diät ohne Penicillamin verfüttert wurde (Chol). Nach 24 Std Fasten wurde den mit Urethan anaesthesierten Ratten über einen wechselnden Zeitraum bis zu maximal 3 Std kontinuierlich 0,15 M NaCl, Sekretin, Pankreozymin oder Gastrin über die V. jugularis allein oder miteinander kombiniert infundiert. Der Gallengang wurde lebernahe abgebunden, am Eintritt in das Duodenum kanüliert und das Pankreassekret in 30 min Fraktionen gesammelt. Die Operationen und Experimente wurden unter Konstanthaltung der Körpertemperatur auf 37° C durchgeführt und die Saftfraktionen auf Eis gesammelt. Nach jedem Versuch wurde das Pankreas herausgenommen, histologisch untersucht und Amylase-, Trypsin- und Proteingehalt bestimmt. Nur solche Experimente wurden ausgewertet, in denen der Enzymgehalt des Pankreas auf mindestens 5% eines Kontrollkollektivs abgesunken war und histologisch praktisch kein Azinusgewebe entdeckt werden konnte. In den einzelnen gesammelten Pankreassaftfraktionen wurden Bikarbonat, Chlorid, Kalium, Natrium und anfänglich auch die Amylasesekretion bestimmt. In einzelnen Experimenten bestimmten wir vergleichend die Osmolarität im Pankreassaft und Plasma.

Ergebnisse

1. Nach 3 Monaten Verfütterung der oben beschriebenen Diät ist das Azinusgewebe des Pankreas mikroskopisch nahezu verschwunden. Dies kommt auch darin zum Ausdruck, daß die Amylasesekretion nach Sekretinstimulation nahezu ausbleibt, verglichen mit einigen Kontrolltieren.

2. Die Osmolarität in Serum und Pankreassaft ist nahezu identisch, was als Hinweis dafür genommen werden kann, daß es sich um intakte Pankreasgangzellen handelt.

3. Die basale, nichtstimulierte Volumen- und Bikarbonatsekretion zeigte über 3 Std bei den mit Penicillamin ernährten Tieren keinen Unterschied gegenüber einem Kontrollkollektiv.

4. Bei kontinuierlicher Sekretininfusion stieg sowohl die Pankreassaftmenge als auch die Bikarbonatkonzentration und -gesamtauswurf sofort an und blieben dann über den gesamten Versuchsablauf konstant. Nur mit der kleinsten Sekretindosis war am Ende des Versuchs ein leichter Abfall des Volumens und des Bikarbonatauswurfs zu beobachten. Mit ansteigender Sekretindosis konnte das Saftvolumen und der Bikarbonatauswurf ständig erhöht werden (Abb. 1). Dagegen ergab sich nach 3stündiger alleiniger Applikation von CCK-PZ oder Gastrin kein über dem Basalauswurf signifikanter Anstieg. Ein stimulierender Effekt von CCK-PZ oder Gastrin konnte auch in Kombination mit Sekretin nicht herausgearbeitet werden.

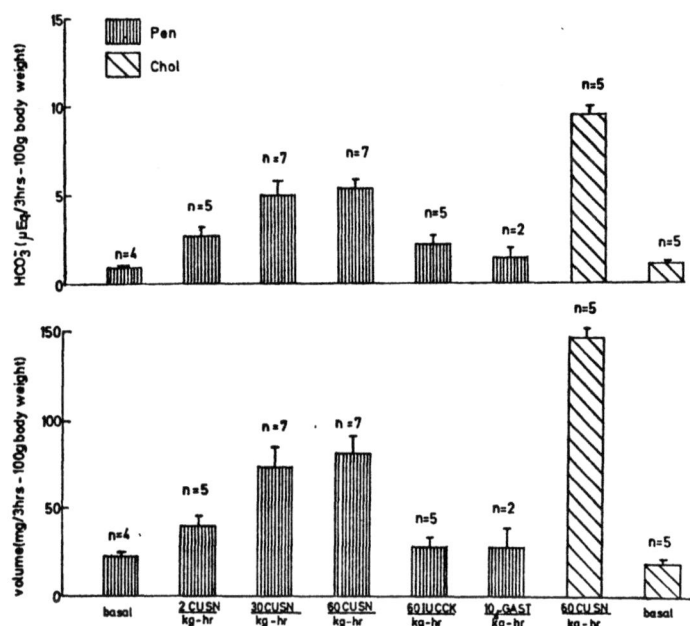

Abb. 1. Volumen- und Bikarbonatgesamtauswurf der Ratte nach jeweils 3stündiger intravenöser Infusion von 0,9% NaCl, 2, 30 oder 60 CU Sekretin/kg/Std, 60 IU CCK-PZ/kg/Std oder 10 γ Gastrin/kg/Std. Pen: Verfütterung einer cholinhaltigen, kupferarmen Diät mit Zusatz von 300 mg/kg Körpergewicht/die Penicillamin. Chol: Cholinhaltige Diät ohne Penicillaminzusatz

5. In einer anderen Versuchsanordnung wurde die Sekretindosis stündlich gesteigert über 2, 4, 8, 16 CU/kg/Std (Abb. 2). Hierbei kommt es zu einem kontinuierlichen Anstieg des Saftvolumens sowie der Bikarbonatsekretion, wobei die Bikarbonatkonzentration nur bei der kleinsten Sekretindosis einen Anstieg zeigt und dann bei steigenden Saftvolumina nahezu konstant verläuft. Betrachtet man das Sekretionsverhalten der Hauptanionen, Bikarbonat und Chlorid, so erkennt man, daß in dem Augenblick, in dem nach Sekretinreiz die Bikarbonatkonzentration ansteigt, die Chloridkonzentration abfällt, so daß die Summe der Anionen über den gesamten Versuchsablauf konstant bleibt, wie es auch bei anderen Spezies, z. B. Katzen und Hunden, beschrieben wurde [4, 5].

Diskussion

Die Versuche zeigen, daß isolierte Pankreasgangepithelien der Ratte durch Sekretin stimulierbar sind. Das Sekretionsmuster von Bikarbonat und Chlorid ist bei Abwesenheit der Azinuszellen identisch mit dem des intakten Pankreas verschiedener Spezies.

Schon mit der kleinsten angewendeten Sekretindosis wurde eine maximale Bikarbonatkonzentration erreicht, während mit höheren Sekretindosen zwar das Saftvolumen weiter gesteigert werden konnte, jedoch die Bikarbonatkonzentration

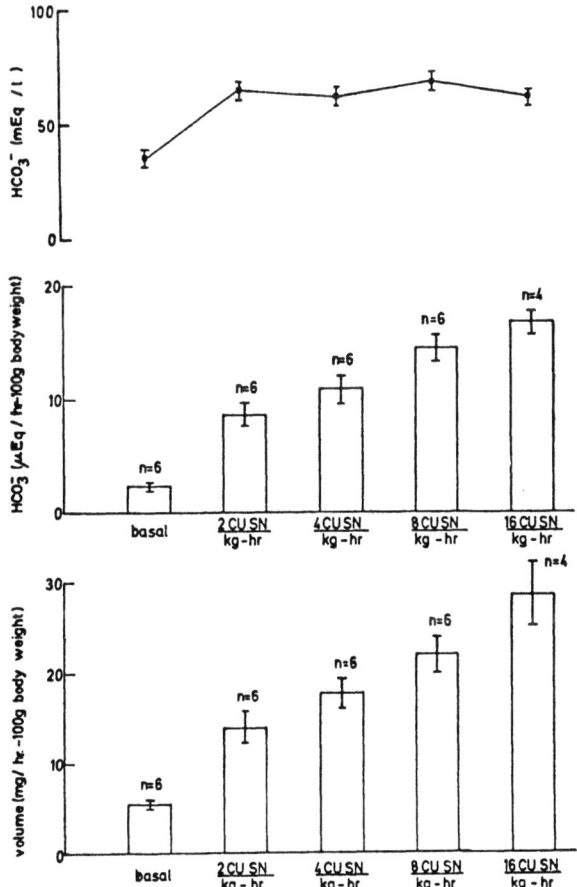

Abb. 2. Volumen-, Bikarbonatauswurf und Konzentration der Pankreasgangepithelien der Ratte bei stündlicher Steigerung der Sekretindosis

konstant blieb. Die Konzentrationen der Anionen Bikarbonat und Chlorid zeigten ein inverses Verhalten, da nach Sekretinreiz die Bikarbonatkonzentration anstieg, während die Chloridkonzentration abfiel.

Diese Ergebnisse stehen im Gegensatz zu den von Mangos u. McSherry berichteten Versuchen, die unter Verwendung von sehr hohen Sekretindosen (Boots) einen Anstieg der Chloridkonzentration und einen Abfall der Bikarbonatkonzentration fanden [6]. Sie bestätigen jedoch Versuche von Sewell u. Young [7], die einen ähnlichen Bikarbonatanstieg nach Sekretinreiz am intakten Rattenpankreas fanden.

Weder allein noch in Kombination mit Sekretin übten CCK-PZ und Gastrin einen stimulierenden Effekt auf die Pankreasgangepithelien aus. Somit läßt sich die Interaktionstheorie der gastrointestinalen Hormone [8] auf die Gangepithelien des Pankreas nicht anwenden.

Der Mechanismus der Stimulation der Pankreasgangzellen scheint ein anderer zu sein, als der durch Pankreozymin an den Azinuszellen ausgeübte. Denn bei kontinuierlicher Stimulation der Azinuszellen erreicht der Enzymauswurf einen Gipfel und fällt dann wieder ab [9], während bei kontinuierlicher Sekretinstimulation der Pankreasgangzellen ein erhöhter und konstanter Volumen- und Elektrolytauswurf erfolgt.

Wir danken Frau M. Hottenbacher für sorgfältige technische Assistenz.
Mit Unterstützung der Deutschen Forschungsgemeinschaft Fo 73/2.

Literatur

1. Palade, G. E., Siekevitz, P., Caro, L. G.: Ciba Symp. 56 (1962). — 2. Perings, E., Brunner, G., Bokermann, M., Track, N. S., Schmidt, H., Creutzfeldt, W.: Dtsch. Med. Wschr. 98, 1085 (1973). — 3. Bokermann, M., Brunner, G., Schmidt, H., Perings, E., Creutzfeldt, W.: In: VII. Symp. Europ. Pancr. Club, July 4—6, Dundee 1974. — 4. Case, R. M., Harper, A. A., Scratcherd, T.: J. Physiol. (Lond.) 196, 133 (1968). — 5. Fawcett, A. N.: Gut 11, 700 (1970). — 6. Mangos, J. A., McSherry, N. R.: Amer. J. Physiol. 221, 496 (1971). — 7. Sewell, W. A., Young, J. A.: Proc. of the Aust. Physiol. and Pharmacol. Soc. 5, No. 2, 1974. — 8. Grossmann, M. I.: Lancet 1970 I, 1088. — 9. Fölsch, U. R., Wormsley, K. G.: J. Physiol. (Lond.) 234, 79 (1973).

DOLLINGER, H. C., ROMMEL, K., RAPTIS, S., GOEBELL, H. (Zentrum für Innere Med. u. Kinderheilkunde, Univ. Ulm): **Hemmung der Dünndarmabsorption beim Menschen durch die intestinalen Hormone Sekretin und Cholecystokinin-Pankreozymin**

Die Polypeptidhormone Sekretin und Cholecystokinin-Pankreozymin (CCK) werden bei Eintritt des Speisebreies in das Duodenum bzw. den oberen Dünndarm aus der Darmwand freigesetzt. Ihre Hauptaufgabe ist die Stimulation der endogenen gastrointestinalen Sekretion. Sie dienen folglich in erster Linie der Digestion, d. h. der Aufspaltung der aufgenommenen Nahrung im Darmlumen. Die intravenöse Gabe von Sekretin führt darüber hinaus zu einem Druckabfall im Bereich des unteren Ösophagus-Sphinkters [1] und zu einer Hemmung der Motorik des Magens [2, 3], des Jejunums [4] und des distalen Kolonabschnittes [5]. CCK bewirkt ebenfalls eine Abnahme der motorischen Aktivität im Antrumbereich des Magens [6, 7], steigert aber die Motorik des Dünn- und Dickdarmes [4, 5, 8].

Über den Einfluß von Sekretin und CCK auf die intestinalen Absorptionsvorgänge bestehen widersprüchliche Ansichten. Wir untersuchten deshalb die Wirkung der beiden Hormone auf die Absorption von Wasser, Elektrolyten und Glucose im menschlichen Jejunum.

Material und Methodik

Untersucht wurden 21 freiwillige, nüchterne Probanden ohne gastrointestinale Symptome im Alter von 18 bis 26 Jahren. Die Untersuchungen wurden mit Hilfe der 3lumigen Perfusionstechnik [9] durchgeführt. Das eine Lumen der Perfusionssonde diente der kontinuierlichen Infusion einer Testlösung in das Darmlumen, die 140 mMol Glucose, 75 mMol Natriumchlorid und 2,5 g/l Polyethylenglykoll bzw. 1 µCi/l ^{14}C-markiertes Polyethylenglykoll als inerte Markierungssubstanz enthielt. Die Infusionsgeschwindigkeit betrug 20 ml/min. Über die beiden anderen Lumina wurde während der gesamten Dauer der Untersuchung in Abständen von jeweils 10 min 15 bzw. 45 cm, distal der Infusionsstelle, Darminhalt zur Bestimmung der Absorptionsrate der genannten Parameter entnommen. Die proximale Entnahmestelle lag, röntgenologisch kontrolliert, stets wenigstens 30 cm distal der Flexura duodenojejunalis.

Während einer Vor- oder Kontrollperiode von mindestens 30 min Dauer wurde zunächst physiologische Kochsalzlösung (15 ml/h) intravenös infundiert. In der anschließenden ersten Testperiode erhielten die Probanden entweder 1 klinische Einheit/kg/h Sekretin oder 1 Ivy-dog-Einheit/kg/h CCK (GIH Unit, Karolinska Institut, Stockholm/Schweden, batch-no. 17361 bzw. 27331) intravenös verabreicht. Dieser ersten Testperiode folgte eine Pause von 30 bis 60 min, in der erneut physiologische NaCl-Lösung (15 ml/h) infundiert wurde. Während einer folgenden zweiten Testperiode wurden 2 E/kg/h Sekretin oder CCK per infusionem verabreicht.

Die Glucosekonzentration in der Testlösung und den entnommenen Proben des Darminhaltes wurde nach der Methode von Werner u. Mitarb. [10] bestimmt, die Natriumkonzentration mit Hilfe eines Flammenphotometers, die Chloridkonzentration im Chloridmeter. ^{14}C-markiertes Polyethylenglykoll wurde mit Hilfe eines Flüssigkeitsszintillationscounters gemessen.

Die statistische Auswertung erfolgte nach dem Student-t-Test.

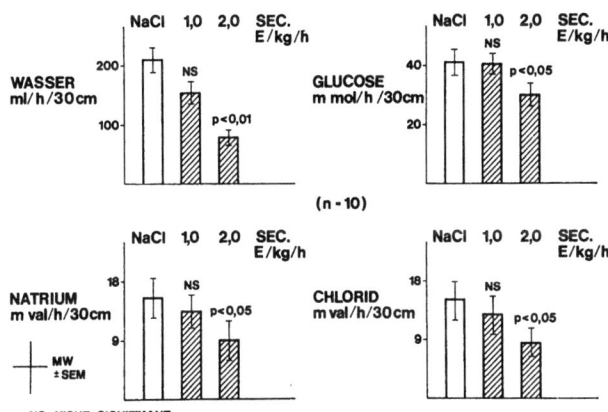

Abb. 1. Einfluß von Sekretin (SEC) auf die Absorptionsrate von Wasser, Glucose, Natrium und Chlorid im Jejunum

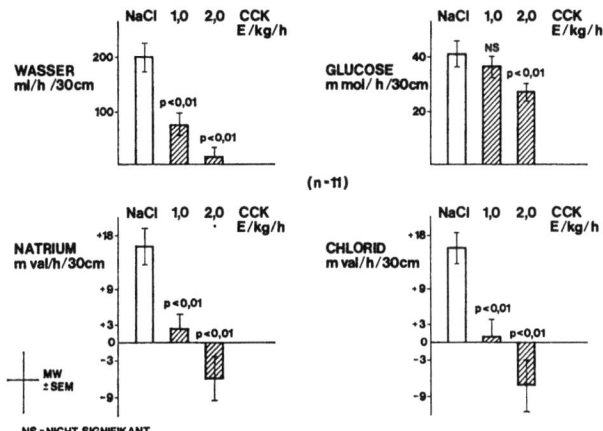

Abb. 2. Einfluß von Cholecystokinin-Pankreozymin (CCK) auf die Absorptionsrate von Wasser, Glucose, Natrium und Chlorid im Jejunum (negative Werte bedeuten Sekretion in das Darmlumen)

Ergebnisse

Im Vergleich zur Vor- oder Kontrollperiode hatte die Dosis von 1 E/kg/h Sekretin keinen Einfluß auf die Absorptionsrate von Wasser, Glucose, Natrium und Chlorid. Demgegenüber fand sich unter der Infusion von 2 E/kg/h Sekretin eine signifikante Absorptionshemmung der vier genannten Parameter.

Intravenös verabreichtes CCK führte, im Vergleich zur Kontrollperiode, bereits in der Dosierung von 1 E/kg/h zu einer signifikanten Hemmung der Absorption von Wasser, Natrium und Chlorid. Die durchschnittliche Absorptionsrate für Glucose blieb jedoch unbeeinflußt. Unter der Infusion von 2 E/kg/h CCK wurde eine Hemmung der Absorption sowohl von Wasser als auch von Glucose und eine Sekretion von Natrium und Chlorid in das Darmlumen beobachtet.

Zusammenfassung und Schlußfolgerung

Die Ergebnisse zeigen, daß unter den vorliegenden Versuchsbedingungen Sekretin nur in der höheren Dosierung von 2 E/kg/h die Absorption von Wasser, Elektrolyten und Glucose im Dünndarm vermindert. Die intravenöse Infusion von 1 E/kg/h CCK hemmte die Absorption von Wasser und Elektrolyten, nicht aber die Absorption von Glucose. Wurden 2 E/kg/h CCK intravenös verabreicht, kam es zu einer Absorptionshemmung von Wasser und Glucose und zu einer Sekretion von Elektrolyten in das Darmlumen.

Die physiologische Bedeutung der Absorptionshemmung durch die intestinalen Hormone Sekretin und Cholecystokinin-Pankreozymin ist ungeklärt. Da die beiden Hormone, zumindest in einer Dosierung von 2 E/kg/h, stark die intestinale motorische Aktivität beeinflussen, erscheint die beobachtete Absorptionshemmung eher Folge der Motilitätsänderung zu sein als direkte Wirkung der genannten Hormone auf die Transportvorgänge in der Dünndarmschleimhaut.

Literatur

1. Cohen, S., Lipshutz, W.: J. clin. Invest. **50**, 449 (1971). — 2. Dinoso, V., Chey, W. Y. Lorber, S. H.: Clin. Res. **14**, 295 (1966). — 3. Vagne, M., Stenig, G. F., Brooks, F. P., Grossman, M. J.: Gastroenterology **55**, 260 (1968). — 4. Dollinger, H. C., Berz, R., Raptis, S., v. Uexküll, Th., Goebell, H.: Digestion (in press). — 5. Dinoso, V. P., Jr., Meshkinpour, H., Lorber, S. H., Gutierrez, J. G., Chey, W. Y.: Gastroenterology **65**, 438 (1973). — 6. Dinoso, V., Chey, W. Y., Hendricks, J., Lorber, S. H.: J. appl. Physiol. **26**, 326 (1969). — 7. Johnson, L. P., Brown, J. C., Magee, D. F.: Gut **7**, 52 (1966). — 8. Harvey, R. F., Read, A. E.: Lancet **1973 I**, 1. — 9. Cooper, H., Levitan, R., Fordtran, J. S., Ingelfinger, F. J.: Gastroenterology **50**, 1 (1966). — 10. Werner, W., Rey, H. I., Wielinger, H.: Z. anal. Chem. **252**, 224 (1970).

CASPARY, W. F., TÖNISSEN, J., LANKISCH, P. G., SCHMIDT, G., BALFANZ, A., WINDEMUTH, H. (Abt. Gastroenterologie u. Stoffwechselerkrankungen, Med. Univ.-Klinik Göttingen u. Stadtkrankenhaus Kassel): **Ursachen, Vorkommen und Behandlung der Hyperoxalurie bei gastroenterologischen Erkrankungen („enterale" Hyperoxalurie)**

In den letzten Jahren wurde zunehmend über das gehäufte Vorkommen einer Urolithiasis bei Darmerkrankungen berichtet (Übersichts-Ref. [1, 2]). Urolithiasis und Hyperoxalurie kommen besonders häufig als Komplikation nach Ileumresektion wegen M. Crohn vor [1, 2]. Trotz zahlreicher Theorien über die Ursache von Hyperoxalurie bei Ileumresektion muß eine Hyperabsorption von Oxalsäure als entscheidender pathogenetischer Faktor angesehen werden. Die Ursachen und Mechanismus der Hyperabsorption sind unbekannt. Wir untersuchten daher sowohl am Rattendarm in vitro als auch bei Patienten mit verschiedenen gastroenterologischen Erkrankungen die intestinale Oxalsäureresorption.

Methoden

a) In vitro: Oxalsäureresorption in vitro wurde mit der Gewebeakkumulationstechnik nach Crane u. Mandelstam [3] und der „everted-sac"-Technik nach Wilson u. Wiseman [4] am Rattendarm (Duodenum, Jejunum, Ileum und Colon) untersucht. Der Extrazellulärraum wurde mit ³H-Polyäthylenglycol (PEG 4000) bestimmt. Resultate der Gewebeaufnahme sind als

$$\text{\%-Füllung} = 100 \; \frac{\mu\text{mol/ml Gewebewasser}}{\mu\text{mol/ml Medium}}$$

angegeben, der Mukosa-Serosa-Transport von Oxalsäure als

$$\text{S/M-Verhältnis} = \frac{\mu\text{mol Substrat/ml Serosamedium}}{\mu\text{mol Substrat/ml Mukosamedium}} \; .$$

%-Füllung 100 bzw. S/M-Verhältnis 1 bedeuten dabei eine Konzentration des Substrates gegen einen elektrochemischen Konzentrationsgradienten.

Bindungsstudien von Oxalsäure, Taurocholsäure und Glycocholsäure an Cholestyramin wurden in 15-ml-Reagenzgläsern durchgeführt in folgenden Medien: 1. Wasser, 2. calciumfreien Krebs-Henseleit-Phosphatpuffer, 3. Duodenalsaft von Patienten nach Stimulation mit Sekretin, 4. Duodenalsaft nach Stimulation mit Cholecystokinin-Pankreozymin.

b) In vivo: Nüchternen Probanden oder Patienten mit verschiedenen gastroenterologischen Erkrankungen wurden 5 µCi ¹⁴C-Oxalsäure mit 20 mg Oxalsäure oral oder rektal verabreicht, entsprechend der Methode von Chadwick, Modha u. Dowling [5]. Die Radioaktivität der ¹⁴C-Oxalsäure wurde im Urin nach 6, 12, 18, 24, 30 und 36 Std bestimmt. Als Resorptionsparameter diente in Analogie zum Schillingtest die in 36 Std im Urin ausgeschiedene Menge im Verhältnis zur oral oder rektal verabreichten Menge an ¹⁴C-Oxalsäure. Die Bestimmung der Oxalsäure im Urin erfolgte nach der Methode von Hodgkinson [6].

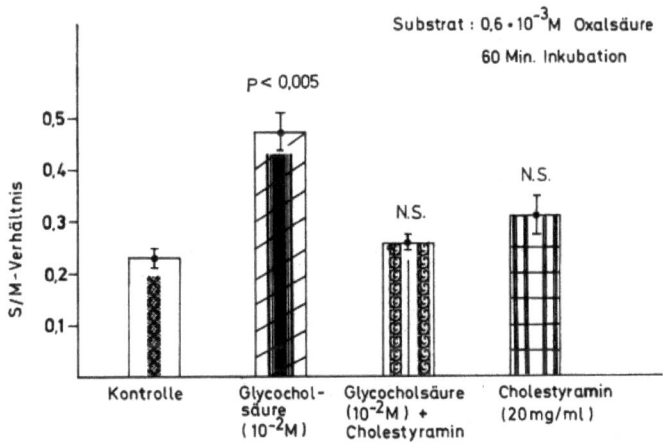

Abb. 1. Mukosa-Serosa-Transport von Oxalsäure im Rattenileum in vitro. Umgestülpte Rattenileumsegmente wurden in Krebs-Henseleit-Phosphatpuffer (ohne Calcium) in Gegenwart von Glycocholsäure (2. Säule), Glycocholsäure und Cholestyramin (3. Säule) und von Cholestyramin allein (4. Säule) inkubiert (n = 8). Angegebene Mittelwerte ± SEM

Ergebnisse

1. Die höchste Resorptionsrate in vitro wurde im Rattencolon erzielt (Ileum, Jejunum, Duodenum).

2. Konzentrationsabhängige Messungen der Gewebeaufnahme von Oxalsäure über eine 1000fache Konzentrationsdifferenz ergaben eine lineare Zunahme der Resorption mit ansteigender Oxalsäurekonzentration im Medium, was für einen Transportprozeß der einfachen passiven Diffusion spricht.

3. Eine Konzentration des Substrates gegen einen Konzentrationsgradienten wurde weder im Gewebe noch im Serosacompartment der „everted-sac"-Präparation erreicht.

4. Hemmer aktiver intestinaler Transportprozesse (2,4-Dinitrophenol, Ouabain, Biguanide, Bisacodyl) beeinflußten die Oxalsäureresorption am Rattendarm in vitro nicht.

5. Calcium vermochte die Oxalsäureresorption in vitro stark zu hemmen, während EDTA den calciuminduzierten Hemmeffekt vermindern konnte.

6. Gallensäuren (Tauro-, Glyco-, Chenodesoxy- und Deoxycholsäure) steigerten sowohl die Resorption von Oxalsäure als auch die Größe des Extrazellulärraumes.

7. Cholestyramin beeinflußte die Oxalsäureresorption in vitro nicht, verminderte aber signifikant die durch Gallensäuren induzierte Steigerung der Oxalsäureresorption (Abb. 1).

8. Cholestyramin vermag im Reagenzglas in wäßrigem Milieu Oxalsäure ähnlich wie Gallensäuren zu binden.

9. Die Cholestyraminbindungsaktivität war für Gallensäuren stärker als für Oxalsäure.

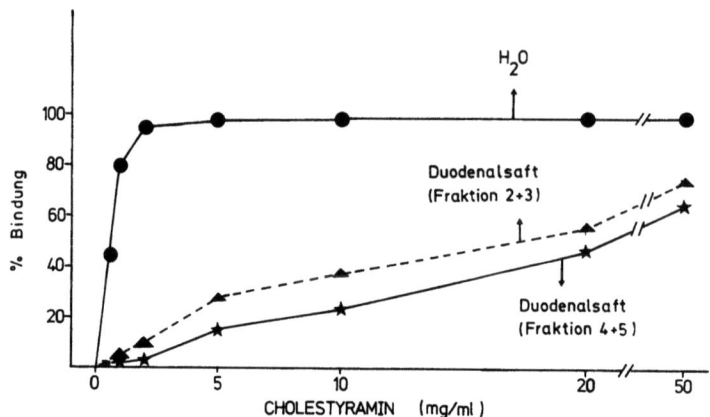

Abb. 2. Bindung von Oxalsäure an verschiedene Konzentrationen von Cholestyramin in wäßrigem Medium und Duodenalsaft. Duodenalsaft wurde nach Stimulation mit Sekretin (Fraktion 2 + 3) und Cholecystokinin-Pankreozymin (Fraktion 4 + 5) gewonnen. Die Konzentration von Oxalsäure betrug $0,6 \times 10^{-3}$ M

10. In Gegenwart von Duodenalsaft war die Bindung von Oxalsäure an Cholestyramin erheblich reduziert (Abb. 2).

11. Gegenwart von Calcium und Gallensäuren in wäßrigem Milieu verminderte ebenfalls die Bindungsaktivität von Oxalsäure an Cholestyramin.

12. In vivo wurde Oxalsäure beim Menschen nach oraler und rektaler Applikation in etwa gleichem Ausmaß resorbiert.

13. Eine Resorptionsverminderung ergab sich bei Patienten mit Colektomie.

14. Eine signifikant gesteigerte Resorption von Oxalsäure und eine Hyperoxalurie fand sich bei folgenden gastroenterologischen Erkrankungen: Sprue, chronische Pankreatitis mit Steatorrhoe, Ileumresektion, Zollinger-Ellison-Syndrom mit Steatorrhoe, Patienten unter Behandlung mit Chenodesoxycholsäure zur konservativen Cholelitholyse und chronischen Lebererkrankungen.

15. Keinen Einfluß auf die intestinale Oxalsäureresorption hatten Cholestyramin und Neomycin.

16. Orale Gabe von Calcium bewirkte eine Verminderung der Oxalsäureresorption bei Patienten mit normaler und gesteigerter Oxalsäureresorption.

Diskussion

Oxalsäure wird im Rattendarm über den Mechanismus der einfachen passiven Diffusion energieunabhängig resorbiert. Cholestyramin vermochte weder in vitro noch in vivo die Resorption von Oxalsäure hemmend zu beeinflussen, während

Gallensäuren eine Resorptionssteigerung und Calcium eine starke Hemmung der Resorption von Oxalsäure induzierten. Eine Hyperabsorption von Oxalsäure ist nach den vorliegenden Untersuchungen nicht spezifisch für ein Gallensäurenmalabsorptionssyndrom nach Ileumresektion, sondern kommt auch bei chronischen Durchfallerkrankungen mit Steatorrhoe und Lebererkrankungen vor, obwohl ein gehäuftes Vorkommen einer Urolithiasis bei diesen Erkrankungen bisher nicht bekannt ist. Der günstige therapeutische Effekt von Cholestyramin auf die Reduzierung der Hyperoxalurie bei Ileumresektion [1, 2, 5—7] ist nach den vorliegenden Befunden nicht durch eine direkte Bindung von Oxalsäure an Cholestyramin zu erklären: im gallensäurehaltigen Duodenalsaft wird Oxalsäure nur sehr schwach an Cholestyramin gebunden, Cholestyramin vermag weder in vitro noch in vivo die Oxalsäureresorption zu hemmen, vermochte jedoch die durch Gallensäuren bedingte Resorptionssteigerung deutlich zu vermindern. Es ist daher anzunehmen, daß der günstige therapeutische Effekt von Cholestyramin auf die Reduzierung der Oxalsäureausscheidung beim Gallensäurenmalabsorptionssyndrom durch eine Bindung von Gallensäuren bedingt wird, wodurch der resorptionssteigernde Effekt der Gallensäuren vermindert wird. Diese Befunde stehen in Übereinstimmung mit Ergebnissen von Chadwick [8], der im Colon des Rhesusaffen eine ausgezeichnete Resorption von Oxalsäure beobachtete, die sich bei gleichzeitiger Perfusion des Colons mit Gallensäuren noch erheblich steigern ließ. Es muß also angenommen werden, daß eine Hyperabsorption von Oxalsäure und eine Hyperoxalurie bedingt sein können: 1. durch eine Verminderung der intraluminalen Calciumkonzentration bei Steatorrhoe durch Bildung von Kalkseifen aus Calcium und Fettsäuren, 2. durch eine Gallensäurenmalabsorption und konsekutiver Steigerung der Oxalsäureresorption durch Gallensäuren im Colon bei Patienten mit Ileumresektion. Möglicherweise kommt es aber nur bei der Hyperoxalurie, bedingt durch Gallensäurenmalabsorption, zum Auftreten einer Oxalatstein-Urolithiasis. Reduzierung der Fettzufuhr, oxalatarme Diät und orale Calciumgabe vermindern Hyperabsorption und Hyperoxalurie bei Vorliegen einer chronischen Durchfallerkrankung mit Steatorrhoe, während die Gabe von Cholestyramin bei der Hyperoxalurie durch Ileumresektion die Therapie der Wahl ist.

Unterstützt durch die Deutsche Forschungsgemeinschaft (Ca 71/5).

Literatur

1. Smith, L. H., Hofmann, A. F.: Gastroenterology **66**, 1257 (1974). — 2. Caspary, W. F.: Dtsch. med. Wschr. (im Druck). — 3. Crane, R. K., Mandelstam, P.: Biochim. biophys. Acta (Amst.) **45**, 460 (1960). — 4. Wilson, T. H., Wiseman, G.: J. Physiol. (Lond.) **123**, 116 (1954). — 5. Chadwick, V. S., Modha, K., Dowling, R. H.: New Engl. J. Med. **289**, 172 (1973). — 6. Hodgkinson, A., Williams, A.: Clin. chim. Acta **36**, 127 (1972). — 7. Stauffer, J. Q., Humphreys, M. H., Weir, G. J.: Ann. intern. Med. **79**, 383 (1973). — 8. Chadwick, V. S., Modha, K., Dowling, R. H.: New Engl. J. Med. **290**, 108 (1974).

WOLFERT, W., DOLLINGER, H., HARTMANN, W., GOEBELL, H. (Sektion Gastroenterologie des Departments Innere Med., Univ. Ulm): **Noduläre lymphatische Hyperplasie des Dünndarmes bei Antikörpermangel und Malabsorption**

Die Hypogammaglobulinämie gehört zu den seltenen Ursachen der Malabsorption. Extrem selten ist die Kombination von Hypogammaglobulinämie, Malabsorption und nodulärer lymphatischer Hyperplasie (NLH). Die bisher beschriebenen Fälle kommen vor allem aus dem angelsächsischen Raum. Wir stellen deshalb eine eigene Patientin mit NLH vor und vergleichen sie mit einer Patientin mit Antikörpermangelsyndrom, aber ohne lymphatische Hyperplasien (AMS).

Kasuistiken

1. Die 1921 geborene A. B. hatte seit dem 15. Lebensjahr rezidivierend Bronchitiden und Pneumonien. Seit 1966 kam es zu afebrilen Durchfallepisoden mit Gewichtsverlust zwischen 6 und 10 kg. 1972 wurde wegen mehrerer Antrumpolypen eine Magenteilresektion vorgenommen. Seit 1973 traten tetanische Anfälle auf. Bei unserer Erstuntersuchung 1974 war die Patientin mit 46 kg bei 165 cm Größe stark untergewichtig, hatte Mundwinkelrhagaden, Borborygmi und einen Blutdruck von 90/60 mm Hg. Das tägliche Stuhlgewicht betrug zwischen 800 und 1400 g. Die wesentlichen Laborbefunde sind in der Tabelle dargestellt. Im Duodenalsaft waren reichlich Lamblien. Die bakteriologische Stuhlzusammensetzung war normal. Bei der Duodenoskopie fanden sich dichtstehende 2 bis 5 mm große halbkugelige Gebilde von glasig-weißlicher Farbe, die von regelrechten Zotten bedeckt waren. Das histologische Substrat dieser „Polypen" waren Lymphfollikel mit Keimzentren. Zusätzlich lagen in der Submukosa aus Lymphozyten bestehende entzündliche Infiltrate (Abb. 1). Röntgenologisch wurden diese Knötchen nicht dargestellt.

Tabelle. Wesentliche Laborbefunde bei stationärer Aufnahme

	NLH	AMS	Normalwerte
Gesamteiweiß	4,5	3,2	6,5—7,8 g-%
Albumin	2,3	1,9	3,5—4,5 g-%
γ-Globulin	0,2	0,1	0,8—1,3 g-%
IgG	164	165	800—1800 mg-%
IgA	4	0	90— 450 mg-%
IgM	34	10	60— 250 mg-%
Laktosetest	6	4	> 20 mg-%
Schilling-Test mit intrinsic F.	2,9	3,3	> 7%/24 h
Gordon-Test	1,23	2,45	< 0,7%/24 h
d-Xylose	4,6	2,8	> 4,5 g/5 d
Stuhlfett	—	19	< 7 g/24 h
Kalium (Serum)	1,9	4,2	3,5—5,4 mval/l
Kalzium (Serum)	1,3	1,9	2,3—2,6 mmol/l
Serumeisen	2,7	2,1	10—34 µmol/l
Normalwerte für:		SGOT, SGPT, alkalische Phosphatase, LAP, Thromboplastinzeit, Bromsulphaleintest, Sekretin-Pankreozymintest	

Abkürzungen: NLH = Patientin 1 mit nodulärer lymphatischer Hyperplasie,
AMS = Patientin 2 mit Antikörpermangelsyndrom, aber ohne noduläre lymphatische Hyperplasie.

Therapie und Verlauf: Einen guten Erfolg sahen wir mit Clont® (Lamblien!), Tetrazykline waren ohne positives Ergebnis. Zusätzlich wurde die Patientin mit fettlöslichen Vitaminen und B_{12} sowie γ-Globulin und IgA-Konzentrat substituiert. Sie erhielt Normalkost. In der knapp einjährigen Beobachtungszeit kam es zu einem Gewichtsanstieg auf maximal 55 kg, das mittlere Stuhlgewicht fiel von 1000 auf 400 g/24 h. Gesamteiweiß und Serumalbumin stiegen auf niedrig normale Werte, Ca^{++} und K^+ normalisierten sich. Der Verlauf war allerdings schwankend.

Familienanamnese: Von den 8 Kindern der Patientin haben 3 einen isolierten IgA-Mangel ohne lymphatische Hyperplasie und ohne Darmsymptome.

2. Die 1922 geborene M. J. hatte nach der Geburt multiple Abszesse, mit 6 Jahren eine schwere Pneumonie, als Jugendliche gehäuft grippale Infekte, mit 20 Jahren Rippenfellentzündung, mit 35 einen „Drüsenabszeß" am Hals und 1972 eine geschlossene Lungentuberkulose. Seit 1965 hartnäckige Bronchitiden im Winter. Durchfälle traten erstmals 1969 ohne Fieber auf und brachten einen starken Gewichtsverlust. Bei unserer Erstuntersuchung 1969 wog die Patientin 35 kg bei 155 cm Körpergröße. Sie hatte lebhafte Borborygmi und einen idiomuskulären Wulst. Das tägliche Stuhlgewicht betrug zwischen 400 und 600 g. Lamblien oder Lamblienzysten wurden nie nachgewiesen. Dagegen fanden sich im Stuhl wechselnde Beimengungen von Proteus, Aerobacter aerogenes, Klebsiella und Hefen. Laborbefunde vgl. Tabelle. Endoskopisch und röntgenologisch waren am Dünndarm keine pathologischen Befunde vorhanden. Die histologische Untersuchung der Jejunalschleimhaut zeigte normale, nur teilweise verplumpte Zotten, daneben lymphozytäre Infiltrate, sporadisch auch Ausbildung von kleinen Lymphfollikeln.

Therapie und Verlauf: Im Gegensatz zur ersten Patientin ließen sich die Durchfälle phasenweise durch Tetrazyklin und Mexaform S® beherrschen. Auch Clont® erwies sich als wirkungsvoll, obwohl keine Lamblien nachweisbar waren. Nach anfänglicher milchfreier Diät erhielt die Patientin bald Normalkost, zusätzlich parenteral Vitamine. Als maximales Körpergewicht wurden 50 kg erreicht, das Stuhlgewicht ließ sich langfristig normalisieren.

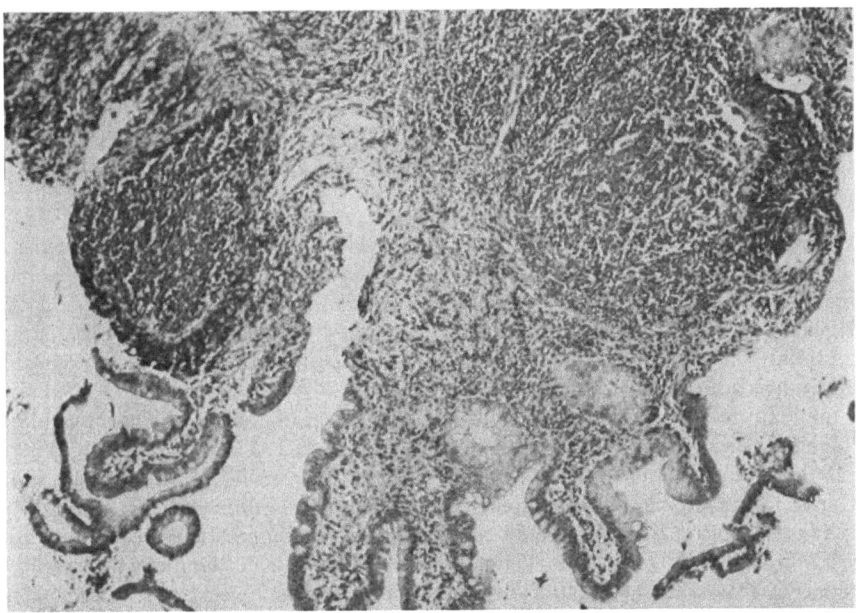

Abb. 1. Histologisches Präparat aus dem Duodenum der Patientin mit nodulärer lymphatischer Hyperplasie. HE-Färbung. Die vergrößerten Lymphfollikel mit Keimzentren stellen das Substrat für die endoskopisch nachweisbaren halbkugeligen Vorwölbungen

Diskussion

Beide Patientinnen bieten weitgehend gleiche Befunde — nach langjähriger Infektanamnese der oberen Luftwege Entwicklung einer lebensbedrohlichen Malabsorption für Kohlenhydrate, Fette, Elektrolyte und eines enteralen Eiweißverlustsyndroms. Auch die Hypogammaglobulinämie ist nahezu identisch, IgA fehlt vollständig.

Die Infektion mit Bakterien oder Parasiten hatte für die Durchfallentstehung eine zentrale Bedeutung. Die abdominellen Symptome verliefen auch ohne Behandlung bis zur Dekompensation wellenförmig. Der Unterschied besteht nur in den makroskopisch nachweisbaren Lymphfollikeln, wobei im mikroskopischen Bereich allerdings auch bei der zweiten Patientin sehr kleine Lymphfollikel vorhanden sind.

Die NLH wurde anfangs als eigenständige Erkrankung von anderen Malabsorptionszuständen mit idiopathischer humoraler Immundefizienz abgetrennt (Hermans *et al.*, Crabbe u. Heremans, Bull u. Tomasi). Der humorale Status beider Zustände ist aber nicht zu differenzieren (Penny, Webster *et al.*). IgA-bildende Zellen in der Dünndarmschleimhaut fehlen gleichermaßen (Brown *et al.*). Immunglobulinbildung in den Lymphfollikeln ist nicht nachweisbar (Webster *et al.*). Es wird deshalb diskutiert (Penny, Ajdukiewicz *et al.*), daß es sich um zwei Ausdrucksformen der gleichen Krankheit handeln könnte. Die Bedeutung der Lymphfollikel ist ungeklärt. Spekulativ könnten sie als Ausdruck einer kompensatorisch gesteigerten zellulären Immunabwehr aufgefaßt werden.

Literatur

Ajdukiewicz, A. B.: Gut **13**, 589 (1972). — Brown, W. R.: Gut **13**, 441 (1972). — Bull, D. M., Tomasi, T. B.: Gastroenterology **54**, 313 (1968). — Crabbe, P. A., Heremans, J. F.: Amer. J. Med. **42**, 319 (1967). — Hermans, P. E.: Amer. J. Med. **40**, 78 (1966). — Penny, R.: Gastroenterology **56**, 982 (1969). — Webster, A. D. B.: Gut **14** (Abstr.), 829 (1973).

ECKHARDT, R., FREUDENBERG, J., MEYER ZUM BÜSCHENFELDE, K. H., BERGER, J.[+] (II. Med. Univ.-Klinik u. Poliklinik u. Inst. für [+] Med. Statistik u. Dokumentation, Mainz): **Histokompatibilitäts-(HL-A-)Antigene bei Enteritis regionalis und Colitis ulcerosa***

Untersuchungen zur Verteilung von HL-A-Antigen-Frequenzen bei bestimmten Erkrankungen erfolgen im Hinblick auf zwei Ziele: 1. möglicherweise geben nachgewiesene Assoziationen zwischen einer Erkrankung und bestimmten HL-A-Antigenen Hinweise hinsichtlich der Genetik und Pathogenese der untersuchten Erkrankung, 2. erlauben solche Assoziationen einen Einblick in die biologische Bedeutung des menschlichen HL-A-Systems.

Das Haupthistokompatibilitätssystem des Menschen besteht hauptsächlich aus Genloci zur Kontrolle des HL-A-Systems und von LD-Determinanten (MLC-Locus) sowie möglicherweise aus Genorten zur Kontrolle der Immunantwort (Ir-Gene). Bei zahlreichen menschlichen Erkrankungen konnten bisher Assoziationen zu bestimmten HL-A-Antigenen nachgewiesen werden [5]. Diese betreffen, mit wenigen Ausnahmen, HL-A-Antigene, die durch den FOUR-Genlocus kontrolliert werden. Diese Beobachtung läßt, zusammen mit dem Nachweis eines nur geringen Kopplungsungleichgewichtes zwischen krankheitsprädisponierenden Genen und dem LA- sowie AJ-Locus, den Schluß zu, daß die HL-A-Antigene selbst nicht für die Auslösung der Erkrankungen verantwortlich zu machen sind. Man diskutiert vielmehr, in Analogie zu den Befunden bei Säugetieren (Maus, Meerschweinchen), auch beim Menschen eine Kopplung von Immunreaktionsgenen (Ir-Gene) an das Haupthistokompatibilitätssystem und somit eine HL-A-gekoppelte genetische Beeinflussung der Immunantwort [5]. Diese Hypothese impliziert weiterhin, daß Ir-Gene beim Menschen näher zum FOUR-Locus als zum LA- bzw. AJ-Locus liegen, womit die bei zahlreichen menschlichen Erkrankungen nachgewiesene stärkere Assoziation zu HL-A-Antigenen des FOUR-Bereichs erklärt werden könnte. Das von der Normalbevölkerung abweichende vermehrte Auftreten von HL-A-Antigenen bei bestimmten Erkrankungen würde, nach dieser Hypothese, somit auf die pathogenetische Relevanz von Immunreaktionen im Ablauf der Erkrankungen hinweisen.

Zahlreiche Befunde der letzten Jahre unterstreichen die Bedeutung immunpathologischer Faktoren im Ablauf des M. Crohn und der Colitis ulcerosa. Ihr vermehrtes familiäres Auftreten weist auf eine genetische Prädisposition für diese Erkrankungen hin. Die bisher veröffentlichten Daten lassen noch keine eindeutige Aussage über die Bedeutung HL-A-gekoppelter Gene bei M. Crohn und Colitis ulcerosa zu.

Material und Methoden

Die Bestimmung von 23 HL-A-Antigenen erfolgte mit Hilfe des Zweiphasenlymphocytotoxizitätstests nach Terasaki. In unsere Studie wurden nur Patienten aufgenommen, bei denen die Diagnose nach klinischen, röntgenologischen und histologischen Gesichtspunkten sicher zu stellen war. Diese Kriterien erfüllten 75 Pat. mit M. Crohn und 35 Pat. mit Colitis ulcerosa.

* Mit Unterstützung der Deutschen Forschungsgemeinschaft, SFB 107, Projekt C 2.

Ergebnisse und Diskussion

Obwohl nach unseren Ergebnissen HL-A 8 bei Colitis ulcerosa und M. Crohn infrequenter war, HL-A 12 bei Colitis ulcerosa häufiger und HL-A 1 bei Colitis ulcerosa seltener zu beobachten war, sind diese Unterschiede zum Normalkollektiv statistisch nicht auffällig. Somit können wir an unserem Krankengut keine Abweichungen der HL-A-Frequenzen von der Norm finden. Dieser Befund steht mit einer kürzlich von Ryder veröffentlichten Studie in Übereinstimmung [4]. Die von Gleeson [1] und Jacoby [2] beschriebenen, aber nicht reproduzierbaren Abweichungen der Frequenzen einzelner Antigene, müssen als Zufallsbefunde angesehen werden und waren wegen der großen Zahl der zu vergleichenden HL-A-Antigene statistisch zu erwarten.

Der fehlende Nachweis einer HL-A-Assoziation von Colitis ulcerosa und M. Crohn schließt einen Einfluß HL-A-gekoppelter genetischer Faktoren in der Pathogenese dieser Erkrankungen jedoch nicht aus. Als weiterführende Untersuchungen könnten HL-A-Familienstudien und LD-Typisierungen zur Klärung dieser Fragestellung beitragen. LD-Typisierungen wurden bisher erst bei einer begrenzten Zahl von Erkrankungen durchgeführt. Dabei konnte gezeigt werden, daß bei einigen Erkrankungen (Multiple Sklerose, Insulin-abhängiger Diabetes mellitus) MLC-(LD-)Determinanten, im Gegensatz zu den serologisch bestimmbaren HL-A-Antigenen, die besseren genetischen Marker darstellen [3, 6].

Zusammenfassung

75 Patienten mit M. Crohn und 35 Patienten mit Colitis ulcerosa wurden HL-A-typisiert. Die statistische Auswertung der Ergebnisse zeigte in Übereinstimmung zu anderen Studien, daß die HL-A-Frequenzen bei beiden Erkrankungen nicht von der Norm abweichen. Der fehlende Nachweis einer HL-A-Assoziation von Colitis ulcerosa und M. Crohn schließt einen Einfluß HL-A-gekoppelter genetischer Faktoren jedoch nicht aus.

Literatur

1. Gleeson, M. H., Walker, J. S., Wentzel, J., Chapman, J. A., Harris, R.: Gut **13**, 438 (1972). — 2. Jacoby, R. K., Jayson, M. I. V.: Ann. rheum. Dis. **33**, 422 (1974). — 3. Jersild, C., Fog, T., Hansen, G. S., Thomsen, M., Svejgaard, A., Dupont, B.: Lancet **1973** II, 1381. — 4. Ryder, L. P., Staub-Nielsen, L., Svejgaard, A.: Humangenetik **25**, 251 (1974). — 5. Svejgaard, A., Platz, P., Ryder, L. P., Staub-Nielsen, L., Thomsen, M.: Transplant. Rev. **22**, 3 (1975). — 6. Thomsen, M., Platz, P., Ortved-Andersen, O., Christy, M., Lyngsøe, J., Nerup, J., Rasmussen, K., Ryder, L. P., Staub-Nielsen, L., Svejgaard, A.: Transplant. Rev. **22**, 125 (1975).

FRÖHLING, W., STIEHL, A. (Med. Univ.-Klinik Heidelberg): **Gallensäureglucuronide beim Menschen**

Gallensäuren werden an der Carboxylgruppe mit Taurin oder Glycin konjugiert. Daneben findet eine Veresterung der Hydroxylgruppen am Steroidring mit Schwefelsäure statt [1]. Die Gallensäuresulfate bilden unter Cholestasebedingungen eine quantitativ wichtige Fraktion und zeichnen sich durch gute Wasserlöslichkeit und hohe renale Clearanceraten aus [2—4]. Das Ziel unserer Untersuchung war die Synthese und Charakterisierung von Gallensäureglucuroniden und ihre quantitative Analyse bei Patienten mit Cholestase.

Werden ^{14}C-markierte Gallensäuren mit UDP-Glucuronsäure und Rattenlebermikrosomen als Glucuronyltransferasepräparation inkubiert, so entstehen in Abhängigkeit von der Inkubationszeit und der Menge an Enzymprotein polare Gallensäuremetabolite, die bei pH 1 nicht in Äther extrahierbar sind. Bei Inkubation ohne UDPG entstehen diese Metabolite nicht.

Im Dünnschichtchromatogramm wandert die Substanz als polarer 2. Peak mit einem RF von 0,27 neben der an der Fließmittelfront wandernden freien Gallensäure. In Kontrollinkubationen ohne UDPG ist sie nicht nachweisbar.

Dasselbe dünnschichtchromatographische Verhalten ist feststellbar, wenn die UDP-Glucuronsäure ^{14}C-markiert und die Gallensäure unmarkiert ist. Der Gallensäuremetabolit kann also sowohl durch ^{14}C-Gallensäure als auch durch ^{14}C-Glucuronsäure markiert werden.

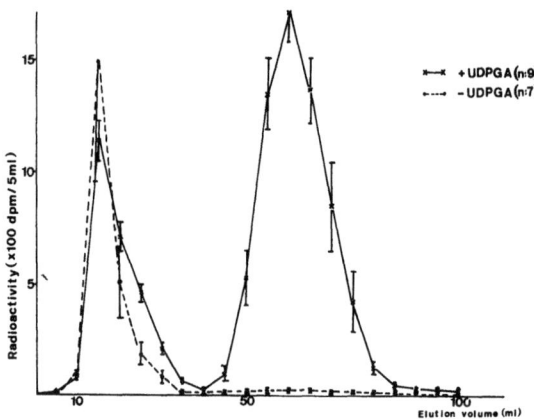

Abb. 1. Chromatographie von Lithocholsäureglucuronid auf einer Sephadex LH-20-Säule. Lithocholsäureglucuronid wurde enzymatisch synthetisiert und auf 3 g Sephadex LH-20 mit Chloroform/Methanol/0,01 M NaCl chromatographiert. Kontrollinkubationen enthielten keine UDPG

Tabelle. Gallensäureausscheidung im Urin von Patienten mit Cholestase (mg/24 h). M + SEM. Urin von 10 Pat. mit intrahepatischer und 10 Pat. mit extrahepatischer Cholestase wurden auf einer Sephadex LH-20-Säule chromatographiert. Die Gallensäureglucuronide wurden mit β-Glucuronidase und die Sulfate mittels Solvolyse gespalten. Die freigesetzten Gallensäuren wurden gaschromatographisch bestimmt

	GLUCURONIDE				SULFATE				Nicht glucuronidiert Nicht sulfatiert			
	LC	DC	CDC	C	LC	DC	CDC	C	LC	DC	CDC	C
Intrahepat. Cholestase (n=10)	<0,1	0,73 ±0,19	3,42 ±0,75	2,95 ±0,69	<0,1	1,44 ±0,43	13,02 ±3,14	3,52 ±1,33	<0,1	0,43 ±0,12	4,73 ±1,10	3,72 ±0,77
Extrahepat. Cholestase (n=10)	<0,1	0,50 ±0,10	2,11 ±0,37	2,03 ±0,43	<0,1	1,03 ±0,13	15,55 ±2,87	3,38 ±0,69	<0,1	0,43 ±0,12	2,28 ±0,48	11,94 ±2,02

LC = Lithocholsäure
DC = Desoxycholsäure
CDC = Chenodesoxycholsäure
C = Cholsäure

Abb. 1 zeigt die chromatographischen Eigenschaften der Substanz auf einer Sephadex LH-20-Säule: In Kontrollinkubationen ohne UDPG wird lediglich die freie Lithocholsäure zwischen 10 und 30 ml eluiert. In Inkubationen mit UDPG wird das Glucuronid als 2. Peak zwischen 45 und 80 ml eluiert.

In einem weiteren Versuch wurde der Gallensäuremetabolit im Anschluß an die enzymatische Synthese mit β-Glucuronidase inkubiert und dünnschichtchromatographisch bestimmt. Es zeigt sich, daß das Konjugat durch diese Behandlung gespalten wird. Die Hydrolyse wird gehemmt durch Zusatz von 5 mM Saccharolacton, einem spezifischen β-Glucuronidase-Inhibitor.

Die Abhängigkeit der Synthese von der Anwesenheit von UDP-Glucuronsäure, die Hydrolyse durch β-Glucuronidase und die Markierung sowohl durch ^{14}C-Gallensäure als auch durch ^{14}C-UDPG beweisen, daß es sich bei den synthetisierten Metaboliten um Gallensäureglucuronide handelt. Identische Ergebnisse wurden mit Lithocholsäure, Chenodesoxycholsäure und Cholsäure erhalten.

Die chromatographischen Eigenschaften der Gallensäureglucuronide wurden zur quantitativen Analyse im Urin von 20 Patienten mit Cholestase benutzt. Zehn der Patienten hatten eine Lebercirrhose mit intrahepatischer Cholestase, bei 10 Patienten lag eine extrahepatische Cholestase vor, bedingt durch Tumor- oder Steinverschluß der Gallenwege. Der Urin wurde auf einer Sephadex LH-20-Säule chromatographiert, und anschließend wurden die Gallensäureglucuronide mit β-Glucuronidase hydrolysiert, in Äther extrahiert und gaschromatographisch bestimmt.

Die Tabelle zeigt die Aufteilung der einzelnen Gallensäuren auf die verschiedenen Fraktionen: Glucuronide, Sulfate und nicht glucuronidierte und nicht sulfatierte Fraktion. Angegeben ist die Ausscheidung in mg/24 Std. Desoxycholsäure und Chenodesoxycholsäure werden überwiegend als Sulfate, Cholsäure überwiegend in der nicht glucuronidierten, nicht sulfatierten Form ausgeschieden. Die Glucuronidfraktion enthielt vorwiegend Chenodesoxycholsäure, weniger Cholsäure und Desoxycholsäure. Nur bei einem der 20 untersuchten Patienten ließen sich keine Glucuronide nachweisen. 12 bzw. 21% der Gallensäuren im Urin von Patienten mit extra- bzw. intrahepatischer Cholestase waren glucuronidiert. Der Glucuronidanteil lag in der Gruppe der Patienten mit extrahepatischer Cholestase niedriger, während hier mehr nicht glucuronidierte und nicht sulfatierte Gallensäuren ausgeschieden wurden.

Zusammenfassung

Glucuronide der Lithocholsäure, Chenodesoxycholsäure und Cholsäure wurden enzymatisch synthetisiert und dünnschichtchromatographisch, säulenchromatographisch und durch spezifische enzymatische Hydrolyse charakterisiert. 12 bzw. 21% der Gallensäuren im Urin von 20 Patienten mit extra- bzw. intrahepatischer Cholestase waren glucuronidiert. Die Glucuronidierung von Gallensäuren stellt daher unter Cholestasebedingungen einen bedeutsamen Stoffwechselweg dar.

Literatur

1. Palmer, R. H.: Proc. nat. Acad. Sci. (Wash.) 58, 1047 (1967). — 2. Stiehl, A.: Europ. J. clin. Invest. 4, 59 (1974). — 3. Makino, I., Shinozaki, K., Nakagawa, S., Mashimo, K.: J. Lipid Res. 15, 132 (1974). — 4. Palmer, R. H., Bolt, M. G.: J. Lipid Res. 12, 671 (1971).

BEGEMANN, F. (I. Med. Univ.-Klinik Hamburg): **Tagesrhythmische Veränderungen der biliären Cholesterinsättigung**

Lebergalle ist infolge ihrer höheren Cholesterinsättigung „lithogener" als Blasengalle im Nüchternzustand [3]. Ihre Lithogenität steigt während der nächtlichen Fastenperiode progressiv an [3], da bei verminderter enterohepatischer Zirkulation weniger Gallensäuren die Leber passieren, und dabei die biliäre Phospholipidsekretion relativ mehr und gleichzeitig die Cholesterinsekretion relativ weniger abfällt [4, 5].

Über das eigentliche Milieu der Cholesterinsteinbildung, die Blasengalle, ist in dieser Hinsicht wenig bekannt. Daß die duodenale Sekretion übersättigter Galle tagsüber geringere Zeitspannen als nachts umfaßt [4], besagt wenig, da zum einen in diesem Vergleich das Ausmaß der Übersättigung unberücksichtigt bleibt, zum anderen aber die duodenale Gallensekretion nachts und tagsüber völlig unterschiedlich aus Leber- und Blasengalle zusammengesetzt ist. Bisher zeigten lediglich Grundy *et al.* [3] bei drei Probanden, daß während der nächtlichen Fastenperiode auch die Lithogenität der Blasengalle zunimmt, wahrscheinlich durch wachsende Beimischung cholesterinreicher Lebergalle.

Demnach ist zu vermuten, daß umgekehrt die Lithogenität der Blasengalle tagsüber abfällt. Ob und in welchem Ausmaß das zutrifft, soll nachfolgend gezeigt werden; weiterhin auch, ob etwaige tagesrhythmische Variationen nur von exogenen Faktoren — ähnlich dem Nahrungseinfluß auf Lebergalle [1, 3, 7, 9] — bestimmt werden, oder auch von endogenen Ursachen abhängen. Aus den Befunden ergeben sich weiterhin Schlußfolgerungen über die Bedeutung derartiger Schwankungen für die Lithogenese, die abschließend zu diskutieren sind.

Untersuchungen

Bei 10 stationär behandelten Pat. ohne Hinweis für Leber- oder Darmleiden wurden unter standardisierten Ernährungsbedingungen cholezystokininstimulierte Blasengalleproben nach folgendem Schema entnommen: 1. Entnahme nüchtern vor 1. Frühstück um 7.30 Uhr, 2. Frühstück um 10.30 Uhr, Mittagsmahlzeit 12 Uhr, anschließend Fastenperiode bis zur 2. Entnahme um 19.30 Uhr vor der Abendmahlzeit. Dieses Vorgehen wiederholte sich 4- bis 5mal innerhalb von 8 Tagen. Aus den relativen molaren Konzentrationen von Gallensäuren, Phospholipiden und Cholesterin errechnete sich die relative biliäre Cholesterinsättigung oder sog. ,,Lithogenität" [2]. Gleichzeitig wurde aus den sukzessiven Proben der enterohepatische Gallensäurenpool durch getrennte Isotopenkinetik der Di- und Trihydroxysäuren ermittelt.

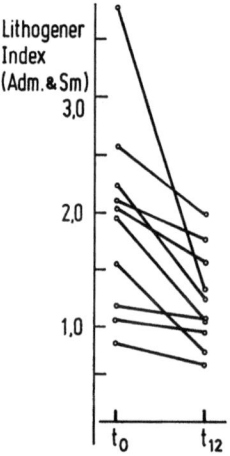

Abb. 1. Durchschnittliche Cholesterinsättigung (,,Lithogenität") der Blasengalle morgens (t_0) und abends (t_{12}) bei 10 Probanden

Ergebnisse

Für jeden Probanden wurde der Mittelwert aller morgendlichen Einzelbestimmungen der Blasengallenlithogenität mit dem entsprechenden Abendwert verglichen.

Wie Abb. 1 zeigt, sinkt bei allen die Lithogenität der Blasengalle im Tagesverlauf ab, und zwar individuell unterschiedlich um etwa 10 bis 65% gegenüber dem Morgenwert. Ein ähnliches Verhalten fanden kürzlich auch Scherstén *et al.* [6] für die Lebergalle bei Cholecystektomierten. Aus dem als Indikator der Steinbildungstendenz geltenden Morgen-Nüchternwert der Blasengallenlithogenität sind demnach keinerlei Rückschlüsse auf das Durchschnittsniveau dieser Größe im Gesamttagesverlauf zu ziehen; insbesondere entfallen Voraussagen für die in erster Linie lithogen wirksame, nächtliche Fastenperiode, in der die Cholesterinsättigung der Blasengalle von ganz unterschiedlichen Abendtiefpunkten wieder zum Morgenniveau ansteigt.

Da trotz standardisierter Ernährungsbedingungen erhebliche individuelle Unterschiede vorliegen, ist vermutlich nicht nur die Zahl der Mahlzeiten als exogener Faktor an biliären Lithogenitätsänderungen beteiligt.

Der Vergleich des prozentualen abendlichen Lithogenitätsverlustes der Blasengalle mit dem Gallensäurenpool (Abb. 2) zeigt vielmehr, daß auch endogene Faktoren das Ausmaß dieser Schwankungen mitbestimmen können: je kleiner der enterohepatische Gallensäurenbestand, um so geringer der abendliche Lithogenitätsabfall.

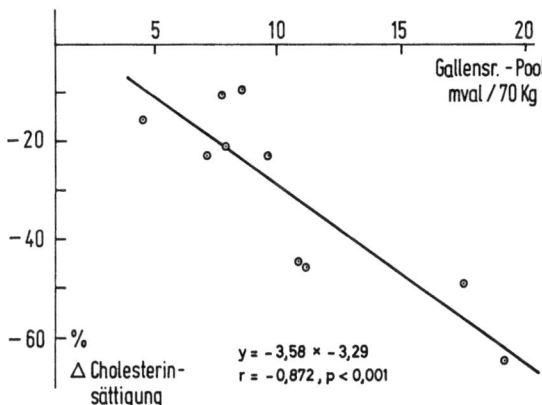

Abb. 2. Beziehung zwischen prozentualem Lithogenitätsschwund der Blasengalle tagsüber und dem enterohepatischen Gallensäurenpool

Eine strikte Betrachtungsweise nach exogenen und endogenen Ursachen erscheint jedoch physiologisch nicht sinnvoll, da beide — der Gallensäurenpool und seine hauptsächlich nahrungsbedingte Rezirkulationsrate — das durchschnittliche portale Gallensäurenangebot an die Leber bestimmen. Von dieser Größe hängt letztlich, wie bereits eingangs erwähnt, die biliäre Cholesterinsättigung ab, wobei genauere Mechanismen z. T. noch klärungsbedürftig sind. Immerhin ist ein nur modifizierender Einfluß des hepatischen Gallensäurendurchflusses auf endogene, circadiane Aktivitätsschwankungen der für die hepatische Synthese von Cholesterin und Phospholipiden verantwortlichen Enzyme bzw. ihrer biliären Sekretionsmechanismen nicht auszuschließen.

Daß der enterohepatische Gallensäurenpool wesentlich die circadianen Lithogenitätsschwankungen der Blasengalle mitbestimmt, hat vermutlich auch Bedeutung für die Lithogenese:

Es ist anzunehmen, daß eine etwaige Cholesterinpräzipitation bzw. Größenzunahme von Konkrementkernen bevorzugt während der nächtlichen biliären Stase in der Gallenblase erfolgt. Entscheidend dafür ist die durchschnittliche nächtliche Lithogenität der Blasengalle. Nach den hier vorgelegten Befunden wird nun ein Patient mit kleinerem Gallensäurenpool auf Grund seines geringeren Lithogenitätsschwundes tagsüber eine höhere Durchschnittslithogenität der Blasengalle nachts aufweisen als ein anderer Patient mit zwar gleich großer Blasengallenlithogenität morgens, aber größerem Gallensäurenpool und folglich auch größerem Lithogenitätsabfall seiner Blasengalle tagsüber.

Diese Schlußfolgerung bietet evtl. einen neuen Beitrag zu Deutung des Zusammenhanges zwischen Steinbildungstendenz und vermindertem Gallensäurenpool [8].

Zusammenfassung

1. Die Cholesterinsättigung der Blasengalle sinkt tagsüber um etwa 10 bis 65% ab.
2. Diese Abnahme korreliert mit der Größe des enterohepatischen Gallensäurenpools.
3. Daraus folgen neue Aspekte zur Bedeutung eines verminderten Gallensäurenpools für die Lithogenese.

Literatur

1. Butt, J., Hanson, K.: Gastroenterology **66** (Abstr.), 670 (1974). — 2. Metzger, A. L., Heymsfield, S., Grundy, S. M.: Gastroenterology **62**, 499 (1972). — 3. Metzger, A. L., Adler, R., Heymsfield, S., Grundy, S. M.: New Engl. J. Med. **288**, 333 (1973). — 4. Northfield, T. C., Hofmann, A. F.: Gut **16**, 1 (1975). — 5. Scherstén, T., Nilsson, S., Cahlin, E., Filipson, M., Brodin-Persson, G.: Europ. J. clin. Invest. **1**, 242 (1971). — 6. Scherstén, T., Cahlin, E., Jönsson, J., Lindblad, L., Nilsson, S.: Scand. J. Gastroent. **9**, 501 (1974). — 7. Soloway, R. D., Kelly, K. A., Schoenfield, L. J.: Clin. Res. **19**, 403 (1971). — 8. Swell, L., Bell, C. C., Jr., Vlahcevic, Z. R.: Gastroenterology **61**, 716 (1971). — 9. Wagner, C. I., Soloway, R. D., Trotman, B. W., Rosato, E. F.: Gastroenterology **66** (Abstr.), 792 (1974).

MASSARRAT, S., KÜMPEL, W. (Med. Univ.-Poliklinik Marburg): **Tagesschwankung der Lithogenität in der postoperativ gewonnenen Galle**

Durch die Möglichkeit der Auflösung der Gallensteine ist die Bestimmung der Lithogenität der Galle bei Patienten unter verschiedenen Bedingungen in den Vordergrund gerückt. Wenige Autoren haben sich bis jetzt mit Tagesschwankungen der Lithogenität befaßt.

Das Ziel unserer Studie war, die spontane Schwankung der Lithogenität in den zu verschiedenen Zeitpunkten des Tages entnommenen Gallenproben zu studieren.

Hierzu wurden 7 Pat. mit Gallensteinen, die nach Cholecystektomie einen T-Drain hatten, vom 7. bis zum 9. postoperativen Tag herangezogen. Zu dieser Zeit fühlten sich die Patienten alle wohl. Sie nahmen eine Diät mit 20% Fettanteil zu sich. Während dieser Studie wurde der T-Drain hochgelagert, so daß der enterohepatische Kreislauf weitgehend intakt blieb. Die Gallenproben wurden an 2 aufeinanderfolgenden Tagen — 7, 11, 16 und 21 Uhr — für jeweils zwei 5-min-Perioden entnommen und bis zur Bearbeitung eingefroren. In den entnommenen Gallenproben wurden Phospholipide nach der Methode von Bartlett [1], Cholesterin nach der Methode von Zlatkis u. Mitarb. [7] und Gallensäuren nach der Methode von Iwata u. Mitarb. [2] jeweils doppelt bestimmt. Der prozentuale Anteil der Gallensäuren, der Phospholipide und des Cholesterins wurde aus der gesamten Molarität errechnet. Der Lithogenitätsindex wurde aus dem Verhältnis der aktuellen Löslichkeit und der maximal möglichen Löslichkeit für Cholesterin in Anlehnung an Metzger u. Mitarb. [3] bestimmt.

Bei vier von diesen Patienten wurde zusätzlich der Effekt der Nahrungszufuhr auf die Gallenbestandteile 1 und 2 Std nach Mittagsmahlzeit untersucht. Gallenfluß/min und der prozentuale Anteil der Molarenkonzentration der Gallensäuren, des Cholesterins und der Phospholipide wurde in der Tabelle 1 für 2 aufeinanderfolgende Tage zu verschiedenen Zeitpunkten angegeben. Der prozentuale Anteil des Cholesterins steigt um 16 und 21 Uhr an, verglichen mit den Werten um 7 und 11 Uhr. Der Anteil der Gallensäuren scheint um 16 Uhr abzufallen. Diese Unterschiede sind gering und nicht signifikant. Betrachtet man die Schwankung des Lithogenitätsindex, so ist ein signifikanter Anstieg um 16 Uhr, verglichen mit den Werten um 7 und 11 Uhr festzustellen. In der Tabelle 2 ist der prozentuale Anteil der Lipidwerte zusätzlich 1 und 2 Std nach der Mittagsmahlzeit angegeben. Der prozentuale Anteil des Cholesterins steigt erst 2 Std nach der Mittagsmahlzeit an,

Tabelle 1. Schwankungen des Gallenflusses, des Lipidgehaltes an zwei aufeinanderfolgenden Tagen zwischen dem 7. und 9. Tag bei 7 Patienten

Zeit (Uhr)	1. Tag				2. Tag			
	7	11	16	21	7	11	16	21
Gallenfluß (ml/min)	0,66 ± 0,32	0,91 ± 0,43	0,70 ± 0,38	1,1 ± 0,68	0,92 ± 0,55	0,89 ± 0,75	0,53 ± 0,32	0,67 ± 0,28
Gallensäuren (%) [a]	72,9 ± 9,8	76,5 ± 9,7	64,5 ± 9,4	68,4 ± 9	71,5 ± 9,1	78,8 ± 3,9	70,8 ± 7,6	72,4 ± 7,7
Cholesterin (%)	9,5 ± 1,8	8,3 ± 2,0	15,1 ± 5,3	11,7 ± 1,3	10,4 ± 2,5	8,4 ± 2,8	13,6 ± 3,4	11,4 ± 2,3
Phospholipide (%)	17,7 ± 7,9	15,1 ± 8	19,8 ± 8,7	19,8 ± 8,7	18 ± 7,5	12,7 ± 3,5	15,5 ± 4,7	16,1 ± 5,6
Lithogenitätsindex [b]	1,03 ± 0,17	0,90 ± 0,14	1,54 ± 0,43	1,20 ± 0,14	1,07 ± 0,19	0,92 ± 0,32	1,38 ± 0,26	1,22 ± 0,11

[a] 16:7 und 11 Uhr, $p < 0,025$
[b] 16:7 und 11 Uhr, $p < 0,02$
21:11 Uhr, $p < 0,005$

[a] 16:11 Uhr, $p < 0,01$
21:11 Uhr, $p < 0,05$
[b] 16:11 Uhr, $p < 0,02$; 16:7 Uhr, $p < 0,05$
21:11 Uhr, $p < 0,05$

Tabelle 2. Schwankungen des Gallenflusses, des Lipidgehaltes an zwei aufeinanderfolgenden Tagen zwischen dem 7. und 9. postoperativen Tag bei 4 Patienten

Zeit (Uhr)	1. Tag						2. Tag					
	7	11	12.30	13.30	16	21	7	11	12.30	13.30	16	21
Gallenfluß (ml/min)	0,65 ± 0,32	0,85 ± 0,59	0,76 ± 0,56	1,02 ± 0,57	0,81 ± 0,44	0,92 ± 0,51	0,95 ± 0,82	0,72 ± 0,36	1,36 ± 1,52	0,93 ± 0,41	0,65 ± 0,34	0,50 ± 0,15
Gallensäuren (%)	70 ± 9	74,6 ± 10,8	72,6 ± 10,3	63 ± 8,3	59,5 ± 6,3	63,3 ± 6,3	70,8 ± 10,2	77 ± 3,9	70,9 ± 6,3	68 ± 11,3	67,2 ± 6,7	70 ± 5,6
Cholesterin (%)	9,8 ± 1,9	8,7 ± 2,5	9,3 ± 2,2	13,8 ± 3,8	16,3[a] ± 5,7	12,47 ± 1,2	9,9 ± 2,9	8,9 ± 3,8	10 ± 4,4	14 ± 6,9	14,9[c] ± 2,3	11,8 ± 2
Phospholipide (%)	19,6 ± 7,2	16,5 ± 8,6	17,9 ± 8,1	23 ± 5,4	24 ± 7,2	24,1 ± 7,3	19,2 ± 7,9	14 ± 3,6	19 ± 3,4	18 ± 5,5	17,3 ± 4,8	18 ± 3,9
Lithogenitätsindex	0,98 ± 0,14	0,92 ± 0,22	0,95 ± 0,22	1,34 ± 0,36	1,59[b] ± 0,48	1,24 ± 0,17	0,98 ± 0,20	0,93 ± 0,42	0,98 ± 0,43	1,43 ± 0,77	1,45[d] ± 0,17	1,16 ± 0,2

[a] $p < 0,05$ gegenüber 11 Uhr
[b] $p < 0,05$ gegenüber 11 und 12.30 Uhr

[c] $p < 0,05$ gegenüber 7 und 11 Uhr
[d] $p < 0,025$ gegenüber 7 Uhr

welcher dann um 16 Uhr den höchsten Wert erreicht und schließlich um 21 Uhr wieder abzufallen, ohne jedoch die Vormittagswerte (7 und 11 Uhr) zu erreichen.

Entsprechend verhält sich der Lithogenitätsindex in den am Nachmittag entnommenen Gallenproben, wie in der Tabelle zu beobachten ist.

Eine erhöhte Lithogenität der Galle aus Leber und Gallenblase wurde von Metzger u. Mitarb. [4] während einer langen Fastenzeit, gegenüber einer länger anhaltenden Periode fettreicher Nahrungszufuhr beobachtet. Wagner u. Mitarb. [6] haben nach einer fettreichen Mahlzeit einen Anstieg aller Lipidbestandteile der Galle und des Gallenflusses beobachtet, welcher 3 Std anhielt. Sarles u. Mitarb. [5] fanden eine erhöhte Lithogenität der Lebergalle bei Patienten nach Cholecystektomie, wenn sie hochkalorisch über mehrere Tage ernährt wurden, verglichen mit niedrig kalorischer Diät.

Unsere Ergebnisse zeigen, daß die Lebergalle, welche vor dem Frühstück und der Mittagsmahlzeit entnommen wurde, weniger lithogen ist, als diejenige vom Nachmittag. Der Anstieg der Lithogenität scheint 2 Std nach der Mittagsmahlzeit zu beginnen und für längere Zeit anzuhalten. Die Diskrepanz zwischen unseren Ergebnissen und denen von Metzger u. Mitarb. [4] könnte durch die unterschiedliche Versuchsanordnung erklärt werden. Die Untersuchungen von Metzger wurden ausschließlich bei indianischen und kaukasischen Frauen, bei denen der Grad der Lithogenität voneinander erheblich abwich, durchgeführt. Die Dauer der intraduodenal verabreichten Nahrung mit 40% Fettanteil durch eine Duodenalsonde über 6 bis 16 Std entsprach nicht den physiologischen Bedingungen. Die von diesen Autoren angegebenen Werte stellen einen Durchschnittswert über die gesamte Dauer der Infusion dar. Durch einen solchen ermittelten Wert können die spontanen Schwankungen in der langen Periode der Nahrungszufuhr nicht ermittelt und die Möglichkeit einer später einsetzenden Adaptation nicht ausgeschlossen werden. Diese Ergebnisse stehen auch im Gegensatz zu denen von Sarles u. Mitarb. [5].

Auf Grund des niedrigen Lithogenitätswertes in der am Vormittag entnommenen Galle und des hohen Lithogenitätswertes am Nachmittag ist an der Tagesschwankung der Lithogenität in der postoperativ gewonnenen Galle nicht zu zweifeln. Wenn man den hohen Wert der Lithogenität um 16 Uhr als Folge der gegen Mittag eingenommenen Mahlzeit ansieht, ist es schwer verständlich, daß dieser hohe Wert nicht etwa 3 Std nach dem Frühstück und nach der Einnahme von Abendmahlzeit beobachtet werden kann. Unabhängig von der Ursache dieser Schwankung müßte bei allen Vergleichsstudien beim gleichen Patienten diese Spontanschwankung der Lithogenität berücksichtigt werden.

Literatur

1. Bartlett, G. R.: J. biol. Chem. **234**, 466 (1959). — 2. Iwata, I., Yamasaki, K.: J. Biochem. (Tokyo) **56**, 424 (1964). — 3. Metzger, A. L., Heymsfield, S., Grundly, S. M.: Gastroenterology **62**, 499 (1972). — 4. Metzger, A. L., Adler, R., Heymsfield, S., Grundly, S. M.: New Engl. J. Med. **288** (1973). — 5. Sarles, H., Crotte, C., Gerolami, A., Mule, A., Domingo, N., Hauton, J.: Scand. J. Gastroent. **6**, 189 (1971). — 6. Wagner, C. I., Soloway, R. D., Trotman, B. W., Rosato, B. F.: Gastroenterology **66** (Abstr.), A 138/792 (1974). — 7. Zlatkis, A., Zak, B., Boyle, A. J.: J. Lab. clin. Med. **41**, 486 (1953).

WILDGRUBE, H. J. (Zentrum d. Inneren Med., Univ. Frankfurt, Abt. f. Gastroenterologie): **Tagesprofil und Variabilität des Nüchternwertes sulfatierter und nichtsulfatierter Gallensäuren bei Gesunden und Patienten mit Leberzirrhose**

Mit Beginn intensiver Studien über den Gallensäurenstoffwechsel sind verschiedene Untersucher darum bemüht, Korrelationen zwischen Veränderungen des Gallensäurenspiegels im Blut und definierten hepatobiliären Krankheiten zu finden. Die bisherigen Übereinstimmungen blieben jedoch unbefriedigend. Nachdem in Analogie zu der Chemie von Steroidhormonen auch bei Gallensäuren mit Sulfatestern und Glucuroniden gerechnet werden konnte, ist anzunehmen, daß die bisherigen Analysen nur partielle Aussagen erbracht haben. Unter diesen Gesichtspunkten wurde das Tagesprofil der im Serum meßbaren Gallensäuren bei Gesunden und Patienten mit Leberzirrhose bestimmt; darüber hinaus sollte die Schwankungsbreite der Nüchternwerte ermittelt werden.

Das zu festen Zeiten entnommene Blut wurde gaschromatographisch auf seinen Gehalt an Gallensäuren untersucht; dabei waren die sulfatierten Cholansäuren durch Chromatographie an Sephandex LH 20 quantitativ abgetrennt worden. Da eine weitere Isolierung von Glucuroniden bisher nicht möglich ist, wurde der Restextrakt der nichtsulfatierten Gallensäuren zusätzlich mit Glucuronidase aufbereitet.

Die Ergebnisse der Untersuchungen bei 20 gesunden Probanden zeigen, daß die Nüchternwerte zwischen 2 bis 4 µmol/l variieren (Abb. 1). Im Verlauf des Tages kommt es zu signifikant erhöhten Gallensäurenwerten, wobei jeder Anstieg

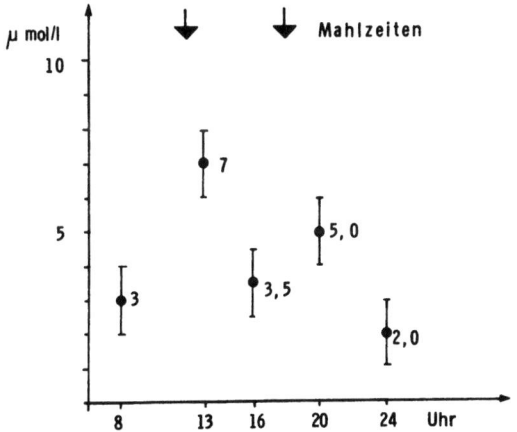

Abb. 1. Tagesprofil der Gesamtgallensäuren im Serum von Gesunden (n = 20)

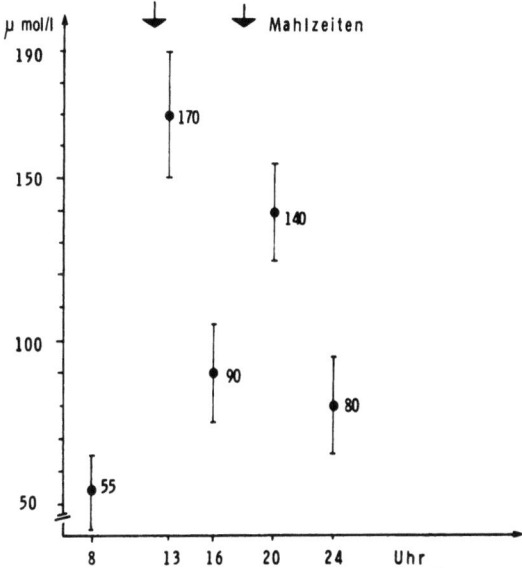

Abb. 2. Tagesprofil der Gesamtgallensäuren im Serum von Patienten mit Leberzirrhose (anikterisches Stadium)

in direkter Beziehung zu der vorher eingenommenen Mahlzeit steht. Der Anteil sulfatierter Cholansäuren war zu keinem Zeitpunkt größer als 10%.

Als weiteres Kollektiv wurden 35 anikterische Patienten mit klinisch und bioptisch nachgewiesener Leberzirrhose untersucht (Abb. 2). Bereits die Nüchternwerte sind deutlich erhöht. Nach dem Mittagessen und der abendlichen Mahlzeit finden sich signifikante Konzentrationsanstiege. Sie sind in bezug auf die Gesamtmenge und in Hinblick auf die Nüchternwerte sehr viel ausgeprägter als bei Gesunden.

Die genauere Analyse des Gallensäurenspiegels in Abhängigkeit vom Mittagessen zeigt hinsichtlich der sulfatierten und nichtsulfatierten Gallensäuren ein interessantes Phänomen. Am initialen Gallensäurenanstieg sind vornehmlich freie und z. T. auch konjugierte Gallensäuren beteiligt. Im weiteren Verlauf nimmt der Anteil der freien Cholansäuren zugunsten der konjugierten ab; gleichzeitig ist eine deutliche Zunahme der sulfatierten Fraktion zu beobachten; sie stellt 4 Std nach der Nahrungszufuhr mehr als 50%.

Bestimmungen der Nüchternwerte, die bei den Patienten an aufeinanderfolgenden Tagen durchgeführt worden sind, erbrachten eine Variabilität von durchschnittlich 20%, die damit über dem methodischen Fehler liegt. Bemerkenswert bleibt, daß diese Unterschiede vor allem durch einen wechselnden Anteil sulfatierter Gallensäuren bedingt ist.

Eine endgültige Interpretation dieser Ergebnisse ist z. Z. nicht möglich. Es kann lediglich festgestellt werden, daß Einzeluntersuchungen der Gallensäurenkonzentrationen im Blut nur wenig aussagefähig sind. Diese Veränderungen sind offensichtlich nicht allein von der hepatobiliären Konzentrationsleistung abhängig, wie es für eine Cholestase angenommen werden kann. Von ebenso entscheidender Bedeutung — und das selbst beim Gesunden — erweist sich der Umsatz im enterohepatischen Kreislauf.

Es ist denkbar, daß die postprandialen Gallensäurenanstiege durch eine kurzzeitig überforderte Absorptionskapazität der Leberzelle bedingt ist, und zwar als Folge konzentriert in der V. portae anflutender Gallensäuren. In diesem Sinne spricht der Anstieg freier Cholansäuren unmittelbar nach dem Essen. Damit wäre aber der erhöhte Gallensäurenspiegel bei Patienten mit Leberzirrhose nicht allein Ausdruck der Leberzellfunktion, sondern viel eher ein Maß für das intrahepatische Shuntvolumen, das bekanntlich mit dem Schweregrad der Leberzirrhose zunimmt. Diese Überlegungen gelten aber nur für anikterische Patienten und unter der Voraussetzung, daß die durch den Ductus thoracicus transportierte Gallensäurenmenge tatsächlich so gering ist wie bisher angenommen.

Als ausschließlich hepatozellulär bedingte Veränderungen kann lediglich die Sulfatveresterung und ggf. Glucuronierung gesehen werden. Dabei ist nicht zu erkennen, welche Faktoren diesen zusätzlichen Reaktionsschritt auslösen und unterhalten. Wir sehen uns lediglich darin bestätigt, daß diese Vorgänge auch ohne Cholestase wirksam werden.

KLAPDOR, R., JENNICHES, J., HUMKE, R. (1. Med. Univ.-Klinik Hamburg):
Zur Bedeutung der intestinalen Passagezeit für die biliäre Gallensäurenexkretion und Lithogenität des Gallensaftes

Untersuchungen zur Zusammensetzung des Duodenalsaftes haben in den letzten Jahren zunehmende Bedeutung gewonnen, seitdem man weiß, daß Analysen der relativen Zusammensetzung von Gallensäuren, Phospholipiden und Cholesterin im Duodenalsaft wichtige Rückschlüsse zur Ätiologie der Cholelithiasis erlauben. Derartige Untersuchungen zur Lithogenität des Gallensaftes haben nun gezeigt, daß die Relation dieser drei Parameter tagesrhythmischen Schwankungen unterliegt, und zwar findet man beim nüchternen Patienten morgens eine Verschiebung der Relation in Richtung auf eine erhöhte Lithogenität des Gallensaftes. Zwei Faktoren werden bisher ursächlich angeführt: eine nächtliche Sequestration der Gallensäuren in der Gallenblase sowie tagesrhythmische Schwankungen des Gallensäuren- bzw. Cholesterinstoffwechsels. Änderungen der Zirkulationszeit der Gallensäuren im enterohepatischen Kreislauf über Änderungen der intestinalen Motilität und damit der intestinalen Passagezeit wurden bisher nicht berücksichtigt.

Zu dieser Frage möchten wir mit den folgenden Untersuchungen an zusammen 26 Patienten Stellung nehmen, in denen wir unter verschiedenen Versuchsanordnungen den Gallensäuren-Bilirubin-Quotienten (Gs-Bi-Quot.) gemessen haben. Tierexperimentelle Untersuchungen mit akuter Unterbrechung des enterohepatischen Kreislaufes beim narkotisierten und nichtnarkotisierten Schwein hatten nämlich gezeigt, daß dieser Quotient einen empfindlichen Parameter für Änderungen des enterohepatischen Kreislaufes der Gallensäuren darstellt, da eine Unterbrechung des enterohepatischen Kreislaufes die Bilirubinexkretion im Gegensatz zur Gallensäurenausscheidung so gut wie nicht beeinflußt [1].

An 14 Pat. wurde der Gs-Bi-Quot. von abends 19 Uhr bis morgens gegen 9 Uhr in regelmäßigen Zeitabständen im über eine einläufige Duodenalsonde gewonnenen Duodenalsaft gemessen, sowie zusätzlich in der abends und morgens nach i.v. Pankreozymininjektion gewonnenen Blasengalle (n = 9 Pat. mit funktionstüchtiger Gallenblase, n = 3 cholecystektomierte Pat., n = 1 Patientin mit Cholelithiasis).

Bei weiteren 12 Pat. wurde der Quotient morgens in der Lebergalle und der nach i.v. Pankreozymininjektion gewonnenen Blasengalle bestimmt (röntgenologisch kein Steinnachweis). Die Patienten der Gruppe a hatten am Tag zuvor nur eine Morgen- und Mittagsmahlzeit eingenommen, die Patienten der Gruppe b dagegen die üblichen drei Hauptmahlzeiten.

Die 9 Patienten der Gruppe a mit funktionstüchtiger Gallenblase weisen abends in Leber- und Blasengalle einen Quotienten über 1 auf (Abb. 1 oben). Bei den 12 Patienten der Gruppe b (Abb. 1 Mitte) weichen die Quotienten in Leber- und Blasengalle am Morgen dagegen deutlich voneinander ab: der Quotient in der Lebergalle ist gegenüber demjenigen in der Blasengalle (damit auch gegenüber denjenigen in der Leber- und Blasengalle am Abend bei den 9 Patienten der Gruppe a) signifikant erniedrigt ($p < 0{,}05$). Diese verminderte Gallensäurenexkretion in der Lebergalle am Morgen könnte über eine nächtliche Sequestration der Gallensäuren in der Gallenblase erklärt werden. Dafür könnten Tierexperimente sprechen, in denen wir zeigen konnten, daß nach einer 18- bis 24stündigen Fastenperiode im Mittel 92% des Gallensäurenpooles in der Gallenblase gespeichert waren [2].

Diese Erklärung reicht aber nicht aus, denn ein Vergleich des Verlaufes des Quotienten während der Nacht bei den Patienten mit funktionstüchtiger Gallenblase und den cholecystektomierten Patienten der Gruppe a (Abb. 1 unten) zeigt wiederum einen übereinstimmenden Abfall des Quotienten auf Endwerte von im Mittel 0,33 bzw. 0,66 in der Lebergalle am nüchternen Patienten morgens.

Diese Ergebnisse könnten nun dafür sprechen, daß doch Tages-Nachtschwankungen des Gallensäurenstoffwechsels das entscheidende Moment für die Produktion einer gallensalzärmeren Galle beim nüchternen Patienten morgens zukommt.

Dagegen spricht nun aber wieder der Vergleich der Quotienten in der Blasengalle am Morgen bei den 9 Patienten der Gruppe a und den 12 Patienten der Gruppe b, also den Patienten, die abends keine bzw. doch die Abendmahlzeit eingenommen hatten. Denn bei einer Betonung der Tages-Nachtschwankungen des Leberzellstoffwechsels als entscheidendem Moment müßten diese Quotienten weitgehend übereinstimmen. Dies ist aber nicht der Fall.

Diese verschiedenen Resultate lassen sich aber dann auf einfache Weise auf einen Nenner bringen, wenn man die intestinale Passagezeit der Gallensäuren mit in die Überlegungen einbezieht, und zwar unter Annahme einer Zu- bzw. Abnahme der intestinalen Passagezeit und damit der biliären Gallensäurenexkretion/Zeit-

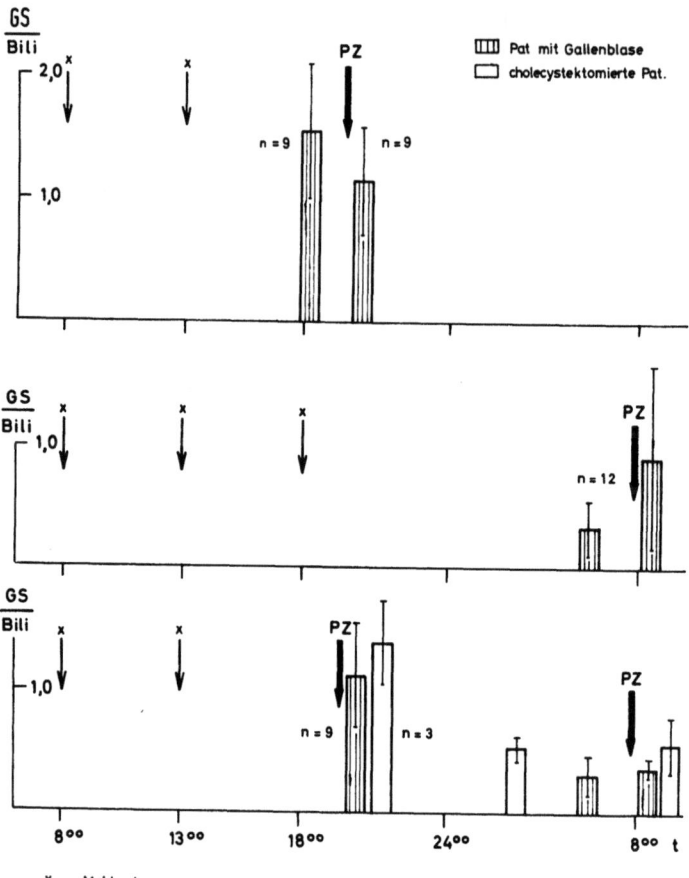

Abb. 1. Vergleichende Darstellung der Gallensäuren-Bilirubin-Quotienten bei den Untersuchungen an zusammen 26 Pat.

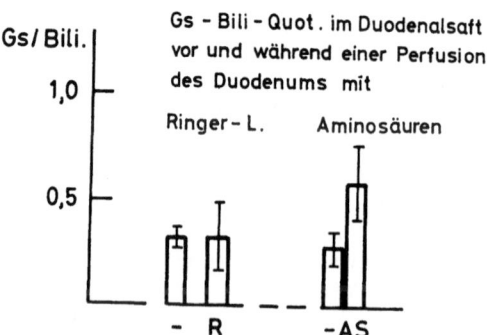

Abb. 2. Zum Einfluß einer Perfusion des Duodenum mit einer Ringer- bzw. Aminosäurenlösung (Aminofusion-L-forte) (jeweils 1 ml/min) auf den Gallensäuren-Bilirubin-Quotienten beim nüchternen Patienten (jeweils n = 4)

einheit in Abhängigkeit von den Mahlzeiten. Dies wäre z. B. denkbar über eine nahrungsabhängige Freisetzung von Pankreozymin aus der Duodenalschleimhaut, dessen stimulierender Einfluß auf die intestinale Motilität bekannt ist.

Für diese Überlegungen sprechen die folgenden Experimente (Abb. 2): eine Perfusion des Duodenum mit Ringer-Lösung hat keinen Einfluß auf den Gs-Bi-Quot., während eine Perfusion mit Aminosäuren in vier Experimenten zu einem signifikanten Anstieg führte ($p < 0,05$). Von Aminosäuren ist bekannt, daß sie zur Freisetzung von Pankreozymin aus der Duodenalschleimhaut führen.

Damit weisen diese Ergebnisse auf einen bisher nicht berücksichtigten Faktor für die Entstehung und Produktion lithogener Galle sowie neue Ansätze für eine Prophylaxe und Therapie der Cholelithiasis hin.

Nach Abschluß unserer Arbeiten erschien kürzlich eine Arbeit von Soloway und Schoenfield, die zu ähnlichen Schlußfolgerungen kamen [3].

Literatur

1. Klapdor, R., Bolte, J., Schlosser, G. A.: Res. exp. Med. (im Druck). — 2. Klapdor, R., Schliewe, J., Valerius, H.: Zur Veröffentlichung eingereicht. — 3. Soloway, R. D., Schoenfield, L. J.: Dig. Dis. **20**, 99 (1975).

CZYGAN, P., STIEHL, A., KOMMERELL, B. (Abt. f. Gastroenterologie Med. Univ.-Klinik Heidelberg): **Behandlung der Hepato-Choledocholithiasis mit Chenodesoxycholsäure bei intrahepatischen Gallengangszysten (M. Caroli)***

Als Ursache der Cholesterinsteinentstehung wird heute die Übersättigung der Galle mit Cholesterin angenommen [1—4]. Die Menge Cholesterin, die in der Galle in Lösung gehalten werden kann, ist von der Konzentration der Gallensäuren und Phospholipide abhängig, die mit dem Cholesterin lösliche Mizellen bilden. Während der Behandlung mit Chenodesoxycholsäure steigt der Anteil der Gallensäuren und Phospholipiden in der Galle an [5], was zu einer Zunahme der Cholesterinlöslichkeit führt.

Seit einigen Jahren wird bei Patienten mit Cholesteringallensteinen versucht, durch Gabe von Chenodesoxycholsäure eine Auflösung der Cholesteringallensteine zu erreichen. Dabei wurde von verschiedenen Autoren [6—8] eine Steinverkleinerung bzw. -auflösung beobachtet.

Im Gegensatz zu den bisherigen Therapieversuchen, die sich auf die Auflösung von extrahepatischen Cholesteringallensteinen durch Chenodesoxycholsäuregabe beschränkten, wird hier über den Versuch berichtet, intrahepatische Gallensteine, die einem operativen Eingriff nicht zugänglich sind, durch Chenodesoxycholsäure zu verkleinern bzw. aufzulösen.

Bei einem 34jährigen Pat. wurde die Diagnose intrahepatische Gallengangszysten (M. Caroli) und Hepato-Choledocholithiasis durch die retrograde und später intraoperative Cholangiographie gestellt.

Die Prognose der intrahepatischen Gallengangszysten (M. Caroli) in Kombination mit intrahepatischen Gallensteinen ist sehr ungünstig. Die häufigsten Komplikationen sind rezidivierender Ikterus, Leberabszesse und Septikämie [9].

Nach Cholecystektomie, operativer Ausräumung von ca. 200 Cholesteringallensteinen und Einsetzen einer T-Drainage, wurde wegen weiterbestehendem Ikterus, der durch multiple Konkremente in den intra- und extrahepatischen Gallengängen verursacht wurde, eine Therapie mit Chenodeoxycholsäure eingeleitet (Abb. 1).

Im Gegensatz zur peroralen Verabreichung von Gallensäuren, wo nur Chenodesoxycholsäure zu einer Auflösung von Cholesteringallensteinen führt, kann bei der über einen T-Drain erfolgenden Infusionsbehandlung auch Cholsäure verwandt werden [10], um Cholesteringallen-

---

* Diese Arbeit wurde mit Unterstützung der Deutschen Forschungsgemeinschaft durchgeführt.

steine im Ductus choledochus aufzulösen. Sollen aber intrahepatische Cholesteringallensteine durch eine kontinuierliche retrograde Infusion mit Gallensäuren aufgelöst werden, sollte Chenodesoxycholsäure verwandt werden, da 1. nicht alle intrahepatischen Steine durch die lokale Infusion erreicht werden, 2. die Lithogenität der Lebergalle durch die über den enterohepatischen Kreislauf rückresorbierte Chenodesoxycholsäure vermindert wird und 3. eine Neubildung von intrahepatischen Cholesteringallensteinen verhindert wird.

Nach einer Kontrollperiode von 2 Wochen, in der eine kontinuierliche retrograde Infusion mit 0,9% NaCl über den liegenden T-Drain durchgeführt wurde, wurde mit der Instillation von Chenodesoxycholsäure 1 g/die begonnen. Chenodesoxycholsäure wurde in Aq. bidest. gelöst, auf einen pH von 7,5 eingestellt und

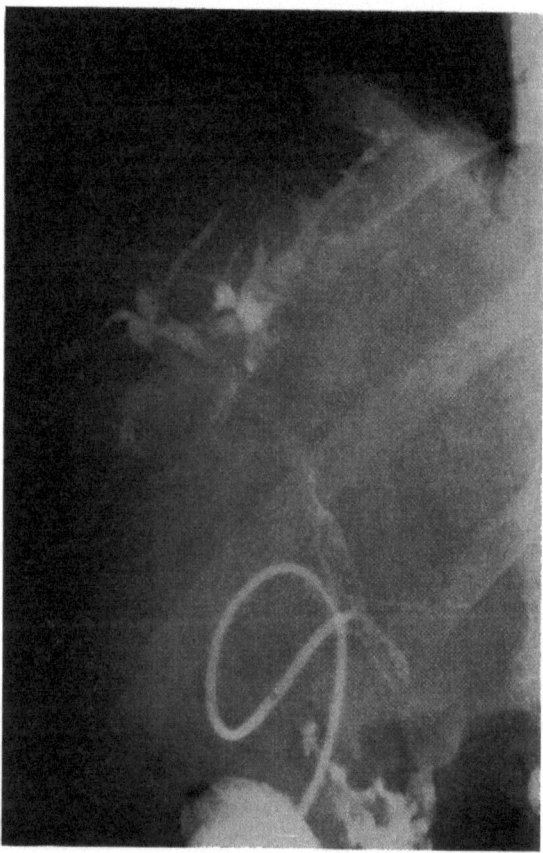

Abb. 1

mittels Milliporefilter sterilisiert. Als Infektprophylaxe wurde der Infusionslösung Cephalosporine zugesetzt. Die Infusion wurde intermittierend gegeben, der Infusionsdruck betrug 35 cm H_2O.

Vor und während der Chenodesoxycholsäuretherapie wurden die Serumgallensäuren [11], das Serumbilirubin, die alkalische Phosphatase, die Transaminasen und die yGT regelmäßig bestimmt. In monatlichen Abständen wurden über den T-Drain retrograde Cholangiographien durchgeführt.

Nach 5monatiger retrograder Instillation von Chenodesoxycholsäure war das intrahepatische Gallengangsystem fast frei von Gallensteinkonkrementen, das intrahepatische Gallengangsystem selbst erheblich cystisch erweitert. Im proximalen Anteil des Ductus choledochus lassen sich mehrere Konkremente nachweisen, die während der Therapie sich ständig verkleinert haben und distal gewandert sind (Abb. 2). Im Einklang mit der röntgenologischen Befundsbesserung fiel während der Behandlungsperiode das Serumbilirubin von anfänglich 16 mg-% auf Werte zwischen 2 und 3 mg-% ab, während die alkalische Phosphatase mit Werten um 400 mU/ml während der Behandlungsperiode unverändert blieb. Die Transaminasen SGPT und SGOT schwankten zwischen 30 und 100 mU/ml, die yGT stieg dagegen bis zu 200 mU/ml an.

Während der Chenodesoxycholsäurebehandlung waren im Serum Lithocholsäuresulfatester nachweisbar, toxische Konzentrationen wurden allerdings nicht beobachtet. Die Konzentration der Chenodesoxycholsäure und der Cholsäure schwankten zwischen 2 und 4,5 µg/ml (Normbereich: 0,5 bis 1,0 µg/ml), toxische Konzentrationen wurden hier ebenfalls nicht beobachtet.

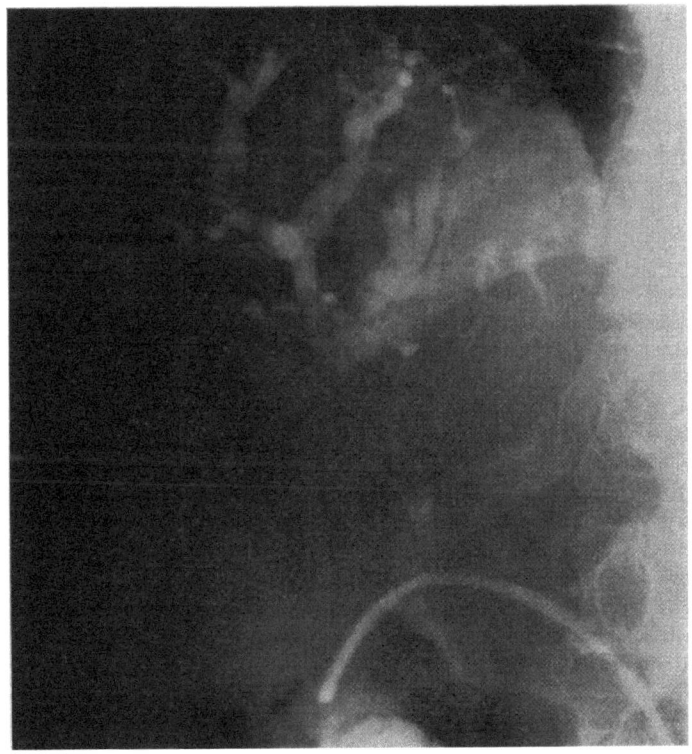

Abb. 2

Literatur

1. Admirand, W. H., Small, D. H.: J. clin. Invest. **47**, 1043 (1968). — 2. Holzbach, R. T., Marsh, M., Olszevski, M., Holan, K.: J. clin. Invest. **52**, 1467 (1973). — 3. Metzger, A. L., Adler, R., Heymsfield, S., Grundy, S. M.: New Engl. J. Med. **288**, 333 (1973). — 4. Wagner, C. J., Soliwger, R. D., Trotman, B. T., Schoenfield, L. J.: Gastroenterology **65**, 127 (1973). — 5. Thistle, J. L., Schoenfield, L. J.: Gastroenterology **61**, 488 (1971). — 6. Bell, G. D., Whitney, B., Dowling, R. H.: Lancet **1972 II**, 1213. — 7. Danzinger, R. G., Hofmann, A. F., Schoenfield, L. J., Thistle, J. L.: New Engl. J. Med. **286**, 1 (1972). — 8. Thistle, J. L., Hofmann, A. F.: New Engl. J. Med. **289**, 655 (1973). — 9. Siedek, M., Käufer, C., Clemens, W., Stadelmann, O., Büchler, E.: Leber, Magen, Darm **4**, 242 (1974). — 10. Lansford, C., Mehta, S., Kern, F., Jr.: Gut **15**, 48 (1974). — 11. Stiehl, A., Raedsch, R., Regula, M., Kommerell, B.: Inn. Med. **2**, 13 (1975).

Stiehl, A., Regula, M., Kommerell, B. (Med. Univ.-Klinik Heidelberg, Gastroenterolog. Abt.): **Transaminasenerhöhungen nach Chenodesoxycholsäurebehandlung: Abhängigkeit von der Chenodesoxycholsäuredosis und Chenodesoxycholsäurekonzentration im Serum**

Seit etwa 4 Jahren wird Chenodesoxycholsäure zur Auflösung von Cholesteringallensteinen therapeutisch eingesetzt. Während der Behandlung mit Chenodesoxycholsäure (Cheno) wurden von verschiedenen Autoren erhöhte Transaminasenwerte beobachtet. In der vorgelegten Studie soll gezeigt werden, daß die Erhöhung der Serumtransaminasen von der verabreichten Chenodosis und der Chenodesoxycholsäurekonzentration im Serum abhängig ist.

10 Pat. mit Cholesteringallensteinen wurden mit 1,5 g Cheno/die behandelt. Bei 3 dieser Pat. wurde eine Erhöhung der Serumtransaminasen beobachtet. Nach 3 Monaten wurde die Dosis von 1,5 g/die auf 1 g/die reduziert und die Serumtransaminasen fielen beinahe auf die Ausgangswerte ab. Die Dosis von 1 g/die wurde deshalb gewählt, weil bei dieser Dosis nach Mok, Bell u. Dowling noch mit einem ausreichenden therapeutischen Effekt gerechnet werden kann.

Vor Behandlung mit Cheno lag die Chenodesoxycholsäurekonzentration im Serum im Normbereich. Nach Behandlung mit 1,5 g Cheno/die stieg die Chenodesoxycholsäurekonzentration im Serum auf beinahe das Dreifache an. Die Chenodesoxycholsäuresulfatkonzentration stieg nur unwesentlich an. Nach Reduktion der Dosis auf 1 g/die fiel die Chenodesoxycholsäurekonzentration im Nüchternblut signifikant ab.

Ähnliche Verhältnisse ergaben sich für die Lithocholsäure, die im Darm aus Chenodesoxycholsäure entsteht. Nach Behandlung mit 1,5 g Cheno/die stieg die Lithocholsäurekonzentration im Serum auf beinahe das Dreifache an. Auch die Lithocholsäuresulfatkonzentration nahm signifikant zu. Nach Reduktion der Chenodosis auf 1 g fiel sowohl die Lithocholsäure- als auch die Lithocholsäuresulfatkonzentration wieder signifikant ab. Somit war bei unseren Patienten die Chenodesoxycholsäurekonzentration und Lithocholsäurekonzentration im Serum von der verabreichten Dosis abhängig.

Bei allen 10 Patienten wurden die Serumkonzentrationen vor und 3 Monate nach Behandlung mit 1,5 g Cheno/die gemessen. Dabei ergab sich eine gute Korrelation zwischen der Chenodesoxycholsäurekonzentration im Serum und der SGOT ($r = 0,72$) und der SGPT ($r = 0,71$). Zwischen der Lithocholsäurekonzentration im Serum und den Serumtransaminasen ergab sich dagegen keine gute Korrelation. Somit waren die beobachteten erhöhten Serumtransaminasen von der Chenodosis und Chenodesoxycholsäurekonzentration im Serum abhängig.

Deshalb wurde bei 7 weiteren Patienten von Anfang an mit einer Dosis von 1 g/die behandelt. Bei dieser Dosis waren die in den ersten 3 Monaten der Behandlung festgestellten höchsten Transaminasenwerte im Mittel niedriger als bei den 10 Patienten, die mit 1,5 g Cheno/die behandelt worden waren.

Die vorgelegten Ergebnisse zeigen, daß zwischen Chenodosis, Chenodesoxycholsäurekonzentration im Serum und den Serumtransaminasen ein direkter Zusammenhang besteht.

Matern, S., Schmidt, C., Buscher, H., Oehlert, W., Gerok, W. (Med. Univ.-Klinik u. Patholog. Inst., Univ. Freiburg): **Immunologische Studien mit Desoxycholsäure und Cholsäure an Kaninchen**[*]

Während schon seit Mitte der 60er Jahre durch Immunisierung von Tieren mit Steroidhormon-Protein-Konjugaten Antiseren zur radioimmunologischen Be-

[*] Mit Unterstützung der Deutschen Forschungsgemeinschaft (Ma 567/2).

stimmung von Steroidhormonen gewonnen wurden, ist es dagegen erst kürzlich gelungen, durch Immunisierung mit Glycocholsäure-Rinderserumalbumin-Konjugat Kaninchen zur Bildung eines spezifischen Antiserums anzuregen, und damit wurde erstmals 1973 ein Radioimmunoassay zur Bestimmung von konjugierter Cholsäure im Serum entwickelt [1]. Da aber bei den Immunisierungsversuchen mit Gallensäuren das Interesse am Versuchstier bisher immer dann endete, sobald ein gutes Antiserum erhalten wurde, ist es bisher nicht bekannt, ob die aktive Immunisierung mit Gallensäuren-Protein-Konjugaten im Versuchstier selbst zu einer Veränderung im Serumgallensäurenspiegel führt, und es ist ferner nicht bekannt, ob die aktive Immunisierung mit Gallensäuren-Protein-Konjugaten im Versuchstier in der Leber morphologische Veränderungen hervorruft. Um diese Fragen zu beantworten, wurden Kaninchen entweder gegen Desoxycholsäure-Rinderserumalbumin-Konjugat oder gegen Cholsäure-Rinderserumalbumin-Konjugat immunisiert.

Methodik

Aus diesem Grunde wurde Desoxycholsäure bzw. Cholsäure — wie von Erlanger et al. für Steroide beschrieben [2] — an Rinderserumalbumin gekoppelt, wobei etwa 12 Moleküle Desoxycholsäure bzw. Cholsäure pro Molekül Rinderserumalbumin kovalent gebunden wurden. Zur Immunisierung wurde 1 mg Desoxycholsäure-Rinderserumalbumin-Konjugat bzw. Cholsäure-Rinderserumalbumin-Konjugat emulgiert in Freunds Adjuvant-Kaninchen intracutan in die Rückenhaut injiziert [3, 4] und die Tiere wurden 4 bis 6 Wochen nach Immunisierungsbeginn getötet. Kontrolltiere wurden in ähnlicher Weise behandelt, wobei diesen aber statt des Gallensäuren-Rinderserumalbumin-Konjugates eine Mischung von Gallensäuren und Rinderserumalbumin injiziert wurde.

Ergebnisse und Diskussion

Bereits 4 Wochen nach Immunisierungsbeginn wurden spezifische Antiseren gegen Desoxycholsäure-Rinderserumalbumin-Konjugat bzw. gegen Cholsäure-Rinderserumalbumin-Konjugat erhalten. Abb. 1 zeigt den mit Hilfe der Ouchter-

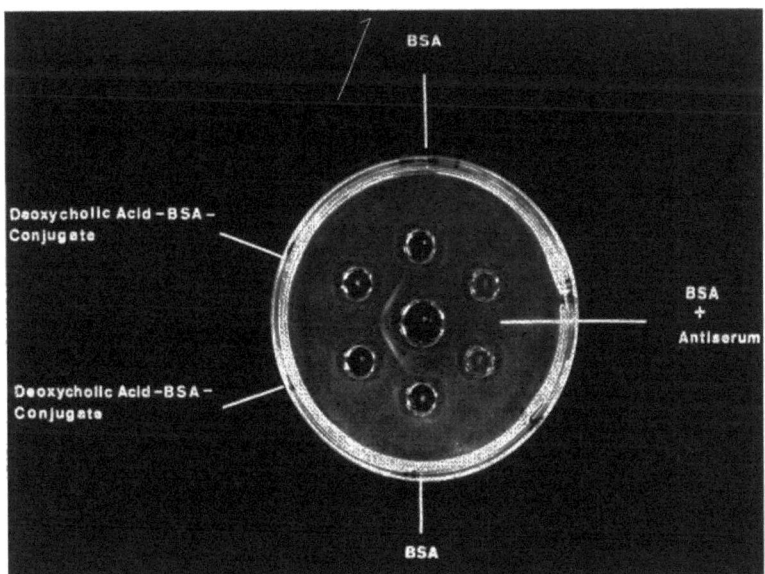

Abb. 1. Ouchterlony-Doppeldiffusion von Desoxycholsäure-Rinderserumalbumin-Konjugat und Rinderserum (BSA) gegen Antiserum nach Immunisierung von Kaninchen mit Desoxycholsäure-Rinderserumalbumin-Konjugat. Im zentralen Loch: 200 µg Rinderserumalbumin und 200 µl Antiserum. BSA: 100 µg Rinderserumalbumin in 0,9% NaCl-Lösung. Deoxycholic Acid-BSA-Conjugate: 100 µg Desoxycholsäure-Rinderserumalbumin-Konjugat in 0,9% NaCl-Lösung

lony-Technik geführten Nachweis der gebildeten Antikörper gegen Desoxycholsäure-Rinderserumalbumin-Konjugat. Gibt man in das zentrale Loch Rinderserumalbumin und gleichzeitig das gewonnene Antiserum, so führte lediglich die Diffusion des Antiserums gegen das in den äußeren Löchern befindliche Desoxycholsäure-Rinderserumalbumin-Konjugat zu einer Präzipitationslinie. Daß es sich bei der Präzipitation nicht um einen Antikörper gegen Rinderserumalbumin handelte, geht daraus hervor, daß bei der Diffusion des Antiserums gegen das in den äußeren Löchern befindliche Rinderserumalbumin es zu keiner Präzipitation kam, da das im zentralen Loch befindliche Rinderserumalbumin bereits den Antikörper gegen Rinderserumalbumin gebunden hatte. Da auch die mit Cholsäure-Rinderserumalbumin-Konjugat immunisierten Kaninchen bereits nach 4 Wochen einen Antikörper gebildet hatten, wobei allerdings Kreuzreaktionen der Antiseren zwischen Desoxycholsäure-Rinderserumalbumin-Konjugat und Cholsäure-Rinderserumalbumin-Konjugat auftraten, waren die experimentellen Voraussetzungen

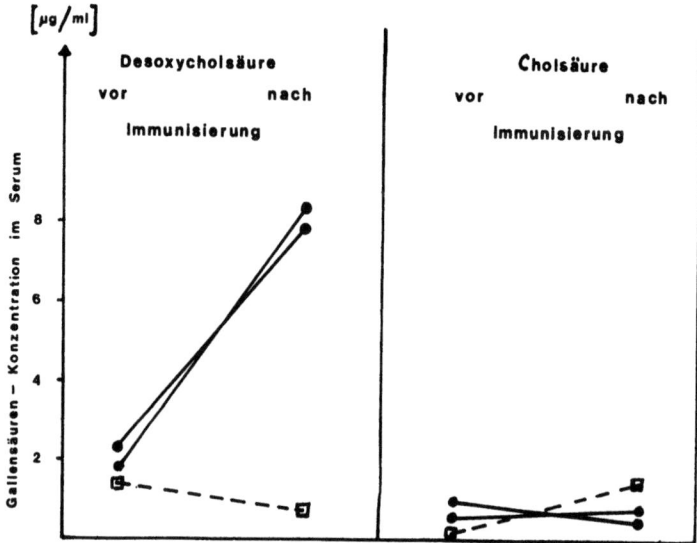

Abb. 2. Serumkonzentration von Desoxycholsäure und Cholsäure vor und 4 Wochen nach Immunisierung mit Desoxycholsäure-Rinderserumalbumin-Konjugat (●———●) bzw. in Kontrolltieren (□— — —□)

gegeben, um zu untersuchen, ob es bei der aktiven Immunisierung der Kaninchen mit Gallensäuren-Rinderserumalbumin-Konjugaten zu Änderungen im Serumgallensäurenspiegel kommt.

Aus diesem Grunde wurden die Serumgallensäuren der Kaninchen vor Beginn der Immunisierung und zum Zeitpunkt des Nachweises der Antikörper nach 4 bzw. 6 Wochen quantitativ mit Hilfe der Gaschromatographie bestimmt, wobei in der Konjugatfraktion und in der Sulfatfraktion Desoxycholsäure, Cholsäure, Lithocholsäure und 3α-Hydroxy-12-Keto-5β-Cholansäure identifiziert wurden. Abb. 2 zeigt, daß es bei der aktiven Immunisierung der Kaninchen mit Desoxycholsäure-Rinderserumalbumin-Konjugat im Gegensatz zum Kontrolltier zu quantitativen Veränderungen im Serumgallensäurenspiegel mit einem deutlichen Anstieg von Desoxycholsäure bei unverändertem Cholsäurespiegel kam. Möglicherweise könnte der Antikörper durch Bindung von Gallensäuren die Feedback-Hemmung der Regulation der Gallensäurenbiosynthese an der Stufe der 7α-Hydroxylase entkoppeln und so eine erhöhte Synthese von Cholsäure und damit als Abbauprodukt der Cholsäure einen erhöhten Desoxycholsäurespiegel im Serum der aktiv mit Desoxycholsäure-Rinderserumalbumin-Konjugat immunisierten Kaninchen bedingen. Somit könnte die aktive Immunisierung von Tieren mit Gallensäuren-Rinderserumalbumin-Konjugaten ein interessantes in vivo-Modell zum Studium der Gallensäurenbiosynthese sein, wobei aber die Bestimmung der Poolgrößen und der Syntheseraten der Gallensäuren unumgänglich scheint.

Zur Frage, ob die aktive Immunisierung mit Gallensäuren-Protein-Konjugaten zu morphologischen Veränderungen am Ort der Gallensäurensynthese führt, wurden 4 bis 6 Wochen nach Immunisierungsbeginn die Kaninchen getötet und die Lebern histologisch untersucht. Im Gegensatz zu den Kontrolltieren wurden bei 3 von 4 aktiv immunisierten Kaninchen histologische Veränderungen im Sinne einer granulomatösen Cholangitis festgestellt.

Zusammenfassung

Durch Immunisierung von Kaninchen mit Desoxycholsäure- bzw. Cholsäure-Rinderserumalbumin-Konjugaten wurden spezifische Antiseren gegen diese Gallensäurenkonjugate gewonnen. Bei der aktiven Immunisierung mit an Rinderserumalbumin gekoppelten Gallensäuren kommt es zu Veränderungen im Gallensäurenstoffwechsel, wie der Anstieg von Desoxycholsäure im Serum bei der Immunisierung mit Desoxycholsäure-Rinderserumalbumin-Konjugat gezeigt hat. Ob die bei der aktiven Immunisierung mit Gallensäuren-Rinderserum-Konjugat beobachtete granulomatöse Cholangitis biologisch signifikant ist, wird gegenwärtig an einer großen Versuchsreihe geprüft.

Literatur

1. Simmonds, W. J., Korman, M. G., Go, V. L. W., Hofmann, A. F.: Gastroenterology **65**, 705 (1973). — 2. Erlanger, B. F., Borek, F., Beiser, S. M., Lieberman, S.: J. biol. Chem. **228**, 713 (1957). — 3. Matern, S., Fröhling, W., Bock, K. W.: Naunyn-Schmiedebergs Arch. Pharmacol. **273**, 242 (1972). — 4. Bock, K. W., Matern, S.: Europ. J. Biochem. **38**, 20 (1973).

LEUSCHNER, U., CZYGAN, P., STIEHL, A. (Abt. f. Gastroenterologie Zentrum d. Inneren Med. Univ. Frankfurt u. Medizinische Univ.-Klinik Heidelberg): **Licht- und elektronenmikroskopische Untersuchungen zur Toxizität von sulfatierter und nichtsulfatierter Lithocholsäure**

Bei der Behandlung von Cholesteringallensteinträgern mit Chenodesoxycholsäure kommt es zur vermehrten Bildung von Lithocholsäure und Lithocholsäuresulfat, wobei der relative Anteil der sulfatierten Lithocholsäure besonders zunimmt. Taurolithocholsäure (TL) ist lebertoxisch, während Lithocholsäuresulfat (LS) weniger und das sulfatierte Taurinkonjugat (TLS) untoxisch zu sein scheint, wie Czygan u. Stiehl (1974) an der Ratte mit Hilfe der Cytochrom-P-450-abhängigen Aminopyrindemethylierung und Anilinhydroxylierung und anderen biochemischen Parametern zeigen konnten. Die deutlichsten Veränderungen fanden sie 12 Std nach intravenöser Injektion, nach weiteren 12 Std lagen alle Werte wieder im Normbereich.

Diese Befunde konnten wir jetzt an der Leberstruktur der männlichen Wistar-Ratte nach einmaliger intravenöser Gabe von 100 mg TL, LS und TLS/kg Körpergewicht licht- und elektronenoptisch bestätigen, wobei die Untersuchungen 1, 4, 12 und 24 Std nach Injektion der entsprechenden Verbindung erfolgten.

Nach einmaliger Gabe von 100 mg TL beobachteten wir die ausgeprägtesten Veränderungen: 1 Std nach Injektion traten Einschlußvakuolen auf, die Gallenkapillaren waren dilatiert, ihre Mikrovilli bizarr deformiert (Abb. 1), und in manchen Zellen beobachteten wir Gallenkapillaren-imitierende Vakuolen mit einer verbreiterten Randzone. Der lichtmikroskopische Befund war dagegen gering, er entsprach dem 12 Std nach der Injektion.

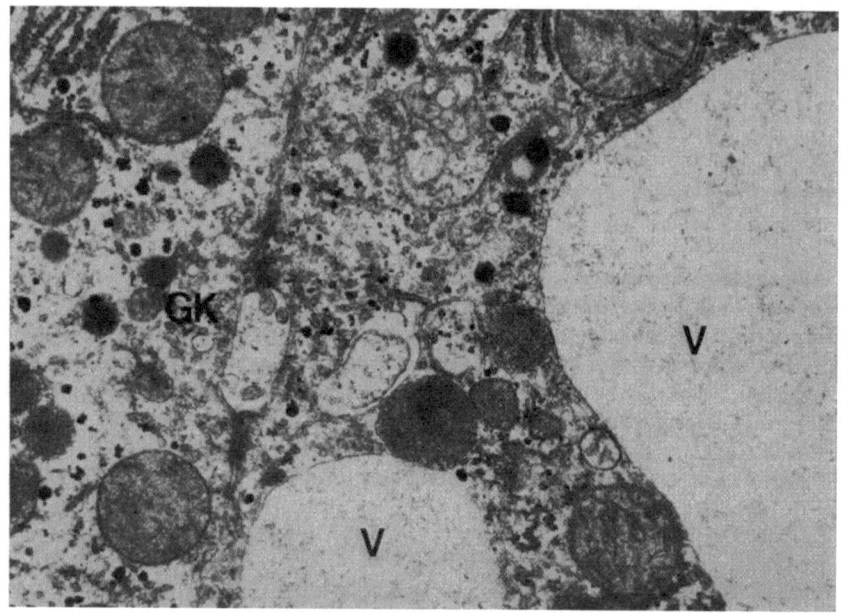

Abb. 1. 18000 ×. 1 Std nach intravenöser Gabe von 100 mg TL. Kleine, dilatierte Gallenkapillare (GK) mit reduzierter Zottenzahl und große Zytoplasmavakuolen

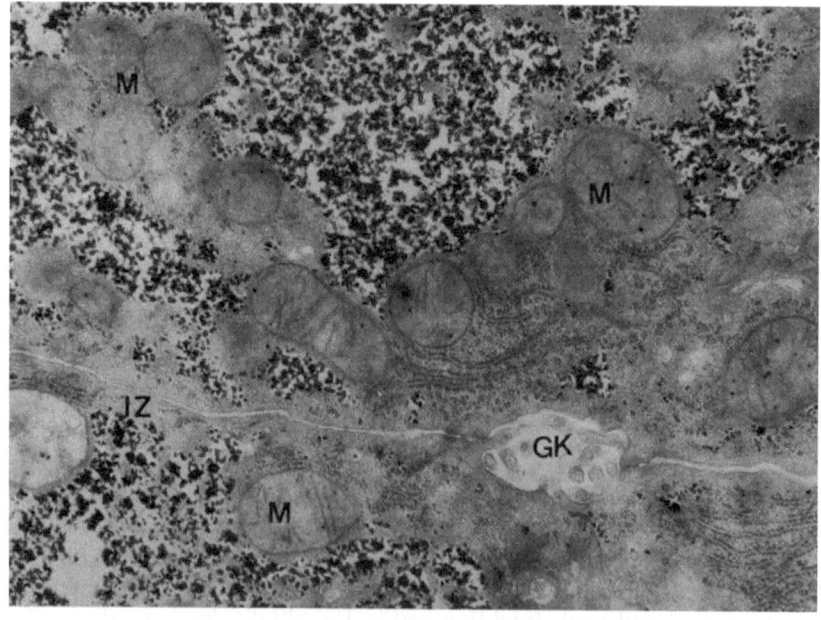

Abb. 2. 18000 ×. 12 Std nach TLS. Kein pathologischer Befund

Zu dieser Zeit fanden sich nämlich in den Periportalfeldern keine pathologischen Veränderungen, lediglich im Leberläppchen zeigten sich häufiger Rundzelleninfiltrate, gelegentlich Einzelzellnekrosen. Elektronenoptisch fanden sich, wie nach 1 Std, dilatierte Gallenkapillaren mit bizarr gestalteten Mikrovilli, dazu kam aber noch eine Vakuolisierung von Mitochondrien.

Auch 24 Std nach der Injektion konnten wir lichtmikroskopisch helle Zytoplasmavakuolen in den Hepatozyten beobachten, während die Periportalfelder zu diesem Zeitpunkt wiederum unauffällig waren. Elektronenoptisch waren die oben erwähnten Befunde weiterhin zu erheben.

24 Std nach Gabe von LS waren einige Gallenkapillaren dilatiert, die meisten Schnitte waren jedoch unauffällig. Der gleiche Befund wurde 1, 4 und 12 Std nach Injektion von LS erhoben.

1 Std nach Verabreichung von TLS fanden wir weder licht- noch elektronenoptisch (Abb. 2) pathologische Veränderungen. Gleiches galt für das Gewebe, das 4, 12 und 24 Std nach der Gabe von TLS entnommen wurde.

Zusammenfassung

1. Die intravenöse Gabe von 100 mg Taurolithocholsäure ist bei der männlichen Ratte lebertoxisch.
2. Die licht- und elektronenoptischen Veränderungen laufen den biochemischen Befunden parallel, bleiben aber länger bestehen.
3. Taurolithocholsäure ist lebertoxisch, Lithocholsäuresulfat weniger, Taurolithocholsäuresulfat scheint untoxisch zu sein.
4. Die Sulfatierung von Lithocholsäure stellt demnach wohl einen Schutzmechanismus der Leber dar, der die Toxizität dieser Gallensäure deutlich vermindert.

Literatur

Czygan, P., Stiehl, A.: Z. Gastroent. **12**, 436 (1974).

WEIS, H. J., GRÜNERT, A., FÖRSTER, C. F., ROTHMUND, M., ROES, K. W. (I. Med. Klinik u. Poliklinik, Physiologisch-Chemisches Inst., Chirurg. Klinik Univ. Mainz): **Die chemische Zusammensetzung röntgenologisch nichtschattengebender Gallensteine***

Seit 1972 können Cholesterolgallensteine mit Chenodesoxycholsäure medikamentös aufgelöst werden [1]. Die Zusammenstellung der Behandlungserfolge ergibt jedoch Schwankungen zwischen 0 und 68%, deren Ursache nicht ganz geklärt ist. Insbesondere hatten Bainton u. Mitarb. [2] bei 25 Patienten mit calzifizierten Gallensteinen unter der Einnahme von Chenodesoxycholsäure keinen Erfolg gesehen. Auch Hoffmann u. Mitarb. [3] beobachteten lediglich bei 1 von 15 Patienten mit calzifizierten Gallensteinen eine signifikante Verkleinerung unter Chenodesoxycholsäure. Auf Grund dieser Beobachtungen hat man die Schlußfolgerung gezogen, daß eine Behandlung mit Chenodesoxycholsäure bei calzifizierten Gallensteinen zwecklos erscheint. Worin aber liegen die Gründe des Versagens bei den übrigen, nicht schattengebenden Gallensteinen? Bis heute kann die Diagnose Cholesterolgallenstein nur nach dem Röntgenbild in vivo gestellt werden, d. h. spontan schattengebende Steine oder nicht. Wir sind daher der Frage nachgegangen, inwieweit röntgenologisch nicht schattengebende Gallensteine Kalzium enthalten können.

---

* Mit dankenswerter Unterstützung der Deutschen Forschungsgemeinschaft.

Röntgenaufnahmen von 50 chirurgisch entfernten Gallensteinen in vitro ergaben, daß Kalziumverbindungen in den Gallensteinen, soweit sie sichtbar sind, hauptsächlich in 3 Anordnungen auftreten: häufig als Schale, selten als Kern oder homogen vermischt. Da Gallensteine vorwiegend Cholesterol enthalten, haben wir jeweils 1,0 g Cholesterol mit verschiedenen Mengen Kalziumkarbonat zusammengegeben. Kalziumkarbonat war dabei entweder als Schale oder Kern angeordnet oder homogen mit Cholesterol vermischt. Diese Gemische wurden in Seidenpapier gehüllt, mit einem Draht markiert und bei Patienten über dem rechten Oberbauch fixiert. Gleichzeitig wurde der Körperdurchmesser in Höhe der Gallenblasenregion mit einem Beckenzirkel gemessen. Auf den Röntgenaufnahmen der künstlichen Gemische, die Kalziumkarbonat als Kern enthielten, konnten schon 50 mg Kalziumkarbonat (das sind 20 mg reines Kalzium) als Spontanschatten erkannt werden. Auch wenn Kalziumkarbonat als Halbmond um das Cholesterol angeordnet war, gaben 50 mg schon einen Spontanschatten im Röntgenbild. Zur Klärung der Frage, welches die geringste Menge Kalzium ist, die eben noch röntgenologisch erkannt werden kann, wurde reines Kalziumkarbonat in Mengen von 5 bis 50 mg in Seidenpapier gehüllt und Röntgenbilder angefertigt. Bei einem Körperdurchmesser von 15 cm können schon 20 mg Kalziumkarbonat röntgenologisch erkannt werden, was etwa 8 mg reinem Kalzium entspricht.

Wenn Cholesterol jedoch mit steigenden Mengen Kalziumkarbonat homogen vermischt wird, läßt sich erst bei einer Konzentration von 13,3% Kalzium ein Spontanschatten im Röntgenbild erkennen. Kalzium kommt besonders in Pigmentgallensteinen in Form von Kalziumbilirubinat homogen verteilt vor. Aus der chemischen Struktur von Kalziumbilirubinat geht hervor, daß Kalzium nur 6,3% dieser Verbindung ausmacht.

Tatsächlich sind auch Pigmentgallensteine röntgenologisch nicht spontan schattengebend und bestätigen somit teilweise unsere experimentellen Befunde.

Bei 50 Pat., deren präoperative Cholezystogramme vorlagen, wurden die Gallensteine in der chirurgischen Universitätsklinik Mainz entfernt und chemisch analysiert. Durch ein Röntgenbild in vitro und Durchschneiden des Gallensteines wurde zunächst sicher gestellt, daß keine schalenförmige Anordnung z. B. von Kalzium vorliegt. Falls eine solche vorhanden war, wurden die Schichten getrennt untersucht. Aus einem Folchextrakt der zermörserten Gallensteine wurden Bilirubin und Cholesterol photometrisch bestimmt. Natrium, Kalium und Kalzium wurden nach Veraschung des Steines mit Schwefelsäure flammenphotometrisch gemessen und der Anteil von Karbonat als CO_2 manometrisch ermittelt. Wie die Tabelle zeigt, bestanden 12 Gallensteine aus 90% und mehr Cholesterol und hatten erwartungsgemäß röntgenologisch keinen Spontanschatten ergeben. Bei den gemischten Steinen konnten solche mit weniger als 10% Kalzium röntgenologisch spontan nicht erkannt werden. Erst wenn die Kalziumkonzentration definitiv 10% überschritt, waren Gallensteine röntgenologisch spontan in vivo zu erkennen. Dabei spielte der Körperdurchmesser nur in Extremfällen eine Rolle.

Tabelle. Röntgenologische Darstellung und chemische Zusammensetzung (in Prozent) von 50 Gallensteinen

Anzahl	Cholesterol	Kalzium	Bilirubin	Karbonat	Röntgenbild
12	90 −100	0	0 − 1	0 − 1	negativ
33	48 − 98,5	0,1− 8,7	0,1−18,8	0,1− 8,8	negativ
5	3,1− 81,3	14,2−30	0,6−12,8	1,0−22,4	positiv

Frühere Untersucher [4] haben nachgewiesen, daß keine anderen Substanzen als Kalzium in Gallensteinen spontan Röntgenschatten geben und dieses Kalzium meist als Karbonat oder Bilirubinat, selten jedoch als Sulfat oder Phosphat vorliegt. Unsere Ergebnisse beweisen daher, daß Kalzium in einer Konzentration von mehr als 10% in Gallensteinen vorliegen muß, um einen Spontanschatten im Röntgenbild zu geben.

Zusammenfassung

1. Kalziumsalze sind in Gallensteinen häufig schichtweise angeordnet.
2. Die Kalziumkonzentration im Gallenstein muß 10% übersteigen, um röntgenologisch einen Spontanschatten zu geben. Dabei beträgt die Mindestmenge 8 bis 10 mg Kalzium.
3. Die Tatsache, daß röntgenologisch negative Gallensteine bis zu 13% Kalzium enthalten können, stellt wahrscheinlich eine Hauptursache für das Versagen der medikamentösen Gallensteinauflösung dar.

Literatur

1. Danzinger, R. G., Hofmann, A. F., Schoenfield, L. J., Thistle, J. L.: New Engl. J. Med. **286**, 1 (1972). — 2. Bainton, D.: Lancet **1973 I**, 562. — 3. Thistle, J. L., Hofmann, A. F.: New Engl. J. Med. **289**, 655 (1973).

BRACHTEL, D., RICHTER, E., LEINWEBER, B., KRUSEN, S., ZILLY, W., LIEHR, H. (Med. Univ.-Klinik Würzburg u. Gießen): **Komplikationen und Überlebensrate bei akutem Leberversagen mit Coma hepaticum**

Die Behandlung des akuten Leberversagens stellt ein bislang noch ungelöstes Problem dar. So beträgt die Überlebensrate bei konservativer Therapie nach Trey 10% [3], nach Benhamou 17% [1] und nach Williams 10% [2]. Obwohl aufwendige Behandlungsverfahren wie Austauschtransfusion, extracorporale Leberperfusion und Cross-Zirkulation eingesetzt wurden, konnte diese nicht überzeugend verbessert werden [1]. Ob durch die Methode der Charcoal-Hämoperfusion [2] die Prognose entscheidend verbessert werden kann, bleibt den Ergebnissen weiterer Untersuchungen vorbehalten.

Es erschien uns gerechtfertigt, das akute Leberversagen konservativ zu behandeln und in der Folge sollen der Krankheitsverlauf und besonders die dabei aufgetretenen Komplikationen der 19 von uns zwischen 1966 und 1975 behandelten Patienten dargestellt werden.

Entsprechend den Kriterien der Fulminant hepatic Failure Surveillance Study wurden nur solche Patienten in dieser Zusammenstellung berücksichtigt, die ohne vorbestehende Leberschädigung innerhalb von 8 Wochen ein Coma hepaticum Stadium IV entwickelten, das nach der Definition von Trey [4] festgestellt wurde. Bei den 19 Pat. wurde folgende Therapie durchgeführt: Prednisolon bei 17, Osmodiuretika (Sorbit, Mannit) bei 17, Volumensubstitution in Form von PPL, Human-Albumin, Frischplasma und Vollblut bei 15, Antibiotika (Ampicillin, Carbenicillin oder Gentamycin) bei 17, Neomycin bei 16, Heparin bei 7, Sedativa (Distraneurin oder Hexobarbital) bei 8 Pat., 11 Pat. wurden intubiert oder tracheotomiert, 6 beatmet, 2 wurden hämodialysiert und 1 peritonealdialysiert.

Von den 19 beobachteten Patienten verstarben 15, dies entspricht einer Letalität von 79%. 5 Patienten wachten aus dem Coma hepaticum auf, davon überlebten 4 Patienten.

Als Ursache lag bei 15 Patienten eine fulminante Hepatitis zugrunde, aus dieser Gruppe überlebten 3 Patienten. Bei 4 Patienten mit Knollenblätterpilzintoxikation überlebte 1 Patient. Von insgesamt 13 weiblichen Patienten überlebten 2 und von 6 männlichen Patienten überlebten ebenfalls 2 Patienten.

Während hinsichtlich der Ätiologie der zugrundeliegenden Leberschädigung und der Geschlechtsverteilung keine sichere Aussage über die Prognose gemacht werden kann, so findet sich doch eine Altersabhängigkeit: von 9 Patienten zwischen 15 bis 45 Jahren überlebten 3 Patienten, während von 10 Patienten über 45 Jahren nur 1 Patient überlebte; alle 8 Patienten über 50 Jahren überlebten nicht.

Wichtig erscheint der Befund, daß präexistente Krankheiten in der Gruppe der Überlebenden nicht vorlagen, während bei der Gruppe mit letalem Ausgang bei 2 Patienten ein operiertes und bestrahltes Overialkarzinom, bei einer Patientin ein operiertes und bestrahltes Mammakarzinom vorlag neben jeweils einem Patienten mit Diabetes mellitus, chronischem Herzwandaneurysma und Pacemaker-Implantation bei Kardiosklerose.

Durchschnittlich 9 Tage (1 bis 28) nach dem Auftreten von Prodromalerscheinungen wurden die Patienten stationär aufgenommen. 6 Patienten waren zu diesem Zeitpunkt bewußtseinsklar, die übrigen zeigten folgende Comastadien: 4 Patienten mit Stadium I, 3 Patienten mit Stadium II, 2 Patienten mit Stadium III und 4 Patienten mit Stadium IV.

Das Coma-Stadium IV wurde durchschnittlich 15 Tage (2 bis 32) nach Beginn der Erkrankung erreicht bei einer durchschnittlichen Comadauer von 4 Tagen (1 bis 16), die auch der mittleren Überlebenszeit entspricht.

Hinsichtlich der wichtigsten Parameter der Hämostase wie Quickwert und Faktor V-Konzentration als Ausdruck des Schweregrades der Leberschädigung bestand nach Erreichen des Comastadiums IV kein Unterschied zwischen Überlebenden und Nichtüberlebenden, eine Thrombozytopenie lag bei allen untersuchten Patienten zu diesem Zeitpunkt vor.

Eine Bakteriämie oder Sepsis durch gramnegative Erreger konnte bei 3 Patienten durch Blutkultur nachgewiesen werden, 2 von diesen Patienten verstarben im septischen Schock. 1 Patient entwickelte eine Candidasepsis mit ebenfalls letalem Ausgang. Bei insgesamt 8 Patienten war während des Verlaufs des Coma-Stadium IV eine Pneumonie nachweisbar. Temperaturen über 38° C bei 10 Patienten und eine Leukozytose über $10000/mm^3$ bei 15 Patienten können weiterhin als Hinweis einer bakteriellen Infektion angesehen werden.

Insgesamt waren bei 11 Patienten Zeichen für eine bakterielle Infektion nachweisbar, wenn man eine bakterielle Ätiologie der Pneumonie annimmt. Eine Niereninsuffizienz mit Oligurie oder Anurie und Retention harnpflichtiger Substanzen konnte bei 11 Patienten nachgewiesen werden; gastrointestinale Blutungen traten ebenfalls bei 11 Patienten auf, waren aber für den Ausgang nicht entscheidend. Alle 7 Patienten, die eine dekompensierte metabolische Acidose zeigten, überlebten nicht, während von 7 Patienten mit Alkalose 2 Patienten überlebten. Ein Pleuraerguß konnte klinisch bei 2 Patienten und Ascites bei 4 Patienten festgestellt werden, ein Lungenödem lag bei 2 Patienten und eine Lungenatelektase ebenfalls bei 2 Patienten vor.

Von den 10 Patienten mit gastrointestinaler Blutung überlebte 1 Patient, 1 Patient wurde nicht obduziert; von den verbleibenden 8 Patienten wurde als Ursache bei 5 Patienten eine allgemeine hämorrhagische Diathese angesehen, daneben fand sich ein Ulcus duodeni nach einer 10tägigen Prednisolontherapie, bei einem Patienten Schleimhauterosionen des Magens und ebenfalls bei einem Patienten Schleimhautblutungen im Duodenum als Ursache.

Von den 15 Patienten, die nicht überlebten, wurden 14 obduziert. Dabei konnte bei 11 Patienten ein Hirnödem nachgewiesen werden, alle 14 Patienten zeigten histologisch eine akute oder subakute Leberdystrophie, bei 10 Patienten fanden sich Zeichen einer allgemeinen hämorrhagischen Diathese; im Gegensatz zum klinischen Befund konnte bei 6 Patienten Ascites, bei 7 Patienten Pleuraergüsse und ebenfalls bei 7 Patienten ein Lungenödem gefunden werden.

Neben den oben erwähnten Patienten mit Ovarial- und Mammakarzinom, die keine Metastasierungen zeigten, waren hyaline Membranen der Lunge nach Beatmung, eine phlegmonöse Enteritis mit septischen Abszessen, Nierenabszesse bei Candidasepsis und eine akute Pankreasnekrose wichtige Obduktionsbefunde.

Alle 4 Patienten, die überlebten, wurden laparoskopiert und biopsiert innerhalb 3 bis 12 Wochen nach Wiedererlangung des Bewußtseins; bei 3 Patienten war makroskopisch eine weitgehend unauffällige Leber nachweisbar und in einem Falle eine postnekrotische Narbenleber ohne portale Hypertension. Histologisch war in drei Fällen eine leichte bis deutliche intrahepatische Cholestase, die in einem Fall mit Einzelzellnekrosen kombiniert war, in einem Fall fanden sich noch Zeichen einer abklingenden Hepatitis.

Bei 19 beobachteten Verläufen eines akuten Leberversagens mit Entwicklung eines Coma hepaticum Stadium IV betrug die Überlebensrate 21%. Alle Patienten, die überlebten, waren unter 50 Jahre alt, wiesen keine präexistenten Erkrankungen auf und entwickelten im Krankheitsverlauf keine Niereninsuffizienz. Keine Abhängigkeit der Überlebensrate war hinsichtlich Ätiologie der Erkrankung und Schweregrad der Leberschädigung, gemessen an den Parametern der Blutgerinnung, feststellbar. In mehr als der Hälfte der beobachteten Patienten wurden einzeln und in Kombination pulmonale und renale Komplikationen sowie gastrointestinale Blutungen beobachtet. Direkte oder indirekte Zeichen bakterieller Infektionen wurden bei Überlebenden und Nichtüberlebenden gleich häufig beobachtet; eine Bakteriämie oder Sepsis war jedoch bei den Überlebenden durch Blutkultur nicht nachweisbar. Als häufigster pathologisch-anatomischer Befund fand sich ein Hirnödem bei 11 von 14 Patienten. Obwohl die Behandlung mit Volumensubstitution und Osmodiurese die Entwicklung eines Nierenversagens verhindern sollte, gelang dies nur bei den 4 Überlebenden und 2 weiteren Patienten. Trotz massiver Gerinnungsstörungen ist kein Patient an einer nicht beherrschbaren Blutung gestorben; auch die angeführten pulmonalen und renalen Komplikationen konnten nicht als unmittelbare Todesursache angesehen werden. Direkt zum Tode führte bei 3 Patienten eine Sepsis, bei 1 Patienten ein anaphylaktischer Schock auf Ampicillin und bei 1 Patienten eine Pankreasnekrose.

Literatur

1. Benhamou, J.-P., Rueff, B., Sicot, G.: Severe Hepatic Failure: A Critical Study of Current Therapy. In: Liver and Drugs (Hrsg. F. Orlandi, A. M. Jezequel), S. 213. London-New York: Academic Press 1972. — 2. Gazzard, B. G., Weston, M. J., Murray-Lyon, I. M.: Lancet 1974 I, 1201. — 3. Trey, G., Lipworth, L., Davidson, C. S.: Gastroenterology 58, 306 (1970). — 4. Trey, G., Davidson, C. S.: The Management of Fulminant Hepatic Failure. In: Progress in Liver Diseases, Vol. III (Hrsg. H. Popper, F. Schaffner), S. 282. New York-London: Grune and Stratton 1970.

MAIER, K. P., VOLK, B., TALKE, H., GEROK, W. (Med. Univ.-Klinik Freiburg):
Arginase und Carbamylphosphatsynthetase-Aktivitäten im Verlauf chronischer Lebererkrankungen

Veränderungen von Enzymaktivitäten des Harnstoffzyklus sind bei zahlreichen chronischen Lebererkrankungen beschrieben worden [1—3]. Von besonderem Interesse in diesem Zusammenhang ist der Befund, daß die in Biopsiezylindern von Gesunden und von Patienten mit chronisch-persistierender (CPH) bzw. chronisch-aggressiver (CAH) Hepatitis gemessenen Aktivitäten der Arginase und der Carbamylphosphatsynthese signifikante Differenzen aufweisen. Im Gegensatz dazu waren — abgesehen von der in unseren Untersuchungen nicht bestimmten Aktivität der Argininosuccinatsynthetase — die übrigen Enzyme des Harnstoffzyklus (Argininosuccinatlyase, Ornithin-Carbamylphosphattransferase, Ornithin-Ketosäuretransaminase) in ihren aktivitäten im Vergleich zu identisch ernährten Kontrollpersonen unverändert [4].

In der vorliegenden Untersuchung wurden daher die Aktivitäten der Arginase und der Carbamylphosphatsynthetase unbehandelter Patienten mit gesicherter CAH verglichen mit denjenigen, die in Biopsiezylindern von erfolgreich medikamentös therapierten Patienten mit CAH gemessen wurden. Beide Gruppen, behandelte und unbehandelte Patienten standen unter einer identischen Proteinzufuhr, mindestens 4 Tage vor Vornahme der Leberbiopsie.

Die Aktivitäten der Harnstoffzyklusenzyme, DNS und Protein wurden wie beschrieben bestimmt [5].

Zusätzlich wurden die Enzyme des Krebs-Henseleit-Zyklus bei Patienten mit folgenden chronischen Lebererkrankungen gemessen:
1. Alimentäre Fettleber;
2. Alkoholische Fettleberhepatitis;
3. Alkoholische Lebercirrhose.

Hinsichtlich der Aktivitäten der Carbamylphosphatsynthetase und der Arginase wurden folgende Resultate erhoben:

Die Aktivitäten beider Enzyme liegen bei Patienten mit CAH im Vergleich zu Patienten mit CPH signifikant niedriger. Dasselbe gilt auch für Patienten mit alkoholischer Fettleberhepatitis bzw. mit bereits manifester alkoholischer Lebercirrhose. Im Gegensatz dazu unterscheiden sich Lebergesunde und Patienten mit CPH durch einen Anstieg der Arginasenaktivität (bei CPH), welcher statistisch signifikant war. Patienten mit alimentärer Fettleber, ohne Entzündungszeichen, und Lebergesunde verhalten sich hinsichtlich beider Enzymaktivitäten identisch.

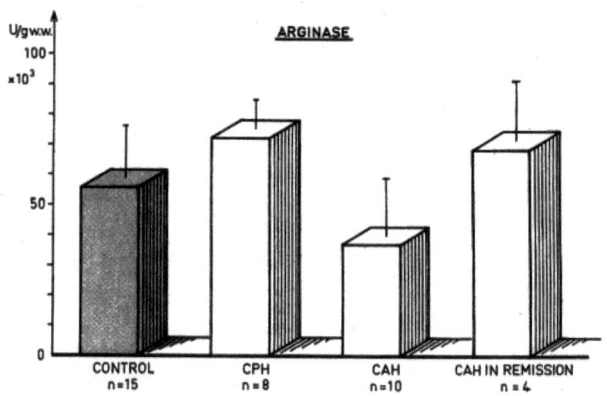

Abb. 1. Aktivität der Arginase in Leberbiopsiezylindern von Patienten mit unbehandelter chronisch-persistierender (CPH) und chronisch-aggressiver (CAH) Hepatitis (U/g Frischgewicht). Im Vergleich dazu Arginaseaktivität in Biopsieproben von Gesunden (linke Säule) und von Patienten mit CAH in Remission (rechte Säule). Angabe von Mittelwert ± 2s

Abb. 1 zeigt die genannten Unterschiede der Aktivität der Arginase bei Gesunden, Patienten mit CPH und unbehandelter sowie erfolgreich behandelter CAH. Die Arginaseaktivität ist im Falle der letztgenannten Patienten — welche ein morphologisches Bild „wie bei chronisch-persistierender Hepatitis" aufwiesen — nicht zu unterscheiden von der Arginaseaktivität, wie sie in Biopsiezylindern von unbehandelten Patienten mit CPH gemessen werden konnte.

Auf der anderen Seite zeigte sich, daß ähnliche Veränderungen auch im Falle der Carbamylphosphatsynthetase nachweisbar waren, so daß beide Enzyme eine gute Korrelation zu der jeweiligen histologischen Veränderung des Leberparenchyms aufweisen.

Die Ergebnisse der Aktivitätsmessungen beider Enzyme im Falle der chronischen, alkoholischen Fettleberhepatitis und der alkoholischen Cirrhose ergab keine Differenzen der nahezu identisch erniedrigten Meßwerte. Dies bedeutet, daß enzymatisch beide Krankheitsprozesse nicht unterschieden werden können. Zusammen mit den Resultaten bei chronischen Hepatitiden (CPH und CAH) wird deutlich, daß bei all denjenigen Erkrankungen, welche — zumindest potentiell — in eine terminale Cirrhose übergehen können (CAH, alkoholische Fettleberhepatitis) mit einer signifikanten Abnahme der Aktivitäten der Carbamylphosphatsynthetase und der Arginase gerechnet werden kann. Auf der anderen Seite zeigen die Verlaufsbeobachtungen bei bisher vier Patienten, welche durch eine mehrmonatige medikamentöse Therapie klinisch, laborchemisch und histologisch gebessert werden konnten, daß es sich im Falle der Arginaseaktivitätserniedrigung offensichtlich um einen Prozeß handelt, welcher reversibel ist. Dies bedeutet, daß die Bestimmung dieser Enzyme in Biopsieproben von Patienten mit chronischen Hepatitiden einen zusätzlichen, biochemischen Parameter darstellt sowohl für die Differentialdiagnose wie auch für die Verlaufsbeobachtung.

Literatur
1. Haag, G., Holldorf, A. W., Gerok, W.: Klin. Wschr. **50**, 887 (1972). — 2. Pfrunner, G., Nguyen-Huy, N., Bockel, R.: Path. et Biol. **21**, 719 (1973). — 3. Maier, K. P., Volk, B., Hoppe-Seyler, G., Gerok, W.: Europ. J. clin. Invest. **4**, 193 (1974). — 4. Maier, K. P., Volk, B., Gerok, W.: Verh. dtsch. Ges. inn. Med. **80**, 499 (1974). — 5. Maier, K. P., Helbig, C., Hoppe-Seyler, G., Talke, H., Fröhlich, J., Schollmeyer, P., Gerok, W.: Z. klin. Chem. **12**, 499 (1974).

BAHRE, G., KLEY, R., HOLZHÜTER, H. (Abt. f. Klinische Haemostaseologie u. Transfusionsmedizin, Univ.-Kliniken Homburg): **Vergleichende Untersuchungen über den Einfluß einer Äthanolbelastung auf verschiedene laborchemische Parameter bei Gesunden und bei Patienten mit histologisch gesichertem Leberparenchymschaden**

1969 stellte Thaler [7] fest, daß bei gesunden Personen nach einmaliger Alkoholbelastung keine biochemischen Zeichen einer Leberschädigung nachzuweisen sind; wie jedoch von Böhle et al. [1] bereits 1967 beobachtet wurde, verändert ein akuter Alkoholeinfluß den Fett- und Kohlehydratstoffwechsel in meßbarer Weise.

Nach den Untersuchungen von Müting (1971) [6] (mit 0,7 l Wein) an lebergesunden Probanden und an Patienten mit einer alkoholisch induzierten Lebererkrankung führt Alkohol bei den Gesunden nach akuter Belastung zu geringen, reversiblen Störungen; bei den Lebervorgeschädigten hingegen zu entsprechend schwerwiegenderen biochemischen Veränderungen.

10 Pat. mit makroskopisch (laparoskopisch) und histologisch gesichertem Leberparenchymschaden sowie anamnestisch erwiesenem chronischem, über mindestens 10 Jahre dauerndem Alkoholabusus und 10 klinisch gesunden Probanden (ohne Hinweis auf Alkoholabusus und nach mindestens 3tägiger Alkoholabstinenz) wurden unter vergleichbaren Bedingungen 0,5 g Äthanol/kg Körpergewicht per oral verabreicht. Alle Probanden waren zu Beginn der Untersuchung mindestens 12 h nüchtern, die erste Mahlzeit durfte 6 h nach Versuchsbeginn eingenommen werden.

Histologisch bestand bei den chronischen Trinkern eine Leberzellverfettung I. bis II. Grades; ein Diabetes mellitus oder eine praediabetische Stoffwechsellage waren nicht nachweisbar. Patienten mit den Zeichen einer Alkoholhepatitis (zentrolobuläre Nekrosen mit entzündlichen Infiltrationszeichen) wurden aus der Versuchsreihe ausgenommen.

Vor, 1, 3, 5, 10 und 24 h nach der Alkoholzufuhr bestimmten wir folgende Parameter: SGOT, SGPT, alkalische Phosphatase, γ-GT, GLDH, LDH, Serumkreatinin, Pseudocholinesterase, Neutralfette, Gesamtlipide, Fibrinogen, Thrombocytenzahl und Plättchenfunktionsfähigkeit (im Ausbreitungstest nach Breddin).

Die enzymatisch bestimmten Blutalkoholwerte [2] wurden nach 3 und 10 h gemessen. Die statistische Auswertung erfolgte varianzanalytisch mit einem „split-plot-Versuchsplan" [3] (Abb. 1).

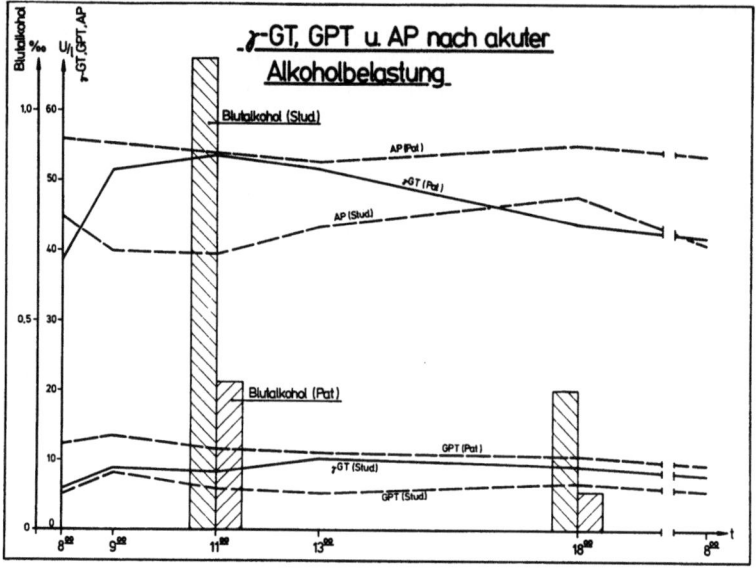

Abb. 1

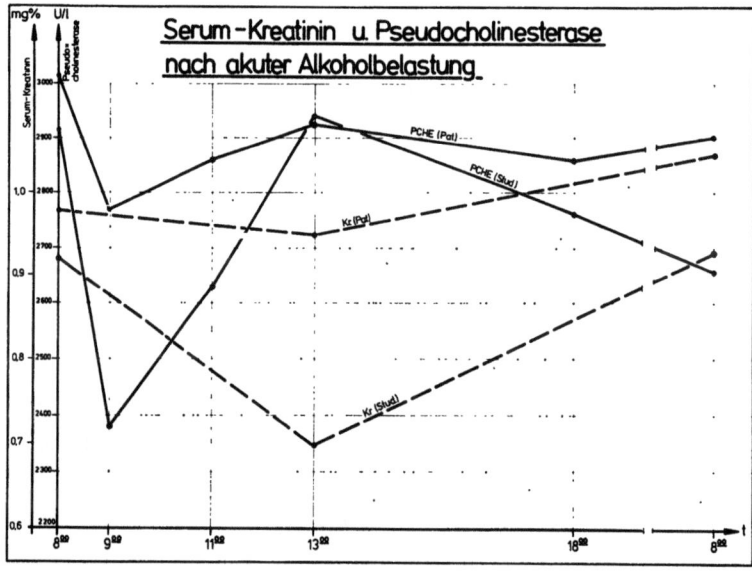

Abb. 2

Zur besseren Übersicht sind auf diesem Verlaufsdiagramm nur die folgenden korrespondierenden Mittelwerte der Patienten und der gesunden Probanden (Studenten) eingezeichnet: alkalische Phosphatase, die beiden oberen gestrichelten Linien. SGPT, die beiden unteren gestrichelten Linien und die γ-GT, die beiden durchgezogenen Linien.

Dazu die Blutalkoholwerte, gemessen nach 3 und 10 h sowohl bei den Patienten wie bei den Studenten.

Wie auf der Abbildung demonstriert wird, fanden wir statistisch jeweils signifikante Niveauunterschiede zwischen beiden Kollektiven, Unterschiede der relativen Geschwindigkeit des Enzymanstieges und/oder des Abfalles zwischen Patienten mit chronischem Alkoholleberschaden und gesunder Vergleichsgruppe bestanden jedoch nicht.

Ähnliche Verhältnisse stellten wir bei der SGOT und bei dem Quotienten γ-GT/SGPT fest.

GLDH, Neutralfette, Gesamtlipide und Thrombocytenzahl zeigten zwischen beiden Gruppen weder statistisch signifikante Niveauunterschiede noch Änderungen über die Zeit. Auch im PAT waren keine eindeutigen morphologischen Veränderungen nachzuweisen.

Die LDH und das Fibrinogen lagen bei den Patienten zu allen gemessenen Zeitpunkten niedriger als bei den Studenten; Änderungen über die Zeit waren ebenfalls nicht erkennbar.

Deutliche Differenzen zwischen den Vergleichsgruppen konnten wir bei den Blutalkoholkonzentrationen messen: Bei den Patienten mit chronischem, alkoholinduziertem Leberzellschaden stiegen die Werte im Mittel geringer, nämlich auf 0,351‰ an und fielen rasch auf 0,085‰ ab. Der entsprechende Anstieg bei den Gesunden war 1,125‰ und der Abfall nach insgesamt 10 h 0,337‰ (Abb. 2).

Überraschend war das Verhalten der Pseudocholinesterase (durchzogene Linie) und des Serumkreatinins (gestrichelte Linien). Die Mittelwerte beider in der Leber synthetisierter Substanzen lagen zeitweilig bei den Patienten statistisch signifikant über denen der gesunden Vergleichsgruppe!

Bei der Pseudocholinesterase nach 1 und 3 h und beim Serumkreatinin nach 5 h. Die Beurteilung der Serumkreatininwerte nach 13 Uhr war nicht möglich, weil alle Versuchsteilnehmer nach dieser Blutabnahme gegessen haben.

Diese Ergebnisse, erzielt mit streng auf das Körpergewicht bezogener Alkoholbelastung, stehen unter anderem z. T. im Gegensatz zu den Resultaten von Müting [6], Leevy [4] und Thaler [7], wobei besonders der beschleunigte Alkoholabbau bei den chronischen Trinkern zu erwähnen ist.

Da Alkohol zu 95% in der Leber metabolisiert wird und durch Monopolisierung praktisch der gesamten oxydativen Kapazität der Leber zur Zellverfettung führt, ist auch zu erwarten, daß der Gehalt der Leber an Alkoholdehydrogenase bei den chronischen Alkoholikern verringert ist. Trotzdem war die Clearance von Alkohol gegenüber der Norm verbessert, der Abbau erfolgte also rascher. Wahrscheinlich findet also die Metabolisierung des Äthanols zusätzlich über das von Lieber u. de Carle [5] beschriebene „mitochondreale Äthanol oxydierende System" (MEOS) statt, welches mit einer gewissen Anpassungsfähigkeit an die Erfordernisse Alkohol abbauen kann.

Dadurch wird bei den Trinkern nach akuter Äthanolbelastung ein niedrigerer Alkoholspiegel im Blut nachweisbar als bei den Normalpersonen und so möglicherweise die akute toxische Wirkung des Alkohols auf die Leber, bei unseren Versuchen repräsentiert durch den Abfall der Pseudocholinesterase und des Serumkreatinins, bei den Patienten geringer als bei den gesunden Probanden.

Zusammenfassung

Aus den von uns durchgeführten Untersuchungen läßt sich folgendes zusammenfassen:

1. Unterschiede der relativen Geschwindigkeit im Anstieg und/oder Abfall von SGOT, SGPT, γ-GT, AP, LDH und Fibrinogen fanden wir bei Gesunden und bei Patienten mit alkoholinduziertem Leberparenchymschaden nicht. Es bestanden

lediglich signifikante Niveauunterschiede (GLDH, Neutralfette, Gesamtlipide und Thrombocytenzahl zeigten zwischen den Gruppen weder statistisch signifikante Niveauunterschiede noch Änderungen über die Zeit, auch im PAT keine eindeutigen Veränderungen nachweisbar). Das heißt aber, daß bei einem Patienten oder auch einem Blutspender, z. B. eine erhöhte γ-GT kein ausreichender Hinweis für die harmlosen, passageren Folgen einer evtl. vermehrten Alkoholzufuhr in den letzten Stunden ist: es muß vielmehr mit einer bereits vorgeschädigten Leber gerechnet werden.

2. Auch bei gesunden Personen führt eine akute Alkoholbelastung bereits zu einer toxischen Leberzellschädigung, die offensichtlich jedoch voll reversibel ist.

3. Patienten mit einer alkoholinduzierten Fettleber — nicht solche mit einer alkoholischen Hepatitis oder gar einer Alkoholzirrhose — haben einen beschleunigten Abbau des Äthanols — ,,sie vertragen einfach mehr''!

Literatur

1. Böhle, R., v. Lüpke, H., Melani, F., Ditschuneit, H.: Med. u. Ernähr. **5**, 106 (1967). — 2. Bücher, T. H., Redetzki, H.: Klin. Wschr. **29**, 615 (1951). — 3. Kirk, R. E.: In: Experimental design procedures for the behavioral sciences, p. 245. Belmont (California): Brooks/Cole 1968. — 4. Leevy, C. M., ten Hove, W.: In: Biochemical factors in alcoholism (Hrsg. P. Maickel), p. 151. Oxford 1966. — 5. Lieber, Ch. S., De Carli, L. M.: Science **162**, 917 (1968). — 6. Müting, D.: Ärztl. Prax. **23**, 3699 (1971). — 7. Thaler, H.: Dtsch. med. Wschr. **23**, 1213 (1969).

DÜRR, H. K., BODE, J. CH., GIESEKING, R., HAASE, H., v. ARNIM, I., BECKMANN, B. (Med. Klinik Univ. Marburg): **Änderungen der exokrinen Funktion der Glandula parotis und des Pankreas bei Patienten mit Leberzirrhose und chronischem Alkoholismus**

Die Parotisschwellung bei Patienten mit Leberzirrhose und bei Alkoholikern ist ein altbekanntes Symptom. Erstaunlicherweise fanden sich jedoch keine Literaturangaben darüber, ob mit diesen morphologischen auch funktionelle Veränderungen der Glandula parotis verbunden sind. Dies zu prüfen war das Ziel unserer Untersuchungen. Gleichzeitig stellte sich uns die Frage, ob bei diesen Patientengruppen ein paralleles Verhalten von Parotis und dem morphologisch und funktionell ähnlich strukturierten Pankreas nachzuweisen ist.

In einer ersten Serie untersuchten wir die Parotisfunktion bei insgesamt 66 Probanden, davon 30 Normalpersonen, 21 Pat. mit Leberzirrhose ohne Alkoholabusus und 15 Pat. mit einem chronischen Alkoholabusus von mehr als 100 g/Tag. Zur Speichelsammlung benutzten wir eine Modifikation der von Carlson beschriebenen Kapsel: eine innere Höhlung wird auf die Papille des Parotisausführungsganges aufgesetzt und dient zur Ableitung des Speichels, eine äußere ringartige Vertiefung dient zur Fixation der Kapsel durch Unterdruck an der Mundschleimhaut. Wir stimulierten die Parotis in dieser ersten Serie durch eine 0,5 %ige Zitronensäurelösung, die wir mit Hilfe eines Perfusors mit konstanter Geschwindigkeit sublingual infundierten. Das Parotissekret wurde jeweils 20 min lang gesammelt. Es wurde sofort eisgekühlt. Als Meßgrößen dienten das Volumen des Speichels sowie sein Gehalt an Bicarbonat, Amylase und Protein.

Bei allen Patientengruppen fanden wir eine erhebliche Streuung der Einzelwerte, wobei die Streuung im Normalkollektiv geringer ist als bei den beiden Patientengruppen. Bei den Zirrhotikern fand sich eine Tendenz zur Häufung niedriger Volumina, bei den Alkoholikern eine Tendenz zur Häufung hoher Volumina. Dies schließt nicht aus, daß in Einzelfällen auch genau das entgegengesetzte Verhalten beobachtet wurde. Bei einer sich unmittelbar anschließenden Sammelperiode von ebenfalls 20 min mit verdoppelter Fließrate der Zitronensäure (1 ml/min) fanden wir diese Tendenz zur Häufung hoher Volumina bei Alkoholikern und zu niedrigen bei Zirrhotikern noch ausgeprägter. Bei der Proteinausscheidung sahen wir erneut die große Streubreite der Einzelwerte, insbesondere bei den Patientengruppen. Hier eine Tendenz zur Häufung niedriger Werte bei den Alkoholikern, bei den Zirrhotikern kein sicherer Unterschied.

Ein statistisch signifikanter Unterschied ließ sich zwischen den einzelnen Probandenkollektiven zwar nicht errechnen. Die Tendenz war aber unverkennbar, daß der Faktor Alkohol zumindest in Einzelfällen an der Parotis einen erhöhten Saftfluß, möglicherweise auch eine Verminderung der Proteinausschüttung bewirkt. Ähnliche Wirkungen des Alkohols auf das Pankreas sind beschrieben. In einer zweiten Untersuchungsserie prüften wir daher an insgesamt 67 Probanden, die mit den Probanden der ersten Serie nicht identisch waren, simultan die Funktion von Parotis und Pankreas. Es handelte sich in dieser Serie um 31 Normal-

Tabelle. Parotisspeichel — Normalkollektiv

Stimulation mit	Volumen ml/min	Bicarbonat mval/l	Bicarbonat mval/min	Amylase U/min	Protein ug/min
Zitronensr. 0,5% 0,5ml/min	0,18	13,1	2,5	47	146
Zitronensr. 10,0% 0,5ml/min	0,72	13,4	10,1	306	948

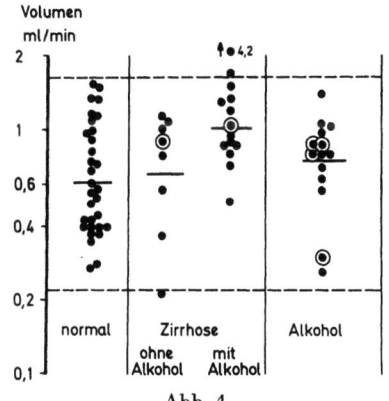

Abb. 1

personen, 8 Patienten mit Leberzirrhose ohne Alkoholabusus und 28 Alkoholiker. Die Gruppe der Alkoholiker wurde diesmal untergliedert in 14 Patienten mit Alkoholmißbrauch ohne Leberzirrhose und 14 Patienten mit Alkoholmißbrauch und begleitender Leberzirrhose. Einige der Patienten litten zusätzlich unter einer chronischen Pankreatitis. Bei dieser zweiten Versuchsreihe stimulierten wir die Parotis mit einer 10%igen Zitronensäure. Als Folge dieser höheren Stimulierung fanden wir höhere Saftvolumina als vorher und entsprechend auch höhere Normalwerte für die Ausschüttung von Bicarbonat, Amylase und Protein (Tabelle).

In Abb. 1 sind die Volumina des Parotisspeichels dargestellt. Patienten, die eine chronische Pankreatitis zusätzlich entwickelt hatten, sind durch Kreise besonders hervorgehoben. Weder für die — allerdings sehr kleine — Gruppe der

Zirrhotiker ohne Alkoholmißbrauch noch für die Gruppe der Alkoholiker ohne Zirrhose fanden wir einen deutlichen Unterschied gegenüber dem Normalkollektiv. Dagegen lagen die Werte für die Patienten mit einer Alkoholzirrhose deutlich höher. Es ist ein eindeutiger Trend, der sich allerdings wegen der erheblichen Streubreite der Einzelwerte auch hier statistisch nicht sichern läßt. Für die Proteinausschüttung der Parotis ließen sich Unterschiede zwischen den einzelnen Probandengruppen nicht nachweisen.

Bei den gleichen Probanden wurde der Sekretin-Pankreozymintest nach der vom Europäischen Pankreasclub empfohlenen Standardtechnik durchgeführt. Wir fanden die auch von anderen Untersuchern beschriebene Erhöhung des Saftflusses, besonders eklatant bei den Patienten mit Alkoholzirrhose.

Aus diesen Untersuchungen ziehen wir folgende Schlußfolgerungen:

1. Unterschiede der Parotisfunktion gegenüber dem Normalverhalten lassen sich für Patienten mit Leberzirrhose ohne Alkoholmißbrauch und für Patienten mit chronischem Alkoholismus ohne Leberzirrhose zwar in Einzelfällen, nicht dagegen für das Gesamtkollektiv nachweisen.

2. Bei Alkoholikern mit Leberzirrhose findet man ein statistisch signifikant vermehrtes Saftvolumen im Sekretin-Pankreomyzintest und eine statistisch zwar nicht zu sichernde, in der Tendenz aber eindeutig erkennbare Erhöhung des Saftflusses der Parotis. Hier besteht eine Parallelität im Verhalten beider Drüsen.

VAN HUSEN, N.*, DOMINICK, CHR., GERLACH, U.*, OBERWITTLER, W. (Med. Klinik u. Poliklinik u. Kinderklinik Univ. Münster): **Serumaktivität Cholestaseanzeigender Enzyme bei Patienten mit Cystischer Fibrose**

Patienten mit Cystischer Fibrose (C.F.) erreichen heute dank frühzeitiger Diagnose und effektiver Therapie häufiger das Erwachsenenalter. Infolgedessen beeinflussen auch Organmanifestationen, die sich erst später entwickeln, zunehmend die Prognose dieser Erkrankung. Eine dieser möglichen meist erst nach längerem Verlauf auftretenden Komplikationen betrifft das Gallengangsystem. Klinisch wurde bisher in etwa 2 bis 4% der Patienten mit C.F. eine biliäre Zirrhose diagnostiziert. Autoptisch findet man eine biliäre Zirrhose vornehmlich bei älteren Patienten. Die frühzeitige Erkennung dieser das Krankheitsbild komplizierenden Organmanifestationen ist wesentliche Voraussetzung für ihre Behandlung.

Ziel der vorliegenden Untersuchung war es, die klinische Wertigkeit verschiedener sog. Cholestase anzeigender Enzyme im Serum zur Diagnose eines geschädigten Leber-Gallengangsystems bei diesen Patienten zu prüfen.

Material und Methoden

Patienten: Die Untersuchung wurde bei 36 Patienten mit klinisch sowie durch Pilocarpin-Iontophorese gesicherter C.F. durchgeführt.

Laboruntersuchungen: Im Serum dieser Patienten wurde die Aktivität folgender Enzyme gemessen: Alkalische Phosphatase (AP, EC 3.1.3.1) wurde in einer optimierten Standardmethode mit p-Nitrophenylphosphat als Substrat bestimmt [13]. Die Isoenzyme der AP wurden mikroelektrophoretisch aufgetrennt in Polyacrylamid- und Stärkegel in Anlehnung an Klein [8]. Die sog. Leuzinaminopeptidase (LAP, EC 3.4.11.—) wurde in einem konventionellen Testverfahren mit Leuzin-p-nitroanilid als Substrat gemessen [1, 2]. Die Aktivität der γ-Glutamyltranspeptidase (γ-GT, EC 2.3.2.2) wurde nach Szasz bestimmt [12]. Die Untersuchung der Isoenzyme der Amylase erfolgte nach einer bereits früher beschriebenen Technik [7].

---

* Mit Unterstützung der Deutschen Forschungsgemeinschaft, für deren Hilfe wir verbindlichst danken.

Ergebnisse

Die Serumaktivität der Cholestase anzeigenden Enzyme AP, LAP und γ-GT war bei den hier untersuchten Patienten in unterschiedlichem Maße verändert, wie Abb. 1 graphisch veranschaulicht. Zum besseren Vergleich sind die Serumaktivitäten der einzelnen Enzyme als Vielfaches der oberen Normgrenze angegeben. Mit 15 Patienten am häufigsten war die Aktivität der γ-GT erhöht. Dagegen war die Serumaktivität der LAP nur bei 5 Patienten über die Normgrenze angestiegen. Die alkalische Gesamtphosphatase war bei 13 Patienten im Serum vermehrt, jedoch ist die Deutung dieses Befundes schwierig, da die AP verschiedenen Organen entstammen kann. Erst die Auftrennung in ihre Isoenzyme erlaubt eine weitergehende Zuordnung der gemessenen Serumaktivität: So war die Gallengangsphosphatase — ein Isoenzym der alkalischen Gesamtphosphatase — bei 16 von 34 Patienten (47%) vermehrt im Serum nachweisbar, wohingegen bei 17 gesunden Kontrollpersonen gleichen Alters Gallengangsphosphatase nicht nachweisbar war. Die Gallengangsphosphatase zeigt im hier untersuchten Krankengut neben der γ-GT am häufigsten eine Aktivitätsvermehrung. Ihr kommt somit bei Patienten mit C.F. die größte *Empfindlichkeit* zu.

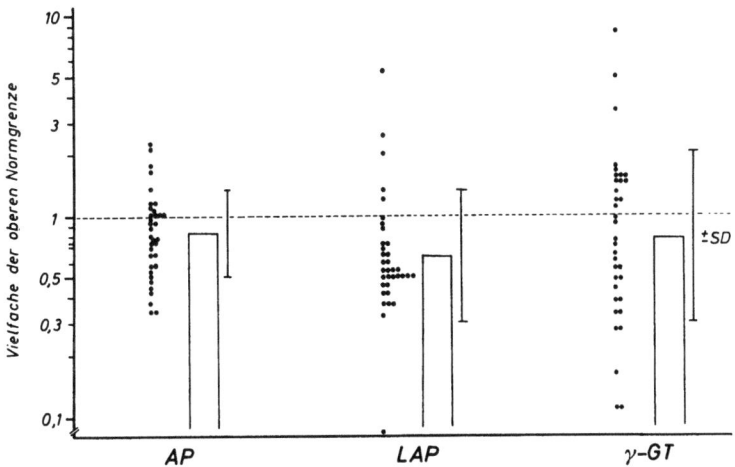

Abb. 1. Aktivität der alkalischen Phosphatase (AP), Leuzinaminopeptidase (LAP) und γ-Glutamyltranspeptidase (γ-GT) im Serum von 35 Pat. mit Cystischer Fibrose. Angabe der Aktivität als Vielfache der oberen Normgrenze. Zusätzlich eingezeichnet ist der Mittelwert mit der Standardabweichung (SD)

Für den Kliniker ist neben der Empfindlichkeit eines Enzymanstiegs vornehmlich seine *Spezifität* von Bedeutung. Die Spezifität der hier untersuchten Enzyme zur Erkennung einer Cholestase ist unterschiedlich zu bewerten. Sowohl die γ-GT als auch die LAP sind nicht leberspezifisch, sondern können auch beispielsweise im Pankreas nachgewiesen werden [3, 11, 14]. Während starke Aktivitätserhöhungen der γ-GT und LAP klinisch meist mit einer Cholestase einhergehen, ist die Beurteilung nur geringer Normabweichungen gerade bei gleichzeitiger Pankreaserkrankung schwierig. Demgegenüber kommt Gallengangsphosphatase nicht im Pankreas vor (Klein) und ist ein spezifischer Indikator einer Cholestase [4, 8].

Bei Patienten mit C.F. findet man überdurchschnittlich oft eine Verminderung der Pankreasamylase im Serum [7]. Dieser Befund wird als Ausdruck einer verminderten Enzymproduktion des Pankreas gedeutet, wohingegen bei gesunden Kontrollpersonen fast stets Amylase des Pankreas im Serum nachweisbar ist [7].

Untersucht man bei C.F.-Patienten mit verminderter Enzymproduktion des Pankreas die Aktivität der γ-GT und Gallengangsphosphatase im Serum, so findet sich — vgl. Abb. 2 rechte Seite — ein gesicherter Zusammenhang zwischen beiden Enzymen: Die Aktivität der γ-GT ist erhöht bei Vermehrung der Gallengangsphosphatase. Demgegenüber — vgl. die linke Seite der Abb. 2 — lassen sich diese Zusammenhänge nicht aufzeigen bei C.F.-Patienten, in deren Serum Pankreasamylase nachweisbar ist. Diese Befunde deuten auf die besondere Stellung, die der Gallengangsphosphatase gerade auch bei Erkrankung des Pankreas zur Erkennung einer Cholestase zukommt.

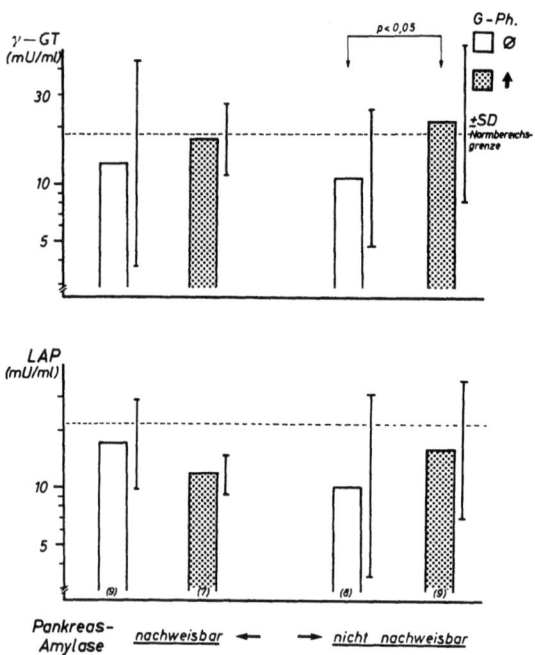

Abb. 2. Aktivität der γ-Glutamyltranspeptidase (γ-GT) und Leuzinaminopeptidase (LAP) im Serum von Patienten mit Cystischer Fibrose. Die linke Bildhälfte zeigt Patienten *mit* Pankreasisoamylase im Serum, die rechte Bildhälfte Patienten *ohne* Pankreasisoamylase. Zusätzlich ist in jeder dieser Gruppen unterschieden zwischen Patienten mit Gallengangsphosphatase-Vermehrung (G-Ph) und solchen ohne. Eingezeichnet sind die Mittelwerte und die Streuung (SD) sowie signifikante Unterschiede. Die Zahlen in Klammern geben die Zahl der Patienten je Gruppe an

Zusätzlich wurde geprüft, welche weiteren Faktoren die Aktivität von Cholestaseenzymen im Serum von Patienten mit C.F. beeinflussen. Dabei konnte ein mit $p < 0{,}01$ statistisch signifikanter Zusammenhang zwischen der Häufigkeit einer Vermehrung von Gallengangsphosphatase im Serum und dem steigenden Alter der Patienten gesichert werden. Für die AP bestand eine solche Korrelation nicht.

Diskussion

Die Früherkennung einer Cholestase bei Patienten mit C.F. ist schwierig. Die nur verhältnismäßig geringe Aktivitätserhöhung der sog. Cholestase anzeigenden Enzyme im Serum erlaubt keine sichere Deutung, zumal da die Enzyme LAP und γ-GT auch im Pankreas vorkommen und bei diesen Patienten das Pankreas meist in den Krankheitsprozeß einbezogen ist.

Auch die alkalische Gesamtphosphatase ist wegen ihrer Herkunft aus verschiedenen Organen nicht Cholestase-spezifisch. Demgegenüber erlaubt eine Vermehrung der Gallengangsphosphatase im Serum die sichere Erkennung einer Cholestase [5, 6, 8]. Die Schwierigkeit einer Deutung von Aktivitätserhöhungen der LAP und γ-GT bei diesen Patienten wird besonders deutlich, wenn man sich durch Bestimmung der Pankreasisoamylase im Serum über die enzymatische Produktion des Pankreas orientiert. Nur bei fehlender Enzymproduktion des Pankreas bestehen die bei sonstigen Lebererkrankungen mit starker Aktivitätserhöhung der γ-GT immer nachweisbaren Beziehungen zur Gallengangsphosphatase [5]. Bei nicht verminderter pankreatischer Enzymproduktion werden diese Zusammenhänge nicht deutlich.

Der nachgewiesene Alterstrend der Aktivitätsvermehrung von Gallengangsphosphatase im Serum bestätigt die klinische Erfahrung, daß mit zunehmendem Alter der Patienten häufiger eine Cholestase das Krankheitsbild der C.F. kompliziert [9].

Zusammenfassung

Bei 36 Patienten mit C.F. wird von den sog. Cholestase anzeigenden Enzymen die Aktivität der alkalischen Phosphatase, ihres Isoenzyms Gallengangphosphatase, der Leucinaminopeptidase sowie der γ-GT untersucht. Folgende Befunde werden dabei erhoben:

1. Die *Empfindlichkeit* der Gallengangsphosphatase ist bei Patienten mit C.F. höher als die der γ-GT, der LAP und der alkalischen Gesamtphosphatase.

2. Die größere *Spezifität* zeigt die Gallengangsphosphatase, da die anderen hier untersuchten Enzyme insbesondere bei nur geringer Aktivitätserhöhung nicht als leberspezifisch gelten können.

3. Die Gallengangsphosphatase ist mit zunehmendem Alter der Patienten mit C.F. häufiger im Serum vermehrt.

Die Befunde werden dahingehend gedeutet, daß die Bestimmung von Isoenzymen der alkalischen Phosphatase dem Kliniker zusätzliche Informationen bei der Beurteilung des Krankheitsverlaufes von Patienten mit C.F. gibt.

Literatur

1. Appel, W.: Aminopeptidasen und Aminosäurearylamidasen. In: Methoden der enzymatischen Analyse (Hrsg. H. U. Bergmeyer), S. 987. Weinheim: Verlag Chemie 1974. — 2. Appel, W.: Aminosäurearylamidasen. In: Methoden der enzymatischen Analyse (Hrsg. H. U. Bergmeyer), S. 995. Weinheim: Verlag Chemie 1974. — 3. Bressler, R., Forsyth, B., Klatskin, G.: J. Lab. clin. Med. **56**, 417 (1960). — 4. Gerlach, U., Hiby, W., Paul, L.: Med. Welt **21** (N.F.), 1252 (1970). — 5. van Husen, N., Eberhardt, G., Gerlach, U.: Med. Welt **24** (N.F.), 1510 (1973). — 6. van Husen, N., Gerlach, U.: Clin. chim. Acta **53**, 91 (1974). — 7. van Husen, N., Dominick, H.-Chr., Gerlach, U., Kamanabroo, D.: Z. klin. Chem. **12**, 214 (1974). — 8. Klein, U. E.: Clin. chim. Acta **16**, 163 (1967). — 9. Di Sant-Agnese, P., Talamo, R.: New Engl. J. Med. **277**, 1399 (1967). — 10. Schlaeger, R., Schenzer, R., Kattermann, R.: Med. Klin. **67**, 521 (1972). — 11. Schmidt, E., Schmidt, F. W.: Dtsch. med. Wschr. **98**, 1572 (1973). — 12. Szasz, G.: γ-Glutamyltranspeptidase. In: Methoden der enzymatischen Analyse (Hrsg. H. U. Bergmeyer), S. 757. Weinheim: Verlag Chemie 1974. — 13. Walter, K., Schütt, Chr.: Alkalische Phosphatase im Serum. In: Methoden der enzymatischen Analyse (Hrsg. H. U. Bergmeyer), S. 893. Weinheim: Verlag Chemie 1974. — 14. Weber, H.: Dtsch. med. Wschr. **94**, 181 (1969).

KLEIN, U. E., SCHNEIDER, F., SATTLER, R. (I. Med. Klinik u. Chirurg. Klinik Univ. Kiel): **Über Eliminationshalbwertzeiten Cholestase-anzeigender Serumenzyme**

Im Gegensatz zu vielen klinisch bedeutsamen Enzymen aus parenchymatösen Organen [1], sind die Eliminationshalbwertzeiten der Cholestase-anzeigenden Enzyme aus der Leberzellmembran nur näherungsweise bekannt [2]. Zur Messung und zum Vergleich der Eliminationsraten aus dem Serum von alkalischer Phosphatase (AP), Alaninarylamidase („LAP"), γ-Glutamyltranspeptidase (γ-GT) und 5'-Nucleotidase wurden Patienten aus dem chirurgischen Krankengut ausgewählt, die nach operativer Beseitigung eines Verschlußikterus infolge Choledocholithiasis oder Pankreaskopfcarcinom mit Choledochojejunostomie, eine kontinuierlich und klinisch komplikationslose Normalisierung ihrer Leberfunktion aufwiesen.

Zur Messung dienten handelsübliche Testpackungen der Firmen Merck AG, Darmstadt (AP und LAP) und Boehringer Mannheim (γ-GT). Nur die Ansätze zur Messung der 5'-Nucleotidase wurden jeweils selbst hergestellt [3].

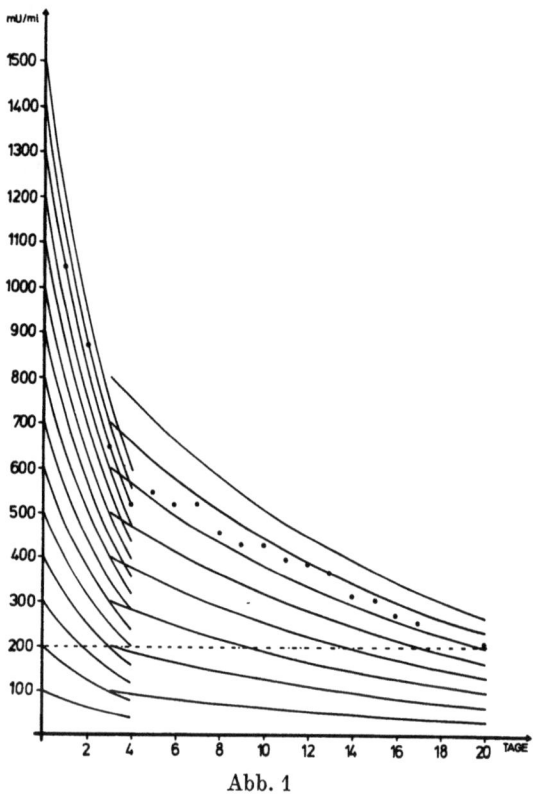

Abb. 1

Bei postoperativ komplikationsarmen Kranken fanden sich einer Exponentialfunktion folgende Eliminationskurven mit mindestens biphasischem Verlauf. Die für die „rasche" und „langsame" Schwundphase errechneten Halbwertzeiten unter Zugrundelegung einer e-Funktionsgleichung nach Amelung [4] wurden mit einem programmierbaren elektronischen Rechner (Hewlett-Packard) gewonnen. Bei Bravais-Pearsonschen Korrelationskoeffizienten von mindestens 0,91 ergaben sich an 4 Patienten für die AP Werte von $3,0 \pm 0,6$ bzw. $9,7 \pm 1,0$ Tagen. Bei 5 weiteren Patienten mit postoperativen Komplikationen und folglich durch erneute Enzyminvasion aus der Leber gestörter Elimination fanden sich bis zu zweifach verlängerte, individuell sehr variable Eliminationshalbwertzeiten.

Für die LAP erhielten wir bei anscheinend ungestörter Elimination in vier Fällen analog sehr lange Eliminationshalbwertzeiten von $3,0 \pm 0,9$ bzw. $8,7 \pm 1,0$ Tagen. Damit wiesen AP und LAP praktisch ein paralleles Verhalten auf.

Die γ-GT verhielt sich häufiger diskordant. Wir beobachteten bei scheinbar ungestörter („paralleler") AP- und LAP-Elimination entweder gleichfalls einer Exponentialfunktion folgende Ausschwemmkurven mit Halbwertzeiten von 1,9 bzw. 4,1 Tagen oder zunehmend ansteigende Enzymaktivitäten ohne stärkere Störung jedoch der AP- und LAP-Elimination. Das Verhalten der γ-GT als mikrosomal und nicht nur cholangiologen induzierbares Enzym mit unter anderem bei Alkoholintoxikation zunehmender Invasionsrate, bedeutet, daß bei diesen Kranken entweder ein nicht cholestaseabhängiger zusätzlicher Leberprozeß nachgewiesen wird, oder eine vergleichsweise größere Nachweisempfindlichkeit für durch geringe AP- und LAP-Eliminationsstörungen nur angedeutet erfaßte Komplikationen des Galleflusses vorliegt.

Für die AP bot sich durch Verwendung ihrer Eliminationscharakteristika bei ungestörter Ausschwemmung zunächst versuchsweise die Anfertigung eines Eliminationskurvendiagramms für verschiedene Ausgangsaktivitäten in Abhängigkeit von der Zeit an (Abb. 1). Zumindest bei postoperativ noch stark erhöhter Serumaktivität konnte dadurch abgeschätzt werden, ob eine ungestörte, den errechneten Aktivitäten parallele Ausschwemmung vorlag bzw. wann spätestens Normalwerte zu erwarten waren (in die Abbildung sind die Serumaktivitätswerte eines Kranken nach komplikationsloser Choledochotomie als ..... eingetragen).

Die AP- und LAP-Elimination verlief allerdings bei 9 von 18 insgesamt bisher untersuchten Kranken nicht ideal, wobei nur 3 Fälle auch klinisch anderweitig erkennbar Komplikationen aufwiesen. Durch diese bisher unbekannten, die Ausschwemmung auch ohne klinisch erkennbare Symptome (wie Metastasen und ascendierende Infektionen) beeinflussenden Faktoren wird der unmittelbare Nutzen eines derartigen Diagramms eingeschränkt.

Literatur

1. Bär, U., Ohlendorf, S.: Klin. Wschr. **48**, 776 (1970). — 2. Posen, S.: Clin. Chem. **16**, 71 (1970). — 3. Beckmann, J., Beckmann, O.: Verbesserte kinetische Bestimmung der 5'-Nucleotidase-Aktivität im Serum. In: Fortschr. Klin. Chem. Arbeitstagg. Wien 1971. Wien: Med. Akademie 1972. — 4. Amelung, D.: Enzymelimination aus dem Plasma. In: Praktische Enzymologie, S. 149. Bern: Huber 1968.

EWE, K., VOIT, E. (I. Med. Klinik u. Poliklinik Univ. Mainz): **Resorption und Ausscheidung fakultativ lebertoxischer diphenolischer „Kontakt"-Laxantien**

Die sog. Kontaktlaxantien galten und gelten als besonders harmlose, unschädliche und verträgliche Abführmittel, weil sie, ohne resorbiert zu werden, nur durch Kontakt mit der Schleimhaut wirken sollen. Es handelt sich bei dieser Gruppe um die diphenolischen Laxantien Phenolphthalein, Oxyphenisatin und Bisacodyl.

1969 beschrieb jedoch Reynolds erstmalig Fälle mit Leberschädigung nach Einnahme von Oxyphenisatin. Damit lag es nahe, daß dieses „Kontakt"-Laxans resorbiert worden war.

In der vorliegenden Studie wurden bei 47 lebergesunden Personen die Blutspiegel und die Urinausscheidung der drei diphenolischen Laxantien untersucht und ferner das Verhalten einiger leberspezifischer Laborbefunde im Serum nach Laxantiengabe verfolgt.

Die Laxantien wurden auf zwei verschiedene Arten appliziert:
1. Es wurden handelsübliche Dragees in gebräuchlicher Dosierung verabreicht (Oxyphenisation 10 mg, Bisacodyl 5 mg).
2. Die Laxantien wurden in hoher Dosierung in aufgeschwemmter Form durch eine röntgenologisch plazierte Duodenalsonde gegeben, um hohe Blutspiegel zu erhalten (Oxyphenisatin 40 mg, Bisacodyl 20 bis 100 mg, Phenolphthalein 1000 mg).

Nachweismethode: Die im Serum und Urin glucuroniert vorliegenden Laxantien wurden enzymatisch durch β-Glucuronidase aus ihrem Glucuronid freigesetzt, die freien Laxantien ätherextrahiert und dünnschichtchromatographisch getrennt. Oxyphenisatin und Bisacodyl wurden mit $K_3(Fe(CN)_6)$ zu einem Farbstoff oxydiert und photometrisch gemessen, Phenolphthalein war nach Alkalisierung direkt meßbar.

Verschiedene „Lebertests" wie SGOT, SGPT, GLDH, LAP, alkalische Phosphatase und γ-GT wurden 4 Std nach Laxantiengabe und danach täglich an den folgenden 5 Tagen durchgeführt.

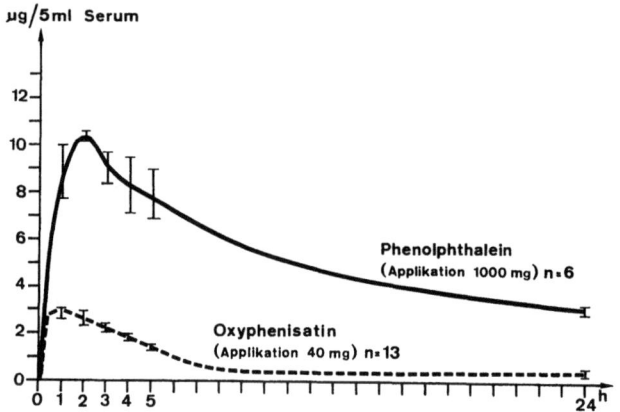

Abb. 1. Serumspiegel von Phenolphthalein und Oxyphenisatin

Tabelle

	Oxyphenisatin	Phenolphthalein	Bisacodyl
Max. Plasmakonz. (µg-%)	56 ± 4,0	208 ± 4,0	<40 [a]
Menge im Urin (mg/24 Std)			
Duodenale Applikation	1,08 ± 0,17 (2,7%)	5,91 ± 1,86 (0,6%)	1,32–3,37 [b]
Orale Applikation	0,18 ± 0,06 (1,8%)	—	0,66 ± 0,13 (13,2%)

Mittelwert ± SEM.
[a] Applizierte Mengen zwischen 20 und 100 mg.
[b] Oberer und unterer Grenzwert.
In Klammern: Prozent der applizierten Menge.

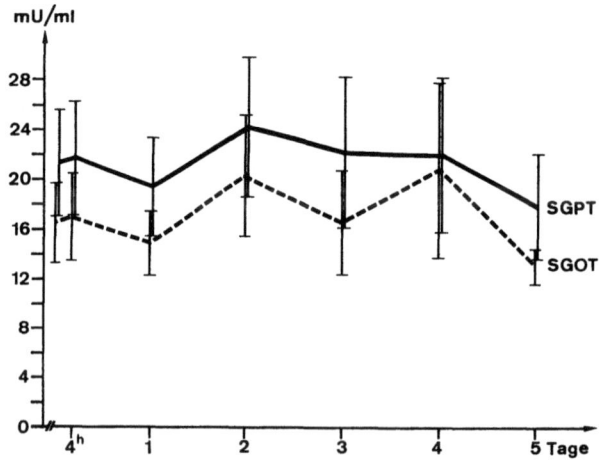

Abb. 2. Serumtransaminasen nach Oxyphenisatingabe (n = 26)

Ergebnisse: Alle Laxantien wurden resorbiert und lagen im Serum und Urin nur in glucuronierter Form vor. Die maximalen Blutspiegel wurden bei duodenaler Applikation von Phenolphthalein in 2 Std, von Oxyphenisatin in 1 Std erreicht (Abb. 1). Die Bisacodylkonzentration blieb in allen Fällen unter 0,04 mg-%, dem niedrigsten mit der hier angewandten Methode meßbaren Wert. Alle Laxantien wurden im Urin ausgeschieden und waren als Glucuronide nachweisbar, und zwar nicht nur nach duodenaler Applikation hoher Dosen, sondern auch, wenn sie, wie das Oxyphenisatin und Bisacodyl in handelsüblicher Form und Dosierung oral gegeben wurden (Tabelle). Die aufgeführten Zahlen stellen nur Annäherungswerte dar, da während der laxierenden Phase der Urin vielfach nicht vollständig gesammelt werden konnte. Die angegebenen Werte liegen damit zu niedrig.

Keiner der untersuchten Lebertests änderte sich signifikant in Abhängigkeit von der Laxantiengabe. Die Transaminasen seien repräsentativ für die anderen Tests dargestellt (Abb. 2). Nach der Literatur wäre bei Patienten, auf die Oxyphenisatin lebertoxisch wirkt, mit einem hohen Transaminasenanstieg innerhalb der ersten Sunden nach Exposition zu rechnen, der über Tage anhalten würde (Henning et al.).

Diese Ergebnisse lassen drei Schlußfolgerungen zu:

1. Die sog. Kontaktlaxantien werden rasch und effektiv resorbiert. In eigenen Perfusionsuntersuchungen, in denen das Verschwinden des Laxans aus dem Darmlumen direkt meßbar ist, wurden über eine Strecke von 30 cm Jejunum $81,4 \pm 3,1\%$ der applizierten Bisacodylmenge resorbiert.

2. Die Laxantien lagen im Serum und Urin in glucuronierter Form vor, was ihre Glucuronierung in der Leber nahelegt. Damit wird auch die fakultativ lebertoxische Wirkung dieser Substanzen verständlich.

3. Auch in hoher Dosierung verursachten die Laxantien, zumindest bei einmaliger Gabe, keine meßbare Leberschädigung. Es muß deshalb eine besondere Disposition (Vorschädigung? Anaphylaxie?) für die 134 Fälle mit Leberschädigung nach Oxyphenisatineinnahme angenommen werden, die bisher in der Literatur mitgeteilt wurden.

Literatur

Ewe, K., Przybylski, P.: Intestinal absorption and secretory effect of a diphenolic laxative (Bisacodyl) in human jejunum. Europ. Soc. clin. Invest., 9th Annual Meeting, Rotterdam, April 1975. — Henning, H., v. Braun, H., Look, D., Lüders, C. J., Vogel, H.-M.: Z. Gastroent. 11, 75 (1973). — Reynolds, T. B.: Gastroenterology 56 (Abstr.), 418 (1969).

HERZ, R., BRADLEY, S. E. (Department of Medicine, College of Physicians and Surgeons, Columbia University, New York, USA): **Biliäre Clearance und intrahepatische Verteilung von Sucrose und Natrium-Ferrocyanid bei Äthinylöstradiol-Cholestase**

Die weitverbreitete Anwendung von Östrogenen als Bestandteil oraler Antikonzeptiva hat zu ausgedehnten Untersuchungen ihrer biologischen Wirkung geführt. Da Östrogene bei einer Anzahl von Patienten wie auch bei bestimmten Schwangeren zu beeinträchtigter BSP-Ausscheidung und darüber hinaus zu intrahepatischer Cholestase führen können, haben Untersuchungen der Leberfunktion in diesem Zusammenhang besonderes Interesse gefunden [1, 2].

Experimentell hat man zeigen können, daß Östrogene bei der Ratte Gallenfluß (GF) und biliäre Erythritol-Clearance (C_E) reduzieren sowie den aktiven Transport von organischen Anionen wie BSP, Gallensäuren (GS) und Bilirubin hemmen [3—5]. Darüber hinaus hat Forker [6] von einer Zunahme der biliären Clearance von Sucrose (C_S) und Mannitol bei weiblichen Ratten nach Gabe großer Dosen von

Östron berichtet und dieses Resultat als Ausdruck einer gesteigerten Permeabilität des Gallengangsystems angesehen. Obwohl die genannten Befunde einander gegenseitig nicht ausschließen, blieben östrogenbedingte Veränderungen der biliären Permeabilität bisher Gegenstand der Diskussion [7, 8]. Die folgenden Untersuchungen wurden daher unternommen, um Mechanismus und Lokalisation einer östrogeninduzierten Permeabilitätserhöhung im Gallengangsystem genauer zu definieren.

Nach Behandlung mit Äthinylöstradiol wurden bei Ratten biliäre Clearance und intrahepatische Verteilung von ^{3}H-Sucrose (S) und Natrium-^{14}C-Ferrocyanid (F) nach simultaner Verabreichung miteinander verglichen. Bei beiden Verbindungen handelt es sich um frei diffundierende wasserlösliche Substanzen, die unter den gewählten Versuchsbedingungen nicht an Plasmaproteine gebunden oder metabolisiert werden.

Frühere Untersuchungen haben gezeigt, daß Moleküle bis zur Größe des Erythritol (MG: 122) bei der Ratte frei in die canaliculäre Galle diffundieren und daher praktisch eine dem GF entsprechende biliäre Clearance haben, während die Bewegung größerer Moleküle in die Galle einer mehr oder minder ausgeprägten Restriktion unterliegt [9, 10]. Da die biliäre Clearance von Sucrose bei allen untersuchten Spezies nur etwa 3 bis 10% des GF beträgt, eignet sich dieses Disaccharid (MG: 342) besonders zur Prüfung der biliären Permeabilität [11].

Natrium-Ferrocyanid entspricht in bezug auf MG (304) und Diffusionskoeffizienten in Wasser (D) etwa der Sucrose (D-F: $11{,}56 \times 10^{-6}$ cm^2/sec; D-S: $5{,}21 \times 10^{-6}$ cm^2/sec), liegt im Gegensatz zur neutralen Sucrose aber als Anion vor. Die vergleichende Untersuchung von S und F sollte es daher ermöglichen, den Einfluß der negativen Potentialdifferenz von Leberzellen und Gallengangsystem [12, 13] auf die passive Bewegung von Substanzen in diese Kompartimente zu erhellen.

Während beide Substanzen glomeruläre und Extremitätenkapillaren beim Hund gleich gut permeieren [14, 15], haben wir zeigen können [16], daß biliäre Clearance (C_F) und intrahepatische Verteilung (V_F) von Ferrocyanid gegenüber den Werten für die Sucrose (C_S und V_S) bei der normalen Ratte signifikant eingeschränkt sind. Die vorliegende Untersuchung galt daher im besonderen der Frage, ob und in welchem Ausmaß Äthinylöstradiol passive Permeabilität und Membranpotential in Höhe der Gallencanaliculi zu beeinflussen vermag.

Methodik

Die Untersuchungen wurden an 28 gefasteten männlichen Sherman-Wistar-Ratten im Gewicht von 203 bis 286 g unter Pentobarbital-Anaesthesie durchgeführt. Von diesen Tieren erhielten 14 vorher während 5 Tagen täglich eine subcutane Injektion von 0,5 mg Äthinylöstradiol pro 100 g KG, gelöst in Propylenglycol. Während des Experiments wurde die rectale Temperatur zwischen 37 und 38° C gehalten. Der Blutdruck wurde fortlaufend über die rechte A. carotis kontrolliert (PE 50 Polyäthylen-Katheter, Clay Adams). Nach einer größeren initialen Dosis wurden bei allen Tieren pro Minute 0,68 µCi ^{3}H-Sucrose und 0,51 µCi ^{14}C-Ferrocyanid simultan via linke Jugularvene infundiert. Um den renalen Verlust der Testsubstanzen zu reduzieren, wurde die rechte Niere entfernt. Die Sammlung der Galle erfolgte mittels eines PE 10-Katheters in 10minütigen Abständen.

Nach einer Äquilibrierungsphase von 50 min wurde die folgende Gallenprobe (10 min) sowie eine in der Mitte dieser Periode (Periode 1) entnommene arterielle Blutprobe auf ^{3}H- und ^{14}C-Aktivität analysiert. Daran schloß sich bei 10 Kontrollen und 10 östrogenbehandelten Tieren die Infusion von Natrium-Taurocholat (Nutr. Biochem. Corp.) in steigender Dosierung (0,28 und 0,70 µMol/min/100 g KG) während je 40 min an (Perioden 2 und 3). Während der letzten 10 min jeder dieser Perioden wurde mit Gallen- und arteriellen Blutproben verfahren wie oben beschrieben. Am Ende der Untersuchung (= 140 min nach Beginn der S/F-Infusion) wurde bei 4 Tieren jeder Gruppe die Leber entnommen, um das intrahepatische Verteilungsvolumen von S und F zu ermitteln. Entsprechend wurde bei 8 zusätzlichen Ratten (4 Kontrollen, 4 östrogenbehandelte Ratten) nach 60 min S/F-Infusion vorgegangen.

Die Bestimmung der Radioaktivität in Plasma, Galle und Leberhomogenat erfolgte in einem Packard Tri-Carb Liquid Szintillation Spectrometer. Der Wassergehalt der Leber ließ sich aus der Differenz von Lebertrocken- und -feuchtgewicht bestimmen (Trocknung über 72 Std bei 130° C), und der Wassergehalt des Plasmas wurde mit 92% angenommen [17].

Die Verteilung von S und F zwischen Hepatozyten und extrazellulärer Flüssigkeit (EZR) wurde unter der Voraussetzung berechnet, daß 14% des Gesamtleberwassers auf den EZR entfallen [6]. Die Verteilungsvolumina beider Substanzen wurden in Prozent des Leberzellwassers (LZW) angegeben unter der Annahme, daß die Konzentration im LZW der Plasmakonzentration entspricht.

Die Gesamtgallensäuren in der Galle wurden enzymatisch bestimmt [18].

Ergebnisse

Die Veränderungen von GF, C_S und C_F vor und während der durch Taurocholat hervorgerufenen Cholerese sind in Tabelle 1a und 1b zusammengestellt. Bei den Kontrollen lag C_S auf jeder Stufe der GS-Ausscheidung über C_F mit einem mittleren C_S/C_F-Quotienten, der bei zunehmender GS-Ausscheidung von 2,35 auf 2,77 anstieg. Die Östrogenbehandlung führte in allen drei Perioden zu einer signifikanten Zunahme von C_S und C_F, obwohl die GS-Ausscheidung bei

Tabelle 1a. Verhalten von Gallensalzausscheidung (GS) und Gallenfluß (GF) sowie simultaner biliärer Sucrose- und Ferrocyanid-Clearance (C_S, C_F) bei Kontrollen (n = 10) und mit Äthinylöstradiol behandelten Ratten (n = 10) während Gallensalz-Cholerese ($\bar{x} \pm s_{\bar{x}}$)

Periode	n	GS µMol/min/g Leber	GF µl/min/g Leber	C_S µl/min/g Leber	C_F µl/min/g Leber	C_S/C_F
Kontrollen						
1	10	0,048 ± 0,004	2,18 ± 0,07	0,186 ± 0,014	0,085 ± 0,011	2,35 ± 0,17
2	10	0,092 ± 0,006	2,61 ± 0,11	0,213 ± 0,017	0,086 ± 0,011	2,64 ± 0,19
3	10	0,166 ± 0,007	3,49 ± 0,11	0,366 ± 0,050	0,147 ± 0,032	2,77 ± 0,20
Äthinylöstradiol						
1	10	0,034 ± 0,003	1,27 ± 0,11	0,349 ± 0,028	0,197 ± 0,020	1,82 ± 0,07
2	10	0,066 ± 0,005	1,60 ± 0,14	0,436 ± 0,037	0,215 ± 0,024	2,10 ± 0,09
3	10	0,125 ± 0,007	2,06 ± 0,18	0,580 ± 0,044	0,269 ± 0,030	2,24 ± 0,11

Tabelle 1b. Regressionsgleichungen für die Beziehung zwischen Gallensalzausscheidung (x) und Gallenfluß sowie Sucrose- und Ferrocynid-Clearance ($\bar{x} \pm s_{\bar{x}}$)

Kontrollen (n = 10)
- GF $= y = 1,65 + 10,93\,x$ $r = 0,9185$
- $C_S = y = 0,100\,(\pm 0,027) + 1,472\,(\pm 0,343)\,x$ $r = 0,9701$
- $C_F = y = 0,054\,(\pm 0,018) + 0,478\,(\pm 0,228)\,x$ $r = 0,9261$
- $C_S/C_F = \quad 1,85 \qquad\qquad 3,08$

Äthinylöstradiol (n = 10)
- GF $= y = 0,86 + 10,50\,x$ $r = 0,7878$
- $C_S = y = 0,262\,(\pm 0,025) + 2,563\,(\pm 0,241)\,x$ $r = 0,9951$
- $C_F = y = 0,164\,(\pm 0,020) + 0,821\,(\pm 0,161)\,x$ $r = 0,9870$
- $C_S/C_F = \quad 1,60 \qquad\qquad 3,12$

diesen Tieren reduziert war. Unter Vernachlässigung der unterschiedlichen GS-Ausscheidung stiegen C_S und C_F im Mittel um 78 bzw. 114% an, mit einem mittleren C_S/C_F-Quotienten (1,82 bis 2,24), der stets signifikant unter dem der Kontrollen lag.

In beiden Gruppen von Experimenten bestand eine lineare Beziehung zwischen GS-Ausscheidung und GF, C_S und C_F (Tabelle 1b). Dabei nahmen nach Östrogenbehandlung sowohl GS-unabhängige Fraktion (entsprechend dem Schnittpunkt der Geraden mit der γ-Achse) als auch GS-abhängige Fraktion (entsprechend dem Anstieg der Geraden) beider Clearances signifikant zu. Verglichen mit den Kontrollen stiegen GS-unabhängige C_S und C_F um 162 bzw. 204% und die GS-abhängigen Anteile beider Clearances um 74 bzw. 72% an. Der C_S/C_F-Quotient betrug bei den östrogenbehandelten Tieren für die GS-unabhängige Fraktion 1,60 (Kontrollen: 1,85) und für die GS-abhängige 3,12 (Kontrollen: 3,08).

Die Werte der hepatischen intrazellulären Verteilungsvolumina von Sucrose und Ferrocyanid sind aus Tabelle 2 ersichtlich. In jedem Einzelexperiment war V_S größer als V_F. Im Gegensatz zum Anstieg von C_S und C_F verteilten sich S und F nach Äthinylöstradiolbehandlung in einem signifikant geringeren Anteil des LZW als bei den Kontrollen (nach 60 min). Nach Infusion über 140 min hatten sich V_S und V_F zwischen Kontrollen und östrogenbehandelten Tieren fast vollständig angeglichen.

Tabelle 2. Hepatisches intrazelluläres Verteilungsvolumen von Sucrose (V_S) und Ferrocyaid (V_F)
($\bar{x} \pm s_{\bar{x}}$)

n	Zeit min	Leberwasser (gesamt) %	V_S %	V_F %	V_S/V_F
Kontrollen					
4	60	71,7 ± 0,3	8,9 ± 0,2	5,3 ± 0,6	1,77 ± 0,24
4	140	73,0 ± 0,3	16,7 ± 1,8	12,0 ± 1,7	1,43 ± 0,11
Äthinylöstradiol					
4	60	72,6 ± 0,4	5,3 ± 0,1	1,4 ± 0,7	3,79 ± 0,40
4	140	73,0 ± 0,3	17,0 ± 2,3	11,0 ± 0,2	1,54 ± 0,23

Diskussion

Die nach Äthinylöstradiolbehandlung beobachtete Steigerung von C_S und C_F deutet auf eine Zunahme der Permeabilität des Gallengangsystems hin. Diese Befunde bestätigen und erweitern die von Forker nach Gaben von Östron gemachten Beobachtungen. Der Anstieg beider Clearances in ihrem GS-abhängigen und -unabhängigen Anteil entspricht einer erhöhten Durchlässigkeit für beide Fraktionen in Höhe der Gallencanaliculi. In diesen Abschnitt des Gallengangsystems erfolgt sowohl der aktive Transport der GS durch die Hepatozyten als auch die für die Bildung der GS-unabhängigen Fraktion des GF verantwortlich gemachte Sekretion von Na-Ionen [19].

Eine zusätzliche Sekretion oder Reabsorption von Flüssigkeit in den distalen Abschnitten des Gallengangsystems scheint durch Äthinylöstradiol nicht hervorgerufen zu werden. Dafür spricht, daß sich der Konzentrationsgradient für S, F und das ebenfalls untersuchte Erythritol zwischen Galle und Plasma im Verlauf eines jeweiligen Experiments praktisch nicht veränderte.

Die anfangs eher geringere und nach 140 min praktisch gleiche intrazelluläre Verteilung beider Substanzen nach Östrogenbehandlung im Vergleich zu den Kontrollen spricht gegen eine Erhöhung der hepatozytären Durchlässigkeit und gegen einen wesentlichen Beitrag zu den gesteigerten Clearances von S und F auf transzellulärem Wege. Dies ist besonders aus dem Sucrosekonzentrationsgradienten zwischen Galle und LZW ersichtlich, der bei allen Experimenten mit Äthinylöstradiol über 1 lag. Man kann daher annehmen, daß weniger die canaliculäre Membran der Hepatozyten als vielmehr die interzellulären Räume für die passive Bewegung von S und F durchlässiger wurden.

Trotz der erhöhten Durchlässigkeit für beide Substanzen hob Äthinylöstradiol nicht die Restriktion auf, die für die Bewegung des anionischen F in die Leberzellen und in die Galle im Vergleich zur neutralen S bestand. Obwohl der C_S/C_F-

Quotient nach Östrogenbehandlung herabgesetzt war, scheint die negative Potentialdifferenz von Leberzellen und Gallengangsystem durch Äthinylöstradiol nicht oder nur in geringem Maße beeinflußt zu werden.

Literatur

1. Mueller, M. N., Kappas, S. A.: J. clin. Invest. **43**, 1905 (1964). — 2. Kreek, M. J., Weser, E., Sleisenger, M. H., Jeffries, G. H.: New Engl. J. Med. **277**, 1391 (1967). — 3. Gallagher, T. F., Mueller, M. N., Kappas, A.: Medicine **45**, 471 (1966). — 4. Gumucio, J. J., Valdivieso, V. D.: Gastroenterology **61**, 339 (1971). — 5. Heikel, T. A. J., Lathe, G. H.: Brit. J. Pharm. **38**, 593 (1970). — 6. Forker, E. L.: J. clin. Invest. **48**, 654 (1969). — 7. Forker, E. L.: Gastroenterology **63**, 205 (1972). — 8. Gumucio, J. J., Valdivieso, V. D.: Gastroenterology **63**, 208 (1972). — 9. Forker, E. L., Hicklin, T., Sornson, H.: Proc. Soc. exp. Biol. (N.Y.) **126**, 115 (1967). — 10. Schanker, L. S., Hogben, C. A. M.: Amer. J. Physiol. **200**, 1087 (1961). — 11. Forker, E. L.: Amer. J. Physiol. **215**, 56 (1968). — 12. Petersen, O. H.: J. Physiol. (Lond.) **239**, 647 (1974). — 13. Binder, H. J., Boyer, J. L.: Gastroenterology **65**, 943 (1971). — 14. Berliner, R. W., Kennedy, T. J., Hilton, J. G.: Amer. J. Physiol. **160**, 325 (1950). — 15. Pappenheimer, J. R., Rekin, E. M., Borrero, L. M.: Amer. J. Physiol. **167**, 13 (1951). — 16. Bradley, S. E., Herz, R.: IASL-Kongreß (Abstr.), Acapulco, Mexicko, 1974. — 17. Wheeler, H. O., Ross, E. D., Bradley, S. E.: Amer. J. Physiol. **214**, 866 (1968). — 18. Paumgartner, G., Horak, W., Probst, P., Grabner, G.: Naunyn-Schmiedebergs Arch. Pharmak. **270**, 98 (1971). — 19. Erlinger, S., Dhumeaux, D., Berthelot, P., Dumont, M.: Amer. J. Physiol. **219**, 416 (1970).

HANSEN, W. (II. Med. Klinik TU München): **Fettoleranz und Postheparinlipasen bei Leberkranken**

Nach intravenöser Gabe von Heparin werden von den Gefäßen lipolytische Enzyme in das Blut freigesetzt. Die vorliegende Untersuchung galt zunächst der Frage nach der Freisetzbarkeit von Enzymen bei Leberkranken.

Gemessen wurden die Enzymaktivitäten in Plasma, das 10 min nach Gabe von 10 USP Einh. Heparin/kg Körpergewicht entnommen wurde. Die Triglyzeridlipase und die Leberlipase wurden nach der Vorschrift von Krauss *et al.* gemessen [1]. Die Bestimmung der Monoglyzeridhydrolase erfolgte nach einem eigenen Verfahren [2].

Untersucht wurden Patienten mit Fettleber (Grad I bis II), akuter Hepatitis im Initialstadium (SGPT über 300 U/l) und Ausheilungsstadium (SGPT unter 30 U/l), chronisch persistierender Hepatitis, chronisch agressiver Hepatitis und Lebercirrhose (s. Tabelle). Bei allen untersuchten Kollektiven waren die Postheparinlipasen signifikant erniedrigt, lediglich unterschieden sich die Patienten mit Fettleber nicht vom Normalkollektiv. Eine Beziehung zum Triglyzeridspiegel ergab sich nicht (s. Tabelle). Es erhob sich deshalb die Frage, inwieweit dem Mangel an Postheparinlipasen eine funktionelle Bedeutung zukommt. Sie wurde mit Hilfe des i.v. Fettoleranztestes in der Modifikation von Zöllner u. Hansen

Tabelle

		TRIGLYZERIDLIPASE (µMol FFS/ml/h)		MONOGLYZERID-HYDROLASE (mU/ml)	SERUMTRIGLYZE-RIDSPIEGEL (mg/100ml)
		Gesamt	Leber		
Lebergesunde	(29)	9,1 ±0,9	5,0 ±0,6	21,5 ±1,6	109 ± 12
Fettleber	(12)	7,3 ±0,5	3,4 ±0,7	19,2 ±3,5	185 ± 35*
Akute Hepatitis (Initialstadium)	(21)	3,0 ±0,5*	1,5 ±0,2*	4,2 ±0,6*	241 ± 23*
Akute Hepatitis (Ausheilungsstadium)	(17)	5,4 ±0,5*	2,8 ±0,5*	12,0 ±1,0*	148 ± 9
Chronisch persistierende Hepatitis	(11)	6,0 ±1,2*	2,8 ±0,6*	12,5 ±1,6*	93 ± 5
Chronisch agressive Hepatitis	(7)	3,7 ±1,5*	2,2 ±1,5*	2,8 ±1,0*	127 ± 19
Lebercirrhose	(15)	3,8 ±0,5*	1,2 ±0,3*	3,6 ±0,6*	122 ± 11

$\bar{x}$ ± SEM   *p < 0,01

bearbeitet [2]. Es wird hierbei eine Neutralfettemulsion rasch injiziert und das Verschwinden aus dem Blut gemessen. Nach geltender Ansicht sind hierzu die sog. Postheparinlipasen erforderlich. Der i.v. Fettbelastungstest bietet somit eine einfache Möglichkeit, die Funktion der Postheparinlipasen *in vivo* zu erfassen. Es zeigte sich, daß der meßbare relative Enzymmangel wahrscheinlich keine funktionelle Bedeutung besitzt. Denn Patienten mit Lebercirrhose eliminierten die Fettemulsion trotz niedriger Enzymaktivitäten genauso rasch wie ein Kontrollkollektiv (k $1/2 = 5{,}7 \pm 0{,}5\%/\min$; n = 8 bzw. K $1/2 = 5{,}9 \pm 0{,}3\%/\min$; n = 22). Patienten mit akuter Hepatitis im Initialstadium eliminierten die Fettemulsion signifikant langsamer (k $1/2 = 3{,}5 \pm 94$; n = 11; $p < 0{,}01$). Dies erklärt sich wahrscheinlich durch den größeren Triglyzeridpool, denn Patienten mit Hyperlipoproteinämie Typ IV, gleichhohen Triglyzeridspiegeln (251 ± 22 bzw. 250 ± 17 mg-%) und normalen Postheparinlipaseaktivitäten eliminierten die Fettemulsion etwa gleich (k $1/2 = 3{,}1 \pm 0{,}2\%/\min$; n = 12).

Untersuchungen der Fettelimination bei Leberkranken erfolgen im Rahmen einer Dissertation von U. Wojczek. — Mit Unterstützung der Deutschen Forschungsgemeinschaft (Ha 596/2).

Literatur
1. Krauss, R. M., Windmueller, H. G., Levi, R. I., Fredrickson, D. S.: J. Lipid Res. 14, 286 (1973). — 2. Hansen, W.: Klin. Wschr. 53, 135 (1975). — 3. Zöllner, N., Hansen, W.: Atherosclerosis 15, 345 (1972).

ABENDSCHEIN, TH., PRZUNTEK, H., WESCH, H., GÄNG, V. (Neurolog. Univ.-Klinik Würzburg, Abt. Nuklearmedizin des Deutschen Krebsforschungszentrums Heidelberg, Med. Univ.-Klinik Würzburg): **Homo- und Heterozygotendifferenzierung bei Morbus Wilson**

Die Hepatocerebrale Degeneration gehört wohl infolge ihrer mannigfaltigen Symptomatik wie auch ihrer Seltenheit zu den am häufigsten verkannten Krankheitsbildern. Nach Bachmann *et al.* wurden in der Mehrzahl der von ihnen diagnostizierten Fälle vor der endgültigen Diagnose Fehldiagnosen gestellt. In der Neurologie wird häufig die Chorea maior, der M. Parkinson und die multiple Sklerose mit dem Morbus Wilson, in der Inneren Medizin die alkoholinduzierte Lebercirrhose und in der Psychiatrischen Klinik endenden Psychosen mit dem Morbus Wilson verwechselt.

Es scheint daher wichtig, auf die Frühsymptome der Hepatocerebralen Degeneration hinzuweisen.

1. Neurologischer und psychiatrischerseits sind es vor allem: Schreib- und Sprachstörungen, Umtriebigkeit, Reizbarkeit, sexuelle Enthemmung, paranoide, depressive und manische Zustände.

2. Im internistischen und pädiatrischen Krankengut: Hämolytische Krisen, Thrombozytopenien, Leukozytenpenien, Leber- und Milzvergrößerungen, abdominelle Schmerzattacken, Osteoporosen mit Spontanfrakturen, periphere Ödeme, Hautpigmentierungen besonders am Unterschenkel, selten auch Wachstumsrückstand und verspätete Pubertät.

Beim Vollbild der Hepatocerebralen Degeneration lassen sich drei Formen unterscheiden.

1. Die Früh- oder Abdominalform: Sie tritt zwischen dem 6. und 12. Jahr am häufigsten auf und hat unbehandelt die schlechteste Prognose. Kennzeichen sind: Ikterus, Hypoproteinämie, Ascites, Ödeme und Ösophagusvarizen.

2. Die Jugend- oder Pseudoparkinson-Form: Das Hauptmanifestationsalter liegt zwischen 14 und 25 Jahren. Sie geht einher mit Akinese, Rigor, Hypomimie,

dysarthrischer Sprache, Speichelfluß, Wutausbrüchen, Zwangslachen, sexueller Enthemmung.

3. Die Erwachsenen- oder Westphal-Strümpelsche Form: Erkrankungsalter 30 bis 50 Jahre, relativ gute Prognose, einhergehend mit Ruhetremor, verwaschener Sprache, stummer Lebercirrhose.

In der Regel begegnet man dem Vollbild des Morbus Wilson selten. Eine klinisch-chemische Diagnosesicherung ist daher notwendig. Besonders dann, wenn im Rahmen einer Familienuntersuchung asymptomatische Familienmitglieder untersucht werden müssen, oder wenn sich wie bei der Westphal-Strümpelschen Form nicht doch ganz erhebliche differentialdiagnostische Schwierigkeiten einstellen.

Tabelle. Cu-, Mn-, Zn-, Fe-, Co-, Mo-, K-Gehalt der Leber (µg/g Trockengewicht Leber) bei bei Heterozygoten und Homozygoten Wilson-Patienten und Kontrollpersonen

Patient		Cu	Mn	Zn	Fe	Co	Mo	K
K. D.	Ho	1 020	7,6	334	145	0,2	5,2	3 330
N. R.		1 000	6,5	321	285	0,28		4 050
K. W.		590	26,0	192	150			2 910
E. W.		173	9,0	172	19	0,28		4 050
W. W.		202	7,0	227	250			4 250
G. C.		366	5,1	253				
H. C.		339	4,1	263				
M. L.	He.	45	6,1	172				
T. R.		100	4,7	270	1 000	0,2	3,3	4 430
A. Y.	Kontr.	51	7,8	180	265	0,06	2,5	10 400
M. K.		65	6,7	133	120	0,17	1,5	4 940
O. M.		20	5,5	168	480	0,22	3,6	6 120

Ho = Homozygote
He = Heterozygote
Kontr. = Kontrollpersonen

Zu den klassischen Trias in der Wilson-Diagnostik gehören die Cäruloplasmin- und Kupferbestimmung im Serum und die Cu-Bestimmung im Urin. Da auf der einen Seite bei homozygoten Wilson-Patienten normale Werte für Cäruloplasmin und Kupfer im Serum besonders bei der Westphal-Strümpelschen Form vorkommen, und auf der anderen Seite auch Cäruloplasminerniedrigungen bei Heterozygoten beobachtet werden, scheint eine weitere Diagnosesicherung notwendig.

Als die wohl eindeutigste Methode, um Homozygote von Heterozygoten zu trennen, gilt die Bestimmung des Kupfergehaltes in der Leber. Wir benutzen hierzu die Neutronenaktivierungsanalyse, eine verläßliche Methode zu der 4 mg Lebergewebe genügen (Methodik vergl. Wesch et al.).

Wir konnten in sechs Fällen, bei denen der M. Wilson klinisch gesichert war, die Diagnose durch die Kupferbestimmung in der Leber bestätigen. Bei einem Patienten, der Cäruloplasmin im Serum und Serum-Kupferwerte lediglich im unteren Normbereich aufwies, konnten wir die Verdachtsdiagnose der Hepatocerebralen Degeneration sichern.

Auffallend ist, daß bei den Patienten, die vornehmlich neurologische Symptome aufwiesen, der Kupfergehalt im Lebergewebe relativ niedrig ist, während bei Patienten, die vornehmlich hepatische Veränderungen zeigten, der Kupfergehalt relativ hoch ist. Werte ab 150 µg Cu/g Trockengewicht Leber sprechen nach unserer Methode für einen homozygoten M. Wilson (Vergl. Tabelle 1).

Die neutronenaktivierungsanalytische Sicherung der Diagnose, so zuverlässig sie ist, erfordert für den Patienten relativ viel Belastungen.

Im Rahmen der Vorbereitung zur Laparoskopie muß sowohl eine röntgenologische Gallenblasendarstellung wie auch eine MDP erfolgen. Außerdem ist die Leberbiopsie wegen der häufig vorliegenden Gerinnungsstörungen nicht ganz ungefährlich.

Auf die Anregung von Osborn u. Walshe eingehend, haben wir 64 Kupfer intravenös injiziert und eine 24/3 Std ratio des im Serum verbliebenen 64 Kupfer gebildet. Nach dieser Methode kann man in der Regel statistisch signifikant Homozygote, Heterozygote und Normalpersonen differenzieren. Die Streuungen sind jedoch so erheblich, daß man im Einzelfall nicht sicher entscheiden kann, ob es sich um einen Homozygoten, Heterozygoten oder um eine Normalperson handelt. Wir

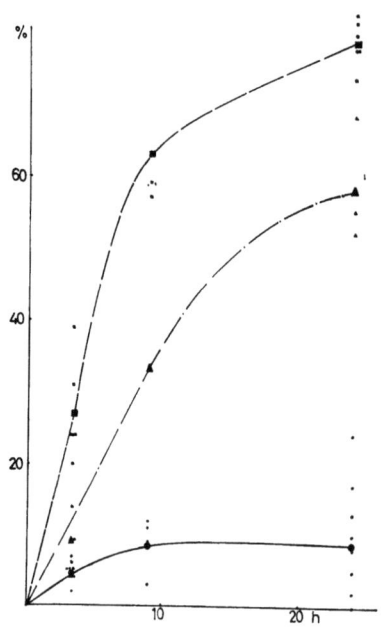

Abb. 1. 64 Cu-Einbaurate in Cäruloplasmin. ■ Kontrollen n = 6, ▲ Heterozygote n = 3, ● Homozygote n = 8

haben daher die 64 Kupfereinbaurate im Cäruloplasmin gemessen (zur Methodik vergl. Scheinberg et al.). Hierzu werden in 1 ml Aqua destillata, 100 μg Kupfer, das in der Kupferchloridform vorliegt, injiziert, wobei wir eine spezifische Aktivität zwischen 0,5 und 1 μCi/μg Kupfer haben. Nach 30, 200 min, 9 und 24 Std werden jeweils 10 ml Blut abgenommen und zentrifugiert. Der Überstand wird mit DTC (Diäthyldithiocarbamat) (1%) versetzt. 2 ml hiervon werden über eine Aktivkohlesäule gegeben. Das DTC komplexierte 64 Kupfer wird in der Säule gebunden, das nicht komplexierte 64 Kupfer, das dem im Cäruloplasmin eingebauten Kupfer weitgehend entspricht, wird im Eluat aufgefangen. Sowohl das komplexierte wie das nicht komplexierte Kupfer werden in einem γ-Szintillator gemessen.

Nach dieser Untersuchung sind bei Homozygoten nach 24 Std bis zu 25% durch DTC nicht komplexierbares 64 Kupfer, bei Heterozygoten 50 bis 70% durch DTC nicht komplexierbares 64 Kupfer und bei Normalpersonen 75 bis 95% nicht komplexierbares 64 Kupfer im Plasma meßbar (vergl. Abb. 1). Es handelt sich hiermit um eine einfache Methode, mit der man innerhalb von 24 Std die Diagnose eines M. Wilson sichern kann.

Um jedoch die Differenz der Kupfereinlagerung in Cäruloplasmin sowohl bei Homozygoten wie auch Heterozygoten und Normalpersonen noch deutlicher zu machen, kann man einen Homozygoten-Heterozygotenindex bilden, indem man den 24- und 3 Std-Wert miteinander multipliziert. Hierbei ergibt sich, daß sich der Index für Heterozygote, Homozygote und Normalpersonen jeweils um eine Zehnerpotenz unterscheidet. Eine weitere Verdeutlichung läßt sich dadurch erzielen, daß man diesen Index durch den Gehalt an ausgeschiedenen 64 Kupfer im 24 Std-Urin (in ‰ der injizierten Dosis) dividiert.

Zusammenfassung

Bei gewissen unklaren neurologischen, psychiatrischen, hepato- und hämatologischen Störungen sollte der M. Wilson in die differentialdiagnostischen Erwägungen häufiger miteinbezogen werden.

Über die Cäruloplasminbestimmung und die Kupferbestimmung im Serum sowie die Kupferbestimmung im Urin hinaus, bieten die Kupferbestimmung im Lebergewebe mit der Neutronenaktivierungsanalyse sowie die Messung der 64 Kupfereinlagerungsrate in das Cäruloplasmin zwei weitere Methoden, um die Diagnose der Hepatocerebralen Degeneration zu sichern.

Literatur

Bachmann, H., Biesold, D., Eichner, B., Günther, K., Lößner, J., Weise, H., Willgerodt, H.: Z. ärztl. Fortbild. **66**, H. 13. — Osborn, S. B., Walshe, J. B.: Clin. Sci. **27**, 319 (1964). — Sternlieb, I., Morell, A., Tucker, W. D., Greene, M. W., Scheinberg, I. H.: J. clin. Invest. **40**, 1834 (1961). — Wesch, H., Zimmerer, J., Schuhmacher, J.: Int. J. appl. Radiat. **21**, 431 (1970).

Beyer, J. C. C., Wernze, H., Gallenkamp, H. (Med. Univ.-Klinik Würzburg):
Angiotensinogensyntheserate der isoliert perfundierten Rattenleber bei experimenteller Leberschädigung

Nach Untersuchungen an Rattenleberschnitten [3], isolierten Leberzellen [13] und Leberperfusionen [6] besteht kein Zweifel, daß Angiotensinogen (Reninsubstrat) als Glykoprotein mit einem Molekulargewicht von 58000 [11] hepatisch synthetisiert wird. Die schon früher bei Leberkranken, besonders bei progressiven Zirrhosen gefundene Abnahme des Plasma-Angiotensinogenspiegels [1, 4, 10, 14] wurde in erster Linie auf einen Synthesedefekt bezogen. Andererseits ist aber auch bei Nichtleberkranken vielfach eine Verminderung der Substratkonzentration gemessen worden, überwiegend dann, wenn gleichzeitig die Plasma-Reninspiegel, z. B. unter Salzentzug oder Diuretikatherapie [7] deutlich erhöht waren. Dies wurde als ein Verbrauch von Substrat infolge des reninabhängigen Angiotensinabbaus gedeutet. Erhöhte Plasmareninwerte im Rahmen des sekundären Hyperaldosteronismus Leberkranker können ebenfalls zur Substratabnahme beitragen. Ein hepatozellulärer Synthesedefekt für Angiotensinogen ist also nicht ohne weiteres aus dem Plasmaspiegel, sondern nur durch Direktmessung der Syntheserate am perfundierten Organ bestimmbar.

Wir untersuchten an der isolierten perfundierten Rattenleber den Einfluß von zwei hepatotoxischen Substanzen: 1. D-Galaktosamin (GalN), 2. α-Naphthylisothiocyanat (ANIT), Gifte, die als Modellsubstanzen mit unterschiedlichem Angriffspunkt vielfach analysiert worden sind.

Methodisches

200 bis 250 g schweren, männlichen Wistar-Ratten wurde 96, 48 und 12 Std vor der Leberpräparation 1000 mg GalN/kg KG intraperitoneal bzw. 250 mg ANIT 48 Std vor Versuchs-

beginn per os verabreicht. Die Leberperfusion (nach [8]) erfolgte bei 25° C mit 150 ml albumin- und glucosehaltigem Krebs-Henseleit-Puffer pH 7,1 bis 7,3 für 4 Std. Dem zirkulierenden Perfusionsmedium wurden 2,5 mg Indocyamingrün/100 ml Perfusionsflüssigkeit zur Prüfung der Farbstoffelimination der Leber zugesetzt. Angiotensinogen der Perfusatproben wurde durch Hog-Renin (Nutritional Biochem. Corp., Cleveland/Ohio) im Überschuß zu Angiotensin I umgewandelt. Ansatz: 0,5 ml Kalium-Natrium-Phosphatpuffer (0,1 M), 0,1 ml EDTA · 2 Na (0,1 M in Phosphatpuffer), 0,01 ml Diisopropylfluorophosphat (DFP, 5% in Isopropanol), 2 Goldblatt-Einheiten Hog-Renin und 1,0 ml Perfusat; Inkubation für 14 min bei 37° C. Die radioimmunologische Bestimmung von Angiotensin I im hitzedenaturierten und zentrifugierten Probenüberstand erfolgte mit dem Reagentiensatz CEA IRE SORIN. Als weitere Parameter der Leberfunktion wurden die GOT und GPT sowie Veränderungen der Kaliumkonzentration des Perfusates herangezogen.

Ergebnisse und Diskussion

Die unter Kontrollbedingungen perfundierte Rattenleber bildet nach einer Vorlaufperiode von 30 min in den folgenden 150 min annähernd linear Angiotensinogen in einer Konzentration von 28,8 ng/g Leber/Std (Abb. 1). D-Galaktosamin, 12 Std vor der Perfusion verabreicht, setzt die Angiotensinogensyntheserate signifikant gegenüber den unbehandelten Kontrollebern herab. Noch deutlicher kommt dies nach 48 Std zum Ausdruck, während nach 96 Std die Galaktosaminschädigung rückläufig ist.

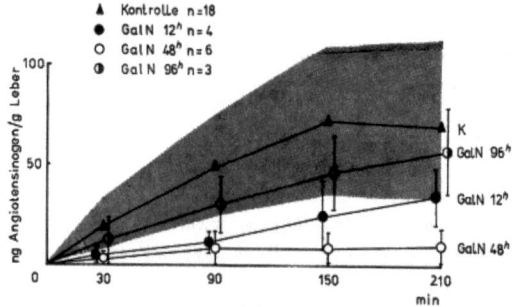

Abb. 1. Angiotensinogen-Syntheserate an der isolierten perfundierten Rattenleber. Der schraffierte Bereich umfaßt die Standardabweichung der Kontrollversuche. Galactosaminversuche (GalN) angegeben als Mittelwert ± Standardabweichung

Bezieht man die nach 150 min gefundenen Werte auf die Kontrollgruppe, so ergibt sich nach 12 Std eine Hemmung der Syntheserate von 65%, nach 48 Std von 88% und nach 96 Std von nur mehr 35%. Der maximalen Einschränkung der Angiotensinogensyntheserate zum Zeitpunkt 48 Std läuft eine erhebliche Verzögerung der Indocyaningrünelimination mit einer Halbwertszeit von 6,0 Std gegenüber 1,1 Std bei Kontrollebern parallel.

Im Vergleich zu Galaktosamin wird die Syntheserate der Leber für Angiotensinogen durch ANIT — nur für den Zeitpunkt 48 Std nach einmaliger Giftzufuhr geprüft — nicht beeinflußt, obschon auch hier die Indocyaningrünhalbwertszeit auf 3,0 Std deutlich verlängert ist.

Die Befunde über die reversible Beeinflussung der Angiotensinogensyntheserate nach Galaktosamin stimmen gut mit inzwischen erhaltenen Resultaten [9] an der Ratte in vivo überein. Danach besteht auch hier eine entsprechende zeitabhängige Verminderung der Angiotensinogenplasmakonzentration nach intravenöser Verabreichung von 750 mg/kg Galaktosamin mit einem Maximum nach 16 bis 24 Std. Die gleichzeitig bestimmten Plasma-Reninkonzentrationen verhalten sich zu den Reninsubstratwerten reziprok. Analoge und ausgeprägtere Veränderungen an Meerschweinchen wurden bereits früher mitgeteilt [2].

Unsere Befunde lassen schlußfolgern, daß auch die bei den parenchymatösen Leberprozessen beim Menschen gefundenen Substratverminderungen im Plasma in erster Linie Ausdruck einer gestörten hepatozellulären Proteinsynthese sind. Eine Substratabnahme durch „Verbrauch" kommt nach tierexperimentellen Befunden erst bei extrem erhöhten Plasma-Reninspiegeln [12] in Betracht.

Zusammenfassung

1. Einmalige Galaktosamingabe von 1000 mg/kg intraperitoneal 12, 48 und 96 Std vor der Leberpräparation verabfolgt, bewirkt an der isolierten perfundierten Rattenleber eine reversible Hemmung der Angiotensinogensynthese, die zeitlich dem beschriebenen Abfall verschiedener Gerinnungsfaktoren [5] parallel geht.
2. α-Naphthylisothiocyanat als primär cholostatisches Agens hat auf die Bildungsrate von Angiotensinogen keinen Einfluß.
3. Herabgesetzte Plasma-Reninsubstratspiegel beim Leberkranken dürften in erster Linie eine gestörte hepatische Glycoproteinsynthese charakterisieren.

Literatur

1. Ayers, C. R.: Circulat. Res. **20**, 594 (1967). — 2. Brachtel, D., Wernze, H.: Verh. dtsch. Ges. inn. Med. **80**, 207 (1974). — 3. Freeman, R. H., Rostorfer, H. H.: Amer. J. Physiol. **223**, 364 (1972). — 4. Gould, A. B., Skeggs, L. F., Kahn, J. R.: Lab. Invest. **15**, 1802 (1966). — 5. Grün, M., Brunswig, D., Mersh-Baumert, K., Conradt, M., Hörder, M. H., Laun, A., Liehr, H., Krauss, H., Richter, E.: Acta Hepato-Gastroenterol. **19**, 103 (1972). — 6. Nasjletti, A., Masson, G. M. C.: Circulat. Res. **30** and **31** (Suppl. II), 187 (1972). — 7. Rosset, E., Veyrat, R.: Europ. J. clin. Invest. **1**, 328 (1971). — 8. Schimassek, H.: Biochem. Z. **336**, 460 (1963). — 9. Schrepfer, H.: Dissertation. Würzburg 1975 (in Vorbereitung). — 10. Schroeder, E. T., Eich, R. H., Smulyan, H., Gould, A. B.: Amer. J. Med. **49**, 186 (1970). — 11. Skeggs, L. T., Lentz, K. E., Hochstrasser, H., Kahn, J. R.: J. exp. Med. **118**, 73 (1963). — 12. Tateishi, H., Nasjletti, A., Masson, M. C.: Proc. Soc. exp. Biol. (N.Y.) **137**, 1424 (1971). — 13. Weigand, K., Wernze, H., Falge, C.: Hoppe-Seylers Z. physiol. Chem. **355**, 1266 (1974). — 14. Wernze, H., Seki, A., Michel, H.: Klin. Wschr. **50**, 53 (1972).

FRÖHLICH, J., HOPPE-SEYLER, G., SCHOLLMEYER, P., GEROK, W. (Med. Univ.-Klinik Freiburg): **Zur Wirkung der akuten Urämie auf den Aminosäurestoffwechsel der Leber***

Im Rahmen von Untersuchungen zur Rolle der Leber bei Störungen des Kohlehydratstoffwechsels in der Urämie hatten Perfusionsversuche mit Lebern akut urämischer Ratten eine deutlich verstärkte Harnstoffbildung gezeigt, sowohl aus endogenen Quellen wie auch in Gegenwart von Aminosäuren, die dem Perfusionsmedium zugesetzt wurden (Fröhlich, 1974). Dieser Befund gab Anlaß zu weiteren Untersuchungen, über die im Folgenden berichtet wird.

Methodik

Alle Versuche wurden an isoliert perfundierten Lebern bilateral nephrektomierter Ratten durchgeführt, die während der 48 Std zwischen Voroperation und Leberentnahme weder Futter noch Wasser erhielten. Die Perfusionen erfolgten rezirkulierend mit einem erythrocytenhaltigen Perfusionsmedium. Lebergewebsproben wurden mit der Frierstopptechnik entnommen. Als Kontrollen dienten scheinoperierte Tiere.

Ergebnisse

Abb. 1 zeigt die Abgabe der Aminosäuren Valin, Leucin und Isoleucin durch die Leber während der ersten 60 min der Perfusion. Diese Aminosäuren werden von der Leber nur sehr schlecht metabolisiert, ihre Freisetzung kann deshalb nach

---
* Mit Unterstützung der Deutschen Forschungsgemeinschaft.

Miller (1962) als Maß für die Proteolyse gelten. Diese ist unter dem Einfluß der Urämie deutlich beschleunigt.

Neben einer stimulierten Abgabe bewirkt die Urämie einen signifikanten Anstieg aller drei Aminosäuren im Gewebe. Da für die Verteilungsräume von Gesamtleberwasser, Intra- sowie Extrazellulärwasser keine Unterschiede zwischen Urämie und Kontrolle gefunden wurden, kann aus diesem Befund auf einen Anstieg der intrazellulären Konzentrationen von Valin, Leucin und Isoleucin bei Urämie geschlossen werden.

Auch dieser Befund stützt, wie schon der vorherige, die Vorstellung, daß unter dem Einfluß der Urämie ein beschleunigter Abbau von Leberprotein stattfindet. Die Stimulierung der Harnstoffbildung aus endogenen Quellen wäre demnach als Folge einer verstärkten intrazellulären Substratbereitstellung zu interpretieren.

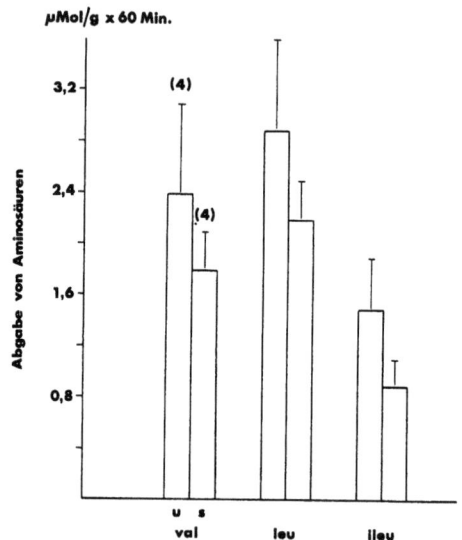

Abb. 1. Abgabe der Aminosäuren Valin, Leucin und Isoleucin bei Urämie. s = scheinoperierte Kontrolle, u = Urämie

Nach Urämie wird eine signifikant beschleunigte Aufnahme der Aminosäuren Serin, Threonin, Ornithin und Lysin in die Leber beobachtet (Lacy, 1970; Fröhlich, 1974). Bei der Stimulierung der Harnstoffbildung aus diesen zugegebenen Aminosäuren müssen zusätzliche Faktoren beteiligt sein.

Bestimmungen der Gewebskonzentrationen ergaben eine signifikante Abnahme von Threonin und Ornithin. Auch für Serin wurden erniedrigte Spiegel gefunden, die jedoch im Grenzbereich der Signifikanz liegen. Das Absinken der Gewebsspiegel läßt darauf schließen, daß der Ort, an dem die Urämie die Utilisation dieser Aminosäuren stimuliert, intrazellulär zu suchen ist.

Im Gegensatz zu diesen Aminosäuren wird ein Anstieg der Gewebskonzentrationen von Lysin und Alanin beobachtet. In getrennten Versuchen hatte sich zeigen lassen, daß auch Alanin in der Urämie beschleunigt von der Leber aufgenommen wird. Der Mechanismus, über den eine beschleunigte Utilisation dieser beiden Aminosäuren bewirkt wird, scheint nach dem Verhalten der Gewebsspiegel prinzipiell anderer Natur zu sein als bei Serin, Threonin oder Ornithin. Der Anstieg der Gewebskonzentrationen von Lysin oder Alanin spricht für eine Stimulierung auf der Stufe des Transportes dieser Aminosäuren in die Leberzelle.

Eine Modellsubstanz, mit der sich der Aminosäuretransport messen läßt, ist α-Aminoisobuttersäure. Abb. 2 gibt das Verhältnis der Konzentrationen von ^{14}-C-α-Aminoisobuttersäure im Gewebe und Perfusat wieder, bei Urämie und scheinoperierter Kontrolle. Ein Anstieg dieses Quotienten würde eine verstärkte Aufnahme in die Leber bedeuten, ein Abfall eine Hemmung. Bei Urämie liegt der Quotient deutlich über der Kontrolle und weist damit auf einen beschleunigten Aminosäuretransport in die Leberzelle. Adrenalektomie führt zu einem Abfall und Substitution adrenalektomierter Tiere mit Cortisol zu einem Wiederanstieg des Verteilungsquotienten.

Die Befunde lassen sich wie folgt zusammenfassen:

1. Nach Urämie wird eine Stimulierung der endogenen Proteolyse beobachtet, gemessen an der Freisetzung von Leucin, Isoleucin und Valin.

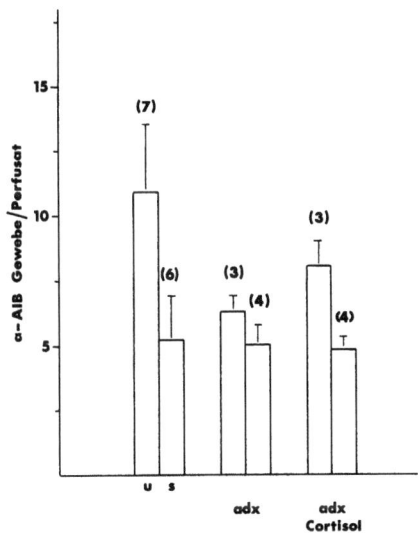

Abb. 2. Verhältnis von ^{14}C-α-Aminoisobuttersäure im Lebergewebe zu Perfusat bei unterschiedlicher Vorbehandlung der Spendertiere. s = scheinoperierte Kontrolle, u = Urämie, adx = adrenalektomierte Tiere, adx, Cortisol = adrenalektomierte und mit Cortisol substituierte Tiere

2. Einzelne, dem Perfusat zugegebene Aminosäuren werden bei Urämie beschleunigt utilisiert. Der Wirkungsort der Urämie scheint bei einigen Aminosäuren überwiegend intrazellulär zu liegen, z. B. in der Stimulierung von Transaminierungsreaktionen, wie kürzlich gezeigt werden konnte (Maier, 1973). Darüber hinaus konnte eine Stimulierung des Aminosäuretransports nachgewiesen werden, der für die beschleunigte Utilisation anderer Aminosäuren von besonderer Bedeutung zu sein scheint.

Literatur

Fröhlich, J., Schölmerich, J., Hoppe-Seyler, G., Maier, K. P., Talke, H., Schollmeyer, P., Gerok, W.: Europ. J. clin. Invest. 4, 453 (1974). — Lacy, W. W.: Amer. J. Physiol. 219, 649 (1970). — Maier, K. P., Hoppe-Seyler, G., Talke, H., Fröhlich, J., Schollmeyer, P., Gerok, W.: Europ. J. clin. Invest. 3, 201 (1973). — Miller, L. L.: In: Amino acid pools (ed. J. T. Holden). Amsterdam 1962.

Liehr, H., Grün, M., Thiel, H., Rasenack, U., Brunswig, D. (Med. Univ.-Klinik Würzburg): **Lebernekrose als Folge einer Endotoxinämie bei der portocavalen Shunt-Ratte**

In der Pathogenese von Lebererkrankungen gewinnen Endotoxine intestinaler Herkunft zunehmendes Interesse. Dies basiert auf dem Gedanken, daß enterale Bakterien oder deren Produkte, die normalerweise vom RES der Leber geklärt werden, infolge einer mangelhaften Phagozytoseleistung der v. Kupfferschen Sternzellen in die systemische Zirkulation gelangen [3].

Dieser Vorgang wurde von Triger et al. [16] als Phänomen des „spillover", des „Überlaufens" diskutiert und als Erklärung dafür herangezogen, daß bei Patienten mit fortgeschrittenen Lebererkrankungen erhöhte Antikörpertiter gegen E. coli nachweisbar sind [17]. Dieses Konzept unterstützten Untersuchungen von Prytz et al. [18], die bei Patienten mit portocavaler Anastomose vergleichbare Beobachtungen machen konnten. Wilkinson et al. [19] fanden bei Patienten mit Leberkoma, daß das Auftreten von Verbrauchskoagulopathie und funktionellem Nierenversagen mit einer Endotoxinämie korrelierte und haben als Erklärung den gleichen Mechanismus herangezogen. Endotoxinämien sind aber nicht nur bei akutem Leberversagen nachweisbar, sondern scheinen auch bei Patienten mit Leberzirrhose häufig zu sein [12]. Zur Unterstützung dieser klinischen Beobachtungen und dessen Relevanz hinsichtlich Lebererkrankungen fehlen experimentelle Untersuchungen, die den Einfluß von Endotoxinen auf die Leber näher belegen. Aus der Sicht chronischer Lebererkrankungen bietet sich daher das Modell der portocavalen Shunt-Ratte an, da bei ihm die Vorbedingungen des „spillover" gegeben sind und das Leber-RES infolge der hämodynamischen Umstellung der hepatischen Zirkulation in seiner Funktion eingeschränkt ist [1, 11].

Material und Methodik

Die Untersuchungen wurden an nicht nüchternen Ratten vom Stamm FW 49 (Dr. Thomae, Biberach/R.) durchgeführt. Die portocavalen Anastomosen (PCA) wurden nach Angaben von Lee u. Fisher [9] angelegt. Normale Tiere dienten als Kontrollen. Endotoxin (E. coli 026 : B 6, Difco-Lab.) wurde in einer Dosierung von 1,5 mg/kg sowohl unvorbehandelten, als auch PCA-Ratten in die Penisvene injiziert. Hämodynamische Untersuchungen der systemischen und hepatischen Zirkulation erfolgten mit der HMV-Fraktionierung nach Messung von Blutvolumen und Zirkulationszeit [10]. Die Bestimmung der Gerinnungsfaktoren wurden mit handelsüblichen Reagenzien im Einstufentest, die der Thrombozyten nach Feissly-Lüdin [4] durchgeführt. Die Aktivitäten der Transaminasen GOT und GPT sowie die Glukosekonzentration im Serum wurde mit konventionellen Labormethoden gemessen. Histologische Untersuchungen (Leber, Niere, Lunge) erfolgten nach Formalinfixation und Färben mit Hämatoxilin-Eosin sowie nach Angaben von Ladewig [8]. Alle Untersuchungen wurden 12 bis 15 Std nach Endotoxininjektion durchgeführt.

Ergebnisse

12 bis 15 Std nach i.v. Injektion von Endotoxin bestand bei allen Tieren eine hyperdynamische Zirkulation. Die Leberdurchblutung war sowohl bei den unvorbehandelten, als auch bei den Tieren mit PCA erhöht, im wesentlichen als Folge einer Dilatation der A. hep. (s. Tabelle).

Das Gerinnungssystem war hypokoagel, wobei die Veränderungen bei den PCA-Tieren stärker ausgeprägt waren (s. Tabelle). Die Transaminasen waren aktiviert, in der PCA-Gruppe bis auf extreme Werte; alle Tiere entwickelten eine Hypoglykämie (s. Tabelle). Bei der Sektion fanden sich, besonders in der PCA-Gruppe, Blutungen in fast allen Organen, so in der Lunge, der Leber, im Thymus und den Nieren. Histologisch zeigten die Lebern der unvorbehandelten Tiere Koagulationsnekrosen, die Lebern der PCA-Tiere submassive Läppchennekrosen und kleinere sowie größere Blutextravasate im Leberparenchym (Abb. 1a). In den Sinusoiden

LEGALON®
Dragées mit 35 mg Silymarin
LEGALON® 70
Dragées mit 70 mg Silymarin
LEGALON® LIQUIDUM
1/1 Meßlöffel 100 mg Silymarin

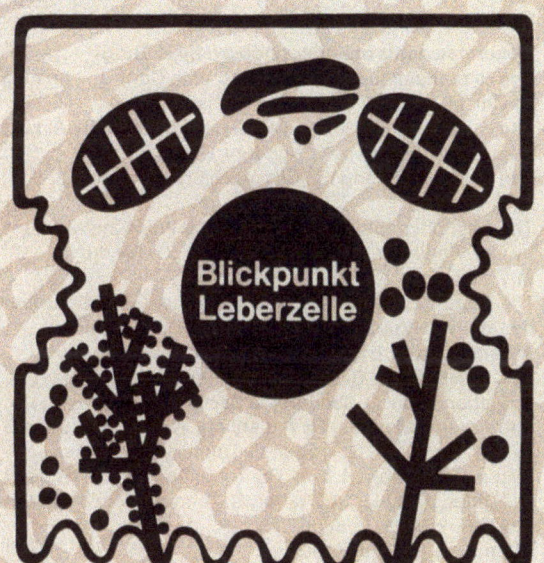

Blickpunkt Leberzelle

Zusammensetzung:
1 Dragée Legalon enthält 35 mg Silymarin, 1 Dragée Legalon 70 enthält 70 mg Silymarin, 1/1 (1/2) Meßlöffel Legalon Liquidum enthält 100 (50) mg Silymarin

Indikationen:
Chronisch-persistierende und chronisch-aggressive Hepatitis, Leberzirrhose, toxisch-metabolische Leberschäden (z. B. Fettleber); als Leberzellschutz bei Zufuhr leberbelastender Stoffe.

Kontraindikationen und Nebenwirkungen:
Bisher nicht bekannt.

Dosierung:
In schweren Fällen 3mal täglich 2 Dragées Legalon 70 (4mal täglich 1/1 Meßlöffel Liquidum) nach den Mahlzeiten einnehmen, zur Nachbehandlung und als Initialdosierung bei mittelschweren Fällen 3mal täglich 1 Dragée Legalon 70 (3mal täglich 1/1 Meßlöffel Liquidum), in leichteren Fällen 3mal täglich 1 Dragée Legalon zu 35 mg (3mal täglich 1/2 Meßlöffel Liquidum).

Weit. Hinweise siehe wissenschaftlichen Prospekt Dr. Nr. 144/14/10.74.

Handelsformen:
Legalon: O.P. mit 80/400 Dragées DM 19,80/77,65 m. MwSt. lt. A.T. Anstaltspackungen
Legalon 70: O.P. mit 80 Dragées DM 35,35 m. MwSt. lt. A.T. Anstaltspackungen
Legalon Liquidum: O.P. mit 450 ml DM 31,25 m. MwSt. lt. A.T.

- bietet die Möglichkeit der protektiven und kurativen Beeinflussung der Leberzelle
- beeinflußt auch toxische Schädigungen der Leberzelle
- bessert klinische Symptome und richtet leberspezifische biochemische Kriterien signifikant zur Norm aus
- steigert als Membranstabilisator die Funktionstüchtigkeit und Leistungsfähigkeit der Leberzelle
- restituiert, stabilisiert und schützt die Integrität der Elementarmembranen, der funktionstragenden und -vermittelnden Bau- und Strukturelemente der Leberzelle
- bessert die Erfolgsaussichten der Lebertherapie

 Dr. Madaus & Co., Köln am Rhein

A. Labhart Clinical Endocrinology

Theory and Practice

By Professor Dr. Alexis Labhart,
Medizinische Universitätsklinik,
Zürich

With a Foreword
by George W. Thorn, Boston

Translated from a revision of the
2nd German edition "A. Labhart,
Klinik der inneren Sekretion"
by A. Trachsler and
J. Dodsworth-Phillips

With 400 figures
XXXII, 1092 pages. 1974
Cloth DM 125,–
ISBN 3-540-06307-2
Prices are subject to change
without notice

Distribution rights for Japan:
Igaku Shoin Ltd., Tokyo

■ Prospectus on request

Contents

General Aspects of Endocrinology. By H. Bürgi.
The Hypothalamus. By A. Labhart. With Contributions
by Chr. Hedinger, G. Töndury, G. Kistler.
The Hypothalamo-Neurohypophyseal System. By A. Labhart.
With Contributions by G. Töndury, G. Kistler.
The Pineal Body and the Circumventricular Organs.
By A. Labhart.
The Adenohypophysis. By A. Labhart. With Contributions
by Chr. Hedinger, G. Kistler, A. Prader, G. Töndury,
M. Zachmann.
The Thyroid Gland. By H. Bürgi, A. Labhart. With Contributions
by Chr. Hedinger, G. Kistler, A. Prader, G. Töndury.
Adrenal Cortex. By A. Labhart. With Contributions
by Chr. Hedinger, G. Kistler, J. Müller, A. Prader,
R. Siebenmann, G. Töndury, A. Zachmann.
The Adrenal Medulla. By A. Labhart. With Contributions
by Chr. Hedinger, G. Kistler, G. Töndury, W. Ziegler.
Testis. By A. Labhart. With Contributions by Chr. Hedinger,
G. Kistler, J. Müller, A. Prader, G. Töndury, M. Zachmann.
The Ovary. By W. E. Schreiner.
Pregnancy. By P. J. Keller.
Disorders of Sexual Differentiation (Intersexuality).
By A. Prader.
The Pancreas. By G. R. Constam. With Contributions
by E. R. Froesch, Chr. Hedinger, G. Kistler, P. H. Rossier,
H. Steiner, G. Töndury.
The Parathyroids. By M. Wernly. With Contributions
by B. Courvoisier, J. A. Fischer.
Tissue Hormones. By A. Labhart. With Contributions
by Chr. Hedinger, J. Müller.
Endocrine Hyperfunctional Syndromes by Ectopic Hormone
Formation (Paraneoplastic Syndromes). By A. Labhart.
Thymus. By P. J. Grob, A. Labhart.
The Pluriglandular Syndromes. By A. Labhart.
Growth and Development. By A. Prader.
Fundamentals of the Hormone Treatment of Nonendocrine
Disorders. By A. Labhart, G. Martz.

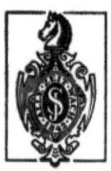

Springer-Verlag   Berlin · Heidelberg · New York

München · Johannesburg · London · Madrid · New Delhi · Paris · Rio de Janeiro · Sydney · Tokyo · Utrecht · Wien der Leber und den Arteriolen der Nierenrinde (Abb. 1b) fanden sich bei Ladewig-Färbung occludierende Fibrinthromben.

Diskussion

Endotoxin in der hier verwendeten LD_{15} [5] zeigt bereits bei normalen Ratten deutliche hämodynamische Veränderungen, die neben einer hyperdynamen Kreislaufeinstellung in einer auf das Doppelte der Norm erhöhten Leberdurch-

Tabelle. Blutchemische, gerinnungsphysiologische und hämodynamische Veränderungen bei Ratten mit unterschiedlichen Versuchsbedingungen 12 bis 15 Std nach Injektion (i.v.) von 1,5 mg/kg KG Endotoxin (E. coli) (Mittelwert ± SD)

	Kontrollen unbehandelt (n = 22)	+ Endotoxin 1,5 mg/kg KG (n = 9)	PCA unbehandelt (n = 15)	+ Endotoxin 1,5 mg/kg KG (n = 18)
Bilirubin (mg-%)	0,3 ± 0,2	0,3 ± 0,1	0,3	0,73 ± 0,75
SGOT (mU/ml)	37 ± 7	123 ± 74	96 ± 34	1203 ± 950
SGPT (mU/ml)	34 ± 5	142 ± 120	89 ± 50	968 ± 701
Glucose i. S. (mg-%)	204 ± 42	146 ± 23	—	61 ± 44 (0—132)
	(n = 15)	(n = 5)		(n = 10)
Fibrinogen (mg-%)	227 ± 40		222 ± 56	135 ± 53
Faktor II (%)	110 ± 24		117 ± 56	45 ± 18
Faktor VII (%)	105 ± 18		—	51 ± 15
Faktor X (%)	119 ± 14		—	46 ± 22
Faktor V (%)	152 ± 26		147 ± 58	66 ± 35
Thrombozyten/mm³	715400 ± 77000		354200 ± 36400	79530 ± 67135
	(n = 31)	(n = 9)	(n = 9)	(n = 7)
Blutvolumen (ml/100 g KG)	6,3 ± 1,4	6,9 ± 0,4	7,1 ± 0,9	7,0 ± 0,8
Arm-Ohr-Zeit (s)	3,6 ± 0,4	2,7 ± 0,8	3,0 ± 0,2	3,6 ± 0,6
Herzminutenvolumen (ml/min/100 g KG)	23,8 [a]	36,1 ± 9,0	32,2 ± 3,5	26,8 ± 5,1
A. hepatica (% vom HMV)	5,5 ± 2,4	11,3 ± 5,4	8,6 ± 2,9	25,0 ± 11,5
Leberblutfluß (ml/min/100 g KG)	10,1 + 1,4	18,3 ± 5,3	2,9 ± 1,1	6,6 ± 3,1
ml/min/g Leber	2,0 ± 0,3	4,1 ± 1,2	1,5 ± 0,6	3,0 ± 1,3

[a] Nach Richardson et al.: Science **135**, 317 (1962).

blutung resultiert, wobei die Dilatation der A. hep. besonders auffällt (s. Tabelle). Die Lebertoxizität von Endotoxin wurde sichtbar in einer Aktivierung der Transaminasen, verbunden mit fokalen Koagulationsnekrosen von Leberparenchymzellen. Die sich sowohl bei unvorbehandelten, als auch bei PCA-Tieren entwickelnde Hypoglykämie ist Ausdruck einer endotoxininduzierten Hemmung der Gluconeogenese [5]. Die Veränderungen im Gerinnungssystem müssen als Ausdruck einer Umsatzstörung vom Typ der Verbrauchskoagulopathie interpretiert werden, da die Beobachtungszeit für die Entwicklung einer Synthesestörung zu kurz war, und findet ihre Erklärung durch Untersuchungen von Müller-Berghaus et al. [14, 15]. Aus den Ergebnissen dieser Untersuchung kann der Schluß gezogen werden, daß die Leber durch Endotoxin sowohl metabolisch, als auch hämodynamisch ge-

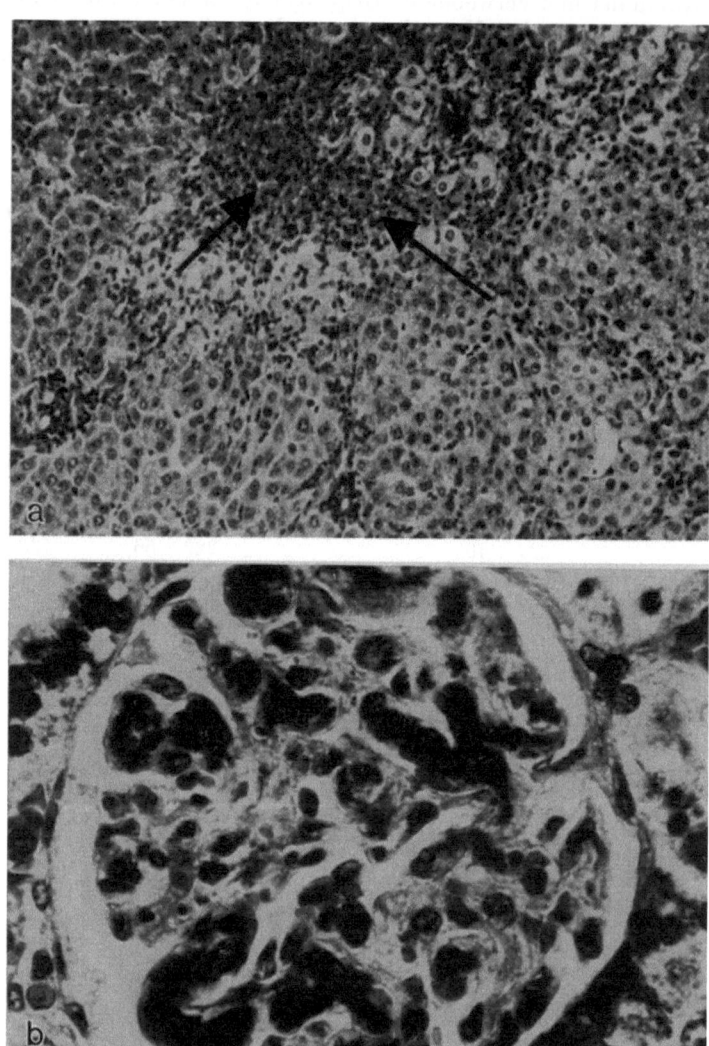

Abb. 1. a) Subtotale Nekrose der Leber mit Blutungen in das Leberparenchym (— — — —) bei Ratten mit porto-cavaler Anastomose 12 bis 15 Std nach Injektion (i.v.) von 1,5 mg/kg KG Endotoxin (E. coli). b) Gleiche Versuchsanordnung wie a. Fibrinthromben in Glomerulumschlinge der Niere. Ladewig-Färbung, Grünfilter-Mikrophotographie

schädigt wird. Diese durch Endotoxin an normalen Ratten zu beobachtenden Veränderungen lassen sich bereits bei Ratten mit PCA ohne Endotoxininjektion in prinzipiell gleichartiger Ausprägung nachweisen (s. Tabelle 1). Es ist dabei von Interesse, daß Untersuchungen von Keraan et al. [7] gezeigt haben, daß sich bei Ratten mit PCA 4 Wochen postoperativ ein kontinuierlicher Anstieg von γ-Globulinen und von Lipopolysaccharidantikörpern nachweisen läßt. Diese Befunde wurden dahingehend gewertet, daß sie Ausdruck einer latenten Endotoxinämie sind, die ihre Erklärung durch den portocavalen Shunt und die gestörte Klärfunktion des Leber-RES findet. Aus der Sicht eines Schwartzman-Sanarelli-Phänomens (SSR) kann diese pathophysiologische Situation eines aktiven portocavalen Umgehungskreislaufes als „präparierend" angesehen werden. Damit wird die Verstärkung der Endotoxinwirkung bei den PCA-Tieren bis zur völligen Lebernekrose verständlich und muß, im Zusammenhang mit der intravaskulären Gerinnung, als Ausdruck einer SSR gedeutet werden. Ursache der Lebernekrose dürfte nicht allein nur der cytotoxische Effekt von Endotoxin sein, sondern auch die arterielle Hyperfusion der Leber mit konsekutiven fokalen Parenchymblutungen. Insgesamt reihen sich die Ergebnisse dieser experimentellen Untersuchung zwanglos in das Konzept des „spillover" ein. Die klinische Relevanz ergibt sich besonders in Hinblick auf Patienten mit Leberzirrhose, bei denen ebenfalls ein portocavaler Umgehungskreislauf besteht und der Nachweis eines erhöhten Antikörpertiters gegen E. coli [17] sowie einer latenten Endotoxinämie [12] erbracht wurde. Es liegt daher nahe, auch diese Patienten als präpariert im Sinne der SSR anzusehen. Darüber hinaus wird diskutiert, ob Bakterien intestinaler Herkunft oder deren Produkte für die Progredienz einer Leberzirrkose verantwortlich sind. [2]. Für die Pathophysiologie der Leberzirrhose ergibt sich aus den experimentellen und klinischen Befunden, daß die Symptome der hyperdynamischen Zirkulation [12] und der latenten Verbrauchskoagulopathie [6] Ausdruck des „spillover" von Endotoxinen sein können. Die Häufigkeit gramnegativer Sepsen bei Patienten mit Leberzirrhose [13] läßt sich ebenfalls in diesen pathogenetischen Mechanismus einreihen und macht deutlich, daß sich dessen Signifikanz nicht nur auf pathophysiologische Erwägungen erstreckt, sondern therapeutische Überlegungen erfordert. Eine Darmsterilisierung wird damit nicht nur aus der Sicht der Hyperammoniämie begründbar, sondern auch aus der einer Verhütung von Bakteriämie und Endotoxinämie.

Literatur

1. Benaceraff, B., Biozzi, G., Cuendet, A., Halpern, B. N.: J. Physiol. (Lond.) **128**, 11 (1955). — 2. Bjørnboe, M., Prytz, H., Lancet **1975** I, 45. — 3. Bradfield, J. W. B.: Lancet **1974** II, 883. — 4. Feissly, R., Lüdin, H., Rev. Hémat. **4**, 481 (1949). — 5. Filkins, J. P., Cornell, R. P.: Amer. J. Physiol. **227**, 778 (1974). — 6. Gans, H., Matsonoto, K., Mori, K., Lancet **1972** I, 1181 .— 7. Keraan, M., Meyers, O. L., Engelbrecht, G. H. C., Hickman, R., Saunders, S. J., Terblanche, J.: Gut **15**, 468 (1974). — 8. Ladewig, T.: J. mikrosc. Techn. **55**, 215 (1938). — 9. Lee, S. H., Fisher, B.: Surgery **50**, 668 (1961). — 10. Liehr, H., Grün, M., Thiel, H.: Z. Gastroent. **23**, 133 (1975). — 11. Lierhr, H., Grün, M., Thiel, H., Brunswig, D., Rasenack, U.: Gut (im Druck). — 12. Liehr, H., Grün, M., Brunswig, D., Sautter, Th.: Lancet **1975** (im Druck). — 13. Martin, W. J., Spittel, J. A., Morlock, C. G., Baggenstoss, A.: Arch. intern. Med. **98**, 8 (1956). — 14. Müller-Berghaus, G., Lasch, H. G.: Thrombos. Diath. haemorh. (Stuttg.) **23**, 386 (1970). — 15. Müller-Berghaus, G., Schneeberger, R.: Brit. J. Haemat. **23**, 513 (1971). — 16. Triger, D. R., Cynamon, M. E., Wright, R.: Immunology **25**, 941 (1973). — 17. Triger, D. R., Alp, M. H., Wright, R.: Lancet **1972** I, 60. — 18. Prytz, H., Bjørnboe, M., Johansen, T. S., Ørskov, F.: Acta med. scand. **196**, 109 (1974). — 19. Wilkinson, S. P., Arroyo, V., Gazzard, B. C., Moodie, H., Williams, R.: Lancet **1972** I, 60.

FRÖSNER, G. G., BERG, P. A., BUNDSCHU, H.-D., HAYDUK, K. (Abt. f. Med. Virologie u. Epidemiologie der Viruskrankheiten, Hygiene-Inst. u. Med. Univ.-Klinik Tübingen): **Durchseuchung und Manifestationsrate der Hepatitis B in einer Dialyseeinheit.** Neue Gesichtspunkte durch Anwendung der Radioimmunmethode und der indirekten Hämagglutination

Nur wenige Dialyseeinheiten sind in den letzten Jahren von Hepatitis B-Epidemien verschont geblieben [4]. Auch in der Dialyseeinheit der Medizinischen Univ.-Klinik Tübingen zeigten zwischen Mitte 1971 und Anfang 1974 drei Hämodialysepatienten in der Überwanderungselektrophorese ein positives Untersuchungsergebnis für HB_sAg. Zwei derselben und zwei weitere Patienten wiesen Transaminasenerhöhungen auf. Es wurde jedoch keine ikterische Hepatitis beobachtet. Da der leichte Verlauf von Hepatitis B-Infektionen bei Dialysepatienten bekannt ist [2, 3, 8] wurde vermutet, daß möglicherweise weitere subklinische Infektionen stattgefunden hatten. Es wurden deshalb retrospektiv Seren der Patienten mit den derzeit empfindlichsten Nachweismethoden für HB_sAg und Anti-HB_s untersucht.

Methodik

Seren von 21 Pat. waren in monatlichem Abstand für im Mittel 17 Monate abgenommen und sofort mit der Überwanderungselektrophorese (,,Austigen", Hyland, Costa Mese/USA) auf HB_sAg untersucht und SGOT und SGPT bestimmt worden. Die bis zum 31. 3. 74 gesammelten und bei $-20°C$ gelagerten Seren wurden nachträglich mit einer Radioimmunmethode, dem ,,Ausria II-125"-Test (Abbott Laboratories, North Chicago/USA), auf Hb_sAg untersucht.

Der Nachweis von Anti-HB_s erfolgte mit der indirekten Hämagglutination nach einer von Vyas u. Shulman [9] beschriebenen Methode, über deren Anwendung wir bereits berichtet haben [1]. Diese Methode zeigen etwa 1000fach geringere Konzentration von HB_sAg und Anti-HB_s an als die Überwanderungselektrophorese [5, 6, 9].

Außerdem wurde von 15 Personen des Personals der Dialyseeinheit eine im März 1974 abgenommene Serumprobe untersucht.

Ergebnisse und Diskussion

Die Tabelle zeigt die überraschend hohe Durchseuchung dieser Dialysepatienten mit Hepatitis B. Bei 17 von 21 Patienten konnte im Beobachtungszeitraum HB_sAg oder Anti-HB_s nachgewiesen werden. Bei 4 Patienten war Anti-HB_s bereits im ersten getesteten Serum vorhanden und bei 6 weiteren trat es während der Dialysebehandlung auf. Sieben Patienten zeigten lediglich HB_sAg, das in der Regel intermittierend und in so niedrigen Konzentrationen vorhanden war, daß es nicht mit der Überwanderungselektrophorese erfaßt werden konnte.

Die Abb. 1 beschreibt die Verlaufsbeobachtungen im einzelnen: 4 Patienten zeigten bis zum 31. 3. 74, selbst bei Verwendung empfindlichster Nachweismethoden, weder HB_sAg noch Anti-HB_s. Vier weitere Patienten besaßen bereits im ersten untersuchten Serum Anti-HB_s, das persistierte. Die erste Gruppe könnte deshalb als empfänglich für eine Hepatitis B-Infektion, die zweite Gruppe als relativ immun gegen eine weitere Infektion angesehen werden. Tatsächlich konnten im Juni und Juli 1974 bei 2 Patienten der ersten Gruppe (Sch. L.; R. M.) HB_sAg und Transaminaseerhöhungen nachgewiesen werden. In der zweiten Gruppe wurden bis Oktober 1974 keine Zeichen einer Hepatitis beobachtet.

Bei 7 Patienten wurde HB_sAg ohne folgenden Anstieg von Anti-HB_s nachgewiesen. Nur bei 3 dieser 7 Patienten wäre das Antigen jedoch auch mit der weniger empfindlichen Überwanderungselektrophorese erfaßt worden. Drei dieser 7 Patienten zeigten einen mäßigen Anstieg der Transaminasen (zwischen 25 und 100 IU). Eine ikterische Hepatitis wurde nicht beobachtet. Das Antigen war meist nur in geringen Konzentrationen und intermittierend vorhanden.

Bei 4 von 6 Patienten, die im Beobachtungszeitraum Anti-HB_s entwickelten, war vorher HB_sAg im Serum nachweisbar. Ein kurzfristiges Auftreten des Antigens bei den beiden anderen Patienten konnte jedoch ebensowenig ausgeschlossen werden wie eine kurzfristige Erhöhung der Transaminasen, da Serumproben nur in monatlichem Abstand zur Verfügung standen. Anti-HB_s entwickelte sich bei 2 Patienten direkt nach dem Verschwinden des Antigens, bei 2 weiteren Patienten lagen zwischen dem Verschwinden des Antigens und dem Auftreten der Antikörper 3 bzw. 4 Monate.

Von 15 Personen des ärztlichen und Pflegepersonals besaßen im März 1974 5 Anti-HB$_s$ und 1 weitere HB$_s$Ag. Zwei der Antikörperträger waren 1973 an ikterischer Hepatitis B erkrankt gewesen, die anderen 3 wiesen anamnestisch keinen

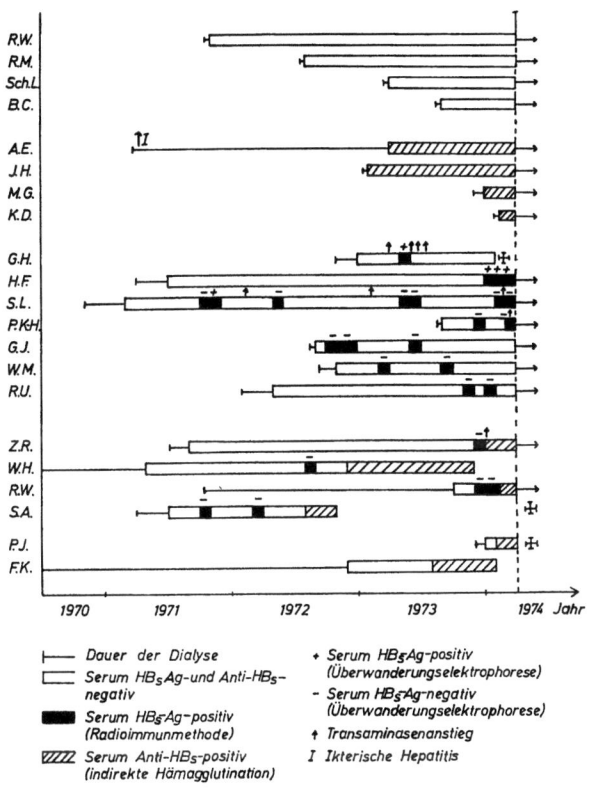

Abb. 1. HB$_s$Ag und Anti-HB$_s$ bei Patienten einer Dialyseeinheit

Tabelle. HB$_s$Ag und Anti-HB$_s$ bei Personal und Patienten einer Dialyseeinheit

Patienten			
Weder HB$_s$Ag noch Anti-HB$_s$ nachweisbar	4		
Anti-HB$_s$ bereits im ersten untersuchten Serum	4		
Auftreten von HB$_s$Ag (ohne Anti-HB$_s$)	7		17
Auftreten von Anti-HB$_s$		13	
— nach vorherigem Vorhandensein von HB$_s$Ag	4		
— ohne vorherigen Nachweis von HB$_s$Ag	2		
Personal			
Weder HB$_s$Ag noch Anti-HB$_s$ nachweisbar	9		
HB$_s$Ag-positiv	1		
Anti-HB$_s$-positiv	5		

Anhalt für eine Hepatitis auf. Das eine HB$_s$Ag-haltige Serum stammte von einem Arzt, der sich in der Inkubationsperiode der Hepatitis befand und wenige Tage später klinisch erkrankte. Ferner ist zu berichten, daß bis Oktober 1974 drei weitere Anti-HB$_s$-negative Personen des Personals an Hepatitis B erkrankten.

Schlußfolgerungen

Aus unseren Verlaufsbeobachtungen können folgende Schlußfolgerungen gezogen werden:

1. Die bereits mehrfach beschriebene unterschiedliche Schwere der Erkrankung an Hepatitis B bei Patienten und Personal in Dialyseeinheiten [2, 3, 8] konnte auch von uns bestätigt werden. Keiner der 13 im Beobachtungszeitraum infizierten Patienten, aber 3 Personen des Personals erkrankten klinisch. Da jedoch bei 3 Anti-HB_s-positiven Personen des Personals anamnestisch kein Anhalt für eine durchgemachte Hepatitis vorhanden war, müssen auch beim Personal relativ häufig subklinische Infektionen aufgetreten sein.

2. Die Meinung, daß chronische Träger des HB_sAg in der Regel so hohe Antigenkonzentrationen aufweisen, daß sie leicht mit relativ unempfindlichen Methoden erfaßt werden können [7], hat sich als unzutreffend erwiesen. Mit der Radioimmunmethode werden bei Blutspendern etwa 50% mehr Antigenträger ermittlet als mit der Überwanderungselektrophorese [6]. Auch unter Dialysepatienten finden sich solche Träger mit niedrigen Antigenkonzentrationen. Besonderes Interesse verdient die Beobachtung, daß die Antigenkonzentration im Blut dieser Träger nicht konstant ist.

3. Eine regelmäßige Untersuchung von Dialysepatienten auf HB_sAg und Anti-HB_s mit empfindlichsten Methoden ist unerläßlich. Bei 10 von 13 infizierten Patienten konnten Antigen und Antikörper nur mit diesen Methoden erfaßt werden.

Literatur

1. Frösner, G. G., Sugg, U., Schneider, W., Gerth, H.-J.: Münch. med. Wschr. 117, 81 (1975). − 2. Kaboth, U., Schober, A., Klinge, O., Lowitz, H.-D., Quellhorst, E., Scheler, F., Creutzfeldt, W.: Dtsch. med. Wschr. 96, 1235 (1971). − 3. London, W. T., Figla, M. D., Sutnick, A. I., Blumberg, B. S.: New Engl. J. Med. 281, 571 (1969). − 4. Marmion, B. P., Tonkin, R. W.: Brit. med. Bull. 28, 169 (1972). − 5. Peterson, M. R., Barker, L. F., Schade, D. S.: Vox Sang. 24, 66 (1973). − 6. Schneider, W., Sugg, U., Frösner, G. G., Schäuble, R., Scheerer, U. U.: Med. Welt 25, 1934 (1974). − 7. Shulman, N. R.: Amer. J. Med. 49, 669 (1970). − 8. Steiness, I., Skinhøj, P.: Acta path. microbiol. scand. 79, 721 (1971). − 9. Vyas, G. H., Shulman, N. R.: Science 170, 332 (1970).

Thamer, G., Kommerell, B. (Gastroenterolog. Abt. Med. Univ.-Klinik Heidelberg): **Qualitativer und quantitativer radioimmunologischer Nachweis des Antikörpers gegen das Hepatitis-B-Oberflächen-Antigen bei Klinikpersonal**

Das Hepatitisrisiko des medizinischen Personals liegt um das 8- bis 20fache über dem der übrigen Bevölkerung. Ursache für die hohe Hepatitismorbidität dieser Personengruppe ist der berufsbedingte Kontakt mit infektiösen Patienten und Untersuchungsmaterial.

Der Nachweis des Hepatitis-B-Oberflächenantigens (HB_s-Ag, Australia-Antigens) muß nach dem heutigen Wissensstand als indirekter Nachweis des Hepatitis-B-Virus gewertet werden. Der Nachweis des korrespondierenden Antikörpers (anti-HB_s) zeigt an, daß sich der Organismus mit dem HB_s-Ag und damit wahrscheinlich auch mit dem Hepatitis-B-Virus auseinandergesetzt hat.

Um die Durchseuchung des Klinikpersonals mit dem Hepatitis-B-Virus zu ermitteln, wurde die anti-HB_s-Frequenz bei 100 Mitarbeitern unserer Klinik ermittelt und mit der von 100 gleichaltrigen freiwilligen Blutspendern aus dem Raum Heidelberg verglichen. Die anti-HB_s-Spiegel bei Klinikpersonal wurden quantifiziert.

Der anti-HB_s-Nachweis erfolgte mit einem neuen radioimmunologischen Testsystem, das das Prinzip der Immunabsorption ausnutzt [1]. ^{125}J-markierter Antikörper und potentiell im Testserum vorhandener Antikörper konkurrieren um Bindungsstellen an einem Agarose-HB_s-Ag-Komplex. Aus der Menge der gebundenen Aktivität kann auf die Präsenz eines Antikörpers gegen das Hepatitis-B-Oberflächen-Antigen geschlossen werden. Das Testsystem erlaubt eine Quantifizierung unbekannter Antikörpermengen.

Mit diesem Testsystem gelang bei 38 Mitarbeitern der Klinik, jedoch nur bei 6 freiwilligen Blutspendern ein positiver anti-HB_s-Nachweis (χ-Quadrat-Test: $\int_r < 0{,}0005$). Innerhalb verschiedener Funktionsbereiche der Klinik fanden sich deutliche Unterschiede in der anti-HB_s-Frequenz. 13 von 20 Mitarbeitern der Dialyseabteilung ($= 65\%$), 18 von 48 Mitarbeitern der Stationen ($= 37{,}5\%$) und 7 von 32 Mitarbeitern der klinisch-chemischen Laboratorien ($= 21{,}9\%$) hatten einen Antikörper gegen das Hepatitis-B-Oberflächenantigen.

Die anti-HB_s-Spiegel schwanken innerhalb der anti-HB_s-positiven Probanden um mehr als 2 Zehnerpotenzen. Besonders hohe anti-HB_s-Spiegel fanden sich bei Mitarbeitern der Dialyseabteilung. 5 der 13 Mitarbeiter der Dialyseabteilung, jedoch nur 2 der 25 Mitarbeiter der beiden anderen Funktionsbereiche hatten einen anti-HB_s-Spiegel von mehr als 5 Laboreinheiten.

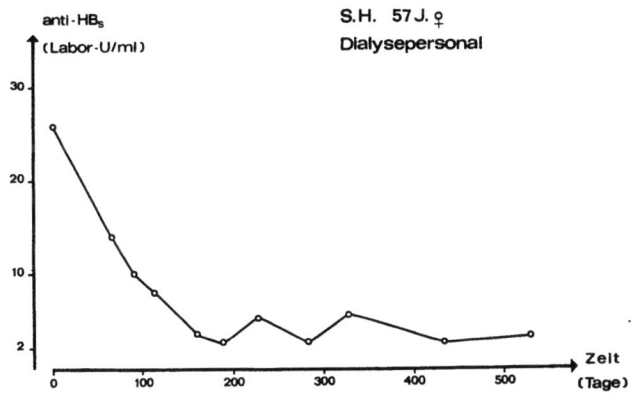

Abb. 1. Anti-HB_s-Spiegel bei einem 57jährigen Mitarbeiter der Dialyseabteilung (Ordinate: anti-HB_s-Spiegel in Laboreinheiten pro ml; Abszisse: Zeit in Tagen)

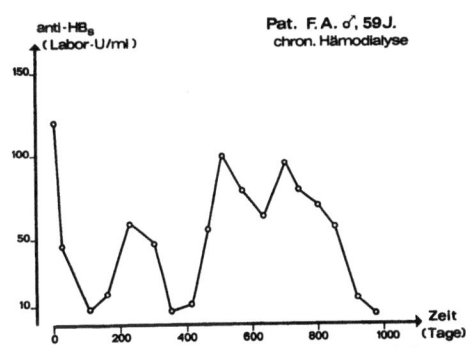

Abb. 2. Anti-HB_s-Spiegel bei einem 59jährigen, chronisch-hämodialysierten Patienten (Ordinate: anti-HB_s-Spiegel in Laboreinheiten pro ml; Abszisse: Zeit in Tagen)

Verlaufsbeobachtungen über einen längeren Zeitraum zeigten erhebliche Schwankungen der anti-HB_s-Spiegel. Bei einem Mitarbeiter der Dialyseabteilung persistierte der Antikörper nach anfänglichem Abfall über einen Zeitraum von mehr als 1 Jahr auf niedrigem Niveau (Abb. 1).

Bei einem chronisch-hämodialysierten Patienten zeigte der anti-HB_s-Spiegel über einen Zeitraum von 3 Jahren erhebliche Titerschwankungen (Abb. 2).

Erneute HB_s-Ag-Exposition mit Boosterung der Antikörperbildung analog anderen Viruserkrankungen ist hier anzunehmen.

Zusammenfassend läßt sich feststellen, daß medizinisches Personal als Folge des berufsbedingten Kontaktes mit infektiösem Material signifikant häufiger Antikörper gegen das Hepatitis-B-Oberflächenantigen entwickelt als gleichaltrige Blutspender. Die Höhe der anti-HB_s-Spiegel schwanken bei anti-HB_s-positiven Probanden um mehr als 2 Zehnerpotenzen. Ein Antikörper gegen das Hepatitis-B-Oberflächenantigen kann mit Titerschwankungen über einen Zeitraum von 3 Jahren persistieren. Titeranstiege lassen auf erneute Antigenexposition mit Boosterung der Antikörperbildung schließen.

Literatur
1. Thamer, G., Kommerell, B.: Clin. chim. Acta (im Druck) (CCA 6985).

BRODERSEN, M., FOLGER, W., RUDHART, A. (Med. Univ.-Klinik Würzburg):
Kontakthepatitis — Hepatitis A und B im Vergleich

Von November 1970 bis Dezember 1973 wurden an der Medizinischen Univ.-Klinik Würzburg 304 Patienten wegen akuter Hepatitis behandelt (185 HB_sAg-positiv, 119 HB_sAg-negativ). 38 davon hatten angegeben, während der vorausgegangenen 6 Monate Kontakte zu hepatitis-, „gelbsucht"- oder chronisch leberkranken Personen gehabt zu haben. In 2 Fällen schloß ein abweichender HB_sAg-Befund, in einem weiteren eine unterschiedliche Subtypeneigenschaft einen epidemiologischen Zusammenhang zur angegebenen Kontaktperson aus. Es verblieben 23 HB_sAg-positive und 12 HB_sAg-negative Patienten, bei denen angenommen werden konnte, daß die angegebene Kontaktperson auch die Infektionsquelle war.

Die Subtypen D und Y waren etwa gleich häufig vertreten (n = 7 bzw. 9); die restlichen 7 Serumpaare standen zur Subtypisierung nicht mehr zur Verfügung.

Nähere Angaben über Art und Zusammensetzung des infizierten und infizierenden Personenkreises, die Art der auslösenden Kontakte sowie anamnestische Angaben über die mögliche Herkunft der Leberkrankheiten im infizierenden Kollektiv können Tabelle 1 entnommen werden.

Tabelle 1. HB_sAg-positive und -negative Kontakthepatitiden (Vergleich)

	HB_sAg^+	HB_sAg^-
Kontakthepatitiden (n)	23	12
Infiziertes Kollektiv (♀/♂)	15/8	6/6
Altersmedian (Jahre)	26	20,5
Infizierendes Kollektiv (♀/♂)	8/15	7/5
Altersmedian (Jahre)	34	15
Infektionsketten		
isosexuell (♀—♀/♂—♂)	1/1	5/4
heterosexuell (♀—♂/♂—♀)	7/14	2/1
Art des Kontaktes		
intim	19	2
häuslich	2	7
anderweitig	2	3
Krankheiten im infizierenden Kollektiv		
akute Hepatitis/„Gelbsucht"	15/4	7/5
chronische Hepatitis/Leberzirrhose	3/1	0/0
Herkunft der Hepatitiden im infizierenden Kollektiv (Anamnese)		
Krankenhausaufenthalt	12	0
Fixen	4	2
Auslandsaufenthalt	0	1
Anstalt für geistig Behinderte	0	1
Umgebungserkrankungen (Epidemie)	0	2
unersichtlich	7	6

Aus den Beobachtungen geht hervor, daß die Ausbreitung der Hepatitis B durch Intimkontakte offensichtlich eine besondere Begünstigung erfährt. Ein venerischer Übertragungsmodus ist denkbar, kommt aber in den Fällen nicht in Betracht (n = 2), in denen ausschließlich Kußkontakt bestanden hatte. Entscheidend scheint die durch Intimkontakte bedingte generelle Kontaktintensivierung zu den als Überträgermedien in Betracht kommenden Körperausscheidungsprodukten — insbesondere des Speichels [1] — zu sein.

Die Epidemiologie der HB_sAg-negativen Hepatitis ist offensichtlich grundverschieden. Hier war das infizierende Kollektiv deutlich jünger (15 Jahre) als die HB_sAg-positive Vergleichsgruppe (34 Jahre). Der Unterschied ist statistisch signifikant ($p < 0,05$; Wilcoxon-Test). Meist handelte es sich um Personen, die zwar in derselben Wohngemeinschaft lebten, zu denen aber keine Intimkontakte bestanden (Kinder oder jüngere Geschwister der Patienten).

Tabelle 2. Anamnestische Angaben zum infizierenden Kollektiv bei HB_sAg-positiven Intimpartnererkrankungen (n = 19)

	verheiratet (n = 9)	unverheiratet (n = 13)
Krankenhausaufenthalt während der letzten 6 Monate	6/9	0/10
Medizinisch tätig	1/9	1/10
Fixer	0/9	4/10
Chronisch leberkrank	1/9	3/10
Männlichen Geschlechts	5/9	7/10
(älter als 30 Jahre)	(9/9)	(0/10)

Während bei der HB_sAg-positiven Kontakthepatitis unverheirateter Personen chronische Hepatitiker als Streuquelle eine bedeutende Rolle zu spielen scheinen, erfahren die Kontaktketten Verheirateter offensichtlich häufig im Krankenhaus ihren Anstoß (s. Tabelle 2).

Das Krankenhaus ist ein Ort, von dem eine erhöhte Hepatitisgefahr ausgeht; das beweist die hohe Hepatitismorbidität unter Angehörigen medizinischer Berufe [3]. Aber auch der Krankenhauspatient selbst ist dieser Gefahr ausgesetzt [2]. Die hier vorgelegten Beobachtungen verdeutlichen, daß über den direkt Betroffenen hinaus die vom Krankenhaus ausgehende Gefahr auch dessen Familienangehörige, insbesondere aber den Ehe- oder Intimpartner trifft.

Literatur

1. Brosersen, M.: Lancet **1974** I, 675. — 2. Brodersen, M.: Med. Klinik (im Druck). — 3. Eisenburg, J., Christoforis, A.: Fortschr. Med. **89**, 317 (1971).

DRAGOSICS, B., PESENDORFER, F., WEWALKA, F. (Lehrkanzel f. Gastroenterologie und Hepatologie, I. Med. Univ.-Klinik Wien): **Die anti-HB_sAg-positive akute Hepatitis mit schwerem Verlauf**

Im Verlaufe einer Hepatitis B sollte zumindest während des Prodromalstadiums und am Beginn der klinischen Manifestation HB_sAg im Blut nachweisbar sein. Es wurden jedoch Fälle von fulminant verlaufender Hepatitis B beobachtet, bei denen zum Zeitpunkt des Überganges in diese schwere Verlaufsform kein HB_sAg mehr nachweisbar war [1, 2].

An der Lehrkanzel für Gastroenterologie und Hepatologie in Wien werden seit 5 Jahren routinemäßig Seren von Hepatitispatienten mit der Überwanderungs-

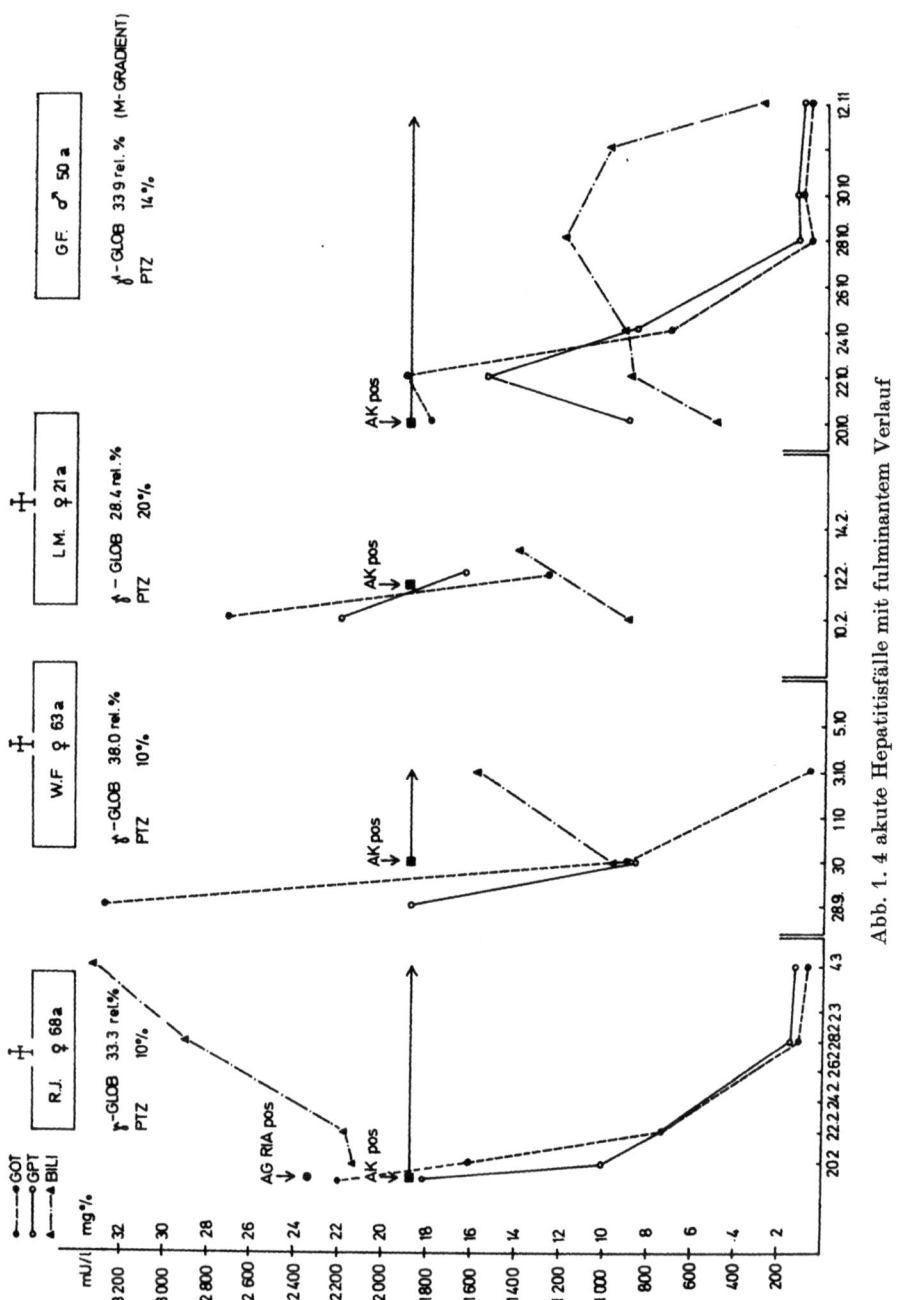

Abb. 1. 4 akute Hepatitisfälle mit fulminantem Verlauf

elektrophorese auf HB_sAg und -Antikörper untersucht. Ergebnisse bei etwa 2000 Hepatitisfällen zeigten, daß in unserem Einzugsgebiet durchschnittlich 50% der Fälle HB_sAg-positiv waren [3]. Für die vorliegende Studie wurden 550 Fälle herangezogen, bei denen der HB_sAg- oder anti-HB_sAg-Nachweis in den ersten Tagen der Gelbsucht erfolgte. Davon war nur in 12 Fällen anti-HB_sAg in der ersten Krankheitswoche nachweisbar, ohne daß vorher ein positiver HB_sAg-Befund mit der elektrophoretischen Methode bekannt gewesen wäre.

Sieben dieser Patienten wiesen einen außergewöhnlichen Krankheitsverlauf auf, wobei 4 aus dem eigenen Krankengut und 3 aus der Zusammenarbeit mit auswärtigen Spitäler stammen[1]. Klinisch und befundmäßig war der Krankheitsverlauf bei diesen Fällen folgendermaßen charakterisiert: Bei 5 Patienten — 4 davon sehen Sie in der graphischen Darstellung (Abb. 1) — bestand das Bild einer fulminant verlaufenden Hepatitis, wobei 2 an einer akuten Leberatrophie verstarben und eine dritte Patientin nach vorübergehender Aufhellung eines komatösen Zustandes einer diffusen gastrointestinalen Blutung erlag. Die GPT-Werte überstiegen bei diesen Fällen bereits bei der Erstuntersuchung 1200 iE, die GOT zeigte ein ähnliches Verhalten. Parallel zur klinisch faßbaren Verschlechterung war ein rascher Abfall der Transaminasen und ein Absinken des Normotestwertes unter 22% festzustellen. Bei zwei weiteren Fällen, die zwar vorübergehend klinisch bedrohlich erschienen, aber letztlich keinen fulminanten Verlauf nahmen, verhielten sich Transaminasen und Gerinnungswerte ähnlich. Die Serumbilirubinwerte waren bei den bisher zitierten 7 Fällen unterschiedlich. Meist kam es zu einem raschen Anstieg, in 1 Fall bis 37 mg-%, während in 2 Fällen mit subikterischem Verlauf nur eine Erhöhung bis 5,4 bzw. 1,8 mg-% zu beobachten war. Gemeinsam war allen Fällen eine bereits nach wenigen Tagen feststellbare Vermehrung der γ-Globuline über 28 rel.-%, die vorwiegend auf eine Zunahme der IgM- und/oder der IgA-Globuline zurückzuführen war.

Die übrigen fünf anti-HB_sAg-positiven Hepatitiden zeichneten sich durch einen milden Verlauf, fallweise mit cholestatischem Einschlag, aus. Bei diesen Patienten wurden Transaminasen zwischen 180 und 800 iE erfaßt.

Das Auftreten von anti-HB_sAg in einer elektrophoretisch nachweisbaren Konzentration ist am Beginn einer Hepatitis außerordentlich selten und gelingt auch im abklingenden Stadium nicht sehr oft — eher noch mit der Radioimmunoassay-Methode, worüber im Vorjahr von Lehmann, Schober u. Schlaak [4] berichtet wurde. Für das frühzeitige Auftreten von anti-HB_sAg bei einer Hepatitis bieten sich verschiedene Erklärungsmöglichkeiten an. Zu einem wäre anzunehmen, daß ein solcher Patient bereits HB_s-Antikörperträger war und im Rahmen einer Hepatitis A oder C eine unspezifische Stimulierung der Antikörper gegen HB_sAg erfolgte. Derartige Beobachtungen wurden von uns in Einzelfällen bei anti-HB_sAg-positiven Hämophilen während flüchtiger Ikterusschübe gemacht. Zur exakten Beurteilung wäre die Kenntnis eines HB_sAg- und anti-HB_sAg-Befundes im Blut vor Ausbruch des Ikterus erforderlich.

Zum anderen wäre eine überschießende Antikörperproduktion zum Zeitpunkt des Ausbruchs der Gelbsucht denkbar, so daß HB_sAg nicht mehr oder nur mehr in Spuren nachweisbar ist. Bei zwei unserer Patienten ergab die Nachtestung des Serums vom Aufnahmetag neben HB_s-Antikörpern in der Überwanderungselektrophorese mit dem Radioimmunoassay noch HB_sAg. Nach den bisherigen Ansichten über die Entstehung der Hepatitis ist für das Manifestwerden eine Antigen-Antikörperreaktion verantwortlich [5, 6]. Somit wäre es nicht verwunderlich, wenn Fälle mit einer überschießenden Antikörperproduktion außerordentlich schwer verliefen. Für eine solche überschießende Reaktion des humoralen Immunsystems spricht die γ-Globulinvermehrung. In einem Fall konnte vorübergehend ein M-Gradient gefunden werden, wobei es sich immunologisch um eine IgM-Paraproteinämie handelte. Eine in mehreren unserer Fälle gefundene hochgradige Verminderung von Komplementfaktoren — untersucht wurden C'3c und C'4 — spricht für die Annahme einer rasch einsetzenden vermehrten Antigen-Antikörperreaktion.

---

[1] Prim. Dr. Fürst, Prof. Dr. H. Fleischhacker und Prof. Dr. A. Neumayr danken wir für die Überlassung der klinischen Befunde.

Wenngleich die Zusammensetzung der Patientengruppe hinsichtlich Alter und Vorgeschichte uneinheitlich ist, so fällt die Bevorzugung des weiblichen Geschlechtes (10 von 12) und eine Häufung von Krankenpflegepersonal (5 von 12) auf. Beim weiblichen Geschlecht ist uns auf Grund von Blutspenderuntersuchungen eine hohe Antikörperfrequenz bekannt, zum anderen ist eine erhöhte Exposition durch die berufliche Tätigkeit als ein Faktor für die außergewöhnliche Reaktion dieser Patienten in Erwägung zu ziehen, ja sogar an wiederholte subklinische Infektionen zu denken [7].

Wir haben uns erlaubt, über 12 Hepatitisfälle mit einer besonderen Befundkonstellation zu berichten, die in der Mehrzahl durch einen schweren Verlauf gekennzeichnet waren. Von 7 Fällen mit anfangs fulminantem Verlauf endeten 3 tödlich. Fünf Fälle nahmen paradoxerweise einen eher milden Verlauf. Für das unterschiedliche Verhalten dürfte in jedem Fall die immunologische Ausgangslage verantwortlich sein.

Literatur

1. Boron, P.: Dtsch. Gesundh.-Wes. 1974. — 2. Pesendorfer, F., Krassnitzky, O., Wewalka, F.: Eigene Beobachtungen. — 3. Dragosics, B., Kotzaurek, R., Pesendorfer, F., Wewalka, F.: Verhandl.ber. der Lebertagung in Vulpera 1974. Baden-Baden: Witzstrock (im Druck). — 4. Lehmann, H., Schober, A., Schlaak, M.: Verh. dtsch. Ges. inn. Med. 80, 456 (1974). — 5. Krugman, S., Giles, J. P.: Amer. J. Dis. Child. **123**, 278 (1972). — 6. Dudley, F., Fox, R. A., Sherlock, Sh.: Lancet **1972 I**, 723. — 7. Barker, L. F., Peterson, M. R., Shulman, N. R., Murray, R.: J. Amer. Med. Ass. **223**, 9, 1055 (1973).

KLEY, R., KLEY, S., BAHRE, G., LAMBERTS, B. (Abt. f. Klinische Haemostaseologie u. Transfusionsmedizin, Univ.-Klinik Homburg, u. Abt. Innere Med. II Techn. Hochschule Aachen): **Ausscheidung von Hepatitis-B-Antigen im Speichel und Urin während des Verlaufes der akuten Virus-Hepatitis Typ B**

Krugman u. Mitarb. [3, 4] haben eindrucksvoll in ihrer Willowbrook-Hepatitisstudie bewiesen, daß die orale Verabreichung von HB_s-Antigen-haltigem Plasma zu einer Australia-Antigen-positiven Hepatitis führen kann. Gleichzeitig konnten sie zeigen, daß auch gesunde Kinder nach Kontakt mit Australia-Antigen-positiven Kindern an Hepatitis erkrankten. Zahlreiche Untersucher haben danach auf die Möglichkeit einer HB_s-Antigenausscheidung in fast allen Körperflüssigkeiten und Exkrementen hingewiesen [5].

In Ergänzung zu früheren Untersuchungen an sog. ,,gesunden HB_s-Antigenträgern" (Blutspendern) [2], haben wir bei einer Gruppe an Hepatitis-B-erkrankter Patienten den Zeitpunkt der Antigenausscheidung im Speichel und im Urin untersucht.

Patientengut und Methodik

Von 53 Pat., die wegen Hepatitis eingewiesen worden waren, hatten 39 ein HB_s-Antigen im Serum. 8 Pat. litten auf Grund histologischer Befunde an einer chronischen Hepatitis. Bei 31 Pat. mit akuter Hepatitis B wurden während des stationären Aufenthaltes (durchschnittliche Dauer zwischen 6 und 10 Wochen) in 2- bis 8tägigen Abständen Urin- und Speichelproben auf das Vorliegen von HB_s-Antigen untersucht. Alle beobachteten Fälle hatten eine ikterische Hepatitis mit Serumbilirubinwerten über 2 mg-% und Transaminasen über 200 U/l. Es wurden 24-Std-Sammelurine sowie ohne Provokation gewonnene Speichelproben mittels Teststreifen auf Blutfreiheit hin geprüft und nach folgendem Schema aufgearbeitet: Nach Zentrifugation, Dialyse oder Ultrafiltration wurden die Proben über Sephadex-G-200 und DEAE-Cellulose chromatographisch gereinigt und das HB_s-Antigen radioimmunologisch mit dem ,,AUSRIA-Test" (Fa. Abbott, USA) bestimmt. Die Spezifitätstestung erfolgte mit einem handelsüblichen Neutralisationsbesteck (Fa. Abbott, USA) bzw. mit einem selbstgewonnenen humanen Anti-HB_s-Serum. Die Subtypenbestimmung des HB_s-Antigens wurde nach Ginsberg *et al.* [1] unter immunelektrophoretischer Kontrolle mit monospezifischen Antiseren von Meerschweinchen und Ziegen (Fa. Biotest, Ffm.) durchgeführt. Die Festlegung der negativen Grenzwerte für die radioimmunologischen Bestimmungen von HB_s-Antigenen im Speichel und Urin erfolgte auf Grund früherer eigener Untersuchungen [2].

Ergebnisse

Bei der Mehrzahl der Fälle, nämlich 14, der von uns untersuchten Patienten, konnte die Infektionsquelle nicht exakt eruiert werden; die Subtypisierung des Serum-HB_s-Antigens zeigte eine gleichmäßige Verteilung von D und Y, wie wir sie auch in der Gruppe der Infektionen durch Labor- bzw. Stationsarbeit fanden. Sechs Patienten hatten eine Posttransfusionshepatitis, wovon die Hälfte des Serumantigens sich weder in den Typ D noch in den Typ Y einordnen ließ, ebenso wie bei einem Fall von Hepatitis B nach sexuellem Kontakt (Abb. 1).

ÜBERSICHT ÜBER MÖGLICHE INFEKTIONSQUELLEN UND SERUM-HB_s-AG-SUBTYPEN BEI 31 FÄLLEN VON AKUTER HEPATITIS

INFEKTIONSQUELLE	ANZAHL	%	HB_s-AG-SUBTYPEN		NICHT TYPISIERBAR
			D	Y	
BLUTTRANSFUSION	6	19	2	1	3
HÄMODIALYSE	3	10	1	2	0
INJEKTION	4	13	4	0	0
LABOR- BZW. STATIONSARBEIT	2	7	1	1	0
SEXUELLER KONTAKT (mit Hepatitiskranken)	2	7	1	0	1
UNKLAR	14	44	7	7	0
GESAMTZAHL	31	100%	16	11	4
PROZENT GES.	100		52	35	13

Abb. 1

Bei 2 der 3 Hämodialysepatienten war der Subtyp Y, bei den sog. „Spritzenhepatitiden" ausschließlich der Subtyp D nachweisbar.

Insgesamt überwog beim Serum-HB_s-Antigen bei 52% unserer Kranken der Subtyp D.

Eine Typisierung des im Speichel und Urin ausgeschiedenen Australia-Antigens war wegen der geringen Antigenmengen schwierig; ausreichend verläßlich gelang es uns nur in einem Fall, der sowohl im Serum als auch im Speichel den Subtyp D zeigte.

Abb. 2 demonstriert schematisch den Zeitpunkt und die Höhe des HB_s-Antigens im Serum, Speichel und Urin im Vergleich zum Serum-SGPT-Spiegel: Zwischen dem 10. und 50. Tag, mit dem Maximum um den 30. Tag nach den höchsten SGPT-Werten, schieden 26 Patienten Antigen im Speichel aus, während zwischen dem 30. und 40. Tag bei 16 Patienten ein Antigen im Urin zu finden war. Nur 10 Patienten zeigten zu einem noch späteren Zeitpunkt, etwa um den 70. Tag nach dem SGPT-Gipfel, Antigen im Speichel, während die klinischen und laborchemischen Befunde bereits normalisiert waren, und die Serum-HB_s-Antigenspiegel häufig schon an der unteren Nachweisgrenze lagen. Bei drei Fällen konnten wir bei Kontrollen zwischen dem 90. und 100. Tag nach dem SGPT-Maximum eine vorübergehende Antigenausscheidung im Urin feststellen. Dieses stimmt mit eigenen schon früher beschriebenen Beobachtungen bei sog. „gesunden Antigenträgern" (Blutspendern) [2] überein, die während eines entsprechend langen Beobachtungszeitraumes immer wieder kurzfristig Australia-Antigen im Urin ausschieden. Bei allen Erkrankten waren die ausgeschiedenen Antigenmengen im Speichel höher als im Urin, während der Serum-Antigenspiegel grundsätzlich über der HB_s-Antigenhöhe im Sputum lag. Serum- und Sputum-Antigenspiegel korrelierten gut miteinander; eine solche Relation war für die Serum-Urin-Antigenausscheidung nicht sicher nachzuweisen.

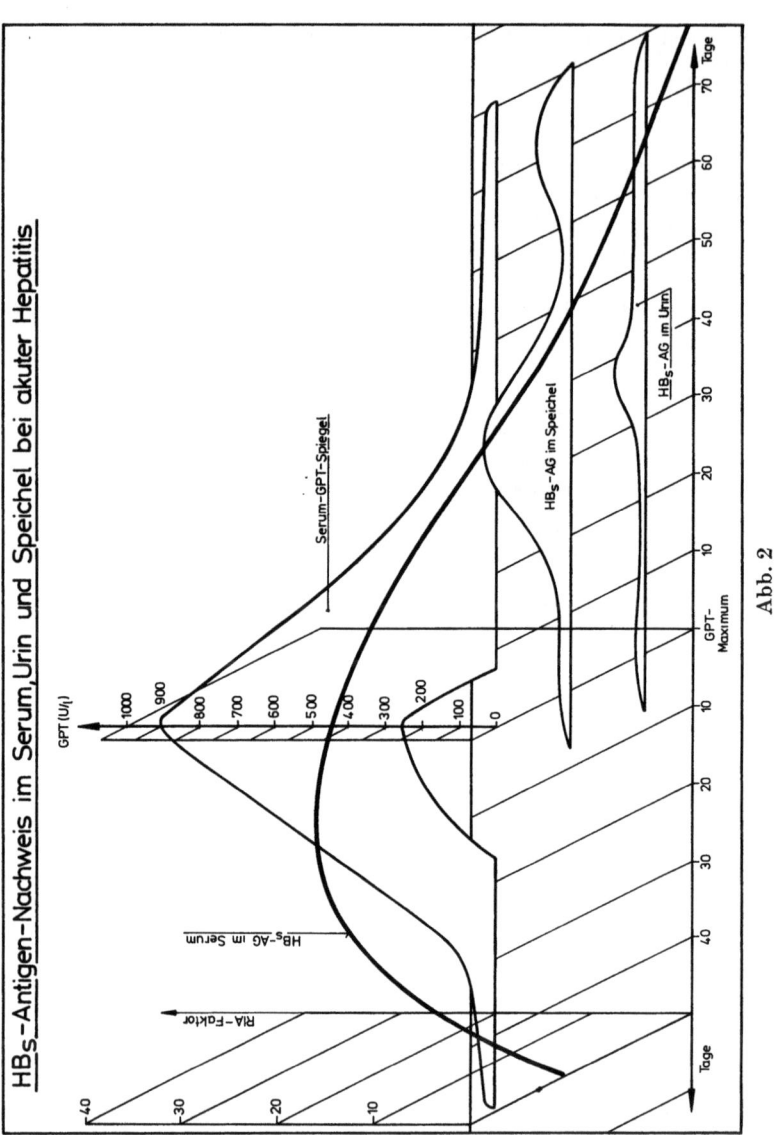

Abb. 2

Auf Grund der vorliegenden Befunde, muß also mit der Möglichkeit einer HB$_S$-Antigenausscheidung im Speichel und Urin bei *rekonvaleszenten* Hepatitis-B-Kranken, unter Umständen sogar noch länger als 3 Monate nach dem SGPT-Maximum, gerechnet werden. Konsequenterweise sollten deshalb alle Personen, die eine Hepatitis B durchgemacht haben, wegen der noch möglichen Infektiosität über einen Zeitraum von mindestens 3 Monaten nach dem SGPT-Maximum auf eine HB$_S$-Antigenausscheidung hin untersucht werden.

Literatur

1. Ginsberg, A. L., Bancroft, W. H., Corned, M. E.: J. Lab. clin. Med. **80**, 291 (1972). — 2. Kley, S., Kley, R., Hansen, G.: Vortrag 63, Kongreß d. Dtsch. Gesellschaft f. Bluttransfusion und Immunhämatologie, Mai 1974, Berlin. — 3. Krugman, S., Giles, J. P.: J. Amer. med. Ass. **212**, 1019 (1970). — 4. Krugman, S., Giles, J. P., Hammond, J.: J. Amer. med. Ass.. **200**, 305 (1967). — 5. Sodomann, C. P., Martin, G. A.: Internist (Berl.) **14**, 564 (1973).

HOLTERMÜLLER, K. H., BAUMEISTER, H. G., ARNDT-HANSER, A., SCHÄFER, A., ECKARDT, V., PYKA, R., BAAS, U., WANDEL, E., EWE, K., OVERBY, L. R. (I. Med. Klinik, Transfusionszentrale u. Patholog. Inst. Univ. Mainz, Inst. f. Virusdiagnostik Münster u. Division of Virology Abbott Laboratories North Chicago, USA): **Prospektive Untersuchung von Hepatitis-B-Antigen (HB_sAG)-positiven, gesunden Blutspendern**

Viele Autoren haben über histologische Leberbefunde asymptomatischer HB_sAG-Träger berichtet. Zahlreiche Untersuchergruppen haben nur minimale histologische Leberveränderungen beschrieben [1—4], während andere Autoren signifikante morphologische Alterationen fanden [5—8]. Diese widersprüchlichen Mitteilungen veranlaßten uns, klinisch und biochemisch gesunde HB_sAG-positive Blutspender in eine prospektive Studie aufzunehmen. Ziel der Untersuchung ist es, Aufschluß über die Langzeitprognose des asymptomatischen HB_sAG-Trägers zu gewinnen.

Seit November 1973 werden klinisch und biochemisch gesunde HB_sAG-positive Blutspender sowie ein in Alters- und Geschlechtsverteilung entsprechendes HB_sAG-negatives Blutspenderkollektiv in die Studie aufgenommen, die auf 5 Jahre angelegt ist. Alle Spender werden im 1. Jahr viermal klinisch und laborchemisch untersucht. In den folgenden Jahren werden halbjährlich Untersuchungen durchgeführt. Leberblindpunktionen werden mit der Erstuntersuchung, nach 1 Jahr und nach Ende der Studie vorgenommen. Bisher wurden 31 HB_sAG-positive Blutspender (Häufigkeit: 0,4% aller Spender) und ein entsprechendes Kontrollkollektiv in die Untersuchung aufgenommen. Es handelt sich dabei um 6 Frauen (Alter: 22 bis 47 Jahre) und 25 Männer (Alter: 21 bis 40 Jahre), die über 3 bis 17 Monate betreut wurden. Anamnestisch fanden sich keine Hinweise auf einen möglichen Infektionsweg. Die klinischen Untersuchungsbefunde waren bei Spendern und Kontrollen unauffällig. Laborchemisch zeigten die Antigenträger signifikant höhere Serumeisenspiegel als die Kontrollgruppe ($p < 0,05$). Die übrigen Laborparameter (Bilirubin, Transaminasen, Quickwert, Elektrophorese, Immunglobuline, antinucleäre Faktoren, usw.) lagen bei beiden Gruppen im Normbereich. Das HB_sAG persistierte bei allen Trägern. Die radioimmunologische Analyse der Subtypen des Antigens [9] ergab, daß 87% der Spender den Subtyp ad und 13% Spender den Subtyp ay hatten, ähnlich dem Verteilungsmuster im nordwestdeutschen Raum [10]. Da die 42 nm „Dane Partikel" als das infektiöse Hepatitisvirus B (Virion) angesehen werden [11], wurden die Seren der Träger elektronenoptisch auf das Vorkommen von „Dane Partikel" untersucht [12]. In 25 von 31 untersuchten Seren konnten wir „Dane Partikel" nachweisen (H. G. Baumeister, Münster). „Dane Partikel" fanden sich in einer Konzentration von 0,08 bis 0,2% der Gesamtzahl der ausgezählten Partikel. Diese Befunde stimmen mit ähnlichen Untersuchungen von Thomssen *et al.* gut überein [13]. Im Vergleich dazu fand sich in Seren von Patienten mit akuter und chronischer Hepatitis eine 5—10fach höhere Konzentration von „Dane Partikeln". Nachdem Nukleinsäure-(DNS)Synthese in „Dane Partikeln" nachgewiesen worden war [14], gelang es uns, in durch Ultrazentrifugation 20fach angereicherten Seren von elf Patienten mit „Dane Partikeln" DNS Polymeraseaktivität nachzuweisen (L. R. Overby, North Chicago). In Seren der Kontrollgruppe konnte kein Einbau von ^{3}H-Thymidin-methyl-5′-triphosphat in DNS als Nachweis enzymatischer Aktivität gezeigt werden. Der Nachweis der 42nm „DanePartikel" und der Polymeraseaktivität in den Seren der Träger ist ein Beweis für das Vorhandensein des Virus und die fortdauernde Virusreplikation in klinisch gesunden HB_sAG-positiven Blutspendern. Eine Übersicht der histomorphologischen Befunde (s. Abb. 1) zeigt, daß ein Fünftel der Antigenträger einen Normalbefund aufwies. Bei vier

Patienten fanden sich primär adaptiv toxische Zytoplasmaveränderungen, wie sie von Klinge et al. [1] beschrieben wurden. Bei sieben Patienten fand sich eine mäßigradige Verfettung, als deren Ursache der anamnestisch nachgewiesene Alkoholkonsum der Patienten anzunehmen ist. Einmal fanden wir eine ätiologisch ungeklärte granulomatöse Hepatitis. 13 Patienten haben wir in die Gruppe der uncharakteristischen Veränderungen eingereiht. Die histologischen Veränderungen bestanden in Einzelgruppenzellnekrosen, Sternzellknötchen und Periportalentzündung. Diese Veränderungen könnten Ausdruck einer abgelaufenen Virushepatitis sein besonders im Hinblick auf die HB_S-Antigenämie. Die toxischen Zytoplasmaveränderungen waren bei dieser Gruppe nur wenig ausgeprägt.

Unsere Ergebnisse zeigen, daß trotz des Vorhandenseins des Virus und fortdauernder Virusreplikation in der HB_sAG-positiven Spendergruppe die morphologischen Veränderungen in der Leber der Patienten nur gering sind. Eine Korrelation zwischen virologischem und histologischem Befund besteht nicht. Eine sichere Beurteilung der Spätprognose klinisch gesunder Antigenträger wird erst im weiteren Verlauf der Prospektivstudie möglich sein.

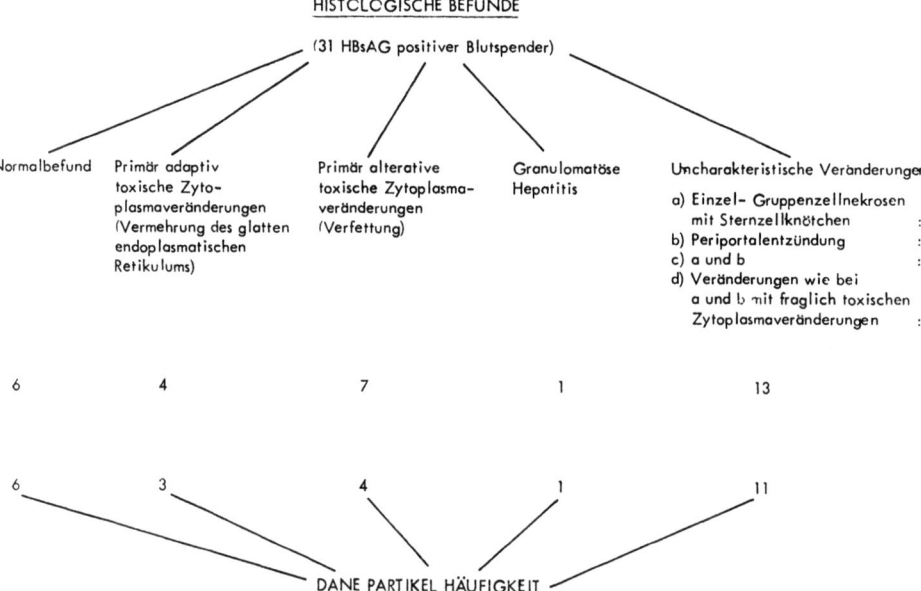

Abb. 1. Histologische Befunde und Häufigkeit der „Dane Partikel" bei 31 HB_sAG-positiven Blutspendern

Zusammenfassung

31 HB_sAG-positive, gesunde Blutspender und eine im Alter und Geschlecht entsprechende Kontrollgruppe (HB_sAG-negative Blutspender) wurden für 3 bis 17 Monate betreut. Träger und Kontrollgruppe waren klinisch unauffällig. Laborchemisch zeigten die HB_sAG-positiven Spender signifikant höhere Serumeisenspiegel als die Kontrollgruppe. Alle anderen Laborparameter lagen im Normbereich. Das HB_sAG persistierte bei allen Trägern. 87% der Spender hatten den Subtyp ad und 13% hatten den Subtyp ay. „Dane Partikel" wurden in 25 von 31 untersuchten Seren gefunden. In 11 Seren von Spendern mit „Dane Partikel" konnte nach 20facher Konzentration DNS-Polymeraseaktivität nachgewiesen werden. Die histologischen Leberbiopsiebefunde waren folgende: Normalbefunde (6), toxische Zytoplasmaveränderungen (11), granulomatöse Hepatitis (1), und

diskrete entzündliche Veränderungen (13). Unsere vorläufigen Ergebnisse zeigen, daß trotz des Vorhandenseins des Virus und fortdauernder Virusreplikation bei asymptomatischen Trägern die morphologischen Veränderungen nur geringfügig sind. Eine Korrelation zwischen dem virologischen und histologischen Befund besteht nicht.

Literatur

1. Klinge, O., Kaboth, U., Winckler, K.: Virchows Arch., Abt. A Path. Anat. **361**, 359 (1973). — 2. Volk, P., Wechsler, H. J.: Dtsch. med. Wschr. **96**, 405 (1971). — 3. Heilmann, K., Höpker, W. W., Sanwald, R., Diezel, G.: Leber-Magen-Darm **3**, 261 (1973). — 4. Reinicke, V., Dykbaer, E., Poulsen, H., Blanke, O., Lylloff, K., Nordenfeldt, E.: New Engl. J. Med. **286**, 867 (1972). — 5. Eisenburg, J., Meister, P., Frühauf, S., Greis, I., Krumpoch, B., Weinzierl, M., Grunst, J., Munte, A., Rasch, L.: Klin. Wschr. **51**, 1143 (1973). — 6. Singleton, J. W., Fitch, R. A., Merrill, D. A., Kohler, P. F., Rettberg, W. A. H.: Lancet **1971 II**, 785. — 7. Feinman, S. V., Cooter, N., Sinclair, J. C., Wrobel, D. M., Berris, B.: Gastroenterology **68**, 113 (1971). — 8. Bolin, T. D., Davis, A. E., Liddlelow, A. G.: Gut **14**, 365 (1973). — 9. Ling, C. M., Irace, H., Decker, R., Overby, L. R.: Science **180**, 203 (1973). — 10. Schober, A., Thomssen, R., Kaboth, U.: Dtsch. med. Wschr. **97**, 1597 (1972). — 11. Dane, D. S., Cameron, C. H., Briggs, M.: Lancet **1970 I**, 695. — 12. Kelen, A. E., Hathaway, A. E., McLeod, D. A.: Canad. J. Microbiol. **17**, 993 (1971). — 13. Thomssen, R., Schober, A., Bonk, S., Bossmeyer, J., Klinge, O., Kaboth, U., Cano y Diaz, J., Biswas, R., Gerlich, W.: Hep. Scientific. Mem. **684** (1974). — 14. Krugmann, S., Hoofnagle, J. H., Gerety, R. J., Kaplan, P. M.: New Engl. J. Med. **290**, 1331 (1974).

LEHMANN, H., SCHLAAK, M. (Abt. f. Allgemeine Innere Med. im Zentrum Konservative Med. I. Univ. Kiel): **Schützt anti-HB$_s$ vor einer posttransfusionellen Hepatitis?** *

Das Spektrum serologischer Merkmale, die mit dem Hepatitis B-Virus in Zusammenhang gebracht werden, ist insbesondere durch die Anwendung radioimmunologischer Techniken zum Nachweis von anti-HB$_s$ (Antikörper gegen Hepatitis-B-Oberflächenantigen) wesentlich bereichert worden. Die Frequenz dieser humoralen Immunantwort auf HB$_s$-Ag (Hepatitis-B-Oberflächenantigen) bei gesunden Normalpersonen beträgt zwischen 0,5 und 14%, im Mittel 6,5%, wobei die Frequenz mit dem Alter deutlich zunimmt [3]. Im eigenen Labor ermittelten wir mit einem Mikroplatten-Radioimmunassay nach Schober [3], auf dem „solid phase"-Prinzip beruhend, bei Hämodialysepatienten 62% (n = 47), bei Patienten vor einem kardiochirurgischen Eingriff 22% (n = 122) und in einem sehr großen Kollektiv unausgewählter Blutspender der Jahre 1971 bis 1974 im Mittel 5,5% (n = 3523) anti-HB$_s$.

Neben der diagnostischen Bedeutung [1] und Hinweisen auf evtl. Risikoblutspenden [2] interessierte uns die Frage, ob ein präoperativ bestimmter Antikörper gegen HB$_s$-Ag bei Patienten, die sich einem großen kardiochirurgischen Eingriff unterzogen haben, eine Schutzwirkung besitzt. Drei besondere klinische Verläufe sollen das Ergebnis unserer Studie illustrieren.

1. Bei einer 51 jährigen Patientin mit einem hochtitrigen anti-HB$_s$ wurde eine Commissurotomie wegen einer Mitralklappenstenose vorgenommen, wobei die Transfusion von insgesamt 17 Blutkonserven erforderlich wurde. Eine Hepatitis mit langer Inkubationszeit konnte während eines ca. 1 jährigen Beobachtungszeitraumes durch engmaschige Kontrollen serologischer, biochemischer und klinischer Parameter ausgeschlossen werden. Dieser Verlauf könnte vermuten lassen, daß der präoperativ vorhandene Antikörper (anti-HB$_s$) einen Schutz bedeutet hat.

* Mit Unterstützung durch die Deutsche Forschungsgemeinschaft. Herrn Prof. Dr. med. Wolfgang Lehmann zum 70. Geburtstag gewidmet.

2. Diese Vermutung könnte durch den Krankheitsverlauf unterstützt werden, den wir bei einer 31jährigen Patientin, bei der ein Vorhofseptumdefekt operiert wurde, beobachten konnten. Anti-HB_S war vor dem Eingriff nicht nachweisbar gewesen. Im Zusammenhang mit dem komplikationsreichen Eingriff war die Transfusion von 30 Blutkonserven nötig geworden. Nach langer Inkubationszeit trat eine Hepatitis mit positivem HB_S-Nachweis auf, wobei inzwischen auch bioptisch eine chronische Verlaufsform mit HB_S-Ag-Persistenz vorliegt.

3. Wenn die ersten Beispiele vermuten ließen, daß eine Schutzwirkung von präexistentem anti-HB_S ausgeht, so widerspricht das letzte Beispiel dieser Annahme. Eine 42jährige Patientin hatte sich einer Operation einer Mitralklappeninsuffizienz unterzogen. Es wurden insgesamt 16 Blutkonserven transfundiert. Trotz eines präexistenten anti-HB_S trat nach langer Inkubationszeit eine Hepatitis auf. Während der Inkubationszeit vor dem Anstieg der Enzyme konnten wir einen erheblichen Abfall des anti-HB_S-Titers messen. Solche Serokonversionen fanden sich während der Inkubationszeit bei allen unseren anti-HB_S-positiven Hepatitiden, weshalb wir diese Form ebenfalls als Hepatitis B ansprechen.

Wie sieht nun das rechnerische Ergebnis unserer Studie aus? Unser Kollektiv besteht aus 92 Patienten, die sich einer Herzoperation unterzogen haben. Davon hatten 19 Patienten (ca. 21%) präexistent anti-HB_S. Alle Patienten wurden eng-

n=92	Hepatitis + n=35	Hepatitis ∅ n=57
anti-HB_S präexistent n=19	8	11
anti-HB_S nicht präexistent n=73	27	46

Abb. 1. Häufigkeit einer posttransfusionellen Hepatitis nach kardiochirurgischen Eingriffen bei anti-HB_S-Trägern und anti-HB_S-negativen Patienten. Eine Korrelation zwischen Antikörperstatus und Hepatitisrisiko ließ sich statistisch nicht sichern

maschig über mindestens $1/2$ Jahr hinsichtlich biochemischer, serologischer und klinischer Kriterien kontrolliert. Von 19 anti-HB_S-Trägern erkrankten 8 an einer Hepatitis, die nach Inkubationszeit und serologischen Merkmalen der B-Form zuzuordnen ist. Elf Patienten erkrankten dagegen nicht. Von 73 Patienten ohne anti-HB_S erkrankten 27 an einer Hepatitis, 46 Patienten blieben gesund. Ein statistischer Zusammenhang ließ sich nicht herleiten, auf Grund dessen eine Schutzwirkung eines präexistenten anti-HB_S abzuleiten wäre (Abb. 1).

Welche Bedeutung ist nun einem positiven anti-HB_S-Befund zuzumessen? Sicher ist, daß es sich hierbei um eine humorale Antwort auf HB_S-Ag handelt, worauf der Wert in der Diagnostik hepatitischer Syndrome und evtl. Risikoblutspenden beruht [1, 2]. Andererseits findet man in HB_S-Ag-positiven Seren drei morphologisch unterschiedliche Strukturen, die sphärischen und die tubulären Teilchen sowie die sog. „Dane"-Partikel, wobei letzteren die eigentliche Infektiosität zugesprochen wird. Das von uns bestimmte anti-HB_S ist nur gegen oberflächliche Strukturen gerichtet. Eine Schutzwirkung ist daher auch nicht unbedingt zu fordern, es sei denn, in dem Serum befindet sich gleichzeitig ein noch nicht identifizierter Antikröper gegen das infektiöse Prinzip selbst. Vor umfangreichen Versuchen zur passiven Immunisierung erscheint es uns daher vorrangig, Spezifitätsuntersuchungen voranzutreiben und danach die Frage der erforderlichen

Quantität eines Antikörpers und seiner Applikationsart zu prüfen. So bieten sich sensible, spezifische und praktikable Methoden zur Testung des Core-Antigens (HB_c-Ag) und des entsprechenden Antikörpers (anti-HB_c) an. Diese Methoden sind jedoch zur Zeit nur in wenigen Speziallaboratorien für begrenzte Untersuchungsreihen vorhanden.

Zusammenfassung

Unsere Studie hat gezeigt, daß ein präexistenter Antikörper gegen HB_s-Ag nicht vor einer Hepatitis nach Massentransfusionen schützt. Eine passive Immunisierung mit anti-HB_s erscheint uns daher zum gegenwärtigen Zeitpunkt nicht erfolgversprechend. Der Wert der Testung auf HB_s-Ag und anti-HB_s in der Diagnostik hepatitischer Syndrome und Risikoblutspenden bleibt von diesen Überlegungen unberührt.

Für die Überlassung des radioimmunologischen Testsystems auf anti-HB_s danken wir Herrn Prof. Thomssen, Direktor des Hygiene-Institutes der Universität Göttingen.

Literatur

1. Lehmann, H., Schober, A., Schlaak, M.: Verh. dtsch. Ges. inn. Med. 80, 456 (1974). — 2. Schlaak, M., Lehmann, H., Schober, A.: Verh. dtsch. Ges. inn. Med. 80, 469 (1974). — 3. Schober, A., Thomssen, R.: Internist 14, 546 (1973).

MÜLLER, R., STEPHAN, B., DEICHER, H. (Abt. f. Klinische Immunologie u. Transfusionsmedizin, Abt. f. Gastroenterologie u. Hepatologie, Med. Klinik, Med. Hochschule Hannover): **HB_sAg und Anti-HB_s im Verlauf chronisch-entzündlicher Lebererkrankungen**

Der ätiologische Zusammenhang zwischen einer chronischen Hepatitis mit positivem HB_sAg-Nachweis und der Infektion mit dem HVB wird heute kaum in Frage gestellt. Umstritten ist, ob und inwieweit durch die Virusinfektion ausgelöste Autoimmunprozesse pathogenetisch eine Rolle spielen und ob auch HB_sAg-negative chronische Leberentzündungen wenigstens z. T. ätiologisch auf eine Hepatitis-B-Virus(HBV)-Infektion zurückgeführt werden müssen. Letzteres haben Popper u. Mackay vorgeschlagen [1]. Nach ihrer Ansicht könnte die seronegative Form der chronischen Hepatitis als Autoimmunreaktion gegen Leberzellproteine verstanden werden, die dem Virus- oder Antigenaufbau dienen. Unterstützung fand diese Hypothese durch Untersuchungen von Williams, der zeigen konnte, daß Leukozyten von Patienten mit HB_sAg-positiver und HB_sAg-negativer chronisch aktiver Hepatitis im Migrationsinhibitionstest durch gereinigtes HB_sAg in gleicher Weise gehemmt werden [2]. Die Untersuchungen unserer Arbeitsgruppe sollten folgende Fragen klären:

1. Kann mit hochempfindlicher Methodik im Verlauf HB_sAg negativer chronischer Leberentzündungen phasenweise HB_sAg nachgewiesen werden? Frühere Untersuchungen unserer Arbeitsgruppe hatten ergeben, daß bei HB_sAg-positiver chronischer Hepatitis der Antigentiter der Aktivität des Leberleidens korreliert ist [3]. Bei Leberentzündungen mit HB_sAg-Titern unter der Nachweisgrenze wäre daher das Erfassen der Antigenämie im akuten Schub denkbar.

2. Wie verhält sich der HB_sAg-RIA-Titer bei Langzeitbeobachtung seropositiver chronischer Leberentzündungen?

3. Wie hoch ist der Anteil anti-HB_s-positiver Patienten mit chronischer Hepatitis oder Leberzirrhose? Da bei Rekonvaleszenten nach akuter Virushepatitis und nach dem Erlöschen der HB_s-Antigenämie in über 80% der Fälle Antikörper gegen HB_sAg gefunden wird [4], könnte als Indiz für eine die HB_sAg-

negative chronische Hepatitis induzierende HBV-Infektion auch bei Patienten mit seronegativer chronischer Hepatitis anti-HB$_s$ gehäuft nachgewiesen werden.

4. Erlauben die Ergebnisse Einblick in den Pathomechanismus chronisch-entzündlicher Lebererkrankungen?

Methodik

Es wurden Verlaufsseren von 44 Pat. mit histologisch gesicherter chronischer Hepatitis oder Leberzirrhose auf das Vorkommen von HB$_s$Ag und anti-HB$_s$ untersucht. Das HB$_s$Ag wurde mit dem Radioimmunoassay (RIA) Ausria II® nachgewiesen. In HB$_s$Ag-positiven Seren wurde zusätzlich durch geometrische Verdünnungsreihen der HB$_s$Ag-RIA-Titer bestimmt. Den HB$_s$-Antikörpernachweis führten wir mit einer von unserer Arbeitsgruppe entwickelten Modifikation dieses Testsystems durch Hemmung standardisierter HB$_s$-Antigenmengen [4, 5].

Das Krankengut setzte sich aus Patienten der Lebersprechstunde der Medizinischen Poliklinik der Medizinischen Hochschule Hannover zusammen. Die Dauer der Beobachtung betrug in allen Fällen wenigstens ein Jahr, meistens war sie wesentlich länger. Die Blutproben waren in dreimonatigen Intervallen entnommen.

Ergebnisse

14 der 44 Patienten waren HB$_s$Ag positiv, 10 Patienten hatten anti-HB$_s$. HB$_s$Ag und anti-HB$_s$ waren bei allen Patienten während einer durchschnittlichen Verlaufsbeobachtung von 34 Monaten immer nachweisbar. Ein nur phasenweises Auftreten von HB$_s$Ag oder anti-HB$_s$ wurde nicht beobachtet. Die durchschnittliche Höhe des HB$_s$Ag-RIA-Titers nahm bei allen Patienten mit zunehmender Beobachtungsdauer ab. Sie war dem Ausmaß des Leberparenchymschadens gegensinnig, dem Enzymmuster gleichsinnig korreliert (Tabelle u. Abb. 1). Patienten mit Leberzirrhose oder schwerer chronisch-aggressiver Hepatitis, die während der Beobachtungszeit in eine Zirrhose überging, hatten deutlich niedrigere HB$_s$Ag-Titer als Patienten mit chronisch-persistierender oder fraglich aggressiver Hepatitis.

Tabelle. HB$_s$Ag-Titer und histologische Diagnose bei 14 Pat. mit HB$_s$Ag-positiver, chronisch-entzündlicher Lebererkrankung

	Chronisch-persistierende oder leichte Form der chronisch-aggressiven Hepatitis	Ausgeprägte chronisch-aggressive Hepatitis	Chronisch-aggressive Hepatitis mit Übergang in Zirrhose
n	6	4	4
Dauer der Verlaufskontrolle (Monate, Mittelwert)	32	32	36
Anzahl der Seren	59	30	66
HB$_s$Ag-RIA-Titer (Mittelwert)	1:17000	1:15000	1:4000

In Krankheitsphasen mit GOT/GPT-Quotienten < 0,6 wurden höhere HB$_s$Ag-Titer gemessen als in Phasen mit einem de Ritis-Quotienten > 0,8. Eine analoge Korrelation des HB$_s$Ag-Titers ließ sich auch zur Höhe der Cholinesterase (CHE)-Aktivität feststellen. Niedrigere CHE-Werte gingen mit niedrigen HB$_s$Ag-Titern einher. Normale oder nur wenig unter dem Normbereich liegende Werte der CHE waren mit höheren HB$_s$Ag-Titern korreliert. Kombinierte fluoreszenzserologisch-elektronenmikroskopische Studien haben gezeigt, daß das HB$_s$Ag in den Zysternen des glatten endoplasmatischen Retikulums der Hepatozyten lokalisiert ist [6]. Es darf heute angenommen werden, daß das HB$_s$Ag auch im Zytoplasma der Leberzellen gebildet wird. Die Höhe des HB$_s$Ag-Titers im Verlauf chronisch-entzündlicher Lebererkrankungen dürfte somit ähnlich wie einige Enzymaktivitäten wenigstens teilweise durch das Ausmaß der Einschränkung der Proteinsynthese des Leberparenchyms bestimmt sein.

Der Anteil anti-HB$_s$-positiver Patienten mit chronischer Hepatitis (23%) war nicht signifikant höher als die Frequenz von anti-HB$_s$ bei 58 Patienten mit chronisch-rheumatoider Arthritis (16%). Diese Patientengruppe war hinsichtlich der Alters- und Geschlechtsverteilung sowie der Art und der Dauer der ärztlichen Behandlung mit chronischen Leberkranken vergleichbar.

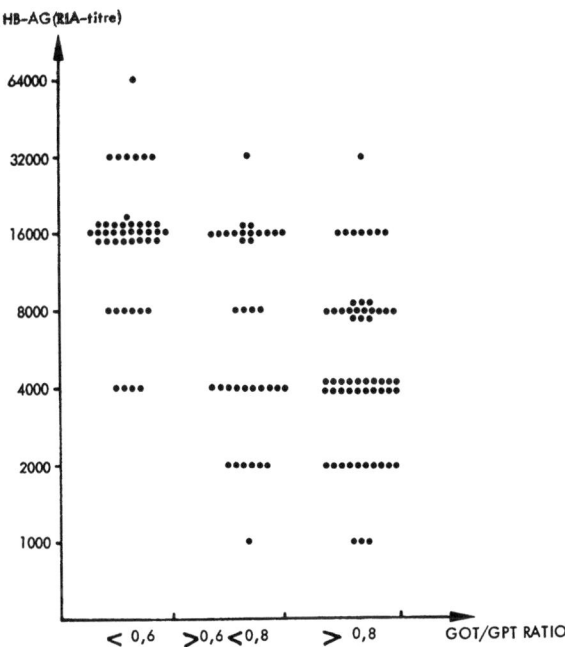

Abb. 1. HB$_s$Ag-RIA-Titer und GOT/GPT-Quotient im Krankheitsverlauf von 14 Pat. mit chronisch-entzündlichen Lebererkrankungen

Zusammenfassung

In Übereinstimmung und Ergänzung eigener Ergebnisse und Befunden von Kaboth u. Mitarb. [3, 4, 7] kann festgestellt werden, daß die mit hochempfindlichen Nachweisverfahren für HB$_s$Ag und anti-HB$_s$ durchgeführten Verlaufsuntersuchungen von Patienten mit chronischer Hepatitis oder Leberzirrhose keine Hinweise darauf erbracht haben, daß die HBV-Infektion für die Entwicklung HB$_s$Ag-negativer, chronisch-entzündlicher Lebererkrankungen ätiologisch oder pathogenetisch bedeutsam ist.

Literatur

1. Popper, H., Mackay, J. R.: Lancet 1972 I, 1161. — 2. Williams, R.: In: Symposium on Viral Hepatitis, Mailand 16.—19. 12. 1974. — 3. Müller, R., Kalden, J. R., Baruth, B., Deicher, H.: Dtsch. med. Wschr. 97, 369 (1972). — 4. Müller, R., Stephan, B., Deicher, H.: Verh. dtsch. Ges. inn. Med. 80, 459 (1974). — 5. Müller, R., Stephan, B., Deicher, H.: In: Symposium on Viral Hepatitis, Mailand 16.—19. 12. 1974. — 6. Gerber, M. A., Hadziyannis, S., Vissoulis, C., Schaffner, F., Paronetto, F., Popper, H.: Amer. J. Path. 75, 489 (1974). — 7. Kaboth, U., Schober, A., Arndt, H. J., Vido, H. J., Schnair, H., Gallasch, E., Verma, P., Thomssen, R., Creutzfeldt, W.: Dtsch. med. Wschr. 95, 2157 (1970).

FREUDENBERG, J.*, KNOLLE, J.*, WEILLER, H.***, EHRKE, KARIN***, BERGER, J.**, BITZ, H.***, MEYER ZUM BÜSCHENFELDE, K. H.* (II. Med. Univ.-Klinik u. Poliklinik*, Inst. f. Medizinische Statistik u. Dokumentation Univ. Mainz** u. Blutspendedienst des DRK Landesverbandes Rheinland-Pfalz, Bad Kreuznach***): **HL-A und Immunreaktion gegen Australia-Antigen (HB_s-Ag)**

Das Antigen, das als Australia-Antigen bekannt wurde und später auch Hepatitis-assoziiertes Antigen (HAA) oder Hepatitis-B-Antigen (HB_sAg) genannt wurde, soll im Folgenden nach einem neuen Vorschlag Hepatitis-B-surface-(d. h. Oberflächen-)Antigen oder kurz HB_sAg bezeichnet werden.

Bei Patienten mit einer akuten Hepatitis B wird dieses Antigen in der Regel durch eine zelluläre und humorale Immunreaktion aus dem Körper eliminiert. Dabei sind die Antikörpertiter meistens so gering, daß sie sich nur mit dem empfindlichsten Radioimmuntest nachweisen lassen.

Die Persistenz von HB_sAg bei gesunden Personen in hohen Konzentrationen, die im Folgenden HB_sAg-Träger genannt werden, ist in der europäischen Bevölkerung selten und muß als immunologische Reaktionslosigkeit gegen HB_sAg oder das Hepatitis-B-Virus gedeutet werden.

Bei Säugetieren sind Immunreaktionsgene eng an die Gene des Haupthistokompatibilitätssystems gekoppelt. Ein hohes genetisches Kopplungsungleichgewicht führt zu einer Assoziation eines spezifischen Immunreaktionsverhaltens mit einem bestimmten Transplantationsantigen. Wegen der großen Ähnlichkeit der genetischen Struktur des Haupthistokompatibilitätssystems des Menschen mit dem der bisher untersuchten Säuger, werden auch beim Menschen an das HL-A-System gekoppelte Immunreaktionsgene vermutet, für die es viele Hinweise aber noch keine endgültigen Beweise gibt.

In der vorgelegten Studie soll der Frage nachgegangen werden, ob HL-A gekoppelte genetische Faktoren durch eine Assoziation eines bestimmten Immunreaktionsverhaltens gegen HB_sAg mit bestimmten HL-A-Antigenen erkennbar werden. Zu dieser Frage liegen bisher nur drei Mitteilungen über die Häufigkeit von HL-A-Antigenen bei HB_sAg-Trägern mit uneinheitlichen Aussagen vor [1—3].

Zur Methodik muß aus Zeitgründen auf das Ihnen vorliegende Abstrakt verwiesen werden.
Wir haben die HL-A-Häufigkeiten von folgenden Personengruppen untersucht:
1. Personen, die über lange Zeit in der Überwanderungselektrophorese hohe Antikörpertiter gegen HB_sAg hatten;
2. Personen, die über einen Zeitraum von mindestens 6 Monaten hohe Titer von HB_s-Ag im Serum hatten und nach klinischen und leberbioptischen Befunden gesund waren;
3. Patienten mit normal verlaufender akuter Hepatitis und
4. gesunde Kontrollpersonen.

Frequenzabweichungen bei den Antigenen der 1. oder LA-Serie finden wir nicht. Von den Antigenen der 2. oder Four-Serie werten wir die Auffälligkeit von HL-A 7 als zufällig. Übereinstimmend mit den Befunden von Jeannet und Farquet finden wir bei HB_sAg-Trägern (in Klammern angegeben) eine Vermehrung von HL-A 17 (14,3% gegen 8%), W 15 (19,4% gegen 11,8%) und W 21 (9,2% gegen 4,2%). Diese Übereinstimmung der Befunde ist sehr bemerkenswert. Eine Analyse der zusammengefaßten Daten von Jeannet und uns ergibt eine statistisch signifikante Abweichung der Häufigkeit bei allen drei genannten Antigenen auf dem 1%-Niveau. Für W 15 ist diese Signifikanz aber auch auf die geringere Häufigkeit dieses Antigens bei Personen mit Anti-HB_sAg zurückzuführen.

Diese Befunde dürfen wir nur mit größter Vorsicht deuten. Wegen der großen Zahl der Vergleiche sind signifikante Befunde auf dem 1%-Niveau sehr wahrscheinlich. Deshalb muß man strengere Signifikanzkriterien fordern. Diese Kriterien erfüllt bisher nur die von Jeannet *et al.* gefundene Vermehrung des Antigens „Sabell" bei HB_s-Trägern, das wir bisher noch nicht bestimmen konnten.

Das Fehlen eines überzeugenden Beweises für die Assoziation eines bestimmten Immunreaktionsverhaltens gegen HB_sAg und HL-A schließt HL-A gekoppelte Gene jedoch nicht aus. Hierfür wären folgende Ursachen denkbar:

1. Es besteht ein Kopplungsgleichgewicht zwischen den hypothetischen Ir-Genen und den HL-A-Genen. Eine Kopplung ist unter solchen Bedingungen nur durch Familienstudien nachweisbar.

2. Es besteht ein additiver Effekt recessiver Genen, so daß ein bestimmtes Immunreaktionsverhalten nur mit bestimmten HL-A-Phänotypen assoziiert ist. Wegen zu geringen Beobachtungsumfanges können wir unsere Phänotyten nicht analysieren.

3. Es besteht eine Assoziation zu einem noch nicht geprüften Antigen (siehe Befunde von Jeannet und Farquet).

HL-A-ANTIGENFREQUENZEN DER 1. ODER LA-SERIE

HL-A	ANTI-HBs-AG N=74 BEOB.(%)	HBs-AG-TRÄGER N=78 BEOB.(%)	HEPATITIS N=165 BEOB.(%)	KONTROLLEN N=200 BEOB.(%)	P-WERT
1	21 (28)	20 (26)	46 (28)	55 (28)	
2	45 (61)	39 (50)	71 (43)	109 (55)	
3	19 (26)	13 (17)	37 (22)	60 (30)	
9	15 (20)	18 (23)	34 (21)	33 (17)	
10	13 (18)	10 (13)	28 (17)	21 (11)	
11	7 (9)	12 (15)	16 (10)	16 (8)	
28	2 (3)	7 (10)	10 (6)	8 (4)	
<W19	8 (11)	8 (10)	18 (11)	23 (11)	

HL-A-ANTIGENFREQUENZEN DER 2. ODER FOUR-SERIE

HL-A	ANTI-HBs-AG N=74 BEOB.(%)	HBs-AG-TRÄGER N=78 BEOB.(%)	HEPATITIS N=165 BEOB.(%)	KONTROLLEN N=200 BEOB.(%)	P-WERT
5	10 (14)	10 (13)	20 (12)	31 (15)	
7	15 (20)	14 (18)	33 (20)	60 (30)	<0,05
8	18 (24)	11 (14)	36 (22)	43 (22)	
12	18 (24)	22 (28)	37 (22)	45 (23)	
13	2 (3)	6 (8)	6 (4)	11 (6)	
14	6 (8)	3 (4)	9 (5)	10 (5)	
17	4 (5)	12 (15)	14 (9)	13 (7)	<0,01
27	6 (8)	5 (6)	13 (8)	15 (8)	
W 5	16 (22)	14 (18)	28 (17)	31 (16)	
W10	12 (16)	18 (23)	25 (15)	30 (15)	
W15	4 (5)	14 (18)	22 (13)	22 (11)	
W21	7 (9)	7 (10)	4 (2)	9 (5)	
W22	3 (4)	5 (6)	3 (2)	4 (2)	

Abb. 1

In den bisher vorliegenden Daten können Hinweise gesehen werden, daß die Immunreaktion gegen HB_sAg von HL-A gekoppelten Genen gesteuert wird. Gültige Beweise müssen jedoch durch weitere populationsgenetische, immunologische und HL-A-Familienstudien erbracht werden.

Literatur

1. Jeannet, M., Farquet, J. J.: Lancet **1974 II**, 1383. — 2. Seignalet, J., Robinet-Levy, M., Lemaire, J. M.: Nouv. Rev. franc. Hémat. 14, 89 (1974). — 3. Vermylen, C., Goethals, Th. van de Putte, J.: Lancet **1972 I**, 1119.

GUTMANN, W., SCHEIFFARTH, F., WARNATZ, H. (Inst. u. Poliklinik für klin. Immunologie Univ. Erlangen-Nürnberg): **Untersuchungen zur zellbedingten Immunreaktion bei akuter und chronischer Hepatitis**

Die Virus-B-Hepatitis geht regelmäßig mit dem Auftreten von HB-Antigen im Serum einher. In einem hohen Prozentsatz der Fälle kommt es zu einer Produktion zirkulierender Antikörper gegen dieses Antigen und damit zur Elimination des Antigens aus dem Blut [5]. Zellbedingte Immunreaktionen gegen HB-Antigen konnten ebenfalls verschiedentlich nachgewiesen werden [7]. Über ihre Bedeutung bestehen nur hypothetische Vorstellungen, wobei insbesondere an eine Elimination der Hepatitis-B-Virusinfizierten Leberzellen durch die aktivierten Lymphozyten gedacht wird [1, 4].

Ziel unserer Untersuchungen war es, die Interaktion humoraler und zellbedingter Immunreaktionen bei akuten und chronisch-entzündlichen Leberprozessen zu untersuchen. Die Untersuchungen wurden an einem Krankengut von 13 Hepatitis-B-Fällen, 14 Fällen von chronisch aktiver Hepatitis bzw. aktiver Zirrhose, sowie 14 lebergesunden Kontrollpersonen durchgeführt. Über einige genetische und immunologische Besonderheiten gibt die Tabelle Auskunft. Alle Patienten mit

Tabelle

	Controls	Hepatitis B	Chronic hepatitis
n	14	13	14
HBAg positive	0	13	2
Autoantibodies	0	0	4
HLA 1,8	1	3	3
% T-cells	52	60	54

Hepatitis B hatten vorübergehend einen positiven HBag-Nachweis, außerdem waren 2 der 14 Fälle mit chronischer Leberentzündung HBag positiv. Autoantikörper (antinukleäre und antimitochondriale Antikörper) waren in 4 der 14 Fälle mit chronisch aktiver Hapetitis nachweisbar. Je 3 Fälle mit akuter und chronischer Hepatitis, sowie eine Kontrollperson hatten die HLA-Konstellation von HLA 1 und HLA 8. Die Bestimmung der T-Zellen mit der Spontanrosetten-Technik ergab normale Werte in allen drei untersuchten Gruppen.

Die Untersuchungen der zellbedingten Immunreaktion wurden mit dem Lymphozytentransformationstest vorgenommen. Der LTT wurde in einem Mikroassay unter Verwendung peripherer Blutlymphozyten ausgeführt [2]. Die Lymphozytenkulturen wurden mit 1 bzw. 10 µl HBAg-haltigem Serum, mit Lebermembran-Antigen-Präparationen in Dosen von 1 bzw. 10 µg Protein/Untersuchung bzw. mit einer Immunkomplex-Präparation, die aus HBAg- und Anti-HBAg-Serum produziert wurde, inkubiert. Um die Reaktionsfähigkeit der Lymphozyten zu prüfen, wurden Kulturen mit Phytohämagglutinin bzw. Pokeweed-Mitogen inkubiert. Die Ergebnisse sind in Abb. 1 zusammengefaßt: die Stimulation gegenüber Phytohämagglutinin und Pokeweed-Mitogen der Lymphozytenkulturen von Patienten mit Hepatitis B bzw. chronischer Hepatitis war im Vergleich zu der Kontrollpopulation nicht verändert. Dieser normalen Funktionsfähigkeit gegenüber T- und B-Zell-Mitogen entspricht auch die normale Verteilung der T-Zellen im peripheren Blut.

Bei Inkubierung der Lymphozytenkulturen mit HBag kommt es bei Hepatitis B in der Hälfte der Fälle und bei den chronisch-entzündlichen Leberprozessen in 5 der 14 Fälle zu einer vermehrten DNS-Synthese im Vergleich zur lebergesunden Kontrollpopulation. Bei 2 der 4 Fälle aus der Gruppe der chronisch Hepatitiskranken handelt es sich um HBAg-positive Fälle. Inkubierung mit Lebermembran-Antigen, es handelte sich dabei um eine Membranfraktion, die nach der Kavitationsmethode von Hoelzl-Wallach [3] aus allogenen Leberzellen gewonnen worden war, stimulierte die DNS-Synthese der Lymphozyten von 6 der 14 Fälle mit chronischen Leberentzündungen, während eine vermehrte Transformation bei Serum-Hepatitis und lebergesunden Kontrollpersonen nur in wenigen Fällen beobachtet wurde. Demgegenüber führten präformierte Antigen-Antikörper-Komplexe aus HBAg-Anti-HBag-Serum in etwa der Hälfte der Fälle von akuter wie chronischer Hepatitis, gelegentlich aber auch bei den lebergesunden Kontrollpersonen zu einer vermehrten DNS-Synthese. Besondere Kriterien, die zu einer Selektion dieser Fälle geführt haben könnten wie etwa HBAg-Gehalt des Serums, Autoantikörpernachweis etc. waren bei diesen Fällen nicht erkennbar.

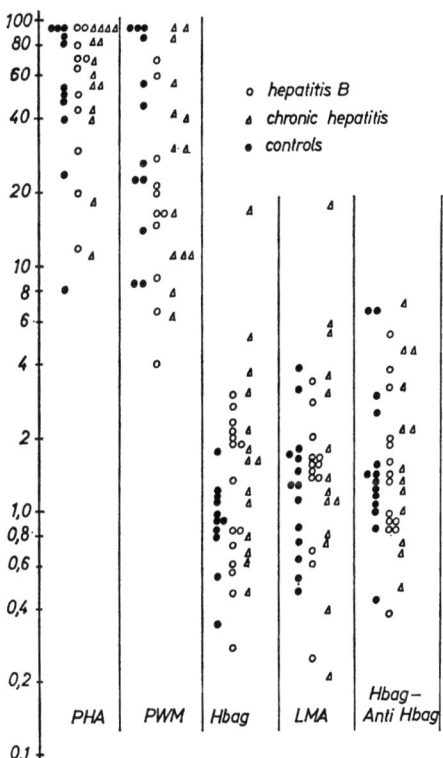

Abb. 1. Stimulation of lymphocytes by mitogens and antigens

Inkubierung der Lymphozytenkulturen mit 10 μl autologem Serum führte zu einer Senkung des Stimulationsindexes bei Inkubierung mit Phytohämagglutinin und Pokeweed-Mitogen in allen untersuchten Gruppen: sie betraf also sowohl die T- als auch die B-Zell-Funktion. Der gleiche Effekt konnte auch bei der antigenspezifischen Stimulation beobachtet werden. Es fiel insbesondere auf, daß die Stimulation gegenüber HB-Antigen sich in allen bis auf einen Fall von Serumhepatitis normalisiert hatte. Dieses Phänomen war weniger deutlich in Lymphozytenkulturen mit dem Leberzellmembran-Antigen und bei Lymphozytenkulturen, die mit den präformierten Immunkomplexen inkubiert worden waren.

In einigen Fällen von Hepatitis B wurde eine Follow-up-Studie der Lymphozytentransformation unter HBAg- in Korrelation zum Stadium der Krankheit und zum Nachweis des HBAg im Serum aufgestellt. Dabei zeigte sich in der Mehrzahl der Fälle eine vermehrte DNS-Synthese der Lymphozytenkulturen, die mit HBAg inkubiert waren. Diese lief zeitlich parallel mit dem Auftreten des HBAg im Serum und überdauerte in einigen Fällen die Seropositivität um längere Zeit. In keinem Falle handelte es sich um Erkrankungen mit Persistenz des HB-Antigens im Serum.

Schließlich haben wir noch in einigen Fällen die Lymphozytotoxizität gegenüber allogenen Leberzellen geprüft. Die Untersuchung wurde mit dem Mikrozytotoxizitätstest von Takasugi u. Klein [6] ausgeführt. Bei den Target-Zellen handelt es sich um primär angezüchtete embryonale Leberzellen allogenen Ursprungs. In den Untersuchungen wurden 100 Targetzellen mit Lymphozyten in einem Effektorzell-/Targetzellverhältnis von 10:1 bzw. 100:1 für 48 Std. inkubiert und die % Targetzellen nach dieser Zeit bestimmt (Abb. 2). Die bisherigen Untersuchungsergebnisse an einer begrenzten Zahl von Patienten lassen nur eine beschränkte Aussage zu. Wird eine Reduktion um mehr als 30% im Sinne einer zytotoxischen

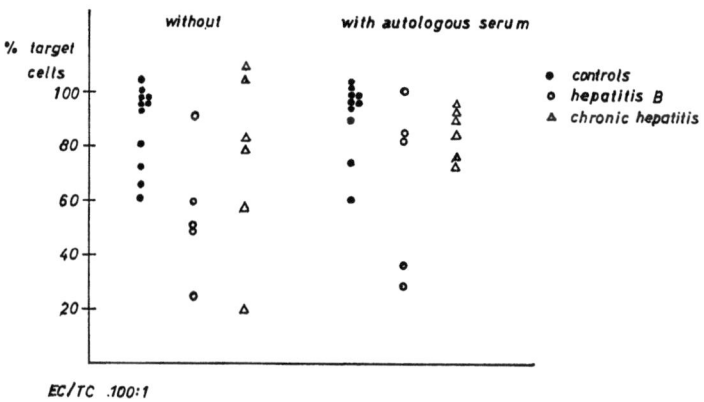

Abb. 2. Lymphocytotoxicity to allogenic liver cells incubated

Aktivität der Lymphozyten gegenüber den Target-Zellen gewertet, so lagen mehr als 80% der Kontrollfälle außerhalb dieser Grenze. Von den Hepatitis-B-Fällen war danach in mehr als 4/5 der Fälle eine Zytotoxizität gegenüber den Leberzellen nachweisbar, von den Fällen mit chronisch-entzündlichen Lebererkrankungen zeigten $^1/_3$ Lymphozytotoxizität. Zugabe von autologem Serum reduzierte die Zytotoxizität in der Mehrzahl der Fälle. Die beobachtete Lymphozytotoxizität war spezifisch; CHANG-Zellen wurden von den Lymphozyten nicht lysiert.

Zusammenfassend läßt sich feststellen, daß sowohl im akuten Stadium der Hepatitis B als auch bei chronisch-entzündlichen Leberprozessen (chronisch aggressive Hepatitis und aktive Zirrhose) eine zellbedingte Immunreaktion gegenüber HB-Antigen und insbesondere bei den chronisch-entzündlichen Leberprozessen auch gegenüber Lebermembran-Antigen nachweisbar ist. Serum inhibiert die Stimulation der DNS-Synthese gegenüber diesen Antigenen in der Mehrzahl der Fälle. In präliminären Studien konnte gleichzeitig auch eine Lymphozytotoxizität gegenüber allogenen Lebertargetzellen sowohl bei akuten als auch bei chronischen Hepatitisfällen festgestellt werden; Serum zeigt dabei blockierende Aktivität. Für einen generellen oder partiellen Immundefekt fand sich auf Grund unserer Untersuchungen kein hinreichender Anhalt.

Literatur

1. Dudley, F. J., Giustino, V., Sherlock, S.: Brit. med. J. **4**, 754 (1972). — 2. Hartzman, R. J., Bach, M. L., Bach, F. H., Thurman, G. B., Sell, K. W.: Cell. Immun. **4**, 182 (1972). — 3. Hoelzl-Wallach, D. F., Kamat, V. B.: Meth. Enzym. **8**, 164 (1966). — 4. Popper, H., Mackay, J. R.: Lancet 1972 I, 1161. — 5. Schober, A., Thomssen, R.: Internist (Berl.) **14**, 546 (1973). — 6. Takasugi, M., Klein, E.: Transplantation **9**, 219 (1970). — 7. Warnatz, H.: Acta hepato-gastroent. **21**, 237 (1974).

LUKOWSKI, K.-J., MAERKER-ALZER, G., SCHUMACHER, K. (Med. Univ.-Klinik Köln): **Spontane und mitogeninduzierte Lymphozytenproliferation bei der akuten Virushepatitis**

Zahlreiche Untersuchungen über die Stimulierbarkeit von Lymphozyten durch Phytohämagglutinin (PHA) in der frühen Phase der akuten Virushepatitis haben zu unterschiedlichen Ergebnissen geführt. Es wurden erniedrigte [4, 5] und normale [2] Stimulationsraten beschrieben. Kürzlich mitgeteilte Untersuchungen, die die Dosiswirkungsbeziehung bei der PHA-Reaktion berücksichtigten, ergaben eine gesteigerte Stimulation von Lymphozyten in den ersten 10 Tagen nach Ikterusbeginn. Allerdings waren höhere Dosen von PHA notwendig [6].

Da Phytohämagglutinin nur T-Lymphozyten stimuliert [1], lassen die genannten Befunde an eine qualitative oder quantitative Änderung dieser Lymphozytenpopulation denken. Ein zweiter, ebenfalls in der frühen Phase der akuten Virushepatitis nachweisbarer Befund, der auch Hinweise auf eine zelluläre Immunreaktion gibt, ist die Proliferation von Lymphozyten, die offenbar in vivo aktiviert wurden [7].

In Fortsetzung früherer Untersuchungen haben wir das Auftreten in vivo aktivierter Lymphozyten und die PHA-induzierte Lymphozytenproliferation unter Berücksichtigung der Dosiswirkungsbeziehung im Verlaufe der akuten Virushepatitis untersucht. Außerdem wurde der relative Anteil der T-Lymphozyten in der Kultur bestimmt.

Patientengut und Methodik

Untersucht wurden insgesamt 90 Pat. mit akuter Virushepatitis. Hier wird über 30 Pat. berichtet, bei denen nach einem einheitlichen Versuchsprotokoll verfahren wurde. Die Präparation der Lymphozyten erfolgte durch Dichtegradienten-Zentrifugation über Ficoll-Hypaque. Die Kulturen wurden in Mikrotiterplatten angesetzt. Sämtliche PHA-Kulturen wurden als Dosiswirkungskurven angesetzt. Die Bestimmung in vivo aktivierter Lymphozyten erfolgte in Kurzzeitkulturen von 4 Std. Die T-Zellzahl wurde durch Bildung von Spontanrosetten mit Hammelerythrozyten ermittelt.

Ergebnisse

Zu Beginn der akuten Virushepatitis fanden wir eine signifikante Steigerung der DNS-Synthese peripherer Lymphozyten ($p < 0{,}001$), (Abb. 1). Im Verlaufe der Erkrankung erfolgte bei normalem Krankheitsverlauf eine kontinuierliche Abnahme des in vivo aktivierten Lymphozytenstoffwechsels bis zum Normbereich. Im Gegensatz dazu zeigten protrahierte Verlaufsformen der Virushepatitis einen anhaltend erhöhten Stoffwechsel der Lymphozyten, der auch in der 10. Woche teilweise noch über den Normwerten lag (Abb. 2). Eine Korrelation des Nachweises in vivo-aktivierter Lymphozyten mit dem Nachweis der T-Lymphozyten in der Kultur bestand nicht.

Bei einem Teil der Patienten waren die Werte der PHA-Stimulation erhöht ($n = 3$), bei anderen lagen sie zur Aufnahme im Normbereich ($p < 0{,}001$), (Abb. 1). Die gesteigerte PHA-Reaktion fand sich bei Patienten, die vor dem Transaminasengipfel untersucht wurden. Normale Werte der PHA-Reaktion fanden wir bei

Patienten sowohl vor (n = 4) als auch nach dem Transaminasengipfel (n = 23). Weiterhin war für alle Patienten kennzeichnend, daß die gesteigerte und die normale PHA-Reaktion erst mit höheren PHA-Konzentrationen erzielt werden konnte. Die Stimulation erfolgte dabei grundsätzlich im Optimum der Dosiswirkungskurve.

Die Patienten mit erhöhter PHA-Reaktion hatten gegenüber der Vergleichsgruppe eine signifikante Erhöhung der T-Lymphozyten-Zahl in der Kultur (0,01 < p < 0,005).

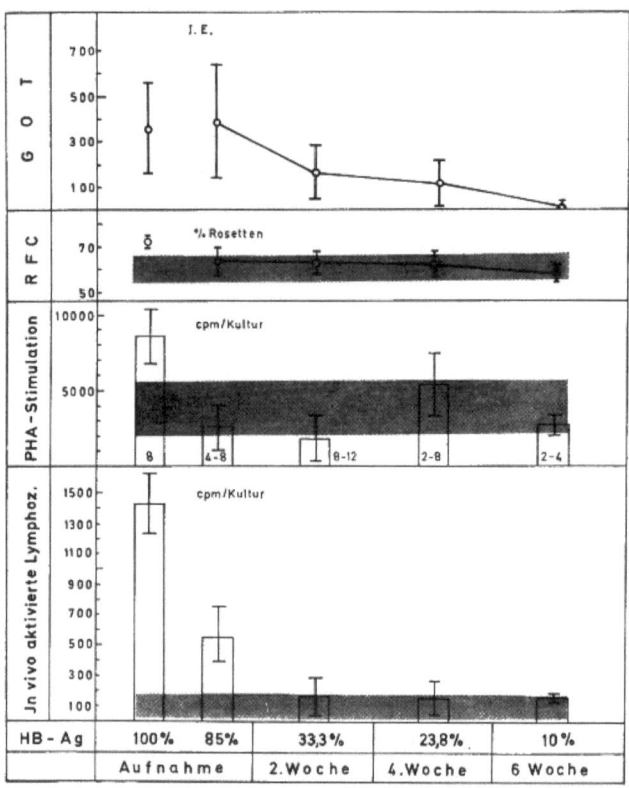

Abb. 1. Normaler Verlauf der akuten Virushepatitis; untersuchte Parameter im Vergleich. Die schraffierten Bereiche geben die von uns ermittelten Normwerte an. Die in den Säulen befindlichen Ziffern entsprechen der maximal notwendigen Dosis PHA-P in µg/0,2 ml

Im weiteren Verlauf dagegen war, trotz normaler T-Zell-Zahlen in der Kultur, eine vorübergehende Verminderung der PHA-Reaktion festzustellen. Diese ließ sich trotz höherer PHA-Konzentration (8—12 µg/0,2 ml Kultur) teilweise nur unzureichend kompensieren.

In der 4.—6. Woche normalisierte sich die PHA-Reaktion. Ein ähnliches Bild zeigten die protrahierten Verlaufsformen bei der PHA-Reaktion, jedoch hielt die verminderte Affinität der Lymphozyten zu PHA länger an (Abb. 2). Der bereits eingangs erwähnte länger anhaltende erhöhte Stoffwechsel in vivo aktivierter Lymphozyten korrelierte hier auffallend mit einer HB-Antigen-Persistenz.

Diskussion

Der erhöhte DNS-Stoffwechsel in vivo aktivierter Lymphozyten, wie von Maerker-Alzer, Schumacher u. Gross auch bei der chronisch aktiven Hepatitis beschrieben [3], ist bei der akuten Virushepatitis möglicherweise Folge der Virusinfektion. Denkbar wäre dabei eine Infektion der Lymphozyten mit nachfolgender Transformation oder eine Stimulation der Lymphozyten durch virus-codierte Antigene auf Zelloberflächen. Da eine direkte Transformation von Lymphozyten durch Hepatitis-Virus bisher nicht nachgewiesen wurde, liegt es nahe, die Aktivierung

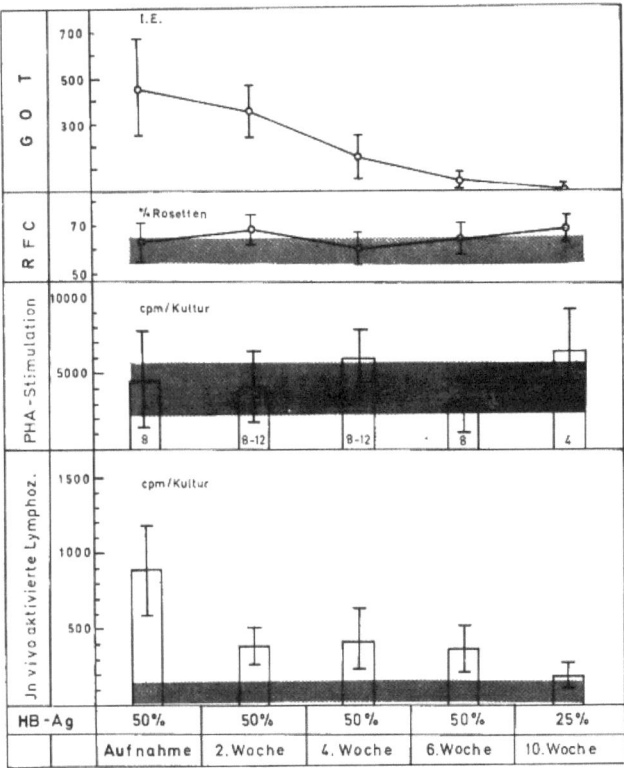

Abb. 2. Protrahierter Verlauf der akuten Virushepatitis; untersuchte Parameter im Vergleich. Die schraffierten Bereiche geben die von uns ermittelten Normwerte an. Die in den Säulen befindlichen Ziffern entsprechen der maximal notwendigen Dosis PHA-P in µg/0,2 ml

der Lymphozyten in vivo als Ausdruck der immunologischen Reaktion gegenüber dem Virusinfekt zu verstehen: Dazu würde der synchrone Verlauf von in vivo aktivierten Lymphozyten und Krankheitsverlauf bei der akuten Virushepatitis, und zwar sowohl dem normalen als auch dem protrahiert verlaufenden, passen.

Solange noch Virus vorhanden ist, dauert die immunologische Auseinandersetzung und damit die Hepatitis an. Wird dagegen das Virus rasch eliminiert, so kommt es zum Abklingen der immunologischen Reaktion und der hepatitischen Krankheitszeichen.

Bezüglich der PHA-Reaktivität stimmen wir grundsätzlich mit Sodomann u. Mitarb. überein. Die erhöhte T-Lymphozytenzahl zu Beginn der Erkrankung korreliert mit einer Steigerung der PHA-Reaktion.

Allerdings ist bisher die Ursache der herabgesetzten Affinität der Lymphozyten zu PHA noch ungeklärt. Wie weit dieser Befund einer virusbedingten passageren Immundefizienz entspricht, bleibt weiteren Untersuchungen vorbehalten.

Literatur

1. Janossy, G., Greaves, M. F.: Clin. exp. Immun. **9**, 483 (1971). — 2. Laiwah, A. A. C. Y.: Lancet **1971 II**, 470. — 3. Maerker-Alzer, G., Schumacher, K., Gross, R.: Klin. Wschr. **52**, 190 (1974). — 4. Pappas, A., Phlippen, R., Pütz, Th., Scheurlen, P. G.: Klin. Wschr. **48**, 1362 (1970). — 5. Rössler, R., Havemann, K., Dölle, W.: Klin. Wschr. **47**, 803 (1969). — 6. Sodomann, C. P., Havemann, K.: Internist **14**, 583 (1973). — 7. Sodomann, C. P., Rother, M., Havemann, K.: Verh. dtsch. Ges. inn. Med. **80** (1974).

SCHLAAK, M., LEHMANN, H., ZABEL, P. (Abt. f. Allgemeine Innere Med., Zentrum Konservative Med. I Univ. Kiel): **Partielle Immundefizienz und erhöhtes Hepatitisrisiko bei Massentransfusion und extrakorporaler Zirkulation**

In früheren Untersuchungen konnten wir zeigen, daß das Hepatitisrisiko nach Bluttransfusion von der Anzahl der applizierten Blutkonserven und der Präsenz von HB_s-Markern im Spenderblut abhängt [5]. Wir mußten dabei zur Kenntnis nehmen, daß am Modell der Herzoperationen mit extrakorporaler Zirkulation und Massentransfusion HB_s-Ag- und anti-HB_s-positiven Blutes zeitweise ein rechnerisches Hepatitisrisiko von 6% vorhanden war. Neben der hohen Infektiosität von HB_s-Ag-haltigem Blut war dabei aufgefallen, daß Transfusion von anti-HB_s-haltigem Vollblut mit einem erhöhten Hepatitisrisiko verknüpft war, ein Befund, der von Mullis u. Grob [2] am gleichen klinischen Modell bestätigt wurde, der aber in anderen Transfusionssituationen bislang nicht erhärtet worden ist [1].

Diese Besonderheiten und Widersprüche führten uns zu der Frage, ob bei der Massentransfusion im Rahmen extrakorporaler Zirkulation Faktoren meßbar werden, die ihrerseits die Infektiosität des inoculierten Hepatitisvirus begünstigen können. Prinzipiell ist hierbei nach resistenzmindernden und virusaktivierenden Mechanismen zu fragen.

Wir prüften deshalb Parameter des immunologischen Apparates in der für die Infektion bedeutsamen Phase während und nach der Bluttransfusion mit der potentiellen Virusinoculation und zwar die Immunglobulinkonzentrationen sowie die Transformationseigenschaften der Lymphocyten. Hinsichtlich der Immunglobulinkonzentrationen, die mit Hilfe der Mancini-Technik ermittelt wurden, ergab sich bei 30 Patienten intra- und postoperativ eine Senkung aller Immunglobuline um ein Drittel des präoperativen Ausgangswertes. Wie zu erwarten, kommt es zunächst zu einem Wiederanstieg von IgM, später auch von IgA und IgG. Es liegt also ein zeitlich begrenzter partieller Immunglobulinmangel vor.

Gerade bei der Immunabwehr viraler Infektionen wird dem zellgebundenen Immunsystem eine besondere Bedeutung zugemessen. Ein experimenteller In-vitro-Ansatz zur funktionalen Charakterisierung dieses Systems ist die Messung der Transformationseigenschaften von Lymphocyten in Gegenwart von polyklonalen Mitogenen. Denn an die Fähigkeit zur Blasttransformation knüpft sich in der Regel die weitere Entwicklung der Lymphocyten zu wirksamen Effektorzellen, die als zelluläre Werkzeuge zur Ausbildung einer Immunreaktion benötigt werden.

Es kommt bereits während des operativen Eingriffes und der Massentransfusion mit großer Regelmäßigkeit zu einem signifikanten Abfall der Transformationskapazität auf 20% des präoperativen Ausgangswertes. Nach weiteren 48 Stunden ist die Transformierbarkeit unverändert erheblich eingeschränkt. Dies gilt sowohl für Phythämagglutinin (PHA) und Concavanallin A (Con A), d. h. T-Zell-typische

Mitogene, als auch für Pokeweed-Mitogen (PWM), ein B- und T-Zellmitogen. Erst im weiteren Verlaufe setzt allmählich eine Restitution der Transformierbarkeit ein. Dabei kommt es zu einer Dissoziation der Normalisierungstendenz von PHA- und Con A-induzierter sowie PWM abhängiger Stimulation, was für eine stärkere Alteration des T-Zellsystems spricht (Abb. 1). Dieses Ergebnis zeigt, daß die mitogeninduzierbare Lymphocytentransformationskapazität offenbar über die Phase des eigentlichen operativen Eingriffes und der Narkose hinaus erheblich eingeschränkt ist. Die Relation der T-/B-Zellkonzentration ist dabei nicht nennenswert verändert.

Vergleicht man diese mitogenabhängige Transformationsrate mit der spontanen Lymphocytenproliferation gemessen in den ersten 6 Std. nach der Blutentnahme, so kommt man zu einem überraschenden Ergebnis. Am 5. Tag nach Operation und Frischbluttransfusion stellt sich eine ungewöhnlich hohe Transformationsrate ein, die fast die mitogeninduzierbaren Raten in dieser Phase erreicht. Sie normalisiert sich nach wenigen weiteren Tagen. Das Ausmaß dieser sog. Spon-

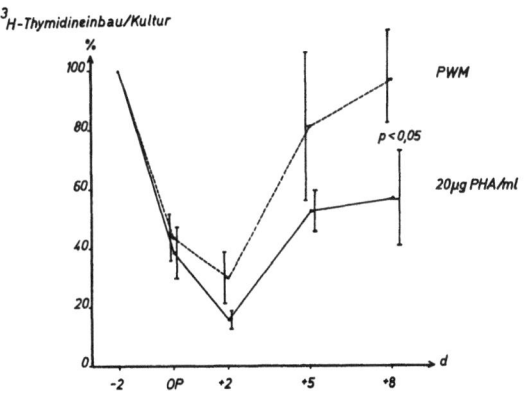

Abb. 1. Mitogen-induzierte Lymphocytentransformation vor und nach extrakorporaler Zirkulation und Massenbluttransfusion bei 10 Pat.

tantransformation spricht dabei mit großer Wahrscheinlichkeit für eine polyklonale, nicht für eine monoklonale Aktivierung der Lymphocyten in vivo. Nach den Untersuchungen von Schechter et al. [5] ist diese in vivo Aktivierung von Lymphocyten davon abhängig, ob mit der Bluttransfusion intakte Leucocyten, wie dies bei der Frischblutgabe stets der Fall ist, zugeführt werden. Mit Wahrscheinlichkeit ist die Lymphocytenproliferation am 5. postoperativen Tag deshalb als Folge der Zufuhr von histoincompatiblen Antigenen anzusehen. Abortive „mixed leucocyte reactions" im Sinne von „host-versus-graft-", „graft-versus-host-" und „graft-versus-graft-Reaktionen" sind dabei zu diskutieren.

Fassen wir unsere Untersuchungen zur Charakterisierung des immunologischen Apparates bei kardiochirurgischen Eingriffen mit Massentransfusion und extrakorporaler Zirkulation zusammen, so ergeben sich folgende Befunde:

1. ein erhöhtes Infektionsrisiko,
2. ein zeitlich begrenztes partielles Immunglobulinmangelsyndrom,
3. eine ergeblich verminderte mitogenabhängige Transformierbarkeit der Lymphocyten mit einer Dissoziation von T- und B-Zellalteration
4. eine hohe Lymphocytentransformationsrate in vivo am 5. postoperativen Tag.

Damit ist diese klinische Situation einmal durch mehrere Kriterien einer partiellen humoralen und zellulären Immundefizienz gekennzeichnet, die gewiß durch zahlreiche Faktoren ausgelöst wird, die aber durchaus ein erhöhtes Risiko auch gegenüber Virusinfektionen wie der Hepatitis erklären kann. Die Bedeutung einer polyklonalen Lymphocytenaktivierung für die Pathogenese der Transfusionshepatitis ist noch unklar. Es sei hier aber an tierexperimentelle Untersuchungen über die Beziehungen zwischen lymphatischem System und Virusinfektionen und zwar bei der Cytomegalie und der Mäuseleukämie erinnert, die eine Virusaktivierung erst nach Kokultivierung mit allogenen Zellen oder auch Mitogengabe zeigen [3, 4]. Wir sehen uns deshalb auch bei unserem klinischen Modell der Transfusionshepatitis vor die Frage gestellt, ob der polyklonalen Lymphocytenproliferation eine virusaktivierende Bedeutung zukommt.

Literatur

1. Aach, R. D., Alter, H. J., Hollinger, F. B., Holland, P. V., Lander, J. J., Melnick, J. L., Weiler, J. M.: Lancet **1974 II**, 190. — 2. Mullis, C. H., Grob, P. J.: Schweiz. med. Wschr. **104**, 1053 (1974). — 3. Olding, L. B., Jensen, F. C., Oldstone, M. B. A.: J. exp. Med. **141**, 561 (1975). — 4. Phillips, S. M., Gleichmann, H., Hirsch, M. S., Black, P., Merrill, J. P., Schwartz, R. S., Carpenter, Ch. B.: Cell. Immunol. **15**, 152 (1975). — 5. Schechter, G. P., Soehnlen, F., McFarland, W.: New Engl. J. Med. **287**, 1169 (1972). — 6. Schlaak, M., Lehmann, H., Schober, A.: Verh. dtsch. Ges. inn. Med. **80**, 469 (1974).

ARNOLD, W., MEYER ZUM BÜSCHENFELDE, K. H., HOPF, U., FÖRSTER, E., GRÜNERT-FUCHS, M. (II. Med. Univ.-Klinik Mainz): **Nachweis von IgG an isolierten Hepatozyten bei Patienten mit akuten und chronischen Lebererkrankungen**

Wie Voruntersuchungen von Hopf u. Meyer zum Büschenfelde (1974) gezeigt haben, kann bei experimentell induzierter chronisch-aktiver Hepatitis (CAH) im Kaninchen an isolierten Hepatozyten membrangebundenes Immunglobulin (Ig) nachgewiesen werden. Diese Befunde ließen daran denken, daß Antikörper gegen hepato-zelluläre Antigene oder Immunkomplexe eine Rolle bei der Pathogenese der experimentell erzeugten CAH spielen könnten.

Die mögliche Bedeutung eines cytophilen Antikörpers in der Pathogenese von Leberläsionen veranlaßte uns, ähnliche Untersuchungen mit isolierten Hepatozyten aus Biopsiematerial von Patienten mit verschiedenen entzündlichen und metabolischen Lebererkrankungen durchzuführen.

Patienten

Untersucht wurden Patienten mit akuter Hepatitis n = 46 (HB_sAg positiv n = 34, HB_sAg negativ n = 12); chronisch aktiver Hepatitis in verschiedenen Stadien n = 62: davon CAH ohne Therapie n = 24 (HB_sAg positiv n = 15, HB_sAg negativ n = 9), CAH mit Therapie n = 22 (HB_sAg positiv n = 4, HB_sAg negativ n = 18), inaktiver CAH in totaler Remission n = 16 (HB_sAg positiv n = 2, HB_sAg negativ n = 14); chronisch persistierender Hepatitis (CPH) n = 14 (alle Fälle HB_sAg negativ i. S.) und metabolische Lebererkrankungen n = 14 (Fettleber n = 8, alkoholtoxische Cirrhose n = 4, Hämochromatose n = 1, Alkylphosphatvergiftung n = 1).

Methodik

Herstellung isolierter Leberzellen

Mechanische (nicht-enzymatische) Isolierung von Hepatozyten während der Inkubation in 1 ml Eagle's Medium/Serva mit 2,5% bovinem Serumalbumin (EMBA) bei 37° C (nähere Angaben s. Hopf et al., 1974).

Immunfluoreszenzuntersuchungen

50 µl der Zellsuspension (ca. 200000 Zellen) wurden mit 150 µl selbsthergestelltem und gereinigtem Anti-Human-IgG/A/M-FITC oder Anti-Human-IgG-FITC 30 min bei 37° C inkubiert. Die Zeilen wurden danach 3mal in EMBA gewaschen (190 g, 5 min) und im Medium resuspendiert (nähere Angaben und Spezifitätskontrollen: s. Arnold et al., 1975).

Ergebnisse

1. Frequenz des Ig-Nachweises an Hepatozyten

Die Ergebnisse sind in der Tabelle zusammengefaßt:

Membranfixiertes IgG an isolierten Leberzellen fand sich sowohl bei HB_sAg-positiven (15 von 21 Patienten) und HB_sAg-negativen (12 von 27) Fällen mit CAH. Dieser Befund wurde jedoch vorwiegend in der Gruppe der unbehandelten Patienten an 30 bis 85% der Hepatozyten erhoben. Alle Fälle mit membrangebundenem IgG hatten zum Untersuchungszeitpunkt sowohl histologisch wie auch serologisch deutliche Zeichen einer Aktivität. Die Patienten ohne einen Nachweis von IgG an Hepatozyten zeigten entweder nur eine geringgradige entzündliche Aktivität oder waren in Vollremission.

Tabelle. IgG an den Zellmembranen von Hepatozyten bei verschiedenen entzündlichen Lebererkrankungen. Weitere Erläuterungen siehe Text

Diagnose		Patienten (n)	IgG an den Leberzellen
Akute Hepatitis	HB_sAg positiv	34	9
	HB_sAg negativ	12	0
CAH			
ohne Therapie	HB_sAg positiv	15	12
	HB_sAg negativ	9	9
mit Therapie	HB_sAg positiv	4	3
	HB_sAg negativ	18	3
CAH (inaktiv)	HB_sAg positiv	2	0
	HB_sAg negativ	14	0
CPH	HB_sAg positiv	0	0
	HB_sAg negativ	14	0
Metabolische Lebererkrankungen		14	0

Bemerkenswert ist weiterhin, daß auch bei 9 von 34 Patienten mit einer akuten Virus-B-Hepatitis Immunglobuline an Hepatozyten gefunden wurden. Alle 9 Patienten hatten einen deutlich protrahierten Verlauf des Krankheitsbildes und 8 von diesen 9 Fällen entwickelten im Verlauf eine HB_sAg-Persisitenz im Serum.

Patienten mit Virus A-Hepatitis, chronisch persistierender Hepatitis und metabolischen Lebererkrankungen hatten kein IgG an den Hepatozyten.

2. Unterschiede der membrangebundenen Antikörper bei HB_sAg positiven und HB_sAg negativen Patienten

Wie unsere weiteren Untersuchungen gezeigt haben, handelt es sich offensichtlich um zwei verschiedene membranfixierte Antikörper: das antigene Substrat des bei den HB_sAg negativen Fällen vorkommenden Antikörpers ist inzwischen bekannt. Es handelt sich um ein leberspezifisches, d. h. organ-, jedoch nicht speziesspezifisches Lipoprotein (HLP), mit dem auch der Antikörper aus dem Patientenserum absorbiert werden kann. Dies gelingt jedoch nicht bei den HB_sAg positiven Fällen. Das antigene Substrat der letzteren ist bislang unbekannt: Möglicherweise handelt es sich um angelagerte Immunkomplexe oder um einen Antikörper, der gegen ein in der Zelloberfläche lokalisiertes virusinduziertes Neoantigen gerichtet ist.

Unterstützt wird diese Annahme, daß es sich dabei um zwei verschiedene Antikörper handelt, durch die von uns beobachteten zwei differenten Fluoreszenzmuster: Bei den HB_sAg negativen Fällen ergab sich eine typische lineare Membranfluoreszenz, während sich bei den HB_sAg positiven Patientenzellen ein deutlich unterscheidbares granuläres Fluoreszenzmuster zeigte.

Zusammenfassung

Die Untersuchungen haben folgende Ergebnisse erbracht:

1. Membranfixiertes IgG an Hepatozyten in vivo fand sich bei bestimmten Fällen von chronisch aktiver Hepatitis (CAH) und bei einigen Fällen einer Virus B-Hepatitis mit Übergang in den HB_sAg-Carrier-Status.

2. IgG an Leberzellmembranen ließ sich sowohl bei immunsuppressiv wie nicht behandelten Patienten nachweisen. Voraussetzung war jedoch das Vorliegen einer deutlich entzündlichen Aktivität.

3. Es handelt sich bei den HB_sAg positiven und HB_sAg negativen Patienten offensichtlich um zwei verschiedene Antikörper.

Die pathogenetische Bedeutung der membranfixierten Antikörper für den Übergang einer akuten Hepatitis in chronische Verlaufsformen bzw. Entwicklung einer CAH ist bislang unbekannt. Ein eventuell cytotoxischer Effekt der Antikörper auf die Leberzelle in vivo muß jedenfalls diskutiert werden.

Literatur

Arnold, W., Meyer zum Büschenfelde, K. H., Hopf, U., Kordbarlag, E.: Klin. Wschr. 5, 231 (1975). — Hopf, U., Meyer zum Büschenfelde, K. H.: Brit. J. exp. Pathol. 55, 509 (1974). — Hopf, U., Arnold, W., Meyer zum Büschenfelde, K. H., Förster, E., Bolte, J. P.: Clin. exp. Immunol. (im Druck).

KORNACHER, J., LEHMANN, F.-G. (Med. Univ.-Klinik Marburg): **Immunologische Aldolase-Isoenzymbestimmung bei Lebererkrankungen***

Die Enzymdiagnostik der Lebererkrankungen hat in den letzten zwölf Jahren keine wesentlichen Fortschritte gemacht, wenn man von der Einführung der γ-Glutamyltranspeptidase in die klinische Routinediagnostik absieht. Elektrophoretische und chromatographische Isoenzymmessungen im Serum waren bisher wegen der niedrigen Gesamtaktivität der meisten in multiplen Formen vorkommenden Enzyme nicht möglich; nur die Enzymelektrophorese der Laktatdehydrogenase hat eine Bedeutung in der Enzymdiagnostik [9, 19]. Die isolierte Bestimmung von Isoenzymen durch Immunpräzipitation mit Hilfe von monospezifischen nicht kreuzreagierenden Antikörpern gegen genetisch determinierte Untereinheiten, deren Rekombination zu Polymeren (reinen Polymeren oder Hybriden) die biochemisch charakteristischen Isoenzyme ergibt, wurde für die Lactat-Dehydrogenase [14], die Hexokinase [11], die Kreatinphosphokinase [5, 10], die Aldolase [12, 13] und einige Isoenzyme der alkalischen Phosphatase [7, 8] beschrieben. Wir untersuchten das Isoenzymmuster der D-fructose-1.6-bisphosphate-D-glyceraldehyde-3-phosphate-lyase, E. C. 4.1.2.13 („Aldolase") in verschiedenen menschlichen Geweben, in normalen und pathologischen Lebern und im Serum von Patienten mit verschiedenen Lebererkrankungen.

Material und Methoden

78 verschiedene menschliche Organe wurden autoptisch gewonnen und im Ultraturrax im Verhältnis 1:5 (Gewicht:Volumen) in PBS homogenisiert. Die Aldolaseaktivität wurde in den

---

* Mit Unterstützung durch die Deutsche Forschungsgemeinschaft.

Gewebsextrakten, in 20 Normalseren und in 123 Seren von Patienten mit verschiedenen Lebererkrankungen nach Bruns [2] mit Fructose-1,6-diphosphat als Substrat mit der Testkombination der Fa. Boehringer gemessen. Antiseren gegen reine menschliche Aldolase-Untereinheiten A, B und C wurden uns freundlicherweise von Herrn Dr. H. Lang, Abteilung für Biochemie der Fa. Merck Darmstadt, zur Verfügung gestellt. Die Immuntitration wurde nach dem Prinzip von Neumann u. Pfleiderer [13] in einer Modifikation [6] der Technik von Würzburg et al. [21] durchgeführt. Protein wurde mit dem Biuret-Reagenz von Beisenherz et al. [1] gemessen. Normale und pathologische Organe wurden uns freundlicherweise von Herrn Prof. Dr. W. Hort (Pathologisches Institut der Univ. Marburg) zur Verfügung gestellt.

Aldolase-Isoenzyme in verschiedenen menschlichen Organen

Das Aldolase-Isoenzymmuster wurde in Skelettmuskel, Leber, Gehirn, Niere, Dünndarm, Lunge, Herzmuskel und Milz gemessen (Abb.1). Aldolase A kommt in größeren Konzentrationen in Skelettmuskel, Herzmuskel, Gehirn, Lunge, Dünndarm und Milz, Aldolase B in Leber und Niere und Aldolase C im Gehirn vor (Abb. 1). In verschiedenen Muskeln (n = 21), in verschiedenen Teilen der Leber (n = 25) und in verschiedenen Teilen des Gehirns (n = 15) liegt dasselbe Isoenzymmuster vor. Die durch Immuntitration bestimmten Isoenzymmuster stimmen mit Ergebnissen überein, die nach elektrophoretischer Auftrennung und enzymspezifischer Anfärbung erhalten wurden [3, 15, 16]. In normalem Lebergewebe betrug die Aktivität der Aldolase A 5,5 mU/mg (= 5,2% der Gesamtaktivität), der Aldolase B 89 mU/mg (= 84,8% der Gesamtaktivität) und der Aldolase C 10,5 mU/mg (= 10,0% der Gesamtaktivität) (Abb. 1).

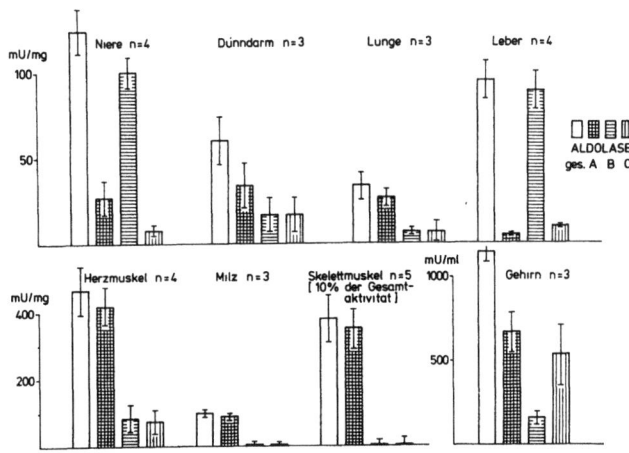

Abb. 1. Aldolase-Isoenzymmuster in verschiedenen menschlichen Organen

Aldolase-Isoenzyme in Lebergeweben

Die Isoenzymmuster in pathologischen Lebergeweben zeigten ein Verhältnis Aldolase A:Aldolase B:Aldolase C bei Fettleber (n = 3) von 25:48:9 mU/mg (= 30,5:58,5:11%), bei Stauungsleber (n = 4) von 23:90:8 mU/mg (= 19,0:74,4: 6,6%), bei Leberfibrose (n = 2) von 10,5:55:2 mU/mg (= 15,6:84,0:30,5%), bei Leberzirrhose (n = 7) von 29:108:24 (= 18,0:67,1:14,9%) und bei primären Leberzellkarzinomen (n = 5) von 58,3:7:5,2 mU/mg (= 82,7:9,9:7,4%). Im Vergleich zu normaler menschlicher Leber fand sich bei benignen Lebererkrankungen ein deutlicher Aldolase-A-Anstieg, beim primären Leberzellkarzinom die aus früheren elektrophoretischen Untersuchungen [4, 17, 18, 20] bekannte völlige Umkehr des Isoenzymmusters mit fast ausschließlichem Vorkommen von „fetaler" Aldolase A.

Aldolase-Isoenzyme in Seren von Patienten mit primärem Leberzellkarzinom

In 20 Normalseren fand sich eine Gesamtaktivität von 1,9 mU/ml ($\sigma = 0,4$ mU pro ml), eine Aldolase-A-Aktivität von 1,5 mU/ml ($\sigma = 0,3$ mU/ml), eine Aldolase-B-Aktivität von 0,15 mU/ml ($\sigma = 0,15$ mU/ml) und eine Aldolase-C-Aktivität von 0,3 mU/ml ($\sigma = 0,1$ mU/ml). Die Gesamtaktivitäten bei 52 Patienten mit Leberzirrhose betrugen 2,15 mU/ml $\pm$ 1,2 mU/ml und bei 22 Patienten mit primärem Leberzellkarzinom 2,6 mU/ml $\pm$ 0,7 mU/ml ($\bar{x} \pm \sigma$). Das Verhältnis Aldolase A : Aldolase B : Aldolase C war bei Leberzirrhose $1,6 \pm 1,0 : 0,4 \pm 0,4 : 0,15 \pm 0,15$ mU/ml und in den Seren der Patienten mit primärem Leberzellkarzinom $1,6 \pm 0,7 : 0,8 \pm 0,3 : 0,2 \pm 0,2$ mU/ml. Der Aldolase-A-Anstieg im Tumorgewebe

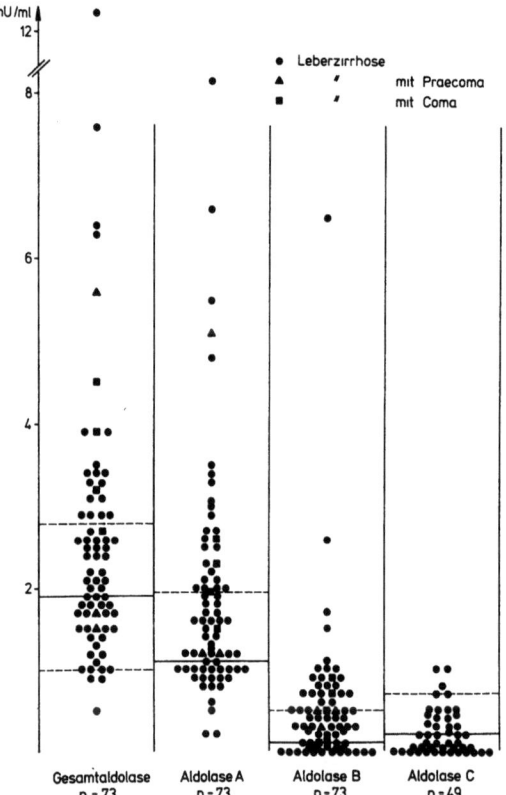

Abb. 2. Aldolase-Isoenzyme bei 73 Pat. mit Leberzirrhose

wird im Serum nicht reflektiert; eine Karzinomdiagnose aus dem Serum durch Aldolase-Isoenzymbestimmung ist daher nicht möglich. Bei Leberzirrhose wird ein geringer, bei primärem Leberzellkarzinom ein deutlicherer Aldolase-B-Aktivitätsanstieg durch hepatozellulären Enzymaktivitätsausstrom beobachtet.

Aldolase-Isoenzyme bei akutem Leberzelluntergang

Bei akuter Virushepatitis (n = 15) fanden wir einen isolierten Aldolase-B-Isoenzymaktivitätsanstieg im Serum als Ausdruck des aktuellen Leberzelluntergangs. Die Aldolase-B-Aktivität im Serum lag zwischen 2,2 mU/ml und 16,7 mU/ml und somit bei allen Patienten im pathologischen Bereich. Die Gesamtaldolase war bei allen Patienten erhöht, die Aldolase A stets unter 3 mU/ml, die Aldolase C bei 13 Patienten unter 1 mU/ml, bei 2 Patienten mit 2,3 mU/ml und 1,4 mU/ml erhöht.

Aldolase-Isoenzyme bei Leberzirrhose

Bei 73 Patienten mit Leberzirrhose fanden sich 22mal ($= 30,1\%$) erhöhte Gesamtaldolaseaktivitäten (Abb. 2). Die Aldolase A zeigte bei 26 Patienten ($= 35,6\%$), die Aldolase B bei 23 Patienten ($= 31,9\%$) und die Aldolase C bei 3 Patienten ($= 6,1\%$) Werte über den 2,57 σ-Normalbereich von 20 Normalpersonen (Abb. 2). Bei erhöhter Gesamtaldolaseaktivität wurden in 83% gesteigerte Aldolase-A- und in nur 61% pathologische Aldolase-B-Aktivitäten im Serum beobachtet. Bei normaler Gesamtaktivität lag die Aldolase A bei 6% und die Aldolase B bei 16% der Patienten im pathologischen Bereich. Bei 12 Patienten fanden wir sowohl einen Aldolase-A- als auch einen Aldolase-B-Anstieg, bei 15 Patienten eine isolierte Aldolase-A- und bei 11 Patienten eine isolierte Aldolase-B-Erhöhung. Im Praecoma und Coma hepaticum fanden sich Aldolase-A- und Aldolase-B-Erhöhungen in derselben Häufigkeit wie bei Leberzirrhose ohne Bewußtseinseinschränkung (Abb. 2). Drei Patienten mit akuter Alkoholhepatitis zeigten einen Aldolase-A- und zweimal einen Aldolase-B-Anstieg im Serum.

Der häufige Aldolase-A-Anstieg bei Leberzirrhose und Alkoholhepatitis weist darauf hin, daß sich neben dem hepatogenen Aldolase-B-Isoenzymausstrom eine noch regelmäßigere Aldolase-A-Erhöhung durch Isoenzymaustritt aus anderen Geweben hinter einer gesteigerten Gesamtaldolase verbirgt. Gleichzeitige Bestimmungen der Transaminasen und der Kreatinphosphokinase wiesen darauf hin, daß die Aldolase A wahrscheinlich aus dem Skelettmuskelgewebe stammt und möglicherweise für die häufig insbesondere bei alkoholischer Leberzirrhose beobachteten hohen de Ritis-Quotienten (GOT:GPT) verantwortlich sein können. Unsere Ergebnisse zeigen, daß extrahepatische Enzymaktivitätssteigerungen bei Leberzirrhose und anderen Lebererkrankungen wesentlich häufiger vorkommen als bisher angenommen wurde. Isoenzymbestimmungen durch Immunpräzipitation erlauben isoliert den hepatogenen Anteil der Gesamtaktivität zu erfassen und verbessern somit die Differentialdiagnostik und Verlaufsbeobachtungen bei Lebererkrankungen.

Literatur

1. Beisenherz, G., Boltze, H. J., Bücher, Th., Czok, R., Garbade, K. H., Meyer-Arendt, E., Pfleiderer, G.: Z. Naturforsch. **8**3, 555 (1953). — 2. Bruns, F. H.: Biochem. Z. **325**, 156 (1954). — 3. Dikow, A. L.: Z. klin. Chem. **7**, 278 (1969). — 4. Ikehara, Y., Endo, H., Okada, Y.: Arch. Biochem. Biophys. **136**, 491 (1970). — 5. Jockers-Wretu, E., Pfleiderer, G.: Clin. chim. Acta **58**, 223 (1975). — 6. Kornacher, J.: Inaug.-Diss., Marburg 1975 (im Druck). — 7. Lehmann, F.-G.: Clin. chim. Acta (im Druck). — 8. Lehmann, F.-G., Lehmann, D.: Verh. dtsch. Ges. inn. Med. **80**, 1658 (1974). — 9. Lehmann, F.-G., Schneider, K. W., Schering, G., Koch, V.: Z. Vitamin-, Hormon- u. Fermentforsch. **14**, 301 (1966). — 10. Neumair, D., Knedel, M., Würzburg, U., Hennrich, N., Lang, H.: Klin. Wschr. (im Druck). — 11. Neumann, S., Pfleiderer, G.: Biochem. biophys. Acta (Amst.) **334**, 343 (1974). — 12. Penhoet, E. E., Rutter, W. J.: J. biol. Chem. **246**, 318 (1971). — 13. Pfleiderer, G., Dikow, A. L., Falkenberg, F.: Hoppe-Seylers Z. physiol. Chem. **355**, 233 (1974). — 14. Rajewski, K., Avrameas, S., Grabar, P., Pfleiderer, G., Wachsmuth, E. D.: Biochim. biophys. Acta (Amst.) **92**, 248 (1964). — 15. Rensing, U., Schmid, A., Leuthardt, F.: Hoppe-Seylers Z. physiol. Chem. **348**, 921 (1967). — 16. Schapira, F., Nordmann, Y.: Clin. chim. Acta **26**, 189 (1969). — 17. Schapira, F., Reuber, M. D., Hatzfeld, A.: Biochem. biophys. Res. Commun. **40**, 321 (1970). — 18. Sugimura, T., Matsushima, T., Kawachi, T., Hirata, Y., Kawabe, S.: Gann **1**, 143 (1966). — 19. Van der Helm, H. J., Zondag, H. A., Hartog, H. A., Van der Kooi: Clin. chim. Acta **7**, 540 (1962). — 20. Weinhouse, S., Shatson, J. B., Criss, W. E., Farina, F. A., Morris, H. P.: Gann **13**, 1 (1972). — 21. Würzburg, U., Wilz, I., Hennrich, N., Lang, H.: Z. klin. Chem. **12**, 176 (1974).

Richter, J., Ohlen, J. (Inst. f. Klinische Chemie u. Pathobiochemie u. II. Med. Klinik u. Poliklinik, TU München): **Serumkonzentrationen von α-1-Fetoprotein im Verlauf Australia-Antigen-positiver und -negativer Hepatitiden**

Das α-Fetoprotein (AFP) gehört zu jener Gruppe von embryospezifischen Proteinen, die im Verlauf der intrauterinen Entwicklung von Mensch und Tier in der Plazenta oder im fetalen Organen gebildet werden und nach der Geburt nicht mehr oder in nur geringen Konzentrationen in Serum und Geweben nachweisbar sind. Beim AFP handelt es sich um ein α-1-Glykoproteid, das im Serum beim menschlichen Feten ab der 4. Schwangerschaftswoche auftritt und um die 13. bis 15. Entwicklungswoche mit Werten von 3 bis 4 mg/ml seine höchsten Konzentrationen erreicht. Kurz vor der Geburt fällt der Serumspiegel stark ab, um etwa 2 bis 5 Wochen danach im allgemeinen nicht mehr nachweisbar zu sein.

Der AFP wird nicht nur in der fetalen Leber, sondern auch im fetalen Gastrointestinaltrakt und im Dottersack gebildet. Im frühen Fetalleben ist seine physiologische Bedeutung möglicherweise in einem Ersatz des erst allmählich gebildeten Albumins zu sehen. Darüber hinaus wird ihm auf Grund seiner starken Östrogenbindung eine mögliche Schutzfunktion für den Feten gegenüber den mütterlichen Östrogenen sowie eine bedeutsame Funktion für eine normale Organogenese zugeschrieben [1].

Die klinische Bedeutung des AFP liegt vor allem in seiner regelhaft vermehrten, oft exzessiven Bildung beim primären Leberzellkarzinom, wo es sowohl zur Früherkennung als auch zur Kontrolle eines medikamentösen oder operativen Therapieerfolges dient. Das Auftreten sehr viel geringerer und nur transitorischer Konzentrationserhöhungen im Serum wurde bei der Leberzirrhose und verschiedenen Verlaufsformen der Virushepatitis als nicht regelhaft beschrieben; die AFP-Bestimmungen erfolgten aber meist noch mit relativ unempfindlichen Nachweismethoden.

Aufgabe der vorliegenden Arbeit war es, an einem größeren, definierten Krankengut die Serumkonzentrationen des AFP bei 6- bis 12wöchigen Verläufen Australia-Antigen-positiver und -negativer Hepatitiden radioimmunologisch zu untersuchen.

Wir überblicken nunmehr 80 Verläufe, und zwar von 65 klinisch unkompliziert verlaufenden, histologisch als abklingend beurteilten Hepatitiden mit kontinuierlichem Abfall der klinisch-chemischen Parameter der Leberzellschädigung in einem Zeitraum von 6 bis 8 Wochen; und 15 Verläufe von histologisch gesicherten, im 12wöchigen Beobachtungszeitraum chronisch-persistierend gewordenen Hepatitiden ohne Anamnese einer früheren hepatobiliären Erkrankung. In beiden Patientengruppen erfolgte die stationäre Aufnahme 2 bis 7 Tage nach Dunkelfärbung des Urins bzw. Beobachtung eines Ikterus der Konjunktiven.

Mit Hilfe radioimmunologischer Bestimmungen des HB_s-Antigens und seines Antikörpers ließen sich von den 65 abklingenden Hepatitiden 49 und von den 15 chronisch-persistierenden Hepatitiden 13 als Hepatitis-B-Infektionen identifizieren.

Als klinisch-chemische Parameter des Zellschadens und der funktionellen Leistung der Leber dienten wöchentliche Bestimmungen der Amino-Transferasen GOT und GPT, der Glutamat-Dehydrogenase, der γ-Glutamyltranspeptidase, der Leucin-Arylamidase, der Pseudo-Cholinesterase und der Laktatdehydrogenase sowie von Bilirubin und alkalischer Phosphatase mit ihren Isoenzymen; zeitgleich dazu wurden zur Erfassung der immunologischen Reaktion des erkrankten Organismus die Immunglobuline G, A und M mittels radialer Immundiffusion nach Mancini quantitativ bestimmt.

Die Bestimmung der Serumkonzentrationen des AFP wurde ebenfalls in wöchentlichen Abständen mit dem Radioimmunoassay der Fa. Abbott durchgeführt. Der Test hat einen Meßbereich von 0 bis 320 ng/ml; die Meßwerte für 5 ng/ml lassen sich statistisch signifikant von denen für 0 ng/ml unterscheiden.

Bei einem Normalkollektiv von 60 männlichen und 40 weiblichen klinisch und klinisch-chemisch gesunden Personen im Alter von 19 bis 63 Jahren ließen sich in 58 der 100 Fälle gar keine und bei nur 8 Personen AFP-Konzentrationen über 5 bis 7 ng/ml Serum nachweisen.

Dagegen ließen sich, in Widerspruch zur bekannten Literatur, bei allen von uns untersuchten Patienten mit Hepatitis — insgesamt mehr als 130 Fälle mit mehr als 1400 AFP-Bestimmungen — gegenüber dem Normalkollektiv, wenn auch meist nur vorübergehend, deutlich höhere AFP-Serumkonzentrationen im Verlauf der Erkrankung messen — wenn konsequent wiederholt während des Krankheitsverlaufes untersucht wurde.

Zunächst zu den Ergebnissen der Gruppe der unkompliziert verlaufenden Hepatitiden. Bei statistischer Prüfung der Häufigkeitsverteilung der während der einzelnen Verläufe auftretenden höchsten AFP-Serumkonzentrationen ließen sich eindeutig zwei Kollektive voneinander unterscheiden (Abb. 1):

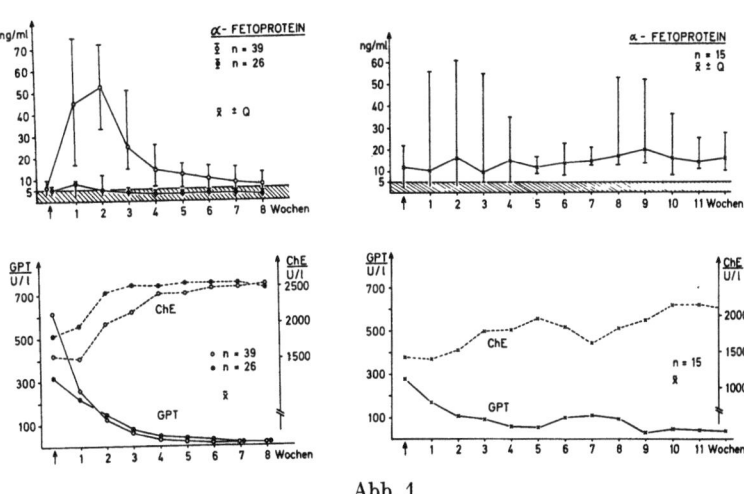

Abb. 1

Bei 39 Patienten lagen die höchsten AFP-Konzentrationen in einem Bereich von 25 bis 140 ng/ml, bei 26 Patienten nur in einem Bereich von 8 bis 14 ng/ml. Die Pfeile bezeichnen den Zeitpunkt der stärksten Leberzellschädigung ausgedrückt im jeweils höchsten gemessenen Wert für die GPT. Angegeben sind hier — da es sich um pathologische, nicht normal verteilte Kollektive handelt — die Mediane und die unteren und oberen Quartile, d. h. jene Meßzahlen, die am Ende des ersten und dritten Viertels in der nach der Größe geordneten Reihe der Meßwerte stehen.

Bei Zuordnung der jeweiligen Ergebnisse der übrigen klinisch-chemischen Parameter — der Übersicht wegen seien hier nur im Verlauf die Mediane der GPT als Parameter des Leberzellschadens und der ChE als Ausdruck für die aktuelle Syntheseleistung der Leber dargestellt — zeigte sich folgendes:

1. Beide Gruppen unterschieden sich zu Beginn deutlich im Ausmaß der Leberzellschädigung und Minderung der Syntheseleistung voneinander, so daß in Übereinstimmung mit anderen Autoren [2, 3] der Grad der initialen Leberzellschädigung zumindest als ein Faktor für die Höhe der nachfolgend auftretenden AFP-Konzentrationen im Serum angesehen werden muß.

2. In beiden Gruppen traten die höchsten AFP-Konzentrationen regelhaft 1 bis 2 Wochen nach der initialen stärksten Leberzellschädigung auf. Die deutliche zeitliche Verzögerung ist hierbei möglicherweise auf den allgemein beeinträchtigten Funktionszustand des Leberparenchyms zurückzuführen, dann nach partiellen Hepatektomien am Menschen sollen bereits am 1. bis 3. Tag post operationem Serumspiegel bis zu Höhen von 3000 bis 6000 ng/ml zu beobachten sein [4].

3. In beiden Gruppen standen Auftreten und Höhe der AFP-Serumkonzentrationen in keinem Zusammenhang zu radioimmunologisch nachweisbaren HB_s-Antigen und seinem Antikörper sowie der Höhe ihrer Titer.

4. Eine zeitliche oder quantitative Korrelation der AFP-Serumspiegel zu den Konzentrationen der Immunglobuline G, A und M war in allen untersuchten Fällen statistisch nicht zu sichern.

Bei den unkompliziert verlaufenden Hepatitiden sinken die AFP-Serumspiegel nach 5 bis 8 Wochen wieder unter radioimmunologisch nachweisbare Konzentrationen ab. Anders bei den im Beobachtungszeitraum chronisch gewordenen Hepatitisverlaufsformen:

Je nach Aktivität des Prozesses sind hier erhöhte GPT- und erniedrigte ChE-Werte zu beobachten, die wiederum im Abstand von 1 bis 2 Wochen von erhöhten AFP-Serumspiegeln gefolgt sind.

Daß das Ausmaß des initialen Leberzellschadens lediglich ein pathogenetisch bestimmender Faktor für die Höhe der AFP-Spiegel sein kann, zeigt der Vergleich der Gruppe der abklingenden Hepatitiden mit geringer nachfolgender AFP-Bildung und der Gruppe der chronisch-persistierenden Hepatitiden. Während zumindest in den ersten 5 Wochen der Grad der Leberzellschädigung und der Abheilungsverlauf gemessen an den klinisch-chemischen Parametern weitgehend gleich zu sein scheint, unterscheiden sich die AFP-Spiegel in den beiden Gruppen bereits von Krankheitsbeginn an eindeutig voneinander. Die letzten Ergebnisse weisen darauf hin, daß nach einem initial mittelschweren Leberzellschaden Auftreten und Persistenz deutlich erhöhter AFP-Spiegel über die 5. Woche hinaus prognostisch offensichtlich ungünstige Zeichen sind und daß die Gefahr eines Überganges in chronische Verlaufsformen der Hepatitis gegeben ist.

Literatur

1. Lamerz, R., Fateh-Moghadam, A.: Klin. Wschr. **53**, 147 (1975). — 2. Karvountzis, G. G., Redeker, A. G.: Ann. intern. Med. **80**, 156 (1974). — 3. Silver, H. K. B., Deneault, J., Gold, P., Thompson, W. G., Shuster, J., Freedman, S. O.: Cancer Res. **34**, 244 (1974). — 4. Lamerz, R., Grunst, J., Fateh-Moghadam, A., Schmalhorst, U., Pichlmaier, H., Eisenburg, J.: Klin. Wschr. **53**, 129 (1975).

Lehmann, F.-G., Martini, G. A. (Med. Univ.-Klinik Marburg): **Zur Häufigkeit hepatocellulärer Karzinome bei Lebercirrhose***

Die Lebercirrhose ist eine Präkanzerose für das primäre Leberzellkarzinom, dessen Vorkommen große epidemiologische Unterschiede aufweist [4]. In Mitteleuropa werden in pathologisch-anatomischen Studien über 75% aller primären Leberkarzinome auf dem Boden einer Lebercirrhose gefunden, die Karzinominzidenz bei Lebercirrhose wird zwischen 3 und 20% angegeben. Da die Diagnose häufig erst bei der Obduktion gestellt wird, fehlen Angaben über das Vorkommen dieses Karzinoms unter klinischen Bedingungen. Über 95% aller primären Leberzellkarzinome zeigen einen Anstieg des α_1-Fetoproteins im Serum über 20 ng/ml [1, 5, 8]. Durch die Entwicklung empfindlicher Nachweissysteme für dieses carcinoembryonale Tumorantigen in der passiven Hämagglutination (1971, [5—7]) und im Radioimmunoassay (1973, [2, 3]) wurde die intravitale Diagnose dieses Karzinoms so verbessert, daß in einer prospektiven Studie untersucht werden konnte, in welchem Prozentsatz primäre Leberzellkarzinome bei Lebercirrhose unter klinischen Bedingungen (d. h. in einem Kollektiv von Lebercirrhosepatienten mit unterschiedlichen Stadien der Erkrankung im Gegensatz zu pathologisch-

---

* Mit Unterstützung durch die Deutsche Forschungsgemeinschaft.

anatomischen Untersuchungen am Ende der Erkrankung) vorkommen, in welchem Prozentsatz postalkoholische, posthepatitische, kryptogene und andere Lebercirrhosen ein Karzinom entwickeln und welche Bedeutung ein transitorischer α_1-Fetoproteinanstieg hat.

Voraussetzungen

Die Studie wurde am 1. Januar 1971 begonnen, nachdem wir mit der passiven Hämagglutination eine *empfindliche Nachweismethode* entwickelt hatten [5—7]. Sie umfaßt *unselektioniert* alle Patienten *eines Bereichs;* die Medizinische Univ.-Klinik Marburg ist neben ihrer Funktion als Univ.-Klinik das einzige größere Krankenhaus des Kreises Marburg. Alle Patienten mit potentieller Lebercirrhose wurden bis zur endgültigen Diagnosestellung verfolgt. Die Studie wurde *prospektiv* angelegt. Posthepatitische, postalkoholische und kryptogene Lebercirrhose kommen in *gleicher Häufigkeit* vor. Die Zuordnung zu einer Gruppe erfolgte durch objektivierbare *Kriterien, die von der Auffassung des Untersuchers nicht beeinflußt werden konnten.*

Patienten

215 Pat. wurden in die Studie aufgenommen: die Diagnose wurde durch Laparoskopie (Laparotomie) in 35, durch Histologie in 31, durch Laparoskopie (Laparotomie) *und* Histologie in 79 und durch Autopsie in 50 Fällen gestellt. Bei 42 der 50 obduzierten Pat. wurde die Diagnose auch intravital gesichert. Nur bei 20 Pat. (9,3%) konnte die Diagnose nur klinisch gestellt werden (Blutungsrisiko, hohes Alter oder fehlende Einwilligung des Patienten).

Eine *posthepatitische Lebercirrhose* wurde angenommen, wenn der Patient während der Beobachtungszeit Australia-Antigen-positiv war (Doppeldiffusion, Überwanderungselektrophorese und Radioimmunoassay): Gruppe 1a in Tabelle 1, oder eine klinisch mit einer akuten Hepatitis vereinbare Gelbsucht in der Anamnese mindestens 3, längstens jedoch 20 Jahre vor der erstmaligen Sicherung einer chronischen Lebererkrankung angab: Gruppe 1b in Tabelle 1.

Eine *postalkoholische Lebercirrhose* wurde angenommen, wenn der Patient mindestens 5 Jahre mehr als 140 g Äthanol oder mindestens 10 Jahre mehr als 70 g Äthanol zu sich genommen hatte.

Eine *kryptogene Lebercirrhose* wurde angenommen, wenn weder Alkoholkonsum, eine Hepatitis in der Anamnese und Australia-Antigen im Serum nachweisbar waren: Gruppe 3a in Tabelle 1, oder Alkoholkonsum und Australia-Antigen vorlagen: Gruppe 3b in Tabelle 1, oder Alkoholkonsum und eine Hepatitis in der Anamnese eruiert wurden: Gruppe 3c in Tabelle 1.

Methoden

α_1-Fetoprotein wurde prospektiv in den Jahren 1971, 1972 und 1973 in der passiven Hämagglutination [5—7] retrospektiv im Radioimmunoassay [2, 3] sowie 1974 prospektiv im Radioimmunoassay bestimmt. Alle Patienten mit erhöhten α_1-Fetoproteinwerten (Titer > 1:4 in der passiven Hämagglutination und > 20 ng/ml im Radioimmunoassay) wurden bis zur Normalisierung oder bis zum Tode verfolgt.

Ergebnisse

Bei 215 Patienten wurde *in 3,72% ein klinisch nicht bekanntes primäres Leberzellkarzinom* gefunden. In drei Fällen (= 1,40%) lag der α_1-Fetoproteinspiegel unter 1000 ng/ml und konnte nur in der passiven Hämagglutination oder dem Radioimmunoassay entdeckt werden. In fünf Fällen (= 2,33%) war in der Doppeldiffusion ein negatives Ergebnis festzustellen. Alle primären Leberkarzinome zeigten einen Titeranstieg bei Kontrolluntersuchungen. Transitorische α_1-Fetoproteinanstiege zwischen 20 und 2000 ng/ml wurden in 21,9% aller Patienten beobachtet; die Titer normalisierten sich in über 85% innerhalb von 3 Monaten.

56 Patienten mit *posthepatitischer Lebercirrhose* zeigten *in 5,36% ein* primäres Leberkarzinom (Tabelle 2); bei 34 Australia-Antigen-positiven Patienten aus dieser Gruppe lag die Karzinomhäufigkeit bei 8,82%. Demgegenüber zeigten 75 Patienten mit *postalkoholischer Lebercirrhose nur in 1,33% ein primäres Leberkarzinom* (Tabelle 2). Drei Patienten aus der Gruppe 3b in Tabelle 1 wurden der

postalkoholischen Lebercirrhose zugerechnet, da diese Patienten erst nach Transfusion Australia-Antigen-positiven Blutes bzw. nach Entwicklung einer Australia-Antigen-positiven akuten Hepatitis bei bereits bestehender Lebercirrhose Australia-Antigen im Serum hatten. 47 Patienten mit *kryptogener Lebercirrhose* (Gruppe 3a aus Tabelle 1) hatten *in 4,36% ein Leberkarzinom*. Die höchsten Karzinominzidenzen scheinen bei Kombination von Alkoholkonsum und Hepatitis (Gruppen 3b znd 3c aus Tabelle 1) vorzukommen (Tabelle 2).

Tabelle 1. Zuordnung von 215 Patienten mit Lebercirrhose unterschiedlicher Ätiologie

1. *Posthepatitische Lebercirrhose*
   a) Australia-Antigen ⊕ — 34 ⎫
   b) Akute Hepatitis in der Anamnese — 22 ⎬ 56
2. *Postalkoholische Lebercirrhose* — 72
3. *„Kryptogene" Lebercirrhose*
   a) Alkohol ⊖, Australia-Antigen ⊖, akute Hepatitis ⊖ — 47 ⎫
   b) Alkohol ⊕, Australia-Antigen ⊕ — 12 ⎬ 67
   c) Alkohol ⊕, akute Hepatitis ⊕ — 8 ⎭
4. *Lebercirrhose anderer Ätiologie*
   a) Hämochromatose — 7 ⎫
   b) Primär biliäre Cirrhose — 4 ⎪
   c) Sekundär biliäre Cirrhose — 4 ⎬ 20
   d) Juvenile Cirrhose — 3 ⎪
   e) Thorotrast-Lebercirrhose — 2 ⎭

215

Tabelle 2. Häufigkeit transitorischer α_1-Fetoproteinerhöhungen (50 ng/ml) und primärer Leberzellkarzinome bei 215 Patienten mit Lebercirrhose

	n	α_1-Fetoprotein 50 ng/ml	% positiv	Primäres Leberzellkarzinom	% positiv
1. *Posthepatitische Lebercirrhose*					
a) Australia-Antigen positiv	34	11	32,4	3	8,82
b) Akute Hepatitis (Anamnese)	22	4	18,2	—	—
	56	15	26,8	3	5,36
2. *Postalkoholische Lebercirrhose*	75	13	17,3	1	1,33
3. *„Kryptogene" Lebercirrhose*					
a) kryptogen	47	11	23,4	2	4,36
b) Au-Ag. positiv und Alkohol	9	3	33,3	1	11,11
c) Akute Hepatitis und Alkohol	8	3	37,5	1	12,50
4. *Andere Lebercirrhosen*	20	5	25,0	—	—

Transitorische α_1-Fetoproteinspiegel über 50 ng/ml wurden *in Gruppen mit hoher Karzinominzidenz* besonders häufig beobachtet (Tabelle 2). Es fanden sich *negative Korrelationen* zwischen der α_1-Fetoproteinkonzentration im Serum und dem aktuellen Leberzelluntergang (GOT in U/L, r = 0,033), der Synthesekapazität der Leber (Prothrombinkomplex in %, r = 0,127), der Exkretionsleistung der Leber (Bilirubin in mg-%, r = 0,032) und der („immunologischen") Aktivität der

Lebererkrankung (γ-Globulin in g-%, r = 0,043). Transitorische Anstiege der α_1-Fetoproteinspiegel zeigten auch *keine Beziehung zum klinischen Status* der Patienten; so hatten 48 Patienten im Coma hepaticum in 50%, 17 Patienten im Delirium tremens in 42%, 32 Patienten mit Blutungen aus Oesophagusvarizen oder aus Magen- und Duodenalgeschwüren in 36%, 11 Patienten mit portocavalem oder mesentericocavalem Shunt in 28%, 88 Patienten mit Ascites als Zeichen der Dekompensation in 33% und 90 Patienten, bei denen keines dieser Symptome vorlag, in 41% einen α_1-Fetoproteinwert über 20 ng/ml.

Schlußfolgerungen

1. Die passive Hämagglutination und der Radioimmunoassay eignen sich für klinische Routinebestimmungen im unteren Konzentrationsbereich.

2. Bei unausgewählten Lebercirrhosepatienten finden sich in 3,72% primäre Leberzellkarzinome.

3. Bei 21,9% aller Patienten werden transitorische α_1-Fetoproteinanstiege bis zu 2000 ng/ml beobachtet. In 10,6% der Fälle dieser Gruppe zeigt ein Konzentrationsanstieg ein primäres Leberzellkarzinom an. In 89,4% ist ein transitorischer α_1-Fetoproteinanstieg nicht mit einer malignen Transformation der Lebercirrhose vergesellschaftet, die erhöhten Werte normalisieren sich in über 85% innerhalb von 3 Monaten.

4. Transitorische α_1-Fetoproteinerhöhungen sind weder mit dem klinischen Zustand der Patienten noch mit biochemischen Parametern korreliert.

5. Ein transitorischer α_1-Fetoproteinanstieg ist häufiger in Gruppen mit hoher Karzinominzidenz als in Gruppen mit niedriger Karzinominzidenz.

6. Möglicherweise zeigt ein transitorischer α_1-Fetoproteinanstieg eine ,,Primärreaktion'' [9, 10] in der Cancerogenese an.

7. Primäre Leberzellkarzinome scheinen sich häufiger bei posthepatitischer als bei postalkoholischer, kryptogener oder Lebercirrhose aus anderer Ursache zu entwickeln; sie scheinen häufiger bei Australia-Antigen-positiver als bei Australia-Antigen-negativer Lebercirrhose vorzukommen. Für endgültige Schlußfolgerungen sind unsere Zahlen noch zu gering.

8. Routine-,,screening'' durch Tumorantigenbestimmungen ist in karzinomgefährdeten Patientengruppen sinnvoll.

Literatur

1. Endo, Y., Kanai, K., Iino, S., Oda, T.: Gann 14, 67 (1973). — 2. Hirai, H., Nishi, S., Watabe, H.: Prot. Biol. Fluids 20, 579 (1973). — 3. Ishii, M.: Gann 14, 89 (1973). — 4. Lehmann, F.-G.: Internist 14, 274 (1973). — 5. Lehmann, F.-G., Lehmann, D.: Z. klin. Chem. 11, 339 (1973). — 6. Lehmann, F.-G., Lehmann, D.: Klin. Wschr. 52, 216 (1974). — 7. Lehmann, F.-G., Lehmann, D.: In: Alpha-Fetoprotein (ed. R. Masseyeff), p. 571. Coll. de l'Inserm 1974. — 8. Masseyeff, R.: Path. et Biol. 20, 703 (1972). — 9. Onoe, T., Dempo, K., Kaneko, A., Watabe, H.: Gann 14, 233 (1973). — 10. Watabe, H.: Cancer Res. 31, 1192 (1971).

Mörl, M. (Med. Klinik mit Poliklinik, Univ. Erlangen-Nürnberg): **Mesenchymsuppressive Therapie der chronisch-aktiven Hepatitis mit D-Penicillamin**

Eine Therapiebeurteilung chronischer Leberkrankheiten unterliegt vielen Unsicherheitsfaktoren, von denen uneinheitlich selektierte Patientenkollektive, kurze Behandlungsdauer, verschiedene Dosierungen, Definitionsverschiedenheiten sowie besonders der unvorhersehbare Verlauf der Erkrankung Beachtung verdienen. Die meist verbreitete Behandlung der chronischen Hepatitis ist gegenwärtig die Kombination von Kortikosteroiden und Immunsuppressiva, zumal der kortisonsparende Effekt des Azathioprin als weitgehend gesichert gelten kann [16]. Trotzdem läßt auch diese Therapie Wünsche offen, die Suche nach weiteren wirksamen Therapeutika bezog deshalb D-Penicillamin (DPA) in die Differentialtherapie ein. An diesem Ort ist bereits zweimal über Therapieergebnisse mit DPA berichtet worden, trotzdem ist die Beobachtungsdauer vergleichsweise kurz, und auch in unserem Beitrag kann nicht endgültig zu der Problematik Stellung genommen werden [1, 6].

Die Wirkungsprinzipien des DPA sind: Chelatbildung mit Cu, Pb, Au, Hg; Spaltung von Makroglobulinen; Stabilisierung von Lysosomen in vitro; Hemmung von Kollagenasen und Fibroblasten; Zysteinantagonismus; Wachstumshemmung mancher tierischer Tumoren. Wir behandelten seit 1972 35 Kranke mit chronisch-aktiver Hepatitis und kompensierter Leberzirrhose mit DPA, von denen 25 mit mehr als 9monatiger Therapie (mittlere Behandlungsdauer: 12 Monate) in diese Untersuchung einbezogen werden konnten. Es handelte sich um 13 Frauen und 12 Männer im Alter von 14 bis 67 Jahren. Die Diagnosen wurden aus der Zusammenfassung der herkömmlichen laparoskopisch-bioptischen, immunologischen und humoralen Parameter gestellt. Die Dosierung erfolgte einschleichend mit wöchentlicher Erhöhung der DPA-Dosis (Trolovol der Firmen Bayer AG und Chemiewerk Homburg) um 300 mg bis zu einer Gesamtdosis von 1,8 g in Verbindung mit täglichen Gaben von 300 mg Vitamin B_6. Die Therapie wurde stationär eingeleitet, ambulant fortgeführt und ggf. die Dosis nach Rückgang der Transaminasenerhöhung auf eine Erhaltungsdosis um 0,9 g reduziert. Leukopenie, Thrombozytopenie und eingeschränkte Nierenfunktion gelten als Kontraindikationen [1, 5].

Tabelle 1. Therapieergebnisse mit D-Penicillamin

Patientenzahl	35
auswertbar	25
mittlere Behandlungsdauer	12 Monate
Hepatitis-B-Antigen positiv	8
Immunphänomene positiv	7
Therapiebeurteilung:	
a) gebessert	8
b) unverändert	6
c) verschlechtert	4
d) fortgeschrittener zirrhotischer Umbau, davon	7
inaktiv geworden	5
weiter aktiv	2

Tabelle 2. Mögliche Nebenwirkungen des D-Penicillamin (in Anlehnung an Sternlieb)

Gastrointestinale Unverträglichkeit
Hypo- und Ageusie
Thrombopenie, Leukopenie
Hautsymptome (Exantheme, Bullae, Elastosis perforans serpiginosa, Aphten, Gingivitis, Vulva-Ulcerationen)
Nephrotisches Syndrom
Goodpasture-Syndrom
Lupus erythematodes systemicus

Tabelle 1 zeigt unsere Behandlungsergebnisse, die vergleichsweise schlechter sind als bei anderen Untersuchern [1, 6, 10, 14]. Hervorhebenswert erscheint eine Gruppe von kompensierten Leberzirrhosen verschiedener Ätiologie (5 von 7), die nach laborchemischen und histologischen Kriterien als weitgehend inaktiv eingestuft werden können. Ein unterschiedliches Verhalten zwischen Hepatitis-B-Antigen-positiven oder -negativen Erkrankungen fiel nicht auf. Die Persistenz des Hepatitis-B-Antigens erfolgte weiterhin, ebensowenig wurde ein Verschwinden positiver Immunphänomene registriert.

Mögliche Nebenwirkungen des DPA zeigt Tabelle 2 [14]. Beobachtungen über seltene Komplikationen der Therapie (hämorrhagische Diathesen, Polymyositis) kommen hinzu. Die bei uns beobachteten Nebenwirkungen halten sich in noch vertretbaren Grenzen, sie liegen — wie in anderen Untersuchungsreihen auch —

bei einer Häufigkeit um 30%. Im Einzelnen handelte es sich 2mal um eine Leukopenie (Leukozytenwerte unter 2500/mm^3), 2mal um eine Hypo- bzw. Ageusie, 1mal um ein Arzneimittelexanthem am 10. Behandlungstag, 1mal um eine Thrombopenie (Thrombozytenzahlen unter 100000/mm^3), 1mal um gastrointestinale Unverträglichkeit und 1mal um Augenmuskelparesen. Fünfmal mußte die Behandlung wegen der schweren Nebenwirkungen abgebrochen werden, 3mal genügten Reduktion der Trolovoldosis und Erhöhung der Vitamin B 6-Medikation.

Der Wert der DPA-Behandlung besteht nach den Angaben der Literatur und eigenen Beobachtungen gegenwärtig darin, daß in geeigneten Fällen diese Behandlung eine Alternative zur Kortisonverabreichung sein kann. Sie sollte bevorzugt werden bei Komplikationen bzw. Kontraindikationen der Kortisonverabreichung, wie schwer einstellbarem Diabetes mellitus, fortgeschrittener Osteoporose, Prednisonpsychose und Neigung zu gastroduodenalen Ulzera. In Frage kommen dann Kranke mit chronisch-aktiver Hepatitis und ggf. auch mit fortgeschrittenem bindegewebigen Umbau, sofern keine Hinweise für Dekompensation (portale Hypertension, Aszites) vorliegen.

Literatur

1. Alexander, M.: Verh. dtsch. Ges. inn. Med. 1303 (1971). — 2. Bettendorf, U., Neuhaus, R.: Dtsch. med. Wschr. **99**, 2522 (1974). — 3. Busse, H. J., Nilius, R., Otto, L., Zipprich, B., Eismann, R.: Z. ges. inn. Med. **23**, 178 (1973). — 4. Demling, L.: Fortschr. Med. **92**, 929 (1973). — 5. Gros, H., Zwirner, K.: Med. Klin. **69**, 333 (1974). — 6. Heckers, H., Gebhardt, H., Leinweber, B., Matthes, K. J.: Verh. dtsch. Ges. inn. Med. 506 (1974). — 7. Henningsen, B., Maintz, J., Basedow, M., Harders, H.: Dtsch. med. Wschr. **98**, 1768 (1973). — 8. Junge, U., Perings, E., Lubrich, E.: Klin. Wschr. **52**, 794 (1974). — 9. Kommerell, B.: Med. Welt (Stuttg.) **25**, 1904 (1974). — 10. Lange, J., Schumacher, H., Witscher, H. P.: Die Behandlung der chronisch aggressiven Hepatitis mit D-Penicillamin. In: Chronische Hepatitis-Zirrhosen (Hrsg. L. Wannagat). Stuttgart: Thieme 1974. — 11. Meyer zum Büschenfelde, K. H.: Therapiewoche **23**, 144 (1973). — 12. Mörl, M., Demling, L.: Fortschr. Med. **93** (1975) (im Druck). — 13. Scheiffarth, F.: Med. Welt (Stuttg.) **25**, 1589 (1974). — 14. Sternlieb, I.: In: Beneficial and sideeffects of D-Penicillamin. Internat. Conference on Collagen-metabolism in the Liver, Freiburg, 11. 10. 1973. — 15. Strohmeyer, G., Spuck, W., Martini, G. A.: Internist **14**, 638 (1973). — 16. Summerskill, W. H. J., Ammon, H. V., Baggenstoss, A. H.: Treatment of chronic hepatitis. In: The liver and its diseases (Hrsg. Schaffner, Sherlock, Leevy). Stuttgart: Thieme 1974. — 17. Tygstrup, N., Juhl, E.: Dilemmas of controlled clinical trials in hepatology. In: The liver and its diseases (Hrsg. Schaffner, Sherlock, Leevy). Stuttgart: Thieme 1974. — 18. Warnatz, H.: Med. Welt (Stuttg.) **25**, 1592 (1974). — 19. Wildhirt, E.: Münch. med. Wschr. **116**, 217 (1974). — 20. Zöller, H., Gutmann, W., Gross, W.: Dtsch. med. Wschr. **99**, 694 (1974).

SCHUBOTZ, R., HAUSMANN, L., KAFFARNIK, H. (Med. Univ.-Poliklinik, Univ. Marburg): **Häufigkeit und Diagnostik der Sarkoidose bei ambulanten Patienten**

Die Sarkoidose ist keine seltene Erkrankung. Epidemiologische Untersuchungen in Nordhessen von Behrend [2] und Berichte aus der DDR von Zaumseil [6] geben 32 bis 50 Erkrankungen auf 100000 Einwohner an. Aus Ländern, in denen regelmäßig große Teile der Bevölkerung durch Röntgenreihenuntersuchungen erfaßt werden, wissen wir, daß auf diese Weise 80% der Neuerkrankungen festgestellt werden und nur etwa 20% durch klinische Diagnostik entdeckt werden. Dieser Anteil könnte unseres Erachtens größer sein. Die dadurch ermöglichte frühzeitige Behandlung würde die Prognose der Sarkoidose verbessern, die vergleichsweise eine höhere Mortalität als die Hepatitis in Deutschland hat.

Im Zeitraum von 4 Jahren wurde bei 58060 erstmals an unserer Klinik untersuchten Patienten 99mal die Diagnose einer Sarkoidose gestellt. Eine Gliederung dieser Patienten nach der Verlaufsform in eine primär-akute, das Löfgren-Syndrom und eine primär-chronische sowie das Geschlecht zeigt Tabelle 1. Bei unseren ambulanten Patienten fällt dabei das Überwiegen der akuten Verlaufsform auf.

Wir stehen damit im Gegensatz zu Autoren, die ihre Beobachtungen bei stationären Patienten gesammelt haben [1]. Wir schließen daraus, daß insbesondere das Löfgren-Syndrom mit der oft nur flüchtigen akuten Symptomatik häufig nicht diagnostiziert wird. Trotz der hohen Spontanheilung der akuten Sarkoidose muß in etwa 20% mit dem Übergang in eine sekundär-chronische Verlaufsform und damit in eine behandlungsbedürftige Erkrankung gerechnet werden.

Die klinischen Befunde der beiden Verlaufsformen der Sarkoidose können hier nur kurz skizziert werden. Das Löfgren-Syndrom befällt vorwiegend jüngere Frauen im Alter von 20 bis 40 Jahren. Bei unseren Beobachtungen betrug der Anteil der Frauen 69%. Charakteristisch sind Polyarthralgien, wobei der Häufigkeit nach Sprung-, Knie-, Hand- und Ellenbogengelenke betroffen sind sowie ein Erythema nodosum. Dagegen ist die chronische Verlaufsform symptomarm. Dyspnoe und trockener Reizhusten zeigen bereits ein fortgeschrittenes Stadium an.

Tabelle 1. Verlaufsform und Röntgenstadium der Sarkoidose bei 99 Patienten zum Zeitpunkt der Diagnose

Verlaufsform der Sarkoidose	weiblich	männlich	insgesamt
primär akut (Löfgren-Syndrom)	40	18	58
primär-chronisch	23	18	41
	63	36	99

Stadium	weiblich	männlich	insgesamt
I	51	25	76
II	8	10	18
II–III	1	1	18
III	3	0	3

Tabelle 2. Histologische Befunde bei 99 Patienten mit Sarkoidose

Methode und Organ	n	positiv	%
Leberblindpunktion	80	43	54
Mediastinoskopie	34	30	88
Bronchobiopsie	16	7	44
PE-Lymphknoten	5	5	
PE-Parotis	1	1	
PE-Dünndarmtumor	1	1	100
PE-Nasenschleimhaut	1	1	
PE-Magenschleimhaut	1	1	
PE-Uterus	1	1	

Diagnose histologisch gesichert bei 86 Patienten (87%)

Entscheidend für die Erkennung, Stadieneinteilung und auch die Verlaufskontrolle ist die Röntgenuntersuchung des Thorax. Entsprechend der von Wurm u. Reindell [5] angegebenen Einteilung ist das Stadium I durch die beidseitige polycyclisch begrenzte Hilusverbreiterung charakterisiert. Das Stadium II ist gekennzeichnet durch intrapulmonale Infiltrationen unter Rückbildung des Hilusprozesses. Stadium III bezeichnet das fibrotische Narbenstadium.

Eine entsprechende Einteilung unserer 99 Patienten nach dem Stadium zum Zeitpunkt der Erkennung der Erkrankung zeigt die Tabelle 1. Entsprechend dem hohen Anteil der primär-akuten Verlaufsform überwiegt das Stadium I.

Es muß jedoch betont werden, daß die Erkrankung nicht allein aus dem Röntgenbefund gestellt werden darf. Auch pathognomonische, klinische Symptome oder Laborbefunde fehlen. So sahen wir bei keinem unserer Patienten die früher häufig beschriebene Hyperkalziämie und Hyperkalziurie. Die klinische Diagnose bedarf daher der histologischen Bestätigung. Bei den von uns untersuchten Patienten wurden insgesamt 140 Probebiopsien und histologische Untersuchungen durchgeführt. Eine Übersicht gibt Tabelle 2. An erster Stelle führen wir eine Leberblindpunktion durch. Dadurch konnte bereits in 54% der Fälle die Diagnose gesichert werden. Dieser Anteil positiver Befund deckt sich mit den Angaben in der Literatur [2]. So gibt Liehr [3] in einer Zusammenstellung Ergebnisse verschiedener Autoren bei 456 Leberblindpunktionen in 60% positive Befunde an. Demgegenüber ist die Mediastinoskopie mit 88% positiver histologischer Befunde treffsicherer. Die Vorteile der Leberblindpunktion sind unseres Erachtens jedoch die geringere Komplikationshäufigkeit, der geringere zeitliche und personelle Aufwand und die kürzere Kliniksverweildauer [4]. Zusätzlich können Lebererkrankungen erkannt werden. So fanden wir bei 80 Leberblindpunktionen in 24 Fällen eine Fettleber, wodurch weitere Untersuchungen veranlaßt wurden, die bei sieben Patienten eine Kohlenhydratstoffwechselstörung erbrachten.

Eine weitere Möglichkeit für histologische Untersuchungen ist eine Biopsie der Bronchialschleimhaut, die bei unseren Patienten in 44% positiv war. Die Exstirpation von Lymphknoten sowie die aufgeführten Organprobebiopsien zur histologischen Untersuchung halten wir nur bei entsprechender spezieller Organmanifestation für sinnvoll. Eine zusätzliche große Wertigkeit hat der Kveim-Test, der bei unseren Patienten in 84% der Fälle positiv ausfiel. Als Nachteile müssen jedoch genannt werden: die lange Testdauer von ca. 6 Wochen, während der Testzeit keine Steroidbehandlung sowie das häufige Fehlen von Kveim-Serum.

Nicht immer ist der histologische Befund eindeutig. So fanden sich bei unseren Patienten 7mal in mediastinoskopisch entfernten Lymphknoten sowie je 1mal in einem peripheren Lymphknoten und in einem Leberpunktat neben den typischen epitheloidzelligen Granulomen zentrale Nekrosen, wodurch differentialdiagnostisch eine Tuberkulose nicht sicher ausgeschlossen werden konnte. So müssen bei der endgültigen Diagnose der Sarkoidose klinische und histologische Befunde berücksichtigt werden.

Literatur

1. Arndt, H., Behrend, H.: Frequency and clinical symptoms of Löfgren's syndrome in the attachment area of the Medical University Clinic at Marburg. In: Fifth Intern. Conference on Sarcoidosis, p. 273—279. Prag 1969. — 2. Behrend, H.: Internist (Berl.) 10, 293 (1969). — 3. Liehr, H.: Slight and serious forms of sarcoidosis of the liver and the role of peritoneoscopy. In: Fifth Intern. Conference on Sarcoidosis, p. 559—562. Prag 1969. — 4. Schubotz, R., Hausmann, L., Kaffarnik, H.: Klin. Wschr. 51, 557 (1973). — 5. Wurm, K., Reindell, H.: Radiologe 8, 103 (1968). — 6. Zaumseil, I.: Sarcoidosis in the German Democratic Republic with a review of epidemiology, diagnostics and therapy. In: Fifth Intern. Conference on Sarcoidosis, p. 254—258. Prag 1969.

Stoffwechsel, Diabetes, Endokrinologie

WICKLMAYR, M., DIETZE, G., WITTERMANN, C., MEHNERT, H. (III. Med. Abt. d. Krankenhauses Schwabing u. Forschergruppe Diabetes, München): **Einschränkung der zerebralen Glukoseoxydation: ein Überlebensmechanismus im Fasten***

Seit den Untersuchungen von Owen et al. [1] an einigen extrem fettsüchtigen Patienten nach wochenlanger Nulldiät ist bekannt, daß das menschliche Gehirn seinen Glukoseverbrauch von rund 70 g/24 Std im Hunger auf 50 g einschränkt und dafür Ketonkörper utilisiert. Würde das Gehirn jedoch weiterhin wie im postabsorptiven Zustand ca. 85% der aufgenommenen Glukose endoxydieren, müßte es innerhalb kurzer Zeit zum Auftreten einer Hypoglykämie kommen, da der Glukoselieferant des Körpers, die Leber, seine Zuckerproduktion im Hunger um über die Hälfte vermindert [2]. Damit stellt sich die Frage, auf welche Weise das menschliche Gehirn über die von Owen gefundene Verminderung der Aufnahme hinaus seinen Glukoseverbrauch einzuschränken vermag.

Es wurden deshalb Substratbilanzen des menschlichen Gehirns an 3 verschiedenen Kollektiven normalgewichtiger, gesunder, freiwilliger Testpersonen nach 15- (n = 9), 60- (n = 5) und 120- (n = 7) stündigem Fasten gemessen. Alle Probanden waren über den rein wissenschaftlichen Zweck der Untersuchungen unterrichtet und hatten dazu ihre Einwilligung gegeben. Nach Einführen eines Katheters, ausgehend von der Vena cubitalis in den Bulbus venae jugularis und einer Punktion der Arteria femoralis, wurde in 10minütigen Abständen aus beiden Gefäßen Blut abgenommen und simultan die Gehirndurchblutung mit der ^{133}Xenon-Inhalationsmethode [3] gemessen. Die entnommenen Blutproben wurden auf ihren Gehalt an Glukose, Laktat, Pyruvat, Alanin, Glyzerin, nicht veresterte Fettsäuren, β-Hydroxybutyrat und Azetazetat analysiert.

Die arterielle Glukosekonzentration ging von einem Wert von 478,7 $\pm$ 13,3 µMol pro 100 ml im postabsorptiven Zustand auf 341,7 $\pm$ 16,3 nach 60stündigem Fasten zurück und blieb nach Ausdehnung der Nüchternperiode auf 120 Std mit 324,1 $\pm$ 7,5 µMol/100 ml auf diesem Pegel. Entsprechend dem Abfall des arteriellen Angebots sank die Glukoseutilisation des Gehirns von 21,7 $\pm$ 2,1 µMol/100 g $\times$ min nach 15stündigem Fasten auf 12,6 $\pm$ 2,0 nach 60 Std ab. Mit 12,8 $\pm$ 1,9 µMol pro 100 g $\times$ min ergaben sich nach 120 Std keine weiteren Veränderungen. Die Laktatproduktion dagegen stieg mit zunehmender Fastendauer von 5,4 $\pm$ 0,7 µMol pro 100 g $\times$ min auf 9,3 $\pm$ 1,6 und weiter auf 14,0 $\pm$ 1,5 an. In Abhängigkeit vom arteriellen Angebot nahm die Ketonkörperutilisation von 2,9 $\pm$ 2,1 µMol pro 100 g $\times$ min nach 15stündiger Nüchternperiode auf 28,0 $\pm$ 4,6 nach 60- und 44,2 $\pm$ 4,4 nach 120stündigem Fasten zu.

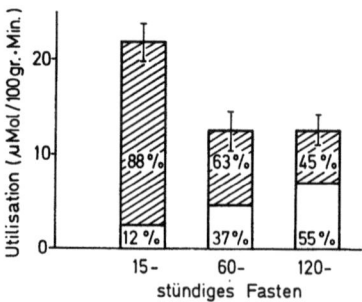

Abb. 1. Zerebrale Glukoseutilisation und aus der Produktion von Laktat errechnete aerobe (▨) und anaerobe (☐) Glykolyserate mit zunehmender Fastendauer

* Mit Unterstützung des SFB 51 der Deutschen Forschungsgemeinschaft.

Unter der Annahme, daß das vom Gehirn abgegebene Laktat aus der aufgenommenen Glukose stammt, kann nach stöchiometrischer Umrechnung der Laktatproduktion 2:1 in Glukose die anaerobe und die oxydative Glykolyserate grob kalkuliert werden. Danach beträgt die anaerobe Glykolyse nach 15stündiger Nüchternperiode 12% der utilisierten Glukose, nach 60 Std Fasten 37% und nach 120 Std 55%. Die Glukoseendoxydation geht somit von 88% auf 63% und weiter auf 45% zurück (Abb. 1).

Als Ursache für die vermehrte Einschleusung der aufgenommenen Glukose in die Laktatproduktion kommt am ehesten eine zunehmende Hemmung der Pyruvatdehydrogenase in Frage. Entsprechend den Ergebnissen am isolierten Hirnenzym [4] dürfte dies durch einen Anstieg des intrazellulären Acetyl-CoA-Spiegels infolge der erheblich gesteigerten Ketonkörperutilisation bedingt sein. Diese Auffassung wird durch eine positive Korrelation zwischen anaerober Glykolyserate und Ketonkörperextraktion unterstrichen (Abb. 2).

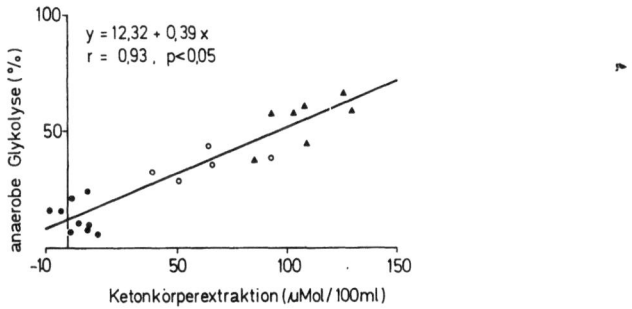

Abb. 2. Beziehung zwischen zerebraler Ketonkörperextraktion und anaerober Glykolyserate nach 15- (●, n = 9), 60- (○, n = 5) und 120- (▲, n = 7) stündigem Fasten

Durch diese Abnahme der zerebralen Glukoseendoxydation im Hunger werden vermehrt C_3-Körper für die hepatische Glukoneogenese bereitgestellt und damit Protein gespart. Die quantitative Bedeutung dieses Vorgangs wird ersichtlich, wenn man die Laktatproduktion der gesamten Muskulatur zum Vergleich heranzieht, die nach 120stündigem Fasten lediglich 12,8 g/24 Std beträgt [2], die des Gehirns jedoch 27,6 g. Damit kommt der beschriebenen Regulation des Gehirnstoffwechsels eine wichtige Rolle bei der Aufrechterhaltung der Glukosehomöostase sowie bei der Einsparung von Eiweiß im Fasten zu.

Literatur
1. Owen, O. E., Morgan, A. P., Kemp, H. G., Sullivan, J. M., Herrera, M. G., Cahill, G. F., Jr.: J. clin. Invest. **46**, 1589 (1967). — 2. Wicklmayr, M., Dietze, G., Hepp, K. D., Böttger, I., Braun, S., Mehnert, H.: Excerpta med. (Amst.) **280**, 83 (1973). — 3. Veall, N., Mallett, B. L.: Clin. Sci. **353**, 30 (1966). — 4. Siess, E., Wittmann, J., Wieland, O.: Hoppe-Seylers Z. physiol. Chem. **352**, 447 (1971).

SCHELLENBERG, B., SCHLIERF, G., OSTER, P. (Inst. f. Herzinfarktforsch., Univ.-Klinik Heidelberg): **Reziproke Lipoproteinbewegungen bei Therapie von Hyperlipoproteinämien durch Fasten**

Manuskript nicht eingegangen.

JOEL, E. W., SCHUBERT, W. R., VOGEL, B., SCHMÜLLING, R., KELLER, E., MAULBETSCH, R., EGGSTEIN, M. (Med. Univ.-Klinik Tübingen): **Die Umstimmung der Insulinsekretion unter isokalorischer kohlenhydratreicher resp. fettreicher Reduktionskost bei der Gewichtsabnahme Adipöser**

Bei der Reduktion des Körpergewichts adipöser Patienten sind wir der Frage nachgegangen, welche Faktoren das Ausmaß der Gewichtsreduktion bestimmen, wenn in der Nahrung Kohlenhydrate und Fett *extrem* beteiligt, die tägliche Kalorienzufuhr aber deutlich reduziert sein soll.

Die Tabelle zeigt 17 Patienten, die 3 Wochen hypokalorisch ernährt wurden. Primäre organische oder Stoffwechselkrankheiten oder endokrinologische Störungen lagen nicht vor. Das Übergewicht der Patienten betrug durchschnittlich 62%.

Tabelle

GRUPPE	I	II
n	9	8
DIÄTFOLGE	A − B	B − A
ALTER (a)	41.8 ± 18.2	32.3 ± 13.4
GEWICHT (kg)	93.6 ± 18.4	102.5 ± 12.2
ÜBER-(%) GEWICHT	56.6 ± 23.2	68.0 ± 22.6

DIÄT	A	B
KH (g)	199.5 ≙ 85.0 (%)	43.8 ≙ 18.3 (%)
FETT (g)	3.1 ≙ 3.0 (%)	73.8 ≙ 70.0 (%)
EW (g)	22.0 ≙ 9.4 (%)	29.9 ≙ 12.5 (%)
KALORIEN-AUFNAHME (Kal)	961 ± 97	980 ± 74
	(± SD)	

(SOUCI-BOSCH, TATSÄCHLICH VERWERTBARE KALORIENANTEILE)

Sie wurden nach vorangegangener Normalkostperiode mit 15 cal/kg Sollgewicht — ca. 1000 cal — täglich ernährt. Im Zweiphasentest über 10 Tage mit 85% Kohlenhydraten und über 10 Tage mit 70% Fett in der Reduktionsdiät. Für einen cross-over-Vergleich wurden 2 Patientengruppen gebildet: In Gruppe I folgte der Normalkost die KH-reiche Periode A und anschließend die Fett-reiche Periode B. In Gruppe II folgte der Normalkost die Fett-reiche Periode B und anschließend die KH-reiche Periode A. Besondere Bedeutung wurde dem Frühstück beigemessen: Mit einem Anteil von 74% haben wir die KH im Frühstück der Diät A und mit einem Anteil von 65% haben wir das Fett im Frühstück der Diät B als gezielte Stoffwechselbelastung gewählt. Um physiologische Abläufe zu erfassen, wurde Mischkost bevorzugt, Formuladiät vermieden und körperliche Arbeit reglementiert. Alle Parameter ermittelten wir morgens unter Grundumsatzbedingungen und zusätzlich Blutzucker und Insulin 30 min nach dem Frühstück. Die statistische Auswertung erfolgte mittels Paarvergleich im t-Test.

Unter der Kalorienrestriktion zeigt sich (Abb. 1) in Gruppe I, in der die KH-Diät der Fettdiät vorangeht, ein fast linearer Gewichtsabfall. Zwischen den beiden Gewichtsabnahmen beider Diätformen von 2,9 bzw. 2,17 kg in 10 Tagen liegt kein signifikanter Unterschied. In Gruppe II erfolgt unter Fettdiät in den ersten 4 Tagen ein starker Gewichtsabfall von 1,7 kg (gegenüber 1,2 kg in den ersten 4 Tagen unter KH in Gruppe I). Bei der Umstellung auf KH-Diät bleibt das Gewicht zunächst fast konstant, und erst am 17. Tag kommt es wieder zu einer signifikanten Abnahme. Mit 5,75 kg innerhalb von insgesamt 20 Tagen ist die Gewichtsabnahme in Gruppe II scheinbar deutlicher als in Gruppe I, aber statistisch nicht zu sicher.

Allein 3,92 kg in 10 Tagen entfallen in Gruppe II auf die initiale Fettdiät. Von der Gewichtsabnahme der folgenden KH-Kost (1,83 kg in 10 Tagen) unterscheidet sich dieser Gewichtsverlust signifikant.

Im Verhalten des Blutzuckers ist auch nur nach der initialen Fettperiode in Gruppe II eine signifikante Senkung des Ausgangsniveaus von 81 auf 70 mg/100 ml zu messen. Gleichzeitig sind hier die Insulinspiegel schon nach 4 Tagen von 14

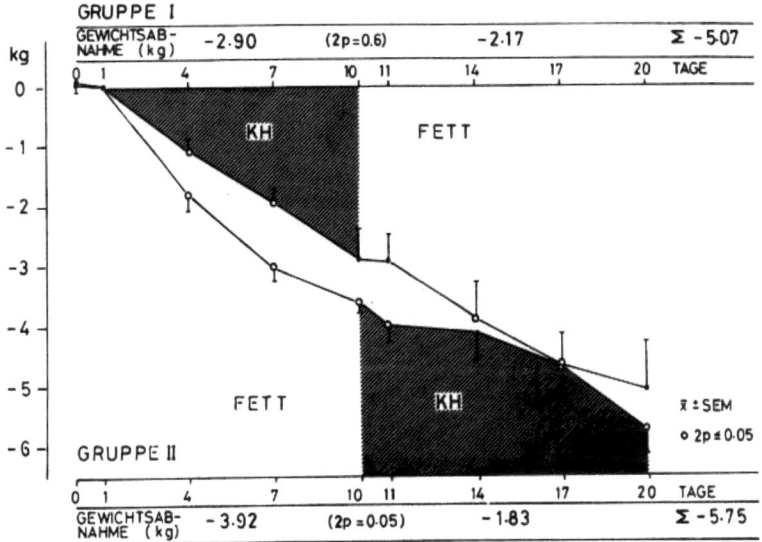

Abb. 1

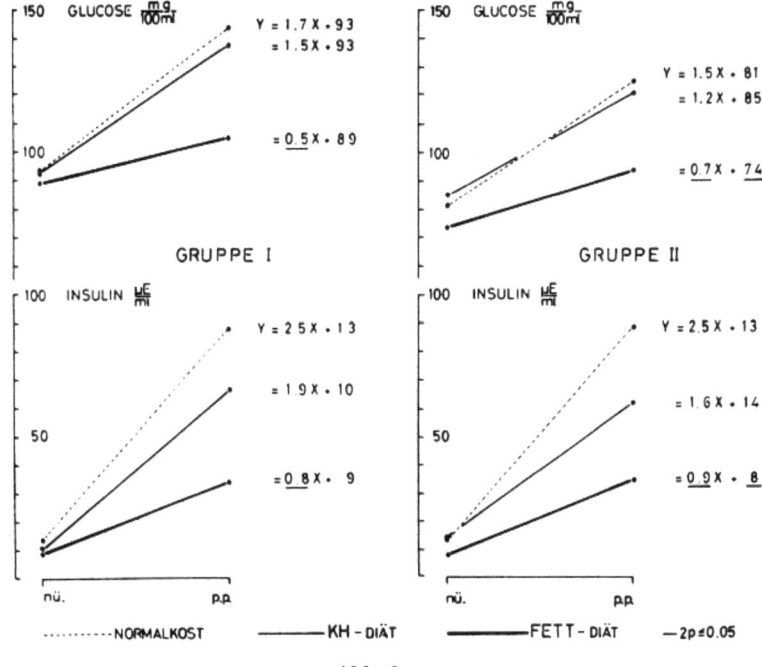

Abb. 2

auf 7 µE/ml signifikant abgefallen, in der Zeit also, in der auch der aus der Reihe fallende Gewichtssturz registriert wurde. Unter der folgenden KH-Diät steigt der Blutzucker auf 88 mg/100 ml deutlich und über das Ausgangsniveau an. Trotz kalorischer Restriktion stagniert hier vorübergehend das Gewicht.

Deutlicher noch als das Verhalten der Nüchternspiegel zeigt der postprandiale Anstieg die Umstimmung der Insulinsekretion in Abhängigkeit von der Kostform: In Gruppe II sind die Insulinspiegel nicht nur nüchtern, sondern auch postprandial nach fettreichem Frühstück bereits nach 4 Tagen von 89 auf 31 µE/ml signifikant erniedrigt und selbst nach der Umstellung auf ein KH-reiches Frühstück bleibt der Insulinresponse auf 55 µE/ml am 11. Tag noch signifikant unter dem vergleichbaren Reaktionsverhalten zu Beginn der Diät. Er ist aber gegenüber dem niedrigen Niveau von 26 µE/ml unter der Fettdiät des 10. Tages bereits signifikant erhöht. Das deutlich höhere Blutzuckernüchternniveau (88 mg-%) und die ausgeprägte postprandiale Hyperglykämie (127 mg-%) während der KH-Phase verlaufen also synchron mit einer gesteigerten, aber noch durch vorangegangene KH-Restriktion anfänglich verzögerten Insulinsekretion. Es handelt sich um eine vorübergehende KH-Intoleranz als Ausdruck der unter der vorangegangenen Fettdiät erreichten Sekretionsstarre für Insulin.

Unter der physiologischen Stoffwechselbelastung unseres normierten Frühstücks zeigt sich (Abb. 2), daß die kalorische Restriktion — allerdings bei hohem, absolut etwa üblichem KH-Anteil im Vergleich zum Frühstück der Normalkostvorperiode — bereits einen verminderten reaktiven Anstieg von Blutzucker und Insulin in beiden Gruppen bewirkt, bei noch gleichem Nüchternniveau beider Parameter. Erst die KH-arme Fettdiät zeigt dann neben dem wesentlich schwächeren reaktiven Anstieg von Insulin und Blutzucker in beiden Gruppen auch ein signifikant niedrigeres Insulinnüchternniveau bei einem in Gruppe II signifikant erniedrigten Blutzuckernüchternspiegel. Das heißt, der Belastungstest läßt weit früher und eindeutig die veränderte Stoffwechsellage erkennen, während die Nüchternspiegel von Blutzucker und Insulin keine Hinweise geben.

Man kann, zusammen mit den anfangs erwähnten Gewichtsabnahmen unter den einzelnen Diätperioden in beiden Patientengruppen aus den Ergebnissen folgendes schließen: Eine frühzeitige, schnelle Gewichtsreduktion tritt dann eher ein, wenn es zur Senkung des Insulinspiegels mit vermindertem Insulinresponse bei geringerer postprandialer Hyperglykämie infolge des Diätregims kommt. Der Gewichts-reduzierende Effekt bleibt aus, wenn durch vorangehende Erhöhung des KH-Anteils in der Reduktionsdiät die Senkung von Insulin- und Blutzuckerniveau unterbleibt und die postprandiale Hyperglykämie und Hyperinsulinämie dem Verhalten unter „normaler Kalorienzufuhr" eher entspricht.

Diese hormonelle Umstimmung durch einseitige und unterkalorische Diätformen muß bei der pathophysiologischen Deutung von Diätexperimenten mit bedacht werden. Sie stellt eine, nur auf unterschiedliche Wasser- bzw. Elektrolytverteilung abhebende Erklärung für Unterschiede in der Gewichtsreduktion in Frage.

Literatur

Kasper, H., Plock, E.: Med. Klin. **66**, 440 (1971). — Knick, B., Grebe, H. U.: Med. u. Ernährung **6**, 233 (1965). — Laube, H., Raptis, S., Pfeiffer, E. F.: Dtsch. med. Wschr. **98**, 1256 (1973). — Wessels, M., Gries, F. A., Irmscher, K., Liebermeister, H., Buchenau, H., Viehweger, I.: Dtsch. med. Wschr. **95**, 382 (1970). — Wipping, F., Huth, K., Schmahl, F. W., Heckers, H.: Verh. dtsch. Ges. inn. Med. **80**, 1227 (1974). — Vogel, B., Schubert, W. R., Joel, E. W., Eggstein, M.: Dtsch. Ges. Ernährung, XII. wiss. Kongr., München 1974.

SCHUBERT, W.-R., VOGEL, B., SCHMÜLLING, R. M., EGGSTEIN, M. (Med. Univ.-Klinik Tübingen, Abt. IV Stoffw.-Krankh. i. Lehrstuhl f. Klin. Chemie): **Das Verhalten der Ketonkörper, Blutfette sowie verschiedener laborchemischer Parameter unter isokalorischer kohlenhydratreicher und fettreicher Reduktionsdiät**

In der Behandlung der Fettsucht haben Kostformen mit extremen Nährstoffrelationen eine weite Verbreitung gefunden [4—6, 8, 10]. Das Ausmaß der Veränderungen der Ketonkörper, Blutfette, Elektrolyte und Harnsäure i. S. unter isokalorischer extrem kohlenhydratreicher bzw. fettreicher Reduktionsdiät ist sowohl kurativ als auch präventivmedizinisch von Interesse.

In einem Zweiphasen (Cross-over)-Test erhielten 17 fettsüchtige Patienten mit einem Übergewicht (nach Broca) zwischen 25 und 98% jeweils 10 Tage eine kohlenhydratreiche und fettreiche Reduktionskost von im Mittel 1000 kcal (15 kcal/kg Sollgewicht/Tag). Die normierte Kalorienzahl wurde als Mischkost verabreicht: Diät A enthielt 85% Kohlenhydrate und 3% Fett, Diät B 70% Fett und 18% Kohlenhydrate, bezogen auf die Gesamtkalorien. Eine Gruppe (I) von neun Patienten begann mit Diät A und wechselte nach 10 Tagen auf Diät B. Ein zweites Kollektiv von acht Patienten (Gruppe II) begann mit Diät B und wechselte nach 10 Tagen auf Diät A. Vor und unter der Reduktionsdiät wurden in 3tägigen Abständen morgens nüchtern unter Grundumsatzbedingungen Blutentnahmen durchgeführt.

Methoden

Acetacetat und β-Hydroxybutyrat in Blut und Urin wurden enzymatisch modifiziert nach Williamson u. Mellenby [11], die freien Fettsäuren titrimetrisch nach Knodel u. Eggstein [7] in Anlehnung an Dole [2] und Albrink [1], die Triglyceride enzymatisch nach Eggstein u. Kreutz [3], Gesamt-Cholesterin, Elektrolyte und Harnsäure i. S. im SMA 12/60 gemessen.

Die Differenzen zwischen den Ausgangswerten und den an den verschiedenen Kontrolltagen gefundenen Werten wurden im Paarvergleich mit dem t-Test geprüft.

Ergebnisse

Unter den verschiedenen Kostformen war die Gewichtsabnahme nach insgesamt 20 Tagen nicht unterschiedlich: Die mittlere Gewichtsabnahme betrug in Gruppe I 5,07 kg, in Gruppe II 5,75 kg. In Gruppe I waren die Gewichtsabnahmen unter beiden Diätformen mit 2,9 kg bzw. 2,17 kg in jeweils 10 Tagen nicht signifikant verschieden. In Gruppe II war sie jedoch mit 3,92 kg unter Diät B signifikant besser als unter Diät A mit 1,83 kg. Die hypokalorische fettreiche Kost wurde von der Mehrzahl der Patienten schmackhafter und sättigender beurteilt.

Der Kalorienmangel als solcher führt in beiden Gruppen zu einem Anstieg der *freien Fettsäuren* (FFS) im morgendlichen Nüchternblut: Er ist in Gruppe I unter Diät A mit 1049 γÄqu/l nur gering. Beim Wechsel von Diät A auf Diät B ist er mit einem Anstieg bis auf maximal 1430 γÄqu/l ausgeprägt und liegt $1^1/_2$fach über den Ausgangswerten unter normokalorischer Kost. Bei umgekehrter Diätfolge in Gruppe II steigen die FFS unter Diät B bereits nach 3 Tagen auf 1144 γÄqu/l signifikant an und erreichen ein Maximum am 10. Tag mit 1260 γÄqu/l. Bemerkenswert ist, daß die FFS nach Wechsel auf kohlenhydratreiche Reduktionsdiät in dieser Gruppe auf erhöhtem Niveau bleiben. Trotz geringerer Gewichtsabnahme bleibt die Substratmobilisation in dieser Phase erhalten.

Die *Ketonkörper* β-Hydroxybutyrat (βHB) und Acetacetat (AcAc) steigen im Blut unter der fettreichen Reduktionsdiät stark an (Abb. 1): Bei initial fettreicher Kost liegen die Absolutwerte für β-HB und AcAc doppelt so hoch wie bei nachgeschalteter fettreicher Kost (1900 γMol/l gegenüber 812 γMol/l für β-HB, 524 γMol/l gegenüber 255 γMol/l für AcAc). Bei vorausgegangener fettarmer Kost ist der Anstieg der Ketonkörper in der zweiten Dekade nicht so ausgeprägt und nach

10 Tagen beendet. Bei primär fettreicher Reduktionsdiät ist der Anstieg der Ketonkörper steiler und nach 10 Tagen noch nicht beendet. Die Adaptation des Körpers an das endogene und exogene Fettangebot scheint somit bei vorausgegangener kohlenhydratreicher Reduktionskost langsamer und protahierter zu verlaufen. In der Periode mit vermehrter exogener Fettzufuhr sind die erhöhten Ketonkörper Zeichen einer stärkeren Fettmobilisation und Fettverbrennung. Entsprechend der Ketonkörperbewegung im Vollblut verhält sich die Ketonurie: Während β-HB und $AcAc$ im $Urin$ unter nachgeschalteter fettreicher Kost stetig auf maximal nur 1000 γMol/24 h bzw. 450 γMol/24 h ansteigen, ist ihre Ausscheidung unter initial fettreicher Kost bereits am 4. Tag stark auf über 15000

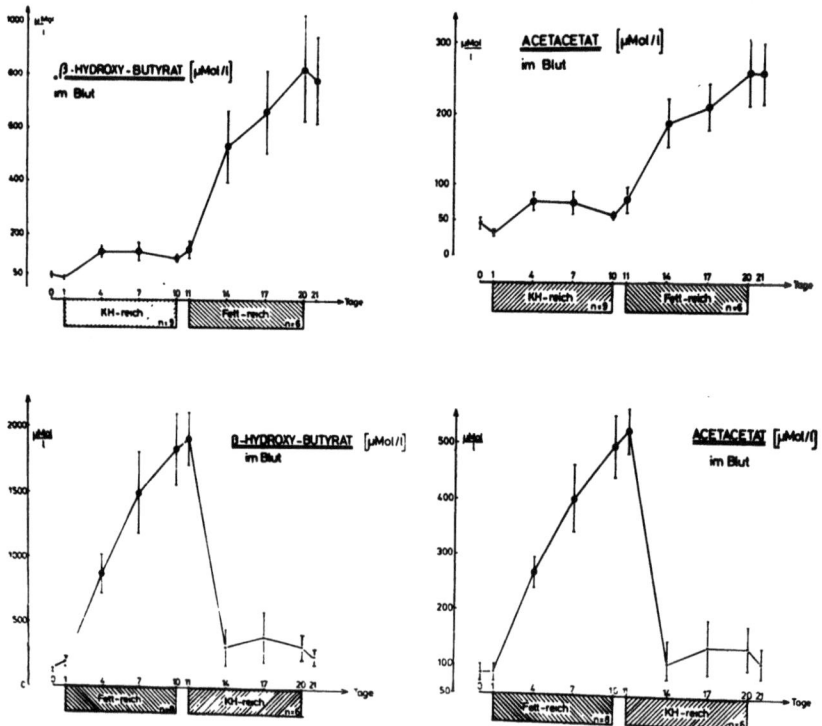

Abb. 1. Verhalten der Ketonkörper im Blut unter isokalorischer kohlenhydratreicher und fettreicher 1000 Kal.-Reduktionsdiät (oben: Gruppe I; unten: Gruppe II). Gezeichnet sind die absoluten Mittelwerte ± SEM. Signifikante Abweichung gegenüber dem 1. Tag als Bezugswert ist mit einem dicken Kreis gekennzeichnet. Zu beachten ist die unterschiedliche Aufteilung der Ordinate oben und unten

γMol/24 h bzw. 650 γMol/24 h erhöht. Der Kalorienverlust durch die erhöhte Ketonkörperausscheidung ist nur gering und spielt für die bessere Gewichtsabnahme keine Rolle. Einer maximalen Ausscheidung von 20000 γMol/24 h entspricht ein Verlust von ca. 13 kcal [12]; dies macht nur ca. 1,3% der zugeführten Kalorien aus. Die Ketonurie führt zu einem verstärkten Wasser- und Elektrolytverlust. Die Serumelektrolyte blieben unter beiden Diätfolgen jedoch im Normbereich. Die Harnsäure i. S. blieb in Gruppe I unter beiden Diäten unverändert, stieg in Gruppe II unter fettreicher Reduktionsdiät mit maximal 9,6 mg-% am 7. Tag über den oberen Normbereich.

Der Serum-*Triglycerid-* und *Cholesterin*spiegel verhält sich unter den zwei unterschiedlichen Reduktionsdiäten gegenläufig (Abb. 2): Die Triglyceride tendieren bei limitierter Fett-, also bevorzugter KH-Kalorienzufuhr, trotz Gewichtsreduktion nach oben; unter der fettreichen, extrem KH-armen Reduktionsdiät nach unten. Demgegenüber führt die extrem fettarme Kost in beiden Gruppen zu einer signifikanten Senkung der Cholesterinspiegel.

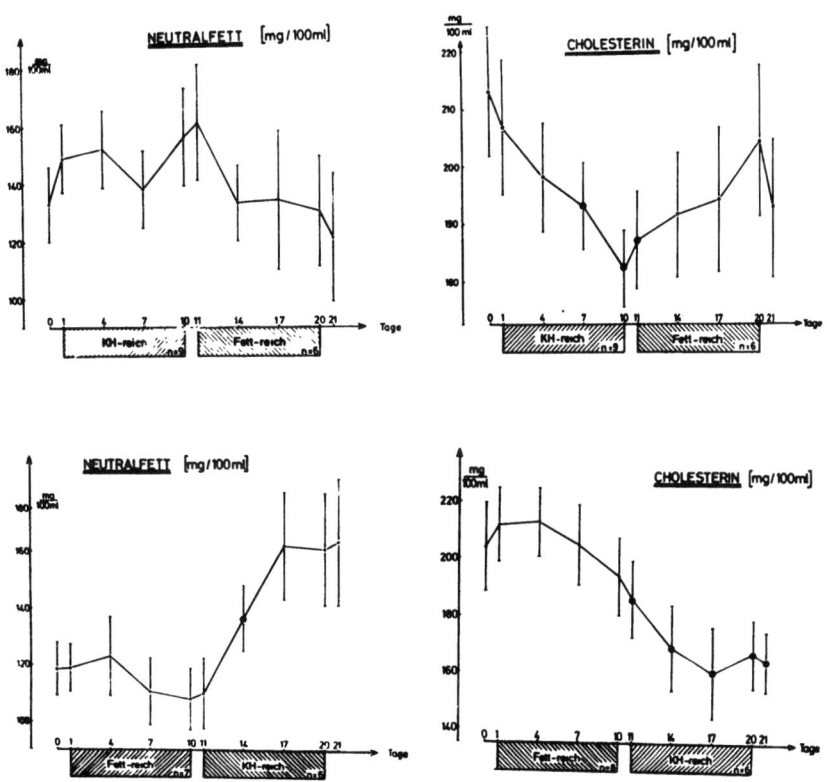

Abb. 2. Triglycerid- und Cholesterinspiegel im Serum bei den verschiedenen Diätfolgen (oben: Gruppe I; unten: Gruppe II)

Zusammenfassung

Im kurzfristigen Diätversuch mit alternierend extrem fettarmer und fettreicher 1000-kcal-Kost steigen die Ketonkörper in Blut und Urin bei initial fettreicher Kost schneller und höher an. Dieser Anstieg ist Ausdruck einer verstärkten Fettverbrennung. Bei vorausgegangener KH-reicher Kost ist die Adaptation an das vermehrte endogene und exogene Fettangebot verzögert.

Das Absinken der Triglyceride unter der fettreichen Reduktionsdiät spricht für eine verminderte Lipogenese bzw. einen gesteigerten Fettabbau in der Peripherie. Das Cholesterin i. S. fällt unter beiden Diätfolgen unter der fettarmen Kost signifikant unter den Ausgangswert.

Literatur

1. Albrink, M. J.: J. Lipid Res. 1, 53 (1959). — 2. Dole, V. P.: J. clin. Invest. 35, 150 (1956). — 3. Eggstein, M., Kreutz, F. H.: Klin. Wschr. 44, 262 (1966). — 4. Wipping, F., Huth, K., Schmahl, F. W., Heckers, H.: Verh. dtsch. Ges. inn. Med. 80, 1227 (1974). — 5. Kasper, H.: Dtsch. med. Wschr. 98, 1582 (1973). — 6. Knick, B., Grebe, H. U.: Med. u. Ernährung 6, 233

(1965). — 7. Knodel, W., Eggstein, M.: In: Fette i. d. Medizin, 7. Folge, S. 5—7. Lochham: Pallas 1965. — 8. Laube, H., Raptis, S., Pfeiffer, E. F.: Dtsch. med. Wschr. **98**, 1256 (1973). — 9. Schmidt, H., Janik, I., Voigt, K.-D.: Dtsch. med. Wschr. **94**, 78 (1969). — 10. Wessels, M., Gries, F. A., Irmscher, K., Libermeister, H., Buchenau, H., Viehweger, I.: Dtsch. med. Wschr. **95**, 382 (1970). — 11. Williamson, D. H., Mellanby, J.: Biochem. J. **82**, 90 (1962). — 12. Wittemann, R.: Inaugural-Dissertation. Med. Univ.-Klinik, Tübingen 1970.

Rabast, U., Kasper, H., Schönborn, J., Kassler, G. (Med. Univ.-Klinik Würzburg): **Adipositastherapie mit kohlenhydratreduzierten und kohlenhydratreichen isokalorischen Formuladiäten (vergleichende Untersuchungen)** [*]

Die Frage der besseren Gewichtsreduktion unter kohlenhydratreduzierten, relativ fettreichen Diäten ist Gegenstand erheblicher Kontroversen [1]. In einer Reihe von Untersuchungen, die sich sowohl für als auch gegen diese Annahme aussprachen, beschränkte man sich auf kleine Kollektive, kurze Untersuchungsperioden und z. T. wenig exakt definierte Diäten (ausführliche Literatur bei [2]). Zur Überprüfung, welche Bedeutung der Kohlenhydrat-Fettrelation in der diätetischen Adipositastherapie zukommt, wurde eine vergleichende Diätstudie durchgeführt, die sich hinsichtlich Fallzahl und Versuchsdauer von den bisher in der Literatur mitgeteilten Untersuchungen unterscheidet.

Methodik

Unter stationären Bedingungen wurde 49 adipösen Pat. mit einem durchschnittlichen Übergewicht von 58 ± 35% Broca, einem mittleren Anfangsgewicht von 103 ± 16 kg und einem Durchschnittsalter von 41 ± 16 Jahren eine kohlenhydratreiche (Diät I: 170 g KH, 11 g polyensäurereiches Fett, 46 g Eiweiß) oder kohlenhydratarme (Diät II: 25 g KH, 75 g polyensäurereiches Fett, 46 g Eiweiß), 1000 Kalorien-(4,2 MJ-)Formuladiät gleichen Natriumgehaltes verabreicht. Das für vergleichende Untersuchungen ausgewertete Kollektiv bestand aus 45 Probanden (20 unter Diät I, 25 unter Diät II), da 4 bei der klinischen Auswertung berücksichtigte Patienten die Therapie nach wenigen Tagen abbrachen. Untersucht wurde das Verhalten des Körpergewichtes, der Serumtransaminasen, der Triglycerid-, Cholesterin- und Harnsäurekonzentrationen im Serum sowie Flüssigkeitsbilanzen und die im Urin ausgeschiedenen Mengen an Natrium und Kalium.

Ergebnisse und Diskussion

Beim Vergleich der Gewichtsreduktion in 5tägigen Abständen zeigte sich unter Diät II eine (abgesehen vom 25. Tag) bis zum 30. Tag mit einer Wahrscheinlichkeit von über 90% signifikant höhere Reduktion des Körpergewichtes als unter Diät I (Zwei-Stichprobentest nach Wilcoxon). Eine statistische Sicherung der Unterschiede nach dem 30. Tag war nicht mehr möglich, da beide Kollektive rasch kleiner wurden.

Die mittlere Gesamtreduktion des Körpergewichtes betrug unter Diät II 14 ± 7,2 kg, unter Diät I 9,8 ± 4,5 kg. Trotz längerer mittlerer Behandlungsdauer (38 ± 19 Tage) lag die mittlere tägliche Gewichtsreduktion unter Diät II (362 ± 91 g) höher als in dem kürzer behandelten (32 ± 13 Tage) Kollektiv unter Diät I (298 ± 80 g); (vgl. Tabelle 1).

Flüssigkeitsbilanzen und Natrium- und Kaliumausscheidung im Urin unterschieden sich nicht signifikant (p > 0,1). Die in 5tägigen Abständen berechneten Mittelwerte lagen unter Diät II jedoch höher als unter Diät I. Da auch unter den Bedingungen des totalen Fastens große Schwankungen der pro Tag ausgeschiedenen Elektrolytmengen beschrieben wurden [3], scheint diese Methode zur Klärung des Problems wenig geeignet.

---

[*] Durchgeführt mit Unterstützung des Bundesministeriums für Jugend, Familie und Gesundheit, Bonn-Bad Godesberg.

Das Serumcholesterin fiel unter Diät I von 259 ± 65 mg-% auf 206 ± 54 mg-% und unter Diät II von 245 ± 78 mg-% auf 204 ± 43 mg-%. Die Triglyceride im Serum fielen unter Diät I von 190 ± 189 mg-% auf 133 ± 38 mg-% und unter Diät II von 230 ± 256 mg-% auf 134 ± 61 mg-%. Bei den Serumtransaminasen stiegen unter Diät I die SGOT von 17 ± 5 mU auf 25 ± 17 mU ($p < 0,025$), die SGPT von 27 ± 13 mU auf 40 ± 43 mU ($p > 0,05$). Unter Diät II stieg die SGOT von 15 ± 5 mU auf 18 ± 5 mU ($p < 0,025$) und die SGPT von 19 ± 10 mU auf 22 ± 9 mU ($p > 0,1$).

Tabelle 1. Mittleres Alter, Übergewicht in %-Broca, Behandlungsdauer, Gewichtsabnahme in g/Tag und Gesamtgewichtsabnahme in kg unter KH-reicher, fettarmer bzw. KH-armer, fettreicher Diät

Diät Nr.	Diätform	Pat. n	Alter	Übergew. %Broca	Behandlungsdauer (Tage)	Durchschnittl. Gew.-Abn. g/Tag	Gesamt- Gew.-Abn. Kg
I	KH-reich fettarm	20	44±15	56±33	32,2±13	298±80	9,8±4,5
II	KH-arm fettreich	25	39±16	59±37	38,4±19	362±91	14,0±7,2

Tabelle 2. Behandlungsergebnisse der Adipositastherapie unter verschiedenen Diäten

Autor	Methode	n	Behandl. bedingungen	Mittl. Bd.Dauer (Tage)	Abn. g/Tag	Prozent positiver II	Prozent über 9 kg	Prozent über 18 kg	Mittelwert des RI	Prozent RI über 60
Young and co-workers 1955	various diets	156	Nutr. clinic	-	-	26	28	3	-	-
Stunkard and McLaren-Hume 1959	800 - 1500 Kal	100	Nutr. clinic	-	-	-	12	1	-	-
Gray and Kaltenbach 1939	900 Kal	314	Clinic	-	-	-	26	7	-	-
Beck and Hubbard 1934	840 Kal	46	Clinic	-	-	-	59	17	-	-
Moller 1931	950 Kal	46	Hospitalized	-	-	-	35	7	-	-
Barnes 1958	800 - 1100 Kal. Ambar	50	Obesity clinic	30-240	75	-	34	8	-	-
Bayer and Gray 1935	920 Kal; Thyroid	51	Clinic	90	55	-	.	.	-	-
Adelsburg and Mayer 1949	1200 Kal	61	Nutr. clinic	150-210	6 - 24	-	-	-	-	-
Gelvin, McGarack and Kenigsberg	1000 Kal	51	Clinic	45	20	-	-	-	-	-
Beck and Hubbard 1956 1939	840 Kal	63	General clinic	10	78	-	-	-	-	-
Jolliffe and Alpert 1951	1000 - 1500 Kal	44	Private Pat.	30-90	119	30	20	0	84	48
Feinstein, Dole and Schwartz 1958	900 Kal Formuladiat	106	Special clinic	120	184	56 (n=59)	59 (n=63)	31 (n=31)	66	47 (n=50)
Eigene Ergebnisse	1000 Kal Formuladiat (alle Formen: KH-reich, KH-reduz.; erst KH-red. dann KH-reich)	49	stat.	55	329	67 (n=33)	76 (n=37)	37 (n=18)	76	61 (n=30)
	1000 Kal KH - reich	20	stat.	32	298	40 (n=8)	60 (n=12)	5 (n=1)	52	35 (n=7)
	1000 Kal KH - reduziert	25	stat.	38	362	56 (n=14)	72 (n=18)	40 (n=10)	64	56 (n=14)

Nach 6 bis 8 Tagen stellte sich unter Diät II eine mäßige bis starke Ketonkörperausscheidung ein (semiquantitative Bestimmung mit Acetesttabletten), die unter Diät I fehlte. Anfänglich normale Serumharnsäurewerte stiegen unter Diät I bei 5 und unter Diät II bei 20 Probanden auf über 9 mg-% an, was zur Gabe von Alupurinol veranlaßte.

Vergleicht man das klinische Ergebnis mit den in der Übersicht von Feinstein [4] angeführten Kollektiven, so findet sich, abgesehen von seinem eigenen, etwa doppelt so großen Kollektiv keines ähnlicher Größe mit einem gleich guten

Behandlungsergebnis (vgl. Tabelle 2; in Klammern ist die Anzahl der Patienten angegeben). Die Zahl der Behandelten mit einem positiven Trulson-Index lag bei 67%. 76% nahmen über 9 kg und 37% über 18 kg ab. 61% erzielten einen Reduktionsindex nach Feinstein (RI) von über 60. Die mittlere Behandlungsdauer lag bei 55 Tagen, die mittlere Gewichtsabnahme/Tag bei 329 g. Feinstein behandelte 120 Tage und erzielte Gewichtsabnahmen von 184 g/Tag.

Dieses an einer relativ großen Fallzahl und unter kontrollierten Behandlungsbedingungen gefundene Ergebnis gilt als weiterer Hinweis für die an kleineren Kollektiven festgestellte beschleunigte Reduktion des Körpergewichtes unter kohlenhydratreduzierten, relativ fettreichen Diäten. Die Frage nach der Ursache des unterschiedlichen Gewichtsverhaltens kann allein durch klinische Untersuchungen nicht geklärt werden. Untersuchungen an Tieren und am Menschen weisen auf einen stoffwechselsteigernden Effekt kohlenhydratreduzierter, relativ fettreicher Diäten hin. Energiebilanzuntersuchungen am Menschen sind jedoch methodisch schwierig und teilweise zu ungenau, um derartige klinische Befunde experimentell zu untermauern (ausführliche Literatur bei [7]). Nicht erklären läßt sich der positive therapeutische Effekt durch eine ungenügende Nährstoffausnutzung [8] oder eine unvollständige Nahrungsaufnahme. Endogene Gruppenunterschiede sind bei einem Kollektiv dieser Größe als Ursache des unterschiedlichen Gewichtsverhaltens unwahrscheinlich.

Das gute klinische Ergebnis beweist, daß die kohlenhydratreduzierte, relativ fettreiche Diät eine gute Möglichkeit zur Therapie der Adipositas ist.

Literatur

1. Council on foods and nutrition. A critique of low-carbohydrate ketogenic weight reduction regimes. A review of Dr. Atkin's diet revolution. J. Amer. med. Ass. **224**, 1415 (1973). — 2. Rabast, U., Kasper, H., Schönborn, J.: Med. Klin. **70**, 653 (1975). — 3. Runcie, J.: Brit. Med. J. **1971 II**, 22. — 4. Feinstein, A. R.: J. chron. Dis. **11**, 349 (1960). — 5. Yoshimura, M., Hori, S., Yoshimura, H.: Jap. J. Physiol. **22**, 517 (1972). — 6. Schönborn, J., Rabast, U., Kasper, H.: Z. Gastroent. **12**, 429 (1974). — 7. Edholm, O. G., Adam, J. M., Healy, M. J. R., Wolff, H. S., Goldsmith, R., Best, T. W.: Brit. J. Nutr. **24**, 1091 (1970). — 8. Miller, D. S., Payne, T. R.: J. Nutr. **78**, 255 (1962).

SCHÖNBORN, J., DADRICH, E., RABAST, U., KASPER, H. (Med. Klin. Univ., Würzburg): **Transport freier Fettsäuren und Energieumsatz unter hypo- und hyperkalorischen Formuladiäten***

Die vergleichende Untersuchung zwischen kh-armer und kh-reicher 1000-Kalorien-Diät an 46 Adipösen zeigt eine beschleunigte Gewichtsreduktion unter kh-armer 1000-Kalorien-Diät [1]. Trotz annähernd gleicher Verteilung von Alter, Übergewicht und Geschlecht lassen sich Gruppenunterschiede als Ursache dieser Beobachtung nicht ausschließen. Grundlage eines solchen Gruppenunterschiedes können die individuell stark differierenden Energieumsätze sein [2]. Außerdem wird die Beurteilung der Gewichtsreduktion durch die möglicherweise unterschiedliche Änderung des Glycogenpools und der Flüssigkeitsbilanz unter den Reduktionsdiäten erschwert. Zur Beurteilung der biologischen Bedeutung des Effektes wurde daher der Einfluß kh-armer und kh-reicher Diäten auf den Energieumsatz und den Transport freier Fettsäuren untersucht.

Methodik

Normalgewichtige Probanden (Broca-Index) wurden mit kh-armer und kh-reicher 1000-, 2000- [3] oder 4000-Kalorien-Diät behandelt. Adipöse erhielten eine kh-arme oder kh-reiche

---

* Mit Unterstützung des Bundesministeriums für Jugend, Familie und Gesundheit, Bonn-Bad Godesberg.

1000-Kalorien-Diät [1]. Fett wurde als Maiskeimöl, KH als Disaccharide und bei der kh-reichen 2000- und 4000-Kalorien-Diät vorwiegend als Oligosaccharide verabreicht. Der Energieumsatz wurde mit einem O_2-CO_2-Meßschrank (Hartmann und Braun, Frankfurt) fortlaufend vor Beginn und nach 7tägiger diätetischer Behandlung unter stationären Bedingungen nach 14stündiger Nahrungskarenz 45 min registriert. Die Bestimmung der Konzentration und des Transportes freier Fettsäuren im Plasma (FFS) folgt den Angaben von Schönborn u. Mitarb. (1974) [3]. Die Parameter der Schilddrüsenfunktion wurden wie folgt ermittelt: der Trijodthyronin-in-vitro-Test (RT_3U) mit dem Trilute®-Kit, das Gesamtthyroxin mit dem Tetralute®-Kit (Ames Company, Elkhart, USA), das freie Thyroxin nach Sterling u. Brenner (1966) [4] durch bioscientia, Mainz, RIA-T_3 mit dem Kit des Radiochemical Centre, Amersham und TSH mit dem Kit der Deutschen Pharmacia, Frankfurt. Zur statistischen Bearbeitung wurden der Wilcoxon-Test für gepaarte Beobachtungen und der Wilcoxon-Rangtest eingesetzt. Angaben erfolgen als Mittelwert ± SEM.

Ergebnisse und Diskussion

KH-arme 4000-Kalorien-Diät (90% Fett, 5% KH, 5% EW) führt bei allen fünf Probanden zu einer Steigerung des Energieumsatzes von $1{,}30 \pm 0{,}14$ auf $1{,}38 \pm 0{,}11$ cal/min (n = 5). Dagegen führt kh-reiche 4000-Kalorien-Diät (95% KH, 5% EW) nach 7tägiger Behandlung bei 3 von 4 Probanden zu einer Reduktion des Energieumsatzes von $1{,}43 \pm 0{,}09$ auf $1{,}34 \pm 0{,}06$ cal/min (n = 4). Da die mittlere Änderung des Energieumsatzes mit + 6% bei kh-armer und − 6% bei kh-reicher 4000-Kalorien-Diät in der gleichen Größenordnung liegt wie der Variationskoeffizient (VK) der Methodik, kann dieses Ergebnis nicht als Änderung des Energieumsatzes interpretiert werden. Grundsätzlich ist nach Befunden von Mann u. Mitarb. (1955) [5] erst nach Ablauf von mehr als 1 Woche eine grundumsatzsteigernde Wirkung hyperkalorischer Diäten zu erwarten.

Nach 7tägiger Behandlung mit 1000-Kalorien-Reduktionsdiäten findet sich eine signifikante Steigerung des Energieumsatzes von $1{,}25 \pm 0{,}04$ auf $1{,}52 \pm 0{,}10$ cal/min (n = 11, 2 P < 0,05) bei der kh-armen und von $1{,}06 \pm 0{,}05$ auf $1{,}23 \pm 0{,}02$ cal/min (n = 7, 2 P < 0,01) bei der kh-reichen 1000-Kalorien-Diät. Bei diesen Befunden sind methodische Unzulänglichkeiten der indirekten Kalorimetrie mit einem VK von 5% wenig wahrscheinlich. Individuelle Schwankungen des Energieumsatzes, die bei täglicher Beobachtung unter Normalbedingungen mit 5% ermittelt wurden, könnten jedoch unter den hypokalorischen Bedingungen vergrößert werden. Eine Steigerung des Katecholaminumsatzes als Ursache des Effektes ist bei nicht signifikanter Änderung der Vanillin-Mandelsäureausscheidung nicht anzunehmen.

Da nach Untersuchungen von Yoshimura et al. (1972 [6] eine gesteigerte Schilddrüsenfunktion Grundlage des gesteigerten Energieumsatzes sein könnte, wurden Parameter der Schilddrüsenfunktion im Plasma ermittelt. KH-arme 1000-Kalorien-Diät und auch kh-reiche 1000-Kalorien-Diät führt zu einer signifikanten Steigerung der FT_4-Konzentration (Tabelle 1). Auch bei der kh-armen 2000-Kalorien-Diät findet sich ein Anstieg des FT_4, während unter der kh-reichen 2000-Kalorien-Diät ein Abfall der mittleren FT_4-Konzentration beobachtet wird (Tabelle). Unter hypokalorischen Diäten liegt die Konzentration des FT_4 bei 4 von 15 Probanden außerhalb des Normbereichs (1,4 bis 2,6 ng/100 ml). Die gesteigerte FT_4-Konzentration unter den 1000-Kalorien-Reduktionsdiäten kann dabei nicht mit einer Verdrängung des Thyroxins aus seiner Albuminbindung durch FFS erklärt werden, wie es in vitro und in vivo demonstriert wurde. Denn der freie Thyroxinindex wird der FT_4-Konzentration entsprechend beeinflußt (Tabelle). Der Prozentanteil des freien am Gesamtthyroxin bleibt bis auf quantitativ unbedeutende Veränderungen bei der kh-armen 1000-Kalorien-Diät konstant. Ursache und physiologische Bedeutung des vergrößerten FT_4-Plasmapools ist unklar. Eine gesteigerte Thyroxinkonzentration könnte Folge einer verstärkten Hormoninkretion sein, da bei fettreich ernährten Ratten die Jodaufnahme der Schilddrüse erhöht ist [6]. Ob die gesteigerte O_2-Aufnahme von Mensch [3] und

Ratte [5] unter den diätetischen Bedingungen mit dem Anstieg des FT_4 zu erklären ist, muß offenbleiben, da die RIA-T_3-Konzentration unter den diätetischen Bedingungen der FT_4-Konzentration entgegengerichtet beeinflußt wird (Tabelle).

Tabelle. Qualitativ und quantitativ differente Diäten: Die Wirkung auf Parameter der Schilddrüsenfunktion

	Freies Thyroxin (FT_4) (ng/100 ml)	Freier Thyroxin-Index (FT_4 I)	RIA - T_3 (ng/ml)	T_4 [1] (mg/100 ml)	$RT_3 U$ [2] (%)	TSH (µU/ml)
Kontrolle	1.90 ± 0.12 (8)	3.89 ± 0.29 (11)	1.12 ± 0.13 (11)	6.21 ± 0.34 (11)	54.46 ± 2.04 (11)	1.87 ± 0.15 (8)
KH↓ 1 000 kal	2.34 ± 0.12**	4.99 ± 0.43**	1.02 ± 0.08*	7.79 ± 0.58**	55.57 ± 2.34	2.23 ± 0.41
Kontrolle	1.41 ± 0.11 (7)	5.18 ± 0.58 (15)	0.98 ± 0.07 (15)	7.59 ± 0.68 (15)	58.72 ± 2.05 (15)	2.70 ± 0.51 (15)
KH↓ 2 000 kal	1.87 ± 0.12*	5.44 ± 0.50	0.91 ± 0.07	8.21 ± 0.66	58.04 ± 2.06	2.46 ± 0.27
Kontrolle		6.32 ± 1.20 (5)	0.77 ± 0.11 (5)	9.02 ± 1.28 (5)	60.24 ± 3.97 (5)	4.18 ± 1.31 (5)
KH↓ 4 000 kal		5.87 ± 0.97	1.10 ± 0.12*	8.42 ± 1.24	60.96 ± 2.31	3.90 ± 1.19
Kontrolle	1.83 ± 0.19 (6)	4.26 ± 0.23 (7)	0.96 ± 0.11	7.24 ± 0.48 (7)	53.6 ± 2.14 (7)	1.59 ± 0.10 (6)
KH↑ 1 000 kal	2.33 ± 0.18*	5.55 ± 0.40*	0.98 ± 0.11	8.93 ± 1.00*	54.2 ± 2.59	1.78 ± 0.19
Kontrolle	1.66 ± 0.15 (5)	5.65 ± 0.44 (13)	0.86 ± 0.15 (13)	8.75 ± 0.66 (13)	57.01 ± 2.52 (13)	2.50 ± 0.39 (13)
KH↑ 2 000 kal	1.42 ± 0.10	5.19 ± 0.36	1.02 ± 0.17*	8.21 ± 0.55	56.10 ± 2.96	2.42 ± 0.25
Kontrolle		6.19 ± 0.36 (4)	0.83 ± 0.11 (4)	8.83 ± 0.30 (4)	61.52 ± 2.93 (4)	2.53 ± 0.67 (4)
KH↑ 4 000 kal		5.79 ± 0.56	1.33 ± 0.13*	8.10 ± 0.10	62.55 ± 5.73	2.23 ± 0.29

* = 2 P < 0.05 . ** = 2 P < 0.01 : n = (n)
1) CPBA für T_4 2) Trijodthyronin - in - vitro - Test

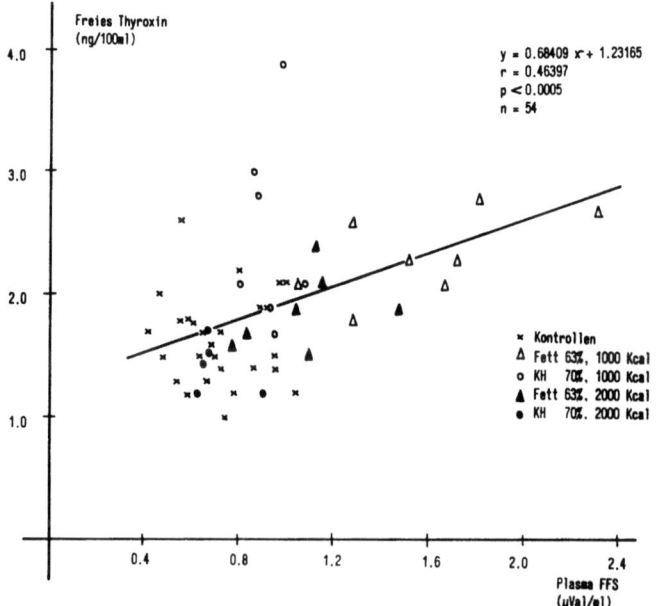

Abb. 1. Beziehung zwischen Plasma-FT_4-Konzentration und Plasma-FFS-Konzentration

Die Steigerung des FFS-Transportes unter den 1000-Kalorien-Diäten kann durch den FT_4-Anstieg mitbedingt sein, da die Katecholaminwirkung auf die Lipolyse durch Thyroxin gesteigert wird [7]. Diese Annahme wird durch die Korrelation zwischen FT_4- und FFS-Konzentration unterstützt (Abb. 1). Ein gesteigertes FFS-Angebot könnte nach der Hypothese von Challoner (1966) [8] zu einer Steigerung des Energieumsatzes führen. Eine entkoppelnde Wirkung der FFS in vivo, wie sie in vitro beobachtet wurde, ist jedoch nicht zu diskutieren, da die Zunahme des FFS-Plasmapools zu einer t/2-Verlängerung führt und FFS-Umsatz und Oxidation daher nicht dem FFS-Pool entsprechend zunehmen. Während bei den normalgewichtigen Probanden zwischen kh-reicher und kh-armer eine differente Beeinflussung des FFS-Transportes besteht, läßt sich bei den Adipösen keine unterschiedliche Wirkung der Diäten auf den Nettotransport der FFS feststellen. Als Ursache der beschleunigten Gewichtsreduktion adipöser Probanden unter kh-armer 1000-Kalorien-Diät [1] ist ein gesteigerter Energieumsatz bei überschießender FFS-Mobilisation trotzdem nicht auszuschließen, da nur 22 von 46 behandelten Adipösen untersucht wurden. Bemerkenswert erscheint weiterhin die Tatsache, daß bei diesem Teilkollektiv im Gegensatz zum Gesamtkollektiv keine differente Beeinflussung der Gewichtsreduktion nachweisbar ist.

Literatur

1. Rabast, U., Kasper, H., Schönborn, J.: Ernährungsumschau **21**, 339 (1974). — 2. Widdowson, E. M.: Proc. Nutr. Soc. **21**, 121 (1962). — 3. Schönborn, J., Eysselein, V., Rabast, U., Kasper, H.: Verh. dtsch. Ges. inn. Med. **80**, 1224 (1974). — 4. Sterling, K., Brenner, M. A.: J. clin. Invest. **45**, 153 (1966). — 5. Mann, G. V., Teel, K., Hayer, O., McNally, A., Bruno, D.: New Engl. J. Med. **253**, 349 (1955). — 6. Yoshimura, M., Hori, S., Yoshimura, H.: Jap. J. Physiol. **22**, 517 (1972). — 7. Krishna, G., Hynie, S., Brodie, B. B.: Biochemistry **59**, 884 (1968). — 8. Challoner, D. R.: Lancet **1966 II**, 681.

RAKOW, A. D., SCHMIDT, J. W., DITSCHUNEIT, H. (Abt. f. Stoffwechsel u. Ernährungswissenschaft, Zentrum Innere Med. u. Kinderheilkunde, Univ. Ulm): **Erfahrungen mit der ambulanten Nulldiät bei 111 Patienten**

Bei essentieller Hypertonie, Erwachsenen- und Altersdiabetes und vielen Formen der Hyperlipoproteinämie ist die Gewichtsreduktion die wichtigste Basistherapie.

Unter vielen Patentrezepten zum Abmagern ist die Nulldiät die diätetisch einfachste und schnellste Methode.

Die umfangreichen Erfahrungen über ihren komplikationslosen Verlauf unter stationären Bedingungen einerseits und der große Andrang übergewichtiger Patienten andererseits ließen uns die ambulante Durchführung der Nulldiät versuchen.

Alle Patienten mit einem Übergewicht von mehr als 50% wurden bei der ersten Vorstellung mit den bei uns geübten Möglichkeiten der Gewichtsreduktion vertraut gemacht: a) Reduktionsdiäten, b) komplettes Fasten.

Im Anschluß an die erste Vorstellung folgte eine Diätperiode, die dem Zweck diente, den Abmagerungswillen der Patienten zu erproben. Verabreicht wurde eine Reduktionskost von 1000 Kalorien, die sich aus 20% Eiweiß, 40% Fett und 40% Kohlenhydrten zusammensetzte. Nach dieser Vorperiode erklärten sich 80% der angesprochenen Patienten zur Nulldiät bereit. Die Patienten wurden für einen Zeitraum von 4 Wochen krank geschrieben mit der Auflage, sich wöchentlich einmal bei uns vorzustellen. Endogene Ursachen der Adipositas waren zuvor ausgeschlossen worden.

Als Kontraindikation zur Nulldiät galten: Gravidität, Rekonvaleszenz, fieberhafte Erkrankungen und hochgradig insulinpflichtiger Diabetes mellitus.

Methodik

Das Patientenkollektiv von insgesamt 111 Pat. setzte sich aus 56 Frauen, Durchschnittsalter 32,0 Jahre (16 bis 72) — mittleres Übergewicht 77% — und 55 Männern, Durchschnittsalter 35,0 Jahre (19 bis 65) — mittleres Übergewicht 61% — zusammen.

Die Patienten mußten pro Tag 3 l kalorienfreie Flüssigkeit trinken und erhielten ein Multivitamin-Präparat. Sie wurden zu leichtem körperlichen Training angehalten; auf die Gefahr orthostatischer Beschwerden, insbesondere im Straßenverkehr, wurde hingewiesen. Wöchentlich einmal erfolgten Kontrollen von Gewicht, RR, Triglyzeriden, Cholesterin, FFS, Blutzucker, Harnsäure, Elektrophorese, Kreatinin, Harnstoff, Transaminasen, LAP, ASP, Natrium, Kalium und Azeton im Urin. Regelmäßig wurden außerdem elektrokardiographische Kontrolluntersuchungen durchgeführt.

Ergebnisse

Wie aus Abb. 1 ersichtlich, sank das Gewicht bei allen Patienten kontinuierlich ab, wobei die stärkste Gewichtsreduktion mit 5,3 kg in der 1. Woche zu registrieren war. Dies ist durch eine anfangs erhöhte Wasserausscheidung zu erklä-

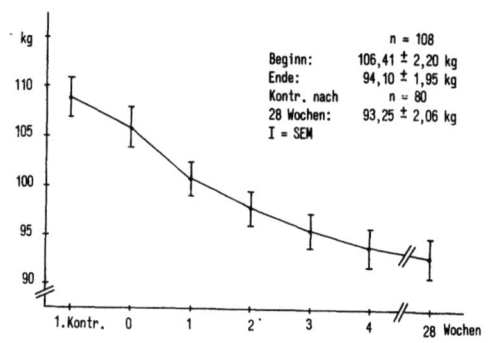

Gruppe	I	II	III	IV
n	41	10	25	4
Beginn 0-Diät	114,1 ± 3,4	88,6 ± 5,6	101,3 ± 3,5	98,2 ± 10,3
Ende 0-Diät	101,3 ± 3,1	78,1 ± 4,9	88,5 ± 3,3	85,2 ± 10,2
Kontrolle nach 7 Mon.	94,9 ± 3,0	78,0 ± 5,6	94,7 ± 3,5	102,6 ± 5,6

Abb. 1. Verhalten des Körpergewichtes unter 4wöchiger ambulanter Nulldiät bei 108 Pat.

ren. Die Gesamtabnahme betrug 12,3 kg ± 1,95, wobei Männer mit 13,1 kg ± 3,2 stärker an Gewicht verloren als Frauen mit 11,5 kg ± 3,6. Dies entspricht einem täglichen Gewichtsverlust von 467 g bei Männern und 410 g bei Frauen. Eine strenge Korrelation zwischen dem prozentualen Übergewicht und dem täglichen Gewichtsverlust konnte nicht nachgewiesen werden. Etwa ein halbes Jahr nach Beendigung der Nulldiät konnte bei 80 Patienten eine Kontrolluntersuchung vorgenommen werden. Dabei wurde eine weitere mittlere Gewichtsreduktion von 850 g registriert, die sich wie folgt aufteilt:

1. 41 Patienten hatten um weitere 6,4 kg ± 3,0 an Gewicht verloren.
2. Bei 10 Patienten war das Körpergewicht konstant geblieben.
3. 25 Patienten hatten wieder 6,2 kg ± 3,4 zugenommen.
4. Bei 4 Patienten war das ursprüngliche Ausgangsgewicht sogar um 4,4 kg ± 1,5 überschritten worden.

Parallel zur Gewichtsabnahme fielen die Triglyzeride um 45 mg-% und das Cholesterin um 24 mg-% signifikant ab (Abb. 2). Die FFS stiegen deutlich an. Der hohe Ausgangswert resultiert aus der vorgeschalteten Diätperiode. Die Blutzuckerwerte veränderten sich nur geringfügig. Die Bestimmung der Harnsäure erbrachte folgende Resultate:

1. Bei 39 Patienten lag vor Beginn der Nulldiät schon eine Hyperurikämie vor. Sie wurden von Anfang an mit Allopurinol oder Benzbromaronum behandelt.
2. Bei 34 Patienten stiegen die Harnsäurewerte nach der 1. Woche über 600 µMol/l an, so daß wir prophylaktisch behandelten.
3. Bei dem Rest der Patienten stieg der Harnsäurespiegel zunächst an, um nach der 1. Woche spontan abzufallen.

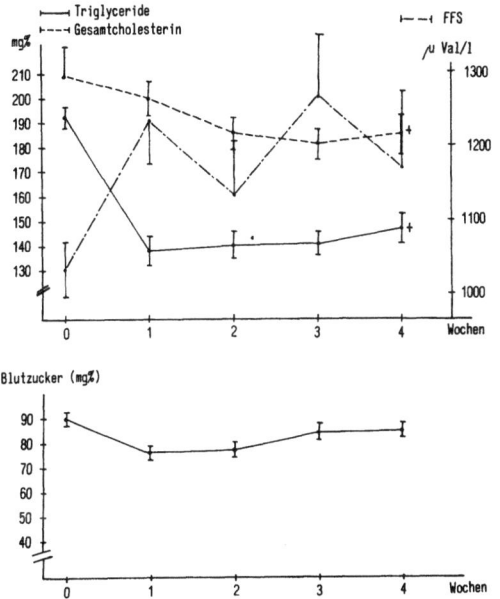

Abb. 2. Einfluß einer 4wöchigen ambulanten Nulldiät auf die Konzentration von Triglyzeriden, Gesamtcholesterin und Nüchternblutzucker bei 108 Pat. +) signifikant unterschiedlich gegenüber dem Ausgangswert

Der Anstieg der Harnsäure im Fasten wird auf Abnahme der Harnsäure-Clearance infolge Ketonämie zurückgeführt [1, 2, 4]. Die Ursache für den beobachteten spontanen Abfall bei 48 Patienten muß offenbleiben.

Der Blutdruck sank während der Nulldiät ab, bei den meist hypertonen Patienten ein wünschenswerter Effekt (Abb. 4).

Nebenwirkungen, die zum Abbruch der Nulldiät geführt hätten, konnten wir während der gesamten Beobachtungsperiode nicht feststellen. Nur in 15 Fällen traten hypotone Regulationsstörungen auf, die sich nach Behandlung mit Dihydroergotaminpräparaten rasch besserten. Hierbei handelt es sich durchweg um Patienten, die vor Beginn der Nulldiät normoton gewesen waren.

In 12 Fällen beobachteten wir eine Flüssigkeitsretention, die evtl. durch einen sekundären Hyperaldosteronismus erklärt werden kann und erfolgreich mit Spironolacton behandelt wurde.

Veränderungen der Transaminasen sind schon früher [3] beschrieben und wurden auch jetzt wieder von uns beobachtet. Beim vorliegenden Kollektiv kam es nur bei 4 Patienten zu einem Anstieg der SGOT auf Werte zwischen 26 und 50 U/l und bei 2 Patienten zu einem Anstieg der SGPT auf Werte zwischen 31 und 71 U/l, bei längerem Fasten waren die pathologischen Werte rückläufig. Wichtig scheint uns jedoch, daß anfangs erhöhte Transaminasen bei 33 Patienten während des Fastens normal wurden, bei 6 Patienten blieben sie unverändert.

Bei den übrigen Laboruntersuchungen wie LAP, ASP, Harnstoff, Kreatinin und Elektrophorese ergaben sich während der Nulldiät keine pathologischen Veränderungen. Die EKG-Kurven vor und nach Therapie veränderten sich nicht. Bei einer Patientin beobachteten wir Haarausfall. Die dermatologische Untersuchung ergab die Diagnose: Diffuses Effluvium unbekannter Ursache, ein Zusammenhang mit der Nulldiät ist wahrscheinlich. Diese Patientin hatte anläßlich einer Diätperiode 2 Monate vor Beginn der Nulldiät bereits 13,5 kg an Gewicht verloren.

Von den ursprünglich 111 Patienten, die die Nulldiät begonnen hatten, waren 2 nach 14tägiger Dauer und einem Gewichtsverlust von je 7,5 kg aus unbekannten Gründen nicht mehr erschienen, bei 1 Patienten mußte das Fasten wegen eines grippalen Infektes nach der 3. Woche beendet werden.

Es sollte in jedem Falle erwogen werden, ob die Behandlung in Gruppen vorgenommen werden kann. Das gemeinschaftliche Erlebnis der Besserung des körperlichen Wohlbefindens wirkt sich sehr günstig aus und spornt andere Gruppenmitglieder an. Unter Berücksichtigung der guten Gewichtsreduktion sowie der guten Späterfolge halten wir die ambulante Nulldiät für eine gefahrlose, effiziente und nicht zuletzt für die Krankenkassen kostensparende Methode. Diese Art der Fastentherapie kann auch von jedem Arzt in der freien Praxis durchgeführt werden. Empfehlenswert sind Kontrollen von Kalium und Harnsäure, auf eine normale Nierenfunktion sollte man besonders achten.

In jedem Falle halten wir jedoch eine gründliche internistische Untersuchung zum Ausschluß schwerer Gesundheitsstörungen oder einer endogenen Ursache der Adipositas vor Beginn der Nulldiät für notwendig.

Literatur

1. Alderman, M. H., Davis, R. P.: Proc. Soc. exp. Biol. (N. Y.) **118**, 790 (1965). — 2. Baxter, C. F., van Reen, R., Rosenberg, O.: Proc. Soc. exp. Biol. (N. Y.) **96**, 159 (1957). — 3. Ditschuneit, H., Faulhaber, J.-D., Beil, J., Pfeiffer, E. F.: Internist **11**, 176 (1971). — 4. Lecoco, F., McPhaul, J. J.: Metabolism **14**, 186 (1965).

HUTH, K., JOST, G., SCHMAHL, F. W., HECKERS, H., DUDECK, J. (Frankf. Diakonissen-Krankenhaus, Med. Kliniken u. Polikliniken u. Inst. f. Statistik u. Dokumentation d. Univ. Gießen): **Einfluß verschiedener Zucker auf Parameter des Kohlenhydrat- und Fettstoffwechsels bei Normal- und Übergewichtigen***

Die klinische Bedeutung der Zuckeraustauschstoffe ist in letzter Zeit bezweifelt worden, da die Ersatzzucker rasch in Glucose umgewandelt und deshalb sehr ähnlich wie Glucose weiter verstoffwechselt werden [2, 3].

Wir sind in den vorliegenden Untersuchungen der Frage nachgegangen, welche Wirkung die zusätzliche Verabfolgung von 50 g Saccharose bzw. 50 g Glucose bzw. 50 g Fructose bzw. 50 g Sorbit, zu einem Standardfrühstück gegeben, auf verschiedene Parameter des Kohlenhydrat- und Fettstoffwechsel ausübt. Dabei interessierte uns besonders, wie sich die zusätzliche Verabfolgung der Zuckeraustauschstoffe Fructose und Sorbit auf Blutzucker, Insulin und freie Fettsäuren auswirkt.

---

* Mit freundlicher Unterstützung durch die Maizena-Ges. m.b.H., Hamburg.

Material und Methoden

Die Untersuchungen wurden an zwei Gruppen von je 10 normal- und 10 übergewichtigen klinisch gesunden Personen durchgeführt. Das Körpergewicht der Übergewichtigen lag zwischen 3,5 und 21 kg über dem Normalgewicht nach Broca.

Das standardisierte Frühstück bestand aus 100 g Graubrot, 20 g Butter, 30 g Marmelade und 2 Tassen schwarzem ungesüßtem Tee. Jeweils 50 g Saccharose, Glucose, Fructose, Sorbit wurden in 200 ml Aqua dest. gelöst und von den Probanden unmittelbar nach dem Frühstück zu sich genommen. Am 1. Versuchstag erhielten die Versuchspersonen lediglich das standardisierte Frühstück, am 7. Versuchstag wurden 50 g Saccharose, am 11. Versuchstag 50 g Glucose, am 15. Versuchstag 50 g Fructose und am 19. Versuchstag 50 g Sorbit zusätzlich zu dem standardisierten Frühstück verabfolgt. Die zeitlichen Abstände der Versuche sollten eine gegenseitige Beeinflussung der Reaktionen verhindern.

An jedem Versuchstag wurden Blutentnahmen nüchtern, $1/2$ Std nach dem Frühstück und 2 Std nach dem Frühstück durchgeführt. Untersucht wurden der Blutzucker [7], das immunreaktive Insulin [8], das Gesamtcholesterin [6], die Triglyceride [1] und die freien Fettsäuren [4].

Ergebnisse

Erwartungsgemäß fanden wir nach Saccharose und noch deutlicher nach Glucose $1/2$ Std nach dem Frühstück einen wesentlich stärkeren Anstieg des Blutzuckers als nach dem Standardfrühstück allein (s. Tabelle). Nach Fructose und Sorbit lagen die Blutzuckerwerte dagegen sowohl $1/2$ als auch 2 Std nach dem Frühstück im gleichen Bereich wie nach Gabe des Standardfrühstücks allein. Nicht nur die Nüchternwerte, sondern auch sämtliche anderen Kontrollen des Blutzuckers lagen bei Übergewichtigen regelmäßig etwa 10 mg-% höher als bei Normalgewichtigen. Die Triglyceridkonzentrationen im Serum zeigten während unseres Kurzversuchs erhebliche Schwankungen. Ein deutlicher Anstieg nach 2 Std war lediglich nach Zusatz von Fructose erkennbar. Ein signifikanter Unterschied zwischen Normal- und Übergewichtigen war nicht vorhanden. Das Gesamtcholesterin zeigte keine über den $1/2$-Std-Wert hinausgehenden Veränderungen. Die freien Fettsäuren fielen bereits nach Gabe des Standardfrühstücks deutlich ab. Bei Zusatz von Saccharose und Glucose war dieser Abfall noch deutlicher, aber auch nach Fructose und Sorbit war nach 2 Std ein ausgeprägterer Abfall der freien Fettsäuren festzustellen, als nach Gabe des Standardfrühstücks allein.

Besonders bemerkenswert ist das Verhalten des Insulins, das erwartungsgemäß nach dem Standardfrühstück anstieg und $1/2$ Std nach zusätzlicher Verabfolgung von Saccharose und noch ausgeprägter nach zusätzlicher Verabfolgung von Glucose höher lag als bei Verzehr des Standardfrühstücks allein. Überraschenderweise fand sich nach 2 Std nicht nur nach Gabe von Fructose, sondern auch nach Sorbit ein Anstieg des Insulins über die Werte des Vergleichskollektivs hinaus, das lediglich ein Standardfrühstück erhalten hatte. Vergleicht man die Blutzucker- und Insulinwerte $1/2$ und 2 Std nach Gabe des Standardfrühstücks und zusätzlicher Verabfolgung der Zuckeraustauschstoffe Fructose und Sorbit, so sieht man besonders bei Übergewichtigen, daß die Zuckeraustauschstoffe den sonst nach $1/2$ Std erkennbaren Anstieg von Blutzucker und Insulin unterdrücken, daß aber Blutzucker und Insulin nach 2 Std über den Werten bei alleiniger Abfolgung des Standardfrühstücks liegen.

Diskussion

Unsere Versuche einer zusätzlichen Verabfolgung verschiedener Zucker zu einem Standardfrühstück entsprechen den Verhältnissen bei der normalen Ernährung. Die Wirkung der verschiedenen Zucker wird durch die gemeinsame Verabfolgung mit einem landesüblichen Frühstück beeinflußt, da ihre Resorption gegenüber der alleinigen Verabfolgung der Zucker verzögert erfolgt. Trotzdem besteht gar kein Zweifel, daß sich die Wirkung der Zuckeraustauschstoffe Fructose und Sorbit gegenüber der von Saccharose und Glucose unterscheidet. Fragt man

Tabelle. Das Verhalten der Mittelwerte und Standardabweichungen von 10 normalgewichtigen Versuchspersonen nach Zufuhr des Standardfrühstücks und zusätzlicher Verabfolgung der verschiedenen Zucker. Die Blutzuckerwerte sind in mg-%, das Insulin in IU/ml, die Triglyceride in mg-%, das Gesamtcholesterin in mg-% und die freien Fettsäuren in μÄqu/l angegeben

Versuchstag	1. Standardfrühstück	7. +50 g Saccharose	11. +50 g Glucose	15. +50 g Fructose	19. +50 g Sorbit
Blutzucker					
nüchtern	78,00 ± 7,40	76,10 ± 7,82	84,60 ± 12,93	80,30 ± 13,10	76,80 ± 7,58
1/2 Std	91,00 ± 20,25	106,50 ± 29,99	131,60 ± 50,90	92,20 ± 19,68	84,60 ± 24,47
2 Std	75,60 ± 12,15	72,00 ± 15,81	76,80 ± 22,12	77,30 ± 12,93	76,40 ± 11,06
Insulin					
nüchtern	14,30 ± 1,61	18,80 ± 10,49	21,70 ± 6,55	12,90 ± 5,55	12,40 ± 4,73
1/2 Std	61,70 ± 22,64	77,00 ± 32,04	90,40 ± 20,24	52,30 ± 29,77	42,90 ± 30,26
2 Std	20,00 ± 7,83	49,00 ± 27,04	44,70 ± 25,32	33,10 ± 20,03	38,40 ± 20,53
Triglyceride					
nüchtern	136,00 ± 87,42	118,50 ± 61,41	116,90 ± 59,31	74,20 ± 42,17	130,10 ± 71,70
1/2 Std	116,10 ± 75,59	99,90 ± 36,21	144,90 ± 31,00	85,70 ± 41,34	148,90 ± 84,50
2 Std	102,00 ± 59,61	120,90 ± 51,90	105,80 ± 42,38	95,90 ± 27,87	132,80 ± 80,70
Cholesterin					
nüchtern	213,30 ± 38,87	240,11 ± 54,53	209,80 ± 38,59	183,20 ± 32,03	197,20 ± 28,00
1/2 Std	220,00 ± 33,28	219,10 ± 36,53	197,70 ± 29,26	191,80 ± 37,64	197,80 ± 24,64
2 Std	199,00 ± 18,03	220,30 ± 50,87	208,10 ± 45,54	180,80 ± 34,52	199,10 ± 32,33
FFS					
nüchtern	556,60 ± 280,63	749,80 ± 532,94	668,50 ± 276,23	490,00 ± 174,37	497,70 ± 193,85
1/2 Std	363,80 ± 138,27	415,60 ± 197,56	402,00 ± 169,92	321,20 ± 89,24	347,50 ± 144,83
2 Std	398,44 ± 209,77	229,20 ± 91,59	302,80 ± 77,77	273,80 ± 98,65	294,10 ± 129,13

sich, weshalb die freien Fettsäuren bei zusätzlicher Verabfolgung der Zuckeraustauschstoffe Fructose und Sorbit 2 Std nach dem Frühstück stärker abfallen als nach alleiniger Gabe des Frühstücks und nach der Ursache des stärkeren Insulinanstiegs 2 Std nach Gabe der Zuckeraustauschstoffe, so kann man diese Befunde so deuten, daß Fructose und Sorbit zu einer Insulinsekretion führen, da sie in der Leber zu Glucose verwandelt werden.

Insulin könnte eine Lipolysehemmung nach sich gezogen haben. Eine andere Deutung unserer Befunde ist die, daß die Zuckeraustauschstoffe Fructose und Sorbit die Resorption des Standardfrühstücks verzögern und auf diese Weise zu niedrigeren Blutzuckerwerten $^1/_2$ Std nach dem Frühstück, und zu höheren Blutzuckerwerten 2 Std nach dem Frühstück als bei der Kontrolle führen. Für diese Erklärung spricht auch, daß der Insulinanstieg $^1/_2$ Std nach dem Frühstück nach Fructose und Sorbit geringer ist als bei Gabe des Standardfrühstücks allein.

Zweifellos führen die Zuckeraustauschstoffe Fructose und Sorbit in Verbindung mit einem landesüblichen Frühstück zu wesentlich niedrigeren Blutzucker- und Insulinwerten, als sie nach Glucose und Saccharose beobachtet werden. Der Blutzuckeranstieg nach Fructose und Sorbit ist $^1/_2$ Std nach dem Frühstück sogar niedriger als bei alleiniger Verabfolgung des Standardfrühstücks. Trotz der nach 2 Std erhöhten Insulinsekretion muß man die beschriebenen Wirkungen von Fructose und Sorbit auf Blutzucker und Insulin im Hinblick auf die diätetische Behandlung von Diabetikern als erwünscht bezeichnen.

Literatur

1. Eggstein, M., Kreutz, F. H.: Klin. Wschr. **44**, 262 (1966). — 2. Froesch, E. R.: Symposion on Clinical and Metabolic Aspects of Fructose, p. 239, 1972. — 3. Keller, U., Froesch, E. R.: Diabetologia **7**, 349 (1971). — 4. Keul, J., Linnet, N., Eschenbruch, E.: Z. klin. Chem. **6**, 394 (1968). — 5. Puls, W., Keup, O.: In: Diätetik bei Diabetes mellitus (Hrsg. H. Otto, R. Spaethe), S. 1. Bern-Stuttgart-Wien: Huber 1973. — 6. Watson, D.: Clin. chim. Acta **5**, 637 (1960). — 7. Werner, W., Rey, H. G., Wieslinger, H.: Z. anal. Chem. **252**, 224 (1970). — 8. Yalow, R. S., Berson, J.: J. clin. Invest. **39**, 1157 (1960).

JAEGER, H., DITSCHUNEIT, H. (Abt. f. Stoffwechsel u. Ernährungswissenschaft d. Zentrums f. Innere Med. u. Kinderheilkunde d. Univ. Ulm): **Gaschromatographische Analyse von Lipoproteinen des Blutes bei Behandlung mit fett- und eiweißreicher Nahrung**

Die Adipositas ist eines der bedeutendsten Probleme der Präventivmedizin. Dies gilt in besonderem Maße für die kindliche und jugendliche Adipositas, da in diesem Alter bereits die sekundären Stoffwechselstörungen auftreten, die später das Schicksal des Adipösen bestimmen. Zu diesen Stoffwechselstörungen zählt neben Glucosetoleranzstörungen besonders die Hyperlipoproteinämie, die wiederum ein erhöhtes Atheroskloseresisko mit sich bringt.

Therapeutische Bemühungen, diese Kausalkette zu unterbrechen, sollten bereits im Kindesalter einsetzen, wobei es gerade bei Kindern sehr schwierig ist, die bei Erwachsenen üblichen, stark restriktiven Diäten durchzuführen.

Wir haben deshalb versucht, eine Gewichtsreduktion bei adipösen Kindern durch eine quantitativ unbeschränkte fett- und eiweißreiche Kost zu erreichen. Über die erfolgreiche Gewichtsreduktion und Stoffwechseluntersuchungen wird an anderer Stelle berichtet [1]. In der vorliegenden Untersuchung sollen die Veränderungen des Fettsäuremusters der Plasmalipide dieser Kinder im Verlauf der Diät beschrieben werden.

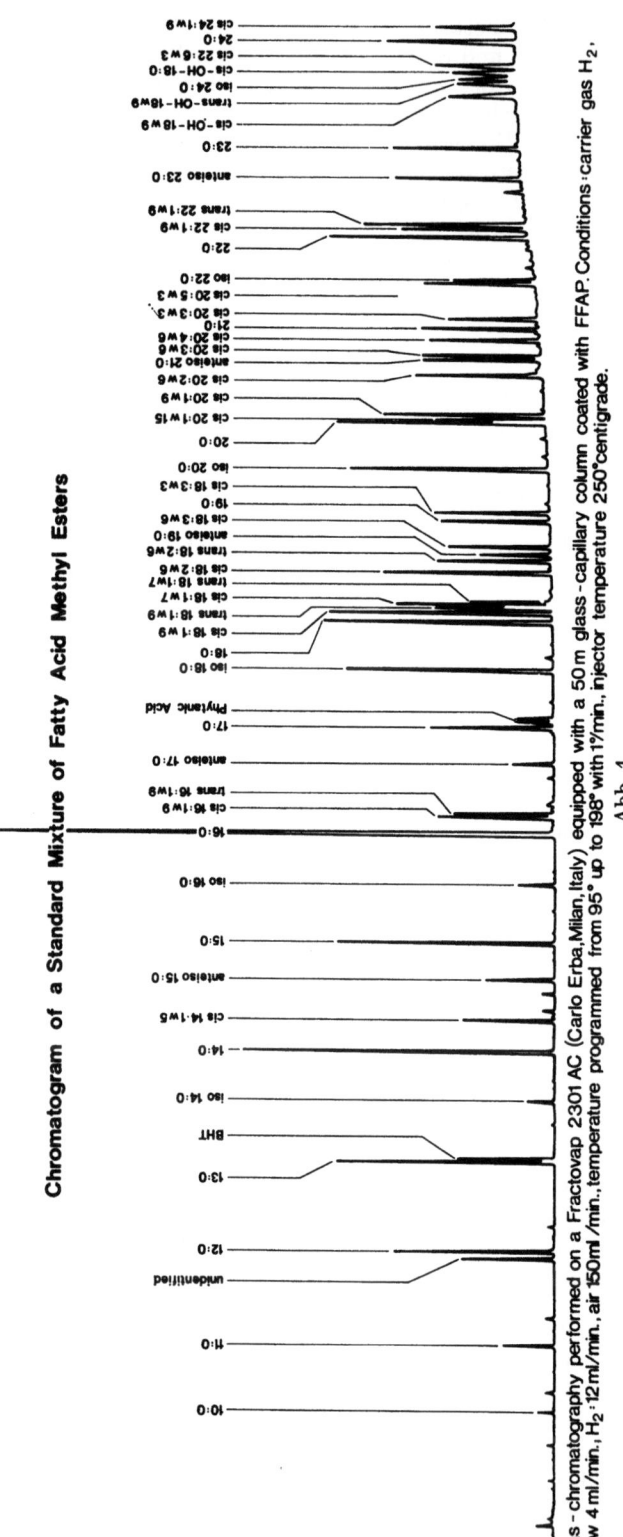

Abb. 1

Versuchsanordnung

30 adipöse Kinder wurden 4 Wochen mit einer fett- und eiweißreichen Nahrung in weitgehend unbeschränkter Quantität ernährt. Die Gesamtkalorien teilten sich wie folgt auf: 31% Eiweiß, 47% Fett, 22% Kohlenhydrate. Von den 47% Fettkalorien entfielen 8 bis 10% auf ungesättigte Fettsäuren, die in Form von linolsäurereicher Margarine und pflanzlichen Ölen zugeführt wurden. Die absolute tägliche Linolsäurezufuhr betrug damit 15 bis 20 g. Blutentnahmen zur Bestimmung des Fettsäuremusters der Phospholipide, Triglyzeride und Cholesterinester wurden unmittelbar vor der Diät, nach Ernährungsumstellung am Ende der 2. und 4. Woche sowie nach 6wöchiger häuslicher Kost durchgeführt.

Die Extraktion der Lipide erfolgte nach der Methode von Folch [2] mit Chloroform-Methanol 2:1, die dünnschichtchromatographische Auftrennung auf Silica-Gel-Platten im Zweiphasensystem. Die Methylierung der Fettsäuren erfolgte mit Borontrifluorid-Methanol. Die gaschromatographische Analyse wurde mit Hilfe von Dünnfilm-Glaskapillaren von 50 m Länge und einem Durchmesser von 0,33 mm vorgenommen. Diese Methode wird an anderer Stelle von uns ausführlich beschrieben [3].

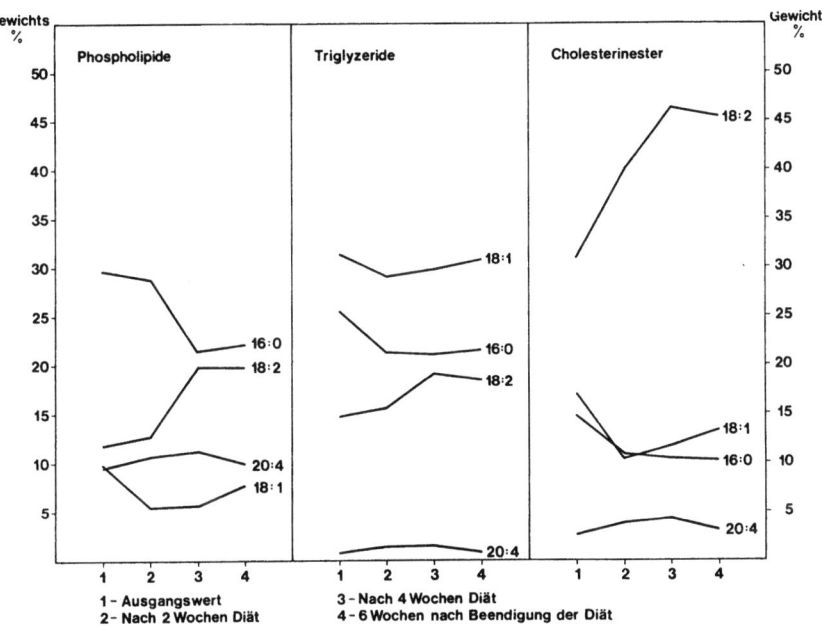

Abb. 2. Veränderungen von Palmitin — (16:0), Öl (18:1 ω 9), Linol (18:2 ω 6) und Arachidonsäure (20:4 ω 6) der Hauptlipidklassen während und nach einer fett- und eiweißreichen Diät bei Kindern

Ergebnisse und Diskussionen

In der Abb. 1 ist das Chromatogramm eines Standardgemisches der von uns identifizierten Fettsäuren wiedergegeben. Besonders bemerkenswert ist die ausgezeichnete Trennung von cis- und trans-Fettsäuren sowie von ungesättigten Fettsäuren, die sich nur in der Stellung der Doppelbindung unterscheiden. Aus Gründen der besseren Übersichtlichkeit beschränken wir uns im folgenden auf die Erörterung der Veränderungen der wichtigsten Fettsäuren unter der Diät, nämlich der Palmitinsäure (16:0), Ölsäure (cis 18:1 ω 9), Linolsäure (cis 18:2 ω 6) und Arachidonsäure (cis 20:4 ω 6).

In der Abb. 2 werden die gemessenen Veränderungen der ausgewählten Fettsäuren dargestellt. Die Ausgangswerte der *Palmitinsäure* waren in den Phospholipiden 29,2 Gew.-%, in den Triglyzeriden 25,9 Gew.-% und in den Cholesterinestern 14,5 Gew.-%. Der methodische Fehler ist sehr klein und liegt bei 0,9%. Die Streuung im Gesamtkollektiv beträgt weniger als 2%. Die Palmitinsäure in den Phospholipiden sinkt gegenüber dem Ausgangswert während der Diät um 7 Gew.-% ab, steigt aber zu Hause bei fehlender Kontrolle der Diät wieder um 2 Gew.-% an. In den beiden anderen Lipidfraktionen sinkt sie gegenüber dem Ausgangswert um 4 Gew.-% ab. Sie steigt jedoch am Ende der Diätperiode nicht wieder an.

Die *Ölsäure* läßt in allen drei Fraktionen gleiches Verhalten erkennen. Die Ausgangswerte waren in den Phospholipiden 9,4 Gew.-%, in den Triglyzeriden 32,8 Gew.-% und in den Cholesterinestern 18,9 Gew.-%. Bei der ersten Untersuchung während der kontrollierten Diät fiel der Wert in den Phospholipiden und Triglyzeriden um 4 Gew.-% bzw. 3 Gew.-% ab, stieg am Ende der Diätperiode geringfügig um 1 Gew.-% an und 6 Wochen später um weitere 2 Gew.-%. Die Fettsäuren der Cholesterinester zeigten gleiches Verhalten, nur daß die Werte sich hier um den doppelten Betrag änderten.

Die *Linolsäure* der Phospholipide hatte einen Ausgangswert von 13,5 Gew.-%, die der Triglyzeride von 14,4 Gew.-% und die der Cholesterinester von 31,6 Gew.-%. In den Phospholipiden stieg die Linolsäure zunächst um 1 Gew.-% an, dann um weitere 4 Gew.-%. 6 Wochen später wurde der gleiche erhöhte Wert gemessen. Auch in den Triglyzeriden wurde zunächst ein Anstieg um 1 Gew.-%, bei der zweiten Untersuchung nach 4 Wochen um weitere 3,5 Gew.-% und 6 Wochen später nur ein leichter Rückgang beobachtet. Die auffälligsten Veränderungen ließ der Linolsäuregehalt der Cholesterinester erkennen. Bereits nach 2 Wochen wurde ein Anstieg um 8 Gew.-% und 2 Wochen später um weitere 8 Gew.-% gemessen. Unter der häuslichen Diät 6 Wochen später wurde auch hier nur ein geringer Rückgang um 2 Gew.-% registriert.

Bei der *Arachidonsäure* lagen die Ausgangswerte bei 9,3 Gew.-% in den Phospholipiden, bei 1,3 Gew.-% in den Triglyzeriden und bei 4,9 Gew.-% in den Cholesterinestern. In den Phospholipiden stieg der Wert unter der Diät nur um 2 bzw. 1 Gew.-% an, um später wieder fast auf den Ausgangswert zurückzukehren. In den Triglyzeriden war die Arachidonsäure bei der ersten und zweiten Untersuchung um jeweils 1,5 Gew.-% erhöht, 6 Wochen später wurde der Ausgangswert wieder erreicht. In den Cholesterinestern wurde ein Anstieg um 2,5 bzw. 3,5 Gew.-% bei den ersten beiden Messungen beobachtet. 6 Wochen später war gegenüber dem Kontrollwert nur noch eine geringe Steigerung um 1% zu messen.

Bei der Auswertung der übrigen Fettsäuren in Phospholipiden, Triglyzeriden und Cholesterinestern fiel auf, daß trans-Fettsäuren, die physiologischerweise kaum vorkommen, weder vor noch während der Diät in nennenswertem Maße vorhanden waren. Nach jüngsten Untersuchungen von Sgoutas et al. [4] enthalten amerikanische Margarinesorten einen hohen Anteil an trans-Fettsäuren, so daß bei Zufuhr solcher Margarinen ein deutlicher Anstieg dieser Fettsäuren in den Lipoproteinen zu erwarten ist. Bei unseren Kindern konnte aber ein entsprechender Anstieg nicht beobachtet werden. Eine Analyse der verwendeten Margarine sowie von weiteren insgesamt 90 auf dem deutschen Markt angebotenen Margarinesorten ergab im Gegensatz zu amerikanischen Produkten nur unbedeutende Spuren von trans-Fettsäuren [5]. Ein hoher trans-Fettsäureanteil des mit der Nahrung zugeführten Fettes bedeutet nicht nur eine Minderung des bekannten lipidsenkenden Effektes der Linolsäure, der nur der cis-Form eigen ist, sondern es liegen auch gewisse Hinweise dafür vor, daß durch sie sogar eine Atherosklerose induziert werden kann [4].

Faßt man die Ergebnisse der Fettsäureanalysen zusammen, so zeigt sich, daß die verabreichte Diät bei den Kindern in allen Lipidklassen zu einer Konstellation führt, die durch ein Absinken von Palmitin- und Ölsäure bei gleichzeitigem Anstieg der Linolsäure gekennzeichnet ist. Zahlreiche klinische und experimentelle Arbeiten, unter anderem von Keys [6] und Nestel [7] haben den Beweis erbracht, daß ein erhöhter Linolsäurespiegel im Plasma zu einer Senkung von Gesamtcholesterin und Triglyzeriden führt. An der bei den übergewichtigen Kindern tatsächlich beobachteten Senkung beider Lipide [1] dürfte daher die linolsäurereiche Kost einen erheblichen Anteil haben. Allerdings muß dahingestellt bleiben, ob die Lipidsenkung ausschließlich durch die polyensäurereiche Kost verursacht wurde, da die bei den Kindern durchschnittlich beobachtete Gewichtsabnahme von knapp 6 kg allein schon eine Senkung von Neutralfett und auch von Cholesterin im Plasma herbeiführen kann [7, 8].

Die Verabreichung einer eiweiß- und polyensäurereichen Kost an adipöse Kinder hat somit folgende Vorteile:

1. Eine kalorische Beschränkung wird weitgehend überflüssig, da das Sättigungsgefühl scheller eintritt.
2. Das entstehende Kaloriendefizit führt zu einer Gewichtsabnahme.
3. Die Gewichtsabnahme führt in Verbindung mit dem Anstieg der ungesättigten Fettsäuren im Plasma durch Zufuhr von polyensäurereichem Fett zu einer Stoffwechselsituation, die eine Senkung von Triglyzeriden und Cholesterin bewirkt. Die Prävention einer Hyperlipidämie bei den adipösen Kindern stellt eine wirksame Maßnahme zur Verhütung atherosklerotischer Gefäßschäden dar, die letztlich mit das Schicksal adipöser Erwachsener bestimmen.

Literatur

1. Ditschuneit, H. H., Schmidt, J. W., Rakow, A. D., Küter, E., Homoki, J., Jung, F., Ditschuneit, H.: Verh. dtsch. Ges. inn. Med., Vortrag-Nr. 258. Wiesbaden, 6.—10. 4. 1975. — 2. Folch, J., Lees, M., Stanley, G. H. S.: J. biol. Chem. **226**, 497 (1957). — 3. Jaeger, H., Klör, H.-U., Ditschuneit, H.: Reliable separation of cis and trans fatty acids by gas liquid chromatography on glass capillary columns. In: 1st Int. Symp. on Glass Capillary Chromatography, Hindelang, 4th to 8th May, 1975, Chromatographia (im Druck). — 4. Sgoutas, D., Kummerow, F. A.: Amer. J. clin. Nutr. **23**, 1111 (1970). — 5. Jaeger, H., Klör, H.-U., Schmidt, J. W., Ditschuneit, H.: Comparative investigation on german and american margarines (Publikation in Vorbereitung). — 6. Keys, A., Anderson, J. T., Grande, F.: Metabolism **14**, 747, 759, 766, 776 (1965). — 7. Nestel, P. J., Barter, P.: Clin. Sci. **40**, 345 (1971). — 8. Rakow, A. D., Schmidt, J. W., Ditschuneit, H.: Erfahrungen mit der ambulanten Nulldiät bei 111 Patienten. Verh. dtsch. Ges. inn. Med., Vortrag-Nr. 255. Wiesbaden, 6.—10. 4. 1975.

DITSCHUNEIT, H. H., SCHMIDT, J. W., RAKOW, A. D., KÜTER, E., HOMOKI, J., JUNG, F., DITSCHUNEIT, H. (Abt. f. Stoffwechsel u. Ernährungswissenschaft d. Zentrums f. Innere Med. u. Kinderheilkunde d. Univ. Ulm): **Einfluß fett- und eiweißreicher, kohlenhydratarmer Ernährung auf Sättigungsgefühl, Lipoproteine, Harnsäure und Insulin im Blut bei Kindern**

Einleitung

Bei der Behandlung der Fettsucht lassen sich Langzeiterfolge nur durch qualitative Umstellung der Ernährungsweise erreichen. Nur wenn die tägliche Nahrung sehr viel Eiweiß, viel Fett und wenig Kohlenhydrate enthält und zuckerfrei ist, können Übergewichtige über lange Zeit eine Reduktionskost einhalten. Die alleinige Reduktion der täglich verzehrten Kalorien ohne Änderung der Qualität der Nahrung ist von den wenigsten wegen starken Hungergefühls über längere Zeit durchzuhalten. Besonders problematisch ist die diätetische Behandlung der Fettsucht im Kindesalter. Ob hier eine sehr eiweiß- und fettreiche, kohlenhydratarme Kost wie beim Erwachsenen ebenfalls ein höheres Sättigungsgefühl bewirkt und die Kinder dadurch ohne großen Zwang zur Reduktion der täglich aufgenommenen Kalorien spontan zu veranlassen sind, haben wir in einem Ferienlager von 25tägiger Dauer im Sommer 1974 geprüft.

Methodik

Aus der Ambulanz der Universitätskinderklinik Ulm, die etwa 400 adipöse Kinder betreut, wurden 12- bis 14jährige mit dem stärksten Übergewicht herausgesucht. Es waren 18 Personen. Weitere 12 wurden aus einer Gruppe von 86 Kindern ausgesucht, die sich auf Grund eines Zeitungsartikels meldeten. Das mittlere Übergewicht aller 30 Kinder (15 Jungen, 15 Mädchen) betrug 49,3 ± 4,6%, bei einem mittleren Körpergewicht von 74,8 ± 3,0 kg. Bei der Berechnung des Übergewichtes wurden die Tabellen von Heimendinger (1964) zugrunde gelegt.

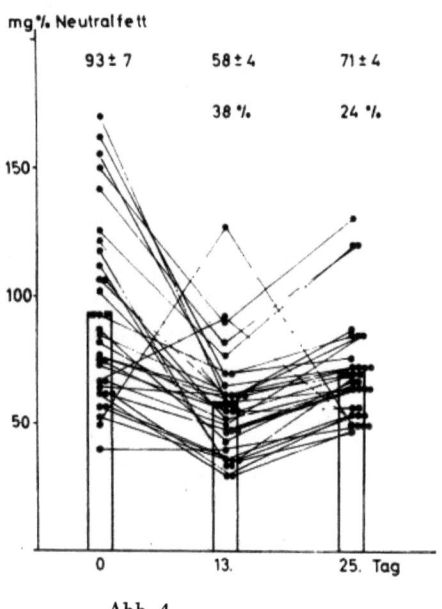

Abb. 1

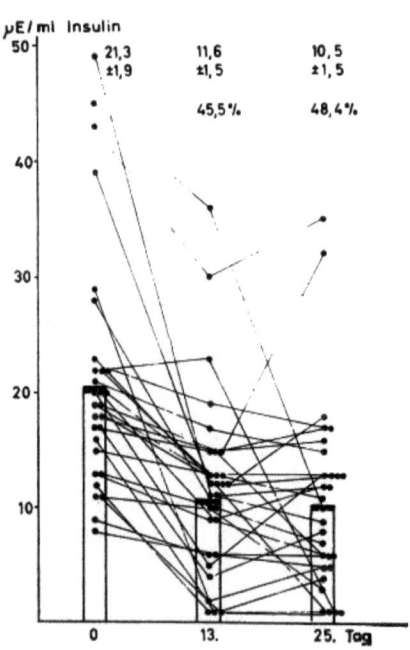

Abb. 2

Die Nahrung wurde in der Heimküche unter Leitung einer Diätassistentin zubereitet und die Gesamtkalorienmenge genau berechnet. Außerdem wurden die aus dem Speisesaal an die Küche zurückgegebenen Nahrungsmittel exakt erfaßt. An Getränken erhielten die Kinder das kalorienarme Erfrischungsgetränk „deit" ad libitum sowie Tee und Milchmixgetränke.

Ursprünglich war geplant worden, 5 Mahlzeiten anzubieten. Aber bereits nach 2 Tagen konnten die Zwischenmahlzeiten gestrichen werden, weil die Kinder durch die Hauptmahlzeiten sehr stark gesättigt waren.

Für die Hauptmahlzeiten wurden besonders eiweißhaltige Nahrungsmittel ausgewählt. Im Durchschnitt verzehrten die Kinder 31% der Gesamtkalorien an Eiweiß, 47% an Fett und 22% an Kohlenhydraten. Gegenüber den Verzehrgewohnheiten zu Hause bedeutete dies eine drastische Reduktion des Kohlenhydrat- und eine starke Erhöhung des Eiweißanteils, wie vorausgehende exakte Analysen der Verzehrgewohnheiten der Kinder durch die psychologische Arbeitsgruppe von Herrn Dr. Pudel aus der Psychiatrischen Universitätsklinik Göttingen ergeben hatten. Die Eiweißzufuhr erfolgte in Form von mageren Fleisch- und Wurstsorten, Milchprodukten, insbesondere magerem Quark und Käse, ferner eiweißreichem Brot, das unter dem Namen „Sonnen-Diätbrot" im Handel ist und dessen Eiweißanteil 20% und dessen Kohlenhydratanteil nur 20% beträgt. Als Streichfett wurde polyenfettsäurereiche Margarine und als Kochfette pflanzliche Öle verwendet. Eine Begrenzung des Nahrungsmittelangebotes wurde prinzipiell nicht vorgenommen, es wurde jedoch darauf geachtet, daß der Kohlenhydratanteil immer möglichst niedrig und der Eiweißanteil sehr hoch blieben.

Die Betreuer der Kinder, ein Diplompsychologe und 2 examinierte Erzieher, hielten die Kinder zur körperlichen Betätigung (Ballspiele, Tischtennis, Basteln) an und unternahmen mit ihnen auch kleinere Wanderungen. Mit Hilfe von Schrittzählern konnte die täglich zurückgelegte Wegstrecke bei 20 Kindern ungefähr ermittelt werden. Sie betrug $12{,}7 \pm 3{,}2$ km und lag damit nur unwesentlich über der zu Hause zurückgelegten täglichen Strecke.

Zu Beginn des Ferienlagers sowie am 13. und 25. Tag wurden Neutralfette, Cholesterin, Harnsäure, Insulin und Blutzucker nach laborchemischen Routinemethoden bestimmt.

Ergebnisse

Das gemessene Körpergewicht nahm bei allen 30 Kindern ab. Am 25. Tag wurde eine mittlere Gewichtsabnahme von $5{,}7 \pm 0{,}48$ kg registriert. Dabei zeigte sich keine täglich gleichbleibende Gewichtsabnahme, sondern es wurden relativ große tägliche Schwankungen, gelegentlich sogar Gewichtszunahmen beobachtet. Eine Korrelation mit der Nahrungsaufnahme oder dem Bewegungsausmaß war nicht zu verzeichnen. Bei dieser insgesamt stetigen Gewichtsverminderung ist bemerkenswert, daß die Kinder gesättigt waren und kein Hungergefühl verspürten.

Zwischen dem Ausmaß des Körpergewichts und der nach dem Ferienlager erzielten Abnahme ergibt sich nur eine schwache positive Korrelation, d. h., daß die prozentuale Abnahme sehr unterschiedlich ausfiel. Eine Erklärung konnte für dieses Phänomen bisher nicht gefunden werden.

12 von 30 Kindern hatten eine Hypertriglyzeridämie, wenn für dieses Lebensalter als obere Grenze 100 mg-% angenommen werden (Baker, 1967). Zwischen Übergewicht und Triglyzeridspiegel ergab sich eine deutliche positive Korrelation, die ausgeprägter ist als beim Erwachsenen.

Unter der Diät sinkt der Triglyzeridspiegel bei allen Kindern ab (Abb. 1). Im Mittel ergibt sich am 13. Tag eine Senkung um 38% und am 25. Tag um 24%.

Auch der Cholesterinwert war bei 22 von 30 Kindern erhöht (Baker, 1967), wenn man als obere Grenze für dieses Lebensalter 150 mg-% ansieht. Ähnlich dem Triglyzeridspiegel sinkt auch das Cholesterin schnell ab, besonders bei hohen Ausgangswerten. Im Mittel ergibt sich am 13. und 25. Tag eine Senkung um 22%.

Bei der sehr eiweißreichen Nahrung interessierte besonders der Harnsäurestoffwechsel. Wegen der Gefahr der Hyperurikämie wird häufig vor einem hohen Eiweißverzehr gewarnt. Bei unseren Untersuchungen ergab sich aber, daß die Harnsäure bei den Kindern nicht ansteigt, sondern von 370 ± 13 µMol/l auf $322 \pm 14{,}1$ µMol/l abfällt.

Von besonderer Bedeutung ist der Insulinspiegel (Abb. 2). Der Ausgangswert ist erwartungsgemäß mit $21{,}3 \pm 1{,}9$ µE/ml erhöht, wobei zu bedenken ist, daß ein Großteil der Kinder bereits diätetisch behandelt war. Am 13. Tag ergibt sich eine deutliche Senkung, die im Mittel 45,5% beträgt. Diese niederen Werte blieben bis zum Ende des Ferienlagers bestehen. Der Blutzucker veränderte sich nicht. Die Senkung des Insulinspiegels hat nach unserer Ansicht wesentlich dazu beigetragen, daß die Kinder trotz stark reduzierter Kalorienzufuhr immer weitgehend gesättigt waren. Eine Überschlagsrechnung, bei der pro Kilogramm Körpergewicht 7500 kcal zugrunde gelegt werden, ergibt nämlich, daß die Kinder im Durchschnitt bei einer Gewichtsminderung von 5,7 kg ein tägliches Kaloriendefizit von 1800 kcal hatten, das im allgemeinen ein starkes Hungergefühl verursacht.

Zusammenfassung

1. Auch bei Kindern läßt sich durch eine eiweiß- und fettreiche Kost sehr leicht eine Einschränkung der Kalorienzufuhr und damit eine Gewichtsminderung erzielen.

2. Eine eiweiß- und fettreiche Nahrung führt zur Senkung des Triglyzerid- und Cholesterinspiegels. Auch zeigt der Harnsäurespiegel eine abfallende Tendenz. Der Insulinspiegel fällt um nahezu 50% ab.

Literatur

Baker: Amer. J. clin. Nutr. **20**, 850 (1967). — Heimendinger, J.: Helv. paediat. Acta **19** (Suppl. 13) (1964).

WESSELS, G., WESSELS, F. (Med. Univ.-Poliklinik Münster): **Das Triglyzerid-Stoffwechselverhalten bei Stoffwechselgesunden und Hyperlipidämikern nach Belastung mit einer standardisierten hochkalorischen kohlehydrat- und fettreichen Mahlzeit**

Durch zahlreiche prospektive und retrospektive Untersuchungen ist zweifelsfrei belegt, daß die Hyperlipoproteinämien zu den wichtigsten Risikofaktoren in der Entwicklung von Coronarsklerose und peripheren, arteriellen Durchblutungsstörungen gehören. So haben unter anderem die in Albany, Minnesota und Framinhamg durchgeführten prospektiven Langzeitstudien eine eindeutige positive Korrelation zwischen Höhe der Serum-Cholesterinkonzentration und der Häufigkeit coronarer Herzerkrankungen aufgezeigt [1]. Die über 9 Jahre an über 3000 Personen durchgeführte Stockholmer prospektive Studie hat auch für die Triglyzeride nachgewiesen, daß mit der Höhe der Triglyzeridkonzentration im Serum die Häufigkeit von Coronarkrankheiten zunahm, und zwar unabhängig vom Verhalten des Serum-Cholesterins [2]. 1970 betonten Levy und Fredrickson das akzelerierte Auftreten von coronaren Gefäßkrankheiten bei Patienten mit einer Hyperlipoproteinämie vom Typ IV [3]. Voraussetzung für die eindeutige Diagnose der verschiedenen Hyperlipoproteinämien ist die Einhaltung der folgenden, unter anderem auch von Seidel (1974) [4] empfohlenen Untersuchungsbedingungen:

1. Der Patient sollte mindestens in den letzten 14 Tagen bei normaler Kost keine lipidsenkenden Medikamente eingenommen haben.

2. Während der letzten 12 bis 14 Std vor der Blutentnahme soll er streng nüchtern geblieben sein.

3. An Untersuchungen sind dann die Bestimmung der Plasmatriglyzeride und des Serum-Cholesterins sowie die Anfertigung einer Lipoproteinelektrophorese erforderlich.

Bei diesem Vorgehen erfaßt man den Lipidstoffwechsel in einer zwar standardisierten, im übrigen jedoch wenig physiologischen Situation, und es ist fraglich, ob die so gewonnenen Ergebnisse überhaupt eine Aussage über das Verhalten der Blutlipide unter Alltagsbedingungen erlauben.

Krankengut und Methodik

Unter diesem Aspekt untersuchten wir das Verhalten der Serum-Triglyzeridkonzentration nach Gabe einer standardisierten 1240 kcal enthaltenden, kohlehydrat- und fettreichen Mahlzeit über einen Zeitraum von 12 Std bei 18 Personen. Auf Grund der Nüchterntriglyzeridwerte vor und nach dem Belastungstest und früherer Neutralfettbestimmungen unterschieden wir folgende Gruppen:

1. Normalpersonen, bei denen bisher nie erhöhte Nüchterntriglyzeridwerte oder eine pathologische Lipoproteinelektrophorese beobachtet worden war.
2. Personen mit sogenannter latenter oder labiler Hyperlipoproteinämie, bei denen entweder früher zeitweilig erhöhte Triglyzeridwerte gefunden wurden sowie eine Lipidelektrophorese wie bei Typ IV, oder nur einer der zwei von uns bestimmten Nüchternwerte im Normbereich lagen.
3. Patienten mit zum Zeitpunkt der Untersuchung manifester Hyperlipoproteinämie.

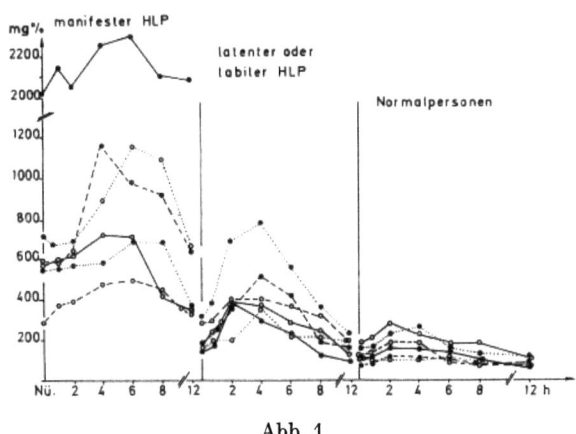

Abb. 1

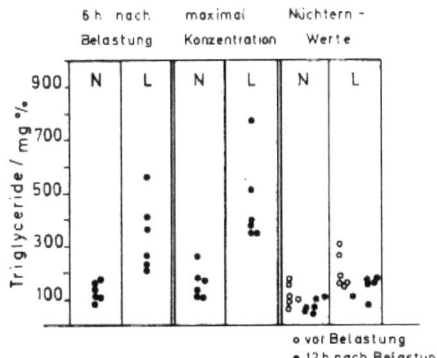

Abb. 2. Vergleich der Triglyzerid-Konzentration bei Normalpersonen und Patienten mit labiler oder latenter Hyperlipidämie

Bei 2 Probanden, welche nach den Nüchternwerten als gesund eingestuft waren, lag ein deutliches Übergewicht vor (35% bzw. 30%). Unter den Probanden mit einer Hyperlipoproteinämie Typ IV nach Fredrickson waren 3 Probanden deutlich übergewichtig. Die übrigen zeigten nur geringe Abweichungen vom Normalgewicht. Die den Probanden verabreichte Mahlzeit setzte sich kalorisch zu 31,4% aus Kohlehydraten, 56,4% aus Fetten und 12,2% aus Eiweiß zusammen. Die Bestimmung der Triglyzeridkonzentration erfolgte nach Eckstein [5], die der Cholesterinkonzentration nach Liebermann [6], und die Lipoproteinelektrophorese wurde nach der von Kohn [7] angegebenen Methode angefertigt. Das zur Untersuchung gelangte Serum wurde jeweils den Probanden aus der Kubitalvene entnommen.

Ergebnisse

Wie Abb. 1 zeigt, findet man bei den Patienten mit manifester Hyperlipoproteinämie nicht nur gegenüber den beiden anderen Gruppen erhöhte Nüchterntriglyzeridwerte, sondern auch einen wesentlich stärkeren Anstieg des Neutralfettspiegels nach der Belastung. Außerdem liegt das Maximum des Anstieges durchschnittlich 2 Std später als bei den Kontrollpersonen sowie den latenten oder labilen Hyperlipidämikern. Die latenten Hyperlipidämiker zeigen gegenüber den Normalpersonen eine wesentlich heftigere Reaktion des Triglyzeridspiegels auf die Belastung. Wie Abb. 2 zeigt, liegen die Nüchternwerte hier ebenfalls im Durchschnitt etwas höher, sie überschneiden sich jedoch eindeutig mit denen der Kontrollgruppe, so daß im Einzelfall auf Grund des Nüchternwertes keine Voraussage über das Verhalten der Triglyzeride nach Belastung gemacht werden kann. 6 Std nach der Belastung lagen die Neutralfettwerte bei allen Normalpersonen wieder im Normbereich. Bei fünf Probanden, welche von uns als latente oder labile Hyperlipidämiker eingestuft waren, waren sie noch erhöht. Zu einem fast gleichen Ergebnis kommt man, wenn man die maximalen Triglyzeridwerte nach Belastung während des Testes verwendet.

Besprechung der Ergebnisse

Unsere Untersuchungen zeigen, daß es beim Fettstoffwechsel ähnlich wie z. B. beim Glucosestoffwechsel einen Grenzbereich zwischen eindeutig pathologischen und noch normalen Fettwerten im Serum gibt. Patienten mit einer grenzwertigen Fettstoffwechselstörung zeigen teils erhöhte, teils normale Nüchterntriglyzeridwerte. Sie lassen sich daher nur bei Mehrfachuntersuchungen und auch dann nicht sicher erfassen. Nach einer Belastung mit einer hochkalorischen kohlehydrat- und fettreichen Mahlzeit zeigen sie alle dagegen einen wesentlich stärkeren Anstieg des Serumtriglyzeridspiegels als eine Gruppe von Kontrollpersonen, bei denen mehrfache Triglyzeridbestimmungen immer normale Werte ergeben hatten. Zum Teil kam es zu einem ähnlich starken Anstieg der Neutralfette wie bei Patienten mit manifester Hypertriglyzeridämie. Wir möchten in diesen Fällen von latenter oder labiler Hyperlipidämie sprechen.

Der bei unseren Patienten bisher durchgeführte Belastungstest zur Erfassung dieser latenten Hyperlipidämien ist sehr aufwendig und für den Patienten sehr belastend. Zur Vermeidung allzu häufiger Blutentnahmen und um den Maximalwert erfassen zu können, sind Triglyzeridbestimmungen 2 und 4 Std nach der Belastung erforderlich. Die Bildung des Mittelwertes aus diesen beiden Größen bewirkt keine weitere Verbesserung der Diagnose der latenten Hyperlipidämie. Ähnlich aussagekräftig wie der maximale Anstieg der Triglyzeride ist der Triglyzeridspiegel nach 6 Std. Zu diesem Zeitpunkt ist er bei allen Kontrollpersonen normal. Bei den latenten Hyperlipidämikern dagegen in allen Fällen noch über 200 mg-% erhöht. Ob und inwieweit die latente Hyperlipidämie bereits einen Risikofaktor darstellt, bzw. wie weit sie Krankheitswert hat, muß durch weitere Untersuchungen geklärt werden.

Literatur

1. Schwandt, P.: Internist (Berl.) **14**, 325 (1973). — 2. Carlson, L. A., Böttiger, L. E.: Lancet **1972 I**, 865. — 3. Levy, R. I., Fredrickson, D. S.: Postgrad. Med. **47**, 130 (1970). — 4. Seidel, D.: Therapiewoche **10**, 1066 (1974). — 5. Eggstein, M., Kreutz, F. H.: Klin. Wschr. **44**, 262 (1966). — 6. Liebermann, C.: Chem. Ber. **18**, 1803 (1885). — 7. Kohn, J.: Labor **10**, 223, 269 (1964).

KLOSE, G., DE GRELLA, R., WALTER, B., GRETEN, H. (Klin. Inst. f. Herzinfarktforschung, Med. Univ.-Klinik Heidelberg): **Bestimmung zweier Triglyceridlipasen (TGL) aus Post-Heparin-Plasma nach selektiver Enzymantikörperpräzipitation**

Die postheparinlipolytische Aktivität im Plasma enthält zwei Triglyceridlipasen und lipolytische Aktivitäten gegen andere Substrate wie Phospholipide, Monoglyceride und Diglyceride [1—3]. Die beiden TGL aus dem Serum wurden von unserer Arbeitsgruppe hoch gereinigt und charakterisiert [4]. Beide Enzyme sind Glykoproteine mit einem Molekulargewicht um 64000. Tierversuche mit der Rattenleberperfusion bzw. Enzymaktivitätsmessungen vor und nach Hepatektomie an Hunden und Schweinen sprechen dafür, daß eine der beiden Triglyceridlipasen aus der Leber kommt, während die andere wahrscheinlich mit der Lipoproteinlipase aus Fettgewebe identisch ist [5—7]. Die Trennung der beiden Lipasen aus dem Serum gelingt mit Hilfe der Affinitätschromatographie unter Verwendung von Sepharose 4 B, an die Heparin covalent gebunden ist. Gegenüber ^{14}C-Triolein als Substrat eluiert konstant bei einer 0,5 M NaCl ein Aktivitäts-Peak von der Säule, der nach tierexperimentellen Befunden hepatischen Organursprungs ist. Bei 1 M NaCl eluiert ein zweiter Aktivitäts-Peak, von dem auf Grund physikochemischer Charakteristika gezeigt werden konnte, daß er mit der Fettgewebslipoproteinlipase identisch ist.

Ziel unserer jetzigen Untersuchung war einmal, die Identität der TGL in Postheparinplasma mit den aus menschlicher Leber sowie aus menschlichem Fettgewebe isolierten Enzymen nachzuweisen. Zum anderen ermöglichte die hohe Reinigung der beiden TGL die Gewinnung eines Antikörpers, der selektiv gegen die Lipase hepatischen Ursprungs reagiert und somit die Möglichkeit einer vereinfachten und spezifischen Bestimmungsmethode für beide TGL bietet. Diese neue Enzympräzipitationsmethode läßt die Anwendung auf klinische Fragestellungen zu. Als Ausgangsmaterial zur Enzymisolierung aus menschlichem Fettgewebe diente unmittelbar postoperativ aufgearbeitetes oder bei — 18° C tiefgefrorenes Mammagewebe nach Ablatio wegen Adenocarcinom des Drüsenkörpers. Nach Aceton-Ätherdelipidierung wurde der in Barbitalpuffer gelöste Geweberückstand auf eine Heparin-Sepharose 4 B-Säule aufgebracht. Danach konnte eine 2000fache Anreicherung des Enzyms erzielt werden. Menschliche Leber wurde zwischen 5 und 10 min nach gesichertem klinischen Tode entnommen. Das Lebergewebe wird ebenfalls delipidiert und das gelöste Puder auf eine Heparin-Sepharose-Säule gebracht. Nach Affinitätschromatographie mit Heparin-Sepharose 4 B eluiert im Kochsalzgradienten von 0,2 bis 1,2 ein Aktivitäts-Peak bei einer 0,5 M Salzkonzentration. Das Elutionsmuster der aus Lebergewebe isolierten TGL-Aktivität korrespondiert somit exakt mit der Position des ersten Peak der aus menschlichem Postheparinplasma isolierten Triglyceridelipasen. Die LPL aus menschlichem Fettgewebe eluiert hingegen erst bei einer Ionenstärke von 1,5 M NaCl von der Heparin-Sepharose-Säule und entspricht somit positionell dem zweiten Aktivitäts-Peak aus Postheparinplasma.

Die Zugehörigkeit der aus den Gewebe isolierten Lipasen zu den im Postheparinplasma bestimmten Aktivitäts-Peaks wird durch den Nachweis identischer Charakteristika wie die Antwort auf spezifische Aktivatoren und Inhibitoren weiter gestützt. Im Gegensatz zur Lipoproteinlipase ist von der Lipase hepatischen Ursprungs im Plasma bekannt, daß sie durch höhere Kochsalzionenstärken im Ansatz nicht hemmbar ist und zur Entfaltung der vollen Aktivität keinen Apoproteincofaktor benötigt. Es konnte nachgewiesen werden, daß das der Leber zugeordnete Plasmaenzym sowie die aus menschlichem Lebergewebe isolierte TGL zwischen 0,5 und 1 M NaCl ein Aktivitätsmaximum erreichen, während die

Lipoproteinlipase aus Plasma und aus Fettgewebe bei diesen Konzentrationen bereits stark gehemmt sind. Zu den gereinigten Plasma- und Gewebslipasen wurde Präheparinplasma in steigender Konzentration hinzugegeben. Für die Leberlipase und die Plasmalipase hepatischen Ursprungs konnten im Vergleich zur Fettgewebslipoproteinlipase und der Plasmalipoproteinlipase ähnliche Effekte nachgewiesen werden. Während die beiden hepatischen Enzyme zur Erreichung der vollen Aktivität keinen Cofaktor benötigten, zeigten sowohl die Fettgewebslipoproteinlipase als auch die Lipoproteinlipase aus Plasma nahezu keine Aktivität, ehe Präheparinplasma hinzugefügt wurde. Für die isolierten Gewebs- und Plasmaenzyme wurden weiterhin die pH-Optima untersucht und Temperaturkurven angefertigt. Dabei wurde für alle beschriebenen Enzyme ein pH-Optimum zwischen 8 und 9,5 gemessen und gegenüber steigenden Temperaturen wurden ähnliche Empfindlichkeiten festgestellt.

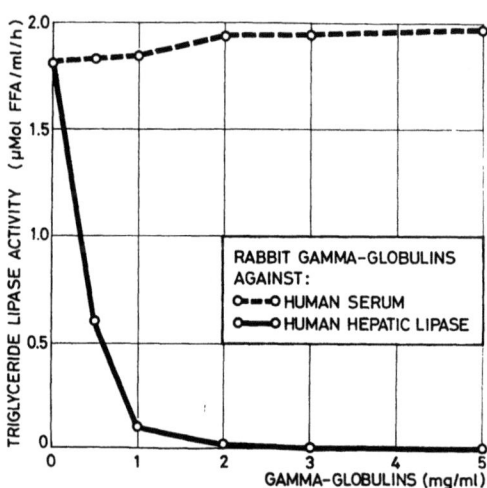

Abb. 1. Isolated plasma hepatic lipase (H-TGL)

Die weitgehende Reinigung über wiederholte chromatographische Schritte wie Heparin-Sepharose und Concanavalin A ermöglichte die Gewinnung von Antikörpern, die gegen die Lipasen hepatischen Ursprungs reagieren, während die Lipoproteinlipasen nicht beeinflußt werden [9].

Abb. 1 veranschaulicht die hohe Empfindlichkeit der Antikörperhemmung der isolierten Plasmatriglyceridlipase hepatischen Ursprungs auf steigende Mengen Antikörper im Ansatz gegenüber der Kontrolle, die mit Antihumanserum präinkubiert wurde. Die isolierte Lipoproteinlipase wird durch den Antikörperzusatz nicht beeinflußt. Das Prinzip unseres Enzymansatzes für die Messung der beiden Enzyme beruht einmal auf der selektiven Antikörperhemmung der Leberlipase und zum anderen auf dem unterschiedlichen Verhalten gegenüber verschiedenen NaCl-Ionenstärken. Ohne Antikörperzusatz wird bei einer 1 M NaCl-Konzentration die Leberlipase unter optimalen Bedingungen gemessen. Die nach steigenden Antikörperzugaben verbleibende Restaktivität geht zu Lasten der durch die hohe Ionenstärke noch nicht komplett gehemmten Lipoproteinlipase. Die Lipoproteinlipase wird hingegen bei einer 0,1 M NaCl unter optimalen Bedingungen gemessen, nachdem die der Leberlipase zugehörigen Aktivitätsanteile durch Antikörperzusatz unwirksam sind.

In der Pathogenese der primären und sekundären Hyperlipoproteinämien kommt dem Studium der Interkonversion der Plasmalipoproteine besondere

Bedeutung zu. Dabei nimmt die selektive Messung einzelner lipolytischer Komponenten aus dem Plasma und das Verständnis über Syntheseorte und Wirkungsweise der Enzyme im Zusammenhang mit isolierten Organstörungen einen herausragenden Platz ein. Es gelang der Aufbau eines Enzymantikörperpräzipitationstests, der für klinische Fragestellungen geeignet ist.

Literatur

1. Shore, B., Shore, V.: Amer. J. Physiol. **201**, 915 (1961). — 2. Greten, H., Levy, R. I., Fredrickson, D. S.: J. Lipid Res. **10**, 326 (1969). — 3. Greten, H.: Klin. Wschr. **50**, 39 (1972). — 4. Greten, H., Walter, B.: FEBS Letters **27**, 306 (1972). — 5. LaRosa, J. C., Levy, R. I., Windmuller, H. G., Fredrickson, D. S.: J. Lipid Res. **13**, 356 (1972). — 6. Krauss, R. M., Windmuller, H. G., Levy, R. I., Fredrickson, D. S.: J. Lipid Res. **13**, 286 (1973). — 7. Greten, H., Sniderman, A. D., Chandler, J. G., Steinberg, D., Brown, W. V.: FEBS Letters **42**, 157 (1972). — 8. Greten, H., Walter, B.: FEBS Letters **35**, 36 (1973). — 9. De Grella, R., Klose, G., Rascher, W., Walter, B., Greten, H.: 9th Ann. Meet., Europ. Soc. clin. Invest., angen. Vortrag (1975).

HAACKE, H., PARWARESCH, M. R. (II. Med. u. Poliklinik u. Patholog. Inst. d. Univ. Kiel): **Die Bedeutung der Freisetzungsstörung von Glykosaminglykane aus Blutbasophilen für die Entstehung der Hyperchylomikronämie**

Exogene Lipide erreichen das Blut über den Ductus toracicus als große Lipidapoproteinaggregate, als Chylomikronen. Ihre biologische Halbwertzeit beträgt ca. 10 min. Die rasche Elimination wird im wesentlichen durch Triglyceridasen vermittelt. Zur Erlangung der vollen Aktivität benötigt dieses Enzym hochmolekulare Glykosaminglykane. Untersuchungen von Shelly u. Juhlin [5], Braunsteiner u. Mitarb. [1] sowie Lennert u. Parwaresch [3] haben gezeigt, daß die Glykosaminglykankomponente des Klärfaktors durch Granulolyse der basophilen Granulozyten des Blutes zur Verfügung gestellt wird.

Bei gesunden Probanden führt eine orale Lipidbelastung parallel zum Verlauf der Serumgesamtlipide regelmäßig zu einem Anstieg und Wiederabfall der Anzahl der Blutbasophilen. Gleichzeitig ändert sich die Säurekapazität der basophilen Granula, die indirekt durch die pH-abhängigen Färbbarkeitsmaxima mit reinen basischen Farbstoffen erfaßt werden kann. Diese Technik wurde von Schubert u. Lennert [4] als die Toluidinblau-pH-Reihe der Blutbasophilen bezeichnet.

Im Nüchternzustand lassen sich die stark sauren Glykosaminglykane der basophilen Granula zu mehr als 90% auf Grund ihrer stöchiometrisch definierten Affinität zu basischen Farbstoffen in einem pH-Bereich von 2,8 bis 3,8 metachromatisch darstellen. Dieses Färbbarkeitsoptimum nimmt mit ansteigendem pH-Wert des Inkubationsmediums stark ab. Der sog. Kurvenmedian liegt im Nüchternzustand bei pH 3,6. Die Position des Kurvenmedians gibt somit Auskunft über die Säurekapazität und dadurch ebenfalls über den Glykosaminglykangehalt der basophilen Granula. Parallel zu der Zunahme der Basophilenzahl und der Serumlipide findet sich eine Rechtsverschiebung der Kurvenmediane, die sich in Abhängigkeit des Lipidgehaltes des Blutes bis auf pH-Werte um 4,8 verlagern kann. Dieses ist ein indirekter Hinweis darauf, daß die zirkulierenden Blutbasophilen immer weniger Glykosaminglykane enthalten. Mit Abnahme der Serumlipide geht auch der Kurvenmedian zum Ausgangswert wieder zurück. Das bedeutet, daß die erzielte Hyperlipidämie mit einem Anstieg der Blutbasophilenzahl einhergeht. Gleichzeitig nimmt der Gehalt der Blutbasophilen an Glykosaminglykanen als Ausdruck ihrer Granulolyse stark ab.

Elektronenoptische Untersuchungen in einer zeitlich gestaffelten Versuchsanordnung zeigen etwa 3 bis 4 Std postprandial typische ultrastrukturelle Ver-

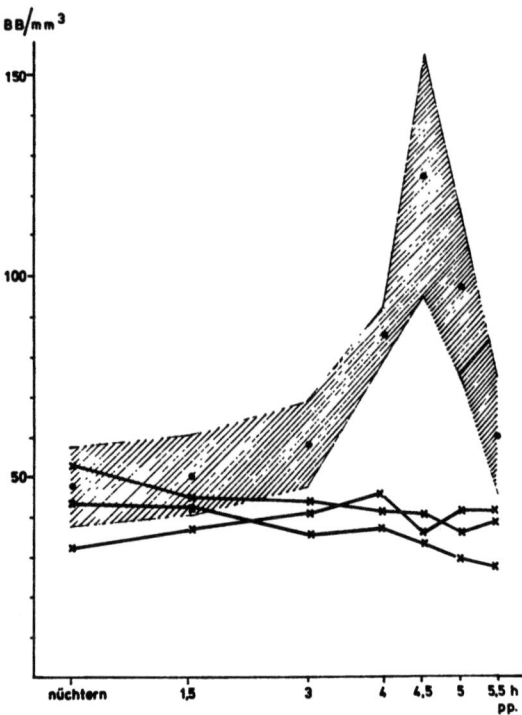

Abb. 1. Das Verhalten der Blutbasophilen (BB) nach oraler Lipidbelastung mit 2 g Butter pro kg Körpergewicht bei 20 Kontrollpersonen ($\bar{x} \pm Sx$) und 3 Pat. mit einer Hyperchylomikronämie

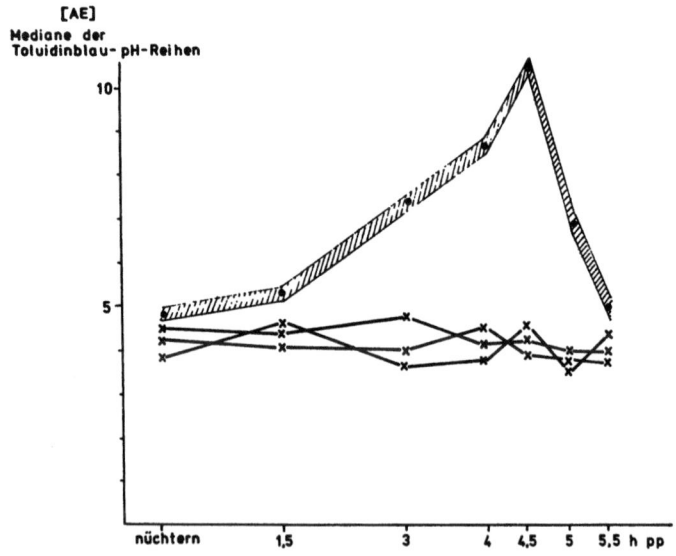

Abb. 2. Lage der Kurvenmediane der Toluidinblau-pH-Reihe [der Abstand der Mediane vom Ausgangs-pH ist in Arbeitseinheiten (AE) angegeben] nach oraler Lipidbelastung bei 20 Kontrollpersonen und 3 Pat. mit einer Hyperchylomikronämie

Lipid-Senker

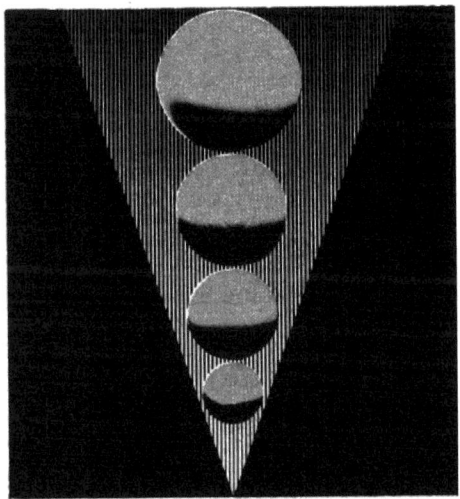

Lipo-Merz®
die Monosubstanz Etofibrat^{DBP}
mit dem doppelten Wirkmechanismus:

senkt
Cholesterin und Triglyzeride
rasch und nachhaltig

Zusammensetzung: 1 Kapsel enthält: 300 mg Etofibrat I.N.N. = 2-(p-Chlorphenoxy)-2-methyl-propionsäure-[2-(nicotinoyl-oxy)-äthyl]-ester
Indikationen: Hyperlipidämien, einschließlich essentielle Hyperlipidämien; Erkrankungen, für deren Entstehung und Verlauf die Erhöhung der Serumlipidwerte (Triglyzeride, Cholesterin) einen wesentlichen Risikofaktor darstellt; z. B. coronare und cerebrale sowie periphere Durchblutungsstörungen; Angio- und Retinopathien.
Dosierung: 3 x täglich 1 Kapsel nach dem Essen.

Nebenwirkungen – Begleiterscheinungen:
LIPO-MERZ wird im allgemeinen ausgezeichnet vertragen. Magen und Darm werden nicht gereizt. Gelegentlich kann es zu Behandlungsbeginn zu Flush-Erscheinungen (Hitzegefühl) kommen. Diese Erscheinungen bilden sich bei Fortsetzung der Therapie nach wenigen Tagen zurück.
Unverträglichkeiten und Risiken:
Bei schweren Leberschäden und schweren Nierenschäden sowie während der Schwangerschaft sollte LIPO-MERZ nicht angewandt werden.

LIPO-MERZ kann die Wirkung von Antikoagulantien verstärken. Daher ist im Einzelfall darauf zu achten, ob während der Behandlung mit LIPO-MERZ Antikoagulantien eingespart werden können.
Handelsformen und Preise:
30 Kapseln   DM 14,80 m. MWSt.
100 Kapseln DM 34,85 m. MWSt.
Anstaltspackung 500 Kapseln

Merz + Co.
Chemische Fabrik
6 Frankfurt/Main 1
Eckenheimer Landstraße 100-104

Taschenbücher Allgemeinmedizin
Herausgeber: N. Zöllner,
S. Häussler, P. Brandlmeier,
I. Korfmacher

Die Allgemeinpraxis
Organisationsstruktur — Gesundheitsdienste — Soziale Einrichtungen
Von P. Brandlmeier, R. Eberlein, H. J. Florian, U. Franz, F. Geiger, H. Haack, F. Härter, H. Pillau, M. Pilz, O. Scherbel, W. Segerer, H. Sopp
Bandherausgeber: P. Brandlmeier
31 Abb. X, 134 Seiten. 1974
DM 16,—; US $6.60
ISBN 3-540-06700-0

Hausärztliche Versorgung
Bereitschafts- und Notdienste
Der kranke Mensch. Labordiagnostik. Von P. Brandlmeier, U. Franz, F. Geiger, H. Hege, I. Korfmacher, E. Kühn, I. Leitner, H. Pillau, R. Pohl, H. H. Schrömbgens, H. Sopp, W. Zander, B. Zönnchen
Bandherausgeber: P. Brandlmeier
22 Abb. XVI, 139 Seiten. 1974
DM 18,—; US $7.40
ISBN 3-540-06999-2

Kardiologie. Hypertonie
Von F. Anschütz, U. Gaissmaier, W. Hahn, D. Klaus, H. Lydtin, J. Schmidt, E. Zeh
Bandherausgeber: D. Klaus
38 Abb. XXII, 248 Seiten. 1974
DM 24,—; US $9.90
ISBN 3-540-06701-9

H. LOEW, P. MELLIN, H. OLBING
Nephrologie — Urologie
Bandherausgeber: H. Losse
24 Abb. XII, 170 Seiten. 1975
DM 28,—; US $11.50
ISBN 3-540-07337-X

Stoffwechsel — Ernährung — Endokrinium
Von H. J. Bauer, P.-U. Heuckenkamp, H. J. Karl, P. May, E. Standl, G. Wolfram, N. Zöllner
Bandherausgeber: N. Zöllner, G. Wolfram
11 Abb. Etwa 210 Seiten. 1975
DM 28,—; US 11.50
ISBN 3-540-07475-9

Diagnose und Therapie in der Praxis
Übersetzt nach der amerikanischen Ausgabe von M. A. Krupp, M. J. Chatton et al.
Bearbeitet, ergänzt und herausgegeben von K. Huhnstock, W. Kutscha unter Mitarbeit von H. Dehmel
3., erweiterte Auflage. 27 Abb.
XVIII, 1337 Seiten. 1974
Gebunden DM 78,—; US $32.00
ISBN 3-540-06571-7

Therapie innerer Krankheiten
Herausgeber: E Buchborn, H. Jahrmärker, H. J. Karl, G. A. Martini, W. Müller, G. Riecker, H. Schwiegk, W. Siegenthaler, W. Stich
2., korr. Auflage. 32 Abb.
XXIX, 650 Seiten. 1974
Gebunden DM 48,—; US $19.70
ISBN 3-540-06574-1

Geriatrie in der Praxis
Herausgeber: W. H. Hauss, W. Oberwittler
42 Abb. XVI, 298 Seiten. 1975
Gebunden DM 48,—; US $19.70
ISBN 3-540-07005-2

D. B. DUBIN
Schnell-Interpretation des EKG
Ein programmierter Kurs
Mit einem Vorwort von H. Gillmann
Übersetzung aus dem Englischen von R. Kern, U.-K. Lindner
246 Abb. Etwa 260 Seiten. 1975
DM 38,—; US $15.60
ISBN 3-540-07315-9

M. J. HALHUBER, R. GÜNTHER, M. CIRESA
EKG-Einführungskurs
Eine praktische Propädeutik der klinischen Elektrokardiographie
Unter Mitwirkung von P. Schumacher, W. Newesely
5., völlig neubearb. Auflage
98 Abb. X, 164 Seiten. 1975
DM 24,—; US $9.90
ISBN 3-540-07445-7

Preisänderungen vorbehalten

Springer-Verlag
Berlin
Heidelberg
New York

änderungen an den Basophilengranula, die auf eine massive Granulolyse und Zytolyse hindeuten. Als Zeichen der Granulolyse sieht man eine starke Auflockerung und Vakuolisierung des Zytoplasmas. Die Granula sind vollständig oder partiell herausgelöst. Man findet zahlreiche Myelinfiguren. Nicht selten kommen pyknotische und homogenisierte Basophilenkerne von hoher Elektronendichte vor, die auf eine Zellnekrobiose hindeuten.

Bei 3 Patienten mit einer Hyperchylomikronämie wurde das Verhalten der Blutbasophilen mit Hilfe der Toluidinblau-pH-Reihe nach oraler Fettbelastung untersucht. 2 der Patienten hatten auf Grund der Lipoproteinelektrophorese ein dem Typ I entsprechendes Lipoproteinmuster und 1 Patient zeigte ein Typ V-Muster. Die postheparinlipolytische Aktivität war bei allen Patienten normal. Dieser Befund deutet auf eine ausreichende Aktivität der Lipoproteinlipase hin. Hier stellt sich die Frage, ob der pathologische Lipidstatus durch Mangel an verfügbaren Glykosaminglykanen hervorgerufen wird.

Die nähere Analyse der Blutbasophilenzahl zeigt bei diesen Patienten keinen Anstieg nach oraler Lipidbelastung (Abb. 1). Ebenfalls fanden wir keine Verschiebung der Kurvenmediane in der Toluidinblau-pH-Reihe (Abb. 2). Diese Befunde zeigen, daß die postprandiale Vermehrung der Blutbasophilen bei den untersuchten Patienten ausbleibt und die typische lipidinduzierte Granulolyse der Blutbasophilen gestört ist.

Bei der familiären Typ I-Hyperlipoproteinämie besteht ein genetisch bedingter Triglyceridlipasemangel [2]. Nur ein kleiner Teil der Typ I-Patienten zeigt eine normale postheparinlipolytische Aktivität. Bei der Typ V-Hyperlipoproteinämie ist die Aktivität dieses Enzymkomplexes normal oder leicht vermindert.

Unsere im wesentlichen auf zellulärer Ebene erhobenen Befunde zeigen, daß Hyperlipoproteinämien mit einem Typ I- und Typ V-Muster mit großer Wahrscheinlichkeit infolge einer mangelhaften Verfügbarkeit von Glykosaminglykanen der Blutbasophilen entstehen können.

Literatur

1. Braunsteiner, H., Sailer, S., Sandhofer, F.: Metabolism **14**, 1071 (1965). — 2. Greten, H.: Expos. ann. Biochim. méd. **31**, 161 (1972). — 3. Lennert, K., Parwaresch, M. R.: Schweiz. med. Wschr. **100**, 1410 (1970). — 4. Lennert, K., Schubert, J. C. F.: Verh. dtsch. Ges. inn. Med. **66**, 1061 (1960). — 5. Shelly, W. B., Juhlin, L.: Amer. J. med. Sci. **242**, 211 (1961).

MIDDELHOFF, G., BROWN, W. V. (Inst. f. Herzinfarktforsch., Univ.-Klinik Heidelberg): **Untersuchungen zu Lipid-Protein-Wechselwirkungen am Beispiel der Rekombination von menschlichen Lipoproteinen (HDL)**

Manuskript nicht eingegangen.

WEIZEL, A., ZIMMERER, U., ZEBE, H. (Med. Univ.-Klinik Heidelberg): **Untersuchungen der Lecithin-Cholesterin-Acyl-Transferase (LCAT) in verschiedenen Gefäßgebieten beim Menschen**

Die Lecithin-Cholesterin-Acyl-Transferase (LCAT) ist das Enzym, das nach dem heutigen Stand unseres Wissens verantwortlich ist für die Bildung der Plasma-Cholesterinester. Diese Reaktion läuft im Plasma selbst ab.

Neben dem Ort der Reaktion interessiert jedoch vor allem die Herkunft des Enzyms. Tierexperimentelle Untersuchungen sowie der Befund von niedrigen LCAT-Werten bei Patienten mit schweren Leberparenchymschäden [1] legen den Schluß nahe, daß der Ort der LCAT-Bildung in der Leber zu suchen ist.

Zweck unserer Untersuchungen war die Beantwortung der Frage, ob sich in verschiedenen Gefäßgebieten beim Menschen Aktivitätsunterschiede der LCAT nachweisen lassen, und insbesondere, ob sich die Aktivität in der V. hepatica von der Aktivität in anderen Gefäßgebieten unterscheidet.

Material und Methoden

Untersucht wurde die LCAT-Aktivität in der V. hepatica, in der V. cava inferior, im rechten Ventrikel, im linken Ventrikel (bzw. im peripheren arteriellen Blut).

Die Untersuchungen wurden bei 36 Pat. im Rahmen von Routine-Herzkatheteruntersuchungen durchgeführt. Mit einer Ausnahme ließ sich bei allen Patienten ein Vitium cordis nachweisen (Diagnosen/Zahl der Fälle: Mitralstenose 7, Kombin. Mitralv. 4, Mitralinsuff. 4, Aortenstenose 4, Aorteninsuff. 4, Kombin. Aortenvit. 4, Pulmonale Hypertonie 2, Vorhofseptumdef. 3, Lutembacher Syndr. 1, Duct. art. Botalli 1, Cardiomyopathie 1).

Untersuchungen der SGOT, SGPT, der γ-GT und des Gesamtbilirubins ergaben keine Hinweise auf das Vorliegen von chronischen Lebererkrankungen. Bei 3/36 Fällen waren bei gleichzeitig bestehender Rechtsinsuffizienz die Transaminasen bis auf das Dreifache der Norm erhöht. Bei Überprüfung des Blutbildes und der Elektrolyte fanden sich normale Werte.

Die Blutproben wurden im Rahmen von Herzkatheteruntersuchungen entnommen, in Eis gekühlt und entweder sofort verarbeitet oder bis zur endgültigen Aufarbeitung tiefgefroren.

Die Bestimmung der Konzentration des Gesamtcholesterins, der Cholesterinester und des freien Cholesterins in den verschiedenen Gefäßgebieten ergab keine signifikanten Unterschiede. Die Bestimmung der LCAT-Aktivität erfolgte nach der Methode von Stokke u. Norum [2] mit 4stündiger Vorinkubation des Albumin-7-α-^{3}H-Cholesterin-Komplexes mit dem Substrat. Während der Präinkubation wird die LCAT-Reaktion durch die Zugabe von Ellman's Reagenz gestoppt, durch die Präinkubation wird eine ausreichende Durchmischung des Tracers mit dem Substratcholesterin ermöglicht.

Die Aktivierung der Reaktion erfolgt durch Zugabe von Mercapto-Äthanol im Überschuß. Nach 1 Std Inkubationszeit wird die Reaktion durch Zugabe von Chloroform/Methanol gestoppt. Cholesterinester und freies Cholesterin werden dünnschichtchromatographisch getrennt und die Aktivität im Flüssigkeitsszintillationszähler bestimmt.

Die Ergebnisse sind in der Tabelle zusammengefaßt.

Tabelle. Lecithin-Cholesterin-Acyltransferase-Aktivität in verschiedenen Gefäßgebieten beim Menschen

Normal	5,3 ± 0,80 %/Std
V. hepatica	4,3 ± 1,10 %/Std
V. cava inf.	4,0 ± 0,78 %/Std
V. pulmonalis	3,8 ± 0,80 %/Std
Linker Ventrikel	3,8 ± 0,80 %/Std

Die normale LCAT-Aktivität (bei 20 Patienten) wurde mit 5,3 ± 0,8 %/Std gemessen, die Vergleichswerte betrugen für die V. hepatica 4,3 ± 1,1 %/Std, für die V. cava inf. 4,0 ± 0,78 %/Std, für die V. pulmonalis 3,8 ± 0,8 %/Std und für den linken Ventrikel 3,8 ± 0,8 %/Std. Die Unterschiede waren im gepaarten Student-Test nicht signifikant.

Zusammenfassung

Auf Grund unserer Untersuchungen lassen sich Aktivitätsunterschiede für die LCAT in verschiedenen Gefäßgebieten beim Menschen nicht nachweisen, insbesondere besteht keine Aktivitätsdifferenz zwischen den unmittelbar posthepatischen Gefäßgebieten und dem übrigen Gefäßsystem, eine erst extrahepatisch erfolgende Aktivierung der LCAT scheint nicht vorzuliegen.

Literatur

1. Simon, J. B.: Scand. J. clin. Lab. Invest. **33** (Suppl. 137), 107 (1974). — 2. Stokke, K. T., Norum, K. R.: Scand. J. clin. Lab. Invest. **27**, 21 (1971).

HORN, G., SCHWARTZKOPFF, W. (Med. Klinik u. Poliklinik d. Klinikums Charlottenburg d. FU Berlin — Fettstoffwechselambulanz): **Zur Häufigkeit von Hyperlipoproteinämien im Kindesalter**

In den letzten Jahren hat sich die Erkenntnis durchgesetzt, daß Fettstoffwechselstörungen mit die wesentlichsten Risikofaktoren in der Entstehung degenerativer Gefäßerkrankungen darstellen. Aus diesem Grunde haben verschiedene Autoren begonnen, bereits im Nabelschnurblut nach erhöhten Lipidwerten zu suchen.

Wir selbst sind einen anderen Weg gegangen und haben 320 Schulkinder einer ländlichen (Bad Steben) und 340 Kinder einer großstädtischen Bevölkerungsgruppe (Berlin) im Alter von 1 bis 15 Jahren auf das Vorliegen einer Fettstoffwechselstörung hin untersucht. Hierbei kam es uns im wesentlichen auf drei Punkte an: festzustellen,

1. ob es für Triglyceride und Cholesterin eine Normalverteilung gibt,

2. mit welcher Häufigkeit schon im Kindesalter mit erhöhten Triglycerid- und Cholesterinwerten zu rechnen ist und

3. wie diese erhöhten Werte in das Klassifizierungsschema von Fredrickson einzuordnen sind.

Gestatten Sie mir, daß ich zu der ersten Frage nach der sog. Normalverteilung von Cholesterinen und Triglyceriden eine Antwort gebe.

Schon Gaddum (London, 1945) hat gezeigt, daß die Normalverteilung bei biologischen Größen eher die Ausnahme als die Regel ist [1, 2]. Auch unsere Untersuchungen zeigten weder für Cholesterin noch für die Triglyceride eine Normalverteilung (Austestung nach Kolmogoroff-Smirnof).

Auf Grund unserer Untersuchungen können wir davon ausgehen, daß Triglyceridwerte von über 110 mg/100 ml und Cholesterinwerte über 240 mg/100 ml bei Kindern im Alter von 6 bis 15 Jahren als pathologisch angesehen werden müssen (P_3 und P_{97}). Auf Grund unserer Ergebnisse kann der Medianwert bei den von uns untersuchten Kindern für die Triglyceride mit 57 mg/100 ml und für das Cholesterin mit 196 mg/100 ml angesetzt werden (Tabelle).

Auf die zweite Frage nach der Häufigkeit einer Hyperlipoproteinämie im Kindesalter läßt sich sagen, daß bei 8,55% aller von uns untersuchten Kinder eine Erhöhung der Serumcholesterinkonzentration über 240 mg/100 ml vorlag. Vergleicht man die Daten der ländlichen mit denen der städtischen Bevölkerung, dann ergibt sich eindeutig, daß in Berlin Kinder häufiger pathologische Cholesterinwerte aufwiesen, und zwar in einem Prozentsatz von 10,6, während nur 6% der Kinder aus Bad Steben eine Hypercholesterinämie zeigten.

Wichtig zu erwähnen ist noch die Korrelation von Serumcholesterin mit dem Durchschnittsalter. Unsere Ergebnisse zeigten, daß die Serumcholesterinwerte bis zum 8./9. Lebensjahr leicht ansteigen, um dann zur Pubertät hin wieder abzusinken, was auch den Ergebnissen einer Studie von Häberlin entspricht [2]. Ähnlich wie Milligan et al. (1966) konnten auch wir jedoch keine signifikante Beziehung zwischen Serumcholesterinspiegel und Fettleibigkeit herstellen. Der Anteil der Fettleibigen unter den Hyperlipoproteinämien des Typs IIa entspricht mit 20 bis 30% etwa dem Anteil der Übergewichtigen unter der Durchschnittspopulation.

Über das Verhalten des Cholesterins im Kindesalter liegen zahlreiche Daten vor (2, 4, 7—9], während dies für die Triglyceride nicht zutrifft. Unsere Untersuchungen ergaben bei 6% aller untersuchten Kinder eine Triglyceridkonzentration über 110 mg/100 ml, dabei lag in Berlin bei 7,6% der Kinder, in Bad Steben dagegen nur bei 3,7% eine Hypertriglyceridämie vor.

Aufschlußreich erscheint uns die fast doppelt so hohe Zahl an Hypercholesterinämien und Hypertriglyceridämien unter der Großstadtbevölkerung.

Auffallend ist weiterhin die Tatsache, daß wir bei den Mädchen hinsichtlich der Cholesterin- wie auch der Triglyceridkonzentrationen häufiger pathologische Werte nachweisen konnten als bei den Jungen. Eine Hypercholesterinämie wurde bei 9,2% der Mädchen und 7,7% der Jungen gefunden, eine Hypertriglyceridämie bei 6,2% der Mädchen gegenüber 5,9% der Jungen. Auch die Medianwerte beider Fraktionen lagen bei den Mädchen auf einem etwas höheren Niveau.

Unsere Daten stehen nicht im Gegensatz zu den z. T. sporadisch durchgeführten Untersuchungen, z. B. 1943 von Hodges in New York und 1967/1969 von Starr in Los Angeles.

Tabelle. Durchschnittliche Cholesterin- und Triglycerid-Konzentrationen bei Kindern im Alter von 1 bis 15 Jahren an Hand von Untersuchungen in New York 1943, Los Angeles 1967/69 und Berlin 1972/73 unter Berücksichtigung von Hyper-Cholesterin- und Hyper-Triglyceridämien

AUTOR	ALTER	n	MITTELWERT [mg/100 ml]	NORMALBEREICH [mg/100 ml]	% ZAHL DER FÄLLE
	CHOLESTERIN				
HODGES et al 1943	6 – 14	414	205,7 ± 38	90 – 310	>250 mg/100 ml = 11 %
STARR et al 1967	6 – 14	244	182 ± 22	130 – 260	>220 mg/100 ml = 6 %
1969	6 – 14	291	177 ± 25	120 – 260	>220 mg/100 ml = 7,5 %
	CHOLESTERIN		MEDIANWERT		
HORN et al 1972/73	1 – 15	655	196	120 – 240	>240 mg/100 ml = 8,55 %
	1 – 15 ♂	350	192	120 – 240	>240 mg/100 ml = 7,7 %
	♀	305	199	120 – 240	>240 mg/100 ml = 9,2 %
	Berlin	338	196	120 – 240	>240 mg/100 ml = 10,6 %
	Bad Steben	317	195	120 – 240	>240 mg/100 ml = 6 %
	TRIGLYCERIDE				
	1 – 15	666	57	25 – 110	>110 mg/100 ml = 6 %
	♂	352	54	25 – 110	>110 mg/100 ml = 5,9 %
	♀	306	59	25 – 110	>110 mg/100 ml = 6,2 %
	Berlin	343	62	25 – 110	>110 mg/100 ml = 7,6 %
	Bad Steben	323	53	25 – 110	>110 mg/100 ml = 3,7 %

Auf den dritten Punkt der Klassifizierung der HLP-Typen eingehend, ergab die Aufschlüsselung der Hyperlipoproteinämien in Bad Steben und in Berlin ein deutliches Überwiegen des Typs IIa nach Fredrickson. Bei 19 Kindern, bei denen 14mal die Klassifizierung eines Typs IIa, 4mal die eines Typs IIb und 1mal die eines Typs IV nach Fredrickson vorlag, wurden beide Elternteile untersucht. Bei 15 Kindern zeigten ein oder beide Elternteile eine erhöhte Triglycerid- und/oder Cholesterinkonzentration, in 3 Fällen waren beide Elternteile affektiert. Von diesen 18 Erbmalsträgern lag bei 4 eine Hypertriglyceridämie vor, bei 7 eine reine Hypercholesterinämie und bei den restlichen eine Erhöhung beider Fraktionen. Dabei zeigte sich, daß in allen Fällen einer Triglyceriderhöhung des Kindes bei einem Elternteil ebenfalls eine Erhöhung dieser Fraktion vorlag, und zwar 3mal im Sinne eines Typs IIb und 1mal im Sinne eines Typs IV nach Fredrickson. Bei 14 Kindern mit einer Hypercholesterinämie lag nur in 1 Fall eine Hypertriglyceridämie eines Elternteils vor (Typ IV), bei den restlichen 13 wurde eine reine Hypercholesterinämie beobachtet. Daraus kann der Schluß gezogen werden — in Anlehnung an eine von Kwiterovich u. Fredrickson (1972) durchgeführte Studie — daß bei den Elternteilen relativ öfter die Mutter der Erbmalsträger war und bei einer Elternpaarung mit einem Typ IIb nach Fredrickson die Wahrscheinlichkeit eines Kindes dieses Typs größer ist als bei einer IIa-Paarung.

Da ein deutliches Überwiegen des Typs IIa unter den Hyperlipoproteinämien sichtbar wurde, erscheint uns die frühzeitige Entdeckung dieses für das Gefäßsystems so aggressiven HLP-Typs besonders wichtig.

Unsere Untersuchungen, die eine Häufigkeit von Hyperlipoproteinämien im Kindesalter von schon bis zu 10% zeigen, sollten Anlaß sein, schon in der Schule bei den regelmäßig stattfindenden Schuluntersuchungen der Kinder im Rahmen der Vorsorgemedizin derartige Untersuchungen bezüglich der Triglyceride und des Cholesterins anzustellen, damit über eine diätetische und — beim Typ IIa — auch über eine medikamentöse Therapie ein Schritt weiter in Richtung Früherkennung und Frühbehandlung unternommen wird [6, 9, 10].

Es war das Anliegen unseres Vortrages, einen Beitrag dazu zu leisten, über die Früherkennung auch bei jungen Menschen das Risiko Hyperlipoproteinämie durch entsprechende Maßnahmen zu senken.

Literatur

1. Gaddum, J. H.: Nature (Lond.) **156**, 463 (1945). — 2. Häberlin, R.: Normalwerte des Serumcholesterins im Kindesalter. Inaugural-Dissertation, Zürich 1960. — 3. Geigy: Wissenschaftliche Tabellen. — 4. Richterich: Klin. Chem. **1971**. — 5. Nobukazu, Chida: Tohoku J. exp. Med. **1971**. — 6. Mayer: Amer. J. clin. Nutr. **1970**. — 7. Hodges: Amer. J. Dis. Child. **1943**. — 8. Starr: Amer. J. clin. Path. **1971**. — 9. Segall, M. M.: Lancet **1970**. — 10. Andersen, Clausen: Ernährungsw. **1971**. — 11. Kwiterovich, Fredrickson: Familial hypercholesterolemia (One form of familial type II hyperlipoproteinemia). — 12. Levy, Fredrickson: Ann. intern. Med. **1972**.

ZSCHIEDRICH, M.*, HENZE, B.** (* Med. Klinik u. Poliklinik d. Klinikums Charlottenburg d. FU Berlin — Fettstoffwechselambulanz, ** Medizinaluntersuchungsamt II Berlin): **Unspezifisch erhöhte Antistreptolysintiter bei Hyperlipoproteinämien**

Bei rheumatischen Beschwerden wird in Klinik und Praxis fast regelmäßig die Bestimmung des Antistreptolysin-O-Titers (AST) veranlaßt. Die Aussagefähigkeit dieses Tests wird jedoch durch das Auftreten falsch pathologischer Titer infolge einer unspezifischen Hemmung der Streptolysin-O-Hämolyse eingeschränkt. Dies kann zu Fehldiagnosen und damit zu nicht indizierten therapeutischen Konsequenzen führen. Unspezifisch erhöhte AST werden unter anderem bei Leber- und Gallenwegserkrankungen, bei chronischer Niereninsuffizienz und bei Hyperlipoproteinämien angetroffen [2—6, 9—13].

In diesem Vortrag soll auf die Beziehung zwischen Hyperlipoproteinämie (HLP) und AST deswegen eingegangen werden, weil die Häufigkeit von Hyperlipoproteinämien eine kritische Bewertung erhöhter Titer notwendig werden läßt.

Unter 372 Patienten mit einer HLP fanden wir in 71 Fällen, d. h. in 19,1%, einen erhöhten AST. Bei 70 Normolipämikern wurde lediglich in einem Fall ein erhöhter Titer angetroffen. Mit dem spezifischen ASL-Latextest [1, 7, 8] wurde festgestellt, daß es sich in allen Fällen um unspezifisch erhöhte Titer handelte.

Die Häufigkeit falsch pathologischer Titer stand in Beziehung zum Typ der HLP (Tabelle 1). Bleibt der Typ III wegen zu geringer Fallzahl unberücksichtigt, dann wurden unspezifisch erhöhte Titer beim Typ IIb mit 27,5% und beim Typ IV mit 21,7% häufiger angetroffen als beim Typ IIa mit 9,2%. Somit fanden sich falsch pathologische Titer häufiger bei einer Erhöhung der Konzentration an very low density lipoproteines (VLDL) als bei einer ausschließlichen Erhöhung der Konzentration an low density lipoproteines (LDL). Eine signifikante Korrelation zwischen der Konzentration an VLDL und der Höhe der pathologischen Titer konnte jedoch nicht nachgewiesen werden.

Um den Einfluß der VLDL auf den AST näher abzuklären, wurden 36 Seren mit erhöhtem Titer in der analytischen Ultrazentrifuge bei einer Dichte von 1,006 getrennt in eine F_1-Fraktion, in der die VLDL enthalten sind, und in eine F_2-Fraktion, welche die nicht weiter separierten LDL und high density lipoproteines (HDL) enthält. Der AST wurde in beiden Fraktionen bestimmt und in Beziehung gesetzt zum Titer des Gesamtserums.

In der F_1-Fraktion wurde in allen Fällen ein erhöhter Titer angetroffen, der den des Gesamtserums in fast allen Fällen an Höhe noch übertraf.

In der F_2-Fraktion dagegen waren in Übereinstimmung mit den Ergebnissen von Rhomberg et al. [11] die Titer gegenüber dem Gesamtserum deutlich herabgesetzt, in 91,7% der Fälle sogar normalisiert.

Tabelle 1. Häufigkeit unspezifisch erhöhter AST, bezogen auf den Typ der Hyperlipoproteinämie

Hyperlipoproteinämie Typ	N	AST ≥ 400 ASE/ml N	%
II a	109	10	9,2
II b	40	11	27,5
III	2	2	100,0
IV	221	48	21,7
Gesamt	372	71	19,1

Um festzustellen, ob auch bei normalem Titer im Gesamtserum die separierten VLDL einen falsch pathologischen Ausfall des AST bewirken, wurden 94 Seren mit normalem Titer in gleicher Weise untersucht. In 88 dieser Fälle, das sind 93,5%, wurden in den separierten VLDL unspezifisch erhöhte Titer angetroffen.

Somit besitzen die VLDL eine physiologische streptolysin-O-inhibierende Aktivität, die jedoch in Gegenwart der F_2-Fraktion, d. h. im Gesamtserum, herabgesetzt oder aufgehoben wird.

Auf Grund dieses unterschiedlichen Verhaltens des AST in den Fraktionen F_1 und F_2 war zu untersuchen, welche Bedeutung dem relativen und dem absoluten Gehalt an Triglyzeriden (TG), Gesamtcholesterin (TCH), freiem Cholesterin (FCH) und Phosphatiden (PH) zukommt.

In der Tabelle 2 sind von den Seren (N = 104), bei denen in der F_1-Fraktion unspezifisch erhöhte Titer von mindestens 3200 Antistreptolysineinheiten (ASE)/ml, in der F_2-Fraktion dagegen normale Titer angetroffen wurden, die Lipidkonzentrationen der beiden Fraktionen aufgetragen. Angegeben sind der Median und der Bereich, der 80% der Beobachtungen umfaßt.

Naturgemäß fand sich in der F_1-Fraktion eine höhere Konzentration an Triglyzeriden. Sie haben jedoch nach eigenen Untersuchungen und nach Untersuchungen von Petersen et al. [10] keine streptolysininhibierende Wirkung. Nach Howard et al. [5] und Petersen et al. [10] führt ausschließlich das freie Cholesterin zu einer Erhöhung des AST. Die absolute Konzentration an FCH kann jedoch nicht von alleiniger ausschlaggebender Bedeutung sein; sie ist in der F_1-Fraktion signifikant niedriger als in der F_2-Fraktion. Das gleiche trifft auch für das Gesamtcholesterin und für die Phosphatide zu.

Möglicherweise gibt der Quotient von FCH zu PH den Ausschlag. Er ist in der F_1-Fraktion mit 0,28 signifikant höher als in der F_2-Fraktion mit 0,17. Dies läßt

Tabelle 2. Median- und 80%-Bereich der Lipidkonzentrationen (mg/100 ml) und Quotient von freiem Cholesterin zu Phosphatiden in den Fraktionen F_1 und F_2 von 104 Seren, bei denen in der F_1-Fraktion der AST $\geq$ 3200 ASE/ml, in der F_2-Fraktion $\leq$ 200 ASE/ml war [s.: p < 0,01 (Wilcoxon-Test für unverbundene Stichproben)]

Fraktion	ASE/ml	Gesamt-Lipide	TG	TCH	FCH	PH	FCH/PH
F_1	$\geq$ 3200	424 (90—1264)	243 (38—798)	61 (15—200)	24 (5—60)	81 (19—209)	0,28 (0,20—0,43)
		s.	s.	s.	s.	s.	s.
F_2	$\leq$ 200	679 (513—871)	116 (61—193)	203 (130—301)	40 (19—62)	231 (172—309)	0,17 (0,09—0,22)

daran denken, daß die Phosphatide den Effekt des FCH aufheben und daß deswegen in der F_2-Fraktion trotz der höheren absoluten Konzentration an FCH erhöhte Titer in der Regel nicht angetroffen werden.

Die unspezifische Hemmaktivität der VLDL könnte im Gesamtserum durch den hohen Phosphatidanteil der F_2-Fraktion herabgesetzt oder aufgehoben werden.

Die Annahme, daß die Phosphatide die Wirkung des freien Cholesterins herabsetzen, widerspricht den Ergebnissen von Petersen [10], nach denen sie die Wirkung des freien Cholesterin auf ein Vielfaches zu steigern vermögen.

Zusammenfassend ergibt sich für die Praxis: Bei Hyperlipoproteinämien muß in etwa 20% mit einem falsch pathologischen AST gerechnet werden. Er tritt beim Typ IIb und IV bevorzugt auf und wird offensichtlich durch die VLDL verursacht.

Die Häufigkeit von Hyperlipoproteinämien läßt eine kritische Bewertung erhöhter Titer in Diagnose und Therapie rheumatischer Beschwerden notwendig werden. Zur Vermeidung von Fehldiagnosen sollte parallel zur Bestimmung des AST eine Hyperlipoproteinämie ausgeschlossen werden.

Literatur

1. Eckhardt, R., Mai, K.: Klin. Wschr. 48, 295 (1970). — 2. Elias, A., Ciolac-Munteanu, E., Iacobiciu, I., Lazar, Z., Sarlau, A.: Arch. Hyg. (Berl.) 154, 52 (1970). — 3. Hällen, J.: Acta path. microbiol. scand. 57, 301 (1963). — 4. Hewitt, L. F., Todd, E. W.: J. Path. Bact. 49, 45 (1939). — 5. Howard, G. J., Wallace, K. R., Wright, A. B.: Brit. J. exp. Path. 34, 174 (1953). — 6. Legler, F.: Z. Immun.-Forsch. 138, 101 (1969). — 7. Mathies, H., Gaedicke, H.: Med. Klin. 63, 165 (1968). — 8. Meigel, W., Deindl, G.: Münch. med. Wschr. 111, 198 (1969). — 9. Meyer zum Büschenfelde, K. H., Knolle, J.: Klin. Wschr. 44, 875 (1966). — 10. Petersen, K. F., Nowak, P., Thiele, O. W., Urbaschek, B.: Int. Arch. Allergy 29, 69 (1966). — 11. Rhomberg, H. P., Semenitz, E., Braunsteiner, H.: Schweiz. med. Wschr. 100, 456 (1970). — 12. Scheiffarth, F., Berg, G., Legler, F., Roller, E., Schön, H.: Klin. Wschr. 37, 1037 (1959); Klin. Wschr. 39, 949 (1961). — 13. Winblad, S.: Acta path. microbiol. scand. 66, 93 (1966).

ATZPODIEN, W., KREMER, G. J. (II. Med. Klinik u. Poliklinik d. Univ. Mainz): **Plasmaglykosphingolipide bei Hyperlipoproteinämien***

Im menschlichen Blutplasma finden sich hauptsächlich 4 Fraktionen der neutralen Glykosphingolipide: Monohexosyl- (Glucosyl-), Dihexosyl- (Lactosyl-), Trihexosyl- und Tetrahexosylceramid oder Globosid, wobei die Monohexosylceramidfraktion dominiert [1], (Abb. 1). Diese neutralen Glykosphingolipide sind komplexe Lipide, bestehend aus der Sphingosinbase, langkettigen Fettsäuren und Mono- oder Oligosacchariden. Deutlich erhöhte Plasmaspiegel einzelner Fraktionen finden sich bei bestimmten erblichen Stoffwechselkrankheiten (z. B. Morbus Gaucher, Lactosylceramidose, Morbus Fabry). — Ursprung und Stoffwechselwege der menschlichen Plasmaglykosphingolipide sind nicht vollständig aufgeklärt. Über sekundäre Erhöhungen einzelner Glykosphingolipide bei 3 Patienten mit Hyperlipoproteinämien (*HLP*) wurde berichtet [2].

Eigene Untersuchungen über das Verhalten der einzelnen Plasmaglykosphingolipide bei verschiedenen HLP werden durchgeführt.

Methodik

Blutplasma von 40 Pat. mit HLP und von 23 Normalpersonen wird untersucht. Aus 10 ml Blutplasma werden die Glykosphingolipide durch Chloroform-Methanol-Extraktion, anschließende Acetylierung, Säulenchromatographie an Florisil, Deacetylierung mit darauffolgender Dialyse gegen Wasser isoliert und durch Dünnschichtchromatographie auf Kieselgelplatten getrennt.

Die quantitative Bestimmung der einzelnen Ceramidfraktionen erfolgt im Orcinolfarbtest [3].

---

* Mit Unterstützung der Deutschen Forschungsgemeinschaft (At 8/1).

Ergebnisse

Patienten mit HLP (n = 40) zeigen einen signifikanten Anstieg der Monohexosylfraktion auf fast das 2fache gegenüber einem Kontrollkollektiv (n = 23). Dabei ist die Erhöhung bei HLP mit Typ V (n = 8) und Typ IIa (n = 9) deutlicher ausgeprägt als bei HLP mit Typ IV (n = 23). Die Di-, Tri- und Tetrahexosylceramide zeigen jeweils keine signifikanten Konzentrationsänderungen (Abb. 2).

Sphingolipoide	Struktur in Kurzschreibweise	Trivialname
I. Sphingomyeline	Cer-P-Cholin	
II Glykosphingolipoide		
1. Cerebroside = Ceramidmonohexoside	Cer-Gal Cer-Gluc	Galaktocerebrosid Glucocerebrosid
2 Sulfatide = Ceramidhexosid-Schwefelsäureester	Cer-Gal-3'-SO$_3$ Cer-Gluc-Gal-3'-SO$_3$	Sulfatid Lactosylsulfatid
3 Ceramidpolyhexoside a) Ceramiddihexoside	Cer-Gluc-Gal Cer-Gal-Gal	Lactosylcerebrosid Digalaktosylcerebrosid
b) Ceramidtrihexoside	Cer-Gluc-Gal-Gal Cer-Gluc-Gal-NAc-Gal	
c) Ceramidtetrahexoside	Cer-Gluc-Gal-Gal-NAc Gal	Globosid
d) Ganglioside	Cer-Gluc-Gal-NAc Gal-Gal | NANA	Hauptgangliosid (GM$_1$) und viele Abarten

(Cer = Ceramid, Gal = Galaktose; Gluc = Glucose; NAcGal = N-Acetyl-Galaktosamin; NANA = N-Acetylneuraminsaure)

Abb. 1. Übersicht über die wichtigsten Sphingolipoide und ihre Einteilung nach dem chemischen Aufbau

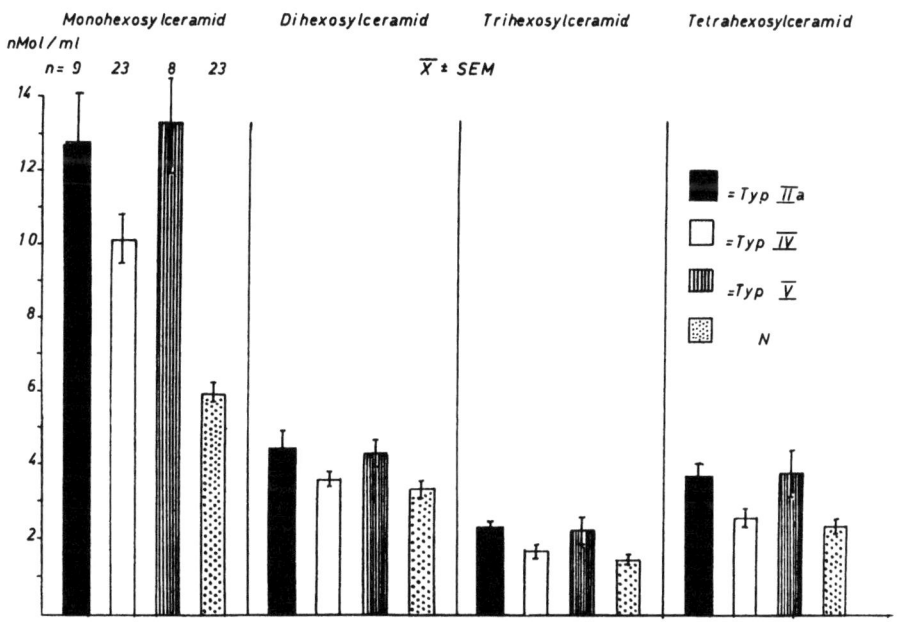

Abb. 2

Erste vorläufige Ergebnisse bei 10 Patienten mit HLP weisen gleichzeitig darauf hin, daß die erhöhte Monohexosylceramid-Konzentration im Plasma eng korreliert ist mit dem Gehalt an den „very low density lipoproteins" (VLDL) des Blutplasma. Bei Vergleich der Monohexosylceramidkonzentration im Gesamtplasma mit der in den VLDL zeigt sich, daß bei Normalpersonen (n = 10) etwa 20%, dagegen bei Patienten mit HLP knapp 50% des Monohexosylceramidgehaltes sich in der VLDL-Fraktion befinden. Daraus kann geschlossen werden, daß der Anstieg der Monohexosylceramidkonzentration bei HLP hauptsächlich zurückzuführen ist auf die erhöhte Monohexosylceramidkonzentration in der VLDL-Fraktion.

Schlußfolgerungen

Da Ursprung und Stoffwechselwege der menschlichen Glykosphingolipide im Plasma bis jetzt nicht vollständig geklärt sind, ist eine Interpretation unserer Ergebnisse schwierig. Dawson u. Sweeley [4] schlossen anhand von „pulse label"-Untersuchungen mit ^{14}C-Glukose bei Schweinen über einen Zeitraum von 80 Tagen auf die Umsatzrate der Glykosphingolipide in den Erythrozyten und im Blutplasma und folgerten, daß etwa 80% der Plasmaglykosphingolipide aus zugrundegehenden Erythrozytenmembranen stammen, etwa 20% des Plasmaglykosphingolipidpools stammen aus anderen Quellen, vorwiegend aus der Leber, wo eine schnelle Synthese der Glykosphingolipide aus ^{14}C-Glukose stattzufinden scheint.

Auf der Basis dieser Daten und unter der Annahme, daß ähnliche Stoffwechselwege im menschlichen Organismus ablaufen, wird vermutet, daß die erhöhte Monohexosylceramidkonzentration bei Patienten mit HLP aus der verstärkten Biosynthese in der Leber mit entsprechend erhöhter VLDL-Sekretion resultiert.

Vor kurzem berichteten Coles u. Foote [5] über deutlich erhöhte Glykosphingolipidspiegel im Plasma und in der Aorta von Kaninchen, die eine Cholesterolreiche, sog. arterioskleroseförderende Diät erhalten hatten. Die Ergebnisse dieser Arbeitsgruppe weisen erneut auf die mögliche Rolle der Glykosphingolipide in der Pathogenese der Arteriosklerose hin.

Literatur

1. Vance, D. E., Sweeley, C. C.: J. Lipid Res. 8, 621 (1967). — 2. Kuske, T. T.: Ann. clin. Lab. Sci. 2, 268 (1972). — 3. Atzpodien, W., Kremer, G. J., Schnellbacher, E., Denk, R., Haferkamp, G., Bierbach, H.: Dtsch. med. Wschr. 100, 423 (1975). — 4. Dawson, G., Sweeley, C. C.: J. biol. Chem. 245, 410 (1970). — 5. Coles, E., Foote, L. J.: J. Lipid Res. 15, 192 (1974).

GÄRTNER, U., ALTROGGE, H., SIEG, K., BECKER, K., BLÄKER, F. (Kinderklinik u. Poliklinik u. I. Med. Klinik d. Univ. Hamburg): **Untersuchungen mit ^{14}C-Cholesterol bei homozygoter Hyperlipidämie vom Typ IIa**

Nach intravenöser Injektion von ^{14}C-Cholesterol folgt die Aktivität des Serumcholesterols einer Kurve, die sich als Summe aus 2 bzw. 3 Exponentialfunktionen beschreiben läßt (Gurpide *et al.* [1], Goodman u. Noble [2], Nestel *et al.* [3], Perl, Samuel u. Lieberman [4—6]). Aus dem Kurvenverlauf können berechnet werden der tägliche Umsatz des Serumcholesterols, die Menge des Cholesterols im rasch austauschbaren zentralen Pool sowie unter der Annahme bestimmter Prämissen die Gesamtmenge des austauschbaren Cholesterols im Organismus. Derartige Berechnungen des austauschbaren Cholesterols auf Grund eines 2- bzw. 3-Kompartment-Modells wurden durchgeführt bei Hypercholesterinämie (Samuel u. Perl [5]) bei Arteriosklerose (Jagannathan *et al.* [7]) sowie bei Patienten mit Lebercirrhose mit gestörter biliärer Gallensalzexkretion (Sandhofer *et al.* [8]). Wir hatten Gelegenheit, bei einem Kind mit schwerer homozygoter Form einer Hyperlipidämie vom Typ IIa entsprechende Untersuchungen unmittelbar nach und 1/2 Jahr nach Anlage einer portocavalen Anastomose durchzuführen. Da das

Krankheitsbild selten ist, der therapeutische Effekt einer portocavalen Anastomose ungewiß ist (Starzl *et al.* [9], Ahrens [10]) zum anderen die Messungen zeigten, daß die mathematische Analyse auf Grund der beschriebenen Stoffwechselmodelle problematisch ist, sollen die gemachten Beobachtungen hier mitgeteilt werden.

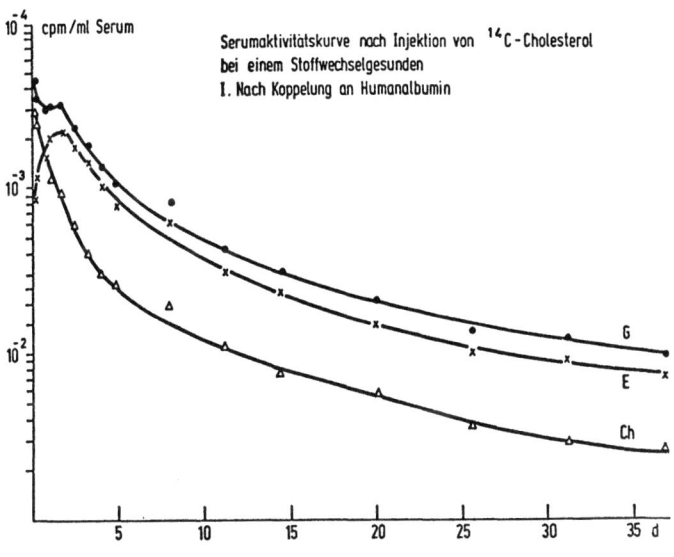

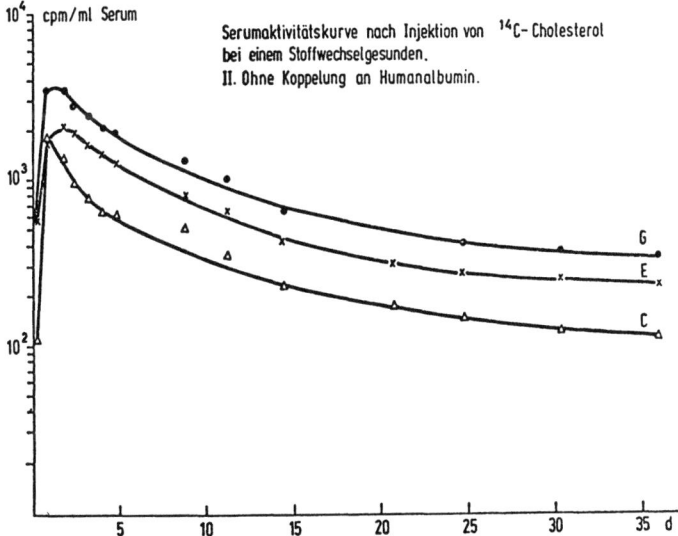

Abb. 1. Serumcholesterolaktivitätskurven nach Injektion von 50 µCi ^{14}C-Cholesterol bei 2 Stoffwechselgesunden. Obere Kurve: Injektion nach Bindung des Cholesterols an Human-Albumin in 5%iger Lösung. Untere Kurve: ohne Bindung an Eiweiß

Kasuistik

Das am 27. 12. 1961 geborene Mädchen zeigte im Alter von 2 Jahren erstmalig Xanthome zwischen den Fingern beider Hände, über der Streckseite beider Ellenbogen sowie über der Archillessehne. Mit 10 Jahren stationäre Behandlung wegen multipler tuberöser Xanthome. Cholesterolkonzentration im Serum zwischen 650 bis 720 mg-%, trotz entsprechender Behandlung mit Cholestyramine, Clofibrat kein Therapieerfolg. 1973 erneute stationäre Behandlung wegen Zunahme der Xanthome. Erstmalig stenokardische Beschwerden, im EKG Normalbefund. Wegen der Erfolglosigkeit der bisherigen Therapiemaßnahmen bei Zunahme der stenokardischen Beschwerden am 18. 12. 1973 portocavale Anastomose nach der entsprechenden Mitteilung von Starzl et al. [9]. Postoperativ geringgradige Abnahme der Xanthome im Bereich der Finger, vorübergehend Absinken des Serumcholesterolspiegels auf 360 mg-%, danach jedoch wieder Anstieg, seit Februar 1974 Werte zwischen 500 und 561 mg-%. Die Xanthome haben sich nicht weiter verändert.

Der Vater sei früh an einem Infarkt verstorben, die Mutter sowie zwei Halbgeschwister zeigen Cholesterinspiegel zwischen 250 und 300 mg-%, keine klinischen Manifestationen der Hypercholesterinämie.

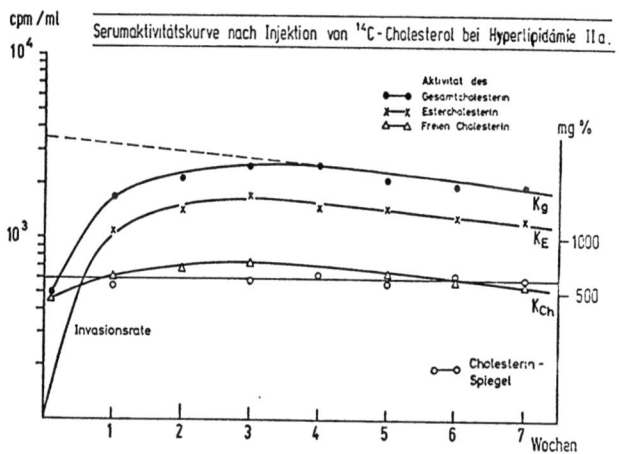

Abb. 2. Serumcholesterolaktivitätskurve nach Injektion von 50 μCi ^{14}C-Cholesterol bei einem 13jährigen Mädchen mit homozygoter Hyperlipidämie vom Typ IIa

Methodik

^{14}C-26 Cholesterol (Buchler, Amersham) mit einer spezifischen Aktivität von 58 mCi/mMol. Gelöst in Benzol, wurde nach Trocknen im Stickstoffstrom in absolutem Alkohol gelöst, durch einen Bakterienfilter in das 10fache Volumen einer Ringerlösung mit 5% Human-Albumin gegeben. Nach Entnahme von Nüchternblut erfolgte die Injektion von 50 μCi ^{14}C-Cholesterol, anschließend nach 2 Std eine Blutentnahme, weitere Blutentnahmen über 7 Wochen. Der erste Versuch wurde im Januar/Februar 1974, der zweite im August/September 1974 durchgeführt. Vergleichsuntersuchungen wurden bei 8 Stoffwechselgesunden durchgeführt, z. T. erfolgte hier die Injektion des ^{14}C-Cholesterols ohne vorangehende Bindung an Human-Albumin.

Das Serum wurde mit einem Gemisch aus Propanol, Heptan, 1 n H_2SO_4 (50:10:1 v/v) extrahiert, anschließende dreimalige Extraktion mit Hepan. Die vereinigten Extrakte wurden im Rotationsverdampfer getrocknet, anschließend in einem aliquoten Volumen-Heptan gelöst. Dünnschichtchromatographisch erfolgte eine Auftrennung in freies und verestertes Cholesterol. Die mit Joddämpfen identifizierten Kieselgelflecken wurden in Zählgläschen überführt, nach Zugabe der Szintillationslösung erfolgte die Aktivitätsmessung.

Ergebnisse

Abb. 1 zeigt jeweils einen typischen Kurvenverlauf der Aktivitätskurve bei Stoffwechselgesunden, wobei einmal die Injektion des ^{14}C-Cholesterols nach Bindung an Humanalbumin, einmal ohne Bindung an Eiweiß erfolgte.

Während die obere Kurve einen deutlichen biexponentiellen Verlauf zeigt, wie er in der Literatur beschrieben ist, so sieht man bei der unteren Kurve nach Injektion des Cholesterols in einer alkoholisch-wäßrigen Lösung einen sehr raschen Abfall der Aktivitätskurve, anschließend einen allmählichen Wiederanstieg der Aktivität. Dieser Befund kann nur so gedeutet werden, daß das in Spurenmengen injizierte, nicht an Eiweiß gebundene Cholesterol sehr rasch abwandert in einen rasch austauschbaren Cholesterol-Pool. Hierbei kann es sich um Cholesterol in Gefäßwänden und an Erythrozytenmembranen handeln. Für die Berechnung der Umsatzraten des gesamt-austauschbaren Cholesterols ist aber eine exakte Aktivitätsbestimmung zum Zeitpunkt Null durch Rückextrapolation notwendig. Dieses ist aus der unteren Kurve nicht möglich. Aus den Kurvenverläufen kann ferner festgestellt werden, daß ein Teil des nichtveresterten Cholesterols rasch verestert wird. Aus dem oberen Kurvenverlauf wäre die entsprechende Geschwindigkeit der Veresterung zu berechnen.

Abb. 2 zeigt, daß bei schwerer homozygoter Hypercholesterinämie mit entsprechender klinischer Symptomatik (Xanthome) auch nach Injektion von an Eiweiß gebundenem Cholesterol es zu einem raschen Abstrom des injizierten Tracers aus dem Blutstrom kommt. Im Prinzip gleicht diese Kurve derjenigen, die man bei Stoffwechselgesunden nach Injektion von nicht an Eiweiß gebundenem Cholesterol erhält mit dem Unterschied, daß der Wiedereinstrom des markierten Cholesterols in die Blutbahn noch langsamer erfolgt, so daß die Aktivitätsmaxima für das Gesamtcholesterol, das freie unveresterte zwischen der 3. und 5. Woche post injectionem liegen. Die Kurven, gewonnen unmittelbar nach Durchführung der am 18. 12. 1973 erfolgten Operation sowie nach etwas über $1/2$ Jahr nach der Operation gleichen einander. Aus dem Kurvenverlauf ist weder für das freie noch für das gesamte Cholesterol die exakte Bestimmung der spezifischen initialen Aktivität möglich, so daß eine Berechnung des Umsatzes des austauschbaren Cholesterols auf Grund der beschriebenen Stoffwechselmodelle nicht möglich ist. Nach Überschreiten der Maxima zeigen die Aktivitätskurven schließlich einen exponentiellen Abfall. Durch Rückextrapolation aus diesem exponentiell abfallenden Schenkel ist ein maximaler Verteilungsraum mit einem maximal möglichen austauschbaren Cholesterol-Pool berechenbar. Dieser maximal berechenbare Cholesterol-Pool beträgt bei der ersten Messung 135,1, bei einer zweiten Messung 189,7 g bei einem jeweiligen Körpergewicht, das in der Zwischenzeit von 35,3 auf 48 kg angestiegen ist. Ein Vergleich mit entsprechenden in der Literatur angegebenen Zahlen zeigt, daß die Werte zehnmal so hoch liegen wie bei Stoffwechselgesunden (Sandhofer et al. [11]). Dabei muß berücksichtigt werden, daß auf Grund der hier vorgelegten Berechnung der gesamt-austauschbare Pool eher unterschätzt wird, da die jeweiligen Messungen nur über 7 Wochen durchgeführt wurden. Dieses erfolgte einerseits, um rasche Änderungen nach der Operation zu erfassen, zum anderen wurde die Messung deshalb beschränkt, da bei einer evtl. Änderung nicht von der Prämisse ausgegangen werden kann, daß der Cholesterolstoffwechsel sich in einem steady state befindet. Bei sehr langfristiger Beobachtung fällt jedoch auf, daß die Abfallgeschwindigkeit der Aktivitätskurve weiter abnehmen kann (Samuel u. Liebermann [6]). Der zwischen der 4. und 7. Woche gesehene exponentielle Abfall der Aktivitätskurve ist kein absolutes Maß für die Umsatzrate, immerhin wird dieser exponentielle Abfall durch die Umsatzrate wesentlich mitbeeinflußt. Hier erfolgte nach der Operation keine wesentliche Änderung. Dieses steht in Übereinstimmung mit der Feststellung, daß der klinische Befund sich nicht verändert hat.

Die schwere Hypercholesterinämie vom Typ IIa ist eine monogene Stoffwechselstörung (Kwiterowich et al. [12]), bei der auf cellulärer Ebene die Hemmung der Cholesterolsynthese durch Rückkopplung gestört ist (Brown u. Goldstein [13]).

Für klinische Verlaufsbeobachtungen wäre es wünschenswert, daß neben der Bestimmung der Serumcholesterolkonzentration der Pool des gesamtaustauschbaren Pools sowie die Syntheserate erfaßt werden. Die zur Bestimmung des austauschbaren Cholesterols und zur Syntheserate (input-output-Analyse) beschriebenen Stoffwechselmodelle sind jedoch bei stark ausgeprägter Hypercholesterinämie nicht anwendbar, da nach intravenöser Injektion von ^{14}C-Cholesterol es zu einem raschen Abwandern des Tracers aus dem Blutstrom mit einem späteren Wiedereintritt in die Blutbahn kommt. Ob unter diesen Umständen die Messung der Syntheserate nach der Methode von Liu *et al.* [14] möglich ist, erscheint ebenfalls zweifelhaft, da hierbei auch für die Berechnung eine rasche Äquilibrierung des aus Squalen synthetisierten Cholesterols mit den austauschbaren Pools notwendig ist.

Zusammenfassung

Die Serumcholesterolaktivitätskurve zeigt bei Stoffwechselgesunden nach Injektion von ^{14}C-Cholesterol, das an Humanalbumin gebunden ist, über 7 Wochen einen biexponentiellen Verlauf, aus dem unter Zugrundelegung eines 2-Kompartmentstoffwechselmodells das austauschbare Cholesterol und der tägliche Umsatz berechnet werden können. Nach Injektion von ^{14}C-Cholesterol in alkoholischwäßriger Lösung kommt es nach einem raschen initialen Abfall zu einem Wiederanstieg der Aktivitätskurve. Es wird angenommen, daß nicht an Eiweiß gekoppeltes Cholesterol rasch gebunden wird (z. B. an Erythrozyten, Membranen und Gefäßwänden), anschließend verzögert wieder in das Plasma abgegeben wird. Bei einem 13jährigen Mädchen mit schwerer Hypercholesterinämie werden unmittelbar sowie 7 Monate nach Anlage einer portocavalen Anastomose entsprechende Untersuchungen durchgeführt. Hier zeigt die Aktivitätskurve nach Injektion von an Eiweiß gekoppeltem ^{14}C-Cholesterol einen prinzipiell ähnlichen Verlauf wie bei Stoffwechselgesunden nach Injektion von nicht an Eiweiß gebundenem ^{14}C-Cholesterol mit dem Unterschied, daß der Wiedereinstrom des Tracers in die Blutbahn deutlich langsamer erfolgt. Eine Berechnung der täglichen Syntheseraten sowie des austauschbaren Cholesterol-Pools auf Grund von in der Literatur beschriebenen Stoffwechselmodellen ist nicht möglich. Innerhalb des Beobachtungszeitraumes ändern sich weder entscheidend der klinische Befund noch der aus den Plasmaaktivitätskurven erkennbare Serumcholesterolstoffwechsel.

Literatur

1. Gurpide, E., Mann, J., Sandberg, E.: Biochemistry **3**, 1250 (1964). — 2. de Goodman, W. S., Noble, R. P.: J. clin. Invest. **47**, 231 (1968). — 3. Nestel, P. J., Whyte, M., de Goodman, W. S.: J. clin. Invest. **48**, 982 (1969). — 4. Perl, W., Samuel, P.: Circulat. Res. **25**, 191 (1969). — 5. Samuel, P., Perl, W.: J. clin. Invest. **49**, 346 (1970). — 6. Samuel, P., Lieberman, S. J.: J. Lipid. Res. **14**, 189 (1973). — 7. Jagannathan, S. N., Connor, W. E., Baker, W. H., Battacharya, A. K.: J. clin. Invest. **54**, 366 (1974). — 8. Sandhofer, F., Bolzano, K., Sailer, S., Braunsteiner, H.: Europ. J. clin. Invest. **3**, 10 (1973). — 9. Starzl, P. E., Chase, H. P., Putnam, C. W., Porter, K. A.: Lancet **1973 II**, 940. — 10. Ahrens, E. H. jr.: Lancet **1974 II**, 449. — 11. Sandhofer, F., Bolzano, K., Sailer, S., Braunsteiner, H.: Europ. J. clin. Invest. **2**, 426 (1972). — 12. Kwiterovich, P. V., Fredrickson, D. S., Levy, R. J.: J. clin. Invest. **53**, 1237 (1973). — 13. Brown, M. S., Goldstein, J. L.: Proc. nat. Head Sci. **71**, 788 (1974). — 14. Liu, G. C. K., Schreibman, P. H. Samuel, P., Ahrens, E. H. jr.: J. clin. Invest. **53**, 47 a (1974).

GEHRMANN, J., SCHWARTZKOPFF, W. (Med. Klinik u. Poliklinik d. Klinikums Charlottenburg d. FU Berlin — Fettstoffwechsel-Ambulanz): **Dynamisches Verhalten der Lipide und Lipoproteine in der Gravidität und im Puerperium unter Berücksichtigung hormoneller Einflußgrößen**

Bereits 1847 konnte Virchow an Hand von lipämisch trüben Seren gravider Frauen auf den Anstieg der Blutfette in der Gravidität hinweisen. Die Tatsache der Schwangerschaftshyperlipidämie ist heute durch differenzierte Untersuchungen vielfach belegt. Über das dynamische Verhalten der Lipide und Lipoproteine in Gravidität und Puerperium ist jedoch bislang wenig bekannt. Diese nach heutigen Erkenntnissen als sekundäre Schwangerschaftshyperlipoproteinämie zu bezeichnende Blutfettspiegelerhöhung ist von vielen Autoren auf die endokrine Umstellung in der Schwangerschaft bezogen worden [1—5].

An einem verbundenen Kollektiv von 25 Graviden ante partum und einem unverbundenen von maximal 20 Wöchnerinnen post partum im Durchschnittsalter von 27 ± 8 Jahren wurden vom 3. Schwangerschaftsmonat (Schw.Mo.) ab in 28 ± 4 tägigem Abstand bis zur Geburt und bis zur 7. Woche danach in wöchentlichem ± 2 Tagen Abstand die Lipidhauptkomponenten (Triglyceride [TG], Cholesterine [CH] und Phosphatide [PH] und die Lipoproteine [Lp] (β-$\triangleq$ LDL, prä-β-$\triangleq$ VLDL und α-Lp $\triangleq$ HDL) bestimmt. Außerdem wurden die Freien Fettsäuren (FFS), das Freie Glycerin (FGLY), die Nüchternblutglucose (G), das radioimmunologisch meßbare Insulin (IMI) und das placentaständige nur in der Schwangerschaft nachweisbare Humane Chorion-Somato-Mammotropin (HCS oder HPL) simultan dazu bestimmt.

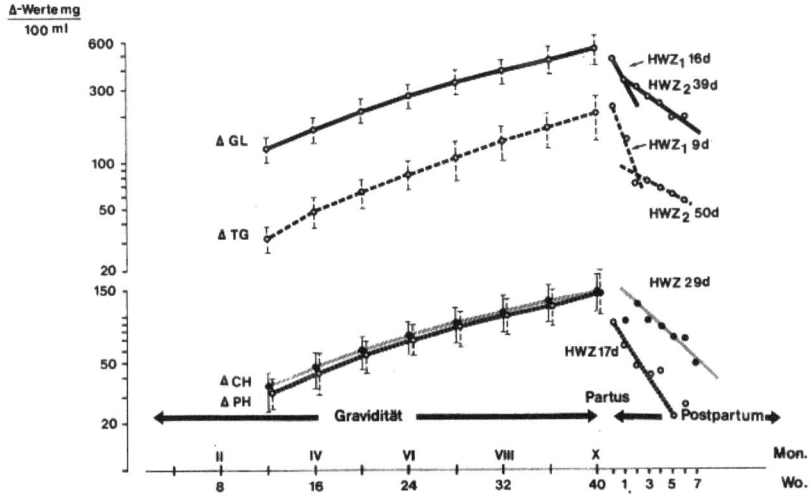

Abb. 1. Dynamik der Lipide (ΔGL, -TG, -CH, -PH) (Zustrom n = 25 und Abstrom n = max. 19 — min 7)

Als Kontrolle wurden dieselben Parameter von 20 nichtschwangeren Frauen, die keine progestagen/östrogenhaltigen Antikonzeptiva einnahmen, herangezogen.

Mit der Abb. 1 möchten wir Ihnen an Hand von Resultaten, die wir bei Verwendung eines Einkompartmodells ermittelten, demonstrieren, daß alle drei Lipidhauptkomponenten im Schwangerschaftsverlauf kontinuierlich bis zur Geburt zunehmen. Die Anstiegsraten in k-%/die betrugen dabei für die TG 0,92, für die CH und die PH 0,75 bzw. 0,70 k-%/die. Der Konzentrationszuwachs in mg/100 ml/die konnte mit dem größten Betrag für die TG am Beginn des 3. Schw.Mo. von 0,29 auf 1,87 mg/100 ml/die bis zur Niederkunft und für die CH und PH mit einem Zuwachs von 0,24 auf 1,10 bzw. 0,24 auf 1,0 mg/100 ml/die am Schwangerschaftsende ermittelt werden. Post partum wurde für das Abstromverhalten der Gesamtlipide (GL) und der TG ein biphasischer Abfall festgestellt. Die ermittelte erste initiale Halbwertszeit (HWZ_1) betrug für die GL 16 und für die TG 9 Tage (die). Nach diesem raschen Schwund kehrten die GL und TG mit einer zweiten Halbwertszeit (HWZ_2) von 39 bzw. 50 die zur Norm zurück. Die

HWZ für die CH und PH betrugen 29 bzw. 19 die. Die approximierten Rückkehrzeiten in Tagen (die) betrugen für die GL 74, für die TG 70, für die CH 85 und für die PH 55 Tage.

Wie Ihnen die Abb. 2 zeigt, stiegen ebenso die Täger der genannten Blutlipide, d. h. die β-$\hat{=}$ LDL, die prae-β- $\hat{=}$ VLDL und die α-Lipoproteine $\hat{=}$ HDL kontinuierlich mit der größten Rate von 0,87 für die prae-β-Lp und der kleineren von 0,80 k-%

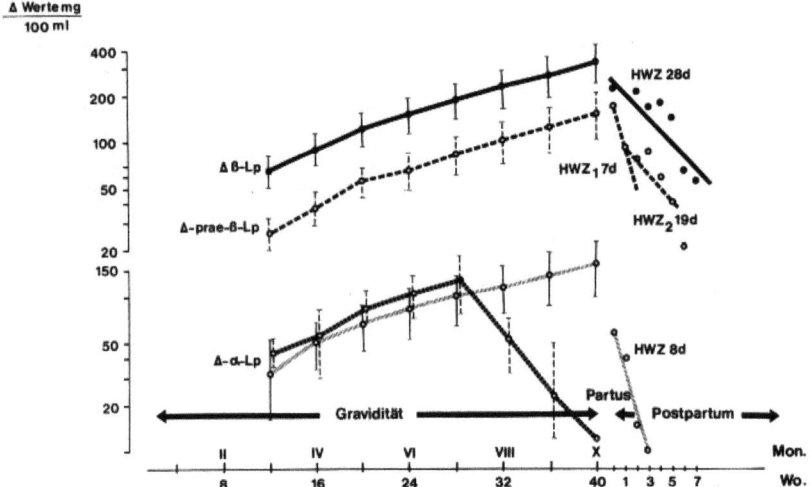

Abb. 2. Dynamik der Lipoproteine ($\Delta\beta$-Lp, Δprae-β-Lp, $\Delta\alpha$-Lp) (Zustrom n = 25 und Abstrom n = max 20 — min 8)

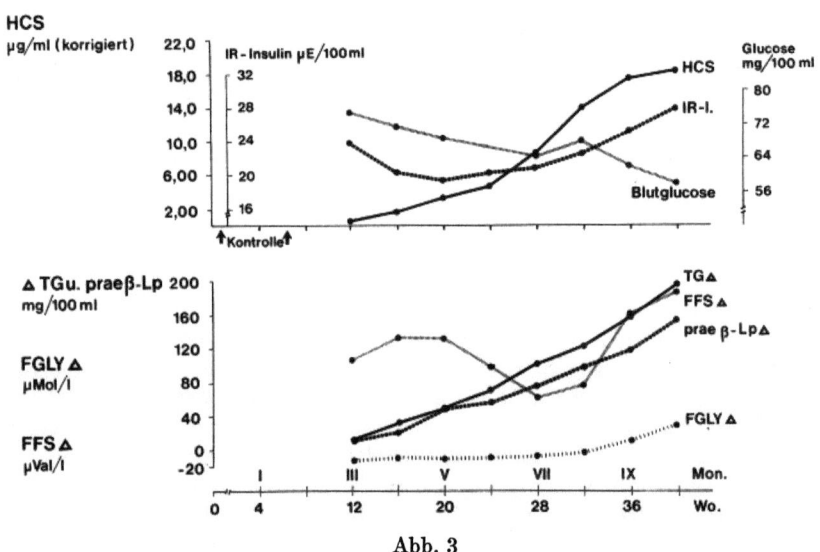

Abb. 3

pro die für die β-Lp an. Der Konzentrationszuwachs in mg/100 ml/die ist aber für die β-Lp mit 0,46 zu Beginn des 3. Schw.Mo. auf 2,51 im Vergleich zum prä-β-Lp-Zuwachs von 0,22 auf 1,35 mg/100 ml/die absolut der größte Betrag aller Lipoproteinhauptfraktionen.

Uneinheitlich verhielten sich die α-Lipoproteine, die bis zum 7. Schw.Mo. ± 24 die in zwei Drittel der Fälle anstiegen. Im Anschluß daran konnte bei der einen Hälfte ein weiterer Anstieg mit einer Rate von 0,77 k-%/die bei einem Konzentrationszuwachs von 0,32 auf 1,65 mg/100 ml/die am Schwangerschaftsende festgestellt werden. Die andere Hälfte nahm vorzeitig bis zur Geburt bis auf die Ausgangswerte ab.

Ein Drittel der untersuchten Fälle zeigte keine statistisch nachweisbare Änderung der α-Lipoproteine. Post partum kehrten die prae-β-Lp mit 2 HWZ von 7 bzw. 19 die zur Norm zurück. Für die α-Lp betrugen die HWZ 8 bzw. für die β-Lp 28 Tage. Für die Rückkehrzeiten zur Norm in Tagen ermittelten wir durch Extrapolation bei den β-Lp 73, bei den prae-β-Lp 59 und den α-Lp 26 die. Der Grund für das uneinheitliche Verhalten der α-Lp in der Gravidität ist völlig unklar. Zu vermuten sind prozentuale Verschiebungen der PH vor allem in andere Lipoproteinhauptfraktionen, was noch durch präparative Ultrazentrifugation abzuklären ist.

Welche hormonellen Faktoren könnten nun Ursache der sekundären Hyperlipoproteinämie der graviden Frau sein (Abb. 3)?

In der Schwangerschaft kommt es bereits im ersten Drittel durch Beeinflussung der Lipoprotein-Lipase-Aktivität (LPLA) und der Depotfettmobilisation zur Erhöhung der FFS, der TG und der prä-β-Lipoproteine. Der Anstieg der unkonjugierten Östrogene in dieser Phase wurde kürzlich noch von Hertog u. Mitarb. (1975) belegt. Außerdem ist von Wynn u. Mitarb. (1969) und Rössner u. Mitarb. (1971) unter Einnahme progestagen/östrogenhaltiger Antikonzeptiva ein hemmender Einfluß auf die LPLA hervorgehoben worden. Im 1. Schwangerschaftsdrittel sinkt auch die Insulinbasalsekretion ab, die ja einen hemmenden Effekt auf die Lipolyse des Fettgewebes hat. Im 2. Drittel der Schwangerschaft steigt dann das placentaständige HCS an, bei dem Strange u. Mitarb. (1974) einen fettmobilisierenden Effekt nachwiesen. Faßt man die hormonellen Faktoren zusammen, dann kann folgendes gesagt werden:

Die Östrogene gefolgt vom placentaspezifischen HCS mobilisieren das Depotfett, hierdurch kommt es zu vermehrter Anflutung von FFS zur Leber, die zu TG resynthetisiert und zu VLDL und über ein Intermediärprodukt zu LDL konvertiert und als prä-β- und β-Lipoproteine in die Blutbahn abgegeben werden. Bei Überwiegen der Östrogene und des HCS — das HCG als weiteres placentaständiges Hormon ist bei niedrigem Spiegel im 2. und 3. Trimenon weitgehend ohne Effekt hierauf — entfällt der hemmende Effekt des Insulins auf die Mobilisation des Depotfettes und sein aktivierender Einfluß auf die LPLA. Eine verminderte LPLA in dieser Phase weist Fabian u. Mitarb. (1968) nach.

Abschließend möchte ich erwähnen, daß für derartige Untersuchungen Kontrollwerte von Frauen, die hormonelle Antikonzeptiva einnehmen, nicht verwendet werden können, da die „Pille" die Blutlipide, insbesondere die TG und prä-β-Lp erhöhen. Sie sind in der Lage, Lipid- und Lipoproteinstaten zu simulieren, die bei Graviden im 1. und Anfang des 2. Trimenons gefunden werden. Diese „Pillen"-induzierte Erhöhung des Fettspiegels ist bei Grenzbefunden zu berücksichtigen, um bei diesen Frauen nicht unberechtigterweise eine Fettstoffwechselstörung zu diagnostizieren.

Literatur

1. Peters, J. P., Heinemann, M., Man, E. B.: J. clin. Invest. **30**, 388 (1951). — 2. De Alvarez, R. R., Gaiser, D. F., Simkins, B. M.: Amer. J. Obstet. Gynec. **77**, 743 (1959). — 3. Svanborg, A., Vikrot, O.: Act. med. scand. **178**, 615 (1965). — 4. Svanborg, A., Vikrot, O.: Acta med. scand. **178**, 631 (1965). — 5. Fioretti, P., Genazzani, A. R., Aubert, M. L.: J. Obstet. Gynaec. Brit. Cwlth. **77**, 745 (1970). — 6. De Hertogh, R., Thomas, K., Bietlot, Y.: J. clin. Endocr. **40**, 93 (1975). — 7. Strange, R. C., Swyer, G. J. M.: J. Endocr. **61**, 147 (1974). — 8. Fabian, E., Stork, A., Kučerová, L., Šponarová, J.: Amer. J. Obstet. Gynec. **100**, 904 (1968). — 9. Rössner, S., Larsson-Cohn, U., Carlson, L. A., Boberg, J.: Acta med. scand. **190**, 301 (1971). — 10. Seng, C. S., Kappas, A.: Vitam. u. Horm. **26**, 147 (1968). — 11. Wynn, V., Door, J. W. H., Mills, G. L., Stokes, T.: Lancet **1969 II**, 756.

Oster, P., Seidel, D., Schlierf, G., Schellenberg, B. (Klin. Inst. f. Herzinfarktforschung d. Med. Univ.-Klinik Heidelberg): **Veränderungen der Lipoproteine im Tagesverlauf bei Patienten mit Typ IV-Hyperlipoproteinämie**

Die Diagnostik und Verlaufskontrolle von Fettstoffwechselstörungen gründet sich heute auf eine Analyse des Nüchternserums. In letzter Zeit wird jedoch zunehmend für die Entstehung der Arteriosklerose die Rolle von Lipoproteinen (LP) diskutiert, die postprandial entstehen und als „remnants" oder intermediate LP bezeichnet werden (Zilversmit). Wir haben daher die LP im Tagesverlauf (8.00, 11.30, 15.30, 19.30, 0.20, 8.00 Uhr) bei Patienten mit Typ-IV-LP-Muster nach 14tägiger isokalorischer Ernährung mit 35% Fett, 45% Kohlenhydrate und 20% Protein unter Formuladiätbedingungen verfolgt. Entsprechende Untersuchungen wurden durchgeführt nach anschließenden 14 Tagen mit einer 5% Fett, 75% Kohlenhydrat und 20% Protein Diät.

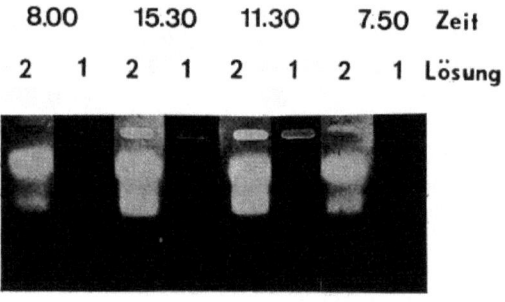

Abb. 1. Postprandiale Lipoproteine (Polyanionenpräzipitation)

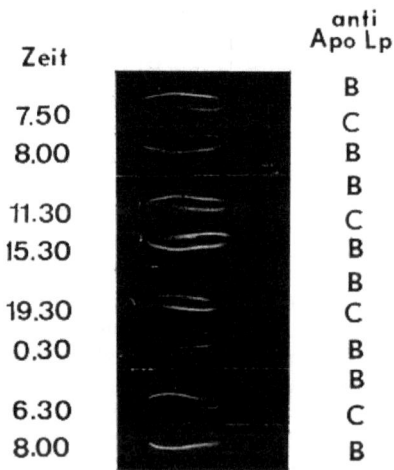

Abb. 2. Postprandiale Lipoproteine (Immunelektrophorese)

Um die LP-Banden nach einer Agarosegelelektrophorese darzustellen, wurde zuerst eine Polyanionenpräzipitation mit MgCl (0,1 Mol/l), Na-Heparin (1,5 g/l) und NaCl (10 g/l) durchgeführt (Lösung 1), anschließend wurden die restlichen LP mit $CaCl_2$ (0,2 Mol/l) Na-Dextransulfat (6 g/l) ausgefällt (Lösung 2, Wieland et al.). Immunelektrophoresen (Seidel et al., 1969) wurden bei allen Proben auf Agarose durchgeführt mit Kaninchenantisera gegen Apo LP B (monospezifisch) und Apo LP C (gegen C_1-, C_2- und C_3-Peptide). Die Patientenseren wurden bei einer Dichte von 1,006 g/ml ultrazentrifugiert in einem Spinco-Modell L-2 65 B (Beckman) bei 50000 U/min für 24 Std in einem TI-50-Rotor.

Nach Präzipitation mit Lösung 1 fand sich postprandial in der Agarosegelelektrophorese eine Bande zwischen prä-β- und β-LP (Abb. 1). Gleichzeitig war mit der Immunelektrophorese postprandial im Bereich der β-LP ein Apo LP C nachzuweisen, welches im weiteren Tagesverlauf wieder verschwand (Abb. 2). Apo LP B ist in allen Proben über den β- und prä-β-Bereich verteilt. Das „postprandiale Lipoprotein" läßt sich nach Ultrazentrifugation der VLDL-Fraktion zuordnen, die zusätzlich zur Apo LP B- und Apo LP C-Linie im prä-β-Bereich auch beide Apolipoproteine im β-Bereich erkennen läßt. Auch gehören die mit Lösung 1 fällbaren LP den VLDL an.

Im Gegensatz zum postprandialen Auftreten eines intermediate LP unter fetthaltiger Kost ist nach kohlenhydratreicher Ernährung bereits in der Elektrophorese von Nüchternserum eine zwischen β- und prä-β lokalisierte Bande mit Lösung 1 auszufällen, die während des ganzen Tages bestehen bleibt und nach Ultrazentrifugation den VLDL zugehört. Durch das Fehlen von Apo LP C in der β-Position unterscheidet sich dieses Lipoprotein vom vorher beschriebenen.

Demnach treten im Tagesverlauf unter definierten Ernährungsbedingungen LP auf, die nicht in das übliche LP-Muster passen. Banden mit ähnlichem Präzipitationsverhalten wurden im Nüchternserum bei Patienten mit Lebererkrankungen beschrieben (Seidel et al., 1972). Früher wiesen Swahn (1953) sowie Bierman u. Mitarb. (1962), auf verschiedene LP in der postprandialen Phase hin, die teilweise mit α_2-Globulin, die kleineren mit β-Globulin wanderten und sich in Sedimentationsverhalten, Durchmesser und Wanderung in PVP unterschieden. Ruderman u. Mitarb. fanden nach kohlenhydratreicher Ernährung im Elektronenmikroskop eine Zunahme der VLDL-Partikel an Größe und Zahl. Nach den gezeigten Befunden besteht Anlaß für weitere systematische Untersuchungen der Lipoproteindynamik, die nur in Kombination verschiedener Verfahren zu befriedigenden Ergebnissen führen können. Die Befunde unterstreichen ferner die Notwendigkeit genau standardisierter Ernährungsbedingungen, da postprandial oder unter kohlenhydratreicher Kost „Typ-III-Muster" vorgetäuscht werden können. Ähnliche Fehlermöglichkeiten bestehen im Grunde auch für das von Hazzard (1972) und jetzt von Frederickson vorgeschlagene VLDL-Cholesterin/Gesamttriglyzeridverhältnis, da die oben beschriebenen LP der VLDL zugehören. Ein Unterschied zwischen dem für Typ III charakteristischen LP und dem intermediate LP ist nicht bekannt (Eisenberg); allerdings beschreiben in einer gerade erschienenen Arbeit Patsch u. Mitarb. ein LP III, das, in allen Parametern ähnlich, sich in der Dichteklasse 1,006 bis 1,020 g/ml nachweisen läßt.

Wir danken Fräulein M. Lenz und Fräulein C. Ruppert für ihre Mitarbeit.

Literatur

Bierman, E. L., Gordis, E., Hamlin, J. T.: J. clin. Invest. 41, 2254 (1962). — Eisenberg, S.: Personal communication 1975. — Frederickson, D. S., Morganroth, J., Levy, R. I.: Ann. intern. Med. 82, 150 (1975). — Hazzard, W. R., Porte, D., Bierman, E. L.: Metabolism 21, 1009 (1972). — Patsch, J. R., Sailer, S., Braunsteiner, H.: Europ. J. clin. Invest. 5, 45 (1975). — Ruderman, N. B., Jones, A. L., Krauss, R. M., Shafrir, E.: J. clin. Invest. 50, 1355 (1971). — Seidel, D., Alaupovic, P., Furman, R. H.: J. clin. Invest. 48, 1211 (1969). — Seidel, D., Greten, H., Geisen, H. P., Wengeler, H., Wieland, H.: Europ. J. clin. Invest. 2, 359 (1972). — Swahn, B.: Scand. J. clin. Lab. Invest. 5 (Suppl. 9), 1 (1953). — Wieland, H., Seidel, D.: Clin. Chem. 19, 1139 (1973). — Zilversmit, D. B.: Circulat. Res. 33, 633 (1973).

OEHLER, G., HASSINGER, R., SCHMAHL, F. W.*, HUTH, K.*, RÓKA, L. (Zentrum Innere Med. u. Zentrum Klin. Chemie, Immunologie u. Humangenetik d. Univ. Gießen): **Der Einfluß intravenöser Endotoxininjektionen auf die Aktivität der Lipoproteinlipase (LPL)**

Die Assimilation der Lipoproteine des Plasmas durch die peripheren Gewebe erfolgt nach hydrolytischer Spaltung des Neutralfettanteils durch die Lipoproteinlipase (LPL) [1]. Das Enzym ist vermutlich in den Gefäßwänden lokalisiert. Die Freisetzung der LPL-Aktivität in das Plasma erfolgt wenige Minuten nach intravenöser Injektion von Heparin oder anderen Polyanionen.

Eine Verminderung der LPL-Aktivität kann zur Hyperlipoproteinämie führen, weil der enzymatische Abbau der Blutlipide gestört ist. Die erniedrigte LPL-Aktivität beruht entweder auf einem angeborenen Enzymdefekt [2] oder ist sekundär die Folge einer Grundkrankheit [3, 4].

Da auch nach parenteraler Endotoxingabe beim Kaninchen eine Hyperlipoproteinämie auftritt [5, 6], haben wir uns die Frage gestellt, ob zu deren Zustandekommen eine herabgesetzte LPL-Aktivität beiträgt.

Methoden

Wir verwendeten Kaninchen beiderlei Geschlechts mit einem Körpergewicht von 1,7 bis 2,5 kg. Für die Blutentnahmen und die Injektionen wurde den Tieren ein Katheter aus PVC in die Vena jugularis eingebunden.

Da die Aktivität der LPL von der Art und Menge der zugeführten Nahrung abhängig ist, setzten wir alle Tiere einer 36stündigen Vorperiode aus, in der die Kaninchen zunächst 12 Std fasteten. Anschließend erhielten die Tiere 12 Std lang ein Standardfutter und blieben dann bis zum Ende des Versuchs nüchtern.

Wir verwendeten eine Endotoxin-Präparation, die nach der Methode von Boivin aus E. coli 0 55 extrahiert worden war und uns freundlicherweise von Herrn Prof. Dr. Urbaschek, Mannheim, überlassen wurde. .Dieses Endotoxin wurde den Kaninchen in einer Dosierung von 50 μg/kg Körpergewicht nach Abschluß der Vorperiode in die Ohrvene injiziert. Einem Teil der Tiere wurde die gleiche Endotoxinmenge 24 Std später erneut injiziert.

Die Bestimmung der Triglyceride im Serum erfolgte nach der Methode von Eggstein u. Kreutz [7]. Zur Aktivierung der LPL wurde den Tieren 100 E Heparin (Liquemin®)/kg Körpergewicht injiziert und 5 min später etwa 3 ml Blut entnommen, denen zur Antikoagulation ein Tropfen Liquemin® zugesetzt wurde. Die Abtrennung des Plasmas erfolgte in der Kühlzentrifuge bei + 2° C. Die Aktivität der LPL wurde nach dem Verfahren von Fredrickson gemessen [1]. Dabei wird in vitro die Menge der durch das Postheparinplasma aus einer Fettemulsion (Ediol®) freigesetzten Fettsäuren nach dem halbautomatischen Verfahren von Keul u. Mitarb. [8] bestimmt.

Die statistische Auswertung der Ergebnisse erfolgte mit dem t-Test nach „Student" und mit dem partiell hierarchischen Modell der Varianzanalyse.

Ergebnisse

Abb. 1 zeigt, daß die Triglyceridkonzentration im Serum nach der ersten Endotoxininjektion deutlich ansteigt. Die Kennzeichnung „s" bedeutet, daß sich zu diesem Zeitpunkt die Werte der „Endotoxintiere" von denen der Kontrolltiere nach dem t-Test von Student signifikant mit $p < 0,05$ unterscheiden.

Die Aktivität der LPL nahm nach den Endotoxingaben jeweils deutlich ab.

Die Auswertung der Ergebnisse mit der Varianzanalyse zeigte, daß sich der zeitliche Verlauf der LPL-Veränderungen bei den Endotoxintieren bis zu 30 Std signifikant von denen der Kontrolltiere unterschied (Irrtumswahrscheinlichkeit von 5%).

In Abb. 2 sind die im Mittel gemessenen LPL-Aktivitäten in Protent vom Ausgangswert aufgetragen, um zu zeigen, daß es durch das Endotoxin zu einer Abweichung von dem bei den Kontrolltieren zu beobachtenden gleichmäßigen Abfall der Enzymaktivität kommt.

---

* Mit Unterstützung der Deutschen Forschungsgemeinschaft.

Um die zeitliche Beziehung zwischen der Endotoxininjektion und dem Abfall der LPL weiter zu klären, haben wir die LPL-Aktivität in 2stündigen Abständen bis 6 Std nach einmaliger Endotoxingabe verfolgt. Wie aus Abb. 3 ersichtlich ist, war die LPL-Aktivität bereits bei der ersten Messung 2 Std nach der Endotoxininjektion auf 38% des Ausgangswertes abgesunken und zeigte in den folgenden

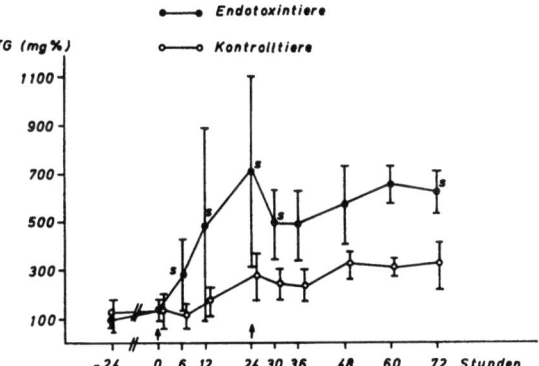

Abb. 1. Der Einfluß des Endotoxins auf die Triglyceride im Serum. Bei (↑) i.v.-Injektion von 50 µg/kg KG Endotoxin (n = 8)

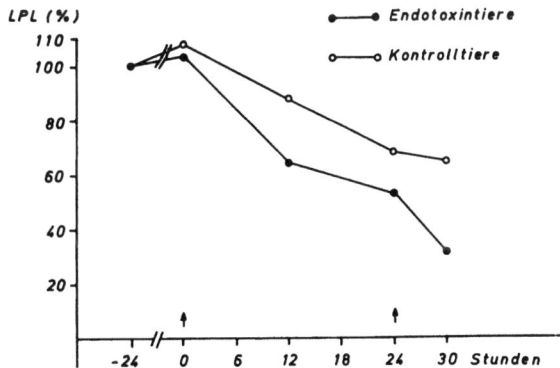

Abb. 2. Mittelwerte der LPL-Aktivität in Prozent vom Ausgangswert. Bei (↑) i.v.-Injektion von 50 µg/kg KG Endotoxin (n = 8)

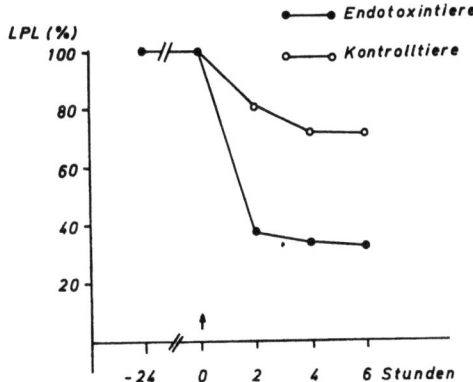

Abb. 3. Mittelwerte der LPL-Aktivitäten in Prozent vom Ausgangswert. Bei (↑) i.v.-Injektion von 50 µg/kg KG Endotoxin (n = 5)

4 Std keine wesentliche zusätzliche Verminderung mehr. Die Auswertung mit der Varianzanalyse ergab einen signifikanten Unterschied zu den Kontrolltieren (Irrtumswahrscheinlichkeit von 5%).

Diskussion

Wie in früheren Untersuchungen auch von unserer Arbeitsgruppe gezeigt wurde [6, 9], kommt es beim Kaninchen nach intravenöser Injektion von Endotoxin zu einer vermehrten Abgabe von freien Fettsäuren in das Blut. Die gesteigerte periphere Lipolyse beruht vermutlich nicht auf einem direkten Effekt des Endotoxins, sondern wird durch Mediatoren, wie z. B. die Katecholamine verursacht, die die hormonsensitive Fettgewebslipase aktivieren.

Das erhöhte Angebot an freien Fettsäuren führt in der Leber zu einer gesteigerten Lipoproteinsynthese und erklärt so die Hyperlipoproteinämie, die auch wir im Anschluß an die Endotoxingabe beobachteten.

Aus den vorgelegten Ergebnissen muß geschlossen werden, daß für das Zustandekommen der Hyperlipoproteinämie nach Endotoxingabe nicht nur eine gesteigerte Lipoproteinsynthese, sondern auch ein gestörter Abbau der Blutfette verantwortlich ist, da wir eine deutliche Hemmung der LPL-Aktivität bei den Endotoxintieren fanden. Dieser Effekt beruht möglicherweise ebenfalls auf dem Einfluß von Mediatoren, da z. B. von den Katecholaminen bekannt ist, daß sie gleichzeitig die Fettgewebslipase aktivieren und die Lipoproteinlipase hemmen können [10].

Die Wirkung derartiger Mediatoren müßte bereits in den ersten beiden Stunden nach der einmaligen Endotoxininjektion maximal sein, da wir nach diesem Zeitpunkt keine wesentliche Abnahme der Enzymaktivität mehr fanden.

Die kurzfristig zum Abschluß kommende Beeinträchtigung der LPL läßt es nicht ausschließen, daß das Endotoxin nicht oder nicht nur über Mediatoren, sondern direkt die LPL hemmt oder deren Freisetzung blockiert. Dafür sprechen auch frühere Beobachtungen, daß das Endotoxin frühzeitig Schädigungen an den Gefäßwänden hervorruft [11], in denen die LPL vermutlich angereichert ist [12]. Die verminderte LPL-Aktivität könnte daher auch die Folge der endotoxinbedingten Endothelschädigung sein.

Literatur

1. Fredrickson, D. S., Ono, K., Davis, L.: J. Lipid Res. **4**, 24 (1963). — 2. Fredrickson, D. S., Levy, R. J.: Familial hyperlipoproteinemia. In: The metabolic basis of inherited deseases, 3rd ed. (eds. J. B. Stanbury, J. B. Wyngaarden, D. S. Fredrickson). New York: McGraw Hill 1972. — 3. Bagdade, J. D., Porte, D., Biermann, E. L.: New Engl. J. Med. **279**, 181 (1967). — 4. Oehler, G., Huth, K., Schmahl, F. W., Róka, L.: Klin. Wschr. **51**, 350 (1973). — 5. Le Quire, V. S., Hutcherson, J. D., Hamilton, R. L., Gray, M. E.: J. exp. Med. **110**, 293 (1959). — 6. Huth, K., Karliczek, G.: Die Endotoxin-induzierte Hyperlipämie des Kaninchens. In: Aktuelle Gastroenterologie, S. 373. Verhandl. der 24. Tagung der Dtsch. Gesellschaft für Verdauungs- und Stoffwechselkrankheiten, Hamburg 1967. Stuttgart: Thieme 1968. — 7. Eggstein, M., Kreutz, F. H.: Klin. Wschr. **44**, 262 (1966). — 8. Keul, J., Linnet, N., Eschenbruch, E.: Z. klin. Chem. **6**, 394 (1968). — 9. Huth, K., Müller-Berghaus, G., Krecke, H. J., Lasch, H. G.: Verh. dtsch. Ges. inn. Med. **70**, 437 (1964). — 10. Wing, D. R., Salaman, M. R., Robinson, D. S.: Biochem. J. **99**, 648 (1966). — 11. McGrath, J. M., Stewart, G. J.: J. exp. Med. **129**, 833 (1969). — 12. Robinson, D. S.: Advanc. Lipid Res. **1**, 133 (1963).

HEUCK, C. C. (Klin. Inst. f. Herzinfarktforschung, Heidelberg): **Hypertriglyceridämie bei Ratten nach Glukoseinfusion — Ein tierexperimentelles Modell zur Untersuchung der Pathogenese einer Typ IV-Hyperlipämie**

Die pathophysiologischen Zusammenhänge des Glukose- und Fettstoffwechsels sind durch Tierexperimente teilweise abgeklärt, wobei in den meisten Fällen ein Modell gewählt wurde, das insofern nicht dem mit einer Hypertriglyceridämie einhergehenden Altersdiabetes entspricht, als die diabetische Stoffwechsellage durch eine pharmakologische Suppression des Inselzellapparates erreicht wurde. Daher stimmen nicht alle Ergebnisse aus derartigen Untersuchungen mit den aus der Klinik gewonnenen Erkenntnissen überein.

So ist z. B. bekannt, daß eine orale Zufuhr von Glukose oder Fruktose bei der Ratte die Synthese und Speicherung von Triglyceriden in der Leber steigert (Bar-On u. Stein, 1968), ein Anstieg der Triglyceride im Serum kann hingegen nur durch eine orale Belastung mit Fruktose beobachtet werden (Waddell u. Fallon, 1973). Neuere Untersuchungen ergaben, daß der Fruktosespiegel im Serum nach oraler Zufuhr wesentlich höher ansteigt als der Glukosespiegel bei oraler Belastung mit Glukose (Bruckdorfer et al., 1974); dabei liegt der Insulinspiegel bei Glukosezufuhr kaum höher als bei Fruktosebelastung (Bruckdorfer et al., 1972). Aus in-vitro-Versuchen ist bekannt, daß Insulin bei der Rattenleber die Sekretion von Triglyceriden stimuliert (Topping u. Mayes, 1971), und klinische Untersuchungen ergaben, daß Hyperlipämiker von Typ IV einen normalen bis erhöhten Insulinspiegel haben (Nikkilä u. Taskinen, 1970). Man muß annehmen, daß die Ratte einen sehr empfindlichen Regelmechanismus des Glukosestoffwechsels hat; zur Induktion einer Hypertriglyceridämie scheinen zudem hohe Konzentrationen an Glukose und an Insulin, wie sie auch bei Inzuchtstämmen von Ratten oder Mäusen mit genetisch fixiertem Diabetes beobachtet werden, nötig zu sein.

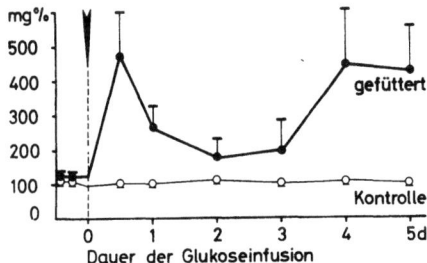

Abb. 1. Glukosekonzentration im Serum von Ratten nach Glukoseinfusion in Abhängigkeit von der Infusionsdauer

Diese Frage sowie die Frage der Änderung der Fettsäuresynthese und der Lipidsynthese bei einer Hyperglykämie und Hyperinsulinämie in vivo versuchten wir in einem Tierexperiment zu beleuchten. Normalen Ratten mit einem Gewicht von 300 g bis 400 g wurde durch einen Jugulariskatheter eine 50%ige Glukoselösung über mehrere Tage infundiert, was zu einer hyperglykämischen und hyperinsulinämischen Stoffwechsellage führte.

In der ersten Versuchsreihe wurde den Tieren in 24stündigen Intervallen jeweils 1 cm³ Blut während der Glukosebelastung entnommen. Aus dem Serum wurden Glukose, Insulin, Triglyceride und das Muster der Fettsäuren der Gesamtlipide bestimmt. Dabei zeigte sich, daß neben der zu erwartenden Hyperglykämie und Hyperinsulinämie die Triglyceride im Serum nach 48 Std auf das 2- bis 3fache ansteigen. Das entspricht der gleichen Konzentration, wie sie bei oraler Zufuhr von 75% Fruktoselösung beobachtet wird (Waddell u. Fallon, 1973). Damit wird bestätigt, daß eine dem Altersdiabetes entsprechende Stoffwechsellage bei der Ratte ebenfalls zu einer Hypertriglyceridämie führt. Weitere Untersuchungen mit Hilfe der Ultrazentrifugation und der Lipidelektrophorese zeigten ferner ein Ansteigen der VLDL und prä-β-Lipoproteine.

Im Muster der Gesamtfettsäuren steigen die gesättigten und einfach ungesättigten Fettsäuren während der Glukoseinfusion prozentual an, während Stearinsäure und die mehrfach ungesättigten Fettsäuren abfallen. Die Änderungen entsprechen hierbei den bei Hyperlipämikern vom Typ IV beobachteten Veränderungen (Takayasu u. Tada, 1971).

Noch auffallender sind die Veränderungen in der Leber. Während der Gehalt der Triglyceride bis zum 5. Tag stetig bis auf das Fünffache ansteigt, fallen die Phospholipide vom 2. bis zum 5. Tag um ein Viertel bis ein Drittel ab. Das Gesamtcholesterin und das freie Cholesterin bleiben unverändert.

Die Markierung der Lipide mit ^{3}H-Palmitinsäure oder ^{14}C-Acetat zeigte, daß nach 2tägiger intravenöser Glukosebelastung und 1 Std nach der Injektion der Tracer:

1. 80 bis 90% der Radioaktivität der Lipide der Leber in den Triglyceriden und Phospholipiden wiedergefunden wird.

2. Daß der Einbau von Pamitinsäure in Triglyceride um das Dreifache gegenüber dem Einbau in Phospholipide gesteigert wird. Bei den mit ^{14}C-Acetat markierten endogen synthetisierten Fettsäuren wird der Einbau in Triglyceride sogar um den Faktor 5 gesteigert.

3. Wenn das Verhältnis der ^{3}H/^{14}C-Quotienten aus Kontroll- und Glukoseversuchen als Maß der endogenen Synthesesteigerung der Fettsäuren betrachtet wird — was allerdings nur bedingt gültig ist — dann steigt die Syntheserate nach 2tägiger Glukosebelastung auf das Dreifache an.

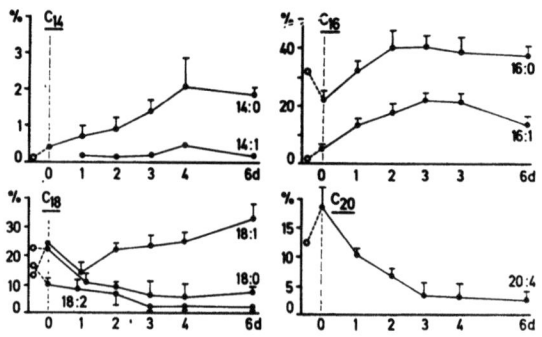

Abb. 2. Änderung der Gesamtfettsäuren aus (lyophilisierten) Leberextrakten von Ratten nach Glukoseinfusion in Abhängigkeit von der Infusionsdauer

Die Änderung des Fettsäuremusters ist in der Leber noch auffallender als im Serum. Eine 3tägige Belastung mit Fruktose führt hierbei zu den gleichen Veränderungen wie der Versuch mit Glukose: einem prozentualen Anstieg von C_{16-0} auf das Doppelte, von C_{16-1} auf das Vierfache und einen Abfall von C_{18-0}, C_{18-2}, C_{20-4} auf ein Viertel bis ein Fünftel. Bei C_{18-1} findet keine prozentuale Änderung statt. Weitere Untersuchungen ergaben, daß alle Lipidester von diesen Veränderungen betroffen sind.

Der Versuch mit Fruktose zeigt, daß die Änderung des Fettsäuremusters in vivo nicht auf eine Insulinwirkung zurückzuführen ist (Mercuri, 1974). Interessant sind die Beobachtungen im Hinblick auf ein arteriosklerotisches Geschehen insofern, als die Veränderung des Verhältnisses Cholesterin/Phospholipid zu Ungunsten der Phospholipide eine Cholesterinablagerung beschleunigt (Small u. Shipley, 1974). In diesem Zusammenhang ist erwähnenswert, daß in den ersten arteriosklerotischen Ablagerungen, den fatty streaks, 50% der Cholesterinester mit einfach ungesättigten Fettsäuren verestert sind (Insull, 1974).

Literatur

Bar-On, A., Stein, Y. J.: J. Nutr. **94**, 95 (1968). — Bruckdorfer, K. R., Kang, S. S., Kahn, I. H., Bourne, A. R., Yudkin, J.: Horm. Metab. Res. **6**, 99 (1974). — Bruckdorfer, K. R., Kahn, I. H., Yudkin, J.: Biochem. J. **129**, 439 (1972). — Insull, W.: In: Atherosklerosis, pp. 11—14. Proc. 3rd Int. Symp. 1974. — Mercuri, O., Peluffo, R. O., de Tomás, M. E.: Biochim. biophys. Acta (Amst.) **369**, 264 (1974). — Nikkilä, E. A., Taskinen, M. R.: In: Atherosklerosis, pp. 220—230. Proc. 2nd Int. Symp. 1970. — Small, D. M., Shipley, G. G.: Science **185**, 222 (1974). — Takayasu, K., Tada, T.: Jap. Circulat. J. (En.) **35**, 1059 (1971). — Topping, D. L., Mayes, P. A.: Biochem. J. **126**, 295 (1972). — Waddell, M., Fallon, H. J.: J. clin. Invest. **52**, 2725 (1973).

REIMER, F., LÖFFLER, G., GERBITZ, K. D., WIELAND, O. H. (3. Med. Abt., Krankenhaus München-Neuperlach, Klin.-chem. Inst. u. Forschergruppe Diabetes, Krankenhaus München-Schwabing): **Untersuchungen zur Wirkung von Isoproterenol auf Lipolyse und cAMP-Gehalt des peripheren Skelettmuskels der Ratte**

Seit den grundlegenden Arbeiten der Gruppe um Sutherland, die seit 1959/60 in einer Folge von Veröffentlichungen die Bedeutung des cyclischen 3′,5′-Adenosinmonophosphates in einer Reihe von Geweben charakterisiert hat, wird heute allgemein akzeptiert, daß cAMP als sog. „second messenger" in den Wirkungsmechanismus einer Reihe von Hormonen eingreift. Am besten untersucht ist die hormonelle Regulation der Glykogenolyse, auf die jedoch im folgenden nicht näher eingegangen werden soll. In den letzten Jahren wurde über verschiedene Befunde berichtet, die darauf hindeuten, daß die hormonsensitive Lipase im Fettgewebe und damit die Lipolyse einem ähnlichen Steuerungsmechanismus unterliegen wie die beiden für Glykogenolyse und Glykogensynthese verantwortlichen Enzyme, die Glykogenphosphorylase und die Glykogensynthetase. Nach Gabe von Katecholaminen kommt es im Fettgewebe zu einer Stimulierung der membrangebundenen Adenylatcyclase und damit zu einem Anstieg des intrazellulären cAMP-Gehaltes. Das cAMP seinerseits aktiviert als „second messenger" eine Proteinkinase, die durch Phosphorylierung die in der inaktiven Form vorliegende Lipase in ihre aktive Form überführt. Insulin ist imstande, die Adenylcyclase zu hemmen und die Phosphodiesterase, das cAMP abbauende Enzym, zu stimulieren, ein Vorgang, der zu einer Hemmung der Lipolyse führt.

Die vorliegenden Untersuchungen wurden durchgeführt im Hinblick auf die Frage, ob die am peripheren Skelettmuskel der Ratte nachweisbare Lipolyse einer cAMP-abhängigen Regulation unterliegt.

Als Modell diente die Perfusion des isolierten Rattenhinterbeins in einer Modifikation des von Ruderman u. Mitarb. (1971) angegebenen Verfahrens (Löffler *et al.*, 1973; Reimer *et al.*, 1974).

Bietet man dem Muskel zu Beginn der Perfusion Isoproterenol in unterschiedlichen Konzentrationen an, so findet man eine dosisabhängige Stimulierung der Glycerin- und Laktatfreisetzung, wobei die Laktatbildung bei einer Isoproterenolkonzentration von 1×10^{-8} M ihr Maximum erreicht hat, während die Glycerinfreisetzung bis zu einer Konzentration von 2×10^{-4} M ansteigt. Für die weiteren Versuche wurde eine Isoproterenolkonzentration von 1×10^{-8} M gewählt. Abb. 1 zeigt die Lipolyseraten des vorliegenden Muskelpräparates. Insulin (1 mE/ml) führt zu einer signifikanten Hemmung der Fettsäurefreisetzung, nicht jedoch der Glycerinbildung. Dieser Befund ist wesentlich ausgeprägter bei gleichzeitiger Anwesenheit von Isoproterenol (1×10^{-8} M). Die bei den Perfusionsexperimenten bestimmten muskulären cAMP-Spiegel erbrachten unter den verschiedenen Bedingungen folgende Ergebnisse. Nach Gabe von Isoproterenol kommt es nach 2 min zu einem peakartigen Anstieg des cAMP um etwa das zweifache, der von einem allmählichen Abfall gefolgt ist. Bei den Kontroll- und auch Insulinexperimenten ist insgesamt eher ein leichter Abfall zu sehen. Beide Gruppen sind statistisch voneinander nicht zu unterscheiden, zeigen jedoch zu den Isoproterenolversuchen eine signifikante Differenz. Gibt man zusammen mit Insulin Isoproterenol, so liegen die cAMP-Spiegel im Mittel zwar niedriger als nach alleiniger Isoproterenolgabe; wegen der großen Streubreite der Einzelwerte war jedoch

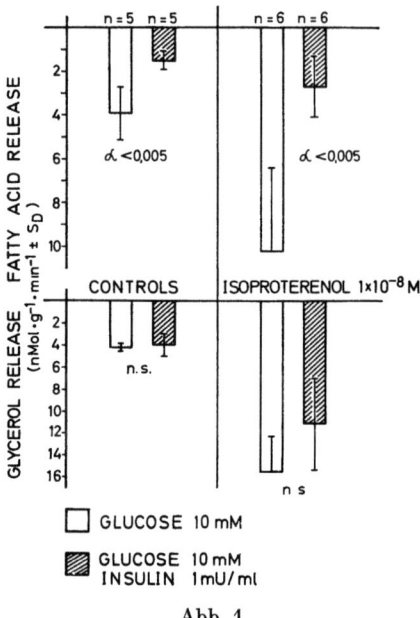

Abb. 1

	CONTROLS	INSULIN	ISOPROTERENOL	INSULIN + ISOPROTERENOL
N	11	11	12	12
Δ cAMP (% OF INITIAL VALUES $\pm$ S_D)	111 $\pm$ 42	94 $\pm$ 25	318 $\pm$ 140[*]	305 $\pm$ 175[*]

[*] significantly different from the controls, $\alpha < 0.05$.

Abb. 2. Influence of insulin and isoproterenol on muscular cAMP levels. The data represent the differences in cAMP concentrations expressed as percentage of the initial values. For experimental details see methods

eine statistisch zu sichernde Unterscheidung der beiden Gruppen nicht möglich. Zur Überprüfung dieser Befunde wurden in einer weiteren Serie von in vivo-Experimenten ausschließlich die muskulären cAMP-Spiegel bestimmt. Bei diesen Versuchen wurden die Tiere in der gleichen Weise präpariert wie für die Perfusion mit der Ausnahme, daß Aorta und V. cava nicht unterbunden wurden. Das eigene noch intakte Herz-Kreislaufsystem des Tieres übernahm bei diesen Experimenten anstelle eines extrakorporalen Kreislaufs die Versorgung der Hinterpfoten.

Isoproterenol 1×10^{-5} M (0,05 ml/100 g Ratte) und Insulin (1 mE/100 g Ratte) wurden direkt in die Aorta injiziert. Vor und $2^{1}/_{2}$ min nach Hormongabe wurden aus dem linken bzw. rechten M. quadriceps femoris Muskelproben (50 bis 80 mg) zur Bestimmung des cAMP entnommen. Die Ausgangswerte schwankten zwischen 1 und 15 pMol/mg Protein. Die höchsten nach Isoproterenol gemessenen Werte lagen bei 30 bis 35 pMol/mg Protein. Da auf Grund der Versuchsanordnung jedes Tier gleichzeitig als seine eigene Kontrolle diente, war es möglich, die cAMP-Werte nach Hormongabe in Prozent des Ausgangswertes auszudrücken, wobei der Ausgangswert gleich 100% gesetzt wurde. Ein Prozentsatz größer oder kleiner als 100 zeigt demnach eine Zu- oder Abnahme der cAMP-Werte an. Wie aus der Abb. 2 hervorgeht, führt Isoproterenol zu einer etwa dreifachen Steigerung der muskulären cAMP-Spiegel, die durch gleichzeitige Gabe von Insulin nicht zu beeinflussen sind. Insulin allein zeigte ebenfalls keinen signifikanten Einfluß auf die muskulären cAMP-Konzentrationen.

Die vorgelegten Befunde weisen darauf hin, daß auch im Muskel ein hormonsensitives Lipasesystem existieren muß, welches auf Katecholamine anspricht, jedoch offensichtlich — anders als im Fettgewebe — durch Insulin nicht zu beeinflussen ist. Der auch im Muskel zu beobachtende hemmende Effekt des Insulins auf die Fettsäurefreisetzung ist durch eine Stimulierung der Fettsäureveresterung mit α-Glycerophosphat zu erklären, welches infolge der insulinbedingten Glycolysesteigerung in vermehrtem Maße anfällt.

Literatur

Löffler, G., Strohfeldt, P., Reimer, F., Wieland, O. H.: Hoppe-Seylers Z. physiol. Chem. **354**, 230 (1973). — Reimer, R., Löffler, G., Wieland, O. H.: (im Druck). — Ruderman, N. B., Houghton, C. R. S., Hems, R.: Biochem. J. **124**, 639 (1971).

Goebel, K. M., Mühlfellner, O., Schneider, J. (Med. Poliklinik d. Univ. Marburg/Lahn): **Klinische und experimentelle Untersuchungen bei alkoholinduzierten Hyperlipoproteinämien und Zieve-Syndrom**

Neben angeborenen Enzymdefekten roter Blutzellen, die durch Stoffwechselstörungen hämolytische Anämien auslösen können, wurde über erworbene Enzymopathien berichtet, die intraerythrocytär bei alkoholischen und diabetischen Ketoazidosen [9] adaptative Stoffwechseländerungen hervorrufen können [6, 7].

Tierexperimentell ließ sich nachweisen, daß Hormone, wie Insulin und Thyroxin, chemische Substanzen wie Primaquin, Methylenblau, Ascorbinsäure und Glukose Substanzen sind, die die Enzymaktivität roter Blutzellen hemmen oder aktivieren können und so in den Stoffwechsel eingreifen [7].

Langfristig beobachteten wir bei 20 Patienten die Symptomentrias einer alkoholtoxischen Fettleber, Hyperlipoproteinämie (Typ V), sowie eine schubweise auftretende Hämolyse mit Ikterus. Die Untersuchungen des Stoffwechsels roter Blutzellen bei diesen Patienten mit Zieve-Syndrom ergaben experimentell Hinweise auf eine verminderte Synthese energiereicher Phosphate sowie eine Substratstau von 2,3 DPG, die durch eine Pyruvarkinase (PK)-Instabilität ausgelöst sein können. Diese Stoffwechselstörungen ließen sich besonders deutlich in Fraktionen älterer Erythrocyten nachweisen. Die Trennung junger retikulocytenreicher Erythrocyten-Zellsuspensionen von alten retikulocytenarmen gelang in einem modifizierten Verfahren nach Desimone et al. [5].

Die Enzymeigenschaften der PK ließen besonders in den alten Erythrocyten-Zellsuspensionen eine pH-Wertänderung, eine K_m(PEP)-Verschiebung sowie eine Thermolabilität erkennen, die zu Stoffwechselstörungen mit verminderter ATP-Stabilität und Lactat-Pyruvatkonzentrationen führen. Die Enzyminstabilität entspricht unserer Ansicht einem intrazellulären Defekt, der nicht nur im akuten Hämolysestadium, sondern auch in der Remission in charakteristischer

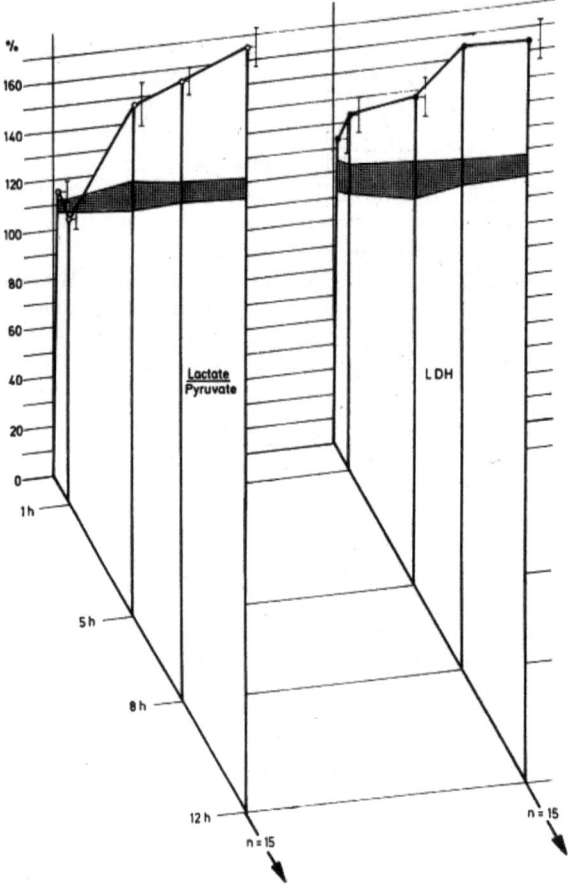

Abb. 1. Lactat-Pyruvat-Quotient roter Blutzellen während einer Äthanolbelastung stoffwechselgesunder freiwilliger Probanden (n = 15). Die ansteigenden Lactat-Pyruvat-Konzentrationen stimulieren die Glykolyse roter Blutzellen über eine Aktivitätszunahme des Laktatdehydrogenasesystems: LDH-Anstieg während der Äthanolbelastung bis 40% der Ausgangswerte. Kontrollpersonen (n = 6) = schraffiertes Band. Substratbestimmungen in den Erythrozyten: µM/10 ml Erys/Std, pH 7,4/37° C (Prozentaktivität). Enzymbestimmungen in den Erythrozyten: $IU/10^{11}/37°$ C, pH 7,4 (Prozentaktivität)

Weise in den alten Erythrocyten nachzuweisen ist und als ein Hämolyse auslösender Faktor in den Erythrocyten der Patienten mit Zieve-Syndrom vorhanden ist.

Diese klinischen und experimentellen in vivo-Studien bei Zieve-Syndrom-Patienten wurde zum Vergleich zwei weitere Gruppen gegenübergestellt.

1. 12 Patienten mit einer alkoholinduzierten Hyperlipoproteinämie (Typ V) zeigten im Stadium des Alkoholabusus adaptative Stoffwechselstörungen roter Blutzellen, die durch eine geänderte Glukoseutilisation und erhöhte Lactat-Pyruvatquotienten gekennzeichnet waren.

Enzymdefekte roter Blutzellen ließen sich nicht nachweisen.

2. Bei 15 stoffwechselgesunden freiwilligen Probanden führten wir Alkoholbelastungen über einen Zeitraum von 12 Std durch (Dosis 0,5 g/kg Körpergewicht initial sowie Erhaltungsdosis 0,15 g/kg Körpergewicht/Std).

Neben signifikant ansteigenden Triglyceridwerten im Serum beobachteten wir gleichfalls adaptive Stoffwechseländerungen in den Erythrocyten mit einem Anstieg des Lactat-Pyruvatquotienten um 50% des Ausgangswertes nach 12 Std, sowie darüber hinaus einen kontinuierlichen Anstieg der Lactatdehydrogenase (LDH) bis 40% über die Ausgangswerte während desselben Zeitraums (Abb. 1).

Der Vergleich zwischen transitorischen Änderungen der Substratkonzentrationen roter Blutzellen in vivo- und den in vitro-Studien von Beutler [2] lassen erkennen, daß auch alkoholinduzierte Lactat-Pyruvatverschiebungen regulierend in das LDH-System eingreifen und zur Synthesesteigerung im Glykolysestoffwechsel führen.

Die Untersuchungen drei verschiedener Gruppen mit alkoholinduzierten Hyperlipoproteinämien zeigen, daß ein manifester Enzymdefekt mit sekundären Stoffwechselstörungen roter Blutzellen lediglich im Hämolyse- und Remissionsstadium nur bei solchen Patienten festzustellen ist, die alle Kriterien des Zieve-Syndroms erfüllen.

Die Annahme, ein extrazellulär zirkulierender Serumfaktor löse die Hämolyse beim Zieve-Syndrom aus [2, 12], schließt nicht einen gleichfalls vorhandenen intrazellulären Stoffwechseldefekte aus.

Hypophosphatämien und Ketoazidosen bei Alkoholikern können als extrazelluläre Faktoren auch hämolysierend wirken [3, 9, 13].

Vergleichbare Serumveränderungen konnten wir bei unseren Zieve-Syndrompatienten ausschließen.

Es ist denkbar, daß der hier nachweisbare intracorpuskuläre Enzymdefekt eine Störung darstellt, die erst dann zur Hämolyse führt, wenn zusätzlich ein extracorpuskulärer Faktor im Serum als Inhibitor regulierend in den Stoffwechsel roter Blutzellen eingreift.

Als Hypothese ist denkbar, daß ein bisher noch nicht genauer beschriebener Serumfaktor über eine Änderung der membrangebundenen Lipide hämolyseauslösend wirkt [3, 10, 11], wenn latent in den Erythrocyten ein Enzymdefekt vorhanden ist.

Literatur

1. Balcerzak, S. P., Westerman, M. P., Heinle, E. W.: Amer. J. med. Sci. **255**, 277 (1968). — 2. Beutler, E., Guinto, E.: Enzyme **18**, 7 (1974). — 3. Cooper, R. A., Arner, E. C., Wiley, J. S., Shattil, S. J.: J. clin. Invest. **55**, 115 (1975). — 4. Cooperman, M. T., Davidoff, F., Palotta, J.: Diabetes **23**, 433 (1974). — 5. Desimone, J., Kleve, L., Shaeffer, J.: J. Lab. clin. Med. **84**, 517 (1974). — 6. Goebel, K. M., Goebel, F. D., Mühlfellner, G., Kaffarnik, H.: Europ. J. clin. Invest. **5**, 83 (1975). — 7. Goebel, K. M., Goebel, F. D., Neitzert, A., Hausmann, L., Schneider, J.: Enzyme **19**, 193 (1975). — 8. Lawrence, A. J., Moores, G. R., Steele, J.: Europ. J. Biochem. **48**, 277 (1974). — 9. Levy, L. J., Duga, J., Girgis, M., Gordon, E. E.: Ann. intern. Med. **78**, 213 (1973). — 10. Maggioni, A., Castro, M., Donfrancesco, Spano, B., Giardini, O.: Acta haemat. (Basel) **52**, 207 (1974). — 11. Ostrander, L. D., Lamphiear, D. E., Block, W. D., Johnson, B. C., Ravenscroft, C., Epstein, F. H.: Arch. intern. Med. **134**, 451 (1974). — 12. Powell, L. W., Roeser, H. P., Halliway, J. W.: Aust. N. Z. J. Med. **1**, 39 (1972). — 13. Territo, M. C., Tanaka, K. R.: Arch. intern. Med. **134**, 445 (1974). — 14. Zieve, L.: Ann. intern. Med. **48**, 471 (1958). — 15. Zuelzer, W. W., Robinson, A. R., Hsu, T. H.: Blood **32**, 33 (1968).

WEIS, H. J., BAAS, E. U. (I. Med. Klinik u. Poliklinik d. Univ. Mainz): **Einwirkungen des Alkohols auf den Cholesterolstoffwechsel***

Erhöhter Alkoholkonsum führt beim Menschen nicht nur zu einer Fettleber, sondern auch zur Erhöhung der Lipoproteine im Serum [1]. Lieber u. Mitarb. fanden bei Inkubation von Lebergewebe mit Äthanol eine deutliche Steigerung der intrahepatischen Cholesterolsynthese und führen diese Beobachtung als eine wichtige Ursache der Hypercholesterolämie nach Alkoholaufnahme an [2]. Da andere Untersucher [3, 4] eine verminderte Aktivität der Lipoproteinlipase im Serum als Ursache der Hyperlipämie nach Äthanol angeben, untersuchten wir die Einwirkungen des Alkohols auf die Cholesterolsynthese in Leber und Darm nach oraler und intravenöser Gabe von Äthanol bei Ratten.

Ergebnisse

Zum Nachweis, daß weibliche Wistar-Ratten Äthanol gut verstoffwechseln können, injizierten wir neun Tieren 1,5 ml 20 Vol-% Äthanol intravenös und entnahmen in Abständen von 10, 30, 60, 90, 120 und 180 min Blutproben über einen arteriellen Katheter. Der Abbau des Blutalkohols erfolgt sehr rasch mit einer Halbwertszeit von $85,1 \pm 9,2$ min.

Äthanol wurde als 7,5 Vol-%-Lösung im Trinkwasser fünf Tieren bei üblichem Rattenfutter angeboten. Nach 4 Tagen hatten diese Tiere rund ein Drittel weniger Flüssigkeit getrunken und wogen 7 g weniger als die Kontrolltiere. Nach Blutentnahme wurden die Tiere getötet und 300 mg Gewebsschnitte aus Leber, Jejunum und Ileum in Krebs-Ringer-Lösung mit radioaktivem ^{14}C-2-Azetat über 90 min inkubiert und der Einbau in Cholesterol, CO_2 und Fettsäuren wurde bestimmt wie früher beschrieben [5].

Trotz Aufnahme von durchschnittlich 6 mg Äthanol/g Ratte/Tag zeigten die Lipide im Serum und in der Leber keine signifikante Veränderung im Vergleich zur Kontrollgruppe. Auch Baraona u. Mitarb. [6] hatten bei Ratten unter akuter Äthanolbelastung keine Veränderung der Serumlipide beobachtet.

Während die Syntheseraten von CO_2 in Leber, Jejunum und Ileum bei beiden Gruppen identisch waren, hatte Alkohol die intrahepatische Cholesterolsynthese signifikant vermindert (Tabelle). Im Jejunum und Ileum blieben die Syntheseraten des Cholesterols durch Äthanol unbeeinflußt. Da die Tiere unter Alkohol Gewicht verloren, kann nicht sicher beurteilt werden, ob die Verminderung der intrahepatischen Cholesterolsynthese auf Äthanol selbst oder verminderte Kalorienzufuhr zurückgeführt werden muß.

Um die Schwankungen der oralen Alkoholaufnahme und Kalorienzufuhr auszuschalten, wurde in einer weiteren Studie Äthanol als 6,5 Vol-% Kochsalzlösung intravenös infundiert (1,3 ml/Std). Die Kontrollgruppe erhielt eine Glukose-Kochsalzlösung in isokalorischer Menge. Durch eine Magensonde wurde beiden Tiergruppen die gleiche Kalorienzahl einer künstlichen Diät verabreicht.

Die Bestimmung von Cholesterol, Phospholipid und Triglyzeride nach 48 Std der Infusion ergab keinen signifikanten Unterschied beider Tiergruppen. Einzig der Gesamtfettgehalt der Leber war in der Alkoholgruppe mit 1355 ± 70 mg im Vergleich zu den Kontrolltieren mit 924 ± 64 mg signifikant angestiegen, während der Cholesterolgehalt unverändert war.

Wie Abb. 1 zeigt, verminderte die Gabe von Äthanol nicht nur die Cholesterolsynthese, sondern auch die Produktion von CO_2 und Fettsäuren in der Leber. Die Verminderung so verschiedener Stoffwechselwege durch hohe Dosen Äthanols legt den Verdacht auf einen allgemeinen toxischen Effekt des Äthanols bzw. seiner Stoffwechselprodukte nah. Ferner besteht theoretisch die Möglichkeit, daß der

---

* Mit dankenswerter Unterstützung der Deutschen Forschungsgemeinschaft.

Tabelle. Stoffwechselveränderungen bei Ratten (n = 5) unter oraler Alkoholaufnahme (6,2 mg Äthanol/g Ratte/Tag) über 4 Tage

	Kontrolltiere		Alkoholgruppe	
	Triglyceride	Cholesterol	Triglyceride	Cholesterol
Serum	86 ± 14 mg/100 ml	82 ± 14 mg/100 ml	84 ± 11 mg/100 ml	91 ± 16 mg/100 ml
Leber	51,7 ± 10 mg/g	3,3 ± 0,8 mg/g	58,5 ± 12 mg/g	3,5 ± 1,2 mg/g

Syntheseraten (μMol/g/Std) Einbau von ^{14}C-2-Azetat in

	CO_2	Cholesterol	CO_2	Cholesterol
Leber	3130 ± 138	298 ± 56	3303 ± 294	190 ± 59 ($p < 0,05$)
Jejunum	2461 ± 232	43 ± 11	1953 ± 292	35 ± 11
Ileum	2346 ± 216	74 ± 23	2618 ± 421	77 ± 20

Abbau des Äthanols zu einer Vergrößerung des Azetat-Pools führt und somit eine signifikante Verringerung der spezifischen Aktivität des ^{14}C-2-Azetats im Inkubationsmedium bzw. intracellulär eintritt. Interessanterweise führt die gleiche Dosis Äthanol im Dünndarmgewebe zu keiner signifikanten Veränderung, wie auch Isselbacher u. Mitarb. [7] schon berichtet haben. Dieser Unterschied zum Lebergewebe könnte darauf beruhen, daß Äthanol entweder nicht in die Darmepithelien gelangt oder von diesen nicht verstoffwechselt wird, so daß keine Vermehrung des Azetat-Pools eintritt.

Da unsere Befunde einer verminderten Cholesterolsynthese unter akuter Gabe von Äthanol den Ergebnissen von Lefèvre et al. widersprechen, haben wir ihre Experimente in vitro mit unseren Inkubationsbedingungen wiederholt. Dabei

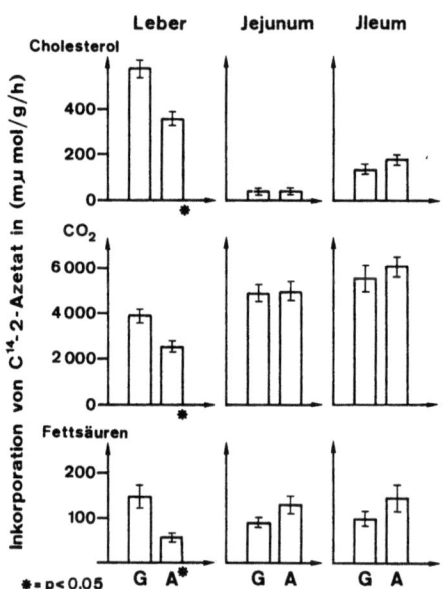

Abb. 1. Ratten wurden mit 10 mg Äthanol (A)/g Tier/Tag bzw. die Kontrollgruppe mit 17 mg Glukose (G)/g Tier/Tag intravenös infundiert. Gleichzeitig wurden die beiden Gruppen isokalorisch über einen Magenschlauch künstlich ernährt. Nach 48 Std wurden die Tiere getötet, und die Syntheseraten in vitro bestimmt

enthielt das Inkubationsmedium zusätzlich 10 mMol oder 50 mMol Äthanol, während die Kontrollgläser 4,27 mMol bzw. 21,8 mMol Glukose enthielten. Gewebsschnitte des gleichen Tieres wurden allen Gläsern zugesetzt. Während die Syntheseraten von Cholesterol, CO_2 und Fettsäuren im Jejunum und Ileum nur eine leichte Verminderung (durchschnittlich 20%) unter Äthanol zeigten, war die intrahepatische Cholesterolsynthese schon bei 10 mMol im Inkubationsmedium auf durchschnittlich 46% reduziert. Auch die Syntheseraten von CO_2 und Fettsäuren in der Leber waren auf 34% bzw. 74% vermindert. Die Erhöhung der Äthanolkonzentration auf 50 mMol im Inkubationsmedium verminderte lediglich die Fettsäuresynthese der Leber auf 34%, beeinflußte jedoch nicht die übrigen Syntheseraten in Leber und Darm.

Wenn auch diese Befunde bei der Ratte, nämlich daß orale sowie intravenöse Gabe von Äthanol die Cholesterolsynthese in der Leber vermindert, jedoch nicht im Dünndarm, nicht direkt auf den Menschen übertragen werden können, so legen sie die Vermutung nah, daß für die Erhöhung der Serumlipide beim Menschen nach Alkoholaufnahme wahrscheinlich andere Prozesse wie vermehrte enterale Resorption von Cholesterol, Hemmung der Lipoproteinlipase und verminderter Abbau der Lipoproteine eine entscheidende Rolle spielen.

Literatur

1. Mühlfellner, G., Mühlfellner, O., Kaffarnik, H.: Z. ges. exp. Med. **154**, 22 (1971). — 2. Lefèvre, A. F., de Carli, L. M., Lieber, C. S.: J. Lipid Res. **13**, 48 (1972). — 3. Jones, D. P., Lossowsky, M. S., Davidson, C. S., Lieber, C. S.: J. clin. Invest. **42**, 945 (1963). — 4. Schapiro, R. M., Scheig, R., Drummey, G., Mendelson, J. N., Isselbacher, K. J.: New Engl. J. Med. **272**, 610 (1972). — 5. Weis, H. J., Dietschy, J. W.: J. clin. Invest. **48**, 2389 (1969). — 6. Baraona, E., Pirola, R. C., Lieber, C. S.: J. clin. Invest. **52**, 296 (1973).

HORSCH, A. K.*, HUDSON, K., DAY, A. J. (Med. Univ.-Klinik Heidelberg u. Dept. of Physiology, University of Melbourne, Australien): **Die Wirkung essentieller Phospholipide (EPL) auf die Plasma-Lecithin-Cholesterin-Acyl-Transferase (LCAT)-Aktivität in vivo und in vitro beim Kaninchen**

Der überwiegende Teil des Serumcholesterins liegt in der Esterform, zumeist als Linolsäureester vor. Verantwortlich für die Veresterung des am „high density lipoprotein" (HDL) hängenden Cholesterins ist die Lecithin-Cholesterin-Acyl-Transferase (LCAT), die aus der β-Stellung des Lecithins eine Fettsäure auf das C_3-Atom des Cholesterins überträgt und Lecithin in Lysolecithin umwandelt [1]. Das Enzym spielt damit eine wichtige Rolle im Lipoprotein- und im Lipidstoffwechsel; welche Bedeutung ihm für den Arterienwandstoffwechsel insbesondere bei Atherosklerose zukommt, ist bislang nicht eindeutig geklärt [2].

Die atherosklerotische Läsion ist gekennzeichnet durch die Ansammlung von intra- und extrazellulären Cholesterinestern und anderen Lipiden, die teils aus dem Plasma eindringen, teils ortsständig synthetisiert werden [3], wobei die Cholesterinveresterung auf das 20fache der Norm ansteigen kann [4]. Cholesterinester aus gesättigten Fettsäuren sind in hohem Maße sklerogen, während Linolsäureester keine derartige Wirkung zeigen und auch leichter aus dem Gewebe mobilisiert werden können [5].

Essentielle Phospholipide (EPL), so genannt wegen ihres hohen Gehaltes an Linolsäure, sind Lecithine, mit denen bei experimenteller Atherosklerose das Ausmaß atherosklerotischer Veränderungen signifikant eingeschränkt werden konnte [6]. Diese Wirkung wurde auf eine Beeinflussung des LCAT-Enzyms durch EPL zurückgeführt: Einerseits würde Linolsäure zur Bildung nicht sklerogener Cholesterinester frei, andererseits könnte ein schnellerer Umsatz des Cholesterins im Serum erreicht werden.

Zur Prüfung dieser Hypothese lag es deshalb nahe, zunächst im Serum die LCAT-Aktivität im Rahmen einer experimentellen Atherosklerose unter gleichzeitiger Gabe von EPL zu untersuchen.

Bei 10 Wochen alten NZW-Kaninchen wurde eine Hypercholesterinämie durch Beimengung von 1 g Cholesterin und 3 ml Erdnußöl zu 100 g Trockenfutter erzeugt. Je 6 Tiere erhielten gleichzeitig 3mal wöchentlich entweder 4 ml 0,9% NaCl-Lösung oder 200 mg durch Ultraschall in Wasser emulgiertes EPL als Injektion in die Ohrvene. 3 unbehandelte Tiere unter Normalfutter dienten als Kontrolle bis zum Versuchsende, dann wurde an diesen Tieren die Wirkung einer einmaligen intravenösen EPL-Gabe in vivo und verschiedener EPL-Konzentrationen in vitro untersucht.

Nach 4 und 8 Wochen wurden LCAT-Aktivität und Cholesterin im Serum bestimmt. Jede Enzymbestimmung wurde als Doppelansatz mit entsprechenden

---

* Diese Arbeit wurde im Rahmen eines Arbeitsurlaubes im Department of Physiology, University of Melbourne, durchgeführt.

Leerwertkontrollen durchgeführt. Die Enzymaktivität wurde nach der Methode von Glomset u. Wright [1] sowie nach jener von Stokke u. Norum [7] ermittelt und angegeben als µg verestertes Cholesterin/ml Serum nach 6stündiger Inkubation bei 37° C.

Nach der Inkubation wurde das Reaktionsgemisch mit Chloroform/Methanol (2:1/v:v) extrahiert, die Lipidextrakte [8] dünnschichtchromatographisch aufgearbeitet und die Radioaktivität in den Cholesterin- und Cholesterinesterbanden im Flüssigkeitsscintillationszähler gemessen.

Freies und verestertes Cholesterin im jeweiligen Serum wurden nach dünnschichtchromatographischer Trennung auf Kieselgel nach der Methode von Zlatkis et al. [9] bestimmt und damit die spezifische Aktivität berechnet.

Tabelle 1. Serumcholesterin[a] und LCAT-Aktivität[b] bei Kaninchen nach 4 und 8 Wochen atherogener Diät und Behandlung mit EPL[c]

	Freies Cholesterin		LCAT-Aktivität	
	4 Wochen	8 Wochen	4 Wochen	8 Wochen
Kontrolle	0,52 ± 0,08	0,44 ± 0,0	44,2 ± 2,91	—
Diät + 0,9% NaCl	2,06 ± 0,31	5,50 ± 0,75	36,3 ± 2,87	81,7 ± 7,84
Diät + EPL	1,95 ± 0,27	5,20 ± 0,24	32,2 ± 0,49	64,3 ± 5,47
n = 3 bzw. 6				

[a] mg/ml Serum
[b] µg verestertes Cholesterin/ml Serum/6 Std Inkubation
[c] „essentielle Phospholipide" — Dilinoleoyl Phosphatidylcholin 600 mg/Woche bzw. 12 ml 0,9% NaCl/Woche i.v.

Tabelle 2. Einfluß verschiedener Mengen EPL[a] auf die LCAT-Aktivität[b] eines normalen Kaninchenserums in vitro

EPL	LCAT-Aktivität
50,0 mg/ml	192,0 ± 12,2
25,0 mg/ml	118,6
12,5 mg/ml	87,3
5,0 mg/ml	74,1
Kontrolle	53,9 ± 11,4
n = 1 bzw. 3	

[a] „essentielle Phospholipide" in 1 ml Serum
[b] µg verestertes Cholesterin/ml Serum/6 Std

Die Ergebnisse sind in Tabelle 1 zusammengefaßt: Nach 4 und 8 Wochen ist die Menge des freien Cholesterins in beiden Versuchsgruppen jeweils annähernd gleich, während sie ein Vielfaches der Kontrolle beträgt. Die LCAT-Aktivität steigt während des Versuches an, sie ist aber in der mit EPL behandelten Gruppe geringer als in der Vergleichsgruppe.

Die nach Stokke u. Norum bestimmten Werte werden hier wegen ihrer erheblichen Streuung nicht wiedergegeben; die Methode erwies sich bei den hohen Cholesterinwerten als weniger geeignet.

Eine einmalige, intravenöse Gabe von 500 mg EPL führte nach 5, 15 und 30 min zu keiner signifikanten Änderung der LCAT-Aktivität eines normalen Kaninchenserums im Vergleich zum Ausgangswert (64,9, 62,4 und 50,9 bei einem Ausgangswert von 73,2 µg verestertes Cholesterin/ml Serum/6 Std Inkubation).

In Tabelle 2 ist die Wirkung der in vitro-Zugabe verschiedener Mengen EPL zum Versuchsansatz aus Normalserum dargestellt: Mit steigender EPL-Konzentration nimmt die Enzymaktivität zu, die stärkste Zunahme erfolgt oberhalb der therapeutischen Dosen. Die EPL-Konzentration von 5 mg/ml Serum in vitro entspricht der zu erwartenden Serumkonzentration nach Injektion von 500 mg EPL.

Unter den gewählten Versuchsbedingungen wurde mit EPL keine signifikante Beeinflussung der LCAT-Aktivität in vivo erzielt. Die eingangs erwähnte antiatherogene Wirkung von EPL, die auch von uns gefunden wurde und in anderem Zusammenhang berichtet wird [10], kann demnach nicht über einer Steigerung der LCAT-Aktivität erklärt werden. Sehr wahrscheinlich besteht die Wirkungsweise in der Abgabe ungesättigter Fettsäuren für die intramurale Cholesterinveresterung und damit in der Bildung wenig sklerogener Cholesterinester.

Literatur

1. Glomset, A. J., Wright, J. L.: Biochim. biophys. Acta (Amst.) 89, 266 (1964). — 2. Abdulla, Y. H., Orton, C. C., Adams, C. W. M.: J. Atheroskler. Res. 8, 967 (1968). — 3. Day, A. J., Tume, R. K.: Atherosclerosis 11, 291 (1970). — 4. Horsch, A. K., Day, A. J., Sanwald, R.: Virchows Arch., Abt. A path. anat. 361, 71 (1973). — 5. Abdulla, Y. H., Adams, C. W. M., Morgan, R. S.: J. Path. Bact. 94, 77 (1967). — 6. Adams, C. W. M., Abdulla, Y. H., Bayliss, O. B., Morgan, R. S.: J. Path. Bact. 94, 77 (1967). — 7. Stokke, K. T., Norum, K. R.: Scand. J. clin. Lab. Invest. 27, 21 (1971). — 8. Folch, J., Lees, M., Sloane Stanley, G. N.: J. biol. Chem. 226, 497 (1957). — 9. Zlatkis, A., Zak, B., Boyle, A. J.: J. Lab. clin. Med. 41, 486 (1953). — 10. Horsch, A. K., Hudson, K., Day, A. J.: Atherosclerosis (in Vorbereitung).

DRUSCHKY, K.-F., SCHALLER, K.-H., KAMMERER, H. (Univ.-Nervenklinik mit Poliklinik u. Inst. für Arbeits- u. Sozialmedizin u. Poliklinik f. Berufskrankheiten d. Univ. Erlangen): **Die Bestimmung der Uroporphyrinogen I-Synthetase im Vollblut — eine Methode zur Diagnostik und Früherkennung der akuten intermittierenden Porphyrie**

Die akute intermittierende Porphyrie (AIP) ist die von den genetisch bedingten hepatischen Porphyrien am häufigsten auftretende Erkrankung. Die Vererbung erfolgt autosomal-dominant mit unterschiedlicher Expressivität. Die Klinik der AIP ist vielgestaltig und berührt mehrere Fachdisziplinen. Die meist im Vordergrund stehenden kolikartigen Leibschmerzen geben zu der Fehldiagnose „Ileus" Anlaß, so daß etwa 50% der Kranken vor der richtigen Diagnosestellung ein- oder mehrmals laparotomiert werden. Oft sind deletäre Verschlechterungen die Folgen dieses Vorgehens. Neben kardiovasculären Störungen finden sich neuropsychiatrische Krankheitszeichen wie Polyneuropathien, Funktionspsychosen [13] und zerebrale Krampfanfälle. Eine Frühdiagnose ist deshalb so wichtig, weil zahlreiche Medikamente — etwa auch die zur Schmerzbekämpfung und zu Narkosen verwendeten Barbiturate — akute Schübe hervorrufen können.

Zum biochemischen Mechanismus der Krankheit sind in den letzten Jahren wertvolle Beiträge erarbeitet worden. Tschudy [12] wies bereits 1965 in der Leber eines Patienten mit AIP einen Aktivitätsanstieg der Δ-Aminolaevulinsäure-Synthetase (ALA-S) nach. Diese Beobachtung führte zunächst zu der Theorie, daß die Überproduktion der Δ-Aminolaevulinsäure (ALA) den primären genetischen Defekt dieser Erkrankung darstellt. Heilmeyer u. Clotten [4] fanden 1968 die Urinausscheidung von ALA und Porphobilinogen (PBG) gegenüber der Exkretion von Porphyrinen außerordentlich erhöht und schlossen daraus, daß bei der AIP ein partieller Block in der Synthese von Uroporphyrin aus PBG vorliegt.

Experimentelle Untersuchungen von Miyagi [7] und Strand [11] zeigten dann, daß bei Patienten mit AIP die Aktivität der Uroporphyrinogen I-Synthetase (URO I-S) in der Leber im Vergleich zu Normalpersonen oder Patienten mit den beiden anderen, genetisch bedingten, hepatischen Porphyrien erniedrigt ist. Meyer [5, 6] und Strand [11] analysierten die URO I-S-Aktivität in Erythrozytenhämolysaten von AIP-Patienten und stellten bei diesen Kranken eine um nahezu 50% reduzierte Enzymaktivität fest. Sassa [8, 9] bestätigte bei Untersuchungen an 64 Normalpersonen und 10 Patienten mit klinisch gesicherter AIP, daß zwischen der URO I-S-Aktivität von AIP-Patienten und Normalpersonen ein hochsignifikanter Unterschied besteht. Die verminderte URO I-S-Aktivität wurde als der primäre, genetisch bedingte Defekt bei der AIP angesehen [1—3, 6, 8, 9, 11].

Ziel der vorliegenden Untersuchung war, zunächst eine einfache fluorimetrische Methode zur Bestimmung der URO I-S-Aktivität im Vollblut zu erarbeiten. Mit diesem Analyseverfahren sollten zur Festsetzung von Grenz- und Normalwerten sowie der intra- und interindividuellen Schwankungsbreite Bestimmungen der Enzymaktivität an einem Vergleichskollektiv durchgeführt werden. Außerdem war die Erfassung latenter Träger dieses Enzymdefektes durch URO I-S-Aktivitätsmessungen bei 100 Angehörigen aus 4 Porphyrikerfamilien vorgesehen.

Das Prinzip der in unseren Laboratorien erarbeiteten Methode zur Bestimmung der URO I-S in den Erythrozyten basiert darauf, daß das nachzuweisende Enzym mit einer maximalen Substratkonzentration von PBG inkubiert wird. Das in einer bestimmten Zeiteinheit gebildete Uroporphyrin wird fluorimetrisch gegen einen Leerwert gemessen. Die entstandene Menge Uroporphyrin stellt ein Maß für die Aktivität der URO I-S dar. Als Dimension wird von uns µMol Uroporphyrin/min/l Erythrozyten (U/L) verwendet. Für die analytische Bestimmung der Enzymaktivität sind 100 µl heparinisiertes Blut notwendig. Es kann sowohl Venenblut als auch Kapillarblut eingesetzt werden [10].

Die Ergebnisse der URO I-S-Aktivitätsmessung bei einem Vergleichskollektiv von 158 Frauen, Männern und Kindern zeigten eine Normalverteilung. Die Enzymaktivitäten im Vollblut schwankten zwischen 0,46 und 1,21 U/l. Die mittlere Enzymaktivität liegt bei 79 ± 14 U/l. Daraus resultiert unter Zugrundelegung der zweifachen Standardabweichung ein Normalbereich von 0,51 bis 1,07 U/l. Ein signifikanter Unterschied zwischen Frauen und Männer fand sich nicht. Korrelationsanalytisch bestand zwischen der Aktivität der URO I-S und dem Lebensalter kein Zusammenhang. Bei der Prüfung der intraindividuellen Schwankungsbreite der URO I-S-Aktivität errechnete sich ein mittlerer Variationskoeffizient von 5,5%. Die Ergebnisse zur Untersuchung der Tagesrhythmik ergaben einen Variationskoeffizienten von 7,1%. Systematische tageszeitliche Veränderungen ließen sich nicht nachweisen. Die erhaltenen Variationskoeffizienten liegen nur knapp über dem der Methode. Er wurde durch eine 9fach-Bestimmung aus einer Blutprobe errechnet und beträgt 3,7%.

Außerdem bestimmten wir die URO I-S-Aktivität bei 100 Mitgliedern aus 4 Porphyrikerfamilien. Die Patientengruppe setzte sich aus 54 weiblichen und 46 männlichen Angehörigen zusammen. Das Durchschnittsalter betrug 25 Jahre. Die Aktivitätsmessungen ergaben einen Mittelwert von 0,67 U/l. Die Enzymaktivitäten schwankten zwischen 0,36 und 1,13 U/l. Beim statistischen Vergleich der beiden Kollektive errechnete sich mit einem t-Wert von 6,23 ein hochsignifikanter Unterschied.

Für die Validität der URO I-S-Bestimmung war es notwendig, einen pathologischen Bereich festzulegen, der alle Träger des genetischen Defektes umfaßt. Zur Erarbeitung dieses Grenzwertes verwendeten wir die URO I-S-Messungen von insgesamt 15 Personen mit klinisch manifester AIP oder eindeutigen biochemischen Befundmustern.

Mit Hilfe der Percentiltechnik errechneten wir für die 0,975-Quantile einen Wert von 0,65 U/l.

Auf Abb. 1 sind die beiden Häufigkeitsverteilungen des Vergleichskollektives und der Familienangehörigen angegeben und der Grenzwert eingezeichnet. Durch diese Grenzwertfestsetzung liegen 45% der Angehörigen aus Porphyrikerfamilien, unter ihnen alle von uns bisher untersuchten Patienten mit AIP, aber auch 17,7% der Normalpersonen in dem Bereich von 0,34 bis 0,65 U/l. Diese falsch positiven Ergebnisse decken sich mit den Angaben von Sassa [8, 9], der ebenfalls eine Überschneidung der URO I-S-Werte beider Kollektive feststellte.

Untersuchungen an Patienten mit idiopathischer Polyneuropathie, Alkoholismus, Hepatitis, Anämien verschiedener Genese und Porphyria cutanea tarda zeigten normale Enzymaktivitäten.

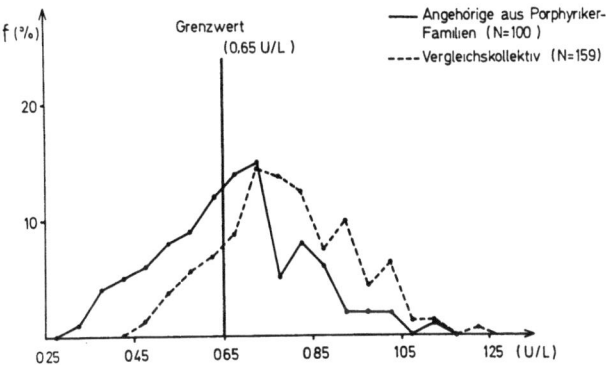

Abb. 1. Häufigkeitsverteilung der URO I-S-Aktivität bei Angehörigen aus Porphyriker-Familien (N = 100) und einem Vergleichskollektiv (N = 158). Der Grenzwert beträgt 0,65 U/L

Tabelle. Einteilung der Angehörigen aus Porphyriker-Familien in 4 Klassen unter Berücksichtigung der biochemischen Befunde und der klinischen Ausgestaltung

	Klasse	Biochemische Befunde		
		in den Erythrozyten	im Urin	
		URO I-S (U/L)	ALA (mg/d)	PBG (mg/d)
klinisch manifeste AIP	I	↓ < 0,65	↑	↑
AIP ohne klinische Symptomatik	II	↓ < 0,65	↑	↑
latente Träger des genetischen Defektes	III	↓ < 0,65	normal	normal
kein Hinweis für das Vorliegen einer Porphyrin-Stoffwechselstörung	IV	> 0,65	normal	normal

In Anlehnung an Sassa [8, 9] gestatten nun die erhaltenen URO I-S-Werte innerhalb der Porphyrikerfamilien eine Einteilung in verschiedene Klassen (Tabelle): Die Klasse I kennzeichnet die Patienten mit klinisch manifester, akuter intermittierender Porphyrie, bei denen erniedrigte URO I-S-Aktivitäten und eine erhöhte Exkretion von ALA und PBG vorliegen. Die Angehörigen der Klasse II weisen die gleichen biochemischen Ausscheidungsmuster im Urin auf, die URO I-S ist erniedrigt, doch fehlt die klinische Symptomatik der AIP. In die Klasse III werden Mitglieder aus Porphyrikerfamilien eingestuft, deren URO I-S-Aktivität unterhalb des Grenzwertes von 0,65 U/l liegt. Diese Personen sind als Träger des genetischen Defektes anzusehen, ohne klinische oder weitere biochemische Hinweise für das Vorliegen einer AIP zu bieten.

Bei unseren Familienuntersuchungen konnten 3% der Angehörigen in Klasse I, 4% in Klasse II, 38% in Klasse III und 55% in Klasse IV eingeordnet werden. Die Klassen I bis III beinhalten die Träger des genetischen Defektes.

Die zusätzliche Bestimmung der URO I-S-Aktivität in den Erythrozyten erlaubt die Erfassung einer weiteren Klasse latenter Merkmalsträger. Diese Personengruppe konnte bisher allein durch die Bestimmung der Hämpräkursoren micht diagnostiziert werden. Sie macht etwa 40% der Familienangehörigen aus.

Damit sind wir in der Lage, durch gezielte ärztliche Führung dieser Familienmitglieder einen präventivmedizinischen Beitrag von hoher Validität zu leisten.

Literatur

1. Doss, M.: Enzyme **16**, 343 (1973). — 2. Doss, M.: Diagnostik **7**, 489 (1974). — 3. Druschky, K.-F., Schaller, K.-H., Ulrich, G.: Inn. Med. **2**, 92 (1974). — 4. Heilmeyer, L., Clotten, R.: Klin. Wschr. **47**, 71 (1969). — 5. Meyer, U. A., Schmid, R.: Fed. Proc. **32**, 1649 (1973). — 6. Meyer, U. A., Strand, L. J., Doss, M., Rees, A. C., Marver, H. S.: New Engl. J. Med. **286**, 1277 (1972). — 7. Miyagi, K., Cardinal, R., Bossenmaier, J., Watson, C. J.: J. Lab. clin. Med. **78**, 683 (1971). — 8. Sassa, S., Granick, J. L., Granick, S., Kappas, A., Levere, R. D.: Fed. Proc. **32**, 565 (1973). — 9. Sassa, S., Granick, S., Bickers, D. R., Bradlow, H. L., Kappas, A.: Proc. Nat. Acad. Sci. (Wash.) **71**, 732 (1974). — 10. Schiele, R., Druschky, K.-F., Schaller, K.-H.: Eine einfache fluorimetrische Methode zur Bestimmung der Uroporphyrinogen I-Synthetase in den Erythrozyten. In: Jahrestagung der Deutschen, Österreichischen und Schweizerischen Gesellschaften für Klinische Chemie, Freiburg, März 1975. — 11. Strand, L. J., Meyer, U. A., Felsher, B. F., Redeker, A. C., Marver, H. S.: J. clin. Invest. **51**, 2530 (1972). — 12. Tschudy, D. P., Perlroth, M. G., Marver, H. S., Collins, A., Hunter, G., Recheigl, M., Jr.: Proc. Nat. Acad. Sci. (Wash.) **53**, 841 (1965). — 13. Wieck, H. H., Druschky, K.-F.: Psychiatrische Aspekte des metabolischen Komas. Düsseldorf: Janssen 1975.

GRIEBSCH, A., ZÖLLNER, N. (Med. Poliklinik d. Univ. München): **Wirkung von Thiopurinol auf die renale Harnsäure- und Oxypurin-Ausscheidung des Menschen unter modifizierter Formeldiät mit konstantem Puringehalt**

Die Einführung von Allopurinol stellte einen Meilenstein in der Therapie der Gicht dar. Einige nur z. T. geklärten Nebenwirkungen der Substanz bestehen in einer Xanthinnephropathie [1] und den Wechselwirkungen mit dem Pyrimidinstoffwechsel (Orotazidurie [2]). Dies ließ es angezeigt erscheinen, die klinische Verwendbarkeit anderer Derivate des Allopurinols, speziell seiner Thioabkömmlinge (vgl. [3]) zu überprüfen, und zwar unter sorgfältiger Beobachtung deren Wirkung gerade auf die Xanthin (X)-, Hypoxanthin (HX)- und die Orotsäureausscheidung.

Da die bisher vorliegenden Daten am Menschen [4—8] z. T. an vorbehandelten Patienten, z. T. ohne Kontrolle der exogenen Purin- und Pyrimidinzufuhr oder nur an Einzelfällen erhoben waren, gingen wir der Frage nach, wie sich unter den Bedingungen eines mehrwöchigen Ernährungsexperiments bei konstanter Zufuhr der Nukleinsäuren die hier in Frage stehenden Parameter des Harnsäurestoffwechsels, speziell Plasmaspiegel und renale Harnsäureausscheidung, aber auch die Ausscheidung der Oxypurine [Xanthin (X)- und Hyperxanthin (HX)] und der Orotsäure unter der oralen Gabe von Allo- und Thiopurinol verhalten. Wie wichtig zur reproduzierbaren Erfassung von quantitativ exakten Daten des Purinstoffwechsels die Kontrolle der Ernährungsbedingungen ist, haben wir anderenorts schon darlegen können [9—11].

Methodik

Zunächst wurden in einem *akuten* Versuch 8 gesunde freiwillige Versuchspersonen (V.P.) 8 Tage lang mit einer purinarmen Standard-Diät (Purin-N: 15 bis 32 mg/Tag) mit einer konstanten Purinzulage von 4 g RNA aus Hefe (entspricht $4 \times 114{,}4$ mg = 458 mg Purin-N) ernährt. In der zweiten Woche wurde die konstante Zufuhr von Purinen durch eine Kombination einer Kost aus industriellen Fertiggerichten (Hipp) mit einem durchschnittlichen Purin-N-Gehalt von $164 \pm 9{,}2$ ($\bar{x} \pm s$) mg/Tag durch eine purin*freie* flüssige Formel-Diät (F.D.)

kalorisch ergänzt, so daß bei Weiterführung der RNS-Zufuhr (kg ≙ 460 mg Purin N) eine konstante Gesamt-Purin-N-Zufuhr von 620 ± 9,2 mg/Tag resultierte.

Unter diesen Bedingungen stellte sich im steady state (9. Versuchstag, V.T.) ein mittlerer Harnsäurespiegel bzw. eine -ausscheidung von 6,6 mg/100 ml bzw. 992,5 mg/Tag unter Allo- und 6,7 mg/100 ml bzw. 1091 mg/Tag unter Thiopurinol ein. Nach *einmaliger* Gabe von je 300 mg der Synthesehemmer (n je = 5) fiel der Harnsäurespiegel auf 5,2 (A.) bzw. 5,0 (Th.) mg/100 ml am 1. Tag ab, die Ausscheidung auf 778 (A.) bzw. 940 (Th.) mg/Tag am 2. Tag. Damit waren, wie wir zuvor auch schon in klinischen Untersuchungen gesehen hatten, äquipotente Wirkungen beider Substanzen in bezug auf die Harnsäureparameter gegeben.

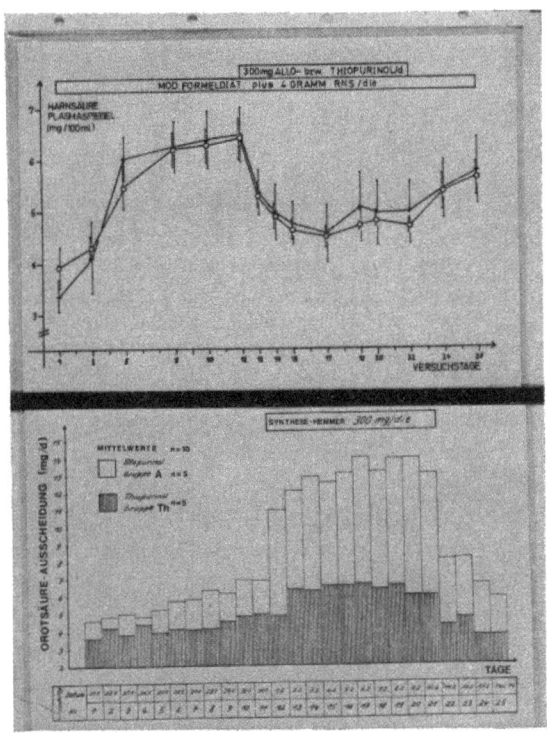

Abb. 1. Gleichartiges Verhalten der Harnsäure-Plasmaspiegel (Ordinate) unter konstanter Purinzufuhr und nach Gabe von je 300 mg/Tag von Allopyrinol (○ = offene Kreise) und von Thiopurinol (+ = Kreuze) *oben* sowie Orotsäure-Ausscheidung (mg/Tag) *unten* (□ = weiße Säulen unter Allo-, ▦ = schraffierte Säulen unter Thiopurinol). Abszisse: Versuchstage

In einem *chronischen* Versuch (n = 10) erhielten die V.P. über 26 Tage ebenfalls eine purinkonstante modifizierte F.D., die als Basiskost aus Fertiggerichten (Hipp) (30,6% der Cal.) mit einem Purin-N-Gehalt von 164 mg/Tag = 26% der Gesamt-Purine bestand und mittels einer purinfreien flüssigen F.D. zu einem Gesamtkaloriengehalt von 2504,0 cal/Tag ergänzt wurde. Dabei verhielten sich die Anteile von KH:Fett:Eiweiß im Wochenmittel wie 48,5:33,5:18 (% der Cal.). Die Gewichtskonstanz der V.P. wurde unter dieser isokalorischen Diät (vgl. [9—11]) durch tägliches Wiegen überprüft; Multivitamine (Supradyn®, Roche) wurden entsprechend substituiert. Die Blutproben wurden in zweitägigen Intervallen, die Urinausscheidung in täglichen 24-Std-Perioden gewonnen. Harnsäure wurde enzymatisch (nach [12]), X und HX mittels Xanthinoxydase als Harnsäure, Orotsäure nach [13] in der Modifikation nach [14] bestimmt.

Vom 13. mit 21. V.T. wurden die V.P. in zwei hinsichtlich Körpergewicht und Harnsäure-Plasmaspiegel (je rd. 6,5 ± 0,5 mg/100 ml) vergleichbare Gruppen (n je = 5) aufgeteilt, von denen 9 Tage lang die eine 300 mg Allo-, die andere 300 mg Thiopurinol täglich erhielt.

Ergebnisse

Das Verhalten der *Harnsäure-Plasmaspiegel* ist in Abb. 1 (obere Hälfte) dargestellt. Unter konstanter Purinzufuhr werden gleichhohe Ausgangswerte (6,44 ± 0,40 Gruppe 1 bzw. 6,44 ± 0,54 Gruppe Th.) erreicht, die unter den Synthesehemmern auf Werte von 4,67 ± 0,12 (Gruppe A) bzw. 4,97 ± 0,6 mg/100 ml (Gruppe Th.) ($\bar{x} \pm s_{\bar{x}}$) abfallen; der Unterschied ist nicht signifikant.

Die *Orotsäureausscheidung* (unterer Teil) stieg dabei von rd. 7,0 ± 1,0 mg/Tag auf maximal 13,9 ± 1,4 mg/Tag ($\bar{x} \pm s_{\bar{x}}$) unter Allopurinol bzw. von 5,1 ± 0,76 auf nur maximal 6,7 ± 1,0 mg/Tag unter Thiopurinol an.

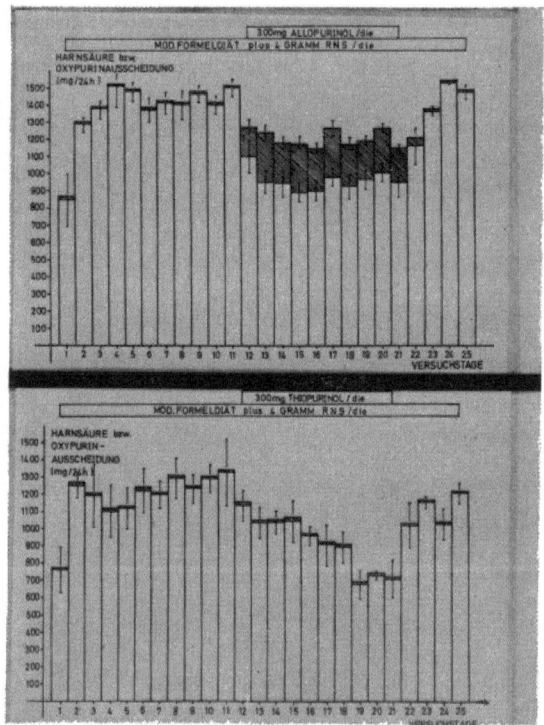

Abb. 2. Verhalten der Harnsäure-Ausscheidung (weiße Säulen) und der Oxypurine (schraffierte Säulen) unter Allopurinol (oben) und Thiopurinol (unten). Mittelwerte (n = je 5) und mittlere Fehler ($\bar{x} \pm s_{\bar{x}}$)

Die Ausscheidung der *Oxypurine* X und HX unter diesen Bedingungen zeigt Abb. 2, ebenso die *Harnsäureausscheidung*.

Unter Allopurinol (oberer Teil) geht die Harnsäureausscheidung vom 11. V.T. bis zum 21. V.T. (Ende der Synthesehemmergabe) von 1513 ± 50 mg/Tag auf 954 ± 84 mg/die oder auf 63% des Ausgangswertes, dagegen unter Thiopurinol von 1331 ± 200 auf 712 ± 110 mg/Tag oder 53% des Ausgangswertes, also nahezu in gleichem Ausmaß zurück. Während aber der Anteil der Oxypurine (X, HX) unter Allopurinol gleichzeitig ansteigt, und zwar von 10,6 auf Werte zwischen 200 und 270 mg/Tag (also auf das 20- bis 30fache des Ausgangswertes) bleibt er unter Thiopurinol mit Werten zwischen 1,2 bis 7,1 (vor Gabe) bzw. 2,5 bis 7,8 mg pro Tag (nach Gabe) praktisch unverändert.

Diskussion

Die von uns beobachtete harnsäuresenkende Wirkung von Thiopurinol (auf 77% der Harnsäureausgangsspiegel) entspricht den Angaben der Literatur (z. B. 68,4% aus den Zahlen von [7] errechnet) und der Größenordnung der Allopurinolwirkung (72,5%). Bereits Delbarre *et al.* (1968, 1970) sowie Serre *et al.* (1970) [4—6] hatten auf das Ausbleiben einer Mehrausscheidung der Oxypurine (X, HX) bei fast gleich starkem Abfall der Harnsäurespiegel unter dem Allopurinolderivat Thiopurinol hingewiesen.

Dieser Befund war neuerdings von Auscher *et al.* (1973) [8] sowie an einem Einzelfall von Grahame *et al.* (1974) [7] bestätigt worden. Aus den Zahlenangaben der letztgenannten Arbeitsgruppe läßt sich errechnen, daß das Verhältnis der Oxypurine zur Harnsäure-Ausscheidung unter Thiopurinol nur von 2% auf 3,6% ansteigt, obwohl die Harnsäure-Ausscheidung fast *auf* die Hälfte des Ausgangswertes (660 mg/Tag) zurückging und die Harnsäure-Spiegel *um* 30% (von 7,2 mg/100 ml) abfielen.

Wir konnten diese fehlende Wirkung auf die Oxypurinmehrausscheidung unter definierten Ernährungsbedingungen an einer größeren Zahl von V.P. nachweisen und finden (Mittelwerte der letzten 3 Tage im steady state) 11,2 mg/Tag Oxypurine unter Thiopurinol, dagegen 225,35 mg/Tag unter Allopurinol. Dies entspricht, bezogen auf die Gesamtpurinausscheidung (Harnsäure, X + HX) einem Anteil von nur 1,5% gegenüber 23% unter Allopurinol.

Der Befund weist darauf hin, daß das Merkaptoderivat auf Schritte der Harnsäuresynthese einwirkt, die *vor* der Bildung von X und HX liegen.

Neben den genannten beiden französischen Autoren halten auch Cartier u. Hamet (1973) [15] eine Verringerung der *de novo*-Synthese durch intrazelluläre Herabsetzung der Phospho-Ribosyl-Pyrophosphat (PRPP)-Spiegel für wahrscheinlich. Ebenso haben Dean *et al.* (1974) [16] kürzlich *in vitro* gezeigt, daß Thiopurinol bei damit inkubierten Erythrozyten die Inosin-Mono-Phosphat (IMP)-Synthese hemmt.

Bezüglich der Orotsäureausscheidung hatten auch Grahame *et al.* (1973) [7], allerdings nur auf Grund von Tierversuchen (Schwein) eine Konstanz der „Orotsäure"-Ausscheidung (Orotidin + Orotsäure) mit Werten zwischen 5,5 und 6,7 mMol unter 400 mg Thiopurinol angegeben.

Von einer Aufklärung des Wirkungsmechanismus von Thiopurinol, speziell auf die ersten Schritte der Harnsäuresynthese sind wir noch weit entfernt.

Zusammenfassung

Thiopurinol (Mercapto-4-pyrazolo (3,4-d)-pyrimidin) senkt praktisch *gleich wirksam* die Harnsäureausscheidung (auf 53% des Ausgangswertes) und die Harnsäure-Plasmaspiegel (auf 77% des Ausgangswertes) wie Allopurinol (auf 63% bzw. 73%). Das Fehlen einer nennenswerten Xanthinurie macht es im Hinblick auf die — allerdings sehr seltenen — Xanthinnephropathie unter Allopurinol und eine unveränderte Orotsäureausscheidung (gegenüber einer Verdoppelung unter Allopurinol) macht es als Substanz mit einer nur sehr geringen Einwirkung auf den Pyrimidinstoffwechsel als potentielles Gichtmedikament bemerkenswert und läßt weitere sorgfältige Prüfungen seiner Wirkung beim Menschen gerechtfertigt erscheinen.

Literatur

1. Ablin: Metabolism **21**/8, 771 (1972). — 2. Fox, R. M., Royse-Smith, D., Sullivan, N. J.: Science **168**, 861 (1970). — 3. Elion, G. B., Callahan, S. W., Hitchings, G. H., Rundles, R. W., Laszlo, J.: Conc. Chem. Rep. **16**, 197 (1962). — 4. Delbarre, F., Auscher, C., de Gery, A., Brouilhet, H., Olivier, J.-L.: Presse méd. **76**, 2329 (1968). — 5. Delbarre, F.: Acquis. méd. récentes **145**, 66 (1970). — 6. Serre: Sem. Hôp. Paris **46**, 3295 (1970). — 7. Grahame, R., Simmonds, H. A., Cadenhead, A., Dean, B. M.: Advanc. exp. Med. Biol. **41 B**, 597 (1973). — 8. Auscher, C., Mercier, N., Pasquier, C., Delbarre, F.: Israel J. med. Sci. **9**, 3 (1973). — 9. Griebsch, A., Zöllner, N.: Verh. dtsch. Ges. inn. Med. **76**, 849 (1970). — 10. Griebsch, A.,

Zöllner, N.: Verh. dtsch. Ges. inn. Med. **77**, 173 (1971). — 11. Griebsch, A., Zöllner, N.: Advanc. exp. Med. Biol. **41 B**, 597 (1974). — 12. Zöllner, N.: Z. klin. Chem. **6**, 178 (1963). — 13. Stajner, A., Sura, J., Musil, F.: Experimentia **24**, 116 (1968). — 14. Klimmek, R.: Wirkung von Allopurinol auf die renale Orotsäure- und Oxypurin-Ausscheidung beim Menschen (Referent: N. Zöllner). Inaugural-Dissertation, München 1973. — 15. Cartier, P. H., Hamet, M.: Biochem. Pharmacol. **22**, 3061 (1973). — 16. Dean, B. M., Perrett, D., Simmonds, H. A., Grahame, R.: Brit. J. clin. Pharmac. **1**, 119 (1974).

ZÖLLNER, N., JANSSEN, A., GRÖBNER, W. (Med. Poliklinik d. Univ. München):
Partielle Aufhebung der Allopurinol-induzierten Orotacidurie durch Ribonucleotide

Die kontinuierliche Gabe von Allopurinol führt zu einer vermehrten renalen Ausscheidung von Orotsäure und Orotidin (Fox et al., 1970). Wie wir 1971 erstmals zeigen konnten, wird diese durch Allopurinol hervorgerufene „Orotacidurie" durch zusätzliche Verabreichung von Ribonucleinsäure weitgehend aufgehoben (Zöllner u. Gröbner, 1971).

Es war nun zu untersuchen, welche Nucleotide diese durch Allopurinol induzierte „Orotacidurie" ändern. Darüber hinaus war festzustellen, ob Pyrimidin- und Purinnucleotide in gleicher Weise die renale Orotsäureausscheidung beeinflussen.

Sieben gesunde Versuchspersonen im Alter von 19 bis 28 Jahren erhielten über einen Zeitraum von 28 Tagen eine isokalorische, purinfreie Formeldiät, die 55 Energieprozent Kohlenhydrate, 30 Energieprozent Fett und 15 Energieprozent Eiweiß enthielt.

Täglich wurden enzymatisch die Serumharnsäure sowie Harnsäure- und Oxypurinausscheidung im Urin bestimmt. Die Messung der täglichen Gesamtorotsäureausscheidung erfolgte colorimetrisch. Die Aktivitäten von Orotidyldecarboxylase und Hypoxanthinguaninphosphoribosyltransferase wurde mikroradiochemisch bestimmt.

Nach einer kurzen Beobachtungszeit von 3 Tagen unter Formeldiät allein erhielten alle Versuchspersonen 10 Tage lang 400 mg Allopurinol in vier Einzelportionen. Anschließend wurden bei je einer Versuchsperson 4 g Ribonucleinsäure (RNS), 4 g Ribonucleinsäure-Hydrolysat, 1 g Adenosin-5-monophosphat oder gleiche Mengen Guanosin-, Cytidin-, Inosin- oder Uridin-5-monophosphat zugelegt. Schließlich wurde Allopurinol abgesetzt und nur noch RNS, RNS-Hydrolysat bzw. Ribonucleotide gegeben. Ein typischer Versuchsablauf ist in Abb. 1 dargestellt. Innerhalb der 10tägigen Verabreichung von 400 mg Allopurinol täglich kam es bei dieser Versuchsperson zu einem Abfall der Serumharnsäure von 6,1 auf 3,5 mg-% sowie der renalen Harnsäureausscheidung von 435 auf 149 mg/Tag. Im gleichen Zeitraum stieg die Oxypurinelimination von 219 µMol auf 360 µMol/Tag, die Gesamtorotsäureausscheidung von 2,5 auf 13 mg an. Eine zusätzliche 10tägige Gabe von 4 g RNS-Hydrolysat verursachte einen Rückgang der Orotsäureausscheidung im Urin auf 4 mg/Tag, während die Harnsäure- und Oxypurinelimination geringgradig anstiegen. Absetzen des Allopurinols unter gleichzeitiger Fortführung der RNS-Hydrolysatgabe führte zu einem weiteren Rückgang der renalen Orotsäure- und Oxypurinelimination, während Serumharnsäure und renale Harnsäureausscheidung zunahmen. Die Orotidyldecarboxylase stieg während der gesamten Dauer der Allopurinolgabe von 0,12 auf 0,4 nMol/mg/Std an, während die Aktivität der Hypoxanthinguaninphosphoribosyltransferase keine Änderung zeigte.

Prinzipiell die gleichen Ergebnisse wurden mit 1 g Uridin-5-monophosphat, 1 g Cytidin-5-monophosphat sowie 1 g Guanosin-5-monophosphat erzielt. Der Einfluß dieser Nucleotide auf die renale Orotsäureausscheidung war unter dieser Dosierung allerdings geringer, da im Vergleich zu 4 g RNS keine Äquivalenzdosen verabreicht wurden. 1 g Adenosin-5-monophosphat verursachte keine Beeinflussung der durch Allopurinol hervorgerufenen „Orotacidurie".

Die Ergebnisse zeigen, daß RNS-, RNS-Hydrolysat sowie die in der RNS enthaltenen Nucleotide Uridin-, Cytidin- und Guanosin-5-monophosphat, die durch Allopurinol induzierte „Oroacidurie" vermindern. Dies läßt sich am ehesten auf eine Hemmung der Pyrimidinsynthese de novo durch RNS bzw. obige Nucleotide zurückführen. Damit im Einklang steht auch die klinische Beobachtung, daß bei der hereditären Orotacidurie die Zufuhr von Uridin zu einer deutlichen Abnahme der Orotsäureausscheidung im Urin führt. 1 g Adenosin-5-monophosphat dagegen zeigte keine Beeinflussung der durch Allopurinol hervorgerufenen renalen Orotsäureelimination.

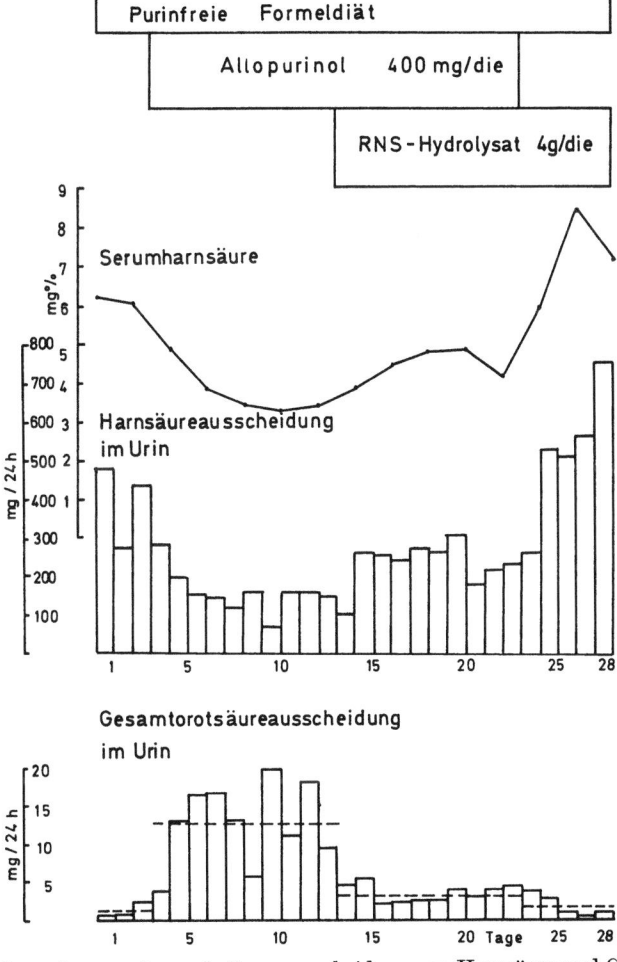

Abb. 1. Serumharnsäure sowie renale Tagesausscheidung von Harnsäure und Gesamtorotsäure unter purinfreier Formeldiät und nach Zulage von Allopurinol, Allopurinol und RNS-Hydrolysat sowie RNS-Hydrolysat allein

Literatur

Fox, R. N., Royse-Smith, D., O'Sullivan, W. I.: Science 168, 861 (1970). — Zöllner, N., Gröbner, W.: Z. ges. exp. Med. 156, 317 (1971).

OBERWITTLER, W., JENETT, D., SCHULTE, H., PAPAVASSILIOU, K., HAUSS, W. H. (Med. Klinik u. Poliklinik u. Abt. f. exp. Zellforschung am Inst. f. Physiolog. Chemie d. Univ. Münster u. Inst. f. Arterioskleroseforschung Münster): **Freie Aminosäuren im Blutserum Gesunder und Arteriosklerosekranker**[*]

Es werden Befunde mitgeteilt, die sich bei der Bestimmung von 8 essentiellen Aminosäuren und 13 nicht essentiellen Aminosäuren bei Kranken mit Arterio-

[*] Mit Unterstützung durch die Landesversicherungsanstalt Westfalen in Münster.

sklerose im Vergleich zu gesunden Probanden ergeben haben. Im zweiten Teil der Fragestellung wurden die Beziehungen der Aminosäuren sowohl untereinander als auch zu den Risikofaktoren der Arteriosklerose korrelationsstatistisch untersucht. Während es über den Lipidgehalt des Serums bei arteriosklerotischen Erkrankungen eine Fülle von Untersuchungen gibt, die zudem in der Interpretation der Pathogenese der Arteriosklerose eine vordergründige Rolle spielen, fehlen solche — jedenfalls sind uns bisher keine bekannt geworden — über das Verhalten der Aminosäuren bei Arteriosklerose in ihrer Beziehung zu den Risikofaktoren. Bedenkt man die wichtige Rolle der Proteine bei den Strukturveränderungen der Arterienwand und auch als „Partner" der Lipide, so sind Analysen der quantitativen Verhältnisse der Aminosäuren und ihrer Interdependenzen mit den Risikofaktoren erforderlich.

Methode

Die Krankengruppe umfaßte 56 Männer (Alter $\bar{x}$ = 50 Jahre, s = 7,9 Jahre), die einen Herzinfarkt überstanden hatten und deshalb als sichere Träger einer Arteriosklerose gelten können. Der Abstand zwischen Infarkt und Untersuchung betrug mindestens 6, längstens 12 Monate. Die Kontrollgruppe bestand aus 49 gesunden Männern (Soldaten, Alter $\bar{x}$ = 27,2 Jahre, s = 6,6 Jahre). Es wurden nur solche Probanden in die Studie aufgenommen, bei denen Blutsenkung, Gesamteiweiß, Elektrophorese, Serumbilirubin, GOT, GPT, Kreatinin und Harnstoff-N normal waren. Blutentnahme durch Venenpunktion nach 10stündiger Nahrungskarenz, sofortiges Zentrifugieren und Tiefgefrieren des Serums. Die Lagerung bei $-20°$ C erstreckte sich über 6 bis 30 Tage. Nach dem Auftauen wurden 0,2 ml Serum mit

Tabelle 1. n = Anzahl der Beobachtungen; $\bar{x}$ = arithmetischer Mittelwert; s = Standardabweichung; t = t-Wert; p = Wahrscheinlichkeitsniveau; falls p > 0,05 = n. s. = nicht signifikant. Angabe der Aminosäurenkonzentration im Serum in mg/100 ml. Die essentiellen Aminosäuren liegen bei den Kranken mit überstandenem Herzinfarkt bis auf Methionin signifikant höher als bei den gesunden Vergleichspersonen. Die Kranken haben bei den nichtessentiellen Aminosäuren signifikant höhere Werte bei Histidin, Ornithin, Arginin, Glutaminsäure und Taurin. α-Aminobuttersäure, Asparagin und Serin sind in der Kontrollgruppe signifikant höher als bei den Kranken. Maßgeblich für die Reihenfolge der Aminosäuren innerhalb der Gruppen „essentiell" und „nichtessentiell" ist die Höhe des t-Wertes

Essentielle Aminosäuren	*Krank*			*Gesund*			*T-Test*	
	n	$\bar{x}$	s	n	$\bar{x}$	s	t	p <
Valin	56	2,50	0,58	48	1,79	0,29	− 8,097	0,001
Lysin	55	5,18	2,26	48	3,03	0,49	− 6,880	0,001
Tryptophan	55	1,90	0,79	47	1,33	0,34	− 4,811	0,001
Phenylalanin	56	1,80	0,42	48	1,57	0,30	− 3,178	0,002
Leucin	56	2,36	0,63	49	2,10	0,39	− 2,750	0,01
Isoleucin	55	1,03	0,26	49	0,93	0,17	− 2,606	0,01
Threonin	56	2,07	0,46	49	1,87	0,31	− 2,559	0,02
Methionin	56	0,49	0,21	49	0,45	0,08	− 1,256	n. s.
Nichtessentielle Aminosäuren								
Histidin	55	1,99	0,52	48	1,53	0,24	− 5,860	0,001
Ornithin	55	0,91	0,32	47	0,68	0,19	− 4,267	0,001
Arginin	55	3,29	0,94	48	2,71	0,55	− 3,875	0,001
α-Aminobuttersäure	56	0,34	0,14	47	0,43	0,12	+ 3,813	0,001
Asparagin	48	1,31	0,83	49	1,85	1,02	+ 2,711	0,01
Glutaminsäure	55	4,87	2,23	48	3,91	1,59	− 2,534	0,02
Serin	56	1,24	0,33	49	1,39	0,28	+ 2,433	0,02
Taurin	54	1,89	0,49	48	1,62	0,67	− 2,256	0,05
Alanin	55	3,71	0,65	48	3,43	0,79	− 1,896	n. s.
Asparaginsäure	46	0,83	0,26	45	0,74	0,29	− 1,659	n. s.
Tyrosin	55	1,32	0,32	49	1,26	0,31	− 1,356	n. s.
Prolin	55	2,72	0,88	48	2,52	0,88	− 1,178	n. s.
Glycin	56	2,32	0,37	49	2,27	0,43	− 0,531	n. s.

3%iger Sulfosalicylsäure enteiweißt und mit einem Natriumcitratpuffer von pH 2,2 auf 2 ml verdünnt. Davon brachte ein automatischer Probenaufgeber 1 ml auf die Säule. Die Analyse wurde nach einer modifizierten Technik von Stein u. Moore mit einem automatischen Zweisäulenanalysator (Bio-Cal 201) durchgeführt. Die Auswertung erfolgte durch eine annäherungsweise Integration der Peaks. Die Aminosäurenkonzentration ist der Fläche unter der Meßkurve direkt proportional, Angabe in mg/100 ml Serum. Für die statistische Auswertung wurden der T-Test und die Produktmomentkorrelation benutzt.

Ergebnisse

Von den essentiellen Aminosäuren hatten in der Krankengruppe höhere Werte als bei den Gesunden: Valin, Lysin, Tryptophan, Phenylalanin, Leucin, Isoleucin, Threonin. Bei Methionin konnte ein signifikanter Unterschied der Mittelwerte nicht festgestellt werden (s. Tabelle 1). Folgende der nicht essentiellen Amino-

Tabelle 2. Lineare Korrelationen zwischen Aminosäuren und ,,Risikofaktoren'' bei Kranken (= K) und bei Gesunden (= G). Es sind nur solche Korrelationen angeführt, die von Null signifikant verschieden sind. Einfache Buchstaben zeigen eine Korrelation auf dem Niveau $\alpha < 5\%$ an; bei einfacher Unterstreichung ist $\alpha < 1\%$, bei doppelter ist $\alpha < 0,1\%$. Anzahl der Beobachtungen: Kranke n = 37, Gesunde n = 39

Aminosäuren	rel. K.-Gew.	RR syst.	RR diast.	Cholesterin	Neutralf.	Glukose	Harnsäure
Valin			−/G			K/−	−/G
Lysin							
Tryptophan			−/G				
Phenylalanin						K/−	K/−
Leucin		−/G	−/G			−/G	
Isoleucin	K/−						
Threonin							
Methionin			−/G	−/G		−/G	
Histidin	−/G					−/G	
Ornithin	−/G					−/G	
Arginin						K/−G	
α-Aminobuttersäure							
Glutaminsäure	−/G				K/−	−/G	−/G
Serin					K/−		
Taurin			−/G			−/G	
Alanin			−/G			−/G	
Asparaginsäure		−/G	−/G	K/−		−/G	
Tyrosin	K/G		−/G	K/−		−/G	
Prolin			−/G			−/G	
Glycin		K/−					

säuren wiesen bei den Kranken signifikant höhere Mittelwerte als bei den Gesunden auf: Histidin, Ornithin, Arginin, Glutaminsäure, Taurin. α-Aminobuttersäure und Serin hatten signifikant höhere Mittelwerte bei den Gesunden als bei den Kranken. Die Mittelwerte von Alanin, Asparaginsäure, Tyrosin, Prolin und Glycin unterschieden sich zwischen den beiden Gruppen nicht signifikant. *Korrelationsstatistisch* ergab sich, fügte man die beiden Gruppen zu n = 76 zusammen, daß folgende Aminosäuren mit dem Lebensalter eine positive lineare Korrelation bildeten: Valin r = 0,50, Lysin r = 0,44, Taurin r = 0,35, Histidin r = 0,33, Ornithin r = 0.31, Tryptophan r = 0,30, Phenylalanin r = 0,27; α-Aminobuttersäure bildete mit dem Alter eine entgegengesetzte, negative Korrelation mit r = − 0,36. Als Wahrscheinlichkeitsniveau gelten die Grenzen r = 0,37 für $\alpha < 0,1\%$, r = 0,29 für $\alpha < 1\%$ und r = 0,23 für α < 5%. Es ist also wahrscheinlich, daß die Mittelwertsdifferenzen zu einem Teil alterbedingt zu erklären sind, wenngleich bei weitem nicht alle Aminosäuren eine Altersabhängigkeit zeigten. In jeder Gruppe wurde nach linearen Korrelationen zwischen Aminosäuren und Risikofaktoren gesucht. Es fiel auf, daß die Gruppe der Gesunden eine größere Zahl von Korrelationen aufwies, insbesondere mit dem diastolischen Blutdruck und mit dem Glukose-Nüchternwert (s. Tabelle 2). In der Gruppe der Kranken fanden sich demgegenüber eine Reihe von Korrelationen zwischen dem Gehalt an Neutralfett und Aminosäuren. Die Korrelationen sind nur descriptiv zu verstehen, sie können insbesondere über die Ursache der Beziehungen keine Auskunft geben. Sie sind aber ein Hinweis, wo sich möglicherweise ursächliche Beziehungen verbergen. So betrachtet sind Korrelationen zwischen Aminosäuren und Glukose sowie diastolischem Blutdruck bei Gesunden und zwischen Neutralfett und Aminosäuren bei Kranken, in dieser Gruppe übrigens auch zwischen dem relativen Körpergewicht und den Aminosäuren, ein bemerkenswerter Befund.

Eine Einordnung der Befunde ist vorerst noch schwierig. Außer den Einflüssen des Alters und anderer Merkmale wie der besprochenen Risikofaktoren sind auch an solche der Ernährung zu denken, was bei so unterschiedlichen Kollektiven naheliegt. Aus der Literatur ist jedoch bekannt, daß der Aminosäuren-Pool eine bemerkenswerte Konstanz aufweist und Ernährungseinflüsse sehr rasch ausgeglichen werden, so daß dieser Faktor wenig wahrscheinlich ist.

Zusammenfassung

Die Untersuchung hat signifikante Unterschiede der Aminosäurenkonzentration zwischen Kranken mit Arteriosklerose und gesunden Probanden ergeben. Es hat sich weiter gezeigt, daß eine Reihe von Korrelationen zwischen den Aminosäuren und den Risikofaktoren der Arteriosklerose bestehen, so zwischen dem diastolischen Blutdruck, der Blutglukose, dem relativen Körpergewicht und dem Neutralfettgehalt des Serums.

Anmerkung: Frau Kneuertz und Frau Ritsch danken wir für wertvolle technische Hilfe.

Literatur

Buddecke, E.: In: Grundriß der Biochemie. Berlin: de Gruyter 1970. — Felix, K.: Stoffwechsel der Eiweiße und Aminosäuren. In: Thannhausers Lehrbuch der Stoffwechselkrankheiten (Hrsg. N. Zöllner). Stuttgart: Thieme 1957. — Lübke, K., Schröder, E., Kloss, G.: Chemie und Biochemie der Aminosäuren, Peptide und Proteine, 2 Bde. Stuttgart: Thieme 1975. — Stein, H., Moore, S.: Anal. Chem. 30, 1190 (1958).

SCHATZ, H.[*], WINKLER, G.[***], JONATHA, E. M.[**], PFEIFFER, E. F.[**] ([*] Abt. Innere Med., Endokrinologie u. Stoffwechsel; [**] Sektion f. klin. Immunologie; [***] Zentrum f. Innere Med. u. Kinderheilkunde d. Univ. Ulm u. Diabetikerheim „Witthoh", Emmingen): **Untersuchungen an juvenilen Diabetikern. Einstellungskontrolle unter konstanter und variabler Insulindosierung mit oder ohne Zusatz von Dimethylbiguanid**

Dauerheime für zuckerkranke Kinder eignen sich besonders gut für Verlaufsuntersuchungen, da sowohl „normale" Umweltsbedingungen als auch eine strenge ärztliche und diätetische Überwachung gewährleistet erscheinen. Bei 43 insulinpflichtigen juvenilen Diabetikern eines solchen Heimes wurden 3 Monate lang dreimal wöchentlich Blutzuckertagesprofile (7, 12 und 17 Uhr, zusätzlich auch 9.30, 14.30 und 19.30 Uhr) erstellt. Der Blutzucker wurde auch in jedem Verdachtsfall von Unterzuckerung bestimmt. Cholesterin, Triglyceride und Antikörper gegen Rinder- und Schweineinsulin [3] wurden während der 3 Monate viermal gemessen. Von den 43 Pat. wurden 10 wegen verschiedener Abweichungen vom Hauptkollektiv zu *Gruppe C*

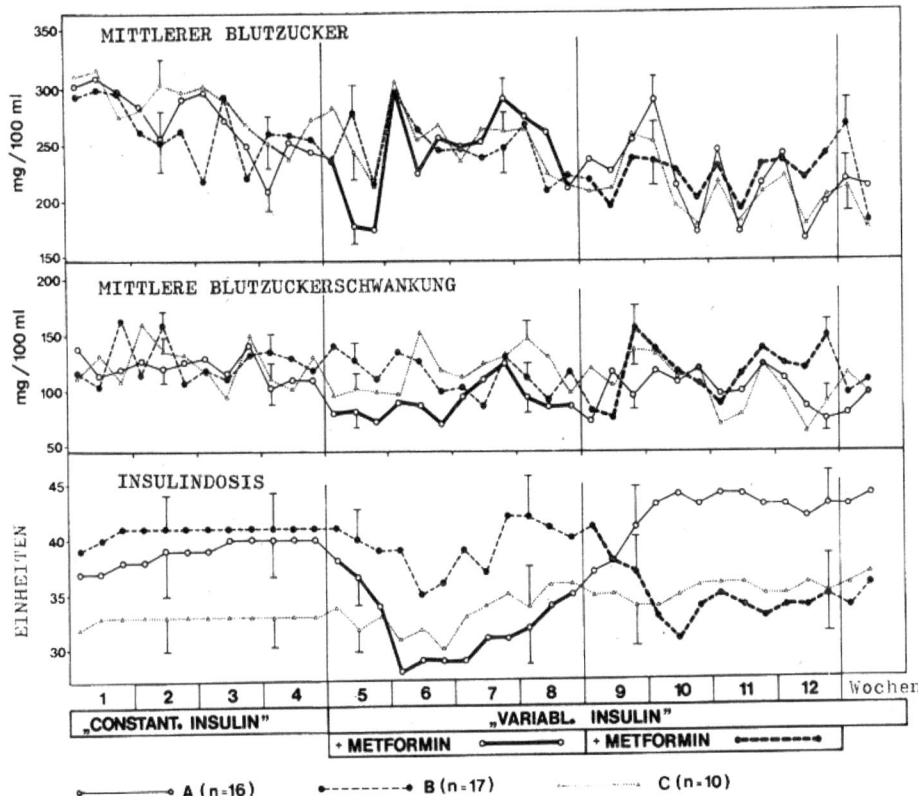

Abb. 1. Mittlerer Blutzucker, mittlere Blutzuckerschwankung und tägliche Insulindosis bei 3 Gruppen (A, B, C) von juvenilen Diabetikern unter konstanter und variabler Insulindosierung mit und ohne Zusatz von Dimethylbiguanid (Metformin)

Tabelle 1. Anzahl von Unterzuckerungen bei 3 Gruppen (A, B, C) juveniler Diabetiker mit und ohne Metforminzusatz

Woche Nr.

Gruppe	n	5	6	7	8	9	10	11	12
A	16	15 + 1**	19 + 1**	9	15 + 1*	7	6	10 + 1**	15 + 2*
		total: 58 + 1* + 2**				total: 38 + 2* + 1**			
		+ metformin							
B	17	18	6	11	13 + 1*	16	9	6	8
		total: 48 + 1*				total: 39			
						+ metformin			
C	10	9	8	4 + 1*	6 + 1**	13	2 + 1**	4	13
		total: 27 + 1* + 1**				total: 32 + 1**			

* protrahierte Hypoglykämie
** hypoglykämischer Schock mit Bewußtlosigkeit

zusammengefaßt, die übrigen 33 auf *Gruppe A* und *B* zufallsverteilt. Die Mittelwerte für Lebensalter, Gewicht, Diabetesdauer und Insulinbedarf pro Tag unterschieden sich nicht zwischen *Gruppe A* (n = 16, ♂:♀ = 8:8): 12,6 ± 0,5 Jahre, 145,4 ± 3,1 cm, 40,2 ± 2,4 kg, 5,7 ± 0,5 Jahre, 40,5 ± 3,7 Einheiten, und *Gruppe B* (n = 17, ♂:♀ = 10:7): 12,9 ± 0,5 Jahre, 152,0 ± 3,4 cm, 45,0 ± 2,7 kg, 5,8 ± 1,0 Jahre, 41,7 ± 3,1 Einheiten. Die heterogene *Gruppe C* (n = 10, ♂:♀ = 7:3) wies hingegen deutliche Differenzen auf: 11,5 ± 0,7 Jahre, 125,0 ± 13,0 cm, 34,2 ± 2,6 kg, 6,0 ± 0,7 Jahre, 32,2 ± 3,9 Einheiten. Während 3 je vierwöchigen Perioden wurde mit 1. konstanten, 2. variablen, d. h. der jeweiligen Stoffwechsellage eng angepaßten Insulindosen und 3. unter Zusatz von Dimethylbiguanid (zweimal 850 mg Metformin in Retardform) behandelt. Es wurden berechnet: Mittlerer Tagesblutzucker, mittlere Tagesblutzuckerschwankung (Mittelwert der absoluten Blutzuckerdifferenzen), Insulinbedarf, Häufigkeit verifizierter Unterzuckerungsreaktionen sowie mittlere prä- und postprandiale Blutzuckertagesprofile.

Ergebnisse

Während der Behandlung mit variablen Insulindosen waren die Einstellungsergebnisse, beurteilt an mittlerem Blutzucker und mittlerer Blutzuckerschwankung, besser als unter konstanter Insulindosierung (Abb. 1). Zusatz von Biguaniden verringerte insgesamt weder die Blutzuckerschwankungen, wie die Berechung

Tabelle 2. Cholesterin und Triglyceride (1) vor, (2) während und (3) nach Gabe von Metformin

		n	(1) vor	(2) während	(3) nach
Cholesterin	>5,3 mM/l (~ 200 mg%)	13	5,93 ± 0,17	5,20 ± 0,22 *	5,17 ± 0,26 *
	<5,3 mM/l (~ 200 mg%)	20	4,15 ± 0,10	4,27 ± 0,14	4,20 ± 0,17
Triglyceride	>1,3 mM/l (~ 120 mg%)	22	1,96 ± 0,17	1,97 ± 0,20	1,94 ± 0,30
	<1,3 mM/l (~ 120 mg%)	11	0,95 ± 0,10	1,12 ± 0,10	0,90 ± 0,09

* $p < 0,025$ vs. (1)

der Mittelwerte für jede einzelne Gruppe und Behandlungsperiode ergab, noch die Häufigkeit von verifizierten Unterzuckerungsreaktionen (Tabelle 1). Bei vermuteter hypoglykämischer Reaktion fanden sich in 42,8% Blutzuckerwerte zwischen 100 und 400 mg-%. Der Insulinbedarf ging unter Metformin zurück (Abb. 1). Die tägliche Insulindosis war mit Gewicht und Alter der Patienten positiv korreliert. Sie lag für alle drei Gruppen bei 0,9 bis 1,0 E/kg Körpergewicht. Es bestand kein Unterschied im Insulinbedarf, Alter und Diabetesdauer zwischen juvenilen Diabetikern mit (n = 20) und ohne (n = 23) Insulinantikörper. Erhöhte Cholesterinspiegel wurden unter Metformin signifikant gesenkt, während kein Einfluß auf die Triglyceride festgestellt wurde (Tabelle 2). Drei postprandiale Blutzuckerwerte gaben keine wesentliche zusätzliche Information über Blutzuckerschwankungen gegenüber nur drei präprandialen Werten.

Besprechung

Bei juvenilen Diabetikern erscheint eine Behandlung mit häufig angepaßten Insulindosen günstiger als eine relativ konstante Insulinisierung. Zusatz von Biguaniden führt zu einer Verringerung des Insulinbedarfes. Es konnte jedoch im Gegensatz zu anderen Autoren [5, 7] weder eine Verminderung der Blutzuckerschwankungen noch eine Abnahme der Häufigkeit von Unterzuckerungsreaktionen beobachtet werden (vgl. [6]). Die Ergebnisse zeigen, daß der tägliche Insulinbedarf bei Kindern vom Körpergewicht abhängig ist, welches somit auch für die gefundene Korrelation der Insulintagesdosis zum Lebensalter [4] verantwortlich zu sein scheint. Diabetesdauer und Insulinantikörper hingegen sind offenbar ohne Einfluß auf die benötigte Insulinmenge. Die Beobachtung, daß eine Hypercholesterinämie durch Metformin normalisiert wird, steht in Übereinstimmung mit mehreren Berichten über einen vornehmlichen Angriffspunkt der Biguanide an der Cholesterinfraktion der Serumlipide [1, 2].

Literatur

1. Irsigler, K.: Wien. med. Wschr. **119**, 191 (1969). — 2. Kattermann, R., Appels, A., Hubrich, K., Proschek, H., Söling, H. D., Creutzfeld, W.: Diabetologia **4**, 221 (1968). — 3. Kerp, L., Steinhilber, S., Kasemir, H.: Klin. Wschr. **44**, 560 (1966). — 4. Knowles, H. C., Jr., Guest, G. M., Lampe, J., Kessler, M., Skillman, T. G.: Diabetes **14**, 239 (1965). — 5. Mehnert, H., Haese, E. G.: Biguanide (klinischer Teil). In: Handbuch der experimentellen Pharmakologie, Neue Serie, Band XXIX (Hrsg. H. Maske), p. 597—657. Berlin-Heidelberg-New York: Springer 1971. — 6. Pirart, J.: Diabetologia **7**, 283 (1971). — 7. Riess, P. J., Saum, R.: Med. Klin. **63**, 764 (1968).

SCHWANDT, P., WEISWEILER, P. (I. Med. Klin. d. Univ. München): **Glukosetoleranz, Insulin und Lipide bei Adipösen nach einwöchiger Fenfluramingabe**

Das Amphetaminderivat Fenfluramin — das entweder unverändert oder als Norfenfluramin ausgeschieden wird — wird mit gutem Erfolg zur medikamentösen Unterstützung bei der Adipositasbehandlung eingesetzt. Obwohl zahlreiche Autoren eine Besserung der herabgesetzten Glukosetoleranz unter dieser Therapie angeben, wurden nur wenige Untersuchungen bezüglich einer gewichtsunabhängigen Beeinflussung des Kohlenhydratstoffwechsels durchgeführt.

Die Tabelle stellt die Ergebnisse zusammen, die bisher über das Verhalten von Glukosetoleranz und stimulierten Seruminsulinkonzentrationen unter Fenfluramin

Tabelle

Autor	Patienten	Fenfluramin mg/die (Dauer)	Gew.-Abnahme	GTT-Besserung	stim. Insulin
Petrie et al. (1974)	12 Adipöse	120[a] (3 Wochen)	ja	kein weiterer Effekt	kein Einfluß
Dykes (1973)	11 übergew. Altersdiab.	80[a] (10 Wochen)	ja	kein weiterer Effekt	gesenkt
Adadevoh (1974)	23 Adipöse	40—120 (6 Wochen)	ja	ja	variabel
Bliss et al. (1972)	25 normalgew. pAVK-Pat.	20—60 (6 Wochen)	nein	ja	variabel
Turtle (1973)	16 normalgew. Altersdiab.	80[a] (3 Monate)	nein	ja	gesenkt
	5 normalgew. Altersdiab.	40 (30 min vor oGTT)	nein	ja	kein Einfluß
Cerrato et al. (1972)	15 Adipöse	40 oder 60 (90 min vor oGTT)	nein	ja	gesenkt

[a] Vergleich mit Diätkollektiv.

vorliegen. Danach sind die Angaben über den Fenfluramineinfluß auf das stimulierte Insulin unterschiedlich, war teilweise eine gleichzeitige Gewichtsabnahme vorhanden, wurde nur im akuten Versuch oder bei Nichtübergewichtigen untersucht.

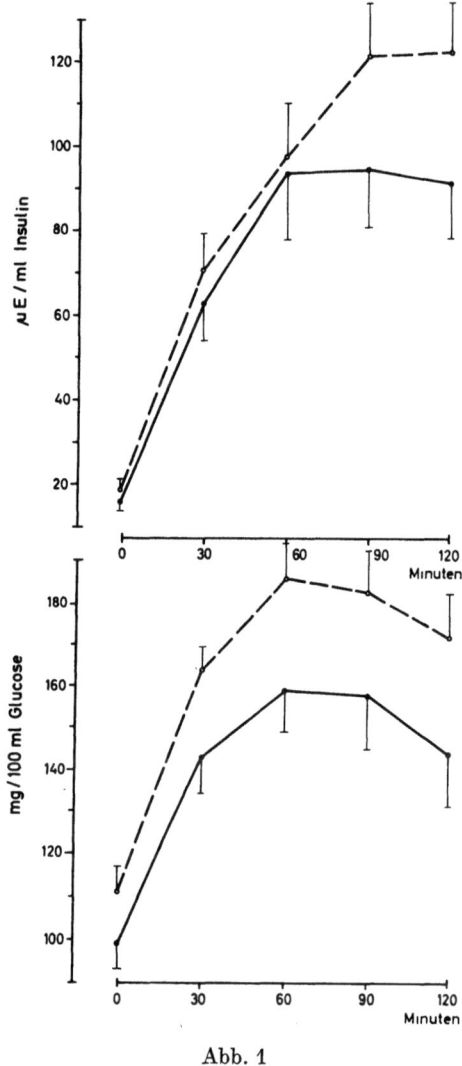

Abb. 1

Nachdem Befunde für eine periphere Stoffwechselwirkung von Fenfluramin mitgeteilt wurden, haben wir bei 28 Pat. mit einem Übergewicht von mindestens 10% nach Broca den Effekt einer einwöchigen Gabe von 60 mg Fenfluramin/Tag im Vergleich zu einer gleichlangen Placeboperiode auf die Glukosetoleranz und das stimulierte Insulin untersucht; gleichzeitig wurden die Serumlipide mitbestimmt. Als Grenzen für eine pathologische Glukosebelastung nahmen wir einen 120-min-Blutzuckerwert von mehr als 120 mg-% und/oder einen Maximalwert von über 180 mg-% an.

Während des Untersuchungszeitraumes änderte sich das Körpergewicht von 139% nach Broca nicht, wobei das Kollektiv mit herabgesetzter Glukosetoleranz ein um 10% höheres Übergewicht hatte. In dieser Gruppe fielen die basalen Blutzucker- und Insulinkonzentrationen unter Fenfluramingabe signifikant ab, während dieser Effekt bei den Patienten mit normaler Glukosetoleranz nicht zu beobachten war. Freie Fettsäuren, freies Glycerin, Triglyceride und Gesamtcholesterin zeigten unter Fenfluramin keine signifikante Veränderung.

Bei der Gruppe mit herabgesetzter Glukosetoleranz führte die Fenfluramingabe zu einem zu jeder Zeit signifikant niedrigeren Anstieg des Blutzuckers nach oraler Glukosebelastung (Abb. 1). Das gleiche gilt auch für das stimulierte Insulin: die 12 Patienten mit normaler Glukosetoleranz zeigten zwar insgesamt etwas höhere stimulierbare Insulinkonzentrationen unter Fenfluramin, die Unterschiede waren jedoch nicht signifikant. In Gegensatz dazu ergaben sich in der Gruppe mit pathologischer Glukosetoleranz sowohl bei der Einzelwertberechnung als auch der Flächenberechnung für den Zeitraum der späten Insulinsekretion zwischen der 60. und 120. min (Abb. 1) unter Fenfluramin signifikant niedrigere Werte ($p < 0,05$).

Bei den Patienten mit herabgesetzter Glukosetoleranz zeigten freie Fettsäuren und freies Glycerin den unter Glukosebelastung erwarteten deutlichen Abfall, wobei jedoch die Unterschiede zwischen Fenfluramin und Placebo nicht signifikant waren. Beim Serumcholesterin und den Triglyceriden waren ebenfalls keine signifikanten Veränderungen nachweisbar, wenn auch hier die Fenfluraminkurven durchweg niedriger lagen. Der von Pawan (1969) beschriebene Anstieg von FFA und freiem Glycerin sowie der Triglyceridabfall nach 4wöchiger Fenfluraminbehandlung ist mit diesen unter Glukosebelastung erhobenen Werten nicht vergleichbar; wir konnten aber auch keine Veränderungen der basalen Lipidwerte feststellen, wie sie von Pawan bereits nach 1wöchiger Fenfluramingabe gefunden wurden.

Die gewichtsunabhängige Verbesserung der Glukosetoleranz unter Fenfluramin läßt sich gut mit der von Butterfield u. Whichelow (1968) sowie Turtle (1973) bei der Unterarmperfusion nachgewiesenen gesteigerten Glukoseaufnahme in der Muskulatur erklären. Auch tierexperimentelle Befunde (Frayn, 1974; Bajai, 1974; Ditschuneit, 1974 und Kirby, 1974) haben das bestätigt. Am Humanfettgewebe fanden Harrison et al. (1974) mit physiologischen Fenfluraminkonzentrationen eine Steigerung des basalen ^{14}C-Glukoseabbaus, nicht jedoch des insulinstimulierten; die Insulinbindung isolierter Adipocyten wurde kompetitiv durch Fenfluramin gehemmt.

Für die gewichtsunabhängige Verbesserung der Glukosetoleranz und die signifikante Senkung erhöhter stimulierter Insulinwerte in der Spätphase könnte demnach eine durch Fenfluramin verbesserte periphere Glukoseutilisation mit Rückgang des reaktiven Hyperinsulinismus als Ursache angesehen werden.

Literatur

Adadevoh, B. K.: Fenfluramin Symposium in Marbella, 1974. — Bliss, B. P.: Postgrad. med. J. **48**, 409 (1972). — Butterfield, W. J. H., Whichelow, M. J.: Lancet **1968 II**, 109; Lancet **1968 II**, 785. — Cerrato, J. C.: Rev. clin. esp. **129**, 337 (1972). — Ditschuneit, H. H.: 9. Kongreß d. Deutschen Diabetesges., Travemünde 1974. — Dykes, J. R. W.: Postgrad. med. J. **49**, 318 (1973). — Frayn, K. N.: Horm. Metab. Res. **6**, 86 (1974). — Harrison, L. C.: Fenfluramin Symposium in Marbella, 1974. — Kirby, M. J., Turner, P.: Proc. B. P. S. 1974. — Pawan, G. L.: Lancet **1969 I**, 498. — Petrie, J. C.: Fenfluramin Symposium in Marbella, 1974. — Turtle, J. R., Burgess, J. A.: Diabetes **22**, 858 (1973).

Thum, Ch., Laube, H., Schröder, K. E., Raptis, S., Pfeiffer, E. F. (Abt. f. Endokrinologie u. Stoffwechsel, Zentrum f. Inn. Med. u. Kinderheilkunde, Univ. Ulm): **Das kontinuierliche Blutzuckertagesprofil in Korrelation zum Seruminsulin bei ideal- und normalgewichtigen Stoffwechselgesunden**

Die enge Korrelation zwischen Übergewicht und Diabeteshäufigkeit ist seit langem bekannt und wiederholt beschrieben worden. Mehnert konnte 1971 beobachten, daß bereits bei einer Zunahme des Körpergewichtes um 10 bis 20% die Diabeteshäufigkeit um das Dreifache zunimmt.

Mittels kontinuierlicher Tagesprofile wurde von uns jetzt untersucht, inwieweit sich Gleichgewichtsdifferenzen bereits im sog. Normalbereich auf den Kohlenhydrat-Stoffwechsel auswirken. Als Normal- und Idealgewicht wurden die Angaben der Metropolitan Life Insurance Company zugrunde gelegt.

Das Probandengut setzt sich aus jeweils 6 Normal- und Idealgewichtigen zusammen, wobei jede Gruppe aus 3 männlichen und 3 weiblichen Probanden besteht.

Zum Ausschluß von Stoffwechselstörungen wurden vorher intravenöse oder orale Glukosebelastungstests durchgeführt, die Blutfette und PBI und TBI bestimmt. In die Studie aufgenommen wurden nur Probanden, die bei den Voruntersuchungen keine Pathologika aufwiesen. Jede den Kohlenhydrat-Stoffwechsel beeinflussende Medikation wurde vorher abgesetzt.

Für das Blutzucker-Tagesprofil wurden die Probanden 1 Tag vor der Untersuchung stationär aufgenommen, um störende Einflüsse auf den Kohlenhydrat-Stoffwechsel, wie lange Anreise, beruflichen Streß, unregelmäßigen Rhythmus der Nahrungsaufnahme, zu vermeiden. Am Abend des Vortages wurden die Probanden an den Autoanalyzer angeschlossen, um sich an die neue Situation gewöhnen zu können. Am darauffolgenden Tag lief das kontinuierliche Blutzucker-Tagesprofil nach einem standardisierten Zeitplan ab, der 3 Mahlzeiten und eine dreimalige körperliche Belastung enthält.

Der Kaloriengehalt der Mahlzeiten wurde nach dem Körpergewicht berechnet und bei 30 kcal/kg Körpergewicht festgesetzt. Die Zusammensetzung der Mahlzeiten richtete sich nach den im Statistischen Jahrbuch über Ernährung, Landwirtschaft und Forsten für die Bundesrepublik angegebenen Durchschnittswerten mit einer Nährstoffrelation aus 10,9% Eiweiß, 40,6% Fett, 46,9% Kohlenhydraten.

Tabelle. Mittlerer Blutzucker (MBZ), Blutzuckermaximum (BZ-Max) und Mittlere Blutzuckerschwankung (MBZS) bei ideal- und normalgewichtigen Stoffwechselgesunden

Proband	Geschlecht	Kö-Gr cm	Kö-Gew kg	o.G.T.T. (120-Min.BZ)	i.v.G.T.T. (k-Wert)	MBZ mg/100ml	BZ-Max mg/100ml	MBZS mg/100ml
H. J.	♂	181	81,7	114 mg/100ml	2,4	93,1	144,7	65,3
K. H.	♂	170	70		2,1	87,5	133,3	59,6
K. S.	♂	176	76		2,5	95,9	145	68
P. E.	♀	163	64		1,9	101,5	157,3	77,3
K. I.	♀	158	58	110 mg/100ml	2,4	90,2	137	56,3
E. U.	♀	161	62	114 mg/100ml		96,4	147	58,1
S. W.	♂	190	79,5		1,8	77,3	109,3	37
K. R.	♂	172	65		2,9	86,2	144,3	33,3
S. E.	♂	180	70	116 mg/100ml		85,9	117,3	40,7
P. R.	♀	162	52	105 mg/100ml		86,2	117	37,3
N. M.	♀	169	56,5	120 mg/100ml		81,3	126,7	50
K. B.	♀	164	55,9		2,6	82,5	120,7	50,7

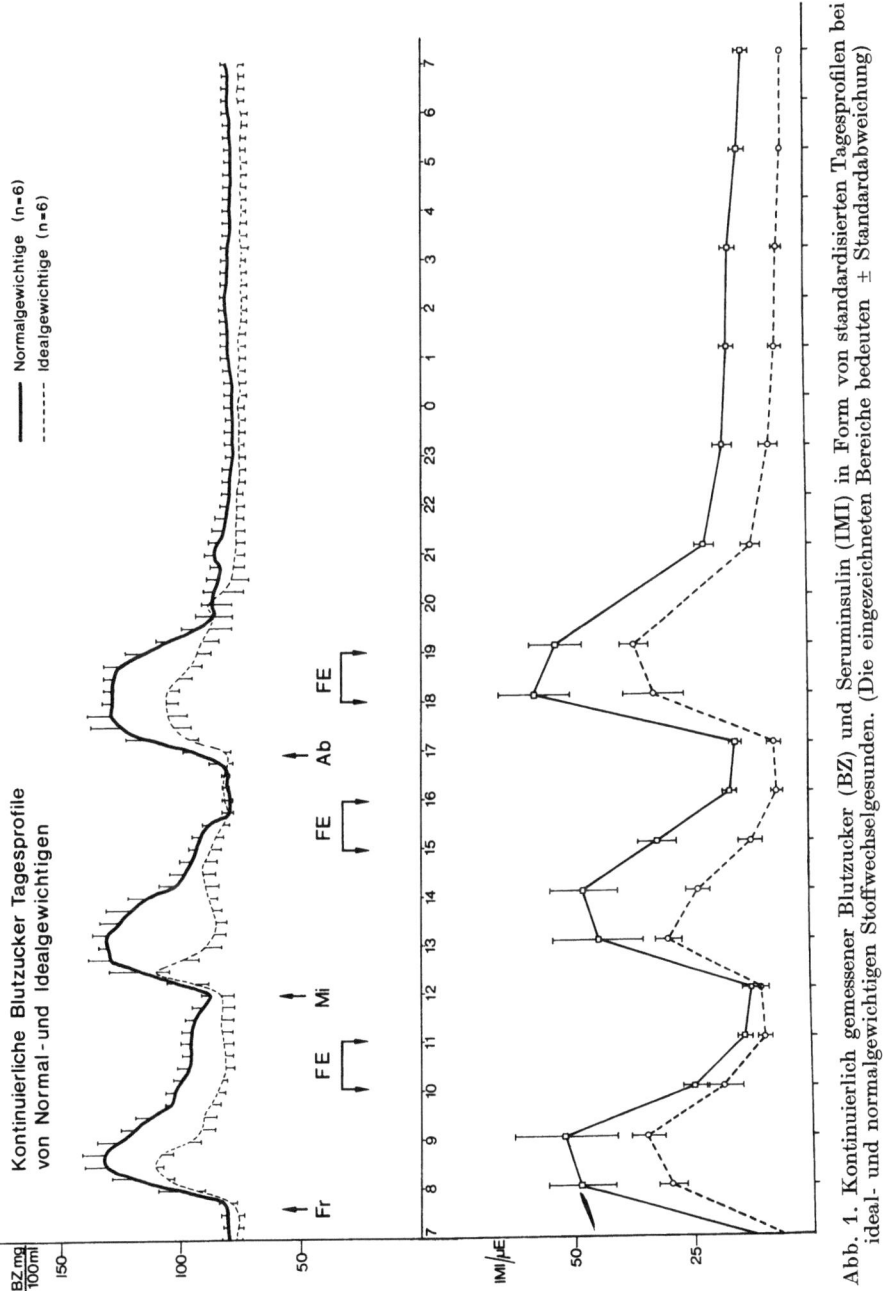

Abb. 1. Kontinuierlich gemessener Blutzucker (BZ) und Seruminsulin (IMI) in Form von standardisierten Tagesprofilen bei ideal- und normalgewichtigen Stoffwechselgesunden. (Die eingezeichneten Bereiche bedeuten ± Standardabweichung)

Zur körperlichen Belastung wurde ein Fahrradergometer benützt, das eine drehzahlunabhängige Belastung von 25 Watt ermöglicht.

Der Blutzucker wurde mit Hilfe des Technikon-Autoanalyzers kontinuierlich nach der Glukose-Oxidase-Perid-Methode bestimmt. Zur kontinuierlichen Blutentnahme wurde dabei eine Sonde benützt, bei der über eine seitliche Einmündung Heparin bis an die Spitze der Braunüle gepumpt wird, wo es sich mit dem Blut vermischt und als Blut-Heparingemisch dem Autoanalyzer zugeführt wird. Es handelt sich hierbei um das Prinzip der extrakorporalen Heparinisierung. Als Blut-Heparinverdünnung wird die Probe aus der Sonde über die Pumpe der Dialyse zugeführt, wo die Glukose durch eine permeable Membran diffundieren kann und von den korpuskulären und hochmolekularen Bestandteilen des Serums getrennt wird. Anschließend findet nach Zugabe des Enzyms im Heizbad (37° C) die Reaktion statt (6 min). In einer Durchflußküvette wird dann die Farbintensität des Probenstroms gemessen. Die Information wird sowohl graphisch dargestellt als auch in Einzelwerten ausgedruckt.

Die Blutzucker-Tagesprofile wurden nach folgenden Parametern ausgewertet: Mittlerer Blutzucker (MBZ) = arithmetisches Mittel aus 289 in 5-min-Abständen gemessenen Blutzuckerwerten; Mittlere Blutzuckerschwankung (MBZS) = durchschnittliche Differenz der Summe von je 3 Maxima und 3 Minima innerhalb eines Tagesprofiles; Blutzuckermaximum (BZ-Max) = höchster Blutzuckerwert in einem Tagesprofil (Tabelle).

Bei männlichen und weiblichen Probanden gleichermaßen zeigte das kontinuierliche Blutzuckertagesprofil dieselben postprandialen Verläufe.

Es finden sich deutlich höhere postprandiale Blutzuckerwerte bei den Normalgewichtigen. Während die Idealgewichtigen im allgemeinen die 130 mg-%-Grenze nicht überschreiten, liegen die Blutzuckermaxima der Normalgewichtigen durchwegs darüber. Der Einfluß der körperlichen Arbeit war bei beiden Gruppen gleich und führte im allgemeinen zu einer leichten Blutzuckersenkung. Eine Arbeitshyperglykämie konnte nur gelegentlich und auch dann nur angedeutet zu Beginn der körperlichen Arbeit gefunden werden (Abb. 1).

Auch die Insulinsekretion zeigte Unterschiede zwischen Ideal- und Normalgewichtigen. Sowohl im Nüchternzustand als auch postprandial lagen die IMI-Werte bei den Normalgewichtigen höher, wobei eine Signifikanz allerdings nur in der postprandialen Phase gegeben ist (Abb. 1).

Zusammenfassung

Mit der kontinuierlichen Blutzuckermessung als der z. Z. geeignetsten Methode zur Überprüfung von Blutzuckertagesprofilen konnten wir zeigen, daß die Schwankungen des Blutzuckerspiegels auch bei Stoffwechselgesunden in Relation zum Körpergewicht gebracht werden können. Der mittlere Blutzucker und die postprandialen Blutzuckerschwankungen sind bei Normalgewichtigen größer als Idealgewichtigen. Die gleichzeitig bei den normalgewichtigen stoffwechselgesunden Probanden höhere Insulinsekretion im Nüchternzustand und postprandial läßt vermuten, daß bei den Normalgewichtigen trotz nur geringer Gewichtsdifferenz gegenüber den Idealgewichtigen bereits ein Übergangsstadium zu dem mit erhöhter Diabetesgefährdung belasteten Übergewicht vorliegt.

KRÄNZLIN, H., ZILKER, TH., ERMLER, R., BOTTERMANN, P. (II. Med. Klinik u. Poliklinik d. TU München — Klinikum rechts der Isar —): **Diabetes-Therapie in Abhängigkeit von der Insulinsekretion**

Nach den Untersuchungen von Otto u. Späthe [1] sowie Pfeiffer u. Raptis [2] ist nach intravenöser Gabe von Glibenclamid mit gleichzeitiger Messung des Blutzuckerspiegels und des Insulinanstieges im Serum eine Vorhersage über die einzuschlagende Therapie zu treffen.

Wird Glukose gemeinsam mit Glibenclamid injiziert, wird mehr Insulin sezerniert als nach alleiniger Glukosegabe.

Wir haben bei nunmehr insgesamt 52 Pat. mit manifestem Diabetes mellitus in Anlehnung an Pfeiffer u. Raptis [3] kombinierte Glukose-Glibenclamidbelastungen durchgeführt. Im einzelnen gingen wir dabei so vor, daß wir den Patienten, die 48 Std von antidiabetischer Therapie abgesetzt worden waren, 0,33 g Glukose/kg Körpergewicht innerhalb von 3 min rasch intravenös injizierten. Am nächsten Tag wurde die intravenöse Glukosebelastung in Kombination mit 25 µg Glibenclamid/kg Körpergewicht wiederholt. Den Patienten wurde jeweils nüchtern vor Injektion, 5 min nach Injektion, sodann in 10minütigen Abständen bis zur 60. Minute und anschließend in 15minütigen Abständen bis zur 90. Minute venös Blut entnommen. Am 2. Tag, also am Tage der kombinierten Glukose-Glibenclamidbelastung, wurden die Blutentnahmen bis zur 180. Minute fortgesetzt.

Der Blutzucker wurde mittels der Hexokinase-Mikromethode [4], der Seruminsulinspiegel radioimmunolog mittels einer modifizierten Doppelantikörpermethode [5] bestimmt. Die Patienten wurden im Anschluß an die beiden oben beschriebenen Belastungstage mit Glibenclamid weiter behandelt, sofern sich keine Anzeichen für eine akute Stoffwechseldekompensation ergaben. Wenn sich unter der Sulfonyl-Harnstofftherapie mit maximal 15 mg Glibenclamid in Kombination mit Biguaniden nach länger dauernder Behandlung keine befriedigende Einstellung erzielen ließ, wurden die Patienten auf Insulin umgestellt. Ein Erfolg der Sulfonyl-Harnstofftherapie wurde dann angenommen, wenn die Blutzuckerwerte im Blutzucker-Tagesprofil in der Regel unter 180 mg-% blieben.

Uns waren folgende Kriterien, die für eine Behandlungsmöglichkeit mit Sulfonyl-Harnstoffderivaten sprechen, bekannt [2]:

Tabelle. Kriterium: Insulin Δmax. $\geq$ 500% nach kombinierter Glukose-Glibenclamid-i.v.-Belastung

Übereinstimmung	Keine Übereinstimmung
Kriterium pos./SH-Therapie pos. n = 7	Kriterium neg./SH-Therapie pos. n = 14
Kriterium neg./SH-Therapie neg. n = 26	Kriterium pos./SH-Therapie neg. n = 0

n = 52; nicht aufgeführt: 5 Grenzfälle

Kriterium: K_G > 0,3 nach kombinierter Glukose-Glibenclamid-i.v.-Belastung

Übereinstimmung	Keine Übereinstimmung
Kriterium pos./SH-Therapie pos. n = 3	Kriterium neg./SH-Therapie pos. n = 17
Kriterium neg./SH-Therapie neg. n = 19	Kriterium pos./SH-Therapie neg. n = 1

n = 52; nicht aufgeführt: 5 Grenzfälle; 7 mit fehlender i.v.-Glukose

Kriterium: Glukose Δ 0 bis 180 min $\geq$ $-$ 20 mg-% nach kombinierter Glukose-Glibenclamid-i.v.-Belastung

Übereinstimmung	Keine Übereinstimmung
Kriterium pos./SH-Therapie pos. n = 17	Kriterium neg./SH-Therapie pos. n = 4
Kriterium neg./SH-Therapie neg. n = 14	Kriterium pos./SH-Therapie neg. n = 12

n = 52; nicht aufgeführt: 5 Grenzfälle

1. Die maximale Insulinausschüttung nach Glukose-Glibenclamid muß 500% über dem Insulinausgangswert liegen.

2. Der Glukose-Assimilationskoeffizient K_G muß nach Glukose-Glibenclamidgabe gegenüber dem K_G-Wert nach alleiniger Glukosegabe um mindestens 0,3 ansteigen.

3. Nach Glukose-Glibenclamidgabe muß der Blutzuckerwert nach 180 min den Ausgangswert um mindestens 20 mg-% oder 20% unterschreiten.

Bei den 52 Patienten kam es in 26 Fällen zu einem Versagen der Sulfonyl-Harnstofftherapie, so daß auf Insulin umgestellt oder die bereits stattgehabte Insulintherapie erneut aufgenommen werden mußte. In 21 Fällen war die Sulfonyl-Harnstofftherapie bei einer Beobachtungsdauer von mindestens 4 Wochen erfolgreich. Alle Patienten wurden nach einem halben Jahr zur Nachuntersuchung einbestellt. Dabei erwies sich die Sulfonyl-Harnstofftherapie bei diesen 21 Patienten noch als erfolgreich. Bei fünf Patienten war während des stationären Aufenthaltes kein endgültiges Urteil über das Versagen oder Nichtversagen der eingeschlagenen Sulfonyl-Harnstofftherapie zu fällen. Bei zwei von ihnen war es während des halben Jahres zu einem Versagen der Sulfonyl-Harnstofftherapie gekommen (sie waren bereits auf Insulin umgestellt worden). Bei den weiteren drei Patienten war die Sulfonyl-Harnstofftherapie fortgesetzt worden. Die Einstellung erwies sich jedoch nach wie vor als nicht voll zufriedenstellend.

Von den 21 Patienten, die nach den klinischen Kriterien auf die Sulfonyl-Harnstofftherapie ansprachen, hätten 14 Patienten nach dem Kriterium der maximalen Insulinausschüttung versagen müssen und nur 7 wären auf eine orale Antidiabetestherapie einstellbar gewesen. Von den 26 Patienten, die auf Sulfonyl-Harnstofftherapie nicht ansprachen, erbrachte keiner eine maximale Insulinsekretion, die 500% überschritt.

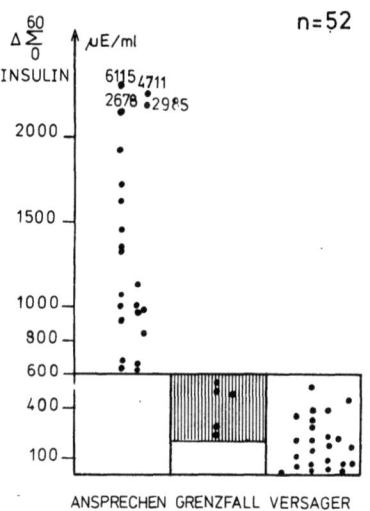

Abb. 1. Differenz zwischen den Flächenintegralen der Insulinsekretion von der 0. bis 60. Minute nach alleiniger Glukosegabe und kombinierter Glukose-Glibenclamidgabe

Nach dem Kriterium einer Verbesserung des K_G-Wertes hätten 3 der ansprechenden 21 Patienten mit Sulfonyl-Harnstoff behandelt werden können, während 17 Patienten unter dieser Therapie hätten versagen müssen. Auf der Seite der Versager kam es in einem Fall zu einer falsch-negativen Aussage, d. h. bei diesem Patienten, der insulinpflichtig war, verbesserte sich der K_G-Wert nach der Glukose-Glibenclamidbelastung gegenüber der einfachen Glukosebelastung.

Nach dem Kriterium, nach dem Patienten auf die Sulfonyl-Harnstofftherapie ansprechen, wenn der Blutzuckerwert unter Glukose-Glibenclamidgabe nach 180 min den Ausgangswert um mindestens 20 mg-% unterschreitet, findet man bei 17 der 21 Patienten eine Übereinstimmung. Vier Patienten entsprechen diesem Kriterium nicht. Auf Seiten der Versager ergab sich bei 12 Patienten eine falsch-negative Aussage (Tabelle).

Da die Voraussage nach oben beschriebenen Kriterien in einem hohen Prozentsatz mit dem klinischen Verlauf nicht übereinstimmte, untersuchten wir, ob die *Mehr*ausschüttung an Insulin nach kombinierter Glukose-Glibenclamidbelastung gegenüber der einfachen Glokosebelastung eine zusätzliche Information über den einzuschlagenden Behandlungsweg erbringen könnte. Zu diesem Zweck errechneten wir bis zur 60. Minute das Flächenintegral der Insulinsekretionskurve sowohl nach der einfachen intravenösen Glukosebelastung als auch nach der kombinierten intravenösen Glukose-Glibenclamidbelastung und ermittelten die *Differenz* zwischen diesen beiden Flächenintegralen. Dabei sahen wir, daß sämtliche Patienten, die mit Sulfonyl-Harnstofftherapie zu behandeln waren, eine Sekretionsdifferenz von mindestens 600 µE Insulin/ml/Std erbrachten (Abb. 1). Die fünf Patienten, die nicht zufriedenstellend eingestellt werden konnten, und von denen später zwei unter der Sulfonyl-Harnstofftherapie versagten, wiesen eine Insulinsekretionsdifferenz auf, die nur zwischen 200 und 550 µE/ml/Std lag. Von den 26 Patienten, die sofort auf Insulin umgestellt werden mußten, betrug bei 10 Patienten die Differenz der Insulinmehrsekretion 200 bis 500 µE/ml/Std. Die anderen 16 Patienten lagen mit ihrer Sekretionsdifferenz unter 200 µE/ml/Std. Somit wurde nach diesem Kriterium des Flächenvergleiches der Insulinsekretion weder eine falsch-positive noch eine falsch-negative Aussage getroffen.

Literatur

1. Späthe, R., Meyer, B., Otto, H.: Der intravenöse Glibenclamid-Test. In: 2. Internationales Donausymposium über Diabetes mellitus in Budapest, S. 681. Wien: Medizin Akademie 1971. — 2. Pfeiffer, E. F., Raptis, S.: Diabetologia 8, 42 (1972). — 3. Pfeiffer, E. F., Raptis, S., Schröder, K. E.: Dtsch. med. Wschr. **99**, 1281 (1974). — 4. Schmidt, F. H.: Klin. Wschr. **39**, 1244 (1961). — 5. Hales, C. N., Randle, P. J.: Biochem. J. **88**, 137 (1963).

BOTTERMANN, P., SCHWEIGART, U., ERMLER, R. (II. Med. Klinik u. Poliklinik d. TU München — Klinikum rechts der Isar —): **Untersuchungen über den Glukoseumsatz unter Steroid- und Biguanidbehandlung mittels tritiierter Glukose**

Nach derzeitiger Ansicht beruht die blutzuckersenkende Wirkung der Biguanide beim Diabetiker neben einer Verzögerung der Glukoseresorption im Darm [1, 2] im wesentlichen auf einer Hemmung der Glukosegenese in der Leber [3, 4] und bzw. oder einer Förderung der Glukoseutilisation in der Peripherie bzw. Muskulatur [5, 6].

Es sollte untersucht werden, ob die bekannte Verschlechterung der Glukosetoleranz, die während einer Steroidbehandlung zu beobachten ist, durch Biguanidgabe kompensiert werden kann.

Bei 7 stoffwechselgesunden freiwilligen Probanden wurden deswegen intravenöse Glukosebelastungen vor sowie nach Prednisolongabe (3 × 25 mg i.v. innerhalb von 20 Std), nach 14tägiger Buformingabe (3 × 100 g täglich) sowie nach kombinierter Buformin-Prednisolongabe durchgeführt.

Nach Prednisolon kam es zu der bekannten Verschlechterung der Glukosetoleranz. Der K_G-Wert ging von 1,17 (Ausgangswert) auf 0,96 zurück. Nach 14tägiger Buformingabe war eine deutliche Erhöhung der Glukosetoleranz zu beobachten (K_G 1,79). Nach kombinierter Prednisolon-Buformingabe entsprach der K_G-Wert mit 1,08 etwa dem Ausgangswert (Tabelle 1a).

Da der für die intravenösen Glukosebelastungen verwandten Glukose eine Tracer-Dosis von 50 µCi D-(2-^{3}H)-Glukose beigemischt worden war, konnte neben dem K_G-Wert für den Blutzuckerabfall auch ein K_G-Wert für den Abfall der markierten Glukose berechnet werden. Die erhaltenen K_G-Werte lagen durchweg höher, zeigten aber etwa gleichsinnige Änderungen wie die K_G-Werte, die sich aus dem Gesamtblutzuckerabfall ergaben (Tabelle 1b).

Tritiierte Glukose ist für die Untersuchungen besonders geeignet, da der Wasserstoff des zweiten C-Atoms beim Glukoseabbau praktisch quantitativ in

Tabelle 1. Glukoseassimilationskoeffizient für den Abfall des Blutzuckers (oberer Teil der Abbildung) und den Abfall der markierten Glukose (unterer Teil der Abbildung). Einzelheiten siehe Text

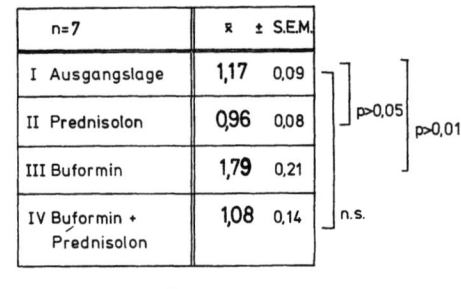

a) K_G-Wert (0'–60')

n=7	$\bar{x}$	± S.E.M.	
I Ausgangslage	1,17	0,09	p>0,05 ⎫
II Prednisolon	0,96	0,08	⎭ p>0,01
III Buformin	1,79	0,21	
IV Buformin + Prednisolon	1,08	0,14	n.s.

b) K_G^*-Wert (0'–60')

n=7	$\bar{x}$	± SEM	
I Ausgangslage	1,78	0,09	n.s. ⎫
II Prednisolon	1,54	0,11	⎭ p>0,01
III Buformin	2,31	0,28	
IV Buformin + Prednisolon	1,74	0,29	n.s.

Tabelle 2. Blutzucker- und Insulinkonzentration sowie Bestimmung des Glukosepools der fraktionellen Elimination und der Turn-over-Rate für Glukose nach Gabe einer Tracer-Dosis markierter Glukose unter Ruhe-Nüchternbedingung. (I Ausgangslage; II nach Prednisolon; III nach Buformin; IV nach Prednisolon + Buformin.) Einzelheiten siehe Text

n=6 ; $\bar{x}$	I	II	III	IV
Blutzucker (mg%) [0–180']	95	110	95	105
Insulin (µE/ml) [0–180']	7,7	10,9	7,5	8,5
Glukose-pool (g)	19,2	26,2	21,9	26,0
$t_{1/2}$ (min)	77,8	90,0	74,8	80,5
Frakt. Elimination (%/min) [*Glukose]	0,89	0,77	0,93	0,86
Turnoverrate (mg/kg/h)	150	181	182	201

Wasser überführt wird und es bei einer Glukoseresynthese in der Leber aus Glukoseabbauprodukten nicht zur Bildung endogen markierter Glukose kommen kann, die das Bild verfälschen würde [7, 8].

Der K_G-Wert für die markierte Glukose ist daher Ausdruck alleiniger Glukoseutilisation, der K_G-Wert für die unmarkierte Glukose Ausdruck von Glukoseutilisation und gleichzeitig stattfindender endogener Glukoseproduktion, sei es durch Glykolyse, Glukoseresynthese oder Glukoneogenese aus Glukosepräkursoren. Das Ausmaß der endogenen Glukoseproduktion muß daher die Abfallgeschwindigkeit der unmarkierten Glukose beeinflussen, d. h. als gewissermaßen gegenläufiger Prozeß verlangsamen. Die Differenzen zwischen den Abfallgeschwindigkeiten der markierten und der unmarkierten Glukose geben daher Hinweise auf das Ausmaß der endogenen Glukoseproduktion. Nach Steroidgabe wird die Differenz der K_G-Werte größer. Die Abnahme der Glukosetoleranz läßt sich demnach auf eine gesteigerte endogene Glukoseproduktion zurückführen. Nach Biguanidgabe wird die Differenz der K_G-Werte kleiner, d. h. die endogene Glukoseproduktion nimmt ab. Außerdem steigt aber auch der K_G-Wert der markierten Glukose an, was für eine gleichzeitige Zunahme der Glukoseutilisation spricht. Insgesamt kann daher die Zunahme der Glukosetoleranz unter Biguaniden dahingehend gedeutet werden, daß sowohl die Glukoneogenese gehemmt, als auch die Glukoseutilisation gefördert wird.

Nach kombinierter Prednisolon-Buformingabe werden die gegensinnigen Effekte in etwa gegeneinander aufgehoben.

In einer weiteren Untersuchungsreihe wurde bei gleicher Versuchsanordnung 6 stoffwechselgesunden freiwilligen Probanden unter Ruhe-Nüchtern-Bedingungen nur eine Tracer-Dosis tritiierter Glukose intravenös injiziert und anschließend der Abfall der tritiierten Glukose, das Verhalten des Blutzuckers [9] und der Insulinkonzentration [10] beobachtet (Tabelle 2).

Unter Steroidgabe steigt der Blutzuckerspiegel an. Entsprechend nimmt der Glukose-Pool zu. Der Serum-Insulinspiegel liegt signifikant höher. Auf Grund der Vergrößerung des Glukose-Pools nimmt aber auch die ,,turn over rate" zu. Nach Biguanidbehandlung ändern sich Blutzuckerspiegel und Insulinkonzentration jedoch nicht. Der Glukose-Pool nimmt nicht signifikant zu. Jedoch wird die Halbwertszeit signifikant kürzer, woraus ebenfalls ein Anstieg der ,,turn over rate" resultiert.

Wie können nun diese Befunde gedeutet werden?

Unter Steroidgabe nimmt die Glukoneogenese zu. Es wird vermehrt Glukose von der Leber abgegeben, der Blutzuckerspiegel beginnt zu steigen. Der Blutzuckeranstieg führt zu einer reaktiven Insulinmehrsekretion, wodurch die Glukoseutilisation gefördert wird, so daß sekundär die ,,turn over rate" ansteigt. Unter Biguanidbehandlung bleiben Blutzuckerspiegel und Insulinkonzentration unverändert. Die höhere ,,turn over rate" kann also nicht Folge eines vermehrten Glukoseangebotes sein, sondern nur auf einer primär gesteigerten Glukoseutilisation beruhen. Da jedoch kein Absinken des Blutzuckerspiegels zu beobachten ist, muß angenommen werden, daß reaktiv die Glukoseabgabe aus der Leber zunimmt, damit ein normaler Blutzuckerspiegel aufrechterhalten werden kann.

Zusammenfassung

1. Eine durch Steroidgabe gesteigerte Glukoneogenese kann im Nüchternzustand durch eine reaktive Insulinmehrsekretion kompensiert werden. Es resultiert ein erhöhter Glukoseumsatz. Bei Kohlenhydratzufuhr werden angebotene Kohlenhydrate jedoch langsamer verwertet.

2. Nach Biguanidbehandlung nimmt die Glukoseutilisation in der Peripherie zu. Damit unter Ruhe-Nüchtern-Bedingungen der gesteigerte Glukoseverbrauch

nicht zu einer Hypoglykämie führt, wird reaktiv die Glukoneogenese gesteigert. Nach Kohlenhydratzufuhr, also genügender Verfügbarkeit von Glukose, nimmt die Glukoneogenese dagegen ab.

3. Dem negativen Effekt einer Steroidgabe auf den Kohlenhydratstoffwechsel kann durch Biguanidbehandlung entgegengewirkt werden.

Literatur

1. Czyzyk, A. T., Kasperka, J., Sadowski, J., Ponikowska, Z., Szczepanik: Diabetes **17**, 492 (1968). — 2. Caspary, W. F., Creutzfeldt, W.: Diabetologia **7**, 379 (1971). — 3. Lynsgoe, J., Trap-Jensen, J.: Brit. med. J. **1969 II**, 224. — 4. Söling, H. D., Willms, B.: In: Regulation of gluconeogenesis. Stuttgart: Thieme 1971. — 5. Butterfield, W. J. H., Whichelow, M. J.: Diabetes **11**, 281 (1962). — 6. Butterfield, W. J. H.: Ann. N. Y. Acad. Sci. **148**, 724 (1968). — 7. Katz, J., Dunn, A.: Biochemistry **6**, 1 (1967). — 8. Issekutz, B., Jr., Allen, M., Borkow, J.: Amer. J. Physiol. **222**, 710 (1972). — 9. Schmidt, F. H.: Internist **4**, 544 (1963). — 10. Hales, C. N., Randle, P. J.: Biochem. J. **88**, 137 (1963).

BAUMEISTER, G., ZIERDEN, E., WAGNER, H., STAHL, M. (Med. Klinik u. Poliklinik d. Univ. Münster u. Univ.-Kinderklinik Basel): **Beeinflussung der Glukagonsekretion bei Stoffwechselgesunden und Diabetikern durch Tolbutamid und Glibenclamid**

Die Veränderung des Insulin-Glukagonquotienten zugunsten des Glukagon charakterisiert den hormonellen Status der Inselzellen im Diabetes mellitus. Sulfonylharnstoffe beeinflussen den Faktor Insulin in bekannter Weise. Unklar ist bislang, ob sie gleichzeitig die Glukagonsekretion modifizieren. Bisherige Untersuchungen lieferten widersprüchliche Ergebnisse. Ein Teil der Untersucher [1—3] wies suppressive Wirkungen der Sulfonylharnstoffe auf die a-Zellen des Pankreas nach, während andere Autoren [4—6] im Gefolge der Sulfonyl-harnstoff-induzierten Hypoglykämie erhöhte Glukagontiter fanden. Diese Diskrepanzen ergeben sich aus den Schwierigkeiten der spezifischen Pankreas-Glukagonbestimmung, die nicht von allen Untersuchern befriedigend gelöst sind. Ein zuverlässiges radioimmunologisches Nachweisverfahren für Glukagon im Plasma ist durch fehlende Kreuzreaktion des Antiserums mit Glukagon charakterisiert. Nach Entwicklung einer solchen Bestimmungsmethode gingen wir der Frage nach, ob an der hypoglykämisierenden Wirkung der Sulfonylharnstoffe eine Suppression der Pankreasglukagoninkretion beteiligt ist.

Die Untersuchungen wurden an 32 stoffwechselgesunden, normgewichtigen, männlichen Probanden im Alter von 18 bis 25 Jahren sowie 9 oral gut einstellbaren Diabetikern (Glukosurie weniger als 2 g im 24-Std-Urin) morgens nüchtern nach 14 Std Fasten vorgenommen. Den gesunden Probanden wurden in Gruppen 1 g Tolbutamid, 1 mg Glibenclamid, eine Arginininfusion von 30 g mit und ohne Glibenclamidzusatz verabreicht, den Diabetikern 1 g Tolbutamid. Die Blutentnahmen wurden sofort mit Trasylol® versetzt, zentrifugiert und bis zur Bestimmung tiefgefroren. Glukose wurde nach der GOD-Methode bestimmt, Insulin radioimmunologisch mit dem kit der Fa. Hoechst. Pankreasglukagon wurde ebenfalls radioimmunologisch bestimmt.

Das verwandte Antiserum, das in einer Endverdünnung von 1:180000 benutzt wurde, wies keine Bindung mit Enteroglukagon im Säure-Alkoholextrakt aus Schweinedarm auf. Nach oraler Glukosebelastung einer total pankreatektomierten Patientin zur Stimulierung der Enteroglukagonaktivität ließen sich mit diesem Antiserum keine Glukagonkonzentrationen nachweisen, während ein komplett kreuzreagierendes Antiserum Enteroglukagonkonzentrationen bis maximal 725 pg/ml nachwies. Wiederholte Bestimmungen desselben Plasmas ergaben eine Standardabweichung von ± 38,9 pg/ml bei einem Plasmaspiegel von 720 pg/ml.

Konzentrationen von 125 bis 5000 pg/ml Pankreasglukagon ergaben eine Wiederauffindungsrate von durchschnittlich 98% im Bereich von 78 bis 132%.

Das Verhalten von Glukose, Insulin und Glukagon nach Injektion von 1 g Tolbutamid bzw. 1 mg Glibenclamid innerhalb von 2 min zeigt die Abb. 1a. Das unterschiedliche Insulin- und Glukoseverhalten nach beiden Substanzen sind

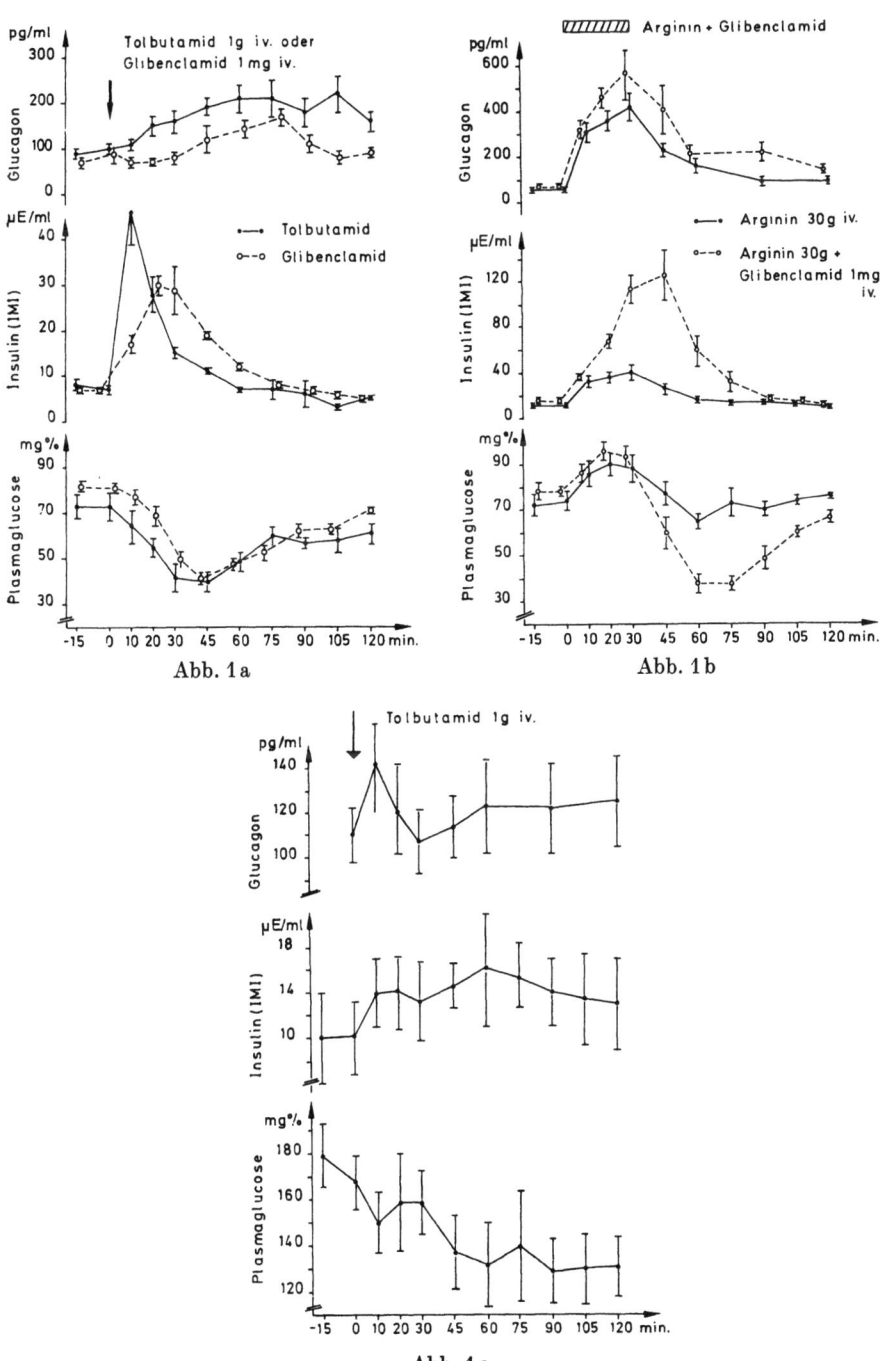

Abb. 1a

Abb. 1b

Abb. 1c

bekannt. Korrespondierend mit dem Glukoseabfall wird der Glukagonanstieg meßbar, der in der Tolbutamidgruppe entsprechend dem schnelleren Glukoseabfall dieser Gruppe nach 45 min bereits signifikant ist, in der Glibenclamidgruppe zu diesem Zeitpunkt erst sichtbar wird. Übereinstimmend liegen die Sekretionsgipfel in beiden Gruppen 30 min nach Erreichen der tiefsten Glukosewerte, wobei für Tolbutamid mit 216,8 pg/ml ± 40,6 SEM etwas höhere Werte als für Glibenclamid mit 175 pg/ml ± 46 gemessen werden. Die intravenöse Infusion von 30 g Arginin innerhalb von 30 min (Abb. 1b) verursacht eine gleichzeitige Stimulation von Insulin und Glukagon. Maximalwerte von 41,8 µE/ml ± 7,1 für Insulin bzw. 419,2 pg/ml ± 61,1 für Glukagon werden nach Abschluß der Infusion erreicht. Der Anstieg der Plasmaglukose ist flüchtig und der schnelleren Stoffwechselwirkung des Glukagon gegenüber dem Insulin zuzuschreiben. Nach Zugabe von 1 mg Glibenclamid (Abb. 1b) wird die Sekretion beider Hormone gesteigert. Die maximale Glukagonkonzentration wird nach 30 min erreicht, zu einem Zeitpunkt, zu dem die Glukose gegenüber den Ausgangswerten noch erhöht gefunden wird. Der gleichmäßige Abfall des Glukagon wird durch die Glibenclamid-induzierte Hypoglykämie von 38,6 mg-% nach 60 min verhindert. Die Diabetiker zeigen nach Tolbutamid (Abb. 1c) den zu erwartenden geringeren und verzögerten Insulinanstieg und den langsamen Glukoseabfall von erhöhten Ausgangswerten. Trotz der erhöhten Glukosewerte von 174,6 mg-% liegen die Basalwerte für Glukagon mit 122,9 pg/ml ± 21,5 signifikant über den Basalwerten der Stoffwechselgesunden mit 75,85 pg/ml ± 12,8. Unter der Tolbutamidinduzierten Glukosesenkung auf 129,7 mg-% nach 90 min fehlt die zu erwartende reaktive Glukagonmobilisierung. Die Glukagonsekretion zeigt keine signifikante Änderung.

Zusammenfassend ergeben unsere Untersuchungen keine Hinweise, daß Sulfonylharnstoffe die Glukagonfreisetzung Stoffwechselgesunder supprimieren. Die Glukagonsekretion wird bei diesen wegen der zeitlichen Koordination der Sekretionsabläufe vorwiegend Glukose-gesteuert. Unterschiede hinsichtlich der Insulinsekretionsdynamik, die die beiden geprüften Sulfonylharnstoffe aufweisen, finden kein Korrelat in dem Glukagonfreisetzungsmuster. Im Gegensatz zu den Untersuchungsbefunden an Stoffwechselgesunden zeigt sich die Glukosesteuerung der a-Zelle beim Diabetes mellitus beeinträchtigt. Erhöhte Glukosewerte führen nicht zu einer Suppression der Glukagonbasalsekretion. Glukagon wird durch die Tolbutamid-bedingte Glukosesenkung nicht mobilisiert. Ob infolge fehlender Glukosesensibilität oder doch infolge einer depressiven Beeinflussung durch Tolbutamid, wird in weiteren Untersuchungen abzuklären sein.

Literatur

1. Samols, E., Tyler, J. M., Mialhe, P.: Lancet **1969** I, 174. — 2. Laube, H., Fussgänger, R., Goberna, R., Schröder, K., Straub, K., Sussmann, K., Pfeiffer, E. F.: Horm. Metab. Res. **3**, 238 (1971). — 3. Sato, M., Ohneda, A., Itabiashi, H., Horigome, K., Yamagata, S.: Excerpta med. (Amst.), Intern. Congr. Ser. No 280, Abstr. 108. — 4. Aguilar Parada, E., Eisentraut, A. M., Unger, R. H.: Horm. Metab. Res. **1** (Suppl.), 48 (1969). — 5. Buchanan, K. D., Vance, J. E., Dinstl, K., Williams, R. H.: Diabetes **18**, 11 (1969). — 6. Pek, S., Fajans, S. S., Floyd, J. C., Knopf, R. F., Conn, J. W.: Diabetes **21**, 216 (1972).

HAUSMANN, L., SCHUBOTZ, R., KAFFARNIK, H. (Med. Poliklinik d. Univ. Marburg/Lahn): **Periphere Proinsulinspiegel beim Hyperinsulinismus übergewichtiger Probanden**

Der Hyperinsulinismus gilt als wichtiges Symptom der Fettsucht. Mit zunehmendem Körpergewicht kommt es beim Übergewichtigen zu einer verminderten Insulinempfindlichkeit im peripheren Muskelgewebe, die der Organismus mit einer vermehrten Insulinsekretion zu kompensieren sucht [2]. Die Höhe des peripheren Insulinspiegels ist zunächst abhängig von dem Fettgewebsanteil der Körpermasse [6]. Die basale und reaktive Insulinsekretion beim übergewichtigen Probanden ist ausführlich untersucht worden [1, 4, 8, 9]. Messungen des Proinsulinanteils am gesamten Insulin im Serum Adipöser finden sich dagegen in der Literatur nur wenige [5, 7]. Solche Untersuchungen sind interessant, da über die Sekretionsdynamik von Proinsulin noch weitgehend Unklarheit besteht.

Versuchspersonen und Methoden

Bei 53 freiwilligen normal- oder übergewichtigen Patientinnen der Universitäts-Poliklinik Marburg wurden die Blutglukose (GLU), das immunologisch meßbare Insulin (TIR) und Proinsulin (IRP) vor und 30, 60, 120 und 180 min nach oraler Belastung mit 100 g Traubenzucker (Dextro-OGT®) im Serum gemessen. Je nach Relation von Körpergewicht zu Körpergröße (Broca-Index) ordneten wir die Frauen 5 Versuchskollektiven und 1 Kontrollgruppe zu. Einzelheiten zu Körpergröße und -gewicht sind aus der Legende zu Abb. 1 zu ersehen. Eine manifeste diabetische Stoffwechsellage war zuvor mit dem oralen Glukosebelastungstest (OGTT) ausgeschlossen worden. In der Gruppe IV wiesen alle Probandinnen eine Glukosetoleranzstörung im Sinne eines latenten Diabetes mellitus auf.

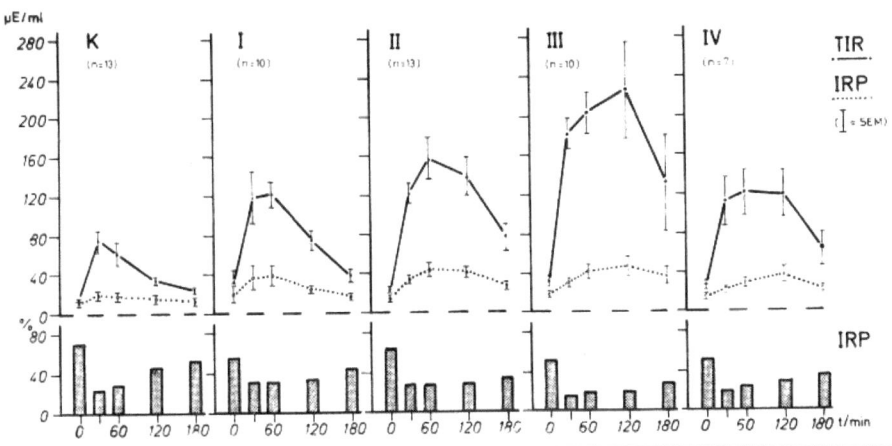

Gruppe	Broca-Index (%)	Größe (cm)	Gewicht (kg)	Glukosetoleranz
K	≦ 109	168,9 ± 7,8	59,1 ± 6,1	unauffällig
I	110—129	169,9 ± 5,1	87,6 ± 7,6	unauffällig
II	130—149	165,5 ± 6,8	93,8 ± 11,9	bei 2 VP
III	150—169	165,1 ± 3,3	102,1 ± 5,5	bei 3 VP
IV	170—189	165,4 ± 10,1	116,3 ± 16,9	bei 7 VP pathologisch

Abb. 1. Insulin (TIR)- und Proinsulinsekretion (IRP) unter oraler Glukosebelastung bei 53 Frauen mit Übergewicht unterschiedlichen Ausmaßes

Das Seruminsulin („total immunoreactive"-Insulin, TIR) haben wir nach der „Doppelantikörpermethode" (Hales u. Randle) gemessen. Das immunoreaktive Proinsulin (IRP) wurde enzymatisch mit einer „insulinabbauenden Protease" (ISP) aus Rattenleber nach einer von Kitabchi [10] angegebenen Methode bestimmt. Zum statistischen Vergleich der Versuchskollektive gegenüber der Kontrollgruppe wurde der t-Test für unabhängige Stichproben (Student) verwandt. Signifikanz liegt vor, wenn $p \lessgtr 0{,}05$ ist.

Ergebnisse und Diskussion

Die Ergebnisse unserer Untersuchung haben wir in den Abb. 1 und 2 zusammenfassend dargestellt: Die Basissekretion an Gesamtinsulin (TIR) liegt bei übergewichtigen Frauen gegenüber der Kontrollgruppe signifikant höher. Nach Stimulation kommt es bei der Fettsüchtigen zu einer reaktiven Mehrausschüttung an immunologisch meßbarem Insulin im Sinne eines Hyperinsulinismus.

Frauen mit einem Übergewicht von mehr als 170% (Gruppe IV) zeigen trotz Zunahme des Körpergewichtes wieder eine geringere reaktive Insulinausschüttung. Diese Patientinnen der Gruppe IV wiesen im OGTT eine pathologische Glukosetoleranz auf. Bei exzessivem Übergewicht kommt es in Abhängigkeit von der Dauer der Adipositas zu einer Erschöpfung der β-Zelle. Die Insulinsekretion reicht zur Kompensation des Körpergewichtes nicht mehr aus, und die Glukosetoleranz verschlechtert sich.

Bei normalgewichtigen Frauen liegt der Proinsulinanteil in unserer Untersuchung bei etwa 70% vom Gesamtinsulin. Mit zunehmendem Körpergewicht fällt der prozentuale Anteil bis 52% ab (Abb. 1). Die absoluten Proinsulinwerte zeigen aber gegenüber der Kontrollgruppe signifikant höhere Werte. Bei normal- und übergewichtigen Probanden besteht das basale Insulin also zum größten Teil aus Proinsulin. Nach Stimulation beinhaltet die vermehrte Gesamtinsulinausschüttung überwiegend Insulin und prozentual weniger Proinsulin. Dennoch liegen die reaktiven Proinsulinspiegel gegenüber der Kontrollgruppe signifikant höher.

Als Maß für die gesamte reaktive Insulinausschüttung und für das Proinsulin- und Glukoseniveau nach Stimulation mit Glukose haben wir die Flächen aus den Einzelwerten und den dazugehörigen Zeitpunkten berechnet (Abb. 2). Es wurde eine Gesamtfläche von einer Anstiegsfläche und einer Basalfläche unterschieden: Gesamtfläche = Anstiegsfläche + Basalfläche. Auch hier zeigt sich, daß die Gesamtinsulinausschüttung mit zunehmendem Übergewicht größer wird. In der Gruppe IV, in der nur Übergewichtige mit latentem Diabetes mellitus waren, findet sich eine kleinere Fläche. Deutlicher werden diese Veränderungen, wenn man statt der Gesamtfläche die Anstiegsfläche betrachtet. Hierbei liegt der Proinsulinanteil am reaktiv ausgeschütteten Insulin deutlich niedriger als bei Betrachtung der Gesamtfläche. Diese Mehrausschüttung an Gesamtinsulin nach Stimulation besteht also überwiegend aus Insulin und weniger aus Proinsulin.

Mit zunehmendem Übergewicht tritt eine zeitliche Verschiebung der höchsten Insulinspiegel im oralen Glukosebelastungstest auf: Das Maximum der Insulinsekretion erreichen 9 von 13 normalgewichtigen Frauen (ca. 70%) bereits nach 30 min. Mit zunehmendem Übergewicht sind die höchsten Insulinspiegel mehrheitlich erst nach 60 oder 120 min zu finden. Die maximale Proinsulinausschüttung in der Kontrollgruppe liegt etwa zu 56% bei 30 min. In den Gruppen II bis IV sind die maximalen Proinsulinanstiege erst bei 120 min zu erkennen, sie liegen deutlich später als die Insulinmaxima. Die Ursache für diesen Unterschied in der Dynamik der Insulin- und Proinsulinsekretion ist nicht bekannt. Die längere Halbwertszeit für Proinsulin [13] reicht als Erklärung nicht aus.

Die Bedeutung der relativ niedrigen Proinsulinspiegel bei übergewichtigen Probandinnen ist z. Z. nicht zu klären. Nach Untersuchungen an isolierten Fettzellen hat Proinsulin nur etwa 2% der Insulinwirkung [3]. Fest steht, daß Proinsulin nach der Synthese an den Ribosomen der β-Zelle zum Golgi-Apparat gelangt und in den sog. β-Granula gespeichert wird [12]. Vor der Sekretion wird Proinsulin über Intermediärformen in Insulin umgewandelt. Möglicherweise ist diese Umwandlung nicht komplett. Ist nun das Auftreten von Proinsulin in der Peripherie nur eine passive Konsequenz der Insulinsynthese oder hat dieses Prohormon eine spezifische Funktion im peripheren Gewebe? Die Tatsache, daß sich beim nüchternen Probanden höhere Insulinanteile finden als unter Stimulation, und daß die Sekretionsdynamik beim Adipösen eine andere als beim Normalgewichtigen ist, läßt eine Funktion für Proinsulin in der Peripherie vermuten. Möglicherweise modifiziert Proinsulin die Insulinwirkung im peripheren Gewebe.

Neuere Untersuchungen lassen vermuten, daß Proinsulin die Glykoneogenese in der Leber herabsetzt bei verminderter Wirkung auf die Glukoseutilisation im peripheren Gewebe [11]. Der hohe Proinsulinanteil beim nüchternen Probanden würde dann den Organismus im Hungerzustand vor der Insulinwirkung „schützen", die reaktiv auf Glukose aufträte. Aber dies sind nur Spekulationen. Offen bleibt die Frage, warum beim nüchternen Probanden hohe Proinsulinspiegel in der Peripherie auftreten, die zwar nach Stimulation und bei Übergewicht ansteigen, aber prozentual zum reaktiven Insulin niedriger liegen.

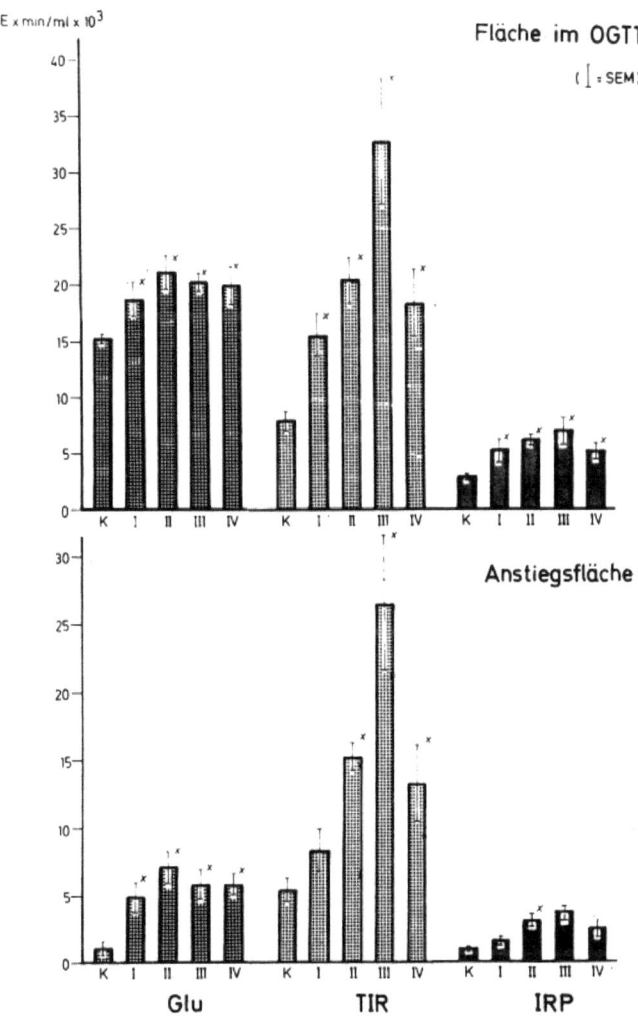

Abb. 2. Mittelwerte der Gesamt- und Anstiegsflächen für Glukose (GLU), Insulin (TIR) und Proinsulin (IRP) unter oraler Belastung mit 100 g Glukose (Signifikanz liegt vor, wenn $p \lesseqgtr 0{,}05$ ist)

Literatur

1. Bagdade, J. D.: Lancet 7, 630 (1968). — 2. Björntorp, P., Berchtold, P., Tibblin, G.: Diabetes 20, 65 (1971). — 3. Chajek, T., Tannenbaum, R., Shapira, E., Spitz, I., Russell, A., Rabin, D.: Israel J. med. Sci. 8, 754 (1972). — 4. Chiles, R., Tzagournis, M.: Diabetes 19, 458 (1970). — 5. Duckworth, W. C., Kitabchi, A. E.: Amer. J. Med. 53, 418 (1972). — 6. El-Khodary, A. Z., Ball, M. F., Oweiss, I. M., Canary, J. J.: Metabolism 21, 641 (1972). — 7. Gold-

smith, S. J., Yalow, R. S., Berson, S. A.: Diabetes 18, 834 (1969). — 8. Hausmann, L., Schubotz, R., Born, H., Kaffarnik, H.: Schweiz. med. Wschr. 103, 1002 (1973). — 9. Jackson, I. M. D., McKiddie, M. T., Buchanan, K. D.: Lancet 8, 285 (1969). — 10. Kitabchi, A. E., Duckworth, W. C., Brush, J. S., Heinemann, M.: J. clin. Invest. 50, 1792 (1971). — 11. Rees, K. D., Madison, L. L.: Diabetes 18, 341 (1969). — 12. Steiner, D. F., Oyer, P. E.: Proc. nat. Acad. Sci. (Wash.) 52, 473 (1967). — 13. Stoll, R. W., Touber, J. L., Winterscheid, L. C., Ensinck, J. W., Williams, R. H.: Endocrinology 88, 714 (1971).

FROMMELD, D., BACHL, G., BACHL, I., DIETERLE, C., MINKUS, P., HENNER, J., HESSE, K. P., DIETERLE, P. (III. Med. Abt., Städt. Krankenhaus München-Neuperlach): **Einfluß einer Arbeit auf den Kohlenhydratstoffwechsel der Muskulatur bei Diabetes***

Muskelarbeit wirkt insulineinsparend. Dieses Prinzip ist jedem insulinpflichtigen Diabetiker bekannt. Jedoch kann Muskelarbeit nicht die Insulinspritze ersetzen. Es ist bekannt, daß bei labilen Diabetikern Muskelarbeit sogar zu einer Verschlechterung der Stoffwechsellage führen kann.

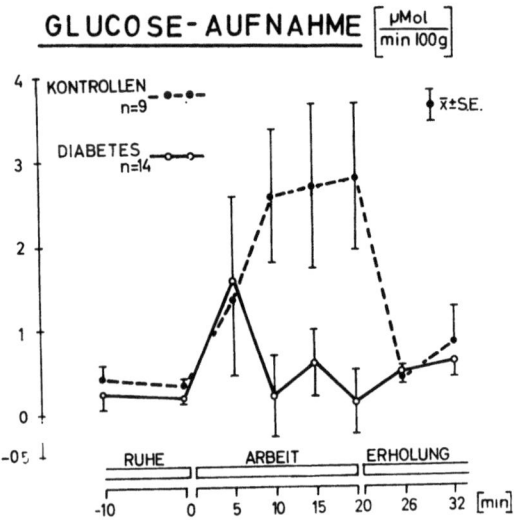

Abb. 1. Mittlere Glucoseaufnahme in die Muskulatur vor, während und nach einer Arbeit am Handergometer bei 9 Kontrollpersonen und allen untersuchten Diabetikern. Während bei den Kontrollen Arbeit zu einer signifikanten Steigerung der Glucoseaufnahme führt, ist bei den Diabetikern keine Änderung zu beobachten

Die Angaben über den Muskelstoffwechsel beim Diabetes mellitus sind spärlich und widersprüchlich. Wir untersuchten deshalb mit der Unterarmmethode Diabetiker verschiedenen Schweregrades und verglichen sie mit neun stoffwechselgesunden Kontrollpersonen. Gruppe A bestand aus 4 manifesten Diabetikern, die rein diätetisch eingestellt waren, Gruppe B aus 6 medikamentös behandelten Diabetikern, bei denen die Therapie 24 bis 36 Std vor der Untersuchung abgesetzt wurde. Eine weitere Gruppe von vier Personen hatte lediglich einen subklinischen Diabetes. Die Untersuchungen wurden entsprechend früheren Angaben durchgeführt [1]. Nach einer Ruhepause verrichteten die Personen über 20 min eine definierte Arbeit am Handergometer, der sich eine Erholungsphase anschloß (s. Abb. 1). Die Leistung war in allen Gruppen identisch und betrug 8 bis 9 kpm pro min.

* Mit Unterstützung der Deutschen Forschungsgemeinschaft.

Die mittleren arteriellen Glucosespiegel blieben während der Untersuchungsdauer unverändert, lagen aber bei den Diabetikern der Gruppe B nach Medikamentenentzug mit 8,1 ± 0,7 µMol/l am höchsten und waren in der Gruppe A der diätetisch eingestellten Diabetiker mit 4,7 ± 0,1 am niedrigsten. Bei den Kontrollen (5,3 ± 0,1 µMol/l) und den subklinischen Diabetikern (5,1 ± 0,1 µMol/l) waren die arteriellen Glucosespiegel identisch. In Abb. 1 ist die mittlere Glucoseaufnahme der Kontrollen im Vergleich zu allen 14 Diabetikern dargestellt. Bei den Kontrollen kam es während der Arbeit zu einer signifikanten Steigerung der Glucoseaufnahme. Bei den Diabetikern war dagegen ein Anstieg über die Ruhewerte nicht zu beobachten.

Tabelle. Mittlere Umsätze (x ± SEM) vor, während und nach einer Arbeit am Handergometer. Die Diabetiker wurden nach dem klinischen Schweregrad ihrer Erkrankung in verschiedene Gruppen unterteilt

GLUCOSE-UMSATZ [µMol/min·100g]	RUHE	ARBEIT	ERHOLUNG
KONTROLLEN n=9	+0.394 ±0.092	+2.672 ±0.545	+0.642 ±0.205
DIABETES A n=4	+0.106 ±0.077	+1.349 ±0.597	+0.545 ±0.133
DIABETES B n=6	+0.306 ±0.228	+0.914 ±0.590	+0.695 ±0.256
subklinischer DIABETES n=4	+0.243 ±0.107	-0.515 ±0.279	+0.375 ±0.114

LACTAT-UMSATZ [µMol/min·100g]	RUHE	ARBEIT	ERHOLUNG
KONTROLLEN n=9	-0.519 ±0.186	-29.551 ±5.581	-2.169 ±0.780
DIABETES A n=4	-0.289 ±0.061	-27.030 ±5.983	-1.691 ±0.682
DIABETES B n=6	-0.583 ±0.230	-14.270 ±3.984	-1.482 ±0.448
subklinischer DIABETES n=4	-0.335 ±0.088	-13.972 ±3.977	-1.349 ±0.336

PYRUVAT-UMSATZ [µMol/min·100g]	RUHE	ARBEIT	ERHOLUNG
KONTROLLEN n=9	-0.005 ±0.014	-0.403 ±0.072	-0.038 ±0.039
DIABETES A n=4	+0.003 ±0.007	-0.406 ±0.090	-0.102 ±0.034
DIABETES B n=6	-0.030 ±0.013	-0.313 ±0.083	-0.086 ±0.024
subklinischer DIABETES n=4	-0.007 ±0.011	-0.210 ±0.037	-0.086 ±0.020

IMI-UMSATZ [µE/min·100g]	RUHE	ARBEIT	ERHOLUNG
KONTROLLEN n=9	+1.53 ±0.98	-9.19 ±4.04	+2.29 ±1.70
DIABETES A n=4	+0.61 ±0.68	-6.26 ±2.93	-0.55 ±0.54
DIABETES B n=6	+1.87 ±0.84	-1.07 ±1.34	+0.67 ±0.58
subklinischer DIABETES n=4	+2.29 ±1.77	-3.62 ±3.50	-0.78 ±2.68

In der Tabelle 1 sind Ruhe-, Arbeits- und Erholungswerte zusammengefaßt und die Diabetiker entsprechend dem klinischen Schweregrad in die oben angegebenen Gruppen unterteilt. Bereits basal bestanden Unterschiede in der Glucoseaufnahme. Da die arteriellen Insulinspiegel in allen Gruppen identisch zwischen 10 und 12 µE/ml lagen, scheint die Glucoseaufnahme nicht allein vom zirkulierenden Insulin, sondern auch vom arteriellen Glucoseangebot abhängig zu sein, da die Gruppe A die niedrigsten, die Gruppe B die höchsten arteriellen Blutzuckerspiegel hatte. Für diese Annahme sprechen auch unveröffentlichte Ergebnisse über Glucoseinfusionen bei Diabetikern, die trotz fehlenden Anstiegs der Insulinspiegel eine Abhängigkeit der Glucoseaufnahme von der Höhe der arteriellen Blutzuckerspiegel erkennen ließen. Während der Arbeitsphase nahmen die manifesten Diabetiker (Gruppe A und B) gegenüber basal vermehrt Glucose auf, lagen jedoch signifikant unter den Werten der Kontrollpersonen. Am auffälligsten verhielten sich die subklinischen Diabetiker, die konstant während der Muskelarbeit

Glucose abgaben (Tabelle). Aus der Tabelle ist nicht das individuelle Verhalten der untersuchten Peronen ersichtlich. Die Kontrollpersonen nahmen während der Muskelkontraktionen ständig vermehrt Glucose auf, wohingegen das Verhalten der manifesten Diabetiker zwischen Glucoseaufnahme und -abgabe undulierte. Lediglich die subklinischen Diabetiker gaben während der gesamten Arbeitsphase Glucose aus der Muskulatur ab.

Die geringere Lactatproduktion der Gruppe A in Ruhe korrespondierte mit der geringen Glucoseaufnahme. Die während der Arbeit produzierte Milchsäure überstieg in allen Gruppen die aufgenommene Glucose und ist nur durch einen erheblich stimulierten Glykogenabbau zu erklären. Trotz gleicher Leistung war die Lactatproduktion bei den Diabetikern der Gruppe B (und erstaunlicherweise bei den subklinischen Diabetikern) während der Arbeit signifikant geringer als in den übrigen Gruppen. Wie früher beschrieben [1], beobachteten wir in allen Gruppen während der Arbeitsphase eine Umkehr der in Ruhe positiven arteriovenösen Insulindifferenzen. Dieser „periphere Insulinrelease" war am höchsten bei den Kontrollpersonen und am geringsten in der Gruppe B. Eine Erklärung für die unterschiedliche Glucoseaufnahme in den einzelnen Gruppen läßt sich derzeit nicht daraus ableiten.

Diskussion

Die untersuchten Gruppen der Diabetiker sind zu klein, um Spekulationen über mögliche Unterschiede in den einzelnen Gruppen anzustellen. Sowohl insgesamt als auch individuell unterschieden sich jedoch die Diabetiker von den Kontrollpersonen durch einen Glucoseefflux aus der Muskulatur während der Arbeitsphase. Eine Glucoseabgabe aus der Muskulatur ist schwer zu interpretieren, da eine Glucose-6-phosphatase im Muskel nicht existiert. Freie Glucose entsteht aber stets bei der Glykogenspaltung über einen Nebenweg der Glykogenolyse [2]. Diese freie Glucose wird im allgemeinen rasch phosphoryliert. Ist die Hexokinasereaktion jedoch durch angestautes Glucose-6-Phosphat gehemmt, das ebenfalls bei der Glykogenolyse entsteht, so kann sich im Muskel freie Glucose anhäufen und die Zelle verlassen. Eine erschöpfende Arbeit führt nach Wahren [3] auch beim Gesunden 2 bis 3 min nach Arbeitsbeginn stets zu einer Glucoseabgabe aus der Muskulatur. Dagegen beobachtete dieser Autor, daß eine nicht erschöpfende Tätigkeit bei Gesunden ähnlich wie bei unseren Kontrollpersonen zu einer stetigen Steigerung in der Glucoseaufnahme führt. Bei unseren Kontrollpersonen wurde in 36 Momentaufnahmen (4 Blutentnahmen während der Arbeit, s. Abb. 1) nur 2mal ein Glucoseefflux im Beginn der Arbeitsphase beobachtet, bei 56 Momentaufnahmen gaben die Diabetiker zu irgendeinem Zeitpunkt der Arbeit insgesamt 24mal Glucose aus der Muskulatur ab. Dies erklärt die signifikant geringere Glucoseaufnahme der Diabetiker im Vergleich zu den Kontrollen. Es erhebt sich die Frage, warum beim unbehandelten Diabetiker die Muskulatur während der Arbeit Glucose abgeben soll. Zu Beginn einer Arbeit wird die Glykogenolyse zur Deckung des Energiebedarfs stark stimuliert.

Eine weitere Stimulation könnte durch Katecholamine erfolgen. Nach Christensen [4] steigen beim unbehandelten Diabetes die Katecholaminwerte während einer physischen Tätigkeit auf excessiv hohe Werte im Vergleich zu Stoffwechselgesunden an. Über eine Anhäufung freier Glucose bei enorm stimulierter Glykogenolyse durch erhöhte Katecholamine während einer Arbeit ließe sich der Glucoseefflux beim Diabetes erklären. Durch intraarterielle Gabe von Isoproterenol bei jugendlichen Diabetikern konnten Dietze *et al.* [5] eine Glucoseabgabe aus der Muskulatur tatsächlich nachweisen. Eine vermehrte Katecholaminwirkung beim Diabetes ließe sich auch gut mit der von uns beobachteten geringeren Lactatproduktion in Einklang bringen, da Karpatkin *et al.* [6] am isolierten

Muskel zeigen konnten, daß Adrenalin zwar zu einer Anhäufung von Glucose-6-Phosphat führt, nicht dagegen von Lactat. Adrenalin stimuliert im Muskel offensichtlich nicht die Phosphofruktokinase, stimuliert also trotz starker Glykogenolyse nicht die Glykolyse.

Literatur

1. Dieterle, P., Birkner, B., Gmeiner, K. H., Wagner, P., Erhardt, F., Henner, J., Dieterle, C.: Horm. Metab. Res. **5**, 316 (1973). — 2. Anstall, H. B.: Amer. J. clin. Path. **50**, 1 (1968). — 3. Wahren, J.: Scand. J. clin. Lab. Invest. **25**, 129 (1970). — 4. Christensen, N. J.: Scand. J. clin. Lab. Invest. **26**, 343 (1970). — 5. Dietze, G., Wicklmayr, M., Mehnert, H.: Der Stoffwechsel des ruhenden Skelettmuskels beim Gesunden und Diabetiker. In: 9. Kongr. Dt. Diabetes-Ges. 1974. — 6. Karpatkin, S., Helmreich, E., Cori, C. F.: J. biol. Chem. **239**, 3139 (1964).

BEISCHER, W., KELLER, L., SCHÜRMEYER, E.*, RAPTIS, S., THUM, CH., PFEIFFER, E. F. (Abt. f. Inn. Med., Endokrinologie u. Stoffwechsel, Zentrum f. Innere Med. u. Kinderheilkunde, Univ. Ulm u. * Inn. Abt. d. Clemenshospitals, Münster): **Insulin, Proinsulin und C-Peptid im Serum bei Hypoglycaemia factitia***

Eine 35jährige Krankenschwester wurde mit der Verdachtsdiagnose Inselzelladenom von den behandelnden Ärzten ihrer Klinik an uns überwiesen.

Anamnese: Die Patientin klagte über Unkonzentriertheit, Müdigkeit, Schwächegefühl, Zittern und Heißhunger. Die Symptome bestünden schon seit mehreren Jahren mit zunehmender Schwere und Häufigkeit, sie würden vor allem morgens beim Aufstehen und nach schwerer körperlicher Arbeit auftreten. Schwester B. hatte selbst herausgefunden, daß sich ihre Beschwerden durch Einnahme von Zwischenmahlzeiten lindern ließen. Ein Diabetes mellitus war bisher nicht festgestellt, Insulin angeblich nie gespritzt worden.

Befund: Außer Adipositas (170 cm, 76 kg) Status unauffällig. Injektionsstellen konnten bei mehreren Untersuchungen nicht gefunden werden.

Bei den chemischen und physikalischen Routineuntersuchungen fanden sich Normalwerte.

Die Nüchtern-BZ-Werte lagen bei Belastungsuntersuchungen zwischen 40 und 60 mg-%, bei spontanen Kontrollen betrugen sie bis zu 90 mg-%. Bei der i.v. Glukosebelastung fand sich mit 3,4 ein sehr hoher K-Wert; 2 Std nach 100 g Glukose oral lag der BZ bei 100 mg-%. Ein ungewöhnlicher Verlauf der Glukosebelastung nach Staub-Traugott, mit kontinuierlichem BZ-Anstieg zwischen 90 und 180 min — im Anschluß an die zweite Glukosegabe — ist vor allem nach Stellung der Diagnose von Interesse.

Die Ergebnisse von Bestimmungen des immunologisch meßbaren Insulins (IMI) führten zur Verdachtsdiagnose Hypoglycaemia factitia.

Bei der IMI-Bestimmung nach Melani u. Mitarb. [6] fand sich eine hohe unspezifische Bindung des radioaktiven Tracers an Serumbestandteile. Mit einer Doppelantikörpermethode [3] waren die IMI-Spiegel erst nach Serumverdünnung meßbar, die Meßwerte verhielten sich allerdings nicht proportional zum Grad der Verdünnung, sondern stiegen bei zunehmender Verdünnung an.

Nach Gelfiltration von Serum waren 65% des gesamten IMI an Proteine gebunden, 13% erschienen als Proinsulin, die restlichen 22% als freies Insulin (Abb. 1, oben). Nach Inkubation von Serum mit ^{125}J-Insulin fand sich eine entsprechende Bindung der Radioaktivität an Serumeiweißkörper. Vorbehandlung von Serum mit 6 Mol-Harnstoff bewirkte eine teilweise (Abb. 1, Mitte) Extraktion mit Säure-Alkohol [1] eine vollständige (Abb. 1, unten) Dissoziation der Insulin-Proteinkomplexe. Die Befunde sind charakteristisch für das Vorliegen von Insulinantikörpern im Serum von Schwester B.

* Mit Unterstützung der DFG, SFB 87 Endokrinologie, Ulm.

Da die Patientin wiederholt versicherte, sich nie Insulin gespritzt zu haben, mußte als Differentialdiagnose zur Hypoglycaemia factitia an eine Autoimmunerkrankung der β-Zellen des Pankreas gedacht werden. Die Existenz dieses Krankheitsbildes ist nach Beobachtung ähnlicher Fälle in jüngster Zeit mehrfach postuliert worden [2, 5, 7, 8]. Insulin-Proteinkomplexe bei β-Zelladenomen wurden in der Literatur nach unserer Kenntnis nie beschrieben.

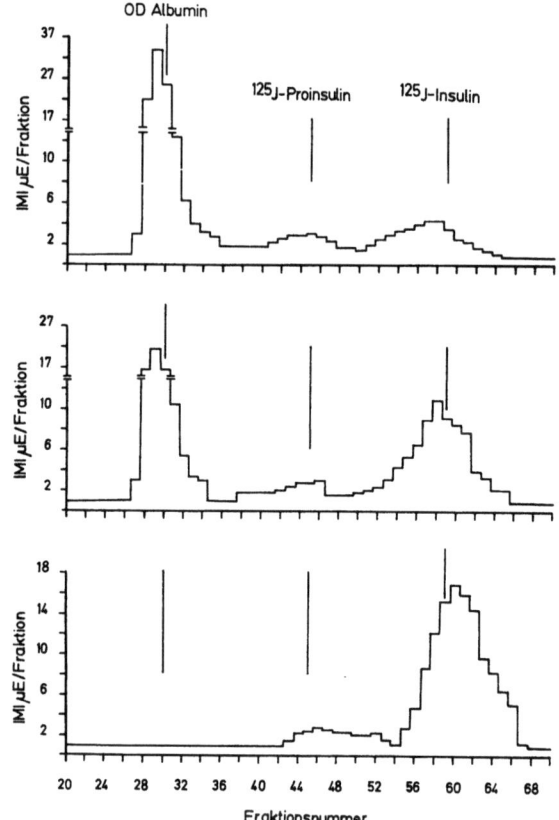

Abb. 1. IMI nach Gelfiltration (Biogel P 30, 1,5 × 90 cm Säulen, 0,05 M-Tris-Puffer, pH 7,4). Oben: Serum ohne Vorbehandlung; mitte: Serum nach 24-Std-Inkubation bei 4° C mit Harnstoff 6 M; unten: Serumextrakt nach Davoren (Salzsäure/Äthanol)

Tabelle. Kreuzreaktion von Proinsulin mit Antiserum gegen humanes C-Peptid

	IMI µE/Probe A	IMI µE/Probe B
Proinsulin Hypoglycaemia factitia	5,3	6,0
Proinsulin Inselzelladenom	6,1	1,5

A: Ansatz ohne C-Peptid Antiserum

B: Ansatz mit C-Peptid Antiserum

Folgende Ergebnisse unterstützten die Vermutung, daß es sich um eine Hypoglycaemia factitia handelt: In mehreren nach Heding [4] extrahierten Nüchternseren zeigten die Gesamt-IMI-Konzentrationen Schwankungen in der Größenordnung von 2600 bis 6200 µE/ml Serum, dabei fanden sich die niedrigeren IMI-Konzentrationen zu Beginn, die höheren im weiteren Verlauf von 2 stationären Aufenthalten.

Während eines Hungerversuchs, der nach $6^1/_2$ Std bei einem BZ von 36 mg-% abgebrochen werden mußte, kam es nach 4 Std zu einem unvermittelten Anstieg von gesamten und freiem IMI im Serum (Extraktion nach Heding [4]) auf etwa das Doppelte der Ausgangswerte.

C-Peptid ist neben Insulin ein Bruchstück des Proinsulins und wird von der β-Zelle des Pankreas in äquimolaren Konzentrationen mit Insulin ins Blut sezerniert [9].

Zur Bestimmung von humanem C-Peptid, dessen Serumspiegel eine Aussage über körpereigene Insulinproduktion auch unter exogener Insulinzufuhr gestattet, wurde von uns ein Radioimmunoassay aufgebaut. Während sich die molaren Konzentrationen von C-Peptid und IMI im Serum von Stoffwechselgesunden im eigenen System etwa wie 5:1 verhalten, fanden wir in Seren von Schwester B nach 1 g Rastinon i.v. ein Verhältnis von C-Peptid zu Gesamtinsulin von ungefähr 1:60. Die üblicherweise erfolgende Stimulation der C-Peptidsekretion durch Rastinon blieb aus.

Beweisend für die exogene Insulinzufuhr war schließlich folgende Untersuchung: Durch Extraktion und Chromatographie gewonnenes Proinsulin von Schwester B und von einem Patienten mit operativ gesichertem β-Zelladenom wurde in Ansätzen ohne und mit C-Peptidantiserum der IMI-Bestimmung zugeführt. Unser C-Peptidantiserum reagiert zwar mit humanem Proinsulin kreuz, nicht jedoch mit Proinsulin von Schwein und Rind. Während beim Insulompatienten in den Ansätzen mit C-Peptidantiserum — wie erwartet — kleinere IMI-Konzentrationen gemessen wurden als in den Ansätzen ohne C-Peptidantiserum, hatte der Zusatz von C-Peptidantiserum keinen Einfluß auf die IMI-Werte für die Proinsulinfraktion von Schwester B (Tabelle). Damit kann es sich beim Proinsulin im Serum der Patientin nur um das entsprechende Schweine- oder Rinderhormon handeln.

Jetzt gestand Schwester B., daß sie ihre Erkrankung durch Spritzen von Schweineinsulin vorgetäuscht hatte. Die Injektionen in die Oberschenkelbeugefalten erfolgten in unregelmäßigen Abständen, jedoch stets vor und während unserer Belastungsuntersuchungen. Wir vermuten, daß eine enttäuschte homosexuelle Beziehung Ursache für die Flucht in die Krankheit war.

Literatur

1. Davoren, P. R.: Biochim. biophys. Acta **63**, 150 (1962). — 2. Følling, I., Norman, N.: Diabetes **21**, 814 (1972). — 3. Hales, C. N., Randle, P. J.: Biochem. J. **88**, 137 (1963). — 4. Heding, L. G.: Horm. Metab. Res. **1**, 145 (1969); Diabetologia 8, 260 (1972). — 5. Hirata, Y., Ishizu, H.: Tohoku J. exp. Med. **107**, 277 (1972). — 6. Melani, F., Ditschuneit, H., Bartelt, K., Friedrich, H., Pfeiffer, E. F.: Klin. Wschr. **43**, 1000 (1965). — 7. Nakagawa, S., Suda, N., Kudo, M., Kawasaki, M.: Diabetologia **9**, 367 (1973). — 8. Ohneda, A., Matsuda, K., Sato, M., Yamagata, S., Sato, T.: Diabetes **23**, 41 (1974). — 9. Rubenstein, A. H., Clark, J. L., Melani, F., Steiner, D. F.: Nature (Lond.) **224**, 697 (1969).

HEIDRICH, H., SCHIROP, TH. (Kardiolog. Abt. d. Med. Klinik d. FU Berlin, Klinikum Westend): **Einfluß von Vasodilatantien auf die orale Glukosetoleranz und das Serum-Insulin bei intravenöser Langzeitbehandlung peripherarterieller Durchblutungsstörungen**

Eigene klinische Beobachtungen über reversible Verschlechterungen einer diabetischen Kohlenhydratstoffwechsellage unter intravenöser Nikotinsäurebehandlung und Beobachtungen einer deutlichen Besserung unter intravenöser Langzeittherapie mit Naftidrofuryl waren Anlaß, den Einfluß einiger neuer vasoaktiver Substanzen bei Langzeittherapie auf den normalen und diabetischen Kohlenhydratstoffwechsel in einer Vergleichsstudie systematisch zu prüfen. Solche Untersuchungen sind bislang nur für Nikotinsäure bekannt [1—5].

Unsere Untersuchungen wurden an insgesamt 80 nicht ausgewählten Patienten (22 Frauen, 58 Männer) im mittleren Alter von 59,2 Jahren durchgeführt, die wegen einer peripheren arteriellen Gefäßerkrankung stationär behandelt wurden. Nach dem Ergebnis eines ersten oralen Glukosebelastungstestes zeigten 29 Patienten eine diabetische, 51 eine normale Kohlenhydratstoffwechsellage.

Alle Patienten wurden bei randomisierter Gruppenzuordnung für jeweils 14 Tage intravenös mit einer der folgenden vasodilatierenden Substanzen behandelt: Bencyclan (Fludilat®), Naftidrofuryl (Dusodril®), Pentoxifyllin (Trental®) oder Raubasin (Lamuran®). Die Dosierung betrug für Bencyclan, Naftidrofuryl und Pentoxifyllin je 400 mg/Tag, für Raubasin 100 mg pro Tag bei einer Infusionsdauer von 2 Std. Während dieser Behandlungszeit erhielten sämtliche Patienten eine Kost mit 1500 bis 1700 Kalorien. Insulin, orale Antidiabetika und Medikamente mit bekanntem Einfluß auf den Kohlenhydratstoffwechsel wurden in dieser Zeit nicht gegeben.

Einen Tag vor und einen Tag nach der 14tägigen Vasodilatantientherapie wurde ein oraler Glukosebelastungstest mit 100 g Oligosacchariden durchgeführt und das Verhalten des enzymatisch bestimmten Blutzuckers sowie des radioimmunologisch bestimmten Seruminsulins geprüft. Für die Blutzucker- und Insulinbeurteilung nach oraler Glukosebelastung wurden korrigierte und nichtkorrigierte Gesamtflächenintegrale über jeweils 180 min errechnet, die Mittelwerte aller Flächenintegrale einer Gruppe vor Behandlung mit den Mittelwerten nach Behandlung verglichen und die Unterschiede mit der zweifachen Varianzanalyse bei einem Signifikanzniveau von 0,05 statistisch geprüft.

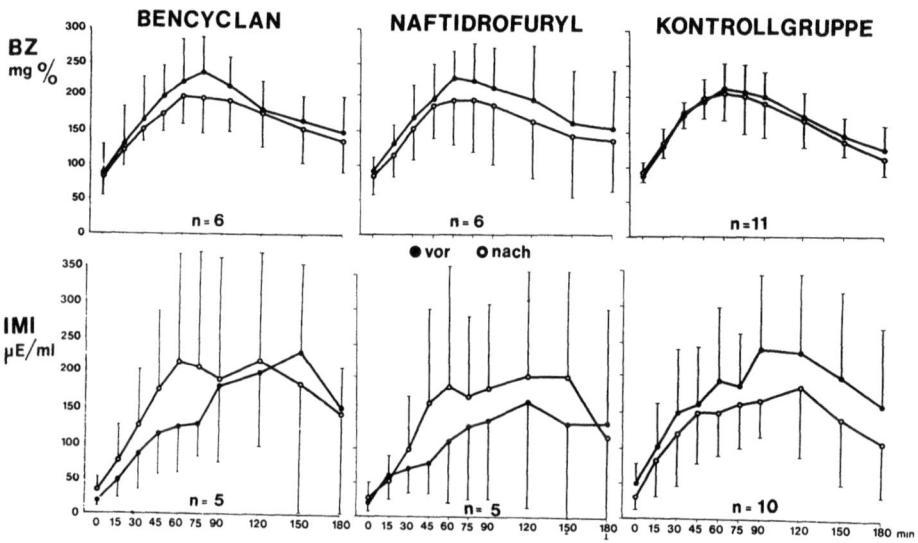

Abb. 1. Blutzucker- und Serum-Insulinverhalten nach oraler Glukosebelastung (100 g Oligosaccharide) vor und nach 14tägiger Behandlung mit Bencyclan, Naftidrofuryl bzw. ohne Vasodilatatorentherapie (Kontrollgruppe)

Es ergaben sich folgende Befunde (Abb. 1): Bei diabetischer Kohlenhydratstoffwechsellage wurde das Blutzuckerverhalten nach Therapie durch Bencyclan und Naftidrofuryl statistisch signifikant gebessert, während eine nicht mit Vasodilatatoren behandelte diabetische Kontrollgruppe bei zweimaliger OGTT im Abstand von 14 Tagen keine Unterschiede aufwies. Gleichzeitig nahm in der Bencyclan- und Naftidrofurylgruppe das Seruminsulin zu, ohne aber statistische Signifikanz zu erreichen. Pentoxifyllin beeinflußte weder das Blutzucker- noch das Serum-Insulinverhalten.

Bei normaler Kohlenhydratstoffwechsellage wurden dagegen weder nach Bencyclan, Naftidrofuryl, Pentoxifyllin noch Raubasin Änderungen des Blutzucker- und Serum-Insulinverhaltens gesehen.

Die Ursache einer Besserung der diabetischen Stoffwechsellage unter Bencyclan und Naftidrofuryl ist bislang noch offen. Möglicherweise könnte eine verbesserte Pankreasdurchblutung unter gefäßerweiternden Substanzen mit einer Zunahme des Serum-Insulins eine Rolle spielen. Eine β-zytotrope Wirkung ist nach noch nicht abgeschlossenen Untersuchungen aber nicht anzunehmen.

Klinisch muß nach diesen Untersuchungen damit gerechnet werden, daß bei intravenöser Langzeittherapie mit Bencyclan und Naftidrofuryl eine Besserung einer diabetischen Stoffwechsellage eintreten kann und es wird noch zu prüfen sein, ob Bencyclan und Naftidrofuryl bei diabetischer Angiopathie und in der Behandlung des Diabetes mellitus von Interesse sind. Eine der Nikotinsäure entsprechende diabetogene Wirkung besitzen die geprüften Vasodilatatoren bei Langzeitanwendung wahrscheinlich nicht.

Literatur

1. Balasse, E. O., Neef, M. A.: Metabolism **22**, 1193 (1973). — 2. Berge, K. G.: Geriatrics **16**, 416 (1961). — 3. Exton, W. G., Rose, A. R.: Amer. J. clin. Path. **4**, 381 (1934). — 4. Gurian, H., Adlersberg, D.: Amer. J. med. Sci. **237**, 12 (1959). — 5. Molnar, G. D., Berge, K. G., Rosevear, J. W., McGuckin, W. F., Achor, R. W. P.: Metabolism **13**, 181 (1964).

HASLBECK, M., PRÖLS, H., LÖFFLER, G., MEHNERT, H. (Forschergruppe Diabetes, München): **Untersuchungen zur diagnostischen Relevanz des 3-Std-Blutglucosewertes und der Seruminsulinkonzentrationen im oralen Glucosetoleranztest**

Zunehmende Übereinstimmung besteht darüber, daß Diabetesfrühstadien nur mit dem einzeitigen oralen Glucosetoleranztest sicher diagnostiziert werden können, da nur mit diesem Test eine Prüfung des gesamten Regulationssystems der Blutglucose im Organismus erfolgt [1—3]. Eine sichere Beurteilung einer gestörten Glucosetoleranz ist jedoch nur nach Applikation höherer Glucosemengen im späteren Verlauf der Untersuchung möglich [2, 4—7]. Bis heute erschweren aber differierende Kriterien die Bewertung und Vergleichbarkeit dieser wichtigen Funktionsprobe [8—14]. Grund hierfür ist unter anderem die Frage, ob die Glucosekonzentration im Venen- und Kapillarblut bestimmt und welche Glucosemenge oral verabreicht werden soll. In neueren Untersuchungen wurde auf die mögliche diagnostische Bedeutung des 3-Std-Blutglucosewertes [7, 9, 15, 30] und anderer Parameter, wie z. B. die Seruminsulinkonzentration [9, 17, 18] hingewiesen. Ziel unserer Studie war es deshalb, die diagnostische Relevanz des 3-Std-Wertes der Blutglucose und der Serum-Insulinkonzentrationen im oralen Glucosetoleranztest zu untersuchen.

Orale Glucosetoleranztests mit 100 g Glucose (in 25%iger wäßriger Lösung) wurden bei Personen mit Diabetesverdacht (n = 88) unter Standardbedingungen [14] durchgeführt. Nach

3 Kriterien — nach den Vorschlägen der WHO für Venen- und Kapillarblut [10] bzw. nach Fajans u. Conn [13] — wurden 3 Gruppen gebildet (Abb. 1): Gruppe I, n = 22, stoffwechselgesund; Gruppe II, n = 14, Diabetesverdacht (zumindest in 1 von 3 Kriterien fraglich pathologische Reaktion); Gruppe III, n = 40, subklinischer Diabetes (nach allen 3 Kriterien pathologische Reaktion). Die Ergebnisse von 12 Probanden wurden nicht berücksichtigt, da sie nur nach 1 bzw. 2 Kriterien pathologische Tests aufwiesen. Die Blutglucose wurde im Kapillar- und Venenblut enzymatisch mit Hexokinase in Doppelanalysen bestimmt [19]. Das Seruminsulin wurde radioimmunologisch mit einer modifizierten Methode nach Herbert [20], die freien Fettsäuren nach Duncombe [21] analysiert. Blutentnahmen erfolgten nüchtern sowie nach Verabreichung von 100 g Glucose aus einem in der tiefen Armvene liegenden Polyäthylenkatheter. Kapillarblut wurde aus einer angewärmten Fingerbeere entnommen.

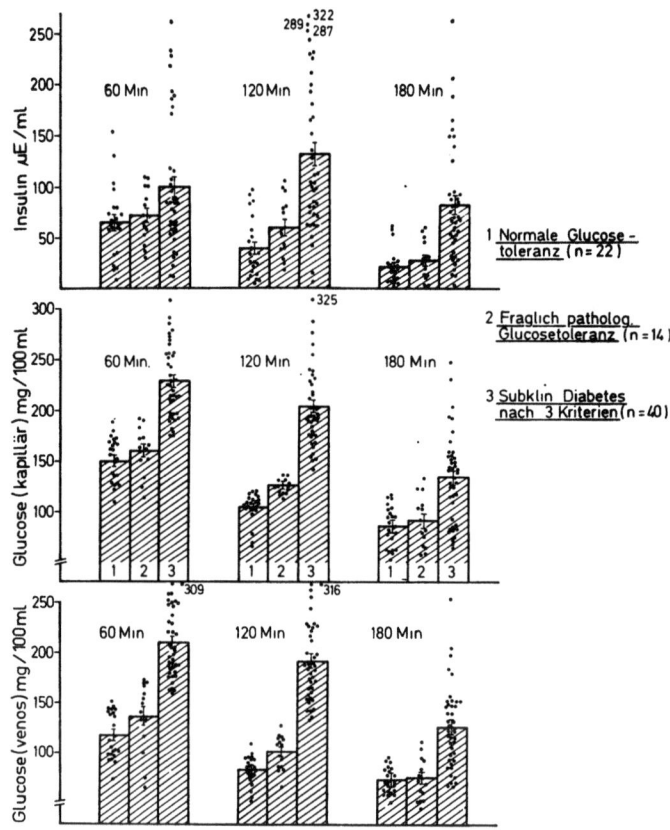

Abb. 1. Verhalten der Konzentrationen des Seruminsulins und der Blutglucose bei normaler und gestörter Glucosetoleranz nach oraler Verabreichung von 100 g Glucose ohne Berücksichtigung des Körpergewichtes ($\bar{x} \pm$ SEM)

Zur Beurteilung einer normalen Glucosetoleranz im einzeitigen oralen Glucosetoleranztest wird neben anderen Kriterien ein Absinken des 3-Std-Wertes der venösen und kapillären Blutglucosekonzentration unter 100 mg/100 ml gefordert. Werte über 110 bis 130 mg/100 ml sind als pathologisch anzusehen [9, 11, 14, 16]. Die oral verabreichte Glucosemenge beträgt dabei 50 g, 100 g und 1,75 g/kg Körpergewicht bzw. 100 g eines Oligosaccharidgemisches. Trennt man ein Patientenkollektiv nach drei Kriterien, die sich besonders auf die Bewertung des 2-Std-Wertes der Blutglucose beziehen, in Gruppen mit normaler, fraglich-pathologischer und pathologischer Glucosetoleranz auf, so zeigt sich, daß der 3-Std-Wert nur mit Vorsicht interpretiert werden kann (Abb. 1). Während 2 Std nach oraler Applikation von 100 g Glucose eine vollständige Differenzierung der Gruppen mit normaler und pathologischer Glucosetoleranz auf Grund der Glucosekonzentrationen im Venen- und Kapillarblut möglich ist, bestehen zum Meßpunkt nach 180 min im Einzelfall deutliche Überschneidungen. In der Gruppe der subklinischen Diabetiker beträgt die kapilläre und venöse Blutglucosekonzentration 3 Std nach Untersuchungsbeginn bei 11 bzw. 12 Probanden (27,5 und 30%) 90 mg/100 ml oder weniger. Bei 10 bzw. 9 Probanden (um 25%) wird die Glucosekonzentration vor Testbeginn erreicht oder unterschritten. Demnach ist bei alleiniger Beurteilung des 3-Std-Wertes in einem Viertel bzw. einem Drittel der untersuchten Patienten mit einem falschen, d. h. nicht auf einen Diabetes hinweisenden, Testergebnis zu rechnen. Dies stimmt überein mit den Daten anderer Autoren [4] und mit eigenen Ergebnissen nach Auswertung von 300 pathologischen Glucosetoleranztests und der Bewertung der kapillären Glucosekonzentrationen [10] nach Verabreichung von 100 g eines Oligosaccharidgemisches.

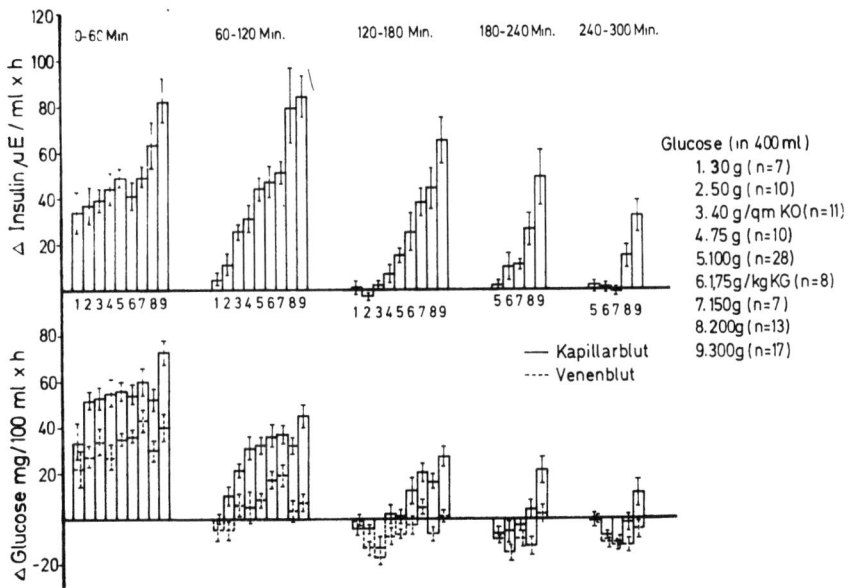

Abb. 2. Verhalten von Blutglucose und Seruminsulin (IRI) bei Stoffwechselgesunden nach oraler Verabreichung von Glucose (Zeitintegrale nach Reduktion mit dem Ausgangswert) $\bar{x} \pm$ SEM

Obwohl sich die Serum-Insulinkonzentrationen in Gruppe I und II gegenüber dem Kollektiv der subklinischen Diabetiker ab der 90. min nach Untersuchungsbeginn signifikant unterscheiden ($P < 0{,}05$) ist eine Aufstellung von Trennkriterien insbesondere in Gruppe III wegen der starken Streuung der Einzelwerte nicht möglich [4, 18, 22—24].

Ursache hierfür ist, daß Übergewicht und Diabetes die Serum-Insulinkonzentrationen graduell beeinflussen [12, 23, 25, 26]. Die große Variabilität der Einzelwerte insbesondere in der Gruppe subklinischer Diabetiker resultiert sicherlich teilweise daraus, daß das Körpergewicht nicht berücksichtigt wurde. Jedoch zeigen auch idealgewichtige subklinische Diabetiker gegenüber einer entsprechenden Gruppe Stoffwechselgesunder und im Vergleich zu den jeweiligen Glucosekonzentrationen größere individuelle Schwankungen der Serum-Insulinkonzentrationen [23]. Freie Fettsäuren sowie Quotienten aus Insulin und Glucose sind für die praktische Diabetesdiagnostik ebenfalls nicht geeignet, da sie nur zu einzelnen Meßpunkten eine statistisch signifikante Unterscheidung der Gesamtkollektive erlauben. Mit Regressions- und Korrelationsanalysen ist zu zeigen, daß bei gestörter Glucosetoleranz eine Entkopplung der Glucosehomöostase erfolgt. So ergibt der Vergleich der venösen und kapillären Blutglucosekonzentrationen bei subklinischen Diabetikern gegenüber Normalpersonen ohne Berücksichtigung der Abnahmezeiten einen signifikanten Anstieg, der Vergleich der Glucose im Kapillarblut bzw. der kapillarvenösen Glucosedifferenz (Index für die periphere Glucoseaufnahme) und Insulin einen signifikanten Abfall der Koeffizienten ($P < 0{,}05$). Offensichtlich reichen jedoch diese mathematischen Verfahren nicht aus, um die komplizierten Zusammenhänge zwischen Blutglucose und Seruminsulin ausreichend zu beschreiben [27, 28].

Nach wie vor sind demnach die Blutglucosekonzentrationen die empfindlichsten Parameter in der Diabetesfrühdiagnostik. Zusätzlich besitzt jedoch auch die oral verabreichte Glucosemenge eine wesentliche Bedeutung. Je höher die Provokationsdosis ist, desto stärker wird der Regelkreis der Glucosehomöostase über einen bestimmten Zeitraum aus dem Gleichgewicht gebracht und desto sicherer sind Abweichungen von der Norm feststellbar. Daß dies nach Applikation einer Standarddosis von 100 g Glucose bei Beurteilung des 3-Std-Wertes nicht mehr zutrifft, zeigen Untersuchungen mit verschiedenen Glucosemengen bei stoffwechselgesunden Probanden (Abb. 2). Die auf Grund der Zeitintegrale ermittelten durchschnittlichen stündlichen Konzentrationen der Glucose im Kapillar- und Venenblut sowie des Seruminsulins zeigen die deutliche Dosis- und Zeitabhängigkeit der metabolischen Veränderungen [29]. In der 3. Std nach Untersuchungsbeginn zeigen Seruminsulin und kapilläre Blutglucose im Vergleich zum jeweiligen Ausgangswert nur noch einen geringfügigen Anstieg. Die absoluten Konzentrationen der Glucose im Venen- und Kapillarblut sind zum Meßpunkt 180 min nach Untersuchungsbeginn bereits unter die Ausgangswerte abgefallen, die Serum-Insulinkonzentrationen nur noch geringfügig und nicht signifikant erhöht. Dies erklärt, daß — ebenso wie 2 Std nach Applikation von 50 g Glucose — auch 3 Std nach Verabreichung von 100 g Glucose keine ausreichende Störung des Regulationssystems der Blutglucose vorliegt, um eine sichere Frühdiagnose einer Glucosetoleranzstörung zu garantieren. Die Verlängerung des oralen Toleranztests mit einer Standarddosis von 100 g Glucose auf eine Dauer von 3 Std stellt also nicht nur für Patient und Arzt eine weitere Belastung dar, sondern bringt auch für die Diagnostik eines subklinischen Diabetes keinen zusätzlichen Vorteil.

Literatur

1. Mehnert, H., Haslbeck, M., Förster, H.: Dtsch. med. Wschr. **97**, 1763 (1972). — 2. Mehnert, H., Schöffling, K.: In: Diabetologie in Klinik und Praxis. Stuttgart: Thieme 1974. — 3. Seltzer, H.: In: Diabetes mellitus: Theory and practice (eds. M. Ellenberg, H. Rifkin). London-New York: McGraw-Hill 1970. — 4. Chandalia, H., Boshell, B.: Diabetes **19**, 863 (1970). — 5. Förster, H., Haslbeck, M., Mehnert, H.: Diabetes **21**, 1102 (1972). — 6. Haslbeck, M., Pröls, H., Förster, H., Mehnert, H.: Z. Ernährungsw. **15** (Suppl.), 108 (1973). — 7. Sisk, C., Burnam, C., Stewart, I., McDonald, G.: Diabetes **19**, 852 (1970). — 8. A brief account of the European Diabetes Epidemiology Study Group and its activities: Diabetologia **6**, 453 (1970). — 9. Teuscher, A., Richterich, R.: Schweiz. med. Wschr. **101**, 390 (1971). — 10. Diabetes mellitus. Report of a WHO Expert Committee, World Health Organisation, Technical Report, Series Nr. 310 (Genf 1965). — 11. Marble, A.: In: Joslin's Diabetes mellitus. Philadelphia: Lea and Febinger 1971. — 12. Kosaka, K., Hagura, R., Kuzuya, T., Kuzuya, N.: Diabetologia **10**, 775 (1974). — 13. Fajans, S., Conn, I.: Amer. N. Y. Acad. Sci. **82**, 208 (1959). — 14. Standardization of the oral glucose tolerace test. Diabetes **18**, 229 (1968). — 15. Danowski, T., Aarons, J., Hydrovitz, J., Wingert, J.: Diabetes **19**, 524 (1970). — 16. Gutsche, H.: 9. Kongr. d. Deutschen Diabetes-Gesellschaft, Travemünde 1974, Abstr. Nr. 9. — 17. Guthrie, R., Guthrie, D., Murthy, D., Jackson, R., Lang, J.: Metabolism **22**, 276 (1973). — 18. Rosenbloom, A.: Metabolism **22**, 301 (1973). — 19. Schmidt, F.: Klin. Wschr. **39**, 1244 (1961). — 20. Herbert, V.,

Lan, K., Gottlieb, C., Bleicher, S.: J. clin. Endocr. 25, 1043 (1965). — 21. Duncombe, W.: Biochem. J. 88, 7 (1963). — 22. Jackson, R., Guthrie, R., Murthy, D.: Metabolism 22, 237 (1973). — 23. Haslbeck, M., Löffler, G., Förster, H., Mehnert, H.: Verh. dtsch. Ges. inn. Med. 80, 1293 (1974). — 24. Reaven, G., Miller, R.: Diabetes 17, 560 (1968). — 25. Perley, M., Kipnis, D.: Diabetes 15, 867 (1966). — 26. Seltzer, H., Allen, W., Herron, A., Brennan, M.: J. clin. Invest. 46, 323 (1967). — 27. Johansen, K.: Metabolism 21, 1177 (1972). — 28. Peterson, D., Reaven, G.: Diabetes 20, 729 (1971). — 29. Dost, F.: Grundlagen der Pharmakokinetik. Stuttgart: Thieme 1968. — 30. Rosenbloom, A., Drash, A., Guthrie, R.: Diabetes 21, 45 (1972).

SCHAUDER, P., DOUWES, F., HAUSWALDT, CH., FRERICHS, H. (Med. Univ.-Klinik Göttingen, Abt. f. Gastroenterologie u. Stoffwechselkrankheiten): **Effekt von Vincristin auf die Glukoseassimilation beim Menschen**

Einleitung

In den B-Zellen der Pankreasinseln läßt sich ein mikrofilamentäres-mikrotubuläres System nachweisen, das wahrscheinlich bei der emiozytotischen Insulin (IRI)-Abgabe eine Rolle spielt [1, 2]. Substanzen, die dieses System beeinflussen, modifizieren die glukoseinduzierte IRI-Abgabe aus Inselgewebe von Ratten [1—5]. Eine dieser Substanzen ist der Teilungsspindelhemmstoff Vincristin. Dieses Vincaaloid kann die IRI-Abgabe je nach Versuchsanordnung hemmen oder fördern [6]. Die Hemmung der IRI-Abgabe soll Folge einer vincristinbedingten Zerstörung der Microtubuli in den B-Zellen sein [3, 6]. Der Grund für die vincristinbedingte Stimulierung der glukoseinduzierten IRI-Abgabe ist unbekannt.

Von diesen Befunden ausgehend haben wir untersucht ob, Vincristin, in üblicher therapeutischer Dosierung, die mit Glukose stimulierte IRI-Abgabe und/oder die Glukoseassimilation beim Menschen beeinflußt.

Methoden

Bei 10 Pat. (Alter 15 bis 50 Jahre; Gewicht 60 bis 82 kg) mit neoplastischen, malignen Erkrankungen wurde zu Beginn einer geplanten zytostatischen Chemotherapie an 3 aufeinanderfolgenden Tagen ein i.v. GTT durchgeführt. Medikamente waren bis dahin nicht gegeben worden. In den Tagen vor der Testperiode wurde eine KH-reiche Kost verabreicht. Testbeginn war jeweils zwischen 8 und 9 Uhr morgens, und zwar 24 Std vor sowie 2 und 24 Std nach i.v. Gabe von Vincristin (1,25 mg/m²). 10 stoffwechselgesunde Kontrollpersonen (Alter 18 bis 40 Jahre; Gewicht 65 bis 77 kg) erhielten 10 ml 0,9% NaCl i.v. Blutentnahmen zur Bestimmung von Blutglukose und IRI erfolgten aus einer ungestauten Armvene über einen Verweilkatheter in regelmäßigen Abständen vor und nach Gabe von Glukose (0,5 g/kg als 50% w/v Lösung i.v. in 2 min). Insulin wurde radioimmunochemisch mit Humaninsulin als Standard gemessen [7]. Die Bestimmung der Blutglukose erfolgte mittels Glukoseoxidase. Die statistische Auswertung erfolgte mit Hilfe des „T"-Tests für unverbundene Stichproben.

Resultate

Bei zehn stoffwechselgesunden Probanden traten nach Durchführung eines i.v. GTT an 3 aufeinanderfolgenden Tagen keine eindeutigen Änderungen der K_G-Werte auf (Mittelwerte: 1,40:1,37:1,38, Tabelle 1). Auch die IRI-Abgabe blieb unverändert (Mittelwert: 1887:1888:2307 µE/ml/60 min^{-1}, Tabelle 2). Hingegen zeigte sich bei zehn Patienten mit neoplastischen, malignen Erkrankungen 2 und 24 Std nach Gabe von Vincristin eine eindeutige Verschlechterung der Glukoseassimilation (K_G-Werte im Mittel: 1,62:1,42:1,17, Tabelle 1). Die vincristinbedingte Verschlechterung 24 Std nach i.v. Gabe ging einher mit einer deutlichen Steigerung der IRI-Abgabe (Mittelwerte: 1710:3118 µE/ml/60 min^{-1}, Tabelle 2).

Tabelle 1. Intravenöser Glukosetoleranztest an 3 aufeinanderfolgenden Tagen bei 10 stoffwechselgesunden Probanden sowie vor und nach Gabe von Vincristin bei 10 Pat. mit malignen, neoplastischen Erkrankungen. Gezeigt sind die K_G-Werte. Die prozentualen Angaben beziehen sich auf den K_G-Wert des jeweils ersten Testtages = 100 %

Patient	Vincristine (1.25 mg/m²)						Control (0.9 % NaCl; 10.0 ml)					
	Before		After				Before		After			
	24 h	%	2 h	%	24 h	%	24 h	%	2 h	%	24 h	%
1	2.60		1.96	75	1.40	54	1.09		0.93	85	1.11	102
2	3.95		2.86	72	2.08	53	1.61		2.06	128	1.80	87
3	1.30		0.70	54	1.10	85	1.30		1.07	82	1.09	84
4	1.11		—	—	0.90	81	0.99		0.92	93	1.09	110
5	1.20		1.30	108	1.14	95	1.61		2.02	125	1.80	112
6	1.57		1.52	97	1.26	80	1.96		—	—	1.59	81
7	0.86		0.72	84	0.61	71	1.19		1.05	88	1.13	95
8	1.92		2.05	107	1.82	95	1.94		2.04	105	1.80	93
9	0.92		0.86	94	0.77	84	1.17		0.97	83	1.21	103
10	0.81		0.80	99	0.61	75	1.17		1.24	106	1.14	97
$\bar{X}$	1.62		1.42		1.17		1.40		1.37		1.38	
%	—	100	—	88	—	77	—	100	—	99	—	96
± SEM	—	—	—	4	—	3	—	—	—	4	—	2
P	—	—	—	>0.05	—	>0.01	—	—	—	n.s.	—	n.s.

Tabelle 2. Intravenöser Glukosetoleranztest an 3 aufeinanderfolgenden Tagen bei 10 stoffwechselgesunden Probanden sowie vor und nach Gabe von Vincristin bei 10 Pat. mit malignen, neoplastischen Erkrankungen. Gezeigt sind die Insulinwerte (µE/ml/60 min⁻¹). Die prozentualen Angaben beziehen sich auf die Insulinwerte des jeweils ersten Testtages = 100 %

Patient	Vincristine (1.25 mg/m²)						Control (0.9 % NaCl; 10.0 ml)					
	Before		After				Before		After			
	24 h	%	2 h	%	24 h	%	24 h	%	2 h	%	24 h	%
1	2182		3322	152	4054	186	1300		1153	87	1016	78
2	1973		1056	54	2528	128	5152		5166	100	6821	132
3	928		712	77	1616	174	882		593	67	635	72
4	1409		2961	210	3450	245	2654		4150	156	3355	126
5	1502		2918	194	2489	166	3144		1993	63	4936	157
6	536		362	68	1792	334	650		325	50	660	102
7	2790		1795	64	2502	90	689		891	129	876	127
8	1922		3013	157	4911	256	1657		—	—	1318	80
9	1600		1080	68	2150	134	848		894	105	1882	222
10	2255		5275	234	6383	283	1894		1828	97	1579	83
$\bar{X}$	1710		2249		3188		1887		1888		2307	
%	—	100	—	128	—	200	—	100	—	95	—	118
± SEM	—	—	—	22	—	24	—	—	—	11	—	15
P	—	—	—	n.s.	—	<0.01	—	—	—	n.s.	—	n.s.

Diskussion

Vincristin (1,25 mg/m²) verursacht beim Menschen 2 und 24 Std nach i.v. Injektion eine deutliche Verschlechterung der Glukoseassimilation (Tabelle 1). Diese Verschlechterung könnte Folge einer vincristinbedingten Verminderung der glukoseinduzierten IRI-Abgabe sein und/oder einer Stoffwechselstörung in Geweben, die für die Glukosehomöostase des Organismus besonders wichtig sind.

Unsere Ergebnisse zeigen, daß die glukoseinduzierte IRI-Abgabe nach i.v. Gabe von Vincristin nicht vermindert, sondern sogar erhöht ist (Tabelle 2). Damit scheint der verlangsamte Glukoseabstrom aus dem Blut eher Ausdruck eines gestörten Stoffwechsels in den für die Glukoseverwertung wichtigen Geweben zu sein.

Die meisten Untersuchungen über den Einfluß von Vincaalkaloiden auf den Zellstoffwechsel wurden an Tumorgeweben durchgeführt. Dabei ließ sich eine Verminderung des DNS-, RNS- und Proteinstoffwechsels nachweisen. Untersuchungen an Yoshida-Asziteszellen, am Jensen-Sarkom sowie an der Dünndarmschleimhaut der Ratte zeigten darüber hinaus eine deutliche Verminderung des Glukosestoffwechsels, wahrscheinlich wegen eines Abfalls der intrazellulären NAD- und NADH-Konzentrationen [8]. Analoge Störungen im Stoffwechsel von Leber, Muskulatur und Fettgewebe würden die verminderte Glukoseassimilation nach i.v. Gabe von Vincristin erklären können.

Der Grund für die vincristinbedingte Steigerung der glukoseinduzierten IRI-Abgabe, die bereits früher unter in-vitro-Bedingungen am Inselgewebe der Ratte beobachtet wurde, ist derzeit unbekannt [6]. Die gesteigerte IRI-Abgabe ließe sich als Ausdruck der verlängerten Anwesenheit des Glukosestimulus erklären, wobei eine vermehrte Glukagonsekretion eine zusätzliche Rolle spielen könnte. Über eine vinblastinbedingte vermehrte Glukagonfreisetzung aus isolierten Inseln des Meerschweinchens wurde kürzlich berichtet [10]. Darüber hinaus könnte Vincristin einen direkten Effekt auf die B-Zellmembran ausüben, der zu einer Sensibilisierung des Mechanismus zur Erkennung und Beantwortung eines Glukosereizes führen könnte.

Der Einfluß von Vincaalkaloiden auf Zellmembranen wurde bislang vorwiegend am Nervengewebe untersucht [9]. Es wird vermutet, daß die vinblastinbedingten Änderungen in der Aufnahme und Abgabe von Stoffen wie beispielsweise Norepinephrin an Nervenzellendigungen durch einen Effekt an der Membran, z. B. an aktinähnlichen Proteinen, erklärbar sind. Analoge Untersuchungen an B-Zellmembranen liegen z. Z. nicht vor.

Zusammenfassung

Bei zehn Patienten mit neoplastischen, malignen Erkrankungen kam es 2 und 24 Std nach i.v. Gabe von Vincristin (1,25 mg/m²) zu einer Verschlechterung der Glukoseassimilation bei gleichzeitig vermehrter IRI-Abgabe. Die gesteigerte IRI-Abgabe könnte Folge der protrahierten Hyperglykämie sowie einer gesteigerten Glukagonsekretion sein und/oder auf eine vincristinbedingte Sensibilisierung der B-Zellmembran hinweisen. Die Verschlechterung der Glukoseassimilation könnte Ausdruck einer vincristinbedingten Störung im Glukosestoffwechsel sein in Geweben, die für die Aufrechterhaltung der Blutglukosehomöostase wichtig sind.

Literatur

1. Lacy, P. E., Howell, S. L., Young, D. A., Fink, C. J.: Nature (Lond.) **219**, 1177 (1968). — 2. Orci, L., Gabbay, K. H., Malaisse, W. J.: Science **175**, 1128 (1972). — 3. Malaisse, W. J., Malaisse-Lagae, F., Walker, M. O., Lacy, P. E.: Diabetes **20**, 257 (1971). — 4. Van Obberghen, F., Somers, G., Devis, G., Vauchan, G. D., Malaisse-Lagae, F., Orci, L., Malaisse, W. J.: J. clin. Invest. **52**, 1041 (1973). — 5. Schauder, P., Frerichs, H.: Diabetologia **10**, 85 (1974). — 6. Devis, G., van Obberghen, F., Somers, G., Malaisse-Lagae, F., Orci, L., Malaisse, W. J.:

Diabetologia 10, 53 (1974). — 7. Melani, F., Ditschuneit, H., Bartelt, K. M., Friedrich, H., Pfeiffer, E. F.: Klin. Wschr. 43, 1000 (1965). — 8. Fusenig, N. E., Obrecht, P.: In: Internationales Symposion über die Anwendung der Vinca-Alkaloide Velbe und Vincristin (Hrsg. E. Gmachl), S. 141. München-Berlin-Wien: Urban und Schwarzenberg 1969. — 9. Nicklas, W. J., Puszkin, S., Berl, S.: J. Neurochem. 20, 109 (1973). — 10. Edwards, J. C., Howell, S. L.: FEBS Letters 30, 89 (1973).

Rehn, K., Matthiensen, R., Keintzel, E., Hunstein, W., Uhl, N. (Med. Poliklinik Heidelberg u. Abt. f. Allergie u. Berufskrankheiten der Haut d. Univ.-Hautklinik): Untersuchungen zur verzögerten Insulin-Allergie mit Zellmigrationshemm-Methoden bei Diabetikern

Bei Diabetikern finden sich in mehr als 30% [1, 2] der Fälle Hautallergien auf zugeführtes Insulin. Man beobachtet Allergien vom Soforttyp und vom verzögerten Typ (Spättyp) [3, 4]. Die verzögerten oder zellvermittelten Insulinallergien sollen häufiger sein als die Soforttypallergien. Man erkennt die Sofortreaktionen an ihrem Auftreten innerhalb 1 Std nach Insulininjektion, während sich Spättypallergien erst nach 6 bis 24 Std manifestieren [1, 5]. Zur Prüfung, ob die nach klinischen Gesichtspunkten vorgenommene Unterscheidung der Allergietypen auch auf Grund immunpathologischer Befunde berechtigt ist, untersuchten wir zwei Fragen:
1. Gibt es Kriterien, die für den zellvermittelten Charakter der Insulinspättypallergie sprechen?
2. Kann man bei Diabetikern, die das Insulin reaktionslos vertragen, in-vitro zellvermittelte Reaktionen auf Insulin nachweisen?

Material und Methoden

20 Diabetiker, 9 Männer und 11 Frauen im Alter von 25 bis 70 Jahren, wurden mit Depot-Insulin vom Rind (Hoechst) behandelt. 15 Probanden ohne Insulinmedikation in vergleichbarem Alters- und Geschlechterverhältnis bildeten die Kontrollgruppe. Alle Probanden wurden intracutan in Mantoux-Technik (Allergieabteilung der Univ.-Hautklinik Heidelberg) mit handelsüblichen Insulinen der Firmen Hoechst und Novo getestet (Testdosis 0,02 ml der unverdünnten Präparate). Als negative Kontrollen dienten Lösungen der Depot-Stoffe bzw. sog. „Medium". Das ist eine Lösung aller Ingredienzien (außer Insulin) der Handelspräparate. Histaminlösungen, Verdünnung 1:10000, waren die positiven Kontrollen. Als Ablesezeiten für die Testung wählten wir 10, 20, 30 min sowie 24 und 48 Std nach Antigengabe. Zum Nachweis zellvermittelter Immunreaktionen in vitro verwandten wir einen Leukozytenmigrations-Hemmtest (LMT) in einer Agarosetechnik [6], Bei 6 Pat. mit einer verzögerten Insulinallergie konnten wir aus den Hautinfiltraten der Intracutantestung innerhalb 20 Std post Injectionem Hautstanzen entnehmen und histologisch untersuchen[1].

Ergebnisse

6 der 20 untersuchten Diabetiker hatten eine verzögerte Insulinallergie, die auch im Intracutantest bestätigt wurde. Trotz fortgeführter Insulinbehandlung verschwanden die Allergiesymptome spontan nach einigen Wochen.

In Abb. 1 stellen wir links der Ordinate dar, wie sicher der LMT tuberkulin-negative (Mantoux-Test 1:100 gereinigtes Tuberkulin Behringwerke „GT") und -positive (Mantoux-Test 1:1000 GT) Probanden unterscheiden kann: Die mittleren Migrationsindex (MI)-Werte ($\bar{X}$) unterscheiden sich im Wilcoxon-Test hochsignifikant ($p < 0{,}001$). Die Grenzlinie von $MI = 0{,}85$ für die Entscheidung „tuberkulin-positiv" oder „tuberkulin-negativ" ergibt nur eine falsch-positive Zuordnung.

Auf der rechten Seite der Ordinate lassen die Testergebnisse von elf Diabetikern mit reaktionsloser Insulinverträglichkeit gegenüber den Kontrollpersonen keine

---

[1] Hierfür danken wir Frau Dr. Bersch und Herrn Prof. Dr. U. W. Schnyder der Univ.-Hautklinik Heidelberg.

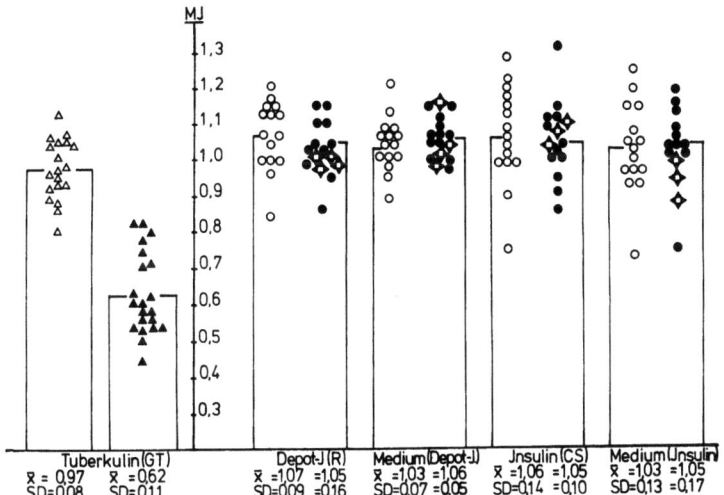

Abb. 1. Leukozytenmigrations-Hemmtest (LMT) bei Tuberkulin-negativen (n = 19, offene Dreiecke) und -positiven (n = 21, gefüllte Dreiecke) Probanden, Diabetikern ohne Allergie (n = 11, gefüllte Kreise), Diabetikern mit einer verzögerten Insulinallergie (n = 4, Sternfiguren) und Kontrollpersonen (n = 15, Ringe). Jeder mit Tuberkulin getestete Proband ist durch eine Figur repräsentiert, deren Position zur Ordinate durch den Migrationsindex (MI) bestimmt wird. Der MI ist definiert als Quotient aus den Mittelwerten der Zellkulturen mit Antigen (AG) und den Mittelwerten der Zellkulturen ohne AG. Bei jedem Diabetiker (und jeder Kontrollperson) wurden gleichzeitig 4 Antigene [Depot-Insulin vom Rind (= R), chromatographiertes Schweineinsulin (= CS) und die entsprechenden Medien] getestet, so daß jeder Proband 4 MI-Werte hat. Die Höhe der Säulen markiert den mittleren MI ($\bar{x}$), darunter seine Standardabweichung (SD)

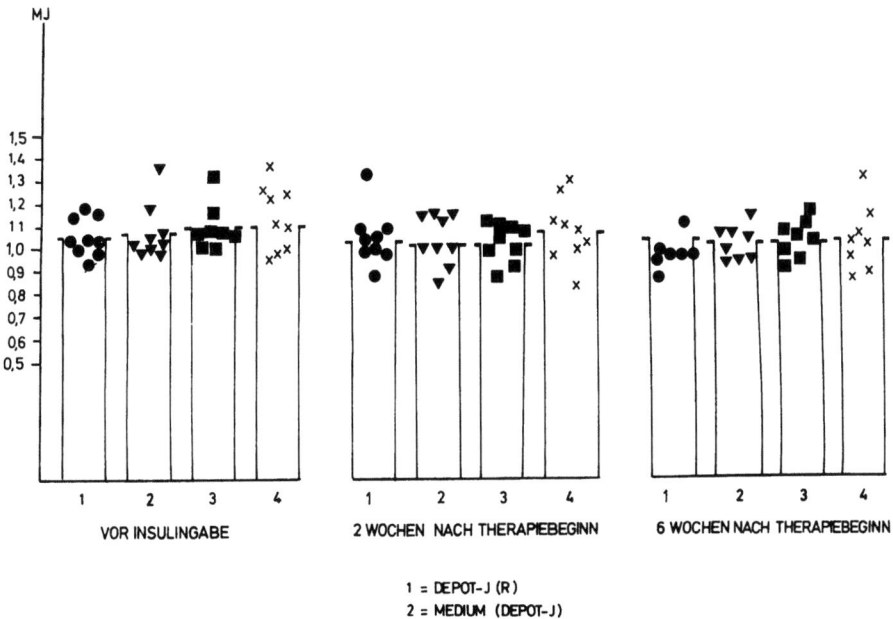

Abb. 2. Leukozytenmigrations-Hemmtest (LMT) bei Diabetikern (n = 9) vor einer erstmaligen Insulingabe sowie 2 und 6 Wochen nach Therapiebeginn. Die Probanden waren an allen Testterminen identisch. Die Testanordnung entspricht der in Abb. 1 für die Diabetiker beschriebenen

zelluläre Immunantwort in vitro erkennen. Überraschenderweise zeigen auch vier Patienten mit einer verzögerten Insulinallergie das gleiche Verhalten.

10 Patienten erhielten erstmals Insulin. Bei 3 von ihnen sahen wir 2 Wochen nach Therapiebeginn verzögerte Reaktionen im Intracutantest und auf therapeutische Insulingaben. 9 Patienten untersuchten wir mit dem LMT innerhalb 6 Wochen nach Therapiebeginn (Abb. 2). Die erwartete Sensibilisierung von T-Zellen war für keinen Patienten zu sichern, auch nicht für diejenigen mit positiven Hautreaktionen (MI immer über 0,85).

Deutungsmöglichkeiten für die widersprüchlichen in vivo- und in vitro-Ergebnisse erwarteten wir von den histologischen Befunden. Dabei ergab sich folgendes: In allen Schnitten waren subepidermale und perivasculäre Ödembildungen, geschwollene Gefäßendothelien und eosinophile Infiltrate erkennbar, Rundzellinfiltrate spärlich bis deutlich ausgeprägt, aber nicht beherrschend. Ekzematoide Veränderungen fehlten.

Zwar gibt es für die einzelnen Allergietypen kein beweisendes histologisches Bild — wie es auch andererseits schwierig ist, einen bestimmten Allergietyp auf Grund histologischer Kriterien auszuschließen [7—9]. Dennoch ist die Aussage berechtigt, daß unsere histologischen Befunde nicht für Spättypallergien sprechen.

Zusammenfassung

1. Bei fünf Diabetikern mit einer verzögerten Insulinallergie gelingt es in vitro nicht, eine zellvermittelte Immunantwort auf Insulin auszulösen.
2. Die histologischen Befunde sprechen nicht für eine Insulinallergie vom Spättyp.
3. Dem Verlauf von Spättypreaktionen widerspricht die von uns beobachtete spontane Rückbildung der Allergie trotz weiterer Antigenzufuhr.

Unter der Voraussetzung, daß der von uns verwendete LMT für die Messung einer T-Zellantwort auf Insulin eine brauchbare Methode ist, stellt sich die Frage, ob zelluläre Immunreaktionen bei der verzögerten Insulinallergie eine wesentliche Rolle spielen.

Literatur

1. Paley, R. G., Tunbridge, R. E.: Diabetes 1, 22 (1952). — 2. Marble, A.: Allergy and diabetes. In: The treatment of diabetes mellitus, 10. Ed. (eds. E. P. Joslin, H. F. Root, P. White, A. Marble), p. 395. Philadelphia: Lea and Febinger 1959. — 3. Kerp, L., Steinhilber, S., Kieling, F., Creutzfeldt, W.: Dtsch. med. Wschr. **90**, 806 (1965). — 4. Coombs, R. R. A., Gell, P. G. H.: Diagnostic and analytical in vitro methods. In: Clinical aspects of immunity (eds. P. G. H. Gell, R. R. A. Coombs), p. 3. Oxford and Edinburgh: Blackwell Scient. Publ. 1968. — 5. Wenig, K. H., Calap, J.: Münch. med. Wschr. **113**, 345 (1971). — 6. Clausen, J. E.: Acta allerg. **26**, 56 (1971). — 7. Storck, H.: Dermatologica **102**, 197 (1951). — 8. Ruitter, M., Hadders, H. N.: J. Path. Bact. **77**, 71 (1959). — 9. Schnyder, U. W.: Verh. dtsch. Ges. Path. **56**, 73 (1972).

GRAFFE-ACHELIS, CHR., HEIMSOTH, V. H. (Med. Klinik des Städt. Krankenhauses Schweinfurt): **Zur Differentialdiagnose der renalen Glukosurie**

Der renale Diabetes kann als alleinige renale Glukosurie auftreten oder gemeinsam mit anderen renalen Funktionsdefekten vorkommen. Dies scheint zunächst eine längst bekannte Tatsache zu sein. Da aber eine geringe Glukosurie auch beim Gesunden beobachtet wird, ist es nunmehr zu einiger Verwirrung darüber gekommen, was man unter einer renalen Glukosurie zu verstehen hat und wie man bei ihrer Abklärung methodisch vorgeht [1—7, 10, 13].

Die heute exakt faßbare physiologische Glukosurie sollte nach unserer Ansicht als Bezugsgröße für Normabweichungen dienen. Hierzu erschien es erforderlich, zu prüfen, ob die physiologische Glukosurie konstant ist und wie weit sie von anderen Faktoren beeinflußt wird.

Methodik

Untersucht wurden 1132 Pat., von denen 280 mit der Inulin- und PAH-Clearance und mit der oralen Glukosebelastung überprüft wurden. Die Glukose wurde mit der Hexokinasemethode bestimmt.

Ergebnisse

Die mittlere Harnglukosekonzentration von 1030 Untersuchten liegt bei 7,8 mg-%. Dies entspricht Ergebnissen anderer Untersucher [1, 2, 10, 13].

In 24 Std scheidet der Gesunde etwa 70 mg Glukose aus. Bei Werten über 120 mg/Tag oder 0,1 mg/min oder Konzentrationen über 30 mg-% spricht man von einer Hyperglukosurie oder nach allgemeinem Sprachgebrauch von einer Glukosurie. Hier liegt also die Grenze zwischen einer physiologischen Glucoseausscheidung und der als Glukosurie bezeichneten Glukosemehrausscheidung.

Für die exakte Differenzierung im Rahmen unserer Fragestellung ist es wichtig, daß die Glukoseausscheidung individuell konstant ist und kontinuierlich ohne wesentliche Tages und- Nachtschwankungen erfolgt. Dies ließ sich an Verlaufsuntersuchungen nachweisen.

Im Bereich der Variationen normaler Blutzuckerwerte wird die physiologische Glukosurie nicht verlassen. Es besteht keine Beziehung zwischen Blutzucker- und Urinzuckerausscheidung.

Zwischen Lebensalter und physiologischer Glukoseausscheidung lassen sich ebenfalls keine Beziehungen nachweisen. Die Glukoseausscheidung von Männern und Frauen liegt im gleichen physiologischen Schwankungsbereich.

Sieht man ab vom obligaten renalen Diabetes bei Niereninsuffizienz, so ist auch keine Abhängigkeit zwischen Nierenfunktion und Glukoseausscheidung gegeben [8, 9].

Zwischen physiologischer Glukosurie und Tm_G besteht eine direkte Abhängigkeit. Die für Personal und Patient außerordentlich aufwendige störanfällige Bestimmung der maximalen tubulären Glukoserückresorption, die zudem abhängig ist vom Glomerulusfiltrat, Alter, Geschlecht und von verschiedenen funktionellen Größen, erübrigt sich daher.

Eine Glukosurie bei Normoglykämie ist nach eigenen Untersuchungen überwiegend bei diabetischer Stoffwechsellage anzutreffen, weniger häufig sind Glukosurien bei erworbenen Nierenerkrankungen [3, 6].

Beim nephrotischen Syndrom kommt es gelegentlich zu einem renalen Diabetes, ferner beim Patienten mit retinierender Niereninsuffizienz [3, 8, 9]. Eine renale Glukosurie bei Pyelonephritis gibt es hingegen nicht [5].

Patienten mit subklinischem Diabetes scheiden bei Normoglykämie im Mittel mehr Glukose aus als Kohlenhydratstoffwechselgesunde.

Eine Harnglukosekonzentration von 30 mg-% wird auch unter strengen Durstbedingungen nicht überschritten. Als Screening-Test ist der Glukoseteststreifen insofern gut geeignet, als er bei dieser Harnglukosekonzentration einen Farbumschlag aufweist. Ist der Glukoseteststreifen bei Normoglykämie positiv, so liegt eine Glukosurie vor, die abzuklären ist. Lediglich muß beachtet werden, daß falsch-negative Werte bei bakteriellen Urinen möglich sind.

Für eine so mit dem Glukoseteststreifen diagnostizierte Glukosurie sind ursächlich bei Normoglykämie zwei Möglichkeiten in Betracht zu ziehen (Abb. 1): Ein Diabetes bzw. eine diabetische Stoffwechsellage oder eine Nierenerkrankung, wenn man von der hormonal beeinflußten Glukoserückresorption bei der Schwangerschaft einmal absieht.

Das diagnostische Vorgehen ist denkbar einfach. Ist eine Glukosurie festgestellt worden, so sollte zuerst ein oraler Glukosetoleranztest durchgeführt werden. Ist dieser pathologisch, so ist die Glukosurie auf eine diabetische Störung zu beziehen. Finden wir dagegen eine normale Glukosetoleranz, so liegt eine renale Glukosurie vor. Mit Nierenfunktionsuntersuchungen wie der Inulin-PAH-Clearance und sonstigen einfachen nephrologischen Untersuchungsverfahren (Urineiweißbestimmung, usw.) läßt sich entscheiden, ob die renale Glukosurie einer erworbenen Nierenerkrankung zuzuordnen ist oder nicht. Die Differenzierung einer angeborenen Nierenerkrankung kann dann mit Bestimmung der Aminosäuren und des Phosphates im Urin erfolgen. Die quantitative Erfassung der Glukoseausscheidung kann zeitsparend gleichzeitig mit der Nierenfunktionsuntersuchung geschehen.

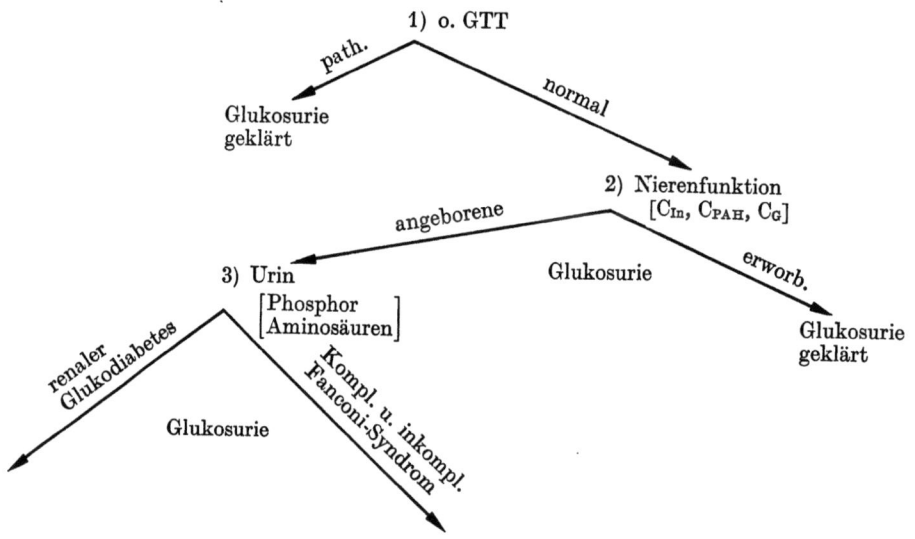

Abb. 1. Diagnostisches Vorgehen bei Verdacht auf renale Glukosurie

Die Grundlage für diese vereinfachte und exakte Diagnostik ist die spezifische enzymatische Bestimmungsmethode für Glukose, die es heute erlaubt, bei normalen Glukosekonzentrationen eine Differentialdiagnose der renalen Glukosurie durchzuführen.

Die Bestimmung der maximalen tubulären Glukoserückresorption erübrigt sich, es sei denn, man legt Wert auf die Ermittlung der von Reubi angegebenen zwei Typen der Glukoserückresorptionsstörung, die von anderen Autoren allerdings nicht bestätigt werden konnten [14].

Literatur

1. Fine, J.: Brit. med. J. **1965** I, 1209. — 2. Froesch, E. R., Renold, A. E.: Diabetes **5**, 1 (1956). — 3. Heimsoth, V. H.: Habilitations-Schrift, Essen 1971. — 4. Heimsoth, V. H., Graffe, Ch.: Excerpta Medica, Int. Congr. Ser. No. 209, 58 (1970). — 5. Heimsoth, V. H., Graffe-Achelis, Ch.: Verh. dtsch. Ges. inn. Med. **77**, 210 (1971). — 6. Heimsoth, V. H., Graffe-Achelis, Ch.: 6. Kongreß der Deutschen Diabetes-Gesellschaft in Düsseldorf, 14./15. 5. 1971 (Abstr.). — 7. Heimsoth, V. H., Graffe-Achelis, Ch.: Excerpta Medica, Int. Congr. Ser. No. 262, 83 (1972). — 8. Heimsoth, V. H., Graffe-Achelis, Ch.: Vth International Congress of Nephrology, p. 167. Mexico, D. F., October 8—13, 1972 (Abstr.). — 9. Heimsoth, V. H., Graffe-Achelis, Ch.: In: Nordwestdeutsche Gesellschaft für Innere Medizin, Kongreßbericht 80

(Hrsg. A. Dönhardt). Tagung Hamburg 1973. Lübeck: Hansisches Verlagskontor. — 10. Renschler, H. E.: Habilitations-Schrift, Heidelberg 1964. — 11. Reubi, F.: Nierenkrankheiten. Bern 1970. — 12. Reubi, F. C.: In: Ciba Foundation, Symposium on the Kidney. Boston: Little, Brown & Co. 1954. — 13. Schubert, G. E., Schuster, H. P., Baum, P.: Klin. Wschr. 42, 619 (1964). — 14. Taggart, J. V.: Amer. J. Med. 20, 448 (1956).

WIEGELMANN, W., HERRMANN, J., KLEY, H. K., RUDORFF, K. H., SOLBACH, H. G., WILDMEISTER, W., KRÜSKEMPER, H. L. (2. Med. Klinik u. Poliklinik, Univ. Düsseldorf): **Simultandiagnostik der Hypophysenvorderlappenfunktion bei Erkrankungen des Zwischenhirnhypophysensystems***

Die Diagnostik des Hypothalamus-Hypophysensystems erfolgt durch verschiedene funktionsdynamische Tests. Während der Insulinhypoglykämietest (ITT) zur Überprüfung der somatotropen [18] und adrenocorticotropen [4] Funktion seit Jahren angewandt wird, ergaben sich aus der Verfügbarkeit synthetischer Releasing-Hormone neue diagnostische Möglichkeiten. Es handelt sich um das Thyreotropin-Releasing-Hormon (TRH), das neben der TSH- [1, 7, 17] auch die Prolaktinfreisetzung [16] stimuliert sowie das Gonadotropin-Releasing-Hormon LH-RH [6, 14, 15, 18]. Es lag nahe, diese verschiedenen Stimulationstests zu kombinieren und simultan anzuwenden, um somit in einem Testansatz die verschiedenen Partialfunktionen der Adenohypophyse überprüfen zu können. Dies wurde möglich, nachdem in Vorversuchen bei Normalpersonen gesichert werden konnte, daß es bei simultaner wie zeitlich getrennter Durchführung der Tests zu identischen Ergebnissen kam [1, 3, 9, 10, 19]. STH, LH und FSH [18] sowie TSH [11] wurden radioimmunologisch, Cortisol mit Hilfe einer kompetitiven Proteinbindungsmethode [8] im Blut gemessen.

Im folgenden wird über Ergebnisse berichtet, die mit Hilfe dieser Testkombination bei Krankheitsbildern mit einer Störung des Hypothalamus-Hypophysensystems gefunden wurden.

1. Hormoninaktive Tumoren im Zwischenhirnhypophysenbereich: Bei den untersuchten 15 männlichen Patienten mit einem unbehandelten chromophoben Adenom bzw. Kraniopharyngeom war die Wachstumshormonsekretion unter Stimulation regelmäßig pathologisch, auch die Stimulierbarkeit der ACTH-Sekretion war sehr häufig fehlend bzw. stark reduziert. LH, das schon basal deutlich niedrig war, stieg nur noch in Einzelfällen an. Zu einem normalen TSH-Anstieg kam es bei 30% der unbehandelten Patienten. Postoperativ war der Ausfall der hypophysären Funktionen noch deutlicher, insbesondere für die adrenocorticotrope, gonadotrope wie auch thyreotrope Funktion.

2. Akromegalie: Bei 12 Patienten mit einer unbehandelten floriden Akromegalie wurde dieser Test ebenfalls angewandt. Die Aktivität des Prozesses war bei allen durch die fehlende Suppression im oralen Glukosebelastungstest gesichert worden. STH ließ sich teilweise noch mehr oder weniger stark stimulieren (n = 8), bei den übrigen Akromegalen bestand eine weitgehende Sekretionsstarre für das Wachstumshormon. Die LH- wie auch TSH-Sekretion waren unter Stimulation noch weitgehend normal. Bei drei Patienten kam es sogar zu einem überschießenden TSH-Response. Dagegen erschien die Cortisolfreisetzung im Test deutlich eingeschränkt. Bei 60% dieser Patienten entsprach allerdings der erzielte Blutzuckerabfall nicht den geforderten Kriterien [18]. Wegen eines manifesten bzw. subklinischen Diabetes mellitus sowie einer relativen Insulinresistenz bei erhöhten STH-Spiegeln blieb durch die verabreichte Insulinmenge der steile Blutzuckerabfall

---

* Mit Unterstützung durch das Landesamt für Forschung des Landes Nordrhein-Westfalen, Düsseldorf.

teilweise aus. Allerdings ließen gelegentlich auch Akromegale mit ausgeprägter Hypoglykämiereaktion einen Cortisolanstieg vermissen.

Da bei der floriden Akromegalie im Gegensatz zu Normalpersonen durch TRH [5, 7, 13] sowie vereinzelt auch LH-RH [2, 12] eine Stimulation der STH-Sekretion erfolgen kann, führten wir bei den von uns untersuchten Patienten neben der Testkombination sämtliche Stimulationstests einzeln und zeitlich getrennt durch. Es zeigte sich hierbei, daß bei vier der Akromegalen mit erhöhten Ausgangswerten durch TRH weitere starke STH-Anstiege erzielt werden konnten, die denen im kombinierten Test entsprachen, die jedoch im isoliert durchgeführten Insulinhypoglykämietest nicht auslösbar waren. Weitere vier Patienten wiesen im TRH- und Insulinhypoglykämietest noch STH-Anstiege auf, die in der Intensität denen im kombinierten Test entsprachen. Die übrigen vier Patienten zeigten im ITT- und LH-RH-Test sowie im kombinierten ITT/LH-RH/TRH-Test eine weitgehende Sekretionsstarre für das Wachstumshormon. Bei einem Patienten konnte nach LH-RH ein geringer STH-Anstieg gemessen werden. Der LH-Response war im isoliert durchgeführten LH-RH-Test wie in der Testkombination bei allen Akromegalen identisch.

Bei der Kontrolluntersuchung der gleichen Patienten nach Behandlung der Akromegalie (selektive Adenomextirpation (n = 8), 90-Yttrium (n = 2) waren bei sechs der operierten und den beiden 90-Yttrium-behandelten Patienten die STH-Spiegel normalisiert. Ihre Stimulierbarkeit fehlte weitgehend. Die gonadotrope Funktion war eindeutig nur bei den beiden 90-Yttrium-behandelten Patienten eingeschränkt; vor dem Eingriff war bei diesen ein normaler LH-Response auslösbar. Deutlich stärker gestört war nach dem Eingriff die thyreotrope Funktion. Bei einigen erschien die adrenocorticotrope Funktion nach der Behandlung gebessert, bei anderen — insbesondere nach der 90-Yttriumimplantation — stärker beeinträchtigt. Die Hypoglykämiereaktion war jetzt bei allen eindeutig ausgelöst worden. Hinsichtlich der Hypophysenfunktion bei Akromegalen sind repräsentativere Aussagen nach Abschluß der jetzt auf breiter Basis in Deutschland laufenden prospektiven Studie zu erwarten.

3. Minderwuchs: Patienten mit Minderwuchs zeigten unterschiedliche Testergebnisse je nach der Ursache der Wachstumsretardierung. Beim hypothalamohypophysären Minderwuchs war die STH-Sekretion in allen Fällen stark eingeschränkt bzw. fehlend, dagegen war die adrenocorticotrope Funktion nur teilweise beeinträchtigt. Die gonadotrope Funktion zeigte bei einem Teil der Kinder unter Berücksichtigung des Lebensalters eine Störung ihrer Stimulierbarkeit. Nur selten lag zusätzlich noch eine Beeinträchtigung der thyreotropen Funktion vor. Bei Patienten mit konstitutioneller Entwicklungsverzögerung war der STH-Anstieg häufig nur subnormal. Ihre LH-Basalwerte waren überwiegend niedrig, zeigten aber einen für ihr Alter normalen Maximalwert unter der Stimulation. TSH und Cortisol reagierten in der Regel normal. Der kombinierte ITT/LH-RH/TRH-Test ermöglicht somit eine Rationalisierung der Funktionsdiagnostik und eine Beurteilung sämtlicher Partialfunktionen der Adenohypophyse bei Verdacht einer Störung des Zwischenhirn-Hypophysenvorderlappensystems in einem Testansatz.

Literatur

1. Böckel, K., Wagner, H., Grote, G., Degenhardt, G., Wenning, N.: Verh. dtsch. Ges. inn. Med. **80**, 1318 (1974). — 2. Faglia, G., Beck-Peccoz, P., Travaglini, P., Paracchi, A., Spada, A., Lewin, A.: J. clin. Endocr. **37**, 338 (1973). — 3. Girard, J., Staub, J. J., Baumann, J. B., Stahl, M., Nars, P. W.: Acta endocr. (Kbh.) **184** (Suppl.), 22 (1974). — 4. Greenwood, F. C., Landon, J., Stamp, T. B. C.: J. clin. Invest. **45**, 429 (1966). — 5. Heesen, D., Hadam, W., Finke, K., Mies, R., Winkelmann, W.: Acta endocr. (Kbh.) **184** (Suppl.), 13 (1974). — 6. Illig, R., Bambach, M., Pluznik, S., Zachmann, M., Prader, A.: Schweiz. med. Wschr. **103**, 840 (1973). — 7. Irie, M., Tsushima, T.: J. clin. Endocr. **35**, 97 (1972). — 8. Kley, H. K.,

Krüskemper, H. L.: Z. klin. Chem. **9**, 520 (1971). — 9. Kley, H. K., Wiegelmann, W., Solbach, H. G., Krüskemper, H. L.: Dtsch. med. Wschr. **99**, 2014 (1974). — 10. Mortimer, C. H., Besser, G. M., McNeilly, A. S., Tunbridge, W. M. G., Gomez-Pan, A., Hall, R.: Clin. Endocr. **2**, 317 (1973). — 11. Mühlen, v. z. A., Emrich, D.: Z. klin. Chem. **9**, 257 (1971). — 12. Rubin, A. L., Levin, S. R., Bernstein, R. I., Tyrrell, J. B., Noacco, C., Forsham, P. H.: J. clin. Endocr. **37**, 160 (1973). — 13. Saito, S., Abe, K., Yoshida, H., Kaneko, T., Nakamura, E., Shimizu, N., Yanaihara, N.: Endocr. jap. 18, 101 (1971). — 14. Schally, A. V., Arimura, A., Kastin, A. J., Matsuo, H., Baba, Y., Redding, T. W., Nair, R. M. G., Debeljuk, L., White, W. F.: Science **173**, 1036 (1971). — 15. Solbach, H. G., Wiegelmann, W., Kley, H. K., Zimmermann, H., Krüskemper, H. L.: Dtsch. med. Wschr. 98, 2114 (1973). — 16. v. Werder, K., Pickardt, C. R., Glöckner, B., Gottsmann, M., Rjosk, H. K., Scriba, P. C.: Acta endocr. (Kbh.) **184** (Suppl.), 108 (1974). — 17. Wiegelmann, W., Wildmeister, W., Horster, F. A., Solbach, H. G.: Horm. Metab. Res. 4, 482 (1972). — 18. Wiegelmann, W.: In: Wachstumshormon und Gonadotropine bei Erkrankungen des Hypothalamus-Hypophysen-Systems. München-Berlin-Wien: Urban u. Schwarzenberg 1973. — 19. Wiegelmann, W., Kley, H. K., Solbach, H. G., Krüskemper, H. L.: Klin. Wschr. **52**, 194 (1974).

HAPP, J., SINTERHAUF, K., RICKASSEL, W. R., KRAUSE, U., CORDES, U., LOMMER, D., SAMII, M., SCHÜRMANN, K., BEYER, J. (Abt. f. klin. Endokrinologie d. II. Med. Klinik u. Poliklinik, Neurochirurgische Klinik u. I. Med. Klinik u. Poliklinik d. Univ. Mainz): **Prä- und postoperative Überprüfung der Funktionsreserve der Hypophysenvorderlappen-Partialfunktionen bei Tumoren im Hypophysenbereich**

Die Funktionsdiagnostik des Hypophysenvorderlappens ist mit Hilfe der synthetischen Releasing-Hormone wesentlich erweitert und verfeinert worden [1]. Erstmals ist es möglich geworden, Störungen im hypothalamo-hypophysären Bereich näher zu lokalisieren. Darüber hinaus besteht heute die Möglichkeit, alle Partialfunktionen des Hypophysenvorderlappens mit geeigneten Stimulationstest zu erfassen und an Hand der Ansprechbarkeit differenziertere Aussagen über eine Schädigung des Hypothalamus und der Hypophyse zu machen. Von besonderem Wert ist die hierdurch gegebene Möglichkeit, zu erkennen, ob das Bemühen um eine selektive Adenomextirpation mit Hilfe moderner neurochirurgischer Techniken [2—4] den gewünschten Erfolg hatte. Auch dürften Verlaufskontrollen mit Stimulationstests es wesentlich erleichtern, Rezidive von endokrinologischer Seite zu erfassen. Schließlich müßte auch die Substitutionsbedürftigkeit und das Ausmaß der notwendigen Substitution besser erwogen werden können [5].

Nach vorübergehendem Absetzen einer vorausgegangenen Substitutionstherapie (Schilddrüsensubstitution länger als 8 Tage, Nebennieren-Rindensubstitution länger als 2 Tage, Östrogenpräparate und orale Testosteronsubstitution 2 bis 4 Wochen, Testosteron-Depot-Präparate länger als 4 Wochen) wurden an 34 Pat. mit Raumforderungen im Hypophysenbereich Funktionstests durchgeführt zur Erfassung der somatotropen, thyreotropen, gonadotropen und corticotropen Funktionsreserve. Auf die vorausgegangene weitere Diagnostik (z. B. neurologische, radiologische, ophthalmologische Untersuchungen und die weitere endokrinologische Diagnostik) kann in dem hier vorgegebenen Rahmen nicht näher eingegangen werden. Zur Stimulation des STH führten wir einen Insulinhypoglykämietest durch, bei Akromegalie auch eine Arginin- und Glucagonbelastung. Auf die corticotrope Funktion wurde über die Messung des Plasmacortisols nach Insulinhypoglykämie rückgeschlossen. Mit den synthetischen Releasing-Hormonen LH-RH und TRH wurden die gonadotrope und thyreotrope Funktion überprüft. Insulin, LH-RH und TRH wurden bis auf einzelne Ausnahmen simultan i.v. injiziert, nachdem die kombinierte Anwendung als mögliches Verfahren beschrieben worden ist [6, 7]. Die Testsubstanzen wurden in den folgenden Dosierungen verabreicht: Insulin 0,15 IE/kg i.v., LH-RH 25 µg i.v., TRH 200 µg i.v., Arginin 0,5 g/kg über 30 min i.v., Glucagonbelastung 1 mg i.v. Die Blutentnahmen zur Bestimmung von Blutzucker und STH lagen bei − 60, 0, 30, 60, 90, 120, 150 und 180 min, für LH, FSH und Cortisol bei − 60, 0, 30 und 60 min und für TSH bei 0 und 30 min. STH wurde bei der Argininbelastung zu den gleichen Zeitpunkten wie bei der Insulinbelastung bestimmt, bei der Glucagonbelastung zusätzlich bei 5, 15 und 45 min. Die Veränderungen des STH, TSH, LH [8] und FSH [8] im Serum wurden radioimmunologisch gemessen (STH mit dem Kit von Sorin, TSH mit dem Kit von Byk-Mallinckrodt). Plasma-Cortisol wurde mit der Proteinbindungsmethode [9] bestimmt. Die Gonadotropine sind in Einheiten des 2. IRP ausgedrückt, welches als radioimmunologischer Standard benutzt wurde, nachdem die Parallelität zu anderen hypophysären Standards wie 69/104 nachgewiesen werden konnte.

Im folgenden sind als statistisch günstiges Verfahren mit verhältnismäßig geringer Streuung der Ergebnisse nur die reinen Anstiege dargestellt, d. h. erreichte Maximalwerte abzüglich der Basalspiegel. Untersucht wurden 23 Patienten mit hormonell inaktiven Hypophysenadenomen, 8 Patienten mit Akromegalie, 2 Patienten mit Craniopharyngeom und 1 Patient mit Einbruch eines Aneurysma der Arteria carotis interna in den intrasellären Raum. Die postoperativen Untersuchungen fanden entsprechend früherer Ergebnisse [10] nicht in der frühen postoperativen Phase statt, da, wie wir zeigen konnten, STH und Cortisol in der 1. Woche nach Hypophysenoperation entgegen bisherigen Vorstellungen im Serum erhöht gefunden wurden.

Tabelle 1. Hormonanstiege nach Stimulation bei Männern nach Exstirpation hormoninaktiver Hypophysenadenome

Patient	Tumor-stadium	STH (ng/ml)	TSH (uU/ml)	LH (mU/ml)	FSH (mU/ml)	Cortisol) (ug/100ml)
			OP transsphenoidal			
H.H.	II	5,1	6,5	16,6	1,7	15,8
S.J.	I	1,6	-	7,9	0,7	16,9
H.M.	II	0,9	2,5	9,6	0,6	10,0
S.M.	I	7,5	8,3	26,8	3,1	1,8
			OP transfrontal			
R.N.	> V	4,0	0	13,0	(7,2)	9,0
L.F.	IV	0,3	4,1	4,6	1,9	8,1
G.J.	IV	25,0	7,4	41,1	5,6	7,0
H.J.	III	0,5	1,2	0	-	2,2
D.G.	II	6,0	0	7,4	0,5	3,0
R.W.	> III	1,4	-	3,0	0	0
			Normalkollektiv (MW±SEM)			
		25±3,1	12±1,5	40±4,5	4±1,0	14±1,2

Die Übersicht in Tabelle 1 über eine Auswahl von Patienten mit hormonaktiven Hypophysenadenomen zeigt eine unterschiedliche Beeinträchtigung der einzelnen Partialfunktionen: Zum Beispiel zeigt Patient S. J. einen völlig normalen Cortisolanstieg bei stark eingeschränkten übrigen Funktionen. Bei einem anderen Patienten, S. M., fehlt der Cortisolanstieg bei subnormalen Anstiegen der übrigen Hormone. Die Tabelle zeigt nebenbei, daß in der Gruppe der transsphenoidal operierten Patienten nach einer Einteilung von Samii [11, 12] durchwegs Tumorstadien I und II vertreten sind. Die Einteilung ist nach der Ausdehnung in Richtung Hypothalamus vorgenommen, wobei dieser ab dem Stadium IV erreicht ist. Am Beispiel des Patienten G. J. in der Gruppe der frontal Operierten mit überwiegend höheren Tumorstadien läßt sich zeigen, daß trotz fortgeschrittener Stadien bezüglich der HVL-Funktionen sehr gute Operationsergebnisse erzielt werden können. Zur Frage, inwieweit der Tumor selbst die Hypophysenfunktion beeinträchtigte und inwiefern es gelungen war, bei der Tumorentfernung die Hypophyse zu schonen, welches Bemühen bezüglich der Substitutionsnotwendigkeit unzweifelhafte Vorteile bringt, kann am STH aufgezeigt werden (Abb. 1, links), daß gegenüber präoperativen Verhältnissen postoperativ keine weitere Minderung der Sekretionsleistung erkennbar ist. Nach unseren Untersuchungen erscheint die somatotrope Funktion vulnerabeler als die corticotrope und thyreotrope (Abb. 1, links). Eine Gruppierung der Hypophysenoperierten nach transsphenoidalem und transfrontalem Vorgehen (Abb. 1, rechts) zeigt außer bei STH, bei dem sich die

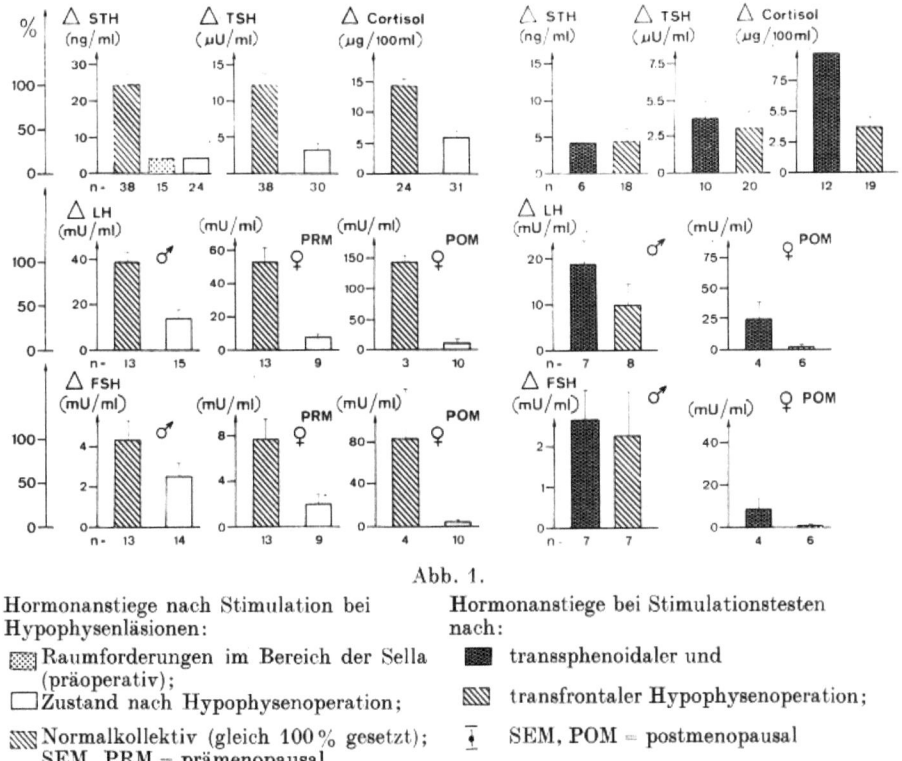

Abb. 1.

Hormonanstiege nach Stimulation bei Hypophysenläsionen:

▓ Raumforderungen im Bereich der Sella (präoperativ);
☐ Zustand nach Hypophysenoperation;
▨ Normalkollektiv (gleich 100% gesetzt);
SEM, PRM = prämenopausal,
POM = postmenopausal.

Hormonanstiege bei Stimulationstesten nach:

■ transsphenoidaler und
▨ transfrontaler Hypophysenoperation;
SEM, POM = postmenopausal

Sekretion ohnehin (auch präoperativ) stark eingeschränkt dargestellt, bei allen Partialfunktionen eine geringere Beeinträchtigung der Sekretionsreserve nach dem transsphenoidalen Eingriff. In der letztgenannten Gruppe herrschen die zuvor erläuterten Tumorstadien I bis II vor, die im allgemeinen ein schonenderes Operationsvorgehen bezüglich des Hypophysenstiels oder der Resthypophyse ermöglichen. Besondere Bedeutung besitzen die Hormonbestimmungen zum Nachweis hormonaktiver Hypophysenadenome (Tabelle 2). Es kann bereits die Basalsekretion Auskunft über die hormonelle Aktivität eines Tumors geben. Bei drei Fällen von Akromegalie mit gut dokumentierter Tumorgröße war die Basalsekretion mit der Tumorgröße korreliert (die Tumorgröße bei L.T., M. H. und M. M. verhält sich etwa wie 1:5:10). Die Anstiege korrelieren nicht mit der Höhe der Ausgangsspiegel und übersteigen hier nicht die Größenordnung Gesunder. Bei zwei der Akromegalen (M. F. und M. M.) zeigt sich in unverändert hohen STH-Spiegeln etwa 1 bzw. 3 Jahre nach der Operation ein Rezidiv. Einer der Akromegalen (M. F.) war insulinbehandelter Diabetiker, und selbst mit hohen Altinsulindosen bis zu 100 E konnte bei ihm keine Hypoglykämie ausgelöst werden. Hier konnte die somatotrope Reservefunktion nur in anderen Stimulationstests überprüft werden, die sich in derartigen Fällen als sehr wertvoll erweisen. Hingegen ließ sich nicht bei allen Patienten, bei denen ein STH-Anstieg auszulösen war, ein Anstieg durch Arginin erzielen (L. T.). Durch Glucagon wurden nur bei drei Patienten klare Anstiege bewirkt (L. E., M. H. und M. S.).

Tabelle 2
Basalsekretion und Anstieg des STH nach Insulinhypoglykämie bei 8 Akromegalen

	praeoperativ STH (ng/ml)			postoperativ STH (ng/ml)		
	basal	Maximum	△	basal	Maximum	△
W.J.	10	14	4	5	1o	5
L.T.	13	76	63	16	16	12
T.M.	23	36	13	2	4	2
L.E.	44	> 6o	> 16	16	61	45
M.H.	47	59	12	23	38	15
M.F.	52	-+	-+	56	-+	-+
W.G.	54	68	14	1,5	23	21
M.M.	123	158	35	165	185	2o

Wachstumshormonanstieg in verschiedenen Funktionstests bei 8 Akromegalen nach Adenomexstirpation

	Insulinhypoglykämie	Arginin	Glukagon
	△ STH (ng/ml)		
W.J.	5	1	3
L.T.	12	1	3
T.M.	2	-	-
L.E.	45	51	25
M.H.	15	-	11
M.F.	-+	9	21
W.G.	21	-	3
M.M.	2o	78	6

+Diab. mell.

Zusammenfassende Bewertung der Ergebnisse:

1. Alle Hypophysenvorderlappenpartialfunktionen müssen untersucht werden, da sie bei Hypophysenläsionen unterschiedlich beeinträchtigt sein können. Dies ist bedeutsam für Art und Ausmaß der Substitution.

2. Statistisch besteht eine Abhängigkeit des Ausmaßes der Hypophysenvorderlappeninsuffizienz vom Operationsweg und letztlich vom Stadium des Hypophysentumors.

3. Durch Schonung der Hypophysenstielregion kann die Hypophysenvorderlappenfunktion weitgehend erhalten werden; dies ist im Hinblick auf die Unabhängigkeit von einer lebenslangen postoperativen Substitution mit den Mängeln einer fehlenden bedarfsgerechten Regulation anzustreben.

4. Wegen des Vorkommens von Mischzelladenomen, der möglichen Sekretion von Hormonvorstufen und atypischen Hormonen [13—16] mit veränderten biologischen und unter Umständen auch immunologischen Eigenschaften und der Ungewißheit, ob der einheitliche histologische Aufbau eine gleichmäßige Sekretionsleistung aller Tumorzellen garantiert, kann nicht ohne weiteres von der hormonellen Aktivität auf die Größe von Hypophysenadenomen rückgeschlossen werden.

Literatur

Besser, G. M., Mortimer, C. H.: J. clin. Path. **27**, 173 (1974). — 2. Tamm, J.: Podiumsgespräch: Was zeichnet sich an Verbesserungsmöglichkeiten in der Diagnostik und Therapie der Hypophysentumoren ab. In: Oestrogene, Hypophysentumore, S. 289. Berlin-Heidelberg-New York: Springer 1969. — 3. Hardy, J.: Neuro-chirurgie **19** (Suppl.), 75 (1973). — 4. Marguth, F., Fahlbusch, R.: Chirurgie der Hypophysentumoren. In: Oestrogene, Hypophysentumore, S. 263. Berlin-Heidelberg-New York: Springer 1969. — 5. Scriba, P. C.: Postoperative Diagnostik und Substitutionstherapie bei Hypophysentumoren. In: Oestrogene, Hypophysentumore, S. 274. Berlin-Heidelberg-New York: Springer 1969. — 6. Harsoulis, P., Marshall, J. C., Kuku, S. F., Burke, C. W., London, D. R., Fraser, T. R.: Brit. med. J. **1973 IV**, 326. — 7. Wiegelmann, W., Herrmann, J., Kley, J. K., Rudorff, K. M., Solbach, H. G., Wildmeister, W., Krüskemper, H. L.: In: 81. Tagung der Dtsch. Ges. f. inn. Med., Wiesbaden 6.—10. 4. 1975. — 8. Reuter, A. M., Hendrick, J. C., Franchimont, P.: Ann. Biol. clin. **31**, 479 (1973). — 9. Murphy, B. E. P.: J. clin. Endocr. **27**, 973 (1967). — 10. v. Wild, K., Hoffmann, F.-D., Neubauer, M., Althoff, P. H., Happ, J.: In: 25. Jahrestagung der Dtsch. Ges. f. Neurochirurgie, 22.—25. 9. 1974, Bochum. — 11. Samii, M., Schmitz, P., Schürmann, R.: Report on Hundred Pituitary Adenomas Joint meeting of the French and German Neurosurgical Society, Agadir 18. 3. 1974. — 12. Schmitz, P.: Inaugural-Dissertation, Mainz 1974. — 13. Kagayama, N., Kobayashi, T., Joshida, J.: Neurol. Surg. **1**, 295 (1973). — 14. Saeger, W., Breuer, H., Lüdecke, P.: Acta endocr. (Kbh.) **193** (Suppl.), 89 (1975). — 15. Schechter, J.: Amer. J. Anat. **183**, 371 (1973). — 16. Rogol, A. D., Rosen, S. W.: J. clin. Endocr. **38**, 714 (1974).

ALTHOFF, P.-H., NEUBAUER, M., HANDZEL, R., SCHÖFFLING, K. (Zentrum d. Inn. Med. d. Klinikums d. Univ. Frankfurt, Abt. f. Endokrinologie): **Untersuchungen zum Einfluß von Somatostatin und Bromocriptin [CB-154] auf die Wachstumshormonsekretion bei Akromegalen**

Die von uns seit langem vertretene Hypothese über die Existenz einer sekundären hypothalamischen Akromegalieform im Gegensatz zur primärhypophysären [2—4] ist inzwischen weitgehend gesichert [21, 40, 41].

Die häufigen „sogenannten" Rezidive nach operativen und stereotaktischen Eingriffen dürfte die Folge inkompletter Gewebsentfernung mit erneuter Hyperplasie von Zellresten unter hypothalamischem Einfluß sein [5].

Im Hinblick auf diese Tatsache besteht in zunehmendem Maße Interesse, Substanzen zu finden, die die hypothalamo-hypophysären Funktionskreise und ihre Dysbalance medikamentös beeinflussen [4, 6, 18, 25—28, 30, 31, 41].'Dies würde für Patienten, die ohne vollen Erfolg operiert wurden oder die eine Operation ablehnen, eine therapeutische Alternative bedeuten.

Vor 1 Jahr haben wir an dieser Stelle bereits über Therapieversuche mit Medrogestone berichtet [4]. Die Ergebnisse waren leider nicht ermutigend. Wir haben uns mit der Hoffnung auf Somatostatin, dem growth-hormone-release-inhibiting-hormone getröstet [1, 10, 11, 42].

Inzwischen haben wir Untersuchungen mit Somatostatin sowie mit Bromocriptin (CB-154, Fa. Sandoz), einem seit einigen Jahren als Galactorrhoehemmer

[15—17, 29, 33, 43] verwandten Ergotaminderivat mit Dopaminrezeptoren-stimulierender Wirkung [14] erfolgreicher weiterführen können. Eingehende Untersuchungen möglichst vieler Parameter unter intravenöser Applikation der cyclischen Somatostatinform bei Akromegalen sollten Voraussetzung für weitere Studien mit protrahiert wirkenden Depot-Somatostatinpräparationen sein [7, 8, 11].

Wir haben 10 Pat., 5 Frauen und 5 Männer, mit aktiver Akromegalie vor, unter und nach intravenöser Somatostatinapplikation über insgesamt 4 Std untersucht. Cyclisches Somatostatin (LOT 002, Serono) wurde uns freundlicherweise von der Fa. Serono, Freiburg, zur Ver-

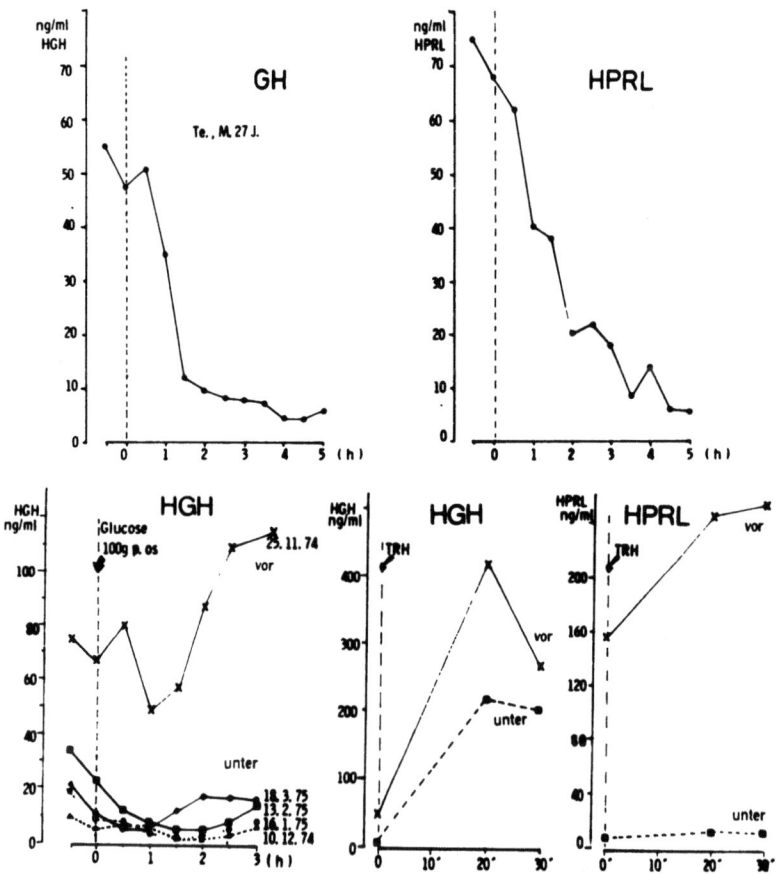

Abb. 1. Der Einfluß von Bromocriptin (CB-154) auf Wachstumshormon (HGH) und Prolactin (HPRL) bei einer Patientin mit Akromegalie und Galactorrhoe-Amenorrhoesyndrom (Te., M., 27 Jahre). Oben: Einmalige Gabe von 2,5 mg p.o. Unten: Einfluß der Dauerbehandlung (3 × 2,5 mg p.o.) auf HGH und HPRL im TRH-Test und im oralen Glucosetoleranztest vor und unter CB-154

fügung gestellt. Somatostatin wurde nach einer Ruhepause von 1 Std zur Ermittlung der Basalparameter über einen separaten Venenzugang — 250 µg als Bolus und anschließend 250 µg als intravenöse Infusion über 1 Std — gegeben. Dieser Applikationsmodus ist wegen der kurzen Halbwertzeit sinnvoll [38]. Blutentnahmen erfolgten dreimal während der Ruhepause, unter Somatostatin in 15-min-Intervallen bis zur 90. Minute und danach halbstündlich bis 3 Std nach Beginn der Somatostatingabe. Es wurden Blutzucker, freie Fettsäuren, Lactat, Insulin, Wachstumshormon, Cortisol sowie LH, FSH, TSH und Prolactin untersucht.

Unter Somatostatin kam es bei Akromegalen zu einem prompten anhaltenden Abfall des Wachstumshormonspiegels, der bis zum Ende der Somatostatininfusion anhielt. Danach erfolgte ein ausgeprägter Wiederanstieg, der im Mittel 1 Std nach dem Ende der Somatostatininfusion die Höhe der Basalspiegel erreichte und diese dann im Sinne eines Rebound-Phänomens deutlich überschritt.

Die große Standardabweichung der STH-Mittelwerte wurde nicht eingetragen. Sie ist die Folge — wie auf der Abb. 1 zu ersehen — der äußerst unterschiedlich interindividuellen Wachstumshormonspiegel der untersuchten Akromegalen. Die bei Akromegalen erhöhten basalen Insulinspiegel zeigten bereits innerhalb der ersten 15 min einen prompten extrem starken Abfall. Dieser Abfall hielt fast bei allen Patienten bis zum Ende der Somatostatin-Infusion an. Innerhalb von 15 min kam es nach dem Ende der Somatostatininfusion zu einem prompten Wiederanstieg. In der 90. min lagen die Insulinspiegel im Sinne eines Rebound-Phänomens signifikant über dem Basalwert. Danach erfolgte wieder ein Abfall zwischen der 150. und 180. min.

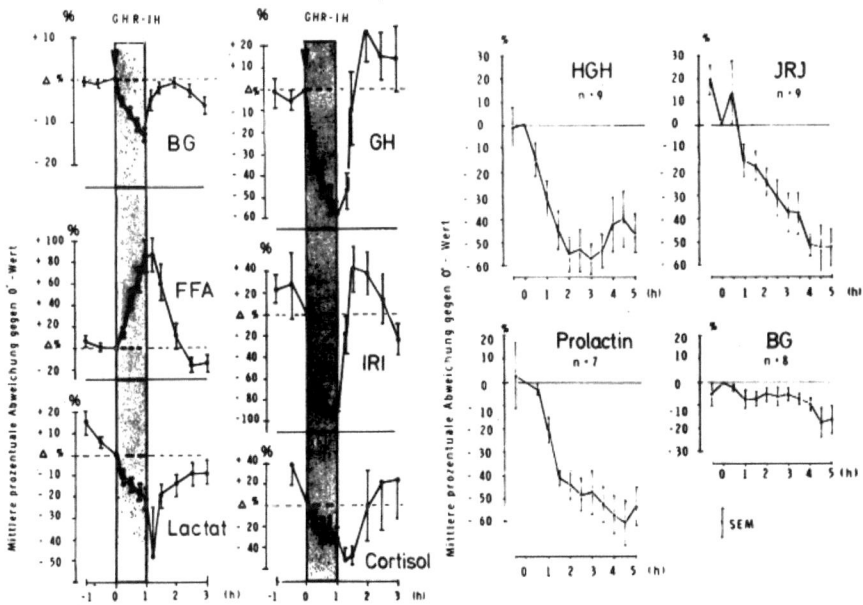

Abb. 2. Wirkung von Somatostatin und Bromocriptin bei Akromegalen. Links: Einfluß von Somatostatin (GHRIH = growth-hormone-release-inhibiting-hormone, 250 µg i.v. + 250 µg per infus./1 h) auf Wachstumshormon, Insulin, Cortisol, Blutzucker, freie Fettsäuren und Lactat. Rechts: Einfluß von Bromocriptin (CB-154, Einzeldosis von 2,5 mg p.o.) auf Wachstumshormon, Prolactin, Insulin und Blutzucker

Wie auf der Abb. 2 — die sämtliche Ergebnisse als mittlere prozentuale Veränderung zum 0'-min-Wert darstellt — zu ersehen ist, waren die Blutzuckerveränderungen gering. Ein Rebound-Phänomen zeigte sich hier nicht. Die venösen Lactatspiegel und das Cortisol, die beide verständlicherweise in der Ruhephase bereits deutlich abgefallen waren, senkten sich während Somatostatininfusion und darüber hinaus bis zur 75. min noch weiter. Beide Parameter ließen danach ebenfalls einen Wiederanstieg über den Ausgangswert erkennen. Die freien Fettsäuren zeigten ein genau gegensinniges Verhalten zu Blutzucker, Insulin, Wachstumshormon, Lactat und Cortisol. Es kam zu einem kontinuierlichen Anstieg über das Ende der Somatostatingabe hinaus, gefolgt von einem signifikanten Abfall bis unter den Basalspiegel. Die hier nicht dargestellten LH-, FSH- und TSH-Spiegel zeigten vor, unter und nach Somatostatin bei Akromegalen keine wesentlichen Veränderungen.

Die Übersicht läßt unter anderem den relativ stärkeren Insulinabfall von etwa 90% gegenüber dem Wachstumshormonabfall von nur etwa 60% erkennen. Damit wird die Unvollkommenheit des Namens „Somatostatin" für dieses polypotente Hypothalamushormon deutlich. Der trotz Senkung des Insulinspiegels zu beobachtende Blutzuckerabfall ist durch die inzwischen nachgewiesene Somatostatin-bedingte Suppression der bei Akromegalen stärker erhöhten Glucagonspiegel bedingt [12, 13, 19, 20, 24, 37, 39]. Insulin- und Glucagonsenkung werden durch direkten Somatostatineffekt auch auf die Inselzellen verursacht [1, 22, 46]. Der bei Wachstumshormon und Insulin beobachtete Rebound-Effekt ist vermutlich Folge einer akuten Freisetzung größerer Mengen unter Somatostatin zwar ungestört biosynthetisierten und gespeicherten, aber nicht freigesetzten Hormons [9, 10, 35, 45].

Die von uns gefundenen Veränderungen der Lactat- und Cortisolspiegel bei Akromegalen unter Somatostatin sind bisher nicht beschrieben worden. Ob es sich bei den Cortisolveränderungen um einen indirekten Effekt infolge einer durch Somatostatin supprimierten ACTH-Sekretion bei Akromegalen handelt oder ob anderen Stoffwechselvorgängen eine Bedeutung zukommt, können wir z. Z. nicht entscheiden.

Unsere Ergebnisse mit cyclischem Somatostatin auf die Basalspiegel von Wachstumshormon, Insulin und Blutzucker bei Akromegalen entsprechen weitgehend den Beobachtungen von Besser [7, 8], Hall [21], Mortimer [34], Prange-Hansen [36, 37], und Yen [47].

Die hier dargestellte Kurzzeitinfusion mit cyclischem Somatostatin ließ nicht erkennen, welche Konsequenzen länger dauernde Gaben von Somatostatin — z. B. auch als Depotform — auf den Stoffwechsel haben könnten. Es wäre denkbar, daß noch stärkere und weitergehende Einflüsse auf den Stoffwechsel auftreten, allerdings nehmen wir an, daß bisher unphysiologisch hohe Somatostatindosen angewandt worden sind.

Bromocriptin, ein Derivat der Ergotalkaloide mit Dopaminrezeptorenstimulierender Wirkung [14] wird seit einiger Zeit erfolgreich unter der Prüfbezeichnung CB 154, zur Suppression erhöhter Prolactinwerte bei Galactorrhoe und Hyperprolactinämie eingesetzt [15—17, 29, 33, 43]. 1974 berichteten Luizzi u. Mitarb. über eine Senkung der erhöhten Wachstumshormonspiegel bei Akromegalen nach einer peroralen Einzeldosis von 2,5 mg Bromocriptin [27. 28].

Wir berichten hier über unsere Untersuchungen mit Bromocriptin bei Akromegalen bezüglich seines Kurzzeiteffektes und über erste Ergebnisse der Langzeitbehandlung.

Bei 13 unausgewählten nüchternen Patienten mit Akromegalie (7 Frauen und 6 Männern) wurde vor und bis zu 5 Std nach einer Einzelgabe von 2,5 mg Bromocriptin Blut zur Bestimmung von Blutzucker, Wachstumshormon, Insulin, Prolactin, LH und FSH in 30 min-Abständen entnommen.

Während der Kurzzeitapplikation von Bromocriptin zeigte sich bei 9 von 13 Akromegalen ein deutlicher Abfall des Wachstumshormonspiegels, der nach 180 min am ausgeprägtesten war. Wegen der unterschiedlich hohen individuellen basalen Wachstumshormonspiegel wurde auf die Eintragung der Standardabweichung verzichtet. Bei denselben Patienten fiel gleichzeitig auch der Prolactinspiegel kontinuierlich bis zur 5. Std ab. Während der Blutzuckerspiegel nur eine unwesentliche Erniedrigung zeigte, fiel der bei Akromegalen meist erhöhte basale Insulinspiegel bis zur 5. Std kontinuierlich ab.

Die nächste Abbildung zeigt diese Veränderungen als mittlere prozentuale Abweichung vom 0-Wert.

LH und FSH ließen unter Bromocriptin während des Beobachtungszeitraums keine eindeutigen Veränderungen erkennen. Bis jetzt stehen 8 von 13 untersuchten

Akromegalen unter einer Dauerbehandlung mit Bromocriptin in einer Dosierung von 2,5 mg 8- bzw. 6stündlich. In 4- bis 8wöchigen Intervallen werden Wachstumshormon, Insulin und Blutzucker während eines oralen Glucosetoleranztestes kontrolliert.

Unter dieser Behandlung zeigten drei Patienten bis jetzt eine unterschiedlich starke Suppression der basalen Wachstumshormonspiegel sowie der Wachstumshormonspiegel im oralen Glucosetoleranztest.

Den eindrucksvollsten Therapieeffekt zeigte eine 27jährige Patientin mit Akromegalie und einem Galactorrhoe-Amenorrhoesyndrom (Forbes-Albright-Syndrom) seit 10 Jahren, die vor etwa $1^1/_2$ Jahren unvollständig transsphenoidal operiert worden war. Im Akutversuch mit 2,5 mg Bromocriptin p.o. kam es bei ihr zu einem eindrucksvollen Abfall von Wachstumshormon und Prolactin, der über den gesamten Untersuchungszeitraum bis zum Ende der 5. Std anhielt.

Die letzte Abbildung zeigt den Erfolg der bisher 20 Wochen dauernden Behandlung bei dieser Patientin mit $3 \times 2,5$ mg CB-154. Die Wachstumshormonspiegel sind sowohl basal als auch während des oralen Glucosetoleranztestes zeitweilig bis in den Normbereich abgefallen. Der basale Prolactinspiegel ist voll supprimiert, der Anstieg nach TRH-Gabe bleibt aus [17]. Die vor Bromocriptin beobachtete stark überschießende Wachstumshormonausschüttung nach TRH-Gabe — ein erst kürzlich als akromegaliespezifisches Symptom erkannter Befund — ist trotz der supprimierten Basalspiegel weitgehend erhalten und ausgeprägt. Bei dieser Patientin kam es auch zu einer besonders eindrucksvollen klinischen Besserung. Die stark ausgeprägte Galactorrhoe ging vollständig zurück und nach 10jähriger sekundärer Amenorrhoe kam es jetzt wieder zu Periodenblutungen. Die ausgeprägte Neigung zu Schweißausbrüchen schwand, es kam zu einer Rückbildung der Weichteilveränderungen im Gesicht, an Händen und Füßen.

Unsere Ergebnisse bestätigen die Beobachtung von Luizzi, daß bei einem Teil der Akromegalen mit erhaltener, wenn auch z. T. paradoxer hypothalamischer Regulation, der sekundären, hypothalamischen Akromegalie entsprechend [2, 4, 5, 41] eine Suppression durch einmalige Bromocriptingabe möglich ist [27, 28].

Über eine Langzeitbehandlung haben jetzt während unseres Beobachtungszeitraumes Thorner [44] und Köbberling [23] berichtet. Während Köbberling mit gleicher Dosierung wie wir unter Dauerbehandlung ähnliche Resultate erzielt hat, konnte Thorner nachweisen, daß bei 6 seiner 9 supprimierbaren Akromegalen eine Dosierung von 20 mg/die — also das Doppelte unserer Maximaldosis — notwendig war, um die maximal mögliche Suppression zu erzielen. Diese Dosis wurde auf 6-Std-Intervalle verteilt, da er nach 8 Std bereits bei einem Teil der Patienten einen Rebound-Effekt beobachtet hatte. Unter Berücksichtigung dieses Tatbestandes sind möglicherweise auch noch einige unserer bisher nicht genügend ansprechenden Patienten einstellbar. Die Nebenwirkungen der Therapie in den bisherigen Behandlungszeiträumen sind gering und bestehen in leichter Obstipation, Übelkeit und orthostatischen Beschwerden, die dosisabhängig sind und besonders dann auftreten, wenn nicht langsam einschleichend dosiert wird [17, 23, 26, 27, 44].

Zusammenfassend läßt sich sagen, daß Somatostatin wegen der kurzen Halbwertszeit, fehlender wirksamer Depotformen und vor allem aber wegen zusätzlicher Hemmeffekte auf Insulin, Glucagon, Gastrin, Cortisol u. a. noch nicht genügend abgeklärte Stoffwechselparameter z. Z. als Therapeutikum für Patienten mit erhöhten Wachstumshormonspiegeln kaum in Frage kommt.

Bromocriptin (CB 154) erscheint z. Z. im Hinblick auf Wirkdauer, Applikationsform und den bisher übersehbaren geringen Nebenwirkungen vorteilhafter. Ob mit der Zeit möglicherweise eine Gegenregulation seinen supprimierenden Effekt aufhebt und wieweit dann Dosissteigerungen helfen, wird die Weiterführung der laufenden Studien zeigen.

Literatur

1. Alberti, K. K. M. M., Christensen, N. J., Christensen, S. E., Prange-Hansen, A., Iversen J., Lundbaek, K., Seyer-Hansen, K., Ørskov, H.: Lancet **1973** II, 1299. — 2. Althoff, P. H. Beyer, J., Bartelt, K. M., Cordes, U., Grabs, V., Retiene, K., Schöffling, K.: Second Int Symp. on Growth Hormone, Milan, Italy, May 5—7, 1971, Excerpta Medica, Int. Congr Ser. 236 (Abstract 98), p. 47. — 3. Althoff, P. H., Schneider, B., Bartelt, K. M., Retiene, K. Schöffling, K.: Acta endocr. (Kbh.) **69** (Suppl.), 159 (1972). — 4. Althoff, P. H., Beyer, J. Happ, J., Schöffling, K.: Verh. dtsch. Ges. inn. Med. **80**, 1336 (1974). — 5. Althoff, P. H. Happ, J., Grabs, V., Beyer, J., Schöffling, K.: Acta endocr. (Kbh.) **75** (Suppl.), 184 (1974). — 6. Althoff, P. H., Handzel, R., Schöffling, K.: Acta endocr. (Kbh.) **193** (Suppl.), 71 (1975). — 7. Besser, G. M., Mortimer, C. H., Carr, D., Schally, A. V., Coy, D. H., Evered, D., Kastin A. J., Turnbridge, W. M. G., Thorner, M. O., Hall, R.: Brit. med. J. **1974** I, 352. — 8. Besser G. M., Mortimer, C. H., McNeilly, A. S., Thorner, M. O., Batistoni, G. A., Bloom, S. R., Kastrup K. W., Hanssen, K. F., Hall, R., Coy, D. H., Kastin, A. J., Schally, A. V.: Brit. med. J **1974** IV, 622. — 9. Borgeat, P., Labrie, F., Drouin, J., Bélanger, A., Immer, H., Sestani, K. Nelson, V., Gotz, M., Schally, A. V., Coy, D. H., Coy, E. J.: Biochem. biophys. Res. Commun **56**, 1052 (1974). — 10. Brazeau, P., Vale, W., Burgus, R., Ling, N., Butcher, M., Rivier, J. Guillemi, R.: Science **179**, 77 (1973). — 11. Brazeau, P., Rivier, J., Vale, W., Guillemin, R. Endocrinology **94**, 184 (1974). — 12. Chen, M., Smith, P. H., Woods, St. C., Johnson, D. G. Porte, D., Jr.: Diabetes **23** (Suppl. 1), 356 (1974). — 13. Chideckel, E., Palmer, J., Koerker, D. Ensinck, J., Goodner, C. J.: Diabetes **23** (Suppl. 1), 356 (1974). — 14. Corrodi, H., Fuxe, K. Hökefelt, T., Lindbunk, P., Ungerstedt, U.: J. Pharm. Pharmacol. **25**, 409 (1973). — 15. De Pozo, E., Brun del Re, R., Varga, L., Friesen, H.: J. clin. Endocr. **35**, 768 (1972). — 16. De Pozo, E., Flückiger, E.: Proceedings of the Int. Symp. on Human Prolactin, Brussels, June 12—14, 1973. Excerpta Medica, Amsterdam. — 17. Del Pozo, E., Varga, L., Wyss, H., Tolis G., Friesen, H., Wenner, R., Vetter, L., Uettwiler, A.: J. clin. Endocr. **39**, 18 (1974). — 18. Eddy, R. L., Jones, A. L., Chakmakjian, Z. H., Silverthorne, M. C.: J. clin. Endocr. **33**, 709 (1971). — 19. Gerich, J., Lorenzi, M., Schneider, V., Kwan, C., Karam, J., Forsham, P. H.: Diabetes **23** (Suppl. 1), 356 (1974). — 20. Gerich, J., Lorenzi, M., Schneider, V., Karam, J. H., Rivier, J., Guillemin, R., Forsham, P.: New Engl. J. Med. **291**, 544 (1974). — 21. Hall R., Besser, G. M., Schally, A. V., Coy, D. H., Evered, D., Goldie, D. J., Kastin, A. J., McNeilly, A. S., Mortimer, C. H., Phenekos, C., Turnbridge, W. M. G., Weightman, D.: Lancet **1973** II, 7829. — 22. Johnson, D. G., Ensinck, J. W., Koerker, D., Palmer, J., Goodner, C. J.: Diabetes **23** (Suppl. 1), 374 (1974). — 23. Köbberling, J., Jüppner, H., Volkmann, B., Unger, K., Schwinn, G., Dirks, H.: Acta endocr. (Kbh.) **193** (Suppl.), 93 (1975). — 24. Koerker, D. J. Ruch, W., Chideckel, E., Palmer, J., Goodner, Ch. J., Ensinck, J., Gale, C. C.: Science **184**, 482 (1974). — 25. Lawson, D. M., Gala, R. R.: Endocrinology **96**, 313 (1975). — 26. Liuzzi, A., Chiodini, P. G., Botalla, L., Cremascoli, G., Silvestrini, F.: J. clin. Endocr. **35**, 941 (1972). — 27. Liuzzi, A., Chiodini, P. G., Botalla, L., Cremascoli, G., Müller, E. E., Silvestrini, F.: J. clin. Endocr. **38**, 910 (1974). — 28. Liuzzi, A., Chiodini, P. G., Botalla, L., Silvestrini, F., Müller, E. E.: J. clin. Endocr. **39**, 871 (1974). — 29. Lutterbeck, P. M., Pryor, J. S., Varga, L., Wenner, R.: Brit. Med. J. **1971** III, 228. — 30. Maany, J., Frazer, A., Mendels, J.: J. clin. Endocr. **40**, 162 (1975). — 31. Mims, R. B., Stein, R. B., Bethune, J. E.: J. clin. Endocr. **37**, 34 (1973). — 32. Mims, R. B., Scott, C. L., Modebe, O., Bethune, J. E.: J. clin. Endocr. **40**, 256 (1975). — 33. Miyai, K., Onishi, T., Hosokawa, M., Ishibashi, K., Kumahara, Y.: J. clin. Endocr. **39**, 391 (1974). — 34. Mortimer, C. H., Turnbridge, W. M. G., Carr, D., Yeomans, L., Lind, T., Coy, D. H., Bloom, S. R., Kastin, A., Mallinson, C. N., Besser, G. M., Schally, A. V., Hall, R.: Lancet **1974** I, 697. — 35. Peake, G. T., Wilson, M., Steiner, A. L., Dhariwal, A. P. S.: Metabolism **22**, 769 (1973). — 36. Prange-Hansen, A., Ørskov, H., Seyer-Hansen, K., Lundbaek, K.: Brit. Med. J. **1973** III, 523. — 37. Prange-Hansen, A., Christensen, S. E., Iversen, J., Seyer-Hansen, K., Ørskov, H., Weeke, J.: Diabetologia **10**, 378 (1974). — 38. Redding, T. W., Coy, E. J.: 56th Meeting Am. Endocrine Soc., Atlanta (Georgia), June 12—14, 1974. — 39. Sakurai, H., Unger, R.: Diabetes **23** (Suppl. I), 356 (1974). — 40. Samaan, N. A., Leavens, M. E., Jesse, R. H.: J. clin. Endocr. **38**, 957 (1974). — 41. Sherman, L., Kolodny, H. D.: Lancet **1971** I, 682. — 42. Siler, T. M., Vandenberg, G., Yen, S. S. C.: J. clin. Endocr. **37**, 632 (1973). — 43. Thorner, M. O., McNeilly, A. S., Hagan, C., Besser, G. M.: Brit. Med. J. **1974** II, 419. — 44. Thorner, M. O., Chail, A., Aitken, M., Benker, G., Bloom, S. R., Mortimer, C. H., Sanders, P., Mason, A. St., Besser, G. M.: Brit. Med. J. **1975** I, 299. — 45. Vale, W., Brazeau, P., Rivier, C., Rivier, J., Grant, G., Burgus, R., Guillemin, R.: Fed. Proc. **32** (Abstr. 2) (1973). — 46. Weir, G. C., Knowlton, St. D., Martin, D. B.: Endocrinology **95**, 1744 (1974). — 47. Yen, S. S. C., Siler, T. M., De Vane, G. W.: New Engl. J. Med. **290**, 935 (1974).

HEESEN, D., HADAM, W., MIES, R., SCHORN, H., WINKELMANN, W.* (Med. Klinik Köln-Merheim, Lehrstuhl f. Inn. Med. II d. Univ. Köln): **Spontane Tagesschwankungen sowie Einfluß von TRH, MIH und LH-RH auf die Wachstumshormonsekretion bei florider Akromegalie**

Stärkere Spontanschwankungen der STH-Plasmakonzentrationen werden bei Patienten mit florider Akromegalie immer wieder beobachtet. Dieses Verhalten der Wachstumshormonsekretion ist bei der Beurteilung von Ergebnissen einzelner funktionsdiagnostischer Untersuchungen sowie bei der Prüfung von Pharmaka in ihrer Beeinflussung der HGH-Sekretion zu berücksichtigen. Ein von diesen Spontanschwankungen abgrenzbarer unspezifischer Effekt von TRH (Thyreotropin-releasing-hormone) ist seit einigen Jahren bekannt. Über erste eigene Ergebnisse haben wir im Frühjahr 1974 berichtet [1]. Unspezifische Effekte anderer inzwischen synthetisierter hypothalamischer Peptidhormone waren zu prüfen. Neben LH-RH (Luteinizing-hormone-releasing-hormone) haben wir das als Tripeptid dem TRH strukturell ähnliche MIH (MSH-release-inhibiting-hormone) auf ihren Einfluß auf die STH-Sekretion bei akromegalen Patienten untersucht.

Zur Prüfung der spontanen Tagesschwankungen haben wir bei 14 Pat. mit einer Akromegalie, 8 weiblichen und 6 männlichen, mit einem Durchschnittsalter von 40 Jahren, die STH-Plasmakonzentrationen gemessen. Bei 5 Pat. war die Akromegalie durch ^{90}Yttrium-Implantation in die Hypophyse ausreichend behandelt, 9 Pat. waren unbehandelt. Die drei hypothalamischen Peptidhormone wurden in ähnlicher Versuchsanordnung bei unterschiedlich großen Gruppen von Patienten mit florider Akromegalie auf ihren Effekt auf die STH-Sekretion nach intravenöser Injektion untersucht; die STH-Plasmaspiegel wurden über einen Zeitraum von 2 Std nach der Injektion verfolgt.

37 Pat., 21 weibliche und 16 männliche, erhielten 200 mcg TRH, 23 Pat., 10 weiblichen und 13 männlichen, wurde 100 mcg LH-RH und 20 Pat., 11 männlichen und 9 weiblichen, wurden 500 mcg MIH injiziert. Das Durchschnittsalter aller untersuchten akromegalen Patienten lag bei 42 Jahren. Die Injektionen der Peptidhormone wie auch die wiederholten Blutabnahmen erfolgten durch einen 30 min vor der Injektion gelegten Venenkatheter, der durch eine Infusion mit physiologischer Kochsalzlösung offengehalten wurde. Die STH-Konzentrationen wurden radioimmunologisch mit einer Doppelantikörpermethode bestimmt. Nennenswerte subjektive Mißempfindungen der Patienten wurde nach Injektion von TRH, LH-RH und MIH nicht beobachtet.

Bei wiederholten Bestimmungen der STH-Plasmakonzentrationen über 12 Std zeigten sich deutliche spontane Schwankungen, die unregelmäßig, sowohl hinsichtlich Häufigkeit und quantitativer Ausprägung unterschiedlich, auftraten. Der maximale Schwankungsbereich lag zwischen 15 und 61 und betrug im Mittel 32,6 ± 12,9 ng/ml. In der Abb. 1 sind vier typische 12-Std-Profile als Beispiel aufgezeichnet. Die untere Kurve zeigt bei ST-Spiegeln im Normbereich ein im Vergleich zu gesunden Personen relativ starres Sekretionsverhalten; es handelt sich um das STH-Profil eines erfolgreich behandelten Patienten.

Nach TRH-Injektion kam es, wie die Abb. 2 zeigt, bei 23 von 37 Patienten mit florider Akromegalie zu einem hochsignifikanten Anstieg der STH-Konzentrationen. Wegen der zwischen 13 und 320 ng/ml differierenden basalen STH-Konzentrationen haben wir in der Abbildung nicht die Absolutwerte, sondern die prozentuale Änderung der STH-Konzentration, bezogen auf die Konzentration zum Zeitpunkt 0 vor der TRH-Injektion, aufgezeichnet. Die Patienten der Gruppe A zeigten ausnahmslos auf TRH einen Anstieg der STH-Konzentration um mehr als 100%, er lag im Mittel bei 350%. Das Maximum wurde meist 15 min nach der Injektion erreicht, der Abfall erfolgte kontinuierlich über 2 Std und länger. Eine Wiederholung der TRH-Stimulation bei den Patienten der Gruppe A führte in jedem Fall und auch bereits nach 3 Std zu einer erneuten Steigerung der Wachstumshormonsekretion. Nach erfolgreicher Behandlung der Akromegalie

---

* Mit freundlicher Unterstützung durch das Landesamt für Forschung Nordrhein-Westfalen (D. H., W. D.).

blieb dieser Effekt bei 2 von bisher 10 nachuntersuchten Patienten erhalten. Ausgehend von Basalwerten unter 10 ng/ml kam es zu einem signifikanten Anstieg unter TRH, während die Insulinhypoglykämie keine Sekretionssteigerung induzierte.

LH-RH führte bei 11 von 23 Patienten mit florider Akromegalie zu einem signifikanten Anstieg der STH-Konzentrationen. Die Sekretionssteigerung war

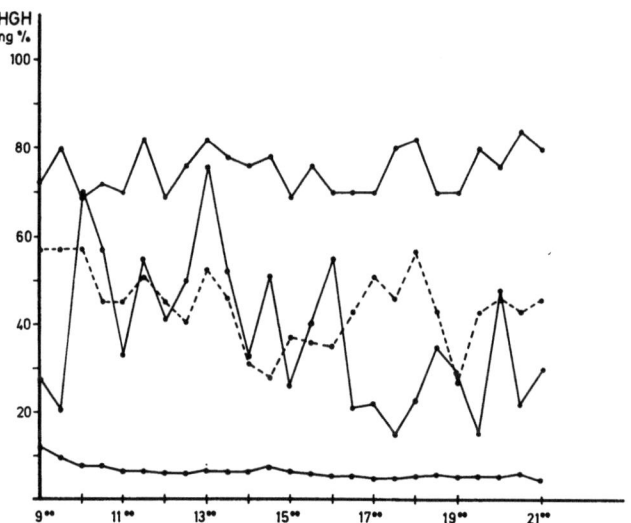

Abb. 1. Tagesprofile der STH-Konzentration bei Patienten mit Akromegalie

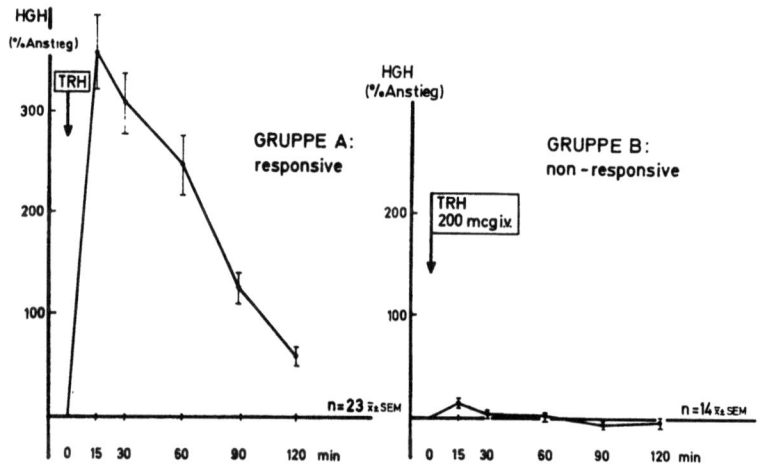

Abb. 2. STH-Konzentrationen nach TRH bei Patienten mit florider Akromegalie

jedoch deutlich schwächer ausgeprägt als unter TRH, der maximale Anstieg der Wachstumshormonkonzentrationen betrug im Mittel 90%, das Maximum wurde meist erst 90 min nach Injektion erreicht; der Abfall erfolgte über 2 bis 3 Std. Bei den 12 übrigen Patienten ließ sich kein Effekt der LH-RH-Injektion auf die STH-Sekretion feststellen. MIH hatte bei keinem der 20 untersuchten Patienten einen Effekt auf die Wachstumshormonsekretion.

Die Kenntnis der ausgeprägten Spontanschwankungen bei einigen akromegalen Patienten fordert eine entsprechende Zurückhaltung bei der Interpretation funktionsdiagnostischer Untersuchungen zur Wachstumshormonsekretion. So können ein nur mäßiger Abfall der STH-Werte unter der Glukosebelastung oder ein Anstieg unter der Insulinhypoglykämie Ausdruck von Spontanschwankungen sein und nicht Zeichen einer noch vorhandenen Regulation. Auch bei der Prüfung von Pharmaka zur Beeinflussung der STH-Sekretion bei akromegalen Patienten ist die Berücksichtigung der spontanen STH-Konzentrationsänderungen erforderlich. Für die Entscheidung, ob eine grenzwertig erhöhte STH-Sekretion behandlungsbedürftig ist oder nicht, war uns die Bestimmung des STH-Tagesprofils gelegentlich nützlich. Sind die STH-Konzentrationen meistens erhöht, wird man eine Therapie befürworten, liegen sie vorwiegend im Normbereich, wird man sich abwartend verhalten. Die unspezifischen Effekte von TRH und LH-RH lassen sich von Spontanschwankungen abgrenzen. Der Mechanismus bleibt unklar. Die schon von G. Faglia u. Mitarb. (1973) [2] diskutierte Möglichkeit, es handele sich um einen Verlust der Spezifität der Rezeptoren in der Membran der hypophysären Zellen für das zuständige Releasing-Hormon, wird durch neue Beobachtungen, die P. Beck-Peccoz [3] u. Mitarb. aus der gleichen Arbeitsgruppe im Oktober 1974 mitteilten, gestützt. In in vitro-Untersuchungen konnte aus Tumorfragmenten aus Hypophysen akromegaler Patienten durch Zugabe von TRH zum Inkubationsmedium STH freigesetzt werden, wenn die Patienten in vivo auf TRH einen Anstieg der STH-Sekretion gezeigt hatten.

Die Befunde bei zwei erfolgreich behandelten akromegalen Patienten sprechen dafür, da der unspezifische TRH-Effekt nicht von einer erhöhten Basalsekretion des STH abhängt. Möglicherweise ergeben sich mit Hilfe dieser Untersuchung bei postoperativen Kontrollen zusätzliche Anhaltspunkte für die Prognose hinsichtlich eines Rezidivs der Akromegalie. Denkbar wäre z. B., daß bei persistierendem positivem TRH-Effekt auf die Wachstumshormonsekretion noch erkrankte Zellen mit defekter Membran vorhanden sind, was eine erhöhte Rezidivgefahr bedeuten könnte.

Literatur

1. Heesen, D., Hadam, W., Finke, K., Mies, R., Winkelmann, W.: Acta endocr. (Kbh.) **184** (Suppl.), 3 (1974). — 2. Faglia, G., Beck-Peccoz, P., Ferrari, C., Travaglini, P., Ambrosi, B., Spada, A.: J. clin. Endocr. **36**, 1259 (1973). — 3. Beck-Peccoz, P., Paracchi, A., Trauaglini, P., Spada, A., Ambrosi, B., Ferrari, C., Cocchi, D., Faglia, G.: In: Intern. Symp. Hypothalamie hormones: Chemistry, physiology, pharmacology and clinical uses. Mailand, Okt. 1974.

WAGNER, H., ZIERDEN, E., BAUMEISTER, G., WÜST, G., HAUSS, W. H. (Med. Klinik u. Poliklinik d. Univ. Münster u. Inst. f. Arterioskleroseforschung Münster): **Hemmung der Endotoxin-, Hyperthermie- sowie Arginin-induzierten Wachstumshormonsekretion durch Somatostatin bei Normalpersonen und insulinpflichtigen Diabetikern**

Nach Aufklärung der Struktur als Tetradekapeptid wurde der Wachstumshormon-Release-inhibiting-Faktor (GIF, Somatostatin) von der Arbeitsgruppe um Guillemin synthetisch dargestellt [2, 3]. Verschiedene Autoren berichteten bereits über den Hemmeffekt von synthetischem Somatostatin auf die Sekretion von Wachstumshormon, die durch verschiedene Stimuli wie L-Dopa, Argininfusion, Insulinhypoglykämie und körperliche Belastung provoziert wurde bei gesunden Probanden [2, 4, 6, 7, 18]. Des weiteren hemmt Somatostatin die Wachstumshormonausschüttung in verschiedenen Tierspecies [2, 9, 12, 20]. Auch bei

Patienten mit Akromegalie wird die chronische Hypersekretion von Wachstumshormon durch synthetisches Somatostatin supprimiert [6, 15, 22].

Ausgehend von diesen Befunden wurde in den nachfolgend aufgezeigten Untersuchungsreihen der Einfluß von Somatostatin auf die Wachstumshormonausschüttung, die durch Endotoxin, Hyperthermie sowie Arginin bei Normalpersonen sowie insulinpflichtigen Diabetikern hervorgerufen wird, kontrolliert.

Patientengut und Methoden

In einer 1. Untersuchungsserie wurden 2 Probandengruppen, bestehend aus jeweils 8 gesunden männlichen Freiwilligen im Alter von 20 bis 27 Jahren, untersucht. Endotoxin (Pseudomonas Polysaccharid, Piromen) wurde in der Dosis von 0,6 mcg/kg Körpergewicht i.v. über 2 min injiziert. Während die Kontrollgruppe 500 ml physiologische Kochsalzlösung infundiert bekam, erhielt die 2. Probandengruppe in 500 ml physiologischer Kochsalzlösung 1250 mcg synthetisches Somatostatin [8][1] über 120 min i.v. infundiert. Blutentnahmen erfolgten zu den in Abb. 1a angegebenen Zeiten. Die Untersuchungen wurden zum Zeitpunkt 240 min mit einer i.v.-Applikation von 250 mg Prednisolon abgebrochen.

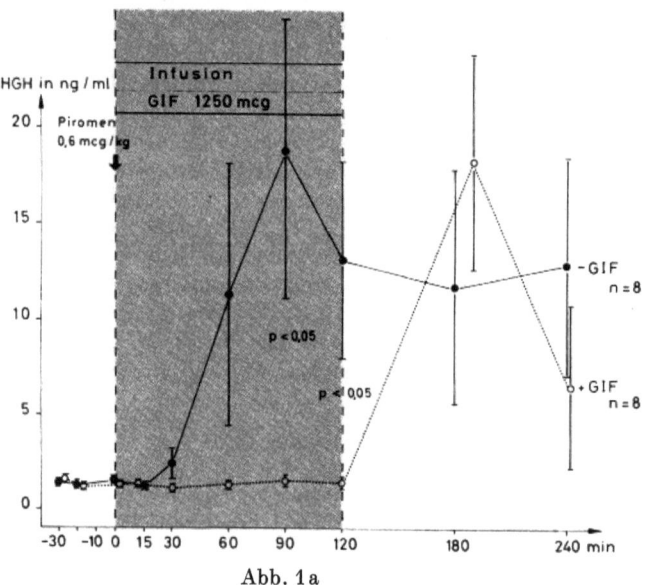

Abb. 1a

In einer 2. Untersuchungsserie wurde bei 14 gesunden männlichen Freiwilligen im Alter von 20 bis 27 Jahren Hyperthermie bis zu einer mittleren Körpertemperatur von rektal 40,5° C in einer Hyperthermiekammer durch Mikrowellen (Firma Siemens, Erlangen) erzeugt. 7 Probanden wurden mit 250 ml physiologischer Kochsalzlösung infundiert, während weitere 7 Probanden in 250 ml physiologischer Kochsalzlösung 500 mcg synthetisches Somatostatin infundiert erhielten. Blutentnahmen erfolgten zu den in Abb. 1b angegebenen Zeitpunkten.

In einer intra-individuellen Untersuchungsreihe wurde bei 6 gesunden männlichen Normalpersonen Arginin in der Dosis von 0,5 g/kg Körpergewicht über 30 min infundiert und die Wachstumshormon-Serumspiegel zu den in den in Abb. 1c angegebenen Zeiten kontrolliert. In einem 2. Untersuchungsgang erhielten die Probanden neben einem Bolus von 250 mcg Somatostatin eine Infusion von 500 mcg Somatostatin über 30 min i.v. infundiert. Bei 6 jugendlichen normalgewichtigen insulinpflichtigen männlichen Diabetikern wurde in einer intra-individuellen Untersuchungsreihe nach dem zuvor genannten Prinzip verfahren (Abb. 1d).

Das Wachstumshormon im Serum wurde radioimmunologisch mit einer Doppelantikörpermethode bestimmt [13] [MRC Reagent, HGH for Radioiodination (69/46); reference preparation HGH 66/217; guinea pig-anti human growth hormone, 1. Antikörper, Fa. Arnel Prod. Comp., Brooklyn, New York, USA]. Die Bestimmung erfolgte in Duplikaten. Die Seren

[1] Wir danken Herrn Dr. Deghenghi, Ayerst Laboratories, Montreal, Canada, für die freundliche Überlassung des synthetischen Somatostatins.

der Kontroll- und Versuchsgruppen wurden jeweils in 1 Assay bestimmt. Für die Präzision in der Serie gilt bei einem Wachstumshormongehalt von 9,2 ng/ml Serum ein V_K in der Serie $\pm\,7,6\%$. Bei einem Serum, das 20,2 ng/ml Serum enthält, beträgt der V_K in der Serie $\pm\,6,8\%$. Für die Reproduzierbarkeit von Tag zu Tag beträgt der V_K bei einem Wachstumshormontiter von 4,04 ng/ml Serum $\pm\,12,9\%$. Bei einem Wachstumshormontiter von 65,10 ng/ml Serum beträgt der $V_K \pm 10,5\%$. Bei der statistischen Auswertung der Ergebnisse wurde der T-Test nach Student zum Vergleich der Mittelwerte benutzt.

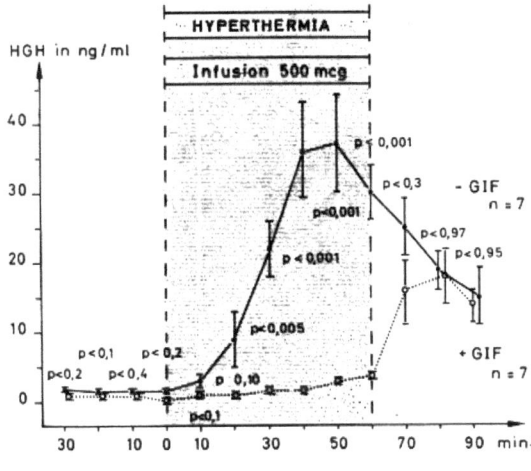

Abb. 1b

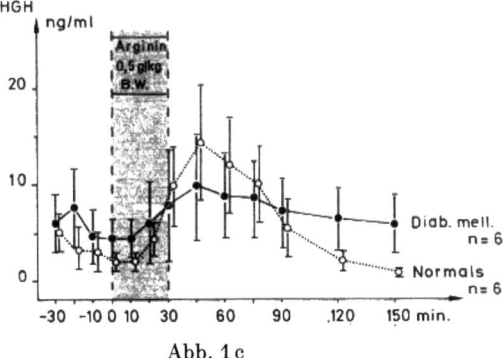

Abb. 1c

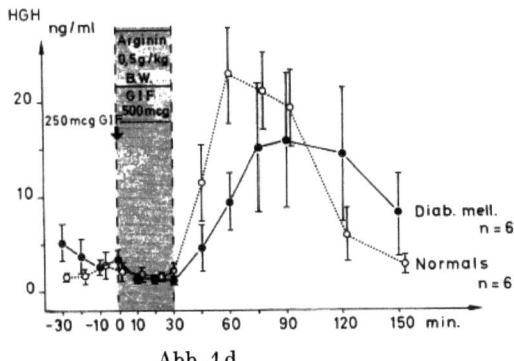

Abb. 1d

Ergebnisse

Die Ergebnisse der Wachstumshormonbestimmung im Serum vor und nach Endotoxinapplikation mit und ohne Somatostatininfusion sind in Abb. 1a sowie in der Tabelle wiedergegeben. Nach i.v. Endotoxinapplikation kommt es zu einem deutlichen Anstieg der Wachstumshormonspiegel. Bei den einzelnen Probanden liegen die Maximumwerte der Wachstumshormonserumspiegel zu unterschiedlichen Zeiten nach Endotoxinapplikation, so daß die in Abb. 1a eingezeichneten

Tabelle

PIROMEN 0.6 mcg kg / body weight

Name		-30	-20	0	15	30	60	90	120	180	240 min.
Sch., M.		0.86	0.86	2.6	0.9	1.2	1.0	2.8	3.0	52.0	31.0
R., J.		2.2	1.45	1.95	1.55	1.40	1.9	2.6	22.0	3.1	1.8
M., R.		1.15	1.3	1.35	1.45	7.2	4.8	26.0	5.8	0.72	0.78
R., P.		1.35	1.05	1.05	0.86	5.5	54.0	48.0	28.0	2.0	1.0
I., G.		1.1	1.5	1.45	1.3	1.0	1.05	1.15	1.5	13.0	24.0
B., K.-H.		1.8	1.8	1.7	1.4	1.05	1.3	54.0	39.0	16.5	2.4
S., M.		1.5	1.5	0.86	1.2	1.05	26.0	15.0	4.2	4.8	1.7
N., W.		1.45	0.82	0.9	0.8	1.1	0.82	0.72	1.45	1.6	40.0
	$\bar{x}$	1.42	1.28	1.48	1.18	2.43	11.35	18.78	13.11	11.71	12.83
	± SEM	0.14	0.12	0.20	0.10	0.86	6.80	7.69	5.13	6.10	5.72

PIROMEN 0.6 mcg / kg body weight + GIF 1250 mcg

Name		-30	-20	0	15	30	60	90	120	180	240 min.
K., A.		1.1	1.4	1.5	1.3	1.75	1.8	1.05	1.35	12.5	5.2
A., C.		2.6	1.4	1.3	0.92	0.68	0.55	1.05	0.7	17.5	1.3
P., U.		1.2	1.15	0.5	1.15	0.5	0.72	1.2	1.3	7.4	2.5
T., R.		1.1	1.1	0.92	1.1	0.76	2.4	1.45	1.1	6.6	1.1
W., F.		1.6	1.2	1.45	1.35	1.0	1.1	1.15	1.45	8.6	1.25
J., P.		0.92	1.25	1.9	2.7	1.9	2.2	3.8	3.2	12.0	1.6
Z., M.		2.3	1.3	0.92	0.78	0.84	0.72	0.95	0.9	27.0	2.2
R., U.		1.5	0.86	1.1	1.3	1.6	1.3	1.4	1.15	54	36.0
	$\bar{x}$	1.54	1.20	1.19	1.32	1.12	1.34	1.50	1.39	18.20	6.39
	± SEM	0.21	0.06	0.15	0.20	0.19	0.25	0.33	0.27	5.62	4.25

erheblichen Streuungen der Mittelwerte resultieren. Infusion von 1250 mcg synthetischem Somatostatin über 120 min bewirkt während der Infusionszeit eine deutliche Suppression der Wachstumshormonserumspiegel auf Basalwerte. Nach Beendigung der Infusion kommt es zu einem deutlichen Anstieg der Serumwachstumshormonspiegel, der noch zum Zeitpunkt 180 min nach Versuchsbeginn meßbar ist.

Unter experimenteller Hyperthermie kommt es, wie Abb. 1b veranschaulicht, bei gesunden Probanden zu einem deutlichen Anstieg der Wachstumshormonserumspiegel bis, wie die Mittelwerte zeigen, 35 ng/ml zum Zeitpunkt 50 min nach

Versuchsbeginn, danach ist ein Abfall der Wachstumshormonspiegel meßbar. Freiwilligen Probanden, denen während der Zeit der Hyperthermie Somatostatin in der Dosis von 500 mcg infundiert wurde, zeigen eine deutliche Suppression der Wachstumshormonspiegel auf Basalwerte. Nach Beendigung der Somatostatininfusion sowie der Hyperthermie ist ein signifikanter Anstieg der Wachstumshormonspiegel meßbar.

Gesunde männliche Probanden lassen den bekannten Anstieg der Wachstumshormonserumspiegel unter und nach Arginininfusion erkennen (Abb. 1c). Patienten mit einem insulinpflichtigen Diabetes mellitus weisen basal erhöhte Wachstumshormonspiegel auf, wie Abb. 1c veranschaulicht, ein Befund, der sich bei Vergleich der Mittelwerte zu den einzelnen überprüften Zeitpunkten statistisch nicht absichern läßt. Die i.v. Infusion von Arginin bewirkt ebenfalls einen Anstieg der Wachstumshormonspiegel bei dieser Patientengruppe, der, wie der Kurvenverlauf in Abb. 1c zeigt, unter den Werten der Kontrollgruppe liegt. Wird gesunden Probanden, nach einem Bolus von 250 mcg Somatostatin, Somatostatin in der Dosis von 500 mcg gleichzeitig mit Arginin i.v. infundiert, so sind während der Zeit dieser Infusion Basalwerte meßbar. Erst nach Beendigung der Arginin-Somatostatininfusion ist ein deutlicher Anstieg der Wachstumshormonserumspiegel auf im Mittelwert höhere Werte als ohne Arginininfusion meßbar (Abb. 1d). Die basal erhöhten Wachstumshormonspiegel bei Diabetikern werden durch Somatostatininfusion deutlich supprimiert. Wie bei den Normalpersonen läßt sich nach Beendigung der Somatostatininfusion ein deutliches Rebound-Phänomen nachweisen, wobei jedoch die Höhe der Wachstumshormonspiegel der Normalpersonen nicht erreicht wird (Abb. 1d).

Diskussion

Endotoxin ruft einen deutlichen Anstieg der Wachstumshormonserumspiegel hervor, wie die Untersuchungen von Frohman et al., Kimball et al. sowie Kohler et al. ergaben [5, 10, 11]. Eine experimentell durch Mikrowellen erzeugte Hyperthermie provoziert ebenfalls eine Wachstumshormonausschüttung wie eine L-Arginininfusion.

Über die Suppression der durch L-Arginininfusion hervorgerufenen Wachstumshormonausschüttung bei gesunden Probanden berichteten bereits Siler et al. [18]. Unsere hier vorgestellten Ergebnisse bestätigen diesen Befund der vollständigen Hemmung der Wachstumshormonsekretion unter L-Arginininfusion durch Somatostatin. Mortimer et al. infundierten geringere Dosen an Somatostatin (2 μg/min über 210 min) und konnten keine komplette Hemmung der L-Arginin-provozierten Wachstumshormonausschüttung nachweisen [15]. Des weiteren läßt sich die durch Endotoxin sowie Hyperthermie provozierte Wachstumshormonausschüttung komplett hemmen. Diese Befunde sind neu und lassen sich in die aus der Literatur bekannten Befunde wie z. B. Hemmung der Wachstumshormonsekretion unter körperlicher Belastung, Insulinhypoglycämie, nach L-Dopa-Applikation sowie durch Schlaf zwanglos einordnen.

Erhöhte Wachstumshormonserumspiegel im Tagesablauf bei Diabetes mellitus sind häufig beschrieben worden [7, 19]. Uneinheitlich sind dagegen die Ergebnisse der verschiedenen Autoren über die Höhe der durch L-Arginininfusion provozierten Wachstumshormonausschüttung bei Vergleich mit Normalkollektiven [14, 21]. Die hier erhobenen Befunde lassen erkennen, daß die Höhe der durch L-Arginin provozierten Wachstumshormonsekretion bei Diabetikern nicht wesentlich verschieden ist von der von Normalpersonen. Durch Somatostatinapplikation werden die basal erhöhten sowie durch Arginin stimulierten Wachstumshormonserumspiegel der Diabetiker in den Basalbereich der Normalpersonen supprimiert.

Als regelmäßiger Befund nach Beendigung der Somatostatininfusion ließ sich bei den durchgeführten Untersuchungsserien ein überhöhter Anstieg („rebound-

Phänomen") der Wachstumshormonserumspiegel nachweisen. Dieser Befund und der schnelle Eintritt des Wirkeffektes von Somatostatin weisen darauf hin, daß die Hemmung der Wachstumshormonsekretion nicht auf einer Synthesehemmung des Wachstumshormons beruhen kann. Auf Grund der in vitro-Untersuchungen von Schofield et al. sowie Borgeat et al. kann vielmehr vermutet werden, daß Somatostatin in den Ausschleusungsprozeß des Wachstumshormons aus der Zelle hemmend eingreift und/oder eine Verminderung der Akkumulation cyklischen AMP nach Gabe von Theophylin oder Prostaglandin E_2 bewirkt [2, 17].

Inwieweit Somatostatin in der Behandlung des diabetischen Gefäßprozesses, für den die erhöhte Wachstumshormonsekretion mitverantwortlich gemacht wird, eingesetzt werden kann, muß weiteren Untersuchungen vorbehalten bleiben. *Somatostatin-Analoge*, die längerfristig Wachstumshormon supprimieren, könnten diese Frage eher beantworten.

Literatur

1. Brazeau, P., Vale, W., Burgus, R., Ling, N., Butcher, M., Rivier, J., Guillemin, R.: Science **179**, 77 (1973). — 2. Borgeat, P., Labrie, F., Drouni, J., Bélanger, A., Immer, H., Sestanj, K., Nelson, V., Götz, M., Schally, A. V., Coy, D. H., Coy, E. J.: Biochem. biophys. Res. Commun. **56**, 4 (1974). — 3. Burgus, R., Ling, N., Butcher, M., Guillemin, R.: Proc. nat. Acad. Sci. (Wash.) **70**, 684 (1973). — 4. Copinschi, G., Virasoro, E., Vanhaelst, L., Leclercq, R., Golstein, J., L'Hermite, M.: Clin. Endocr. **3**, 441 (1974). — 5. Frohman, L. A., Horton, E. S., Lebovitz, H. E.: Metabolism **16**, 57 (1967). — 6. Hall, R., Besser, G. M., Schally, A. V., Coy, D. H., Evered, D., Goldie, D. J., Kastin, A. J., McNeilly, A. S., Mortimer, C. H., Phenekos, C., Turnbridge, W. M. G., Weightman, D.: Lancet **1973 II**, 581. — 7. Hansen, A. P., Orskov, H., Seyer-Hansen, K., Lundbaek, K.: Brit. Med. J. **1973 III**. — 8. Immer, H. U., Sestanj, K., Nelson, V. R., Götz, M.: Helv. chim. Acta **57**, 730 (1974). — 9. Kato, Y., Chihara, K., Ohgo, S., Imura, H.: J. Endocr. **62**, 687 (1974). — 10. Kimball, H. R., Lipsett, M. B., Odell, W. D., Wolff, S. M.: J. clin. Endocr. **28**, 337 (1968). — 11. Kohler, P. O., O'Malley, B. W., Rayford, Ph. L., Lipsett, M. B., Odell, W. D.: J. clin. Endocr. **27**, 219 (1967). — 12. Lovinger, R., Boryczka, A. T., Shackelford, R., Kaplan, S. L., Ganong, W. F., Grumbach, M. M.: Endocrinology **95**, 943 (1974). — 13. Melani, F., Gröschel-Stewart, U., Lowedis, J.: Acta endocr. (Kbh.) **57**, 549 (1968). — 14. Merimee, T. J., Burgers, J. A., Rabinowitz, D.: Lancet **1966 I**, 1300. — 15. Mortimer, C. H., Turnbridge, W. M. G., Carr, D., Yeomans, L., Lind, T., Coy, D. H., Bloom, S. R., Kastin, A., Mallinson, C. N., Besser, G. M., Schally, A. V., Hall, R.: Lancet **1974 I**, 697. — 16. Parker, D. C., Rossman, L. G., Siler, T. M., Yen, S. S. C., Guillemin, R.: J. clin. Endocr. **38**, 496 (1974). — 17. Schofield, J. G., Mira, F., Orci, L.: Diabetologia **10**, 385 (1974). — 18. Siler, T. M., Vandenberg, G., Yen, S. S. C., Brazeau, P., Vale, W., Guillemin, R.: J. clin. Endocr. **37**, 632 (1973). — 19. Sperling, M. A., Wollesen, F., De Lamater, P. V.: Diabetologia **9**, 380 (1973). — 20. Vale, W., Brazeau, R., Rivier, C., Rivier, J., Grant, G., Burgus, R., Guillemin, R.: Proc. Endocr. Soc. **55** (Abstr.), 118 (1973). — 21. Waldhäusl, W., Beringer, A.: Klin. Wschr. **47**, 359 (1969). — 22. Yen, S. S. C., Siler, T. M., De Vane, G. W.: New Engl. J. Med. **290**, 935 (1974).

VETTER, H. (Med. Univ.-Poliklinik Bonn): **Aldosteronsekretion beim primären Aldosteronismus**

Bestimmungen des Plasmaaldosterons in kurzen Zeitabständen haben sich sowohl bei Normalpersonen als auch bei Patienten mit primärem Aldosteronismus als nützlich erwiesen, weitere Einblicke in die Regulation des Plasmaaldosterons zu erhalten [5, 9]. Vergleichbare Untersuchungen führten wir an 8 Patienten mit primärem Aldosteronismus durch.

Material und Methode

Es wurden 8 Pat. mit primärem Aldosteronismus untersucht. 6 dieser Patienten hatten ein Aldosteron-produzierendes Adenom (APA), und bei den verbliebenen 2 Pat. lag eine beidseitige idiopathische Nebennierenrinden-Hyperplasie (IAH) vor. Alle Patienten wiesen über die Norm erhöhte Plasma-Aldosteronkonzentrationen auf, die auch durch mehrtägige Natriumbelastung nicht zu normalisieren waren. Die Plasma-Reninaktivität war in allen Fällen erniedrigt. Bei 6 Pat. wurde die Diagnose operativ bestätigt. In den restlichen 2 Fällen erlaubte die seitengetrennte Aldosteronbestimmung in den Nebennierenvenen entweder die Diagnose eines APA oder einer IAH.

Blut wurde den Patienten bei strenger Bettruhe über einen intravenösen Dauerkatheter entnommen. Die ACTH-Sekretion wurde durch orale Applikation von Dexamethason supprimiert. Am Versuchstag wurde den Patienten jeweils um 16 und 23 Uhr 2 mg Dexamethason verabreicht. Die Untersuchungen wurden sowohl vor als auch unter Suppression der ACTH-Sekretion durchgeführt.

Plasma-Aldosteron wurde mittels Radioimmunoassay unter Verwendung eines hochspezifischen Antikörpers bestimmt [10, 11].

Unter normaler Natriumzufuhr (120 bis 150 meq Natrium/Tag) schwanken die Normalwerte des Plasma-Aldosterons beim liegenden Patienten zwischen 20 bis 120 pg/ml.

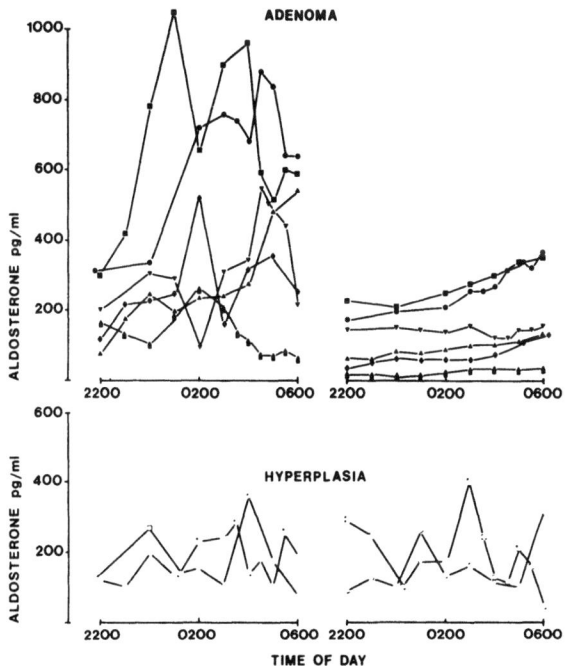

Abb. 1. Plasma-Aldosteron bei 6 Pat. mit einem Aldosteron-produzierenden Adenom (geschlossene Symbole) und bei 2 Pat. mit bilateraler idiopathischer Nebennierenrinden-Hyperplasie (offene Symbole) vor (linke Seite der Abbildung) und unter Suppression der ACTH-Sekretion durch Dexamethason (rechte Seite der Abbildung)

Ergebnisse und Diskussion

Bei Patienten mit primärem Aldosteronismus auf Grund eines Aldosteron produzierenden Adenoms (APA) und auf Grund einer beidseitigen idiopathischen Nebennierenrindenhyperplasie (IAH) fand sich unter ungestörter ACTH-Sekretion eine episodische Sekretion des Plasmaaldosterons mit niedrigeren Hormonkonzentrationen vor und um Mitternacht und deutlich höheren Werten in den frühen Morgenstunden (Abb. 1). In Bestätigung der Ergebnisse anderer Untersucher war das Plasmaaldosteron [2, 3] und hier speziell die Sekretionsspitzen während der Nacht in der Gruppe der Patienten mit APA deutlich höher (Plasmaaldosteron 62 bis 1050 pg/ml) als bei den Patienten mit IAH (Plasmaaldosteron 78 bis 356 pg/ml), obwohl Überschneidungen der Hormonwerte zwischen beiden Patientengruppen vorkamen. In den frühen Morgenstunden fanden sich sowohl bei einem Patienten mit APA als auch bei einem anderen mit IAH vereinzelt Normalwerte des Plasmaaldosterons (Abb. 1).

Im Gegensatz zu den Patienten mit IAH wurden unter Suppression der ACTH-Sekretion durch Dexamethason bei den Patienten mit APA deutlich niedrigere Plasma-Aldosteronkonzentrationen (10 bis 368 pg/ml) gemessen als bei der Kontrolluntersuchung. Eine episodische Sekretion des Plasmaaldosterons fehlte. Eine Rhythmik des Plasmaaldosterons war — wenn überhaupt — nur angedeutet vorhanden. Demgegenüber beeinflußte Dexamethason bei Patienten mit IAH weder die Höhe noch die Rhythmik des Plasmaaldosterons. Nach den vorliegenden Ergebnissen scheint somit beim APA dem ACTH eine besondere Bedeutung in der Regulation des Plasmaaldosterons zuzukommen. Die in der Literatur vorhandenen widersprüchlichen Angaben in Bezug auf das Verhalten des Plasmaaldosterons unter supprimierter ACTH-Sekretion bei Patienten mit APA und IAH beruhen möglicherweise auf dem Mangel an Plasmaaldosteronbestimmungen in kurzen Zeitabständen bei diesen Untersuchungen [1, 3, 4, 6—8].

Literatur

1. Cain, J. P., Tuck, M. L., Williams, G. H., Dluhy, R. G., Rosenoff, S. H.: Amer. J. Med. **53**, 627 (1972). — 2. Ferriss, J. B., Brown, J. J., Fraser, R., Kay, A. W., Neville, A. M., O'Muircheartaigh, I. G., Robertson, J. I. S., Symington, T., Lever, A. F.: Lancet **1970 II**, 995. — 3. Ganguly, A., Melada, G. A., Luetscher, J. A., Dowdey, A. J.: J. clin. Endocr. **37**, 765 (1973). — 4. George, J. M., Wright, L., Bell, N. H., Bartter, F. C.: Amer. J. Med. **48**, 343 (1970). — 5. Katz, F. H., Romfh, P., Smith, J. A.: J. clin. Endocr. **35**, 178 (1972). — 6. Kem, D. C., Weinberger, M. H., Martin, B. T., Nugent, C. A.: Clin. Res. **20**, 430 (1972). — 7. Kem, D. C., Weinberger, M. H., Gomez-Sanchez, C., Kramer, N. J., Lerman, R., Furuyama, S., Nugent, C. A.: Clin. Res. **52**, 2272 (1973). — 8. Newton, M. A., Laragh, J. H.: J. clin. Endocr. **28**, 1014 (1968). — 9. Vetter, H., Berger, M., Armbruster, H., Siegenthaler, W., Werning, C., Vetter, W.: Clin. Endocr. **3**, 41 (1974). — 10. Vetter, H., Vetter, W.: Steroid. Biochem. **5**, 197 (1974). — 11. Vetter, W., Vetter, H., Siegenthaler, W.: Acta endocr. (Kbh.) **74**, 558 (1973).

HELBER, A., WÜRZ, H., LAUFFENBERG, E., ROSARIUS, C., DVORAK, K., DICKMANS, A., WAMBACH, G., MEURER, K. A., KAUFMANN, W. (Med. Univ.-Poliklinik u. Med. Klinik Köln-Merheim, II. Lehrstuhl f. Inn. Med., Röntgen- u. Strahleninst. d. Krankenanstalten Köln-Merheim, Nephrolog. Abt. d. Katharinen-Hospitals Stuttgart): **Erfahrungen mit der Seitendiagnostik von Nebennierenrindenadenomen bei primärem Hyperaldosteronismus**

Die biochemische und klinische Diagnostik des primären Hyperaldosteronismus ist durch die Verbesserung der radioimmunologischen Bestimmung von Renin und Aldosteron kaum noch ein Problem. Durch geeignete Funktionsproben, Aldosteronbestimmung nach Salzentzug und Salzbelastung, in Ruhe und nach Orthostase gelingt in den allermeisten Fällen auch die Differenzierung zwischen primärem Hyperaldosteronismus durch Nebennierenrindenadenome oder durch beiderseitige Nebennierenrindenhyperplasie. Wegen der geringen Größe der Nebennierenadenome — 75% sind kleiner als 2 cm im Durchmesser — macht jedoch die Seitenlokalisation des Adenoms oft große Schwierigkeiten.

Drei Methoden bieten sich für die Seitendiagnostik der Aldosteronome an: Technisch einfach durchführbar ist die Nebennierenszintigraphie mit ^{131}J-Cholesterol [1], schwieriger die Nebennierenphlebographie in Kombination mit der seitengetrennten Adrenalvenenblutgewinnung zur Aldosteronbestimmung [4].

Wir hatten Gelegenheit, alle drei Methoden bei insgesamt 6 Patienten zu prüfen: Ihre Diagnose (Tabelle 1) wurde gesichert durch die Entwicklung einer Hypokaliämie unter Natriumbelastung, durch Nachweis einer weitgehend supprimierten Plasmareninaktivität und durch Nachweis einer trotz Salzbelastung mit 260 bis 300 mval Natrium/Tag über 4 bis 6 Tage noch deutlich erhöhten

Aldosteronexkretion. Es handelte sich um 4 Frauen und 2 Männer im Alter zwischen 26 und 49 Jahren.

Bei 5 Pat. waren die adenomtragenden Nebennieren im [131]J-Cholesterolszintigramm nur unwesentlich größer als die Nebennieren von nebennierengesunden Kontrollpersonen. In allen Fällen war eine einseitig stärkergradige Aktivitätsbelegung auf der Adenomseite zu beobachten, ein Befund, der jedoch auch nicht selten bei Kontrollpersonen gefunden werden kann [2]. Hochgradig charakteristisch und adenomverdächtig war bei 3 Fällen eine kugelförmige Aktivitätsanreicherung im Randgebiet der Nebennieren-Grundaktivität oder von

Tabelle 1. Klinische und biochemische Befunde von 6 Pat. mit primärem Hyperaldosteronismus durch Nebennierenrindenadenome

	Alter	Blutdruck ohne Therapie (mm Hg)	Serum-K^+ unter Natriumbelastung (mval/l)	PRA unter Natriumentzug (ng AT/ml/min)	Aldosteronexkretion unter Na^+-belastung (µg/die)
H H ♀	41	140/95 – 170/115	3,1	0,5 – 2,0	35,4
F. A ♀	36	145/95 – 175/100	2,2	0,0 – 0,1	26,9
F H ♂	49	140/95 – 160/115	2,5		64,6
P D ♂	45	140/100 – 175/120	2,7	0,4 – 0,5	23,0
W N ♀	48	140/90 – 200/110	3,4	0,2	35,8
L E ♀	26	150/100 – 170/120	2,6	0,0 – 0,2	51,0

Tabelle 2. Ergebnisse der [131]J-Cholesterolszintigraphie, der Nebennierenphlebographie und der Aldosteronbestimmung im seitengetrennt entnommenen Adrenalvenenblut bei 6 Pat. mit primärem Hyperaldosteronismus durch Nebennierenrindenadenome

	Aldosteronkonz. im Adrenalvenenblut (ng%)		Ergebnis des NN-Phlebogramms	Ergebnis des NN-Szintigramms mit [131]J-Cholesterol
	rechts	links		
H H.	41,3	658,7	Normalbefund	Aktivitätsanreich. li.
F. A	368,1	2622,0	Adenom li.	Adenomverdacht li.
F H	Adrenalekt. re	52,1	Adenom li.	Adenomverdacht li.
P D	—	—	—	Adenomverdacht re.
W N	56,0	383,0	Adenom li.	Aktivitätsanreich. li.
L E	—	1270,0	Adenom li. (Arteriographie)	—

dieser durch eine aktivitätsschwache Zone getrennt. Durch morphologische Besonderheiten im Szintigramm konnte die [131]J-Cholesterolszintigraphie allein bei 3 von 5 Fällen die richtige Seitenlokalisation des Adenoms vorhersagen.

Durch röntgenologische Methoden konnten 4 von 5 Adenomen gesichert werden, 3mal durch Nebennierenphlebographie, in einem Fall war das große Adenom schon bei der Übersichtsangiographie erkennbar.

Bei 1 Pat. hat sowohl die Nebennierenszintigraphie als auch die Nebennierenphlebographie versagt: Das Adenom dieser Nebenniere führte im [131]J-Cholesterolszintigramm lediglich zu einer Aktivitätsanreicherung im Zentrum der Nebennierenaktivität. Eine eindeutige Adenomdiagnose war hieraus jedoch nicht zu stellen. Im gut gelungenen Nebennierenphlebogramm war eine adenomverdächtige Venenausrundung nicht festzustellen. Die richtige Seitendiagnose erbrachte die Aldosteronbestimmung im seitengetrennt entnommenen Adrenalvenenblut (Tabelle 2). Es handelt sich um die erste Patientin dieser Tabelle: Die deutliche Seitendifferenz, vor allem aber die weitgehende Suppression der Aldosteronproduktion der rechten Nebenniere — die Aldosteronkonzentration im rechtsseitigen Adrenalvenenblut war nur geringgradig höher als die im peripheren Blut —, sprach für die Adenomlokalisation im Bereich der linken Nebenniere. Die seitengetrennte Aldosteronbestimmung zeigte in 4 von 5 Fällen eine deutliche Seitendifferenz zugunsten der adenomtragenden Nebenniere. Entscheidend für die richtige Seitendiagnose ist hierbei nicht allein die Höhe der Aldosteronkonzentration im Adrenalvenenblut der adenomtragenden Seite, sondern auch die Suppression der Aldosteronkonzentration der Gegenseite: Je mehr sich die Aldosteronkonzentration einer Seite bei gut sitzendem Venenkatheter der Aldosteronkonzentration im peripheren Blut annähert, um so unwahrscheinlicher wird ein Adenomsitz in der zugehörigen Nebenniere.

Unsere bisherigen, zahlenmäßig beschränkten Erfahrungen bestätigen im wesentlichen die Erfahrungen in der Literatur: Die höchste Trefferquote der Adenomvorhersage gelingt durch die Aldosteronbestimmung im Adrenalvenenblut. Hierdurch können nach Untersuchungen mehrerer Autorengruppen [2, 3, 5, 6] etwa 90% der Nebennierenrindenadenome richtig vorhergesagt werden. Die Trefferquote der phlebographischen Darstellung liegt nur bei 70% [3, 4, 6]. Keine der drei oben genannten Darstellungsmethoden kann alle Adenome immer vorhersagen. Die Kombination aller drei Methoden, vor allem aber der Nebennierenphlebographie und der Aldosteronbestimmung im seitengetrennt entnommenen Adrenalvenenblut führt zu einer großen Treffsicherheit in der Vorhersage der Adenomlokalisation.

Literatur

1. Conn, I. W., Morita, R., Cohen, E. L., Beierwaltes, W. H., McDonald, W. I., Herwig, K. R.: Arch. intern. Med. **129**, 417 (1972). — 2. Helber, A., Dvorak, K., Winkelmann, W., Meurer, K. A., Würz, H., Dickmans, A.: Erfahrungen mit der ^{131}J-Cholesterol-Szintigraphie der Nebennieren bei verschiedenen Nebennierenerkrankungen, insbesondere einseitige Nebennierentumoren. (Im Druck.) — 3. Horton, R., Finck, E.: Ann. intern. Med. **76**, 885 (1972). — 4. Melby, I. C., Spark, R. F., Dale, S. L., Egdahl, R. H., Kahn, P. C.: New Engl. J. Med. **277**, 1050 (1967). — 5. Nicolis, G. L., Mitty, H. A., Modlinger, R. S., Gabrilove, I. L.: Ann. intern. Med. **76**, 899 (1972). — 6. Scoggins, B. A., Oddie, C. J., Hare, W. S. C., Coghlan, J. P.: Ann. intern. Med. **76**, 891 (1972).

Krause, D. K., Schmitz, H. J., Hummerich, W., Helber, A., Wambach, G., Kaufmann, W. (Lehrstuhl für Inn. Med. II der Univ. Köln): **Renin-Angiotensin- und Aldosteronsystem während des Carbenoxolon-induzierten Escapephänomens**

Chronische Verabreichung von Aldosteron und DOCA bewirkt beim Gesunden eine nur vorübergehende Einschränkung der Natriurese [1, 8], da sich der Organismus auf unbekannte Weise dem natriumretinierenden Mineralocorticoideffekt entziehen kann: das Natrium Escape-Phänomen [1]. Über das Verhalten des Na^+-Haushaltes während Langzeittherapie mit Carbenoxolon (Biogastrone®), das selbst mineralocorticoidähnliche Wirkungen hat [9], lagen bis jetzt keine systematischen Untersuchungen vor. In einer ersten Studie an 6 Probanden wiesen wir die Existenz eines Carbenoxolon-induzierten Escape-Phänomens nach [7]. Hier werden weitere Ergebnisse mitgeteilt, insbesondere über das Verhalten des Renin-Angiotensinsystems, da unter den Erklärungsversuchen des Escape-Vorganges auch eine kausale Rolle der Suppression dieses Systems diskutiert wird (Übersicht: [4]).

Bei 11 gesunden, männlichen Freiwilligen wurden vor und 18 Tage während Einnahme von 4 × 50 mg Carbenoxolon Serienbestimmungen der renalen Na^+-, K^+- und Aldosteronexkretion, des austauschbaren Natriums und der Plasma-Reninkonzentration (PRC) durchgeführt. Die PRC wurde mit einer neuen Methode [5, 6] gemessen, in der das unbekannte Renin gegen den Reninstandard des Medical Research Council (MRC), London, kalibriert und in 10^{-6} MRC-Renineinheiten (µU/ml) angegeben wird.

Ergebnisse

Unter Carbenoxolon ging die Na^+-exkretion von durchschnittlich ($n = 11$, $\bar{x} \pm s_{\bar{x}}$) 244 ± 14 mEq/die während der ersten Wochen auf ein Minimum von 156 ± 15 mEq/die zurück ($P < 0{,}001$), zeigte dann einen markanten Wiederanstieg und erreichte zwischen dem 4. bis 18. Tag ein Maximum von $130 \pm 6\%$ ($P < 0{,}001$) des individuellen Kontrollwertes. Das austauschbare Na^+ zeigte ebenfalls einen biphasischen, jedoch reziproken Verlauf: es war am 7. Tag im Mittel um $+278 \pm 65$ mEq ($n = 9$, $P < 0{,}005$) erhöht und fiel in der 2. Woche wieder auf die Ausgangswerte zurück.

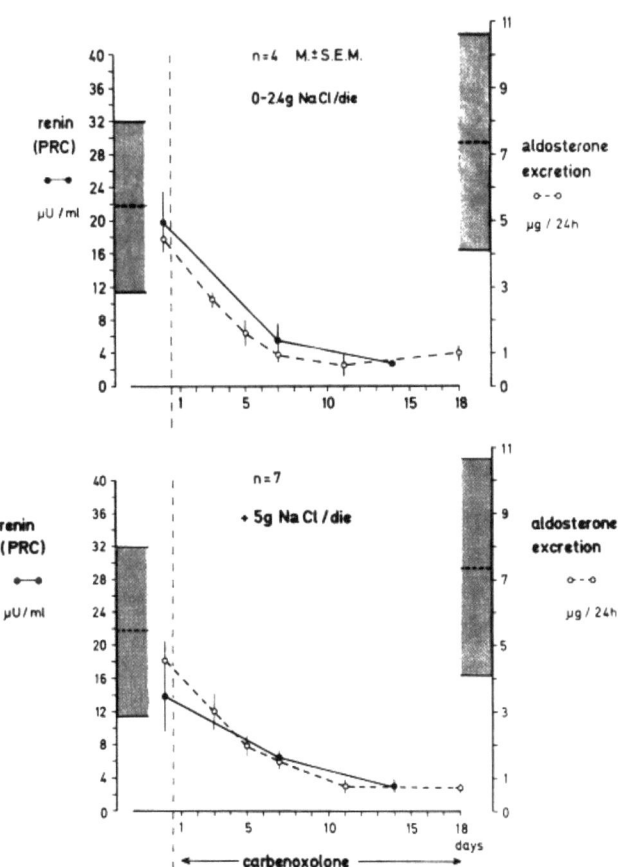

Abb. 1. Rasch einsetzende und intensive Suppression der Aldosteronexkretion und der Plasma-Reninkonzentration durch Carbenoxoloneinnahme (4×50 mg/die). In der 2. Woche werden trotz unterschiedlicher NaCl-Belastung die gleichniedrigen Werte erreicht. (Schraffierte Flächen: $\bar{x} \pm s$ unter freier Kochsalzzufuhr)

Renormalisierung der Natriurese und des austauschbaren Na^+ bei persistierender, signifikanter Erhöhung des arteriellen Blutdrucks und des Körpergewichtes und progressiver Abnahme der Serum-K^+-Konzentration bewiesen die isolierte Adaptation des Na^+-Haushaltes trotz anhaltenden Mineralocorticoideffektes: das Carbenoxolon-induzierte Na^+-Escape-Phänomen.

Abb. 1 zeigt das Verhalten der Aldosteronexkretion und der in Ruhe- und Nüchternbedingungen gemessenen PRC unter Carbenoxolon. Die Vp. hatten

schon vor Beginn der Kontrollperiode zusätzlich 0 bis 5 g NaCl erhalten, um
1. den relativen Anteil der mit der Nahrung eingenommenen Na^+-Menge zu
verkleinern, und um 2. den Eintritt des Escape-Vorganges zu beschleunigen [3].
Bei zusätzlicher Verabreichung von $+5$ g NaCl/die waren Renin- und Aldo-
steronwerte im Vergleich zu Gesunden unter freier Kost schon in der Vorperiode
signifikant supprimiert ($P < 0{,}005$, $n = 7$, untere Bildhälfte). Dann kam es unter

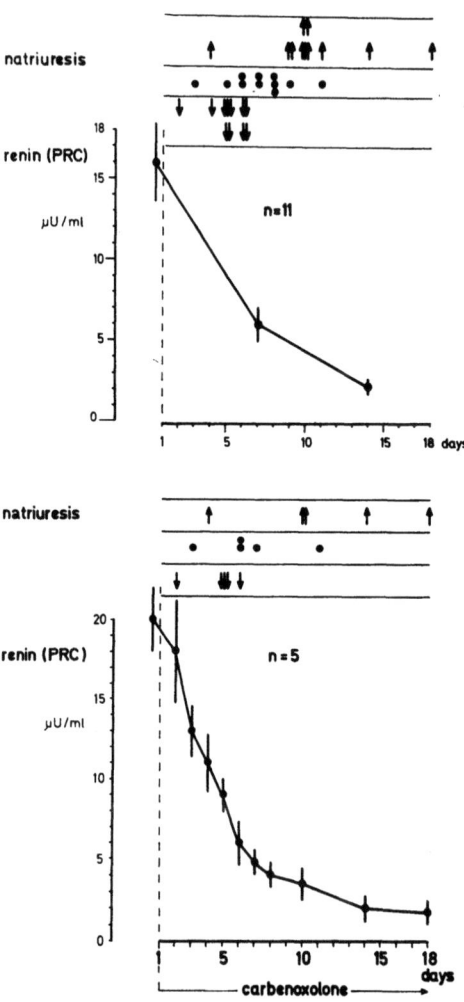

Abb. 2. Einheitlich und exponentiell verlaufende Suppression der Plasma-Reninkonzentration
bei inhomogenem Verlauf der Renormalisierung der Natriumexkretion ($\bar{x} \pm s_{\bar{x}}$; Erläuterung
s. Text)

Carbenoxolon zu einer raschen, anhaltenden und sehr ausgeprägten Suppression
beider Parameter, um in der 2. Woche trotz unterschiedlicher NaCl-Zufuhr die
gleichen Absolutwerte zu erreichen. Die Reninsuppression entsprach der von
Patienten mit CONN-Syndrom. — Abb. 2 korreliert den zeitlichen Ablauf der
Reninsuppression mit dem Verhalten der renalen Na^+-Exkretion. Die Pfeile
symbolisieren minimale, bzw. maximale Natriurese, die Kreise den Tag der
Umkehr der Na^+-Ausscheidung, definiert als Wiederanstieg um $+40$ mEq/die

über das Minimum; im Mittel +114 mEq/die! Während die Reninsuppression einen sehr einheitlichen Verlauf mit einer raschen, exponentiellen (untere Bildhälfte) und starken Abnahme zeigte, erfolgte die Renormalisierung der Na^+-Ausscheidung völlig inhomogen: die Natriureseumkehr wurde zwischen den Tagen 3 bis 11, das Maximum zwischen dem 4. bis 18. Carbenoxolon-Tag beobachtet. Umkehr der Na^+-Exkretion war bei sehr starker Reninsuppression (4,2 µU/ml, 27%) und bei geringfügiger Suppression (15,6 µU/ml, 86%) möglich.

Unsere Ergebnisse können daher nicht die Hypothese unterstützen, nach der zwischen Suppression des Renin-Angiotensinsystems und Wiederanstieg der Natriurese beim Escape-Vorgang eine kausale Beziehung bestehen soll. Wir vermuten, daß auch beim Carbenoxolon-induzierten Escape-Phänomen das natriuretische Hormon die isolierte Renormalisierung des Na^+-Haushaltes bewirkt, wie es von Buckalew u. Mitarb. [2] an DOCA-behandelten Hunden bereits gezeigt wurde.

Literatur

1. August, J. Th., Nelson, D. H., Thorn, G. W.: J. clin. Invest. **37**, 1549 (1958). — 2. Buckalew, V. M., Nelson, D. B.: Kidney int. **5**, 12 (1974). — 3. Ellinghaus, K.: Pflügers Arch. **322**, 347 (1971). — 4. Gross, F.: Effects of aldosterone on blood pressure, water, and electrolytes. In: Angiotensin (eds. I. H. Page, F. M. Bumpus), p. 367. Berlin-Heidelberg-New York: Springer 1974. — 5. Hummerich, W., Krause, D. K.: Acta endocr. (Kbh.) **193** (Suppl.), 133 (1975). — 6. Hummerich, W., Krause, D. K.: Klin. Wschr. (im Druck). — 7. Krause, D. K., Hummerich, W., Helber, A., Wambach, G., Gail, K., Saborowski, F., Lange, H., Hadam, W.: Dtsch. med. Wschr. **99**, 2230 (1974). — 8. Rovner, D. R., Conn, J. W., Knopf, R. F., Cohen, E. L., Hsueh, M. T.-Y.: J. clin. Endocr. **25**, 53 (1965). — 9. Werning, C., Bayer, J. M., Fischer, N., Schweikert, H. U., Siegenthaler, W.: Dtsch. med. Wschr. **97**, 91 (1972).

KNAUF, H., SCHOLLMEYER, P., STEINHARDT, H. J. (Med. Univ.-Klinik Freiburg i. Br.): **Zur Therapie des Bartter-Syndroms**

Das Krankheitsbild des genuinen Bartter-Syndroms ist gekennzeichnet durch: Hyperplasie des juxtaglomerulären Apparates, Hyperreninismus, Aldosteronismus, partielle Angioreninresistenz, metabolische Alkalose, Hypokaliämie und erhöhte Kaliumclearance [1]. Die pathologische Steigerung der K^+-Sekretion ist jedoch nicht auf die Niere beschränkt, sondern findet sich auch an anderen epithelialen Organen, die K^+ sezernieren, z. B. an den Ausführungsgängen der Speicheldrüsen [2]. Dieser Befund spricht gegen eine alleinige Nierenerkrankung und für eine generalisierte Störung des Membrantransportes.

Unser Augenmerk richtet sich daher auf die renale K^+-Ausscheidung, die vom distalen Tubulus reguliert wird. Die distal-tubuläre K^+-Sekretion besteht aus zwei Schritten [3]: a) einer aktiven K^+-Aufnahme vom Interstitium in die Zelle im Austausch gegen Na^+-Ionen, b) einer Diffusion von der Zelle ins Lumen entlang einem Konzentrationsgefälle und begünstigt durch eine elektrische Triebkraft. Eine gesteigerte K^+-Sekretion kann folgende Ursachen haben: 1. *Hyperaldosteronismus*, der vorwiegend die peritubuläre Na-K-Pumpe antreibt [4]. 2. *Metabolische Alkalose* [5]. In beiden Zuständen ist jedoch stets gleichzeitig die Na^+-Resorption gesteigert [6]. Beim Bartter-Syndrom ist hingegen die Na^+-Resorption eher vermindert, sowohl an der Niere als auch extrarenal [1, 2, 7]. 3. *Erhöhtes distal-tubuläres Na^+-load*, da eine Erhöhung der Na^+-Konzentration im distalen Tubulus die K^+-Sekretion fördert. Dies würde voraussetzen, daß beim Bartter-Syndrom in weiter proximal gelegenen Nephronabschnitten eine Störung der Na^+-Resorption als primärer Defekt vorliegt. Die Nierensymptomatik des Bartter-Syndroms ließe sich mit dieser Annahme erklären, nicht jedoch die extrarenal gesteigerte K^+-Sekretion [2]. Als 4. Möglichkeit wäre ein *Defekt der luminalen Zellmembran* des distalen Tubulus in Betracht zu ziehen, nämlich eine krankhaft gesteigerte Permeabilität für K^+-Ionen. Mit dieser Annahme könnten die Befunde an der Niere wie auch die extrarenalen Störungen des Elektrolyttransportes in Einklang gebracht werden.

Die Therapie der gesteigerten Kaliurese mit den zur Verfügung stehenden drei K^+-sparenden Diuretica könnte weiteren Aufschluß über die Pathogenese des Bartter-Syndroms geben. In Abb. 1 sind die Maximaleffekte von Spirolactone, Triamteren und Amilorid auf die Na^+-Resorption und K^+-Sekretion des Speicheldrüsenganges der Ratte dargestellt. Dieses Epithel ähnelt in seiner Transportcharakteristik dem distalen Tubulus der Niere und eignet sich daher gut als Modell zum Studium des Elektrolyttransportes [8—11].

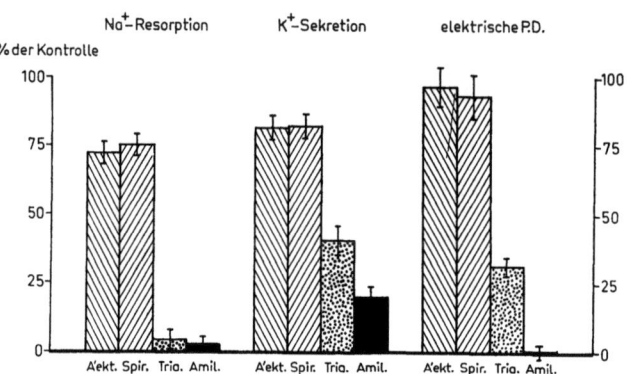

Abb. 1. Vergleich der Maximalwirkung von Spironolactone, Triamteren und Amilorid auf dem Transport von Na^+, K^+ und die elektrische Spannungsdifferenz zwischen Lumen und Interstitium des Drüsengangepithels. Spironolactone (10 mg/kg KG i.p.) erreicht den Effekt der Adrenalektomie, während Triamteren und Amilorid bei gleicher Dosis (10^{-4} M intraluminal) den Na^+-Transport völlig blocken, die Netto-K^+-Sekretion jedoch unterschiedlich stark senken. Amilorid hat die stärkste Hemmwirkung auf die K^+-Sekretion und die elektrischen Spannungsdifferenzen am „Modellepithel" Drüsengang

Nach Adrenalektomie ist die Na^+-Resorption um 25 bis 30% vermindert. Die Maximalwirkung des Aldosteronantagonisten Spironolactone (10 mg/kg Körpergewicht intraperitoneal) erreicht den Adrenalektomieeffekt [8]. Triamteren und Amilorid, die beide nur vom Lumen her wirksam sind [9, 11], hemmen beide in einer Konzentration von 10^{-4} M den Na^+-Transport vollständig [9—11].

Die drei Substanzen unterscheiden sich auch deutlich in ihrer Wirkung auf die K^+-Sekretion. Spironolactone erreicht wiederum nur den Effekt der Adrenalektomie, das sind etwa 20%. Unter Triamteren fällt die K^+-Sekretion am Drüsengang auf die Hälfte, unter Amilorid sogar auf etwa 20% der Kontrolle ab. Beide Substanzen reduzieren drastisch die elektrische Spannungsdifferenz zwischen Interstitium und Lumen und damit eine Triebkraft für die K^+-Sekretion. Spironolactone vermag dies nicht, ebensowenig die Adrenalektomie [8]. Der Wirkungsunterschied zwischen Triamteren und Amilorid auf den K^+-Transport beruht darauf, daß Amilorid noch zusätzlich die Permeabilität der luminalen Zellmembran für K^+-Ionen vermindert [11]. Hierdurch wird die K^+-Diffusion aus der Zelle ins Lumen stärker gehemmt. Amilorid bot sich daher als *Mittel der Wahl* zur Behandlung des renalen K^+-Verlustes bei unserem Patienten mit Bartter-Syndrom an. Der 50jährige Patient (172 cm groß, 72 kg schwer) wies alle obengenannten Symptome eines genuinen Bartter auf. Abb. 2 zeigt den klinischen Verlauf des Elektrolythaushaltes des Patienten, der 7 Jahre an der Klinik in Kontrolle war. Mit 10 mg Amilorid pro Tag ließ sich der renale K^+-Verlust (Kalium-Clearance: 45 ml/min) auf Normwerte (5 ml/min) senken. Die Hypokaliämie und die metabolische Alkalose wurden voll kompensiert. Hingegen konnte unter Spironolactone (200 mg/Tag) und zusätzlicher KCL-Substitution (80 mg/Tag) keine vollständige Kompensation des Elektrolythaushaltes erzielt werden.

Der Therapieerfolg mit Amilorid währt jetzt seit einem Jahr. Da dieses Präparat den Transportschritt des Kaliums durch die luminale Zellmembran blockt, erhält die Hypothese eines „K^+-Lecks" dieser Membran beim Bartter eine Stütze.

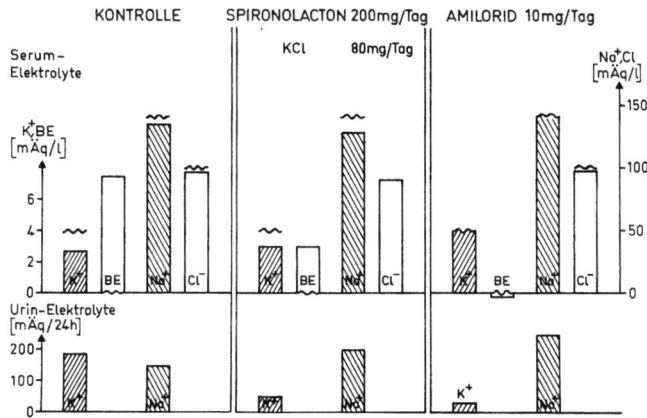

Abb. 2. Gegenüberstellung der Mittelwerte des Elektrolythaushaltes und Säurebasenstatus (B. E. = Base Excess) bei 1 Pat. mit Bartter-Syndrom

Literatur

1. Bartter, F. C., Pronove, P., Gill, J. R., Mac Cardle, R. C.: Amer. J. Med. **33**, 811 (1962). — 2. Heidland, A., Kreusser, W., Hennemann, H., Knauf, H., Wigand, M. E.: Klin. Wschr. **50**, 956 (1972). — 3. De Mello-Aires, M., Giebisch, G., Malnic, G., Curran, P. F.: J. Physiol. (Lond.) **232**, 47 (1973). — 4. Schmidt, U., Schmid, J., Schmid, H., Dubach, U. C.: J. clin. Invest. **55**, 655 (1975). — 5. Malnic, G., De Mello-Aires, M., Giebisch, G.: Amer. J. Physiol. **221**, 1190 (1971). — 6. Stein, J. H., Rector, F. C., Seldin, D. W.: J. clin. Invest. **47**, 277 (1968). — 7. Gardner, H., Lapey, A., Simoponlos, A., Bravo, E.: J. clin. Invest. **49**, 32 (1971). — 8. Knauf, H.: Europ. J. clin. Invest. (submitted for publication). — 9. Knauf, H., Wais, U., Lübcke, R., Albiez, G.: Europ. J. clin. Invest. (submitted for publication). — 10. Knauf, H.: Pflügers Arch. **343**, 63 (1973). — 11. Knauf, H., Lübcke, R.: Pflügers Arch. (submitted for publication).

SINTERHAUF, K., HERZOG, P., LOMMER, D. (I. Med. Klinik u. Poliklinik d. Univ. Mainz): **Beurteilung des circadianen Cortisolrhythmus an Hand von Dreipunkt-Tagesprofilen des Plasmacortisols***

Die Konzentration des Cortisols im menschlichen Plasma folgt einem circadianen Rhythmus mit Maximalwerten gegen 7 und Minimalwerten gegen 24 Uhr. Die Bestimmung des Plasmacortisols zu verschiedenen Tageszeiten — möglichst im Bereich der Konzentrationsmaxima und Minima — galt lange Zeit als zu-

---

* Technische Assistenz E. Walther.

verlässiger Parameter zur Kontrolle der Hypothalamus-Hypophysen-Nebennierenrindenfunktion. Durch den Nachweis unregelmäßiger Episoden der Cortisolsekretion, die den Verlauf der Rhythmuskurve überlagern [1—11], kam es zu Zweifeln an der diagnostischen Relevanz derartiger Untersuchungen.

In der vorliegenden Arbeit sollte die Aussagefähigkeit von Cortisoltagesprofilen mit den Abnahmezeiten 8, 16 und 24 Uhr überprüft werden.

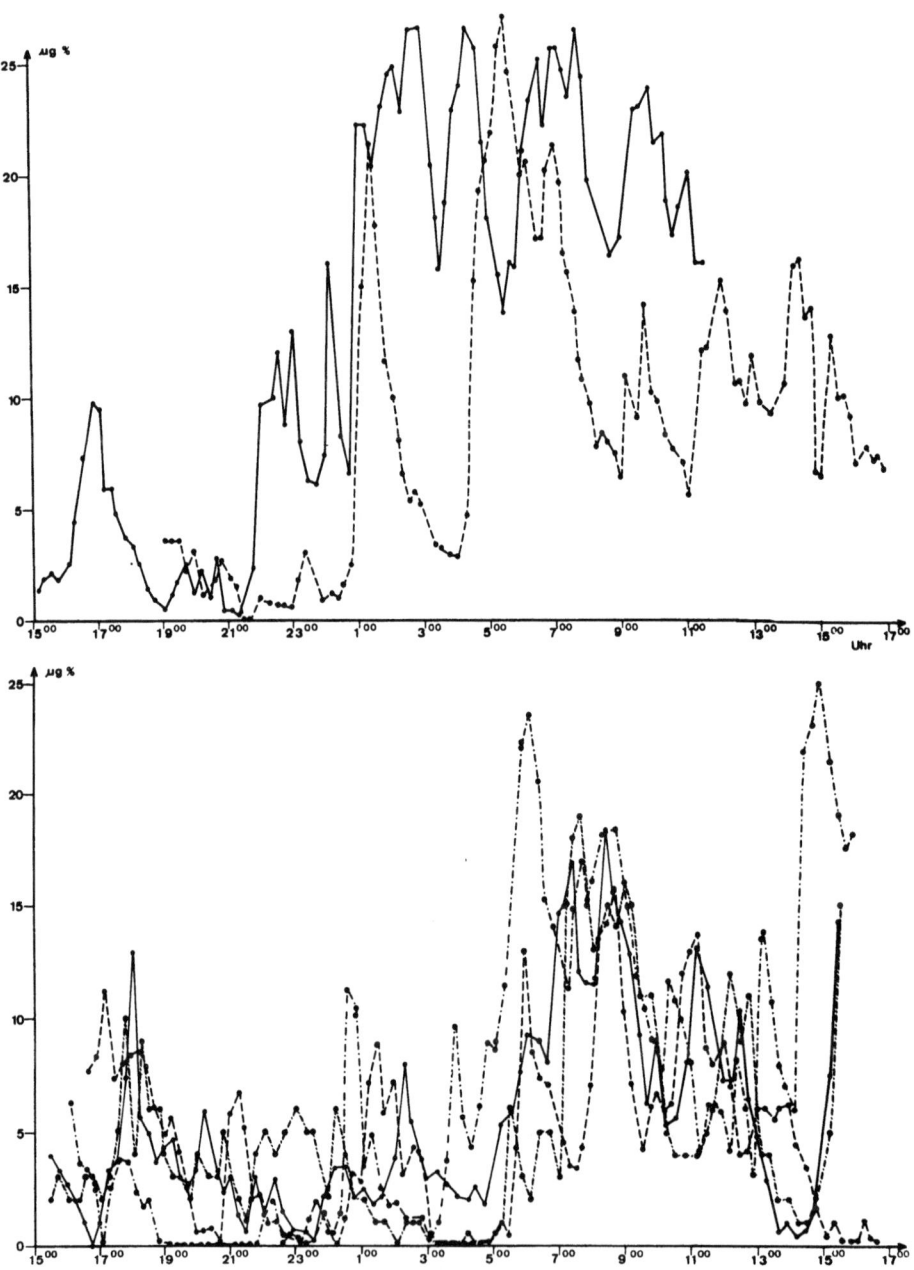

Abb. 1. Zeitlicher Verlauf der Cortisolkonzentration im Plasma. Oben: 2 Probanden ohne Medikation. Unten: 4 Probanden unter Phenobarbital

Hierzu wurde zunächst die Feinstruktur der Konzentrationszeitkurve an 6 gesunden Freiwilligen in 60-min-Intervallen und an weiteren 6 Freiwilligen (2 Probanden ohne Medikation und 4 Probanden mit 2mal 300 mg Phenyl-äthyl-barbitursäure) in 10-min-Intervallen über 24 Std untersucht. Bei den Freiwilligen handelt es sich um 21 bis 28 Jahre alte gesunde männliche Personen mit Idealgewicht. Zur Blutentnahme wurde ein Intranülekatheter mit Dreiwegehahn in die Arteria brachialis gelegt, der durch kontinuierliche Durchströmung mit Hämaccel über einen Perfusor offen gehalten wurde. Außerdem wurde bei 50 Pat. und Freiwilligen, die keinen Hinweis auf das Vorliegen einer primären oder sekundären Nebennieren-Rindenstörung boten, jeweils um 8, 16 und 24 Uhr das Plasmacortisol entnommen. Die Bestimmung des Cortisols erfolgte mit der kompetitiven Proteinbindungsanalyse.

Bei der Konzentrations-Zeitkurve mit den Cortisolentnahmen in 60 min-Intervallen wurden die höchsten Werte zwischen 4 und 8 Uhr morgens beobachtet. Im Laufe des Tages fielen die Werte rasch ab. Minima wurden zwischen 21 und 24 Uhr erreicht. Dieser Gang wurde durch Episoden [2—7] mit höheren Cortisolkonzentrationen durchbrochen.

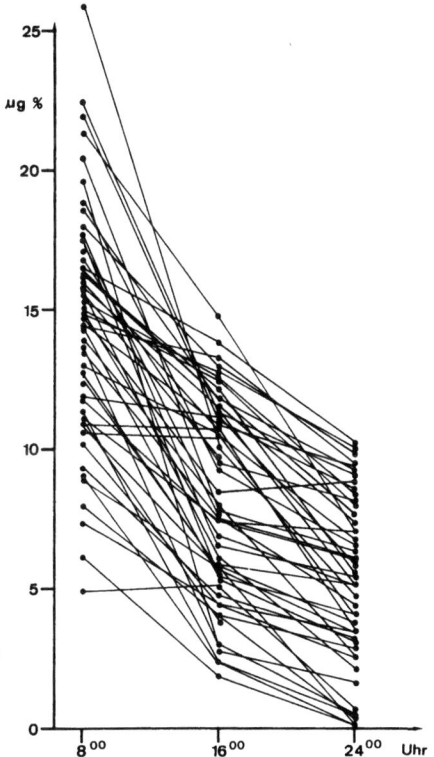

Abb. 2. Dreipunkt-Tagesprofile des Plasmacortisols (n = 50)

Bei der Konzentrations-Zeitkurve mit der Cortisolentnahme in 10 min-Intervallen (Abb. 1) war wiederum der oben beschriebene Gang mit höchsten Werten in den frühen Morgenstunden und niedrigsten Werten gegen Mitternacht zu beobachten. Der circadiane Rhythmus war jedoch immer durch mehr als 7 [8—14] episodische Schwankungen unterbrochen. 60 min Entnahmezeiten sind somit nicht ausreichend, alle Sekretionsepisoden zu erfassen.

Um unregelmäßige Abweichungen durch Stress-Situationen zu vermeiden, wurde bei 4 Probanden (Abb. 1 unten) Phenyl-äthyl-barbitursäure verabreicht. Im Vergleich zu 2 Probanden (Abb. 1 oben) ohne Medikation treten auch unter der Sedierung episodische Schwankungen auf. Nur die Gesamtcortisolsekretion als integrale Fläche der Cortisolkonzentration war mit 228 ± 51 cm² (n = 4) gegenüber 538 cm² und 333 cm² niedriger. Eine Sedierung führt zu verminderter Stressantwort mit geringerer Gesamtcortisolausscheidung, aber nicht zu einer Reduzierung der episodischen Schwankungen.

Zwischen dem Auftreten unregelmäßiger Sekretionsraten und Veränderung der Herzfrequenz konnte in 3 Fällen — 1 Proband ohne und 2 Probanden mit Phenyl-äthyl-barbitursäure — kein Zusammenhang festgestellt werden.

Bei der Beurteilung des Dreipunkt-Tagesprofiles aus dem circadianen Cortisolrythmus lag der 8 Uhr-Wert 11mal höher als der 16 Uhr-Wert, wohingegen der 16 und der 24 Uhr-Wert nur noch geringe Unterschiede zeigten oder sogar entgegengesetzt gerichtet war.

Um diesen Befund aus der Cortisol-Zeit-Feinstruktur an einem größeren Kollektiv zu überprüfen, wurde bei 50 Patienten und Freiwilligen (Abb. 2) jeweils um 8, 16 und 24 Uhr das Plasmacortisol entnommen. Hierbei fällt die große interindividuelle Streuung auf, ein erneuter Hinweis dafür, daß einmalige Untersuchungen zu irgendeinem Zeitpunkt ohne Relevanz sind. Bei 45 von 50 Untersuchungen war ein deutlicher Abfall von 8 nach 16 Uhr festzustellen. Nur bei 4 Fällen konnte kein Abfall und in einem wurde ein geringer Anstieg festgestellt. Beim Vergleich zwischen 16 und 24 Uhr war der Abfall 40mal nur noch gering.

Nach diesen Befunden ist es trotz der Existenz unregelmäßiger Sekretionsepisoden möglich, aus der Bestimmung des Plasmacortisols um 8 und 16 Uhr diagnostisch relevante Schlußfolgerungen über den Zustand der Hypothalamus-Hypophysen-NNR-Achse zu ziehen. Die Bestimmung des 24 Uhr-Wertes liefert dagegen auf Grund der intraindividuellen Streuung keine vertretbare Information.

Literatur

1. Berson, S. A., Yalow, R. S.: J. clin. Invest. **47**, 2725 (1968). — 2. Fullerton, D. T., Wenzel, F. J., Lohrenz, F. N., Fahs, H.: Arch. gen. Psychiat. **19**, 674 (1968). — 3. Hellman, L., Nakada, F., Curti, J., Weitzman, E. D., Kream, J. Roffwarg, H., Ellman, S., Fukushima, D. K., Gallagher, T. F.: J. clin. Endocr. **30**, 411 (1970). — 4. Jusko, W. J., Slaunwithe, W. R., Aceto, T.: J. clin. Endocr. **40**, 278 (1975). — 5. Krieger, D. T., Lick, S., Silverberg, S., Krieger, H. P.: J. clin. Endocr. **28**, 1589 (1968). — 6. Migeon, C. J., Tyler, F. H., Mahoney, J. P., Florentin, A. A., Castle, H., Bliss, E. L., Samuels, L. T.: J. clin. Endocr. **16**, 622 (1956). — 7. Mills, J. N.: Physiol. Rev. **46**, 128 (1966). — 8. Nichols, C. T., Tyler, F. H.: Ann. Rev. Med. **18**, 313 (1967). — 9. Orth, D. N., Island, D. P., Liddle, G. W.: J. clin. Endocr. **27**, 549 (1967). — 10. Sollberger, A.: In: Biological Rhythm Research, pp. 165—230. New York: Elsevier Publishing Co. 1965. — 11. Takahashi, Y., Kipnis, D. M., Daughaday, W. H.: J. clin. Invest. **47**, 2079 (1968).

Aussprache

Herr MENZEL, W. (Hamburg):

Zu Herrn SINTERHAUF, K.: Die in 10- und 60-min-Intervallen aufgenommenen Kurven sind sehr schöne Beispiele dafür, daß (normalerweise) die 24-Std-Periode von kürzeren Perioden überlagert ist, daß es sich also um ein Periodenspektrum handelt. Dieses Periodenspektrum ist in Krankheitsfällen häufig zur kurzwelligen Seite hin verlagert, es treten z. B. gehäuft und verstärkt 12-Std-Perioden auf. Bei nur 2 Blutentnahmen im Laufe von 24 Std werden diese 12-Std-Perioden nicht erfaßt.

CORDES, U., KELLER, H., BEYER, J. (II. Med. Klinik u. Poliklinik d. Univ. Mainz, Abt. f. klin. Endokrinologie): **Der diagnostische Wert der Plasmakatecholaminbestimmung bei primärer Nebennierenrindeninsuffizienz**

Die primäre Nebennierenrindeninsuffizienz ist eine relativ seltene Erkrankung, deren Vorkommen in einer amerikanischen Obduktionsstatistik mit 4 auf 100000 angegeben wird [1]. Auch in einer epidemiologischen Studie aus England wird ihr Auftreten gleich hoch eingeschätzt [4].

Im ersten Drittel dieses Jahrhunderts war die häufigste Ursache eine Tuberkulose, die mit 70 bis 90% angegeben wurde [3]. Seit dem Rückgang der Tuberkulose in den letzten Dekaden hat sich auch die Häufigkeitsverteilung der Ursachen der primären Nebennierenrindeninsuffizienz gewandelt.

Aus Zusammenstellungen von Nerup [5] und von Goudie [2] ergibt sich, daß z. Z. die primäre Nebennierenrindeninsuffizienz in 60% durch die sog. primäre idiopathische Atrophie bzw. cytotoxische Nebennierenrindenatrophie und in etwa 30% durch eine Tuberkulose verursacht wird. In etwa 10% sind seltene Ursachen wie Amyloidose, Mykose oder Carcinommetastasen an der Entstehung eines Morbus Addison beteiligt.

Bei der Tuberkulose der Nebennieren, bei der es sich meist um die Spätmanifestation einer in einem anderen Organ abgelaufenen Tuberkulose handelt, kommt es fast immer zu einer völligen Zerstörung von Rinde und Mark.

Im Gegensatz dazu führt die idiopathische Atrophie zu einem völligen Schwund des Rindenorgans, während das Mark meist erhalten bleibt.

Somit sollte die Bestimmung des Adrenalins im Plasma während einer Insulinhypoglykämie, die bei Verdacht auf Nebennierenrindeninsuffizienz aus diagnostischen Gründen ohnehin durchgeführt wird, die Möglichkeit bieten, zwischen der idiopathischen Atrophie und der tuberkulösen Genese zu differenzieren.

Wir untersuchten bei 15 Patienten, bei denen ein Morbus Addison bereits gesichert war, das Verhalten des Plasmaadrenalins und -Noradrenalins während einer mit 0,1 E/kg induzierten Insulinhypoglykämie.

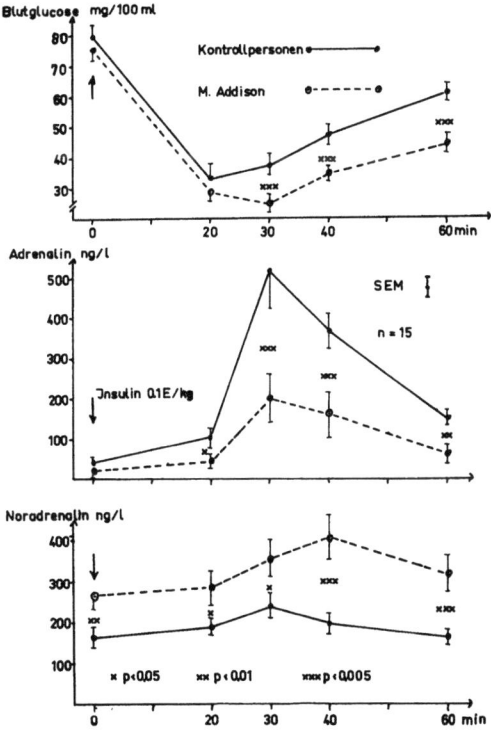

Abb. 1. Verhalten des Blutzuckers, des Plasma-Adrenalins und -Noradrenalins nach der i.v.-Gabe von 0,1 E Insulin bei Patienten mit Morbus Addison und einer stoffwechselgesunden Vergleichsgruppe

Das Kollektiv bestand aus 11 Frauen und 4 Männern, bei 5 Patienten konnte auf Grund einer durchgemachten Urogenital- bzw. Lungentuberkulose die tuberkulöse Genese des Morbus Addison als gesichert gelten. Bei zwei Patientinnen bestand ein Schmidt-Syndrom, d. h. zusätzlich eine Hypothyreose. Als Kontrollpersonen dienten uns 15 stoffwechsel- und nebennierengesunde Studenten.

Methode

Der Blutzucker wurde enzymatisch gemessen, die Plasmakatecholamine wurden mit einer eigenen Modifikation der Trihydroxyindolmethode spektralfluorometrisch bestimmt. Diese Methode ist eine kombinierte batch- und Säulentechnik, bei der an Aluminiumoxyd adsorbiert und mit einer Mischung aus Essig- und Borsäure eluiert wird. Die Methode gestattet es, innerhalb von 6 Std 20 Proben zu bestimmen.

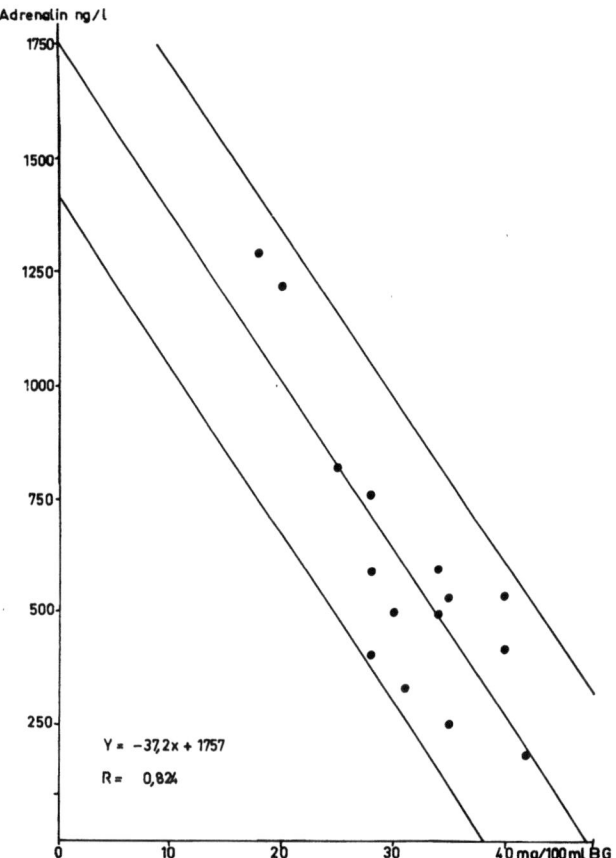

Abb. 2. Korrelation zwischen niedrigsten Blutzuckerwerten und höchsten Adrenalinwerten während einer Insulinhypoglykämie bei Stoffwechselgesunden

Die Nachweisbarkeitsgrenze der Methode liegt für Noradrenalin bei 300 pg pro Küvetteninhalt, für Adrenalin bei 350 pg/Küvetteninhalt. Der Küvetteninhalt beträgt am Ende der Reaktionsschritte 1,3 ml.

Adrenalin und Noradrenalin können auf Grund eines unterschiedlichen Anregungsspektrums im gleichen Ansatz simultan gemessen werden. Da die Recoverie für beide Amine 75% beträgt, liegt die Nachweisbarkeitsgrenze in einer 10-ml-Plasmaprobe bei 37 pg/ml für Noradrenalin und 44 pg/ml für Adrenalin. Als Nachweisbarkeitsgrenze ist der Wert definiert, der die Fluoreszenz des Leerwertes verdoppelt.

Die Normalwerte für den normotensiven, liegenden Erwachsenen liegen mit dieser Methode für Noradrenalin bei 174 ng/l ± 120, für Adrenalin bei 60 ng/l ± 60.

Die Abb. 1 zeigt in ihrem oberen Abschnitt den Abfall des Blutzuckers nach der Insulininjektion, der bei den Patienten mit Morbus Addison stärker und länger anhaltend ist als bei den Kontrollpersonen. Bei beiden Kollektiven kommt es zu einem signifikanten Adrenalinanstieg, vor allem in der 30. min, der jedoch bei den Gesunden wesentlich stärker ausgeprägt ist als bei den Addisonpatienten.

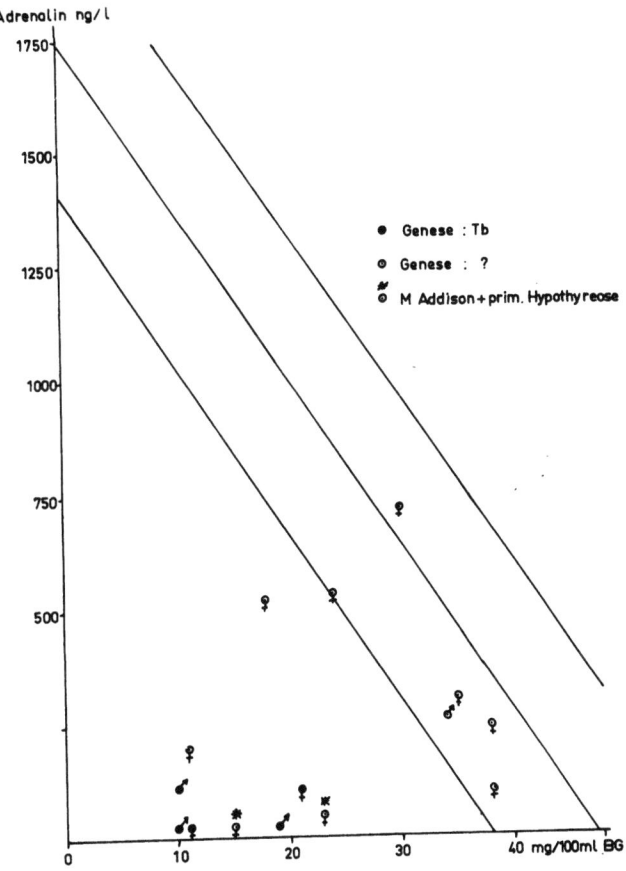

Abb. 3. Korrelation zwischen niedrigsten Blutzuckerwerten und höchsten Adrenalinwerten während einer Insulinhypoglykämie bei Patienten mit Morbus Addison im Vergleich zu Stoffwechselgesunden

Im Gegensatz zum Adrenalin liegt das Noradrenalin bei den Patienten mit Morbus Addison basal signifikant höher als beim Kontrollkollektiv (264 ng/l gegenüber 162 ng/l) und steigt auch nach der Hypoglykämie deutlich stärker an.

Korreliert man bei den gesunden Vergleichspersonen jeweils den niedrigsten Blutzuckerwert mit dem höchsten Adrenalinwert (Abb. 2), so ergibt sich eine negative Korrelation mit einem Korrelationskoeffizienten von 0,824. Die beiden Geraden ober- und unterhalb der Regressionsgeraden begrenzen den Bereich des doppelten SE. Trägt man in diesen so gefundenen Bereich des doppelten SE die Werte, die sich bei den Addisonpatienten ergeben ein (Abb. 3), so ergibt sich, daß von 15 Patienten 6 innerhalb dieses Bereiches liegen, eine siebente ihm wohl auch noch zugerechnet werden kann.

Alle Patienten, bei denen die tuberkulöse Genese als sicher galt, liegen weit außerhalb des 2-SE-Bereiches, sie sezernieren wenig oder kein Adrenalin und fallen auch mit dem Blutzucker am stärksten ab.

Obwohl bei den Patientinnen mit dem Schmidt-Syndrom, bei dem es sich nach den heutigen Erkenntnissen wahrscheinlich um eine Autoimmunkrankheit handelt, das Nebennierenmark erhalten sein sollte, konnte trotz ausgeprägter Hypoglykämie keine oder nur eine sehr geringe Adrenalinausschüttung nachgewiesen werden. Es muß hier also die Frage gestellt werden, ob es sich beim Schmidt-Syndrom und bei der idiopathischen Atrophie, die ja auch als Immunadrenalitis bezeichnet wird, um zwei unterschiedliche Mechanismen handelt, die zur Rindenatrophie bzw. Organuntergang führen.

Stellt man die Patienten, bei denen eine Tuberkulose sicher bzw. auf Grund der Adrenalinsekretion wahrscheinlich ist, denen gegenüber, bei denen ein Schmidt-Syndrom besteht bzw. eine normale hypoglykämieinduzierte Adrenalinsekretion vorhanden ist, so ergibt sich ein Verhältnis von 6:9, das mit dem von Mason u. Mitarb. (1968) von 12:27 für Tuberkulose gegenüber primärer Atrophie angegebenen relativ gut übereinstimmt [4].

Zusammenfassend kann gesagt werden: Die Bestimmung des Adrenalins im Plasma während einer Insulinhypoglykämie scheint somit die Möglichkeit zu bieten, nach Ausschluß eines Schmidt-Syndroms zwischen tuberkulöser Genese bzw. primärer Nebennierenrindenatrophie zu differenzieren.

Literatur

1. Forsham, P. H.: The adrenal gland. In: Textbook of endocrinology (ed.: R. H. Williams), p. 322. Philadelphia-London-Toronto: Saunders 1968. — 2. Goudie, R. B., Anderson, I. R., Gray, K. G., Whyte, W. G.: Lancet **1966 I**, 1173. — 3. Guttman, P. H.: Arch. Path. **10**, 742 (1930). — 4. Mason, A. C., Meade, T. W., Lee, J. A. H., Morris, J. N.: Lancet **1968 II**, 744. — 5. Nerup, J., Søborg, M., Halberg, P., Brøchner-Mortensa, K.: Acta med. scand. **445** (Suppl.), 383 (1966).

KLEY, H. K., NIESCHLAG, E., WIEGELMANN, W., KRÜSKEMPER, H. L. (2. Med. Univ.-Klinik, Düsseldorf): **Lebercirrhose und Hormonkonzentrationen im Plasma des Mannes**

Bei männlichen Patienten mit Lebercirrhose findet sich in einem hohen Prozentsatz Hypogonadismus mit Hodenatrophie, Gynäkomastie, Impotenz und Verlust der Körperhaare [6, 8, 9]. Ursache dieser Veränderungen soll eine mangelnde Metabolisierung von Östrogenen sein [2, 8], obwohl die bisher erhobenen Untersuchungsergebnisse, die sich vorwiegend auf Urinanalysen [1] stützen, die ausgeprägte klinische Symptomatik nicht ausreichend erklären konnten. In folgender Arbeit soll durch Messung der Östrogene Östron und Östradiol, von Testosteron und Cortisol sowie deren Bindung an Plasmaproteine diese Frage durch Bestimmung der Plasmahormonkonzentrationen, dem bis heute besten Parameter peripherer Wirkung, neu untersucht werden.

Untersucht wurden männliche Patienten mit verschiedenen Lebererkrankungen (bioptisch gesichert): 10 Pat. mit Fettleber (Alter: 38,7 ± 5,7 Jahre), 6 Pat. mit chronischer Hepatitis (3 mit chronisch-aggressiver und 3 mit chronisch-progressiver Hepatitis; Alter: 52 ± 6,6 Jahre) und 15 Pat. mit Lebercirrhose (Alter: 48,1 ± 4,7 Jahre) und einer Kontrollgruppe von 25 jungen gesunden Männern (20 bis 50 Jahre) und einer von 25 gesunden alten Männern (61 bis 89 Jahre) gegenübergestellt. Durch Voruntersuchungen haben wir zeigen können [5, 7], daß sowohl für Östron und Östradiol als auch für Testosteron bei gesunden Männern bis zum 60. Lebensjahr keine Veränderungen der Steroidkonzentrationen nachweisbar waren; danach stiegen die Plasmakonzentrationen von Östron und Östradiol an, während Testosteron den bekannten Abfall zeigte. Bei allen Patienten mit Lebercirrhose bestand eine Alkoholanamnese

[9]. Östron, Östradiol, Testosteron, Androstendion und LH wurden radioimmunologisch, Cortisol mit Hilfe der kompetitiven Proteinbindungsanalyse und die prozentuale Bindung der Steroide an Plasmaproteine mittels der Gleichgewichtsdialyse bestimmt.

Bei der klinischen Untersuchung fielen bei der Patientengruppe mit Lebercirrhose deutlich verkleinerte Hoden von weicher Konsistenz auf (10 von 15 Patienten) und in gleicher Häufigkeit Impotenz und Gynäkomastie (⌀ : 1 bis 3 cm). Die übrigen klinischen (Spider naevi, Plasmaerythem, Ascites, Ösophagusvarizen) und laborchemischen Parameter (SGOT, SGPT, CHE, alk. Phosphatase, Bilirubin, Elektrophorese und BSP-Test) waren bei den Patienten mit Lebererkrankungen in typischer Weise unterschiedlich stark ausgeprägt vorhanden.

Die Testosteronplasmakonzentrationen (normal: 760 ± 160 ng/100 ml Plasma) betrugen bei den Patienten mit Fettleber 590 ± 150 ng-%, bei den Patienten mit chronischer Hepatitis 500 ± 240 ng-% und bei den Lebercirrhotikern 335 ± 195 ng-%. Als Folge des Testosteronabfalles fand sich bei den Patienten mit Lebercirrhose ein Anstieg des LH von $9{,}0 \pm 3{,}2$ auf $18{,}0 \pm 4{,}0$ mU/ml Plasma. Eine Zunahme von Östradiol (normal: $19{,}2 \pm 3{,}2$ pg/ml Plasma) war bei den Patienten

		CORTISOL (F)	ÖSTRADIOL (E_2)	ÖSTRON (E_1)	TESTOSTERON (T)	E_2/T	E_1/T	LH	Prozentuale Bindung			
									F	E_2	E_1	T
NORMALE MÄNNER	(19-50 J.)	-	-	-	-	-	-	-	-	-	-	-
	(61-89 J.)	0	↑	↑	↓	↑	↑	↑↑	0	(↑)	0	↑
FETTLEBER		0	0	0	(↓)	(↑)	(↑)	0	0	0	0	0
CHRON. HEPATITIS		0	(↑)	(↑)	↓	↑	↑	↑	0	(↑)	0	↑
LEBERCIRRHOSE		0	↑	↑↑↑	↓↓	↑↑	↑↑↑	↑↑	(↑)	(↑)	0	↑

Abb. 1. Veränderungen von Hormonplasmakonzentrationen und der Bindung von Steroiden an Plasmaproteine bei Patienten mit Lebererkrankungen, verglichen mit jungen gesunden Männern. Die Abbildung weist die größten Abweichungen bei Patienten mit Lebercirrhose aus, zeigt jedoch, daß qualitativ ähnliche auch bei gesunden alten Männern gefunden werden

mit chronischer Hepatitis ($+30\%$) und bei denen mit Lebercirrhose ($+60\%$) nachweisbar; sie lag damit etwa im gleichen Bereich wie wir es bei alten Männern gefunden hatten ($+50\%$, [5]). Die deutlichsten Veränderungen fanden sich für Östron (normal: $27{,}4 \pm 3{,}4$ pg/ml), wo bei Patienten mit chronischer Hepatitis eine Vermehrung um $+30\%$ und bei den Patienten mit Lebercirrhose sogar um $+175\%$ nachweisbar war. Die Konzentrationen von Androstendion schwankten in einem weiten Bereich (20 bis 290 ng/100 ml Plasma) und zeigten keinen eindeutigen Trend. Die mittleren Cortisolplasmakonzentrationen waren bei allen Kollektiven gleich. Betrachtet man die Veränderungen der Steroidbindung an Plasmaproteine, so fand sich bei Patienten mit Lebercirrhose ein geringer Abfall der Bindung für Cortisol ohne Änderung der Cortisolkonzentrationen, eine deutliche Zunahme der Bindung für Testosteron bei Patienten mit chronischer Hepatitis und Lebercirrhose (von 91,4 auf 95,6 bzw. 94,1%), während eine Bindungszunahme für Östradiol weniger deutlich und für Östron nicht nachweisbar war; d. h., durch die erhöhte Bindung (= Inaktivierung) des bereits erniedrigten Testosterons wird die periphere Wirkung der im Plasma erhöhten Östrogene noch verstärkt.

Nimmt man einen gewissen Antagonismus für Östrogene und Androgene in deren peripheren Wirkungen auf einige somatische Sexualcharakteristika an, so dürfte die Relation Östrogen-/Androgenplasmakonzentration eine bessere Aussage als die Einzelhormonbestimmungen geben. Östradiol/Testosteron (x 0,001) stieg von 2,5 ± 1,5 (junge gesunde Männer) und 4,8 ± 2,0 (alte gesunde Männer) auf 4,4 bei Patienten mit Fettleber, auf 6,1 bei Patienten mit chronischer Hepatitis und auf 14,9 bei Patienten mit Lebercirrhose an. Noch deutlicher war der Anstieg der Relation Östron/Testosteron (gesunde Männer 3,6 ± 1,2 bzw. 6,9 ± 1,5) auf 6,4 (Fettleber), auf 9,1 (chronische Hepatitis) und sogar auf 38,0 bei Patienten mit Lebercirrhose.

Aus den vorliegenden Befunden (Abb. 1) glauben wir ableiten zu können, daß — im Gegensatz zu den Urinanalysen — bei der Bestimmung der Plasmahormonkonzentrationen und deren Bindung deutliche Unterschiede für Patienten mit Lebererkrankungen gegenüber Normalpersonen nachweisbar sind. Diese Veränderungen sind am deutlichsten bei Patienten mit Lebercirrhose ausgeprägt [3, 4], zeigen sich jedoch auch bei anderen Lebererkrankungen, wie chronische Hepatitis und angedeutet auch bei Patienten mit Fettleber. Alle Veränderungen (Plasmakonzentrationen und Bindungsverhältnisse) weisen in Richtung einer verminderten Testosteron- und einer erhöhten Östrogenwirkung, so daß die klinische Symptomatik eines Hypogonadismus und eines Hyperöstrogenismus bei Patienten mit Lebercirrhose laborchemisch bestätigt werden konnte.

Literatur

1. Adlercreutz, H.: J. Endocr. **46**, 129 (1970). — 2. Brown, J. B., Crean, G. P., Ginsburg, J.: Gut **5**, 56 (1964). — 3. Chopra, I. J., Tulchinsky, D., Greenway, F. L.: Ann. intern. Med. **79**, 198 (1973). — 4. Galvao-Teles, A., Anderson, D. C., Burke, C. W., Marshall, J. C., Corker, C. S., Bown, R. L., Clark, M. L.: Lancet **1973 I**, 173. — 5. Kley, H. K., Nieschlag, E., Bidlingmaier, F., Krüskemper, H. L.: Horm. Metab. Res. **6**, 213 (1974). — 6. Lloyd, C. W., Williams, R. H.: Amer. J. Med. **4**, 315 (1948). — 7. Nieschlag, E., Kley, H. K., Wiegelmann, W., Solbach, H. G., Krüskemper, H. L.: Dtsch. med. Wschr. **26**, 1281 (1973). — 8. Rupp, J., Cantarow, A., Rakoff, A. E., Paschkis, K. E.: J. clin. Endocr. **11**, 688 (1951). — 9. Summerskill, W. H. J., Davidson, C. S., Dible, J. H., Mallory, G. K., Sherlock, S., Turner, M. D., Wolfe, S. J.: New Engl. J. Med. **262**, 1 (1960).

Tharandt, L., Scholz, W., Langrock, J., Striewe, K. u. M., Zäh, W. D., Hackenberg, K., Reinwein, D. (Abt. f. klin. Endokrinologie d. Univ.-Klinik Essen u. Arbeitsgruppe Humancytogenetik d. Ruhr-Universität Bochum): **Endokrinologische Ergebnisse bei einem Patienten mit einer testikulären Feminisierung (Karyotyp 46, XY) unter besonderer Berücksichtigung basaler und HCG-stimulierter Testosteron- und Dihydrotestosteronkonzentrationen im Serum**

Das Syndrom der testikulären Feminisierung (TFS) ist klinisch als Pseudohermaphroditismus masculinus bekannt. Der Karyotypus ist männlich.

Klinisch imponieren ein weiblicher Phänotypus, ein fehlender Uterus, fehlende Axillar- und Pubesbehaarung. Männliche Gonaden sind als Leistenhoden oder kryptorch vorhanden [4, 6].

Ätiologisch stand bisher eine *periphere* Androgenendorganunempfindlichkeit [2,9] bei im männlichen Normbereich liegenden Serum-Testosteronkonzentrationen [3, 10] ganz im Vordergrund. Nicht im Einklang mit dieser Vorstellung sind erhöht gefundene LH-Spiegel im Serum [3, 10].

Wir haben daher bei einer 38jährigen Patientin mit einer kompletten TFS untersucht, ob die erhöhten LH-Spiegel Ausdruck einer beginnenden Leydig-Zellerschöpfung oder einer hypothalamisch-hypophysären Regulationsstörung sind.

Methoden

Analysen von Testosteron- und Dihydrotestosteron (DHT) erfolgten nach der von Nieschlag beschriebenen radioimmunologischen Methode [8]. Abweichend von dieser Methode chromatographierten wir mit Chloroform/Äthylacetat 85:15 (v/v) zweifach. Der Anteil des freien Testosterons wurde durch ein Dialysierverfahren nach Vermeulen [11] bestimmt. Sämtliche Daten sind das Mittel von Doppel- und Dreifachbestimmungen. LH und FSH wurden radioimmunologisch [7] gemessen. Der Leydigzell-Stimulationstest erfolgte mit HCG (5000 I.E. Primogonyl® i.m./die über 3 Tage) entsprechend den Angaben von Nieschlag et al. [5]. Die Durchführung des Androgen-Suppressionstestes entsprach den Angaben von Doerr [1] mit Gaben von 2×20 mg Fluoxymesteron p.o./die über 3 Tage. Abweichend von den gemachten Angaben gaben wir am Tage 0 nach vorheriger Abnahme der Basalwerte um 18.30 und 24.00 Uhr bereits 2×20 mg Fluoxymesteron (FM). Eine LH-RH (Luteotropes-Releasing-Hormon)-Stimulation wurde mit 50 µg LH-RH (Hoechst) i.v. durchgeführt unter Messung der LH- und FSH-Konzentrationen im Serum (nach 0, 15, 30, 45 und 60 min). Die Serumproben wurden bis zur Bestimmung bei $-20°$ C eingefroren.

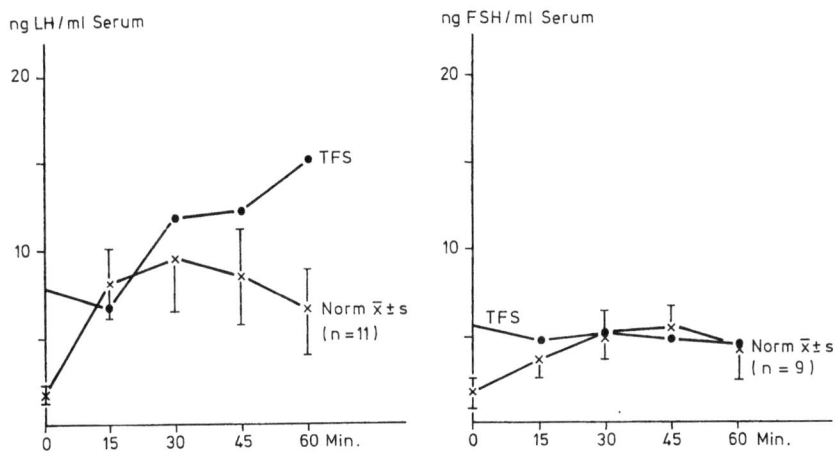

Abb. 1. LH-FSH vor und nach intravenöser Injektion von 50 µg LH-RH bei der Patientin mit testikulärer Feminisierung (TFS) und bei männlichen Kontrollpersonen

Ergebnisse

Laborchemisch und klinisch waren bei der Patientin keine Hinweise einer Insuffizienz der ACTH-, TSH- oder STH-Sekretion nachweisbar.

Das Serumcortisol lag um 8.00 Uhr bei 15,2 µg/dl Serum, um 24.00 Uhr bei 1,7 µg/dl Serum. Die freie Cortisolausscheidung lag im 24-Std-Urin zwischen 36,5 bis 38,6 µg.

Nach 3 mg Dexamethason war eine komplette Suppression des Serumcortisols auf nicht meßbare Werte vorhanden.

Ein Thyroxinwert von 6,4 µg/dl Serum wurde gemessen bei einem basalen TSH-Wert von 2,3 ng/ml Serum. Nach i.v. Applikation von 200 µg TRH (Hoechst) stieg der TSH-Wert nach 30 min auf 4,0 ng TSH/ml.

Ein basaler Wachstumshormonwert von 2,3 ng/ STH/ml Serum wurde gemessen mit einem maximalen Anstieg 30 min nach insulininduzierter Hypoglykämie auf 15,0 ng STH/ml.

Ein auffälliger Status bot hingegen der Gonadotropinspiegel i.S. (s. Abb. 1). Gegenüber den LH-Werten i. S. gesunder Männer von $1,7 \pm 0,5$ ng LH/ml Serum zeigte die Patientin einen erhöhten LH-Wert von 7,2 ng LH/ml, welcher an verschiedenen Meßtagen ständig zwischen 3,0 bis 7,2 ng LH/ml lag.

Nach i.v. Applikation von 50 γg LH-RH (Hoechst) stieg LH bis auf 15,2 ng LH/ml an. Die FSH-Spiegel waren ebenfalls mit Werten zwischen 3,7 bis 5,6 ng FSH/ml erhöht gegenüber den Werten gesunder Männer von $1,8 \pm 0,5$ ng FSH/ml. 50 γg LH-RH i.v. änderten die FSH-Spiegel nicht. Auch ein Kontrollversuch mit 100 γg LH-RH i.v. erbrachte keine FSH-Reaktion.

Androgenbasalwerte

Die Tabelle zeigt die an 2 nicht aufeinanderfolgenden Tagen die basalen gesamten und freien Testosteron-, DHT-, LH- und FSH-Konzentrationen im Serum.

Das Testosteron lag mit Werten zwischen 808 bis 1330 ng Testosteron/dl Serum im oberen männlichen Normbereich. Unsere Normwerte bei 38 gesunden Männern liegen bei 717 ± 293 ng Testosteron/dl Serum. Der freie Testosteronanteil lag mit 1,3 bis 1,5% niedrig gegenüber dem männlichen Normbereich (2,00 ± 0,08%).

Die DHT-Konzentrationen im Serum lagen zwischen 208 und 558 ng/100 ml Serum und entsprachen den Werten mit untersuchter normaler männlicher Probanden. Die Gesamtöstrogenausscheidung im 24-Std-Urin lag mit 22,6 bis 26,67 µg oberhalb des männlichen Normbereiches.

Tabelle. Testosteron, Dihydrotestosteron (DHT), LH und FSH im Serum bei dem Syndrom der testikulären Feminisierung. FM: Fluoxymesteron; HCG: Humanes Choriongonadotropin

Bedingung		Testosteron ng/dl	DHT ng/dl	Gesamt-oestrogene im Harn µg/24 Stdn.	LH ng/ml	FSH ng/ml	Testosteron Normalpersonen, ♂, n = 3 ng/dl	DHT Normalpersonen ♂, n=3 ng/dl
Basalwert (Okt. 74)	8.00 h	1.330	550		7,2	5,6	677 ± 71	407 ± 99
	18.00 h	1.330	400	26,67	-	-	729 ± 190	332 ± 30
nach HCG	8.00 h	3.157	581		-	-		
	18.00 h	2.450	380		-	-		
Basalwert (Nov. 74)	8.00 h	808	558		3,0	4,5		
	15.00 h	1.229	432		4,4	4,4		
	18.00 h	924	208	22,6	3,4	3,7		
unter FM nach								
1 Tag	8.00 h	694	156		3,6	4,5	337 ± 73	381 ± 52
	18.00 h	750	412	22,8	4,5	3,7	317 ± 74	341 ± 17
2 Tagen	8.00 h	924	425		4,4	3,7	355 ± 105	332 ± 18
	18.00 h	658	100	21,0	5,0	3,1	361 ± 53	348 ± 20
3 Tagen	8.00 h	770	190		6,0	4,5	274 ± 9,9	330 ± 33
	18.00 h	570	291	28,8	6,6	5,6	330 ± 82	340 ± 23

Leydig-Zellstimulationsversuch

Um eine Aussage über die Leydig-Zellfunktionsreserve bei den beschriebenen hohen LH-Werten zu bekommen, führten wir eine 3tägige HCG-Stimulation mit 5000 I.E. HCG/die i.m. durch. Die am 4. Versuchstag bestimmten Testosteronwerte lagen bei 3157 ng Testosteron/dl Serum um 8.00 Uhr und 2450 ng Testosteron/dl Serum um 18.00 Uhr.

Der Stimulationskoeffizient — errechnet aus der mittleren Testosteronkonzentration i. S. nach Stimulation/mittlere Testosteronkonzentration i. S. basal — betrug 2,1. Dieser Koeffizient war normentsprechend (2,0 bis 2,5).

Androgensuppressionsversuch

Zur Überprüfung des hypothalamisch-hypophysären Feedback-Mechanismus führten wir einen Testosteronsuppressionsversuch mit 2 × 20 mg Fluoxymesteron p.o./die über 3 Tage durch (s. Tabelle 1). Die LH- und FSH-Konzentrationen i.S. zeigten unter Fluoxymesterontherapie keinen Suppressionseffekt. Die Östrogenausscheidungen im 24-Std-Urin blieben unter Fluoxymesterontherapie unverändert. Die Testosteronkonzentrationen i. S. zeigten einen Suppressionseffekt, jedoch weitaus geringer als die mit Stichproben untersuchter normaler männlicher Probanden. Die fluktuierenden DHT-Spiegel erlauben keine weitere Aussage.

Zusammenfassung

Das Syndrom der kompl. testikulären Feminisierung war bei der von uns untersuchten 38jährigen Patientin durch folgende endokrinologische Daten charakterisiert:

1. Im oberen männlichen Normbereich liegende Testosteronkonzentrationen im Serum.
2. Niedriger freier Testosteronanteil.
3. Über dem männlichen Normbereich liegende Gesamtöstrogenausscheidung im 24-Std-Urin.
4. Erhöhte LH- und FSH-Konzentration im Serum mit überschießender LH-Reaktion und fehlender FSH-Reaktion nach LH-RH.
5. Negative LH-Suppression.
6. Intakte Leydig-Zellfunktionsreserve.

Es ist zu vermuten, daß eine auch zentrale Androgenunempfindlichkeit das Bild einer hypothalamisch-hypophysären Regulationsstörung der Androgensekretion bedingt.

Literatur

1. Doerr, P., Pirke, K. M.: Acta endocr. (Kbh.) **184** (Suppl.), 135 (1974). — 2. French, F. S., van Wyk, J. J., Bagett, B., Easterling, W. E., Talbert, L. M., Johnson, F. R., Forchielli, E., Dey, A.: J. clin. Endocr. **26**, 493 (1966). — 3. Judd, H. L., Hamilton, L. R., Barlow, J. J., Yen, S. S. C., Kliman, B.: J. clin. Endocr. **34**, 229 (1972). — 4. Netter, A. P., Lumbroso, A. P., Yaneva, H., Bellaisch, J.: Ann. Endocr. (Paris) **5**, 994 (1958). — 5. Nieschlag, E., Kley, H. K., Wiegelmann, W., Solbach, H. G., Krüskemper, H. L.: Dtsch. med. Wschr. **98**, 1281 (1973). — 6. Overzier, C.: In: Die Intersexualität. Stuttgart: Thieme 1961. — 7. Reuter, A., Gaspard, M. Franchimont, U.: I.R.E. **4**, 2 (1973). — 8. Saez, J. M., Morera, A. M., de Peretti, E., Bertrand, J.: J. clin. Endocr. **34**, 598 (1972). — 9. Southren, A. L.: Advanc. Metab. Disord. **2**, 227 (1965). — 10. Tremblay, R. R., Foley, T. P., Corvol, P., Park, I. J., Kowarski, A., Blizzard, R. M., Jones, H. W., Migeon, C. J.: Acta endocr. (Kbh.) **70**, 331 (1972). — 11. Vermeulen, A.: Verh. vlaam. Akad. Geneesk. Belg. **35**, 95 (1973).

Rothenbuchner, G., Loos, V., Birk, J., Raptis, S. (Abt. f. Inn. Med., Endokrinologie u. Stoffwechsel, Zentrum f. Inn. Med. u. Kinderheilkunde, Univ. Ulm): **Klinik und Therapie der thyreotoxischen Krise**

Die schwerste Form einer Hyperthyreose, die thyreotoxische Krise, stellt eine akute lebensbedrohliche internistische Notfallsituation dar. Die vor Jahren noch infauste Prognose hat sich in letzter Zeit durch Früherkennung prämonitorischer Symptome und durch den Einsatz intensivmedizinischer Maßnahmen gebessert, die Letalität liegt aber nach wie vor zwischen 20 und 50%.

Die thyreotoxische Krise ist eine in Stunden bis Tagen einsetzende Exacerbation einer bereits bestehenden hyperthyreoten Stoffwechsellage, stellt aber in Ausnahmefällen auch einmal die Erstmanifestation einer Hyperthyreose dar.

Obwohl die Ätiologie der Basedow-Krise auch heute noch unbekannt ist, zeigten klinische Beobachtungen, daß psychischer und physischer Streß als auslösende Faktoren in Frage kommen. Mechanische Manipulationen an der Schilddrüse, schilddrüsenferne Operationen, insbesondere im Bauchraum, aber auch kleine Bagatelleingriffe, wie Zahnextirpationen oder Tonsillektomie, können eine Krise provozieren. Medikamentös besonders schwer zu beeinflussen sind Krisen, die durch eine Jodexposition (Kontrastmittel, Darmantiseptika, Expektorantien) ausgelöst wurden. Die früher, vor Einführung der thyreostatischen Therapie häufig beobachtete postoperative Krise, kann heute durch Operieren erst im euthyreoten Zustand und durch eine sorgfältige präoperative Medikation vermieden werden.

Die klinische Symptomatik wird vor allem geprägt durch eine Überschwemmung des Organismus mit Schilddrüsenhormonen und einer daraus resultierenden unkontrollierten Aktivierung des Energiestoffwechsels. Zusätzlich spielt noch eine additive Verstärkung der Wirkung der Katecholamine und eine latente oder manifeste Nebenniereninsuffizienz eine wesentliche Rolle.

Beim Vollbild einer Krise sind meistens einige Kardinalsymptome besonders ausgeprägt. Im Vordergrund stehen hohe Temperaturen von 39 bis 40°, Tachykardien und Tachyarrhythmien von 120 bis 200/min, eine auffallende Adynamie, Brechreiz, Erbrechen und Durchfälle, neben starken Erregungszuständen. Wenn nur eines der Leitsymptome im Vordergrund steht, also eine oligo- oder monosymptomatische Form einer thyreotoxischen Krise vorliegt, kann die Diagnose leicht in eine falsche Richtung gelenkt werden. In Abhängigkeit vom Alter des Patienten, einer eventuell vorausgegangenen Therapie und bereits vorgeschädigter Organe ergeben sich einige atypische, vorwiegend monosymptomatische Verlaufsformen.

1. Kardiale Verlaufsformen: Sie sind besonders bei älteren Patienten anzutreffen. Im Vordergrund steht eine Sinustachykardie oder ein tachykardes Vorhofflimmern, die auf Digitalisverabreichung nur sehr schlecht ansprechen. Bei bereits vorgeschädigtem Herzen kann die Überflutung mit Schilddrüsenhormonen bis zu einer manifesten Herzinsuffizienz führen.

2. Gastrointestinale Formen: Das Krankheitsbild wird vorwiegend von heftigem unstillbarem Erbrechen und gehäuften Durchfällen beherrscht. Schwere Elektrolyt- und Flüssigkeitsverluste sind die Folge.

3. Apathische Verlaufsform: Hier fehlt die sonst so typische hyperkinetische Aktivität und auch häufig weitere Hyperthyreosezeichen. Die meist älteren Patienten sind inaktiv, dämmern vor sich hin, sind häufig desorientiert und können den Kontakt zur Außenwelt völlig verlieren.

4. Encephalomyopathische Verlaufsform: Zeichnet sich durch eine hochgradige Muskelschwäche und Adynamie aus. Sprach- und Schluckstörungen verschiedenen Schweregrades können die Vermutung einer bulbären Erkrankung nahelegen.

Therapie

Der Verlauf und die Dauer einer thyreotoxischen Krise werden weitgehend vom Zeitpunkt des Behandlungsbeginns und der Intensität der Therapie bestimmt. Mit aufwendigen diagnostischen Methoden sollte daher keine wertvolle Zeit verloren werden. Bei begründetem Verdacht auf die Entwicklung einer thyreotoxischen Krise kann der praktisch tätige Arzt durch intravenöse Verabreichung von 50 bis 100 mg Prednisolon und 1 bis 2 Ampullen Favistan® (40 bis 80 mg) helfen, für den Patienten wertvolle Zeit zu gewinnen.

Spezifische Maßnahmen

Die wichtigste therapeutische Maßnahme stellt die Blockade der Neusynthese von Schilddrüsenhormonen durch Favistan und die Blockierung der Thyroxinausschüttung durch Jod dar.

Für die Blockierung der Hormonneubildung sollten nur Jodisationshemmer, also Thyreostatika, vom Imidazol- oder Thiourazilyp verwendet werden. Perchlorate sind in dieser Situation nicht indiziert, da sie zum Jod kompetitiv wirken. Bewährt hat sich das schnell wirksame Methylmerkaptoimidazol (Favistan®) in Form einer Dauertropfinfusion in einer Dosierung von 120 bis 240 mg täglich. Bei schlechter individueller Ansprechbarkeit kann die Dosis bis auf 320 mg täglich erhöht werden.

Jod wird am besten in Form von organischen Verbindungen (Endojodin®, Agotan®) in einer Dosierung von 0,5 bis 1,5 g/die intravenös zugeführt. Durch Hemmung der Thyreoglobulinproteasen tritt eine rasche Unterbindung der Hormonausschüttung ein.

Zur Beseitigung einer relativen oder absoluten Nebenniereninsuffizienz ist die Zufuhr von Glukokortikoiden in Form von Hydrocortison Hoechst (200 bis 300 mg) oder Prednisolon-Hemi-Succinat (50 bis 100 mg täglich) nötig.

Der Überflutung des Organismus mit Katecholaminen (Hypertrophie des Nebennierenmarkes) kann durch Rauwolfiapräparate (Serpasil® 3 × 0,25 mg bis maximal 4 mg täglich) entgegengewirkt werden. Ganglienblocker, wie z. B. Guanethidin (Ismelin®, 20 bis 60 mg täglich) zur Hemmung sympathikotonischer Symptome, sind nur indiziert, wenn der Blutdruck nicht unter 100 mm Hg abgesunken ist.

Daneben kann eine Sympathikolyse und damit die Behebung oft lebensbedrohlicher Symptome (z. B. Tachykardien, Tachyarrhythmien) auch durch β-Rezeptorenblocker (Visken®, Trasicor®, Aptin® u. a.) erreicht werden.

Additive Maßnahmen

Zum Ersatz des Flüssigkeitsverlustes, bedingt durch Hyperhidrose, Hyperpyrexie, Erbrechen und Durchfälle werden täglich je nach Bedarf 2 bis 5 l einer Mischung von 2 Teilen 5%iger Glukose und 1 Teil physiologischer Kochsalzlösung unter Kontrolle des zentralen Venendruckes infundiert. Oft werden 6 bis 10 l Flüssigkeit/die benötigt. Zusätzlich müssen Verschiebungen im Elektrolythaushalt, insbesondere Hypokaliämien, ausgeglichen werden. Wegen der stark gesteigerten Stoffwechsellage ist auch eine entsprechend hohe Zufuhr von Kalorien (2000 bis 3000cal/die), meist parenteral oder durch eine Sonde, notwendig.

Wegen der oft starken Erregungszustände ist eine massive Sedierung mit Valium, Luminal, Chloralhydrat, Promethazin (Atosil®) oder Haloperidol® erforderlich. Ausgezeichnet haben sich auch Neuroplegica zur Dämpfung der Übererregbarkeit und zur Ausschaltung des Wärmezentrums in Form von lytischen Gemischen (siehe Tabelle) bewährt. Die pharmakologische Hibernation kann beim Weiterbestehen hoher Temperaturen durch physikalische Unter-

Tabelle. Therapie bei thyreotoxischer Krise

Wichtigstes Gebot: Rasches therapeutisches Handeln. Keine Zeit mit langwierigen diagnostischen Maßnahmen verlieren.

I. Spezifische Maßnahmen

1. Blockierung der Neubildung von Schilddrüsenhormonen durch Favistan® (Methylmerkaptaimidazol) in einer Tagesdosis von 120 bis 240 mg intravenös (Dauertropf oder verteilt auf 3 bis 4 Tagesdosen).
Keine Perchlorate verwenden, da sie zum Jod kompetitiv wirken.
2. Blockierung der Thyroxinausschüttung durch Jod. Tagesdosis 1,0 bis 1,5 g. 4 bis 8 Ampullen Endojodin® auf 2 Tagesdosen verteilt oder im Dauertropf. Beginn der Jodtherapie 2 Std nach der Gabe von Favistan®.
3. Glukokortikoide (latente oder manifeste Nebenniereninsuffizienz): 200 bis 300 mg Hydrocortison Hoechst intravenös oder 100 mg Prednisolon-Hemisuccinat.
4. Sympathikolyse: β-Rezeptorenblocker (Visken®, Aptin®, Trasicor®), Reserpin (Serpasil®, 3- bis 5mal täglich 1 mg intramuskulär), Guanethidin (Ismelin®), α-Methyl-Dopa.

II. Additive Maßnahmen

1. Flüssigkeitszufuhr: 2 Teile 5%ige Glukose, 1 Teil physiologische Kochsalzlösung. 2 bis 5 l in 24 Std, evtl. auch mehr. Kaliumsubstitution. Kalorienzufuhr: 2000 bis 3000 cal/die, parenteral oder durch Sonde.
2. Sedierung: Barbiturate, Valium, Chloralhydrat. Lytischer Cocktail: z. B. 2,5 Serpasil plus 50 mg Phenergan plus 50 mg Pethidin, davon Dosen von 4 ml wahlweise intravenös.
3. Prophylaktisch Antibiotika.
4. Intermittierende O_2-Beatmung.
5. Digitalisierung.
6. Hibernation im Temperaturzelt oder Auflegen von Eisblasen (linke Thoraxseite, große Gefäße).
7. Kreislaufmittel: bei Blutdruckabfall unter 100 mm Hg systolisch Plasmaexpander, Angiotensin (250 ml 5%ige Glukose plus 5 mg Hypertensin®), 10 bis 15 Tropfen/min. Kein Noradrenalin!

III. Erweiterte Notfallmaßnahmen

1. Austauschtransfusionen.
2. Plasmapherese ⎫ oder beides.
3. Peritonealdialyse ⎭

kühlung ergänzt werden. Man legt den Patienten am besten in ein Temperaturzelt: falls keines vorhanden, versucht man, nach Entfernung aller wärmestauender Decken durch kaltfeuchte Wickel und Auflegen von Eisblasen im Bereich der großen Gefäße und des Herzens eine Senkung der Temperatur und damit der Stoffwechselvorgänge zu erreichen. Intermittierende Sauerstoffbeatmung, antibiotische Abschirmung wegen erhöhter Infektionsgefahr (besonders Lunge und ableitende Harnwege) und cardiale Stützung durch rasch wirkende Digitalispräparate gehören zu den Routinemaßnahmen.

Bei Kollapsneigung soll nach Beseitigung einer evtl. vorhandenen Hypovolämie durch Dextran- oder Plasmapräparate ein Dauertropf mit 5%iger Glukose (250 ml) plus 5 mg Angiotensin (Tropfenzahl 10 bis 15/min) angehängt werden. Die Verwendung von Noradrenalin ist wegen hochgradiger Überempfindlichkeit des Organismus gegenüber Katecholaminen unbedingt zu vermeiden.

Erweiterte Notfallmaßnahmen

Wenn die erwähnten Maßnahmen zu keiner eindeutigen Besserung führen, und das Krankheitsbild bedrohliche Formen annimmt, soll durch Austauschtransfusionen versucht werden, soviel als möglich eiweißgebundenes Thyroxin aus dem Organismus zu entfernen. In letzter Zeit hat sich auch die Peritonealdialyse und/oder Plasmapherese bewährt.

Tritt eine Besserung ein, dann wird zuerst das Endojodin während 1 bis 2 Wochen reduziert, obwohl es manchmal notwendig ist, diese Medikation 3 bis 4 Wochen weiterzuführen. Die Steroidmedikation sollte, mit reduzierten Dosen, unbedingt die Jodtherapie überdauern. Nach monatelang weitergeführter thyreostatischer Therapie wird man von Fall zu Fall entscheiden müssen, ob eine Radiojodtherapie angeschlossen werden soll.

Literatur

Buckle, R. M.: Acta endocr. (Kbh.) **57**, 168 (1968). — Das, G., Krieger, M.: Ann. intern. Med. **5**, 987 (1969). — Gallagher, T. F., Hellmann, L., Finkelstein, J., Yoshida, K., Weitzmann, E. D., Roffwarg, H. D., Fukushima, D. K.: J. clin. Endocr. **34**, 919 (1972). — Harrison, T. S.: Surg. Gynec. Obstet. **121**, 837 (1965). — Harrison, T. S., Siegel, J. H., Wilson, W. S., Werner, W. J.: Arch. Surg. **94**, 396 (1967). — Herrmann, J., Hilger, P., Rusche, H. J., Krüskemper, H. L.: Dtsch. med. Wschr. **99**, 888 (1974). — Herrmann, J., Krüskemper, H. L.: Dtsch. med. Wschr. **99**, 2466 (1974). — Herrmann, J., Krüskemper, H. L., Grosser, K. D., Hübner, W., Böhm, W.: Dtsch. med. Wschr. **96**, 742 (1971). — Herrmann, J., Schmidt, H. J., Krüskemper, H. L.: Horm. Metab. Res. **5**, 180 (1973). — Höfer, R., Keminger, K., Kraupp, O., Seidl, H., Steinbereithner, K.: Wien. med. Wschr. **5**, 89 (1969). — Mazzaferri, M. E. L., Skillmau, Th. G.: Arch. intern. Med. **124**, 684 (1969). — Parson, V., Jewitt, D.: Postgrad. med. J. **43**, 756 (1967). — Rothenbuchner, G., Loos, U., Birk, J., Raptis, S.: Therapiewoche **22**, 49, 4386 (1972). — Schneider, C., Thiemann, K. J., Bay, V.: Dtsch. med. Wschr. **95**, 387 (1970). — Shanks, R. G., Hadden, D. R., Lowe, D. C., McDevitt, D. G., Montgomery, D. A. A.: Lancet **1969 I**, 994. — Sterling, K., Refetoff, S., Selenkow, H. A.: J. Amer. med. Ass. **213**, 571 (1970). — Thomas, F. B., Mazzaferri, E. L., Skillman, T. G.: Ann. intern. Med. **72**, 679 (1970). — Wilson, W. R., Theilen, E. O., Hege, J. H.: J. clin. Invest. **45**, 1159 (1966).

WUTTKE, H. (Med. Univ.-Poliklinik Bonn): **Die Bedeutung schilddrüsenstimulierender Faktoren (LATS und LATS-Protector) für den Verlauf der Hyperthyreose**

Die schilddrüsenstimulierenden Faktoren LATS und LATS-Protector bei der diffusen Hyperthyreose sind in der Literatur überwiegend unter dem Aspekt der Pathogenese betrachtet und untersucht worden. Diese Faktoren sind als Immunglobuline identifiziert und werden den schilddrüsenspezifischen Antikörpern, für die die Antigene definiert sind, zugeordnet. Nach den Befunden von Eickenbusch et al. [5] und Hackenberg et al. [6] zeigen die antikörperpositiven Hyperthyreosen eine ausgeprägte klinische Symptomatik und einen schwereren Verlauf als die antikörpernegativen Hyperthyreosen. Die hohe Korrelation von positivem Schilddrüsenantikörpernachweis und positiver LATS-Reaktion [10] ist Bezugspunkt für die vorliegende Untersuchung, der die klinische Bedeutung schilddrüsenstimulierender Faktoren für den Verlauf der Hyperthyreose gilt.

53 Pat. mit diffuser Hyperthyreose wurden einer antithyroidalen Therapie mit Methylmercapto-imidazol ohne gleichzeitige Gabe von Schilddrüsenhormonen zugeführt. Die Dosierung richtete sich anfangs nach einem Schema beginnend mit 100 mg täglich, das 6 Wochen nach Einleitung der Behandlung eine Dosis von 20 mg vorsah. Die Dosisreduktion orientierte sich am klinisch-therapeutischen Index [4], der photoelektrisch bestimmten Achillessehnen-Relaxationszeit und am Gesamtthyroxin im T_4-in vitro-Test. Das Ende des Hormonexzesses war definiert durch die Beendigung der Behandlung unter der Voraussetzung einer stabilen euthyreoten Stoffwechsellage über weitere 8 Wochen ohne thyreostatische Therapie. Vor Beginn sowie unter und nach dem Abschluß der Behandlung wurde die LATS-Aktivität nach McKenzie et al. [8] und Carneiro et al. [3] und die LATS-Protector-Aktivität nach Adams et al. [1] im Serum bestimmt. Die Charakterisierung des Verlaufes der Hyperthyreose orientiert sich in der vorliegenden Untersuchung an zwei Parametern:

1. Die zur Erzielung und Erhaltung einer euthyreoten Stoffwechsellage benötigte Dosis thyreostatisch wirksamer Substanz,

Tabelle. Mittlerer Dosisbedarf und mittlere Behandlungsdauer bei Patienten mit diffuser Hyperthyreose

Kollektive	N	Mittlerer Dosisbedarf seit Beginn der Behandlung (mg/die Methimazol ± S_E)			Mittlere Behandlungsdauer (Monate ± S_E)
		nach 6 Wochen	nach 12 Wochen	nach 18 Wochen	
1. Keine LATS- oder LATS-Protector-Aktivität	13	26,2 ± 3,49	13,1 ± 2,37	3,85 ± 0,39 ←	4,54 ± 0,39 ←
2. LATS-Aktivität gesamt bei Therapiebeginn positiv	35	45,7 ± 2,67	26,0 ± 2,47	17,2 ± 2,15 ← $p < 0,0025$	8,09 ± 0,33 ← $p < 0,0005$
a) bei Therapieende negativ	18	43,5 ± 4,59 ↕ $p > 0,20$	21,9 ± 3,12 ↕ $p < 0,05$	11,8 ± 2,99 ↕ $p < 0,01$	7,71 ± 0,46 ↕ $p < 0,20$
b) bei Therapieende positiv	17	47,8 ± 2,86	30,0 ± 3,60	21,7 ± 2,72	8,33 ± 0,43
3. LATS-Protector-Aktivität positiv	5	40,0 ± 5,32	20,0 ± 5,48	14,0 ± 7,48 ← $p < 0,05$	7,01 ± 1,41 ← $p < 0,025$

2. der Dauer der Behandlung bis zum Erreichen einer stabilen euthyreoten Stoffwechsellage nach Absetzen der Therapie.
Die Patienten sind in drei Kollektive aufgegliedert:
1. Patienten ohne schilddrüsenstimulierende Faktoren im Serum,
2. Patienten mit positiver LATS-Reaktion im Serum,
3. Patienten mit positiver LATS-Protector-Reaktion im Serum.

Die Ergebnisse sind in der Tabelle zusammengefaßt. Der mittlere Dosisbedarf 6, 12 und 18 Wochen nach Therapiebeginn liegt bei Hyperthyreosen mit positivem LATS oder LATS-Protectornachweis während des gesamten Verlaufes in einem signifikant höheren Niveau als beim Kollektiv ohne nachweisbare schilddrüsenstimulierende Faktoren. Auch die Behandlungsdauer erstreckt sich bei den LATS- bzw. den LATS-Protector-positiven Hyperthyreosen über einen signifikant längeren Zeitraum als bei den Patienten ohne diese Serumfaktoren. Wird die LATS-Nachweisreaktion im Verlauf der Behandlung negativ, so zeigt sich ein zunehmend geringerer Dosisbedarf, jedoch keine wesentliche Änderung der Behandlungsdauer dieser Hyperthyreosepatienten. Die Befunde knüpfen zunächst an die Beobachtungen anderer Autoren an [5], nach denen die antikörperpositiven Hyperthyreosen trotz höherer Dosierung bei der thyreostatischen Behandlung größere Schwierigkeiten bereiten. Im Hinblick auf die positive Korrelation von schilddrüsenspezifischen Antikörpern und schilddrüsenstimulierenden Faktoren legen die eigenen Befunde die Annahme nahe, nach der die Ursache für die therapeutischen Schwierigkeiten dieser Hyperthyreosen im Vorhandensein von LATS bzw. LATS-Protector liegen könnte. Die weiteren Beobachtungen bei den LATS-positiven Hyperthyreosen lassen im Hinblick auf den Verlauf zwei Gruppen unterscheiden. Bei einem Kollektiv (2a der Tabelle) ist LATS-Aktivität am Ende der Behandlung nicht mehr nachweisbar, beim anderen Kollektiv (2b der Tabelle) bleibt die LATS-Reaktion aus dem Serum positiv, obwohl die Stoffwechselentgleisung abgeklungen ist und die thyreostatische Therapie beendet war. Diese Beobachtung entspricht Befunden anderer Autoren [2, 7, 9], die als Erklärung für die Persistenz von LATS bei stabiler euthyreoter Stoffwechsellage eine Nichtansprechbarkeit von LATS am Thyreozyten oder die erschöpfte Hormonbildungskapazität diskutiert haben. Der mittlere Dosisbedarf ist im Kollektiv 2a während des Verlaufes zunehmend geringer als im Kollektiv 2b. Nach diesen Befunden entspricht das Vorhandensein und die Persistenz von LATS im Serum einem höheren Dosisbedarf. Die Anwesenheit von LATS scheint somit durch eine höhere Dosierung kompensiert werden zu müssen. Gleichgültig aber, ob LATS-Aktivität im Serum vorhanden bleibt oder unter die Grenze der Nachweisbarkeit abfällt, ist der Hormonexzeß der Schilddrüse in beiden Kollektiven ohne wesentlichen Zeitunterschied beendet. Die Limitierung der Stoffwechselentgleisung der Schilddrüse erscheint nach diesen Befunden von der LATS-Aktivität unabhängig zu sein. Diese Befunde können also durchaus dafür sprechen, daß die besondere Verlaufsform der LATS-positiven Hyperthyreosen primär in der ätiologisch noch nicht definierten thyreogenen Stoffwechselstörung begründet ist.

Literatur

1. Adams, D. D., Kennedy, T. H.: J. clin. Endocr. **27**, 173 (1967). — 2. Adams, D. D., Couchman, K., Kilpatric, J. A.: J. clin. Endocr. **29**, 1502 (1969). — 3. Carneiro, L., Dorrington, K. J., Munro, D. S.: Clin. Sci. **31**, 215 (1966). — 4. Crooks, J., Wayne, E. J., Robbs, R. A.: Lancet **1960 I**, 397. — 5. Eickenbusch, W., Haupt, E., Weissbecker, L.: Verh. dtsch. Ges. inn. Med. **76**, 448 (1970). — 6. Hackenberg, K., Schneider, K. R., Reinwein, D.: Dtsch. med. Wschr. **33**, 1264 (1972). — 7. Major, P. W., Munro, D. S.: Clin. Sci. **23**, 463 (1962). — 8. McKenzie, J. M.: Endocrinology **63**, 372 (1958). — 9. McKenzie, J. M.: J. clin. Endocr. **21**, 635 (1961). — 10. Weissbecker, L., Uthgenannt, H., Schemmel, K., Müller, W., Heesen, H., Eickenbusch, W., Bindeballe, W.: Med. Klin. **61**, 2062 (1966).

HACKENBERG, K., COHNEN, G., WIERMANN, H., REINWEIN, D., v. z. MÜHLEN, A. (Med. Klinik, Univ.-Klinikum Essen, Med. Hochschule Hannover): **T-Lymphozyten, TRH-Test und Suppressionstest bei thyreostatisch behandelten Hyperthyreosen**

Die konservative Behandlung der Hyperthyreose mit antithyreoidalen Substanzen hat gegenüber den definitiven Verfahren den Nachteil einer hohen Rezidivquote von etwa 50%. Es war deshalb Ziel unserer Langzeituntersuchungen, geeignete Parameter zu ermitteln, die während oder nach einer antithyreoidalen Behandlung prognostische Aussagen zulassen. Diskutiert werden die thymusabhängigen (T) Lymphozyten [15], die TSH-Stimulierbarkeit nach Gabe von Thyreotropin-releasing Hormon (TRH-Test) und als ältestes Verfahren die Suppressibilität der thyreoidalen Jodidaufnahme nach exogener Schilddrüsenhormonzufuhr (Suppressionstest) [1, 2].

Tabelle 1. Prozent- und Absolutwerte/µl von T-Lymphozyten bei verschiedenen Hyperthyreosestadien, blanden Strumen, Hashimoto-Thyreoiditis und Normalpersonen ($\bar{X} \pm s$)

Gruppe	n	SRBC		n-HRBC		T_4 µg-%
		%	absolut/µl	%	absolut/µl	
Floride HT	14	61,5 ±12,4	956 379	62,8 6,7	1001 413	15,5 5,0
Kompensierte HT	24	62,5 ±10,4	1208 491	63,2 9,9	1209 467	9,1 4,1
Suppressionstest						
positiv	13	61,2 ±10,1	1123 427	59,6 7,3	1103 402	7,9 3,4
negativ	11	64,3 ±11,2	1321 572	67,5 11,1	1324 524	10,7 4,6
Blande Struma	6	62,2 ± 6,7	1549 382	62,6 10,7	1219 687	7,4 2,6
Hashimoto-Thyreoiditis	6	64,8 ± 8,8	1566 417	64,8 7,0	1580 309	— —
Normal	40	67,0 ± 7,5	1260 383	66,6[a] 6,3	1461[a] 397	— —

[a] n = 9.

Die T-Lymphozyten wurden nach einem standardisierten Verfahren aus 20 ml Heparinblut prozentual und absolut mittels der spontanen Rosettenbildung mit Schaferythrozyten (SRBC) und zusätzlich mit Neuraminidasebehandelten autologen Erythrozyten (n-HRBC) bestimmt [4, 5]. Der prozentuale Anteil der T-Lymphozyten beträgt bei Normalpersonen $67 \pm 7,5$, an Hand der Blutlymphozyten/µl errechnet sich daraus als Normalwert eine absolute T-Lymphozytenzahl von 1260 ± 383/µl Blut (SRBC). Beim TRH-Test erfolgte vor und 20 min nach i.v. Injektion von 200 µg TRH die radioimmunologische Bestimmung von TSH. Die Basalwerte betragen $< 0,2$ bis 5 µU/ml, nach TRH Anstieg bis maximal 25 µU/ml, minimal 1,8 µU/ml oder $+45\%$ vom Basalwert [12]. Der Suppressionstest wurde in seiner Modifikation als Kurztest durchgeführt, er gilt als positiv, wenn die ^{132}J-Aufnahme nach 20 min unter 8% der injizierten Dosis liegt [1]. Die Stoffwechsellage wurde durch Bestimmung des T_4(D) und T_3-RIA festgelegt.

T-Lymphozyten wurden bei 50 Patienten mit Schilddrüsenerkrankungen bestimmt. Floride Hyperthyreosen hatten die niedrigsten Absolutwerte (SRBC) von $956 \pm 379/\mu l$ bei einem prozentualen Anteil von $61{,}5 \pm 12{,}4$. Demgegenüber lagen die entsprechenden Werte bei behandelten Hyperthyreosen bei $1208 \pm 491/\mu l$ und $62{,}5 \pm 10{,}4\%$. Eine Unterteilung dieser Gruppe nach dem Ausfall des Suppressionstests zeigte $1123 \pm 425/\mu l$ und $61{,}2 \pm 10{,}2\%$ bei den supprimierbaren gegenüber $1321 \pm 572/\mu l$ und $63{,}3 \pm 11{,}2\%$ bei den nichtsupprimierbaren Patienten. Zwischen den aufgezählten Gruppen ergaben sich keine signifikanten Unterschiede, auch nicht im Vergleich mit blanden Strumen und Patienten mit Hashimoto-Thyreoiditis. Alle fielen in den Streubereich des Normalkollektivs (Tabelle 1).

TRH-Teste wurden nach mindestens 1jähriger thyreostatischer Behandlung bei 24 Patienten durchgeführt. Die letzte Gabe von Carbimazol und Schilddrüsenhormon (T_4) lag mindestens 4 Wochen zurück. Die Patienten waren klinisch euthyreot. Während der weiteren Nachbeobachtungszeit sahen wir bei 12 Patienten (50 %) ein Hyperthyreoserezidiv. Der TRH-Test fiel bei 14 Patienten

Tabelle 2. Rezidivhäufigkeit von thyreostatisch behandelten Hyperthyreosen und Ausfall des ^{132}J-Suppressionskurztests, des TRH-Tests und des radioimmunologisch bestimmten Trijodthyronin (T_3-RiA) ($\bar{x} \pm s$)

	20 min ^{132}J uptake (%-Dosis)	TRH-Test ΔTSH 0 bis 20 min (μU/ml)	T_3-RiA (ng-%)	T_4 (D) (μg-%)	Rezidive (nach Monaten)
^{132}J-Suppressionstest					
positiv (n = 13)	4,0	4,2	178,2	7,1	4 (13,7)
	± 2,0	4,1	48,5	2,3	
negativ (n = 11)	27,5	1,0	263,4	9,1	8 (7,5)
	±15,1	1,4	93,8	3,0	
TRH-Test					
positiv (n = 14)	13,2	5,1	194,0	7,5	6 (8)
	±16,4	3,3	69,4	2,7	
negativ (n = 10)	17,0	0	242,9	8,6	6 (12)
	±15,0		100,4	2,9	
T_3-RiA					
< 200 ng-% (n = 10)	8,3	3,4	153,7	7,9	2 (15,5)
	±12,9	3,6	15,9	1,7	
> 200 ng-% (n = 8)	23,3	2,3	288,0	9,6	8 (8,1)
	±18,7	3,9	71,8	3,3	

positiv aus, mit einem mittleren TSH-Anstieg von $5{,}1 \pm 3{,}3\,\mu$U/ml. 6 Patienten erlitten nach durchschnittlich 8 (2 bis 14) Monaten ein Hyperthyreoserezidiv. In der Gruppe der 10 Patienten mit negativem TRH-Test kam es in 6 Fällen zu Rezidiven nach 12 (3 bis 24) Monaten. Die Nachbeobachtungszeit der Patienten ohne Rezidiv betrug im Mittel 9 bzw. 19 Monate (Tabelle 2).

Der ^{132}J-Suppressionstest war bei 13 Patienten positiv, in 4 Fällen trat ein Rezidiv nach 13,7 (8 bis 24) Monaten auf. Einen negativen Suppressionstest hatten 11 Patienten, davon erlitten 8 nach 7,5 (2 bis 14) Monaten ein Rezidiv. Die Nachbeobachtungszeit der weiter euthyreoten Patienten betrug 13,8 bzw. 8,3 Monate.

Es fiel auf, daß das Trijodthyronin (T_3-RIA) im Serum von Patienten mit positivem Suppressionstest gegenüber der nicht supprimierbaren Gruppe mit einer Differenz von 85 ng-% deutlich niedriger war. Bei positivem oder negativem TRH-Test betrug die Differenz nur 48 ng-%. Bei einer Verteilung der Patienten auf eine Gruppe mit posttherapeutischem T_3-RIA unter 200 ng-% und eine Gruppe mit Werten über 200 ng-% zeigte sich, daß von 10 Patienten mit normalem T_3-RIA nur 2 nach 7 und 24 Monaten ein Hyperthyreoserezidiv bekamen, während sich bei erhöhtem T_3-RIA in allen Fällen nach durchschnittlich 8 (2 bis 14) Monaten ein Rezidiv entwickelte.

Die vorliegenden Untersuchungen lassen eine Beurteilung der prognostischen Wertigkeit der geprüften Parameter und Funktionstests bei thyreostatisch behandelten Hyperthyreosen zu.

Die von uns ermittelten T-Lymphozytenbefunde stimmen mit den kürzlich von Urbaniak et al. sowie Wara et al. [13, 14, 16] mitgeteilten Ergebnissen überein, die niedrige T-Lymphozytenwerte bei floriden Hyperthyreosen fanden, ohne daß sich ein signifikanter Unterschied gegenüber einem Normalkollektiv oder einer Gruppe mit Hashimoto-Thyreoiditis ergab. Damit können wir die von Farid et al. [6—9] und Aoki et al. [3] mitgeteilten Angaben über stark erhöhte Absolut- und Relativwerte von T-Lymphozyten bei floriden Hyperthyreosen und Hashimoto-Thyreoiditis nicht bestätigen, wir finden eher eine entgegengesetzte Tendenz. Ebensowenig stimmen wir mit den angeblichen Unterscheidungsmöglichkeiten zwischen rezidivgefährdeten und euthyreot bleibenden Patienten nach thyreostatischer Behandlung mittels der T-Lymphozytenbestimmung überein, wir halten die T-Lymphozytenbestimmung für prognostisch wertlos.

Die Ergebnisse des TRH-Tests waren ambivalent. Zwar sahen wir bei negativem TRH-Test in 6 von 10 Fällen ein Hyperthyreoserezidiv, doch wies auch die Gruppe mit positivem TRH-Test schließlich in 6 von 14 Fällen erneut eine hyperthyreote Stoffwechsellage auf. Daraus muß gefolgert werden, daß der posttherapeutisch durchgeführte TRH-Test als Indikator der individuellen TSH-Stimulierbarkeit zwar eine indirekte Aussage über die periphere Hormonwirksamkeit zuläßt, prognostisch aber unzureichend ist [11].

Wesentlich sicherer erscheint dagegen der Suppressionstest, der einen Anhalt über den Grad der Autonomie der hyperthyreoten Schilddrüse gibt. Die beobachteten 4 Rezidive bei 13 Patienten mit positivem und 8 Rezidive bei 11 Patienten mit negativem Suppressionstest bestätigen unsere früheren Erfahrungen an einem größeren und länger beobachteten Patientenkollektiv, wonach der positive Suppressionstest eine Rezidivhäufigkeit von 25% erwarten läßt, gegenüber 70% bei fehlender Suppressibilität [10, 11].

Des weiteren bestätigt sich die Beobachtung, daß die posttherapeutisch erhöhten Trijodthyroninkonzentrationen im Serum überwiegend der nicht supprimierbaren Gruppe zugeordnet werden können [10, 11]. Nach den bisherigen Untersuchungen an einem noch kleinen Patientenkollektiv muß eine T_3-RIA-Konzentration von > 200 ng-% als sicherer Vorbote eines sich anbahnenden und klinisch manifest werdenden Hyperthyreoserezidivs angesehen werden.

Zusammenfassend lassen unsere Erfahrungen mit verschiedenen Parametern zur prognostischen Beurteilung der Hyperthyreose folgende Schlüsse zu:

1. Die T-Lymphozytenbestimmung ist wertlos.

2. Der TRH-Test ist ambivalent und im Vergleich zum Aufwand unzureichend.

3. Der Suppressionstest, auch während der thyreostatischen Therapie durchführbar, hat eine große prognostische Bedeutung und läßt

4. im Verein mit der posttherapeutischen Trijodthyroninbestimmung Hyperthyreoserezidive frühzeitig und sicher erkennen.

Literatur

1. Alexander, W. D., McG. Harden, R., Shimmins, J., McLarty, D., McGill, P.: J. clin. Endocr. **27**, 1682 (1967). — 2. Alexander, W. D., McLarty, D., Robertson, J., Shimmins, J.. Brownie, B. E., McG. Harden, R., Patel, A. R.: J. clin. Endocr. **30**, 540 (1970). — 3. Aoki, N., Wakisaka, G., Nagata, T.: Lancet **1973** II, 49. — 4. Baxley, G., Bishop, G. B., Cooper, A. G., Wortis, H. H.: Clin. exp. Immunol. **15**, 385 (1973). — 5. Cohnen, G., Augener, W., Buka, A.,

Brittinger, G.: Acta haemat. (Basel) **51**, 65 (1974). — 6. Farid, N. R., Munro, R. E., Row, V. V., Volpé, R.: N. Engl. J. Med. **289**, 1111 (1973). — 7. Farid, N. R., Munro, R. E., Row, V. V., Volpé, R.: N. Engl. J. Med. **289**, 1313 (1973). — 8. Farid, N. R., Munro, R. E., Row, V. V., Volpé, R.: Clin. Endocr. **3**, 55 (1974). — 9. Farid, N. R., von Westarp, C., Row, V. V., Volpé, R.: J. clin. Endocr. **39**, 779 (1974). — 10. Hackenberg, K., Reinwein, D., Schemmel, K.: Münch. med. Wschr. **115**, 2216 (1973). — 11. Hackenberg, K., Reinwein, D.: Erg. inn. Med. Kinderheilk. **37**, 20 (1975). — 12. v. z. Mühlen, A., Emrich, D.: Z. klin. Chem. **9**, 257 (1971). — 13. Urbaniak, S. J., Penhale, W. J., Irvine, W. J.: Clin. exp. Immunol. **15**, 345 (1973). — 14. Urbaniak, S. J., Penhale, W. J., Irvine, W. J.: Clin. exp. Immunol. **18**, 449 (1974). — 15. Volpé, R., Farid, N. R., von Westarp, C., Row, V. V.: Clin. Endocr. **3**, 239 (1974). — 16. Wara, D. W., Reiter, E. D., Ammans, J. A., Kaplan, S. L.: N. Engl. J. Med. **289**, 1145 (1973).

RUDORFF, K H., HERRMANN, J., WILDMEISTER, W., HORSTER, F. A., KRÜSKEMPER, H. L. (2. Med. Klinik d. Universität Düsseldorf): **Trijodthyronin- und Thyroxin-Serumkonzentrationen sowie suppressive Wirkung nach Kurzzeit- und Langzeitapplikation von L-Thyroxin allein oder in Kombination mit L-Trijodthyronin**

Die Behandlung mit Schilddrüsenhormonen hat zwei Ziele: 1. Einen Mangel an Schilddrüsenhormonen zu substituieren, 2. die endogene TSH-Sekretion zu supprimieren. Ziel unserer Untersuchungen war es festzustellen, ob in der Substitutions- und Suppressionstherapie Kombinations- oder Monopräparaten der Vorzug zu geben ist.

Methodik

Die Thyroxin-, Trijodthyronin- und TSH-Konzentrationen wurden radioimmunologisch bestimmt [1—3]. Normalbereiche: Thyroxin 4,5 bis 13,5 µg/100 ml; Trijodthyronin 80 bis 200 ng/100 ml; TSH-Basalwert 0 bis 5 µU/ml, nach i.v. Stimulation mit 400 µg TRH ⊿TSH 30 min 3 bis 20 µU/ml. In einer Kurzzeitstudie erhielten gesunde Probanden im Alter von 19 bis 29 Jahren 7 Tage lang eine tägliche Dosis entweder eines Kombinationspräparates (bestehend aus 100 µg L-Thyroxin + 20 µg L-Trijodthyronin bzw. 100 µg (T4 + 25 µg T3) oder 100 µg T4 alleine. Ein Teil der Probanden erhielt 20 µg T3 alleine.) Am 8. Tage wurden die T3- und T4-Serumkonzentrationen vor sowie 2, 4, 6, 24 Std nach Einnahme des entsprechenden Präparates gemessen. Vor und nach der 7tägigen Behandlung wurden TRH-Belastungsteste durchgeführt. In *Langzeituntersuchungen* wurde bei Patienten mit blander Struma (Behandlungsdauer 3 bis 22 Monate) die T4- und T3-Serumkonzentrationen vor sowie 2, 4, 6, 24 Std nach Einnahme von 100 µg T4, 150 µg T4 und 100 µg T4 + 20 µg T3 gemessen und anschließend mit Hilfe von TRH-Belastungstesten die Suppression der TSH-Sekretion überprüft.

Ergebnisse

Nach 1wöchiger Applikation von 100 µg T4 allein oder in Kombination mit T3 ist kein signifikanter Anstieg der Serum-T4-Konzentrationen zu verzeichnen. Es kommt nur zu unwesentlichen Anstiegen der T4-Konzentration 2 bis 6 Std nach Einnahme der Präparate. Nach 7tägiger alleiniger Gabe von T3 fiel der T4-Spiegel leicht aber signifikant ab. Verfolgt man die T3-Konzentrationen in kurzfristigen Abständen nach Einnahme der täglichen Dosis, so steigen in den drei Gruppen, denen T3 alleine oder in Kombination mit T4 appliziert wurden, die T3-Konzentrationen rasch und signifikant an und fallen nach 24 Std wieder etwa auf die Höhe der Ausgangswerte ab. Der obere Grenzwert für Euthyreose von 200 ng/100 ml wurde in 41 % der Fälle überschritten. Die gleichzeitige Gabe von T4 scheint für die Höhe der erreichten T3-Serumkonzentrationen keine Rolle zu spielen. Bei alleiniger Gabe von T4 steigen die T3-Serumkonzentrationen zwar leicht an, der Ausgangswert unterscheidet sich jedoch nicht signifikant vom Gipfelwert. In TRH-Belastungstesten zeigte sich eine Suppression der TSH-Sekretion nach Gabe von 100 µg T4 + 25 µg T3 in 60 % der Fälle, nach 100 µg T4 + 20 µg T3 in 40 %, nach 20 µg T3 in 25 % und nach 100 µg T4 in 20 %.

Unter Langzeittherapie mit einem Kombinationspräparat (100 µg T4 + 20 µg T3) kommt es wiederum zu einem Anstieg der T3-Serumkonzentrationen auf durchschnittlich 239 ng/100 ml, in 72% der Fälle wird der obere Grenzwert für Euthyreose überschritten, wobei Maximalwerte von 450 ng/100 ml erreicht werden. Dieser Gipfelwert liegt hochsignifikant über denen nach Gabe von 100 µg T4 (139 ng/100 ml) und nach Gabe von 150 µg T4 (150 ng/100 ml). In allen drei Gruppen kam es zu leichten, nicht signifikanten Anstiegen der T4-Serumkonzentrationen. Der freie Hormonanteil, der mit Hilfe der ,,Effective Thyroxin Ratio" (ETR) abgeschätzt wurde, lag in allen Gruppen im oberen Normbereich. Die Ergebnisse der TRH-Teste ergaben, daß es nach Langzeitapplikation zu einer deutlichen Steigerung der suppressiven Wirkung auf die TSH-Sekretion kommt. Positive Suppression nach 100 µg T4 in 64% der Fälle, nach 150 µg T4 in 75% und nach 100 µg T4 + 20 µg T3 ebenfalls in 75%. Hinsichtlich der suppressiven Wirkung entsprechen somit 150 µg T4 einer Kombination aus 100 µg T4 + 20 µg T3. Durch Erhöhung der Dosis auf 200 µg T4 bzw. 150 µg T4 + 30 µg T3 können auch die restlichen 25% der Patienten mit blander Struma supprimiert werden.

Diskussion

Bei der Anwendung von Kombinationspräparaten kommt es sowohl bei Kurz- als auch Langzeitapplikation zu unphysiologischen T3-Serumkonzentrationsgipfeln, die nach Applikation von reinem Thyroxin nicht beobachtet werden. Hinsichtlich der suppressiven Wirkung entsprechen 150 µg T4 einer Kombination von 100 µg T4/20 µg T3. Auf Grund eigener Untersuchungen und den Ergebnissen anderer Arbeitsgruppen konnte nachgewiesen werden, daß es keine Tagesrhythmik der T4- und T3-Serumkonzentrationen gibt. Diese Monotonie wird am besten nachvollzogen, wenn die Therapie mit Schilddrüsenhormonen sich auf die Verwendung reiner L-Thyroxinpräparate beschränkt. Obgleich die Gesamthormonkonzentrationen im Serum nicht in jedem Falle die aktuelle Stoffwechselsituation widerspiegeln, müssen doch schädliche Folgen einer längere Zeit bestehenden überhöhten T3-Konzentration im Serum auf die verschiedenen Organsysteme diskutiert werden. Solange dieses Problem nicht geklärt ist, erscheint es sinnvoll, in der Therapie mit Schilddrüsenhormonen grundsätzlich den synthetischen L-Thyroxinpräparaten den Vorzug zu geben. Die Verabreichung eines Kombinationspräparates weist keinen zusätzlichen Vorteil auf.

Literatur

1. Herrmann, J., Rusche, J., Krüskemper, H. L.: Clin. chim. Acta **54**, 69 (1974). — 2. Hilger, P., Herrmann, J., Krüskemper, H. L.: Z. klin. Chem. **11**, 323 (1973). — 3. Erhardt, F., Maschner, I., Pickardt, C. R., Scriba, P. C.: Z. klin. Chem. **11**, 381 (1973). — 4. Pickardt, C. R., Erhardt, F., Horn, K., Lehnert, P., Scibar, P. C.: Verh. dtsch. Ges. inn. Med. **80**, 1352 (1974).

HARTMANN, K. P., HENDERKOTT, U., HÖR, G., BOTTERMANN, P. (II. Med. Klinik u. Poliklinik u. Nuklearmedizin. Klinik d. T. U. München — Klinikum rechts der Isar —): **Vergleichende Untersuchungen zum Verhalten der Schilddrüsenhormonspiegel und der TSH-Spiegel im TRH-Test im Verlauf experimenteller und thyreostatisch behandelter Hyperthyreosen**

Die wichtigsten Säulen, auf denen heute die Diagnostik von Schilddrüsenfunktionsstörungen beruht, sind neben Radiojodtest und Szintigramm die Bestimmung von T_4-abhängigen Parametern, der TRH-Test, und neuerdings auch die radioimmunologische T_3-Bestimmung. Der diagnostische Wert und die hohe

Treffsicherheit dieser Methoden sind unbestritten, obgleich über zunächst nicht erklärbare Phänomene wie eine TRH-refraktäre Suppression der TSH-Spiegel bei normalen Konzentrationen der peripheren Schilddrüsenhormonspiegel berichtet wurde [1, 6, 7]. Von Pickardt et al. [4] sowie Wenzel et al. [9] wurden Versuche unternommen, diese Befunde mit den derzeit gültigen Vorstellungen der Regelmechanik des Hypothalamus-Hypophysen-Schilddrüsensystems in Einklang zu bringen. Darüber hinaus fiel bei Verlaufsbeobachtungen von chirurgisch [1] und thyreostatisch [3] behandelten Hyperthyreosen eine zeitliche Dissoziation zwischen der therapiebedingten Renormalisierung der peripheren Schilddrüsenhormonspiegel und dem Wiedereinsetzen des TRH-induzierten TSH-Anstiegs auf. Für die chirurgisch behandelte Hyperthyreose liegt nach Angaben von Gemsenjäger [1] der Zeitpunkt dieses TSH-Wiederanstieges im TRH-Test zwischen dem 10. und dem 21. postoperativen Tag. Für thyreostatisch behandelte Hyperthyreosen waren bislang gleichwertige zeitliche Angaben nicht verfügbar. Im Rahmen der vorliegenden Untersuchung soll hierzu und daran anschließend noch kurz zu der von Sekkade et al. [5] aufgeworfenen Frage der wöchentlichen Intervalltherapie mit Thyroxin Stellung genommen werden.

In einer ersten Untersuchungsreihe wurde bei 12 schilddrüsengesunden freiwilligen Probanden (6 Frauen, 6 Männer) im Alter von 25 bis 39 Jahren durch tägliche Gaben von 100 µg (in 3 Fällen 200 µg) L-Thyroxin eine Hyperthyreosis factitia erzeugt. In wöchentlichen Abständen wurden die T_4-Spiegel mittels kompetitiver Proteinbindungsanalyse, der T_3-Wert als T_3-^{125}J-Sephadexbindung sowie radioimmunologisch die T_3-Spiegel und ebenso die TSH-Spiegel im TRH-Test aus dem Serum bestimmt. 5 Wochen nach Untersuchungsbeginn waren sämtliche Versuchspersonen an Hand der Laborparameter hyperthyreot. Die Medikation wurde darauf abgesetzt.

In einer zweiten Untersuchungsreihe wurde 11 schilddrüsengesunden freiwilligen Probanden im Alter zwischen 25 und 39 Jahren in wöchentlichen Abständen 1 mg L-Thyroxin verabreicht[1]. Auch hier wurden vor Beginn der Untersuchung und anschließend in wöchentlichen Abständen T_3-Wert, T_4-Spiegel und TSH-Spiegel im TRH-Test bestimmt, zusätzlich noch die T_4-Spiegel und der T_3-Wert 24 Std nach Einnahme des Medikaments. 6 Wochen nach Beginn der Untersuchung wurde die Medikation abgesetzt.

Diese beiden Gruppen von Probanden mit Hyperthyreosis factitia konnten Verlaufsbeobachtungen an 11 Pat. mit primärer Hyperthyreose (8 Frauen, 3 Männer) im Alter von 32 bis 68 Jahren gegenübergestellt werden. Die thyreostatische Behandlung erfolgte mit 3 × 20 bzw. 3 × 40 mg Thiamazol täglich in Tablettenform. Auch hier wurden in wöchentlichen Abständen Bestimmungen von T_3-Wert, T_4-Spiegel und TSH im TRH-Test durchgeführt.

Durch die Gabe von 100 bzw. 200 µg T_4 täglich stiegen die Serum-T_4-Spiegel von 8,39 µg/100 ml im Mittel auf 15,29 µg/100 ml nach 5 Wochen kontinuierlich an. Dem entspricht ein Rückgang des TSH-Anstieges im TRH-Test, wobei schon nach 2 Wochen Δ TSH kleiner wird als 2 µE/ml und damit das Kriterium einer Hyperthyreose erfüllt. Eine Woche nach Absetzen der Medikation sind die T_4-Spiegel auf 9,68 µg/100 ml und wieder eine Woche später auf 7,63 µg/100 ml im Mittel gefallen.

Auffällig ist, daß durch einen mittleren T_4-Abfall um immerhin 5,6 µg/100 ml innerhalb einer Woche noch keine TSH-Stimulierbarkeit im TSH-Test induziert wird. Diesem Absinken der T_4-Spiegel nach Absetzen der Medikation entspricht ein Rückgang der T_3-RIA-Werte von 213 ng/100 ml auf 118 ng/100 ml, also einem Wert, der noch unterhalb des Ausgangswerts von 151 ng/100 ml im Mittel liegt (Abb. 1).

Bei 11 Patienten mit primärer Hyperthyreose von insgesamt 60 Hyperthyreose-Patienten, die im vergangenen Jahr an unserer Klinik beobachtet werden konnten, war unter thyreostatischer Therapie eine engmaschige Kontrolle der beschriebenen Schilddrüsenparameter möglich (Abb. 2). Im statistischen Mittel sind 3 Wochen nach Behandlungsbeginn die T_4-Spiegel nahezu normalisiert, während ein

---

[1] Freundlicherweise von Herrn Dr. Beysel, Fa. Merck, Darmstadt zur Verfügung gestellt.

TSH-Anstieg im TRH-Test um mehr als 2 µE/ml erst nach 7 Wochen sichtbar wird.

Es ergeben sich folgende *Zusammenhänge:* Bei thyreostatisch behandelter Hyperthyreose dauert es zwischen 1 und 15, im Mittel 6,64 Wochen nach Behandlungsbeginn bis zur Renormalisierung der T_4-Spiegel im Serum. Bei Hyperthyreosis factitia sind die T_4- und die damit parallelgehenden T_3-RIA-Spiegel 1 bis 2, im Mittel 1,66 Wochen nach Absetzen der Medikation wieder im Normbereich. Ein TSH-Wiederanstieg im TRH-Test wird zwischen der 5. und 27. Woche nach Behandlungsbeginn, im Mittel nach 11 Wochen, beobachtet. Dagegen ist bei Hyperthyreosis factitia bereits nach 2 bis 4 Wochen, im Mittel nach 3,17 Wochen ein TSH-Wiederanstieg feststellbar.

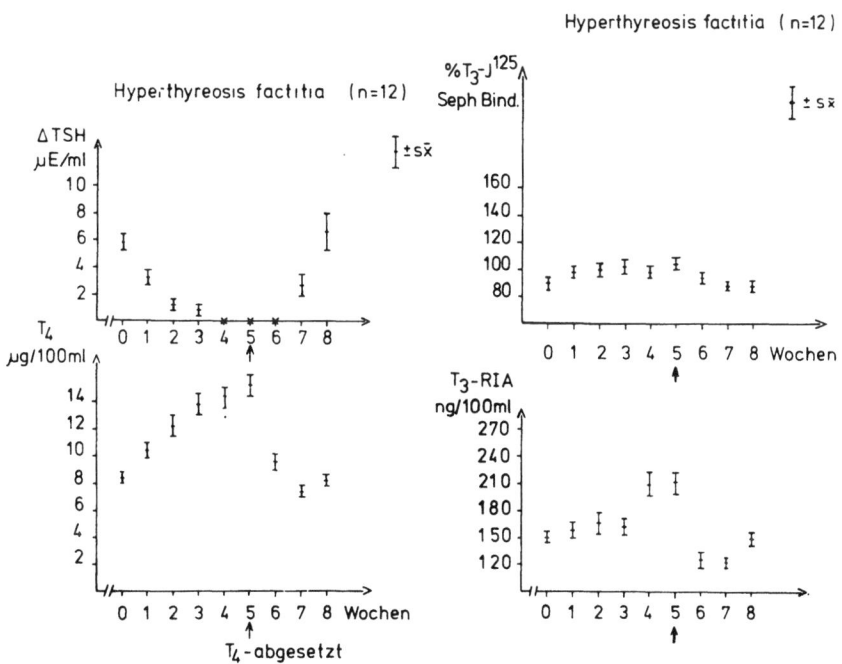

Abb. 1. Änderungen von Parametern der Schilddrüsenfunktion während Hyperthyreosis factitia (Einzelheiten s. Text). (Nach 5 Wochen wurde die T_4-Medikation — s. Pfeil — abgesetzt)

Bei Einzelbeobachtung lag die Latenzzeit zwischen Normalisierung der peripheren (T_3- und T_4-Spiegel) und zentralen (TSH-Spiegel im TRH-Test) Schilddrüsenparametern zwischen 0 und 12 Wochen, im Mittel bei 4,27 Wochen. Bei experimenteller Hyperthyreose betrug die Dauer dieser Latenz 2 bis 4, im Mittel 3,17 Wochen. Bei wöchentlicher Intervallgabe von 1 mg T_4 bei den 11 schilddrüsengesunden Probanden kommt es jeweils 24 Std nach Einnahme zu einem Anstieg der T_4-Spiegel um etwa 3,5 µg/100 ml, wohingegen sich die T_4-Spiegel im Vergleich von Woche zu Woche nur geringfügig nach oben verändern. Allerdings genügt diese Veränderung bereits, um den TSH-Anstieg im TRH-Test von einem Ausgangswert von im Mittel 12 µE/ml nach 6wöchiger Einnahme des Medikaments auf 3 µE/ml zu vermindern, wobei 6 der Probanden eine TSH-Differenz von weniger als 2 µE/ml aufwiesen. Bei den übrigen 5 Probanden war der TSH-Anstieg im Mittel auf etwa 50% des Ausgangswertes vermindert.

Zusammenfassung

Es konnte gezeigt werden, daß bei Übergang von einer euthyreoten Stoffwechsellage in eine experimentelle Hyperthyreose bzw. beim Übergang einer primären oder experimentellen Hyperthyreose in eine Euthyreose eine ausgeprägte zeitliche Dissoziation zwischen dem Verhalten der peripheren und zentralen Schilddrüsenfunktionsparameter besteht. Diese Dissoziation wurde quantifiziert.

1. Bei Gabe von 100 bzw. 200 µg T_4 täglich dauert es etwa 2 Wochen bis zur nahezu vollständigen Suppression der TSH-Spiegel im TRH-Test.

2. Bei vorangegangener Medikation mit Schilddrüsenhormonen ist ein negativer TRH-Test nur dann im Sinne einer Hyperthyreose zu interpretieren, wenn diese Therapie mindestens 2 Wochen zuvor abgesetzt wurde.

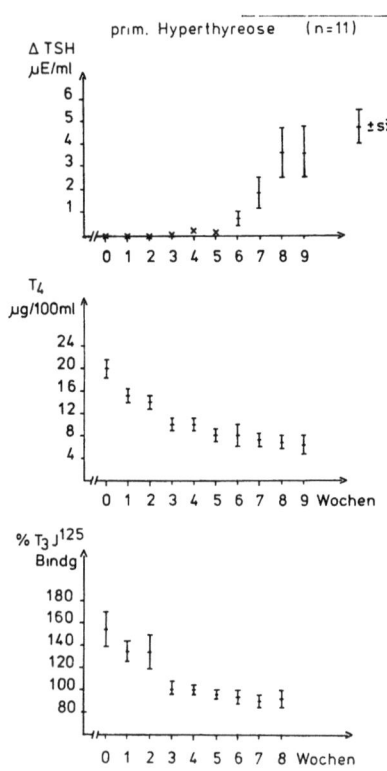

Abb. 2. Änderungen von Parametern der Schilddrüsenfunktion bei primärer Hyperthyreose nach Beginn einer thyreostatischen Therapie (Einzelheiten s. Text)

3. Im Gegensatz zur chirurgischen Therapie der Hyperthyreose dauert es bei thyreostatisch behandelter Hyperthyreose zwischen 5 und 27 Wochen bis zum TSH-Wiederanstieg im TRH-Test (wobei allerdings unsere relativ kleine Fallzahl zu berücksichtigen ist). Erst nach dieser Zeit erscheint eine Zugabe von Schilddrüsenhormonen zur Vermeidung eines überschießenden TSH-Anstiegs sinnvoll [2].

4. Die Intervallgabe von größeren T_4-Dosen in wöchentlichen Abständen scheint nach unseren Ergebnissen bei der Strumaprophylaxe bzw. der Therapie der Hypothyreose der herkömmlichen Verabreichung kleinerer Dosen in täglichen Abständen sowohl hinsichtlich des Wirkungseintritts als auch hinsichtlich der quantitativen TSH-Suppression unterlegen zu sein.

Abschließend sei den technischen Assistentinnen Frl. Ermler, Frl. Paterek und Frl. Gebhardt für ihre tatkräftige Unterstützung herzlich gedankt.

Literatur

1. Gemsenjäger, E.: Dtsch. med. Wschr. **99**, 1790 (1974). — 2. Mestman, I. H., Manning, P. R., Hodgman, J.: Arch. intern. Med. **134**, 434 (1974). — 3. von zur Mühlen, A., Hesch, R. D., Köbberling, J.: Dtsch. med. Wschr. **99**, 1504 (1974). — 4. Pickardt, C. R., Erhardt, F., Grüner, J., Heinze, H. G., Horn, K., Scriba, P. C.: Dtsch. med. Wschr. **98**, 152 (1973). — 5. Sekkade, C. B., Slaunwhite, W. R., Jr., Aceto, T., Jr., Murray, K.: J. clin. Endocr. **39**, 759 (1974). — 6. Snyder, P. J., Utiger, R. D.: J. clin. Invest. **51**, 2077 (1972). — 7. Vagenakis, A. G., Rapoport, B., Azizi, F., Portnay, G. I., Braverman, L. E., Ingbar, S. H.: J. clin. Invest. **54**, 913 (1974).

BOMMER, J., OSTER, P., SEIDEL, D., WIELAND, H., STOSSBERG, V. (I. Med. Univ.-Klinik Heidelberg): **Charakteristische Lipoproteinveränderungen bei Hyperthyreose**

Schon über ein halbes Jahrhundert ist bekannt, daß Schilddrüsenhormon die Serumcholesterinspiegel senkt [1]. Während bei Hypothyreose die Serumcholesterinspiegel meist erhöht sind, sind sie bei hyperthyreoten Patienten in der Regel nicht erniedrigt, sondern liegen vielmehr meist im unteren Normbereich. Als Ursache für die erniedrigten Serumcholesterinwerte bei Hyperthyreose ließ sich ein erhöhter turn-over mit Überwiegen von Cholesterinabbau und -ausscheidung nachweisen [2—6]. Normalisiert sich nach Abklingen der Hyperthyreose der Serumcholesterinmetabolismus wieder, so kommt es zu dem bekannten Wiederanstieg des Serumcholesterinwertes.

Während die Serumcholesterinwerte bei hyperthyreoten Patienten im Mittel niedriger lagen als bei euthyreoten Vergleichspatienten, ließ sich auffälligerweise in der Lipidelektrophorese keine entsprechende Minderung der β-Lipoproteine nachweisen. Das Fehlen einer β-Lipoproteinverminderung bei erniedrigten Serumcholesterinspiegeln ist jedoch nicht mit dem festen Protein-Lipidverhältnis der normalen Lipoproteine vereinbar.

Neben der Lipidelektophorese ermöglicht die Ultrazentrifugation eine weitere Auftrennung der Lipoproteine, und zwar in Dichteklassen. Bei Zentrifugation bei einer Dichte von d = 1,065 bis 1,068 findet sich im Unterstand nur High-Density-Lipoprotein, das in der Elektrophorese eine α-Mobilität aufweist (α-HDL), während alle übrigen Lipoproteine im Überstand zu finden sind. Zentrifugiert man jedoch das Serum eines hyperthyreoten Patienten bei d = 1,065 bis 1,068, so findet sich im Unterstand neben den normalerweise vorkommenden α-Lipoproteinen überraschenderweise auch β-Lipoprotein in beträchtlicher Konzentration. Letzteres läßt sich auch bei wiederholter Zentrifugation bei dieser Dichte nicht aus dem Unterstand eliminieren.

In der Immunelektrophorese finden sich entsprechend einer Anti-A-Lipoproteinbande eine Präzipitationslinie gegen Anti-B-Lipoproteine in der Position der β-Globuline. Dies weist darauf hin, daß im Serum von hyperthyreoten Patienten neben dem üblichen α-HDL auch β-HDL vorkommt.

Nach Ultrazentrifugation bei einer Dichte von d = 1,068 finden sich bei hyperthyreoten Patienten im Überstand normale Mengen an Chylomikronen und Prä-β-Lipoproteinen, wogegen die Menge der β-Lipoproteinen deutlich vermindert ist.

Als Ursache für die Verschiebung der β-Lipoproteine in die höhere Dichteklasse ließ sich eine Veränderung der Protein-Lipidzusammensetzung des β-HDL im Vergleich zu dem üblicherweise vorkommenden β-LDL nachweisen. β-HDL zeigt einen erhöhten Proteingehalt bei entsprechender Abnahme des Cholesterinanteils im Vergleich zu β-LDL. Es lag nahe, β-HDL als partiell delipidiertes β-LDL zu betrachten. Jedoch ließ sich kein zusätzliches Cholesterin an β-HDL anlagern, im Gegensatz zu partiell delipiertem β-LDL.

Nachdem, wie schon früher berichtet [7], bei schweren Hyperthyreosen β-HDL nachgewiesen werden konnte, prüften wir das Auftreten von β-HDL bei Hyperthyreosen verschiedenster Schweregrade einschließlich des Grenzbereichs zur Euthyreose. Von 59 untersuchten Patienten wiesen 23 eine Hyperthyreose mit Struma diffusa, 22 eine Hyperthyreose mit Struma nodosa und 14 ein autonomes Adenom auf. Bei 51 der 59 Patienten, bei denen auf Grund laborchemischer und/oder klinischer Befunde eine Hyperthyreose angenommen werden durfte, ließ sich β-HDL im Serum nachweisen. Bei 4 der β-HDL-negativen Patienten lag ein autonomes Adenom vor. Bei 2 weiteren fand sich eine sehr kurze Anamnese der Hyperthyreose von 4 bis 6 Wochen (eine jodinduzierte Hyperthyreose). Nach thyreostatischer Therapie war das Verschwinden des β-HDL's wesentlich später zu beobachten, als die Normalisierung des T3 in vitro Test und Gesamtthyroxinspiegels im Serum. Während T3 in vitro Test und Gesamtthyroxinserumspiegel vor Eintritt der klinischen Euthyreose in den Normbereich abfallen, scheint das β-HDL erst zu verschwinden nach Eintritt einer auch klinisch sicheren Euthyreose. Dafür spricht auch das Persistieren des β-HDL bei suboptimaler Thyreostatikatherapie. Daher erwies sich die Bestimmung des β-HDL auch günstig bei Hyperthyreosen, die ohne ausreichende diagnostische Abklärung mit Thyreostatika anbehandelt, in unsere Ambulanz kamen. Bei diesen Patienten waren die üblichen Schilddrüsenfunktionsparameter durch den Einfluß der Thyreostatika „verfälscht". Vier derartige Fälle zeigten jedoch eindeutige β-HDL-Spiegel, die nach konsequenter thyreostatischer Therapie verschwanden.

Auf Grund unserer bisherigen Beobachtungen scheint der Nachweis von β-HDL als zusätzlicher Parameter bei der Differenzierung zwischen Hyper- und Euthyreose geeignet. Bemerkenswert scheint uns insbesondere das β-HDL bei jeglicher Form von Hyperthyreose zu sein. Dies schließt selbstverständlich auch Hyperthyreoserezidive (n = 5) ein.

Bei der Behandlung der Hyperthyreose scheint das Verschwinden des β-HDL ein guter Parameter für den Eintritt der Euthyreose zu sein.

Literatur

1. Epstein, A. A., Lande, H.: Arch. intern. Med. **30**, 563 (1922). — 2. Dayton, S., Dayton, J., Drimmer, F., Kendall, F. E.: Amer. J. Physiol. **199**, 71 (1960). — 3. Karp, A., Oliver, D., Jr.: J. biol. Chem. **179**, 819 (1949). — 4. Miettinen, T. A.: J. Lab. clin. Med. **71**, 537 (1968). — 5. Marx, W., Gustin, S. T., Levi, C.: Proc. Soc. exp. Biol. (N.Y.) **83**, 143 (1953). — 6. Roseman, R. H., Friedman, M., Byers, S. O.: Circulation **5**, 589 (1952). — 7. Bommer, J., Wieland, H., Seidel, D.: In: Schilddrüse 1973 (Hrsg. H. Schleusener, B. Weinheimer), S. 234. Stuttgart: Thieme 1974.

LOCHER, M., KALTENBACH, H., WAHL, R., KALLEE, E.* (Med. Univ.-Klinik Tübingen): **Verdrängung von Schilddrüsenhormonen durch Medikamente aus der Bindung an Serumproteine und Herzmitochondrien**

Bei der zwangsläufig polypragmatischen Behandlung von Thyreotoxikosen erhebt sich stets die Frage, welche Medikamente akzidentell den Stoffwechsel der Schilddrüsenhormone ungünstig beeinflussen oder Labordaten verfälschen können. Besonders umstritten ist gegenwärtig die Anwendung von Heparin bei thyreotoxischen Krisen. Thrombosen und Embolien treten bei Thyreotoxikosen auffallend häufig auf [1—4]. Da aber unter der Verabreichung von Heparin der Thyroxinspiegel im Plasma ansteigt und der „freie" Anteil des Plasmathyroxins

---

* Mit Unterstützung durch die Deutsche Forschungsgemeinschaft.

(FT_4) zunimmt, bestehen Bedenken [5], Heparin bei thyreotoxischen Krisen prophylaktisch [6] einzusetzen. Infolge des hohen FT_4-Spiegels erschien bislang ein beschleunigter Abstrom von Thyroxin (T_4) in das Herz und in andere lebenswichtige Zentren durchaus denkbar [5].

Außer Heparin interferieren noch zahlreiche andere Medikamente mit der Bindung der Schilddrüsenhormone an Serumproteine und Zellproteine [7, 8]. Auch Chlorpromazin vermag die Verteilungsgleichgewichte der Hormonbindung zwischen verschiedenen löslichen Proteinen und den Zellorganellen zu verschieben. Die vorliegende Arbeit befaßt sich mit dem Einfluß von Chlorpromazin und Heparin auf die Adsorption von Schilddrüsenhormonen an Herzmitochondrien.

Methoden

Etwa 200 bis 300 g wiegende Albinoratten (Ivanovas, Kißlegg) wurden von der V. cava inf. aus mit körperwarmer Vollelektrolytlösung (Biosteril®), dann mit 15%-Saccharoselösung blutfrei perfundiert. Die Herzen wurden im Kühlraum unter Eiskühlung zerkleinert und mit einem Stempelhomogenisator nach Dounce [9] in Saccharoselösung ohne Zusatz von Zitronensäure homogenisiert. Nach Abtrennung der Kernfraktion (675 $\bar{g}$) wurde aus den Homogenaten die Mitochondrienfraktion bei 13000 $\bar{g}$ gewonnen und der mikrosomenhaltige Überstand als flüssiges Zytoplasma („Cytosol") verwendet. Die resuspendierten Mitochondrien aus 33 mg Herz/ml Ansatz blieben teils ohne Zusatz von löslichen Proteinen, teils erhielten sie so viel Zytoplasma oder Rattenserum zugefügt, wie es den Verhältnissen in vivo der Größenordnung nach ungefähr entspricht (0,3 ml Serum oder 1,3 ml 1:9-verdünntes Zytoplasma/g Herz). Zu diesen Suspensionen kamen Zusätze von ^{131}J-Thyroxin, ^{125}J-Trijodthyronin (Amersham/Buchler, Braunschweig) und den jeweiligen Medikamenten. Die Radioaktivität wurde in den Mitochondriensedimenten, die mit 10 ml Saccharoselösung ohne Resuspendierung gewaschen waren, nach Abzentrifugieren bei 13000 $\bar{g}$ gemessen und mit der Radioaktivität aliquoter Teile der Suspensionen (= 100%-Werte) verglichen. Wie die elektronenmikroskopische Kontrolle (Prof. Dr. W. Schlote, Inst. f. Submikroskopische Pathologie und Neuropathologie der Univ. Tübingen) eines Mitochondrienpellets zeigte, bestand dieses ausschließlich aus intakten Mitochondrien.

Der Humanpapillarmuskel[1] stammte von einer Patientin, die eine Klappenprothese erhielt. Da das Präparat nach Entfernung der nichtmuskulären, kalkreichen Anteile nur 1,5 g wog, entsprechen die hiervon angesetzten Mitochondriensuspensionen nur 17 mg Herz/ml.

Ergebnisse

Chlorpromazin (Megaphen®) verdrängte ohne Zusatz löslicher Proteine T_4 etwa gleich stark wie Trijodthyronin (T_3) aus den Herzmitochondrien. In Gegenwart von flüssigem Zytoplasma wurden T_4 und T_3 etwa gleich stark an die Mitochondrien hin verdrängt. Es überwog also die Verdrängung aus den löslichen Proteinen, so daß die Radioaktivität der Mitochondriensedimente anstieg. Auch aus Rattenserum wurden die Schilddrüsenhormone verdrängt und von den Mitochondrien übernommen (Tabelle). An den Mitochondrien aus einem menschlichen Papillarmuskel waren prinzipiell gleichartige Verdrängungseffekte zu beobachten.

Heparin (Liquemin®) ließ lediglich in Abwesenheit löslicher Proteine eine geringgradige Verdrängung aus den Mitochondrien erkennen. In Gegenwart von Rattenserum oder flüssigem Zytoplasma hielten sich die ohnehin kaum meßbare Verdrängung aus den löslichen Proteinen und aus den Mitochondrien offenbar die Waage. Jedenfalls verdrängt Heparin die Schilddrüsenhormone in vitro nicht direkt aus den Serumproteinen in Richtung auf die Herzmitochondrien.

Diskussion

Nach Gwinup u. Rapp [10] sank bei fünf psychiatrischen Patienten, die Chlorpromazin oder Thioridazin erhielten, der Thyroxinspiegel durchschnittlich auf 2,9 µg/dl ab (Normalwert: 8,2 µg/dl), wodurch aber kein Myxödem entstand.

---

[1] Für dieses perfundierte Herzmuskelpräparat danken wir Herrn Dr. R. Haasis (Med. Klinik Tübingen).

Der erniedrigte T_4-Spiegel dürfte mit der Verdrängung von T_4 aus den Serumproteinen durch Phenothiazine vor allem in Richtung auf die Mitochondrien der Leber [7] hinreichend erklärt sein. Ob die Tachykardie, welche unter Chlorpromazintherapie häufig auftritt, nur auf die Abdrängung von T_3 und T_4 an die Herzmitochondrien zurückzuführen ist, muß vorläufig dahingestellt bleiben; denn möglicherweise spielen die direkte Entkopplung der oxydativen Phosphorylierung durch Chlorpromazin [11] oder andere Mechanismen eine zusätzliche Rolle. Jedoch erscheint es ratsam, bei Thyreotoxikosen statt des vielfach empfohlenen Chlorpromazins sicherheitshalber das weniger stark verdrängende [7] und entkoppelnde Promethazin einzusetzen.

Tabelle. Einfluß von Heparin und Chlorpromazin auf die Bindung von ^{131}J-Thyroxin und ^{125}J-Trijodthyronin an Herzmitochondrien in vitro in Verteilungsgleichgewichten mit Serum und flüssigem Zytoplasma

Substrat/Medikament	Endkonzentration (USP-E/ml Ansatz)	% der eingesetzten Hormonradioaktivität an die Mitochondrien gebunden					
		ohne Proteinzusatz		mit Serum		mit Zytoplasma	
		T_3	T_4	T_3	T_4	T_3	T_4
Rattenherzen		Rattenserum					
Heparin	0	33,0	39,6	10,6	7,7	9,5	12,3
(Liquemin®)	1,1	30,5	36,8	10,0	7,6	8,5	11,4
	8,5	29,5	33,9	10,4	7,1	8,4	11,0
	34,0	25,5	35,8	11,7	8,0	7,9	10,9
	(µM)	Rattenserum					
Chlorpromazin	0	31,2	41,0	11,8	7,2	11,8	15,0
(Megaphen®)	24	26,6	35,1	14,0	8,0	12,1	16,0
	97	29,6	38,3	13,5	7,1	16,5	19,9
	194	28,3	37,0	16,1	11,7	21,0	24,4
	388	27,6	33,3	20,6	18,6	26,0	32,7
	775	24,1	31,8	23,0	28,3	33,8	41,9
	1550	19,2	22,1	22,7	30,8	38,6	48,5
Humanpapillarmuskel		Humanserum					
Chlorpromazin	0	27,2	35,5	6,4	3,5	4,2	5,4
(Megaphen®)	194	33,3	50,3	35,2	36,2	15,7	15,4
	775	24,3	30,9	38,7	43,7	82,4	83,5

Im Gegensatz zu Chlorpromazin ließ sich mit Heparin keine erhebliche direkte Verdrängung erzielen. Wahrscheinlich kommt der Anstieg des T_4 im Plasma *in vivo* auf indirektem Weg über freie Fettsäuren zustande [12], denn Heparin erhöht *in vitro* auch den Anteil des FT_4 nicht [12].

Trotz stark erniedrigten T_4-Spiegels tritt unter Phenothiazintherapie kein Myxödem auf. Ähnlich, wenn auch mit umgekehrten Vorzeichen, verursacht der hohe T_4- und FT_4-Spiegel unter Heparintherapie keine Hyperthyreose. Dies hängt wahrscheinlich mit der gleichzeitigen Verdrängung von T_4 aus den Serumproteinen [8] und aus den Mitochondrien [7] durch Ölsäure und andere Fettsäuren zusammen.

Die Höhe des T_4-Spiegels und des FT_4-Spiegels allein läßt also keinen Rückschluß auf den aktuellen Stoffwechsel zu. Vielmehr müssen bei Verabreichung verdrängender Medikamente die Verteilungsgleichgewichte und andere kinetische Parameter mitberücksichtigt werden.

Literatur

1. Parker, J. L. W., Lawson, D. H.: Lancet **1973 II**, 894. — 2. Kallee, E., Wahl, R., Secker, K. H., Mallet, D., Bohner, J.: Med. Klin. 68, 1689, 1733 (1973). — 3. Merceron, R. E.,

Cavailloles, F., Dairou, R., Raymond, J. P., Cambier, J., Klotz, H. P.: Ann. Endocr. (Paris) **35**, 267 (1974). — 4. Gilbert-Dreyfus, M., Malinsky, M., Peillon, F.: Ann. méd. intern. **125**, 525 (1974). — 5. Herrmann, J.: Dtsch. med. Wschr. **99**, 1788 (1974). — 6. Kallee, E.: Dtsch. med. Wschr. **99**, 1369 (1974). — 7. Wahl, R., Kallee, E.: Z. Naturforsch. **29c**, 608 (1974). — 8. Kallee, E.: Acta isotop. (Padova) **6** (Suppl.), 1 (1966). — 9. Dounce, A. L., Witter, R. F., Monty, K. J., Cottone, M. A.: J. biophys. biochem. Cytol. **1**, 139 (1955). — 10. Gwinup, G., Rapp, N.: Amer. J. clin. Path. **63**, 94 (1975). — 11. Siebert, G.: Biochemie der Zellstrukturen. In: Handbuch der allgemeinen Pathologie, Bd. II/1, S. 67. Berlin-Heidelberg-New York: Springer 1968. — 12. Hollander, C. S., Scott, R. L., Burgess, J. A., Rabinowitz, D., Merimee, T. J., Oppenheimer, J. H.: J. clin. Endocr. **27**, 1219 (1967).

SCHWEIGART, U., ZILKER, TH., HARTUNG, R., HENDERKOTT, U., PATEREK, K., BOTTERMANN, P. (II. Med. Klinik u. Poliklinik u. Urolog. Klinik u. Poliklinik d. TU München — Klinikum rechts der Isar —): **Wertigkeit verschiedener Stoffwechselparameter bei der Diagnostik des primären Hyperparathyreoidismus**

Die Parathormonbestimmung im Serum ist wegen der Heterogenität des Hormons und der Schwierigkeit, spezifische Antikörper zu erhalten, problematisch [1]. Auch scheint ohne weitere diagnostische Funktionstests eine Aussage auf Grund der Höhe des Parathormonspiegels allein nicht möglich zu sein [2]. Da die Häufigkeit eines primären Hyperparathyreoidismus bei Patienten mit rezidivierenden Calcium-Oxalatsteinen recht hoch zu sein scheint [3], haben wir mit den bisher gängigen Methoden versucht, die Diagnose zu stellen.

Bei Pat., die wegen rezidivierender Calcium-Oxalatsteine in urologischer Behandlung standen, wurden als Voruntersuchungen Serum-Calciumspiegel, Calciumausscheidung unter Normalkost und alkalische Phosphatase im Serum je 1- bis 3mal bestimmt. War einer dieser Parameter pathologisch, erfolgte die stationäre Krankenhausaufnahme. Dies traf bei 25 Pat. zu. Bei 4 weiteren Pat. war ein erhöhter Calciumspiegel im Serum mehr oder weniger Zufallsbefund. 5 dieser 29 Pat. hatten gastrointestinale Beschwerden, 3 ein ausgeprägtes Psychosyndrom nach Bleuler [4].

Während des Klinikaufenthaltes wurden folgende Untersuchungen durchgeführt:
1. Calciumsuppressionstest nach Kyle [5].
2. Hydroxyprolinausscheidung unter kollagenfreier Kost.
3. Messung der Calciumausscheidung unter calciumarmer Diät (150 mg Calcium/die).
4. Messung der Ausscheidung von cAMP unter calciumarmer Kost und während der Kyle-Tests.

Die Phosphatclearance vor und nach Calciumbelastung war mit 10 mg Calciumionen/kg Körpergewicht als pathologisch zu werten, wenn sie weniger als 25% abfiel. Eine Wiederholung der Untersuchung mit 15 mg Calciumionen/kg Körpergewicht erfolgte im allgemeinen im Anschluß an die Diätperiode mit kollagenfreier Kost, wenn bei der vorausgehenden Calciumbelastung kein ausreichender Abfall der Phosphatclearance zu beobachten war.

Die Hydroxyprolinausscheidung unter kollagenfreier Kost scheint ein geeignetes Maß zur Bestimmung des Knochenumsatzes zu sein [6] und wurde aus diesem Grunde in das Diagnostikprogramm aufgenommen. Die Pat. erhielten 3 Tage kollagenfreie Kost. Am 2. und 3. Tage wurde Urin zur Bestimmung von Hydroxyprolin gesammelt; gleichzeitig wurde die Kreatininausscheidung zur Kontrolle der quantitativen Urinsammlung gemessen. Schwankte die Kreatininausscheidung von Tag zu Tag um mehr als 25%, wurde ein Urinsammelfehler angenommen. Differierte die Hydroxyprolinausscheidung um mehr als 25%, wurde ein Diätfehler angenommen. Ließ man diese Werte unberücksichtigt, ergaben sich hochsignifikante ($p < 0,001$) Unterschiede zwischen beiden Patientengruppen.

Andere Erkrankungen, die mit einem erhöhten Kollagenumsatz einhergehen können, waren zuvor ausgeschlossen worden.

Die Bestimmung der Calciumausscheidung unter calciumarmer Diät von 150 mg/die sollte zum Ausschluß von Hypercalcämien dienen, die durch erhöhte Calciumabsorption bedingt sind [7]. Diese Diätperiode umfaßte 6 Tage; vom

4. bis 6. Tag wurde Urin in 24 Std-Portionen gesammelt. Bei 10 Patienten war die Calciumausscheidung erhöht; 4 dieser Patienten wiesen einen primären Hyperparathyreoidismus auf, der operativ bestätigt werden konnte.

Die Ausscheidung von cAMP lag bei Patienten mit Calcium-Oxalatsteinen unter calciumarmer Kost bei 3,55 ± 0,51 pmol/24 Std und war signifikant niedriger als bei gesunden normal ernährten Personen (5,03 ± 0,30 pmol/24 Std). Beim primären Hyperparathyreoidismus betrug die cAMP-Ausscheidung 5,67 ± 0,65 pmol/24 Std. Die Unterschiede zwischen Patienten mit primärem Hyperparathyreoidismus und Calcium-Oxalatsteinträgern waren signifikant ($p < 0,05$), überlappten sich aber. Korrekturen für die Nierenfunktion entweder durch Umrechnung auf 1 g Kreatininausscheidung oder durch Berechnung auf 100 ml Kreatininclearance verwischten den Unterschied zwischen beiden Gruppen. Hier besteht z. T. ein Widerspruch zu anderen Autoren [8, 9].

Tabelle 1. Vergleich von Serum-Calciumspiegel, Calciumausscheidung, Rückgang der Phosphat-Clearance im Kyle-Test, Hydroxyprolinausscheidung und cAMP-Ausscheidung bei Patienten mit primärem Hyperparathyreoidismus

	Serumcalcium mval/l	Ca-Ausscheidung mval/24h	KYLE Test	OH-Prol. mg/24h/m² Körperofl.	cAMP p mol/24h
A.L.	7,13	3,5	±0.	29,5	0,63
E.C.	5,54	6,33	-4,4	9,58	6,45
P.E.	5,77	5,30	±0	13,8	6,87
R.A.	5,87	11,3	±0	33,0	3,17
T.E.	5,67	6,7	-11,6	35,3	6,13
K.A.	6,57	-	+10,%	44,8	5,75

Tabelle 2. Enddiagnosen nach Durchführung des Diagnostikprogrammes an Hand der Parameter Serum-Calciumspiegel, Kyle-Test, Hydroxyprolin-, Calcium- und cAMP-Ausscheidung (Einzelheiten s. Text)

	Ca i. Serum >5,25mval/l	KYLE Test 1f. Dosis path.	KYLE Test 1½f. Dosis path.	OH-Prolin erhöht	Ca-Ausscheidung erhöht	cAMP erhöht
pHPT n=6	6	6	6	4	4	3
Ca-Oxalat Steine n=11	4	0	-	0	0	0
unklar n=11	7	6	0	5	6	1

Bei einigen Patienten wurde das Verhalten der cAMP-Ausscheidung im Vergleich zur Phosphatclearance gemessen. Es konnte keine Korrelation gefunden werden. Aus diesem Grunde scheint die Bestimmung von cAMP von geringem diagnostischen Wert (Tabelle 1).

Die Phosphatclearance im Calciumbelastungstest nach Kyle mit 15 mg Calciumionen/kg Körpergewicht ergab zwar in keinem Fall falsch positive Werte. Fraglich bleibt allerdings, ob Nebenschilddrüsenhyperplasien, die noch einer gewissen Regulation unterliegen, erfaßt werden.

In Tabelle 2 sind die Endergebnisse zusammengefaßt. Bei Gesamtbeurteilung der Ergebnisse der sechs Parameter wurde bei 6 Patienten ein primärer Hyperparathyreoidismus diagnostiziert und bei 5 Patienten operativ bestätigt. Ein Patient verweigerte die Operation. Bei 11 Patienten lautete die Abschlußdiagnose „idiopathische Steindiathese". Bei den 11 Patienten, die als „unklar" geführt wurden, stellten sich später bei 2 Patienten Knochenmetastasen eines Prostata- bzw. Bronchialcarzinomes heraus. Ein Patient hatte zusätzlich eine Hyperthyreose. Bei 5 Patienten zeigten mehrfache Kontrolluntersuchungen innerhalb von ½ bis 2 Jahren normale Serumcalciumspiegel. Während dieser Zeit traten bei diesen Patienten keine Steinrezidive auf. Bei den restlichen 3 Patienten war keine weitere Zuordnung zu anderen Krankheitsbildern möglich, so daß die Frage nach dem Vorliegen eines primären Hyperparathyreoidismus letztlich nicht eindeutig geklärt werden konnte.

Literatur

1. Silverman, R.: J. clin. Invest. **52**, 1958 (1973). — 2. Lockefeer, J. H.: Acta Endocr, **75**, 280 (1974). — 3. Bartsch, G.: Münch. med. Wschr. **116**, 881 (1974). — 4. Bleuler, M.: In: Endokrinologische Psychiatrie. Stuttgart: Thieme 1964. — 5. Kyle, L. H.: Amer. J. Med. **24**, 240 (1958). — 6. Klein, L.: Metabolism **13**, 272 (1964). — 7. Albright, F.: J. clin. Endocr. **13**, 860 (1953). — 8. Müller, A. O.: pers. Mitt. — 9. Schmidt-Gayk, H.: Acta endocr. (Kbh.) **184** (Suppl.), 174 (1974).

ROTHMUND, M., HEICKE, B., GÜNTHER, R., BRÜNNER, H. (Chirurg. Univ.-Klinik Mainz): **Selektive Parathormonbestimmung zur Lokalisationsdiagnostik beim primären Hyperparathyreoidismus**

Mit den bislang gebräuchlichen Methoden zur Lokalisation von Epithelkörperchentumoren (EK), der Szintigraphie mit 75-Selenmethionin, der selektiven Arteriographie, dem Pneumomediastinum und intravitalen Färbemethoden konnten einzelne speziell versierte Untersucher zu zufriedenstellenden Ergebnissen kommen. Im allgemeinen waren Erfolgsquoten jedoch gering.

Erst die Einführung eines Radioimmunoassay für Parathormon durch Berson und Yalow ermöglichten ein für Parathyreoideagewebe spezifisches Nachweisverfahren, das nach allen bisher publizierten Berichten den eben genannten Methoden an Zuverlässigkeit überlegen ist. Stellvertretend seien die Ergebnisse der Arbeitsgruppen um O'Riordan und Eisenberg und die Sammelstudie von Bilezikian genannt, wo zwischen 82 und 90% der EK-Adenome bei zusammen fast 200 Patienten lokalisiert und 72% der Hyperplasien präoperativ gesichert werden konnten.

Seit Anfang 1974 haben wir die selektive Parathormonbestimmung bei 30 Patienten durchgeführt.

Wir entnehmen nach transfemoraler Venenkatheterisierung mit einem steuerbaren Coaxialkatheter Blutproben, jeweils etwa 8 bis 10 ml, aus den Hals- und Schilddrüsenvenen auf beiden Seiten. Gleichzeitig wird ein möglichst vollständiges Phlebogramm des Halsvenennetzes angefertigt, um die Entnahmestellen genau lokalisieren zu können.

Bei der Blutentnahme ist vor allem auf die Sondierung der kleinen Venen, der V. thyreoidea superior, media und inferior und hier besonders auf die letztgenannte Wert zu legen. Die direkte Entnahme aus diesen Venen ist wegen der in der V. jugularis, anonyma und subclavia sofort einsetzenden Verdünnung des Hormons weitaus ergiebiger als die Katheterisierung nur der großen Venen. Der dazu größere Zeitaufwand sollte zugunsten einer weitaus ertragreicheren Diagnostik immer in Kauf genommen werden.

Die radioimmunologische Parathormonbestimmung lassen wir von einem Laborunternehmen durchführen. Es wird ein Meerschweinchenantiserum mit vorwiegender Spezifität für die biologisch aktive N-terminale Sequenz des Parathormons zusammen mit radioaktiv markiertem bovinem Parathormon eingesetzt. Alle Serumproben und die Kontrollansätze werden als Dreifachbestimmung jeweils mit 100 plus 200 µl analysiert. Der Mittelwert aus den so gewonnenen sechs Einzelwerten für jedes Serum ergibt die Parathormonkonzentration in ng-bovinem Parathormonäquivalent/ml Serum.

Wir haben auf diese Weise 19 Patienten mit gesichertem primärem Hyperparathyreoidismus (HPT) und 11 Patienten zum Ausschluß einer EK-Überfunk-

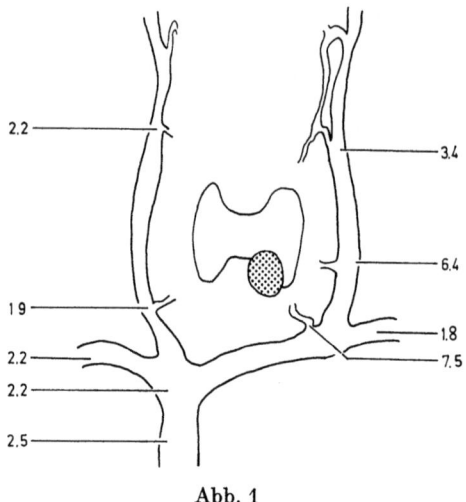

Abb. 1

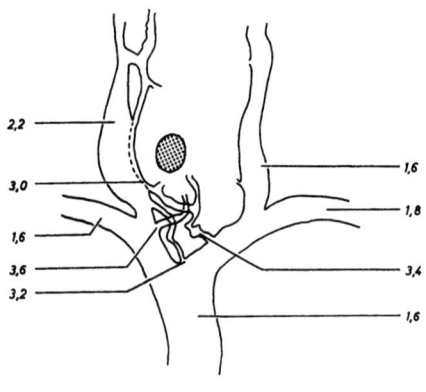

Abb. 2

Abb. 3

tion meist bei rezidivierender Nephrolithiasis, Hyperkalzurie und grenzwertigem Serumkalzium untersucht. Bei 15 von 19 Patienten mit pHPT konnte die Lokalisation des hormonproduzierenden Gewebes angegeben werden. 2 Patienten hatten je zwei Adenome. Es konnte zwar die Multiplizität festgestellt, jedoch nur die Lage eines der vier EK-Tumoren bestimmt werden. Bei 2 anderen Patienten konnte die linke bzw. rechte V. thyreoidea inferior nicht sondiert und ein dort wahrscheinlich noch höherer Hormonspiegel als auf der Gegenseite nicht gemessen werden.

Als Lokalisation des hormonaktiven Gewebes wird die Stelle der höchsten Parathormonkonzentration bzw. das im Venogramm festgestellte, dem maximalen Wert entsprechende venöse Einzugsgebiet angesehen. Keinesfalls entsprechen diese Hinweise der exakten anatomischen Lage des gesuchten Tumors. Da das obere und untere EK einer Seite von der gleichseitigen V. thyreoidea inferior drainiert werden, ist bei einem erhöhten Wert in dieser Vene nicht sicher, welches EK betroffen ist. Es ist meist nur eine Seitenlokalisation möglich.

Als Hinweis für ein solitäres EK-Adenom, das in etwa 80% Ursache eines primären HPT ist, gilt ein unilateraler Hormongradient, der mindestens 1:2 betragen sollte. Bei EK-Hyperplasie werden auf beiden Seiten gegenüber der Peripherie erhöhte Werte gefunden.

Typisch für das Vorliegen eines solitären EK-Adenoms ist das in Abb. 1 gezeigte Hormonmuster. Neben allgemein erhöhten Parathormonwerten wird in der den EK-Tumor drainierenden Vene ein mehrfach höherer Wert gefunden (Normalwert 0,3 bis 0,5 ng/ml).

Die von Doppmann beschriebene streng seitengetrennte Drainage der EK wurde in neuerer Zeit, bei einzelnen Fällen, von uns und anderen Autoren widerlegt. Hier erweist sich der Wert eines befriedigenden Phlebogramms, um die abweichenden Venen bzw. deren Einmündungsstellen nachweisen zu können. Ohne sie wäre die Interpretation des hier (Abb. 2) vorgefundenen Hormonmusters nicht möglich oder falsch gewesen. Auf dem Venogramm sieht man, daß drei Venen vom gleichen Bezirk an der rechten Halsseite kommen und an verschiedenen, den erhöhten Meßwerten entsprechenden Stellen, in die linke bzw. rechte V. anonyma einmünden. Es handelte sich um ein rechtsseitiges solitäres Adenom.

Auch bei Patienten *ohne* HPT werden vereinzelt hohe Serumspiegel von Parathormon gefunden. Sie stammen jedoch immer aus kleinen Venen. In Übereinstimmung mit Bilezikian und Shimkin, die auch bei Normalpersonen in Aufzweigungen der Schilddrüsenvenen bis zum 20fachen der Norm erhöhte Parathormonwerte fanden, interpretieren wir diese Befunde, wenn die Hormonspiegel an den anderen Entnahmestellen, wie hier gezeigt (Abb. 3), im Normbereich liegen, als nicht pathologisch, sondern als Sekretionsleistung eines normalen EK, dessen Hormonausstoß durch direkte Entnahme unverdünnt gemessen wurde.

In keinem Falle ist der Nachweis eines auch noch so hohen Parathormonwertes mit der Diagnose eines primären HPT gleichzusetzen. Hier sind Klinik und konventionelle laborchemische Untersuchungen wesentlicher. Die selektive Parathormonbestimmung ist in allererster Linie ein lokalisationsdiagnostisches Verfahren. Sie sollte nur ausnahmsweise bei sonst nicht zu sicherndem Verdacht auf primären HPT veranlaßt werden.

Literatur

Literatur nicht eingegangen.

ZIEGLER, R., MINNE, H., SCHÄFER, A., DELLING, G. (Abt. Inn. Med., Endokrinologie u. Stoffwechsel, Zentrum Inn. Med. u. Kinderheilkunde, Univ. Ulm u. Patholog. Inst. d. Univ. Hamburg): **Erfahrungen mit der Calcitonin-Langzeittherapie des Morbus Paget***

Nachdem frühere Behandlungsversuche der Osteodystrophia deformans Paget wie Röntgenbestrahlungen, Gabe von Glucocorticoiden, Anabolica, Natriumfluorid, Calcium/Vitamin D, Salicylate oder Cytostatika (insbesondere Mithramycin) wenig befriedigende Resultate erbracht hatten (vgl. Jesserer, 1973), zeichnen sich in neuerer Zeit mit der Diphosphonatbehandlung (Fleisch, 1975) und der Calcitonintherapie (Ziegler, 1975) aussichtsreichere Wege ab. Im Folgenden wird über eigene Erfahrungen bei der Verabreichung von Lachs (Salm)-Calcitonin und menschlichem Calcitonin bei der Pagetschen Erkrankung berichtet.

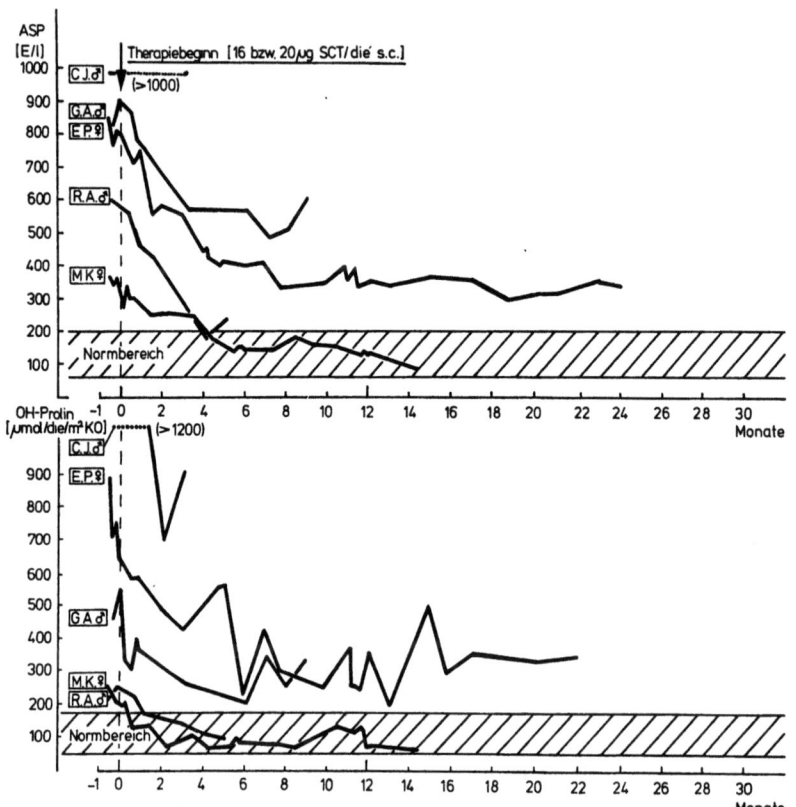

Abb. 1. Alkalische Serumphosphatase (oben) und Hydroxyprolinausscheidung im 24-Std-Urin (unten) bei 5 Pat. mit M. Paget unter Therapie mit Lachscalcitonin

Patienten, Therapie- und Kontrollschema

5 Pat. (3 ♂, 2 ♀) im Alter von 57 bis 69 Jahren und unterschiedlichem Skelettbefall durch Paget-Herde wurden mit 20 µg synthetischem Lachscalcitonin (sCT, Sandoz[1]) in einer täglichen subkutanen Injektion behandelt (nur bei Pat. E. P. und M. K. betrugen die täglichen Dosen während der 1. Wochen 16 µg/die). Bei G.A. wurden ab dem 7. Monat 2 × 20 µg verabreicht.

---
* Mit Unterstützung der Deutschen Forschungsgemeinschaft, Sonderforschungsbereich 87 „Endokrinologie", Ulm.

[1] Herrn Dr. F. Fryda-Kaurimsky sei für die freundliche Überlassung des Präparates gedankt.

8 Pat. (5 ♂, 3 ♀) im Alter von 46 bis 68 Jahren und gleichfalls wechselnd starker Ausprägung ihres Krankheitsbildes erhielten 2 × 0,5 mg synthetisches menschliches Calcitonin (hCT, Ciba-Geigy[2])/Tag subkutan injiziert.

Alle Pat. wurden vor Therapiebeginn zur Durchführung folgender Untersuchungen stationär aufgenommen: Röntgenologischer Skelettstatus, Knochenbiopsie am Beckenkamm zur Morphometrie, mehrfache Bestimmungen von alkalischer Serumphosphatase (ASP), Hydroxyprolinausscheidung im 24-Std-Urin (OH-Pr), Ca und P im Serum und Urin, Parameter der Leber- und Nierenfunktion, Blutbild, Blutzucker bzw. Glucosetoleranz. Die Parameter des Calcium- und Knochenstoffwechsels wurden ambulant alle 4 bis 8 Wochen kontrol-

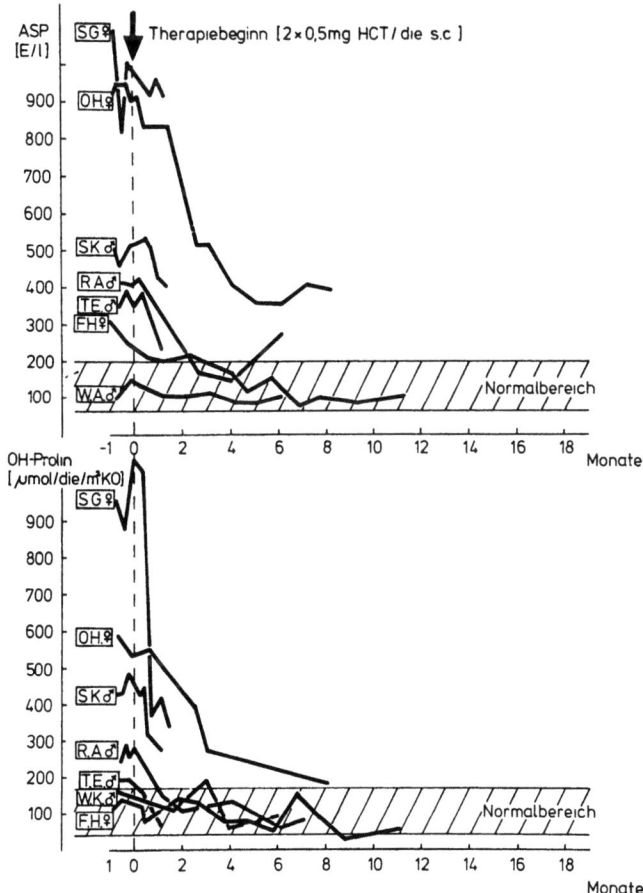

Abb. 2. Alkalische Serumphosphatase (oben) mit Hydroxyprolinausscheidung im 24-Std-Urin (unten) bei 8 Pat. mit M. Paget unter Therapie mit Humancalcitonin

liert, je nach klinischem Verlauf wurden die übrigen Untersuchungen nach $1/2$ bzw. 1 Jahr wiederholt. Im Hinblick auf eine mögliche Antikörperbildung gegen die injizierten Calcitonine wurden Serumproben der Pat. mit radioaktiv markiertem sCT bzw. hCT inkubiert und mit dem Bindungsvermögen gezielt erzeugter Antiseren verglichen. Zur Frage eines sekundären Hyperparathyreoidismus unter der CT-Therapie wurden in Nüchternseren die Parathormonspiegel mit einem C-terminalen Radioimmunoassay gemessen (bPTH-Antiserum von Calbiochem, „highly purified" bPTH von Wilson-Inolex zur Markierung und als Standard; Normbereich < 0,5 ng PTH/ml).

Verlauf der Behandlung. Objektive Parameter

Die *ASP* repräsentiert den Knochenanbau, das *OH-Pr* spiegelt den Knochenabbau bzw. -umbau wider, so daß beide Meßgrößen über das Ausmaß der vom

---

[2] Herrn Dr. H. Hobitz sei für die freundliche Überlassung des Präparates gedankt.

M. Paget befallenen Skelettmasse und über die Aktivität des Prozesses Auskunft geben. Patienten mit einem monostotischen M. Paget zeigen vor Therapie eine Erhöhung ihrer Werte auf etwa das Doppelte der Norm, beim polyostotischen Befall sind die Werte auf das 3- bis 5fache und darüber erhöht. Mit Behandlungsbeginn zeigt sich bei allen Patienten sowohl unter sCT (Abb. 1) als auch unter hCT (Abb. 2) ein Abfall der ASP (oben) und des OH-Pr (unten). Dieser Abfall ist in den ersten 3 bis 4 Monaten am stärksten ausgeprägt, so daß einige Patienten bereits in dieser Zeit biochemisch „normalisiert" werden.

Bei stärker pathologischen Ausgangswerten wird das Tempo des Abfalls langsamer, es kann sich das sog. Plateauphänomen einstellen, d. h. die Werte bleiben auf einem mäßig erhöhten Niveau stehen (Pat. E. P. und G. A., Abb. 1).

Der *röntgenologische* Nachweis einer Besserung der Knochenstruktur setzt nach den Angaben der Literatur (Doyle et al., 1974) mehrjährige Behandlungszeiten voraus, die bei unseren Patienten noch nicht erreicht wurden. Pat. E. P. zeigte nach 1½ Jahren sCT-Therapie eine befriedigende Frakturüberbrückung am befallenen rechten Femur, für die natürlich eine Vergleichsmöglichkeit fehlt; unter hCT ließ Pat. R. A. nach 6 Monaten eine beginnende Besserung der Knochenstruktur erkennen.

Histologische Aussagen ermöglichen die jährlichen Beckenkammbiopsien, sofern das Becken vom Paget-Prozeß befallen ist; dieser Fall war bei Pat. E. P. gegeben, die nach 1 Jahr sCT einen Rückgang der Osteoklastenzahl, ihrer Größe und des Kerngehaltes erkennen ließ.

☛ Das Verhalten sonstiger *laborchemischer Bestimmungen* war unauffällig: In 55 (sCT) bzw. 36 (hCT) Behandlungsmonaten traten Transaminasenerhöhungen nicht häufiger auf als es Laborfehlern bei Routinemessungen entspricht, Erhöhungen der harnpflichtigen Substanzen wurden nicht beobachtet (1 Pat. hatte vor und unter Therapie ein leicht erhöhtes Serumkreatinin). Blutbildveränderungen als Therapiefolge zeichneten sich nicht ab. Die Glucosetoleranz verschlechterte sich unter der Dauerbehandlung nicht. *Antikörper gegen sCT* fanden sich bei 4 von 5 Patienten; die Titer waren jedoch so niedrig, daß in keinem Falle eine Neutralisierung oder Inaktivierung des injizierten Hormons angenommen werden konnte. Unter der Behandlung mit *hCT* ließen sich bei 6 Untersuchten in keinem Falle Antikörper nachweisen.

☛ Die endogenen *Parathormonspiegel* lagen bei allen Patienten, sei es unter sCT oder hCT, im gleichen Bereich wie vor Therapiebeginn. Ein sekundärer Hyperparathyreoidismus wurde somit nicht ersichtlich.

Subjektive Parameter

4 der 5 mit sCT Behandelten ließen einen deutlichen Rückgang ihrer *Beschwerden* erkennen. Diese Besserungen betrafen das Nachlassen von Knochenschmerzen, die Zunahme der Beweglichkeit und Belastungsfähigkeit, den Rückgang der über den befallenen Gliedern oft erhöhten Hauttemperatur und die Reduktion des Schmerzmittelverbrauchs.

Unter hCT gaben 5 von 7 Patienten mit deutlichen Beeinträchtigungen eine ähnliche Abnahme ihrer Beschwerden an, die teilweise noch kurzen Behandlungszeiten erlauben noch keine weitergehende Beurteilung.

Subjektive Nebenwirkungen der CT-Therapie waren nicht sehr ausgeprägt: sCT wurde von 3 (von 5) Patienten völlig reaktionslos vertragen; einer klagte anfänglich über ein Heiß- und Rotwerden des Kopfes, eine Patientin gab unangenehmes „innerliches Zittern" an. Unter hCT wurde von 3 Patienten Übelkeit nach der morgendlichen Spritze angegeben, Hitzegefühle in Ohren oder Händen gaben 2 weitere an. Die Sensationen nahmen in der Regel rasch ab. In keinem

Falle mußte die Therapie wegen derartiger Beschwerden unter- oder abgebrochen werden.

Beurteilung und Schlußfolgerungen

Die Dauerbehandlung mit Calcitonin bietet sich nach bisheriger Kenntnis als sinnvoller Versuch beim Morbus Paget an, wenn Schmerzen, Deformierungen, Strukturauflockerungen mit der Gefahr von Frakturen, Verschlechterungen des Gehörs bei Schädelbefall u. a. eine Therapie wünschenswert erscheinen lassen. Bezogen auf die biologische (an der Ratte getestete hypocalciämische) Potenz verabreicht man pro Tag 50 bis 100 MRC-Einheiten, die etwa 0,5 bis 1 mg menschlichem oder Schweine-CT entsprechen oder in 15 bis 25 µg Lachs-CT enthalten sind (die auf die Gewichtseinheit bezogene höhere Aktivität des Lachs-CT beruht wahrscheinlich auf einer gesteigerten Resistenz gegenüber Inaktivierungsvorgängen).

Die Wirksamkeit der Behandlung ergibt sich aus dem Rückgang der subjektiven Beschwerden: rund 80% der Patienten teilen eine deutliche Besserung mit (Lesh *et al.*, 1973). Bei ausreichender Therapiedauer zeigen sich auch röntgenologisch Regressionen (Doyle *et al.*, 1974). ASP und OH-Pr normalisieren sich teilweise völlig, z. T. zeigen sie das Plateauphänomen, das in seiner biologischen und prognostischen Bedeutung noch nicht sicher geklärt ist. Nur selten kommt es zur erneuten Verschlechterung der Werte, wobei eine echte Resistenz gegen Schweine-CT (Dube *et al.*, 1973) oder Lachs-CT (Haddad u. Caldwell, 1972; Singer *et al.*, 1972) eine Rolle spielen kann. Human-CT führt offenbar nicht zur Antikörperbildung (Greenberg *et al.*, 1974; eig. Beob.).

Komplikationen der CT-Therapie wurden bisher nicht ersichtlich: weder ließen Leber, Niere und Knochenmark als Vertreter lebenswichtiger Organe therapiebedingte Störungen erkennen (Lesh *et al.*, 1973, Tabelle 1), noch fanden sich Hinweise für einen sekundären Hyperparathyreoidismus (Burckhardt *et al.*, 1973; s. o.), noch zwangen schwerwiegende Nebenwirkungen des Hormons zum Absetzen.

Von der Fortsetzung der Behandlungsversuche ist in Zukunft die Beantwortung wesentlicher noch offener Fragen zu erhoffen: Bietet die Calcitonintherapie, die immerhin parenteral erfolgen muß, Vorteile gegenüber den auch oral wirksamen Diphosphonaten ? Wie lange muß behandelt werden bzw. ist eine Intervalltherapie sinnvoll ? Kann die Unschädlichkeit der Calcitonindauerbehandlung auch im Hinblick auf Spätfolgen garantiert werden ? Und schließlich: Wird das Risiko der Sarkomentwicklung beim M. Paget unter Calcitonintherapie eventuell vermindert ?

Literatur

Burckhardt, P. M., Singer, F. R., Potts, J. T., Jr.: Clin. Endocr. **2**, 15 (1973). — Doyle, F. H., Pennock, J., Greenberg, P. B., Joplin, G. F., MacIntyre, I.: Brit. J. Radiol. **47**, 1 (1974). — Dube, W. J., Goldsmith, R. S., Arnaud, S. B., Arnaud, C. D.: Mayo Clin. Proc. **48**, 43 (1973). — Fleisch, H.: Internist **16**, (1975) (im Druck). — Greenberg, P. B., Doyle, F. H., Fisher, M. T., Hillyard, C. J., Joplin, G. F., Pennock, J., MacIntyre, I.: Amer. J. Med. **56**, 867 (1974). — Haddad, J. G., Jr., Caldwell, J. G.: J. clin. Invest. **51**, 3133 (1972). — Jesserer, H.: Therapiewoche **23**, 2802 (1973). — Lesh, J. B., Aldred, J. P., Bastian, J. W., Kleszynski, R. R.: Clinical experience with porcine and salmon calcitonin. In: Proc. Internat. Symp. Endocrinology 1973, p. 409. London: Heinemann 1974. — Singer, F. R., Aldred, J. P., Neer, R. M., Krane, S. M., Potts, J. T., Jr., Bloch, K. J.: J. clin. Invest. **51**, 2331 (1972). — Ziegler, R.: Internist **16** (1975) (im Druck).

Onkologie

DIEHL, V., PETER, H. H., HILLE, D., KNOOP, F. (Med. Hochschule Hannover, Dept. inn. Med.): **Transformationsversuche mit Epstein-Barr-Virus (EBV) von B-T-K-Zellen aus peripherem menschlichem Blut**

Manuskript nicht eingegangen.

HEHLMANN, R., BALDA, B.-R., CHO, J. R., SPIEGELMAN, S. (Inst. of Cancer Research, Columbia University, New York, N. Y., USA): **RNS-Tumorvirus-ähnliche Partikel in menschlichen Melanomen mit spezifischen Beziehungen zu einem Mäusemelanomvirus**

Untersuchungen zur Frage der Virusätiologie menschlicher Neoplasmen werden beträchtlich erleichtert durch die Verfügbarkeit animaler Modellsysteme. So konnte durch Vergleichsexperimente mit dem Rauscher-Mäuseleukämie- und dem Mouse-Mammary-Tumorvirus gezeigt werden, daß 100% aller menschlichen Leukämien [1—4] und 70 bis 80% aller menschlichen Lymphome [5—7], Sarkome [8] und Brustkrebse [9, 10] Partikel enthalten, die den entsprechenden animalen RNS-Tumorviren weitgehend gleichen. Außer der für RNS-Tumorviren charakteristischen, hochmolekularen, in der Ultrazentrifuge mit 70 s sedimentierenden RNS, einer mit der RNS eng verbundenen RNS-abhängigen DNS-Polymerase (umgekehrte Transkriptase) und der charakteristischen physikalischen Dichte von 1,16 bis 1,19 g/cm^3 enthalten die menschlichen Partikel Basensequenzen in ihrer RNS, die der RNS der analogen animalen Viren teilweise identisch sind. Diese Sequenzhomologien zwischen animalen Leukämie- und Brustkrebsviren und den entsprechenden menschlichen Partikeln stellen wohl die zur Zeit beste Evidenz für die mögliche ätiologische Bedeutung von RNS-Tumorviren auch bei menschlichen Malignomen dar.

Die Assoziierung eines kausalen Agens mit einer bestimmten Krankheit ist für Frühdiagnose, Prophylaxe und Therapie dieser Krankheit unter Umständen von entscheidender Bedeutung. Die ätiologische Charakterisierung weiterer menschlicher Neoplasmen wurde jedoch dadurch erschwert, daß keine analogen animalen Viren zum Vergleich zur Verfügung standen. So mußte z. B. der Nachweis von RNS-Tumorviruspartikeln in menschlichen Hirntumoren [11], Lungen- und Gastrointestinalkrebsen [12] in seiner ätiologischen Interpretation wegen Mangel an geeigneten animalen Vergleichsmodellen ungewiß bleiben. Aus diesem Grunde war die Charakterisierung animaler Melanomsysteme [13—16], die ätiologisch mit einem Virus assoziiert worden waren, von großem Interesse. Möglicherweise fand sich hier ein Modellsystem für die Klärung ätiologischer Fragen des menschlichen Melanoms.

Als am besten geeignet erwies sich das Mausmelanomsystem B16 [13]. Mit Hilfe von Dichtefraktionierungen und dem „gleichzeitigen Nachweis" einer hochmolekularen RNS, assoziiert mit einer RNS-abhängigen DNS-Polymerase konnte gezeigt werden, daß die elektronenmikroskopisch schon früher beschriebenen Mausmelanompartikel tatsächlich alle Parameter besitzen, die von einem RNS-Tumorvirus erwartet werden: 1. eine physikalische Dichte von 1,16 bis 1,19 g/cm^3, 2. eine hochmolekulare, mit 7 os sedimentierende RNS, und 3. eng verbunden mit der RNS eine umgekehrte Transkriptase. Die Methode des „gleichzeitigen Nachweises" [17] beruht dabei auf der Beobachtung, daß die ^{3}H-DNS, die von der RNS-abhängigen DNS-Polymerase an ihrer 7 os-RNS-Matrize synthetisiert wird, kurze Zeit nach ihrer Synthese noch durch Wasserstoffbrücken an die RNS gebunden ist. Bei einer Sedimentationsanalyse der deproteinisierten Nukleinsäuren erscheint die wasserstoffbrückengebundene ³H-DNS in der 60 bis 70 s-Region des Gradienten und kann dadurch leicht erkannt und isoliert werden. Durch Behandlung mit RNase wird die RNS spezifisch verdaut, und die freigesetzten ³H-DNS-Stücke sedimentieren dann wieder in der 5 bis 8 s-Region.

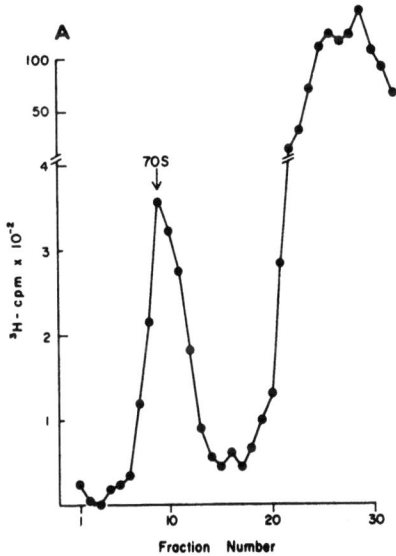

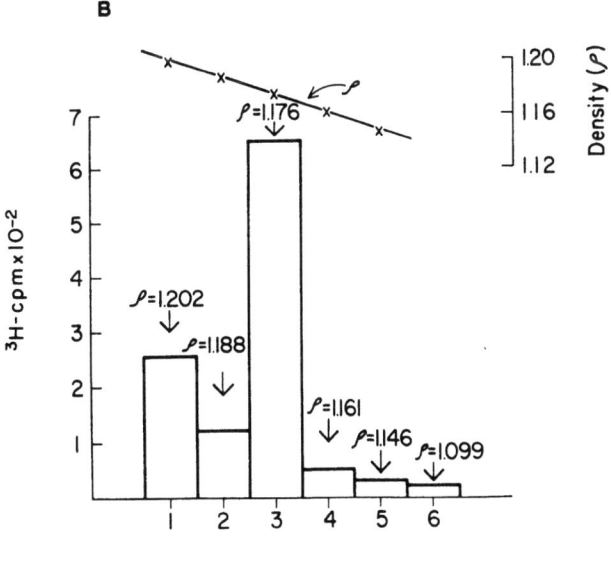

Abb. 1. (A) Glycerolsedimentationsprofil von ³H-DNS, die in einer „gleichzeitigen Nachweis"-Reaktion mit dichtefraktioniertem Mausmelanommaterial synthetisiert wurde. Methodische Einzelheiten s. [2] und [3]. (B) „Hochmolekulare" ³H-DNS entlang eines Sukrosedichtegradienten mit menschlichem Melanommaterial (s. Text und [3] und [21])

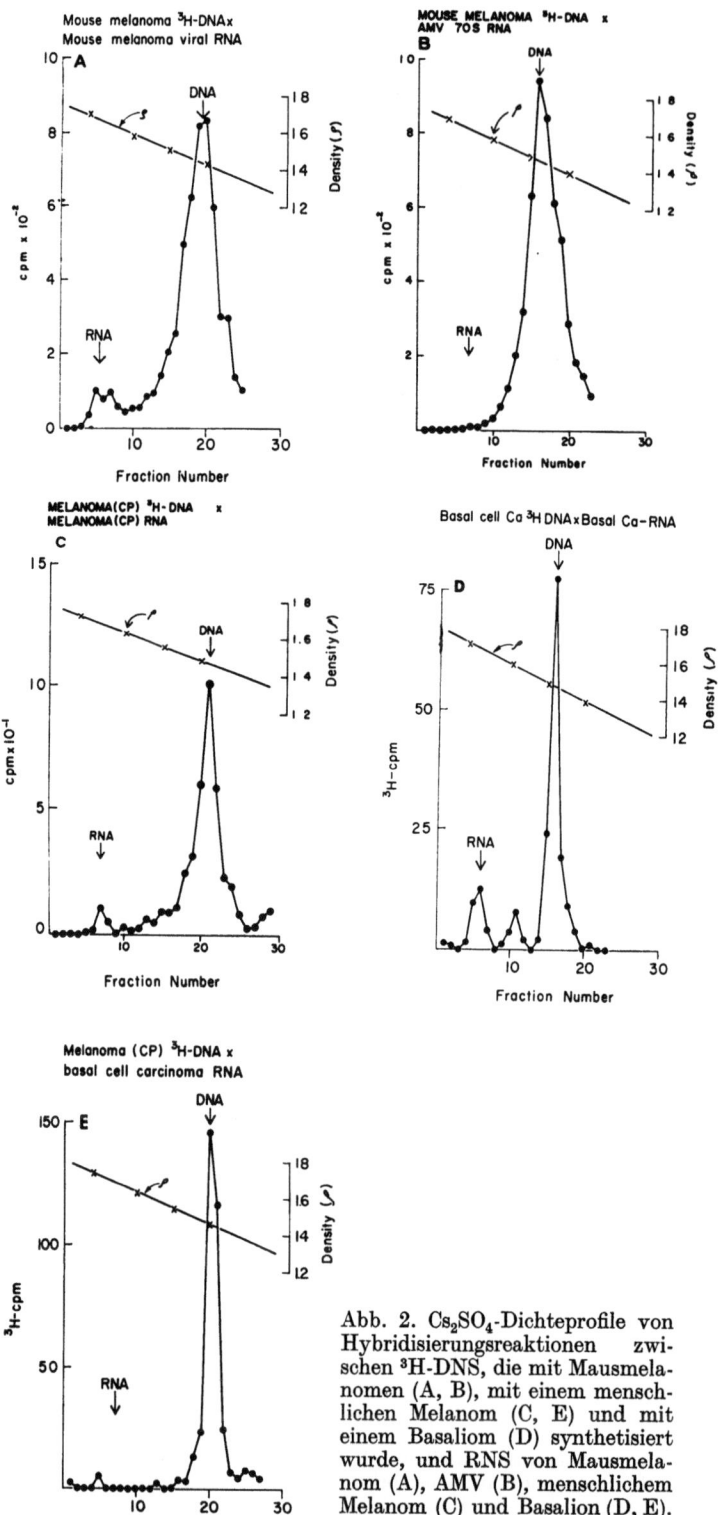

Abb. 2. Cs_2SO_4-Dichteprofile von Hybridisierungsreaktionen zwischen ^{3}H-DNS, die mit Mausmelanomen (A, B), mit einem menschlichen Melanom (C, E) und mit einem Basaliom (D) synthetisiert wurde, und RNS von Mausmelanom (A), AMV (B), menschlichem Melanom (C) und Basalion (D, E). Methodische Einzelheiten s. [1]

Ein repräsentatives derartiges Experiment mit dem Mausmelanom B16 ist in Abb. 1a dargestellt. Ein signifikanter Anteil der ^{3}H-DNS sedimentiert in der 70 s-Region des Glycerolsedimentationsgradienten und kann leicht von der übrigen unspezifischen Radioaktivität abgetrennt werden, die oben auf dem Gradienten geblieben ist. Nach RNase-Verdau (nicht gezeigt) befindet sich die gesamte ^{3}H-DNS am oberen Ende des Gradienten, womit bewiesen ist, daß die ^{3}H-DNS an eine hochmolekulare RNS gebunden war. Durch eine zusätzliche Sukrosedichtezentrifugation wurde die Dichte dieser 70 s-RNS-abhängigen DNS-Polymerase als 1,16 g/cm^3 bestimmt.

Ähnliche Untersuchungen mit menschlichen Melanomen ergaben nahezu identische Resultate: In 13 von 14 Melanomen wurden Partikel gefunden, die die charakteristische Dichte von 1,16 bis 1,19 g/cm^3 besaßen, sowie eine hochmolekulare RNS, assoziiert mit einer RNS-abhängigen DNS-Polymerase. Abb. 1b zeigt in einer typischen Dichteanalyse die endogene RNS-abhängige DNS-Polymeraseaktivität im Melanom des Patienten d'A. entlang eines Sukrosedichtegradienten. Die Partikel besitzen hier eine Dichte von 1,176 g/cm^3. Weiterführende Vergleichsexperimente durch molekulare Hybridisierung von Mausmelanomvirus-^{3}H-DNS mit RNS von menschlichen Melanomen erbrachten den Nachweis von mausmelanomvirusspezifischen Sequenzen in 4 von 4 getesteten menschlichen Melanomen.

Zum definitiven Beweis, daß es sich bei der beobachteten DNS-Syntheseaktivität um eine RNS-abhängige Aktivität gehandelt hat, gehört der Nachweis, daß die neu synthetisierte ^{3}H-DNS ihrer vermeintlichen RNS-Matrize komplementär ist. Rückhybridisierungsexperimente zwischen dem ^{3}H-DNS-Produkt und der vermeintlichen Matrizen-RNS aus der Zellfraktion, mit der die DNS-Synthese durchgeführt wurde, würden diese Bedingung erfüllen.

Abb. 2 zeigt derartige Rückhybridisierungen. In den Cs_2SO_4-Dichteprofilen von Abb. 2a und d sieht man, daß ein kleiner, aber signifikanter Anteil der Mausmelanom-^{3}H-DNS (2a) bzw. der menschlichen Melanom-^{3}H-DNS (2d) nicht in der DNS-Dichteregion, sondern in der RNS-Dichteregion des Gradienten bandet. In Kontrollhybridisierungen mit nicht verwandter RNS (AMV- bzw. Basaliom-RNS) findet man keine ^{3}H-DNS in dieser Position (Abb. 2b und e). Diese negativen Kontrollen betonen die Spezifität der Hybridisierungen und zeigen, daß die ^{3}H-DNS in der Tat durch Wasserstoffbrücken an ein komplementäres RNS-Molekül gebunden sein mußte, um bei der beobachteten Dichte zu banden.

Entsprechend dem negativen Hybridisierungsergebnis von menschlicher Melanom-^{3}H-DNS mit Basaliom-RNS hybridisierte ^{3}H-DNS, die mit Partikeln der epithelialen Hauttumoren Basaliom und Plattenepithelkarzinom synthetisiert worden war, wohl mit ihrer eigenen Matrizen-RNS (Abb. 2c), nicht hingegen mit RNS von menschlichen Melanompartikeln (Kurven nicht gezeigt).

Mit diesen Experimenten ist damit zum erstenmal der Beweis erbracht worden, daß menschliche Melanome RNS-Tumorvirus-ähnliche Partikel besitzen, die sich von vergleichbaren Partikeln in anderen menschlichen Hautkrebsen unterscheiden, aber deutliche Verwandtschaft mit analogen Partikeln in entsprechenden animalen Melanomen zeigen. Damit ist die Frage nach der Ätiologie der menschlichen Melanome natürlich noch nicht beantwortet, die hier berichteten Befunde zeigen jedoch, zusammen mit anderen Publikationen [18—21], die Regelmäßigkeit auf, mit der diese Partikel in menschlichen Melanomen gefunden werden.

Weitere Experimente müssen zeigen, ob die genetische Information für diese Partikel in der Zell-DNS verankert ist [22]. Ein solcher Tatbestand könnte weitreichende Auswirkungen auf unsere Vorstellungen von der Therapierbarkeit des Melanoms haben.

Literatur

1. Hehlmann, R., Kufe, D., Spiegelman, S.: Proc. nat. Acad. Sci. (Wash.) **69**, 435 (1972). — 2. Baxt, W., Hehlmann, R., Spiegelman, S.: Nature (Lond.) New Biol. **240**, 72 (1972). — 3. Hehlmann, R., Baxt, W., Kufe, D., Spiegelman, S.: Amer. J. clin. Path. **60**, 65 (1973). — 4. Hehlmann, R., Kufe, D., Baxt, W., Spiegelman, S.: Verh. dtsch. Ges. inn. Med. **79**, 402 (1973). — 5. Hehlmann, R., Kufe, D., Spiegelman, S.: Proc. nat. Acad. Sci. (Wash.) **69**, 1727 (1972). — 6. Kufe, D., Hehlmann, R., Spiegelman, S.: Proc. nat. Acad. Sci. (Wash.) **70**, 5 (1973). — 7. Kufe, D., Magrath, I. T., Ziegler, J. L., Spiegelman, S.: Proc. nat. Acad. Sci. (Wash.) **70**, 737 (1973). — 8. Kufe, D., Hehlmann, R., Spiegelman, S.: Science **175**, 182 (1972). — 9. Axel, R., Schlom, J., Spiegelman, S.: Nature (Lond.) **235**, 32 (1972). — 10. Axel, R., Gulati, S., Spiegelman, S.: Proc. nat. Acad. Sci. (Wash.) **69**, 3133 (1972). — 11. Cuatico, W., Cho, J. R., Spiegelman, S.: Proc. nat. Acad. Sci. (Wash.) **70**, 2789 (1973). — 12. Cuatico, W., Cho, J. R., Spiegelman, S.: Proc. nat. Acad. Sci. (Wash.) **71**, 3304 (1974). — 13. The Jackson Laboratories, Handbook. Bar Harbour (Maine) 1962. — 14. Fortner, J. G., Allen, A. C.: Cancer Res. **18**, 98 (1958). — 15. Epstein, W. L., Fukuyama, K., Benn, M., Keston, A. S., Brandt, R. B.: Nature (Lond.) **219**, 979 (1968). — 16. Balda, B.-R., Birkmayer, G. D., Braun-Falco, O.: Arch. Derm. Res. **248**, 229 (1973). — 17. Schlom, J., Spiegelman, S.: Science **174**, 840 (1971). — 18. Parsons, P. G., Goss, P., Pope, J. H.: Int. J. Cancer **13**, 606 (1974). — 19. Birkmayer, G. D., Balda, B.-R., Miller, F.: Europ. J. Cancer **10**, 419 (1974). — 20. Hehlmann, R., Balda, B.-R., Spiegelman, S.: (in press). — 21. Balda, B.-R., Hehlmann, R., Cho, J. R., Spiegelman, S.: (in press). — 22. Baxt, W., Spiegelman, S.: Proc. nat. Acad. Sci. (Wash.) **69**, 3737 (1972).

SCHWARZE, G., PAPPAS, A.[*], SCHEURLEN, P. G. (Med. Univ.-Klinik Homburg/Saar, Abt. Inn. Medizin I): **Experimentelle Untersuchungen zur Wirkung von gereinigtem Phytohämagglutinin auf das Melanomwachstum in Mäusen**

Die Wirkung von PHA auf die humorale Immunantwort ist in zahlreichen Experimenten der vergangenen Jahre nachgewiesen worden. In der Mehrzahl der Fälle erwies sich dieses Mitogen als deutlich immunsuppressiv [3–6]. Demgegenüber stehen aber auch vereinzelt Ergebnisse, die auf eine PHA-induzierte Stimulation von immunologischer Primär- und Sekundärreaktion hindeuten [4, 14, 18]. Im Falle zellulärer Immunreaktionen wie Allergien vom verzögerten Typ [11,19], Transplantatabstoßung [1, 10, 11, 20] und graft-versus-host-Reaktion [5, 9] lassen sich übereinstimmend, wenn auch unterschiedlich stark ausgeprägt, immunsuppressive Effekte nachweisen. Die Wirkung auf das Wachstum tierexperimenteller Tumoren ist ebenfalls mehrfach untersucht worden (vgl. unten); die vorliegenden Ergebnisse sind jedoch einander widersprechend, wobei einerseits ein direkter Effekt auf das neoplastische Gewebe und andererseits eine indirekte Wirkung über eine PHA-induzierte Immunsuppression im Wirtsorganismus denkbar ist. In einer früheren Mitteilung beschrieben wir für den Ehrlich-Aszites Tumor in Mäusen signifikant gesteigerte Wachstumsraten unter der Einwirkung von PHA [13]. Die Wirkung von PHA auf einen solide wachsenden Tumor prüften wir jetzt am Beispiel des Harding-Passey-Melanoms bei gleichzeitiger Messung der humoralen Antikörperproduktion gegen ein zusätzlich verabreichtes spezifisches Antigen.

Alle Versuche wurden mit 2 bis 4 Monate alten Swiss-Mäusen durchgeführt. PHA (purified, Wellcome) wurde i.v. injiziert, und zur Induktion einer primären Immunanwort wurden je 4×10^8 Schaferythrocyten (SRC) i.p. verabreicht. Jeweils 4 Tage nach Immunisierung wurde zur quantitativen Bestimmung der SRC-spezifischen Antikörperproduktion die Anzahl Plaque-bildender Zellen in der Milz mit der von Jerne u. Nordin [7] eingeführten Technik (sog. Plaque-Test) bestimmt. Harding-Passey-Melanome[1] wurden in Swiss-Mäusen durch Transplantation in etwa 4wöchigen Abständen gezüchtet und den Tieren der Versuchsserie subkutan inokuliert. Als Parameter der Tumorproliferation wurde das Gewicht der enukleier-

---

[*] Mit Unterstützung durch die Deutsche Forschungsgemeinschaft (Pa 129/3).
[1] Ursprünglich von Herrn Dr. D. Gericke zur Verfügung gestellt (Farbwerke Hoechst AG, Frankfurt).

ten Tumoren bestimmt. Insgesamt prüften wir verschiedene PHA-Dosen, d. h. je 2, 5, oder 10 mg/kg KG., i.v. an 4 aufeinanderfolgenden Tagen verabreicht, entweder vor (Tag − 4 bis − 1), gleichzeitig beginnend am Tage der Tumorinokulation (Tag 0 bis + 3) oder danach (Tag + 4 bis + 7).

Über einen Zeitraum von 6 Wochen wurden pro Woche und Versuchsgruppe 5 bis 12 Tiere zur Messung der Tumorgewichte getötet; Mäuse, denen 4×2 mg PHA injiziert worden war, wurden lediglich nach 5 Wochen untersucht. Bei einem Teil der Tiere wurde simultan die Anzahl Plaque-bildender Zellen (PFC) in der Milz bestimmt. In Tieren der *Kontrollgruppe* (keine PHA-Behandlung) war ein progressives Tumorwachstum nachweisbar, am deutlichsten ausgeprägt zwischen der 3. und 5. Woche (Abb. 1). Nach 6 Wochen hatten sich monströse, nicht meta-

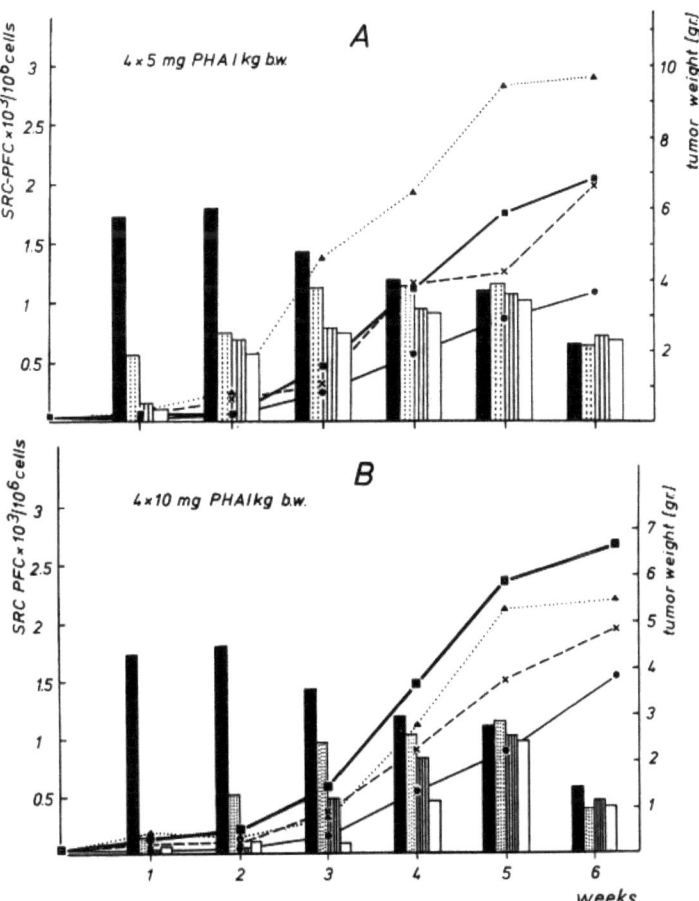

Abb. 1. Einfluß von PHA auf die Proliferation von Harding-Passey-Melanomen in Swiss-Mäusen. Mittelwerte (gr.) enukleierter Tumoren von einzelnen Tierkollektiven, die in wöchentlichen Abständen nach Tumorimplantation (Tag 0) untersucht wurden (Kurven). Korrespondierende Mittelwerte direkter Anti-SRC-PFC/10^6 Milzzellen zum Zeitpunkt der Tumorenukleation und jeweils am Tag 4 nach Primärimmunisierung mit 4×10^8 SRC (Säulen).

stasierende Tumoren entwickelt, die mit einem Mittelwert von 6,46 g etwa ein Viertel des Gewichtes der Tiere erreichten. Die gleichzeitige Bestimmung der SRC-spezifischen Immunantwort zeigte, daß mit zunehmender Tumorproliferation die Anzahl Plaque-bildender Zellen kontinuierlich abnimmt und nach 6 Wochen auf etwa 30% des Ausgangswertes abfällt. Während im Vergleich zum Kontrollkollektiv in Tieren, die *vor* Tumorinokulation mit 4×2 oder 4×5 mg PHA behandelt wurden, signifikant erhöhte Tumorgewichte nachweisbar waren, zeigten 4×10 mg PHA keine statistisch gesicherte Wirkung (Abb. 1 und 2). Wurde PHA *beginnend am Tage der Tumorimplantation* verabreicht, so war lediglich eine geringe Hemmung der Tumorproliferation in den Tieren nachweisbar, denen 4×10 mg PHA injiziert worden war. Behandlung der Versuchstiere *nach* Tumorinokulation führte dagegen zu einer deutlichen, dosisabhängigen Proliferationshemmung. Ein Vergleich der spezifischen Plaque-Bildung in den Milzen von

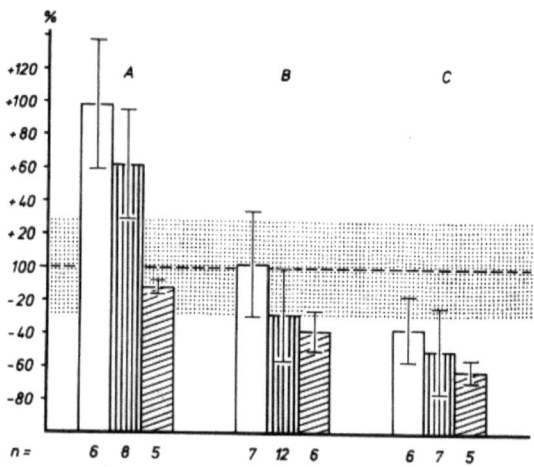

Abb. 2. Einfluß von PHA auf die Proliferation von Harding-Passey-Melanomen in Swiss-Mäusen. Tumorgewichte 5 Wochen nach Implantation (Tag 0): Mittelwerte in % ± s für PHA-behandelte Tierkollektive bezogen auf den mit 100% angegebenen Mittelwert ± s (n = 8) der Kontrollgruppe (punktierte Fläche). PHA wurde täglich (A) vor Tag (-4 bis -1), (B) beginnend am Tag der Tumorimplantation (Tag 0 bis +3) oder (C) nach Tumorimplantation (Tag +4 bis +7) i.v. injiziert: ☐ 2 mg PHA/kg KG./Tag, ▦ 5 mg PHA/kg KG./Tag, ▰ 10 mg PHA/kg KG./Tag

PHA-behandelten und unbehandelten tumortragenden Tieren zeigte während der ersten 3 bis 4 Wochen nach Tumorinokulation in allen Gruppen übereinstimmend eine PHA-induzierte, dosisabhängige Immunsuppression, zusätzlich zu der, die lediglich mit zunehmender Tumorproliferation auftrat (Abb. 1). Während andere Autoren entweder keine signifikante Wirkung [2] oder leicht reduzierte Wachstumsraten [15] für den Ehrlich-Aszites Tumor in PHA-behandelten Mäusen beschrieben, fanden wir dosis- und zeitabhängig für diesen Tumor eine deutliche Proliferationssteigerung unter dem Einfluß dieses Mitogens [13]. Ähnliche Effekte von PHA auf das Wachstum von Fibro- und S-180-Sarkomen teilten auch Wagener [22], bzw. Mekori u. Robinson [12] kürzlich mit. Im Falle des jetzt untersuchten Harding-Passey-Melanoms zeigten sich, wiederum dosis- und zeitabhängig, sowohl verstärkte als auch verminderte Wachstumsraten unter PHA-Wirkung bei gleichzeitiger Suppression der spezifischen Antikörperproduktion gegen SRC. Wird diese SRC-spezifische Immunantwort als Parameter der humoralen Immunkapazität zugrunde gelegt, so ist als Ursache des gesteigerten Tumorwachstums ein sog.

"Enhancement-Phänomen" unwahrscheinlich. Entsprechend den diskutierten Wirkungsmechanismen von PHA in vivo — Rezeptorblockade immunkompetenter Lymphozyten [8], unspezifische blastoide Umwandlung dieser Zellen auf eine Stufe, die keine Immunreaktivität mehr zuläßt [6, 16] — wäre eine funktionelle Störung der immunologischen Tumorabwehr im Sinne einer Immunsuppression mit daraus resultierender Zunahme der Tumorproliferation denkbar, ein Effekt, der nach Behandlung von tumortragenden Tieren mit kleinen, vorwiegend immunsuppressiv wirkenden Dosen verschiedener Zytostatika oder mit ALS mehrfach mitgeteilt wurde. Andererseits führten steigende PHA-Dosen in unserem Untersuchungssystem zu signifikant gehemmtem Tumorwachstum. Offensichtlich kommt es unter diesen Bedingungen zusätzlich zu einem direkten Effekt des Mitogens auf das Melanomgewebe. Diese Hypothese wird dadurch gestützt, daß bei nachfolgenden Passagen in Normaltieren die PHA-induzierte Proliferationshemmung des Melanoms erhalten bleibt, während die PHA-induzierte Proliferationssteigerung nicht länger nachgewiesen werden kann [17].

Literatur

1. Calne, R. Y.: Brit. med. J. **2**, 154 (1965). — 2. Datta, S. P.: Brit. J. Cancer **33**, 616 (1969). — 3. Elves, M. W.: Nature (Lond.) **213**, 495 (1965). — 4. Gamble, C. N.: Int. Arch. Allergy **29**, 470 (1966). — 5. Hunter, R. L.: Transplantation **8**, 413 (1969). — 6. Jasin, H. E., Ziff, M.: Int. Arch. Allergy **33**, 353 (1968). — 7. Jerne, N. K., Nordin, A. A.: Science **140**, 405 (1963). — 8. Lindahl-Kiessling, K., Peterson, R. D. A.: Exp. Cell. Res. **55**, 81 (1968). — 9. Markus, Z.: Experientia **24**, 836 (1968). — 10. Markley, K.: Transplantation **5**, 1535 (1967). — 11. Markley, K.: Proc. Soc. exp. Biol. (N.Y.) **139**, 37 (1972). — 12. Mekori, T., Robinson, E.: Europ. J. Cancer **10**, 67 (1974). — 13. Pappas, A.: Z. Immun.-Forsch. **145**, 449 (1973). — 14. Petranyi, G.: Nature (Lond.) **221**, 76 (1969). — 15. Robinson, E., Mekori, T.: Israel J. med. Sci. **7**, 83 (1971). — 16. Schwarze, G.: Z. Immun.-Forsch. **144**, 359 (1972). — 17. Schwarze, G., Pappas, A.: (In Vorbereitung). — 18. Singhal, S. K.: Int. Arch. Allergy **31**, 390 (1967). — 19. Stevens, J. E., Willoughby, D. A.: Nature (Lond.) **215**, 967 (1967). — 20. Stefani, S. S., Moore, C. D.: J. Immunol. **104**, 780 (1970). — 21. Spreafico, F., Lerner, E. M.: J. Immunol. **98**, 407 (1967). — 22. Wagener, D. J. T.: Cancer Res. **33**, 1295 (1973).

WETTER, O., LINDER, K. H. (Inn. Klinik u. Poliklinik (Tumorforschung) der GHS Essen, Universitätsklinikum): **Sekretion eines μ-Ketten-Proteins in der Lymphocytenkultur bei malignem Lymphom**

Die Kriterien zur Beurteilung der Funktion peripherer Blutlymphocyten sind durch die Methoden zum Nachweis spezifischer Oberflächenstrukturen in den letzten Jahren wesentlich bereichert worden. Als übergeordnetes Prinzip der Zuordnung ist die Eigenschaft der Thymusabhängigkeit und Thymusunabhängigkeit der Lymphocytenfunktion als funktionelles Kriterium allgemein anerkannt und findet in der Immunglobulinsekretion der sog. B-Zellen als Thymus-unabhängiger Eigenschaft und der Allergie vom verzögerten Typ und der Transplantat-Abstoßungsreaktionen als Thymus-abhängiger Eigenschaft der sog. T-Zellen ihren deutlichsten Ausdruck.

In den nachfolgend beschriebenen Untersuchungen soll über Befunde bei einer 50jährigen Patientin mit allgemeiner Lymphadenopathie berichtet werden, bei der nach feingeweblichen Kriterien (Prof. Dr. Dr. H. A. Hienz, Krefeld; Prof. Dr. K. Lennert, Kiel) und proteinchemischen Befunden die Diagnose eines B-Zelllymphoms oder Immunoblastoms gestellt wurde (Fall Be.). Im Serum der Patientin konnte ein μ-Kettenprotein als Ausdruck der gestörten Immunglobulinsynthese identifiziert werden. Als Zeichen der B-Zellproliferation kann weiterhin eine mit 28 bis 38% auf über das Doppelte der Norm erhöhte Zahl der Oberflächen-IgM tragenden (IgM positiven) Lymphocyten in der Peripherie gewertet werden.

Es interessierten in diesem Fall zwei Fragen: 1. Läßt sich die Sekretion des µ-Kettenproteins durch periphere Lymphocyten nachweisen? 2. In welcher Beziehung stehen die zahlenmäßig unter den B-Zellen dieses Falles stark vorherrschenden IgM positiven Zellen zu den µ-Ketten sezernierenden Lymphocyten?

Zur Beantwortung der ersten Frage wurden periphere Lymphocyten der Patientin kultiviert und Untersuchungen des Überstands auf µ-Ketten durchgeführt. Während in Kulturen von Lymphocyten Gesunder immunologisch keine µ-Ketten nachweisbar waren, waren Überstände bei der Patientin regelmäßig

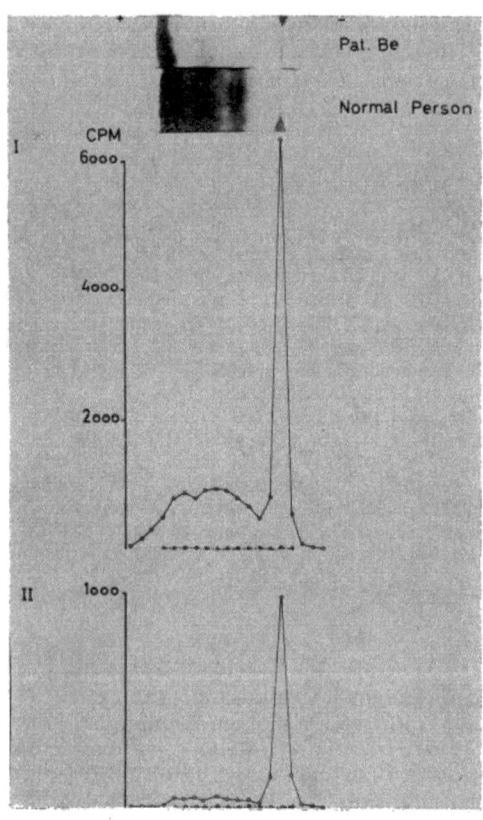

Abb. 1. Elektrophorese des Überstandes von Zellkulturen peripherer Lymphocyten (Pat. Be. O—O—O, normale Lymphocyten O - - O - - O) und Verteilung mit ^{14}C-Leuzin markierten Proteins. Start mit ▲ bezeichnet. I: Kultur nach 3 Tagen in Medium RPMI mit 0,5 µC ^{14}C-Leuzin/10^6 Zellen. II: Nach Resuspension in Medium RPIM und Kultur über weitere 3 Tage

positiv. Das Ergebnis der Radioaktivitätsverteilung inkorporierten ^{14}C-Leuzins nach elektrophoretischer Trennung der Überstandsproteine ist in Abb. 1 wiedergegeben. Es ist ersichtlich, daß nach ausgiebiger Waschung der Kulturzellen und Resuspension am Ende der zweiten 3-Tagesperiode ein unverändertes Sekretionsprofil auftritt. Lymphocyten eines Pools von 6 Normalpersonen weisen unter den gewählten Bedingungen keine nennenswerte Sekretion von markiertem Protein auf. Außer µ-Kettenprotein konnte im Kulturüberstand der Lymphocyten Be. kein Immunglobulin nachgewiesen werden. Ein Versuch, andere von den Zellen abgegebene Proteine zu identifizieren, wurde nicht unternommen.

Die Verabreichung einer Cytostatikakombination bestehend aus Vincristin, Procarbazin, Cyclophosphamid und Prednison (De Vita) führte zu einem drastischen Absinken des μ-Kettenproteins im Serum (von 1440 mg-% auf 440 mg-%) als IgM bestimmt mittels der radialen Immundiffusion[1]. Die Therapie ließ die Anzahl der IgM positiven Zellen jedoch unverändert.

Wir neigen zu der Annahme, daß IgM positive Zellen und μ-Ketten-sezernierende Zellen zwei durch unterschiedliches Ansprechen auf die Chemotherapie charakterisierte Lymphocytenpopulationen darstellen. Die Möglichkeit einer Vorläufer-Endstufebeziehung zwischen IgM positiven Zellen und μ-Ketten sezernierenden Zellen läßt sich jedoch nicht ausschließen. Voraussetzung einer derartigen

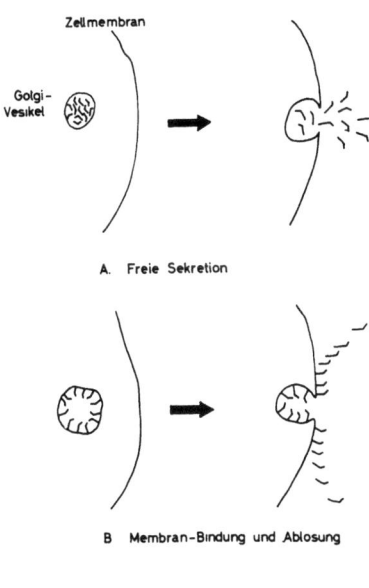

Abb. 2. Schema der Immunglobulinfreisetzung

Annahme wäre allerdings, daß eine Phase der Membranständigkeit des μ-Kettenproteins als obligates Durchgangsstadium vor der Ablösung des Moleküls durchlaufen wird. Für ein derartiges, in Abb. 2 schematisch dargestelltes Verhalten von Oberflächen-IgM gibt es bei Mauslymphocyten Beispiele, die sich allerdings auf IgM-Monomere beziehen [1, 2].

Literatur

1. Vitetta, E. S., Uhr, J. W.: J. exp. Med. **136**, 676 (1972). — 2. Melchers, F., Andersson, J.: Transplant. Rev. **14**, 76 (1973).

AUGENER, W., COHNEN, G., BRITTINGER, G. (Med. Univ.-Klinik d. GHS Essen): **Unterschiede im Muster von B-Lymphozyten-Charakteristika in Abhängigkeit vom Reifungsgrad maligner Lymphomzellen**

Manuskript nicht eingegangen.

---

[1] In Anbetracht des Fehlens eines geeigneten Standards vermag diese Methode allerdings nur Relativwerte des μ-Kettenproteins anzuzeigen.

STEIN, H., BARTELS, H., WIEMER, E., KAISERLING, E. (Patholog. Inst. d. Univ. Kiel u. I. Med. Klinik d. Med. Hochschule Lübeck): **Das Vorkommen von Immunglobulinen der Klassen D und E in malignen Lymphomen**

Während IgD-positive Lymphome immer häufiger beobachtet werden (Grey et al., 1973; Kubo et al., 1974; Pernis u. Ferrarini, 1974), sind in der Literatur nur drei IgE-sezernierende Plasmozytome beschrieben worden (Johansson et al., 1967; Ogawa et al., 1969; Fishkin et al., 1972). Um festzustellen, ob einerseits unter den malignen Lymphomen weitere IgD-positive Neoplasien vorkommen und ob es andererseits solche Lymphome gibt, die IgE produzieren, aber nicht sezernieren, haben wir Gewebsextrakte lymphatischer Neoplasien neben der Analyse auf IgG, IgM und IgA auch auf ihren Gehalt an IgD und IgE untersucht. Die meisten der analysierten Lymphknotenbiopsien wurden uns von Mitgliedern der Deutsch-Österreichischen Lymphomgruppe zugesandt.

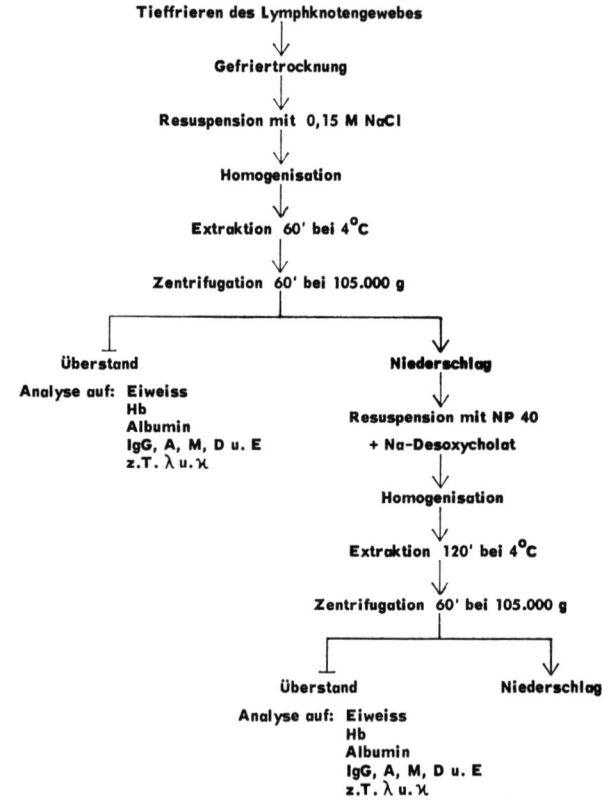

Abb. 1. Schema der Aufarbeitung von Lymphknotengewebe zur Ig-Analyse

Das Biopsiematerial wurde entsprechend dem Schema in Abb. 1 aufgearbeitet: Lyophilisiertes Tumorgewebe wurde mit Saline resuspendiert, homogenisiert und zentrifugiert. Um auch die fester gebundenen Immunglobuline zu erfassen, wurde das Präzipitat ein zweitesmal mit einem Gemisch von Nonidet P 40 und Natriumdesoxycholat resuspendiert und ultrazentrifugiert. Beide Überstände wurden analysiert.

Für die quantitative Bestimmung von IgD und IgE verwendeten wir die radiale Immunodiffusion. Um eine ausreichende Empfindlichkeit der Methode zu erreichen, machten wir die Präzipitationsringe mit ^{131}J-markierten Antikörpern nach der Methode von Rowe et al. (1969) sichtbar.

Die Graphik der Abb. 2 zeigt den IgD-Gehalt im Gewebsextrakt von 64 malignen Lymphomen. Diese sind entsprechend unserer Klassifikation (Lennert, Stein u. Kaiserling, 1975) gruppiert in: chronische lymphatische Leukämie, lymphoplasmozytoides Immunozytom, Germinozytom, Germinoblastom, immunoblastisches Sarkom, lymphoblastische Lymphome. Der Graphik ist zu entnehmen, daß eine hohe IgD-Konzentration zweimal bei der CLL, einmal beim Germinoblastom, einmal beim immunoblastischen Sarkom und einmal bei einer Haarzellenleukämie

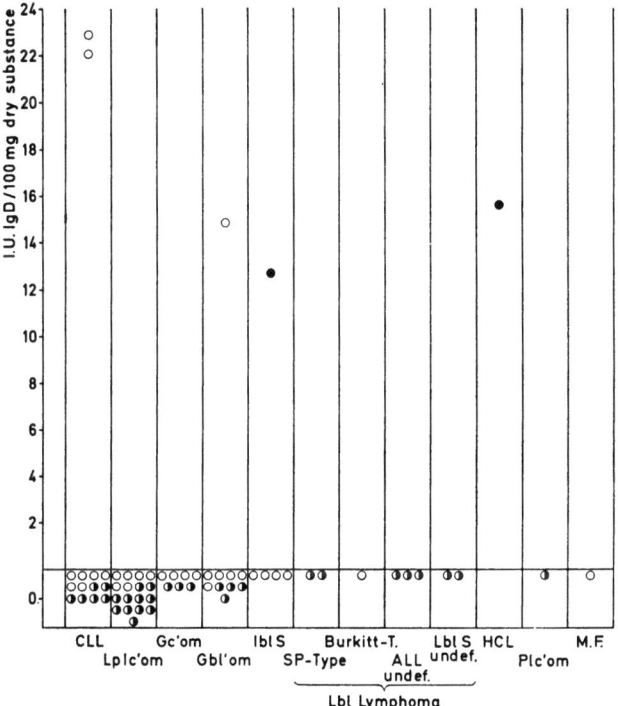

Abb. 2. IgD-Konzentration bezogen auf Trockensubstanz im Gewebsextrakt von 64 Non-Hodgkin-Lymphomen geordnet nach folgenden Lymphomklassen: CLL = chronische lymphatische Leukämie; Lp Lc'om = lymphoplasmocytoides Immunocytom; Gc'om = Germinocytom; Gbl'om = Germinoblastom; Ibl S = immunoblastisches Sarkom; Lbl lymphoma = lymphoblastisches Lymphom vom SP-Typ = saure Phosphatasetyp; Burkitt-T = Burkitt-Typ; ALL undef. = akute lymphatische Leukämie unklassifiziert; Lbl S undef. = lymphoblastisches Sarkom unklassifiziert; HCl = Haarzellenleukämie; Plc'om = Plasmocytom; M.F. = Mycosis fungoides

gefunden wurde. Bei der Haarzellenleukämie konnten wir gleichzeitig die Oberflächenimmunglobuline mit peroxydasemarkierten Antikörpern darstellen. Über 90% der Haarzellen reagierten für IgM, 50% für IgG und nicht weniger als 40% für IgD.

In der Graphik der Abb. 3 sind die IgE-Meßwerte wiedergegeben. In 5 von 54 Lymphomen fanden wir signifikante IgE-Mengen im Gewebsextrakt, zweimal in sehr hoher Konzentration. Die höchsten IgE-Werte beobachteten wir im Gewebsextrakt einer Mycosis fungoides mit sarkomatöser Transformation, d. h. in einem Tumor, welcher heute als T-Zellneoplasie angesehen wird.

Die Abb. 4a zeigt eine lymphoblastische Leukämie, welche aus kleinen bis mittelgroßen Zellen zusammengesetzt ist. Die Zellkerne weisen ein typisch „diffus" gefärbtes Kernchromatin und mehrere kleine Nukleoli auf. Die Tumorzellen enthalten paranucleär angeordnete stark saure Phosphatase positive Granula (Abb. 4b). Auf Grund dieser starken herdförmigen sauren Phosphatasereaktivität klassifizieren wir diese Neoplasie als lymphoblastisches Lymphom vom saure Phosphatasetyp (Lennert, Stein u. Kaiserling, 1975). Der hier abgebildete Tumor enthält relativ große Mengen an IgE. Da die Lymphome dieses Typs so gut wie immer einen Mediastinaltumor aufweisen, lag die Annahme nahe, daß diese Neoplasien ihren Ausgang vom Thymus nehmen. Zu unserer großen Überraschung aber waren an den saure Phosphatase-positiven Tumorzellen nicht nur T-Zellmarker, sondern auch B-Zellmarker nachweisbar (Stein et al., 1975).

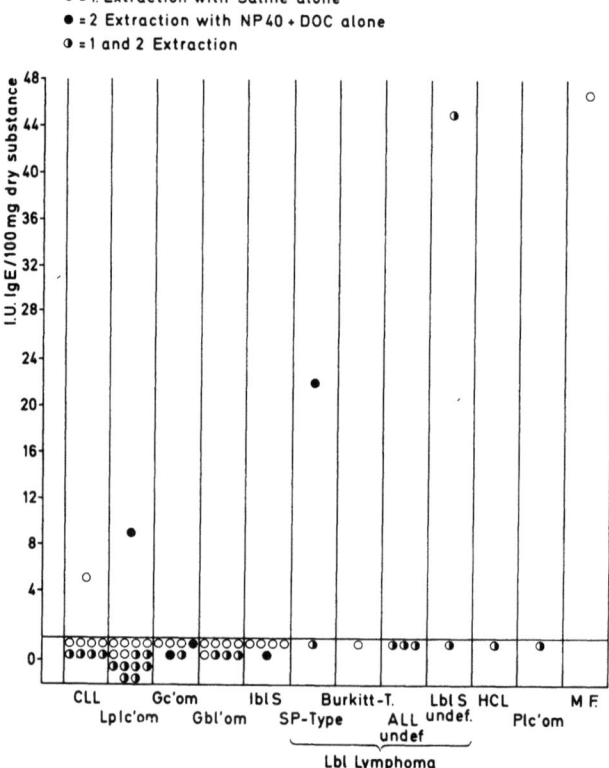

Abb. 3. IgE-Konzentration bezogen auf Trockensubstanz im Gewebsextrakt von 54 Non-Hodgkin-Lymphomen geordnet nach Lymphomklassen (s. Legende der Abb. 2)

Durch gleichzeitige Inkubation der Tumorzellen mit Antikörper und Komplement beladenen, kernhaltigen Hühnererythrozyten und kernlosen Schafserythrozyten unter den Bedingungen des spontanen Rosettentestes gelang uns derNachweis, daß ein großer Teil (um 25%) der Tumorzellen sowohl spontan Schafserythrozyten als auch EAC bindet (s. Abb. 4c) (Stein et al., 1975).

Das zweite lymphoblastische Lymphom mit hohem IgE-Gehalt gehört wahrscheinlich ebenfalls zu den Lymphomen vom saure Phosphatasetyp.

Deutlich erhöhte IgE-Werte fanden wir außerdem einmal beim lymphoplasmozytoiden Immunozytom und einmal bei einer CLL. Das histologische Bild der

IgE-positiven CLL zeichnet sich durch einen auffallenden Reichtum an sog. Lymphoblasten aus.

Bei der CLL wurde außerdem eine Analyse der Oberflächen-Ig mit Hilfe peroxydasemarkierter Antikörper durchgeführt. In Abb. 4d ist die Reaktion für Oberflächen-IgE dargestellt. Beide Lymphozyten auf dem Dia zeigen eine zirkulär-

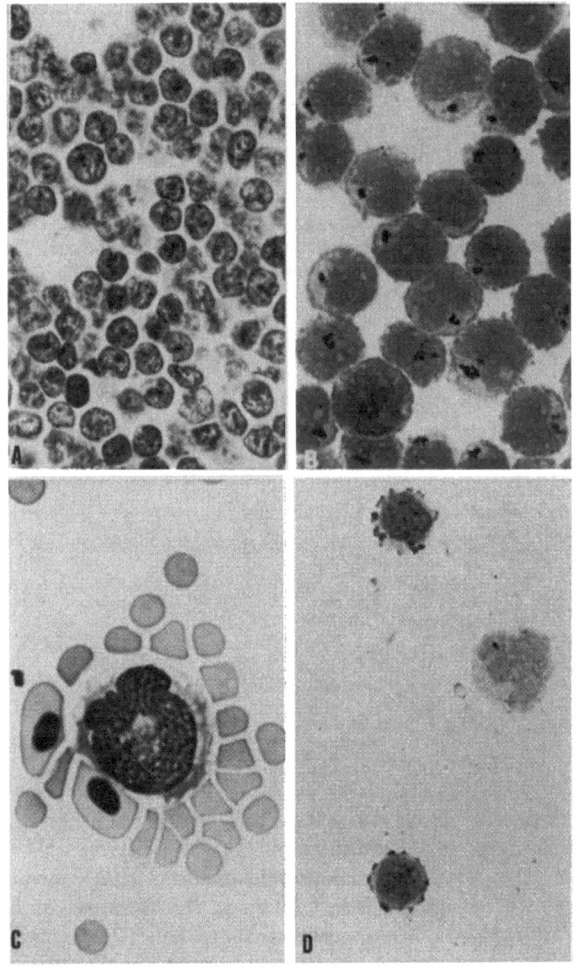

Abb. 4. (A) Lymphoblastisches Lymphom vom saure Phosphatasetyp. Giemsa, 640fach. (B) Saure Phosphatasereaktivität des gleichen Tumors wie a). Zytozentrifugenpräparat, 640fach. (C) Mischrosette-bildende Tumorzelle des lymphoblastischen Lymphoms vom saure Phosphatasetyp [gleicher Tumor wie a)]. Die kernhaltigen Hühnererythrocyten sind mit IgM-Antikörpern und Mauskomplement beladen. Sie sind über den Komplementrezeptor an die Tumorzellen gebunden. Die kernlosen Schafserythrozyten sind an die Tumorzelle über den T-Cell-charakteristischen E-Receptor fixiert. 960fach. (D) Zirkulär granuläre Verteilung von Oberflächen IgE auf CLL-Lymphozyten, nachgewiesen mit peroxidasemarkierten Antikörpern. Der Monozyt ist negativ, 640fach

granuläre Verteilung von IgE. Der Monozyt ist negativ. Auch auf elektronenmikroskopischem Niveau war das Oberflächen-IgE granulär-zirkulär auf der Zellmembran verteilt. Da die Markierungsprozedur bei Zimmertemperatur durchgeführt wurde, spricht dieser Befund dafür, daß die CLL-Zellen die Fähigkeit zur Cap-Bildung verloren haben.

Die Tabelle gibt die quantitative Auswertung der Oberflächen-Ig-Analyse wieder. IgE und ϰ-positive Zellen dominieren.

Was bedeuten die mitgeteilten Ergebnisse?

IgD scheint nur in B-Zell-Lymphomen vorzukommen. IgE dagegen findet sich auch in T-Zellneoplasien. Allerdings paßt dieser Befund nicht in das gegenwärtige Konzept, nach dem Immunglobuline nur von B aber nicht von T-Zellen produziert werden. Der kürzlich erbrachte Nachweis von IgE auf der Oberfläche von T-Zellen bei atopischen Hautkrankheiten (Lobitz, 1974) macht unseren Befund verständlicher, denn er spricht dafür, daß einige T-Zellen einen Rezeptor für IgE zu besitzen scheinen. Leider geben die von uns verwendeten Methoden keinen Aufschluß darüber, ob das IgE auf den Tumorzellen nur angehäuft oder aber von ihnen produziert worden ist.

Tabelle. Prozentsatz der Zellen mit Oberflächen-Ig-Reaktivität einer CLL, deren Gewebsextrakt IgE in signifikanter Menge enthielt

Antiserum	markierte Zellen %
Anti-IgG	12
Anti-IgM	25
Anti-IgA	1
Anti-IgD	< 1
Anti-IgE	65
Anti-ϰ	44
Anti-λ	4
normales Ziegenserum	1
normales Kaninchenserum	-
TC-199	-

Völlig unklar ist die Bedeutung des IgE-Nachweises bei den T/B-hybriden saure Phosphatase positiven Lymphomen.

Im Falle der CLL ist es wahrscheinlich, daß das IgE von den CLL-Lymphozyten produziert wurde, da die Oberflächen-Ig-Markierung für eine monoklonale Proliferation von IgE/ϰ-Lymphozyten spricht. Auffällig ist, daß die Patientin mit dieser Leukämie seit dem Auftreten von Lymphknotenschwellungen an juckenden Hautinfiltraten leidet. Dies ist umso bemerkenswerter, weil bei der CLL sonst allergische Reaktionen abnehmen oder verschwinden (McCorninck et al., 1971). Es liegt daher der Gedanke nahe, daß die juckenden Hautreaktionen mit den von den Tumorzellen gebildeten IgE-Molekülen in Zusammenhang stehen. Dies ist allerdings Spekulation.

Mit der Entdeckung einer Oberflächen-IgE-positiven CLL gelang es uns, den nicht sekretorischen Counterpart für die drei in der Literatur beschriebenen IgE-sezernierenden Plasmozytome zu finden.

Literatur

Fishkin, B. G., Orloff, M., Scaduto, L. E., Borucki, D. T., Spiegelberg, H. L.: Blood **39**, 361 (1972). — Grey, H. M., Kubo, R. T., Rabellino, E. M., Polley, M., Ross: G. D. Immunoglobulins and complement receptors on CLL cells. In: Advances in the biosciences, Vol. 12 (ed. G. Raspé). Braunschweig: Pergamon Press, Vieweg 1974. — Johansson, S. G. O., Bennich, H.: Immunology **13**, 381 (1967). — Kubo, R. T., Grey, H. M., Pirofsky, B.: J. Immunol.

112, 5 (1974). — Lennert, K., Stein, H., Kaiserling, E.: Brit. J. Cancer 30, Suppl. II (1975) (in the press). — Lobitz, U. G.: Diskussionsbemerkung. Postgraduate Course in Dermatology, Copenhagen 1974. — McCorninck, D. P., Ammann, A. J., Ishizaka, K., Miller, D. G., Hong, R.: Cancer 27, 93 (1971). — Ogawa, M., Kochwa, S., Smith, C., Ishizaka, K., McIntyre, O. R.: New Engl. J. Med. 281, 1217 (1969). — Pernis, B., Ferrarini, M.: Boll. Ist. sieroter. milan. 53, 144 (1974). — Rowe, D. S.: Bull. Wld Hlth Org. 40, 613 (1969). — Stein, H., Petersen, N., Lennert, K., Goos, M., Kaper, G.: New Engl. J. Med. (Manuscript submitted).

WILDHACK, R. (II. Med. Abt. des Allgem. Krankenhauses Rissen): **Über Häufigkeit und Prognose von Paraproteinämien**

An einer inneren Abteilung wurden innerhalb von 7 Jahren (1. 2. 1968 bis 31. 1. 1975) bei routinemäßiger Durchführung von Serumelektrophoresen 167 Paraproteinämien gefunden und durch Immunelektrophorese bestätigt. Auf die Zahl von 12770 Aufnahmen im gleichen Zeitraum bezogen ergibt sich eine Häufigkeit von 1,3%. Die Kranken mit Paraproteinämie waren zwischen 37 und 94 Jahren alt, wobei nur 4 Patienten jünger als 50 Jahre und 12 Patienten zwischen 50 und 60 Jahre alt waren. 97 der Paraproteinämiepatienten waren Männer, 70 Frauen.

In der Tabelle ist die Verteilung auf die Immunglobulinklassen und nach Erkrankungen angegeben.

Tabelle

Klinische Diagnose	Gesamtzahl	G	A	Immunglobulinklasse			
				M	G + A	G + M
Plasmozytom	35	27	7	—	1	—
Makroglobulinämie	5	—	—	4	—	1
Chron. Lymphadenose	7	4	1	2	—	—
Retikulosarkom	3	1	—	2	—	—
Essentielle Paraproteinämie	117	87	19	7	2	2
Gesamtzahl	167	119	27	15	3	3

Bei 50 Kranken lagen Erkrankungen des lymphoretikulären Systems vor. Bei den übrigen 117 Pat. wurde eine Erkrankung des lymphoretikulären Systems durch Knochenmarkspunktion und Röntgenuntersuchungen ausgeschlossen. Die zur Krankenhausaufnahme führenden Krankheiten dieser 117 Pat. betrafen alle Gebiete der Medizin, ohne daß sich für eine bestimmte Krankheitsgruppe eine Häufung ergab. Wir nahmen für diese Fälle eine essentielle Paraproteinämie an.

110 dieser 117 Pat. konnten weiter beobachtet werden. Bei 2 Kranken traten 7 bzw. 8 Monate nach der ersten Feststellung des Paraproteins Zeichen eines Plasmozytoms auf, in 1 Falle Skelettschmerzen, in 2 eine Querschnittslähmung durch Zusammenbruch eines Brustwirbelkörpers. Eine passagere Paraproteinämie hatten 4 Pat. Von den verbleibenden 104 Pat. sind inzwischen 63 verstorben. Bei 18 von diesen konnte eine Autopsie durchgeführt werden, wobei sich keine Anzeichen für eine typische paraproteinämische Erkrankung ergaben. 41 Pat. überleben, z. T. über Jahre, am längsten eine zu Beginn 69jährige Frau, bei der unter Einbeziehung anamnestischer Daten seit der ersten Feststellung der Paraproteinämie 16 Jahre vergangen sind. Bei den Kontrolluntersuchungen war der Paraproteingehalt dieser Pat. über Jahre praktisch gleichbleibend. Lediglich 1 Pat. mit anfangs chronisch aggressiver Hepatitis, später Lebercirrhose, zeigte eine deutliche Zunahme des Paraproteingehaltes. Er ist nach 5 Jahren Beobachtungszeit verstorben. Durch klinische Untersuchungen konnte auch kurz vor dem Tod ein Plasmozytom nicht nachgewiesen werden. Eine Sektion ist nicht durchgeführt worden.

Die Untersuchungen von Axelson, Bachmann u. Hállén an einer Normalbevölkerung sowie die von Fine, Lambin u. Leroux an Blutspendern haben gezeigt, daß Paraproteinämien auch bei klinisch Gesunden, vor allem mit zunehmendem Alter nicht selten gefunden werden. Nur bei wenigen der so aufgedeckten

Paraproteinämien fand sich eine manifeste paraproteinämische Erkrankung. In Mitteilungen über die Häufigkeit und Verteilung von Paraproteinen in einem klinischen Krankengut (z. B. Aly, F. W., Hobbs, J. R., Kindler, U., Scheurlen, P. G., Wildhack, R.) betrifft der größte Teil der festgestellten Paraproteinämiefälle typische paraproteinämische Erkrankungen, essentielle Paraproteinämien werden in wesentlich geringerer Zahl mitgeteilt. Im Gegensatz hierzu ergibt die jetzt vorgelegte Untersuchung nur bei 30% der Kranken manifeste Erkrankungen des lymphoretikulären Systems und damit ein Überwiegen essentieller Paraproteinämien.

Wir möchten dies durch die routinemäßige Durchführung von Serumelektrophoresen und die Erfassung auch kleiner Paraproteinbanden erklären. Von den so aufgedeckten 117 Kranken erkrankten 2 noch im selben Jahr an einem Plasmozytom, bei den übrigen war im Berichtszeitraum ein Übergang in eine manifeste paraproteinämische Erkrankung nicht nachzuweisen. Für 5 der 35 Plasmozytome konnten wir frühere Unterlagen beiziehen und fanden hierbei, daß ein Paraprotein schon 2 bis 7 Jahre vor Diagnosestellung bestanden hatte, im Mittel 4,7 Jahre. Bei

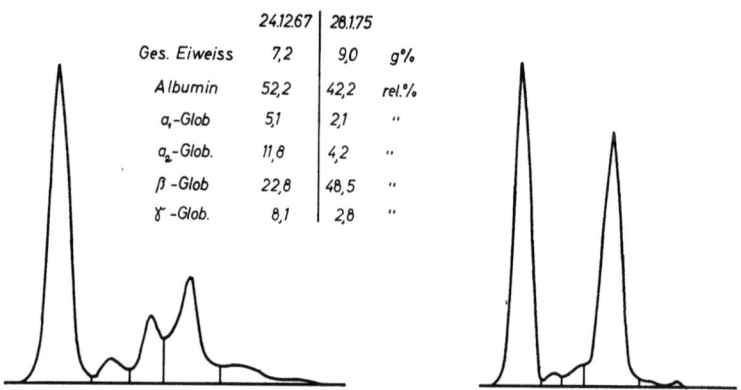

Abb. 1. Patient Dr. F. C., 70 Jahre, männlich, IgG-Plasmozytom. Elektrophoresediagramme 1967 und 1975

einem dieser Patienten waren die Elektrophoresewerte über 5 Jahre praktisch identisch mit denen bei Diagnosestellung. Bei 3 Patienten nahm der Paraproteingradient deutlich bis zur Diagnosestellung zu. Die Abbildung zeigt die bei einem Patienten 7 Jahre vor Diagnosestellung anläßlich der Operation eines Colontumors angefertigte Elektrophorese im Vergleich zu der vom Januar 1975. Die Vermehrung der β-Globuline auf 22,8 Rel.-% war zwar bemerkt worden, hatte aber nicht zu weiterer Diagnostik geführt. Jetzt kam der Patient mit Skelettschmerzen seit wenigen Monaten und dem Vollbild eines Plasmozytoms zur Aufnahme. Bei der fünften Patientin war ein Paraprotein 7 Jahre vor der manifesten Plasmozytomerkrankung erstmals festgestellt worden. Die genauen Unterlagen lagen uns zum Vergleich jetzt noch nicht vor.

Unsere Untersuchungen zeigen, daß Paraproteinämien in einem klinischen Krankengut mit Bevorzugung höherer Altersklassen relativ häufig nachzuweisen sind. Bei 70% der beobachteten Kranken ließ sich eine Erkrankung des lymphoretikulären Systems auch bei nachgehender Kontrolle im Beobachtungszeitraum nicht ermitteln. Ein Großteil dieser Patienten ist allerdings an ihren andersartigen Krankheiten inzwischen verstorben. Im Schrifttum finden sich jedoch immer wieder Berichte, die den Übergang einer Paraproteinämie in eine manifeste paraproteinämische Erkrankung, meist ein Plasmozytom, noch nach mehr als 10 Jahren nach der Feststellung der Paraproteinämie zeigen. Einmal festgestellte Paraproteinämien sollten daher über Jahre regelmäßig kontrolliert werden.

Literatur

Aly, F. W.: Med. Welt **19** (N.F.), 19 (1968). — Axelson, U., Bachmann, R., Hällén, J.: Acta med. scand. **179**, 235 (1966). — Fine, J. M., Lambin, P., Leroux, P.: Vox Sang. (Basel) **23**, 336 (1972). — Hobbs, J. R.: Brit. med. J. **3**, 699 (1967). — Kindler, U.: In: Paraproteinämie. Stuttgart: Thieme 1973. — Scheurlen, P. G.: Verh. dtsch. Ges. inn. Med. **69**, 451 (1963). — Wildhack, R.: Dtsch. med. Wschr. **94**, 157 (1969).

INTORP, H. W., MÖNNINGHOFF, W., HEINZE, A. (Med. Univ.-Poliklinik Münster): **Diagnostische Probleme beim IgD-Plasmozytom**

Beim IgD-Plasmozytom handelt es sich um eine seltene Erkrankung, die sich im fortgeschrittenen Stadium in ihrer klinischen Symptomatik kaum von anderen Myelomformen unterscheidet [1, 3]. Das Fehlen frühzeitiger Veränderungen des Serum-Eiweißbildes und das seltene Auftreten eines IgD-Plasmozytoms im Vergleich zu anderen Plasmozytomen [1, 2, 5] erschwert häufig die Diagnosestellung. Im Verlauf des Krankheitsprozesses sind aber nicht selten Befunde zu erheben, die eine differentialdiagnostische Abgrenzung ermöglichen. Gezielte klinische, laborchemische und immunologische Untersuchungsverfahren erlauben in den meisten Fällen eines IgD-Plasmozytoms die rechtzeitige Diagnosestellung als Voraussetzung einer Bestrahlungsbehandlung oder zytostatischen Therapie. Die besondere Symptomatik dieses Krankheitsprozesses soll an Hand eines Falles, der vor kurzem in der Med. Univ.-Poliklinik Münster diagnostiziert und behandelt wurde, besprochen werden.

Kasuistik

Anamnese: Es handelte sich um eine 35jährige, mittelgroße und schmächtige Pat., die über Schmerzen in der Brustwirbelsäule und den unteren Rippenpartien klagte. Diese Beschwerden bestanden seit Juli 1973 und hatten seither langsam zugenommen. Im Januar 1974 machte sich erstmals eine derbe, später hühnereigroße Vorwölbung im Bereich des oberen Sternums bemerkbar. Die Schmerzen in der Brustwirbelsäule hatten sich vor allem im Frühjahr 1974 deutlich verschlimmert. Die Pat. wurde daraufhin Anfang Mai 1974 vom Hausarzt an die Med. Univ.-Poliklinik Münster zur ambulanten Untersuchung überwiesen.

Befunde: Am 9. 5. 1974 erfolgte die erste ambulante Untersuchung in der Med. Univ.-Poliklinik Münster. Die Brustwirbelsäule und die unteren Rippenpartien waren stark klopfempfindlich, außerdem fiel ein derber Tumor im Bereich des oberen Sternums auf, der nicht pulsierte und leicht druckempfindlich war. Es bestand eine Erhöhung der BSG von 31/70 mm n. W. und eine leichte Erhöhung der α_2-Globuline. Bei der Röntgenuntersuchung der knöchernen Skelettanteile fanden sich Destruktionen an den oberen Brustwirbelkörpern und im oberen Anteil des Sternums. Außerdem fanden sich zahlreiche osteolytische Herde z. T. in Verbindung mit Spontanfrakturen an den unteren Rippen rechts und links (Abb. 1a). Sonst waren klinisch und blutchemisch keine pathologischen Befunde zu erheben.

Bei einer Kontrolluntersuchung Ende Mai 1974 war die BSG auf 45/87 mm n. W. angestiegen. Die beschriebenen Skelettsymptome hatten nicht weiter zugenommen. Erstmals fiel jedoch eine Hyperkalzämie von 5,65 mval/l auf. Da dieser Befund in Zusammenhang mit den röntgenologischen Veränderungen den Verdacht auf einen metastasierenden Knochenprozeß erweckte, wurde die Pat. zur weiteren diagnostischen Abklärung am 28. Mai 1974 in der Med. Univ.-Poliklinik Münster stationär aufgenommen.

Klinischer Verlauf; Bei der Aufnahme war die BSG auf 52/88 mm n. W. angestiegen. Es bestand eine deutliche Anämie; Leukozytenzahl und Differentialblutbild waren unauffällig. Der Serum-Fe-Wert lag bei 28 γ-%. Im Urin war kein Eiweiß nachweisbar. In der Papierelektrophorese waren die γ-Globuline deutlich vermindert bei sonst unauffälligem Verteilungsmuster der Serumproteine. In der Immunelektrophorese [6], die auch mit spezifischen Antiseren durchgeführt wurde, waren im Serum und im Urin keine Paraproteine nachweisbar. Wegen des dringenden Verdachts auf einen unbekannten, metastasierenden Primärtumor wurden eine Dünndarm- und Rektumbiopsie, eine Magen-Darmpassage, ein Kolonkontrasteinlauf, eine Mammographie, ein Radiojodtest und eine Leber- und Milzszintigraphie durchgeführt. Alle diese Untersuchungen ergaben jedoch negative Befunde.

Da der Serum-Kalziumwert inzwischen auf 6,25 mval/l angestiegen war, wurde unter der Verdachtsdiagnose auf einen Hyperparathyreoidismus eine Parathormonbestimmung vor-

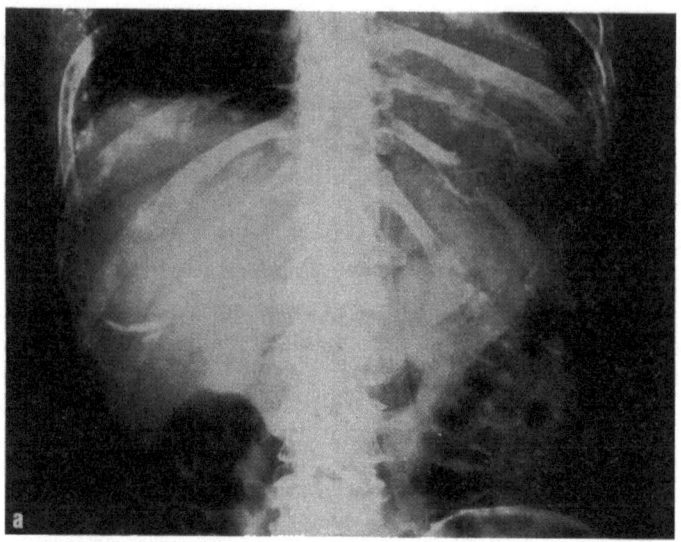

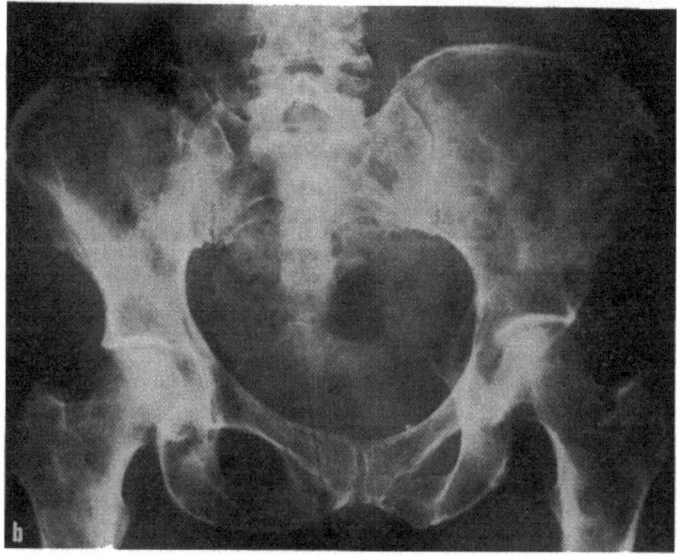

Abb. 1a u. b. Röntgenaufnahmen der Pat. Ha. K. (Kr.-Bl. Nr.02776). a Aufnahmen der knöchernen Skelettanteile vom 9. 5. 1974 mit deutlichen Destruktionen mehrerer Lendenwirbelkörper und der unteren Rippen rechts und links. b Beckenübersichtsaufnahme vom 17. 9. 1974 mit ausgeprägten osteolytischen Herden im Bereich beider Beckenschaufeln sowie des rechten und linken Sitz- und Schambeins

genommen, die ebenfalls normale Werte ergab. Am 7. Juni 1974 wurde erstmals ein Anstieg der β-Globuline im Serum nachgwiesen. Die zu diesem Zeitpunkt durchgeführte Beckenkammbiopsie ließ bei der histologischen Untersuchung Tumorgewebe erkennen, das den Verdacht auf ein Lymphosarkom erweckte. In dem gleichzeitig angefertigten Knochenmarksausstrich fiel eine deutliche Vermehrung der Plasmazellen auf. In der erneut durchgeführten Immunelektrophorese fand sich in der Reaktion des Patientenserums mit polyvalentem Antihumanserum wie auch mit spezifischen Antiseren gegen IgG, IgA und IgM kein Anhalt für eine Paraproteinämie. Im Urin waren Albumine, aber ebenfalls keine Paraproteine nachweisbar. Dagegen ergab die weitere Austestung des Patientenserums mit spezifischen Antiseren gegen IgD und IgE die typischen Zeichen einer IgD-Paraproteinämie (Abb. 2a). Die Sicherung der Diagnose gelang mit Hilfe eines Antiserums mit Leichtkettenspezifität. In der Immunelektrophorese konnte nachgewiesen werden, daß es sich um eine monoklonale IgD-Paraproteinämie mit -Spezifität handelte (Abb. 2a). Die quantitative Immunglobulinbestimmung mit Hilfe der radialen Immunodiffusionstechnik [4] ließ eine Verminderung des IgG erkennen, IgM und IgA waren nur in Spuren im Serum vorhanden. Dagegen fand sich eine starke Vermehrung des IgD auf Werte bis zu 80 mg-%

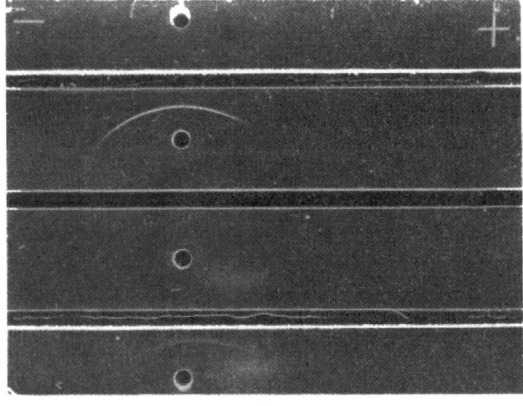

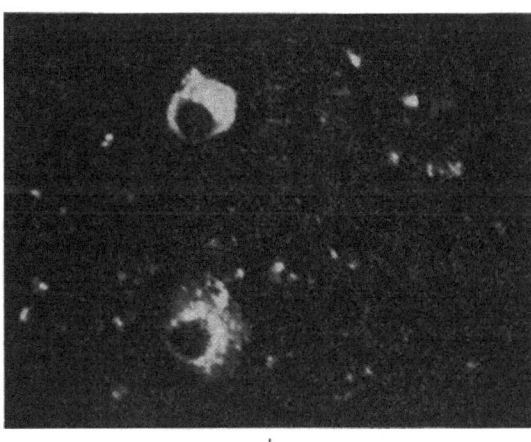

Abb. 2. a Immunelektrophorese des Patientenserums Ha. K. (Kr.-Bl. Nr. 02776) vom 17. 6. 1974. Obere Auftragstelle: normales Humanserum. Obere Rinne: monospezifisches Anti-IgD-Serum. Zweite Auftragstelle: Pat.-Serum Ha. K. Dritte Auftragstelle: normales Humanserum. Untere Rinne: L-Ketten-spezifisches Anti-λ Serum. Vierte Auftragstelle: Pat.-Serum Ha. K. b Immunhistologische Untersuchung des bioptisch entnommenen Tumorgewebes vom 26. 6. 74. Deutliche Reaktion der vermehrt nachweisbaren Plasmazellen mit fluoreszeinmarkiertem, monospezifischem Anti-IgD-Serum vom Kaninchen

Bei der immunhistologischen Untersuchung des bioptisch entnommenen Tumorgewebes fanden sich unter Verwendung eines monospezifischen fluoreszeinmarkierten Antiserums gegen IgD zahlreiche Plasmazellen, die IgD-Paraproteine enthielten (Abb. 2b). Wegen zunehmender Schmerzen, die auch im Bereich der Lendenwirbelsäule auftraten, und auf röntgenologisch erfaßbare Veränderungen der LWS und des Beckens zurückzuführen waren, erfolgte die Bestrahlungsbehandlung mit Telekobalt (Abb. 1b). Außerdem wurde mehrfach eine Stoßtherapie mit Adriablastin und Vincristin durchgeführt. Nach deutlicher Befundbesserung konnte die Pat. unter der Behandlung mit Ixoten Anfang dieses Jahres nach Hause entlassen werden.

Diskussion

Obwohl das IgD-Plasmozytom verschiedene Symptome wie Skelettschmerzen, Anämie und starke BSG-Erhöhungen mit anderen Myelomformen gemeinsam hat, sind bestimmte Befunde zu erheben, die entweder ausschließlich oder in besonders ausgeprägtem Maße bei dieser Erkrankung auftreten. Eine Reihe derartiger Befunde wurde kürzlich von Knolle u. Mitarb. [3] an Hand der bisher beschriebenen Fälle eines IgD-Plasmozytoms zusammengestellt. Bei diesen Erkrankungen treten charakteristischerweise osteolytische Herde und Spontanfrakturen häufiger und früher auf, als bei anderen Plasmozytomformen. Das gleiche gilt auch für das Vorkommen von extramedullären Plasmozytomherden. Oft finden sich keine oder erst spät nachweisbare Veränderungen des Serum-Eiweißbildes. Bei der immunelektrophoretischen Untersuchung ist die charakteristische IgD-Präzipitationslinie im Nativserum zu beobachten, während die Präzipitationsbögen des IgG, IgA und IgM häufig abgeschwächt erscheinen. In Übereinstimmung damit findet man bei der quantitativen Immunglobulinbestimmung stark bis maximal erhöhte IgD-Spiegel, während IgG, IgA und IgM-Werte im Serum deutlich erniedrigt sind. Zur Diagnose eines Plasmozytoms gehört typischerweise der immunologische Nachweis monoklonaler Paraproteine. Interessanterweise besitzen die IgD-Paraproteine fast ansschließlich Leichtketten vom λ-Typ, was im Gegensatz zu den übrigen Plasmozytomen steht. Häufig kommt es bei den Patienten mit IgD-Plasmozytomen zum Nierenversagen, was wiederum sehr häufig bei Paraproteinämien vom λ-Typ zu beobachten ist. Trotz dieser Nierenkomplikationen findet sich beim IgD-Plasmozytom häufig eine Hyperkalzämie, die aber auch ohne Niereninsuffizienz auftreten kann. Das Ansprechen auf eine zytostatische Behandlung und die Überlebenschancen sind bei dieser Form des Plasmozytoms meist ungünstiger als dies bei anderen Myelomformen der Fall ist.

Literatur

1. Fahey, J. L., Carbone, P. P., Rowe, D. S., Bachman, D.: Amer. J. Med. **45**, 373 (1968). — 2. Fishkin, B. G., Glassy, F. J., Hattersley, P. G., Hirose, F. M., Spiegelberg, H. L.: Amer. J. clin. Path. **53**, 209 (1970). — 3. Knolle, J., Arnold, W., Meyer zum Büschenfelde, K.-H., Schäfer, R., Mainzer, K.: Inn. Med. **1**, 28 (1974). — 4. Mancini, G., Carbonera, A. O., Heremnas, J. F.: Immunochemistry **2**, 235 (1965). — 5. Pruzanski, W., Rother, J.: Canad. med. Ass. J. **102**, 1061 (1970). — 6. Scheidegger, J. J.: Int. Arch. Allergy **7**, 103 (1955).

GUNZER, U., GÄNG, V., HÖGL, CH., PFITZNER, A., MAIWALD, L. (Med. Univ.-Klinik Würzburg): **Immunglobulinsekretionsleistung bei splenektomierten und nicht splenektomierten Patienten mit Morbus Hodgkin, gemessen im Speichel**

Die Frage, ob das exkretorische Immunglobulinsystem der Mundhöhle bei Patienten mit Morbus Hodgkin im Vergleich zu Normalpersonen verändert ist, im Sinne einer verminderten immunologischen Barriere, führte uns zur Messung der Immunglobulinexkretionsleistung für IgA, IgG, IgM im Gesamtspeichel. Die humorale Immunantwort ist im Gegensatz zur zellulären Immunantwort bei Morbus Hodgkin, wie hinlänglich bekannt ist, nicht auffällig beeinträchtigt [1]. Selbst nach Splenektomie und zytostatischer Therapie, etwa nach dem De Vita-Schema [2], ist die ständige Antikörperproduktion nicht auffällig behindert, wie wir am Beispiel des IgG-abhängigen EB-VCA-Antikörpertiters zeigen konnten [3].

Andererseits konnte De Vita (1972) [4] bei unbehandelten Patienten mit Morbus Hodgkin eine Erniedrigung des Serumpyridoxalphosphatspiegels nachweisen, der sich nach Therapie wieder normalisierte. Seit den Untersuchungen von Axelrod u. Trakatellis [5] wissen wir um die wichtige Rolle des Vitamin B_6 bei der Immunglobulinsynthese.

Da das humorale Immunglobulinsystem beim Menschen, wie Brandtzaeg (1970) [6] und Tomasi (1972) [7] zusammenfassend festgestellt haben, von dem exkretorischen Immunglobulinsystem weitestgehend unabhängig ist, haben wir die folgenden Untersuchungen angestellt, insbesondere unter dem Aspekt einer Verminderung des Pyridoxalphosphat im Serum, die wir bisher jedoch nur an einem kleinen Kollektiv von Hodgkin-Patienten testen konnten.

		Speichel in ml / h	Ig A mg %	mg	Ig G mg %	mg	Ig M mg %	mg
Nicht - Splenektomierte Hodgkin - Patienten n = 10	X̄	38. 3	6. 76	1, 67	,4, 69	1.27	o. 39	o. 14
	±	38, 8	3, 60	1. 31	2, 94	1,18	o. 49	o. 22
Splenektomierte Hodgkin - Patienten n = 20	X̄	40, 5	6, 47	1, 93	3, 77	1.19	1, 18	o. 41
	±	29, 7	5, 81	1, o5	3, 29	1,o1	1, o7	o. 39
Kontrollen n = 20	X̄	88, 15	3, 10	2, 62	o, 93	o,78	o. 62	o. 46
	±	27, 1	1, 19	1, 10	o, 68	o,59	o. 64	o. 43

		Kontrollen / Splenektomierte	Kontrollen / nicht - Splenektom.	Splenektomierte / nicht - Splenektom.
mg %	Ig A	$0,02 > p > 0,01$	$,005 > p > ,001$	$p > 0,1$
mg %	Ig G	$p < 0,001$	$p < 0,001$	$0,1 > p > 0,05$
mg %	Ig M	$p \leqq 0,05$	$p > 0,1$	$0,01 > p > ,005$

Abb. 1. Mittelwerte und Standarddeviation der Speichelmengen, der Konzentrationen und Gesamtausscheidungen in mg/h für IgA, IgG, IgM bei Hodgkin-Patienten und gesunden Kontrollpersonen sowie Signifikanzberechnung für unterschiedliche Ig-Konzentrationen

Patienten und Methoden

30 Pat. mit Morbus Hodgkin, davon 20 splenektomierte Pat. (mittleres Alter 31,5 ± 12,69 Jahre) und 10 nicht-splenektomierte Pat. (mittleres Alter 38,8 ± 18,44 Jahre) wurden 20 gesunden Kontrollpersonen (mittleres Alter 24,1 ± 2,15 Jahre) gegenübergestellt. Der Zustand der Schleimhäute im Mund und der Zahnstatus waren bei den ausgewählten Patienten annähernd gleich. Als gleichmäßige Belastung wurde bei allen Patienten eine fraktionierte Magensaftanalyse nach Stimulation mit Pentagastrin durchgeführt. Der während dieser Untersuchung durch Dauerabsaugung gewonnene Speichel wurde gemessen und die Konzentration der Immunglobuline A, G, M durch einfache radiale Immundiffusion nach der Mancini-Technik bestimmt. Die Immunglobulinmenge wurde in mg/h berechnet. Das Pyridoxalphosphat im Serum wurde nach der Methode von Maruyama u. Coursin [8] mit ^{14}C-markiertem Tyrosin bestimmt.

Ergebnisse

Die Speichelmenge betrug bei den Kontrollen im Mittel 88,15 ml ± 27,09 ml. Die splenektomierten Patienten hingegen wiesen im Mittel um die Hälfte weniger Speichelproduktion im gleichen Zeitraum auf (40,5 ± 29,7 ml), die nicht splenektomierten Patienten lagen mit 38,3 ± 38,8 ml in der gleichen Größenordnung. Die Konzentration für IgA betrug bei den Kontrollen 3,1 mg-%, für Splenektomierte 6,47 mg-%, und für Nichtsplenektomierte 6,76 mg-%, also bei den Hodgkin-Patienten gut doppelt so viel wie bei den Kontrollen. Die Vergleichswerte für IgG lagen bei 0,93 mg-%, gegen 3,77 mg-% und 4,69 mg-%, also annähernd viermal so hoch wie bei den Kontrollen. Bei IgM hatten lediglich die splenektomierten Patienten einen doppelt so hohen Wert (1,18 mg-%) wie die Kontrollen mit 0,62 mg-%. Die nicht splenektomierten Patienten, das kleinere Kollektiv, hatten wahrscheinlich mehr aus statistischen Gründen eine niedrigere Konzentration im Mittel für IgM (0,39 mg-%).

Setzt man die Konzentrationen der Vergleichsgruppen in Relation, so ergeben sich in fast allen Korrelationen signifikante Unterschiede, nicht hingegen bei der ausgeschiedenen Gesamtmenge an Immunglobulinen/Std. Die verminderte Speichelflußrate bei Hodgkin-Patienten wird ausgeglichen durch eine höhere Immunglobulinkonzentration.

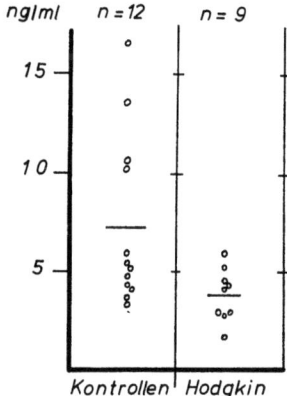

Abb. 2. Pyridoxalphosphat im Serum bei Morbus Hodgkin

Diskussion

Da die Hodgkin-Patienten sich alle in dem Zustand während oder nach Therapie befanden, kann a) vermutet werden, daß nur die Funktion der speichelproduzierenden Organe der Mundhöhle, nicht aber das Immunglobulin-sezernierende „Organ" der Mundhöhle von der zytostatischen Therapie beeinflußt wird. b) Es muß geklärt werden, ob auch unbehandelte Hodgkin-Patienten eine verminderte Speichelproduktion mit normaler oder erhöhter Immunglobulinkonzentration aufweisen.

Ob allein eine verminderte Speichelflußrate trotz normaler oder erhöhter Immunglobulinkonzentration einen prädisponierenden Faktor für die Entstehung eines Morbus Hodgkin darstellt, dürfte ebenfalls von Interesse sein.

Für ein unausgewähltes Kollektiv von behandelten und nicht behandelten Patienten mit Morbus Hodgkin (n = 9) haben wir die Serumpyridoxalphosphatspiegel bestimmt, die im Mittel mit 3,7 ng/ml ± 3,5 ng/ml deutlich unter dem Mittelwert des Kontrollkollektivs lagen (7,2 ± 4,3 ng/ml). Ob ein Wiederanstieg des Pyridoxalphosphats im Serum, wie er von De Vita beschrieben wurde [4], parallel geht mit einer Verbesserung der exkretorischen Immunglobulinleistung bei Patienten mit Morbus Hodgkin, soll noch geklärt werden.

Zusammenfassung

Mit der einfachen radialen Immundiffusion wurde im Speichel von 30 behandelten Hodgkin-Patienten (20 splenektomierte, 10 nicht splenektomierte Patienten) die Konzentration von IgA, IgG, IgM bestimmt und die Gesamtmenge an ausgeschiedenen Immunglobulinen in mg/h angegeben. Gegen normale Kontrollpersonen (n = 20) ließ sich ein signifikanter Unterschied in der Speichelgesamtmenge/Std, die bei den Hodgkin-Patienten etwa um die Hälfte geringer war, nachweisen. Die niedrigere Speichelflußrate bei Hodgkin-Patienten wurde durch eine höhere Immunglobulinkonzentration im Speichel ausgeglichen. Diese Unterschiede waren signifikant. Die ausgeschiedene Gesamtmenge an Immunglobulinen in mg/h unterschied sich nicht signifikant in den gemessenen Kollektiven. Es wird ein negativer Einfluß der zytostatischen Therapie bei Morbus Hodgkin lediglich auf die Speichelproduktion, nicht auf die Immunglobulinproduktion in der Mundhöhle diskutiert. Auf die Abhängigkeit der Immunglobulinproduktion vom Serumpyridoxalphosphat, das bei einem Teil der Patienten erniedrigt war, wird hingewiesen.

Literatur

1. Begemann, H.: In: Klinische Hämatologie. Stuttgart: Thieme 1970. — 2. De Vita, V. T., Serpick, A. A., Carbone, P. P.: Ann. intern. Med. **73**, 881 (1970). — 3. Gunzer, U., Nürnberger, R.: Verh. dtsch. Ges. inn. Med. **80**, 1619 (1974). — 4. De Vita, V. T., Chabner, B. A., Livingston, J. M., Oliverio, V. T.: Amer. J. clin. Nutr. **24**, 835 (1971). — 5. Axelrod, A. E., Trakatellis, A. C.: Vitam. and Horm. 591 (1964). — 6. Brandtzaeg, P., Fjellanger, I., Gjeruldsen, S. T.: Scand. J. Haemat. **12** (Suppl.), 4 (1970). — 7. Tomasi, T. B., Jr.: New Engl. J. Med. **287**/10, 500 (1972). — 8. Maruyama, H., Coursin, D.: Analyt. Biochem. **26**, 420 (1968).

LINKER, H., REUTER, H. (Med. Univ.-Klinik Köln): **Plättchenfunktion bei Paraproteinosen**

In der Regel ist erst das spätere Krankheitsstadium der Paraproteinosen durch petechiale und großflächige Hautblutungen gekennzeichnet. Verlängerte Blutungen nach Operationen und Blutungen in die Haut können aber auch erstmals auf diese Krankheit aufmerksam machen. Diese die Grundkrankheit komplizierende Blutungsneigung kann verschiedene Ursachen haben:

Für eine erhöhte Gefäßdurchlässigkeit werden die Einlagerung von pathologischem Eiweiß und Paramyloid in die Gefäßwände und der gestörte Blutfluß bei gesteigerter Viskosität verantwortlich gemacht [2]. Die Umwandlung von Fibrinogen zu Fibrin kann gestört [1, 3, 4, 16], verschiedene Gerinnungsfaktoren gehemmt [12, 15], die Fibrinolyse hingegen gesteigert sein [18].

Obgleich bei einigen Fällen von Paraproteinose eine Thrombocythämie bzw. Thrombocytose beschrieben wurde [20], ist die Thrombocytopenie die häufigste Ursache einer hämorrhagischen Diathese. Durch tumorartig wachsende Plasmazellen wird die Produktion der Blutplättchen gehemmt. Aber auch qualitative Defekte der Plättchen, z. B. Plättchenfaktor-3-Freisetzungsstörung und verminderter Gehalt an PF 3 [17, 19] sowie verschiedene Funktionsdefekte [5, 13] wurden nachgewiesen. Einige Autoren sprechen daher bereits von einer erworbenen Thrombocytopathie [17, 19].

Die Fähigkeit der Plättchen zu aggregieren wird wahrscheinlich durch einen sie umgebenden Eiweißmantel behindert [13]. Nach Trennung der Plättchen vom

Tabelle

	Normalwerte	Morbus Waldenström	Plasmocytome O^a IgA	H IgG	F IgG	R IgG	SCHN^a IgG	P Bence-Jones	SCHE IgG
Hämatokrit	44,8 ± 4,1		20 10	21 29	19			38	18
Plättchenzahl	198000 ± 40000		113000 98000	92000 155000 134000	176000	85000	139000	124000	139000
Retention Hellem I Hellem II Adhäsion/Fläche	28,7 ± 10,1 % 64,2 ± 15,7 % 111 ± 38	78	18,2 58,3 35,5	72,5 92,3 134	19,7 79	44,2 72	80,4 110	28,5 111	25,7 141
Ausbreitung (ausgebreitete Formen)	88,1 ± 4,3	89,1	50	67,6 86,1	83,4	65,4	37	82,2	59,8

^a Patienten mit hämorrhagischer Diathese

Plasma ließ sich z. B. eine normale Retraktionsfähigkeit dieser Plättchen zeigen [11]. Das heißt also, daß der Anteil pathologischer Proteine im Plasma die Durchführung der meisten Plättchenfunktionstests unmöglich macht, sofern man die Plättchen nicht vom Plasma trennt, wobei die dabei unumgängliche Plättchenalteration die Ergebnisse beeinflußt.

Bei der Untersuchung der Plättchenfunktion von 5 Patienten mit Paraproteinämie vom Typ IgG, 1 Patienten mit IgA-Typ, 1 mit Bence-Jones-Proteinämie und einer Makroglobulinämie Waldenström fanden die genannten Gesichtspunkte weitgehend Berücksichtigung.

Die meisten der Patienten wiesen zum Zeitpunkt der Untersuchung bereits eine Anämie auf. Eine schwere Blutungsneigung (Petechien, Hämatome, Nasenbluten und Blutungen aus Injektions- und Punktionsstellen) wurde nur bei zwei Patienten gesehen. Die Plättchenzahl war mit einer Ausnahme bei allen Patienten erniedrigt, lag aber in keinem Fall unter $70000/mm^3$.

Ein den in vivo-Verhältnissen sehr nahe kommender Funktionstest ist der Retentionstest [7, 8], bei welchem entweder Vollblut (Hellem II) oder Citratblut (Hellem I) bei konstanter Geschwindigkeit durch einen standardisierten Glasperlenfilter gepreßt wird. Die Plättchenzahl nach Passage des Filters im Verhältnis zur Zahl vorher stellt ein Maß für die Höhe der Retention im Filter und damit für die Funktion der Plättchen dar.

Es fanden sich teilweise erniedrigte Retentionswerte, die jedoch in erster Linie durch den jeweils niedrigen Hämatokrit zu erklären sind [9]. Interessanterweise wiesen die beiden blutenden Patienten aber eine normale Retention auf (Tabelle).

Der zweite Funktionstest, der Ausbreitungstest [10], ist methodisch einfach und bietet zudem den Vorteil, daß durch Verdünnung von 0,5 ml plättchenhaltigem Plasma mit 9,5 ml physiologischer NaCl-Lösung der störende Einfluß der pathologischen Proteine weitgehend fortfällt. Auf silikonisierten Objektträgern läßt sich die Haftung pro Fläche und die Art der Ausbreitung beurteilen. Im Vergleich zu einem Normalbild mit einer durchschnittlichen Haftung von 111 ± 38 Plättchen/0,5 mm^2 bei $88,1 \pm 4,3\%$ ausgebreiteten Formen, fand sich bei normaler Haftung von 110 Plättchen aber gestörter Ausbreitungsfähigkeit (37% ausgebreitete Plättchen) ebenso eine klinisch manifeste Blutungsneigung wie bei verminderter Haftung von 35 und gestörter Ausbreitung (50% ausgebreitete Plättchen).

Bei dem Patienten mit der Makroglobulinämie, der keine Blutungsneigung aufwies, zeigte sich im Ausbreitungsbild bei 78 haftenden und 89,1% ausgebreiteten Plättchen, eine Linksverschiebung mit zahlreichen Riesenformen, d. h. junge Plättchen deren Vorhandensein auf eine gesteigerte Neubildung schließen läßt. Solche Befunde erlauben vorsichtige Rückschlüsse auf den Infiltrationsgrad des Knochenmarks und sind bei der Einfachheit der Testanordnung von gewissem praktischem Wert.

Als Ursache für die hämorrhagische Diathese im Rahmen von Paraproteinosen muß die kombinierte Störung von Gefäßintegrität, plasmatischer Gerinnung und der Plättchen sowohl nach Zahl als auch nach ihrer Funktion angesehen werden. Hinweise auf eine komplizierende Blutung kann man dem Nachweis der verminderten Haftung und der gestörten Ausbreitungsfähigkeit der Plättchen entnehmen.

Literatur

1. Craddock, C. G., Jr., Adams, W. S., Figueroa, W. G.: J. Lab. clin. Med. **42**, 847 (1953). — 2. De Gruchy, G. C.: In: Clinical haematology in medical practice, pp. 388–389. Oxford: Blackwell 1958. — 3. Frick, P. G.: Amer. J. clin. Path. **25**, 1263 (1955). — 4. Glueck, H. I., Wayne, L., Goldsmith, R.: J. Lab. clin. Med. **59**, 40 (1962). — 5. Godal, H. C., Borchgrevink, C. F.: Scand. J. clin. Lab. Invest. **17**, 133 (Suppl. 84) (1965). — 6. Henstell, H. H.,

Klingerman, M.: Ann. intern. Med. **49**, 371 (1958). — 7. Linker, H., Reuter, H.: Med. Welt **23** (N. F.), 1383 (1972). — 8. Linker, H., Elbert, B., Uibel-Nuhs, H., Bwanausi, E., Reuter, H.: Verh. dtsch. Ges. inn. Med. **80**, 1430 (1974). — 9. Linker, H., Bwanausi, E., Reuter, H.: Blut **28**, 228 (1974). — 10. Linker, H., Wiesemann, H. G., Gross, R.: Med. Welt **22** (N. F.), 1758 (1971). — 11. Niemeyer, G., Schneider, W., Gross, R.: Klin. Wschr. **46**, 119 (1968). — 12. Nilehn, J. E.: Acta med. scand. **171**, 491 (1962). — 13. Pachter, M. R., Johnson, S. A., Neblett, T. R., Truant, J. P.: Amer. J. clin. Path. **31**, 467 (1959). — 14. Penny, R., Castaldi, P. A., Whitsed, H. M.: Brit. J. Haemat. **20**, 35 (1971). — 15. Perry, S. M., Skoog, W. A., Adams, W. S.: Clin. Res. **7**, 59 (1959). — 16. Ratnoff, O. D., Potts, A. M.: J. clin. Invest. **33**, 206 (1954). — 17. Saraya, A. K., Kasturi, J., Kishan, R.: Acta haemat. **47**, 33 (1972). — 18. Sirridge, M. S., Bowman, K. S., Garber, P. E.: Arch. intern. Med. **101**, 630 (1958). — 19. Weiss, H. J., Eichelberger, J. W.: Arch. intern. Med. **112**, 827 (1963). — 20. Zimmelman, A. P.: Ann. intern. Med. **78**, 970 (1973).

HILGARD, P., SCHMIDT, C. G. (Inn. Klinik u. Poliklinik d. GHS Essen): **Klinische und experimentelle Untersuchungen zur „Hyperkoagulabilität" bei malignen Erkrankungen**

Manuskript nicht eingegangen.

WEIGAND, W., KEMPMANN, G., POLL, M., QUEISSER, W., STEGARU, B. (I. Med. Klinik, Fakultät f. klin. Med. Mannheim d. Univ. Heidelberg): **Generalisierte Form einer Histiozytosis X mit Lymphknoten- und Lungenbefall**

Die Bezeichnung Histiozytosis X wurde 1953 von Lichtenstein eingeführt [8]. Er konnte die nosologische Einheit des eosinophilen Knochengranuloms, der Lipoidgranulomatose Hand-Schüller-Christian und der akuten Retikuloendotheliose Letterer-Siwe nachweisen. Das gemeinsame pathologisch-histologische Kennzeichen ist das histiocytäre Granulom. Die wesentliche Zellkomponente ist der pathologische Histiozyt. Außerdem finden sich je nach Alter der Läsion eine Eosinophilie, cholesterinhaltige Schaumzellen, osteoklastenähnliche Riesenzellen oder fibröse Spätveränderungen [10, 13].

Die pulmonale Histiozytosis X ist eine Krankheit des Erwachsenenalters und wurde bisher in 130 Fällen beobachtet [5, 6, 11, 18, 19]. Sie kann solitär auftreten. Häufiger ist die Kombination mit Beteiligung anderer Organe, besonders von Knochen, Leber, Haut, Schleimhaut und Hypophysenhinterlappen [12]. Ein gleichzeitiger Lymphknotenbefall ist bisher kaum beobachtet worden [11, 20]. Diese Fälle wurden als besonders aktive Verlaufsformen angesehen [12]. Daher sehen wir uns veranlaßt, einen Fall von kombiniertem Lymphknoten- und Lungenbefall darzustellen.

Der Patient bemerkte im Alter von 39 Jahren eine Schwellung der linken Halsseite. Klinisch fand sich eine Lymphadenopathie mit druckdolenten submandibulären, supraclaviculären und inguinalen Lymphknoten, die bis zu 3 cm groß waren. Blutsenkung, Blutbild und Knochenmarksbefund waren normal. Die entzündlichen Lymphknotenerkrankungen Toxoplasmose, Mononucleose, Lues, Tuberkulose und andere wurden ausgeschlossen. Der röntgenologische Lungenbefund war unauffällig. Nach 3 Wochen bildeten sich die Lymphknotenveränderungen zurück. Die histologische Untersuchung eines Halslymphknotens durch das Lymphknotenregister der deutschen Gesellschaft für Pathologie in Kiel führte zur Diagnose einer Histiozytosis X. Dieser Befund wurde nach zwei weiteren Exzisionen jeweils im Abstand von $1^1/_2$ Jahren bestätigt. Zwei und 3 Jahre nach dem ersten Krankheitsschub kam es erneut zu generalisierten Lymphknotenschwellungen, die dieselbe spontane Rückbildungstendenz zeigten. Lymphographisch konnte eine Beteiligung der iliacalen und paraaortalen Lymphknoten nachgewiesen werden. Während des zweiten Schubs der Erkrankung wurden röntgenologisch disseminierte retikulo-noduläre Verschattungen der Lunge festgestellt, die sich seither nicht zurückbildeten.

Die Lungenfunktionsprüfung zeigte eine restriktive Ventilationsstörung im Sinne einer beginnenden Lungenfibrose. Eine Rechtsherzbelastung war klinisch und elektrokardiographisch nicht nachzuweisen. Der Patient wurde bisher $3^1/_4$ Jahre lang beobachtet. Es ist seit 10 Monaten rezidivfrei. Auffallenderweise wurde während des Krankheitsverlaufs ein Titeranstieg des Sabin-Feldmann-Tests von 1:256 auf 1:1000 beobachtet. Die serologische Untersuchung auf Mononucleose zeigte dreimal eine positive Agglutination nach Paul Bunnell. Der Agglutinationstest mit formalinisierten Erythrozyten sowie die Agglutination nach Absorption waren gleichfalls positiv. Die cytomorphologischen Zeichen eines Morbus Pfeiffer konnten dagegen nicht festgestellt werden. Die Bedeutung dieser Befunde bei sicherer Histiozytosis X ist daher unklar.

Eine erfolgreiche Therapie der pulmonalen Histiozytosis X wurde bisher mit Röntgenstrahlen, Antibiotika, Cortison und Cytostatica durchgeführt [2, 12]. Die Röntgenbestrahlung ist wegen der Gefahr einer Strahlenfibrose wieder verlassen worden [5]. Antibiotika haben ihre Bedeutung in der Bekämpfung der Begleitinfektionen. Bei frühzeitigem Einsatz von Cortison und ACTH ist eine Regression möglich, in fortgeschrittenen Stadien kann eine Verzögerung der Fibrosierung erreicht werden [16]. Unter Cytostatica sind Regressionen insbesondere mit Folsäureantagonisten und Vinblastin gesehen worden [17]. Sie sollten jedoch nur eingesetzt werden, wenn die Erkrankung generalisiert ist u. a. Therapieversuche gescheitert sind [12].

In unserem Fall bildete sich die Lymphadenopathie mehrfach spontan zurück. Da der Patient trotz des Lungenbefalls beschwerdefrei ist, erscheint eine Behandlung z. Z. nicht notwendig.

Literatur

1. Aronson, R.: Lancet **1951** I, 889. — 2. Begemann, H., Kaboth, W.: In: Handbuch d. Inn. Med., 5. Aufl., Bd. 2, 5. Berlin 1974. — 3. Clark, R. L., Margulies, S. I., Mulholland, J. H.: Radiology **95**, 631 (1970). — 4. Dubach, U. C., Wiesli, B.: Schweiz. med. Wschr. **98**, 17 (1968). — 5. Grant, J., Ginsburg, J.: Lancet **1955** I, 529. — 6. Gurtner, B., Gloor, F.: Schweiz. med. Wschr. **101**, 1453 (1971). — 7. Letterer, E.: Frankfurt. Z. Path. **30**, 377 (1924). — 8. Lichtenstein, L.: Arch. Path. **56**, 84 (1953). — 9. Lindlar, F.: Dtsch. med. Wschr. **95**, 2075 (1970). — 10. Pantin, C.: Rev. Tuberc. (Paris) **31**, 617 (1967). — 11. Pernod, J., Kemarec, J., Chambatte, C.: Rev. Tuberc. (Paris) **31**, 591 (1967). — 12. Rewald, E.: Ergebn. inn. Med. Kinderheilk., N. F. **13**, 143 (1960). — 13. Rowland, R.: Arch. intern. Med. **42**, 611 (1929). — 14. Schreiter, G.: Z. ärztl. Fortbild. **51**, 448 (1957). — 15. Siwe, S.: Z. Kinderheilk. **55**, 212 (1933). — 16. Souquet, R.: Rev. Tuberc. (Paris) **31**, 637 (1967). — 17. Tennant, F. S.: J. Amer. med. Ass. **210**, 2284 (1969). — 18. Turiaf, J.: Bull. Soc. méd, Hôp. Paris **116**, 1197 (1965). — 19. Turiaf, J., Basset, F.: Münch. med. Wschr. **109**, 805 (1967). — 20. Weber, W.: Amer. J. Roentgenol. **107**, 280 (1969). — 21. Zöllner, N.: In: Handb. d. ges. Hämatologie, Bd. V/3/1, S. 184. Berlin-München 1964.

ZACH, J., ZACH, ST. (Lehrstuhl Inn. Med. II d. Univ. Köln): **Die Cytogenese des „seeblauen Histiocyten" und seine differentialdiagnostische Bedeutung**

S. Moeschlin beschrieb 1947 als erster in seiner Monographie „Die Milzpunktion" eine Speicherzelle im Milzpunktat, die er einen „blauen Pigmentmakrophagen" nannte. Er vermutete, daß dieser Makrophage ein eisenfreies, nicht näher definierbares Pigment speichere. In der Pappenheim-Färbung stellt sich diese Substanz in der Form kugeliger Einschlüsse im Cytoplasma mit einem Durchmesser von 1 bis 3 µ dar, die sich blau anfärbten. Über die Genese dieses Histiocyten und seine Bedeutung wurden von Moeschlin keine weiteren Angaben gemacht.

F. Wewalka fand diesen „blauen Pigmentmakrophagen" 1950 im Sternalpunktat eines 27jährigen Patienten, der unter anderem an einer hypochromen Anämie, einem Hungerödem und einem Vitamin A-Mangel litt [21, 22].

Eine Arbeitsgruppe der Mayo-Klinik (Silverstein, Ellefson u. Ahern) entdeckten offenbar in Unkenntnis der Beobachtungen von Moeschlin und Wewalka den blauen Pigmentmakrophagen neu und nannten ihn den „seeblauen Histiocyten" [16—18].

Auf der Basis von 2 eigenen und 7 Fremdbeobachtungen schufen sie auf Grund histochemischer Untersuchungen des Knochenmarks in 8 Fällen und von Lipidanalysen in 3 Fällen aus diesen Befunden das neue Syndrom des „seeblauen Histiocyten" [18].

Nach Meinung dieser Autoren sei bei diesem Syndrom der Nachweis des „seeblauen Histiocyten" im Knochenmark und in der Milz ein Leitsymptom, wobei eine anomale Anhäufung von Phospholipoiden und Sphingolipoiden die Ursache der Entstehung dieser „seeblauen Histiocyten" sei.

In allen Fällen dieser Autoren bestand eine Splenomegalie verschiedenen Grades, jedoch war die Genese der Splenomegalie außerordentlich verschieden. Es handelte sich um Splenomegalien in Fällen von thrombopenischer Purpura, von splenomegalen Lebercirrhosen und um eine Osteomyelofibrose.

Schon die Heterogenität des Krankengutes läßt darauf schließen, daß eine einheitliche Ätiologie des Syndroms des „seeblauen Histiocyten" nicht erwartet werden kann.

Wir und auch andere Autoren bezweifeln mit guten Gründen auf Grund unserer eigenen Beobachtungen und der Ergebnisse anderer Untersucher die Einheitlichkeit und die nosologische Notwendigkeit eines Syndroms des „seeblauen Histiocyten". Der Nachweis des „seeblauen Histiocyten" hat allenfalls die Dignität eines morphologisch interessanten Einzelbefundes, nicht aber die Dignität eines klinisch brauchbaren Syndroms [4, 8, 12].

Diese unsere Behauptung muß nun auf Grund unserer und der inzwischen mitgeteilten Befunde anderer Autoren belegt und bewiesen werden.

Öszoylu fand bis 1974 in der Weltliteratur 39 Fälle, bei denen „seeblaue Histiocyten" nachgewiesen wurden. Es fällt auf, daß diese Histiocyten bei den verschiedensten Formen von Speicherkrankheiten, aber auch bei chronischen Myelosen, beim M. Werlhof, bei der Sichelzellanämie, bei Lebercirrhosen, bei Osteomyelofibrosen und bei Hyperlipämien beobachtet wurden [10, 12, 19].

Unser eigenes Material ist inzwischen auf fünf Fälle angewachsen, in denen „seeblaue Histiocyten" nachgewiesen werden konnten. Im einzelnen handelt es sich um eine Eisenmangelanämie bei einer Magenresektion nach B II, um eine Hyperlipidämie mit einem Milztumor und um drei chronische Myelosen.

Unabhängig von allen anderen Fragen interessierte uns der Entstehungsmodus dieser Zelle. Da wir schon seit Jahren bei allen Sternal- und Milzpunktionen regelmäßig Vitaluntersuchungen mit dem Phasenkontrastmikroskop durchführen, hatten wir auch die Gelegenheit, bei zwei chronischen Myelosen, bei denen „seeblaue Histiocyten" vorhanden waren, das Knochenmark phasenkontrastoptisch zu untersuchen.

Überraschenderweise fanden wir im Knochenmark einer chronischen Myelose nicht die typischen kugeligen, granulären blauen Einschlüsse im Cytoplasma der „blauen Pigmentmakrophagen", sondern fast ausschließlich Histiocyten, deren Cytoplasmastruktur der zigarettenpapierartigen Fältelung der Speicherzellen des M. Gaucher nur mit dem Unterschied entsprach, daß sich hier das Cytoplasma blaugrün anfärbt.

Noch überraschender war der phasenkontrastoptische Befund. Während im gefärbten Präparat nach Pappenheim eine homogene Cytoplasmastruktur der

„seeblauen Histiocyten" nachzuweisen war, fanden sich im phasenkontrastoptischen Bild Histiocyten, die mit kristallinen, spitzen Nadeln gefüllt waren. Neben diesen kristallinen Einschlüssen im Cytoplasma der Makrophagen fanden wir einzelne Makrophagen, die entweder Erythrocyten oder Granulozyten phagocytierten.

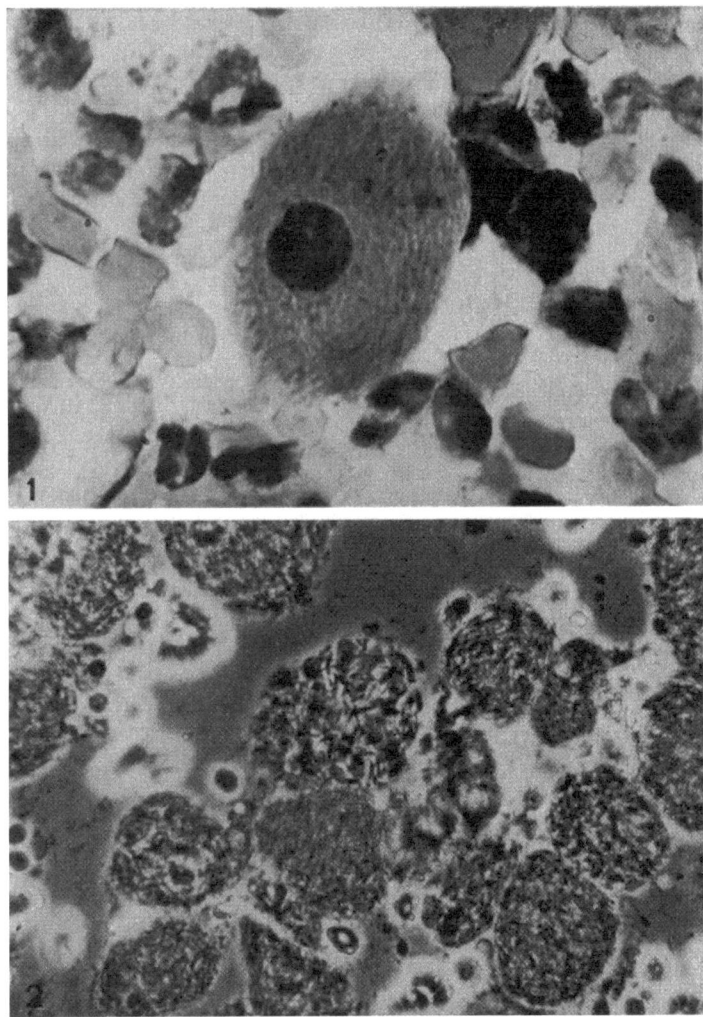

Abb. 1. „Seeblauer Histiocyt" mit gaucherähnlicher zigarettenpapierartigen Fältelung des Cytoplasmas bei einer chronischen Myelose

Abb. 2. Phasenkontrastoptisches Bild von „seeblauen Histiocyten" mit Speicherung von kristallinen Nadeln im Cytoplasma der Makrophagen

In Übereinstimmung mit den Beobachtungen anderer Autoren ist es vermutlich berechtigt, diese kristalline Struktur als Abbauprodukte zellulären Materials anzusehen.

Da wir in unserem eigenen Krankengut phasenkontrastoptische Befunde bei einem M. Gaucher und einer subakuten Histiocytosis X erhoben haben, die mit denen des „seeblauen Histiocyten" bei der chronischen Myelose praktisch identisch sind, liegt der Schluß nahe, daß es sich bei „seeblauen Histiocyten" um eine Speicherzelle handelt, die unter verschiedenen Bedingungen entstehen kann und dementsprechend keine für ein bestimmtes Krankheitsbild typische Spezifität beanspruchen kann.

Sicher erscheint nur, daß diese „seeblauen Histiocyten" in hyperzellulären Knochenmarkausstrichen und im Milzpunktat zu beobachten sind, in denen offenbar ein erhöhter Zellumsatz und Zellabbau vorhanden ist.

Histochemisch dürfte es sich bei der gespeicherten Substanz um ein caroidhaltiges Material handeln, daß sich in der Pappenheim-Färbung entweder granulär oder diffus blau oder blaugrün anfärbt.

So stellt der Nachweis des „seeblauen Histiocyten" nicht das Charakteristikum eines neuen Syndroms dar, sondern besitzt lediglich den Wert eines morphologisch interessanten Befundes ,der als solcher auf eine gesteigerte Phagocytose zellulären Materials oder von Lipoiden hinweist.

Literatur

1. Albrecht, M.: Blut **13**, 169 (1966). — 2. Ardeman, S., Lewis, J. G.: Lancet **1972 I**, 797. — 3. Brass, K.: Dtsch. med. Wschr. **40**, 1877 (1973). — 4. Castoldi, G., Grusovin, G. D., Scapoli, G.: Haematologica **59**, 1 (1974). — 5. Jacobsen, C. D., Gjone, E., Hovig, T.: Scand. J. Haemat. **9**, 106 (1972). — 6. Karayalcin, G., Rosner, F., Sawitzky, A.: Lancet **1971 II**, 318. — 7. Kat Love, H. E., Williams, J. C., Gaynor, E., Spivack, M., Bradley, R. M., Brady, R. O.: Blood **33**, 379 (1969). — 8. Katlove, H. E., Gaynor, E., Spivack, M., Gottfried, E. L.: New Engl. J. Med. **12**, 282, 630 (1970). — 9. Maranoff, R., Fite, F. K., Frumin, A. M.: Amer. J. clin. Path. **57**, 103 (1972). — 10. Özsoylo, S., Kocak, N., Berkel, A. I.: Acta paediat. scand. **63**, 147 (1974). — 11. Rosner, F., Kagen, M. D.: New Engl. J. Med. **282** (1970). — 12. Rywlin, A. M., Hernandez, J. A., Chastain, D. E., Pardo, V.: Blood **37** (1971). — 13. Saidi, P., Azizi, S. P., Sarlati, R., Sayar, N.: Blood **35** (1970). — 14. Sawitsky, A., Hyman, G. A., Hyman, J. B.: Blood **9**, 977 (1954). — 15. Sawitsky, A., Rosner, F., Xhodsky, J.: Blood **39** (1972). — 16. Silverstein, M. N., Young, D. G., Remine, W. H., Pease, G. L.: Arch. intern. Med. **114**, 251 (1964). — 17. Silverstein, M. N.: Lancet **1970**. — 18. Silverstein, M. N., Ellefson, R. D., Ahern, E. J.: New Engl. J. Med. **282** (1970). — 19. Sundberg, R. D., Nelson, D. A., Hoilund, L. J., Herbst, G. H., Beecher, N. B.: Cell-Debris and blue pigment macrophages in chronic myelogenous leukemia, Abstract X. In: Congress of the International Society of Haematology, Stockholm, August/September 1964. — 20. Thompson, I. L., Moloney, W. C.: Blood **27** (1966). — 21. Wewalka, F. G.: Lancet **1970 II**, 1248. — 22. Wewalka, F. G.: Wien. klin. Wschr. **42**, 788 (1962). — 23. Zlotnick, A., Fried, K.: Lancet **1970 II**, 776.

PFEIFFER, R., HIRCHE, H., SCHMIDT, C. G. (Inn. Klinik u. Poliklinik (Tumorforschung) des Univ.-Klinikums der GHS Essen): **Serumenzyme bei Morbus Hodgkin, Mammacarcinom und Hodentumoren***

Bei bekannter Tumordiagnose stellt sich für die Prognostik und weitere Behandlungsmöglichkeit die Frage, ob eine Lebermetastasierung bereits vorliegt oder nicht. Von E. und F. W. Schmidt wird ein charakteristisches Enzymmuster bei der Metastasenleber angegeben. Verwertbare Unterschiede in Abhängigkeit von der Art des Primärtumors wurden nicht gefunden, ausgenommen Pankreaskopfcarcinom, Carcinom des Gallenwegsystems und des primären Leberzellcarcinoms.

Diese Ergebnisse sind mit unseren klinischen Erfahrungen nicht immer in Einklang zu bringen. Wir vermuteten deshalb, daß doch ein Unterschied der Enzymmuster bei verschiedenen Primärtumoren vorliegt. Wir überprüften die Enzymmuster bei Malignomen ohne und mit Leberbeteiligung in einer retrospektiven Studie an Hand des Krankengutes seit Bestehen unserer Klinik bis zum Zeitpunkt der Einführung standardisierter Enzymbestimmungen.

---

* Mit Unterstützung der Aktion „Kampf dem Krebs".

Es wurden insgesamt 106 Patienten mit gesicherter Diagnose herangezogen. Es lag jeweils eine histologische Untersuchung der Leber im Rahmen einer Laparoskopie oder Laparotomie vor. Patienten mit Stauungsleber, anderen Lebererkrankungen und mit Mehrfachdiagnosen wurden ausgeschieden. Von diesen Patienten waren 53 an M. Hodgkin, 13 an Mammacarcinom, 9 an Hodentumoren erkrankt. Die restlichen teilten sich auf in andere maligne Erkrankungen: Lymphome (10), Leukämien (8) und sonstige solide Tumoren (13).

Die Enzymuntersuchungen wurden von einer Serumprobe bis 14 Tage vor Besichtigung der Leber bestimmt. Dabei wurden folgende Enzyme untersucht:

Die γ-Glutamyltransferase (GGTP), die Leucin-Arylamidase (LAP), die Alkalische Phosphatase (AP), die Transaminasen (GOT, GPT), die Sorbit-Dehydrogenase (SDH), die Glutamat-Dehydrogenase (GLDH), die 5'-Nucleotidase (5-Nu), die Lactatdehydrogenase (LDH) und das LDH-1-Isoenzym (HBDH). Als Normalkollektiv wurden 312 Blutspender herangezogen.

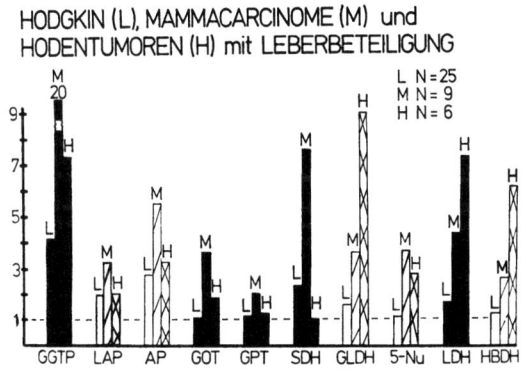

Abb. 1. Darstellung der Medianwerte von M. Hodgkin, Mammacarcinom und Hodentumoren mit Leberbeteiligung als Vielfaches des Normalkollektivs (1 ----). GGTP = γ-Glutamyltransferase, LAP = Leucin-Arylamidase, AP = Alkalische Phosphatase, GOT = Glutamat-Oxalacetat-Transaminase, GPT = Glutamat-Pyruvat-Transaminase, SDH = Sorbit-Dehydrogenase, GLDH = Glutamat-Dehydrogenase, 5-Nu = 5'-Ribonucleotid-Phosphohydrolase, LDH = Lactat-Dehydrogenase, HBDH = LDH-1-Isoenzym

Da nur die alkalische Phosphatase einer Normalverteilung entspricht, wurden die anderen Enzymwerte in eine Normalverteilung transformiert (meistens logarithmiert). Die so gewonnenen Mittelwerte wurden rücktransformiert und als Vielfaches des Normalkollektivs angegeben.

Alle Patienten mit M. Hodgkin ohne Leberbeteiligung zeigen eine statistisch signifikante Erhöhung der LAP (1,22-fach), der GGPT (1,65) und der AP (1,79) gegenüber dem Normalkollektiv. (Die LDH wurde hier nicht berechnet.) Die Enzymmuster der Patienten mit M. Hodgkin und Mammacarcinomen ohne Leberbeteiligung unterscheiden sich statistisch signifikant in der LAP, GGTP, GOT, 5-Nu, LDH und HBDH. Auch findet man einen statistisch gesicherten Unterschied der Enzymmuster ohne und mit Leberbeteiligung hauptsächlich bei der LAP, GGTP und AP. Betrachtet man die Enzymmuster der Patienten mit M. Hodgkin, Mammacarcinom und Hodentumoren mit Leberbeteiligung, so findet man hier auf Grund einer Multivarianzanalyse einen statistisch gesicherten Unterschied zwischen den Enzymwerten dieser Kollektive (Abb. 1).

Bei allen untersuchten Malignompatienten ohne Leberbeteiligung (N = 46) ist die GGTP und AP bei 33%, die LAP bei 26% erhöht. Selektiert man nach der gleichzeitigen Erhöhung von GGTP, LAP und AP, so sind immer noch 15% der

Patienten darunter. Das heißt, allein auf die Diagnostik dieser Enzyme gestützt würde man noch 15% der Patienten falsch einordnen. Umgekehrt findet man bei Malignomen mit Leberbeteiligung (N = 60) bei dieser Betrachtungsweise 12% der Patienten mit normalen Enzymwerten, also falsch-negative.

S. Jenny fand bei 10% seines Untersuchungsgutes ohne Lebermetastasen eine Erhöhung der GLDH, LAP und in 19% der AP, was er als Ausdruck von klinisch nicht erfaßten Fällen von Lebermetastasen deutete, bzw. bei der alkalischen Phosphatase als Folge von Knochenmetastasen. Dieser Interpretation kann man nicht folgen. Auch wenn man bei unseren Malignomen ohne Leberbeteiligung die Patienten mit Knochenmetastasierung eliminiert, bleibt die erhöhte AP, besonders beim M. Hodgkin. A. C. Aisenberg u. a. fanden im Stadium I und II bei 14% und im Stadium III bei 65% eine Erhöhung der AP. Sie vermuten ihre Herkunft aus der Leber. Den Ursprung aus dem Hodgkingewebe lehnen sie ab.

Über die Erhöhung der 5-Nu bei Lebermetastasen wird mehrfach berichtet. Auffallend sind die hohen Werte beim Mammacarcinom. Da die 5-Nu besonders bei Leberzellnekrosen gefunden wird, muß man zunächst annehmen, daß sie aus der Leber stammt. H. Jensen fand bei Mammacarcinomen kein Enzym im Tumorgewebe, aber hohe Aktivität im umgebenden Gewebe. Daher muß man annehmen, daß dieses Enzym induziert wird. Beim M. Hodgkin ist der Anteil der 5-Nu auffällig gering, was die histochemischen Untersuchungen im Lymphknoten von K. Lennert u. a. bestätigen. Histochemische Untersuchungen von M. Tanaka bei Tumoren in der Leber haben ergeben, daß nur beim Hepatom in den Carcinomzellen GGTP vermehrt nachweisbar ist, während die AP fehlt. Bei Metastasen findet er vermehrte GGTP und AP nur in den Gallengängen und im Sinusoidalwall der Umgebung der Metastasen, nicht aber im Tumorgewebe. Es scheint bei einigen Tumoren die GGTP vom Tumorgewebe selbst zu stammen, größtenteils vermuten wir aber, daß sie in der Umgebung induziert wird. Es kann dies auch mit den unspezifischen Parenchymveränderungen der Leber, z. B. beim M. Hodgkin in Zusammenhang stehen.

Für den Kliniker wichtig sollte die Erkenntnis sein, daß bei Serumenzymerhöhungen von GGTP, LAP und AP nicht mit Sicherheit auf eine Lebermetastasierung geschlossen werden darf, sondern andere diagnostische Maßnahmen zur Sicherung der Diagnose herangezogen werden müssen.

Literatur

Aisenberg, A. C., Kaplan, M. M., Rieder, S. V., Goldman, J. M.: Cancer **26**, 318 (1970). — Jenny, S.: Acta hepato-splenol. **14**, 317 (1967). — Jensen, H.: Acta path. microbiol. scand. **80**, 665 (1972). — Lennert, K., Rinnenberg, H.: Klin. Wschr. **39**, 923 (1961). — Schmidt, E., Schmidt, F. W.: Dtsch. med. Wschr. **93**, 1198 (1968). — Tanaka, M.: Acta path. jap. **24**, 651 (1974).

Höffken, K., Bruntsch, U., Schmidt, C. G. (Inn. Klinik u. Poliklinik [Tumorforschung], Univ.-Klinikum Essen): **Der Wert der Laparoskopie für die Stadieneinteilung der Lymphogranulomatose**

Entscheidend für Therapie und Prognose der Lymphogranulomatose ist der Nachweis eines Organbefalls. Entsprechend dem Ausbreitungsmodus der Erkrankung beginnt in vielen Fällen mit dem Leberbefall das Stadium der Dissemination. Dehalb gehört seit dem Hodgkin-Symposion 1971 in Ann Arbor die explorative Laparotomie mit Splenektomie sowie multiplen Leber- und Lymphknotenbiopsien zu den routinemäßig durchgeführten diagnostischen Schritten zur Stadieneinteilung beim Morbus Hodgkin.

Diesen Eingriff kann die Laparoskopie hinsichtlich der Lymphknotenbiopsien nicht ersetzen. Bezüglich der Beurteilung von Leber und Milz stellt sich die Frage, ob nicht eine annähernd große Sicherheit durch die laparoskopisch durchgeführten Leber- und Milzbiopsien möglich ist. Vorteil der Laparoskopie ist der kleine Eingriff mit geringem Aufwand, der auch Patienten in schlechterem Allgemeinzustand oder in höherem Lebensalter zugemutet werden kann.

Wir laparoskopierten in den letzten Jahren 100 Pat. mit einem Morbus Hodgkin. 93 dieser Fälle waren retrospektiv auswertbar. Bei 7 Pat. wurde entweder keine Leberpunktion durchgeführt, die Biopsie war nicht verwertbar oder die Krankenunterlagen waren unvollständig.

Bei 34 der 93 Pat. wurden neben den Leberbiopsien Milzpunktionen durchgeführt, 33mal wurde auf die Punktion verzichtet, 26mal war die Milz unter Netzauflagerungen nicht zu sehen.

Tabelle 1. Ergebnis von 93 laparoskopisch durchgeführten Leberpunktionen bei Morbus Hodgkin

Histologisch \ Makroskopisch	positiv	verdächtig	negativ
positiv	2	-	1
negativ	4	6	80

Tabelle 1 zeigt die Gegenüberstellung des makroskopischen Leberbefundes zum histologischen Befund der Biopsien. In 82 von 93 Fällen (88%) bestand eine Übereinstimmung. Viermal wurde ein makroskopisch falsch-positiver und einmal ein makroskopisch falsch-negativer Befund erhoben.

Tabelle 2. Ergebnis von 34 laparoskopisch durchgeführten Milzpunktionen bei Morbus Hodgkin

Histologisch \ Makroskopisch	positiv	verdächtig	negativ
positiv	2	-	1
negativ	3	10	18

Tabelle 2 gibt die entsprechenden Ergebnisse bei der Milz wieder. In 20 von 34 Fällen (59%) zeigte sich eine Übereinstimmung von makroskopischem und histologischem Befund. Dreimal wurde ein makroskopisch falsch-positiver, einmal ein makroskopisch falsch-negativer Befund erhoben.

Tabelle 3. Gegenüberstellung von Laparoskopie und Laparotomie bei 35 Patienten mit Morbus Hodgkin

Laparotomie \ Laparoskopie	Histologisch			Makroskopisch		
	positiv	negativ	keine PE	positiv	negativ	nicht sichtbar
Leber positiv	1	1	-	1	1	-
Leber negativ	-	33	-	1	32	-
Milz positiv	1	2	8	2	6	3
Milz negativ	-	10	14	2	12	10

Tabelle 3 zeigt die Ergebnisse bei 35 Patienten, die sowohl einer Laparoskopie als auch einer explorativen Laparotomie unterzogen wurden. Bei 1 von 35 Fällen versagte die Laparoskopie in der Diagnostik eines Leberbefalles. Es muß jedoch hervorgehoben werden, daß nur zwei Patienten des Krankengutes einen Leberbefall hatten.

Bei der Milzbeurteilung versagte in zwei Fällen die laparoskopisch durchgeführte Nadelbiopsie. Im Vordergrund steht hier jedoch die hohe Anzahl an nicht durchgeführten Biopsien, die zum großen Teil dadurch bedingt war, daß die Milz nicht sichtbar gemacht werden konnte.

58 Patienten wurden nicht laparotomiert, da sie sich im klinischen Stadium III b oder IV befanden und die Laparoskopie dazu diente, die Leber vor Einleiten einer Zytostatikatherapie zu beurteilen, um im Anschluß an die Therapie einen Parameter zur Beurteilung der Remission zu haben.

Zusammenfassend läßt sich feststellen, daß die Laparoskopie mit Leber- und Milzbiopsien hinsichtlich der Leberbeurteilung eine gute Alternative zur explorativen Laparotomie ist, wenn dem Patienten auf Grund des Allgemeinzustandes oder Lebensalters die Operation nicht zugemutet werden kann. Ferner kann dem Patienten bei laparoskopischem Nachweis einer Leberbeteiligung der Eingriff einer explorativen Laparotomie erspart werden.

Die Milzbeurteilung ist ungenügend, obwohl in keinem Fall unseres Krankengutes durch den Nachweis eines Milzbefalls eine Stadienänderung durchgeführt werden mußte, da alle Patienten mit Milzbefall auch einen lymphographisch nachgewiesenen Befall der retroperitonealen Lymphknoten hatten. Die Laparoskopie ist demnach eine wertvolle Zusatzuntersuchung bei der Stadieneinteilung der Lymphogranulomatose. Sie ist jedoch kein Ersatz für die explorative Laparotomie, da die Beurteilung der intraabdominellen Ausbreitung eingeschränkt ist.

RÜDIGER, H. W., KOHL, F.-V., VON WICHERT, P. (I. Med. Univ.-Klinik Hamburg-Eppendorf): **Genetische Disposition und Bronchialkarzinom**

Für die Entstehung von Bronchialtumoren beim Menschen dürften inhalative chemische Cancerogene vom Typ der zyklischen Kohlenwasserstoffe (Benzpyren, Dibenzanthrazen, 3-Methylcholantren) eine wichtige Rolle spielen [1]. Diese zyklischen Kohlenwasserstoffe werden erst cancerogen in der lebenden Zelle durch enzymatischen Abbau. Das Schlüsselenzym dieses Abbaues ist die Arylhydrocarbonhydroxylase (AHH). Man nimmt heute an, daß die eigentlichen cancerogenen Abbauprodukte Epoxyde sind, Verbindungen, die mit Makromolekülen der Zelle (Proteine und Nucleinsäuren) sehr leicht reagieren [2]. In Zellen oder Organismen, die nicht über das Enzym AHH verfügen, können diese Epoxyde nicht entstehen, damit entfällt auch die cancerogene Wirkung der angesprochenen zyklischen Kohlenwasserstoffe [3].

Wie die meisten mikrosomalen Enzyme vom Typ der mischfunktionellen Oxydasen, so wird auch die Aktivität der AHH durch ihr Substrat stimuliert [4]. Das Ausmaß dieser Stimulation ist ein erbliches Merkmal, man kann in der Bevölkerung eine Gruppe mit hoch-, mittel- und niedrig induzierbarer AHH-Aktivität unterscheiden, deren jeweilige Häufigkeit 9,4, 45,9 und 44,7 % ist.

Patienten mit einem Bronchustumor haben dem gegenüber eine entgegengesetzte Häufigkeitsverteilung: 30% hochinduzierbar, 66% intermediär und nur 4% niedrig induzierbar [5]. Aus diesen Daten ergibt sich ein 36fach gesteigertes Risiko, einen Bronchialtumor zu entwickeln für die hochstimulierende Gruppe und ein 16fach gesteigertes Risiko für die intermediäre Gruppe jeweils bezogen auf die Gruppe mit niedrig induzierbarer AHH.

Mit diesem testbaren Merkmal ist ein weiterer, diesmal genetischer Dispositionsfaktor für die Entwicklung eines Bronchialtumors bekannt geworden. Der erkannte statistische Zusammenhang sagt aber nichts über den cancerogenen Wirkungsmechanismus aus. Hier setzen unsere eigenen Untersuchungen ein, die von der folgenden Überlegung ausgehen: Die wichtigste Zielstruktur cancerogener Noxen ist Desoxyribonukleinsäure (DNS) der Zelle, für diese Annahme gibt es mehrere Gründe:

1. Nach cancerogener Exposition gehen Veränderungen der Desoxyribonukleinsäure und der Transformationsrate parallel [6].
2. Es besteht eine Analogie zwischen Mutation und Transformation.
3. Die Latenz zwischen cancerogener Exposition und Transformation spricht für eine Veränderung langlebiger Strukturen der Zelle.

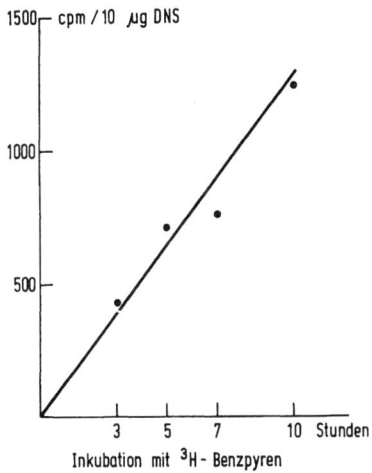

Abb. 1. 72 Std alte Lymphozytenkulturen wurden mit 25 μCi ³H-Benzpyren pro 5 ml Kulturmedium zwischen 3 und 10 Std (Abscisse) bei 37° C inkubiert und die an die DNS der Zellen gebundene Radioaktivität quantitativ bestimmt (Ordinate)

Tabelle. DNS-gebundene Radioaktivität in Fibroblasten nach 5 Std Inkubation mit ³H-Benzpyren (wie Legende Abb. 1). ANF = α-Nephthylflavon wurde 12 Std vor und während der ³H-Benzpyren-Zugabe dem Kulturmedium zugesetzt

	CPM/10 μg DNS/5 Std
Kontrolle ohne ANF	411
+ 0,1 μM/ml ANF	150
+ 1,0 μM/ml ANF	89

Wir haben deshalb an menschlichen Zellkulturen, und zwar an Lymphozyten- und Fibroblastenkulturen die Bindung von Benzpyren bzw. seiner Metabolite an die DNS der lebenden Zellen untersucht. Die Abb. 1 zeigt eine lineare Zunahme der DNS-Bindung in Lymphozytenkulturen während 10 Std bei Inkubation mit ³H-Benzpyren. Daß die Bindung spezifisch ist, und daß es sich nicht um Benzpyren selbst, sondern um intrazellulär entstandene Abbauprodukte handelt, konnte mit einem weiteren in der Tabelle dargestellten Versuch bewiesen werden. Hemmt man nämlich das Schlüsselenzym des Benzpyrenabbaues die AHH, durch den spezifischen Hemmer α-Naphthylflavon [7], so vermindert sich damit auch die Bindung radioaktiv markierter Substanz an die DNS. Der Versuch zeigt gleichzeitig, daß die DNS-Bindung in Fibroblastenkulturen ähnlich, wenn auch quantitativ geringer ist, wie in Lymphozytenkulturen.

Mit diesem Testsystem erfassen wir einen entscheidenden Schritt der Cancerogenese, nämlich die Veränderung der DNS in der Zelle. Für diesen Schritt ist die Aktivität der AHH zwar eine Voraussetzung, aber nicht der einzige bestimmende Faktor. Das konnte durch folgenden Versuch gezeigt werden:

In parallelen Kulturen des selben Spenders haben wir einmal die AHH der Zellen durch Vorinkubation mit 3-Methylcholanthren in ihrer Aktivität stimuliert und dann die an DNS gebundene Radioaktivität nach Inkubation mit ^{3}H-Benzpyren in diesen und in den Kontrollkulturen verglichen. Dabei führte die Induktion der AHH in keinem Fall zu einer verstärkten DNS-Anlagerung von Cancerogenen. Dieser Befund bestätigt unsere Vermutung, daß in der lebenden Zelle mehrere fördernde und hemmende Faktoren wirksam werden, die den cancerogenen Effekt der AHH verhindern oder abschwächen.

Eine hohe Induzierbarkeit der AHH ist nur ein disponierender Faktor. Darüber hinaus muß man die Einflüsse untersuchen, unter denen diese Disposition konkret wirksam wird. Die Messung der DNS-gebundenen cancerogenen Substanzen in Zellkulturen des Menschen ist eine Möglichkeit, mit der wir die Summe dieser Mechanismen in der lebenden Zelle testen können.

Literatur

1. Wynder, E. L., Hoffmann, D.: Science **162**, 862 (1968). — 2. Gelboin, H. V., Huberman, E., Sachs, L.: Proc. nat. Acad. Sci. (Wash.) **64**, 1188 (1969). — 3. Sims, P., Grover, P. L., Swaisland, A., Pal, K., Hewer, A.: Nature (Lond.) **252**, 326 (1974). — 4. Nebert, D. W., Gelboin, H. V.: J. biol. Chem. **243**, 6250 (1968). — 5. Kellermann, G., Shaw, C. R., Luyten-Kellermann, M.: New Engl. J. Med. **289**, 934 (1973). — 6. Brookes, P., Lawley, P. D.: Nature (Lond.) **202**, 781 (1964). — 7. Wiebel, F. J., Lentz, J. C., Diamond, L., Gelboin, H. V.: Arch. Biochem. Biophys. **144**, 78 (1971).

LANGE, J., WILMANNS, W., SEYBOLD, G., WEGNER, G. (Robert-Bosch-Krankenhaus Stuttgart, Zentrum f. Inn. Med. u. Abt. f. Pathologie): **Makroglobulinämie Waldenström mit therapieresistenter Meningeosis und Beteiligung des zentralen Nervensystems**

Die Makroglobulinämie Waldenström ist gekennzeichnet durch malignes Wuchern lymphoplasmozytärer Zellelemente sowie durch vermehrtes Auftreten des Makroglobulins IgM. Häufig werden im Verlauf dieser Erkrankung neurologische Störungen, die sowohl motorische als auch sensible Funktionen betreffen, beobachtet [3, 6, 8]. Hierfür kommen als Ursache erhöhte Viskosität des Blutes, Blutungen, Makroglobulinablagerungen und zelluläre Infiltrate im Nervensystem in Frage.

Im Folgenden wird eine Form der Makroglobulinämie Waldenström beschrieben, bei der neben gering erhöhtem Makroglobulinanteil im Serum eine direkte Beteiligung des ZNS durch den Nachweis von Waldenström-Zellen und IgM im Liquor gefunden wird.

Im Mai 1969 wurde die 49 Jahre alte Patientin E. B. wegen Müdigkeit, Gewichtsabnahme, Husten, Temperaturerhöhung sowie wegen Lymphknotenschwellungen im Bereich des Halses und Nackens, der Achselhöhlen und Leistengegend untersucht. Dabei wurde eine BSG von 145:152 mm n. W., in der Serumelektrophorese ein M-Gradient mit Erhöhung der γ-Globuline auf 38 rel-% und in der Serum-Immunelektrophorese ein monoklonales IgM-Globulin festgestellt. Die Histologie eines Lymphknotens zeigte, daß dessen Struktur weitgehend zerstört und mit lymphatischen Zellformen sowie mit Plasmazellen und Gewebsmastzellen infiltriert war. Röntgenologisch fielen Zunahme der Herzgröße und Mediastinallymphknoten-Vergrößerungen auf.

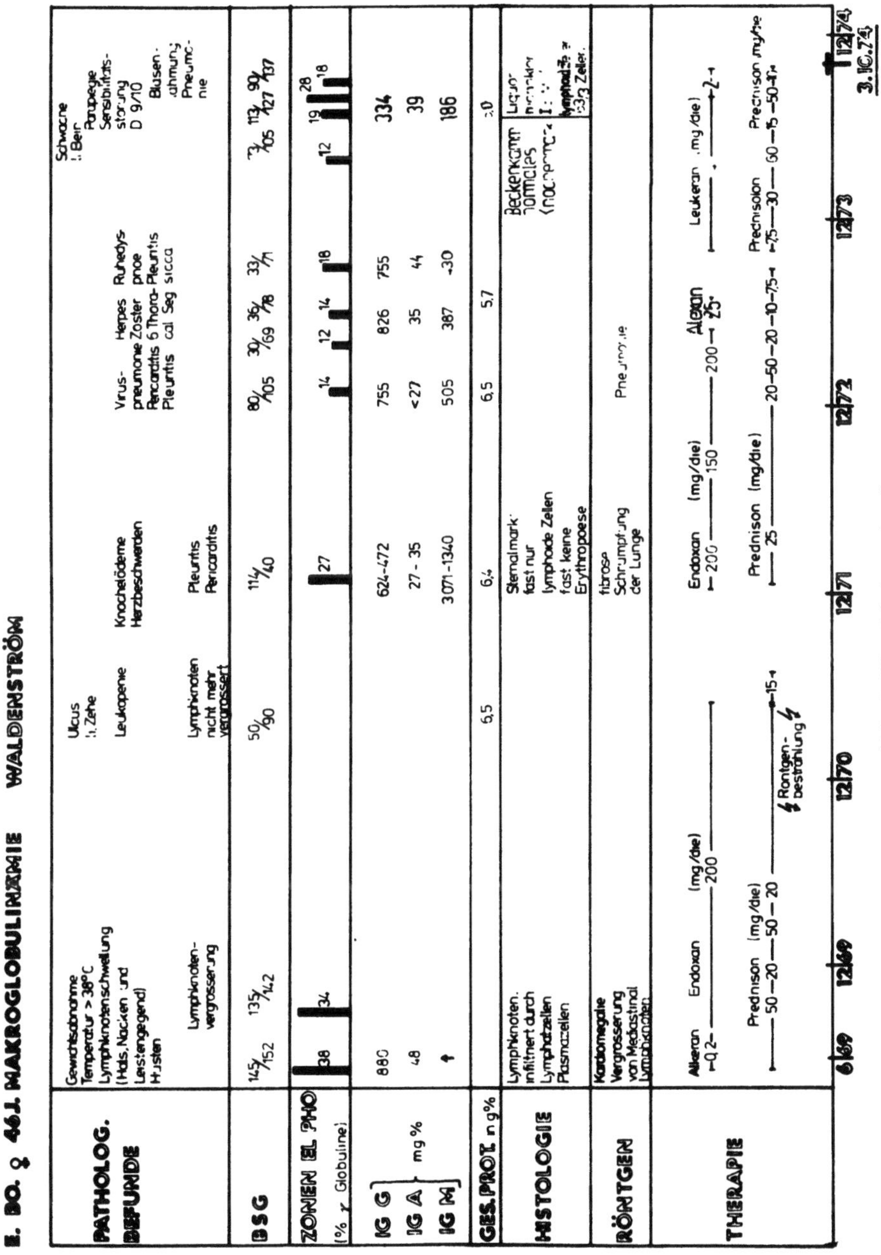

Abb. 1. Krankheitsverlauf

Auf Grund dieser Befunde wurde die Diagnose einer Makroglobulinämie Waldenström gestellt (Krankheitsverlauf: Abb. 1). Die Patientin wurde zunächst mit Alkeran® (Mephalan) 0,2 mg/die und Endoxan® (Cyclophosphamid) 200 mg/die sowie mit Prednison 50 mg/die behandelt und erhielt von November 1970 bis Februar 1971 Röntgenbestrahlungen auf das linke Halsdreieck, beide Achselhöhlen, auf Brust und Rücken. Wegen Leukopenie wurde Mitte 1971 die Therapie mit Zytostatika abgesetzt, zu dieser Zeit wurden keine vergrößerten Lymphknoten mehr gefunden. Anfang 1972 traten eine Pleuritis sowie Pericarditis auf. Das Röntgenbild zeigte eine fibröse Schrumpfung der paramedianen Lungenabschnitte sowie eine Verschwielung des ventralen Mediastinums und eine Kardiomegalie. Diese Veränderungen wurden als Folge der Strahlentherapie aufgefaßt. Im Sternalmark fanden sich fast ausschließlich lymphoide Zellen bei fast völlig zurückgetretener Erythropoese. Unter den Immunglobulinen war IgM mit 3071 mg-% stark erhöht, IgG mit 624 mg-% und IgA mit 27 mg-% erniedrigt. Bei der fortgesetzten Therapie mit Endoxan® (Cyclophosphamid) 150 bis 200 mg pro die und Prednisolon 10 bis 15 mg/die fühlte sich die Patientin über längere Zeit besser, bis sich bei ihr im Juli 1973 ein Herpes zoster im 6. Thorakalsegment entwickelte. Wegen beginnender Generalisation wurden Alexan®-Infusionen (Cytosin-Arabinosid) von 0,5 mg/kg Körpergewicht täglich über 5 Tage durchgeführt [5].

Der Morbus Waldenström war zu diesem Zeitpunkt nicht behandlungsbedürftig, da das Gesamteiweiß mit 5,7 g-% im Normbereich, die γ-Globuline mit 14 rel-% unauffällig und ein M-Gradient in der Elektrophorese nicht mehr nachzuweisen war. Eine erneute zytostatische Behandlung wurde erfolgreich mit Leukeran® (Chlorambucil) 4 mg/die und Prednisolon 7,5 mg/die wegen der Zunahme der IgM auf 430 mg-% sowie einer neu aufgetretenen Pleuritis sicca durchgeführt. Im August 1974 betrug IgM 186 mg-%. Im Beckenpunktat fand sich eine normale Ausreifung der drei myeloischen Zellreihen.

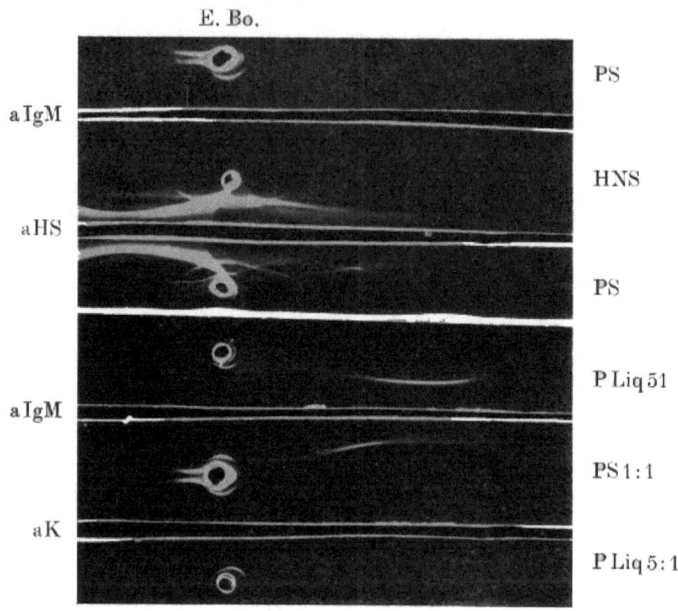

PS = Patienten-Serum, PLiq = Patienten-Liquor, aHS = Anti-Human-Serum, HNS = Human-Normal-Serum, aIgM = Anti-IgM-Globulinserum, aK = Anti-Immunglobulin-(L-Kette Typ K-)Serum

Abb. 2. Immunoelektrophorese

Ende August 1974 entwickelte sich ein Querschnittssyndrom mit schlaffer Parese der unteren Extremitäten, außerdem trat eine Blasenlähmung auf. Unterhalb D 9/10 fand sich eine hochgradige Verminderung des Schmerz- und Temperatursinns sowie des Vibrations- und Lagesinns. In der Serumelektrophorese wurde ein M-Gradient nachgewiesen bei einem γ-Globulinanteil von 28 rel-%. Im Liquor wurden 63/3 Zellen gezählt bei positiver Nonne- und Pandy-Reaktion. Im Sedimentationspräparat nach Sayk fanden sich fast ausschließlich lymphoide Zellen mit lockerer Kernstruktur, vereinzelt Nukleolen und basophilem, nicht granuliertem Plasma, vermutlich Waldenström-Zellen. Durch Immunelektrophorese ließ sich im Liquor ebenfalls monoklonales IgM nachweisen (Abb. 2). Das Allgemeinbefinden der Patientin verschlechterte sich in den folgenden Tagen erheblich, die Patientin verstarb, nachdem sich beiderseits eine areaktive Unterlappenpneumonie entwickelte. Bei der Sektion und der histologischen Untersuchung wurde folgender Befund erhoben: Morbus Waldenström mit lymphoplasmozellulärer Infiltration in paraaortalen Lymphknoten, in der Milz, im Knochenmark, in den Wirbelknochen, in der Schädelkalotte und im Bereich des Epikards. Außerdem herdförmige Infiltrationen perivasculär im Zentralnervensystem, besonders im Großhirn, sowie PAS-positive Makroglobulinablagerungen in den Rückenmarkshäuten, vor allem im Bereich von D 9 und D 10, und in den Meningen des Gehirns.

Besprechung

Seit der Beobachtung von Bing u. Neel [2] über das gleichzeitige Auftreten von Makroglobulinämie und Nervenerkrankungen wurde in erster Linie der Befall peripherer Nerven, selten von Menigenen und Hirngewebe durch proliferierende, infiltrierende Zellen beschrieben [1, 4, 7, 9]. Der hier vorliegende Verlauf eines Morbus Waldenström zeigte als weitere Ursache für neurologische Schäden Makroglobulinablagerungen an den Meningen und Rückenmarkshäuten. Kontrollen während der Erkrankung ergaben, daß durch Einwirkung von Zytostatika eine Rückbildung der pathologischen Serum- und Knochenmarksveränderungen erreicht wurde. Trotz dieser Ergebnisse entwickelte sich die geschilderte neurologische Symptomatik; die applizierten Zytostatika entfalteten somit wegen ungenügender Durchlässigkeit der Blut-Liquorschranke keine ausreichende Wirkung auf Gehirn und Rückenmarkshäute.

Es erscheint somit notwendig, bei den geringsten Anzeichen neurologischer Störungen im Gefolge einer Makroglobulinämie, den Liquor nach Anzeichen einer Mitbeteiligung des Zentralnervensystems zu untersuchen, um eine notwendige Behandlung rechtzeitig gegebenenfalls mit BCNU durchzuführen können.

Literatur

1. Aarseth, S., Ofstad, E., Torvik, A.: Acta med. scand. **169**, 691 (1961). — 2. Bing, J., Neel, A. V.: Acta med. scand. **88**, 491 (1936). — 3. Braun, H. J., Bruchhaus, K. F., Aly, F. W.: Dtsch. med. Wschr. **98**, 1835 (1973). — 4. Dutcher, T. F., Fahey, J. L.: J. nat. Cancer Inst. **22**, 887 (1959). — 5. Hryniuk, W., Foerster, J., Shojania, M., Chow, A.: J. Amer. med. Ass. **219**, 715 (1972). — 6. Huth, K., Ehlers, G., Knoth, W., Kunze, K., Löffler, H., Mähr, G., Petzoldt, D.: Dtsch. med. Wschr. **97**, 152 (1972). — 7. McKenzie, M. R., Fudenberg, H. H.: Blood **39**, 974 (1972). — 8. Scheurlen, P. G., Haun, W., Mäusle, E., Wolff, G.: Dtsch. med. Wschr. **98**, 1947 (1973). — 9. Zollinger, H. U.: Helv. med. Acta **25**, 153 (1958).

ANDREEFF, M., STOFFNER, D., DAYSS, U., ABENHARDT, W. (Med. Univ.-Poliklinik Heidelberg): **Autoregulative Wachstumshemmung bei Experimentaltumoren**

Tumoren wird gewöhnlich die Eigenschaft unlimitierten Wachstums zugeschrieben. Zumindest für Experimentaltumoren gilt dieses jedoch nicht ohne Einschränkung: Nach einer Phase logarithmischen Wachstums gehen sie in eine Plateauphase über, bei der die erreichte Zellzahl nicht mehr überschritten wird.

Injiziert man einer Maus intraperitoneal 1×10^6 Ehrlich-Ascitestumorzellen, so wächst die Zellzahl auf einen maximalen Wert von etwa 1×10^9 an. Bei Injektion der 10fachen Zellmenge (1×10^7) wird eine Zellzahl von ca. 2×10^9 erreicht und nicht überschritten. Auch in dem extremen Fall der Inokkulation von 2×10^9 wird zu keinem späteren Zeitpunkt ein höherer Wert erreicht.

Bei nachfolgender Transplantation eines anderen Ascitestumors auf dasselbe Tier wächst dieser jedoch erneut zu der genannten Zellzahl heran, die Gesamtzellzahl verdoppelt sich. Das Vorgehen läßt sich mit einem dritten Tumor wiederholen, wobei sich die Gesamtzellzahl verdreifacht (Bichel, 1972).

Diese Versuche werfen die Frage nach der Wachstumsregulation der Tumoren auf. Wir führten unsere Untersuchungen an zwei Unterlinien des hyperdiploiden Ehrlich-Lettré-Ascitestumors (EAT) durch (Lettré et al., 1972). Die eine Linie ist zur Glykogensynthese befähigt und speichert davon große Mengen im Zellkern und im Zytoplasma (G+); die andere Linie besitzt diese Eigenschaft nicht (G ∅). In früheren Arbeiten (s. Andreeff et al., 1974) konnten wir mit zytophotometrischen DNS-Histogrammen und mit der autoradiographischen „Prozent-markierte-

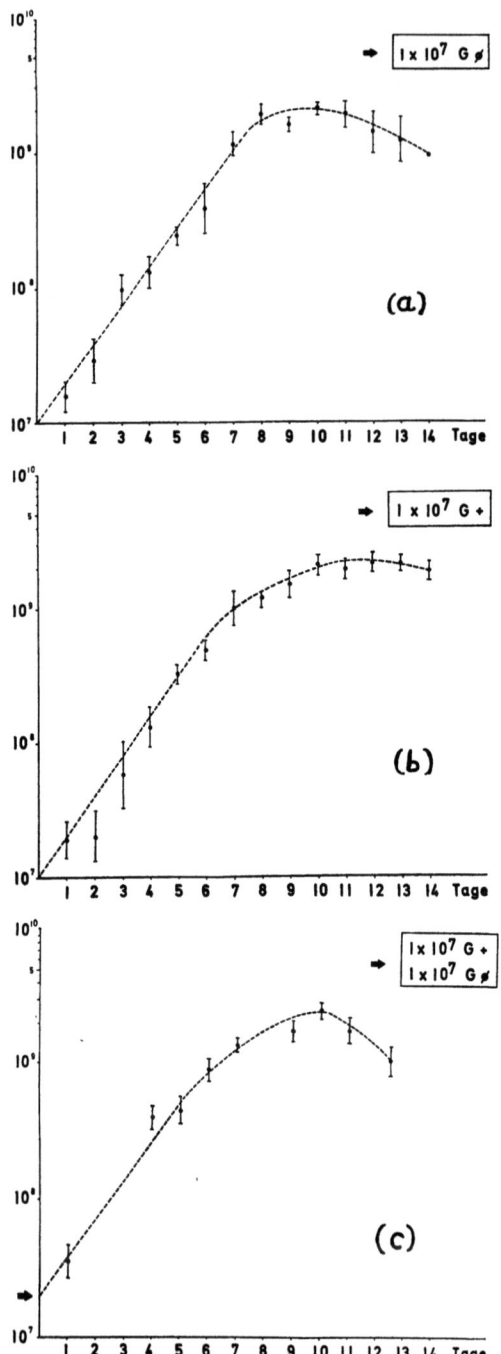

Abb. 1a—c. Wachstum von zwei Unterlinien (G ø, G +) des Ehrlich-Lettré-Ascites-Tumors (EAT) in vivo. x-Achse: Tage nach Transplantation, y-Achse: Gesamtzellzahl. Jeder Punkt gibt das arithmetische Mittel aus 10 Versuchstieren an, die Balken die Standardabweichung. (a) Wachstum von 1×10^7 G ø-Zellen. (b) Wachstum von 1×10^7 G +-Zellen. (c) Wachstum nach simultan transplantierten 1×10^7 G ø- und 1×10^7 G +-Zellen. Die maximal erreichte Zellzahl beträgt in allen drei Versuchen $2,2 \pm 0,35 \times 10^9$

Mitosen"-Methode nachweisen, daß sich die Zellzykluszeiten im Laufe des Wachstums verlängern und daß Zellen in der G_1- und G_2-Phase aus dem Zellzyklus ausscheiden. Entsprechend sinkt die Wachstumsfraktion schon am 7. Tag nach Transplantation des G ⌀-Ascitestumors von 100 auf 86% ab.

Dies relativiert die bisherige Auffassung bezüglich der unterschiedlichen Wachstumscharakteristika von soliden und von Ascitestumoren: Bei Ascitestumoren sollen sie die Zellzykluszeiten bei konstanter Wachstumsfraktion verlängern, während bei soliden Tumoren die Wachstumsfraktion bei konstanten Zellzykluszeiten sinkt (Tannock, 1969).

Zur Untersuchung der Frage, was die Verlängerung der Zellzykluszeiten und die Abnahme der Wachstumsfraktion bedingt, inokkulierten wir zunächst 1×10^7 EAT-G ⌀-Zellen in den Peritonealraum von Mäusen. Die Gesamtzellzahl erreicht einen Wert von $2,2 \pm 0,35 \times 10^9$ (Abb. 1a). Die gleiche Gesamtzellzahl wird nach Inokkulation von 1×10^7 EAT-G +-Zellen erreicht (Abb. 1b). Nach simultaner Verimpfung von 1×10^7 G ⌀- und 1×10^7 G +-Zellen wird dieser Wert nicht überschritten (Abb. 1c). Bei genetisch unterschiedlichen Zellen wäre die doppelte Gesamtzellzahl zu erwarten gewesen. Die beiden genetisch verwandten Zellinien wachsen zusammen nur zu der von jeder einzelnen Linie erreichten Gesamtzellzahl heran, was an eine gegenseitige Regulation des Zellwachstums denken läßt. Ein Substratmangel jedenfalls würde nicht die für eine derart große Tumorzellzahl benötigte Syntheseleistung gestatten.

Werner et al. (1973) fanden bei der G ⌀-Unterlinie dieses Tumors einen von den Zellen selbst produzierten Faktor, der in vitro gebildet wird und eine reversible Inhibition ihrer Proteinsynthese bewirkt. Insbesondere konnten sie zeigen, daß die Hemmung des Einbaus radioaktiv markierter Aminosäuren als Maß der Proteinsynthese nicht durch Verdünnung mit kalten, von den Zellen in das Medium abgegebenen Aminosäuren vorgetäuscht wird (Maier, 1974). Die weitere Aufarbeitung des Hemmfaktors ergab Hinweise auf das Vorliegen eines Polypeptids mit einem Molekulargewicht zwischen 500 und 2000.

Wir untersuchten: 1. ob die beschriebene Hemmwirkung auch für unser in-vivo-System relevant ist, 2. ob die Synthese anderer Makromoleküle ebenfalls gehemmt wird, 3. ob sie sich auch für die Unterlinie G + nachweisen läßt und 4. ob eine wechselseitige Hemmung zwischen den beiden Zellsystemen nachweisbar ist. Wir inkubierten 2 Tage alte G ⌀- und G +-Zellen mit zellfreier Ascitesflüssigkeit 11 Tage alter Tumoren. Die Inkubation erfolgte in vitro bei 37° C In TC 199-Medium. Abb. 2 zeigt, daß G ⌀-Zellen mit dem zellfreien Ascites von alten G ⌀- und G +-Zellen inkubiert werden und vice versa. Aufgetragen ist der H_3-Thymidineinbau über 45 min, gemessen im Flüssigkeitsszintillationszähler nach Extraktion nicht eingebauten Thymidins durch TCA. Es wird sowohl der Einbau in die homologen, als auch in die heterologen Zellen gehemmt. Das gleiche gilt — wenn auch schwächer ausgeprägt — auch für den H_3-Uridineinbau. Eine etwa gleichstarke Hemmung wie durch die zellfreie Ascitesflüssigkeit konnten wir auch mit Serum von tumortragenden Versuchstieren nachweisen.

Aus diesen Versuchen folgern wir, daß das beschriebene Polypeptid ein wirksamer biogener Hemmstoff von Makromolekülsynthesen ist. Es scheint sowohl in der zellfreien Ascitesflüssigkeit alter Tumore, als auch im Serum der tumortragenden Versuchstiere vorzuliegen. Wegen seines geringen Molekulargewichtes könnte es möglich sein, es nach Aufklärung seiner Aminosäuresequenz synthetisch herzustellen.

Die nachgewiesene Hemmung der Synthese von Makromolekülen kann die Verlängerung der Zellzykluszeiten, die bei alten gegenüber jungen Ascitestumoren gefunden wird, erklären. Bei alten Tumoren ist die DNS-Synthese vermindert und die für die Passage von G_1 und G_2 erforderlichen Transitzeiten sind verlängert. Hierbei müssen spezielle Proteine synthetisiert werden. Eine Inhibition dieser Makromolekülsynthesen führt im Grenzfall zum Ausscheiden der Zellen aus dem Zellzyklus und zum Übergang in den nichtproliferierenden Pool. Die DNS-Synthese frisch transplantierter Zellen und von Zellen alter Tumoren, deren größte Masse entfernt worden ist, steigt sprunghaft an (Wiebel u. Baserga, 1968). Diese Befunde lassen sich zwanglos durch die Entfernung des diskutierten Hemmfaktors erklären.

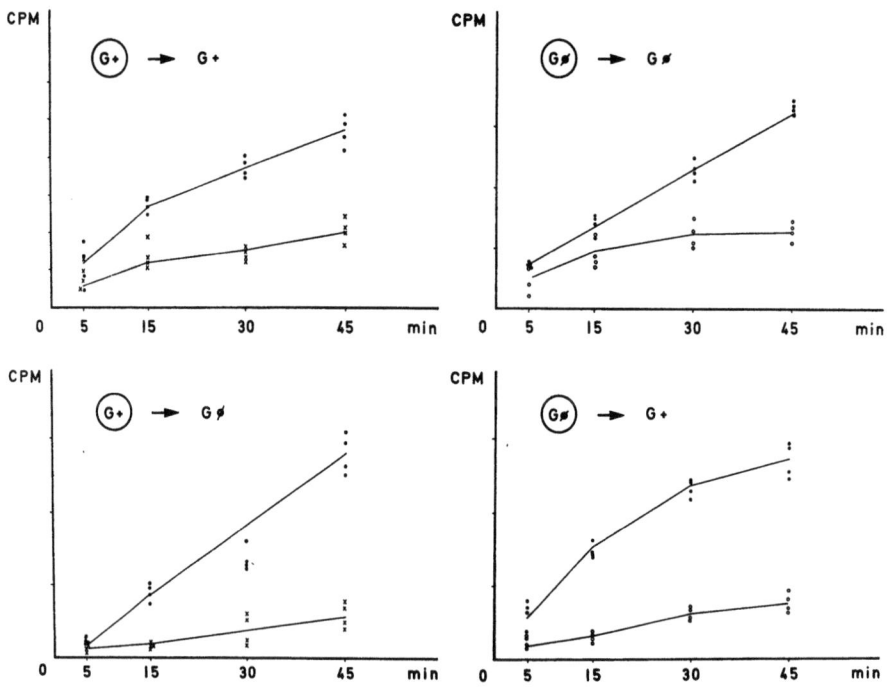

Abb. 2. H_3-Thymidin-Inkorporation in 2 Tage alte Ehrlich-Lettré-Ascites-Tumorzellen, Unterlinien G ∅ und G +. ●——● = G ∅- und G +-Zellen in TC 199-Medium, ○——○, x——x = G ∅- und G +-Zellen in TC 199-Medium und zellfreiem Ascites (G ∅) und (G +) von 11 Tage alten EAT-Zellen. x-Achse: H_3-TdR-Inkorporation nach 5 bis 45 min. y-Achse: CPM = counts per minute, gemessen im Packard Tri-Carb

Literatur

Andreeff, M., Opetz, W., Gruner, B.: Cytokinetic analysis of ascites tumor growth. In: Molecular base of malignancy. Kongreß Wien, Sept. 1974 (im Druck). — Bichel, P.: Europ. J. Cancer **8**, 167 (1972). — Lettré, R., Paweletz, N., Werner, D., Granzow, C.: Naturwissenschaften **59**, 59 (1972). — Maier, G.: Vortrag vor dem SFB ,,Krebsforschung". Heidelberg, Nov. 1974. — Tannock, I. F.: Cancer Res. **29**, 1527 (1969). — Werner, D., Maier, G., Lommel, R.: Europ. J. Cancer **9**, 819 (1973). — Wiebel, F., Baserga, R.: Cell Tiss. Kinet. **1**, 273 (1968).

Wüst, G., Dreiling, H., Meister, R. (Med. Klinik u. Poliklinik Münster):
Experimentelle und klinische Befunde zur Tumortherapie mit Hyperthermie

Die Frage, ob Überwärmung das Wachstum bösartiger Zellen hemmt oder diese zerstört, ist seit langem ein strittiger Punkt in der therapeutischen Onkologie.

In eigenen experimentellen Untersuchungen konnte nachgewiesen werden, daß der in-vitro-Einbau von Nukleinsäurepräkursoren in maligne Zellen durch Überwärmung in Abhängigkeit von der Höhe und Dauer der Temperatureinwirkung signifikant gehemmt wird. Ähnlich verhalten sich auch embryonale Gewebe und regenerierende Leber, nicht jedoch Gewebe von adulten Ratten und Mäusen. Die von uns gefundene Empfindlichkeit der Nukleosidverwertung infolge Hyperthermie ist somit ganz offensichtlich ein Charakteristikum aller sog. „schnell proliferierenden Gewebe" [10].

Die Fraktionierung der markierten Thymidinnukleotide in der plasmatischen Fraktion des Jensen-Sarkoms mit Hilfe eines radiochromatographischen Verfahrens ergab einen Abfall des ^{3}H-TTP-Pools unter Hyperthermie sowohl unter in-vitro- als auch unter in-vivo-Bedingungen [9]. Da es weiter unter Überwärmung zu einer Abnahme des ATP- und des ADP-Gehaltes mit Verschiebung des ATP/ADP-Quotienten kommt, ist eine energetische Mangelsituation anzunehmen. Es steht somit nicht genügend Phosphorsäure zur Phosphorilierung von TMP und TDP zur Verfügung. Es darf damit angenommen werden, daß Überwärmung zu einer indirekten Hemmung der Nukleinsäuresynthese führt [11].

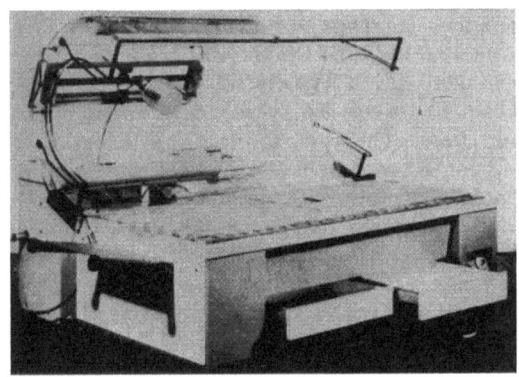

Abb. 1

Nachdem wir ganz überraschend im Experiment eine selektive Wirkung der Hyperthermie auf den Einbau von ^{3}H-Thymidin und ^{3}H-Uridin nachweisen konnten, gingen wir dazu über, Patienten mit fortgeschrittenen Tumoren zu überwärmen. Dazu benutzten wir das von der Firma Siemens in Zusammenarbeit mit Pomp entwickelte Hyperthermiegerät (Abb. 1). Der Patient wird im Liegen überwärmt, der Kopf ist außerhalb der Kabine. Zur Überwärmung des Patienten stehen zwei Wärmequellen zur Verfügung:

a) Kurzwellenerwärmung mittels einer Spulenfeldelektrode, die unmittelbar unter dem Körperstamm des Patienten liegt.

b) Erwärmung der Kabinenluft durch Infrarotstrahlung.

In einer Pilot-Studie haben wir 12 Krebspatienten im fortgeschrittenen Stadium mit Hyperthermie allein oder in Kombination mit Zytostatika behandelt.

Hautmetastasen von drei Patienten wurden lokal mit einem Rundfeldstrahler hyperthermiert. Die Behandlung erfolgte 2- bis 3mal/Woche über 1 bis 3 Std bei einer lokalen Temperatur von 41,0 bis 43,0° C. Bei zwei Patienten bildeten sich die Metastasen um mehr als 50% ihres Durchmessers zurück. In einem weiteren Fall erwies sich die Metastase als thermoresistent.

Bei einem Patienten mit einer bisher nicht behandelten frischen Lymphogranulomatose im Stadium III konnte durch 12malige Ganzkörperhyperthermie (40,0° C, 1 Std) eine Vollremission erzielt werden, die 5 Monate anhielt.

Eine weitere Patientin mit einer Lymphogranulomatose im Stadium IV, die mehrfach radiologisch und zytostatisch vorbehandelt war, konnte durch Hyperthermie nicht gebessert werden.

Als Erklärung für die von uns beobachtete Vollremission einer Lymphogranulomatose möchten wir auf die schon lange bekannte und erwiesene starke Empfindlichkeit der lymphatischen Gewebe gegenüber Überwärmung hinweisen. Hyperthermie besitzt eine immunsuppressive Wirkung. Die Antikörperbildung wird durch hohe Temperaturen beeinträchtigt, bereits gebildete Antikörper verschwinden aus dem Blut, wie beim Tier gezeigt werden kann [8]. Ebenso führt Hyperthermie zu einer Unterdrückung der zellgebundenen Immunreaktion. So wird die kutane Tuberkulinreaktion durch fieberhafte Erkrankungen unterdrückt [2]. Andere Untersucher fanden außerdem Hinweise, daß offenbar auch die Transplantatabstoßung temperaturabhängig ist [1, 3]. Eine erhöhte Kortisolausschüttung als Ursache der Immunsuppression ist nicht anzunehmen. Wir fanden im Gegenteil bei gesunden Probanden unter Hyperthermie einen signifikanten Abfall des Kortisols bei Erhöhung des Wachstumshormons auf das 15- bis 20fache der Ausgangswerte [12].

Die übrigen sieben Fälle wurden kombiniert mit Bleomycin bzw. Litalir und Hyperthermie behandelt. Im Durchschnitt wurde 8- bis 12mal überwärmt bei einer Temperatur von 40,0 bis 40,5° C über 1 Std. Die Gabe der beiden Pharmaka erfolgte in dem Gedanken, durch Zytostatika eine Anreicherung der Tumorzellen in der thermosensiblen Phase des Zellzyklus, d. h. am Ende der S- und G_2-Phase zu erreichen. Unter dieser Therapie konnten wir lediglich in einem Fall eine leichte Rückbildung von Knochenmetastasen beobachten. In einem weiteren Fall blieb eine Lungenmetastase stationär.

Die Mehrzahl der Probanden reagiert unter Hyperthermie mit einer Hyperventilation. In Abhängigkeit vom Ausmaß der Hyperventilation trat eine Verschiebung des arteriellen pH-Wertes zur alkalotischen Seite auf. Die Alkalose erwies sich damit als respiratorisch bedingt. Die von manchen Autoren [7] beschriebenen metabolischen Veränderungen im Säure-Basenhaushalt konnten bei den eigenen Untersuchungen nicht beobachtet werden. Nach diesen Ergebnissen erscheint es fraglich, ob die Anwendung von Hyperthermie in der von uns angewendeten Größenordnung über eine systemische Veränderung im Säure-Basenhaushalt therapeutisch wirksam werden kann [4].

Zwischenfälle haben wir während oder nach der Hyperthermie nicht beobachtet. Die Überwärmung wurde subjektiv im allgemeinen besser vertragen, wenn vor der Hyperthermie ein Beruhigungscocktail in Form einer Injektion von Pantopon mit Atosil gegeben wurde [4].

Zusammenfassung

Durch Überwärmung werden zahlreiche biochemische Faktoren beeinflußt, unter anderem der von uns untersuchte Nukleinsäurestoffwechsel. Die von uns beobachtete Vollremission einer Lymphogranulomatose möchten wir auf die Wärmeempfindlichkeit lymphatischer Gewebe und auf die immunsuppressive Wirkung der Wärme beziehen. Eine vermehrte Ausschüttung von Cortisol unter Hyperthermie ist nicht nachweisbar.

Zur Wachstumshemmung oder Zerstörung von soliden Tumorzellen sind die von uns angewendeten Tempreaturen (40,0 bis 40,5° C) zu niedrig. So überwärmten Pettigren u. Mitarb. [6] 51 Patienten im terminalen Stadium des Krebses in Narkose mehrfach über einen Zeitraum von 4 Std auf 41,8° C. Sie beobachteten Remissionen vor allem bei Tumoren des Gastrointestinaltraktes und bei Sarkomen und konnten teilweise massive Nekrosen in den Metastasen nachweisen. Rezidive waren dann nicht selten hitzeresistent. In vier Fällen trat innerhalb eines Zeitraumes von 48 Std nach der Überwärmung eine disseminierte intravaskuläre Blutgerinnung auf, die wahrscheinlich auf eine Verbrauchskoagulopathie zurückzuführen ist.

Somit sind nur höhere und länger angewendete Temperaturen bei wärmesensiblen Geschwülsten wirksam. Damit erhöht sich allerdings auch die Gefahr der Nebenwirkungen. Eine Wirkungssteigerung ist zu erwarten, wenn zusätzlich Zytostatika mit Synchronisationseffekt gegeben werden, um Tumorzellen wirksamer in der thermosensiblen Phase des Zellzyklus [5a, 5b] zu treffen. Eine generelle, allgemein praktizierbare Anwendung der Hyperthermie ist wegen noch offener Fragen unseres Erachtens nicht vertretbar.

Literatur

1. Bloch, M.: Lancet **1963** II, 1255. — 2. Gernez, Ch., Marchandise, Ch.: Rev. Immunol, (Paris) **1**, 315 (1935). — 3. Kohn, H. J.: Transplantation **15**, 259 (1973). — 4. Meister, M.. Wüst, G.: Unveröffentlichte Mitteilung. — 5a. Palzer, R. J., Heidelberger, C.: Cancer Res. **33**, 415 (1973). — 5b. Palzer, R. J., Heidelberger, C.: Cancer Res. **33**, 422 (1973). — 6. Pettigren, R. T., Galt, J. M., Ludgate, C. M., Smith, A. N.: Brit. med. J. **1974** IV, 679. — 7. Pomp, H., Ipach, R., Jung, K.: Klin. Wschr. **50**, 383 (1972). — 8. Schmidt, K. L., Ott, V. R.: Med. Welt **25**, 1963 (1974). — 9. Wüst, G. P., Buchholz, B., Witting, U., Norpoth, K.: Verh. dtsch. Ges. inn. Med. **79**, 1384 (1973). — 10. Wüst, G. P., Norpoth, K., Witting, U., Oberwittler, W.: Z. Krebsforsch. **79** 193 (1973). — 11. Wüst, G.: In: Symposion Clinical applications of short term cultures of human tumour biopsy specimens. Cambridge, 26./27. Sept. 1974 (im Druck). — 12. Zierden, E., Wagner, H., Wüst, G., Baumeister, G., Hauss, H. W.: Dtsch. Ges. f. Endokrinologie. München, 27. Febr. bis 2. März 1975.

GANZINGER, U., UNGER, F. M.*, MOSER, K., RAINER, H., DEUTSCH, E. (I. Med. Univ.-Klinik u. * Sandoz Forschungsinstitut Wien): **Untersuchungen zur Tumortherapie mit Polynucleotid-Farbstoffkomplexen**

Zusammenfassung

In dem von Trouet, de Campeneere u. de Duve entworfenen „lysosomotropen" Chemotherapiemodell maligner Erkrankungen wird ein an DNA interkalierend gebundener Farbstoff verabreicht. Im Vorliegenden berichten wir über einige Befunde, die erhoben wurden, als wir synthetische Polyribonucleotide wie Poly-IC oder Poly-AU als Trägersubstanzen für die cytostatisch wirkenden Farbstoffe Ethidiumbromid und Adriamycin verwendeten. Von isolierten Lymphocyten wurde etwa gleich viel [^{14}C]Ethidiumbromid aufgenommen, wenn einmal Kalbsthymus-DNA bzw. Poly-dAT und einmal Poly-IC bzw. Poly-AU als Polynukleotid zugegen war. Im Tierversuch zeigte sich eine Herabsetzung der Toxizität von Adriamycin in Gegenwart von Poly-IC oder Poly-AU. Die Verträglichkeit von Adriamycin bei Patienten mit soliden Tumoren erschien subjektiv in Gegenwart von Poly-AU erhöht.

A. Trouet u. Mitarb. haben einen bis dahin noch nicht beschriebenen Weg in der Chemotherapie vorgeschlagen [1—3]. Sie bedienen sich dabei eines Komplexes von DNA und Daunomycin, der von den Zellen durch Pinocytose aufgenommen und dann durch lysosomale Verdauung unter Freisetzung der wirksamen Komponente gespalten wird. Darin sah man eine Möglichkeit, die erhöhte Pinocytoserate maligner Gewebe zur Erreichung einer therapeutischen Spezifität zu nutzen und gleichzeitig die Systemtoxizität von Daunomycin zu senken.

Unsere Untersuchungen sollten folgende Fragestellungen klären:

1. Ergeben sich quantitative Unterschiede in der Aufnahme von Polynucleotid-Farbstoffkomplexen, wenn man statt natürlicher oder synthetischer Polydeoxyribonucleotide synthetische Polyribonucleotide verwendet?

2. Welchen toxischen bzw. cytotoxischen Effekt weist der Komplex von Adriamycin mit Poly-IC bzw. Poly-AU auf?

3. Wie wirkt sich dies auf die Anwendbarkeit zur Therapie menschlicher Malignome aus?

Synthetische Polyribonucleotide wurden als Partner zur Komplexbildung mit Farbstoffen verwendet, da diese das Tumorwachstum *in vitro* und *in vivo* durch Beeinflussung der tumorspezifischen Immunreaktionen [4, 5] und durch Repression der DNA-Synthese [6, 7] hemmen. Die Gabe von Poly-IC und Poly-AU dürfte das Immunsystem spezifischer als DNA beeinflussen, wodurch die Wirksamkeit des Komplexes gesteigert werden könnte [8].

Für unsere *in vitro*-Untersuchungen verwendeten wir aus technischen Gründen [^{14}C]Ethidiumbromid, für unsere *in vivo*-Untersuchungen Adriamycin als Farbstoff zur Komplexbildung. Diese beiden Substanzen gehen, so wie Daunomycin, einen Komplex mit doppelsträngigen Polynucleotiden über den Mechanismus der Interkalation ein. Die Bindungsstärke zwischen Farbstoff und synthetischen Polyribonucleotiden ist im Vergleich zu doppelsträngigen Polydeoxyribonucleotiden geringer.

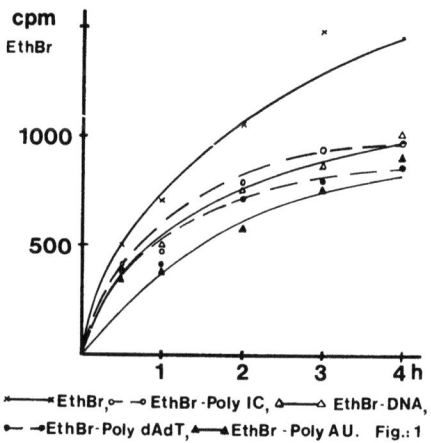

Abb. 1. Aufgenommene Polynucleotid-[^{14}C]Ethidiumbromid-Komplexmenge bei Änderung des Trägers im Vergleich zur Aufnahme des freien [^{14}C]Ethidiumbromids, Inkubationszeit 30 min bis 4 Std, Versuchsbedingungen [9]

Ergebnisse

Die *in vitro*-Untersuchungen, die schon in einer früheren Arbeit unserer Gruppe ausführlich dargestellt wurden [9], ergaben keinen signifikanten Unterschied der Aufnahme von Komplexen aus natürlichen oder synthetischen Polydeoxyribonucleotiden im Vergleich zu solchen mit synthetischen Polyribonucleotiden durch isolierte menschliche Lymphocyten (Abb. 1). Bei Versuchen mit doppelmarkierten Komplexen — [^{3}H]Poly-IC und [^{14}C]Ethidiumbromid — konnte die inkorporierte Aktivität dem Komplex entsprechend nachgewiesen werden (Abb. 2).

Bei den bis jetzt durchgeführten Tierexperimenten, die wir in Zusammenarbeit mit dem Krebsforschungsinstitut der Universität Wien (Leitung Prof. Dr. Wrba) angestellt haben, ergab sich eine deutliche Senkung der Toxizität beim Anbieten des Komplexes von Poly-IC bzw. Poly-AU mit Adriamycin im Vergleich zu den jeweiligen Einzelsubstanzen. Ein Unterschied hinsichtlich der therapeutischen Effekte bei den vorläufig untersuchten Tumormodellen, wie z. B. Lewis lung und Wiener Leukämie der Mäuse, im Vergleich zu freiem, d. h. ungebundenem Adriamycin, konnte allerdings bisher nicht gefunden werden. Diese am Tierexperiment erhobenen toxikologischen Befunde haben uns veranlaßt, die Kombination von Adriamycin und Poly-AU — als Komplex — an fünf Patienten mit soliden Tumoren als Therapie zu versuchen. Dabei stand nicht so sehr die Wirkung, sondern vielmehr die Frage der Verträglichkeit des Komplexes im Vergleich zum freien Adriamycin im Vordergrund.

Wir verglichen die objektiven und subjektiven Befunde bei Gaben von jeweils 60 mg Adriamycin/m² Körperoberfläche als Einzeldosis, das einerseits frei, und andererseits an Poly-AU als Komplex gebunden war. So konnten wir bei beiden Arten der Verabreichung eine gleichmäßige Verminderung der Leukocyten und Thrombocyten feststellen, die sich nach etwa 3 Tagen wieder normalisierten. Ebenso gab es keine unterschiedlichen Veränderungen bei den anderen Laborwerten, wie Gesamteiweiß, Transaminasen, Reststickstoff und Elektrolyte. Bei den subjektiven Befunden hingegen war zu erkennen, daß 2 der 5 Patienten bei Verabreichung des freien Adriamycins über stärkere Übelkeit und Erbrechen klagten als bei der Gabe des Komplexes. Außerdem fühlten sich alle Patienten nach der Infusion des Adriamycin-Poly-AU-Komplexes im allgemeinen wohler.

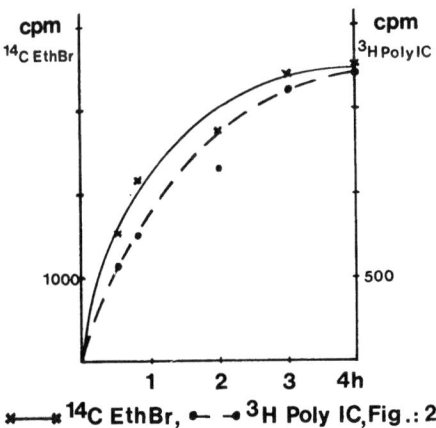

Abb. 2. Aufnahme von [³H]Poly-IC und [¹⁴C]Ethidiumbromid (Doppelmarkierung) in Lymphocyten, Inkubationszeit 30 min bis 4 Std, Versuchsbedingungen [9]

So haben wir an den bis jetzt untersuchten Fällen den Eindruck gewonnen, daß bei Gabe des Komplexes eine allgemein bessere Verträglichkeit bestand.

Diskussion

Die vorhin erwähnten *in vitro*-Ergebnisse lassen den Schluß zu, daß der Austausch von natürlichen und synthetischen Polynucleotiden keinen Einfluß auf die Menge des aufzunehmenden Komplexes hat. Die toxicologischen Befunde mit Poly-AU- bzw. Poly-IC-Adriamycinkomplexen sind ähnlich jenen, die von anderen Arbeitsgruppen mit DNA-Adriamycinkomplexen erhoben wurden. Wir erwarten, daß durch Gabe von Adriamycin-Poly-AU-Komplex zur cytostatischen Wirkung von Adriamycin eine Beeinflussung des Tumorwachstums durch synthetische Polyribonucleotide hinzukommt. Erst weitere Untersuchungen an einem größeren Kollektiv von Patienten können die noch offenen Fragen der besseren Wirksamkeit des Komplexes im Vergleich zu freiem Adriamycin klären.

Diese Arbeit wurde mit den Mitteln des Österreichischen Forschungsrates Projekt Nr. 1477 und M 2 unterstützt.

Literatur

1. Trouet, A.: Nature (Lond.) New Biol. **239**, 110 (1972). — 2. Trouet, A.: Europ. J. Cancer **10**, 405 (1974). — 3. Atassi, G.: Europ. J. Cancer **10**, 399 (1974). — 4. Mathè, G.: Rev. Europ. etud. clin. Biol. **15**, 671 (1970). — 5. Lacour, J.: Bull. Cancer **61**, 275 (1974). — 6. Hiltman, M. R.: Arch. intern. Med. **126**, 109 (1970). — 7. Teng, C. T.: Proc. nat. Acad. Sci. (Wash.) **70**, 3904 (1973). — 8. Stollar, D. B.: In: The Antigens, Vol. 1, Chap. 1 (ed. M. Sela). New York: Academic Press 1973. — 9. Ganzinger, U.: Stuttgart: Thieme 1975 (in press).

GALLMEIER, W. M., OSIEKA, R., BRUNTSCH, U., SEEBER, S., SCHMIDT, C. G. (Inn. Univ.-Klinik u. Poliklinik [Tumorforschung] d. GHS Essen): **Alternativprogramm für die Behandlung fortgeschrittener Lymphogranulomatose (LG) bei Versagen der klassischen Chemotherapie nach de Vita: Das Post-MOPP-Schema**

Verbesserte klinische Diagnostik und Stadieneinteilung, rational eingesetzte und kurativ geplante Strahlen- und Polychemotherapie haben heute bei der LG zu 5-Jahresüberlebenszeiten von 50 bis 60% geführt. Allein die Einführung der Polychemotherapie nach de Vita (MOPP bzw. COPP) hat gegenüber der Monochemotherapie eine Verdopplung der Vollremissionsquote erbracht. Die Analyse einer 10jährigen Erfahrung mit dieser Chemotherapie bei fortgeschrittener LG spricht dafür, daß nicht nur therapiefreie Langzeitremissionen, sondern auch Heilungen in den Stadien III B und IV B möglich sind [2, 3, 5]. Andererseits sind in dem Krankengut großer onkologischer Zentren auch stets Patienten mit LG zu versorgen, die auf die übliche Kombinationschemotherapie nicht ansprechen. Es handelt sich einmal um die relativ seltenen Primärversager, die trotz *adäquater* Therapie einen progredienten Krankheitsverlauf zeigen und zum zweiten um die Gruppe der sog. sekundären MOPP-Versager, bei denen unter wiederum adäquater kontinuierlich durchgeführter Polychemotherapie nach anfänglicher Remission eine erneute Progression der Erkrankung zu beobachten ist. Diese Patienten, ausnahmslos dem klinischen Stadium IV B zugehörig, stellen ein schwer zu führendes und prognostisch ungünstiges Krankengut dar.

Wir stellen hiermit für diese Patientengruppe ein neues Polychemotherapieprogramm (Post-MOPP-Schema) vor, mit dem wir seit 15 Monaten arbeiten. In ihm haben wir Substanzen kombiniert, die nicht im MOPP-Programm enthalten sind und die als Einzelsubstanzen eine nachgewiesene Wirksamkeit bei der LG besitzen. Adriamycin (Adriblastin®) wird am 1. Tag der Woche einmal in der Dosis von 100 mg i.v. verabreicht, DTIC, ein Medikament einer neuen Stoffklasse [4] wird in der Dosis von 250 mg i.v. an Tagen 1 bis 5 der Woche 1 gegeben. In der Woche 3 und 5 wird je einmal 15 mg Bleomycin i.v. gespritzt, in der Woche 7 wird einmal 140 mg des Nitrosoharnstoffpräparates CCNU [4] oral eingesetzt und in der Woche 9 und 11 wird wiederum je einmal 15 mg Bleomycin i.v. verabreicht. In Woche 13 beginnt ein neuer Therapiekurs, wiederum mit Adriamycin und DTIC wie in Woche 1. Diese sequentielle Cytostatikagabe hat verschiedene Gründe. Sie trägt der unterschiedlichen Toxizität der einzelnen Drogen Rechnung und gestattet lange Chemotherapiezeiten, ohne daß die zu beachtenden Höchstdosen etwa des Bleomycins oder des Adriamycins überschritten werden. Die Behandlung ist mit Ausnahme des 5-Tagekurses ambulant durchzuführen.

Wir behandelten insgesamt 18 Pat., alle im klinischen Stadium IVb und unterschiedlicher Histologie (s. Tabelle 2), mit diesem Post-MOPP-Schema. Bei dreien handelte es sich um primäre MOPP-Versager, 15 waren sekundäre MOPP-Versager. Alle Patienten waren adäquat vorbehandelt. Bei 13 Pat. wurde eine Remission erreicht, davon waren 2 Vollremissionen. In drei Fällen zeigte sich ein eigentümliches Fluktuieren der Symptomatik und der objektiven Befunde über Monate unter dieser Therapie („osc." in Tabelle 1), wobei sich Remissionen und Rezidiv in regelmäßigen Abständen abhängig von der Therapie ablösten. Bei 5 Pat. lag eine Resistenz gegen diese Behandlung vor. Hierbei waren auch die 3 primären MOPP-resistenten Patienten. 8 Pat. unserer Gruppe sind verstorben, darunter alle Post-MOPP-Versager, bei 5 Pat. mußte die Post-MOPP-Therapie umgesetzt werden, 5 Pat. befinden sich noch in Remission. Die Remissionsdauer (Tabelle 2) ist zwischen 2 und 15 Monaten. Die noch anhaltenden Remissionen betragen 3, 5, 11, 13 und 15 Monate. Sämtliche Patienten wurden nach Einleiten der Therapie ambulant geführt.

Tabelle 1. Post-MOPP-Chemotherapie (4/75), M. Hodgkin IVB

	Anzahl Patienten	Ansprechen auf Post-MOPP			Verstorben	Noch in Remission	Andere Therapie
		V	PR	CR			
Primäre MOPP-Versager	3	3	0	0	3	0	0
Sekundäre MOPP-Versager	15						
		2			2	0	0
			11 (3 osc.)		3	3	5
				2	0	2	0
Total	18	5	11	2	8	5	5

V = Versager, PR = partielle Remission, CR = Vollremission.

Tabelle 2. Post-MOPP-Chemotherapie (M. Hodgkin IVB) 4/75

	Ansprechen	Remissionsdauer (Monate)	Überleben (Monate)		Typ
			nach Post-MOPP	nach Diagnose	
Wa. H.	V	—	8	13	MC
Kl. W.	V	—	4	18	MC
Br. R.	V	—	5	12	Paragr.
Ki. K.	V	—	1	36	LD
Re. A.	V	—	1	17	LD
Ba. H.	PR	2	12[a]	19[a]	NS
Ka. J.	PR	3	4	20	LD
Da. W.	PR	3	13[a]	66[a]	NS
Se. D.	PR	3	5	83	LD
v. d. H.	PR	3[a]	3[a]	23[a]	Paragr.
Go. H.	PR	4	5	97	LD
Kl. H.	PR	5	15[a]	46[a]	NS
Ro. E.	PR	5	13[a]	114[a]	HD
Sc. W.	CR	5[a]	7[a]	29[a]	NS
Al. G.	PR (osc.)	6	10[a]	52[a]	LP
Ma. K.	PR (osc.)	11[a]	11[a]	70[a]	LP
Fi. G.	CR	13[a]	13[a]	36[a]	LP
Di. J.	PR (osc.)	15[a]	15[a]	51[a]	epith.

[a] Noch anhaltende Remission bzw. Überlebenszeit.

Das Schema, unter Beachtung des Blutbildes durchgeführt, ist gut verträglich. An Nebenwirkungen beobachteten wir Erbrechen, Übelkeit und gelegentliches Unwohlsein wie es für Adriamycin und DTIC beschrieben ist. Selten traten kurzfristige Fieberzacken unter Bleomycin auf. Alopecie war nicht die Regel. In fünf

Fällen kam es zu einer signifikanten Myelosuppression. Wir beobachteten einen Todesfall unter Sepsis und Leukopenie bei stark progredientem Tumorwachstum.

Diese Untersuchung unterscheidet sich von anderen Studien, die über den Einsatz neuer Zytostatika bei der LG berichten [1], darin, daß wir eine primäre Behandlung mit diesem Schema anstelle von MOPP wegen dessen außergewöhnlicher Effektivität für nicht vertretbar halten. Bei einem Krankengut, daß nach strengen Kriterien als MOPP-resistent, d. h. ausbehandelt bezeichnet werden muß, ohne Ausnahme im Stadium IVB und größtenteils in desolatem Zustand, konnten mit unserem Post-MOPP-Programm in 70% (13/18) z. T. langdauernde lebenswerte Remissionen erreicht werden. *Primär* MOPP-refraktäre Patienten sprachen auch in diesem Programm nicht an. Das Post-MOPP-Schema ist damit ein Fortschritt in der Behandlung therapiefraktärer Patienten mit M. Hodgkin.

Wir danken dem N.I.H., Dr. S. K. Carter, Bethesda Md., USA, für die Medikamente CCNU und DTIC.

Literatur

1. Bonnadonna, G., De Lena, M., Uslenghi, C., Zucali, R.: Proc. Amer. Ass. Cancer Res. **15**, 90 (1974). — 2. Frei III, E., Luce, J. K., Gamble, J. F., Coltman, C. A., Jr.: Ann. intern. Med. **79**, 376 (1973). — 3. De Vita, V. T., Jr., Canellos, G. P., Moxley III, J. H.: Cancer **30**, 1495 (1972). — 4. Osieka, R., Seeber, S., Bruntsch, U., Gallmeier, W. M., Schmidt, C. G.: Dtsch. med. Wschr. **99**, 2468 (1974). — 5. Young, R. C., Canellos, G. P., Chabner, B. A., Schein, P. S.: Lancet **1973**, 1339.

SEEBER, S., GALLMEIER, W. M., HÖFFKEN, K., BRUNTSCH, U., OSIEKA, R. SCHMIDT, C. G. (Inn. Univ.-Klinik u. Poliklinik [Tumorforschung] d. GHS Essen): **Neue Chemotherapiemöglichkeiten bei der Behandlung metastasierender Hodenteratome**

Die Chemotherapie metastasierender Hodenteratome ist noch nicht standardisiert. Im monotherapeutischen Versuch haben sich Actinomycin, Mithramycin, Velbe und Adriamycin als besonders wirksam erwiesen. Neuerdings scheint auch dem Diaminodichlorplatin eine gewisse Bedeutung zuzukommen. Insgesamt war bei monotherapeutischen Studien eine maximale Ansprechrate von 50% verzeichnet worden, der Anteil der Vollremissionen betrug dabei meist unter 10%. Darüber hinaus war die Dauer des Ansprechens bisher in den meisten Fällen unbefriedigend kurz. Diese Bilanz konnte auch durch die ersten chemotherapeutischen Kombinationsversuche von Li et al. (1960) nicht wesentlich verbessert werden.

Einen deutlichen Fortschritt bedeuteten die Ergebnisse von Samuels et al. (1973), als erstmalig eine höher dosierte Kombination von Bleomycin und Velbe eingesetzt wurde. Die Ansprechrate lag nunmehr bei 60 bis 70% und es konnte eine signifikante Verbesserung des Anteils an Langzeitüberlebenden registriert werden. Inzwischen ergaben insbesondere zwei Therapiekombinationen sehr gute Resultate:

1. Velbe (0,4 bis 0,6 mg/kg in zwei Fraktionen an 2 aufeinanderfolgenden Tagen) kombiniert mit Bleomycin 4×30 mg über je 24 Std an Tag 2 bis 5 (Samuels).

2. Adriamycin (75 mg/m^2) (alle 3 Wochen), Bleomycin 15 bis 30 mg/Woche und Vincristin (1 mg/Woche) (Studie des M. D. Anderson Hospitals, Houston).

In einer eigenen prospektiven Studie wurden 18 Pat. mit metastasierenden Hodenteratomen mit Adriamycin, Bleomycin und Vincristin in Anlehnung an die unter 2. gegebene Dosierung behandelt. Von 16 auswertbaren Fällen lag bei 12 Pat. ein Stadium IV (viscerale Metastasierung), bei drei Fällen ein Stadium III (lymphogene Metastasierung unterhalb und oberhalb des Zwerchfells) und in einem Fall ein ausgedehntes Stadium II (inguinale, iliacale und paraaortale Metastasierung) vor. Keiner der Patienten war bei Eintritt in die Studie vorbehandelt. 12 Pat. erhielten die Therapie auf ambulanter Basis, was die nur mäßige Toxizität des angewandten Schemas unterstreicht.

In fünf Fällen (31%) konnte eine Vollremission erzielt werden, die in drei Fällen (12, 14 und 15 Monate) noch anhält. Partielle Remissionen (Größenabnahme der meßbaren Herde um mindestens 50% über mindestens 4 Wochen) wurden in drei Fällen registriert, in einem Fall ist bei ausgedehnter pulmonaler Metastasierung schon über zwölf Monate unter Chemotherapie ein sog. „no change"-Status zu verzeichnen. In 7 Fällen kam es unter der Therapie zur Progression.

Nachdem die Überlebensrate von Patienten mit teratoiden Hodentumoren der klinischen Stadien III und IV nach einem Jahr bisher unter 10% lag, bedeuten diese Daten eine signifikante therapeutische Verbesserung. Entsprechend neuerer Erfahrungen war in dieser Studie der cytostatische Effekt von Bleomycin nicht voll ausgeschöpft. Die Wirksamkeit dieses Medikaments scheint in auffälliger Weise von seiner Applikationsform abzuhängen, wobei Effektivität und Toxizität bei Gabe als Dauerinfusion erheblich zunehmen. Unter Berücksichtigung eigener Daten über Adriamycin und den Daten zur Kombination von Velbe und Bleomycin (Samuels) wurde inzwischen eine Studie begonnen, der eine Kombination von Adriamycin, Bleomycin und Velbe zugrundeliegt.

OSIEKA, R., SEEBER, S., BRUNTSCH, U., GALLMEIER, W. M., SCHMIDT, C. G., MAKOSKI, H.-B.*, SCHIETZEL, M.*, SCHULZ, S.*, SCHERER, E.* (Inn. Klinik u. Poliklinik [Tumorforschung] u. * Strahlenklinik am Univ.-Klinikum d. GHS Essen): **Ein integriertes Programm zur Chemotherapie und Radiotherapie des inoperablen kleinzelligen Bronchialcarcinoms**

Das inoperable kleinzellige Bronchialcarcinom nimmt im Spektrum der soliden Tumore eine Mittelstellung ein: Weder wird durch die Chemotherapie eine fast normale Lebenserwartung erzielt wie zum Beispiel beim Burkitt-Lymphom, noch sind zytostatische Substanzen oder ionisierende Strahlen gänzlich wirkungslos, wie z. B. beim Nierencarcinom [1].

Da das Bronchialcarcinom jedoch eine ungeheure sozial-medizinische Bedeutung durch seine zunehmende Häufigkeit gewonnen hat, wurden bis heute zahlreiche Studien sowohl zur Chemotherapie als auch zur Radiotherapie vorgelegt. Ohne Berücksichtigung der wichtigen prognostischen Faktoren, wie histologische Subklassifikation, Tumorausbreitung und Allgemeinzustand, ist ein Vergleich der Ergebnisse oft nicht möglich. Erst die korrekte Erfassung von solchen prognostischen Faktoren erlaubt eine sinnvolle Analyse der Behandlungsergebnisse; ähnlich wie dies für die Gruppe der malignen Lymphome bereits erfolgreich praktiziert wird [2].

Für die Überlebenszeit beim Bronchialcarcinom läßt sich also eine deutliche Abhängigkeit von den oben genannten prognostischen Faktoren aufzeigen. Bei der histologischen Einteilung der Bronchialcarcinome in Plattenepithelcarcinome, Adenocarcinome, großzellig-anaplastische und kleinzellig-anaplastische BC fällt das kleinzellig-anaplastische BC durch seinen ungünstigen Spontanverlauf auf. Andererseits spricht — möglicherweise auf Grund seiner hohen Wachstumsfraktion — gerade das kleinzellige BC besonders häufig auf zytostatische Chemotherapie oder ionisierende Strahlen an [3].

Ebenso besteht eine Abhängigkeit der Überlebenszeit von der Tumorausbreitung. Die übliche TNM-Klassifikation schrumpft beim kleinzelligen Bronchialcarcinom auf die wichtige Unterscheidung zwischen intra- und extrathorakalem Tumorwachstum bzw. die Erfassung von Fernmetastasen. Unter Berücksichtigung der typischen Metastasierung wurde ein einfach durchzuführendes „Staging-System" entwickelt [4].

Die Tabelle gibt die durchgeführten Untersuchungen sowie die Ergebnisse an.

Vergleicht man die beiden beim inoperablen kleinzelligen Bronchialcarcinom noch zur Verfügung stehenden therapeutischen Modalitäten, so ergibt sich, daß nach Chemotherapie die Lokalrezidive überwiegen, während nach Radiotherapie überwiegend extrathorakale Rezidive auftreten. Zum Zeitpunkt der Diagnosestellung kann beim kleinzelligen BC durch ionisierende Strahlen häufig eine ausreichende Rückbildung der primären intrathorakalen Tumormanifestation erreicht

Tabelle. Staging

Szintigraphie:	positiv	verdächtig	negativ
Leber	1	7	12
Hirn	2	2	15
Skelet	5	3	16
Myelotomie:	infiltriert		frei
	5		16
Blutuntersuchung:	erhöht		normal
(Hyperfermentämie)	9		13

Ausbreitung: intrathorakal: 8, extrathorakal: 12, verdächtig extrathorakal: 6.

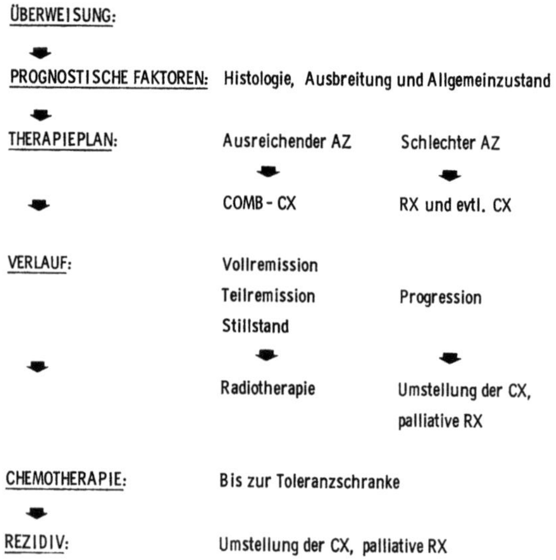

ÜBERWEISUNG:

PROGNOSTISCHE FAKTOREN: Histologie, Ausbreitung und Allgemeinzustand

THERAPIEPLAN: Ausreichender AZ — Schlechter AZ

COMB - CX — RX und evtl. CX

VERLAUF: Vollremission
Teilremission — Progression
Stillstand

Radiotherapie — Umstellung der CX, palliative RX

CHEMOTHERAPIE: Bis zur Toleranzschranke

REZIDIV: Umstellung der CX, palliative RX

Abb. 1

werden, während als Mikrometastasen bestehende Absiedlungen von Tumorzellen in ZNS, Leber und Skelett sowie in andere Organe später zu extrathorakalen Rezidiven führen. Diese sind dann radiotherapeutisch nur noch in palliativer Weise behandlungsfähig. Da sich nach Schabel gerade in Mikrometastasen ein höherer Anteil an aktiv proliferierenden Zellen befinden soll, ist hier eine hohe Wirksamkeit der zytostatischen Chemotherapie zu erhoffen [5, 6].

Die zellbiologischen Grundlagen einer gemeinsamen Anwendung von zytostatischer Chemotherapie und ionisierenden Strahlen sind noch wenig erforscht: Additive und sogar synergistische Wirkungen bei der Abtötung von Tumorzellen wurden beschrieben, andererseits ist auch die Gefahr der erhöhten Nebenwirkungen bekannt [7].

Wir haben deshalb eine kombinierte Chemotherapie eingesetzt, die nicht extrem toxisch ist und sich vollständig auf ambulanter Basis verabfolgen läßt. Hervorzuheben an dieser Kombination ist der im Tierversuch ausgeprägte Synergismus von Endoxan und Methyl-CCNU sowie die Fähigkeit von Me-CCNU, auch die Blut-Hirn-Schranke zu überwinden. Damit würden auch im pharmakologisch-geschützten Bereich des ZNS gelegene Tumorzellen therapeutisch erfaßt [8].

COMB-Schema: Endoxan 1 g/qm i. V. und Methyl-CCNU 100 mg/qm alle 4 bis 6 Wochen; Vincristin 1 mg/qm und Bleomycin 15 mg i. V. wöchentlich.

Unser Vorgehen ist auf dem folgenden Flußdiagramm dargestellt (Abb. 1). Bei ausreichendem AZ wurde die Behandlung nach dem COMB-Schema begonnen. Im Anschluß daran wurde bei Erreichen eines Stillstands oder einer Teil- bzw. Vollremission die Mediastinalbestrahlung unter Einbeziehung benachbarter befallener Lymphknotenstationen begonnen.

Wichtig erscheint uns der Aufbau von Alternativprogrammen, in welchen Therapieversager aufgefangen werden sollen.

Nach zwei Kursen COMB wurden folgende Behandlungsergebnisse erreicht: 1 × Vollremission, 10 × Teilremission, 10 × Stillstand und 2 × Progression.

Das unterschiedliche Rezidivmuster nach Chemo- und Radiotherapie hat uns veranlaßt, beide therapeutischen Modalitäten zu kombinieren. Dieses Behandlungsprogramm ließ sich auf ambulanter Basis durchführen. Bei insgesamt auffällig geringen Nebenwirkungen trat erst nach Abschluß der Radiotherapie eine mäßiggradige Leukopenie auf. Die Studie wurde zunächst als Pilotstudie angelegt, um Erfahrungen mit der Erfassung prognostischer Faktoren und der Verträglichkeit der Therapie zu sammeln.

Immerhin werden Überlebenszeiten von 11 Monaten bei anhaltender Remission beobachtet. Da alle Therapieversager in Alternativprogramme eingeschleust werden, erübrigt sich ein Vergleich der Überlebenszeiten von Patienten mit Teil- oder Vollremissionen gegenüber Therapieversagern.

Literatur

1. De Vita, V. T., Jr., Young, R. C., Canellos, G. P.: Cancer (Philad.) **35**, 98 (1975). — 2. Zelen, M.: Cancer Chemother. Rep. Pt. 3, **4**, 31 (1973). — 3. Muggia, F. M., Krezoski, S. K., Hansen, H. H.: Cancer (Philad.) **34**, 1683 (1974). — 4. Hansen, H. H., Muggia, F. M.: Cancer (Philad.) **30**, 1395 (1972). — 5. Laing, A. H., Berry, R. J., Newman, C. R., Smith, P.: Lancet **1975 I**, 129. — 6. Schabel, F. M., Jr.: Cancer (Philad.) **35**, 15 (1975). — 7. Goffinet, D. R., Bagshawe, M. A.: Cancer Treatm. Rev. **1**, 15 (1974). — 8. Bodey, G. P., Gottlieb, J. A., Livingston, R., Rrei III, E.: Cancer Chemother. Rep. Pt. 3, **4**, 227 (1973).

Klinische Pharmakologie

STRAUER, B. E.* (Med. Klinik I d. Univ. München, Klinikum Großhadern):
Hämodynamische und Kontraktilitätswirkungen von Tilidin (Valoron®)

In tierexperimentellen und klinischen Untersuchungen konnte gezeigt werden, daß die Wirkung verschiedener Analgetika auf die Myokardkontraktilität und Hämodynamik von der Beziehung zwischen der direkten inotropen Wirkung und der analgetischen Potenz bestimmt wird. So sind z. B. unter Morphin, Fentanyl und Piritramid kontraktilitätshemmende Potenzen nachweisbar, die sich wenig und maximal um den Faktor „2" unterscheiden [4, 5]. Dahingegen ist unter Pentazocin und Pethidin mit einer wesentlich stärkeren kontraktilitätshemmenden Potenz zu rechnen, nämlich um den Faktor 60 bzw. 50 bis 100. Unter Tilidin wiederum ist eine relative kontraktilitätshemmende Potenz von 25 bis 50 im Vergleich zu Morphin nachweisbar. Die experimentellen Befunde stehen im Einklang mit klinischen Herzkatheteruntersuchungen. Unter hohen Dosen von Morphin und Fentanyl sind keine gerichteten Änderungen hämodynamischer Größen meßbar, während z. B. unter therapeutischen Dosen von Pethidin erhebliche Abnahmen der linksventrikulären Pumpfunktion und Kontraktilität auftreten [3]. Über die Wirkung von Tilidin auf die linksventrikuläre Dynamik des menschlichen Herzens ist bislang nicht berichtet worden.

Tilidin (Valoron®) hat sich nach klinischen Untersuchungen als Analgetikum erwiesen, dessen analgetische Potenz mit morphinähnlichen Analgetika (z. B. Pethidin) weitgehend vergleichbar ist [1, 2]. Ein atemdepressorischer Effekt tritt unter therapeutischen Dosen nicht auf, mit einer Drogenabhängigkeit ist nach den bisherigen Erfahrungen nicht zu rechnen [2]. Auf Grund seiner hohen analgetischen Potenz, seines raschen Wirkungseintritts und langen Wirkungsdauer [9] wird Tilidin in der inneren Medizin u. a. für die Schmerzbehandlung des akuten Myokardinfarktes eingesetzt. Die im Experiment nachweisbare relativ geringe kontraktilitätshemmende Potenz von Tilidin veranlaßte uns, die Wirkung von Tilidin auf die Mechanik und Kontraktilität des menschlichen Herzens zu untersuchen.

Die Untersuchungen wurden an 10 Pat. im Rahmen diagnostischer Herzkatheterisierungen durchgeführt. Nach Abschluß der Kontrollmessungen wurde Tilidin (1,5 mg/kg) langsam intravenös (über 2 min) injiziert. 5, 10, 15, 20 und 30 min postinjectionem erfolgten Messungen der intraventrikulären Druckgrößen, der Herzfrequenz und des Herzminutenvolumens. Aus den linksventrikulären Druckwerten wurden isovolumetrische Inotropieindices bzw. unter Einbeziehung weiterer Primärgrößen die Herzarbeit, der Herzindex und der Tension-Time-Index ermittelt [6, 7].

In der Tabelle sind die Mittelwerte und Standardabweichungen vor und unter Tilidin aufgetragen. Die maximalen Änderungen der hämodynamischen Größen sowie ihre prozentuale Änderung sind durch Umrandung markiert.

Der Mitteldruck im rechten Vorhof nahm 20 min postinjectionem maximal um 6,7% zu. Der mittlere Pulmonalarteriendruck blieb im wesentlichen unverändert. Der systolische Druck im linken Ventrikel wie auch der Aortendruck nahmen um ca. 4% ab, der enddiastolische Druck im linken Ventrikel stieg nach 15 min um 6,6% an. Die maximale Druckanstiegs- und Druckabfallsgeschwindigkeit nahmen um 4,8 bis 5,5% ab. Weitere Inotropieindices, d. h. das Zeitintervall vom Beginn der Ventrikelkontraktion bis zum Erreichen von dp/dt_{max} (t-dp/dt_{max}) sowie der Quotient aus maximaler Druckanstiegsgeschwindigkeit und dem isovolumetrischen Druck zum Zeitpunkt von dp/dt_{max} wurden entsprechend einer Inotropieabnahme um maximal 9,1 bis 14,5% verändert. Herzminutenvolumen, Herzindex, Herz-

---

* Mit Unterstützung der Deutschen Forschungsgemeinschaft.

frequenz und Schlagvolumen nahmen zwischen 9,8 und 12,2% der Ausgangswerte ab. Herzarbeit und Tension-Time-Index wiesen den Änderungen der Primärgrößen, d. h. den Änderungen von Druck, Herzminutenvolumen und Herzfrequenz entsprechende Änderungen auf, nämlich Abnahmen von 13,8% für die Herzarbeit und um 6,1% für den Tension-Time-Index.

Unter Tilidin kommt es somit zu einer Abnahme der Pumpfunktion des linken Ventrikels, d. h. zu Abnahmen von systolischem Druck, Herzminutenvolumen, Herzindex, Schlagvolumen und Herzarbeit. Diesen Veränderungen geht eine Abnahme der Inotropie parallel, erkennbar an den Veränderungen isovolumetrischer Inotropieindices. Sowohl die Abnahme der linksventrikulären Pumpfunktion wie auch die Inotropieabnahme waren quantitativ gering und betragen maximal 4 bis 14% der Ausgangswerte.

Tabelle

Parameter	vor Tilidin	nach Tilidin				
		5 min	10 min	15 min	20 min	30 min
$\bar{P}_{RA}$ [mm Hg]	9 ± 2	9,5 ± 3,5	9,5 ± 3	9,4 ± 3	9,6 ± 3 (+ 6%)	9,5 ± 3
$\bar{P}_{AP}$ [mm Hg]	29,5 ± 6,8	29 ± 7,5 (− 1,7%)	29 ± 7,5	29 ± 7	29 ± 7	29 ± 7,5
P_{LVS} [mm Hg]	129 ± 23	125 ± 20	124 ± 18	123 ± 19 (− 4,1%)	124 ± 20	126 ± 18
P_{LVED} [mm Hg]	15 ± 5	15,8 ± 5,7	15,9 ± 5,9	16 ± 5,9 (+ 6,6%)	16 ± 6,2	16 ± 5,9
dp/dt_{max} [mm Hg/s]	1273 ± 285	1242 ± 244	1200 ± 190	1209 ± 130	1190 ± 303 (− 4,8%)	1224 ± 184
dp/dt_{min} [mm Hg/s]	1092 ± 181	1067 ± 91	1052 ± 122	1050 ± 131 (− 5,5%)	1059 ± 125	1052 ± 162
t-dp/dt_{max} [ms]	85 ± 19,4	93,5 ± 25,6	96,4 ± 24,5	96,3 ± 21,1	97 ± 21,3 (+ 14,5%)	94 ± 19,6
$dp/dt_{max}/IP$ [1/s]	21 ± 5,1	19,1 ± 18,2 (− 9,1%)	19,2 ± 4,4	19,7 ± 4,9	19,4 ± 5,9	20 ± 5,4
HMV [l/min]	6,07 ± 1,32	5,53 ± 1,41	5,42 ± 1,36 (− 10,7%)	5,46 ± 1,47	5,9 ± 1,4	5,9 ± 1,19
HI [l/min · m²]	3,3 ± 0,76	3,03 ± 0,68	2,98 ± 0,7	2,94 ± 0,7 (− 10,8%)	3,25 ± 0,74	3,25 ± 0,68
f [1/min]	79 ± 8,4	80 ± 12	71 ± 14 (− 9,8%)	77 ± 8	75 ± 4,5	74 ± 8
SV [ml]	78,5 ± 6,1	69,1 ± 15 (− 12,2%)	72,9 ± 14	69,2 ± 8	78,6 ± 9	79,6 ± 12
Herzarbeit [mm Hg · ml/min · kg]	10298 ± 2229	9125 ± 2414	8877 ± 2313 (− 13,8%)	8929 ± 2009	9137 ± 2199	9802 ± 1818
∼ TTI ($\bar{P}_{syst} \cdot f/n$)	1269 ± 354	1240 ± 334	1219 ± 289	1200 ± 305	1192 ± 348 (− 6,1%)	1238 ± 299

Die Kreislaufwirkung von Tilidin (1,5 mg/kg) ist im Vergleich zu equi-analgetischen Dosen von Pethidin (1 mg/kg) wesentlich geringer ausgeprägt. Die nächste Abb. zeigt die Mittelwerte der Kontrollmessungen sowie die maximalen Änderungen des enddiastolischen Druckes im linken Ventrikel, des Herzindex und der maximalen Druckanstiegsgeschwindigkeit im linken Ventrikel unter Pethidin und unter Tilidin. Der enddiastolische Druck im linken Ventrikel nimmt unter Pethidin um 30% zu, unter Tilidin um 6,6%; der Herzindex nimmt unter Pethidin um 22% ab, unter Tilidin lediglich um 10,8% und die maximale Druckanstiegsgeschwindigkeit im linken Ventrikel fällt unter Pethidin um 24% ab, unter Tilidin um 4,8%.

Tilidin kann somit als Analgetikum angesehen werden, das bei hoher analgetischer Wirksamkeit lediglich mit geringen Änderungen der linksventrikulären Dynamik einhergeht. Darüber hinaus sind sichere Veränderungen rechtskardialer

Drucke nicht zu verzeichnen. Die Anwendung von Tilidin ist somit vom Gesichtspunkt der analgetischen Potenz und linksventrikulären Kontraktilitätsänderung auch bei kardial vorgeschädigten Patienten vertretbar und könnte insbesondere bei der Behandlung kardialer Schmerzzustände eine wirksame Alternative zu anderen in der Kardiologie gebräuchlichen Analgetika darstellen.

Literatur

1. Groh, R., Schindera, A., Werringloer, N.: Med. Klin. 66, 1241 (1971). — 2. Herrmann, M., Steinbrecher, W., Heldt, W.: Arzneimittel-Forsch. 20, 977 (1970). — 3. Reynolds, H. K., Randall, L. O.: In: Morphine and allied drugs. Toronto: University of Toronto Press 1959. — 4. Strauer, B. E.: The effect of various analgetics on myocardial contractility. In: Vth Int. Congr. Anesthesiologists, Kyoto. Excerpta Medica 1972. — 5. Strauer, B. E.: Anesthesiology 37, 304 (1972). — 6. Strauer, B. E., Tauchert, M., Heiss, H. W., Kochsiek, K., Bretschneider, H. J.: On the relations between coronary blood flow, oxygen consumption and cardiac work in patients with and without angina pectoris. In: Myocardial blood flow in man. Methods and significance in coronary disease (ed. A. Maseri). Torino Minerva Medica (on behalf of the I. S. C.) 1972. — 7. Strauer, B. E.: Klin. Wschr. 51, 1105 (1973). — 8. Teicher, H., Stelzer, H. G.: Med. Welt 21, 1456 (1970). — 9. Vollmer, K. O., Poisson: Arzneimittel-Forsch. 8, 922 (1970).

RAPTIS, S., FAZEKAS, A. T., LOSSNITZER, K., ROSENTHAL, J. (Zentrum Inn. Med. u. Kinderheilkunde, Univ. Ulm): **Untersuchungen zum pharmakologischen Mechanismus der positiv inotropen Wirkung von Diazoxid im akuten Versuch**

Das Benzothiadiazinderivat Diazoxid ist nicht nur ein starkes blutdrucksenkendes Medikament, sondern verursacht zusätzlich eine Hyperglykämie und stellt infolgedessen für den Organismus eine doppelte homöostatische Herausforderung dar. Des weiteren haben vorausgegangene Untersuchungen gezeigt, daß gemessen an der Zunahme der Förderleistung des Herzens und der geschwindigkeitsbezogenen Kontraktilitätsparameter des linken Ventrikels Diazoxid einen positiv inotropen und chronotropen Effekt ausübt [1], der auf ein möglicherweise vermehrtes Angebot zirkulierender Katecholamine zurückzuführen ist. Mit dem Ziel, näheren Einblick in den Wirkungsmechanismus dieser Substanz zu gewinnen, wurde an gesunden Freiwilligen die akuten Effekte von parenteral verabfolgtem Diazoxid untersucht.

Patientengut, Methodik und Ergebnisse

Einem Kollektiv von 17 gesunden Freiwilligen wurden 300 mg Diazoxid i.v. verabfolgt. Gemessen wurden während einer Beobachtungsperiode bis zu 180 min nach Injektion der Substanz außer Blutdruck und Pulsfrequenz im Plasma Adrenalin, Noradrenalin [2], Renin [3], immunologisch meßbares Insulin [4], Glucose, Diazoxidkonzentrationen [5] und Serumelektrolyte.

Nach Gabe von Diazoxid sank der Blutdruck innerhalb von 5 min prompt und signifikant ab, begleitet von einem Anstieg der Pulsfrequenz und achtfach erhöhten Plasmadiazoxidkonzentrationen. Die Bestimmungen von Adrenalin im Plasma ergaben nach 10 min erhöhte, nach 20 min signifikant erhöhte Werte. Die Plasma-Renin-Aktivität zeigte ebenfalls ansteigende Tendenz, erreichte signifikant erhöhte Werte allerdings erst 30 min nach Injektion des Pharmakons. Diese Zunahme fiel zeitlich mit einer zwar geringen aber signifikanten Zunahme des Blutzuckerspiegels zusammen bei einer gleichzeitigen Abnahme des immunologisch meßbaren Insulins auf ein Drittel des Ausgangswertes. Das Noradrenalin zeigte zwar ansteigende Tendenz, erreichte aber keine signifikanten Veränderungen; sinngemäß gilt ähnliches für die Serumelektrolyte, wobei die deutlichsten Veränderungen für Kalium gefunden wurden, das leicht zunahm (Abb. 1).

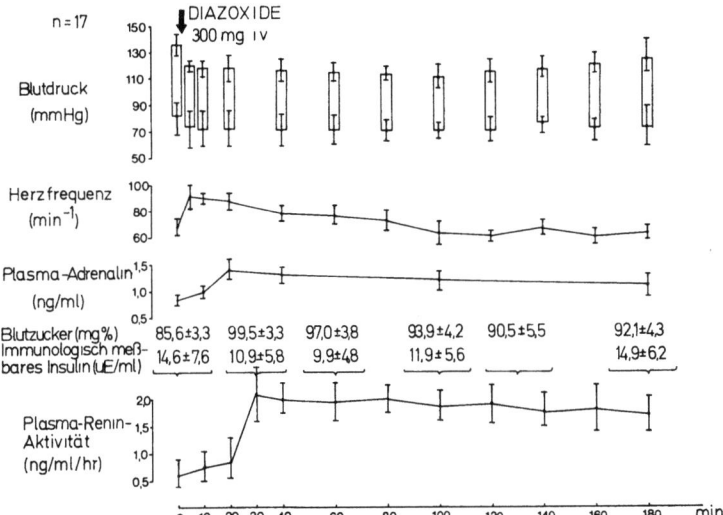

Abb. 1. Verhalten des Blutdrucks, der Herzfrequenz, der Plasmakonzentrationen von Adrenalin, Reninaktivität und immunologisch meßbares Insulin sowie des Blutzuckerspiegels nach i.v. Gabe von 300 mg Diazoxid bei einem Kollektiv von 17 gesunden Freiwilligen während einer Beobachtungszeit von 180 min (die Höhe der Säulen gibt den Mittelwert an, die senkrechten Striche die Standardabweichung der Mittelwerte)

Diskussion

Auf Grund der durch Diazoxid hervorgerufenen abrupten Blutdrucksenkung als Folge peripherer Vasodilatation ist es reflektorisch zu einer akuten Stimulation des sympathischen Nervensystems gekommen, die ihren Niederschlag in cardio-

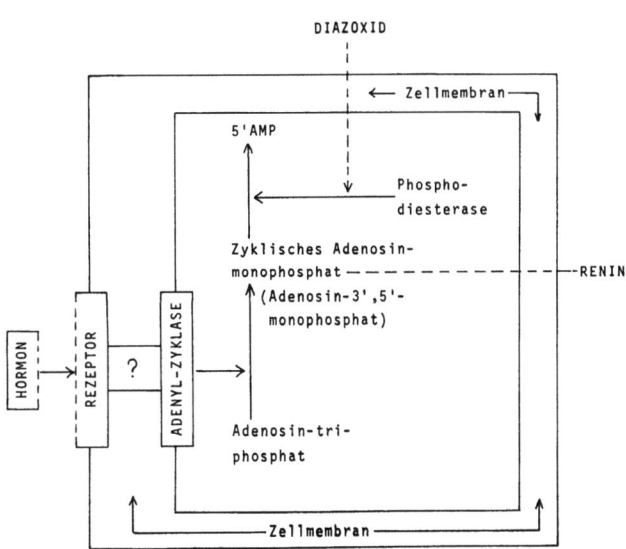

Abb. 2. Beeinflussung der intrazellulären Konzentrationen von zyklischem Adenosinmonophosphat als Folge von Phosphodiesterasehemmung durch Diazoxid (nach Senft [7]). (Nähere Einzelheiten s. Text)

vaskulär und endokrinologisch veränderten Meßgrößen fand: Erhöhte zirkulierende Mengen an Katecholaminen — möglicherweise auf Grund verminderter renaler Clearance — hatten eine positive chronotrope und inotrope Wirkung zur Folge, wobei allerdings die letztere Wirkung als möglicher Kompensationsmechanismus bei der gleichzeitigen peripheren Vasodilatation mit in Betracht gezogen werden muß.

Die erhöht zirkulierenden Katecholamine führten aber auch zur Gluconeogenese und als Folge von Rückkopplung fiel der Insulinspiegel ab. Indessen haben in vitro-Untersuchungen am isolierten Pankreas gezeigt, daß Diazoxid seine diabetogene Wirkung zusätzlich durch eine direkte Hemmung der Insulinsekretion zustande bringt, wie u. a. morphologische Befunde an der β-Zelle zeigten [6].

Des weiteren haben die erhöhten Katecholaminkonzentrationen entscheidend bei der Induktion erhöhter Plasma-Renin-Aktivitäten Anteil gehabt und die gleichzeitig durch Diazoxid hervorgerufene Natriumretention überspielt.

Der mögliche pathophysiologische Mechanismus kann im Sinne der von Senft [7] erhobenen Befunde gedeutet werden, wonach Diazoxid in der Lage ist, 3′,5′-AMP-Phosphodiesterase zu blockieren mit der Folge erhöhter Konzentrationen von aktivem intrazellulärem zyklischem AMP (Abb. 2).

Vom zyklischen AMP konnte gezeigt werden, daß ihm eine Vermittlerrolle bei dem durch Katecholamine induzierten Reninanstieg zukommt, wie u. a. auf Grund der von Zehner, Klaus u. Mitarb. [8] erhobenen Befunde diskutiert wurde. Es ist durchaus möglich, daß erhöhte intrazelluläre Konzentrationen von zyklischem AMP das entscheidende Bindeglied bei der durch adrenerge Stimulation hervorgerufenen vermehrten Reninbildung und- freisetzung darstellt.

Literatur

1. Limbourg, P., Just, H., Lang, K. F., Fiegel, P.: Verh. dtsch. Ges. inn. Med. 80, 279 (1974). — 2. Sapira, D. J., Klaniecki, Th., Rizk, M.: Clin. Chem. 17, 486 (1971). — 3. Haber, E., Koerner, T., Page, L. B., Kliman, B., Purnode, A.: J. clin. Endocr. 29, 1349 (1969). — 4. Melani, F., Ditschuneit, H., Bartelt, K. M., Friedrich, H., Pfeiffer, E. F.: Klin. Wschr. 43, 1000 (1965). — 5. Symchowicz, S., Winston, L., Black, J.: J. pharm. Sci. 56, 912 (1967). — 6. Raptis, S., Rothenbuchner, G., Schröder, K. E., Ditschuneit, H. H., Pfeiffer, E. F.: Wien. Z. inn. Med. 51, 557 (1970). — 7. Senft, G.: Ann. N. Y. Acad. Sci. 150, 242 (1968). — 8. Zehner, J., Klaus, D., Klumpp, F., Lemke, R., Schneider, J., Kappert, A.: Verh. dtsch. Ges. inn. Med. 80, 266 (1974).

BREITHARDT, G., SEIPEL, L., BOTH, A., LOOGEN, F. (1. Med. Klinik B d. Univ. Düsseldorf): **Der Einfluß von Atropin, Propafenon und Disopyramid auf die „sinuatriale Leitungszeit" beim Menschen**

Eine direkte Ableitung von Potentialen des Sinusknotens ist bisher beim Menschen noch nicht möglich. Die „sinu-atriale (SA) Leitungszeit" läßt sich jedoch indirekt mit Hilfe der Einzelstimulationstechnik erfassen [1 bis 4]. Der Einfluß von Pharmaka auf die derart bestimmte „SA-Leitungszeit" ist weitgehend unbekannt [3 bis 5]. Wir prüften daher die Wirkung von Atropin und die der neuen Antiarrhythmika Propafenon und Disopyramid auf die „SA-Leitungszeit".

Methodik

Die Berechnung der „SA-Leitungszeit" beruht auf folgendem Prinzip: Gibt man in einen spontanen Grundrhythmus einen vorzeitigen Einzelimpuls auf den Vorhof, so depolarisiert dieser Impuls bei ausreichender Vorzeitigkeit (A_1A_2) den Sinusknoten. Die nach Ablauf der Sinusknotenzykluslänge entstehende Erregung wird dann wieder antegrad über die sinuatriale Grenzregion zum Vorhof geleitet. Die postextrasystolische Pause (A_2A_3) setzt sich aus der retrograden atrio-sinuidalen Leitungszeit, der spontanen Zykluslänge des Sinusknotens und der antegraden sinu-atrialen Leitungszeit zusammen. Unter der Voraussetzung einer weitgehend konstanten Zykluslänge des Sinusknotens, auch nach vorzeitiger Depolarisation, läßt sich die gesamte (retrograde und antegrade) ,,SA-Leitungszeit" aus der Differenz von postextrasystolischer Pause und spontaner Periodendauer des vorangehenden Zyklus berechnen. Die *einfache* ,,SA-Leitungszeit" stellt die Hälfte dieses Wertes dar.

Die relative Vorzeitigkeit der stimulierten Vorhofaktion (A_1A_2/A_1A_1) kann auf der Abszisse und die relative Länge der postextrasystolischen Pause (A_2A_3/A_1A_1) auf der Ordinate eines Koordinatensystems eingetragen werden. Abb. 1 zeigt ein Beispiel. Bei zunehmender Verkürzung des Kopplungsintervalls (A_1A_2) kommt es zunächst zu einer linearen Verlängerung der postextrasystolischen Pausen (A_2A_3), die kompensatorisch sind ($2 A_1A_1 = A_1A_2 + A_2A_3$). Der Sinusknoten wird in seiner Tätigkeit nicht beeinflußt. Bei weiterer Verkürzung des Kopplungsintervalls bleiben die postextrasystolischen Pausen konstant, so daß sich ein Plateau bildet. Die Länge der postextrasystolischen Pause wird durch die bereits genannten Faktoren bestimmt, da der Sinusknoten durch den retrograd geleiteten Impuls depolarisiert wird. Für die Berechnung der ,,SA-Leitungszeit" werden die Werte im letzten Drittel der Plateauphase (in Nähe des Abknickpunktes) nach folgender Formel benutzt: $\overline{SA} = (\overline{A_2A_3} - \overline{A_1A_1}) \cdot 0{,}5$ ms.

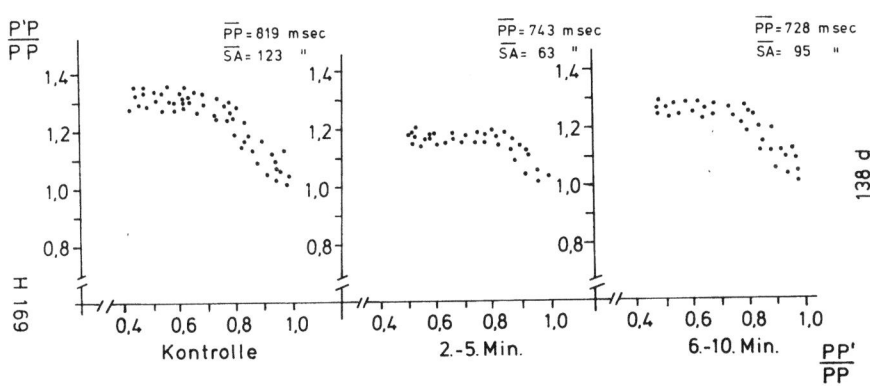

Abb. 1. Verhalten der postextrasystolischen Pausen nach vorzeitiger atrialer Einzelstimulation. Auf der Abszisse ist die relative Vorzeitigkeit der stimulierten Vorhofaktion ($\overline{PP'}/\overline{PP}$ oder A_1A_2/A_1A_1) und auf der Ordinate die relative Länge der postextrasystolischen Pausen ($P'P/\overline{PP}$ oder A_2A_3/A_1A_1) aufgetragen. Jeder Punkt bedeutet eine Einzelmessung beim gleichen Patienten. Die ,,SA-Leitungszeit" vor und nach Gabe von Atropin wurde während des letzten Drittels der Plateauphase berechnet. ($\overline{PP}$ = spontane Periodendauer, $\overline{SA}$ = berechnete mittlere ,,sinu-atriale Leitungszeit")

Die Untersuchungen wurden bei 29 Pat. im Rahmen einer diagnostischen His-Bündel-Elektrographie durchgeführt. Die Patienten erhielten nach einer Kontrollstimulation, wobei die Diastole in Abständen von 10 bis 20 ms mit Einzelimpulsen überstrichen wurde, Atropin und die neuen Antiarrhythmika Propafenon (Fa. Helopharm, Berlin) und Disopyramid (Fa. Hoechst, Werk Albert, Wiesbaden) intravenös innerhalb von 3 bis 5 min. Anschließend wurde die Stimulation bis zu zweimal wiederholt.

Ergebnisse

Elf der Patienten erhielten 1,0 mg Atropin i. v. Bei 5 Patienten lag ein Sinusknotensyndrom vor, während die anderen Patienten keinen Hinweis für eine Störung der Sinusknotenfunktion boten. In Abb. 1 sind links die Werte der Kontrollstimulation und in der Mitte und rechts die Werte nach Gabe von Atropin in dem bereits beschriebenen Koordinatensystem eingetragen. Vor Atropin errechnete sich eine ,,SA-Leitungszeit" von 123 ms, die unter Atropin auf 63 ms (2. bis 5. min) und 95 ms (6. bis 10. min) absank. Gleichzeitig verkürzte sich die mittlere Periodendauer von 819 ms auf minimal 728 ms. Bei einem Patienten mit einem Sinusknotensyndrom fand sich bei der Kontrollstimulation ein unregelmäßiges Verhalten der postextrasystolischen Pausen, das wir deskriptiv als SA-Block Typ III beschrieben haben [2, 3]. Nach Gabe von Atropin verhielten sich die postextrasystolischen Pausen regelrecht, d. h. es fand sich eine Plateauphase. Wegen des inkonstanten Verhaltens der postextrasystolischen Pausen während der Kontrollstimulation fehlten die Voraussetzungen zur Berechnung der „SA-Leitungszeit". Nach Atropin betrug sie 147 ms (normal bis maximal 120 ms). Ein ähnliches Verhalten boten zwei weitere Patienten mit Sinusknotensyndrom. Bei den restlichen 8 Patienten nahm die „SA-Leitungszeit" von 137 ± 48 ms ($\bar{x} \pm s_x$) auf 82 ± 23 ms während der 2. bis 5. min und 94 ± 31 ms während der 6. bis 10. min ab. Der Unterschied war mit $P < 0{,}01$ signifikant. Gleichzeitig nahm die Herzfrequenz um durchschnittlich 32% zu ($P < 0{,}01$).

Zehn Patienten erhielten das neue Antiarrhythmikum Propafenon [6, 7] in einer Dosierung von 2,0 mg/kg i. v. Im nächsten Beispiel nahm die „SA-Leitungszeit" von 157 ms vor Gabe von Propafenon auf 198 ms zu. Während der folgenden Stimulationsperiode (15. bis 20. min) fällt eine starke Streuung der postextrasystolischen Pausen auf, so daß eine Ähnlichkeit zum SA-Block Typ III [2, 3]

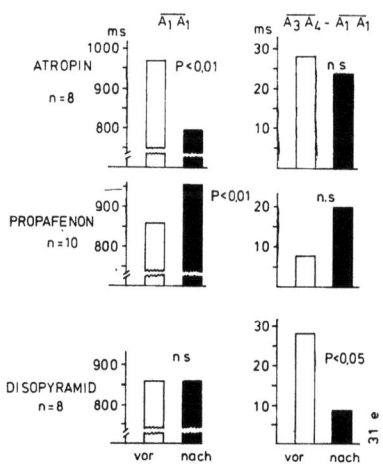

Abb. 2. Vergleich der spontanen Periodendauer ($\overline{A_1A_1}$) und der Differenz von *post*-postextrasystolischer Pause ($\overline{A_3A_4}$) und spontaner Periodendauer vor und nach Gabe von Atropin, Propafenon oder Disopyramid

besteht. Dieses Verhalten könnte Ausdruck einer durch Propafenon hervorgerufenen ausgeprägten Störung der sinu-atrialen Leitung sein, wie es auch bei Patienten mit Sinusknotensyndrom gefunden wurde [2, 3]. Die Herzfrequenz der 10 Patienten nahm durchschnittlich von 69 $\min^{-1}$ auf 61 $\min^{-1}$ ab ($P < 0{,}01$). Die „SA-Leitungszeit" wurde durch Propafenon von 105 ± 27 ms ($\bar{x} \pm s_x$) auf 126 ± 36 ms während der 5. bis 10. min und auf 122 ± 27 ms während der 15. bis 20. min verlängert ($P < 0{,}01$). Die maximale prozentuale Zunahme bei Berücksichtigung des jeweils längsten Wertes während einer der beiden Stimulationsperioden nach Gabe von Propafenon betrug $+ 27\%$ ($P < 0{,}0025$).

Weitere 8 Patienten erhielten Disopyramid in einer Dosierung zwischen 1,5 bis 2,0 mg/kg i. v. Es fand sich keine signifikante Änderung der „SA-Leitungszeit" oder der Herzfrequenz im Vergleich zur Kontrollstimulation. Trotz fehlender Beeinflussung dieser beiden Parameter kam es jedoch in drei Fällen mit einem Sinusknotensyndrom zu einer erheblichen Verlängerung der Sinusknotenerholungszeit bis maximal 4500 ms.

Die Berechnung der „SA-Leitungszeit" geht davon aus, daß die Sinusknotentätigkeit durch die vorzeitige Stimulation nicht beeinflußt wird. Da die Sinusknotenaktivität während der postextrasystolischen Pause nicht direkt erfaßt werden kann, verglichen wir die Länge des folgenden Intervalls (A_3A_4) mit der spontanen Periodendauer. In Übereinstimmung mit Befunden bei 64 Patienten [8] fand sich eine geringe Verlängerung dieses Intervalls im Vergleich zur spontanen Periodendauer vor Gabe des Einzelstimulus. In keiner der hier untersuchten drei Patientengruppen fand sich eine signifikante Änderung nach Gabe der Pharmaka (Abb. 2), so daß in die Berechnung der „SA-Leitungszeit" hierdurch hervorgerufene Fehler in gleichem Maße vor und nach Gabe der Pharmaka eingehen.

Abschließend läßt sich zusammenfassen, daß die Substanzen nicht nur die AV-Überleitung, sondern auch die sinu-atriale Überleitung beeinflussen. Dies kann im Falle von Propafenon zu höhergradigen SA-Blockierungen führen. Atropin dürfte geeignet sein, eine durch Antiarrhythmika erzeugte Störung der sinuatrialen Leitung zu antagonisieren.

Literatur

1. Strauss, H. C., Saroff, A. L., Bigger, J. T., Giardina, E. V.: Circulation **47**, 86 (1973). — 2. Seipel, L., Breithardt, G., Both, A., Loogen, F.: Dtsch. med. Wschr. **99**, 1895 (1974). — 3. Breithardt, G., Seipel, L., Both, A.: Die Messung der sinu-atrialen Leitungszeit beim Menschen. In: Symposium His-Bündel-Elektrographie, Düsseldorf 1974. Stuttgart: Schattauer (im Druck). — 4. Steinbeck, G., Körber, H.-J., Lüderitz, B.: Klin. Wschr. **52**, 1151 (1974). — 5. Bond, R. C., Engel, T. R., Schaal, S. E.: Circulation suppl. IV, 147 (1973). — 6. Seipel, L., Both, A., Breithardt, G., Loogen, F.: Die Wirkung neuer Antiarrhythmika (Aprindin, Propafenon, CI 661) auf die intrakardiale Erregungsleitung und die Sinusknotenautomatie beim Menschen. In: Symposium His-Bündel-Elektrographie, Düsseldorf 1974. Stuttgart: Schattauer (im Druck). — 7. Beck, O. A., Krämer, K.-D., Wolf, R., Müller, A., Hochrein, H.: Med. Klin. **70**, 95 (1975). — 8. Seipel, L., Breithardt, G., Both, A.: Verhandl. dtsch. Ges. Kreisl.-Forsch. 1975 (im Druck).

STEPHAN, K., BISCHOFF, K. O., GEIGENMÜLLER, L., DIESCH, J., MEESMANN, W. (Inst. f. Patholog. Physiologie am Klinikum d. Univ. Essen [GHS]): **Einfluß des neuen β-Sympathikolytikums ICI 66 082 auf Hämodynamik und Kontraktilität des Herzens ohne und mit experimentellem Koronarverschluß**

Alle bisher bekannten β-Sympathikolytika haben außer ihren spezifischen, den β-sympathikolytischen Wirkungen, unspezifischen Nebenwirkungen, die die therapeutische Anwendung des jeweiligen Präparates limitieren oder begünstigen können. So ist auch die spezifisch antiadrenerge negativ chronotrope und negativ inotrope Wirkung von ebensolchen unspezifischen Wirkungen abzutrennen, von denen vor allem die positive intrinsic activity und die kardiodepressive Eigenwirkung klinisch bedeutsam sind [1 bis 3].

Unsere Untersuchungen sollten klären,

1. ob und welche dieser genannten Nebenwirkungen neben der β-sympathikolytischen Wirkung bei ICI 66082 vorhanden sind und
2. wie ICI 66082 im Verhältnis zum Propranolol und Practolol einzuordnen ist.

Die Versuche wurden an insgesamt 21 gesunden mischrassigen Hunden mit einem Körpergewicht von 18 bis 25 kg in kombinierter Piritramide-Urethan-Chloralose-Narkose und künstlicher Beatmung durchgeführt. Das β-Sympathikolytikum ICI 66 082 applizierten wir in annähernd geometrisch steigenden Dosen (0,01 bis 5,0 mg/kg KG) über 1 min. 10 min nach Applikation jeder Dosis wurden das Herzzeitvolumen bestimmt sowie die Parameter der Hämodynamik und Kontraktilität registriert. Nach weiteren 5 min gaben wir dann die nächsthöhere Dosis. Bei 15 der 21 Tiere wurden mehrere proximale Äste des R. desc. und des R. circumfl. der A. cor. sin. 3 Std vor Beginn der Sympathikolyse unterbunden. Es entstanden kompakte, vergleichbar große Infarkte von etwa 5-Mark-Stückgröße.

Die statistische Auswertung erfolgte mit dem gepaarten t-Test. Angegeben sind immer die Mittelwerte ± deren Standardabweichung. Die Wirkung von ICI 66082 auf die Hämodynamik und Kontraktilität des Ganztieres ohne Infarkt zeigt die Tabelle.

Tabelle. Hämodynamik und Kontraktilität unter ICI 66 082 beim Ganztier ohne Infarkt (n = 6)

Dosis mg/kg		C	0,01	0,02	0,05	0,1	0,25	0,5	1,0	2,0
HR 1/min	$\bar{x}$	105	101	98	97	98	98	93	94	90
	sx̄	8	8	8	8	9	9	9	8	7
	p		n.s.	n.s.	n.s.	n.s.	n.s.	n.s.	n.s.	< 0,02
SAP mm Hg		118	115	113	111	111	110	107	106	103
		4	6	5	5	6	4	4	6	5
			n.s.	n.s.	n.s.	n.s.	n.s.	< 0,05	< 0,05	< 0,01
DAP mm Hg		80	77	77	78	78	78	77	74	74
		5	7	6	7	7	6	6	6	6
			n.s.	n.s.	n.s.	n.s.	n.s.	n.s.	n.s.	n.s.
MAP mm Hg		96	95	92	90	91	91	90	88	87
		5	6	6	6	6	5	4	6	5
			n.s.	n.s.	n.s.	n.s.	n.s.	n.s.	n.s.	n.s.
LVEDP mm Hg		3,5	3,7	4,0	3,9	3,5	4,1	4,2	3,7	3,6
		0,05	0,4	0,5	0,6	0,6	0,5	0,6	0,8	0,8
			n.s.	n.s.	n.s.	n.s.	n.s.	n.s.	n.s.	n.s.
(dp/dt)max mm Hg/sec		2972	2455	2098	1855	1658	1520	1545	1433	1325
		281	188	181	79	55	77	83	84	96
			< 0,01	< 0,005	< 0,01	< 0,01	< 0,005	< 0,005	< 0,005	< 0,005
Vpm circ/sec		78	72	69	68	65	61	61	61	59
		5	5	4	4	3	3	3	3	4
			< 0,05	< 0,001	< 0,001	< 0,001	< 0,001	< 0,001	< 0,001	< 0,001
t-(dp/dt)max msec		47	50	52	54	55	57	58	61	62
		1,4	2	2	2	2	2	3	3	4
			n.s.	< 0,05	< 0,02	< 0,02	< 0,02	< 0,02	< 0,02	< 0,02

PEP msec	55 3 n.s.	58 4 n.s.	58 4 n.s.	64 3 <0,01	71 5 <0,01	79 7 <0,01	79 7 <0,01	86 7 <0,01	89 10 <0,01
EP msec	175 15 n.s.	172 12 n.s.	175 11 n.s.	176 12 n.s.	176 10 n.s.	174 10 n.s.	179 10 n.s.	180 11 n.s.	177 10 n.s.
CF ml/min	46 15 n.s.	41 12 n.s.	36 12 n.s.	40 12 n.s.	38 13 n.s.	39 11 n.s.	38 12 n.s.	37 11 n.s.	34 8 n.s.
Rcor · 10⁵ $\frac{dyn\ sec}{cm^5}$	1,5 0,5 n.s.	1,6 0,4 n.s.	1,8 0,4 n.s.	2,1 0,5 n.s.	1,9 0,5 n.s.	2,0 0,5 n.s.	1,9 0,5 n.s.	1,9 0,5 n.s.	1,9 0,5 n.s.
SV/10 kg ml/10 kg	15 2 n.s.	15 2 n.s.	16 2 n.s.	15 2 n.s.	15 2 n.s.	14 2 n.s.	15 2 n.s.	14 1 n.s.	14 1 n.s.
CO/10 kg l/min/10 kg	1,5 0,1 n.s.	1,5 0,1 n.s.	1,5 0,1 n.s.	1,4 0,1 n.s.	1,4 0,1 <0,05	1,3 0,1 <0,05	1,3 0,1 <0,02	1,2 0,1 <0,02	1,2 0,1 <0,02
TPR/10 kg $\frac{dyn\ sec}{cm^5\ 10\ kg}$	5381 701 n.s.	5378 830 n.s.	5283 820 n.s.	5327 656 n.s.	5574 645 n.s.	5853 607 n.s.	5682 600 n.s.	5805 506 n.s.	5923 527 n.s.

Abkürzungen: HR = Herzfrequenz, SAP = systolischer Aortendruck, DAP = diastolischer Aortendruck, MAP = mittlerer Aortendruck, LVEDP = linksventrikulärer enddiastolischer Druck, Vpm = maximale Verkürzungsgeschwindigkeit der kontraktilen Elemente, (dp/dt)max = maximale Druckanstiegsgeschwindigkeit des linken Ventrikels, PEP = Anspannungszeit, EP = Auswurfzeit, CF = mittlerer Koronarfluß, Rcor = mittlerer Koronarwiderstand, SV = Schlagvolumen, CO = Herzminutenvolumen, TPR = totaler peripherer Widerstand, n.s. = nicht signifikant.

Bei allen Versuchstieren fällt die Herzfrequenz dosisabhängig von 105 ± 8 Schl./min auf 90 ± 7 Schl./min signifikant (p < 0,02) ab. Gleichzeitig vermindern sich kontinuierlich der systolische Aortendruck signifikant (p < 0,01) von 118 auf 103 mmHg, der diastolische Aortendruck nur geringfügig und nicht signifikant von 80 ± 5 auf 74 ± 6,5 mmHg, während sich der enddiastolische Ventrikeldruck nicht ändert.

Die als Kontraktilitätsparameter verwandten Meßgrößen (dp/dt)max wie auch Vpm werden dosisabhängig hochsignifikant reduziert. So sinkt (dp/dt)max nach 2 mg/kg KG ICI 66082 von einem Ausgangswert von 2927 ± 281 mmHg/sec auf 1325 ± 96 mmHg/sec und Vpm von 77,7 ± 4,7 auf 59,3 ± 3,8 Circ./sec ab. Entsprechend nimmt die Zeit t-(dp/dt)max dabei von 47 ± 1,4 msec auf 62 ± 3,7 msec zu. Gleichsinnig verhält sich die Anspannungszeit: Sie verlängert sich durch die Gabe von ICI 66082 von 55 ± 3,2 auf 89 ± 9,7 msec.

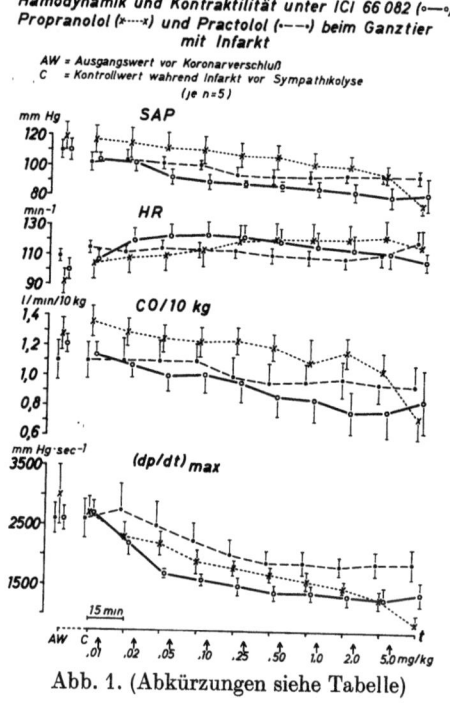

Abb. 1. (Abkürzungen siehe Tabelle)

Der absolute koronare Einstrom in den Ramus circumflexus der linken Herzkranzarterie verringert sich mit steigenden Dosen von 46 ± 15 auf 34 ± 8 ml/min. Der Koronarwiderstand erhöht sich. Absolut gesehen sind diese Änderungen geringfügig und statistisch nicht signifikant. Während das Schlagvolumen nur minimal abnimmt (im Mittel 1,3 ml/10 kg KG), sinkt das Herzzeitvolumen signifikant von 1,5 auf 1,2 l/min 10 kg ab. Der periphere Gesamtwiderstand dagegen steigt nur geringfügig an.

Für die klinische Anwendung bedeutungsvoller als die Prüfung der Wirkung dieser β-Sympathikolytika auf das nichtvorgeschädigte Herz ist der Einfluß dieser Substanzen auf das infarktgeschädigte, in seiner Leistungsbreite eingeschränkte Herz [3].

Die wesentlichen Effekte steigender Dosen von ICI 66082 3 Std nach Koronarligatur sind auf Abb. 1 dargestellt. Neben diesen Meßdaten nach ICI 66082 sind auf dieser Abbildung auch die entsprechenden Werte nach Propranolol und Practolol aufgezeichnet. Diese wurden in weiteren Versuchen an je 5 Tieren am gleichen Modell ermittelt. Diese Gegenüberstellung ermöglicht am besten einen Vergleich dieser Substanzen.

Schon nach der kleinsten Dosis von 0,01 mg/kg ICI 66082 sinkt der systolische Aortendruck von 104 ± 4 auf 97 ± 6 mmHg ($p < 0,01$) ab. Die weiteren Dosen führen zu einem stetig weiteren Abfall des systolischen Aortendruckes bis zu 83 ± 11 mmHg nach 5 mg/kg KG. In dem außerordentlich niedrigen Dosisbereich von 0,01 bis 0,05 mg/kg KG ICI 66082 steigt die Herzfrequenz von 106 ± 7 auf 124 ± 8 Schl./min an und kehrt dann nach weiteren Dosen wieder bis annähernd auf den Ausgangswert nach der Höchstdosis zurück. Trotz initial ansteigender Herzfrequenz wird das Herzzeitvolumen mit steigenden Dosen signifikant reduziert. Wie bei den Tieren ohne Infarkt nehmen die Kontraktilitätsparameter — hier (dp/dt)max — hochsignifikant ab. Vor Beginn der Sympathikolyse (C) 3 Std nach Koronarverschluß beträgt (dp/dt)max 2730 ± 193 mmHg/sec und sinkt dann auf 1390 ± 216 mmHg/sec nach 5 mg/kg KG ICI 66082 ab. Der erreichte Endwert entspricht dem, der bei den nichtinfarktgeschädigten Tieren ebenfalls gemessen wird. Bei der Bewertung dieses Kontraktilitätsparameters ist noch zu erwähnen, daß sich Pre- und Afterload des Herzens in diesem Dosisbereich bei ICI 66082 nicht signifikant ändern.

Die Eigenschaften von ICI 66082 im Vergleich zu Practolol und Propranolol seien an der unterschiedlichen Wirkung auf (dp/dt)max dargestellt. Den geringsten negativ inotropen Effekt hat das Practolol. Es senkt (dp/dt)max auf 1892 mmHg/sec = 72% des Kontrollwertes. Dieser Wert ist schon nach einer Dosis vom 0,25 mg/kg KG erreicht und ändert sich dann auch durch weitere höhere Dosen nicht mehr. Einen ähnlichen Verlauf hat die Dosiswirkungskurve von ICI 66082. Die ersten 3 Dosen (0,01 bis 0,05) bewirken einen außerordentlich starken Abfall von (dp/dt)max auf 1580 mmHg/sec = 58% des Kontrollwertes, die weiteren führen nur noch zu einer unwesentlich weiteren Senkung auf 1390 mmHg/sec = 51% des Kontrollwertes. Trotz der deutlich differenten Endwerte nach der Dosis von 5 mg/kg zwischen Practolol und ICI 66082 beweist der asymptotische Verlauf der Dosiswirkungskurven, daß beide Präparate keine kardiodepressive Eigenwirkung haben. Die Differenz der Endwerte bei den beiden Präparaten wird mit der leichten positiven intrinsic activity [4] des Practolols erklärt, eine Substanzeigenwirkung, die das ICI 66082 nicht besitzt. Grundsätzlich anders ist der Verlauf der Dosiswirkungskurve nach Propranololgaben. Obwohl der bei 2 mg/kg KG erreichte Wert von 1336 mmHg/sec = 50% des Kontrollwertes absolut noch dem nach ICI 66082 entspricht, beweist schon die nächsthöhere Dosis von 5 mg/kg KG die kardiodepressive Eigenwirkung von Propranolol, indem (dp/dt)max auf 924 ± 136 mmHg/sec = 34% des Kontrollwertes absinkt und das Herz insuffizient wird.

Zusammenfassend ergeben die Versuche über das neue β-Sympathikolytikum:

1. Am intakten, narkotisierten Tier hat es eine ausgeprägt negativ chronotrope und negativ inotrope Wirkung bei nur ungedeutendem Einfluß auf den peripheren Gesamtwiderstand.

2. Bei intakten Tieren und solchen mit Myokardinfarkt ist auch bei hohen Dosen keine kardiodepressive Eigenwirkung erkennbar. Die negativ inotrope Gesamtwirkung ist jedoch stärker als bei Practolol, was auf dessen schwache intrinsic activity zurückgeführt wird. Daher bestehen hinsichtlich der Anwendung des ICI 66082 beim leistungsgeminderten Herzen Bedenken.

Literatur

1. Goldstein, R. E.: Circulation **47**, 443 (1973). — 2. Lydtin, H.: Ergebn. inn. Med. Kinderheilk. **30**, 97 (1970). — 3. Meesmann, W.: Verhandl. dtsch. Ges. Kreisl.-Forsch. **34**, 110 (1968). — 4. Dunlop, D., Shanks, R. G.: Brit. J. Pharmacol. **32**, 201 (1968).

SCHULTZE, G., DISSMANN, TH., OELKERS, W. (Med. Klinik u. Poliklinik d. FU Berlin, Klinikum Steglitz): **Antihypertensive Wirkung eines langwirkenden Betablockers**

Einleitung

LL 21-945 (Sandoz, Basel), ein Fluorenon-Derivat mit in der Seitenkette substituierter Pivaloyl-Gruppe, zeichnet sich durch eine langanhaltende beta-adrenergisch blockierende Wirkung bei hoher relativer Wirksamkeit aus. 24 Std nach Applikation fanden sich, gemessen an der Reduktion der belastungsbedingten Tachycardie, noch 50% des maximalen Effektes (vgl. Propranolol 16%) ohne Hinweis auf Kumulation. Im Wirkungsvergleich entsprechen 3 mg etwa 100 mg Propranolol [1a, 1b, 2]. Ziel der Untersuchung war die Wirkung auf Blutdruckhöhe und Plasma-Renin-Aktivität (PRA) bei Patienten mit essentieller Hypertonie bei Gabe einer täglichen Einzeldosis an Hand einer Einfach-Blind-Studie.

Patienten und Methodik

Die Substanz wurde als Monotherapie bei 20 Pat. zwischen 24 und 65 Jahren (8 Männer, 12 Frauen) mit stabiler essentieller Hypertonie mittlerer Schweregrade eingesetzt. Die Einteilung in Schweregrade erfolgte nach [3]. Die Patienten waren in ambulanter Behandlung und stellten sich in der Regel im Abstand von 1 bis 2 Wochen vormittags in der Sprechstunde vor. Arterieller Blutdruck (Riva-Rocci) und Herzfrequenz wurden nach 5 min Liegen und 1 min Stehen registriert. Die Patienten führten selbständig tägliche Messungen des Blutdrucks und der Herzfrequenz vormittags und abends durch.

Nach einer Placebo-Periode von 1 bis 2 Wochen folgte die Periode der Dosisanpassung (1 bis 2 Wochen pro Dosis), darauf die Behandlungsperiode mit der optimalen Dosis (3 bis 23 Wochen) und eine zweite Placebo-Periode (1 bis 2 Wochen). Die Substanz wurde oral als tägliche Einzeldosis morgens gegeben. Am Ende der Placebo-Periode und der Behandlungsperiode wurde die PRA unter Orthostasebedingungen radioimmunologisch nach [4] bestimmt. Zu verschiedenen Zeitpunkten wurden klinische, elektrokardiographische, radiologische und klinisch-chemische Untersuchungen durchgeführt.

Ergebnisse

Die antihypertensive Wirkung von LL 21-945 war „gut" (systolische und diastolische Normotonie nach [5]) bei allen (4 aus 4) Patienten des SG I bei einer mittleren Tagesdosis von 7,5 mg, bei 86% (12 aus 14) des SG II, mittlere Dosis 8,3 mg, und bei 1 von 2 Patienten des SG III bei einer Dosis von 10 mg. Die Herzfrequenz nahm in allen Fällen signifikant ab. Am Ende der Placebo-Periode lagen Blutdruck und Herzfrequenz in der Regel etwas unterhalb der Ausgangswerte. In 16 von 18 Fällen bewirkte die Substanz eine Verminderung der PRA (siehe Tabelle). Vergleiche der Messungen in der Sprechstunde mit den Mittelwerten der häuslichen Selbstmessungen der jeweiligen Behandlungsperioden zeigen für Blutdruck und Herzfrequenz jeweils hochsignifikante ($p < 0,001$) lineare Korrelationen mit dem Trend, daß beide Parameter bei Selbstmessung im höheren Bereich bis zu 10% niedriger liegen (Abb. 1, links).

Ein Vergleich der morgens und abends gemessenen häuslichen Werte zeigt während der Placebo-Periode für systolischen und diastolischen Blutdruck und für die Herzfrequenz hochsignifikante lineare Korrelationen mit dem Trend, daß systolischer und diastolischer Druck abends bis zu 8% höher liegen. Unter Therapie mit LL 21-945 weicht die Korrelation zwischen der morgendlichen und abendlichen Herzfrequenz kaum von der Identitätslinie ab. Das gleiche gilt für den diastolischen Blutdruck, während der systolische Blutdruck abends (12 Std nach Einnahme von LL 21-945) bis zu 10% niedriger ist als morgens (24 Std nach LL 21-945) (Abb. 1, rechts).

Nebenwirkungen

Zwei Patienten klagten über stärkere Müdigkeit, zwei über Schwindelgefühl, einer über kalte Hände. Orthostatische Hypotonie trat nicht auf. Radiologisch nachweisbare Vergrößerungen der Herzfigur, Blockierung der Erregungsausbreitung oder Veränderungen des Blutbildes, der Leber- oder Nierenfunktion wurden nicht beobachtet.

Tabelle. Einfluß der beta-adrenergisch blockierenden Substanz LL 21-945 auf Blutdruck und Herzfrequenz (im Liegen) und Plasma-Reninaktivität bei 20 Pat. mit essentieller Hypertonie unterschiedlicher Schweregrade (SG I—III)

	Name	Geschlecht	Alter	max. Dosis (mg)	Dauer der Behandlung (Wochen)	Blutdruck u. Herzfrequenz (mmHg) u. (a/Min)				Plasma-Renin (ng/ml · h)	
						Placebo		LL 21-945 (max. Dosis)		Placebo	LL 21-945
SG I	J.B.	m	24	5	24	160/110	85	115/90	68	175/100 70	2.22	1.53
n=4	H.N.	m	34	5	17	165/110	64	110/70	48	160/105 68	1.20	<0.50
	K.E.	m	37	10	6	160/115	70	115/75	56	150/110 68	2.55	1.21
	St. Ch.	w	36	10	3	180/100	88	140/80	62	175/105 72	1.80	0.52
x̄			32.8	7 5		166.3/106.3	76.8	120.0/78.8	58.5	165.0/105.0 69.5	1.94	0 84
s ±						8.2 6.5	10.0	11.7 7.4	10.6	10.6 3.5 1 7	0.50	0 56
SG II	G.B.	w	40	2.5	3	160/120	84	85/60	56	180/130 88	4.96	2.79
n = 14	F.K.	m	37	2.5	7	170/120	84	130/90	54	150/110 76	1.06	4.76
	H.E.	w	40	5	6	170/120	84	130/90	56	165/120 80	3.02	5.44
	Sch.O.	m	47	5	3	170/120	84	125/80	60	165/120 72	5.11	<0.50
	K.Ch.	w	32	5	12	170/105	90	125/95	56	185/115 84	11.23	3.18
	H.D.	w	30	5	9	195/135	76	105/70	50	160/110 84	1.62	0.80
	W.I.	w	40	5	12	180/125	98	120/80	80	170/100 116	2.	–
	Sch.I.	w	38	5	12	170/110	92	130/90	56	180/110 64	2.63	0.96
	G.O.	m	42	10	11	185/130	80	140/90	56	180/120 84	–	–
	S.H.	m	31	15	23	180/110	96	130/90	48	180/120 88	4.64	1.98
	H.G.	w	42	20	7	190/130	64	135/90	42	180/110 50	2.49	0.92
	Sch.K.	m	43	20	8	170/125	64	130/90	48	160/110 72	3.52	3.17
	E.M.	w	51	15	5	200/120	88	190/110	56	200/120 82	1.78	<0.50
	M.H.	w	59	20	4	225/105	104	200/100	64	215/105 88	1.04	<0.50
x̄			40.9	8.3		181.8/119.6	84.9	133.9/87.5	55.9	176.4/113.2 80.6	3.59	2.03
s ±						16.1/9.0	11.1	28.3 11.8	8.5	16.3 7.7 14.2	2.68	1.76
SG III	M.A.	w	65	10	3	240/120	76	175/85	48	205/105 64	1.41	<0.50
n=2	W.H.	w	40	15	4	260/140	96	215/115	80	∅/∅ ∅	1.97	<0.50

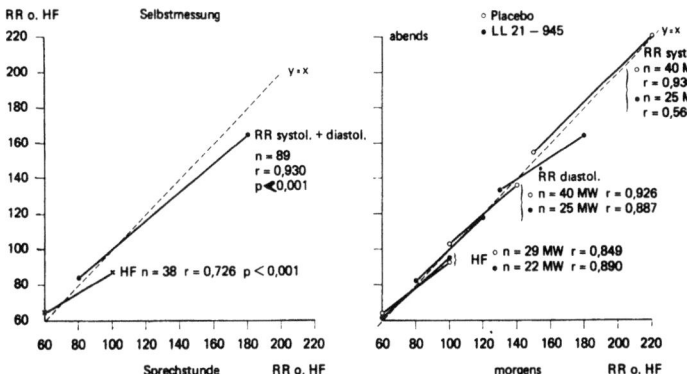

Abb. 1. Links: Korrelation von Sprechstundenwerten und Mittelwerten der verschiedenen Behandlungsperioden bei Selbstmessung von Blutdruck und Herzfrequenz. Rechts: Korrelation von morgendlichen und abendlichen Selbstmeßwerten für Blutdruck und Herzfrequenz, getrennt für Placebo-Phase und unter Behandlung mit LL 21-945

Diskussion

Nach den ersten Berichten über die antihypertensive Wirkung beta-adrenergisch blockierender Substanzen [6] wurden gute Therapieerfolge nicht nur bei jugendlicher „borderline hypertension" [7, 8], sondern auch bei mittelschwerer bis schwerer Hypertonie [9 bis 11] mitgeteilt, wobei allerdings die Wirksamkeit mit zunehmendem Alter und Schweregrad abnimmt [12, 13]. Es wurde gezeigt, daß der antihypertensive Effekt nicht auf Fälle mit sog. hyperdynamen Kreislaufzuständen beschränkt ist, sondern unabhängig ist von dem initialen Herzzeitvolumen [14]. Die Vorstellung, daß die initiale Höhe der Renin-Aktivität eine Voraussage auf die Ansprechbarkeit auf Betablocker erlaubt [15]. wurde von anderen Autoren nicht bestätigt [16]. Auch scheint der hemmende Effekt von Betablockern auf die Renin-Sekretion nicht den antihypertensiven Effekt auszumachen, da dieser sofort nach Applikation nachweisbar ist, die Blutsenkung jedoch erst im Laufe von Tagen und Wochen auftritt [17]. In der vorliegenden Studie liegt der Ausgangswert der PRA unter Orthostasebedingungen (3,01 ± 2,35 ng/ml · Std) unter dem eines jüngeren normotonen Kontrollkollektivs (3,82 ± 2,41, N = 50). Aus der Höhe der Ausgangswerte läßt sich keine Voraussage über den antihypertensiven Effekt machen. Zwar liegen die 3 „non-responder" in der Hälfte mit den niedrigeren Werten, sie sind jedoch älter, und mit steigendem Alter ist die PRA niedriger [18]. Die optimale Dosis ist in beiden Gruppen gleich. Es läßt sich auch keine signifikante Korrelation zwischen PRA und Ausgangsdruck oder Druckdifferenz unter Therapie aufstellen. Allerdings besteht eine signifikante ($p < 0,05$) lineare Korrelation zwischen Dosis und Senkung der PRA.

Hämodynamische Studien zum antihypertensiven Effekt der beta-adrenergisch blockierenden Substanzen [14] zeigen eine prompte Wirkung auf Herzfrequenz und Herzzeitvolumen mit zunächst reaktivem Anstieg des peripheren Widerstandes, der bei anhaltendem cardiodepressivem Effekt jedoch im Laufe von Tagen und Wochen abnimmt und dadurch zur Blutdrucksenkung führt. Aus diesem verzögerten Effekt wird die Hypothese entwickelt, daß die Unterdrückung cardialer Stimuli durch Betablocker den möglichen Vorgang der Entstehung der essentiellen Hypertonie — nämlich Anpassung an erhöhte cardiale Aktivität — umkehrt.

Die Substanz LL 21-945 zeigt wie andere beta-adrenergisch blockierende Substanzen einen guten antihypertensiven Effekt auch bei schwereren Formen der essentiellen Hypertonie. Der Vorteil liegt in der Möglichkeit, den Effekt mit einer einmaligen Tagesdosis zu erreichen.

Literatur

1a. Aellig, W. H., Saameli, K.: Brit. med. J. **2**, 365 (1973). — 1b. Aellig, W. H.: Brit. J· Pharmacol. **47**, 621 (1973). — 2. Aellig, W. H.: Brit. J. clin. Pharmac. **1**, 350 (1974). — 3. Jahnecke, J.: Risikofaktor Hypertonie. Mannheim 1974. — 4. Oelkers, W., Schöneshöfer, M., Blümel, A.: J. clin. Endocr. **39**, 882 (1974). — 5. Bock, K. D., Heimsoth, V., Merguet, P., Schönermark, J.: Dtsch. med. Wschr. **91**, 1761 (1966). — 6. Prichard, B. N. C.: Brit. med. J. **1**, 1227 (1964). — 7. Frohlich, E. D., Tarazi, R. C., Dustan, H. P.: Arch. intern. Med. **1**, 123 (1969). — 8. Werning, C.: Med. Klin. **68**, 1559 (1973). — 9. Prichard, B. N. C., Gillam, P. M. S.: Brit. med. J. **1**, 7 (1969). — 10. Zacharias, F. J., Cowen, K. J.: Brit. med. J. **1**, 471 (1970). — 11. Hannson, L., Malcrona, R., Olander, R., Rosenhall, L., Westerlund, A., Aberg, H., Hood, B.: Klin. Wschr. **50**, 364 (1972). — 12. O'Brien: Brit. Heart J. **34**, 1042 (1972). — 13. Dück, K.-D., Knappe, J., Strube, G.: Z. ges. inn. Med. **28** (Suppl.), 248 (1973). — 14. Tarazi, R. C., Dustan, H. P.: Amer. J. Cardiol. **29**, 633 (1972). — 15. Bühler, S. R., Laragh, J. H.: Amer. J. Cardiol. **32**, 511 (1973). — 16. Hansson, L.: Acta med. scand., Suppl. **550**, 1 (1973). — 17. Michelakis, A. M., McAllister, R. G.: J. clin. Endocr. **34**, 386 (1972). — 18. Krause, D. K., Hayduk, K.: Verh. dtsch. Ges. inn. Med. **78**, 1644 (1972).

VETTER, W., ZÁRUBA, K., BECKERHOFF, R., ARMBRUSTER, H., NUSSBERGER, J., SCHMIED, U., VETTER, H., SIEGENTHALER, W. (Dept. Inn. Med. d. Univ., Kantonsspital u Hämodialyse-Station, Stadtspital Waid, Zürich, Schweiz): **Episodische Reninsekretion unter Propranolol und Pindolol bei Normalpersonen**

Bei liegenden Normalpersonen wird Renin episodisch sezerniert [4, 6]. Obwohl bekannt ist, daß Propranolol sowohl bei Normalpersonen [7] als auch bei Hypertonikern [2] zu einer Hemmung der Reninsekretion führt, ist noch nichts über den Effekt der Substanz auf die episodische Sekretion des Renins berichtet worden. Bei Hypertonikern führte Pindolol nach vorangehender Behandlung mit Propranolol zu einem Anstieg der Plasma-Renin-Aktivität [5].

Material und Methode

10 Normalpersonen wurden unter einer täglichen Natriumzufuhr von < 50 mval untersucht. 4 Personen erhielten gleichzeitig Propranolol (1,5 mg/kg Körpergewicht/Tag über 5 Tage), 3 wurden mit Pindolol behandelt (0,5 mg/kg Körpergewicht/Tag über 5 Tage) und 3 Personen dienten als Kontrollgruppe. Jeweils ein Drittel der täglichen oralen β-Blockerdosis wurde in 8stündigen Abständen verabreicht.

Die Untersuchungen erfolgten über Nacht (20 oder 21 bis 10 Uhr) bei strikter Bettruhe. Blut wurde mittels Katheter in kurzen Zeitabständen (30 bis 60 min) aus der Cubitalvene entnommen. Die Plasma-Renin-Aktivität (PRA) wurde mittels Radioimmunoassay für Angiotensin I bestimmt [3].

Eine Sekretionsepisode des Renins wurde dann angenommen, wenn über mindestens 2 aufeinanderfolgende Proben ein über die Standardabweichung hinausgehender Anstieg der PRA zu verzeichnen war.

Ergebnisse

Kontrollgruppe

Jede der untersuchten Personen zeigte über den Beobachtungszeitraum mindestens drei typische Sekretionsepisoden des Renins. Die mittlere Plasma-Renin-Aktivität lag über 10 ng/ml · 3 Std. Die genauen Werte ± S_D sind aus der Tabelle zu entnehmen. Ferner ließ sich eine charakteristische Nacht-Tag-Schwankung der Reninsekretion mit relativ niedrigen Abendwerten der PRA und im Vergleich dazu höheren PRA-Werten nach Mitternacht beobachten.

Tabelle. Mittlere Plasma-Renin-Aktivität (ng/ml · 3 h) ± S_D bei Kontrollpersonen (K) und bei mit Propranolol (P) und Pindolol (PI) behandelten Personen. Die Werte wurden zwischen 20 (21) und 10 Uhr ermittelt. Anzahl der Proben in Klammern

Anzahl Personen	K	P	PI
1	10,2 ± 4,2 (23)	5,5 ± 1,8 (26)	4,8 ± 1,4 (26)
2	10,8 ± 3,5 (24)	4,4 ± 1,1 (26)	2,4 ± 0,8 (26)
3	13,7 ± 3,1 (22)	2,6 ± 0,9 (26)	4,3 ± 0,8 (26)
4		2,7 ± 1,4 (26)	

Propranolol

Unter Propranolol war die Reninsekretion auf einem deutlich niedrigeren Niveau als bei Normalpersonen eingestellt. Die mittleren PRA-Werte (Tabelle) waren signifikant tiefer als die vergleichbaren Werte der Kontrollgruppe ($p < 0,001$). Eine Nacht-Tag-Schwankung war mit Ausnahme einer Person nicht zu beobachten. Über den untersuchten Zeitraum zeigten 2 der 4 Personen keine Sekretionsepisoden. Bei einer Person ließ sich 1 Sekretionsepisode nachweisen, eine weitere Person zeigte 2 Episoden.

Pindolol

Auch unter Pindolol waren die ermittelten PRA-Werte signifikant niedriger als die vergleichbaren Werte der Kontrollgruppe ($p < 0,001$). Die mittleren PRA-Werte gibt die Tabelle wieder. Auch bei diesen Personen (n = 3) fehlte eine Nacht-Tag-Schwankung der Reninsekretion. Eine Person zeigte keine Sekretionsepisoden, während in den beiden anderen Fällen 1 bzw. 2 Episoden zu beobachten waren.

Diskussion

Unsere Ergebnisse zeigen, daß bei liegenden Normalpersonen sowohl Propranolol als auch Pindolol zu einer Hemmung der Reninsekretion führen.

Unter beiden Beta-Blockern ließ sich nur in einem Fall eine Tag-Nacht-Schwankung der Reninsekretion beobachten. Im Vergleich zur Kontrollgruppe war ferner eine Frequenzabnahme der Sekretionsepisoden zu verzeichnen.

Diese Ergebnisse lassen die Aussage zu, daß das sympathische Nervensystem eine wichtige Rolle in der Regulation der circadianen und epsiodischen Rhythmik der Reninsekretion spielt. Diese Vermutung wird dadurch bestärkt, daß Nierentransplantierte, welche vor Transplantation bilateral nephrektomiert wurden, keine Nacht-Tag-Schwankung und keine episodische Sekretion des Renins aufweisen [1].

Literatur

1. Armbruster, H., Vetter, W., Uhlschmid, G., Záruba, K., Beckerhoff, R., Reck, G., Siegenthaler, W.: Verh. dtsch. Ges. inn. Med. 80, 219 (1974). — 2. Bühler, F. R., Laragh, J. R., Baer, L., Vaughan, E. D., Brunner, H. R.: New Engl. J. Med. 287, 1209 (1972). — 3. Haber, E., Koerner, T., Page, L. B., Kliman, B., Purnode, A.: J. clin. Endocr. 29, 1349 (1969). — 4. Katz, F. H., Romfh, P., Smith, J. A.: J. clin. Endocr. 35, 178 (1972). — 5. Stokes, G. S., Weber, M. A., Thornell, I. R.: Brit. med. J. 1, 60 (1974). — 6. Vagnucci, A. H., McDonald, R. H., Drash, A. L., Wong, A. K. C.: J. clin. Endocr. 38, 761 (1974). — 7. Winer, N., Chakshi, D. S., Yoon, M. S., Freedman, A. D.: J. clin. Endocr. 29, 1168 (1969).

LODE, H., KEMMERICH, B., LANGMAACK, H. (Med. Klinik im Klinikum Steglitz u. Hygiene-Institut der FU Berlin): **Sisomicin — vergleichende pharmakokinetische Untersuchungen und klinische Erfahrungen mit einem neuen Aminoglycosid-Antibiotikum**

Auf Grund der bakteriellen Resistenzentwicklung bedeuten heute Infektionen mit gram-negativen Erregern oft chemotherapeutische Probleme. Die Entwicklung eines neuen Aminoglykosid-Antibiotikum, des Sisomicins, mit günstigeren antibakteriellen in vitro Hemmwerten und besseren Wirkungen in Tierinfektionsmodellen [1,67] könnte daher eine Erweiterung der antibiotischen Behandlungsmöglichkeiten dieser gram-negativen Infektionen bedeuten. Gegenstand der vorliegenden Untersuchungen war die vergleichende Pharmakokinetik von Sisomicin und Gentamycin sowie die Prüfung der Wirksamkeit, der Verträglichkeit und der klinischen Einsatzmodalitäten des Sisomicins bei stationären Patienten.

In einer randomisierten Versuchsanordnung bei 12 gesunden Probanden (6 Frauen, 6 Männer; Lebensalter zwischen 23 und 59 Jahren) mit einem mittleren Körpergewicht von 66,4 kg wurden die Serumkonzentrationen über 8 Std und die Urineliminationsraten über 24 Std nach einstündiger intravenöser Infusion von 1 mg Gentamycin resp. Sisomicin/kg Körpergewicht bestimmt. Zur Messung der Serum- und Harnkonzentrationen diente das Agardiffusionsverfahren [2, 4] mit Bac. subtilis (ATCC 6633) als Testkeim und Difco-Bacto-Agar als Nährmedium. Die Berechnung der pharmakokinetischen Parameter erfolgte mittels eines von Koeppe u. Hoeffler [3] entwickelten Fortranprogrammes auf einem Digitalrechner unter Zugrundelegung eines offenen Zweikompartementmodells.

Die Abb. 1 zeigt die Serumkinetik beider Antibiotika in Form der Regressionskurven. Die mittlere Sisomicin-Serumkonzentration am Ende der Infusion lag mit (4,66 ± 1,24) mcg/ml höher als die des Gentamycins mit (3,85 ± 0,67) mcg/ml und die Sisomicin-Regressionskurve bewegte sich während des gesamten Untersuchungszeitraums über der des Gentamycins. Aus dieser Serumkinetik mit auch langsamer abfallenden Sisomicin-Serumkonzentrationen resultierte eine größere Fläche unter der Konzentrations-Zeit-Kurve und die Halbwertzeit des Sisomicins war mit (122 ± 27) min länger als die des Gentamycins, (96 ± 24) min. Das relative Verteilungsvolumen des Gentamycins lag mit (21,7 ± 4,6) l/100 kg gering über dem des Sisomicins (17,1 ± 7,2) l/100 kg, doch bewegten sich beide Verteilungsvolumina noch innerhalb der Grenzen des Extracellulärraumes. Keine wesentlichen Unterschiede fanden sich bei den 24-Std-Eliminationsraten im Urin, die bei Gentamycin (69,4 ± 11,9)% und bei Sisomicin (76,5 ± 9,8)% der verabreichten Dosis betrugen; die Urinkonzentrationen schwankten dabei zwischen 70,0 und 303,0 mcg/ml.

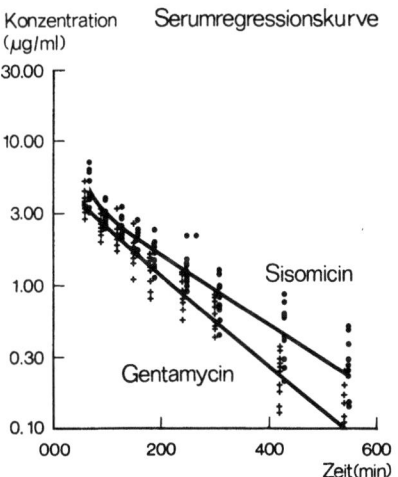

Abb. 1. Serumregressionskurven mit Einzelwerten von Sisomicin und Gentamycin nach 1-h-Infusion von 1 mg/kg Körpergewicht bei 12 Normalprobanden

Tabelle. Ergebnisse der Sisomicin-Therapie bei 24 Pat.

Klinische Diagnosen	Pat Zahl	Erreger		Therapie-Ergebnisse klinisch			bakteriolog		Nebenwirkungen	
				gut	gebessert	schlecht	gut	schlecht		
Bronchopul.Infektionen	3			2	1		3			
chron.Bronchitis	2	Pseudomon aeruginosa	2		1	1		2	Anstieg der Kreatininkonz.	2
chron.Bronchiektas.	1	Prot.vulgar.	1		1			1	der alkal.	
Harnwegsinfektionen	21	E. coli	8	15	1		5	16	5	Phosph.	2
chron.Pyelonephritis	5	Klebsiella	5	3		2	3	2	der SGOT	1
Harnwegsinfekt	15	Prot.mirab.	4	12		3	13	2	Audiogramm-	
		Pseudom aer.	3						verschlechterung	1
Epididymitis	1	Prot.morg.	1		1			1		
		*Staph.aur.	1							
		*Enterokokk.	2							
Gesamt	24		27	15	3	6	16	8		6

*Mischinfektionen

Auf der Basis der bisher vorliegenden mikrobiologischen, toxikologischen und pharmakokinetischen Daten [1, 5, 6] wurde Sisomicin bei 24 Patienten mit Harnwegs- und bronchialen Infektionen in einer täglichen Dosierung von 2 bis 3 × 1 mg/kg Körpergewicht über einen Zeitraum von im Mittel 8 bis 9 Tagen eingesetzt; die Applikation erfolgte in der Regel intramuskulär. Vor Therapiebeginn wurden insgesamt 27 Bakterienspezies in signifikanter Keimzahl isoliert, darunter 5 Pseudomonas pyocyanea und 1 Proteus morgagnii. Es wurden nur Infektionen mit

Keimen behandelt, die sowohl im Agardiffusionsverfahren wie auch im Reihenverdünnungstest sensibel gegen Sisomicin waren; die MIC-Werte schwankten zwischen 0,063 und 2,0 mcg/ml, im Mittel lagen sie bei 0,30 mcg/ml.

Die Therapieergebnisse sind in der Tabelle dargestellt. Bei 15 Patienten konnte ein guter klinischer Behandlungserfolg mit Fieberbeseitigung, Leukozytennormalisierung, Rückgang oder Sistieren der Proteinurie und Leukozyturie sowie BSG-Abfall registriert werden. 16 bakteriologische Abschlußkontrollen zeigten eine Beseitigung der Erreger. Bei 3 Patienten — davon 2 mit chronischen mukopurulenten Bronchitiden — konnte klinisch eine Besserung ohne Keimelimination erreicht werden; bei 6 Patienten mit z. T. schweren, langjährigen Infektionen mußten klinische und bakteriologische Mißerfolge registriert werden.

Die systemische Verträglichkeit des Sisomicins war gut; lokal wurden ganz selten Druck und Schmerzen an der Injektionsstelle angegeben. Zweimal wurde ein gering reversibler Kreatininkonzentrationsanstieg aus dem Normalbereich auf maximal 15,0 mg/l beobachtet; bei 3 Patienten wurde eine Verschlechterung einzelner Leberfunktionswerte (SGOT, alk. Phosphatase) registriert und bei einer 74 Jahre alten Patientin ließ sich audiometrisch eine leichte Verschlechterung der beiderseitigen Altersschwerhörigkeit nach 8tägiger Therapie nachweisen. Die im Tierversuch beschriebene 1,3mal höhere Vestibularistoxizität des Sisomicins [6] gegenüber dem Gentamycin konnte bei keinem Patienten festgestellt werden.

Zusammenfassend kann das Sisomicin als ein neues Aminoglykosid-Antibiotikum eingestuft werden, welches mit einer täglichen Dosierung von 2 bis 3 mg/kg bei normaler Nierenfunktion gut vertragen wird und wirksam gegen gram-negative Infektionen, insbesondere Harnwegsinfektionen, ist. Die Pharmakokinetik des Sisomicins zeigt keine für die praktische Chemotherapie wesentlichen Unterschiede zum Gentamycin.

Literatur

1. Crowe, C. C., Sanders, E.: Antimicrob. Ag. Chemother. **13**, 24 (1973). — 2. Klein, P.: In: Bakteriologische Grundlagen der chemotherapeutischen Laboratoriumspraxis. Berlin-Göttingen-Heidelberg: Springer 1957. — 3. Koeppe, P., Hoeffler, D.: Arzneimittel-Forsch. **21**, 311 (1972). — 4. Lode, H., Gebert, S., Hendrischk, A.: In: Comparative pharmacokinetic's and clinical experience with a new cephalosporin-derivative: Cefazolin. — 5. Naumann, P.: In: Vergleichende mikrobiologische und pharmakokinetische Untersuchungen von Sisomicin und Gentamycin. (Publikation in Vorbereitung.) — 6. Waitz, J. A., Moss, E. L., Oden, E. M., Weinstein, M. J.: J. Antibiot. (Tokyo) **23**, 559 (1970). — 7. Young, L. S., Hewitt, W. L.: In: Activity of five aminoglycoside antibiotics in vitro against gram-negative bacilli and staphylococcus aureus.

LOHMÖLLER, G., LOHMÖLLER, B., LOHMÖLLER, R., REICHENBERGER, H. J., LYDTIN, H. (Med. Poliklinik d. Univ. München): **Irrtumsmöglichkeiten bei der statistischen Analyse klinisch-pharmakologischer Ergebnisse**

Fehleinschätzungen der Wirkung eines Medikamentes auf Grund von Fehlern in der Versuchsplanung, der Auswahl, Durchführung und Interpretation der Statistik sind keine Seltenheit. Die vorliegende Analyse beschränkt sich auf ein einfaches und den meisten Medizinern geläufiges statistisches Verfahren, den t-Test nach Student [1].

Den Beispielen in der Tabelle liegt eine Untersuchungsserie zugrunde, in der die Wirkung des β-Rezeptorenblockers Practolol, des Tranquilizers Diazepam und von Placebo auf hämodynamische Meßgrößen und Fahrverhalten in einem Fahrsimulator bei 12 Versuchspersonen in einem Cross-over-Doppelblindansatz geprüft wurde [2].

Beispiel a belegt die Notwendigkeit von Placeboversuchen: die Abnahme der Ruhefrequenz ist nach Gabe von Practolol und Placebo ähnlich groß, jeweils mit statistischer Signifikanz. Ohne die Durchführung von Placeboversuchen würde man die Abnahme der Herzfrequenz fälschlich als Wirkung des Medikamentes deuten.

Bei solchen vergleichenden Untersuchungen (hier: Medikament gegen Placebo) kann der t-Test für abhängige Stichproben in unterschiedlicher Weise angewandt werden. In der klinisch-pharmakologischen Literatur wird die Wirkung eines Medikamentes als gesichert angesehen, wenn:

1. die medikamentbedingte Änderung (Wert vor Medikament minus Wert nach Medikament) statistisch signifikant und gleichzeitig die placebobedingte Änderung (Wert vor Placebo minus Wert nach Placebo) nicht signifikant ist, oder wenn

Tabelle

	vor ± SD	nach ± SD	Differenz ± SD	t p
a) Ruheherzfrequenz				
Practolol	75,8 ± 10,6	71,7 ± 9,8	− 4,1 ± 4,6	3,05 < 0,01
Placebo	77,8 ± 8,4	74,2 ± 8,5	− 3,6 ± 5,4	2,32 < 0,05
b) Maximaler syst. Blutdruck während der Fahrt				
Practolol	148 ± 25	133 ± 11	− 15 ± 21	2,49 < 0,05
Placebo	145 ± 20	145 ± 23	0 ± 20	0,0 n.s.
c) Herzfrequenz am Stopschild				
Practolol	93,4 ± 17,3	82,4 ± 11,3	− 11,0 ± 8,8	4,32 < 0,001
Placebo	91,3 ± 13,5	88,5 ± 11,8	− 3,0 ± 7,2	1,36 n.s.
d) Anzahl kleine Lenkwinkelkorrekturen				
Practolol	12,6 ± 4,9	7,6 ± 4,5	− 5,0 ± 5,0	3,45 < 0,01
Placebo	11,5 ± 6,5	9,0 ± 5,7	− 2,5 ± 7,3	1,18 n.s.
e) Anzahl große Lenkwinkelkorrekturen				
Practolol	9,3 ± 3,9	7,3 ± 3,3	− 2,0 ± 2,6	2,64 < 0,05
Placebo	11,5 ± 5,2	8,4 ± 5,6	− 3,1 ± 7,4	1,45 n.s.

2. der Wert nach Medikamentengabe sich von dem Wert nach Placebogabe signifikant unterscheidet und gleichzeitig die Werte vor Medikamenten- und Placebogabe sich nicht signifikant unterscheiden, oder wenn

3. die medikamentbedingte Änderung sich von der placebobedingten Änderung signifikant unterscheidet.

Die Beispiele b bis e in der Tabelle erfüllen die unter 1. genannten Bedingungen. Beispiel b zeigt eine signifikante Abnahme des höchsten systolischen Blutdruckes während der Fahrt im Fahrsimulator nach Gabe von Practolol. Nur sehr selten sind die Mittelwerte vor und nach Gabe eines Placebo so wie in diesem Fall identisch. Hier würde sich zunächst niemand scheuen, eine statistisch gesicherte Medikamentwirkung anzunehmen. Bei dem unter 1. genannten Verfahren wird nun eine Identität der Werte vor und nach Placebo unerlaubterweise durch das

Fehlen eines signifikanten Unterschiedes ersetzt. Das Beispiel c zeigt eine statistisch signifikante Abnahme der Herzfrequenz nach Practolol und eine nicht signifikante Abnahme nach Placebo. Auch hier würde man nach der Methode 1 eine statistisch gesicherte Wirkung von Practolol annehmen. Daß dieses Vorgehen nicht erlaubt ist, zeigen die beiden nächsten Beispiele, in denen die Kriterien von 1. auch erfüllt sind. In Beispiel d ist die Änderung nach Placebo halb so groß, in Beispiel e sogar größer als nach dem Medikament.

Schon aus prinzipiellen Gründen ist die Wirkung eines Medikamentes nur dann als statistisch gesichert, wenn die Wirkungen von Medikament und Placebo statistisch signifikant voneinander verschieden sind, d. h., wenn die Bedingungen des Verfahrens 3 erfüllt sind.

Die Wertigkeit der Verfahren 1 und 2 im Vergleich zu 3 wurde in verschiedenen Vesuchsserien mit einem eigens entwickelten Computerprogramm verglichen. In 57 von 135 statistischen Vergleichen waren die Bedingungen von 1. (wie in Beispiel 1 b bis e) erfüllt. Nur in 26 von diesen 57 Vergleichen war die medikamentbedingte Änderung von der placebobedingten Änderung signifikant verschieden (Bedingungen nach 3.). Mit der häufig angewendeten Methode 1 ergaben sich also etwa zur Hälfte falsch-positive Ergebnisse, bezogen auf die Methode 3 als Referenzmethode.

In Einzelfällen führte das Verfahren nach 1 auch zu falsch-negativen Schlüssen: Wenn Placebo und Medikament entgegengerichtete, für sich betrachtet nicht signifikante Änderungen induzierten, ließ sich ein Unterschied zwischen medikamentenbedingter Änderung und placebobedingter Änderung statistisch sichern.

Vor allem bei der Auswertung von Cross-over-Doppelblindstudien wird in der Literatur gelegentlich das unter 2. genannte Verfahren eingesetzt. Dabei gilt die Wirkung eines Medikamentes als statistisch gesichert, wenn die Vorhermeßwerte nicht und die Nachhermeßwerte statistisch signifikant voneinander verschieden sind. Dieses Verfahren enthält grundsätzlich den gleichen Fehler wie das Verfahren 1, da eine Identität der Vorherwerte durch Fehlen eines statistisch gesicherten Unterschiedes ersetzt wird. Verglichen mit dem Vorgehen nach 3. ergaben sich in den 135 statistischen Vergleichen 26mal signifikante Ergebnisse mit beiden Verfahren, 6mal falsch-positive und 5mal falsch-negative Ergebnisse mit Methode 2.

Prinzipiell gelten diese Aussagen nicht nur für den Vergleich von Medikamenten- und Placebowirkung, sondern auch für den Vergleich von verschiedenen Medikamenten, Dosierungen und Applikationsformen miteinander.

Der t-Test nach Student setzt normalverteilte Stichproben voraus. Der Nachweis des Fehlens einer Normalverteilung gelingt jedoch bei Stichproben unter 20 nur in extremen Einzelfällen. Wir konnten bei fast 1000 statistischen Analysen nur einmal eine fehlende Normalverteilung bei drei voneinander abhängigen Meßgrößen mit dem Kolmogoroff-Smirnow-Test nachweisen. In diesen Fällen wurde dann der Vorzeichen-Rangtest nach Wilcoxon angewendet [3]. Zusammenfassend ist festzustellen, daß die in der klinisch-pharmakologischen Forschung zur statistischen Sicherung der Wirkung eines Medikamentes häufig angewendeten Verfahren 1 und 2 prinzipiell unzulässig sind und, wie die vorgelegten Daten ausweisen, in einem hohen Prozentsatz zu falschen Schlüssen führen.

Literatur

Student (Grosset): Biometrica **6**, 1 (1908). — 2. Reichenberger, H.-J.: Fahrverhalten und Kreislaufreaktion am Fahrsimulator unter dem Einfluß von Practolol, Diazepam und Placebo. Dissertation München (im Druck). — 3. Lohmöller, G., Frohlich, E. D.: Verh. dtsch. Ges. inn. Med. **80**, 282 (1974).

STEPHANY, W., GIERLICHS, W., PLANZ, G., RAHN, K. H., HEINTZ, R. (Abt. Inn. Med. II d. Techn. Hochschule Aachen): **Zahl und Art von Arzneimittelnebenwirkungen in einer medizinischen Klinik**

Neben den großartigen Erfolgen der modernen Pharmakotherapie wurden die damit verbundenen Therapieschäden lange wenig beachtet. Erst durch das Auftreten ausgesprochener Therapiekatastrophen wie z. B. durch das Thalidomid, wurden sie stärker in das Bewußtsein gerufen. Die Beachtung von unerwünschten Nebenwirkungen, die Abwägung von therapeutischem Nutzen und vertretbarem Risiko, spielen seitdem eine immer größere Rolle.

Die Angaben über die Häufigkeit von Arzneimittelnebenwirkungen (NW) sind je nach Erfassungsmodus und Definition unterschiedlich. So wurden durch umfangreiche angloamerikanische statistische Erhebungen bei 10,2% [1] bis 35% [2] aller Krankenhauspatienten unerwünschte Arzneimittelwirkungen gefunden. Die Ergebnisse anderer Untersucher liegen dazwischen [3, 4].

Im Bereich der Abteilung Innere Medizin II der Technischen Hochschule Aachen wurde 1 Jahr lang eine systematische Erfassung aller beobachteten NW durchgeführt. Jeder Verdacht auf eine NW wurde täglich bei der morgendlichen Ärztekonferenz gemeldet. Die Registrierung erfolgt noch am gleichen Tag auf einem speziellen Fragebogen durch zwei Ärzte der Abteilung.

Auf dem Fragebogen wurde eine Klassifizierung nach Art der NW, Art des Medikamentes, dem ursächlichen Zusammenhang zwischen einer NW und einem bestimmten Medikament, dem Schweregrad und den Folgen der NW vorgenommen. Als Nebenwirkung wurde jede unerwartete oder unerwünschte Arzneimittelwirkung definiert.

Neben objektiven Symptomen wurden auch subjektive Symptome und laborchemische Befunde, wenn sie für die Charakterisierung einer NW von Bedeutung waren, festgehalten.

Unter Art des Medikamentes haben wir die für die Therapie wichtigsten und am häufigsten angewandten Medikamentengruppen aufgeführt, z. B. Antibiotica, Zytostatica, Herzglykoside, Diuretika usw.

Der Zusammenhang zwischen einer NW und einem bestimmten Medikament wurde als sicher, wahrscheinlich oder zweifelhaft beurteilt.

Eine NW war sicher auf ein bestimmtes Medikament zurückzuführen, wenn sie in einem zeitlichen Zusammenhang mit der Verabreichung dieses Medikaments auftrat, wenn sie beim Absetzen des Pharmakons abklang und wenn die gleiche NW und der gleiche zeitliche Zusammenhang bei wiederholter Applikation beobachtet wurde.

Eine NW war wahrscheinlich auf ein bestimmtes Medikament zurückzuführen, wenn nicht alle drei Kriterien für einen sicheren Zusammenhang erfüllt waren, die beobachteten Symptome aber nicht anders erklärt werden konnten.

Die Zuordnung zu einem bestimmten Medikament war zweifelhaft, wenn nicht alle drei Kriterien für einen sicheren Zusammenhang erfüllt und die Symptome auch anders zu erklären waren. Der Schweregrad einer NW wurde als leicht, mittel oder schwer beurteilt.

Eine NW war leicht, wenn eine Therapie nicht für erforderlich gehalten wurde und wenn die Krankenhausverweildauer nicht durch die NW beeinflußt wurde.

Sie war mittel, wenn eine spezielle Therapie erforderlich war, der Krankenhausaufenthalt aber nicht verlängert wurde. Als schwer beurteilt wurden alle NW, welche die Krankenhausverweildauer verlängerten, alle Schockformen, alle Dauerschäden, alle tödlichen NW. Die Folgen einer NW wurden als keine, bleibend, tödlich und unbekannt registriert.

Vom 1. 3. 74 bis zum 28. 2. 75 wurden in unserer Klinik 1592 Patienten stationär behandelt. Im gleichen Zeitraum wurden 358 NW beobachtet. Somit traten bei 22,5% aller Patienten Arzneimittelnebenwirkungen auf. Von diesen 358 NW waren allerdings 235 leicht, 105 waren mittel und 18 waren schwer (Abb. 1). 335 NW (93,6%) hatten keine Folgen, bei 17 (4,7%) waren die Folgen unbekannt und 6 NW (1,7%) hatten tödliche Folgen. Von den tödlichen NW waren 3 auf Glucocortikoide, 2 auf Zytostatica und 1 auf Heparin zurückzuführen. Die Zuordnung einer NW zu einem bestimmten Medikament war in 37 (10%) Fällen sicher, in 238 (67%) wahrscheinlich und in 83 Fällen (23%) zweifelhaft.

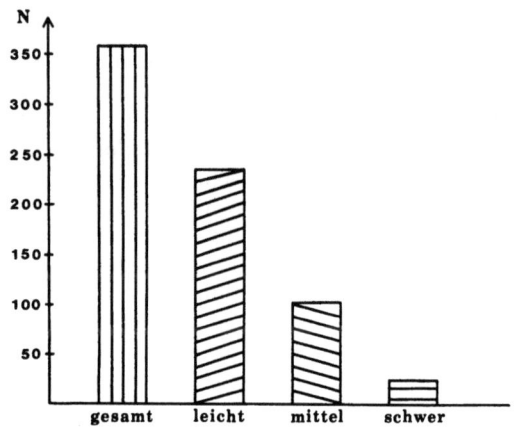

Abb. 1. Gesamtzahl und Schweregrad der NW. Von 358 NW waren 235 leicht, 105 mittel und 18 schwer

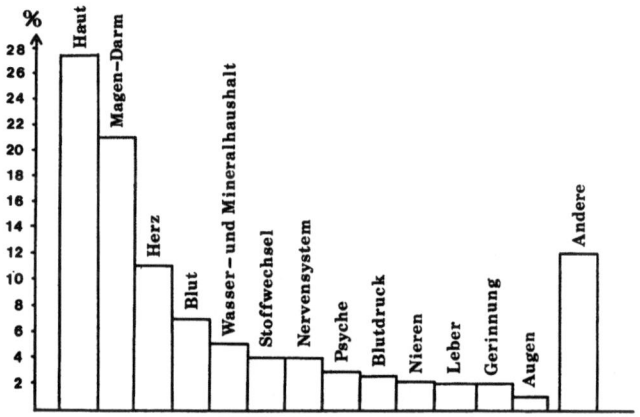

Abb. 2. Häufigkeit der von einer NW betroffenen Organe und Organsysteme. Haut (27%) und Magen-Darmtrakt (21%) stehen weit im Vordergrund

An der Spitze der Medikamentengruppen, welche NW verursacht haben, stehen mit Abstand (23%) die Antibiotica. Dann folgen in abnehmender Häufigkeit die Zytostatica (14%), die Herzglykoside (9%) u. a. häufig verwandte Medikamentengruppen. Unter den betroffenen Organen stehen die Haut (27%) und der Magen-Darmtrakt (21%) weit im Vordergrund. An anderen Organen und Organsystemen manifestierten sich die NW wesentlich seltener (Abb. 2).

Von den 1592 während eines Jahres stationär behandelten Patienten hatten 180 (11,3%) ein Nierenleiden mit einer stärkeren Nierenfunktionsstörung (Kreatinin über 1,5 mg-%), 62 (4%) hatten eine maligne hämatologische Erkrankung oder einen M. Hodgkin. Von den 358 NW betrafen 80 (22,4%) Kranke mit einem Kreatinin von über 1,5 mg-%, 45 (12,6%) Kranke mit einer Hämoblastose oder einem M. Hodgkin.

Somit war die Zahl der NW im Vergleich zur Zahl der Patienten bei den Nierenkranken doppelt so hoch, bei den Patienten mit einer Hämoblastose oder einem M. Hodgkin sogar dreimal so hoch. Neben der Erfassung der NW aller verabreichten Pharmaka haben wir darüber hinaus noch bei einigen Arzneimitteln die Zahl der damit behandelten Patienten, die Menge der verbrauchten Substanz und die Häufigkeit der bei diesen Medikamenten auftretenden NW registriert. Dabei handelte es sich um Furosemid und Clonidin. So wurden im Beobachtungszeitraum 157 Patienten mit Furosemid behandelt. In 12 Fällen (7,6%) kam es zu NW. 67 Kranke wurden mit Clonidin behandelt, bei 9 (13%) traten NW auf. Der Verbrauch betrug beim Clonidin 690,3 mg/Jahr (10,3 mg/Patient), beim Furosemid 389,6 g/Jahr (2,5 g/Patient).

Literatur

1. Hurwitz, N.: Brit. med. J. 1, 536 (1969). — 2. Borda, I. T., Slone, D., Jick, H.: J. Amer. med. Ass. 205, 645 (1969). — 3. Klein, U., Gikalow, I., Keller, M., Hoigné, R.: Schweiz. med. Wschr. 102, 1083 (1972). — 4. Jick, H.: New Engl. J. Med. 291, 824 (1974).

WEIHRAUCH, T. R., KÖHLER, H., HÖFFLER, D., RIEGER, H., KRIEGLSTEIN, J. (I. Med. Klinik u. Poliklinik d. Neuro-Psychiatrischen Klinik u. d. Pharmakolog. Inst. d. Univ. Mainz): **Wirkung von Diazepam und Phenytoin auf Penicillin-induzierte Krampfanfälle***

Unter hochdosierter intravenöser Penicillintherapie wurden neurotoxische Reaktionen bisher bei Penicillin G, Carbenicillin, Cloxacillin (Literatur: Weihrauch et al., 1974) und Dicloxacillin (eigene bisher nicht publizierte Beobachtung) beobachtet. Diese sog. Penicillinencephalopathie äußert sich in Parästhesien, Halluzinationen, Myoklonien und generalisierten Krampfanfällen vom Grand-Mal-Typ. Sind diese Symptome einmal aufgetreten, so können sie trotz sofortigen Absetzens des Penicillins noch für mehrere Stunden bestehen oder sich sogar noch verstärken, in einigen Fällen noch bis zu 12 Std nach Absetzen des Penicillins (Bloomer et al., 1967; Bormann u. Eyal, 1968; Conway et al., 1968; Seamans, 1968; New u. Wells, 1965; Whelton et al., 1971). Die Behandlung dieses neurotoxischen Zustandsbildes wurde in den einzelnen klinischen Fallberichten recht unterschiedlich angegeben. In den meisten Fällen wurde die Penicillingabe unterbrochen und die Symptome verschwanden innerhalb einiger Stunden. In schweren Fällen, besonders bei Auftreten eines generalisierten Krampfanfalles, wurden zusätzlich Antikonvulsiva gegeben, wie z. B. Diazepam, Diphenylhydantoin (Phenytoin), Chloralhydrat, Phenobarbital und Paraldehyd [2—4, 9, 12]. In der vorliegenden Untersuchung sollte die Wirksamkeit der klinisch besonders wichtigen Antikonvulsiva Diazepam (Valium®) und Phenytoin (Phenhydan®) auf Penicillin-induzierte Krampfanfälle beim Kaninchen untersucht werden.

Material und Methodik

Die Untersuchung wurde an wachen Kaninchen durchgeführt. Zur Auslösung reproduzierbarer EEG-Veränderungen wurden 2,4 g/kg Benzylpenicillin (Penicillin-G) über 50 min infun-

---
* Mit Unterstützung der Firma Beecham, Mainz.

diert (ausführliche Beschreibung der Versuchsanordnung: Weihrauch et al., 1974). Das Elektroencephalogramm wurde über bipolare fronto-parietale Ableitungen aufgezeichnet.

Applikation der Antikonvulsiva: Diazepam (Valium®) und Phenytoin (Phenhydan®) wurden jeweils einer Gruppe von 12 Tieren gegeben. 3 verschiedene Dosierungen wurden untersucht: Bei Diazepam 1,5 und 10 mg/kg, bei Phenytoin 10, 20 und 30 mg/kg. Gegeben wurden die Substanzen als einmalige Injektion am Ende der Penicillininfusion, da zu diesem Zeitpunkt konstant deutliche EEG-Veränderungen nachweisbar waren. Einer Kontrollgruppe von 8 Versuchstieren wurde Benzylpenicillin allein infundiert (Tabelle).

Auswertung der Elektroencephalogramme: Das EEG wurde während des Versuches ständig auf einem Oszilloskop überwacht und in regelmäßigen Abständen mit einem Schreibgerät aufgezeichnet. Dadurch konnten Spike- und Polyspikemuster und langsame Wellen, die einem Spike folgten, während dieser Phasen quantitativ erfaßt werden. Die Ergebnisse wurden statistisch ausgewertet.

Ergebnisse

Unter der Penicillininfusion traten erste Spikes im EEG bereits nach 26 min ($\pm$ nach 3,8 S.D.) auf.

Abb. 1 zeigt typische EEG-Veränderungen während eines Versuches: A: Normales EEG vor Versuchsbeginn mit einem relativ flachen schnellen Rhythmus und langsameren Elementen. B: 22 min nach Versuchsbeginn Auftreten erster isolierter Spikes. C: Gruppierte Polyspikes nach 38 min. D: Fast kontinuierliches Polyspike-Muster mit intermittierenden langsamen Wellen, aufgezeichnet während eines generalisierten Krampfanfalles. E: EEG vor dem Exitus letalis mit terminaler Amplitudenreduktion und einzelnen Spitzenentladungen.

Die halbquantitative Auswertung der epileptischen Muster und die statistische Prüfung ergaben keine systematische Abnahme der Anzahl von Spikes, Polyspikes oder Spike-wave-Komplexen, weder nach der Injektion von Diazepam noch nach Phenytoin. Im Gegensatz dazu ergab sich aber zwischen Diazepam und Phenytoin ein deutlicher Unterschied in ihrer Wirksamkeit generalisierte Krampfanfälle zu verhindern. Die Tabelle zeigt den Einfluß von Diazepam und Phenytoin auf die Entwicklung generalisierter Krampfanfälle. Bei den Kontrollversuchen trat bei 7 von 8 Tieren wenigstens ein Krampfanfall auf, während bei keinem der mit Diazepam behandelten Tiere sich ein Krampfanfall entwickelte. Bei den mit Phenytoin behandelten Tieren war der Verlauf ähnlich wie bei den Kontrolltieren, unabhängig von der Phenytoindosierung. Der Vergleich der mit Diazepam behandelten Gruppe (n = 12) mit der Phenytoin behandelten Gruppe und der Kontrollgruppe (n = 15) ergab einen hochsignifikanten Unterschied ($p < 0,0005$). Die Anzahl der mit Phenytoin behandelten Tiere wurde von 12 auf 7 reduziert, da 5 der Versuchstiere (alle 4 der höchsten Dosierung, 1 der mittleren Dosierung) innerhalb von 2 bis 3 min nach der Injektion ad exitum kamen.

Diskussion

Die epileptogene Wirkung hoher Penicillindosen ist inzwischen gut bekannt und auch für verschiedene Labortiere nachgewiesen (Literatur: Weihrauch et al., 1974). Dabei kommen verschiedenartige pathologische EEG-Veränderungen zur Beobachtung, die klinisch zunächst latent bleiben können, allmählich jedoch in parzelläre und massive Myokolonien und schließlich in generalisierte Krampfanfälle übergehen. Obwohl die EEG-Veränderungen bei unserer Versuchsanordnung eindrucksvoll waren, ergab die halbquantitative Auswertung keine eindeutigen Hinweise für einen positiven Effekt der beiden Antikonvulsiva auf präkonvulsive EEG-Muster. Für Phenytoin steht diese Beobachtung in Übereinstimmung mit den Ergebnissen von Rand et al. (1966), die keinen Einfluß von Phenytoin auf die corticale Spike-Aktivität bei anästhesierten Katzen und Affen fanden. Im Gegensatz dazu konnten jedoch Kutt et al. (1968) Muskelzuckungen und Krampfanfälle mit Phenytoin beseitigen, wobei jedoch die corticalen Spikes im EEG persistierten. Die Autoren weisen allerdings daraufhin, daß keine einheit-

Tabelle. Wirkung von Diazepam und Phenytoin auf die Entwicklung generalisierter Krampfanfälle beim Kaninchen. Der Exitus letalis trat meist nach einer ausgeprägten Spikeserie im EEG auf oder nach einem generalisierten Krampfanfall (n = Anzahl der Versuchstiere)

	n	Dosis mg/kg	Krampfanfall	kein Krampfanfall	Exitus let. innerhalb von 5 min. nach Injektion	Exitus let. später als 5 min. nach Injektion	Gesamtzahl der Exitus let.
Diazepam	4	1	0	4	0		
	4	5	0	4	0	1	1
	4	10	0	4	0		
Phenytoin	4	10	4				
	4	20	2	1	1	1	6
	4	30			4		
Kontrollen	8	-	7	1	0	4	4

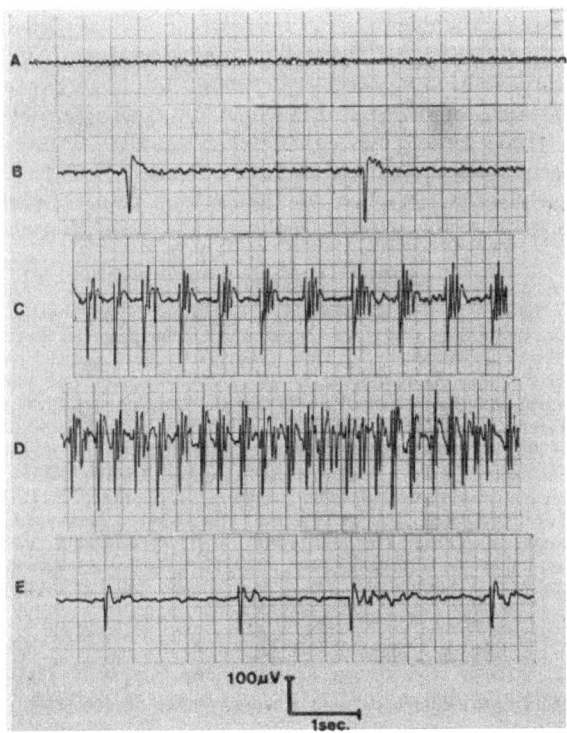

Abb. 1. Typische EEG-Veränderungen während eines Versuches: A: Normales EEG vor Versuchsbeginn mit einem relativ flachen schnellen Rhythmus und langsameren Elementen. B: 22 min nach Versuchsbeginn Auftreten erster isolierter Spikes. C: Gruppierte Polyspikes nach 38 min. D: Fast kontinuierliches Polyspikemuster mit intermittierenden langsamen Wellen, aufgezeichnet während eines generalisierten Krampfanfalles. E: EEG vor dem Exitus letalis mit terminaler Amplitudenreduktion und einzelnen Spitzenentladungen

liche Meinung über die Wirkung von Phenytoin bei experimentell erzeugten Krampfanfällen besteht.

Im Gegensatz zu Phenytoin zeigte sich Diazepam außerordentlich wirksam, das Auftreten generalisierter Krampfanfälle zu verhindern. Bereits die niedrigste verwendete Dosierung (1 mg/kg) war voll wirksam. Auch andere Autoren fanden mit verschiedenen tierexperimentellen Modellen eine gute Wirksamkeit von Diazepam [5, 6, 10].

Pathophysiologisch ist die beobachtete Diazepamwirkung nicht ganz einfach zu interpretieren: Obwohl einzelne und gruppierte epileptische Entladungen und ihre Anzahl nicht eindeutig durch Diazepam beeinflußt werden, kommt es zu keinem anhaltenden Generalisationseffekt. Nach Diazepam gehen die epileptischen Muster nicht in Spike-Serien über, im Gegensatz zu den mit Phenytoin behandelten Tieren und den Kontrolltieren. Es kann angenommen werden, daß Diazepam zentrenzephale subcorticale Strukturen beeinflußt, die sonst den primären generalisierten Krampfanfall kontrollieren, und daß die oberflächlich abgeleiteten präictalen Entladungen nicht direkt in Beziehung stehen zu den in hohem Maße synchronisierten Mustern generalisierter Krampfanfälle. Angeleri *et al.* (1972) untersuchten mit Hilfe des Elektrokortikogramms die Beziehung von ictalen, prä- und postictalen Spikes bei Penicillin-Foci und fanden mit automatischen Analysemethoden eine weitgehend komplexe temporale Organisation dieser Phänomene. Deshalb erscheint unsere Beobachtung eines deutlichen Diazepameffektes auf ictale Phänomene ohne Veränderungen der „subklinischen" epileptischen Entladungen nicht widersprüchlich.

Zusammenfassend läßt sich feststellen, daß Diazepam im Gegensatz zu Phenytoin außerordentlich wirksam ist, Penicillin-induzierte Krampfanfälle beim Kaninchen zu verhindern. Obwohl Diazepam die Spike-Aktivität nicht unterdrückt, wird die Entwicklung generalisierter Krampfpotentiale und des damit verbundenen generalisierten Krampfanfalles verhindert. Weitere klinisch-pharmakologische Untersuchungen werden die Bedeutung dieses Ergebnisses für die Therapie der Penicillin-induzierten Encephalopathie beim Menschen zeigen.

Literatur

1. Angeleri, F., Giaquinto, S., Marchesi, G. F.: Temporal distribution of interictal and ictal discharges from penicillin foci in cats. In: Synchronization of EEG activity in epilepsies (eds. H. Petsche, M. A. B. Brazier), pp. 221–234. Wien-New York: Springer 1972. — 2. Bloomer, H. A., Barton, L. J., Maddock, R. K.: J. Amer. med. Ass. 200, 121 (1967). — 3. Bormann, J. B., Eyal, Z.: Arch. Surg. 97, 662 (1968). — 4. Conway, M. B., Beck, E., Somerville, J.: Postgrad. med. J. 44, 891 (1968). — 5. Eidelberg, E., Miller, M. K., Neer, H. M.: Neurology 15, 223 (1965). — 6. Gogolak, G., Kolb, R., Stumpf, C.: Wien. klin. Wschr. 82, 457 (1970). — 7. Kutt, H., Louis, S., McDowell, F.: Arch. Neurol. 18, 465 (1968). — 8. Rand, B. O., Kelly, W. A., Ward, A. A.: Neurology 16, 1022 (1966). — 9. Seamans, K. B., Gloor, P., Dobell, A. R. C., Wyant, J. D.: New Engl. J. Med. 278, 861 (1968). — 10. Swinyard, E. A., Castellani, A. W.: J. Pharmacol. exp. Ther. 151, 369 (1966). — 11. Weihrauch, T. R., Schmidt, W., Höffler, D., Krieglstein, J.: Arzneimittel-Forsch. 23, 317 (1974). — 12. Whelton, A., Carter, G., Garth, M., Darwish, M. O., Walker, W. G.: J. Amer. med. Ass. 218, 1942 (1971).

Trülzsch, D., Amler, G., Mohr, G., Richter, E. (Med. Univ.-Klinik Würzburg): **Arzneimittelmetabolismus unter Cholestyramin bei Ratten**

Cholestyramin, ein basisches Ionenaustauscherharz, bindet, wenn oral verabreicht, Gallensäuren im Darm. Dadurch kommt es zu einer vermehrten fäkalen Gallensäureausscheidung [1], die dann von einer vermehrten Gallensäuresynthese gefolgt ist [2]. Schlüsselenzym der Gallensäuresynthese ist die Cholesterin-7α-Hydroxylase [3]. Entsprechend ist unter Cholestyramin die Aktivität dieses Enzyms in der Leber induziert [4].

Da kürzlich die Abhängigkeit der Cholesterin-7α-Hydroxylase von Cytochrom P-450 gezeigt wurde [5], legten wir uns folgende Fragen vor: 1. Induziert Cholestyramin über die Cholesterin-7α-Hydroxylase das mikrosomale Cytochrom P-450 in der Leber? 2. Bewirkt der vermehrte Cholesterinkatabolismus unter Cholestyramin eine Hemmung des Arzneimittelstoffwechsels?

Methoden

Männliche Wistarratten erhielten für 3 Wochen 2 bzw. 5% Cholestyramin Cuemid® in Altromin®-Rattenpreßfutter. Bei einer weiteren Gruppe wurde den Tieren nach Behandlung mit 5% Cholestyramin zusätzlich eine Gallengangsfistel angelegt. Eine vierte Gruppe erhielt Phenobarbital 80 mg/kg i.p. für 5 Tage. Diäten und Wasser ad libitum, Tiere mit Gallengangsfistel tranken Ringerlösung. Nach Isolieren der Mikrosomenfraktion wurde die Aktivität von Aminopyrin-N-demethylase [6] und Anilinhydroxylase [7] sowie der Gehalt von Cytochrom P-450 [8] gemessen. Die Proteinbestimmung erfolgte nach der Biuretmethode [9]. Cholesterin, Neutralfette und Transaminasen im Serum wurden nach klinisch-chemischen Standardmethoden mit Boehringer-Testkombinationen bestimmt. Die Signifikanzberechnung erfolgte mit dem Student-t-Test.

Ergebnisse und Diskussion

Unter Cholestyraminbehandlung zeigten sich keine wesentlichen Änderungen des Serumcholesterins, der Triglyceride, der SGOT und SGPT. Ebenso wich das Lebergewicht nicht signifikant von den Kontrollen ab. Mit Phenobarbital induzierte Tiere dagegen zeigten einen deutlichen Anstieg der relativen Lebergewichte. Genauso wie Kontrolltiere verhielten sich die Lebergewichte der Tiere, denen nach 3wöchiger Cholestyraminbehandlung eine Gallenfistel angelegt worden war. Von Gallenfisteltieren ist bekannt, daß sie eine maximale Stimulation der Cholesterin-7α-Hydroxylase aufweisen [4].

Im Gegensatz zu unseren Erwartungen beobachteten wir keine Induktion des Cytochrom P-450, bezogen auf Lebergewicht. Weder 2% noch 5% Cholestyramin, noch Gallenfistel ergab eine signifikante Änderung der P-450-Werte, gleich-

Tabelle. Aktivität des Anilin und Aminopyrin abbauenden mikrosomalen Enzymsystems bei Einsatz von Substratkonzentrationen von 1 µMol bei Anilin und 10 µMol bei Aminopyrin unter Verwendung von Lebern verschieden vorbehandelter Ratten. Mittelwerte ± Standardabweichungen aus n Untersuchungen

	n	Anilin-p-Hydroxylierung µMol PAP/mg mikrosomales Protein/min	p	Aminopyrin-N-Demethylierung µMol HCHO/mg mikrosomales Protein/min	p
Phenobarbital 80 mg/kg i.p. für 5 Tage	4	0,566 ± 0,0428	n.s.	9,967 ± 0,536	
Kontrollen	4	0,5635 ± 0,0426		4,761 ± 0,492	< 0,0005
Cholestyramin 2% im Futter für 3 Wochen	4	0,365 ± 0,0369	< 0,0005	3,704 ± 0,224	< 0,005
Kontrollen	4	0,519 ± 0,0374		4,801 ± 0,234	
Cholestyramin 5% im Futter für 3 Wochen	6	0,394 ± 0,0339	< 0,0025	4,045 ± 0,184	< 0.0025
Kontrollen	4	0,5007 ± 0,025		4,466 ± 0,504	
Gallengangsfisteln für 3 Tage	6	0,188 ± 0,129	< 0,0005	1,682 ± 1,01	< 0,0005

gültig, ob auf mikrosomales Protein, Lebergewicht oder Gesamtkörpergewicht bezogen. Wir haben gleichzeitig die Aktivität zweier charakteristischer Enzyme des P-450-abhängigen Arzneimittelstoffwechsels geprüft (Tabelle). Sowohl die Anilin-p-Hydroxylase als auch die Aminopyrin-N-Demethylase zeigten eine Abnahme der Aktivität nach 3% Cholestyramin. Den gleichen Effekt, nämlich eine Aktivitätsabnahme, konnten wir auch unter 5% Cholestyramin beobachten. Besonders eindrucksvoll war die Aktivitätsabnahme nach zusätzlicher Anlage einer Gallenfistel. Unter Phenobarbital war die Aminopyrin-N-Demethylierungsaktivität wie erwartet auf das Doppelte angewachsen.

Wegen dieser unerwarteten Verminderung der beiden arzneimittelabbauenden Enzyme bei konstantem P-450-Gehalt führten wir eine Enzymkinetik durch (Abb. 1). Verwendet wurden Mikrosomen von Tieren, die mit 2% Cholestyramin vorbehandelt waren. Im doppelt reziproken Plot ergibt sich eine rein kompetitive Hem-

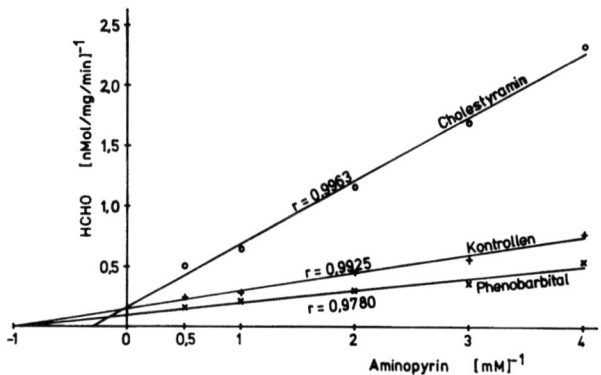

Abb. 1. Doppelt reziproke Auftragung der Reaktionsgeschwindigkeit der Aminopyrin-N-Demethylierung gegen die Aminopyrin-Konzentration (nach Lineweaver-Burk). Inkubationsansatz (3 ml): 1 mg/ml mikrosomales Protein, 8 µMol Isocitrat, 0,35 mM NADP$^+$, 1 mM MgCl$_2$, 0,02 ml Isocitratdehydrogenase, 0,1 Mol Tris-HCl-Puffer, pH 7,5, Aminopyrin wie oben angegeben. Inkubationszeit 6 min, Stoppen durch 1 ml 10% TCA. Farbreaktionsansatz: 1,5 ml Überstand, 1,5 ml Nash-Reagens. Reaktionszeit 8 min bei 58° C im Wasserbad, Abkühlen auf Zimmertemperatur, Wellenlänge 412 nm. Einem Versuchskollektiv Ratten wurden 5 Tage lang 80 mg/kg Phenobarbital-Lösung i.p. gespritzt, eine weitere Gruppe erhielt für 3 Wochen 2% Cholestyramin im Futter. Die Untersuchungen wurden mit den frisch präparierten Mikrosomen von jeweils 4 Rattenlebern pro Gruppe durchgeführt

mung der Aminopyrindemethylase, während die Phenobarbitalinduktion durch unveränderten K_M bei erhöhter V_{max} beschrieben wird. Etwas anders liegen die Verhältnisse bei der Anilinhydroxylierung, wo man eine nicht kompetitive Hemmung beobachtet.

Es ist also keine gleichsinnige Koppelung zwischen Cholesterin-7α-Hydroxylase und dem arzneimittelabbauenden mikrosomalen Enzymsystem feststellbar. Man muß annehmen, daß für den Cholesterinabbau Cytochrom P-450 nicht geschwindigkeitsbestimmend ist. Vielmehr bleibt der Cytochromgehalt unter Gallensäureverlust konstant. Durch den erhöhten Cholesterinabbau bei konstantem P-450 muß man annehmen, daß ein höherer Teil des P-450 mit Cholesterin im Sinne einer Enzym-Substratverbindung gesättigt ist. Dadurch würde sich dann eine kompetitive Hemmung des Aminopyrinabbaus herleiten. Cholesterin ist Strukturbestandteil des glatten endoplasmatischen Retikulums der Leberzelle. Die Cholestyraminbehandlung läßt eine Verarmung der Lebermembranen an Strukturcholesterin erwarten, was eine qualitative Änderung der Substratbindungsstellen zur Folge hätte. Die nicht kompetitive Hemmung der Anilin-p-Hydroxylierung nach Verfüttern von Cholestyramin könnte somit durch eine Zerstörung von Bindungsstellen für Typ II-Substrate an den Lebermembranen bedingt gewesen sein.

Literatur

1. Tennent, D. M., Siegel, H., Zanetti, M. E., Kuron, G. W., Ott, W. H., Wolf, F. J.: J. Lipid Res. **1**, 469 (1960). — 2. Garbutt, J. T., Kenney, T. J.: J. Clin. Invest. **51**, 2781 (1972). — 3. Danielsson, H., Einarsson, K.: Acta chem. scand. 18, 831 (1964). — 4. Shefer, S., Hauser, S., Mosbach, E. H.: J. Lipid Res. **9**, 328 (1968). — 5. Boyd, G. S., Grimwade, A. M., Lawson, M. E.: Europ. J. Biochem. **37**, 334 (1973). — 6. Brodie, B. B., Axelrod, J.: J. Pharmacol. exp. Ther. **99**, 171 (1960). — 7. Schenkman, J. B., Remmer, H., Estabrook, R. W.: Molec. Pharmacol. **3**, 113 (1967). — 8. Omura, T., Sato, R.: J. biol. Chem. **239**, 2370 (1964). — 9. Layne, E.: Meth. Enzymol. **3**, 450 (1957).

OCHS, H., BODEM, G., SCHÄFER, P. K., SAVIC, M., DENGLER, H. J. (Med. Univ.-Klinik Bonn): **Untersuchungen zur Resorption von Digoxin**

Digoxin wird bei Laboratoriumstieren und beim Menschen enteral gut absorbiert [1]. In der letzten Zeit wandte sich das Interesse vorzugsweise der Lokalisation des absorptionsfähigen Darmteils zu. Greenberger u. Mitarb. [2] fanden, daß Digoxin bei Ratten und Meerschweinchen rascher in den oberen als in den distalen Dünndarmabschnitten aufgenommen wird.

Die Absorptionsquote von Digoxin beträgt beim Menschen etwa 80% [3]. Beermann et al. [4] vermuten auf Grund von Untersuchungen mit einer intestinalen Perfusionsmethode, daß Digoxin zum überwiegenden Teil in den proximalen Abschnitten des Dünndarms absorbiert wird. Hall u. Mitarb. [5] nahmen an, daß die Absorption bereits im Magen beginnt. Zur Erklärung einer unvollständigen Absorption von oralen Digoxinpräparaten diskutiert Wagner unter anderem einen „window effect", wonach das Glykosid nur im oberen Magen-Darmtrakt und nicht nach Passage dieses Abschnittes („window") absorbiert werden soll [6].

Die vorliegende Studie wurde unter der Fragestellung durchgeführt, ob eine weitgehende Ausschaltung der absorptionsaktiven oberen Magen-Darmabschnitte die biologische Verfügbarkeit von Digoxin beeinflußt und die Absorptionsfunktion auch von distaleren Darmabschnitten übernommen werden kann. Wir untersuchten daher die biologische Verfügbarkeit von Digoxin aus Tabletten bei Patienten nach einer Zweidrittel-Resektion des Magens mit Aufhebung der orthograden Duodenalpassage (Operationsverfahren nach Billroth II). Außerdem überprüften wir die Absorption von Digoxin im Colon bei Patienten, die sich aus diagnostischen Gründen einer Colonskopie unterziehen mußten.

Methodik und Ergebnisse

10 Pat. mit einer Magenresektion nach Billroth II nahmen eine Dosis von 0,25 und 0,5 mg Digoxin in Tablettenform täglich über 2 Wochen morgens ein. Während des sich anschließenden 10tägigen Krankenhausaufenthaltes wurde die Glykosiddosis beibehalten. Die Konzentrationen an Digoxin wurden täglich im Serum 12 und 24 Std nach der letzten Tabletteneinnahme und im 24-Std-Urin radioimmunologisch bestimmt. Die Ergebnisse konnten statistisch mit Befunden eines in gleicher Versuchsanordnung untersuchten kardiologischen Krankengutes ohne Hinweise auf eine Erkrankung des Magen-Darmtraktes verglichen werden.

Die gemittelten Digoxin-Serumspiegel der neun nach Billroth II operierten Patienten unter einer täglichen Dosis von 0,5 mg waren 12 und 24 Std nach der letzten Medikamentengabe mit 1,30 ± 0,04 ng/ml gleich hoch; die Digoxinausscheidung in den Urin betrug 38,09 ± 0,70% der gegebenen Dosis. Abb. 1a gibt die Mittelwerte der Digoxin-Serumspiegel der magenresezierten Patienten über 10 Tage um 8 und 20 Uhr wieder. Es bestehen zwar interindividuelle Unterschiede in den Glykosidspiegeln, die Werte 12 und 24 Std nach der letzten Digoxindosis unterscheiden sich aber für die einzelnen Patienten nur geringfügig. Abb. 1b zeigt die täglichen Glykosid-Serumspiegel der neun nach B II operierten Patienten mit einer Dosis von 0,5 mg/die zu den gemessenen Zeiten, wobei auch hier eine wesentliche Schwankung der Tageswerte nicht festzustellen ist. Daß ein Zustand des steady states, also ein Gleichgewicht zwischen Glykosidein- und -ausfuhr erreicht war, läßt sich auch an Hand der Digoxinausscheidung in mg/g Kreatinin nachweisen: Abb. 1c veranschaulicht die relative Konstanz der täglichen Glykosid-

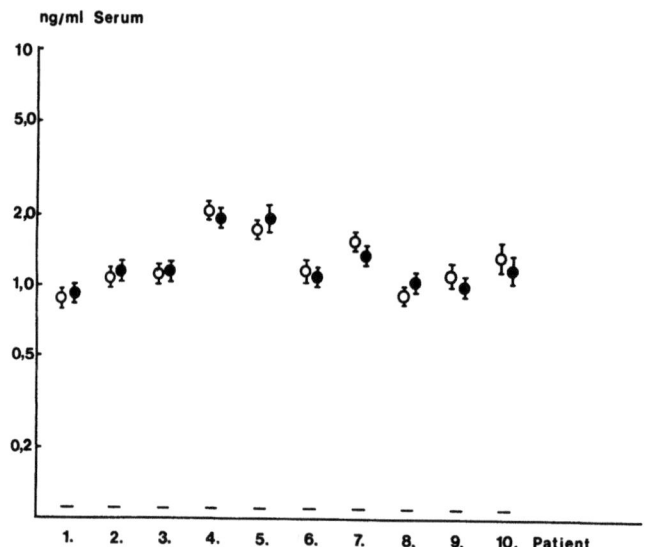

Abb. 1a. Über 10 Tage gemittelte Digoxin-Serumspiegel in ng/ml ($\bar{x} \pm$ SEM) von 10 magenresezierten Patienten 12 (●) und 24 (○) Std nach der letzten Dosis von 0,5 mg (Pat. 1 bis 9) bzw. 0,25 mg (Pat. 10)

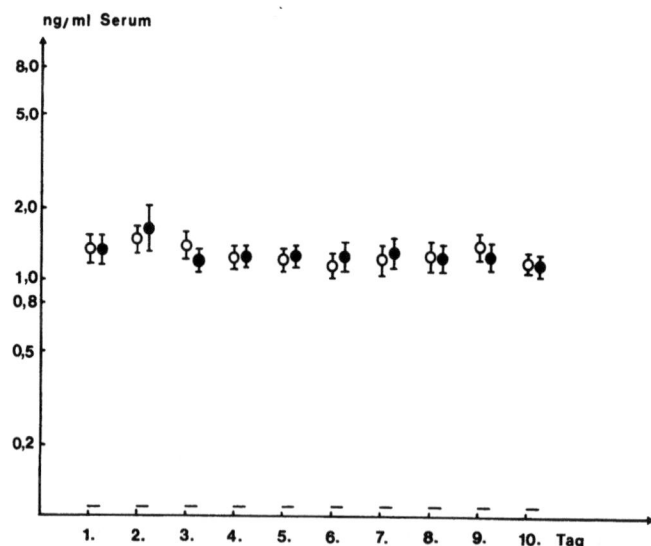

Abb. 1b. Digoxin-Serumspiegel in ng/ml ($\bar{x} \pm$ SEM) über 10 Tage von 9 magenresezierten Patienten 12 (●) und 24 (○) Std nach der letzten Dosis von 0,5 mg/die

elimination von drei Patienten: Der erste Proband schied im Mittel 50,87 ± 1,85%, der zweite 38,99 ± 2,23% und der dritte 26,22 ± 3,25% der gegebenen Dosis in den Harn aus. Auf Grund ähnlicher Beobachtungen von großen interindividuellen Unterschieden der Digoxinausscheidung in den Urin nach intravenöser Glykosidgabe nehmen wir an, daß die Differenz durch eine interindividuell unterschiedliche Absorption nicht zu erklären ist.

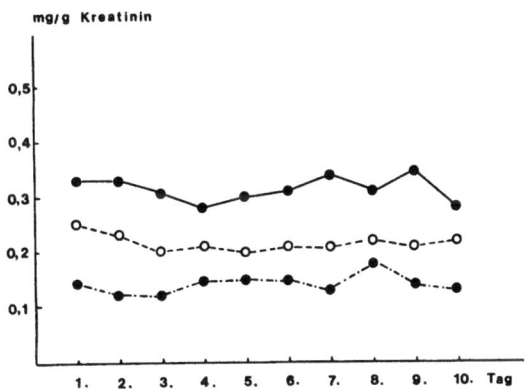

Abb. 1c. Tägliche Digoxin-Urinausscheidung in mg/g Kreatinin von 3 Pat. mit einer Dosis von 0,5 mg/die

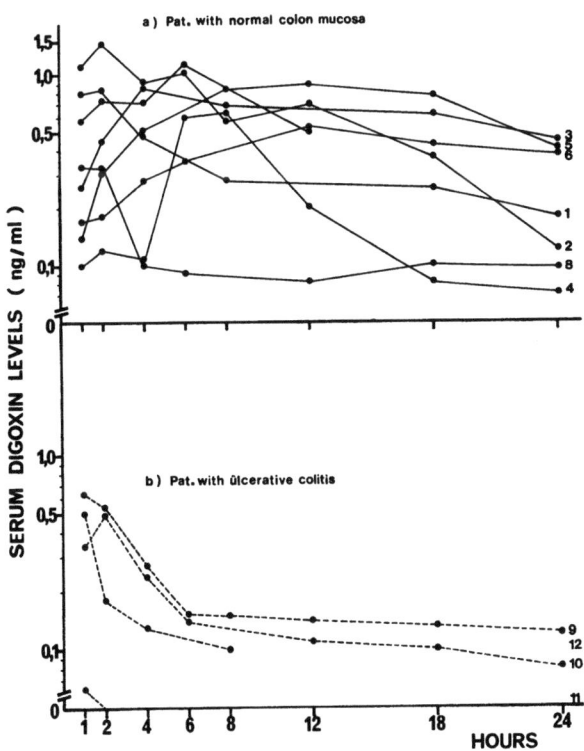

Abb. 2. Digoxin-Serumspiegel in ng/ml über 24 Std nach Applikation von 0,5 mg Digoxin in das Colon transversum von a) 8 Pat. mit normaler Dickdarmschleimhaut und b) 4 Pat. mit einer Colitis ulcerosa

Die Serumspiegel des Vergleichskollektivs lagen 12 Std nach der letzten Medikamentengabe bei 1,48 ± 0,21 ng/ml, die Digoxinausscheidung in den Urin betrug 34,09 ± 2,93% der Dosis. Statistisch war kein Unterschied in den Digoxin-Serumspiegeln, der Digoxinausscheidung in den Harn oder bezüglich des Quotienten Digoxinausscheidung/g Kreatinin zwischen beiden Gruppen zu sichern.

Unsere Ergebnisse zeigen, daß eine Zweidrittelresektion des Magens mit Aufhebung der orthograden Duodenalpassage die Absorption von Digoxin nicht beeinflußt. Die Resultate ergänzen und erweitern die von Heizer u. Mitarb. [7] erhobenen Befunde an zwei Patienten mit einem Maldigestionssyndrom. Beim Malabsorptionssyndrom wurde dagegen von den gleichen Autoren eine geringere biologische Verfügbarkeit von Digoxintabletten festgestellt. Die Schlußfolgerung einer verminderten Absorption von Digoxin war jedoch deshalb verfrüht, weil Hall u. Mitarb. inzwischen nach Gabe von ^{3}H-Digoxin in Lösung diese Befunde nicht bestätigen konnten [8]. Bei der Gabe von Digoxintabletten, nicht jedoch einer Lösung muß mit einer verminderten biologischen Verfügbarkeit gerechnet werden.

Da die Bioavailability von Digoxin bei magenresezierten Patienten nicht vermindert ist, mußte geklärt werden, inwieweit das Glykosid auch von distaleren Darmabschnitten aufgenommen wird. Wir untersuchten deshalb in einer weiteren Studie die Absorption von Digoxin im Dickdarm bei Patienten, die colonoskopiert wurden. Nach Einspritzung von 0,5 mg Digoxin in Lösung in das Colon transversum von 12 Patienten wurde die Digoxinausscheidung in den 24-Std-Urin und die Glykosid-Serumspiegel 1, 2, 4, 6, 8, 12, 18 und 24 Std nach Applikation des Glykosids gemessen. Dabei wurden insgesamt 11,86 ± 3,11% der gegebenen Dosis in den 24-Std-Harn ausgeschieden. Unterteilt man die Probanden auf Grund des bioptischen und colonoskopischen Befundes, so zeigt sich, daß die Glykosidausscheidung der gesunden Probanden 16,96 ± 3,41%, die der Colitis ulcerosa-Patienten jedoch nur 1,66 ± 0,57% erreichte. Auch die Serumspiegel der an einer Colitis erkrankten Patienten lagen niedriger (Abb. 2). Das Maximum der Blutspiegelkurven wurde später erreicht als nach oraler Gabe. Daraus kann auf eine verzögerte Invasion aus den distalen Darmabschnitten geschlossen werden. Die Tatsache, daß an einer Colitis ulcerosa erkrankte Patienten weniger Digoxin im 24-Std-Urin ausschieden, könnte auf eine kürzere Kontaktzeit durch eine beschleunigte Peristaltik oder auf eine verminderte Absorption unter diesen Bedingungen zurückzuführen sein.

Literatur

1. Doherty, J. E.: Amer. J. med. Sci. **255**, 382 (1968). — 2. Greenberger, N. J., MacDermott, R. P., Dutta, S. P.: J. Pharmacol. exp. Ther. **167**, 265 (1969). — 3. Dengler, H. J., Bodem, G., Wirth, K.: Arzneimittel-Forsch. **23**, 64 (1973). — 4. Beermann, B., Hellström, K., Rosén, A.: Clin. Sci. **43**, 507 (1972). — 5. Hall, W. H., Doherty, J. E.: Amer. J. dig. Dis. **10**, 903 (1971). — 6. Wagner, J. G.: Amer. Heart J. **88**, 133 (1974). — 7. Heizer, W. D., Smith, T. W., Goldfinger, S. E.: New Engl. J. Med. **285**, 257 (1971). — 8. Hall, W. H., Doherty, J. E.: Amer. J. Med. **56**, 437 (1974).

BELZ, G. G., NÜBLING, H., KLEEBERG, U. R. (Sektion Cardiologie u. Angiologie u. Abt. Hämatologie d. Zentrums f. Inn. Med. u. Kinderheilkunde d. Univ. Ulm, d. Abt. Pharmakologie d. Univ. u. dem Bundeswehrkrankenhaus Ulm):
Plasmahalbwertszeit und Abklingquote von Digoxinen

Aus klinischen Untersuchungen ist lange bekannt, daß Digoxin bei nierengesunden Patienten eine Abklingquote (gemessen am Wirkverlust des Glykosids am Herzen) von um 20% aufweist [5, 8]. Für die halbsynthetischen Digoxinderivate war prinzipiell ein gleicher Zahlenwert bestimmt worden [4, 9, 10].

Seit Einführung von Methoden zur Messung von Glykosid-Plasmakonzentrationen war nun, beginnend mit markierten Glykosiden, später mit dem ^{86}Rb-Erythrozyten-Assay und Radioimmuno-Assays das Abklingverhalten dieser Glykoside im Blut untersucht worden. Für die späte — langsame — Eliminationsphase waren von zahlreichen Autoren Halbwertszeiten von um 30 Std für Digoxine gemessen worden [3, 6, 7]. Diese Zahlenwerte würden mit einer Abklingquote von um 40%, nicht jedoch mit 20% korrespondieren. Dengler *et al.* haben für Digoxine eine Halbwertszeit von um 50 Std im Mittel gemessen [2], ein Wert, der bereits der Abklingquote sehr nahe kommt.

Es war unser Ziel, Daten zur Frage der Eliminationshalbwertszeit der Digoxine nach Absetzen einer Dauerapplikation bei Nierengesunden zu gewinnen und zu prüfen, wie weit diese mit der klinisch bestimmten Abklingquote der Digoxine übereinstimmt.

Methoden

Gesunde Probanden im Alter zwischen 21 und 35 Jahren nahmen an der Studie teil. Sie erhielten als Dauertherapie:

Digoxin	0,5 mg für 10 Tage
β-Äzetyldigoxin	0,4 mg für 14 Tage
β-Methyldigoxin	0,2 mg für 23 Tage

Die Glykoside wurden jeweils über den Tag verteilt gegeben. Jeder der Probanden nahm nur an einer Glykosiduntersuchung teil (interindividuelle Versuchsanlage).

Nach Absetzen der Medikation wurden die Glykosidplasmaspiegel über eine Periode von 12 bis maximal 120 Std gemessen. Hierzu wurde eine von uns modifizierte ^{86}Rb-Erythrozytenmethode verwendet [1]. Nach logarithmischer Transformation der Plasmaspiegel wurden die Regressionen gegen die Zeit und hieraus die Halbwertszeiten errechnet.

Ergebnisse

Die Tabelle faßt die gemessenen mittleren Halbwertszeiten und die daraus errechneten Abklingquoten zusammen:

	n	mittlere $t^{1}/_{2}$ ($\bar{x}$)	S_x	täglicher Glykosidschwund aus dem Plasma (%)
Digoxin	5	69,9	26,3	21
β-Äzetyldigoxin	18	55,8	21,7	26
β-Methyldigoxin	10	60,8	11,8	24

Man erkennt, daß Digoxin und seine Derivate bei der verwendeten Methode Halbwertszeiten um 60 Std aufweisen. Aus einer derartigen Halbwertszeit läßt sich eine tägliche Elimination von 25% errechnen.

Dieser Wert stimmt sehr gut mit der klinisch ermittelten Abklingquote der Digoxine überein. Die noch bestehende Diskrepanz läßt sich unschwer mit methodischen Gründen erklären.

Für die Berechnung der Digoxindosierung bei der Therapie der Herzerkrankungen sollten bei normaler Nierenfunktion Halbwertszeiten im Bereich von 60 Std verwendet werden, um eine Überdosierung zu vermeiden.

Literatur

1. Belz, G. G., Stauch, M., Rudofsky, G.: Europ. J. clin. Pharmacol. **7**, 95 (1974). — 2. Dengler, H. J., Bodem, G., Wirth, K.: Arzneimittel-Forsch. **23**, 64 (1973). — 3. Doherty, J. E.: Amer. J. med. Sci. **255**, 382 (1968). — 4. Krämer, K. D., Hochrein, H.: Klin. Wschr. **50**, 1009 (1972). — 5. Krämer, K. D., Ghabussi, P., Hochrein, H.: Münch. med. Wschr. **116**, 1505 (1974). — 6. Larbig, D., Scheler, F., Schmidt, H. J., Betzien, G., Kaufmann, B.: Klin. Wschr. **49**, 604 (1971). — 7. Shapiro, W., Narahara, K., Taubert, K.: Circulation **42**, 1065 (1970). — 8. Storz, H.: Ärztl. Wschr. **10**, 796 (1966). — 9. Storz, H.: Dtsch. med. Wschr. **93**, 523 (1968). — 10. Storz, H.: Med. Welt **21**, 2066 (1970).

HAASIS, R., LARBIG, D., BURCK, H. C. (Med. Univ.-Klinik Tübingen, Abt. Inn. Med. III): **Vergleichende Untersuchungen zwischen Serumglykosidkonzentration und systolischen Zeitintervallen bei Herzgesunden nach Gabe von β-Methyl-Digoxin**

Nachdem die Serum-Glykosidkonzentration radioimmunologisch exakt bestimmbar ist und sich gezeigt hat, daß sich am gesunden Herzen glykosidinduzierte positive inotrope Effekte mit nicht-invasiven Maßnahmen ausreichend genau nachweisen lassen, wurden simultane Untersuchungen der Serumglykosidkonzentration und systolischen Zeitintervalle bei Probanden durchgeführt. Zusätzlich wurden gleichzeitig Natrium- und Kaliumkonzentrationen in Erythrozyten bestimmt [1, 3, 4, 9, 10, 12, 13].

Versuchsanordnung und Methodik

In einem Kollektiv von insgesamt 13 Probanden erhielten 6 in den ersten 3 Tagen die doppelte tägliche Erhaltungsdosis von 0,6 mg und anschließend 5 Tage lang jeweils 0,3 mg β-Methyldigoxin derselben Charge oral in Tablettenform. Nach identischer 3tägiger initialer doppelter Erhaltungsdosis nahmen 7 Probanden über weitere 26 Tage eine orale Erhaltungsdosis von 0,3 mg β-Methyldigoxin ein. Simultan wurden morgens, nüchtern, nach 10minütiger Ruheperiode EKG, Phonokardiogramm und Carotispulskurve registriert. Die systolischen Zeitintervalle Systolendauer (QS_2), Austreibungszeit (LVET) und Anspannungszeit (PEP) ermittelten wir nach Blumberger und eliminierten den Einfluß der Herzfrequenz durch die von Weissler angegebenen Formeln (QS_2I, LVETI, PEPI) [2, 13]. Die Frequenzkorrektur der QT-Zeit erfolgte durch Division der gemessenen Werte mit der Wurzel aus dem vorhergegangenen RR-Intervall (QT_K). Zur Berechnung der renalen β-Methyldigoxin-Clearance und der endogenen Kreatinin-Clearance benützten wir die üblichen Methoden [11].

Ergebnisse und Diskussionen

Die Serum-Glykosidkonzentrationen nach 3tägiger doppelter Erhaltungsdosis von jeweils **0,6** mg β-Methyldigoxin betrug 1,5 ± 0,29 ng/ml (n = 6) und 1,3 ± 0,27 ng/ml (**n** = 7). Nach 7tägiger oraler Erhaltungsdosis von jeweils 0,3 mg wurde am 8. Tage mit jeweils 1,2 ± 0,25 ng/ml ein „steady-state" erreicht. Die Serumglykosidkonzentration nach insgesamt 29 Tagen betrug 1,1 ± 0,30 ng/ml.

Die maximale mittlere Verkürzung der QT_K betrug 28 msec, LVETI 13 msec, QS_2I 20 msec und PEPI 12 msec. Sämtliche Werte waren gegenüber dem Ausgangswert vom Tag 0 hoch signifikant verkürzt ($p < 0,005$).

Vergleicht man die Verkürzung der QT-Zeit und der systolischen Zeitintervalle mit der Höhe der Serumglykosidkonzentration, so ergibt sich ein identisches Verhalten. Der „steady-state" der Wirkung fällt mit dem „steady-state" der Serumglykosidkonzentration am 8. Tag zusammen. Zu einer knapp signifikanten Senkung der Herzfrequenz von 63 ± 7 auf 56 ± 5 min^{-1} kam es dagegen erst nach 18tägiger Glykosideinnahme im zweiten Kollektiv (n = 7) ($p < 0,05$). Die PQ-Zeit blieb ebenso konstant wie der indirekt gemessene Blutdruck. Wir sahen dagegen regelmäßig Abflachungen der T-Wellen und muldenförmige Kammerendteilveränderungen im EKG.

Unter der beschriebenen Glykosidmedikation nahm der erythrozytäre Natriumbestand bis zum 8. Tag von 4,5 ± 1,21 und 2,8 auf 7,3 ± 1,11 mval/kg zu. Der gleichzeitige erythrozytäre Kaliumverlust von 86,8 und 3,0 auf 83,8 mval/kg war äquimolar zur Natriumzunahme. Beide Veränderungen erreichten ebenfalls am 8. Tage ein „steady-state", so daß diesbezüglich enge zeitliche Beziehungen zwischen Höhe der Serumglykosidkonzentration, Wirkung und Verhalten der Erythrozytenelektrolyte angenommen werden können.

Bei den 13 nierengesunden Probanden betrug die renale β-Methyldigoxin-Clearance 62,3 ± 9,32 ml/min/1,73 m^2, während die simultan ermittelte und in etwa der Digoxin-Clearance entsprechende endogene Kreatinin-Clearance mit

109 ± 19 ml/min/1,73 m² signifikant höher lag (p< 0,005) [8, 10]. Daraus muß gefolgert werden, daß β-Methyldigoxin weniger renal eliminiert wird als Digoxin und der extrarenalen Ausscheidung dieser Substanz eine größere Bedeutung zukommt [6, 7].

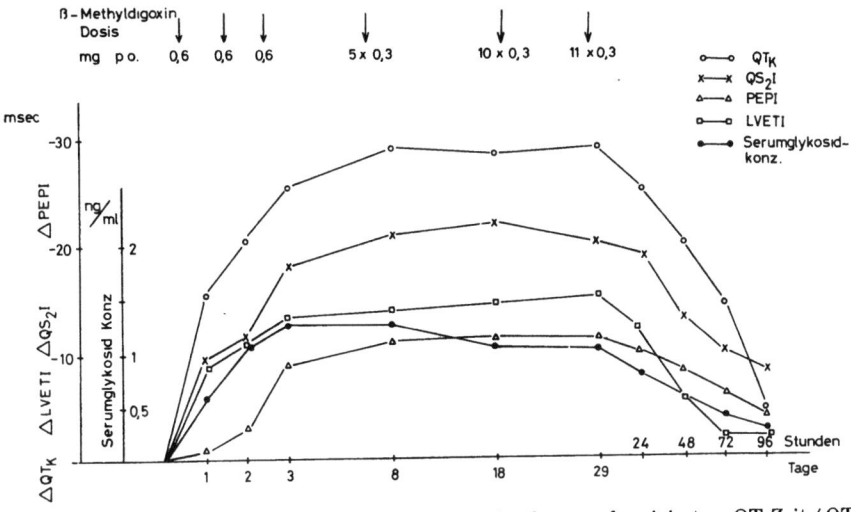

Abb. 1. Verhalten der Serumglykosidkonzentration, der frequenzkorrigierten QT-Zeit (QT$_K$), Anspannungszeit (PEPI), Austreibungszeit (LVETI) und Systolendauer (QS$_2$I). Es wurde die Differenz aus den jeweils gemessenen Zeiten und dem Ausgangswert (0. Tag) gebildet und in msec auf der Ordinate aufgetragen (ΔPEPI, ΔLVETI, ΔQT$_K$, ΔQS$_2$I; Mittelwerte von 13 Probanden)

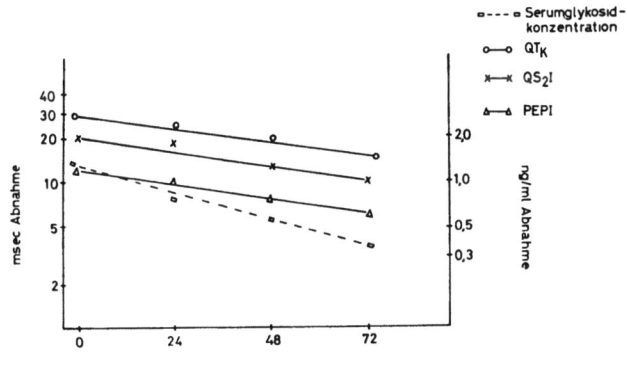

Abb. 2. Graphische Darstellung der Halbwertzeiten von β-Methyldigoxin, QT-Zeit, Systolendauer (QS$_2$I) und der Anspannungszeit (PEPI)

Die mittlere Serumeliminationshalbwertzeit betrug im 1. Kollektiv (n = 6) 54 Std und lag nach längerer oraler Sättigungsbehandlung im 2. Kollektiv (n = 7) mit 50 Std im selben Bereich. Beide Halbwertszeiten waren demnach deutlich länger, als sie von Doherty nach einmaliger i.v. Gabe von radioaktiv markiertem Digoxin gefunden wurden [5]. Als Halbwertszeit für die Rückbildung von QT$_K$, QS$_2$I und PEPI ermittelten wir dagegen Werte um 72 Std. Diese Ergebnisse stimmen mit der klinischen Erfahrung überein, daß die Wirkung eines Glykosides länger anhält als dem Glykosidschwund aus dem Serum entspricht [6].

Literatur

1. Belz, G., Rudofsky, G., Belz, G.: Dtsch. med. Wschr. **99**, 329 (1974). — 2. Blumberger, Kj.: Arch. Kreisl.-Forsch. **6**, 203 (1940). — 3. Carliner, H. N., Gilbert, Ch. A., Pruitt, A. W., Goldberg, L. I.: Circulation **50**, 94 (1974). — 4. Burck, H. C., Haasis, R., Larbig, D.: Klin. Wschr. **53**, 125 (1975). — 5. Doherty, J. E., Perkins, W. H.: Amer. Heart J. **63**, 528 (1962). — 6. Haasis, R., Larbig, D., Klenk, O.: Klin. Wschr. (im Druck). — 7. Köthe, E., Kramer, P., Scheler, F.: Verh. dtsch. Ges. inn. Med. **79**, 1042 (1973). — 8. Kramer, O., Scheler, F.: Dtsch. med. Wschr. **97**, 1485 (1972). — 9. Larbig, D., Kochsiek, K.: Dtsch. med. Wschr. **49**, 1031 (1971). — 10. Larbig, D., Kochsiek, K.: Dtsch. med. Wschr. **97**, 1031 (1972). — 11. Reubi, F.: Bern-Stuttgart-Wien: Huber 1970. — 12. Smith, T. W., Butler, V. P., Haber, E.: New Engl. J. Med. **281**, 1212 (1972). — 13. Weissler, A. M., Harris, W. S., Schoenfeld, C. D.: Circulation **37**, 149 (1968).

GILFRICH, H. J., CLASEN, R. (II. Med. Klinik u. Poliklinik d. Univ. Mainz): **Untersuchungen zur biologischen Verfügbarkeit von Digoxin aus Kombinationspräparaten***

Es war ein Fortschritt in der Pharmakotherapie der letzten Jahre, daß eine inkomplette und unterschiedliche biologische Verfügbarkeit von Arzneimitteln aus verschiedenen oralen Darreichungsformen erkannt und teilweise auch die Ursache hierfür aufgezeigt werden konnte [6]. In zahlreichen Untersuchungen wurde nachgewiesen, daß auch Geschwindigkeit und Ausmaß der Resorption von Digoxin aus Tabletten verschiedener Hersteller beträchtliche Unterschiede aufweisen konnte [7, 8, 12], was bei der geringen therapeutischen Breite dieses Pharmakons von klinischer Bedeutung sein muß. Es wurde darüber hinaus gezeigt, daß auch die gleichzeitige Verabreichung anderer Medikamente zu einer Änderung der biologischen Verfügbarkeit von Digoxin zu führen vermag. So wurde bei zusätzlicher Applikation von Antacida [1], von Antibiotika [8] und von Medikamenten, welche die Motilität des Darmes erhöhen [10] die Resorption von Digoxin signifikant herabgesetzt. Es erschien aus diesem Grunde notwendig, zu untersuchen, ob die Darreichung von Digoxin in Form in der Praxis häufig verwandter Kombinationspräparate die biologische Verfügbarkeit von Digoxin zu beeinflussen vermag. Es war daher das Ziel der vorliegenden Studie, die relative biologische Verfügbarkeit aus oral applizierten Mischpräparaten mit der eines Einzelpräparates des gleichen Herstellers zu untersuchen. Die Untersuchung wurde, um Fehldeutungen durch eine denkbare Beeinflussung der Verteilungsgeschwindigkeit zu vermeiden, nicht im akuten Versuch, sondern während des steady state der Erhaltungstherapie durchgeführt.

Methode

Die Studie wurde im Crossover-Versuch bei 6 gesunden Probanden im Alter zwischen 21 und 25 Jahren durchgeführt.

Die geprüften Digoxinpräparate waren Digoxintabletten zu 0,25 mg (Lanicor®, Boehringer Mannheim, GmbH), Carbochromen-Digoxinkapseln mit 0,25 mg Digoxin und 75 mg Carbochromen (Intensain-Lanicor®, Boehringer Mannheim, GmbH, und Cassella-Riedel GmbH, Frankfurt) sowie Theophyllin-Digoxindragees zu 0,25 mg Digoxin mit 50 mg Theobromin und 50 mg Theophyllin (Theo-Lanicor®, Boehringer Mannheim, GmbH).

Die 6 Versuchspersonen erhielten in randomisierter Reihenfolge entweder 0,5 mg Digoxin als Einzelpräparat oder in einem der Kombinationspräparate 14 Tage lang jeweils morgens als Einmaldosis verabfolgt. An den letzten 3 Tagen dieser Untersuchungsperioden wurden jeweils 9 Std nach der Einnahme die Digoxin-Plasmaspiegel sowie die Urinausscheidung pro Dosierungsintervall radioimmunologisch leicht modifiziert nach der Methode von Smith *et al.* [13] ermittelt. Der Urin wurde dazu mit einer 1%igen Rinderalbuminlösung so verdünnt, daß der gemessene Digoxinwert in einen optimalen Bereich der Standardkurve fiel. In allen

---

* Mit Unterstützung der Deutschen Forschungsgemeinschaft.

Urinproben wurde die totale Urin-Kreatininausscheidung bestimmt, um die Vollständigkeit des Urinsammelns zu gewährleisten. Alle Bestimmungen wurden im Doppelansatz durchgeführt.

Nach jeweils 14tägigem digitalisfreiem Intervall wurden dann die noch ausstehenden Untersuchungsserien bei den gleichen Probanden durchgeführt. Die in vitro-Lösungsrate von Digoxin aus den untersuchten Präparationen wurde nach der Methode von Lindenbaum et al. [9] ermittelt. Dabei wurden jeweils 6 Tabletten einer Darreichungsform in 500 ml einer 0,6%igen HCl gegeben und die Digoxinkonzentration im Lösungsmedium nach 15, 30, 60 und 120 min fluorometrisch nach der Methode von Wells et al. [15] gemessen.

Die Ergebnisse wurden mit Hilfe der einfachen Varianzanalyse auf signifikante Unterschiede zwischen den einzelnen Zubereitungen geprüft.

Ergebnisse und Diskussionen

Während Klink et al. [5] keine Beziehung zwischen der in vitro ermittelten Lösungsrate von Digoxin aus Tabletten verschiedener Hersteller und der in vivo bestimmten biologischen Verfügbarkeit nachweisen konnten und die Bedeutung der Bestimmung der Lösungsrate als Screening-Methode bei der Untersuchung der biologischen Verfügbarkeit anzweifelten, fanden Lindenbaum et al. [9], Johnson et al. [4] sowie Wagner et al. [14] eine gute Korrelation der Lösungsgeschwindigkeit mit der im akuten Versuch und auch während der Dauertherapie ermittelten biologischen Verfügbarkeit des Glykosids. In der vorliegenden Studie wurde die Lösungsrate gerade auch im Hinblick auf die unterschiedlichen galenischen Zubereitungen der untersuchten Präparate ermittelt.

Bereits nach 30 min waren 70% des Glykosids aus den Digoxintabletten ohne Wirkstoffzusatz, 88% aus Carbochromendigoxin und 80% aus Theophyllindigoxin freigesetzt. Nach 60 min bereits lag die Lösungsrate für alle drei Spezialitäten zwischen 90 und 100%. Eine signifikant unterschiedliche Lösungsrate von Digoxin aus dem Monopräparat und den beiden Mischpräparaten ergab sich für keine Bestimmungszeit ($p > 0,05$).

Mit den gleichen Chargen der drei Präparate erfolgte die Untersuchung der biologischen Verfügbarkeit. Die mittleren Digoxin-Plasmaspiegel der sechs Probanden an den letzten 3 Tagen der 14tägigen Einnahmeperiode von 0,5 mg Digoxin allein betrugen $0,7 \pm 0,1$ ($x \pm 5_x$), $0,8 \pm 0,1$ und $0,8 \pm 0,1$ ng/ml, nach Carbochromendigoxin an allen 3 Tagen $0,6 \pm 0,1$ ng/ml und während Theophyllindigoxin $0,5 \pm 0,1$, $0,7 \pm 0,1$ und $0,8 \pm 0,1$ ng/ml. Die Blutspiegel variierten also kaum von Tag zu Tag und demonstrierten, daß sich die Probanden während jeder Untersuchungsperiode auf dem Plateau der Erhaltungstherapie befanden. Im Mittel betrug der steady-state-Plasmaspiegel nach 0,5 mg Digoxin $0,8 \pm 0,1$ ng/ml, während Carbochromendigoxin $0,6 \pm 0,1$ ng/ml sowie nach Theophyllindigoxin $0,7 \pm 0,1$ ng/ml (Abb. 1). Die Blutspiegel der drei Darreichungsformen unterschieden sich nicht statistisch signifikant ($p > 0,05$). Diese Ergebnisse stimmen gut überein mit Befunden von Ochs et al. [11], die nach Einmalapplikation dieser drei Präparate die Blutspiegel über 12 Std verglichen und keine signifikanten Unterschiede fanden.

Digoxin wird bei normaler Nierenfunktion zum überwiegenden Anteil durch die Nieren ausgeschieden und kaum metabolisiert [2]. Dies ermöglicht eine Bestimmung der biologischen Verfügbarkeit durch Ermittlung der Urinausscheidung dieses Arzneimittels während eines Dosierungsintervalls im steady state der Erhaltungstherapie. Greenblatt et al. [3] hatten gezeigt, daß sogar nach Einmalapplikation von Digoxin die 24-Std-Urinausscheidung ein verläßliches Maß der biologischen Verfügbarkeit darstellt. Die mittlere Elimination von Digoxin im 24-Std-Urin während der Verabreichung von 0,5 mg Digoxin als Monopräparat betrug 241 ± 5 µg, entsprechend 49% der täglichen Dosis. Nach der Einnahme von Carbochromendigoxin wurden im Dosierungsintervall 256 ± 9 µg, entsprechend 51% der Dosis und während Theophyllindigoxin 240 ± 7 µg, 48% der

Erhaltungsdosis, renal ausgeschieden (Abb. 1). Ein statistisch signifikanter Unterschied der Digoxin-24-Std-Urinausscheidung zwischen Digoxin und den beiden Kombinationspräparaten war nicht festzustellen (p > 0,05).

Zusammenfassend darf auf Grund der vorliegenden Befunde angenommen werden, daß die relative biologische Verfügbarkeit von Digoxin aus den Kombinationspräparaten Carbochromendigoxin und Theophyllindigoxin, geprüft im steady state der Erhaltungstherapie, im Vergleich zu dem Einzelpräparat weder durch die veränderte galenische Zubereitung, noch durch die gleichzeitige Applikation der anderen kreislaufwirksamen Substanzen signifikant verändert wird. Diese Ergebnisse stimmen gut überein mit der in vitro geprüften Lösungsrate, die ebenfalls keinen signifikanten Unterschied der untersuchten Zubereitungen ergab.

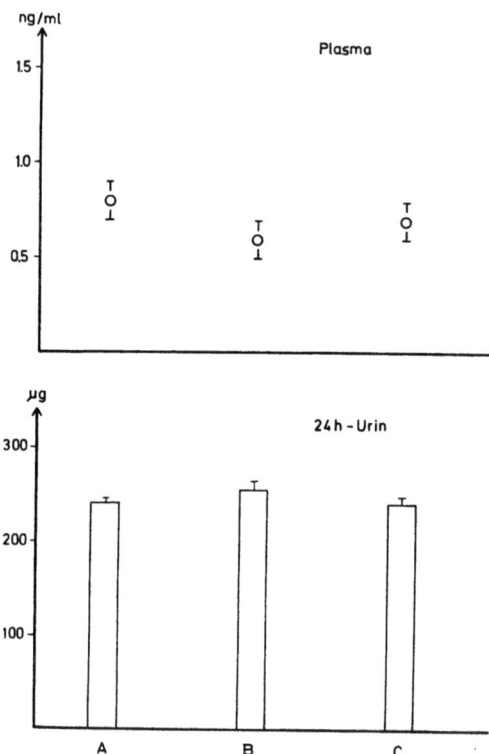

Abb. 1. Die Abbildung zeigt im oberen Teil die mittleren „steady state"-Digoxin-Plasmaspiegel, in ng/ml 9 Std nach der täglichen Einnahme von 0,5 mg Digoxin in Periode A (Digoxintabletten), B (Carbochromen-Digoxinkapseln) und C (Theophyllin-Theobromin-Digoxindragees) an 3 aufeinanderfolgenden Tagen bei 6 Versuchspersonen gemessen. Angegeben sind Mittelwert ± mittlerer Fehler des Mittelwertes ($\bar{x} \pm \bar{s}_x$). Der untere Teil der Abbildung gibt die mittlere 24-Std-Urinausscheidung von Digoxin in µg als Mittelwert von 3 aufeinanderfolgenden Tagen während der 3 Untersuchungsperioden wieder. Zwischen den Blutspiegeln und der Urinausscheidung von Digoxin während der einzelnen Behandlungsperioden fanden sich bei Anwendung der einfachen Varianzanalyse keine statistisch signifikanten Unterschiede (P > 0,05)

Literatur

1. Binnion, P. F.: In: Symposium on Digitalis (ed. O. Storstein), p. 216. Oslo: Gyldendal Norsk Forlag 1973. — 2. Doherty, J. E.: Amer. J. med. Sci. **255**, 382 (1968). — 3. Greenblatt, D. J., Duhme, D. W., Koch-Weser, J., Smith, T. W.: New Engl. J. Med. **289**, 651 (1973). — 4. Johnson, B. F., Greer, H., McCrerie, J., Bye, C., Fowle, A.: Lancet **1973 I**, 1473. — 5. Klink,

P. R., Poust, R. I., Colaizzi, J. L., McDonald, R. H., Jr.: J. pharm. Sci. **63**, 1231 (1974). — 6. Koch-Weser, J.: New Engl. J. Med. **291**, 233 (1974). — 7. Lindenbaum, J., Mellow, M. H., Blackstone, M. O., Butler, V. P., Jr.: New Engl. J. Med. **285**, 1344 (1971). — 8. Lindenbaum, J.: Pharmacol. Rev. **25**, 229 (1973). — 9. Lindenbaum, J., Butler, V. P., Jr., Murphy, J. E., Creswell, R. M.: Lancet **1973 I**, 396. — 10. Manninen, V., Apajalahti, A., Melin, J., Karesoja, M.: Lancet **1973 I**, 396. — 11. Ochs, H., Bodem, G., Dengler, H. J.: Klin. Wschr. **52**, 637 (1974). — 12. Preibisz, J. J., Butler, V. P., Jr., Lindenbaum, J.: Ann. intern. Med. **81**, 469 (1974). — 13. Smith, T. W., Butler, V. P., Jr., Haber, E.: New Engl. J. Med. **281**, 1212 (1969). — 14. Wagner, J. G., Christensen, M., Sakmar, E., Blair, D. C., Yates, D., Willis, P. W., Sedman, A. J., Stoll, R. G.: J. Amer. med. Ass. **222**, 957 (1972). — 15. Wells, D., Katzung, B., Meyer, F. H.: J. Pharm. Pharmacol. **13**, 389 (1961).

KRÄMER, K.-D., HOCHREIN, H. (III. Med. Klinik d. Rudolf-Virchow-Krankenhauses, Berlin): **Enterale Verfügbarkeit und Dosisvorstellungen von Methyl-Proscillaridin bei dekompensierten Herzkranken**

Bei der Therapie mit Herzglykosiden stellt bei gestörter Nierenfunktion die eingeschränkte renale Elimination mit daraus resultierendem gesteigertem Kumulationsverhalten der Glykoside ein oft untersuchtes Problem dar. Eine von der Nierenfunktion weitgehend unabhängige Ausscheidung wird bei gleichzeitig geringer Kumulationsneigung auf Grund einer relativ hohen Abklingquote dem Bufadienolid Proscillaridin zugeschrieben. Die allerdings mit 20 bis 35% niedrige enterale Verfügbarkeit läßt dieses Glykosid gegenüber anderen bei der Therapie der Herzinsuffizienz in den Hintergrund treten.

Eine Verbesserung der enteralen Verfügbarkeit des Proscillaridins soll nach vorliegenden Untersuchungen durch eine Methylierung erreicht werden können und damit eine bessere therapeutische Handhabung gewährleistet sein. Inwieweit diese tierexperimentellen Daten bzw. Studien an herzgesunden Probanden auf den glykosidpflichtigen Herzkranken übertragbar sind, sollte hier überprüft werden.

Im Einklang mit der Deklaration von Helsinki über die Durchführung wissenschaftlicher Versuche am Menschen wurde im Rahmen einer randomisierten Studie 20 herzkranke Patienten mit den klinisch und röntgenologisch faßbaren Kriterien einer Herzinsuffizienz mit Proscillaridin-4'-methyläther behandelt. Zur Bestimmung der relativen enteralen Verfügbarkeit erfolgte eine alternierende intravenöse und orale Therapie im 2-Perioden-change-over-Verfahren. Ausschlußkriterien stellten eine vorausgegangene Glykosidtherapie sowie die Notwendigkeit einer zusätzlichen Therapie dar. Die beiden Versuchskollektive mit je zehn Patienten zeigten hinsichtlich Geschlecht, Lebensalter, Körpergewicht und -größe, Serumelektrolyten, Kreatinin und Gesamteiweiß sowie Bromsulphaleinretention und Kreatinin-Clearance keine Unterschiede. Da bei begrenztem Stichprobenumfang das Vorliegen einer Normalverteilung nicht zu sichern war, wurde auf die Anwendung parametrischer, statistischer Methoden—also Mittelwertsberechnung, verzichtet. Alle im Folgenden genannten Werte stellen Mediane dar. Die Überprüfung auf Vorliegen von Differenzen innerhalb der zwei Behandlungskollektive erfolgte mit dem Wilcoxon-Test, das Vorliegen von Differenzen im Sinne eines Therapieeffektes wurde mit dem Vorzeichentest überprüft.

Bei intravenöser Verabreichung von 1,34 mg Proscillaridin-4'-methyläther pro Tag — das entspricht 5 bis 6 Ampullen — war nach durchschnittlich 5 Tagen, bei oraler Applikation von 1,93 mg/Tag — das sind 7 bis 8 Tabletten — nach durchschnittlich 6 Tagen die Glykosidvollsättigung erreicht. Der Eintritt der Vollsättigung wurde an Hand von Herzfrequenzreduktion, Zunahme der atrioventrikulären Erregungsüberleitungszeit, erstem Auftreten vereinzelter Extrasystolen sowie erstmaligem Bemerken von Übelkeit diagnostiziert. Anschließend wurde die tägliche, gerade nicht toxische Erhaltungsdosis über jeweils mindestens 10 Tage intravenös und anschließend oral bzw. umgekehrt je nach Zugehörigkeit im 2-Perioden-Verfahren ermittelt. Als Parameter des steady state der Glykosidvollsättigung wurde bei Vermeiden aller toxischen Nebenwirkungen das Beibehalten der erreichten Herzfrequenzreduktion, der Erregungsüberleitungszunahme sowie der Verkürzung der frequenzreduzierten QT-Dauer gewertet. Bei laufender klinischer Überwachung konnten Komplikationen im Sinne einer Überdigitalisierung von vornherein ausgeschlossen werden.

Bei einer Körpergröße von 164 cm und einem Körpergewicht von initial 71 kg betrug die orale, gerade nicht toxische Erhaltungsdosis 1,71 mg/Tag — das sind 6 bis 7 Tabletten — mit einem unteren Quartil von 1,5 mg und einem oberen von 1,9 mg. Bei intravenöser Applikation wurde für Proscillaridin-4'-methyläther ein Medianwert von 1,0 mg/Tag — das sind 4 Ampullen — bei einem unteren Quartil von 0,9 mg und einem oberen von 1,17 mg ermittelt.

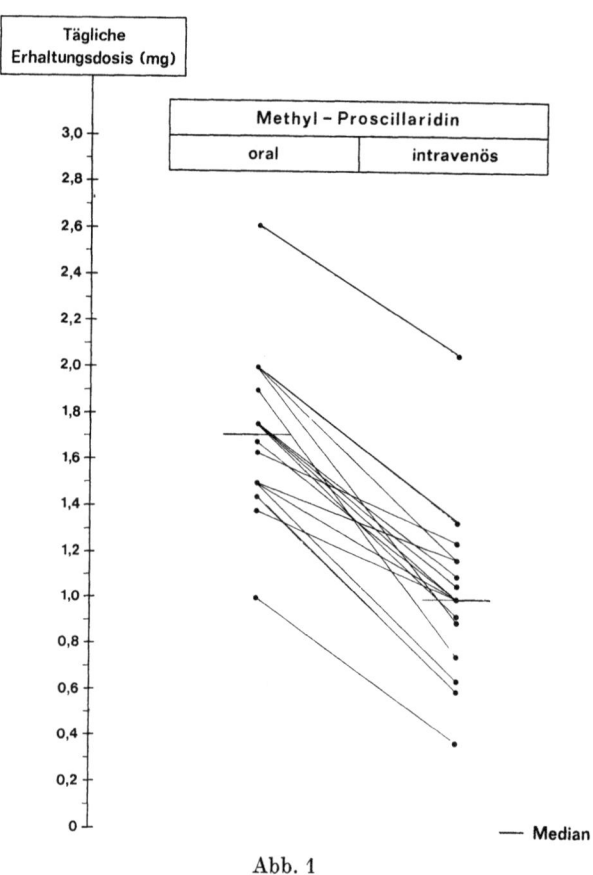

Abb. 1

Die intraindividuell aus dem Quotienten intravenöser zu oraler Erhaltungsdosis bei signifikant differierenden Werten für die beiden Applikationsarten ermittelte relative enterale Verfügbarkeit von Proscillaridin-4'-methyläther beträgt 60% bei einer Spannweite zwischen 38 und 79%. Auch bei interindividueller Berechnung aus den Versuchspaaren resultieren 60% relativ enterale Verfügbarkeit. Im Vergleich hierzu bewegte sich die Verfügbarkeit bei gleichem Testverfahren für das methylierte Digoxin Lanitop® zwischen 73 und 100% bei einem Median von 88% und für das Lanatareinglykosid Digoxin Lanicor® zwischen 34 und 74% bei einem Median von 52%.

Etwa 70% der Patienten waren allein durch Proscillaridin-4'-methyläther nach klinischen Gesichtspunkten kardial zu rekompensieren. Als Kriterien des

Behandlungserfolges waren bei 13 von 18 Patienten (72%) eine deutliche Abnahme der Herzvergrößerung sowie ein Rückgang der Lungenstauung röntgenologisch belegbar. Gleichzeitig damit wurde ein signifikanter Anstieg des arteriellen Sauerstoffpartialdrucks von 7 mmHg sowie eine Reduktion des Körpergewichts um 2 kg gemessen. Weiterhin sank die Herzfrequenz signifikant um 6% ab bei Zunahme der PQ-Zeit um 0,04 sec. Bei nicht gerichteter Bewegung der QT-Dauer ging die frequenzreduzierte elektrische Systolendauer bei unverändert normalen Serumelektrolyten von 0,47 auf 0,42 zurück. Als Nebenwirkungen wurden unter dieser Therapie z. Z. schon früh in der Aufsättigungsphase auftretende laxierende Effekte bei 9 von 20 Patienten (45%) beobachtet, die von keinem der Patienten

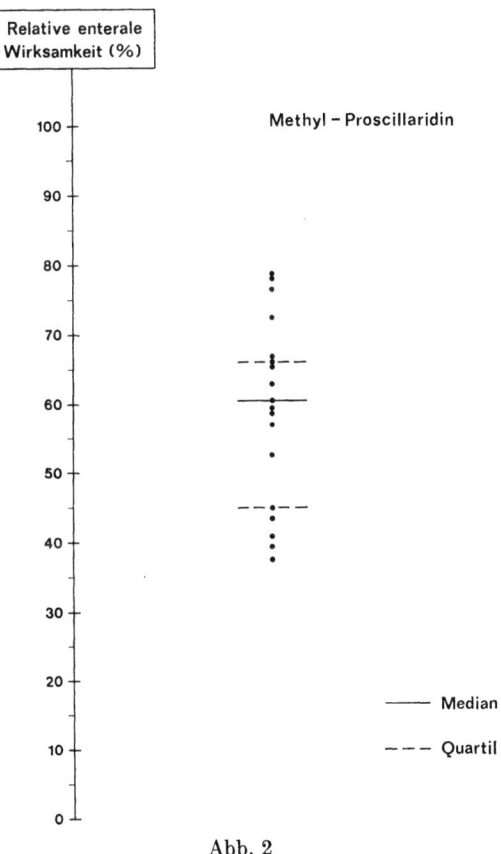

Abb. 2

als störend empfunden wurden. Elektrolyt- und Wasserhaushaltsverschiebungen wurden auch bei diesen Patienten nicht festgestellt. Wegen häufiger Stuhlentleerungen mußte bei einem Patienten der Therapieversuch mit Proscillaridin-4′-methyläther vorzeitig beendet werden. Abschließend kann gesagt werden, daß durch die höhere enterale Verfügbarkeit die Herzglykosidtherapie mit methyliertem Proscillaridin von klinischem Interesse ist.

WESSELS, F., SAMIZADEH, A., HEINZE, A., TASCHE, V. (Med. Univ.-Poliklinik d. Univ. Münster): **Erythrozytenelektrolyte als Parameter einer wirksamen Digitalisierung***

Die Herzglykoside haben bekanntlich nur eine relativ geringe therapeutische Breite [5]. Furcht vor einer Digitalisintoxikation, die in bis zu 39% der Fälle letal verlaufen kann (Übersicht bei [6]), führt daher oft zur Unterdosierung. Ein Verfahren, mit dem man bei jedem einzelnen Patienten den Wirkungsgrad der Digitalisierung möglicht einfach und genau objektivieren könnte, würde daher einen großen Fortschritt in der Digitalisbehandlung bedeuten.

Primäre Wirkung der Herzglykoside ist, soweit wir heute wissen, die Hemmung der Natrium-Kalium-ATPase in den Zellmembranen und damit eine Hemmung des aktiven Kationentransportes (Übersicht bei [3] und [5]). Auch die Erythrozyten besitzen in ihrer Membran dieses Enzym. Es läßt sich nach neueren Untersuchungen bereits durch therapeutische Digitaliskonzentrationen hemmen [4]. Da außerdem Erythrozyten sehr leicht zu gewinnen sind und entsprechend oft untersucht werden können, prüften wir das Verhalten der Natrium- und Kaliumkonzentrationen der Erythrozyten während der Digitalistherapie und setzten es zum Kurvenverlauf des EKGs in Beziehung.

Untersuchungsgut und Methodik

Bestimmung der Erythrozytenelektrolyte und Elektrokardiographie wurden durchgeführt bei 90 digitalisierten Patienten. Anlaß der Digitalisbehandlung war meistens eine Belastungs-Herzinsuffizienz und nur bei 16 der Patienten eine manifeste cardiale Dekompensation. Ein unselektiertes Kontrollkollektiv von insgesamt 438 Personen bildeten wir aus sämtlichen nicht digitalisierten Patienten unserer Klinik, bei denen wir in den letzten 2 Jahren Bestimmungen der Erythrozytenelektrolyte durchgeführt hatten.

Die Natrium- und Kaliumkonzentrationen in den Erythrozyten bestimmten wir an gewaschenen Erythrozytensedimenten nach einer bereits früher ausführlich beschriebenen Methodik [7]. Das Elektrokardiogramm wurde bezüglich PQ-Intervall, Pulsfrequenz, QT-Zeit und ST-Senkung ausgewertet. Unter dem Begriff mittlerer ST-Senkung verstehen wir das Mittel der jeweils stärksten ST-Senkung in zwei der Extremitäten- und zwei der linkspräcordialen Brustwandableitungen.

Ergebnisse

Nach Abb. 1 liegt die Natriumkonzentration der Erythrozyten bei mit Herzglykosiden behandelten Personen im Normbereich, solange das EKG normal bleibt. Bei leichter bis mittelschwerer Störung der ventrikulären Repolarisation, d. h. einer maximalen ST-Senkung bis zu 0,20 mV findet sich bereits eine im Durchschnitt deutliche Erhöhung des Natriumgehaltes der Erythrozyten. Die Werte liegen bei einigen Patienten deutlich oberhalb der Norm, bei den meisten im oberen Normbereich. Bei zusätzlichen Rhythmusstörungen ist kein weiterer Anstieg der Natriumkonzentration zu verzeichnen. Stark und in jedem Fall über die obere Normgrenze erhöht ist der Natriumgehalt der Erythrozyten bei Patienten mit mittelgradiger bis starker Repolarisationsstörung, d. h. einer maximalen ST-Senkung von mehr als 0,20 mV. Bei zusätzlichen Rhythmusstörungen findet sich hier ein weiterer leichter Anstieg der durchschnittlichen Natriumkonzentration. Gastrointestinale Störungen wurden von uns erst ab einer Natriumkonzentration von über 13 mval/l Erythrozyten beobachtet. Dabei fällt auf, daß niereninsuffiziente Patienten bereits bei niedrigeren Natriumwerten derartige Beschwerden zeigen als nierengesunde Patienten. In dieser Abbildung wurden auch Patienten berücksichtigt, bei denen die zur Aufgliederung in verschiedene Gruppen benutzten EKG-Veränderungen bereits vor der Herzglykosidbehandlung bestanden oder bei denen infolge fehlender Vorbefunde die Frage, ob es sich um digitalisbedingte EKG-Veränderungen handelt, nicht geklärt werden konnte. Nach Ausschluß

* Mit freundlicher Unterstützung des Landesamtes für Forschung NRW.

dieser Patienten versuchten wir die unter der Digitalisbehandlung aufgetretenen Veränderungen des EKGs und der Natriumkonzentration der Erythrozyten miteinander zu korrelieren. Wie Abb. 2 zeigt, fand sich eine sehr enge Beziehung zwischen dem Ausmaß der Natriumverschiebung in den Erythrozyten und dem Grad der Repolarisationsstörung. Der Korrelationskoeffizienz ließ sich durch Angabe des Natriumanstieges im Prozent des Ausgangswertes oder der mittleren ST-Senkung anstelle der maximalen ST-Senkung nicht weiter verbessern.

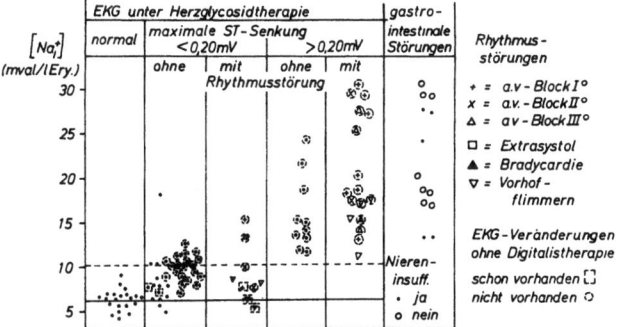

Abb. 1. Natriumkonzentration der Erythrozyten bei digitalisierten Patienten unter Berücksichtigung des EKGs bzw. gastrointestinaler Beschwerden. ----------- = $\bar{x} + 2$ s der Kontrollen

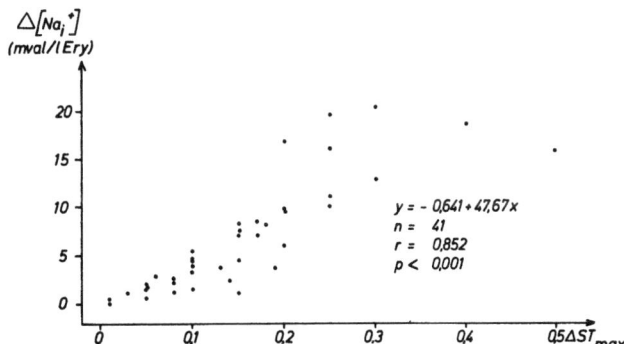

Abb. 2. Beziehung zwischen Änderungen des Na^+-Gehaltes der Erythrozyten und der maximalen ST-Senkung im EKG unter Digitalbehandlung

Die Kaliumkonzentration der Erythrozyten zeigte ein zum Natriumgehalt gegensinniges Verhalten. Die Veränderungen waren jedoch wesentlich weniger eindeutig. Bei Bildung des Natrium-Kaliumquotienten kamen wir dagegen im wesentlichen zu dem gleichen Ergebnis wie bei alleiniger Bewertung der Natriumkonzentration der Erythrozyten.

Im Gegensatz zur ST-Strecke zeigte das PQ-Intervall nur eine schwache ($n = 41$, $r = 0,354$, $p < 0,05$), die QT-Zeit überhaupt keine Beziehung zu den digitalisinduzierten Elektrolytverschiebungen in den Erythrozyten.

Diskussion

Das EKG gilt im allgemeinen als ein nur ungenauer Parameter der Digitaliswirkung. Soweit wir heute wissen, beeinflussen jedoch die Herzglykoside das Elektrokardiogramm über die gleichen Mechanismen, über die sie positiv-inotrop wirken. Beide Vorgänge sind Folge einer Hemmung der Natrium-Kaliummembran-

ATPase und der dadurch hervorgerufenen intrazellulären Zunahme der Natrium- und Abnahme der Kaliumkonzentration in den verschiedenen Herzabschnitten (Übersicht bei [3] und [5]). Hemmung der Membran-ATPase und positiv-inotroper Effekt sind nach tierexperimentellen Untersuchungen deutlich miteinander korreliert [2]. Auf der anderen Seite wird die Herzmuskelkontraktion von den Aktionspotentialen der Herzmuskelzellen gesteuert [1], deren Gesamtheit sich im EKG widerspiegelt. Aufgrund dieser Zusammenhänge erscheint es uns berechtigt, aus den unter einer Herzglykosidtherapie auftretenden EKG-Veränderungen, wenn auch mit gewissen Einschränkungen, quantitative Rückschlüsse auf die übrigen cardialen Wirkungen, insbesondere auf den positiv-inotropen Effekt dieser Behandlung, zu ziehen. Möglich ist das jedoch nur bei einem vor der Herzglykosid-Behandlung weitgehend normalen EKG und nicht bei stärker pathologischem EKG, wie man es bei Herzglykosid-bedürftigen Patienten oft findet. Diese Einschränkung gilt nicht für die Erythrozytenelektrolyte. Auf Grund der engen Korrelation zwischen ST-Senkung im EKG und Anstieg der Natriumkonzentration der Erythrozyten unter Digitalistherapie müßte es vielmehr möglich sein, auch bei pathologischem Ausgangs-EKG, allein an Hand des Verhaltens der Erythrozytenelektrolyte, den Grad der Digitalisierung in etwa quantitativ abzuschätzen. Das gilt vor allem, wenn Erythrozytenelektrolyte vor der Digitalistherapie vorliegen. Eine unter diesen Bedingungen nachgewiesene Zunahme der Natriumkonzentration um 3 bis 4 mval/l Erythrozyten würde z. B. einer ST-Senkung um 0,05 bis 0,1 mV bei normalem Ausgangs-EKG entsprechen und damit eine bereits eindeutig wirksame Digitalisierung aufzeigen. Wurden keine Untersuchungen der Erythrozytenelektrolyte vor der Digitalistherapie durchgeführt, so kann man nach unseren Erfahrungen immer noch ab einer Erhöhung der Natriumkonzentration der roten Blutkörperchen über 10 bis 11 mval/l mit einer ausreichenden Digitalisierung rechnen. Solange diese Natriumkonzentration in den Erythrozyten nicht überschritten wird, besteht nach unseren Erfahrungen kaum die Gefahr der Digitalisintoxikation. Bei höhergradig niereninsuffizienten Patienten muß man die Grenze 1 bis 2 mval/l niedriger setzen. Bei diesem Vorgehen beobachteten wir nur in vereinzelten Fällen digitalisinduzierte Rhythmusstörungen, wie sie ja bei geschädigtem Reizleitungssystem manchmal bereits lange vor Eintritt der optimalen positiv-inotropen Digitaliswirkung auftreten können.

Die Methodik der Erythrozytenelektrolytbestimmung ist einfach. Sie läßt sich noch weiter dadurch erleichtern, daß man die Auswirkungen von Pipettierfehlern durch Bildung des Natrium-Kaliumquotienten umgeht.

Literatur

1. Fozzard, H. A., Gibbons, W. R.: Amer. J. Cardiol. **31**, 182 (1973). — 2. Goldman, R. H., Coltart, D. J., Friedman, J. P., Nola, G. T., Berke, D. K., Schweitzer, E., Harrison, D. C.: Circulation **48**, 830 (1973). — 3. Greeff, K.: Zum Wirkungsmechanismus der Digitalisglykoside. In: Probleme der klinischen Prüfung herzwirksamer Glykoside (Hrsg. K. Greeff), S. 12. Darmstadt: Steinkopff 1968. — 4. Hoffman, J. F., Ingram, C. J.: Cation transport and the binding of k-ouabain to intact human red blood cells. In: Stoffwechsel und Membranpermeabilität von Erythrozyten und Thrombozyten (Hrsg. E. Deutsch, E. Gerlach, K. Moser). Stuttgart: Thieme 1968. — 5. Kaufmann, K.: In: Digitalisbedingte Arrhythmien und Diphenylhydantoin. Bern-Stuttgart-Wien: Huber 1972. — 6. Lely, A. H., van Enter, C. H. J.: Amer. Heart J. **83**, 149 (1972). — 7. Wessels, F.: In: Essentielle Hypertonie. Berlin-München-Wien: Urban & Schwarzenberg 1975.

Peters, U., Hengels, K.-J., Hausamen, T.-U., Grosse-Brockhoff, F. (I. Med. Klinik A d. Univ. Düsseldorf): **Einfluß von Rifampicin auf den Metabolismus des Digitoxins***

Radioimmunologische Serum-Digitoxinbestimmungen haben ergeben, daß unter einer tuberkulostatischen Kombinationstherapie mit Isoniacid, Ethambutol und Rifampicin sowie unter einer Monotherapie mit Rifampicin die Serum-Digitoxinspiegel signifikant niedriger lagen als bei gesunden Probanden und bei Patienten mit Myocardinsuffizienz bzw. Niereninsuffizienz ohne Tuberkulostatika [5].

Von dem Tuberkulostatikum Rifampicin ist seit den Arbeiten von Remmer et al. bekannt, daß es zu einer Induktion des mikrosomalen Leberenzymsystems führt. Von Bolt et al. wurde kürzlich über einen verstärkten Metabolismus von Äthinylöstradiol und von Edwards et al. über einen verstärkten Metabolismus von Cortisol unter Rifampicin berichtet. Unsere Untersuchungen über den Einfluß von Tuberkulostatika speziell von Rifampicin auf die Pharmakokinetik des Digitoxins haben bisher folgende Ergebnisse erbracht:

1. Signifikant niedrigere Serum-Digitoxinspiegel für Patienten mit Tuberkulose unter Tuberkulostatika gegenüber der Kontrollgruppe.
2. Signifikant niedrigere Halbwertzeiten für Digitoxin und eine erhöhte „Digitoxin-Clearance".

Die Eiweißbindung für Digitoxin wurde sowohl im in vitro- wie auch im in vivo-Versuch durch Tuberkulostatika in therapeutischen Dosen nicht beeinflußt. Weiter wurde ermittelt, daß durch obengenannte Tuberkulostatika keine Beeinflussung der Absorption für Digitoxin besteht.

Nach diesen Befunden sind die signifikant niedrigeren Digitoxinspiegel unter Tuberkulostatika Ausdruck der beschleunigten Elimination. Als Ursachen sind zu diskutieren:

1. Ein beschleunigter Metabolismus des Digitoxins.
2. Eine Blockierung der Reabsorption des Digitoxins in den Nierentubuli.

Zur Klärung dieses Problems wurden 3 männliche Patienten mit inaktiver Lungentuberkulose, die mit Digitoxin aufgesättigt waren und eine Erhaltungsdosis von 0,1 mg/die per oral erhielten, 100 µCi ^{3}H-Digitoxin (NEN, spezifische Aktivität 26,3 mCi/mg, entsprechend 0,038 mg, aufgelöst in 5 ml physiologischer NaCl) intravenös injiziert. Nach einer Urinsammelperiode von 8 Tagen wurde mit einer Rifampicintherapie (5 bis 10 mg/kg Körpergewicht) begonnen. Nachdem im Urin keine ^{3}H-Aktivität mehr nachweisbar war, wurde den Patienten erneut 100 µCi ^{3}H-Digitoxin der gleichen Charge injiziert. Es folgte eine 2. Urinsammelperiode von 8 Tagen.

Die Extraktion des 24-Std-Sammelurins erfolgte mittels Dichlormethan; dabei wurde eine wasserlösliche von einer dichlormethanlöslichen Phase unterschieden. Die Extraktionen wurden in 2 Schritten mit einem Volumenverhältnis von 1 Teilvolumen Urin und 3 Teilvolumina Dichlormethan durchgeführt.

Für die dünnschichtchromatographische Auftrennung der Digitoxinmetaboliten im Urin wurde 40 ml Urin mit Dichlormethan extrahiert. Die Dichlormethanphase wurde mit Stickstoff eingedampft und mit Petroläther 2 × gereinigt. Der Extrakt wurde in Methanol/Chloroform aufgelöst. Die Auftrennung erfolgte auf Kieselgel-Fertigplatten (Merck, 20 × 20 cm). Die Platten waren mit 12% Formamid-Aceton imprägniert. Als Fließmittel diente Äthylmethylketon/Xylol im Verhältnis 50:50. Als Standard wurden die 8 cardioaktiven Metaboliten des Digitoxins und Digoxins verwandt. In diesem System konnte eine gute Trennung der Digitoxigenin-Digitoxoside von den Digoxigenin-Digitoxosiden erreicht werden.

Vor und unter Rifampicintherapie ergaben sich deutliche Unterschiede in der Extrahierbarkeit der ^{3}H-Aktivität im 24-Std-Urin. Bei dem ersten Patienten stieg die durchschnittliche ^{3}H-Aktivität (an 5 Tagen gemessen) von $19,1 \pm 1,3$ auf $42,7 \pm 5,5\%$ unter Rifampicintherapie an, beim zweiten Patienten von durchschnitt-

---

* Mit Unterstützung der Deutschen Forschungsgemeinschaft, Sonderforschungsbereich Cardiologie, Düsseldorf.

lich 16,4 ± 2,4 auf 48,0 ± 16,5% (an 6 Tagen gemessen) und beim dritten Patienten von 40,8 ± 3,4 auf 60,3 ± 4,4% (an 6 Tagen gemessen) an (Abb. 1).

Die weiteren Untersuchungen befaßten sich mit den ^{3}H-Aktivitäten des Digitoxins in der Dichlormethanphase, die als sog. cardioaktive Metaboliten angesehen werden. Die Reinheit des injizierten ^{3}H-Digitoxins wurde dünnschichtchromatographisch überprüft. Digoxinmetabolite waren nicht nachweisbar, dagegen geringe Mengen von Digitoxosiden des Digitoxins. Die dünnschichtchromatographische Auftrennung der Digitoxinmetaboliten verglichen mit dem Autoscan des ^{3}H-Digitoxins und ^{3}H-Digoxins ergab eine gute Übereinstimmung der RF-Werte für Digitoxin und Digoxin im Standard mit den RF-Werten der ^{3}H-Substanzen. Die RF-Werte betrugen für Digitoxin 0,44 und für Digoxin 0,24. Die Analyse beschränkte sich auf die Messung der hydroxilierten und der nicht hydroxilierten Metaboliten als Gruppe insgesamt. Dabei wurden die Sektoren der Digoxinmetaboliten und die Gruppe der Digitoxinmetaboliten ausgekratzt und im Flüssigkeitsszintillationszähler gemessen.

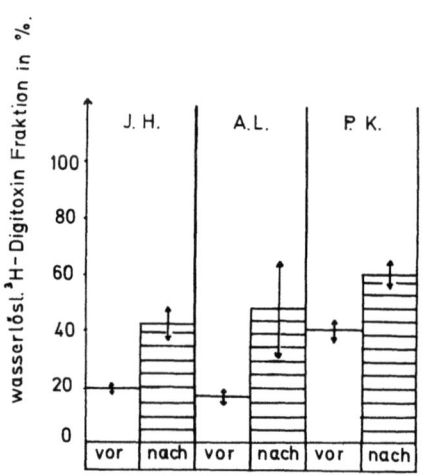

Abb. 1. Wasserlösliche ^{3}H-Digitoxinfraktion vor und unter Rifatherapie an den Urinsammeltagen 1 bis 8 ($\bar{x} \pm s$)

Die Ergebnisse erbrachten bei zwei Patienten einen Anstieg der Digoxinmetaboliten des ^{3}H-Digitoxins unter Rifampicintherapie von 5,5 ± 0,3 auf 13,8 ± 0,1% und von 7,2 ± 0,4 auf 24,3 ± 5,0%.

Zusammenfassend läßt sich sagen, daß Rifampicin zu einer Erhöhung der wasserlöslichen und hydroxilierten Metaboliten des ^{3}H-Digitoxins im Urin führt. Diese Wirkung des Rifampicins ist als Ausdruck einer Induktion des mikrosomalen arzneimittelabbauenden Enzymsystems der Leber zu deuten.

Literatur

1. Bolt, H. M., Kappus, H., Bolt, M.: Lancet **22**, 1280 (1974). — 2. Carvalhas, M. L., Figueira, M. A.: J. Chromatogr. 86, 254 (1973). — 3. Edwards, O. M., Courtenay-Evans, R., J. Galley, J. M., Hunter, J., Tait, A. D.: Lancet 7, 549 (1974). — 4. Jeliffe, R. W., Blankenhorn, M. H.: Clin. Res. 14, 160 (1966). — 5. Peters, U., Hausamen, T.-U., Grosse-Brockhoff, F.: Dtsch. med. Wschr. 99, 2381 (1974). — 6. Remmer, H.: Europ. J. clin. Pharmacol. 5, 116 (1972). — 7. Solomon, H. M., Abrams, W. B.: Amer. Heart J. 8**3**, 277 (1972). — 8. Storstein, L.: Paper and thin-layer chromatography. In: Symposium on digitalis (ed. O. Storstein). Oslo: Gyldendal Norsk Forlag 1973. — 9. Watson, E., Tramell, P., Kalman, S. M.: J. Chromatogr. **69**, 157 (1972).

ZILLY, W., WERNZE, H., BUCHENAU, D., BREIMER, D. D., RICHTER, E. (Med. Univ.-Klinik Würzburg u. Nijmegen): **Einfluß von Rifampicin auf die metabolische Clearance von Galaktose und Antipyrin im Vergleich zu Hexobarbital**

Einleitung

Rifampicin kann das arzneimittelabbauende Enzymsystem der menschlichen Leber stimulieren. Hierauf weisen folgende bisher bekanntgewordene Untersuchungen hin: Durch eine Rifampicintherapie kommt es zu einer Proliferation des endoplasmatischen Retikulums [1], zu einem erhöhten Gehalt von Cytochrom P-450 sowie zu erhöhten Enzymaktivitäten [2]. Weiterhin führt eine Rifampicinbehandlung zu einem erhöhten Antikoagulantienbedarf [3] und zu niedrigeren Digitoxinspiegeln [4]. Die unsichere Wirkung oraler Kontrazeptiva bei gleichzeitiger Rifampicineinnahme [5] ist durch einen beschleunigten Abbau von Äthinylöstradiol bedingt [6]. Nach Acocella u. a. [7] verkürzt Rifampicin seine eigene Halbwertszeit. Ebenso ist der Abbau von Tolbutamid und Hexobarbital nach einer Rifampicinbehandlung beschleunigt [8].

Ausgehend von diesen Befunden, sollten folgende Fragen untersucht werden: Bewirkt Rifampicin

eine Vergrößerung der Leber beim Menschen, wie dies im Tierversuch z. B. für Phenobarbital bekannt ist?

eine Erhöhung der Indocyaningrün (ICG)-Clearance, was als Hinweis auf eine Zunahme der Leberdurchblutung gewertet werden könnte?

eine Beschleunigung des Abbaus von Antipyrin, dessen Elimination durch Phenobarbital stimuliert wird?

eine Zunahme der Galaktoseeliminationskapazität (GEK), was darauf hinweisen würde, daß neben dem Arzneimittelmetabolismus auch eine andere Leberzellfunktion beeinflußt werden kann?

eine Erhöhung der Aktivität der γ-GT im Plasma?

eine Veränderung der üblichen Leberfunktionsproben?

Dies wurde deshalb überprüft, da in Kombination mit anderen Tuberkulostatika unter Rifampicin häufig toxische Leberschädigungen beschrieben worden sind.

Methodik

Die Untersuchungen wurden bei 6 gesunden, freiwilligen, voll aufgeklärten Studenten im Alter von 23 bis 27 Jahren durchgeführt. Nach der Bestimmung der Leberfunktionsproben, der γ-GT und der Lebergröße wurden am ersten Tag ICG (0,5 mg/kg über 5 min) und Hexobarbital (7,3 mg/kg über 60 min) infundiert. Am zweiten Tag folgte eine Galaktoseinfusion (0,3 g/kg über 5 min), am dritten Tag eine Antipyrininfusion (15 mg/kg über 10 min). Danach wurde Rifampicin in einer Dosis von 1,2 g täglich über 8 Tage verabreicht. 24 Std nach der letzten Rifampicineinnahme wurden die obigen Untersuchungen in der gleichen zeitlichen Reihenfolge wiederholt.

ICG wurde spektrophotometrisch, Hexobarbital gaschromatographisch [9], Antipyrin kolorimetrisch nach Brodie [10], Galaktose enzymatisch [11], die γ-GT kolorimetrisch [12], das Lebervolumen durch Ultraschall mittels paralleler Serienschnitte in 1 cm Abstand [13] bestimmt. Die Berechnung der Clearance-Werte erfolgte nach einem 1-Kompartiment- (ICG, Antipyrin) bzw. einem 2-Kompartiment-System (Hexobarbital), die GEK nach methodischen Angaben von Tygstrup [14].

Ergebnisse und Diskussion

Nach der 8tägigen Rifampicinbehandlung kam es zu einer signifikanten Zunahme der Leberdämpfung von im Mittel 9,5 auf 11,8 cm.

Das durch Ultraschall bestimmte Lebervolumen vergrößerte sich um 15%. 14 Tage nach Beendigung der Rifampicineinnahme war das mittlere Lebervolumen wieder nahezu auf seinen Ausgangswert abgesunken.

Hieraus ist zu schließen, daß die Behandlung mit einem Pharmakon, dessen stimulierende Wirkung auf den Arzneimittelstoffwechsel als erwiesen gelten kann, auch beim Menschen zu einer Größenzunahme der Leber führt.

Die Bestimmung der ICG-Clearance erbrachte keinen Anhalt für eine beschleunigte Elimination des Farbstoffes nach Rifampicin. Nach Untersuchungen von Branch u. a. [15] kam es bei Rhesusaffen durch eine Phenobarbitalbehandlung zu

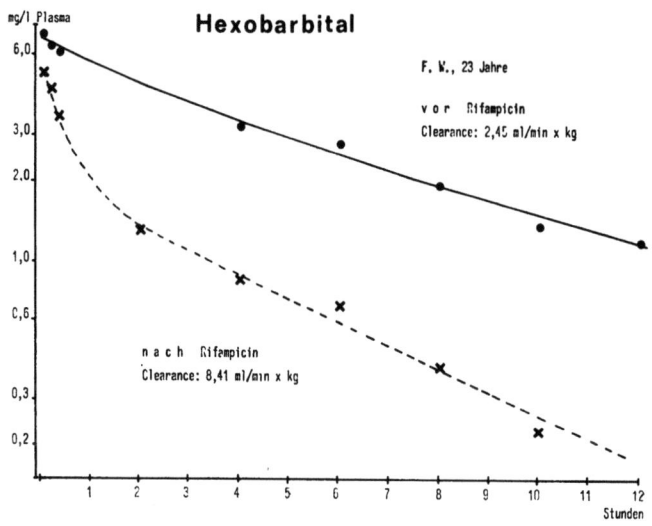

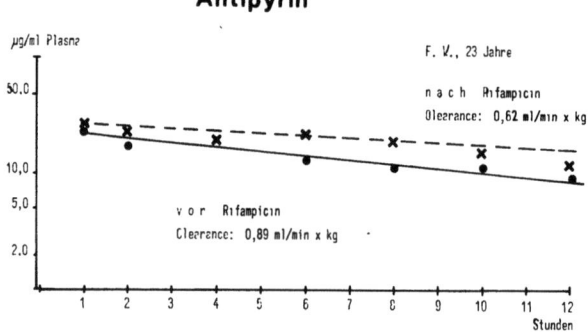

Abb. 1. Plasmakonzentrationsverlauf von Hexobarbital und Antipyrin vor und nach Rifampicin bei einer Versuchsperson

einer Zunahme der Leberdurchblutung. Unsere Ergebnisse mit ICG, dessen Elimination auf Grund seiner kurzen Halbwertszeit durch Veränderungen der Leberdurchblutung beeinflußt wird, weisen darauf hin, daß Rifampicin zu keiner wesentlichen Durchblutungssteigerung der Leber führt.

Im Gegensatz zu Hexobarbital, dessen Plasmakonzentrationen nach Rifampicin deutlich schneller abfielen, in Abb. 1 am Beispiel eines Probanden aufgezeigt, fand sich für Antipyrin, eine häufig verwandte Testsubstanz des Arzneimittelstoffwechsels beim Menschen, keine Beeinflussung des Plasmakonzentrationsverlaufes. Während eine Phenobarbitalbehandlung nach Untersuchungen von Vesell [16] zu einer Verkürzung der Antipyrinhalbwertszeit beim Menschen führte, konnten wir nach Rifampicin weder eine Verkürzung der Halbwertszeit noch eine Steigerung der metabolischen Clearance von Antipyrin feststellen (Abb. 2). Rifampicin scheint somit nicht in jedem Falle eine Beschleunigung des Abbaues von Substanzen zu bewirken, deren Elimination vom mikrosomalen Enzymsystem der Leber abhängt.

Die deutliche Erhöhung der Hexobarbital-Clearance um nahezu das Dreifache (Abb. 2) hatte sich nach 14 Tagen in weitgehender Übereinstimmung mit dem Lebervolumen wieder normalisiert.

Eine durch Rifampicin verursachte Steigerung der Elimination von Galaktose, die fast ausschließlich durch die Leber metabolisiert wird, war nicht feststellbar (Abb. 2). Auch im Tierversuch konnte durch eine Phenobarbitalbehandlung keine Erhöhung der GEK erzielt werden, wie aus Untersuchungen von Keiding u. a. [17] hervorgeht.

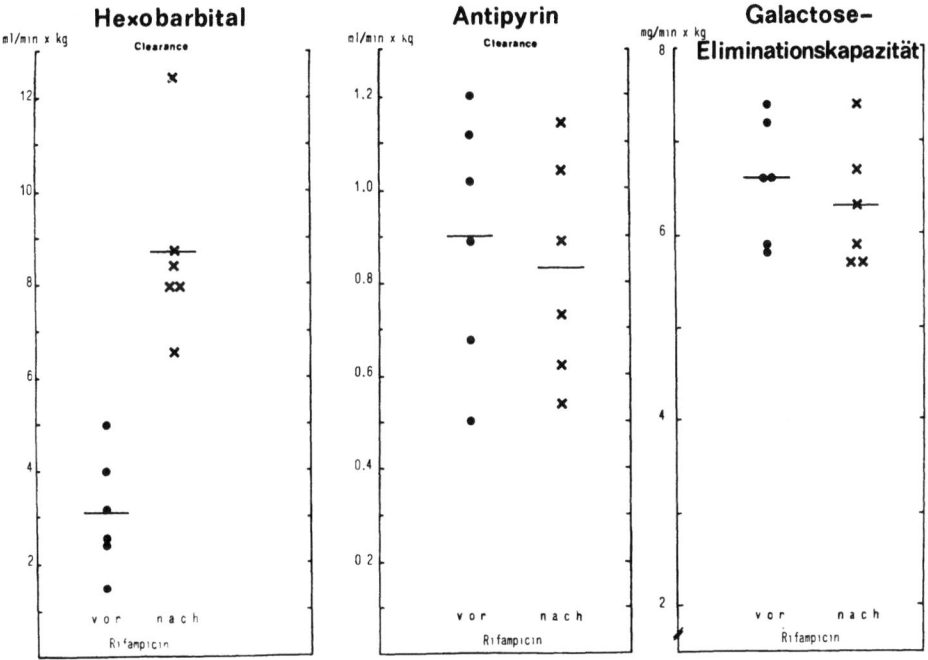

Abb. 2. Metabolische Clearance von Hexobarbital und Antipyrin sowie die GEK vor und nach Rifampicin bei 6 gesunden Versuchspersonen

Die Stimulierung des Arzneimittelabbaus durch Rifampicin, die sich aus den eingangs gezeigten Befunden der Literatur und dem deutlichen Effekt auf den Hexobarbitalabbau ergibt, hat also keinen Einfluß auf Enzyme, die für die Elimination der Galaktose verantwortlich sind.

Eine signifikante Veränderung der γ-GT-Werte im Plasma fand sich weder während noch nach der Rifampicineinnahme. Coltorti u. a. [18] konnten auch nach Phenobarbital keine Aktivitätszunahme dieses Enzyms im Plasma feststellen.

Die Bestimmung der γ-GT im Plasma hat sich somit als ungeeignet erwiesen, Hinweise auf eine bestehende Stimulation des arzneimittelabbauenden Enzymsystems zu erhalten.

Andererseits zeigen sowohl die Ergebnisse der γ-GT, der ICG-Clearance und der GEK, die als quantitative Leberfunktionsproben gelten, wie auch die unverändert im Normbereich verbleibenden Transaminasen-, Gerinnungs- und Albuminwerte, daß Rifampicin, allein verabreicht, auch in der gewählten relativ hohen

Dosierung zu keiner Leberzellschädigung führt, die den Begriff „Rifampicin-Hepatitis", wie er von Scheuer u. a. [19] geprägt wurde, rechtfertigen würde.

Unsere Untersuchungen weisen darauf hin, daß Rifampicin nicht generell zu einer Stimulierung mikrosomaler bzw. anderer Leberzellenzyme führt.

Literatur

1. Jezequel, A. M., Orlandi, F., Tenconi, L. T.: Gut **12**, 984 (1971). — 2. Schoene, B., Fleischmann, R. A., Remmer, H., von Oldershausen, H. F.: Europ. J. clin. Pharmacol. **4**, 65 (1972). — 3. Michot, F., Bürgi, M., Büttner, J.: Schweiz. med. Wschr. **100**, 583 (1970). — 4. Peters, U., Hausamen, T.-U., Grosse-Brockhoff, F.: Dtsch. med. Wschr. **99**, 2381 (1974). — 5. Nocke-Finck, L., Breuer, H., Reimers, D.: Dtsch. med. Wschr. **98**, 1521 (1973). — 6. Bolt, H. M.: Dtsch. med. Wschr. **100**, 63 (1975). — 7. Acocella, G., Bonollo, L., Garimoldi, M., Mainardi, M., Tenconi, T., Nicolis, F. B.: Gut **13**, 47 (1972). — 8. Zilly, W., Bopp, E., Bürkl, B., Richter, E.: Verh. dtsch. Ges. inn. Med. **80**, 1538 (1974). — 9. Breimer, D. D., van Rossum, J. M.: J. Chromatogr. **88**, 235 (1974). — 10. Brodie, B. B., Axelrod, J.: J. Pharmacol. exp. Ther. **98**, 97 (1950). — 11. Wallenfells, K., Kurz, G.: Biochem. Z. **335**, 559 (1962). — 12. Szasz, G.: Clin. Chem. **15**, 124 (1969). — 13. Buchenau, D., Liehr, H.: Z. Gastroent. **11**, 2 (1973). — 14. Tygstrup, N.: Acta physiol. scand. **58**, 162 (1963). — 15. Branch, R. A., Herbert, C. M., Read, A. E.: Gut **14**, 569 (1973). — 16. Vesell, E. S., Page, J. G.: J. clin. Invest. **48**, 12, 2202 (1969). — 17. Keiding, S., Andreasen, P. B., Fauerholdt, L.: Biochem. Pharmacol. **22**, 2293 (1973). — 18. Coltorti, M., Di Simone, A., Di Cesare, D., Rinaldi, M.: Acta vitamin. enzymol. **27**, 217 (1973). — 19. Scheuer, P. J., Lal, S., Summerfield, J. A., Sherlock, S.: Lancet **1974 I**, 421.

GUNDERT-REMY, U., GRZEGORZEWSKI, CH., BALDAUF, G., WEBER, E. (Abt. f. Klin. Pharmakologie d. Med. Univ.-Klinik Heidelberg): **Einfluß von Nahrungsaufnahme und Lagerung auf die Resorption von Tolbutamid**

Die Resorption von Arzneimitteln wird im allgemeinen unter sog. Standardbedingungen geprüft. Darunter wird in der Regel verstanden, daß die Einnahme des zu prüfenden Mittels nüchtern vorgenommen wird und, daß der Proband während des Versuchs sich in sitzender Stellung befindet. In der vorliegenden Studie sollte untersucht werden, ob die Resorption von Tolbutamid durch Variation der äußeren Bedingungen verändert wird, oder ob sie weitgehend unbeeinflußt durch äußere Bedingungen bleibt.

In der Untersuchung wurden Zusammensetzung der Nahrung vor Einnahme des Arzneimittels sowie die körperliche Aktivität während der Dauer der Resorption variiert. Insgesamt ergaben sich sechs Versuchsanordnungen, da drei verschiedene Formen des Frühstücks mit zwei Arten von körperlicher Aktivität kombiniert wurden, nämlich Bettruhe über 6 Std oder 10 Kniebeugen alle 20 min, ebenfalls über 6 Std. Das fettreiche Frühstück bestand aus 100 g Fett, 46,4 g Kohlenhydraten sowie 8,3 g Eiweiß in Form von 80 g Butter, 60 g Mettwurst, 3 Brötchen à 40 g und einem gekochten Ei, insgesamt 1100 kcal. Das einfache Frühstück enthielt 8,6 g Fett, 42,7 g Kohlenhydrate und 3,2 g Eiweiß in Form von 10 g Butter, 30 g Marmelade und 1 Brötchen à 40 g; insgesamt 271 kcal. In einer weiteren Versuchsreihe blieben die Versuchspersonen nüchtern. Jeder der 4 männlichen und 5 weiblichen gesunden Probanden nahm an jeder der Versuchsanordnungen in randomisierter Reihenfolge teil. Unmittelbar nach dem Frühstück bzw. zu Versuchsbeginn nahm jeder Teilnehmer 1 g Tolbutamid in Form der Reinsubstanz in einer Oblatenschachtel mit 200 ml CO_2-freiem Mineralwasser ein. Bis zu 6 Std nach Einnahme war lediglich das Trinken von Mineralwasser erlaubt. Anschließend wurde eine Mahlzeit, bestehend aus drei belegten Brötchen, gegeben. Blutentnahmen aus einer liegenden Kanüle wurden zu festgelegten Zeiten (10, 20, 30, 45 min, 1, 1,5, 2, 3, 4, 6, 8, 10, 12 und 24 Std) vorgenommen und die Konzentration von Tolbutamid im Plasma nach Spingler [5] bestimmt. Urin wurde in Portionen gesammelt und der Gehalt an Carboxytolbutamid nach Nelson et al. [3] bestimmt.

Aus den gewonnenen Werten wurden folgende Parameter ermittelt: 1. Beginn der Resorption (als der Zeitpunkt, zu dem erstmals ein Arzneimittelspiegel im Plasma nachweisbar war), 2. der Maximalspiegel, 3. die Zeit zwischen Einnahme und Erreichen des Maximalspiegels, 4. Fläche unter der Konzentrationszeitkurve (berechnet nach der Trapezregel), 5. die Menge an Carboxytolbutamid und anderen Metaboliten, die von 0 bis 8 Std und von 0 bis 48 Std im Urin ausgeschieden wur-

Tabelle 1a. Beginn der Resorption (Stunden nach Einnahme; $\bar{x} \pm s$)

1	2	3	4	5	6
1,74 ± 1,45	1,67 ± 0,71	0,52 ± 0,39	1,05 ± 0,56	0,46 ± 0,31	0,52 ± 0,38

Tabelle 1b. Erreichen des Maximalspiegels (Stunden nach Einnahme; $\bar{x} \pm s$)

1	2	3	4	5	6
6,83 ± 2,78	7,78 ± 1,86	5,00 ± 1,22	5,33 ± 1,41	4,89 ± 1,69	5,00 ± 1,22

1 = fettreiches F./Bettruhe, 2 = fettreiches F./aktiv, 3 = einfaches F./Bettruhe, 4 = einfaches F./aktiv, 5 = nüchtern/Bettruhe, 6 = nüchtern/aktiv

Tabelle 2a. Fläche unter der Kurve (mg · h · ml^{-1}; $\bar{x} \pm s$)

1	2	3	4	5	6[a]
11,06 ± 1,42	11,18 ± 1,99	11,00 ± 1,24	11,15 ± 3,25	10,91 ± 2,37	11,89 ± 2,33

Tabelle 2b. Kumulative Metabolitausscheidung im Urin (% der Dosis; $\bar{x} \pm s$)

1	2	3	4	5	6[a]
87,41 ± 5,93	85,82 ± 9,91	87,78 ± 3,91	82,00 ±10,57	93,83 ± 6,59	86,36 ± 6,92

[a] Die Ziffern haben die gleiche Bedeutung wie in Tabelle 1.

de. Die Fläche unter der Kurve wie auch die gesamte Menge an Metaboliten im Urin dienen als Maß für die resorbierte Menge. Die Fläche unter der Kurve stellt lediglich ein relatives, die im Urin ausgeschiedene Menge ein absolutes Maß dar, da die Substanz fast ausschließlich renal in Form von mit der angegebenen Methode erfaßten Metaboliten eliminiert wird [3]. Die statistische Berechnung auf Differenzen zwischen den sechs verschiedenen Versuchsanordnungen wurde mit Hilfe des multiplen Vergleichsverfahrens nach Wilcoxon u. Wilcox [4] vorgenommen. Lediglich der besseren Übersichtlichkeit wegen werden im folgenden Mittelwerte und Standardabweichungen angegeben.

Nach Einnahme des fettreichen Frühstücks beginnt die Resorption des Tolbutamid beim liegenden wie beim körperlich aktiven Probanden später als bei den Versuchspersonen in den übrigen Versuchsanordnungen (Tabelle 1a). Ebenso lag auch der Zeitpunkt des Maximalspiegels nach Einnahme des fettreichen Frühstücks signifikant später im Vergleich zu einfachem Frühstück und nüchternem Zustand, unabhängig von Ruhe oder körperlicher Aktivität (Tabelle 1b). Der Maximalspiegel bewegte sich zwischen 5,45 und 12,35 mg/100 ml, mit Mittelwerten von 7,9 bis 8,9 mg/100 ml. Bei Probanden unter Bettruhe lagen die Maximalspiegel insgesamt niedriger als bei Probanden unter körperlicher Belastung. Ebenso verhielt es sich mit der Fläche unter der Konzentrationszeitkurve, welche geringere Werte bei Probanden unter Bettruhe aufwies (Tabelle 2a).

Innerhalb von 48 Std wurden zwischen 60 und 99% des eingenommenen Tolbutamids als Carboxytolbutamid im Urin bestimmt. Die Werte lagen im Mittel zwischen 82 und 93%. Von Probanden unter Bettruhe wird im 48-Std-Urin mehr Carboxytolbutamid ausgeschieden als bei körperlich aktiven Versuchspersonen (Tabelle 2b). Dieser Befund steht im Widerspruch zu den Ergebnissen, welche man bei der Berechnung der Fläche unter der Kurve erhält. Ein ähnliches Resultat hat Barr [1] für Tetrazyklinhydrochlorid beschrieben. Der spätere Beginn der Resorption wie auch das spätere Erreichen des Maximalspiegels nach fettreichem Frühstück korreliert gut mit der im Urin der ersten 8 Std ausgeschiedenen geringeren Menge an Carboxytolbutamid.

Unsere Versuchsergebnisse weisen darauf hin, daß durch Veränderung äußerer Bedingungen die Resorption von Tolbutamid beeinflußt werden kann. Die Auswirkung ist deutlich und signifikant beim Beginn der Resorption und dem Zeitpunkt des Maximalspiegels zu sehen. Bei den übrigen geprüften Parametern ergeben sich Differenzen, die jedoch statistisch nicht zu sichern sind.

Unsere Befunde können damit erklärt werden, daß nach Einnahme einer fettreichen und voluminösen Mahlzeit die Magenmotilität vermindert und dadurch die Entleerungszeit des Magens verlängert gefunden wurde [2]. Nach eigenen Verteilungsstudien löst sich Tolbutamid im sauren Milieu des Magens wegen seines pKa-Wertes von 5,3 relativ schlecht, so daß der der Resorption vorausgehende Schritt der Lösung der Substanz im Duodenum stattfindet. Somit wird die Magenpassagezeit zum für den Beginn der Resorption entscheidenden Schritt.

Literatur

1. Barr, W. H.: In: Bioavailability of drugs (eds. B. B. Brodie, W. M. Heller). Basel-München-Paris-London-New York-Sydney: Karger 1972. — 2. Gibaldi, M.: In: Introduction to biopharmaceutics. Philadelphia: Lea and Febinger 1971. — 3. Nelson, E., O'Reilly, J., Chelski, T.: Clin. chim. Acta 5, 774 (1960). — 4. Sachs, L.: In: Statistische Methoden. Heidelberg-Berlin-New York: Springer 1972. — 5. Spingler, H.: Klin. Wschr. 35, 533 (1957).

SCHNELLE, K., BRÈS, J., KLEIN, G., GARRETT, E. R. (I. Med. Klinik d. TU München u. College of Pharmacy, University of Florida, Gainesville, USA): **Pharmakokinetik des Amobarbital**

Barbiturate mit langer biologischer Halbwertszeit (HWZ) wie Barbital werden vom Organismus weitgehend unverändert ausgeschieden [1, 2]. Die lange HWZ resultiert aus der extensiven Rückresorption der nichtionisierten Form durch die Niere.

Amobarbital (A) wird in der Leber durch oxydierende microsomale Enzyme zum größten Teil metabolisiert. Der Hauptmetabolit ist das Hydroxyamobarbital (HOH) [3], das kaum pharmakologische Wirkung besitzt. Die bisher in der Literatur berichteten pharmakokinetischen Daten wurden im Sinne einer 2-Kompartimentverteilung des A mit Transfermechanismen 1. Ordnung interpretiert [4], obwohl in vitro-Studien die Möglichkeit von saturierbaren metabolischen Prozessen wahrscheinlich gemacht hatten [5]. In einer Humanstudie wurden zwischen

3,2 und 6,5 mg/kg A injiziert und auf Grund der unterschiedlichen Dispositionsphasen bei den verschiedenen Dosen wurde die Hypothese einer dosisabhängigen Metabolisierungsrate aufgestellt [6]. Daten über den Hauptmetaboliten HOH im Plasma sind auf Grund mangelnder Sensitivität der Nachweismethoden nur spär-

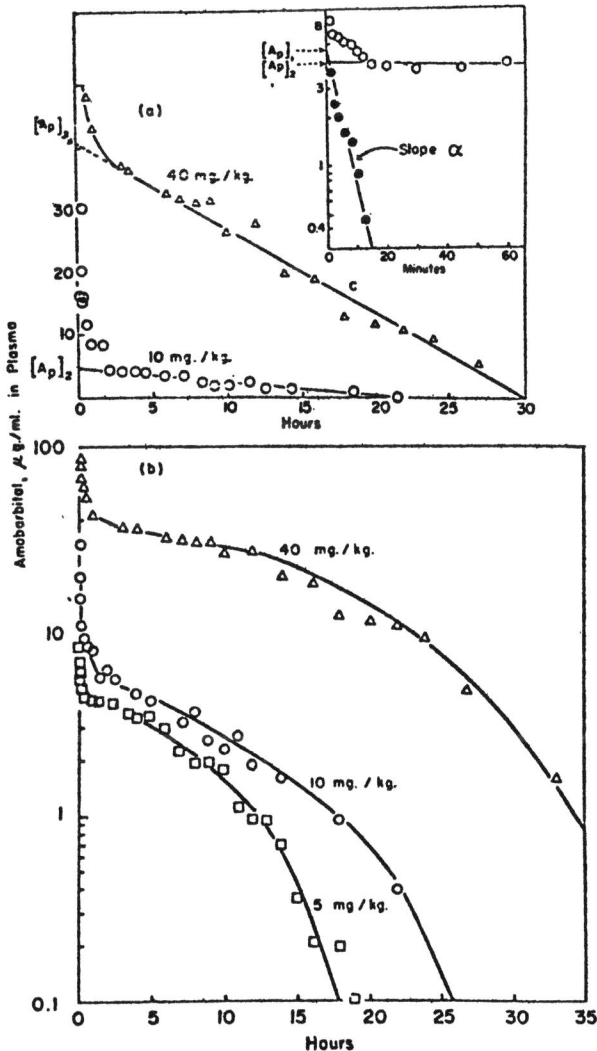

Abb. 1. Plasmaspiegel des A (µg/ml) nach intravenöser Injektion von 3 Dosen. (a) Lineare Darstellung; (b) semilogarithmische Darstellung. $(A_P)_2$ sind die extrapolierten Werte für die Dispositionsphasen. Der Einschub in (a) stellt die Auftragung der initialen Distributionsphase für die 5 mg/kg Dosis auf einer auseinandergezogenen Zeitachse dar. Durch Abschältechnik wurden die initiale Steigung α und $(A_P)_1$, der extrapolierte Wert der Distributionsphase, erhalten

lich vorhanden. Aus demselben Grund wurden die Studien nur über 1 bis 2 HWZ (1 HWZ = ca. 20 Std) durchgeführt.

Nach Verfeinerung der in der Literatur berichteten gaschromatographischen analytischen Methodik [4] auf eine Nachweisempfindlichkeit von 0,5 bzw. 0,2 µg pro ml in Plasma und 1,0 µg/ml im Urin für A und HOH haben wir die Kinetik nach intravenöser Injektion von 5 bis 40 mg/kg an Hunde über bis zu 6 HWZ studiert.

In der Abb. 1 sind die Plasmaspiegelzeitkurven nach Injektion von 40, 10 und 5 mg/kg A dargestellt. Besonders bei der hohen Dosis wird in der semilogarithmischen Darstellung ein S-förmiger Kurvenverlauf deutlich, der nicht mit einer Disposition 1. Ordnung zu vereinbaren ist. In unseren Daten zeigte sich in allen Dosisbereichen erst nach unterschiedlicher Zeit eine Tendenz zur Abnahme der Plasmaspiegel 1. Ordnung. Unter der Annahme eines 2-Kompartimentsystems mit saturierbarem Metabolismus wurden die fiktiven Verteilungsvolumina — bezogen auf die nicht-proteingebundene Substanz (Proteinbindung 40%) — mit etwa 6 l für das zentrale Kompartiment berechnet, das Gesamtverteilungsvolumen überstieg die jeweiligen Körpergewichte, so daß Substanzbindung in den Geweben anzunehmen ist.

Die Hypothese eines saturierbaren Metabolismus wurde gestützt durch Experimente, in denen einmal mit Phenobarbital die microsomalen Enzyme induziert und einmal durch SKF 525 A inhibiert worden waren. In der Abb. 2 wird

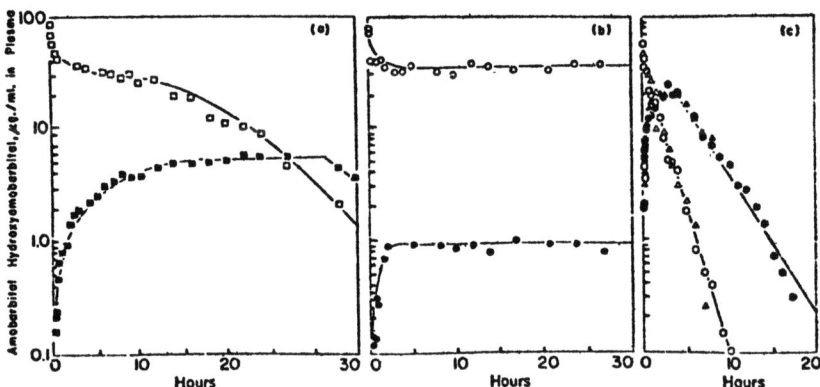

Abb. 2. Halblogarithmische Auftragung von Amobarbital- (offene Symbole) und Hydroxyamobarbital- (ausgefüllte Symbole) Plasmaspiegel (µg/ml) gegen die Zeit nach intravenöser Injektion von 40 mg/kg A (a) an einem normalen Hund, (b) an einem Hund, der 30 min vorher 40 mg/kg SKF 525 A intraperitoneal erhalten hatte, (c) an Hunden (△ ▲ ○ ●), die mit Phenobarbital (16 mg/kg/Tag) für 30 Tage vorbehandelt worden waren

deutlich, daß im Enzym-induzierten Hund der Plasmaspiegel von A bi-exponentiell abfällt, also ein einfaches 2-Kompartimentsystem mit Transfer 1. Ordnung vorliegt. Nach Gabe von SKF 525 A sind die metabolisierenden Enzyme rasch aufgesättigt und die Plasmaspiegel von Muttersubstanz und Metabolit bleiben auf einem Plateau.

Alle Daten wurden einer Analog-Computeranalyse unterzogen. Das Modell des besten „fits" ist eine 2-Kompartimentverteilung mit verschiedenen Ausscheidungswegen

$$X \longleftarrow A_P \rightleftarrows A_T$$
$$A_U \quad HOH_{(P+T)} \leftarrow HOH_U$$
$$X'$$

wobei A_P, das zentrale Kompartiment, in schnellem Äquilibrium mit A_T, dem peripheren Kompartiment, steht. Von A_P und A_T werden 50 bis 60% der Dosis über $HOH_{(P+T)}$, den Metaboliten HOH in den äquilibrierten Räumen T (peripher) und P (zentral), in den Urin, HOH_U, ausgeschieden. Nebenwege der Ausscheidung sind in Übereinstimmung mit den Befunden aus der Literatur [3] eine geringe Menge (2 bis 5%) des unveränderten $A(A_U)$, sowie die Ringöffnungsprodukte X und X'.

Bei der hohen Dosis von 40 mg/kg wurde ein guter fit der Daten durch die Annahme eines Transfers 0. Ordnung für den Metabolismus erzielt. Bei den niedrigen Dosen von 10 und 5 mg/kg war dies nicht ausreichend, da bei niedrigen Plasmaspiegeln von A die völlige Enzymsaturation nicht erreicht wird; die HOH-Produktion ist nicht vollständig 0. Ordnung bei niedrigen A-Konzentrationen. Es muß daher ein graduell saturierbarer Mechanismus für die HOH-Bildung gefordert werden.

Unter Beibehaltung des pharmakokinetischen Modells wurden die zur Programmierung des Computers erforderlichen Differentialgleichungen neu formuliert, d. h., die Metabolisierungskonstanten wurden nicht 0. Ordnung angenommen, sondern als Quotient aus der Metabolisierungskonstanten k_{max} x der Plasmakonzentration von $A(A_P)$ und der Dissoziationskonstanten des A-Enzymkomplexes (K_M) plus der A-Plasmakonzentration gebildet ($[k_{max} A_P/(K_M + A_P)]$, wobei $A_P \to X$ die gleiche Saturationscharakteristik aufweist wie $A_P \to HOH_{(P+T)}$.

Unter der Annahme eines derartigen graduell saturierbaren Metabolismus konnten die Daten aus den Versuchen mit niedrigen A-Dosen innerhalb der Variabilität der Methodik sehr gut miteinander in Einklang gebracht werden.

In allen unseren Versuchen am sonst unbeeinflußten Hund zeigten die A-Plasmadaten jedoch eine Variabilität um die Kurven des besten fits, die die Variationsbreite der Nachweismethodik übertraf. Die Richtung der Änderungen des Plasmaspiegels konnte mit Änderungen des Blut-pH-Wertes erklärt werden. A änderte die Respirationsrate und so den Blut-pH. Um diesen Effekt des Blut-pH-Wertes auf die Plasmaspiegel von A deutlicher zu demonstrieren, führten wir Versuche durch, in denen durch Bikarbonat/Säureinfusionen bzw. Änderung der Respirationsgeschwindigkeit und des Atemgasgemisches bei künstlicher Beatmung unter Succinylcholin eine Alkalose bzw. Azidose erzeugt wurde. Wir beobachteten unter diesen Bedingungen erhebliche Änderungen der totalen A-Plasmakonzentrationen. Bei alkalotischem pH stieg die totale Plasmakonzentration, unter induzierter Azidose fällt sie ab, ein Befund, der für Phenobarbital und Thiopental bekannt ist [7, 8]. Wenn man unter Zugrundelegung eines pK_a-Wertes von 7,47 die Konzentrationen der nicht-ionisierten Form von A berechnet, ergibt sich keine signifikante Änderung im Plasmagewebsspiegel der ungeladenen Form. Dies bedeutet, daß sich praktisch nur die freie Säure im Organismus verteilt und auf Grund ihres großen Verteilungsraumes keinen Änderungen durch wechselnde pH-Werte im relativ kleinen zentralen Kompartiment unterworfen ist.

Zusammenfassend kann aus unseren Untersuchungen zur Kinetik des Amobarbitals geschlossen werden:

1. Die Substanz verteilt sich im Organismus in zwei Kompartimente, die miteinander in einem relativ rasch entstehenden Äquilibrium stehen. Es besteht kein Anhalt für die Existenz eines tiefen Kompartimentes mit langsamer Austauschkinetik.

2. Der Metabolismus des Amobarbitals zeigte sich als saturierbarer Vorgang, der bei höherer Dosierung 0. Ordnung verläuft.

3. Änderungen des Blut-pH-Wertes ändern die totale Plasmakonzentration des Amobarbitals, nicht aber die Konzentration der pharmakologisch wirksamen freien Säure in den äquilibrierten Räumen.

Literatur

1. Mark, C.: Clin. Pharmacol. Ther. **4**, 504 (1963). — 2. Lous, P.: Acta Pharmacol. Toxicol. **10**, 147 (1954). — 3. Maynert, E. W.: J. biol. Chem. **195**, 397 (1952). — 4. Balasubramaniam,

K., Lucas, S. B., Mawer, G. E., Simons, P. J.: Brit. J. Pharmacol. **39**, 564 (1970). — 5. Shideman, F. E.: Fed. Proc. **11**, 640 (1952). — 6. Balasubramaniam, K., Mawer, G. E., Simons, P. J.: Proc. Brit. Pharmacol. Soc. **40**, 578 P (1970). — 7. Waddell, W. J., Butler, T. C.: J. clin. Invest. **36**, 1217 (1957). — 8. Rayburn, C. J., Whitehead, R. W., Draper, W. B.: Anesth. Analg. Curr. Res. **32**, 280 (1953).

Przuntek, H., Berndt, S., Dommasch, D., Fuhrmeister, U., Grüninger, W. (Neurolog. Univ.-Klinik Würzburg): **Klinische und pharmakokinetische Aspekte der intrathekalen Methotrexattherapie**

Die intrathekale Methotrexattherapie ist sowohl bei der Meningitis leucaemica der Kinder wie auch der Erwachsenen nicht mehr unüblich.

Bei der Meningitis carcinomatosa, die nach Pette durch Meningismus, basale Hirnnervenausfälle und tumorcellhaltigen eiweißreichen Liquor gekennzeichnet ist, ergab die systemische Therapie nach Little keine befriedigenden Ergebnisse, während McKelvey u. Neubauer et al. sowie Olson et al. bei intrathekaler Injektion von Methotrexat Remissionen bis zu 18 Monaten erzielen konnten.

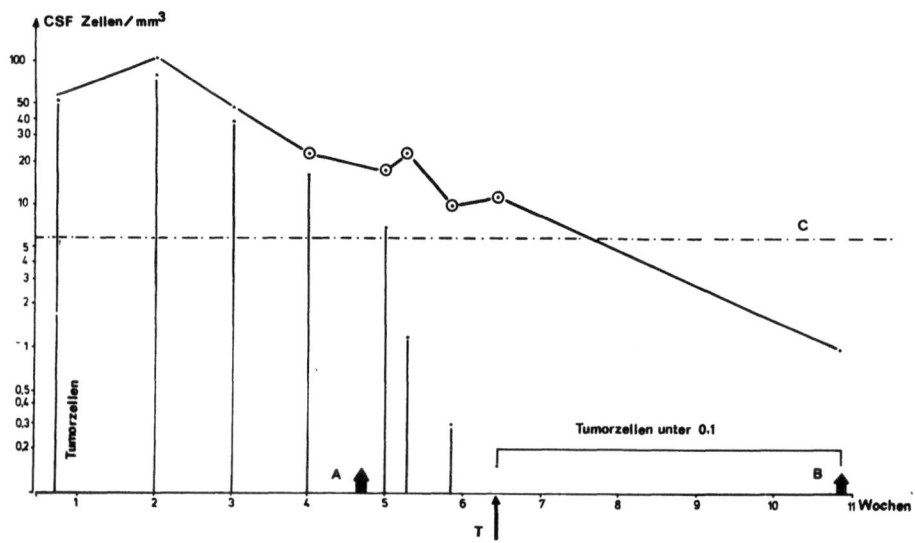

Abb. 1. Abfall der Tumorzellen im Liquor bei carcinomatöser Meningitis (Mamma-Ca.) nach intrathekaler Methotrexat-Applikation. · 25 mg Methotrexat, · 50 mg Methotrexat. A Besserung des Hörvermögens, B völlige Restitution des Hörvermögens, C obere Grenze des normalen Zellgehaltes im Liquor, D Thrombozyto- und Leukopenie

Wir beobachten seit über 18 Monaten eine Patientin, die wegen eines Mammacarcinoms 1973 mastektomiert wurde und während der Telekobaltbestrahlung einen Hörsturz, Meningismus, Kopfschmerzen, Schwindel, Übelkeit und Fieber zeigte. Neurologischerseits waren bis auf den Hörverlust keine Ausfälle zu verzeichnen.

Hirnszintigraphisch ergab sich keine umschriebene Aktivitätsanreicherung.

Im Liquor fand sich eine Zellzahlerhöhung auf 54/mm^3 (vgl. Abb. 1). Es handelte sich vornehmlich um Tumorzellen. Intrathekal injizierten wir zunächst wöchentlich 25 mg, dann 2mal/Woche 50 mg Methotrexat.

Nach 3 Wochen, gleichzeitig mit dem Abfall der Tumorzellen im Liquor, begann die Patientin wieder zu hören, die übrigen meningitischen Symptome verschwanden ebenfalls. 2 Monate nach Therapiebeginn war audiologisch keine Beeinträchtigung des Gehörs mehr nachweisbar.

Die intrathekale Cytostatikatherapie mußte $1^1/_2$ Monate nach Therapiebeginn wegen Leuko- und Thrombozytopenie für 4 Wochen unterbrochen werden. Dann wurde die Patientin ambulant weiterbetreut und erhielt in 2- bis 4wöchentlichen Abständen 25 mg Methotrexat.

7 Monate nach Beginn der intrathekalen Methotrexattherapie kam die Patientin nicht mehr, da sie sich wohlfühlte und die Medikation nicht mehr für notwendig hielt. 2 Monate später erschien sie dann allerdings mit Doppelbildsehen, Kopfschmerzen und Schwindel.

Die Applikationsrate der intrathekalen Methotrexattherapie mußte wiederum gesteigert werden, um sowohl die klinische Symptomatik wie auch den Liquorbefund zu bessern. Unter dem Verdacht der Knochenmetastasierung war weiterhin eine systemische Behandlung mit Endoxan, Methotrexat und Decortin notwendig.

Sowohl bei der Behandlung der carcinomatösen Meningitis wie auch der chronischen unspezifischen Meningitis ergab sich die Frage, inwieweit intravenös

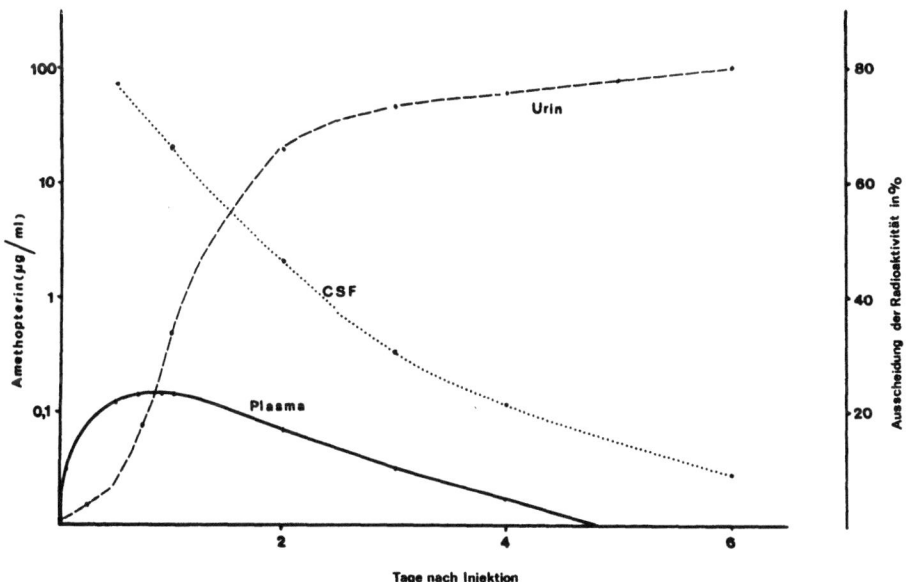

Abb. 2. CSF und Plasmagehalt an Amethopterin (Methotrexat®) nach intrathekaler Applikation von ³H-Amethopterin und Excretionsrate der Radioaktivität im Urin. (P. männl., 46 Jahre, chronische Meningitis)

gegebenes Methotrexat den Liquorraum erreicht und in welcher Menge intrathekal gegebenes Methotrexat in der Blutbahn und im Urin erscheint.

Nach intravenöser Injektion von 0,5 mg Methotrexat/kg Körpergewicht, Tritium-markiert, Spez. Aktivität 0,8 µCi/1 mg MTX, ergab sich, daß nach 12 Std ein Maximum mit 0,1 µg MTX/ml Liquor erreicht wurde. Cytostatisch wirksame Spiegel liegen um 1 µg/ml.

Bei einem 46jährigen Patienten mit chronischer Meningitis (vgl. Abb. 2) betrug der Liquorspiegel 12 Std nach intrathekaler Injektion von 0,5 mg/kg Methotrexat 25 µg/ml. Bei Extrapolation auf den Zeitpunkt 0 ergibt sich bei 6 Std ein Wert um 100 µg/ml Liquor.

Im Plasma wird ein Maximum nach 20 Std mit 0,1 µg erreicht. Die Liquorkonzentration liegt somit am 1. Behandlungstag 1000mal höher als die aktuelle

Plasmakonzentration und die Konzentration im Liquor, die bei gleicher Dosis intravenöser Applikation erreicht werden kann. 5 Tage nach intrathekaler Injektion ist Methotrexat im Plasma nicht mehr nachweisbar. Therapeutisch wirksame Spiegel sind noch 2 bis 3 Tage im Liquor nachzuweisen. In geringer Menge ist Methotrexat auch noch nach 7 Tagen im Liquor meßbar. Nach 6 Tagen sind 80% der intrathekal applizierten Dosis im Urin ausgeschieden. Am 1. Tag ist die Ausscheidung am ausgeprägtesten, das entspricht sowohl dem Maximum im Plasma wie auch dem Abfall in der Liquorkonzentration. Ähnliche Ergebnisse, was Liquorkonzentration und Elimination von Methotrexat angeht, fanden wir bei weiteren drei Patienten.

Die Untersuchungen zeigen:

1. Die Meningitis carcinomatosa und auch die Meningitis chronica erfordert, wenn überhaupt, dann eine intrathekale Cytostatikatherapie.

2. Mit intrathekaler Installation werden bis zu 1000fach höhere Wirkspiegel als bei intravenöser Applikation erreicht. Die systemische Belastung kann somit gering gehalten werden.

3. Wegen der Kumulation im Liquorraum sollte eine intrathekale Applikation nicht häufiger als alle 3 Tage erfolgen.

4. Unsere Beobachtung an Patienten mit Meningitis carcinomatosa wie auch bei der unspezifischen chronischen Meningitis zeigen, daß nach intrathekaler Cytostatikaapplikation beträchtliche Besserungen vorkommen, solange die Grundkrankheit den Therapieerfolg nicht einholt.

Literatur

Little, J. B., Dale, A., Okazaki, H.: Arch. Neurol. (Chic.) **30**, 138 (1974). — McKelvey, E. M.: Cancer **22**, 576 (1968). — Neubauer, W., Martz, G., Moccetti, T.: Schweiz. med. Wschr. **99**, 330 (1969). — Olson, M. E., Chernik, N. L., Posner, J. B.: Arch. Neurol. (Chic.) **30**, 122 (1974). — Pette, H.: Dtsch. Z. Nervenheilk. **74**, 226 (1922).

Medizinische Statistik und Dokumentation

KUTSCHERA, J., DUDECK, J., BARTHEL, G., HABICHT, L., STRACHOTTA, W.
(Inst. f. Med. Statistik u. Dokumentation Gießen): **Konzept und Realisierung eines preisgünstigen, praxisgerechten, computerisierten EKG-Auswertesystems**

Obwohl nun schon seit über 10 Jahren Elektrokardiogramme durch Computer vermessen und befundet werden und die Industrie schlüsselfertige EKG-Auswertesysteme anbietet, hat sich die EKG-Auswertung durch Computer in der Praxis weder in Europa noch in Amerika in größerem Maße durchgesetzt. Die Gründe dafür sind mannigfacher Art: sie liegen in der aus ärztlicher Sicht mangelhaften Zuverlässigkeit der Programme, den relativ hohen Kosten für die Anschaffung der Systeme, der arbeitsmäßigen Mehrbelastung des Bedienungspersonals und der Störanfälligkeit der Systeme.

Wir hatten bei der routinemäßigen Registrierung und Computer-Auswertung von EKGs im Rahmen eines vom Bundesministerium für Forschung und Technologie geförderten Forschungsprogramms mit größeren technischen Schwierigkeiten zu kämpfen, und machten uns deshalb Gedanken über eine Verbesserung des technischen Ablaufs der EKG-Registrierung für eine Computer-Auswertung, mit dem Ziel sie zu automatisieren, Störungen schon während der Registrierung zu erkennen und zu eliminieren, damit die EKG-Auswertung zuverlässiger zu machen und außerdem die Kosten zu senken.

In der herkömmlichen Art werden für eine Computer-Auswertung die EKGs im Labor mit einer speziellen Registriereinheit auf Magnetband aufgenommen, die vor Beginn der eigentlichen Registrierung auf jeder Spur eine Patienten- und Ableitungsidentifikation erzeugt. Man beobachtet dann die abgenommenen EKG-Signale auf einem Monitor und beginnt mit der Registrierung auf Magnetband erst, wenn die Signale störungsfrei sind. Nach der Registrierung und wenn ein Magnetband beschrieben ist, wird es per Boten oder Post in ein Rechenzentrum geschickt und dort verarbeitet. Die Ergebnisse kommen auf gleichem Weg zurück in die Klinik. Diese Art der EKG-Registrierung hat eine Reihe von Nachteilen:

1. Muß die die Registrierung vornehmende Schwester das EKG überwachen bis es fehlerfrei erscheint und kann erst, wenn dies der Fall ist, die Registrierung auf Band starten. Dabei kann es passieren, daß während der 5 bis 10 sec dauernden Registrierung auf Band weitere Störungen auftreten, die eine Neuregistrierung erforderlich machen. Dieses Auftreten unvorhersehbarer Störungen führt zu einem Personal-, Magnetband- und CPU-Zeitverlust.

2. Entsteht durch den Transport der Magnetbänder ein mehr oder minder großer Zeitverlust, der die Einsatzfähigkeit des Verfahrens in der Routine verhindern kann. Außerdem wird durch die Trennung von EKG-Schrieb und Computer-Befund eine Verwechslungsmöglichkeit gegeben.

3. Wird durch das Einschalten zusätzlicher Übertragungsmedien, z. B. das Magnetband, das zu analysierende Signal verfälscht.

Untersuchungen von Bailey in den USA und in unserem Institut, in denen EKGs mit 500 oder 1000 Hz digitalisiert wurden, und in denen aus demselben Signal einmal die Meßwerte mit geradem und dann mit ungeradem Laufindex dem selben Auswerteprogramm angeboten wurden, zeigten, daß die verfügbaren EKG-Auswerteprogramme außerordentlich empfindlich auch auf nur sehr geringe Schwankungen reagieren. Es kam bei diesem Vorgehen bei 20 bis 40% der Fälle zu Änderungen der diagnostischen Aussagen. Die Konsequenz daraus ist, daß die EKG-Signale so ungestört, wie zum gegenwärtigen Stand der Technik möglich, in den Computer gebracht werden sollten.

Die unter Punkt 1 bis 3 aufgeführten Schwierigkeiten lassen sich unseres Erachtens nur durch den Einsatz einer „intelligenten Registriereinheit" umgehen. Sie muß digital registrieren, weil sonst das Signal zu stark gestört wird und sie muß außerdem das Bedienungspersonal entlasten und eine sofortige Verfügbarkeit der Befunde gewährleisten.

Wir haben eine solche Einheit zusammengestellt. Sie besteht aus einem preisgünstigen Minicomputer mit 16 K 16 Bitworten-Kernspeicher (Computerautomation Alpha LS I 2, ca. 12000,— DM), mit spezieller Peripherie (Abb. 1).

Die Bedienungsperson teilt über einen Teletype dem Rechner Patientenidentifikation, Digitalisierungsfrequenz und gewünschte Ableitungen mit. Es können die Standardableitungen I bis III, AVL bis AVF, die Brustwandableitungen V_1 bis V_6, die Frankschen Ableitungen oder alle diese gewählt werden. Die EKG-Signale werden an der Körperoberfläche mit durch Operationsverstärker

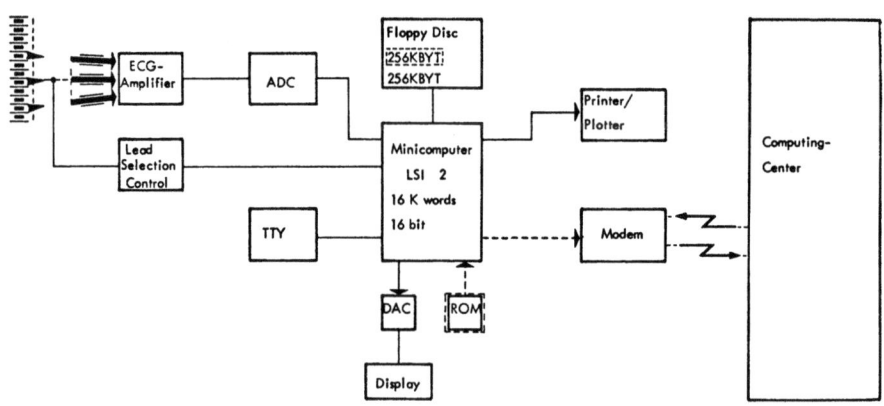

Abb. 1. Die digitale Registriereinheit im Turm von oben nach unten Monitor, Rechner, Erweiterungsbox, EKG-Verstärkereinschub mit Ableitungsnetzwerk und Ansteuerung, Lochstreifenleser

gepufferten Elektroden abgegriffen und über ein Wichtungsnetzwerk geleitet. Der Rechner schaltet entsprechend der getroffenen Wahl jeweils drei Ableitungen auf den Eingang dreier EKG-Verstärker, die durch Opto-Koppler vom Analog/Digitalwandler des Rechners getrennt sind und beginnt auf Knopfdruck mit der Digitalisierung der ankommenden Signale. Sie werden in den Kernspeicher übergeben, parallel dazu D/A-gewandelt und auf einem Monitor dargestellt. Als Puffer für die ankommenden Werte ist im Kernspeicher ein Bereich von 7500 Werten reserviert, der kontinuierlich gefüllt und zur graphischen Darstellung ausgelesen wird. Wenn der 7500. Speicherplatz gefüllt ist, wird als nächstes wieder der erste Platz des Puffers beschrieben, so daß sich immer die letzten 7500 eingelesenen Werte im Speicher befinden. Dies entspricht bei der für EKG-Auswertungen üblichen Digitalisierungsfrequenz von 500 Hz einem 5-sec-Zeitintervall. Jeder Zehnte dieser Meßwerte wird auf einem Tectronix 604-Oscilloskop dargestellt. Der Bildschirm wurde entsprechend den drei simultan registrierten Kanälen softwaremäßig in drei Bereiche aufgeteilt, von denen jeder eine Kapazität von 250×64

Rasterpunkten hat. Wenn der Bedienungsperson die auf dem Monitor dargestellten Signale fehlerfrei erscheinen, kann der Datenfluß vom Analog/Digitalwandler her durch Tastendruck gestoppt und es können mit den im Kernspeicher vorhandenen Daten graphische Manipulationen wie Spreizen, Vergrößern oder ähnliches auf dem Bildschirm durchgeführt werden, um wirklich sicherzustellen, daß die Meßwerte störungsfrei vorliegen. Ist dies der Fall, so gibt die Bedienungsperson durch Knopfdruck die Daten zur Übertragung zum Zentralrechner frei. Daraufhin wählt der Rechner die Telefonnummer des Zentralrechners an und überträgt nach Erhalt des Freizeichens die Patientenidentifikation und die EKG-Daten. Das Vorliegen von Übertragungsfehlern wird durch Längsparitätsprüfung kontrolliert. Während der Datenfernübertragung werden auf einem Data-Interface-Printer-Plotter die Patientenidentifikation und die zur Auswertung benutzten EKG-Signale ausgegeben. Nach der 1 bis 2 min dauernden Auswertung des EKGs durch den Zentralrechner schickt dieser die Befunde zurück und sie werden ebenfalls auf dem Printer-Plotter ausgedruckt.

Das System wird weiter verbessert. Wir sind gegenwärtig dabei, eine Reihe von Algorithmen zu prüfen, die in Echtzeit das Vorliegen bestimmter Störungen erkennen und entsprechende Hinweise an die Bedienungsperson der Registriereinheit geben. Die Algorithmen unterscheiden sich von den bisher in EKG-Auswerteprogrammen gebräuchlichen Algorithmen durch größere Geschwindigkeit und dadurch, daß sie die Daten nicht verändern, filtern. Bei diesen Versuchen berücksichtigen wir auch den Gesichtspunkt einer späteren hardware-mäßigen Realisierbarkeit dieser Algorithmen. Obwohl das System aus Standardkomponenten zusammengestellt wurde, haben wir bei der Implementierung des Systems doch erhebliche Schwierigkeiten, da es sich um neue Produkte handelt und weder eine zuverlässige Testsoftware noch ein effizientes Betriebssystem zur Verfügung steht. Deswegen sind Systemänderungen und Erweiterungen ein zeitraubendes Unterfangen und wir sind deshalb noch weit davon entfernt, die hardware-mäßige Leistungsfähigkeit des Rechners auszuschöpfen und etwa die EKG-Auswertung komplett auf dem Mini durchzuführen oder andere Aufgaben aus der ärztlichen Praxis durch den Rechner ausführen zu lassen.

Literatur

Wolf, H. K.: Personal Communication. — Dudeck, J., Kutschera, J.: Concepts of digital recording of ECGs. In: 1. Weltkongreß für Computer-EKG-Auswertung, Wiesbaden 1974. — Bailey, J.: Circulation **50**, 88 (1954).

MEYER. J., PLATTE, G., STÜHLEN, H. W., RUPP, M., STELZER, A., EFFERT, S. (Abt. Inn. Med. I d. RWTH Aachen u. Helmholtz-Institut): **Computeranalyse des EKG bei klinisch und koronarographisch gesicherten Myokardinfarkten***

Es wurden in unserer Klinik in den letzten Jahren Kriterien für ein eigenes Computer-Programm zur automatischen EKG-Analyse erarbeitet [10]. Es basiert auf den 12 Standardableitungen und benutzt ein Wellenerkennungs- und -vermessungsprogramm von H. Riedl [11]. Die EKG-Kriterien sind in deskriptiver Weise konzipiert, d. h., sie analysieren die typischen Veränderungen wie R-Reduktion, Q-Zacken, ST-Streckenhebungen, negative T-Wellen und ähnliches. Kritisch ist bisher, objektive Parameter für die Überprüfung von Computerergebnissen zu finden [9, 12]. Bei den bekannten Analysen zur Zuverlässigkeit eines EKG-Computer-Programms [1—4] wurden in der Regel die Rechnerergebnisse mit den Befunden von einem oder mehreren Ärzten verglichen, wie wir das selbst

---

* Mit Unterstützung der Deutschen Forschungsgemeinschaft, Sonderforschungsbereich 109.

früher berichtet haben [6—8]. Dieses Vorgehen ist nicht voll zufriedenstellend [1, 2, 4, 9]. Wir haben daher nach sogenannten „harten", möglichst objektiven Außenkriterien gesucht [12]. Es wurde an einem so verifizierten, klinisch homogenen Krankengut für jedes EKG die Computer-Diagnose mit der ärztlichen Befundung verglichen.

Als erste Gruppe standen 84 EKG von Patienten mit abgelaufenem Herzinfarkt zur Verfügung. Die Infarktdiagnose war gesichert durch die klinische Symptomatik des akuten Stadiums, die Erhöhung und anschließende Normalisierung von mindestens zwei der Fermente CPK, GOT, GPT und LDH sowie durch den typischen Stadienablauf im EKG. Außerdem war bei allen Patienten eine selektive Koronarographie der rechten und linken Herzkranzarterie nach Judkins sowie ein Angiogramm des linken Ventrikels durchgeführt worden. In den 84 EKG mußten insgesamt 90 Diagnosen gestellt werden, weil in 6 Fällen 2 Infarkte gleichzeitig vorhanden waren. Als Kontrollgruppe wurden 85 EKG

Tabelle 1. Infarkte mit Koronarogramm

EKG—Diagnose	Computer—Diagnose				
	Übereinstimmung	falsch positiv		falsch negativ	
		Messen	Programm	Messen	Programm
R-Reduktion	1	1			
VWI - alt	9	1			2
VWI - intermed.	9			2	
VWI - frisch	7	1			
Q-Zacken	2				1
HWI - alt	18			6	
HWI - intermed.	6			2	
HWI - frisch			1		
Lat. I - alt	2				
Lat. I - intermed.	1				
Lat. I - frisch					
Kein Infarkt	21			1	
Gesamt	76	4		11	3
84 Ekg, 90 Diagnosen					

mit 85 Diagnosen von koronargesunden Patienten gegenübergestellt. In keinem Fall war ein Infarkt in der Anamnese eruierbar. Diese Patienten hatten Vitien, Myokardiopathien oder vegetativ kardiale Beschwerden. Das Koronarogramm war immer ohne Hinweis auf eine Koronarsklerose. In der Tabelle 1 ist für die erste Gruppe dargestellt, wie die ärztlichen EKG-Diagnosen mit denen unseres Computer-Programms übereinstimmten. Neben der direkten Übereinstimmung gab es die Gruppe der falsch-positiven, in denen eine unkorrekte Diagnose gestellt worden war, und zum anderen die der falsch-negativen, bei denen eine Infarktdiagnose fehlte. In beiden Fällen wurde unterschieden, ob die Fehlerursache in der EKG-Vermessung oder im Programm bzw. in den Kriterien zu suchen war [1, 2].

Von den insgesamt 30 Vorderwandinfarkten werden 26 erkannt und 4 übersehen. Je zweimal lag die Fehlerursache in der Vermessung bzw. den Programmkriterien. Problematisch war z. B. ein EKG, in dem der alte Hinterwandinfarkt zwar richtig erkannt wurde, außerdem aber als Zeichen eines umschriebenen Vorderwandinfarktes R-Verluste in V_3 und V_4 gegenüber relativ hohen R-Zacken in V_2 und V_5 vorhanden waren. Unsere Kriterien sehen bisher für solche Fälle vor, daß die R-Zacken zusätzlich in V_2 unter 0,1 mV oder aber die Q-Zacken in V_5 über 0,03 s breit sind. Die Vielfalt der möglichen EKG-Veränderungen kann dazu führen, daß Kriterien unter Umständen auf einzelne EKG speziell zugeschnitten werden müssen. Dadurch wird dann leider das gesamte Computer-Programm in einer unökonomischen Weise erweitert, so daß die Fehlermöglichkeit zunimmt und sich die Auswertung verteuert. Schlechter als die Vorderwand- schnitten die Hinterwandinfarkte ab (Tabelle 1). Die Gründe sind meist meßtechnischer Art, weil die Diagnose im wesentlichen auf Grund der breiten Q-Zacken in Abl. II, III und aVF gestellt wird. Diese EKG-Anteile sind aber bei der Vermessung besonders oft durch Artefakte gestört. Wenn für eine infarkttypische QR-Gruppe in Abl. III durch kleine Artefakte statt dessen eine rSR'-Gruppe gemessen wird, dann sind die Programmkriterien für eine breite Q-Zacke (über 0,035 s) nicht erfüllt. Die Diagnose „alter Hinterwandinfarkt" ist infolgedessen nicht zu stellen. Sehr bemerkenswert ist, daß in 21 von 84 EKGs, d. h. in 25% der Fälle trotz des klinisch gesicherten Infarktes und der pathologisch veränderten Koronargefäße ein normaler EKG-Befund zu erheben war. Daß besonders bei Hinterwandinfarkten

Tabelle 2. Koronargesunde

EKG—Diagnose	Computer—Diagnose				
	Übereinstimmung	falsch positiv		falsch negativ	
		Messen	Programm	Messen	Programm
R-Reduktion	5			1	2
VWI - alt					
VWI - intermed.	1				
VWI - frisch		1	2		
Q-Zacken	5				
HWI - alt	2				
HWI - intermed.	1				
HWI - frisch					
Lat. I - alt	1				
Lat. I - intermed.					
Lat. I - frisch					
Kein Infarkt	67				
Gesamt	82	1	2	1	2
85 Ekg, 85 Diagnosen					

nach $1/2$ oder 1 Jahr keine EKG-Residuen mehr zu finden sind, ist dem Kliniker durchaus bekannt. Daß der Prozentsatz in unserem Krankengut aber so hoch war, kam überraschend. Wir fanden das EKG eines Patienten mit gesichertem Vorder- und Hinterwandinfarkt, bei dem allenfalls in der Ableitung V_5 und V_6 kleine Q-Zacken zu finden waren, Veränderungen, wie man sie auch häufig bei Koronargesunden findet. Bei dem gleichen Patienten zeigte die selektive Koronarographie im Ramus anterior descendens und im Ramus circumflexus der linken Kranzarterie schwere Stenosen und in der rechten Herzkranzarterie einen vollständigen Verschluß kurz nach dem Abgang des Gefäßes aus der Aorta. Daran wird deutlich, daß das EKG nur einer von mehreren Parametern zur eindeutigen Diagnostik der Koronarveränderungen ist, und ein negativer Befund nicht beweisend sein kann für den tatsächlichen morphologischen Befund [5].

Obwohl in der Kontrollgruppe (Tabelle 2) alle 85 EKGs von Koronargesunden stammten, war erstaunlich, daß 18 EKGs Zeichen wie bei einem abgelaufenen Infarkt boten, obwohl die Anamnese leer war. Im Koronarogramm fanden sich in keinem Fall Veränderungen an den Herzkranzarterien. So zeigten sich z. B. deutliche R-Reduktionen in Abl. V_1 bis V_3 bei einem 36jährigen Patienten mit alkoholischer Myokardiopathie. Diese Veränderungen waren von denen bei einem abgelaufenen supraapikalen Vorderwandinfarkt elektrokardiographisch nicht zu unterscheiden. Bei einem Patienten mit idiopathisch, hypertropher Subaortenstenose stellte der Rechner die Diagnose „alter Lateralinfarkt", was jeder ärztliche Befunder anhand der breiten Q-Zacken über 0,035 s in Ableitung II, III, aVF, V_5, V_6 nur bestätigen würde. Das Koronarogramm war völlig normal.

Der Versuch, das Koronarogramm zur Verifizierung der Infarktdiagnose im EKG heranzuziehen, war nicht ganz erfolgreich. Zwar bestanden bei allen Infarktpatienten schwere Koronarveränderungen. Es fanden sich auch gute Korrelationen zwischen der Infarktlokalisation im EKG und den jeweiligen Koronarveränderungen. Nicht selten zeigten aber andere Gefäße zusätzliche Verschlüsse, ohne daß das EKG darauf einen Hinweis gab.

Als Resümee bleibt festzustellen, daß das Problem eines zuverlässigen Vergleiches der EKG-Computer-Diagnose mit einem klinischen Referenzbefund weiterhin offen ist. Die Überprüfung an Hand sogenannter harter Außenkriterien ist nicht sicher [5, 9, 12]. Auch wenn im EKG keine Infarktzeichen zu sehen sind, kann eine schwere Koronarsklerose vorliegen. Ebenso können umgekehrt andere Herzerkrankungen das Bild eines Infarktes nachahmen.

Wie erwartet war die Übereinstimmung zwischen Arzt und Computern in unserem Material sehr hoch, weil wir naturgemäß mit unseren eigenen Kriterien gut übereinstimmen. Die Anwendung des Programms wird aber zeigen, wie andere klinische Kardiologen zu den Computer-Diagnosen stehen.

Literatur

1. Bailey, J. J., Itscoitz, S. B., Hirshfeld, J. W., Jr., Grauer, L. E., Horton, M. R.: Circulation **50**, 73 (1974). — 2. Bailey, J. J., Itscoitz, S. B., Grauer, L. E., Hirshfeld, J. W., Jr., Horton, M. R.: Circulation **50**, 80 (1974). — 3. Bonner, R. E., Crevasse, L., Ferrer, M. I., Greenfield, J. C., Jr.: Comput. Biomed. Res. **5**, 629 (1972). — 4. Caceres, C. A., Hochberg, H. M.: Amer. Heart J. **79**, 439 (1970). — 5. Merrill, S. L., Pearce, M. L.: Amer. Heart J. **81**, 48 (1971). — 6. Meyer, J., Heinrich, K. W., Merx, W., Effert, S.: Verhandl. dtsch. Ges. Kreisl.-Forsch. **38**, 334 (1972). — 7. Meyer, J., Heinrich, K. W., Merx, W., Effert, S.: Dtsch. med. Wschr. **23**, 1213 (1974). — 8. Meyer, J., Merx, W., Heinrich, K. W., Effert, S.: Dtsch. med. Wschr. **24**, 1294 (1974). — 9. Meyer, J., Effert, S.: Dtsch. med. Wschr. **24**, 1329 (1974). — 10. Meyer, J., Jensch, P., Haager, E. F., Stühlen, H. W., Platte, G., Rupp, M., Effert, S.: Praktische Erfahrungen mit einem eigenen Computerprogramm zur EKG-Analyse. In: Verh. dtsch. Ges. inn. Med., Wiesbaden 1974, S. 1157. München: Bergmann 1974. — 11. Riedl, H.: Electromedica **4**, 251 (1970). — 12. Zywietz, Chr.: EKG-Lern- und -Testkollektive, eine Voraussetzung für den Computereinsatz bei der Auswertung von Elektrokardiogrammen. In: 40. Tg. Dtsch. Ges. Kreislaufforschg., Bad Nauheim 1974, S. 389. Darmstadt: Steinkopff 1974.

Neitzert, A., Bechtloff, L., Sigwart, U., Gleichmann, U. (Staatl. Gollwitzer-Meier-Institut, Klinik f. Herz- u. Kreislauferkrankungen, Bad Oeynhausen): **Bipolare Brustwandableitungen bei der Belastungs-Elektrokardiographie und ihre Bedeutung für die automatisierte Biosignalanalyse des Belastungs-EKG mittels EDV**

Bipolare Brustwandableitungen (BPA) sind, insbesondere im Bereich der Intensivüberwachung, seit langem weit verbreitet. Der Grund hierfür liegt in der wenig problematischen Elektrodenfixierung am Thorax sowie in ihrer geringen Störanfälligkeit.

In den letzten 10 Jahren sind, vor allem durch die Untersuchungen von Blackburn BPA aus eben diesen Gründen auch für die Belastungselektrokardiographie empfohlen worden [1—4].

Einzelne BPA gelten als relativ hochempfindlich zur Erfassung von ST-T-Veränderungen unter Belastung. Systematische Vergleichsuntersuchungen von mehreren BPA gegenüber den konventionellen Ableitungen liegen jedoch nicht vor.

30 Patienten, 21 Männer und 9 Frauen, im Alter von 15 bis 62 Jahren wurden ergometrisch untersucht. Es wurden simultan registriert das bipolare Ableitungssystem CM 5, CM 6 und CB 5 und das unipolare Ableitungssystem II, aVF, V3 bis V6 (UPA). Bei allen Patienten wurden sowohl in Ruhe als auch in der höchsten erreichten Belastungsstufe verglichen:

1. Die R-Amplitude in den BPA mit der in den UPA.
2. Das Ausmaß der ST-Streckendeviation in den BPA mit der in den UPA, gemessen 50 msec nach der Spitze der S-Zacke.

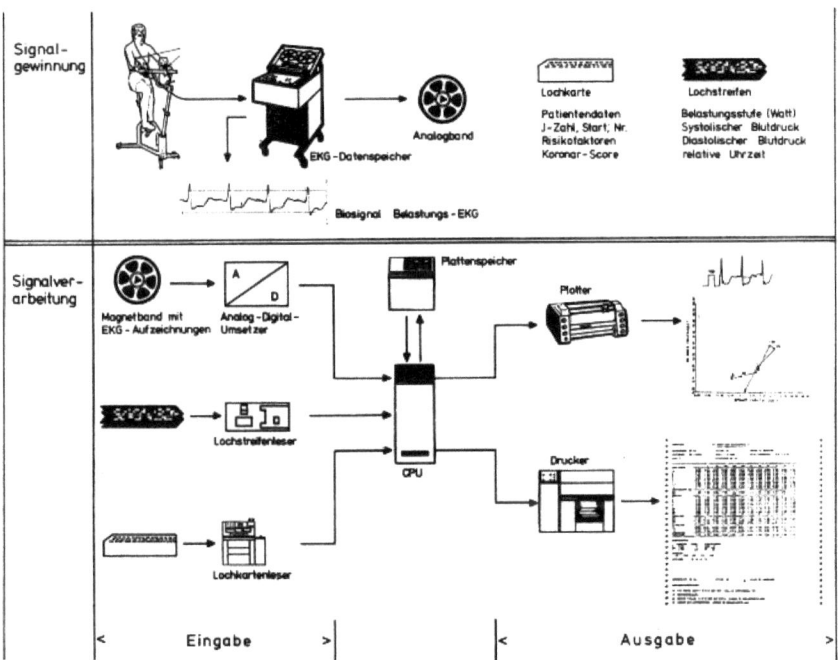

Abb. 1. Blockschaltbild des Datenflusses bei der automatischen Biosignalanalyse des Belastungs-EKG

3. Bei weiteren 158 Patienten wurde die ST-Streckendeviation in den BPA und in den UPA nach den selben Kriterien in Ruhe vermessen.

Die mittlere R-Amplitude in Ruhe betrug in den BPA $2,12 \pm 0,17$ mV, die in den UPA $1,16 \pm 0,56$ mV. Sie war also in den BPA um 83% größer als in den UPA ($p < 0,001$).

Unter Belastung fiel die mittlere R-Amplitude in den BPA auf $1,57 \pm 0,61$ mV, in den UPA auf $0,75 \pm 0,44$ mV ab. Jetzt waren die BPA also durchschnittlich 2,09mal größer als die UPA ($p < 0,001$). Die BPA fielen unter Belastung also um durchschnittlich 25,8%, die UPA stärker ($p < 0,05$), nämlich um 35,1% ab. Ähnliche Ergebnisse lassen sich bei den ST-Streckendeviationen erkennen. Hier zeigen die Ableitungen CM 5 und CM 6 die größten Werte. Sowohl in Ruhe als unter Belastung war die ST-Streckendeviation in diesen Ableitungen etwa doppelt so groß wie die ausgeprägteste der UPA.

Bei den weiteren 158 Patienten, deren Kammerendteilveränderungen in Ruhe vermessen wurden, war die ST-Streckendeviation der BPA im Mittel um 51% größer als die in den UPA (p < 0,001). In keinem Fall waren in den UPA Kammerendteilveränderungen vorhanden, die in den BPA nicht nachweisbar gewesen wären.

Die BPA erbringen gegenüber den UPA durchschnittlich doppelte Amplitudenhöhe. Mit dem Zuwachs der R-Amplitude in den BPA nimmt auch proportional das Ausmaß der ST-Streckendeviation zu. Hieraus folgt, daß die Diskordanz der Kammerendteile quantitativ abhängig ist von der R-Amplitude vor Belastung und somit Kammerendteilveränderungen in den BPA ausgeprägter hervortreten als in den UPA.

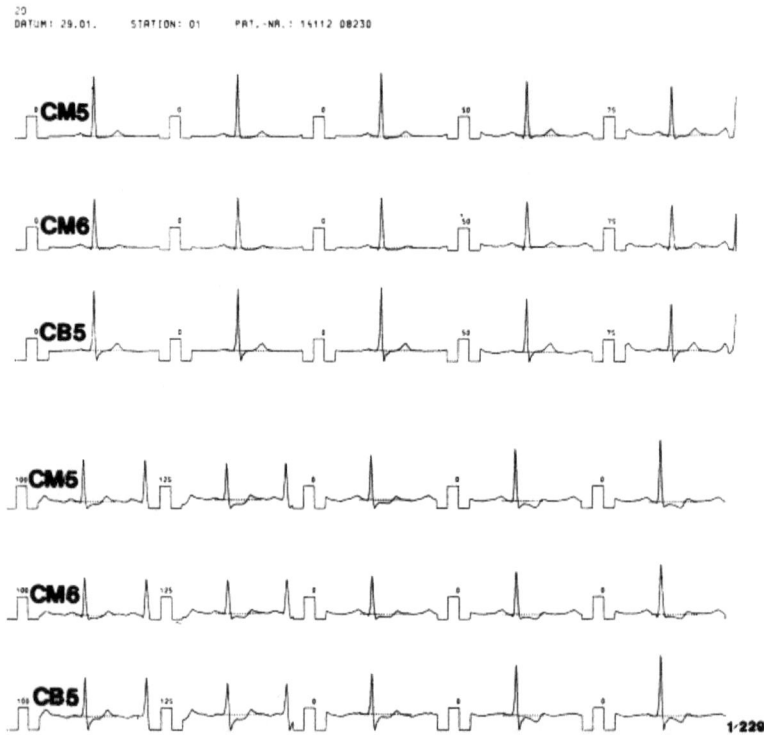

Abb. 2. Vom Rechner geglättetes und auf Plotter ausgegebenes Protokoll einer diagnostischen Ergometrie. Jeder Belastungsstufe (0 bis 125 Watt sowie 3 min nach Belastungsende) wird ein repräsentativer EKG-Zyklus zugeordnet

Die weitere Konsequenz aus dem Amplitudengewinn ist eine Qualitätsverbesserung des Biosignals. Das Verhältnis von Nutzsignal zur Störspannung, der sog. Störspannungsabstand, steigt auf das Doppelte.

Erst durch die Einführung der BPA gelang es uns, das Biosignalbelastungs-EKG in einer solchen Qualität auf Analogband aufzunehmen, die eine automatische Datenverarbeitung mit Hilfe eines Digitalrechners (Siemens 404/3) ermöglicht (Abb. 1). Off-line wird das Analogsignal mit einer sampling-rate von 250 Hz vermessen. Aus den letzten 6,18″ einer jeweiligen Belastungsstufe wird durch ein averaging-Verfahren ein repräsentativer EKG-Zyklus gewonnen und über Plotter aufgezeichnet. Weiterhin stehen rechnerintern sämtliche Vermessungsdaten, wie z. B. RR-Abstand, Herzfrequenz, JX-Areal, QT-Dauer, zur weiteren Verarbeitung zur Verfügung und werden vom Schnelldrucker in Form eines Protokolls ausgegeben. Die ST-Streckendeviation, quantitativ erfaßbar als JX-Fläche, kann mit anderen Parametern, so vor allem Herzfrequenz oder dem Produkt aus systolischem Blutdruck und Herzfrequenz als indirektem Maß für den myokardialen Sauerstoffverbrauch, korreliert und in Form von Diagrammen ausgeplottet werden (Abb. 2).

Wir hoffen, mit Hilfe dieser Methodik einer befriedigenden automatischen Biosignalanalyse des Belastungs-EKGs nachgekommen zu sein.

Literatur

1. Blackburn, H., Katigback, R.: Amer. Heart J. **67**, 184 (1964). — 2. Blackburn, H., Tailor, H. L., Okamoto, H., Mitchel, P. L., Rantaharju, P. M., Kerkhof, A. C.: The exercise electrocardiogram. A systematic comparison of chest lead configurations employed for monitoring during exercise. In: Physical activity and the heart, Chapter 9. Springfield: Thomas 1966. — 3. Mason, R. E., Likar, J.: Amer. Heart J. **71**, 196 (1966). — 4. Pipberger, H.: Ann. N. Y. Acad. Sci. **128**, 873 (1965).

FLÖRKEMEIER, V., GROSSER, K. D., APPENRODT, H. (Med. Univ.-Klinik Köln):
Untersuchungen zu einem programmierten EKG-Kurs

Lehreinheiten, die nach den Regeln der Programmierten Instruktion erstellt werden, haben unter anderem folgende typische Merkmale gemeinsam:

1. Es werden die Voraussetzungen bei den Lernern ermittelt und festgelegt.

2. Es wird eine genaue Lernzielbeschreibung vorgenommen, d. h. es wird detailliert beschrieben, was ein Lernender unter bestimmten Bedingungen und mit definierten Hilfsmitteln tun können soll.

3. Der Lehrstoff ist aufgeteilt in eine logisch geordnete Folge kleiner Lernschritte, wobei jeweils nur wenige Informationen pro Lernschritt hinzukommen.

4. Jeder Lernschritt wird mit einer Aufgabe abgeschlossen; dadurch wird der Lernende zur ständigen aktiven Mitarbeit veranlaßt.

5. Der Lernerfolg wird gemessen und statistisch überprüft. Durch Standardisierung des Lehrstoffes ist der Lernerfolg bei einer definierten Lernergruppe weitgehend vorhersagbar und reproduzierbar.

Unter Berücksichtigung dieser Regeln haben wir 1973 den Kurs: „Programmierte Übungen zum Erlernen des normalen und pathologischen EKGs" entwickelt und zwischenzeitig in drei Semestern erfolgreich eingesetzt. Über einige der Untersuchungsergebnisse soll im Folgenden berichtet werden.

Adressaten sind Studenten im Klinischen Studium sowie Schwestern aus der Intensivpflege und dem EKG-Labor. Der Kurs besteht aus 12 Lektionen zu jeweils 35 bis 40 min. Alle Übungen werden von der 1. Std an an Hand von insgesamt 50 photokopierten EKG-Streifen in Originalgröße durchgeführt.

Ein Vortest zu Beginn des Kurses dient als Bezugsgröße für den in gleicher Weise angeordneten Abschlußtest. Die Testfragen stellen eine repräsentative Auswahl der operational definierten Lernziele dar. Die Auswertung der Multiplechoice-Fragen wurde mit einem von Gaa u. Kerschbaum (1974) erstellten Auswertungsprogramm vorgenommen. Die Weiterverarbeitung der Teilnehmerergebnisse aus dem Vor- und Nachtest erfolgte mittels des Programmpaketes SPSS, welches über Berechnungsroutinen für viele wichtige statistische Prozeduren verfügt. Folgende Leistungsmaße wurden berechnet:

1. Der Wissensstand nach dem Vortest.
2. Der Wissensstand nach dem Nachtest.
3. Der effektive Lernzuwachs.

4. Die Ausnutzung der optimalen Lernmöglichkeit. Hierunter versteht man den effektiven Lernzuwachs in Prozent der verbliebenen optimalen Lernmöglichkeit.

Die Ergebnisse beziehen sich nur auf die 49 Teilnehmer des Wintersemesters 1974/75, die auf Grund korrekt angegebener Code-Nummern sowohl beim Vor- als auch beim Abschlußtest einwandfrei zu identifizieren waren. In der Tabelle sind die Mittelwerte ($\bar{X}$) und Standardabweichungen (s_x) des Vor- und Nachtestwissens, des effektiven Lernzuwachses und der Ausnutzung der optimalen Lernmöglichkeit in Prozent der maximal erreichbaren Punktzahl von 49 Teilnehmern angegeben. Die Ausnutzung der optimalen Lernmöglichkeit soll zumindest einen Wert von 50% erreichen, wenn die Lehrtauglichkeit eines Lernprogrammes als bewiesen gelten soll (Schiefele u. Huber, 1969). Bei den programmierten EKG-Übungen wird dieser Wert mit 80,9% weit überschritten, so daß das vorliegende Lernprogramm diesem Gütekriterium voll genügt.

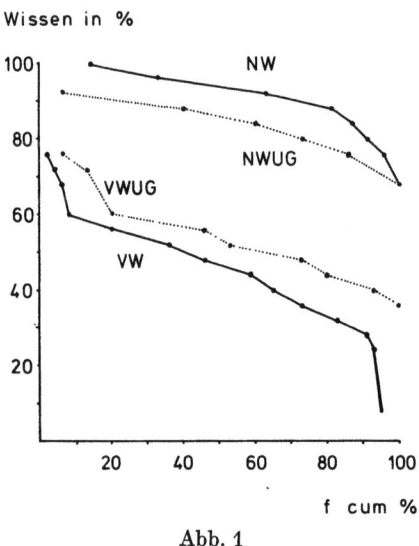

Abb. 1

Wurden die Testergebnisse derjenigen Teilnehmer, welche die optimale Lernmöglichkeit nur zu 80% oder weniger ausnutzten, separat ausgewertet, so zeigt sich, daß diese bei größerem Wissen im Vortest ein geringeres Nachtestwissen, verglichen mit allen Teilnehmern, aufwiesen. Dies wollen wir an der Abbildung demonstrieren. Die Ordinate zeigt das Wissen in Prozent, die Abszisse die kumulative Frequenzverteilung in Prozent der Teilnehmer.

Die untere durchgezogene Linie gibt die Werte des Vorwissenstests, die obere durchgezogene Linie die Werte des Nachwissenstests aller 49 Teilnehmer an. 15 Studenten nutzten ihre optimale Lernmöglichkeit nur zu 80% oder weniger aus. Sie können an Hand der gepunkteten Linien erkennen, daß der Vorwissensstand der Untergruppe (VWUG) höher, der Nachwissensstand (NWUG) jedoch geringer ist, verglichen mit der Gesamtgruppe. Die gleiche Beobachtung konnten wir bereits bei einer anderen programmierten Lehreinheit machen.

In einem Behaltenstest wollten wir feststellen, wieviel von dem Erlernten nach einigen Monaten vergessen wurde. Wir forderten die Teilnehmer des programmierten EKG-Kurses vom Sommersemester 1974 nach $1/2$ Jahr zur Wiederholung des Tests unter gleichen Bedingungen auf. Es zeigte sich, daß die 18 Studenten nach 6 Monaten im Mittel noch 81% der Testfragen richtig beantworteten, während sie beim Abschlußtest im Sommersemester vergleichsweise 87% der Aufgaben lösten. Dies mag ein Hinweis sein, daß durch den programmierten Unterricht nicht nur schnell ein hoher Wissensstand erzeugt wird, sondern das Gelernte auch nach $1/2$ Jahr noch fast vollständig verfügbar ist.

Tabelle

	$\overline{X}$	s_x
Vortestwissen	42,8	15,5
Nachtestwissen	90,5	7,6
Lernzuwachs	47,7	19,3
Ausnutzung der optimalen Lernmöglichkeit	80,9	18,3

Literatur

Gaa, M., Kerschbaum, Th.: Program MCQA, Benutzermitteilung des Rechenzentrums der Universität zu Köln, 1974. — Schiefele, H., Huber, G.: Programmierte Unterweisung — programmiert. München, 1969.

LIPPOLD, R., MEIER, I., v. EGIDY, H. (Inst. f. Med. Statistik u. Dokumentation d. Univ. Mainz u. II. Med. Klinik, Abt. A, d. Kliniken d. Landeshauptstadt Wiesbaden): **Spektralanalyse erster und zweiter Herztöne***

Auf der 80. Tagung der Gesellschaft für Innere Medizin wurde von uns ein Computer-Programm zur Frequenzanalyse von Phonokardiogrammen vorgestellt [1], welches nach der Methode der Phasen-Zeitdiagramme, einem speziellen Verfahren der Kurzzeit-Fourier-Analyse, arbeitet. In der Folgezeit untersuchten wir die intraindividuelle Variabilität der Frequenzen im I_a- und I_b-Anteil des ersten Herztones und die Korrelation zwischen der Grundfrequenz des Anspannungsteiles und der Herzgröße [2]. Dabei zeigte es sich, daß mit dem oben erwähnten Verfahren eine Frequenzfestlegung im I_b-Anteil schwierig bzw. ganz unmöglich ist.

Um diese Schwierigkeiten zu überwinden und um unsere Ergebnisse zu überprüfen, mußte die Frequenzbestimmung zusätzlich auf eine andere Art erfolgen. Dafür bot sich das in der Spektralanalyse übliche Verfahren der Autospektren an. Das Autospektrum eines Signals, in unserem Falle eines Herztones, ist die Intensitätsverteilung der in ihm enthaltenen Frequenzen. Es bringt lediglich eine Information über den Frequenzgehalt. Mit unserem Programm[1] haben wir die Möglichkeit, Auto- und Kreuzspektren einzelner Tonindividuen sowie Summenspektren über mehrere erste bzw. zweite Herztöne in Form von Druckerplots erstellen zu lassen. Abb. 1 zeigt das Autospektrum eines ersten Herztones. Auf der Abszisse ist die Frequenz, auf der Ordinate die Intensität aufgetragen. Frequenzen, bei denen sich im Intensitätsverlauf deutliche Maxima zeigen, sind im Signal enthalten. Die Frequenzauflösung beträgt in unserem Falle 3,125 Hz. Die zeitliche Lage der einzelnen Partialschwingungen versuchen wir im zugehörigen Phasen-Zeitdiagramm unter Berücksichtigung der Intensitätsverhältnisse festzulegen.

Unsere Untersuchungen führten wir an einem Kollektiv jugendlicher Herzgesunder durch. Wir registrierten von jedem Probanden durchschnittlich je

---

* Mit Unterstützung der Deutschen Forschungsgemeinschaft (SFB 36) und des Bundesministeriums für Forschung und Technologie (Projekt DV 5.302).
[1] Wir danken Herrn Dr. Pöppl vom Institut für Medizinische Datenverarbeitung der GSF in München für die Diskussionen zu diesem Thema und für die Überlassung von Unterprogrammen, insbesondere der schnellen Fourier-Transformation.

30 erste und zweite Herztöne in verschiedenen Atemphasen, nämlich in Atemruhelage nach Ein- sowie nach Ausatmen und bei fortlaufender flacher Atmung.

Beim ersten Herzton hatten wir folgende Ergebnisse: Die Grundfrequenzen lagen für den I_a-Anteil zwischen 30 und 60 Hz und für den I_b-Anteil zwischen 20 und 35 Hz. Bei Apnoe in mittlerer Ausatemlage fanden wir die geringste, bei flacher Atmung die größte Streuung der Frequenzwerte. Im letzteren Fall betrug sie teilweise über $\pm 10\%$. Bei flacher Atmung lagen die Frequenzen sowohl im I_a- als auch im I_b-Anteil im allgemeinen höher als bei Atemruhelage.

Legen wir als Modell der Schallquelle für beide Anteile des ersten Herztones jeweils eine Art Kugelschwinger zugrunde, müßten der I_a- und I_b-Anteil Komplexe sein, welche je aus einer Grund- und mehreren Oberwellen bestehen, wobei die Frequenzen der Oberwellen ganzzahlige Vielfache der Grundfrequenz sind. Dieses

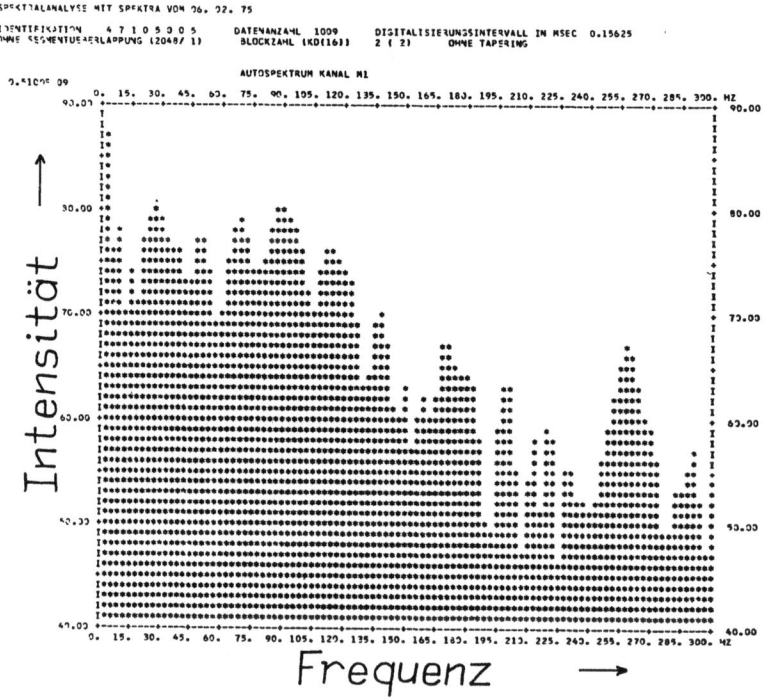

Abb. 1. Autospektrum eines ersten Herztones

Schema fanden wir bei unseren bisherigen Analysen in den Spektren wieder. In der Regel überlagern sich in den einzelnen Filterkanälen des Phonokardiogramms zwei oder mehrere Partialschwingungen dieser Komplexe. Da die Grundfrequenzen im I_b-Anteil relativ niedrig sind, werden hier mit großer Wahrscheinlichkeit mehr als zwei gedämpfte Partialwellen an der Überlagerung beteiligt sein. Hieraus erklären sich die Schwierigkeiten der Frequenzanalyse mit Hilfe der Phasen-Zeitdiagramme, da unser Formalismus zur Schwebungsanalyse [3] nur für die Überlagerung zweier Signale gilt. Das Autospektrum trennt jedoch die einzelnen Frequenzkomponenten, wenn das Zeitstück, in dem sich die Partialschwingungen überlagern, größer als eine Schwebungsperiode $[T \geqslant 1\,(f_1 - f_2)]$ ist. Diese Bedingung wird im allgemeinen für den I_b-Anteil erfüllt sein. Beim zeitlich kürzeren I_a-Anteil wird dies jedoch nicht immer zutreffen, so daß man in solchen Fällen nur eine Scheinfrequenz analysieren wird. Ganzzahlige Vielfache dieser Frequenz sind dann nicht zu erwarten. Umgekehrt legt natürlich das Fehlen von Oberwellen die Vermutung nahe, daß es sich in dem betreffenden Falle um eine Scheinfrequenz handelt. Wir stoßen hier also mit der Spektralanalyse an Grenzen, die durch die Physiologie des Herzschlages bedingt sind. Mit der Methode der Phasen-Zeitdiagramme sind für die Schwebungsanalyse die Grenzen noch enger gesteckt, weil das Zeitstück hier eine Länge von zwei Schwebungsperioden haben muß.

Der Charakter der Spektren der zweiten unterscheidet sich deutlich von dem der ersten Herztöne. Während bei den ersten Herztönen im allgemeinen scharfe Hauptmaxima auftraten, sind sie hier breit und flach. Lediglich kleine Nebenmaxima sind vorhanden. Generell hat es den Anschein, daß die zweiten Herztöne aus einem relativ kurzen „Einschwingkomplex" mit großer Amplitude und einem längeren Schwingungskomplex geringerer Intensität bestehen. Unsere bisherigen Analysen deuten darauf hin, daß im ersten Komplex keine Sinusschwingungen fester Frequenz enthalten sind. Um über den zweiten Komplex Aussagen machen zu können, wollen wir diesen getrennt untersuchen. Dazu müssen wir unser Programm dahingehend modifizieren, daß wir das Autospektrum beliebiger Teilbereiche berechnen können. Dieses Programm erleichtert uns dann auch die zeitliche Lokalisation der Partialschwingungen bei den ersten Herztönen. Nach der Lage der Nebenmaxima ist es nicht ausgeschlossen, daß der zweite Komplex einen Schwingungsaufbau wie der erste Herzton hat. Hinweise, daß es sich beim zweiten Herzton um Klappenschwingungen (Kolbenmembranschwingungen) handelt, fanden wir nicht.

Zusammenfassend läßt sich sagen, daß das Autospektrum das geeignetere Verfahren zur Frequenzbestimmung ist. Das Phasen-Zeitdiagramm liefert darüberhinaus Informationen über die Phasenlage und das zeitliche Auftreten der Partialwellen. Außerdem sind in ihm deutliche Hinweise für einen systematischen Ablauf der Schwingungsvorgänge enthalten, — sowohl die ersten als auch die zweiten Herztöne aus einer Atemphase haben ein ähnliches „Muster".

Die Spektralanalyse der Herztöne sowie der Herzgeräusche ist ein unerläßliches Hilfsmittel zur Aufklärung der Entstehung der Schallphänomene am Herzen. Bei der Komplexität des Problems darf man sich jedoch nicht auf eine Analysenmethode beschränken, sondern muß versuchen, die Ergebnisse von verschiedenen Seiten her abzusichern. Aus diesem Grunde wollen wir auch demnächst Parallelaufnahmen mit zwei Mikrofonen machen. Zum Vergleich beider Aufzeichnungen sollen neben den bisherigen Verfahren zusätzlich Kreuzspektren zwischen entsprechenden Filterkanälen berechnet werden. Hand in Hand damit sollen Schwingungsmodelle des Herzens aufgestellt werden.

Anwendungsmöglichkeiten der Spektralanalyse für die klinische Routine sind zur Zeit noch nicht zu sehen. Um diese Frage zu klären, müssen unter anderem noch die Zusammenhänge zwischen Herz-Kreislaufgrößen und Herzschall und die Korrelationen zwischen den Frequenzkomponenten des Phonokardiogramms und anderen klinischen Parametern, wie z. B. EKG- und anatomischen Daten, untersucht werden.

Literatur

1. Lippold, R., Meier, I., Hain, P., Gieselmann, W., v. Egidy, H.: Verh. dtsch. Ges. inn. Med. 80, 1177 (1974). — 2. Meier, I., Lippold, R., Hain, P., Krüger, J., v. Egidy, H.: Vortrag auf der 19. Jahrestagung der Deutschen Gesellschaft für Medizinische Dokumentation und Statistik, Mainz 1974 (im Druck). — 3. Lippold, R., Meier, I., Hain, P., v. Egidy, H.: Vortrag auf der 18. Jahrestagung der Deutschen Gesellschaft für Medizinische Dokumentation und Statistik, Bielefeld 1973 (im Druck).

MICHEL, H., DUDECK, J., LANG. H. (Inst. f. Med. Statistik u. Dokumentation Gießen): **Das modulare Laborcomputersystem Gießen**

Subsysteme des geplanten zentralen Multiprozessorsystems, bestehend aus Datenkonzentrator-, Datenverwaltungs- und Background-System, sind das Patientendatenerfassungs- und Probenverteilersystem [1].

Wesentlicher Bestandteil der Ablauforganisation ist das Bar-Code-Etikett für die laborexterne Patientenidentifikation. Zuverlässigkeits- und Zeitstudien sowie Wirtschaftlichkeitsüberlegungen zeigten, daß der Bar-Code in allen Punkten den Anforderungen eines Klinikums an Patientenidentifikationsträger gerecht wurde. Innerhalb des Laboratoriums ist die von Eppendorf angebotene Identifikation geplant.

Der Übergang von der laborexternen zur laborinternen Probenidentifikation sowie das gesamte Request-Wesen wird über das Subsystem am Laboreingang vorgenommen.

Meßwertvorverarbeitung

Für jeden der On-Line angeschlossenen Analysenautomaten haben wir Mikroprozessoren vorgesehen. Gegenüber den bisher bei Labor-Computer-Systemen verwendeten festverdrahteten Einheiten liegt der Vorteil in folgenden Punkten:

1. Bis auf die gerätespezifischen Interfaces sind auch bei unterschiedlichen Analysenplätzen und Aufgabenstellungen gleichbleibende Hardware-Module vorhanden.

2. Bei diesem System erfolgt eine Verlagerung spezieller Funktionen auf die Soft-Ware, somit können Änderungen kostengünstig durchgeführt werden.

3. Ausbaufähigkeit bei Erweiterung der Aufgabenstellung.

Die von uns vorgesehenen Prozessoren sind ausbaufähig bis maximal 16 K Byte, wobei je nach Aufgabenstellung der Programmspeicher größer oder kleiner als der Arbeitsspeicher sein kann.

Seit etwa 4 Wochen haben wir die erste Einheit an den SMA 6/60 der Fa. Technicon angeschlossen (Abb. 1).

Die Soft-Ware dieses Systems umfaßt zwei getrennte Phasen:
1. die Eichphase,
2. die Meßphase.

Während der Eichphase wird im Rechner die Synchronisierung zwischen dem Probeabnahmezeitpunkt am Sampler und dem Auftreten der Meßwerte am Schreiber vorgenommen. Die Meßwerte werden durch einen Folgepotentiometer vom Schreiber an das System übergeben.

Während dieser Phase werden von der MTA sämtliche am SMA 6/60 notwendigen Einstellungen durchgeführt. Der gültige Eichwert von jedem Kanal wird im System gespeichert. Ist die Eichphase beendet, so wird durch einen Schalter die Meßphase gestartet. Durch die beim Systemstart eingegebene Probensequenz wird intern eine „Warteschlange" aufgebaut. Dieser Vorgang ist abhängig von der Information vom Sampler, ob dieser aus- oder eingeschaltet ist. Ein abgeschalteter Sampler kann infolgedessen keine Meßserie aufbauen. Somit ist die eindeutige Zuordnung von echten Meßwerten durch den zeitlichen Takt von Kanal zu Kanal und Probe zu Probe gewährleistet.

Während der gesamten Meßphase werden drei wesentliche Funktionen vom System übernommen.

1. Berechnung der Konzentrationswerte: In jedem Kanal werden acht Meßpunkte zur Berechnung genommen. Wesentlich ist dabei, daß fünf Meßpunkte innerhalb eines bestimmten Bereiches liegen müssen, sonst wird die Messung als ungültig ausgewiesen. Der Mittelwert der Meßpunkte wird mit dem Skalierungsfaktor des anstehenden Kanals multipliziert.

Auf Grund der gespeicherten Eichstandard-Toleranzgrenzen überwacht das System weiterhin, daß innerhalb linearer und plausibler Meßbereiche gearbeitet wird.

2. Berechnung der Drift: Durch die vorgegebene Probenfolge Standard, Leerwert, neun Proben, wird für jede Sequenz die Drift auf Grund des gemessenen Standards und Leerwertes neu berechnet.

$$\text{Driftfaktor} = \frac{\text{Sollwert des Standards}}{\text{gemessener Wert des Standardleerwerts}}$$

Mit diesem Drift-Faktor werden alle Meßwerte innerhalb einer Sequenz multipliziert.

3. Ausgabe der korrigierten Meßwerte: Die Ausgabe der korrigierten Meßwerte erfolgt über Protokolldrucker und Terminal. Auf dem Protokolldrucker sind Meßwerte, die außerhalb der vorgegebenen Normalbereiche liegen sowie Standards- und Leerwerte gesondert gekennzeichnet.

Instandhaltung [2]

Ein organisatorisches und technisches Problem des Laboratoriums ist das Problem der Betriebssicherheit, Zuverlässigkeit und Funktionsbereitschaft der technisch komplizierten Analysengeräte.

Immer wieder haben Ausfälle von Geräten den gesamten Betriebsablauf im Laboratorium negativ beeinflußt. Ein weiterer Gesichtspunkt ist die Relation zwischen der technischen und wirtschaftlichen Lebensdauer eines Gerätes. Diese Kriterien haben uns bewogen, ein Programmsystem für eine rechnerunterstützte Instandhaltung zu entwickeln.

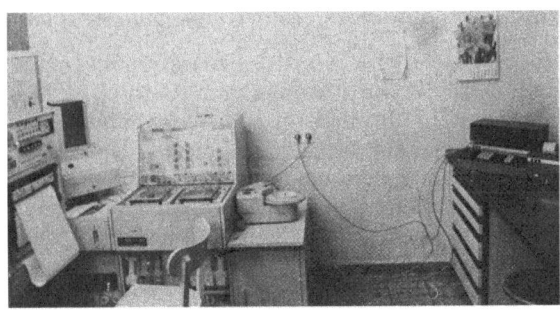

Abb. 1. On-Line-Anschluß der Mikroprozessor-Einheit GPM 211 am SMA 6/60 mit Protokolldrucker und Bildschirmein- und -ausgabeeinheit

Da die Einführung eines solchen Systems nicht unbedingt die volle Mitarbeit des Laborpersonals findet, wurden sukzessiv einzelne Geräte an das System adaptiert.

Inzwischen werden für insgesamt 26 Geräte die Zeitangaben mittels Marksensing-Karte erfaßt und binär in einer sequentiellen Datei gespeichert. Auf Grund dieser Daten werden monatlich Geräteprotokolle ausgegeben. Diese Geräteprotokolle enthalten aufgelistet die gespeicherten Daten und abschließend eine Zusammenstellung über die Gesamtanalysenzahl, die Gesamtnutzungszeit und die Ausfallzeit. Der Schadenzeitgrad gibt an, in welchem Verhältnis die Ausfallzeit zu der Gesamtnutzungszeit steht.

Weiterhin sind als Text die Wartungsarbeiten zu den einzelnen Wartungsterminen gespeichert.

Um insgesamt erste Erfahrungen zu sammeln, haben wir das vollständig bestehende System über einen Zeitraum von 8 Monaten an dem Corning-Blutgasanalysator getestet.

In den ersten 4 Monaten beschränkten wir uns lediglich auf die Erfassung der täglichen Geräteprotokolle und der durchgeführten Reparaturen bzw. Instandsetzungen nach Geräteausfällen. Schadenstellen und Schadenursachen wurden codiert und gespeichert. Die Ausfalldauer lag während dieser Zeit zwischen 26 und 42 Std/Monat. Nach einer genauen Analyse der Schadensfälle wurde festgestellt, daß ca. 20% aller Ausfälle auf mangelnde Schulung des Bedienungspersonals, insbesondere des Nacht- und Wochenenddienstes, zurückzuführen waren. Nicht die Abhängigkeit der Betriebszeit, sondern die Anzahl der durchgeführten Analysen stehen bei den meisten Ausfällen im Vordergrund, während bei fast allen anderen Ausfällen die Abhängigkeit der Analysenanzahl von der Leerlaufzeit eine Rolle spielten.

Ausfälle, die auf Grund einer Verstopfung der Probenzufuhr entstanden, wurden als Zufallsausfälle registriert.

Seit Januar haben wir durch Gegenüberstellung der Ausfallarten und Ausfallzeitpunkte neue Wartungstermine berechnet. Seit dieser Zeit wurden Ausfallzeiten von 9 Std im Januar, 6 Std im Februar und 8 Std im März erreicht.

Literatur
1. Dudeck, J., Roka, I., Michel, H.: Ärztl. Lab. **20**, 430 (1974). — 2. Michel, H., Brandstädter, K.: Ärztl. Lab. (im Druck).

SCHMIDT-GAYK, H., STENGEL, R., HAUEISEN, H., MARTISKAINEN, I., RITZ, E. (Med. Univ.-Klinik Heidelberg): **Ein Tischrechnerprogramm für „Diehl Alphatronic" zur Erfassung von Störungen des Calcium- und Phosphathaushaltes**

Zur Diagnostik von metabolischen Knochenerkrankungen und Nephrolithiasis werden im Serum u. a. die Bestimmung von Calcium, Phosphor, Kreatinin, Chlorid, Protein und im Urin die Messung von Tagesvolumen, Calcium, Phosphor, Kreatinin und Natrium herangezogen. Aus diesen „Basiswerten" können mit Formeln weitere Erkenntnisse gewonnen werden: z. B. kann ein primärer Hyperparathyreoidismus normocalcämisch sein, wenn bei Hypoproteinämie die Serumproteinkonzentration unberücksichtigt bleibt. Ein erniedrigtes Produkt aus Calcium und Phosphat weist auf eine Osteomalazie hin. Das Chlorid/Phosphat-Verhältnis im Serum weist bei parathyreogener Hypercalcämie Werte über 33, bei Hypercalcämie anderer Ursache Werte unter 33 auf. Eine Calciumausscheidung von 15 mval/die kann, je nach Diät und Kreatininausscheidung, normal oder pathologisch sein. Die Berechnung der Kreatininausscheidung zeigt außerdem an, ob die Urinsammlung vollständig ist: Frauen scheiden 15 bis 20 und Männer 20 bis 25 mg Kreatinin/kg KG in 24 h aus. Diese Überprüfung auf Vollständigkeit sollte vor der Berechnung der Kreatinin-Clearance erfolgen. Zur Erfassung von Störungen des Phosphathaushaltes kann die Phosphat-Clearance berechnet werden, ferner die tubuläre Reabsorption von Phosphat (in Prozent). Letztere ist der Phosphat-Clearance an Aussagekraft überlegen, da die Nierenfunktion mit in die Berechnung eingeht. Allerdings ist die tubuläre Reabsorption von Phosphat von der Nahrungszufuhr abhängig: bei phosphatarmer Kost wird über 90% des filtrierten Phosphats tubulär reabsorbiert. Die Berechnung der Gesamtphosphatausscheidung erlaubt jedoch, eine Phosphatreabsorption von z. B. 82% als normal oder pathologisch einzustufen.

Schließlich ist bei Patienten mit Nephrolithiasis die Kochsalzausscheidung zu bestimmen: da Natrium und Calcium im proximalen Tubulus competitiv reabsorbiert werden, kann eine hohe Kochsalzzufuhr eine Hypercalciurie und damit Steinbildung fördern.

Da die Ausrechnung der genannten Parameter mit einem Rechenschieber oder einem Taschenrechner zu langwierig ist, wurde für den Rechner ,,Diehl Alphatronic" ein Programm erstellt (700 Schritte) und auf Magnetband aufgenommen. An über 200 Patienten, darunter 50 Patienten mit primärem Hyperparathyreoidismus, wurde der diagnostische Wert der genannten Parameter geprüft. Zur Sicherung der Diagnostik wurden die Ausscheidung von cyclischem AMP im Urin und die Serumspiegel von 25-OH-Vitamin D mit kompetitiven Proteinbindungstests gemessen.

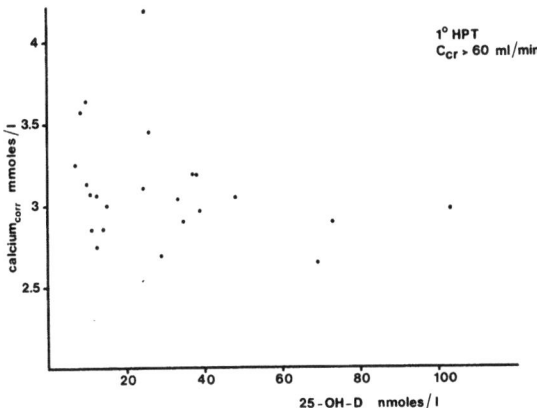

Abb. 1. Serumspiegel von 25-OH-Vitamin D (25-OH-D) und Serumcalciumspiegel bei Patienten mit primärem Hyperparathyreoidismus. Die Serumcalciumspiegel sind korrigiert auf das Serumprotein

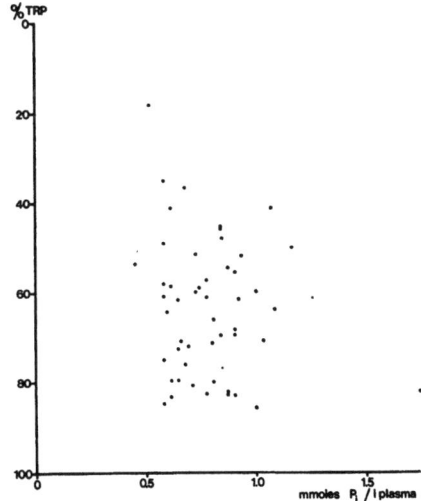

Abb. 2. Serumphosphat und tubuläre Reabsorption von Phosphat bei Patienten mit primärem Hyperparathyreoidismus

Resultate

Drei Patienten mit primärem Hyperparathyreoidismus wiesen Serumcalciumspiegel im oberen Normbereich auf (normocalcämischer Hyperparathyreoidismus). Nach Korrektur auf das Serumprotein waren jedoch alle Serumcalciumspiegel erhöht. Die Calciumphosphatprodukte lagen bei den Patienten mit Hyperparathyreoidismus im Bereich von 25 bis 35, also im unteren Normbereich. Eine Überprüfung der Serum-25-OH-Vitamin-D-Spiegel ergab im Durchschnitt erniedrigte Werte, s. Abb. 1.

Das Chlorid/Phosphat-Verhältnis war in 45 von 50 Fällen über 32. Zwei Patienten mit Hypercalcämie anderer Ursache (Tumor mit Knochenmetastasen) wiesen Werte unter 32 auf.

Die Beurteilung der tubulären Reabsorption von Phosphat gelingt zuverlässiger, wenn gleichzeitig die Gesamtphosphatausscheidung bekannt ist.

Die Gesamtphosphatausscheidung hängt wesentlich von der Nahrungsphosphatzufuhr ab. Eine tubuläre Reabsorption von 82 bis 90% gilt bei freier Kost als normal, bei phosphatarmer Kost steigt die Reabsorption auf Werte über 90%.

Bei den Patienten mit primärem Hyperparathyreoidismus beobachteten wir auch bei phosphatarmer Kost und somit geringer Phosphatausscheidung eine Reabsorption unter 90%. Die tubuläre Reabsorption von Phosphat ermöglicht keine Differenzierung von Hypercalcämien: bei zwei Patienten mit nicht parathyreogener Hypercalcämie war sie ebenfalls erniedrigt.

Der Serumphosphatspiegel korreliert nicht mit der tubulären Reabsorption von Phosphat, so daß die Berechnung der Reabsorption erforderlich ist, s. Abb. 2.

Durch Einsatz dieses Rechenprogramms kann aus vorhandenen Laborwerten eine Fülle zusätzlicher Informationen gewonnen werden.

Literatur

Nordin, B. E. C.: In: Metabolic bone and stone disease. London: Livingstone 1973.

3. Rundtischgespräch

Sinn und Unsinn von Signifikanztests

Leitung: KOLLER, S., Mainz

Teilnehmer: EGGSTEIN, M., Tübingen; FRITZE, E., Bochum; HORBACH, L., Erlangen; JESDINSKY, H., Düsseldorf; LANGE, H.-J., München; SMIDT, U., Moers

Klinische Forschung ist ohne statistische Vergleiche nicht mehr denkbar. Damit haben die sogenannten Signifikanztests eine außerordentliche Verbreitung erlangt. Der Gebrauch der Bezeichnung „signifikant" ist aber natürlich keine Gütemarke für ein Ergebnis. Vergleiche, die zu „signifikanten" Unterschieden führen, müssen sachlich-logisch richtig geplant und durchgeführt sein, die notwendigen Voraussetzungen müssen zutreffen und die Schlußfolgerungen richtig formuliert werden.

Im einzelnen wurden folgende Punkte hervorgehoben:

Die Angabe von Mittelwerten, Standardabweichungen oder relativen Häufigkeiten kann der bloßen Beschreibung von Daten dienen. Sollen darüber hinaus statistische Schlüsse gezogen werden, so sind zwei Überlegungen notwendig:

1. Die erhaltenen Daten werden als eine beliebig wiederholbare Stichprobe aus einer Gesamtheit aufgefaßt, der sie zufällig entnommen sind.

2. Für Verallgemeinerungen ist die Variabilität der Einzelergebnisse ebenso zu berücksichtigen wie die Übertragbarkeit der unter 1. genannten Gesamtheit auf die Gesamtheit, für welche die Aussagen gelten sollen.

Punkt 2 führt dazu, der Planung von Erhebungen und Experimenten besonderes Augenmerk zu schenken.

Der erste Schritt, der meist sehr lange Diskussionen erfordert, ist die Überführung der Sachhypothese in eine statistische Hypothese. Beide müssen sich entsprechen, problemadäquat sein. Die statistische Hypothese schließt den Vergleich und eine Reihe formaler Forderungen ein.

Entscheidend ist zunächst die *Variablenauswahl*, bei therapeutischen Fragen das Erfolgs- oder besser Verlaufskriterium. Wir wissen, daß wir nie die Krankheitsprozesse an sich — etwa im molekularen Bereich in der Zelle — beobachten oder gar messen, sondern nur Indikatoren dafür. Wir brauchen ein *valides Kriterium*, das über den Ablauf des Krankheitsprozesses tatsächlich Wesentliches aussagt, kein nebensächliches Merkmal. Oft werden mehrere Kriterien zu Hilfe gezogen; man sollte sich aber schon bei der Planung eine Testkonzeption überlegen, die eine zusammenfassende Beurteilung ermöglicht.

Die Voraussetzungen für die Prüfung derartiger Hypothesen mittels eines schlüssigen statistischen Tests sind:

a) *Beobachtungsgleichheit* in beiden zu vergleichenden Behandlungsreihen: gleiche Sorgfalt — auch in der Erfassung der Nebenwirkungen —, gleiche Labormethoden, Equilibrierung des Unterbias, einheitliche Dokumentation usw. Diese Voraussetzung kann im allgemeinen nur erfüllt werden, wenn die Vergleichsreihen an denselben Kliniken untersucht und beurteilt werden.

b) *Strukturelle Vergleichbarkeit* der gegenübergestellten Reihen.

In einer sog. kontrollierten klinischen Studie erreicht man die Vergleichbarkeit von Personengruppen durch zufällige Zuteilung der Behandlungen. Bei retrospektiven Erhebungen muß man versuchen, durch Übereinstimmung in Kontrollvariablen eine möglichst gute Vergleichbarkeit herbeizuführen.

Ein statistischer Test, z. B. zur Prüfung der Frage, ob die Wirkung zweier Medikamente sich unterscheidet, muß die Möglichkeit zweier Fehlerarten berücksichtigen.

Der Fehler I. Art besteht darin, einen Unterschied anzunehmen, obwohl er tatsächlich nicht besteht; der Fehler II. Art tritt auf, wenn man einen vorhandenen Unterschied nicht aufdeckt. Der Vorteil der Verwendung des Wahrscheinlichkeitsmodells einer Zufallsstichprobe besteht darin, die Wahrscheinlichkeiten für das Auftreten dieser Fehler kontrollieren zu können.

Beim gewöhnlichen Signifikanztest kann man die Wahrscheinlichkeit für den Fehler I. Art vorgeben (Irrtumswahrscheinlichkeit), so daß man weiß, wie häufig man im Mittel fälschlich einen Unterschied behaupten wird.

Kann man die Größe des mindestens relevanten Unterschieds festlegen und bestehen Vorstellungen über die Variabilität aus früheren Untersuchungen oder theoretischen Überlegungen, so hat man die Wahrscheinlichkeiten für beide Fehler und den durchschnittlich erforderlichen Stichprobenumfang in der Hand. Naturgemäß kann man bei feststehendem interessierendem Unterschied und festliegendem Versuchsumfang nicht beide Wahrscheinlichkeiten gleichzeitig klein halten.

Die *Wahl des Tests* selbst sollte schon in der *Planungsphase* getroffen werden. Sie wird im wesentlichen bestimmt von dem zu beurteilenden Merkmal und dessen Verteilungsform. Die altbekannten Testverfahren — Ihnen allen bekannt als t-Test, Varianzanalyse usw. — setzen Normalverteilung der Beobachtungsmerkmale voraus. Wir wissen, daß bei medizinischen, insbesondere pathologischen Merkmalswerten diese Forderung meist nicht erfüllt ist. Deshalb wendet man heute oft robuste Testverfahren, sog. *nichtparametrische Tests*, an. Dabei wird z. B. nur die Rangordnung von Meßwerten berücksichtigt. Einzelbeobachtungen mit extremen Ausprägungsgraden, die verteilungsabhängige Tests stark verfälschen können, fallen hier nicht mehr ins Gewicht.

„Signifikant" oder „statistisch gesichert", z. B. mit einer Irrtumswahrscheinlichkeit unter 1%, bedeutet nicht: der Unterschied ist bewiesen, denn in 1% wird die Nullhypothese verworfen, obwohl sie zutrifft. Es bedeutet weiterhin nicht, daß Urteile über die Signifikanz allgemein in 99% richtig sind, sondern sie sind nur dann in 99% richtig, wenn die Nullhypothese zutrifft. Richtige Urteile sind nämlich sowohl die richtigen Annahmen der Nullhypothese, wenn sie zutrifft, und die richtigen Ablehnungen der Nullhypothese, wenn sie nicht zutrifft. Beispielsweise sei eine Häufigkeitsdifferenz von 10% als signifikant festgestellt worden. Man kann nun *nicht* aussagen, der punktuelle Wert von 10% sei signifikant. 10% liegt lediglich in einem Bereich von Werten, die bei Zutreffen der Nullhypothese selten sind (darum wird die Nullhypothese verworfen).

Nun wollen wir annehmen, ein Forscher arbeite während seines Lebens konsequent mit 1% Irrtumswahrscheinlichkeit. Man kann trotzdem nicht angeben, wie groß im Laufe seines Forscherlebens der Anteil der richtigen Hypothese unter jenen ist, die auf Grund des Testverfahrens angenommen werden. Werden lauter richtige Hypothesen geprüft, so werden unter den angenommenen (unabhängig von der Irrtumswahrscheinlichkeit) lauter richtige Hypothesen sein. Werden lauter falsche Hypothesen geprüft, so werden unter den abgelehnten ebenfalls lauter falsche Hypothesen sein.

Als Nullhypothese wählt man im allgemeinen das Gegenteil von dem, was man beweisen möchte. Wieviele von den angenommenen Sachhypothesen richtig sind, hängt primär von der Fähigkeit des Forschers ab, richtige Sachhypothesen und damit falsche Nullhypothesen zu formulieren. Statistische Tests haben also eine gewisse, nicht ohne weiteres quantifizierbare Filterwirkung, daß falsche Nullhypothesen unter den abgelehnten und richtige Sachhypothesen unter den angenommenen Hypothesen sich anreichern.

,,Nicht signifikant" bedeutet nicht, daß die Nullhypothese sich als richtig erwiesen hat. Die Signifikanz eines Ergebnisses hängt u. a. von der Fallzahl ab. Je größer die Fallzahl, um so kleinere Differenzen können als signifikant nachgewiesen werden. Man sollte daher bei der Ergebnisformulierung stets die Fallzahl bzw. den sog. Freiheitsgrad mitanführen. Die korrekte Formulierung eines nicht signifikanten Testergebnisses lautet: das Ergebnis steht zur Nullhypothese nicht im Widerspruch, oder auf Grund des Versuches kann die Nullhypothese nicht abgelehnt werden.

Einige Schwierigkeiten bei Therapieprüfungen:

Sehr viele Daten werden unter großer Mühe bei therapeutischen Vergleichsreihen zusammengetragen. Wenn sich kein überzeugendes, prägnantes Erfolgskriterium findet, beobachtet man gerne eine Reihe von Variablen. *Multiple Tests* am gleichen Material, selbst wenn sie vorher in der Planung festgelegt sind, führen zu einer grundsätzlichen Interpretationsschwierigkeit. Bei vorgegebener Irrtumswahrscheinlichkeit von 5% hat man in jedem 20. Test ein zufällig ,,signifikantes" Ergebnis zu erwarten. Es ist irreführend, ein derartiges Ergebnis in der Publikation herauszustellen und die anderen zu verschweigen.

Vorzuziehen ist hier ein umfassendes Auswertungsmodell, etwa beim Vergleich mehrerer Behandlungen die Varianzanalyse oder eine multivariate Varianzanalyse, d. h. ein Auswertungsmodell unter Berücksichtigung mehrerer Variablen. Aber auch hierbei interessieren schließlich Einzelvergleiche, wenn das Gesamttestergebnis Unterschiede hat nachweisen lassen. Für diese Situation wurden *legitime Testverfahren für simultane Tests* entwickelt, die paarweise Vergleiche oder Vergleiche von Gruppen von Mittelwerten ermöglichen.

Wenn jedoch bei unbefriedigendem Ausgang des ursprünglich festgelegten Tests eine Reihe anderer Mittelwertdifferenzen, die sich aus dem Material ergeben, durchsucht werden (data snooping), so ist für diese Ergebnisse keine statistische Sicherheit mehr gegeben. Es gibt keine ,,statistische Bestätigung" eines auffälligen Ergebnisses an demselben Material (Morgenstern). Ähnlich verhält es sich bei Manipulationen derart, daß mehrere Testverfahren nacheinander ausprobiert werden, bis ein „signifikantes" oder durch Auswahl ein „veröffentlichungsfähiges" Ergebnis herauskommt.

Man sollte sich vor Augen halten, daß zu den Aufgaben der schließenden Statistik nicht nur das Testen, sondern auch das Schätzen gehört. Häufig liegen *Schätz-* und nicht Testprobleme vor. Wenn beispielsweise festgestellt wird, daß bei Patienten, die mit einem neuen Medikament behandelt wurden, in 5% Nebenwirkungen aufgetreten sind, dann lautet die Frage: In welchem Bereich kann der „wahre" Prozentwert, d. h. der Prozentwert der Nebenwirkungen in der Grundgesamtheit, liegen? Die Antwort auf diese Frage liefert die Berechnung des sog. Konfidenz- oder Vertrauensbereiches; das ist der Bereich, der alle Prozentwerte enthält, die bei der vorliegenden Stichprobeninformation in Frage kommen. Die konkrete Antwort könnte etwa lauten: zwischen 1 und 10%.

Nun kann das Testproblem auch als Schätzproblem aufgefaßt werden. Beispiel: In einer Gruppe, die mit einem neuen Medikament behandelt wurde, ergab sich in 40% Heilung, bei der Vergleichsgruppe in 30%. Die Differenz beträgt also 10%. In einem solchen Fall kann man sowohl einen Signifikanztest ausführen als auch eine Intervallschätzung der Differenz vornehmen, d. h. die Vertrauensgrenzen, innerhalb deren alle „wahren" Differenzen liegen, berechnen. Es wird zwar dieselbe Information verwendet, das Ergebnis gibt aber eine klarere Information als bei Durchführung eines Signifikanztests. Das Resultat könnte z. B. lauten: zwischen − 5 und + 30%. Man gewinnt auf diese Weise einen Eindruck über die Größenordnung des Bereiches, in welchem der „wahre" Unterschied liegen könnte. Wenn der Konfidenzbereich den Wert 0 enthält, dann ist das Fehlen eines Unterschiedes nicht auszuschließen, und es liegt eine andere Form der Aussage für das Fehlen eines signifikanten Ergebnisses vor.

Bei Vergleichen, denen keine präzise Hypothesenprüfung zugrunde liegt, werden dem statistischen Test vergleichbare Rechnungen zuweilen durchgeführt, um Abstufungen der Stärke der Unterschiede bzw. Assoziation der Therapie mit verschiedenen solcher Variablen, die eine Nebenwirkung kennzeichnen können, zu erhalten; es sind keine schlüssigen statistischen Tests, sondern nur Hilfsrechnungen zur Gewinnung neuer Hypothesen, die an einem anderen Material geprüft werden müssen.

Es wäre unrealistisch, abzuleugnen, daß es zwischen dem strahlenden Weiß eines lege artis durchgeführten Tests und dem tiefen Schwarz der Datenmanipulation eine graue Zwischenzone gibt, deren adäquate Beurteilung und Verwertung sehr viel Sach- und Methodenverständnis und selbstkritische Einstellung erfordert, ohne die sie Gefahr in sich birgt.

Von klinischer Seite wurde betont:

Therapeutische Vergleichsstudien, die eine „signifikante" Überlegenheit einer Therapieform im Vergleich zu einer anderen zeigen, geben dem Arzt für den *Einzelfall*, mit dem er es ja immer zu tun hat, oft keine genügende Entscheidungshilfe, weil sie wichtige Nebenkriterien nicht berücksichtigen.

Das Pro und Contra einer Marcumarbehandlung eines Patienten mit einem frischen Herzinfarkt hängt auch von Begleiterkrankungen wie Hypertonie, Magenulcus, Diabetes usw. ab, ganz zu schweigen von so wichtigen Faktoren wie der Zuverlässigkeit des Patienten oder auch nur der Weite des Weges zum Kontrollabor. Aber welche Vergleichsstatistik berücksichtigt solche Faktoren?

Das Erfolgskriterium, an Hand dessen eine Therapie als überlegen bezeichnet wird, kann trotz eines „signifikanten" Ergebnisses unzutreffend oder einseitig sein. Wäre die mittlere Überlebenszeit von Patienten mit einer Niereninsuffizienz 6 Jahre im Falle der Anwendung der Hämodialyse, aber 5 Jahre im Falle der Nierentransplantation, so würden viele Patienten sicher trotzdem die Transplantation vorziehen.

Signifikanz und Relevanz eines statistischen Unterschiedes haben nichts miteinander zu tun. Da die exakte Gleichheit von zwei Ergebnissen äußerst unwahrscheinlich ist, kann man für den gefundenen Unterschied fast immer eine Signifikanz erreichen, indem man die Fallzahl immer weiter vergrößert. Ob dieser Unterschied aber relevant, d. h. praktisch bedeutsam ist, bleibt immer eine subjektive klinische Entscheidung.

Unsinnige Tests gibt es bei falschem Testansatz oder unsinnigen Nullhypothesen, überflüssige Tests z. B. bei trivialen oder evidenten Zusammenhängen; fehlerhafte Tests bei Fehlen der Voraussetzungen. Unsinnige Testinterpretationen bei falschen Ergebnisformulierungen und falschen Schlußfolgerungen, insbesondere bei unzulässigen Verallgemeinerungen.

Eine angeregte allgemeine Diskussion, in der auch aktuelle Fragen, wie z. B. die strittige Assoziation zwischen Reserpin und Mamma-Ca., zur Sprache kamen, schloß die Veranstaltung ab.

Epidemiologie und Vorsorgemedizin

THEILE, U. (II. Med. Univ.-Klinik, Mainz): **Gesundheitsverhalten und Präventivmedizin**

Der Begriff „Gesundheitsverhalten" beinhaltet Erscheinungen, die Verhaltensweisen in der Bevölkerung im Krankheitsfall oder im drohenden Krankheitsfall bestimmen. Hierzu gehören allgemein-medizinische Kenntnisse, Wahrnehmung und Bewertung von Krankheitserscheinungen, Entscheidungskriterien für einen Arztbesuch und auch die Bereitschaft, an Vorsorgemaßnahmen teilzunehmen [1, 6, 7, 12, 13, 19, 22—24].

Die Kenntnis dieser teilweise als „Barrieren" gegenüber ärztlichen Maßnahmen wirksamen Phänomene ist für die effektive Gestaltung einer präventivmedizinischen Einrichtung von grundlegender Bedeutung [1, 8, 19].

Für die Analyse des Gesundheitsverhaltens haben sich in verschiedenen Arbeitsgruppen einige Faktoren als bedeutsam herausgestellt, und zwar Informiertheit, Zukunftsorientiertheit und Symptomaufmerksamkeit.

Über Beziehungen zwischen sozialer Schicht und Gesundheitsverhalten liegen unterschiedliche Analysen vor [2, 3, 17]. So führen Siegrist u. Mitarb. [4, 5, 9, 14, 15, 20, 21] die von ihnen gefundene positive Korrelation zwischen höherer sozialer Schicht und besserer Informiertheit, einem ausgeprägten Präventivbewußtsein und größerer Symptomaufmerksamkeit auf den mehr zukunftsorientierten Erziehungsstil der Mittel- und Oberschicht zurück. Demgegenüber ist die Erziehung der Grundschichtangehörigen eher auf die Erlernung von Techniken zur Bewältigung der Aufgaben des täglichen Lebens ausgerichtet [17, 18, 25].

Gesundheit ordnet nach Parsons [10, 11] das Individuum in ein Sozialsystem ein, demgegenüber es Rollen und Aufgaben zu erfüllen hat. Aus dieser Position im Sozialsystem leitet sich die Verpflichtung des einzelnen zur Vorsorge, d. h. zur Verhinderung drohender Krankheiten ab. Somit ist Prävention wirksam in den Beziehungen zwischen Individuum und Gesellschaft.

Präventivmedizin erfordert — mehr noch als die kurative Medizin — einen mündigen, verantwortungsbewußten Patienten im Sinne des informierten Mitarbeiters [1, 15, 19]. Mangel an Informiertheit und soziale Distanz zum medizinischen Bereich können hier besonders stark als Barrieren wirksam werden und das Mündigwerden des Menschen in medizinischen Belangen verzögern, wenn nicht gar verhindern. Die Besonderheit des Präventivverhaltens liegt darin, daß die Menschen, die eine solche Maßnahme in Anspruch nehmen, noch nicht Träger von Symptomen sind, d. h. noch nicht durch Leidensdruck bewogen werden, einen Arzt aufzusuchen.

Während einer fast zweijährigen Tätigkeit an der Genetischen Beratungsstelle in Marburg [26, 27] wurde mit Hilfe eines differenzierten Fragebogens versucht, die Motivation von 246 Ratsuchenden zu analysieren, die die Präventivmaßnahme „genetische Beratung" in Anspruch nahmen. In diesem Fragebogen wurden vor allem soziale Schichtzugehörigkeit — operationalisiert durch Schulbildung, Beruf und Intergenerationenmobilität — sowie Grad und Wege der Information über die Beratungsmöglichkeit, familiäre Situation, soziale Distanz zu medizinischen Problemen, Alter, Konfession, Stadt-Land als Wohnort und andere Einzelfaktoren untersucht. Die sozialen Schichten wurden als obere und untere Mittelschicht sowie als Grundschicht definiert.

Als Kontrolle dienten 75 Probanden, die bei Vorliegen einer beratungsrelevanten familiären Situation (mindestens ein geistig behindertes Kind) keinen Gebrauch von dieser Beratungsmöglichkeit machten.

Die Ergebnisse lassen sich folgendermaßen zusammenfassen:

1. Angehörige der unteren und oberen Mittelschicht sind bezüglich genetischer Beratung eher motiviert als Grundschichtangehörige.

2. Unter den beratungsrelevanten Faktoren ist die Konstellation gesunde Eltern — krankes Kind als „Trigger" für die Inanspruchnahme der dargebotenen Beratungsmöglichkeit besonders wirksam, unabhängig von der Schichtzugehörigkeit. Andere familiäre Situationen wie eigene Erkrankung des Ratsuchenden oder Erkrankungen in der Verwandtschaft haben in den höheren sozialen Schichten stärker motivierende Bedeutung.

3. Unter den Krankheiten oder Defekten läßt sich eine Gewichtung vornehmen, aus der ihre Wirksamkeit als Motivationsfaktor hervorgeht: geistige Behinderungen sind stärker motivierend als körperliche Störungen; unter den somatischen Defekten sind äußerlich sichtbare wirksamer als äußerlich nicht erkennbare (siehe auch [16]).

4. Für Angehörige der Grundschicht ist die Information über medizinische Maßnahmen durch den Hausarzt von größerer Bedeutung als für Angehörige höherer Schichten. Diese entwickeln mehr Eigeninitiative zur Gewinnung von Informationen. Dabei erwiesen sich an dem untersuchten Personenkreis Zeitungen und Zeitschriften als wirksamer für die Informationsvermittlung als Rundfunk- und Fernsehsendungen.

5. Die Inanspruchnahme der angebotenen Präventivmaßnahme zeigt eine positive Korrelation zum Grad der Informiertheit über allgemein-medizinische Fragen und zu Kenntnissen über Erbkrankheiten im besonderen.

Zusammenfassend läßt sich sagen, daß die Wahrnehmung der angebotenen genetischen Beratungsmöglichkeit zum Teil durch ein nicht genügend ausgeprägtes „Präventivbewußtsein" behindert wird. Dieses ist offenbar in der Grundschicht am wenigsten entwickelt. Es zeigen sich enge Beziehungen zwischen Informiertheit und Gesundheitsverhalten, hier gemessen an der Teilnahme an einer Vorsorgemaßnahme.

Um zu einer Verbesserung der Situation zu kommen, ist nicht nur ein Mehr an Information zu fordern, sondern die Darbietung in anderer Form. Die bestehenden sozialen Barrieren, die vor allem in der Grundschicht zu vermindertem sprachlichen und organisatorischen Verständnis für ärztliche Maßnahmen führen, müssen abgebaut und überbrückt werden. Hier gewinnt die Informationsvermittlung in Schulen und Medien, durch hausärztliches Gespräch und Öffentlichkeitsarbeit genetischer Beratungsstellen größte Bedeutung. Der Prozeß einer zunehmenden Zukunftsorientiertheit auch in der Grundschicht wird parallel dazu gehen, er wird nur mehr Zeit beanspruchen. Die Entwicklung vorsorgemedizinischer Einrichtungen kann heute nicht mehr ohne Berücksichtigung der genannten schichtspezifischen Besonderheiten erfolgen.

Literatur

1. v. Ferber, Ch.: Arbeitsmed. Sozialmed. Arbeitshyg. 8, 213 (1970). — 2. Kasl, S. V., Cobb, S.: J. chron. Dis. 17, 325 (1964). — 3. Koos, E. L.: Krankheit in Regionville. In: Der Kranke in der modernen Gesellschaft, 4. Aufl. (Hrsg. A. Mitscherlich, T. Brocher, O. v. Mering, K. Horn), S. 304. Köln: Kiepenheuer und Witsch 1972. — 4. Kramer, A.: Gesundheitsverhalten als schichtspezifisches Phänomen. Magisterarbeit Freiburg/Br. 1972. — 5. Kramer, A., Siegrist, J.: Soziale Schicht und Krankheitsverhalten — Eine Kontrollstudie —. In: Psychosoziale Rehabilitation, S. 119. Stuttgart: Hippokrates 1972. — 6. Mechanic, D.: J. chron. Dis. 15, 189 (1962). — 7. Mechanic, D., Volkart, E. H.: Amer. Soc. Rev. 26, 51 (1961). — 8. Mehnert, H., Sewering, H., Reichstein, W., Vogt, H.: Dtsch. med. Wschr. 93, 2044 (1968). — 9. Nolan, R., Schwartz, J. L., Simonian, K.: Amer. J. publ. Hlth. 57, 34 (1967). — 10. Parsons, T.: Struktur und Funktion der modernen Medizin. In: Kölner Ztschr. Soziologie und Sozialpsychologie, Sonderheft 3: Probleme der Medizinsoziologie, S. 10. Köln-Opladen 1958. — 11. Parsons, T.: Definition von Gesundheit und Krankheit im Lichte der Wertbegriffe der sozialen Struktur Amerikas. In: Der Kranke in der modernen Gesellschaft, 4. Aufl. (Hrsg.

A. Mitscherlich, T. Brocher, O. v. Mering, K. Horn), S. 57. Köln: Kiepenheuer und Witsch 1972. — 12. Pflanz, M.: Sozialer Wandel und Krankheit. In: Ergebnisse und Probleme der medizinischen Soziologie. Stuttgart: Enke 1962. — 13. Pflanz, M.: Hippokrates **35**, 894 (1964). — 14. Pflanz, M.: Medizinsoziologie. In: Handb. der empirischen Sozialforschung, Bd. II (Hrsg. R. König), S. 1123. Stuttgart: Enke 1969. — 15. Pflanz, M.: Gesundheitsverhalten. In: Der Kranke in der modernen Gesellschaft, 4. Aufl. (Hrsg. A. Mitscherlich, T. Brocher, O. v. Mering, K. Horn), S. 283. Köln: Kiepenheuer und Witsch 1972. — 16. Richardson, S. A., Goodman, N., Hastorf, A. H., Dornbusch, S. M.: Kulturelle Übereinstimmung in der Reaktion auf Körperbehinderungen. In: Der Kranke in der modernen Gesellschaft, 4. Aufl. (Hrsg. A. Mitscherlich, T. Brocher, O. v. Mering, K. Horn), S. 234. Köln: Kiepenheuer und Witsch 1972. — 17. Rosenblatt, D., Suchman, E. A.: In: Blue collar world (eds. A. Shostak, W. Gombert), p. 341. Prentice Hall 1964. — 18. Scheuch, E. K. unter Mitarb. von Daheim, H. J.: Sozialprestige und soziale Schichtung. In: Soziale Schichtung und soziale Mobilität (Hrsg. D. V. Glass, R. König). Opladen-Köln 1961. — 19. Siegrist, J.: In: Lehrbuch der Medizinischen Soziologie. München-Berlin-Wien: Urban und Schwarzenberg 1974. — 20. Siegrist, J., Bertram, H.: Soziale Welt **21/22**, 206 (1970/71). — 21. Siegrist, J., Bertram, H.: Med. Klin. **66**, 1345 (1971). — 22. Steuer, W.: Gesundheitsvorsorge. In: Grundlagen — Möglichkeiten — Praxis. Stuttgart: Thieme 1971. — 23. Stockhausen, J.: Gesundheitsvorsorge durch Krankheitsfrüherkennung — Probleme von besonderem Gewicht — medizinisch wie ärztlich-berufspolitisch. In: Präventive Medizin (Hrsg. W. Theopold), S. 315. Frankfurt: Umschau Verlag 1970. — 24. Stoeckle, J. D., Zola, I. K., Davidson, G. E.: J. chron. Dis. **16**, 975 (1963). — 25. Strauss, A. L.: Soc. Sci. Med. **3**, 143 (1969). — 26. Theile, U.: Genetische Beratung — ein Experiment der Präventivmedizin. Habilitationsschrift, Mainz 1974/75 (unveröffentl.). — 27. Wendt, G. G., Theile, U.: Humangenetik **21**, 145 (1974).

HAUG, H., LOCH, R. (Katharinenhospital, Klinisch-Chemisches Institut, Stuttgart): **Blutdruck und klinisch-chemische Befunde bei 11471 poliklinischen Patienten**

Für unsere Untersuchung wurden die Blutdruckwerte, klinisch-chemische Untersuchungsbefunde sowie nach Immich verschlüsselte Diagnosen von 11471 unausgelesenen poliklinischen Patienten mit insgesamt etwa 300000 bis 400000 Einzelwerten nach Alter, Geschlecht und Diagnosen klassifiziert und auf einem Computer statistisch bearbeitet. Die Berechnung von Mittelwert und Streuung der Blutdruckwerte folgt insbesondere bei den Frauen im statistischen Mittel der Faustregel systolischer Blutdruck = 100 + Lebensalter.

Es besteht sowohl beim systolischen wie beim diastolischen Blutdruck eine leichte Geschlechtsdifferenz. Die Klassifizierung der Blutdruckwerte nach dem Lebensalter läßt eine weitere Differenzierung zu. Beim systolischen Blutdruck kommt es mit zunehmendem Alter zur Ausbildung von Nebenkollektiven mit höherem Blutdruck, wahrscheinlich ein Ausdruck von Erkrankungen, die den erhöhten Blutdruck induzieren. Die diastolischen Blutdruckwerte steigen im Mittel ohne Ausbildung von Nebenkollektiven. Da man nicht einen Großteil der mehr als 11000 Probanden für krank erklären kann, scheint ein höheres Lebensalter höhere diastolische Blutdrücke zu fordern.

Einen dem Blutdruck ähnlichen Anstieg zeigte das Cholesterin, die Glucose, der Harnstoff; weniger stiegen Kreatinin, Harnsäure und Gesamtlipide an. Statistisch waren die Korrelationen von systolischem Blutdruck zu Cholesterin, Harnstoff, Harnsäure und Glucose sowie Gesamtlipiden und beim diastolischen Blutdruck zu Cholesterin, Glucose, Harnsäure und Gesamtlipiden hochsignifikant.

Auf Grund der signifikanten Korrelationen der genannten Parameter bei den einzelnen Patienten nehmen wir an, daß Zusammenhänge zwischen dem klinisch-chemischen Ausdruck der Stoffwechselsituation und dem Blutdruck bestehen. Mitbedingt durch Erbanlagen und dem Umweltfaktor Überernährung kommt es mit zunehmendem Alter bekanntlich häufig zu Stoffwechselstörungen wie Diabetes mellitus oder Hypercholesterinämie. Die klinisch manifesten Formen, aber auch schon subklinische Formen der Stoffwechselstörungen führen bekanntlich zu

Tabelle. Gegenüberstellung von Cholesterin, Glucose, Harnstoff-Stickstoff, Harnsäure — alle in mg/100 ml — und systolischem sowie diastolischem Blutdruck (in mm Hg)

Alter in Jahren	Cholesterin			Glucose			Harnstoff-N			Harnsäure			Blutdruck					
														systol.		diastol.	
	n	x̄	±s	n	x̄	±s	n	x̄	±s	n	x̄	±s	n	x̄	±s	x̄	±s
I. Männer																		
bis 20	233	191	42	232	84	12	232	12,0	2,9	232	6,1	1,2	232	130	16	80	11
bis 30	1016	215	41	1007	87	28	1007	13,4	3,6	1005	6,3	1,2	1224	134	16	85	10
bis 40	1014	234	48	1001	89	18	1001	13,7	3,8	998	6,2	1,3	933	136	18	87	12
bis 50	891	249	52	882	90	16	883	14,7	5,0	880	6,1	1,5	758	142	22	90	13
bis 60	716	249	47	696	94	23	697	15,4	4,4	695	6,1	1,4	614	149	25	92	14
bis 70	723	243	49	706	96	26	705	16,9	6,7	702	6,0	1,5	606	154	27	92	13
bis 80	172	238	54	167	94	20	167	17,5	5,7	165	6,1	1,4	161	158	27	92	13
über 80	28	242	50	28	101	29	28	25,0	6,8	28	6,5	1,4	24	164	23	92	8
II. Frauen																		
bis 20	305	201	38	294	81	14	294	10,9	3,1	295	4,6	1,0	342	125	14	79	9
bis 30	902	213	40	873	81	12	875	11,3	3,1	871	4,5	0,9	1003	125	15	80	9
bis 40	869	228	42	845	83	15	847	11,9	3,3	843	4,4	1,0	829	130	17	83	11
bis 50	801	244	51	782	87	18	784	13,2	4,0	779	4,6	1,2	743	141	22	88	12
bis 60	725	265	56	707	91	28	710	15,2	5,1	708	4,9	1,3	657	155	27	92	13
bis 70	502	263	54	488	93	26	480	16,6	6,9	476	5,2	1,5	427	161	28	93	14
bis 80	158	266	53	164	101	36	155	16,2	4,7	154	5,4	1,4	128	173	31	93	12
über 80	17	272	48	17	94	25	18	18,7	5,2	18	5,3	1,2	17	164	26	88	11

Gefäßschädigungen. Der Harnstoffanstieg mit zunehmendem Lebensalter dürfte ein Ausdruck dieser Gefäßstörungen an den Nieren sein. Der Blutdruckanstieg ist wahrscheinlich als Erfordernishochdruck zu verstehen, der unter anderem dazu beiträgt, der Retention harnpflichtiger Substanzen entgegenzuwirken.

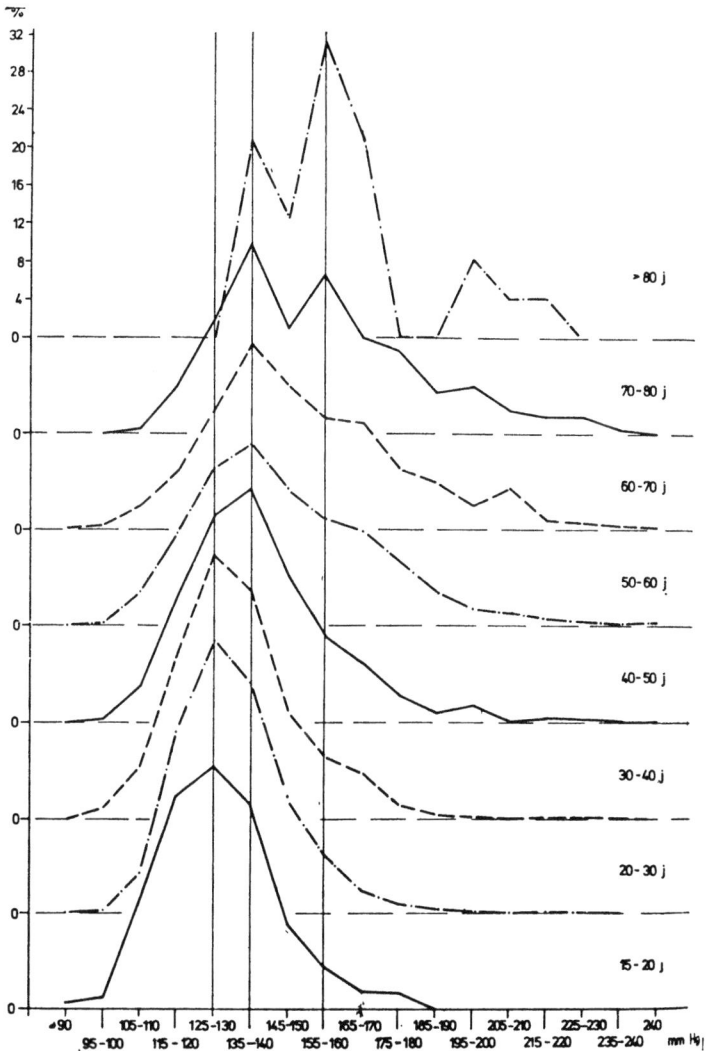

Abb. 1. Systolischer Blutdruck der Männer: Häufigkeitsverteilung in Abhängigkeit vom Lebensalter

LAASER, U., MEURER, K. A., KAUFMANN, W. (Med. Univ.-Poliklinik, Köln):
Untersuchung zur Epidemiologie der juvenilen Hypertonie in Köln*

Seit Januar dieses Jahres wird in Köln eine Vorsorgeuntersuchung auf Bluthochdruck bei Jugendlichen durchgeführt. In 12 Monaten sollen etwa 10% der

---

* Wir danken für die Zusammenarbeit mit dem Gesundheitsamt und dem Schulverwaltungsamt der Stadt Köln sowie für die Unterstützung durch das Bundesministerium für Jugend, Familie und Gesundheit.

Berufsschulklassen mit ca. 4000 Schülern und möglichst alle Oberstufenklassen der Gymnasien mit rund 6000 Schülern untersucht werden. Unter Berücksichtigung der diesjährigen Erfahrungen wird die Untersuchung im Jahr 1976 wiederholt, gegebenenfalls unter Einschluß der 10. Klassen.

Die Notwendigkeit für dieses Unternehmen ergibt sich aus dem Fehlen entsprechender repräsentativer und genügend umfangreicher Untersuchungen in Mitteleuropa. In der angloamerikanischen Literatur finden sich für die Hypertonie bei Jugendlichen Prävalenzzahlen zwischen 1,4% (Masland, 1956) und 11% (Heyden, 1969). Diese Unterschiede sind erklärbar durch verschiedene Zusammensetzung der untersuchten Bevölkerungsgruppen, verschiedene Festlegungen der Hypertonieschwelle und fehlende meßtechnische Standardisierung.

Die bisher gesammelten Daten deuten insgesamt darauf hin, daß

1. ein relativ großer Teil der Jugendlichen mit höheren Blutdruckwerten über mehrere Jahre hinweg konstant im obersten Bereich der Verteilung bleibt (Londe, 1971; Heyden, 1973 und Zinner, 1974) und daß

2. auch leicht erhöhte Blutdruckwerte — unterhalb der WHO-Grenzen — das Risiko für spätere kardiovaskuläre Erkrankungen erhöhen (zusammenfassend bei Julius, 1971), besonders, wenn sich eine Assoziation mit anderen Risikofaktoren findet, z. B. Gewichtszunahme (Heyden, 1969).

Dementsprechend werden in der Kölner Studie die wichtigsten der bisher bei Erwachsenen definierten Risikofaktoren mituntersucht: Größe und Gewicht, Puls, Serumcholesterin, Serumharnsäure, postprandialer Blutzucker, Familienbelastung, Sozialstatus, Rauchgewohnheiten.

Zur Messung des Gelegenheitsblutdrucks wird das Gerät der London School of Hygiene nach Rose (1964) verwendet, das eine Blindmessung von der stehenden Quecksilbersäule ermöglicht. Wir bestimmen den Blutdruck zweimal hintereinander am rechten Arm sitzend im Abstand von 1 min. Anschließend werden in einem zweiten Raum etwa 0,5 ml Blut mit einer speziellen Kapillare aus der Fingerbeere entnommen. Die Bestimmungen erfolgen mit Hilfe von Mikromethoden der Fa. Boehringer, Mannheim (Cholesterin enzymatisch, Urica-quant, Hexokinase).

Die Untersuchungsergebnisse werden jedem Schüler in standardisierter Form mitgeteilt, bei erhöhten Blutdruckwerten erfolgt eine zweimalige Kontrolle. Bei konstant erhöhten Messungen bieten wir eine Abklärung in der Medizinischen Poliklinik der Universität Köln an.

Bis zum Beginn der Osterferien wurden 1010 Schüler untersucht. Wir berichten im folgenden über die ersten vorläufigen Ergebnisse der Blutdruckmessungen.

An 4 Berufsschulen und 2 Gymnasien waren 1314 Schüler in den ausgewählten Klassen registriert, davon 67,8% Jungen und 32,2% Mädchen. 18,4% der Schüler fehlten am Untersuchungstag, 4,7% lehnten die Untersuchung ab.

Bei 720 Schülern erfolgte die Blutdruckmessung mit dem Gerät von Rose. Die Mittelwerte der zweiten Messung liegen systolisch um 4,7 mmHg unter denen der 1. Messung (diastolisch 0,1 bzw. 0,3 für die I. und II. Phase). Beim Vergleich der beiden Hauptuntersucher mit zusammen über 90% aller Blindmessungen ergeben sich für die Mittelwerte der gemeinsam gemessenen Population (n = 536) Differenzen von weniger als 2 mmHg (systolisch 1,0 und diastolisch 1,3 bzw. 0,2 für die I. und II. Phase) für die zweite Messung. Die gesamte Untersuchergruppe wurde mit dem Tonband von Rose und dem Film der AHA überprüft. Die Differenzen lagen im allgemeinen unter 2 mmHg. Insgesamt läßt unsere Meßtechnik reproduzierbare und überprüfbare Ergebnisse erwarten.

Bei der Zusammenfassung von 307 männlichen Schülern der Jahrgänge 1957 bis 1959 ergibt sich ein Durchschnittswert von 121,8/67,1/61,2 mmHg. Beim Vergleich mit anderen Autoren (Abb. 1) liegen diese Werte im mittleren Bereich.

Die Amplitude S/DII ist bei Zinner mit 69,8 noch größer (Köln 60,6 mmHg). Die Standardabweichungen entsprechen einander. Der Abstand DI bis DII ist mit 5,9 mmHg gegenüber Rose und Zinner (9,2 bzw. 12,7) geringer.

Unter Zugrundelegung der WHO-Grenzen ergab sich bei uns eine Hypertonieprävalenz von 4,3%, fast ausschließlich im systolischen Bereich und bei männlichen Jugendlichen. Dies ist deutlich weniger als es für Harlem von Kilcoyne (1974) beschrieben wird. Auffällig ist dort besonders, daß die Prävalenz der systolischen Blutdruckerhöhung mit 14% bei weißen Schülern etwa doppelt so hoch ist wie bei schwarzen Schülern mit 7,7%. Für die Beurteilung des Risikos sind aber weniger die auf Grund starrer Grenzwertfestlegungen bestimmten Prävalenzzahlen entscheidend als die Position in der Verteilungskurve.

Auf Grund unserer Zahlen (Abb. 2) haben 5% aller männlichen Schüler Werte oberhalb von 142/80 und 5% aller weiblichen Schüler Werte oberhalb von 129/73 mmHg. Kilcoyne schlägt auf Grund ihrer Werte unter Zugrundelegung von einer Standardabweichung Screening-Grenzen von 132/85 mmHg für Männer und 123/82 für Frauen zwischen 15 und 19 Jahren vor (für Köln entsprechend 134/72 und 122/66).

AUTOR		ALTER	N	S	DI	DII	RASSE
Johnson	1961	15-19	33	128,7(10,9)	–	71,2(12,5)	weiss
Zinner	1974	16-20	35-40	123,6(14,1)	66,5(11,0)	53,8(11,7)	weiss/schwarz
Köln	1975	16-18	307	121,8(12,0)	67,1(10,9)	61,2(11,5)	weiss
Kilcoyne	1974	14-19	57	121 (13)	–	76 (9)	weiss
Rose	1962	16	124	105,8(13,4)	58,4(8,1)	49,2(14,2)	schwarz

Abb. 1. Blutdruckwerte bei Jugendlichen (Männer)

	S		DII	
	m	w	m	w
P 90	137	125	75	69
P 95	142	129	80	73
P 97,5	146	133	84	76

N = 720
ALTER 15-21

Abb. 2. Köln 1975/76 Blutdruckgrenzwerte (Prozentile)

Um jedoch präventivmedizinische Maßnahmen im Jugendalter ausreichend begründen zu können, wäre es notwendig, eine Langzeitstudie aufzubauen. Die Kölner Querschnittsuntersuchung könnte hierfür eine gute Basis abgeben.

Literatur

Heyden, S.: Persönl. Mitteilung 1973. — Heyden, S.: J. Amer. med. Ass. **209**, 1683 (1969). — Johnson, B. C.: J. chron. Dis. **13**, 39 (1961). — Julius, S.: J. chron. Dis. **23**, 723 (1971). — Kilcoyne, M. M.: Circulation **50**, 758 (1974). — Londe, S.: J. Pediat. **78**, 569 (1971). — Masland, R. P.: New Engl. J. Med. **255**, 894 (1956). — Rose, G. A.: Lancet **1964 I**, 296. — Rose, G. A.: J. chron. Dis. **15**, 373 (1962). — Zinner, S. H.: Amer. J. Epidem. **100**, 437 (1974).

Vogelberg, K. H., Berger, H., Gries, F. A. (Klin. Abt. d. Diabetes-Forschungsinstituts d. Univ. Düsseldorf): **Angiographische Befunde bei peripherer arterieller Verschlußkrankheit der Beine von Patienten mit primärer Hyperlipoproteinämie und anderen Risikofaktoren**

Primäre Hyperlipoproteinämien (HLP) sind als Risikofaktoren der peripheren arteriellen Verschlußkrankheit (PVK) noch wenig untersucht worden. Nach vorliegenden Untersuchungsergebnissen kommen HLP bei 25 bis 74% aller Patienten mit einer PVK vor [5]. Auffällig ist, daß neben Typ IIa vor allem Typ IV HLP beobachtet worden sind [1, 3, 5]. Über das spezielle Arterioskleroserisiko einer bestimmten HLP ist jedoch nichts bekannt. In eigenen Untersuchungen ist die Beziehung bestimmter HLP-Typen zur Lokalisation und Ausprägung der PVK geprüft worden. Zu diesem Zweck wurden die angiographischen Befunde von 121 Patienten mit einer PVK ausgewertet und die Häufigkeit bestimmter HLP-Typen und anderer Risikofaktoren mit jener von Kontrollpersonen verglichen.

Auswahl der Patienten

Bei den Patienten mit PVK handelte es sich um Personen, die zur Abklärung bzw. Behandlung einer Claudicatio intermittens in die Med. Klinik in Düsseldorf eingewiesen worden waren: 75 Patienten mit einer primären HLP (11 Typ IIa, 26 Typ IIb, 5 Typ III, 33 Typ IV), 15 Diabetiker und 31 Patienten ohne Stoffwechselerkrankung. Patienten mit sekundärer HLP, funktionellen oder entzündlich bedingten Durchblutungsstörungen waren von den Untersuchungen ausgeschlossen. Als Kontrollpersonen wurden 121 Patienten aus derselben Klinik mit vergleichbarem Alter und Geschlecht ausgewählt, bei denen funktionell keine PVK nachweisbar war.

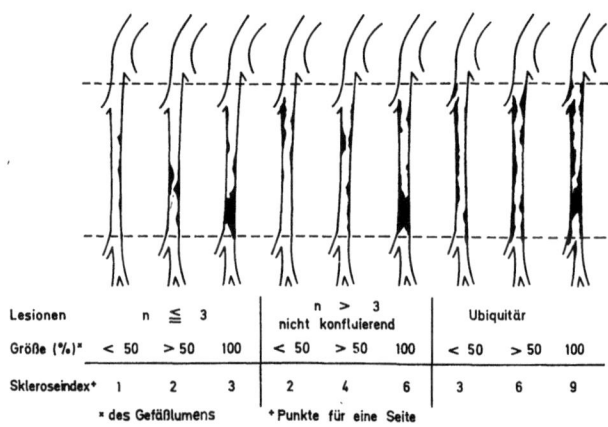

Abb. 1. Schema zur Auswertung sklerotischer Gefäßveränderungen bei arterieller peripherer Verschlußkrankheit der Beine in Abhängigkeit von Schweregrad und Lokalisation

Untersuchungsmethoden

Die Angiographien wurden translumbal oder retrograd transfemoral durchgeführt und mit Hilfe eines Punktsystems ausgewertet: Wie aus Abb. 1 ersichtlich, wurden sklerotische Gefäßläsionen je nach Lokalisation und Schwere mit 1 bis 9 Punkten bewertet und aus der Addition der verschiedenen Punkte für je 3 verschiedene Gefäßbezirke (Becken-, Oberschenkel- und Unterschenkelbezirk) ein sog. Skleroseindex gebildet. Die chemischen Untersuchungsmethoden zur Typisierung der HLP und zur Glukosetoleranztestung sind bereits früher beschrieben worden [7].

Als Risikofaktoren wurden definiert:
1. Hyperlipoproteinämie (Serumtriglyceride > 150 mg/100 ml und/oder Gesamtcholesterin > 260 mg/100 ml),

2. Adipositas (Übergewicht von > 10% nach Broca),
3. Hypertonie (Blutdruck systolisch > 150 bzw. diastolisch > 90 mm Hg),
4. pathologische Glukosetoleranz (subklinischer und klinisch manifester Diabetes [6]),
5. chronischer Nikotinkonsum (Zigarettenkonsum von > 5 Zigaretten/Tag über mehr als 5 Jahre).

Das zeitlich unterschiedliche Zusammentreffen mehrerer Risikofaktoren im Verlauf der Entwicklung einer PVK wurde nicht berücksichtigt.

Ergebnisse

Die Untersuchungen ergaben, daß HLP der Typen III und IIa nur bei Patienten mit PVK anzutreffen waren. Während Typ IIb HLP und Diabetes mellitus etwa doppelt so häufig vorkamen, konnten Typ IV HLP mindestens fünfmal so häufig wie bei Kontrollen nachgewiesen werden. Patienten dieser HLP waren 5 bis 10 Jahre älter als jene vom Typ IIa und wiesen in der Regel zwei oder mehr Risikofaktoren gleichzeitig auf.

Im Gesamtkollektiv war der Schweregrad der PVK zur Anzahl der Risikofaktoren positiv korreliert. Im Unterschied zur Triglyceridkonzentration war außerdem zwischen dem Cholesteringehalt des Serums und dem Schweregrad der PVK eine positive Beziehung nachweisbar; allerdings war diese nur bei Patienten mit Typ IIa-HLP statistisch signifikant.

Eine Abhängigkeit der Arterioskleroseausprägung vom Lebensalter war ebenfalls bei allen untersuchten Patienten angedeutet. Statistisch zu sichern war sie jedoch nur bei Diabetikern. Bei gleichzeitig vorhandener Typ IV HLP war die Altersabhängigkeit der Arteriosklerose signifikant verstärkt.

Abgesehen vom Schweregrad der PVK waren zwischen den einzelnen Kollektiven auch Lokalisationsunterschiede festzustellen. Bei Typ IV HLP und Diabetikern zeigte sich bevorzugt eine distale Sklerosierung der Unterschenkel, bei Typ II HLP demgegenüber vor allem eine Sklerosierung der Beckenarterien, ausgenommen bei Rauchern mit Typ II HLP. Unabhängig von der Differenzierung verschiedener Sklerosemuster ergab sich darüber hinaus, daß im Gesamtkollektiv das Verhältnis des Schweregrades von Becken- und Unterschenkelarteriosklerose direkt zum Cholesterin-Triglyceridquotienten in Beziehung stand. Das spezielle Sklerosierungsmuster wurde lediglich durch eine Hypertonie bei Typ II HLP bzw. durch Rauchen bei Typ IIb und IV HLP selektiv in der Weise verändert, daß bei Typ II die Unterschenkel-, bei Typ IIb- und IV HLP hingegen die Beckenarteriosklerose unter Einfluß des zusätzlichen Risikofaktors nachweislich verstärkt war.

Diskussion

Die Untersuchungsergebnisse bestätigen, daß Typ IV HLP bei PVK häufiger anzutreffen sein können als andere HLP-Typen [3, 5]. Diese Feststellung berechtigt jedoch nicht dazu, diesem HLP-Typ ein größeres Risiko für die Entstehung der PVK zuzugestehen als anderen HLP-Typen, da gerade bei Typ IV HLP der Einfluß mehrerer gleichzeitig vorhandener Risikofaktoren berücksichtigt werden muß.

Daß bei Typ IV bevorzugt die distalen Arterien sklerosieren, steht im Einklang mit ähnlichen Untersuchungsergebnissen von Farid et al. [2]. Wir beobachteten, daß auch bei Diabetikern die distalen Arterien bevorzugt sklerosieren; bei Patienten mit erhöhtem β-Lipoproteingehalt ist dagegen der Beckenbereich bevorzugt. Die vorliegenden Untersuchungen zeigen, daß für die besonderen Lokalisationen das Verhältnis von Cholesterin zu Triglycerid und der absolute Cholesterinspiegel wichtig sind.

Nach Zelis [8] ist anzunehmen, daß prä-β-Hyperlipoproteinämien möglicherweise weniger infolge der erhöhten endogenen Triglyceride als vielmehr der gleichzeitigen Steigerung des Serumcholesteringehalts ein besonderes Arterioskleroserisiko zukommt. Typ IV HLP könnte demnach im Unterschied zu Typ II- und

Typ III HLP vor allem dadurch ein spezielles Arterioskleroserisiko zuzuschreiben sein, daß sie die Effekte anderer Risikofaktoren der PVK begünstigen.

Literatur

1. Ballantyne, D., Lawrie, T. D. V.: Clin. chim. Acta 47, 269 (1973). — 2. Farid, N. R., Dickinson, P. H., Mac Neal, I. F., Anderson, J.: J. cardiovasc. Surg. (Torino) 15, 366 (1974). — 3. Greenhalgh, R. M., Rosengarten, D. S., Mervart, I., Lewis, B., Calnan, J. S., Martin, P.: Lancet 1971 II, 947. — 4. Kingsbury, K. J.: Postgrad. med. J. 44, 944 (1968). — 5. Kremer, E. J., Niemczyk, H., Poegslan, W., Nicolesen, R. F.: Münch. med. Wschr. 115, 662 (1973). — 6. Schilling, W. H., Oberdisse, K., Hüter, K. A., Blank, H.: Diabetologia 1, 187 (1965). — 7. Vogelberg, K. H., Gries, F. A., Dietel, J.: Dtsch. med. Wschr. 98, 1751 (1973). — 8. Zelis, R.: Chest 64, 486 (1973).

SCHMÜLLING, R.-M., FREY, M., KNODEL, W., MILDNER, I., GRÄSER, W., MAULBETSCH, R., EGGSTEIN, M. (Med. Univ.-Klinik, Tübingen): **Ergebnisse einer multiphasischen Vorsorgeuntersuchung**

Von 447 Mitgliedern der Betriebskrankenkasse eines Hoch- und Tiefbauunternehmens nahmen 398 freiwillig an einer Vorsorgeuntersuchung in der Medizinischen Universitätsklinik Tübingen teil, entsprechend einer Beteiligungsquote von 89%.

Ein 181 Fragen umfassender Anamnesenkatalog war von den Probanden ausgefüllt worden.

Die körperliche Untersuchung entsprach der eines stationär eingewiesenen Patienten. Sie war in 48 Programmpunkte unterteilt und erfaßte 14 anthropometrische Parameter.

In der entnommenen Blutprobe wurden 45 klinisch-chemische Kenngrößen bestimmt, in einer Urinprobe 5 qualitative und die Sedimentuntersuchung vorgenommen sowie ein Standard-EKG mit 12 Ableitungen erstellt.

Nach Beurteilung der größtenteils on-line von einem Rechner IBM 1800 gespeicherten klinisch-chemischen Untersuchungsergebnisse [1], wurde vom untersuchenden Arzt ein Befundbericht an den Hausarzt kodiert, der vom Rechner einerseits zu einem üblichen Arztbrief, einschließlich aller Untersuchungsergebnisse zusammengestellt, andererseits zur statistischen Auswertung gespeichert wurde. Gleichzeitig erhielt der Untersuchte eine Benachrichtigung, daß bei ihm kein krankhafter Befund erhoben wurde, oder er sich bei seinem Hausarzt vorstellen möge zur Kontrolluntersuchung.

Bei 53% der Männer und 45% der Frauen wurde eine Kontrolluntersuchung anempfohlen.

Da nur 7% der Untersuchten Frauen waren, sollen die folgenden Verteilungsmuster sich auf die Männer allein beziehen.

Das Alter reichte von 20 bis 66 Jahren mit einem Mittelwert von 41 (und schwacher Besetzung in der Altersgruppe, die 1940 20 bis 24 Jahre alt waren).

Das relative Gewicht nach Broca ist gleichmäßig symmetrisch verteilt um einen Mittelwert von 106% (s = 14%, Spannweite 70 bis 160%).

Die mittlere Größe beträgt 172 cm, das Gewicht 75,4 kg.

48% hatten einen Cholesterinspiegel über 240, 7% noch über 300 mg-%, 35% eine γ-GT über 30 IE/l, 13% über 60 IE/l, 29% einen asymptomatischen Diabetes mellitus (Blutzucker 1 Std nach 50 g Glukose per os über 160 mg-%), 2% einen manifesten Diabetes mellitus (Nüchternblutzucker über 120 mg-%), 25% einen systolischen Blutdruck über 140, 14% über 150 mm Hg, 20% eine GOT über 12, 7% über 20 IE/l, 15% eine GPT über 12, 5% 20 IE/l, 12% eine Harnsäure über 7,6, 7% über 8,2 mg-%. Nur 70% hatten ein völlig normal befundetes EKG.

Andererseits hatten 67% ein Hämoglobin über 16 g-%, 48% einen Hämatokrit über 48% und 47% ein spezifisches Gewicht des Urins über 1020 mg/ml.

Die Analyse der Verteilungsmuster der Laboratoriumswerte ergab in 2 Fällen eine Normalverteilung und bei 9 Parametern eine logarithmische Normalverteilung (Tabelle).

Bei der Suche nach Korrelationen zwischen allen gemessenen Größen fanden sich relevante Zusammenhänge nur zwischen 5 Enzymen — abgesehen von den auseinander berechneten Laborwerten — (s. Abb. 1) in verschiedenen Unterkollektiven mit unterschiedlichem Alkoholkonsum. (Diese Berechnungen wurden von den Herren Schubring und Schill am Zentrum für Datenverarbeitung der Universität Tübingen durchgeführt.)

Tabelle. Verteilungsmuster von Laboratoriumsdaten

Normalverteilung
  Cholesterin
  Harnsäure

Log.-Normalverteilung
  HB_E
  Kreatinin
  GPT
  Amylase
  Serumzucker
  Blutzucker 60 min nach p.o. Glucose
  α-1-Globuline %
  γ-Globuline %
  Hämatokrit (rechts schief)

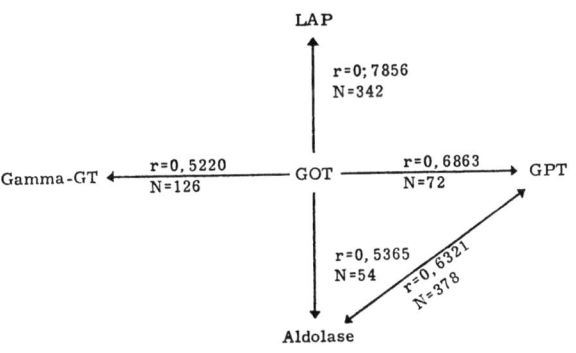

Abb. 1. Relevante Korrelationen

Beim Vergleich der Verteilungsmuster von Serumeiweiß, Cholesterin, Hb, Erythrozytenzahl, Hk, spezifischem Gewicht des Urins der Männer mit den Verteilungsmustern von 1700 1974 vorgenommenen Erstbestimmungen stationär aufgenommener Patienten ergab sich der Verdacht, daß die Vorsorgeuntersuchten relativ exsikkiert waren und damit die Tests zwischen 5 und 20% zu hoch bestimmt wurden.

Nicht erst dieser Befund läßt Zweifel an der „richtigen Filterwirkung" dieser Querschnittsuntersuchung aufkommen, obwohl der Prozentsatz von kontrollbedürftigen Untersuchten mit den Ergebnissen anderer Vorsorgeuntersuchungen übereinstimmt [2—5].

Doch kann das Resultat, daß jeder zweite nachuntersucht werden sollte, kein sinnvolles Ergebnis einer multiphasischen Vorsorgeuntersuchung sein, es ist aber statistisch unausweichlich, wenn man mit gebräuchlichen „95%-Grenzen" eine Vielzahl von nicht redundanten, schwach korrelierenden Tests beurteilt. Murphy [6] zeigt, daß bei 100 voneinander unabhängigen, normal verteilten, einseitigen Tests die Irrtumswahrscheinlichkeit für den einzelnen Test auf 0,5‰ entsprechend einer Entfernung vom Mittelwert von 3,3 Standardabweichungen festgesetzt werden müßte, um insgesamt 5% abnorme Ergebnisse zu erhalten, und er verlangt für die Präventivmedizin eine drastische Neuausrichtung der Begriffe des Klinikers von Normalen und Anomalen.

Da die konventionelle Befundbeurteilung dem Problem der multiphasischen Vorsorgeuntersuchung, wie erwiesen, nicht gewachsen ist, nämlich die relativ kränksten von den relativ normalen zu trennen, haben wir einen Auswertungsversuch unkonventioneller Art unternommen (Abb. 2).

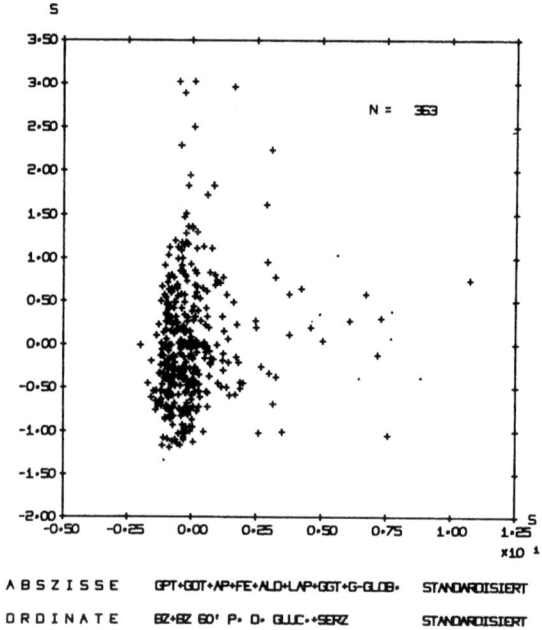

Abb. 2. Gewogene „Abnormalitätsindikatoren" am Beispiel Abszisse: „Leberschaden", Ordinate: Kohlenhydratstoffwechsel

1. Als Beurteilungsmaßstab dienen nicht vorgegebene 95%-Grenzen, sondern das untersuchte Kollektiv selbst.

2. Es werden Befundkonstellationen zusammengefaßt, die in eine „Krankheitsrichtung" weisen — Abszisse „Leberschäden", Ordinate Kohlenhydratstoffwechsel — unter Einkalkulierung der partiellen Redundanzen, die den methodischen Fehler vermindern sollen.

3. Den einzelnen Tests wird ungefähr gleiches Gewicht gegeben, indem die Entfernung des Einzelwertes vom Mittelwert des Kollektivs in Standardabweichungen aufsummiert und gemittelt wird unter Mißachtung der Tatsache, daß die Verteilungsart bei den meisten Tests nicht normal ist.

Als Ergebnis dieses Beispiels läßt sich formulieren: 6,3% der Untersuchten haben eine mittlere Entfernung von leberbezogenen Tests größer 2,5 Standardabweichungen vom Mittelwert des Kollektivs, 3,6% der Kohlenhydratstoffwechseltests größer 1,5 Standardabweichungen.

Werden die Interventionsgrenzen nach diesem Verfahren festgelegt, so ist die Selektion der relativ abnormsten Probanden — in bezug auf Leberschaden und Kohlenhydratstoffwechsel in diesem Beispiel — gesichert und ergibt mit 9,4% Kontrolluntersuchungen einen akzeptablen Wert, der aber durch Verschieben der Interventionsgrenzen den realen Möglichkeiten angepaßt werden kann. Mit Hilfe dieser Methode ist es möglich, aus der Datenflut bei multiphasischen Vorsorgeuntersuchungen durch Datenreduktion übersichtliche Entscheidungskriterien zu gewinnen.

Literatur

1. Bock, H. E., Eggstein, M. (Hrsg.): Diagnostik-Informationssystem. Berlin-Heidelberg-New York: Springer 1970. — 2. Collen, M. F.: Automated multiphasic screening. In: Presymptomatic detection and early diagnosis (ed. H. Keen), p. 65. London: Pitman 1968. — 3. Thorner, R. M.: New Engl. J. Med. 280, 1037. — 4. Dales, L. G., Friedmann, G. D., Collen, M. F.: Meth. Inform. Med. 13, 140. — 5. Anonym: Modell einer allgemeinen Vorsorgeuntersuchung. Zwischenbericht. Eimeren, W. v., Selbmann, H. K., Überla, K.: Dito. Schlußbericht. Bonladen: Weinmann 1970 und 1972. — 6. Murphy, E. A.: Meth. Inform. Med. 11, 8.

WILDMEISTER, W., KLUSMANN, G., HORSTER, F. A. (2. Med. Klinik u. Poliklinik d. Univ. Düsseldorf): **Zur Häufigkeit der blanden Struma in der Bundesrepublik Deutschland**

Die Frage nach der Kropfhäufigkeit in der Bundesrepublik Deutschland wurde unter Verwendung der zentralen Musterungskartei des Instituts für Medizinalstatistik und Berichtswesen der Bundeswehr in Remagen beantwortet.

In dieser Kartei wurden die Befunde von 5398168 Gemusterten der Geburtsjahrgänge 1937 bis 1955 gesichtet. Der sog. Körperfehler Schilddrüse fand sich bei den Geburtsjahrgängen 1937 bis 1944 mit einer mittleren Frequenz von etwa 13%, stieg bei den Geburtsjahrgängen 1945 und 1946 auf über 18% an und liegt bei den zuletzt gemusterten Jahrgängen um 17% (Einzelheiten siehe [1]).

Der Körperfehler Schilddrüse umfaßt alle bei den Musterungsuntersuchungen registrierten Schilddrüsenkrankheiten. Die Differenzierung dieses „Körperfehlers Schilddrüse" bei einer statistisch repräsentativen Stichprobe führte zu folgenden Ergebnissen:

Tabelle. Prozentuale Verteilung der Schilddrüsenkrankheiten bei 1211 Gemusterten

Struma:	Größe I:	81,90%
	Größe II:	12,31%
	Größe III:	1,99%
		96,20%
Hyperthyreose:		3,14%
Hypothyreose:		0,17%
Strumektomie:		0,49%
		100,00%

Die Tabelle zeigt, daß über 96% des Körperfehlers Schilddrüse einer Struma entsprechen.

Neben der Frequenz und Differenzierung der Schilddrüsenkrankheiten wurde auch eine regionale Verteilung dokumentiert:

Die Bundesrepublik ist in sechs Wehrkreise eingeteilt, die folgende Bundesländer einschließen:

Schleswig-Holstein und Hamburg (I),

Niedersachsen und Bremen (II),
Nordrhein-Westfalen (III),
Hessen, Rheinland-Pfalz und Saarland (IV),
Baden-Württemberg (V),
Bayern (VI).

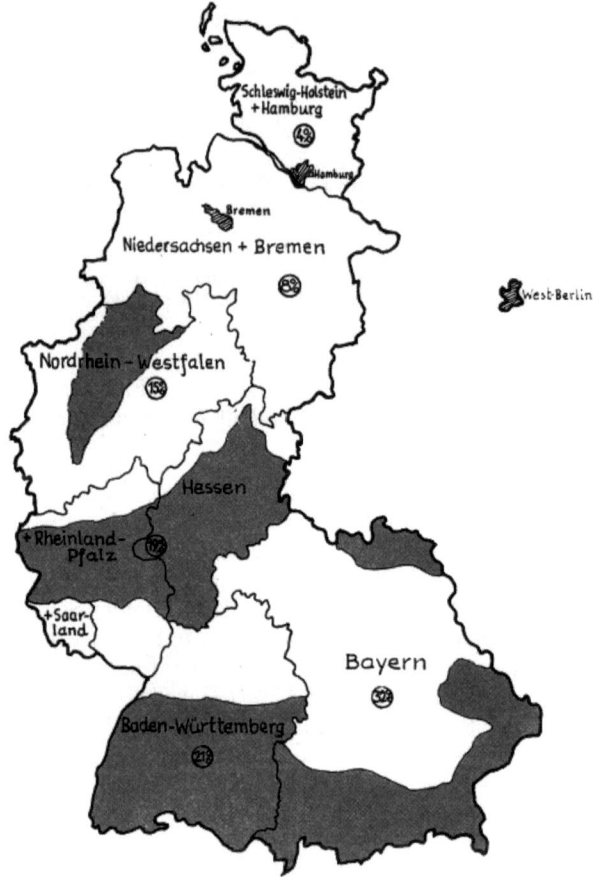

Abb. 1. Kropfhäufigkeit bei Gemusterten in der Bundesrepublik Deutschland nebst Darstellung der Kropfendemiegebiete

Die Kropffrequenz in diesen Wehrkreisen gibt die Abb. 1 wieder.

Man erkennt eine Zunahme der Frequenz von Nord nach Süd, wobei die kritische Frequenz von 10%, von der ab von einem endemischen Kropfgebiet gesprochen wird [2], in Nordrhein-Westfalen erreicht wird. Erste stichprobenartige Untersuchungen der Sektion Schilddrüse der Deutschen Gesellschaft für Endokrinologie [4] lassen annehmen, daß der endemische Kropf in der Bundesrepublik einem Jodmangel entspricht. Wenn die Annahme erlaubt ist, daß die Kropffrequenz bei weiblichen Jugendlichen ebenso hoch ist wie bei den Rekruten, und daß die Kropffrequenz mit zunehmendem Alter ansteigt [3], ergeben sich folgende Konsequenzen:

1. In der Bundesrepublik ist eine Jodprophylaxe des Kropfes zu fordern.
2. Jeder Pubertätskropf ist behandlungsbedürftig: Er verschwindet nicht spontan, sondern persistiert und wird dann z. B. bei der Musterungsuntersuchung auffällig.

3. Der Kropf ist in jedem Lebensalter eine Krankheit, die einer diagnostischen und therapeutischen ärztlichen Betreuung bedarf.

Literatur

1. Klusmann, G.: Dissertation. Düsseldorf 1974. — 2. Kelly, F. C., Snedden, W. W.: In: Le goitre endemique. Organisation Mondiale de la Santé, Genf 1962. — 3. Oberdisse, K., Klein, E.: In: Die Krankheiten der Schilddrüse. Stuttgart: Thieme 1967. — 4. Tagung der Sektion Schilddrüse der Deutschen Gesellschaft für Endokrinologie, Rottach-Egern, Februar 1975.

RAVENS, K. G., DORÉ, G., JIPP, P. (Abt. allg. inn. Med. am Zentrum f. konservative Med. I d. Univ. Kiel u. Abt. f. allg. inn. Med. am med. Zentrum d. Katharinen-Hospitals Stuttgart): **Zur Häufigkeitsverteilung sogenannter Risikofaktoren unter Ovulationshemmern**

Durch die regelmäßige Einnahme hormonaler Kontrazeptiva werden verschiedene Stoffwechselparameter beeinflußt. Störungen in der Glukoseassimilation [2, 9, 11, 17, 22] sind ebenso beobachtet worden wie Hyperlipidämien [7, 10, 12, 13, 21]. Daneben wurden Blutdruckerhöhungen [19, 23] registriert und Störungen im Gleichgewicht zwischen Gerinnung und Fibrinolyse sowie eine Steigerung der Plättchenadhäsivität [1, 3–5, 8, 15, 18]. Unter oralen Ovulationshemmern kommt es also ganz offensichtlich auch zu Veränderungen, die in der Diskussion über die Pathogenese der Arteriosklerose als sogenannte Risikofaktoren bekannt geworden sind. Im Hinblick auf die immer noch lebhafte Diskussion über den möglichen Einfluß hormonaler Ovulationshemmer auf das arterielle und venöse Gefäßsystem [8, 15, 16, 20] interessierte uns, wie häufig sich erhöhte systolische und diastolische Blutdruckwerte sowie Störungen im Kohlenhydrat-, Fett- und Purinstoffwechsel bei regelmäßiger Einnahme oraler Kontrazeptiva nachweisen lassen.

Untersuchungsgut und -methode

Die Untersuchungen erfolgten an 150 Frauen aus der betriebsärztlichen Sprechstunde im Alter zwischen 18 und 40 Jahren. Es handelt sich in allen Fällen um gesunde arbeitsfähige Frauen, bei denen bisher keine Stoffwechselstörungen bekannt waren; davon hatten 100 Frauen regelmäßig über mindestens 1 Jahr hormonale Antikonzeptiva eingenommen, während 50 Frauen entweder niemals zuvor oder mindestens seit 6 Monaten keine Ovulationshemmer eingenommen hatten. Es wurden folgende Parameter bei allen Frauen analysiert: Die Plasmakonzentration von Triglyceriden, Cholesterin und Phospholipiden sowie die Harnsäurekonzentration im Serum. Außerdem führten wir in allen Fällen eine orale Glukosebelastung nach Staub-Traugott über einen Zeitraum von $3^{1}/_{2}$ Std durch. Der systolische und diastolische Blutdruck wurde gemessen, das Körpergewicht bestimmt sowie der Nikotinverbrauch und die Art des im Einzelfall benutzten Kontrazeptivums protokolliert.

Die Einzeldaten wurden wie folgt statistisch bearbeitet: Zunächst wurde der Mittelwert mit der zugehörigen Standardabweichung bestimmt. Da anzunehmen ist, daß auch unter den Frauen, die keine hormonalen Kontrazeptiva eingenommen haben, erhöhte Werte vorkommen, wird aus den Daten, die innerhalb des 2-s-Bereiches liegen, ein sogenanntes bereinigtes Normalkollektiv erstellt. Der Mittelwert dieser Gruppe, erhöht um den 3-s-Wert, ergibt den sogenannten oberen Grenzwert, mit dem alle Einzelwerte verglichen werden. Durch Stichprobenanalysen aus beiden Untersuchungsgruppen konnten die Befunde weiter abgesichert werden.

Ergebnisse und Besprechung

Die untersuchten Parameter sind nahezu alle normal verteilt. Die Abbildung 1 zeigt die Häufigkeitsverteilung der Plasmacholesterinkonzentration der beiden Untersuchungsgruppen. Unter Ovulationshemmern ist die mittlere Cholesterinkonzentration größer als im Vergleichskollektiv, und es sind die Meßdaten in einen höheren Konzentrationsbereich verschoben. Aus dieser Abbildung wird ersichtlich, daß sich der obere Grenzbereich für die Cholesterinkonzentration im Plasma mit 231 mg-% errechnet, entsprechend einer Serumkonzentration von 245 mg-%. In gleicher Weise wurden die übrigen Parameter bearbeitet. Die Tabelle enthält die oberen Grenzwerte der einzelnen untersuchten Parameter und die prozentuale Häufigkeit, mit der in beiden Kollektiven diese Grenzwerte überschritten waren.

Unsere Untersuchungen zeigen, daß unter hormonalen Kontrazeptiva erhöhte Plasmalipidkonzentrationen 4- bis 10mal häufiger auftreten als bei einem alters-

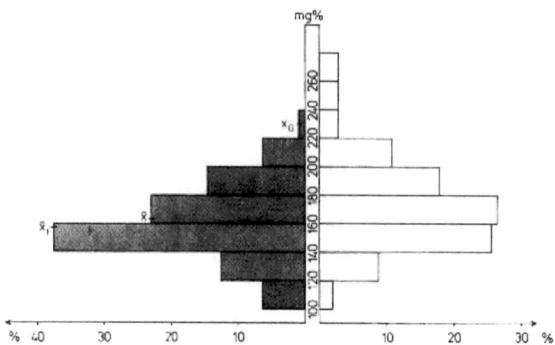

Abb. 1. Häufigkeitsverteilung der Plasmacholesterinkonzentration im Plasma (Na-Citrat 1:10 v/v), $\bar{x}$ Mittelwert des Vergleichskollektivs, $\bar{x}_1$ Mittelwert des bereinigten Vergleichskollektivs, x_G oberer Grenzwert ($\bar{x}_1 \pm 3$ s)

Tabelle. Häufigkeit erhöhter Parameter unter oralen Ovulationshemmern (OH). Cholesterin-, Triglycerid- und Phospholipidkonzentrationen wurden im Plasma (Na-Citrat 1:1 v/v), die Harnsäure im Serum bestimmt. Berechnung des oberen Grenzwertes siehe Methode

	Oberer Grenzwert		Erhöhte Werte ohne OH	mit OH
Cholesterin	230	mg%	2 %	8 %
Triglyceride	124	mg%	2 %	22 %
Phospholipide	241	mg%	2 %	8 %
Harnsäure	5,7	mg%	2 %	11 %
nüchtern BZ	90	mg%	0 %	0 %
OGT 60'	156	mg%	} 4 %	} 12 %
OGT 120'	146	mg%		
OGT 180'	134	mg%		
RR systolisch	152	mmHg	2 %	6 %
RR diastolisch	108	mmHg	2 %	8 %

entsprechenden Vergleichskollektiv. Dabei zeigte sich in guter Übereinstimmung mit den Befunden anderer Autoren [10, 13, 21], daß besonders die Triglyceridkonzentration bei den Frauen unter hormonalen Kontrazeptiva erhöht sind. Es findet sich jedoch selten eine echte Hypertriglyceridämie mit einer Triglyceridkonzentration über 200 mg-%. Weiter finden sich 5mal häufiger erhöhte Harnsäurewerte. Störungen der Glukosetoleranz unter oralen Kontrazeptiva sind ebenfalls 3mal häufiger anzutreffen wie bei einem gleichaltrigen Kontrollkollektiv. Der systolische und diastolische Blutdruck ist ebenfalls deutlich häufiger erhöht. Legt man, entsprechend den Vorschlägen der WHO, einen diastolischen Blutdruck von 95 mm Hg als oberen Grenzwert zugrunde, so findet sich bei 6% der Frauen ohne Ovulationshemmer und bei 14% der Frauen mit Ovulationshemmern deutlich höhere diastolische Blutdruckwerte. Die Häufigkeitsangaben anderer Autoren schwanken beträchtlich [19, 23]. Inwieweit Präparate mit unterschiedlicher Hormonkonzentration eine Rolle spielen, ist derzeit nicht zu entscheiden.

Eine direkte kausale Beziehung zwischen den aufgezeigten Veränderungen und der regelmäßigen Einnahme von oralen Ovulationshemmern läßt sich aus diesen Untersuchungen nicht ableiten. Nimmt man jedoch an, daß es durch die regelmäßige Einnahme von hormonalen Kontrazeptiva zu einer „Demaskierung" latenter Stoffwechselstörungen kommen kann, so können unsere verschiedenartigen Befunde durch diese Hypothese zusammengefaßt werden. Dabei scheint die Art des benutzten Medikamentes nach unseren Beobachtungen nicht von Bedeutung zu sein. Wird die Einnahme für 2 bis 3 Zyklen unterbrochen, so scheinen sich die Veränderungen zurückzubilden. Diese vorläufige Beobachtung könnte als ein weiteres Indiz dafür gewertet werden, daß die regelmäßige Einnahme von hormonalen Ovulationshemmern zu einer vorzeitigen Manifestation bisher latenter Stoffwechselstörungen führen kann [2, 9, 11, 22].

In anderem Zusammenhang sind die hier gemessenen Parameter als sogenannte Risikofaktoren bekannt geworden. In Anbetracht der weit verbreiteten Applikation von Ovulationshemmern und der aufgezeigten erhöhten Häufigkeit von Veränderungen im Kohlenhydrat- und Fettstoffwechsel sowie im Blutdruckverhalten sollten die mit Ovulationshemmern behandelten Frauen regelmäßig und sorgfältig kontrolliert werden. In diesem Zusammenhang muß auf die Untersuchungen von Oliver [16] hingewiesen werden, die gezeigt haben, daß die Häufigkeit coronarer Herzerkrankungen bei jungen Frauen ansteigt, wenn Risikofaktoren nachzuweisen sind. Beim Auftreten sogenannter Risikofaktoren ist daher unbedingt zu empfehlen, auf eine andere Kontrazeptionsmöglichkeit auszuweichen.

Literatur

1. Amris, C. J., Stamp, J.: Acta obst. gynec. scand. **46**, 78 (1968). — 2. Beck, P., Wells, S. A.: J. clin. Endocr. **29**, 807 (1969). — 3. Beller, F. K., Porges, R. F.: Amer. J. Obstet. Gynec. **97**, 448 (1967). — 4. Bick, R. L., Thompson, W. B.: Obstet. and Gynec. **39**, 213 (1972). — 5. Brakman, P., Astrup, T.: Lancet **1964 I**, 10. — 6. Drill, V. A.: J. Amer. med. Ass. **219**, 583 (1972). — 7. Brody, S., Kersten, J., Nilsson, L., Svanborg, A.: Acta med. scand. **189**, 1 (1968). — 8. Dugdale, M., Masi, A. T.: J. chron. Dis. **23**, 775 (1971). — 9. Gershberg, H., Javier, Z., Hulse, M.: Diabetes **13**, 378 (1964). — 10. Hazzard, W. R., Spiger, M. J., Bagdade, J. D., Biermann, E. L.: New Engl. J. Med. **280**, 471 (1969). — 11. Javier, Z., Gershberg, H., Hulse, M.: Metabolism **17**, 445 (1968). — 12. Jipp, P.: Klin. Wschr. **48**, 1418 (1970). — 13. Kaffarnik, H., Lehnert, H., Meyer-Bertenrath, J. G., Zöfel, P., Karsznia, R.: Klin. Wschr. **48**, 439 (1970). — 14. Kalkhoff, R. K., Kim, H., Stoddard, F. J.: Diabetes **17** (Suppl. 1), 307 (1968). — 15. Ludwig, H.: Gynäkologe **2**, 195 (1970). — 16. Oliver, M. F.: Brit. med. J. **1974**, 253. — 17. Di Paola, G., Puchulu, F., Robin, M., Nicholson, R., Marti, M.: Amer. J. Obstet. Gynec. **101**, 206 (1968). — 18. Poller, L., Priest, C. M., Thomsen, J. M.: Brit. med. J. **1969 II**, 273. — 19. Weir, R. J., Briggs, E., Mack, A., Taylor, L., Browning, J., Naismith, L., Wilson, E.: Lancet **1971 I**, 467. — 20. Wenig, C.: Dtsch. med. Wschr. **99**, 1521 (1974). — 21. Wynn, V., Doar, J. W. H., Mills, G. L., Stokes, T.: Lancet **1969 II**, 756. — 22. Wynn, W., Doar, J. W. H.: Lancet **1969 II**, 761. — 23. Tyson, J. E. A.: Oral contraception and elevated blood pressure. Amer. J. Obstet. Gynec. **100**, 875 (1968).

Psychotherapie

MITSCHERLICH, M. (Univ. Düsseldorf): **Der interaktionelle Ansatz im psychosomatischen Denken**

Der Gegenstand des medizinischen Denkens ist der in seinen normalen Funktionen gestörte menschliche Organismus. Dieser wird als eine Einheit begriffen. Abweichungen von der Norm werden quantitativ erfaßt und numerisch verrechnet. Das Konzept der Medizin ist ein naturwissenschaftliches und gleich der Naturwissenschaft entwickelt die Medizin Hypothesen über nosologisches Geschehen und überprüft sie im Experiment.

Für das psychosomatische Denken der Gegenwart dürfte es wichtig sein, die eigenen Fundamente zu bedenken. Aus Zeitgründen kann dies jetzt nicht geschehen, eines aber ist wichtig zu erkennen, daß nämlich Medizin und psychosomatische Medizin beide die gestörte Funktion zum Gegenstand haben, daß aber die Zugangsart der Psychosomatik eine andere ist. Sie kann nämlich grundsätzlich nur erforschen, welche Bedeutung, welche Symbole und in welchem Symbolzusammenhang der Patient die gestörte Funktion stellt. Durch die evolutionäre biologische Entwicklung des Menschen hat dieser eine Art neue Welt, seine Innenwelt geschaffen. Er hat nicht nur Bewußtsein, sondern Selbstbewußtsein, Denken und Sprache entwickelt. Nur die symbolisierten Bedeutungszusammenhänge, die mit der gestörten Funktion verknüpft sind, können erfaßt, begriffen, verstanden und erklärt werden.

Der interaktionelle Ansatz geht also von der Prämisse aus, daß es zwei Ebenen gibt, einmal die somatische, zum anderen die, die bis jetzt als die psychische, vorwiegend vom Erleben her, begriffen wurde, wobei nicht genau präzisiert wurde, was eigentlich unter diesem Erleben zu verstehen ist. Die Möglichkeit, zu erleben, beruht auf der Fähigkeit, auf der kognitiven Ebene sprachlich zu symbolisieren und setzt eine Definition des Menschen als symbolbildendes Wesen voraus. Der Mensch bildet nicht nur Symbole auf der Sprachebene, er gestaltet nicht nur Symbole in Religion und Kunst, sondern er ist auch in der Lage, Symbole auf der somatischen Ebene zu bilden. Wie die Verfasserin sich den Zusammenhang zwischen somatischen Vorgängen und symbolischen Akten darstellt, kann nur schlagwortartig im folgenden geschildert werden.

Der Mensch ist am Anfang seines Lebens ein Körperwesen, seine psychischen Fähigkeiten sind noch kaum entfaltet. Er kann seine Bedürfnisse nach Nahrung, Wärme, Bewegung, taktilen Reizen nur körperlich signalisieren. Diese, seine Bedürfnisse, müssen zunächst erfüllt werden. Geschieht dies nicht oder nicht in ausreichendem Maße, so kann er noch nicht einmal erfassen, was wir Hunger nennen. Eine anorektische Patientin sagte mir: „Warum soll ich denn essen, wenn meine Mutter ißt, spüre ich es?" und dabei zeigte sie auf ihr Sternum. Ein Patient mit einer Myasthenia gravis pseudoparalytica meinte, nachdem ich das Zimmer kurz verlassen hatte und ihn fragte, was er sich während meiner Abwesenheit denn überlegt habe, wieso, wenn Sie nicht da sind, kann ich doch nicht denken.

Das Gefühl des Hungers und der Sättigung waren, wie bei der anorektischen Patientin beschrieben, nicht in ihr „Ich" integriert. So konnte sie auch das lustvolle Erleben der Sättigung nicht erfahren, an seine Stelle traten Gefühle der Leere, der Frustration und der Aggression. Nichterfüllung körperlicher Bedürfnisse oder Fehlinterpretationen derselben, wenn z. B. genährt wird, wenn das Kleinkind Bewegungsimpulse verspürt, führen zu der von der anorektischen Patientin angegebenen Störung. Das Unvermögen, die Vorstellung der eigenen Funktion von denen der anderen zu unterscheiden, verhindert die notwendige Integrierung in das eigene Ich und gefährdet damit ihre realitätsgerechte Symbolisierung. Hunger wird dann nicht realitätsgerecht als Hunger verstanden, sondern z. B. wie bei den anorektischen Patienten als kannibalistische Zerstörung angesehen. Ist die frühe Interaktion zwischen Mutter und Kind stark gestört, kommt es zu einer Erscheinung, die eine an juvenilem Diabetes leidende Patientin folgendermaßen beschrieb: „Ich glaube, verrückt zu werden, ich habe das Gefühl, mein Körper gehört mir nicht." Eine Störung, die sie mit allen von mir untersuchten Patienten teilte, die als eine fundamentale Störung der frühen Symbolbildung anzusehen ist. Der Körper bedeutet nicht den eigenen, sondern den Körper des anderen, nämlich der Mutter.

Ziel der Entwicklung der ersten Lebensjahre ist, die totale Abhängigkeit von der Mutter zu überwinden, d. h. die Vorstellung von sich selbst trennen zu können von der des anderen. Ein 37jähriger an Asthma leidender Akademiker berichtete, wie er sechsjährig, nachdem er kostbares Parfum in der Wohnung ausgeschüttet hatte, von seiner Mutter aus dieser gewiesen wurde. Panisch entsetzt und heftig schreiend erlebte er angstvoll die Szene, erlebt die von der Mutter gesetzte Trennung von ihr. Als er diese in der Analyse erinnerte, kann er auch jetzt nicht seine Angst und seine Wut, seine Enttäuschung und seine Verzweiflung in Worte fassen. Er kann sie nicht symbolisieren und dadurch ein Stück Distanz gewinnen. Ganz im Gegenteil, ein asthmatischer Anfall setzte ein. Er konnte eben nur noch sagen „sie hat dicht gemacht, sie hat dicht gemacht" und dann unter größter Anstrengung, meine Lunge hat dicht gemacht, meine Lunge hat dicht gemacht. Auch in der analytischen Situation und in der Beziehung zu mir kann der Patient die Trennung nicht vollziehen, nicht verbalisieren, er kann seine Gefühle und Affekte nicht ausdrücken. Er macht eine Funktion der Mutter zu seiner eigenen und realisiert sie konkretistisch am eigenen Körper, genau wie ein Myastheniker plötzlich, als wir über das Problem der Trennung sprachen, sagte: „Meine Beine sind eingeschlafen." Mehrere Deutungen wären möglich gewesen. Ich sagte ihm: „Offensichtlich wollen Sie mir sagen, daß Sie die Trennung ja schon vollzogen haben, denn die eingeschlafenen Beine haben Sie ja vom übrigen nicht eingeschlafenen Teil Ihres Körpers getrennt. Jetzt sind Sie völlig unfähig, sich von mir zu trennen, Sie können im Augenblick ja nicht gehen." Innerhalb der Übertragung stellte ich für ihn die Mutter dar. Tritt bei den psychosomatisch Erkrankten ein Streben nach Autonomie auf, dann kann die Symbolisierung auf der Ebene der Sprache nicht geleistet werden, es tritt eine Desymbolisierung ein. Auf der Körperebene spielt sich regressiv jetzt ein neuer Symbolisierungsvorgang ab.

Der Mensch ist, wie Ernst Cassirer sagte, ein symbolbildendes Wesen, der auf den verschiedenen Ebenen zu symbolisieren vermag. Offensichtlich haben psychosomatische Krankheiten mit der Unfähigkeit, sprachlich zu symbolisieren, etwas zu tun. Damit stimmt auch das Konzept von Sifneos und Nemiah, die von der Alexithymie sprechen, überein.

Erweist sich das interaktionelle Konzept als schlüssig und gelingt es damit, und so scheint es zu sein, wirksam therapeutisch zu arbeiten, so wäre ein erster Schritt in der Überwindung der von Descartes gesetzten Dichotomie von Körper und Seele getan. Denn aus einem einzigen Vermögen des Menschen, nämlich der Fähigkeit zur Symbolisierung, könnte dann sowohl das Psychische wie auch die körperliche Störung erfaßt werden.

KÖHLE, K., SIMONS, C., SCHULTHEIS, K. H., PAAR, G., RASSEK, M. (Abt. f. Inn. Med. u. Psychosomatik d. Univ. Ulm): **Arbeitshypothesen klinischer Psychosomatik**

In diesem und in drei folgenden Referaten sowie der inhaltlichen Zusammenfassung eines Kurzfilmes berichten wir über den Versuch, eine Organisationsform für eine internistische Krankenstation zu entwickeln, die es erlaubt, den psychosomatischen Arbeitsansatz in die internistische Krankenversorgung zu integrieren.

Die dargestellte Organisationsform wurde während eines Zeitraums von 3 Jahren auf einer internistischen Allgemeinstation mit 15 Betten entwickelt, die vorwiegend mit Schwerkranken belegt ist.

Gründe für die Erprobung neuer Organisationsformen in der Krankenversorgung

Die Entwicklung und Erprobung neuer Organisationsformen in der klinischen Krankenversorgung erscheint uns in der gegenwärtigen wissenschaftlichen und politischen Situation aus mehreren Gründen als vordringliche Aufgabe:
1. Die psychosomatische Medizin ist zwar in der inneren Klinik entstanden, hat sich jedoch als wissenschaftliches Fach vorwiegend außerhalb des klinischen Bereiches weiterentwickelt. Da es an Organisationsformen für integrative Arbeitsansätze fehlt, ist es bisher noch nicht einmal gelungen, das bereits mindestens 40 Jahre alte Basiswissen der psychosomatischen Medizin für die klinische Krankenversorgung nutzbar zu machen.
2. In Kliniken und auf Krankenstationen spielen sich ebenso wie in jeder ärztlichen Praxis ständig psychologische Prozesse ab, die unkontrolliert Befinden und Verhalten der Kranken beeinflussen. Die psychosozialen Fächer sind jetzt in der Lage, Denkmodelle und Methoden zur Verfügung zu stellen, die eine Einbeziehung dieser Prozesse in die sonst in der Medizin übliche rationale Kontrolle und Planung ermöglichen. Diese Prozesse bräuchten so in Zukunft nicht mehr nur in den Bereich der sogenannten „ärztlichen Kunst" verwiesen zu werden.
3. Mit der Approbationsordnung von 1970 wurden die Fächer Medizinische Psychologie, Medizinische Soziologie, Psychosomatik und Psychotherapie als Pflichtfächer in die Ausbildung zum Basisarzt einbezogen. Sollen die Fächer integriert in die übrigen klinischen Disziplinen vermittelt werden, so müssen in der Krankenversorgung Institutionen zur Verfügung stehen, in denen ein solches integriertes Vorgehen täglich praktiziert wird; andernfalls dürften sich die bereits sichtbaren Bestrebungen nach einer Ausgliederung der psychosomatischen Medizin aus dem Bereich der übrigen klinischen Disziplinen durchsetzen.

Ziele und Grundannahmen klinisch-psychosomatischer Medizin

In der psychosomatischen Medizin kommt der Gegenseitigkeit zwischen Subjekt und Objekt, zwischen Arzt und Patient, eine grundsätzliche Bedeutung zu. Das Verhalten des Patienten löst im Arzt — und entsprechend beim Pflegepersonal — Reaktionen aus, deren Reflexion ihm das Kennenlernen der Konflikte des Patienten ermöglicht. Auf einer Krankenstation ist dieser Ansatz zu erweitern: alle Beteiligten, Ärzte und Schwestern, machen im Umgang mit dem Patienten unterschiedliche Erfahrungen — entsprechend ihrer Arbeitsaufgaben, ihrer Rollen und ihrer Persönlichkeit —, dabei können diese Erfahrungen den jeweils unterschiedlichen Aspekten der Person, der Konflikte und der Krankheit des Patienten entsprechen. Es kommt nun darauf an, diese Erfahrungsmöglichkeit für Diagnostik und Therapie nutzbar zu machen.

Hierfür ist eine Voraussetzung wesentlich: Der Patient kann nur dann auf der Station wie auf einer Bühne, in einer Szene, in seinem Verhalten *seinen* Konflikt zur Darstellung bringen, wenn er durch seine Bewegungen die Mitglieder der Station in Bewegung versetzt, sie sich von ihm sozusagen ein Stück weit mitbewegen lassen und sie dann ihre Bewegungen zu reflektieren vermögen. Die Organisationsform und die Mitglieder einer solchen Krankenstation dürfen also die Bewegungen des Patienten — etwa durch ihre Haltungen, Einstellungen und eigene Konflikte — nicht zu sehr behindern, dem Wiedererscheinungtreten der Konflikte des Patienten nicht zu große Widerstände entgegensetzen. Bei körperlichen Krankheiten muß dieser Gesichtspunkt um so mehr betont werden, als hier — soweit diese Krankheiten im weiteren Sinne auch „psychosomatische" Krankheiten sind — die in der Pathogenese wirksamen Störungen und Konflikte in den zwischenmenschlichen Beziehungen zunächst oft kaum mehr erkennbar sind, vielmehr hinter der Fassade einer „Pseudonormalität" verschwunden scheinen und oft nur unter ausdauernder Mühe wieder in Erscheinung treten können. Auf dem „Umweg" über die Beziehungen zu den Mitgliedern des Stationsteams als Stellvertreter der früheren Konfliktpartner werden die Konflikte wiederbelebt.

Beispiel

Das Verhalten der Stationsmitglieder kann die Widerstände des Patienten gegen das Erkennen und Bearbeiten seiner Konflikte fördern, aber auch — dies ist eins unserer Ziele — in Frage stellen und damit einer Behandlung zugänglich machen.

Ein im sozialen Bereich extrem überangepaßter, psychologisch zunächst völlig „unauffälliger" 33jähriger Patient, der an einer chronischen Diarrhoe mit starkem Gewichtsverlust litt, wurde uns nach Abschluß sämtlicher ergebnislos verlaufener organischer Untersuchungen zu Interviews geschickt. Während des konfliktorientierten Interviews kam es naturgemäß zu einer gewissen Beunruhigung des Patienten. Nach dem Interview nahm sich auf der Station eine ältere, überfürsorgliche Schwester des Patienten an; der Patient hatte dieser Schwester immer bereitwilligst bei allen Arbeiten, vor allem auch beim Bettenmachen geholfen. Als er nun auf die Station zurückkam, erhielt er mit folgender Bemerkung Wurstbrote: solche psychologischen Gespräche seien sicher sehr anstrengend. Der konfliktvermeidenden Abwehr des Patienten entsprach diese — selbstverständlich vom Patienten mitinduzierte — Abwehrhaltung der Schwester und damit eines wesentlichen Teils der Station. Noch deutlicher wurden solche Widerstände auf der Station, als der Patient begann, sich zu verändern, als er etwa nicht mehr alle ihm aufgetragenen Arbeiten brav und ohne Widerspruch durchführte, sich vielmehr wehrte oder gar an bestimmten Verhaltensweisen der Schwestern Kritik äußerte. Nun warnte mich einer der Stationsärzte: „Machen Sie mir meine Patienten nicht unruhig!" Diese Vorkommnisse ermöglichten uns gleichzeitig jedoch, die Abwehrvorgänge des Patienten besser zu verstehen: wir konnten auf der Station sehen, wie er im Umgang mit der älteren, ihn überfürsorglich bemutternden Schwester unter Verzicht auf eigenständige Entfaltungsmöglichkeiten seine Abhängigkeitsbeziehung zur eigenen Mutter „szenisch reproduzierte", und gleichzeitig wurde uns allmählich deutlicher, warum dieser Patient bei seinem übergroßen Akzeptationsbedürfnis in seinem Beruf als Vertreter jede aggressive Regung sowohl gegenüber den Kunden als auch gegenüber der Leitung seiner Firma abwehren mußte. Unserer Absicht, die genannten Widerstände des Patienten langsam zu bearbeiten, entsprach das Vorgehen einer psychosomatisch bereits weitergebildeten Schwester: als davon die Rede war, daß der Patient — z. Z. der Olympiade — durch das Ertragen der Belastungen während der psychotherapeutischen Interviews eine Medaille verdient habe, meinte diese Schwester: dieser Kampf sei wohl „ein olympischer Abwehrkampf". Der Patient wurde jetzt mit seiner Abwehr konfrontiert, verhielt sich nachdenklicher und konnte sich auch allmählich in den psychotherapeutischen Prozeß einlassen.

Ein solches Vorgehen erfordert selbstverständlich — darauf wird im folgenden Referat eingegangen — eine intensive Zusammenarbeit aller an einer solchen Station Tätigen, insbesondere eine intensive Zusammenarbeit zwischen Ärzten und Schwestern.

Neben der Einbeziehung psychosomatischer Diagnostik und Therapie im engeren Sinne in die internistische Krankenversorgung sei noch auf eine weitere Aufgabe hingewiesen, der bei allen Organkranken rasch zunehmend eine wichtige Bedeutung zukommt, der *Berücksichtigung des Krankheitsverhaltens*. Die Langzeitbehandlung zahlreicher chronischer Erkrankungen ist prinzipiell nur dann durchführbar, wenn sich der Patient als voll informierter, selbst verantwortlicher Partner an dieser Behandlung zu beteiligen vermag. Dies setzt die Förderung einer entsprechenden Einstellung und entsprechender Fähigkeiten beim Patienten vor allem während der stationären Behandlungsphase voraus. Viele Erfahrungen und einzelne bereits vorliegende Untersuchungen weisen darauf hin, daß ohne ein solches Vorgehen — und dies erfordert die Berücksichtigung von Verhalten und Motivation der Patienten — medikamentöse und apparative Langzeitbehandlungen nur von weniger als der Hälfte aller Patienten nach der Klinikentlassung überhaupt durchgeführt werden.

SCHULTHEIS, K.-H., RASSEK, M., PAAR, G., SIMONS, C., KÖHLE, K. (Abt. f. Inn. Med. u. Psychosomatik d. Univ. Ulm): **Erfahrungen mit einem Stationsmodell zur Integration des psychosomatischen Arbeitsansatzes in die internistische Krankenversorgung**

Ausgehend von der Hypothese, daß den Interaktionen zwischen Personal- und Patientengruppe eine wichtige Bedeutung im diagnostischen und therapeutischen Prozeß zukommt, haben wir ein Kooperationsmodell entwickelt, in dem die Kommunikation der Teammitglieder untereinander und mit dem Patienten eine zentrale Stelle einnimmt.

Für unseren Versuch wählten wir eine 15-Betten-Station der medizinischen Klinik der Universität Ulm, die sich in Patientengut und Liegezeit nicht wesentlich von der übrigen Klinik unterscheidet.

VERTIKAL	HORIZONTAL
5 Schwestern, 1 - 2 Schulerinnen	psychosomatischer Konsiliarius
1 "psychosomatische Schwester"	Psychologin
2 Ärzte (Psychosomatiker)	Sozialarbeiterin
1 Internist (Rotationsstelle)	Krankenhausseelsorger
Oberarzt (Hämatologe)	Krankengymnastin
Chefarzt (Psychosomatiker)	

Abb. 1. Mitarbeiter der Station

Erläuterungen zu Abb. 1

1. Die „*vertikalen*" Mitarbeiter arbeiten ausschließlich auf der Station.
2. Die „*horizontalen*" Mitarbeiter sind gemäß der Ulmer Klinikstruktur spezialisierte Fachberater.
3. Die Aufgaben der „*psychosomatischen Schwester*" sind:
 a) Beteiligung an der Basispflege mit dem Versuch, diese exemplarisch patientenzentriert zu gestalten;
 b) Beratung der übrigen Schwestern bei Problemen im Umgang mit den Patienten bzw. Herausarbeitung psycho-sozialer Probleme in den gemeinsamen Besprechungen, z. B. der Schichtübergabe.

Erläuterungen zu Abb. 2

1. Funktionen der täglichen *Morgenbesprechung*:
 a) Vortrag der zusammengefaßten Berichte über die Erstkontakte von Arzt und Schwester mit dem am Vortag aufgenommenen Patienten, vorläufige Hypo-

thesenbildung der psychosomatischen Konflikte und Bedürfnisse sowie Festlegung des Therapieplanes;
b) Diskussion aktueller Probleme.
2. Funktionen der *Stationskonferenz:*
a) Ähnlich wie in einer „Balintgruppe" wird über einen als „schwierig" erlebten Patienten diskutiert. In diesem Setting kommt der Vielfalt und der Unterschiedlichkeit der Beobachtungen und Interaktionen zwischen Patient und den verschiedenen Stationsmitgliedern eine besondere Bedeutung zu. Übertragungs- und Gegenübertragungsphänomene sowie die Gruppenstimmung werden für die Beurteilung der Konflikte des Patienten herangezogen.
b) Diskussion interner Gruppenprobleme.
3. Funktionen der *Patientengruppe:*
a) Förderung der Kommunikation zwischen den Patienten sowie zwischen Patienten und Stationspersonal mit der Möglichkeit, Kritik an der Station bzw. Klinik zu üben.

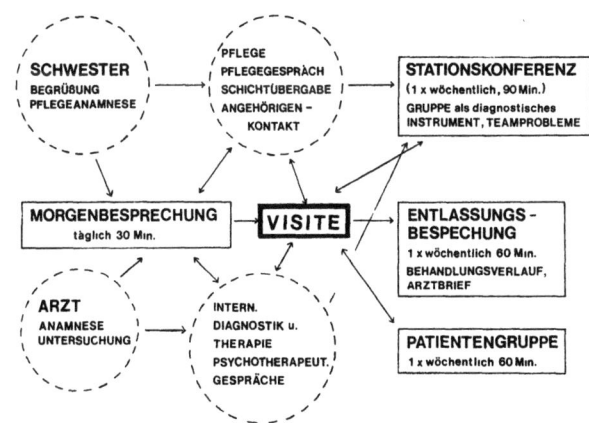

Abb. 2. Organisationsstruktur der Station

b) Besprechung gemeinsamer psycho-sozialer Probleme mit dem Ziel der Förderung eines psycho-sozialen Konfliktbewußtseins.
4. Funktion der *Entlassungsbesprechung:*
Zusammenfassung und kritische Diskussion des Verlaufes des stationären Aufenthaltes der in der Vorwoche entlassenen Patienten.

Was vermag das Stationskonzept zu leisten?

1. Verglichen mit dem herkömmlichen psychosomatischen Konsiliardienst ergeben sich erweiterte diagnostische Möglichkeiten psycho-sozialer Probleme (auch bei Patienten mit internistischen Erkrankungen), da neben der verbalen Kommunikation (Interviewsituation) die szenische Reproduktion von Konflikten im Stationsleben mit einbezogen werden kann.
2. Die intensive und schnelle Diagnostik ermöglicht rechtzeitige Planung therapeutischer Maßnahmen.
3. Die patientenzentrierte Einstellung, zu der u. a. die möglichst umfassende Information des Patienten über diagnostische und therapeutische Maßnahmen und deren Ergebnisse gehört, macht den Patienten im Arbeitsbündnis stärker zum Partner seiner eigenen Behandlung.
4. Weiteren, durch die Institution Krankenhaus geförderten „Somatisierungstendenzen" — im Sinne weiterer intrapsychischer Abwehr und entsprechender

Symptombildung oder im Sinne einer sozialen Rollenübernahme — kann vorgebeugt werden.

5. Probleme des Krankheitsverhaltens (z. B. Nichteinhalten von Diätvorschriften oder Nichteinnahme von Medikamenten auf dem Hintergrund von Verleugnungsvorgängen) sind in ihrer Bedeutung als Mittel der Auseinandersetzung mit der Umwelt oft erst auf dem „Kampfplatz" der Station als Kampfmittel zu verstehen und damit auch zu bearbeiten.

6. Häufig gelingt es, das Konfliktbewußtsein des Patienten zu fördern, d. h. einen für ihn erlebbaren Zusammenhang zwischen bestimmten Situationen auf der Station und seinen Symptomen herzustellen. Dies kann ein entscheidender Beitrag sein, Patienten für evtl. sich anschließende weitergehende psychotherapeutische Verfahren überhaupt erst zu motivieren.

7. Patienten (vor allem schwer psychosomatisch gestörte und todkranke Patienten) können durch das gesamte Team über längere Zeit emotional gestützt werden, ohne daß diese Stützung den einzelnen Mitarbeiter überfordert, da ihm die Gruppe einen Teil dieser Belastung abnimmt.

8. Speziell für das Stationsteam bedeutet die Arbeit:
a) die Erfahrung einer neuen Gruppenarbeit, in der versucht wird, tradierte hierarchische Rollenstrukturen in partnerschaftlich solidarische Beziehungen umzugestalten und
b) einen wichtigen Abschnitt unserer eigenen psychosomatischen Ausbildung.

Bewährt hat sich die Station weiterhin für die Schwesternfortbildung und den Kleingruppenunterricht mit Studenten. Außerdem besteht die Möglichkeit zur Weiterbildung für andere in der internistischen Weiterbildung befindliche Kollegen im Rahmen eines Rotationsverfahrens.

Probleme des Konzeptes und Grenzen der Arbeitsmöglichkeiten

1. Die Grenzen unserer Arbeitsmöglichkeiten auf der Station wurden bisher wesentlich durch den Stand der eigenen psychoanalytisch-psychotherapeutischen Ausbildung bestimmt. Der Widerstand der somatisch und psychosomatisch kranken Patienten gegen die Anerkennung der Bedeutung psycho-sozialer Faktoren am Krankheitsgeschehen, die Notwendigkeit zur Entwicklung kürzerer psychotherapeutischer Verfahren und die oft schwierige Überschaubarkeit der Gruppenprozesse erfordern eher eine bessere Ausbildung als diejenige, die für die Therapie von Neurotikern in der klassisch-psychoanalytischen Situation verlangt wird. Charakteristikum: „das Schwierigste am Anfang der Ausbildung und in der kürzesten Zeit durchführen".

2. Das Pflegepersonal erlebt eine Identitätsverunsicherung, die vermehrte Konfrontation mit der psycho-sozialen Problematik von Patienten kann zur Konfrontation mit eigenen seelischen Konflikten und damit zu großer emotionaler Belastung führen.

3. Bei der Vielzahl realer sozialer Beziehungen der Patienten zu verschiedenen Teammitgliedern und der Vielzahl von Übertragungs- und Gegenübertragungsphänomenen besteht die schwierigste Aufgabe in der Koordination des diagnostischen und therapeutischen Vorgehens im Rahmen eines psychologischen Konzeptes.

4. Eine psychosomatische Station steht nach wie vor isoliert im medizinischen Versorgungssystem. Das Problem der Nachsorge konnten wir bis auf Einzelfälle nicht befriedigend lösen, so daß die Frage offen bleibt: „Was fängt der Patient mit den auf der Station gemachten neuen Erfahrungen an?"

Rassek, M., Paar, G., Schultheis, K.-H., Simons, C., Köhle, K. (Abt. f. Psychosomatik d. Univ. Ulm): **Funktionen der ärztlichen Visite im Rahmen der internistisch-psychosomatischen Krankenversorgung**

Die ärztliche Visite verdient vor allem aus zwei Gründen unser besonderes Interesse: Zum ersten ist sie im Krankenhaus, wo ja nach Rohde die Sozialisation zum Arzt hauptsächlich stattfindet, die Tätigkeit neben der Anamnese, bei der die künftige Art des Umgangs mit Patienten geübt und geprägt wird. Zum zweiten stellt die Visite die einzige regelmäßige Kontaktmöglichkeit zwischen Arzt und Patient während der stationären Behandlung dar. Es überrascht, daß in der Literatur zu diesem Thema nur eine amerikanische (Kaufmann et al., 1959) und zwei deutsche (Engelhardt, 1971; Siegrist, 1971) Veröffentlichungen zu finden sind.

Will man während der Visite den Bedürfnissen des Kranken gerecht werden, so gilt es zunächst zu berücksichtigen, daß auf Grund der Bedrohung seiner körperlichen und psychosozialen Integrität ein gesteigertes Bedürfnis nach sachlich relevanter Information und emotionalem Beistand besteht. Engelhardt und Siegrist haben festgestellt, daß diesen Bedürfnissen nur ungenügend Rechnung getragen wird. Nach Engelhardt z. B. wußten allenfalls ein Drittel der Patienten über Diagnose und therapeutische Maßnahmen Bescheid, mindestens zwei Drittel wollten mehr Informationen über ihre Krankheit haben. Siegrist führte vor einigen Jahren an unserer Klinik eine Untersuchung durch, bei der er unter anderem fand, daß die durchschnittliche Visitendauer bei 3,7 min pro Patient lag; bis zu 75% dieser Zeit wurde durchschnittlich für die Kommunikation der Ärzte untereinander verwendet. Nur in 2% der Interaktionen bei Visite gingen Initiativen vom Patienten aus.

Nach unseren Erfahrungen ist eine adäquate Informationsübermittlung nur möglich, wenn auch die affektive Seite der Information berücksichtigt wird, d. h. was die Information im Erleben des einzelnen bedeutet. Zwei Schwierigkeiten scheinen dieser Art von Informationsweitergabe im Wege zu stehen: 1. Schwierigkeiten, die sich aus den Zeitverhältnissen ergeben, wie wir sie alle kennen und wie sie auch von Siegrist beschrieben wurden. 2. Schwierigkeiten, die sich aus dem Eingehen auf die affektive Seite einer Information, auf Befürchtungen und Vorerfahrungen des Patienten ergeben. Hier würde der psychotherapeutische Umgang mit dem Patienten beginnen. So vorzugehen würde bedeuten, sich vermehrt belastenden Situationen auszusetzen, auf die man von der eigenen Ausbildung her nicht vorbereitet ist und die man daher lieber vermeidet.

Bei dem Versuch, eine patientenzentrierte Visite durchzuführen, war es zunächst einmal notwendig, dafür zu sorgen, daß der Patient nicht wie sonst so häufig hinter Kurven sowie laborchemischen und anderen notwendigen Untersuchungsergebnissen verschwindet. Es sollte ein bestimmter Zeitraum für das Gespräch mit dem Patienten freibleiben. Um das zu erreichen, haben wir unsere Visite in drei Abschnitte eingeteilt:

1. *Vor der Tür:* Mit Informationen von den Schwestern und aus der Kurve (Cardex-System) wird der gegenwärtige diagnostische und therapeutische Stand bestimmt. Informationen zwischen Schwestern und Arzt sollen ausgetauscht werden, schließlich soll das engere Visitenziel formuliert werden.

2. *Am Bett des Patienten:* Hier sollten das Befinden des Patienten, seine Bedürfnisse, die Qualität der Kooperation, psychosomatische Zusammenhänge und eine Interpretation und Gewichtung von Befunden und der Therapie berücksichtigt werden. Das Vorgehen im einzelnen: Nach einer allgemein gehaltenen Begrüßung geht es darum, die Erwartungen, die der Patient an den Arzt richtet, nach Balint das „Angebot" des Patienten, zu erfahren. Wir bedienen uns dabei

offener Fragen und scheuen auch längere Pausen nicht, die dann häufig entstehen. Unter Umständen werden Informationen mitgeteilt, es kommt zu einer Interpretation des Angebots des Patienten und zu stützenden psychotherapeutischen Interventionen. Es folgen dann die körperliche Untersuchung, Zusammenfassung der Befunde und Bewertung für den Patienten, Hinweise auf nächste diagnostische und therapeutische Schritte und die Möglichkeit für den Patienten, abschließend zu fragen.

3. *Vor der Tür:* Kurze Diskussion der gemeinsamen Beobachtungen, Absprache über weitere Maßnahmen.

Die Dauer der Visite ist bei 15 Patienten auf 2 Std beschränkt, das bedeutet 8 min Zeit für jeden Patienten. Während man sonst in der Psychotherapie dem Patienten und sich Zeit lassen kann, ist es ähnlich wie in der ärztlichen Sprechstunde besonders schwierig, in dieser Zeit diagnostisch und therapeutisch etwas tun zu können. (Ich darf in diesem Zusammenhang auf das Buch von E. Balint „Fünf Minuten für den Patient" verweisen.) Dieses Problem stellt nicht zuletzt eine Ausbildungsfrage dar und ist auch für uns bisher keineswegs befriedigend gelöst.

	Ziele	Vorgehen
Vor der Tür	Aufstellung diagnostischer und therapeutischer Ziele	Verbindung von Vorwissen mit neuen Informationen; Austausch zwischen Schwestern und Ärzten. Formulierung des engeren Visitenzieles.
Am Bett	Berücksichtigung von: - Befinden - Bedürfnissen - Qualität des Arbeitsbündnisses - psychosomatischen Zusammenhängen - Interpretation und Gewichtung der Befunde.	Begrüssung - "Wie geht es Ihnen heute?" und evtl. Eingehen auf Abwehr. Untersuchungsgang: - open ended Interview (situationszentriert), evtl. mit Information. - Interpretation und Stützung - körperliche Untersuchung - Diskussion der Kurvenwerte - Einbeziehung der Umstehenden ("Wir") - Angaben zur weiteren Diagnostik - Zusammenfassung der Befunde und Bewertung für den Patienten. - Hinweise auf nächste Schritte - Fragen des Patienten
Vor der Tür	Ergebnis der Visite. Aufgabenverteilung	Kurze Diskussion der gemeinsamen Beobachtungen; Kritik am Vorgehen; Absprache über weitere Maßnahmen.

Abb. 1

Abschließend formuliert sind unsere Ziele bei der Visite folgende:

1. Der Patient soll sein Angebot, seine Erwartungen formulieren können, während der Arzt bemüht ist, das Angebot in der vorgebrachten Art anzunehmen. Dies ist keineswegs selbstverständlich. Bereits im Alltag kann man beobachten, daß es verschiedene Techniken gibt, unangenehmen Themen bewußt oder unbewußt auszuweichen. Siegrist (1974) beobachtete in solchen Situationen bei Visite Techniken des Arztes wie Adressatenwechsel, Themenwechsel, offenes Überhören oder Übergehen.

2. Der Patient soll aktiviert werden, in den diagnostischen und therapeutischen Prozeß miteinbezogen werden (eine Formel aus dem Filmbeispiel: „Was meinen Sie?"). Die Notwendigkeit dieses Anliegens zeigt sich etwa in den eingangs zitierten Untersuchungsergebnissen von Siegrist (nur in 2% der Interaktionen ging die Initiative vom Patienten aus).

3. Dem Patienten sollen ausreichend adäquate Informationen gegeben werden. Eine adäquate Informationsübermittlung ist nach unserer Meinung nur möglich, wenn auch die affektive Bedeutung einer Information für den Patienten berücksichtigt wird.

4. Folgende psychotherapeutische Ziele scheinen erreichbar zu sein: a) wie bereits genannt eine adäquate Informationsübermittlung; b) bei psychisch bedingten Beschwerden Wiederherstellung eines Zusammenhangs zwischen Beschwerden und auslösender Situation, Erzeugung eines Konfliktbewußtseins; c) fortlaufende Ich-Stützung, d. h. z. B. Anerkennung von Anpassungsleistungen des Patienten: Gemeinplätze oder Generalisierungen sollen vermieden werden.

5. Die Visite soll eine Teamarbeit sein. Dafür haben wir noch keine geeignete Form gefunden, so daß dieses Ziel für uns selten erreichbar ist. Nach unseren Erfahrungen scheint es auch für den Patienten schwierig zu sein, sich während der Visite mit verschiedenen Teammitgliedern auseinanderzusetzen.

PAAR, G., RASSEK, M., SCHULTHEIS, K.-H., SIMONS, C., KÖHLE, K. (Abt. f. Psychosomatik d. Univ. Ulm): **Darstellung und Interpretation der Interaktionsvorgänge während einer ärztlichen Visite bei einer Patientin mit Colon irritabile**

Darstellung und Interpretation der Interaktionsvorgänge während der Visite an Hand eines Films. Beispielhaft wird das Verhalten einer 18jährigen Patientin mit Colon irritabile und funktionellen Abdominalbeschwerden gezeigt.

Krankengeschichte: Bis zur Pubertät Enuresis und gelegentlich Hyperventilationstetanien. Beschwerdebeginn 1973 mit Obstipation und krampfartigen Mittelbauchschmerzen; unter Laxantien symptomatische Besserung. Nach Auftreten von Schleim- und Blutauflagerungen im Stuhl durchuntersucht mit den Abschlußdiagnosen: Transversoptose, Colitis ulcerosa. Bei Aufnahme klagte die Patientin über Obstipation, krampfartig brennende Schmerzen im Unterbauch, unabhängig vom Essen auftretende Magenschmerzen und Herzstiche. Bei unauffälligen Untersuchungs- und Laborbefunden fand sich endoskopisch eine Dickdarmschleimhaut mit Melanose und unspezifischer Colitis wie bei Abführmittelmißbrauch.

Der Visite mit der Patientin waren am Tag zuvor eine endoskopische Untersuchung und eine Psychotherapiestunde vorausgegangen. Während der Sigmoidoskopie erzählte sie von ihrem strengen Vater. Zwischendurch hatte sie die Phantasie, das Endoskop sei in die Vagina eingeführt worden. Nach der Untersuchung war sie sehr beunruhigt und fragte auf der Station jeden, was sie „im Rausch" erzählt habe. Sie äußerte die Befürchtung, durch die endoskopische Untersuchung könnten ihr Darm, Gebärmutter und Eierstöcke zerstört werden. Hinweise für den verdrängten sexuellen Konflikt ergeben sich aus ihren Phantasievorstellungen während der Untersuchung. Entsprechend ihrer Tendenz, zu Sexualisieren und unter Medikamenteneinfluß in ihrer Abwehr geschwächt, phantasierte sie ihre Triebbedürfnisse und reagierte später mit Scham und sozialer Angst.

In der Psychotherapiestunde äußerte sie ihre Enttäuschung, daß die Untersuchung nicht gründlicher durchgeführt worden sei. Sie konnte sich nicht vorstellen, daß für ihre Beschwerden keine organische Ursache bestehen sollte.

Die Patientin kam mit einer Organdiagnose und der eigenen Erwartung, operiert zu werden. Unser Versuch bestand darin, nach ausführlicher, internistischer Durchuntersuchung, zusammen mit der Patientin immer wieder herauszufinden, in welchen Situationen die Beschwerden auftreten und sie zu einer längerfristigen Psychotherapie zu motivieren.

Der 8 min lange Farbfilm zeigt Ausschnitte aus einer Vorbesprechung vor dem Zimmer, die eigentliche Visite und Ausschnitte aus der Schichtübergabe der Schwestern.

1. Vor dem Zimmer: Der Psychotherapeut schildert die Verunsicherung der Patientin durch die endoskopische Untersuchung und ihre Enttäuschung über das Ergebnis. Die Arbeitshypothese wäre: wenn die Patientin statt eines organischen Befundes funktionelle Beschwerden hat, kann sie sich noch in ihrer Rolle als Patientin akzeptiert fühlen.

2. Die Visite: Wir verstehen unsere Visite als Gruppenvisite, in der alle Teilnehmer zu Wort kommen können. Hier wird die Visite vom behandelnden Arzt geführt, später schaltet sich die Sozialarbeiterin mit ein. Formal gesehen formuliert der Arzt offene Fragen, aktiviert die Patientin durch Nachfragen und nimmt eine freundlich abwartende Haltung ein.

Die Visite verläuft in mehreren Sequenzen, die von der Patientin mit Beschwerdeschilderungen eingeleitet werden. Damit wiederholt sie in dieser Situation ein typisches Verhalten, nämlich die Kontaktaufnahme über Schilderung von Körpersymptomen. Der Arzt greift die Beschwerdeschilderung auf und versucht, situative Zusammenhänge herzustellen. Er erinnert z. B. an die gemeinsame Erfahrung, daß die abdominellen Beschwerden einmal stärker wurden, als die Eltern einen Besuch machten.

Die Patientin liegt bis zum Hals zugedeckt im Bett. Sicher verstärkt durch das Medium Film, vermittelt diese Haltung ihre Scham und Unsicherheit. Das hält den Arzt davon ab, dort, wo es sich anbietet, weitergehende Deutungen zu geben.

3. Die Teilnehmer sind: auf der Station arbeitende Schwestern, die Schichtleiterin, die psychosomatische Schwester. Aufgabe der psychosomatischen Schwester ist es, psychologische Aspekte in den pflegerischen Umgang mit dem Patienten einzubringen. Nach dem Diagnosewechsel hat die Patientin das Gefühl, nicht mehr als krank akzeptiert zu werden. Es wird besprochen, der Patientin jetzt nicht auszuweichen, sondern den Kontakt aufrechtzuerhalten.

Dargestellt wird bei einer Patientin mit funktionellen Beschwerden der Versuch, in einem psychosomatisch orientierten Stationskonzept situative Zusammenhänge zu den Beschwerden aufzuzeigen und die Kränkung über die Diagnose zu bearbeiten. Ziel war es, die Patientin zu einer längerfristigen Psychotherapie zu motivieren.

WEDLER, H. L., HEIZER, M. (Städt. Kliniken, Med. Klinik I, Darmstadt):
Therapeutische Gruppenarbeit in der Medizinischen Klinik

Im Bereich der inneren Medizin sind Gruppen als therapeutischer Faktor bereits in verschiedenen Variationen eingesetzt und erprobt worden, vorwiegend bei psychosomatisch Kranken. Wir möchten über Erfahrungen mit einer speziellen Gruppenform berichten, die ursprünglich im Rahmen eines Nachbetreuungsprogramms für Patienten mit Suizidversuchen inauguriert wurde, sich dann aber zu einer Kommunikationsform für einen viel weitreichenderen Personenkreis entwickelte und u. E. eine Möglichkeit darstellt, dem Aufforderungscharakter psychosomatischer Symptome im weitesten Sinne etwas mehr nachzukommen, als es gemeinhin auf internistischen Abteilungen möglich ist und geschieht.

Die zweistündigen Gruppengespräche finden regelmäßig an einem Abend der Woche statt. Die Patienten der Klinik, insbesondere solche mit auffälligen Verhaltensweisen oder deren psychische Probleme im Laufe der internistischen Behandlung deutlich in Erscheinung getreten sind, werden von den Stationsärzten auf die Möglichkeit der Gruppenteilnahme hingewiesen. Konstante Gruppenteilnehmer sind zwei entsprechend weitergebildete Internisten, die weniger als Gruppenleiter, mehr als Gesprächskoordinatoren fungieren. Regelmäßig nimmt auch eine Sozialarbeiterin der Klinik teil, sporadisch interessierte Ärzte, Pfleger, Schwestern, Praktikanten und Medizinstudenten. Der Gesprächsablauf wechselt entsprechend dem Charakter der offenen Gruppe von Mal zu Mal sehr. Wesentlich ist nicht der Gesprächsinhalt, sondern das Kennenlernen spezifischer Gruppenphänomene wie Toleranz, Identifikation und Solidarisierung, das Erkennen und Umgehen mit bestimmtem Rollenverhalten und die verbale Reflektion des Gruppengeschehens.

Innerhalb von 13 Monaten hatten wir bei 49 Gruppensitzungen 77 Teilnehmer, je zur Hälfte Männer und Frauen. Darunter waren 25 Patienten nach Suizidversuchen, 22 Alkohol- oder Drogenabhängige, 20 Patienten mit psychosomatischen Störungen, 9 sonstige Patienten der Klinik und 7 Patientenpartner. Sie waren 17 bis 68 Jahre, im Durchschnitt 36 Jahre alt. Durchschnittlich nahm jeder Teilnehmer 2- bis 3mal an Gruppensitzungen teil, einzelne Teilnehmer — auch in der Zeit nach ihrer Klinikentlassung — bis zu 11mal. Die Gruppengröße schwankte stark zwischen 2 und 11 Personen, im Schnitt waren es 5 bis 6.

Dem Charakter nach handelt es sich um eine „drop-in-group" mit den Merkmalen einerseits einer Selbsterfahrungsgruppe, andererseits eines Patientenclubs. Diese Gruppenstruktur kann und soll andersartige Formen der Gruppenarbeit nicht ersetzen und bedarf der Ergänzung. So werden in unserer Klinik 2 weitere Gruppen speziell für Alkoholiker und 1 Gruppe zum Erlernen des autogenen Trainings durchgeführt. Geschlossene bzw. halboffene Selbsterfahrungsgruppen befinden sich in Vorbereitung. Hinzu kommen Einzelgespräche, Ehepaar- und Familientherapie, Suchtberatung und die Vermittlung sozialer Hilfe als abstützende Maßnahmen sowie die klinikinterne Fortbildung, insbesondere des Pflegepersonals, in Gruppenseminaren, ohne die eine wirksame psychosoziale Betreuung der Patienten letztlich ineffektiv bliebe. Die hier vorgestellte offene „drop-in-group" hat jedoch ihre speziellen Funktionen. Der Mehrzahl der Teilnehmer ermöglicht sie das erstmalige Erleben offener, von Sanktionsdrohungen befreiter Aussprache persönlicher Probleme, der Identifikation mit anderen und der Solidarisierung. Konfliktträchtiges Verhalten kann in der Auseinandersetzung mit anderen Gruppenmitgliedern in angstfreier und entspannter Atmosphäre modellhaft erlebt, verdrängte und angstbesetzte Schuldempfindungen können bewußt gemacht und entlastet werden. Dieses Erleben erhält für viele auch bei nur einmaliger Gruppenteilnahme Schlüsselfunktion. Als günstig erwies sich dabei die inhomogene Zusammensetzung der Gruppe nach Alter, Beruf, sozialer Herkunft und Krankheitssymptom, welche realen gesellschaftlichen Gegebenheiten mehr entspricht als ein ausgewähltes Gruppenkollektiv. Die Gemeinsamkeit ergibt sich hier nicht aus einem Symptom, sondern aus der Situation, Krankenhauspatient zu sein und dem vielfach unbewußten Bedürfnis nach Kommunikation und Aussprache über Probleme im intra- und interindividuellen Bereich.

Als wesentlich für die Gruppendynamik, insbesondere zur Vermeidung autoritärer Abhängigkeit der Gruppe, erwies sich die Teilnahme von mindestens zwei Personen in der Gesprächskoordination, deren Verhalten auf diese Weise auch einer ständigen Kontrolle unterlag. Als weitere Kontrollinstanz diente deren regelmäßige Teilnahme an einer Fallbesprechungsgruppe.

Wesentliche Schwierigkeiten bei der Durchführung der Gruppe im Rahmen der Kliniksarbeit ergaben sich nicht. Nach kurzer Zeit war die Gruppe als ergänzendes therapeutisches Angebot in die Kliniksstruktur integriert. Ein Hauptproblem blieb allerdings die Information der Patienten durch die Stationsärzte, deren indifferente, mitunter auch ablehnende Haltung gegenüber nicht naturwissenschaftlich orientierten Behandlungsmaßnahmen sich am leichtesten durch die Einladung zu einer Teilnahme am Gruppengespräch abbauen ließ. Dagegen erwies sich die Befürchtung als unbegründet, die Institutionalisierung der Gruppe könne die Interaktionen zwischen Stationsarzt und Patient dadurch weiter reduzieren, daß sie als Alibiveranstaltung mißverstanden und mißbraucht würde. Diejenigen Ärzte, die am häufigsten ihre Patienten auf die Möglichkeit der Gruppenteilnahme hinwiesen, zeigten in zunehmendem Maße ihre Bereitschaft, selbst psychologische Gesprächspartner für ihre Patienten zu werden. Diese Bereitschaft wurde gerade dann wesentlich, wenn sich bei Patienten nach einmaliger Gruppenteilnahme ein ambivalentes Verhältnis gegenüber der eigenen Problematik und der Möglichkeit einer Bearbeitung einstellte. Diese fast typische und häufig beobachtete Reaktion bietet einen günstigen Ansatzpunkt für weitere psychotherapeutische Maßnahmen, wenn es gelingt, den angestoßenen Denkprozeß in vertrauensvoller Umgebung fortzuführen. Häufig wurde ein ausführliches Gespräch zwischen Arzt und Patient erst durch die Teilnahme an einer Gruppensitzung eingeleitet und ermöglicht.

Als nicht effektiv erwies sich die Gruppenteilnahme von Patienten mit organischem Psychosyndrom, z. B. von Cerebralsklerotikern, und von sehr jungen Patienten. In beiden Fällen waren die Teilnehmer häufig nicht in der Lage, das Gruppengeschehen aktiv zu verfolgen. Eine dritte Personengruppe erwies sich gleichfalls als ungeeignet: Jene neurotisch deformierten, manchmal psychopathischen Persönlichkeiten, die auf Grund einschlägiger psychotherapeutischer Vorerfahrungen die Gruppe als Instrument benutzen gelernt haben, hinter welchem sie die Angst vor der Auseinandersetzung mit der eigenen Person zu verstecken wissen. Dennoch wollen wir weiterhin unsere Gruppe für alle Patienten der Klinik offenhalten, denn auch hier hat sich die aktive Auseinandersetzung mit belastenden und kritischen Situationen als günstiger erwiesen als deren Vermeidung.

Literatur

Andre, R.: Ment. Hyg. (N. Y.) **50**, 266 (1966). — Buser, M.: Helv. med. Acta **1970** (Suppl. 50), 91. — Buser, M.: Veska **33**, 311 (1969). — Heigl-Evers, A., Heigl, F.: In: Psychoanalyse und Gruppe, S. 39f. Göttingen: Vandenhoeck u. Ruprecht 1971. — Hollon, T. H.: Amer. J. Psychother. **26**, 501 (1972). — Mascia, A. V.: J. Asthma Res. **2**, 81 (1971). — Suddith, W. L.: Hosp. Progr. **51**, 84 (1970).

Rose, H. K. (Med. Hochschule Hannover): **Die normokalzämische Tetanie als psychofunktionelles Syndrom. Konsequenzen für den ärztlichen Umgang mit Tetanikern**

Kranke mit normokalzämisch-tetanischen Anfällen laufen in der Regel die Praxis des Internisten und Allgemeinmediziners an. Die Patienten, denen in der akuten Krise schnell und eindrucksvoll zu helfen ist, entwickeln sich vielfach zu Problempatienten, weil sich aus der im Anfall wirksamen Therapie keine weiterführende Behandlung, die der Natur des Leidens entspricht, entwickeln läßt. Therapiert wird zumeist so, als handele es sich hier um ein endokrin oder humoral verursachtes Leiden — trotz des besseren Wissens, daß bei der klinischen Diagnostik in den Fällen von normokalzämischer, neurogener, essentieller Tetanie alle somatopathologischen Parameter unauffällig sind.

Aus einer ausgedehnten psychiatrisch-psychosomatischen Untersuchung sollen hier thesenhaft einige Ergebnisse dargestellt werden, die belegen, daß das Syndrom den eindeutig neurotisch determinierten, psychologisch interpretierbaren Leidenszuständen zugehört, deren Verursachungsgeschichte die Psychosomatik im Einzelfall zu klären und deren Kausaltherapie sie zu führen hat. Von daher soll deutlich gemacht werden, daß das vielfach übliche therapeutische Prozedere (mit Kalzium, schlimmstenfalls sogar AT 10, andererseits aber auch neuerdings mit hochpotenten Neuroleptika) sachinadäquat ist.

Die in der einschlägigen Literatur unsystematisch verstreuten Vormeinungen zu einer „Psychogenese" des normokalzämisch tetanischen Syndroms (n. T.) in Arbeitshypothesen kritisch rezipierend, und auf eigene psychotherapeutische Erfahrungen mit Tetanikern rekurrierend haben wir in einer multidimensionalen Studie mit psychologischen und tiefenpsychologischen Methoden eine nosologisch sehr homogene Klientel von 38 Anfallskranken dieser Art untersucht. Die Resultate erlauben u. a. folgende Aussagen:

1. Die Ausgangshypothese, daß es sich hier durchweg um neurotisch Gestörte handelt, ließ sich schon auf der Ebene testpsychologischer Daten eindeutig veri-

fizieren. Die Krankengruppe zeigt engste Beziehungen zu Neurotisch-Depressiven einerseits und zu Angstneurotikern zum anderen. Mit den von uns gebrauchten psychometrischen Verfahren ist es im Moment noch nicht möglich, „tetaniespezifische" Persönlichkeitsprofile darzustellen. Eine Unterscheidungsmöglichkeit

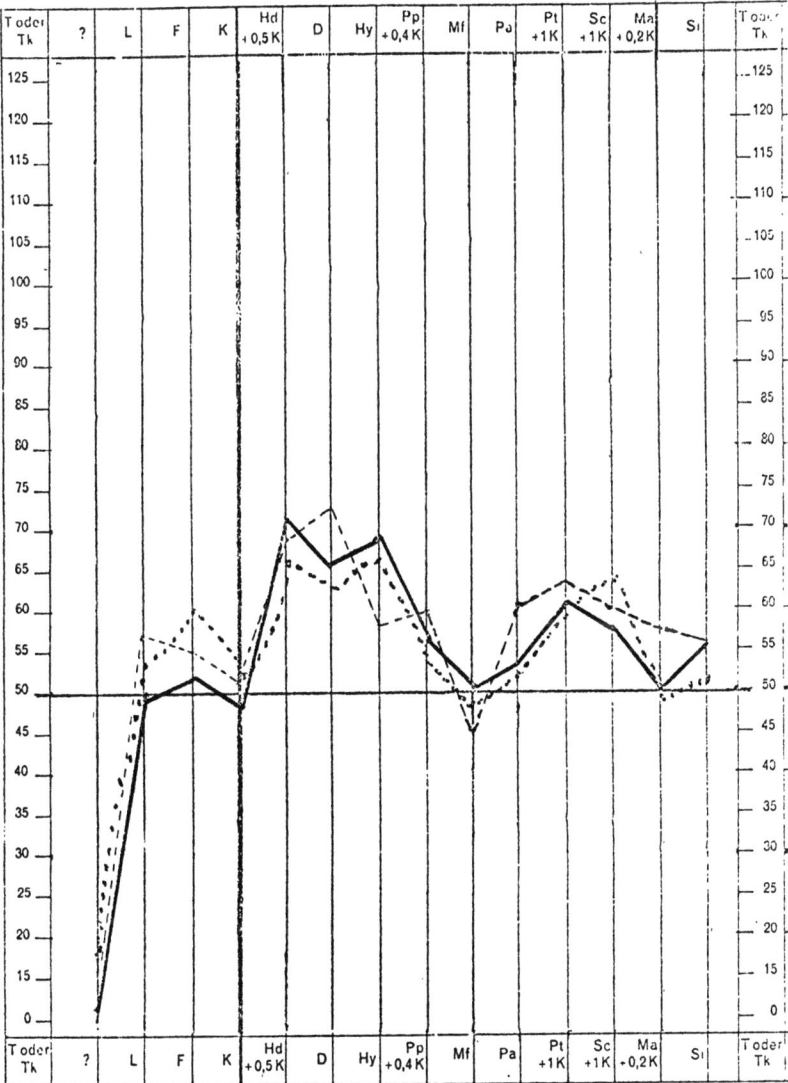

Abb. 1. Vergleich der MMPI-Profile einer Tetanikergruppe (n = 12) (———), einer Gruppe von Depressiven (n = 15) (- - -) und von Patienten mit hysterischen Störungen (n = 11) (...)

gegenüber anderen Neurotikergruppen ergab sich insofern, als mittels einer Diskriminanzanalyse die Nullhypothese (die Durchschnittswerte der Tetaniker in den Skalen „Neurotizismus" und „Depressivität" unterscheiden sich nicht von denen einer unausgelesenen Psychoneurotikergruppe) signifikant widerlegt wurde.

Differenzierungen erlaubt die Synopse der Skalenposition der Tetanikergruppe in unterschiedlichen Testverfahren, welche differente Aspekte des „Neurotizismus" erfassen. Darauf kann hier im einzelnen nicht eingegangen werden.

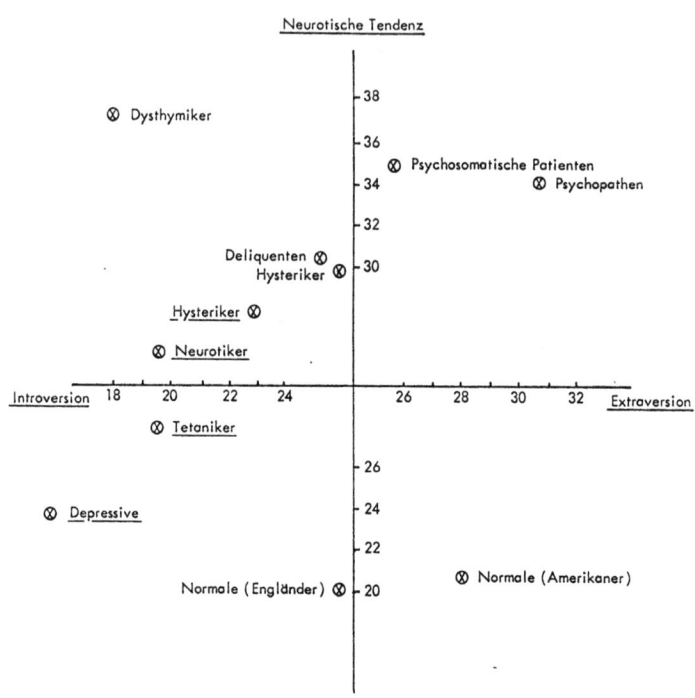

Abb. 2. Die Skalenposition von psychopathischen, neurotischen, hysterischen und tetanischen Gruppen bei Untersuchungen auf Neurotizismus und Extraversion (unterstrichen: Gruppenwerte aus der eigenen Untersuchung, nach H. J. Eysenck: Maudsley Personality inventory, Hogrefe, Göttingen 1959

Tabelle. Faktorenmatrix

	F_I	F_{II}	F_{III}
1. Häufigkeit	0,17	0,01	− 0,55
2. Schweregrad	− 0,09	− 0,24	− 0,60
3. Hyperventilation	− 0,13	0,28	0,07
4. Frühneurotische Zeichen	0,45	− 0,02	− 0,14
5. Intervallsymptom	0,53	− 0,40	0,14
6. Depression	0,72	− 0,05	0,06
7. Angstneurose	0,63	0,32	− 0,20
8. Phobisches Verhalten	0,07	0,67	0,13
9. Zwangsstrukturen	0,48	− 0,09	0,02
10. Sexualneurotische Störungen	0,06	0,04	0,29
11. Passivität	0,61	− 0,12	0,22
12. Soziale Störungen	− 0,04	0,53	0,05
Kumulativer Varianzanteil	33,8 %	40,7 %	43,6 %

Im MMPI (Abb. 1) — hier ein Detailvergleich zweier Untergruppen — erweisen sich die Profile von Gruppen tetanisch, neurotisch-depressiver bzw. konversionshysterisch Kranker weitgehend identisch, nicht nur was die bei diesem Test für Neurotikerprofile typischen Aufgipfelungen betrifft. Das MPI (Abb. 2) läßt die

Nähe der untersuchten Gruppe zu den Hysterikern einerseits und den neurotisch Depressiven andererseits erkennen, signalisiert jedoch zugleich — was auch dem klinisch-psychopathologischen Eindruck entspricht — die Abgehobenheit gegenüber beiden.

2. Als weiteres Ergebnis unserer Untersuchung ergab sich, daß bei einem Teil der Tetaniker neben den Anfällen ein wechselnd konstelliertes Symptomangebot vegetativ-funktioneller Beschwerden besteht, das wohl deshalb in der Literatur bislang nicht in Zusammenhang mit den Krampfkrisen gebracht wurde, weil die Patienten es infolge einer charakteristischen Dissimulationstendenz und Expressionshemmung selten spontan andienen. Die Tatsache, daß dieses Klagenspektrum nur bei einer Untergruppe nachweisbar war, veranlaßte die Prüfung der Frage, ob im Syndrom Untergruppierungen größerer symptomstatistischer Homogenität verborgen sind. Eine über 12 Merkmale gerechnete Faktorenanalyse (Tabelle) erbrachte 3 Faktoren, durch die die Korrelation zwischen den Merkmalen im wesentlichen erklärt ist. Sie interpretieren etwa die Hälfte der beobachteten Varianz. Der unipolare Faktor I (39,8% Varianzanteil) bestimmt vor allem die Merkmale Depressivität, Angst, passiv-abhängige Einstellung und stärker krankheitswertige Ausprägung der Intervallsymptomatik. Faktor II (7%) erfaßt im wesentlichen phobisch ängstliche Strukturen und soziale Funktionsstörungen (Berufs-, Kontaktproblematik, Selbstverwirklichungsprobleme). Wichtig ist, daß die Intervallsymptomatik hier ausgeschlossen ist. Faktor III beschreibt unabhängig zu beiden den Schweregrad der Erkrankung. Danach hat man davon auszugehen, daß es bei der n. T. 2 Typen gibt, bei der einen stehen depressive psychoneurotische und vegetativ-neurotische Symptome im Vordergrund, die andere erscheint körperlich gesünder, ist durch phobische Haltungen und soziale Verhaltensstörung charakterisiert. Diese Differenzierung hat selbstverständlich Konsequenzen für das im Einzelfall zweckmäßige psychotherapeutische Prozedere.

3. Klinisch psychiatrisch und auf der Ebene psychodynamischer Interpretation erscheinen Depressivität und kontradepressives Verhalten, Angstbereitschaft und charakteristische Mechanismen der Angstverleugnung sowie Auffälligkeiten im aggressiven Antriebsverhalten als wesentliche Kennzeichen der Gruppe. Die Kranken, die sich durch ein „Fassadenverhalten" besonderer Art auszeichnen, sind behindert, Angst und aggressive Impulse in situationsangemessener Weise zu erleben, sie neigen zur Ausblendung von Affekten aus dem Erlebnisfeld. Quelle der nicht geständnisfähigen Angst, auf die die vegetativen und somatischen Erscheinungen zurückverweisen, ist die Besorgnis um den real drohenden oder imaginierten Verlust protektiver Beziehungen und Milieustrukturen. Insbesondere scheint eine spezifische Form der psychomotorischen Hemmung aggressiver Impulse hervorstechender Wesenszug der Tetaniker zu sein. Von der neurotischen „Ökonomie" des Umgangs mit aggressiven Strebungen und von dem in bestimmt konstellierten Versuchungs- und Versagungssituationen erfolgenden Zusammenbruch des Abwehrgefüges scheint sich — so konnten wir im einzelnen nachweisen — eine Möglichkeit des Verständnisses, warum es unter besonderen biographischen und Konfliktbedingungen zum Anfall kommt, zu ergeben.

Der Nachweis entscheidender psychischer Determinanten im Syndrom der n. T. und ihrer Ätiogenese, die eine mehrdimensionale polyätiologische Betrachtungsweise des Leidens nicht unberücksichtigt lassen darf, kann nicht ohne Folgen für die therapeutische Einstellung dem Kranken gegenüber bleiben. Daß die vielfach in solchen Fällen geübte somatologische Polypragmasie zu gewissen therapeutischen Effekten führt, darf nicht darüber hinwegtäuschen, daß dies eine Therapie mit untauglichen Mitteln ist. Es liegt nahe anzunehmen, daß es nicht die somatotherapeutischen Maßnahmen an sich sind, die eine Befindensänderung beim Patienten bewirken, sondern die durch sie vermittelte Erfahrung, sich in der

Rolle des Kranken akzeptiert zu sehen. Die Feststellung des psychogenen Charakters des Leidens darf nicht — wie wohl eher die Regel — die intensive Beschäftigung mit dem Kranken abschneiden. Die Abqualifikation dieser und verwandter Patienten als „Hysteriker" und „Psychopathen" ist weniger ein Bemühen, die psychische Dimension des Leidenszustandes vor das Bewußtsein zu bringen, als vielmehr die Reaktion des Arztes aus einem frustrierten Omnipotenzanspruch in der Konfrontation mit diesen Kranken, denen mit dem technischen Aufwand der inneren Medizin so wenig beizukommen ist. Suggeriert man durch eine entsprechende Therapie den Kranken eine — wenn auch nicht näher präzisierbare — somatische Ursache, so bekräftigt man sie in ihrer neurotischen Verleugnungsstrategie gegenüber den lebensgeschichtlichen Konflikten, fixiert sie durch den sozial akzeptierten Krankheitsgewinn, den sie sich so einhandeln, auf ihre gratifizierte Rolle und verstellt ihnen die Chance, mit der im Symptom sich artikulierenden Schwierigkeit unter entsprechenden psychagogischen Hilfeleistungen zurande zu kommen. Je mehr sich unter der gängigen Arzt-Patient-Interaktion (und durch die Abhängigkeit von der Kalziumspritze) ein charakteristisches Krankheitsverhalten der n. T. verfestigt, um so schlechter werden die Aussichten für psychotherapeutische Methoden bei diesen Patienten, welche zumeist die Voraussetzungen für weitergehende analytische Behandlungen nicht erfüllen und denen in der Mehrzahl auch mit den Interventionsmethoden der „kleinen Psychiatrie" durchaus zu helfen ist.

Literatur

Rose, H. K.: Die normokalzämische Tetanie — Psychiatrische und psychosomatische Aspekte tetanischer Anfälle. Typoskript, Hannover 1974.

VOLLRATH, P. (Med. Klinik d. Univ. Heidelberg): **Interaktionsanalyse auf einer Dialyseeinheit**

Auf einer Dialysestation wurden Interaktionen zwischen chronisch hämodialysierten Patienten, den sie betreuenden Schwestern, Technikern und Ärzten untersucht. Bei allen Gruppen wurde der Giessen-Test [1], ein auf psychoanalytischer Grundlage beruhender Persönlichkeitstest, angewandt. Die Probanden beurteilten sich selbst bzw. gegenseitig im Eigen- oder Fremdbild und gaben von sich ein ideales Selbstbild. Zusätzlich gaben die Schwestern ein Idealbild „Dialyseschwester" an. Dieses Idealbild wurde verglichen mit dem idealen Schwesternbild, wie es von Dialysepatienten angegeben wurde.

An der Untersuchung beteiligten sich 24/28 Patienten, 12/14 Schwestern und 3/3 Techniker.

Hämodialysepatienten sahen sich im Selbstbild in ihrer Krankheit zum Untersuchungszeitpunkt depressiver und retentiver als die von Beckmann [1] angegebene Normpopulation. Beide Unterschiede waren statistisch signifikant ($p < 0,01$ resp. $p < 0,05$). Dialysepatienten sahen sich in ihrer Erkrankung zugleich depressiver und retentiver, als sie sich im Rückblick vor Erkrankungsbeginn sahen. Während sich demnach deutliche Abweichungen bei Dialysepatienten auf der Skala der Stimmung (Depression-Hypomanie) und der Skala der Offenheit (Retention-Durchlässigkeit) ergaben, wurden Abweichungen auf der Skala der sozialen Potenz, der Skala Zwanghaftigkeit-Unterkontrolliertheit, der Skala Dominanz-Gefügigkeit sowie der Skala der sozialen Resonanz nicht gefunden. Wir interpretieren diesen Befund im Sinne von Freiberger [2] und Sifneos [3] als „sekundäre Alexithynie".

Nach dem Verfahren der Cluster-Analyse wurden Untergruppen von Patienten gebildet. Diese basierten auf den Beantwortungstrends der Einzel-items bei der

Erstellung des Patienten-Selbstbildes. Es ließen sich insgesamt 4 Gruppen erkennen.

Patienten der Gruppe 1, die 6/24 Patienten umfaßte, sahen sich depressiv (T 62,9, SD 3,98), negativ sozial resonant (T 43,9; SD 8,97) sowie dominant (T 42,9; SD 11,8).

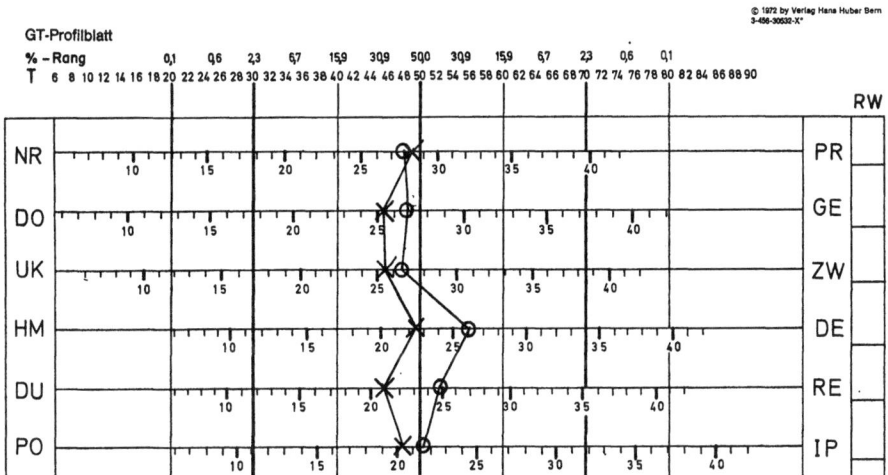

Abb. 1. Vergleich von Mittelwertsprofilen im GT-S-Selbstbild, n = 24 Dialysepatienten, und Mittelwertsprofil, n = 24 Dialysepatienten (Retrospection), vor der Erkrankung. ○———○ Selbstbild GT-S, ×———× Retrospection GT-S (R)

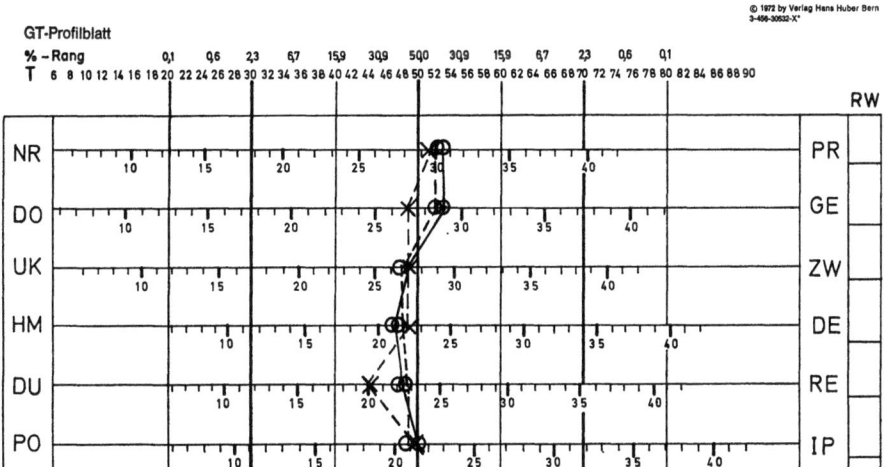

Abb. 2. Vergleich von Mittelwertsprofil Idealselbst GT-I (P) von Dialysepatienten, n = 24, und Idealpatient gebildet von Dialyseschwestern, n = 12, und Dialysetechnikern, n = 3. ○———○ Idealselbst GT-I. ○- - -○ Idealpatient von Technikern. ×- - -× Idealpatient von Schwestern

Patienten der Gruppe 2, welche 9/24 der Patienten umfaßte, gaben Antworten, welche den Wunsch erkennen ließen, anerkannt zu werden, einer Gruppe anzugehören und sozial akzeptiert zu werden (z. B. items 2, 12, 13, 15, 16, 19, 22, 24, 32, 36).

Durch das Verfahren der Cluster-Analyse ließen sich noch 2 weitere Gruppen abtrennen, Gruppe 3 mit 4/24 und Gruppe 4 mit 5/24 Patienten. Diese Gruppen unterschieden sich jedoch untereinander und von der Normpopulation so wenig, daß sich keine deutliche Beantwortungstendenzen erkennen ließen.

Verglichen mit dem *Selbstbild* (Eigenangabe der Patienten) sahen die Schwestern die *Patienten* mehr negativ sozial resonant, dominant (= aggressiv) und unterkontrolliert. Hingegen bestand Übereinstimmung in der Beurteilung der Depression beim Vergleich des Patientenselbstbildes und der Fremdbeurteilung des *Patienten* durch die Schwestern.

Das *Idealbild des Patienten*, angegeben von den Patienten, und das Idealbild des Patienten, angegeben von den Dialyseschwestern, stimmte nahezu völlig überein. Im Vergleich zum realen Selbstbild der Patienten war auffallend, daß die Patienten im Idealbild sich gefügiger wünschten als sie sich im Selbstbild real erlebten. Die Patienten fügen sich damit in ihren Wünschen den Erwartungen der Schwestern. Die Aufnahme der Erwartung anderer in das eigene Idealbild stellt einen bemerkenswerten Hinweis auf Interaktionen in der Gruppe dar. Die Patienten wünschten sich im Idealbild weniger depressiv und weniger retentiv (d. h. durchlässiger), als sie sich im Realbild selbst erlebten (s. Abb. 2).

Das reale *Selbstbild der Dialyseschwestern* zeigte auffällige Abweichungen vom Selbstbild der Normpopulation [1]. Die Dialyseschwestern erlebten sich selbst negativ sozial resonant, dominant (d. h. aggressiv), unterkontrolliert, depressiv und retentiv. Dies stimmte völlig überein mit den Angaben der von Beckmann [1] untersuchten Gruppe von Schwesternschülerinnen. Im *idealen Selbstbild* wollen die Schwestern sozial resonanter, weniger aggressiv-dominant, kontrollierter, weniger depressiv, durchlässiger und sozial potenter sein.

Das Idealbild einer Dialyseschwester, wie es von Dialysepatienten gewünscht wurde, entsprach völlig dem Persönlichkeitsprofil der Normpopulation.

Zusammenfassung

1. Das Merkmal Depression fanden wir bei 6/24 der Dialysepatienten in Kombination mit dem Merkmal negativ sozialer Resonanz und Dominanz (= Aggressivität).

2. Eine Gruppe von 9/24 der Patienten ließ bei der Beantwortung der Einzelitems den Wunsch erkennen, sozial akzeptiert zu werden. Hier ließ sich in der Beantwortungstendenz kein depressiver Rückzug feststellen, sondern vielmehr der Wunsch nach sozialem Kontakt. Diskutiert werden muß, wie weit depressive Abhängigkeitsgefühle durch diese Einstellungskombination verleugnet werden.

Literatur

1. Beckmann, D., Richter, H. E.: In: Giessen-Test (GT). Ein Test für Individual- und Gruppendiagnostik. Bern-Stuttgart-Wien: Huber 1972. — 2. Freiberger, H.: Persönliche Mitteilung, Ulm 1975 (Tagung des Deutschen Kollegiums für Psychosomatische Medizin). — 3. Sifneos, P. E.: Psychother. Psychosom. **22**, 255 (1973).

PETZOLD, E., VOLLRATH, P., FERNER, H., REINDELL, A. (Med. Univ.-Klinik, Inst. u. Abt. f. Allgem. klin. Med., Ordinariat II, Heidelberg): **Erfahrungen mit einer Familienkonfrontationstherapie bei Anorexia-nervosa-Patienten**

Manuskript nicht eingegangen.

SCHMIDT, T. H., SCHONECKE, O. W., HERRMANN, J. M., KRULL, F.**, SELBMANN, H. K.*, SCHÄFER, N., v. UEXKÜLL, TH., WERNER, I.** (Abt. Psychosomatik d. Zentrums f. Inn. Med. u. Kinderheilkunde d. Univ. Ulm): **Psychophysiologische Untersuchung zum Verhalten hämodynamischer Kreislaufparameter in verschiedenartigen Aufgabensituationen vor und nach der intravenösen Gabe von Propranolol**

Unterschiedliche Anforderungssituationen rufen bei Mensch und Tier Veränderungen cardiovaskulärer Größen wie Herzfrequenz, Blutdruck, Herzminutenvolumen und peripherer Gefäßwiderstand hervor (v. Uexküll u. Wick, 1962; Brod, 1959, 1970). Das Ausmaß der Reaktionen einzelner dieser Parameter läßt sich medikamentös z. B. durch β-Rezeptorenblocker beeinflussen.

Diese Reaktionen werden meist als Störungen aufgefaßt, welche die geregelten Kreislaufgrößen (die Ist-Werte) verstellen und eine Rückregulation erforderlich machen. Daher werden die Kreislaufveränderungen nur als — höchstens pathologisch bedeutsame — Normabweichungen interpretiert.

Demgegenüber hat Lacey (1967, 1970, 1974) die These aufgestellt, daß Blutdruck- und Herzfrequenzänderungen im Regelungsgeschehen eine spezifische Aufgabe erfüllen. Sie werden über afferente Bahnen zentralnervöser Strukturen rückgemeldet und führen im limbischen System zu Veränderungen von Aufmerksamkeit und Wachsamkeit, und damit zu Änderungen der Einstellung des Individuums zur Umgebung.

So konnte Lacey zeigen, daß Aufgaben, zu denen vorwiegend eine „innere Aktivität der Problemlösung" notwendig ist, und die kaum Beobachten der Außenwelt fordern, zu einem Puls- und Blutdruckanstieg führen. Demgegenüber gehen Aufgaben, die kaum innere Problemlösungsaktivität, sondern ein genaues Beobachten der Umgebung verlangen, mit einem Abfall von Puls und Blutdruck einher. Blutdruck- und Frequenzerhöhungen bauen also eine Barriere gegen Reize aus der Umgebung auf. Senkung von Blutdruck und Herzfrequenz führen dagegen zu einer Herabsetzung der Stimulusbarriere.

Unsere Untersuchung sollte klären, ob sich die von Lacey beobachteten Reaktionen auch mit eingreifenderen Untersuchungsmethoden bestätigen lassen. Darüber hinaus wollten wir der Frage der hämodynamischen Regulation dieser unterschiedlichen cardiovaskulären Reaktionen nachgehen.

Wir untersuchten 30 Pat., die unsere Hochdruckambulanz aufsuchten und bei denen zu diagnostischen Zwecken eine Kreislaufuntersuchung mit Bestimmung des arteriellen Mitteldrucks, der Herzfrequenz, des Herzminutenvolumens (Thermodilution-Methode), des Schlagvolumens und des totalen peripheren Widerstandes durchgeführt werden mußte; ihnen wurden in randomisierter Reihenfolge 4 verschiedene Aufgaben gestellt.

Zwei Aufgaben erforderten eine Problemlösung, d. h. vorwiegend innere Aktivität, nämlich Lösen einer aus dem Hawie-Intelligenztest entnommenen Text-Rechenaufgabe (RA) und Bilden eines Satzes aus 5 Wörtern, die alle mit dem gleichen Buchstaben beginnen (SB). Zwei andere Aufgaben verlangten vorwiegend nach außen gerichtete Aktivität einer genauen Beobachtung von Umgebungsreizen: Einmal wurde ein Bild ebenfalls aus dem Hawie-Test gezeigt, auf dem ein Fehler gesucht werden soll (FB); hierbei handelt es sich um eine Kombination von Beobachten und Problemlösen. Das andere Mal wurden stroboskopische Lichtreize (10 Hz) dargeboten, bei denen lediglich das Spiel der Formen und Farben beobachtet werden sollte (ST).

Zu jeder der 4 Aufgaben wurden 4 Messungen in minütlichen Abständen durchgeführt:
1. Ruhewert *vor* der Aufgabe (V).
2. Messung bei *Ankündigung* der Aufgabe (A).
3. Messung *während* der Aufgabe (W).
4. Ruhewert *nach* der Aufgabe (N).

---

* Sektion Biostatistik der Universität Ulm.
** Ein Teil der hier dargestellten Ergebnisse wird in den Doktorarbeiten von Fräulein I. Werner und Herrn F. Krull wiedergegeben.

Bei 2. und 3. wurde Ankündigung bzw. Aufgabe jeweils 1 min lang als Diapositiv dargeboten.

Die Untersuchung wurde anschließend nach der intravenösen Gabe von 2 mg Propranolol mit anderen Aufgaben des gleichen Typs wiederholt.

Die statistische Auswertung wurde mit Hilfe einer vierfachen, voll durchkombinierten Varianzanalyse ohne Wiederholung vorgenommen. Dabei wurden Unterschiede der einzelnen Einflüsse folgender vier Faktoren getestet:
1. Propranolol (ohne — mit Medikament);
2. Personen (N = 30);
3. Aufgabentyp (ST, RA, SB, FB);
4. zeitliche Abfolge innerhalb einer Aufgabeneinheit (V, A, W, N).

Darüber hinaus wurden die Wechselwirkungen zwischen den einzelnen Faktoren geprüft.

Die folgende Abbildung gibt eine Übersicht über die Reaktionen der einzelnen hämodynamischen Parameter auf diese vier Aufgaben.

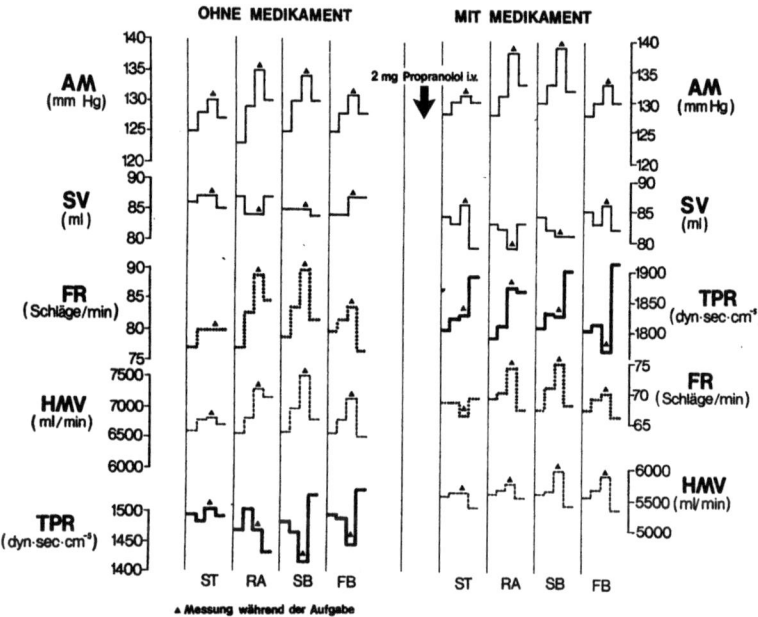

Abb. 1. Reaktionsmuster der einzelnen Kreislaufparameter in verschiedenen Aufgabensituationen vor (linke Seite der Abbildung) und nach (rechte Seite) der intravenösen Gabe von 2 mg Propranolol. *Parameter* (links in nachstehender Reihenfolge untereinander): AM = arterieller Mitteldruck, SV = Schlagvolumen, FR = Herzfrequenz, HMV = Herzminutenvolumen, TPR = totaler peripherer Widerstand. Rechts ist die Reihenfolge der Parameter entsprechend ihrer Größe maßstabgerecht geändert (siehe Text). *Aufgabentyp:* ST = Stroboskop, RA = Rechenaufgabe, SB = Satzbildung, FB = Fehlerbild. *Messungen innerhalb eines Aufgabentyps:* 1. vor, 2. bei Ankündigung, 3. während, 4. nach der Aufgabe. Es sind jeweils die Mittelwerte der 30 Pat. wiedergegeben.

In der ersten Spalte der linken Seite sind von links nach rechts die vier Messungen V, A, W und N beim Aufgabentyp Stroboskop (ST) dargestellt. Man sieht einen leichten Blutdruckanstieg vom *Ruhewert vor* zur *Ankündigung* und von der Ankündigung zur Messung *während* der stroboskopischen Lichtblitze, dagegen nach Abschalten des Stroboskops wieder ein leichtes Abfallen des Blutdrucks. Herzfrequenz, Herzminutenvolumen, Schlagvolumen und Widerstand zeigen nur geringe Schwankungen.

In der zweiten Spalte kommt es bei der Rechenaufgabe (RA) zu einem erheblichen Anstieg von Blutdruck, Herzfrequenz und HMV. Das Schlagvolumen schwankt nur gering. Der Widerstand steigt bei *Ankündigung*, fällt *während* und *nach* der Aufgabe.

In Spalte 3 gibt es bei der Satzbildungsaufgabe (SB) ebenfalls starke Blutdruck-, Frequenz- und HMV-Anstiege. Das Schlagvolumen bleibt unverändert. Der Widerstand fällt *während* und steigt *nach* der Aufgabe.

In Spalte 4 kommt es bei der Fehlerbildaufgabe (FB) wie beim Stroboskop zu nur geringen Blutdruck-, Frequenz- und HMV-Steigerungen. Während das Schlagvolumen nur geringgradig reagiert, zeigt der Widerstand das gleiche Reaktionsmuster wie bei der Satzbildungsaufgabe mit Abfall *während* und Anstieg *nach* der Aufgabe.

Die Unterschiede zwischen den Mittelwerten der vier Aufgabentypen bei Blutdruck, Frequenz und HMV lassen sich statistisch sichern ($p < 0,005$); es zeigen sich dabei niedrige Werte bei Stroboskop und Fehlerbild sowie hohe Werte bei Rechenaufgabe und Satzbildung.

Die Ergebnisse bestätigen also einen Teil der Laceyschen Hypothesen, allerdings mit der Einschränkung, daß wir beim Stroboskop keine Blutdruck- und Frequenzsenkung finden. Das mag einmal daran liegen, daß sich unsere Versuchsanordnung aus meßtechnischen Gründen erheblich von der seinen unterschied, zum anderen daran, daß unsere Versuchspersonen vornehmlich Hypertoniker waren, die möglicherweise anders reagieren als Normotoniker.

Vergleicht man die Reaktionen in ihrer zeitlichen Abfolge, so zeigen sich aufgabenspezifische Differenzen bei allen Parametern. Diese ließen sich durch eine signifikante Wechselwirkung zwischen Faktor 3 und 4 sichern ($p < 0,001$), was bedeutet, daß die Unterschiede zwischen den Werten bei V, A, W und N bei den vier Aufgabentypen verschieden sind.

Die Reaktionen nach Propranolol sind auf der rechten Seite der Abbildung dargestellt. Der arterielle Mitteldruck (AM) ohne und mit Medikament zeigt ein ähnliches Verhaltensmuster: die Anstiege bei Stroboskop und Fehlerbild sind wieder gering, bei Rechenaufgabe und Satzbildung wieder erheblich.

Bei der statistischen Analyse zeigt sich der Einfluß des Medikaments (Faktor 1) in einer leichten Erhöhung des arteriellen Mitteldrucks ($p < 0,001$). Das Schlagvolumen (SV) ist hingegen leicht erniedrigt ($p < 0,01$).

Da es unter Medikamentenwirkung (Blockierung der β-Rezeptoren) in den Arteriolen zu einem starken Anstieg des Widerstandes ($p < 0,001$) um etwa das Vierfache der auf der linken Seite benötigten Skalierung kommt, erscheint die Widerstandskurve (TPR) jetzt unter der Kurve von SV, so daß sie maßstabgerecht auf die linke Seite der Abbildung bezogen werden kann. Dieser maßstabgerechte Vergleich trifft für alle Parameter, einschließlich FR und HMV zu.

Dem allgemeinen Widerstandsanstieg steht ein allgemeiner Frequenz- und HMV-Abfall ($p < 0,001$) gegenüber. Die Schwankungsbreiten beider Größen sind nach der Medikamentengabe deutlich eingeschränkt.

Beim Vergleich der rechten und linken Seite sehen wir folgendes:

Bei den einzelnen Aufgaben sind mit und ohne Medikament die Blutdruckanstiege etwa gleich stark ausgeprägt, kommen aber jeweils durch einen anderen Mechanismus zustande: ohne Medikament vorwiegend durch Erhöhung des Herzminutenvolumens, nach Gabe des Medikaments, vor allem in Situationen, die eine starke Erhöhung des Blutdrucks bewirken durch Erhöhung des Widerstandes (RA) bzw. bei unverändertem Widerstand durch Erhöhung des HMV (SB).

Die Tatsache, daß ohne und mit Medikament bei den verschiedenen Aufgaben eine gleichartige Blutdruckreaktion mit Hilfe verschiedener Mechanismen zustande kommt, läßt die regeltheoretische Interpretation einer Erhöhung des Sollwerts im Regler zu. Legt man Laceys Modell zugrunde, nachdem Blutdruck- und Frequenzanstiege über afferente Bahnen eine Stimulusbarriere für Umgebungsreize aufbauen, die das Individuum vor einem Überflutetwerden durch noch nicht verarbeitete Information schützt, so kann die Erhöhung des Sollwertes als teleonome Reaktion verstanden werden. Sie verschaffte dem Individuum gewissermaßen das zur Verarbeitung problematischer Umweltinformationen notwendige Moratorium. Blutdruck und Herzfrequenz wären somit Stellglieder, die im Regelsystem der Verarbeitung von Umweltinformationen Aufmerksamkeit und Problemlösung beeinflussen.

Auf diese Weise ließe sich das Phänomen der Situationshypertonie als Kreislaufreaktion auf Problemsituationen neu interpretieren sowie die Hypothese stützen, daß Problemsituationen, für die keine Lösung gefunden wird, zu einer prolongierten Situationshypertonie führen können.

Literatur

Brod, J.: Psychological influences on the cardiovascular system. In: Modern trends in psychosomatic medicine, chapter 4 (ed. O. Hill). London: Butterworths 1970. —Brod, J., Fencl, V., Hejl, Z., Jirka, J.: Clin. Sci. 18, 269 (1959). — Lacey, J. I.: Somatic response patterning and stress: some revisions of activation theory. In: Psychological stress: issues in research (eds. M.-A. Appley, R. Trumbull). New York: Appleton 1967. — Lacey, J. I., Lacey, B. C.: Some autonomic-central nervous system interrelationships. In: Physiological correlates of emotion (ed. P. Black). New York: Academic Press 1970. — Lacey, J. I., Lacey, B. C.: J. Personality 30, 1 (1974). — v. Uexküll, Th., Wick, E.: Arch. Kreisl.-Forsch. 39, 236 (1962).

HUEBSCHMANN, H. (Facharzt für Innere Krankheiten/Psychotherapie, Heidelberg): **Psychotherapeut als Herzschrittmacher**

Eine Frau leidet an Adipositas, Diabetes mellitus mit Polyneuritis, Retino- und Nephropathie, an Hypertonie und Herzinsuffizienz mit Leberschwellung und Beinödemen als Zeichen einer Cardiosklerose. Schwerbesinnlichkeit, Wesensverlangsamung, Ausdrucksstarre und Stimmungslabilität machen auch eine Cerebralsklerose wahrscheinlich. Unter Diät und umfangreicher Medikation bleibt der Zustand für die Kranke erträglich. Sie übersteht mehrere hypoglykämische Krisen mit Bewußtlosigkeit, sogar einen apoplektischen Insult, und kann ihren 75. Geburtstag feiern. Bald darauf kommt es jedoch zu einer lebensbedrohlichen Krise ihres Herzens. Nachdem schon in den Monaten zuvor Rhythmusstörungen und Pulsverlangsamungen aufgetreten waren, sinkt die Kammerfrequenz auf unter 30 Schläge/min ab. Aus vitaler Indikation soll ein Schrittmacher implantiert werden. Die Frau kann sich dazu nicht entschließen.

Vor 20 Jahren ist sie von ihrem Mann verlassen worden, nach 28 Ehejahren. Der Mann teilt sein Leben mit einer anderen Frau in einer entfernten Stadt. Immer wieder hat er auf einverständliche Scheidung gedrängt. Die Frau hat sich auch dazu nicht entschließen können. Bestärkt von ihrer Kirche hält sie ihre Ehe für unauflöslich. Sie will ihre gesellschaftliche Rolle als Generaldirektorsgattin nicht aufgeben und die damit verbundenen Sicherungen und wirtschaftlichen Vorteile nicht verlieren. Zu ihrem Lebensinhalt sind ihre 3 Kinder geworden. Sie leidet darunter, daß diese — längst erwachsen, verheiratet und außer Hause — ihr ferngerückt sind und daß sie die Verbindung zum Vater nicht abgebrochen haben. Sie wagt es ihnen aber nicht zu sagen, aus Angst, auch die Kinder ganz zu verlieren. Sie verdrängt die Erkenntnis, daß die Kinder — selten genug — nicht aus Liebe, sondern nur aus Pflicht zu Besuch kommen, daß ihr aber sehr an diesen Besuchen liegt wegen des Bildes, das sich bietet: Da sind die Kinder, die zur Mutter eilen. An ihrem 75. Geburtstag waren alle drei erschienen.

Die Kranke hatte neben ihrem Hausarzt einen psychotherapeutisch tätigen Internisten (W. Kütemeyer) — und später auch mich — zu Rate gezogen. Das ganze Ausmaß an Illusionen, denen sie sich hingegeben hatte, wurde ihr nun klar. Sie realisierte den Ernst ihrer Lage. Im Hinblick auf die Kinder gewann sie die Kraft, sich von dem gesellschaftlichen Zwang zu verkehrter Rücksichtnahme zu befreien. Sie wurde ermutigt, ihre wahren Empfindungen vor sich selbst und vor den anderen nicht mehr zu verbergen. Sie schrieb nieder, was sie wirklich dachte, vervielfältigte den Text und schickte ihn als Brief an ihre Kinder und einige Bekannte.

Es heißt, bei Kranken über 50 sei psychotherapeutisch nicht mehr viel zu erreichen, da sie nicht mehr genügend „flexibel" seien. Hier war ein Wandel bei einer 75jährigen eingetreten.

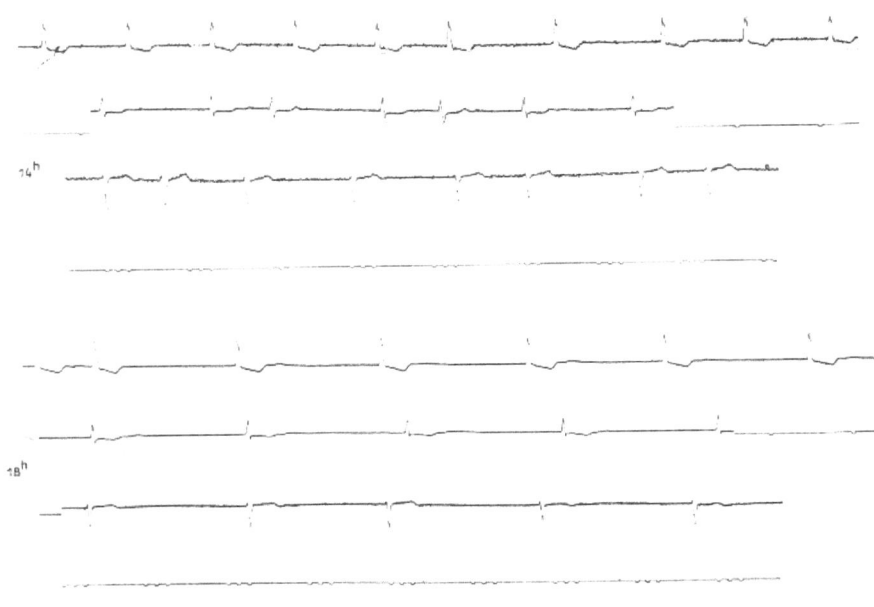

Abb. 1

Und körperlich? Überraschenderweise änderte sich auch hier etwas: Nach einem mehrtägigen Zwischenstadium von schneller absoluter Arrhythmie ging das Herz zu einem Sinusrhythmus über mit normaler Schlagfrequenz bei vorher und nachher gleicher Medikation von Digitalis und Alupent. Ein Jahr später: normaler Sinusrhythmus.

Risikofaktoren? Körperlich hatte die Kranke deren drei: Adipositas, Hypertonie und Diabetes. Statistisch war sie, 75jährig, längst „überfällig". Die Kranke wußte das selbst.

Aber auch seelisch bestand ein Risiko: Die Briefe an die Umgebung bedeuteten gesellschaftlich ein Aus-der-Rolle-fallen. Die Patientin mußte mit Konflikten und weiterer Isolierung rechnen. Tatsächlich stieß sie bei den meisten Empfängern auf Befremden, soweit sie überhaupt einer Antwort gewürdigt wurde.

Nehmen wir an, daß zwischen gesellschaftlichem Wagnis und Verbesserung der Herztätigkeit ein Kausalzusammenhang bestand, dann würde das bedeuten, daß nicht nur das *Vermeiden* von *körperlichen*, sondern auch das *Eingehen* von *seelisch-gesellschaftlichen* Risiken gesundheitsfördernd sein kann, und dies bei eindeutig *organischem* Krankheitsprozeß.

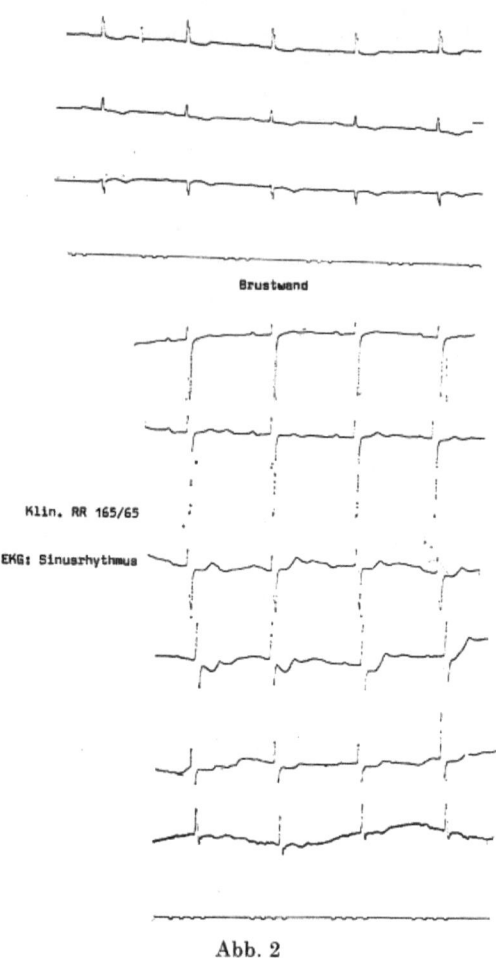

Abb. 2

Elektrokardiogramme

Wir wissen heute schon viel über psychosoziale Bedingungen, die krank machen können, aber immer noch wenig über solche, unter denen ein körperliches Leiden sich *bessert*.

Um hier Einsichten in Zusammenhänge zu gewinnen, ist der therapeutische Umgang mit Einzelfällen unerläßlich.

PESESCHKIAN, N. (Wiesbaden): **Herzrhythmusstörungen unter psychosomatischem Aspekt**

Als ätiologische Faktoren in der Entstehung von Herzrhythmusstörungen sind — neben anderen — chronisch andauernde emotionelle Spannungen zu berücksichtigen (Hoff, 1962; Kaindl, 1964; Stokvis, 1941). Im Sinne einer Theorie der psychosomatischen Zusammenhänge nimmt Hoff (1962) an, daß die Organe der Reizbildung und Reizleitung im Herzen vom vegetativen Nervensystem kontrolliert werden und dadurch mit der Regulation des Gesamtorganismus in Verbindung stehen.

Wir konnten feststellen, daß in der Anamnese von Patienten mit funktionellen Herzrhythmusstörungen neben unmittelbar wirkenden somatischen Faktoren eine Reihe von psychosozialen Bedingungen Einfluß nehmen. Dabei spielen Einstellungen, Erwartungen, Verhaltensstile und die daraus resultierenden psychosozialen Konflikte eine besondere Rolle. Herzbeschwerden nach Auseinandersetzungen im Beruf, als Folge von Erziehungsproblemen und im Zusammenhang mit hartnäckigen Eheproblemen, finden sich, wie der Praktiker bestätigen kann, in auffälliger Häufigkeit. Im allgemeinen Sprachgebrauch faßt man diese Bedingungen unter dem Begriff „Streß" zusammen.

Unsere Hypothese lautet: Es gibt neben den generellen, unspezifischen Stressoren (Pschyrembel, 1972) spezifische, belastende Reizkonstellationen. Diese sind abhängig von den im Verlauf der Lebensgeschichte erlernten psychosozialen Normen, die als Einstellungen, Erwartungen und Verhaltensstile eng mit dem emotionellen Leben korrespondieren. Derartige (nicht aber in Hinsicht auf das somatische Symptom) „spezifische Stressoren" sind als wesentliche extrakardiale Ursachen von Herzrhythmusstörungen zu sehen.

Aus der Anamnese und den Konfliktsituationen von Patienten eruierten wir ein Spektrum von Verhaltensweisen und Einstellungen, die einerseits psychische Entwicklungsdimensionen sind, andererseits aber auch zu Konfliktpotentialen im Sinne unserer Hypothese werden können. Zu nennen sind die leistungsorientierten psychosozialen Normen: Pünktlichkeit, Sauberkeit, Ordnung, Gehorsam, Höflichkeit, Ehrlichkeit, Gerechtigkeit, Sparsamkeit, Fleiß/Leistung, Zuverlässigkeit/ Genauigkeit, sowie die emotional orientierten Kategorien Geduld, Zeit, Vertrauen, Kontakt, Sexualität und Glaube, die wir zusammen als Aktualfähigkeiten bezeichnen. Die Aktualfähigkeiten sind im Verlauf der Sozialisation, gemäß dem soziokulturellen Bezugssystem, modifiziert durch die individuelle Entwicklung, erworben, ausgeprägt, internalisiert und zum Teil affektiv besetzt worden. „Wenn ich erfahre, daß meine Tochter in der Schule schlechte Noten bekommen hat, kriege ich Herzschmerzen und kalter Schweiß läuft mir den Rücken herunter" (34jähriger Vater von zwei Kindern).

In einzelnen dieser Bereiche ist man — durch in der Erziehung gesetzte „Mikrotraumen" — sensibler und spricht auf sie eher an als auf andere. So kann für den einen Unpünktlichkeit beunruhigend, angst- und aggressionsauslösend wirken, für einen anderen die übertriebene Pünktlichkeitsforderung eines Partners oder seine Unzuverlässigkeit etc. Treffen in einer Interaktion diskordante Einstellungs- und Verhaltensmuster aufeinander, kann es zu Konflikten kommen, die sich als Mikrotraumen gewissermaßen kumulativ addieren. Es stellt sich ein permanenter emotionaler Streß ein, der von uns im Zusammenhang mit funktionellen kardiovaskulären Störungen beobachtet und untersucht wurde.

Die Reaktionsbereitschaft des Herzens gegenüber Angst und emotioneller Spannung ist allgemein bekannt (Mowlavi, 1200; Kleinsorge et al., 1959; Wolf, 1960). Wir versuchten festzustellen, ob typische Veränderungen des Herzrhythmus mit der suggestiven Induktion konfliktbesetzter Aktualfähigkeiten einhergehen. Untersucht wurde eine Versuchsperson, bei der „Pünktlichkeit" zu den kritischen Bereichen zählte (das Warten auf andere war verbunden mit innerer Unruhe; vor Beginn der psychotherapeutischen Behandlung waren paroxysmale Tachykardien im Anschluß an Pünktlichkeitssituationen aufgetreten). Im anderen Fall war „Ordnung" der kritische Bereich (Unordnung wurde als innere Bedrohung erlebt). Als physiologisches Korrelat traten vor Beginn der psychotherapeutischen Behandlung Extrasystolen und paroxysmale Tachykardien auf. In beiden Fällen wurden unter vergleichbaren Bedingungen Pünktlichkeits- und Ordnungssituationen suggestiv induziert. Die Reaktionen wurden durch ein EKG registriert, das Dr. med. Rouhi, FA für Kardiologie, in dankenswerter Weise durchführte. Es zeigte sich eine deutliche, jedoch im Normbereich verbleibende Erhöhung des Sinusrhythmus in den Situationen, die als kritisch definiert worden waren.

Tabelle 1. Herzfrequenz in Abhängigkeit von kritischen Einstellungsbereichen

Versuchsperson 1 (m)	Frequenz/min	Versuchsperson 2 (f)	Frequenz
Ruhe-EKG	57	Ruhe-EKG	65
Entspannung	65	Entspannung	70
Ordnungssituation (konfliktarm)	62	Ordnungssituation (kritisch)	78
Entspannung	56	Entspannung	58
Pünktlichkeitssituation (kritisch)	67	Pünktlichkeitssituation (konfliktarm)	63

Vergleichswerte stellten das Ruhe-EKG, eine nach J. H. Schultz (1970) induzierte Entspannungssituation, sowie ein nicht konflikthaft besetzter Verhaltensbereich dar. Auch wenn diese Versuche auf Grund des kleinen N statistisch insignifikant sind, keine Herzrhythmusstörungen im engeren Sinn hervorriefen und lediglich als Vorversuche gelten dürfen, zeigten sich deutliche Tendenzen im Sinne unserer Hypothese.

Für den Internisten und den praktischen Arzt scheint zur Zeit weniger die somatische Diagnose kardiovaskulärer Störungen ein Problem, als vielmehr die differentialdiagnostische Bewertung eventueller psychischer Komponenten. Es geht also nicht bloß darum, internistisch einen pathologischen Befund zu erheben oder ihn auszuschließen, sondern ebensogut von der neurosenpsychologischen Seite her beteiligte psychische Faktoren zu eruieren (oder sie auszuschließen). Auf die Relevanz dieses Problems weisen die Arbeiten von Uexküll (1963), Gadermann (1967), Delius (1966) und Kalinski (1975).

Als Instrument zur Abklärung des psychogenen Hintergrundes funktioneller Herzrhythmusstörungen schlagen wir das auf den o. g. Überlegungen aufgebaute differenzierungsanalytische Inventar (DAI) (Peseschkian, 1974a, 1974b) vor. Das DAI erfaßt zentrale psychosoziale Konfliktdispositionen in den Begriffen der Aktualfähigkeiten. Es dient dazu festzustellen, welche Verhaltens- und Einstellungskategorien konflikthaft besetzt sind bzw. zu permanenten emotionellen Belastungen disponieren.

Differenzierungsanalytische Vorgehensweise, dargestellt an einem Fall funktioneller Herzrhythmusstörungen:

Daten: 23jährige Sekretärin, verheiratet sein 5 Monaten. Symptomatik und Diagnose: funktionelle Herzrhythmusstörungen (Sinusarrhythmie, paroxysmale Tachykardien), Magenbeschwerden, Phobien und Depressionen. Die Patientin berichtete, manches in der Ehe belaste sie, und sie klagte: „Obwohl wir uns körperlich gut verstehen, passen wir nicht zusammen. Wir sind ganz andere Typen." Wir führten das DAI durch. Die Instruktion lautete: „Kommt es im Bereich der Pünktlichkeit (Ordnung usw.) zu Konflikten ? Wer von Ihnen (Sie oder Ihr Mann) legt mehr Wert auf Pünktlichkeit (Ordnung usw.) ?" Dem jeweiligen Fall entsprechend sind Modifikationen der Instruktion möglich. Signiert wurden die Verhaltensbereiche derart, daß (+ + +) die höchste subjektive Bewertung einer Kategorie kennzeichnete, (− − −) die niedrigste Bewertung; (+ −) bedeutet eine Indifferenz gegenüber dem zu beurteilenden Verhaltensbereich; (+ +),

(+) und (− −), (−) sind Abstufungen der subjektiven Bewertung. Die zweite Spalte gibt die Selbstbeurteilung der Patientin hinsichtlich der Aktualfähigkeiten wieder. Die dritte Spalte kennzeichnet die Fremdbeurteilung des Partners durch die Patientin. Die vierte Spalte enthält Spontankommentare.

Tabelle 2. Differenzierungsanalytisches Inventar einer 23jährigen Patientin

Aktualfähigkeiten	Ich	Partner	Spontanaussagen
Pünktlichkeit	+ + +	+ −	Wenn ich meinen Mann abhole, kann ich ruhig eine halbe Stunde auf ihn warten. Wenn ich 5 min zu spät komme, wird er ungeduldig.
Sauberkeit	+ +	+ +	
Ordnung	+	+ + +	Ich bin der Meinung, eine Wohnung soll so aussehen, daß sie zeigt, daß Leute darin wohnen. Er ist der Auffassung, daß die Wohnung aussehen muß wie ein Katalog.
Höflichkeit	+ +	+ +	
Gehorsam	+ −	+ −	
Ehrlichkeit (Treue)	+ +	+ +	Bisher gab es da keine Probleme.
Gerechtigkeit	+ +	+ +	
Sparsamkeit	+ −	+ +	Ich leiste mir das, was ich brauche von meinem Verdienst.
Fleiß/Leistung	+ + +	+ + +	Ich glaube, wir beide wollen beruflich erfolgreich sein.
Zuverlässigkeit	+ + +	+ +	
Geduld	− −	+ −	Die geht mir manchmal ab.
Zeit	+ + +	− − −	Wir haben nicht viel Familienleben.
Vertrauen	+ +	+ +	Mein Mann arbeitet Schicht. Wenn ich morgens weggehe, schläft er, wenn ich nach Hause komme, ist er nicht da.
Kontakt	+ + +	−	Mein Mann ist ein Einzelgänger. Er hat Hemmungen, die anderen könnten ihn nicht akzeptieren.
Sexualität	+ + + .	+ + +	Mir macht's Spaß, und ich glaube, meinem Mann macht's auch Spaß.
Glaube/Religion	+ −	+ −	

Pünktlichkeit, Ordnung, Zeit und Kontakt erwiesen sich im vorliegenden Fall als Konfliktpotentiale und als Bereiche permanenter emotioneller Belastung. Eine verminderte Tragfähigkeit in diesen Bereichen konnte aus der Erziehung der Patientin (Grundkonflikt) nachgewiesen werden. Als Methode hierzu wurde ebenfalls das DAI angewandt, mit der Instruktion: ,,Worauf haben Ihre Eltern mehr Wert gelegt? Wer hat mehr Wert gelegt auf Pünktlichkeit (Ordnung usw.)?" Auf der Basis dieser Analyse des Aktual- und Grundkonfliktes konnte die zugrunde liegende Konfliktsituation erfaßt und durchgearbeitet werden. Das differenzierungsanalytische Inventar ist im derzeitigen Stadium der Entwicklung kein normiertes Instrument, sondern ein praktisch bewährtes exploratives Verfahren.

Seine Aufgaben sind folgende:

— Das DAI gibt differentialdiagnostische Hinweise zur Abklärung psychosozialer Anteile der Ätiologie.

— Es kann als Entscheidungshilfe bei der Wahl der Behandlungsstrategie fungieren.

— Das DAI läßt sich als Grundlage für ein therapeutisches Gespräch — auch in der nicht-psychotherapeutischen Praxis — verwenden.

— Es kann als Basis für eine konfliktzentrierte Psychotherapie (Einzeltherapie, Gruppenpsychotherapie, Familientherapie) dienen.

— Es bietet Ansätze für die präventive Medizin, ebenso für die Psychohygiene und die Nachsorge.

Zusammenfassung

Von den psychosomatischen Zusammenhängen bei (funktionellen) kardiovaskulären Störungen ausgehend, werden die inhaltlichen Komponenten (Aktualfähigkeiten) der ätiologisch wichtigen permanenten emotionellen Belastungen dargestellt. In einer experimentellen Versuchsanordnung wird gezeigt, daß eine Veränderung der Frequenz des Herzrhythmus durch die suggestive Induktion konfliktbesetzter Aktualfähigkeiten erzielt werden kann. Welche Einstellungs- und Verhaltensbereiche konfliktbesetzt sind, hängt von der Lerngeschichte des Patienten ab. Als exploratives Verfahren zur differentialdiagnostischen Abklärung funktioneller kardiovaskulärer Störungen wird das differenzierungsanalytische Inventar (DAI) vorgeschlagen. Die Verwendung des DAI in der Therapie und in der präventiven Medizin wird angeregt.

Literatur

Delius, L.: Psychovegetative Syndrome. Stuttgart 1966. — Gadermann, E.: Verh. dtsch. Ges. inn. Med. **73**, 132 (1967). — Hoff, F.: Klinische Physiologie und Pathologie, 6. Auflage. Stuttgart 1962. — Kaindl, F.: EKG und Emotion. In: Muskel und Psyche, p. 178. Basel-New York: Karger 1964. — Kalinski, S.: Therapiewoche **25**, 2, 162 (1975). — Kleinsorge, H., Klumbies, G.: Psychotherapie in Klinik und Praxis. München-Berlin 1959. — Mowlavi: Massnavi. (In persischer Sprache, um 1200). — Peseschkian, N.: Schatten auf der Sonnenuhr — Erziehung — Selbsthilfe — Psychotherapie. Wiesbaden 1974a. — Peseschkian, N.: Sexualmedizin **3**, 506 (1974b). — Pschyrembel, W.: Klinisches Wörterbuch, 251. Auflage. Berlin-New York: de Gruyter 1972. — Schultz, J. H.: Das Autogene Training, 13. Auflage. Stuttgart 1970. — Stokvis, B.: Psychologie und Psychotherapie der Herz- und Gefäßkrankheiten. Lochem 1941. — Uexküll, T. v.: Grundfragen der psychosomatischen Medizin. Hamburg 1963.

SCHÜFFEL, W., SCHONECKE, O. W. (Abt. Inn. Med. u. Psychosomatik, Zentrum Inn. Med. u. Kinderheilkunde d. Univ. Ulm): **Ärztliche Verhaltensweisen in der Behandlung funktionell Kranker — Möglichkeiten einer integrationsorientierten Diagnostik und Therapie**

Fragestellung

Die vorliegende Untersuchung bezweckt, das Vorgehen von Krankenhausärzten einer Universitätsklinik hinsichtlich eines integrationsorientierten Verhaltens in Diagnostik und Therapie des funktionellen Patienten zu beurteilen. Es soll versucht werden, häufig wiederkehrende Verhaltensweisen zu beschreiben und möglichst zu einer Einstufung der beobachteten Verhaltensweisen unter dem Gesichtspunkt zunehmender Integration vorliegender Daten des klinischen Befundes und der Merkmale der Interaktion in eine Gesamtdiagnose/-therapie zu kommen.

Rahmen der Untersuchung

Es handelt sich um einen einjährigen Beobachtungszeitraum, innerhalb dessen ein stationsnaher und intensiver psychosomatischer Konsiliardienst durchgeführt wurde. „Stationsnah" besagt, daß zwei Konsiliarii (Rotmann, der Autor W. Sch.)

ihre Arbeitsräume auf denselben Fluren hatten, auf denen die vier zu beratenden Stationen lagen. Die Stationen hatten insgesamt 76 Betten. Es wurden während des genannten Zeitraumes 11 Kollegen (Stationsärzte, Zweitärzte) beraten. Die Bedingungen des Arbeitsplatzes wurden von M. Rotmann an anderer Stelle ausführlicher beschrieben [1].

Jährlich wurden etwa 1200 Patienten auf diesen 4 Stationen aufgenommen. Die Konsiliarii sahen von diesen 202 Patienten, also 17% [2]. Wiederum 42 dieser 202 Patienten (20%) wiesen funktionelle Störungen auf. Von diesen 42 Patienten, deren Behandlungsablauf hier beurteilt werden soll, waren 16 Männer und 26 Frauen; das Durchschnittsalter betrug 43 Jahre. In der Mehrzahl dieser 42 Patienten (etwa 6/7) fanden sich psychosoziale Probleme, die zumindest einen krankheitsauslösenden oder -unterhaltenden Stellenwert hatten. In zwei Drittel der Fälle bezogen sich diese Probleme auf die Familie, in etwa ein Drittel auf den Arbeitsplatz, einige waren auf gesonderte Probleme bezogen (z. B. spezielle Operationen; Auseinandersetzungen mit einem Freund). Gewöhnlich wurde die Qualität des Problemes durch den Konsiliarius oder zumindest in enger Zusammenarbeit mit diesem herausgearbeitet.

Ablauf der Untersuchung

Die Konsiliarii nahmen mindestens einmal wöchentlich an einer normalen Stationsvisite teil und machten sich während dieser Aufzeichnungen nach folgendem Muster: Grund der Aufnahme; (vorläufige) Diagnose; wesentlichste organpathologische Befunde; vermutete psychosoziale Problematik; Untersuchungs- und Behandlungsablauf; Merkmale der Arzt-Patient-Interaktion. Diese Aufzeichnungen wurden ergänzt durch informelle Zusammentreffen mit Angehörigen der Stationsgruppe (Ärzte, Schwestern, Medizinalassistenten) und in bestimmten Fällen durch eigene Interviews mit dem Patienten. Ferner wurde an Visiten des Chefarztes teilgenommen und Gruppenbesprechungen durchgeführt; beide Veranstaltungen lieferten zusätzlich Material. Die so gewonnenen Aufzeichnungen wurden nach Abschluß des einjährigen Beobachtungszeitraumes unter folgendem Gesichtspunkt gesichtet:

War es dem behandelnden Arzt möglich, die Ergebnisse der konsiliarischen Beratung oder seiner eigenen psychosozial orientierten Beobachtungen in den diagnostischen und therapeutischen Ablauf zu integrieren? Welche Art von Integration wurde erreicht?

Es wurde angenommen, daß dann eine Integration vorlag, wenn die Beurteilung des vorliegenden Materials den Rückschluß erlaubte, daß der Kollege die beobachteten Beschwerden zur Biographie des Patienten in Beziehung zu setzen suchte, und wenn diese Versuche während Diagnose und Therapie durchgehend zu beobachten waren.

Ergebnisse

Die Bemühungen der Kollegen, wie aber auch unsere eigenen, scheinen sich in fünf verschiedene Formen des Umganges mit den Problemen des Patienten einstufen zu lassen. Sie sind in der folgenden Tabelle aufgeführt.

Tabelle 1. Fünf verschiedene Formen des Umganges von Krankenhausärzten mit den Problemen ihrer Patienten

1. Testorientiert
2. Funktionsorientiert
3. Krankheitsorientiert
4. Verhaltensorientiert
5. Integrationsorientiert

Die nachfolgenden Beispiele sollen die unterschiedlichen Einstellungen charakterisieren. Der Deutlichkeit halber sollen zunächst die Extreme gegenübergestellt werden.

1. Integrationsorientierte Einstellung: Der Arzt bezieht Krankheitsmechanismen auf die Gesamtsituation des Patienten, identifiziert das Krankheitsbild und integriert seine Rückschlüsse hinsichtlich Krankheitsbild, biographischer Situation und Beziehungen zwischen Biographie und Krankheit in Diagnose und Behandlung.

2. Testorientierte Einstellung: Der Arzt kontrolliert Laborwerte. Die Werte sind nicht auf das gesamte somatische Erscheinungsbild bezogen, ganz zu schweigen vom klinischen Gesamtaspekt; Sozialaspekte werden ausgespart. —

Nun die Erläuterungen zu diesen beiden Extremeinstellungen:

Ein 30jähriger Patient zeigte parkinsonähnlichen Tremor. Der Stationsarzt war sich vom Tage der Aufnahme an einer Reihe von Differentialdiagnosen bewußt, die das ganze Spektrum von Morbus Parkinson bis psychophysiologischen Reaktionen umfaßte. Während des Krankenhausaufenthaltes wurde die Differentialdiagnose einer seltenen Erkrankung zunehmend unwahrscheinlich, dagegen ein hysterischer Konflikt zunehmend wahrscheinlicher. Der Stationsarzt führte zumeist während der Visiten und unter regelmäßiger Supervision mit dem Patienten Gespräche durch, und die Beschwerden gingen deutlich zurück.

Während in diesem Fall eine Integration erzielt wurde, war dies im folgenden Fall anders:

Eine 50jährige Patientin litt unter epigastrischem Druckgefühl, stellte aber im Verlauf der Krankenhausbehandlung in wachsendem Maße diffuse Muskelschmerzen in den Vordergrund; gleichzeitig klagte sie über flush-ähnliche Hitzewellen, gelegentliche Tachykardien und selten über eine leichte Diarrhoe. Der erfahrene (!) Stationsarzt verordnete eine Reihe von Laboruntersuchungen. Diese erbrachten keine pathologischen Befunde, mit Ausnahme eines erhöhten Plasmajodspiegels (PBJ von 12γ, obere Grenze 8,5). Die Patientin wurde mit der Diagnose einer leichten Hyperthyreose entlassen, die mit einer „milden" Dosierung von Jod-131 (^{131}J) behandelt werden sollte. Nicht wurde dagegen berücksichtigt: Cholesterin, TBI waren normal; das klinische Erscheinungsbild zeigte insgesamt nicht die typischen Züge einer Hyperthyreose; die Patientin war ängstlich-depressiv; sie hatte Angst, als alte, unverheiratete und alleinstehende Frau zu vereinsamen, dies sowohl im privaten wie beruflichen Sektor.

Zwischen diesen Extremeinstellungen ließen sich drei andere Einstellungen finden:

3. Funktionsorientierte Einstellung: Der Arzt geht von der Erwartung aus, pathophysiologische Funktionen zu identifizieren. Sie werden nicht auf die soziale Situation des Patienten bezogen. — Die Fallgeschichte einer 64jährigen Patientin mit funktionellen Abdominalbeschwerden und Tremor soll diese Einstellung erläutern. — Der Konsiliarius hatte dem Kollegen die Konfliktsituation der Patientin erläutert, die mit den sexuellen Anforderungen des Ehepartners zusammenhing; der Konsiliarius fügte hinzu, daß die Patientin deprimiert sei, aber eine Veränderung der gegenwärtigen sozialen Situation auch eine Veränderung des Stimmungsbildes erwarten ließe. — Der Kollege schrieb in den Entlassungsbrief: „Wir haben die Depression mit Limbatril eingestellt." Es erfolgte kein Hinweis, warum die Patientin depressiv war. — In diesem Fall verstand der Arzt das somatische Verhalten des Patienten als Ergebnis eines gestörten Funktionsablaufes biologischer Prozesse. Die somatischen Beschwerden des Patienten waren jedoch bei genauer Betrachtung nicht in ein bestimmtes Bild einzuordnen, und sie wurden nicht mit psychosozialen Ereignissen aus der Biographie des Patienten in Verbindung gebracht. Vielmehr wurde das Zustandsbild in Form eines organbezogenen Versagens beurteilt.

4. *Krankheitsorientierte Einstellung:* Der Arzt identifiziert sowohl die Mechanismen der Krankheit in ihren biologischen Abläufen wie das Leiden des Patienten; er zeigt sich aber letztlich nicht in der Lage, folgerichtige Schlüsse zu ziehen. — Beispiel: Eine 57jährige Patientin klagte über chronische, rezidivierende Abdominalschmerzen und kürzlich aufgetretene Herzbeschwerden. Gründliche Untersuchungen erbrachten keine Hinweise auf organpathologische Veränderungen, welche die Abdominalbeschwerden erklärt hätten. Die Diagnose Herzinsuffizienz konnte nicht bestätigt werden. Andererseits warf die Patientin ihrem Ehemann dessen außerehelichen Beziehungen vor, die ihr kürzlich bekanntgeworden waren, die sie aber nicht anzusprechen wagte. Der Arzt nahm die Beziehungen zwischen biographischer Situation und Beschwerden wahr: Er diskutierte sie mit der Patientin. Am Ende schickte er die Patientin jedoch in ein ,,Herzsanatorium" und handelte somit entgegen seiner eigentlichen Überzeugung, daß die Beschwerden mit der sozialen Situation verknüpft und nicht auf somatische Bedingungen zurückzuführen waren.

5. *Verhaltensorientierte Einstellung:* Der Arzt identifiziert das Vorliegen von psychosozialer Belastung, vernachlässigt jedoch die Krankheitsmechanismen in ihren biologischen Abläufen. Die verhaltensorientierte Einstellung mag durch den Arzt exemplifiziert werden, der seinen Patienten als ,,überarbeitet" ansieht. In unserem Material fand sich kein einziger Fall, um diese Einstellung zu illustrieren. Möglicherweise wäre diese Einstellung häufiger beim praktischen Arzt zu finden.

In der folgenden Tabelle finden sich in Übersichtsform die Einstufungen nach dem soeben beschriebenen fünfteiligen Konzept. Bei insgesamt 42 Patienten mit funktionellen Beschwerden, die von 11 Krankenhausärzten gesehen wurden, ergab sich ein integrationsorientiertes Vorgehen in 7 Fällen. Hierzu kontrastierend fanden sich 35 Behandlungsabläufe, in der eine Integration nicht möglich war.

Tabelle 2. Häufigkeit unterschiedlich integrationsorientierter Einstellungen, die in Diagnose und Behandlung von 42 stationären Patienten mit funktionellen Beschwerden beobachtet wurden

Vorgehen	Anzahl	
1. testorientiert	6	
2. funktionsorientiert	21	eine Integration nicht erzielt:
3. krankheitsorientiert	8	35 Fälle
4. verhaltensorientiert	0	eine Integration erzielt:
5. integrationsorientiert	7	7 Fälle

Diskussion

Die Beschreibung der einzelnen Einstellungen geht vom Verhalten des Arztes aus, wie es vom Konsiliarius beobachtet wurde, der das Hauptgewicht seiner Arbeit auf die Beratung des Kollegen legt. Indem festgehalten werden soll, in welchem Maße der Kollege biologische und psychosoziale Befunde gleichermaßen erhebt und in seiner klinischen Tätigkeit berücksichtigt, ergeben sich Möglichkeiten, Probleme eines psychosomatischen Konsiliardienstes genau zu beschreiben. Erfolg und Mißerfolg dieses Dienstes werden davon abhängen, in welchem Maße es dem zu beratenden Kollegen gelingt, den integrativen Gesichtspunkt zunächst selbständig zu verfolgen. Das krankheitsorientierte Vorgehen ist einem solchen Vorgehen am nächsten, das testorientierte Vorgehen ist am weitesten entfernt.

Beim derzeitigen Stand psychosomatischer Konsiliararbeit müssen gewöhnlich erste Formen einer Zusammenarbeit zwischen Konsiliarius und organisch behandelnden Arzt entwickelt werden. Es empfiehlt sich, zunächst dort zu beginnen, wo der größte Widerhall zu erwarten ist. Dies wäre im Fall des krankheitsorientiert vorgehenden Kollegen, der an einem integrativen Ansatz interessiert ist.

Verfolgt man diesen Ansatz, werden sich neue Fragen ergeben, die aus der Zielsetzung für eine ärztliche Tätigkeit herrührt. In Zusammenarbeit mit den krankheitsorientierten und integrationsbereiten Kollegen können solche Abläufe am Arbeitsplatz untersucht werden, die sich für eine bewußte Einbeziehung der Biographie in die ärztliche Tätigkeit eignen (z. B. Visite, diagnostischer Eingriff, Gespräch mit Verwandten etc.). Hierdurch würde es wiederum möglich, die Möglichkeiten eines psychosomatischen Ansatzes zu beschreiben und diejenigen Prozesse zu verstehen, die den oben beschriebenen Einstellungen zugrunde liegen.

Literatur

1. Rotmann, M.: Psychother. Psychosom. **22**, 189 (1973). — 2. Schüffel, W.: Psychother. Psychosom. **22**, 192 (1973).

Namenverzeichnis
der Vortragenden und Diskussionsredner

(Die Seitenzahlen der Referate sind halbfett, die der Vorträge gewöhnlich und die der Aussprachen kursiv gesetzt)

Abendschein, Th. 1336
Abenhardt, W. 1615
Aboudan, H. 983
Adam, O. 687, 1194
Adelmann, B. C. 1183
Ahnefeld, S. 1205
Alexander, M. 684
Althoff, P.-H. 1515
Althoff, S. 1126
Altrogge, H. 1434
Amler, G. 1656
Andreeff, M. 1615
Angelkort, B. 1166
Antoni, H. **69**
Appenrodt, H. 1697
Arlart, I. 1097
Armbruster, H. 1023, 1644
Arndt-Hanser, A. 1359
Arnim, von, I. 1322
Arnold, H. **754**
Arnold, W. 1376
Asbeck, F. 155, 1140
Asseburg, U. 1112
Aubert, Ch. 1213
Auel, H. 1152, 1154
Augener, W. 1096, 1585
Augustin, H. J. 1029
Autenrieth, G. 205
Auwärter, W. 721
Avenarius, H. J. 1219
Atzpodien, W. 695, 1432

Baas, E. U. 1239, 1454
Baas, U. 1359
Bachl, G. 1490
Bachl, I. 1490
Bachour, G. 295
Baedeker, W. 182
Bähr, R. 989, 1044
Baetzner, P. 1013
Baeyer, von, H. 1005
Bahlmann, J. 1049
Bahre, G. 1319, 1356
Balda, B.-R. 1576
Baldauf, G. 1680
Balfanz, A. 1286
Barandun, S. **921**
Barlogie, B. 1112
Barmeyer, J. 277, 310
Bartels, H. 1586
Barthel, G. 1689

Bartonischek, W. 1124
Bartsch, B. 141, 496
Batrice, L. 202
Batsford, S. R. 1187
Bauer, K. 1224
Bauerdick, H. 967
Baumeister, G. 1484, 1523
Baumeister, H. G. 1359
Baumgartner, H. R. **838**, 875
Bechtloff, L. 1694
Beck, J.-D. 1092
Beck, O. 888
Becker, E. 312
Becker, K. 1434
Becker, R. 1247
Becker, V. 218, 227
Beckerhoff, R. 1644
Beckmann, B. 1322
Begemann, F. 1295
Behr, J. 1021
Behrenbeck, D. W. 160, 193, 274, 283
Beischer, W. 602, 1493
Belz, G. G. 1662
Bender, F. 231, 237, 242, 272
Benditt, E. P. **843**
Benzer, H. **455**, 486
Berg, G. 639
Berg, P. A. 1347
Berger, H. 1718
Berger, J. 1292, 1366
Bergmann, L. 1103
Berkum, van, D. W. 1131
Berndt, S. 1686
Bertrams, J. 981
Bette, L. 221, 233
Beyer, J. 1511, 1540
Beyer, J. C. C. 1339
Beyer, J.-H. 1119
Biamino, G. 303
Bing, R. J. **869**, 332
Binkele, U. 689
Birk, J. 1549
Bischoff, K. 898
Bischoff, K. O. 328, 1637
Bitz, H. 1366
Bläker, F. 1434
Bleifeld, W. **93**, 247, 298
Blümcke, S. 1026
Blumenberg, G. R. 1021
Bock, K. D. 1026, 1044, 1061

Bode, J. Ch. 1322
Bodem, G. 1659
Bodenberger, U. 1209
Boecker, W. R. 1083
Boesken, W. H. 1187
Böttcher, D. 310, 701, 721, 1144
Bolte, H.-D. 312
Bommer, J. 1563
Bonzel, T. 224
Borberg, H. **670**, 1133
Bornikoel, K. 149
Both, A. 211, 257, 1634
Bottermann, P. 1478, 1481, 1559, 1567
Botzenhard, U. 1191, 1221
Brachtel, D. 1315
Bradley, S. E. 1331
Brandner, G. 689
Brass, H. 1023
Braun, B. 1071
Braunsteiner, H. **918**
Brecht, H. M. 1035
Breddin, K. 1150, 1159, 1163
Brees, J. 1682
Breimer, D. D. 1677
Breithardt, G. 211, 1634
Bremer, K. 1094
Brendel, W. 1185
Breuer, H. **584**
Brinkhus, H. B. 214
Brinkmann, U. 676
Brisse, B. 237, 242
Brittinger, G. 1087, 1094, 1096, 1585
Brittinger, W. D. 989
Brod, J. 1049
Brodersen, M. 1352
Brown, W. V. 1425
Brünner, H. 1569
Brunner, G. **799**
Brunner, H. 1199
Brunswig, D. 1344
Bruntsch, U. 1121, 1608, 1624, 1626, 1627
Buchenau, D. 1677
Büchler, R. 1237
Büchner, Ch. 140
Büchner, U. 1152
Büchner, Th. 1112
Bühlmann, A. A. **359**, 436

Bürkle, P. A. 1205
Büttner, H. **615**, 622
Bundschu, H.-D. 1013, 1347
Burchardi, H. 486
Burck, H. C. 1664
Burck, H. Chr. 823
Burgel, M. 689
Burghorn, D. 187
Burkhard, E. 989
Burkhardt, H. 1169
Burkhardt, R. 1087
Buscher, H. 1308
Bussmann, W.-D. 306

Cachovan, M. 882, 1049
Caesar, K. 891
Caspary, W. F. 1286
Cegla, U. H. 503
Celsen, B. 1049
Cesarini, J. P. 1213
Chikkappa, G. 1085
Cho, J. R. 1576
Chrobok, G. 499
Clasen, R. 1666
Clemens, A. H. **602**
Cohnen, G. 1096, 1555, 1585
Colby, E. **869**
Conrad, H. 509
Constantinides, P. **839**, 875
Cordes, U. 1511, 1540
Corr, H. 1066
Cremer, W. 1026
Creutzfeldt, W. 1262, 1281
Crössmann, W. 996
Cronkite, E. P. 1085
Czygan, P. 1305, 1311

Dacian, S. 247
Dadrich, E. 1402
Daum, S. 499
Day, A. J. 1457
Dayss, U. 1615
Deck, K. A. 625
Deicher, H. 1181, 1363
Delius, W. 176
Delling, G. 976, 1572
Demling, L. 1268
Dengler, H. J. 1659
Desaga, J. F. 1101
Deutsch, E. 1224, 1621
Dicke, K. A. 1131
Dickmann, A. 1530
Dickmans, H. A. 983
Diederich, K.-W. 187, 191, 194
Diehl, V. 1219, 1576
Diekmann, L. 242
Diesch, J. 1637
Dieterle, C. 1490
Dieterle, P. 1490
Dietmann, K. 501
Dietrich, M. **667**
Dietz, A. 289
Dietze, G. 1392
Dissmann, Th. 1642
Distler, A. 1042, 1055

Ditschuneit, H. 1405, 1411, 1415
Ditschuneit, H. H. 1415
Dittrich, J. 170
Djonlagič, H. 191, 194
Dobbelstein, H. 958
Doenecke, P. 216, 233
Dörfler, H. 1273
Doerr, W. **36**
Dollinger, H. 1289
Dollinger, H. C. 1284
Dominick, Chr. 1324
Dommasch, D. 1686
Domschke, W. 1268
Domschke, S. 1268
Doré, G. 1725
Dorn, D. 974
Douwes, F. W. 1128, 1501
Dragosics, B. 1353
Dreiling, H. 1618
Dresselberger, U. 1219
Drings, P. 245, 1109
Druschky, K.-F. 1459
Dudeck, J. 1408, 1689, 1702
Dürr, H. K. 1322
Düsing, R. 1038
Dufey, K. 1047, 1058
Dvorak, K. 1530

Eberlein, L. 625
Ebert, W. 1228, 1231
Eckardt, V. 1359
Eckhardt, R. 1292
Eder, E. 1216
Effert, S. **99**, 140, 247, 298, 1691
Eggeling, B. 1140
Eggstein, M. **533**, 1394, 1397, 1706, 1720
Egidy, von, H. 1699
Ehrke, K. 1366
Eienbröker, B. 1074
Eimer, U. 628
Eimer-Brede, S. 628
Eisenburg, J. 958
Eisenhardt, H. J. 1077
Eisele, R. 260
Elster, K. 1244
Emrich, D. 1128
Engelhardt, R. **754**
Erbel, R. 149, 216
Erbs, R. 292
Erdmann, E. 820
Erdmann, W. 493
Erhardt, W. 325
Ermler, R. 1478, 1481
Ernst, R. 1277
Ernst, S. 1185
Ernst, W. 1035
Esser, H. 141, 144
Essers, U. 1126
Ewe, K. 1329, 1359
Ewers, M. 1126

Fabel, H. **375**, 436
Falck, I. 683

Fauvel, J.-M. 332
Fazekas, A. T. 1632
Federlin, K. 1205
Feigel, U. 1150
Feinendegen, L. E. 218, 227
Feizi, T. 1228
Felix, R. 506
Ferber, E. **799**
Ferlinz, R. **404**, 436, 496
Ferner, H. 1746
Fertöszögi, F. 692
Feurle, G. 1247
Fiegel, P. 1016
Fiehn, W. 832, 835
Fink, P. C. 1181
Fink, U. 1211
Fischer, H. **799**
Fischer, J. Th. 1219
Fischer, K. 1096
Fleck, E. 252
Flörkemeier, V. 1697
Flöthner, R. 216
Fölsch, U. R. 1281
Förster, C. F. 1313
Förster, E. 1376
Folger, W. 1352
Franke, H. 289
Franz, H. E. 1079
Freiberg, J. 1005
Frenzel, H. 512
Frerichs, H. 1262, 1501
Freudenberg, J. 1292, 1366
Freundlieb, C. 218
Frey, M. 1720
Freyland, M. D. 193, 283
Fricke, G. 141, 496
Fricke, L. 1068
Fridman, W. H. 1213
Frischauf, H. **648**
Frisius, H. 884
Fritsch, W.-P. 1235, 1250
Fritze, E. 1706
Fröhlich, J. 1341
Fröhling, W. 1293
Frösner, G. G. 1347
Frommeld, D. 1490
Fuchs, C. 974
Fudenberg, H. H. 1228
Fuhrmeister, U. 1686

Gäng, V. 1336, 1596
Gärtner, U. 1434
Gallenkamp, H. 1339
Gallmeyer, W. M. 622, 1121, 1624, 1626, 1627
Gamm, H. 1016
Ganseforth, H. J. 1262
Ganzinger, U. 1621
Garrett, E. R. 1682
Gauwerky, Ch. 712
Gay, S. 1183
Gehrmann, G. 1106
Gehrmann, J. 1439
Geigenmüller, L. 1637
Geiger, M. 826
Geisler, L. 506

Georgi, M. 1257
Gerbitz, K. D. 1449
Gerecke, D. 1114, 1116, 1124, 1196
Gerhartz, H. 1161
Gerlach, U. 1163, 1324
Gerok, W. 721, 725, 1308, 1317, 1341
Gessler, U. 976
Gierlichs, H. W. 1066
Gierlichs, W. 1651
Gieseking, R. 1322
Gilfrich, H. J. 255, 1666
Gladisch, W. 490
Glaubitt, D. 265
Gleichmann, U. 224, 227, 1694
Gloth, R. 1209
Goebel, K. M. 1451
Göbel, P. 1063
Goebell, H. 1273, 1284, 1289
Goeckenjan, G. 487
Goerg, R. 499
Goppel, L. 269
Gottwik, G. 322
Grabensee, B. 992
Gradaus, D. 237, 242, 272
Gräser, W. 1720
Gräwe, G. 231, 237
Graffe-Achelis, Chr. 1019, 1506
Grella, de, R. 1421
Grenier, A. **869**
Gresham, G. A. **854**, 875
Greten, H. **868**, 1421
Grewe, N. 287
Griebsch, A. 1462
Gries, F. A. 1718
Grob, P. J. **670**
Gröbner, W. 1466
Gross, G. 712
Gross, R. **641**, 1114, 1116, 1124, 1196
Gross, W. 1172
Gross, W. L. 1178
Grosse-Brockhoff, F. 140, 1675
Grosser, K.-D. 155, 1697
Grün, M. 1344
Grünert, A. 1313
Grünert-Fuchs, M. 1376
Grüninger, W. 1686
Grunst, J. 958
Grzegorzewski, Ch. 1680
Guckenbiehl, H. 152
Gülker, H. 320, 328
Günther, R. 1257, 1569
Guize, L. 174
Gundert-Remy, U. 1680
Gunzer, U. 1596
Gutmann, W. 1368

Haacke, H. 1423
Haase, H. 1322
Haasis, R. 1664
Habicht, L. 1689

Hackenberg, K. 1546, 1555
Hadam, W. 1521
Häckel, U. 1178
Härich, B. K. S. 287
Haerten, K. 257
Hagedorn, H.-J. **660**
Hagner, G. 252
Haider, M. 715
Hain, P. 185, 225
Halbach, R. 1005
Halbfass, H. J. 996
Halbritter, R. 167, 715
Halbsguth, A. 1257
Hamm, J. **423**, 436
Handzel, R. 1515
Hanrath, P. 247
Hansen, W. 1335
Hantschke, D. 1119
Happ, J. 1511
Harloff, M. 877
Hartmann, K. P. 1559
Hartmann, W. 1289
Hartung, R. 1567
Haselbach, G. 499
Haslbeck, M. 1497
Hasler, K. 701, 1144
Hasselbach, W. **738**
Hassenstein, P. 170
Hassinger, R. 1444
Hauck, G. 692
Haueisen, H. 1704
Haug, H. 1713
Hausamen, T.-U. 1235, 1250, 1675
Hausmann, L. 628, 1389, 1486
Hauss, W. H. **847**, 875, 1467, 1523
Hausser, R. **339**
Hauswaldt, Ch. 1128, 1501
Hawlina, A. 1066
Hayduck, K. 1013, 1347
Heck, J. 1106
Heckers, H. 1408
Hecking, E. 1016
Heckner, F. 1128
Heesen, D. 1521
Hegge, K. 1219
Hehlmann, R. 1576
Heicke, B. 1221, 1569
Heidbreder, E. 971
Heidenreich, J. 487
Heidland, A. 971, 1001, 1068
Heidler, R. 976
Heidrich, H. 884, 1496
Heilmann, E. 1021
Heimpel, H. 1094
Heimsoth, V. H. 981, 1019, 1506
Heinkelmann, W. 325
Heinrich, D. 1156
Heintz, R. 1023, 1651
Heinze, A. 1593, 1672
Heinze, V. 692, 709, 721, 996
Heiser, I. 829
Heiss, H. W. 277

Heissmeyer, H. 709
Heitmann, P. 1253
Heizer, M. 1738
Helber, A. 1077, 1530, 1532
Held, H. 1013
Heller, A. 155, 998
Helmstädter, V. 1247
Hempel, K. 1068
Henderkott, U. 1599, 1567
Hengels, K.-J. 1675
Heni, N. 709
Hennemann, H. *684*, *686*, *689*, 1001
Henner, J. 1490
Henning, V. H. 974
Henze, B. 1429
Herkel, L. 709, 721
Hermanni, H. H. 961
Hermes, E. 898
Herrmann, J. 1509, 1558
Herrmann, J. M. 1747
Herz, R. 1331
Herzer, J. 257
Herzog, H. 436, **478**, 486
Herzog, P. 1537
Hesse, K. P. 1490
Hessenbroch, V. 1038
Heuck, C. C. 1446
Hiddemann, W. 1112
Hierholzer, K. **738**
Hilgard, P. 1602
Hilger, Chr. 1178
Hilger, H. H. 160, 193, 274, 283
Hille, D. 1576
Hillen, H. 625
Hilschmann, N. **902**
Himmler, Ch. 155, 158
Hirche, H. 1606
Hirschmann, W.-D. 1114, 1116, 1124
Hitzig, W. **670**
Hochrein, H. 1669
Höck, A. 218
Höfer, I. 891
Höffken, K. 1608, 1626
Höffler, D. 1653
Högl, Ch. 1596
Hör, G. 1539
Hötzel, J. 274
Hoffmann, W. 221
Hoffmeister, H. 1273
Hofmann, A. 699
Hofmann, K. P. **809**
Hofschröer, J. 1112
Holl, J. 958
Holtermüller, K. H. 1237, 1239, 1359
Holzhüter, H. 1319
Holzmann, M. **30**
Homoki, J. 1415
Hopf, U. 1376
Hoppe-Seyler, G. 310, 692, 709, 721, 1341
Horbach, L. 1706
Horejschi, J. 1128

Horn, G. 1427
Horsch, A. K. 1457
Horster, F. A. 1558, 1723
Hotz, J. 1273
Huber, A. **799**
Huber, Ch. 1211
Huber, H. **648**, *652*
Huchzermeyer, H. 1256
Hudson, K. 1457
Hübner, H. 317
Huebschmann, H. 1750
Hücker, H. 512, 969
Hütteroth, T. H. 1201
Huhmann, W. 250
Huland, H. 1029
Humke, R. 1302
Hummerich, W. 1532
Hundeshagen, H. 280
Hunstein, W. 1504
Husen, van, N. 1324
Huth, K. 1408, 1444

Intorp, H. W. 1593
Irnich, W. 140

Jaedicke, W. 310
Jaeger, H. 1411
Jäger, W. 1159, 1163
Jahrmärker, H. 167, 715
Janka, H.-U. 1008
Janssen, A. 1466
Jenett, D. 1467
Jenniches, J. 1302
Jesdinsky, H. 1706
Jipp, P. 1725
Joel, E. W. 1394
Jonatha, E. M. 1470
Jontofsohn, R. 704, 709
Jost, G. 1408
Jost, H. 1226
Jung, F. 1415
Junge, U. 1190
Just, H. **131**, 152, 185, 255, 292

Kabelitz, K. 149
Kaboth, U. 1226
Kaffarnik, H. 628, 636, 1389, 1486
Kaick, van, G. 214, 1261
Kaiserling, E. 1586
Kalden, J. R. 1178, 1181, 1219
Kallee, E. 1564
Kaltenbach, M. 306, 1564
Kamanabroo, D. 1112
Kammerer, H. 1459
Kasper, H. 1400, 1402
Kassler, G. 1400
Kather, H. 826, 1271
Katus, H. 199
Katz, N. 963
Kauffmann, W. 1532
Kaufmann, W. 891, 1530
Kaukel, E. 1029

Kaulen, H.-D. 1114, 1116, 1124
Keintzel, E. 1504
Keller, E. 1394
Keller, H. 1540
Keller, H. E. 233
Keller, L. 1493
Keller, R. **478**, 486
Kellner, R. 639
Kemmerich, B. 1646
Kempmann, G. 1602
Kern, R. 199
Kerp, L. **786**
Kessler, C. 1156
Kikis, D. 141, 144
Kindler, U. 1219
Kircher, H. 191
Klapdor, R. 1302
Klaus, D. 1033, 1071
Kleeberg, U. R. 1662
Kleimann, R. 1074
Klein, G. 1682
Klein, H. 724
Klein, U. E. 1327
Kleine, T. O. 631
Klempa, I. 1247
Klempt, H.-W. 231
Kley, H. K. 1509, 1544
Kley, R. 1319, 1356
Kley, S. 1356
Kleybrink, H. 1250
Klose, G. 1421
Klumpp, F. 1033, 1071
Klusmann, G. 1723
Kluthe, R. 963
Knapp, W. 1261
Knapp, W. H. 214
Knauf, H. 692, **726**, 1535
Knieriem, H. J. 140, 211, 875
Knodel, W. 1720
Knolle, J. **951**, 1366
Knoop, F. 1213, 1576
Koch, A. 877
Koch, C.-D. 1098
Koch, H. 1268
Köhle, K. 1730, 1732, 1735, 1737
Köhle, W. 1148
Köhler, H. 986, 1016, 1653
König, E. 1087
Königshausen, Th. 706
Koeppen, K.-M. 1090, 1161
Kötter, D. 260
Köveker, G. 1135
Kohl, F.-V. 1610
Kolb, H.-J. 1008
Koll, E. 721
Koller, S. **515**, 1706
Kolloch, R. 1038
Kommerell, B. 1261, 1305, 1308, 1350
Konietzko, N. 503
Kopp, C. **478**
Kornacher, J. 1378
Korz, R. 1199

Kourilsky, F. M. 1213
Kovacs, E. L. 1114
Krämer, K.-D. 1669
Kränzlin, H. 1478
Krause, D. K. 1532
Krause, U. 1511
Krebs, H. 1150
Kremer, B. 512
Kremer, G. J. 695, 1432
Kreusch, R. 1090
Kreutz, F. H. **529**
Kreutz, W. **725**
Kreuzer, H. 149, 216
Krieglstein, J. 1653
Kriessmann, A. 894
Kritchevsky, D. **873**
Krönig, B. 1042, 1047, 1058
Krück, F. 1038
Krüger, J. 1101, 1178
Krüger, P. 325
Krüskemper, H. L. 1509, 1544, 1558
Krull, F. 1747
Kruse-Jarres, J. D. 622, *639, 640*
Krusen, S. 1315
Kryzwanek, H. J. 1159, 1163
Kübler, W. 245
Kühnel, R. 1063
Kümpel, W. 1298
Küppers, H. 992
Küster, J. 269
Küter, E. 1415
Kuhlmann, H. 1008
Kuhn, E. 832
Kuhn, H. 211
Kunke, S. 493
Kunkel, H. G. 1228
Kunkel, W. 1156
Kunze, K. 1178
Kurnatowski, von, H.-A. 191
Kurz, R. **648**
Kutschera, J. 1689
Kutter, D. 622
Kutz, K. 1244
Kutzner, J. 986

Laaser, U. 891
Lamberts, B. 1356
Lampadius, M. 155, 158
Lang, H. 1702
Lang, K. 185
Lang, K. F. 152, 255, 292
Lange, H.-J. 1706
Lange, J. 1612
Langmaack, H. 1646
Langrock, J. 1546
Lankisch, P. G. 1262, 1286
Larbig, D. 1664
Lasch, H. G. **462**, 486
Laube, H. 1476
Lauffenberg, E. 1530
Lechler, E. 1140
Lehmann, F.-G. 1378, 1384
Lehmann, H. 1361, 1374

Leinweber, B. 1315
Leititis, J. 974
Lemke, R. 1033, 1071
Lemmel, E.-M. 1191, 1221
Leuschner, U. 1311
Leutenegger, H. **381**
Lichtlen, P. 250, 280, 312
Liebau, G. 1013
Liebenschütz, H. W. 260
Liehr, H. 1315, 1344
Liese, W. 280
Limbourg, P. 185, 255, 292
Lindemann, P. 1193
Linder, K. H. 1583
Lindner, U. 199
Linker, H. 1133, 1599
Linzenmeier, G. 1119
Lippold, R. 1699
Litwin, S. D. 1201
Lob, G. 1185
Loch, R. 1713
Locher, M. 1564
Lode, H. 1646
Löffler, A. 1244, 1277
Löffler, G. 1449, 1497
Löffler, H. 1101
Löffler, H.-D. 996
Löhner, J. 306
Lohmann, E. 1138, 1178
Lohmöller, B. 1648
Lohmöller, G. 1648
Lohmöller, R. 1648
Lommer, D. 1239, 1511, 1537
Longin, F. 289
Loogen, F. 211, 257, 1634
Loos, V. 1549
Lorenz, A. 214
Lorenz, D. 689
Lorenz, W. 1253
Losse, H. 622
Lossnitzer, K. 335, 1632
Luboldt, W. 981, 1019
Lubrich, E. 1190
Lücken, R. 961
Lüderitz, B. 174, 179
Lüke, F. 971
Lukowski, K.-J. 1371
Lunke, G. 1021
Luska, G. 1256
Lutilsky, A. 1211
Lutilsky, L. 176, 182
Lydtin, H. 888, 1648

Maerker-Alzer, G. 300, 1371
Mäurer, W. 245
Mahn, I. 1135
Mahrt, R. 1279
Maier, K. P. 704, 1317
Mair, D. 701
Maiwald, L. 1241, 1596
Makoski, H.-B. 1627
Manthey, J. 245
Martin, H. 1103
Martin, M. 1152, 1154
Martini, G. A. 1384

Martiskainen, I. 1704
Massarrat, S. 1298
Matern, S. 1308
Mathes, P. 325, 330
Matthiensen, R. 1504
Matthys, H. 503
Maulbetsch, R. 1394, 1720
Maurer, H. 721
McIntosh, C. 974
Medici, T. **381**
Meesmann, W. 317, 320, 328, 1637
Meier, I. 1699
Meier, J. 687, 1194
Meier-Sydow, J. 436
Meister, R. 1618
Mehnert, H. 1008, 1392, 1497
Mellmann, J. 724
Menzel, H. *1540*
Merguet, P. 1044
Mertens, H. M. 224, 227
Metz, U. 1112
Meurer, K. A. 1077, 1530
Meusers, P. J. 1087
Meyer, C. 1010
Meyer, G. 1010
Meyer, J. 1691
Meyer-Erkelenz, J. D. 298
Meyer-Bertenrath, J. G. 628
Meyer zum Büschenfelde, K. H. **755**, 1292, 1366, 1376
Michel, H. 1702
Middelhoff, G. 1425
Miederer, S. E. 1244, 1277
Mies, R. 1521
Mildner, I. 1720
Minkus, P. 1490
Minne, H. 1572
Mitrenga, D. 300
Mitscherlich, M. 1728
Mittermayer, Ch. **437**, 486
Mödder-Reese, R. 998
Möller, U. 1211
Mönninghoff, W. 1593
Mörl, M. 1387
Mösseler, U. 238
Mohr, G. 1656
Mohr, W. 335, 676, *682*, 688
Mondorf, A. W. 829
Morell, A. **921**
Moser, K. 1621
Most, E. 231
Mühlen, v. z., A. 1555
Mühlfellner, G. 628, 636
Mühlfellner, O. 628, 636, 1451
Müller, K. A. 695
Müller, R. 1363
Müller, T. 1133
Müller, U. St. 1193
Müller-Berghaus, G. 1135, 1318
Mueller-Eckhardt, E. 1156

Muhlack, S. 683
Musil, H. A. 1035

Naber, A. 1199
Nasseri, H. 260
Nasseri, M. 260
Naumann, P. **660**
Neitzert, A. 636, 1694
Neubauer, M. 1515
Neuhaus, L. 216
Neuhof, H. 509
Niehues, B. 160, 283
Nieschlag, E. 1544
Nissen, H. 287
Nobbe, F. 1079
Nocke-Finck, L. **584**
Noé, G. 1239
Nolte, D. **394**, 436
Nolte, J. 310, 692, 709, 721
Nübling, H. 1662
Nussberger, J. 1644

Oberwittler, W. 1324, 1467
Ochs, H. 1659
Ochs, H. G. 1023
Öhl, S. 1085
Oehler, G. 1444
Oehlert, W. 1308
Oelkers, W. 1642
Oerkermann, H. 998, 1196
Offermann, G. 976
Ohlen, J. 1382
Okonek, S. 695, 699
Olbermann, M. 152
Opherk, D. 257
Ortheil, N. B. 1112
Osieka, R. 1121, 1624, 1626, 1627
Osswald, H. 1109
Oster, P. **869**, 1442, 1563
Otto, H. **339**, 436
Overby, L. R. 1359
Owens, K. 322

Paar, G. 1730, 1732, 1735, 1737
Pabst, K. 310, 721
Paeprer, H. 260
Papavassiliou, K. 1467
Pappas, A. 1203, 1580
Parwaresch, M. R. 1423
Pasch, H. 160
Pasquale, de, G. **799**
Pastner, D. **648**
Paterek, K. 1567
Paul, F. 1266
Paulisch, R. 1090, 1161
Pavie-Fischer, J. 1213
Paweletz, N. 1196
Pees, H. 1203
Perings, E. 1190
Pesendorfer, F. 1353
Peseschkian, N. 1752
Peter, H. H. 1178, 1181, 1213, 1576
Peters, M. 289

Peters, U. 1675
Petzold, E. 1746
Pfeiffer, E. F. **602**, 1470, 1476, 1493
Pfeiffer, R. 1606
Pfitzner, A. 1596
Philipp, Th. 1055
Philippi, A. 969
Piehl, W. 193
Planz, G. 1066, 1651
Planz, R. 1066
Platte, G. 1691
Poll, M. 1602
Präuer, H. 158
Prellwitz, W. 719, **902**
Probst, J. 1185
Pröls, H. 1497
Przuntek, H. 1336, 1686
Puchstein, Chr. 719
Pyka, R. 1359

Queisser, W. 1169, 1602

Rabast, U. 1400, 1402
Rackwitz, R. 715
Rädler, M. 894
Rafflenbeul, D. 257
Rafflenbeul, W. 280
Rahn, K. H. **111**, 1066, 1651
Rainer, H. 1621
Rakow, A. D. 1405, 1415
Raptis, S. 1284, 1476, 1493, 1549, 1632
Rasche, H. 1148, 1169
Rasenack, U. 1344
Rastetter, J. 1211
Rassek, M. 1730, 1732, 1735, 1737
Rassi, D. 680
Ravens, K. G. 1725
Redl, A. 269
Regula, M. 1308
Rehlinghaus, U. 1235
Rehn, K. 1504
Reichenberger, H. J. 1648
Reichenmiller, H. E. 146
Reilly, C. E. **799**
Reimer, F. 1449
Reindell, A. 1746
Reindell, H. 277
Reinery, G. 146
Reinhard, U. 146
Reinwein, D. 1546, 1555
Reitig, G. 221
Remberger, K. 1183
Renker, H. 208
Reploh, H. D. 272
Resch, K. **799**
Rettig, G. 233
Reuter, H. 1133, 1599
Richter, Ch. 1148
Richter, E. 1315, 1656, 1677
Richter, J. 1382
Richwien, D. 1001
Rick, W. **536**, 1250

Rickassel, W. R. 1511
Riecken, E. O. **764**
Rieger, H. 1653
Ries, W. 1241
Ring, J. 1185
Rinke, H. 247
Rippich, Th. 963
Ritter, U. 1098
Ritz, E. 689, 961, 1704
Röckel, A. 1001
Röhrig, F. J. 283
Roelcke, D. 1228
Roes, K. W. 1313
Rösch, W. 1268
Rohde, H. 1253
Roka, L. 509, **562**, 1444
Romig, D. 325
Rommel, K. 1284
Rosarius, C. 1530
Rose, K. H. 1740
Rosenthal, J. 1079, 1632
Rosenkranz, K. A. 164
Ross, R. **843**, 875
Rost, H.-D. 506
Rothenbuchner, G. 1549
Rothmund, M. 1313, 1569
Roubin, R. 1213
Rudhart, A. 1352
Rudofski, G. 1079
Rudolph, K. H. 1509
Rudolph, W. 247, 252
Rudorff, K. H. 1558
Rüdiger, H. W. 1610
Rupp, M. **93**, 298, 1691
Ruth, R. C. 322
Rutishauser, W. 312

Saborowski, F. 891, 983
Sack, D. W. 325, 330
Sack, W. 1211
Sage, S. 684
Sailer, D. 639
Samii, M. 1511
Samizadeh, A. 1672
Sarma, J. S. M. **869**
Sattler, R. 1327
Sauer, E. 1211
Savic, M. 1659
Schäfer, A. 1359, 1572
Schäfer, B. 692
Schäfer, N. 1747
Schäfer, P. K. 1659
Schäfer, U. 512, 969
Schaefer, U. W. 1131
Schaeffer, G. 963
Schairer, K. W. 1205
Schaldach, M. 140
Schaller, K. H. 1459
Schanz, M. 963
Scharrer, I. 1150
Schatz, H. 1470
Schauder, P. 1501
Schaumann, H. J. 501
Scheck, R. 1169
Schedel, I. 1209
Scheidemandel, V. 499

Scheidt, E. 719
Scheiffarth, F. 1368
Scheitza, E. 1052
Scheler, F. 974
Schellenberg, B. 1442
Schenk, K. E. 303
Scherberich, J. E. 829
Scherer, E. 1627
Schettler, G. 838, 875
Scheurlen, P. G. **929**, 1203, 1216, 1226, 1580
Schicha, H. 218, 227
Schieffer, H. 221
Schierl, W. 888
Schietzel, M. 1627
Schilling, F. *394, 1181*
Schinle, S. 963
Schirmeister, J. **574**
Schirop, Th. 1496
Schlaak, M. 1361, 1374
Schlehe, H. 503
Schlepper, M. **119**
Schley, G. 1061
Schlierf, G. **869**, 1442
Schlosser, V. 310
Schlupper, J. 242
Schmahl, F. W. 1408, 1444
Schmid, G. 1068
Schmid-Schönbein, H. 1175
Schmidt, C. 1308
Schmidt, C. G. 1119, 1121, 1131, 1602, 1606, 1608, 1624, 1626, 1627
Schmidt, E. 242, 272
Schmidt, F. W. **550**, 622
Schmidt, G. 1286
Schmidt, H. 224, 227, 1262
Schmidt, J. 835, 1021
Schmidt, J. W. 1405, 1415
Schmidt, S. 1161
Schmidt, T. H. 1747
Schmidt, W. 490
Schmidt-Gayk, H. 1704
Schmied, U. 1644
Schmitz, H. 888
Schmitz, H. J. 1532
Schmück, L. 158
Schmülling, R.-M. 1394, 1397, 1720
Schmutzler, H. 265
Schnabel, K. H. 490, 493
Schneider, D. 1161
Schneider, F. 1327
Schneider, J. 628, 1451
Schneider, P. 216, 487
Schnellbacher, E. 695
Schnelle, K. 1682
Schnurr, E. 992
Schöfer, H. 306
Schöffling, K. 1515
Schölmerich, P. **11, 19**
Schön, M. 684
Schönbeck, M. 312
Schönborn, H. 719
Schönborn, J. 1400, 1402
Schönen, J. 496

Schoeppe, W. 829, 1010, 1035
Schollmeyer, P. 310, 692, 709, 721, 1341, 1535
Scholten, Th. 1235
Scholz, H. 704
Scholz, W. 1546
Schonecke, O. W. 1747, 1756
Schorn, H. 1521
Schröder, A. 1077
Schröder. K, E. 1476
Schröder, R. 303
Schubert, G. 958
Schubert, J. C. F. 1103
Schubert, W.-R. 1394, 1397
Schubotz, R. 628, 1389, 1486
Schüffel, W. 1756
Schüller, E. 622
Schürmann, K. 1511
Schürmeyer, E. 1493
Schütterle, G. 1279
Schulte, H. 1467
Schulten, H. K. 160, 274
Schultheis, K.-H. 1730, 1732, 1735, 1737
Schultze, G. 1642
Schulz, A. 976
Schulz, S. 1627
Schulz, V. **463**, 486, 493
Schulz, W. 976
Schumacher, K. 300, **652**, 1371
Schumann, G. 1042
Schuster, C. J. 879
Schuster, H. P. 695, 719
Schuster, R. 986
Schwab, I. 501
Schwahn, Ch. 509
Schwandt, P. 1473
Schwartzkopff, W. 1427, 1439
Schwarz, J. A. 1226
Schwarz, W. 1029
Schwarze, G. 1580
Schweigart, U. 1481, 1567
Schweizer, P. 247
Schwippe, G. 231
Sebening, H. 176
Seeber, S. 1121, 1624, 1626, 1627
Seidel, D. **534**, **865**, 1442, 1563
Seifert, E. 1256
Seifert, J. 1185
Seiler, D. 832, 835
Seipel, L. **82**, 211, 1634
Selemann, H. K. 1747
Seling, A. 1094
Senges, J. 199
Sennekamp, J. 506
Seybold, G. 1612
Sieberth, H.-G. 998, 1005
Sieg, K. 1434
Siegenthaler, G. **381**
Siegenthaler, W. **381**, 436, 1644

Siegers, C.-P. 187
Siemon, G. 1005
Sietzen, W. 1029
Sigwart, U. 224, 227, 1694
Simon, B. 826, 1271
Simon, H. 496
Simons, C. 1730, 1732, 1735, 1737
Sinterhauf, K. 1237, 1239, 1511, 1537
Sippel, A. 280
Sippel, R. 724, 1049
Skvaril, F. **921**
Slawski, H. 496
Smekal, von, P. 160, 193
Smidt, U. 1706
So, C. S. 202
Sobbe, A. 896
Solbach, H. G. 1509
Späth, M. 252
Spiegelman, S. 1576
Spiller, P. 149, 216
Spillner, D. 310
Staber, F. 1211
Stadelmann, O. 1244, 1277
Stahl, M. 1484
Stahlbauer, W. 247
Standl, E. 1008
Stauch, M. 287, 335
Staudinger, Hj. 1
Stegaru, B. 501, 989, 1602
Stein, H. 1586
Stein, O. **847**
Stein, W. 1279
Stein, Y. **847**
Steinbeck, G. 174, 179
Steinbrück, G. 155
Steinhardt, H. J. 1535
Stelbrink, U. 636
Stelzer, A. 1691
Stender, H.-St. **370**, 436, 1256
Stengel, R. 1704
Stephan, B. 1363
Stephan, K. 317, 320, 328, 1637
Stephany, W. 1066, 1651
Stephinger, U. 1156
Stern, A. 1163
Sternitzke, N. 221
Stewart, U. 1178
Steyns, H. 298
Stickl, H. 1185
Stiehl, A. **869**, 1293, 1305, 1308, 1311
Stockmann, U. 884
Stoffner, D. 1615
Stossberg, V. 1563
Strachotta, W. 1689
Strauer, B. E. 1630
Striewe, K. 1546
Striewe, M. 1546
Stroh, J. 631
Stroobandt, R. 211
Stühlen, H. W. 1691
Stumpe, K. O. 1038

Stumpff, U. 896
Südhoff, A. 963
Swierzinski, R. 265

Taegtmeyer, H. 196
Talke, H. 704, 1317
Tasche, V. 1672
Tauchert, M. 160, 274, 283, 1077
Teichholz, L. E. 196
Teilken, M. 958
Thamer, G. 1350
Tharandt, L. 1546
Theile, U. 1711
Theisen, K. 167
Theiss, W. 894
Thews, G. **350**
Thiel, van, D. 1185
Thiel, H. 1344
Thiele, K. G. 893
Thoma, R. 1005
Thormann, I. 265
Thum, Ch. **602**, 1476, 1493
Tilkes, F. 1101
Tillmanns, H. H. 332
Tönissen, J. 1286
Tönnesmann, E. 1205
Töpfer, M. 277
Trendelenburg, U. **799**
Treusch, B. 961
Trobisch, H. 1219
Troidl, H. 1253
Trübestein, G. 144, 896
Trülzsch, D. 1656
Turner, F. 1241
Twittenhoff, W.-D. 989
Tympner, F. 1268

Uehlinger, E. 986
Uexküll, von, Th. 1747
Uhl, N. 1504
Uhlenbruck, G. 712
Ulmer, H. V. 493
Ulmer, W. T. 414, 436
Unger, F. M. 1621
Ungern-Sternberg, von, A. 879

Velte, H. 898
Vesselinovitch, D. 857
Vetter, H. 1038, 1244, 1528, 1644
Vetter, W. 1644
Vlachoyannis, J. 1010, 1035
Vlaho, M. 998
Voelcker, H. 961
Völker, D. 496
Vogel, B. 1394, 1397
Vogel, F. 506
Vogel, W. 486
Vogelberg, K. H. 1718
Voigtmann, R. 1114, 1124
Voit, E. 1329
Volger, E. 202, 894, 1175
Volk, B. 1317
Vollrath, P. 1744, 1746

Vorlaender, K. O. **591**, 622
Vyska, K. 218, 227

Wack, O. 1094
Wagner, H. 1074, 1484, 1523
Wahl, R. 1564
Wallner, R. 1026
Walter, B. 1042, 1421
Walther, F. 1103
Walther, H. 170, 238
Wambach, G. 1530, 1532
Wandel, E. 1359
Wang, A. C. 1228
Warnatz, H. 1216, 1368
Weber, E. 1680
Wedler, H. L. 1738
Weglicki, W. B. 322
Wegmann, A. 208
Wegner, G. 1612
Weigand, W. 1602
Weihrauch, T. R. 986, 1653
Weiller, H. 1366
Weis, H. J. 1313, 1454
Weismüller, G. 1035
Weisweiler, P. 1473
Weizel, A. 1425
Wellauer, J. 312
Wenning, N. 1074
Werner, I. 1747
Werner, U. 1061
Wernze, H. 1068, 1339, 1677
Wesch, H. 1336
Wessels, F. 1074, 1418, 1672
Wessels, G. 1418

Wester, H.-A. 191, 194
Westermann, K. W. 898
Wetter, O. 1583
Wewalka, F. 1353
Wichert, von, P. **444**, 486, 1610
Wicklmayr, M. 1392
Wiegelmann, W. 1509, 1544
Wieland, H. 1563
Wieland, O. H. 1449
Wiemer, E. 1586
Wienbeck, M. 1253
Wiermann, H. 1555
Wiesenecker, G. 1279
Wilbert, L. 986
Wildgrube, H. J. 1300
Wildhack, R. 1591
Wildmeister, W. 1509, 1558, 1723
Wilmanns, W. **938**, 1612
Windemuth, H. 1286
Wink, K. 277, 310
Winkelmann, W. 1521
Winkler, G. 1470
Wirth, W. 680, 1193
Wirtzfeld, A. 155, 158, 176, 182, 894
Wissler, R. W. **857**, 875
Wittermann, C. 1392
Wizemann, V. 1279
Wobser, E. 1244, 1277
Wolf, H. 509
Wolfert, W. 1289

Wolff, H. P. 1047, 1058
Worth, G. 436
Würz, H. 1530
Wüst, G. 1523, 1618
Wuppermann, Th. 724
Wuttke, H. 1552

Zabel, P. 1374
Zach, J. 1603
Zach, St. 1603
Zacouto, F. 174
Zäh, W. D. 1546
Zahn, R. K. 1092
Záruba, K. 1644
Zebe, H. 238, 1425
Zehner, J. 1033, 1071
Zeidler, H. 1181
Zieglauer, H. **648**
Ziegler, R. 1572
Ziemen, I. 1159
Zierden, E. 1484, 1523
Ziesemer, G. 1128
Zilker, Th. 1478, 1567
Zilly, W. 1315, 1677
Zimmerer, U. 1425
Zimmermann, W. 963
Zipfel, J. 292
Zipfel, S. 292
Zöfel, P. 628, 636
Zöller, H. 1172
Zöllner, E. J. 1092
Zöllner, N. 622, 1273, 1462, 1466
Zschiedrich, M. 1429

Sachverzeichnis

(Die Seitenzahlen der Referate sind halbfett, die der Vorträge gewöhnlich
und die der Aussprachen kursiv gesetzt)

Abwehr, humorale, Störung **648**, *652*
Adalat®, Hirndurchblutung, Unterschenkeldurchblutung 888
Adipositas, Fenfluramin 1473
Adipositastherapie 1400
Äthanolbelastung, Leber 1319
Äthinylöstradiol-Cholestase 1331
Akromegalie, Somatostatin, Bromocriptin 1515
Aldosteronismus, primärer 1528
Aldosteronsekretion, essentielle Hypertonie 1038
Alveolitis **375**
Aminosäuren, Blutserum 1467
Amobarbital 1682
Anämie, nephrogene 981
Angiographie, linksventrikuläre 280
Angiologie 877ff.
Antiarrhytmika, klinische Pharmakologie **111**
Anti-DNS-Antikörperbestimmung 1221
Anti-HB$_s$Ag-positive akute Hepatitis 1353
Antihypertensiva, Kreislauf 1044
Antikonzeption, Bakteriuriehäufigkeit 689
Aorteninsuffizienz 255
Aortenklappenfehler, Echokardiographie 247
Aortenklappenersatz, prothetischer 257
Arena-Virus-Infektion 676
Arteriosklerose, Ernährung **869**
Arteriosklerose, Früherkennung 882
Arteriosklerose, Plasmalipoproteine **865**
Arteriosklerose, Rauchen 877
Arteriosklerose, Rückbildungsfähigkeit **875**
Arterioskleroseprobleme 838ff.
Arterioskleroseprozeß, Mesenchym **847**
Arzneimittelnebenwirkungen 1651
Asthma bronchiale 1194
Asthma bronchiale, Therapie 501
Atherosclerosis, Endothel **839**
Atherosclerosis, glatte Muskulatur **843**
Atherosclerosis, Rückbildung **854**, **857**
Atherosclerosis, Therapie **873**
Auer-Stäbchen, akute Leukämie 1090
Australia-Antigen 1366
AV-Erregungsleitung 194

Bartter-Syndrom 1535
Becken-Beinvenenthrombosen, Thrombolyse 894
Befundmuster, Statistik **515**
Begleitparaproteinosen, benigne **921**
Begrüßungsworte **11**
Belastungs-Elektrokardiographie, Biosignalanalyse 1694

Betablocker, antihypertensive Wirkung 1642
β-Methyl-Digoxin 1664
β-Stimulation, venöse Gefäßperipherie 898
β-Sympathikolytikum 1637
β-Zelle, künstliche **602**
Bindegewebserkrankungen, Kollagentyp 1183
Biomembran, Defekte 725ff.
Biomembran, Signalwandlung **809**
Biomembranen, Funktion **726**
Björk-Shiley-Herzklappenprothesen 265
Blockierung, atrioventrikuläre 141
Blut, rheologische Eigenschaften 1175
Blutdruck 1713
Blutglucosewert, diagnostische Relevanz 1497
Blut-Katecholamine 245
Blutleukozyten 1083
Blutparameter, Beeinflußbarkeit **636**, *639*
Blutzuckertagesprofil, kontinuierliches 1476
B-Lymphozyten-Charakteristika 1585
Bromcarbamidintoxikation, Thrombozytenfunktion 701
Bronchialcarcinom 1610
Bronchialcarcinom, kleinzelliges 1627
Brufacain® 187
Brufacain®, His-Bündel-Elektrographie 191
Bypassoperationen, aortokoronare 310

Carbenoxolon, Plasma-Cortisol 1239
Chenodesoxycholsäurebehandlung, Transaminasenerhöhungen 1308
Cholangiographie, Cholestase 1257
Cholangio-Pancreaticogramm 1256
Cholestase, Serumenzyme 1327
Cholesterinsättigung, Tagesrhythmik 1295
Cholesterolstoffwechsel, Alkohol 1454
Cholestyramin, Arzneimittelmetabolismus 1656
Cholsäure 1308
Colitis ulcerosa, Histokompatibilitäts-(HL-A-)Antigene 1292
Colon irritabile, Psychosomatik 1737
Coma hepaticum, Überlebensrate 1315
Coronarinsuffizienz 287
Cor pulmonale, chronisches 499
Cortisolrhythmus 1537, *1540*
Cystische Fibrose, Pankreas 1324

Darmmucosa, aktiver Transport **764**
Denken, psychomatisches 1728
Desoxycholsäure 1308
Diabetiker, juvenile 1470
Diabetes 1392ff.
Diabetes-Therapie, Insulinsekretion 1478

Dialyse, Niereninsuffizienz 992
Dialyseeinheit, Hepatitis B 1347
Dialysepatient, körperliches Leistungsmaximum 1005
Dialysepatienten, chronische 989
Diazoxid 1049, 1052
Diazoxid, inotrope Wirkung 1632
Diehl-Alphatronic 1704
Diffusionsstörungen, Pathophysiologie **350**
Digitalisierung, Erythrozytenelektrolyte 1672
Digoxin, Kombinationspräparate 1666
Digoxin, Metabolismus 1675
Digoxin, Resorption 1659
Digoxine, Abklingquote, Plasmahalbwertszeit 1662
DIQUAT-Elimination, Hämodialyse 699
Disopyramid, Antiarrhythmicum 152
D-Penicillamin 1190
Ductus thoracicus-Lymphdrainage 1094
Dünndarm, Hyperplasie, noduläre lymphatische 1289
Dünndarmabsorption, Hemmung 1284

Echocardiographie 196
Eisen-Protein-Bindung, unspezifische 1098
Ejektionsfraktion, ventrikuläre 227
EKG-Auswertesystem, Computer 1689
EKG, Computeranalyse 1691
EKG-Kurs, programmierter 1697
EKG-Veränderungen, Serumelektrolytwerte 202
Elektrocardiogramm, Cardiomyopathie 211
Elektrokardiographie, Schock 208
Elektrolythaushalt, Membrantransport **738**
Endokrinologie 1392 ff.
Endotoxin, Gerinnung 1138
Energieumsatz 1402
Enteritis regionalis, Histokompatibilitäts-(HL-A-)Antigene 1292
Epidemiologie und Vorsorgemedizin 1711 ff.
Eröffnungsansprache **19**
Erregungsleitung, myokardiale 312
Erythrozytenfunktion, Membrantransport **754**
Erythrozytenmembran, Transport-ATPase 835
Evans-Syndrom 1106
Experimentaltumoren 1615
Extrasystolie **131**
Extremitätendurchblutung 891

Farbstoffverdünnungskurven 231
Fasten, Überlebensmechanismus 1392
Feminisierung, testikuläre 1546
Festvortrag **1**
Fettsucht 1408
Fibrinolyse 1148, 1150
Fibrinstabilisierung 1148

γ-D-Plasmozytom **951**
Gammopathien, Cytologie **918**
Gammopathien, Immunologie **902**
Galle, Lithogenität 1298, 1302
Gallenblase, Ultraschalluntersuchung 1261
Gallengangszysten (M. Caroli), intrahepatische 1305

Gallensäureglucuronide 1293
Gallensäuren 1300
Gallensäurenexkretion 1302
Gallensteine, Zusammensetzung 1313
Gasaustausch, pulmonaler, Dopamin 487
Gastrinfreisetzung 1237
Gastrinfreisetzung, Antazida 1235
Gastrinfreisetzung, extragastrische 1250
Gastritis, urämische 961
Gastroenterologie 1235 ff.
Gegenpulsation, extrakorporale 274
Gegenstromelektrophorese, DNS-Antikörper 1219
Geriatric, septische Komplikationen 683, *684*, *688*
Glandula parotis, Alkoholismus 1322
Globalinsuffizienz, respiratorische 496
Glomerulonephritis, chronische 1023
Glukagonsekretion 1484
Glukoseassimilation, Vincristin 1501
Glukosetoleranz, Vasodilatantien 1496
Glucosetoleranztest, Assimilationskoeffizient 622
Glukoseumsatz 1481
Glukosurie, renale 1506
Glykosaminglykane 1423
Goodpasture-Syndrom **404**
Gruppenarbeit, therapeutische 1738

Hämatologie 1083 ff.
Hämodialyse, autonome Insuffizienz 1001
Hämodialyse, Erythrozyten-DPG•1008
Hämodialyse, Marcumar® 1013
Hämodialyse, Leukozytensturz 996
Hämodialyse, lymphoide Zellen 998
Hämodialyse, 3'5'cAMP 1010
Hepatitis, α-1-Fetoprotein 1382
Hepatitis-B-Antigen, Blutspender 1359
Hepatitis-B-Antigen, Speichel, Urin 1356
Hepatitis-B-Oberflächen-Antigen 1350
Hepatitis, Immunreaktion 1368
Hepatitis, posttransfusionelle 1361
Hepatitis, Therapie 1387
Hepatitisrisiko 1374
Hepato-Choledocholithiasis, Chenodesoxycholsäure 1305
Hepatologie 1235 ff.
Hepatozyten, IgG 1376
Herz, druckhypertrophiertes 328
Herzinfarkt, experimenteller 325
Herzinfarkt, Hämodynamik 292, 295
Herzinfarkt, Kreislaufstillstand, Prognose 298
Herzinfarkt, Therapie 306
Herzkatheter, Oberflächenfeinstruktur 238
Herzkatheteruntersuchung, Serumenzymaktivitäten 233
Herzklappenersatz, Hämolyserate, Gallensteine 269
Herzmuskelzellmembran, menschliche 820
Herzschrittmacher 1750
Herzschrittmacher-Doppelstimulation 167
Herzschrittmacher, Kontrolle 155
Herzschrittmacher, Stimulationsfrequenz 160
Herzschrittmacher-Therapie, Impulsdauer 158

Herzrhythmusstörungen 1752
Herzrhythmusstörungen, Anaphylaxie 199
Herzrhythmusstörungen, Elektrophysiologie **69**
Herzrhythmusstörungen, historischer Rückblick 30
Herzrhythmusstörungen, Kardiologie 30 ff.
Herzrhythmusstörungen, Schlaf 146
Herztöne, Spektralanalyse 1699
Hirnschäden 706
His-Bündel-Ableitungen 182
His-Bündel-Elektrographie **82**
Histiocyten, seeblaue 1603
Histiozytosis X 1602
H-Ketten-Erkrankungen **929**
Hochdruck, renovaskulärer 1079
Hodenteratome, Chemotherapie 1626
Hodentumoren 1606
Hormone, Membranspezifität **786**
Hyperaldosteronismus, primärer 1530
Hyperchylomikronämie 1423
Hyperinsulinismus 1486
Hyperlipidämie, homozygote 1434
Hyperlipämie, Pathogenese 1446
Hyperlipoproteinämie 1172, 1718
Hyperlipoproteinämie, alkoholinduzierte 1451
Hyperlipoproteinämie, Antistreptolysintiter 1429
Hyperlipoproteinämie, Befundmuster, Normbereiche **534**
Hyperlipoproteinämie, Kindesalter 1427
Hyperlipoproteinämie, Plasmaglykosphingolipide 1432
Hyperlipoproteinämie, Typ IV 1442
Hyperostose, sterno-costo-claviculäre 986
Hyperoxalurie, enterale 1286
Hyperparathyreodismus 1567
Hypertension, akute pulmonale 509
Hyperthyreose 1552, 1555, 1559
Hyperthyreose, Lipoprotein 1563
Hypertonie 1033 ff.
Hypertonie, cAMP, Speichelausscheidung 1068
Hypertonie, essentielle, 17-Hydroxylasemangel 1063
Hypertonie, juvenile 1715
Hypertonie, periphere Durchblutungsgrößen 1049
Hypertoniker, Nierenfunktion 1052
Hypertoniker, Tagesvariabilität 1058
Hypoglycaemia factitia 1493
Hypophyse, Normalbereiche, Befundmuster **584**
Hypophysenvorderlappenfunktion 1509
Hypophysenvorderlappen-Partialfunktion, Tumor 1511
Hypoxie, Herz 277

IgD-Plasmozytom 1593
IgM, monomeres, Lebererkrankungen 1226
IgM-Paraprotein 1224
Immunabwehr, zelluläre, Störungen **652**
Immunantwort 1205
Immunologie 1083 ff.

Immunologische Methoden, Normbereiche, Befundmuster **591**
Immunreaktion, zelluläre 1196
Immunsuppression 1191
Impedancekardiographie 221
Impedanz-Plethysmographie, Früherkennung 882
Infektgefährdeter Patient 641 ff.
Infektgefährdung, aktuelle Probleme 641
Infektionskrankheiten 680 ff.
Insulin 1247
Insulin-Allergie 1504
Insulinsekretion 1394
Intensivmedizin 692 ff.
Intensivstationen, Infektionen 721
Interaktionsanalyse 1744
Intoxikationen, akute, Stoffwechsel 695
Isoproterenol-Test 205
Isosorbid-Dinitrat 306

[131]J-Fibrin, Elimination 1135

Kälteagglutinine, monoklonale 1228, 1231
Kaliummangel-Kardiomyopathie 330
Kapillardialysator 1016
Kardiologie, Herzrhythmusstörungen 30 ff.
Kardiomyopathie, obstruktive 170
Katecholamin, Plasma 242
Katheterbiopsie, endomyocardiale 211
Katheterembolie 237
Klappenprothese, defekte 250
Klinisch-pharmakologische Ergebnisse, Irrtumsmöglichkeiten 1648
Knocheninfektion, chronische 1185
Knochenmark, Diffusionskammerkulturen 1085
Knochenmarkskonservierung 1131
Knochenmarkuntersuchung, aplastisches Syndrom 1087
Koagulopathien, Normbereiche, Befundmuster **562**
Kohlenhydratstoffwechsel, Arbeit 1490
Kollagenkrankheiten, Lungenbeteiligung **381**, *394*
Komata 706
Kontakthepatitis 1352
Kontakt-Laxantien, lebertoxische 1329
Koronarangiographie 280
Koronarreserve 283
Koronarverkalkung, Prognose 289
Koronarverschluß, experimenteller 317
Koronarverschluß, Flimmerschwelle 320
Krampfanfälle, Penicillin-induzierte 1653
Krankenversorgung, internistisch-psychosomatische 1735
Kreislaufschock 719
K-Zell-Aktivität 1213

Laboratorium, Computereinsatz **615**
Laborcomputersystem 1702
Labormedizin 515 ff.
Laktatazidose, biguanidinduzierte 704
Lassa-Fieber 676
Leber, Aminosäurestoffwechsel 1341
Lebercirrhose 1544
Lebercirrhose, Karzinome 1384

Lebererkrankungen, Aldolase-Isoenzymbestimmung 1378
Lebererkrankungen, chronische 1317
Lebererkrankungen, HB$_s$AG und Anti-HB$_s$ 1363
Lebererkrankungen, Normwerte, Befundmuster **550**
Leberkranke, Fettoleranz 1335
Lebernekrose, Endotoxinämie 1344
Leberschädigung, Angiotensinogensyntheserate 1339
Leberzelle, Plasmamembran **775**
Lecithin-Cholesterin-Acyl-Transferase 1425, 1457
Leukämie, akute, Therapie 1114
Leukämie, chronisch lymphatische 1101
Leukämien, refraktäre, Polychemotherapie 1121
Leukämie, Zellzyklusarretierung 1112
Leukämien, akute, Gerinnungsuntersuchungen 1144
Leukämien, akute, Thrombozytentransfusion 1124
L 1210-Leukämie, Therapie 1109
Leukose, akute, COAP-Schema 1116
Leukosen, akute lymphatische 1092
Leukozytensubstitution **670**
Lipide, Gravidität 1439
Lipoproteine 1411
Lipoproteine, Gravidität 1439
Lipoproteinlipase, Endotoxin 1444
Lithocholsäure, Toxizität 1311
L-Thyroxin 1558
Lumballiquor, Mikroelektrophorese 631
Lunge, Diffusionskapazität 490
Lungenerkrankungen **339**
Lungenerkrankungen, anorganische Stäube 414
Lungenerkrankungen, interstitielle 339 ff.
Lungenerkrankungen, interstitielle, Funktionsdiagnostik **359**
Lungenerkrankungen, interstitielle, röntgenologische Befunde **370**
Lungenerkrankungen, interstitielle, Stäube, Pharmaka **375**
Lungenfibrosen, Histologie, Lungenfunktion 503
Lungenhämosiderose **404**
Lungenödem, akutes, neurogenes 512
Lupus erythematodes visceralis 1106
Lymphogranulomatose, Stadieneinteilung 1608
Lymphogranulomatose, Therapie 1624
Lymphom, malignes 1583
Lymphome, maligne 1586
Lymphozyten, Differenzierungskapazität 1201
Lymphozyten, PHA-Transformation 1203
Lymphozyten, Stimulation, Plasmamembran **799**
Lymphozytenmarker 1211
Lymphozytenoberflächenimmunglobuline 1209
Lymphozytentransformation 1199

Magen-Darm-Trakt, Normbereiche, Befundmuster **536**
Magenfunktion, Proteolyse 1241
Magensäuresekretion 1237
Mammacarcinom 1606
Marschhämoglobinurie 1021
Medizinische Statistik und Dokumentation 1689 ff.
Melanomen 1576
Melanomwachstum 1580
Membranarchitektur, Hormonwirkung 826
Membranfunktion, Natriumtransport 823
Meningeosis, therapieresistente 1612
Methotrexattherapie, intrathekale 1686
Methyl-Proscillaridin 1669
Mineralocorticoide, Blutdruck 1055
Minoxidil 1047
Mitralklappenfunktionsstörung 255
Mitralklappenprolapssyndrom 252
Mitralklappensprengung 260
Mitralstenosen 272
Monozytenleukämie, Therapie 1126
Morbus Hodgkin 1596, 1606
Morbus Paget 1572
Morbus Waldenström **929**
Morbus Werlhof 1106
Morbus Werlhof, Splenektomie 1103
Morbus Wilson 1336
Morphologie, Herzrhythmusstörungen **36**
Muskeldurchblutung 719
Myasthenia gravis 1178, 1181
Myeloblastenleukämien, akute 1119
Myeloblastenleukämie, Therapie 1126
Mykoplasma pneumoniae, Durchseuchung 684, *686*
Mykoplasmenbefall, chronische Bronchitis 687, *688*, *689*
Myokard, chronischer Alkoholkonsum 332
Myokardnekrosen, Verhütung 335
Myokardschädigung, ischämische, experimentelle 322
Myopathie, Transport-ATPasen 832

Natrium-Ferrocyanid 1331
Naturwissenschaft und Medizin 1
Nebennierenrinde, Befundmuster, Normalbereiche **584**
Nebennierenrindeninsuffizienz 1540
Nephrologie 958 ff.
Nephropathie, kaliopenische 1026
Niedrig-Renin-Hypertonie 1074
Nierenarteriostenosen, funktionelle Wirksamkeit 1077
Nierengewebe, cAMP-Gehalt 1029
Nierengewebsantigene 1187
Niereninsuffizienz, chronische 983
Niereninsuffizienz, chronische, Fluoridbestimmung 974
Niereninsuffizienz, chronische, Rectum 969
Niereninsuffizienz, chronische, Therapie 967
Nierenkrankheiten, Normbereiche, Befundmuster **574**
Nierenversagen, Harnuntersuchungen 1019
Nifedipine 306
Normbereich, Fehlermöglichkeiten **529**

Normbereiche, Statistik **515**
Nulldiät, ambulante 1405

Oesophagusfunktion, Vagotomie 1253
Onkologie 1576 ff.
Orotacidurie, Allopurinol-induzierte 1466
Osteopathie, renale 976
Ovulationshemmer, Risikofaktoren 1725

Pankreas, Alkoholismus 1322
Pankreas, Bikarbonat-Transport 1271
Pankreas, Normbereiche, Befundmuster **536**
Pankreaserkrankungen, Chymotrypsin 1277
Pankreasfunktion, exokrine 1268
Pankreasgangepithelien, Elektrolytsekretion 1281
Pankreassekretion, exokrine 1266
Pankreastrauma, Pankreasfunktion 1202
Pankreatitis 1268
Pankreatitis, chronische, Insulinfreisetzung 1273
Pankreatitis, Langzeit-Peritonealdialyse 709
Pankreopathie, Diuretika-bedingte 1279
Paraproteinämien 1591
Paraproteinosen 1599
Paraproteinosen, Gammopathien 902 ff.
Parathormonbestimmung 1569
Pharmakologie, klinische 1630 ff.
Plättchenaggregation 1159
Plättchenaggregationstest 1163
Plasmaaldosteron, Hochdruck 1071
Plasmakatecholaminkonzentration, essentielle Hypertonie 1035
Plasmalipoproteine **868**
Plasmamembranproteine, Niere 829
Plasmaparameter, Beeinflußbarkeit 636, *639*
Plasmarenin, Hochdruck 1071
Plasmozytom, Klinik, Therapie **938**
Polyarthritis, chronische 1181
Polycythaemia vera, Radiophosphor-Therapie 1128
Porphyrie, akute intermittierende 1061
Postinfarktpatienten, Hämodynamik 303
Postmyocardinfarktsyndrom 300
Practolol, blutdrucksenkende Wirkung 1042
Präventivmedizin 1711
Problemkeime **660**
Proinsulin 1486
Propanolol 1747
Proponolol, blutdrucksenkende Wirkung 1042
Proteaseinhibitoren 712
Prothrombinkomplex, aktivierte Faktoren 1140
Psychosomatik 1732
Psychosomatik, klinische 1730
Psychotherapie 1728 ff.
Pulmonalarteriendruck 224

Rattenleber, urämische 958
Reduktionsdiät 1397
Reglone®, Hämodialyse 699
Regulationsstörungen, hypertone 287
Renin-Angiotensin-Aldosteronsystem 1532
Reninsekretion 1033, 1644
Reninsekretion, essentielle Hypertonie 1038

Rhythmusstörungen, tachycarde **119**, 174
Rhythmusstörungen, Ventrikelfunktion, Kontraktionsablauf 149
Rifampicin, Antipyrin, Galaktose 1677
Risikofaktoren 1718
Rosettenformation, T-Lymphozyten 1096

Sättigungsgefühl 1415
Säuresekretion 1247
Salm-Calcitonin 1266
Sarkoidose 1389
Sarkoidose, Lunge **423**
Schilddrüsenhormon 1564
Schock, Blutlaktat 715
Schocklunge **436 ff.**
Schocklunge, Gasaustausch **463**
Schocklunge, Klinik und Therapie **478**
Schocklunge, Lungenstoffwechsel **444**
Schocklunge, Oberflächenspannung **455**
Schocklunge, Pathologie **437**
Schocklunge, Prophylaxe und Therapie 486
Schocklunge, Sauerstoffzufuhr 493
Serumgastrin 1247
Serumgastrinspiegel, Hypochlorhydrie 1244
Serumlipide, Normalwerte 628
Signifikanztest 1706
Sinuatriale Leitungszeit 179, 1634
Sinuatrialer Block **93**
Sinusbradykardie **93**
Sinusknotensyndrom 176
Sisomicin 1646
Skelettmuskel, Lipolyse 1449
Steroidbestimmung, radioimmunologische 625
Stoffwechsel 1392 ff.
Stoffwechselmonitoring 639, *640*
Strahlenfibrosen **394**
Streptokinase-Dosierungsschemata 1152
Streptokinase, Stabilität 1154
Struma, blande 1723
Sucrose 1331
Sympathikustonus, Hypertonie 1066

Taubenzüchterlunge 506
Tetanie, normokalzämische 1740
Thalliumvergiftung, Dialyse 692
Theodor-Frerichs-Preis 1975 **15**
Therapie im keimfreien Milieu **667**
Thiopurinol 1462
Thrombolyse, Ultraschall 896
Thrombozyten, Isoantikörper 1156
Thrombozytopathie, Differentialdiagnose 1166
Thrombozytopathie, kongenitale 1169
Thrombozytensubstitution 1133
Thrombozytose 1161
Thyreotoxische Krise 1549
Tolbutamid, Resorption 1680
Tollwutschutzimpfung 680, *682*
Transitzeit, kardiale 218
Transitzeitbestimmung, rechtes Herz 216
Triglyceridlipasen 1421
Triglyzerid-Stoffwechselverhalten 1418
Tumorimmunologie 1216
Tumortherapie 1621
Tumortherapie, Hyperthermie 1618

Überleitungsstörungen, atriventrikuläre **99**, 185
Ultraschall, Herzdiagnostik 214
Urämie, Aminosäurenstoffwechsel 963
Urämie, Knochenkollagenstoffwechsel 971
Uroporphyrinogen I-Synthetase 1459

Valoron® 1630
Verhaltensweisen, ärztliche 1756
Verschluß, arterieller 884
Verschlußkrankheit, arterielle, Pharmakotherapie 879
Virushepatitis, Lymphozytenproliferation 1371

Vorhofstimulation, Indikationen 164
Vorhoftachykardie 141
Vorhoftachykardie, multifokale 144
Vorsorgeuntersuchung, Ergebnisse 1720

Wachstumshormonsekretion 1523
Wachstumshormonsekretion, Akromegalie 1521
WPW-Syndrom **119**

Zieve-Syndrom 1451
Zwischenhirnhypophysensystem 1509

FLOWER POWER*

...e Pflanze ist auch
...eute noch Basis der modernen
...zneimittel-Therapie.

* ...wollige Fingerhut
...gitalis lanata)
...ert die wichtigsten
...kstoffe unserer
...tbekannten Herz-
...parate, wie zum
...spiel für Lanitop®

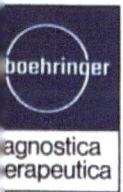
boehringer
...agnostica
...erapeutica

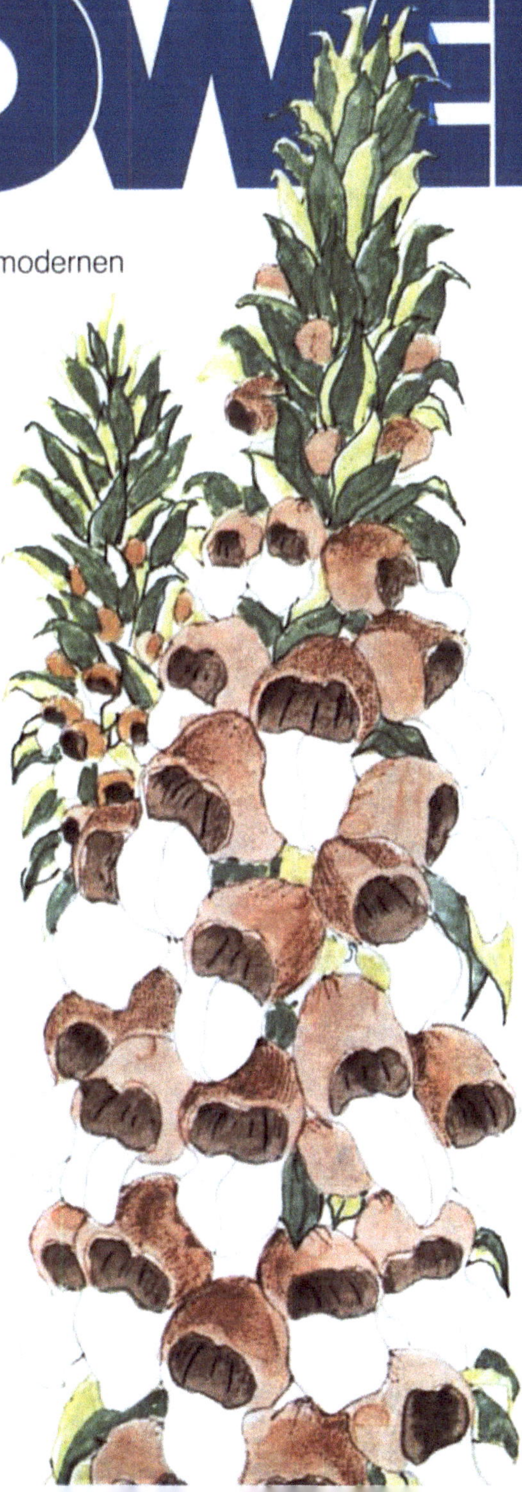

Edited by
E. Grundmann
H. Grunze
S. Witte

Early Gastric Cancer

Current Status of Diagnosis

82 figures
VIII, 206 pp. 1974
DM 48,–
ISBN 3-540-06802-3
Prices are subject to change without notice

Before setting up mass screening programs for the early detection of cancer of the stomach, oncologists must be clear about the early changes produced by this disease. This volume presents new data that throw light on the problems of early detection. These results, obtained with a camera developed specially for the purpose, give a new orientation that can be expected to improve the present unsatisfactory situation.

Contents: Pathogenesis of Stomach Cancer. – Early Gastric Cancer. – Present Results in Early Detection of Stomach Cancer by Radiologic Means. – Present Results of Gastrocamera Technique in Early Detection of Stomach Cancer. – Gastroscopy, Biopsy and Cytology in Early Detection of Stomach Cancer (Comparison of Efficiency of Different Techniques and of a Combination of Techniques). – Special Remarks Concerning Efficiency and Problems in Cytology. – Doubtful Cases and Precancerous Lesions (Indicative List for the Various Methods of Examination for Surgery, for Observation und for Prophylactic Screening). – Problems of and Recommendations for Organizing Early Stomach Cancer Diagnosis in Hospitals, Out-Patient Clinics, Doctors' Offices and in Mass Screening.

**Springer-Verlag
Berlin
Heidelberg
New York**

Die Vorsorgeuntersuchung auf Magenkrebs setzt die Kenntnis der Frühveränderungen dieser Krankheit voraus. Das Buch enthält neue Erkenntnisse zum Problem der Früherkennung, die mit einer eigens hierfür entwickelten Spezialkamera erarbeitet wurden, und richtunggebend sind zur Verbesserung der augenblicklich noch unbefriedigenden Situation.

If you have any concerns about our products,
you can contact us on
ProductSafety@springernature.com

In case Publisher is established outside the EU,
the EU authorized representative is:
**Springer Nature Customer Service Center GmbH
Europaplatz 3, 69115 Heidelberg, Germany**

Printed by Libri Plureos GmbH
in Hamburg, Germany